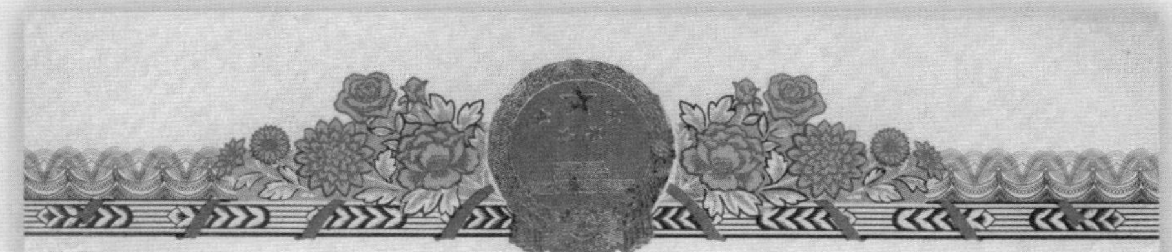

科技進步獎

証書

为表彰在促进科学技术进步工作中做出重大贡献者，特颁发国家科技进步奖证书，以资鼓励。

获奖项目：中医方剂大辞典

获奖单位：南京中医药大学

奖励等级：三等奖

奖励时间：一九九九年十二月

证 书 号：33-3-002-01

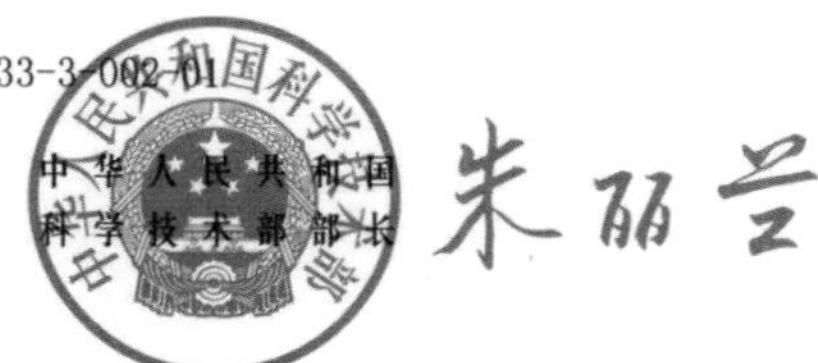

中华人民共和国科学技术部部长 朱丽兰

『十二五』国家重点图书

中医方剂大辞典

第2版

第七册

主编单位／南京中医药大学

主　编／彭怀仁　王旭东　吴承艳　孙世发

人民卫生出版社
PEOPLE'S MEDICAL PUBLISHING HOUSE

图书在版编目（CIP）数据

中医方剂大辞典 . 第 7 册 / 彭怀仁等主编 . —2 版 .
—北京：人民卫生出版社，2015
ISBN 978-7-117-21353-0

Ⅰ. ①中… Ⅱ. ①彭… Ⅲ. ①方剂 – 词典
Ⅳ. ① R289.2-61

中国版本图书馆 CIP 数据核字（2015）第 228909 号

人卫智网	**www.ipmph.com**	**医学教育、学术、考试、健康，购书智慧智能综合服务平台**
人卫官网	**www.pmph.com**	**人卫官方资讯发布平台**

版权所有，侵权必究！

中医方剂大辞典（第 2 版）

第七册

主　　编： 彭怀仁　王旭东　吴承艳　孙世发
出版发行： 人民卫生出版社（中继线 010-59780011）
地　　址： 北京市朝阳区潘家园南里 19 号
邮　　编： 100021
E - mail： pmph @ pmph.com
购书热线： 010-59787592　010-59787584　010-65264830
印　　刷： 三河市宏达印刷有限公司（胜利）
经　　销： 新华书店
开　　本： 889 × 1194　1/16　　**印张：** 63
字　　数： 2620 千字
版　　次： 1996 年 5 月第 1 版　　2017 年 1 月第 2 版
2023 年 4 月第 2 版第 4 次印刷（总第 7 次印刷）
标准书号： ISBN 978-7-117-21353-0
定　　价： 259.00 元
打击盗版举报电话：010-59787491　E-mail：WQ @ pmph.com
（凡属印装质量问题请与本社市场营销中心联系退换）

中医方剂大辞典（第2版）编委会

主编单位：南京中医药大学

协编单位：山东中医药大学　上海中医药大学　江西中医药大学
湖南中医药大学　江西省中医药研究院　湖南省中医药研究院

主　　编：彭怀仁　王旭东　吴承艳　孙世发

执行主编：吴承艳

学术顾问：（以姓氏笔画为序）
王锦鸿　田代华　李　飞　张民庆

副 主 编：（以姓氏笔画为序）
万少菊　石历闻　史欣德　华浩明　刘更生　吴昌国　张炳填
陈涤平　陈德兴　赵国平　樊巧玲

常务编委兼审稿组成员：王旭东　卞雅莉　石历闻　吴昌国　吴承艳
张工彧　李崇超　范崇峰

编　　委：（以姓氏笔画为序）
于　涓　万少菊　马晓北　马福良　王旭东　王雨秾　卞雅莉
文小平　石历闻　田代华　史欣德　朱　玲　朱靓贤　华浩明
任威铭　刘　丹　刘　敏　刘华东　刘更生　刘旭辉　衣兰杰
江　琴　汤凤池　许　可　孙世发　杜新亮　李文林　李崇超
杨　环　杨少华　吴昌国　吴承艳　吴跃进　沈　劼　沈　健
张　俊　张　蕾　张工彧　张卫华　张炳填　张薛光　陆　萍
陈少丽　陈晓天　陈涤平　陈樟平　陈德兴　杭爱武　范　俊
范崇峰　季丹丹　周　雯　郑邵勇　赵国平　胡春宇　都广礼
贾　磊　柴　卉　晏婷婷　郭晶磊　郭瑞华　黄　湘　黄仕文
韩向东　程　茜　蔡　云　蔡建伟　樊巧玲

学术秘书：卞雅莉

《中医方剂大辞典》(第1版)
顾问委员会

（以姓氏笔画为序）

万友生　王绵之　白永波　吴考槃
何　任　张瑞祥　欧阳琦　周仲瑛
施奠邦　钱伯文　徐国仟　董建华

编 写 单 位

主编单位：南京中医学院
协编单位：山东中医学院
上海中医学院
江西中医学院
湖南中医学院
江西省中医药研究所
湖南省中医药研究院

《中医方剂大辞典》(第1版)
编委会及编写人员

(以姓氏笔画为序)

主　　编: 彭怀仁

副 主 编: 万少菊　王　立　王旭东　王锦鸿　石历闻　田代华　史欣德　史慕山　朱华德　孙世发　孙光荣　李　飞　吴承艳　沙凤桐　张民庆　张浩良　陈　伟　陈子德　陈德兴　赵国平　洪广祥　顾保群　傅瑞卿　谭兴贵

常务编委: 王旭东　石历闻　史欣德　史慕山　成德水　孙世发　李　飞　吴承艳　张民庆　赵国平　彭怀仁

编　　委: 万少菊　马永华　王　立　王旭东　王鱼门　王锦鸿　石历闻　田代华　史欣德　史慕山　成德水　朱华德　孙世发　孙光荣　孙美珍　李　飞　杨　进　肖德发　吴永贵　吴承艳　吴跃进　沙凤桐　张民庆　张炳填　张浩良　陈　伟　陈子德　陈涤平　陈德兴　赵文业　赵国平　柳长华　施　诚　洪广祥　顾保群　郭君双　郭国华　巢因慈　彭怀仁　惠纪元　傅幼荣　傅瑞卿　谢文光　虞胜清　路振平　蔡铁如　谭兴贵　樊巧玲

撰 稿 人: 万少菊　马　健　马永华　王　力　王　立　王龙章　王旭东　王鱼门　王锦鸿　毛　平　文乐兮　石历闻　田代华　史欣德　史慕山　包明蕙　冯海燕　匡奕璜　成德水　朱华德　华中健　华浩明　刘　涛　刘光宪　刘更生　刘学华　江平安　汤希孟　孙世发　孙光荣　孙迎节　孙美珍　阳　立　李　飞　李金华　李春英　杨　进　杨　虎　杨俊杰　肖德发　吴永贵　吴承艳　吴跃进　何清湖　辛增平　沙凤桐　宋经中　张　昱　张工彧　张为群　张民庆　张炳填　张浩良　杭爱武　欧阳剑虹　赵文业　赵国平　柳长华　姜静娴　洪广祥　顾保群　倪志祥　徐春波　郭兰忠　郭君双　郭国华　郭建生　郭瑞华　唐承安　陶晓华　龚志南　阎宝珠　巢因慈　彭怀仁　彭晓梅　蒋玉珍　韩育明　惠纪元　程淑娟　傅幼荣　傅瑞卿　谢凤英　谢文光　虞胜清　路振平　蔡铁如　廖云龙　谭兴贵　樊巧玲　薛建国　戴　慎　魏飞跃　瞿　融

2 版前言

《中医方剂大辞典》是继宋代《太平圣惠方》《圣济总录》、明代《普济方》之后，又一次由政府组织编纂、汇集历代方剂成果的医方巨著，具有划时代的历史意义，是发展中医药事业，弘扬中国优秀传统文化，促进中外文化交流的一项浩大的系统工程。该书的出版发行，成为有史以来非常完整和权威的方剂学典籍，受到学术界的肯定和推崇，在海内外产生了巨大影响。先后获得了江苏省中医药科技进步一等奖，国家中医药管理局基础研究一等奖，国家科技进步三等奖等奖励，得到了至高的荣誉，成为中医学史上里程碑式的学术典籍。

自 1992 年出版以来，《中医方剂大辞典》成书已二十余年，由于当时参加编纂的人员众多，所收资料文献浩繁，考证难度极大，撰审任务非常艰巨，加之种种客观条件所限，错误缺点在所难免。成书后，编纂人员仍未间断研究工作，寻找不足，发现疏漏，更新资料，拾遗补阙。主编彭怀仁教授自 1995 年退休至 2009 年仙逝，一直致力于方剂文献的探讨和发掘，对该书进行了多次全面而系统的审阅与研究，积累了大量校订、修改、补遗的成果，为本书的进一步完善不懈努力，至死未休。近年来，中医药事业迅猛发展，方剂研究的新成果不断涌现，为适应学术发展与读者需求，人民卫生出版社、南京中医药大学决定修订再版。

本次重修，在《中医方剂大辞典》原有基础上，对该书中的脱、衍、倒、讹进行全面考校订正；增添 1987 年至今正式出版的方书及有价值的中医药著作中确实值得收录研究的方剂；补充 1987 年以后的方剂研究新成果。对书中存在的疑问，从目录学、版本学、训诂学、校勘学等多种角度，分别进行考证、校勘、辑佚、辨伪研究。淘汰了原版中不切实用的资料以及一些冷僻的方剂。所有订正删补内容仍按原来格式归类整理，使之更系统化、工具化、实用化、现代化，对原书进一步整理提高，使这部中国历史上非常全面的方剂专书更臻完善。

我们希望通过本次重修，更多地反映方剂学科的研究进展，全面反映每首方剂的文献价值和使用价值，体现中医方剂在理论研究、临床研究、实验研究等方面的历史成就和现代成就。

修订后的《中医方剂大辞典》有以下变化：

1．收方更多　收录了上自秦汉，下迄 2010 年底 1800 余种中医药及有关文献中有方名的方剂。全书方剂数目在《中医方剂大辞典》原版基础上增加了 2400 余首。这些方剂均来源于权威资料，如 1987 年以后原卫生部、国家中医药管理局评定的《首批国家级名老中医效验秘方精选》、原卫生部颁发的《药品标准•中药成方制剂》《国家药品标准•新药转正标准》《中华人民共和国药典》（简称《中国药典》）2010 年版等。

2．资料更全　《中医方剂大辞典》正辞目设方源出处、异名、组成、用法、功用、主治、宜忌、加减、方论选录、临床报道、现代研究、备考十二项。此次修订，对各项内容均做了认真考核，资料较原版更为翔实全面。不仅补充了原版中遗漏的资料，而且补充了 1987 年以后的研究成果，新增临床报道 600 余则，新增现代研究成果 500 余项。

3．内容更准　方源、方剂药物组成、用量、炮制方法、制剂、服用方法、功效主治等核心内容，在原版的基础上力求更加正确可靠、客观规范。本次重修，将彭怀仁教授退休后对全书所做的勘误全部加以改正，在此基础上，课题组对原版《中医方剂大辞典》中的脱、衍、倒、讹进行了大面积的考证，改错 440 处，删除方剂 40 首，删除资料 94 处，合并重复方 33 首，新增副词目 446 条。所有改动部分要求言必有据，无征不信。

4. 检索方便　修订本分 9 册。1～8 册为正编，书前均设该册“方名目录”，按方名笔画顺序编排。第 9 册为附编，设有全书方名总目录（包括正辞目、副辞目）、病证名称索引、参考书目索引、古今度量衡对照表等。本次修订重点对原版本中的同名异方、异名同方的重复方、漏挂方进行删补，对原版病证索引中难查、漏标、错引的古今病名进一步加以规范标引，新增病名搜检频次达 20 多万处，以汉语拼音为病名检索方式，读者查找将更为方便、快速。

本次修订，力求每首方剂所包含的古今研究信息更加完整，方剂文献考证的内容更加准确，编排和检索系统更加科学。在注重实用性、科学性、先进性的前提下，努力反映出求全、求新、求实、求准的特色，以全面反映古今方剂文献研究的成果。

《中医方剂大辞典》第 2 版编委会
2015 年 3 月

1版前言

中医方剂，是历代医家临床经验的结晶，是运用中医辨证论治理论指导临床防病治病的主要手段。纵观周、秦以来，新方创制不断增加，载方文献汗牛充栋，组方理论渐趋完善，为炎黄子孙的健康和中华民族的繁衍昌盛，作出了巨大的贡献。在方书的编撰方面，唐以前的方书多出私人之手。如被尊为"方书之祖"的《伤寒论》与《金匮要略》；集简、便、验方而成书的《肘后备急方》；采集群经，删繁就简的《备急千金要方》《千金翼方》；上自神农，下迄唐世，无不采摭的《外台秘要》等，均为私人所编著。由于医药学之发展，与民族之强弱、国家之兴衰有着密切的关系，故自宋代以后，方书编撰受到了官方的关注，如宋•王怀隐主编的《太平圣惠方》、陈承等主编的《太平惠民和剂局方》、赵佶主编的《圣济总录》、明•朱橚主编的《普济方》、清•吴谦主编的《医宗金鉴》、陈梦雷主编的《古今图书集成•医部全录》等，均为国家级的载方名著，其中《太平惠民和剂局方》是我国官方颁布的第一部成药制剂规范，而《普济方》收载明初以前之方剂达 61 739 首之多，《四库全书提要》称为"集方书之大全者"。由于历代王朝关心医药，重视方书，亦促进了民间医药之发展。据不完全统计，自宋至清末的一千余年间民间名医所著的各种方书多达 1400 余种。民国迄今，医药科学突飞猛进，中医方剂学亦随着时代的步伐而不断前进。尤其是在中华人民共和国成立以后，党和政府重视中医中药，中医的古籍与新著不断出版，方剂的实验研究相继开展，中医方剂学已成为全国各中医院校主要课程之一。《中华人民共和国药典》收录的名方验方和复方新制剂，对于中医方剂的推广运用，起到了积极的作用。

在制方理论方面，在宋以前多有方而无论，制方之义不明，后人难以掌握，用之稍有不当，不免影响疗效。金•成无己著《伤寒明理论》，对《伤寒论》中 20 首方剂分析主治之证情，阐述配伍之奥义，开创了方论之先河。自此以后，有自创新方，自释方义者，如金•李杲《脾胃论》《兰室秘藏》，元•罗谦甫《卫生宝鉴》等；有为前人成方撰写方义者，如明•许宏《金镜内台方议》、洪九有《摄生秘剖》；清•罗美《古今名医方论》、汪昂《医方集解》、吴仪洛《成方切用》、王晋三《古方选注》、张秉成《成方便读》等。尤其值得一提的是，清•吴谦《医宗金鉴•删补名医方论》，是我国第一部由官方修订刊行的方论专著。目前全国各中医院校教材《方剂学》《中国医学百科全书•方剂学》等著作中的古今名方验方，均由当代名医撰写了方论，对研究方剂配伍原理及临床运用有一定参考价值。

在我国对外文化交往中，中医方书是其内容之一。在日本，成书于公元 984 年的《医心方》，收载了我国唐以前方书中的方剂。在朝鲜，成书于公元 1445 年的《医方类聚》、成书于公元 1610 年的《东医宝鉴》，均引载了我国明代以前方书中的方剂，足见中医方剂在我近邻各国中有着深远的影响。

据近 2000 种中医药文献的不完全统计，中医各科有名称和无名称的方剂已达 13 万首以上，虽然历经王怀隐、赵佶、朱橚等整理，但存在的问题仍然很多。例如古籍所载之方，均据病证分类，方随病证而列，多无方名目录，欲检一方，殊非易事；同一方剂的出处，众说纷纭，令人莫衷一是，无所适从；同一方剂的名称，因载方文献或版本不同而命名各异，孰先孰后，仓卒难别；有相当一部分方剂的内容，由于辗转传抄刻印，脱、衍、倒、讹比比皆是，以讹传讹，影响疗效；有些常用的名方与验方的不同功效、主治、方论、临证验案、实验研究等资料，分散于各种文献中，汇集不易，难窥全貌；诸如此类，不胜枚举。综上所述，对中医方剂进行一次划时代的、全面的、系统的整理，是一项具有历史意义而又刻不容缓的工作。

《中医方剂大辞典》对我国上自秦、汉，下迄现代（1986 年）的所有有方名的方剂进行了一次系统的整理，力求使上述各种问题得到合理的解决。以方剂检索而言，本书汇集古今有方名的医方，按照辞书形式编纂，既有目录，又有索引，从而解决检方的困难。以方源而言，本书参考古今各种中医药文献，对每一首方剂的方源进行认真的考证，而注明其原始出处，这对研究方剂的历史，澄清方剂的源流，是十分必要的。以一方多名而言，凡属同方异名，经过反复考证，依据载方文献成书年代之先后，确定正名与异名，并将二者相互挂钩，查正名即可知道异名，查异名即可知道正名，这对了解一方多名和准确地统计方数，有着极大的裨益。以方剂的质量而言，本书尽可能地进行仔细的校勘，使脱者补之，衍者删之，倒、讹者正之，使方剂的内容经过这次整理而准确无误。以方剂容纳的资料而言，本书对所有方剂分散在各种文献中的不同主治、方论、验案以及现代实验研究资料分别设项进行整理筛选，汇集于各方之下，为读者全面了解方剂提供了极大的便利。

早在 1958 年，南京中医学院即开始组织人力，筹备编撰本书，并得到当时的中华人民共和国卫生部的大力支持。到 1961 年底，已从 1700 余种中医药文献中，收集了大量的方剂，并进行了初步的筛选整理，此后因故而停顿。1983 年原卫生部中医古籍办公室又将编撰本书的任务下达给南京中医学院，1985 年本书的筹备工作开始恢复，1986 年成立课题协作组。1988 年国家中医药管理局成立以后，又将本书列为局级课题。在编撰过程中，得到了有关各级主管部门的热情关怀，在此表示衷心的感谢！

我们的主观愿望是将本书编撰成载方最多、资料最全、考证最精的划时代的方剂大典。但由于本书所收资料涉及文献甚多，考证难度极大，撰审任务非常艰巨，加之我们的水平不够和种种客观条件所限制，错误缺点在所难免，敬请读者指正，以便再版时修改。

编　者

2 版凡例

一、本辞典共收载上自秦汉，下迄 2010 年底 1800 余种中医药及有关文献中有方名的方剂 9 万余首。其中以 1911 年以前的方剂为收集重点，1911 年以后的方剂择优选录。本次重修新增资料的来源主要以原卫生部和国家中医药管理局评定的《首批国家级名老中医效验秘方精选》、原卫生部颁发的《药品标准•中药成方制剂》《国家药品标准•新药转正标准》《中国药典》2010 年版等公认权威书籍为主。

二、本辞典以方剂名称作为辞目。辞目又分为正辞目与副辞目。同一方剂而有不同名称者，以最早出现的方名为正辞目，其余为副辞目。但在有些文献中，先见的方名仅有主治，而无组成、用法，后见的方名有组成、用法、主治者，则以后见的方名作正辞目，先见的方名作副辞目。

三、正、副辞目按方名首字笔画、笔顺排列；方名首字相同的辞目，先按方名字数归类，字数少者排前，多者排后；方名首字、字数均同者，再按第二字之笔画、笔顺排列，依次类推；同名方则按各方方源的成书年代或创方者生卒年代先后排列。

四、凡经增补的文献，因其原著的方剂与增补的方剂年代不同，故均区别开来确定年代，并尽可能在出处中注明。

五、凡正辞目方名有误者，根据始载书的不同版本及有关转载书径予订正，并在备考中加以说明。副辞目方名有误者，径删不录。本次选收正辞目新方，凡单味药一般不收，特别常用者才极少收录。

六、正辞目设有方源出处、异名、组成、用法、功用、主治、宜忌、加减、方论选录、临床报道、现代研究、备考十二项。原版的方源项，本次修订为了紧缩版面，移至正辞目方名后，去掉方源字样。

1．方源出处　本版设于正辞目方名后，以标注正辞目的原始出处。如始载书存在者，注始载书的书名和卷次；始载书已佚者，标注现存最早转载书引始载书。若系转引的人名，经追考创方者的著作中有此方者，改从原著收录；原著已佚或创方人无著作传世者，标注转载书引某某人方。始载书无方名，后世文献补立方名者，标注“方出始载书卷某，名见转载书卷某”。

2．异名　收录各方异名的名称及其出处。如一方有多种异名者，则按所载异名的文献年代先后排列。若仅有始载书的异名者，不注出处。

3．组成　收录始载书中各方的具体成分，包括药物名称、炮制、用量等内容。方中药物计量单位，1979 年前的方剂概用旧制，1979 年后新创方均用公制。方中诸药原无用量者，不予增补；后世转载文献已补用量者，则收录于“备考”中。如组成中个别药物无用量，则在备考项说明：“方中某药用量原缺。”如上述某药原无用量，转载书中有用量者，则根据转载文献补入，亦在备考项说明。

4．用法　收录方剂的制剂、剂型、服用方法与用量等内容。如原书无用法，转载文献已补用法者，则收录于备考项。本次新增方剂凡汤剂改成胶囊剂、口服液剂、合剂、散剂，均不另作副辞目，但均在备考中说明。新增方剂如制法复杂，文字描述较多的，统一改为“上制成 ××× 剂”。用法中所有的“g”“ml”“L”等用量单位统一改为汉字“克”“毫升”“升”等。现代研究中的药物计量单位按照原文献。

5．功用、主治、宜忌　分别设项收录、叙述各方的功效、主治病证、组方用方的注意事项。凡收录两种以内不同文献的引文资料，均直接摘收引文；凡收录三种以上不同文献的资料，先由编者根据引文内容归纳成主文，然后下列引文。

宜忌项归纳主文，须有三种以上关于疾病、体质、妊娠宜忌和毒副反应的文献资料。药物配伍宜忌、炮制与煎煮药物器皿宜忌、服药时的饮食宜忌等，均只用引文，不写主文。

6. 加减　仅收录始载书的资料。加减药物占原方用药比例过多者不录；现代方剂加减不严谨者不录；后世转载书的加减一概不录。

7. 方论选录　择用古今名医对各方组成结构、配伍原理、综合功效、辨证运用、方名释义、类方比较等论述，而有独到见解者。原文精简者，录其全文；文字冗长者，择要摘录。

8. 临床报道　选录古今医家运用各方治疗疾病的实际案例。文字简短者全文照录，文字较长者择要摘录。案例的选择以历代名医验案为主，非名医验案为辅。个案选择以清以前为主，1987 年以后的个案统一不收。现代临床报道尽量选用例数较多（一般在 30 例以上）者。某些方剂疗效肯定，有推广价值，但案例较少者，则据收载文献的权威性酌情收录。

9. 现代研究　收录用现代方法与手段对方剂进行实验研究和剂型改革的资料，包括复方药理作用和主要成分的研究，将传统的成方剂型改造成现代剂型等内容，均以摘要或综述方式撰写。对实验资料，摘录其实验结果，不详述实验方法与操作步骤；对剂型改革，不详述制剂的工艺流程。

10. 备考　凡古今医方中的资料，有不宜收入前述各项而确具参考价值又必须收录者，均在本项叙述。有些方剂经编者研究考证，有必要加以说明者，亦在本项说明之。

11. 自功用以下各项，其内容出处与正辞目方源出处一致者，所录引文不注出处；其他文献引文者，均分别注明出处。凡两条以上引文均根据文献年代排列，并编有顺序号。

以上各项，以方源出处、组成、功用或主治为必备项，其余各项有资料则设，无资料则从缺。

七、引文筛选与整理。所有引文资料，均经过编者去同存异，精心筛选。相同的引文，一般从最早的文献中收录；若后世文献论述精辟者，择用后世文献的资料。凡引文中的封建迷信内容一概不录。引文文义不顺或重复者，在不违背原意的前提下，由编者做适当的加工整理。

八、副辞目。凡属副辞目，仅写副辞目的名称与出处，及与相关正辞目的关系，并在相关正辞目的有关项目中与之挂钩呼应：如写作“为某某方之异名”的副辞目，与正辞目异名项挂钩；写作“即某某方加（减）某某药”的副辞目，与正辞目加减项挂钩；其余副辞目，均与正辞目的备考项挂钩。

九、出处标注。正辞目除正名、异名二项标明书名和卷次外，其余诸项均只注书名，不注卷次。副辞目的出处亦标明书名和卷次。

期刊注法统一采用：《刊名》[年，（卷）期：起页]。

十、药名统一。1911 年以前的方剂，凡首字不同的中药异名仍保持原貌，如“瓜蒌”不改“栝楼”，“薯蓣”不改“山药”，“玄胡索”“元胡索”不改“延胡索”。凡辞目中含有药名者，处理方法同此。原版方剂中有些名贵药及国家禁用药，如人参、犀角等，现代临床常用党参、水牛角等替代，凡此在不改变原方组成的情况下，本次修订在具体方剂的备考中均不作说明。

十一、书名统一。为了压缩篇幅，我们根据历代文献的引用情况，对某些常用方名的书名进行了简化。如《备急千金要方》简称《千金》，《太平圣惠方》简称《圣惠》。未经简化者仍用全称。一书多名者，选用一种常用名，如《人己良方》又名《寿世良方》，则统一用《人己良方》。

十二、文字统一。本辞典所用简化字，以中国文字改革委员会《简化字总表》（1964 年第 2 版）为主要依据。根据中医药学名词术语的要求，少数繁体字如癥瘕之“癥”等，仍予保留。根据汉字规范要求，“粘”改为“黏”，“痠”改为“酸”。

十三、文献版本。凡一书有多种版本者，选用善本、足本；无善本者，选用最佳的通行本；其他不同的版本作为校勘、补充。若同一方剂在不同的版本中方名有差异者，以善本、最佳通行本或较早版本之方名作正辞目，其他版本的方名作副辞目。

十四、本辞典分 9 册出版。1～8 册为正编，书前均设该册方名目录，按方名笔画顺序编排。第 9 册为附编，设有全书方名总目录、病证名称索引、参考书目索引、古今度量衡对照表等，以利读者检索。

检 字

十 画

【丶】

【乛】

十一画

【一】

十二画

【一】

目录

十画

润

浣

浸

涩

涌

浚

羖

瓶

兼

宽

家

浆

朗

扇

弱

展

陵

陷

娱

难

预

能

桑

通

目录

琅

培

梗

梧

桯

梅

梓

豉

乾

勒

菱

菥

菊

曹

梦

硇

瓠

匏

盛

爽

雪

掩

捷

掞

控

探

掺

辄

辅

救

啄

唾

啜

晞

晚

眼

蚶

蛎

蚵

蚺

蚱

蚯

蛀

目录

移

猎

猫

脚

商

鸾

望

康

鹿

麻

痔

痎

痒

惜

惊

焊

烽

减

清

添

鸿

淋

断

剪

盖

寇

寅

寄

宿

密

绯

维

绵

绿

十二画

琥

琼

斑

絜

替

琴

博

棒

棉

棕

榔

棘

酥

鹁

散

葆

葎

葡

葱

葶

蕳

蒌

蒋

落

萱

萹

葈

葵

喜

粟

焚

煮

逼

越

趁

硫

润

74717 润下丸(《丹溪心法》卷二)

【异名】加味润下丸(《摄生众妙方》卷六)。

【组成】南星一两　半夏二两(各依橘红制)　黄芩　黄连各一两　橘红半斤(以水化盐五钱,拌令得所,煮干,焙燥)　甘草(炙)一两

【用法】上为末,蒸饼为丸,如绿豆大。每服五七十丸,白汤送下。

【功用】降痰。

【主治】胸膈有痰,兼嗽。

【加减】上热,加青黛;有湿,加苍术;或加参、萸,看虚实作汤使。

74718 润下丸(《幼科发挥》卷四)

【组成】陈皮(去白,淡盐水浸泡,刮剉,炒)二钱　枳壳(炒)　桔梗　大半夏(姜汤泡七次)　甘草　苏子(炒)　莱菔子(炒)　白茯苓各一钱

【用法】上为末,神曲糊丸,如黍米大。白汤送下。

【主治】小儿痰嗽,固痰甚气弱不可下者。

74719 润下丸

《医方集解》。为方出《百一》卷五,名见《医学纲目》卷二十五"二贤散"之异名。见该条。

74720 润下丸(《痧症全书》卷下)

【组成】大黄(酒制)四两　黑丑(炒,头末)二两

【用法】上为末,牙皂煎汁为丸,如凤仙子大。每服一钱,多至二钱,灯心汤送下。

【功用】润肠,兼利小便。

【主治】大肠燥实,二便秘结,痧毒壅盛者。

74721 润下丸(《证治汇补》卷二)

【组成】南星一两　半夏三两　黄芩　黄连各一两　橘红五钱　白矾三两

【用法】姜汁、竹沥和丸。

【主治】痰郁肠胃,脉滑而沉,变生百病。

74722 润下汤(《医钞类编》卷七)

【组成】牛膝一两　降香　苏木　栀仁各一钱

【用法】水煎,童便兑服。

【主治】负重奔走,纵情女色,六淫受伤,血从脊上,或呕或吐,势如潮涌,不可抑遏。

74723 润土汤(《辨证录》卷六)

【组成】玄参　生地各一两　甘草一钱　地骨皮五钱　茯苓三钱

【用法】水煎服。

【主治】胃气燥,口渴善饮,时发烦躁,喜静而不喜动,见水果则快,遇热汤则憎。

74724 润木汤(《医学集成》卷三)

【组成】当归　白芍各一两　焦术　茯苓各五钱　金樱　菊花各三钱　炒栀一钱　五味　甘草各五分

【主治】肝燥梦遗。

74725 润气煎(《圣济总录》卷一六三)

【组成】陈橘皮(汤浸,去白,焙)　紫菀(去土)　人参　紫苏叶　甘草(炙,剉)　杏仁(汤浸,去皮尖双仁,炒)　五味子(去梗)各一两

【用法】上为细末。蜜半盏,生姜自然汁三分同药和匀,置瓷器中,甑上炊熟。每服半匙许,热汤化下,不拘时候。

【主治】产后上气喘急,咽嗌不利。

74726 润生丸(《疡医大全》卷二十八)

【组成】人参(不拘多少)　川乌　草乌　白芷　当归　槐角子　何首乌　枳壳　连翘　海风藤　乌药　杜仲　桔梗　石楠叶　肉桂各四两　干姜　白僵蚕　甘草　赤芍药　升麻　虎骨　防己　白花蛇(酒浸)　乳香　没药　沉香各一两

【用法】上为细末。用麻黄二十斤,去节,水煎一日,去滓,将汁熬成膏,入药末和为丸,每丸重五钱。清晨送下一丸。

【功用】消风顺气。

【主治】大麻疯。

【宜忌】不可见风。

74727 润光丸(《玉案》卷三)

【组成】琥珀一两　防风　玄参　当归　蔓荆子　牛蒡子　草决明各一两五钱　甘草　苍术　大黄　菊花各一两二钱

【用法】上为末,炼蜜为丸。每服三钱,空心白滚汤送下。

【主治】两眦红肿,赤灌瞳仁。

74728 润华膏(《红炉点雪》卷二)

【组成】人参五钱　麦门冬(去心)一两　阿胶珠一两　款冬花五钱　紫苏五钱　五味子一两　杏仁(去皮尖)五钱　百药煎五钱　贝母一两　粟壳(去筋膜)五钱　乌梅肉一两　桔梗一两

【用法】上为细末,炼蜜为丸,如弹子大。临卧噙化。

【主治】一切劳嗽,肺痿喘急。

【备考】本方方名,据剂型,当作"润华丸"。

74729 润血汤(《杏苑》卷四)

【组成】当归须一钱二分　川芎一钱　麻仁一钱　桃仁(去皮尖)一钱　红花(酒洗)三分　甘草(生)四分　赤芍药　黄芩　生地黄各七分　橘皮(去皮)七分

【用法】上㕮咀。水煎熟,食前服。

【主治】噎,食物必屈曲,水饮难下者。

【加减】如大便结闭,加酒炒大黄少许。

74730 润肌汤(《简明医彀》卷四)

【组成】人参　白术　茯苓　当归　白芍　熟地　香附　陈皮　贝母　白芷各八分　甘草三分

【用法】水煎服。

【主治】杖疮,日久不敛。

【加减】寒热,加柴胡、骨皮;口干,加麦冬、五味子;脓清,加黄耆;脓多,加川芎;敛迟,加肉桂。

74731 润肌散(《种福堂方》卷四)

【组成】当归　生地各五钱　真麻油四两

【用法】将药入油内熬十数沸,去滓,加黄蜡一两,瓷瓶收贮。

【主治】一切疮疖,结盖后干痛,及冬月手足冻裂,并汤火伤。

74732 润肌膏(《卫生宝鉴》卷十三)

【组成】珠子沥青四两　白黄蜡八钱　乳香二钱

【用法】上于铁铛内,先下沥青,随手下黄蜡、乳香,次

入麻油一二匙，俟沥青溶开，微微熬动，放大净水一盆于其傍以搅药，用铁銲滴一二点于水中试之，如硬，再少入油，如软硬合宜，用新绵滤于水中揉扯，以白为度，以瓷器内盛之，或油纸裹。每用不拘多少，先于火上炙裂口子热，捻合药亦火上炙软，涂裂口上，用纸少许贴之，自然合矣。

【主治】手足皴涩，皮肤裂开，疼痛不能迎风入手。

74733 润肌膏（《外科正宗》卷四）

【组成】麻油四两　当归五钱　紫草一钱

【用法】上同熬，药枯滤清，将油再熬，加黄蜡五钱，化尽，顷入碗内，顿冷。搽擦患处。

【主治】秃疮干枯，白斑作痒，发脱。

74734 润肌膏（《金鉴》卷六十三）

【组成】香油四两　奶酥油二两　当归五钱　紫草一钱

【用法】将当归、紫草入二油内，浸二日，文火炸焦去滓，加黄蜡五钱，溶化尽，用布滤，倾碗内，不时用柳枝搅冷成膏。每用少许，日擦二次。

【主治】白屑风。因肌热当风，风邪侵入毛孔，郁久血燥，肌肤失养，头面作痒，抓起白屑皮脱去又起，其燥痒倍增，肌肤燥裂者。

【临床报道】慢性鼻前庭炎：《中国中西医结合耳鼻咽喉科杂志》[2000，8（5）：260]用本方少许均匀涂擦患处，每日2次，治疗慢性鼻前庭炎108例，结果：显效者63例，占58.3%；有效34例，占31.5%；总有效率89.8%。两周以上未见效者11人，占10.2%。

74735 润肌膏（《疡医大全》卷十九）

【组成】当归身一两五钱　粉甘草一两　白芷八钱　血竭六钱　紫草茸五钱　白蜡（切片）二两

【用法】用真麻油八两，先将当归身、白芷、甘草熬深黄色，滤去滓，再入血竭熬化，又滤净，再入紫草、白蜡片略沸十数滚，即起火，滤去紫草滓，其色即鲜明可爱则膏成。先将葱汤浸洗良久，随以本膏擦之。

【主治】腠痛。风寒气郁于皮毛，致血不荣于肌表，皮槁则多痛，手足似无皮之状。

【宜忌】就暖勿见风冷。

74736 润字丸（《湿温时疫治疗法》）

【组成】酒炒锦纹一两　制半夏　前胡　山楂肉　天花粉　白术　广陈皮　枳实　槟榔各一钱二分五厘

【用法】每药须晒干为末，姜汁打神曲为丸，如梧桐子大。每服二三钱。

【主治】湿热食积，胸满不食，腹痛便闭，及夏秋赤白痢。

74737 润字丸（《医略六书》卷十九）

【组成】大黄三两　前胡一两半　枳实一两半（炒）　杏仁二两　牙皂一两半　花粉三两　槟榔一两　楂肉三两（炒）　橘红一两半　半夏一两半（制）

【用法】上为末，水泛为丸。每服二三钱，空心白滚汤化下。

【功用】疏痰通闭。

【主治】实痞喘嗽，大便闭结，脉沉者。

【方义】痰实内壅，不得施化，而大便闭结，遏热刑金，故喘嗽不止焉。杏仁疏痰降气，牙皂搜风涤痰，橘红利气化痰，半夏燥湿化痰，楂肉消滞化积，前胡降气疏痰，槟榔破滞气以消积，枳实攻坚积以推陈，花粉清热邪壅结，大黄荡地道不通。泛丸汤下，俾痰消热降，则胸宇廓然，而肺金清肃，喘嗽自宁；津液施化，大便无闭结之患矣。此疏痰疾通闭之剂，为痰实喘嗽秘结之专方。

74738 润体丸（《局方》卷一）

【组成】防风（去芦叉）一两半　白龙脑（别研）　乳香（别研）　羚羊角末（别研如粉）　附子（炮，去皮脐）　白僵蚕（微炒）　槟榔　肉豆蔻仁　沉香　蒺藜子（微炒）　丁香　蔓荆子（去白皮）　牛黄（别研如粉）　藿香叶　麻黄（去根节）　生犀角末（别研）　雄黄（研飞）　麝香（研如粉）　木香　辰砂（研飞）　茯苓（去皮）　白附子（炮）　羌活（去芦）　原蚕蛾（微炒）　人参（去芦）　肉桂（去粗皮）　芎䓖各一两半　真珠末（别研如粉）　独活（去芦）各三分　干蝎（微炒）　半夏（水煮三十沸，薄切，焙干，入生姜汁炒）　川乌头（炮裂，去皮脐，捣碎炒黄）各二两　白花蛇（酒浸，炙，去皮骨，取肉）　天麻（去苗）各三两　琥珀（别研如粉）　腻粉（研）　白豆蔻仁各半两　金箔六十片（为衣）

【用法】上为细末，入研药令匀，炼蜜为丸，如鸡头大。每服一丸，加至二丸，细嚼，温酒送下，荆芥茶下亦得。如破伤中风，脊强手搐，口噤发痫，即以热豆淋酒化破三丸，斡口开灌下，少时再服，汗出乃愈；若小儿惊风诸痫，每服半丸，薄荷汤化下，不拘时候。

【主治】诸风手足不遂，神志昏愦，语言謇涩，口眼㖞僻，筋脉挛急，骨节烦疼，头目眩晕，恍惚不宁，健忘怔忪，痰涎壅滞；及皮肤顽厚，麻痹不仁。

74739 润体丸（《儒门事亲》卷十二）

【组成】郁李仁　大黄　桂心　黑牵牛　当归　黄柏（并生用）各五钱　轻粉少许

【用法】上为细末，滴水为丸，如梧桐子大。每服三四十丸，温水或生姜汤送下。

【主治】诸气愤郁，肠胃干涸，皮肤皴揭，胁痛，寒疟，喘咳，腹中鸣，注泄鹜溏，胁肋暴痛，不可反侧，嗌干面尘，肉脱色恶；及丈夫㿗疝，妇人少腹痛，带下赤白，疮疡痤疖，喘咳潮热，大便涩燥；及马刀挟瘿之疮，肝木为病。

74740 润体丸（《秘传大麻疯方》）

【组成】当归三两　人参　黄耆　黄芩　桔梗　薄荷　石膏　苍耳子　玄参　僵蚕　蝉蜕　全蝎　黄连各一两　乌蛇一条

【用法】上为末，炼蜜为丸。先服驱风养血汤，又用防风、荆芥、归尾、苦参、黄柏烧汤洗浴后，用擦药方擦之，再服润体丸，每服百丸，空心好酒送下。

【主治】鸡皮疯。因血燥气虚入风，致形如鸡皮，粗糙不润，以手磨则粗刺。

【备考】擦药方：水银、硫黄、雄黄各五钱，砒一钱，藜芦、黄连、黄柏各五钱，大枫子一两，共为末，后用香油调擦。

74741 润肝汤（《辨证录》卷十）

【组成】熟地一两　山茱萸四钱　白芍五钱　当归五钱　五味子一钱　玄参三钱　丹皮三钱　炒栀子一钱

【用法】水煎服。

【功用】大滋肾水。

【主治】肾水匮涸，人有晨夕之间，多时易怒，不必有可怒之事而心烦意躁，不能自遣，至夜则口干舌燥，只有一更睡熟,余则终夜常醒。

【方论选录】此方补肾者六,补肝者四也。绝不去治心,而心气自交于肾者,因肾之足,则心不畏木火之炎,可通其交肾之路也。

74742 润肠丸(《脚气治法总要》卷下)

【组成】凌霄花干　天台乌药　人参　皂荚子(炒熟,去粗皮)各半两

【用法】上为细末,炼蜜为丸,如梧桐子大。每服三十丸,或五十丸,至百丸,不拘时候以温水送下。此方不损气,以通为度。

【主治】一切风秘,虚人及老人津液内枯,不得传送者。

74743 润肠丸(《圣济总录》卷五十)

【组成】桑根白皮(剉)　甜葶苈(隔纸微炒)　防己　天门冬(去心,焙)　枳壳(去瓤,麸炒)各半两　槟榔(剉)一分　牵牛子(白者,炒香,为细末)一两

【用法】上为末,炼蜜为丸,如梧桐子大。每服二十丸,煎人参汤待温送下,不拘时候。

【主治】肺脏壅盛,心胸满闷,咳嗽烦喘,咽膈痰滞,不欲饮食,大便多秘。

74744 润肠丸(《圣济总录》卷一五七)

【组成】枳壳(去瓤,麸炒,为末)　大麻仁(别研)各一两

【用法】上研匀,炼蜜和丸,如梧桐子大。每服三十丸,食前温水或生姜汤送下。

【主治】妊娠大便不通,腹胁坚胀。

74745 润肠丸(《魏氏家藏方》卷七引《李防御五痔方》)

【组成】大黄(湿纸裹煨,剉细)　枳壳(去瓤,麸炒)　当归(去芦)各等分

【用法】上为细末,炼蜜为丸。每服二三十丸,白汤送下。

【主治】痔疮已用枯药,痔将焦枯,粪门急迫,恐大便坚实难出者。

74746 润肠丸

《儒门事亲》卷十二。为《宣明论》卷四"软金丸"之异名。见该条。

74747 润肠丸(《脾胃论》卷下)

【组成】大黄(去皮)　当归梢　羌活各五钱　桃仁(汤浸,去皮尖)一两　麻子仁(去皮,取仁)一两二钱五分

【用法】上除麻仁另研如泥外,余为细末,炼蜜为丸,如梧桐子大。每服五十丸,空心用白汤送下。

【功用】润燥,和血,疏风。

【主治】饮食劳倦,风结血结,大便秘涩,或干燥闭塞不通,全不思食。

【方论选录】《医方集解》:此手足阳明药也。归尾、桃仁润燥活血,羌活搜风散邪,大黄破结通幽,麻仁滑肠利窍,血和风疏,肠胃得润,则自然通利矣。

【现代研究】❶单煎与合煎方中脂溶性成分比较:《中药新药与临床药理》[2000,11(4):238]不论从正己烷萃取物的得量,还是从所得的中性油、有效成分丁烯基苯酞、藁本内酯和亚油酸,本方浓缩颗粒汤剂(单煎)均高于饮片混煎汤剂(合煎)。❷通便作用机理:《新中医》[2002,34(10):75]本方单味颗粒与混合颗粒冲剂对大鼠胃肠内分泌影响作用的机制可能是提高血清胃泌素和前列腺素,从而促进食管平滑肌推进性蠕动,加强胃窦收缩运动,促进小肠平滑肌运动,增加水电解质分泌,降低胃泌素/前列腺素比值,从而发挥其扩张血管和改善微循环的作用。

74748 润肠丸(《济生》卷四)

【异名】苁蓉润肠丸(《医学纲目》卷二十三)、苁沉丸(《医学入门》卷七)、肉苁蓉丸(《不知医必要》卷三)。

【组成】肉苁蓉(酒浸,焙)二两　沉香(别研)一两

【用法】上为细末,用麻子仁汁打糊为丸,如梧桐子大。每服七十丸,空心米饮送下。

【主治】发汗利小便亡津液,大腑秘结。

【宜忌】老人虚人皆可服。

74749 润肠丸(《直指》卷十五)

【异名】大润肠丸(《得效》卷六)。

【组成】杏仁(去皮尖,略炒)　枳壳(浸,去瓤,炒)　麻仁　陈皮各半两　阿胶(炒)　防风各二钱半

【用法】上为末,炼蜜为丸,如梧桐子大。每五十丸,老者苏子煎汤送下,壮者荆芥泡汤送下。

【主治】大便秘涩。

74750 润肠丸(《朱氏集验方》卷六)

【组成】肥皂角十五片(五片醋炙焦,去皮及子;五片生用,去皮子,共为末;五片水一升,揉取浓汁,滤过,慢火炒,银石器中熬成膏子,入后药)　南木香一分　青橘皮一分(去瓤)　槟榔一分(生用)　陈橘皮一分(去白)

【用法】上为末,和前皂角末令匀,却以皂角膏搜和成剂,看得所后,如硬,入少蜜为丸,如梧桐子大。每服三十丸,空心温熟水送下。

【主治】大肠风结气涩。

74751 润肠丸(《御药院方》卷七)

【组成】威灵仙茸一两半　郁李仁(去皮)半两　木香二钱　枳实二钱半(麸炒)　麻仁七钱半　槟榔三钱　人参二钱半

【用法】上为细末,炼蜜为丸,如梧桐子大。每服三十丸至五十丸,食后临卧生姜汤送下。

【功用】常服消食下气,祛风润燥。

【主治】津液耗少,大便秘涩,下焦气滞。

74752 润肠丸(《卫生宝鉴》卷八)

【组成】麻子仁(另研)　大黄(酒煨)各一两半　桃仁泥子　当归尾　枳实(麸炒)　白芍药　升麻各半两　人参　生甘草　陈皮各三钱　木香　槟榔各二钱

【用法】上除麻仁、桃仁外,为末,却入二仁泥子,炼蜜为丸,如梧桐子大。每服七八十丸,食前温水送下。

【主治】风中脏腑,胸膈痞闷,大便涩滞。

74753 润肠丸(《丹溪心法》卷五)

【异名】润麻丸(《衡要》卷六)。

【组成】麻子仁　当归　桃仁　生地黄　枳壳各一两

【用法】上为末,炼蜜为丸服。

【功用】润血燥。

【主治】大便不通。

【备考】《衡要》本方用法:上为末,炼蜜为丸,如梧桐子大。每服五十丸,空心白汤送下。

【现代研究】提高免疫力、延缓衰老:《河北中医》[2006,28(2):137]本方能明显提高血清超氧化物歧化酶含

量,增加胆碱酯酶活性,降低丙二醛含量,并能明显提高胸腺指数、脾脏指数,有提高免疫力、延缓衰老的作用,初步证明了通腑法抗衰老的科学性。

74754 润肠丸(《普济方》卷三二一)

【组成】麻黄(炒)半两　枳壳(炒)半两　大黄(蒸)　乳香一两

【用法】上为末,炼蜜为丸,如梧桐子大。每服三十丸,食前芝麻汤送下。

【功用】常服滋润大肠,通利燥涩。

【主治】三焦不顺,五脏不和,风结肠胃,津液枯燥,大肠壅滞,及产后津液暴竭,肠胃热涩,而致大便闭者。

【备考】方中大黄用量原缺。

74755 润肠丸(《活人心统》卷一)

【组成】麻子仁　桃仁(去皮尖)各一两　枳实五钱　芍药一两　当归　大黄(煨)各半两

【用法】上除麻仁,桃仁别研如泥外,余药研为细末,和匀,炼蜜为丸,如梧桐子大。每服五十丸,空心白汤送下。

【功用】润燥,活血,疏风。

【主治】脾胃伏火,风血秘结,大便秘涩,或干燥塞不通,全不思食。

74756 润肠丸(《活人心统》卷一)

【组成】归尾　郁李仁　麻仁　枳实　桃仁　芍药　皂角子各一两

【用法】上为末,炼蜜为丸,如梧桐子大。每服七十丸,白汤送下。

【主治】男子血虚气结,大便不通;妇人产后血虚燥秘。

74757 润肠丸(《校注妇人良方》卷八)

【组成】麻子仁　桃仁(去皮尖,另研)各一两　羌活　当归尾　大黄(煨)　皂角仁　秦艽各五钱

【用法】上为末,炼蜜为丸。每服五十丸,空心白汤送下。

【主治】妇人伏火风热,大肠干燥,大便不通者。

74758 润肠丸(《广嗣纪要》)

【组成】火麻子(去壳,取净仁,研细)二两　桃仁(去皮尖,另研,生用)一两

【用法】上研极细末,和匀炼蜜为丸,如梧桐子大。每服三十丸,空心枳壳汤送下。

【主治】妊娠血虚蓄热,而致便难者。

74759 润肠丸(《疮疡经验全书》卷三)

【组成】当归五钱　枳壳五钱　百草霜一两五钱　大黄五钱(纸包煨)

【用法】上为细末,面糊为丸,如梧桐子大。每服三十丸,白汤下。

【主治】痔漏。大肠内结燥疼痛。

74760 润肠丸(《育婴秘诀》)

【组成】麻子仁(去壳)　杏仁(去皮尖,略炒)　桃仁(去皮尖)各半两　归梢　枳壳(炒)各七分半　阿胶(蛤粉炒)二分半　紫苏子(炒)　萝卜子(炒)各三分

【用法】上共为末,炼蜜为丸,如麻子大。每服二三十丸,陈米汤送下。

【主治】老人、虚人、小儿、产妇大便秘结者。

74761 润肠丸(《赤水玄珠》卷十五)

【组成】桃仁　麻仁　当归尾　大黄　羌活各五钱　升麻　红花　郁李仁

【用法】上除桃仁、麻仁另研为泥外,余为末,炼蜜为丸,如梧桐子大。每服三五十丸,空心白汤送下。

【主治】脾胃中伏火秘结,及风结血结。

【备考】方中升麻、红花、郁李仁用量原缺。

74762 润肠丸(《郑氏家传女科万金方》卷四)

【组成】四物汤一倍　加青皮三倍

【主治】产后血枯便秘。

【备考】本方改作汤剂,名"润肠汤"(见《女科指南》)。

74763 润肠丸

《痘学真传》卷七。即《片玉痘疹》卷十二"润肠汤"改作丸剂。见该条。

74764 润肠丸(《幼幼集成》卷六)

【组成】当归尾　怀生地　火麻仁　光桃仁　莱菔子

【用法】水煎,热服。

【主治】小儿正气虚弱,痘后大便秘结枯涩。

【备考】本方方名,据剂型,当作"润肠汤"。

74765 润肠丸(《医学集成》卷三)

【组成】熟地　油归　苁蓉各一两　人参五钱

【主治】产后便结。

74766 润肠汤(《杨氏家藏方》卷四)

【异名】润燥汤(《摄生众妙方》卷七)。

【组成】麻子仁一钱半(细研,用水浸,滤去皮,取浓汁)　脂麻半盏(微炒,研,用水浸,取浓汁)　桃仁(汤浸,去皮尖,麸炒黄熟,研如泥)一两　荆芥穗(捣末)一两

【用法】上煎数沸,入盐少许,如煎茶,不得煎过。食前恣意饮之。以利为度。

【主治】大便秘涩,连日不通。

74767 润肠汤(《兰室秘藏》卷下)

【组成】生地黄　生甘草各一钱　大黄(煨)　熟地黄　当归稍　升麻　桃仁　麻仁各一钱　红花三分

【用法】上㕮咀。水二盏,煎至一盏,去滓。食远温服。

【主治】大肠结燥不通。

【备考】本方方名,《东医宝鉴·内景篇》引作"和血润肠汤";《医方集解》引作"当归润肠汤"。

74768 润肠汤(《古今医鉴》卷八)

【组成】蜂蜜一两　香油五钱　朴消一撮

【用法】上合一处,水一钟,煎数沸,温服。

【主治】虚人、老人大便秘结。

74769 润肠汤(《片玉痘疹》卷十二)

【组成】甘草　归尾　生地黄　火麻仁　桃仁

【用法】研泥,水煎服。

【主治】痘疹收靥后血枯不能润肠,大便秘结者。

【加减】有热者,加知母、石膏;自利者,加白术、升麻。

【方论选录】《痘学传真》:精血干燥,津液不能濡润大肠,而致便秘。故用归、地以养血,桃仁以祛瘀,麻子以润肠,甘草以和胃。大肠润泽,则便通利矣。

【备考】❶本方原名"润肠丸",与剂型不符,据《准绳·幼科》改。❷本方改为丸剂,名"润肠丸(见《痘学真传》)。

74770 润肠汤

《医学六要·治法汇》卷六。为《古今医鉴》卷八"通幽

汤”之异名。见该条。

74771 润肠汤(《回春》卷四)

【组成】当归　熟地　生地　麻仁(去壳)　桃仁(去皮)　杏仁(去皮)　枳壳　厚朴(去粗皮)　黄芩　大黄各等分　甘草减半

【用法】上剉一剂。水煎，空心热服。大便通即止药，不能多服，如修合润肠丸，将药加减各为末，炼蜜为丸，如梧桐子大。每服五十丸，空心白汤吞下。

【主治】大便闭结不通，为实热燥闭者。

【宜忌】切忌辛热之药。

【加减】发热，加柴胡；腹痛，加木香；血虚枯燥，加当归、熟地、桃仁、红花；风燥闭，加郁李仁、皂角、羌活；气虚而闭，加人参、郁李仁；气实而闭，加槟榔、木香；痰火而闭，加瓜蒌、竹沥；因汗多，或小便去多，津液枯竭而闭，加人参、麦门冬；老人气血枯燥而闭，加人参、锁阳、麦门冬、郁李仁，倍加当归、熟地、生地，少用桃仁；产妇去血多，枯燥而闭，加人参、红花，倍加当归、熟地，去黄芩、桃仁。

74772 润肠汤(《玉案》卷五)

【组成】当归三钱　知母　麦门冬　桃仁　麻仁　苏子　生地各一钱五分

【用法】水煎，食前服。

【主治】血枯粪结。

74773 润肠汤(《玉案》卷五)

【组成】当归　桃仁　枣仁　生地　杏仁各一钱二分　青皮

【用法】水煎，临服加生蜜五钱调服。

【主治】产后大肠枯燥，大便不通。

【备考】方中青皮用量原缺。

74774 润肠汤

《女科指南》。即《郑氏家传女科万金方》卷四“润肠丸”改作汤剂。见该条。

74775 润肠散(《扁鹊心书·神方》)

【组成】枳实(麸炒)　青皮　陈皮各一两

【用法】上为末。每服四钱，水一盏，煎七分，空心服。

【主治】老人气虚中风及产后大便不通。

74776 润肠散(《医学纲目》卷二十三引朱丹溪方)

【组成】人参　黄耆各一钱　厚朴八分(炒)　地黄七分　桃仁　枳壳(炒)各一钱　甘草少许(炙)　锁阳　苁蓉各二钱　桃仁一钱

【用法】煮粥，入竹沥服之。

【主治】脾约。血虚肠燥，大便秘涩，小便如常，咽塞不通，食下便有痰出，脉涩。

74777 润肠散(《灵药秘方》卷下)

【组成】朴消一斤(童便两碗拌入，锅内炒干)　雄猪大肠头尺许(晾取半干)

【用法】将消研末入肠内，不拘多少，以塞满为度，两头线扎紧，略晒片时，入锅内炒焦黄色，研为细末。配痔漏大灵药服；外以纸捻蘸药插入管中。

【主治】痔漏。

74778 润肠散(《种福堂方》卷二)

【组成】鳖头灰　五倍末　伏龙肝　生矾末　赤石脂　诃子肉各五钱(俱晒干)

【用法】上为极细末。葱汤洗净，掺于肠头上，频频换之。以愈为度。

【主治】痢后脱肛。

74779 润肠粥(《女科秘旨》卷六)

【组成】苏子一合(去壳)　新米二合

【用法】煮粥食。

【主治】产后大便不通。

74780 润肠煎(《外科证治全书》卷五)

【组成】枳壳二钱　油当归二钱　杏仁泥二钱　槐角二钱　橘皮二钱　火麻仁五七分

【用法】水煎，顿服。

【主治】大肠干燥，或津液枯竭，或风热气秘。

【宜忌】气虚者，枳壳减半；血弱者，倍用油当归。

74781 润肠煎(《揣摩有得集》)

【组成】生耆一两　当归五钱　火麻仁五钱(炒)　肉苁蓉一钱半(洗净)　郁李子三钱(炒)　胡桃一枚(带皮，打碎)

【用法】水煎服。

【主治】一切大便秘结，或年老久病之人，气虚血亏，不能生液，往往多便结之症。

74782 润肠膏(《医学正传》卷三)

【异名】秘方润肠膏(《保命歌括》卷二十八)。

【组成】新取威灵仙四两(捣汁，四五月开花者)　生姜四两(捣汁)　真麻油二两　白砂蜜四两(煎沸，掠出上沫)

【用法】同入银石器内搅匀，慢火煎，候如饧，时时以箸挑食之。一料未愈，再服一料。

【主治】膈噎，大便燥涪，饮食良久复出，及朝食暮吐，暮食朝吐者。

74783 润肾丸(《医学入门》卷八)

【组成】苍术一斤(用韭菜一斤捣汁拌，九蒸九晒；又用小茴香一斤同蒸一次，去茴晒干)　熟地黄一斤　五味子半斤　干姜(冬)一两(夏五钱，秋七钱)

【用法】上为末，枣肉为丸，如梧桐子大。每服五七十丸，空心米饮送下。

【功用】善退劳热。

【主治】脾肾俱虚。

【加减】虚寒，加韭子一两；有火，加黄柏一两；大便燥，加黑芝麻四两。

74784 润金饮(《麻症集成》卷四)

【组成】川贝　尖生　黄芩　黑栀　力子　甘草　麦冬　知母　花粉　连翘

【主治】肺胃火热，口渴，咽痛。

74785 润肤丸(《赵炳南临床经验集》)

【组成】桃仁一两　红花一两　熟地一两　独活一两　防风一两　防己一两　粉丹皮一两五钱　川芎一两五钱　全归一两五钱　羌活二两　生地二两　白鲜皮二两

【用法】共为细末，水泛为丸，如绿豆大。每服一至二钱，温开水送下一日二次。

【功用】活血润肤，散风止痒。

【主治】牛皮癣(白疕风)，鱼鳞癣(蛇皮癣)，皮肤淀粉样变(松皮癣)，毛发红糠疹，脂溢性湿疹，皲裂性湿疹(鹅掌风)。

74786 润肤膏(《鸡峰》卷二十五)

【组成】槐米末　松脂　黄蜡各二钱　黄柏末一钱　白矾半钱　乳香少许　腻粉三厘

【用法】上以清油三两,先煎令沸,次入松脂,候消即入黄蜡,候熔消即入槐花、黄柏、白矾、乳香、腻粉搅匀,收入瓷器内。涂疮上。

【主治】皮肤风热生疮,麻痹赤色。

74787 润肺丸(《鸡峰》卷十一)

【组成】半夏　阿胶　紫菀　桔梗　贝母　款冬花　汉防己各一两　蛤蚧一对

【用法】上为细末,炼蜜为丸,如梧桐子大。每服十五丸至二十丸,食后生姜汤下;白汤亦得。

【功用】化痰涎,止喘痞,利胸膈肺气。

【主治】风壅咳嗽。

74788 润肺丸(《御药院方》卷五)

【组成】朱砂(水飞)　五灵脂(微炒)各二两　苦葶苈(隔纸炒)　杏仁(去皮尖,麸炒)　半夏曲各一两

【用法】上为细末,生姜汁面糊为丸,如梧桐子大。每服四十丸,食后生姜汤送下。

【主治】肺气不调,咳嗽声重,日久不止,痰涕结搏,咽嗌不利,心神烦躁,头目昏重,精神不爽,心忪烦悸,喉中呀呷,逐气有声,一切痰实。

74789 润肺丸(《御药院方》卷五)

【组成】鹅梨二个(去皮及子)　栝楼二个(去皮)　麻黄二两(去节)　皂角三梃(去皮弦并子,捶碎,上四味一处用河水一升半浸少时,银器内熬成膏为用)　天南星　半夏各一两半　生姜三两(同半夏、天南星作曲炒干)　枯白矾一两半　寒水石二两(烧)

【用法】上为细末,用前膏为丸,如梧桐子大,每服五七十丸,温生姜汤送下。

【主治】肺气不利,咳嗽痰实,咽嗌干燥。

74790 润肺丸(《医学入门》卷七)

【组成】诃子　五味子　五倍子　黄芩　甘草各等分

【用法】上为末,炼蜜为丸。噙化。

【主治】嗽而失音。

74791 润肺丸(《医略六书》卷二十二)

【组成】百部二两　黄连一两　明矾一两　桑皮一两　使君子三两　鹤虱二两　楝根二两　甘草五钱

【用法】上为末,白及膏糊丸。每服三钱,滚水送下。

【功用】杀虫,化湿热。

【主治】湿热生虫蚀肺,咳嗽不止,烦心恶热,脉数者。

【方论选录】湿热不消,变化生虫而侵蚀肺叶,故咳嗽不止,烦心恶热焉。黄连清热燥湿,百部温肺杀虫,明矾却湿以杜生虫之本,鹤虱杀虫以绝化虫之源,桑皮清肺气以肃金,甘草缓中州以和胃,使君子健脾气化积,楝根皮泻湿热杀虫,白及膏润补肺之残缺也。糊丸,滚汤下使湿热顿消则虫积自化,而肺损复完,安有咳嗽成劳之患乎,此杀虫化湿热之剂,为虫蚀肺叶咳嗽之专方。

74792 润肺汤(《圣济总录》卷二十四)

【组成】杏仁(汤浸,去皮尖双仁,炒)　甘草(炙,剉)各一两　干姜(炮)　麻黄(去根节,汤煮,掠去沫,焙)　知母(焙)　款冬花　桑根白皮　陈橘皮(汤浸,去白,焙)各半两

【用法】上为粗末。每服三钱匕,水一盏,煎至七分,去滓,食后临卧热服。

【主治】伤寒客邪在肺,咳嗽声重,身体微热。

74793 润肺汤(《圣济总录》卷四十八)

【组成】杏仁(汤浸,去皮尖双仁,炒)一两　麻黄(去根节,汤煮,掠去沫,焙干)二两　甘草(炙)一两　紫苏子(炒)一分　贝母(炒,去心)一两

【用法】上为粗末。每服三钱匕,水一盏,入干柿一枚(切),煎至六分,去滓温服,空心、日午、临卧各一次。

【主治】肺气喘急,四肢乏力,饮食无味。

74794 润肺汤(《圣济总录》卷六十六)

【组成】人参　生姜(切,与半夏同炒)各一两　半夏(汤洗七遍,焙,切,同生姜炒)半两　甘草(剉,炙)　陈橘皮(去白,焙)　竹叶各二两(切)

【用法】上为粗末。每服三钱匕,水一盏半,加生姜五片,煎至七分,去滓温服,日三服,夜一服。

【主治】咳逆短气。

74795 润肺汤

《圣济总录》卷一七五。为《局方》卷十"润肺散"之异名。见该条。

74796 润肺汤(《普济方》卷三二〇)

【组成】人参(去芦)　杏仁(去皮尖)　麻黄　紫菀(洗去皮后炒)各半两　陈皮(浸,去瓤)　桔梗(去芦,炒)　阿胶(剉,炒令沸燥)　甘草各三钱　贝母(去心,炒)

【用法】上㕮咀。每服五钱,水一盏,煎至七分,热服之。

【主治】妇人咳嗽,咽痛,喉中鸣。

【备考】方中贝母用量原缺。

74797 润肺汤(《赤水玄珠》卷七)

【组成】知母二钱　紫菀五钱半(洗净)　山栀仁五分　甘草一钱半(炒)　麻黄五分(滚汤泡,去白沫,晒干)　荆芥五分(去梗)　马兜铃五分(去筋膜)　前胡二钱(去芦)　赤芍一钱　桑白皮二钱半(去红皮,用蜜炒)　半夏三钱(汤泡七次,晒)　赤茯苓二钱(去皮)　杏仁五钱半(去皮尖,研成泥用)　黄芩二钱半(去腐土)

【用法】每服一两四钱半,用水二大钟,加生姜五片,初感风寒,加葱白三根;久患咳嗽,加枣二枚,不用葱白,煎至一钟半,去滓,临睡时,将身右卧,用绢帛顶住右软肚,次用竹筒缓缓吸药,热服不言语呼唤。

【主治】上盛下虚,脾肺湿热,气喘,咳嗽痰盛,心胸气闷,不思饮食,或寒热往来,或感冒风寒,喘嗽气急,五劳七伤,吐血。

【宜忌】切忌房劳。

74798 润肺汤(《脉症正宗》卷一)

【组成】天冬二钱　麦冬八分　阿胶一钱　苡仁一钱　当归八分　白及一钱　百合八分　桔梗六分

【功用】润肺。

74799 润肺汤(《产科发蒙》卷二)

【组成】川芎(炒)　阿胶　缩砂各一钱　乌梅　生姜　紫苏　杏仁各五分

【用法】水煎,温服。

【主治】胎妇喘咳。

74800 润肺饮(《医宗必读》卷九)

【组成】贝母(糯米拌炒) 天花粉各三钱 桔梗一钱 甘草五分 麦门冬(去心) 橘红(去白) 茯苓(去皮)各一钱半 知母(酒炒)七分 生地黄二钱半

【用法】用水二钟,加生姜三片,煎至七分,食后服。

【主治】肺经燥痰,脉涩面白,气上喘促,洒淅寒热,悲愁不乐,其痰涩而难出者。

74801 润肺饮(《辨证录》卷五)

【组成】麦冬 玄参各五钱 甘草 半夏各一钱 桔梗二钱 竹叶五十片

【用法】水煎服。

【主治】春日感冒风寒,肺热逼胃,身热谵语。

74802 润肺饮(《张皆春眼科证治》)

【组成】沙参 麦门冬 地骨皮 生地各9克 当归尾6克

【功用】养阴润肺,以降虚火。

【主治】赤丝虬脉。肺阴不足,目干涩而痒,丝脉细而色淡者。

【方论选录】方中沙参、麦冬养阴滋肺,地骨清肺中虚热,生地凉血育阴,归尾活血通络,引血下行。

【加减】目中痒甚,加荆芥穗1.5克,以祛风止痒。

74803 润肺散(《博济》卷二)

【组成】甜葶苈一两(铫子内纸衬,慢火内炒热) 肉桂一两 马兜铃二枚(大者,微炒)

【用法】上为细末。每服一钱,水一盏,煎至七分,放温,食后时时呷一口,可自早至午服尽,或临卧温水调一字,或半字亦可。

【主治】❶《博济》:肺气壅滞,咳嗽不已。❷《圣济总录》:壅滞咳嗽,面带浮肿。

74804 润肺散(《局方》卷十)

【异名】润肺汤(《圣济总录》卷一七五)、人参润肺散(《直指》卷八)。

【组成】贝母(去心,麸炒黄) 杏仁(汤浸,去皮尖及双仁者,焙干,麸炒)各二两半 麻黄(去根节) 人参各二两 阿胶(炒令黄燥) 桔梗各半两 陈皮(去白)一分 甘草(炙)一两

【用法】上为粗末。每服一钱,水八分,煎至六分,去滓,食后温服。

【主治】小儿肺气不利,咳嗽喘急,语声不出,痰涎壅塞,胸膈烦满,鼻塞清涕,咽喉干痛。

74805 润肺散(《鸡峰》卷十一)

【组成】人参一两 陈皮 五味子 紫菀 干姜 杏仁各三分 桂 甘草各半两

【用法】上为细末。每服二钱,水一盏,入生姜三片,大枣一枚,同煎至七分,去滓,食后温服。

【主治】肺感寒气,咳嗽气喘,痰涎不利,胸满背痛。

74806 润肺散(《鸡峰》卷十一)

【组成】阿胶 杏仁各一两 糯米五合

【用法】上为细末。每服一钱,白汤调下,不拘时候。

【主治】肺虚咳嗽。

74807 润肺散(《宣明论》卷九)

【组成】瓜蒌实一枚(去子用瓤)

【用法】上为末,以寒食面和为饼子,炙黄为末。每服一钱,温水化乳糖送下,一日三次。效乃止。

【主治】小儿膈热,咳嗽痰喘,甚者久不愈。

74808 润肺散(《医学纲目》卷二十六引朱丹溪方)

【组成】贝母一两 瓜蒌仁半两 青黛五钱

【用法】上为末,姜蜜调成膏。噙化。

【主治】❶《医学纲目》引朱丹溪:咳嗽。❷《东医宝鉴·杂病篇》:燥痰干嗽,劳嗽。

74809 润肺散(《玉机微义》卷五十)

【组成】麻黄二钱 甘草一钱 人参 知母各二钱半 陈皮一分 桔梗 阿胶(炒) 百部各半钱

【用法】上为末。三岁儿每服一钱,水煎服。

【主治】小儿涎嗽不已,气急烦渴。

74810 润肺膏(《修月鲁般经后录》引《十药神书》,见《医方类聚》卷一五〇)

【组成】羊肺一具 干柿 真酥 绿豆粉 杏仁(研碎)各一两 白蜜二两

【用法】上将羊肺洗净,次将五味药用水解薄打搅,令稠黏得所,灌入肺中,白水煮熟,如常服食。

【主治】劳久嗽,肺燥肺痿。

【备考】本方方名,《本草纲目》引作"羊肺汤"。

74811 润肺膏(《丹溪心法附余》卷五)

【组成】紫菀 杏仁(去皮尖) 款冬花 核桃肉各一两 麻黄 桔梗 诃子 细辛各五钱 枯矾一钱 清油半斤 生姜二两(取汁) 蜜一斤

【用法】先将油炼香熟,次入蜜又炼,去沫,却下末药,搅匀。每服二三匙,临卧白汤调服。

【主治】咳嗽痰喘。

74812 润河汤(《石室秘录》卷三)

【组成】黄耆一两 熟地一两 山茱萸四钱 麦冬四钱 北五味一钱 白术五钱 防风五分 茯苓三钱 附子一分

【用法】水煎服。多服久服乃效。

【主治】肾水衰耗,不能上润于脑,则河车之路干涩而难行,故背脊骨痛。

【方论选录】此方补气有黄耆、白术,补水则有熟地,山茱,去湿则有茯苓,去风则有防风,引经则有附子,而又麦冬以生肾水之母,自然金胜生水,水足则河车之路不干,不干则润金滋骨可知,又何痛之作楚。既不痛矣,又何背之不直哉。

74813 润泽丸(《普济方》卷二八〇)

【组成】大黄一两 黑牵牛(半生半熟) 天仙子各一两

【用法】上为细末,用皂角子为丸。每服五七十丸,温水送下。

【主治】遍身热疮疥。

74814 润经汤(《竹林女科》卷一)

【组成】当归一钱 白芍 川芎 香附(醋制) 熟地(焙)八分 阿胶(蛤粉炒珠) 黄芩 蒲黄(炒) 侧柏叶(盐水炒) 白术(蜜炙)各六分 砂仁四分 炙甘草三分

【用法】加生姜三片,水煎服。

【主治】妇人二十七八岁,身体困倦,饮食少进,经水时

下，淋漓不止，或成片，或流赤白黄水，面色青黄目眩，眼花，四肢酸痛，将成崩漏。

【加减】如咳嗽，加五味子、杏仁（去皮尖）各六分；气急，加半夏（制）、苏叶各四分；泄泻，加肉豆蔻（煨）、粟壳各四分；肚痛，加枳壳（麸炒）、玄胡索、干膝（炒令烟尽）各八分。

74815 润胃丹（《辨证录》卷九）

【组成】石膏五钱 知母一钱 玄参一两 生地五钱 牛膝三钱 甘草五分

【用法】水煎服。

【主治】胃火沸腾，大便闭结，烦躁不宁，口渴舌裂，两目赤突，汗出不止。

74816 润胃汤（《辨证录》卷六）

【组成】人参五钱 麦冬二两 天花粉三钱 玄参一两 丹参一两 甘草一钱 山楂二十粒 神曲二钱

【用法】水煎服。

【主治】阳明虚火，烦躁口渴，面红耳赤，时索饮食，饮后仍渴，食后仍饥，两足乏力，不能起立，吐痰甚多。

74817 润秋汤（《石室秘录》卷四）

【组成】麦冬五钱 北五味一钱 人参一钱 甘草一钱 百合五钱 款冬花一钱 天花粉一钱 苏子一钱

【用法】水煎服。

【功用】润肺。

【主治】秋燥。

74818 润便汤（《临证医案医方》）

【组成】瓜蒌 30 克 元明粉 9 克（冲服） 晚蚕沙 9 克 皂角子 9 克 火麻仁 15 克 麦冬 9 克 炒枳实 9 克 川厚朴 9 克 莱菔子 9 克（炒） 油当归身 15 克 油白芍 9 克 柏子仁 9 克

【功用】滋阴养血，理气润便。

【主治】便秘（习惯性便秘）。大便燥结，便下不畅。

【方论选录】方中瓜蒌、枳实、厚朴、莱菔子理气润肠；当归身、白芍养血润燥；火麻仁、柏子仁、麦冬滋阴润肠；蚕沙、皂角子润肠通便；元明粉软坚泻下。

74819 润胆汤（《辨证录》卷三）

【组成】白芍一两 当归一两 柴胡一钱 炒栀子二钱 玄参一两 天花粉三钱 菖蒲八分

【用法】水煎服。

【主治】少阳胆气不舒，风邪乘之，火不得散，双耳忽然肿痛，内流清水，久创变为脓血，身发寒热，耳内如沸汤之响，或如蝉鸣。

74820 润胞汤（《嵩崖尊生》卷十四）

【组成】蜜 香油 酒各半盏

【用法】煎滚，温服。

【主治】临产浆破，胎涩产难。

74821 润胎饮（《医略六书》卷二十九）

【组成】当归身一两 冬葵子三钱

【用法】水煎，去滓，入白蜜一匙，温服。

【主治】产难，脉濡涩者。

【方论选录】产母血亏经燥，无以润泽胞门，故产户干涩难产，不能遽下焉。当归身养血荣经，最能泽枯润燥；冬葵子滑胎利窍，足以易产催生。水煎入蜜，使血充经润，则产门滑利，而胎无枯涩之虞，何难产之足患哉。

74822 润神散（《三因》卷十）

【组成】人参 黄耆 甘草（炙） 桔梗 麦冬各等分

【用法】上为末。每服二钱，水一盏，煎七分，自汗，入淡竹叶、小麦同煎，不拘时服。

【主治】劳瘵憎寒，发热口干，咽燥，自汗，疲剧烦躁。

74823 润麻丸

《衡要》卷六。为《丹溪心法》卷五“润肠丸”之异名。见该条。

74824 润涸汤（《辨证录》卷六）

【组成】熟地二两 白术一两 巴戟天一两

【用法】水煎服。

【功用】大补肾水，兼补肾火。

【主治】阴已痿弱，肾水燥，见色不举，若勉强入房，耗竭其精，则大小便牵痛，数至圊而不得便，愈便则愈痛，愈痛则愈便。

【方论选录】此方用熟地以滋肾中之真阴，巴戟天以补肾中之真阳，虽补阳而仍是补阴之剂，则阳生而阴长，不至有强阳之害，二者补肾内之水火，而不为之通达于其间，则肾气未必遽入于大小之肠也。加入白术以利其腰脐之气，则前后二阴，无不通达，何至有干燥之苦，数圊而不得便哉。

74825 润喉丸（《中医耳鼻喉科学》）

【组成】甘草粉 300 克 硼砂 15 克 食盐 15 克 玄明粉 30 克 酸梅 750 克（去核）

【用法】共研为细末，以荸荠粉 250 克为糊制丸，每丸重 3 克。含服。

【主治】慢喉喑。语调嘶哑，日久不愈，喉部微痛不适，干焮，喉痒，干咳痰少。

74826 润喉汤（《洞天奥旨》卷十六）

【组成】熟地一两 山萸四钱 麦冬一两 生地三钱 桑白皮三钱 甘草一钱 贝母一钱 薏仁五钱

【用法】水煎服。先服化癣神丹六剂后，续服本方。

【主治】喉生癣疮，先痒后痛。

【加减】久则加肉桂一钱。

74827 润喉散（《丹溪治法心要》卷六）

【组成】桔梗二钱半 粉草一钱 紫河车四钱 香附子三钱 百药煎一钱半

【用法】上为细末。敷口内。

【主治】气郁夜热，咽干哽塞。

74828 润焦汤（《三因》卷八）

【组成】地骨皮 半夏（汤洗七次） 柴胡（去苗） 泽泻各五两 茯苓 麦门冬（去心） 甘草（炙） 人参各一两

【用法】上㕮散。每服四钱，水二盏，加生姜五片，竹茹如指大，煎七分，去滓，空心服。

【主治】三焦实热，目眦急痛，腰胁热，脊背连膻中烦闷，饮食未定，头面汗出，关格不通，不吐不下，或气逆不续，走哺不禁，或泄泻，溺涩，遗沥。

74829 润脾膏（《千金》卷六）

【组成】生地黄汁一升 生麦门冬四两 生天门冬（切）一升 葳蕤四两 细辛 甘草 芎䓖 白术各二两 黄耆 升麻各三两 猪膏三升

【用法】上㕮咀，诸药苦酒淹一宿，绵裹药，临煎下生地黄汁，与猪膏共煎，取膏鸣水气尽，去滓。取细细含之。

【主治】脾热，唇焦枯无润。

74830 **润滋汤**（《石室秘录》卷六）

【组成】人参一两　元参一两　当归一两　白芍一两　炒栀子三钱　麦冬一两　山药五钱

【用法】水煎服。

【主治】脾胃干枯，燥极生风，手足牵制者。

【方论选录】此方用人参、山药生胃以健脾，归、芍平肝以生血，麦冬以生肺气，元参、炒栀子清火去风兼解燥。内热既除，外症牵掣自愈，死症可望生也。

74831 **润输汤**（《辨证录》卷九）

【组成】黄耆五钱　当归一两　川芎五钱　升麻五分　红花五分　麦冬　肉苁蓉各五钱

【用法】水煎服。

【主治】气虚不能推送，大肠闭结不通，饮食无碍，并无火症之见，亦无后重之机，有至一月不便者。

74832 **润槁汤**（《辨证录》卷九）

【组成】熟地　麦冬　葳蕤各一两　甘草五分　百合五钱　贝母一钱

【用法】水煎服。

【主治】阴虚枯槁，肺气困乏，嗌塞喉干，咯痰动嗽。

74833 **润膈丸**（《圣济总录》卷六十六）

【组成】阿胶（炒燥）　熟干地黄（焙）　白茯苓（去黑皮）　山芋　五味子各一两　麦门冬（去心，焙）　贝母（去心，炒）　百部　柏子仁（炒，别研）　丹参　茯神（去木）各半两　人参　远志（去心）　防风（去叉）各一两　杜仲（去粗皮，炙，剉）半两

【用法】上为细末，炼蜜和丸，如弹子大。每服一丸，水一盏化破，煎至六分，时时温呷。

【主治】积年咳嗽上气，涎唾稠黏，五心烦躁，不思饮食，心肺留热。

74834 **润膈丸**

《普济方》卷一六一。为《简易方》引《必用方》，见《医方类聚》卷八十五"大阿胶丸"之异名。见该条。

74835 **润燥丸**（《医学集成》卷三）

【组成】生地　熟地　当归　阿胶各一两　麻仁　杏仁各五钱　枳壳三钱

【用法】蜜丸服。

【主治】老人便结。

74836 **润燥丹**（《辨证录》卷二）

【组成】熟地二两　白芍一两　柴胡五分　天花粉三钱

【用法】水煎服。

【主治】素多内热，肾水不足以养肝，肝木太燥，生风颠仆，目不识人，左手不仁。

74837 **润燥汤**（《兰室秘藏》卷下）

【异名】当归润燥汤（《东垣试效方》卷七）。

【组成】升麻　生地黄各二钱　熟地黄　当归梢　生甘草　大黄（煨）　桃仁泥　麻仁各一钱　红花五分

【用法】上除桃仁、麻仁另研如泥外，剉如麻豆大，都作一服。水二盏，入桃仁、麻仁泥，煎至一盏，去滓，空心稍热服。

【主治】大便燥结。

74838 **润燥汤**

《东垣试效方》卷三。为《兰室秘藏》卷上"当归润燥汤"之异名。见该条。

74839 **润燥汤**（《万氏女科》卷三）

【组成】人参　甘草各五分　归身梢　生地　枳壳各一钱　火麻子（去壳，捶碎）二钱　桃仁泥二钱　槟榔五分（取汁）

【用法】先将上六味煎，后入桃仁泥及槟榔汁调服。

【主治】产后气血俱虚，大便闭涩不通。

74840 **润燥汤**

《摄生众妙方》卷七。为《杨氏家藏方》卷四"润肠汤"之异名。见该条。

74841 **润燥汤**（《点点经》卷一）

【异名】桃杏散、开滞散。

【组成】桃仁　杏仁　大黄各二钱

【用法】共研末。煎一碗，蜜兑服。

【主治】大便不通，小便自利；及酒疾湿毒成淋，气凝血枯，小便不通，小腹作痛，肿结肾囊。

74842 **润燥汤**

《准绳·类方》卷六。为《古今医鉴》卷八"通幽汤"之异名。见该条。

74843 **润燥汤**（《玉案》卷二）

【组成】生地　山栀　升麻　柴胡　石膏　生姜

【主治】瘟疫燥甚者。

【加减】自汗，加桂枝；无汗，加苏叶、干葛；虚者，加麦门冬；渴，加天花粉；咳嗽，加杏仁。

74844 **润燥汤**（《张氏医通》卷十六）

【组成】凉膈散去芒消、大黄，加当归、白芍、生地、荆芥、鼠黏子

【主治】痘疹过用丁、桂热药，咽痛，烦躁，大便秘结。

74845 **润燥汤**（《会约》卷四）

【组成】当归二三钱　熟地三五钱　生地二钱　威参八钱　肉苁蓉三钱　枸杞一钱半　牛膝一钱半　小茴（盐炒）三分　麦冬一钱

【用法】水煎，空心服。

【主治】伤寒血虚而燥，二便艰涩。

74846 **润燥汤**（《会约》卷八）

【组成】当归二钱　熟地（再用姜汁入瓷器内炒干）二钱　麦冬（去心，炒）一钱　陈皮（去白）八分　白豆蔻（去壳，炒，研）八分　肉苁蓉一钱半　威参四钱

【用法】水煎，加牛乳、白蜜、竹沥、姜汁各四五匙调合，每用半杯，频频服之，不得间断。或食稀粥或猪肉汤、羊肉汤。

【功用】养血润燥。

【主治】噎塞而食不下，火燥而津液枯者。

【宜忌】忌食鸡鸭、炙煿之类。

【加减】服药而有气不足者，加人参，或加沙参、黄耆之类，但由轻而重，不得顿加。

74847 **润燥饮**（《辨证录》卷九）

【组成】麦冬一两　熟地一两　苏子一钱　白芥子二钱　甘草一钱　桔梗三钱　天门冬三钱　山茱萸五钱　北五味五分　人参一钱

【用法】水煎服。

【主治】阴虚枯槁，肺气困乏，嗌塞喉干，咯痰动嗽。

【方论选录】此方用二冬以润肺，用熟地、茱萸以补肾，肺肾相通；加人参、五味以益气，气旺而津液尤易生也；又恐过于补肾，而不上走益肺，故加桔梗升提之味，使益肺多于益肾；尚虑用参以助燥，更入苏子、甘草调和于上焦之间，同白芥子以消膈膜之痰，又不动火以增燥，亦何致有痰嗽之患哉。

74848 润燥饮(《医略六书》卷三十)

【组成】麦门冬一斤(去心)

【用法】蒸晒为末。每服二钱，酒磨犀角一钱调下。

【主治】乳汁不出，脉涩洪者。

【方论选录】产妇素禀阳脏燥热之气伤于阳明，不能化血液为乳，故乳汁不出焉。麦门冬清心润燥，以滋阳明之津液，犀角尖清心降火，以全阳明之血气。麦冬为末，犀角酒磨，空心饮之，使心火降而燥热化，则阳明之津液自充，而乳汁自化，何有不乳之患哉。

74849 润血饮子(《明医指掌》卷五)

【组成】阿胶一两　竹沥半盏　人乳半盏　蜜五匙

【用法】水一钟，入阿胶化开，煎至七分，加竹沥、人乳、蜜，徐徐服之。

【主治】血槁成噎。

74850 润肺膏丸(《幼幼新书》卷十六引《王氏手集》)

【组成】水蓼　桑针　覆盆子　枸杞子各半两　皂儿(炮)　杜茴香　生姜　甘草各一两　京三棱(炮)　胡桃十个

【用法】上为细末，炼蜜为丸，每一两作八十丸。细嚼，温熟水送下，儿小白汤化下。

【主治】小儿寒壅咳嗽。

74851 润木安魂汤(《辨证录》卷八)

【组成】当归一两　白芍一两　甘菊花三钱　北五味五分　茯苓五钱　白术五钱　炒栀子一钱　金樱子三钱　甘草五分

【用法】水煎服。

【主治】肝血燥，怒气伤肝，忽然梦遗，久而不止，凡增烦恼，泄精更多，两胁多闷，火易上升于头目，饮食倦怠，发躁发胀。

74852 润肌皮肤膏(《北京市中药成方选集》)

【组成】大风子仁十六两　大麻子仁十六两　潮脑十六两　核桃仁十六两　京红粉十六两

【用法】将大风子仁、大麻子仁、核桃仁研成细泥，红粉另研；用腊七两，香油十三两五钱，松香一两。先用松香熬油，蜡溶化后，开起化净，下入大风子仁、潮脑等；其后京红粉冷后再下，混合搅匀，装瓶，重一两。用细布包药，每瓶分三四次，擦患处，每日二三次，将药液擦入毛孔内，至皮肤觉痛时即药力发挥作用。擦药三五日，如肉皮不疼，去布使药擦，如肉皮疼，即停止用药，过一星期再用。

【功用】消斑，祛湿，润皮肤。

【主治】酒渣鼻，蝴蝶脸，面部粉刺，白癜风，土斑，汗斑，脚气，骑马癣，风癣，钱癣。

【临床报道】❶神经性皮炎：《锦州医学院学报》[1985，6(3)：73]用本方治疗神经性皮炎50例，结果：痊愈27例，显效13例，好转10例，无效2例，有效率为100%。❷色素沉着性疾病：《陕西中医》[2008，29(2)：222]用本方治疗多色素沉着性疾病60例，治愈56例(93.3%)，无效4例(6.7%)，总有效率93.3%。

74853 润肌皮肤膏(《成方制剂》4册)

【组成】蓖麻籽　大枫子仁　蜂蜡　核桃仁　红粉　松香　樟脑

【用法】上制成外用膏剂。外用，用纱布包药擦患处，用药后如不痛，可直接敷于患处，一日2~3次。如有过敏反应，应即停药。

【功用】消斑，燥湿，活血。

【主治】皮肤疮癣，粉刺疙瘩，酒齄赤鼻，雀斑，汗斑，白癜风，湿毒脚气。

【临床报道】花斑癣：《工业卫生与职业病》[2006，32(4)：204]用本方治疗花斑癣32例，结果：1周内痊愈6例，有效21例，无效5例，总有效率84.4%；2周内痊愈20例，有效9例，无效3例，总有效率90.6%。

74854 润阴坚骨汤(《石室秘录》卷三)

【组成】元参一两　熟地二两　麦冬一两　牛膝二钱

【用法】水煎服。

【主治】痿病。阳明胃火，铄尽肾水，骨中空虚，久卧床席，不能辙起。

【方论选录】此方之妙，全不在治阳明，而直治肾经以补其匮乏。肾水一生，则胃火自然息焰，况又有麦冬以清肺气，牛膝以坚膝胫。故以此方长治之，则痿废之状可免。

74855 润肝安娠汤(《辨证录》卷十一)

【组成】人参　茯苓　扁豆　山药各三钱　半夏　熟地　白术各五钱　川芎　麦冬　丹皮　苏子　神曲各二钱　白豆蔻一粒　陈皮三分

【用法】水煎服。

【主治】妇人肝血太躁，怀妊之后，恶心呕吐，思酸解渴，见食则憎，困倦欲卧。

74856 润肠五仁丸(《医略六书》卷三十)

【组成】桃仁三两　杏仁二两(去皮)　松子仁三两　郁李仁三两　柏子仁三两

【用法】上为末，蜜为丸。每服三钱，米饮送下。

【主治】产后血瘀便秘，脉沉涩滞者。

【方论选录】产后血瘀，气逆不能施化津液而肠胃枯涩，大便燥结不通。桃仁破瘀血以润燥，杏仁降逆气以润肠，松子仁润胃燥以解郁，柏子仁养心神以泽枯，郁李仁润肠散结以宣通也。蜜丸以润之，饮下以和之，使瘀化气平，则津液施化而胃肠无枯涩之虞，何秘结之足患乎？

74857 润肠化瘀汤(《会约》卷八)

【组成】当归三钱　生地一钱半　干漆(炒烟尽)二钱　大黄(酒煨)一钱半　陈皮一钱　枳壳(炒)一钱　威参四钱　红花(酒炒)七分　桃仁(去皮尖)一钱

【用法】水煎，入酒、韭汁服。

【主治】死血在膈，大便燥。

74858 润肠降火汤(《点点经》卷二)

【组成】当归二钱　大云　诃子　槟榔　厚朴　黄柏　桔梗　天冬　麦冬各一钱半　腹皮　陈皮　黄芩各一钱　甘草三分

【用法】竹茹一团，葱三根为引。

【主治】酒伤开膈之后，大便秘，小便胀，饮食稍进，仍有痰涎，口干胸膈不利。

74859 润肠理气汤(《点点经》卷二)

【组成】苁蓉(洗去甲)二钱 当归 生地 小茴 酒军各一钱 李仁 腹皮 香附 厚朴 槟榔 车前各一钱半 甘草八分 木香三分

【用法】葱白为引。

【主治】大便不通,少腹膨胀作痛,如石坚硬作痛。

74860 润肠橘香丸

《御药院方》卷七。为《鸡峰》卷十三"橘皮杏仁丸"之异名。见该条。

74861 润肤生血饮(《医学启蒙》卷四)

【组成】五味子九粒 天门冬一钱半 麦冬一钱 熟地黄一钱 生地黄一钱 当归一钱 黄耆一钱 黄芩(酒洗)一钱 栝楼仁 桃仁各五分 红花(酒洗)一分 升麻二分

【用法】水煎服。

【主治】燥症。血虚,津液涸竭,肌肤皴揭,毛发焦枯,手足干燥,搔之屑起,血出痛楚,指甲厚反,不能搔痒;或燥金用事,久晴不雨为燥者。

【加减】大便燥,加麻仁、郁李仁。

74862 润肺止嗽丸(《中国药典》2010 版)

【组成】天冬 15 克 地黄 9 克 天花粉 15 克 瓜蒌子(蜜炙)15 克 蜜桑白皮 15 克 炒紫苏子 9 克 炒苦杏仁 6 克 紫菀 15 克 浙贝母 9 克 款冬花 15 克 桔梗 6 克 醋五味子 15 克 前胡 6 克 醋青皮 15 克 陈皮 9 克 炙黄耆 9 克 炒酸枣仁 9 克 黄芩 15 克 知母 9 克 淡竹叶 9 克 炙甘草 6 克

【用法】以上二十一味,粉碎成细粉,过筛,混匀。每 100 克粉末加炼蜜 110~120 克制成大蜜丸,干燥,即得。每丸重 6 克。口服。一次 2 丸,一日 2 次。

【功用】润肺定喘,止嗽化痰。

【主治】肺气虚弱所致的咳嗽喘促、痰涎壅盛、久嗽声哑。

【宜忌】忌食油腻食物。

74863 润肺止嗽丹(《北京市中药成方选集》)

【组成】天冬五钱 黄芩五钱 黄耆三钱 知母三钱 杏仁(去皮,炒)二钱 贝母三钱 青皮(炒)五钱 橘皮三钱 苏子(炒)三钱 生地三钱 桑皮五钱 淡竹叶三钱 紫菀五钱 天花粉五钱 冬花五钱 瓜蒌仁五钱 枣仁(炒)三钱 五味子(炙)五钱 桔梗二钱 前胡二钱 甘草(炙)二钱

【用法】上共研为细粉,过罗,炼蜜为丸,重二钱。每服二丸,日服二次,温开水送下。

【功用】润肺定喘,止嗽化痰。

【主治】肺气虚损,咳嗽喘急,痰涎壅盛,久嗽声哑,逢节必犯。

74864 润肺止嗽膏(《痘疹一贯》卷六)

【组成】清油一两 蜜二两 生姜汁(自然汁)半两 紫菀 麻黄 杏仁 细辛 桔梗 诃子 枯矾各二钱

【用法】上除矾、蜜、姜汁外,将群药用水三碗,煎一碗,再用水二碗,煎六分;将药滓又加水一碗半,煎四分,共合二碗药汁熬成一碗,入矾、蜜、姜汁,慢火煎熬漆黑,则成膏子。临卧每服三五匙。六七岁小儿每服二三匙。

【主治】咳嗽。

74865 润肺化炎汤(《洞天奥旨》卷八)

【组成】桔梗三钱 桑白皮三钱 炙甘草二钱 黄芩二钱 玄参五钱 麦冬三钱 天门冬三钱 贝母二钱 陈皮五分 生地三钱 升麻一钱

【用法】水二碗,煎八分,食后服。数剂自消。

【主治】赤炎风疮,遍身有赤点子。

【加减】倘左寸肺旺大,乃心火也,本方去黄芩,加黄连一钱。

74866 润肺化痰丸(《成方制剂》3 册)

【组成】阿胶 陈皮 党参 甘草 桔梗 苦杏仁 款冬花 麻黄 马兜铃 清半夏 葶苈子 五味子 旋覆花 知母

【用法】上制成丸剂。口服,一次 3 克,一日 2 次。

【功用】润肺止嗽,化痰定喘。

【主治】肺经燥热引起的咳嗽痰黏,痰中带血,气喘胸满,口燥咽干。

【宜忌】忌辛辣食物。

74867 润肺化痰膏(《冯氏锦囊·杂症》卷十二)

【组成】大白梨汁一斤 白茯苓四两(乳制,晒干,研极细末) 麦冬四两(熬汁) 川蜜一斤 川贝母二两(去心,研末) 核桃肉四两(去皮净,捣烂)

【用法】先将梨汁熬熟,次将蜜炼熟,入前药在内,再熬成膏。如痰有血,入童便四两在内,每早空心白汤调半茶钟服。

【主治】小儿哮喘。

74868 润肺百花膏

《全国中药成药处方集》武汉方。即《济生》卷二"百花丸"改为膏剂。见该条。

74869 润肺扶气汤(《玉案》卷二)

【组成】茯苓 人参 白术 甘草 麦门冬 黄芩各一钱 桔梗 百合 薏苡仁各八分 北五味九粒 当归 生地各一钱二分

【用法】水煎,加藕汁半钟,食后服。

【主治】瘘症,肺枯气弱。

74870 润肺和肝膏(《慈禧光绪医方选议》)

【组成】党参五钱 生薏米一两 麦冬八钱 橘红四钱 桑叶八钱 枇杷叶八钱(炙,包煎) 杭芍六钱(生) 石斛八钱(金) 甘草三钱 炒枳壳四钱

【用法】共以水煎透,去滓再熬浓汁,少兑蜜炼为膏。每服三钱,白开水送下。

【功用】止嗽化痰理肺。

【主治】肝肺气道欠调,时作咳嗽。

74871 润肺降气汤(《医醇賸义》卷二)

【组成】沙参 蒌仁各四钱 桑皮 苏子各二钱 杏仁三钱 旋覆花一钱(绢包) 橘红一钱 郁金二钱 合欢花二钱 鲜姜皮五分

【主治】肺燥。肺受燥凉,咳而微喘,气郁不下。

74872 润肺除嗽饮(《医学正传》卷二)

【组成】人参 杏仁 生甘草 薄荷各三分 五味子九粒 款冬花 紫菀茸 麻黄 陈皮(去白) 石膏(煅) 桔梗 半夏 桑白皮(蜜炒) 枳壳(麸炒) 乌梅 粟壳

(去瓤,蜜炙)各等分

【用法】上细切。加生姜三片,细茶一撮,水一盏半,煎至一盏服。

【主治】远年咳嗽。

74873 润肺通窍汤(《一盘珠》卷八)

【组成】茯苓　陈皮　当归　白术　葳蕤　杏仁各六分　肉桂　北芥子　半夏　莱菔子各三分　干姜　苏子各三分

【主治】体虚,肺胀无汗,白面肌瘦,但气急鼻扇。

74874 润疮生肌膏(《圣惠》卷六十三)

【组成】槟榔一两　白芍药一两　丁香一两　细辛一两　黄连一两　川芎䓖一两　杏仁一两(汤浸,去皮尖双仁)　桂心一两　天南星一两　牛膝一两(去苗)　羌活一两　附子一两(生,去皮脐)　藁本一两　防风一两(去芦头)　木鳖子一两(去壳)　当归一两　木香一两　白芷一两　乳香一两　白胶香一两　麝香半两(细研)　蜡四两　羊脂一斤　野驼脂一斤　猪脂一斤

【用法】上药除脂、蜡、麝香外,都细剉,以米醋半升拌令匀,浸一宿,先取三般脂于铛内文火煎沸,即下诸药,煎半日,候白芷色赤漉出,下蜡令消,以绵滤过,瓷盒盛,调入麝香令匀。看患处大小,涂贴于上,日二度换之。

【主治】一切痈疽发背,肌肉不生,干急疼痛。

74875 润燥五仁丸(《何氏济生论》卷五)

【组成】郁李仁　火麻仁　柏子仁　瓜蒌仁　桃仁各一两　生地黄　熟地黄各二两　当归身　防风一两五钱　山药一两五钱　淮膝一两　陈皮一两五钱　远志八钱　独活八钱

【主治】燥证秘结。

74876 润燥至神汤(《石室秘录》卷三)

【组成】熟地　元参各九钱　火麻子一钱　升麻二钱　牛乳一碗

【用法】水二钟,煎六分,将牛乳同调一碗服之。

【主治】肺燥,大便闭结。

74877 润燥安胎汤(《辨证录》卷十二)

【组成】熟地一两　山茱萸五钱　益母草二钱　黄芩一钱　麦冬五钱　生地三钱　阿胶二钱　五味子二分

【用法】水煎服。

【功用】补肾添精,兼补肺清热。

【主治】妊妇怀妊至三四月,水虚,自觉口干舌燥,咽喉微痛,无津以润,以致胎动不安,甚则血流如经水。

74878 润燥肺经汤(《点点经》卷三)

【组成】连翘　生地　木通　山栀　腹皮　当归　元胡　肥知母　瓜蒌仁(去净油)　淡竹叶(去尖)　甘草

【用法】灯心、熟石膏为引。先服六合定中丸,随服此汤。

【主治】肌肉消瘦,作渴,胸膈烦躁,时烧时退。

74879 润燥泻肺汤(《医醇賸义》卷二)

【组成】玉竹四钱　蒌皮三钱　桑皮三钱　沙参四钱　麦冬二钱　黄芩一钱　贝母二钱　杏仁三钱　苡仁四钱

【用法】梨汁半杯冲服。

【主治】肺火自本经而发者,缘燥气相逼,清肃之令不能下行,故肺气焦满,微喘而咳,烦渴欲饮,鼻端微红,肌肤作痒。

74880 润燥破痰汤(《辨证录》卷九)

【组成】白芍一两　香附一钱　青黛五分　天花粉二钱　白芥子二钱　玄参五钱　茯苓三钱　山药三钱

【用法】水煎服。

【功用】疏肝气,补肝血,兼补肾消痰。

【主治】肝气甚郁,老痰结成黏块,凝滞喉咙之间欲咽不下,欲吐不能。

【备考】老痰最难速化,此方必须多用,但不可责其近功耳。

74881 润燥涩精汤(《证因方论集要》卷二)

【组成】熟地　白芍(炒)　菟丝子　龙骨　山药　麦冬　玉竹　龟板胶

【主治】遗精,不时悬饥,畏闻人声,烦躁昏倦,溺时作痛。

【方论选录】熟地以滋肾阴,山药以补脾阴,麦冬以养肺阴,白芍以敛肝阴,菟丝温阴中之阳,玉竹润气分之燥,龙骨性涩以固精窍,龟胶质厚以遏阴火。

74882 润肺祛瘀化痰汤(《效验秘方·续集》王烈方)

【组成】天冬10克　沙参10克　黄芩10克　贝母5克　桃仁5克　杏仁6克　地龙10克　白屈菜10克　瓜蒌10克

【用法】每日1剂,水煎2次,分3次服。

【功用】滋阴清肺,祛瘀化痰。

【主治】肺热燥咳,久治不愈,属过敏性咳嗽者。

【方论选录】方中天冬、沙参功在滋养肺阴;黄芩、白屈菜清肺除热;桃仁、地龙祛肺之瘀,开肺通宣;贝母、瓜蒌润而化痰;杏仁润燥引邪下行。全方通力而奏止咳之功效。

74883 润肺豁痰宁嗽汤(《古今医鉴》卷四)

【组成】陈皮五分　半夏(姜制)五分　白茯苓四分　甘草(炙)三分　黄柏(酒炒)五分　黄芩(酒洗)三分　知母(酒炒)五分　贝母(去心)五分　天冬(去心)三分　麦冬(去心)三分　紫菀(酒洗)三分　款冬花(酒洗)三分　桔梗三分　熟地黄五分　当归三分

【用法】上剉一剂。加生姜一片,水煎,温服。

【主治】咳嗽。

浣

74884 浣肌散(《杨氏家藏方》卷十二)

【组成】枫香(别研)　荆芥穗各一两　大黄　苦参　当归　升麻　白蒺藜　枳壳(去瓤,炒)各二两　射干一两半

【用法】上同焙干,碾为细末,入枫香和匀。每用五钱,水三升,同煎三五沸,通手淋洗。

【主治】❶《杨氏家藏方》:风热客博,皮肤瘙痒,隐疹瘖瘟,疮疡疥癣,抓之出水,浸淫不止,或风气游走暴肿。❷《中医皮肤病学简编》:荨麻疹。

【备考】方中枫香,《普济方》引作"槐花"。

浸

74885 浸汤(《千金翼》卷二十一)

【组成】桃　柳各十斤　莨菪　藜芦　乌头(去皮)

茵芋　丹参　楮叶　白羊躑　柏叶　檗皮　大黄　鬼扇　桑甲　藁本　枣叶　松叶　食茱萸各二斤　盐五升

【用法】上细剉，纳大釜中，以水七斗，煎取汁四斗，去滓，纳槽中。令病者卧浸，旦至食时便出，日中时复入，日西复出，其汤常欲得暖，以自消息，出汤即用十种粉粉之，不得使风入，被覆温卧，使身汗流，病即愈。

【主治】风冷因湿，致面疱起，身体顽痹，不觉痛痒，或目圆失光，或言音粗重，或瞑蒙多睡，或从腰宽，或以足肿，眉须堕落。

【备考】十种粉：蒴藋、艾叶、瓜根、虎掌各三斤，菟丝、木防己、狐骨各五两，矾石二两，大盐一升，马牙消三两，上为散。出汤，用粉粉身，使风不入。风多者可用。诸癞病生疮，一切诸恶疮，只用粉粉之。

74886 浸酒(《千金》卷四)

【异名】浸药酒(《圣惠》卷七十二)。

【组成】大麻子三升　菴蕳子二升　桃仁一升　桂心　灶屋炲煤各四两　土瓜根　射干各六两　牛膝八两

【用法】上㕮咀，以清酒三升，绢袋盛药，浸五宿。每服一盏，送下干漆丸；或单服之亦佳。

【主治】月经不通，百疗不愈者。

74887 浸酒(《圣惠》卷二十一)

【异名】浸药酒(《永乐大典》卷一三八七九引《十便良方》)。

【组成】虎胫骨一斤(涂酥，炙令黄)　侧子五两(炮裂，去皮脐)　当归五两(剉，微炒)

【用法】上细剉，以生绢袋盛，以清酒一斗五升浸之，春、夏三日，秋、冬七日。每次暖一小盏服之，不耐酒人，随性饮之，常令醺醺。

【主治】风腰脚疼痛冷痹。

74888 浸酒(《圣惠》卷二十五)

【组成】杜仲八两(去皱皮，炙微黄色)　石南三两　羌活三两　附子三两(炮裂，去皮脐)　牛膝三两(去苗)　防风二两(去芦头)

【用法】上细剉，以生绢袋盛，用好酒二斗，于瓷瓶中浸，七日后开取。每饮一盏，日三四度。

【主治】诸风，腰脚疼痛。

74889 浸酒(《圣惠》卷三十五)

【组成】海藻一两(洗去咸味)

【用法】上细剉，以清酒四升，浸两宿，滤去滓。每取半盏，细细含咽，不计时候服之。以愈为度。

【主治】瘿气，咽喉噎塞妨闷。

74890 浸酒(《御药院方》卷一)

【组成】虎胫骨八两(炙令黄，捶碎如棋子)　丹参　天麻各一大两　桂　牛膝　菝葜　人参各一大两　乌头二升(炒令得所)　羚羊角　杜仲　芎藭各六分　薏苡仁八分　南椒半两(择去闭口者)

【用法】上细剉，吹去末，生绢袋宽盛，沉于三斗酒中，浸令没，密封经七日开。空腹量性饮，恒令微有酒气。取一盏，添一盏，药味薄则换。

【功用】益血，添气力。

【主治】诸头目腰脚筋骨风。

74891 浸酒(《准绳·疡医》卷五)

【组成】老公须根　毛里金钗根　狗骨子根　大叶毛吹曲

【用法】上浸酒。暖服，不可煎。

【主治】马痹。

74892 浸毒散(《准绳·疡医》卷三)

【组成】毛藤子　石楠藤　铁菱角　穿山蜈蚣　背子蜈蚣　赤麻荚　金脑香　梭婆子根　飞天蜈蚣　赤梗过路蜈蚣

【用法】上水煎，入醋少许，和暖浸洗。

【主治】蛇头子及一切蝮蛇瘴。

74893 浸药酒(《外台》卷十二引《延年秘录》)

【组成】紫苏三两　牛膝三两　丹参三两　生姜六两　生地黄三升　香豉三升　紫菀三两　防风四两　橘皮三两　大麻仁一升五合

【用法】上细切，绢袋盛，以清酒二斗五升，浸三宿后开。每服温一盏，用下桃仁丸，酒尽更添。

【主治】痃癖气，漫心胀满不下食，发即更胀连乳满，头面闭闷，咳气急者。

【宜忌】忌芜荑。

74894 浸药酒

《圣惠》卷七十二。为《千金》卷四“浸酒”之异名。见该条。

74895 浸药酒

《永乐大典》卷一三八七九引《十便良方》。为《圣惠》卷二十一“浸酒”之异名。见该条。

74896 浸洗药(《准绳·疡医》卷四)

【组成】赤梗　红花　蜈蚣

【用法】水煎，浸洗之。

【主治】足心痈。

74897 浸酒药(《活人心统》卷一)

【组成】常山(炒)　苍术(浸，炒)各一两　草果　青皮　陈皮　贝母　甘草各五分　鳖甲一片(炙)

【用法】上剉碎，用老酒半镟，入瓶中浸。每次服一二盏。

【主治】久疟，诸药不效者。

【宜忌】忌恼怒、劳佚、冷食。

【加减】久疟，加人参。

74898 浸黄酒(《便览》卷三)

【组成】人参(拣肥大者，去芦)五钱　白术(去梗，泔浸，土炒)一两二钱　茯苓(坚白者，去皮，为末，水澄去浮，晒干)八钱　大甘草(炙)五钱　当归(全用，酒浸，姜制)六钱　生熟地黄(拣，酒浸)各五钱　白芍(酒炒)五钱　牛膝(去苗，酒浸，焙)八钱　杜仲(姜汁炒，净)六钱　生姜(洗，切)五钱　黄柏(厚者，酒洗，炒)一两　知母(南者，去皮毛，酒炒)八钱　破故纸(盐、酒炒)三钱　甘州枸杞(去蕚)一两　茅山苍术(浸，炒)六钱　山药(大者，焙)五钱　锁阳(酥炙)七钱(如无，以苁蓉代)　山茱萸(去核)七钱　石菖蒲(去毛，焙)五钱　远志(甘草水煮，去心)五钱　陈皮(去白，盐水浸，焙)七钱　莲肉(去心，焙)八钱　鹿角霜五钱(如无，加菟丝子)　天门冬(去心)五钱　麦门冬(去心)五钱

【用法】上各制净，各称足，冬用黄酒，夏用烧酒五十

壶,坛内用生绢袋装药系口,入坛中,春浸十四日,夏浸七日,秋浸十四日,冬浸二十一日出。日饮数杯;药滓焙干,炼蜜为丸,如梧桐子大,每服七八十丸,酒送下。可以常服。

【功用】补气血,理脾胃,滋肾水,强腰脚,益精神,开心明目。

【主治】虚损。

74899 浸熨汤(《圣惠》卷九十二)

【组成】木通一两　生姜一两　葱白七茎　陈橘皮一两　川椒半两

【用法】上都细剉。以水二大碗,煎至七沸,去滓,倾入盆内。看冷暖,坐儿于盆中浸之;将滓于儿脐下熨之。立通。

【主治】小儿小便不通。

74900 浸虎骨酒(《医方类聚》卷二十三引《经验秘方》)

【组成】防风二两(拣,去芦)　秦艽二两　萆薢二两　羌活二两　虎骨二两(酥炙)　川牛膝二两(去芦)　败龟壳(捶碎)　晚蚕沙二两(炒黄色)　枸杞子五两　苍耳四两(炒黄色,捶碎)　川乌二两(炮,去皮脐)　松节二两　当归二两

【用法】上细剉碎,用无灰酒一斗,入药浸在坛内,牢固密封,俟十四日,开坛取酒。每日早、午、夜三时各取酒一盏服之,勿令药力断绝;候病痊时,将药晒干为末,酒糊为丸,如梧桐子大。每服三五十丸,空心用好酒送下,间服小续命汤佐之。

【主治】一切风疾。

【临床报道】风疾:丞相史史深,节宣不谨,遂染风邪,手足拘挛,不堪跪拜,病越十年。饮此酒及一升,便手可梳头,二升手足屈伸有力,三升语言舒畅,行履如故,四升四肢通暖,五升百节俱遂,举步如飞。

74901 浸脚矾石汤

《普济方》卷二四四。为《金匮要略》卷上"矾石汤"之异名。见该条。

涩

74902 涩化丹(《眼科六经法要》)

【组成】赤石脂十两　甘草六两

上共研极细末。然后用:

薄荷一两　僵蚕一两　麻黄一两　北细辛五钱　蔓荆子一两　紫草七钱　龙胆草四钱　黄连一两　芦荟一钱　草乌四钱

水煎,去滓,以浸石脂、甘石,绵纸封贮器口,日晒夜露,干时再加:

空青石一两　珊瑚三钱　琥珀二钱　上血竭一钱　珍珠五分(需用未经穿过孔者,还须塞入白豆腐内,加水煮2小时,方能取出合药)

【用法】共研极细腻。每晚取少许点于障上。

【主治】目外障。

【加减】翳膜厚者,可加硇砂少许,不可多加。

74903 涩肠丸(《玉机微义》卷五十)

【组成】龙骨　海螵蛸　诃子(炮,去核)各等分

【用法】上为末,糊为丸,如小豆大。每服三十丸,米汤送下。

【主治】小儿下痢赤白,后重频并。

74904 涩肠散(《婴童百问》卷八)

【组成】诃子(炮)　赤石脂　龙骨

【用法】上为末。用腊茶少许和药掺肠头上,绢帛揉入;治痢,米汤调。

【主治】小儿久痢,大肠脱出不收。

74905 涩精金锁丹(《中藏经》卷下)

【组成】韭子一斤(酒浸三宿,滤出焙干,杵为末)

【用法】上用酒糊为丸,如梧桐子大,朱砂为衣。每服二十丸,空心酒送下。

【功用】涩精。

74906 涩翳七宝丸(《金鉴》卷七十七)

【组成】珍珠五钱　琥珀二两　石决明二两　龙脑一分　茺蔚子一两　人参一两　熊胆一两

【用法】为细末,炼蜜为丸,如梧桐子大。每服一钱,食前茶清送下。先用涩翳还睛散,后用此方。

【功用】消翳。

【主治】涩翳证。瞳神内微赤如凝脂之色,瞳神端正,渐渐昏朦,时复涩痛而无泪出,其翳无定,或聚或开。

74907 涩翳还睛散(《金鉴》卷七十七)

【组成】车前子一钱半　防风一钱　桔梗一钱　元参一钱　五味子五分　知母二钱　黄芩一钱　细茶二钱半　茺蔚子一钱

【用法】上为粗末。以水二盏,煎至一盏,食前去滓温服。后用七宝丸。

【主治】涩翳证。瞳神内微赤如凝脂之色,瞳神端正,渐渐昏朦,时复涩痛而无泪出,其翳无定,或聚或开。

涌

74908 涌泉汤(《良朋汇集》卷四)

【组成】王不留行(炒)三钱　川山甲(炒)三钱　天花粉　归身各一钱五分　木通　甘草各一钱

【用法】用健猪前蹄有七孔者一只,煮烂取汁三碗,煎药至半碗,二次顿热,食远服之。外用旧木梳,火烤热,梳乳上七房,次第梳之。其乳若涌泉。

【主治】乳汁不下。

74909 涌泉汤(《胎产良方》)

【组成】漏芦一钱　瞿麦八分　茯苓八分　当归一钱　川芎一钱　三棱五分　生地八分　白芍(炒)六分　泽泻六分　香附六分　甘草四分

【用法】黄酒为引,水煎服。

【主治】乳汁缺少。

【临床报道】乳汁不通:赵某,女,27岁,已婚。1983年元月17日,生子四天无乳;两乳胀满作痛,情志郁闷不舒,有低热,善太息。证属精神郁闷,气滞不宣,脉络阻塞,乳胀而不得出。宜疏肝理气通乳。方用涌泉汤加味:漏芦12克,瞿麦9克,茯苓9克,川芎6克,三棱4.5克,生地9克,炒白芍6克,泽泻6克,香附6克,王不留行12克,青皮6克,山甲3克,蒲公英9克,两剂,每日一剂。服药后,乳即下,情志愉快,纳食增加。

74910 涌泉散(方出《圣惠》卷八十一,名见《妇人良方》卷二十三)

【组成】穿山甲(涂醋,炙令黄色)。

【用法】上为末,每服二钱,以温酒调下,不拘时候。

【主治】产后乳汁少及不下。

74911 涌泉散(《产育宝庆》卷下)

【组成】川山甲半两(醋浸,炒令轻空) 芝麻(退皮)一合 胡桃二个(敲去壳,汤浸,去皮) 肉豆蔻(面包,火内炮令面焦,去面不用)

【功用】下乳。

【备考】《普济方》本方用法:除胡桃仁、芝麻外,二味为细末,再入胡桃仁、芝麻一同捣为膏。每服一匙,好酒调下。合面睡一时,后用猪蹄汤投之。又用木梳二个梳两乳千余遍。其乳自下如涌泉。隔日再进一服。

74912 涌泉散(《鸡峰》卷十六)

【组成】防风一两 葱白二十茎

【用法】用无灰酒一升,同煎至八分,时时服,一日尽之。

【功用】下奶。

74913 涌泉散(《产宝诸方》)

【组成】漏芦 百部 麦门冬(炒,去心) 没药 乳香各一分(研)

【用法】上为细末。每服一钱,热酒调下。右手梳左乳四十九度,左手梳右乳四十九度。

【功用】下奶。

74914 涌泉散(《杨氏家藏方》卷十六)

【组成】白药子二两 栝楼根二两 蛇蜕皮半两(炙黄) 漏芦(去苗)半两

【用法】上为细末。每服三钱,温酒调下,不拘时候。

【主治】气血凝滞,乳脉不行。

74915 涌泉散(《卫生宝鉴》卷十八)

【组成】瞿麦穗 麦门冬(去心) 王不留行 紧龙骨 穿山甲(炮黄)各等分

【用法】上为末。每服一钱,食前热酒调下,后食猪蹄羹少许,一日三次。投药后,用木梳左右乳上梳三十来梳。

【主治】❶《卫生宝鉴》:妇人因气,奶汁绝少。❷《东医宝鉴·外形篇》:乳汁不行,胀痛。

74916 涌泉散(《普济方》卷三四六引《德生堂方》)

【组成】王不留行半两 木香 苍术各二钱半 白芍药一钱半 当归二钱半 陈皮一钱 川山甲(炮)一钱半

【用法】上为细末。每服二三钱,食后、临卧好酒调下。次日用肥猪肉煮,用米浸播粉,下猪肉汁内作羹食之。

【主治】产后无乳。

74917 涌泉散(《校注妇人良方》卷二十三)

【组成】王不留行 瞿麦 麦门冬 龙骨各二钱

【用法】用猪蹄汁一碗,酒一杯,煎服。以木梳于乳上梳下。

【功用】下乳。

【宜忌】忌食姜、椒、辛辣饮食。

74918 涌泉散(《医学入门》卷八)

【组成】王不留行 白丁香 漏芦 天花粉 僵蚕各等分

【用法】上为末。猪悬蹄煮汁调下。

【主治】气滞少乳,乳胀痛,及乳痛肿。

74919 涌泉散(《便览》卷四)

【组成】瞿麦穗一钱 柴胡一钱 天花粉一钱 桔梗八分 青皮 白芷 木通 当归 赤芍 连翘 甘草各五分 皂角三分

【用法】煮猪腿精肉清汁二钟,加姜、葱,煎服。

【主治】因气恼,乳汁少。

74920 涌泉散(《回春》卷六)

【异名】舟制涌泉散(《医略六书》卷三十)。

【组成】穿山甲(炒) 白僵蚕 肉豆蔻(面包煨熟)各四钱 皂角五钱 胡桃仁(去皮)四两 芝麻(炒)半斤

【用法】上为末。每服不拘多少,温酒调下。先用木梳频刮乳房,后服药。

【主治】乳汁不通,不问虚盛。

74921 涌泉散(《宋氏女科》)

【组成】王不留行 天花粉 甘草各三钱 当归 川山甲(醋炙)各五钱

【用法】上为末。每服三钱,猪蹄汤或熟酒调下。

【主治】乳汁不通。

74922 涌泉散(《寿世保元》卷七)

【异名】秘传涌泉散(《济阴纲目》卷十四)。

【组成】王不留行(酒浸) 白丁香 漏芦 天花粉 白僵蚕(炒) 穿山甲(炒黄色)各五钱

【用法】上为细末。每服三钱,食后以猪蹄汤调下。

【主治】乳妇思虑滞结,乳汁不行。

74923 涌泉散(《仙拈集》卷三)

【组成】当归 生黄耆 通草各二钱 瞿麦 木通 川山甲 王不留行各一钱半

【用法】水煎服。另用雄猪蹄一对,酒煮,去浮油,连汤饮。

【功用】催乳。

74924 涌泉膏(《直指》卷二十二)

【组成】斑蝥(去头足翅,焙,为末)

【用法】揉和蒜膏,如小豆许,点在膏药中,准疮口处贴之。少顷,脓出即去药。或用绿矾、直雀屎少许,用饼药调一点,敷疮头软处,亦破,须四围涂药护之。

【主治】痈疽软而疮头不破,或已破而疮头肿结无脓。

74925 涌泉膏(《理瀹》)

【组成】海龙或海马一对 附子一两 零陵香 穿山甲 锁阳各三钱

【用法】油熬,黄丹收,槐枝搅,下阳起石、冬虫夏草末、高丽参、川椒、丁香,搅匀。贴足心。徒起泡无益也。

【主治】命门火衰,真阳上浮者。

【宜忌】少年勿用。

74926 涌泉膏(《理瀹》)

【组成】海马 鹿茸 人参 大茴 苁蓉 熟地 地龙

【用法】麻油熬,黄丹收。沉香、肉桂掺贴之。

【主治】命门火衰,真阳上浮者。

74927 涌涎汤(《活人方》卷一)

【组成】人参芦一钱 桔梗二钱 牙皂(炙,去皮)五分

【用法】水煎,加盐三钱五分,乘热一气服,服后以鹅翎探吐,未尽,再服。

【主治】中风,胸次痰结,痞满不和。

74928 涌铁膏(《卫生宝鉴》卷十三)

【组成】粪鼠头一个　蝼蛄虫十九个　土消虫十个　芫青　马肉中蛆(焙)　酱内蛆(焙)　蜣螂　巴豆　信　硇砂　夏枯草　磁石　黄丹　苏木　地骨皮各一两　石脑油三两　蒿柴灰汁三升

【用法】将灰汁、石脑油以文武火熬成膏，次下诸药令匀，瓷器内收贮。临用时看疮大小点药。良久箭头自然涌出。

【主治】箭头、一切针刺入肉。

74929 涌痰汤(《明医指掌》卷五)

【组成】甘草一两　桔梗一两　瓜蒂五钱　枳壳　陈皮各五钱

【用法】用水十碗，煎至五碗，去滓，连连饮尽。吐后得宽后，可服参苓白术散调理。

【功用】探吐。

【主治】噎膈。

74930 涌泉神应散(《普济方》卷三二五引《德生堂方》)

【组成】金银花　黄耆各三两半　当归　甘草(切)各二两

【用法】上㕮咀。每服四钱，水一盏，酒半盏，煎至八分，去滓，滓再熬，临卧服。

【主治】妇人吹奶，或两乳肿痛，即为奶痈。

浚

74931 浚川丸(《袖珍》卷三引张子和方)

【组成】甘遂　芒消各二钱　郁李仁一钱　大黄三钱　黑牵牛末二两

【用法】上为末，水为丸，如梧桐子大。每服三五十丸，温水送下。

【主治】积聚。

74932 浚川丸(《医学入门》卷七)

【异名】十水丸(《医学入门》卷七)。

【组成】桑白皮　大戟　雄黄　茯苓　芫花　甘遂　商陆　泽泻　巴戟　葶苈各五钱

【用法】上为末，醋糊为丸。每服三十丸，姜汤或木香汤送下。

【主治】十种水气初起。

【宜忌】忌鱼、面、盐百日。

【加减】从面肿起，根在肺，桑白皮加至一两；从四肢肿起，根在脾，大戟加至一两；从背肿起，根在胆，雄黄加至一两；从胸肿起，根在皮肤，茯苓加至一两；从胁肿起，根在肝，芫花加至一两；从腰肿起，根在胃，甘遂加至一两；从腹肿起，根在肺，商陆加至一两；从阴肿起，根在肾，泽泻加至一两；从手肿起，根在腹，巴戟加至一两；从脚肿起，根在心，葶苈加至一两。

74933 浚川丸(《准绳·幼科》卷七)

【组成】大戟　芫花(醋炒)　沉香　檀香　南木香　槟榔　蓬莪术　大腹皮(洗，焙干)　桑白皮(剉，炒)各半两　黑白牵牛(晒，研取生末)一两　巴豆(去壳膜心，存油)三十五粒

【用法】上药除牵牛末、巴豆外，前九味内沉香、檀香、木香、槟榔不过火，余五味焙干，同沉香等为末，就加牵牛末和匀，巴豆碎切在乳钵内，杵极细，入前药末，同再杵匀，水煮面糊为丸，如麻仁大。每服十七丸，浓煎葱汤候温，五更初空心送下。去水未尽，停一日减用十三丸，次减作九丸，再减至七丸，汤使下法如前，证退即止，仍投南星腹皮散。

【主治】水肿及单腹胀，气促食减，遍身面浮。

【加减】如单腹肿甚，能饮食气壮者，加甘遂末同丸取效。

【宜忌】忌甘草。

74934 浚川散

《医学纲目》卷四。为原书同卷引张从正方“大圣浚川散”之异名。见该条。

74935 浚牛膏(《准绳·幼科》卷四)

【组成】大田螺

【用法】用葱、盐，加少许麝香，捣烂为膏。热烘细绢摊，贴小腹，用手摩之。

【主治】儿辈小腹硬胀刺痛，小便赤涩难通，欲尿则啼，不尿则痛，未愈而痘随发。

74936 浚水汤(《辨证录》卷四)

【组成】白术一两　杜仲三钱　山药一两　薏仁　芡实各五钱　防己　桂枝各五分

【用法】水煎服。

【主治】水郁之症。遇寒心痛，腰腹沉重，关节不利，艰于屈伸，有时厥逆，痞坚腹满，面色黄黑。

74937 浚血丸(《张氏医通》卷十四)

【组成】人参　白术(生)　赤茯苓各一两　甘草(炙)四钱　半夏曲七钱(炒)　浮石五钱(煅)　牡丹皮五钱　当归身四钱　桃仁三钱(干漆拌，炒，去漆)　穿山甲三钱　桂三钱(病在胁下，用官桂，在少腹，用肉桂)

【用法】上为末，红曲为丸。每服三钱，温酒送下。瘦人去半夏、浮石，加生地黄、蓬术，蜜丸服之。

【主治】肥人多年内伤，血蓄于胃，杂于痰涎，诸药不效者。

74938 浚荣散(《救偏琐言》卷十)

【组成】红花　归尾　紫草　丹皮　荆芥穗　地丁　牛蒡　木通　赤芍

【用法】加地龙三条，临服和猪尾半盏。

【主治】痘气至而血不至，乳郭饱满而根窠晦者。

羖

74939 羖羊角汤(《圣济总录》卷一〇七)

【组成】羖羊角(镑)　葳蕤　木通(剉)各一两半　甘菊花　泽泻　大黄(剉，炒)各一两

【用法】上为粗末。每服五钱匕，水一盏半，煎至七分，去滓，下芒消一钱匕，空心、临卧温服。

【主治】肝肺实热，目生白翳。

74940 羖羊角饮(《圣济总录》卷九十七)

【组成】羖羊角(镑)　人参　赤茯苓(去黑皮)　羌活(去芦头)　附子(炮裂，去皮脐)　栀子仁(炒)　牡丹皮　黄芩(去黑心)　麦门冬(去心，炒)　蔷薇根皮　大黄(炒)各一两　防己二两　胡黄连半两　甘草(炙)三分

【用法】上剉，如麻豆大。每服五钱匕，水二盏，加生姜半分(拍破)，盐豉四十粒，同煎一盏，去滓，更入淡竹沥少许，搅令匀，食前温服。

【主治】健忘多惊,大便难,口中生疮。

74941 羖羊角散(《圣惠》卷五十六)

【组成】羖羊角五两(炙令微黄) 蘘荷四两半 栀子仁七枚 牡丹一两 赤芍药一两 黄连一两(去须) 犀角屑一两

【用法】上为粗散。每服二钱,以水一中盏,煎至六分,去滓温服,不拘时候。

【主治】中蛊毒,腹内坚如石,面目青黄,小便淋沥,变易无常。

74942 羖羊角散(《圣济总录》卷十四)

【组成】羖羊角(镑,微炒)一两

【用法】上为散。每服一钱匕,温酒调下,一日三次。

【主治】诸脏虚邪,夜卧恍惚,神不安。

瓶

74943 瓶中关开神效散(《齐氏医案》卷四)

【组成】盆消 僵蚕(去蛹,微炒) 青黛各八分 甘草二分 蒲黄五分 马勃三分 麝香 洋片各一分

【用法】上药各为细末,称足和匀,瓷瓶收贮,如遇急慢喉痹,咽痛肿塞不通,即用前药一钱,以新汲水半盏调匀,细细呷咽。果是喉痹,即破出紫血而愈,不是喉痹,亦立消散。若是诸般舌胀,用药五分,以指蘸药擦在舌上下,咽唾,小儿只用二三分,亦如前法用,并不拘时候。

【主治】急慢喉痹,咽痛,肿塞不通,舌胀。

粉

74944 粉散(《外台》卷十五引《范汪方》)

【组成】乌头(炮) 桔梗 细辛 白术各一两

【用法】上药治下筛,以铅朱为色粉四升,和令调,以粉身。

【主治】风瘙,身体瘾疹。

74945 粉散

《鬼遗》卷四。为《外台》卷二十四引《深师方》"胡粉散"之异名。见该条。

74946 粉散(《外台》卷二十三引《延年秘录》)

【组成】麻黄根三两 防风 干姜 细辛各二两 白蔹一两

【用法】上药治下筛。以粢粉五升,熬令黄,合和以粉身。

【主治】大病后,身体虚肿汗出。

74947 粉散(《外台》卷十七引《张文仲方》)

【组成】白粉 干姜 牡蛎各三分(熬)

【用法】上为散。欲卧时粉阴下,至起亦粉。疏布袋中扑之佳。

【主治】阴下湿痒,痿弱。

74948 粉散(《幼幼新书》卷三十五引《婴孺方》)

【组成】牡蛎(煅) 乌头(烧) 麻黄根各三分 石膏一分 真朱二分 麝半分

【用法】上为末。粢米粉二升,和散微炒,绢袋盛粉,遍身丹有疮汁,粉之愈;麻油涂后粉立愈。

【主治】尔朱丹,及一切丹。

74949 粉霜(《外科启玄》卷十二)

【组成】皂矾一两 明矾一两二钱五分 汞一两 盐一两二钱半 火消一两二钱半

【用法】上为末,入阳城罐内,打火三炷香,先文后武,取出冷定听用。点疮。

【主治】梅疮。

【备考】本方方名,《疡医大全》引作"梅疮灵药"。

74950 粉丹散(《保婴撮要》卷十八)

【异名】吹耳丹(《赤水玄珠》卷二十八)、吹耳散(《治疹全书》卷下)。

【组成】轻粉 黄丹

【用法】上为末。竹筒吹耳内,左眼有翳吹右耳,右患吹左耳。

【主治】眼生翳膜。

74951 粉艾丹(《种福堂方》卷四)

【组成】猪胆汁 宫粉 艾

【用法】先用猪胆汁浴净,再用宫粉调涂碗内晒干,用艾熏至老黄色,取下为末。绢袋扑之。

【主治】胎癞。

74952 粉龙丸(《普济方》卷三八〇)

【组成】龙胆草 蚌粉

【用法】上为末。每服半钱,用米饮调下。

【主治】小儿疳困。

74953 粉代散(《医略六书》卷二十二)

【组成】轻粉三钱 代赭三两(煅) 白矾三两

【用法】上为散。每服三钱,米饮调下。

【主治】气逆痰壅,病痫脉弦者。

【方论选录】气逆不化,痰涎上壅,闭遏心包,而神明失指,故病壅时发焉。轻粉劫痰,搜涤经络之伏结;代赭镇坠,下平逆气之有余;白矾化湿却水,治痰生之源,以杜绝其根。俾痰化气平,则膻中无逆上之气,而神明得主宰之权,焉有痫病不瘳乎?此劫痰镇坠之剂,为痰逆病痫之专方。

74954 粉灰散(《洞天奥旨》卷十二)

【组成】轻粉一钱 枣子(烧灰)一钱 蚯蚓粪(火焙干)五钱 生甘草五分

【用法】上药各为末。油调搽。

【主治】小儿耳烂生疮。

74955 粉肌散(《元和纪用经》)

【组成】芎䓖一两 白术 藁本(去土)各二两 米粉四两

【用法】上为末。粉身。

【功用】辟温。

74956 粉肌散(《元和纪用经》)

【组成】川芎 藁本 远志皮 白芷各一两 米粉一升

【用法】上为末。粉肌。

【功用】辟温。

74957 粉汗方(《圣济总录》卷三十一)

【组成】牡蛎半斤(烧,研如粉) 麻黄根一两(捣罗为末)

【用法】二味同拌匀,寝寐中有汗处,使人敷之。

【主治】盗汗,腠理开疏。

74958 粉汗散(《杨氏家藏方》卷二十)

【组成】麻黄根一两 牡蛎一两(烧赤) 龙骨半两 赤石脂半两

【用法】上为细末,盛以绢袋,如扑粉扑之。

【主治】汗出过多。

74959 粉汗散(《普济方》卷三九〇)

【组成】牡蛎(煅)二两 麻黄根(炒) 赤石脂 糯米各一两 龙脑一钱 麝香少许

【用法】上为末。用生绢绢包药,扑有盗汗出处。

【主治】小儿睡中遍身盗汗。

74960 粉汗散(《普济方》卷三九〇)

【组成】黄连(生) 牡蛎(煅) 贝母各七分 糯米三两

【用法】上为细末。用生绢绢包药,扑有盗汗处。

【主治】小儿睡中遍身阴影。

74961 粉米汤(《医醇賸义》卷四)

【组成】花粉三钱 苡米一两 藿香一钱 薄荷一钱 黄连五分(酒炒) 黄芩一钱(酒炒) 木香五分 木通一钱(酒炒) 当归一钱五分 赤芍一钱(酒炒) 荷叶一角 绿豆一撮

【主治】暑湿烦渴,腹痛,下利脓血。

74962 粉红丸(《小儿药证直诀》卷下)

【异名】温惊丸。

【组成】天南星(腊月酿牛胆中百日,阴干,取末)四两(别研,无酿者,只剉炒熟用) 朱砂一钱五分(研) 天竺黄一两(研) 龙脑半字(别研) 坯子胭脂一钱(研,乃染胭脂)

【用法】用牛胆汁为丸,如鸡头子大。每服一丸,小者半丸,沙糖温水化下。

【主治】惊疳。

74963 粉红散(《济生》卷五)

【组成】干胭脂一钱 枯矾一两

【用法】上为末。每用一钱,生蜜调如稀糊,扫口疮咽喉内。咽了药,来日大便,退了疮皮为验。

【主治】小儿白口疮,咽喉恶烂声哑。

74964 粉连散

《普济方》卷四〇七。为《幼幼新书》卷三十一引张焕方"胡黄连散"之异名。见该条。

74965 粉身方(《肘后方》卷八引姚大夫方)

【异名】粉身散(《千金》卷九)。

【组成】芎䓖 白芷 藁本各等分

【用法】上药治下筛。纳米粉中,以涂粉于身。

【功用】辟温病。

74966 粉身散

《千金》卷九。为《肘后方》卷八引姚大夫方"粉身方"之异名。见该条。

74967 粉身散(《普济方》卷一五一引《删繁方》)

【组成】芎䓖四两 藁本四两 远志 白术各四两 米粉一斗(研)

【用法】上为散。粉身。若欲多时,加药增粉用之。

【功用】辟温。

74968 粉灵砂(《得效》卷五)

【组成】灵砂一两 蚌粉(同炒略变色)二两 丁香 胡椒各四十九粒

【用法】上为末,生姜自然汁煮半夏糊为丸,如梧桐子大。每服三十丸,翻胃,煨生姜汤送下;虚人脾痛,炒盐汤送下。

【主治】脾痛翻胃。

74969 粉金散(《医学纲目》卷十九)

【组成】黄柏 草乌各等分

【用法】上为末。蜜调敷之。

【主治】瘰疬溃与未溃。

74970 粉草汤(《普济方》卷二七五)

【组成】粉草节 当归尾 赤芍药 香白芷 大黄 木鳖子 荆芥 黄耆 南木香各等分

【用法】上㕮咀。酒、水各一大盏,煎至八分,露一宿,五更服。

【主治】一切无名肿毒恶疮。

【加减】热多,加大黄;冷多,加当归、白芷;腰肿多,加青木香;便毒,加甘草。

74971 粉草饮(《奇效良方》卷六十九)

【组成】甘草一两(生用) 白矾(生)半两 延胡索一两

【用法】上为细末。每服半钱,水一盏,煎至六分,去滓放冷,细细呷之。

【主治】中药毒,吐逆躁烦。

74972 粉草散(《济阳纲目》卷三十六)

【组成】玄明粉一斤 甘草(为末)二两

【用法】上和匀。每服一钱二分,桃花汤或葱白汤调下。

【主治】膈上气壅滞,五脏秘塞邪热。

74973 粉草膏(《嵩崖尊生》卷十三)

【组成】粉草四两(长流水浸,炭火炙干,再浸,再炙三次) 当归四两

【用法】慢火熬至稠膏,去滓,再煎大稠为度。每服三钱,空心热酒化下。

【主治】悬痈已成不能消。

74974 粉砂饼(《圣济总录》卷七十二)

【组成】粉霜 胡粉各一两 硇砂 丹砂 白丁香 腻粉各半两

【用法】上为末,入面一两,水和捏作饼,如棋子大,慢火烧熟。每服一饼,麝香,米饮嚼破服。

【主治】癥块。

74975 粉香散(《圣济总录》卷一三二)

【组成】腻粉二钱匕 乳香一钱 葱一根(煨熟,去焦皮)

【用法】前二味为末。与葱同研如膏,摊在帛上贴疮,三日一换。

【主治】恶疮。

74976 粉香散(《卫生总微》卷三)

【组成】蚌粉不拘多少(研根细,水飞过) 麝香少许(研)

【用法】上为末。用绵裹,扑粉儿身。

【主治】婴小身热,受蒸不解,及挟时行温病。

74977 粉香散

《医学纲目》卷十五。为《瑞竹堂方》卷五"香粉散"之异名。见该条。

74978 粉姜散(《普济方》卷三六六)

【组成】粉 干姜

【用法】上为末。安少许在舌上,时时用之,立效。

【主治】小儿急中卒风不语。

74979 **粉胶散**（《普济方》卷三〇〇引《海上方》）

【组成】干小粉（炒焦存性）

【用法】熔牛胶调，摊纸上贴之；好米醋调尤妙。

【主治】冻瘃疮。

74980 **粉黄膏**（《三因》卷十六）

【组成】硫黄一分（为末） 萝卜（切去盖，剜作瓮子，入硫黄在内，以竹针盖定，安糠火煨一宿，取出研细） 轻粉 乌头尖各少许（为末）

【用法】上为末，以面油调，卧时敷。

【主治】肺热，鼻发赤瘰，俗谓酒渣。

74981 **粉黄膏**（《洞天奥旨》卷十）

【组成】蛤粉一两 石膏五钱 轻粉五钱 黄柏五钱

【用法】上为细末，暑天用无根水，秋、冬用麻油调敷。

【主治】黄水疮。

74982 **粉隔汤**（《肘后方》卷四引《胡洽方》）

【异名】矾石汤（《兰台规范》卷四）。

【组成】矾石一两

【用法】水二升，煮取一升，纳蜜半合，顿服。须臾未吐，饮少热汤。

【主治】胸中多痰，头痛，不欲食，及饮酒则瘀阻痰。

74983 **粉蜜膏**（《幼幼新书》卷五引《吉氏家传》）

【组成】蜜少许 轻粉一钱

【用法】熟水解开蜜，调轻粉。点儿口极少许。令泻一二行，不可再服。

【主治】儿生三五日，脏腑不通，六十日内诸患。

74984 **粉糖丸**（《圣济总录》卷九十七）

【组成】腻粉半钱 砂糖如弹丸大一块

【用法】二味同研令匀，丸如梧桐子大。每服五丸，临卧温熟水送下。

【主治】大肠壅结不通。

74985 **粉糖水**（《仙拈集》卷一引《生生编》）

【组成】绿豆粉 白糖各一两

【用法】新汲水调，频服。

【主治】中暑霍乱。

74986 **粉霜丸**（《准绳·幼科》卷八引《仙人水鉴》）

【组成】粉霜 白丁香各一钱 巴豆一枚（不出油）

【用法】上为末，烂饭为丸，如绿豆大。每服二丸，井花水送下。

【主治】小儿疳，一切泻。

74987 **粉霜丸**（《永乐大典》卷九八〇引丁时发方）

【组成】粉霜 真珠末各半两 朱砂 半夏（姜汁浸）各一分 白附子一个（炒） 蝎十四个（全者） 水银一分（结砂） 脑 麝各少许

【用法】上为末，蒸饼心为丸，如卜子大。每服三丸，淡姜汤送下。

【主治】小儿惊风，久积涎生。

74988 **粉霜丸**（《宣明论》卷八）

【组成】粉霜 硇砂 海蛤 寒水石（烧粉） 玄精石 白丁香 头白面各一钱 轻粉三钱 海金砂一钱

【用法】上为末，着纸裹数重，上使面裹，又纸裹，冷酒煎了，桑柴火烧，面熟为度，宿蒸饼为丸，如柏子大。每服三丸，生姜汤送下，一日三次；二日加一丸，至六日不加即止，以补之妙。

【主治】水鼓满不食，四肢浮肿，大小便闭，不进饮食。

74989 **粉霜丸**（《普济方》卷二一一）

【组成】粉霜二钱 腻粉一钱 砒霜一钱

【用法】上为末，以烧饭为丸，如黍米大。每服三丸，空心以冷水送下。

【主治】赤白痢，诸药不效者。

74990 **粉霜丸**（《普济方》卷二五五）

【组成】丁香 木香 粉霜 五灵脂 朱砂各二钱 硇砂 乳香 麝香 信（湿纸裹，煨候烟尽）各一钱 肉豆蔻 巴豆（去壳，湿纸裹，煨香）各二两

【用法】上为细末，醋糊为丸，如黍米大。每服二丸，随汤引下。若心痹疼，石菖蒲汤送下；气刺撮痛，陈皮汤送下；腹胀满闷，萝卜汤送下；咳逆满闷，柿叶汤送下；小肠冷气疼，水盐汤送下；膈气翻胃，丁香汤送下；小儿羸瘦，藿香汤送下；脾寒疟疾，草果汤送下；癫狂失志，柳桃汤送下；小便频并，茴香汤送下；十种水气肿，猪苓汤送下；血痢，槐花甘草汤送下；五般淋沥，灯心汤送下；盗汗出，龙胆草汤送下；酒积肚腹痛，温酒送下；赤白痢，煎陈皮汤送下；中暑热者，沙糖水送下；水泻不调，生姜汤送下；山岚瘴气，不服水土，温酒送下；妇人赤白带下，艾醋汤送下。

【主治】心痹疼，气刺撮痛，腹胀满闷，咳逆满闷，小肠冷气疼，膈气翻胃，小儿羸瘦，脾寒疟疾，癫狂失志，小便频并，十种水气肿，血痢，五般淋沥，盗汗，酒积肚腹痛，赤白痢，中暑热，山岚瘴气，妇人赤白带下。

74991 **粉霜散**（《圣惠》卷八十六）

【组成】粉霜一两 天南星末一分 黄丹半两（炒紫色） 麝香半两 定粉一分

【用法】上为细末。先用盐浆水洗过，以纸捻子揾药，扫在疮上，每日三四次。

【主治】小儿走马疳疮。

74992 **粉霜散**（《圣济总录》卷一五九）

【组成】粉霜 消石各半两 蛇蜕灰二两

【用法】上为细末。每服二钱匕，温酒调下；醋汤亦得。渐渐连并三两服，如更未下，即服丹砂散。

【主治】子死腹中，或渐胀满。

74993 **粉霜散**（《洞天奥旨》卷十）

【组成】羊蹄根三钱 轻粉一钱 白矾一钱 天花粉二钱 冰片一分 儿茶一钱

【用法】上药各为末。醋调搽之。一二次即效。

【主治】温奶疮，白壳疮。

74994 **粉霜散**（《中医皮肤病学简编》）

【组成】粉霜6克 砒霜1克 黄丹（飞过）10克 天南星10克

【用法】上为细末。用菜油20毫升，调敷患处。

【主治】足跟溃疡。

74995 **粉黛散**（方出《医说》卷四引《类编》，名见《医略六书》卷二十二）

【异名】黛蛤散（《中药成方配本》）。

【组成】青黛 蚌粉

【用法】用新瓦将蚌粉炒令通红，拌青黛少许。每服三钱，米饮下。

【主治】痰嗽。

74996 粉麝散(《得效》卷十九)

【异名】龟甲散(《疡科选粹》卷五)。

【组成】生龟一个(乌者) 轻粉 麝香

【用法】将乌龟打死去肉取壳,酸醋一碗炙,醋尽为度,仍煅令白烟尽,存性,用碗盖地上出火毒,为末,入轻粉、麝香拌匀。临用先以葱水洗干,将药掺上。

【主治】外臁疮臭烂,数十年不愈者。

74997 粉矾平胃丸(《医统》卷十八)

【组成】苍术(米泔浸) 白术各二两 厚朴(姜汁炒)半两 陈皮一两 甘草 砂仁各五钱 皂矾二两(用粉制)

【用法】上药除皂矾为细末。皂矾另制,红秈米粉一升,先将皂矾砂锅内炒去烟尽,再下粉炒香熟为度,取起,和前平胃末一处醋煮糊为丸,如梧桐子大。每服五十丸,姜汤送下,每日二次。

【主治】脾胃积滞,湿郁黄胖而似浮肿。

【宜忌】忌面食生冷。

74998 粉乳托里散

《直指》卷二十二。为《本事》卷六"内托散"之异名。见该条。

74999 粉香生肌散(《洞天奥旨》卷十六)

【组成】轻粉一钱 乳香一钱 没药一钱 黄丹二钱(微炒) 赤石脂五钱 寒水石三钱(煅)

【用法】上药各为末。湿则干搽,干则油调搽。

【主治】嵌指甲伤。

75000 粉霜半夏丸(《鸡峰》卷十八)

【组成】半夏四两 白矾三两 黑牵牛子二两 粉霜一两

【用法】上为细末,以生姜自然汁煮糊为丸,如梧桐子大,朱砂为衣。每服十丸,食后白汤送下。

【功用】化痰涎,利胸膈。

75001 粉色干燥药粉(《赵炳南临床经验集》)

【组成】樟丹六两 五倍子八两 枯矾四两 上官粉四两 轻粉四两

【用法】与其他药粉合用撒扑或油调成糊剂用,常用量为5%~20%。

【功用】祛湿收敛,固皮止痒。

【主治】慢性湿疹(顽湿疡),神经性皮炎,头癣(秃疮)。

【宜忌】本药粉有一定刺激性,凡发现湿热性(急性皮炎)皮肤病,溃烂疮面多黏膜损害慎用,对尿过敏者禁用。

料

75002 料物丸(《魏氏家藏方》卷五)

【组成】荜茇 红豆(去壳) 台椒(去目并合口者,炒出汗) 白姜(炮,洗) 良姜(微炒) 胡椒 茴香(淘去沙,炒)各半两 附子(炮,去皮脐,切片更炒)一两

【用法】上为细末,酒糊为丸,如梧桐子大。每服三五十丸,空心米饮送下。

【主治】脾元怯弱,不进饮食。

益

75003 益儿丸(《幼幼新书》卷二十五引《吉氏家传》)

【组成】人参 白术 茯苓 柴胡 甘草(炙) 陈皮 鳖甲(醋炙) 京三棱(煨)各等分

【用法】上为末,炼蜜为丸,如芡实大。每服一丸,食后米饮化下,每日3次。

【主治】一切疳瘦,夜多盗汗,肌热。

75004 益儿丸(《鸡峰》卷二十三)

【异名】调中丸。

【组成】人参 白术 茯苓 柴胡 当归 陈皮 白芍药各半两 鳖甲 山棱 干姜各一分

【用法】上为细末,米煮面糊为丸,如麻子大。每服三五十丸,空心米饮送下。

【功用】化癖,进食长肌。

【主治】荣卫不和,肌体清瘦,或发寒热,面色萎黄。

75005 益儿丸(《卫生总微》卷十三)

【组成】神曲(炒黄) 白芜荑(去扇,炒)各一两 宣连(去须)二两 陈皮 木香各半两(一方有没石子、芦荟各一两)

【用法】上为细末,猪胆汁和药末成剂,再入胆内,系口定,以浆水煮数沸,取汁为丸,如绿豆大。每服一二十丸,米饮送下;腹胀,木瓜汤送下,不拘时候。

【主治】胃冷,气不和,食不消化,疳气。

75006 益儿丸(《仙拈集》卷三)

【组成】黑豆二合(炒) 使君子(去壳)一百粒 五谷虫一两 白面十两(炒黄) 黄米三合(炒黄)

【用法】上为末,炼蜜为丸,重二钱。每服一丸,早、午、晚各一次。

【功用】去积聚,补脾胃。

75007 益儿饼(《回春》卷七)

【组成】白术(去芦)四钱 槟榔一钱半 木香一钱 神曲(炒)二钱半 山楂肉 使君子(去壳) 水红花子各五钱

【用法】上为末,入黄蜡、面、水和作煎饼吃。

【主治】小儿癖疾。

75008 益卫散(《疮疡经验全书》卷六)

【组成】人参 贝母 白及 百合 阿胶 桔梗 天门冬各一钱 山药 木香 甘草各七分

【用法】水二钟,煎八分,通口服,滓再煎服。兼服庚字化毒丸,标本同治。

【主治】梅疮。毒中脾经,疮标发际、口吻,或堆肛门,形如鼓钉。

75009 益元丸

《普济方》卷二一七引《仁存方》。为《圣济总录》卷一八五"龙骨丸"之异名。见该条。

75010 益元丸(方出《丹溪心法》卷四,名见《杏苑》卷七)

【组成】人参一两 白术 熟地 黄柏(炒黑)各二两 山药 海石 南星各一两 锁阳半两 干姜(烧灰)半两 败龟版(酒炙)二两

【用法】上为末,粥为丸服。一云酒糊为丸。

【主治】血气虚,有痰,白浊,阴火痛风。

【备考】《杏苑》本方用法:为细末,酒糊为丸,如梧桐子大。每服五七十丸,盐汤送下。

75011 益元汤(《伤寒六书》卷三)

【组成】熟附子　干姜　黄连　人参各五分　五味子九粒　麦冬　知母各一钱　葱　甘草　艾各三分

【用法】水二钟，加生姜一片，大枣二个，煎之，临服入童便三匙，顿冷服。

【主治】伤寒身热，头疼全无，便作躁闷，面赤，饮水不得入口。

75012 益元汤（《玉案》卷二）

【组成】当归　生地　人参　黄耆各二钱　川芎　白术　丹皮各一钱五分。

【用法】水二钟，加大枣一个，煎服。

【主治】去血过多，痉。

75013 益元汤（《慈幼新书》卷四）

【组成】人参　黄耆　甘草　白术　陈皮　当归　川芎　升麻　桔梗　生姜

【用法】水煎服。

【主治】痘疹，元气虚弱者。

75014 益元汤（《麻症集成》）

【组成】川连　知母　洋参　北味　麦冬　黄芩

【主治】麻疹，面赤身热，烦躁，饮水不入口。

75015 益元散（《宣明论》卷十）

【异名】太白散（《伤寒直格》卷下）、天水散（《伤寒标本》卷下）、六一散（《伤寒标本》卷下）、神白散（《儒门事亲》卷十三）、双解散（《摄生众妙方》卷四）。

【组成】桂府腻白滑石六两　甘草一两（炙）

【用法】上为细末。每服三钱，加蜜少许，温水调下，不用蜜亦得，一日三次；欲饮冷者，新汲水调下；解利伤寒，发汗，煎葱白、豆豉汤调下；难产，紫苏汤调下。

【功用】利小便，宣积气，通九窍六腑，生津液，去留结，消蓄水，止渴宽中，补益五脏，大养脾肾之气，安魂定魄，明耳目，壮筋骨，通经脉，和血气，消水谷，保元，下乳催生；久服强志轻身，驻颜延寿。

【主治】身热，吐利泄泻，肠澼，下痢赤白，癃闭淋痛，石淋，肠胃中积聚寒热，心躁，腹胀痛闷；内伤阴痿，五劳七伤，一切虚损，痫痉，惊悸，健忘，烦满短气，脏伤咳嗽，饮食不下，肌肉疼痛；并口疮牙齿疳蚀，百药酒食邪毒，中外诸邪所伤，中暑、伤寒、疫疠，饥饱劳损，忧愁思虑，恚怒惊恐传染，并汗后遗热劳复诸疾；产后血衰，阴虚热甚，一切热证，兼吹奶乳痈。

【宜忌】孕妇不宜服。

【加减】加黄丹，名红玉散；加青黛，名碧玉散；加薄荷叶（末）一分，名鸡苏散。

【方论选录】❶《医方考》：滑石性寒，故能清六腑之热，甘草性平，故能缓诸火之势。❷《成方切用》：滑石重能清降，寒能泄热，滑能通窍，淡能行水，使肺气降而下通膀胱，故能祛暑住泻，止烦渴而利小便也。加甘草者，和其中气，又以缓滑石之滑降也，其数六一者，取天一生水，地六成之之义也。

【临床报道】❶ 膀胱炎：《福建中医药》[1965，(6)：20]林某某，男，69岁。突感尿意急迫，排尿频繁，量少，滴沥难下，小腹部灼痛，诊断为急性膀胱炎。唇口红甚，舌苔黄浊，脉数有力，给六一散二两，冲开水600毫升，澄清，分三次服，每日一剂，连服四天痊愈。❷ 晕厥：《山西中医》[1987，(2)：29]张某某，男，48岁，厨师。1977年5月14日初诊。患者一年前用鳍刺刺伤右手食指，翌日全身不适，低热，右肢剧痛，纳呆、恶心、晕厥，经强心输液复苏。此后常无规律晕厥。患者面容憔悴，神情恐慌，右背及右腿外侧均见大小不等之绀斑十余块，大者如掌，小者似卵，质硬压痛，舌红有瘀点，诊为破伤中毒，毒瘀血分。遂予六一散200克，每次用绿豆水冲服10克，一日二次，十日后诸症缓解，又十日诸证痊愈。❸ 疱疹：《山西中医》[1987，(2)：30]雷姓女婴，8个月，因腹泄服西药后全身泛发疱疹，小豆样，疹周红润，伴咳嗽，低烧，舌红，指纹淡红浮现，小便淋沥不畅。遂予六一散30克，冲调徐徐凉饮，晚7时许服药，夜畅尿数次，翌晨疱疹全消，一切恢复正常。

【备考】本方加青黛，名"若玉散"（见《准绳·类方》）。本方加薄荷，名"薄荷六一散"（见《成方制剂》）。

75016 益元散（《女科万金方》）

【组成】当归　川芎　黄芩　陈皮　香附　白芷　甘草

【用法】坐蓐之月服之。

【功用】安胎。

【加减】如虚，加人参。

75017 益元散

《医方集解》。为《奇效良方》卷五"辰砂益原散"之异名。见该条。

75018 益元煎（《古方汇精》卷一）

【组成】白术一斤　建曲六两　扁豆　广皮　麦芽　茯苓各八两　小蝉肝四两（即水鸡肝）

【用法】炼蜜为丸。每服一钱五分，米饮调下。

【主治】一切食积腹胀，气弱血衰诸证。

75019 益牙散（《鲁府禁方》卷二）

【组成】熟地黄　地骨皮　川芎　青盐（炒）　香附子　破故纸各二两　细辛　防风各二钱半　白蒺藜　五加皮　石膏各五钱　川椒　猪牙皂角各二钱

【用法】上为细末。每早蘸药擦牙，用百沸汤漱口咽下。

【功用】补肾，去脾湿热，固齿止疼，明目，乌须发。

75020 益中丸（《杨氏家藏方》卷六）

【组成】神曲二两（炒黄）　干姜二两（炮）　枳壳（去瓤，麸炒）半两　陈橘皮（去白）一两　高良姜二两（炒）　大麦芽二两（炒香熟）　肉豆蔻（面裹煨）半两　丁香半两。

【用法】上为细末，面糊为丸，如梧桐子大。每服五十丸，温米饮或热水送下，不拘时候。

【功能】健脾暖胃，消冷化痰。

【主治】中满胀闷，噫气吞酸，心腹时痛，不进饮食。

75021 益中丹（《朱氏集验方》卷八）

【组成】鹿茸（蜜炙）　丁香　木香　茴香（炒）　山药　黄耆（蜜炙）　木通（油炒）　官桂（去皮）　干姜（炮）　青盐　石斛　天雄（炮）　附子（炮）　鹅管石（火煅，酒淬）　阳起石（火煅，酒淬）　肉豆蔻　川牛膝（酒浸，焙）　破故纸（炒）　胡芦巴（炒）　菟丝子（酒浸，焙）　金铃子（去核）　覆盆子　熟地黄（酒浸，焙）　荜澄茄　马兰花（醋炒）　肉苁蓉（酒浸，焙）　韭子（酒浸，焙）各二钱半　沉香　人参各一钱一字　麝香三字。

【用法】上为细末，酒煮面糊为丸，如梧桐子大。每服三十丸，加至五十丸，空心温酒送下。

【功用】益真气，补虚惫。

【主治】下焦伤竭，脐腹绞痛，两胁胀满，饮食减少，肢节烦疼，手足麻痹，腰腿沉重，行步艰难，目视茫茫，夜梦鬼交，遗泄失精，神气不爽，阳事不举，小便滑数，气虚肠鸣，大便自利，虚烦盗汗，津液内躁。

75022 益中丹（《普济方》卷一三九）

【组成】高良姜　干姜各二两　半夏　橘皮各四两

【用法】上药治下筛，炼蜜为丸，如梧桐子大。每服三十丸，白饮送下。

【主治】太阴病，食则吐，胃中痛，腹胀时噫者。

75023 益中汤（《传信适用方》卷四）

【组成】丁香半两　草果子三枚（去皮，炒）　人参半两　青皮半两　诃黎勒一分　桂心□分

【用法】上为细末。每服半钱或一钱，米饮调下。

【主治】小儿呕吐泄痢。

【备考】□为原书缺字。

75024 益中汤（《杂病源流犀烛》卷三）

【组成】人参　白术　黄连　黄芩　枳壳　干姜　甘草

【主治】肠鸣下气，暂止复响。

75025 益中散（《续名家方选》）

【组成】白术　茯苓　橘皮　芍药　干姜　甘草各等分

【用法】水煎服。

【主治】感寒冷，泄泻腹痛者。

75026 益中膏（《活幼心书》卷下）

【异名】助胃膏。

【组成】肉豆蔻　丁香　缩砂仁　诃子肉（炮，去核）各二钱半　粉草（炙）　青皮（去白）各半两　陈皮（去白）一两　马芹（净洗，焙干）三钱

【用法】除丁香不过火，余七味焙，仍同丁香为末，炼蜜为丸，如芡实大。每服一丸至二丸，空心白汤化下。

【主治】脾胃虚弱，吐泻腹胀，肚痛困倦，有因感冷而泻，夜起频数，大便过时，食不克化。

75027 益气丸（《洁古家珍》）

【组成】麦门冬（去心）　人参各二钱　橘皮（去白）　桔梗　炙甘草各五分　五味子一钱（去子）

【用法】上为极细末，水浸油饼为丸，如鸡头子大。每服一丸，细嚼，唾津咽下。

【功用】补上益气。

【主治】语言多，损气懒语。

75028 益气丸（《活人方》卷二）

【组成】熟地八两　人参四两　山药四两　茯苓三两　山萸肉四两　丹皮三两　泽泻三两　附子一两五钱　肉桂一两五钱　补骨脂一两五钱

【用法】炼蜜为丸。每服三五钱，早空心滚汤送下。

【主治】两尺脉举按无力，阴中之阳有亏者。

75029 益气丸（《活人方》卷四）

【组成】人参一两　泽泻五钱　丹皮五钱　沉香三钱　椒红三钱　附子一钱五分　肉桂一钱五分

【用法】炼蜜为丸。每服三五钱，黎明空心白滚汤送下。

【主治】臌胀。

【方论选录】人参益三焦元气为君，泽泻、丹皮清利三焦相火为臣，沉香、椒红化中宫凝浊之气，附子、肉桂补命门真阳之火。

75030 益气汤（《外台》卷十六引《删繁方》）

【组成】半夏一升（洗，四破）　宿姜八两　芎䓖　细辛　附子（炮）　玄参　当归各三两　桂心　甘草（炙）　茯苓各二两　杏仁六十枚（去二仁皮尖，碎）

【用法】上切。以水一斗，煮取三升，去滓，分温三服。

【主治】脉极。虚寒则咳，咳则心痛，喉中介介如哽，甚则咽肿喉痹。

【宜忌】忌牛肉、饧、生葱、菜、猪肉、冷水、菘菜、海藻酢物。

75031 益气汤

《普济方》卷二十三。为《脾胃论》卷下“清神益气汤”之异名。见该条。

75032 益气汤（《嵩崖尊生》卷六）

【组成】茴香　木香　全蝎　玄胡　陈皮　石菖蒲各一钱　羌活　僵蚕　川芎　蝉蜕各五分　穿山甲一钱　甘草一钱五分

【用法】酒煎服。

【主治】因大气得之，气闭耳聋者。

75033 益气汤（《傅青主男女科·男科》）

【组成】人参　甘草各一钱　黄耆二钱　五味子三十粒　柴胡　白芍各七分　姜三片　枣二枚

【用法】水煎，热服。

【主治】两手发麻，困倦嗜卧。

75034 益气汤（《杂症会心录》卷下）

【组成】黄耆一钱五分（蜜水炒）　人参一钱　白术一钱（炒）　当归一钱　麦冬一钱　炙甘草五分　藿香一钱　五味子十粒

【用法】加生姜、大枣，水煎服。

【主治】鼻痛过于解散，其始流清涕者，继成浊涕，渐而腥秽黄赤间杂，皆由渗开脑户，日积月累而致尪羸。

【加减】虚寒，少入细辛；内热，监以山栀。

75035 益气汤（《胎产秘书》卷下）

【组成】人参　白术　当归各三钱　川芎八分　茯苓一钱五分　陈皮　厚朴各四分　苏梗　炙甘各五分　腹皮六分　木香二分（磨）　萝卜子三分　木通五分

【主治】产后误用耗气药，以致臌胀。

75036 益气汤（《医门补要》卷中）

【组成】当归　党参　白术　陈皮　柴胡　黄耆（炙）　升麻　甘草（炙）　红枣

【主治】肛门下坠。

75037 益气散（《圣济总录》卷九十一）

【组成】附子二两（大者。炮裂，去皮脐，切片，如纸厚，用生姜四两取汁，以慢火煮附子令汁尽，焙干）　缩砂（去皮）半两（微炒）　肉豆蔻（去皮）一分　蜀椒（去目并闭口，炒去汗）一分　茴香子半钱（微炒）

【用法】上为散。每服三钱，用羯羊子肝二枚（去筋膜，切作片），入葱白、盐、醋各少许，拌药令匀，用竹枝子串于猛火上炙，令香熟就热吃，空心以温酒一盏送下。

【主治】脾肾虚劳，滑泄不止，饮食不进，肌体羸瘦。

75038 益火丹（《医学集成》卷二）

【组成】人参　焦术　熟地　当归　炮姜　附子　泽泻　牛膝　炙草

【主治】鼻衄。属虚火，饮热恶冷者。

75039 **益心丸**(《中国药典》2010 版)

【组成】红参 882 克　牛角尖粉 294 克　蟾酥 147 克　冰片 176 克　红花 59 克　人工牛黄 353 克　附片(黑顺片)353 克　人工麝香 59 克　三七 382 克　安息香 176 克　珍珠 206 克

【用法】上制成丸剂，每 10 丸重 0.22 克。舌下含服或吞服，一次 1~2 丸，一日 1~2 次。

【功用】益气温阳，活血止痛。

【主治】心气不足，心阳不振，瘀血闭阻所致的胸痹，症见胸闷心痛，心悸气短，畏寒肢冷，乏力自汗；冠心病心绞痛见上述证候者。

【宜忌】孕妇禁用，月经期慎用。

75040 **益心丹**(《魏氏家藏方》卷二)

【组成】黄耆(蜜炙)　茯神(去木)　人参(去芦)　远志(水煮，去心)　熟干地黄各一两(洗)　北五味子二两　龙齿(煅，别研)　柏子仁各半两(别研)

【用法】上为细末，炼蜜为丸，如梧桐子大。每服三十丸，白汤送下，不拘时候。

【主治】心气不足，梦中遗泄。

75041 **益心丹**(《辨证录》卷八)

【组成】人参　当归各五钱　麦冬　炒枣仁各一两　天花粉　北五味　远志　神曲　丹砂各一两　菖蒲五分　菟丝子三钱

【用法】水煎服。

【主治】劳心思虑，心血亏损，心火沸腾，夜梦不安，久则惊悸健忘，形神憔悴，血不华色。

75042 **益心汤**(《胎产心法》卷下)

【组成】益智仁二十七粒

【用法】上为细末。每服二钱，米饮调下。

【主治】产后小便频数及遗尿。

75043 **益心汤**(《效验秘方·续集》卢尚岭方)

【组成】人参 9 克(或党参 30 克)　麦冬 30 克　五味子 9 克　石菖蒲 15 克　知母 12 克　当归 15 克

【用法】每日一剂，水煎，分二次温服。

【功用】补心气，通心络，养心阴，宁心神。

【主治】室性早搏，证属心气亏虚，心阴不充者。心气虚或气阴两虚型的胸痹，症见心悸，乏力，胸痛，胸闷，心烦，失眠，汗多，眩晕，口干，面色少华或面色潮红，舌质淡红，胖嫩或有齿痕，脉弦细或沉细、涩、结代等。亦用于冠心病心绞痛见有上述症状者。

【加减】加苦参、白头翁、秦皮以清热宁心。气虚甚者，加黄耆以增益补虚之力；胸痛舌，黯夹瘀，加郁金、莪术；失眠，加酸枣仁、百合；胸闷，加苏梗、郁金。

【方论选录】方中用人参、麦冬、五味子以补心气之亏虚，人参善补五脏之气，而麦冬以补心肺之气见长，于心气亏虚证尤为的对，三物合用不燥不腻，益气且能养阴敛液；知母苦寒，清热泻火，除烦安神；当归养血活血，润肠通便，又善疗心律失常；石菖蒲芳化脾湿，通络开窍，悦怡心神。全方以补益心气，宣通心络，宁心安神为用，对心气亏虚之心悸、胸痛屡获良效。

【备考】本方改为口服液剂，名“益心口服液”(见《新药转正》13 册)；改为胶囊剂名“益心胶囊”(见《新药转正》41 册)。

75044 **益水汤**(《慎斋遗书》卷七)

【组成】生地四钱　归身二钱　丹皮八分　甘草　百合各一钱　童便半杯

【主治】诸失血过多，元阴虚损。

75045 **益母丸**(《妇人良方》卷十三引《产乳》)

【异名】一母丸(《医方类聚》卷二二四引《管见良方》)、知母丸(《校注妇人良方》卷十二)。

【组成】知母一两(洗，焙)

【用法】上为粗末，以枣肉为丸，如弹子大。每服一丸，细嚼，煎人参汤送下。

【主治】子烦。妊娠因服药致胎气不安，有似虚烦不得卧者。

75046 **益母丸**

《普济方》卷三五六。为《本草纲目》卷十五引《产宝》“济阴返魂丹”之异名。见该条。

75047 **益母丸**

《丹溪心法附余》卷二十一。为原书同卷“返魂丹”之异名，见该条。

75048 **益母丸**

《准绳·女科》卷四。为原书同卷“黑神丸”之异名。见该条。

75049 **益母丸**(《奇方类编》卷下)

【组成】益母草一斤　川芎一两　赤芍一两　归身一两　木香一两

【用法】炼蜜为丸，如弹子大。每丸三钱重。

【主治】胎前产后百病。

75050 **益母丸**(《灵验良方汇编》卷上)

【组成】益母草四两　白术一两　条芩八钱

【用法】炼蜜为丸，如弹子大。清汤送下；虚人，安胎饮送下。可以常服。

【主治】孕妇诸证。

【加减】有气，加木香；胸膈不舒，加紫苏、陈皮。

75051 **益母丸**(《惠直堂方》卷四)

【组成】益母草四十斤(熬成膏约三斤)　真龟胶一斤(蛤粉炒)　白当归二斤　川芎一斤(俱蒸熟)

【用法】上药三味为末，入益母膏为丸，每丸重三钱，晒干，瓷瓶收贮。胎动不安，蕲艾汤送下；催生，砂仁三钱煎汤送下；产后血块痛，红花汤送下；血晕，山楂汤送下；虚脱及血崩，人参汤送下；产后痰多，昏乱不知人事，醋炒红花汤送下；月水先期，或一月两次，或恹恹不息，人参、条芩、杜仲汤送下；月水过期，非红非紫，桃仁、红花汤送下；赤带，用赤鸡冠花，白带，用白鸡冠花煎汤送下；血枯，红花汤送下；肉淋，黄连、人参汤送下；吐血，黄芩、侧柏汤送下；便血，地榆汤送下；虚损，熟地、白芍、陈皮汤送下；阴虚，潮热往来，沙参汤送下；骨痛，地骨皮汤送下；男人白浊，三角酸煎汤送下；梦遗，茯神、杜仲、白鸡冠汤送下；脚跟肿，皮脱出水，牛膝汤送下；心痛，桃仁汤送下；血虚头痛，川芎、白芍汤送下；腰痛，杜仲汤送下；腰痛胁胀，气冲胸塞，芍药、杜仲汤送下。

【主治】胎动不安，难产，产后血气痛，血晕，血崩虚脱，产后痰多，昏乱不知人事，月经先期或过期，赤白带下，血枯，肉淋，吐血，便血，虚损，阴虚潮热，骨痛，白浊，梦遗，足跟痛，心痛，血虚头痛，腰痛胁胀，气冲胸塞。

75052 益母丸(《绛囊撮要》)

【组成】益母草八两(不犯铁器，摘、碎，风干，为末) 当归 川芎 赤芍 木香(忌火) 清陈阿胶各一两(蛤粉炒)

【用法】上为末，炼蜜为丸，如弹子大。每服一丸。胎前腹痛，胎动下血不止，寒热往来，状如疟疾，米汤化下；胞衣不下，炒盐汤化下；产后中风，无灰酒化下；气喘恶心，两胁疼痛，温酒化下；身热，手足顽麻，百节疼痛，温米汤化下；眼黑血晕，青盐汤化下；腹有血块，童便酒化下；产后痢疾，米汤化下；泻血，枣酒化下；白带，胶艾汤化下；血崩，糯米汤化下。

【主治】妇人经闭，胎前产后诸疾。

75053 益母丸(《宁坤秘籍》卷上)

【组成】益母草四两 当归四两

【用法】上为末，炼蜜为丸。空心白滚汤送下。

【功用】预防小产。

75054 益母丸(《成方制剂》9册)

【组成】川芎 当归 木香 益母草

【用法】制成大蜜丸，每丸重9克。口服，一次1丸，每日2次。

【功用】调经养血，化瘀生新。

【主治】气逆血滞，血亏血寒引起的经期不准，腹痛白带，腰酸倦怠，血虚头晕，耳鸣，产后败血不净。

【宜忌】孕妇及月经过多者忌服。

【备考】本方改为颗粒剂，名"益母颗粒"(见原书)。本方组成，《中国药典》2010版有用量，分别为：益母草480克，当归240克，川芎120克，木香45克。

75055 益母片

《成方制剂》15册。为原书"产后逐瘀片"之异名。见该条。

75056 益母丹(《肯堂医论》卷下)

【组成】山楂末三钱

【用法】浓煎益母草汤，陈酒和童便调下。第一日服三服，二日服二服，三日服一服，第四日、第五日山楂末减半，第六日、第七日去山楂末，只服三味，第八日止药。

【功用】产后服之，百疾不生。

75057 益母汤(《古今医鉴》卷十二)

【组成】益母草(剉)一大剂 川芎 当归各二钱

【用法】水煎，去滓，入黄酒、童便各一盏服。

【功用】大有补益，去旧生新。

【主治】产后恶露不尽，攻冲心腹，或作眩晕，或寒热交攻。

75058 益母汤(《点点经》卷二)

【组成】苍术 杜仲 枸杞 羌活 茯苓 当归 陈皮 羊藿 川芎各一钱半 白术 姜炭各一钱 干葛三钱 甘草三分

【用法】松杉节、茄根为引。

【主治】酒伤脾胃，四肢酸软作战，或筋搐痛。

75059 益母汤(《回春》卷六)

【组成】当归 川芎 白芍(酒炒) 熟地(姜汁炒) 条芩 陈皮 香附(醋炒) 阿胶(蛤粉炒)各一钱 益母草 白术(去芦)各一钱半 玄参 蒲黄(炒)各八分 甘草四分

【用法】上剉一剂。水煎，空心服。

【主治】妇人血崩。

75060 益母汤(《女科切要》卷二)

【组成】熟地 陈皮 香附 阿胶 益母草 白术 蒲黄 甘草 黄芩各一钱

【用法】水煎，空心服。

【功用】凉血补血。

【主治】血崩。

75061 益母饮(《产科发蒙》卷二)

【组成】益母草 人参 白术 炒姜 黄耆 炙甘草 当归

【用法】以水一盏半，煎一盏，温服。

【主治】行堕胎药不能产，恶寒战栗如灌水，虽蒙重被，尚鼓颔不止，须臾反烦热如灼，虽寒天欲得凉风，或腰腹疼痛，乍来乍止，其来也，如刺如割，如绞如啮，而流汗如雨，呻吟不已，或又渴好热汤，而阴门下瘀液臭汁。

75062 益母散(《幼幼新书》卷三十六引《婴孺方》)

【组成】益母草(烧)二两 盐花(炒)一两 伏龙肝半两

【用法】水调涂。

【主治】痈疖。

75063 益母散(方出《妇人良方》卷十二，名见《医方类聚》卷二二四引《胎产救急方》)

【异名】干地黄散(《普济方》卷三四四)。

【组成】生地黄 益母草各一两 当归 黄耆各半两

【用法】上㕮咀。每服四钱，水一盏，加生姜四片，煎至六分，去滓，不拘时候服。

【主治】妊娠从高坠下，腹痛下血，烦闷。

75064 益母散

《普济方》卷三四九。即《圣惠》卷八十"益母草散"。见该条。

75065 益母散(《准绳·女科》卷一)

【组成】益母草(开花时采)

【用法】上为细末。每服二钱，空心温酒下，一日三次。

【主治】带下赤白，恶露下不止。

75066 益母散(《宁坤秘籍》卷上)

【组成】白芷 当归 滑石各一钱 益母草三分 肉桂八分 麝香一分

【用法】水煎，温服。

【主治】胎前不降生，临产水干，孩子不下。

75067 益母煎(《医方类聚》卷二一二引《肘后方》)

【异名】益母草膏(《赤水玄珠》卷二十)。

【组成】益母草不拘多少

【用法】以竹刀切，洗净，银器中煎成，瓷器中密封之。以酒服。

【主治】一切血病，产妇及一切伤损。

75068 益光散(《眼科临症笔记》)

【组成】寒水石八钱 菟丝子三钱 知母三钱 玄参

五钱　石决明四钱　车前子三钱(外包)　大生地六钱　寸冬三钱　川芎二钱　栀子三钱　甘草一钱

【用法】水煎服。

【主治】肝火太盛，肾水亏乏，耗散真阴，瞳神渐渐缩小。

75069 益血丹(《元戎》)

【组成】当归(酒浸，焙)　熟地黄各等分

【用法】上为末，炼蜜为丸，如弹子大。细嚼，酒送下。

【主治】久虚亡血，大便燥。

75070 益血膏(《成方制剂》6册)

【组成】白芍　川芎　大黄　当归　地黄　枸杞子　何首乌　黄耆　木香　菟丝子　益母草

【用法】制成膏剂，每瓶装100克。口服，一次10~20克，每日3次。

【功用】益精血，补肝肾。

【主治】气虚血亏。症见面色萎黄，精神倦怠，头晕目眩，妇女血虚，月经不调，血小板减少，血红蛋白降低。

75071 益后汤(《辨证录》卷三十三)

【组成】茯苓一两　白芍一两　地榆三钱　穿山甲一片(土炒，为末)　山药一两　薏仁一两

【用法】水煎服。连服四剂而肛门宽快，又四剂内外之痔尽消。再将前方每味加增十倍，修合丸散，以蜜为丸，每日未饮之先，滚水送下五钱。服一料自然全愈，不再发也。

【主治】痔漏。

75072 益多散(《医心方》卷二十八引《古今录验》)

【组成】生地黄(洗，薄切一寸，以清酒渍令淡，乃捣为屑)十分　桂心二分　甘草五分(炙)　术二分　干漆五分

【用法】上为末。每服方寸匕，食后以酒下，一日三次。

【主治】男子腰屈发白，横行伛偻。

75073 益阳丹(《普济方》卷三十三引《诜诜方》)

【组成】丁香二钱　木香三钱　木通二钱(去皮)　远志一两　石莲肉半两　麦门冬半两(去心)　白茯苓半两　龙骨(煅)一两　半夏半两(切作小粒，用大猪苓半两同炒色黄，去猪苓)　茴香半两(用斑蝥十四个，去翅足，同炒黄色，去斑蝥)。

【用法】上为末，同酒煮山药入砂盆内杵千下，丸如梧桐子大。每服四十丸，空心盐酒或盐汤送下。

【主治】丈夫心肾不交，阳气萎弱，才交即泄，梦遗白浊。

75074 益阳丹

《普济方》卷二一九。为《千金》卷二十“苁蓉补虚益阳方”之异名。见该条。

75075 益阳散(《鸡峰》卷十二)

【组成】丁香枝杖　藿香　零陵香　吴茱萸　甘松　紫梢花　菟丝子　桂　蛇床子　笺香　木香　杜狗脊各等分

【用法】上为粗末。每服二钱，水一盏半，煎三五沸，乘热熏洗。须在密室中，勿令见风，仍温暖盖覆。

【主治】湿冷乘袭下部肿痛。

75076 益阳散(《寿世保元》卷八)

【组成】天南星

【用法】上为末。每服三钱，加京枣二个，同煎服。

【主治】小儿吐泻不止，或攻伐过多，四肢发厥，虚风不省人事。

75077 益阴丸(《效验秘方·续集》李秀敏方)

【组成】菟丝子300克　女贞子300克　生地150克　熟地150克　丹皮150克　桑寄生300克　当归120克　旱莲草200克　鸡血藤200克　花粉120克　云苓120克

【用法】上药炼蜜为丸，每丸重10克。一日三次，每次服1丸。连服3~6个月。

【功用】滋水涵木，养血润肤。

【主治】面部黄褐斑，证属肾阴亏损，精血不足，血不养肤，气血瘀滞者。症见腰痛，腰酸，乏力，喜寐，多梦，易惊，口干，头晕，头痛，肢冷，白带多，月经愆期，经色淡等，舌质红、少苔，脉细。

【方论选录】方中以菟丝子、女贞子、生熟地、桑寄生、旱莲草、天花粉等益肾阴以济肾阳；当归、鸡血藤、丹皮养血以润肤；一味云苓健脾利湿，取其补脾益肾、滋后天以益先天之意。

【备考】与化瘀丸同时服用，疗效更著。化瘀丸：当归12克，鸡血藤30克，益母草30克，丹参30克，苏木10克，泽兰叶12克，泽漆12克，党参15克，桑寄生30克，制香附10克，制乳香10克，制没药10克，牛膝15克，桃仁20克，莪术15克。共研细末，炼蜜为丸。每次服用10克，每日2次。

75078 益阴丹

《局方》卷九续添诸局经验秘方。为《三因》卷十八“济阴丹”之异名。见该条。

75079 益阴丹(《医方类聚》卷二一二引《仙传济阴方》)

【组成】黑豆一升(炒熟，去皮)　香附子末四两半　干姜(炮)　生干地黄各一两

【用法】上为末，以酒煮面糊为丸，如梧桐子大。每服三十丸，以温酒、米饮送下。

【功用】补理。

【主治】血虚、血劳、血气、血风。

75080 益阴汤(《类证治裁》卷二)

【组成】山萸　地黄　丹皮　芍药　麦冬　五味　山药　泽泻　灯草　地骨皮　莲子

【主治】里虚，盗汗有热。

75081 益阴散(《脉因证治》卷上)

【组成】黄柏　黄连　黄芩(以蜜水浸，炙干)　白芍　人参　白术　干姜各三钱　甘草(炙)六钱　雨前茶一两二钱

【用法】香油釜炒红，为末。每服三四钱，红米饮下。

【主治】阳浮阴弱，咯血，衄血。

75082 益阴煎(《金鉴》卷四十四)

【组成】生地三钱　知母　黄柏各二钱　龟版四钱(酥炙)　缩砂仁　甘草(炙)各一钱

【用法】上剉。水煎服。

【主治】妇人四十九岁后，天癸不行，因血热复来者。

75083 益阴煎(《医门补要》卷中)

【组成】熟地　巴戟天　破故纸　淡苁蓉　杜仲　杞子　菟丝子　山萸　覆盆子　葡萄肉　鹿角霜

【主治】龟背。

75084 益欢散

《全国中药成药处方集》杭州方。为《古今医鉴》卷六引李同峰方“金蟾散”之异名。见该条。

75085 益寿丸(《摄生众妙方》卷二)

【组成】人参六两 破故纸六两(芝麻炒香熟) 何首乌一斤八两 秦当归六两(酒洗) 五加皮六两 川牛膝六两 生地黄六两 枸杞子六两

【用法】上药各为末,炼蜜为丸,如梧桐子大。每服五十丸,白汤送下。

【主治】补虚,益寿。

75086 益寿丹

《普济方》卷二二四。为原书同卷“神仙巨胜子丸”之异名。见该条。

75087 益寿膏(《慈禧光绪医方选议》)

【组成】附子三两 肉桂三两 法夏一两 陈皮一两 羊腰三对 虎骨八两 吴萸三两(盐水炒) 川椒一两 白附子一两 小茴香一两 白术三两 苍术二两 艾绒一两 当归三两(酒洗) 破故纸二两 香附一两五钱(生) 川芎一两五钱 杜仲四两(盐水炒) 续断二两 巴戟天一两 黄耆一两五钱 党参一两五钱 香附一两五钱(炙) 酒芍一两 五加皮一两五钱 益智一两 蒺藜一两五钱 川楝一两 桂枝一两 天生磺三两(飞好) 干鹿尾三条 胡芦巴一两 川乌一两 鹿角八两 云苓二两 川草薢一两 肉豆蔻一两五钱 菟丝一两 干姜一两 茵陈一两 胡桃仁二两 公丁香一两 生姜三两 五味一两 枸杞二两 大葱头三两 缩砂仁一两 甘草一两

【用法】用麻油十五斤炸枯药,去滓,熬至滴水成珠,入飞净黄丹五斤十两成膏。

【功用】延年益寿。

75088 益志汤(《三因》卷八)

【异名】益智汤(《准绳·类方》卷六)。

【组成】鹿茸(酥涂炙,去毛尽) 巴戟(去心) 熟干地黄(酒浸) 枸杞子 苁蓉(酒浸) 牛膝(酒浸) 附子(炮,去皮脐) 桂心(不焙) 山茱萸 白芍药 防风(去叉) 甘草(炙)各等分

【用法】上为散。每服四大钱,水一盏半,加生姜五片,盐少许,煎七分,去滓,食前服。

【主治】右肾虚寒,小便数,腰胁引痛,短气咳逆,四肢烦疼,耳鸣,面黑,骨间热,梦遗白浊,目眩,诸虚困乏。

75089 益肝汤(《陈素庵妇科补解》卷一)

【组成】当归 川芎 白芍 熟地 白术 牛膝 川断 山药 木瓜 远志 乌药 乳香

【功用】调荣卫,和气血。

【主治】经正行而男女交合,败血不出,精射胞门,精与血搏,入于任脉,留于胞中,轻则血沥不止,阴络伤则血内溢,重则瘀血积聚,少腹硬起作痛,小便频涩,病似伏梁,甚则厥气上冲,奔窜胸膈,病似癫状,终身不愈。

75090 益肝散(《眼科全书》卷三)

【组成】当归 川芎 白芍 半夏 柴胡 黄芩 草决明 甘草 蒺藜 胆草 楮实子

【用法】水煎,食后服。

【主治】乌风内障。

75091 益肝煎(《医方简义》卷四)

【组成】柴胡(醋炒)一钱 丹参(酒炒)三钱 生左牡蛎四钱 乌药一钱 制香附一钱 当归三钱(小茴五分拌炒) 琥珀八分 桑叶一钱 巨胜子三钱 荔枝五枚

【用法】水煎服。

【主治】肝经病,痞满,嗳逆呕哕,心胃疞痛,腹满。

【加减】如气虚者,加生地、沙参、砂仁;血虚者,加生地、川芎、白芍;金不制木者,加百合、天冬;水不涵木者,加杞子、菊花;心火夹杂者,加川连;如木旺土衰者,加白术(土炒)、天仙藤、茯神。

75092 益肝膏(《成方制剂》8册)

【组成】白芍 当归 党参 稻芽 贯众 荷叶 黄耆 麦芽 桑椹 水红花子 仙茅 淫羊藿

【用法】制成膏剂,每瓶装100克。口服,一次20克,每日2次。

【功用】滋补肝肾,健脾开胃,活血化瘀。

【主治】慢性肝炎引起的面色萎黄或晦暗,肝脾增大,胁肋疼痛,脘腹胀满,纳食不佳,倦怠乏力,腰酸腿软,大便糟杂。

75093 益君汤(《简明医彀》卷三)

【组成】当归 白芍药 生地黄 熟地各二钱 人参五分 白术 茯苓 麦冬 栀子 陈皮各八分 甘草三分 乌梅一个

【用法】加炒米百粒,水煎成,调辰砂(水飞)五分,临睡服。

【主治】心血少而嘈者。

75094 益坤丸(《成方制剂》4册)

【组成】阿胶 艾叶炭 白芍 白术 白薇 白芷 补骨脂 陈皮 赤石脂 川芎 当归 杜仲炭 茯苓 甘草 藁本 红花 黄柏 黄耆 黄芩 鸡冠花 鹿角 没药 牡丹皮 木香 青蒿 人参 肉桂 乳香 砂仁 山药 熟地黄 松香 锁阳 菟丝子 小茴香 续断 血余炭 延胡索 益母草 益母草膏 紫苏叶

【用法】制成大蜜丸,每丸重9克。口服,一次1丸,每日2次。

【功用】补气养血,调经散寒。

【主治】气虚血衰引起的月经不通,行经腹痛,宫寒带下,腰酸体倦。

【宜忌】孕妇忌服。

75095 益肾丸(《杏苑》卷七)

【组成】胡芦巴 破故纸 川楝子(同牡蛎炒,去蛎取肉) 鹿茸 熟地黄 益智仁 山茱萸 代赭石各七钱五分 海螵蛸 龙骨 熟艾 丁香(尚好者) 沉香 乳香各五钱 禹余粮 赤石脂各七钱五分

【用法】上为末,糯米粥为丸,如梧桐子大。每服五十丸,用菖蒲汤空心送下。

【主治】下元虚,小便频数者。

75096 益肾丸

《成方制剂》20册。为《摄生众妙方》卷十一“五子衍宗丸”之异名。见该条。

75097 益肾汤(《效验秘方》凌绥百方)

【组成】沙参20克 熟地20克 山药20克 枸杞20克 菟丝子20克 五味子15克 女贞子15克 桑椹子15克 当归10克 茺蔚子20克 柏子仁12克 夜交藤20克

【用法】每日1剂，煎2次，分三次空腹温服。

【功用】益肾补阴，养血安神，滋水涵木，平肝潜阳。

【主治】妇女更年期综合征。症见月经期量不规则，精神倦怠，头晕耳鸣，健忘失眠，情志不舒，烦躁易怒，心悸多梦，面部浮肿，手足心热，汗多口干，尿频，便溏等。

【加减】偏肾阴虚，去当归，加麦冬、知母各15克，龟板20克；偏阳虚，去茺蔚子、柏子仁，加山萸肉、附子各10克，肉桂5克；心肾不交，加远志、朱砂各10克；肝肾阴虚，去当归、五味子、菟丝子，加石决明、旱莲草、夏枯草、珍珠母各15克。

【方论选录】方中沙参甘平，益肾养肝，补五脏之阴；熟地味甘微温，滋肾补血，益髓填精；山药甘温，益肾补中；枸杞甘温，填精补髓；当归甘温，补血扶虚益损，配合茺蔚子加强活血化瘀作用；菟丝子、女贞子、五味子为滋肾强壮药，柏子仁、夜交藤，一心一肝，养心安神；桑椹子味甘，能除虚烦渴。

75098 益肾液

《成方制剂》19册。即《摄生众妙方》卷十一"五子衍宗丸"改为口服液剂。见该条。

75099 益肾散(《儒门事亲》卷十二)

【组成】甘遂(以面包，不令透水，煮百余沸，取出，用冷水浸过，去面，焙干)

【用法】上为细末。每服三钱，以豮猪腰子细批破，以盐、椒等物腌透烂切，掺药在内，以荷叶裹，烧熟，温淡酒调下。

【功用】泻下。

75100 益肾散(《直指》卷二十一)

【异名】益智散(《丹溪心法》卷四)、益肾膏(《普济方》卷五十三)。

【组成】磁石(火烧醋淬七次，研细，水飞) 巴戟 大川椒(开口者)各一两 沉香 石菖蒲各半两

【用法】上为细末。每服二钱，用猪肾一只，细切，和以葱白、少盐并药，湿纸十重裹，煨令香熟，空心嚼，以酒送下。

【主治】肾虚耳聋。

75101 益肾膏

《普济方》卷五十三。为《直指》卷二十一"益肾散"之异名。见该条。

75102 益肺丹(《辨证录》卷八)

【组成】人参三钱 白术三钱 当归三钱 麦冬五钱 北五味三分 柴胡五分 荆芥五分 山药三钱 芡实三钱

【用法】水煎服。四剂而脾胃元气开，又四剂而咳嗽之病止，又服四剂酸疼之疾解，又四剂潮热汗出之症痊，再服十剂气旺而各恙俱愈。

【主治】多言伤气，咳嗽吐痰，久则气怯，肺中生热，短气嗜卧，不进饮食，骨脊拘急，疼痛发酸，梦遗精滑，潮热汗出，脚膝无力。

75103 益肺汤(《诚书》卷七)

【组成】牡丹皮 桑白皮(蜜炙) 荆芥穗(炒) 紫菀 当归 枇杷叶(洗净，蜜炙) 白芍药 藕节 玄参 丹参 甘草 橘红

【用法】水煎服。

【主治】衄血不止。

75104 益肺汤(《辨证录》卷三)

【组成】麦冬二两 天门冬五钱 生地 玄参各一两

【用法】水煎服。

【主治】肾火乘肺，两目生翳，其色淡绿，瞳子痛不可当。

75105 益肺汤(《治疹全书》卷下)

【组成】北沙参 煅牡蛎 归身 白芍 白术 茯苓 炙草 白及 淮山药 麦冬 玉竹

【主治】疹后虚喘声嘶。

【加减】痰多者，加川贝母、苏子、米仁、广皮；气虚极者，加蜜炙黄耆、大生地。

75106 益肺散(《鸡峰》卷十一)

【组成】糯米炒黄 阿胶 黄耆各一两

【用法】上为细末。每服二钱，煎鹿胶汤调下，不拘时候。

【功用】调益肺胃，收敛营卫。

75107 益肺散(《普济方》卷一五九)

【组成】麻黄(去节)一两 五味子 杏仁(去皮尖，炒) 甘草(炙) 陈皮各半两

【用法】每服三钱，水一盏，加生姜五片，煎七分，去滓，食后服。

【主治】肺寒咳嗽，声重多涕，发喘。

75108 益经汤(《傅青主女科》卷上)

【组成】大熟地一两(九蒸) 白术一两(土炒) 山药五钱(炒) 当归五钱(酒洗) 白芍三钱(酒炒) 生枣仁三钱(捣碎) 丹皮二钱 沙参三钱 柴胡一钱 杜仲一钱(炒黑) 人参二钱

【用法】水煎服。

【主治】年未七七，由于心、肝、脾之气郁，经水先断。

75109 益荣丹(《瑞竹堂方》卷一)

【组成】当归二两(去芦，酒浸，焙) 紫石英(火煅醋淬七次，研细)一两 桑寄生 柏子仁(炒，另研) 酸枣仁(去壳) 小草 木香(不见火) 茯苓(去木) 桑寄生 卷柏叶(酒炙) 熟地黄(洗净，酒蒸，焙) 龙齿各一两(另研) 辰砂半两(另研)

【用法】上为细末，炼蜜为丸，如梧桐子大。每服七十丸，食前用麦门冬汤送下。

【功用】滋血助心。

【主治】思虑伤心，忧虑伤肺，血少气虚，目涩口苦，唇燥舌咸，怔忡，白浊。

75110 益荣汤(《医方类聚》卷一五八引《济生》)

【组成】当归(去芦，酒浸) 黄耆(去芦) 小草 酸枣仁(炒，去壳) 柏子仁(炒) 麦门冬(去心) 茯神(去木) 白芍药 紫石英(细研)各一两 木香(不见火) 人参 甘草(炙)各半两

【用法】上㕮咀。每服四钱，水一盏半，加生姜五片，大枣一个，煎至七分，去滓温服，不拘时候。

【主治】思虑过度，耗伤心血，心帝无辅，怔忡恍惚，善悲忧，少颜色，夜多不寐，小便或浊。

75111 益荣汤(《痘疹全书》卷下)

【异名】养荣汤(《赤水玄珠》卷二十八)、养血益荣汤(《杂病源流犀烛》卷二)。

【组成】人参 当归(酒洗) 红花(酒洗) 甘草 赤

芍(桂水炒)

【用法】水煎服。

【主治】疹子之出,浑身如锦纹色白者。

75112 **益荣汤**(《胎产良方》)

【组成】当归一钱　川芎一钱　生地五分　香附八分　荆芥六分　焦杜仲八分　续断七分　山萸肉八分　茯苓八分　陈皮三分　甘草五分

【用法】水煎服。

【主治】产后恶露不断。

75113 **益荣煎**(《医门八法》卷二)

【组成】党参三钱　白芍一钱(醋炒)　枣仁一钱(炒)　柏子仁一钱(炒去油)　黄耆三钱(炙)　茯神二钱　远志五分　甘草一钱　当归身三钱(炒)　木香五分　紫石英二钱(研)

【用法】生姜三片,大枣二个为引。

【主治】怔忡。

75114 **益胃丸**(《魏氏家藏方》卷五)

【组成】缩砂仁　川姜(炮,洗)　陈皮(去白)　厚朴(去皮,剉,姜制炒)　丁香各二两(不见火)　白术四两(炒)　肉豆蔻一两半(面裹煨)　半夏二两半(汤泡七次)

【用法】上为细末,好面糊为丸,如梧桐子大。每服五六十丸至百丸,空心姜汤或橘皮汤送下。

【主治】脾气胃气俱虚,中脘停痰,呕哕不止。

75115 **益胃丹**(《幼幼新书》卷二十一引张涣方)

【异名】沉香豆蔻丸(《百一》卷十九)、沉香丸(《普济方》卷三九七)。

【组成】沉香(炮)　当归(焙)　木香　白术(炮)各一两　白芍　蓬术　砂仁　人参各一两

【用法】上为细末,面糊为丸,如黍米大。每服十丸至十五丸,点麝香汤送下。

【功用】调冷热,和脾胃。

【主治】冷热不调。

75116 **益胃汤**(《传信适用方》卷四)

【组成】丁香　人参　桂心　阿胶

【用法】上为细末。每服一钱,水六分盏,加生姜三片,同煎至四分,温服。

【主治】小儿胃虚身热,呕吐不止。

75117 **益胃汤**(《脾胃论》卷下)

【组成】黄耆　甘草　半夏各二分　黄芩　柴胡　人参　益智仁　白术各三分　苍术一钱半　当归梢　陈皮　升麻各五分

【用法】上㕮咀。水二大盏,煎至一盏,去滓,食前稍热服。

【主治】头闷,劳动则微痛,不喜饮食,四肢怠惰,躁热短气,口不知味,肠鸣,大便微溏,黄色,身体昏闷,口干不喜食冷。

【宜忌】忌饮食失节,生冷硬物、酒、湿面。

【备考】本方方名,《医方集解》引作"参术益胃汤"。

75118 **益胃汤**(《普济方》卷三九五)

【组成】丁香　人参(去芦头)各一两　诃黎勒皮一分　官桂　大黄(炮黑黄)各半两

【用法】上为细末。每服一钱,水一小盏,加生姜二片,煎至五分,去滓温服。

【主治】胃虚挟热,呕吐不止。

75119 **益胃汤**(《慈幼新书》卷二)

【组成】当归　茯苓　白术　陈皮　黄耆　甘草　防风　升麻

【主治】齿病,胃气伤者,喜热而恶寒。

75120 **益胃汤**

《医级》卷八。为《内外伤辨》卷中"升阳益胃汤"之异名。见该条。

75121 **益胃汤**(《温病条辨》卷二)

【组成】沙参三钱　麦冬五钱　冰糖一钱　细生地五钱　玉竹(炒香)一钱五分

【用法】水五杯,煮取二杯,分二次服,滓再煮一杯服。

【主治】阳明温病,下后汗出,胃阴受伤。

75122 **益胃散**(《内外伤辨》卷十一)

【异名】温胃汤(《脾胃论》卷下)、益智调中汤(《东垣试效方》卷二)、温胃散(《医部全录》卷四三八)。

【组成】陈皮　黄耆各七钱　益智仁六钱　干生姜　白豆蔻仁　泽泻　姜黄各三钱　缩砂仁　甘草　厚朴　人参各二钱

【用法】上为细末。每服三钱,水一盏,煎至七分,食前温服。

【主治】服寒药过多,或脾胃虚弱,胃脘痛。

75123 **益胃散**(《直指小儿》卷四)

【组成】木香　丁香　藿香　陈皮　缩砂　白豆蔻仁各一分　甘草(炙)一钱

【用法】上为细末。每服三字,煎姜、枣汤乘热调下。

【功用】快膈益脾,止呕进食。

75124 **益胃散**(《嵩崖尊生》卷八)

【组成】黄连　五味　乌梅　生甘草各五分　炙甘草三分　升麻二分

【主治】每饮食即出汗者。

【宜忌】忌湿面、酒、五辛。

75125 **益胃膏**(《成方制剂》5册)

【组成】白芍200克　甘草100克　乌药100克　木香75克　陈皮75克　蒲公英300克　红藤200克

【用法】制成膏剂。口服,一次12克,每日3次。

【功用】和胃缓急,理气止痛。

【主治】胃及十二指肠溃疡病及慢性胃炎。

75126 **益胆丸**(《古今名方》)

【组成】郁金120克　玄参　滑石粉　明矾　金银花各100克　火消210克　甘草60克

【用法】上为末,为丸。每服1.5克,一日二次。

【功用】行气散结,排石通淋。

【主治】胆结石,肾结石,膀胱结石,尿道结石,阻塞性黄疸及肾炎,胆囊炎等,证属湿热蕴结者。

【备考】本方改为片剂,名"益胆片"(见《成方制剂》17册)。

75127 **益胆片**

《成方制剂》17册。即《古今名方》"益胆丸"改为片剂。见该条。

75128 **益胆汤**(《普济方》卷三十四引《圣惠》)

【异名】泄热益胆汤(《圣济总录》卷四十二)。

【组成】黄芩　甘草(炙)各二两　人参　桂(去皮)各一两　苦参　茯苓(去皮)各五钱

【用法】上药治下筛。每服三钱,水一盏半,煎七分,去滓温服,不拘时候。

【功用】泄热。

【主治】肝胆俱虚,热气上熏,口中常苦。

75129 益胆汤(《医学正传》卷五)

【组成】黄芩(去朽)　甘草(炙)　人参各一钱　官桂五分　苦参　茯神各三分　远志(取肉去骨)七分

【用法】上切细,作一服。水一盏半,煎至一盏,去滓温服。

【主治】谋虑不决,肝胆虚气上溢则口苦。

75130 益神丸(《圣济总录》卷一八五)

【组成】硫黄(酒甘草水研一日)　木香　肉豆蔻(去壳)　槟榔(剉)　桂(去粗皮)　附子(炮裂,去皮脐)　青橘皮(汤浸,去白,焙)　干姜(炮)各一两

【用法】上为末,和匀,用糯米粥为丸,如梧桐子大。每服十丸至十五丸,空心酒送下。

【功用】补元脏。

【主治】久冷。

75131 益神散(《活幼口议》卷二十)

【组成】四圣汤加丁香　半夏曲

【主治】吐食,不纳谷气。

75132 益神散(《良方合璧》卷下)

【组成】川楝子　炒麦芽　炒枳壳　使君子肉(醋制炒)　炒乌药　炒枳实　炒猪苓　炒山楂　炒川朴　炒泽泻　炒槟榔各四两　大黄(酒制炒)　莪术(醋制炒)　三棱(醋制炒)　胡黄连(炒)　青皮(炒)各一两二钱五分　青矾(隔纸炒)　六曲(醋制炒)各八两　干漆(炒绝烟)　苍术(醋制炒)各七钱五分　四制香附十二两　针砂五钱　陈皮一钱五分

【用法】上为极细末。每服一钱,清晨用黄砂糖拌和,开水调下。

【主治】小儿肚大青筋,已成疳积,及妇人经水不调。

75133 益真丸(《史载之方》卷下)

【组成】人参　黄耆　吴白术各半两　木香一分　熟干地黄六钱　鳖甲四钱　当归(去苗)　白芍药　白茯苓　阿胶(炒成珠子)　鹿角霜各三钱　桑寄生二钱　枳实一钱(炒)

【用法】上为细末,炼蜜为丸,如梧桐子大。每服三十丸,清汤送下,一日两次,不拘时候。

【主治】痰嗽。

75134 益真丸(《医方类聚》卷一五三引《烟霞圣效》)

【组成】天门冬　麦门冬(各去心)　干地黄　车前子　枸杞子　人参　补骨脂(炒)　茴香(炒香)各等分

【用法】上为细末,酒打面糊为丸,如梧桐子大。每服三十丸至五十丸,食前温酒或盐汤送下;米饮亦得。

【功用】久服利九窍,益精气,悦颜色,长精神,明耳目,壮筋骨,美饮食,养肺气,通血脉。

【主治】诸虚不足,五劳七伤,面色无光,饮食无味。

75135 益损汤(《竹林女科》卷一)

【组成】熟地黄一钱五分　当归身一钱二分　白芍　茯苓　白术(蜜炙)　陈皮各一钱　人参　知母各八分　黄柏七分　甘草五分

【用法】加生姜三片,水煎服。

【主治】生育过多,血海干枯,经闭。

75136 益脑片

《成方制剂》6册。为原书同册“精血补片”之异名。见该条。

75137 益脑散(《外台》卷三十六引刘氏方)

【异名】益脑地榆散(《圣惠》卷八十六)。

【组成】地榆六分　蜗牛十二分(熬)　青黛三合　麝香一分　人粪(烧灰)　兰香根(烧灰)　蚺蛇胆各一分　龙脑香二豆许

【用法】上为散。每服半钱匕,以饮下。

【主治】孩子头干,肚中有无辜者。

75138 益脑散(《颅囟经》卷上)

【异名】益脑吹鼻地榆散(《圣济总录》卷一七二)。

【组成】地榆(炙)　虾蟆(烧)各一分　蜗牛壳二十个　青黛　石蜜各二分　麝香二大豆许

【用法】上为末,吹鼻。当有黄水出。

【主治】孩子脑疳鼻痒,毛发作穗,面色赤。

【宜忌】忌甜物。

75139 益容丸(《普济方》卷三八〇)

【组成】使君子(取肉,剉碎,焙干)　厚朴(去粗皮,米泔浸)　芎䓖　橘红　甘草各二钱

【用法】上为末,炼蜜为丸,如皂角子大。二岁以上服一丸,以下服半丸,陈米汤化下,不拘时候。

【主治】小儿五疳羸瘦,发热白黄,或脾虚减食,泄泻无时,腹痛。

75140 益黄汤

《集验良方》卷五。为《小儿药证直诀》卷下“益黄散”之异名。见该条。

75141 益黄散(《小儿药证直诀》卷下)

【异名】补脾散(原书同卷)、益黄汤(《集验良方》卷五)。

【组成】陈皮(去白)一两　丁香二钱(一方用木香)　诃子(炮,去核)　青皮(去白)　甘草(炙)各五钱

【用法】上为末。三岁儿服一钱半,水半盏,煎三分,食前服。

【主治】脾胃虚弱,脾疳,腹大身瘦。

75142 益黄散(《兰室秘藏》卷下)

【组成】黄耆二钱　陈皮(去白)　人参各一钱　芍药七分　生甘草　熟甘草各五分　黄连少许

【用法】上为细末。每服二钱,水一盏,煎至五分,食前服。

【主治】胃中风热。

75143 益黄散(《活幼口议》卷二十)

【组成】四圣汤加诃子　陈皮

【功用】调中进食。

【主治】脾胃虚弱,腹肚泄利。

75144 益黄散(《活幼心书》卷下)

【组成】陈皮(去白)　肉豆蔻(炮)各五钱　丁香二钱　诃子肉(炮,去核)二钱　甘草二钱半

【用法】上㕮咀。每服二钱，水一盏，煎七分，空心温服。

【主治】脾虚受冷，水谷不化，泄泻注下，盗汗出多。

75145 益黄散(《痘治理辨》)

【组成】丁香　诃子(煨)　青皮(去瓤)　陈皮(去白)　木香各一分

【用法】上为细末。每服一钱，水半盏，煎至三分盏，去滓温服，不拘时候。

【主治】胃冷呕吐，脾虚泄泻，或因疮烦躁，渴饮冷水过多，致伤脾胃。

75146 益黄散(《幼科类萃》卷五)

【组成】陈橘皮一两　青橘皮　诃子肉　甘草(炙)各半两

【用法】上为粗末。每服二钱，水一盏，煎至六分，食前温服。

【主治】小儿脾疳泄泻。

75147 益黄散(《诚书》卷八)

【组成】人参(去芦)　白扁豆(去皮，炒)　黄耆各一钱　茯苓一钱半　神曲(炒)二钱　石莲肉(炒)一分　白芷　木香　甘草各五分　藿香叶三叶

【用法】加大枣，水煎服。

【主治】呕逆吐泻，不进饮食，久则羸弱，将成慢惊。

75148 益智丸(《普济方》卷四十一引《护命》)

【组成】益智子(去皮)　萆薢　狗脊(去毛)　芎䓖　巴戟天(去心)　干木瓜　续断　牛膝(酒浸，切，焙)各半两　附子(炮裂，去皮脐，大者)一枚

【用法】上为末，炼蜜为丸，如梧桐子大。每服四十丸，空心盐汤送下。

【主治】小肠虚寒，小便后余沥，阴痿不起。

75149 益智丸(《普济方》卷二一六引《仁存方》)

【组成】益智仁四两(以盐二两同炒，为末)

【用法】糊为丸，如梧桐子大。每服三十丸，空心、食前用白茯苓、甘草煎汤送下。

【主治】心肾不足，夜多小便，眼见黑花。

75150 益智丸(《摄生众妙方》卷七)

【异名】朱子读书丸。

【组成】石菖蒲(一寸九节)一两　橘红(去白)七钱　甘草二钱五分　当归身五钱　人参七钱　茯神一两　远志(去心，用甘草汤浸一宿)一两

【用法】上为细末，面糊为丸，如金凤子大，朱砂为衣。每服五丸，卧时用灯心汤送下。

【功用】益智。

75151 益智丸(《保婴撮要》卷六)

【组成】益智仁　茯苓　茯神各等分

【用法】上为末，炼蜜为丸，如梧桐子大。每服五六十丸，空心白滚汤送下。

【主治】脾肾虚热，心气不足；亦治白浊。

75152 益智汤(《局方》卷十)

【组成】益智仁四斤半　京三棱(煨)一斤半　干姜(炮)三两　青皮　蓬莪茂　陈皮各十二两　甘草(炒)十五斤　盐(炒)十六斤半

【用法】上为细末。每服一钱，沸汤点下，不拘时候。

【功用】常服顺气宽中，消宿冷，调脾胃。

【主治】一切冷气，呕逆恶心，脐腹胁肋胀满刺痛，胸膈痞闷，饮食减少。

75153 益智汤(《圣济总录》卷二十一)

【组成】益智(去皮)　乌头(炮裂，去皮脐)各一两　青橘皮(汤浸，去白，焙)各三分　麻黄(去根节)　干姜(炮)各半两

【用法】上剉，如麻豆大。每服三钱匕，水一盏，加生姜三片，盐半钱，煎至六分，去滓，稍热服，不拘时候。

【主治】伤寒四肢厥冷，其脉沉细。

75154 益智汤(《杂类名方》)

【组成】干生姜四两　杏仁一斤(炒)　白面三斤(炒)　甘草七两(炒)　盐三两(炒，旋加)　益智仁三两　京三棱一两　青皮　陈皮各二两　蓬莪茂一两

【用法】上为极细末。白汤点服。

【主治】破伤见血。

75155 益智汤

《准绳·类方》卷六。为《三因》卷八"益志汤"之异名。见该条。

75156 益智汤(《竹林女科》卷一)

【组成】陈皮　茯苓　白术(蜜炙)　甘草(炙)　苍术(制)二钱　益智仁(盐水炒)　柴胡各一钱　升麻五分

【用法】水煎，空心服。

【主治】胃中浊气渗入膀胱，白淫时常随小便而出，浑浊如米泔。

75157 益智酒(《普济方》卷二十九引《指南方》)

【组成】益智(为末)

【用法】用好酒浸两宿，去药，微温酒服。

【主治】肾虚寒，小便数。

75158 益智散(《局方》卷三)

【组成】益智仁(去皮)二两　干姜(炮)半两　青皮(去白)三两　川乌(炮，去皮脐)四两

【用法】上为散。每服三钱，水二盏，入盐一捻，生姜五片，大枣二个(擘破)，同煎八分，去滓，食前温服。

【主治】伤寒阴盛，心腹痞满，呕吐泄利，手足厥冷；及一切冷气奔冲，心胁脐腹胀满绞痛。

75159 益智散(《普济方》卷二八四引《护命》)

【组成】益智子(去皮)　甘草(炮)各一两　荆三棱三两(捶碎，醋一挑煮干，焙)　蓬莪术二两　川芎二钱

【用法】上为末。每服二钱，水一盏，加生葱、桂枝同煎取九分，空心和滓吃；小肠气痛，葱酒送下。

【主治】一切冷气，小肠气，诸般不和之气。

75160 益智散(《圣济总录》卷七十二)

【组成】益智(去皮，炒)　蓬莪茂(煨，剉)　京三棱(煨，剉)　青橘皮　陈橘皮(二味并汤浸，去白，炒)　白茯苓(去黑皮)各一两　人参　甘草(炙，剉)各半两　木香一分　厚朴(去粗皮，生姜汁炙)一两一分

【用法】上为散。每服一钱匕，入盐少许，沸汤点下，不拘时候。

【主治】脾胃虚冷，积聚沉结，宿食不消。

75161 益智散(《陈素庵妇科补解》卷五)

【组成】牡蛎　人参　厚朴　甘草　花粉　龙骨　白及　陈皮　赤芍　益智仁　黄耆　川芎　当归　熟地　雄

鸡肫胵　山药　黄芩

【功用】补血固肾。

【主治】膀胱气虚，小便数，或遗尿不知。

【加减】肾气虚寒者，加补骨脂、肉豆蔻、远志肉，除黄芩，花粉。

【方论选录】是方参、耆、陈、草以补气，芎、归、芍、地以补血，牡蛎、白及、龙骨以止数固遗，益智仁、山药缩泉，鸡肫胵性涩而治便数遗溺，花粉、黄芩以清妄行之热，厚朴、陈皮行气温胃。胃和水谷分利，荣卫平复矣。

75162　益智散（《得效》卷十七）

【组成】益智（去壳）　甘草

【用法】上为末。干咽下，或沸汤点下。

【主治】心气不足，口臭。

75163　益智散

《丹溪心法》卷四。为《直指》卷二十一“益肾散”之异名。见该条。

75164　益智散

《幼幼集成》卷四。为《育婴秘诀》卷四“益智仁散”之异名。见该条。

75165　益脾丸（《御药院方》卷八）

【组成】葛花二两　小豆花一两　绿豆花半两　木香一分

【用法】上为细末，白蜜为丸，如梧桐子大。每服十丸，煎红花汤送下。或夜饮，津液下五丸，不醉大妙。

【功用】饮酒不醉，益脾胃。

75166　益脾汤（《辨证录》卷八）

【组成】人参一钱　山药五钱　芡实三钱　巴戟天三钱　砂仁一粒　半夏三分　茯苓二钱　扁豆一钱　神曲一钱　肉果一枚　白术三钱

【用法】水煎服。服三月胃气开，再服三月脾气壮，但见有益不知有损矣。

【主治】脾气受损，不食则腹中若饥，食则若饱闷，吞酸溏泻，日以为常，遂至面色萎黄，吐痰不已。

75167　益脾饼（《衷中参西》上册）

【组成】白术四两　干姜二两　鸡内金二两　熟枣肉半斤

【用法】上药四味，白术、鸡内金皆用生者，每味各自轧细焙熟，再将干姜轧细，共和枣肉，同捣如泥，作小饼，木炭上炙干。空心时当点心细嚼咽下。

【主治】脾胃湿寒，饮食减少，长作泄泻，完谷不化。

75168　益脾散（《得效》卷十一）

【组成】白茯苓　人参　草果仁　苏子（微炒）　木香（湿纸裹，热火内煨）　甘草　陈皮　厚朴（去粗皮，姜汁炒）

【用法】上剉散。每服一钱，加生姜一片，红枣一个，未乳前服。合滓乳母服。

【主治】和胃，进乳，消痰。

75169　益脾散（《普济方》卷三六〇）

【组成】四君子汤加陈皮　厚朴　木香　生姜　大枣

【用法】水煎服。

【功用】和胃。

【主治】噤风。用控痰汤取吐后，胃气不和者。

75170　益脾散（《痘疹传心录》卷十七）

【组成】鳝鱼（炙干，为末）　肉果（煨去油，为末）

【用法】每服五分，清米汤送下。

【主治】痢久不止。

75171　益脾散（《观聚方要补》卷十）

【组成】白术二钱半　甘草五分　苡仁　泽泻　神曲　半夏　茯苓各八分　赤豆一百粒　薄荷　茵陈各二分

【用法】姜水煎服。

【功用】补中行湿。

【主治】小儿水肿。

【加减】元气不足，加人参。

75172　益龄精（《成方制剂》6册）

【组成】川牛膝　金樱子肉　女贞子　桑椹　菟丝子　豨莶草　制何首乌

【用法】制成口服液剂，每瓶装10毫升。口服，一次10毫升，一日2~3次。

【功用】补肝肾，益精髓。

【主治】心肾阳虚。症见头昏目眩，耳鸣心悸，乏力，咽干失眠。

75173　益精丸（《效验秘方》吴宜澄、王敏方）

【组成】熟地　制黄精各1.2千克　蜂房（蜜炙）　鹿角胶　狗脊　川断各1千克　当归　仙灵脾　肉苁蓉　沙苑子　制首乌各1.5千克

【用法】上为粉末，装入胶囊，每粒装0.25克。每日服5粒，日3次，淡盐水送服。1个月为1个疗程。复查精液正常者，则改为维持量，每次4粒，日2次。

【功用】生精补血。

【主治】精液量少、精子活动率低、活动力差、精子密度低等精液异常所致的不育症。

【方论选录】方中熟地、当归补血，黄精补气，其中当归可活血，能改善生殖系统的血液循环，且与续断都具有维生素E的作用，可以提高精子的密度和数量；仙灵脾、肉苁蓉、鹿角胶温补肾阳，生精填髓。合方有生精补血作用。

【临床报道】精液异常性不育症：《江苏中医》［1993，(7)：12-13］用益精丸治疗精液异常性不育症86例。结果：治愈率73.3%，总有效率84.9%。

75174　益瞳丸（《衷中参西》上册）

【组成】萸肉二两（去净核）　野台参六钱　柏子仁（炒）一两　玄参一两　菟丝子一两（炒）　羊肝一具（切片，焙干）

【用法】上为细末，炼蜜为丸，如梧桐子大。每服三钱，开水送下，一日二次。

【主治】目瞳散大昏耗，或觉视物乏力。

75175　益心胶囊

《新药转正》41册。即《效验秘方·续集》卢尚岭方“益心汤”改为胶囊剂。见该条。

75176　益母草丸

《普济方》卷三一九。即《圣惠》卷七十“益母草煎丸”。见该条。

75177　益母草丸

《校注妇人良方》卷二十。为《本草纲目》卷十五引《产宝》“济阴返魂丹”之异名。见该条。

75178　益母草汁（《圣济总录》卷一一四）

【组成】益母草一握(洗)

【用法】上研取汁。少灌耳中。

【主治】耳聋。

75179 益母草汤(《圣济总录》卷一六〇)

【异名】益母草散(《普济方》卷三四八)。

【组成】益母草(干者)一两 藕节(干者) 人参各半两

【用法】上为粗末。每服二钱匕,水一盏,加生姜三片,煎至七分,去滓温服。

【主治】产后血运烦闷。

75180 益母草汤(《古今医彻》卷四)

【组成】益母草一钱五分 当归一钱 杜仲一钱(盐水炒) 牛膝一钱 川芎五分 丹皮一钱 香附一钱(醋炒) 茯苓一钱 山楂一钱半 广皮一钱 炒熟砂仁末一钱

【用法】加生姜一片,水煎服。

【主治】产后恶露未尽,腹疼痛者。

【加减】甚者,加桃仁、玄胡、红花。

75181 益母草饮(《圣济总录》卷一八二)

【组成】生益母草不拘多少(洗,剉)

【用法】上捣取汁。每取三二分服之。以滓敷痈上,干则易。

【主治】小儿痈疮肿痛。

75182 益母草散(《圣惠》卷七十九)

【组成】益母草一两 人参半两(去芦头) 黄芩半两(剉) 葛根半两(剉) 生干地黄半两 甘草半两(炙微赤,剉)

【用法】上为散。每服三钱,以水一中盏,加生姜半分,煎至六分,去滓温服,不拘时候。

【主治】产后血虚烦渴,口干心躁。

75183 益母草散(《圣惠》卷八十)

【组成】益母草 干藕节 红花子各一两

【用法】上为散。每服三钱,以水一中盏,加生姜半分,煎至六分,去滓温服,不拘时候。

【主治】产后恶血冲心,烦闷多渴。

【备考】本方方名,《普济方》引作"益母散"。

75184 益母草散(《圣惠》卷八十)

【组成】益母草一两 赤芍药 桂心 当归(剉,微炒) 川大黄(剉,微炒) 桃仁(汤浸,去皮尖双仁,麸炒微黄)各三分 牛膝(去苗) 蒲黄 苏枋木(剉)各半两

【用法】上为散。每服三钱,以水一中盏,加生姜半分,煎至六分,去滓稍热服,不拘时候。

【主治】产后恶露不下,在于腹中不散,身体烦闷,及腹内疞刺疼痛不可忍。

75185 益母草散(《圣惠》卷八十七)

【组成】益母草灰一合 胡黄连半两 川升麻一分 牛黄半分(细研) 麝香一分(细研) 人中白一分(烧灰) 黄柏一分(剉)

【用法】上为细散。净揩齿后,用药少许,干掺齿龈上,一日三次。

【主治】小儿䘌疳,蚀口齿,骨出。

75186 益母草散(《妇人良方》卷一)

【组成】益母草(开花时采,阴干)

【用法】上为细末。每服二钱,空心温酒调下,一日三次。

【主治】妇人赤白恶露下不止,久不愈。

75187 益母草散(《普济方》卷三四八引《仁存方》)

【组成】生益母草汁三合(根亦可) 生地黄汁三合 童便一合 鸡子清一个

【用法】上煎药汁令热,入鸡子清搅匀,作一服。

【主治】产后血晕心闷乱,恍惚如见鬼。

75188 益母草散

《普济方》卷三四八。为《圣济总录》卷一六〇"益母草汤"之异名。见该条。

75189 益母草膏

《赤水玄珠》卷二十。为《医方类聚》卷二一二引《肘后方》"益母煎"之异名。见该条。

75190 益母草膏(《北京市中药成方选集》)

【组成】益母草(鲜,干的亦可)四百八十两 川芎四十八两 白芍四十八两 当归四十八两 生地八十八两 木香十六两

【用法】上切,洗净泥土,水煎三次,分次过滤后去滓,合并滤液,用文火煎熬,浓缩至膏状,以不渗纸为度,每两清膏汁再兑炼蜜一两成膏。每服三至五钱,开水调下。

【功用】调经,祛瘀生新。

【主治】经期不准,血色不正,量少腹胀,产后瘀血腹痛。

75191 益母草膏(《全国中药成药处方集》吉林方)

【异名】坤膏、坤草膏。

【组成】益母草若干

【用法】于端午日采紫花方茎之益母草,连根洗净,于石臼内捣烂,以布滤取浓汁,入砂锅中,文武火熬成膏,如砂糖色为度。用遮光瓶装或瓷缸存贮。每服一匙,用红糖水冲下;或用黄酒冲下。

【功用】去瘀生新。

【主治】经血不调,恶露不尽。

【宜忌】孕妇忌服。

75192 益母颗粒

《成方制剂》9册。即《成方制剂》9册"益母丸"改为颗粒剂。见该条。

75193 益身灵丸(《成方制剂》14册)

【组成】白术 柏子仁 补骨脂 陈皮 当归 党参 独活 甘草 枸杞子 鹿茸 麦冬 山药 熟地黄 酸枣仁 菟丝子 五味子 远志

【用法】制成水丸或薄膜衣丸,每100粒重9克。口服,一次4克,每日3次。

【功用】补气养血,益精安神。

【主治】气虚血亏所致的头晕目眩,健忘失眠,遗精阳痿等症。

75194 益肝颗粒(《成方制剂》3册)

【组成】白术 板蓝根 陈皮 丹参 当归 茯苓 厚朴 鸡内金 牡丹皮 木香 三棱 山楂 延胡索 郁金

【用法】制成颗粒剂,每袋装10克。口服,一次10克,每日3次。

【功用】活血化瘀,行气健脾,解毒利胆。

【主治】无黄疸型慢性、迁延性肝炎。

75195 **益坤宁酊**(《成方制剂》13册)

【组成】白芍　橙皮　川芎　当归　桂皮　三棱　熟地黄　香附　延胡索　益母草

【用法】制成酊剂。口服,一次5毫升,每日3次。

【功用】补气养血,调经止痛。

【主治】妇女血虚气滞,月经不调,经前、经后腹痛腰痛,妇女更年期综合征。

75196 **益视颗粒**(《成方制剂》17册)

【组成】白术　当归　党参　覆盆子　厚朴　金樱子　六神曲　木香　山药　山楂　石楠叶　菟丝子　五味子　制何首乌

【用法】制成颗粒剂,每袋装15克。开水冲服,一次15克,每日3次。

【功用】滋肾养肝,健脾益气,调节视力。

【主治】肝肾不足、气血亏虚引起的青少年近视及视力疲劳者。

75197 **益脑宁片**(《中国药典》2010版)

【组成】炙黄耆100克　党参100克　麦芽100克　制何首乌100克　灵芝100克　女贞子70克　墨旱莲70克　槲寄生70克　天麻30克　钩藤40克　丹参70克　赤芍40克　地龙30克　山楂100克　琥珀10克

【用法】上制成片剂,薄膜衣片每片重0.37克,糖衣片片芯重0.35克。口服,一次4~5片,一日3次。

【功用】益气补肾,活血通脉。

【主治】气虚血瘀,肝肾不足所致的中风、胸痹,症见半身不遂,口舌歪斜,言语謇涩,肢体麻木或胸痛,胸闷,憋气;中风后遗症、冠心病心绞痛及高血压病见上述证候者。

【宜忌】孕妇慎用。

75198 **益脑胶囊**(《成方制剂》5册)

【组成】龟甲胶38.6克　远志193.3克　龙骨387.3克　灵芝387.3克　五味子49.3克　麦冬193.3克　石菖蒲193.3克　党参111.0克　人参66.6克　茯苓387.3克

【用法】制成胶囊剂,每粒重0.3克。口服,一次3粒,每日3次。

【功用】补气养阴,滋肾健脑,益智安神。

【主治】神经衰弱,脑动脉硬化引起的体倦头晕,失眠多梦,记忆力减退等属于心肝肾不足,气阴两虚患者。

【临床报道】❶椎-基底动脉供血不足眩晕:《医药论坛杂志》[2006,27(22):76]治疗椎-基底动脉供血不足眩晕84例。结果:治愈46例(54.76%),显效28例(33.34%),好转8例(9.52%),无效2例(2.38%),总有效率88.10%,治疗组显著优于对照组($P<0.05$)。❷神经衰弱:《中药新药与临床药理》[2008,19(4):314]治疗神经衰弱357例,对照组为118例,共475例。结果:治疗组临床愈显率为52.1%,总有效率为86.9%;对照组临床愈显率36.0%,总有效率为56.7%。治疗组总有效率优于对照组,有显著性差异(P=0.002)。❸失眠:《基层中药杂志》[2002,16(4):64]治疗失眠42例。结果:治愈21例(50%),好转17例(40.48%),无效4例(9.52%),总有效率90.48%。

【现代研究】❶抑制脑组织胆碱酯酶(CHE)的活性:《中药新药与临床药理》[2006,17(5):342]高、中剂量的益脑胶囊均可显著增加小鼠脑组织的蛋白含量,高剂量的益脑胶囊尚可显著抑制脑组织CHE的活性。❷改善记忆障碍:《中药药理与临床》[2008,24(6):71]对东莨菪碱致小鼠记忆获得障碍模型,用大、中、小剂量益脑胶囊治疗,均可显著延长小鼠首次出现错误的潜伏期,显著减少5分钟内小鼠出现的错误次数。

75199 **益容仙丹**(《遵生八笺》卷十七)

【组成】淡秋石五两　白硼砂二两五钱　片脑一钱五分　薄荷五两　柏子肉五钱　牛黄五分　哈芙蓉二分　甘松五钱　腽肭脐五分(酥炙)　朱砂一两五钱(水飞细末)　粉草一斤(去皮,熬膏)

【用法】上药各为细末,粉草膏子为丸,如绿豆大,朱砂为衣。每次一丸,噙化,以致津液满口,咽下,不拘早晚。

【功用】浇灌诸经,辅正祛邪,光泽肌肤,久服百病不生。

75200 **益虚宁片**(《成方制剂》5册)

【组成】枸杞子150克　何首乌(黑豆汁制)150克　党参150克　当归100克　地黄100克　五味子100克　菟丝子100克　女贞子50克　牛膝50克　牡丹皮50克　麦冬50克　甘草25克

【用法】制成糖衣片剂,每片重0.35克。口服,一次5~6片,每日3次。

【功用】养阴益气,补血安神。

【主治】失眠少寝,头发脱落,耳鸣头晕,腰痛腿软。

75201 **益智子汤**(《奇效良方》卷三十四)

【组成】益智仁二十四枚

【用法】上为末,水一中盏,加盐少许,同煎服。

【功用】益气安神,补不足,安三焦,调诸气。

【主治】遗精虚漏,小便余沥,夜多小便。

75202 **益智子汤**(《增补内经拾遗》卷三)

【组成】益智仁四十九粒　白茯苓(去皮)二钱

【用法】水二钟,煎八分,加盐一捻,空心温服。

【主治】肾虚遗溺。

75203 **益智子散**(《圣惠》卷五)

【组成】益智子一两(去皮)　沉香三分　赤茯苓三分　枳壳半两(麸炒微黄,去瓤)　白术三分　槟榔三分　紫苏子三分(微炒)　陈橘皮一两(汤浸,去白瓤,焙)　木香半两

【用法】上为散。每服三钱,以水一中盏,煎至六分,去滓,食前温服。

【主治】脾气虚滞,心腹胀闷,四肢烦疼,少思饮食。

75204 **益智子散**(《圣惠》卷十二)

【组成】益智子　川乌头(炮裂,去皮脐)　肉桂(去皱皮)　当归(剉,微炒)　干姜(炮裂,剉)　细辛　高良姜(剉)　甘草(炙微赤,剉)各半两　前胡一两(去芦头)　厚朴一两(去粗皮,涂生姜汁,炙令香熟)

【用法】上为散。每服三钱,以水一中盏,加大枣三个,煎至六分,去滓,稍热服,不拘时候。

【主治】伤寒,曾经发汗吐下,寒气未退,脾胃气虚,胸膈烦满,手足逆冷。

75205 **益智子散**(《圣惠》卷三十九)

【组成】益智子三分(去皮)　缩砂三分(去皮)　香薷三分　草豆蔻三分(去皮)　丁香半两　干木瓜三分　陈橘皮半两(汤浸,去白瓤,焙)

【用法】上为散。每服一钱,以水一中盏,加生姜半分,

煎至六分，去滓，微温细呷之。

【主治】饮酒过多，腹胀满不消，心下痞急妨闷。

75206 益智子散（《圣惠》卷七十）

【组成】益智子一两（去皮） 附子三分（炮裂，去皮脐） 缩砂三分（去皮） 白豆蔻半两（去皮） 丁香一分 黄耆三分（剉） 白术三分 厚朴三分（去粗皮，涂生姜汁，炙令香熟） 人参半两（去芦头） 桂心半两 白茯苓半分 陈橘皮三分（汤浸，去白瓤，焙） 川芎三分 高良姜三分（剉） 藿香三分 当归三分（剉碎，微炒） 甘草三分（炙微赤，剉）

【用法】上为散。每服三钱，以水一中盏，加生姜半分，大枣三个，煎至六分，去滓稍热服，不拘时候。

【主治】妇人肠胃久虚，气弱多欲呕吐，全不下食，四肢无力。

75207 益智仁汤（《济生》卷三）

【组成】益智仁 干姜（炮） 甘草（炙） 茴香（炒）各三钱 乌头（炮，去皮） 生姜各半两 青皮（去白）二钱

【用法】上㕮咀。每服四钱，水二盏，加盐少许，煎至七分，去滓，空心、食前温服。

【主治】肾经有积冷，疝痛，连小腹挛搐，叫呼不已，其脉沉紧。

75208 益智仁汤（《普济方》卷三九三）

【组成】益智仁 石菖蒲 白茯苓 莲子肉 陈皮 缩砂仁 半夏曲 木香 厚朴（制）各二钱 甘草（炙）一钱

【用法】上剉细。每服一钱，加生姜三片，大枣一个，水一盏煎服，不拘时候。

【功用】益火生土，增进饮食。

75209 益智仁散（《袖珍小儿》卷七）

【组成】益智仁 白茯苓各等分

【用法】上为末。每服一钱，空心米汤调下。

【主治】小儿遗尿；亦治白浊。

75210 益智仁散（《育婴秘诀》）

【异名】益智散（《幼幼集成》卷四）。

【组成】益智仁 破故纸（炒） 白茯苓各等分

【用法】上为细末。盐汤调服。

【主治】遗尿。

75211 益智仁散（《幼科指掌》卷三）

【组成】益智仁 补骨脂 白茯苓 乌药

【用法】上为末。每服一钱，米饮送下。

【主治】遗尿。

75212 益智煮散

《普济方》卷二十一。为《圣济总录》卷四十五“益智仁煮散”之异名。见该条。

75213 益髓颗粒（《成方制剂》4册）

【组成】巴戟天 川芎 丹参 当归 冬虫夏草 枸杞子 黄精 黄耆 鸡血藤 鹿茸 马钱子粉 牡丹皮 牛脊髓 人参 山药 山茱萸 熟地黄 紫梢花

【用法】制成颗粒剂，每袋装15克。开水冲服，一次7.5克，每日2次。

【功用】益精填髓，补肾壮阳。

【主治】骨髓空洞症及其他骨髓疾患引起的腰酸腿软，肌肉萎缩疼痛，冷热感迟钝，目眩耳鸣等症。

【宜忌】孕妇忌服。

75214 益卫运化汤（《会约》卷十五）

【组成】人参（少者，或用沙参） 蜜耆二钱 桂心七分 麦冬 车前子各一钱 小茴（盐炒）五分 升麻（盐炒）四分 茯苓一钱半 怀牛膝八分

【用法】水煎，顿服。服后用手指探喉取呕。

【主治】产后气虚，膀胱不能运化，小便闭塞。

75215 益卫养荣汤（《伏温症治》）

【组成】鲜生地四钱 麦冬六钱 天冬三钱 金石斛三钱 杭菊花三钱 金银花三钱 薏苡仁六钱 桑寄生三钱 冬桑叶三钱 玄参三钱

【功用】清肺益卫，滋液养荣。

【主治】伏温证后期，身微热，口微渴，头项微痛，四肢痿废，不能起坐，脉数而微弱者。

【加减】筋骨疼痛者，加萆薢、秦艽、通草；手指蠕动者，加钩藤；臂痛者，加嫩桑枝一尺。

75216 益元七宝丹（《遵生八笺》卷十七）

【组成】何首乌赤白各一斤（用米泔水浸一日，竹刀刮去皮，打块如棋子大） 牛膝八两（用黑豆五升，木甑砂锅蒸三次，晒三次，为末，加盐一二钱同浸） 枸杞子八两（酒浸，洗净，晒干，为末） 茯苓赤白各一斤（赤者用牛乳浸、白用人乳浸一宿，晒干，研末） 菟丝子八两（酒浸三日，晒干，为末） 破故纸八两（炒干，为末） 当归八两（酒浸一宿，晒干，为末）

【用法】上药俱不犯铁器，炼蜜为丸，如弹子大。每服一丸，早晨空心酒送下，午后姜汤送下，临卧盐汤送下。

【功用】去五脏杂病，生津液，健体轻身，益精明目，乌发固齿，壮阳增力。

75217 益元固真汤（《回春》卷四）

【组成】人参 白茯苓 莲蕊 巴戟 益智仁 黄柏（酒炒） 升麻各二钱 山药 泽泻各一钱半 甘草梢二钱

【用法】上剉一剂。水煎，空心服。

【主治】纵欲强留不泄，淫精渗下而作淋者。

75218 益元透肌汤

《种痘新书》卷十二。为《痘疹金镜录》卷四“益元透肌散”之异名。见该条。

75219 益元透肌散（《万氏家抄方》卷六）

【组成】桔梗 紫草茸 川芎 山楂 当归 茯神 牛蒡子 甘草 僵蚕 陈皮 糯米五十粒

【用法】水一钟，加灯心十四根，大枣二个，煎六分，温服。

【主治】痘疹四日，见点已齐，气血和平，但不肥大、不成浆者。

【加减】第五日如无别症，加黄耆；第六日，加人参、白术，去紫草、牛蒡子；第七日如面上浆水足，去桔梗，加丹皮；第八日，加山药、米仁，其浆自足。

75220 益元透肌散（《痘疹金镜录》卷四）

【异名】益元透肌汤（《种痘新书》卷十二）。

【组成】桔梗 紫草 川芎 山楂 木通 人参 甘草 糯米五十粒 蝉蜕 鼠黏子 陈皮

【用法】水一钟，加灯心十四根、大枣二个，煎六分，温服。

【功用】匀气解毒，透肌达表，领出元阳，助痘成浆，易结脓窠。

【主治】痘证壅热。

75221 益元凉肌散

《痘疹会通》卷五。为《奇效良方》卷五“辰砂益原散”之异名。见该条。

75222 益元资始丸（年氏《集验良方》卷二）

【组成】人参　肉苁蓉　远志肉　杜仲　淮山药　熟地黄　山萸肉各四两　鹿角胶　菟丝子　牛膝　川巴戟　鱼胶　补骨脂　白茯苓　女贞实各三两　五味子　桂心　柏子仁　青盐各一两　附子　枸杞子　巨胜子各二两　牡丹皮　白蒺藜各八两　鹿茸全副

【用法】上为细末，炼蜜为丸，如梧桐子大。每服三钱，清晨空心淡盐汤送下。

【功用】补益。

75223 益元散邪汤（《会约》卷三）

【组成】当归二三钱　白芍（煨）一钱半　陈皮一钱　白术　熟地各三四钱　山药二钱　甘草（炙）一钱　黄耆（蜜炒）一钱半　麻黄（去节）八分　桂枝一钱　生姜（煨）一钱半

【用法】水煎，热服。略盖以取微汗。

【主治】元气太虚，脉大无力，外感寒邪，憎寒壮热，身痛头痛。或呕恶泄泻。

【加减】头痛，加川芎、白芷各一钱，北细辛二分；泄泻，去当归，加草薢四钱，茯苓一钱，木香（煨）三分；三阳并病，加柴胡二钱。

75224 益中生血片（《新药转正》37 册）

【组成】党参　山药　薏苡仁（炒）　陈皮　法半夏　草豆蔻　大枣　绿矾　甘草

【用法】制成糖衣片。口服，一次 6 片，每日 3 次，饭后服用。

【功用】健脾和胃，益气生血。

【主治】脾胃虚弱，气血两虚所致的面色萎黄，头晕，纳差，心悸气短，食后腹胀，神疲倦怠，失眠健忘，大便溏泻，舌淡或有齿痕，脉细弱等；缺铁性贫血见上述证候者。

【宜忌】溃疡病、消化道出血性疾病患者遵医嘱用药；孕妇慎用。禁止与茶及含鞣质的药物合用。

75225 益气开痰汤（《点点经》卷二）

【组成】淮耆（炙）一钱　玉竹（炙）一钱半　白术一钱　当归一钱半　半夏一钱　羊藿一钱半　胆星一钱　茯神一钱半　石膏一钱　枣仁一钱　槟榔一钱　甘草四分

【用法】生姜、大枣为引，水煎服。

【主治】酒伤腹痛，发叫如狂，人事不知，四肢痛搐，口流涎沫。

75226 益气止血方（《中医症状鉴别诊断学》）

【组成】党参　白术　黄精　三七粉

【功用】补脾益气，兼以止血。

【主治】脾虚崩漏。

75227 益气止淋汤（《中医妇科治疗学》）

【组成】泡参　杜仲　续断各三钱　制益智　茯苓各二钱　炒前仁　甘草梢各一钱半　升麻八分

【用法】水煎服。

【功用】补气升提。

【主治】妊娠数月，小便频数而痛，尿量不减，色白有时呈淡黄色，欲解不能，腰部作胀，舌淡苔正常，脉缓无力。

75228 益气内消散（《回春》卷八）

【异名】抑气内消散（《寿世保元》卷九）。

【组成】当归　川芎　白芍（酒炒）　白术（去芦）　青皮（去瓤）　陈皮　半夏（姜炒）　桔梗　羌活　白芷　独活　厚朴（姜汁炒）各八钱　防风　黄芩　乌药　香附　槟榔各一两　苏叶一两半　沉香二钱　木香　人参　粉草各五钱

【用法】上剉。水煎，温服。服十余剂即消；若再服，照分量制酒糊为丸，如梧桐子大。每服七十丸，酒送下。

【主治】瘰疬并诸瘤结核。

75229 益气分清饮（《医学探骊集》卷五）

【组成】明党参三钱　香薷四钱　茅苍术四钱　泽泻三钱　升麻二钱　车前子四钱　草果三钱　伏龙肝三钱　广砂三钱　木通三钱　甘草二钱

【用法】水煎，温服。

【主治】霍乱吐止泻不止者。

【方论选录】方用香薷为君，暖中宫，消暑气；以党参、苍术、广砂、草果、甘草、灶土为臣，和其脾胃；以升麻、泽泻为佐，升清降浊；以车前、木通为使，分其清浊，其吐泻自止矣。

75230 益气六君丸

《成方制剂》15 册。即《医学正传》卷三引《局方》“六君子汤”改为丸剂。见该条。

75231 益气左金汤

《外科证治全书》卷二。为《金鉴》卷六“益气清金汤”之异名。见该条。

75232 益气安胎饮（《中医症状鉴别诊断学》）

【组成】黄耆　党参　糯米　白术　菟丝子　续断　白芍　甘草　苎麻根　莲房炭

【功用】益气养血安胎。

【主治】气血两虚，胎动不安。

75233 益气安神汤（《回春》卷四）

【组成】黄连八分　生地黄　麦门冬（去心）　酸枣仁（炒）　远志（去心）　人参　黄耆（蜜炙）　淡竹叶　胆星各一钱　小草六分　当归一钱二分　茯神（去皮木）二钱一分

【用法】上剉一剂。加生姜一片，大枣一个，水煎服。

【主治】七情六淫相感而心虚，夜多梦寐，睡卧不宁，恍惚惊怖痰瘈。

75234 益气导水汤（《效验秘方》姚寓晨方）

【组成】潞党参 30 克　焦白术 10 克　云茯苓 12 克　川桂枝 10 克　莪术 10 克　桃仁 10 克　瞿麦 12 克　温六散 12 克（包煎）

【用法】水煎服，日 1 剂，分早晚 2 次服。

【功用】益气固带，逐瘀导水。

【主治】赤白带下。

【方论选录】本方用四君以健脾，桂枝以温阳，《新修本草》云益母草“主浮肿下水。”《本草纲目》谓其“活血破血，治小便不通”，为水血兼治之品；另入莪术专治赤白带下以化瘀消滞，以通为补；与泽兰相伍，分利水湿；更以桃仁泥逐瘀，温六散导水，故收佳效。

75235 益气导源汤(《医学探骊集》卷五)

【组成】茯苓四钱　泽泻三钱　广缩砂三钱　大腹皮四钱　升麻三钱　茅苍术四钱　车前子四钱(炒)　木通三钱　猪苓三钱　通草一钱

【用法】水煎,温服。

【功用】健脾利水。

【主治】气水肿胀。

【宜忌】忌盐。

【方论选录】此方以苍术为君,大健其脾胃;以茯苓、广砂为臣,培养其脾胃;以泽泻、升麻、腹皮为佐,升降其上下内外之水气;以猪苓、车前、木通、通草为使,直导其水气由小便出,小便一利,肿胀自愈矣。

75236 益气导溺汤(《中医妇科治疗学》)

【组成】泡参五钱　白术二钱　扁豆　云苓各三钱　桂枝一钱　炙升麻一钱　甜桔梗一钱半　通草二钱　台乌一钱半

【用法】水煎,温服。

【功用】补气升提。

【主治】妊娠气虚下陷,小便不通,脐腹胀痛,面色苍白带青,心悸气短,神倦食少,舌淡苔白,脉沉滑无力。

75237 益气收乳汤(《中医症状鉴别诊断学》)

【组成】党参　黄耆　当归　白芍　麦冬　山茱萸　甘草

【功用】补气养血,佐以固摄。

【主治】气虚,乳汁自漏。

75238 益气收浆汤(《疡医大全》卷三十三)

【组成】何首乌　白芍　黄耆　桔梗各二钱　人参七分　白术三钱　陈皮　砂仁　甘草各一钱　山楂肉一钱二分

【用法】米泔水煎服。

【主治】痘不收靥。

75239 益气时症丸(《北京市中药成方选集》)

【组成】藿香叶一两五钱　橘皮六钱　香薷六钱　厚朴(制)六钱　砂仁六钱　泽泻六钱　於术六钱　苏叶六钱　木瓜六钱　苍术(炒)四钱　檀香四钱　法半夏八钱　茯苓八钱　扁豆八钱　滑石八钱

【用法】上为细末。每十两三钱细末,兑沉香粉六钱,混和均匀,炼蜜为丸,重三钱,朱砂为衣,蜡皮封固。每服一丸,温开水送下,一日二次。

【功用】扶正气,祛暑湿,理胃肠。

【主治】夏令感受暑邪,发烧发冷,头痛眩晕,内伤饮食,呕吐作泄,肚腹疼痛。

75240 益气快中丸(《仙拈集》卷四)

【组成】沉香　木香各三两　大黄　槟榔　厚朴　干姜　使君子　干漆　当归　麦芽　雷丸　小茴　大茴　茯苓　芫花　皂角　巴霜各一两　丁香　麝香　黄连各三钱　人参酌用

【用法】上为末,陈老炒米磨面一斤,以滴醋、烧酒各一斤半,打糊为丸,如豌豆大,阴干,收瓷器,勿走药气。每服三分,空心白滚汤送下。病甚者,早、晚二服,弱者只宜服三五丸,壮者十服为止,亦可间日一服,小儿每服三五丸。

【主治】胃脘疼痛,饱闷膨胀,膈噎,痞积癥瘕,惊风吐泻,诸气积聚。

【宜忌】孕妇忌服。

75241 益气补元汤(《中医妇科治疗学》)

【组成】泡参五钱　白术　茯神　熟地各四钱　酒白芍　黄耆各三钱　肉桂五分　甘草(炙)一钱

【用法】水煎服。

【功用】补气摄血。

【主治】劳伤气血,经血暴下,面色苍白,心悸气短。

【加减】口干咽燥,去肉桂,加阿胶三钱,艾叶一钱半;血久不止者,加广三七五分。

75242 益气补血片(《新药转正》42册)

【组成】人参　当归　黄耆　大枣　制何首乌　陈皮

【用法】制成糖衣片。口服,一次5片,每日3次。

【功用】益气补血,健脾滋肾。

【主治】原发性血小板减少性紫癜属气血两虚证候者。症见皮下散在出血点,或兼见齿衄、鼻衄,神疲乏力,头晕目眩,心悸气短,食少纳呆,面色苍白,舌淡,脉细无力等。

75243 益气补血汤(《效验秘方》周信有方)

【组成】党参20克　黄耆20克　黄精20克　山萸肉20克　女贞子15克　淫羊藿15克　巴戟天20克　丹参15克　鸡血藤20克　龟板30克　鹿角胶9克(烊化)　大枣10枚　干地黄15克

【用法】水煎,日服3次。另外,人参研粉每服1.5克,早晚2次吞服。

【功用】培补脾肾,益气养血。

【主治】再生障碍性贫血表现为阴阳气血两虚者,各种贫血症和化疗后骨髓抑制所出现的贫血、白细胞减少、血小板减少等。

【加减】人参粉每服1.5克,早晚2次吞服。

【方论选录】本方将健脾益气之党参、黄耆、黄精与补肾助阳之淫羊藿、巴戟天、山萸肉、鹿角胶等作为基本药。同时,根据"血以和为补"的原则,加入功兼补血与和血作用的丹参、鸡血藤;加入干地黄、龟板滋阴补肾凉血,大枣健脾益气。共奏补脾肾、益气血之功。

75244 益气补冲汤(《中医妇科治疗学》)

【组成】泡参五钱　白术　云神各四钱　秦归三钱　熟地四钱　黄耆　枸杞　菟丝　甘草(炙)各三钱

【用法】水煎,温服。

【功用】气血双补,兼滋肝肾。

【主治】气血亏甚,经闭数月,皮肤干燥不润,形体消瘦,心累气短,动则喘逆,头晕目眩,腰酸无力,食少,舌质淡,苔正常,脉缓无力。

75245 益气补肾汤(《赤水玄珠》卷十六)

【组成】人参　黄耆(蜜炙)各一钱二分　白术二钱　白茯苓一钱　甘草(炙)五分　山药　山茱萸肉各一钱半

【用法】水二钟,加大枣二枚,煎八分,食前服。

【主治】淫欲过度,肾家不能纳气归元,使诸气逆奔而上,头痛眩晕。

75246 益气补肺汤(《医醇賸义》卷二)

【组成】阿胶二钱(蛤粉炒)　五味子五分　地骨皮　天冬　麦冬　人参各二钱　百合三钱　贝母　茯苓各二钱　苡仁四钱

【用法】加糯米一撮，煎汤代水饮。

【主治】肺劳。肺气大虚，身热气短，口燥咽干，甚则咳嗽吐血。

75247 益气补漏汤（《顾氏医径》卷四）

【组成】人参　白芍　黄芩　生地　益母　川断　甘草

【主治】气虚胎漏。

75248 益气固冲汤（《效验秘方·续集》李启文方）

【组成】黄耆80~130克　党参　地榆炭各30克　白头翁40克　生地炭　川断各20克　陈皮　白术　枣皮各10克　升麻6克　阿胶珠（蒲黄炒）15克　炙草9克

【功用】益气固冲，清热散瘀。

【主治】崩漏。

【加减】偏气虚者，红参易党参；兼血热者，加黄芩、炒山栀、丹皮炭；兼血瘀者，加炒五灵脂、三棱、莪术、益母草。

【方论选录】本方以《景岳全书》中举元煎（黄耆、党参、白术、升麻、炙草）为基础，重用黄耆益气摄血为主方。配川断、女贞子、枣皮、覆盆子补肾固冲；白头翁、地榆炭、生地炭三药味苦性寒，清热凉血止血。方中蒲黄、炒阿胶珠取阿胶养血补血之中有止血之功，蒲黄敛血之中具活血散血之力，二药合用，补血而不碍行，止血而不留瘀。正如《傅青主女科》中说："止血之药，不必独用，必须于补阴之中行止血之法。"因此，本方以益气固冲为主，融清热、散瘀于其中，故其方亦以益气固冲为名。

75249 益气固阴汤（《医门补要》卷中）

【组成】党参　玉竹　白术　熟地　川续断　沙苑子　杞子　黄耆（炙）当归　白芍

【主治】小儿头软块。

75250 益气固肠丸

《回春》卷六。即原书同卷"收带六合丸"之异名。见该条。

75251 益气固精丸（《医部全录》卷三三一引《杂兴方》）

【组成】破故纸（酒浸，春三、夏一、秋二、冬五日，焙，研末）金银花各二两　还筒子　芡实各半两

【用法】上为末，炼蜜为丸，如梧桐子大。每服五十丸，空心盐汤、温酒任下。

【功用】补血，黑发，益寿。

75252 益气建中汤（《效验秘方》姚奇蔚方）

【组成】桂枝10克　白芍10克　甘草3克　大枣3枚　黄耆50克　太子参30克　怀山药30克　黄精20克

【用法】水煎，分二次温服。

【功用】益气建中。

【主治】胃痛胃胀，喜暖喜按，遇寒加重，口淡不干，四肢欠温，舌质淡，苔薄白，脉迟或缓，证属中阳不振，肝气升达无力，胃阳不足者。

【加减】食欲不振，大便稀薄，四肢乏力者，加党参、白术。

【方论选录】本方源于《金匮要略》黄耆建中汤，但去饴糖之大甘，更加太子参、怀山药、黄精益气养液；重用黄耆补肺制肝，舒达肝气，于温建之中寓展运之用。黄耆甘温味淡，轻虚不壅，于补气之中含上升外达之性，对气虚不足、肝气升达无力者，确为首选良药。陈修园在《伤寒医诀串解》中，主张重用黄耆助少阳生发之气逆转其不利之枢机。余用黄耆助肝气升达之力，舒展其不达之郁滞，义正相同。此方虽经加减，但达到了温不燥液，补不壅气，寓舒肺达肝于建中益气之中，以建中益气之剂，收达肝和胃之用。

75253 益气保元汤（《效验秘方·续集》李丹初方）

【组成】紫河车10克　黄耆15克　白术10克　陈皮6克　熟地15克　枸杞15克　菟丝子15克　巴戟天10克　淫羊藿10克

【用法】汤剂每日一剂，浓煎二次，共取汁300毫升，分二次温服，三个月为一疗程。加服化瘀泄浊丸：蜈蚣（去头足）30条，水蛭30克，土鳖30克，丹参90克，大黄90克，研末，水泛为丸，梧桐子大。日服二次，每次6克，15天为一疗程。间隔3~5天再行第二疗程。

【功用】益气保元，化瘀泄浊。

【主治】慢性肾功能衰竭，尿毒症。

【加减】偏于阴虚者，去巴戟、淫羊藿，加生地、首乌、白芍。

【方论选录】方中紫河车，系血肉有情之品，性味甘温入肾经，禀父母精气而成，得母子气血居多，故能峻补营血，与黄耆合用能增强益气养血之功；熟地、枸杞、首乌能滋养肝肾，填精充髓改善肾性贫血；菟丝子、巴戟天、淫羊藿温补肾元，扶正固本；党参、白术、陈皮燥湿健脾以助其根。俾使脾得健运，升清统摄，肾气得充，精关乃固，肝血得养，气血充足，改善和保护肾功能以治其本。丸药中，蜈蚣、水蛭、土鳖、丹参、大黄以解毒化瘀，通腑泄浊，改善高凝，加快有毒物质的排泄，减少有害物质的重吸收以治其标。汤丸合用，达到益气保元、化瘀泄浊的目的。

75254 益气保生丸（《点点经》卷一）

【组成】真神曲（系六月六日造者良，研细，用黑羊肉二斤，煮烂取汁，去滓，炒曲文武火焙干入药）一斤　当归（酒洗）四两　白芍（乳蒸）一两　川芎（童便、葱汁炒）三两　生地（酒炒）一两　白术（土炒）二两　茯苓（乳蒸）三两　陈皮（童便炒）二两　远志（猪心血炒）二两　车前子（盐水炒）二两　黄耆（蜜炙）三两　秦艽（蜜炙）三两　怀膝（酒炒）三两　杜仲（盐水炒）三两　粉葛（醋炒）一两　麻仁（乳蒸，童便炒）三两　黄芩（酒炒）三两　天冬（童便炒）二两　肉苁蓉（去甲，童便炒）三两　金箔（擂细和匀）三百张

【用法】上为细末，炼蜜为丸，如梧桐子大。每服三钱，早晨开水送下。

【功用】调补。

【主治】伤酒。

75255 益气养元丸（《北京市中药成方选集》）

【组成】黄耆十两　白术（麸炒）十五两　升麻五两　柴胡五两　山药五两　党参（去芦）十两　当归十两　甘草五两　橘皮十两　人参（去芦）二两五钱

【用法】上为细末，炼蜜为丸，重三钱。每服一丸，温开水送下，一日二次。

【功用】培养元气，健脾和胃。

【主治】元气亏损，脾胃虚弱，身体疲倦，精神不振。

75256 益气养荣汤（《内经拾遗》卷一）

【组成】当归　川芎　白芍　熟地　人参　白术　白茯苓　甘草　桔梗　橘皮　贝母　香附　黄耆　柴胡

【用法】水二钟，加生姜三片，大枣二个，煎八分，温服。

【功用】止咳嗽，补气血。

【主治】《保婴撮要》:气血损伤,四肢颈项等处患肿,不问软硬赤白痛否,日晡发热,或溃而不敛者。

75257 益气养荣汤(《慈幼心传》卷下)

【组成】人参 白术 川芎 当归 生地 白芍 柴胡 贝母 黄耆 桔梗 金银花 皂角刺 夏枯草

【用法】水煎服。

【主治】恶核瘰疬,溃不收口。

75258 益气养荣汤(《会约》卷十五)

【组成】人参 当归各四钱 香附(醋炒)一钱二分 干漆(捶碎,炒令烟尽)一钱半 干姜(炒) 肉桂各一钱 陈皮(去白)七分

【用法】水煎服。

【主治】产后气血虚弱,风冷所乘,搏于脏腑,积聚为患。

【加减】如无参者,加黄耆(蜜炒)三五钱;如坚结不能化者,加三棱(醋炒)一钱半,莪术(火炮)一钱半。或多服不应,须用丸药渐磨之法。

75259 益气养神汤(《回春》卷二)

【组成】人参 当归 白芍(酒炒) 知母(去毛) 麦门冬(去心) 栀子(炒)各一钱 陈皮五分 生甘草 升麻各三分 前胡 白茯神(去皮)各七分

【用法】上剉剂。加大枣一个,水煎,食远温服。

【主治】伤寒新愈,方起劳动应事,或多言劳神而微复动热者,曰劳复。

75260 益气养营煎(《古方汇精》卷二)

【组成】川芎 生甘草节各一钱 当归 银花 茯苓 生黄耆各二钱 炙山甲一钱五分 荆芥八分

【用法】加葱一支,酒半杯,早、晚每投一剂。外治须急聚根脚,中敷玉枢丹,四围以坎宫锭敷之。更加用生葱一两,黄蜜三钱,大远志肉八钱,捣烂成饼,重汤蒸热,贴于患处。

【主治】疽患漫肿多日,脚散顶平。

75261 益气养脾汤(《点点经》卷二)

【组成】黄耆二钱 白术一钱 条参 当归 玉竹 茯苓 生地 陈皮 薄荷各一钱半 红花 地榆各五分 甘葛二钱 甘草三分

【用法】生姜、大枣为引,小儿胎发一团,烧灰存性,兑服。

【主治】酒毒伤肺,大肠下血,饮食减少,人渐消瘦,后脏红肿,疙瘩坚硬。

75262 益气活血方(《效验秘方·续集》徐嵩年方)

【组成】党参12克 黄耆12克 白术12克 茯苓12克 炙甘草9克 黄连3克 炮姜3克 当归12克 丹参30克 生地榆30克 马鞭草30克 桑椹子30克 大枣4枚

【用法】日一剂,水煎,早、晚分服。

【功用】益气补虚,活血化瘀。

【主治】适用于慢性肾炎病程日久者。症见面色萎黄或白,形体虚衰,疲惫乏力,食欲不振,脘腹胀坠,腑行不畅或溏泄,尿检除见蛋白外常伴红细胞,舌质瘀紫,苔薄腻,脉浮弱。

【方论选录】党参、黄耆、白术、茯苓、炙甘草益气健脾,升清化浊,又能推动血流运行;炮姜温经止血而不留瘀;当归、丹参活血化瘀;黄连、生地榆、马鞭草清利湿热;桑椹子补肾固精,大枣和中,调和诸药。全方侧重益气活血辅以清利湿热,达到升清降浊的目的。

75263 益气活血汤(《效验秘方·续集》高濯风方)

【组成】西洋参5克 黄耆15克 丹参30克 川芎6克 红花10克 三七粉3克(分冲) 威灵仙90克 降香10克 甘草3克

【用法】每日一剂,水煎,早、晚分服。

【功用】益气活血,宣痹止痛。

【主治】冠心病。

【加减】若见胸中痞塞、短气,属阳气不化,饮停胸膈者,加茯苓、杏仁;动则汗出、喘息,肾不纳气者,加山萸肉、淫羊藿;脉迟而无力、心阳不充者,加桂枝;脉见结代或三五不调,加桂圆肉、甘松。

【方论选录】方中西洋参、黄耆顾护元气,扶正固本;丹参、川芎、红花、三七粉活血化瘀;威灵仙、降香宣痹理气,通经止痛;甘草调和诸药。全方标本兼顾,益气活血,宣痹止痛。

75264 益气除风汤(《张皆春眼科证治》)

【组成】黄耆12克 白术 当归 白芍各9克 防风 僵蚕各6克

【功用】补中益气,养血除风。

【主治】气虚受风之上胞下垂。起病较急,忽然上胞下垂,痒如虫行,头痛,目眩。

75265 益气健脾丸(《医学六要·治法汇》卷一)

【组成】人参三两 白术三两 陈皮一两半 炙甘草八钱 枳实一两半 白茯苓二两

【主治】脾弱不能运化,四肢倦怠,面色萎黄,口淡耳鸣,食少。

【加减】大便泄泻,加山药、扁豆、炒莲肉;甚者,加肉豆蔻。

75266 益气健脾汤(《寿世保元》卷三)

【组成】人参二钱 白术一钱五分(去芦,土炒) 白茯苓(去皮)三钱 陈皮二钱 白芍(炒)三钱 苍术一钱五分(米泔浸) 干姜(炒黑)八分 诃子(煨)二钱 肉桂(面裹煨)六分 升麻(酒洗)四分 甘草(炙)八分

【用法】上剉。加生姜、大枣,水煎服。

【主治】气虚泄泻,饮食入胃不住,完谷不化。

【宜忌】忌油腻。

【加减】腹痛加桂。

75267 益气健脾汤(《医学传灯》卷上)

【组成】人参 白术 白茯 甘草 陈皮 半夏 山楂 神曲 苡仁 泽泻

【主治】脾胃气虚,饮食少。

【加减】症非泄泻下痢,宜加当归;气虚甚者,加黄耆、炮姜;滞重者,加厚朴。

75268 益气润燥丸(《证治宝鉴》卷七)

【组成】熟地六两 杏仁(炒,去皮尖) 枳壳(炒) 橘红各二两五钱 阿胶(炒) 苁蓉各半两 苏子 荆芥各一两 当归三两

【用法】炼蜜为丸,如梧桐子大。每服八九十丸,空心

白汤送下。

【主治】阴虚便秘,气脱里急后重,作恶干呕,渴而索水,饮食不进。

75269 益气调荣汤(《卫生宝鉴》卷八)

【组成】人参三分　当归二分　陈皮二分　熟地黄二分　白芍四分　升麻二分　黄耆五分　半夏(泡)三分　白术二分　甘草(炙)二分　柴胡二分　麦门冬三分

【用法】上㕮咀,作一服。水二盏,煎至一盏,去滓温服。

【主治】中风,肩膊痛久尚未痊愈者。

【宜忌】忌食辛热之物。

【备考】本方方名,《普济方》引作"调胃汤"。

75270 益气润肠膏(《成方制剂》19 册)

【组成】白术　地黄　女贞子

【用法】制成膏剂,每瓶装 60 克或 120 克。口服,一次 30 克,每日 3 次。

【功用】润肠通便,健胃利气。

【主治】大便秘结引起的腹胀,饮食乏味,口干舌燥等。

75271 益气通络汤(《效验秘方·续集》张觉人方)

【组成】黄耆 30 克　赤芍 6 克　川芎 5 克　当归 12 克　地龙 9 克　桃仁 9 克　红花 6 克　丹参 12 克　桑枝 12 克　川牛膝 9 克

【用法】每日一剂,水煎,早、晚分服。

【功用】益气活血通络。

【主治】中风,证属气虚血滞者。症见半身不遂,肢体乏力,患侧手足浮肿,面色萎黄少华或紫暗,言语謇涩,口眼歪斜,舌淡紫,脉细涩无力。

【宜忌】阴虚口苦口渴,舌少苔者,不宜服用。

【加减】口眼歪斜,加僵蚕、全蝎;言语謇涩,加石菖蒲、远志;中风日久,偏枯不用,加水蛭、虻虫搜风通络。

【方论选录】本方以补阳还五汤为主,益气活血,祛瘀通络。加丹参以助活血通脉;桑枝、川牛膝舒筋化湿,通经活络。

75272 益气培元饮(《古方汇精》卷一)

【组成】大熟地　制杜仲各三钱　丹皮八分　茯苓一钱二分　淮山药二钱　建泽泻五分　柴胡六分　当归　山萸肉　枸杞子　炒白芍各一钱五分　甘草梢一钱

【用法】加姜皮半分,南枣三个,水煎服。

【主治】遗精白浊,溺下砂淋,茎中痒痛,腰膝酸痛诸证。

75273 益气救脱汤(《中医症状鉴别诊断学》)

【组成】人参　三七粉

【功用】峻补元气,止血固脱。

【主治】产后气虚血崩之轻证。

75274 益气清金汤(《金鉴》卷六十六)

【异名】益气左金汤(《外科证治全书》卷二)。

【组成】苦桔梗三钱　黄芩二钱　浙贝母(去心,研)　麦冬(去心)　牛蒡子各一钱五分(炒研)　人参　白茯苓　陈皮　生栀子(研)　薄荷　甘草各一钱(生)　紫苏五分

【用法】加竹叶三十片,水三钟,煎一钟,食远服,滓再煎服。

【主治】喉瘤。

75275 益气清脏汤(《疮疡经验全书》卷三)

【组成】人参　当归　条芩　黄连　生地　赤芍药　槐角　川芎　升麻　枳壳　秦艽　白术　茯苓　甘草

【用法】水二钟,加生姜一片,灯心二十根,水煎服。

【主治】痔漏。

75276 益气散风汤(《辨证录》卷五)

【组成】人参　黄耆各三钱　甘草　半夏各一钱　白术五钱　柴胡二钱　茯苓三钱　枳壳五分

【用法】水煎服。

【主治】气虚伤风,头痛发热,身疼腰重,骨节俱酸疼,恶风无汗。

75277 益气滑胎丸(《圣惠》卷七十六)

【组成】赤茯苓一两　赤芍药一两　槟榔一两　川芎半两　诃黎勒皮三分　枳实半两(麸炒微黄)　川大黄一两(剉,微炒)　麦门冬一两半(去心,焙)　厚朴一两(去粗皮,涂生姜汁,炙令香熟)

【用法】上为末,炼蜜为丸,如梧桐子大。每服二十丸,食前以温酒送下。

【功用】妊娠令易产。

【备考】本方方名,《普济方》引作"滑胎丸"。

75278 益气疏风汤(《疮疡经验全书》卷一)

【组成】升麻　甘草　当归　川芎　生地　白芍　桔梗　天花粉　黄芩　麦冬　前胡　青皮　干葛　紫苏　连翘　防风

【用法】水煎服。

【主治】肺经受热,多语损气,喉瘤生于喉间两旁,或单或双,形如圆眼大,血丝相裹如瘤。

75279 益气解毒饮(《效验秘方》张琪方)

【组成】黄耆 30 克　党参 20 克　柴胡 15 克　白花蛇舌草 30 克　麦冬 15 克　地骨皮 15 克　黄芩 10 克　蒲公英 10 克　车前子 15 克　生地 15 克　甘草 15 克

【用法】水煎服,日一剂。

【功用】补气滋阴,清热解毒。

【主治】劳淋。症见小便涩痛,淋沥不已,遇劳即发,时作时止,腰酸气短,乏力,五心烦热,舌红苔白,脉弱或细数无力。

【加减】小便不利,加瞿麦 20 克,竹叶 15 克;腰痛甚,加山萸肉、枸杞子各 15 克;血尿,加茅根 30 克,小蓟 20 克;小腹凉,加茴香 10 克,肉桂 7 克。

【方论选录】本方以黄耆、党参益气;以生地、地骨皮、麦冬滋阴,共奏补气养阴固本之效;柴胡、黄芩、公英、白花蛇舌草、甘草清热解毒,以除湿热之毒邪;车前子利水通淋。诸药合用,清热利湿解毒而无伤正之弊,益气滋阴固本而不恋邪,恰中劳淋正虚邪恋之病机。

75280 益气聪明丸

《成方制剂》4 册。即《东垣试效方》卷五"益气聪明汤"改为丸剂。见该条。

75281 益气聪明汤(《东垣试效方》卷五)

【组成】黄耆　甘草各半两　芍药一钱　黄柏一钱(酒制,剉,炒黄)　人参半两　升麻　葛根各三钱　蔓荆子一钱半

【用法】上㕮咀。每服三钱,水二盏,煎至一盏,去滓温

服，临卧近五更再煎服之。得肿更妙。

【功用】令目广大，久服无内外障、耳鸣耳聋之患。又令精神过倍，元气自益，身轻体健，耳目聪明。

【主治】饮食不节，劳役形体，脾胃不足，得内障，耳鸣或多年目暗，视物不能。

【宜忌】忌烟火酸物。

【加减】如烦闷或有热，渐加黄柏，春、夏加之，盛暑夏月倍之，如脾胃虚去之。

【方论选录】《医方集解》：参、耆甘温以补脾胃；甘草甘缓以和脾胃；干葛、升麻、蔓荆轻扬升发，能入阳明，鼓舞胃气，上行头目。中气既足，清阳上升，则九窍通利，耳聪而目明矣；白芍敛阴和血，黄柏补肾生水。盖目为肝窍，耳为肾窍，故又用二者平肝滋肾也。

【备考】本方改为丸剂，名"益气聪明丸"（见《成方制剂》4册）。

75282 益火生光汤（《张皆春眼科证治》）

【组成】丽参3克　茯苓9克　远志3克　炙甘草6克　巴戟天　肉苁蓉各9克　肉桂1.5克

【功用】温肾助阳，开心明目。

【主治】心虚目瞑。因思虑过度，损伤心脾，或命门火衰，神光不能生发而致双目不痛不痒，不红不肿，羞明怕光，不时瞑目，重者双目紧闭，欲睁不能；有时忽然睁开，如常人之状，瞬间复闭如故，眦部淡赤或呈虚浮，神光内沉，瞳神微昏。或兼心悸失寐，或兼五更泄泻，阳痿滑精。

【加减】若兼心悸、失寐，可加炒枣仁12克，以养心安神；若兼阳痿、滑精，可加芡实、锁阳各9克，以固肾涩精；兼五更泄泻者，可加煨肉蔻9克，以温中止泻。

【方论选录】方中丽参、茯苓、远志、炙甘草补心气以发神光；丽参、茯苓、炙甘草且能健脾补中以助脾阳；巴戟天、肉苁蓉温肾阳以助命门相火；肉桂辛甘大热，以补火助阳。心脾肾三经之阳气充沛，神光生有源、发有力，眼睑运动自如，何羞明、目瞑之有？

75283 益火散寒汤（《会约》卷十一）

【组成】肉桂一钱半　干姜（炮）一钱　桂枝八分　羌活七分　苍术一钱　秦艽二钱　防风一钱　甘草八分　陈皮八分

【用法】生姜为引服。

【主治】寒邪外中，身体切痛，脉弦紧者。

【加减】寒甚者，加附子；手臂痛甚，加片子姜黄、海桐皮；寒邪滞者，加麻黄、白芍。

75284 益心止遗丸（《石室秘录》卷二）

【组成】熟地一斤　山药一斤　芡实一斤　生枣仁五两　巴戟天二两　麦冬三两　北五味三两　莲子半斤（同心用）

【用法】上药各为末，炼蜜为丸。每服一两，白滚汤送下。

【主治】遗精。

75285 益心宁神片（《中国药典》2010版）

【组成】人参茎叶总皂苷10克　藤合欢1000克　五味子500克　灵芝500克

【用法】上制成片剂，❶薄膜衣片每片重0.31克；❷薄膜衣大片每片重0.52克。口服，一次5片（小片），或一次3片（大片），一日3次。

【功用】补气生津，养心安神。

【主治】心气不足、心阴亏虚所致的失眠多梦、心悸、记忆力减退；神经衰弱见上述证候者。

75286 益心健脑汤（《效验秘方》周次清方）

【组成】黄耆30~60克　葛根15~30克　丹参20~40克　生山楂9~15克　桑寄生15~30克

【用法】每日1剂，水煎，分2~3次温服。

【功用】补气活血，益心健脑。

【主治】高血压病、脑栓塞、脑血栓形成、脑动脉硬化以及心律失常、高血脂等心脑血管疾病。

【加减】畏寒肢冷者，加桂枝6克，炮附子9克；口干，舌红少苔，大便干结等阴虚证者，加麦冬12克，生首乌15克；体倦，神疲，气短等气虚证明显者，加党参30克，五味子6克；血瘀气滞疼痛明显者，加香附12克，元胡9克；失眠多梦者，加炒枣仁5克，夜交藤30克。

【方论选录】本方以"益气活血"为宗旨，方中黄耆、葛根、桑寄生益气为主，丹参、生山楂、川芎活血为辅，取其"气不虚不阻，血得气而不滞"之意。诸药合伍，益诸脏之气，活一身之血，使气旺血活，心脉得通，脑亦得养，从而达到益心健脑之功能。据现代药理研究，以上诸药有不同程度的扩张心脑血管、增加血流量，降血脂、降血压以及抗心律失常功能。

75287 益心舒胶囊（《中国药典》2010版）

【组成】人参200克　麦冬200克　五味子133克　黄耆200克　丹参267克　川芎133克　山楂200克

【用法】上制成胶囊剂，每粒装0.4克。口服，一次3粒，一日3次。

【功用】益气复脉，活血化瘀，养阴生津。

【主治】气阴两虚，瘀血阻脉所致的胸痹，症见胸痛胸闷，心悸气短，脉结代；冠心病心绞痛见上述证候者。

75288 益水平火汤（《辨证录》卷三）

【组成】熟地一两　生地一两　麦冬一两　玄参一两　菖蒲一钱

【用法】水煎服。一剂而痛止，二剂而响息，三剂而痊愈、耳不再聋。

【主治】肾水不足，肾火上冲，耳中如针触而生痛，耳聋。

【方论选录】前四味乃补水之药，又能于水中泻火，且不损伤肾气，则肾火自降；菖蒲引肾气而上通，火得路而上达，又何有阻抑之虞乎！此方治已聋者尚有奇功，矧治未聋之耳，有不取效者哉！

75289 益本滋肾丸（《准绳·类方》卷七）

【组成】黄柏（去粗皮）　知母（去毛，各剉碎，酒洗）各等分

【用法】上为极细末，水为丸，如梧桐子大。每服一百五十丸，空心热汤送下，服后以干物压之。

【主治】眼昏暗，将成内障。

75290 益母八珍汤（《不知医必要》卷四）

【组成】党参（去芦，米炒）　净白术　当归各二钱　白茯苓　白芍（酒炒）各一钱半　熟地三钱　川芎一钱　益母草一钱半　炙草一钱　生姜二片　大枣二枚

【主治】月经不调，或前或后。

75291 **益母止啼汤**(《顾氏医径》卷四)

【组成】人参　黄耆　当归　麦冬　橘红　甘草

【主治】子鸣。妊娠七八月,忽然儿啼腹中者。

75292 **益母四物汤**(《竹林女科》卷二)

【组成】熟地黄　当归　白芍(酒炒)　川芎　益母草　黄芩(酒炒)　黄连(姜汁炒)　白术(蜜炙)各一钱

【用法】水煎,食前服。

【主治】胎漏,内热作渴者。

75293 **益母地黄汤**(《景岳全书》卷六十一)

【异名】生地黄汤(《医级》卷九)。

【组成】生地　益母草各二钱　当归　黄耆(炒)各一钱

【用法】加生姜,水煎服。

【主治】妊娠跌坠,腹痛下血。

75294 **益母佛手散**(《胎产要诀》卷二)

【组成】川芎一钱　益母草(忌铁器)二钱　当归身(酒洗,去芦)七钱

【用法】临月之时可常服。

【功用】胎前调理。

【加减】虚,加人参。

75295 **益母草子散**(《圣惠》卷七十九)

【组成】益母草子一两　桂心半两　当归三分(剉,微炒)　赤芍药半两　熟干地黄半两　大麦糵半两(微炒)　鬼箭羽半两　红蓝花半两　川大黄三分(剉,微炒)　赤鲤鱼皮灰半两　乱发灰半两　密陀僧半两(烧醋淬过)　虻虫一两(去翅足,微炒)　水蛭一两(炒令黄)　麝香一分(研入)

【用法】上为细散,以赤马尿半中盏,酒半中盏,拌和前药令匀,直候干,研入麝香。每服二钱,食前以温酒调下。

【主治】产后恶血稽留,经久未消,致月水不通,面色萎黄,脐腹疼痛,肌瘦无力。

75296 **益母草子散**(《圣惠》卷八十)

【组成】益母草子半两　刘寄奴半两　芸薹子二分(微炒)　肉桂三分(去粗皮)　没药半分　当归半两(剉,微炒)

【用法】上为细散。每服二钱,以水酒各半中盏,煎至五分,和滓热服,不拘时候。

【主治】产后恶血,腹内㽲痛,口干心烦。

75297 **益母草汁粥**(《圣惠》卷九十七)

【组成】益母草汁二合　生地黄汁二合　藕汁二合　生姜汁半合　蜜二合　白粱米一合(水淘,研令细)

【用法】先以水一大盏,煮米作粥,次入诸药汁,更煎三二沸。每服二合,一日三次。

【主治】产后虚劳,血气不调,腹肚绞痛,血晕昏愦,心热烦躁,不多食。

75298 **益母草饮子**(《圣惠》卷八十)

【组成】益母草汁二合　地黄汁二合　淡竹沥一合　童便一合　红蓝花半两　紫葛半两(剉)

【用法】先以水一大盏,煎后二味至五分,去滓,入诸药汁,更煎三二沸,分温四服,不拘时候。

【主治】产后血运,烦闷,气欲绝。

75299 **益母草饮子**(《伤寒总病论》卷六)

【组成】益母草绞汁

【用法】每服半升。

【主治】妊娠热病,胎死腹中。

75300 **益母草涂方**(《圣济总录》卷一〇一)

【组成】益母草灰一升

【用法】以醋和为团,以炭火煅七度后,入乳钵中研细,用蜜和匀,入盒中。每至临卧时,先浆水洗面,后涂之。

【功用】令面光白润泽。

【主治】面皯䵳。

75301 **益母草煎丸**(《圣惠》卷七十)

【组成】益母草二斤　青蒿二斤　桃枝一握(长一尺)　柳枝一握(长一尺)(以上四味细剉,用童便一斗,于银锅中煎至三升,绞去滓,煎成膏)　柴胡二两(去心)　朱砂一两(细研,水飞过)　天灵盖一两(涂酥炙令微黄)　鳖甲二两(涂醋炙令黄,去裙襕)　木香一两　赤芍药二两　犀角屑二两　甘草一两(炙微赤,剉)　麝香半两(细研)　桃仁五两(汤浸,去皮尖双仁,生研如膏)

【用法】上为末,用益母草煎都和捣为丸,如梧桐子大。每服三十丸,用乌梅、甘草煎汤送下,不拘时候。

【主治】妇人骨蒸劳瘦,月候不通,心神烦热,四肢疼痛,不能饮食。

【备考】本方方名,《普济方》引作"益母草丸"。

75302 **益母草煎丸**(《圣惠》卷七十)

【组成】益母草汁一升　青蒿汁一升　无灰酒一升　生姜汁三合　童便一升　蜜五合(以上同于银器中,慢火熬成膏)　柴胡一两(去苗)　人参三分(去芦头)　麦门冬一两半(去心,焙)　琥珀三分(细研)　桃仁一两(汤浸,去皮尖双仁,麸炒微黄)　地骨皮三分　白术三分　枳壳三分(麸炒微黄,去瓤)　鳖甲一两(涂醋炙令黄,去裙襕)　桔梗半分(去芦头)　当归半分　赤芍药一两　生干地黄一两　鬼箭羽一两　麝香一分(细研)

【用法】上药前六味熬成膏;余药为末,用熬成膏和捣为丸,如梧桐子大。每服三十丸,食前以温水送下。

【主治】妇人热劳烦闷,四肢疼痛,经脉滞涩,腹胁妨闷,不欲饮食。

75303 **益母种子丸**(年氏《集验良方》卷五)

【组成】益母草(上截)十两　人参二两　白术(土炒,去芦)四两　归身四两(酒洗)　白茯苓三两　川芎二两　熟地四两(砂仁酒炒)　白芍(酒炒)二两　生草二两　木香二两　砂仁二两(炒)

【用法】炼蜜为丸,如梧桐子大。每空心服三钱。

【主治】妇人一切月水不调,气血两虚,不孕。

75304 **益母胜金丸**

《医钞类编》卷十六。为《医学心悟》卷三"益母胜金丹"之异名。见该条。

75305 **益母胜金丹**(《医学心悟》卷三)

【异名】益母胜金丸(《医钞类编》卷十六)。

【组成】熟地　当归各四两　白芍(酒炒)三两　川芎一两五钱　牛膝二两　白术　香附(酒、醋、姜汁、盐水各炒一次)　丹参　茺蔚子各四两　益母草一斤(酒、水各半,熬膏)

【用法】炼蜜为丸。每早服三钱,开水送下,晚服二钱,用清酒送下。

【主治】女人经血不调,及室女经闭成损。

【加减】经水后期而来,小腹冷痛为寒,加肉桂五钱;经

水先期妄行，自觉血热，加丹皮二两，酒炒条芩五钱；凡遇经水作痛，乃血凝气滞，加玄胡索一两。

75306 益母毓麟丸(《饲鹤亭集方》)

【组成】当归　熟地各四两　党参　鹿角霜　白术　茯苓　川断　杜仲　香附　白芍　菟丝子各二两　川芎　川椒　甘草各一两

【用法】加蜜二十两为丸服。

【主治】妇人血气俱虚，经水不调，腹痛腰酸，饮食不甘，瘦弱不孕及赤白带下。

75307 益血生胶囊(《中国药典》2010 版)

【组成】阿胶 21 克　龟甲胶 21 克　鹿角胶 21 克　鹿血 21 克　牛髓 36 克　紫河车 14 克　鹿茸 4 克　茯苓 36 克　黄耆(蜜制)29 克　白芍 29 克　当归 21 克　党参 21 克　熟地黄 21 克　白术(麸炒)21 克　制何首乌 14 克　大枣 14 克　炒山楂 21 克　炒麦芽 21 克　炒鸡内金 14 克　知母(盐制)7 克　大黄(酒制)7 克　花生衣 4 克

【用法】上制成胶囊剂，每粒装 0.25 克。口服，一次 4 粒，一日 3 次，儿童酌减。

【功用】健脾补肾，生血填精。

【主治】脾肾两虚，精血不足所致的面色无华，眩晕气短，体倦乏力，腰膝酸软；缺铁性贫血、慢性再生障碍性贫血见上述证候者。

【宜忌】虚热者慎用。

75308 益血和中散(《古方汇精》)

【组成】败龟版(煅存性)

【用法】每服三钱，糖拌，好酒送下。尽醉即消。

【主治】乳岩，乳疖初起。

75309 益血润肠丸(《准绳·类方》卷六)

【组成】熟地黄六两　杏仁(炒，去皮尖)　麻仁各三两(以上三味俱杵膏)　枳壳(麸炒)　橘红各二两五钱　阿胶(炒)　肉苁蓉各一两半　苏子　荆芥各一两　当归三两

【用法】上为末，以前三味膏同杵千余下，仍加炼蜜为丸，如梧桐子大。每服五六十丸，空心白汤送下。

【主治】❶《准绳·类方》：年高老人大便秘涩。❷《活人方》：久病及老年肾水虚寒，精枯血竭，脾肺之元气虚，失统运转导之用，里急后重，时泄清水。

75310 益血润肠丸(《鳞爪集》卷二)

【组成】当归四两　生地四两　熟地四两　桃仁四两　生军二两　枳壳四两　杏仁四两　麻仁四两　厚朴四两　黄芩四两　熟军二两　甘草二两

【用法】上为细末，炼蜜为丸，如梧桐子大。每服五六十丸，空心白汤送下。

【功用】祛风养血。

【主治】老人虚人，津液亡，大肠秘。

75311 益血润肠汤(《不知医必要》卷三)

【组成】熟地四钱　麻仁二钱　枳壳(去瓤，麸炒)一钱　肉苁蓉(酒洗，去甲)二钱　杏仁(杵)一钱　当归三钱　阿胶(蛤粉炒)一钱五分

【主治】阴结。凡虚弱及老人大便不通者。

75312 益阴去邪汤(《会约》卷九)

【组成】陈皮一钱半　半夏二钱　茯苓一钱半　甘草一钱　当归二钱　沙参二钱　女贞子二钱　熟地三钱　山药一钱半　生姜一钱半

【用法】水煎服。

【主治】阴虚脉弱，外感咳嗽，或肾气不足，水泛为痰。

【加减】便不实者，去当归，加白术一钱半；寒甚而嗽不止者，加细辛四分；喘急者，加麻黄七分，白芍一钱，以防麻黄之重表也。

75313 益阴生血汤(《辨证录》卷二)

【组成】熟地一两　茱萸　白术　白芍　麦冬各五钱　人参三钱　白芥子三钱　五味子五分

【用法】水煎服。

【主治】血虚不能养筋，左手半边不仁，语言謇涩，口角流涎。

75314 益阴地黄丸(《痘疹传心录》卷十五)

【组成】生地黄　熟地黄各二两　茯苓一两　泽泻五钱　牡丹皮　山茱萸　当归各一两　柴胡五钱　五味子三钱　山药一两　菊花五钱

【用法】上为末，炼蜜为丸，如弹子大。空心盐汤化下。

【主治】水不足而目不明。

75315 益阴地黄丸(《辨证录》卷三)

【组成】熟地一斤　山药八两　麦冬十两　北五味三两　山茱萸八两　丹皮六两　茯苓六两　地骨皮十两　泽泻四两

【用法】炼蜜为丸服。服本方一年，永不再发。

【功用】补肾水，退肾火。

【主治】肾水不足，虚火冲入咽喉，痰中吐血如丝，服化丝汤血止后，善后调理。

75316 益阴地黄丸(《女科指掌》卷一)

【组成】六味地黄丸加当归　北五味

【主治】临经发热，尺部脉弱，阴不足，阳气下陷于阴中。

75317 益阴利产方(《医略六书》卷二十九)

【组成】阿胶八两　赤小豆一升

【用法】上为末，炼蜜为丸。每服三四钱，温酒送下。

【主治】难产累日，脉微数。

【方论选录】产妇阴血不足，无以荣养其胎，故欲产之时，累日不能遽下。阿胶补阴血之不足，小豆降心气之有余，蜜以丸之，酒以行之，使心肾交通，则水火既济而沟满渠通，安有产难累日不下之忧哉。

75318 益阴补气丸

《原机启微》卷下。为《兰室秘藏》卷上“益阴肾气丸”之异名。见该条。

75319 益阴肾气丸(《兰室秘藏》卷上)

【异名】益阴补气丸《原机启微》卷下。

【组成】泽泻　茯苓各二钱五分　生地黄(酒洗，干)　牡丹皮　山茱萸　当归梢(酒洗)　五味子　干山药　柴胡各五钱　熟地黄二两

【用法】上为细末，炼蜜为丸，如梧桐子大，朱砂为衣。每服五十丸，淡盐汤送下。

【主治】眼目内障。

【备考】本方方名，《摄生秘剖》引作“明目地黄丸”。

75320 益阴肾气丸(《四明心法》卷中)

【组成】熟地(自制杵膏)　山药　萸肉　丹皮　茯苓

泽泻　五味　当归　生地（酒拌杵膏）

【用法】上为末，入二膏加炼蜜为丸，如梧桐子大，朱砂为衣。每服五十丸，空心淡盐汤送下。

【主治】诸脏亏损，发热晡热，潮热盗汗；或寒热往来，五心烦热；或口干作渴，月经不调；或筋骨酸倦，饮食少思；或头目不清，痰气上壅，咳嗽晡甚，胸膈痞闷；或小便赤数，两足热痛；或脚足痿软，肢体作痛。

【备考】本方方名，《成方切用》引作"抑阴地黄丸"。

75321　益阴肾气丸（《异授眼科》）

【组成】泽泻　茯神　生地　丹皮　山药　当归　柴胡　熟地　人参　山萸肉　五味子　远志各五钱　石菖蒲四钱

【用法】上为末，炼蜜为丸。每服五十丸，空心盐汤送下，一日三次。

【主治】肾阴心阳两虚，目昏不痛，日日出暴泪。

75322　益阴固本丸（《慈禧光绪医方选议》）

【组成】熟地八钱　丹皮三钱　山萸肉四钱　淮山药四钱　云苓五钱　泽泻三钱　金樱子五钱　菟丝子五钱

【用法】上为细末，炼蜜为丸，如绿豆大。每服二钱，米汤送下。

【功用】固精。

【主治】肾阴亏损，虚火上炎，阳痿，遗精、滑精，目眩。

75323　益阴固本丸（《慈禧光绪医方选议》）

【组成】熟地四两　山萸肉二两　丹皮二两　茯苓四两　白术二两（土炒）　菟丝子二两　黄连五分　肉桂三分　芡实二两　金石斛五钱　牡蛎八钱（煅）　莲须二两　杭芍五钱　淮山药四两（炒）　麦冬八钱（去心）

【用法】上为细末，炼蜜为丸，如绿豆大。每服三钱，淡盐汤送下。

【功用】滋补肾阴，收涩固精，交通心肾，兼顺中州。

【主治】时常滑精，心烦躁汗，夜寐不实，气短懒言，饮食减少。

【方论选录】本方亦宗六味地黄汤，去泽泻之通利，重在滋补肾阴，并仿金锁固精丸意小有加减，旨在收涩固精，合交泰丸以交通心肾，治其怔忡，另加健脾之品兼顾中州。

75324　益阴治痨方（《慈禧光绪医方选议》）

【组成】西洋参四两　潼关蒺藜四两（酒洗）　泽泻一两五钱　大熟地十二两（九制）　淮山药六两　麦冬三两（去心）　酒白芍三两　煅龙骨二两　宣木瓜二两（酒炒）　云茯神五两（抱木）　煅牡蛎二两　伸筋草一两五钱（酒炒）　远志肉八钱（去骨）　丹皮一两五钱　炙甘草八钱　当归身三两（酒洗）　菟丝子三两　莲须三两

【用法】上为细末，炼蜜为丸，如梧桐子大服。

【功用】补阴，伸筋，壮阳气。

【主治】痨症及一切阴虚，心肾不交。

75325　益阴养荣膏（《古方汇精》卷四）

【组成】蜜刺海参　大淡菜　建莲肉　南枣各八两

【用法】文武火熬，须昼夜不断火，候成膏，去滓。每早用一大匙，开水化下，服尽一料即愈。

【主治】童子痨。初起发热咳嗽，阴虚盗汗，脾胃不香，遗精咯血。

75326　益阴凉血汤（《效验秘方·续集》李丹初方）

【组成】制首乌 15 克　生地 20 克　女贞子 12 克　旱莲草 12 克　生地榆 20 克　茅根 15 克　小蓟 15 克　丹皮 12 克　栀子 12 克　知母 10 克　黄柏 12 克　泽泻 12 克　车前草 12 克

【用法】每日一剂，水煎，早、晚分服。

【功用】滋阴凉血，通利清热。

【主治】慢性肾炎血尿症。

【加减】方用制首乌为君，能养血益肝，固精益肾；女贞子、旱莲草甘酸能敛，甘凉凉血，配以生地增强滋阴益肾之力；又以知母、黄柏坚阴；丹皮、栀子泻火，相火清则血宁。小便以通为利，方用车前草、泽泻淡渗利尿，佐地榆、小蓟同用，为治标而设。茅根集清热生津利尿，凉血止血为一体。全方既能滋补肾阴，清泻相火，又可淡渗利尿，导热外出，配伍周到。

75327　益阴通闭丸（《医略六书》卷二十八）

【组成】阿胶八两　粉炒枳壳一两半

【用法】上为末，炼蜜为丸。每服三钱，米饮送下。

【主治】孕妇大便不通，脉涩数。

【方论选录】妊娠血亏气滞，津液无以下润肠胃，故大便不通，胎因不安焉。阿胶补阴益血，力能护养胎元，兼滋肠燥；枳壳破滞化气，性专通泄大便，燥结自行。蜜丸以润之，饮下以和之，使阴血内充，则滞气自化，而津液四布，大便自通，胎得所安，何虚秘之足患哉。

75328　益阴清热汤（《会约》卷三）

【组成】当归一钱　白芍　生地　麦冬各一钱半　黄芩二钱　甘草一钱　玄参一钱　泽泻八分　木通八分　栀仁（炒黑）八分　陈皮八分　石膏（生用）二钱　黄柏（炒焦）一钱　扁豆（炒，研）二钱

【用法】水煎服。

【主治】伤寒余热，口渴便赤，烦躁便实，脉洪。

【加减】舌苔黄，加黄连一钱；目赤，加胆草八分；大便燥，加酒炒大黄一钱半；妇人血热，加青蒿二钱；胁痛，加青皮八分；口渴，加花粉一钱。

75329　益妇止血丸（《新药转正》34 册）

【组成】黄耆　党参　制何首乌　白芍　白术　牡蛎（煅）　地榆（炭）　茜草　益母草

【用法】制成浓缩水蜜丸。口服，一次 6 克，每日 3 次，于月经来潮后第一天起服用，连服 7 天。三个月经周期为一疗程。

【功用】益气健脾，固冲止血。

【主治】脾气虚损，冲任不固所致的月经过多或漏下不止。症见月经过多，经期延长，淋沥不净，色淡质稀，面色㿠白，体倦乏力，纳少，气短懒言，舌淡苔薄或边有齿痕，脉细弱，功能性子宫出血、上环后月经过多见以上证候者。

75330　益寿大补酒（《成方制剂》11 册）

【组成】白芍　白术　当归　党参　杜仲叶　茯苓　红花　黄耆　牡丹皮　牛膝　人参　三七　山药　首乌　熟地黄　续断　泽泻

【用法】制成药酒。口服，一次 20~30 毫升，一日 1~2 次。

【功用】益气养血，滋补肝肾，健脾开胃，益智宁心，强筋健骨，益寿强身。

【主治】体虚气弱，食欲不振，腰膝酸软，筋骨疼痛，神疲乏力，头晕目眩，失眠健忘，年老体弱，病后失调等症。

75331 益寿比天膏（《回春》卷四）

【组成】附子（去皮脐） 牛膝（去芦） 虎胫骨（酥炙） 蛇床子 菟丝子 川续断 远志肉 肉苁蓉 天门冬（去心） 麦门冬（去心） 杏仁 生地 熟地 官桂 川楝子（去核） 山茱萸（去核） 巴戟（去心） 破故纸 杜仲（去皮） 木鳖子（去壳） 肉豆蔻 紫梢花 谷精草 川山甲 大麻子（去壳） 鹿茸各一两 甘草二两（净末，看众药焦枯方下） 桑槐 柳枝各七寸

【用法】上剉细。用真香油一斤四两浸一昼夜，慢火熬至黑色；用飞过好黄丹八两，黄香四两入内，柳棍搅不住手；再下雄黄、倭硫、龙骨、赤石脂各二两，将铜匙挑药滴水成珠，不散为度；又下母丁香、沉香、木香、乳香、没药、阳起石、煅蟾酥、哑芙蓉各二钱，麝香一钱为末，共搅入内；又下黄蜡五钱。将膏贮瓷罐内，封口严密，入水中浸五日去火毒，每一个贴六十日方换。

【功用】添精补髓，保固真精；善助元阳，滋润皮肤，壮筋骨，理腰膝，通二十四道血脉，坚固身体，返老还童。

【主治】下元虚冷，五劳七伤，半身不遂，或下部虚冷，膀胱病症，脚膝酸麻，阳事不举。赤白带下，砂淋血崩，疮疖。

75332 益寿比天膏（《北京市中药成方选集》）

【组成】牛膝二两五钱 生地二两五钱 杜仲二两五钱 木鳖子二两五钱 虎骨（生）二两五钱 巴戟二两五钱 续断二两五钱 苁蓉二两五钱 生山甲二两五钱 山萸肉二两五钱 远志二两五钱 熟地二两五钱 补骨脂二两五钱 肉果二两五钱 官桂二两五钱 菟丝子二两五钱 紫梢花二两五钱 蛇床子二两五钱 天麻子二两五钱 川楝子二两五钱 甘草五两 海胆一两二钱五分 桑枝七寸 槐枝七寸

【用法】上药酌予碎断，用香油二百四十两炸枯，去滓过滤，炼至滴水成珠，入黄丹一百两搅匀成膏，取出放入冷水中去火毒后加热溶化，再兑入细料面三两，搅匀摊贴，每张油重五钱，布光。贴脐部，肾俞。

【功用】暖丹田，滋肾水，培元补气。

【主治】气虚血亏，梦遗滑精，肾寒精冷，腰酸腹痛。

【备考】益寿比天膏细料面：雄黄五钱，龙骨五钱，石脂五钱，母丁香一两，沉香一两，木香一两，乳香一两，没药一两，阳起石一两，芙蓉叶一两，鹿茸二两二钱，共研细粉过罗。

75333 益寿永贞膏

《医部全录》卷三三一。为《扶寿精方》"琼玉膏"之异名。见该条。

75334 益寿永真膏

《扶寿精方》。为原书"琼玉膏"之异名。见该条。

75335 益寿地仙丸

《圣济总录》文瑞楼本卷一九八。即原书人卫本卷一八六"内养丸"。见该条。

75336 益寿地仙丹

《丹溪心法》卷三。为《圣济总录》卷一八六"内养丸"之异名。见该条。

75337 益寿固元膏（《北京市中药成方选集》）

【组成】熟地九两 杜仲三两 枣仁一两八钱 五味子三两 虎骨六两 远志一两八钱 吴萸三两 首乌三两 麦冬三两 茜草一两八钱 地骨皮三两 淫羊藿三两 艾叶二两四钱 黄耆三两 补骨脂三两 枸杞子三两 巴戟三两 附子三两六钱 肉苁蓉三两 当归九两 牛膝一两八钱 覆盆子三两 龟版六两 狗脊三两

【用法】上药酌予碎断，用香油四百两炸枯，过滤去滓，炼至滴水成珠，入黄丹一百七十六两，搅匀成膏，取出放入冷水中去火毒后加热溶化。摊时每十六两膏药加入细粉面二钱，每张油重五钱。微火化开，男子贴肾俞穴，女子贴脐部。

【功用】补肾散寒，固精止痛。

【主治】男子气虚，梦遗滑精，偏坠疝气。妇女血寒腹痛，白带，腰腿疼痛。

【宜忌】孕妇忌贴。

【备考】摊时细料面：赤石脂二钱，硫黄一钱，狗肾二钱，乳香二钱，没药二钱，公丁香一钱，阳起石二钱，共为细粉。贴时加入细料：肉桂四两，冰片二钱，麝香一钱，丁香五钱，共为细粉。

75338 益寿固真丹（《东医宝鉴·杂病篇》卷四）

【组成】菟丝子（酒浸，煮，焙，捣作末）三两 熟地黄（酒蒸，下筛） 生干地黄（酒浸，焙） 磁石（火煅，醋淬九次，研，水飞） 何首乌（泔浸一宿，切作片） 黑豆汁（拌蒸，晒干） 肉苁蓉（酒浸，去鳞甲，蒸，取肉）各二两 天门冬（去心） 麦门冬（去心） 山药（微炒） 当归（酒洗，焙） 白茯苓（水飞） 泽泻（酒蒸） 牡丹皮各一两半 人参 芡仁 山茱萸（酒浸，取肉） 石斛（酒洗，焙） 覆盆子（酒洗，焙） 枸杞子（酒洗，焙） 五味子（酒洗，焙） 蛇床子（炒，挼去皮） 杜仲（去皮，剉，姜汁炒去丝） 巴戟（盐水煮，去骨） 鹿茸（燎去毛） 韭子（炒） 赤石脂（水飞） 益智（去皮，盐水煮一沸） 莲花蕊 破故纸（炒） 柏子仁（去皮） 青盐 天雄（童尿浸三日，炮，去皮脐） 阳起石（火煅）各一两 腽肭脐（酥炙黄色）一部（无则以黄狗阴茎三个或五个，酥炙黄色代用）

【用法】上药不犯铁，捣为细末，糯米粉和清酒煮糊为丸，如梧桐子大。每服二三钱，空心盐汤、温酒或米饮送下。中年人最宜常服。

【功用】填精补血，益气养神，返老还童，延年益寿。

【宜忌】忌葱蒜萝卜及醋，酒色亦宜节。

【加减】夏月去天雄，加黄柏。

75339 益寿黑豆方（《集验良方》卷二）

【组成】旱莲草五钱 黑桑椹四钱 白何首乌三钱 故纸六钱 骨碎补六钱 金樱子四钱 何首乌三钱 杜仲四钱 明青盐二两 生地六钱 白茯苓六钱 柏子仁四钱 蛇床子三钱 肉苁蓉四钱 菟丝饼六钱 甘枸杞五钱 川续断四钱 川牛膝六钱 槐角子二两 远志肉六钱 川石斛四钱

【用法】腰子雄黑豆二十碗，用水三十碗，将前药煮至二十碗，盛于净器，入黑豆在内浸过一宿，俟黑豆吃干药水，取起风干，用柳木甑子蒸透，取起风干，再将药渣用水二十碗煎至十五碗，取起药渣，仍入豆再浸一宿，候豆又吃干药水，取起再入甑蒸透，要不见火，不见日，风干，以新瓷罐收

贮。每服四钱至五钱,清晨空心用白滚水送下。

【功用】补益。

75340 益寿强身膏(《成方制剂》17册)

【组成】阿胶　白芍　白术　陈皮　川芎　当归　党参　杜仲叶　茯苓　红花　黄精　黄耆　牡丹皮　牛膝　人参　三七　山药　熟地黄　续断　泽泻　制何首乌　炙甘草

【用法】制成膏剂。口服,一次15克,每日2次。

【功用】补气养血,滋补肝肾,养心安神,强筋健骨,健脾开胃。

【主治】体虚气弱,食欲不振,腰膝酸软,神疲乏力,头晕目眩,失眠健忘,年老体弱。

75341 益肝双补丸(《医方类聚》卷十引《神巧万全方》)

【组成】细辛　酸枣仁(微炒)　白茯苓　楮实子　覆盆子　五味子　附子(炮)　石斛(去苗)　破故纸(炒)　鹿茸(去皮,酥炙令黄)　肉桂　白术　沉香　枳实(麸炒令黄)　熟干地黄各一两

【用法】上为末,炼蜜为丸,如梧桐子大。每服三十丸,早晨空心、晚食前温酒送下。

【主治】肝虚寒,色面青黄,胸胁胀满,筋脉不利,背膊酸疼,羸瘦无力。

75342 益肾化通汤(《效验秘方·续集》李碧方)

【组成】党参15~30克(人参9克)　黄耆15~30克　菟丝子12克　补骨脂9克　石斛15~24克　山甲片12克　王不留行15克　茯苓30克　冬葵子12克　石韦30克　瞿麦15克　郁金15克　鸡内金12克　赤芍15克　金钱草30~60克

【用法】每日一剂,水煎,早、晚分服。

【功用】益气补肾,化瘀通窍。

【主治】泌尿系结石。

【加减】结石活动期热象较明显者,去补骨脂,酌减参、耆或改用太子参,重用金钱草、瞿麦、冬葵子,或选加川牛膝,琥珀粉、石决明、大黄;腹痛明显者,加白芍、甘草;结石静止期气虚明显者,重用党参、黄耆,有条件尽量用人参;结石日久者,可同时选加血余炭、三棱、莪术、丹参,配理气之木香、台乌药;有阳虚之象者,重用补骨脂、菟丝子;有阴虚之象者,重用石斛。

【方论选录】方中以益气补肾之党参、黄耆、菟丝子、补骨脂、云苓、石斛,增强肾之蒸化鼓动;又以活血化瘀、清热利尿之山甲片、王不留行、冬葵子、石韦、瞿麦、郁金、鸡内金、赤芍、金钱草,消积散结,通关达窍。

75343 益肾坚骨汤(《效验秘方》汤承祖方)

【组成】黄耆30克　补骨脂15克　骨碎补12克　菟丝子12克　狗脊12克　川断12克　川芎12克　鸡血藤30克　葛根12克

【用法】日1剂,水煎,早、晚分服。

【功用】益肾养血,和络止痛。

【主治】颈椎、胸椎、腰椎增生,上肢麻痛,脊柱活动欠利者。

【加减】夹湿者加苍术12克;寒湿者加制川乌10克,川桂枝10克。

【方论选录】方中黄耆,为益气之要药,能扩张血管改善血行;补骨脂补肾壮阳;骨碎补补肾续伤;菟丝子补肝肾益精髓;狗脊补肝肾强腰脊;川断补肝肾,强筋骨而镇痛;甘杞子滋阴补血兼能益气温阳。上药共奏益气补肾之功。干地黄滋阴降火;当归补血活血,可修复创伤;白芍柔肝止痛,养血敛阴;川芎活血化瘀,搜风止痛;鸡血藤行血补血,通经活络,为疗腰腿疼痛、肢体麻木之品。上药共奏养血和络之效。葛根解肌止痛。诸药合伍,益肾养血,和络止痛。

75344 益肾灵胶囊(《新药转正》34册)

【组成】枸杞子　女贞子　附子(制)　芡实(炒)　车前子(炒)　补骨脂(炒)　覆盆子　五味子　桑椹　沙苑子　韭菜子(炒)　淫羊藿　金樱子

【用法】制成胶囊剂,每粒装0.33克。口服,一次3~4粒,每日3次。

【功用】益肾壮阳。

【主治】肾亏阳痿,早泄,遗精,少精,死精。

【备考】本方改为颗粒剂,名"益肾灵颗粒"(见《中国药典》2000版)。本方组成,《中国药典》2010版有用量,分别是:枸杞子200克,女贞子300克,附子(制)20克,芡实(炒)300克,车前子(炒)100克,补骨脂(炒)200克,覆盆子200克,五味子50克,桑椹200克,沙苑子250克,韭菜子(炒)100克,淫羊藿150克,金樱子200克。

75345 益肾固精丸(《慈禧光绪医方选议》)

【组成】炙龟版六钱　生牡蛎四钱　鹿角胶三钱(蛤粉炒)　蛤蚧尾一对　大熟地三钱　炒杭芍二钱　益智子二钱(盐水炒)　菟丝饼四钱　云茯苓三钱　炒山药二钱　山萸肉二钱　牡丹皮三钱　五味子一钱　金樱肉二钱　石莲肉三钱　建泽泻二钱

【用法】上为细末,饴糖为丸,如绿豆大。每晚服二钱,白开水送下。

【功用】补肾,养肝,理脾。

【主治】遗精。

【方论选录】本方即龟鹿二仙胶、七味都气丸、茯菟丹合成补肾固涩之品而成。本方药味似嫌滋腻,以饴糖为丸,补中健脾,构思精巧。

75346 益肾固精丸(《慈禧光绪医方选议》)

【组成】大熟地八两　山萸肉四两　淮山药四两　牡丹皮四两　云茯苓四两　龙骨三钱(生研,水飞)　莲须一两　芡实二两(炒)　线胶四两

【用法】用牡蛎熟粉炒线胶成珠后,去牡蛎,磨粉,再同以上各药共研细末,炼蜜为丸,如绿豆大。每服四钱,早、晚用鹿含草煎汤送下。

【功用】补肾固精。

【主治】遗精。

75347 益肾泻火汤(《临证偶拾》)

【组成】生地　龟版各12克　黄柏　知母　栀子　怀牛膝各9克　木通　龙胆草各4.5克

【功用】益肾泻火,滋补肾阴。

【主治】阴茎异常勃起。症见性交之时,阴茎明显而持久地勃起,也不射精;性交之后,阴茎仍持续不倒。但逢疲劳过度时反而出现遗精,舌苔白腻,脉沉细。

【加减】若用上方稍有好转,可去栀子、木通、龙胆草,加生鳖甲12克,炙山甲、地鳖虫各6克。

75348　益肾种子汤(《效验秘方》于增瑞方)

【组成】大熟地 15 克　枸杞子 10 克　覆盆子 10 克　山萸肉 10 克　巴戟天 10 克　仙灵脾 10 克　肉苁蓉 10 克　韭菜子 10 克　紫河车 6 克　生黄耆 15 克　全当归 10 克

【用法】水煎服,日 1 剂。30 日为 1 疗程。

【功用】益肾填精,补气养血。

【主治】男性不育症(精子异常,精液不液化,不射精)。

【宜忌】待精液检查恢复正常值后改服人参鹿茸丸、五子衍宗丸巩固疗效。

【加减】精子异常者(精子减少,成活率低下,活动度弱)属肾精亏损者,重用紫河车,加鹿角霜等血肉有情之品;肾虚肝郁者,加柴胡、郁金、香附、石菖蒲;阴虚湿热者,加二至丸、胆草、败酱草、泽泻,去紫河车、巴戟天、肉苁蓉;阴虚火旺者,去紫河车、巴戟天、肉苁蓉,加二至丸、知母、黄柏、鳖甲、麦冬;属肾精亏损不射精者,上方加麻黄、蜈蚣、地龙、白芍、牛膝;肝郁肾虚不射精则在肝郁肾虚型中加穿山甲、麻黄;属肾虚寒湿不液化者,去山萸肉、覆盆子、大熟地,加知母、黄柏、小茴香、鱼鳔、丹参;若属肝肾阴虚、上焦湿热不液化者,上方去巴戟天、仙灵脾、肉苁蓉,加天花粉、败酱草、元参、知母、黄柏、鱼鳔,以滋补肝肾,清利湿热。

【方论选录】方中仙灵脾、巴戟天皆入肾经,以温肾壮阳,巴戟天尚有升发肾气而有兴阳之功;精不足者补之以味,紫河车为血肉有情之品,滋补强壮,为补肾填精之盛品;肉苁蓉甘咸温入肾经血分,补肾命,益精兴阳,《本草纲目》云:"肉苁蓉强阳,益精气多子"。枸杞子、覆盆子、菟丝子,取其五子衍宗丸之意,以填精补髓,疏利肾气;熟地、山萸肉性微温,补肝肾之阴,为提供生精血物质基础;肝肾同源,精血互生,当归补血汤以补养血;韭子味辛甘,性温,温补肝肾。综观全方益肾填精,阴阳互补,气血互生。

75349　益肾调肝汤(《中医症状鉴别诊断学》)

【组成】柴胡　当归　白芍　山茱萸　紫河车　香附　益母草

【功用】疏肝补肾。

【主治】肝郁肾虚,经行先后无定期。

75350　益肾调经汤(《中医妇科治疗学》)

【组成】杜仲　续断　熟地各三钱　当归二钱　白芍(炒)三钱　益母草四钱　焦艾　巴戟　乌药各三钱

【用法】水煎服。

【功用】温肾调经。

【主治】肾虚,经来色淡而多,经后腹痛腰酸,肢软无力,脉沉弦无力。

75351　益肾菟地汤(《效验秘方·续集》姚寓晨方)

【组成】菟丝子 12 克　生地 12 克　熟地 12 克　仙灵脾 12 克　炒白芍 10 克　炒柏 12 克　知母 12 克　巴戟天 12 克　紫丹参 12 克

【用法】日一剂,水煎服,分二次温服。

【功用】培益肾气,燮理阴阳。

【主治】更年期综合征。

【加减】肝肾阴虚偏于肝旺阳亢者,去仙灵脾、巴戟天,加女贞子 12 克,墨旱莲 15 克,生牡蛎 30 克,甘菊 12 克,枸杞 12 克,嫩钩藤 15 克(后下),紫草 30 克,能滋阴潜阳,镇肝息风;脾肾阳虚偏于气不行水者,去知母、黄柏,加黄耆 20 克,党参 15 克,白术 12 克,茯苓 12 克,肉桂 6 克,泽泻 12 克,能益气运脾,温阳利水;心阳偏盛,心阴日耗,心肾失于交泰,出现精神失常,悲伤欲哭不能自主者,去仙灵脾、巴戟天,加炙甘草 10 克,淮小麦 30 克,大枣 10 克,熟枣仁 12 克,麦冬 12 克,龙齿 15 克,菖蒲 6 克,紫草 30 克,能养心滋肾,镇惊润脏。

【方论选录】方中菟丝子、仙灵脾、巴戟天温补肾阳,生熟地、肥知母、川黄柏滋益肾阴,白芍敛肝和营,紫丹参活血养心。本方系培益肾气,燮理阴阳的方剂,临床上可灵活掌握,加减应用。

75352　益肾强身丸(《新药转正》20 册)

【异名】抗老延年丸

【组成】茯苓　黄耆(蜜炙)　芡实(麸炒)　熟地黄　黑芝麻　侧柏叶　黄精(酒炙)　黑豆　山药　龙骨(煅)　琥珀　紫河车　珍珠　何首乌(黑豆酒炙)　核桃仁　天冬　麦冬　玄参　大青盐　大枣

【用法】上制成浓缩水蜜丸,每 100 粒重 10 克。口服,早服 20~30 粒,晚服防衰益寿丸 20~30 粒。或遵医嘱。

【功用】益肾填精,补气养血。

【主治】肾精不足,气血两虚,胸闷气短,失眠健忘,腰酸腿软,全身乏力,脑力减退,须发早白。

75353　益肾解毒汤(《效验秘方·续集》陈继明方)

【组成】淡苁蓉 12 克　巴戟肉 10 克　当归 10 克　熟地黄 15 克　炙蜂房 12 克　土茯苓 30 克　升麻 10 克　桑寄生 12 克

【用法】每日一剂,水煎,二次分服。

【功用】益肾解毒,疏调肝脾。

【主治】乙型迁延性肝炎。

【方论选录】本方以淡苁蓉、巴戟肉、熟地黄益肾为主;当归、桑寄生养血活血,与益肾药同时用补肾柔肝,燮理阴阳;炙蜂房、升麻、土茯苓清热解毒,兼能利湿,调理肝脾。

75354　益肾蠲痹丸(《效验秘方·续集》朱良春方)

【组成】熟地黄 120 克　当归 120 克　仙灵脾 120 克　鹿衔草 120 克　炙全蝎 25 克　炙蜈蚣 25 克　炙乌梢蛇(蕲蛇效更好,但价格较昂贵)　炙蜂房 90 克　炙地鳖虫 90 克　炙僵蚕 90 克　炙蜣螂虫 90 克　甘草 30 克　生地黄 120 克　鸡血藤 120 克　老鹳草 120 克　寻骨风 120 克　虎杖 120 克

【用法】将生地、鸡血藤、老鹳草、寻骨风、虎杖煎取浓汁,其余药共研极细末,同混合,作丸如绿豆大。每日 6 克,分二次食后服。

【功用】益肾壮督,蠲痹通络。

【主治】风湿性、类风湿关节炎,证属阳虚寒痹者。

【宜忌】妇女经期或妊娠忌服。

【加减】如阴虚者,宜另用生地 10 克,麦冬 10 克,川石斛 10 克,每日泡茶饮服,以养阴生津,而免口干咽燥之弊;阳虚甚者,可兼服阳和汤加制川草乌;血压偏高者,可用广地龙 10 克,龙胆草 5 克煎汤送丸;服药后有肤痒现象者,可取徐长卿 12 克,地肤子 12 克煎服,约 3~4 日即可解除。

【备考】炙乌梢蛇原书无剂量。

75355　益肾蠲痹丸(《新药转正》1 册)

【组成】当归　骨碎补　葎草　熟地黄　寻骨风　延

胡索

【用法】上制成丸剂，每瓶装8克。口服，一次8~12克，每日3次。

【功用】温补肾阳，益肾壮督，搜风剔邪，蠲痹通络。

【主治】肝肾两虚痹证。症见发热，关节疼痛、肿大、红肿热痛、屈伸不利，肌肉疼痛，瘦削或僵硬，畸形的顽痹（类风湿关节炎）。

【宜忌】妇女月经期行经量多者暂缓服用。孕妇禁服。

75356 益明长智丸（《证治宝鉴》卷三）

【组成】龟心九枚　龙骨　远志　龟版　辰砂　石菖蒲　天门冬　麦门冬　柏子仁　白茯苓　玄参　桔梗　人参　丹参　酸枣仁　胆南星　熟地黄　五味子　川当归　茯神　甘草　熊胆

【用法】上为末，炼蜜为丸，如龙眼大。灯心，大枣煎汤送下。

【功用】清心益智。

【主治】健忘。

75357 益金散风汤（《辨证录》卷五）

【组成】人参五分　甘草一钱　五味子三粒　麦冬三钱　紫苏一钱　蔓荆子一钱　天花粉一钱　桔梗三钱

【用法】水煎服。

【功用】补肺气，表风邪。

【主治】气虚伤风头痛，发热盗汗，畏风。

75358 益肺运脾汤（《效验秘方·续集》王传吉方）

【组成】黄耆40克　白术10克　防风10克　橘红10克　杏仁10克　海浮石12克　山楂12克　甘草5克

【用法】每日一剂，水煎，二次分服。

【功用】扶正固表，健脾益气。

【主治】小儿哮喘缓解期。症见面色少华，食欲不振，喉中痰鸣，自汗乏力，动则尤甚，舌淡苔薄，脉濡细或指纹淡。

【加减】毛发憔悴，发育迟缓者，黄耆用量适当减少，加入熟地、仙灵脾以补肾强精。

【方论选录】方中黄耆、白术、甘草益肺运脾，培补正气；防风散风除湿，助黄耆固表止汗；橘红、杏仁、海浮石宣肺止咳，利膈化痰；佐以山楂消食化积，活血通络，健运后天。共奏扶正达邪，使邪去正安，预防哮喘复发。

75359 益肺清化膏（《新药转正》28册）

【组成】黄耆　党参　北沙参　麦冬　仙鹤草　拳参　败酱草　白花蛇舌草　川贝母　紫菀　桔梗　苦杏仁　甘草

【用法】上制成膏剂，每瓶装60克。口服。一次20克，每日3次。两个月为一疗程，或遵医嘱。偶见恶心、腹泻，一般不影响继续治疗。

【功用】益气养阴，清热解毒，化痰止咳。

【主治】气阴两虚，阴虚内热型晚期肺癌。症见气短，乏力，咳嗽，咯血，胸痛等。

75360 益府紫金锭（《疡科选粹》）

【组成】文蛤三两　茨姑二两　大戟一两　雄黄八钱　真麝八钱　续随子三两

【用法】上为末，糯米糊和匀，即成锭。

【主治】痈疽。

75361 益荣安神汤（《胎产秘书》卷下）

【组成】川芎一钱　当归三钱　茯神　枣仁　柏仁各一钱　橘红　甘草各五分　人参一钱　龙眼肉八个　竹茹一丸　大枣二枚

【主治】产后气血两亏，神魂无所依，妄言妄见，轻则睡中呢喃，重则不睡妄言，而无块痛者。

【加减】渴，加麦冬、五味；汗多，加参、耆、麻黄根；痰，加竹沥、姜汁；泻，加茯苓、白术；便闭，加苁蓉、麻仁。

75362 益荣荡滞饮（《产科发蒙》卷二）

【组成】当归　川芎　芍药　地黄　大黄　人参　白术　茯苓　黄耆　桂枝各等分　甘草减半

【用法】以水二合，煮取一合，去滓温服。

【主治】痢疾经杂治数日不愈，气血虚者。

75363 益胃口服液（《成方制剂》19册）

【组成】白芍　陈皮　甘草　红藤　木香　蒲公英　乌药

【用法】上制成口服液剂，每支装10毫升。口服，一次20毫升，每日3次。

【功用】理气活血，和胃止痛。

【主治】气滞血瘀，胃失和降，胃痛吞酸，呕恶食少，胃及十二指肠溃疡病及慢性胃炎见上述证候者。

75364 益胃升阳汤（《兰室秘藏》卷中）

【异名】升阳益胃汤（《便览》卷四）。

【组成】柴胡　升麻各五分　炙甘草　当归身（酒洗）　陈皮各一钱　人参（去芦）　炒神曲各一钱五分　黄耆二钱　白术三钱　生黄芩少许

【用法】上㕮咀。每服二钱，水二大盏，煎至一盏，去滓稍热服，不拘时候。

【功用】❶《兰室秘藏》：补胃气以助生发之气。❷《便览》：大补气血，滋养脾胃。

【主治】妇人经候不调，漏下不止，水泄日二三行，食罢烦心，饮食减少，甚至瘦弱。

【加减】有嗽，去人参；腹中痛，加白芍药三分，中桂少许；渴或口干，加葛根二分。

75365 益神定志丸（《普济方》卷三七〇）

【组成】人参　茯神（去心）　远志（去心）　白茯苓　白附子（炮）　天麻　天门冬（去心）　麦门冬　羌活　甘草（炙）各等分

【用法】上为细末，炼蜜为丸，如皂角子大，朱砂为衣。灯心、薄荷汤化下。

【功用】益神清心，调脉定志。

【主治】婴孩急惊风，发作已过，神不安稳，恍惚怯人，怔忡烦悸，闷郁不爽。

75366 益真鹿茸丸（《杨氏家藏方》卷十五）

【组成】石斛　牛膝（酒浸一宿，焙）　肉苁蓉（酒浸一宿，切，焙）　紫石英　鳖甲（醋炙）　续断　柏子仁　五味子　黄耆（蜜炙）　巴戟（去心）各一两　安息香（酒浸，去砂石）　鹿茸（酒炙）　沉香各半两　山药　覆盆子各三分

【用法】上为末，炼蜜为丸，如梧桐子大。每服五十丸，空心酒、盐汤或糯米饮送下。

【主治】冲任俱虚，血海久冷，经候不调，肌体羸瘦，饮食减少。

75367 益脑地榆散

《圣惠》卷八十六。为《外台》卷三十六引刘氏方"益脑散"之异名。见该条。

75368 益脑吹鼻散(《圣惠》卷八十七)

【组成】地榆末一分　虾蟆灰一分　青黛半两　谷精草一分　干蜗牛壳十四枚(微炒)　麝香一钱

【用法】上为细散。以两黄米大,吹入鼻中。当有黄水出为效。

【主治】小儿脑疳,鼻痒,毛发作穗,面黄羸瘦。

75369 益营内托散(《不居集》上集卷十)

【组成】柴胡七分　干葛一钱　熟地一钱　当归八分　人参五分　甘草三分　秦艽八分　续断八分　生姜　大枣

【主治】阴虚不足,外感寒邪,不能托邪外出者。

【加减】阴胜之时,外感寒邪者,去秦艽、续断,加细辛、附子各五六分;火盛阴虚,邪不能解者,加人参五分;脾肾两虚痰多者,加茯苓八分,白芥子五分;泄泻者,加山药、扁豆各一钱;腰腹痛者,加杜仲、枸杞各一钱。

【方论选录】营不能营,则虚邪客人,表散不愈,治当补血以托邪。故用人参、熟地补营中之虚。同当归、秦艽活营中之血;续断以理营中之伤,茯苓以解营中之热,柴胡、干葛一提一托,迅达肌表;生姜、大枣,一辛一甘,调和营卫;更有人参、熟地与柴、葛并用,鼓舞诸经之邪,托者自托,提者自提,两不相碍,使清浊攸分,表里融洽,何邪不散,何表不解乎。

75370 益黄健脾汤(《痘疹仁端录》卷十一)

【组成】陈皮　枳壳　半夏　山楂　茯苓　当归　川芎　腹皮　木香　白芍　白术

【用法】甘草浓煎,又用蟾酥酒调少许服。

【主治】夹脾疳,面清黄,唇淡白,发渴发喘。

75371 益消雄黄丸

《嵩崖尊生》卷六。为《局方》卷八"解毒雄黄丸"之异名。见该条。

75372 益智二伏汤(《家庭治病新书》)

【组成】益智仁一钱五　茯苓　茯神各三钱　糯米一撮

【用法】水煎服。

【主治】小儿遗尿或尿白浊。

75373 益智木律散(《兰室秘藏》卷中)

【组成】木律二分　当归　黄连各四分　羊胫骨灰　益智皮　熟地黄各五分　草豆蔻皮一钱二分　升麻一钱五分

【用法】上为极细末。先用温水嗽口净,擦之。

【主治】寒热牙痛。

75374 益智五味丸(《普济方》卷二十九引《如宜方》)

【组成】益智仁　肉苁蓉　巴戟(去心)　人参　五味子　骨碎补　茴香　覆盆子　龙骨　熟地黄　菟丝子(制)各等分

【用法】上为末,酒糊为丸,如梧桐子大。每服五十丸,空心米汤送下。

【主治】肝肾俱虚,精气耗散。

75375 益智太乙丸

《普济方》卷一〇二。为《圣济总录》卷十四"太一丸"之异名。见该条。

75376 益智仁煮散(《圣济总录》卷四十五)

【异名】益智煮散(《普济方》卷二十一。)

【组成】益智(去皮)　乌药(剉)　桂(去粗皮)　天仙藤各一两　莎草根(炒,去毛)　陈橘皮(汤浸,去白,焙)　甘草(炙)各二两　干姜(炮)　木香　川芎　白术　丁香各半两　人参一分

【用法】上为粗散。每服三钱匕,水一盏,加生姜三片,大枣二个(擘破),同煎至六分,去滓,食前温服。

【主治】脾脏冷气,肠鸣相逐,饮食无味。

75377 益智火煮散(《普济方》卷二〇八)

【组成】青木香半分　舶上茴香一分　青橘皮一两　干姜半两　乌梅二两(生用)　益智一两(生用)

【用法】上为末。每服二钱,水二盏,加大枣五个,同煎至八分。先吃枣后药,食前服。过热不妨。

【主治】脾肾风虚,脾元冷惫,虚滑不止,饮食不进。

75378 益智安神汤(《眼科临症笔记》)

【组成】柏子仁四钱　石菖蒲三钱　生地三钱　知母三钱　白芍五钱　胆星三钱　远志肉三钱　石决明六钱　茯神三钱　甘草一钱　羚羊角五分

【用法】水煎服。

【主治】云雾移睛。

75379 益智助神汤(《辨证录》卷十)

【组成】白术　熟地各一两　白芥子　天花粉　炒黑荆芥各三钱　山茱萸　巴戟天各五钱

【用法】水煎服。

【主治】猝中邪气,眼目昏花,遂至心魂牵缠,谵语淫乱,低声自语,忽忽如失。

75380 益智固真汤(《寿世保元》卷五)

【组成】黄耆(蜜炒)一钱五分　人参三钱　白术(酒炒,去芦)一钱　白芍(酒炒)一钱　白茯神(去皮木)一钱　五味子十二粒(夏用十六粒)　当归身(酒炒)一钱　麦冬(去心)一钱　巴戟肉三钱　益智仁(去壳)一钱　酸枣仁(炒)一钱　山药一钱　泽泻一钱　升麻五分　黄连(酒炒)一钱五分　黄芩一钱　黄柏(酒炒)七钱　知母一钱　莲花蕊一钱　生甘草梢一钱五分

【用法】上剉,分作二剂。水煎,空心服。

【功用】补心宁神,滋阴固本。

【主治】遗精。

75381 益智和中丸(《兰室秘藏》卷上)

【组成】木香　黄连　生地黄各二分　黄耆　人参　麦门冬　神曲末　当归身　干生姜　陈皮　姜黄各五分　缩砂仁七分　桂花一钱　桂枝一钱五分　益智仁二钱二分　炙甘草二钱五分　麦蘖面三钱　草豆蔻仁四钱

【用法】上为细末,汤浸蒸饼为丸,如梧桐子大。每服五十丸,白汤送下;细咀亦当。

【主治】饮食劳倦。

75382 益智和中汤(《兰室秘藏》卷下)

【组成】肉桂一分　桂枝四分　牡丹皮　柴胡　葛根　益智仁　半夏各五分　当归身　炙甘草　黄耆　升麻各一钱　白芍药一钱五分　干姜少许

【用法】上为粗末,都作一服,水三盏,煎至一盏,去滓,

食后温服。

【主治】肠澼下血，或血色紫黑，腹中痛，腹皮恶寒，右手关脉弦，按之无力，而喜热物熨之。

75383 益智调中汤

《东垣试效方》卷二。为《内外伤辨》卷十一"益胃散"之异名。见该条。

75384 益脾壮身散（《成方制剂》19册）

【组成】百合　北沙参　茯苓　谷芽　鸡内金　建曲　麦芽　芡实　山药　石决明　薏苡仁

【用法】制成散剂，每袋装100克。口服，一次10克，每日3次，亦可加入稀饭中稍煮后服用；小儿按每日10克调入食物中煮熟或按需要调味后服用。

【功用】健脾消食，滋补强身。

【主治】消化不良，小儿畏食，老年脾胃虚弱。

75385 益脾消食片（《成方制剂》14册）

【组成】白扁豆　白术　陈皮　当归　茯苓　甘草　莲子　六神曲　麦芽　木香　芡实　青皮　人参　砂仁　山药　山楂　薏苡仁　枳壳

【用法】制成糖衣片。口服，一次4片，每日2次。

【功用】补气健脾，开胃消食。

【主治】脾虚湿困所致的食少便溏，或吐或泻，脘腹胀满，四肢乏力，面色萎黄等。

75386 益脾清肝汤

《准绳·幼科》卷三。为《校注妇人良方》卷二十四"益脾清肝散"之异名。见该条。

75387 益脾清肝散（《校注妇人良方》卷二十四）

【异名】益脾清肝汤（《准绳·幼科》卷三）。

【组成】炙甘草　柴胡各五分　川芎　当归　黄耆各一钱　丹皮七分　人参　白术（炒）　茯苓各一钱

【用法】水煎服。

【主治】肝火伤脾，寒热体痛，脾胃虚弱。

75388 益脾镇惊散（《金鉴》卷五十二）

【组成】人参一钱半　白术（土炒）　茯苓各三钱　朱砂八分　钩藤二钱　甘草（炙）五分

【用法】上为细末。每服一钱，灯心汤调下。

【功用】镇心，抑肝，益脾。

【主治】惊泻。小儿气弱受惊，夜卧不安，昼则惊惕，泻泄粪稠若胶，色青如苔。

75389 益精鹿茸散（《圣济总录》卷一八五）

【组成】鹿茸（去毛，酥炙）

【用法】上为散。每服一钱匕，渐至二钱匕。浓煎苁蓉酒七分一盏，放温，入少盐空心调下。如欲为丸，即以鹿茸（去毛，酥炙）一两　肉苁蓉（酒浸一宿，焙干）　蛇床子（洗，焙干）各一分，同为末，炼蜜为丸，如梧桐子大。每服二十丸至三十丸，温酒或盐汤送下。

【主治】欲事过度，肾久虚，精气耗惫，精少，腰脚酸重，神色昏黯，耳鸣焦枯，阳道萎弱。

75390 益气止血冲剂（《成方制剂》5册）

【组成】党参79.8克　黄耆79.8克　白术（炒）26.6克　茯苓53.2克　白及266.0克　功劳叶133.0克　地黄79.8克　防风39.9克

【用法】制成颗粒剂，每袋装20克，或每瓶装250克。口服，一次20克，一日3~4次；儿童酌减。

【功用】益气，止血，固表，健脾。

【主治】咯血、吐血。久服可预防感冒。

75391 益气复脉颗粒

《新药转正》31册。即《医学启源》卷下"生脉散"改为颗粒剂。见该条。

75392 益气养元颗粒（《成方制剂》6册）

【组成】白芍　白术　陈皮　当归　党参　黄耆　麦冬　肉桂　熟地黄　远志　紫河车

【用法】制成颗粒剂，每袋装15克。开水冲服，一次15克，每日3次。

【功用】益气补血，养心安神。

【主治】气血两亏引起的头晕目眩，精神恍惚，肢体倦怠，气短自汗，心悸失眠，病后及产后体虚，月经过多。

75393 益气祛痰合剂（《新药转正》42册）

【组成】红参芦　鲜竹沥

【用法】制成口服液剂，每支装10毫升。口服，一次10毫升，每日3次。

【功用】清热化痰，补益肺气。

【主治】肺气虚痰热证，症见咳嗽痰黄，神疲乏力，少气懒言等。

75394 益心复脉颗粒（《成方制剂》19册）

【组成】川芎　丹参　黄耆　麦冬　生晒参　五味子

【用法】制成颗粒剂，每袋装15克。开水冲服，一次1袋，一日2~3次。

【功用】益气养阴，活血复脉。

【主治】气阴两虚，心血内阻，胸痹心痛，胸闷不舒，心悸，脉结代。

【宜忌】孕妇慎服。

75395 益心通脉颗粒（《中国药典》2010版）

【组成】黄耆　人参　北沙参　玄参　丹参　川芎　郁金　炙甘草

【用法】上制成颗粒剂，每袋装10克。温开水冲服，一次1袋，一日3次。四周为一疗程，或遵医嘱。

【功用】益气养阴，活血通络。

【主治】气阴两虚、瘀血阻络所致的胸痹，症见胸闷心痛、心悸气短、倦怠汗出、咽喉干燥；冠心病心绞痛见上述证候者。

75396 益母草留颜方（《外台》卷三十二引《近效方》）

【组成】益母草（五月五日收取，暴令干，烧作灰，取草时勿令根上有土，有土即无效）。

【用法】烧之时，预以水洒一所地，或泥一炉烧益母草，良久烬无，取斗罗筛此灰，干则以水熟搅和搜之，令极熟团之，如鸡子大作丸，晒极干，取黄土泥作小炉子，于地四边各开一小孔子，生刚炭上下俱着炭，中央着药丸，多火经一炊久，即微微着火烧之，勿令火气绝，绝即不好，经一复时药熟，切不得猛火。若药熔变为瓷巴黄，用之无验，火微即药白色细腻，一复时出之于白瓷器中，以玉锤研（如无玉锤，以鹿角锤亦可），绢筛，又研三日不绝，收取药，以干器中盛，深藏，旋旋取洗手面，令白如玉；女项颈上黑，但用此药揩洗，并如玉色。

【主治】面上皯黑色，及老人皮肤兼皱。

75397 **益脑复健胶囊**(《成方制剂》18册)

【组成】赤芍　川芎　地龙　葛根　红花　三七　豨莶草　血竭

【用法】制成胶囊剂,每粒装0.3克。口服,一次3~4粒,每日3次。

【功用】活血化瘀,祛风通络。

【主治】急性缺血性脑卒中及风痰瘀血痹阻经络所致的口眼㖞斜,半身不遂,舌謇语涩等症。

75398 **益智桑螵蛸散**(《顾氏医径》卷四)

【组成】益智仁　桑螵蛸　人参　黄耆　鹿茸　牡蛎　赤石脂

【用法】上为末。空心米饮下。

【主治】脬内素有冷气,因产后气虚无阳以输化,小便清长而数者。

75399 **益气升阳除湿汤**(《中医妇科治疗学》)

【组成】沙参五钱　白术三钱　炙甘草一钱　陈皮二钱　升麻七分　柴胡一钱　云苓二钱　茅苍术二钱　焦柏一钱

【用法】水煎,温服。

【功用】升阳除湿。

【主治】带下淋沥不止,色黄质薄,气短神疲,面色㿠白,舌淡苔白,脉虚弦。

75400 **益气化瘀补肾汤**(《效验秘方》朱良春方)

【组成】生黄耆30克　仙灵脾20克　石韦15克　熟附子10克　川芎10克　红花10克　全当归10克　川续断10克　怀牛膝10克

【用法】用益母草90~120克煎汤代水煎药,日一剂,早晚分服。

【功用】益气化瘀,温阳利水,补肾培本。

【主治】慢性肾炎日久,肾气亏虚,络脉瘀滞,气化不行,水湿潴留,肾功损害,缠绵不愈者。

【加减】慢性肾炎急性发作或各型慢性肾炎合并上呼吸道感染,出现严重蛋白尿者,去黄耆、红花,加连翘18克,漏芦18克,菝葜18克,地鳖虫9克,鱼腥草30克,白花蛇舌草30克,蝉衣4.5克;各型慢性肾炎以肾功能低下为主者,加炮山甲片7.5克;辨证为阳虚者,加肉桂4克,鹿角霜10克,巴戟天10克;肾阴虚者,加生地黄15克,龟板15克,枸杞子12克,女贞子12克,旱莲草12克;脾虚者,加党参15克,白术15克,怀山药20克,苡仁米30克;尿蛋白增高者,加金樱子12克,芡实15克,益智仁12克;浮肿明显并伴高血压者,加水蛭1.5克(研末装入胶囊早晚分吞)以化瘀利水;血压高者,去川芎,加桑寄生30克,广地龙15克;血尿者,加琥珀3克(研末分吞)、茅根30克;尿少且短涩者,加蟋蟀18克,沉香4.5克(共研末入胶囊,每服6粒,一日三次),有较好的利尿功能;胆固醇高者,加泽泻15克,生山楂20克;尿中颗粒、透明管型多者,加熟地黄20克,山萸肉12克,枸杞子15克;非蛋白氮及肌酐明显升高者,加生大黄10~20克,丹皮12克,六月雪30克,扦扦活30克,并配合中药煎液灌肠;浊阴上泛而出现呕吐、眩晕,病情危笃,服药困难者,改用生大黄10~30克,白花蛇舌草30克,六月雪30克,丹参18克,生牡蛎30克等,煎成200毫升作保留灌肠,每日二次,并配以"醒脑静"治之。

【方论选录】方中黄耆甘温,专司益气培本,促进血液循环,且能利水;仙灵脾辛甘性温,功补肾阳,祛风湿;附子辛热,补阳益火,温中焦,暖下元,在慢性肾炎全过程中,脾肾阳虚是主要证型,而黄耆、仙灵脾、附子是关键药物,除舌质红绛、湿热炽盛者外,均应选作主药,附子、仙灵脾除温肾外,还具有肾上腺皮质激素样作用;石韦甘苦性平,功专利水通淋,且能消除肾小球之病变,有抑制过亢卫气之功;川芎辛温,为活血理气之要药;红花辛温,活血破瘀生新,且有降压之功;当归甘辛温,补血活血,且有利尿之效;川续断苦温,利水消肿。益母草用大剂量时,有明显的活血利水作用,且能消除尿中之蛋白,屡试不爽。

75401 **益气平胃健脾饮**(《慈禧光绪医方选议》)

【组成】西洋参三钱(研)　茅术二钱　山药四钱　扁豆四钱　朱茯神四钱　远志一钱半(肉)　杭芍三钱　炒栀二钱　净蝉衣二钱　厚朴一钱　陈皮一钱半　生草一钱　鲜荷叶半张

【功用】益气健脾和胃,宁心安神,清热除烦。

【方论选录】本方系以平胃散为主,暗寓参苓白术散意,旨在益气健脾和胃,又加朱茯神、远志、白芍等药宁心安神,复虑时值盛夏,暑湿留连,故以蝉衣宣散,栀子、荷叶等清热除烦,处方亦颇严谨,足资效法。

75402 **益气补虚杜仲散**(《圣惠》卷三十)

【组成】杜仲一两(去粗皮,炙微黄,剉)　蛇床子三分　五味子三分　熟干地黄一两　萆薢一两(剉)　巴戟三分　肉苁蓉一两半(酒浸一宿,刮去皱皮,炙干)　桂心三分　菟丝子一两(酒浸三日,晒干,别捣为末)

【用法】上为细散。每服二钱,食前以温酒调下。

【主治】虚劳羸乏少气,五脏萎损,腰痛不能行。

【备考】本方方名,《普济方》引作"杜仲散"。

75403 **益气复脉口服液**

《新药转正》4册。即《医学启源》卷下"生脉散"改为口服液剂。见该条。

75404 **益气活血散瘀汤**(《中医症状鉴别诊断学》)

【组成】黄耆　党参　白术　鸡血藤　鬼箭羽　红花　桃仁　川楝子　银花　丝瓜

【功用】补气活血化瘀。

75405 **益气理脾枳术丸**(《慈禧光绪医方选议》)

【组成】党参四钱　云苓六钱　生於术三钱　甘草一钱五分　陈皮三钱　薏米五钱(生)　焦麦芽一两　槟榔三钱(焦)　焦楂六钱　壳砂一两五钱　炒枳壳三钱　扁豆五钱(炒)　杭芍三钱(生)　莱菔子五钱　川郁金四钱　石斛五钱(金)

【用法】上为极细末,炼蜜为丸,如绿豆大。每服三钱,白开水送下。

【功用】补气健脾,和胃消食,渗湿去痰。

【主治】肺脾气虚,湿痰不化,食少乏力,大便溏泻。

75406 **益气清肺缓肝丸**(《慈禧光绪医方选议》)

【组成】西洋参三钱　朱茯神六钱　生於术三钱　生甘草一钱五分　次生地六钱　生杭芍三钱　牡丹皮四钱　建泽泻三钱　真熊胆三钱　乌犀角三钱　带心麦冬六钱　白蔻仁二钱　浙贝母四钱　苦桔梗三钱　金石斛三钱　川郁金六钱

【用法】上为细末，炼蜜为丸，如绿豆大，朱砂为衣。每服二钱，早、晚白开水送下。

【功用】益气，清肺，缓肝。

【方论选录】益气取四君子汤，用西洋参，益气养阴而不燥；血热套《小品方》芍药地黄汤和《千金要方》犀角地黄汤，清热凉血散瘀尤好；缓肝以真熊胆，乌犀角为主药。

75407 益气清宫固冲汤（《效验秘方》姚寓晨方）

【组成】太子参15克　炙黄耆30克　生地15克　黄芩12克　贯众炭15克　乌贼骨15克　重楼30克

【用法】每日1剂，水煎，分2次早晚空腹温服。

【功用】益气清宫，固冲止血。

【主治】适用于月经过多，经间期出血，崩漏、胎漏以及人流或产后恶露不绝等属气阴两虚，营热扰冲者。症见面色少华，头昏乏力，腰脊酸软，心烦口干，舌偏红，苔薄中剥，脉细数。

【加减】夹瘀者，加煅花蕊石15克，参三七末5克；气虚较著者，用潞党参易太子参，加焦白术、炙升麻；阴虚较甚者，加二至丸（女贞子、旱莲草）、阿胶；胎漏者，加苎麻根、桑寄生、菟丝子。

【方论选录】方中炙黄耆补中益气、升举清阳，为益气摄血之要药；太子参甘苦微寒，既可补气，又能清热滋阴，为一味清补之品，两药合用共奏益气摄血，健脾固冲之功；生地黄功专清热凉血，滋阴降火，为营血分之要药；炒黄芩清热安胎，两药相伍滋阴凉血，清热宁络；贯众炭为止血治崩漏之佳品，现代医学研究，贯众煎出液有收缩子宫的作用，且收缩子宫而收止血之效可与麦角称雄；乌贼骨味咸性温，功专收敛止血，为止血之良剂，两药合伍共奏解毒固涩之功；重楼缩宫而止血，使塞流与澄源并举。诸药协奏，益气清宫固冲也。

75408 益气滋阴健脾饮（《慈禧光绪医方选议》）

【组成】西洋参三钱（研）　於术三钱（土炒）　山药四钱（炒）　扁豆四钱（炒）　朱茯神四钱　远志一钱半（肉）　杭芍三钱（炒）　花粉三钱　净蝉衣二钱　陈皮二钱　杜仲四钱（炒）　木瓜四钱

【用法】鲜荷叶一两，炒谷芽三钱为引。

【功用】益气养阴，健脾安神，活络定痛。

【主治】脾胃气阴两虚，怔忡不宁，腰腿疼痛。

75409 益阴化湿利节丸（《慈禧光绪医方选议》）

【组成】生地四钱　泽泻一钱半　丹皮一钱半　云苓三钱　海桐皮二钱　片姜黄一钱　独活一钱半　没药二钱　秦艽二钱　青皮一钱半　盐柏一钱半　知母一钱半（炒）

【用法】上为细末，炼蜜为小丸。每服二钱，白开水送下。

【功用】益阴补肾，化湿利节。

【主治】肾虚风湿侵袭之关节痛。

75410 益肾乌发口服液（《成方制剂》11册）

【组成】补骨脂　当归　茯苓　枸杞子　何首乌　牛膝　沙苑子

【用法】制成口服液，每支装10毫升。口服，一次10毫升，每日2次。

【功用】补肝肾，乌须发。

【主治】肝肾两虚引起的须发脱落、早白。

75411 益津降糖口服液（《新药转正》37册）

【组成】人参　白术　茯苓　仙人掌　甘草

【用法】制成口服液剂，每支装10毫升。口服，一次20毫升，每日3次，饭前服或遵医嘱。药后偶见恶心，呕吐、头晕。

【功用】健脾益气，生津止渴。

【主治】气阴两虚引起的消渴病，症见乏力自汗，口渴喜饮，多尿，多食善饮，舌苔花剥，少津，脉细少力，以及2型糖尿病见上述证候者。

【宜忌】孕妇慎用。

75412 益脑吹鼻地榆散

《圣济总录》卷一七二。为《颅囟经》卷上"益脑散"之异名。见该条。

75413 益脾养阴除湿丸（《慈禧光绪医方选议》）

【组成】人参三钱　生於术五钱　茯神五钱　橘红二钱　当归五钱　干地黄六钱　白芍三钱（炒）　青皮一钱五分（炒）　远志二钱（肉）　栀子三钱（炒）　木香一钱五分　广砂一钱五分（仁）　胆草三钱（酒洗）　炙半夏三钱　泽泻三钱　甘草一钱

【用法】上为极细末，加生姜三钱，红枣肉二十个，熬汤，少兑炼蜜为丸，如绿豆大，朱砂为衣。每服二钱，白开水送下。

【功用】益脾养阴除湿。

75414 益府秘传冲虚至宝丹（《寿世保元》卷八）

【组成】紫草茸八两　当归四两　鲜笋一斤　红花　木通　麻黄　白芷　白及　牡丹皮　赤芍　怀生地　牛蒡子　甘草各四两

【用法】上㕮咀，用水三十碗，锅内煮去二分取起，再水十碗，煎至五碗，去滓，共前汁煎滴水成珠，加蜂蜜四两，再熬成珠为度，听用。另以梅花蕊一钱半，蟾酥三钱，紫河车一具（酒煮成膏听用），僵蚕（炒）一两，全蝎（酒洗）、穿山甲（炒）、川黄连（酒炒）、杏仁（去皮尖，另研）、黄芩、蜂房（炒）、连翘（炒）、地肤子（炒）、大胡麻各一两。为细末，煎膏一半为丸，如龙眼大。每服一丸，鲜鸡汤送下。立起分地而出。

【主治】痘疮初起，气血两虚，倒塌陷黑不起，不分地界，或咳或泻。

75415 益府秘传拨云龙光散（《寿世保元》卷六）

【组成】蕤仁（五两，去粗壳取仁，用温水浸，去嫩皮膜尖心，用上好白竹纸包裹，捶去油以尽为度）五钱　牛黄二分五厘　白磁砂五分（即好白细瓷器四五钱重，用头酸醋一碗，将瓷器以砂罐盛，放炭火内烧红，先投入醋内，以七次为度。又用童便一碗，烧红，投内以七次为度。又将醋、童便合一碗，又烧红投入以七次为度。先将瓷研炼，以水澄清，用中间阴干）好珍珠（八九分，将雄鸡一只，以珠入鸡肚内过一宿，然后杀鸡取珠，用豆腐蒸过用）五分　硼砂二钱五分　琥珀五分　真熊胆（三分，以瓷瓦盛，放火上煨去水）二分五厘　硇砂（三四分，将冷水一碗，以水煮干为度）一分　当门子一分　白丁香一分　海螵蛸（水煮过六七次）二分　冰片一分　人龙（用男人孩子口内吐出食虫，即用银簪破开，河水洗刮令净，阴干）二分

【用法】上药精制细研。任意点眼。

【主治】诸般翳障，攀睛胬肉，内障青盲。

兼

75416 兼气汤(《普济方》卷三八五)

【组成】大黄五分　麦门冬(去心)　甘草各三分　细辛二分　甘竹叶一合(切)　黄芩四分

【用法】上用水三升,煮一升二合。作一服,一日二次。

【主治】四五岁小儿壮热。

75417 兼气散(《外台》卷十一引《广济方》)

【组成】栝楼三两　石膏三两(研)　甘草三两　甘皮二两

【用法】上为散。每服一方寸匕,渐加至二方寸匕,食后煮大麦饮送服,白日二次,夜间一次。

【主治】消渴。

【宜忌】忌热面、海藻、菘菜。

【备考】方中甘皮,《普济方》作"柑子皮"。

75418 兼攻汤(《辨证录》卷十)

【组成】石膏五钱　人参三钱　白术一两　厚朴二钱　天南星三钱　半夏三钱　陈皮一钱　麦冬一两

【用法】水煎服。

【功用】泻火平胃,祛痰养脾。

【主治】感邪气于一时,即狂呼大叫,见人大骂,大渴索饮,身出大汗,有似亡阳。

75419 兼金丸(《三因》卷十四)

【组成】大黄(湿纸裹煨)八钱　消石　桂心　甘草(炙)各四两　桃仁四十个(去皮尖)

【用法】上为末,炼蜜为丸,如梧桐子大。每服五七丸,至十丸,米饮送下。

【主治】热入膀胱,脐腹上下兼胁肋疼痛,便燥,欲饮水,按之痛者;及妇人血闭疼痛。

75420 兼金散(《三因》卷十六)

【组成】细辛　黄连各等分

【用法】上为末。先以熟水揾帛揩净,掺药患处。良久涎出吐之。

【主治】蕴毒上攻,或下虚邪热,口舌生疮。

75421 兼提汤

《辨证录》卷十一。为《傅青主女科》卷上"并提汤"之异名。见该条。

75422 兼补煮散(《外台》卷十八引《苏恭方》)

【组成】黄耆　人参　独活　芎䓖　防风　当归　桂心　萆薢　防己　茯苓　白术　丹参各八两　附子(生用)　甘草(炙)各四两　杏仁(去皮尖双仁)　生地黄　生姜　磁石三十分(碎如豆)

【用法】上切,分为三十服。每服别以生姜一两、生地黄一两、杏仁十四枚,捣碎,以水二升,煮取七合,布绞去滓,日晚或夜中服之。

【主治】脚气初患,脚足皮肤舒缓,足上不仁,膝下疼痛,眉眼动,左胁下气,每饱食即发,膈上热,脐下冷,心虚,阴汗且疼。

【宜忌】忌猪肉、冷水、海藻、菘菜、生葱、桃、李、雀肉、醋物、羊肉、芜荑及饧等。

【加减】呕逆者,加半夏一两。

75423 兼补厚朴汤(《千金》卷七)

【异名】厚朴汤(《普济方》卷二四三)。

【组成】厚朴　芎䓖　桂心　干地黄　芍药　当归　人参各二两　黄耆　甘草各三两　吴茱萸二升　半夏七两　生姜一斤

【用法】上㕮咀。以水二斗,煮猪蹄一具,取汁一斗二升,去上肥,内清酒三升,合煮取三升,分四服。每次一服,如人相去行二十里,更进一服。

【主治】恶风毒气,脚弱无力,顽痹,四肢不仁,失音不能言,毒气冲心;并治诸气咳嗽,逆气呕吐。

【备考】原书治上症,经用麻黄汤、独活汤后,继用本方。

75424 兼味竹叶汤

《鬼遗》卷三。为原书同卷"五味竹叶汤"之异名。见该条。

宽

75425 宽中丸(《圣济总录》卷七十二)

【组成】乌头(炮裂,去皮脐)　吴茱萸(汤浸,焙,炒)　高良姜　甘遂(麸炒)　大黄　栀子仁各半两　巴豆(去皮心膜,研出油)四十九粒

【用法】上为末,用枣肉为丸,如小绿豆大。每服一丸,生姜、橘皮汤送下。

【功用】逐积滞,化宿食,利胸膈。

【主治】积聚宿食不消。

75426 宽中丸(《鸡峰》卷十三)

【异名】指迷宽中丸(《普济方》卷二十二引《简易》)。

【组成】黄橘皮四两　白术二两

【用法】上为细末,酒糊为丸,如梧桐子大。每服三十丸,食前煎木香汤送下。

【主治】脾胃不调,冷气客于中,壅遏不通而为胀满者。

75427 宽中丸(《三因》卷十六)

【组成】大附子(炮,去皮脐)　木香(炮)　青皮　大黄(湿纸裹煨)各等分

【用法】上为末,醋煮糊丸,如梧桐子大。每服十丸,姜汤送下;头疼甚,调救生散送下。

【主治】气滞不快,饮食不消,胸膈痞塞,凝痰聚饮,状如伤寒,头疼,胸痞。

75428 宽中丸(《普济方》卷二〇四引《卫生家宝》)

【组成】三棱一两　莪术一两　缩砂仁(炒)　青皮(去白)　沉香　陈皮(去白)　香附子　胡椒各半两

【用法】上为细末,醋糊为丸,如梧桐子大。每服十五丸,食后紫苏、生姜汤送下。

【功用】宽胸膈,化冷物。

【主治】十膈五噎,滞满不通。

75429 宽中丸(《御药院方》卷三)

【组成】槟榔(面裹煨熟)二两　木香二两　半夏二两(生姜制)　陈橘皮　青橘皮各半两　京三棱七钱半　牵牛四两(微炒,取头末二两)

【用法】上为细末,水煮面糊为丸,如梧桐子大。每服五十丸,食后生姜汤送下。

【主治】气不升降,痰涎郁塞,饮食不化。

【备考】方中槟榔用量原缺,据《普济方》补。

75430 宽中丸(《医方类聚》卷八十九引《王氏集验方》)

【组成】苍术(去粗皮,米泔浸三日,炒干) 乌药(去粗皮) 香附子(火燎去毛)各二两 三棱(醋煮,切,焙干) 广茂(煨) 青皮(去瓤) 陈皮(去白) 干姜(炮) 良姜(炒) 小茴香(炒) 神曲(炒) 麦芽各一两

【用法】上为细末,醋煮面糊为丸,如梧桐子大。每服五十丸,空心生姜汤送下。

【功用】宽中下气,暖胃调脾,消克饮食,补益虚损。

【主治】五劳七伤,下元虚冷,脚膝无力,腰滞腿疼,筋骨软弱,心胸胀满,呕逆恶心,恶闻食气;七癥八瘕,五积六聚,痃癖气块,胁肋疼痛,脐腹胀满,面黄肌瘦,身体倦怠,脾胃不和,不思饮食;风湿气痹,霍乱转筋,上吐下泻,气逆冲心,翻胃吐食,多年气痢,小肠疝气;妇人月事不行,脐腹疼痛,一切沉滞之气。

75431 宽中丸(《医学纲目》卷十六引丹溪方)

【组成】枳壳

【用法】上为末,酒糊为丸。

【主治】诸般气痛。

75432 宽中丸(《医方类聚》卷一九五引《修月鲁般经》)

【组成】香附四两 陈皮 青皮 枳壳 枳实 三棱 莪术各二两 神曲 麦芽 糖球子各一两 牵牛(头末)十二两

【用法】上为末,滴水为丸。每服五六十丸,食远白汤吞下。

【主治】肚内痞闷。

75433 宽中丸(《普济方》卷二十二)

【组成】大腹子(炮,去皮脐) 青皮 大黄(湿纸裹煨)各等分

【用法】上为细末,醋糊为丸,如梧桐子大。每服十丸,姜汤送下。

【主治】气滞不快,饮食不消,胸膈痞塞,凝痰聚饮,状如伤寒,头疼胸痞。

75434 宽中丸(《普济方》卷一八二)

【组成】木香五钱 三棱 莪术 青皮 陈皮 槟榔 桔梗 缩砂仁 人参 当归各一两

【用法】上为细末,用酒为丸,如梧桐子大。米汤、姜汤送下。

【功用】宽胸进食,消痞化积。

【主治】一切气疾,诸般停滞,肚腹疼痛不止。

75435 宽中丸(《丹溪心法附余》卷三)

【组成】山楂不拘多少(蒸熟,晒干)

【用法】上为末,作丸服。

【主治】胸膈痞闷,停滞饮食。

75436 宽中汤(《幼幼新书》卷二十一引张涣方)

【组成】高良姜 木香各半两 丁香 青橘皮(炒) 桔梗 甘草(炙)各一分

【用法】上为细末。每服半钱,温酒调服。

【主治】小儿心腹痛不可忍。

75437 宽中汤(《万氏家抄方》卷二)

【组成】青皮 厚朴 陈皮各一钱 香附一钱五分 白豆蔻 丁香 砂仁各七分 木香五分

【用法】上药加生姜、盐,用水煎服。

【主治】七情气郁,三焦痞塞,阴阳不和。

75438 宽中汤(《痘疹传心录》卷十五)

【组成】枳壳 当归 赤茯苓 生地黄 甘草 赤芍

【主治】痘疮,误服温燥,阳盛阴虚,津竭便结。

75439 宽中汤(《幼科直言》卷五)

【组成】山楂 厚朴(炒) 陈皮 熟半夏 桔梗 麦芽 神曲 木通 木香

【用法】加生姜一片为引,水煎服。

【主治】小儿霍乱吐泻,气壮食重者。

75440 宽中汤(《续名家方选》)

【组成】蚕豆(炒)二钱 糖霜一钱 鸡子黄一枚

【用法】上药以水一合,先煮蚕豆三沸,去滓,内糖霜及鸡子黄搅匀,临卧、空心顿服。

【主治】腹中挛急,大便燥结。

75441 宽中汤

《眼科撮要》。为《异授眼科》"宽中散"之异名。见该条。

75442 宽中散(《活幼口议》卷二十)

【组成】四圣汤(白术、人参、白茯苓、炙甘草)加知母 贝母 乌梅 干姜

【主治】胸膈烦闷,冷热不调,痰涎咳嗽,不美饮食,日夜壮热。

75443 宽中散

《得效》卷三。为《局方》卷三"五膈宽中散"之异名。见该条。

75444 宽中散(《奇效良方》卷十六)

【组成】白豆蔻(去皮)一两 青皮(去白) 缩砂(去皮) 丁香各二两 木香一两半 甘草(炙)二两半 陈皮(去白)四两 香附子(炒去毛) 厚朴(去粗皮,姜汁制,炒)各八两 沉香一两 槟榔二两

【用法】上为细末。每服二钱,用生姜盐汤调服,不拘时候。

【主治】忧恚郁结,或作寒热,遂成膈气,不进饮食。

75445 宽中散(《便览》卷二)

【组成】枳壳 桔梗 甘草 茯苓 半夏 芍药

【用法】上药用水一钟半,加生姜三片,煎服。

【主治】脾胃气滞,膈塞腹满,胸胁不利,胃脘疼痛,吞酸嘈杂。

【加减】膈塞腹满,加紫苏叶、青皮、大腹皮、厚朴、香附;气盛少食,加麦芽、砂仁、山楂;气结胸胁不利,或咳嗽,加炒瓜蒌仁、桑白皮;郁气胸膈痛,加香附、抚芎;冷气胃脘作痛,加青皮、陈皮、元胡、木香、草豆蔻;气郁胸中,心下满闷,加川连、神曲、贝母;气盛久郁,膈间上下游走,吞酸嘈杂刺心,加细辛、栀子、黄连、枳实,气病感寒作喘,加苏子、麻黄、杏仁、荆芥穗;病后气肿,加大腹皮、五加皮、苏子。

75446 宽中散(《张氏医通》卷十六)

【组成】四物汤去川芎、熟地,加生地、枳壳、赤茯苓、甘草。

【用法】上为散。每服一方寸匕,水煎,去滓服。

【主治】痘疹,误用辛热而致便秘者。

75447 宽中散(《活人方》卷五)

【组成】宣姜二三斤

【用法】每块姜均切两片,粗线穿好,晒极干,浸于极陈

无秽真金汁内七昼夜，取出，烈日晒露七昼夜，掛当风处，一浸一晒，各足七七四十九日，在地上筑一土堆，于中挖一大孔，放数斤炭火，入姜煨透，去净炭火，以砖盖闭，勿令透风，一周时开看，候姜成炭取出，星月下露七日，然后研为极细末，收贮瓷罐内，勿使透风经湿。每服三钱，白汤调服。

【功用】豁痰利气，温中散结。

【主治】多忧多郁之人，中气虚寒之体，寒湿痰饮停滞三脘，自呕恶而成反胃，由噎塞而致关格，两关脉沉滑，或濡软无力者。

75448 宽中散（《医林纂要》卷九）

【组成】枳壳一钱　赤芍八分　甘草（炙）八分　当归一钱六分

【用法】上为散。水煎服。

【主治】痘疮服燥药太过，津液耗散，大便秘结者。

【方论选录】便秘似实而由虚变实，则未敢以实而破之。且痘证尤不敢轻下也。枳壳为宽其中，赤芍为清其热，而当归以润之，甘草以和之。秘者可通矣。

75449 宽中散（《异授眼科》）

【异名】宽中汤（《眼科撮要》）。

【组成】青皮四两　陈皮四两　丁香四两　甘草四两　朴消四两　细辛五钱　厚朴二两（姜汁炒）　白豆蔻二两

【用法】上为末。每服二钱，盐汤送下。

【主治】午后二目昏暗。

【备考】原书治上症，并宜外点珍珠膏，灸风府穴。

75450 宽气汤（《幼幼新书》卷二十九引《惠眼观证》）

【组成】白矾　葱

【用法】上药煎汤洗软肠头，打喷嚏二三次；用白矾、五倍子末干涂，急打喷嚏；用白绢作兜兜定，再用蜣螂粪及艾烧熏。

【主治】肠出二三寸，经日不收者。

75451 宽气汤（《百一》卷六）

【异名】缩砂香附汤（《得效》卷三）。

【组成】香附子六两（新砂盆内打令净，焙干称）　乌药二两（去心，取肉称，用真天台者）　缩砂仁一两　甘草一两一分（炒）

【用法】上为细末，每服一大钱，浓煎橘皮汤送下，不拘时候。

【功用】❶《百一》：利三焦，顺脏腑。❷《得效》：调中快气。

【主治】三焦气滞，脘腹胀痛，大便秘结。

❶《百一》：大便气秘；❷《得效》：心腹刺痛；❸《奇效良方》：小儿噫宿腐气，心膨膜满，或时冷痛。

【备考】《得效》本方用法：为末，每服一钱，用紫苏叶三片，盐少许，沸汤调下。

75452 宽气汤（《辨证录》卷二）

【组成】柴胡　乌药　秦艽　甘草　酒蒸大黄各一钱　白芍一两　茯苓三钱　当归三钱　天麻　防风各三分　天花粉二钱

【用法】水煎服。

【主治】天禀甚厚，素好烧酒，一时怒气相激，火盛肝伤，遂致口眼㖞斜，如似中风，未尝身仆，且善饮食，脉洪大有力。

75453 宽气饮（《活幼心书》卷下）

【组成】枳壳（水浸，去瓤，麸炒微黄）　枳实（制同上）各一两　人参（去芦）　甘草（炙）各半两

【用法】上剉，焙为末，每服半钱至一钱，净汤调服，不拘时候；惊风发搐，姜汁、葱汤调服；热极者，入宽热饮，薄荷蜜汤调下；或麦门汤亦可。

【功用】通利关节，消痰逐水，进美饮食。

【主治】胸膈痞结，气逆不和，不思饮食，精神昏倦；及蓄气成搐，传变成急慢惊风者。

75454 宽气饮（《奇效良方》卷六十四）

【组成】枳壳（去瓤）一两　人参（去芦）五钱　天麻　僵蚕（炒，去丝嘴）　羌活　甘草（炙）各三钱

【用法】上剉碎。每服二钱，用水一盏，生姜三片，煎至五分，不拘时候服。

【主治】小儿风痰壅满，风伤于气，不能言语。

75455 宽气饮（《金鉴》卷五十五）

【组成】杏仁（去皮尖，炒）　桑白皮（炒）　橘红　苏子（炒）　枳壳（麸炒）　枇杷叶（蜜炙）　麦冬（去心）　生甘草　苦葶苈

【用法】水煎服。

【主治】小儿龟胸。

75456 宽肝汤（《辨证录》卷一）

【组成】人参一两　熟地二两　附子一钱　柴胡五分　甘草三分　肉桂三钱

【用法】水煎服。

【主治】猝犯阴寒之气，两胁痛极，至不可受，如欲破裂者。

75457 宽肠丸（《活幼心书》卷下）

【组成】枳壳（炒微黄，用清油浸透一宿，焙干）五钱　麻仁（去壳）　木通（去皮、节）　大黄（半生半炮）　槟榔　大腹皮（洗净，焙干）各二钱半

【用法】上除麻仁用乳钵研极细外，槟榔不过火，余焙同研成末，入乳钵中与麻仁再杵匀，炼蜜为丸，如绿豆大。每服三十至五十丸，以枳壳、甘草煎汤，空心送下；一二月婴儿，温蜜汤化服。

【主治】痢后里急，大腑闭涩不通。

75458 宽肠丸（《得效》卷七）

【组成】黄连　枳壳各等分

【用法】上为末。面糊为丸，如梧桐子大。每服五十丸，空心米饮送下。

【主治】以五灰膏涂痔疮之后，脏腑秘结不通者。

75459 宽肠丸（《普济方》卷二九五）

【组成】黄连　枳壳　百药煎各等分

【用法】上为末，用水糊丸，如梧桐子大。每服三十丸，用米汤送下。

【主治】痔漏。

75460 宽肠药（《医部全录》卷二〇八引《千金》）

【组成】槐花　大黄　枳壳　木通　连翘　瞿麦　当归

【用法】上用半酒半水煎。

【主治】痔疮用枯药敷后，肛门痛急者。

75461 宽快汤（《直指》卷十五）

【组成】香附（杵净）二两　天台乌药（去心）　枳壳

(制)各一两半　缩砂仁七钱半　苏子(炒)半两　青木香三钱　甘草(炙)七钱半

【用法】上为末,每服二钱,陈皮煎汤调下;或吞青木香丸少许。

【主治】气不下降,大腑涩滞。

75462　宽胀散(《疡医大全》卷二十四)

【组成】槟榔　官桂　木香　大腹皮　沉香　青皮各一钱　香附　小茴香各一钱五分

【用法】上药加生姜为引,水煎服。

【主治】妇人阴疝。

75463　宽带汤(《辨证录》卷十一)

【组成】白术一两　巴戟天五钱　补骨脂一钱　肉苁蓉三钱　人参二钱　麦冬三钱　五味子三分　杜仲三钱　莲肉二十个(不去心)　熟地五钱　当归二钱　白芍三钱

【用法】水煎服。

【主治】妇人脾胃不足,带脉拘急,小腹之间自觉紧迫,急而不舒,断难生子者。

75464　宽带汤(《辨证录》卷十一)

【组成】白术二两　杜仲一两　甘草二钱

【用法】水煎服。

【主治】妇人脾胃不足,带脉拘急,小腹之间自觉紧迫,急而不舒,断难生子。

75465　宽咽酒(《魏氏家藏方》卷九)

【组成】酒一盏　皂角半条

【用法】将皂角就酒揉挼,浓汁出,急煎一沸,淘温与服。立便冲破,吐出水及血痰。如口噤吞咽不得,即以麻油揉挼皂角汁灌。

【主治】喉闭,逡巡不救。

75466　宽热饮(《活幼心书》卷下)

【组成】枳壳一两(去瓤,剉片,用巴豆十五粒,作二边去壳膜心,同炒枳壳至微黄色,去巴豆片)　大黄一两　粉草七钱半　元明粉二钱半

【用法】上剉,焙为末,临时人元明粉,在乳钵内同前药末研匀,每服半钱至一钱。儿小者抄一字,用姜蜜汤或薄荷汤调服,不拘时候。

【主治】小儿伏热在里,风痰壅满,气促昏闷;或脾胃停滞,日久饮食减少,面黄脉实,发热无时者。

75467　宽热散(《普济方》卷三七四引《傅氏活婴方》)

【组成】枳壳一两　大黄二两　朴消(研)　甘草半两(炙)

【用法】上为末,用锡盒藏之。每服一字,薄荷七叶煎汤送下。

【主治】小儿惊风潮热,客忤疳积。

75468　宽热散(《婴童百问》卷二)

【组成】石膏　黄芩　甘草　赤芍药　葛根各二钱半　麻黄(去节)　柴胡半两

【用法】上剉散。三岁儿,每服二钱,水一小盏,生姜少许,葱白三寸,豆豉一撮,煎汤冲服。

【主治】小儿惊风。

75469　宽胸丸(《新医药学杂志》1973;3)

【组成】荜拨900克　高良姜　延胡索　檀香各450克　细辛150克　冰片30克

【用法】上药提取挥发油,制成浸膏,晒干,研细,装入胶囊,每个胶囊0.3克。每服0.3克,一日三次。

【功用】温中散寒,芳香开窍,理气止痛。

【主治】冠心病,心绞痛。

【备考】本方改为片剂,名"宽胸片"(《北京市中成药规范》)。

75470　宽胸片

《北京市中成药规范》。即《新医药学杂志》1973;3"宽胸丸"改为片剂。见该条。

75471　宽胸饮(《杂病源流犀烛》卷二十七)

【组成】柴胡　郁金　川芎　当归　降香　香附　陈皮　砂仁　甘草　延胡索

【功用】疏肝。

【主治】肝实胸痛,不能转侧,善太息者。

75472　宽筋丸(《普济方》卷二四〇)

【组成】防风　荆芥　麻黄(连节,去根)　干木瓜　独活各一两　牛膝半两(上药剉碎,用好酒浸二宿,漉出,焙干为末)　草乌头二两　黑豆一两(上二味用水五碗,煮令干,去黑豆,薄切乌头焙干,亦为末)

【用法】上二末和匀,醋糊为丸,如梧桐子大。每服十丸,渐加至二三十丸,食后温茶或酒送服。

【主治】风壅气道不宣,筋脉拘挛,难以屈伸;兼治脚气疼痒。

75473　宽筋汤

《普济方》卷三七一。为原书同卷引《全婴方》"续命汤"之异名。见该条。

75474　宽筋散(《伤科补要》卷三)

【组成】羌活一两　防风一两　续断一两　桂枝四钱　当归一两五钱　芍药一两　甘草四钱

【用法】上为末。陈酒调服。

【功用】宽筋止痛。

75475　宽脾散(《准绳·幼科》卷三)

【组成】川芎　茯苓　甘草　白术

【用法】上剉散。水煎,食远服。

【主治】小儿余热不除。

75476　宽缓汤(《辨证录》卷五)

【组成】柴胡　茯苓各二钱　当归三钱　白芍五钱　甘草　苏叶　黄芩各一钱　竹叶三十片

【用法】水煎服。

【主治】少阳之气不和,胸中胀急,烦闷不安,上不能食,下不能出,大小便窘迫之极。

75477　宽腰汤(《辨证录》卷二)

【组成】车前子三钱　薏仁五钱　白术五钱　茯苓五钱　肉桂一分

【用法】水煎服。

【主治】腰痛。日重夜轻,小水艰涩,饮食如故者。

75478　宽腹丸(《永类钤方》卷二十一)

【组成】牵牛　萝卜子　陈皮(净)　青皮　木香(炮)各一两　槟榔　紫苏子　木瓜各半两

【用法】上药用巴豆七粒(不去壳)同炒黄,去巴豆,共为末,糊为丸,如小豆大。三岁儿,每服三十丸,紫苏、木瓜汤送下。

【主治】小儿疳气，腹胀，不思饮食，或面肿者。

75479 宽膜汤（《辨证录》卷九）

【组成】白芍三钱　枳壳三分　甘草五分　神曲三钱　白芥子三钱　郁金一钱

【用法】水煎服。

【主治】肝气郁甚，老痰结成黏块，凝滞喉咙之间，欲咽不下，欲吐不能。

75480 宽膈丸（《三因》卷八）

【组成】木香　京三棱（炮）　青皮各半两　半夏三两（汤洗七次）　大腹子一分

【用法】上为细末，姜汁糊为丸，如梧桐子大。每服二三十丸，食后米汤送下。

【主治】气不升降，胸膈结痞。

75481 宽膈丸（《奇效良方》卷十六）

【组成】麦门冬（去心）　甘草（炙）各五两　人参四两　川椒（炒出汗）　远志（去心，炒）　细辛（去苗）　桂心各三两　干姜（炮）一两　附子（炮）一两

【用法】上为细末，炼蜜为丸，如梧桐子大。每服三五十丸，食前米汤送下。

【主治】七情郁结，膈塞不通，食冷物即发，其病紧痛欲吐，食饮不下，甚者手足冷，短气，或上气喘急、呕逆。

【加减】夏，加麦门冬、甘草、人参各一两。

75482 宽膈散（《仙拈集》卷二）

【组成】山栀仁（炒黑）　川芎　枳实各一钱半　桔梗七分　甘草五分

【用法】上加生姜，水煎服。

【主治】胸满。

75483 宽肠丸散（《普济方》卷二九五）

【组成】当归　荆芥　枳壳　香附　甘草各等分

【用法】上为末，米饮调下二钱。

【主治】年深日近痔疾。

75484 宽中八宝散（《赤水玄珠》卷五）

【组成】木香　归尾　萝卜子　真苏子　槟榔　砂仁各一钱半　沉香　牙皂各一钱

【用法】上为末。每服一钱，或二钱，黄酒调下。

【主治】七情忧思，胸腹胀满痞塞。

【加减】小水不利并水肿，加苦葶苈子末一钱五分，蝼蛄后段炙末一钱。

75485 宽中下气汤（《医学探骊集》卷五）

【组成】枳实四钱　香附末三钱　延胡索三钱（酒炙）　槟榔三钱　瓜蒌仁四钱　广砂仁三钱　郁金四钱　甘草二钱　葶苈子三钱

【用法】水煎。温服。配用鲜姜熨法。

【主治】中宫积有逆气，由脏腑而溢于经络，或客于胸部，或客于胃部，及一发作，则胸胁刺痛不已，甚则痛不可忍。

【方论选录】方以枳实为君，能宽中下气；佐以香附、元胡散滞气，郁金、广砂破郁气，蒌仁、葶苈能引逆气下行，槟榔能逐逆气下降，甘草和药调中。其中宫之逆气既散，则胸胁之痛自止矣。

75486 宽中达郁汤（《效验秘方·续集》章真如方）

【组成】沉香3~6克（研末冲服）　当归10克　白芍10克　柴胡8克　香橼皮10克　晚蚕砂10克　鸡内金10克　茅根30克　川朴10克　鲜葱5茎

【用法】每日一剂，煎2次，温服。

【功用】宽中化气，解郁利水。

【主治】肝硬化腹水。

【加减】腹水多，加大腹皮；食少，有脾虚现象，加白术、云苓；肝区痛胀，加郁金、川楝子。

【方论选录】方中沉香温经行气解郁；当归、白芍养血柔肝；柴胡、香橼皮、川朴疏肝理气；晚蚕砂燥湿化浊；鸡内金健胃消积；茅根、鲜葱通经利水。诸药合用能疏肝解郁不伤正，化气利水不留邪。

75487 宽中安虫丸（《杂症会心录》卷下）

【组成】使君子二两（去壳）　陈皮二两　干姜七钱（煨）　槟榔七钱　乌梅二十个　木香五钱　南星五钱（姜制）

【用法】上为细末，炼蜜为丸。每晨服三四钱，砂糖水送下。

【主治】虫积肠胃而胀。

75488 宽中进食丸

《兰室秘藏》卷上。为原书同卷“宽中喜食无厌丸”之异名。见该条。

75489 宽中快斑汤（《痘疹全书》卷上）

【组成】陈皮　半夏　白术　枳实　木香　神曲　砂仁　黄连（姜炒）　甘草　厚朴　青皮　连翘　山楂肉

【用法】上加生姜作引，水煎服。

【主治】痘疹起发，内伤饮食，腹中饱闷或痛，中气郁遏，致痘疹不能透发者。

75490 宽中快斑汤（《金鉴》卷五十六）

【组成】青皮（醋炒）　陈皮　枳壳（炒）　南山楂　麦芽（炒）　木香　黄连（生）　连翘（去心）　厚朴（炒）　甘草（生）

【用法】上加生姜、灯心为引，水煎服。

【主治】痘疹起胀之时，过于饮食，滞热内郁，痘不起胀，懒食恶食，肚皮发热，大便臭黏。

75491 宽中沉参散（《鸡峰》卷十八）

【组成】半夏五分　五味子　鹿角胶　茯苓各三分　白术　沉香　款冬花　川芎　紫菀　石斛　山药各二分　人参四分

【用法】上为细末。每服二钱，食前生姜汤调下。

【功用】消饮，养肺，止咳。

75492 宽中和气散（《女科万金方》）

【组成】藿香　青皮　蓬术　归尾　牛膝　枳壳　半夏　陈皮　白豆蔻　木香　卜子　茯苓　腹子

【用法】上加生姜三片，用水二钟煎，食前服。

【主治】感气胸满不宽，手足麻木。

75493 宽中降逆汤（《温病刍言》）

【组成】莱菔子　焦山楂　麦芽　焦曲各10克　厚朴　酒大黄　枳实各6克

【用法】水煎服。

【功用】宣导中焦，理气降逆。

【主治】食滞中焦，脘腹胀满，呃逆嗳气，不思饮食。

75494 宽中顺气丸（《普济方》卷一八三）

【组成】当归（酒浸）半两　芍药半两　白术半两　皂

角(直大者,去皮弦,蜜炙)一两半　芒消一两(别研)　大黄二两(生)　郁李仁(去皮)一钱半　牵牛(微炒,取末)二两半　人参(去芦)半两

【用法】上为细末,水泛为丸,如梧桐子大。每服四十丸,渐加至五十丸,食远、临卧温酒或饮汤送下。

【功用】分阴阳,济水火。

【主治】血实气虚,胸胁痞满,或咳逆上气,胁肋内疼,痰唾稠黏,咽喉不利,热结心烦,大便迟涩不下。

75495　宽中顺气丸(《成方制剂》12册)

【组成】木香200克　陈皮200克　香附(醋炙)300克　三棱(麸炒)100克　莪术(醋炙)100克　五灵脂(醋炙)200克　猪牙皂100克　黄芩100克　牵牛子400克　大黄400克　滑石100克

【用法】制成水丸,每100粒重6克。口服,一次6克,一日1~2次,或遵医嘱。

【功用】顺气宽胸,消积化滞。

【主治】气血郁滞,停食停水,引起胸膈痞满,膨闷胀饱,不欲饮食,脘腹胀痛,大硬秘结。

【宜忌】孕妇忌服。年老体虚者慎用。

75496　宽中养胃汤(《回春》卷三)

【组成】苍术(炒)四分　香附七分　枳壳(麸炒)五分　厚朴(姜炒)五分　藿香五分　山楂三分　陈皮一钱　砂仁三分(细研)　神曲(炒)四分　槟榔三分　麦芽(炒)四分　枳实(麸炒)四分　半夏五分　茯苓五分　青皮(去瓤)三分　甘草(炙)三分

【用法】上剉一剂。加生姜三片,大枣一枚,水煎,食远服。

【主治】胸膈胀满,饮食少用。

75497　宽中祛痰丸(《瑞竹堂方》卷二)

【异名】祛风化痰丸(《普济方》卷一六四)。

【组成】半夏四两(汤泡七次,晒研为末,用生姜自然汁捏作饼,阴极干)　荆芥穗一两　白矾(枯)一两　麻黄四两(去节)　槐角子一两(麸炒)　陈皮(汤洗,去白)一两　朱砂一两(研末,水飞过,一半入药,一半为衣)

【用法】上为细末,生姜自然汁打糊为丸,如梧桐子大。每服三十丸,空心、临卧用皂角子仁炒黄,同生姜煎汤送下。

【功用】宽中理气,祛痰搜风。

【主治】饮食过多,酒色太过,喜食酸咸作成痰饮,于胸膈则满闷,呕逆恶心,流则臂膊大痛,升则头目昏眩,降则腰脚重痛,轻则左瘫右痪,重则猛然倒地。

【宜忌】忌食猪羊血、猪肉、鸡鹅、蘑菇、黄瓜、茄子等物。

75498　宽中透毒饮(《救偏琐言·备用良方》)

【组成】山楂三钱　青皮六分　葛根四分　陈皮五分　前胡八分　莱菔子七分　麦芽一钱　桔梗　蝉蜕各三分

【用法】上加生姜三分,水煎服。

【主治】痘已发未发,而饮食内伤者。

75499　宽中透毒饮(《金鉴》卷五十六)

【组成】葛根　桔梗　前胡　青皮　厚朴(姜炒)　枳壳(麸炒)　山楂　麦芽(炒)　蝉蜕　连翘(去心)　牛蒡子(炒,研)　黄连　荆芥穗　甘草(生)

【用法】上加生姜、灯心为引,水煎服。

【主治】痘欲出,发热呕吐烦渴,大便酸臭。

【加减】若大便秘,小便赤涩,腹热闷痛,加大黄、木通通利之。

75500　宽中健脾丸(《医学入门》卷七)

【组成】白术六两　人参　黄耆　苍术　茯苓　五加皮各二两　黄连(用茱萸水炒)　白芍　泽泻各二两半　陈皮(用盐水炒)　半夏　香附　薏苡仁　山楂各三两　草豆蔻　苏子　萝卜子各一两半　沉香六钱　大瓜蒌二个(每个镂一孔,用川椒末三钱,多年粪碱末二钱,装入瓜蒌内,纸糊瓜口,盐泥固济,晒干,煅红为度,去泥与黑皮)

【用法】上药同为末,用荷叶、大腹皮煎汤煮黄米糊丸,如梧桐子大。每服百丸,白汤送下。

【主治】单腹胀,及脾虚肿满,膈中闭塞,胃口作痛。

75501　宽中理气丸(《鸡峰》卷二十)

【组成】木香半两　青皮　陈皮各一两　槟榔　白蔻仁　萝卜子　荜澄茄　干姜　胡芦巴　丁香皮　厚朴各半两　黑牵牛一两

【用法】上为细末,水煮面糊为丸,如绿豆大。每服二十丸,食后生姜汤送下。

【功用】顺理诸气,宽利胸膈,调和脾胃,消化痞滞,升降阴阳,进美饮食。

【主治】心腹胀满,腹肋刺痛,呕哕痰水,噫闻食臭,全不思食。

75502　宽中理气丸(《普济方》卷二十四引《德生堂方》)

【组成】枳实　槟榔　青木香　丁皮　神曲　苍术　香附子　葛根各一斤　荜澄茄半斤

【用法】上为细末,水糊为丸,每服三十丸,加至五十丸,酒、水、生姜汤任下,不拘时候。

【功用】宽中理气。

【主治】脾胃不和。

75503　宽中愈胀汤(《女科指南》)

【组成】人参　白术　茯苓　甘草　黄连　枳实　半夏　姜黄　陈皮　知母　黄芩　厚朴　猪苓　泽泻　砂仁　干姜

【用法】加生姜,水煎服。

【主治】中满单胀。

75504　宽气化痰丸(《幼科铁镜》卷六)

【组成】大黄三分　杏仁　百合　木通　桑皮　甜葶苈　天门冬　石膏各五钱

【用法】上为末,炼蜜为丸,如黍米大。食后临卧,白热水化下。

【主治】小儿龟胸。

75505　宽肠枳壳散

《婴童百问》卷七。为《局方》人卫本卷九吴直阁增诸家名方"滑胎枳壳散"之异名。见该条。

75506　宽性如意丹(《串雅补》卷二)

【组成】白信五厘　巴霜二分　雄黄　白芷各一钱　母丁香五分

【用法】上为细末,红枣肉捣为丸,如梧桐子大。每服大人二丸,小儿一丸,白汤送下。

【主治】寒痰食积,翻胃噎膈,水泄肚疼,心痛。

75507　宽咽救生散

《普济方》卷六十一引《仁存方》。为《圣济总录》卷一

二二“如圣散”之异名。见该条。

75508 宽胸行气散(《疯门全书》)

【组成】桔梗　木通　枳壳　香附　乌药　芥子　杏仁　陈皮　川芎　酒芍　甘草

【用法】上为散。用灯心为引,水煎服。

【主治】麻风,服感字丸后,胸前觉滞,且多痰者。

75509 宽胸利膈丸(《成方制剂》7册)

【组成】槟榔　苍术　草果仁　陈皮　大黄　甘草　广藿香　厚朴　桔梗　莱菔子　六神曲　麦芽　木香　青皮　砂仁　山楂　枳壳

【用法】制成大蜜丸,每丸重10克。口服,一次1丸,每日2次。

【功用】开郁顺气,消食除胀。

【主治】气郁不舒,胸腹胀满,宿食停水,呕逆腹痛。

75510 宽筋活血散(《跌打损伤方》)

【组成】泽兰　秦艽　羌活　独活　香附　归身　苏木　木瓜　续断　加皮　乌药　荆芥　红花　杜仲　枳壳　甘草

【用法】上药酒煎,空心服。

【主治】脚髁骱伤。

75511 宽中喜食无厌丸(《兰室秘藏》卷上)

【异名】宽中进食丸。

【组成】木香五分　青皮　人参　干姜各一钱　炙甘草一钱五分　白茯苓　泽泻　槟榔　橘皮　白术各二钱　缩砂仁　猪苓各二钱五分　半夏七钱　枳实四钱　草豆蔻仁五钱　神曲五钱五分(炒)　大麦芽面一两(炒)

【用法】上为细末,汤浸蒸饼为丸,如梧桐子大。每服三五十丸,食远米汤送下。

【功用】资形气,喜饮食。

75512 宽胸舒气化滞丸(《成方制剂》3册)

【组成】沉香　陈皮　木香　牵牛子　青皮

【用法】制成大蜜丸,每丸重6克。口服,一次1~2丸,每日2次。

【功用】舒气宽中,消积化滞。

【主治】肝胃不和,气郁结滞引起两胁胀满,呃逆积滞,胃脘刺痛,积聚痞块,大便秘结。

【宜忌】孕妇忌服。

家

75513 家宝丹(《丹溪心法》卷一)

【组成】川乌　南星　五灵脂(姜汁制,另研)　草乌各六两　白附子　全蝎　没药　辰砂各二两　羌活　乳香　白僵蚕(炒)各三两　片脑五钱　天麻三两　麝香二钱半　地龙四两　雄黄　轻粉各一两

【用法】上为末。每服三分,不觉,服半钱,茶酒调服皆可;或炼蜜为丸,如弹子大。含化。

【主治】风疾瘫痪,痿痹不仁,口眼㖞斜。

75514 家宝丹(《广笔记》卷二)

【组成】何首乌二两(取鲜者,竹刀切片,晒干)　川乌四两(先用湿纸包煨,去皮)　草乌四两(温水浸半日,洗去黑毛,刮去皮,与川乌同切厚片,将无灰酒和匀,入砂器中,炭火慢煮,渐渐添酒,煮一日夜,以入口不麻为度)　苍术四两(米泔浸一宿,去皮,切片,酒炒)　大当归二两(酒洗)　白附子二两(去皮)　麻黄(去头节,滚汤泡去沫)　桔梗(炒)　粉草(炙)　防风　白芷　川芎　人参　天麻　大茴香(炒)　荆芥(炒)　白术(面炒)各四两　木香　血竭　细辛各一两

【用法】上为极细末,炼蜜为丸,如弹子大,每丸重二钱。酒化开,和童便送下;如不能饮者,酒化开,白汤送下;产后腹痛者,酒化开,益母汤送下;室女经脉不通者,用桃仁、苏木、红花、当归煎汤送下。

【主治】妇人产难,胎衣不下,血晕,胎死腹中,及产后小腹痛如刀刺;兼治诸气中风,乳肿,血淋,胎孕不安,赤白带下,呕吐恶心,心气烦闷,经脉不调或不通,反胃,饮食无味,面唇焦黑,手足顽麻,一切风痰。

【宜忌】劳热有虚火者,不宜服。

75515 家宝丹(《外科传薪集》)

【组成】薄荷头二钱　枪消二钱　灯心灰二分　雄精五分　大梅片三分

【用法】上为细末。吹喉。

【主治】喉风。

75516 家莲散(《古今医鉴》卷五)

【组成】莲肉(泡,去皮心,微火焙干)四两　厚朴(姜炒)一两　干姜(炒黑)一两

【用法】上为细末。每服二三匙,米饮调下,一日三次。

【主治】经年久泻冷泄,及休息痢。

75517 家秘丸(《中国麻疯病学》)

【组成】光橘叶(即十大功劳,又名八角茶,剪去刺,以醇酒拌,九蒸晒,再去叶中筋,晒干为末)一斤　元参四两

【用法】上研细末,水泛为丸。每服二钱,白汤送下。

【主治】麻疯病愈后。

75518 家秘煎(《中国麻疯病学》)

【组成】防风　甘菊花　独活　荆芥穗　甘枸杞　羌活　山栀子各等分

【用法】水煎服。

【主治】初期麻疯。

【加减】面部,加白蒺藜、当归、天花粉、天麻、鼠黏子、薄荷、苍耳、蔓荆子、谷精草;下部,加杜仲、金银花、牛膝、宣木瓜、桔梗、炙虎骨、枳壳、熟地、木通;摄血归元,加连翘、元参;补虚,加桑螵蛸、夏枯草;血虚加苏木、红花;妇人加四物汤。

75519 家菊散(《医统》卷八十七)

【组成】家菊花(去蒂)　石膏(水飞)　牛蒡子各等分

【用法】上为末。每服二钱,早、晚食后茶、酒任意调服。

【功用】去风明目。

【主治】诸般头风。

75520 家方黄膏(《梅疮证治秘鉴》卷下)

【组成】胡麻油　蜜　蜡各百钱　牛脂　椰子油　猪脂各七钱　乳香三钱　郁金六钱　烟草叶茎二十枚

【用法】先以麻油入铁盏内,武火煎烟草茎,以焦枯为度,次以文火将四种蜡脂油熔化,以粗布滤去渣滓,以柳木篦搅之,候膏欲凝,而后渐渐入乳香、郁金末,搅之,纳瓷器盛贮。

【主治】阴疮,臁疮,或因梅毒而致头面部腐烂。

75521 家韭子丸(《三因》卷十二)

【组成】家韭子六两（炒） 鹿茸四两（酥炙） 苁蓉（酒浸） 牛膝（酒浸） 熟地黄 当归各二两 巴戟（去心） 菟丝子（酒浸）各一两半 杜仲（去皮，剉制，炒断丝） 石斛（去苗） 桂心 干姜（炮）各一两

【用法】上为末，酒糊为丸，如梧桐子大。每服五十丸，加至百丸，空心、食前、盐汤温酒送下。小儿遗尿，别作一等小丸服。

【功用】补养元气，进美饮食。

【主治】少长遗尿；男子虚剧，阳气衰败，小便白浊，夜梦泄精。

【备考】本方方名，《明医指掌》引作"韭子丸"。

75522 家韭子丸（《医略六书》卷二十五）

【组成】韭子三两（炒） 鹿茸三两（酥炙） 苁蓉三两（酒洗） 熟地五两 当归二两 菟丝三两（饼） 萸肉三两 巴戟三两（炒） 杜仲三两（炒） 肉桂一两半（去皮） 干姜一两半（炒）

【用法】上为末，陈酒糊丸。每服三五钱，淡盐汤送下。

【功用】温肾壮阳。

【主治】肾脏虚寒，遗溺，脉缓涩者。

【方论选录】肾脏虚寒，真阳不秘，故闭藏失职，遗溺不止。韭子壮真阳以温肾，鹿茸补肾脏以壮阳，巴戟温肾脏以祛寒湿，苁蓉润肾脏以温精血，熟地填补真阴，肉桂温暖真阳，萸肉涩精秘气，当归养血营经，杜仲补肾脏以作强，干姜暖胃气以散寒冷，菟丝填补肾脏也。陈酒丸，盐汤下，俾肾脏充足，则真阳秘密，而寒邪自散，水府蓄泄有权，安有溲溺遗失之患乎！

75523 家猪屎散（《外台》卷二十四引《集验方》）

【组成】猪屎

【用法】取猪屎烧作灰，下绢筛。以粉掺败疮中令满，汁出脱去，便敷之。若更生青肉，复着白蔄茹散。

【主治】败痈深疽，深烂青黑，四边坚强，中央脓血恶汁出，或间有碎骨从中出者，经用赤龙皮汤洗之，白蔄茹散敷之，止后长敷家猪屎散至愈。

75524 家传大明膏（《回春》卷五）

【组成】大黄 苍术 柴胡 龙胆草 藁本 细辛 赤芍 菊花（倍） 红花 黄柏 黄芩 连翘 栀子 荆芥 防风 木贼 黄连 蒺藜 薄荷 羌活 独活 麻黄 川芎 白芷 天麻 蔓荆子 玄参 苦参 归尾 木通 生地黄 桑白皮 车前子 枳壳 皮消 甘草

【用法】上剉十大帖，用童便五碗煎熟，用炉甘石一斤，入炭火烧红，淬入药中十次，研烂去粗滓，将药入水铜盆内，重汤煮干成饼，晒干研千余下，每两入焰消八钱，黄丹五分，又研千余下，收入瓷罐内。点眼。

【主治】翳膜攀睛，烂弦，赤障，胬肉，血灌瞳仁，迎风流泪，怕日羞明，视物昏花，疼痛不止。

【加减】如胬肉、云翳、昏矇、烂弦、风眼，入冰片少许。

75525 家传木通散（《永乐大典》卷一〇三三引《婴孩妙诀》）

【异名】木通散（《普济方》卷二一四引《济生》）、木通汤（《奇效良方》卷三十五）。

【组成】木通一两 牵牛子半两（炒） 滑石一两

【用法】上为粗末。加灯心、葱白，水煎去滓，温服。

【主治】小便不通，腹痛。

75526 家传正气散（《古今医鉴》卷六）

【组成】苍术 陈皮 厚朴 藿香 半夏 乌药 枳壳 香附子 大腹皮 甘草

【用法】上剉。加生姜、大枣，水煎，温服。

【主治】心腹胀满，或出远方，不服水土。

75527 家传芎归汤（《保命歌括》卷十六）

【组成】川芎 当归尾 青皮（不去瓤） 木香 山楂 山栀仁（炒） 木通 川楝子 小茴香 猪苓 泽泻各等分

【用法】上㕮咀。用流水煎，空心服。

【主治】诸疝。

75528 家传西圣膏（《外科大成》卷一）

【组成】当归 川芎 赤芍 生地 熟地 白术 苍术 甘草节 陈皮 半夏 青皮 香附 枳壳 乌药 何首乌 白芷 知母 杏仁 桑皮 金银花 黄连 黄芩 黄柏 大黄 白蒺藜 栀子 柴胡 连翘 薄荷 威灵仙 木通 桃仁 玄参 桔梗 白鲜皮 猪苓 泽泻 前胡 升麻 五加皮 麻黄 牛膝 杜仲 山药 益母草 远志 续断 良姜 藁本 青风藤 茵陈 地榆 防风 荆芥 两头尖 羌活 独活 苦参 天麻 南星 川乌 草乌 文蛤 巴豆仁 芫花各五钱 细辛 贝母 僵蚕 大枫子 穿山甲各一两 蜈蚣二十一条 苍耳头二十一个 虾蟆七个 白花蛇 地龙 全蝎 海桐皮 白及 白蔹各五钱 木鳖子八两 桃 柳 榆 槐 桑 楝或杏 楮或椿七枝各三七寸 血余四两

【用法】上药用真麻油十三斤浸之，春五、夏三、秋七、冬半月，日数毕，入大锅内，慢火煎至药枯，浮起为度，住火片时，用布袋滤净药渣，将油称准，将锅展净，复用细绢滤油入锅内，投血余，慢火熬至血余浮起，以柳棒挑看，似膏溶化之象，熬熟，每净油一斤，用飞过黄丹六两五钱，徐徐投入，火加大些，夏秋亢热，每油一斤，加丹五钱，不住手搅，俟锅内先发青烟，后至白烟，叠叠旋起，气味香馥者，其膏已成，即便住火，将膏滴入水中，试软硬得中，如老加熟油，若稀加炒丹少许，渐渐加火，务要冬夏老嫩得所为佳，掇下锅来，搅挨烟尽，下细药搅匀，倾水内，以柳棍搂，成块再换，冷水浸半时，乘温每膏半斤，拔扯百转，成块又换冷水投浸。用时，取一块铜勺内熔化摊用。细药开后：乳香、没药、血竭各一两，轻粉八钱，朝脑二两，龙骨二两，赤石脂二两，海螵蛸五钱，冰片、麝香各三钱，雄黄二两，上药共为末，加入前膏内。五劳七伤，遍身筋骨疼痛，腰脚酸软无力，贴膏肓穴、肾俞穴、三里穴；痰喘气急咳嗽，贴肺俞穴、华盖穴、膻中穴；左瘫右痪，手足麻木，贴肩井穴、曲池穴、三里穴；遗精白浊，赤白带下，经脉不调，血出崩漏，贴阴交穴、关元穴；痢疾水泻，贴丹田穴；疟疾，男贴左臂，女贴右臂；腰痛，贴命门穴；疝气，贴膀胱穴；头风，贴风门穴；心气痛，贴中脘穴；走气痛，贴章门穴；寒湿脚气，贴三里穴；胸腹胀闷，贴中脘穴；噎食转食，贴中脘穴；痞疾，先用面作圈，围痞块上，入皮消两许，纸盖，熨斗熨热去消，贴膏再熨，出汗至腹内觉热方止；跌打损伤及诸毒诸疮，俱贴患处。凡内外诸症，贴之必用热布熨之，疥癣疹癞等症，贴脐熨之，汗出为度；血瘕痞块，加阿魏、马齿苋膏各二两贴之。

【主治】男妇小儿，远年近日，五劳七伤，左瘫右痪，手足麻木，遍身筋骨疼痛，咳嗽痰喘，疟疾痢疾，痞疾走气，遗

精白浊，偏坠疝气，寒湿脚气；及妇人经脉不调，赤白带下，血崩经漏；并跌打损伤，一切肿毒瘰疬，顽疮结毒，臭烂，筋骨疼痛不能动履者。

75529 家传异功丸（《普济方》卷三六九）

【组成】泽泻一两二钱 猪苓（汤浸，去皮）三分 官桂半两（减半） 茯苓三分 白术半两 人参半两（去芦） 辰砂半两（另研）

【用法】上为末，炼蜜为丸，如芡实大。若夏月行路，轿里含化，免吃水；若小儿夏月心热，烦渴引饮，煎灯草、竹叶汤化下，遇渴投之。

【功用】消暑生津。

【主治】暑热口渴。

75530 家传和中丸（《育婴秘诀》卷三）

【组成】人参 炙甘草 当归 川芎 车前子 猪苓 泽泻 神曲 麦芽（俱炒） 诃子肉（面裹煨） 石莲肉各二钱 白术 白茯苓 陈皮 白芍 黄连（炒）各三钱 木香 干姜（炒） 肉豆蔻（面裹煨）各二钱

【用法】上为细末，酒煮面糊为丸，如黍米大。米饮送下。

【主治】休息痢，及疳痢。

75531 家传定志方（《陈素庵妇科补解》卷三）

【组成】石菖蒲 麦冬 枣仁 茯苓 茯神各二两 木香五钱 熟地五钱 白芍三两 黄芩三两 砂仁 人参 白术各二两

【用法】上为蜜丸。每服七十丸，龙眼、竹叶汤送下，一日二次。

【主治】妊娠无外感症，忽然心悸，醒则烦闷，睡则多惊，或卧中言语恍惚，及膨胀腹满，连脐急痛，坐卧不宁，气逆迫胎，皆血虚内热乘心故也。

75532 家传保和丸（《幼科发挥》卷三）

【组成】白术 陈皮 半夏曲 白茯苓 神曲各三钱 枳实（炒） 厚朴（姜汁炒） 香附（酒浸） 山楂 麦芽曲各二钱半 黄连（姜汁炒） 连翘（去子） 莱菔子各二钱

【用法】上药为末，荷叶浸水，煮粳米糊为丸，如麻子大。姜汤送下。

【功用】补脾胃，进饮食。

【主治】食积。

75533 家传保和丸（《育婴秘诀》卷一）

【组成】人参 白术（去芦）各三钱 白茯苓（去皮）一钱半 甘草（炙） 山楂肉 麦芽 神曲（炒）各一钱

【用法】上为末，另用神曲水煎作糊为丸。

【主治】脾胃素弱，不能传化，饮食略多，便成内伤。

75534 家传养肝丸（《寿世保元》卷六）

【组成】羚羊角（镑，另研）五钱 生地黄（酒浸） 熟地黄（酒浸） 肉苁蓉（酒洗） 甘枸杞子 防风（去芦） 草决明（炒） 菊花 羌活 当归（酒洗） 沙苑蒺藜（炒）各一两 楮实子（炒）五钱 羊子肝（小肝叶，煮，焙干，为末）

【用法】上为细末，炼蜜为丸，如梧桐子大。每服五十丸，加至七十丸至百丸，早，盐汤下，午，茶下，临卧，酒下，不饮酒人当归汤送下。

【功用】补肝血，益肾气。

【主治】肝肾不足，目失荣养，视力减弱昏花，二目艰涩，大眥赤色，迎风流泪，或翳膜不散。

75535 家传神异散（《疡科选粹》卷五）

【组成】乳香 没药 牛黄 冰片 熊胆 朴消霜 青鱼胆 黄连 黄柏 赤石脂 孩儿茶 轻粉 白占

【用法】上前十二味为末，后一味入麻油少许熬化，再入前药末煎成膏。贴之。

【功用】清热解毒，消肿定痛。

【主治】痔漏。

【备考】本方方名，据剂型，当为家传神异膏。

75536 家传凉惊丸（《育婴秘诀》卷三）

【组成】黄连（净） 黄芩（去腐） 山栀仁 黄柏各等分 朱砂 雄黄（俱飞）减半

【用法】上为极细末，和匀，雪水煮面糊为丸，如黍米大。一岁儿，每服十五丸，渐加至五十丸，薄荷汤送下。

【功用】退热解毒，镇惊安神。

【主治】小儿五脏热盛动风者。

75537 家传消疬丸（《外科大成》卷二）

【组成】天花粉（捣烂，水浸三日，取沉者，晒干用）四两 绿豆粉四两（用薄荷叶蒸过） 香附米（童便浸）二两 贝母一两 茯苓一两 白术一两 柿霜四两 牛皮胶三两 牡蛎（煅） 百合 山茨菇 杏仁各二两 细茶 粉草各一两 青黛六钱 硼砂三钱 白矾二两

【用法】上为末，炼蜜为丸，如绿豆大。每服二钱，一日二次，俱白滚水送下。

【主治】瘰疬。

75538 家传剪红丸（《育婴秘诀》卷三）

【组成】枳壳（炒） 槐子（炒） 侧柏叶（炒） 荆芥穗各等分

【用法】上为末，酒糊为丸，如黍子大。量儿大小给服，米饮送下。

【主治】小儿痢下纯血，及大人肠风下血。

75539 家传滑胎饮（《郑氏家传女科万金方》卷三）

【组成】大腹皮 人参 当归 白芍 川芎 广皮

【用法】上药或加炒黄车前子水煎。临服入童便一盏。

【主治】妇人难产。

75540 家姜黄连丸

《冯氏锦囊·女科》卷十七。为《济生》卷四“蒙姜黄连丸”之异名。见该条。

75541 家秘三黄丸（《症因脉治》卷一）

【组成】黄芩 黄连 大黄 甘草 广皮

【主治】内伤齿痛，属胃肠热盛，脉洪数应下者。

75542 家秘天地煎（《症因脉治》卷一）

【组成】天冬 地黄 黄柏 知母 川贝母 甘草 麦冬 桑白皮 地骨皮

【用法】水煎三四次。冲玄武胶服。

【主治】内伤腋痛，属水中之火刑金者。

75543 家秘天地煎

《症因脉治》卷二。为原书同卷“知柏天地煎”之异名。见该条。

75544 家秘天地煎（《症因脉治》卷二）

【异名】家秘知柏天地煎。

【组成】黄柏 知母 天门冬 地黄 广皮

【主治】内伤呃逆，因阴精不足，相火上冲者。

75545 家秘正气散(《症因脉治》卷二)

【组成】藿香　厚朴　广皮　半夏　干葛　竹茹　麦芽　白茯苓

【用法】水煎服。

【主治】胃有痰涎，呕吐酸水。

【加减】胃火旺，加川连，冲芦根汁服；胃寒，加生姜；胃燥，加天花粉，冲竹沥、萝卜汁温服。

75546 家秘甘露饮(《症因脉治》卷四)

【组成】人参　薄荷　葛根　滑石　泽泻　鲜藿香　甘草　白茯苓　麦门冬

【用法】水煎，冷饮。

【主治】热气霍乱，心腹绞痛，上吐下泻，烦闷扰乱，昏不知人。

75547 家秘戊己汤(《症因脉治》卷四)

【组成】白芍　甘草　陈皮

【主治】血虚腹痛兼气滞者。

75548 家秘归经汤(《症因脉治》卷二)

【组成】当归　白芍药　黄芩　黄柏　丹皮　生地　甘草

【用法】水煎，加磨犀角汁冲服。

【主治】内伤吐衄，阴虚火动，血随火升，错经妄越所致者。

【加减】大便结者，加大黄同煎。

75549 家秘芎归汤(《症因脉治》卷一)

【组成】当归　川芎　生地　连翘　细辛　蔓荆子

【主治】内伤血亏头痛。

75550 家秘冲和汤(《症因脉治》卷一)

【组成】羌活　黄芩　防风　生地　白芷　白芍　甘草

【主治】太阳伤寒，自汗发热。

【加减】寒热，加柴胡；眼眶目痛口渴，加葛根，去白芷；小便赤，加木通；渴而有痰，加天花粉；渴而消水，加石膏；呕吐，加半夏；痞满加枳、连。

75551 家秘坎离丸(《症因脉治》卷二)

【组成】补阴丸加鹿角胶三两　补阳丸加玄武胶三两

【主治】阴阳两虚。

75552 家秘肝肾丸(《症因脉治》卷一)

【组成】天门冬　生地　当归　白芍药　黄柏　知母

【功用】滋阴降火。

【主治】内伤胁痛，因肝肾真阴不足，龙雷之火上炎者。

75553 家秘羌活汤(《症因脉治》卷三)

【组成】羌活　防风　秦艽　柴胡　葛根　独活　川芎　苏梗　木通　钩藤

【主治】风寒湿三气痛痹。

75554 家秘补阳丸(《症因脉治》卷二)

【组成】当归　白芍药各四两　肉桂　附子各一两　天门冬　生地各八两

【用法】前四味为末，天地煎膏为丸。

【主治】阳虚内寒。

75555 家秘补阴丸(《症因脉治》卷二)

【组成】当归　白芍药各四两　黄柏　知母各二两　天门冬　生地各八两

【用法】前四味为末，天地煎膏为丸。

【主治】阴虚内热。

75556 家秘补肝汤(《症因脉治》卷一)

【组成】当归　白芍药　生地　川芎　青皮　香附　木通　苏梗　钩藤

【主治】肝血不足，肝气不调，致内伤胁痛者。

75557 家秘和中汤(《症因脉治》卷一)

【组成】人参　当归　黄耆　白术　广皮　甘草　升麻　柴胡　川芎　细辛

【主治】内伤头痛，因气虚者。

75558 家秘泻白散(《症因脉治》卷一)

【组成】桑白皮　地骨皮　甘草　黄芩　石膏　川黄连

【主治】实火刑金，肺热喘咳，唇焦便赤。

【加减】胃火，加葛根；脾火，加白芍；肝胆之火，加柴胡；心火，加辰砂；肾火，加黄柏；大肠之火，加枳壳；小肠之火，加木通。

75559 家秘泻白散(《症因脉治》卷二)

【组成】桑白皮　地骨皮　甘草　白芍　川连

【主治】脾经咳嗽。咳而右胁隐痛，神衰嗜卧，面色萎黄，腹胀黄肿，身重不可以动，动则咳剧而肺有热者。

【加减】胃火，加石膏；肝火，加黄芩；心火，加黄连；肾火，加黄柏。

75560 家秘泻白散(《症因脉治》卷三)

【组成】桑白皮　地骨皮　甘草　黄芩　山栀　川黄连

【主治】肺壅不得卧。肺素有热，喘咳气逆，时吐痰涎，右胁缺盆牵引作痛，甚则喘息倚肩不得卧。

75561 家秘泻白散(《症因脉治》卷三)

【组成】桑白皮　地骨皮　甘草　桔梗　石膏　川黄连　黄芩

【主治】肺痿。肺热痿软，皮毛干揭，上则喘咳，下则挛拳，脉浮数者。

【备考】原书治上症，合二母二冬汤同用。

75562 家秘泻黄散(《症因脉治》卷三)

【组成】苍术　厚朴　广皮　甘草　枳壳　川黄连

【主治】湿热腹胀。面目黄肿，小便赤涩，大便黄糜，日晡潮热，烦渴口苦者。

【加减】酒客，加干葛；腹痛，加大黄；小水赤，加木通、滑石；阳明热，加干葛；寒热，加柴胡；气虚，加人参。

75563 家秘香薷饮(《症因脉治》卷二)

【组成】川连　厚朴　香薷　甘草　人参　广皮

【主治】暑气呕吐。头眩目暗，呕吐暴作，身热恶寒，烦渴引饮，唇干齿燥，腹中疼痛，小便短赤，气怯脉虚大者。

【加减】口渴，加干葛、竹茹；有痰，加半夏、藿香。

75564 家秘保和散(《症因脉治》卷一)

【组成】苍术　厚朴　半夏　陈皮　枳壳　鲜麦芽　楂肉　香附　槟榔　干葛　莱菔子

【用法】上为细末，多冲萝卜汁、竹沥，拌湿晒干，研为细末。白汤调服。

【主治】内伤胃脘痛。外感寒湿，内伤饮食，胸前闷痛，脉沉实者。

75565 家秘保和散(《症因脉治》卷三)

【组成】半夏　熟苍术　厚朴　香附　神曲　麦芽

干葛　白豆蔻　广皮　连翘　莱菔子

【主治】积滞之谷疸。

75566 家秘保和散(《伤寒大白》卷四)

【组成】半夏　厚朴　枳壳　香附　楂肉　莱菔子　麦芽　川连　豆蔻　石菖蒲

【用法】上为细末。白汤泡服;或煎汤服。有燥热者,冲竹沥、萝卜汁。

【主治】夹食伤寒,痰涎食重,胶固胃中,胸满寒热。

75567 家秘独圣散(《症因脉治》卷四)

【组成】山楂肉一斤

【用法】研细末。滚白汤调服。

【主治】饮食伤脾,久痢纯血。

75568 家秘胆星丸(《伤寒大白》卷三)

【组成】陈胆星　青黛　海石　龙胆草　甘草

【主治】胆火成痰,痰火内扰,不得眠。

75569 家秘胆星汤(《症因脉治》卷一)

【组成】陈胆星　柴胡　黄芩　广皮　甘草　青黛　海石

【主治】肝胆郁火成痰,胁肋作痛。

75570 家秘祛痛散(《直指》卷六)

【组成】青皮(去瓤)　五灵脂(研飞,去砂净)　川楝子　穿山甲各二钱　良姜(香油炒)　延胡索　没药各一钱五分　沉香一钱　八角茴香二钱　槟榔一钱五分　木香一钱二分　砂仁少许

【用法】上㕮咀为粗末,用木鳖子去壳一钱二分剉片,同前药炒令焦香,去木鳖子不用,共为末。每服一钱,加盐一星,用酒或滚水送下。

【主治】诸般心气疼痛,气滞不行,攻刺心腹,痛连胸胁,小肠吊疝,及妇人血气刺痛。

75571 家秘神术汤(《症因脉治》卷二)

【组成】熟苍术　防风　葛根　广皮　厚朴

【主治】外感风湿,口吐清水。

75572 家秘神术汤(《症因脉治》卷四)

【组成】苍术　防风　石膏

【用法】三味同煎。

【主治】风热霍乱。头痛身热,上吐下泻,心腹绞痛,甚则转筋。

75573 家秘桂枝汤(《症因脉治》卷三)

【组成】桂枝　麻黄　芍药　甘草　苍术　防风　羌活　独活

【主治】太阳寒湿,手足痿软,不能举动,皮肤不仁,关节重痛。

75574 家秘消坚散(《症因脉治》卷一)

【组成】三棱　莪术　槟榔　枳实　香附　海石

【主治】癖积脘痛。胃脘有块,常痛不休。

【加减】上部癖积,加苍术、厚朴;下部癖积,加青皮、枳壳。

75575 家秘消胀散(《症因脉治》卷三)

【组成】半夏　厚朴　枳实　香附　麦芽　山楂　苍术　槟榔　广皮　干葛　神曲　莱菔子

【用法】上为细末。用木通、大腹皮各三钱煎汤调服。

【主治】肠胃停滞,诸腹胀大。

75576 家秘消积散(《症因脉治》卷四)

【组成】苍术　厚朴　陈皮　甘草　神曲　红曲　山楂　鲜麦芽

【主治】饮食伤脾,积痢不止。

75577 家秘消滞汤(《症因脉治》卷二)

【组成】平胃散加莱菔子　枳实　山楂　麦芽

【主治】食滞。

75578 家秘润肺饮(《症因脉治》卷三)

【组成】米仁　百合　杏仁　人参　天冬　麦冬　知母　五味子

【主治】喘咳气逆,肺壅不得卧,由肺燥液干者。

75579 家秘理中汤(《会约》卷十)

【组成】人参　白术三钱　干姜(炮)一钱半　甘草(炙)　附子各一钱

【用法】上药煎就去滓,入童便、豮猪胆汁各半杯,再煎一二沸服之。

【主治】中寒呕吐,阴盛格阳,不纳药者。

【备考】方中人参,用量原缺。

75580 家秘黄芩汤(《症因脉治》卷三)

【组成】黄芩　山栀　柴胡　甘草

【主治】少阳里热,不得卧。

75581 家秘清胃汤(《症因脉治》卷二)

【组成】升麻　生地　川连　山栀　甘草　干葛　石膏

【主治】积热咳嗽,面赤烦躁,嗽则多汗,夜卧不宁,清晨嗽多,小便赤涩,由于中焦积热者。

75582 家秘清胃汤(《症因脉治》卷三)

【组成】升麻　川连　山栀　丹皮　生地　木通　甘草

【用法】水煎。以药汁磨生犀角冲服。

【主治】阳明经热,致筋脉挛缩。

75583 家秘清胆汤(《症因脉治》卷二)

【组成】柴胡　黄芩　半夏　陈皮　竹茹　甘草　厚朴　生姜

【主治】胆邪乘胃,呕苦吐酸。

75584 家秘舒筋丸(《症因脉治》卷三)

【组成】当归二两　白芍药二两　知母二两　黄柏二两　秦艽四两　木瓜四两(上俱为末)　金银藤二斤　钩藤一斤　天门冬六两　怀生地六两　威灵仙四两(酒浸)　何首乌四两(蒸)

【用法】上将后六味水煎,去渣,收厚膏,拌前药末,打为丸。

【主治】内伤筋挛。

75585 家秘温肺汤(《症因脉治》卷三)

【组成】款冬花　生姜　陈皮　百部　苏子　桔梗

【主治】喘咳气逆,肺壅不得卧,由于肺有寒者。

75586 家秘滋肾丸(《症因脉治》卷三)

【组成】黄柏二两　知母二两　肉桂二钱

【用法】上为细末,玄武胶为丸。

【主治】肾痹。肾火上炎,腰痛遗精,小便时时变色,足挛不能伸,骨痿不能起。

75587 家秘截疟饮(《伤寒大白》卷二)

【组成】羌活　柴胡　升麻　半夏　厚朴　槟榔　青皮　枳壳　木通　楂肉

【主治】伤寒似疟。

75588 家常八仙酒

《仙拈集》卷三。为《奇方类编》卷下"神仙酒"之异名。见该条。

75589 家方紫金沙散(《梅疮证治秘鉴》卷下)

【组成】紫金沙(即露蜂房,炒) 鲮甲(炙)各一两 蛇蜕皮(炒)半两 辰砂 琥珀各一钱半

【用法】上研极细末。每服五分,白汤或温酒送下,一日三次。或为丸用亦可。

【主治】脓淋初起,脓汁常漏下,如妇人白带,或阴头下际穿小窍漏下脓水。

75590 家传胎产金丹(《胎产心法》卷中)

【组成】当归(酒洗) 丹皮(水洗,晒干,勿见火) 蕲艾(醋煮) 延胡索(酒拌,炒干) 川芎 益母草(上头半截,童便浸,晒干) 青蒿 白薇(洗净,人乳拌) 人参 赤石脂(火煅,水飞亦可) 白茯苓 川藁本(洗净) 白术(土炒)各二两 生地(酒洗,煮不犯铁器) 鳖甲(醋炙)各四两 香附四两(醋、酒、盐、童便各浸一两) 桂心 没药(去油) 粉草(酒炒)各一两二钱 北五味一两(去梗,焙) 沉香六钱

【用法】上为细末,用新鲜头生男胎紫河车一具,长流水浸半日,洗净,放入黑铅罐内,再将黄柏四两放河车底下,加白酒酿二斤,清水二碗,灌满铅罐,以铅化封口,再以铁锅盛水,将铅罐悬在锅内,煮两日夜为度,取出捣烂,和入药内,拌匀晒干,再研为末,炼蜜为丸,如弹子大,每丸重三钱五分,水飞朱砂为衣,再以黄蜡为皮,如蜡丸式收贮。妇人临产,每服一丸,米汤化下;产下,每服一丸,童便好酒送下;产后,每服一丸;行经后,每服一丸,川芎当归汤送下;苦于小产者,胎动欲产,每服一丸,白滚汤送下,每月常服二三丸;产后血崩,童便好酒送服一丸;产后血晕,当归川芎汤送服一丸;产后惊风,防风汤送服一丸;儿枕痛者,山楂黑砂糖汤送服一丸;胞衣不下,干姜(炒黑)煎汤服一丸;产后虚怯者,川芎当归汤每日送服一丸。凡产后诸证,俱加好酒、童便服。

【功用】种子安胎。

【主治】妇人经水不调,诸虚百损,及胎前产后诸证。

75591 家传丁香脾积丸(《育婴秘诀》卷三)

【组成】丁香 木香 良姜(清油炒)各一钱 青皮 皂角(烧存性) 槟榔各二钱 三棱(煨) 莪术(煨)各三钱 巴豆四十九粒(去壳膜油,另研如泥)

【用法】上前八味为细末,入巴豆泥,研令匀,醋煮面糊为丸,如麻子大。每服五丸,原物汤送下。

【主治】小儿冷积腹痛,及伤食泄泻。

75592 家传三因冲和丸(《赤水玄珠》卷十三)

【异名】冲和丸(《准绳·类方》卷五)。

【组成】人参 石斛 白蔻仁 广陈皮各一两 山楂肉二两(各为末,合研令匀,碗盛碟盖,饭上蒸熟,取起待冷方开) 远志(甘草汤泡,去心,取末)一两 山栀(炒焦色,取末)二两 香附(童便浸半日,洗净,醋炒末)二两(三味共研匀,如上法蒸熟,勿令泄气) 海石(末)二两 苍术(米泔浸,洗去浮皮,炒黄取末)二两(二味如上法同蒸) 川芎(末)二两 北柴胡(末)一两 青黛一两(三味和匀,蒸如上法)

【用法】上用谷芽取粉,打糊为丸,如梧桐子大,晒干,用益元散五钱,水飞神砂五钱为衣。常服五十丸,食后白汤送下。胃气开顺,少觉舒泰,则减数服之。可与补中益气汤、六君子汤相兼服。

【功用】养心扶脾,疏肝开胃,畅达三焦,贯通五脏,赞坎离有升降之能,和表里无壅塞之患。

【主治】内伤。

【方论选录】心为脾母,补心则土有力;肝为脾贼,平肝则土乃和。方中以人参、石斛、豆蔻、广皮、山楂调胃补心,接丹田之气;远志、山栀、香附透畅心胞,达膈间之滞气;海石、苍术消痰湿而通内外;川芎、柴胡、青黛疏肝郁,调达者也。此方不犯炎凉,久服则胃和脾壮,体泰康强。

75593 家传升阳固脱汤(《育婴秘诀》卷三)

【组成】人参 白术 茯苓 甘草(炙) 当归 白芍 地黄 升麻 猪苓 泽泻 葛根 陈皮 乌梅 诃子肉各等分

【用法】上㕮咀。量儿大小,水煎服,不拘时候。

【主治】久泻不止,非清气下陷,则肠滑不禁,及肺虚不行。

75594 家传加味枳术丸(《保命歌括》卷五)

【组成】白术二两 枳实(炒) 陈皮 苍术(制,炒) 香附 神曲(炒)各一两 砂仁五钱

【用法】上为末,荷叶煮米糊为丸。

【功用】补益脾胃,消积进食。

【主治】内伤脾胃。

【加减】气虚者,加人参五钱。

75595 家传加味胃苓丸(《保命歌括》卷五)

【组成】苍术(制) 厚朴(姜制) 陈皮 白术 猪苓 泽泻 香附(酒浸,炒) 神曲(炒) 白茯苓各等分 炙甘草减半

【用法】上为末,荷叶煮粳米糊为丸。米饮送下。

【功用】导饮消食。

75596 家传安胎保肺膏(《陈素庵妇科补解》卷二)

【组成】当归 白芍 生地 熟地 天冬 麦冬 百合 贝母 茯苓 山药 白术 黄芩 杜仲 川断 阿胶 龟胶 款冬花 梨汁

【用法】早、晚调服。

【主治】妊娠体虚感邪,失于表散,邪客肺分,干嗽声嘶,气急不能伏枕,精神困敝。

75597 家传治痢保和丸(《育婴秘诀》卷三)

【组成】陈皮 半夏 白茯苓 枳壳(炒) 厚朴(姜汁炒) 黄连(炒) 山楂肉 萝卜子(炒) 神曲(炒) 麦芽(炒)各五分 木香 槟榔 炙甘草各减半

【用法】上为细末,别取神曲糊为丸,米饮送下。

【主治】小儿痢疾,其积有未尽者,有久痢原未得下者,或脾虚不可下者。

75598 家传枳术越鞠丸(《保命歌括》卷十一)

【组成】白术二两 枳实(炒) 苍术 香附(盐酒浸) 抚芎 神曲(炒) 陈皮各一两

【用法】上为细末,丸如梧桐子大。每服五十丸,白汤送下。

【功用】补中解郁。

75599 家传茱萸内消丸(《育婴秘诀》卷四)

【组成】吴茱萸(酒醋浸一宿,焙干) 山茱萸(蒸,去核) 马兰花(醋浸,焙) 川楝子(蒸,去皮核) 桂心 舶上茴香(盐炒) 玄胡索(略炒) 橘红 青皮(去白) 海藻(洗去盐)各一两 桃仁(炒,去皮尖) 白蒺藜(炒,去刺) 木香各半两

【用法】上药为末,酒糊为丸,如麻子大。每服二十丸至五十丸,温酒、盐汤送下。

【主治】寒湿所袭,留伏作痛,癞疝偏大。

75600 家传养脾消积丸(《幼科发挥》卷一)

【组成】白术一两 陈皮七钱五分 苍术 厚朴(姜汁炒) 枳壳(麸炒) 半夏曲 青皮 神曲 麦芽 山楂各五钱 甘草(炙)三钱

【用法】上为细末,蒸饼为丸,如黍米大。每服二三十丸,米饮送下。

【功用】消宿食,去陈积。

【主治】小儿食鸡肉太早,自此成积,日渐羸瘦,不思乳食。

75601 家传秘结祛痛散(《保命歌括》卷三十)

【组成】青皮(去白) 五灵脂(研飞,去沙土) 川楝子肉 穿山甲(土拌炒)各二钱 良姜(香油炒) 玄胡索 没药各一钱五分 沉香一钱 八角茴香二钱 槟榔一钱五分 木香一钱二分 砂仁少许

【用法】上吹咀,为粗末,用木鳖(去壳)一钱二分切片,同药炒至香焦,去木鳖不用,研为细末。每服一钱,加盐一星,用酒或滚水调下。

【主治】诸般心气疼痛,气滞不行,攻刺心腹,痛连胸胁,小肠吊疝,及妇人血气刺痛。

75602 家传秘捶红膏药(《青囊秘传》)

【组成】千金子肉一两 蓖麻子肉四两 桃仁一两 杏仁一两 老木鳖子肉一两

【用法】上共捣烂,入藤黄一钱,蟾酥一钱,乳香末三钱,没药三钱,研匀,再捶入松香,看老嫩得宜,再入樟冰一两,血竭、银朱为颜色,隔水炖烊,摊贴患处。

【功用】消散痈疽。

【主治】阳症痈疽。

75603 家传清气化痰丸(《寿世保元》卷三)

【组成】天南星四两 大半夏四两(二味先用米泔水各浸三五日,以透为度,洗净切片,以碗一个,盛贮晒干,先姜汁、次皂汁、又次矾汁、又次消水,浸一旦夕晒干) 青皮(去瓤) 陈皮(去白) 枳壳(去瓤,麸炒) 枳实(麸炒) 白术(去芦) 白茯苓(去皮) 苏子(炒) 白芥子(炒) 萝卜子(炒) 香附(盐水炒) 瓜蒌仁 干葛 桔梗(去芦) 苦杏仁(去皮) 黄芩(酒炒) 神曲(炒) 麦芽(炒) 山楂(蒸,去子) 白豆蔻(去壳) 前胡(去芦) 甘草各一两

【用法】上为细末,用前浸四味药水,加竹沥一碗,泡蒸饼为丸,如梧桐子大。每服五六十丸,茶或姜汤送下。

【功用】化痰清火,开胸顺气,消痞除胀,醒酒消食。

【主治】痰饮。

75604 家秘川连枳壳汤(《症因脉治》卷四)

【组成】黄连 枳壳 木通 厚朴 甘草

【主治】湿热泻利。

【加减】口干,加干葛;腹痛应下者,加大黄、玄明粉。

75605 家秘木通羌活汤(《症因脉治》卷三)

【组成】木通 桔梗 羌活 荆芥

【主治】太阳里热不得卧,身热汗出,口渴引饮,小便不利。

75606 家秘加味枳术丸(《直指》卷六)

【组成】白术(泔浸,土炒)二两 枳实(去瓤,麸炒)一两 神曲(炒) 麦芽(炒,研取粉) 陈皮(去白) 山楂肉 香附(炒)各一两 砂仁(炒)五钱

【用法】上为细末,荷叶烧陈老米饭为丸,如绿豆大。每服五十丸,用清米饮或滚水送下;如胸膈胀闷,枳壳汤送下;如伤酒,干葛汤送下。

【功用】宽中进食,和畅脾胃。

【主治】脾胃虚弱,饮食减少,胸膈膨闷,酒伤食积,气滞腹满。

【加减】脾胃虚弱者,加人参五钱。

【备考】本方方名,《医统》引作"加味枳术丸"。

75607 家秘加减理中汤(《保命歌括》卷二十)

【组成】理中汤加熟附子共五钱

【用法】上用水二盏,煎至一盏,去滓,入童便、豮猪胆汁各半杯,煎一二沸服之。

【主治】寒吐,阴盛格阳,不纳药者。

75608 家秘知柏天地煎

《症因脉治》卷二。为原书同卷"家秘天地煎"之异名。见该条。

75609 家秘枳壳黄连汤(《症因脉治》卷四)

【组成】川连 枳壳 木通 甘草

【主治】中热泻。发热口渴,唇干齿燥,小便赤涩,腹中一汎即泻,一泻即止,少顷复痛复泻,肛门如火,粪色多黄。

75610 家秘荆防甘桔汤(《伤寒大白》卷一)

【组成】荆芥 防风 甘草 桔梗 薄荷 大力子

【主治】伤寒咽痛。

【加减】恶寒身痛,加羌活;腰痛足冷,加独活;潮热,加升麻,柴胡。

75611 家秘烂口神效散(《寿世新编》)

【组成】顶上人中白一两五钱(煅过) 上孩儿茶四钱 洋青黛三钱(水飞) 苏薄荷二钱(去梗) 关黄柏一钱五分(炒) 明雄黄一钱 大梅片二三分(或五分) 青果核三钱(炕,研极细末) 制铜绿六分 枯白矾八分 鸡内金二钱(刷净秽,炕存性) 白硼砂一钱五分

【用法】共选道地药材,为极细末,瓷罐收贮,塞极紧。临用时,先用温水漱净口中涎秽,再蘸药少许搽烂处,含片刻,吐去毒涎,逾时又搽,数次即愈。

【主治】口舌牙龈腐烂疼痛,走马牙疳,烂喉诸症。

75612 家秘神验松葱膏(《寿世新编》)

【组成】明净松香一二斤(放入大铜锅,清水煮烊,俟其融化,滚浮水面,用竹划缓缓闭去热水,速倾冷水盆中,少顷即趁热扯拔,如作米糖式,如太烧手,入冷水一冰即取出;冷定难以扯拔,则再入清水锅中煮烊,如前再拔,如是,少则五次,多则七次,拔多愈妙。用新鲜连须全葱三四斤,洗净稍干,捣烂取汁,去滓不用,以葱汁将松香缓缓煮干,仍用冷水

一倾,随意做成饼式,愈陈愈妙,称二两) 明雄黄七钱 飞东丹五钱 炒黄柏二钱 洋青黛二钱(水飞) 无名异二钱(炒,研极细) 大梅片五分(另研) 人中白三钱(煅) 上宫粉一钱五分(炒) 净轻粉五分(炒) 制铜绿五分 枯白矾一钱 孩儿茶二钱 真绿豆粉五钱(晒干,和匀)

【用法】上选顶上料,共为极细末,瓷瓶内贮塞紧。用时先将烂疮洗净,流水湿烂者,用绵蘸干即可扑之,二三次即结痂而愈;如疮干用女人搽头陈香油调搽;若白秃疮,宜将头发剃去,洗净疮痂再搽。

【主治】小儿头面耳鼻一切干湿疳疮,及白秃疮。

75613 家秘温疟地黄汤(《症因脉治》卷四)

【组成】熟地 丹皮 山药 白茯苓 山茱萸 泽泻 柴胡 独活 白芍 细辛

【主治】肾受冬寒,至春夏始发为温疟。

75614 家藏神验血竭膏(《赤水玄珠》卷二十九)

【组成】当归(酒洗) 白芷 大黄 黄连 黄柏 木鳖子(去壳) 皂角 杏仁 露蜂房各一两 乳香 没药 血竭各三两 血余一两 飞丹一斤 麻油二斤

【用法】上除乳没血竭,余药入油熬焦,去渣,熬至滴水成珠下丹,用柳树棍不住手搅,软硬适中,入乳香等药搅匀即成。

【主治】一切痈疽疖毒。

75615 家传不换金正气散(《外科精要》卷下)

【组成】苍术(米泔浸,炒)四两 厚朴(姜汁拌炒)四两 粉甘草(炙)二两 橘红(焙)三两 藿香叶 半夏(姜制)各二两 木香(湿纸裹煨) 人参 白茯苓各一两

【用法】上为散。每服五钱,加生姜、大枣,水煎服。

【主治】感冒风寒,或伤生冷,或瘴疟,或疫疠。

浆

75616 浆水饮(《养老奉亲》)

【组成】浆水三升(酸美者) 青粱米三合(研)

【用法】上煮作饮,空心渐食之,一日二三次。

【功用】宣利。

【主治】老人五淋病,身体烦热,小便痛不利。

75617 浆水饮

《会约》卷十。为《保命集》卷中"浆水散"之异名。见该条。

75618 浆水散(《保命集》卷中)

【异名】浆水饮(《会约》卷十)。

【组成】半夏二两(汤洗) 附子半两(炮) 干姜五钱 良姜二钱半 甘草五钱(炙) 桂五钱

【用法】上为细末。每服三五钱,浆水二盏,煎至一盏。和滓热服,甚者三四服,微者三服。

【主治】暴泄如水,周身汗出,一身尽冷,脉微而弱,气少不能语,甚至呕吐。

75619 浆水粥(《医方类聚》卷二六一引《食医心鉴》)

【组成】白米二合

【用法】上以浆水煮白米作稀粥,临熟下葱白,和匀食之。

【主治】小儿夜啼,小便不通,肚痛。

75620 浆水渍方(《圣济总录》卷一三七)

【组成】浆水

【用法】上取一升,以盐半两,和煎令沸。温浸患指,一日三五度。

【主治】代指肿痛。

75621 浆水葱白粥(《圣惠》卷九十七)

【组成】粟米二合 葱白三十茎(去须)

【用法】上以浆水煮作稀粥,临熟,投葱白搅令匀。温温服之。

【主治】小儿小便不通,肚痛。

瓷

75622 瓷药散(《圣惠》卷七十三)

【组成】白瓷药一两(细研) 柏叶一两(微炙) 柏树细枝一两(剉,炒黄) 茜根一两(剉)

【用法】上为细散。每服二钱,热酒调下,不拘时候。

【主治】妇人崩中,下血不止。

资

75623 资生丸

《广笔记》卷二。为原书同卷"保胎资生丸"之异名。见该条。

75624 资生丸

《霍乱论》卷下。为《张氏医通》卷十六"九味资生丸"之异名。见该条。

75625 资生丸(《医学摘粹·杂证要法》卷二)

【组成】白术三两(米泔水浸,用山黄土拌,九蒸晒,去土,切片,焙干) 橘皮二两 山楂二两(蒸) 神曲二两(炒) 白茯苓一两五钱(人乳拌,饭上蒸,晒干) 人参三两(人乳浸透,饭锅上蒸透) 白豆蔻五钱(微炒) 扁豆一两(炒) 莲肉一两(去心,炒) 山药一两半(炒) 芡实一两半(炒) 薏苡仁二两(炒)

【用法】上为末,炼蜜为丸。每服二钱,细嚼,淡盐汤送下。

【主治】胃有虚热,不能食,常觉饱闷,面黄赤,身常恶热,大便燥结。

75626 资生丸(《成方制剂》11册)

【组成】白扁豆 白术 陈皮 党参 豆蔻 茯苓 甘草 广藿香 黄连 桔梗 莲子 六神曲 麦芽 芡实 山药 山楂 薏苡仁 泽泻

【用法】制成浓缩丸,每10丸相当于原药材3克。口服,一次10丸,每日3次。

【功用】健脾开胃,消食止泻。

【主治】脾虚不适,胃虚不纳,神倦乏力,腹满泄泻。

75627 资生丹(《麻症集成》卷四)

【组成】洋参 扁豆 芡实 泽泻 建曲 茯苓 米仁 莲肉 橘红 谷芽 甘草

【主治】脾胃虚弱,泄泻者。

75628 资生汤(《女科指掌》卷五)

【组成】全当归三钱 真川芎二钱 炮姜炭一钱 炙甘草五分 牡丹皮一钱 山楂肉二钱 鲜红花八分 白茯苓一钱 黑豆三十粒(炒令热透,以酒少许沃之)

【用法】水煎服。

【功用】祛瘀生新，产后调护。

【加减】胞衣不下，加木通、牛膝；血晕，加花蕊石、泽兰、童便；中风，加独活、荆芥、黑豆；恶露不下，加苏木、桃仁、桂；不语，加石菖蒲、北细辛；腹痛，加五灵脂、延胡、肉桂；心痛，加蒲黄、五灵、延胡；血不止，加荆芥、白芷(俱炒黑)；头痛，加荆芥、细辛、葱白；胁痛，加青皮、赤芍、木香；腰痛，加杜仲、续断、补骨脂；乍寒乍热，加肉桂、柴胡；脚膝痛，加牛膝、威灵仙；口干，加麦冬、生地；虚肿，加陈皮、防己；泄泻，加木香、车前子；呕吐，加藿香、生姜；遍身痛，加羌活、秦艽；虚汗，加黄耆、浮麦；惊悸，加远志、朱砂；虚脱，加人参、附子。

【方论选录】妇人以血为本，故多用四物。熟地黄泥膈、白芍酸寒，故产后只用芎归二味为君；炮姜、茯苓除产后虚热为臣；红花代桃仁破血力缓，丹皮消瘀除热为佐；山楂消肉积、除血瘕、止儿枕痛，且能消食，甘草和中补土为使。全方祛瘀生新，为产后调护之主方。

75629 资生汤(《竹林女科证治》卷二)

【组成】紫厚朴(姜汁炒)　蕲艾(醋炒)各七分　当归(酒洗)　川芎各一钱五分　川贝母(去心，另研)　菟丝子各一钱　川羌活　甘草各五分　荆芥穗　生黄耆各八分　枳壳(麸炒)六分　白芍(酒炒)一钱二分　姜三片

【用法】上用水二钟，煎八分，入川贝母末和匀，空心温服。临月服三五剂，永无难产之患。若七个月起服，七月服一剂，八月服二剂，九月服三剂，十月服三五剂，临产再服一剂，甚效。

【主治】向有难产，或惯滑胎，或偶动胎气。

75630 资生汤(《衷中参西》上册)

【组成】生山药一两　玄参五钱　於术三钱　生鸡内金二钱(捣碎)　牛蒡子三钱(捣碎)

【主治】劳瘵羸弱已甚，饮食减少，喘促咳嗽，身热脉虚数者；亦治女子血枯不月。

【加减】热甚者，加生地黄五六钱。

75631 资成汤(《不居集》卷十)

【组成】人参　白芍　扁豆　山药　茯神各一钱　丹参八分　橘红六分　甘草五分　莲肉一钱五分　檀香三分

【用法】上用雄健无病猪肚一具，酒洗磨净，取清汤煎药。或为丸亦可。

【主治】虚劳遗精盗汗，食少泄泻，血不归经，女子崩漏不止，虚劳不任耆、术、归、地者。

【加减】虚热者，加丹皮、地骨皮；惊恐不寐，怔忡多汗者，加枣仁；火灼肺金，干枯多嗽者，加百合；便血失血者，加地榆、续断；小便不利者，加车前子；痰多者，加贝母。

【方论选录】方用人参大补元气，以猪肚大健脾胃，茯神、丹参滋养心阴，扁豆、山药培补脾元，白芍缓肝，甘草补土，佐以莲肉合丹参交通心肾，加以檀香、陈皮芳香醒脾。合而用之，则脾胃之气上行心肺，下通肝肾，一滋心阴，一理脾元，壮子益母也。

75632 资血汤(《普济方》卷三三三)

【组成】马鞭草　荆芥穗各四两　桂心　枳壳　川芎　当归　赤芍药各三两　牡丹皮一两　一方有红花少许

【用法】上为粗末。每服四钱，乌梅一个，水二盏，同煎至一盏，去滓，空心、食前服，一日四次。

【主治】妇人血热气虚，经候涩滞不通，肢体麻木，肌热生疮，浑身疼痛烦倦；或室女及笄，经脉未行，日渐黄瘦，将成痨疾。

【备考】有此证，服至半月或一月，经脉自通。非一二服便见特达之效而鄙之勿服。

75633 资政丸

《百一》卷十五引王吉老方。为原书同卷“去铃丸”之异名。见该条。

75634 资本润燥汤(《石室秘录》卷六)

【组成】熟地二两　桑叶三十片　山茱萸五钱　沙参一两　白术一两　甘菊花三钱

【用法】水煎服。

【主治】燥症善惊，腰不能俯仰，丈夫㿗疝，妇人小腹痛，目盲眥突。

75635 资生大造丸(年氏《集验良方》卷二)

【组成】人参二两　山药二两　山茱萸二两　补骨脂二两　五味子一两(去蒂)　川牛膝二两　覆盆子一两　楮实子一两　龟版一两(酥炙)　鹿角胶二两　生地一两　枸杞子一两　肉苁蓉二两　菟丝子一两　紫河车一具　白茯苓四两　川杜仲二两

【用法】上为末，炼蜜为丸，如梧桐子大。每早四钱，白开水或盐汤送下。

【功用】添精补髓，益气生血，固元阳，健脾胃，壮筋骨，安五脏，驱风湿，令人耳目聪明，不受外邪，健步乌须。

【宜忌】忌生姜、胡椒、生萝卜、油面，炒料等物。

75636 资生肾气丸

《金鉴》卷二十七。为《济生》卷四“加味肾气丸”之异名。见该条。

75637 资生顺坤方(《医统》卷八十四)

【组成】香附米一斤(四制，春、秋三日，夏二日，冬七日，晒干为末，筛去头末取中末半斤用)　川当归三两(酒浸)　白术三两(土炒)　川芎(雀脑者)　白芍药　熟地黄　生地黄　白茯苓　牡丹皮　黄芩(去朽，炒)　益母草　柴胡　臭椿根白皮各二两

【用法】上为末，醋糊为丸，如梧桐子大。每服六十丸，空心淡醋汤送下，食干物压之。

【功用】和气调经，养血清热。

【主治】女人寒少热多，久无子孕。

75638 资生健脾膏(《慈禧光绪医方选议》)

【组成】党参二两　於术一两五钱(炒)　广砂仁一两(小粒，研)　木香一两(研)　茯苓二两(研)　陈皮一两二钱　柏子仁一两五钱(炒)　三仙四两(炒黄)　山药一两　紫姜朴一两　小枳实一两二钱(炒，研)　炙甘草五钱

【用法】上药以水熬透，滤去滓，再熬浓，加炼蜜为膏，瓷罐收盛。每用四钱，白水冲服。

【主治】脾胃病。

【方论选录】本方为资生丸加减而得。方以参、术、苓、草、山药甘平补脾元，砂仁、陈皮、紫朴、三仙、枳实辛香调胃气，又以柏子仁润而通之，能补能运，为至和补养之良方。

75639 资生通脉汤(《衷中参西》上册)

【组成】白术三钱(炒)　生淮山药一两　生鸡内金二钱(黄色)　龙眼肉六钱　山萸肉四钱(去净核)　枸杞果四

钱　玄参三钱　生杭芍三钱　桃仁二钱　红花一钱半　甘草二钱

【用法】水煎服。

【主治】室女血枯经闭，饮食减少，灼热咳嗽。

【加减】灼热不退，加生地黄六钱；咳嗽，加川贝母三钱，米壳二钱；泄泻，去玄参，加云苓二钱，或酌加白术用量；大便干燥，加当归、阿胶各数钱；小便不利，加车前子三钱，地肤子二钱；肝郁者，加生麦芽三钱，川芎、莪术各一钱；汗多者，加生龙骨、生牡蛎各六钱。

75640 资寿小金丹

《百一》卷一。为《鸡峰》卷二十九"小金丹"之异名。见该条。

75641 资寿黑龙丸

《普济方》卷一一五引《简易》。为《圣济总录》卷九"黑龙丸"之异名。见该条。

75642 资寿解语汤

《医方大成》卷一引《简易》。为《圣惠》卷十九"桂心散"之异名。见该条。

75643 资生健乾丸(《医统》卷八十四)

【组成】秋石四两　鹿角霜四两　人参(拣明实者佳)　枸杞子　山茱萸肉　麦门冬(去心)　天门冬(去心)　杜仲(姜汁炒断丝)　生地黄　熟地黄(各酒浸)各二两

【用法】上为末，老米面作糊为丸，如梧桐子大。男子每服五十丸，空心滚白汤送下。一月后，候女子月经方过，金水正生之时，男子空心服车前子汤半盏，至夜交会，即有子矣。

【主治】丈夫少病而无子者。

【备考】此种子良方，寒热不偏，君佐不紊，滋补无过。

75644 资肾益气汤(《效验秘方》盛国荣方)

【组成】生晒参10克(药汤炖)　黄耆30克　车前子20克　茯苓皮30克　杜仲20克　地骨皮15克　泽泻15克

【用法】日一剂，文火久煎，分二次温服。善后可用安肾汤。

【功用】扶正祛邪，益气养阴，健脾利尿。

【主治】慢性肾炎。症见神疲倦怠，腰酸腿软，四肢轻度浮肿，小便短赤，大便时溏时秘，口干而喜饮，舌质淡有齿痕，脉沉细等。

【加减】脾虚气滞，全身浮肿明显，加川花椒10克，生姜皮三片，另以玉米须60克，水三大碗先煎，去渣，将汤分2次煎上药；肾虚水泛，面浮身肿，按之没指，乃肾阳不化，加肉桂3克，漂川附子10克，破故纸8克，桑螵蛸8克；瘀血阻络，水肿久留，面色暗滞，舌质紫暗，加生蒲黄10克，五灵脂10克，红花5克，益母草10克；脾虚失运，食欲不振，脘腹胀满，舌淡苔白腻，加白术15克，砂仁10克，陈皮10克；肾衰水泛，头目眩晕，恶心呕吐，加吴茱萸8克，半夏8克，陈皮8克，代赭石20克；若出现尿毒症，可配合宁元散；如血压升高，头晕脑胀，手指蠕动，面色潮红，舌干咽燥，烦躁不眠，属于阴虚阳亢者，加夏枯草15克，炒枣仁30克，龟板20克，地龙干20克，天麻10克；如邪毒内闭，用安宫牛黄丸，每次服一粒，日服二次，羚羊角尖磨温开水，每次服2克，日服2~3次。

【方论选录】方中以生晒参调中益气，《月池人参传》说："人参味甘补阳，微苦补阴，如土虚火旺之病，则宜生参凉薄之气，以泻火而补土"；清·邹澍《本经疏证》认为："人参首先入脾而仓廪崇矣，次入肺而治节行矣，次入肾而作强遂矣"。黄耆，《本草正义》云："补益中土，温养脾胃"；《本草求真》曰："黄耆入肺补气"。李东垣谓黄耆"以益元气，而补三焦"。参耆配合，益气培土，补肺利尿，疗效更佳。茯苓皮利尿渗湿，《本草纲目》谓："主水肿腹胀，开水道"；《中国医学大词典》谓："茯苓皮行水不耗气，胜似大腹皮"。车前子，利水清热，《医学启源》谓："主小便不通，导小肠中热"。茯苓皮配伍车前子增强渗湿利尿作用。泽泻利水渗湿而补阴，《名医别录》谓："补虚损五劳，起阳气，逐膀胱、三焦停水"。地骨皮清热凉血，《本草新编》谓："入肾不凉肾，反而益肾能生髓"。《本草述钩元》："能裕真阴之化源，而不伤元阳，故与苦寒者特殊，须知此味不兼养血，却未以益阴为其功"。杜仲补肝肾，《本草汇言》："方氏直指云：凡下焦之虚，非杜仲不补；下焦之湿，非杜仲不利；足胫之酸，非杜仲不去；腰脊之痛，非杜仲不除。气温而补，补肝益肾，诚为要剂"。佐以地骨皮，益阴而祛肾中虚热。本方补而不腻，利而不伐，虚中带实，实中带虚，皆能适应。

75645 资液救焚汤(《法律》卷五)

【组成】生地黄二钱(取汁)　麦门冬二钱(取汁)　人参一钱五分(人乳拌蒸)　炙甘草　真阿胶　胡麻仁(炒，研)各一钱　柏子仁七分(炒)　五味子四分　紫石英　寒水石　滑石各一钱(俱敲碎，研为末)　生犀汁(研)三分　生姜汁二茶匙

【用法】上除四汁及阿胶，余八物用名山泉水四茶杯，缓火煎至一杯半，去滓，入四汁及阿胶，再上火略煎，至胶烊化斟出，调牛黄细末五厘，日中分二三次热服。空朝先服崔氏八味丸。

【主治】五志厥阳之火而成之关格。

烫

75646 烫火药(《北京市中药成方选集》)

【异名】烫火散(《中国药典》一部)。

【组成】地榆炭八两　黄柏四两　生大黄二两　寒水石(煅)二两　石膏(煅)四两

【用法】共研为细粉，过罗。香油调敷患处。

【功用】清热解毒。

【主治】汤烫火灼，红肿起疱。

75647 烫火散

《中国药典》一部。为《北京市中药成方选集》"烫火药"之异名。见该条。

75648 烫伤油(《中国药典》2010版)

【组成】马尾连93克　紫草62.4克　黄芩93克　冰片5克　地榆62.4克　大黄62.4克

【用法】以上六味，取马尾连、大黄、紫草、地榆、黄芩用麻油1300克浸泡24小时后炸至枯黄，滤过，立即加入蜂蜡20克，等油温降至60℃左右，加入冰片，搅拌使溶解，降至室温，加入苯酚4.5毫升，搅匀，即得。每瓶装30克。外用，创面经消毒清洗后，用棉球将药涂于患处，盖于伤面，必要时可用纱布浸药盖于创面。

【功用】清热解毒，凉血祛腐止痛。

【主治】Ⅰ、Ⅱ度烧烫伤和酸碱灼伤。

【宜忌】孕妇慎用;忌食辛辣食物。

75649 烫伤膏(《赵炳南临床经验集》)

【组成】生地榆面六钱　乳香粉四钱　凡士林四两

【用法】上调匀成膏,涂纱布上外贴,或制成油纱条外用。

【功用】解毒止痛,润肤收敛。

【主治】一二度烫伤。

75650 烫伤膏(《朱仁康临床经验集》)

【组成】生大黄末30克　地榆末60克　麻油500毫升　黄蜡60克

【用法】麻油入锅加温,加入黄蜡熔化,离火,加入药末调和成膏。直接涂布疮面。

【功用】清火,解毒,收敛。

【主治】水火烧烫伤。

75651 烫脚散

《普济方》卷二四六。为《圣济总录》卷八十四"汤脚散"之异名。见该条。

75652 烫火软膏(《全国中药成药处方集》)

【组成】乳香三钱　没药三钱　藤黄三钱　黄蜡二两

【用法】将上药(黄蜡除外)用麻油十两炸枯去滓,再入黄蜡收膏,用丝绵过滤,八折得净膏九两六钱,分装圆铁盒,每盒重六钱。用药少许涂患处,不愈再涂。

【主治】烫伤,火伤。

75653 烫火药膏(《中药制剂学》)

【组成】麻油一斤　官粉三两　蜂蜡一两五钱　生地二两　米壳一两　冰片一钱

【用法】将麻油加热至150~200℃时,加入生地、米壳,不断搅拌,炸至枯浮为度,药渣捞出,压榨出油与炼油合并,加入蜂蜡搅拌,使之熔化后,过100目罗,炼油继续加热,投入官粉,不断搅拌,使温度上升至280℃时急速搅拌,至色纯黑透明离火,搅拌降温至70℃,加入冰片搅拌,使冰片熔融均匀即得。敷烫伤处,暴露,夏天每日换药一次,冬天隔日换药一次。

【功用】消炎止痛,祛腐生肌。

【主治】水火烫伤。

75654 烫伤软膏(《浙江中草药制剂技术》)

【组成】白芷二两　忍冬藤二两　紫草二两　冰片一钱　麻油二斤　蜂蜡一两五钱

【用法】将麻油加热至140℃,加入白芷和忍冬藤,煎熬10分钟,再入紫草,继续加热维持140℃约20分钟(以白芷焦黄为度),加入蜂蜡搅溶,离火,立即用多层纱布滤去渣,待冷至40℃左右,加入研细冰片搅匀,乘热倾入盛于灭菌器中的适当大小的灭菌纱布中,使之浸透,备用。取纱布敷于烧伤面,外盖消毒纱布包扎,每3~4天换药1次。

【功用】解毒消炎。

【主治】Ⅱ度烧伤。

75655 烫伤乳剂(《中药制剂汇编》引《赤脚医生》)

【组成】白糖一斤　石灰三至五两　陈茶叶二至四两　桐油适量

【用法】将陈茶叶加水6000毫升,煎至3000毫升,去滓搅匀,沉淀后过滤,再加白糖搅拌过滤,最后放入桐油适量,边加边搅拌,待成白色乳状即成。外涂,每日数次,不包扎,暴露伤面。

【功用】制酸止痛。

【主治】烫火伤。

75656 烫伤药膏(《中药制剂汇编》引《辽宁医药》)

【组成】大黄250克　黄芩75克　黄柏125克　甘草75克　米壳75克　生地黄75克　冰片250克　蜂蜡150~250克　香油2500克

【用法】先将香油熬开,放入药材炸焦,温度控制在160~220℃ 30分钟,用150目筛趁热滤过,加入蜂蜡,待温度降至50℃以下时,再加入冰片细粉,搅拌均匀即得。外涂于患处。

【功用】清热消炎,祛瘀生新。

【主治】烧伤,烫伤。

75657 烫洗囊湿止痒药方(《慈禧光绪医方选议》)

【组成】白鲜皮五钱　地肤子五钱　蛇床子五钱　独活四钱　川楝子四钱　吴茱萸四钱　小茴香五钱　川椒三钱　枯白矾二钱　明雄黄二钱　生甘草三钱

【用法】上为粗末,装布袋内水熬熨洗。

【功用】清热渗湿,祛风止痒。

【主治】阴囊湿疹,瘙痒者。

羞

75658 羞明立胜散(《明医指掌》卷八)

【组成】黄连三钱　秦皮二钱　防风二钱　黄芩二钱

【用法】上以水煎,用新羊毛笔蘸刷洗眼。

【主治】风热攻目,隐涩难开。

诸

75659 诸石丸(《圣济总录》卷十八)

【组成】金星石　银星石　玄母石　禹余　粮石　滑石　自然铜　磁石　生干地黄　龙仙石(出齐州,又名龙涎石)　阳起石　密陀僧　凝水石各一两

【用法】上捣碎,以罐子盛,用炭火十斤煅,以火尽为度,取出捣研为末,醋煮面糊为丸,如小豆大。每服十五丸,用补药茯苓散二钱匕,以白花蛇酒调下。

【功用】取五色虫。

【主治】大风疾。

75660 诸咳丸(《医学入门》卷七)

【组成】陈皮　百药煎　枳壳　半夏曲　诃子　知母各等分

【用法】上为末,姜汁入蜜为丸。白汤送下。

【主治】诸咳,伤风咳甚发表后,以此断根。

75661 诸疮膏(《飑后方》)

【组成】苦参半斤　商陆根半斤　桐油一斤(内加香油四两)

【用法】将前二味入油内,共慢火熬至枯黑去滓净,将锅拭净,入前药油再熬,加陀僧细末五两,陆续投下,频投频搅,滴水成珠,取起出火,加黄白蜡各五钱,待将冷,倾入水中去火毒。

【功用】止痛散血生肌。

【主治】诸疮。

75662 诸葛散

《观聚方要补》卷三。为原书同卷引《证治大还》"神效绞肠痧散"之异名。见该条。

75663 诸疮洗药(《药奁启秘》)

【组成】蛇床子 龙胆草 苦参子 石菖蒲 金银花 生甘草 明矾各等分

【用法】上药煎汤,洗患处。

【主治】疥疮、黄水疮、脓窠疮、坐板疮、湿癣等。

75664 诸疮掺药(《串雅内编》卷二)

【组成】煅熟石膏一两 松香 白芷各三钱 樟脑一钱 轻粉五分 冰片一分

【用法】上为末,用熬熟猪油调搽。

【主治】天泡疮。

75665 诸疽疮膏(《肘后方》卷五)

【组成】蜡 乱发 矾石 松脂各一两 猪膏四两

【用法】上先下乱发,发消下矾石,矾石消下松脂,松脂消下蜡,蜡消下猪膏。涂疮上。

【主治】诸疽疮。

75666 诸葛干粮(《惠直堂方》卷四附备急方)

【组成】白茯苓二斤 干姜一两 黄米二升 山药一斤 白面二斤 芡实三斤 麻油半斤

【用法】各药一处蒸熟,焙干为末。每服一匙,新汲水送下,一日一次。

【功用】增气力,疗饥渴。

75667 诸风应效酒(《直指附遗》卷四)

【组成】当归 川芎 何首乌各三钱 苍术四钱 白芷 苦参 防风 胡麻 石南藤 石连藤 僵蚕各二钱 细辛一钱 穿山甲 黄柏 知母 白芍药 生地黄 牛膝 白术 藁本 木瓜 大枫子 威灵仙 羌活各二钱 川乌一钱 八角风 五加皮 紫荆皮各二钱 木香一钱半 薏苡仁三钱 (上为粗末,用好酒一坛,将药用绢袋盛之,悬于坛口下角,下用文武火煮一二时辰,取出放于湿泥地上,去火毒二三日) 乌药 白芷 木香 荆芥 甘草 首乌 川乌 青藤 藁本 天麻 金银花 苍术 全蝎 细辛 防风 草乌 川芎 人参 当归 石斛 麻黄 两头尖(上药共为细末)

【用法】每服煎药酒一盅,入末药八分调服。

【主治】诸般风气湿痹,遍身骨节疼痛;及紫白癜风。

75668 诸毒一笔消(《青囊秘传》)

【组成】真碱一茶盅 矿灰(即陈石灰)一两 川山甲(去筋)七钱 藤黄一两 大黄(末)一两 血竭(研细)五钱 雄黄三钱 蟾酥一钱五分 麝香一钱

【用法】上先将石灰、山甲入碱中化七日,次下藤黄、大黄、血竭、雄黄(边研边下)、蟾酥(乳汁浸化和入)、麝香,共和匀如稀糊状。用井水调稀,以新笔圈点涂敷,不空头围。药现配现用,不可多日存量。

【功用】消毒止痛。

【主治】诸毒肿痛。

【宜忌】忌入口中,孕妇忌用。

75669 诸疮一扫光(《古今医鉴》卷十五)

【组成】蛇床子五钱(炒,为末) 大枫子(去壳,为末)五钱 水银二钱 白锡一钱 枯矾一钱

【用法】上先将锡化开,次入水银搅匀,后入上二味研匀,用柏油调搽。

【主治】风癣,疥癞,生板,血风,瘙痒疼痛。

75670 诸疮一扫光(《外科正宗》卷四)

【异名】一扫光(《嵩崖尊生》卷十二)。

【组成】苦参 黄柏各一斤 烟胶一升 木鳖肉 蛇床子 点红椒 明矾 枯矾 硫黄 风子肉 樟冰 水银 轻粉各二两 白砒五钱

【用法】上为细末,熟猪油二斤四两化开,入药搅匀作丸,如龙眼大,瓷瓶收贮,用时搽擦患处。

【主治】痒疮。不论新久及身上下,或干或湿,异类殊形,但多痒少痛者。

【宜忌】此方有毒,不可口服。

75671 诸疮解毒丹(《全国中药成药处方集》)

【组成】双花五钱 元芩 地丁 甘草 桔梗 川连 山栀 乳香 黄柏 连翘 京母 白芷 青皮 当归 赤芍 花粉 没药各三钱 生耆 皂刺 重楼 苍耳各二钱 薄荷 山甲各一钱 公英四钱

【用法】共为极细末,炼蜜为丸,二钱重。每服一丸,白开水送下。接连服之有效。

【功用】化毒解热,消肿止痛。

【主治】疔毒恶疮,头面诸疮,无名肿毒,妇人乳痈,皮肤顽癣,干湿疥毒。

【宜忌】孕妇忌服。

75672 诸积太仓丸(《金匮翼》卷四)

【组成】陈仓米四两(以巴豆二十一粒,去皮同炒,至米香豆黑,勿令米焦,去豆不用) 橘红四两

【用法】上为末,和丸如梧桐子大。每服五丸,姜汤送下,一日二次。

【主治】诸积。

75673 诸般败毒散(《疡科选粹》卷八)

【组成】锦纹大黄四两(挫碎)

【用法】先以当归一两剉碎,用好酒二碗,煎至八分,将大黄片浸湿一宿,晒干,为末听用。每服大黄三钱,以白芷一钱,连翘六钱,酒煎八分,露一宿调服。其毒从大便出,出尽则以温粥止之。

【主治】诸般疮毒。

75674 诸蛊保命丹(《医学入门》卷七)

【组成】肉苁蓉三两 青矾 红枣 香附各一斤 大麦芽一斤半

【用法】先将苁蓉、青矾入罐内,同煅烟尽,和前药为末,糊丸如梧桐子大。每服二十丸,食后以酒送下。

【主治】蜘蛛蛊胀。

75675 诸痔脱管丸(《全国中药成药处方集》)

【组成】蜂房八钱 猬皮二两五钱 血竭花一两 制象牙二两五钱 僵蚕 木香 蝉退各一钱五分 火消一钱 乳香 没药各一钱五分

【用法】共研极细末,炼蜜和黄蜡二两熔化为小丸。每服一钱,空心白开水送下。

【功用】化瘀解毒止痛。

【主治】大肠热毒,内外诸痔,脱肛便血,肛门痛痒,痔漏生管,脓血淋漓。

【宜忌】忌发物,孕妇忌服。

75676 诸葛行军散

《良朋汇集》卷一。为《内经拾遗》卷三引《医家必用》"诸葛解甲风"之异名。见该条。

75677 诸葛行军散(《奇方类编》卷下)

【组成】绿豆粉　麻黄(去节)　干姜　陈皮各不拘多少

【用法】共为细末。每服三钱,凉水调服。

【主治】感冒风寒。

75678 诸葛行军散

《卫生鸿宝》卷一。为《张氏医通》卷十五"点眼砂"之异名。见该条。

75679 诸葛行军散(《中药成方配本》)

【组成】麝香一钱　西牛黄一钱　珠粉二钱　冰片一钱二分　腰黄二钱　马牙消二分　姜粉四分

【用法】上各取净末,共研至极细为度,分装七十瓶,每瓶约一分。每用一至二分,开水吞服。小儿减半。

【功用】消暑解毒,辟秽利窍。

【主治】中暑昏晕,腹痛吐泻,热症烦闷,及小儿惊闭。

75680 诸葛行军散

《方剂学》。为《霍乱论》卷下"行军散"之异名。见该条。

75681 诸葛行军散

《成方制剂》15册。即《霍乱论》卷下"行军散"去飞金,加姜粉。见该条。

75682 诸葛行营散(《医林纂要》卷六)

【组成】雄黄四两　丹砂五钱　乳香　没药各五钱　矾石(煅)三钱　皂角二钱(炙,研)　冰片二钱　麝香一钱

【用法】上为末,贮小瓷罐中。临用挑取少许,搐鼻取嚏;或用点二眼角。

【主治】暑热瘴疠,猝中暴仆,经络闭塞,霍乱绞痛,面垢爪甲青,自汗不收,一时欲死者。

【方论选录】方中雄黄辛温壮烈,秉正辟邪,除一切暑湿瘴疠,结毒积聚;乳香苦温,香窜而滋润,能托里护心,外则舒筋活血,通行十二经脉;没药苦辛平,散结气,通滞血,去妄热,托里护心;矾石酸咸以补心,收散消痰;皂角辛咸,能补心而荡阴秽,辟邪浊。

75683 诸葛卧龙丹(《经验秘方类钞》卷上)

【组成】当门麝香一钱　灯草灰(用青竹筒装满,烧存性,净重)一两　猪牙皂角三角　闹洋花三钱　梅花冰片脑一钱　细辛二钱　西牛黄六分(产西戎者,非犀牛也,其体轻气香,置舌上先苦后甜,清凉透心者为真)

【用法】上为细末,贮瓷瓶中,勿令泄气。临用取少许搐鼻。误落水中,心头尚温,及自缢气管初闭,二便未行者,速用芦管速吹取嚏即醒;风火牙痛,以指头蘸药擦之;痈疽发背,及一切无名疔毒,用酒调涂;蜈蚣蛇蝎诸虫毒,及一切山岚瘴毒,亦用酒调涂;妇人胞衣不下,吹药取嚏即下;天行时疫,霍乱吐泻,腹中急痛,四肢发厥,顷刻垂危,用一分,开水调吞。

【主治】中寒中暑,猝然牙关紧闭,倾倒在地;及大人中风中痰,小儿急慢惊风;伤寒胸闷,胸膈壅滞,邪毒郁蒸;及瘟疫发热,外感头痛肢酸。

75684 诸葛解甲风(《内经拾遗》卷三引《医家必用》)

【异名】发汗散(原书同卷)、诸葛行军散(《良朋汇集》卷一)。

【组成】麻黄(去根节)八两　绿豆十两(连皮)

【用法】上为细末,用无根水半茶钟调服。量强弱加减,壮者钱半,次者一钱,十岁以下用五六分。不用被盖,其汗立出。

【功用】发汗。

【主治】❶《内经拾遗》:夏月感冒。❷《良朋汇集》:瘟疫。

75685 诸葛武侯平安散(《医学心悟》卷三)

【组成】朱砂二钱　麝香　冰片各五厘　明雄黄　硼砂各五分　白消二分

【用法】上研极细末,用小瓷罐收贮。每用清水,以骨簪点二三厘在大眼角内,如点眼药法。

【主治】干霍乱,欲吐不得,欲泻不能,变在须臾,名绞肠痧;或遍体紫黑,名乌痧胀。

【宜忌】点后,忌热茶、饮食半日。

【备考】原书治上症,先急用烧盐和阴阳水吐之,或用四陈汤服之,外用本方点眼角。

75686 诸葛武侯行军散(《饲鹤亭集方》)

【组成】珍珠二钱　犀黄一钱　麝香一钱　冰片一钱二分　腰黄二钱　银消二分　姜粉四分　金箔二十张

【用法】上共为末。急用搐鼻取嚏,或用清水调服一分。

【功用】开窍解毒。

【主治】四时六淫之气,山岚瘴毒之邪,骤然中人,痰凝气闭,关阻窍窒,阴阳交乱,以致头眩眼黑,绞肠痧痛,肢冷神昏,霍乱泄泻;及小儿急慢惊风,骤然闭厥。

【宜忌】孕妇忌用。

读

75687 读书丸(《医统》卷五十)

【组成】人参　远志　石菖蒲　菟丝子　生地黄　地骨皮　五味子　酸枣仁　当归　川芎各等分

【用法】上为细末,炼蜜为丸,如梧桐子大。每服三十丸,空心枣汤送下。

【功用】除百病,日记万言。

【主治】健忘。

75688 读书丸(《准绳·类方》卷五)

【组成】石菖蒲　菟丝子(酒煮)　远志各一两　地骨皮二两　生地黄　五味子　川芎各一两

【用法】上为末,薄糊为丸,如梧桐子大。每服七八十丸,临卧白汤送下。

【主治】健忘。

调

75689 调卫汤(《脾胃论》卷下)

【异名】周卫汤(《奇效良方》卷四十四)。

【组成】苏木　红花各一分　猪苓二分　麦门冬　生地黄各三分　半夏(汤洗七次)　生黄芩　生甘草　当归梢各五分　羌活七分　麻黄根　黄耆各一钱　五味子七枚。

【用法】上㕮咀,如麻豆大,作一服。水二盏,煎至一

盏,去滓,稍热服。

【主治】❶《脾胃论》:湿胜自汗,卫气虚弱,表虚不任外寒。❷《医心方》:湿胜自汗,一身尽痛,脉濡者。

【方论选录】《医方考》:风能胜湿,故用羌活;辛能燥湿,故用半夏;淡能渗湿,故用猪苓;湿伤气,黄耆、甘草、麦冬所以益气;湿伤血,苏木、红花、归梢所以消瘀;五味子、麻黄根,收汗液而固表虚;生地、黄芩、凉阴血而除湿热。

【备考】本方方名,《普济方》引作"调卫散"。

75690 调卫汤(《医略六书》卷二十)

【组成】黄耆三钱(蜜炙) 炒白术一钱 人参一钱半 炒苍术一钱 桂枝五分 白芍(酒炒)一钱半 五味子一钱半 炙甘草五分

【用法】水煎,去滓,温服。

【主治】卫虚多汗,脉浮软者。

【方论选录】卫虚气弱,不能卫外而腠理不密,故多汗不止。黄耆补卫气之虚,白术壮脾气之弱,人参扶元益气,苍术燥湿强脾,白芍敛阴,五味收津液,桂枝行阳气于卫,炙草益胃气于中。使气壮卫强,则腠理致密而汗可自止,安有不能卫外之患乎?此强中益卫之剂,为卫虚自汗之专方。

75691 调卫饮(《玉案》卷五)

【组成】广木香 木通 枳壳各八分 当归 穿山甲 漏芦 柴胡各一钱 甘草三分

【用法】水酒各一钟,食后煎服。

【主治】产后发寒,皆缘乳汁不行,以致多寒。

75692 调卫散

《普济方》卷三十五。即《脾胃论》卷下"调卫汤"。见该条。

75693 调元丸(《广嗣纪要》)

【组成】香附子(醋浸,春五,夏三,秋七,冬十,捶极烂,晒干,研为细末,以十两余醋作糊)一斤 当归 川芎 白术 陈皮各五两。

【用法】上五味各为极细末,浸药余醋煮面糊为丸,如梧桐子大。每服五十丸,空心食前酒送下;不饮酒,小茴汤送下。

【功用】平气养血开郁。

【主治】女子月事或前或后,或多或少无定期者。

【方论选录】方用香附子、川芎、陈皮以开郁顺气;白术以补脾利滞血;当归养心生新血。

75694 调元汤

《痘疹心法》卷二十三。为《兰室秘藏》卷下"黄耆汤"之异名。见该条。

75695 调元汤(《医部全录》卷四九〇引《幼幼全书》)

【组成】人参 黄耆 甘草 生地 麦门冬 白芍药 白术

【用法】水煎服。

【主治】痘疹多汗。

【加减】如汗不止,加地骨皮、麻黄根,以猪心肺煮汤为引。

【备考】《片玉痘疹》有黄芩,无生地。

75696 调元汤(《幼科指南》卷上)

【组成】黄耆一钱 人参五分 炙草二分半 白芍五分

【用法】水煎服。

【主治】小儿吐泻大病之后,浑身壮热,欲成慢惊风者。

75697 调元汤(《治痘全书》卷十三)

【组成】人参二钱 黄耆三钱(炙) 甘草一钱(炙) 肉桂 姜 枣

【用法】水煎服。

【主治】痘疮气虚,顶陷者。

【备考】方中肉桂、姜、枣用量原缺。

75698 调元汤(《痘疹仁端录》卷七)

【组成】人参 黄耆 麦冬 甘草 当归

【用法】水煎服。

【主治】痘疹表虚者。

75699 调元汤(《医方简义》)

【组成】生地四钱 阿胶(烊冲)一钱 白芍(酒炒)二钱 当归二钱 茺蔚子(炒)三钱 泽兰二钱 杜仲(盐水炒)二钱 天冬三钱 鹿角霜二钱

【用法】加桂圆肉五个,水煎服。

【主治】奇脉亏损,经水不调,肢节酸痛,腰痛气滞,心摇神怯,晕眩。

75700 调元汤(《顾氏医径》卷五)

【组成】炙黄耆 炙甘草 山楂肉 白芍 木香 广皮 川芎 桔梗

【主治】痘疮初起,元气虚者。

75701 调元粉(《医学集成》卷二)

【组成】潞参 山药 莲米 芡实 胡桃 枣肉 黑芝麻 花生 花椒

【用法】加糯米炒黄磨粉,白糖调服。长服不断。

【功用】大养脾胃,益寿延年。

【主治】脾胃虚弱。

75702 调元散(《活幼心书》卷下)

【异名】调元地黄汤(《幼科金针》卷上)。

【组成】干山药(去黑皮)五钱 人参(去芦) 白茯苓(去皮) 茯神(去皮木根) 白术 白芍药 熟干地黄(酒洗) 当归(酒洗) 黄耆(蜜水涂炙)各二钱半 川芎 甘草(炙)各三钱 石菖蒲二钱

【用法】上㕮咀。每服二钱,以水一盏,生姜二片,大枣一个,煎七分,温服,不拘时候。如婴孩幼嫩,与乳母同服。

【主治】禀受元气不足,颅囟开解,肌肉消瘦,腹大如肿,致语迟行迟,手足如痫,神色昏慢,齿生迟者。

75703 调元散(《景岳全书》卷六十二)

【组成】人参 白术 陈皮 厚朴(制) 香附各一钱 炙甘草 藿香各五分

【用法】每服一二钱,加生姜、大枣,水煎服。

【主治】小儿变蒸,脾弱不乳,吐乳多啼。

75704 调元散(《冯氏锦囊·杂症》卷三)

【组成】山药 茯苓 橘红 人参 白术(炒) 当归(炒) 甘草(炙) 枸杞各二钱 陈冬米三合

【用法】上为末。每用圆眼汤调下。

【主治】小儿胎怯。

75705 调元散(《揣摩有得集》)

【组成】潞参 炒白术各一钱 陈皮三分 蔻米(研)三分 藿香三分 炒扁豆一钱 法半夏五分 炙草四分 伏龙肝一钱

【用法】水煎服。

【主治】小儿变蒸，脾虚不乳，吐乳多啼，欲发慢惊。

75706 调中丸(《医心方》卷九引《广济方》)

【组成】人参五两 茯苓五两 甘草五两 白术五两 干姜四两

【用法】上为细末，蜜和为丸，如梧桐子大。每服三十丸，空腹温酒送服，日二夜一；不饮酒者，煮大枣饮送下。

【主治】❶《医心方》卷九引《广济方》：腹冷气，不能食，及少气。❷《圣济总录》：心腹冷气痛。

【宜忌】忌海藻、桃李、酢。

75707 调中丸(《颅囟经》卷上)

【组成】柴胡 茯苓 人参 木香 桂心 大黄(湿纸裹煨) 枳壳(麸炒，去皮瓤) 甘草(炙) 鳖甲(醋炙)各等分

【用法】上为末，蜜为丸，如梧桐子大。每岁服二丸，至五岁三丸，热水送下。

【主治】小儿诸疳，或热攻冲心，肺气急，昼夜有汗，日渐羸瘦，不吃乳食。

75708 调中丸(《圣惠》卷八十二)

【组成】当归半两(剉，微炒) 川椒一分(去目及闭口者，微炒去汗) 附子一个(炮裂，去皮脐) 狼毒半分(炒黄) 巴豆二十个(去皮心，出油尽) 杏仁十二个(汤浸，去皮尖双仁，炒微黄) 细辛一分 豉四合(炒微焦)

【用法】上为末，炼蜜为丸，如麻子大，以器盛之。未满百日儿，每服一丸，以温水送下；三岁儿，每服二丸。以利为度。

【主治】小儿胎寒虚，胀满，不嗜食，大便青，夹白脓，及欲发痫。

75709 调中丸(《圣济总录》卷十七)

【组成】大黄(剉) 鳖甲(醋炙黄，去裙襕) 朴消 桃仁(汤浸，去皮尖双仁，麸炒)各四两 莱菔一斤(捶碎，绞取汁) 皂荚五梃(去皮，捶碎，用水一升，挼取汁，滤过)

【用法】将前四味为末，以陈醋一升半，同皂荚、莱菔汁煎五七沸，后入药末，同熬得所为丸，如梧桐子大。每服二十丸，温米汤饮送下。

【主治】大肠风热，秘涩不通。

75710 调中丸(《圣济总录》卷三十二)

【组成】白术 高良姜各一两半 桂(去粗皮) 甘草(炙) 人参 京三稜(炮)各一两 红豆蔻 干姜(炮)各半两 枳壳(去瓤，麸炒)三分。

【用法】上为末，炼蜜为丸，如梧桐子大。每服二十丸，加至三十丸，空心温酒送下，一日二次。

【主治】伤寒后宿食不消。

75711 调中丸(《圣济总录》卷三十三)

【组成】大黄五两(剉炒) 麻仁一两(别研) 枳壳(去瓤，麸炒) 白茯苓(去黑皮) 前胡(去芦头) 芍药 黄芩(去黑心)各一两

【用法】上为末，炼蜜为丸，如梧桐子大。每服十五丸，食后以饮送下。微利为度。日晚夜卧服之佳。

【功用】辟四时疫疠非节之气。

75712 调中丸(《圣济总录》卷五十六)

【组成】人参一两 赤茯苓(去黑皮) 桔梗(剉，炒) 橘皮(去白焙) 白术 半夏(姜汁同捣作饼，晒干) 沉香 槟榔(剉) 藿香叶各一两

【用法】上为细末，炼蜜为丸，如梧桐子大。每服三十丸，温生姜汤送下，不拘时候。

【主治】厥逆病，三焦不调，升降否隔，颈痛膺肿，胸满腹胀。

75713 调中丸

《圣济总录》卷一七五。为《圣惠》卷八十八“枳壳丸”之异名。见该条。

75714 调中丸(《圣济总录》一八七)

【组成】阿魏三钱(用醋化成膏，入白面和作饼子，焙干) 厚朴(捣作粗末，用生姜自然汁拌匀，慢火铫子内炒干)一钱 白附子(捣作粗末，用醋拌匀，慢火铫子内炒干)一钱 草豆蔻(和皮捣作粗末)一钱 (入青盐二钱，入铫子内同炒黄色)

【用法】上为末，酒煮面糊丸，如绿豆大，以丹砂为衣。每服二十至三十丸，空心食前米饮送下。

【功用】散宿冷，调脏气。

【主治】腰膝疼痛。

75715 调中丸

《小儿药证直诀》卷下。为《伤寒论》“理中丸”之异名。见该条。

75716 调中丸(《幼幼新书》卷二十四引洪州张道人方)

【组成】鳖甲(醋炙) 当归 黄耆 人参 附子(炮) 桂心 胡黄连各一两 雄黄少许。

【用法】上为末，枣肉为丸，如麻子大。每服三丸，米汤送下。

【主治】肉疳。眼目常痛，饮食不下，食物不消，日渐羸瘦。

【宜忌】忌鱼，油物。

75717 调中丸(《鸡峰》卷十二)

【组成】人参 白术 鳖甲 柴胡 茯苓 三棱 当归 陈皮各半两

【用法】上为细末，水煮面糊为丸，如麻子大。每服三五十丸，米饮送下。

【功用】化癖进食长肌。

【主治】荣卫不和，脾虚多病，肌体清瘦，或发寒热，面色痿黄。

75718 调中丸

《鸡峰》卷二十三。为原书同卷“益儿丸”之异名。见该条。

75719 调中丸(《本事》卷十)

【组成】干姜(炮) 橘红 白术 茯苓(去皮) 木香 缩砂仁 官桂(去粗皮，不见火) 良姜各等分

【用法】上为细末，稀糊为丸，如麻子大。每服二三十丸，食后温水送下。

【主治】小儿久伤脾胃，腹胀。

75720 调中丸(《宣明论》卷十二)

【组成】青皮 红皮各一两 大黄一两 牵牛三两

【用法】上为细末，滴水和丸，如梧桐子大。每服三二十丸，空心食前温水送下。

【功用】止呕吐，宽利胸膈。

【主治】脾胃虚。

75721 调中丸(《御药院方》卷三)

【组成】赤茯苓(去皮) 白术 陈皮(去瓤) 桔梗 猪苓(去皮) 泽泻 黄芩 大黄 桂(去粗皮)各一两 枳壳(麸炒去瓤) 葛根 木通各一两半 半夏(汤洗) 滑石各二两 黑牵牛(生用)六两

【用法】上为细末,水煮薄面糊为丸,如梧桐子大。每服三五十丸,温水送下,不拘时候。

【主治】脾胃不和,内挟湿热,烦躁发渴,不思饮食,头目昏眩,小便不清,胸膈痞闷,胁肋䐜胀。

75722 调中丸(《御药院方》卷三)

【组成】赤茯苓 白术 桔梗(剉碎) 泽泻 陈皮(去白) 干葛各一两 滑石 枳壳(麸炒去瓤) 半夏(汤洗七次,焙)各一两半 猪苓(去皮) 黄芩 木通各二分 黑牵牛一两半 干生姜三钱

【用法】上为细末,白面糊和丸,如梧桐子大。每服五十丸,食后生姜汤送下。

【功用】剖判清浊,升降水土,流湿润燥,消饮除痰。

75723 调中丸(《保婴撮要》卷九)

【组成】白术 人参 甘草(炒)各五分

【主治】小儿脾胃虚寒。

75724 调中方(《外台》卷十一引《近效方》)

【异名】调中汤(《普济方》卷一八〇)。

【组成】升麻四分 玄参五分 甘草四分(炙) 知母五分 茯苓三分 牡蛎六分 漏芦五分 枳实六分(炙) 菝葜四分 黄连六分

【用法】上为末。每服方寸匕,一日二次。以愈为度。

【功用】除风湿,理石毒,止小便,去皮肤疮。

【主治】肾虚热渴,小便多。

【宜忌】忌猪肉、海藻、菘菜、酢物。

75725 调中汤(《外台》卷八引《范汪方》)

【组成】薤白(切)一升 枳实六个(炙) 橘皮三个 大枣十二个 粳米三合 香豉六合

【用法】上药切。以水六升,先煮薤,得四升,纳诸药,煮取一升半,适寒温,分二次服。

【功用】调和五脏。

【主治】胃气虚,不欲食,四肢重,短气。

75726 调中汤(《外台》卷一引《古今录验》)

【组成】大黄 葛根 黄芩 芍药 桔梗 茯苓 藁本 白术 甘草(炙)各二两

【用法】以水九升,煮取三升,分三次服,服别相去二食久,勿以食隔。须取快下,壮热便歇,其下亦止。

【功用】和胃气。

【主治】夏月及初秋,忽有暴寒,折于盛热,热结四肢,则壮热头痛;寒伤于胃,则下痢,或血或水,或赤带下,壮热且闷,脉微且数。

【宜忌】忌海藻、菘菜、猪肉、酢物、桃李、雀肉等。

【方论选录】《千金方衍义》:葛根、藁本、甘草解表药也;黄芩、芍药、甘草清热药也;大黄、黄芩、甘草攻里药也;苓、术、桔梗、甘草和中药也。为小儿寒郁热邪,腹痛下痢之的方,功用与人参败毒散相仿。

75727 调中汤(《外台》卷十七引《古今录验》)

【组成】麦门冬半两 干枣一两 茯苓半两 甘草半两(炙) 桂心半两 当归半两 芍药半两

【用法】上药切。以水八升,煮取三升,去滓,每服一升,一日三次。

【功用】补益气力。

【主治】虚劳。

【宜忌】忌生葱、海藻、菘菜、醋物。

75728 调中汤(《千金》卷二)

【组成】白芍药四两 续断 芎䓖 甘草各一两 白术 柴胡各三两 当归一两半 乌梅一升 生姜四两 厚朴 枳实 生李根白皮各三两

【用法】上㕮咀。以水一斗,煮取三升,分四服,日三夜一,八日后复服一剂。

【主治】曾伤四月胎者,当预服。

【宜忌】海藻、菘菜、桃李、雀肉等。

【方论选录】《千金方衍义》:调中者,调土中之敦阜坎陷也。土为万物之母,一息不调,便生疾苦,况曾伤四月之孕,至此能无坎陷乎?固之之法,阜则削之,陷则培之。方中枳实、厚朴削平敦阜之剂也;白术、甘草运平坎陷之剂也;芎、归、芍、续疏通泉脉之剂也;柴胡、李根,一升清阳,一降逆气;生姜、乌梅,一宣上壅,一固下脱。务令中州之气无过不及,以平为期,则胎息之运动绰有余地,孰谓立方之名无深意存焉。

75729 调中汤(《圣济总录》卷四十七)

【组成】人参 白茯苓(去黑皮)各十两 紫河车 甘草各二两(生)

【用法】上为粗末。每服三钱匕,水一盏,煎至七分,去滓,空心、食前温服。

【主治】胃热肠寒,食已辄饥,小腹痛胀。

75730 调中汤(《圣济总录》卷五十六)

【异名】调中散(《宣明论》卷一)。

【组成】白术 干姜(炮) 当归(切,焙) 人参 赤茯苓(去黑皮)各二两 桂(去粗皮)一两半 五味子 甘草(炙)各一两

【用法】上㕮咀,如麻豆大。每服五钱匕,水一盏半,慢火煎至八分,去滓,稍热服,日二次,夜一次。

【主治】心掣,胸中少气,善咳善泄。

【方论选录】《古方选注》:方中桂枝、干姜、五味开太阳;以参、术、炙草阖阳明;而独倍加桂枝,佐以当归、赤苓、炙草,是不独治三焦,意专重于荣养心阳,以安动掣,则咳泻自止,其义高出千古。

75731 调中汤

《圣济总录》卷一七九。为《圣惠》卷九十三"调中散"之异名。见该条。

75732 调中汤(《产育宝庆集》卷上)

【组成】良姜 当归 桂心 芍药 附子(炮) 川芎各一两 甘草(炙)五钱

【用法】上㕮咀。每服三钱匕,水三盏,煎一盏,去滓,热服。

【主治】产后腹痛兼泻痢。由产后肠胃虚怯,寒邪易侵,若未满月,饮冷当风,则腹痛阵作,或如锥刀所刺,水谷不化,洞泄肠鸣,或下赤白,胠胁䐜胀,或走痛不定。

【备考】《重订严氏济生方》有人参半两。

75733 调中汤(《鸡峰》卷五)

【组成】陈粟米三两(炒) 缩砂 香茸 零陵香 藿香 香附子 甘草 白扁豆各一两

【用法】上为粗末。每服二钱,生姜煎服,不拘时候。

【主治】暑气。

75734 调中汤(《鸡峰》卷十三)

【组成】厚朴四两 枳实三两 桂一两

【用法】上为粗末。每服五钱,水二盏,煎至一盏,去滓,温服。

【主治】脾胃不调,冷气暴折,客乘于中,寒则气收聚,聚则壅遏不通,卒然胀满,余无所苦,脉弦迟。

75735 调中汤(《陈素庵妇科补解》卷二)

【组成】白术 川芎 当归 熟地 人参 黄耆 苍术 甘草 陈皮 川断 香附 砂仁 柴胡 乌梅 大枣

【功用】理顺三焦,养血安胎。

【主治】妊娠四月,胎动不安。

75736 调中汤(《陈素庵妇科补解》卷五)

【组成】陈皮 半夏 甘草 云苓 归身 川芎 白芍(酒炒) 生地 银柴胡 秦艽 香附(酒炒) 益母草 丹皮 砂仁 煨姜 大枣

【功用】扶养脾胃。

【主治】产后蓐劳,由外伤风冷,内伤忧劳思虑,月内将养失宜。外症咳嗽口渴,头昏气喘,四肢不举,百节疼痛,寒热如疟,盗汗,心膈烦闷,沉重着床,病人困倦,不知痛苦。

【方论选录】是方四物佐丹皮养血滋阴,二陈加香附以行气和胃,秦艽祛风,银柴胡清热,外感内伤两无所损,而元气平复矣。

75737 调中汤(《魏氏家藏方》卷七)

【组成】木香一钱(不见火) 防风(去芦) 黄耆(蜜炙) 炙甘草各一分 人参(去芦) 白茯苓(去皮) 当归(去芦,酒浸) 熟干地黄各二两(洗) 罂粟壳(去顶蒂瓤)半两(剪碎,蜜拌炒令黄)

【用法】上为粗末。每服三大钱,水一盏,加生姜三片,枣子一个,煎至七分,去滓,食前通口服。

【主治】赤白痢。由肠胃虚弱,冷热之气,乘虚相博,血渗入肠,则为泻痢,重者血与脓相杂,状如浓涕,轻者浓血上赤脉,状如鱼脑,日夜不绝,脐腹疠痛,不思饮食。

【加减】如血痢,加竹茹一块同煎。

75738 调中汤(《阴证略例》)

【组成】白术 干姜 白茯苓 甘草各等分

【用法】上剉,如麻豆大。每服五钱,水一盏半煎。

【主治】内伤寒。寒热间作,腕后有斑三五点,鼻中微血出,两手脉沉涩,胸膈四肢,按之殊无大热。

【临床报道】内伤寒,完颜小将军病寒热间作,腕后有斑三五点,鼻中微血出,两手脉沉涩,胸膈四肢,按之殊无大热,此内伤寒也。问之,因暑卧殿角伤风,又渴饮冰酪水,此外感者轻,内伤者重,外从内病,俱为阴也,故先斑后衄,显内阴症,寒热间作,脾亦有之,非少阳之寒热也,与调中汤数服而愈。

75739 调中汤(《普济方》卷一四六引《保生回车论》)

【组成】白术二两 茯苓一两 丁香半两 厚朴二两(生姜汁炒) 半夏一两(汤浸七次,切,焙干) 甘草一两(炙赤色) 肉桂半两(忌火) 槟榔二对(剉碎)

【用法】上为粗散。每服三钱,水一盏,加生姜五片,同煎至七分,去滓,食前温服,日进三服。

【主治】伤寒后脾胃气不和。

75740 调中汤(《云岐子脉诀》)

【组成】制厚朴 陈皮(去白) 制半夏各一两 白术一两半 人参五钱 甘草(炙)三钱

【用法】上㕮咀。每服一两,水二盏,加生姜七片,煎至七分,去滓,食前温服。

【主治】腹胀胃虚空,关脉浮者。

75741 调中汤(《丹溪心法》卷二)

【异名】调中疏邪汤(《医学入门》卷七)。

【组成】苍术一钱半 陈皮一钱 砂仁 藿香 芍药(炒) 甘草(炙) 桔梗 半夏 白芷 羌活 枳壳各一钱 川芎半钱 麻黄 桂枝各半钱

【用法】上㕮咀。加生姜三片,水煎服。

【主治】❶《丹溪心法》:内伤外感而发阴斑。❷《伤寒绪论》:食积挟外感发热。

【方论选录】《医方考》:内伤则里热,外感则表热,两热而无泄,故令斑烂。内伤者,调其中,苍、陈、砂、藿、半、芍、枳、桔,皆调中药也;外感者,疏其表,麻、桂、羌、芎、芷、草,皆疏表药也。表里治而斑自愈矣。

75742 调中汤

《普济方》卷一八〇。为《外台》卷十一引《近效方》"调中方"之异名。见该条。

75743 调中汤(《普济方》卷三七一)

【组成】人参 白茯苓 川白芷 白术 石莲肉 龙脑 麝香 芦荟 熊胆 腻粉各半钱(研) 胡黄连 使君子 青黛(研)各一钱 香墨半两(研)

【用法】上胡黄连、使君子为末,余研极细,滴水和丸,如梧桐子大。每服二丸,煎金钱薄荷汤磨下。经宿取恶物,便安。

【功用】和胃气,止吐泻,温中正气。

【主治】小儿急惊。

75744 调中汤(《普济方》卷三九四)

【组成】枳壳二钱(煮过) 陈皮 半夏 人参各一钱。

【用法】上为末。每服一钱,水一盏,加生姜、大枣,煎至六分,温服。

【主治】小儿吐逆。

75745 调中汤

《奇效良方》卷十四。为《直指》卷十三"调中散"之异名。见该条。

75746 调中汤(《保婴撮要》卷七)

【组成】人参 茯苓 白术 木香 干姜 藿香 香附(炒,去毛) 缩砂仁 甘草(炙) 丁香各等分

【用法】水煎,食前服。

【主治】小儿伤乳食,泻后脾胃虚,哕,吐泻。

75747 调中汤(《医统》卷八十三)

【组成】葛根 黄芩 白术 桔梗 藁本 赤芍药 白芍药 甘草(炙)各等分

【用法】上㕮咀。每服三钱,水一盏,煎至七分,温服。

【主治】滞下。似泻非泻,似痢非痢。

75748 调中汤(《片玉痘疹》卷六)

【组成】人参　黄耆　炙甘草　白芍(酒炒)　白术　木香　陈皮

【用法】加大枣为引,水煎服。

【主治】痘疮吐泻止后。

75749 调中汤(《便览》卷二)

【组成】苍术　白术　当归　白芍　滑石　青皮　黄芩　黄连(姜炒)　生地各一钱二分　槟榔六分

【用法】上用水二钟,煎服。

【主治】痢不拘新久,红白杂下,里急后重,腹痛。

75750 调中汤(《痘疹传心录》卷十五)

【组成】当归　芍药　白术　茯苓　木香　黄连　槟榔　枳壳

【用法】水煎服。

【主治】痢,里急后重。

75751 调中汤(《症因脉治》卷二)

【组成】白术　茯苓　当归　黄耆　木香　广皮　甘草

【主治】脾气损伤。气胀咽满,噫气,食不得下,四肢不和,面黄喘咳,肿胀脾泄,脉右关细软。

75752 调中汤(《救偏琐言·备用良方》)

【组成】人参五分　陈皮四分　蝉蜕三分　川芎八分　甘草二分　扁豆一钱　枸杞一钱　谷芽六分

【用法】上加生姜二片,大枣二个,水煎服。此权宜之剂也,精神稍醒,即当加减。

【主治】未痘时,先因吐泻里虚,随感时行见痘,目眶低陷,神情困倦者。

75753 调中汤(《诚书》卷八)

【组成】人参　白术　茯苓　甘草(炙)　白芷　藿香　石莲子(去心)　天麻(煨)　橘皮　木香　半夏曲　白扁豆(姜汁、炒)各五分

【用法】上加生姜、大枣,水煎服。

【功用】和脾胃,止吐泻,正气温中。

【主治】小儿慢惊。

75754 调中汤

《张氏医通》卷十六。为《温热暑疫全书》卷一"调中饮"之异名。见该条。

75755 调中汤(《幼科直言》卷五)

【组成】生黄耆　白僵蚕　甘草　当归　白茯苓　炒扁豆　炒白芍　苡仁　连翘

【用法】水煎服。

【主治】小儿病后虚热,生口疮者。

75756 调中汤(《医略六书》卷二十八)

【组成】白术一钱半(炒)　当归三钱　白芍一钱半(酒炒)　茯苓一钱半　木香一钱　香附二钱(酒炒)　苏梗三钱　续断三钱(酒炒)　杜仲三钱(酒炒)　砂仁一钱(炒)

【用法】水煎,去滓,温服。

【主治】孕妇腹痛脉弦。

【方论选录】妊娠血气不调,不能荣养其胎,故腹中疼痛,胎孕不安。白术健脾生血以安胎;当归养血荣经以养胎;木香开胃醒脾,力能调气和中;白芍敛阴和血,性善除痛固胎;茯苓渗湿和脾气;香附调气解郁结;苏梗顺气安胎;砂仁醒脾开胃;续断续经脉;杜仲补腰肾。水煎温服,使血气调和,则胎得所养而胎无不安,何腹痛之不止哉。

75757 调中汤(《盘珠集》卷中)

【组成】当归　白芍(炒)　川芎　甘草(炙)　附子(制)　肉桂

【主治】产后泻痢。产后未满月,风邪乘虚袭之,留于肓膜,散于腹肋,故腹中阵阵作痛,水谷不化,肠鸣泄泻。

75758 调中汤(《杂病源流犀烛》卷二)

【组成】藿香　枳实　砂仁　甘草　苍术　茯苓　陈皮　青皮　半夏　厚朴

【主治】风疹。由脾虚感受风邪而作者。

75759 调中汤(《幼科释谜》卷六)

【组成】茯苓　当归　白芍　陈皮各一钱　白术一钱半

【主治】小儿一切浮肿。

75760 调中汤(《揣摩有得集》)

【组成】潞参一钱半　白术一钱半(炒)　云苓一钱　蔻米五分(研)　炮姜五分　砂仁八分(炒)　木香一分　官桂一钱　扁豆一钱(炒)　制草五分

【用法】水煎服。

【主治】小儿伤乳食,泻后脾胃虚,哕,吐泻。

75761 调中汤(《女科指南》)

【组成】猪苓　茯苓　半夏　厚朴　大腹皮　陈皮　木瓜　甘草　紫苏　木通　白术

【用法】加砂仁七粒,大枣三个(去核),生姜一片,煎水服。

【主治】产后腹胀肋疼,泄泻痢疾,或块在腹中,或隐或现,并治败血冲脾。

75762 调中饮(《幼幼新书》卷二十一引茅先生方)

【异名】调中饮子(《准绳·幼科》卷七)。

【组成】肉豆蔻　白术(炮)　人参　陈橘皮(去白)　诃子(炮,去核)　茴香　缩砂仁　甘草(炙)各半两　藿香　桂心　槟榔各三钱

【用法】上为末。每服半钱、一钱,姜、枣煎汤,随儿大小,通口服。

【主治】小儿胃气不和。

75763 调中饮(《伤寒绪论》卷下)

【组成】苍术(泔浸麻油炒)二钱　白术(生)　厚朴(姜汁炒)

【主治】食积,类伤寒,但身不痛者。

75764 调中饮(《温热暑疫全书》卷一)

【异名】调中汤(《张氏医通》卷十六)。

【组成】苍术二钱(泔水浸,麻油炒)　白术(生)　厚朴(姜汁炒)　陈皮　甘草(炙)　枳实(炒)　神曲(炒)　黄连各一钱(姜汁炒)　山楂二钱(姜汁炒)　草果八分　炮姜五分

【用法】水煎,去滓,磨木香汁少许调服。

【主治】《张氏医通》:食积类伤寒,及手足四肢发阴斑。

【加减】如腹痛,加桃仁;痛甚便秘,加大黄;口干,加省头草。

75765 调中散(《外台》卷二十五引《广济方》)

【组成】龙骨　人参　黄连　阿胶(炙)　黄柏各一两

【用法】上为散。每服二方寸匕,煮米饮送服,一日二

次。愈停。

【主治】冷痢青白色，腹内常鸣，其痢行数太多。

75766 调中散(《圣惠》卷九十三)

【异名】调中汤(《圣济总录》卷一七九)。

【组成】厚朴一两(去粗皮，涂生姜汁，炙令香熟)　木香半两　黄连一两(去须，微炒)

【用法】上为粗散。每服一钱，以水一小盏，煎至六分，去滓，温服，不拘时候。

【主治】小儿水谷痢不止，羸瘦腹胀，不欲饮食。

75767 调中散(《医方类聚》卷二〇四引《修真秘诀》)

【组成】白芷半两　黄柏一两(炒)　陈橘(去瓤)二两(炒)　干姜一两(炮)　青橘皮一两(麸炒去瓤)　草果一两(炒，和皮用)　神曲一两(炒)　厚朴三两(依常法修事)　甘草二两(煨)　苍术四两(米泔浸一宿，剉，炒香)

【用法】上为末。每服二钱，入盐点；或泻痢，以生姜粥调下。

【功用】治脾胃，消酒食。

【主治】胸膈胀满，不思饮食。

75768 调中散(《普济方》卷三十五引《杨子建万全护命方》)

【组成】蓬莪术　京三棱各三分　甘草　黄橘皮一两　独活　芎䓖　防风　桔梗　白芷　白术　木香各一两　青橘皮三钱

【用法】上为细末。每服二钱，空心入温盐煎点，任意吃。

【主治】胃气虚冷，少思饮食，面色痿黄，口无滋味，非时吐出清水，频发泄泻，忽时下黄沫白沫，呕逆恶心，身多寒栗，唇皮无光，肌肤不泽，肠内虚鸣，心腹刺痛，忽然心中沉冷气膈不安，一切脾胃虚冷证候。

75769 调中散(《幼幼新书》卷二十一引张涣方)

【组成】青橘皮(去白，焙)　人参　木香各一两　白茯苓　丁香　白术　大腹皮　甘草(炙)各半两

【用法】上为细末。每用一钱，水一小盏，加生姜三片，煎五分，去滓温服。

【主治】小儿冷热不调致脾胃不和。

75770 调中散(《幼幼新书》卷二十引《吉氏家传》)

【组成】人参　白术各半钱　肉桂　犀角　藿香　甘草(炙)各一钱

【用法】上为细末。每服半钱，枣汤调下。

【主治】虚渴。

75771 调中散

《宣明论》卷一。为《圣济总录》卷五十六"调中汤"之异名。见该条。

75772 调中散(《医方大成》卷十引汤氏方)

【组成】人参(去芦)　白茯苓　木香(炮)　白术　甘草(炙)　干姜(炮)　藿香叶　缩砂仁　香附子　丁香各等分

【用法】上为末。每服一钱，加生姜、大枣，煎汤送下；如肚腹痛，以白汤点下。

【主治】❶《医方大成》引汤氏方：脾胃不和。❷《医方类聚》卷一一三引《经验秘方》：饮食过度，胸膈不利，呕吐吞酸，腹胀肚疼。

75773 调中散(《直指》卷十三)

【异名】调中汤(《奇效良方》卷十四)。

【组成】藿香叶　缩砂　蓬术(炮)　干姜(炮)　肉桂　茴香(炒)　草果各半两　麦芽(炒)　益智仁　橘红各三分　苍术(炒)　神曲(炒)　甜梗各二两　甘草(炙)三钱

【用法】上为末。每服三钱，加生姜、大枣并少盐，煎服。

【功用】止呕进食。

【主治】肠虚泄泻。

75774 调中散(《朱氏集验方》卷十一)

【组成】人参　白术　茯苓　甘草　诃子(煨)　陈皮　木瓜　白扁豆(炒)　黄耆(蜜炙)　木香　罂粟子(炒)　干紫苏叶各等分

【用法】上为细末，白汤点服。

【功用】调气益脾。

【主治】小儿吐泻。

75775 调中散(《活幼口议》卷二十)

【组成】白术　人参　白茯苓　甘草(炙)　陈皮　罂粟壳

【主治】小儿虚积痢，腹肚痛，里急频。

75776 调中散(《普济方》卷三九六引《傅氏活婴方》)

【组成】人参一钱　白茯苓一钱　白术一钱(煨)　木香　御米各一钱　扁豆一钱　藿香一钱　诃子二个(煨)　甘草一钱　石莲肉一钱　(一方加丁香、枳壳、荜澄茄、肉豆蔻)

【用法】上为末。每服一钱，陈米饮或甘草汤送下；如和气，紫苏木瓜汤送下；吐泻，气虚不食，头汗不止盐汤送下；胃气虚弱，呕吐腹胀，陈皮汤送下；盘肠气痛，木瓜盐汤送下。

【主治】小儿下痢纯白；吐泻，气虚不食，头汗不止；胃气虚弱，呕吐腹胀；盘肠气痛。

75777 调中散(《普济方》卷一三二)

【组成】柴胡　前胡(各去毛)　桔梗　贝母(去心)　牡丹皮(去心)　黄芩　麻黄各一分　枳壳(只用青)　栀子各四铢　升麻半两　甘草一分

【用法】上为末。每服三钱，水一盏，煎两三沸，去滓，食后临卧任意服。

【主治】伤寒吃转药，病热已减，然大腑余热出后，终未快，精神昏闷。

75778 调中散(《普济方》卷三八三)

【组成】香附　甘草　白茯苓　天仙藤　藿香　白芍药　葛粉

【用法】上为末。每服一钱，食前乌梅甘草汤调服。

【主治】小儿疳泻、伤食泻。

75779 调中散(《普济方》卷四〇三)

【组成】白茯苓　人参　紫河车　甘草(炙)各等分

【用法】上为细末。每服二钱，水一盏，加生姜三片，大枣二个，煎六分，分三二次服。

【主治】小儿痘疹。

75780 调中散(《奇效良方》卷六十四)

【组成】人参　白茯苓各二钱　丁香二十个　白术二钱半(炮)　甘草半两(炙)　紫苏二钱半

【用法】上为末。每服一钱，用木瓜煎汤，入盐少许调服，不拘时候。

【主治】小儿吐泻。

75781 调中散(《冯氏锦囊·杂症》卷三)

【组成】青木香　川楝子(去皮核)　没药　人参　茯苓各五分　桂(去皮)三分五厘　白牵牛二十五粒(一半生,一半炒)

【用法】用葱白二寸,盐一捻,水煎,食前服。

【主治】婴孩盘肠气,腹内筑痛。

75782 **调中散**(《医学心悟》卷三)

【组成】北沙参三两　荷叶(去筋净)一两　广陈皮(浸去白)一两　茯苓一两　川贝母(去心,黏米拌炒)一两　丹参二两　陈仓米(炒熟)三两　五谷虫(酒炒焦黄)一两

【用法】上为细末。每服二钱,用米饮调下,一日三次。

【功用】开关和胃。

【主治】噎膈。

75783 **调中散**(《幼幼集成》卷二)

【组成】青木香　川楝子　暗没药　白茯苓　上青桂　杭青皮　莱菔子　陈枳壳　尖槟榔　炙甘草各等分

【用法】入葱白二寸,盐一钱,水煎,空心服。

【主治】婴儿盘肠气,腹内筑痛。

75784 **调中散**(《续名家方选》)

【组成】牡蛎六两　甘草　丁香　肉桂　胡椒各二两

【用法】上为细末。白汤送下。

【主治】诸般腹痛。

75785 **调化丸**(《种痘新书》卷三)

【组成】生黄耆八钱　白芍(炒)　当归(酒洗)各六钱　牛蒡(炒)　连翘各七钱(去心)　黄芩(炒)　川连各八钱(酒炒)　防风　荆芥各三钱　桔梗　木通各四钱　前胡　紫草茸各六钱　红花(酒洗)　大生地(用新瓦烤酥,焙干即时为末)　人中黄各四钱　蝉退三钱　楂肉八钱　丹皮五钱

【用法】凡酒洗者,须先晒干,方可合诸药同焙,共合为末,米糊为丸。

【功用】清热解毒,扶元活血。

【主治】痘出稠密红紫,潮热不退,烦闷,狂言,一切毒盛之症。

【加减】弱甚者,加人参。

75786 **调气丸**

《圣惠》卷十六。为《肘后方》卷二"承气丸"之异名。见该条。

75787 **调气丸**(《圣惠》卷七十二)

【组成】槟榔　羌活　桂心　芎䓖　木香各一两　郁李仁(汤浸去皮,微炒)　川大黄(剉,微炒)　牵牛子(半生半炒熟)　青橘皮(汤浸去白瓤,焙)各二两

【用法】上为末,炼蜜为丸,如梧桐子大。每服三十丸,空心以温生姜汤送下。

【主治】妇人大便不通。

75788 **调气丸**(《普济方》卷一五四引《指南方》)

【组成】牵牛末一两　陈皮半两　青皮一分

【用法】上为细末,面糊为丸,如梧桐子大。每服十丸,姜汤送下。

【主治】身体疼痛。

75789 **调气丸**(《鸡峰》卷二十)

【组成】青橘皮二两　陈橘皮三两　木香半两

【用法】上剉碎,用牵牛面四两同药炒黄色,其牵牛末更不用,将前三味为细末,炼蜜和丸,如鸡头大。每服一丸,含化咽津。

【功用】快气和中进食。

【主治】《普济方》:气噎。

75790 **调气丸**(《普济方》卷一八四引《卫生家宝》)

【组成】槟榔　木香　川芎　羌活　肉桂(去皮)　麻仁各半两　枳壳一两(去瓤麸炒)　沉香一分　大黄一两(湿纸裹煨)　郁李仁一两(汤去皮)

【用法】上为末,炼蜜为丸,如梧桐子大。每服三十丸,食后临卧姜汤送下。

【主治】中气,如中风状。

【备考】中气而以风药治之十无一愈,中风而以气药治之,气顺而风散。

75791 **调气丸**(《普济方》卷一八五引《治风经验方》)

【组成】南木香　羌活　舶上茴香(炒)　桂(去粗皮,不见火)　陈皮各半两　蓬莪术(剉,炒)　酸枣仁(炒)各一两半　京三棱(湿纸裹,煨透取出捣)　枳壳(面炒去瓤)　川芎(捶碎炒)各一两　槟榔半两

【用法】上为末,醋煮面糊为丸,如梧桐子大。每服二十丸,食前木瓜汤下。

【功用】调气,进饮食。

【主治】风湿手足麻痹,言语謇涩,胸膈滞闷,痰涎并多。

75792 **调气丸**(《成方制剂》2册)

【组成】白术　槟榔　苍术　陈皮　茯苓　甘草　厚朴　莱菔子　木香　砂仁　山楂　香附　枳实

【用法】制成水丸或糖衣丸,每20粒重1克。口服,一次4.5克,每日2次。

【功用】调气止痛,健胃消食。

【主治】胃脘胀闷,胃口疼痛,呃逆,嗳腐吞酸,腹满滞下,便泻痢疾。

【宜忌】忌辛辣物。孕妇忌服。

75793 **调气汤**(《圣济总录》卷一〇〇)

【组成】京三棱(煨,剉)　木香各一两　槟榔(煨剉)三分　草豆蔻(去皮)　高良姜各一两半　当归(切,焙)　芎䓖各半两　桂(去粗皮)　人参各三分　芍药　陈橘皮(汤浸去白,焙)　白茯苓(去黑皮)各半两　陈曲(微炒)一两　阿魏(面裹煨,研)半两

【用法】上除阿魏外,为粗末和匀。每服三钱匕,水一盏,煎至七分,去滓,入盐温服。

【主治】注气,背膊疼痛,心胸烦闷。

75794 **调气汤**

《普济方》卷一八二。为《医方大成》卷三引徐同知方"经验调气方"之异名。见该条。

75795 **调气汤**(《审视瑶函》卷五)

【组成】白芍药　陈皮　生地黄　黄柏(盐水炒)　香附子(醋制)　知母(盐水炒)　当归身各一钱　枳壳　白茯苓各八分　甘草(用生梢)五分

【用法】上剉碎。白水二钟,煎至一钟,去滓热服;服此药后,兼服磁朱丸。

【主治】因暴怒,以致瞳神散大者。

75796 **调气汤**(《衡要》卷六)

【组成】白蔻一两　丁香一两　檀香五钱　砂仁五钱　炙草一两　木香五钱

【用法】共为细末。每服三五钱，以盐沸汤调服，或八味顺气散亦妙。

【主治】气郁作厥。

【方论选录】《经》云：辛以散气。用白豆蔻、丁香、檀香、木香、砂仁、藿香等诸辛窜以行壅滞之气，甘草缓中和药。

75797 调气汤（《证治汇补》卷六）

【异名】调气散（《医略六书》卷二十三）。

【组成】香附　乌药　陈皮　青皮　砂仁　甘草　木香　藿香

【用法】水煎服。

【主治】气逆心痛。

【方论选录】《医略六书》：暴怒伤肝，肝气上逆，横于胃口，而胃气不化，故心痛不止。香附调气解郁青皮破气平肝，乌药顺气以降浊，木香调气以和胃，陈皮利气除痰，甘草缓中和药，藿香开胃气，砂仁醒脾气，使脾胃调和，则肝木自平而逆气自降，胃气调和，心痛无不霍然矣。此降气平肝之剂，为气逆心痛之专方。

【备考】《医略六书》本方用：香附一钱半（炒）、乌药一钱半、青皮一钱半（炒）、木香一钱、陈皮一钱半、藿香一钱半、甘草五分、砂仁一钱（炒）。水煎去滓，温服。

75798 调气汤（《治疹全书》卷下）

【组成】玉竹　麦冬　苏子　炙草　橘红　白前　土沙参　白茯苓　淮山药

【用法】煎服。

【主治】疹后肺气受伤而呛者。

【加减】虚，加北沙参。

75799 调气汤（《临证医案医方》）

【组成】代赭石18克（布包）　旋覆花6克（布包）　牛膝9克　丹参15克　瓜蒌15克　郁金9克　白芍9克　柴胡6克　陈皮9克　枳壳9克　苏梗　桔梗各6克　木香6克

【功用】理气、活血、解郁。

【主治】食管狭窄，食管憩室。吞咽梗阻不利，胸膈痞满，有时疼痛或逆气，舌苔白腻，脉弦。

【方论选录】方中代赭石镇逆平肝，有扩张食管的作用，为治疗食管狭窄之主药，牛膝降逆，丹参活血，瓜蒌、郁金宽胸解郁，白芍、柴胡舒肝，陈皮、枳壳、苏梗、桔梗、木香理气。

75800 调气饮（《金匮玉函经·附遗》）

【组成】黄蜡三钱　阿胶三钱

【用法】上同溶化，入黄连末五钱搅匀，分三次热服。

【主治】赤白痢，少腹痛不可忍，下重，或面青，手足俱变者。

75801 调气饮（《陈素庵妇科补解》卷一）

【组成】当归一钱五分　远志肉一钱五分　川芎一钱　青皮一钱　乌药一钱　香附一钱五分　红花六分　大茴香八分　肉桂五分　延胡一钱　山楂二钱　艾叶（熟）一钱　砂仁　生姜　川断

【功用】行气和血。

【主治】妇女经欲来而腹痛者。

【加减】寒者，倍肉桂；因怒者，加木香，柴胡；饮食停滞，加神曲、枳壳；血少气滞，加人参、白术、丹参；肥人多痰者，加半夏、茯苓；暑令去肉桂。

【方论选录】妇人当经期欲来而腹先痛，是气滞而血亦随滞，故未来而腹先痛也。青皮、乌药、香附之辛温以行气；红花、延胡、肉桂之辛温以行血；艾叶、茴香以暖命门，归、芎远志、川断以补血和血；山楂兼行气血之滞，腹痛自止。

【备考】方中砂仁、生姜、川断用量原缺。

75802 调气饮（《玉案》卷五）

【组成】广木香　槟榔　枳实　苏梗　青皮　陈皮各二钱　玄明粉四钱

【用法】水煎，临服加蜜一两，热服。

【主治】气闭结滞，大便不通，肚腹急胀。

75803 调气饮（《医学集成》卷三）

【组成】香附　郁金　沉香　元胡　砂仁　荔核　广香

【用法】水煎服。

【主治】胃痛，游走无定，属气者。

75804 调气散（《圣惠》卷八十四）

【组成】白术三分　人参三分（去芦头）　甘草三分（炙微赤剉）　厚朴一两（去粗皮，涂生姜汁，炙令香熟）

【用法】上为粗散。每服一钱，以水一盏，入生姜少许，煎至五分，去滓放温服。

【主治】小儿四五岁，腹内冷热不调，不能食饮。

75805 调气散（《直指小儿》卷一）

【组成】木香　香附　厚朴　人参　橘皮　藿香　甘草（炙）各一钱

【用法】上为末。每服三字，加生姜、大枣水煎服。

【主治】变蒸。吐泻，不乳多啼。

75806 调气散（《朱氏集验方》卷六）

【组成】生姜半两　葱一茎（根叶并用）　盐一捻　豆豉三十粒

【用法】捣烂，安脐中。良久即通。

【主治】老人大小便不通。

75807 调气散

《直指》卷五。为《局方》卷三“匀气散”之异名。见该条。

75808 调气散（《万氏家抄方》卷三）

【组成】木香五分　槟榔七分　陈皮八分　甘草三分　青皮（麸炒）一钱　紫苏五分　香附一钱　半夏八分　乳香　没药各三分

【用法】用水二钟，生姜三片，煎至八分，温服。

【主治】气滞于内，胸膈虚痞，腹中刺痛。

75809 调气散（《症因脉治》卷四）

【组成】沉香　木香　藿香　苏梗　砂仁　白豆蔻　甘草　白檀香

【主治】气结腹痛。气食相凝脾家，中气郁结，胸腹胀满，痛应手背，失气则痛减，气闭则痛甚，脉沉者。

75810 调气散（《医略六书》卷十九）

【组成】槟榔一钱半　紫苏一钱半　枳壳一钱半（炒）　青皮一钱半（炒）　郁金一钱半　乌药一钱半　香附三钱（炒）　厚朴一钱半（制）　泽泻一钱半　桔梗八分　生

姜三片

【用法】水煎去滓，温服。

【主治】肢面浮肿，腹胀便闭，脉弦实者。

【方论选录】气实肝脾，邪更闭遏，而湿伏不化，故肢面浮肿，腹胀便闭。槟榔、枳实破滞宽胀；紫苏、厚朴散肿除满；乌药散浊气以顺气；青皮破滞气以平肝；郁金散气解郁；香附解郁调经；桔梗利咽膈；泽泻通利膀胱；生姜之温散，佐降药以通闭结也。使邪解气行则肝脾调和，而胃气无不化，安有大便不通腹胀不退乎？此散肿宽胀之剂，为气壅邪遏之专方。不论男妇，皆可施治。

75811 调气散

《医略六书》卷二十三。为《证治汇补》卷六"调气汤"之异名。见该条。

75812 调气散(《伤科汇纂》卷七)

【组成】木香　乌药　厚朴(姜制)　白芷　青皮　杏仁(去皮尖)　苍术(米泔水浸炒)　陈皮　前胡　桔梗　甘草梢

【用法】上加生姜、大枣，用水煎，先以淡盐汤灌醒，然后服此。

【主治】跌打损伤昏晕者。

75813 调气散(《医学集成》卷三)

【组成】香附　藿香　沉香　木香　丁香　橘红　厚朴　槟榔　白蔻　香橼

【用法】上研末。姜汤送下。

【主治】干霍乱，不吐不泻者。

75814 调正汤(《傅青主男女科·女科》卷上)

【组成】白术五钱　苍术五钱　茯苓三钱　陈皮一钱　贝母一钱　薏米五钱

【用法】水煎服。连服四剂。

【主治】室女鬼胎。月经忽断，腹大如妊，面色乍赤乍白，六脉乍大乍小。

【备考】经攻下恶物后用本方。

75815 调饥散(《辨证录》卷五)

【组成】人参五分　山药一两　白芍三钱　甘草五分　肉桂一钱　菖蒲五分　肉豆蔻一个　炒枣仁三钱

【用法】水煎服。

【主治】未见饮食则思，既见饮食则厌，勉强进用，饱塞于上脘，微微胀闷，由胃气之虚、心包之火不足使然。

75816 调生丸

《济阴纲目》卷六。为《局方》卷九淳祐新添方"诜诜丸"之异名。见该条。

75817 调圣膏(《普济方》卷三一三)

【组成】新石炭　荞麦秆灰半钱　胡椒三十粒　巴豆三十粒(去壳)　木鳖子(去壳)　落藜草灰半斤

【用法】上以三灰一处和匀，三药一处研细，别置箱箕，摊帛于箕内，置灰帛上，下置丸钵盛贮。用沸汤五盏，淋取汁，候稍澄，勿用脚，将汁入铫熬沸，才干又添，直待煎至半盏许，如两呷多大，干即划起，入瓷器内，以椒、豆、木鳖等药搅令匀，使用黄蜡封固，勿泄气，候冷。挑一星许，微点舌头上，即时溃烂些少，过一刻便无事，此其验也。

【主治】二十四种疮毒。

75818 调血汤(《医学集成》卷二)

【组成】当归　白芍　枳壳　陈皮　黄连　大黄　广香　甘草　车前

【主治】痢疾，赤白相杂者。

75819 调血饮(《医学集成》卷二)

【组成】当归　白芍　枳壳　黄连　地榆　木通　滑石　甘草

【主治】痢疾，单红不白者。

75820 调导饮(《普济方》卷三二一)

【异名】调导散(《万氏家抄方》卷五)。

【组成】当归　川芎　防风　枳壳各四钱　甘草(炙)二钱

【用法】上剉细。每服三钱，加生姜、大枣水煎服。

【主治】妇人产前后风秘，大便不通。

【宜忌】忌动风物。

75821 调导散

《万氏家抄方》卷五。为《普济方》卷三二一"调导饮"之异名。见该条。

75822 调阴汤(《会约》卷四)

【组成】当归一钱半　川芎一钱　白芍(酒炒)一钱　生地三钱　阿胶(炒)一钱　丹参三钱　陈皮八分　续断一钱半　青蒿一钱半

【用法】水煎服。

【主治】伤寒热入血室，下血谵语，烦躁不宁。

【加减】如血热而下，加赤芍一钱半，青蒿加重；如血虚燥热，加熟地三、五钱；如瘀血作梗，血滞紫色，加酒炒元胡二钱，红花六、七分；如邪未散而寒热时有者，加柴胡一钱半。

75823 调肝汤(《傅青主女科》卷上)

【组成】山药五钱(炒)　阿胶三钱(白面炒)　当归三钱(酒洗)　白芍三钱(酒炒)　山萸肉三钱(蒸熟)　巴戟一钱(盐水浸)　甘草一钱

【用法】水煎服。

【功用】平调肝气，既能转逆气，又善止郁疼。

【主治】妇人肾气涸，行经后少腹疼痛。

75824 调肝饮(《玉案》卷三)

【组成】小柴胡汤加甘草　当归　青皮　龙胆草　枳壳各二钱

【用法】水煎，温服。

【主治】口酸。

75825 调肝饮(《玉案》卷五)

【组成】当归　川芎　乌药　玄胡索　青皮各一钱五分　柴胡　槟榔　广木香　桃仁(去皮尖)各一钱

【用法】水煎，热服。

【主治】季肋痛连小腹。

75826 调肝散(《外台》卷二十一引《深师方》)

【组成】细辛　柏实各二两　蕤仁　甘草(炙)各一两　羊肝一具(去脂膜，炙干)

【用法】上为散。每服方寸匕，以酒送服。

【主治】肝气之少，眼视睆睆，面目青，眼中眵泪，不见光明。

【宜忌】忌海藻、菘菜、生菜、猪肉、冷水、桃李、雀肉等。

75827 调肝散(《斑疹备急》)

【异名】犀角汤(《奇效良方》卷六十五)。

【组成】犀角屑一分　草龙胆半分　黄耆半两(炙剉)　大黄一分(炒过)　桑白皮一分(炙剉)　钩藤钩子一分　麻黄一分(去根节)　石膏(别研)　栝楼实各半两(去瓤皮)　甘草一分(炙)

【用法】上为散。每服二钱,水一盏,煎至五分,去滓温服,不拘时候。

【功用】败肝脏邪热,解散斑疹余毒,令疮疹不入眼目。

【主治】《奇效良方》:小儿疹痘疮及赤疮子,风胜气实,心肝血热,津液内燥,大便不通,毒气上盛,表热未散者。

【方论选录】《奇效良方》:方中栝楼、大黄治内燥;钩藤、龙胆治风血热;桑白皮、石膏治上焦热;麻黄、黄耆散肌热;犀角、甘草解毒热。

75828 调肝散(《直指》卷十八)

【组成】半夏(制)三分　辣桂　宣木瓜　当归　川芎　牛膝　细辛各二分　石菖蒲　酸枣仁(汤浸去皮,微炒)　甘草(炙)各一分

【用法】上剉细。每服三钱,加生姜五片,大枣二个煎服。

【主治】❶《直指》:郁怒伤肝,发为腰痛。❷《张氏医通》:小腹偏左结痛。

75829 调肝散(《普济方》卷四〇四)

【组成】犀角(如无,以升麻代之)　大黄(剉炒)　桑白皮　钩藤　甘草(炙)五钱　天花粉　石膏(煅)　黄芩　木通　荆芥　防风　牛蒡子(炒)　紫草　陈皮(去白)　龙胆草(去芦)各二钱

【用法】上剉为末。白水煎,食后温服。

【功用】令痘疮不入目。

【主治】痘疮热毒大盛者。

75830 调肝散(《症因脉治》卷二)

【组成】当归　生地　白芍药　川芎　柴胡　山栀　黄芩　广皮　甘草

【主治】肝虚劳伤,筋挛烦闷,眼目赤涩,毛焦色夭,腹痛,指甲痛,咳则胁下痛,口苦口酸,筋骨酸疼,寒热咳逆,肝血不足而有火者。

75831 调补丸(《疡医大全》卷二十八)

【组成】制首乌八两　百部　生地各五钱　秦艽　当归各三两　车前子　牡丹皮　白菊花各二两

【用法】蜜为丸。每服五钱,早晚空心百滚汤吞服。

【主治】大麻风。

75832 调补煎(《疡医大全》卷二十八)

【组成】制首乌三钱　生地二钱　知母一钱五分　车前　白菊花各一钱　牡丹皮　薄荷各五分

【用法】水煎,午前午后服。

【主治】大麻风。

75833 调和饮(《回春》卷三)

【组成】白芍三钱　当归一钱　川芎二钱　黄连二钱　黄芩二钱　桃仁一钱　升麻五分

【用法】上剉一剂。水煎,空心服。

【主治】下痢稍久者。

【加减】如红痢依本方;如白痢,用吴茱萸一钱,芩、连用酒炒;赤白痢,加白术,茯苓,陈皮,香附各一钱。

75834 调金汤(《四明心法》)

【组成】黄芩　黄连　泽泻　当归　白芍　丹皮　神曲　陈皮　厚朴

【用法】生姜为引。

【功用】解毒和血养气。

【主治】痢疾。毒势凝结,痢下红白。

75835 调肺丸

《圣济总录》卷四十九。为《圣惠》卷六"天门冬丸"之异名。见该条。

75836 调肺汤(《普济方》卷二十七)

【组成】杏仁(汤浸去皮尖双仁,炒)一两　麻黄(去根节,汤煮掠去沫,焙干)二两　甘草(炙)一两　紫苏子(炒)一分　贝母(炒)一两(去心)

【用法】上为末。每服三钱,水一盏,入干柿一个(切),煎至六分,去滓温服,空心、日午、临卧各一次。

【主治】肺气喘急,四肢乏力,饮食无味。

75837 调肺散(《普济方》卷一五七引《卫生家宝》)

【组成】麻黄二钱(不去节)　甘草二钱(生用)　杏仁(不去皮尖)二钱　灯心十尺长　湖南蚌粉一块(如弹大小)

【用法】上剉为散,入瓷瓶内。用水一大碗,煮至小半碗,候五更初,再温过,去滓,作一服,滓再煎一服。

【主治】新旧咳嗽。

75838 调降汤(《百一》卷五)

【组成】人参　黄耆(蜜炙)　白芍药　白茯苓　陈皮(去白)　甘草各等分

【用法】上为粗末。每服三钱,水一盏半,煎至八分,去滓,通口服,不拘时候。

【功用】升降气。

【主治】气壅甚。

【加减】有痰,加半夏、生姜;清头目,加川芎;气壅,加紫苏。

75839 调降汤(《直指》卷八)

【组成】枳壳(制)一两　半夏(制)　北梗　青皮　陈皮　真苏子　槟榔　茯苓　葶苈(隔纸炒)各半两　木香　白豆蔻仁　缩砂仁　紫苏叶各二钱半　甘草(炙)三分

【用法】上剉散。每用三钱,加生姜五片,煎服。

【主治】喘嗽。

75840 调经丸(《便览》卷四)

【组成】熟地三两　当归二两　芍药一两半　香附四两　莪术一两　陈皮一两　白术二两　枳实一两　乌药一两　砂仁五钱　阿胶五钱　艾叶七钱

【用法】将艾叶、香附、芍药一处醋煮透焙干为末,醋糊为丸,如梧桐子大。每服六十丸,空心米汤送下。

【主治】经水或前或后,或多或少,或有积块,或赤白带下,或经水二三月不行。

【加减】腹痛,加玄胡。

75841 调经丸(《回春》卷六)

【组成】当归(酒洗)二两　川芎　熟地黄(姜汁炒)　青皮(麸炒)　陈皮　枳壳(去瓤,炒)　白术(去芦)　厚朴(姜汁炒)　小茴香(炒)　艾叶(去筋)各一两　三棱(煨醋炒)　莪术(煨醋炒)　砂仁　白芷　牛膝(去芦,酒洗)　玄胡各一两　香附(醋炒)五两　粉草　琥珀各五钱(另研入)。

【用法】上为末，醋打糊为丸，如梧桐子大。每服八九十丸，米汤送下；酒下亦可。

【主治】经闭。

【加减】肚痛，加苍术，去白术。

【备考】《寿世保元》有赤芍，无琥珀。

75842 调经丸（《准绳·女科》卷四）

【组成】香附半斤（童便、酒、醋各浸一分，生一分，俱酒炒） 川杜仲（姜汁炒）半斤 大川芎 白芍药 当归（去尾） 怀生地 广陈皮 小茴香（酒炒） 玄胡索（略炒） 肉苁蓉（酒浸） 旧青皮（麸炒） 台乌药（炒） 枯黄芩（酒炒） 乌贼鱼骨（酥炙）各四两

【用法】上为末，醋和面打糊为丸，如梧桐子大。每服百丸，空心好酒送下。

【功用】调经种子。

75843 调经丸（《郑氏家传女科万金方》卷二）

【组成】当归 陈皮 白芷 牛膝 三棱 蓬术（醋制） 玄胡索各一两 白术 川芎 枳壳 小茴香 熟地各一两五钱 香附二两 粉草五钱

【用法】醋煮粳米为丸，如梧桐子大。每服九十丸，空心米饮或酒送下。先服逍遥散，次服加味八珍汤，再服此方。

【功用】补气血，扶脾胃，调经水。

【主治】室女十七八岁，脾胃虚弱，误食生冷，经脉不通，或阻百日，或半年，颜色青黄，饮食少进，寒热往来，四肢困倦，头痛目弦，肚腹疼痛，五心烦热，呕吐膨胀。

75844 调经丸（《嵩崖尊生》卷十四）

【组成】当归 白芍 山萸 山药 生地 香附各二两 茯苓 丹皮 泽泻 炒栀 陈皮各一两五钱 益母 川芎 白术各一两

【用法】蜜丸服。

【主治】经水或前或后，时多时少，时数时断。

75845 调经丸（《女科秘要》卷三）

【组成】三棱 蓬术 川归 白芍 生地 熟地 玄胡 白茯苓各一两 川芎 砂仁 乌药各八钱 香附一两二钱 大小茴香各二两

【用法】共为末，米糊为丸，如梧桐子大。每服百丸，早、晚温酒送下。先服黄芩散退其烦热，后服此方。

【主治】妇人血气皆虚，月经前期，色如猪肝水，五心作热，腰痛，小腹痛，面色萎黄，不思饮食。

【备考】先服黄芩散退其烦热，后服此方。

75846 调经丸（《集验良方》卷二）

【组成】紫丹参一斤（切薄片）

【用法】于烈日中晒脆，为细末，用好酒泛为丸。每服三钱，清晨开水送下。

【主治】经水不调。

75847 调经丸（《慈禧光绪医方选议》）

【组成】香附一两（童便炙） 苍术一两 赤苓一两 川芎三钱 乌药一两 黄柏三钱（酒炒） 泽兰一两 丹皮八钱 当归八钱

【用法】上为细末，水叠为丸，如绿豆大。每服二钱，白开水空心送服。

【功用】调经养血，止痛散瘀。

75848 调经丸（《谢利恒家用良方》）

【组成】熟地六两 砂仁（打细，和黄酒炒，九蒸九晒）三钱 当归（酒蒸）四两 白芍（酒炒）三两 川芎（酒蒸）一两半 丹参（酒蒸）三两 茺蔚子（酒蒸）四两 香附（醋酒制）四两 姜汁（盐水制）一两 白术（陈土炒）四两

【用法】以益母草八两，酒、水各半，熬膏和炼蜜为丸。每服四钱，空腹时淡盐汤送下。

【主治】月经不调。

【加减】血热者，加丹皮、生地各二两；血寒者，加肉桂五钱

75849 调经丸（《北京市中药成方选集》）

【组成】香附（炙）二百两 阿胶（炒）一百两 熟地一百两 川芎五十两 白术（炒）七十五两 橘皮五十两 茯苓五十两 当归七十五两 白芍七十五两 麦冬五十两 法半夏五十两 川断五十两 丹皮五十两 玄胡索（醋炙）二十五两 没药（炙）二十六两 益母草一百两 吴茱萸（炙）二十五两 小茴香（炒）二十五两 甘草十五两 黄芩五十两 艾叶（炒炭）五十两

【用法】上为细末，炼蜜为丸，重三钱。每服一丸，温开水送下，一日二次。

【功用】理气调经，止痛散瘀。

【主治】经血不调，行经腹痛，气滞血凝。

75850 调经汤（《杨氏家藏方》卷十五）

【组成】当归（洗焙） 半夏（汤洗七次） 甘草（炙） 麦门冬（去心） 五加皮 熟干地黄（洗焙） 川芎 吴茱萸（汤洗七次） 肉桂（去粗皮） 牡丹皮 赤芍药 乌药 人参（去芦头） 红花各一两 没药半两（另研）

【用法】上㕮咀。每服五钱，水一盏半，加生姜五片，煎至一盏，去滓，食前温服，经欲行时，预前五日及经断后五日，并宜服之。

【主治】冲任脉虚，风寒客搏，气结凝滞，每经候将行，脐腹先作撮痛，或小腹急胀，攻注腰脚疼重。

75851 调经汤

《内经拾遗》卷一。为《洁古家珍》“三之一汤”之异名。见该条。

75852 调经汤（《万氏女科》卷三）

【组成】归身（酒炒） 赤芍 丹皮 桂心 赤茯苓 炙草 陈皮各一钱 细辛 干姜（炒）各五分

【用法】生姜一片为引，水煎服。

【主治】产后浮肿。新产之后，败血不尽，乘虚流入经络，与气相杂，凝滞不行，腐化为水，故令四肢浮肿，乍寒乍热。

75853 调经汤（《古今医鉴》卷十一）

【组成】香附（童便制）四两 炙甘草一两 茯神一两五钱 陈皮（泡去白，炒）二两

【用法】上为末。每服二钱，空心用滚汤调下。

【主治】月经不调而无子者。

75854 调经汤（《宋氏女科秘书》）

【组成】白当归（酒洗） 淮生地（酒蒸，姜汁炒） 川芎（酒洗） 白芍药（酒炒） 广陈皮 香附（酒炒） 白术（麸炒） 丹皮 砂仁 炙甘草

【主治】月经不调。

75855 调经汤(《仙拈集》卷三)

【组成】当归一两　川芎五钱　白芍六钱　玄胡　肉桂各二钱

【用法】上为末。每服四钱,食远滚水下;煎汤亦妙。

【主治】经事或前或后,或多或少。

75856 调经汤(《妇科玉尺》卷一)

【组成】当归　玄胡索　白术各二钱　香附　白芍　生地各一钱　川芎　陈皮　丹皮各八分　甘草六分　益母草三钱

【用法】月经来日,空心服。

【主治】瘀积经闭。

75857 调经汤

《妇科玉尺》卷四。即《产育宝庆集》卷上"调经散"加炙甘草。见该条。

75858 调经汤(《竹林女科》卷三)

【组成】生地黄　当归各等分。

【用法】水煎服。

【主治】产后血虚,败血攻冲,邪淫于心,胡言乱语,如见异物。

75859 调经汤(《女科秘要》卷四)

【组成】川芎七分　当归　生地　益母草各一钱　白芍　香附　丹皮　茯苓各八分　甘草三分　姜三片　枣一个

【用法】空心温服。

【主治】因经闭,败血停积五脏,流入四肢而作浮肿者。

【加减】如血热先期及血热过期,紫黑或块,加黄连七分(酒炒),血寒过期,加煨姜、肉桂各三分;临期正行作痛,加元胡、青皮各八分;临行继断不来,积块刺痛,加红花、苏木、桃仁各五分;经水过多,加黄芩一钱,蒲黄(炒)八分;经来饮食不思,加白术八分,陈皮、砂仁各五分;肥人多痰,赤白带下,加南星、苍术各八分;气虚血弱,四肢虚软,面无颜色,加人参、黄耆各五分。

75860 调经汤(《揣摩有得集》)

【组成】泽兰叶三钱　熟地一钱半　当归一钱半　川芎一钱半(炒)　川楝子一钱(炒)　白芍一钱半(炒)　元胡一钱(炒)　槟榔一钱　木香五分　小茴香一钱(炒)　焦楂一钱半　砂仁五分(炒)　青皮八分(炒)　生草一钱

【用法】水煎服。

【主治】妇女一切月经不调,或前或后,或多或少,或经后腹痛,或呕吐,或发烧,或干血痨,或久不生育,或室女经来腹痛。

75861 调经饮(《景岳全书》卷五十一)

【组成】当归三至五钱　牛膝二钱　山楂一至二钱　香附二钱　青皮　茯苓各一钱半

【用法】水二钟,煎七分,食远服。

【主治】妇人经脉阻滞,气逆不调,多痛而实者。

【加减】如因不避生冷而寒滞其血者,加肉桂、吴茱萸之类;如兼胀闷者,加厚朴一钱,或砂仁亦可;如气滞者,加乌药二钱;或痛在小腹者,加茴香一钱半。

【备考】《会约》有玄胡索、陈皮,无青皮。

75862 调经饮

《医级》卷九。即《产育宝庆集》卷上"调经散"加炙甘草。见该条。

75863 调经饮(《女科指南》)

【组成】黄连　乌药　当归　芍药　川芎　香附　生地　甘草

【用法】加生姜,水煎服。

【主治】经水超前者。

75864 调经酒(《奇方类编》卷下)

【组成】当归　川芎　吴萸(泡去苦味)各四两　白芍(炒)　白茯苓　陈皮　玄胡索　丹皮各三两　熟地六两　香附米(醋炒)六两　小茴香(盐炒)　砂仁各二两

【用法】火酒三十斤,南酒二十斤,同蒸。

【主治】月水不调,腹内疼痛,癥瘕成块。

75865 调经酒(《医方易简》卷一)

【组成】全当归五两　远志肉五两　生甘草三钱(洗一、二次)

【用法】上用稀布袋盛之,以甜白酒十斤,如无好者,陈绍酒亦可,浸过七日,晚上温服。慎无间断,将要服完再制,经调乃止。

【主治】经水不调,气血乖和,不能受孕,或生过一胎,停隔多年者。

【方论选录】方中全当归以行血养血,远志肉、生甘草以散血中之滞,行气消痰。

75866 调经散(《产育宝庆集》卷上)

【异名】小调经散(《妇人良方》卷二十二)、小调经汤(《医统》卷八十五)。

【组成】没药(另研)　琥珀(另研)　桂心　赤芍药　当归　细辛　麝香(另研)各半钱

【用法】上为末。每服半钱匕,生姜汁,温酒各少许调匀服。

【主治】❶《产育宝庆集》:产后四肢浮肿。因产后败血停积于五脏,循经流入于四肢,留淫日深,腐败如水,故令四肢面目浮肿。❷《局方》续添诸局经验秘方:产后败血上干于心,心不受触,致心烦躁,卧起不安,如见鬼神,言语颠倒。

【备考】本方加炙甘草,名"调经汤"(见《妇科玉尺》),又名"调经饮"(见《医级》)。

75867 调经散(《普济方》卷三三六引《便产须知》)

【组成】吴茱萸一两半(去目、闭口,沸汤洗通三次)　半夏一两(汤泡七次)　当归一两(去芦,酒洗)　人参　麦门冬各一两半(去皮)　白芍药(京南者)　川芎(色如腊者)　牡丹皮　厚朴(去皮,不见火)　阿胶(蚌粉炒如珠子)　甘草(炙)各一两

【用法】上㕮咀。每服三钱,水一盏半,生姜五片,煎至八分,去滓,食前稍热服。

【主治】月候不调,或在月前,或在月后,或多或少,或逾月不至,或一月两来,不孕者。

75868 调经散(《普济方》卷三三二)

【组成】当归一两(酒浸)　川芎半两　红花三钱　斑蝥(去翅足)　水蛭各二钱(炒)　虻虫二钱(去翅足)　红娘子一钱(去翅足)　牡丹皮半两　赤芍药半两　白芷三钱　蓬术二钱　桂三钱　白姜　生地黄　干漆　川牛膝各二钱

【用法】上为散。每服八钱,水煎,酒半盏,煎至八分,

十画　调

空心服，三日三服。

【功用】行血气。

【主治】月经不调。

【备考】如小便癃闭不通，用甘草汤解。

75869 调经散

《普济方》卷三三二。即《圣济总录》卷一五一“漏芦汤”。见该条。

75870 调经散（《普济方》卷三三四）

【组成】赤石脂　破故纸各一两

【用法】上为细末。每服二钱，粥饮调下。

【主治】妇人经脉过多。

75871 调经散（《奇效良方》卷五十六）

【组成】川芎　当归　芍药　黄耆各一钱半　青皮　乌药　陈皮　熟地黄　乳香（另研）　茴香各一钱

【用法】上作一服。水二钟，煎至一钟，不拘时服。

【主治】跌打损伤。

【备考】疏利后，用此药调理。

75872 调经散（《松崖医径》卷下）

【组成】当归一钱半　川芎　桂心　甘草各五分　熟地黄　白芍药　香附子　莪术　苏木各一钱　木通八分　红花三分　桃仁二十个（去皮尖，研细）

【用法】上细切。用水一盏半，煎至一盏，去滓，空心温服。

【主治】月经过期不行。

75873 调经散（《松崖医径》卷下）

【组成】当归身一钱半　生地黄　条芩　香附子各一钱　白芍药　黄连（姜汁炒）各八分　川芎　阿胶珠　艾叶　甘草　黄柏　知母各五分

【用法】上细切。用水二盏，煎一盏，去滓，空心温服。

【主治】经先期而来。

75874 调经散

《直指附遗》卷二十六。为《金匮》卷下“温经汤”之异名。见该条。

75875 调经散（《银海精微》卷下）

【组成】香附米　当归尾各一两　大黄五钱（蒸）　黄芩二两　黄连　生地黄　赤芍药　川芎　羌活　栀子　薄荷　木贼　苏木　红花　甘草各一两

【用法】为散服。

【功用】下气破血通经。

【主治】室女或肥壮妇人血热经闭，过期不行，则血逆于上，血灌瞳仁，满眼赤涩者。

75876 调经散（《银海精微》卷下）

【组成】乌药　附米　陈皮　川芎　当归　茯苓　防风　荆芥　升麻　干葛　血竭　紫薇花　红花

【用法】二香不过火，煎出药后，将此二味香磨，与药同服。若经脉月流不断，或因气胀冲眼，眼珠肿痛，翳膜不退，服天麻退翳散。

【主治】室女月水停久，倒行逆上冲眼者。

【加减】血不通，加苏木；气不顺，加木香、沉香。

75877 调经散

《傅青主女科》卷下。为《校注妇人良方》卷二十二“小调经散”之异名。见该条。

75878 调经散（《女科旨要》卷四）

【组成】三棱　小茴　白芍　香附　泽泻　当归各一两　苏叶　红花　青皮　生地各五钱　枳壳　丹皮各一两

【用法】先用煎服，分四帖；后为末，每服三钱，酒下。六七服见效。

【主治】妇人月经不调。

【加减】若要温经，加人参、阿胶、麦冬各三钱。

75879 调经膏（《理瀹》）

【组成】鲜益母草四两　党参　当归　香附（制）　丹参　熟地　白术　灵脂（炒）　生地各二两　陈皮　青皮　乌药　柴胡　丹皮　地骨皮　川芎　酒芍　半夏　麦冬　黄芩　杜仲　续断　延胡　红花　川楝　苍术各一两　没药　远志肉　枳壳（炒）　吴萸　黄连　厚朴　茴香　木通　木香　官桂　甘草各五钱　炮姜三钱

【用法】雄乌骨鸡一只，竹刀破腹，去毛杂，或用全付骨亦可，酥油熬，黄丹收，牛胶二两，蒸化搅匀，贴脐下。

【功用】通经。

【主治】月经不调。

75880 调荣丸（《解围元薮》卷三）

【组成】川芎　苏木　丹皮　蒲黄　乳香　没药　草乌　血竭　乌药　菖蒲　黄芩各一两　益母草　生地　败龟板　熟地　夏枯草　枸杞　当归各四两　阿胶　苦参　苁蓉各二两　知母　地骨皮　人参各一两五钱　琐阳五钱　牛膝　银柴胡　藁本　升麻各三两　桃仁　芍药　柴胡　红花各一两五钱

【用法】上为末，炼蜜为丸，如梧桐子大。卯午酉时各服百丸，乳酪汤下。

【主治】大麻疠麻，亸曳哑风，颠风诸癞。

75881 调荣汤（《陈素庵妇科补解》卷五）

【组成】白术　杜仲　牛膝　萆薢　独活　陈皮　肉桂　乌药　川断　当归　川芎　香附

【功用】养血温经。

【主治】产后两胯连臀俱酸痛者，由坐草久，劳伤筋脉，稳婆试水太早，或风冷乘于下焦，恶血停滞所致。

【方论选录】产后气血已亏，不能流通，加以风冷乘虚入宫，或恶血微有阻滞，则作酸痛。是方芎、归、川断补血，白术补气，能利腰脐间血，此四味为君；独活祛风，肉桂祛寒，乌药、香附、陈皮行气，萆薢治风湿，此六味为臣；杜仲、牛膝引药下行为佐。凡血气所不及至之处，诸药能引而至。

75882 调荣汤（《直指》卷二十六）

【组成】川芎　当归　芍药　生干地黄　三棱　莪术　白芷　延胡索　蒲黄　香附子　泽兰　细辛　川白姜　厚朴（制）　桃仁（浸，去皮，焙）各二分　辣桂　半夏（制）　甘草（炙）各三分

【用法】上㕮散。每服三钱，加生姜、大枣，水煎。食前服。

【主治】妇人瘀血不消，脐腹引腰背俱痛。

75883 调荣汤（《玉案》卷五）

【组成】当归　生地各三钱　官桂一钱　乌药　红花　陈皮　白芍（酒炒）各二钱

【用法】水酒各一钟，煎服。

【主治】闪挫腰痛。

75884 调荣汤(《玉案》卷五)

【组成】白茯苓　当归　生地　山楂各一钱　赤芍　木通　香附　丹皮各六分　川芎　甘草各五分

【用法】加乌梅五个,水煎服。

【主治】产后痢疾。

75885 调荣饮(《直指》卷十七)

【异名】调荣散(《赤水玄珠》卷五)。

【组成】华阴细辛　莪术　辣桂　赤芍药　延胡索　当归　川芎　白芷　槟榔　大腹皮　桑白皮(炒)　瞿麦穗　赤茯苓　陈皮　葶苈(炒香)　大黄(湿纸煨)各一分　甘草(炙)一分半

【用法】上剉。每服三钱,加生姜、大枣,水煎,食前服。

【主治】瘀血留滞,血化为水,四肢浮肿,皮肉赤纹,名曰血分。

75886 调荣饮(《杂病源流犀烛》卷五)

【组成】蓬术　川芎　当归　白芷　槟榔　陈皮　延胡索

【主治】血肿。四肢浮肿,皮肉间必有红痕赤缕。

75887 调荣散(《幼幼新书》卷三十引《惠眼观证》)

【组成】血余(父母首上者)一团(用绿竹笋壳一片裹,烧过)。

【用法】上为末。每服半钱或一钱,新汲井华水送下。

【主治】小儿衄血不止。

75888 调荣散(《陈素庵妇科补解》卷五)

【组成】当归　川芎　赤芍　生地　丹皮　滑石　甘草　山栀　瞿麦　红花　香附　阿胶　竹叶　陈皮

【功用】清热行血,祛瘀利水。

【主治】产后淋证。有热邪搏血流渗脬中,血随小便而出,名曰血淋;更有污血阻滞,溺窍不通,以致淋沥,亦名血淋。

75889 调荣散

《赤水玄珠》卷五。为《直指》卷十七"调荣饮"之异名。见该条。

75890 调荣散(《顾松园医镜》卷九)

【组成】丹参二三钱　桃仁二三钱　赤芍钱许　刘寄奴二三钱　玄胡索钱许　泽兰二三钱　莪术钱许

【主治】瘀血肿胀,或单腹胀大,不恶食,小便赤,大便黑。

【加减】热,加连翘、黄芩,或再加童便;如欲行瘀,量加制大黄,或参用大黄䗪虫丸。

【方论选录】方中丹参活血,桃仁、赤芍破血,刘寄奴破血下胀,玄胡索活血化气,泽兰行血化水,莪术破气中之血。

75891 调胃丸

《御药院方》卷三。即原书同卷"调胃散"改为丸剂。见该条。

75892 调胃丸

《玉机微义》卷三十引《元戎》。即《伤寒论》"调胃承气汤"改为丸剂。见该条。

75893 调胃丹(《成方制剂》2册)

【组成】槟榔　丁香　豆蔻　甘草　高良姜　厚朴　木香　肉桂　砂仁　五灵脂　香附　枳实

【用法】上制成水丸,每20粒重3克。口服,一次3克,每日2次。

【功用】健胃宽中,舒肝顺气。

【主治】胃酸胃寒,胸中胀满,倒饱嘈杂,胃口疼痛。

【宜忌】孕妇忌服。

75894 调胃汤

《普济方》卷二十二。即《卫生宝鉴》卷八"益气调荣汤"。见该条。

75895 调胃汤(《医略六书》卷三十)

【组成】炮附子一钱半　人参一钱半　白术(炒)一钱半　白芍(酒炒)一钱半　茯苓三钱　肉桂(去皮)一钱半　吴茱(醋泡炒)八分　炙甘草五分　川芎八分

【用法】水煎去滓,温服。

【主治】产后呕吐,脉虚细者。

【方义】产后气阳两虚,生气不振,夹恚怒而两胁疼痛,呕吐不止。附子补火扶阳以振生气,人参扶元补气以接真阳,白术健脾土止呕吐,白芍敛肝阴定胁痛,吴茱萸平肝气力能温中降逆,小川芎入血海性善活血行气,白茯苓渗湿清脾肺,紫肉桂温经和血脉,炙甘草缓中益气。水煎温服,使气阳内充,则肝阴暗复,而肝气和平,生生之气,无不振布,岂有胁痛呕吐之患乎。

75896 调胃汤(《一盘珠》卷八)

【组成】茯苓　扁豆　白术　半夏　广皮　人参　甘草各五分

【功用】调理胃气。

【主治】小儿急惊风,惊已定者。

75897 调胃散(《圣济总录》卷六十八)

【组成】紫背荷叶(焙)半两　黄耆(剉)一分

【用法】上为细散。每服一钱匕,生姜蜜水调下,不拘时候。

【主治】吐血不止。

75898 调胃散(《圣济总录》卷一六五)

【组成】大黄(剉,炒)　当归(切,焙)　麦门冬(去心焙)　桃仁(去皮尖双仁,麸炒)　生干地黄(焙)　菖蒲(剉)　鳖甲(醋炙,去裙襕)　柴胡(去苗)各一两　厚朴(去粗皮,生姜汁炙透)　秦艽(去苗土)　黄连(去须)各三分　桂(去粗皮)半两　吴茱萸(汤洗去涎,焙干炒)半两

【用法】上为散。每服二钱匕,空心、食前以温水调下。

【主治】产后大便秘涩不通。

75899 调胃散

《宣明论》卷八。为《圣济总录》卷四十七"厚朴煮散"之异名。见该条。

75900 调胃散(《伤寒标本》卷下)

【组成】水银　舶上硫黄

【用法】上研至黑。每服一钱,重者二钱,米饮送下。

【主治】伤寒呕吐,四肢厥逆清冷。

75901 调胃散(《御药院方》卷三)

【组成】藿香　甘草(炙)　陈皮(去白)　半夏曲(每一两用生姜三两半)　厚朴(每一两用姜一两拌制)各二两

【用法】上同为细末。每服二分,水一盏,入生姜二片,同煎至七分,和滓温服,不拘时候。

【主治】阴阳气不和,三焦痞隔,五劳七伤,山岚瘴气,八般疟疾,四时伤寒,头目肢节疼痛,心腹胀满,呕逆恶心,

痰涎咳嗽,手足虚肿,五种隔气噎塞,寒热水泻诸痢,妇人产后蓐劳,脾胃不和,饮食减少。

【备考】本方为细末,生姜面糊和丸,如梧桐子大,名"调胃丸"。每服五十丸,食前生姜汤送下。

75902 调胃散(《普济方》卷三九六)

【组成】人参(去芦) 陈皮(去白) 白术 苍术 白茯苓(去皮) 桔梗(炒) 缩砂仁 厚朴(姜制) 肉豆蔻 扁豆(姜炒) 薏苡仁(炒) 山药 石莲肉(去心) 粉草各等分

【用法】上为末。猪肉拌食。

【主治】小儿冷痢。

【加减】痢不止,加诃子肉;吐不止,加丁香;吐痢内虚,可酌加附子、木香;重者,加白姜。

75903 调胃散(《古今医鉴》卷六)

【组成】苍术 白术 茯苓 白芍药 桔梗 紫苏 槟榔 陈皮 甘草

【主治】胀满。

【加减】小便闭,加车前子;腹胀,加枳壳。

75904 调胃散(《准绳·幼科》卷三)

【组成】人参三钱 白术二钱半 甘草(炙) 白茯苓 罂粟子各一钱 白附子半分 藿香 丁香各半钱

【用法】上为末。每服半钱或一钱,紫苏汤送下。

【主治】小儿积热。

【备考】服桃枝丸取积热后用此方。

75905 调胃散(《痘科类编释意》卷四)

【组成】苍术(米泔浸去粗皮)八钱 厚朴(姜汁炒) 陈皮各五钱 茯苓 丁香 甘草 白术各二钱

【用法】上为粗末。加生姜、大枣水煎,温服;或研细,沸汤入盐点服二三钱。

【主治】胃热助手少阳火入于手太阴肺,故红点如斑,出于皮毛间者。

75906 调脉汤(《伤寒微旨论》卷上)

【组成】葛根一两 防风(去芦)半两 前胡(去苗)三钱 甘草(炙)半两

【用法】上为末。每服二钱,水一盏,加生姜一块,如枣大劈破,煎至七分,去滓温服。如寸脉力小,加大枣三个,劈破同煎。

【主治】立春以后至清明以前伤寒,阴气已盛,关前脉力小,关后脉力大,恶风,不自汗者。

75907 调逆汤(《辨证录》卷九)

【组成】人参 茯苓 白芍 生地 沙参各三钱 白术五钱 甘草五分 苏子 神曲各一钱 荆芥二钱

【用法】水煎服。

【主治】忧思不已,饮食失节,脾胃有伤,面色黧黑不泽,环唇尤甚,心中如饥,然见食则恶,气短而促。

75908 调络饮(《效验秘方》王乐善方)

【组成】桑寄生15克 生地15克 丹皮15克 白芍15克 黄芩15克 菊花15克 夏枯草30克 杜仲15克 牛膝15克 桑枝15克 桂枝15克 生石决明30克 甘草15克

【用法】水煎服,早晚各1次。

【功用】调和脉络,降压清眩。

【主治】缓进型高血压病。症见头晕目眩,甚则头痛且胀,每因烦劳恼怒而加剧,脉象弦数有力,严重时手足麻木。

【加减】手足麻木,加黄耆30克,桂枝15克。

【方论选录】寄生助筋骨,益血脉;生地平血逆;丹皮和血凉血而生血;白芍泻肝火,和血脉;黄芩养阴清热;菊花治头目眩晕;夏枯草补肝血,除虚烦;杜仲益精气,坚筋骨,久服轻身耐老;牛膝益肝肾,强筋骨,引诸药下行;桑枝久服终身不患偏风;桂枝调和营卫;生石决明久服益精轻身;甘草通经脉,利血气,调和诸药。诸药合用,有益血脉,平血逆,凉血生血,补肝血,益精气,调和营卫,养阴清热之效,使阴平阳秘,血脉调和。

75909 调息丸(《杂病源流犀烛》卷一)

【组成】陈皮 蔻仁 射干 紫菀 桑皮 桔梗 石碱 海浮石 旋覆花

【用法】水泛为丸。

【功用】降气清热,开痰散结。

【主治】息贲。右胁下如覆盆状,令人洒洒寒热,背痛呕逆,喘咳。

【备考】《外科证治全书》有白芥子。

75910 调脂片(《新药转正》42册)

【组成】制何首乌 决明子 茵陈 水蛭 山楂 大黄(酒制) 郁金

【用法】上制成糖衣片或薄膜衣片,每片重0.27克。口服,一次5片,每日3次,饭后服用。部分病人服药后可出现腹胀、腹痛、腹泻、恶心等。

【功用】滋肾清肝,化痰祛瘀。

【主治】证属肝肾阴虚,痰瘀内阻的原发性高脂血症。

【宜忌】孕妇禁用。哺乳期妇女、脾胃虚寒者,腹泻及便溏者慎用。

75911 调脏丸(《杨氏家藏方》卷十八)

【组成】木香 人参(去芦头) 白术 干姜 肉豆蔻(面裹煨熟) 白芍药各等分

【用法】上为细末,煮面糊为丸,如黍米大。每服三十丸,乳食前温米饮送下。

【主治】小儿脏腑不调,泄泻频并,精神昏困,全不入食。

75912 调理丸(《便易经验集》)

【组成】槐米四两 川萆薢四两 白鲜皮三两 苍耳子二两 连翘二两 地肤子二两 胡麻仁二两 金银花三两

【用法】上共炒磨末,炼蜜为丸,如梧桐子大。每服三钱,早晚以土茯苓五钱煎汤送下。先服梅毒方,后服此方。

【主治】杨毒结毒,遍身头面,鱼口便毒,红赤疼痛甚极者。

【宜忌】忌食茶茗。

75913 调营丸(《医略六书》卷二十三)

【组成】香附一斤(醋浸炒) 蓬术二两(醋炒) 当归八两

【用法】上为末,醋糊为丸。每服三钱,红花子汤送下。

【主治】经愆积癖块刺痛,脉弦牢者。

【方论选录】气滞不行,血亦留止,结成痃癖积块,故腹中刺痛,天癸愆期。香附调气解郁结,蓬术破结削积坚,当归养营血以活血脉。醋丸化癖痃消积块,红花子汤下,散血结调天癸。使血活气行，则痃癖积块自消，而腹中刺痛无不退，天癸愆期无不调矣。此调经消积之剂，为痃癖积块痛经之专方。

75914 调营散（《陈素庵妇科补解》卷一）

【组成】当归　川芎　蒲黄（半生半炒）　香附　赤芍　生地　广皮　丹皮　川断　麦冬　生甘草

【主治】妇人七七，血分有余，滞血留于经络，天癸不绝，过期仍来，血来少而点滴六、七日不止者，或乍来即止。

【加减】有滞血去丹皮、麦冬，加红花、艾。

【方论选录】方中四物以补肝脾血，丹皮、麦冬以凉心血，蒲黄炒黑以止血，川断行周身经络，以通滞血，香附、广皮顺三焦结气。

75915 调营散（《风劳臌膈》）

【组成】蓬术　川芎　当归　前胡　白芷　槟榔　赤芍　桑皮　瞿麦　大腹皮　赤苓　葶苈各一钱　大黄一钱半　细辛　官桂　炙草各五分　生姜三片　大枣三个

【主治】瘀血留滞，血化为水，四肢浮肿，皮肉赤纹，名曰血分。

【备考】此方只作一服，不欲多用，倘服后不减，未可再服，且再用活血补气之药调三五日，徐进此药，虚甚者，此参、附合用，得大力主持其间驱逐之，始能建功也。

75916 调鼎方

《医学正传》卷三。为原书同卷“无比丸”之异名。见该条。

75917 调脾丸（《普济方》卷三九二）

【组成】丁香　半夏各四十九个　巴豆四十九个　胡椒四十九个

【用法】上为细末，枣肉为丸，如粟米大。每服一丸，食后随汤水送下。如胸膈不和，煎生姜送下；泻痢，干姜汤送下；如脾大者，皂子汤送下；如喘嗽，桑白皮汤送下。

【主治】小儿脾疾，胸膈不和，泻痢，喘嗽。

75918 调脾汤（《玉案》卷三）

【组成】白术　陈皮　苍术　木通各一钱　黄芩　砂仁　人参　川芎各一钱二分　黄柏　甘草各八分

【用法】水煎，食前服。

【主治】湿伤，面黄倦甚，足酸口苦，脉散而大者。

75919 调脾汤（《辨证录》卷六）

【组成】人参五钱　玄参一两　麦冬五钱　甘菊花五钱　苡仁五钱　金钗石斛三钱　芡实一两　山药五钱

【用法】水煎服。

【功用】益太阴之阴水，以胜其阳明之阳火。

【主治】阳明之火，固结于脾而不肯解，善用肥甘之物，食后即饥，少不饮食，便觉头红面热，两足乏力，不能行走。

75920 调脾汤（《幼科铁镜》）

【组成】陈皮　白术　丁香　人参　诃子　青皮　甘草

【主治】小儿脾疳。黄瘦腹大，或吃土吃米吃茶。

75921 调脾饮（《辨证录》卷七）

【组成】白芍　茯苓各五钱　白术一两　甘草一钱　陈皮五分　神曲三钱　白豆蔻二粒

【用法】水煎服。

【主治】脏腑不调，肝乘脾土，湿气下行，久泻不愈。

75922 调脾散（《普济方》卷二十二引《续易简方》）

【组成】苍术（米泔浸一宿，冬浸二宿，剉，焙干，炒赤色，秤）八两　厚朴（去皮，姜汁炒）五两　甘草（炙）一两

【用法】上为细末。每服二钱，用烧盐汤点七分盏服。或用水一盏，生姜三片，大枣二个，水煎七分，食前服，或作剉散。可常服。

【主治】脾胃少有不和。

75923 调脾散（《急救仙方》卷六）

【组成】三棱　莪术各一两　麦芽半两　胡椒二钱　缩砂三钱　川芎二钱　茴香二钱　甘草三钱　青皮三钱　陈皮三钱

【用法】上为末。米饮调下。

【功用】顺经调气。

【主治】妇人肺经有病，热气上冲，经气行时，血反上行而吐者。

75924 调脾散（《幼科指掌》卷三）

【组成】白术　白茯苓　陈皮　防风　木通　荆芥穗　甘草梢　当归　川芎　怀生地　黄芩　连翘

【用法】上为细末。每用以半匙乳汁和饮少许。

【主治】小儿胎毒热在胸膛，啼声引努力气，伤人根本，脐突虚肿，按之有声，软而不痛者。

75925 调脾散（《幼科直言》卷四）

【组成】炒白术　炒白芍　白茯苓　陈皮　甘草　木香　砂仁　官桂　麦芽

【用法】加生姜一片，大枣一个，水煎服。

【功用】温脾胃。

【主治】小儿虚寒作泻，或伤冷乳即作泻，泻青白色，或腹痛，或兼吐乳食。

75926 调脾散（《种痘新书》卷三）

【组成】白术　茯苓各七钱　白芍　神曲各五钱　炙草　香附　厚朴　木香各三钱　砂仁　莲子　诃子肉　苡仁　楂肉　豆蔻（去净油）各五钱　陈皮四钱

【用法】共为细末。米清汤送下。

【功用】健脾消积，制肝行气。

【主治】小儿痘疮虚寒泄泻，粪清白而无声，小便清白，泻时滑溜而不自知，或溏泄者。

【加减】虚甚者，加人参。

75927 调痛散（《直指》卷六）

【组成】木香　丁香　檀香　大香附　天台乌药　蓬术（煨）　辣桂　片姜黄　生白姜　白豆蔻仁　缩砂仁　甘草（炙）各等分

【用法】上剉。每服二钱半，加紫苏四叶，水煎服。

【主治】脾疼气膈。

75928 调滞汤（《证治宝鉴》卷八）

【组成】黄连　半夏　干姜　茯苓　白术　甘草　白芍

【用法】水煎服。

【主治】久痢腹痛不止。

75929 调解散（《直指小儿》卷五）

【组成】青皮　陈皮　桔梗　枳壳（制）　半夏（制）　川芎　木通　干葛　甘草（炒）　紫苏各等分　人参减半

【用法】上剉散。每用二钱，加生姜、大枣水煎服。

【主治】小儿疮痘已发，或为风冷所折，荣卫不和，或为宿食所伤，内气壅遏，以致坚硬。

【备考】《普济方》有柴胡、紫草。

75930 调敷散

《医级》卷八。为方出《医宗必读》卷七，名见《仙拈集》卷一“元戟膏”之异名。见该条。

75931 调中饮子

《准绳·幼科》卷七。为《幼幼新书》卷二十一引茅先生方“调中饮”之异名。见该条。

75932 调经末子（《理瀹》）

【组成】当归一两　川芎五钱　白芍　苁蓉　五灵脂（炒）　延胡（炒）　白术　苍术　白芷　乌药　茴香　陈皮　半夏各三钱　柴胡二钱　黄连（同吴萸炒）各一钱。

【用法】上为粗末，醋或酒炒，熨心腹脐下，并缚脐，如冷再炒，每日用之，以调为度。

【主治】月经不论前后多少，痛或不痛。

【加减】先期者加条芩、丹皮、地骨皮各二钱；后期者，加官桂、干姜、艾各二钱；干血痨，加桃仁、红花、大黄、生姜、红枣；血瘕，再加马鞭草。

75933 调卫止汗汤（《胎产秘书》卷下）

【组成】炙耆　麻黄根　当归各一钱　人参随症加减　防风三分　桂枝　炙甘草各五分　枣二个

【用法】水煎服。

【主治】产后汗出不止。

【加减】汗多而渴，加麦冬、五味。

75934 调卫养荣汤（《医统》卷八十二引《集验方》）

【组成】陈皮　白术　当归　生地黄　沙参　麦门冬各一钱　牡丹皮　地骨皮各八分　桔梗　柴胡梢各五分　谷芽一钱　甘草四分

【用法】上加莲子、生姜、大枣，水煎，早、晚服。

【主治】妇人室女月经不调，或先或后，或经闭不通，憎寒壮热，口苦无味，饮食少思，连声咳嗽，烦躁头眩，渐成痨证者。

【加减】痰中带血，加侧柏枝；烦躁口干者，加炒山栀，倍麦门冬；胁下胀疼，加青皮、川芎；胸膈满闷，加黄连（姜炒）、枳实，去麦冬、地骨皮；夜出盗汗，加黄连、黄耆，去柴胡、桔梗；大便闭结，加桃仁，倍当归；咳嗽不已，加瓜蒌、阿胶；头眩头痛，加天麻、川芎；小水不利，加木通、茯苓；烦渴不利，加滑石、倍麦门冬。

75935 调元内托散（《痘疹全书》卷下）

【组成】黄耆　人参　当归　桂枝　木香　青皮　赤芍　牛蒡（炒）　川芎

【用法】水煎服。

【主治】痘疮若起发泡浆时，月事大来，其疮应起发而不起发，应泡浆而不泡浆，顶平形塌，或如灰白，或成黑陷。

【加减】虚者，加熟附子。

75936 调元化毒汤（《痘疹传心录》卷十九）

【组成】绵黄耆一钱（生）　当归身八分（酒洗）　牛蒡子七分（炒研）　人参三分　白芍七分（酒洗）　连翘七分（去心）　木通七分　黄芩五分（酒炒）　黄连二分（酒炒）　防风七分　荆芥七分　桔梗六分　前胡一钱二分　蝉蜕十二只（去头足）　红花三分（酒洗）　紫草茸五分（酒洗，研末）　生地黄一钱（酒洗）　山楂肉一钱　甘草二分（生，去皮）

【用法】加生姜一片，同煎，温服。

【功用】《痘疹活幼至宝》：活血养气解毒。

【主治】❶《痘疹传心录》：痘疹。❷《痘疹活幼至宝》：痘疹身热一二日即出，痘先发于天庭、司空、印堂等处者，或一齐出而稠密者，或干枯而紫黑者，或成片不分颗粒，皆血气凝滞而毒气肆行所致者。

【方论选录】《痘疹活幼至宝》：此方以参、耆养气，归、芍、红花、生地活血，翘、蒡、芩、连、荆、防、前、桔、紫、蝉、通、草解毒，加山楂疏气。

75937 调元生脉汤

《种痘新书》卷九。即《片玉痘疹》卷十一“调元生脉散”加炙草。见该条。

75938 调元生脉散（《片玉痘疹》卷十一）

【组成】人参　黄耆（炙）　麦冬　当归　桂枝

【用法】水煎服。

【主治】元气本虚，痘收靥之后，六脉沉细，手足厥冷者。

【加减】虚甚者，加熟附子。

【备考】本方加炙草，名“调元生脉汤”（见《种痘新书》）。

75939 调元生脉散（《片玉心书》卷五）

【组成】黄芩　人参　麦门冬　甘草　五味子

【用法】水煎服。

【主治】小儿伤暑发热，身热，自汗，作渴，昏睡，手足冷。

75940 调元生脉散（《幼幼集成》卷二）

【组成】人参一钱　炙黄耆二钱　大杭冬一钱　北五味二分　炙甘草一钱　生姜三片　红枣三枚

【用法】水煎温服。

【功用】平肝木，益脾土，泻邪火，补元气。

【主治】阴暑热退后。

75941 调元地黄汤

《幼科金针》卷上。为《活幼心书》卷下“调元散”之异名。见该条。

75942 调元百补膏（《寿世保元》卷四）

【组成】当归身（酒洗）四两　怀生地黄二斤　怀熟地黄四两　甘枸杞子一斤　白芍（米粉炒）一斤　人参四两　辽五味子一两　麦门冬（去心）五两　地骨皮四两　白术（去芦）四两　白茯苓（去皮）十二两　莲肉四两　怀山药五两　贝母（去心）三两　甘草三两　琥珀一钱三分　薏苡仁（用米粉炒）八两

【用法】上㕮细末，和足水十斤，微火煎之，如干，再加水十斤，如此四次，滤去滓，取汁，文武火熬之，待减去三分，每斤加炼净熟蜜四两，春五两，夏六两，共熬成膏。每服三匙，白汤调下。

【功用】养血和中，宁嗽化痰，退热定喘，止泻除渴。

【主治】五劳七伤，诸虚劳极，元气虚损，脾胃亏弱。

【加减】吐血，加牡丹皮二两；骨蒸，加青蒿汁、童便各两碗，同热服之。

75943 调元托里汤（《片玉痘疹》卷八）

【组成】人参　黄耆　甘草　木香　陈皮　诃子肉　桂枝　羌活　防风　赤芍　荆芥穗

【用法】生姜为引，水煎服。

【主治】痘疹发热，及养浆时作痒，若正气里虚，邪气外实，泄泻者。

75944 调元托里汤(《种痘新书》卷十二)

【组成】人参　炙耆　当归　诃子肉　陈皮　桂枝(去皮)　羌活　防风　荆芥　赤芍　木香　红花各等分

【用法】用水同煎服。

【主治】痘痒塌,泄泻。

75945 调元肾气丸(《外科正宗》卷二)

【组成】淮生地(酒煮捣膏)四两　山萸肉　山药　牡丹皮　白茯苓各二两　人参　当归身　泽泻　麦门冬(捣膏)　龙骨　地骨皮各一两　木香　砂仁各三钱　黄柏(盐水炒)　知母(童便炒)各五钱

【用法】上为末,鹿角胶四两,老酒化稠,加蜜四两,同煎滴水成珠,和药为丸,如梧桐子大。每服八十丸,空心温酒送下。

【主治】房欲劳伤,忧恐损肾,致肾气弱而骨失荣养,遂生骨瘤,其患坚硬如石,形色或紫或不紫,推之不移,坚贴于骨,形体日渐衰瘦,气血不荣,皮肤枯槁,甚者寒热交作,饮食无味,举动艰辛,脚膝无力者。

【宜忌】忌白萝卜,火酒、房事。

75946 调元固本汤

《医钞类编》卷十九。为《片玉痘疹》卷十一"调元固表汤"之异名。见该条。

75947 调元固系丸(《医级》卷九)

【组成】熟地六两(蒸晒)　当归　白芍　川断(俱酒炒)　阿胶各三两　人参(片焙)一两　白术(土炒)　茯苓(人乳拌蒸)　甘草(蜜炙)　杜仲(盐水炒)　山药(米泔制)　菟丝(酒制)　香附(酒醋分制)　麦冬　血余(真者片研)　燕窝(煮捣)　藕节各二两(切片)　二蚕绵四两(剪炒另研)

【用法】先将地黄、燕窝捣烂,后入炒制诸药,以糯米粥饮浓汁打糊作丸,如梧桐子大。每服三四钱,早晚龙眼汤送下,白汤米饮亦可。

【主治】妊娠气血不足,冲任虚而胎系不固,屡孕屡堕。

【宜忌】忌食发气、助火、生痰、生冷等物。

75948 调元固表汤(《片玉痘疹》卷十一)

【异名】调元固本汤(《医钞类编》卷十九)。

【组成】人参　黄耆　当归　甘草　蝉退

【用法】水煎服。

【主治】痘疮表虚,收靥痂壳粘着皮肉不落者。

75949 调元养荣丸(《北京市中药成方选集》)

【组成】当归八十八两　熟地八两　白术(炒)八两　白芍八两　川芎六两　茯苓八两　枣仁(炒)四两　甘草二两　天冬五两四钱　山萸肉(炙)四两　玄胡(炙)三两　藁本三两　青蒿三两　鸡冠花三两　香附(炙)十六两　阿胶(炒珠)十二两　黄芩五两　砂仁四两　生地八两　祁艾炭四两　牛膝四两六钱　没药(炙)四两　乳香(炙)三两　红花三两　藏红花二两　柴胡三两　苏叶三两　石脂(煅)三两　沉香一两　青毛茸(去毛)十二两　秦艽四两　鳖甲(炙)四两　杜仲炭四两　续断四两　琥珀二两　橘红四两　橘皮十二两　人参(去芦)六钱　龟板(炙)四两　泽泻四两　木香一两　红曲三十二两　川牛膝四两

【用法】共研为细粉,过罗,每十六两细粉加益母膏四两,炼蜜为丸,重三钱,蜡皮封固。每服一丸,日服二次,温开水送下。

【功用】调元补气,和血养荣。

【主治】妇女气虚血亏,行经腹痛,经期不准,腰膝无力。

【宜忌】孕妇忌服。

75950 调元健步丸(《景岳全书》卷五十四)

【组成】当归(酒洗)　川黄柏(盐酒炒)　枸杞各二两　牛膝三两(盐酒浸)　白芍药(微炒)　白茯苓　白术(炒)　苍术　陈皮各一两　炙甘草三钱　木瓜　五加皮各八钱　川续断七钱　泽泻　防己各五钱

【用法】炼蜜为丸,如梧桐子大。每服七八十丸或百丸,空心盐汤送下。

【主治】阴虚血少,湿热兼行,足履无力。

75951 调元益本汤(《玉案》卷三)

【组成】白术　人参　黄耆　山药　茯苓各二钱　紫河车三钱　当归　丹皮　枣仁　远志各一钱五分

【用法】加大枣二个,水煎服。

【主治】劳伤过度,元气虚弱,四肢倦怠。

75952 调元清神汤(《片玉痘疹》卷十一)

【组成】人参　黄耆　当归　麦冬　陈皮　甘草(炙)　酸枣仁　黄连(炒)

【用法】大枣为引,水煎服。

【主治】痘疮收靥后,脾胃虚弱而不落痂,昏昏喜睡。

75953 调元渗湿汤(《玉案》卷三)

【组成】羌活　白术　防风　独活各八分　升麻四分　苍术　猪苓　柴胡　茯苓各一钱　泽泻　干葛　甘草　人参　黄柏　神曲各六分

【用法】水煎,空心服。

【主治】肾疸。目与浑身金色,小便赤涩。

75954 调元散瘀汤(《医方简义》卷六)

【组成】党参三钱　生炙黄耆各三钱　川芎二钱　当归四钱　乳香八分(制去油)　没药八分(制去油)　肉桂六分　生甘草八分　青木香五分

【用法】水煎,作四分而服。

【主治】产后流注。即恶露流入腰肾关节、肩背手足等处,或漫肿,或结块。

75955 调元解毒汤(《痘疹仁端录》卷六)

【组成】白芍　白术　茯苓　甘草　桔梗　连翘　木通　山药　姜　枣

【用法】水煎服。

【主治】痘疹落痂后气血不调,尚有余毒,诸症将作。

75956 调元解毒汤(《慈幼新书》卷五)

【组成】白芍　川芎　当归　茯苓　白术　山药　甘草　桔梗　连翘　木通　生姜　大枣

【主治】痘后气血不调,瘢痕不正,诸症将作者。

【加减】当靥不靥,加参、耆、芷、桂;抓破不干,以棉茧散敷之;下利脓血,加香连丸;泄泻,加猪、泽;后重加枳壳、槟榔;气脱,加升麻;腹痛,加木香,下和中丸;溺短,加木通、车前;伤食发热,加查、曲、芽;风寒发热,加桂枝、柴胡、干葛;乍寒乍热,加参、耆、柴、桂;热不退,加黄芩、地骨皮;厥冷,去翘、桔,加参、耆、桂;神昏喜睡,去翘、桔,加麦冬、茯神、人参;自汗,加参、耆、肉桂、柏子仁;急惊,加木通、生地、栀仁;喘,加杏仁、冬、味;呕吐,加陈皮、黄连;吐血,加黄连、蒲黄;衄血,加黄芩、蒲黄、丹皮;吐蛔,加苡仁、乌梅;痂不落,蜜水调滑石敷之;丹病瘾疹,连翘饮;口疳,加黄连。

75957 调元解毒汤(《种痘新书》卷四)

【组成】人参八分 生耆 当归 连翘 牛蒡各一钱 防风 川芎各五分 升麻 黄芩 黄连各五分 前胡一钱 木通八分 炙草 虫退各三分

【用法】煎服。

【功用】补中兼解毒。

【主治】痘疮大热灼人,心中迷闷,元气虚而毒气盛者。

75958 调元解毒汤(《种痘新书》卷八)

【组成】黄耆 牛子 连翘 黄芩 花粉 生地 木通 前胡 人参 甘草

【主治】痘疮毒未尽化,当收时忽增大热,发渴烦躁者。

75959 调中二陈汤(《外科正宗》卷四)

【组成】陈皮 半夏 茯苓 甘草 枳壳 大腹皮 红花 川芎 当归 白芍各八分 防风 槟榔 黄耆 桔梗 青皮 乌药 苏木 枳实 黄芩 紫苏各六分 木香三分

【用法】用水二钟,加生姜三片,大枣二个,煎八分,不拘时服。

【主治】跌扑损伤,或从高坠下,以致瘀血流入脏腑,昏沉不醒,大小便秘;及木杖后瘀血内攻肚腹,膨胀结胸,不食恶心,干呕,大便燥结,已服行药之后。

75960 调中二黄丸(《圣济总录》卷一七九)

【组成】大黄一两(剉炒) 牛黄(研) 甘草(炙) 人参各一分

【用法】上为细末,炼蜜为丸,如小绿豆大。每服二丸,米饮化下,一日二次。得利即止。

【主治】小儿大便不通。

75961 调中人参丸(《圣济总录》卷一二四)

【组成】人参 青木香 桂皮(去粗皮) 羌活(去芦头) 大麻仁 酸枣仁(去皮)各一分

【用法】上为细末,炼蜜为丸,如梧桐子大。每服二十丸,食后生姜汤送下,一日二次。

【主治】咽喉中痒,咳嗽,状如伤寒。

75962 调中人参饮(《圣济总录》卷一七八)

【组成】人参三分 龙骨一两 厚朴(去粗皮,生姜汁炙剉)一分 当归(切,焙) 干姜(炮裂) 白茯苓(去黑皮) 甘草(炙)各一两

【用法】上为粗末。一二岁儿,每用一钱匕,水半盏,煎至三分,去滓,分二次温服,空心、日晚各一次。

【主治】小儿下痢色白,小便赤。

75963 调中大成汤(《外科正宗》卷三)

【组成】白术 茯苓 归身 白芍 陈皮 山药 牡丹皮 黄耆各一钱 人参二钱 藿香 砂仁 远志 甘草各五分 附子 肉桂各八分

【用法】上用水二钟,加煨姜二片,大枣二个,煎八分,食远服。

【主治】流注溃后,脓水清稀,饮食减少,不能生肌收敛。

75964 调中五参丸(《千金翼》卷十九)

【组成】人参 丹参 沙参 苦参 玄参 防风 蜀椒(去目闭口者)各一两 附子(炮去皮) 干姜各半两 葶苈一合(熬) 大黄四两(蒸大黄于五升米下,及热切之,日晒干) 巴豆(去心皮,熬) 䗪虫(熬)各五十个

【用法】上为末,炼蜜和丸,如小豆大。每服二丸,一日三次,空腹饮送下。

【主治】十年呕,手足烦,羸瘦面黄,食不生肌肤,伤饱食不消化。

75965 调中止嗽汤(《医学探骊集》卷三)

【组成】焦白术三钱 款冬花三钱 茯苓四钱 广砂二钱 紫菀三钱 法半夏三钱 鼠黏子三钱 橘红三钱 甘草三钱

【用法】水煎,温服。

【主治】伤寒发汗后,脾脏为内热所困,失其健运,致令痰涎积滞而咳嗽者。

【方论选录】此方以焦术、茯苓补脾;以广砂、橘红开胃;紫菀、款冬平和之品,温胃清痰;半夏、牛子温和之品,益胃化痰;甘草助脾和药。虽然止嗽,纯是调养脾胃之药,脾胃健则痰运而嗽止矣。

75966 调中化痢丸(《北京市中药成方选集》)

【组成】黄连一两 白头翁一两 大黄四两 山楂四两 槟榔三两 厚朴(炙)五钱 木香四钱 小枳实(炒)八钱

【用法】共研为细粉,过罗,用冷开水泛为小丸,每十六两用滑石三两五钱为衣闯亮。每服二钱,一日二次,温开水送下。

【功用】顺气化滞,清热止痢。

【主治】气血凝结,湿热伤脾,红白痢疾,脐腹坠痛,口渴身烧。

75967 调中化瘀汤(《洞天奥旨》卷九)

【组成】当归 生地各五钱 三七根末三钱 丹皮二钱 白芍三钱 生黄耆三钱 生甘草一钱 大黄一钱 枳壳三分

【用法】水一碗,童便一碗,同煎,服二剂。

【功用】散瘀血。

【主治】杖疮。

【加减】虚极者,加人参三钱。

75968 调中六神散(《普济方》卷三九五)

【组成】白术 茯苓 甘草 藿香叶 草果子各一分 丁香二钱

【用法】上为细末。每服一钱,紫苏米汤煎下。

【主治】小儿或吐或泻,脾困,不进乳食,或惊风、伤风、潮热,或喘后出汗。兼治气不匀,疳泻利。

75969 调中平胃丸(《摄生秘剖》卷二)

【组成】人参五钱 黄耆(蜜炙) 陈皮各二两 甘草(蜜炙) 苍术(酒浸炒) 厚朴(姜汁炒) 木香各一两

【用法】上为末,米糊为丸,如椒目大。每服三钱或二钱,食后白滚汤送下。

【主治】脾胃虚弱,中气不调。

【方论选录】人参、黄耆、甘草甘温之品,甘者中之味,温者中之气,气味皆中,故能调补中气;而苍术、厚朴之苦辛皆平胃中敦阜之气;陈皮、木香之辛香能去胃中陈腐之气。夫敦阜之气平,陈腐之气去,宁有不调之中乎。

75970 调中正气散

《永类钤方》卷二十一。为《活幼口议》卷十九“调中正胃散”之异名。见该条。

75971 调中正胃散(《活幼口议》卷十九)

【异名】调中正气散(《永类钤方》卷二十一)。

【组成】藿香叶 白术 人参 白茯苓 甘草(炙) 陈皮(去白) 山药 白扁豆(炒) 半夏曲 川白姜各等分

【用法】上为末。每服一钱,水一小盏,生姜二小片,枣子半个,煎三二沸服。

【主治】婴孩小儿中脘不和,胃气不正,胃冷伤热,吐逆烦闷,神困力乏,饮食不美,虚弱思睡,睡不安稳。

75972 调中归耆汤(《顾氏医径》卷六)

【组成】人参 首乌 远志 茯苓 黄耆 当归 肉桂 地黄

【功用】滋厚脓血,峻补脾胃。

【主治】产后流注溃后,脓水不止,而形衰食少者。

75973 调中四消丸(《成方制剂》2册)

【组成】牵牛子 熟大黄 五灵脂 香附 猪牙皂

【用法】制成水丸,每100粒重6克。口服,一次6克,一日1次。

【功用】消食化滞,利水止痛。

【主治】停食腹胀脘痛,二便不利。

【宜忌】孕妇忌服。年老体弱者勿服。

75974 调中白术丸(《鸡峰》卷十二)

【组成】橘皮半斤 丁香 人参 白术 甘草各四两 神曲 麦蘖各一两

【用法】上为细末,炼蜜为丸,如弹子大。每服一丸,空心白汤嚼下。

【功用】和脾胃,进饮食。

75975 调中白术散(《丹溪心法附余》卷五)

【组成】白术 茯苓(去皮) 人参各半两 藿香半两 炙甘草一两五钱 木香一钱 葛根一两

【用法】上为末。每服二钱,白汤调下。

【主治】大病后,吐泻烦渴,霍乱虚损气弱及酒毒呕哕。

【加减】烦渴,加滑石二两,甚者加姜汁。

75976 调中白术煎(《鸡峰》卷二十)

【组成】人参 白术 干姜 甘草 青皮 橘皮各半两

【用法】上为细末,炼蜜和丸,如弹子大。每服一丸,细嚼,温酒下。

【功用】升降阴阳,宣通壅滞,调中顺气,款利三焦。

【主治】胸膈窒塞,噫气不通,噎痞喘满,食饮迟化,痰饮留滞,腹胁胀满,传道不匀,或秘或涩,脾胃易伤,心腹疼痛,霍乱呕吐,食饮不下,恚怒气逆,忧思结气,或作奔冲,胸胁刺痛,短气好眠,全不思饮食。

75977 调中托里散(《诚书》卷十五)

【组成】人参(气虚倍用) 黄耆(炙) 当归(血虚倍用) 白术(炒,倍用) 茯苓 芍药(酒炒)各五分 熟地二钱

【用法】上分二剂,水煎服。

【主治】痈疽疔肿恶毒,气血两虚,毒陷难起,难溃难敛。

75978 调中快斑汤(《片玉痘疹》卷八)

【组成】人参 白术 白茯苓 甘草(炙) 半夏 桂心 木香 陈皮 苍术 厚朴 藿香叶

【用法】上㕮咀。加生姜,白水煎服。

【主治】痘疹误服解毒凉药及饮冷水者。

75979 调中沉香汤(《局方》卷三)

【异名】沉香汤(《普济方》卷二十二引《简易方》)。

【组成】麝香(研)半钱 沉香二两 生龙脑(研)一钱 甘草(炙)一分 木香 白豆蔻仁各一两

【用法】上为细末,入研药和匀,每服半钱,食后用沸汤点服;或入生姜一片,盐少许亦得。

【功用】调中顺气,除邪养正。常服饮食增进,脏腑和平,肌肤光悦,颜色光润。

【主治】心腹暴痛,胸膈痞满,短气烦闷,痰逆恶心,饮食少味,肢体多倦。

75980 调中畅脾膏(《慈禧光绪医方选议》)

【组成】连翘三钱 银花五钱 茯苓六钱 於术五钱 广皮四钱 厚朴四钱 山楂六钱 鸡内金六钱 木香二钱 法夏四钱 槟榔三钱 神曲五钱 麦芽五钱 黑丑三钱 白蔻二钱 瓜蒌二钱 甘草三钱 甘菊三钱 青皮五钱 莱菔子四钱

【用法】用香油三斤,将药炸枯,滤去滓,入黄丹二斤,老嫩合宜收膏。

【功用】调中健胃畅脾,化积理气行水。

【主治】饮食少思,嘈杂呕逆,肚腹胀满,气逆不舒。

75981 调中和气饮(《叶氏女科》卷二)

【异名】调中和气散(《女科秘要》卷二)。

【组成】大黄 石膏各一钱 槟榔 枳壳(麸炒) 黄芩 知母各八分 黄连六分 黄柏五分 柴胡三分

【用法】水煎,空心服。

【主治】胎气攻心。妊娠过食辛热,毒物热积胎中,以致胎儿不安,手足乱动,上攻心胞,母多痛苦。

75982 调中和气散(《盘珠集》卷下)

【组成】苏梗 砂仁壳 石膏(不可多) 知母(炒) 川柏(炒) 前胡 百草霜

【主治】子悬。胎热气逆,胎上攻心,不知人事。

75983 调中和气散

《女科秘要》卷二。为《叶氏女科》卷二“调中和气饮”之异名。见该条。

75984 调中和胃丸(《玉案》卷四)

【组成】白术(土炒) 苍术(炒) 半夏(姜矾制) 厚朴(姜汁炒) 砂仁(炒) 白豆蔻(炒) 广木香 薏苡仁(炒) 泽泻各一两五钱 肉豆蔻(面包煨) 沉香 山药(炒)各八钱

【用法】上为末,以水泛为丸。每服二钱五分,空心白滚汤送下。

【主治】脾胃不和,食后反饱,肌肉渐瘦,酒后泄泻。

75985 调中和胃汤(《女科秘要》卷六)

【组成】人参 白术 当归 扁豆各一钱 茯苓二钱 甘草 陈皮 干姜各四分 山药一钱五分。

【用法】水煎服。

【主治】产后呕吐,服安胃行血汤与加味六和汤而胃和呕止痛止,但气血不行,食少者。

75986 调中思食丸(《圣济总录》卷四十六)

【组成】陈曲(捣碎,炒黄色) 陈橘皮(汤浸去白,焙)

人参　麦蘖(炒黄色)　钟乳粉　槟榔(大者,剉)　白术　半夏曲　枳壳(去瓤麸炒)各半两

【用法】上除钟乳别入外,余为细末,拌匀,炼蜜为丸,如梧桐子大。每服二十丸,食前温米饮送下。

【主治】脾胃气虚弱,肌体羸瘦。

75987 调中顺气丸(《医学发明》卷三)

【组成】木香　白豆蔻仁　青皮(去白)　陈皮(去白)　京三棱(炮)各一两　半夏(汤洗七次)各二两　缩砂仁　槟榔　沉香各半两

【用法】上为细末,水糊为丸,如梧桐子大。每服三十丸,渐加至五十丸,煎陈皮汤送下。

【主治】三焦痞滞,水饮停积,胁下虚满,或时刺痛。

75988 调中养荣汤(《医略六书》卷二十八)

【组成】生地四钱　人参一钱半　山药(炒)三钱　茯苓二钱　白芍(炒)一钱半　葛根一钱半　当归三钱　霍香一钱半　木香八分　炙甘草五分

【用法】水煎去滓,温服。

【主治】孕妇赤白痢,脉虚浮数者。

【方论选录】妊娠气血两亏,冒暑热而肠胃有伤,不能敷化精微,传送糟粕,故下痢赤白,胎孕不安。生地滋阴凉血,以退暑热;人参补气扶元,以固胎息;当归养血荣经,白芍敛阴止血,茯苓渗湿和脾,山药补脾益阴,葛根升阳气以散热,藿香快胃气以祛暑,木香调气醒脾胃,炙草益胃缓中气也。水煎温服,使血气内充,则暑热外解而胃气调和,肠府完复,何赤白下痢不瘳者？胎孕无不安矣。

75989 调中健胃汤

《郑氏家传女科万金方》卷一。为《理伤续断方》"五积散"之异名。见该条。

75990 调中健脾丸(《活人心统》卷一)

【组成】白术(炒)一两　木香五分　川黄连(同茱萸炒,去茱萸)七分　破故纸一两　茯苓八分　诃子一两　肉果(煨)一两　神曲(炒)六分　小茴香(炒)五分　厚朴五分　陈皮八分　砂仁五分　山药五分　莲子五分

【用法】上为末,粥和为丸,如梧桐子大。每服七十丸,莲子汤送下。

【主治】脾肾气虚,早晚溏泻。

75991 调中健脾丸(《古今医鉴》卷六)

【组成】黄耆二两(蜜炙)　人参二两　白术六两(土水拌炒)　茯苓二两　陈皮三两(盐水制)　紫苏子二两半(炒)　萝卜子一两半(炒)　山楂肉三两(炒)　草豆蔻一两(酒炒)　泽泻三两半　薏苡仁三两(炒)　沉香六钱(另研)　五加皮三两(炒)　瓜蒌一两(用大瓜蒌二个,钻一孔,每个入川椒三钱,多年粪底一钱,敲米粒大,俱纳入瓜蒌内,外以绵纸糊完,再用绵筋、盐泥封固,炭火煅通红为度,取出择去泥,其黑皮一并入药)

【用法】上为细末,煎荷叶、大腹皮汤,打黄米糊为丸,如梧桐子大。每服百丸,日进三次,白汤送下。

【主治】单腹胀及脾虚肿满,膈中闭塞及胃口作痛。

【备考】此药不伤脾气,大有补益。

75992 调中健脾丸(《证治宝鉴》卷七)

【组成】五加皮　人参　黄耆　苍术　茯苓　陈皮　半夏　香附　楂肉　苡仁　吴萸　白芍　黄连　莱菔子　草蔻仁　大腹绒　泽泻　苏子　沉香　瓜蒌　川椒

【用法】荷叶煎汤,打黄米粉为丸。每服百丸,汤送下。

【主治】单腹胀。

75993 调中消食汤(《镐京直指》)

【组成】川朴一钱　姜夏三钱　广木香一钱　炒麦芽五钱　炒车前三钱　炒神曲三钱　炒枳壳二钱　砂仁八分(冲)　赤苓三钱

【主治】泄泻脘闷,嗳腐吞酸,宿食不化。

75994 调中益气丹(《杂病治例》)

【组成】人参　归身　茯神　远志　干山药　生地　酸枣仁　辰砂　陈皮各一两　白术一两半　牡蛎(煅)二两　麦门冬　黄连各半两　生甘草一两　枳实(炒)七钱　半夏(制)八钱

【用法】上为末,酒糊为丸,如梧桐子大。每服四五十丸,食远白汤送下。

【功用】导痰清神。

【主治】怔忡。

75995 调中益气汤(《脾胃论》卷中)

【组成】黄耆一钱　人参(去芦头)　甘草　苍术各五分　柴胡　橘皮　升麻各二分　木香一分或二分

【用法】上剉,如麻豆大,都作一服。水二大盏,煎至一盏,去滓,带热服,宿食消尽服之。

【主治】脾胃虚弱,四肢满闷,肢节烦疼,难以屈伸,身体沉重,烦心不安,忽肥忽瘦,四肢懒倦、口失滋味,腹难舒伸,大小便清利而数,或上饮下便,或大便涩滞不行,一二日一见;夏月飧泄,米谷不化,或便后见血、见白脓,胸满短气,膈咽不通,或痰嗽稠黏,口中沃沫,食入反出,耳鸣耳聋,目中流火,视物昏花,胬肉红丝,热壅头目,不得安卧,嗜卧无力,不思饮食,脉弦洪缓而沉,按之中之下得,时一涩。

【加减】如时显热燥,是下元阴火蒸蒸发也,加真生地黄二分,黄柏三分;如大便虚坐不得,或大便了而不了,腹中常逼迫,血虚血涩也,加当归身;如身体沉重,虽小便数多,亦加茯苓二分,苍术一钱,泽泻五分,黄柏三分;如胃气不和,加汤洗半夏五分,生姜三片,有嗽者,去人参,加生姜、生地黄各二分;如痰厥头痛,加半夏二分;如腹中气不得运转,更加橘皮一钱。

【方论选录】《医方考》:脾胃不调者,肠鸣、飧泄、膨胀之类也;气弱者,语言轻微,手足倦怠也。补可以去弱,故用人参、黄耆、甘草甘温之性行,则中气不弱,手足不倦矣;苍术辛燥,能平胃中敦阜之气;升麻、柴胡轻清,能升胃家陷下之气;木香、陈皮辛香,能去胃中陈腐之气。夫敦阜之气平,陷下之气升,陈腐之气去,宁有不调之中乎？

【备考】《兰室秘藏》有黄柏,无木香。

75996 调中益气汤(《东垣试效方》卷一)

【组成】黄耆一钱　人参(去芦)半钱　甘草(炙)半钱　陈皮二分　五味子七粒　芍药三分　白术五分　当归五分　升麻二分　柴胡二分

【用法】上㕮咀,作一服。水二盏,煎至一盏,去滓,食前温服。

【主治】因饥饱劳役,损伤脾胃,元气不足。其脉弦或洪缓而沉,按之无力,中之下,时得一涩。其证身体沉重,四肢倦懒,百节烦疼,胸满短气,膈咽不通,心烦不安,耳鸣耳

聋，目有瘀肉，热壅如火，视物昏花，口中沃沫，饮食失味，怠堕嗜卧，忽肥忽瘦，溺色变，或清利而数，或上饮下便，或夏月飧泄，腹中虚痛，不思饮食。

【加减】如下元阴火蒸蒸发，燥热者，加生地黄二分；如咳嗽，加五味子十粒；腹中气不转运者，更加陈皮三分，木香二分；身体沉重，虽小便数多，加茯苓二钱，苍术一钱，泽泻半钱，黄柏三分；如胃气不和，加汤洗姜制半夏五分；痰厥头疼，加半夏；如夏月，须加白芍药三分，以补肺气不足；如春夏腹疼，尤宜加芍药；恶热燥渴而腹疼者，更加白芍药半钱；严寒腹疼，加中桂二钱；如冬月腹疼，不可用芍药，以太寒故也，只加干姜二分，或加半夏四分（姜制）。

【方论选录】《内经》云：劳则气耗，热则伤气，以黄耆、甘草之甘泻其热邪为主，以白芍、五味子之酸，能收耗散之气；又《经》云：劳者温之，损者温之，以人参甘温补气不足，当归辛温补血不足为臣；以白术、陈皮苦甘温除胃中客热，以养胃气为佐；升麻、柴胡苦平，味之薄者，阴中之阳，为脾胃之气下溜，上气不足，故从阴引阳以辅之，又行阳明少阳二经为使也。

75997 调中益气汤（《回春》卷五）

【组成】黄耆　人参　甘草（炙）　苍术（米泔浸，炒）　川芎各六分　升麻　柴胡　陈皮　黄柏（酒炒）　蔓荆子各三分　当归六分　细辛二分

【用法】上剉一剂。水煎服。

【主治】气血两虚之头痛。

75998 调中益气汤（《嵩崖尊生》卷六）

【组成】黄耆一钱　人参　苍术　陈皮各五分　升麻　炙甘草　柴胡　黄柏　木香各三分　当归　白术　白芍各五分

【主治】病后耳鸣耳聋。

75999 调中益气汤（《医略六书》卷二十）

【组成】人参一钱半　黄耆（蜜炙）三钱　白术（炒）一钱半　苍术（炒）一钱　当归二钱　白芷一钱　升麻五分　柴胡五分　陈皮一钱半　甘草五分

【用法】水煎去滓，温服。

【主治】中虚湿伏，抑遏清阳，恶寒终日不罢，脉缓弱者。

【方论选录】劳伤中气，湿遏清阳，营气不能分布，故恶寒终日不罢。人参、黄耆扶元，补中气；苍术、白术燥湿健脾阳；甘草缓中和胃；当归养血益营；升麻、柴胡升九天之阳；陈皮、白芷调中气以疏湿郁。俾气壮脾强，则清气上升，而营运有权，湿邪自化，恶寒无不自止。此调中升阳之剂，为湿伏阳陷恶寒之专方。

76000 调中益气汤（《医略六书》卷三十）

【组成】人参一钱半　黄耆三钱（饴糖炒）　茅术一钱半（炒）　於术一钱半（炒）　升麻三分（醋炒）　柴胡五分（醋炒）　茯苓三钱　木香一钱半　炙草八分

【用法】水煎去滓，温服。

【主治】产后劳倦泄泻，脉软缓涩者。

【方论选录】产后劳倦伤脾，不能敷化，而清阳下陷，故倦怠腹痛，泄泻不止。人参扶元以补气之虚，黄耆补中以举气之陷，於术健脾燥湿，苍术燥湿强脾，茯苓渗湿清治节，炙草缓中益脾胃，升麻升阳明清气，柴胡升少阳清气，广木香醒脾开胃以调气化。水煎温服，使元气内充，则脾能健运而清气上升，胃气自化，安有倦怠腹痛泄泻之患。

76001 调中益气煎（《慈航集》卷下）

【组成】人参一钱（若无人参，以上党参一两蜜炙透、枸杞子三五钱酒炒代之）　炙黄耆三钱　当归三钱　土炒白术三钱　甘草五分　陈皮一钱　神曲一钱五分（炒）　白蔻仁二钱（研）　煨姜二钱　大枣三个

【主治】痢后气虚怕冷，脾胃不开。

76002 调中益胃汤（《医学探骊集》卷三）

【组成】人参二钱（如无人参，以明党参代之）　苍术四钱（炒）　熟地四钱　白芍三钱（酒炒）　草果二钱　黄耆三钱（蜜炙）　陈皮三钱　茯苓三钱　甘草一钱

【用法】加生姜三片，水煎服。

【主治】中恶。凡人或入枯井，或入山洞，或入冷室，忽然晕倒，口目紧闭，不省人事。

【方论选录】此方以人参为君，扶其元气；佐以黄耆、熟地，气血双补；苍术、草果能驱败气而扶正气；陈皮、茯苓调其中气；白芍敛阴，甘草和中。细审此方，似乎平庸，然与正气被伤之人服之，不寒不燥，最为稳妥。

76003 调中理气汤（《古今医鉴》卷五）

【组成】苍术（米泔浸，炒）　白术（炒）各一钱　陈皮八分　厚朴（姜炒）七分　枳壳一钱　白芍（炒）一钱　木香五分　槟榔一钱

【用法】上剉一剂。水二盏，煎一盏，滤去滓，空心温服。

【主治】痢疾。痢稍久，胃虚者。

【加减】如赤痢，厚朴、乌药俱不必炒，再加黄连、条芩各一钱五分；白痢只依本方。

76004 调中葛根汤（《圣济总录》卷一七九）

【组成】葛根（剉）　黄芩（去黑心）　芍药　白术　藁本（去苗土）　甘草（炙，剉）各一分　赤茯苓（去黑皮）半两　大黄（剉，炒）一两

【用法】上为粗末。一岁以下儿，每服一钱匕，水七分盏，煎至四分，去滓，食前温服，一日三次。

【主治】小儿春夏秋冬晨夕暴冷，折其四肢，热不得泄，发为壮热，冷气入胃，洞泄下痢，或赤白频数，小腹胀痛，脉洪大或数者。

76005 调中疏邪汤

《医学入门》卷七。为《丹溪心法》卷二“调中汤”之异名。见该条。

76006 调中愈痛汤（《女科万金方》）

【组成】青皮　红花　丹皮　牛膝　陈皮　桔梗　甘草　人参　乌药　香附　蓬术　半夏

【用法】水二钟，加生姜五片，水煎，食后服。

【主治】受气，腹内有块，不时作痛，寒热。

【加减】孕妇去半夏。

76007 调中槟榔丸

《普济方》卷三九二。即《圣济总录》卷一七六“槟榔丸”。见该条。

76008 调气木香丸（《圣惠》卷九十八）

【组成】木香二两　羌活二两　川芎二两　槟榔二两　桂心二两　川大黄四两（剉碎，微炒）　郁李仁四两（汤浸去皮，微炒）

【用法】上为末，炼蜜为丸，如梧桐子大。每服三十丸，

食前以温酒下;欲得快利,加至四十丸,夜临卧时服亦得。

【主治】一切风及气,脏腑壅滞,宿食不消,心腹胀满。

76009 调气止痛汤(《揣摩有得集》)

【组成】白术一钱半(土炒) 木香六分 没药五分(去油) 生草五分 白芍一钱(炒) 上元桂五分(去皮研) 青皮一钱(炒) 乌药五分(炒) 荔枝核三钱(盐水炒) 蔻米五分(研) 附子一钱 川楝子七分(炒) 小茴香一钱(炒) 桑螵蛸三钱(盐水炒) 竹茹三分(炒) 生姜一片

【用法】水煎服。

【主治】一切胃肾虚寒,气直上冲,或呕,疼痛难忍。

76010 调气化饮膏(《慈禧光绪医方选议》)

【组成】沙参二两 白术一两五钱(炒) 茯苓二两 槟榔二两 三棱二两 木香一两 广砂仁二两 苍术一两五钱(炒) 厚朴一两五钱(制) 陈皮一两五钱 鸡金一两五钱(焙) 枳实一两五钱(炒) 甘草(生)八钱

【用法】共以水熬透,去滓再熬浓,兑炼蜜为膏,瓷器盛之。每服四五钱,白水冲服。

【主治】脾胃虚,有痰饮。

【方论选录】本方与香砂六君子汤与平胃散合方加减,加有枳实、鸡金、三棱,有补有消,颇具特色。

76011 调气化痰丸(《赤水玄珠》卷七)

【组成】半夏 南星 白矾 皂角 生姜各一斤

【用法】水煮南星无白点为度,拣去皂角不用,将生姜切作片,同半夏、南星晒干,再加青皮(去白)、橘红、苏子(炒)、萝卜子(炒,另研)、干葛、杏仁(去皮尖,另研)、麦蘖(炒)、山楂、神曲(炒)、香附子各半斤(净),与前药合和一处,为细末,生姜汁浸蒸饼,打糊为丸,如梧桐子大。每服五七十丸,食后茶汤送下。

【功用】快脾顺气,化痰消食。

【主治】久喘,或作或止者。

76012 调气平胃散(《医统》卷三十九)

【异名】调气和胃散(《赤水玄珠》卷十六)。

【组成】白豆蔻 丁香 檀香 木香各二钱 藿香 砂仁各四钱 甘草六钱 苍术八钱 厚朴五钱 陈皮五钱

【用法】上为末。每服二钱,加生姜、大枣,煎汤,入盐少许调服。

【主治】❶《医统》:卒暴尸厥,触犯邪气,昏晕卒倒无所知。❷《景岳全书》:胃气不和,胀满腹痛。

76013 调气平胃散(《会约》卷八)

【组成】厚朴(姜炒) 陈皮 苍术各一钱半 甘草 砂仁 檀香 白豆蔻(去壳,微炒) 藿香各八分

【用法】生姜为引,水煎,温服。

【主治】秽气感触,或冒寒邪,胀满腹痛,恶心。

76014 调气四物汤(《张皆春眼科证治》)

【组成】当归 酒白芍各9克 酒生地12克 川芎3克 陈皮 香附各6克 五味子3克

【功用】行气活血,收敛瞳神。

【主治】瞳神受损而散大者。

【方论选录】方中四物汤活血养血;陈皮、香附理气以助血行;五味子收敛瞳神。诸药合用,共起养血活血,行气缩瞳之功。

76015 调气和血汤(《效验秘方·续集》史方奇方)

【组成】党参12克 丹参12克 赤白芍各12克 淮山药12克 川牛膝10克 木瓜10克 五加皮10克 甘草3克

【用法】日一剂,水泡20分钟,煎取汁3次,分3~6次服。

【功用】益气健脾,调和气血,生髓健骨。

【主治】小儿脑瘫。

【宜忌】凡外感或饮食内伤症状显著,均暂停服药。

【加减】服药半月至3个月后,可酌加猪脊髓15克,虎骨1克(酥炙研末冲服。如缺,可改用豹骨),服3~6个月。若患儿以五软为主,则加黄耆大补气;若兼颤抖仰头,手足强硬不灵,则重用白芍15克,加全蝎1克,僵蚕6克柔肝息风;厌食纳呆,加楂曲各6克,麦芽15克消食运脾;便溏,加白术10克,茯苓10克健脾燥湿止泻;语言不利,加菖蒲3克以化痰开窍宁心;自汗、盗汗,加浮小麦固表止汗。

【方论选录】方中党参、淮山、甘草补脾肺之气,或加黄耆入心脾肺,大补其气,气旺行血;丹参入心肝,行血化瘀,安神宁心;赤芍入肝脾,通顺血脉,二味行血而无攻破伤气之弊,血行可以载运其气。配伍白芍入肝脾酸收,使诸药行而有守,且白芍、甘草酸甘化阴养血柔肝舒筋;川牛膝、木瓜、五加皮皆入肝肾,有通经行血祛瘀,除湿强健筋骨作用。诸药相伍有益气行血,行守相济,五脏调和,气化血生,充养肌肉筋骨之功,使"足受血而能步,掌受血而能握,指受血而能摄"。在此基础上,随后加入猪脊髓、虎骨等填髓健骨类血肉有情之品,则易于奏效。否则,气血不调,脉道涩滞,五脏气化不利,动手滋养其肾或径用健中,则呆滞脾胃,气壅脉道,形成养之不生,补之反涩之势。

76016 调气和胃散

《赤水玄珠》卷十六。为《医统》卷三十九"调气平胃散"之异名。见该条。

76017 调气活血汤(《顾氏医径》卷四)

【组成】人参 阿胶 当归 白芍 川芎 苏梗 砂仁 广皮 茯神 旋覆花 炙甘草 桑寄生

【主治】孕妇因跌仆挫闪而致半产。

76018 调气养血汤(《回春》卷六)

【组成】香附米(炒) 乌药 砂仁 当归 川芎 白芍(酒炒) 熟地黄(姜汁浸,焙)各一钱 甘草(炙)三分

【用法】上剉一剂。加生姜、大枣,煎服;或丸或散皆可。

【主治】妇人室女血气不和,胎前产后诸病。

【加减】气痛,加吴茱萸;痰盛,加二陈汤。

76019 调气养血汤(《痘疹会通》卷四)

【组成】人参 黄耆 半夏(制) 甘草 川芎 蝉退 陈皮 归身 桔梗 淫羊藿 云茯苓

【用法】加生姜、大枣,水煎服。

【主治】痘疹八九日不成浆者。

76020 调气养神汤(《衷中参西》上册)

【组成】龙眼肉八钱 柏子仁五钱 生龙骨(捣碎)五钱 生牡蛎(捣碎)五钱 远志(不炙)二钱 生地黄六钱 天门冬四钱 甘松二钱 生麦芽三钱 菖蒲二钱 甘草一钱半 镜面朱砂(研细,用头次煎药汤两次送服)三分

【用法】磨取铁锈浓水煎药。

【功用】养神明,滋心血,理肝气,清虚热。

【主治】其人思虑过度,伤其神明,或更因思虑过度,暗

生内热，其心肝之血，消耗日甚，以致心火肝气，上冲头部，扰乱神经，致神经失其所司，知觉错乱，以是为非，以非为是，而不至于疯狂过甚者。

【方论选录】龙眼肉色赤入心，且多津液，最能滋补血分，兼能保和心气之耗散，故以之为主药；柏树杪向西北，禀金水之精气，其实采于仲冬，饱受霜露，且多含油质，故善养肝，兼能镇肝（水能养木，金能镇木），又与龙骨、牡蛎之善于敛戢肝火、肝气者同用，则肝火肝气自不挟心火上升，以扰乱神经也；用生地黄者，取其能泻上焦之虚热，更能助龙眼肉生血也；用天门冬者，取其凉润之性，能清心宁神，即以开燥痰也；用远志、菖蒲者，取其能开心窍，利痰涎，且能通神明也；用朱砂、铁锈水者，以其皆能镇安神经，又能定心平肝也；用生麦芽者，诚以肝为将军之官，中寄相火，若但知敛之镇之，或激动其反应之力，故又加生麦芽，以将顺其性，盖麦芽炒用能消食，生用则善舒肝气也。至于甘松，用之以清热、开瘀、逐痹，兼有安养神经之效。

76021 调气益黄散（《东医宝鉴·杂病篇》卷十一引钱乙方）

【组成】金头赤足蜈蚣一条（酒浸炙） 蝎尾四个 白僵蚕（炒）七个 炒瞿麦五分

【用法】上为末。每用一字，以鹅翎管吹入鼻中，喷嚏、啼哭则可治，仍用薄荷煎汤调一字服之。

【主治】脐风，噤口，撮口。

76022 调气清肺汤（《顾氏医径》卷四）

【组成】苏子 杏仁 橘红 砂仁 白茯苓 桑白皮 马兜铃

【主治】孕妇肺阴不足以养胎，致肺气不肃，咳嗽气促，震动胞络，胎因不安，每致七月而半产者。

76023 调气温胃丸（《圣济总录》卷四十七）

【异名】温胃丸（《普济方》卷三十五）。

【组成】半夏（汤洗七遍，焙干）二两 肉豆蔻（去壳） 桂（去粗皮） 人参各半两 诃黎勒皮 高良姜各一分 木香 陈橘皮（汤浸去白，焙） 蜜 枣肉各一两 生姜自然汁一盏（入蜜、枣熬为膏）

【用法】上为末，用姜蜜枣膏和丸，如梧桐子大。每服十丸，米饮送下；生姜汤亦得。

【主治】胃寒肠热，腹胀泄痢。

76024 调气暖宫丸（《济阴纲目》卷六）

【组成】当归（酒洗） 川芎 肉桂各二钱 白芍药（煨） 香附 艾叶（醋炒） 阿胶（蛤粉炒成珠）各四两

【用法】上为末，醋糊为丸，如梧桐子大。每服五十丸，食前米汤送下。

【主治】宫冷不孕。

76025 调水愈通散（《郑氏家传女科万金方》卷一）

【组成】青皮 陈皮 三棱 蓬术 厚朴 半夏 桔梗 甘草 藿香 益智 官桂 香附

【用法】水一钟，入姜煎八分，不拘时候服。

【主治】寒热经事不通，呕吐咳嗽，中脘不时疼痛。

【加减】如小腹痛，加红花、归尾。

76026 调血化核丸（《疬科全书》）

【组成】当归 冬葵子 老熟地各二两 阿胶 白芍 茯苓 杭菊花各一两半 淡海藻 昆布 煅龙骨 煅牡蛎 山慈菇各一两（去皮毛） 柴胡四钱 白芥子八钱

【用法】上为细末，炼蜜为丸，如绿豆大。勿用火焙，早晚饭后淡盐汤送下。临时加减，水煎亦可。

【主治】血疬。初起仅一二核，形同覆杯，任指揉之，不摇不动，渐次加大。

76027 调冲痛经方（《效验秘方·续集》吴培生方）

【组成】制香附10~15克 丹参15~30克 大安桂6~12克 川芎5克 泽兰15克 广木香10克 延胡索10克 赤芍10克 红花10克

【用法】日一剂，水煎二次，早晚分服。痛经发作期服药。

【功用】调气行血，疏达冲任。

【主治】各型痛经症。

【加减】小腹冷痛，经色淡褐，加炮姜6克，乌药12克；小腹两侧刺痛，经色鲜红，加丹皮10克，焦山栀10克，除大安桂；血量多，加艾叶片炭，去红花；有紫块，加莪术；经色淡，加制附片；经后隐痛，量少质淡，加炙黄耆12克，补骨脂12克；空腹腰酸，加巴戟天10克，菟丝子10克；经血淋漓不畅，加桃仁12克；胁痛乳胀，加川郁金10克，柴胡8克，路路通12克。

【方论选录】本方立足于“气调则血行，血行则气顺”，用药多入肝脾二经。方中以香燥理气之香附、木香、延胡索入肝脾以行气止痛；川芎、红花、赤芍、丹参、泽兰多入肝经，均为行气活血之品，血行则气调，疼痛自缓。大安桂为肉桂之佳者，皮厚、油重、气浓，能温经通脉，调理冲任。血得温则行，气血和而痛除。香附、延胡索调血中之气，丹参、红花行气中之血，四药为伍，并行不悖。桂、芍一炉，温凉互制，行血滞而达气机。整个处方，立法围绕理气行血，以通为用。

76028 调阴养阳汤（《点点经》卷二）

【组成】茯蓉 羊藿 白术各一钱 当归 川芎 白芍 熟地 柏仁 玉竹各一钱半 天台六分 甘草六分

【用法】姜、枣为引，水煎，温服。

【主治】酒病成蛊。

76029 调劳养血丸（《嵩崖尊生》卷十一）

【组成】黄耆 白术 茯苓 白芍各一两半 人参 山药 归身 熟地 五味 麦冬 远志各一两 陈皮八钱 生地 山萸各五钱

【用法】加入鸭血，炼蜜为丸。

【主治】气血两虚之虚损。

76030 调肝和血丸（《慈禧光绪医方选议》）

【组成】当归八钱 白芍五钱 柴胡三钱（醋炙） 香附四钱 薄荷三钱 丹皮四钱 栀子三钱（炒） 郁金三钱 大黄四钱（炭） 犀角一钱半 生地六钱 青皮二钱

【用法】共为细末，水打成丸，如绿豆大。

【功用】养血调肝，凉血和血。

【主治】肝郁血虚，热在血分者。

76031 调肝和胃膏（《慈禧光绪医方选议》）

【组成】党参三钱 生杭芍四钱 金石斛四钱 桑叶四钱 竹茹三钱 焦三仙九钱 广木香八分（研） 枳壳二钱（炒） 橘红一钱五分 生甘草一钱 生於术二钱

【用法】共以水熬透，去滓，再熬浓汁，兑炼蜜收膏。每服五钱，白开水冲服。

【功用】调肝和胃。

【主治】肝阴不足,脾胃不和之证。

76032 **调肝细辛散**(《圣惠》卷三十三)

【异名】细辛散(《普济方》卷八十五)。

【组成】细辛一两　蕤仁二两(汤浸,去赤皮)　柏子仁二两(微炒)　甘草一两(炙微赤,剉)　羊子肝二具(细切,炙干)

【用法】上为细散。每服二钱,空心以温酒调下,晚食前再服。

【主治】肝气虚乏,视物䀮䀮,欲成青盲,面目青,眼中炙泪。

76033 **调肝种子汤**(《效验秘方》祝谌予方)

【组成】广木香10克　当归10克　柴胡3克　香附3克　紫河车9克　羌活9克　益母草9克　白芍9克

【用法】水煎服。月经后第10~15天服本方4~6剂。

【功用】疏肝解郁,养血调经。

【主治】肝郁不孕症。症见多年不孕,经期先后不定,经来腹痛,行而不畅,量少色暗,有小血块,经前乳房胀痛,精神抑郁,烦躁易怒,舌质正常或暗红,苔薄白,脉弦。

【加减】实热,加丹皮、山栀;虚热,加知母、黄柏或生地、玄参;实寒,加桂心、莪术、紫石英;虚寒,加苍白术、川朴、枳壳;气虚,加党参、淮山药、黄耆;血瘀,加桃仁、红花。

【方论选录】方中木香芳香浓烈、善开壅导滞,升降诸气,为行气止痛之要药;香附具有行气、调经、止痛之功,为气病之总司,女科之主帅;柴胡疏肝解郁、理气调经,乃行滞气、疏利肝胆之良品;羌活体轻气浓,善行气分,能散能行,功彻上下,遍达肢体,为却乱反正之要药。以上诸药,皆为气病治疗之主药,是本方组成的主要阵容。益母草一味有活血调经之功,行血而不伤新血,养血而不留瘀滞,与其名实相符也。当归、白芍养血柔肝,功在治本之意,紫河车禀精血结孕而成,此乃为调经还需肾气旺盛,任脉通、冲脉充盛,月事得以如期而潮的物质基础所设,从而具备孕育的功能。

76034 **调补中州散**(《会约》卷十三)

【组成】人参(无者,以时下生北条参二三两代之)　腿白术(制)三两　茯苓二两　苡仁(炒)　山药(炒)　白扁豆(炒)　芡实(炒)各二两半　陈皮八钱　桔梗一两　元砂仁(去壳炒)七钱　干姜(炮)六钱　甘草(炙)八钱　神曲(炒)七钱　白莲肉(炒)一两　陈米(炒黄,少淬水再炒)一两半

【用法】共研细末。每服五六钱,开水调服,大小悉宜。如犹有虫者,用川椒皮、苦楝根皮煎水调服,五更时再细嚼使君子肉四枚;如腹大而胀,是有积者,加谷虫七钱,共研末服;如口无味者,姜枣煎汤调服;如大便泄者,加肉豆蔻(面包煨)一两,同研末服;如胃寒气滞作痛者,用真藿香煎水调服。

【主治】一切脾胃虚寒,饮食少思,腹胀倦怠,泄泻嗳气,及虫积下后。

76035 **调和大补羹**(《鲁府禁方》卷一)

【组成】大米　小米　糯米　苡仁米　莲肉　芡实　山药　白茯苓各等分　白糖少许

【用法】炒熟呈黄色,为末。每日空腹白滚汤和羹食之。

【主治】脾胃虚弱。

76036 **调和肺胃汤**(方出《蒲辅周医疗经验》,名见《古今名方》)

【组成】全瓜蒌四钱　薤白三钱　法半夏三钱　厚朴二钱　炒枳壳二钱　苏梗二钱　陈皮二钱　生姜二钱　麦芽二钱

【用法】一剂二煎,共取160毫升,分二次温服。

【功用】调和肺胃,温化痰湿。

【主治】痰滞胸膈,肺胃不和之胸痹。左胸闷痛,腹胀,咳痰不多,消化力弱,舌苔白腻,脉浮候缓,中候弦滑,沉候有力者。

76037 **调和营卫汤**(《外科正宗》卷三)

【组成】川芎　当归　陈皮　独活各一钱　赤芍　白芷　乌药　大茴香　黄耆各八分　炙甘草　红花各五分

【用法】水二钟,煎八分,入酒一杯,量病上下服。

【主治】流注初起,气血凝聚,结肿不散,已成未成者。

【加减】病在下部者,加牛膝。

76038 **调肺人参汤**(《圣济总录》卷八十六)

【组成】人参　附子(炮裂,去皮脐)　知母各三分　紫菀(去苗土)　白茯苓(去黑皮)　甘草(炙)　乌梅肉(炒)　柴胡(去苗)　秦艽(去苗土)各半两　诃黎勒(面裹煨,令面黄,取皮)一两

【用法】上剉,如麻豆大。每服三钱匕,水一盏,生姜半分(拍碎),大枣二枚(劈破),煎至七分,去滓温服,不拘时候。

【主治】肺劳。形寒饮冷伤肺,及因酒后吐血,咳嗽吐浊,时发寒热,食物不得,日渐羸瘦。

76039 **调经八物丸**(《回春》卷六)

【组成】当归(酒洗)二两　南芎(盐汤浸,切)一两　白芍(酒炒)一两五钱　熟地黄(酒浸)二两　白茯苓(去皮)一两　白术(米泔浸,焙)二两　橘皮(盐汤洗,晒)一两　条芩(酒炒)一两　牡丹皮一两　玄胡索(酒炒)一两

【用法】上为末,炼蜜为丸,如梧桐子大。每服八、九十丸,空心淡盐汤送下,寒月酒下。

【功用】养血调经,除赤白带,久服令孕。

76040 **调经止带丸**(《饲鹤亭集方》)

【组成】元参(生晒)　白芍(土炒)　杜仲(盐炒)　茯神(辰砂拌)　十大功劳子　阿胶(蛤粉炒)　牡蛎各二两　生地(晒干)　制首乌　乌贼骨(漂煅)　白螺壳各四两　归身炭(酒炒)　广橘白(盐炒)　茜根炭(水炒)　淡芩(水炒)　川柏皮炭(水炒)各一两　冬术(土炒)　白薇(水炒)　川贝　柏子仁(水炒)　制香附　知母(盐炒)　天虫(炒)　枣仁(炒)各一两五钱　川芎(酒炒)七钱　鸡内金(炙脆)八钱　木香(煨)　川连(酒炒)各二钱　甘草梢(生晒)　砂仁各四钱　芡实　莲肉各四两

【用法】上为细末,用藕节炭四两,竹茹二两煎汤,拌蜜四两泛丸,如绿豆大。每服二钱,空心将丸烘热吞服,淡盐汤送下。

【主治】妇人带下,乃由七情内伤,气血乖乱,以致带脉失司,伤及冲任,或经水不调,病成崩淋之累,或湿热郁蒸,色有赤白之分,轻则孕育之难,重则劳怯之渐,专治十二带症。

76041 **调经止带丸**(《成方制剂》1册)

【组成】白芍　赤石脂　川芎　椿皮　当归　海螵蛸　黄柏　牡蛎　熟地黄　香附　远志

【用法】制成水蜜丸,口服,一次9~12克,每日2次。

【功用】补血调经,清热,利湿。

【主治】血虚气滞,月经不调,湿热下注,赤白带下。

【宜忌】感冒发热者忌服。忌食生冷、辛辣。

76042 调经止痛片(《中国药典》2010版)

【组成】当归320克　党参213克　川芎80克　香附(炒)80克　益母草213克　泽兰80克　大红袍213克

【用法】上制成片剂,薄膜衣片每片重0.35克,糖衣片片芯重0.4克。口服。一次6片,一日3次。

【功用】益气活血,调经止痛。

【主治】气虚血瘀所致的月经不调、痛经、产后恶露不绝,症见经行后错,经水量少、有血块,行经小腹疼痛,产后恶露不净。

【宜忌】孕妇禁用。

76043 调经化瘀丸

《中药制剂手册》。为《鲁府禁方》卷三"消积通经丸"之异名。见该条。

76044 调经化瘀丸(《成方制剂》1册)

【组成】艾叶　赤芍　川芎　当归　地黄　莪术　干漆　红花　三棱　桃仁　香附

【用法】制成浓缩丸,每10粒重2克。口服,一次10粒,每日2次。

【功用】调经行血,理气化瘀。

【主治】气滞血瘀引起的经血不调,行经腹痛或经闭不通。

76045 调经乌鸡丸(《竹林女科》卷一)

【组成】白毛乌骨未炖雄鸡一只(约重一斤,以糯米喂七日,勿令食虫蚁,以绳缢死,干挦其毛,去肚内杂脏不用,纳生地黄、熟地黄、天门冬、麦门冬各二两于鸡肚内,以好酒十碗,文火煮烂,取出肚内药,将鸡连骨用桑柴火焙干,仍以前煮过之生地等药酒,又浸又焙,至鸡骨肉枯为度,研极细末)　人参五钱　肉苁蓉(酒洗净)　炒破故纸　砂仁　当归　白术　川芎　丹参　茯苓　甘草(炙)　杜仲(盐水炒)各一两　香附米(醋制)四两

【用法】共为细末,入鸡骨肉末和匀,酒面糊为丸。每服五十丸,空心米汤下。

【主治】月经愆期。由脾胃虚弱,冲任损伤,气血不足,致经来或前或后。

76046 调经六合汤(《郑氏家传女科万金方》卷一)

【组成】白术　黄芩　香附　陈皮　半夏　白茯苓　归身　白芍　生地　川芎　甘草

【用法】水二钟,生姜三片,煎汤,食远服。

【主治】妇人气血凝滞,经闭而腹中结块,腰腿重疼者。

76047 调经四物汤(《鲁府禁方》卷三)

【组成】当归(酒洗)　川芎　白芍(酒炒)　熟地黄各一钱　青皮(去瓤)　陈皮　丹参各八分　川乌头(火煨去皮脐)七分　红花五分　桃仁(去皮)十个　紫苏　香附各六分　砂仁五分

【用法】上剉。水、酒煎服。

【主治】血气不调,或前或后,或多或少。

76048 调经白带丸(《成方制剂》9册)

【组成】阿胶　艾叶　白芍　北沙参　补骨脂　陈皮　磁石　当归　党参　茯苓　覆盆子　龟甲　金樱子　龙骨　牡丹皮　牡蛎　木瓜　木香　牛膝　女贞子　芡实　桑寄生　山药　石斛　锁阳　菟丝子　五味子　仙茅　续断　淫羊藿　鱼鳔　玉竹　泽泻　制何首乌

【用法】上制成水蜜丸。口服,一次9~15克,每日2次。

【功用】调经补血,滋肾养阴。

【主治】月经不调,白带多,腰膝酸痛。

76049 调经过期汤(《脉症正宗》卷一)

【组成】熟地二钱　当归一钱　白芍八分　丹参八分　吴萸八分　白术一钱　香附一钱　川芎八分

【用法】水煎服。

【功用】调经。

【主治】月经过期。

76050 调经至宝丸(《成方制剂》9册)

【组成】鳖甲　槟榔　苍术　陈皮　大黄　当归　莪术　黄芩　木香　牵牛子　三棱　山楂　五灵脂　香附　枳实

【用法】上制成水丸,每20粒重1克。每晚用藕节水或红糖水送服,一次12克,一日1次。

【功用】破瘀,调经。

【主治】妇女血瘀积聚,月经闭止,经期紊乱,行经腹痛。

【宜忌】体质衰弱、血虚经闭、大便溏薄、无瘀滞者及孕妇忌服。

76051 调经至宝汤(《简明医彀》卷七)

【组成】当归三钱　白芍药(酒炒)　熟地黄　川芎各二钱　人参　吴茱萸(炒)　丹皮　半夏(制)　阿胶各一钱　麦冬一钱五分　肉桂五分

【用法】加生姜、大枣,煎服。

【主治】赤白带下,崩漏淋沥,恶寒发热,口渴,腹痛,小腹急疼,五心烦热,久不成孕。

76052 调经回春膏(《北京市中药成方选集》)

【组成】当归三两　生地一两　肉桂(去粗皮)一两　厚朴一两　全蝎一两　白芷一两　玄胡一两　防风一两　蓖麻子一两　杏仁一两　花粉一两　白芍一两　黄柏一两　玄参(去芦)一两　草乌一两　乌药一两　川芎一两　丹参一两　丝瓜络一两　细辛五钱　独活五钱　羌活五钱　枳实五钱　山甲六钱　桃仁六钱　三棱六钱　莪术六钱　红花六钱　牛膝六钱　黄连八钱　猪牙皂八钱　槟榔八钱　大黄一两四钱　川乌一两四钱　木香一两四钱　香附二两　益母草二两　熟地二两

上药酌于碎断,用香油三百二十两炸枯,过滤去滓,炼至滴水成珠,春用黄丹一百三十八两,秋用黄丹一百三十六两,搅匀成膏,取出放入冷水中,出火毒后,加热熔化,兑细料粉:

丁香七钱　干姜二钱　阿魏一钱　乳香二钱　没药二钱　血竭二钱　肉桂(去粗皮)四两　冰片六钱　麝香二钱

【用法】上研为细粉,每十六两膏油,兑药粉八钱,搅匀摊贴,大张六钱,小张四钱。贴脐上。

【功用】理气通经,化瘀止痛。

【主治】月经不调,血色不正,瘀血结块,胁胀腹痛。

【宜忌】孕妇忌用。

76053 调经补血丸(《成方制剂》9册)

【组成】白术 丹参 当归 鸡血藤膏 木香 熟地黄 香附 续断 益母草

【用法】制成大蜜丸或水丸,大蜜丸每丸重4.5克,水丸每粒重0.3克。口服,大蜜丸一次1丸,水丸一次4~6粒,每日3次。

【功用】理气,养血,通经。

【主治】血虚气滞,月经不调,腰酸腹痛。

【宜忌】感冒、发热者忌服。

76054 调经补真汤(《兰室秘藏》卷中)

【异名】调经固真汤(《东垣试效方》卷四)。

【组成】独活 干姜(炮) 藁本 防风 苍术各二分 麻黄(不去节) 炙甘草 人参(去芦) 当归身 白术 生黄芩 升麻各五分 黄耆七分 良姜 泽泻 羌活各一钱 柴胡四钱 杏仁二个 桂枝少许 白葵花七朵(去萼)

【用法】上㕮咀,除麻黄、黄芩各另外,都作一服。先以水三大盏半,煎麻黄一味令沸,掠去沫,入余药同煎至一盏零七分,再入生黄芩煎至一盏,空心服之。候一时许,可食早饭。

【主治】冬后一月,白带再来,阴户中寒。

76055 调经姊妹丸(《成方制剂》1册)

【组成】大黄 丹参 当归 莪术 红花 青皮 肉桂 桃仁霜 五灵脂 香附

【用法】制成水丸,每30丸重3.2克。口服,一次30丸。每日2次。

【功用】活血调经,逐瘀生新。

【主治】瘀滞性经血不调,行经腹痛。

【宜忌】孕妇忌服。

76056 调经固冲汤(《效验秘方·续集》马志方)

【组成】当归15克 白芍20克 黄芩10克 生地15克 女贞子30克 旱莲草10克 白蒺藜15克 薄荷5克 地榆炭15克 栀子炭15克 荆芥炭15克 黄柏10克 乌梅炭15克 赤石脂15克 龟板10克

【用法】水煎服,日一剂,二次分服。

【功用】清肝补肾,固摄冲任。

【主治】功能性子宫出血,证由肾阴不足,水不涵木,肝阳偏亢,疏泻于下,以致经血淋漓不断,或断而复来。

【宜忌】因脾胃虚损、中气下陷所致崩漏,非本方所宜。

【方论选录】本方以当归、白芍、生地养血清肝;女贞子、旱莲草、龟板为滋阴补肾;赤石脂、乌梅以固摄下元;地榆炭、芥穗炭、栀子炭、黄芩、黄柏、蒺藜祛风,清热凉血。方证契合,故能效如桴应。

76057 调经固荣汤(《玉案》卷五)

【组成】白茯苓 橘红 乌药 香附 枳壳各八分 当归 白芍 缩砂 熟地 半夏各一钱二分

【用法】加大枣五个,煎汤,食前服。

【主治】月信色淡而稠黏,肚腹疼痛。

76058 调经固真汤

《东垣试效方》卷四。为《兰室秘藏》卷中"调经补真汤"之异名。见该条。

76059 调经育子方(《寿世保元》卷七)

【组成】当归(酒洗)一钱 川芎七分 白芍(酒炒)一钱 熟地黄(姜汁炒)七分 陈皮八分 白术(去芦)一钱 香附(酒炒)一钱 砂仁二分 丹参五分 条芩(酒炒)一钱 甘草(炙)四分

【用法】水煎,空心服。

【功用】调经理脾,孕育子嗣。

【加减】月经先期者有热,加黄连(姜汁炒)七分,倍黄芩;后期者血虚,加黄耆(蜜炙)一钱,倍芎、归;腹痛有块,加玄胡索(炒)、牡丹皮各一钱;发热,加软柴胡、地骨皮;赤白带下,加柴胡、升麻(俱酒炒)各七分,半夏(姜汁炒)、白茯苓、苍术(米泔浸)、黄柏、知母(俱酒炒)、干姜(炮);肥盛者,痰脂满子宫,加南星、半夏、苍术、茯苓;瘦怯者血少,不能摄精,倍芎、归;经血过多,加黑姜五分,荆芥穗(炒)八分,地榆九分;经闭不通,加桃仁、红花、苏木;气盛善恼,加乌药、香附、柴胡、陈皮。

76060 调经种子丸(《摄生秘剖》卷三)

【组成】当归(酒洗)四两 川芎(微炒)一两 白芍(炒)三两 熟地黄四两 白术(土炒)三两 白茯苓三两 人参一两 甘草(蜜炙)一两 制香附三两 阿胶(炒珠)三两

【用法】上为末,炼蜜为丸,如梧桐子大。每服三钱,空心白汤送下。

【主治】妇人月经不调,久不受孕。

76061 调经种子丸(《救产全书》)

【组成】益母草末十两(四月中采上半截白梗,肥壮者佳,蒸透熟晒干) 当归身四两(酒洗) 真川芎二两 白术四两(饭上蒸熟) 白芍三两(醋炒) 怀熟地四两(酒煮杵膏) 黄耆二两(蜜炙) 人参一两 白茯苓二两(人乳拌晒) 砂仁二两(炒) 粉甘草二两 广木香一两(不见火)

【用法】上为细末,炼蜜为丸。每服三四钱,早空心、晚食前白滚汤送下。

【功用】调经种子,延年益寿。

76062 调经种子丸

《成方制剂》2册。为原书同册"暖宫孕子丸"之异名。见该条。

76063 调经种子丸(《成方制剂》9册)

【组成】白芍 白术 川芎 丹参 当归 龟甲 黄耆 黄芩 木香 砂仁 熟地黄 香附 续断 萱草根 延胡索 郁金

【用法】制成大蜜丸,每丸重4.5克。口服,一次1丸,每日2次。

【功用】活血调经。

【主治】月经不调,经期腹痛,月经过多,久不受孕。

76064 调经种子方(《便览》卷四)

【组成】蕲艾四两 香附六两(醋浸,炒) 当归二两 白茯苓二两 吴茱萸二两(汤泡七次,盐酒炒) 川芎二两 白芍二两 白芷一两 广木香一两(煨) 生地二两 小茴一两五钱(炒) 炒白术一两半 黄芩一两二钱(炒)

【用法】上为末,醋糊为丸,如梧桐子大。每服六十丸,空心米汤送下。

【主治】月经不调,血气刺痛,头晕恶心,赤白带下,子宫虚冷,久无孕育。

76065 调经种子汤

《外科全生集》卷二。为《万氏女科》卷一"调经种玉汤”之异名。见该条。

76066 调经种玉丸(《竹林女科》卷四)

【组成】香附(四制) 杜仲(姜汁炒)各八两 川芎 白芍 当归身 干地黄 陈皮 小茴香(酒炒) 玄胡索(微炒) 肉苁蓉(酒炒) 青皮(陈者,麸炒) 炒乌药 酒炒黄芩 乌贼鱼骨(酥炙)各四两

【用法】共为末,醋和面糊为丸。每服百丸,空心好酒送下。

【主治】妇人经水不调,赤白带下,久不受孕。

76067 调经种玉汤(《万氏女科》卷一)

【异名】调经种子汤(《外科全生集》卷二)。

【组成】当归身八钱 川芎四钱 熟地一两 香附六钱(炒) 白芍(酒炒)六钱 茯苓(去皮)四钱 陈皮三钱 吴茱萸(炒)三钱 丹皮三钱 玄胡索三钱

【用法】上剉,作四贴。每剂加生姜三片,水一碗半,煎至一碗,空心温服;滓再煎,临卧时服,经至之日服起,一日一服,药完经止,则当入房,必成孕矣,纵未成孕,经当对期,俟经来再服最效。

【功用】调经种子。

【主治】《寿世保元》:妇人无子。因七情所伤,致使血衰气盛,经水不调,或前或后,或多或少,或色淡如水,或紫色如块,或崩漏带下,或肚腹疼痛,或子宫虚冷,不能受孕。

【加减】若过期而经水色淡者,乃血虚有寒也,加官桂、炮姜、熟艾各一钱;若先期三五日色紫者,血虚有热也,加条芩三钱。

76068 调经种玉汤(《医部全录》卷三八四)

【组成】熟地黄(酒蒸) 香附子(炒)各六钱 当归身(酒洗) 吴茱萸 川芎各三钱 官桂 熟艾各二钱

【用法】上剉,分作四帖。每帖入姜一片,水煎,空心服。待经至之日服起,一日一帖。药尽交媾,必成孕。

【主治】妇人无子,多因七情所伤,致经水不调,不能受孕。

76069 调经香附丸

《仙拈集》卷三引《汇编》。为《济阴纲目》卷一“九味香附丸”之异名。见该条。

76070 调经促孕丸(《中国药典》2010 版)

【组成】鹿茸(去毛)5 克 炙淫羊藿 10 克 仙茅 10 克 续断 10 克 桑寄生 10 克 菟丝子 15 克 枸杞子 10 克 覆盆子 10 克 山药 30 克 莲子(去芯)10 克 茯苓 15 克 黄耆 10 克 白芍 15 克 炒酸枣仁 10 克 钩藤 10 克 丹参 15 克 赤芍 15 克 鸡血藤 30 克

【用法】上为丸剂,每 100 丸重 10 克。口服。一次 5 克(50 丸),一日 2 次。自月经周期第五天起连服 20 天;无周期者每月连服 20 天,连服三个月或遵医嘱。

【功用】温肾健脾,活血调经。

【主治】脾肾阳虚、瘀血阻滞所致的月经不调、闭经、痛经、不孕,症见月经后错,经水量少、有血块,行经小腹冷痛,经水日久不行,久不受孕,腰膝冷痛。

【宜忌】阴虚火旺、月经量过多者不宜服用。

76071 调经活血片(《成方制剂》3 册)

【组成】白术 赤芍 川芎 丹参 当归 红花 鸡血藤 木香 熟地黄 菟丝子 乌药 吴茱萸 香附 延胡索 泽兰

【用法】制成糖衣片。口服,一次 5 片,每日 3 次。

【功用】调经活血,行气止痛。

【主治】月经不调,行经腹痛。

76072 调经活血汤

《郑氏家传女科万金方》卷一。为《女科万金方》“红花当归饮”之异名。见该条。

76073 调经济阴丸(《活人方》卷二)

【组成】生地五两 山药三两 茯苓三两 香附三两 当归三两 白芍三两 山萸肉二两 泽泻二两 杜仲二两 地骨皮二两 丹皮二两 青蒿一两三钱 蕲艾茸一两三钱 川芎一两三钱 知母一两三钱 黄柏一两三钱 牛膝一两三钱 鳖甲一两三钱

【用法】上为细末,炼蜜为丸。每服三钱,早晚空心白汤下。

【功用】开郁清热,滋阴济火。

【主治】阴虚内热,热郁于经脉之中,久而不清,遂成骨蒸劳热,火炎金燥,水涸精枯,先致咯血、吐血、咳嗽、音哑,渐及自汗盗汗,虚寒虚热,冲任不和,天癸闭绝。

76074 调经养血丸(《回春》卷六)

【组成】香附十二两(酒、醋、盐汤、童便各浸三日,取出炒) 当归(酒洗) 白芍(酒炒)各二两 川芎一两 生地黄(酒洗)二两 茯苓(去皮) 白芷各一两 牡丹皮(酒洗) 干姜(炒)一两 肉桂一两 红花一两 桃仁(泡去皮)一两 玄胡索六钱 没药一两 半夏(香油炒)一两 甘草(炙)一两 小茴(炒)三钱 莪术(煨,醋炒)五钱 阿胶(蛤粉炒成珠)一两

【用法】上为末,醋糊为丸。每服八十丸,空心白汤、黄酒任下。

【主治】妇女经脉不行或不调,或前或后,赤白带下,久不成孕。

76075 调经养血丸(《成方制剂》9 册)

【组成】白芍 白术 陈皮 川芎 大枣 当归 甘草 黄芩 砂仁 熟地黄 香附 续断

【用法】制成水蜜丸,每 40 丸重 3 克。口服,一次 9 克,每日 2 次。

【功用】补血,理气,调经。

【主治】血虚气滞,月经不调,腰酸腹胀,赤白带下。

76076 调经养血汤(《临证医案医方》)

【组成】大熟地 12 克 当归身 15 克 阿胶珠 12 克 丹参 30 克 炒白芍 18 克 柴胡 6 克 陈皮 9 克 香附 9 克 炒杜仲 12 克 川续断 12 克 桑寄生 30 克 甘草 3 克

【功用】养血调经。

【主治】月经不调,色淡量少,或经期提前错后,少腹隐痛,得按则减,腰酸疼痛,舌质淡,苔薄白,脉沉细。

【方论选录】方中熟地、当归身、阿胶、白芍养血;杜仲、川续断、桑寄生固腰肾;丹参、香附、陈皮活血理气调经;柴胡舒肝。共达养血调经之目的。

76077 调经养荣丸(《治疹全书》卷下)

【组成】生地 丹皮 白茯苓 山药 萸肉 泽泻 白芍 阿胶(蛤粉炒珠) 白当归 枣仁 砂仁 川芎 川断

【用法】上为末,炼蜜为丸,如梧桐子大。每服二钱,空

心白汤送下。

【功用】清热养血。

【主治】妇人月事后五六日，发热见疹，则血室空虚，热邪乘虚入内，重则妄见妄闻，如见鬼祟，昼时了了，夜时谵语，轻则常发夜热，变成疹怯者。

76078 调经养荣汤(《内经拾遗》卷一引《经验秘方》)

【组成】归身一钱半　川芎七分　白芍八分　熟地一钱　生地五分　丹参八分　玄胡六分　丹皮五分　香附一钱　陈皮七分　白术八分　砂仁二分　红蓝花三分

【用法】上以水二钟，煎八分，空心服。

【主治】血枯经闭。

76079 调经养营丸(《活人方》卷六)

【组成】熟地六两　制香附八两　当归四两　白芍四两　蕲艾四两　川芎三两　白术三两　茯苓三两　延胡索二两　陈皮二两　木香一两五钱　砂仁一两五钱

【用法】蜜丸。每服四五钱，早空心白滚汤吞服。

【主治】女子先天禀气不足，或后天营气不及，则冲任之血脉不和，遂至月经愆期，参差不准，临时多寡不一，颜色黄紫不正，未及期而腰腹先为窘痛，或至期而肢不胜烦倦，亦有气血两虚，带脉不引既行，而腹内空陷为痛，甚至心肾不交，天癸不应，则孕育艰难，赤白淋带，兼之七情郁结，五心烦热，饮食减少，面黄肌瘦，头目眩晕，腰膝酸痛，三脘痞结，四肢乏力，血瘕癥癖，隐痛不一。

76080 调经除带汤(《揣摩有得集》)

【组成】潞党参三钱　白术五钱(土炒)　炒山药五钱　茯苓三钱　巴戟天六钱(去心，盐水炒)　桑螵蛸三钱(盐水炒)　胡芦巴二钱(盐水炒)　白果仁一钱(去皮炒)　茵陈五分

【用法】水煎服。

【主治】妇人白带，属肾经虚甚，寒湿火衰者。

76081 调经破瘀汤(《眼科临症笔记》)

【组成】丹参八钱　当归身四钱　香附四钱　赤芍三钱　丹皮三钱　栀子三钱　桃仁四钱　红花三钱　木贼三钱　蝉蜕三钱　菊花三钱　甘草一钱

【用法】水煎服。

【主治】月经攻眼，两眼赤丝满目，白膜点点，热泪常流，不痒稍疼，月经先期，气盛血热者。

【临证举例】月经攻眼症　韩某，女，27岁。经时腹疼，两乳胀疼，头疼目赤，酸疼流泪，风轮上生白云点点，六脉皆数，两目赤胀。此乃肝火太盛，上冲于脑。先刺太阳、合谷、睛明等穴，以泻太阳之火；内服调经破瘀汤，四五剂而愈。

76082 调经柴胡汤(《女科万金方》)

【组成】柴胡　黄芩　人参　甘草　大黄　当归　白芍各一钱

【用法】水二钟，加生姜三片，食后服。

【主治】日逐积热，口干烦躁，喘，咳嗽。

76083 调经逍遥散(《郑氏家传女科万金方》卷一)

【组成】当归　白芍　白茯苓　白术　柴胡　薄荷　香附　竹叶　煨姜

【用法】不拘时候服。

【主治】妇人血去太过，血虚生热，自汗体热，脉微。

76084 调经健胃丸(《成方制剂》9册)

【组成】百草霜　大黄　红花　五灵脂

【用法】制成水丸，每500丸重30克。口服，一次15克，晚临睡前服；十岁至十五岁减半。

【功用】活血调经，消积化滞。

【主治】月经失调，瘀血积聚，行经腹痛，赤白带下，经血闭止，癥瘕痞块，鼓胀膨闭，气滞食积，红白痢疾，胃气疼痛。

【宜忌】孕妇忌服；年老体弱者慎用。忌食生冷、腥荤及不易消化食物。

76085 调经消肿汤(《镐京直指》)

【组成】当归尾四钱　茜草根四钱　泽兰三钱　赤芍三钱　川芎一钱五分　益母草四钱　红花二钱　制香附三钱　安桂心八分(冲)　赤苓三钱　藕节四枚

【主治】妇女先经断，而后肿胀。

76086 调经益气丸(《活人方》卷六)

【组成】生地八两　当归五两　白芍五两　制香附五两　丹皮五两　茯苓三两　杜仲三两　枸杞子三两　白术三两　牛膝三两　泽泻三两　川芎二两　黄耆二两　延胡二两　陈皮二两

【用法】炼蜜为丸。每服三至五钱，早晨空腹，白滚汤服。

【功用】气血兼补，开郁顺气，滋阴清热。

【主治】妇人元气不足，失其营运转输之用，则气滞气郁，而心胸肚腹为痛，营血有亏，失其灌溉滋养之权，则血虚血热，而月信愆期不准，于是百病丛生，形神消烁。

76087 调经益母丸(《履霜集》)

【组成】益母草八两(砂锅焙干)　香附末二两(七制)　人参二两　嫩黄耆三两(蜜水炒)　白术三两(土炒)　白茯苓三两(去黑皮，乳拌蒸透)　粉甘草三两(去皮，蜜水炒)　陈皮三两　熟地三两　当归身三两　川芎二两　炒白芍二两　远志二两(去骨，水煮片时)　酸枣仁三两(炒透)　莲肉二两(去心烫)

【用法】上为末，用龙眼肉六两，好黄酒制烂，杵羔和炼蜜为丸，每丸重三钱，晒干收用。病轻者，日用一丸研末，或热黄酒下，或蜜汤下；有痰者，姜汤下；病甚者，朝、夕各一丸，以愈为度。或丸如绿豆大，每服三钱亦可。

【主治】月经不调。

76088 调经益母丸(《成方便读》卷四)

【组成】熟地八两　归身三两　香附二两　川芎　延胡索各二两　蒲黄一两　炮姜五分

【主治】妇人血气虚寒，或经行前后凝滞作痛；及产后因虚恶露不行。

【方论选录】方中以熟地大补阴血为君；归身养血和血为臣；而佐之以川芎活血理气，使之补而不滞；香附、延胡行其气；蒲黄去其瘀；炮姜之温，以助药力，则虚者得补，而滞者可行耳。

76089 调经益母丸(《中药成方配本》苏州)

【组成】熟地四两　当归三两　炒白芍二两　川芎一两　制香附二两　桃仁一两　延胡索一两　炒蒲黄一两　干姜一两　益母膏八两

【用法】将熟地捣烂，与诸药打和晒干，共研细末，用益母膏化水泛丸，如绿豆大，约成丸十七两。每服一钱五分，

开水吞服,每日二次。

【功用】行血通经。

【主治】月经愆期,量少腹痛。

【宜忌】孕妇忌服。

76090 调经益母片(《成方制剂》14册)

【组成】冰糖草 丹参 益母草

【用法】制成糖衣片。口服,一次2~4片,每日2次。

【功用】调经活血,祛瘀生新。

【主治】月经不调,经期腹痛,产后瘀血不清,子宫收缩不良。

76091 调经益灵片(《成方制剂》19册)

【组成】艾叶 白芍 白术 鳖甲 川芎 当归 地骨皮 茯苓 黄耆 牡丹皮 青蒿 人参 香附

【用法】制成糖衣片。口服,每晚睡前服8片或早晚各服4片。

【功用】调经养血,开郁舒气。

【主治】妇人血虚气滞,腰酸腹痛,月经不调,赤白带下等各种妇科病。

76092 调经清郁丸(《活人方》卷二)

【组成】生地三两 当归三两 续断三两 杜仲三两 川芎二两 阿胶二两 香附二两 知母二两 黄芩二两 川连二两 柴胡二两 干葛二两 白芍三两

【用法】炼蜜为丸。每服三钱,早、晚空心白汤吞服。

【功用】滋阴散郁,调和冲任之气血,清散经脉之郁火。

【主治】热证初发,阴虚内蒸,月经不调。

76093 调经琥珀汤(《妇科玉尺》卷一)

【组成】三棱 莪术 白芍 刘寄奴 当归 熟地 官桂 甘菊 延胡索 蒲黄

【主治】闭经。

【加减】痛甚,加炮姜、红花、桃仁、牛膝、苏木、香附。

【备考】本方名"调经琥珀汤",但方中无琥珀,疑脱。

76094 调经滋血汤(《郑氏家传女科万金方》卷一)

【组成】马鞭草 荆芥各二分 川芎 枳壳 桂心 当归 赤芍各一钱 乌梅六分 丹皮五分

【用法】水煎,食远服。

【主治】妇人气热气虚,经滞不通,致使血来肢体麻木,或身疼痛;或室女经未行,日渐黄瘦,将成痨疾。

76095 调经滋补丸(《寿世保元》卷七)

【组成】香附米(酒、醋、童便、盐汤各浸一两,各炒干)四两 怀生地黄(酒浸蒸,炒黑)二两 当归(酒洗)二两 川芎 白芍(酒炒)各一两 白术(去芦炒)二两 白茯苓(去皮)一两 陈皮一两 怀山药一两 牡丹皮一两 小茴(盐酒炒)一两 元胡索一两 阿胶(蛤粉炒)一两 山茱萸(酒蒸去核)一两

【用法】上为细末,酒醋打面糊为丸,如梧桐子大。每服百丸,空心米汤送下。

【主治】妇人经水不调,或前或后,或多或少,时常头晕,眼黑耳鸣,赤白带下,腰腹疼痛,五心烦热,四肢沉困,胸膈痞闷,不思饮食,肌肤减削。

76096 调经愈痛汤(《女科指南》)

【组成】黄连 桃仁 乌药 香附 甘草 当归 川芎 地黄 芍药

【用法】水煎服。

【主治】经水将来,预先作痛。

【加减】临行作痛者,加红花。

76097 调经愈痛散(《女科指南》)

【组成】四物汤加桃仁 红花 蓬术 升麻 香附 木香 黄连 黄芩 延胡索 砂仁

【用法】姜煎服。

【主治】经行作痛。

76098 调荣化滞汤(《外科大成》卷三)

【组成】当归 川芎 赤芍 生地 红花(俱酒洗) 黄芩(酒炒) 陈皮各一钱 生甘草五分 生姜三片

【用法】上用水二钟,煎八分,加酒少许,调五灵脂末二钱,食后服。

【主治】酒皶鼻。

【加减】气弱形肥者,加酒炒黄耆。

76099 调荣四物汤(《玉案》卷五)

【组成】熟地 当归各二钱 北五味 蕲艾 香附 败龟板各一钱(酥炙) 麦门冬八分(去心)

【用法】上加大枣二个,水煎,空心服。

【主治】月信过期而来,其色如淡红水者。

76100 调荣顺气汤(《古今医鉴》卷十一)

【组成】当归(酒洗)一钱 川芎八分 生地一钱 白芍(盐水炒)一钱 香附(便制)一钱 艾叶(醋炒)八分 丹皮(酒洗)一钱 阿胶(蛤粉炒)一钱 白术一钱二分 甘草四分 红花一钱 桃仁一钱(去皮尖)

【用法】上剉一剂。加生姜三片,水煎,食前服。

【主治】妇室经闭不调,或前或后,心腹疼痛。

【加减】腹痛,加玄胡索一钱,五灵脂八分(醋炒),没药一钱;憎寒潮热,加柴胡一钱,地骨(酒炒)一钱。

76101 调荣活络汤(《回春》卷五)

【异名】调荣活络饮(《准绳·类方》卷四)

【组成】当归 桃仁 大黄 牛膝各二钱 川芎 赤芍 红花 生地黄 羌活各一钱 桂枝三分

【用法】上剉一剂。水煎服。

【主治】失力腰闪或跌扑,瘀血凝滞,及大便不通而腰痛者。

【备考】方中桃仁,《准绳·类方》作"杏仁"。

76102 调荣活络汤(《杂病源流犀烛》卷二十七)

【组成】大黄 牛膝 赤芍 当归 杏仁 羌活 生地 红花 川芎 桔梗

【主治】腰间死血痛,转动如锥刀之刺,大便黑,小便或黄或黑,日轻夜重,脉芤。

76103 调荣活络饮

《准绳·类方》卷四。为《回春》卷五"调荣活络汤"之异名。见该条。

76104 调荣活络饮(《症因脉治》卷一)

【成组】当归尾 红花 桃仁 赤芍药 大黄 独活 牛膝 秦艽 桂枝

【主治】内伤腰痛。因瘀血停滞,致腰痛日轻夜重,痛定一处,不能转侧,脉芤涩者。

【加减】有寒,去大黄,有热,去桂枝。

76105 调荣活络散(《证治汇补》卷七)

【组成】大黄　当归梢　牛膝　杏仁各二钱　赤芍　红花　羌活　桃仁各一钱　川芎　桂枝各三分　香附一钱半

【用法】水煎服。

【功用】通经络。

【主治】瘀血腰痛。

76106 调荣养卫丸(《杂病源流犀烛》卷八)

【组成】人参　黄耆　当归　白术　白芍　茯苓　山药　麦冬　远志　山萸　陈皮　熟地　生地　五味子

【用法】鸭血、蜜为丸。

【主治】久痨。因杂病久不愈,病久必虚,虚久成劳者。

76107 调荣养卫汤(《伤寒六书》卷四)

【异名】调营养气汤(《赤水玄珠》卷十八)。

【组成】人参　黄耆　当归　羌活　防风　白术　陈皮各八分　柴胡　地黄各一钱　甘草　细辛各三分　川芎七分

【用法】上用水二钟,加生姜三片,大枣二个,捶入葱白一茎,煎之,温服。

【主治】劳力感寒症。因内伤气血,外感寒邪,致头疼身热,恶寒微渴,濈然汗出,身作痛,脚腿酸疼,无力沉倦,脉空浮而无力。

【加减】元气不足者,加升麻少许;口渴,加天花粉、知母;喘嗽,加杏仁,去升麻;汗不止,加芍药,去升麻,细辛;胸中饱闷,加枳壳、桔梗,去生地黄、甘草,黄耆;痰盛者,加瓜蒌仁、贝母、去防风、细辛;腹痛,去耆、术,加芍药和之。

76108 调荣通脉汤(《医醇賸义》卷四)

【组成】天冬二钱　生地五钱　丹参二钱　柏仁二钱　党参四钱　茯神二钱　白术一钱　黄连四分(酒炒)　当归二钱　川断二钱　牛膝二钱

【用法】上加红枣十个,桑枝一尺,水煎服。

【主治】脉痿。关节之处,如枢纽之折,而不可提挈,足胫纵缓,则脉不通而懈弛。

76109 调荣清热饮(《玉案》卷四)

【组成】丹皮(炒)　地骨皮　当归　鳖甲(酥炙)　白术各一钱五分　黄耆(蜜炒)　青蒿　知母(盐水焯)　人参　柴胡各一钱

【用法】上加枣二个,煎八分,不拘时服。

【主治】骨蒸。

76110 调荣解毒汤(《续名家方选》)

【组成】山药　当归　川芎　红花　蝉退　苍术　玄参　防风　香附　金银花各半两　大黄二两

【用法】水煎服。

【主治】痒疮血热甚,痒痛不止者。

76111 调胃干姜散(方出《肘后方》卷二,名见《圣济总录》卷四十)

【组成】生姜或干姜一二升

【用法】上㕮咀,以水六升,煮三沸,顿服。若不即愈,更可作,无新药,煮滓亦得。

【主治】霍乱心腹胀痛,烦满短气,未得吐下。

【备考】《圣济总录》本方用干姜(炮)一两,上为细散。每服二钱匕,温粥饮调下。

76112 调胃升阳汤(《医略六书》卷二十八)

【组成】大熟地五钱(炒松)　粉葛根一两半　白芍药一两半　紫厚朴一钱半　冬白术一钱半(炒焦)　广木香一钱　白云苓三钱　广藿香三钱

【用法】水煎去滓,温服。

【主治】孕妇吐泻垂脱,脉未脱者。

【方论选录】妊娠暑伏三焦,伤寒邪而吐泻并作,手足厥冷,势已垂危,胎孕难安矣。熟地补血以滋冲任,炒松兼去阴中之湿;白术健脾以护胎元,炒焦兼去肠胃之湿;葛根升阳以解阳明之邪;白芍敛阴以和厥阴之血;木香调气醒脾胃;厚朴散满通阳气,茯苓渗湿和脾;藿香快胃祛暑。水煎温服,俾寒暑并解,则脾胃调和而阳气通行,肢体无不温,吐泻无不止,何胎孕有不安之患哉。

76113 调胃白术散

《痈疽验方》。为《元戎》"调胃白术泽泻散"之异名。见该条。

76114 调胃和中汤(《玉案》卷四)

【组成】大附子(童便制)　橘红　苍术　青皮　草果子丁香　半夏各一钱五分

【用法】上加生姜十片,水煎服。

【主治】中脘寒痰,呕吐不止者。

76115 调胃参耆汤(《产宝》)

【组成】人参三钱　生黄耆二钱　当归二钱　桂枝四分　防风三分　麻黄根(因麻黄发汗,根止汗,宜用根)五分

【用法】上加黑枣一个,用水一盏半,煎至七分,食远热服。

【主治】产后心慌无主,濈濈汗出,形色又脱,汗多亡阳者。

【加减】口渴,加麦冬一钱五分,五味子九粒;有痰,加橘红四分;虚脱,手足冷,加熟附子五分,黑姜四分,牡蛎一钱。

76116 调胃承气丸

《中药成药配本》苏州方。即《伤寒论》"调胃承气汤"改为丸剂。见该条。

76117 调胃承气汤(《伤寒论》)

【异名】小承气汤(《医方类聚》卷五十三引《神巧万全方》)、调胃承气散(《医方大成》卷一)、承气汤(《外科发挥》卷六)。

【组成】大黄四两(去皮,清酒洗)　甘草(炙)二两　芒消半斤

【用法】上切。以水三升,煮取一升,去滓,纳芒消,更上火微煮令沸,少少温服之。

【功用】❶《内经拾遗》:推陈致新以和中。❷《医方集解》:除热荡实,润燥软坚,甘平和缓。

【主治】阳明腑实,发热汗出,口渴心烦,大便秘结,腹满痛拒按,脉滑数。胃热发斑,口齿咽喉肿痛,中消,疮疡等见上述症状者。

❶《伤寒论》:伤寒脉浮,自汗出,小便数,心烦,微恶寒,脚挛急,反与桂枝误攻其表,胃气不和,谵语者;发汗后,不恶寒,但热,属实者;太阳病未解,但阴脉微者;伤寒十三日,过经谵语,自下利,脉和,内实者;太阳病,过经十余日,心下温温欲吐,而胸中痛,大便反溏,腹微满,郁郁微烦,先此时

自极吐下者；阳明病，不吐不下，心烦者；太阳病三日，发汗不解，蒸蒸发热者；伤寒吐后，腹胀满者。❷《口齿类要》：中热，大便不通，咽喉肿痛，或口舌生疮。❸《医方集解》：渴证中消，善食而瘦。❹《温病条辨》：热结旁流。阳明温病，纯利稀水无粪者。斑疹，阳明证悉具，外出不快，内壅特甚者。

【方论选录】❶《医方考》：大黄苦寒，可以荡实；芒消咸寒，可以润燥；甘草甘平，可以和中，此药行，则胃中调而里气承顺，故曰调胃承气。❷《医宗金鉴》：本方有调和承顺胃气之义，非若大、小专攻下也。《经》曰：热淫于内，治以咸寒，火淫于内治以苦寒，君大黄之苦寒，臣芒消之咸寒，二味并举，攻热泻火之力备矣。更佐甘草之缓，调停于大黄、芒消之间，又少少温服之，使其力不峻则不能速下而和也。

【临床报道】蛔厥（蛔虫性肠梗阻）：《上海中医药》［1966，（2）：62］王某，女，73岁。先患泄泻二天，日下数十次，经治泻止，继而腹胀，二便不通，腹痛，痛极汗出，烦躁不安，呕吐黄色稀水，先后吐出蛔虫四条，诊为蛔虫性肠梗阻，其时口唇干燥，腹胀如鼓，脉象沉细，舌苔黄厚，证属蛔厥。但正气不足，未宜猛下，以调胃承气汤和之。生大黄9克，玄明粉9克，生甘草3克。药后当天大便四次，粪色先黑后黄，中夹蛔虫七条，呕吐止，腹胀消，当晚进牛奶少许，次日即进流质饮食。

【备考】本方改为丸剂，名“调胃丸”（见《玉机微义》引《元戎》），又名“调胃承气丸”（见《中药成方配本》苏州方）。

76118 调胃承气汤（《普济方》卷四〇四）

【组成】大黄　芒消　甘草各等分　生姜三片

【用法】上用水一盏半，先煎大黄、甘草、姜，煎至六分，后入消，水煎去滓，温服。

【主治】❶《普济方》：热留胃中发斑，及服热药过多而发斑。❷《金鉴》：小儿肥甘过度，必生内热，以致发热蒸蒸，小便赤涩，面赤唇焦，舌燥而渴，脉实有力者。

76119 调胃承气汤（《伤寒全生集》卷二）

【组成】大黄　芒消　枳实　厚朴　黄芩

【用法】加甘草，水煎服。以利为度。

【主治】阳明经胃实，潮热谵语，燥渴，大便不通，手足濈濈自汗，或面赤谵语，脉洪数，或揭去衣被，恶热，饮水不止者。

76120 调胃承气汤（《片玉痘疹》卷十二）

【组成】枳壳　酒大黄　槟榔末　甘草

【用法】水煎服。次用黄芩汤。

【主治】痘后滞下。因平日食煎炒，素有积热，痘后气血虚，不能胜积，故利脓血，肠鸣作痛，里急后重；或疗肠垢，因痘出之后，饮水太过，水停作泄，热毒乘虚入里，便下脓血者。

76121 调胃承气汤（《伤寒大白》卷四）

【组成】大黄　枳壳　厚朴　甘草

【主治】伤寒阴厥。用温复阳太过，不耐辛温，胃热谵语。

76122 调胃承气汤（《外科证治全书》卷二）

【组成】大黄三钱（酒制）　元明粉一钱五分　甘草一钱　枳壳一钱五分

【用法】上水煎，去滓，入玄明粉、童便顿服。

【主治】牙衄，阳明壅盛之甚，口渴便秘而衄不止者。

76123 调胃承气散

《医方大成》卷一。为《伤寒论》“调胃承气汤”之异名。见该条。

76124 调胃养中汤（《医方类聚》卷二一一九引《仙传济阴方》）

【组成】人参　白术各三钱　陈皮　豆蔻各三钱　诃子一个　白茯苓三钱

【用法】上为末。米饮调下。

【主治】妇人因受寒热之邪，积于脏腑，下痢赤白，腹痛。

【备考】本方治上症，当先用八宝汤去其热，后以本方调脾胃。

76125 调胃消滞丸（《中国药典》2010版）

【组成】姜厚朴60克　羌活60克　广东神曲60克　枳壳30克　香附（四制）6克　姜半夏60克　防风60克　前胡60克　川芎（白酒蒸）6克　白芷60克　薄荷60克　砂仁60克　草果30克　木香6克　豆蔻60克　茯苓60克　苍术（泡）60克　广藿香6克　乌药（醋蒸）60克　甘草30克　紫苏叶60克　陈皮（蒸）60克

【用法】以上二十二味，粉碎，过筛，混匀。用水泛丸，干燥，用黑氧化铁和滑石粉包衣，干燥，即得。每瓶或每袋装2.2克。口服。一次1瓶（袋），一日2次。

【功用】疏风解表，散寒化湿，健胃消食。

【主治】感冒属风寒夹湿、内伤食滞证，症见恶寒发热、头痛身困、食少纳呆、嗳腐吞酸、腹痛泄泻。

76126 调胃舒肝丸（《成方制剂》8册）

【组成】柴胡　陈皮　豆蔻仁　甘草　厚朴　木香　片姜黄　青皮　砂仁　山楂　香附　郁金　枳壳

【用法】制成大蜜丸，每丸重9克。口服，一次1丸，每日3次。

【功用】舒肝和胃，解郁止痛。

【主治】脾胃不和，肝郁不舒引起的胃脘刺痛，两胁胀满，嗳气吞酸，饮食无味。

【宜忌】孕妇忌服。

76127 调胃噎膈汤（《揣摩有得集》）

【组成】潞党参一钱半　白术一钱半（土炒）　扁豆三钱（炒）　陈皮三分　砂仁一钱　归身一钱半　川芎一钱（炒）　神曲一钱（炒）　白芍一钱（炒）　谷芽一钱半（炒）　巴戟天五钱（去心，盐水炒）　茯神一钱半　泽兰叶二钱　蔻米五分（研）　生草一钱　柿蒂三钱　竹茹五分

【用法】水煎服。

【功用】补养脾胃。

【主治】一切噎食反胃。因思虑太过，不能解释，气血两虚，津液衰少，致不能食，或食而即吐。

76128 调顺正气散（《普济方》卷一〇三引《护命方》）

【组成】麻黄（去根节）　羌活　紫菀　贝母（去心）　防风（去叉）　桔梗　菊花　藁本　独活　川芎各一分　甘草三铢

【用法】上为细末。每服二钱八分，水一盏，煎取七分，食后去滓服。大腑不秘热，只可非时吃三五口，不要任性吃，令过剂，酌量脏腑进服。

【主治】寒风所中，吃透风气散子后，觉上焦有热。

【加减】若觉大府秘热，加升麻。

76129 调顺阴阳汤（《脉症正宗》卷一）

【组成】黄耆一钱　白术一钱　香附一钱　当归一钱　川芎八分　白芍八分　山药一钱　乌药一钱

【功用】调顺阴阳。

76130 调脉葛根汤（《伤寒大白》卷一）

【组成】葛根　前胡　防风　甘草

【主治】阳明表邪项强之症。

【加减】若太阳见症，加羌活；少阳见症，加柴胡；里有积热，唇焦口渴加知母、石膏。

76131 调理益气汤（《古方汇精》卷一）

【组成】黄耆（蜜水炙）　党参各一钱五分（焙）　炒苍术一钱　橘红五分　木香（煨）　柴胡　升麻各四分　白蔻肉　炙甘草各三分

【用法】引加姜皮一分，小红枣三个，空心服。

【主治】湿热所伤，体重烦闷，口失滋味，或痰嗽稠黏，寒热不调，体倦少食，脾虚泄泻；兼治虚人疟痢。

76132 调营定痛丸（《医略六书》卷二十七）

【组成】熟地五两　人参一两半　炒白术一两半　川芎一两（醋炒）　当归三两　木香一两　白芍一两半（酒炒）　香附二两（酒炒）　茯苓一两半　紫石英三两（醋煅）

【用法】上为末，炼蜜为丸。每服五钱，温酒送下。

【主治】经后脐腹疼痛，不孕，脉虚涩者。

【方论选录】血脉空虚，气滞而血去，脉络愈虚，故经后脐腹疼痛，不能怀孕焉。熟地补血滋血，人参补气通脉，白术健脾气以生血，当归养营血以荣经，川芎行血中之气，白芍敛血室之阴，木香化滞气以调中，香附调营气以定痛，茯苓渗湿以清血室，石英涩血以暖子宫也。蜜丸酒下，使经血内充，则滞气自化而冲任调和，何有经后疼痛之患，尚可冀其怀孕矣。

76133 调营活络散（《医略六书》卷二十三）

【组成】羌活　秦艽各一两　当归二两　乳香一两　香附一两　木香一两　续断二两（酒炒）　杜仲二两（酒炒）　牛膝一两半（酒炒）

【用法】上为散。水、酒各半，煎，去滓，早暮各一服。

【主治】血滞腰痛，脉弦涩者。

【方论选录】闪挫伤营，血滞不化，不能荣养经脉，故腰痛不止焉。羌活通经彻络，乳香活血散滞，秦艽活血脉以通肌，当归养营血以荣经，木香调和经气，香附调气解郁，杜仲补肾强腰，续断理伤续筋，牛膝补肝肾以壮筋骨也。为散水酒煎服，使血活滞行，则经络通畅而腰痛自瘳，何闪挫之足虑哉？此通经活络之剂，为闪挫腰痛之专方。

76134 调营养卫汤（《活人方》卷三）

【组成】当归身三两　川芎二两　川续断三两　牛膝四两　杜仲四两　羌活一两五钱　防风一两五钱　红花二两　黄耆二两　白术三两

【用法】上剉片，绢囊盛，空悬瓮中，用无灰陈酒二十斤，浸五七日，隔汤煮透，早、晚随量热服。

【功用】活血通经，顺气止痛。

【主治】劳形辛苦，负重力作，气血不和，经络不通，筋骨疼痛，走注不定，胸膈痞闷，饮食不思，寒热交作，嗜卧烦倦。

76135 调营养气汤

《赤水玄珠》卷十八。为《伤寒六书》卷四“调荣养卫汤”之异名。见该条。

76136 调营通导散（《医略六书》卷三十）

【组成】当归三两　枳壳一两半（炒）　川芎八钱　防风一两半　甘草五钱

【用法】上为散。每服三钱，水煎去滓，温服。

【主治】产后便秘，脉浮涩者。

【方论选录】产后气滞，胃气不能转输糟粕，故传送失职，大便不通焉。枳壳导气滞以宽肠；防风疏风邪而通闭；当归养血荣经；善润泽肠胃；川芎活血行气，能通闭结；甘草缓中以和胃也。为散水煎，使气行血活，则风邪自散，而肠胃润泽，安有大便不通之患乎？

76137 调营敛肝饮（《医醇賸义》卷四）

【组成】归身二钱　白芍一钱五分（酒炒）　阿胶一钱五分（蛤粉）　枸杞三钱　五味五分　川芎八分　枣仁一钱五分（炒研）　茯苓二钱　广皮一钱　木香五分

【用法】上加大枣二个，生姜三片，水煎服。

【主治】肝虚作痛。操烦太过，营血大亏，虚气无归，横逆胀痛。

76138 调脾内托散（《痘疹传心录》卷十五）

【组成】人参　黄耆　甘草　陈皮　白术　藿香　大枣　煨姜　陈仓米

【功用】益气调脾。

【主治】痘疹。

76139 调脾抑火汤（《玉案》卷四）

【组成】白茯苓　黄连　山栀仁　白术各二钱　陈皮　黄芩　甘草各一钱

【用法】水煎，不拘时服。

【主治】脾气不足，心中不时嘈杂。

76140 调脾养荣汤（《痘疹传心录》卷十五）

【组成】人参　山药　茯苓　麦门冬　当归　芍药　黄连　酸枣仁　甘草

【用法】上剉。加莲肉、园眼肉，水煎服。

【功用】调脾养荣。

【主治】痘疹。

76141 调脾除湿汤（《玉案》卷五）

【组成】升麻　柴胡　防风　麦芽各二钱　苍术　陈皮　猪苓　泽泻　半夏各一钱二分　木通　羌活各八分

【用法】水煎，温服。

【主治】湿气伤脾，久泻不止，中气下陷，小便黄赤，腹微作胀。

76142 调脾通结汤（《效验秘方·续集》岑鹤龄方）

【组成】白术30克　苍术30克　枳壳10克　肉苁蓉20克

【用法】每日一剂，每剂煎两次，每次慢火煎一小时，将两次煎出的药液混合，一次温服。服药后宜多饮开水。

【功用】调中润肠通便。

【主治】各种便秘（虚秘）。如习惯性便秘、全身虚弱致排便动力减弱引起的便秘等。

【宜忌】热病引起的大便不通属实证者，不宜用本方。

【加减】老年体虚者加黄耆20克；合并痔疮者可加生地30克。

【方论选录】方中用大剂量苍、白术健脾补脾，敷布津液；茯蓉养血润肠；枳壳调畅气机，以助大肠推动之力，故可用于各种虚秘。

76143 调脾清毒饮(《审视瑶函》卷四)

【组成】天花粉　连翘　荆芥穗　甘草　鼠黏子　桔梗　白茯苓　白术　苏薄荷　防风　广陈皮各等分

【用法】上剉。白水二钟，煎至八分，去滓，食前温服。

【主治】两目睑浮肿如球，微有湿热，重则流泪，赤肿。

76144 调元益胃饮子(《医方简义》卷六)

【组成】川芎炭一钱　炒当归三钱　炮姜一钱　淡附子二钱　苍术炭八分　清炙耆三钱　姜半夏一钱五分　川连(吴萸八分拌炒)一钱　琥珀六分　泽兰一钱　茺蔚子(炒)三钱　车前(炒)一钱　广木香(煨)一钱

【用法】水煎，和陈酒半盏，徐徐服下，每日一剂，分作五六次服。

【主治】产后泄泻。产后脾胃虚弱，土不胜水，木旺侮土，停滞不运，更有血瘀不净，致患泄泻。

【加减】脱肛者，加炙粟壳一钱；如挟食者，加神曲三钱；如有癥瘕者，加莪术(炒)一钱，山楂肉三钱，尖槟榔二钱；如瘀血未净者，加桃仁一钱，红花八分；如心悸者，加远志肉八分，枣仁一钱(炒)。

76145 调经不及期汤(《脉症正宗》卷一)

【组成】熟地二钱　当归一钱　白芍八分　丹皮八分　元参八分　麦冬八分　陈皮八分　杜仲八分

【用法】水煎服。

【功用】调经。

【主治】月经先期。

76146 调元健脾保肺汤(《痘疹活幼至宝》卷七)

【组成】白茯苓　人参　黄耆　牡丹皮　陈皮　沙参　白芍(酒炒)　甘草　当归　百合　薏苡仁　麦门冬

【主治】痧后面色青白，唇淡气弱，瘦弱成疳疾。

【加减】大便不实，泻白色者，加木香、白术、诃子少许；泻黄色者，加酒炒黄芩、车前子。

76147 调中清热化湿膏(《慈禧光绪医方选议》)

【组成】云茯苓六钱(研)　广皮三钱　焦茅术三钱　藿梗三钱　紫厚朴二钱(炙)　腹皮三钱　酒连炭二钱(研)　条芩三钱(酒炒)　白蔻仁三钱(研)　香附四钱(炙)　生杭芍12克　泽泻12克

【用法】共以水煎透，去滓，再熬浓汁，少兑炼蜜为膏。每服一匙，白开水冲服。

【功用】调中清热化湿。

【主治】湿滞脾胃兼有里热之症。

76148 调气养胃和中汤(《痘疹定论》卷三)

【组成】白术一钱(土炒)　人参三分(去芦)　白茯苓八分　陈皮八分　砂仁五分(炒研)　扁豆八分(炒研)　广木香三分(研末)　山药八分(炒)　建莲八分(去心)　甘草三分(炙去皮)

【用法】上加煨姜三片，陈老米三钱作引，水煎服。

【主治】痘后痢疾。

【加减】腹痛，加白芍五分(酒炒)。

76149 调气滋补温肠丸(《赤水玄珠》卷十五)

【组成】沉香一两(另为末)　肉苁蓉二两

【用法】上为末，用麻子仁汁打糊为丸，如梧桐子大。每服七十丸，空心米饮送下。

【主治】发汗，利小便，亡津液，以致大便秘结。

76150 调肝舒筋软坚丸(《慈禧光绪医方选议》)

【组成】大生地六钱　赤芍四钱　香附四钱(炙)　青皮四钱(子研)　川郁金六钱(研)　元胡四钱(炙)　没药三钱　海藻三钱　夏枯草五钱　薄荷二钱　菊花三钱

【用法】共研细面，水泛为丸，如绿豆大。每服一钱五分，开水送下。

【功用】滋肾舒肝，理气活血，解郁软坚。

【主治】肾水不足，肝气郁结，脾胃同损，腰痛滑泄，两胁窜痛，打嗝嗳气，心下痞满。

76151 调经升阳除湿汤

《普济方》卷三三〇。为《兰室秘藏》卷中"升阳除湿汤"之异名。见该条。

76152 调经升麻除湿汤

《兰室秘藏》卷中。为原书同卷"升麻除湿汤"之异名。见该条。

76153 调经养荣种子丸(《幼科直言》卷六)

【组成】鱼鳔二两(蛤粉炒)　牡丹皮一两半(酒洗晒干)　白芍一两(酒炒)　沙苑蒺藜二两(酒洗)　续断一两(酒洗晒干)　白茯苓一两半　大熟地黄四两(另捣)　黄芩一两(酒洗)　菟丝子一两半(酒煮)　山萸肉二两　杜仲一两(盐水炒)　川萆薢一两(白色者，酒洗)　山药二两　当归一两(酒洗晒干)　车前子二两(酒洗)　阿胶一两五钱(蛤粉炒，真者)　益母草一两(取嫩尖晒干，酒拌，饭上蒸过，再晒干)　香附米一两(童便浸七日后洗净炒)

【用法】上为细末，炼蜜为丸，如梧桐子大。每早白滚水吞三钱，空心服后，随宜进饮食，将药压入下部。

【功用】滋水生精，调经种子。

76154 调胃白术泽泻散(《元戎》)

【异名】调胃白术散(《痈疽验方》)。

【组成】白术　泽泻　芍药　陈皮　茯苓　生姜　木香　槟榔各等分

【用法】上为末。

【主治】❶《元戎》：痰病化为水气，传变水蛊，不能食。❷《痈疽验方》：痈疽声嘶色败，唇鼻青赤，面目浮肿。

【加减】若腹上肿，加白术，余药各半；若心下痞者，加枳实；若下实者，加牵牛末。

【备考】《普济方》本方用法：上为末。每服二钱匕，更量病势虚实加减，临时消息。

76155 调胃黄连解毒汤(《医学探骊集》卷三)

【组成】黄连二钱　广陈皮三钱　焦白术二钱　滑石三钱　酒黄芩三钱　粉葛根三钱　栀子三钱　黄柏三钱　木通三钱　甘草二钱

【用法】水煎，温服。

【主治】伤寒隐疹后，内热过盛，脉象洪数或细数，不思饮食者。

【方论选录】此方用黄连、黄芩、栀子、黄柏清上中下三焦之热，滑石清六腑之热，木通引热下行；佐以葛根清淡之品，稍为解其肌表；其脾胃为热所用，久已虚衰，用焦术、甘草、陈皮助胃扶脾，少为开导，培养其根蒂。服一二剂，周身必见微汗，则热解而人安矣。

76156 调脉理中茯苓散(《圣惠》卷二十六)

【组成】赤茯苓二两　黄芩一两　栀子仁一两　人参一两(去芦头)　赤石脂二两　远志一两(去心)　犀角屑一两　麦门冬一两(去心,焙)　石膏四两

【用法】上为粗散。每服二钱,以水一中盏,入淡竹叶二七片,豉五十粒,煎至六分,去滓,食后温服。

【主治】脉极实热,血气伤心,好生嗔怒,面色变赤,语涩不快。

76157 调理众病醒脾散(《准绳·幼科》卷七)

【组成】木香　白术(并湿纸裹煨)　人参　茯苓　草果子　甘草(炙)　陈橘皮　厚朴(缩砂水煮)　紫苏子各等分

【用法】上为末。每用一钱,水六分,生姜一片,大枣半个,煎四分,通口服。

【主治】小儿不乳食。

76158 调脾清肝理湿饮(《慈禧光绪医方选议》)

【组成】茯苓三钱(朱染)　炒茅术一钱五分　广皮一钱五分　壳砂一钱(研)　薏米三钱(炒)　扁豆三钱(炒)　泽泻二钱　酒胆草一钱五分　丹参二钱　次生地三钱　白鲜皮二钱　车前子三钱(包煎)

【用法】引用地肤子三钱。

【主治】脾胃湿热,或心肝郁闷,气滞夹湿,及肾阴湿热,膀胱之气不化,小水浑赤或少,顷则变白色,形如米泔,或少腹弦急,痛引于脐,则小水淋沥作疼。

76159 调经种子神验秘方(《郑氏家传女科万金方》卷二)

【组成】白归身一钱二分半(酒洗)　白芍(酒炒)　川芎各五分　熟地一钱三分(自制)　四制香附一钱半　广皮　丹皮(酒炒)各八分　白茯苓五钱(乳蒸)　吴茱萸一钱(炒)　延胡索八分

【用法】照方连进四剂,加生姜三片,水二钟,煎八分,清晨空心服;滓再煎,临卧服。俟经水来时服起,一日一服,药尽经止。如未成孕,俟后经来,如法再服四剂。

【主治】不孕。

【加减】若过期三五日紫色者,乃血虚有外寒也,外加官桂一钱,炒干姜炭二钱,熟艾二钱;若先期三五日紫色者,血虚有热也,外加黄芩三钱。

76160 调经种子第一神方(《寿世新编》卷上)

【组成】淡吴萸一钱半(平时腹不痛,兼之火旺者,减去五分,体寒腹痛者加五分)　全当归二三钱　正川芎一钱半　杭白芍二钱(酒炒)　嫩桂枝(手足常冷兼之麻痹者,用桂尖,否则用桂枝心,火旺者用一钱,火衰者用一钱半,冬月或用二钱)　真阿胶二钱(水酒另炖冲)　法半夏二钱(体寒痰多者,加五分或加一钱,痰少而口常干者,减一钱,加淡条芩一钱半)　台党参一钱半(津液不足,口常干苦,素体火旺者,以洁洋参二钱代之)　粉丹皮一钱半(血热者用二钱)　拣寸冬四钱(常时口干,唇舌红赤者,用五钱,并加生地二钱)　炙甘草一钱半(胸腹胀满者减去,加四制香附一钱五分)　淡生姜(切薄片)一钱半(体寒痰多易呕者,用二钱,暑月少减)

【用法】水煎,每于经行时服起,日服一剂,每月三四剂。服至二三月,经即对期色正,数月必受孕矣。

【主治】妇人上热下寒,心中发热,少腹常痛,经寒久不受胎,经水紫黑稀少,或过期不至,两尺迟涩,两寸关洪大或弦数,或腰腹胀痛,或经行干呕。

76161 调胃承气加橘皮汤(《圣济总录》卷二十一)

【组成】陈橘皮(汤浸去白,焙)半两　大黄(剉,醋炒)一两　甘草(炙)半两

【用法】上药细剉。每服四钱匕,水一盏半,煎至一盏,去滓,入芒消一钱匕,搅令匀,更煎三两沸,温服。

【主治】伤寒发汗不解,蒸蒸发热者。

76162 调胃承气加木香槟榔汤(《脉因证治》卷上)

【组成】调胃承气汤加木香　槟榔

【主治】热性腹痛。

76163 调胃承气加生地苁蓉汤(《四圣悬枢》卷三)

【组成】大黄二钱　甘草一钱　芒消二钱　肉苁蓉三钱　生地三钱　白蜜半杯

【主治】小儿痘病,阳明府证,潮热谵语,腹痛便秘。

76164 调胃承气加白芍青萍汤(《四圣悬枢》卷四)

【组成】大黄三钱　芒消一钱　甘草一钱　芍药一钱　浮萍三钱　生姜二钱

【用法】流水煎半杯,温服。

【功用】双解表里。

【主治】小儿温疫,阳明府证已成,表证未解。

76165 调胃承气加芍药地黄汤(《四圣悬枢》卷四)

【组成】生大黄三钱　生甘草一钱　芒消一钱　芍药二钱　生地三钱

【用法】流水煎半杯,去滓,入芒消煎化,温服。

【主治】小儿疹病阳明府证,烦热谵语便秘。

76166 调胃承气加麦冬元参汤(《医学摘粹》)

【组成】大黄三钱　芒消三钱　甘草二钱　麦冬五钱　元参三钱　白蜜一杯

【用法】流水煎大半杯,入白蜜热服。

【主治】阳明府证,潮热汗出,谵语腹满,便秘者。

朗

76167 朗明汤(《名家方选》)

【组成】枳实　厚朴各一分　牡蛎　白术各七分　栀子　黄连　竹茹　石膏各三分　甘草二分

【用法】水煎,顿服。

【主治】遗精久不止,盗汗,五心烦热。

扇

76168 扇坠香(《医统》卷九十八)

【组成】檀香　沉香各二斤　排草一斤半　零陵香　丁香　酥合油各半两　桂枝　黄板(即黄连)　甘松　三柰　白芷各四两　麝香一两　冰片半两　白及面二斤　蜜四斤

【用法】调和得所,作扇坠。

【功用】芳香辟秽。

弱

76169 弱痰汤(《辨证录》卷九)

【组成】人参一钱　茯苓五钱　荆芥一钱　苡仁一两　陈皮五钱　天花粉三钱　枳壳三分　白芥子二钱

【用法】水煎服。

【主治】胃气怯而水旺,水流胁下,咳唾引痛,吐痰甚

多,不敢用力。

【方论选录】此方上能消膜膈之痰,下能逐肠胃之水,助气则气旺而水降矣。倘徒用消痰之药,不补其胃气之虚,则气降而水升,泛滥之祸不止矣。

展

76170 **展筋丹**(《中医伤科学讲义》)

【组成】人参 珍珠 琥珀 当归 冰片 乳香 没药 三七各五分 血竭二钱 麝香三分 牛黄一分

【用法】共为极细末,收贮瓶中听用,宜收藏于阴干之处。搽擦用。

【功用】活血舒筋止痛。

76171 **展阳神丹**(《辨证录》卷十)

【组成】人参六两 白芍 当归 杜仲 麦冬 巴戟天各六两 白术 熟地 菟丝子各五两 肉桂 牛膝 柏子仁 破故纸各三两 龙骨二两(醋焠) 琐阳二两 蛇床子四两 覆盆子 淫羊藿各四两 驴鞭一具 人胞一个 蚯蚓十条 海马二对 附子一个 肉苁蓉一枝 鹿茸一具(照常制)

【用法】上药各为末,炼蜜为丸。每日五钱,酒送下。但必须保养三月始验,否则无功。

【主治】男子天生阳物细小,而不得子者。

76172 **展轮四维饮**(《感证辑要》卷四)

【组成】金银花三钱 紫花地丁三钱 丹皮二钱 鲜石菖蒲根八分 川连八分(吴茱萸二分炒) 晚蚕沙五钱(包煎) 五灵脂二钱(炒令烟尽) 连翘二钱 飞滑石三钱(荷叶包) 白茯苓五钱 生苡仁六钱 丝瓜藤一两 嫩桑枝一两

【用法】地浆水煎,取二瓯,冲入阿芙蓉膏一二分。

【主治】霍乱证具,两目眶陷,爪甲色变,两足转筋,甚则螺蚊皆瘪,此热毒深入血分,阳明与厥阴俱病,热郁不达,煎熬血液,穿经入络,风火鸱张所致。

76173 **展筋活血散**(《成方制剂》12册)

【组成】人参125克 琥珀125克 没药(制)125克 乳香(制)125克 血竭500克 珍珠粉125克 当归125克 三七125克 麝香75克 牛黄25克

【用法】制成散剂。用拇指指腹粘药,在痛点处顺时针方向旋转,一次研摩30圈,每个痛点研药3次,每次黏药约5毫克。一日研摩1~2次。

【功用】活血化瘀,通络展筋,消肿止痛。

【主治】跌打损伤所致的关节肌肉肿痛,急性软组织及其他慢性组织损伤,腰肌劳损,关节挫伤,肩周炎,颈椎病,腰椎盘突出等。

陵

76174 **陵零香油**(《圣惠》卷二十一)

【组成】陵零香半两 藿香半两 甘松香半两 白檀香半两 马牙消半两 莲子草一分 没石子五个 诃黎勒七个 干椹子一两 沥棬油二斤 乏铧子铁一斤

【用法】上细剉,以绵裹,瓷瓶内用油浸,密封七日后,取出。用摩顶。

【主治】头面热毒风,头黄发拳,头疮目赤。

76175 **陵鲤甲汤**(《外台》卷五引《小品方》)

【组成】陵鲤甲十片(炙) 乌贼鱼骨(去甲) 鳖甲(炙)各一两 常山三两 附子一个(炮)

【用法】上切,以酒三升,渍之一夕。先疟发前稍稍服之,勿绝药味。兼以涂身体,断杂人,勿食饮,过时乃得通人,进饮食。

【主治】山瘴疟。南方山岭溪源瘴气毒作,寒热发作无时,痿黄肿满,四肢痹弱。

【宜忌】忌苋菜、生葱、生菜、猪肉。

76176 **陵鲤甲散**(《外台》卷二十四引《删繁方》)

【组成】陵鲤一头(取甲爪,炙) 桂心三分 当归二分

【用法】上为散。每服方寸匕,一日三次,酒进。

【主治】发背及乳房痈肿。

陷

76177 **陷水散**(《鸡峰》卷十九)

【组成】大戟半两 当归 陈皮各一两

【用法】上为细末。每服五钱,水一大盏,煎至五分,去滓,临卧腹空时温服。

【主治】十种水气极甚,肿从脚起,入腹难忍。

76178 **陷伏散**(《痘疹仁端录》卷十四)

【组成】蝉蜕 僵蚕(姜汁炒)

【用法】上为末。每服一钱,紫草汤送下。

【主治】痘疮陷伏。

76179 **陷坚散**(《普济方》卷一七一)

【组成】杏仁一升(去皮尖)

【用法】上以水三升,煎滓取汁,分为三服,下肉为度。

【主治】食狗肉不消,心腹胀急,发热多语。

76180 **陷肿散**(《千金》卷二十四)

【组成】乌贼骨 石硫黄各一分 白石英 紫石英 钟乳各二分 丹参三分 琥珀 附子 胡燕屎 大黄 干姜各四分

【用法】上为散。以韦囊盛,勿泄气,若疮湿即敷;若疮干以猪脂和敷,日三四次,以干为度。若汁不尽者,至五剂、十剂止。

【功用】令人不痛。

【主治】二三十年瘿瘤;及骨瘤、脂瘤、石瘤、肉瘤、脓瘤、血瘤,或息肉,大如杯盂升斗,十年不愈,致有漏溃,令人骨消肉尽,或坚或软,或溃,令人惊悸,寤寐不安,身体瘈缩,愈而复发者。

【加减】若不消,加芒消二两。

【方论选录】《千金方衍义》:硫黄、钟乳、紫白石英皆悍烈之性,助以姜、附破阴;乌贼、丹参、琥珀散结,燕屎辟毒,仅取大黄一味,以泄瘿瘤之旺气,并解药石之悍烈,敷之不消,更加芒消以辅大黄破毒之盛。

【备考】本方去胡燕屎,名"陷脉散"(见《千金翼》卷二十)。

76181 **陷脉散**

《千金翼》卷二十。即《千金》卷二十四"陷肿散"去胡燕屎。见该条。

76182 **陷胸丸**

《圣惠》卷十五。为《伤寒论》"大陷胸丸"之异名,见

该条。

76183 陷胸汤(《千金》卷十一)

【组成】大黄　栝楼实　黄连各二两　甘遂一两

【用法】上㕮咀。以水五升,煮取一升五合,分三服。

【主治】胸中心下结积,饮食不消。

【方论选录】《千金方衍义》:小陷胸用半夏、黄连、栝楼实以涤胸中痰垢,大陷胸用大黄、芒消、甘遂以散心下结硬。此以食积仓廪而蕴热,故于小陷胸中除去半夏,参入大陷胸中大黄,乃革去大小二字,仅取陷胸之名,以除水谷陈气,而与有形坚积略无干预也。

76184 陷胸汤(《千金翼》卷十九)

【组成】大黄一两　栝楼二两　甘草二两　甘遂一两　黄连六两

【用法】上㕮咀。以水五升,煮取二升五合,分三服。

【主治】胸中心下结坚,食饮不消。

76185 陷胸汤

《圣惠》卷十五。为《伤寒论》"小陷胸汤"之异名。见该条。

76186 陷胸汤

《儒门事亲》卷十二。为《伤寒论》"大陷胸汤"之异名。见该条。

76187 陷胸汤(《诚书》卷八)

【组成】枳实　玄明粉　瓜蒌霜　桔梗　甘草　紫苏　茯苓　陈皮　杏仁

【用法】加韭汁,灯心,水煎服。

【主治】痰食壅滞。

76188 陷胸散(《普济方》卷一五二引《圣惠》)

【组成】大黄一两半　甘草半两　枳实半两(去瓤)

【用法】上为末。每服三钱,水七分盏,煎三两沸,温温和滓服。汗出为度。六日内多使此散,如无证不用。

【主治】热病喘急,及心胸闷结,喘不定。

76189 陷胸散(《圣济总录》卷二十二)

【组成】前胡(去芦头)　甘遂(麸炒)　甜葶苈(隔纸炒)　大黄(剉,微炒)　杏仁(汤浸,去皮尖双仁,麸炒)　马牙消(研)各一两

【用法】上为末。每服一钱匕,生姜蜜水调下,更看虚实加减。

【主治】伤寒结胸,伏阳在里,心下坚硬,按之则痛。

76190 陷胸青龙汤(《圣济总录》卷二十二)

【组成】牵牛子(微炒)一两半　人参三分　陈橘皮(汤浸去白,焙)半两　桂(去粗皮)　槟榔(剉)各一分　大黄(剉,醋炒)半两　朴硝半两

【用法】上为粗末。每服五钱匕,水一盏半,入生姜半分(拍碎),同煎至七分,去滓,食前温服。

【主治】伤寒结胸,毒气内盛,手足逆冷,腹胀,喘息急,大便不通。

76191 陷胸泻心汤(《重订通俗伤寒论》)

【组成】栝蒌仁四钱　仙半夏一钱五分　小川连八分　小枳实　青子芩各一钱　淡竹茹三钱

【用法】水煎,去滓,入生姜汁二滴,竹沥二瓢,冲服。

【功用】豁痰降火。

【主治】痰躁。火痰郁遏胸隔,咳嗽不爽,胸中气闷,夜不得眠,烦躁不宁者。

76192 陷胸承气汤(《重订通俗伤寒论》)

【组成】瓜蒌仁六钱(杵)　小枳实一钱　半生川军二钱　仙半夏三钱　小川连八分　风化消一钱半

【功用】开肺通肠。

【主治】痰火结闭,肺气失降,大肠之气痹,胸膈痞满而痛,甚则神昏谵语,腹满便闭。

【方论选录】此方君以蒌仁、半夏辛滑开降,善能宽胸启膈;臣以枳实、川连苦辛通降,善能消痞泄满;然下既不通,必壅于上,又必佐以硝、黄咸苦达下,使痰火一齐通解。

娱

76193 娱亲汤(《辨证录》卷十二)

【组成】熟地一两　白术一两　甘草一钱　人参五钱　杜仲五钱　山药五钱

【用法】水煎服。

【主治】妇人脾肾两亏,小腹作痛,胎动不安,如下坠之状。

难

76194 难产散(《慎斋遗书》卷十)

【组成】人参　炮姜　肉桂

【用法】水煎服。

【主治】难产。

76195 难产散(《慎斋遗书》卷十)

【组成】兔骨髓一个　麝香三分　母丁香一粒　乳香三分

【用法】共为末,和丸,阴干。临产酒服一丸。

【主治】难产。

76196 难产散(《慎斋遗书》卷十)

【组成】鱼胶五钱(炒成珠)　穿山甲二钱(用背脊者,炒成珠)

【用法】上为末,滚酒送下。

【主治】难产。

76197 难产夺命丹(《医林绳墨大全》卷九)

【组成】好鱼鳔不拘多少(用香油灯火上众手捻烧,令焦色存性,碾成细末,取一钱)　麝香三厘(研入末内)

【用法】上药拌匀。再以蜡调服,自然易产;如再迟阻,少顷刻一服,即效。

【主治】难产坠下,服药犹迟者。

预

76198 预防汤(《良朋汇集》卷四)

【组成】黄连一钱五分　生犀角　鼠黏子(炒,研)　山豆根各一钱　密蒙花八分　苦参七分　升麻三分　红花子十粒

【用法】水一钟半,煎至八分,于痘疹未出时空腹服之。

【功用】预防小儿痘疹,毒少者可使不出,毒多者亦能减轻。

76199 预固丸

《奇效良方》卷十二。为《圣济总录》卷三十七"豫固

丸”之异名。见该条。

76200 预知丸(《普济方》卷三九六引《傅氏活婴方》)

【组成】预知子一钱(去壳,别研) 诃子二钱(煨去核) 木香半钱 白附子半钱 海金沙半钱(炒) 石决明二钱(煅研) 肉豆蔻一钱

【用法】上为末,冷水滴丸如绿豆大。每服二十丸,藿香汤送下。

【主治】一切痢疾。

76201 预服散

《外台》卷三十四引《小品方》。为原书同卷“甘草散”之异名,见该条。

76202 预知子丸(《局方》卷五)

【异名】镇心丸(《御药院方》卷六)。

【组成】枸杞子(净) 白茯苓(去皮) 黄精(蒸熟) 朱砂(研,水飞) 预知子(去皮) 石菖蒲 茯神(去木) 人参(去芦) 柏子仁 地骨皮(去土) 远志(去心) 山药各等分

【用法】上为细末,炼蜜为丸,如龙眼核大,更以朱砂为衣,每服一丸,细嚼,人参汤送下,不拘时候。

【主治】心气不足,志意不定,神情恍惚,语言错妄,松悸烦郁,愁忧惨戚,喜怒多恐,健忘少睡,夜多异梦,寤即惊魇,或发狂眩,暴不知人。

76203 预知子膏

《本草纲目》卷十八。为《圣惠》卷二十四“乳香煎”之异名。见该条。

76204 预制金枪药(《梅氏验方新编》卷六)

【组成】雄猪油一斤四两(熬化去滓) 松香六两(熬化去滓) 轻粉四两(炒研) 黄蜡六两(熬化去滓) 樟脑三两(研) 麝香六分 冰片六分 没药 乳香各一两(去油) 真血竭 儿茶各一两

【用法】研极细末,先将黄蜡、松香、猪油熬化待冷,入前药拌匀,瓷瓶收贮,勿令泄气,待用。敷伤处。

【功用】止血,止痛,不作脓。

【主治】刀斧伤,跌扑打碎。

76205 预服万灵丹(《赤水玄珠》卷二十七)

【组成】升麻(小者)三钱 葛根三钱 甘草三分 紫草茸一两 蝉蜕 僵蚕(洗) 连翘 白附子(炒)各三钱 山豆根五钱 全蝎(去毒)十枚 雄黄一钱半 麝香一钱 蟾酥一钱(好酒煮化)

【用法】上为细末,和拌为丸,如皂角子大。每服一丸,紫草汤送下。

【主治】痘疹初发热者。

76206 预备夹棍方(《种福堂方》卷四)

【异名】小金莲方。

【组成】乳香 没药各(去油)一钱 蓖麻仁(炒) 川乌 草乌各五钱

【用法】上为末,将肥皂二十个,去弦及内外筋膜,同药捣极烂,在夹棍先一日做四饼,敷两拐骨过夜,次日洗去,任夹无妨。如治妇人金莲,敷在足骨上过一夜,次日洗去,骨软如绵。

【功用】预防夹棍及裹足伤。

76207 预备金疮散(《外台》卷二十九引《深师方》)

【异名】干姜散(《圣惠》卷六十八)。

【组成】干姜 甘草(炙) 桂心各一两 当归三两 芎䓖四两 蜀椒三两(汗)

【用法】上为散。每服方寸匕,以酒送下,一日三次。

【主治】金疮。

76208 预解胎毒饮(《医学正印》)

【组成】生甘草一钱 怀生地四钱 连翘二钱 黄连一钱(酒炒) 玄参二钱 瓜蒌根二钱 木通一钱 贝母二钱(去心) 牡丹皮一钱五分 金银花四钱 荆芥穗一钱 羚羊角五分(磨汁入药中二十匙)

【用法】上用河水二钟,煎八分,孕妇空心饥时服。

【主治】预防小儿脐风、撮口,痘毒之患。

能

76209 能消丸(《圣济总录》卷一四一)

【组成】威灵仙(去苗土)十两 木香 防风(去叉)各二两

【用法】上为末,炼蜜为丸,如梧桐子大。每服五十丸,荆芥汤送下,不拘时服。

【主治】五痔肿痛,下血不止,或荣卫滞涩,身体疼痛,大便风秘不通。

76210 能消丸(《圣济总录》一四一)

【组成】威灵仙(净洗,麸炒) 蝉壳(净洗去土足,焙干)各一两

【用法】上为末,醋面糊丸,如梧桐子大。每服二十丸至三十丸,米饮送下。

【主治】痔疮。

76211 能消丸(《圣济总录》卷一四三)

【组成】威灵仙(去苗土)四两 卷柏(去根) 防风(去叉) 猬皮(烧灰存性) 阿胶(炙燥)各半两 糯米(炒)一合

【用法】上为末,炼蜜为丸,如梧桐子大。每服十丸,加至二十丸,人参汤送下,一日三次,不拘时候。

【主治】痔疾疼痛,如锥刀刺不可忍。

桑

76212 桑酒(《外台》卷二十引《古今录验》)

【组成】桑枝(并心皮,细剉)

【用法】上以水八升,煮取四升,以四升米酿酒。每服一升。

【主治】水病。不下则满溢,下之则虚竭,还复,十无一活。

76213 桑煎(《外台》卷十八引《近效方》)

【组成】桑条二两

【用法】上细剉如豆大。以水一大升,煎取三大合,每服半大合,空腹时当茶或羹粥饮。

【主治】水气袭肺,肺气壅肿,兼风气者。

【方论选录】桑枝性平,不冷不热,疗遍体风痒干燥,脚气风湿,四肢拘挛,上气眼晕,肺气咳嗽,消食,利小便。久服轻身,悦耳目,令人光泽;兼疗口干,可以常服。

76214 桑木灸(《串雅外编》卷二)

【组成】干桑木

【用法】将桑木劈成细片，扎作小把，燃火吹息，患处每吹灸片时，以瘀肉腐动为度，内服补托药。

【功用】未溃者则拔毒止痛，已溃则补接阳气。火性畅达，通关节，去风寒。

【主治】痈疽发背不起发，或瘀肉不腐溃；及阴疮瘰疬，流臁注，臁疮，顽疮，恶疮，久不愈者。

76215 **桑仁粥**（《药粥疗法》引《粥谱》）

【组成】桑椹子20~30克（鲜者30~60克） 糯米2两 或加冰糖少许

【用法】先将桑椹浸泡片刻，洗净后与米同入砂锅内煮粥，粥熟加冰糖稍煮即可。每日二次，空腹食之，5~7天为一疗程。

【功用】补肝滋肾，养血明目。

【主治】肝肾血虚，头晕目眩，视力减退，耳鸣腰酸，须发早白，及肠燥便干。

【宜忌】煮粥忌用铁锅，以砂锅为好；桑椹以紫者为佳，红者次之，青者不可用；平素大便稀溏或泄泻者不宜服。

【方论选录】桑椹味甘性寒无毒，入肝肾经，有滋补肝肾，养血明目作用。用于头晕目暗，失眠贫血，腰膝酸软，须发早白，及老人便秘。

【现代研究】据近代研究，桑椹含糖、鞣酸、苹果酸，及维生素B_1、B_2、C、A、D和胡萝卜素。桑椹油的脂肪酸主要由亚油酸、油酸和少量硬脂酸组成。药理实验认为，桑椹在胃中能补胃液的缺乏，以增强胃的消化能力；入肠能刺激肠黏膜，增加肠蠕动，使肠液分泌增加。

76216 **桑乌丸**（《经验广集》卷三）

【组成】何首乌一斤（料豆一升合煮，晒干） 桑叶二斤（陈酒拌透，晒干） 侧柏叶二斤（晒干） 女贞子半斤 芝麻半升

【用法】上为末，炼蜜为丸，如梧桐子大。每服三钱，空心滚汤送下。

【功用】降火清目，补肾健步。

76217 **桑心汤**（《圣济总录》卷一四七）

【组成】桑木心（剉）二斗

【用法】上于釜中，以水五斗，煮取二斗，澄清，再用微火煎取五升。旦服五合。吐出蛊毒即愈。

【主治】中蛊吐血。

76218 **桑艾煎**（《医统》卷六十一）

【组成】大桑叶十个 大艾叶十个 黄连三钱 倍子二钱 朴消二钱

【用法】上剉。用水一大盏煎，去滓，加铜绿末三四分搅匀，以绵蘸温水洗。

【主治】一切火眼，热眼烂弦，及风眼。

【加减】如非烂弦，减去铜绿。

76219 **桑叶方**（《普济方》卷三九八）

【组成】黄皮桑叶二升

【用法】上用水煎，带温以布盛罨小儿肛门，轻手按入，次用门臼中细尘，绵蘸扑之。

【主治】小儿脱肛。

76220 **桑叶汤**（方出《圣惠》卷四十七，名见《普济方》卷二〇一）

【组成】桑叶一握 扁竹一握

【用法】上细剉。以水二大盏，煎至一大盏，去滓，温温分为三服，如人行三二里再服。

【主治】霍乱，吐泻不定。

76221 **桑叶汤**（方出《临证指南医案》卷八，名见《杂病源流犀烛》卷二十二）

【组成】桑叶 丹皮 夏枯草 黑山栀 川贝 苡仁

【主治】阳升不交于阴，目珠赤痛，竟夕无寐。

76222 **桑叶饮**（《圣济总录》卷三十九）

【组成】桑叶一大握（切）

【用法】上以水一盏，煎取七分。顿服。

【主治】霍乱吐利，心烦闷不止；及乳石发转筋，不吐不下，气急。

76223 **桑叶散**（《幼幼新书》古籍本卷二十八引相漹方）

【组成】人参 白茯苓 藿香 干姜（焙）各等分

【用法】上为末。小儿泻，每服半钱，桑叶汤调服；大人泻，每服一钱。

【主治】小儿虚滑泄泻，频数不止。

【备考】方中干姜，人卫本作“干葛”。

76224 **桑叶散**

《普济方》卷二七二。为《证类本草》卷十三引《经验后方》“绿云散”之异名。见该条。

76225 **桑叶煎**（《圣济总录》卷八十四）

【组成】白桑木（用生白椹者，采取软条或带叶者亦得，细剉）一石

【用法】上纳大釜中，以水一石，煎至五斗，更添水五斗，以慢火煎令常沸，再减至五斗，去滓澄清，纳净釜中，更煎至二斗，滤去滓，纳锅中，慢火熬成膏，约至二升，如稠饧即止，倾入通油瓷瓮内收藏。每日取一匙头，空心含化之；如呕逆不下，亦可和粥食之。

【主治】脚气，曾用诸方蘸脚后。

76226 **桑叶煎**（《仙拈集》卷二）

【组成】桑叶（霜后取）

【用法】上煎水，洗眼。

【主治】迎风流泪，并眼目赤肿翳障、疼痛诸疾。

76227 **桑叶膏**（《普济方》卷三九五）

【组成】水银 硫黄各一钱（同研黑） 丁香 槐花（蜜炙炒） 藿香叶 腊茶各十分 滑石三钱

【用法】上为末，炼蜜为丸，如鸡头子大。三岁儿每服一丸，煎桑叶汤，食前化下。

【主治】小儿伏热，吐泻烦渴，腹疼肢冷。

【备考】本方方名据剂型，当为“桑叶丸”。

76228 **桑白汁**（《圣济总录》卷一八一）

【组成】新桑根白皮不以多少（细剉）

【用法】上取其自然汁，涂于儿口内。如无新桑根白皮，取干者一两，细剉，用水一盏，煎至半盏，放温，涂儿口内。

【主治】小儿脾热，乳食不下，胸膈痞闷，涎溢不收。

76229 **桑白散**

《普济方》卷二八四。为《直指》卷二十二“桑皮散”之异名。见该条。

76230 **桑白散**（《银海精微》卷下）

【异名】桑皮汤（《杂病源流犀烛》卷二十二）。

【组成】桑白皮 元参 升麻 杏仁 旋覆花 赤芍药 菊花 葶苈 防风 黄芩 枳壳 甘草（炙）各一两

【用法】上加生姜三片,用水一钟半,煎至八分,食远温服。

【主治】肺气壅塞,邪热上攻眼目,白睛肿胀,日夜疼痛,心胸烦闷。

76231 **桑白散**(《眼科全书》卷六)

【组成】桑白　杏仁　玄参　防风　升麻　赤芍　葶苈

【用法】水煎,食远服。

【主治】肺经热盛,眼白仁肿胀。

76232 **桑皮汤**

《杂病源流犀烛》卷二十二。为《银海精微》卷下"桑白散"之异名。

76233 **桑皮汤**(《妇科玉尺》卷二)

【组成】桑皮　茯苓　橘红　白术　木瓜　秦艽

【用法】水煎服。

【主治】妊娠腹胀痛。

76234 **桑皮豆**(《鸡峰》卷十九)

【组成】赤小豆一升　桑白皮二两

【用法】上以水同煮至软烂,去桑白皮,只服吃赤小豆,未已再服。

【主治】水肿,小便不利,疾轻者。

76235 **桑皮饮**(《直指》卷十七)

【组成】桑白皮(炒)　青皮　陈皮　槟榔(制)　枳壳　赤茯苓　青木香　当归　川芎　石韦(炙,去毛)　羌活各一分　牵牛(炒,末)　半夏(制)　葶苈(炒香)　甘草(炙)各一分半

【用法】上㕮细。每服三钱,加姜四片,用水煎服。

【主治】肺间积水,头面浮肿。

76236 **桑皮饮**(《准绳·类方》卷八)

【组成】桑白皮二钱　干葛　柴胡　黄芩　玄参各一钱　地骨皮　天门冬　麦门冬各一钱半　甘草　木通各四分

【用法】上加生姜三片、葱一寸,用水二盏,煎八分,食远服。取微汗。

【主治】皮肤痛,不可以手按。

76237 **桑皮饮**(《寿世青编·病后调理服食法》)

【组成】桑根白皮四两

【用法】上和米四合,煮烂食之。

【主治】水肿,腹胀喘急。

76238 **桑皮散**(《直指》卷八)

【组成】脑荷　北桔梗　川芎　防风　桑白皮(炒)　黄芩　北前胡　柴胡　紫苏　赤茯苓　枳壳(制)各一分　甘草(炙)一分半

【用法】上㕮细。每服三钱,加生姜、大枣,水煎服。

【主治】上焦有热,壅血腥闷,嗽声连并,气不得透。

76239 **桑皮散**(《直指》卷二十二)

【异名】桑白散(《普济方》卷二八四)。

【组成】桑白皮(新者)一两　苦参　槐花　天花粉(晒)各半两

【用法】上为细末。干掺。仍煎苦参、桑白皮汤盪洗。

【主治】疮口有热,攻焮作痛,赤烂淫汁。

【加减】疮口痒者,加槟榔、轻粉。

76240 **桑皮散**(《医学入门》卷八)

【组成】桑白皮　郁李仁各一钱　赤茯苓二钱　木香　防己　大腹皮各五分　苏子　木通　槟榔　青皮各七分半

【用法】上为散,加生姜,水煎服。

【主治】脚气感发,两脚浮肿,小便赤涩,腹胁胀满,气急,坐卧不得。

76241 **桑皮煎**(《仙拈集》卷二)

【组成】桑白皮(炒)八钱

【用法】上水煎,早、晚温服。

【主治】鼻不闻香臭。

【宜忌】忌椒辛鱼腥。

76242 **桑朴汤**(《医醇賸义》卷四)

【组成】桑皮二钱　厚朴一钱　橘红一钱　半夏一钱　茯苓二钱　沉香五分　苏子一钱五分　杏仁三钱　蒌皮二钱　贝母二钱　郁金二钱　佛手五分

【用法】上加生姜三片,水煎服。

【主治】肺痹。烦满,喘而呕者。

76243 **桑耳丸**(《外台》卷八引《范汪方》)

【组成】桑耳二两　巴豆一两(去皮)

【用法】上捣和,以枣肉为丸,如麻子大。每服一丸,不下,服二丸。病下即止。

【主治】留饮宿食。

【宜忌】忌野猪肉、芦笋。

76244 **桑耳丸**(《圣济总录》卷一五一)

【组成】桑耳　菴蕳子　桂(去粗皮)　芎䓖　人参　牛膝(去苗,酒浸,切,焙)　赤茯苓(去黑皮)　白芍药各一两半　大黄(剉,炒)一两　生干地黄(焙)一两　甘草(炙)半两

【用法】上为末,炼蜜为丸,如梧桐子大。每服二十丸,空腹温酒送下。

【主治】室女月水不利,或来或止,不得宣通,脐腹攻痛。

76245 **桑耳汤**(《圣济总录》卷一五一)

【组成】桑耳(炙)一两　当归(切,焙)　芍药　桂(去粗皮)　大黄(剉,炒)各半两　枳壳(麸炒,去瓤)　瞿麦穗各一两

【用法】上为粗末。每服三钱匕,水一盏,煎至六分,去滓,温服,一日二次。

【主治】室女月水不通。

76246 **桑耳汤**(《圣济总录》卷一五二)

【组成】桑耳(微炒)三分　芍药　黄耆　干熟地黄(焙)　阿胶(炙燥)各一两　蛇黄(煅,醋淬五遍,烧末)　蒲黄(微炒)　白垩(煅赤)各一两半

【用法】上为粗末。每服三钱匕,水一盏半,入豉半合,煎至八分,去滓,食前温服,一日三次。

【主治】妇人虚损,或房室无忌,带下赤白。

76247 **桑耳饮**(《圣济总录》卷一六一)

【组成】桑耳(微炙)　芍药　地榆　茜根　牛角腮(烧灰)　阿胶(炙令燥)各一两　艾叶　鸡苏各三分　白龙骨二两

【用法】上为粗末。每服二钱匕,水一盏,煎至七分,去滓,温服,早晨、日午、夜卧各一次。

【主治】产后下血不止。

76248 **桑耳散**(《圣惠》卷六十)

【组成】桑耳(微炙)　枳壳(麸炒微黄,去瓤)　木贼

当归(剉碎,微炒) 槐鹅(微炙)各一两

【用法】上为细散。每服二钱,食前以粥饮调下。

【主治】肠风下血,风毒气攻注,大肠疼痛。

76249 **桑耳散**(《圣惠》卷七十二)

【组成】桑耳一两 菴蕳一两 牛膝一两半(去苗) 赤芍药一两 土瓜根一两 赤茯苓一两 牡丹一两半 桂心一两半 芎䓖一两 川大黄一两半(剉,微炒) 生干地黄一两 甘草半两(炙微赤,剉)

【用法】上为细散。每服二钱,空腹及晚食前以温酒调下。

【主治】妇人月水不调,脐下疠痛,不多嗜食。

76250 **桑耳散**(《圣惠》卷七十二)

【组成】桑耳(微炒) 牡蛎粉 龙骨 当归(剉,微炒) 白芍药各一两 黄芩半两 甘草半两(炙微赤,剉)

【用法】上为细散。每服二钱,食前以粥饮调下。

【主治】妇人大便下血,小腹中切痛不止。

76251 **桑耳散**(《圣惠》卷七十三)

【异名】桑耳续断散(《圣济总录》卷一五二)。

【组成】桑耳一两(微炒) 丹参一两 续断三分 芎䓖三分 柏叶三分(炙微黄) 熟艾三分(焙微黄) 鹿茸一两(去毛,涂酥炙微黄) 牡蛎一两(烧为粉) 地榆三分(剉) 阿胶一两(炙令黄燥) 刺蓟根三分 龟甲一两(涂醋炙令黄) 赤石脂一两 当归三分(剉,微炒) 槲叶一两 熟干地黄一两 牛角腮一两(炙令微黄)

【用法】上为细散。每服二钱,食前以温酒调下。

【主治】妇人赤白带下,无问远近。

【备考】方中龟甲,《圣济总录》作"鳖甲"。

76252 **桑耳散**(《圣惠》卷七十三)

【组成】桑耳一两(微炒) 白芍药二分 黄耆二两(剉) 肉豆蔻一两(去壳) 阿胶一两(捣碎,炒令黄燥) 熟干地黄一两 当归一两(剉,微炒) 蒲黄半两 桔梗一两(去芦头)

【用法】上为细散。每服二钱,食前以粥饮调下。

【主治】妇人赤白带下。

76253 **桑耳散**(《圣惠》卷七十三)

【异名】桑黄散(《鸡峰》卷十五)。

【组成】桑黄一两(微黄) 鮀甲一两(炙微炒黄) 当归三分(剉,微炒) 乌贼鱼骨一两(烧灰) 白芍药一两 禹余粮二两(烧,醋淬七遍) 干姜三分(炮裂,剉) 吴茱三分(汤浸七遍,焙干,微炒) 白石脂一两

【用法】上为细散。每服二钱,食前以粥饮调下。

【主治】妇人风冷伤于冲任之脉,经络虚损,致成白带。

76254 **桑耳散**(《圣惠》卷七十三)

【组成】桑耳二两(微炙) 阿胶一两(捣碎,炒令黄燥) 茜根一两(剉) 熟干地黄二两

【用法】上为细散。每服二钱,以粥饮调下,不拘时候。

【主治】妇人崩中,下血不止,渐致虚困黄瘦。

76255 **桑耳散**(《圣惠》卷七十九)

【组成】桑耳三分 菴蕳子一两 牛膝一两(去苗) 赤芍药三分 赤茯苓一两 延胡索一两 桂心三分 芎䓖一两 泽兰三分 生干地黄一两

【用法】上为细散。每服二钱,食前以温酒调下。

【主治】产后经络不调,脐下疼痛。

76256 **桑耳散**(《圣济总录》卷一五二)

【组成】桑耳(剉碎)二两 鹿茸(酒浸,炙,去毛)一两

【用法】上为散。每服二钱匕,温酒或米饮调下,空心、日晚各一次。

【主治】妇人漏下赤白,日久不止。

76257 **桑耳散**(《鸡峰》卷十五)

【组成】麝香一钱 晚蚕沙三分 桐皮二两 桑耳半两

【用法】上为散。每服二钱,以热酒调下,不拘时候。

【主治】妇人崩中,下血不止,渐加虚困黄瘦。

76258 **桑耳粥**(《圣济总录》卷一九〇)

【组成】桑耳四两 米三合

【用法】上以水三升,煎桑耳,取汁二升,着盐、椒、葱,投米煮粥,空腹食之。

【主治】痔疮,下血不止。

76259 **桑尖汤**

《类证治裁》卷五。为《杂病源流犀烛》卷十三"沈氏桑尖汤"之异名。见该条。

76260 **桑虫丸**(《慈幼新书》卷七)

【组成】桑虫一条(捣烂) 麝香 朱砂各五厘

【用法】上为丸,如绿豆大。每服二三丸,薄荷汤送下。

【主治】小儿惊风时,不省人事。

76261 **桑虫浆**(《张氏医通》卷十五)

【组成】生桑树内虫一二枚

【用法】上蒸熟酒酿,捣绞,顿服之。

【主治】痘疮。气虚毒盛,白陷不起。

76262 **桑花饮**(《洞天奥旨》卷八)

【组成】干桑叶五钱 生甘草三钱 瓜蒌二钱 当归五钱 榆树皮二钱 荆芥二钱 紫花地丁五钱

【用法】上用水煎汁一碗,饥服。服后饮酒,令微醉。

【主治】各种疔疮。

76263 **桑杏汤**(《疡医大全》卷二十七)

【组成】桑白皮八钱 朴消一两 乳香 杏仁各二钱

【用法】上以水五大碗,先煎桑、杏至三碗,再入乳、消,封口化尽,先熏后洗。

【功用】小脚,使足大能小,其软如绵。

76264 **桑杏汤**(《温病条辨》卷一)

【组成】桑叶一钱 杏仁一钱五分 沙参二钱 象贝一钱 香豉一钱 栀皮一钱 梨皮一钱

【用法】上以水二杯,煮取一杯,顿服之。重者再作服。

【功用】清气分之燥。

【主治】秋感燥气,右脉数大,伤手太阴气分者。

【方论选录】《方剂学》:方中以桑叶、豆豉宣肺散邪,以杏仁宣肺利气,沙参、贝母、梨皮润肺止咳,栀子清泄胸膈之热。诸药合用,共奏清宣温燥,润肺止咳之效。

76265 **桑连散**(《麻科活人》卷四)

【组成】绿豆粉 桑白皮(蜜蒸) 苦参各五钱 黄连 天花粉各二钱

【用法】上为末。每服三四茶匙,白汤送下。

【主治】麻疹后,余毒未清,留滞肺经,致成肺痈,吐如黄脓者。

76266 **桑条煎**(《医统》卷六十一)

【组成】桑条

【用法】二三月间采嫩条，暴干，净器内烧过，令火自灭，或成白灰，每用三钱，滚水一大碗，泡打转，候澄清，倾汁于别处。以新绵洗目，每日洗一度。药冷于重汤内令热。

【主治】目内障外翳，及赤脉昏涩。

76267 **桑枝方**（《外科精要》卷下）

【异名】桑枝汤（《医学纲目》卷十八）、桑枝散（《疮疡经验全书》卷九）、桑枝煎（《景岳全书》卷六十四）

【组成】嫩桑枝（细切，炒）一升

【用法】上以水三升，煎取一升，日服五七剂，多服更妙。

【主治】❶《外科精要》：疮疡口渴。❷《济阳纲目》：诸风臂痛。

76268 **桑枝汤**（《圣惠》卷二十五）

【组成】桑枝　柳枝　椒枝　杉枝　槐枝各一斤（细剉）　白矾三两　盐三两

【用法】上以水三斗，煎取一斗五升，滤去滓，入白矾及盐，搅令冷热得所，淋洗痛处，汤冷更暖过用之。

【主治】风毒攻手足疼痛，或有赤肿，皮肤不仁。

76269 **桑枝汤**（《圣济总录》卷十八）

【组成】桑枝　柳枝　槐枝　枸杞根　黄荆根　羚羊角（镑）各一两

【用法】上并生用，剉如麻豆大。每用五钱匕，以水一盏半，煎取七分，去滓，以送服乌蛇丸十至十五丸，一日二次。

【主治】大风癞疾。

【宜忌】服药时，身体皮肤痒痛，不得搔抓，宜避风；疾稍退，终身禁房室，及忌动风物。

76270 **桑枝汤**（《圣济总录》卷一三六）

【组成】桑枝（切）　槐枝（切）各一升

【用法】上以水一斗，煮取七升，去滓淋洗。

【主治】风毒攻肌肉，皮肤浮肿，或在脚，或在手。

76271 **桑枝汤**

《医学纲目》卷十八。为《外科精要》卷下“桑枝方”之异名。见该条。

76272 **桑枝汤**（《普济方》卷三〇一）

【组成】桑枝二握（剉）　葱二握

【用法】上以水三升，煎至二升，去滓，稍热浴疮上。

【主治】阴疮。

76273 **桑枝散**

《疮疡经验全书》卷九。为《外科精要》卷下“桑枝方”之异名。见该条。

76274 **桑枝煎**（《外台》卷十四引《张文仲方》）

【异名】扶桑煎（《惠直堂方》卷二）。

【组成】桑枝（剉，不用全新嫩枝）一大升

【用法】上以水一大斗，煎取二大升，夏月沉井中。每服一盏，空腹时服，服尽又煎。

【主治】❶《外台》引《张文仲方》：偏风及一切风。❷《惠直堂方》：风热臂痛。

76275 **桑枝煎**（《圣惠》卷二十一）

【组成】桑枝（剉）三升　黑豆一升　附子五两　茄子根（剉）一升（上四味，以水三斗，煎至一斗，滤去滓，再煎取五升，入后药末）　石斛二两（去根，剉）　天雄二两（炮裂，去皮脐）　天麻二两　芎䓖二两　牛膝二两（去苗）　桂心二两（上六味为末）

【用法】将后药末入于前药汁中，于银锅内以慢火熬，用柳木篦不停手搅，候如膏，盛于瓷合内。每服一茶匙，空心、夜晚以热酒调下。

【主治】风，脚膝软弱。

76276 **桑枝煎**（《圣惠》卷二十四）

【组成】桑枝十斤（剉）　益母草三斤（剉）

【用法】上以水五斗，慢火煎至五升，滤去滓，入小铛内，熬为膏。每服半合，夜卧时以温酒调服。

【主治】紫癜风。

76277 **桑枝煎**（《脚气治法总要》卷下）

【组成】桑枝（如箭直者，细剉，熬令微黄）三斗　白蜜三合　黄明胶一两（炙）

【用法】上以水六斗，煎桑枝取三斗，去滓，再以重汤煎取二升，下白蜜、黄明胶收膏，入瓷器中封贮之。每服一匙，以开水或无灰酒化服。

【主治】脚气，四肢拘挛，遍体风痒干燥，咳嗽上气。

76278 **桑枝煎**

《景岳全书》卷六十四。为《外科精要》卷下“桑枝方”之异名。见该条。

76279 **桑枝膏**（《活人方》卷六）

【组成】青桑枝（取朝东者，剉碎，晒一周）不拘多少

【用法】上用河水、井水各半，熬膏至滴水成珠不散，略用熟白蜜收贮，早、晚空心用史国公酒调服。

【功用】❶《活人方》：滋肾益阴，祛风润燥。❷《中药成方配本》：祛风宣络。

【主治】❶《活人方》：痛风，肝虚血少，风热风盛者。❷《中药成方配本》：肢节酸痛。

【备考】《中药成方配本》本方用法：鲜桑枝用水煎透，去滓滤清收汁，加白砂糖收膏。每服五钱，一日二次，开水冲服。

76280 **桑枣酒**（《仙拈集》卷二）

【组成】桑叶（九月经霜者，阴干）　红枣各一斤　好酒五斤

【用法】上药入坛内，煮二炷香。空心服三小钟。不可多饮。

【主治】虚劳痰嗽。

76281 **桑根汤**（《医心方》卷八引苏敬方）

【组成】桑根白皮五升　大豆五升

【用法】上以水三斗，煮取三升，去滓，分三次服。

【主治】脚气。通身体满，小便涩，上气，心下淡水，不能食，食则胀满者。

76282 **桑根汤**

《千金翼》卷十七。为方出《外台》卷十一引《肘后方》，名见《普济方》卷一七七“桑根白皮汤”之异名。见该条。

76283 **桑根散**（《普济方》卷三〇八引《十便良方》）

【组成】蒜（细，切）　桑根白皮（取汁）

【用法】将蒜细研，用桑根白皮汁调和。涂于咬伤处。

【主治】蜈蚣咬伤。

76284 **桑根煎**（《千金翼》卷八）

【组成】桑根白皮（细切）一斗　麻子仁三升

【用法】上用淳清酒三斗，煮得一斗，绞去滓，加大枣百

枚(去皮核),饴糖五升,阿胶五两,白蜜三升,复煎得九升;下干姜末、厚朴(阔二寸,长二尺)末、蜀椒末三味各一升,桂心长一尺二寸,甘草八两,蘖米末一升,干地黄四两,芍药六两,玄参五两为丸,如弹子大。每日服三枚。

【主治】妇人伤中,崩中绝阴,使人怠懒不能动作,胸胁心腹四肢满,而身寒热甚,溺血。

76285 桑柴饮(《温病刍言》)

【组成】桑叶　黄芩　法半夏各10克　柴胡　薄荷各5克　忍冬藤　连翘各12克

【用法】水煎服。

【功用】辛凉解表,和解少阳。

【主治】温热之邪入于半表半里,而仍偏表,寒热往来一日数作者。

76286 桑脂散(《普济方》卷三〇〇)

【组成】桑条(嫩枝)　鹅脂

【用法】上将桑条于铁上烧灰,收贮待用。用时以鹅脂调敷患处。

【主治】口吻疮。

76287 桑消煎(《仙拈集》卷二)

【组成】皮消六钱　桑皮八分

【用法】上用水一钟半,煎八分。冷定洗眼,一日数次。

【主治】火眼,并老年红花眼。

76288 桑粉丹(《洞天奥旨》卷九)

【组成】桑条(烧灰存性)三钱　轻粉一钱　雄黄一钱　贝母一钱

【用法】上各为末。用甘草、枸杞各三钱,煎汤一碗,先将疮口洗净(多浸一会),后用米醋少许将药末调稀,入疮口令满,频频换之,待刺去自生肌矣。

【主治】狐刺疮。生于手上,多由受竹木签伤皮破肉而成,疮内生有乱丝,疮外生有小刺,疼痛。

76289 桑菊饮(《温病条辨》卷一)

【组成】杏仁二钱　连翘一钱五分　薄荷八分　桑叶二钱五分　菊花一钱　苦梗二钱　甘草八分(生)　苇根二钱

【用法】上用水二杯,煮取一杯。一日二服。

【功用】《方剂学》:疏风清热,宣肺止咳。

【主治】太阴风温,但咳,身不甚热,微渴者。

【加减】二三日不解,气粗似喘,燥在气分者,加石膏、知母;舌绛,暮热甚,燥邪初入营,加元参二钱,犀角一钱;在血分者,去薄荷、苇根,加麦冬、细生地、玉竹、丹皮各二钱;肺热甚,加黄芩;渴者,加花粉。

【方论选录】《方剂学》:风温袭肺,肺失清肃,所以气逆而咳。受邪轻浅,所以身热不甚,口微渴。治当以辛以散风,凉以清肺为法。本方用桑叶清透肺络之热,菊花清散上焦风热,并作君药。臣以辛凉之薄荷,助桑、菊散上焦风热,桔梗、杏仁一升一降,宣肃肺气以止咳。连翘清透膈上之热,苇根清热生津止渴,用作佐药。甘草调和诸药,是作使药。诸药配合,有疏风清热,宣肺止咳之功。但药轻力薄,若邪甚病重者,处方时应酌情加减。

【备考】本方改为散剂,名"桑菊散"(见《全国中药成药处方集》重庆方)、"桑菊感冒散"(见《成方制剂》15册)。本方改为片剂,名桑菊感冒片(见《中药制剂手册》)。本方改为颗粒剂,名"桑菊感冒颗粒"(见《成方制剂》2册)。本方改为口服液剂,名"桑菊感冒合剂"(见《成方制剂》5册)。本方改为糖浆剂,名"桑菊感冒糖浆"(见《成方制剂》19册)。

76290 桑菊散

《全国中药成药处方集》重庆方。即《温病条辨》卷一"桑菊饮"改为散剂。见该条。

76291 桑黄丸

《普济方》卷三二八。为《圣济总录》卷七十一"补益桑黄丸"之异名。见该条。

76292 桑黄汤(《圣济总录》卷九十八)

【组成】桑黄(剉)　槲白皮(去粗皮,炙,剉)各一两半

【用法】上为粗末,每服三钱匕,水一盏,煎至七分,去滓。温服。

【主治】小便淋沥,出血疼痛。

76293 桑黄散(《圣惠》卷五十九)

【组成】桑黄一两(微炒)　地榆三分(剉)　黄连三分(去须,微炒)　当归一两(剉,微炒)　黄芩半两　甘草半两(炙微赤,剉)

【用法】上为粗散。每服三钱,以水一中盏,煎至六分,去滓温服,不拘时候。

【主治】血痢。日久不止,腹痛心烦。

76294 桑黄散

《鸡峰》卷十五。为《圣惠》卷七十三"桑耳散"之异名。见该条。

76295 桑麻丸(《同寿录》卷尾)

【组成】桑叶一斤(炒为末)　黑芝麻　糯米　黑豆各一升(同炒为末)　黑枣一斤(去核,煮熟)

【用法】上药同捣为丸。每服三钱,早、晚以酒或滚汤送下。

【功用】养血宽筋,温和血脉。

【主治】肢体瘫痪挛痹。

76296 桑麻丸

《医级》卷八。为《寿世保元》卷四引胡僧方"扶桑至宝丹"之异名。见该条。

76297 桑麻丸(《饲鹤亭集方》)

【组成】制首乌三斤　党参　桑叶(酒蒸)　黑芝麻各一斤　女贞子　白蒺　滁菊　杞子各十两　熟地八两　当归　牛膝各五两　茯苓二两五钱　麦冬　五味　蒙花各二两　望月砂　蝉衣　石决明　草决明各一两

【用法】上为蜜丸。每服三钱,空心淡盐汤送下。

【主治】男妇肝阴不足,眼目昏花;并治久嗽不愈,肌肤甲错,麻痹不仁。

76298 桑麻汤(《济阳纲目》卷一〇八)

【组成】麻叶　桑叶

【用法】上以泔煮,去滓。沐发七遍。

【功用】长发。

76299 桑楮汤(《圣济总录》卷八十四)

【组成】桑根白皮　楮白皮(均细剉,洗净)各一升

【用法】上为粗末。每服三钱匕,水一盏半,煎至八分,去滓。空腹温服,一日二次。

【主治】脚气虚肿,小便少。

76300 桑葛汤

《中医喉科学讲义》。为原书"除瘟化毒汤"之异名。见该条。

76301 **桑落酒**（年氏《集验良方》卷三）

【组成】糯米粉五升　白曲五斤　桑条末五斤（取桑枝法：于二三月看朝东桑树发芽时，收取嫩枝吊檐下阴下，寸断，以川蜜拌匀蒸之，阴干后又拌又蒸，如此三次，晒极干听用）。

【用法】将粉面以冷水和作饼子，用皮树叶包好，吊屋檐下，过七日取下，看内有菊花心听用。先用上熟糯米五斗，泡洗入甑内蒸熟，用桑条末五斤，前米曲二斤八两，共拌入饭内和匀，中按一窝，再以好酒洒上，不用火酒，过七日，即有酒浆潮来，再养一七日榨出，再入黄蜡一斤，装坛内密封，重汤煮过三炷香，取起任饮。

【功用】清心明目。

76302 **桑椹方**（《普济方》卷一九二）

【组成】桑椹子　楮皮

【用法】先将楮皮细切，以水二斗，煮取一斗，去滓，入桑椹重煮五升，以好糯米五升酿为酒。每服一升。

【主治】水胀。不下则满溢，水下则虚竭，还胀，十无一活。

76303 **桑椹汤**（《圣济总录》卷一五一）

【组成】桑椹　白茯苓（去黑皮）　牡丹皮　熟干地黄（焙）　桂（去粗皮）　芎䓖各一两

【用法】上为粗末。每服三钱匕，水一盏，煎七分，去滓，空心温服。

【主治】妇人月经不调，脐下疞痛。

76304 **桑椹酒**（《本草纲目》卷二十五）

【组成】桑椹（捣汁煎）

【用法】上同曲末如常法酿酒饮。

【功用】补五脏，明耳目。

【主治】水肿。不下则满，下之则虚，入腹则十无一活。

76305 **桑椹酒**（《本草纲目》卷三十六）

【组成】桑心皮（切）　桑椹

【用法】上以水二斗煮桑心皮，取汁一斗，入桑椹再煮，取五升，以糯米五升，酿酒饮。

【主治】水肿胀满。

76306 **桑椹散**（《圣惠》卷三十四）

【异名】揩齿桑椹散（《圣济总录》卷一二一）、桑椹子散（《普济方》卷七十）。

【组成】干桑椹子　川升麻　皂荚（盐水浸一宿，焙干）　生干地黄　槐白皮各一两

【用法】上细剉，用糯米饭溲为丸，以炭火烧令通赤，候冷，入麝香一分，都研令匀细。每日早晨及夜临卧时先以浆水漱口，后用揩齿。

【功用】揩齿常令光润白净。

76307 **桑椹膏**

《保命集》卷下。为原书同卷"文武膏"之异名。见该条。

76308 **桑椹膏**（《慎斋遗书》卷七）

【组成】桑椹不拘多少（取汁）　苍术

【用法】取桑椹汁，入苍术共熬，去滓成膏。

【主治】骨蒸。

【加减】肾气虚，加枸杞子四两（研末）；肺气虚，加人参一两。

76309 **桑榆散**（《洞天奥旨》卷十一）

【组成】地榆二钱　桑白皮二钱　羌活一钱　玄参三钱

【用法】上为细末。羊脂溶化调涂。

【主治】天火丹。因肾督脉中热毒，兼足太阳经风热，以致从脊背先起赤点，后则渐渐赤肿成片。

76310 **桑螺膏**（《直指》卷十四）

【组成】桑椇上缘桑螺子（烧存性，雨后佳）

【用法】上为末，以猪膏和涂。

【主治】脱肛。

76311 **桑木耳散**（《圣惠》卷六十）

【组成】桑木耳一两（微炒）　槐木耳一两（微炒）　猬皮一两（炙黄焦）　枳壳三两（麸炒微黄，去瓤）　当归一两（剉，微炒）　羌活一两

【用法】上为细散。每服二钱，食前以粥饮调下。

【主治】痔疾，肛边痒痛。

76312 **桑白皮丸**（《圣济总录》卷七十九）

【组成】桑根白皮（取上有白椹者，北阴下根白皮，剉，炙黄）二两　郁李仁（汤，去皮，炒）　商陆（微炙）　葶苈（纸上炒令紫色）　牵牛子（炒熟）　巴豆（清水煮一日，去皮心膜，出油尽）各一两

【用法】上为末，炼蜜为丸，如梧桐子大。每服十五丸，茶汤送下。利三五行即止。

【主治】水肿。

76313 **桑白皮丸**（《圣济总录》卷一五六）

【组成】桑根白皮二两（剉）　半夏（生姜汁浸一宿，焙）　阿胶（炒令燥）　人参各一两　丹砂（研）一分　甘草（炙）半两

【用法】上为末，糯米粥为丸，如鸡头子大。每服一丸，食后、临卧含化咽津。

【主治】妊娠咳嗽，痰盛喘逆。

76314 **桑白皮汤**（方出《医心方》卷二十八引《玉房秘诀》，名见《外台》卷三十四引《千金翼》）

【组成】桑根白皮（切）半升　干姜一两　桂心一两　枣二十枚

【用法】上以酒一斗，煮三沸，去滓，服一升。亦可用水煮。

【主治】❶《医心方》引《玉房秘诀》：女人伤于夫，阴阳过，患阴肿疼痛。❷《外台》引《千金翼》：诸妇人伤丈夫，苦头痛，欲呕而闷。

【宜忌】勿令汗出当风。

76315 **桑白皮汤**（《圣济总录》卷二十六）

【组成】桑根白皮（剉）　冬葵子　滑石各一两　甘草（炙，剉）半两　朴消一两半　青橘皮（去白，切，炒）一分

【用法】上为粗末。每服五钱匕，水一盏半，葱白五寸（切），煎至八分，去滓，食前温服。

【主治】伤寒小便赤涩似淋；膀胱风热。

76316 **桑白皮汤**（《圣济总录》卷二十六）

【组成】桑根白皮（剉）一两　大腹皮（剉）半两　枳实（去瓤，麸炒）　大黄（剉，炒）各二两

【用法】上为粗末。每服三钱匕，水一盏，入生姜一枣

大(拍碎),煎至六分,去滓。下朴消末半钱匕,空心温服。未通再服,以通为度。

【主治】伤寒五六日,大便不通,气喘。

76317 桑白皮汤(《圣济总录》卷四十八)

【组成】桑根白皮(剉,炒) 款冬花 麦门冬(去心,焙) 甘草(炙,剉) 干姜(炮)各一两 桂(去粗皮)二两 五味子 白石英(研)各一两一分

【用法】前七味为粗末,与白石英粉拌令匀。每服三钱匕,水一盏,枣五枚(擘破),煎至六分,去滓,一日三次温服。

【主治】肺气不足,胸痛牵背,上气失声。

76318 桑白皮汤(《圣济总录》卷五十八)

【异名】木香汤(《圣济总录》卷五十八)。

【组成】桑根白皮(剉,炒) 人参 黄耆(剉,炒) 草豆蔻(去皮)各一两 枳壳(去瓤,麸炒) 青木香 芍药 半夏(汤洗去滑) 槟榔(剉)各半两 桂(去粗皮)三分 枇杷叶(去毛,蜜炙)半两

【用法】上为粗末。每服五钱匕,用水一盏半,入生姜五片,煎取八分,去滓,温服。

【主治】消渴。饮水过多,心腹胀满。

76319 桑白皮汤(《圣济总录》卷五十八)

【组成】桑根白皮(剉) 人参 知母(切,焙) 麦门冬(去心,焙) 枇杷叶(去毛,微炙) 黄连(去须,剉,炒) 葛根(剉) 地骨皮(去土) 淡竹根(洗去土,暴干,剉)各半两

【用法】上为粗末。每服四钱匕,水一盏半,煎至一盏,去滓,食前服,一日二次。

【主治】消渴及心脏燥热,饮水无度。

76320 桑白皮汤(《圣济总录》卷六十五)

【组成】桑根白皮(剉) 紫苏(连茎叶) 知母(焙) 贝母(去心,炒) 款冬花 半夏(汤洗七遍,焙干) 五味子各一两 厚朴(去粗皮,生姜汁炙) 甘草(炙,剉) 人参各半两

【用法】上为粗末。每服三钱匕,水一盏,生姜三片,同煎至七分,去滓温服。一日三次。

【主治】咳嗽,胸满气急。

76321 桑白皮汤(《圣济总录》卷六十六)

【组成】桑根白皮(炙,剉) 麦门冬(去心,焙) 款冬花各一两 贝母(去心) 甘草(炙,剉) 黄明胶(炙令燥)各半两

【用法】上为粗末。每服三钱匕,水一盏,煎至八分,去滓温服,一日三次。

【主治】咳嗽,唾脓血痰涎。

76322 桑白皮汤(《圣济总录》卷六十六)

【组成】桑根白皮 苍术(去皮) 木通 桂(去粗皮) 当归(切,焙) 黄连(去须)各一两 草豆蔻(去皮)三枚 天雄(炮裂,去皮脐) 瞿麦穗 大腹 射干 牵牛子(炒)各一两半 桃仁(去皮尖双仁,炒)二十枚 郁李仁(去皮,炒)三分 吴茱萸(炒)半两

【用法】上剉,如麻豆大。每服五钱匕,水一盏半,入生姜七片,煮取八分,去滓,温服,不拘时候。

【主治】三焦咳嗽,面目虚浮,不得安卧,饮盛减食。

76323 桑白皮汤(《圣济总录》(人卫本)卷七十一)

【组成】桑根白皮(剉) 麦门冬(去心,焙)各一两半 桂(去粗皮) 甘草(炙,剉)各半两 陈橘皮(汤浸,去白,焙) 猪牙皂荚(酥炙,去皮)各一两

【用法】上为粗末,每服三钱匕,水一盏,入生姜半分(拍碎),煎至七分,去滓。温服,空心、晚食前各一次。

【主治】肺积息贲,气胀满,咳嗽涕唾脓血。

【备考】本方方名,原书文瑞楼本作"桑根白皮汤"。

76324 桑白皮汤(《圣济总录》卷七十八)

【组成】桑根白皮(炙令黄色,剉) 赤茯苓(去黑皮) 郁李仁(汤浸,去皮尖,麸炒,研)各二两 陈橘皮(汤浸,去白,焙)一两 海藻(洗去咸,炙)一两半 赤小豆(炒)半升

【用法】上为粗末。每服五钱匕,用水一盏半,煎取八分,去滓,温服,一日三次。

【主治】下痢后,脾胃虚弱,不能转输水气,致身肿胀满。

76325 桑白皮汤(《圣济总录》卷七十九)

【组成】桑根白皮(切)三两 射干 赤茯苓(去黑皮) 黄芩(去黑心) 白术各二两 泽漆(炙,剉) 防己 泽泻各一两

【用法】上为粗末。每服三钱匕,以水三盏,煮大豆一撮,至一盏半,去豆下药末,煎至七分,去滓,温服,一日二次,夜一次。

【主治】膀胱石水,四肢瘦者。

76326 桑白皮汤(《圣济总录》卷八十)

【组成】桑根白皮(炙黄色,剉)五两 吴茱萸(水浸一宿,炒干)二两 甘草(炙)一两

【用法】上㕮咀,如麻豆大。每服五钱匕,用水二盏,生姜一枣大(切),饴糖半匙,煎至一盏,去滓,温服,一日二次。

【主治】水肿。通身皆肿。

76327 桑白皮汤(《圣济总录》卷八十二)

【组成】桑根白皮(炙黄)三两 陈橘皮(汤浸,去白,焙)一两 葶苈子(纸上炒令紫色,别捣)二两

【用法】上除葶苈外,共为粗末,入葶苈末再捣匀。每服三钱匕,先用枣五枚(擘破),水一盏半,煎至一盏,去滓入药末,再煎至七分,去滓,温服,如人行五里以来再服。服后当利一二行,肿气下即愈。三五日服一剂。

【主治】脚气。面目浮肿,上气眠卧不得,若卧气欲绝。

76328 桑白皮汤(《圣济总录》卷八十二)

【组成】桑根白皮二两 杏仁(去皮尖双仁,炒)一两 槟榔(生,剉)三两

【用法】上为粗末。每服五钱匕,水一盏半,煎至一盏,去滓,温服,空心、日午、近晚各一次。

【主治】脚气胕肿。

76329 桑白皮汤(《圣济总录》卷八十二)

【组成】桑根白皮(东引者,切)三合 茱萸根(东引者,剉,切)一合半

【用法】上以酒二升,煮取一升,空心分二次温服。

【主治】肾热,四肢肿满拘急。

76330 桑白皮汤(《圣济总录》卷八十三)

【组成】桑根白皮(炙,剉)五两 大豆(炒)一升 陈橘皮(汤浸,去白,焙) 防风(去叉)麻黄(去根节,汤煮,掠去沫) 赤茯苓(去黑皮)各二两 旋覆花 紫苏茎叶各一两 杏仁(汤浸,去皮尖双仁,炒)半两

【用法】上为粗末。每服五钱匕,水一盏半,入生姜半

分(拍碎),同煎至七分,去滓,空腹温服。衣覆出汗。

【主治】脚气。通身肿满,小便涩少,上气痰壅头痛,不能饮食。

【加减】若冷多,加吴茱萸二两;若热多,加玄参二两。

76331 桑白皮汤(《圣济总录》卷八十四)

【组成】桑根白皮(剉) 紫苏茎叶 木通(剉) 青橘皮(去白)各一两 荆芥穗 羌活(去芦头) 茴香子根(剉) 干木瓜 独活各半两 枳壳(麸炒,去瓤)二两 大腹(大者,并子用)二十枚

【用法】上为粗末。每服三钱匕,水一盏,生姜一枣大(切),葱白二寸(并根),煎至七分,去滓。空心、日午、夜卧各一服。

【主治】男子妇人风毒脚气,及遍身拘急刺痛,大小便赤涩,不思饮食,呕逆或寒热。

76332 桑白皮汤(《圣济总录》卷八十八)

【组成】桑根白皮(炙,剉) 白茯苓(去黑皮)各一两半 麻黄(去根节,汤煮,掠去沫)一两一分 杏仁(汤浸,去皮尖双仁,别研) 甘草(炙,剉)各一两

【用法】上为粗末。每服三钱匕,水一盏,入生姜半分(拍碎),煎至七分,去滓,温服,不拘时候顿服。

【主治】虚劳上气喘息,语声嘶嗄。

76333 桑白皮汤(《圣济总录》卷八十九)

【组成】桑根白皮(剉,炒)一两 青橘皮(去白,炒) 半夏(汤浸,洗去滑,姜汁制)各半两 沉香 柴胡(去苗) 贝母(去心) 附子(炮裂,去皮脐) 干姜(炮) 白茯苓(去黑皮) 赤芍药 白芷 甘草(炙,剉) 白术 鳖甲(去裙襕,醋浸,炙) 细辛(去苗叶) 麻黄(去节)各一两 大黄(煨) 木通 乌梅(炒,去核) 黄耆(剉,炒) 玄参 石斛(去根) 陈橘皮(去白,炒) 常山各半两

【用法】上㕮咀,如麻豆大。每服三钱匕,水一盏半,同煎至一盏,去滓,温服,不拘时候。

【主治】虚劳损伤,骨节酸痛,肌热咳嗽。

76334 桑白皮汤(《圣济总录》卷九十二)

【组成】桑根白皮(炙,剉) 猪苓(去黑皮) 滑石(碎) 木通(剉) 郁李仁(汤浸,去皮尖,炒) 赤茯苓(去黑皮)各一两半 陈橘皮(汤浸,去白)半两 槟榔(微煨,剉)三枚 泽泻三分

【用法】上为粗散。每服五钱匕,水一盏半,煎至一盏,去滓,温服。

【主治】虚劳,脾肾气弱,水液妄行,四肢浮肿,小便不利。

76335 桑白皮汤(《圣济总录》卷九十八)

【组成】桑根白皮(剉)一两半 茅根(剉)二两半 木通(剉) 干百合(剉)各二两

【用法】上为粗末,每服三钱匕,水一盏,煎至七分,去滓,温服,不拘时候。

【主治】气淋结涩,溲便不利。

76336 桑白皮汤(《圣济总录》卷一一一)

【组成】桑根白皮(剉) 木通(剉)各一两半 泽泻 犀角屑 黄芩 旋覆花 茯神 玄参 川大黄(剉,炒)各一两 甘菊花半两 甘草一分(炙)

【用法】上为细散。每服二钱匕,水一盏,煎至六分,和滓温服。

【主治】目生花翳白点,状如枣花。

76337 桑白皮汤(《圣济总录》卷一一六)

【组成】桑根白皮(切) 升麻 甘草(炙) 秦艽(去苗土) 大黄(剉,炒)各一两半 石膏(碎) 葛根各三两

【用法】上为粗末。每服五钱匕,水一盏半,入竹沥一合,煎至一盏,去滓,早晚食后、临卧温服。

【主治】肺壅气促,四肢酸痛,鼻塞及痛。

76338 桑白皮汤(《圣济总录》卷一二六)

【组成】桑根白皮(剉) 消石(研如粉)各二两 紫葛 芍药各三分 犀角(镑) 虎杖各一分

【用法】上除消石外,共为粗末。每服五钱匕,水一盏半,煎至八分,去滓,入消石半钱匕,打匀。空心、晚后温服。

【主治】瘰疬,肝中有根。

76339 桑白皮汤

《圣济总录》卷一五七。为《圣惠》卷七十五"桑白皮散"之异名。见该条。

76340 桑白皮汤(《圣济总录》卷一六三)

【组成】桑根白皮(剉,炒) 款冬花(去梗) 五味子(炒) 杏仁(去皮尖双仁,炒,研如膏) 当归(切,焙) 人参 甜葶苈(纸上炒) 防己(剉)各一两

【用法】上为粗末。每服二钱匕,水一盏,煎至七分,去滓,温服,不拘时候。

【主治】产后上气,虚喘咳逆。

76341 桑白皮汤(《圣济总录》卷一七四)

【组成】桑根白皮(剉) 麻黄(去根节,汤煮,掠去沫) 秦艽(去苗土)各一分 大黄(剉,炒)半两

【用法】上为粗末。每服一钱匕,水七分,牛乳一合,同煎至五分,去滓,食前温服,一日三次。

【主治】小儿发黄。

76342 桑白皮汤(《圣济总录》卷一七九)

【组成】桑根白皮(剉,焙干) 山栀子仁 芦根(剉) 赤茯苓(去黑皮) 冬葵子 茅根(剉) 甘草(炙)各一分 滑石(研入)半两

【用法】上为粗末。五六岁儿,每服一钱匕,水一小盏,煎至五分,去滓,食前温服,一日三次。

【主治】小儿淋痛,小便如血色。

76343 桑白皮汤(《普济方》卷一五九)

【组成】桑白皮一两 紫菀一两 百合一两 桔梗一两 半夏半两(姜汁制) 人参一两 知母半两(姜汁制) 贝母半两 阿胶一两(炒) 南星半两(姜汁制) 甘草半两 陈橘皮五分 钟乳粉一两 木香一两

【用法】上㕮咀。每服半两,水二盏,入生姜五片,大枣一枚,煎至八分,去滓,下钟乳粉一钱或半钱,调匀热服。

【主治】咳嗽。

76344 桑白皮汤(《普济方》卷一六一)

【组成】柴胡(去苗) 桑根白皮 天雄(炮裂,去皮脐) 羌活(去芦头) 枳壳(去瓤,麸炒) 大腹(连皮剉)各一两半 黄连(去须) 当归(切,焙) 麻黄(去根节) 桂(去粗皮) 甘草(炙,剉)各一两 白梅(拍碎)四块 黄芩(去黑皮) 旋覆花(微炒)各半两

【用法】上剉,如麻豆大,每服五钱,水一盏半,入生姜

三片,同煮八分,去滓,温服。

【主治】咳嗽,上气促急,心躁寒热,四肢烦疼,夜间甚者。

76345 桑白皮汤(《普济方》卷一九二)

【组成】桑白皮 楮白皮 泽漆叶各三升 大豆五升

【用法】上㕮咀。每服五钱,水一盏半,煎至八分,温服。

【主治】膀胱石水,四肢瘦,腹肿。

76346 桑白皮汤(《普济方》卷二一三)

【组成】桑白皮 赤茯苓 郁李仁 陈橘皮各一两

【用法】上剉,如麻豆大。每服五钱,水一盏半,入赤小豆一百粒,同煎至八分,去滓,食前服。

【主治】下痢后,脾胃虚弱,不能制水气,以致身肿胀满。

76347 桑白皮汤(《普济方》卷二四四)

【组成】乌豆五升 桑皮(切)四升(二物以水二斗,煮取一斗半,去滓) 橘皮二两 大麻子仁一升(炒) 蜀升麻二两 杏仁(去皮尖)二两 猪苓二两 丹参三两 生姜二两(切)

【用法】上切。将七物纳前桑皮、豆汁中,煮取四升,朝二服,相去如三食久,药消进食,食消,又更进二服。

【主治】遍身肿,小便涩及脚肿。

76348 桑白皮汤(《医统》卷四十四引《医林》)

【组成】桑白皮 半夏 苏子 杏仁 贝母 山栀 黄芩 黄连各八分

【用法】上以水二盏,加姜三片,煎至八分,通口服。

【主治】肺气有余,痰火盛而作喘者。

76349 桑白皮汤(《审视瑶函》卷三)

【组成】桑白皮一钱半 泽泻 黑元参各八分 甘草二分半 麦门冬(去心) 黄芩 旋覆花各一钱 菊花五分 地骨皮 桔梗 白茯苓各七分

【用法】上为末。用白水二钟,煎至八分。去滓,温服。

【主治】眼白涩症,不肿不赤,昏蒙涩痛。

【备考】《金鉴》桑白皮汤,治白眼痛,不红不肿,沙涩疼痛,多生红丝赤脉,无地骨皮。

76350 桑白皮汤(《医钞类编》卷五)

【组成】桑白皮 干葛 柴胡 黄芩(枯) 元参各一钱 地骨皮 天冬 麦门冬各一钱五分 木通四分 甘草四分

【用法】上加葱、姜,煎服。

【主治】火邪伤肺,皮肤发痛,手不可按者。

76351 桑白皮饮(《养老奉亲》)

【组成】桑白皮四两(切) 青粱米四合(研)

【用法】以桑汁煮作饮,空心渐食,常服尤佳。

【主治】老人水气,面目手足浮肿,腹胀气急。

76352 桑白皮饮(《圣济总录》卷四十九)

【组成】桑根白皮(剉) 木通(剉) 紫苏茎叶 桔梗(炒) 大腹皮各一两半 款冬花 紫菀 槟榔 旋覆花各一两 前胡(去芦头) 杏仁各半两(汤浸,去皮尖双仁,麸炒微黄)

【用法】上为散。每服三钱匕,水一中盏,生姜半分,煎至六分,去滓,温服,一日三次。

【主治】肺气壅热,喘息咳嗽,不得安卧,咽嗌干燥。

76353 桑白皮饮(《圣济总录》卷七十九)

【组成】桑根白皮(剉,炒) 赤芍药 郁李仁(研) 百合各一两半 木通(剉)二两 大腹五枚

【用法】上为粗末。每服三钱匕,水一盏半,煎至一盏,去滓,食前温服,如人行五里再服。

【主治】水气。面目浮肿,胸满短气,小便不利。

76354 桑白皮饮(《圣济总录》卷一五七)

【组成】桑根白皮(剉,炒)一两 商陆根一两半 赤小豆三合 羌活(去芦头)半两

【用法】上㕮咀,如小豆大,拌匀。用水五盏,入生姜七片,同煮候豆熟,滤去滓,渴即饮汁,并食豆。

【主治】妊娠四肢肿,皮肉拘急。

76355 桑白皮散(《外台》卷二十九引《许仁则方》)

【异名】桑白皮八味散。

【组成】桑根白皮六两 生姜屑六两 柏叶 鸡苏各四两 小蓟根五两 干地黄七两 青竹茹一升(新者) 地菘三两

【用法】上药捣散。每服一方寸匕,渐加至二三匕,煮桑白皮饮和服;以竹沥下亦得。

【主治】积热劳累吐血,但觉心中悁悁,背上烦热,余无他候。

76356 桑白皮散(《圣惠》卷六)

【异名】桑根白皮散(《普济方》卷二十七)。

【组成】桑根白皮半两(剉) 桔梗三分(去芦头) 木通三分(剉) 紫菀三分(洗,去苗土) 槟榔三分 旋覆花半两 款冬花半两 前胡半两(去芦头) 杏仁半两(汤浸,去皮尖双仁,麸炒微黄)

【用法】上为散。每服三钱,以水一中盏,入生姜半分,煎至六分,去滓,温服,不拘时候。

【主治】肺痿。咳嗽,涕唾稠黏,胸膈壅滞,咽喉不利。

76357 桑白皮散(《圣惠》卷十一)

【组成】桑根白皮一两(剉) 赤茯苓三分 半夏三分(汤洗七遍去滑) 旋覆花一两 陈橘皮三分(汤浸,去白瓤,焙) 大腹皮一两(剉) 前胡一两(去芦头) 麻黄一两(去根节) 紫菀三分(洗,去苗土) 杏仁一两(汤浸,去皮尖双仁,麸炒微黄) 枳壳一两(麸炒微黄,去瓤)

【用法】上为散。每服五钱,用水一大盏,入生姜半分,大枣三枚,煎至五分,去滓,温服,不拘时候。

【主治】伤寒,痰唾无恒,上气喘急,胸中满闷,坐卧不安,面目微肿。

76358 桑白皮散(《圣惠》卷十二)

【组成】桑根白皮一两(生,剉) 白前一两半 木通一两(剉) 旋覆花半两 甘草半两(炙微赤,剉) 川朴消三分 麦门冬一两(去心) 川大黄一两(剉碎,微炒)

【用法】上为散。每服四钱,以水一中盏,煎至六分,去滓,温服,不拘时候。

【主治】伤寒,肺热咳嗽,涕唾稠黏,背膊拘急,口干头痛,大小便秘涩。

76359 桑白皮散(《圣惠》卷十三)

【组成】桑根白皮一两(剉) 大腹皮半两(剉) 枳壳二两(麸炒微黄,去瓤) 川大黄三两(剉碎,微炒) 川芒消一两 甘草半两(炙微赤,剉)

【用法】上为散。每服五钱,以水一大盏,入生姜半分,

煎至五分，去滓，温服，不拘时候。以利为度。

【主治】伤寒五六日，大便不通，气喘。

76360 **桑白皮散**(《圣惠》卷十四)

【组成】桑白皮三分(剉) 大腹皮一两(剉) 木通三分(剉) 陈橘皮三分(汤浸，去白瓤，焙) 紫苏茎叶三分

【用法】上为粗末。每服半两，以水一大盏，入生姜半分，煎至五分，去滓，温服，不拘时候。

【主治】伤寒后，脚气冲心，神识闷乱。

76361 **桑白皮散**(《圣惠》卷十八)

【组成】桑根白皮一两(剉) 木通三分(剉) 天门冬一两(去心) 款冬花一两 紫苏茎叶一两 皂角根皮一两(剉) 川大黄一两(剉碎，微炒) 甘草半两(炙微赤，剉)

【用法】上为末。每服五钱，以水一大盏，煎至五分，去滓，温服，不拘时候。

【主治】热病咳嗽，气喘息促，不得睡卧。

76362 **桑白皮散**(《圣惠》卷二十九)

【组成】桑根白皮一两(剉) 赤茯苓一两 麻黄三分(去根节) 杏仁三分(汤浸，去皮尖双仁，麸炒微黄) 甘草半两(炙微赤，剉) 泽泻三分 紫菀三分(去苗土) 柴胡一两(去苗) 大腹皮三分(剉)

【用法】上为散。每服四钱，以水一中盏，入生姜半分，煎至六分，去滓，温服，不拘时候。

【主治】虚劳肺壅，心胸不利，每唾稠黏，不思饮食。

76363 **桑白皮散**(《圣惠》卷三十一)

【组成】桑根白皮三分(剉) 赤茯苓三分 麻黄三分(去根节) 杏仁三分(汤浸，去皮尖双仁，麸炒微黄) 紫菀三分(去苗土) 泽漆三分 柴胡一两(去苗) 大腹皮三分(剉)

【用法】上为粗散。每服三钱，以水一中盏，入生姜半分，煎至六分，去滓，温服，不拘时候。

【主治】骨蒸劳热，喘急咳嗽。

76364 **桑白皮散**(《圣惠》卷四十三)

【异名】桑根白皮汤(《圣济总录》卷九十九)。

【组成】桑根白皮半两 酸石榴皮半两 芜荑半两 厚朴一两(去粗皮，涂生姜汁炙令香熟) 生姜一分 槟榔(末)二钱

【用法】上细剉。以水二大盏，煎至一盏，去滓，下槟榔末，搅令匀，分三次稍热服。

【主治】诸虫心痛，每发，连脐腹刺痛，多吐涎沫。

76365 **桑白皮散**(《圣惠》卷五十八)

【组成】桑根白皮三分(剉) 子芩一两 瞿麦半两 陈橘皮半两(汤浸，去白瓤，焙) 葵子一两 牵牛子一两(微炒)

【用法】上为细散。每服二钱，食前煎生姜灯心汤调下。

【主治】卒然小便淋涩不通。

76366 **桑白皮散**(《圣惠》卷六十九)

【组成】桑白皮一两(剉) 赤茯苓二两 汉防己半两 木香半两 紫苏子三分 郁李仁一两(汤浸，去皮，微炒) 木通三分(剉) 大腹皮半两(剉) 槟榔三分 青橘皮三分(汤浸，去白瓤，焙)

【用法】上为粗散，每服三钱，以水一中盏，入生姜半分，煎至六分，去滓，温服，不拘时候。

【主治】妇人脚气盛发，两脚浮肿，小便壅涩，腹胁胀满，气急，坐卧不得。

76367 **桑白皮散**(《圣惠》卷七十五)

【异名】桑白皮汤(《圣济总录》卷一五七)。

【组成】桑根白皮一两(剉) 枳壳半两(麸炒微黄，去瓤) 商陆半两 泽泻三分 冬葵根一两 赤茯苓一两 木通一两(剉)

【用法】上为粗散。每服四钱，以水一中盏，入生姜半分，煎至六分，去滓。食前温服，以利为效。

【主治】妊娠四肢肿满，小便不利，时时喘促。

76368 **桑白皮散**(《普济方》卷七十六引《圣惠》)

【异名】葶苈桑白皮饮(《证治宝鉴》卷十)。

【组成】桑白皮 玄参 枳壳(去瓤，麸炒) 川升麻 杏仁(去皮尖，炒) 旋覆花(去枝梗) 黄芩 防风(去芦头) 赤芍药 甘草(炙) 甘菊花(去枝梗) 甜葶苈(炒) 各一两

【用法】上㕮咀。每服四钱，水一盏半，加生姜三片，煎至八分，去滓，食后温服。

【主治】肺气壅塞，毒热上攻睛目，白睛肿胀，日夜疼痛，心胸烦闷。

76369 **桑白皮散**(《医方类聚》卷十引《简要济众方》)

【组成】桑根白皮一两(剉细，炒) 甘草半两(炙黄色) 大黄半两(剉，炒)

【用法】上为散。每服二钱，水一中盏，入葱白二寸，煎至六分，去滓，食后、临卧温服。

【主治】肺热久嗽不愈，涕唾多者。

76370 **桑白皮散**(方出《证类本草》卷十三引《经验方》，名见《杂病源流犀烛》卷十七)

【组成】鲜桑根白皮一斤

【用法】上用米泔水浸三宿，刮去黄皮，剉细，入糯米四两，焙干，一处为末。每服二钱，米饮调下。

【主治】咳嗽甚者，或有吐血。

76371 **桑白皮散**(《圣济总录》卷四十九)

【组成】桑根白皮(剉) 防风(去叉) 麦门冬(去心，焙)各半两 防己 紫苏叶 槟榔(面裹炮)各一分 甘草(炙，剉)半两

【用法】上为散。每服二钱匕，食后沸汤调下。

【主治】肺热膈消。

76372 **桑白皮散**(《圣济总录》卷六十一)

【组成】桑根白皮一两(剉) 大腹皮一两(剉) 陈皮一两(汤浸，去白瓤) 甘草三分(炙微赤，剉) 桂心五分 赤茯苓一两(去粗皮) 木通一两(剉) 紫苏子二两(微炒)

【用法】上为粗散。每服五钱匕，水三盏，生姜一分(拍破)，同煎至一盏，去滓，空心、日午、临卧各一服。

【主治】上气。心胸满，不下食。

76373 **桑白皮散**(《圣济总录》卷八十六)

【组成】桑根白皮(剉) 桔梗(剉，炒)各一两 紫菀(去苗土)半两 木香 人参各一分

【用法】上为散。每服三钱匕，用猪胰子一具，劈开，掺药在内，用麻缠定，水二盏，同煮令水尽为度，去麻缕，细嚼，食后米饮送下。

【主治】肺劳咳嗽，胸满短气。

76374 桑白皮散(《医统》卷四十四引《医林》)

【组成】桑白皮(炒) 桔梗 川芎 防风 薄荷 黄芩 前胡 柴胡 紫苏 赤茯苓 枳壳 甘草各等分

【用法】上㕮咀。每服七钱,生姜三片,大枣一枚,煎七分,食远温服。

【主治】上焦热壅,血腥烦闷,咳嗽连声,气不得透。

76375 桑白皮散(《普济方》卷二十八)

【组成】桑根白皮一两(剉) 半夏半两(汤浸七次,去滑) 赤茯苓一两 前胡一两(去芦头) 大腹皮三分(剉) 白术半两 木香半两 甘草(炙微赤,剉)一分 川大黄一两(微炙,剉碎)

【用法】上为散。每服三钱,以水一中盏,加生姜半分,煎至六分,去滓,温服,不拘时候。

【主治】肺脏痰毒停滞,心胸满闷,肩背烦疼,不欲饮食。

76376 桑白皮散(《普济方》卷二四二)

【组成】桑根白皮一两(剉) 泽泻半两 汉防己半两 木香半两 槟榔一两 枳壳半两(麸炒微黄,去瓤) 赤芍药半两 桂心半两 川大黄一两半(剉碎,微炒) 紫苏茎叶一两 木通三分(剉) 赤茯苓一两

【用法】上为散,每服四钱,水一中盏,加生姜半分,煎至六分,去滓,温服,不拘时候。

【主治】湿脚气。肿满喘急,大便不利。

76377 桑白皮散

《普济方》卷二四二。即《圣惠》卷四十五"桑根白皮散"。见该条。

76378 桑白皮散(《普济方》卷二四五)

【组成】桑白皮一两(剉) 槟榔一两半 木香半两 牵牛子二两(微炒) 青橘皮一两(汤浸,去白瓤) 川大黄一两(剉碎,炒) 杏仁一两(汤浸,去皮尖)

【用法】上为散。每服二钱,暖生姜童便调下,不拘时候。以利为度。

【主治】脚气。心腹胀满,壅闷喘急。

76379 桑白皮散(《普济方》卷三一九)

【组成】桑白皮三分 枳壳 木通 生干地黄 子芩 白芍 甘草

【用法】上为粗散。每服三钱,重水盏半,煎至七分,去滓,食后温服。

【主治】心胸积气作痹,引两胁痛,昏闷不收,音声不清,虚热上壅,作鼻衄者。

76380 桑白皮散(《普济方》卷三八六)

【组成】桑根白皮半两(炒) 射干 赤茯苓 黄芩 木通(剉) 泽泻 泽漆 汉防己各半两

【用法】上为细散。每服半钱,煮赤小豆汤调下,一日三四次。

【主治】小儿水气,遍身肿满,喘促,小便不利。

76381 桑白皮散(《杂病源流犀烛》卷三十)

【组成】桑白皮四两 密陀僧二两 乌贼骨 煅龙骨 枯矾各五钱 炒黄丹二钱半

【用法】上研为散。外敷伤处。

【主治】金疮血出不止。

76382 桑白皮散(《医钞类编》卷十二)

【组成】桑皮 木通 大黄(炒)各二两 升麻一两半 炙草一两 石膏 葛根各三两

【用法】上为散。每服三钱,水煎服。外以冰片、马牙消、瓜蒂等分为末,吹鼻。

【主治】鼻干无涕。

76383 桑白皮粥(《普济方》卷三八七引《傅氏活婴方》)

【组成】桑白皮(洗净,去粗皮,以水煮)二三升 糯米 猪肺 杏仁(去皮尖) 花椒 茴香

【用法】上煮作粥。五更初吃。

【主治】肺痿。咳嗽吐痰。

76384 桑白皮煎(《幼幼新书》卷十六)

【组成】桑根皮(东引者)五合 白狗肺一具 甘草 茯苓 芍药 升麻 贝母各十二分 杏仁(炒)十分 李根白皮四分 淡竹青皮八分 款冬花 麦门冬各六分 蜜 地黄汁各一升 黄芩十一分

【用法】上以水一斗,煮取三升,去滓,下杏膏、地黄汁、蜜,微火煎,不住手搅,至二升三合,绵滤。二三岁儿,每服一合,温服,日、夜各三次。

【主治】小儿咳嗽,经久不愈,一嗽气绝;及伤肺见血。

76385 桑白皮煎(《普济方》卷一六二)

【组成】桑白皮(切)五合 白羊肺一具(切) 芍药十分 款冬花六分 茯苓十二分 贝母十二分 麦门冬六分 杏仁六分(去皮尖,熬为膏) 升麻十二分 生地黄汁一升 黄芩十二分 蜜一升

【用法】上切。以水一斗,煮取三升,去滓,内杏仁膏、地黄汁、蜜等,微火上煎如鱼眼沸,搅勿停手,取二升二合,净绵夹布滤。每服一合,食后含之,日夜三四度。

【主治】咳经年不愈,气喘欲绝,伤肺见血。

【宜忌】忌生冷、油、醋、面、鱼、蒜、芜荑。

76386 桑汁涂方(《圣济总录》卷一八〇)

【组成】桑根白皮汁(或桑条汁)

【用法】上以涂儿唇口。

【主治】小儿口生白疮。

76387 桑皮汁方(《圣济总录》卷一三九)

【组成】桑白皮汁

【用法】将上汁涂于金疮上,血便止;如不止,更取桑白皮裹疮上,令汁得入疮中。

【功用】止血。

【主治】金疮出血。

76388 桑灰洗方(《圣济总录》卷一三三)

【组成】水淋桑柴灰汁

【用法】温浸洗,日三五度。

【主治】冷疮。

76389 桑枝饮子(《圣惠》卷十九)

【组成】桑枝一握(东引者) 黑豆一分(布袋盛药) 独活一两 生姜一分 羌活一两

【用法】上药细剉。以水二大盏,煎至一盏三分,去滓,入竹沥一合,更煎一两沸,分温三服,不拘时候。

【主治】中风不语。

76390 桑枝浸酒(《圣惠》卷二十五)

【组成】花桑枝一斤 垂柳枝一斤 槐枝一斤 羌活三两 牛膝三两(去苗) 黑豆一升(炒熟) 附子三两(炮裂,去皮脐) 桂心三两 熟干地黄三两

【用法】上细剉。和匀,以生绢袋盛,用好酒五斗,浸经七日后。每日食前后,暖饮一二小盏,不得令过度,但醺醺然,常有酒气为妙。

【主治】风。

【宜忌】忌生冷、毒鱼、猪肉。

76391 桑枝煎丸(《圣惠》卷七十四)

【组成】桑枝 槐枝 柳枝各一斤(细剉) 黑豆一升(淘洗过) 天蓼木(研)半两(上药以水二斗,煎至五升,滤去滓,入酒一升,更熬令如稀饧) 天麻二两 海桐皮一两 萆薢一两 芎䓖一两 防风一两(去芦头) 五加皮一两 酸枣仁一两(微炒) 薏苡仁一两 桂心一两 生干地黄一两半

【用法】上为细末,入前煎中拌搜,入炼蜜为丸,如梧桐子大。每服二十丸,食前以温酒送下。

【主治】妊娠中风。手足缓弱,口眼㖞斜,言语謇涩,肢节疼痛。

76392 桑枝膏丸(《杂病源流犀烛》卷二十六)

【组成】制首乌 杞子 归身 三角胡麻 菊花炭 柏子仁 刺蒺藜

【用法】上为末,以桑枝膏和为丸。

【主治】肝血不足,虚风内动,左指胀痛引肩。

76393 桑根皮汤(《圣济总录》卷五十九)

【异名】桑根白皮汤(《普济方》卷一七九)。

【组成】桑根白皮(剉) 麦门冬(去心,焙) 石膏(碎)各二两 赤茯苓(去黑皮) 黄芩(去黑心) 瓜蒌根各一两半 栀子仁半两 土瓜根一两

【用法】上为粗末。每服三钱匕,水一盏半,煎至八分,去滓,温服,不拘时候。

【主治】暴渴。饮水不止,头面虚浮。

76394 桑根皮散(《普济方》卷一九二)

【组成】桑根白皮一两(剉,炒) 杏仁一两(去皮尖双仁,炒) 陈橘皮一两(汤浸,去白) 甘遂一两(煨令微黄) 泽泻一两 赤茯苓二两 黄芩半两 赤小豆一升(以水五升,煮取二升)

【用法】上为散。每服三钱,以小豆汁一中盏,煎至六分,去滓,五更初温服。如人行十里当利,未利再服。

【主治】皮水。头面四肢浮肿,心跳呼吸不利,喘促烦闷,大小便涩。

76395 桑根煎丸(《圣济总录》卷一五八)

【组成】桑根白皮(剉)二两 麻子仁(淘净,研)五合 清酒五盏(煮前二味药至三盏,绞汁去滓) 枣三十枚(大者,取肉) 饴糖二两 阿胶(炙令燥)一两 蜜五大合(取枣糖胶,同煎一大盏,如膏) 干姜(炮裂) 厚朴(去粗皮,生姜汁炙七遍,剉碎)各半两 蜀椒(去目并合口者,炒出汗) 桂(去粗皮) 甘草(炙令赤) 黄柏(剉碎) 生干地黄(焙) 玄参 五味子各一分 芍药半两

【用法】上药前七味共煎成稀膏,后十味为末,与前膏同和为剂涂酥为丸,如弹子大。每服一丸,食前温酒化服。

【主治】妊娠堕胎后,血出不止,胸胁心腹满痛,时复寒热甚者。

76396 桑寄生丸(《圣济总录》卷八)

【组成】桑寄生 黄耆(炙,剉) 枳壳(去瓤,麸炒) 熟干地黄(焙)各二两 蔓荆子(炒)一两

【用法】上为末,炼蜜为丸,如梧桐子大。每服二十丸,空心温酒送下,一日二次。

【主治】风,腰脚不遂。

76397 桑寄生丸(《疡医大全》卷二十六)

【组成】羌活 桑寄生 防风 白术各三两 杜仲 川续断 赤芍药 薏苡仁 当归 独活 白茯苓各二两 苍术四两 红花五钱 川芎八钱 宣木瓜三两六钱

【用法】上为细末,水叠为丸。每服三钱,白汤送下。

【主治】脚气。

76398 桑寄生丸(《不知医必要》卷四)

【组成】川杜仲(糯米水泡,即以糯米拌炒,勿令焦)一两六钱 炙耆三两二钱 真桑寄生 高丽参(去芦,米炒) 北五味各八钱 白术(净,炒)一两二钱

【用法】上加大枣(去核)一两二钱,水熬成膏,将所炒之糯米研末,共和为丸,如绿豆大。每服四钱,米汤送下,一日二次。

【主治】妊娠应期堕胎,不受热药者。

76399 桑寄生汤(《圣济总录》卷一五二)

【组成】桑寄生(炙) 芎䓖 艾叶(炙)各一两 当归(焙)二两 白胶(炙燥)一两半

【用法】上为粗末。每服三钱匕,水、酒各半盏,同煎至七分,去滓,食前温服,一日三次。

【主治】妇人带下。

【加减】服此汤口渴者,加茅根(切)二合,生地黄一两、麦门冬(去心)一两。

76400 桑寄生汤(《圣济总录》卷一五四)

【异名】芎䓖散(《朱氏集验方》卷十)。

【组成】桑上寄生(炙令黄,剉碎)半两 当归(炙,剉)一两半 芎䓖(剉)一两

【用法】上为粗末。每服三钱匕,以水、酒各半盏,同煎取六分,去滓,温服,早晨、午时、晚间各一次。

【主治】妊娠胎漏,淋沥下血,脐腹疼痛。

76401 桑寄生汤(《圣济总录》卷一五四)

【组成】桑上寄生(剉) 当归(切,焙) 赤茯苓(去黑皮) 木通(剉) 生干地黄(焙) 诃黎勒(炮,取皮) 陈橘皮(去白,炒)各一两 白术 芎䓖各一两半 莎草根(去毛,炒)半两 木香一分

【用法】上为粗末。每服三钱匕,水一盏,入生姜二片,同煎至六分,去滓,温服,一日三次。

【主治】妊娠胎动不安。

76402 桑寄生汤

《圣济总录》卷一五四。为《圣惠》卷七十五"阿胶散"之异名。见该条。

76403 桑寄生汤(《圣济总录》卷一五五)

【组成】桑寄生(剉) 白茯苓(去黑皮) 人参 葳蕤各一两 白术二两

【用法】上为粗末。每服三钱匕,以水一盏,入粳米半合,生姜一分(切),同煎至七分,去滓,温服,一日三次。

【主治】妊娠胎萎燥,不能转动,心中急痛。

76404 桑寄生汤(《圣济总录》卷一五七)

【组成】桑寄生 当归(切,焙) 芎䓖 人参 甘草

(炙)各等分

【用法】上为粗末。每服四钱匕，水一盏，入葱白七寸，同煎至六分，去滓，温服。

【功用】安胎止痛。

【主治】妊娠胎动，数损堕者。

76405 桑寄生汤

《杏苑》卷八。为《医方类聚》卷二二四引《济生》"桑寄生散"之异名。见该条。

76406 桑寄生汤(《产孕集补遗》)

【组成】桑寄生三钱(酒炒) 川断二钱 熟地三钱 人参二钱 白术二钱 艾一钱 川芎一钱 当归三钱

【用法】上作一服。

【主治】妊娠气血两虚，下血不止，胎动欲下。

76407 桑寄生饮(《圣济总录》卷一五四)

【组成】桑寄生 阿胶(炒燥) 柴胡(去苗) 麦门冬(去心，焙) 人参 大蓟各一两 郁李仁(去皮，炒)半两

【用法】上为粗末。每服三钱匕，水一盏，煎至七分，去滓，温服，不拘时候。

【主治】妊娠恶阻。头旋呕吐，腰腹疞痛，胎动不安。

76408 桑寄生散(方出《千金》卷十九，名见《圣济总录》卷五十一)

【组成】桑寄生 牡丹皮 鹿茸 桂心各等分

【用法】上为细散。每服方寸匕，温酒调下，一日三次。

【主治】腰痛。

76409 桑寄生散(方出《经效产宝》卷上，名见《圣惠》卷七十五)

【异名】寄生葱豉汤(《医方类聚》卷二二四引《胎产救急方》)、当归散(《普济方》卷三四二)。

【组成】当归四分 芎䓖三分 阿胶二分(炙，临时入) 葱白十四茎 豉八合 桑寄生四分

【用法】上用水二升，煎取八合，下阿胶，分两次空腹服。

【主治】❶《经效产宝》：妊娠胎动不安，烦闷。❷《圣惠》：妊娠胎动，腹痛闷乱。

【备考】《圣惠》本方用桑寄生一两，当归一两(剉，微炒)，芎䓖三分，阿胶二分(捣碎，炒令黄燥)。上为散，每服四钱，以水一中盏，入豉五十粒，葱白七寸，煎至六分，去滓，稍热服，不拘时候。

76410 桑寄生散(《圣惠》卷三十)

【组成】桑寄生一两 白芍药三分 独活三分 熟干地黄一两 杜仲一两(去粗皮，炙微黄，剉) 牛膝一两(去苗) 附子一两(炮裂，去皮脐) 细辛半两 秦艽三分(去苗) 白茯苓一两 羚羊角屑三分 防风三分(去芦头) 芎䓖三分 人参三分(去芦头) 当归三分 桂心一两 甘草一两(炙微赤，剉)

【用法】上为粗散。每服四钱，以水、酒各半中盏，煎至六分，去滓，食前温服。

【主治】虚劳痿痹，肢节疼痛或偏枯，或腰痛挛急。

76411 桑寄生散(《圣惠》卷四十四)

【组成】桑寄生三两 附子一两半(炮裂，去皮脐) 独活二两 当归三分(剉，微炒) 狗脊三分 桂心一两 羌活半两 杜仲一两(去粗皮，炙微黄，剉) 赤芍药三分 芎䓖三分 甘草半两(炙微赤，剉) 石斛三分(去根，剉) 牛膝三分(去苗) 海桐皮一两(剉)

【用法】上为粗散。每服四钱，以水一中盏，煎至六分，去滓，食前温服。

【主治】五种腰痛，及脚弱不能行立者。

76412 桑寄生散(《圣惠》卷四十四)

【组成】桑寄生一两 桂心一两 鹿角屑一两(微炒) 杜仲一两(去粗皮，炙微黄，剉)

【用法】上为细散。每服二钱，食前温酒调下。

【主治】元脏久虚，腎腰疼痛。

76413 桑寄生散(《圣惠》卷七十五)

【组成】桑寄生一两 阿胶一两(捣碎，炒令黄燥) 麦门冬一两(去心) 刺蓟一两 人参一两(去芦头) 郁李仁半两(汤浸，去皮尖，微炒)

【用法】上为散。每服四钱，以水一中盏，入生姜半分，煎至六分，去滓，温服，不拘时候。

【主治】妊娠阻病，气攻肩背，两胁肋及腰脐下痛，胎动不安。

76414 桑寄生散(《圣惠》卷七十五)

【组成】桑寄生一两 当归一两(剉，微炒) 阿胶一两(捣碎，炒令黄燥) 续断一两 艾叶半两(微炒) 芎䓖一两

【用法】上为散。每服五钱，先以水一大盏半，入银三两，煎至一盏，次入药并竹茹一分，糯米一百粒，煎至六分，去滓，食前温服。

【主治】妊娠损动，腹内结痛，血下晕闷。

76415 桑寄生散(《圣惠》卷七十五)

【组成】桑寄生一两 阿胶一两(捣碎，炒令黄燥) 艾叶一两(微炒) 白芍药一两 白术一两

【用法】上为散，每服四钱，以水一中盏，入淡竹茹一分，煎至六分，去滓，食前温服。

【主治】妊娠漏胎，心腹疞痛。

76416 桑寄生散(《圣惠》卷七十七)

【组成】桑寄生 当归(剉，微炒) 芎䓖 人参(去芦头) 甘草(炙微赤，剉)各一两

【用法】上为散，每服四钱，以水一中盏，入葱白七寸，煎至六分，去滓，温服，不拘时候。

【功用】安胎止痛。

【主治】胎动逼心，烦闷欲绝。

76417 桑寄生散

《圣济总录》卷一五二。为《圣惠》卷七十三"龟甲散"之异名。见该条。

76418 桑寄生散(《鸡峰》卷十七)

【组成】真桑寄生 白茯苓 大川芎 干地黄各半两 吴白术十八铢 黄耆 甘草各六铢

【用法】上为末。每服一钱匕，以枣汤调下，不拘时候。

【功用】安胎清气。

【主治】妊娠胎气上攻，肩项拘急，头目不清，或间有呵欠。

76419 桑寄生散(《医方类聚》卷二二四引《济生》)

【异名】寄生散(《医统》卷八十五)、桑寄生汤(《杏苑》卷八)。

【组成】桑寄生 当归(去芦，酒浸) 川续断(酒浸) 芎䓖 香附子(炒，去毛) 阿胶(剉，蛤粉炒如珠子大) 茯神(去木) 白术各一两 人参半两 甘草(炙)半两

【用法】上㕮咀。每服四钱，水一盏半，姜五片，煎七

分，去滓，温服，不拘时候。

【主治】妊娠胎动不安，下血不止。

76420 **桑寄生散**（《得效》卷十四）

【组成】桑寄生 当归（去芦，酒浸） 川续断（酒浸） 川芎 香附（去毛，炒） 茯神（去木） 阿胶（蚌粉炒成珠子） 白术各一两 人参 甘草（炙）各半两 陈艾叶一两 乌梅（去核）半两

【用法】上剉散，每服四钱，水一盏半，生姜五片煎服，不拘时候。

【主治】妊娠因房室惊触，或劳力过度，伤动胞胎，或食毒物，致子宫虚滑，经血淋沥，日渐胎干。若不急治，败血凑心，母子难保。

76421 **桑寄生散**（《杂病源流犀烛》卷十）

【组成】桑寄生

【用法】上为末。每服一钱，白汤点服，不拘时候。

【主治】便血止后，腰膝沉重少力者。

76422 **桑椹子散**

《普济方》卷七十。为《圣惠》卷三十四"桑椹散"之异名。见该条。

76423 **桑椹子膏**（《中药成方配本》苏州）

【组成】鲜桑椹子（紫色）一百斤

【用法】先将鲜桑椹子榨汁，其渣入锅内加水煮透，去滓滤清，加入原汁一并收膏，约成膏十斤。每用五钱，开水冲服。

【功用】养血祛风。

【主治】肝肾两亏，关节不利。

76424 **桑椹膏丸**（《外科百效》卷二）

【组成】陈皮 半夏 茯苓 当归 川芎 白芍 熟地 牡蛎 龙骨 甘草 丹参 神曲

【用法】上为末，以桑椹膏捣丸，如绿豆大。每服五十丸，温酒送下。

【主治】妇人瘰疬，经闭无潮者。

76425 **桑螵蛸丸**（《圣惠》卷七）

【组成】桑螵蛸三分（微炒） 菖蒲三分 山茱萸三分 磁石二两（烧，醋淬七遍，捣碎，细研，水飞过） 肉苁蓉一两（酒浸一宿，刮去皴皮，炙令干） 附子一两（炮裂，去皮脐） 续断三分 五味子三分 薯蓣一两 萆薢一两 沉香一两 茴香子一两

【用法】上为末，炼蜜为丸，如梧桐子大。每服三十丸，空心及晚食前，以温酒送下。

【主治】肾脏风虚耳鸣，腰脊强直，小便数滑。

76426 **桑螵蛸丸**（《圣惠》卷五十三）

【组成】桑螵蛸一两（微炒） 菟丝子半两（汤浸三日，曝干，别捣为末） 熟干地黄二两 山茱萸三分 黄连一两（去须）

【用法】上为末，炼蜜为丸，如梧桐子大。每服三十丸，食前煎大麦饮送下。

【主治】消肾。小便白浊，久不愈者。

76427 **桑螵蛸丸**（《圣济总录》卷十四）

【组成】桑螵蛸四十九枚（醋浸，炙令焦黄） 酸枣仁 菖蒲（石上者） 阿魏（研） 麝香（研） 丹砂（研） 蛇黄（煅，醋淬，研）各一分

【用法】上为细末，面糊为丸，如小豆大。每服十五丸至二十丸，食后生姜、薄荷汤送下。

【主治】心风癫邪。

76428 **桑螵蛸丸**（《杨氏家藏方》卷九）

【组成】附子（炮，去皮脐） 五味子 龙骨各半两 桑螵蛸七枚（切细，炒）

【用法】上为细末，醋糊为丸，如梧桐子大。每服三十丸，空心温酒、盐汤任下。

【主治】下焦虚冷，精滑不固，遗沥不断。

76429 **桑螵蛸汤**（《千金翼》卷七）

【异名】桑螵蛸散（《圣惠》卷七十九）。

【组成】桑螵蛸三十枚（炙） 鹿茸（炙） 黄耆各三两 生姜四两 人参 牡蛎（熬） 甘草（炙）各二两

【用法】上㕮咀。以水六升，煮取二升半，分三次服。

【主治】❶《千金翼》：产后小便数。❷《圣济总录》：妊娠小便滑数。

76430 **桑螵蛸汤**（《圣济总录》卷六十一）

【组成】桑螵蛸（剉，炒） 白术 黄耆（剉） 赤茯苓（去黑皮） 人参各一两 甘草（炙）半两

【用法】上为粗末。每服五钱匕，水一盏半，入生姜一枣大（拍碎），同煎至七分，去滓。食前温服。

【主治】阴黄。病人色青，次却色赤，或经下后，头发自落，吃食渐少，吐逆心烦，睡则梦与鬼交，气力虚乏，或食物难消。

【备考】原书治上症，宜灸脐下百壮。得力者肉色渐变，如是小便赤涩，鼻中煤生，齿焦眼黑，不堪医也。若无此候，宜服本方。

76431 **桑螵蛸汤**（《圣济总录》卷九十五）

【组成】桑螵蛸（炙）三十枚 黄芩（去黑心）二两

【用法】上细剉，用水三盏，煎至二盏，去滓，分温二服，相次顿服。

【主治】小便不通。

76432 **桑螵蛸汤**（《圣济总录》卷一一五）

【组成】桑螵蛸（炙）十枚 牡丹皮半两 白术（米泔浸一宿，剉，炒） 白茯苓（去黑皮） 当归（切，焙） 桂（去粗皮） 牡荆子（炒） 磁石（煅，醋淬七遍） 附子（炮裂，去皮脐） 菖蒲（米泔浸一宿，剉，焙） 熟干地黄（焙）各一两 大黄（剉，炒） 细辛（去苗叶） 芎䓖各半两

【用法】上㕮咀。每服三钱匕，先以水三盏，煮猪肾一只，取汁一盏，去肾下药，煎至七分，去滓，食前温服。

【主治】虚损耳聋。

76433 **桑螵蛸散**（《妇人良方》卷二十三引《千金翼》）

【异名】人参螵蛸散（《胎产心法》卷下）。

【组成】桑螵蛸三十个（炒） 鹿茸（酥炙） 黄耆各三两 牡蛎（煅） 人参 厚朴 赤石脂各二两

【用法】上为末。每服二钱，空心粥饮调下。

【主治】产后小便数，及遗尿。

【备考】本方去厚朴，名"桑螵散"（见《傅青主女科·产后编》卷下）。

76434 **桑螵蛸散**（《圣惠》卷七）

【组成】桑螵蛸一两（微炒） 赤石脂二两 补骨脂二两（微炒） 狗脊三分 萆薢一两（剉） 白龙骨二两 韭子

三分（微炒） 鹿茸二两（去毛，涂酥炙令微黄） 肉苁蓉四两（酒浸一宿，刮去皴皮，炙干） 菟丝子二两（酒浸三日，曝，别研为末）

【用法】上为细散。每服二钱，食前温酒调下。

【主治】膀胱虚冷，小便滑数，色如泔淀。

76435 桑螵蛸散（《圣惠》卷十四）

【组成】桑螵蛸（微炒） 韭子（微炒） 菟丝子（酒浸三日，晒干，别杵为末） 牡蛎（烧为粉） 车前子各一两 麦门冬一两半（去心，焙）

【用法】上为细散，入菟丝子末和匀。每服二钱，食前以温酒调下。

【主治】伤寒后，虚损乏力，阴痿，夜梦失精。

76436 桑螵蛸散（《圣惠》卷二十九）

【组成】桑螵蛸三七枚（微炒） 薯蓣一两 山茱萸一两 黄耆三分（剉） 桂心三分 附子一两（炮裂，去皮脐） 鹿茸一两半（酒洗，去毛，微炒） 杜仲一两（去粗皮，炙微黄）

【用法】上为细散。每服二钱，食前以温酒调下。

【主治】虚劳，小便数，及精气虚冷。

76437 桑螵蛸散（《圣惠》卷六十五）

【组成】桑螵蛸半两 地龙半两 乳香半两 麝香一分（细研） 黄丹半两 黄柏半两（剉） 粳米粉一分 腻粉一分

【用法】上为散。每用少许，以不食井水和砂糖调涂。

【主治】一切恶疮。

【备考】《直指》有贝母、雄黄。

76438 桑螵蛸散（《圣惠》卷七十二）

【组成】桑螵蛸三十枚（微炒） 鹿茸二两（去毛，涂酥炙微黄） 黄耆半两（剉） 牡蛎粉一两 甘草二两（炙微赤，剉）

【用法】上为细散。每服一钱，食前生姜汤调下。

【主治】妇人虚冷，小便数者。

76439 桑螵蛸散

《圣惠》卷七十九。为《千金翼》卷七“桑螵蛸汤”之异名。见该条。

76440 桑螵蛸散（《圣济总录》卷一一四）

【组成】桑螵蛸（切破，炙） 附子（炮裂，去皮脐） 人参 白茯苓（去黑皮） 当归（切，焙） 桂（去粗皮）各半两 熟干地黄（焙） 牡丹皮 白术（剉，炒）各一两 羊肾一对（薄切，去筋膜，炙干）

【用法】上为散。每服一钱匕，加至二钱匕，空心、食前温酒调下，一日三次。

【主治】肾气虚弱，气奔两耳，鸣甚成聋。

76441 桑螵蛸散（《圣济总录》卷一八二）

【组成】桑螵蛸十枚（烧存二分性） 腻粉一钱 麝香半钱

【用法】上为细散。生油脚调，鸡翎扫，候干，有裂处再扫。

【主治】小儿一切疮癣，痒痛不止。

76442 桑螵蛸散（《本草衍义》卷十七）

【组成】桑螵蛸 远志 石菖蒲 人参 茯神 当归 龙骨 龟甲（醋炙）各一两

【用法】上为末。每服二钱，夜卧时以人参汤调下。

【主治】小便数，如稠米泔，色亦白，心神恍惚，瘦瘁食减，或男女虚损，阴萎梦遗。

76443 桑螵蛸散（《济生》卷九）

【组成】桑螵蛸十二个（炙）

【用法】上为细末。每服二钱，空心、食前米饮调服。

【主治】❶《济生》：妊娠小便不禁。❷《赤水玄珠》：遗溺。

76444 桑螵蛸散（《直指》卷十）

【组成】桑螵蛸（蒸过，略焙） 远志（水浸，取肉，晒，姜汁和，焙） 石菖蒲 人参 白茯神 当归 龙骨（别研） 鳖甲（醋炙黄）各半两 甘草（炙）二钱

【用法】上为末。每服二钱，夜卧时以人参、茯苓煎汤调下。

【主治】心肾不和，小便白浊，或如米泔，或为梦泄。

76445 桑螵蛸散（《医学纲目》卷十四）

【异名】桑螵蛸龙骨散（《类证治裁》卷八）。

【组成】桑螵蛸半两（炒） 龙骨一两

【用法】上为细末。每服二钱，空心米饮调下。

【功用】《类证治裁》：缩溺。

【主治】产后小便数及遗尿。

76446 桑螵蛸散（《奇效良方》卷三十四）

【组成】桑螵蛸一两（微炒） 韭子二两（微炒）

【用法】上为细末。每服二钱，空心温酒调下，晚食前再服。

【主治】虚劳梦泄。

76447 桑螵蛸散（《理虚元鉴》卷下）

【组成】桑螵蛸（焙）

【用法】上为末。每服一钱，酒浆调服。

【主治】遗精，漏下不止。

76448 桑螵蛸散（《胎产心法》卷下）

【组成】真桑螵蛸（炒） 白龙骨（煅） 牡蛎（煅）各等分

【用法】上为末。每服三钱，食前水饮调服。

【主治】妇人小便数，及遗尿不禁。

76449 桑木根洗方（《圣济总录》卷一八二）

【组成】桑木根五两

【用法】上细剉。以水五升，煎至三升，去滓温洗，一日五七度。

【主治】小儿尿灶火丹，发膝下，从两股起及脐间，走入阴头。

76450 桑丹杞菊汤（《顾氏医径》卷四）

【组成】桑叶 丹皮 滁菊花 炒杞子 煨天麻 焦山栀 生地 钩藤 橘红

【用法】水煎服。

【主治】妊娠眩晕，名曰子眩，因肝火上升，内风扰动，致昏眩欲厥者。

76451 桑丹泻白汤（《重订通俗伤寒论》）

【组成】霜桑叶三钱 生桑皮四钱 淡竹茹二钱 清炙草六分 粉丹皮一钱半（醋炒） 地骨皮五钱 川贝母三钱（去心） 生粳米三钱 金橘铺一枚（切碎） 大蜜枣一枚（对劈）

【用法】水煎服。

【功用】清肝保肺，蠲痰调中。

【主治】肝火燥肺，咳则胁痛，不能转侧，甚则吐血，或痰中夹有血丝血珠者。

【方论选录】何秀山：本方以桑、丹辛凉泄肝为君；臣以桑皮、地骨皮泻肺中之伏火，竹茹、川贝涤肺中之黏痰；佐以炙草、粳米温润甘淡，缓肝急以和胃气；使以橘、枣微辛甘润，畅肺气以养肺液。此为清肝保肺，蠲痰调中之良方。适用于火郁生热，液郁为痰，痰热上壅，治节不行，而作咳喘者。

【宜忌】咳由风寒而致者忌用。

76452 **桑丹泻白散**（《喉科家训》卷四）

【组成】桑叶　丹皮　桑皮　地骨皮　牛蒡　前胡　杏仁　土贝母　甘草

【主治】痧回热退，舌化脉和，余邪未尽，时时手足心热。

76453 **桑丹清毒饮**（《痧科捷径》卷上）

【组成】桑叶　连翘　花粉　土贝　丹皮　赤芍　甘菊　生草　黄连　羚角　茅根

【主治】鬓疽初起，里热者。

76454 **桑叶掩耳方**（《圣济总录》卷一一五）

【组成】桑叶一握　盐一撮

【用法】以桑叶裹盐，炙令热，掩耳上，冷即易之。

【主治】蜈蚣入耳。

76455 **桑白分解散**（《辨证录》卷十）

【组成】薏仁二两　泽泻三钱　升麻一钱　天花粉三钱　桑白皮三钱　神曲三钱

【用法】上水煎服。小儿药减半。

【主治】白火丹。

76456 **桑白皮根煎**（《外台》卷十六引《删繁方》）

【异名】桑根白皮酒（方出《千金》卷十八、名见《普济方》卷二三九）、桑根白皮汤（《圣济总录》卷八十六）。

【组成】桑根白皮（东引，切）一升　狼牙三两　茱萸根皮（东行）五两

【用法】上切。以酒三升，煮取一升，平旦服之。

【主治】肺劳热，生肺虫，在肺为病。

76457 **桑白皮涂方**（《圣济总录》卷一四九）

【组成】桑根白皮（生者）

【用法】上捣汁，涂敷螫处。

【主治】蜂螫。

76458 **桑皮十味煎**

《医林纂要》卷六。即《外台》卷九引《许仁则方》“桑白皮汁十味煎”。见该条。

76459 **桑皮杏仁饮**（《温热经解》）

【组成】桑皮一钱　杏泥三钱　五加皮一钱　车前子一钱　大腹皮一钱　陈皮一钱　茯苓皮一钱半　地骨皮一钱半

【用法】水煎服。

【主治】热饮外溢，久咳，面浮肢肿。

76460 **桑皮接骨丹**（《吴氏医方汇编》）

【组成】桑根白皮（东引者）　柘桑根皮（向东者）　香油各四两　生姜二两

【用法】先将二皮捣烂，入生姜捣匀，入香油炒微热，将断骨拿对敷上，外以物逼住，以绳缠定，贴一昼夜去之，不可过时，亦不可不及时。

【主治】折伤。

76461 **桑耳续断散**

《圣济总录》卷一五二。为《圣惠》卷七十三“桑耳散”之异名。见该条。

76462 **桑耳塞鼻丹**（《杂病源流犀烛》卷十七）

【组成】桑耳

【用法】上药炒焦，捣末。衄发时，以杏仁大塞鼻中。

【主治】衄血。

76463 **桑耳羹臛方**（《圣济总录》卷一九〇）

【组成】桑耳不拘多少

【用法】上取作羹臛，调和令美，空腹随饭食之。

【主治】诸痔。

76464 **桑防白膏汤**（《喉科家训》卷四）

【组成】桑叶　防风　豆豉　牛蒡　桔梗　前胡　杏仁　土贝　中黄　霍斛　河柳

【主治】痧透喉宽，苔黄尖绛，脉转洪数。

76465 **桑苏桂苓汤**（《医醇賸义》卷三）

【组成】桑皮三钱　苏子二钱　桂枝八分　茯苓三钱　泽泻一钱半　大腹皮一钱半　橘红一钱　半夏一钱半　杏仁三钱　猪苓一钱

【用法】上加生姜三片煎服。

【主治】支饮。水停心下，入于胸膈，咳逆倚息，短气，其形如肿。

76466 **桑杏清肺汤**（《重订通俗伤寒论》）

【组成】霜桑叶　瓜蒌皮　蜜炙枇杷叶各三钱　光杏仁　川贝　炒牛蒡各二钱　杜兜铃　桔梗各一钱

【用法】加鲜葱白三枚，淡香豉三钱，水煎服。

【功用】清宣肺气。

【主治】冬温兼寒。即寒包火，首先犯肺之轻证。

76467 **桑枝木瓜饮**（《效验秘方·续集》董建华方）

【组成】桑枝20克　木瓜10克　海风藤10克　鸡血藤10克　络石藤10克　丝瓜络5克　海桐皮10克　五加皮10克　豨莶草10克　路路通10克

【用法】每日一剂，水煎二次，早晚分服。

【功用】舒筋活络，祛风胜湿。

【主治】风湿性肌炎及关节炎。

【方论选录】全方集藤类药于一方之中，以桑枝、木瓜、海风藤、络石藤、海桐皮祛风通络，缓急舒筋；豨莶草、五加皮强筋利湿；鸡血藤、丝瓜络、路路通养血通络柔筋。

76468 **桑枝虎杖汤**（《中医方剂临床手册》）

【组成】桑枝15~30克　虎杖根9~15克　金雀根15~30克　臭梧桐根15~30克　红枣10只

【功用】祛风湿，通经络，止疼痛。

【主治】风湿病，四肢麻木，筋骨酸痛。

76469 **桑枝秦艽汤**（《青囊全集》卷上）

【组成】鲜桑枝尖每岁一寸　秦艽三钱　明天麻一钱五分　广皮一钱　当归三钱　川芎一钱　羌活节三节　小桂枝二钱　桔梗二钱　甘草一钱　皂刺二钱

【用法】水煎服。

【主治】肩臂肘痛。

76470 **桑钩温胆汤**（《效验秘方·续集》赵金铎方）

【组成】半夏9克　陈皮9克　茯苓15克　甘草6克　枳实9克　竹茹9克　桑寄生15克　钩藤15克

【用法】每日一剂，水煎，二次分服。

【功用】清热息风，化痰通络。

【主治】中风先兆，中风发作，复中风，中风后遗症。

【加减】常加竹沥水，以加重化痰浊之力；若痰迷心窍，阻于廉泉，神昏、舌强语謇者，加石菖蒲以化痰开窍；痰浊化热，痰热交阻，舌苔薄腻者，则以全瓜蒌或胆星易半夏，或少加黄芩以助清热；眩晕，加菊花、白蒺藜以清头目；心烦不寐，则加莲子心、生龙牡；风痰内阻，气机不行，腑气不通者，合以《活法机要》的三化汤，釜底抽薪，待大便通后，可减去方中大黄；肢体麻木，偏瘫，舌质暗红，甚则夹瘀斑者，加地龙、丹参、丝瓜络以活血化瘀通络；肝肾不足明显者，可加女贞子、旱莲草平和之品，滋而不腻。

【方论选录】本方是由古方温胆汤加桑寄生、钩藤而组成，方中半夏、陈皮、茯苓燥湿化痰以通络；枳实、竹茹清热降逆以化痰；甘草和中，诸药能化痰浊清湿热而不伤正；加钩藤平息肝风而不燥；桑寄生滋补肝肾而不腻，扶助正气而不碍邪，对风痰内阻、肝肾不足者最宜。此方组成，不偏不倚，谨守中风病机，轻重缓急，标本兼顾，无论是中风先兆、中风发作、复中风、中风后遗症均可运用。

76471 桑姜感冒片（《成方制剂》6册）

【组成】干姜　菊花　苦杏仁　连翘　桑叶　紫苏

【用法】制成糖衣片。口服，一次3~4片，每日3次。

【功用】散风清热，祛寒止咳。

【主治】感冒，咳嗽，头痛，咽喉肿痛。

76472 桑桔杏仁煎（《医级》卷七）

【组成】桑皮　桔梗　杏仁　甘草　栀子

【主治】肺经感邪，郁热化火，或木火刑金，痰中见血。

76473 桑根白皮丸（《圣济总录》卷七十）

【组成】桑根白皮（炙，剉）　山栀子（去皮壳）　黄芩（去黑心）　甘草（炙，剉）　羌活（去芦头）　防风（去叉）　当归（切，焙）　诃黎勒（煨，去核）　胡黄连各一分　地骨皮　人参　白茯苓（去皮）　柴胡（去芦头）各半两

【用法】上为末，炼蜜为丸，如梧桐子大。每服二十丸，空心食前温酒送下。

【主治】鼻衄久不止。

76474 桑根白皮汤（《医心方》卷十引张仲景方）

【异名】桑根白皮饮（《普济方》卷一九二）。

【组成】桑根白皮（切）二升　桂一尺　生姜三颗　人参一两

【用法】上切。以水三斗，煮取桑根得一斗，绞去滓，纳人参、桂、生姜、黄饴十两煮之，得七升。每服一升，消息更服。

【主治】脾胃水，面目手足跗肿，胃管坚大满，短气，不能动摇。

76475 桑根白皮汤（方出《外台》卷十一引《肘后方》，名见《普济方》卷一七七）

【异名】桑根汤（《千金翼》卷十九）。

【组成】桑根白皮（新掘入地三尺者，炙令黄黑色，切）

【用法】上以水煮令浓，随意饮之。亦可纳少量粟米，勿与盐。

【主治】❶《外台》引《肘后方》：卒消渴，小便多，日饮水一斛。❷《圣济总录》：消渴后，心肺气独盛，结成痈疽。

【备考】《圣济总录》本方用法：桑根白皮（剉，炒）半斤，为粗末，每服三钱匕，水一盏，煎至七分，去滓，温服，一日二次。

76476 桑根白皮汤（《千金》卷三）

【组成】桑根白皮半两　干姜二两　桂心五寸　大枣二十枚

【用法】上㕮咀。以酒一斗，煮取三升，去滓分三服。适衣，勿令汗出。

【主治】妇人伤丈夫，苦头痛，欲呕，心闷。

76477 桑根白皮汤（方出《千金》卷二十一，名见《圣济总录》卷七十九）

【组成】桑白皮　谷白皮　泽漆叶各三升　大豆五升　防己　射干　白术各四两

【用法】上㕮咀。以水一斗五升，煮取六升，去滓，内好酒三升，更煮取五升。白日二服，夜一服，余者明日再服。

【主治】膀胱石水，四肢瘦，腹肿。

76478 桑根白皮汤（方出《圣惠》卷五十八，名见《普济方》卷二一四）

【组成】桑根白皮一两（剉）　木通一两（剉）　百合一两　白茅根一两（剉）　鸡苏一两　赤芍药一两

【用法】上为散，每服四钱，以水一中盏，煎至六分，去滓。食前温服。

【主治】❶《圣惠》：气淋，腹胁胀满，脐下气结，小肠疼痛。❷《普济方》：脐下血结，小便疼痛。

76479 桑根白皮汤（《圣济总录》卷十）

【组成】桑根白皮（剉）三分　羚羊角（镑）半两　漏芦（去芦头）　茯神（去木）　败酱　木通（剉）　芎䓖各三分

【用法】上为粗末。每服五钱匕，水一盏半，煎至一盏，去滓，入生地黄汁半盏，更煎令沸。空心、日午、临卧温服。

【主治】风腰脚不遂，或痛或痒，肿硬如石，胫中少力；及指间生疮，有黄水自出不止。

76480 桑根白皮汤

《圣济总录》卷六十六。为《圣惠》卷四十六“桑根白皮散”之异名。见该条。

76481 桑根白皮汤

《圣济总录》文瑞楼本卷七十一。即原书人卫本卷七十一“桑白皮汤”。见该条。

76482 桑根白皮汤（《圣济总录》卷八十）

【组成】桑根白皮（剉）四两　葶苈（纸上炒）　泽漆茎叶　郁李仁（汤浸，去皮尖）各二两　杏仁一百枚（去皮尖双仁）　赤茯苓（去黑皮）三两

【用法】上为粗末。每服三钱匕，水一盏半，生姜一枣大（切），煎至八分，去滓，温服。以小便利为度。

【主治】水气肿满，气急喘嗽，小便赤涩。

76483 桑根白皮汤（《圣济总录》卷八十一）

【组成】桑根白皮（剉）三分　防风（去叉）　升麻各半两　犀角（镑）一分　芍药半两　槟榔（剉）二枚　淡竹沥不拘多少

【用法】上除竹沥外，共为粗末，每服五钱匕，水一盏半，煎至七分，入竹沥半合，再煎沸，去滓，空腹时温服，一日

二次。

【主治】湿毒风,脚气瘴气,四肢痛痹,疼痛不仁。

76484 **桑根白皮汤**(《圣济总录》卷八十二)

【组成】桑根白皮一两 槟榔五枚(剉) 黑豆半升 生姜(洗,切,焙)半两

【用法】上为粗末,每服五钱匕,水一盏半,煎取一盏,去滓,温服,不拘时候。

【主治】湿毒脚气,肿满,小便少。

76485 **桑根白皮汤**

《圣济总录》卷八十六。为《外台》卷十六引《删繁方》"桑白皮根煎"之异名。见该条。

76486 **桑根白皮汤**

《圣济总录》卷九十九。为《圣惠》卷四十三"桑白皮散"之异名。见该条。

76487 **桑根白皮汤**(《圣济总录》卷九十九)

【组成】桑根白皮(细剉)二两

【用法】上为粗末,分三服,每服三钱匕,用水一盏半,煎至八分,去滓,空腹顿服。

【主治】腹中虫多,大便见虫。

76488 **桑根白皮汤**(《普济方》卷一六一)

【组成】桑根白皮 草豆蔻(去皮)三枚 天雄(炮裂,去皮脐) 瞿麦穗 苍术(去皮) 木通 桂(去粗皮) 当归(切,焙) 黄连(去须)各一两 大腹皮 射干 牵牛子(炒)各一两半 桃仁(去皮尖双仁,炒)二十枚 郁李仁(去皮尖)三分 吴茱萸(炒)半两

【用法】上剉,如麻豆大。每服五钱,水一盏半,入生姜七片,煎至八分,去滓,温服,不拘时候。

【主治】三焦咳嗽。面目虚浮,不得安卧,饮盛食减。

76489 **桑根白皮汤**

《普济方》卷一七九。为《圣济总录》卷五十九"桑根皮汤"之异名。见该条。

76490 **桑根白皮汤**(《普济方》卷三五五)

【组成】桑皮 款冬花 五味子 杏仁(去皮尖双仁,炒) 当归 人参 甜葶苈 防己各一两

【用法】上为末。每服三钱,水一盏,煎七分,去滓服,不拘时候。

【主治】产后上气,虚喘咳逆。

76491 **桑根白皮饮**(《圣济总录》卷八十八)

【组成】桑根白皮(剉) 木通(剉) 桔梗(剉,炒) 紫苏各一两半 槟榔二枚(剉) 款冬花 郁李仁(炒,去皮,研)各一两

【用法】上为粗末,每服三钱匕,水一盏,煎至六分,去滓,食后温服,一日二次。

【主治】虚劳上气,咳嗽喘息不得卧。

76492 **桑根白皮饮**

《普济方》卷一九二。为《医心方》卷十引张仲景方"桑根白皮汤"之异名。见该条。

76493 **桑根白皮酒**

方出《千金》卷十八,名见《普济方》卷二三九。为《外台》卷十六引《删繁方》"桑白皮根煎"之异名。见该条。

76494 **桑根白皮散**(《圣惠》卷六)

【组成】桑根白皮一两(剉) 半夏半两(汤洗七遍,去滑) 赤茯苓一两 前胡一两(去芦头) 大腹皮三分 白术半两 木香半两 甘草一分(炙微赤,剉) 川大黄一两(剉碎,微炒)

【用法】上为散。每服三钱,以水一中盏,入生姜半分,煎至六分,去滓,温服,不拘时候。

【主治】肺脏痰毒壅滞,心胸满闷,肩背烦疼,不欲饮食。

76495 **桑根白皮散**(《圣惠》卷十三)

【组成】桑根白皮一两(剉) 陈橘皮三分(汤浸,去白瓤,焙) 葵子一两 滑石二两半 川芒消二两 黄芩一两 甘草一两(炙微赤,剉)

【用法】上为粗散。每服四钱,以水一中盏,煎至六分,去滓,温服,不拘时候。以通利为度。

【主治】伤寒,小便赤涩不通。

76496 **桑根白皮散**(《圣惠》卷三十三)

【组成】桑根白皮(剉) 木通(剉) 犀角屑 黄芩 旋覆花 茯神 玄参 川大黄(剉碎,微炒)各一两 甘菊花半两 甘草(炙微赤,剉)一分

【用法】上为粗散。每服三钱,以水一中盏,煎至六分,去滓,食后温服。以愈为度。

【主治】眼忽然白睛肿胀,如水泡者。

76497 **桑根白皮散**(《圣惠》卷三十七)

【组成】桑根白皮一两(剉) 升麻一两半 甘草一两(炙微赤,剉) 木通一两(剉) 川大黄一两(剉碎,微炒) 石膏三两 葛根三两(剉)

【用法】上为散。每服三钱,以水一中盏,煎至六分,去滓,食后温服。

【主治】肺脏积热,皮肤干燥,鼻痛无涕,头痛心闷。

76498 **桑根白皮散**(《圣惠》卷四十二)

【组成】桑根白皮一两(剉) 大腹皮一两(剉) 陈橘皮一两(汤浸,去白瓤,焙) 甘草三分(炙微赤,剉) 桂心三分 赤茯苓一两 木通一两(剉) 紫苏子二两(微炒)

【用法】上为散。每服五钱,以水一大盏,入生姜半分,煎至五分,去滓。温服,不拘时候。

【主治】上气,心胸满塞,不下食。

76499 **桑根白皮散**(《圣惠》卷四十四)

【组成】桑根白皮一两(剉) 酸枣仁一两(微炒) 薏苡仁一两

【用法】上为散。每服四钱,以水一中盏,煎至六分,去滓,食前温服。

【主治】腰脚疼痛,筋脉挛急,不得屈伸,坐卧皆难。

76500 **桑根白皮散**(《圣惠》卷四十五)

【组成】桑根白皮一两(剉) 泽泻半两 汉防己半两 木香半两 枳壳半两(麸炒微黄,去瓤) 槟榔一两 赤茯苓一两 赤芍药半两 桂心半两 川大黄一两半(剉碎,微炒) 紫苏茎叶一两 木通三分(剉)

【用法】上为粗散。每服四钱,以水一中盏,入生姜半分,煎至六分,去滓,温服,不拘时候。

【主治】湿脚气,肿满喘息,大小便不利。

76501 **桑根白皮散**(《圣惠》卷四十五)

【组成】桑根白皮一两(剉) 射干三分 枳壳三分(麸炒微黄,去瓤) 赤茯苓一两 贝母三分(煨微黄) 白前三分 生干地黄一两半 柴胡一两(去苗) 甘草半两(炙微

赤,剉) 赤芍药三分 天门冬三分(去心) 百合三分 槟榔三分

【用法】上为散。每服四钱,以水一中盏,入生姜半分,煎至六分,去滓,温服,不拘时候。

【主治】脚气上气,坐卧不得,咽喉不利,四肢烦疼。

【备考】本方方名,《普济方》引作"桑白皮散"。

76502 桑根白皮散(《圣惠》卷四十五)

【组成】桑根白皮一两(剉) 槟榔一两半 木香半两 青橘皮一两(汤浸,去白瓤,焙) 川大黄一两(剉碎,微炒) 牵牛子二两(微炒) 杏仁一两(汤浸,去皮尖双仁,麸炒微黄)

【用法】上为细散。每服二钱,暖生姜汁、童便调下,不拘时候,以利为度。

【主治】脚气。心腹胀满,壅闷喘急。

76503 桑根白皮散(《圣惠》卷四十六)

【异名】桑根白皮汤(《圣济总录》卷六十六)。

【组成】桑根白皮一两(剉) 柴胡一两(去苗) 大腹皮三分(剉) 枳壳三分(麸炒微黄,去瓤) 杏仁一两(汤浸,去皮尖双仁,麸炒微黄) 赤芍药一两 赤茯苓一两 黄耆一两(剉) 陈橘皮三分(汤浸,去白瓤,焙) 麦门冬三分(去心) 牛蒡子一两(微炒) 甘草三分(炙微赤,剉)

【用法】上为散。每服四钱,以水一中盏,入生姜半分,煎至六分,去滓,温服,不拘时候。

【主治】咳嗽,面目浮肿,或四肢肿,气促不得眠卧。

76504 桑根白皮散(方出《圣惠》卷五十四,名见《普济方》卷一九二)

【组成】桑根白皮一两(剉) 大腹皮一两(剉) 汉防已一两 泽漆二两 赤茯苓二两 紫苏茎叶一两

【用法】上为散。每服四钱,以酒一大盏,入炒熟黑豆五十粒,煎至五分,去滓,温服,不拘时候。

【主治】石水,四肢瘦,腹大,胸中满闷,食即喘急。

76505 桑根白皮散(《圣惠》卷五十四)

【组成】桑根白皮一两(煨令微黄) 杏仁一两(汤浸,去皮尖双仁,麸炒微黄) 陈橘皮一两(汤浸,去白瓤,焙) 赤茯苓一两 甘遂一两(煨令微黄) 泽泻一两 黄芩半两 赤小豆一升(以水五升,煮取汁一升)

【用法】上为粗散。每服三钱,以小豆汁一中盏,煎至六分,去滓,五更初温服,如人行十里,当利;如未利,即再服。

【主治】皮水。头面四肢浮肿,心胸不利,喘息烦闷,大小便涩。

76506 桑根白皮散(《圣惠》卷八十三)

【组成】桑根白皮一两(剉) 羚羊角屑三分 漏芦三分 败酱一两 茯神一分 木通一两(剉) 芎䓖三分

【用法】上为粗散。每服一钱,以水一小盏,煎至五分,去滓,入生地黄汁半合,更煎一两沸,量儿大小,以意分减服之。

【主治】小儿中风,四肢筋脉拘挛。

76507 桑根白皮散(《圣惠》卷八十八)

【组成】桑根白皮半两(剉) 海蛤一分 汉防已一分 赤茯苓一分 白术一分 甜葶苈一分(隔纸炒令黄色) 川朴消一两 猪苓一分(去黑皮)

【用法】上为粗散。每服一钱,以水一小盏,煎至五分,去滓,温服,一日三四次,量儿大小,加减服之。

【主治】小儿水气肿满,上气喘促,小便赤涩,大便稍难。

76508 桑根白皮散(《圣惠》卷八十八)

【组成】桑根白皮半两(剉) 射干半两 赤茯苓半两 黄芩半两 木通半两(剉) 泽漆半两 泽泻半两 汉防已半两

【用法】上为细散。每服半钱,煮赤小豆汤调下,一日三四次。

【主治】小儿水气,遍身肿满,喘促,小便不利。

76509 桑根白皮散

《普济方》卷二十七。为《圣惠》卷六"桑白皮散"之异名。见该条。

76510 桑根白皮散(《普济方》卷一三九)

【组成】桑根白皮(剉) 白前 麦门冬(去心)各一两半 木通 川大黄(剉碎,炒微黄)各一两 旋覆花 甘草(炙微赤,剉)各半两 川朴消三分

【用法】上为粗末,每服四钱,水一中盏,煎六分,去滓,温服,不拘时候。

【主治】伤寒,肺热咳嗽,涕唾稠黏,背拘急,口干头痛,大小便秘涩。

76511 桑菊银翘散(《成方制剂》11 册)

【组成】薄荷 蝉蜕 川贝母 淡豆豉 淡竹叶 甘草 滑石 僵蚕 金银花 荆芥 桔梗 菊花 苦杏仁 连翘 芦根 绿豆 牛蒡子 桑叶

【用法】制成散剂,每袋装 10 克。口服,一次 10 克,一日 2~3 次。

【功用】辛凉透表,宣肺止咳,清热解毒。

【主治】外感风热,憎寒壮热,头痛咳嗽,咽喉肿痛。

76512 桑菊葱豉饮(《集成良方三百种》卷中)

【组成】冬桑叶三钱 菊花三钱 淡豆豉一钱半 葱白三寸

【用法】水煎服。

【主治】温症初起。

76513 桑菊感冒片

《中药制剂手册》。即《温病条辨》卷一"桑菊饮"改为片剂。见该条。

76514 桑菊感冒散

《成方制剂》15 册。即《温病条辨》卷一"桑菊饮"改为散剂。见该条。

76515 桑菊愈风汤(《医醇賸义》卷二)

【组成】桑叶三钱 杭菊三钱 蔓荆子一钱半 当归一钱半 桔梗一钱 枳壳一钱 川贝二钱 杏仁三钱 川芎八分

【用法】加黑芝麻一撮,煎服。

【主治】风邪伤脑,鼻窍不通,时流清涕。

76516 桑寄生饮子(《圣惠》卷七十六)

【组成】桑寄生三分 木通三分 生干地黄三分 白术三分 诃黎勒皮二分 赤茯苓三分 当归三分(剉微炒) 芎䓖三分

【用法】上细剉,和匀。每服半两,以水一大盏,入葱白七寸,豉五十粒,煎至五分,去滓,温服,不拘时候。

【主治】妊娠五六月,心腹胀满,口干,腹中疞刺疼痛

不止。

76517 **桑葛降脂丸**(《中国药典》2010版)

【组成】桑寄生　葛根　山药　大黄　山楂　丹参　红花　泽泻　茵陈　蒲公英

【用法】上制成丸剂,每30丸重1克。口服,一次4克,一日3次;或遵医嘱。

【功用】补肾健脾,通下化瘀,清热利湿。

【主治】脾肾两虚、痰浊血瘀型高脂血症。

【宜忌】脾虚便溏者慎服;孕妇禁用。

76518 **桑椹河车丸**(《惠直堂方》卷一)

【组成】河车二具(酒净,焙干)　鹿茸一对(酥炙)　黑驴肾(连腰子肾子,切片,酥炙)四具　黄狗肾(连腰子肾子,酒煮焙干)十具　熟地(九蒸晒)　枸杞(酒蒸)　生首乌各八两　巴戟天(酒蒸)　破故纸(合桃拌炒)　山药(盐水炒)　萸肉　骨碎补(炒)　鱼鳔(蛤粉炒)　五味子　菟丝子(酒煮)　仙茅(米泔浸三次,去皮)　肉苁蓉(去鳞肠)　锁阳　茯苓各四两　人参二两

【用法】上为末,桑椹熬膏,加炼蜜为丸,如梧桐子大。每服五钱,空心清汤送下。

【功用】补虚。

76519 **桑白皮八味散**

《外台》卷二十九引《许仁则方》。为原书同卷"桑白皮散"之异名。见该条。

76520 **桑白皮沐头方**(《外台》卷十六引《删繁方》)

【组成】桑白皮二升(细切)

【用法】上以水淹渍,煮五六沸,去滓,洗沐鬓发,数数为之。

【功用】安发生发润发。

【主治】脉极虚寒,鬓发堕落。

76521 **桑枝酸枣仁煎**(《圣惠》卷二十六)

【组成】酸枣仁三两(一半炒令香熟,一半生用)　羚羊角屑一两　海桐皮二两(剉)　羌活二两　仙灵脾一两　赤箭一两　萆薢一两(剉)　杜仲一两(去粗皮,炙令微黄,剉)　虎胫骨一两半(涂酥炙令黄)　防风一两(去芦头)　石斛一两半(去根,剉)　牛膝一两(去苗)　巴戟一两　附子一两(炮裂,去皮脐)　木香一两　生干地黄一两　蜜四两　真酥一两　桑枝一握(长一尺,剉)

【用法】上除酥蜜桑枝外,共为散,用清酒七升,先煎桑枝,令色微黄,去桑枝后下药末,更煎一二十沸,次下酥蜜,煎成膏,看稀稠得所,以瓷合盛。每服一茶匙,食前以温酒调下。

【主治】筋极。身体拘急,四肢疼痛,行立不得。

76522 **桑菊感冒合剂**

《成方制剂》5册。即《温病条辨》卷一"桑菊饮"改为口服液剂。见该条。

76523 **桑菊感冒颗粒**

《成方制剂》2册。即《温病条辨》卷一"桑菊饮"改为颗粒剂。见该条。

76524 **桑菊感冒糖浆**

《成方制剂》19册。即《温病条辨》卷一"桑菊饮"改为糖浆剂。见该条。

76525 **桑螵蛸龙骨散**

《类证治裁》卷八。为《医学纲目》卷十四"桑螵蛸散"之异名。见该条。

76526 **桑螵蛸酒调散**(《银海精微》卷上)

【组成】当归　甘草　大黄　赤芍药　菊花　苍术　桑螵蛸　羌活　麻黄　茺蔚子各等分

【用法】上用水煎,食后加酒温服;或为末,每服三钱,温酒调下。

【主治】眼红痛,有血翳,壅肿。

【加减】如热甚,加大黄、朴消。

76527 **桑贝芎归清肺汤**(《胎产心法》卷下)

【组成】前胡　紫菀　贝母(去心)　桑白皮　茯苓　当归　川芎　干姜　紫苏各一钱

【用法】水煎服。

【主治】产后咳嗽。

76528 **桑白皮汁十味煎**(《外台》卷九引《许仁则方》)

【组成】桑白(切)一升　地骨皮(切)三升(二味用水七升熟煎,取三升汁,去滓澄清)　生地黄汁五升　生麦门冬汁二升　生姜汁一升　竹沥三升　生葛根汁三升　白蜜一升　牛酥三合　大枣膏一升

【用法】上取生地黄汁以下,生葛根汁以上,于微火上和煎减半,内桑白皮等二物汁和煎之,三分减一,内酥蜜枣膏,搅之勿停手,得如稠饴状,置别器中收贮。每取胡桃大,于临卧时含之,细细咽津,稍加至鸡子大。昼间服之亦得。

【主治】咳嗽经久,将成肺痿,昼夜咳嗽不断,唾白如雪,细末黏稠,喘息气上,乍寒乍热,发作有时,唇口喉舌干焦,亦或唾血,渐觉瘦悴,小便赤,颜色青白,毛耸者。

【宜忌】忌芜荑。

【方论选录】《医林纂要》:桑白皮甘酸微辛,补肺泻火,肃敛清气;麦冬、地骨皮补肺清金,下滋肾水;生地大滋肾水,以靖君相之火;葛根清提胃气,以解膻中之热;竹沥升散阴中之火,祛除经络之痰;白蜜润肺止咳,枣肉补土生金,牛酥滋阴润肺,养血止咳。方皆寒凉之味,非辛莫化,故以生姜行痰,并以调剂,亦反佐也。

【备考】本方方名,《医林纂要》引作"桑皮十味煎"。

76529 **桑根白皮六味丸**(《外台》卷十九引《许仁则方》)

【组成】桑根白皮五两　生姜屑六两　蜀椒(汗)　桂心　升麻　五味子各四两

【用法】上为末,炼蜜为丸,如梧桐子大。每服十五丸,稍加至三十丸,觉热食前服,觉冷食后服,以饮下之,一日二次。

【主治】脚气。

【备考】本方原名桑根白皮十味丸,与组成用药数不符,据《普济方》改。方中蜀椒、桂心用量原缺,据《普济方》补。

通

76530 **通云散**

《普济方》卷三六四。为方出《阎氏小儿方论》,名见《卫生总微》卷十八"桃红散"之异名。见该条。

76531 **通天散**(《宣明论》卷十四)

【组成】赤芍药　川芎　黄连　黄芩　玄胡索　草乌头　当归　乳香(别研)各等分

【用法】上为细末。以纸捻子蘸药,搐鼻。

【功用】通一切壅滞，明目。

【主治】偏正头痛，并夹脑风。

76532 通天散（《赤水玄珠》卷二十八）

【组成】人参　陈皮　桂枝各八分　川芎　熟地　芍药各一钱　当归　紫草各一钱半　红花　木香各三分　甘草六分　知母八分　荔枝壳十个

【用法】上用鸡汁一钟、枣三枚、糯米一撮，水煎服。初服痘出到颈，再服到脐，三服到脚。

【主治】小儿患痘发热不出，或已出而色不红活者。

76533 通天散（《回春》卷七）

【组成】芒消五钱　雄黄三钱

【用法】上为细末。吹入鼻中。两鼻内流水，双目流泪，即效。

【主治】赤眼暴发，肿痛。

76534 通天散（《杏苑》卷八）

【组成】大黄　独生皂角各一两（俱生）

【用法】上为细末。每服二钱，临卧时以冷酒调下。

【主治】大风疾，遍身隐疹瘙痒，麻木在下者。

76535 通天膏（《解围元薮》卷四）

【组成】大枫子四斤　川胡麻　蓖麻子　土木鳖　杏仁　山棘各二两　芝麻四合

【用法】上捣烂，入瓶内筑实，以柳枝三四根插着瓶底，掘地潭，埋一大罐，外以水灌泥潭，将药瓶合在罐上，以炭火烤约三炷香，煏油下溜。外涂。

【主治】大风疠疮痒痛，干烂疥癣。

76536 通中丸（《圣惠》卷九十二）

【组成】川大黄一两（剉，微炒）　巴豆霜二分　皂荚一两（不蛀者，去皮子，烧令焦黑）

【用法】大黄、皂荚为末，入巴豆霜同研令匀，炼蜜为丸，如绿豆大。四五岁儿，每服三丸，温水送下。

【主治】小儿大便不通，心腹疼闷，卧即烦喘。

76537 通中散（方出《圣惠》卷五，名见《普济方》卷二十一）

【组成】萝卜子（拣子好者）五两（炒令熟，捣细，罗取末一两，余有油者别研如膏）　沉香一分　白术一分　草豆蔻一分（去皮）

【用法】上为散，入前萝卜子末，再入白砂糖一钱半，同研令匀。每服一钱，细嚼，后以米饮送下。萝卜子膏，别入草豆蔻末一分，白砂糖三分，拌令匀，每服半枣大，细嚼，米饮送下，不拘时候。

【主治】脾气虚，心腹胀满，胸膈不利，少思饮食。

76538 通中散（《圣惠》卷五十）

【组成】牵牛子一两半（微炒）　槟榔三分　桂心一分　干姜一分（炮裂，剉）　木香一分

【用法】上为细散。每服二钱，空腹热酒调下，可二服续之，并饮热茶一二盏。得利下恶物为效。

【主治】五膈气，胸中不利，脏腑壅滞。

76539 通中散

《圣惠》卷九十五。为原书同卷“红雪”之异名。见该条。

76540 通中散（《魏氏家藏方》卷五）

【组成】神曲

【用法】上为末。每服三二钱，白汤调下。

【主治】过食糯米，心脾大痛。

76541 通化汤（《千家妙方》引高乐众方）

【组成】石菖蒲10克　连翘10克　竹茹10克　薄荷10克　橘红10克　黄连8克　桔梗8克　僵蚕10克　甘草10克　蜈蚣3条（研碎冲服）　全蝎3克（研碎冲服）

【用法】水煎服，每日一剂。

【功用】凉肝清心，祛风消痰。

【主治】脑外伤后综合征，辨证属肝郁风动，心火炽盛，风火痰扰者。

【临床报道】脑外伤后综合征：《千家妙方》刘某某，女，22岁，于1976年5月4日来诊。患者语謇，其父代述病情，称其女于春季大队建房当小工，坠砖击头而晕倒，经抢救回苏后即言语不清，头晕目眩，时如昏迷，四肢痿软，握物无力，行路蹒跚，三五步即摇摇欲跌，曾转治几个医院，皆诊为脑外伤后综合征，治疗四个月，未见好转。检查：体弱神疲，坐须人扶，面红目赤，问而不答，痴呆之象。脉细弦数，治用通化汤加川芎10克，水煎服。共服20剂，症除病愈。随访一年，疗效稳固。

76542 通气丸（《外台》卷十引《深师方》）

【组成】胶饴五斤　蜀椒二升（汗）　乌头七分（炮）　桂心六分　大附子五枚（炮）　干姜　人参各四分　杏仁一升　天门冬十分　蜈蚣五节（去头，炙）

【用法】上为末，捣杏仁为膏，纳药末于膏中捣千下，烊胶饴，搅令调和为丸，如半枣大。每服一枚，昼日六七、夜二三服。令胸中温为度。

【主治】咳嗽上气，喉咽中腥臭，虚气搅心，头痛眼疼，耳中嘈嘈，风邪毒注天行，食不生肌，胸中膈塞，呕逆多唾，恶心，心下坚满，饮多食少，疗疰并淋。

【宜忌】忌猪肉、冷水、生葱、鲤鱼等物。

【加减】梦与鬼神交通及饮食者，全用蜈蚣；食不消者，加杏仁五合；有虚气，少腹急，腰痛，加天门冬、杜仲；有风，加乌头二枚、附子一枚（立夏后勿加）；有留饮，加葶苈子一两（熬，末之）。

【方论选录】《千金方衍义》：《金匮》大建中汤专取蜀椒下气止逆，干姜温中破积，人参补正除邪，胶饴润肺止嗽，以治胸腹寒积，出见有头足，上下痛不可触。《千金》加乌、附、桂心以攻毒破结，杏仁泄肺散满，蜈蚣截风解毒，天门冬除咳逆寒热，并制乌、附、椒、姜之燥烈也。

76543 通气丸

《圣济总录》卷一二五。为《外台》卷二十三引《广济方》“昆布丸”之异名。见该条。

76544 通气丸（《圣济总录》卷一二五）

【组成】木通（剉）　射干　杏仁（汤浸，去皮尖双仁，炒）　恶实（微炒）　昆布（洗去咸，焙）　诃黎勒（煨，去核）　海藻（洗去咸，焙）　黄耆（剉）各一两　白茯苓（去黑皮）三分

【用法】上为末，炼蜜为丸，如弹子大。每日早、晚各含化一丸。

【主治】瘿气，咽喉肿塞，毒气壅闷不通。

76545 通气丸（《杨氏家藏方》卷五）

【组成】丁香皮　黑牵牛各五两　京三棱（炮，切）　蓬莪术（炮，切）　青橘皮（去白）　陈橘皮（去白）　白术　益

智仁各二两　茴香(炒)　萝卜子(炒)　缩砂仁　枳壳(去瓤,麸炒)各一两

【用法】上为细末,面糊为丸,如梧桐子大。每服二十至三十丸,食后萝卜汤送下。

【功用】宽中导气。

【主治】噎塞满闷,腹胁胀急,小肠气痛。

76546 通气丸(《魏氏家藏方》卷九)

【组成】附子(大者)一只(生,去皮脐,切薄片)　大蒜头五枚(剥去皮苗,捶令碎)　赤小豆五两(拣净。以上三味放于砂锅内,加水三升煮,渐添至五升,慢火煮干为度,只取附子焙干为末,余药不用)　白花商陆根半两　南木香　沉香二钱(不见火)　车前子

【用法】上同附子为细末,用薏苡仁末水煮作糊为丸,如梧桐子大。每服四五十丸,空心、食前以薏苡仁煎汤送下,一日二至三次,病重者一日五次。

【主治】脾肾气虚,肾水流溢,四肢作肿,面目虚浮,腰脚肿胀,游走不定,小便赤涩,大便秘结,胀满气痞,脚膝无力,食少倦怠,渐成水肿。

【备考】方中南木香、车前子用量原缺。

76547 通气丸(《儒门事亲》卷十二)

【组成】海藻　海带　昆布　木通　甘草各一两　诃子　薄荷各半两　杏仁少许(汤浸,去皮尖)

【用法】上为细末,炼蜜为丸。每夜噙化一丸。

【主治】瘿赘。

【宜忌】忌食油腻物。

【备考】《准绳·疡医》有夏枯草,无甘草。

76548 通气丸(《儒门事亲》卷十二)

【组成】海藻　海带　昆布　泽泻　木通　猪靥　羊靥各五枚　海蛤　连翘

【用法】上为细末,研靥为丸,如鸡头子大。每服一丸,临卧噙化咽下。

【主治】瘿赘。

【备考】方中海藻、海带、昆布、泽泻、木通、海蛤、连翘用量原缺。

76549 通气丸(《普济方》卷一四七)

【组成】胡芦巴一两(炒)　补骨脂七钱半　玄参五钱　杜仲一两(炒断丝)　川楝子一两半(酒浸)　三棱五钱　羌活　茴香各五钱　麻黄(去节)二钱(春夏三钱)

【用法】上为细末,面糊为丸。每服五十至七十丸,空心姜汤或盐酒任下。

【主治】少阴不足,肾气微少,忽为寒热,太阳下陷肾中,肾气奔迫,内动三焦,或发热头疼,咳嗽痰促,或右胁牵痛,或传为痧子,其脉左尺沉而弦,按之则虚大而涩。又治上气。

76550 通气丸(《仙拈集》卷二)

【组成】甘草　甘遂各五分　麝香一分

【用法】上为末。入葱管内,塞耳中。

【主治】气闭耳聋。

76551 通气丸

《仙拈集》卷二。为方出《千金》卷六,名见《三因》卷十六"通草散"之异名。见该条。

76552 通气丹(《洞天奥旨》卷十二)

【组成】儿茶三钱　苏叶一钱　雄黄一钱　轻粉五分　冰片一分　锅脐烟五分　细辛三分

【用法】上各为细末。吹入鼻孔中,一日三次。数日即愈。

【主治】鼻痔。鼻内生疮,痒时难忍,欲忍而不能,言语糊涂,声音闭塞。

76553 通气汤(《外台》卷八引《深师方》)

【组成】半夏八两(洗)　生姜六两　桂心三两　大枣三十枚

【用法】上切。以水八升,煮取三升,每服五合,日三夜一服。

【主治】❶《外台》引《深师方》:胸满气噎。❷《普济方》:膈气,咽喉噎塞,胸膈填满,不思饮食。

【宜忌】忌羊肉、饧、生葱。

【方论选录】《千金方衍义》:通气者,解散胸中逆满之痰,以通噎塞之气也。姜、半所以豁痰,桂心所以开结,大枣以布脾胃之津气也。

【备考】《御药院方》有吴茱萸。

76554 通气汤(《千金》卷十三)

【异名】通气散(《圣惠》卷四十二)。

【组成】半夏八两　生姜六两　橘皮三两　吴茱萸四十枚(一方有桂二两,无橘皮)

【用法】上㕮咀。以水八升,煮取三升,分三服。

【主治】胸痹。胸满,短气噎塞。

76555 通气汤(《外台》卷八引《广济方》)

【异名】半夏通气散(《施圆端效方》引《简要济众方》,见《医方类聚》卷八十九)。

【组成】半夏(洗)　生姜各六两　橘皮　桂心各三两(切)

【用法】上切。以水八升,煮取二升五合,绞去滓,分温三服,服后相去如人行六七里再服。

【主治】胸胁气满,每食气噎。

【宜忌】忌羊肉、生葱、饧等。

76556 通气汤(《丹溪心法附余》卷十引《应验方》)

【组成】牵牛(头末)一两(半生半熟)　鼠黏子二钱半　防风一钱七分半　枳壳一钱二分半(炒)　甘草一钱二分半(生用)

【用法】上为细末。每服三钱,沸汤点服。

【主治】喉痹疼痛,闭塞不通气,水浆不下,痰涎壅盛。

76557 通气汤(《圣济总录》卷六十七)

【组成】荜茇　连皮大腹(剉)各一两　沉香(剉)　草豆蔻(去皮)　木香　干姜(炮)　诃黎勒(去核)　甘草(炙,剉)　青橘皮(去白,焙,炒)　桂(去粗皮)　枳壳(去瓤,麸炒)　桃仁(去皮尖双仁,炒黄)　槟榔(剉)各半两

【用法】上为粗末。每服三钱匕,以水一盏,煎至七分,去滓温服。

【主治】气上逆,胸膈痞塞,饮食不下,及积气心腹胀满,大肠虚秘。

76558 通气汤(《圣济总录》卷一二四)

【组成】犀角(镑)半两　射干　桔梗(炒)　马蔺(切)各三分　甘草(炙,剉)半两

【用法】上为粗末。每服三钱匕,以水一盏,入竹叶七

片，煎至七分，去滓，下马牙消一钱匕，搅匀，细细温呷。

【主治】喉痹。咽喉气膈，胸满，咽肿生脓。

76559 通气汤(《脉因证治》卷下)

【组成】羌活　独活　防风　葛根　升麻各三钱　川芎一钱　苍术　炙草各三钱　黄耆四钱　白芷一钱　黄连黄柏

【主治】酒渣鼻、齇鼻息肉，鼻渊由于寒邪所伤者。

【备考】方中黄连、黄柏用量原缺。

76560 通气汤(《杏苑》卷六)

【组成】柴胡一钱　石菖蒲　知母　黄柏(酒浸)　白芷各七分　防风　羌活各六分　乌药七分　枳壳　甘草各五分　干生姜三分　全蝎(炒)三枚

【用法】上㕮咀。水煎至八分，食前热服。

【主治】风气上壅，耳聋，或气定而聪者。

76561 通气汤

《杏苑》卷六。为《医方类聚》卷八十九引《经验秘方》"秘传通气散"之异名。见该条。

76562 通气汤(《医灯续焰》卷十八)

【组成】羌活　独活　苍术　防风　升麻　葛根各六分　白芷　甘草　川椒各二分

【用法】加生姜、大枣、葱白，水煎服。

【主治】鼻塞不闻香臭。

【加减】冬月，加麻黄二分。

76563 通气饮(《疮疡经验全书》卷六)

【组成】木通　瓜蒌子各五钱　忍冬花　粉甘草各三钱　贝母　紫苏叶各二钱

【用法】以水二大钟，煎至八分，空腹服；渣再煎至七分服。

【主治】横痃初起，或两髀俱肿作痛，肉木坚实者。

76564 通气饮(《辨证录》卷七)

【组成】桔梗二钱　紫菀二钱　白术五钱　茯苓五钱　甘草三分　茵陈三钱　益智仁三粒　贝母二钱

【用法】水煎服。

【功用】宣通肺气，健运脾胃。

【主治】肺失清肃之令，膀胱气化不利，湿热壅盛，致为肺疸，鼻塞不通，头面俱黄，口淡咽干，小便不利。

76565 通气饮(《痘科金镜赋集解》卷六)

【组成】甘菊　幽兰(即兰花)　木香　归尾　川芎　红花　山楂　通草　藿香　桔梗　前胡　陈皮　荆芥　玄参　连翘　丹参

【主治】痘疮发胖时，触冒作痒。

76566 通气散

《圣惠》卷四十二。为《千金》卷十三"通气汤"之异名。见该条。

76567 通气散(《圣济总录》卷一一五)

【组成】郁李仁(去皮，研)半两　木香一分　槟榔(剉)三枚　大黄(剉)一两　芍药半两　细辛(去苗叶)一分　人参半两　山芋　桂(去粗皮)各一两　甘草(炙，剉)　牡丹皮各一分

【用法】上除郁李仁别研外，并为散，和匀。每服一钱匕，空心温酒调下。

【主治】聤耳。

76568 通气散(《圣济总录》卷一七五)

【组成】青橘皮(汤浸，去白，焙)　木香　槟榔各一分

【用法】上剉细，用巴豆三十粒同炒令赤色为度，去巴豆，捣三药为细散。每服半钱匕，煎紫苏、木瓜汤调下。

【主治】小儿腹胀。

76569 通气散(《幼幼新书》卷三十九引张涣方)

【组成】象牙(烧)　鹅羽(烧)各一钱　磁石皂子大(烧)

【用法】上为细末。每服半钱，新汲水调下。

【主治】误吞铜钱物及钩绳之类，哽于咽喉。

76570 通气散(《陈素庵妇科补解》卷三)

【组成】川芎　当归　白芍　杜仲　阿胶　茴香　川断　补骨脂　山药　橘核　防风　独活　香附　甘草　葱白　萆薢

【主治】妇人妊娠，劳伤损动，风邪寒气乘之，腰腹痛上连肩背，痛而不止则伤胎易堕。

76571 通气散(《妇人良方》卷十二)

【组成】破故纸不拘多少(瓦上炒令香熟)

【用法】上为末。空心先嚼胡桃肉半个，再服药二钱，温酒调下。

【主治】❶《妇人良方》：妊娠腰痛，状不可忍。❷《景岳全书》：妇人肾虚腰痛。

76572 通气散(《瑞竹堂方》卷二)

【组成】穿山甲(剉细，用蛤粉炒胀，去粉)二两　白牵牛一两(炒)　玄胡索(去皮)一两　陈皮(去白，净)一两(炒)　木香一两半(不见火)　舶上硫黄二两(炒)　厚朴(去皮)一两　甘草一两(炙)　黑牵牛半两(炒)

【用法】上为细末。每服二钱，空心温酒调下，病在上者食后服，病在下者食前服。

【主治】小肠疝气，腰腹牵引疼痛，感风寒或劳损腰痛，妇人吹乳，心气脾痛，疮疖不拘溃否等。

76573 通气散(《外科精义》卷下)

【异名】通圣散(《医统》卷八十一)。

【组成】玄胡一两五钱　猪牙皂角　川芎各一两　藜芦五钱　羊踯躅花二钱五分

【用法】上为细末。用纸捻蘸少许入鼻内。取嚏为效。

【主治】时气头面赤肿，或咽喉闭塞不通；亦预防时气传染。

【备考】方中玄胡，《外科枢要》作玄参，《医统》作玄明粉。

76574 通气散(《脉因证治》卷上)

【组成】防风　藁本　独活　羌活　黄芩　黄连　人参　黄耆

【主治】风热乘肺，脉洪大，肩背痛，颊颔肿，颈肩臑肘臂外后臁痛，汗出，小便数而欠者。

【备考】《医部全录》本方用量：防风、藁本、羌活、独活各八分，黄芩、黄连各一钱；无人参、黄耆；用法作㕮咀，水煎服。

76575 通气散(《普济方》卷五十三)

【组成】茴香　木香　全蝎　陈皮　玄胡各一钱　穿山甲(炮)二钱　羌活　僵蚕　川芎各半钱　蝉蜕半钱　菖蒲一钱　甘草一钱半

【用法】上为细末。每服三钱，温酒调下。

【主治】耳聋，气闭不通。

76576 通气散(《普济方》卷五十四)

【异名】通圣散(《景岳全书》卷六十)。

【组成】穿山甲(炮) 蝼蛄各五两 麝香一钱

【用法】上以葱涎和捣,塞耳中;或为细末,每用少许,以葱管盛药放耳中。同时以追风散搐鼻。

【主治】久聋,诸药不效。

76577 通气散(《普济方》卷二七八)

【组成】陈皮一斤(去蒂) 阿胶四两(炒) 甘草四两

【用法】上㕮咀。每服半两,用水二盏,煎至八分,去滓温服。

【主治】诸肿毒初发。

76578 通气散(《校注妇人良方》卷八)

【组成】陈皮 苏叶 枳壳(面炒) 木通各一钱

【用法】水煎服。

【主治】❶《校注妇人良方》:虚人忧怒,以致伤肺与大肠,不能传送,大便秘结。❷《济阴纲目》:产后大小便不通。

76579 通气散(《赤水玄珠》卷三)

【组成】木通 木香 枳壳 菖蒲各五钱 川芎 柴胡 陈皮各二钱 白芷 羌活 僵蚕(炒) 全蝎 蝉蜕各二钱 甘草一钱半 川山甲(炮)三钱

【用法】上为末。每服三钱,酒调下。

【主治】气闭耳聋。

【备考】《济阳纲目》有延胡索,无柴胡。

76580 通气散

《外科启玄》卷十一。为《仙传外科集验方》"荣卫返魂汤"之异名。见该条。

76581 通气散(《准绳·疡医》卷五)

【组成】玄参一钱半 猪牙皂角 川芎各一钱 北细辛 藜芦 草乌头 羊踯躅花

【用法】上为末。用纸捻蘸少许,入鼻内取嚏为度,一日二次。

【主治】时毒焮肿,咽喉不利。

【备考】方中细辛、藜芦、草乌头、羊踯躅花用量原缺。

76582 通气散(《诚书》卷七)

【组成】茴香 石菖蒲 人参 延胡索 陈皮 木香各一钱 羌活 僵蚕 川芎 蝉蜕各五钱 穿山甲二钱 甘草一钱半

【用法】上为末。酒调服。

【主治】暴怒气闭,耳部肿胀。

76583 通气散

《金鉴》卷四十三。为《医方类聚》卷八十九引《经验秘方》"秘传通气散"之异名。见该条。

76584 通气散(《医林改错》卷上)

【组成】柴胡一两 香附一两 川芎五钱

【用法】上为末。每服三钱,开水调下,早、晚各一次。

【主治】耳聋,不闻雷声。

76585 通气散(《医学集成》卷三)

【组成】陈皮 青皮各八钱 瓜蒌 甲珠各四钱 银花 连翘 炙草 甘草各一钱

【用法】上为末。酒调下。

【主治】乳痈初起。

76586 通气膏(《圣济总录》卷一一六)

【组成】木通 当归(切,焙) 芎䓖 蕤仁 桂(去粗皮)各半两 细辛(去苗叶) 白芷各三分

【用法】上剉细,与羊髓三两,同于银石器中微火煎,候白芷黄色,去滓澄凝。每取小豆大一块,塞鼻中,每日二次。

【主治】鼻中不利,窒塞不闻香臭。

76587 通火汤(《辨证录》卷四)

【组成】白芍 玄参 麦冬各一两 生地五钱 甘草一钱 陈皮五分 荆芥一钱 白芥子二钱 茯苓三钱 半夏八分

【用法】水煎服。一剂郁解,二剂全愈。

【主治】火郁为病,少气,胁、腹、胸、背、面目、四肢填塞愤懑,时而呕逆,咽喉肿痛,口干舌苦,胃脘上下忽时作痛,或腹中暴痛,目赤头晕,心热烦闷,懊侬善暴死,汗濡皮毛,痰多稠浊,两颧红赤,身生痱疮。

76588 通心丸(《幼幼集成》卷二)

【组成】辰朱砂 马牙消 明雄黄 真麝香 白附子 陈枳壳 正川芎 白茯苓 人参 川黄连 金银箔

【用法】炼蜜为丸。麦冬煎汤送下。

【主治】痫证。

76589 通心汤(《普济方》卷十六引《护命方》)

【组成】麦门冬(去心,焙) 栀子(去皮) 黄芩(去黑心) 当归(酒浸,切,焙) 荆芥穗 芍药 大黄(生,剉) 升麻 木通各一分

【用法】上为粗末。每服三钱,以水一盏,入葱白三寸,煎至八分,去滓,食后热服。

【主治】心脏积热,口舌生疮,善怒,言语不快,舌强,小便赤痛。

76590 通心汤(《圣济总录》卷四十三)

【组成】升麻 犀角(镑) 龙胆 玄参 防风(去叉) 黄芩(去黑心) 羌活(去芦头)各半两 苦竹叶三分 甘草(炙,剉)一分

【用法】上为粗末。每服五钱匕,以水一盏半,煎至八分,去滓,食后温服。

【主治】心脏壅盛,烦热,口舌生疮,头痛颊赤,心神不宁。

76591 通心饮(《得效》卷十一)

【组成】木通(去皮节) 连翘 瞿麦 栀子仁 黄芩 甘草各等分

【用法】上剉散。每服二钱,以水一盏煎,灯心、麦门冬(去心)汤送下。心经有热,每服四钱,以水一盏半,入灯心十茎、滑石末一匕、麦门冬二十粒、桑白皮七寸煎汤,去滓,再入生车前草汁一合,和匀服;心脾蕴热作呕,每服三钱,加灯心、藿香叶煎服;口疮,加地黄、野苎根煎服;旋螺风,先用土牛膝、泽兰煎水外洗,再服上药。

【功用】清心热,利小便,退潮热,分水谷。

【主治】心经有热,唇焦面赤,发热,小便不通;心脾蕴热作呕,潮热乍来乍去,心烦,面赤口干,如疟状;小儿钓气;口疮;旋螺风,赤肿而痛者。

【加减】春,加蝉蜕、防风;夏,加茯苓、车前子;秋,加牛蒡、升麻;冬,加山栀子、连翘;小儿钓气,加钩藤、川楝子,或加白茅根、竹叶。

76592 通心饮(《奇效良方》卷三十五)

【组成】木通　连翘各等分

【用法】上为细末。每服一至二钱，用麦门冬或灯心煎汤调下，不拘时候。

【主治】心经有热，唇焦面赤，小便不通。

76593 **通心饮**（《医级》卷八）

【组成】木通　栀子　黄芩　瞿麦　连翘　枳壳　川楝子　甘草各等分

【用法】入车前草五茎、灯草二十根，水煎服。

【主治】诸腹内热胀痛，及小便不利而渴者。

76594 **通心散**（《何氏济生论》卷六）

【组成】瞿麦穗　木通（去皮）　栀子（去壳）　黄芩　连翘　甘草　枳壳（去瓤）　川楝子（去核）　当归尾　桃仁　山楂各等分

【用法】上为末。每服三钱，以灯心二十茎，车前草十茎煎汤，空心调服。

【主治】痍癃疝，内有脓血，小便不通。

76595 **通水丹**（《疡医大全》卷二十四）

【组成】芫花不拘多少（拣净，晒干）

【用法】上为极细末，瓷瓶收贮。每用五分，将大枣二三枚去核，夹药在内，空心嚼下，冷茶过口。

【主治】下部诸疮，鱼口便毒，横痃腹痈，小便淋沥等，初起人壮气实者。

76596 **通水散**（《石室秘录》卷六）

【组成】白术一两　熟地一两　茯苓三钱　山茱萸五钱　薏仁一两　肉桂五分　车前子三钱　人参一两

【用法】水煎服。

【主治】产妇湿气感中胞络，下阴肿胀，小水点滴不出者。

76597 **通正散**（《圣济总录》卷二十五）

【组成】丁香　干柿蒂各一两　莲子肉五十枚（去心）

【用法】上为细散。每服二钱匕，温酒或饭饮调下。

【主治】伤寒诸虚气上逆，哕逆呕吐。

76598 **通仙散**（《本草纲目》卷二十二引《多能鄙事》）

【组成】荞麦面三钱　大黄二钱半

【用法】上为末。临卧酒调服。

【主治】男子积聚，女子败血。

76599 **通玄丹**（《圣惠》卷九十三）

【异名】麝香丸（《普济方》卷三九七）。

【组成】巴豆一两　油一升　麝香一钱（细研）

【用法】先入油于铛内，以急火煎巴豆，看爆出者收之，去皮心，纸裹压去油，入麝香研，以粟米饭为丸，如麻子大。每服二丸，冷水送下。

【主治】小儿曩痢久不愈，腹多鼓胀，痢如枣花。

76600 **通圣丸**（《圣济总录》卷五十四）

【组成】干姜（炮）　白矾（烧令汁尽）　硫黄（细研）各二钱　桂（去粗皮）　肉豆蔻仁　附子（炮裂，去皮脐）　吴茱萸（汤洗，焙干，炒）　缩砂仁　诃黎勒皮各一分

【用法】上为末，面糊为丸，如梧桐子大。每服十五丸，食前醋、艾煎汤送下。

【主治】中焦虚寒，泻痢不止，脐腹疼痛。

76601 **通圣丸**（《青囊秘传》）

【组成】防风　当归　白芍（酒炒）　白术（土炒）　黑栀　荆芥　干姜各二两

【用法】上为细末，水泛为丸，如绿豆大。每服三钱。小儿酌减。

【主治】一切阳毒，小儿秃疮。

76602 **通圣丸**（《外科传薪集》）

【组成】防风　桔梗　麻黄（去节）　甘草各一两　当归　川芎（酒炒）　滑石各一两　白芍（酒炒）　石膏（煅）　白术（土炒）　芒消（酒浸，焙坤）　连翘　黄芩（酒炒）　黑栀　薄荷　荆芥各二钱五分

【用法】上为细末，水泛为丸，如绿豆大。

【主治】一切阳毒，小儿秃疮。

76603 **通圣丸**

《全国中药成药处方集》哈尔滨方。即《宣明论》卷三"防风通圣散"改为丸剂。见该条。

76604 **通圣汤**

《普济方》卷二八三。为《三因》卷十四"通圣双行汤"之异名。见该条。

76605 **通圣饼**（《圣济总录》卷一七一）

【异名】通圣饼子（《御药院方》卷十一）。

【组成】天麻　使君子（去皮）　白僵蚕（炒）　白附子（炮）　天南星各一分（炮）　乳香（研）　青黛　蝎梢（炒）　腻粉　水银各一钱　黑铅半钱（与水银结沙子）　麝香（研）　龙脑（研）各半钱　无食子一对

【用法】上为末，白面糊为丸，如梧桐子大，捏作饼子。每服一饼子，食后及临睡用薄荷煎汤化开送下。

【主治】小儿慢惊，风痫涎盛，咽喉不利，手足搐搦，目睛直视。

76606 **通圣饼**（《活幼心书》卷下）

【组成】净黄连二钱（剉为末）　巴豆　生蒜一个　生盐半钱

【用法】上于石钵内烂杵，捻作寸半阔饼子。贴脐，再紧搓干艾，切作绿豆大五枚，作五次安脐间饼子上，以火灸之。

【主治】大腑闭涩，连日不通，满腹膨胀，气壅闷乱，服药罔效。

【备考】方中巴豆用量原缺。

76607 **通圣饼**（《痘疹传心录》卷十八）

【组成】黄连末一钱　巴豆五粒　独头蒜一颗　盐五分　皂角末一钱

【用法】上研烂，捻作寸半阔饼子，贴脐上。

【主治】大小便不通。

76608 **通圣散**（《活人书》卷二十一）

【异名】煎柿散（《卫生总微》卷八）、豆皮饮子（《三因》卷十六）、豆皮饮（《直指小儿》卷五）、白菊花散（《卫生宝鉴》卷十九）、通神散（《保婴撮要》卷十八）。

【组成】白菊花（如无，用甘菊花代）　绿豆皮　谷精草各一两

【用法】上为散。每服一钱匕，用干柿一枚，生粟米泔一盏，与药同煎，水尽为度，只服干柿，一日可服三枚。病轻者五七日便效，重者半月余效。

【主治】斑疹、痘疮入眼及生翳。

76609 **通圣散**（《圣济总录》卷六十八）

【组成】金星石　银星石　太阴玄精石　云丹　阳起石　不灰木各等分

【用法】以砂锅子一只，先入罗过紫冬灰（水牛粪是也），厚约一二寸，铺药一重，再盖灰一层约一二寸，筑令实，又铺药一重，同前法盖灰后再铺药，上下以灰封盖，以盐泥固济；不限药多少，皆用炭一秤，于静室中周密不通风处，火煅一日一夜，候冷取出；于净地掘一坑子，深一尺许，埋锅子一宿，取出，先拣出药块子，余以粗罗罗去灰，取药研为末，更入乳钵，研令极细，即入罐子内收之。每药末一两，入龙脑、麝香各半钱，阿胶一分（炒）同研，合和令匀；每服一钱或半钱匕，以糯米少许研细，入薄荷汁、蜜各少许，合煎为饮，候温调下，空心日午、临卧各一服。

【主治】肺损，吐血嗽血。

76610 通圣散（《圣济总录》卷七十六）

【组成】大枣　乌梅各七枚　干姜三块如枣大　甘草一尺（各细剉）

【用法】上为散。每服一钱匕，水一盏，加生姜半枣大（拍破），同煎至六分，去滓温服。

【主治】血痢，腹中疠刺，日夜无度。

76611 通圣散（《圣济总录》卷一三二）

【组成】谷精草（炒）　天南星（炮）　贯众（炒）　黄柏（炙）各一分　麝香半钱

【用法】上为散。每用少许，干掺疮上。

【主治】诸般恶疮。

76612 通圣散（《卫生总微》卷六）

【异名】至圣散（《普济方》卷三六七）。

【组成】蝎尾二十一个（去毒）　晚蚕蛾十四个　天浆子（去壳）十四个　白附子半两（上为末）　朱砂一分（研，飞）　麝香一钱（研）

【用法】上为末。每服一字或半钱，薄荷汤入酒两滴调下。

【主治】小儿中风痉病，口噤体强，耳中策痛，发昏愦，不时醒。

76613 通圣散（《杨氏家藏方》卷十一）

【组成】乌贼鱼骨二钱　铜青一钱

【用法】上为细末。每用一钱，热汤泡洗，如冷再烫令热，更洗一次。

【主治】妇人血风眼。

76614 通圣散（《普济方》卷二四九引《卫生家宝》）

【组成】桃仁六两（去皮尖）　硇砂一两半（去砂石，研）

【用法】上生为末。每服一钱，煎生葱酒调下。一服立止，更不再发。

【主治】小肠气，痛不可忍。

76615 通圣散

《伤寒标本》卷下。为《宣明论》卷三“防风通圣散”之异名。见该条。

76616 通圣散（《丹溪心法》卷二）

【组成】川芎　当归　麻黄　薄荷　连翘　白芍　黄芩　石膏　桔梗一两　滑石三两　荆芥　栀子　白术二钱半　甘草

【用法】上为细末。每服三钱，加生姜三片，煎汤服之。

【主治】斑疹属风热挟痰而作，自里而发于外，宜微汗者。

【加减】身疼痛，加苍术、羌活；痰嗽，加半夏。

【备考】方中川芎、当归、麻黄、薄荷、连翘、白芍、黄芩、石膏、荆芥、栀子、甘草用量原缺。

76617 通圣散

《医统》卷六十二。即《御药院方》卷一“增损防风通圣散”。见该条。

76618 通圣散

《医统》卷八十一。为《外科精义》卷下“通气散”之异名。见该条。

76619 通圣散

《景岳全书》卷六十。为《普济方》卷五十四“通气散”之异名。见该条。

76620 通圣膏

《普济方》卷七十三。为《博济》卷三“通神膏”之异名。见该条。

76621 通圣膏（《普济方》卷三一四）

【组成】真麻油一斤　无蛀皂角一尺二寸（去核，捶碎）　降真香二两（捶碎）　巴豆四十粒（去壳，劈开去心）

【用法】上用柳枝一握，长四五寸，以草系定，先煎油转黑色（火稍猛不妨），取下稍定，再下柳枝煎，少时除去，而后依次下降真香、皂角、巴豆，用火稍慢以防溢涌，又以尺许长柳二条，时时搅转，候巴豆紫黑色为度；以绵或绢绞去滓，入红色虢丹八两，分作三二次下，不住手搅转，候黑光，滴少许入净冷水内，以不粘手为度，倾入石器中，乘热入少许乳香末尤妙。摊纸上贴患处。

【主治】痈疽漏疮，一切恶疮。

76622 通皮饮（《医醇賸义》卷四）

【组成】广皮一钱　青皮一钱　冬瓜皮二钱　茯苓皮四钱　当归二钱　厚朴一钱　枳壳一钱　砂仁一钱　泽泻一钱五分　车前子二钱　鲜姜皮一钱

【功用】调和气血，疏导行水。

【主治】三焦胀。气满于皮肤中，轻轻然而不坚。

76623 通耳丸（《奇效良方》卷五十八）

【组成】穿山甲（用大片，以蛤粉炒赤色，去粉）　蝎梢七个　麝香少许

【用法】上为细末，以蜡入麻油一滴为丸。绵裹塞耳内。

【主治】卒聋及肾虚耳鸣，耳内作风水声、钟声。

76624 通耳丹（《卫生宝鉴》卷十）

【组成】安息香　桑白皮　阿魏各一两半　朱砂半钱

【用法】上为末，将巴豆七个、蓖麻仁七个、大蒜七个研烂，与药末和匀为丸，如枣核大。每用一丸，绵裹塞耳中，如觉微痛即取出。

【主治】耳聋。

【备考】本方方名，《医学纲目》引作“通神丹”。《外科精义》有桑螵蛸，无桑白皮。《寿世保元》名“通灵丹”，有桑螵蛸，无桑白皮。

76625 通耳方（《济阳纲目》卷一〇三）

【组成】白矾一两（飞过）

【用法】上为末。用竹筒吹入耳中。

【主治】耳聋，并耳聋作哑。

76626 通耳汤（《辨证录》卷三）

【组成】熟地三两　麦冬一两　炒枣仁　茯神　玄参各五钱　菖蒲一钱　柏子仁　炒黑荆芥各三钱

【用法】水煎服。十剂自通。

【主治】大病之后,或年老人,肾水内闭而气塞,双耳聋闭,雷霆喧呼之声,终不相闻,而耳内不痛。

76627 通耳法(《奇效良方》卷五十八)

【异名】通耳散(《景岳全书》卷六十)。

【组成】磁石(用紧者)如豆大一块　穿山甲(烧存性,为末)一字

【用法】上用新绵包裹,塞所患耳内,口中衔少许生铁,觉耳中如风雨声即愈。

【主治】耳聋日久,不闻声响。

76628 通耳散

《景岳全书》卷六十。为《奇效良方》卷五十八"通耳法"之异名。见该条。

76629 通达饮(《玉案》卷四)

【组成】当归　桃仁(去尖)　大黄(酒煨)　猪苓　泽泻　木香各二钱　附子　滑石　玄胡索各一钱二分

【用法】加灯心三十茎煎,食前服。

【主治】小腹胀痛,溺涩不通,内有蓄血结聚者。

76630 通邪煎(《外科图说》卷一)

【异名】通邪表毒汤。

【组成】荆芥穗　防风皮　土茯苓皮　杏仁　天名精　广橘红　赤茯苓皮　枳壳

【主治】痈疡。

76631 通光丸(《御药院方》卷十)

【组成】苍术(去黑皮)　黄芩(去烂心)　朴消各二两　甘草七钱半

【用法】上为细末,干柿为丸,每两作五丸。每服二丸,食后细嚼,冷水送下。

【功用】清神水,退翳膜。

【主治】眼目昏晕,赤隐难开。

76632 通光散

《普济方》卷七十八。即《圣济总录》卷一一一"洗眼通光散"。见该条。

76633 通血丸(《得效》卷十六)

【组成】生地黄(焙)　赤芍药各半两　川芎一两　甘草五钱　防风　荆芥　当归尾各一两

【用法】上为末,炼蜜为丸,如弹子大。食后荆芥、薄荷茶嚼下。

【功用】引血归肝。

【主治】因损伤或肝气闭,使血无所归,血灌瞳仁,致目痛如锥刺,而无翳膜,视物不明者。

76634 通血散(《仙传外科集验方》卷四)

【组成】大黄三钱(面裹煨)　当归二钱(焙)

【用法】用苏木、枳壳煎汤放温调服,亦可入酒与童便。

【主治】肉伤无出血者,及打扑遍身赤肿,大小便不通。

【宜忌】有潮热,不用酒。

76635 通血散(《扶寿精方》)

【组成】当归尾　枳壳　木通　泽兰　大黄　桃仁各五钱　苏木　红花各三钱

【用法】上为细末,或滴水为丸。每服二钱,好酒送下,重者童便合酒送下。

【主治】打扑伤损,血污入心。

76636 通血散(《眼科阐微》卷三)

【组成】生地　赤芍　当归各一钱　川芎　防风　苏木各六分　荆芥八分　菊花一钱五分　红花　炙甘草各五分

【用法】上入葱头二个,以水二钟,煎至八分,食后温服。

【主治】目因物撞,瘀血蓄内,致生翳障,疼痛昏花。

【备考】原书治上症,先用本方,次服经效散、还睛丸。

76637 通血散(《异授眼科》)

【组成】草决明　防风　荆芥　赤芍　当归　大黄　山栀　羌活　木贼　蒺藜　甘草

【用法】上为末。每服三钱,茶汤调下。

【主治】目中赤脉下垂,眼目昏痛。

76638 通产散(《惠直堂方》卷四)

【组成】败龟版(一个,炙)四两　女人发一握(洗去油,煅存性)　当归(全用)四两　川芎二两　乳香四钱　益母草(研头末)四两

【用法】上为末。每服六钱,圆眼煎汤调下。

【主治】妇人临产交骨不开,五七日不生;及矮小女子交骨不开,危在须臾者。

【加减】有力者,加人参一钱,煎汤送下,催产更速。

76639 通闭方(《医略六书》卷二十八)

【组成】大黄三两　槟榔一两半　赤苓二两　枳壳一两半(炒)　诃子三两(炒)　腹绒一两半

【用法】上为散。每服二三钱,葱白煎汤,去滓,放温调下。

【主治】孕妇大便秘结,脉沉实大者。

【方论选录】妊娠气滞于中,不能运化而大腹胀满,大便不通,是为气秘,胎孕因之不安。大黄通幽导滞;枳壳泻滞宽胀;赤苓利营渗水;腹绒除满泻气;槟榔下气,性如铁石;诃子涩肠,力能收肺。为散,葱白汤下,既不使病气滞而不通,亦不使元气虚而下脱,洵为导滞通幽、涩肠收肺、不致胎动之专方。《经》曰:有故无殒,亦无殒焉。

76640 通闭汤(《医略六书》卷二十八)

【组成】枳壳一钱半(炒)　防风一钱半　甘草八分

【用法】水煎去滓,温服。

【主治】孕妇感冒,大便秘结,脉浮。

【方论选录】妊娠感冒,风邪直入大肠,而大便秘结,谓之风秘,胎孕因之不安。防风祛外邪以通风秘,枳壳泻滞气以疏肠结,甘草缓中和胃也。水煎温服,使风邪外解则滞气通行,而津液四布,胎得所安,岂有大便秘结之患乎?

76641 通闭散(《明医指掌》卷七)

【组成】香附五钱　陈皮五钱　赤茯苓一两

【用法】上为末。每服二钱,水煎,空心服。

【主治】❶《明医指掌》:血热成淋。❷《证治汇补》:气壅小便不利。

76642 通汗煎(《仙拈集》卷一)

【组成】生姜一两(拍碎)　葱白(连须)七根　茶叶一撮　黑糖三钱

【用法】水煎三碗,热服。盖被出汗,即愈。如无汗,以葱汤催之,然亦不可太过。

【主治】伤寒感冒。

76643 通关丸(《兰室秘藏》卷下)

【异名】滋肾丸(原书同卷)、坎离丸(《明医指掌》卷二)、知母黄柏滋肾丸、大补滋肾丸(《医林绳墨大全》卷六)、泄肾丸(《医部全录》卷二六五)、通关滋肾丸(《全国中药成药处方集》上海方)。

【组成】黄柏(去皮,剉,酒洗,焙) 知母(剉,酒洗,焙干)各一两 肉桂五分

【用法】上为细末,熟水为丸,如梧桐子大。每服一百丸,空心白汤送下。药后顿两足,令药易下行,如小便利,前阴中如刀刺痛,当有恶物下为验。

【主治】❶《兰室秘藏》:热在下焦血分,口不渴而小便闭。❷《医方集解》:肾虚蒸热,脚膝无力,阴痿阴汗,冲脉上冲而喘,及下焦邪热,口不渴而小便秘。

【方论选录】❶《医方集解》:肾中有水有火,水不足则火独治,故虚热;肝肾虚而湿热壅于下焦,故脚膝无力,阴痿阴汗;冲脉起于三阴之交,直冲而上至胸,水不制火,故气逆上而喘,便秘不渴。治当壮水以制阳光。黄柏苦寒微辛,泻膀胱相火,补肾水不足,入肾经血分;知母辛苦寒滑,上清肺金而降火,下润肾燥而滋阴,入肾经气分,故二药每相须而行,为补水之良剂;肉桂辛热,假之反佐,为少阴引经,寒因热用也。❷《古方选注》:《难经》关格论云:关则不得小便。口不渴而小便不通,乃下焦肾与膀胱阴分受热,闭塞其流,即《内经》云无阴则阳无以化也。何则?膀胱禀大寒之气,肾感寒水之运,气运窒塞,故受热而闭。治法仍须用气味俱阴之药,除其热,泄其闭。治以黄柏泻膀胱之热,知母清金水之源,一燥一润,相须为用;佐以肉桂,寒因热用,伏其所主而先其所因,则郁热从小便而出,而关开矣。

【临床报道】肾绞痛:《湖北中医杂志》[1983,(4):封3]将通关丸改成散剂,治疗26例肾绞痛,疗效显著。所治患者均有腰腹绞痛,尿频,排尿困难等症状,于就诊时立即用温开水送服上药1克,多数患者在3~5分钟内疼痛减轻,10分钟内疼痛大减,20分钟绞痛基本缓解。若数分钟内绞痛不减者,可继服药末1克。一般患者,首次服药后半小时再服药1克,此后可三小时服药1克,每日四次。经上述治疗后,一般于三天内绞痛可完全控制。

【备考】本方改为汤剂,名"滋肾通关饮"(见《丁甘仁医案》卷六)。

76644 通关丸(《古今医鉴》卷八)

【组成】黄柏二两(酒炒) 知母二两(酒炒) 肉桂三钱 滑石二两 木通一两

【用法】上为末,水为丸,如梧桐子大。每服百丸,白水送下。

【主治】热在下焦血分,小便不通;兼治诸淋。

76645 通关丸(《外科十三方考》)

【组成】甘遂 丑牛各等分

【用法】上为末,水为丸。每服一钱,甜酒送下。

【主治】凡气积、食积、痰积、水积,老人风秘,寒火结胸,肚腹胀满,大便闭结,用消、黄下之不通者。

76646 通关汤(《元和纪用经》)

【组成】吴萸三两(入黑牵牛三两同炒香熟,拣牵牛别取头末半两) 青木香

【用法】上为末,并入前牵牛末研匀。每服方寸匕,以水三合,煎至七分上下,温服,一日三次。

【主治】疝气。

【备考】方中青木香用量原缺。

76647 通关饮

《圣济总录》卷二十一。为《圣惠》卷九"通关散"之异名。见该条。

76648 通关饮(《医学正传》卷五引东垣方)

【异名】通关散(《寿世保元》卷六)。

【组成】人参 白术 茯苓各一钱 炙甘草一钱五分 桔梗(去芦)二钱 防风(去芦)七分 荆芥五分 薄荷五分 干姜(炮)五分

【用法】上细切。以水二盏,煎至七分,作一服,徐徐与之。

【主治】喉痹肿痛,不能语言者。

【加减】或加附子(炮)五分。

76649 通关散(《圣惠》卷九)

【组成】附子一颗(炮裂,去皮脐) 干姜半两(炮裂,剉) 桂心一分 麻黄一分(去根节)

【用法】上为粗散。每服四钱,以水一中盏,入葱白二茎,煎至五分,去滓热服,不拘时候。

【主治】伤寒三日,不得汗,四肢不利。

76650 通关散(《圣惠》卷九)

【异名】通关饮(《圣济总录》卷二十一)。

【组成】附子一两(炮裂,去皮肤) 干姜五两(炮裂,剉) 甘草半两(炙微赤,剉) 黄耆三分(剉) 桔梗半两(去芦头) 防风三分(去芦头) 羌活半两 五加皮半两 桂心三分

【用法】上为散。每服三钱,以水一中盏,煎至六分,去滓温服,不拘时候。

【主治】伤寒六日,脉沉细不足者。

76651 通关散(《圣惠》卷九)

【组成】吴茱萸(汤浸七遍,焙干,微炒) 羌活 附子(炮裂,去皮肤) 芎䓖 五加皮 桂心 防风(去芦头) 麻黄(去根节) 旋覆花 甘草(炙微赤,剉)各半两

【用法】上为粗散。每服三钱,以水一中盏,加生姜半分、薄荷七叶,煎至六分,去滓稍热服,不拘时候,汗出为度。

【主治】伤寒,遍身壮热,头痛腰疼,肢节不利。

76652 通关散(《本草纲目》卷十七引《箧中秘宝方》)

【组成】生乌头 青矾各等分

【用法】上为末。每用一字,搐入鼻内。取涕吐涎。

【主治】口眼㖞斜。

76653 通关散(《博济》卷二)

【组成】麦糵三钱 马兜铃三钱 诃子一枚 芫花三钱(浆水浸,微炒) 朱砂一钱 白丁香三钱 黄丹一钱 硼砂二钱(飞,去砂石) 白矾 铅白霜各一钱

【用法】上为细末。每服一钱半,入腻粉两文,鸡蛋一个,去黄只取清,调末,却入鸡蛋壳内,用湿纸裹,慢火煨熟,放冷,临卧,烂嚼,腊茶汤送下。来日逐下黑恶物则愈。如噎闭轻证,可依法服一钱。

【主治】五膈气,噎塞妨闷,遍身虚肿,涕唾稠浊,不下饮食。

76654 通关散(《苏沈良方》卷二)

【组成】旌德乌头四两(破皮,旌德有芦头肌白者) 藁本 防风 当归 白芷 天南星 川芎 干姜 雄黄(细研) 桂各半两(并生,勿近火)

【用法】上为末。每服一字或半钱,葱酒调下,亦可以薄荷酒调下。小儿药量减半。

【主治】诸中风伤寒。

【加减】瘫痪,加牛黄、麝香。

【临床报道】❶中风偏瘫:曾在江南,见市门有卧者,乃客贩因病偏风,医之,遂至病困,为邸家所委,时伯氏为邑,使人舁到令舍,调药(即通关散)饮之,又与十服。数日伯氏出,市有一人,扶倚床而呼曰:昔日卧者,今能扶榻而行矣,药尽,愿少继之。伯氏又与十服,服讫能起。❷痉挛:一吏病疮而挛,逾岁月卧矣。伯氏与散(即通关散)二钱匕,为八服。吏谬以为一服,服已,僵眩呕吐,几困将殆,数日疮挛悉除。

76655 通关散(《圣济总录》卷十五)

【组成】原蚕蛾(瓦上炒令黄) 白附子(炮) 苦参 益智(去皮) 蒺藜子(炒去角) 干薄荷各一两

【用法】上为散。每服二钱匕,温酒调下,每日三次。

【主治】脑风。鼻息不通,不闻香臭,或鼻流清涕,多嚏,肩项拘急,头目昏痛,风府怯寒。

76656 通关散(《普济方》卷九十二引《全生指迷方》)

【组成】白僵蚕(炒)半两 羌活一分 麝香半钱

【用法】上为末。每服二钱,先以姜汁少许调匀,以沸汤浸,放温服之;又以真菖蒲末,时时放舌根下。

【主治】风邪客于脾经,上入关机,失音不能言;或关格不通,精神昏愦失忘。

76657 通关散

《幼幼新书》卷十引《汉东王先生方》。为《圣济总录》卷七一"排关散"之异名。见该条。

76658 通关散(《幼幼新书》卷十八引《刘氏家传》)

【组成】山栀子(炒)一分半 大黄(炒)一钱 木通(炒) 甘草 瞿麦 茯苓 人参 滑石 车前子(炒)各一分 地萹蓄(焙)半两

【用法】上为细末。婴孩每服一字,二三岁每服半钱,四五岁每服一钱,以水半盏,入灯心煎数沸,温服。

【功用】《景岳全书》:通心经,降心火,利小便。

【主治】小儿斑疮水痘,心燥发渴,小便赤色,口舌生疮。

76659 通关散(《卫生总微》卷一)

【组成】乳汁二合 葱白一寸(四破)

【用法】上同煎,取一合,灌服。

【主治】初生儿不饮乳,及不小便。

76660 通关散

《卫生总微》卷八。为《幼幼新书》古籍本卷十五引《家宝》"通经透关散"之异名。见该条。

76661 通关散(《卫生总微》卷十九)

【组成】枯白矾 雄黄(水飞) 藜芦(微炒) 白僵蚕(去丝嘴) 猪牙皂角(去皮弦)各等分

【用法】上为细末。每用一字,搐鼻;病重者以苇筒吹入喉中。涎出或血出立愈。

【主治】咽喉一切诸病。

76662 通关散(《局方》卷一绍兴续添方)

【组成】抚芎二两 川芎一两 川乌二两 龙脑薄荷一两半 白芷 甘草各二两 细辛半两

【用法】上为细末。每服一大钱,葱白茶清调下,薄荷汤亦得,不拘时候。

【主治】中风伤寒,发热恶风,头痛目眩,鼻塞声重,肩背拘急,身体酸痛,肌肉瞤动,牙关紧急,久新头风。

【备考】《医统》有草乌三两,无甘草。

76663 通关散(《杨氏家藏方》卷二)

【组成】山茵陈叶 薄荷叶(去土) 藁本(去土) 木贼(去节) 当归(洗,焙) 川乌头(炮,去皮脐、尖) 蝉蜕(去土)各二两 川芎 甘草(炙) 香白芷 羌活(去芦头) 荜茇各三两 石膏一两半 麻黄一两(去根节) 荆芥穗 防风(去芦头)各五两

【用法】上为细末。每服一大钱,食后腊茶调下。

【主治】偏正头风,头眩脑痛,鼻塞声重,四肢倦怠;又治赤目肿痒,昏涩羞明,冷泪不止,渐生翳膜,胬肉遮障,数年不愈者。

76664 通关散(《杨氏家藏方》卷十七)

【组成】蜈蚣一条(干者,葱汁浸一日一夜,焙干) 麝香一字(别研) 草乌头尖十四枚(薄荷、生姜自然汁浸一日一夜,焙干)

【用法】上为细末。每潮搐时,用一米粒大吹入鼻中,男左女右。

【主治】小儿急慢惊风,搐搦潮作。

76665 通关散(《传信适用方》卷二)

【组成】盆消 甘草 蒲黄 白僵蚕 青黛各等分(并生用)

【用法】上为细末。每用一字,干掺在舌上,咽津。

【主治】一切咽喉危急症。

76666 通关散(《直指》卷二十一)

【组成】白矾(枯) 直僵蚕(炒) 南星(生) 藜芦各一钱 全蝎(焙)二个

【用法】上为末。以小管挑一字,吹入鼻中,吐痰喉通。

【主治】❶《直指》:喉风喉痹。❷《秘传证治要诀类方》:伤冷热,鼻暴塞,流涕多者。

76667 通关散(《御药院方》卷一)

【组成】羌活 独活 防风 天麻 山栀子 大黄 甘草各一两 滑石二两

【用法】上为粗末。每服三钱,以水一盏,加生姜五片,煎至七分,去滓,食后温服。

【主治】风热上攻头目,筋脉拘急,痰涎壅滞,肢节烦疼。

76668 通关散(《医方类聚》卷一三六引《施圆端效方》)

【组成】生白矾 沧盐各二钱半

【用法】上为细末。用纸圈围脐周,抄药在内,滴水药上,少时小便自行。

【主治】小便不通。

76669 通关散(《普济方》卷四十六引《卫生宝鉴》)

【组成】半夏(为末) 百草霜少许

【用法】用纸一条,入上药半钱,作纸捻子,焙极干。每用药时,先含水一口,将纸捻子点着鼻中搐之,如有涎,即吐去,再含水再搐,如此用三次见效。

【主治】八般头风。

76670 通关散(《活幼口议》卷二十)

【组成】香附子(炒)三分　川芎七分　荆芥四分　白僵蚕(炒)三分　细辛茎二分　猪牙皂角一分

【用法】上为末。取生葱白去须,捣调药,涂囟门上。

【主治】婴儿囟门被母鼻息吹着,以致鼻塞,不能食乳。

【备考】《育婴家秘》有荷叶(汉阳忠信堂本作“薄荷叶”)。

76671 通关散(《得效》卷十三)

【组成】细辛　薄荷叶　牙皂(去子)　雄黄各一钱

【用法】上为末。每用少许,以铜管吹入鼻中,候喷嚏,然后进药。

【功用】《景岳全书》:开通牙关。

【主治】❶《得效》:卒暴中风,昏塞不省,牙关紧急,药不得下咽。❷《景岳全书》:时毒痈肿,鼻塞气闭。

76672 通关散(《医方类聚》卷一三六引《烟霞圣效》)

【组成】陈皮半两　西灯草三钱　瞿麦三钱　山栀子二钱　白茯苓三钱

【用法】上为末。每服三钱,加葱白三寸,同煎至七分,去滓,食前温服,每日三次。

【主治】小便不通。

76673 通关散(《普济方》卷二八七)

【组成】大黄一两　牡蛎半两(烧)　山栀子三钱　地龙二钱　甘草三钱(炒)

【用法】上为末。每服五钱,以水一盏,煎至六分,去滓温服,以利为度。

【主治】一切痈疽,无头肿痛者。

76674 通关散(《婴童百问》卷四)

【组成】南星(炮)一钱　麝香一字　猪牙皂角(略烧存性)二钱　赤蜈蚣(炙)一条　直僵蚕(炒,去丝嘴)一钱

【用法】上为末。以手点姜汁蘸药少许擦牙,或用物引药滴入口中二三点,涎出自开。

【主治】小儿痰塞中脘,留滞百窍以致惊风搐搦,关窍不通。

76675 通关散

《口齿类要》。为原书“破棺丹”之异名。见该条。

76676 通关散(《丹溪心法附余》卷一)

【异名】开关散(年氏《集验良方》卷一)。

【组成】细辛(洗去土叶)　猪牙皂角(去子)各一钱(一方有半夏一钱)

【用法】上为末。每用少许搐鼻,候喷嚏服药。

【主治】❶《丹溪心法附余》:卒中风邪,昏闷不醒,牙关紧闭,汤水不下。❷《笔花医镜》:小儿急惊风。

【方论选录】《成方便读》:此亦治中风闭证之一法也。凡邪气骤加,正气被遏,经隧不通,肢厥脉绝,此时不特药力所不能达,且亦不能进,唯有取嚏一法,先开其关,使肺气一通,则诸脏之气皆通,然后方可用药施治。二味皆辛散之品,俱能开窍,均可上行,合之为散,以搐鼻中,一取嚏而关即通也。

76677 通关散

《本草纲目》卷十一。即《医方类聚》卷七十四引《济生续方》“白矾散”。见该条。

76678 通关散(《回春》卷二)

【组成】牙皂(去皮弦)一两　生半夏　藜芦各五钱　细辛　苦参各二钱

【用法】上为末。每用少许,吹入鼻内。候有嚏可治,无嚏不可治。

【主治】中风痰厥,昏迷卒倒,不省人事。

76679 通关散

《寿世保元》卷六。为《医学正传》卷五引东垣方“通关饮”之异名。见该条。

76680 通关散(《辨证录》卷五)

【组成】白芍五钱　茯苓三钱　甘草　枳壳　神曲各三分　白豆蔻一枚　川芎二钱　生姜汁半合　柴胡一钱

【用法】水煎服。愈后须用补肾之剂。

【主治】关格。食至胃而吐,欲大小便而不能出,眼睛红赤,目珠暴露,而胁胀满,气逆拂抑者。

76681 通关散(《幼科指掌》卷四)

【组成】牙皂　细辛　藜芦　川乌尖　石菖蒲　雄黄各等分　麝香少许

【用法】上为末。吹鼻。取嚏即醒,无嚏不治。

【主治】小儿急惊。

76682 通关散(《良朋汇集》卷一)

【组成】生南星　生半夏　猪牙皂各等分

【用法】上为细末。每用少许吹鼻内。有嚏可治,无嚏不可治。

【主治】中风不语,不省人事,牙关紧闭,汤水不入者。

76683 通关散(《良朋汇集》卷一)

【异名】通窍烟(《惠直堂方》卷二)。

【组成】巴豆(去壳)

【用法】上以纸包捶油,去豆不用,将纸捻成条,送入鼻内,或烧烟熏入鼻内。

【主治】❶《良朋汇集》:中风痰厥,昏迷卒倒,不省人事。❷《惠直堂方》:喉痹,牙关紧急。

【加减】加牙皂末尤良。

【备考】《惠直堂方》本方用法,亦可将烟熏入口内,霎时流痰涎即开,或吐出瘀血立愈。

76684 通关散(《女科指掌》卷一)

【组成】猪牙皂一钱　细辛二分　麝少许

【用法】上为末。搐鼻取嚏。

【主治】妇人血厥,平居无病,忽如死人,身不动摇,目闭口噤。

76685 通关散(年氏《集验良方》卷四)

【组成】硼砂一钱　胆矾二钱

【用法】上为末,入青鱼胆内阴干,加山豆根一钱,研细,瓷器收贮。外吹患处。流涎即愈。

【主治】乳蛾,及喉内一切热毒。

76686 通关散(《医部全录》卷四三二)

【组成】南星(泡)　石菖蒲各等分

【用法】上为末。以猪胆汁调下。即能言语。

【主治】小儿惊风已退,但声哑无音者。

76687 通关散(《金鉴》卷三十九)

【组成】南星　皂角　细辛　薄荷　生半夏

【用法】上为末。吹鼻。有嚏可治。

【主治】中风闭证,双手握固,牙关紧闭。

76688 通关散(《金鉴》卷五十一)

【组成】半夏(生) 皂角 细辛 薄荷各等分

【用法】上为细末。用笔管吹入鼻内少许。

【主治】小儿痰壅气塞,壅结胸中,发为惊风抽搐,神气昏愦。

76689 通关散(《喉科指掌》卷一)

【组成】细辛一钱 猪牙皂三钱 藜芦二钱 白矾末一钱

【用法】上为细末。以滚水或淡姜汤冲调,灌喉间。

【主治】咽喉急症。

76690 通关散(《喉科紫珍集》卷下)

【组成】牙皂一两(瓦上焙存性) 川芎五钱

【用法】上为细末。吹入鼻中,或喉口等症,脓成胀痛而畏刀针者,候熟用此吹鼻,其脓自出。

【主治】一切喉风,口噤不开,痰逆不知人事,或喉症已成脓,怕刀针者。

76691 通关散(《喉科紫珍集》卷下)

【组成】牙皂一两(瓦上焙存性) 川芎五钱 麝香一分 北细辛三钱

【用法】上为细末。吹入鼻中。或喉口等症,脓成胀痛而畏刀针者,候熟用此吹鼻,其脓自出。

【主治】一切喉风,口噤不开,痰逆不知人事;或喉症已成脓,怕刀针者。

76692 通关散(《伤科补要》卷三)

【组成】牙皂五钱 白芷三钱 细辛三钱 冰片二分 麝香二分 蟾酥五分

【用法】上为极细末,入瓷瓶内收贮。吹鼻。

【功用】取嚏通经。

【主治】《中医伤科学讲义》:晕厥。

76693 通关散(《串雅补》卷二)

【组成】牙皂三钱 巴豆仁二十一粒 大枳壳一个(去瓤子皮膜)

【用法】将牙皂(切片)及巴豆入枳壳内,合住以线扎紧;分数次晒干,切片,共为细末。用时加沉香一钱,白滚水调下。

【主治】关隔不通,翻胃噎膈。

76694 通关散

《卫生鸿宝》卷一。为《痧证汇要》卷一"丹平散"之异名。见该条。

76695 通关散

《急救痧症全集》卷下。为原书同卷"霹雳散"之异名。见该条。

76696 通关散(《青囊全集》卷上)

【组成】白细辛一钱 牙皂一钱 石菖蒲一钱五分 生半夏三钱 生南星一钱五分(炒,研) 蟾酥一钱五分 元寸八分

【用法】上为末,收贮听用。

【主治】外伤昏厥,不省人事。

76697 通关散(《北京市中药成方选集》)

【组成】细辛十两 苦参四两 猪牙皂二十两 薄荷(去梗)四两

【用法】上为细末。每三十八两兑麝香二钱,研细和匀。每用少许,吹鼻取嚏。

【功用】开窍取嚏。

【主治】中风痰厥,牙关紧闭,昏迷不省。

76698 通关散(《中国药典》一部)

【组成】细辛十两 牙皂二十两 薄荷四两 麝香二钱

【用法】上除麝香外,余为极细末,将麝香与末研匀。每用少许,吹鼻取嚏。

【功用】开窍取嚏。

【主治】中风痰厥,昏迷不省。

【宜忌】孕妇慎用。

76699 通关散(《中国药典》一部)

【组成】猪牙皂 500 克 鹅不食草 250 克 细辛 250 克

【用法】上为极细末。每用少许,吹鼻取嚏。

【功用】通关开窍。

【主治】突然气闭昏厥,牙关紧闭,不省人事。

【宜忌】孕妇慎用。

76700 通关膏(《圣济总录》卷一三八)

【组成】乳香 轻粉各等分

【用法】上为末。津唾调涂肿处,外用纸贴护。

【主治】疮疖痈疽等无头者。

76701 通导散(《回春》卷八)

【组成】大黄 芒消 枳壳各二钱 厚朴 当归 陈皮 木通 红花 苏木各一钱 甘草

【用法】上剉一剂。水煎,热服。以利为度。

【主治】跌扑伤损极重,大小便不通,瘀血不散,上攻心腹,肚腹膨胀,闷乱至死者。

【宜忌】孕妇、小儿勿服。

【备考】方中甘草用量原缺;《证治宝鉴》有桃仁。

76702 通导散(《外科证治全书》卷四)

【组成】大黄 生地黄 桃仁 枳壳 赤芍 当归各二钱 陈皮三钱 木通 朴消各一钱 甘草六分

【用法】水煎,热服。以通利为度。

【主治】跌扑重伤危症,大小便不通。

【宜忌】不可用酒煎药,否则令人闷绝而死。

76703 通阳汤(《医门补要》卷中)

【组成】茯苓 附子 干姜 草果 陈皮 厚朴 车前子 椒目

【主治】寒湿鼓胀。寒湿留着中焦,清阳不布,满腹坚胀,面黄,不渴不食,脉沉迟。

76704 通阳散(《嵩崖尊生》卷六)

【组成】硼砂二分 儿茶 青黛 滑石 寒水石各一分 蒲黄 枯矾 黄连 黄柏各五厘 香母二厘

【用法】上为末。吹喉。

【主治】喉中生疮。

76705 通壳丹(《吴氏医方类编》卷二)

【组成】生半夏一个 葱头如指大一块

【用法】上捣烂。以夏布裹,塞鼻,左患塞右,右患塞左,半炷香为度。

【主治】怀孕而内吹,或小儿食乳而外吹,或勒乳而结,或欲断乳而太急,致成乳症,初觉疼痛者。

76706 通声丸(《鸡峰》卷十一)

【组成】桂末 杏仁各等分

【用法】上为细末，炼蜜为丸，如樱桃大。每服一丸，新绵裹含化，稍稍咽津，不拘时候。

【功用】温肺顺气，通畅音声。

【主治】肺伤风冷，气不通流，咳嗽失声，语音不出。

76707 通声丸（《杨氏家藏方》卷十一）

【组成】石菖蒲 肉桂（去粗皮） 杏仁（去皮尖，炒） 干姜（炮） 木通各等分

【用法】上为细末，炼蜜为丸，每一两，作十丸。食后、临卧每服一丸，含化咽津。

【主治】寒邪客搏肺经，咽嗌窒塞，语声不出，咳嗽；及忧思恚怒，气道闭涩，噎塞不通，胸满气短。

【备考】《普济方》有青橘皮、甘草，无木通。

76708 通声煎

《圣济总录》卷六十六。为《千金》卷十八"通声膏"之异名。见该条。

76709 通声膏（《千金》卷十八）

【异名】通声煎（《圣济总录》卷六十六）。

【组成】五味子 通草 款冬花各三两 人参 细辛 桂心 青竹皮 菖蒲各二两 酥五升 枣膏三升 白蜜二升 杏仁 姜汁各一升

【用法】上㕮咀，以水五升，微火煎，三上三下，去滓，纳姜汁、枣膏、酥、蜜，煎令调和。酒服枣大二丸。

【主治】咳嗽语声不出。

❶《千金》：暴嗽失声，语不出。❷《奇效良方》：咳嗽气促，胸中满闷，语声不出。❸《证治宝鉴》：喑由久病肺虚、风邪传肺及久嗽所致者。

【方论选录】《千金方衍义》：肺脏方中酥蜜膏专滋肺胃之燥以化其气，此方专滋脾肺之津以通其声。方中五味、人参滋肺之气，款冬、竹茹清肺之燥，桂心、细辛搜肺之邪，通草、菖蒲利肺之窍，杏仁、酥、蜜、姜汁、枣膏滋培津气而通其声。

76710 通声膏

《鸡峰》卷十一。为《圣济总录》卷六十六"通声辛甘煎"之异名。见该条。

76711 通里汤（《寿世保元》卷九）

【组成】川芎 羌活 黄芩 大黄各二钱

【用法】水煎，温服。

【主治】破伤风。邪传入里，痰涎壅塞，舌强口噤，项背反张，筋惕搐搦，胸腹满闷，便溺闭赤，时或汗出，脉洪数而弦。

76712 通利方（《何氏济生论》卷四）

【组成】独蒜一枚

【用法】烧热，去皮。纸裹纳下部，则气立通。

【主治】关格。

76713 通利散

《普济方》卷三四七。为方出《圣惠》卷八十一，名见《圣济总录》卷一三二"鲮鲤甲散"之异名。见该条。

76714 通利膏（《三因》卷十六）

【组成】杏仁二十一个（去皮尖，嚼细） 乳香皂子大 轻粉一字

【用法】上旋入口中都嚼，候津液满口，吐入瓷器中，置火上，令四边沸，以绵滤别盏中，入生脑子如皂子大，研匀，再滤过。以铜箸点之。

【主治】眼赤涩，翳膜遮障，时多热泪。

76715 通彻丸（《衷中参西》下册）

【组成】牵牛头末

【用法】和水为丸，如秫米粒大。每次三至五钱，清晨空心服下。

【功用】温通下积。

【主治】肠有冷积，少腹时觉下坠冷痛，脉两尺沉弦；或因心有忿怒，饱食当风，治失其宜而为温病结胸，初但心下痞闷，继则胸膈痞塞，且甚烦热，其脉左部沉弦，右部沉牢者。

【临床报道】冷积腹痛：王某，年五十岁。少腹时觉下坠，眠时须以暖水袋熨脐下，不然则疼不能寐。若屡服热药，上焦即觉烦躁，是已历二年不愈。脉象沉弦，左右皆然，至数稍迟。其两尺沉弦、凉而且坠论之，知其肠中当有冷积。此宜用温通之药下之。即予以自制通彻丸三钱，俾于清晨空心服下。阅三点钟，腹中疼似加剧，须臾下如绿豆糊所熬凉粉者若干，疼坠脱然全愈，亦不觉凉。继为开温通化滞之方，俾再服数剂，以善其后。

76716 通肝散（《得效》卷十六）

【组成】山栀子 蒺藜（炒，去尖） 枳壳（去白） 荆芥各半两 车前子 牛蒡子各一分（炒） 甘草五钱（炙）

【用法】上为末。每服二钱，食后苦竹叶汤调下。

【主治】❶《得效》：胆气盛，攻于肝，致生冰翳，如冰冻坚实，傍观目透于瞳仁内，阴处及日中看之，其形一同，疼而泪出；旋螺尖起，目疼痛，生翳膜，尖起而赤似旋螺；睑硬睛疼，睑中红赤而坚硬，眼睛疼痛而泪出无时，怕日羞明。❷《医学入门》：垂帘膜，赤膜自上垂下遮睛。

76717 通肝散（《眼科全书》卷三）

【组成】白芍 柴胡 黄芩 细辛 草决明 龙胆草 蔓荆子 青葙子 木贼草 蒺藜 防风 玄参

【用法】白水煎，食后服。

【主治】冰翳内障，有头疼、鼻颊骨疼，或因呕吐而起，其翳如冰雪之状，阴看不大，阳看不小者。

76718 通肝散（《辨证录》卷十二）

【组成】白芍一两 归身 川芎 茯苓各三钱 郁金 薄荷各一钱 香附 神曲各二钱 陈皮三分 苏叶五分 白术五钱

【用法】水煎服。

【主治】妇人怀抱忧郁，肝气不通，子无血荫，以致胎动不安，两胁闷痛，如子上悬。

76719 通肝散（《张氏医通》卷十五）

【组成】栀子（炒黑） 白蒺藜（炒，去刺）各一两 羌活二两 荆芥穗 当归 牛蒡子（炒，研） 甘草（炙）各一两二钱

【用法】上为散。每服三钱，食后竹叶汤调服。

【主治】辘轳转关，睑硬睛疼，风热翳障。

76720 通肠丸（《鸡峰》卷十三）

【组成】厚朴（去皮，生姜汁和膏，焙干，为细末） 猪胰等分

【用法】上用猪胰同和成膏，丸如梧桐子大。每服三十丸，生姜水送下，汤亦得。

【主治】大肠干结不通。

76721 **通肠丸**(《医学六要》卷五)

【组成】大黄(酒浸) 滑石(飞研)各二两 陈皮(去白) 厚朴(姜汁制)各一两五钱 人参 当归 贯众(去毛) 干漆(炒烟尽)各一两 木香 槟榔各七钱五分 三棱(煨) 蓬术(煨) 川芎 薄荷 玄明粉 雄黄 桃仁泥 甘草各五钱

【用法】俱各另研,取细末,用竹沥等汁各二杯,烧酒、姜汁一杯,隔汤煮浓和丸,如芥子大。每服三钱,去枕仰卧,唾津咽下。通利,止后服。

【主治】反胃噎膈。

【宜忌】❶《医学六要》:服此丸后,得药不反,切不可便与粥饭及诸饮食,每日用人参五钱、陈皮二钱作汤细啜,以扶胃气。❷《准绳·杂病》:扶胃气,觉稍安,渐渐加人参,旬日、半月间方可小试陈仓米饮及糜粥。仓廪未固,不宜便贮米谷,常见即食粥饭者,遂致不救。

【备考】《准绳·杂病》本方用法:俱各另取细末,用竹沥、童便、韭汁、人乳、驴尿、芦根汁、茅根汁、甘蔗汁、烧酒、米醋、蜜各二杯,姜汁一杯,隔汤煮浓和丸。

76722 **通肠丸**(《杂病源流犀烛》卷三)

【组成】忍冬藤 归尾 白芷 皂角刺 乳香 没药 甘草 苡仁 花粉

【用法】用矾一两、黄占一两为丸。

【主治】肠痈,脓未成者。

76723 **通肠汤**(《痧医大全》卷三十三)

【组成】黑脂麻三钱 大黄 滑石 枳壳各一钱 当归五分 绿豆七粒

【用法】水煎服。

【主治】痘疹,大小便秘结。

【加减】加牛膝一钱引经,易下。

76724 **通肠饮**(《鲁府禁方》卷二)

【组成】皮消(提过,净者)五分 葱白(连须)五枝(捣烂,加蜜少许)

【用法】用黄酒调饮。

【主治】大便不通。

76725 **通肠饮**(《证治宝鉴》卷七)

【组成】忍冬藤 归尾 白芷 皂角刺 乳香 没药 甘草 苡仁 花粉

【功用】解毒。

【主治】肠痈,脓未成者。

76726 **通肠散**(《赤水玄珠》卷二十八)

【组成】枳壳 当归 大黄各一钱 芝麻三钱 牛膝一分

【用法】水煎服。

【主治】大便秘结。

76727 **通应散**(《医方类聚》卷二十四引《烟霞圣效》)

【组成】天南星(炮) 白僵蚕(炒) 干蝎(炒) 鳔(炮)各等分

【用法】上为细末。每服半钱,酒调灌之。

【主治】破伤风。

76728 **通快饮**(《玉案》卷六)

【组成】山楂一钱 麦芽 苍术 莱菔子 枳实 木通各七分 大黄 槟榔各一钱二分

【用法】加生姜三片,水煎,不拘时热服。

【主治】小儿痢疾始发。

76729 **通快饮**(《辨证录》卷七)

【组成】黄连 茯苓各三钱 白芍一两 黄芩 车前子 枳壳各二钱 厚朴一钱

【用法】水煎服。

【功用】补阴液,泻湿热。

【主治】湿热作痢,大渴引饮,饭后又不甚快,心中懊恼,大便不利,红白相间,似脓非脓,似血非血。

76730 **通灵丸**(《圣惠》卷四十九)

【组成】五灵脂一两 巴豆一两(去皮心,研,纸裹压去油) 杏仁一两(汤浸,去皮尖双仁,麸炒微黄) 砒黄一分(细研) 川乌头一两(去皮脐,生用) 芫花半两(醋拌,炒令干) 皂荚一两(去黑皮,涂酥,炙令焦黄,去子) 自然铜一两(细研)

【用法】上为末,入巴豆,研令匀,别入生黑豆面二两,拌和令匀,滴水为丸,如绿豆大。每服二丸,生姜汤送下。膈上有涎即吐,有滞食血气即转下。

【主治】食癥及恶血气。

76731 **通灵丸**(《博济》卷三)

【组成】荆三棱 酸石榴(大者)二枚 杏仁 苦葶苈 甘遂 大戟 大黄 巴豆 芫花 五灵脂各一两 盐豉 乌梅各二两

【用法】上剉,用水一斗二升,入药于锅内同熬,候水尽,就锅内炒令黄焦色止,取出,杵罗为末,更入木香、青橘末各一两,拌匀,醋煮面糊为丸,如小豆大。每服三五丸,姜汤送下;心胸痞闷疼,橘皮汤送下;吃酒食饱闷,生姜汤或茶汤、温水送下亦可。

【功用】消化痃瘕。

【主治】久患癖块,或因气不和,即发疼痛,胸多痞塞。

【备考】方中荆三棱用量原缺。

76732 **通灵丸**(《妇人良方》卷四)

【组成】白附子 僵蚕各一两(炒去丝) 全蝎半两(炒) 麝香一字

【用法】上为末,炼蜜为丸,如梧桐子大。每服七丸,温酒送下,一日三次。

【主治】男子、妇人手足痛风,不可忍者。

76733 **通灵丸**

《外科精义》卷下。为《圣济总录》卷一一四"巴豆丸"之异名。见该条。

76734 **通灵丸**

《仙拈集》卷二引《集验》。为《普济方》卷五十四引《卫生宝鉴》"麝香丸"之异名。见该条。

76735 **通灵散**(《产乳备要》)

【异名】催生通灵散(《卫生家宝产科备要》卷三)。

【组成】蛇蜕皮一条(全者)

【用法】上紧卷,以蚯蚓泥裹烧黑,为细末。每服一钱,温酒调下。

【功用】催生。

76736 **通灵散**(《普济方》卷三四二引《医学类证》)

【组成】人参 附子(炮) 熟地黄 木香(煨) 白术

干姜　牡丹皮　白芍药　陈皮(去白)　薯蓣　黄耆(蜜炙)　甘草(炙)　芎䓖各等分　(一方无人参)

【用法】上为细末。每服二钱,水一盏,糯米四十九粒,煎八分,去米,温服,一日二次。妊娠初期预服之。

【功用】养胎。

【主治】曾因子宫久冷,血海虚羸,致令妊娠三两月,胎动不安,下血腹痛而胎堕者。

【宜忌】忌一切毒物。

76737 通灵散(《奇效良方》卷三十四)

【组成】益智仁　白茯苓　白术各等分

【用法】上为细末。每服二钱,用白汤或温酒调服,不拘时候。

【主治】心气不足,小便滑,赤白二浊。

76738 通灵散(《医学入门》卷七)

【组成】蒲黄　五灵脂各一两　木通　赤芍各五钱

【用法】每服四钱,水煎,临熟入盐少许,通口服。

【主治】❶《医学入门》:九种心痛。❷《医钞类编》:死血作痛。

76739 通灵散(《眼科阐微》卷三)

【组成】瞿麦一钱　归尾(酒洗)　赤芍(酒洗)　羌活　生地(酒洗)　花粉　石决明　草决明(炒)　黄芩(酒炒)　黄柏各八分　红花(酒洗)　苏木(酒洗)各五分　甘菊一钱二分　连翘七分

【用法】水二钟,煎八分,灯心作引,食后热服。

【主治】风砂入目,黏睛不脱,疼痛瘾涩,流泪,闭目不开,日久生云翳,赤丝瘀血堆聚。

76740 通灵散(《仙拈集》卷二)

【组成】山羊粪七个(烧烟尽,闷熄)　头发一团(烧存性)

【用法】上为末,烧酒送下,不论远年近日,永不再发。

【主治】心胃痛。

76741 通表散(《圣惠》卷七十四)

【组成】麻黄一两半(去根节)　赤芍药二两　甘草半两(炙微赤,剉)

【用法】上为散。每服四钱,以水一中盏,入生姜半两,枣三枚,煎至六分,去滓温服,不拘时候。

【主治】妊娠五月、六月或七月,卒患伤寒,烦热,四体疼痛,不得安卧。

76742 通苓汤(《伤寒大白》卷四)

【组成】木通　猪苓　茯苓　车前子　淡竹叶　甘草　麦门冬

【功用】通利小便。

【加减】清心胃之热,加川连;清肺胃之热,加桔梗、黄芩、石膏;清肾火以滋真阴,加生地、黄柏、知母;气化不及,加人参以助肺气。

76743 通苓散(《得效》卷五)

【组成】猪苓(去皮)　白术(去芦)　泽泻(去毛)　赤茯苓(去皮)　车前子　木通　茵陈　瞿麦

【用法】上剉散。每服四钱,水一盏半,灯心、麦门冬煎服。

【功用】分利水谷,解烦热,止泄泻。

【主治】❶《得效》:泄泻属暑证者;伤暑,潮热烦渴,小便不利;肿满,口燥咽干,小便绝少。❷《证治宝鉴》:热泻,肠鸣水泻,痛一阵,泻一阵,或出黄糜,或所下稠黏。

76744 通苓散(《医统》卷十六)

【组成】麦门冬　淡竹叶　车前穗　灯心各等分

【用法】水煎服。

【主治】伤暑,潮热烦渴,小便不利。

76745 通苓散(《症因脉治》卷二)

【组成】麦门冬　淡竹叶　车前草　赤茯苓　木通

【功用】利湿清肺。

【主治】伤湿咳嗽,汗后。

76746 通苓散(《症因脉治》卷四)

【组成】麦门冬　淡竹叶　车前子

【功用】流湿润燥。

【主治】湿热痢。湿热结于膀胱,小水不利。

76747 通苓散(《女科旨要》卷三)

【组成】赤苓　泽泻　木通　黄连　猪苓各三钱　白术　瞿麦　杞子　滑石　车前子各二钱

【用法】分四帖。加生姜三片,灯心十根,水煎,空心温服。

【主治】产后因血热积于小肠经,水道不利,小便紧涩不通,误将热毒物食之,致成淋沥。

76748 通郁汤(《辨证录》卷四)

【组成】白芍一两　茯神三钱　人参二钱　熟地三钱　玄参三钱　麦冬三钱　当归五钱　柴胡一钱　菖蒲五分　白芥子二钱　白术五钱

【用法】水煎服。一剂而郁少解,二剂而郁更解,四剂而郁尽解。

【功用】通肝气,补心肾。

【主治】肝郁不舒,忽忽如有所失,目前之事,竟不记忆,一如老人之善忘。并治诸郁,阴虚而兼郁者尤宜。

76749 通顶烟(《奇效良方》卷二十四)

【组成】川乌一两

【用法】上为末。烧烟熏碗内,热茶清泡碗内烟气服之。

【主治】诸头风,如斧劈,痛不可忍者。

76750 通顶散(《幼幼新书》卷三十三引《四十八候》)

【组成】石膏(煅)　薄荷花各一钱　川芎二钱(炙)　硼砂　牙消各半钱　甘草二寸(炙)

【用法】上为末。麝香、蜜水调。

【主治】风毒赤眼。

76751 通顶散(《圣惠》卷四十)

【组成】消石一分　滑石一分

【用法】上药于铫子内同炒令黄色,候冷,细研为末。每用少许,吹入鼻中。

【主治】头偏痛。

76752 通顶散

《圣惠》卷八十七。为原书同卷"吹鼻散"之异名。见该条。

76753 通顶散(《圣惠》卷八十七)

【组成】白矾灰一分　赤小豆一百粒　藜芦一分(去芦头)　丁香二十枚　黄连一分(去须)　田父一枚　麝香一钱(细研)　定粉一钱

【用法】上为细散,入麝香同研令匀。每使时,候儿睡着，以粳米大纳鼻中。有虫出，似马尾，长三二寸，便是痞病也。

【主治】小儿一切疳。

76754 通顶散(《圣惠》卷八十七)

【组成】青黛一分(细研) 蟾酥半杏仁大(研入) 赤小豆二十粒 麝香半分(细研) 藜芦一分 瓜蒂十枚

【用法】上为细散。每度用一绿豆大，吹入鼻中。当有虫子出，如米心大，黑者难治，赤白黄者易疗。

【主治】小儿一切疳。

76755 通顶散(《圣济总录》卷十六)

【组成】龙脑(研) 地龙(去土，炒) 瓜蒂 赤小豆(炒) 马牙消(研)各等分

【用法】上为散。每用一小豆许，食后含水搐入两鼻内。

【主治】风头痛、偏正头痛，不可忍者。

76756 通顶散(《圣济总录》卷十六)

【组成】藜芦(研)半两 黄连(去须)三分

【用法】上为散。每用少许，搐入鼻中。

【主治】头痛，鼻塞，胸闷。

76757 通顶散(《圣济总录》卷十六)

【组成】马牙消(研细)半两 地黄汁一合

【用法】上药于铜器中用慢火煎令干硬，取出研细。每挑少许入鼻搐上。吐痰即愈。

【主治】鼻塞及风痰头痛。

76758 通顶散(《圣济总录》卷一〇三)

【组成】苦胡芦子四十九粒 谷精草一钱 瓜蒂十四枚(烧灰) 乳香(研)半钱 薄荷叶一钱

【用法】上为末。入龙脑少许，鼻内搐一字。

【主治】赤眼肿痛。

76759 通顶散

《圣济总录》卷一一六。为《圣惠》卷三十七"吹鼻通顶散"之异名。见该条。

76760 通顶散(《幼幼新书》卷九引《吉氏家传》)

【组成】藜芦不拘多少

【用法】上为细末。用竹管吹少许入左右鼻。

【主治】急慢惊风，眼目上视，手足搐搦，牙关不开。

76761 通顶散(《鸡峰》卷十八)

【组成】干姜 香白芷各半两 蒿角子一钱

【用法】上为细末。每日用半钱许，作三次细细搐入鼻内。揉动两太阳穴，其痛立止。

【主治】偏正头痛不可忍，诸药无效，及赤眼、牙痛。

76762 通顶散(《普济方》卷四十六引《海上方》)

【组成】石膏四两(煅) 荆芥一两半 川芎三两 薄荷五钱

【用法】上为细末。每服二钱，食后茶清调下。

【主治】头风。

76763 通顶散(《杨氏家藏方》卷十一)

【组成】川芎 细辛(去叶土) 香白芷 藿香叶(去土)各七钱 踯躅花 谷精草各半两

【用法】上为细末。每用先含新汲水一口，然后挑少许搐在鼻内，以手揉两太阳穴。

【主治】风毒攻眼并夹脑风。

76764 通顶散(《朱氏集验方》卷一引《叶氏录验方》)

【组成】黄踯躅一分(为末) 雄黄一分(研，飞) 北细辛半两(为末)

【用法】上和匀。挑少许搐入鼻中，即醒。

【主治】初中风，口噤，不省人事，或伤风头疼昏眩。

76765 通顶散(《儒门事亲》卷十二)

【组成】石膏 川芎 瓜蒂各等分 藜芦少许

【用法】上为细末。鼻内搐之。

【主治】风痰。

76766 通顶散(《直指》卷二十一)

【组成】瓜蒂 藜芦各一分 皂角肉半分 麝少许

【用法】上为末。吹些入鼻。

【主治】❶《直指》：鼻齆。❷《奇效良方》：风热眼疼，肿胀作楚。

76767 通顶散(《御药院方》卷一)

【组成】藜芦(去苗土)半两 踯躅花(去土)一钱 藿香叶(去土)二钱

【用法】上为细末。每用纸拈蘸药，鼻内搐，不拘时候。

【主治】风痰眩晕，头目大痛及偏正不定发作，神志昏愦，或冒风寒，鼻塞声重。

76768 通顶散(《杂类名方》)

【组成】石膏 川芎 赤小豆 瓜蒂各一钱 藜芦少许

【用法】上为细末。噙水搐之。取嚏。

【主治】《普济方》：风头痛。

76769 通顶散(《丹溪心法》卷一)

【组成】藜芦 生甘草 川芎 细辛 人参各一钱

【用法】上为末，吹入鼻中一字。就提头顶中发，立苏。有嚏者，可治。

【主治】中风、中气，昏愦不知人事者。

76770 通顶散(《原机启微》)

【组成】川芎 薄荷各半两 茵陈 甘草各四钱 朴消三钱(甜消亦可)

【用法】上为末。用少许吹鼻中。即效。

【主治】小儿脑热，脑枕骨痛，闭目不开，或头风痛，攒眉啼哭，并赤目。

【加减】如要嚏喷，加踯躅花一钱。

76771 通顶散(《银海精微》卷下)

【组成】川芎 白芷 谷精草 藜芦 防风 薄荷 牙皂 蔓荆子 细辛 蒲黄

【用法】上为末。口含水搐之，吹入鼻内亦可。

【主治】一切头风。

76772 通顶散(《医方考》卷一)

【组成】藜芦 生甘草 人参 川芎 细辛各一钱 石膏五钱

【用法】共为末。每用一字，吹入鼻中。有嚏者，肺气未绝，可治。

【主治】初中风，不知人事，口噤不能开者。

【方论选录】❶《医方考》：中风不知人事病则急矣，以平药与之，不能开其壅塞，故用藜芦与人参、细辛相反，使其相反而相用也。肺苦气上逆，故用石膏之重以坠之，甘草之平以缓之。乃川芎之用，取其清气利窍而已。❷《医钞类编》：藜芦苦寒有毒，入口即吐，能通脑顶，令人嚏；细辛散风通窍，温经破痰；石膏辛寒，入肺降火；川芎，取其清气利

窍，升清阳而开诸郁；用人参者，祛驾其邪，与藜芦相反而相成也。

76773 通顶散（《医级》卷八）

【异名】透顶散。

【组成】藜芦　甘草　人参　川芎　石膏

【用法】上为末，吹鼻探嚏，以验肺气，有嚏可治，无嚏不治。

【功用】激嚏。

【主治】中风卒仆及诸昏厥不省之候。

76774 通齿汤（《赤水玄珠》卷二十八）

【组成】当归　红花　生地　熟地　桃仁　升麻　甘草　火麻子

【用法】水煎服。

【主治】妇女痘，大便秘结。

76775 通肾汤（《圣济总录》卷五十一）

【组成】菖蒲（剉）　羚羊角（镑）　生干地黄（焙）　赤芍药各二两　五加皮（剉）　甘草（炙，剉）　猪苓（去黑皮）　泽泻各一两

【用法】上为粗末。每服三钱匕，水一盏，煎七分，去滓温服。

【主治】解㑊。少气不欲言，脊脉急痛，腰背强直，足下热疼，小便癃闭，心烦嗌干。

【方论选录】《古方选注》：解，舒缓也；㑊者，疑也，不可必之辞。病有脊脉痛，少气安卧，不欲言，诊其尺脉沉缓而涩，察其病疑于寒，亦疑于热；疑于壮，亦疑于弱，此作强之官精气内滞，不能运行于形体也。以菖蒲、五加皮通九窍，强志意，能运动肾精；猪苓、泽泻阴阳通窍，起阴利肾；生地、羚羊角起阴气，强筋骨；赤芍入阴散气；甘草入肾缓急。

76776 通肾散（《医钞类编》卷十一）

【组成】茴香　木通　全蝎　元胡索　陈皮　石菖蒲各一钱　羌活　僵蚕　川芎　蝉蜕各五分　山甲二钱　甘草一钱半

【用法】上为末。每服三钱，酒调下。

【主治】气闭不通，耳聋。

76777 通鸣散（《幼幼新书》卷三十三引张涣方）

【组成】菖蒲（一寸九节者）　远志（去心）各一两　柴胡（去苗）　麦门冬（去心）　防风各半两　细辛　甜葶苈各一分（上为细末）　磁石一分（捣碎，水淘去赤汁，研）　杏仁二十七粒（汤浸，去皮尖，研）

【用法】上为末。每服半钱，乳食后煎葱白汤调下，一日二次。

【主治】小儿耳聋病。

76778 通明丸（《千金》卷十九）

【组成】麦门冬三斤　干地黄　石韦各一斤　紫菀　甘草　阿胶　杜仲　五味子　肉苁蓉　远志　茯苓　天雄各半斤

【用法】上为末，蜜为丸，如梧桐子大。每服十丸，加至二十丸，食前酒送下，一日二次。

【主治】五劳七伤六极，强力行事举重，重病后骨髓未满，所食不消，胃气不平。

【方论选录】《千金方衍义》：方中滋阴助阳、益精补血、坚骨充髓之药萃聚十一味中，因以通明命方，言周身脏腑得此无不通彻。

76779 通明丸（《圣济总录》卷一〇九）

【组成】石决明（刮洗）　芍药　桔梗（剉，炒）　车前子各一两　芜蔚子　熟干地黄（焙）各二两　细辛（去苗叶）一两半

【用法】上为末，炼蜜为丸，如梧桐子大。每服二十丸，加至三十丸，临卧盐汤送下。

【主治】肝肾气虚，眼目昏暗，时见黑花飞蝇。

76780 通明丸（《普济方》卷二九六）

【组成】鸭嘴青胆矾（煅）

【用法】上为末。青蜜调，笔敷。

【功用】消脱。

【主治】诸痔。

【备考】本方方名，据剂型，当作“通明散”。

76781 通明汤（《圣济总录》卷一〇五）

【组成】木通（剉）　葳蕤　甘草（炙）各一两半　黄芩（去黑心）　枳壳（去瓤，麸炒）各一两

【用法】上为粗末。每服五钱匕，水二盏，煎至一盏，去滓，下芒消、地黄汁各少许，再煎沸，食后温服。

【功用】散三焦热。

【主治】小眦偏赤，赤脉射黑睛。

76782 通明汤（《圣济总录》卷一一二）

【异名】通明散（《秘传眼科龙木论》卷一）。

【组成】柏子仁（捣，研）二两　防风（去叉）　芜蔚子各一两　车前子　桔梗（炒）各二两　人参　白茯苓（去黑皮）　玄参各一两

【用法】上为粗末。每服三钱匕，水一盏，煎至六分，去滓。食后、临卧温服。

【主治】内障，黑水凝翳。

76783 通明饮（《圣济总录》卷一〇九）

【组成】羚羊角（镑）　地骨皮（剉）　山栀子仁　柴胡（去苗）各一两　蔓荆实　芍药　蕤仁各三分　枳壳（去瓤，麸炒）半两

【用法】上为粗末。每服三钱匕，水一盏，煎至七分，去滓食后温服，一日二次。

【主治】眼生胬肉。

76784 通明散（《圣惠》卷三十三）

【组成】柏子仁二两　防风一两半（去芦头）　芜蔚子一两　车前子二两　前胡一两（去芦头）　人参一两（去芦头）　白茯苓一两　蔓荆子一两　黄耆一两（剉）　甘草半两（炙微赤，剉）

【用法】上为粗散。每服三钱，以水一中盏，煎至六分，去滓，每于食后及临卧温服。

【主治】风内障，黑水凝翳，恐绝三光。

76785 通明散（《秘传眼科龙木论》卷一）

【组成】人参　防风　黄芩各一两　细辛一两半　茯苓半两　芜蔚子二两

【用法】上为末。水一盏，散一钱，煎至五分，夜食后去滓温服。

【主治】❶《秘传眼科龙木论》：肝肾俱劳，脑风积热，致生偃月翳内障。❷《普济方》：眼生翳膜赤脉，胬肉涩痒，疼痛有泪。

76786 **通明散**

《秘传眼科龙木论》卷一。为《圣济总录》卷一一二“通明汤”之异名。见该条。

76787 **通明散**(《古今医鉴》卷十四)

【组成】当归　川芎　芍药　生地黄　防风　干葛　菊花　谷精草(焙)　蝉蜕　天花粉各等分

【用法】上剉。水煎服。

【主治】痘后余毒,眼生翳障。

【加减】眼赤肿,加黄连、栀子;翳厚,加木贼。

76788 **通明散**(《准绳·类方》卷七)

【组成】升麻　山栀子各一两半　细辛　川芎　白芷　防风　羌活　草决明　白及　白蔹　夏枯草各一两　杨梅皮　蝉蜕　五倍子各五钱　甘草一钱

【用法】上㕮咀。每服三钱,水一盏半,淡竹叶七片同煎,食后温服。

【主治】眼目患后损其经络,喜怒哀乐之情有伤于心,气轮受病,致成气眼,发作不时。

76789 **通畅饮**(《玉案》卷五)

【组成】麻仁(研为泥)　桃仁(去皮尖)　杏仁(去皮尖)　当归　滑石各一钱五分　瓜蒌仁(去壳)　郁李仁(去壳)　玄明粉　陈皮　枳壳各一钱

【用法】水煎,临服入蜜一两,热服。

【主治】血枯肠燥,大便闭结。

76790 **通畅饮**(《痘科金镜赋集解》卷六)

【组成】当归　白茯苓　通草　菖蒲　红花　木香　香附　青皮　前胡　山楂　枳壳　川芎　桔梗　升麻　乌药　苏子

【功用】疏通经络。

【主治】痘疹见点之时,气滞血凝,出现恶症。

【加减】从下引上,去乌药、苏子;从上引下,去芎、桔、升麻(上下以喉为界)。锁眉、填胸,心火也,加黄连;锁喉,肺火也,加黄芩;锁腰,命门火也,加知母(盐水炒);闷顶,去苏子。

【宜忌】血热血瘀症,禁用通草,以木通代之。

76791 **通和汤**

《卫生宝鉴》卷十八。为方出《圣惠》卷八十一,名见《圣济总录》卷一三二“鲮鲤甲散”之异名。见该条。

76792 **通乳丹**(《傅青主女科》卷下)

【异名】生乳丹。

【组成】人参一两　生黄耆一两　当归二两(酒洗)　麦冬五钱(去心)　木通三分　桔梗三分　七孔猪蹄二个(去爪壳)

【用法】水煎服。二剂而乳如泉涌矣。

【功用】补气血,生乳汁。

【主治】产后气血两虚,乳汁不下。

76793 **通乳汤**(《古今医鉴》卷十二)

【组成】猪蹄(下节)四只　通草二两　川芎一两　穿山甲十四片(炒)　甘草一钱

【用法】上用水五升,煮汁饮之。更以葱汤频洗乳房。

【功用】《杂病源流犀烛》:下乳。

【主治】产后气血不足,经血衰弱,乳汁涩少。

【宜忌】忌生冷,避风寒,夜卧不宜失盖。

【方论选录】《医略六书》:产妇经血不足,不能上奉而化液为乳,故乳窍不通,乳汁不出焉。当归养血脉以荣经脉,川芎入血海以行血气,猪蹄资津液以上奉,通草通乳窍以成浆,穿山甲行散血气以出乳汁也。水、酒各半煎,使经血内充,则乳汁自化而乳窍无不通,何有乳汁不出之患哉?

【备考】《医学六要》有归身一钱。

76794 **通乳汤**(《外科医镜》)

【组成】牡蛎三钱(炒)　川贝二钱(去心)　胡桃肉一个

【用法】水煎,加酒服。

【主治】乳汁不通,或经络凝滞,将成痈肿者。

76795 **通乳汤**(《医学探骊集》卷六)

【组成】当归五钱　白芍四钱　川芎三钱　王不留行三钱　熟地四钱　炙山甲二钱

【用法】水煎,温服。

【主治】妇人乳汁缺乏。

【加减】脉弦者,乃气逆郁结,加木香、郁金各三钱;脉缓者,乃脾胃虚弱,加焦术、茯苓各三钱。

76796 **通乳饮**(《医统》卷九十七)

【组成】川当归一钱半　王不留行一钱半　川芎八分　穿山甲七片(炒,研末)　木通一钱　漏芦一钱　升麻一钱　甘草节一钱

【用法】上用水二盏,生姜三片,大枣一枚,煎一盏,稍热服。随饮酒数杯以助药力。

【主治】养子妇人无乳及未行经者。

76797 **通乳饮**(《医略六书》卷三十)

【组成】当归三钱　花粉三钱　王不留行一钱半　甲片一钱半　甘草八分

【用法】水煎,去滓温服。

【主治】乳汁不出,脉涩数者。

【方论选录】产后阳明热滞,血液素亏,不能化液为乳,故乳汁不出焉。当归养血荣经脉;花粉清热润血燥;王不留行力能行散,以化乳汁;穿山甲性善走窜,以出乳汁;甘草泻火缓中,以和胃气也。水煎温服,使阳明热化,则滞气自行而液化为乳,安有乳汁不出之患乎?

76798 **通乳散**(《郑氏家传女科万金方》卷四)

【组成】王不留行　天花粉各三钱　甘草梢　穿山甲(炙脆)各五钱

【用法】上为细末。每服三钱,热酒调下。

【主治】乳汁不下与来而少者。

76799 **通乳散**(《郑氏家传女科万金方》卷四)

【组成】木通　赤芍　天花粉　白芷　通草　桔梗　连翘　甘草各五分　瞿麦一钱　青皮一钱半　(或加柴胡)

【主治】乳汁不下与来而少者。

【宜忌】服此方仍服猪蹄汤,再用木梳梳之。

76800 **通乳散**(《集成良方三百种》)

【组成】当归三钱　川芎一钱　熟地二钱　瞿麦一钱　花粉一钱　通草一钱　山甲一钱(土炒)　生麦芽一钱　王不留行一钱(炒)

【用法】上为末。每服二钱,滚水加黄酒冲服。

【功用】通络生血。

【主治】产后经络闭塞,或气血不足,无乳,或有而甚少。

76801 **通乳煎**

《仙拈集》卷三。即《达生篇》“通脉汤”。见该条。

76802 **通乳煎**(《产科发蒙》卷四)

【组成】当归　王不留行　天花粉　甘草　柴胡　穿山甲　香附子

【用法】上作大剂,水煎。凡欲服此药,先以赤小豆二合煮熟,食一盏讫,服药汁一碗,复每历一炊时,服药食小豆如前法,最后寻饮温酒少许。

【主治】产后乳汁少者。

76803 **通命丸**(《外台》卷十二引《范汪方》)

【组成】大黄四分　远志四分(去心)　黄耆四分　麻黄四分(去节)　甘遂四分　鹿茸四分(炙)　杏仁六十枚　豉一合　巴豆五十枚　芒消三分　(一方无鹿茸、黄耆,用黄芩)

【用法】上为末,蜜为丸,如小豆大。先食服三丸,一日二次。

【主治】心腹积聚,寒中疗痛,及心胸满,胁下急,绕脐痛。

【宜忌】忌芦笋、野猪肉。

76804 **通命丸**(《外台》卷七引《古今录验》)

【组成】大黄　远志(去心)　黄芩　麻黄(去节)　甘草(炙)各四两　芒消三两　杏仁六十枚(去皮尖)　豉二合　巴豆五十枚(去心皮,熬,别为脂)

【用法】上为末,蜜为丸,如梧桐子大。先食饮服三丸,一日三次。

【主治】心腹积聚,寒中绞痛,又心迫满,胁下胀痛。

【宜忌】忌野猪肉、芦笋、海藻、菘菜。

76805 **通命丸**(《外台》卷十七引《古今录验》)

【组成】茯苓六分　甘草六分(炙)　杏仁六分(去皮尖,熬)　牛膝七分　黄芩五分　阿胶三分(炙)　防风四分　干天门冬六分(去心)　芍药六分　大黄六分　当归六分　干姜六分　干地黄七分　人参六分　桂心三分　干漆四分(熬)　紫菀五分　白术四分　苁蓉五分　吴茱萸三分　蜀椒三分(汗)　石斛三分

【用法】上为末,以枣膏、蜜为丸。每服七丸,食前服,一日三次。不知渐增,以知为度。病剧者,夜更一服。

【主治】虚劳百病,七伤六极,少气羸弱,不能饮食。

【宜忌】忌芜荑、鲤鱼、生葱、海藻、菘菜、桃、李、雀肉、酢等。

76806 **通命散**(《普济方》卷三八〇引《医方妙选》)

【组成】瓜蒂半两　细辛一分　干地龙(炒)一分　白矾一分　藜芦一分(去芦头)

【用法】上为细末。每用少许,吹鼻中,得嚏即吉。若有虫出,即愈。

【主治】一切痟证。

76807 **通肺汤**(《圣济总录》卷一八〇)

【组成】人参　前胡(去芦头)　细辛(去苗叶)　杏仁(汤浸,去皮尖双仁,麸炒黄)　桂(去粗皮)　甘草(炙)各一分

【用法】上为粗末。每服一钱匕,水一盏,入生姜少许,枣一枚(擘破),煎至五分,去滓温服,不拘时候,量大小加减。

【主治】小儿肺寒,鼻多浊涕,精神不爽,不思乳食。

76808 **通泄散**(《丹溪心法附余》卷十)

【组成】苦丁香(为末)三钱

【用法】上加轻粉一字,水半合,调匀灌之。良久涎自出。如未出,含砂糖一块,下咽涎出。

【主治】❶《丹溪心法附余》:痫病,风涎暴作,气塞倒仆。❷《东医宝鉴·内景篇》:忽患癫狂不止或风涎暴作,气塞倒仆。

76809 **通经丸**(《本事》卷十)

【异名】椒姜通经丸(《医略六书》卷二十六)。

【组成】桂心(不见火)　青皮(去白)　大黄(炮)　干姜(炮)　川椒(去目并合口,微炒,地上出汗)　蓬莪术　川乌(炮,去皮尖)　干漆(炒令烟出)　当归(洗,去芦,薄切,焙干)　桃仁(去皮尖,炒)各等分

【用法】上为细末,将四分用米醋熬成膏,和余六分末为丸,如梧桐子大,阴干。每服二十丸,加至三十丸,用淡醋汤送下,温酒亦得,空心食前服。

【功用】❶《本事方释义》:去故生新。❷《全国中药成药处方集》沈阳方:调理经闭。

【主治】经闭腹痛,血瘕,妊娠腹痛,吐血。

❶《本事》:妇人室女月候不通,疼痛,或成血瘕。❷《普济方》引《医学类正方》:怀妊三四个月,头晕腹痛,不能饮食,日渐羸瘦。❸《医方类聚》引《仙传济阴方》:吐血上行。

【方论选录】《医略六书》:经寒血闭,结成癥瘕,故冲脉不行,月经不通焉。当归养血活血以荣经脉,桂心暖血温经以通经闭;川椒补火散寒,干姜温中开结;桃仁破积血以通经,干漆消除垢以化积;青皮平肝破瘕,蓬术削积溃癥;川乌振发生阳之气,大黄荡涤陈积之结也。醋以丸之,酒以行之,使经寒解散,则血闭自行而癥瘕无不退、月经无不通矣。

【临床报道】经闭腹痛:《普济方》引《医学类正方》尝有一妇人经水不行,腹中疼痛,诸医皆进温中治寒气药剂,其痛尤甚。告之亲族曰:痛不能忍,欲求自尽。举家无主。因看《本事方》通经丸论说,遂合,数服顿愈。妊娠腹痛一妇人怀妊三四个月,头晕腹痛,不能饮食,日渐羸瘦,沉重危困,医治不效,已办后事。偶得通经丸服之,痛止,进食如故。月数满足,遂生一女,子母皆安。

【备考】《永类钤方》:入鸡子清同丸,畏漆入肠胃生疮也。

76810 **通经丸**(《济生》卷六)

【组成】当归(去芦,酒浸)一钱半　蓬术(炮)　桂心(不见火)　青皮(去白)　大黄(炮)　干姜(炮)　桃仁(去皮尖,炒)　干漆(炒令烟尽)　红花　川椒(去目及闭口者,微炒,放地上密盖出汗)各一钱

【用法】上为末,将一半用醋煮,熬成膏,一半入鸡子清同捣匀为丸,如梧桐子大。每服二十丸,空心淡醋汤送下。

【主治】❶《济生》:室女血瘕,月经不通,脐下坚结大如杯,发则寒热往来。❷《杏苑》:瘀血停留,月水不通,腹中疼痛,属气实者。

【备考】《杏苑》有川芎。

76811 **通经丸**(《医方类聚》卷二一〇引《医林方》)

【组成】木香半两　当归半两　芍药一两　干漆半两(炒令烟尽为度)　五灵脂半两　桂半两　广茂一两　水蛭二钱半(微炒)　大黄半两　虻虫三十个(去头足翅,微炒)

桃仁二十七枚(汤浸,去皮尖)

【用法】上为细末,醋面糊为丸,如梧桐子大。每服二十丸,食前温醋汤或温酒送下,日进一服。

【主治】妇人经血凝滞不行,脐腹腰背疼痛,渐成血瘕。

76812 通经丸

《普济方》卷二二一。即《御药院方》卷六"通络丸"。见该条。

76813 通经丸(《医统》卷八十四)

【组成】熟地黄三两　虻虫(去头翅,炒)　水蛭(糯米炒)　桃仁(去皮尖)各五十个

【用法】上为末,炼蜜为丸,如梧桐子大。每服五丸,渐加至七丸,空心酒送下,以通为度。

【主治】经闭不通,结积成块。

76814 通经丸(《古今医鉴》卷十一)

【组成】归尾　桃仁(去皮尖)　大黄(煨)　丹皮　干漆(炒烟尽)　肉桂各一两　三棱五钱　莪术(醋炒)　牛膝各一两　麝香八分

【用法】上为末,皂角五钱,芫花二钱,水煮糊为丸,如梧桐子大。每服五十丸,米汤送下。

【主治】经闭不通及血块疼痛。

76815 通经丸(《回春》卷六)

【组成】斑蝥二十个(糯米炒)　大黄五钱　桃仁四十九个

【用法】上为末,酒糊为丸,如梧桐子大。每服五七丸,甚者十五丸,空心酒送下。

【主治】经闭并干血气属血实气滞者。

76816 通经丸(《准绳·类方》卷三)

【组成】仲景抵当丸加穿山甲　广茂　桃仁　桂

【用法】蜜为丸。

【主治】蓄血。

【宜忌】妇人伤寒妊娠不可以此丸下。

76817 通经丸(《宋氏女科》)

【组成】川椒(炒去目)　蓬术(煨)　干漆(炒烟尽)　干姜(炮)　大黄(酒蒸)　桂心　桃仁　川乌各七钱　当归一两　青皮一两(炒)　红花七钱　紫葳七钱　牛膝七钱　刘寄奴七钱

【用法】上为末,将一半药用米醋熬成膏,和前余药末一半为丸,如梧桐子大,阴干。每服五十丸,空心温酒酣汤送下。

【主治】室女妇人,经脉不通,脐腹疼痛,潮热,或成瘕症。

76818 通经丸(年氏《集验良方》卷五)

【组成】黑牵牛　神曲各等分

【用法】上为细末,面为丸,如梧桐子大。每服二钱,空心好黄酒送下。

【主治】妇人干血经闭。

76819 通经丸(《医学心悟》卷三)

【组成】当归尾　赤芍药　生地黄　川芎　牛膝　五灵脂各一两　红花　桃仁各五钱　香附二两　琥珀七钱五分

【用法】苏木屑二两煎酒,和砂糖熬化为丸,如梧桐子大。每服三钱,酒送下。先发水肿,然后经断者,名曰水分,五皮饮送下;体虚者,用理中汤送下。

【主治】妇人经水先断,后发水肿,名曰血分。

【加减】血寒,加肉桂三钱。

76820 通经丸

《金鉴》卷四十三。为《本事》卷四"药棋子"之异名。见该条。

76821 通经丸(《杂病源流犀烛》卷二十四)

【组成】桂心　青皮　大黄　姜炭　蓬术　干漆　当归　桃仁　延胡索

【主治】妇人因经闭而火升,致喉症肿痛者。

76822 通经丸(《竹林女科》卷一)

【组成】三棱(醋炒)　莪术(醋炒)　当归(酒洗)　川芎　赤芍　芫花　穿山甲(炒)　刘寄奴

【用法】粳米糊为丸。酒送下。

【主治】室女月经初来,不知保养,误饮冷水或用冷水洗衣、洗手,血见冷而凝,以致经闭,面色青黄,遍身浮肿。

【备考】《女科秘要》本方用三棱、莪术各五钱,川归、川芎、赤芍各一两,穿山甲六钱,芫花四钱,刘寄奴三钱。

76823 通经丸(《眼科锦囊》卷四)

【组成】刚铁五十钱　大黄三十钱　没药二十五钱　冰糖适宜

【用法】上为末,糊为丸,如梧桐子大。每服五十粒,白汤送下。

【主治】妇人月经不利,男子劳瘵,或诸般内障及属于虚证之病。

76824 通经丸(《增辑验方新编》卷九)

【组成】三棱　莪术　赤芍　川芎　当归　紫菀　刘寄奴各八分　穿山甲一片

【用法】上为末,米糊为丸。酒送下。

【主治】❶《增辑验方新编》:室女经闭,遍身浮肿。❷《丸散膏丹集成》:月经不通,或成血瘕。

76825 通经丸(《女科证治约旨》卷二)

【组成】桂心　川乌　桃仁　当归　附子　干姜　川椒　大黄　青皮各等分

【用法】上为末,准一两,以四钱用米醋熬成膏,和余药末六钱为丸。淡醋汤送下;温酒亦得。

【主治】蓄血,月水不调,疼痛,或成血瘕。

76826 通经汤(《御药院方》卷六)

【组成】蛇床子三两　左顾牡蛎三两(为末)　浮萍草三两　草香附子三两(为末)　磁石二两(引针试有力者,杵如豆大,用绢袋盛,煎十遍,勿用)

【用法】用向阳仰泉水一斗,同上件药煎至七升,滤滓,贮于瓶中。临卧阴器贮于瓶口中,提地户三七遍,熏浸少时,倾于盆子中,通手淋洗少时。

【主治】真气不足,暴感寒邪,阴阳升降失常,手足厥冷,囊缩或小腹急痛。

76827 通经汤(《回春》卷六)

【组成】当归　川芎　白芍　生地黄　大黄　官桂　厚朴　枳壳　枳实　黄芩　苏木　红花　乌梅

【用法】上剉一剂。姜、枣煎服。

【主治】妇女经闭。

【备考】《妇科玉尺》本方用四物汤加大黄、官桂、厚朴、

枳壳、枳实、黄芩、红花、苏木各七分，乌梅一，姜三，枣二。

76828 通经汤(《叶氏女科》卷一)

【组成】熟地黄　当归　川芎　白芍　川楝子(炒)　小茴香　槟榔　玄胡索　木香各七分

【用法】水煎，食前服。

【主治】血涩不行，经水将来而脐腹绞痛。

76829 通经汤(《竹林女科》卷一)

【组成】当归　川芎　柴胡　黄芩　白芍各八分　香附一钱二分　青皮　砂仁　甘草各四分　熟地　白术(蜜炙)　陈皮　枳壳(麸炒)　小茴(炒)　三棱　莪术　红花各五分　白芷六分　肉桂三分

【用法】姜三片，葱白三根，水煎。空心服。

【主治】室女十五六岁，误食生冷，经水不通，日夜寒热，手足麻痹，头痛，恶心呕吐，腹中忽然结块冲痛。

【加减】上部痛，加羌活五分；下部痛，加独活五分；咳嗽，加半夏、玄胡索、干漆各七分；寒热疟疾，加常山、草果各七分；泄泻，加肉豆蔻(煨)、粟壳、木香各七分。

76830 通经饮(《女科万金方》)

【组成】红花　归尾　寄奴　牛膝　紫菀　赤芍　甘草　苏木　官桂　白芷

【用法】水、酒煎服。

【主治】❶《女科万金方》：经事不通，寒热头疼。❷《郑氏家传女科万金方》：寒热，经事不通，呕吐，咳嗽，头痛。

【备考】《郑氏家传女科万金方》有紫葳花，无紫菀。

76831 通经饮(《仙拈集》卷三引《汇编》)

【组成】厚朴(炙)二两　桃仁　红花各三钱

【用法】水煎一碗，空心二次服。二剂立通。

【主治】妇人月水不通。

76832 通经散(方出《圣惠》卷七十二，名见《普济方》卷三三三)

【组成】鼠屎一两(烧灰)

【用法】上为细末。每服一钱，空心以温酒调下。

【主治】室女月水不通。

76833 通经散(《杨氏家藏方》卷十六)

【组成】斑蝥(去翅足，炒)　虻虫(麸炒，去羽)　水蛭(麸炒)各四十枚　杜牛膝半两　当归(洗，焙)三钱　红花三钱　滑石一分

【用法】上为细末。每服一钱，加生桃仁七枚(细碎)，食前用温酒调下。如血未通，再服，以通为度。

【主治】冲任不调，经脉闭塞，久而不通，渐成坚瘕，服寻常通经药不效者。

76834 通经散(《儒门事亲》卷十二)

【组成】陈皮(去白)　当归各一两　甘遂(以面包，不令透水，煮百余沸，取出，用冷水浸过，去面焙干)

【用法】上为细末。每服三钱，临卧温汤调下。

【功用】《东医宝鉴·外形篇》：下水湿。

【主治】落马堕井，打扑闪肭损折，汤沃火烧，车碾大伤，肿发焮痛，日夜号泣不止；或膝踝肘腕大痛，腰胯胁痛；或腰痛气刺，不能转侧，不能出气，不食；或膝被肭跛行，行则痛数日。卒疝，赤肿大痛，数日不止；寒疝，脐下结聚如黄瓜，每发绕腰急痛不能忍。贲豚。风寒湿三气，合而为痹，及手足麻木不仁。蛇虫所伤；或为犬所啮，胫肿如罐，坚若铁石，毒气入里，呕不下食，头痛而重。风水，喘不能食，遍身皆肿；或浑身肿绕，阴器皆肿，大小便如常，其脉浮而大。项疮，状如白头，根红硬，疼痛不可忍，项肿及头，口发狂言，如见鬼神。代指，痛不可忍。痰隔，咽中如物塞，食不下，中满。嗽血。目翳，目赤多泪。经水不行，寒热往来，面色萎黄，唇焦颊赤，时咳三两声。黄疸，面黄如金，遍身浮肿，乏力，惟食盐与焦物；或脾疸，湿热与宿谷相搏，善食而瘦，四肢不举，面黄无力。黄病，遍身浮肿，面如金色，困乏无力，不思饮饵，惟喜食生物泥煤之属。收产伤胎，经脉断闭，腹如刀剜，大渴不止，小溲闷绝，口舌枯燥，牙齿黧黑，臭不可闻，食饮不下，昏愦欲死。肥气积，初如酒杯，大发寒热，十五余年后，因性急悲感，病益甚，唯心下三指许无病，满腹如石片，不能坐卧。积气二十年，视物不真，细字不睹，当心如顽石，每发痛不可忍，食减肉消，黑皯满面，腰不能直。伤寒瘀血，心胸痞闷，不欲饮食，身体壮热，口燥舌干，小便赤色，大便色黑。

【宜忌】闪肭膝踝肘腕大痛、腰胯胁痛、杖疮落马、坠堕打扑者，忌热酒。

【临床报道】代指：麻先生妻，病代指痛不可忍，酒调通经散一钱，半夜先吐，吐毕而痛减。

76835 通经散

《普济方》卷三三三。即《朱氏集验方》卷十“神授散”。见该条。

76836 通经散(《古今医鉴》卷十一)

【组成】斑蝥(去头足)　大黄(酒浸)三钱　藿香少许

【用法】上斑蝥量疾远近轻重用之，如一年，壮者用七八个，每服七八分，弱者五六个，每服五六分；如五六个月，壮者五六个，每服五六分，弱者四五个，每服四五分。俱为末。未服之先，以热水漱口令净，即食枣三四枚，将药用温酒一钟调服，再食枣三四枚，静卧，勿令人搅扰。待腹疼二三阵，其经即行。如腹不疼，再进一服，立通。后服平胃散，以复胃气也。

【主治】经闭。

【宜忌】忌气恼、生冷、油腻。

76837 通经散(《明医指掌》卷六)

【组成】陈皮一两　甘遂(煨)一两　当归尾一两五钱　川芎一两　红花一两(酒洗)　桃仁一百个(去皮尖)

【用法】上剉。每服七钱，水二钟，酒一钟，煎至八分，空心服。

【功用】活血定痛。

【主治】❶《明医指掌》：女人瘀血积滞，经闭，腹中痛。❷《证治宝鉴》：因跌扑或吐衄后经行呕止，血滞腹痛，日轻夜重，其痛有常处，一块不移，喜热恶冷，口干，或口中常觉血腥气，其血已结块，脉粗涩。

76838 通经散(《眼科阐微》卷三)

【组成】当归　生地　栀子　薄荷　赤芍　黄芩(酒洗)各一两　大黄八钱　红花二两　黄连六钱　川芎六钱　羌活六钱　甘草三钱　苏木六钱　木贼五钱

【用法】上为极细末。每服二钱，姜皮汤调下。

【功用】《金鉴》：破血通经。

【主治】妇人、室女因血热而经逆上行，血灌瞳仁，或患久血死在目珠而生胬肉。

【备考】《金鉴》有香附一两。

76839 通经散(《女科旨要》卷四)

【组成】川牛膝　当归　刘寄奴　红花　苏木　肉桂　白芷　急性子　白芍　甘草各等分

【用法】上为末。每服四钱,酒送下。

【主治】妇人月经不通。

76840 通经散(《金鉴》卷七十八)

【组成】苏木一两　大黄五钱　红花一两　黄芩二两　黄连　羌活　薄荷　黑栀子　香附　生地黄　当归　赤芍药　木贼　甘草　川芎各一两

【用法】上为粗末。每服五钱,以水一盏半,煎至七分,去滓,食后温服。

【功用】破血通经。

【主治】女子血热逆经,血灌瞳仁,满眼赤涩或生胬肉。

76841 通经散(《竹林女科》卷一)

【组成】刘寄奴二钱　当归尾　穿山甲(炒)　赤芍　红花　玄胡索　莪术(醋炒)　乌药(炒)　牡丹皮(酒洗)　川牛膝(酒洗)　三棱各一两(醋炒)　官桂　辰砂(另研)各三钱

【用法】上为极细末。每服二钱,空心温酒调服,或薄荷汤调服。

【主治】室女经闭,血瘀腹痛,攻刺小腹,坚硬成块。

76842 通经散(《产科发蒙》)

【组成】紫檀　红花　牛膝各二钱　肉桂　白矾　代赭石各一钱

【用法】上为细末。分作五帖,三日服尽。

【主治】妇人经水不来。

【加减】倘经水不来者,更加枯矾二分。

76843 通经膏(《理瀹》)

【组成】全当归五两　酒川芎　苍术　熟地　乌药　半夏　大黄　酒芍　附子　吴萸　桂枝　红花各二两　羌活　独活　防风　党参　黄耆　白术　萸肉　白芷　细辛　荆芥穗　秦艽　制厚朴　青皮(醋炒)　陈皮　枳实　苏木　生香附　炒香附　生灵脂　炒灵脂　生延胡　炒延胡　生蒲黄　炒蒲黄　莪术(醋炒)　三棱(醋炒)　姜黄　灵仙　草果　山楂　麦芽　神曲　槟榔　南星　杏仁　桃仁　菟丝饼　蛇床子　杜仲　续断　熟牛膝　车前子　泽泻　木通　炙草　甘遂(煨)　葶苈　黑丑(炒黑)　巴仁　益智仁　大茴　川乌　五味子　良姜　远志肉(炒)　黄连　炮山甲　木鳖仁　蓖麻仁　柴胡各一两　炒蚕砂　飞滑石各四两　发团二两　皂角一两六钱　生姜二两　葱白　韭白各一两　大蒜头　桃枝各四两　槐枝　柳枝　桑枝各八两　凤仙(全株)　菖蒲　干姜　炮姜　白芥子　艾　川椒　胡椒　大枣各一两　乌梅五钱

【用法】上共用油二十四斤,分熬丹收。再入雄黄、枯矾、官桂、丁香、木香、降香、乳香、没药、砂仁、轻粉各一两,牛胶四两(酒蒸化。俟丹收后,搅至温温,以一滴试之,不爆,方下。再搅千余遍,令匀,愈多愈妙。勿炒珠,炒珠无力,且不黏也)。上贴心口,中贴脐眼,下贴脐下,兼贴对脐两腰等处。

【功用】温经通经。

【主治】血虚有寒,月经后期;或腹中积冷,临经作痛;或兼寒湿带下;或经闭,久成痞满肿胀。

【加减】先期者,加条芩、丹皮、地骨皮各二钱;后期者,加官桂、干姜、艾各二钱;干血痨,加桃仁、红花、大黄、生姜、红枣;血瘕,再加马鞭草。各为粗末。或醋,或酒炒,熨心腹脐下并缚脐,如冷再炒,每日用之,以调为度。

【备考】导经末子:附子、肉桂、当归、元胡、灵脂、蓬术、青皮、灵仙、川芎、酒芍、红花、乌药、香附、苍术、厚朴、郁金、半夏、丁香、木通、大黄(醋炒)、蚕砂(炒)、吴萸(黄连同炒)各一钱,巴霜五分,共研末,每以半厘,掺膏上贴。又调经末子(不论前后多少,痛或不痛):当归一两,川芎五钱,白芍、茯苓、灵脂(炒)、延胡(炒)、白芷、苍术、白术、乌药、茴香、陈皮、半夏各三钱,柴胡二钱,黄连(同吴萸炒)各一钱。

76844 通草丸(《外台》卷八引《深师方》)

【组成】椒目　附子(炮)　半夏(洗)　厚朴(炙)各一两　芒消五两　大黄九两　葶苈三两(熬)　杏仁三两(去皮尖)

【用法】上为末,别捣葶苈、杏仁令如膏,合诸末,以蜜为丸,如梧桐子大。每服二丸。

【功用】长肌肤,补不足。

【主治】积聚,留饮,宿食,寒热烦结。

【宜忌】忌猪肉、羊肉、饧等。

【备考】本方方名通草丸,但方中无通草,疑脱。

76845 通草丸

《医学入门》卷七。为方出《千金》卷六,名见《三因》卷十六"通草散"之异名。见该条。

76846 通草丸

《准绳·类方》卷八。为方出《千金》卷六,名见《圣济总录》卷一一六"细辛丸"之异名。见该条。

76847 通草汤(《外台》卷二引《范汪方》)

【组成】通草一两　干姜一两　枳实四两(炙)　人参一两　附子一枚(炮令裂破)

【用法】上切。以水六升,煮取二升,适寒温,每饮五合,一日三次。不愈,稍加至七合。

【主治】伤寒下利,脉微,足厥冷。

【宜忌】忌猪肉。

76848 通草汤(《外台》卷二注文引《古今录验》)

【异名】通草橘皮汤(《张氏医通》卷十四)。

【组成】通草三两　生芦根(切)一升　橘皮一两　粳米三合

【用法】上切。以水五升,煮取二升,去滓,随意便稍饮。不愈更作,取愈止。

【主治】❶《外台》引《古今录验》:伤寒后呕哕。❷《张氏医通》:伤寒胃热呕逆。

76849 通草汤(《外台》卷七引《广济方》)

【组成】通草　茯苓　玄参　桑白皮　白薇　泽泻各三两　人参二两　郁李仁五两　泽漆叶(切)一升

【用法】上切。以水一斗,煮取三升,去滓,分四次温服。服别相去如人行六七里,进一服。

【主治】䐜胀气急。

【宜忌】忌热面、油腻、酢、黏食等。

76850 通草汤(《幼幼新书》卷三十引《婴孺方》)

【组成】通草　甘草　滑石各二两　葵子三分

【用法】上以水三升,煮六合,二百日儿服半合,日三夜一服。

【主治】小儿小便不通。

【备考】方中葵子用量原缺，据《永乐大典》补。

76851 通草汤（《济生》卷四）

【组成】通草 王不留行 葵子 茅根 桃胶 瞿麦 当归（去芦，洗） 蒲黄（炒） 滑石各一两 甘草（炙）半两

【用法】上㕮咀。每服四钱，水一盏半，姜五片，煎至八分，去滓温服，不拘时候。

【主治】诸淋。

76852 通草汤（《普济方》卷四十二）

【组成】雀粪半合 车前子 滑石各四两 通草 芍药各二两

【用法】上切。以水七升，煮取三升，食前每服五合，一日三次。

【主治】胞转不得小便。

76853 通草汤（《古今医鉴》卷十二）

【异名】通草散（《济阴纲目》卷十四）、立效散（《杂病源流犀烛》卷二十七）。

【组成】通草七分 瞿麦 柴胡 天花粉各一钱 桔梗二钱 木通 青皮 香白芷 赤芍 连翘 甘草各五分

【用法】上剉一剂。水煎细饮，更摩乳房。

【主治】乳汁不通属实证者。

❶《古今医鉴》：乳汁不通。❷《医学六要》：年少初产，乳虽胀，汁不流，有风热。❸《济阴纲目》：产后血气盛实，乳汁不通。

【方论选录】《医略六书》：产后风热外遏、血气内壅而乳房肿胀、乳窍不通，故乳汁不出焉。瞿麦泻热以通气闭，赤芍破血以行血滞，连翘清利热结，通草通利阳明，花粉清热润燥，青皮破滞泻气，白芷解散阳明之经，桔梗开提气血之滞，柴胡疏乳房之腠理，甘草和厥阴之胃气也。为散水煎，使风热外解，则气行血活而经气亦清、乳窍通利，何乳房肿胀不退，乳汁乃有不出者乎？

76854 通草饮（《圣济总录》卷七十九）

【组成】木通（剉）三两 桑根白皮（剉，炒） 石韦（去毛） 赤茯苓（去黑皮） 防己 泽泻各一两半 大腹（炮）四枚

【用法】上为粗末。每服三钱匕，水一盏半，煎至一盏，去滓，食前温服，如人行五里再服。

【主治】涌水，肠鸣腹大。

76855 通草酒（《本草纲目》卷二十五）

【组成】通草子

【用法】煎汁，同曲、米酿酒饮。

【功用】续五脏气，通十二经脉，利三焦。

76856 通草散（《医心方》卷二十五引《产经》）

【组成】通草一两 细辛一两

【用法】上为末。展绵如枣核，取药如小豆，着绵头纳鼻中，一日二次。

【主治】少小鼻息肉。

76857 通草散（《外台》卷二十二引《古今录验》）

【组成】通草 细辛 蕤仁 雄黄（研） 皂荚（去皮子）各一分 白矾二分（烧） 礜石三分（泥裹，烧半日，研） 藜芦三分（炙） 地胆三分（熬） 瓜蒂三分 巴豆十枚（去皮） 蔄茹三分 地榆三分

【用法】上为末。以细辛、白芷煎汤，和散敷息肉上，又以胶清和涂之，取愈。

【主治】鼻中息肉。

76858 通草散（方出《千金》卷二，名见《外台》卷三十四）

【组成】通草（横心者是，勿取羊桃根，色黄无益） 石钟乳各等分

【用法】上为末。每服方寸匕，粥饮送下，一日三次。

【功用】《外台》：下乳汁。

【主治】妇人无乳汁。

76859 通草散（方出《千金》卷六，名见《三因》卷十六）

【异名】通草膏（《济生》卷八）、通草丸（《医学入门》卷七）、通气丸（《仙拈集》卷二）。

【组成】通草 细辛 附子各等分

【用法】上为末。以蜜和，绵裹少许，纳鼻中。

【主治】❶《千金》：鼻齆。❷《三因》鼻齆，气息不通，不闻香臭，并有息肉。

【方论选录】《千金方衍义》：鼻齆，必有息肉阻碍，气道不得贯通之故，故以散结通气为主。方用通草开通关窍，细辛解散结邪，附子流行经络，立方最捷。

【备考】方中通草，《三因》作"木通"。《普济方》有辛夷一钱。

76860 通草散（《千金》卷六）

【组成】通草半两 矾石一两 真朱一两（一方有桂心、细辛各一两）

【用法】上为末。捻绵如枣核，取药如小豆，著绵头，纳鼻中，一日三次。

【主治】鼻中息肉，不通利。

【方论选录】《千金方衍义》：消鼻中息肉，矾石最捷；佐以真珠消管，通草透窍；加桂、辛尤为得力。

76861 通草散（《卫生总微》卷十四）

【组成】通草（蜜涂，炙干，为末） 木猪苓（去黑皮，为末）各等分

【用法】上为细末，加土地龙、麝香少许。每服半钱或一钱，米饮调下。

【主治】一身黄肿透明，及肾肿。

76862 通草散（《普济方》卷一一七引《经验济世方》）

【组成】木通 通草各半两 泽泻一分 竹茹二钱（少用不妨，老人减半）

【用法】上剉如大米粒，或为细末。每服三钱，水一盏，煎至七分，温服。细末每服二钱，依前法煎，食后、日午、夜卧各一服。

【主治】伏暑下血如久痢。

【临床报道】伏暑下血如久痢：崇宁二年，自太府出为发运，自夏及秋，患痢两月，一日一夜三四十次，然血多白少，名医皆曰：此痢也。闻泗洲青阳镇李中和助教善医，即遣人召之。中和至，看脉，即曰：此非痢也。始甚怒之，徐叩之，李曰：血多白少，小便涩少，即非痢。其言中余之病，心已神之。乃是旧因伏暑，小便传导入大肠，由心经而过，遂化为血，由大肠而下，故其状似痢而非痢也。但令大小便各归其本，即安。依法煎上方，食后、日午、夜卧各一服便止。余家数婢患久痢，服之皆安。

76863 通草散(《普济方》卷二一四)

【组成】通草二两　白芍一两　王不留行半两　甘遂三钱　石韦一两　葵子一两半　滑石半两　蒲黄一两　桂心一两

【用法】上为末。每服三钱,沸汤调下。

【主治】肾气不足,膀胱有热,水道不通,淋沥砂石,痛不可忍,或出鲜血。

76864 通草散(《银海精微》卷下)

【组成】赤芍药　川芎　羌活　甘草　当归　麝香

【用法】上为末,调匀为丸,如皂角子大,百沸汤泡。

【主治】风泪障翳。

【备考】本方方名通草散,但方中无通草,疑脱;又据剂型,当作"通草丸"。

76865 通草散

《济阴纲目》卷十四。为《古今医鉴》卷十二"通草汤"之异名。见该条。

76866 通草膏(《医方类聚》卷一八八引《千金月令》)

【组成】通草八分　当归　芎䓖　防风　黄耆　乌蛇各二十分　白薇　白芷　白蔹　白术各四分　蜡六两　黄丹三两　麻油二升半

【用法】上为末,煎油三二十沸,次下黄丹,令色黑,后下蜡,更煎二十沸,次下诸药,候银珠飞上即成,于不津器中收贮之。

【主治】一切疮肿。

76867 通草膏

《济生》卷八。为方出《千金》卷六,名见《三因》卷十六"通草散"之异名。见该条。

76868 通草膏

《得效》卷十。为方出《千金》卷六,名见《圣济总录》卷一一六"细辛丸"之异名。见该条。

76869 通胃散(《普济方》卷三十六引《经验良方》)

【组成】肉豆蔻　鸡心槟榔各一枚　胡椒四十九粒

【用法】上为末。每服半钱,空心以无灰酒、枳壳末少许调服,稀粥压之。

【主治】结肠翻胃。

76870 通幽汤(《脾胃论》卷下)

【组成】桃仁泥　红花各一分　生地黄　熟地黄各五分　当归身　炙甘草　升麻各一钱

【用法】上㕮咀,都作一服。水二大盏,煎至一盏,去滓,食前稍热服之。

【功用】润燥通塞。

❶《兰室秘藏》:以辛润之。❷《医林纂要》:润枯槁,通壅塞。❸《医方论》:调和气血,开通胃腑。

【主治】胃肠燥热,阴液损伤,通降失司,噎塞,便秘,胀满。

❶《脾胃论》:脾胃初受热中,幽门不通,上冲,吸门不开,噎塞,气不得上下,大便难。❷《古今医鉴》:燥热内甚,血液俱耗,以致大便闭结。❸《准绳·类方》:胀满。

【方论选录】❶《医方集解》:此手足阳明药也。当归、二地滋阴以养血,桃仁、红花润燥而行血,槟榔下坠而破气滞。加升麻者,天地之道,能升而后能降,清阳不升,则浊阴不降,经所谓地气上为云,天气下为雨也。❷《医林纂要》:当归身辛甘而润,滋而能行,可以化湿而为血,调热而顺气,独用其身者,以养血而专治幽门也。升麻甘辛寒,行肝气以达脾胃,而达之膻中,使清气升则浊气自降。槟榔苦涩温,能敛气而降泄之,以燥湿除痰,使下行而达于下极,治二便闭结,里急后重。此与升麻一升一降,皆所以通壅塞。桃仁苦甘辛润,缓肝火,和脾土,去瘀血,生新血,润枯槁。红花辛甘苦,功专润燥行血,去瘀生新。生地黄滋阴血以达于上,以助当归而润幽门之槁;熟地黄坚肾水以守于下,而安下焦命门之火。甘草厚脾土而滋血气、和阴阳也。

【备考】本方方名,《东垣试效方》作"导滞通幽汤";《中国医学大辞典》引作"导气通幽汤"。《兰室秘藏》本方用法:上都作一服,水二大盏,煎至一盏,去滓,调槟榔细末五分,稍热食前服之。《张氏医通》有生甘草,将成用药汁磨槟榔五分调服;《金匮翼》有大黄一钱。

76871 通幽汤(《古今医鉴》卷八)

【异名】润肠汤(《医学六要·治法汇》卷六)、润燥汤(《准绳·类方》卷六)。

【组成】当归一钱　生地黄　熟地黄　甘草(炙)各五分　升麻　桃仁各一钱　红花三分　大黄(煨)　火麻仁各三钱

【用法】上作一剂。水煎,去滓,调槟榔末五分,食前稍热服。

【功用】辛润幽门。

【主治】大便难,幽门不通,上冲,吸门不开,噎塞,大便燥闭,气不得下。

76872 通幽汤(《片玉痘疹》卷五)

【组成】紫草　归梢　生地　麻仁(研)　枳壳　酒大黄　槟榔　红花　桃仁泥

【用法】水煎服。

【功用】❶《片玉痘疹》:利大便。❷《幼幼集成》:润肠,凉血,降火。

【主治】痘疹大便艰难。

76873 通幽汤(《片玉心书》卷五)

【组成】生地　升麻　桃仁泥　归身　甘草　红花　麻仁(炒)

【用法】加大黄水煎,调槟榔末服。

【主治】津液不足,大肠干涩,大小便不通。

76874 通幽汤(《医方考》卷二)

【组成】生地黄　熟地黄　当归梢　大黄(酒浸,煨)　桃仁泥　红花　升麻

【主治】结燥腹痛。

【方论选录】此方服之,可以通其留滞,故曰通幽。大便燥结,升降不通,故令腹痛。燥者濡之,生地、熟地,皆濡物也;逸者行之,大黄、归梢,皆行物也;留者攻之,桃仁、红花,皆攻物也;抑者散之,升麻之用,散抑郁也。

【备考】《景岳全书》本方用法:用水一钟半,煎服。

76875 通幽汤(《医学六要·治法汇》卷六)

【异名】通幽散(《痘科类编释意》卷三)。

【组成】甘草(炙)　红花各三分　生地　熟地各五分　升麻　桃仁泥　归身各一钱　麻仁三钱

【用法】临服加槟榔末半钱。

【功用】以辛润之。

【主治】❶《医学六要·治法》:大便难,幽门不通,上冲,吸门不开,噎塞,不便,燥结不得下。❷《种痘新书》:痘症大便秘结。

【方论选录】《痘科类编释意》:此润燥下利之方。胃之下口曰幽门,服此通滞,故曰通幽。大肠得血则润,润则下行,亡血则燥,燥则秘结,故用熟地、当归以养血;初燥动血,久燥血瘀,故用桃仁、红花、麻仁与归尾并用,又能润燥而下行;血热,凉以生地;气热,凉以甘草;微入升麻,消风热又散抑郁。

76876 通幽汤(《医略六书》卷二十八)

【组成】大黄三钱 条芩一钱半 车前子三钱

【用法】水煎,去滓温服。

【主治】孕妇二便不通,脉数者。

【方论选录】胎热内壅,气化不利,故二便不通,大腹膨胀,胎孕因之不安。大黄通秘宽胀,条芩清热安胎,车前子清热以利小便也。水煎温服,使胎热内化,则二便自通而膜胀无不退、胎孕无不安矣。

76877 通幽汤(《清代名医医案大全·叶天士医案》)

【组成】归须 红花 郁李仁 柏仁 麻仁 生地 升麻

【功用】润下。

【主治】高年肾阴暗亏,血液不能灌溉四旁,肠中枯燥,更衣颇觉费力,大便艰涩不爽,脐间隐隐作痛。

76878 通幽汤(《医学集成》卷三)

【组成】二地 当归 桃仁 红花 大黄 升麻 香油 蜂蜜(冲)

【主治】阴虚大便闭。

76879 通幽散(《陈素庵妇科补解》卷五)

【组成】升麻 木通 滑石 葵子 麻仁 苏子 陈皮 枳壳 甘草 川芎 赤芍 生地 当归 黄芩 葱白 淡竹叶 大黄 槟榔(二味酌用)

【功用】补阴血,滋肾水,抑阳清热。

【主治】产后血去亡阴,津液内竭,肠胃枯燥,阳气独盛,热结大肠、膀胱、小肠,以致二便不通。

【方论选录】是方木通、滑石、葵子、竹叶、甘草以通小肠之火,麻仁、苏子、枳壳以通大肠之火,而大黄、槟榔性猛,必宜酌用,恐不宜于产后,芎、归、芍、地四物养血滋阴,升麻引火上泄,黄芩引火下达,葱白滑窍,陈皮行气,皆可以通之也。

【备考】大小便三日不通,方可用大黄以荡涤。

76880 通幽散

《痘科类编释意》卷三。为《医学六要·治法汇》卷六"通幽汤"之异名。见该条。

76881 通香丸(《嵩崖尊生》卷十五)

【组成】远志 石菖蒲 枣仁 柴胡各一钱 蓖麻子(连壳)每一岁用一粒

【用法】上为末,用猪肝一个,将药末掺入猪肝内,纸包,煨熟,捣丸服。日三五次至七日,即效。

【主治】小儿哑不能言。

【备考】方名疑为"通音丸"。

76882 通便饮(《玉案》卷五)

【组成】赤茯苓 人参各一钱 车前子 龙胆草 木通各二钱 甘草梢 川芎各六分

【用法】灯心三十茎,空心煎服。

【主治】妊娠胎压膀胱,以致小便不通。

76883 通便条(《外伤科学》)

【组成】细辛 皂角各等分

【用法】上为细末,煮蜂蜜至滴水成珠时和药末(30%),做成小指大药条,作栓药用。

【功用】行气通便。

【主治】老人粪便性肠梗阻及蛔虫性肠梗阻。

76884 通便散(《外科集腋》卷八)

【组成】朱砂 芦荟各一两 麝香二钱

【用法】上为末,酒酿为丸,如黄豆大。每服三丸,酒送下。

【主治】打伤数日之后,大小便不通。

【备考】本方方名,据剂型,当作"通便丸"。

76885 通顺散

《仙传外科集验方》。为原书"荣卫返魂汤"之异名。见该条。

76886 通泉饮(《辨证录》卷八)

【组成】炒枣仁一两 麦冬一两 天门冬三钱 北五味一钱 人参三钱 丹参三钱 远志一钱 当归五钱 甘草一钱 柏子仁三钱

【用法】水煎服。一剂口润,再剂心头之汗止,三剂诸症痊愈。

【功用】补心气,生津液。

【主治】过于欢娱,大笑不止,阳旺火炎,心中无液,心气损伤,遂致唾干津燥,口舌生疮,渴欲思饮,久则形容枯槁,心头出汗。

76887 通脉汤(《达生篇》)

【组成】黄耆(生用)一两 当归五钱 白芷五钱

【用法】七孔猪蹄一对,煮汤,吹去浮油,煎药一大碗服之。覆面睡,即有乳。或未效,再一服,无不通矣。新产无乳者,不用猪蹄,只用水一半、酒一半煎服。

【功用】❶《仙拈集》:通乳。❷《医林纂要》:补养气血。

【主治】乳少或无乳。

【加减】新产体壮者,加好红花三五分以消恶露。

【方论选录】《医林纂要》:乳即经血所化,血下溢于肝则为经,酿成于胃则为乳,而两乳则阳明胃脉所经行,肝脉交于脾,脾脉络于胃,故乳得从胃化而出。是欲酿乳,补胃为本。黄耆充胃气而壮卫气,甘缓益土,生用则行,故能通也。乳本血也,当归辛润滋血,而惟血所归,又所以为乳之本。合生耆即东垣补血汤,气倡而血从,血充而乳足。白芷辛温色白,行阳明胃经,宣木气于土中,达血脉于经隧,除血中之壅滞,故用以为佐使。猪蹄,旧说须七孔者,然可不必,但要公猪前蹄,若后蹄则少力,母猪者不足用。盖前蹄为全身筋力所在,味甘咸平,能补气血,养虚羸,润肌肉,又水畜也,故善通经隧,能通乳汁,又以血气补血气,古人多用之。煮汤去油,恐油腻能滞经络,且滑肠。

【备考】本方方名,《仙拈集》引作"通乳煎"。

76888 通脉汤(《大生要旨》卷四)

【组成】生黄耆一两 当归五钱 白芷一钱 通草二钱

【用法】用七孔猪蹄一对煮汤,吹去浮油,煎药一大碗服之，以被覆面而睡，即有乳。或未效，再一服。新产无乳者，不用猪蹄，只用水、酒各半煎服。

【主治】产时去血过多，或产后失于调养，以致乳少或无乳者。

【加减】新产体壮者，加好红花三五分以消恶露。

76889 通脉汤（《效验秘方》杨百茀方）

【组成】黄芪30克 当归15克 白芍15克 桃仁10克 生地15克 川芎10克 丹皮10克 桂枝10克 茯苓10克

【用法】水煎，一日一剂，分三次温服。

【功用】益气活血，逐瘀通络。

【主治】中风后遗症属气虚者。症见半身不遂，口眼歪斜，语言謇涩，口角流涎，脉迟缓或浮弱，舌苔薄白。

【宜忌】中风初期实证者不宜服。

【加减】气血亏虚者，加党参、丹参；神志不清者，加石菖蒲、远志；口眼歪斜较甚者，加全蝎、蜈蚣；头昏者，加菊花、蔓荆子；失眠者，加酸枣仁、女贞子、旱莲草；语言不利较甚者，加胆南星、石菖蒲；血压偏高者，倍用黄芪，再加入龙骨、牡蛎、磁石、珍珠母之属，以重镇息风。

【方论选录】本方是从仲景之桂枝茯苓丸和清任之补阳还五汤二方化裁而成。根据气为血帅，血随气行的理论，以黄耆为君，重在补气；配桂枝、桃仁、川芎、丹皮为臣，以活血通脉；用当归、生地、白芍、茯苓为佐使，以养血安正，使瘀去而不伤正，活血而无耗血之虑，共奏益气活血之效。

76890 通脉饮（《效验秘方·续集》朱锡祺方）

【组成】桂枝6~12克 赤芍9克 桃仁12克 川芎6克 益母草30克 红花6~9克 丹参15克 麦冬15克 黄耆15~30克 甘草6克

【用法】水煎服，日一剂，二次分服。

【功用】活血化瘀，益气通脉。

【主治】慢性心衰或风心病，证属虚实相杂，血气瘀滞者。症见胸闷气急，心悸咳嗽，颧红唇绀，舌质暗或有瘀斑，脉细弦带涩。

【加减】肺部感染，加鱼腥草30克，开金锁15克，山海螺15克；心衰出现肺水肿征象，加附子9~15克，万年青根15~30克（心率慢于60次/分时不用万年青根），葶苈子12克，泽泻15克，槟榔9~12克；心源性肝肿大或肝硬化，加三棱9~12克，莪术9~12克。

【方论选录】方中桂枝通阳化气，是活血通络的要药，舌红只要舌上有津，运用桂枝并无大碍；赤芍、桃仁、川芎、益母草、红花、丹参活血化瘀；麦冬养阴清心，可制其燥；黄耆益气，补胸中大气，大气壮旺，则气滞者行，血瘀者通，痰浊者化；甘草调和诸药，和中健脾。

76891 通脉散（《圣惠》卷十二）

【组成】麻黄一两半（去根节） 肉桂一两（去皱皮） 甘草半两（炙微赤，剉） 附子一两（炮裂，去皮脐）

【用法】上为散。每服四钱，以水一中盏，入生姜半分，枣三枚，煎至六分，去滓，不拘时候稍热服。

【主治】伤寒病极，脉沉，厥逆。

76892 通脉散（《济阴纲目》卷十四）

【组成】当归 天花粉 木通 牡蛎 穿山甲

【用法】上为细末。用猪蹄汤入酒少许调服。

【主治】女人乳少。

76893 通脉散（《效验秘方·续集》高咏江方）

【组成】沉香30克 檀香30克 制乳香30克 田三七30克

【用法】上为细末。每服3~6克，汤水冲吞。

【功用】活血化瘀，通脉定痛。

【主治】各种证型冠心病心绞痛。

【加减】气虚型，配用归脾汤加减；气滞型，配用逍遥散加减；血虚型配用自拟验方"补血六君汤"（黄耆30克，当归10克，丹参10克，熟地10克，阿胶烊化10克，枸杞10克）；血瘀型，配用血府逐瘀汤；寒凝型，配用重剂麻黄附子细辛汤合二仙汤；痰阻型，配用自拟验方"温脾豁痰汤"（瓜蒌皮10克，薤白10克，姜半夏10克，陈皮10克，白芥子10克，苏子10克，茯苓10克，白术10克，桂枝10克，干姜10克，吴茱萸6克，远志6克）；食滞型，配用保和丸。

【方论选录】方中制乳香、三七活血通脉，沉香、檀香芳香定痛。全方合奏通脉定痛之功。

76894 通音丸

《青囊秘传》。即《笔花医镜》卷一"通音煎"改为丸剂。见该条。

76895 通音散（方出《千金》卷十七，名见《圣济总录》卷六十六）

【组成】防风 独活 芎䓖 秦椒 干姜 黄耆各四十二铢 天雄 麻黄 五味子 山茱萸 甘草各三十六铢 秦艽 桂心 薯预 杜仲 人参 细辛 防己各三十铢 紫菀 甘菊花各二十四铢 贯众二枚 附子七分

【用法】上为细末。以酒服方寸匕，一日二次。

【主治】肺虚冷，声嘶伤，语言用力，战掉缓弱，虚瘠，风入肺。

76896 通音煎（《笔花医镜》卷一）

【组成】白蜜一斤 川贝二两 款冬花二两 胡桃肉十二两（去皮，研烂）

【用法】上将川贝、款冬为末，四味和匀，饭上蒸熟。开水送服。

【主治】❶《笔花医镜》：音哑。❷《集验良方拔萃》：喉癣。

【备考】本方改为丸剂，名"通音丸"（见《青囊秘传》）。

76897 通涎散（《金匮翼》卷四）

【组成】瓜蒂五钱

【用法】上为末。每服一钱，井花水调下。涎出即愈；如未出，含砂糖一块，下咽即出。

【主治】忽患癫狂不止，或风涎暴作，气塞倒仆。

76898 通津丸（《御药院方》卷六）

【组成】赤茯苓 木通 大腹子 木香 破故纸（炒） 荜澄茄 苦葶苈（隔纸炒）各半两 白牵牛五两（微炒，取头末二两半）

【用法】上为细末，水面糊为丸，如梧桐子大。每服五六十丸，渐加至七八十丸，食后或食远陈皮、灯芯汤送下。

【功用】宣导小水。

【主治】一切肿满，风湿脚气变成肿气。

76899 通宣丸（《卫生家宝产科备要》卷七）

【组成】巴豆十五粒（去心膜）

【用法】上以生绢袋盛，于酽灰汁中煮十沸，取出用纸厚裹，压于重物下出油，研成霜，却取黑散(即原书琥珀黑神散)三钱匕，以无灰酒调成稀膏，入瓷器中，于铛内重汤煮令稠，入巴豆霜和合可丸，如绿豆大。每服五丸，熟水送下。

【主治】产后崩中，状似鸡肝，寒热闭闷；或产后四肢浮肿及寒热；子烂腹中不下。

【临床报道】死胎：有村妇用毒药落胎不能下，子烂于腹中，脐穿时出小骨，病极，朱子东遂用此丸下枯骨一具而愈。

【备考】原书治上症，先服琥珀黑神散，次服本方。

76900 通神丸(《普济方》卷二三七引《圣惠》)

【组成】兔粪七粒　胎发(二七天小儿胎发)　人手指甲七七片　人脚指甲七七片　天灵盖一枚(圆者)　穿山甲七七片　硇砂半两(通明者)　紫河车一具

上入瓦器内，盐泥固济，穿一地窍，方圆一尺，将药瓶置于地窍内，用槐木火固定，烧一日，取出细研，再入后药：

雄黄(研)　鬼臼(炒，捣末)　鬼箭羽(炒，捣末)　麝香(研)　丹砂(研)各一两

【用法】上将后五味末，与前烧药相合，研匀，炼蜜为丸，如梧桐子大，别用丹砂为衣。每服十丸，渐加至二十丸，早、晚食前米饮送下，日进二服。

【主治】传尸劳，情思不悦，心多惊悸，盗汗羸瘦。

76901 通神丸(《圣济总录》卷七十一)

【组成】蜀椒(去目并闭口，炒出汗)　附子(炮裂，去皮脐)　厚朴(去粗皮，生姜汁炙)　半夏(汤洗七遍，焙)各一两　杏仁(汤浸去皮尖双仁，炒，研如膏)　葶苈子(纸上炒)各三两　芒消(研)五两　大黄(剉，炒)九两

【用法】上除研药外，余并为末。与杏仁芒消研匀。炼蜜为丸，如梧桐子大。每服二十丸，米饮送下。

【功用】长肌肤，补不足。

【主治】积聚留饮宿食，寒热烦结。

【宜忌】《普济方》：忌食猪、羊肉、饧、冷水。

76902 通神丸(《圣济总录》卷七十三)

【异名】至妙通神丸(《普济方》卷一七五)。

【组成】干姜(炮)　知母(焙)　乌头(炮裂，去皮脐)各一两　巴豆(去皮心膜，出油，研)半两

【用法】上将前三味为末，入巴豆同研匀，酒糊为丸，如绿豆大。每服七丸，加至十丸，临卧生姜汤送下。

【主治】酒癖。

76903 通神丸(《圣济总录》卷七十六)

【组成】没药(研)　五灵脂(研)　乳香(研)各一钱　巴豆(去皮心膜，研出油)五粒

【用法】上为末，滴水为丸，如粟米大。每服一丸，生木瓜汤送下，不拘时候。

【主治】脓血杂痢，后重疼痛，日久不愈。

76904 通神丸(《幼幼新书》卷二十四)

【组成】茯苓　龙脑(煨)各半两　胡黄连　铅丹各一分　银箔五片　麝一钱　钩藤(煨)一两

【用法】上为末，炼蜜为丸，如麻子大。每服十丸，米饮送下。

【主治】小儿肝疳。爱饮水，眼目不开；或天钓，手足动，眼合，语笑嗔怒无常，兼多惊，指甲青，形似死。

76905 通神丸(《杨氏家藏方》卷十四)

【组成】麻黄(去根，剉细，洒酒、醋炒黄色)　桑柴煤(二月二日未出时取东枝，火烧，醋淬)　乌菱角壳(十一月取，火烧，醋淬)　当归(切片，洒酒、醋炒黄色)　晚蚕沙(五月五日收，洒酒、醋炒黄色)　没药(别研)各一两

【用法】上除没药外，俱为细末，先将米醋一大碗熬至半碗，入没药同熬成膏，次入余药捣匀，一两分作十丸，每服一丸，以生姜、地黄自然汁各一合，酒半升，同煎五七沸，磨药温服，不拘时候。

【主治】一切颠扑，筋伤骨折，骡马踢踏，迷闷欲绝，及瘀血凝结，痛不可忍。

76906 通神丸(《普济方》卷一九七引《卫生家宝》)

【组成】神桃二七个(桃木上自干不落者)　黑豆一两　巴豆七粒(去壳并心膜，研细)

【用法】上为末，冷水为丸，如梧桐子大，以朱砂为衣。清晨面东以井花水吞下。

【主治】五种疟疾，热多寒少，及诸疟不效者。

【宜忌】《医统》引《余家秘宝方》：忌食生冷、鱼腥、油腻、黏滑。

76907 通神丸(《直指小儿》卷三)

【组成】胡黄连　川黄连各三钱　木香　芜荑(炒)各二钱　丁香　肉豆蔻(生)　使君子(肉焙)各一钱　大虾蟆干一枚(剉碎，水煮烂，研膏)

【用法】上为丸，如麻子大。每服十丸，米饮送下。

【主治】《普济方》：小儿冷热疳，其症泻多脓血，日加瘦弱。

76908 通神丸(《普济方》卷一〇〇)

【组成】南星二两　半夏四两(切碎，铜器内炒)　辰砂一两(为衣)　狗肝一个　大皂角十个　明矾二两(枯过)

【用法】上以水一大碗，将上药物煮干为度。去狗肝等药，只用皂角晒干为末，米醋糊为丸，如绿豆大，以辰砂为衣。每服三十丸至四十丸，空心米饮送下，每日一次，小儿看岁数加减用。

【主治】大人、小儿诸痫病。

【宜忌】孕妇勿服。

76909 通神丸(《普济方》卷二五〇)

【组成】大桃仁二百个(去皮尖，研，以童子小便一盏半，石器内文武火熬成膏，刮出)　真阿魏三分　干蝎十个(全者，去毒)　真麝香半钱

【用法】上为末，桃仁膏为丸，如梧桐子大。每服二丸，空心酒送下，每日二次。

【功用】去败脓，消膜外肿胀。

【主治】肾气偏坠，疝气肿痛，水流不止，兼肾痈。

76910 通神丸(《婴童百问》卷九)

【组成】龙胆草不拘多少(一方加防风等分)

【用法】上为细末，米醋煮糊为丸，如椒目大。每服五七丸，用饭饮送下。

【主治】小儿白日精神欢悦，至夜卧通身多汗。

76911 通神丹(《普济方》卷九十一引《卫生家宝》)

【组成】五灵脂二两(初一日用姜汁压至初五日，调井花水，去粗滓)　干蝎一分(如僵蚕制度)　大川乌二两(去皮，研为细末)　草乌三分(如川乌制度)　没药半两(用井花水磨膏)　天南星一分(用姜汁压一宿，晒干，碾罗为

末） 白僵蚕一分（洗过，碾末） 朱砂三分（飞过，半入药，半作衣） 麝香半分（用法酒发一宿，碾细） 木香半两（碾末） 轻粉一分 滴乳香半两（用井水磨为膏）

【用法】上药末于端午日或腊日合和匀，以腊水煮面糊为丸，如鸡头子大。每服一丸，食后同生姜一片、薄荷一叶，用茶汤或酒嚼下。

【主治】卒中风，左瘫右痪，口眼㖞斜，偏正头痛，夹脑风等；及小儿一切惊风。

76912 通神丹

《医学纲目》卷二十九。即《卫生宝鉴》卷十“通耳丹”。见该条。

76913 通神汤（《圣济总录》卷五十四）

【组成】干姜（炮，去皮）五两 蜀椒（去目及闭口者，炒出汗）三两 菖蒲 桂（去粗皮） 白术各二两 半夏（汤洗去滑七遍，生姜制） 人参 五味子（炒） 甘草（炙）各一两

【用法】上为粗末。每服三钱匕，水一盏，煎至六分，去滓，食后温服。良久，稍增至四钱匕，以知为度。

【主治】上焦虚寒，干呕无度。

76914 通神汤（《圣济总录》卷九十）

【组成】土马鬃（焙干）二两 枳实（去瓤，麸炒） 白茯苓（去黑皮） 秦艽（去苗土） 甘草（炙，剉） 柴胡（去苗） 人参 生干地黄（焙）各一两

【用法】上为粗末。每服三钱匕，水一盏，煎至七分，去滓，食后温服。

【主治】虚劳，咳嗽不止，肺气损伤，咯吐脓血，日渐瘦瘦。

76915 通神汤（《普济方》卷十六）

【组成】升麻 犀角（镑） 龙胆 玄参 防风（去叉） 黄芩（去黑心） 羌活（去芦头）各半两 苦竹叶三钱 甘草（炙，剉）一钱

【用法】上为末。每服五钱，水一盏半，煎至八分，去滓，食后温服。

【主治】心脏壅盛，烦热，口舌生疮，头痛颊赤，心神不宁。

76916 通神饼（《得效》卷十一）

【组成】甘草末三钱 绿豆末 败荷叶各三钱 砒霜半钱（生） 朱砂一钱半 定粉半钱 脑子 麝香各少许 金银箔十片

【用法】上炼蜜为丸，如梧桐子大，作饼子。周岁每服半丸或一丸，大者二丸而止，井花水或桃、柳枝煎水磨化服，每日一次。亦可系于候脉处。

【功用】截疟。

【主治】疟疾。

【宜忌】忌烧热饮食。

76917 通神烟（《眼科锦囊》卷四）

【组成】沉香 琥珀 乳香 没药 藿香 好茶 泥菖叶 百草霜各二钱

【用法】上为细末。分为十四炷，每日一炷，含冷水熏三度，经一七日而止。此方绝无瞑眩之忧，但口鼻泄出毒液耳。

【主治】眼病或痛或不痛，生翳失明，头痛耳鸣。

76918 通神散（《圣惠》卷九）

【组成】麻黄一两（去根节） 厚朴一两（去粗皮，涂生姜汁，炙令香熟） 川大黄一两（剉碎，微炒） 附子一两（炮裂，去皮脐） 甘草半两（炙微赤，剉） 白术半两 人参半两（去芦头） 五味子半两 桂心半两

【用法】上为细散，每服三钱，以新汲水调下，不拘时候。良久以热水漱口三五度后，吃热姜茶一盏，衣盖出汗。

【主治】伤寒，头痛壮热，心胸燥闷，不得汗者。

76919 通神散（方出《圣惠》卷三十七，名见《圣济总录》卷七十）

【异名】伏龙肝散（《普济方》卷一八八）。

【组成】乱发灰半两 伏龙肝一两

【用法】上为细末，每服三钱，以新汲水调下。

【主治】鼻衄日夜不止，面无颜色，昏闷。

【备考】《圣济总录》本方二药等分。

76920 通神散（《圣惠》卷六十七）

【组成】羊胫炭五两（烧令遍赤，入醋蘸，如此七遍） 木香一两 没药一两 当归一两（剉，微炒） 生干地黄一两 刘寄奴一两 桂心一两 补骨脂一两（微炒） 黑豆二合（炒熟） 赤芍药一两 桑根白皮一两（剉） 川大黄一两（剉，微炒） 败龟一两（涂醋，炙微黄）

【用法】上为细散，每服二钱，以温酒调下。

【功用】接骨续筋，散瘀血，止疼痛。

76921 通神散（《圣惠》卷七十二）

【组成】川大黄（剉，微炒） 川芒消 槟榔 桃花 郁李仁（汤浸，去皮，微炒）各一两 木香半两

【用法】上为细散。每服二钱，空心以粥饮调下。

【主治】❶《圣惠》：妇人大便不通。❷《妇人良方》：妇人大便不通，热而实者。其证心腹胀痛，手不得近，心胸烦闷，六脉沉滑而实。

76922 通神散（《圣惠》卷七十三）

【组成】菝葜一两（剉） 蛇床子一两 木贼一两 桑蛾一两（微炙）

【用法】上为细散。每服二钱，以粥饮调下，不拘时候。

【主治】妇人崩中下血不止。

76923 通神散（《圣惠》卷八十）

【组成】蒲黄一两 肉桂一两（去皱皮） 当归半两（剉，微炒） 延胡索半两 硇砂一分 琥珀半两

【用法】上为细散。每服二钱，以温酒调下，不拘时候。

【主治】产后败血冲心。

76924 通神散（《圣惠》卷八十三）

【组成】乱发一两（烧灰） 桂心一两

【用法】上为末。每服半钱，以温酒调下，不拘时候。

【主治】小儿中风，失音不语，诸药无效。

76925 通神散（《史载之方》卷下）

【组成】麻黄（去根节） 官桂（去粗皮）各三分 甘草一分（炙） 大芎 白术各一两 细辛八铢 独活 桔梗 防风 芍药 白芷各半两 牡丹皮（去心） 牵牛四铢（炒）

【用法】上为细末，每服二钱，非时热汤调下，和滓热吃。若吃此药后，寒热已退，赤痢已消减，再酌用还真散、舶上硫黄丸。

【主治】毒痢。初得时先发寒热，忽头痛，忽壮热，忽转数行便下赤痢，忽赤白相杂，忽止下白痢，或先下白痢后变成赤痢，或先下赤痢后变成白痢。

【备考】《准绳·类方》有藁本。方中丹皮用量原缺。

76926 通神散(《圣济总录》卷五)

【组成】乌蛇(去皮骨,酒浸,炙) 踯躅花(酒浸,炒) 蝉蜕(生用) 天南星(生姜汁浸,炒干) 麻黄(去根节) 天麻(酒浸,炙) 牛膝(酒浸,切,焙) 防己(剉) 羌活(去芦头) 独活(去芦头) 石斛(去根,酒浸,炒) 地龙(去土,生用) 桂(去粗皮) 皂荚(去皮子,酒浸,炒) 干蝎(生用) 附子(炮裂,去皮脐) 白附子(半生半炮) 乌头(炮裂,去皮脐) 丹砂(别研)各一两 麝香(别研)半分

【用法】除别研外,余药为散。每服一钱至二钱匕,温酒调下,每日三次。

【主治】中风昏愦,肢体不收,不以缓急。

76927 通神散(《圣济总录》卷十八)

【异名】返魂追命再造散(《直指》卷四)、追命再造散(《医统》卷十二)。

【组成】皂荚树上独生刺(无杈牙者) 大黄(剉)各等分(俱生用)

【用法】上为细散,每服三钱匕,临卧冷酒调下。候来晨令病人于净地上登溷,当取下黑身赤头虫。次服温补风药,候气完复,再依前法更进,直候无虫,即病根已除,不须服也。

【主治】大风癞疾,鼻梁未折。

76928 通神散(《圣济总录》卷九十八)

【组成】粟米一合 故笔头二枚(烧灰) 马蔺花七朵(烧灰)

【用法】上为细散。每服二钱匕,温酒调下。痛不可忍者,连进三服。

【主治】气淋,结涩不通;砂石淋。

76929 通神散(《圣济总录》卷一六九)

【组成】雄黄(通明者,研,水飞) 麝香(用当门子,为末)各半钱匕

【用法】上为细末,只作一剂。一岁儿作三服,温酒调下。

【主治】小儿疮疸,蓄伏黑陷。

76930 通神散(《幼幼新书》卷三十引《聚宝方》)

【组成】石燕子一枚(先为细末,再研) 石韦半两

【用法】上为细末。每服一字,煎三叶酸浆草汤调下。甚者再三服。

【主治】❶《幼幼新书》引《聚宝方》:小儿五痔淋。❷《幼幼新书》引《谭氏殊圣》:血淋。

【宜忌】忌食生冷,油腻。

76931 通神散(《幼幼新书》卷三十引郑愈方)

【组成】石燕子(煅)一枚 石韦一分 海金沙 木通各二钱

【用法】上为末。每服一钱,酸浆草汤调下。二服效。

【主治】淋。

76932 通神散(《伤寒标本》卷下)

【异名】通解散(《普济方》卷一四七)。

【组成】苍术 石膏各四两 甘草 黄芩各二两 滑石六两

【主治】❶《伤寒标本》:伤寒,始得脉便沉而里病表和,属内伤者。❷《普济方》:四时伤寒,内外一切所伤。

【备考】《普济方》本方用法:上为粗末,每服三钱,水一盏,煎至七分,去滓温服,日进四服。如发汗,用葱白、盐豉同煎热服;如和解,用生姜五片、枣五枚(去核)同煎,去滓热服,食前进三服。

76933 通神散(《普济方》卷三十八引《十便良方》)

【组成】缩砂仁不拘多少(去粗皮)

【用法】上为末。米饮调,热服。

【主治】泻血。

76934 通神散(《直指》卷二十一)

【组成】全蝎一枚 土狗二枚 中地龙二条 雄黄 明矾(半生半煅)各半钱 麝香一字

【用法】上为细末,葱白引药入耳,闭气面壁坐一时。三日一次。

【主治】耳聋。

【备考】《张氏医通》无土狗,有蜣螂三枚。

76935 通神散(《医方类聚》卷七十引《施圆端效方》)

【组成】石决明(烧粉)一分 硼砂一钱 粉霜一钱 片脑一字 朱砂半钱

【用法】上为末。每用一字,乳汁调,随左右耳灌之,日用三次。

【主治】小儿斑疹,毒气入眼,云翳失明。

76936 通神散(《袖珍》卷一引《德生堂方》)

【组成】藜芦二钱(去芦) 川芎二钱半 谷精草 石菖蒲 东平薄荷 顽荆叶各四钱

【用法】上为细末。先令患者吃葱茶一盏,后含水在口,再以芦管吹药入鼻中。即时痰唾涕喷见效。

【主治】阴证及中风,不省人事。

76937 通神散(《医方类聚》卷一三六引《烟霞圣效》)

【组成】白茯苓三钱 泽泻三钱 木猪苓半两(去黑皮) 白术二钱 滑石五钱 甘草二钱 肉桂一钱(去粗皮)

【用法】上为细末。每服二钱,沸汤调下。后多饮热水三两盏,多利小便效。

【主治】小便壅闭,脐下结硬,小便状如撒火,或变砂石淋,脓血淋,疼痛不可忍者。

76938 通神散(《医方类聚》卷一八八引《烟霞圣效》)

【组成】麻黄半两(去根节) 木贼半两 陈皮半两(干,刮去白) 甘草三钱

【用法】上为细末。每服五钱,热酒调下。后饮酒至醉,醒不疼痛,三服见效。

【主治】打扑损伤,无筋断骨折。

76939 通神散

《普济方》卷九十二。为《袖珍》卷一引《圣惠》"正舌散"之异名。见该条。

76940 通神散(《奇效良方》卷六十五)

【组成】生地黄(炒) 地龙(炒) 朱砂(别研)各一两

【用法】上为细末。每服一字,煎胡荽酒少许,同温汤调下。

【主治】疮疹毒气少,大小便利,倒伏不出者。

76941 通神散(《银海精微》卷上)

【组成】白菊花 绿豆皮 谷精草 石决明(煅过)各等分

【用法】上为末。每服二钱,与干柿一个、米泔水一盏同煎,候水干吃柿,不拘时服;能服汤药,又将本方煎服亦可。

【主治】小儿痘疹伤眼,睛上红紫涩痛。

76942 通神散(《银海精微》卷上)

【组成】菊花 谷精草 密蒙花 绿豆皮 苍术 石决明 甘草 黄芩 蝉蜕 木贼各等分

【用法】水煎,食后温服。

【主治】小儿痘疹伤眼,睛上红紫涩痛。

76943 通神散(《回春》卷七)

【组成】儿茶末一钱

【用法】扁蓄煎汤送下。

【主治】小便紧急不通,或出血。

76944 通神散

《保婴撮要》卷十八。为《活人书》卷二十一"通圣散"之异名。见该条。

76945 通神散(《医统》卷四十六)

【组成】附子一枚 大黄一两 牛黄五分

【用法】上为末。每服一半,以桃柳枝、青蒿各七握(剉),用童便半碗,浸一宿,来日五更煎多沸,滤滓调服。以衣服盖便睡,取下恶物,当自止。

【主治】尸劳尸虫。

【宜忌】忌食生冷、硬物、茶、蒜、炙煿、鸡鸭、虾、蟹、油腻、醃咸等物。

76946 通神散(《证治宝鉴》卷十)

【组成】白僵蚕七个(焙干,研末)

【用法】生姜汁半盏调服。立吐出风痰,又用七个,依法再吐尽,仍用大黄如指大,纸裹煨熟,含津咽下。食填,再用大黄,若口闭紧,用蚕煎汁,以竹管灌鼻中,男左女右。

【主治】❶《证治宝鉴》:风痰喉痹。❷《证治汇补》:中风,痰涎壅塞。

76947 通神散(《仙拈集》卷二)

【组成】五灵脂 枯矾 干姜各三钱 木香五分

【用法】上为末。每服一钱,烧酒调下。

【主治】心胃痛。

76948 通神散(《便览》卷三)

【组成】大黄 芒消 桃仁 郁李仁(汤泡,去皮,微炒)各一两 木通(不见火)五分 当归 川芎 生地黄 芍药各二钱

【用法】上为末。每服二钱,米汤调下。

【主治】妇人大便不通。

76949 通神膏(《圣惠》卷六十三)

【组成】雄黄二两(细研) 黄丹一两(细罗) 蜡六两 腻粉半两 没药末一两 麒麟竭末一两 麝香一分(细研) 桑枝四两 槐枝四两 蜥蜴三枚 当归三分 芎䓖二两 白芷三分 木香三分 沉香半两 郁金半两 乌蛇肉三分 藁本一两 细辛三分 桂心一两半 麻油二斤

【用法】上剉细,先取油倾于铛中,以文火煎令熟,下剉药煎,候白芷黄黑色,以绵滤过,拭铛令净,下蜡于铛内;煎令熔,都入药汁于铛中,下黄丹,次下诸药末,不住手搅,稀稠得所,滴在水中,药不散,即膏成;以瓷盒盛,密封闭,悬于井底一宿时出火毒。每用摊在故帛上帖,日二换之,以愈为度。

【主治】一切痈疽发背,恶疮,及瘘疮。

76950 通神膏(《博济》卷三)

【异名】通圣膏、金水膏(《普济方》卷七十三)。

【组成】白砂蜜四两 青盐一字 麝香一字 乳香 硇砂半字 当归半钱 黄连一钱 白矾半字(飞过)

【用法】上于乳钵内轻研破,于青竹筒内煮半日,绵滤去滓,瓷瓶收贮。点眼。每点药时,瞑目少时,以温汤洗,翳膜等并退。

【主治】眼生翳膜,赤脉胬肉,涩痒痛有泪。

【备考】方中乳香用量原缺。

76951 通络丸(《御药院方》卷六)

【组成】生干地黄一两 覆盆子二两 苁蓉二两(酒浸,焙干) 巴戟一两(酒浸,焙干) 川芎二两 白芍药一两 当归(去须)一两 枳壳(麸焙,去瓤)二两 木香二两 川楝子半两 地肤子二两 楮实子一两 山茱萸三两 远志(去心)一两 茯神(去皮)一两 五味子一两

【用法】上为细末,酒糊为丸,如梧桐子大。每服五十丸,空心温酒或米饮送下。晚食前亦得。

【功用】益血明目,通经络,壮筋骨。

【备考】本方方名,《普济方》引作"通经丸"。

76952 通络片(《中医方剂临床手册》)

【组成】地龙 姜矾南星 川乌 枫茄子 生地

【用法】制成片剂。每服3片,每日3次。

【功用】祛风通络,止痛。

【主治】关节酸痛,肢体麻木者。

76953 通泰丸(《活人心统》卷下)

【组成】栀子仁一两 茵陈二两 海金沙一两 木通一两 赤苓 滑石(炒) 黄连各一两 大黄一两

【用法】上为末,稀糊为丸,如梧桐子大。每服六十丸,茵陈汤送下。

【主治】湿热黄疸,形体、尿、汗皆黄,口渴,心下满闷。

76954 通栓汤(《效验秘方·续集》金振堂方)

【组成】黄耆30克 当归15克 川芎6克 赤芍15克 桃仁6克 红花6克 地龙10克 水蛭3克 草决明15克 首乌20克 泽泻10克

【用法】每日1剂,水煎2次,温服。

【功用】益气活血,祛痰通络。

【主治】中风先兆,中风、复中风、中风后遗症等,证属气虚血瘀者,以及血脂增高,血黏度增高的血栓病。

【宜忌】根据血液流动性、血脂、血黏度情况调整水蛭用量,并注意出血症状。

【加减】血压偏高,有热象,去黄耆,加黄芩、莱菔子、石决明、夏枯草;心肾阴虚,加麦冬、花粉、黄精;肾阳虚,加淫羊藿、菟丝子;肝风内动,加天麻、钩藤、石决明;痰迷心窍,加菖蒲、郁金;痰湿阻滞,偏湿痰加法半夏、腹皮、白术;偏热痰,加竹沥水、胆星;阴虚阳亢,去黄耆,加葛根、石决明、生牡蛎;腑气不通,加大黄、槟榔;肝肾阴虚,加女贞子、旱莲草;肢体麻木,选加豨莶草、川牛膝、防己、灵仙、丝瓜络、桑寄生、鸡血藤等;脾虚,加四君子汤;肾虚内夺风痱症,重用首乌、黄精,选用山药、当归、白芍、熟地、山萸、莲子、芡实。

【方论选录】本方由补阳还五汤化裁而成。方中以黄

耆益气升阳为主药,可推动血液运行;当归、川芎、赤芍、桃仁、红花活血化瘀;地龙、水蛭活血化瘀通畅脉络,地龙还可引血下行,水蛭活血可降低血黏度;草决明平肝潜阳,首乌滋肾柔肝,泽泻坚肾利尿降浊,三药可降血脂,改变血液黏度,具有降脂祛痰化浊的作用。诸药合用,益气活血,祛痰通络。

76955 通真丸(《得效》卷十五)

【组成】当归(去尾) 苍术(切,炒) 肉桂 防风 川芎 人参 白芍药 白薇(去土) 熟地黄(酒炒) 牡丹皮 茴香 白术 白茯苓 桔梗 附子(炮) 泽兰叶各等分

【用法】上为末,炼蜜为丸。每服一丸,血崩,经脉不匀,赤白带下,炒当归酒送下;血风瘾疹瘙痒,薄荷蜜汤送下;冷气块筑心腹,呕逆反胃,炒盐汤送下;肠风泻血,赤白痢,月信不止,米饮送下;血风劳倦,青蒿酒送下;头疼眼花,荆芥茶送下;月信不行,室女红脉不通,产后诸风,中风不语迷闷,每服五丸,红花苏木汤送下;胎漏下血,气刺心腹胀满,炒姜酒送下。

【主治】血崩,经脉不匀,赤白带下;血风瘾疹瘙痒;冷气块筑心腹,呕逆反胃;肠风泻血,赤白痢,月信不止;血风劳倦,头疼眼花;月信不行,室女红脉不通;产后诸风,中风不语迷闷;胎漏下血,气刺心腹。

76956 通真丸(《医方大成》卷五)

【组成】萆薢 破故纸 黑牵牛各等分 淮乌半两(用巴豆一两煮熟,去巴豆)

【用法】上为末,面糊为丸,如梧桐子大。每服十丸,空心盐汤送下。如利数行,欲止之,以冷水洗手即止。

【功用】通利。

【主治】脚气,大便秘结者。

76957 通真丸

《急救仙方》卷四。为原书同卷"通真煨姜丸"之异名。见该条。

76958 通真丸(《医学纲目》卷四)

【组成】大黄(去皮,米醋同煮烂) 桃仁各四两(去皮尖,另研) 天水末四两(即益元散) 干漆二两(瓦上焙至烟尽) 杜牛膝二两半

【用法】上为末,醋糊为丸,如梧桐子大。每服六七十丸。

【功用】破血通经。

【主治】《嵩崖尊生》:蓄血。

76959 通真散(《古今医鉴》卷十五)

【组成】黑牵牛一钱半 大黄三钱 归尾三钱 甘草节二钱 白僵蚕一钱半 木鳖三个(去壳) 穿山甲(壁土炒)二钱

【用法】上剉一剂。好酒煎,早晨空心服。少食,至巳时泻下脓血便安。

【主治】便毒。

76960 通真散(《疡科选粹》卷四)

【组成】当归二钱 甘草五分 木鳖子一枚(去壳) 僵蚕一钱(炒) 穿山甲(炒)一钱 皂角刺五分

【用法】上以酒、水各半煎,药成后,大黄末三钱及黑丑末,空心服。用葱汤漱口,仍饮数口,利下脓血数次,再服冲和解毒汤二服。

【主治】便毒。

76961 通热汤(《圣济总录》卷四十七)

【组成】人参二两 白茯苓(去黑皮)一两 甘草(炙)一分 柴胡(去苗)一两 葛根(剉)一两 麻黄(去根节)一两 黄芩(去黑心)半两 石膏(碎)三两 五加皮(剉)半两

【用法】上为粗末。每服三钱匕,以水一盏,加生姜三片,煎取七分,去滓温服。

【主治】胃气实热,头痛,汗不出,口中干燥。

76962 通秘散(《鸡峰》卷十八)

【组成】陈皮 香附子 赤茯苓各等分

【用法】上为粗末。每服二钱,水一盏,同煎至六分,去滓,食前服。

【主治】❶《鸡峰》:气淋。❷《朱氏集验方》:血淋痛不可忍者。

76963 通秘散(《杨氏家藏方》卷四)

【组成】香白芷不拘多少(焙干)

【用法】上为细末。每服二钱,加蜜少许,食前温米饮调下。连进二服即通。

【主治】风秘,大便秘涩。

76964 通秘煎(《仙拈集》卷一)

【组成】枳实五钱 大黄七钱 瓜蒌四钱

【用法】水煎服。

【主治】伤寒热结不解。

76965 通脑散(《御药院方》卷十)

【组成】寒水石(烧通赤,研细)二钱 脑子(另研细)一钱 南硼砂(另研)一钱 盆消(另研细)半钱

【用法】上为极细末。每用少许,搐鼻,不拘时候。

【主治】目赤脑热。

76966 通脑散

《普济方》卷三八。即《圣惠》卷八十七"吹鼻通脑散"。见该条。

76967 通脑散(《辨证录》卷五)

【组成】川芎 当归 茯苓各三钱 桔梗二钱 蔓荆子 白芷各五分 人参 半夏各一钱

【用法】水煎服。二剂愈。

【主治】春温,伤风头痛,发热盗汗,畏风。

76968 通流饮(《辨证录》卷七)

【组成】茯苓五钱 白术三钱 桂枝五分 茵陈一钱 木通 车前子各二钱

【用法】水煎服。

【主治】膀胱湿热,结而成疸。小便点滴不出,小腹膨胀,两足浮肿,一身发黄。

76969 通窍丸(《片玉心书》卷五)

【组成】磁石一钱(为末) 麝香五厘

【用法】上为丸,如枣核大。绵裹纳耳中,又以锈铁一块,热酒泡过,含口中。须臾气即通。

【主治】气闭耳暴聋。

【备考】《古今医鉴》本方用法:磁石剉如枣大,头尖,揉麝香少许于磁石尖上,塞两耳孔,口中含生铁一块,候一时,两耳气透,飒飒有声为度,勤用三五次即愈。

76970 通窍汤(《回春》卷五)

【组成】防风　羌活　藁本　升麻　干葛　川芎　苍术　白芷各一钱　麻黄　川椒　细辛　甘草各三分

【用法】上剉一剂。加生姜三片,葱白三根,水煎,热服。

【主治】❶《回春》:鼻不闻香臭者,肺经有风热也。❷《古今医鉴》:感冒风寒,鼻塞声重,流涕。

【加减】肺有邪火,加黄芩一钱。

76971 通窍烟

《惠直堂方》卷二。为《良朋汇集》卷一"通关散"之异名。见该条。

76972 通窍散(《活人心统》)

【组成】滑石一钱　硼砂五分　孩儿茶三分　冰片少许

【用法】上为末。以鹅毛管接长,兜药末,口管头对肾窍吹入。

【主治】淋病塞痛不可忍。

76973 通窍散(《审视瑶函》卷四)

【组成】辰砂三钱　珍珠　琥珀各二钱　麝香一钱　玛瑙一钱五分　冰片五分

【用法】上为极细末。若翳在右目,吹左耳;翳在左目,吹右耳;若两目有翳,即吹两耳。

【功用】通心肺二窍。

【主治】痘后眼生星翳。

76974 通窍散(《眼科临证笔记》)

【组成】黄丹五钱(水飞)　轻粉三钱　珍珠一颗

【用法】上为细末,吹耳。左目病,吹左耳;右目病,吹右耳。

【功用】退翳。

【主治】痘后害目症(痘疹性结角膜炎),两目赤胀,热泪常流,怕光羞明,风轮周围点点而起白膜,但不头痛。

76975 通窍散(《成方制剂》4册)

【组成】冰片　蟾酥　灯心草　荆芥　闹羊花　硼砂　麝香　细辛　猪牙皂

【用法】制成黑色散剂或易松散的块状物。将药粉少许,吹入鼻中,取嚏。

【功用】芳香开窍,辟秽醒脑。

【主治】中暑中恶引起的关窍不通,气闭昏厥,神志不清,四肢厥冷。

【宜忌】本品专供外用,不可入口。孕妇忌用。

76976 通理汤(《医醇賸义》卷三)

【组成】当归二钱　茯苓二钱　白术一钱　苡仁四钱　枳壳一钱　橘红一钱　半夏一钱　厚朴一钱　苏子一钱五分　桑皮二钱　砂仁一钱　青皮一钱　姜三片

【主治】久咳三焦俱病。咳而腹满,不欲饮食,多涕吐,面浮气逆。

76977 通淋散(《医略六书》卷二十八)

【组成】瞿麦穗三两　赤茯苓一两半　条黄芩一两半　白芍药一两半　麦门冬三两(去心)　生甘草一两半　桑白皮一两半　车前子三两　冬葵子三两

【用法】上为散。每服三钱,水煎去滓,温服。

【主治】子淋,脉滑数者。

【方论选录】妊娠湿热,渍于胞门,脬气不得施化而溺窍闭塞,故小便涩痛,淋沥不已,谓之子淋,胎孕何以能安?瞿麦降心热,以通淋闭;条芩清肺热,以安胎元;白芍敛阴护胎,最滋阴血;麦冬润肺清心,得振水源;赤苓利营渗水道;生草泻火,缓涩痛;桑白皮肃清肺金;冬葵子滑利溺窍;车前子清降以利小水也。为散水煎,使湿热并解,则气化有权,而胞门清肃,小便快利,何淋沥涩痛之不已者?胎孕无不安矣。

76978 通淋散(《仙拈集》卷二)

【组成】海金沙　滑石各一两　甘草二钱半

【用法】上为末。每服二钱,麦冬煎汤调下,日服二次。

【主治】膏淋如油。

76979 通淋散(《女科秘旨》卷八)

【组成】当归三钱　甘草三分　黄耆　白术　牛膝　独活　肉桂各八分　韭白五根　姜三片

【主治】产后遍身痛。

76980 通淋膏(《理瀹》)

【组成】玄参　麦冬　当归　赤芍　知母　黄柏　生地　黄连　黄芩　栀子　瞿麦穗　扁蓄　赤苓　猪苓　木通　泽泻　车前　甘草　木香　郁金　萆薢　乱发各一两

【用法】麻油熬,黄丹收,滑石八两搅匀。贴脐下。

【主治】膀胱积热,淋秘尿血。

76981 通喉散(《圣济总录》卷一二二)

【异名】如圣散(《普济方》卷六十三引《卫生家宝》)。

【组成】黄连(去须)　矾石　猪牙皂荚(去皮子)各等分

【用法】上于瓦器内煅过,成细散。每用一字匕,甚者半钱匕,吹在喉中。取出涎愈。

【主治】风热上攻,咽喉肿痛。

76982 通喉散(《名家方选并续集》)

【组成】黎实(连茎叶)二十钱　盐梅肉二个(连核)　昆布四方五、六寸许

【用法】上三味,各黑霜为细末,吹咽中。

【主治】咽喉肿痛,或喉痹食难通,或骨鲠后疼痛甚者。

76983 通痢散(《中国医学大辞典》)

【组成】茅术(炒,米泔水浸)三两　羌活(炒)　甘草(炙)各一两五钱　川大黄(酒制)　杏仁霜各二两

【用法】上为散。每服四分,小儿减半,炒薏苡或陈莱菔茎叶煎汤送下。

【主治】脾土不健,湿热内阻,或寒滞伤中,而成赤白痢疾。

76984 通滞汤(《嵩崖尊生》卷十四)

【组成】归(全)　香附　玄胡各二钱　川芎一钱

【用法】酒煎,热服。

【主治】经水未行疼痛。

【加减】壮人,加炒大黄。

76985 通滞散(《圣济总录》卷一四四)

【组成】蒲黄二两半　当归(切,焙)　干姜(焙)　桂(去粗皮)各二两　虻虫(去足翅,炒)一两　大黄(剉,炒)三两

【用法】上为散。每服二钱匕,空心温酒调下,每日二次。

【主治】伤折,腹中瘀血。

76986 通滞散(《名家方选并续集》)

【组成】香附(半炒半生)　阿胶(炒)　反鼻　大黄各等分

【用法】上为末。每服一钱,温酒送下,每日二次。

【主治】经闭带下,或痢后腹中生块,手足痿弱者。

76987 通滑散(《医方类聚》卷一三三引《经验良方》)

【组成】滑石一两　木通草七钱半　冬葵子　赤茯苓　车前子　黄芩各半两

【用法】上为细末,每服一钱或半钱,食前温熟水调下。

【主治】热极小便赤涩不通,水道中痛,尿即号啼。

76988 通隘散(《古今医鉴》卷九)

【异名】通嗌散(《金匮翼》卷五)。

【组成】白硼砂二钱　孩儿茶一钱　蒲黄六分　青黛一钱　牙消六分　枯矾六分　片脑二分　黄连五分(末)　滑石一钱　寒水石一钱　黄柏五分

【用法】上为末。以苇筒装药少许,吹入喉中。

【主治】喉痛生疮声哑。

【备考】《金匮翼》本方用法:上为细末,炼化白砂糖为丸,如芡实大。卧时舌压一丸,自化入喉。

76989 通嗌散

《金匮翼》卷五。为《古今医鉴》卷九"通隘散"之异名。见该条。

76990 通微丸(《圣济总录》卷一〇〇)

【组成】营实根(即蔷薇根)五两　白薇三两　虎骨　獭肝(微炙)　五灵脂各二两　丹砂(别研)　消石(别研)　雄黄(别研)　代赭(别研)各一两

【用法】上为末,炼蜜为丸,如弹子大,每服一丸,温木香酒化下,每日三次。以知为度,不拘时候。

【主治】五络闭竭,病发尸厥,不知人。

76991 通解散

《伤寒直格》卷下。为《宣明论》卷六"双解散"之异名。见该条。

76992 通解散

《普济方》卷一四七。为《伤寒标本》卷下"通神散"之异名。见该条。

76993 通解散(《古今医鉴》卷十五)

【组成】黑丑(炒,捣末)　大黄(炒)　桃仁(去皮尖)　官桂　白芍　泽泻各二钱半　干姜一钱　甘草五分

【用法】上剉二剂。水煎,空心服。

【主治】男子交感,强固不泄,以致血气交错,大小便涩滞,或肛门肿痛,或作便毒痈疽。

76994 通解散(《杂病源流犀烛》卷十九)

【组成】麻黄　石膏　滑石　苍术　甘草　黄芩

【主治】❶《杂病源流犀烛》:夏季外感寒邪。❷《温热暑疫全书》:夏热病。

76995 通痹丸(《魏氏家藏方》卷一)

【组成】川乌头(生,去皮脐)　五灵脂(炒,别研)　川当归(去芦,酒浸,焙)各三两　草乌头五两(生,去皮尖)　没药(别研)　木鳖子(取肉,炒)　地龙(洗,去土)各二两　白胶香一两(银器内熔过)　全蝎(麸炒)　朱砂各半两(别研)　乳香一两半(别研)　麝香二钱(别研)

【用法】上为细末,滴水为丸,如鸡头子大,风干。每服一丸,生姜汁磨化,温酒浸服。妇人血风,当归酒磨下;小儿惊风,每丸分作三服,金银薄荷汤磨下;大人急中仆倒,磨一丸灌之即苏。

【主治】中风,左瘫右痪,口眼㖞斜,半身不遂,手足顽麻,语言謇涩及一切风疾。

76996 通痹片(《新药转正》1册)

【组成】白花蛇　当归　地龙　全蝎　人参　天麻　蜈蚣　制川乌　制马钱子

【用法】制成糖衣片,每片0.3克(相当于原药材0.156克)。饭后服,一次2片,一日2~3次。

【功用】调补气血,祛风胜湿,活血通络,消肿止痛。

【主治】寒湿阻络,肝肾两虚型痹症,包括风湿性关节炎,类风湿关节炎。

【宜忌】孕妇禁用。肝肾功能损害与高血压患者慎用。

76997 通痹汤(《效验秘方》娄多峰方)

【组成】当归18克　丹参18克　鸡血藤21克　海风藤18克　透骨草21克　独活18克　钻地风18克　香附21克

【用法】日一剂,水煎服。

【功用】祛风通络,散寒除湿,活血养血。

【主治】风寒湿痹。

【加减】风邪偏胜,疼痛游走不定或呈放射性、闪电样、涉及多个部位者,加防风、羌活、威灵仙;湿邪偏胜,疼痛如裹,重着不移,肿胀不适,以下肢多见者,加薏苡仁、牛膝;寒邪偏胜,疼痛剧烈,痛有定处,局部欠温,冷痛畏寒者,加制川草乌、细辛、桂枝、淫羊藿。

【方论选录】方中当归、丹参、鸡血藤一举多能:一则俱为性温之品,能温通气血,宣络蠲痹;二则活血养血,为祛风之先决,因"治风先治血,血行风自灭"之故也;三则补血生血,为扶正之要药,与它药共达祛邪而不伤正之目的。香附理血中之气,气行则血行;海风藤、透骨草、钻地风、独活祛风除湿,散寒舒筋通络。此方用独活甚妙,其味雄烈,芳香四溢,能宣通百脉,调和经络,通筋骨和关节。风寒湿邪之痹于肌肉、着于关节者,非用此气雄味烈之味不能直达络脉骨节之间,为风寒湿痹症必不可少之品。诸药配合,相互为用,甚合病机,且祛邪力强,久用不伤正气。

76998 通痹散(《普济方》卷一八七引王海藏方)

【组成】独活半两　羌活三钱　防风　细辛　当归各半两　白术一两　没药二钱　僵蚕二钱　藁本三钱　甘草二钱　白芷一两　川芎二钱　苍术三钱　川山甲三钱　麝香半两

【用法】上为末。每服三钱,食后酒调下。

【主治】腰脚冷痹。

76999 通痹散(《奇效良方》卷三十八)

【组成】独活　川芎　天麻　当归　白术各等分

【用法】上为细末。每服二钱,食前用好酒调服。

【主治】风寒湿痹,腰以下至足冷如冰,不能自举,或因热立冷水中,久成此疾。

【备考】《医统》有藁本。

77000 通瘀饮(《古今医鉴》卷十二)

【组成】当归尾　大黄各三钱　白术(蜜炙)　木通各一钱　红花五分

【用法】上以水一碗,黄酒一小盏,煎二滚;加桃仁三十

个(捣烂),再煎二滚,去滓温服。

【主治】产后恶露不通,心慌昏沉,寒热交攻。

77001 **通瘀饮**(《叶氏女科》卷一)

【组成】当归(酒洗) 三棱 莪术 赤芍 丹皮 白术(蜜炙) 香附(童便制) 猪苓 陈皮 木通各八分 生姜一片

【用法】水煎服。

【主治】经来臭如腐肉。

77002 **通瘀锭**(《仙拈集》卷二)

【组成】巴豆一个 斑蝥三个 麝香 冰片各少许

【用法】上为末,以葱汁蜂蜜和捻如麦粒形。以新绵裹,置耳中。响声如雷,勿得惊恐,待二十一日方可去锭。

【主治】耳聋。

77003 **通瘀煎**(《景岳全书》卷五十一)

【组成】归尾三五钱 山楂 香附 红花(新者,炒黄)各二钱 乌药一二钱 青皮一钱半 木香七分 泽泻一钱半

【用法】水二钟,煎取七分,加酒一二小钟,食前服。

【主治】妇人血滞血积,经脉不利,痛极拒按,及产后瘀血实痛,并男妇血逆、血厥等证。

【加减】兼寒滞者,加肉桂一钱,或吴茱萸五分;血盛内热,血燥不行者,加炒栀子一二钱;微热血虚者,加芍药二钱;血虚涩滞者,加牛膝;血瘀不行者,加桃仁三十粒(去皮尖),或加苏木、玄胡索之类;瘀极而大便结燥者,加大黄一二三钱,或加芒消、蓬术亦可。

77004 **通瘀煎**(《仙拈集》卷四)

【组成】归尾 大黄各二钱 红花 苏木各一钱

【用法】水煎,取半碗服下,加黄酒、童便半杯调匀服更好。

【功用】行恶血。

【主治】一切损伤。

77005 **通瘀煎**(《医略六书》卷二十三)

【组成】生蒲黄三钱 五灵脂三钱 川郁金一钱半 小枳实一钱半(炒) 白术炭一钱半 建泽泻一钱半 西赤芍一钱半 桃仁泥三钱 明琥珀三钱

【用法】水煎,去滓,温服。

【主治】血瘀成臌,脉涩滞者。

【方论选录】血瘀不消,脾失健运之职,不能输化精微,故浊阴窒塞而胀满有加,是为血臌。蒲黄破瘀血,通经络;灵脂破瘀血,降浊阴;桃仁破瘀润燥;赤芍破瘀泻火;枳实消胀满;术炭健脾气;郁金调气开郁结;泽泻分清阳;琥珀散瘀血,以通渗道也,使瘀化气调,则冲脉清和,而肝脾气化,窒塞顿开,何腹脉之不退哉?

77006 **通溺饮**(《辨证录》卷三)

【组成】黄柏 车前各三钱 茯苓 白术各五钱 王不留行二钱 肉桂三分 黄连一钱

【用法】水煎服。

【主治】小便溺血,其症痛涩,马口如刀割刺触而难忍。

77007 **通鼻散**

《普济方》卷五十七。为方出《千金》卷五,名见《圣惠》卷三十七"涂囟膏"之异名。见该条。

77008 **通鼻散**(《金鉴》卷七十三)

【组成】葫芦壳(烧灰) 石钟乳 胆矾 冰片各等分

【用法】上为末。吹入鼻内,日吹二三次,出黄水,三二日即通。

【主治】杨梅结毒,毒入巅顶,头痛如破,鼻塞不通。

77009 **通鼻膏**(《圣惠》卷三十七)

【异名】辛夷膏(《普济方》卷五十六)。

【组成】白芷半两 芎䓖半两 木通半两 当归三分 细辛三分 莽草三分 辛夷一两

【用法】上剉细,以猪脂一斤,煎令白芷色黄,绵滤去滓,盛于不津器中。候冷,绵裹枣核大,纳鼻中,日换三次。

【主治】鼻窒塞,香臭不闻,妨闷疼痛。

77010 **通膈丸**(《本事》卷四)

【组成】黄连(去须) 茯苓(去皮) 人参各三两(去芦) 朱砂一分(水飞) 真脑子少许

【用法】上为细末,炼蜜为丸,如梧桐子大。每服三五丸,熟水送下,每日二三次。

【主治】上焦虚热,肺脘咽膈有气如烟抢上。

【方论选录】《本事方释义》:黄连气味苦寒,入手少阴;茯苓气味甘平淡渗,入足阳明;人参气味甘温,入足阳明;朱砂气味苦温,入手少阴;脑子气味辛大热,能行十二经络。此上焦虚热,肺脘胸膈之间有气如烟上逆欲抢者,非大热之品不能引苦寒之药入里也。

77011 **通膈丸**(《御药院方》卷三)

【组成】槟榔三两 枳实四两(麸炒)

【用法】上为细末,炼蜜为丸,如梧桐子大。每服三十丸至五十丸,食后生姜汤送下,温水亦得。

【主治】胸中气痞不通,水饮停滞。

【备考】本方改为散剂,名"通膈散"(见《御药院方》)。

77012 **通膈丸**(《医方大成》卷三引《澹寮》)

【组成】丁皮 荜澄茄 白豆蔻 檀香 粉草各半两 砂仁 香附子 片姜黄各一两 木香二钱 甘松 丁香各三钱

【用法】上为末,用荜澄茄为母泛丸,如梧桐子大。每服三十丸,白汤送下。

【功用】快气进食,利胸膈,消膨胀。

77013 **通膈丸**(《斑论萃英》)

【组成】大黄 牵牛 木通各等分

【用法】上为细末,滴水为丸,如粟粒大。每服三五十丸,量虚实加减。

【功用】《准绳·幼科》:利上下气血。

【主治】❶《斑论萃英》:斑出青干黑陷,身不大热,大小便涩,热在内者。❷《治痘全书》:痘因内伤,腹热足冷,胀满,大小便不利者。

77014 **通膈汤**(《圣济总录》卷四十七)

【组成】昆布(洗去碱,焙) 白术各一两 丁香 槟榔(煨,剉) 诃黎勒皮 木香 半夏(汤洗七遍,炒)各三分 大黄(剉,炒)半两

【用法】上为粗末。每服三钱匕,水一盏,入生姜三片,同煎至六分,去滓温服。

【主治】胃反,不下食。

77015 **通膈汤**(《圣济总录》卷四十八)

【组成】射干 桑根白皮(炙,剉)一两 麻黄(去根节,

汤煮掠去沫,焙) 甘草(炙)各一分 槟榔(剉) 草豆蔻仁各半两 郁李仁(麸炒,去皮)一两

【用法】上为粗末。每服三钱匕,水一盏,入生姜一枣大(拍碎),同煎至七分,去滓,食后温服。

【主治】肺气喘急,烦闷,或时咳嗽。

77016 通膈散(《圣济总录》卷六十二)

【组成】枳壳(去瓤,麸炒) 桂(去粗皮) 甘草(炙,剉) 陈曲(炒) 诃黎勒皮 白术 陈橘皮(汤浸,去白,焙) 赤茯苓(去黑皮) 人参 京三棱(煨,剉) 干姜(炮) 草豆蔻(去皮) 槟榔(半生半熟) 五味子(炒) 厚朴(去粗皮,生姜汁炙) 半夏(汤洗,用生姜同捣如泥,摊在新瓦上,用文武火焫令黄色) 木香 郁李仁(汤浸,退皮,麸炒黄)各一两

【用法】上为散。每服二钱匕,入盐少许。如茶点服,不拘时候。

【主治】五种膈气。

77017 通膈散

《御药院方》卷三。即原书同卷"通膈丸"改为散剂。见该条。

77018 通膈散(《朱氏集验方》卷十)

【组成】蓬莪术 延胡索 北芍药 当归 川芎 甘草 丹皮各等分

【用法】上为细末。每服二钱,姜、酒调服。

【主治】妇人心腹刺痛,寒热往来。

77019 通精散(《银海精微》卷上)

【组成】防风 川芎 当归 赤芍药 大黄 芒消 蒺藜 石膏 黄芩 甘草 桔梗 牙消 黄连 羌活 滑石 荆芥

【用法】加姜三片,煎,食后服。

【主治】睑生偷针。

77020 通隧丹(《医级》卷八)

【组成】川楝子 茴香 穿山甲 牙皂炭 冬葵子各等分 甘草梢减半 黑丑加倍

【用法】上为末,炼蜜为丸,如梧桐子大。每服一二钱,开水送下。

【主治】败精阻经隧,以致前后不通。

77021 通遵散(《疡医大全》卷三十六)

【组成】枳壳 大黄 皮消各二钱 陈皮 厚朴 当归 木通 红花 苏木各一钱 甘草五分

【用法】水煎,热服。以通利为度。

【主治】折伤跌仆极重,大小便不通。

【宜忌】此药切不可用酒煎,否则令人闷绝而死。凡小儿、孕妇不可服。

77022 通壅汤(《证因方论集要》卷一)

【组成】桔梗 白及 橘红 贝母 甜葶苈 苡仁 甘草节 金银花

【主治】肺痈,咳嗽吐脓血,咳引胸中痛。

【方论选录】苡仁甘寒,益胃补肺;银花甘平,除热解毒,用以为君。川贝母辛散肺郁,甘草节甘泻肺火,用以为臣。白及苦平,肺损可以复生;葶苈甘辛,肺闭可以疏泄;桔梗开提,橘红宣通,用以为佐使。共成化毒之功。

77023 通天饮子(《何氏济生论》卷三)

【组成】黄牛脑一具 川芎 白芷各等分(一方用川芎九钱,桔梗二两,陈皮二两,当归五钱,甘草二钱,细辛五钱)

【用法】上为末,入脑内,用厚绢包裹悬挂铫中,下好白酒二斤,蒸脑熟。连酒服。

【主治】多年头风。

77024 通气饮子

《医林绳墨大全》卷八。为《妇人良方》卷三"舒经汤"之异名。见该条。

77025 通气噎汤(《外台》卷八引《集验方》)

【组成】半夏三两(洗) 桂心三两 生姜八两 羚羊角三两

【用法】上切。以水八升,煮取三升,分服半升,日再服。

【主治】气噎。

【宜忌】忌羊肉、生葱、饧。

77026 通乐颗粒(《中国药典》2010版)

【组成】何首乌 地黄 当归 麦冬 玄参 枳壳(炒)

【用法】制成颗粒剂,每袋装6克。口服,一次12克,每日2次。

【功用】滋阴补肾,润肠通便。

【主治】阴虚便秘。症见大便秘结,口干,咽燥,烦热等,以及习惯性、功能性便秘见上述症状者。

77027 通圣饼子(《御药院方》卷十一)

《御药院方》卷十一。为圣济总录卷一七一"通圣饼"之异名。见该条。

77028 通耳神丹(《石室秘录》卷四)

【组成】鼠胆一枚(觅一大鼠先以竹笼养之,后以纸为匣子,引其藏身,内用果品,令其自食;久之忽然用棒捶击死,立时取胆,干者可用,用水调化,俱入药末中) 龙齿一分 冰片一分 麝香一分 朱砂一分 乳香半分 潮脑半分

【用法】上各为极细末,以人乳为丸,如绿豆大,外用丝绵裹之,不可太大。临用塞入耳之深处,至不可受而止。塞三日取出,即耳聪不再聋,不必三丸。

【主治】耳聋。

77029 通闭饮子(《朱氏集验方》卷三)

【组成】厚朴(制) 生姜(焙) 草果 香附子(去毛,炒) 荜澄茄 陈皮各三钱 青皮二钱

【用法】上为细末。空心沸汤、盐点服。

【主治】膈气。

77030 通灵玉粉(《圣惠》卷九十八)

【异名】扁鹊玉壶丹(《中藏经》卷下)、通灵玉粉散(《普济方》卷一五四)、玉壶丹(《医级》卷八)。

【组成】硫黄半斤

【用法】上以桑柴灰五斗,淋取汁,煮三复,时时以铁匙抄,于火上试之,候伏火即止,候干,以火煅之,如未伏,更煮,以伏火为度,伏了即研为细散;又穿地作坑,深一尺二寸,投水于中,待水清取和硫黄末,水不得绝,于瓷锅内煎之,候欲干,即取铁鏊子一所,仰著纳细砂,砂上布纸,鏊下著微火,令鏊热,即于瓷锅内抄硫黄于纸上滴之,自然如玉色,光彩射人;为细末,以饭为丸,如扣子大。每服十丸,空心盐汤送下。

【功用】❶《圣惠》:暖水脏,益颜色。❷《中藏经》:驻颜

补暖,祛万痛。

【主治】❶《圣惠》:腰膝痛。❷《医级》:命火衰微,阳气暴绝,及虚寒水肿,寒中等候。

【临床报道】《普济方》:余乡人王昭服之,年九十颜貌如童,夜视细字,力倍常人。

【备考】本方方名,《普济方》引作"扁鹊玉壶丸",并云本方亦可作散,每服两字盐汤调下。

77031 通明赤丸(《圣济总录》卷七)

【组成】乌蛇(去头骨并皮) 麻黄(去根节) 白僵蚕各一两 白附子(生用) 半夏(汤洗去滑) 干蝎(去土) 干姜(炮) 天南星 附子(去皮脐)各半两 麝香(研)一分

【用法】上并生用,为末,以汤浸槐胶研和为丸,如大麻子大,以生绢袋盛,不得置盒内,亦不得以火焙。每服三丸至五丸,空心微嚼破,薄荷酒送下,如觉药冲,煨甘草含之。如中风,急以温薄荷酒磨五丸或七丸服之;小儿中诸风痫、天钓风等,以母乳磨一丸或二丸,量力服之。

【主治】中风瘫痪,并柔风,一切风疾。

77032 通乳颗粒(《中国药典》2010版)

【组成】黄耆44.44克 熟地黄33.33克 通草44.44克 瞿麦44.44克 天花粉33.33克 路路通44.44克 漏芦44.44克 党参44.44克 当归44.44克 川芎33.33克 白芍(酒炒)33.33克 王不留行66.67克 柴胡33.33克 穿山甲(烫)3.17克 鹿角霜22.22克

【用法】上制成颗粒剂,每袋装15克或30克,或每袋装5克(无蔗糖)。口服,一次30克或10克(无蔗糖),一日3次。

【功用】益气养血,通络下乳。

【主治】产后气血亏损,乳少,无乳,乳汁不通。

77033 通经奇方(《玉案》卷五)

【组成】玉簪花(并叶) 急性子 乳香 没药各等分

【用法】上为末,以烧酒为丸。每服二钱,空心热酒送下。

【主治】经闭。

77034 通经秘方(《古今医鉴》卷十一)

【组成】大船上多年灰条不拘多少(用炭火烧通红,淬入好烧酒内,取出待干)

【用法】上为末。每服三钱。第一服空心好酒调下;第二服红花酒调下;第三服大黄酒调下。三次要见红。

【主治】经闭。

77035 通草饮子(《外台》卷二十七引张文仲方)

【组成】通草 葵子 茅根 王不留行 蒲黄(炮) 桃胶 瞿麦 滑石各一两 甘草七钱

【用法】上切。以水一斗,煮取六升,去滓,分五六次温服。

【主治】热气淋涩,小便赤如红花汁色。

77036 通草饮子(《普济方》卷二一五)

【组成】通草三两(一作木通) 葵子一升 滑石四两(碎) 石韦二两

【用法】上切。以水六升,煎取二升,去滓,分三次温服,如人行八九里又进一服。

【主治】热气淋涩,小便赤如红花汁色者。

【宜忌】忌食五辛、热面、炙煿等物。

77037 通脉灵片(《成方制剂》3册)

【组成】川芎 丹参 地黄 红花 降香 没药 乳香 郁金

【用法】制成糖衣片,每片相当于原药材0.77克。口服,一次5片,每日3次。

【功用】活血化瘀,通脉止痛。

【主治】心绞痛和心肌梗死。

【宜忌】有出血倾向及妇女月经过多者慎用。孕妇不宜使用。

77038 通脉宝膏(《成方制剂》18册)

【组成】白术 赤芍 当归 甘草 黄耆 黄芩 鸡血藤 金银花 苦地丁 牛膝 蒲公英 石斛 天花粉 天葵子 玄参 延胡索 野菊花

【用法】制成半流体。口服,一次25~50克,每日2次。

【功用】清热解毒,益气滋阴,活血通络。

【主治】血栓闭塞性脉管炎及血栓性静脉炎,证属热毒炽盛,热盛伤阴者。

【宜忌】虚寒型者慎用。忌食无鳞鱼、螃蟹、烟、酒及猪脂油。

77039 通脉颗粒(《成方制剂》4册)

【组成】川芎 丹参 葛根

【用法】制成颗粒剂,每袋装10克。口服,一次10克,一日2~3次。

【功用】活血通脉。

【主治】缺血性心脑血管疾病,动脉硬化,脑血栓,脑缺血,冠心病,心绞痛。

77040 通痹胶囊(《新药转正》31册)

【组成】马钱子(制) 白花蛇 蜈蚣 全蝎 地龙 僵蚕 乌梢蛇 天麻 人参 黄耆 当归 羌活 独活 防风 麻黄 桂枝 附子(制) 制川乌 薏苡仁 苍术 白术(炒) 桃仁 红花 没药(制) 穿山甲(制) 延胡索(制) 牡丹皮 阴行草 王不留行 鸡血藤 香附(酒制) 木香 枳壳 砂仁 路路通 木瓜 川牛膝 续断 伸筋草 大黄 朱砂

【用法】制成胶囊剂,每粒装0.31克。饭后服,一次1粒,一日2~2次;或遵医嘱。

【功用】调补气血,祛风胜湿,活血通络,消肿止痛。

【主治】寒湿阻络、肝肾两虚型痹症;风湿性关节炎,类风湿关节炎。

【宜忌】孕妇禁用。肝肾功能损害与高血压者慎用。

77041 通塞脉片(南京中医学院制药厂)

【组成】当归 玄参 牛膝 甘草等

【用法】制成糖衣片。每次8~10片,温开水送服,每日三次。一般2个月左右为一疗程。长期服用无毒副作用。

【功用】培补气血,养阴清热,活血化瘀,通调脉络。

【主治】血栓闭塞性脉管炎,脑血栓形成及其后遗症,闭塞性动脉硬化症,静脉血栓形成及糖尿病性坏疽,血栓闭塞性血管病,冠心病心绞痛等。

77042 通塞脉片(《成方制剂》16册)

【组成】当归 党参 甘草 黄耆 金银花 牛膝 石斛 玄参

【用法】制成糖衣片剂。口服,一次5~6片,每日3次。

【功用】培补气血，养阴清热，活血化瘀，通经活络。

【主治】血栓闭塞性脉管炎（脱疽）的毒热证。

【宜忌】属脉管炎阴寒证者慎用。

77043 通元二八丹

《济阳纲目》卷二十二。为《扶寿精方》"通玄二八丹"之异名。见该条。

77044 通天口服液（《新药转正》29册）

【组成】川芎　赤芍　天麻　羌活　白芷　细辛　菊花　薄荷　防风　茶叶　甘草

【用法】制成口服液剂，每支装10毫升。口服。第一日服法：分即刻、服药1小时后、2小时后、4小时后各服10毫升，以后每6小时服10毫升。第二、三日服法：一次10毫升，每日3次。3天为一疗程，或遵医嘱。

【功用】活血化瘀，祛风止痛。

【主治】瘀血阻滞、风扰清空所致的偏心痛发作期。症见头部胀痛或刺痛，痛有定处，反复发作，头晕目眩或恶心呕吐，恶风或遇风加重。

【宜忌】出血性脑血管病、阴虚阳亢患者和孕妇禁服。

77045 通天再造丹

《幼幼新书》卷九。为原书同卷引《张氏家传》"夺命丹"之异名。见该条。

77046 通天再造散（《三因》卷十五）

【异名】再造散（《丹溪心法》卷四）。

【组成】郁金半两（生）　大黄一两（炮）　白牵牛六钱（半生半炒）　皂角刺一两（炮、经年黑大者）

【用法】上为末。每服五钱，日未出面东以无灰酒调下，尽量为度。晚利黑头小虫，病稍轻者止利如鱼肠臭秽物，甚者不过三二次。

【主治】❶《三因》：大风恶疾。❷《疠疡机要》：疠疡下体患多。

【宜忌】❶《三因》：轻者忌毒半月，但食稠粥软饭，渐生眉毛，皮肤如常；甚者须将理，不可妄有劳动，并终身不得食牛、马、骡、驴等肉。❷《丹溪心法》：忌房事。

【方论选录】《医钞类编》：郁金散肝郁，下气破血，下虫毒；皂刺出风毒于荣血中；大黄利出瘀恶；牵牛利大小便，且苦寒皆能杀虫也。

【临床报道】疠疡：《疠疡机要》一男子冬间口苦耳鸣，阴囊湿痒，来春面发紫块，微肿麻木，至冬遍身色紫，不知痛痒，至春紫处俱大，至夏渐溃，又至春眉落指溃。此患在肝胆二经，今刺手指缝并臂腿腕出黑血，先与再造散二服，下毒秽，更以小柴胡合四物汤加白芷、防风、天麻、皂角刺，渐愈。又与换肌散，但遍体微赤，此血虚有火，因家贫未得调理，秋间发热，至春面仍发块，用前散并养血药，喜年少谨疾得愈。

77047 通天再造散（《普济方》卷一一〇引《十便良方》）

【组成】锦纹大黄一两（湿纸包裹煨熟，切片，焙干）　皂角刺一两（去刺皮，取其茎，剉碎）

【用法】上为细末。每服十钱，空心冷酒调下一方寸匕。至午时取下毒物如鱼脑胶相似；如未取再服五钱，即取下如乱发之虫；恶物取尽，然后服补药雄黄膏。

【主治】大风。

77048 通天再造散

《普济方》卷一一〇。为《直指》卷二十四"皂棘汤"之异名。见该条。

77049 通天达地散（《冯氏锦囊·杂症》卷六）

【组成】连翘　防风　贝母　荆芥　玄参　枳壳　甘草　白芥子　赤芍　天花粉　桔梗　牛蒡子　黄芩　射干

【用法】加灯心，水煎服。

【主治】❶《冯氏锦囊》：诸喉病，痄腮肿毒。❷《会约》：喉痹肿痛。

【备考】《会约》本方用量各等分；用法：外用木鳖子磨醋噙喉中，引去其痰，不可咽下，太酸，少掺清水亦可；随服煎药，后用吹药。

77050 通天达地散（《冯氏锦囊·杂症》卷六）

【组成】白矾（细末）五分　乌鸡子一个

【用法】二味调匀，灌喉中。

【主治】缠喉风。

77051 通天愈风汤（《医学纲目》卷十七）

【组成】人参一钱　威灵仙（去芦）半钱　南星（汤泡）　贝母（去心）各一钱　连翘　防风（去芦）各五分　瓜蒌仁十五粒　白术一钱半　桔梗三钱　甘草　荆芥穗各五分　生姜三片

【用法】上以水一钟半，煎至七分，去滓，入荆沥一呷，姜汁些少，半饥时送下清心导痰丸五十丸，每日一次。

【主治】❶《医学纲目》：舌纵，涎下多唾。❷《杂病源流犀烛》：肝风。始而口角流涎，渐至口眼歪斜。

77052 通气生姜丸（《赤水玄珠》卷五）

【组成】人参　茯苓　神曲（炒）　麦芽（炒）各一两半　官桂　归尾　陈皮（炒）各六两　半夏（洗）一两　生姜（去皮，切）六两　厚朴六两

【用法】上为末，以生姜汁煮曲糊为丸，如梧桐子大。每服三十丸，空心、食前米饮送下。

【主治】三焦虚胀。

77053 通气防风汤（《内外伤辨》卷中）

【异名】防风通气汤（《杏苑》卷三）。

【组成】防风　羌活　陈皮　人参　甘草各五分　藁本　青皮各三分　白豆蔻　黄柏各二分　升麻　柴胡　黄耆各一钱

【用法】上㕮咀，都作一服，水二盏，煎至一盏，去滓，食后温服。

【功用】❶《内外伤辨》：泻风热。❷《脾胃论注释》：开泻肺经风热，解肌表而和膀胱。

【主治】❶《内外伤辨》：风热乘肺，肺气郁甚，肩背痛，汗出，小便数而少。❷《脾胃论》：手太阳气郁而不行，肩背痛不可回顾。

【宜忌】❶《内外伤辨》：如面白脱色，气短者，不可服。❷《脾胃论》：气盛者，宜服。

【方论选录】《脾胃论注释》：用柴胡、升麻升阳气；黄耆、人参、甘草益肺气；防风泻肺经风热，用于升阳与益气之中，因为防风既是风药中润剂，又能助黄耆以益气；羌活、藁本散太阳风寒，橘皮运脾气，青皮理胃气，蔻仁宣肺气，三使分途而出，少用黄柏引热下行，阳气舒伸，气通痛定，溲便自调。

【备考】本方方名，《医学纲目》引作"防风汤"。

77054 **通气防风汤**

《医学发明》卷五。为《内外伤辨》卷中“羌活胜湿汤”之异名。见该条。

77055 **通气防风汤**

《东垣试效方》卷二。为《兰室秘藏》卷下“上清汤”之异名。见该条。

77056 **通气防风汤**(《便览》卷一)

【组成】苍术一钱半　羌活　茯苓　泽泻　白术　陈皮各一钱　甘草四分　桂枝　威灵仙　桔梗　防风　赤芍各五分

【用法】上药以水二盏,加生姜三片,煎。

【主治】肩背痛。

77057 **通气防风散**

《伤寒直格》卷下。为《宣明论》卷六“双解散”之异名。见该条。

77058 **通气防风散**

《普济方》卷九十七。为《内外伤辨》卷中“羌活胜湿汤”之异名。见该条。

77059 **通气利中丸**(《原机启微》卷下)

【组成】白术一两　白芷　羌活各半两　黄芩　滑石(取末)各一两半　大黄二两半　牵牛(取末)一两半

【用法】上除滑石、牵牛另研极细末外,余合为细末,入上药和匀,滴水为丸,如梧桐子大。每服三十丸,加至百丸,食后、临卧茶汤送下。

【主治】眵多眊矂,紧涩羞明,赤脉贯睛,脏腑秘结,或风热不制,热甚而大便硬者。

【方论选录】方以白术苦甘温,除胃中热为君;白芷辛温解利,羌活苦甘平微温,通利诸节为臣;黄芩微苦寒,疗热滋化,滑石甘寒,滑利小便,以分清浊为佐;大黄苦寒,通大便,泻诸实热;牵牛苦寒,一说味辛,利大便除风毒为使。此逆攻之法也。然牵牛有毒,非神农药,今与大黄并用者,取其性猛烈而快也。

【宜忌】不宜久用,久用伤元气。

77060 **通气辛夷散**(《疮疡经验全书》卷七)

【组成】藁本　羌活　防风　薄荷　白芍　辛夷　升麻　甘草　川芎　当归　生地　黄芩　连翘　桔梗　白芷　黄连　麦冬　柴胡　山栀仁

【用法】水二钟,加生姜一片煎服。

【主治】鼻痔。

【宜忌】戒酒,绝欲,除烦恼忧愁。

77061 **通气阿魏丸**(《中藏经》卷下)

【组成】阿魏二两　沉香一两　桂心半两　牵牛末二两

【用法】上先用醇酒一升,熬阿魏成膏,入药末为丸,如樱桃大,朱砂为衣。每服一丸,酒化下。

【主治】诸气不通,胸背痛,结塞闷乱者。

77062 **通气驱风汤**(《得效》卷十三)

【组成】天台乌药五两　桔梗(去芦)　川白芷　川芎　甘草(炙)　陈皮(去白)　白术各三两半　麻黄(去根节)　枳壳(麸炒,去瓤)各一两半　人参(去芦)半两

【用法】上为末。每服三钱,紫苏、木瓜煎汤调下。

【主治】男子妇人血气虚弱,虚风攻注,肌骨颤掉,肩背刺痛,手足拳挛,口角㖞斜,半身不遂,头目旋晕,痰涎壅盛,语言謇涩,行步艰难,心忪气短;客风所凑,四肢拘急,鼻塞身重,头疼;脾胃不和,心腹刺痛,胸膈不快,少力多困,精神不爽,不思饮食,呕吐恶心,霍乱吐泻,胎前产后,气虚百病。

77063 **通气驱风汤**

《普济方》卷八十八。即《直指》卷三引《良方》“人参顺气散”。见该条。

77064 **通气祛风汤**

《准绳·类方》卷八。为《局方》卷二宝庆新增方“人参顺气散”之异名。见该条。

77065 **通气散坚丸**(《外科正宗》卷二)

【组成】陈皮　半夏　茯苓　甘草　石菖蒲　枳实(炒)　人参　胆南星　天花粉　桔梗　川芎　当归　贝母　香附　海藻　黄芩(酒炒)各等分

【用法】上为末,荷叶煎汤泛为丸,如豌豆大。每服一钱,食远以灯心二十根,生姜三片,泡汤送下。

【功用】《金鉴》:清肺气,调经脉,理劳伤,和荣卫。

【主治】❶《外科正宗》:忧郁伤肺,致气浊不清,聚结为瘤,色白不赤,软而不坚,随喜怒消长者。❷《金鉴》:劳伤元气,腠理不密,外寒搏之,致生气瘿、气瘤。

77066 **通心辰砂丸**(《普济方》卷八十八引《旅舍备要》)

【组成】朱砂半两(研)　龙脑半两　硇砂半两(研,明者)　黄丹(炒)一钱　白芥子(微炒,取末)一两　半夏(汤洗,取末)半两　天南星(炮,取末)半两

【用法】上为末,面糊为丸,如绿豆大,朱砂为衣。每服十五丸,同铁粉、牛黄丸共服。

【主治】一切风涎潮发,以致狂语,状若心风。

77067 **通水至奇汤**(《石室秘录》卷三)

【组成】人参三钱　莲子三钱　白果二十个　茯苓三钱　甘草一钱　车前子三钱　肉桂三分　王不留行三钱

【用法】水煎服。

【主治】膀胱气化不行,小便不通。

【方论选录】此方之奇妙,全在用人参,其次则用肉桂三分,盖膀胱必得气化而始出。气化者何?心包络之气也,膀胱必得心包络之气下行,而水路能出。尤妙用白果二十个,人多不识此意:白果通任、督之脉,又走膀胱,引参、桂之气,直奔于膀胱之中。而车前子、王不留行尽是通泄之物,各随之趋出于阴气之口也。

77068 **通仙五宝汤**

《寿世保元》卷九。为《回春》卷八引王范泉方“通仙五宝散”之异名。见该条。

77069 **通仙五宝散**(《回春》卷八引王范泉方)

【异名】通圣五宝丹(《东医宝鉴·杂病篇》卷八)、通仙五宝汤(《寿世保元》卷九)。

【组成】钟乳粉三分　大丹砂二分　琥珀五厘　冰片五厘　珍珠二厘半

【用法】上为细末,另入飞白霜二分半(炒过)合作一服。每服五厘,每一料分作十二帖。每一日用土茯苓一斤,水煎作十二碗,去滓,清晨用一碗入药一帖,搅匀温服。其茯苓汤须一日服尽,不可别用汤水并茶,日日如是。服尽一料,至十二日即愈;或有不终剂而愈者;如病重,须再服一料,无不愈也。

【主治】凡人病过杨梅、天泡、绵花等疮,致成一切难名

状之疾；或杨梅疮烂见骨，经年不收口者；或筋骨疼痛，举发无时；或通身疙瘩不消；或手足皲破出血；或通身起皮发靥，好一层起一层；或赤癜、白癜，鹅掌风癣；或皮好骨烂，口臭难当，及年久臁疮不愈；一切顽疮恶毒。

【宜忌】忌食鸡、鹅、牛肉及房事。

77070 通白四逆汤（《症因脉治》卷四）

【组成】炙甘草　熟附子　干姜　葱白

【主治】寒伤太阴，腹冷如冰，每至五更则绵绵而痛，时欲大便，便而滑利，粪色淡白而不黄。

77071 通用乌须方（《医统》卷六十六）

【组成】五倍子（要川中大者，打如豆大，锅内炒黑色，白烟起时自然炒作一团，取起，裹湿青布内踏成饼，以石压，晒干收，听用）　红铜花（将细红铜丝以炭火煅，醋中淬之，不拘遍次，以化尽为度；去醋，取铜花，晒干）　皂矾三分　明矾三分　没石子一分　食盐二分　硇砂（净）一分

【用法】每次染时，旋配倍子末，以二钱为则，铜花四分，余皆一二分，和匀作一副，以烧酒或煎浓茶用瓷酒杯调如稀糊，坐汤中煮之，杯内绿气生面为好。先用皂角汤洗须净，拭干，将药以掠柄涂上，以皮纸荅湿包之，或以青布囊囊之，过夜。次早温水洗之，不润，用胡桃油捻指润之，一连染二夜，其黑如漆。制得法者可黑一月。

【功用】乌须。

77072 通用痛风丸

方出《丹溪心法》卷四，名见《医林纂要》卷五。为方出《丹溪心法》卷四，名见《医统》卷五十四“威灵仙丸”之异名。见该条。

77073 通玄二八丹（《扶寿精方》）

【异名】通元二八丹（《济阳纲目》卷二十二）。

【组成】黄连八两（去毛，雅州者）　当归（酒浸）　生地黄（酒浸）　白芍药　乌梅肉各五钱

【用法】上为细末，以雄猪肚一个，盐醋洗去秽气，煮将熟，取控干水，入药在内，置甑中，上下韭菜厚铺，自辰至酉，慢火蒸之，以银簪插试有黄色为度，乘热为丸，如梧桐子大。每服七十丸，治积聚，空心姜汤送服，泻一二次即愈，用粥补；治泄痢，饭后茶汤送服，即止；若肠滑、肠风下血，可常服。

【功用】能通能塞。

【主治】积聚，泄痢肠滑，肠风下血。

77074 通玄千金丹（《医方类聚》卷二六六引《保童秘要》）

【组成】青黛二钱（细研）　熊胆（汤化破）　蛇皮灰　腻粉　芦荟各一钱　蝉壳三个（去足）　瓜蒂二十个　田父头一个（炙）　麝香半钱　蟾酥二个　豮猪胆一个

【用法】上为末，纳熊胆、腻粉、麝香、蟾酥于乳钵内别研，与前药相和，以猪胆浸蒸饼为丸，如黄米大。每服一丸，如惊风，先取半丸，温水化破，滴入鼻中，余半丸，以薄荷温水研入口中；如疳气状貌多端者，粥饮送下，甚者不过三五服；若变成寒热，薄荷温水送下；蛔虫心，苦楝子煎汤送下；久患疳痢，陈米饮送下。

【主治】小儿惊风，疳积，疳痢。

77075 通玄消肾散（《证治宝鉴》卷九）

【组成】玄胡　猪苓　柴胡　甘草　连翘　山栀　泽泻　苍术　白术　青皮　陈皮　乌药　木香　茴香

【主治】小肠气走痛。

77076 通圣五宝丹

《东医宝鉴·杂病篇》卷八。为《回春》卷八引王范泉方“通仙五宝散”之异名。见该条。

77077 通圣双行汤（《三因》卷十四）

【异名】通圣汤（《普济方》卷二八三）。

【组成】大黄（蒸）一两　木鳖（去壳，切）　防风　枳壳　桔梗　甘草各一分

【用法】上剉散。每服四大钱，水一盏，煎至七分，去滓，入朴消二钱，重煎溶，热服。得疏转一二次，即服万金汤。

【主治】伤风寒暑湿，或涩或散，使气血滞凝，肉腐为脓，壅结成痈疽，随处发作。

【宜忌】阴证忌服。

77078 通圣双解散（《育婴秘诀》卷三）

【组成】防风　川芎　桔梗　芍药　黄芩　薄荷　当归　荆芥　滑石　石膏　白术　连翘　栀子　麻黄　大黄　朴消各等分　甘草减半

【用法】上㕮咀。入生姜水煎，调益元散服；或为末，蜜丸，生姜汤化下。

【主治】小儿表里俱热，或疮疹。

【加减】有表无里，去消、黄；有里无表，去麻黄。

77079 通圣消毒散（《伤寒全生集》卷四）

【组成】荆芥　防风　白芷　连翘　甘草　川芎　当归　薄荷　黄芩　山栀　滑石　桔梗　石膏　芒消　大黄　麻黄　牛蒡子（一方用犀角）

【用法】水煎服。

【主治】头面肿甚，目不开，鼻塞，口干舌燥，烦渴，内外有热，或咽肿痛不利，或内热大便秘结，脉洪数。

【加减】肿不消，加重牛蒡子，再加玄参。

77080 通耳红棉散

《全国中药成药处方集》兰州方。为《寿世保元》卷六“红棉散”之异名。见该条。

77081 通邪表毒汤

《外科图说》卷一。为原书同卷“通邪煎”之异名。见该条。

77082 通关止血丸（《古今医鉴》卷七）

【组成】枯白矾一钱　沉香三分　半夏四个　糯米十四粒　麝香一分

【用法】上为末，面糊为丸，如豌豆大。每用二丸，塞左右两耳，即服陈槐汤。

【主治】鼻衄。

77083 通关导滞散（《赤水玄珠》卷十五）

【组成】木香　槟榔　枳壳　当归尾　厚朴各一钱　大黄三钱

【主治】大便不通。

【加减】小便不通，加瞿麦、木通、滑石各一钱半，用八正散水煎，食前服。

【备考】《济阳纲目》本方用法：上剉，以水一钟半，煎至八分，食前服。

77084 通关利窍散（《玉案》卷二）

【组成】麝香一钱　半夏三钱　青黛八分　猪牙皂角五钱

【用法】上为细末。用少许吹鼻。有嚏者生，无嚏不治。

【主治】中风。不省人事，牙关紧闭，汤水难进。

77085 通关青金散（《普济方》卷四十六引《海上方》）

【组成】薄荷叶　好朴消各四两（钱）　川芎　青黛各二钱　脑子一分

【用法】上为细末。搐鼻。

【主治】偏正头风；赤眼。

77086 通关神应散（《卫生鸿宝》卷二）

【组成】山慈菇　硼砂　海巴（煅）　川连（入姜汁内煨熟）　珍珠（煅）　明矾（煅）　冰片　辰砂（水飞）　红铁皮（即铁锈，以有锈之铁煅，醋淬，刮下）各等分

【用法】上为细末，瓶贮。每用三五厘，以鹅毛管吹于患处。重者，三五次取效。

【主治】一切咽喉肿痛，乳蛾，喉痹，缠喉风。

77087 通关滋肾丸

《全国中药成药处方集》上海方。为《兰室秘藏》卷下“通关丸”之异名。见该条。

77088 通关瞿麦汤（《圣济总录》卷九十五）

【组成】瞿麦穗　芍药　大黄（剉，炒）　当归（切，焙）　葵子　甘草（炙）　榆白皮（剉）　栀子仁　木通（剉）　石韦（去毛）　大麻仁各一两

【用法】上为粗末。每服五钱匕，水一盏半，入灯心少许，煎至一盏，去滓温服。

【主治】膀胱积热，小便不通。

77089 通阳圣化汤（《医醇賸义》卷二）

【组成】当归二钱　川芎一钱　香附二钱　白术一钱五分　羌活一钱　白芷五分（酒蒸）　辛夷一钱（切）　天麻六分　红枣五枚　姜三片

【主治】寒伤脑漏，鼻窍不通，时流浊涕。

77090 通阳抑阴煎（《医醇賸义》卷四）

【组成】当归二钱　琥珀一钱　辰砂五分　丹参三钱　远志五分（甘草水炒）　沉香五分　破故纸一钱五分　益智仁一钱　茯神二钱　白术一钱　枣二枚　姜三片

【功用】养心营，通心气。

【主治】心痹者，脉不通，烦则心下鼓，暴上气而喘，嗌干善噫，厥气上则恐。此乃心经主病而兼肾病也。

77091 通阳消毒汤（《洞天奥旨》卷十）

【组成】茯苓三钱　神曲一钱　消砂一钱　甘草一钱　麻黄五分　白术三钱　黄柏一钱　天花粉三钱　黄耆五钱　蒲公英三钱

【用法】水煎服。

【主治】阳湿痰破疮在手而未溃者。

77092 通声辛甘煎（《圣济总录》卷六十六）

【异名】通声膏（《鸡峰》卷十一）。

【组成】酥（真者）　蜜　饴糖　生姜（取自然汁）　百部（取自然汁）　枣（炊，去皮核，研）　杏仁（汤浸，去皮尖双仁，研）各一升　柑皮五枚（为末）

【用法】上以微火煎，不住搅，约一炊久，取药汁减半止。每服一匙头，酒调细细咽之，日二夜一。

【主治】肺虚，为风寒所伤，语声嘶嗄，气息喘急，上气咳嗽。

77093 通利运转汤（《玉案》卷五）

【组成】寒水石　车前子　木通　滑石各二钱　麝香三分　淡竹叶二十片

【用法】水煎，空心服。

【主治】脬转内热。

77094 通利定胀汤（《点点经》卷三）

【组成】当归　腹皮　槟榔　木通　厚朴　六曲　山楂　黄芩　枳壳　栀子　酒军　朴消　木香

【用法】不用引。

【主治】酒染成痞，面红腹胀，气喘发咳。

77095 通利湿气丸（《慈幼新书》卷十一）

【组成】沉香　木香　丁香各（另研）二钱　巴霜　陈皮（洗）　青皮（醋炒）　莪术（炒）　乌梅肉（焙干）　黄连　槟榔各五钱

【用法】将巴霜醋浸一时煮干，皮纸重碾去油，和各药研细，米糊为丸，如黍米大。每服三五丸，温白汤送下。

【主治】痈疽。

77096 通肝生乳汤（《傅青主女科》卷下）

【组成】白芍五钱（醋炒）　当归五钱（酒洗）　白术五钱（土炒）　熟地三分　甘草三分　麦冬五钱　通草一钱　柴胡一钱　远志一钱

【用法】水煎服。一剂即通，不必再服。

【主治】羞愤成郁，土木相结，致产后数日两乳胀满作痛，乳汁不通。

77097 通肝收乳汤（《中医症状鉴别诊断学》）

【组成】柴胡　当归　白芍　熟地　白术　甘草　麦冬　远志　麦芽　通草

【功用】舒肝养血。

【主治】肝郁乳汁自漏。乳汁不断自行漏出，量少质浓，两乳胀硬疼痛，精神郁闷，性急易怒，或脘胀纳少，舌质正常或偏暗红，脉弦涩。

77098 通肠活血汤（《跌打损伤方》）

【组成】生军一钱　熟地一钱半　炙甘草三分　腹皮　枳壳　陈皮　青皮　苏木八分　乌药　川断　羌活　独活　木通　加皮　桃仁　红花　当归　玄胡索

【用法】酒、水煎，食远服。

【主治】伤肛门，大便不通。

【备考】方中腹皮至玄胡索用量原缺。

77099 通肠痔漏丸（《增补内经拾遗》卷四）

【组成】白术（麸炒）　白茯苓（焙）　当归（酒洗，剉破，不得见火）　黄柏（炒）　羌活（炒）　独活　防己（焙）　防风　定风草（即独活苗，生用）　荆芥（生）　山豆根（不见火）　柏子仁（生）　白鲜皮（醋炒）　白蒺藜（生）　赤芍（醋炒）　百部（醋炒）一两　人参五钱（焙，日久加至一两）　苦参五钱（炒）　薏苡仁五钱（焙）　天花粉二两（炒燥）　玄明粉一钱（重者加至三钱）

【用法】上各为细末，炼蜜为丸，如梧桐子大。每服一百丸，莲肉汤送下，每日三次。服至十二两愈，重者不过一斤。

【主治】痔漏。

【宜忌】忌煎炒、酒色、气恼。

【备考】方中白术至赤芍15味药用量原缺。

77100 通肠痔漏方（《吴氏医方类编》卷五）

【组成】龟版（酥炙）　槐花（炒黄）　肥皂核（炒黄色）各一两　戌盖一个（即狗头骨，用羊酥油炙）

【用法】上为末，醋煮鳖汤为丸，如梧桐子大。每服五十丸，空心白汤送下，每日三次。

【主治】痔漏。

【加减】如漏流脓，加酥炙番木鳖三钱同丸。

77101 通肠解毒汤（《辨证录》卷十）

【组成】生甘草一两　大黄一两　金银花一两

【用法】水煎服。

【功用】解毒通利。

【主治】因服断肠草，初则胸前隐隐作疼，久则气不能通，及至腹痛，大小便俱不能出。

【方论选录】方用金银花、生甘草以解其毒，用大黄迅逐以通其气，毒解气通，断肠之草何能作祟哉。

77102 通补血络汤（方出《临证指南医案》卷三，名见《证因方论集要》卷三）

【组成】人参一钱　当归二钱　茺蔚子二钱　香附（醋炒）一钱　茯苓三钱　小茴一钱　生杜仲二钱　白芍（炒）肉桂

【功用】通补血络。

【主治】经水不至，腹中微痛，右胁蠕蠕而动，皆阳明脉络空虚，冲任无贮所致。

【方论选录】《证因方论集要》：人参、茯苓通补阳明，归身、白芍柔和厥阴，香附、小茴辛以走络，肉桂、杜仲温以暖肝，茺蔚子活血顺气。

【备考】方中白芍、肉桂，用量原缺。

77103 通补奇经丸（《温病条辨》卷五）

【组成】鹿茸八两（力不能者以嫩毛角代之）　紫石英（生研极细）二两　龟版（炙）四两　枸杞子四两　当归（炒黑）四两　肉苁蓉六两　小茴香（炒黑）四两　鹿角胶六两　沙苑蒺藜二两　补骨脂四两　人参二两（力绵者，以九制洋参四两代之）　杜仲二两

【用法】上为极细末，炼蜜为丸，如小梧桐子大。每服二钱，渐加至三钱。

【功用】《吴鞠通医案》：通补八脉。

【主治】❶《温病条辨》：妇人肝虚而热，每殒胎必三月者。❷《吴鞠通医案》：疟疾，带下，月经不调。

【宜忌】《吴鞠通医案》：暂戒猪肉，永戒生冷。

【加减】大便溏者，加莲子、芡实、牡蛎各四两，以蒺藜、洋参熬膏为丸；淋带者，加桑螵蛸、菟丝子各四两；癥瘕久聚少腹痛者，去补骨脂、蒺藜、杜仲，加肉桂、丁香各二两。

【临床报道】❶ 疟疾：《吴鞠通医案》孙，四十岁，少阴三疟，二年不愈，寒多热少，脉弦细，阳微损及八脉，与通补奇经丸四两，服完全愈。❷ 带下，月经不调：《吴鞠通医案》乙酉八月十九日，余氏，二十三岁，产后漏经半年，经止后一年有余，忽来如崩，又疑半产。以温经法后至九月初一日经通，舌白滑，五日前面肿腹痛，带下甚，其为带脉之寒湿下注无疑。以温经散寒利湿等法后至十一月十四日，带症已少，不时举发，经不调，六脉阳微之极。此症病起产后，漏经半年，胞宫之损可知，体厚湿重易肿，纳食不旺，阳明之虚又可知矣，当兼治之。每日空心服奇经丸三钱，以补胞宫；午间、晚间各服温经行湿汤药一碗，以理阳明为主。

77104 通补肺督丸（《重订通俗伤寒论》）

【组成】生耆皮　杏仁霜　姜半夏各一两半　生於术（米泔水浸晒）　云茯苓　羊脊骨（炙黄）　菟丝子（生晒）各三两　嫩毛鹿角（镑）二两　桂枝木七钱　蜜炙麻黄　北细辛各三钱　广皮红一两　甘草（炙黑）五钱

【用法】上为末，用生苡仁煮浆糊丸。每服三钱。

【功用】温补肺肾，化痰平喘。

【主治】伏饮久踞，阳衰浊泛，渐损及阴而致哮喘，症见上气郁闷，勉强咳出一二口痰，痰中稍杂以血点。

77105 通补温络汤（方出《临证指南医案》卷七，名见《证因方论集要》卷三）

【组成】黄耆四两　茯苓三两　生白术三两　炙草　淡苁蓉二两　当归三两　牛膝二两　仙灵脾二两　虎骨胶　金毛狗脊十二两（无灰酒浸半日，蒸熬膏）

【用法】胶、膏为丸。

【功用】温养通补。

【主治】痹痛止而行走痿弱无力。

【方论选录】行走痿弱，有属肝肾阳不足者，肉苁蓉生精补阳，仙灵脾专益精气，金狗脊能健筋骨，虎骨胶追风定痛，耆、术、苓、草以护持脾阳，当归、牛膝以通达肝络。

【备考】方中炙草、虎骨胶用量原缺。

77106 通灵万应丹（《痧证汇要》卷一）

【组成】茅山苍术（色黑而小朱砂点者佳，米泔水浸软，切片，烘干，为末）三两　丁香（不拘公、母）六钱　明天麻（切片，焙干，为末）　雄黄（透明者，研细，水飞）　麻黄（去节，细剉，焙，为末）　朱砂（研细，水飞）各三两六钱　真蟾酥九钱（好烧酒浸化）　麝香（上好者，为末）三钱　绵纹大黄（切片，晒干，为末）六两　甘草（去皮，微炒，为末）二两四钱

【用法】上各为细末，以糯米粥浆为丸，如萝卜子大，朱砂为衣，候干，收贮瓷瓶备用。每用轻者三丸，重者七丸，纳舌下，少顷咽下；中暑、绞肠腹痛及中寒腹痛等证，先将二丸研细，吹入鼻内，或纳之舌下，少顷吞下，再灌六丸，阴阳水或凉水送下；山岚瘴气、空心触秽、感冒风寒等证，口含三丸，邪热不侵；痈疽疔毒，及蛇蝎毒蛇所伤，捣末，好酒调敷；小儿发痘不出、急慢惊风，并年老臌胀噎膈等证，灯心汤或凉水加倍调服。

【主治】中暑头眩眼黑，及绞肠腹痛，一时闭闷，不省人事，斑痧；中寒骤然腹痛，阴阳反错，睡卧不安，手足厥冷，吐泻不出，卒然难过；山岚瘴气；夏月途行，及空心触秽；感冒风寒，恶心头痛，肚腹饱胀，风疾；痈疽疔毒，及蛇蝎所伤；小儿发痘不出，及急慢惊风，痰涎壅盛，并年老臌胀，噎膈。

【宜忌】孕妇忌服。又此方不宜与玉枢丹一时并服，以甘草与红芽大戟相反。

77107 通灵玉粉散

《普济方》卷一五四。为《圣惠》卷九十八“通灵玉粉”之异名。见该条。

77108 通灵黄金膏（《杨氏家藏方》卷十二）

【组成】木香　当归（洗，焙）　金毛狗脊（去毛）　防风（去芦头）　白及　白蔹　香白芷　白术　乳香（别研）　松脂（别研）　枫香（别研）　杏仁（去皮尖，别研）各一两

【用法】上件除乳香、枫香、松脂外，各焙干剉细，用清油三斤，炼熟放冷，浸药于银石器内，文武火养三日，常似鱼眼，勿令大沸，恐损药力，候香白芷黄为度；滤过，别入净锅

内,入黄蜡八两,细罗黄丹二两,次入已研者枫香、乳香,用槐、柳枝子不住手搅,再上慢火熬少时,候凝即成。每先用膏药半分,蛤粉为衣,温酒送下;次用药摩病处。如损折者,以竹夹挟直,用药摩之;患缠喉风服药不下者,先用药于喉外摩之,候喉宽,然后服之;牙疼、齿浮出血者,以药填齿缝,如有清水吐之;耳内停风气,疼痛作声,纸捻纴药在耳内。

【主治】打扑伤损,驴伤马坠,痈疽,瘰疬,鬼箭,骨疽,漏疮,软疖,眉疽,发背,脑疽,脚膝生疮,远年恶疮,臁疮,缠喉风,五般痔,漏耳,鼻内生疮,牙疼,耳痛。

77109 通顶石南散(《幼幼新书》卷六引《龙木论》)

【异名】石南散(《本草纲目》卷三十六)。

【组成】石南一两　藜芦三分　瓜蒂五七个

【用法】上为细末。每用一粳米许,搐鼻,每日二次,通顶为妙。

【功用】《银海精微》:利膈,开风痰。

【主治】❶《幼幼新书》引《龙木论》:小儿通睛外障;初因失误,筑打头面额角,倒蹙扑下,令小儿肝受惊风,使目通睛。❷《银海精微》:肝受风痰盛,瞳人开大眼不收而展缩者。

77110 通顶吹鼻散(《圣惠》卷十一)

【组成】藜芦一分(去芦头)　瓜蒂三分　马牙消三分　龙脑半钱(研)　麝香半钱(研)

【用法】上为细散,研入龙脑、麝香令匀。每用少许,吹入鼻中。得嚏即愈。

【主治】伤寒头痛不止。

77111 通顶抽风散(《圣惠》卷三十二)

【组成】消石二两

【用法】上以新瓷瓶内盛,渐以水熔成汁,时时投三二十粒生萝卜子入于消内,候烟出尽,又投,直候萝卜子、消石无声;消已伏火,去火放冷,敲破瓶,取出研如粉;用萝卜子一两,去皮,拣净,只取半两;麝香半钱,合研令细。每用半字,纳笔管内,随左右痛处,猛用力吹入鼻内。当有清涕水出,其疼痛立止。

【主治】眼睛如针刺疼痛。

77112 通顶定命散(《圣惠》卷八十七)

【组成】芦荟一分(细研)　瓜蒂一分　麝香一钱(细研)　鹅不食草一分　猪牙皂荚一分

【用法】上为细散。每取少许,吹于鼻中。当嚏出疳虫,黑者难治,赤白黄者易医。

【主治】小儿一切疳,脑热鼻塞。

77113 通肾祛邪散(《辨证录》卷八)

【组成】白术一两　茯苓五钱　瞿麦一钱　苡仁五钱　萹蓄一钱　肉桂三分　车前子三钱

【用法】水煎服。

【主治】肾虚而感湿热所致淋证。

77114 通肾消水汤(《傅青主男女科·男科》卷下)

【组成】熟地　山药　苡仁各一两　山萸一钱五分　茯神五钱　肉桂　牛膝各一钱　车前子三钱

【用法】水煎服。

【功用】通肾气。

【主治】水结膀胱。目突口张,足肿气喘。

77115 通明利气丸

《便览》卷一。即《回春》卷五"通明利气汤"改为丸剂。见该条。

77116 通明利气汤(《回春》卷五)

【组成】苍术(盐水炒)　白术(瓦焙)　香附(童便炒)　生地黄(姜汁炒)　槟榔各一钱　抚芎八分　陈皮(盐水浸炒)一钱　贝母三钱　黄连(酒浸,猪胆汁炒)　黄芩(同上制)各一钱　黄柏(酒炒)　栀子仁(炒)　玄参(酒洗)各一钱　木香　甘草(炙)各五分

【用法】上剉作二剂。加生姜,水煎,入竹沥同服。

【主治】虚火上升,痰气郁于耳中,或闭或鸣;或痰火炽盛,忧郁痞满,咽喉不利,烦躁不宁。

【备考】本方改为丸剂,名"通明利气丸"(见《便览》卷一)。《便览》有菖蒲(去毛)二钱,无竹沥。

77117 通明补肾丸(《秘传眼科龙木论》卷一)

【组成】车前子　石决明　桔梗　芍药各一两　细辛二两　大黄一分　茺蔚子　干地黄各二两

【用法】上为末,炼蜜为丸,如梧桐子大。每服十丸,空心茶送下。

【主治】五风变内障。因脏腑虚劳,肝风为本,初患之时,头旋偏痛,或一眼先患,或因呕吐双暗,毒风入眼,兼脑热相侵,致令眼目失明。

77118 通明补肾丸(《银海精微》卷上)

【组成】楮实子　五味子　枸杞子各一两　人参　菟丝子　肉苁蓉　菊花　熟地黄　当归　牛膝　知母　黄柏　青盐各一两

【用法】上为细末,炼蜜为丸。每服五十丸,空心盐汤送下。

【主治】玉翳遮睛。因肝风入脑,肝膈积热,久则肾虚,致眼中发热或赤痛,初起红肿赤脉穿睛,渐生白翳,久则成片遮瞒乌睛,凝结如玉色。

77119 通乳四物汤(《医略六书》卷三十)

【组成】生地五钱　当归三钱　白芍一钱半(酒炒)　川芎一钱　木通一钱半　王不留行三钱　花粉三钱　猪蹄二只　知母一钱半(酒炒)

【用法】水、酒各半浓煎,去滓,温服。

【功用】《中医妇科治疗学》:清营养血。

【主治】❶《医略六书》:乳汁不行,脉虚数者。❷《中医妇科治疗学》:产后血虚兼热,乳汁不行,面色苍白,有时颊赤,头眩心悸,手心灼热,口舌干燥,或午后潮热,心烦寐少,小便淡黄,大便干燥,舌红苔薄黄,脉细数。

【方论选录】产后血虚热炽,不能施化津液以上奉为乳,故乳汁不行,乳房不起焉。生地壮水以滋血室,当归养血以荣经脉,川芎入血海行血气,白芍敛营阴养血脉,花粉清热润燥,木通降热通经,王不留走经隧以周流于身,雄猪蹄滋津液以上奉乎乳,知母清热润燥以资生乳汁也。水、酒煎服,使血脉内充,则瘀热自化,而津液无不上奉,乳房无不起胀,安有乳汁不行之患乎。

77120 通乳四物汤(《女科证治》)

【组成】熟地 12 克　当归 9 克　川芎　木通　王不留行各 3 克　制香附　陈皮各 6 克

【功用】养血调气通乳。

【主治】产后乳汁不行,血虚气滞者。症见乳少难下,

面色苍黄，头晕目涩，心悸少寐，胸肋作胀，舌苔薄白，脉细涩。

77121 通乳活血汤（《眼科临证笔记》）

【组成】大黄耆一两 当归五钱 川芎三钱 青皮三钱 王不留行五钱（炒） 山甲二钱（炙） 二花四钱 寸冬三钱 菊花三钱 通草一钱

【用法】水煎服。

【主治】产后病目症（继发性点状角膜炎）。症见两眼微红，头晕羞明，风轮之上星翳四起，视物昏蒙，服活血补气汤，病情好转，但乳汁减少者。

77122 通乳消肿汤（《揣摩有得集》）

【组成】泽兰叶五钱 青皮一钱半（炒） 贝母一钱半（去心） 白芷五分 当归一钱半 甲珠三分 蒲公英三钱 乳香一钱（去油） 没药一钱（去油） 瓜蒌一钱半 生甘草一钱 地肤子一钱半（炒）

【用法】水煎，温服。服之汗出自愈。

【主治】妇人吹乳、乳岩，积滞成块，红肿疼痛，身上发烧发冷，属气血凝滞者。

77123 通乳涌泉散（《全国中药成药处方集》沈阳方）

【组成】王不留行三两 穿山甲五两 天花粉 炙甘草各三两 全当归五两 漏芦二两

【用法】上为细末。每服二钱，猪蹄煎汤送服；或热黄酒冲服。

【功用】通经下乳。

【主治】血气诸虚，经络失营，致乳汁不足，甚或缺乳。

【禁忌】孕妇忌服。

77124 通乳散结汤（《中医妇科治疗学》）

【组成】全瓜蒌四钱 青皮三钱 丝瓜络五钱 桔络 通草各三钱 桔叶十片 郁金二钱 刺蒺藜三钱 蒲公英五钱

【用法】水煎，温服。

【功用】舒肝解郁，通络散结。

【主治】乳结属肝郁气滞证。乳汁停滞不畅，以致乳房硬满胀痛，甚或肿红，时有恶寒发热，舌淡苔白，脉弦数。

【加减】红肿甚者，加银花三钱，甘草一钱。

77125 通乳瓢畜饮（《产科发蒙》卷四）

【组成】瓢畜一钱 桔梗八分 天花粉七分 紫苏五分 甘草五厘

【用法】上以水一盏半，煮取一盏，温服。

【主治】产后乳汁少。

77126 通变黑锡丹（《衷中参西》上册）

【组成】铅灰二两（用黑铅数斤熔化后，其面上必有浮灰，屡次熔化，屡次取之，研细） 硫化铅一两（用黑铅四两，铁锅内熔化；再用硫黄细末四两，撒于铅上；硫黄皆着，急用铁铲拌炒，铅经硫黄烧炼，结成砂子，取出晾冷，碾轧成饼者去之，余者，再用乳钵研极细） 麦曲一两半（炒熟）

【用法】上用水为丸，如梧桐子大。每服五六丸，多至十丸，用净芒消四五分冲水送服。若服药后，大便不利者（铅灰、硫化铅皆能涩大便），芒消又宜多用。

【主治】痫风。

77127 通府保精丸（《鸡鸣录》）

【组成】粉萆薢 荷叶蒂 槐米 黄柏（盐水炒）各三两 海金砂二两五钱 象牙屑（酒炒） 萹蓄各二两 滑石（飞）一两五钱 甘草梢 赤苓各一两

【用法】上为末，用车前子五两煎汤为丸，如梧桐子大。每服三钱，土茯苓汤送下；开水亦可。

【主治】肾家经火，败精阻窍，内热溺艰，结痂淋浊。

77128 通治三消丸（《医钞类编》卷八）

【组成】黄连不拘多少 冬瓜（切，肉研自然汁）

【用法】上和成饼，阴干，再为末，又用汁浸和，加至七次，仍用汁为丸。大麦煎汤入汁送下。

【主治】消渴。

【方论选录】黄连苦入心，寒泻火；冬瓜甘益脾，寒泄热。

77129 通治还少丹（《瑞竹堂方》卷一）

【组成】山药（炮） 牛膝（去苗，焙） 山茱萸（水洗，去核） 白茯苓 舶上茴香（炒）各一两半 菟丝子（酒浸，焙，研） 续断（去芦）各一两

【用法】上为末，炼蜜为丸，如梧桐子大。每服三十丸，盐汤送下。

【主治】心肾俱虚，漏精白浊。

77130 通治实火膏（《理瀹》）

【组成】大黄 当归 生地各二两 黄柏 黄芩 黄连 川芎 柴胡 干葛 薄荷 连翘 赤芍 栀子 知母 黑丑各一两 犀角片 羚角片各三钱 （一方有生甘草）

【用法】麻油熬，黄丹收，加石膏、滑石各四两，搅。

【主治】实火。

77131 通治荆芥散（《普济方》卷二四七引《经验良方》）

【组成】荆芥穗不拘多少（新瓦上焙）

【用法】上为末。每服二钱，热酒调下。

【主治】风疝，阴肾肿大，或阴囊肿痛。

77132 通治瘰疬方（《外科正宗》卷二）

【组成】陈皮 白术 柴胡 桔梗 川芎 当归 白芍 连翘 茯苓 香附（醋炒） 夏枯草 黄芩各一钱 藿香 半夏 白芷 甘草各五分

【用法】水二钟，加生姜三片，煎取八分，入酒一小杯，临睡时服。

【主治】瘰疬，不分新久、表里虚实，及诸痰结核。

77133 通治蟾酥丸

《普济方》卷三七九。为《得效》卷十二"蟾酥丸"之异名。见该条。

77134 通经下取方（《医学正传》卷七引《产宝》）

【组成】海蛤粉半两 苦葶苈 牙皂各二钱半 巴豆（略去油） 天花粉 苦丁香 红娘子各一钱半 麝香少许

【用法】上为细末，每用一钱，葱涎同捣为丸。薄绵裹，以五寸竹管纳阴户中。候热时先通黄水，次则经行。

【主治】❶《医学正传》引《产宝》：月经不通。❷《济阴纲目》：痰结经闭。

【备考】方中麝香用量原缺，据《济阴纲目》补。

77135 通经止痛汤（《临证医案医方》）

【组成】酒丹参30克 杭白芍30克 醋柴胡9克 当归尾9克 酒川芎6克 鸡血藤15克 玄胡12克 乌药9克 香附9克 青皮 陈皮各9克 苏梗 桔梗各6克 甘草3克

【功用】活血理气，调经止痛。

【主治】痛经属气滞血瘀型。经前或经期小腹胀痛,按之痛甚,经行量少不畅,色紫有块,舌质紫暗,脉沉弦或沉涩。

【方论选录】本方以丹参、白芍、柴胡为主药。丹参、当归尾、川芎、鸡血藤、玄胡活血;香附、青皮、陈皮、苏梗、桔梗、乌药理气;白芍酸敛缓急,柴胡辛散解郁,两药相伍为用,调和气血而止痛,甘草调和诸药、缓痉止痛。上药合用,活血理气,调经止痛。

77136 通经六合汤(《郑氏家传女科万金方》卷一)

【组成】当归 白芍 官桂 蓬术 川芎 熟地(一方用生地)

【用法】水煎服。

【功用】逐瘀血,通经络。

【主治】经闭,腹中结块,腰腿重疼属气血凝滞者。

【加减】加延胡索,名延胡索散。

77137 通经六合汤(《女科切要》卷一)

【组成】熟地 白芍 当归 川芎 半夏 茯苓 益母草 贝母 白术 知母 橘红

【用法】水煎服。

【主治】妇人气血凝滞,经闭,腹中结块,腰腿重痛者。

77138 通经甘露丸(《回春》卷六)

【组成】大黄十六两(四两用头红花四两,入水取汁浸一日,不用红花;四两以童便入盐二钱浸一日,取出晒干,不用童便;四两用好酒浸一日,令软,切片如杏核大,晒干,入去皮巴豆三十五粒,同炒黄色,去巴豆不用;四两用当归四两入淡醋浸一日,晒干,不用当归。上四份共合一处)南木香二两 百草霜五钱

【用法】上为细末,以当归、醋红花水煮米糊为丸,如梧桐子大。每服三四十丸,空心温酒送下。

【主治】妇人经血不通,崩漏肠风,赤白带下,血气五淋,产后积血,男女五劳七伤及小儿骨蒸劳热,夫妇阴血阳精不交。

77139 通经甘露丸(《北京市中药成方选集》)

【组成】当归四两 桃仁(去皮)四两 大黄四两 丹皮四两 干漆(煅)四两 肉桂(去粗皮)四两 牛膝四两 三棱(炒)五钱 莪术(醋炙)一两 红花四两

【用法】将桃仁另研成泥,其余共研为细粉,过罗,与桃仁同串,混合均匀,过罗,细粉兑麝香三分,研细和匀,用冷开水泛为小丸。每服二至三钱,温开水送下,每日二次。

【功用】化瘀通经。

【主治】妇人月经不通,少腹胀痛,午后发热。

【宜忌】孕妇忌服。

77140 通经甘露丸(《慈禧光绪医方选议》)

【组成】当归八两 丹皮四两 枳壳二两 陈皮二两 灵脂三两 砂仁二两 熟地四两 生地四两 玄胡四两(炙) 熟军八两 赤芍三两 青皮三两 香附一斤半(炙) 炮姜二两 桂心二两 三棱八两 莪术八两 甘草二两 藏红花二两

【用法】以醋三斤,煮苏木四两取汁,泛为小丸。

【功用】活血理气,逐瘀生新。

【主治】妇人月经不通,或癥瘕痞块,少腹胀痛,骨蒸劳热等。

77141 通经甘露丸(《成方制剂》1册)

【组成】大黄 当归 莪术 干漆 红花 牡丹皮 牛膝 肉桂 三棱 桃仁

【用法】制成水丸,每100粒重6克。温黄酒或温开水送服,一次6克,每日2次。

【功用】活血祛瘀,通经止痛。

【主治】血瘀阻滞所致的经闭不通,小腹疼痛,或经血量少,小腹疼痛拒按以及癥瘕积块。

【宜忌】孕妇忌服。

77142 通经四物汤(方出《回春》卷六,名见《古今医鉴》卷十一)

【组成】当归一钱半 川芎五分 白芍(酒炒)一钱 熟地黄一钱 桃仁二十个(去皮尖,研) 红花三分 香附一钱 肉桂五分 蓬术一钱 苏木一钱 木通八分 甘草五分

【用法】上剉一剂。水煎,空心温服。

【功用】❶《回春》:温经养血。❷《医学正印》:温经养血行气。

【主治】血虚有寒,经水过期不来作痛者。

77143 通经四物汤(《鲁府禁方》卷三)

【组成】当归(酒洗) 川芎 白芍(酒炒) 熟地黄各一钱 人参 黄耆(蜜炒) 肉苁蓉(酒洗)各七分 五味子十个 红花五分 苏木一钱

【用法】上剉。加葱白三茎,酒、水煎,空心服。

【主治】经脉不通。

77144 通经导滞汤(《外科正宗》卷三)

【组成】香附 赤芍 川芎 当归 熟地 陈皮 紫苏 牡丹皮 红花 牛膝 枳壳各一钱 甘草节 独活各五分

【用法】水二钟,煎八分,入酒一小杯,食前服。

【主治】妇人产后,败血流注经络,结成肿块疼痛者。

77145 通经利窍汤(《解围元薮》卷三)

【组成】第一日:大黄 荆芥 桔梗 归尾 黄芩各一钱 羌活 防风 连翘各一钱二分 防已 白芷各八分 牛膝七分 甘草五分

第二日:大黄 羌活 防风 桔梗各一钱 白芷 防已 归尾 独活 荆芥 牛膝各八分 甘草五分

第三四日:羌活 桔梗 防风 黄芩各二钱 白芷 荆芥 防已 独活 牛膝 归尾各八分 甘草五分

第五日至八日:羌活 独活 防风 荆芥各一钱 归尾 芍药 防已 连翘 黄芩各八分 甘草五分

第九日:大黄 荆芥 羌活 独活 防风 川芎各一钱 当归 牛膝 黄芩 白芷 桔梗各八分 甘草五分

第十日至十八日:同上,惟大黄用二钱

第十九、二十日:大黄 黄柏 连翘 羌活 苦参 荆芥 黄芩各一钱 黄连 防风 防已 甘草 当归各八分

第二十一、二日:黄柏(炒) 大黄(蒸) 苦参 羌活各一钱 连翘 防风 黄芩 牛膝 防已 独活各八分 甘草五分 黄连一钱五分

第二十三、四日:芍药 羌活 黄芩 荆芥 牛膝 白芷 大黄 连翘各一钱 独活 当归 防已 桔梗各八分 甘草五分

第二十五至二十七日:玄参 连翘 独活 当归 防已 桔梗 牛膝 芍药各八分 防风 大黄各一钱 黄连

七分　草乌一钱　川芎　甘草各五分

第二十八至三十日：草乌　芍药　羌活　荆芥　防已各一钱　川芎　当归　桔梗　牛膝　白芷　苦参　防风各八分　甘草五分

【用法】上药三十帖，俱水煎，按日早、晚服之，温酒同下。

【功用】开经络。

【主治】风疠初起。

【加减】如肠涩，加大黄一钱。第三四日如腹中有积作痛，加制大黄一钱；心痛，大肠不利，则加生大黄一钱。第五至八日如腹痛大便不利，加大黄一钱。

77146　通经妙灵丸（《古今医鉴》卷十）

【组成】黄连（酒炒）一两　苍术（米泔浸炒）二两　黄柏（盐酒炒）二两　肉桂（去皮）四两　南芎五分　当归（酒洗）一两　白芍（盐酒炒）一两三钱　汉防已（酒洗）三钱　白芷二钱半　桃仁（去皮尖）三钱　威灵仙一两（酒浸，蒸晒九次）　羌活（酒洗）三钱　龙胆草（酒洗）一钱　红花（酒洗）五钱　防风（酒洗）五钱　龟版（酥炙）五钱　杜仲（姜汁炒）八钱

【用法】上为细末，酒糊为丸，如梧桐子大。每服百丸，空心陈酒送下，盐汤亦可。

【功用】疏筋活血行湿。

【主治】因酒色所伤，筋脉空虚，感受风寒湿热，损伤经络，致遍身走痛如刺，日轻夜重，左足痛尤甚。

77147　通经活利汤（《效验秘方·续集》郭维淮方）

【组成】黄耆30克　当归10克　川断12克　柴胡10克　丹皮10克　姜黄12克　川萆薢15克　秦艽12克　桑寄生12克　川牛膝10克　甘草3克

【用法】一日一剂，水煎，早晚分服。须同时合用局部外洗方甘戟利节汤：苏木15克，红花10克，花椒15克，艾叶30克，大戟15克，甘遂15克，甘草15克，伸筋草30克，老鹳草30克，黄柏10克，荆芥10克，防风10克，米醋500克。水煎洗，每剂洗三日，每日早晚各一次，每次15~20分钟。

【功用】活血化瘀，化湿通络。

【主治】慢性膝关节滑膜炎。症见膝关节慢性肿胀疼痛，时轻时重，反复发作，肤色及温度无变化，活动轻度受限伸不直，屈曲时内部有酸胀难受感，局部无明显压痛点，日久可见大腿肌肉萎缩。

【加减】痰饮集聚，湿热相交，加用土茯苓、茜草以去湿热利筋骨；阴虚骨蒸，加地骨皮；病久或体弱气虚，加大黄耆量以益气，并配防风；气滞血瘀重者，加莪术、赤芍。

【方论选录】方中柴胡、秦艽、桑寄生、川牛膝通经活络，当归、丹皮、姜黄活血祛瘀滞，使气机运行通畅，凝滞得于消散。川萆薢利水祛除痰阻之邪为辅，而且川萆薢具有除阳明之湿而固下焦，分清去浊，使胃气充旺则水湿之气不致复聚之功。黄耆、川断益气壮骨为佐，使药甘草调和诸药。外洗方中大戟、甘遂、甘草相反之药激而成效，使湿邪留饮尽去，使气机通畅，阳气复固。膝为筋之府，方中加米醋500克以活血软坚舒展筋脉，使气血条达。

77148　通经活络丹

《普济方》卷一一五。为《局方》卷一绍兴续添方"乳香没药丸"之异名。见该条。

77149　通经活络汤（《中医妇科治疗学》）

【组成】瓜蒌四钱　橘络　青皮各二钱　丝瓜络四钱　生香附二钱　通草三钱　扁豆五钱　当归身一钱半

【功用】舒肝活络。

【主治】乳汁不行属气郁者。产后乳汁不行，乳房胀痛，胸胁饱满，面色青黯，精神抑郁，食量减少，有时两胁作痛，腹部胀痛，大便不畅，舌淡苔白腻，脉沉迟而涩。

【加减】恶露已净，少腹微胀者，加王不留行、漏芦各三钱；如因暴急暴怒之后，饮食减少，胸胁胀甚者，加柴胡、厚朴花各二钱。

77150　通经逐瘀汤（《医林改错》卷下）

【组成】桃仁八钱（研）　红花四钱　赤芍三钱　山甲四钱（炒）　皂刺六钱　连翘三钱（去心）　地龙三钱（去心）　柴胡一钱　麝香三厘（绢包）

【用法】水煎服。

【功用】《医林改错评注》：活血化瘀，解毒。

【主治】痘形攒簇，蒙头覆釜，周身细碎成片，或夹疹夹斑，浮衣水泡，其色或紫、或暗、或黑，其症或干呕、烦躁，昼夜不眠，逆形逆症，皆是瘀血凝滞于血管。

【加减】大便干燥，加大黄二钱，便利去之；五、六日后，见清浆、白浆，将麝香去之，加黄耆五钱，将山甲、皂刺减半；至七、八日后，桃仁、红花亦减半，黄耆可用八钱。此方指四五岁而言，若一二岁，分两可减半；若七、八岁，分两可加一半。

【方论选录】《医林改错评注》：方中用连翘、柴胡解毒，麝香、山甲、地龙、皂刺通络，赤芍、桃仁、红花逐瘀。

77151　通经逐瘀汤（《中医皮肤病学简编》）

【组成】刺猬皮9克　薄荷9克　地龙9克　皂刺6克　赤芍6克　桃仁6克　连翘9克　银花9克

【用法】水煎服。

【功用】《朱仁康临床经验集》：通经化瘀，活血消风。

【主治】❶《中医皮肤病学简编》：慢性顽固性荨麻疹。❷《朱仁康临床经验集》：瘀血阻于经隧，营卫之气不得宣通，风邪久郁而致风瘔瘟日久发作之证。

【加减】血热，加山栀、生地；风冷，加麻黄、桂枝；虚热，加银柴胡、地骨皮；喘咳，加杏仁、苏梗。

【方论选录】《朱仁康临床经验集》：地龙、角刺、刺猬皮通行经络，搜风止痒；桃仁、赤芍活血化瘀；银花、连翘清热解毒。

77152　通经透关散（《幼幼新书》古籍本卷十五引《家宝》）

【异名】通关散（《卫生总微》卷八）。

【组成】地扁竹半两（嫩，焙）　山栀仁（炒）一分半　大黄　木通　车前子（并炒）　滑石　瞿麦（去粗梗）　甘草（炙）各一分

【用法】上为末。婴孩每服一字，二三岁每服半钱，四五岁每服一钱，水半盏，加紫草三寸，煎数沸，温服。

【主治】斑疮水痘，心躁发渴，大小便不通，口舌生疮。

【备考】本方方名，原书人卫本作"透关散"。

77153　通经益母丸（《履霜集》卷二）

【组成】益母草八两（用上截）　香附米三两（七制）　桃仁三两（去皮尖双仁，晒干，麸炒）　红花三两（酒炒）

当归四两（酒洗） 白芍四两（酒炒） 白术四两（土炒） 白茯苓四两（乳拌，蒸透） 粉甘草三两（蜜水拌炒） 陈皮三两 丹皮三两（去骨） 丹参三两（酒洗）

【用法】上为末，炼蜜为丸，每丸重三钱，晒干收用。病轻者，日用一丸，研末热黄酒送下，或蜜汤送下；有痰者，姜汤送下；病甚者，朝夕各一丸，以愈为度。或丸如绿豆大，每服三钱。

【功用】养血破积。

【主治】积块经闭者。

77154 通经调气汤（《回春》卷六）

【组成】当归（酒洗） 川芎 白芍（酒炒） 生地黄（酒浸） 香附（童便炒）各一两 牡丹皮八钱 柴胡六钱 黄柏（酒炒） 知母（酒、童便炒）八钱 黄芩（酒炒）六钱 牛膝（去芦，酒洗）八钱 桃仁 红花各酌量

【用法】上剉作十剂。水煎，空心、临卧各一服。

【主治】妇人经闭虚弱者。

77155 通草猪蹄羹

《胎产心法》卷下。为方出《妇人良方》卷二十三引《灵苑方》，名见《局方》卷九续添诸局经验秘方"猪蹄汤"之异名。见该条。

77156 通草橘皮汤

《张氏医通》卷十四。为《外台》卷二注文引《古今录验》"通草汤"之异名。见该条。

77157 通幽化浊汤（《医醇賸义》卷四）

【组成】枳壳一钱五分 青皮一钱五分 木通一钱五分（酒炒） 车前二钱 赤苓二钱 蒌仁三钱 厚朴一钱 木香五分 乌药一钱 谷芽三钱（炒） 姜三大片

【功用】分理水道，通行二便。

【主治】小肠胀。小腹䐜胀，引腰而痛。

77158 通幽润燥丸（《北京市中药成方选集》）

【组成】当归二十两 枳壳（炒）八十两 红花二十两 厚朴（炙）八十两 郁李仁二十两 黄芩八十两 火麻仁二十两 熟军八十两 生地二十两 槟榔二十两 熟地二十两 木香十两 桃仁（去皮）二十两 杏仁（去皮，炒）二十两 甘草十两

【用法】上药将当归等十一味，共研为细粉，过罗；另将郁李仁、火麻仁、杏仁、桃仁研成细泥，串入上列细粉内，过罗，混合均匀，炼蜜为丸，重三钱。每服一丸，温开水送下，日服二次。

【功用】清热润肠通便。

【主治】大肠热盛，风热秘结，幽门干燥，大便不通。

【宜忌】孕妇忌服。

【备考】《中国药典》2010版有生大黄。

77159 通幽润燥汤（《何氏济生论》卷五）

【组成】大黄 当归 火麻仁 生地 桃仁 红花 枳壳 升麻

【主治】大便秘结。

77160 通便灵胶囊（《成方制剂》7册）

【组成】当归 番泻叶 肉苁蓉

【用法】上制成胶囊剂，每粒装0.25克。口服，一次5~6粒，一日1次。

【功用】泻热导滞，润肠通便。

【主治】热结便秘，长期卧床便秘，一时性腹胀便秘，老年习惯性便秘。

77161 通便清火丸（《成方制剂》7册）

【组成】白芷 淡竹叶 地黄 甘草 关木通 黄芩 火麻仁 菊花 芒硝 石膏

【用法】上制成大蜜丸，每丸重9克。口服，一次1丸，每日2次。

【功用】通便清火。

【主治】心烦口渴，头痛目眩，口舌糜烂，小便少黄，大便干燥。

【宜忌】孕妇忌服。

77162 通脉化痰饮（《古方汇精》卷一）

【组成】童便一小盏 姜汁一匙

【用法】上二味和匀，温服。

【主治】中风暑毒，一切恶毒，干霍乱卒暴之症。

【方论选录】童便降火为君，姜汁开痰下气为佐。

77163 通脉四逆汤（《伤寒论》）

【异名】通脉加减四逆汤（《圣济总录》卷二十一）、姜附汤（《普济方》卷二〇一引《十便良方》）、通脉四逆加减汤（《法律》卷二）。

【组成】甘草二两（炙） 附子（大者）一枚（生，去皮，破八片） 干姜三两（强人可四两）

【用法】上以水三升，煮取一升二合，去滓，分温再服。其脉即出者愈。

【功用】回阳通脉。

❶《注解伤寒论》：散阴通阳。❷《重订通俗伤寒论》：回阳通脉。❸《金鉴》：回阳胜寒。

【主治】少阴病，阴盛隔阳。下利清谷，里寒外热，反不恶寒，手足厥逆，脉微欲绝。

❶《伤寒论》：少阴病，下利清谷，里寒外热，手足厥逆，脉微欲绝，身反不恶寒，其人面色赤，或腹痛，或干呕，或咽痛，或利止脉不出者。下利清谷，里寒外热，汗出而厥者。❷《千金》：霍乱，吐利已断，汗出而厥，四肢拘急不解，脉微欲绝。❸《永类钤方》：霍乱，腹痛，呕吐泄泻，发热恶寒，小便自利属少阴者。❹《卫生宝鉴·补遗》：四肢冷，身不热，恶心，踡足卧，或引衣被自覆，不渴，或下利，或大便如常，脉沉微不数，或虽沉实按之则迟弱，此名冷厥。男子阳易，头重不欲举，眼中生花，腰踝内连腹痛，身重少气，阴肿入里，腹内绞痛。

【宜忌】《普济方》引《十便良方》：忌海藻、菘菜、猪肉。

【加减】面色赤者，加葱九茎；腹中痛者，去葱，加芍药二两；呕者，加生姜二两；咽痛者，去芍药，加桔梗一两；利止脉不出者，去桔梗，加人参二两。

【方论选录】❶《古今名医方论》：通脉四逆是于水中温土。里寒外热，浑是肾中阴寒逼阳于外，故君以干姜，树帜中宫；臣以国老，主持中外；更以附子，大壮元阳，共招外热返之于内。盖此时生气已离，存亡俄顷，若以柔缓之甘草为君，何能疾呼外阳？故易以干姜，然必加甘草与干姜等分者，恐丧亡之余，姜、附之猛，不能安养夫元气，所谓有制之师也。其加减法内，面色赤者加葱，后人遂以葱白为通脉四逆，不知阳亡于外，更用葱以助其散，则气从汗出，而阳无由内返也，岂不误耶？盖白通立名，因下利脉微，用葱白以通

上下之阳；此里寒外热，用通脉以通内外之阳，故主方不用葱也。宜详辨之。❷《古方选注》：通脉四逆，少阴格阳，面赤阳越欲亡，急用干姜、生附夺门而入，驱散阴霾，甘草监制姜附烈性，留顿中宫，扶持太和元气，藉葱白入营通脉，庶可迎阳内返。推仲景之心，只取其脉通阳返，了无余义矣。❸《历代名医良方注释》：此方与四逆汤三药同，但加重干姜，方名通脉四逆汤，是其所以通，端在干姜，原无疑义。窃干姜守而不走，其何能通，而此能通者，盖谷入于胃，脉道乃行，中气鼓荡，是为行脉之本。若下焦脉绝，本为不治，但仅寒邪凝阻，而脉不通，则加干姜温暖中气，以鼓舞之，兴奋体工，由中以达四末，脉即可复，不通之通，乃妙于通，仲景用干姜之神化如此。脉资生于中焦谷气，此方已求到资生源头，是此方通脉，较强心以复脉，尤深一层。

【临床报道】霍乱：《冉雪峰医案》田某儿媳患霍乱寒多，渴不欲饮，饮亦喜热，舌苔白，吐泻多清水，不太臭，惟耽搁时间过久，救治较迟，肢厥筋挛，皮瘪目陷，六脉全无，病已造极，拟大剂温肾以启下焦生气、温脾以扶中宫颓阳，作最后挽救，拟通脉四逆汤加重其剂，方用：甘草二钱，干姜六钱，乌附八钱。隔三时复诊，吐泻未止，厥逆未回，嘱照原方再进一剂；隔二时又再复诊，吐泻虽缓，厥逆仍未回，俨似正气与邪气同归于尽状，细审细察，探其手心，微有温意。曰：生机在此。盖正气过伤，迟迟其复，兆端已见，稍候即当厥回向愈，嘱其续将三煎药服完，另用前方，姜、附各减为三钱，并加党参四钱，夜间作二次缓服。翌晨复诊，厥回脉出，已能起坐，特精力匮乏，为拟理中加知母、栝楼根善后。

77164 通脉四逆汤（《济生》卷三）

【组成】吴茱萸（炒）二两　附子（炮，去皮脐）一两　桂心（去皮，不见火）　细辛（洗，去叶土）　白芍药　甘草（炙）各半两　当归（去芦）三钱

【用法】上㕮咀。每服四钱，水一盏，酒半盏，加生姜七片，大枣一个，煎至七分，去滓温服，不拘时候。

【主治】❶《济生》：霍乱多寒，肉冷脉绝。❷《校注妇人良方》：霍乱恶寒，腹痛身冷，自汗，脉沉微如欲绝。

【备考】《普济方》引《医方集成》有通草（一作木通）半两。

77165 通脉四逆汤（《伤寒全生集》卷三）

【组成】干姜　附子　人参　炙甘草

【用法】加生姜，水煎，入童便、猪胆汁；如烦躁，冷服。

【主治】阴证发斑，身冷无脉，斑黑昏沉者。

77166 通脉四逆汤（《医统》卷十四）

【组成】四逆汤加甘草一倍

【主治】厥逆，下利，脉不至。

77167 通脉四逆汤（《痃疟论疏》）

【组成】甘草（去头尾，酒润，炙黄色）七钱　干姜（取如法修事白干姜，切）一两　葱白五茎　细辛（真北地者，瓜水浸一宿，晒干，剉碎）七钱

【用法】上以水三升，煮取一升，去滓，分温再服。

【主治】肝疟。

【加减】其状若死，兼下利，脉绝者，加附子五钱（生用）。

77168 通脉四逆汤（《伤寒大白》卷三）

【组成】附子　干姜　广皮　甘草　葱白头

【主治】真阳欲脱，腹痛，下利厥冷，脉伏。

77169 通脉回厥煎（《寒温条辨·坏证》）

【组成】熟地一两　当归一两　洋参五钱　大黄（酒浸，蒸）三钱　芒硝三钱　僵蚕三钱（酒炒）　蝉蜕十二个　火麻仁三钱（炒）　滑石三钱　肉苁蓉（米泔洗净，盐）三钱　姜黄一钱　寸冬三钱（去心）　白蜜一杯　饴糖一钟

【用法】用水五升，先煎当归、熟地、洋参极浓，后入诸药煎三四沸，倾调蜜糖匀，冷服。

【主治】温病体厥、脉厥，数下之而厥不回、脉不出者。

【加减】小便赤，加茯苓、泽泻以利之；痰甚，加枳实以祛之。

【方论选录】方中熟地、当归滋真阴以润燥，洋参固天清以下降，大黄、芒硝扫热毒以下出，僵蚕、蝉蜕解温气以潜消，火麻仁、滑石、肉苁蓉润肠胃以散结，姜黄、寸冬开胸结以润燥。

77170 通脉降脂片（《成方制剂》9册）

【组成】笔管草　川芎　荷叶　花椒　三七

【用法】上制成糖衣片，每底片重0.21克。口服，一次4片，每日3次。

【功用】降脂化浊，活血通脉。

【主治】高脂血症，动脉粥样硬化症。

77171 通脉活血汤（《效验秘方》李同生方）

【组成】当归9克　黄耆18克　丹参18克　泽兰叶9克　赤芍9克　杜仲9克　金毛　狗脊12克　鹿角片（先煎）18克　地龙9克　苏木9克

【用法】每日1剂，水煎二次，饭后两小时温服。

【功用】通督活血，补益肝肾。

【主治】退行性腰椎管狭窄症。症见急慢性腰腿疼痛，间歇性跛行迁延不愈，腰脊椎过伸试验阳性，相应神经节段的肌力及感觉减退，跟腱、膝腱反射改变，二便障碍，马鞍区麻木，中医辨证属肾精亏乏，痹阻督脉者。以及多种腰腿疼痛如腰椎间盘突出症，腰3横突综合征，慢性腰肌劳损等，证属肾精亏乏，痹阻督脉者。

【宜忌】服药过程中停止用其它中西药物、手法及其它治疗方法，卧硬板床休息，每日卧床时间为16小时以上。

【加减】下肢痹顽痿废，麻木疼痛甚者，加牛膝9克，木瓜9克，五加皮9克；兼有舌苔白腻，脉濡缓，口渴不欲饮，怠倦困乏，湿重者，加萆薢9克，苍术9克，防己9克；兼有口渴欲饮，舌红少苔，脉弦细，面色红赤，阴虚火旺者，加炙黄柏9克，生地9克，泻火坚阴，滋养肝肾；疼痛甚者，加乌药9克，元胡9克，广三七5克，活血祛瘀镇痛；兼有风湿，游走窜痛，痛无定处，顽麻不仁者，加威灵仙9克，防风6克，秦艽9克，羌活9克。

【方论选录】方中当归、黄耆补气生血。丹参去瘀生新，行而不破；赤芍祛瘀止痛，常与当归、黄耆相伍，行瘀血滞，发散内外之风气；地龙走血分，能通血脉，利关节，消瘀滞，疗痹痛。以上诸药均有活血通经、消肿止痛之功效。鹿角益肾，行血消肿；杜仲温肾助阳，益精补髓，强筋壮骨；狗脊补肾壮腰，祛风定痛；此三味皆有填补奇经，壮腰益肾之力。综观全方可收补益肝肾，通督活血功效。

77172 通脉养心丸（《中国药典》2010版）

【组成】地黄100克　鸡血藤100克　麦冬60克　甘草60克　制何首乌60克　阿胶60克　五味子60克　党

参60克　醋龟甲40克　大枣40克　桂枝20克

【用法】上制成丸剂，每10丸重1克。口服，一次40丸，一日1~2次。

【功用】益气养阴，通脉止痛。

【主治】冠心病心绞痛及心律不齐之气阴两虚证，症见胸痛、胸闷、心悸、气短、脉结代。

77173　通脉舒络汤（《效验秘方》张学文方）

【组成】黄耆30克　红花10克　川芎10克　地龙15克　川牛膝15克　丹参30克　桂枝6克　山楂30克

【用法】水煎服。

【功用】益气活血，通脉舒络，排滞荡邪，祛瘀生新。

【主治】中风、痹证等偏于气虚血瘀者。

【加减】意识、语言障碍明显，属气郁或痰湿内阻者，加郁金12克，菖蒲10克，法半夏10克，茯苓15克；语言障碍，吞服困难者，原方去桂枝，加胆南星10克，郁金10克；头痛甚者，去桂枝、红花，加僵蚕10克，菊花15克；眩晕明显，若系肝阳上亢者，去桂枝、川芎、黄耆，加珍珠母30克（先煎）、茺蔚子10克；纳呆胸闷、舌苔白腻，湿浊明显者，加白术、茯苓各10克，苡仁10克，或藿香、佩兰各10克；呕吐者，加竹茹、姜半夏各10克；便秘、口臭者，加大黄12克（后下）；抽搐者，去桂枝，加僵蚕、钩藤各10克。

【方论选录】本方由清代王清任之补阳还五汤加减而成。方中黄耆为补气要药，健脾益肺，益气通络，配合诸活血之品，其行气、补气活血之功能更甚，乃方中君药；川芎为血中之气药，其性辛香走窜，可温通脉络，活血行气，祛风止痛，走而不守，既能上行头目，又可外彻皮毛，旁达四肢，更可通行血脉；红花活血化瘀行滞之力甚强，二者相得益彰，共司臣职；地龙咸寒走窜，入络剔邪，畅通血气，息风止痉；川牛膝味苦重于甘，攻破之力甚强，非但可活血通络，祛瘀止痛，亦可引血下行，走而能补；丹参功似"四物"，善活血凉血，养血益心，祛瘀生新，安神定志；桂枝则可温经行瘀，通阳化气，此四者相伍，可佐君臣，增其活血祛瘀止痛之效；山楂入血分，不但消食化积之功甚强，且其活血散瘀消肿之力亦佳，故而独领使命。该方能补能攻，能上能下，且寒温之品并施，以防辛温走窜之品伤及阴血，共奏益气活血，通脉舒络，排滞荡邪，祛瘀生新之功。方中山楂一味既可奏活血散瘀之效，又可消解诸药之腻，健脾和胃。

77174　通宣理肺丸（《北京市中药成方选集》）

【组成】紫苏叶一百四十四两　黄芩九十六两　枳壳（炒）九十六两　甘草七十二两　橘皮九十六两　桔梗九十六两　茯苓九十六两　杏仁（去皮，炒）七十二两　前胡九十六两　麻黄九十六两　法半夏（炙）七十二两

【用法】上将杏仁另研成泥，余药为细末，再和匀，共为极细末，过罗，炼蜜为丸，每重二钱。每服一至二丸，温开水送下，日服二次。

【功用】解热止嗽。

【主治】外感咳嗽，发热恶寒，头痛无汗，四肢酸懒，鼻流清涕。

【备考】本方改为膏剂，名"通宣理肺膏"（见《成方制剂》17册）；改为冲剂，名"通宣理肺冲剂"（见《成方制剂》7册）；改为胶囊剂，名"通宣理肺胶囊"（见《新药转正》29册）；改为口服液剂，名"通宣理肺口服液"（见《新药转正》11册）。

77175　通宣理肺丸（《全国中药成药处方集》天津、兰州方）

【组成】苏叶一斤　麻黄六两　生石膏二两　甘草二斤　枳壳（麸炒）八两　杏仁（去皮，炒）　桔梗　制半夏各六两　冬花三两　葛根四两　前胡十二两　生桑皮八两　广皮四两　浙贝母三两　百合四两

【用法】上为极细末，炼蜜为丸，三钱重，蜡皮或蜡衣筒封固。每服一丸，白开水送下。

【功用】发汗解表，清肺化痰。

【主治】感冒风寒引起的咳嗽气喘，发烧头疼，鼻塞不通，周身作疼。

【宜忌】肺虚者忌服。

【备考】本方改为膏剂，名"通宣理肺膏"（见原书）。

77176　通宣理肺丸（《慈禧光绪医方选议》）

【组成】人参五钱　苏叶一两　葛根六钱二分五厘　半夏五钱（炙）　陈皮七钱五分　前胡七钱五分　茯苓五钱　枳壳七钱五分（炒）　桔梗一两　甘草二钱五分　木香一钱八分七厘五毫　麻黄六钱二分五厘

【用法】上为细面，炼蜜为丸。每丸重三钱。

【功用】解热止嗽。

【主治】感冒风寒所致之发热恶寒，鼻塞不通，头痛无汗，四肢酸懒作疼。

77177　通宣理肺膏

《全国中药成药处方集》天津、兰州方。即原书天津、兰州方"通宣理肺丸"改为膏剂。见该条。

77178　通宣理肺膏

《成方制剂》17册。即《北京市中药成方选集》"通宣理肺丸"改为膏剂。见该条。

77179　通神三灵丸（《圣济总录》卷一八六）

【组成】柏叶四斤（米泔浸七日，每日换泔洗净，次一日取出，近日阴处阴干，杵为末）　甘菊花一斤（蒸一日，晒干，为末）　松脂四两（用滴乳者，以桑柴灰内煮半日以上候化，取出，绞取净汁，入新水内候凝，研如粉）

【用法】上拌匀，炼蜜为丸，如梧桐子大。每服五十丸，空心、临卧茶、酒或温水送下。

【功用】延年益寿，祛风气，通荣卫，活血脉，壮腰脚。

【主治】本脏诸虚。

77180　通神补血丸（《鸡鸣录》）

【组成】生地三两　茯神三两五钱　紫石英（煅，飞）　远志　枣仁（炒）各二两　当归一两五钱　人参　麦冬　丹参　制半夏各一两　石菖蒲八钱　胆星四钱　琥珀三钱　川连二钱

【用法】上为细末。用连血猪心一个，入辰砂三钱，煮烂打丸，如干加炼蜜，或独用炼蜜亦可，每丸重一钱五分，辰砂为衣。每服一丸，空心枣汤或盐汤化服。

【主治】神虚血少，惊悸健忘，不寐怔忡，易恐易汗。

77181　通神乳香膏（《普济方》卷二七二）

【组成】乳香　没药　血竭　蜡　黄丹　木鳖子二两　腻粉三分　乌鱼骨二两　不灰木四两　五灵脂二两　海桐皮二两　沥青四两　麝香二钱　油八两（熬用）

【用法】如法熬膏。

【主治】疮肿。

【备考】方中乳香、没药、血竭、蜡、黄丹用量原缺。

77182 通神保明丹

《圣济总录》卷二〇〇。为原书同卷"太清四扇丹"之异名。见该条。

77183 通络开痹片(《新药转正》33册)

【组成】马钱子粉　川牛膝　当归　红花　木瓜　荆芥　防风　全蝎

【用法】上制成糖衣片。饭后服,一次3片,一日1次。60天为一疗程。个别患者可发生头晕,舌、唇麻,口干,胃部不适,便秘,肌肉抽动,皮疹,全身发紧。

【功用】祛风通络,活血散结。

【主治】寒热错杂、瘀血阻络所致的关节疼痛、肿胀;类风湿关节炎见上述证候者。

【宜忌】本品含毒性药,须在医生指导下使用;不可超量服用,连续使用不得超过60天;发生不良反应立即停药。孕妇禁用。

77184 通络头风汤(《效验秘方》李寿山方)

【组成】川芎10~30克　当归10~20克　细辛5克　蜈蚣2条

【用法】水煎服。头痛发作时服药,效佳。

【功用】活血化瘀,通络祛风止痛。

【主治】血管神经性头痛、三叉神经痛、良性颅内压增高症等,证属于风痰血瘀阻滞清窍络脉者。症见剧烈的偏正头痛,甚则泛恶呕吐,用止痛药或麻醉剂难以止痛,舌偏淡紫,舌下络脉多呈淡紫而长,脉弦或涩,妇女常在经期前发作。

【宜忌】感冒及阴虚血亏者不宜服用。

【加减】头部冷痛,加白芷;头部热痛,加甘菊、苍耳子;头痛如锥如刺如灼,加僵蚕、生石膏、蜈蚣(研末冲服);三叉神经痛,加生白芍、白芥子、白芷;妇女经期头痛,当归量大于川芎;后头痛,加羌活;前头痛,加白芷;偏头痛,加柴胡;巅顶痛,加藁本。

【方论选录】本方系《卫生宝鉴》芎归汤加细辛、蜈蚣组成。方中主药川芎,辛温味薄气雄,功擅疏通,上行头目,下行血海,擅理气活血,搜风止痛;当归养血活血,功专通经止痛,辅川芎增强止痛之效,抑川芎辛窜太过之弊;细辛祛寒止痛,蜈蚣通络搜风,二味虽为佐使之药,然不可缺,乃本方行军破敌之先行,止痛获效之上品。二则量大而专,有的放矢。前人以为川芎辛温香窜不可过用,其实不然。顽症痼疾,不用足量,难以获效。余用川芎,最小量起于15克,以后递增其量,对头痛剧烈者,常用之30克以上,实践证明并无伤阴香窜之弊。当然与当归性柔而润,防止副作用有关,此君臣佐使配伍之妙也。另外细辛不过钱之说,亦不足信。余用细辛止痛,最少起步于3克,递增至9克,并无不良反应;蜈蚣有毒,人皆畏之,但治瘀血头痛,确有祛风镇痛、搜风通窍、逐瘀止痛之效,一剂药用2条或3条,并无毒性反应,研末冲服其效更著。再者随证加减,伍以适当引经药,更能提高疗效。

77185 通络行痹汤(《效验秘方》林沛湘方)

【组成】桂枝10克　白芍30克　炙甘草8克　生姜7克　威灵仙10克　独活8克　徐长卿20克　牛膝10克　苏木15克　大枣15克

【用法】清水煎服,每日1剂。5天为一疗程,可连服2~3个疗程。

【功用】散寒祛湿,调和气血,通经行痹。

【主治】原发性坐骨神经痛,证属寒湿痹阻、气血凝滞者。

【加减】气虚加黄耆15克;寒凝痛甚去徐长卿,加制乌头6~10克(先煎);腰痛酌加川断、杜仲、桑寄生;服药后偏热者,加知母、黄柏各10克;如颈、项、肩胛痹痛,证候偏寒者,可去独活、牛膝,加葛根、羌活、姜黄等;因于腰椎骨质增生继发的坐骨神经痛,应酌加鹿衔草、寄生、骨碎补等壮腰健肾之品。

【方论选录】本方以《伤寒论》中太阳经方桂枝汤加味。桂枝性温味辛,入足太阳经,可温通经络而达营郁,开痹涩而利关节,方中用之专通太阳经脉之阻滞;遣大量白芍配炙甘草,以缓经脉肌肉之拘急;再合大枣益养胃气而为通阳之资,且能助桂、芍、姜、草等调和营卫气血之运用;独活长于祛腰以下风寒湿邪,合威灵仙、徐长卿更能祛寒散湿,活络止痛;苏木、牛膝共有行血散瘀、强筋健骨之功;其中牛膝、独活引药下行,使桂枝汤成为有的之矢。观全方对证对症对位,温通并作,峻而不燥。

77186 通络利湿汤(《马培之医案》)

【组成】大豆卷　防己　赤芍　秦艽　川牛膝　川萆薢　干地龙　归须　黄柏　白茄根　桑枝

【功用】通络利湿。

【主治】肝肾阴亏,阳明湿热下注,鹤膝肿热作痛。

77187 通络活血丸(《成方制剂》14册)

【组成】安息香　白附子　白芷　冰片　草豆蔻　赤芍　川芎　穿山甲　大黄　丹参　胆南星　当归　地龙　茯苓　甘草　狗骨　龟甲　何首乌　红花　琥珀　黄连　黄芪　姜黄　两头尖　麻黄　没药　木香　羌活　全蝎　人参　人工牛黄　肉桂　三七　三蛇　熟地黄　水牛角　松香　天麻　威灵仙　乌药　细辛　香附　血竭

【用法】上制成包衣水丸,每1克素丸含原药材1.6克。口服,一次3克,每日2次。

【功用】豁痰搜风,通络活血。

【主治】风痰阻络,半身不遂,口眼㖞斜,脑血管意外后遗症属上述证候者。

【宜忌】孕妇忌用。

77188 通络活血方(《朱仁康临床经验集》)

【组成】归尾9克　赤芍9克　桃仁9克　红花9克　香附9克　青皮9克　王不留行9克　茜草9克　泽兰9克　牛膝9克

【用法】水煎服。

【功用】活血祛瘀,通经活络。

【主治】结节性红斑,硬结性红斑,下肢结节病属风湿阻于经络,气滞血瘀,结聚成核,红肿疼痛。

【方论选录】归尾、赤芍、桃仁、红花活血化瘀;王不留行通经活血;青皮、香附理气,气行血亦行;茜草凉血清热;泽兰活血破瘀;牛膝引药下行。

77189 通络祛痛膏(《新药转正》36册)

【组成】当归　川芎　红花　山柰　花椒　胡椒　丁香　肉桂　荜茇　干姜　大黄　樟脑　冰片　薄荷脑

【用法】上制成片状橡胶膏剂，呈 7 厘米 ×10 厘米大小。外贴患处，每次 1~2 贴，一日 1 次。15 天为一个疗程。

【功用】活血通络，散寒除湿，消肿止痛。

【主治】腰部、膝部骨性关节病瘀血停滞、寒湿阻络证。症见关节刺痛或钝痛，关节僵硬，屈伸不利，畏寒肢冷等。

【宜忌】皮肤破损处忌用。对橡胶膏剂过敏者慎用。

77190 通络益气丹（《全国中药成药处方集》天津方）

【组成】生山甲六两　豨莶草一斤八两　木瓜一斤十二两　苏地龙一斤二两　灵仙一斤八两　海风藤一斤十二两　麻黄三两　橘红一斤二两　僵蚕一斤八两　薄荷一斤八两　生牡蛎三斤　生龙骨一斤八两　玄明粉一斤八两　黄柏十二斤　川牛膝一斤二两　黑郁金十二两　蒺藜一斤八两　生磁石一斤二两　生鳖甲四斤　夜交藤三斤　龙胆草一斤八两　生栀子一斤八两　车前子一斤一两　菟丝子四斤　蕲蛇肉四两五钱　紫贝齿一斤三两　乌药一斤三两　莲子心一斤一两　法半夏一斤八两　藿香一斤八两　砂仁一斤三两　生白芍一斤八两　黄豆卷十二两　生赭石一斤三两　广寄生六斤　旋覆花十二两　全蝎十二两　鸡血藤二斤四两　生石决明二斤　茯苓（去皮）二斤四两　青皮（醋炒）一斤二两（共为细粉，每细粉七十六斤五两五钱兑以下药物）　琥珀面四两　朱砂面九两　瓜蒌三斤　胆星三斤　竹沥水一两五钱　生石决明六斤

【用法】将以上熬清膏和水打小丸。再用滑石四斤、生石膏八斤、知母四斤、花粉四斤、竺黄一斤八两、竹茹粉四斤研细为衣，装盒，每盒二两重。每服四钱，白开水送下，一日二次。

【功用】除湿祛风，活络豁痰，镇静安神。

【主治】风湿内闭，痰涎壅盛，周身麻木，神志昏乱，肝热上冲，头晕头眩，身重脚轻。常服预防血压高。

【宜忌】孕妇忌服。

77191 通络排石汤（《古今名方》引刘炳凡经验方）

【组成】金钱草 30 克　六一散 15 克（包）　火消 4.5 克（分兑）　桃胶 30 克　白芍　腊瓜（八月札）各 12 克　当归 9 克　郁金 5 克　鸡内金 3 克

【功用】益气活血，通络排石。

【主治】尿路结石。

77192 通真延龄丹（《广笔记》卷二）

【异名】通真延龄种子丹、腽肭脐丸（《医学正印》卷上）。

【组成】五味子三斤　山茱萸二斤　菟丝子二斤　砂仁一斤　车前子一斤　巴戟天一斤　甘菊花二斤　枸杞子三斤　生地黄三斤　熟地黄三斤　狗肾四斤　怀山药二斤　天门冬一斤　麦门冬三斤　柏子仁二斤　鹿角霜二斤　鹿角胶四斤　人参二斤　黄柏一斤半　杜仲一斤半　肉苁蓉三斤　覆盆子一斤　没食子一斤　紫河车十具　何首乌四斤　牛膝三斤　补骨脂一斤　胡桃肉二斤　鹿茸一斤　沙苑蒺藜四斤（二斤炒磨，二斤磨粉打糊）

【用法】上为末，同柏子仁、胡桃肉泥、蒺藜糊、酒化鹿角胶炼蜜为丸，如梧桐子大。每服五钱，空心、饥时各一服，龙眼汤吞下。

【主治】《医学正印》：阳痿无火。

【宜忌】有火者不可服。

【备考】方中狗肾，《医学正印》用海狗内、外肾各一副。如无，即本地黑狗或黄狗内、外肾各一副酥制。其服法用龙眼汤、淡盐汤、寒天好酒任下。

77193 通真煨姜丸（《急救仙方》卷四）

【异名】通真丸。

【组成】良姜（炮）　诃子（炮）　肉桂（去皮）　木香　肉豆蔻　破故纸　茴香　胡芦巴　末硇各一钱

【用法】上为末，醋为丸，如梧桐子大。每用一钱，再用生姜、木瓜同药一处以湿纸裹煨令香，热酒送下。

【主治】痔疮。

77194 通脑丁香散（《圣惠》卷八十七）

【组成】丁香一分　蜗牛壳一分（炒令黄）　赤小豆一分　不蛀皂荚一分（并子）

【用法】上为细散。每取少许，以竹管子吹入鼻中，每日二次。若病重者，鼻内出虫子。

【主治】小儿脑疳，头发干竖作穗，眼有白膜，鼻头有疮。

【备考】本方方名，《普济方》引作"丁香散"，方中有辛夷，无皂荚。

77195 通润四物汤（《妇科玉尺》卷四）

【组成】四物汤加火麻仁

【主治】产后液枯，大便秘结。

77196 通窍耳聋丸（《成方制剂》1 册）

【组成】柴胡　陈皮　当归　黄芩　龙胆　芦荟　木香　青黛　青皮　熟大黄　天南星　栀子

【用法】上制成水丸，每 100 粒重 6 克。口服，一次 6 克，每日 2 次。

【功用】清肝泻火，通窍润便。

【主治】肝经热盛，头目眩晕，耳聋蝉鸣，耳底肿痛，目赤口苦，胸膈满闷，大便燥结。

【宜忌】忌食辛辣。孕妇忌服。

77197 通窍明目汤（《眼科临证笔记》）

【组成】当归四钱　桃仁三钱（炒）　红花二钱　丽参三钱　黄耆五钱　白术二钱（炒）　菖蒲三钱　茯神三钱　川芎三钱　细辛二钱　甘草一钱

【用法】水煎，并用牙皂五分，镜砂二分，赤金三张，共为细末，随药水冲服。

【主治】暴盲症（视网膜中央静脉血栓）初期属虚脱证者。

【加减】愈后头疼目胀，不时昏乱者，去细辛、牙皂，加楮实子五钱、茺蔚子四钱、川羌三钱、白芍四钱、生地八钱，以上加倍，共为丸，镜砂为衣。每服三钱，一日二次，白水送下。虽不能光明如初，亦可保守睛光不失。

77198 通窍活血汤（《医林改错》卷上）

【组成】赤芍一钱　川芎一钱　桃仁三钱（研泥）　红花三钱　老葱三根（切碎）　鲜姜三钱（切碎）　红枣七个（去核）　麝香五厘（绢包）

【用法】用黄酒半斤（各处分两不同，宁可多二两，不可少），煎前七味至一钟，去滓，入麝香再煎二沸，临卧服。大人每日一付，连吃三付，隔一日再吃三付；若七、八岁小儿，两晚吃一付；三、四岁小儿，三晚吃一付。麝香可煎三次，再换新的。头发脱落，用药三付发不脱，十付必长新发；眼疼白珠红，无论有无云翳，先将此药吃一付，后吃加味止痛没药散，一日二付，三二日必全愈；糟鼻子，无论三、二十年，此

方服三付可见效，二三十付可全愈；耳聋年久，晚服此方，早服通气散，一日两付，三、二十年耳聋可愈；白癜风、紫癜风，服三、五付可不散漫，再服三十付可痊；紫印脸，如三、五年，十付可愈，若十余年，三、二十付必愈；青记脸如墨，三十付可愈；牙疳，晚服此药一付，早服血府逐瘀汤一付，白日煎黄耆八钱，徐徐服之，一日服完，一日三付，三日可见效，十日大见效，一月可全愈；出气臭，晚服此方，早服血府逐瘀汤，三、五日必效；妇女干劳，服此方三付或六付，至重者九付，未有不全愈者；男子劳病，轻者九付可愈，重者十八付可愈，吃三付后，如果气弱，每日煎黄耆八钱，徐徐服之，一日服完，此攻补兼施之法；若气不甚弱，黄耆不必用，以待病去，元气自复；交节病作，服三付不发；小儿痞证，用此方与血府逐瘀汤、膈下逐瘀汤三方轮服，未有不愈者。

【功用】活血祛瘀，通络开窍。

❶《医林改错》：通血管。❷《医林改错评注》：通络开窍，行血活血。❸《江苏中医杂志》：活血祛瘀，通络止痛，芳香开窍。

【主治】血瘀所致的脱发，暴发火眼，酒糟鼻，耳聋，白癜风，紫癜风，牙疳，男女劳病，小儿痞证，头痛，骨膊胸膈顽硬刺痛，中风。

❶《医林改错》：头面、四肢、周身血管血瘀所致的头发脱落；眼疼白珠红；糟鼻子；耳聋年久；白癜风，紫癜风；紫印脸，脸如打伤血印，色紫成片，或满脸皆紫；青记脸如墨，长于天庭者多；牙疳，闻出臭气；妇女干劳，经血三、四月不见，或五、六月不见，咳嗽急喘，饮食减少，四肢无力，午后发烧，至晚尤甚；男子劳病，初病四肢酸软无力，渐渐肌肉消瘦，饮食减少，面色黄白，咳嗽吐沫，心烦急躁，午后潮热，天亮汗多；交节病作；小儿痞证，初起尿如米泔，午后潮热，日久青筋暴露，肚大坚硬，面色青黄，肌肉消瘦，皮毛憔悴，眼睛发睖。❷《血证论》：瘀血在上焦，或发脱不生，或骨膊胸膈顽硬刺痛，目不了了。❸《吉林中医药》：中风。

【方论选录】❶《医林改错评注》：方中赤芍、川芎行血活血，桃仁、红花活血通络，葱、姜通阳，麝香开窍，黄酒通络，佐以大枣缓和芳香辛窜药物之性。其中麝香味辛性温，功专开窍通闭，解毒活血（现代医学认为其中含麝香酮等成分，能兴奋中枢神经系统、呼吸中枢及心血管系统，具有一定抗菌和促进腺体分泌及兴奋子宫等作用），因而用为主要药；与姜、葱、黄酒配伍更能通络开窍，通利气血运行的道路，从而使赤芍、川芎、桃仁、红花更能发挥其活血通络的作用。❷《历代名医良方注释》：妇女干血劳或小儿痞证，都因瘀血内停，新血不生所致，必须活血化瘀，推陈致新。本方用活血通窍之品治疗劳症，深得此法。方中麝香为君，芳香走窜，通行十二经，开通诸窍，和血通络；桃仁、红花、赤芍、川芎为臣，活血消瘀，推陈致新；姜、枣为佐，调和营卫，通利血脉；老葱为使，通阳入络。诸药合用，共奏活血通窍之功。

【临床报道】❶ 中风：《吉林中医药》作者应用通窍活血汤治疗中风 34 例。其中脑溢血 14 例（均经西医抢救和治疗 3~7 天，病情已相对稳定，没有继续恶化）、脑血栓形成 20 例。其临床表现：浅昏迷 9 例，失语 14 例，语言障碍 14 例，二便失禁 17 例，半身不遂 34 例。均予赤芍 9 克，川芎 9 克，红花 9 克，红枣 10 枚，鲜生姜 3 片，老葱 3 根，冰片 0.1 克，黄酒一钟。加减法：若见气虚者，加黄耆 60 克；阴虚者，加玄参 20 克，生地 30 克；肝阳上亢者，加羚羊角粉 0.3 克，石决明 30 克；风盛者，加僵蚕 9 克，天南星 9 克；兼腑实者，加小承气汤。本组 14 例出血性中风从发病 3~7 天开始服中药治疗，基本恢复率为 78.5%；而 20 例缺血性中风病例病程较长，基本恢复率为 65%。❷ 白癜风：《陕西中医学院学报》作者应用通窍活血汤治疗白癜风 128 例，其中 110 例治愈（病变部位颜色恢复正常），18 例也有不同程度好转，疗效满意。

77199 通窍排脓汤（《张皆春眼科证治》）

【组成】细辛 1.5 克　薏苡仁 9 克　白芷 3 克　天花粉 6 克　黄耆　茯苓各 9 克　甘草 3 克

【功用】扶正祛邪，通窍排脓。

【主治】大眦漏症溃后，肿核已消，肤色如常，按压眦部，或流脓液，或浊水外溢者。

【加减】若脓水清稀，或浊泪外溢者，是气血两伤之候，应加当归 12 克以养血、加党参 9 克以补气。

【方论选录】本方是清心排脓汤去生地、木通，加细辛、黄耆而成。因患眦漏已久，眦部已不肿不红，证情转虚，故去生地、木通清热之品。加黄耆补气健中，且助薏苡仁、白芷、天花粉托里排脓。加细辛者，是借其开散走窜之力，使泪窍畅通、排尽里蓄之脓。

77200 通窍鼻炎片（《中国药典》2000 版）

【组成】白术　白芷　薄荷　苍耳子　防风　黄耆　辛夷

【用法】上制成糖衣片剂。口服，一次 5~7 片，每日 3 次。

【功用】散风消炎，宣通鼻窍。

【主治】鼻渊，鼻塞，流涕，前额头痛；鼻炎，鼻窦炎及过敏性鼻炎。

【备考】本方改为胶囊剂，名"通窍鼻炎胶囊"，改为颗粒剂，名"通窍鼻炎颗粒"（见《新药转正》36 册）。本方组成，《中国药典》2010 版有用量，分别是：炒苍耳子 200 克，防风 150 克，黄耆 250 克，白芷 150 克，辛夷 150 克，炒白术 150 克，薄荷 50 克。

77201 通窍镇痛散（《中国药典》2010 版）

【组成】石菖蒲 125 克　郁金 125 克　荜茇 125 克　醋香附 125 克　木香 125 克　丁香 125 克　檀香 125 克　沉香 125 克　苏合香 125 克　安息香 125 克　冰片 37.5 克　乳香 125 克

【用法】上为散剂，每瓶装 3 克。姜汤或温开水送服，一次 3 克，一日 2 次。

【功用】行气活血，通窍止痛。

【主治】痰瘀闭阻，心胸憋闷疼痛，或中恶气闭，霍乱，吐泻。

【宜忌】孕妇禁用。忌气恼，忌辛辣食物。

77202 通淋琥珀丸（《玉案》卷五）

【组成】琥珀三钱　鳖甲五钱　滑石　黄连各八钱　石首鱼脑骨三对（煅）　牛膝八两（熬膏）

【用法】上为细末，以牛膝膏为丸。每服二钱，空心清茶送下。

【主治】砂石淋，茎中涩痛不可忍。

77203 通脾泻胃汤（《秘传眼科龙木论》卷六）

【组成】麦门冬　茺蔚子各一两　防风　大黄　黑参

知母各一两　天门冬　黄芩各一两五钱

【用法】上为细末。每服一钱，以水一盏，煎至五分，去滓，食后温服。并宜镰钩熨烙，然后点曾青膏。

【主治】❶《秘传眼科龙木论》：眼黄膜上冲外障。此因肾脏风冷，胃家极热，初患之时，疼痛发歇，作时赤涩泪出，渐生黄膜，直覆黑睛，难辨人物。❷《银海精微》：胃中伏热郁于内，眼久注不开，内生虚肉，眵泪胶凝者。

【备考】《审视瑶函》有石膏、车前子。

77204　通脾泻胃汤（《金鉴》卷七十七）

【组成】知母一钱　大黄一钱　黄芩一钱五分　茺蔚子一钱　石膏二钱　栀子一钱　黑参一钱　防风一钱

【用法】上为粗末，以水二盏，煎至一盏，去滓，食后温服。

【主治】❶《金鉴》：黄风者，发于脾经，初病雀目，日久瞳变黄色，甚而如金。乃脾胃风热，上冲于眼，致生黄膜，泪流赤涩，疼痛极甚。❷《血证论》：眼目外障，目衄。

【方论选录】《血证论》：方取诸品清热泻火，使不上熏，则目疾自除；而防风一味，独以祛风者治火，火动风生，祛风则火势自熄；茺蔚一味，又以利湿者清热，湿蒸热遏，利湿则热气自消。

【备考】《血证论》有黄柏，无黄芩。

77205　通脾泻胃汤（《眼科临证笔记》）

【组成】生石膏一两　知母四钱　黄芩三钱　玄参四钱　栀子三钱　大黄四钱　茺蔚子三钱　连翘三钱　防风三钱　甘草一钱

【用法】水煎服。

【主治】黄膜上冲症（前房积脓）初起未甚。

77206　通隔荠苨散（《圣惠》卷三十二）

【组成】荠苨一两　石膏二两　地骨皮　葛根（剉）　柴胡（去苗）　黄芩各一两　甘草半两（炙微赤，剉）　蕤仁半两

【用法】上为散。每服三钱，以水一中盏，入竹叶七片，煎至六分，去滓，食后温服，夜临卧再服。

【主治】❶《圣惠》：眼磣涩，心胸烦闷。❷《圣济总录》：风毒冲目。

77207　通隘不二散（《外科大成》卷四）

【组成】硫黄一钱　靛花一分

【用法】上为细末。用凉水一酒钟调服。外吹紫粉人中白散，或用红粉涂之。

【主治】杨梅结毒发于咽，腐烂疼痛，汤水难入者。

77208　通鼻抗感剂（《新药转正》30册）

【组成】大蒜　辛夷　白芷　细辛　葛根　桂枝　羌活　麻黄　荆芥　防风　川芎　白芍　生姜　大枣　甘草

【用法】上制成液体，每瓶装4克或6.5克。用棉签蘸少许药液涂于鼻腔周壁，感冒见咽痛咳嗽者，可用10倍量温开水稀释后的药液含漱，一日3~4次。

【功用】通窍，散寒，清热，解毒。

【主治】外感风寒，鼻塞，鼻痒，喷嚏，流涕，头昏，头痛，恶寒，发热，四肢倦怠；轻中型感冒，慢性单纯性鼻炎，过敏性鼻炎见上述证候者。

【宜忌】对蒜臭特别敏感、恶心和不适者慎用。

77209　通用青金锭子（《医学入门》卷八）

【组成】铜绿三钱　青矾　胆矾　轻粉　砒霜（开疮口用生砒，去死肉用煅砒）　白丁香　苦葶苈各一钱　片脑　麝香各少许

【用法】上为末，面糊或炼蜜加白及末为锭子，如麻黄大，二三寸长。看疮口深浅插入。疼者可治，不痛者不治。

【主治】发背疔疮。

【加减】如用本方生好肉，去砒，加枯矾。

77210　通变大柴胡汤（《衷中参西》卷五）

【组成】柴胡三钱　薄荷三钱　知母四钱　大黄四钱

【主治】伤寒温病，表证未罢，大便已实者。

【加减】若治伤寒，以防风易薄荷。

【方论选录】方中用防风、薄荷以散表邪，所以防邪之内陷；用柴胡以升之，所以防邪之下陷也。

【临床报道】伤寒：一人，年二十余，伤寒六七日，头疼恶寒，心中发热，咳吐黏涎，至暮尤寒热交作，兼眩晕，心中之热亦甚，其脉浮弦，重按有力，大便五日未行。投以此汤，加生石膏六钱、芒硝四钱，下大便二次，上半身微见汗，诸病皆见轻，惟心中犹觉发热，脉象不若从前之浮弦，而重按仍有力，拟投以白虎加人参汤，恐当下后，易作滑泻，遂以生山药代粳米，连服两剂而愈。

77211　通变白头翁汤（《衷中参西》卷三）

【组成】生山药一两　白头翁四钱　秦皮三钱　生地榆三钱　生杭芍四钱　甘草二钱　旱三七三钱（轧细）　鸦胆子六十粒（去皮，拣成实者）

【用法】上药先将三七、鸦胆子用白蔗糖水送服一半，隔点半钟，再将余药煎汤服。所余一半，至二煎时如前法服。

【主治】热痢下重腹疼，及曾有鸦片嗜好而患痢之人。痢久而肠中腐烂者。

【临床报道】痢疾：王剑秋，年四十许。已未孟秋，自郑州病归，先泻后痢，腹疼重坠，赤白稠黏，一日夜十余次，其脉弦而有力，知其下久阴虚，肝胆又蕴有实热也。投以此汤，一剂痢愈，仍变为泻，日四五次，自言腹中凉甚，愚因其疾原先泻，此时痢愈又泻，且恒以温水袋自熨其腹，疑其下焦或有伏寒，遂少投以温补之药。才服一剂，又变为痢，下坠腹疼如故，惟次数少减。知其病原无寒，不受温补，仍改用通变白头翁汤。一剂痢又愈，一日犹泻数次，继用生山药一两，龙眼、莲子各六钱，生杭芍三钱，甘草、茯苓各二钱，又少加酒曲、麦芽、白蔻消食之品，调补旬日全愈。

77212　通宣理肺冲剂

《成方制剂》7册。即《北京市中药成方选集》“通宣理肺丸”改为冲剂。见该条。

77213　通宣理肺胶囊

《新药转正》29册。即《北京市中药成方选集》“通宣理肺丸”改为胶囊剂。见该条。

77214　通窍鼻炎胶囊

《新药转正》36册。即《中国药典》2000版“通窍鼻炎片”改为胶囊剂。见该条。

77215　通窍鼻炎颗粒

《新药转正》36册。即《中国药典》2000版“通窍鼻炎片”改为颗粒剂。见该条。

77216　通噫消食膏酒（《千金》卷十五）

【组成】猪膏三升　宿姜（汁）五升　吴茱萸一升　白

术一斤

【用法】上将茱萸、术二药为细散，内姜汁膏中，煎取六升，加温清酒一升。每服方寸匕，一日二次。

【主治】脾虚寒，劳损，气胀噫满，食不下。

77217 通关匀气托里散(《幼幼新书》卷十五引《四十八候》)

【组成】人参　麻黄(去节)　甘草节各一分　白术　蔓荆子　紫草各一钱　白茯苓半两　升麻半分

【用法】上为末。疮未出，用好酒调下；疮已出，香熟水调下。

【主治】伤寒变疮疹。

77218 通经活血止痛散(《外科百效全书》卷五)

【组成】三棱　莪术　赤芍　黄柏　黄连　青皮　紫苏　野马　香附　北柴胡　乳香

【主治】跌扑打伤，败血冲心，胸紧痛者。

【加减】症重者，加红花、苏木、石菖蒲。

77219 通脉四逆加减汤

《法律》卷二。为《伤寒论》“通脉四逆汤”之异名。见该条。

77220 通脉加减四逆汤

《圣济总录》卷二十一。为《伤寒论》“通脉四逆汤”之异名。见该条。

77221 通脉泻热泽泻汤(《千金》卷二十)

【异名】通脉泻热泽泻散(《圣惠》卷四十七)。

【组成】泽泻　半夏　柴胡　生姜各三两　地骨皮五两　石膏八两　竹叶五合　莼心一升　茯苓　人参各二两　甘草　桂心各一两

【用法】上㕮咀。以水二斗，煮取六升，分五服。

【主治】上焦饮食下胃，胃气未定，汗出，面背身中皆热，名曰漏气。

77222 通脉泻热泽泻散

《圣惠》卷四十七。为《千金》卷二十“通脉泻热泽泻汤”之异名。见该条。

77223 通津救命至灵丹(《卫生鸿宝》卷五)

【组成】桂元肉(去核)六两　生牛膝梢一两(黄酒一杯浸，捣烂)

【用法】将桂元煎浓汁冲入牛膝酒内。半日即产。

【主治】难产，浆干数日不下。

77224 通宣理肺口服液

《新药转正》11册。即《北京市中药成方选集》“通宣理肺丸”改为口服液剂。见该条。

77225 通真延龄种子丹

《医学正印》卷上。为《广笔记》卷二“通真延龄丹”之异名。见该条。

77226 通瘀清热利湿汤(《效验秘方》熊殿文、王长友方)

【组成】桃仁　赤芍　牛膝各20克　土茯苓　车前子(布包)　黄柏　白芍各15克　橘核　生甘草各10克　桂枝　制大黄各5克

【用法】水煎服。

【功用】通瘀散结，清热利湿。

【主治】慢性前列腺炎。

【加减】尿浊，加萆薢15克；性功能减退，加仙灵脾、菟丝子各15克。

【方论选录】方中桃仁、赤芍活血化瘀，牛膝引血下行，桂枝宣阳行气，伍用可增强行血逐瘀之力。土茯苓、车前子、黄柏清热角毒利湿，大黄分消膀胱之热，白芍解热滋阴、缓急止痛，橘核理气散结，甘草调和诸药。合用具有通瘀散结、清热利湿之功，使瘀去热清，血运改善，有利于消除前列腺慢性炎症。

77227 通变白虎加人参汤(《衷中参西》卷三)

【组成】生石膏二两(捣细)　生杭芍八钱　生山药六钱　人参五钱(用野党参按此分量，若辽东真野参宜减半，至高丽参断不可用)　甘草二钱

【用法】上五味，用水四钟，煎取清汤两钟，分二次温饮之。

【主治】下痢，或赤或白，或赤白参半，下重腹疼，周身发热，服凉药而热不休，脉象确有实热者。

【方论选录】此方即《伤寒论》白虎加人参汤，以芍药代知母、山药代粳米也。痢疾身热不休，服清火药而热亦不休者，方书多诿为不治。夫治果对证，其热焉有不休之理？此乃因痢证夹杂外感，其外感之热邪，随痢深陷，永无出路，以致痢为热邪所助，日甚一日而永无愈期。惟治以此汤，以人参助石膏，能使深陷之邪，徐徐上升外散，消解无余。加以芍药、甘草以理下重腹疼，山药以滋阴固下，连服数剂，无不热退而痢愈者。

【临床报道】赤白痢：一叟，年六十七，于中秋得痢证，医治二十余日不效。后愚诊视，其痢赤白胶滞，下行时，觉肠中热而且干，小便亦觉发热，腹痛下坠并迫。其脊骨尽处，亦下坠作痛，且时作眩晕，其脉洪大有力，舌有白苔甚厚。愚曰：此外感之热挟痢毒之热下迫，故现种种病状，非治痢兼治外感不可。遂投以此汤二剂，诸病皆愈。其脉犹有余热，拟再用石膏清之，病家疑年高，石膏不可屡服，愚亦应聘他往。过二十余日，痢复作，延他医治疗，于治痢药中，杂以甘寒濡润之品，致外感之余热永留肠胃不去，其痢虽愈，而屡次反复，延至明年仲夏，反复甚剧。复延愚诊治，其脉象、病证皆如旧，因谓之曰，去岁若肯多服石膏数两，何至有以后屡次反复，今不可再留邪矣，仍投以此汤，连服三剂，病愈而脉亦安和。

77228 通脉四逆加芍药汤(《伤寒活人指掌》卷五)

【组成】甘草六钱二字半　附子(大者)一枚　干姜一两　芍药六钱二字半

【用法】水三大盏，煎取一盏半，去滓，分二服。

【主治】少阴腹痛，或泄利下重。

77229 通脉四逆加猪胆汁汤(《伤寒论》)

【异名】四逆加猪胆汤(《外台》卷六引《小品方》)、四逆加猪胆汁汤(《普济方》卷三一八)。

【组成】甘草二两(炙)　干姜三两(强人可四两)　附子(大者)一枚(生，去皮，破八片)　猪胆汁半合(无猪胆，以羊胆代之)

【用法】上四味，以水三升，煮取一升二合，去滓，内猪胆汁，分温再服。其脉即来。

【功用】《历代名医良方注释》：回阳救阴。

【主治】❶《伤寒论》：霍乱，吐已下断，汗出而厥，四肢拘急不解，脉微欲绝者。❷《退思集类方歌注》：阴盛格阳，手足厥冷，脉微欲绝，面赤咽疼烦躁者。

【方论选录】《历代名医良方注释》:此方回阳救阴,双管齐下,乃治霍乱吐下将止,阴阳气并竭,故为此两两斡旋之方也。一方面仍用通脉扶阳,一面重加胆汁益阴。胆汁气血有情,味苦健胃,能刺激神经,鼓舞细胞,奋起一身体工机能,此方将通脉之辛温,融纳于胆汁润沃之中。就阳方面解说,为激发阴气,以为藏起亟之本;就阴方面解说,为维护残阳,以为摄阳奠定之根。方注曰分温再服,其脉即出,履险如夷,煞具旋乾转坤,拨乱返正手段,此中分际,此项疗法,岂但从治、岂但正治,学者所当深深体认也。

逡

77230 **逡巡酒**(《本草纲目》卷二十五)

【组成】桃花三两三钱(三月三日收) 马蔺花五两五钱(五月五日收) 脂麻花六两六钱(六月六日收) 黄甘菊花九两九钱(九月九日收)

【用法】上各阴干,十二月八日取腊水三斗,待春分取桃仁四十九枚好者(去皮尖)、白面十斤正,同前花和作曲,纸包四十九日。用糯米饭一升,白水一瓶,曲一丸及面一块,封良久成矣,如淡,再加一丸。

【功用】补虚益气,益寿耐老,好颜色。

【主治】一切风痹湿气。

77231 **逡巡散**(《传信适用方》卷二引李武仲方)

【组成】高良姜一块(约二寸许) 干全蝎一枚(瓦上焙干)

【用法】上为细末。以手指蘸药于齿患处,须擦令热透。须臾吐得少涎,以盐汤漱口。

【主治】❶《传信适用方》:新久风牙,疼肿不可忍。❷《百一》:腮颊肿痛。

【临床报道】风牙:《普济方》鲍子明,常患风牙,腮颊肿痛不能忍。予以此方授之,出涎数口即愈。

骊

77232 **骊龙珠**(《遵生八笺》卷十八)

【组成】白花蛇五钱(酥油炙) 番木鳖一个(酥炙) 半夏一钱五分 虎胫骨一两(酥炙) 麻黄三钱(去节) 乳香三钱 寒水石四两(盐泥固,火煅红) 孩儿茶一钱五分 没药三钱

【用法】酒糊为丸,如弹子大,放铅盒内,起白毛取出,揩毛。每用一丸,先灯上烧烟起,再为末,好酒送下。药后汗出如雨,不可见风,汗干即愈。

【主治】中风。

77233 **骊龙散**(《疮疡经验全书》卷九)

【组成】珍珠八分 牛粪一两(十二月生用,余月烧灰存性) 铁锈一两

【用法】上为细末。以猪脑加醋调敷疮口三五次,干再易之。

【主治】发背痈疽,破与不破二者之间。

【宜忌】《准绳·疡医》:凡发毒品味忌食。

77234 **骊珠散**(《重庆堂随笔》)

【异名】胜灵丹(《外科医镜》)。

【组成】龙眼核

【用法】上为末。外敷。愈后无瘢。

【功用】止血定痛。

【主治】刀刃、跌打诸伤。

验

77235 **验胎法**(《医学纲目》卷三十五引《灵苑》)

【异名】探胞汤(《三因》卷十七)、川芎散(《卫生家宝产科备要》卷六)、探胎汤(《医方类聚》卷二二七引《仙传济阴方》)、探胎饮(《医统》卷八十五)。

【组成】真川芎

【用法】上为细末。每服一匕,浓煎艾汤调下。腹内渐动,是有胎也。

【功用】验胎。

【主治】妇人经脉不行已经三月。

【方论选录】《串雅内编选注》:川芎常用于月经困难、经闭腹痛、难产、胞衣不下等症,具有活血行气的功能。故凡妊娠之可使胎动,再佐以具有安胎作用的艾叶煎汤,即可达到验胎,而又安胎的作用。

【备考】《普济方》本方用法:如药后胎不转动,腰重如石,可用酒调下。

77236 **验胎散**

《女科指掌》卷二。为《医学纲目》卷三十五引王海藏方"神方验胎散"之异名。见该条。

77237 **验方千捶膏**

《全国中药成药处方集》西安方。为原书"白龙膏"之异名。见该条。

骏

77238 **骏马散**(《药奁启秘》)

【组成】金枣丹 雄枣丹 中白散 冰硼散各一钱 黄连七分 冰片三分 犀黄二分五厘

【用法】上为极细末。吹入。

【主治】牙龈腐烂,穿腮落齿,臭秽难闻,疼痛不堪。

绿

77239 **绿云散**(《普济方》卷一八八)

【组成】柏叶 百合 人参 阿胶(炙令燥)各三两

【用法】上为散。每服二钱,用糯米粥饮调下。

【主治】吐血。

绣

77240 **绣球丸**(《外科正宗》卷四)

【组成】樟冰 轻粉 川椒 枯矾 水银 雄黄各二钱 枫子肉一百枚(别研)

【用法】上为细末,同大枫子肉再研和匀,加柏油一两化开,和药搅匀作丸,如龙眼大。于疮上擦之。

【主治】一切干、湿疥疮,及脓窠烂疮,瘙痒无度者。

【备考】《金鉴》本方用法:上药先以鼻闻,次擦患处。

77241 **绣球丸**(《串雅补》卷五)

【组成】苦参一两 黄柏五钱 枯矾二钱五分 雄黄一两

【主治】疥疮。

十一画

琐

77242 琐阳丸（《丹溪心法》卷三）

【组成】龟版（炙） 知母（酒炒） 黄柏（酒炒）各一两 虎骨（炙） 牛膝（酒浸） 杜仲（姜炒） 琐阳（酒浸）各五钱 破故纸 续断（酒浸）各二钱半 当归 地黄各三钱

【用法】上为末，酒糊为丸，如梧桐子大。每服五十丸。

【功用】益少阴经血，解五脏结气。

理

77243 理中丸（《伤寒论》）

【异名】四顺理中丸（《千金》卷二）、白术丸（《圣济总录》卷一七一）、调中丸（《小儿药证直诀》卷下）、大理中丸（《得效》卷五）、顺味丸（《普济方》卷一五九）、人参理中丸（《疠疡机要》卷下）。

【组成】人参 干姜 甘草（炙） 白术各三两

【用法】上为末，炼蜜为丸，如鸡子黄许大。以沸汤数合，和一丸，研碎，温服之，日三次，夜二次。腹中未热，益至三四丸。

【功用】温中祛寒，补气健脾。

❶《局方》：温脾暖胃，消痰逐饮，顺三焦，进饮食，辟风、寒、湿、冷邪气。❷《直指》：补肺止寒咳。❸《伤寒论章句》：温补中土。❹《饲鹤亭集方》：分理阴阳，安和胃气。

【主治】脾胃虚寒，自利不渴，呕吐腹痛，不欲饮食，中寒霍乱，阳虚失血，胸痹虚证，病后喜唾，小儿慢惊。

❶《伤寒论》：霍乱，头痛发热，身疼痛，寒多不用水者；大病瘥后，喜唾，久不了了，胸上有寒。❷《外台》引《崔氏方》：三焦不通，呕吐不食，并霍乱吐逆下痢，及不得痢。❸《局方》：中焦不和，脾胃宿冷，心下虚痞，腹中疼痛，胸胁逆满，噎塞不通，呕吐冷痰，饮食不下，噫醋吞酸，口苦失味，怠惰嗜卧，全不思食；伤寒时气，里寒外热，霍乱吐利，心腹绞痛，手足不和，身热不渴，及肠鸣自利，米谷不化。❹《圣济总录》：小儿胎寒腹痛，躯啼下利。❺《阎氏小儿方论》：小儿吐痢不渴，米谷不化，手足厥冷。❻《医方类聚》引《简易方》：妇人新产，五内俱虚，血脉未定，及产后腹痛作泻。❼《卫生宝鉴·补遗》：胃虚寒，蛔上入膈，吐蛔。❽《景岳全书》：疟疾，瘴气，瘟疫，中气虚损，久不能愈，或中虚生痰。❾《证治汇补》：阴黄为病。❿《张氏医通》：胸痹，心胸痞气。

【宜忌】《外台》：忌桃、李、雀肉、海藻、菘菜。

【方论选录】❶《伤寒明理论》：心肺在膈上为阳，肾肝在膈下为阴，此上下脏也。脾胃应土，处在中州，在五脏曰孤脏，属三焦曰中焦，自三焦独治在中，一有不调，此丸专治，故名曰理中丸。人参味甘温，《内经》曰：脾欲缓，急食甘以缓之。缓中益脾，必以甘为主，是以人参为君；白术味甘温，《内经》曰：脾恶湿，甘胜湿。温中胜湿，必以甘为助，是以白术为臣；甘草味甘平，《内经》曰：五味所入，甘先入脾，脾不足者，以甘补之。补中助脾，必先甘剂，是以甘草为佐；干姜味辛热，喜温而恶寒者，胃也，胃寒则中焦不治，《内经》曰：寒湿所胜，平以辛热。散寒温胃，必先辛剂，是以干姜为使。❷《医方考》：寒者温之，故用干姜之辛热；邪之凑也，其气必虚，故用人参、白术、甘草之温补。❸《伤寒附翼》：太阴病，以吐利腹满为提纲，是遍及三焦矣。然吐虽属上，而由于腹满；利虽属下，而由于腹满，皆因中焦不治，以致之也。其来由有三：有因表虚而风寒自外入者，有因下虚而寒湿自下上者，有因饮食生冷而寒邪由中发者，总不出于虚寒，法当温补以扶胃脘之阳，一理中而满痛吐利诸症悉平矣。故用白术培脾土之虚，人参益中宫之气，干姜散胃中之寒，甘草缓三焦之急也。且干姜得白术，能除满而止吐；人参得甘草，能疗痛而止利，或汤或丸，随机应变，此理中确为之主剂欤。夫理中者，理中焦，此仲景之明训。❹《古方选注》：理中者，理中焦之气，以交阴阳也。上焦属阳，下焦属阴，而中焦则为阴阳相偶之处。仲景立论，中焦热则主五苓以治太阳；中焦寒，则主理中以治太阴，治阳用散，治阴用丸，皆不及于汤，恐汤性易输易化，无留恋之能，少致和之功耳。人参、甘草甘以和阴也，白术、干姜辛以和阳也，辛甘相辅以处中，则阴阳自然和顺矣。

【临床报道】喜唾：《南雅堂医案》大病初愈，元气虚而未复，脉沉迟无力，喜唾，乃胃中虚寒，津液不主收摄，若遽以汤剂峻补，久虚之体恐非所宜，须以丸药温之为合，以理中丸。

【现代研究】对利血平所致脾虚大鼠血清中细胞因子的影响：《中国中医基础医学杂志》[2007，13（8）：588]本方浓缩剂（相当于生药0.4克/毫升和0.8克/毫升）可以升高大鼠脾T淋巴细胞增殖功能，升高血清中γ干扰素（IFN-γ）、肿瘤坏死因子α（TNF-α）、白细胞介素1（IL-1），降低白细胞介素6（IL-6）的含量，对利血平脾虚大鼠免疫功能有一定的调节作用。

77244 理中丸（《外台》卷六引《延年秘录》）

【组成】白术二两 干姜二两（炮） 人参二两 甘草二两（炙） 大麦蘖二两（炒黄）

【用法】上为末，炼蜜为丸，如梧桐子大。每服十五丸，饮送下，一日二次，稍加至二十丸。

【主治】霍乱吐利，宿食不消。

【宜忌】忌海藻、菘菜、桃、李、雀肉。

77245 理中丸（《千金翼》卷十八）

【组成】人参　白术　干姜　甘草（炙）各一两

【用法】上为末，炼蜜为丸，如弹子大。取汤和一丸服之，日十服。

【主治】霍乱。

【加减】吐多痢少者，取枳实三枚（炙，四破），水三升，煮取一升和一丸服之；吐少痢多者，加干姜一累；吐痢干呕者，取半夏半两（洗去滑），水二升，煮取一升和一丸服之；若体疼痛不可堪者，水三升，煮大枣三个，取一升和一丸服之；若吐痢大极转筋者，以韭汁洗腹肾，从胸至足踝，勿逆，即止；若体冷微汗，腹中寒，取附子一枚（炮，去皮，四破），以水二升，煮一升和一丸服。吐痢悉止，脉不出体犹冷者，可服诸汤补之。

【备考】本方方名，《妇人良方》引作"加减理中丸"。

77246 理中丸（《外台》卷六引《广济方》）

【组成】人参八分　白术八分　甘草八分（炙）　干姜六分　高良姜八分　桂心六分

【用法】上为末，炼蜜为丸，如梧桐子大。每服三十丸，空腹以饮送下，一日二次。渐加至四十丸，老小以意加减。

【主治】冷热不调，霍乱吐痢，宿食不消。

【宜忌】忌生冷、油腻、生葱、海藻、菘菜、桃、李、雀肉。

77247 理中丸（《圣惠》卷四十七）

【组成】人参一两（去芦头）　干姜一两（炮裂，剉）　甘草半两（炙微赤，剉）　白术一两

【用法】上为末，炼蜜为丸，如弹子大。每服一丸，粥饮化下，不拘时候。

【主治】霍乱，或吐或泻，口干大渴，头疼体痛。

77248 理中丸（《博济》卷二）

【组成】阿魏一分（用白面两匙，醋和作饼子，炙令黄熟）　荆三棱（煨）　蓬莪术（煨）　甘草（炙）　青橘皮（去白）　陈皮（去瓤）　干姜（炮）　官桂（去皮）　干木瓜　白术各一两

【用法】上为末，用面糊为丸，如樱桃大，以好朱砂为衣。每服一丸，嚼破，煎生姜、木瓜盐汤送下。如妇人血脏气攻刺，用炒当归、生姜汤嚼下一丸。

【主治】冷气攻刺疼痛，心腹胀满，胃冷吐逆，脐腹撮痛。

77249 理中丸（《圣济总录》卷三十八）

【组成】高良姜（剉）　白术各一两　桂（去粗皮）　甘草（炙）各半两

【用法】上为末，炼蜜为丸，如弹子大。每服一丸，浓煎橘皮汤化下，不拘时候。

【主治】霍乱吐泻，心腹疼痛。

77250 理中丸

《儒门事亲》卷十二。为《局方》卷五"附子理中丸"之异名。见该条。

77251 理中丸（《直指》卷八）

【组成】人参　干姜　白术　甘草（炙）各等分

【用法】上为末，炼蜜为丸，如弹子大。每服一丸，加炒阿胶、五味子煎服。

【功用】补肺，止寒嗽。

77252 理中丸（《普济方》卷二〇八引《澹寮方》）

【组成】人参　干姜（煨）　白术（炒）各一两　甘草（炙）半两

【用法】上为细末，炼蜜为丸，如弹子大。每服一丸，生姜汤嚼下。

【主治】泄泻。

77253 理中丸（《普济方》卷三六一）

【组成】人参　干姜（炮）　白术　甘草（炙）各等分

【用法】上为末，炼蜜为丸，如弹子大。每服一丸，水一盏，加大枣一个（擘破），同煎至半盏，分三次温服。

【功用】温中止痛。

【主治】小儿胎寒，腹痛躯啼。

77254 理中丸（《校注妇人良方》卷二十四）

【组成】人参　甘草　白术（炒）各等分

【用法】上为末，生姜汁糊为丸，如梧桐子大。每服五十丸，白汤送下。

【主治】中气虚热，口舌生疮，不喜冷饮，肢体倦怠，饮食少思。

77255 理中丸（《古今医鉴》卷五）

【组成】人参一钱　干姜（炒）一钱　茯苓一钱　甘草（炙）一钱

【用法】上为末，炼蜜为丸，每丸重一钱。取一丸细嚼，淡姜汤送下。

【主治】转筋霍乱，上吐下利，心腹疼痛，及干霍乱，并真阴症，手足厥冷。

【宜忌】忌食米汤。

【临床报道】真阴症：嘉靖甲子年间，梁宋之地人多患此，自脚心麻至膝，死者不计其数，时大方伯赵公出示此方，患者咸蒙其惠。

77256 理中丸（《育婴秘诀》卷一）

【组成】山楂肉五钱　神曲（炒）　半夏（汤泡）各三两　白茯苓　陈皮（去白）　莱菔子（炒）　连翘　发蘖面（炒）各一两

【用法】上为细末，别用生神曲五两，入生姜汁一小盏，水调打糊为丸。每服白汤或清水饮送下。

【主治】饮食所伤，胸腹饱闷不安，或腹中有食积痞块。

【宜忌】脾胃虚者勿服。

【方论选录】此方脾胃虚者服之，虚虚之祸，疾如反掌。盖山楂一味，大能克化食物，若胃中无食，脾虚不运，不思食者服之，则克伐之气胜，故云然也。

77257 理中丸（《春脚集》卷四）

【组成】官拣参二钱（去芦）　漂白术二钱（土炒）　干姜炭一钱五分　炙甘草一钱

【用法】上为细末，炼蜜为丸，五分重。每服或一丸或二三丸，用大红枣去核、蒂，水煎汤，放凉调服。

【主治】小儿脾虚，中寒面青，腹痛寒呕寒泻，四肢厥冷，一切虚寒者。

77258 理中汤（《伤寒论》）

【异名】人参汤（《金匮》卷上）、治中汤（《千金》卷二十）、理中煎（《鸡峰》卷十二）、人参理中汤（《校注妇人良方》卷二十）、干姜理中汤（《中国医学大辞典》）。

【组成】人参　干姜　甘草（炙）　白术各三两

【用法】上切，用水八升，煮取三升，去滓，温服一升，一日三次。服汤后，如食顷，饮热粥一升许，微自温，勿发揭衣被。

【功用】温中祛寒，补益脾胃。

❶《局方》：温中逐水，止汗去湿。❷《三因》：理中脘，分利阴阳，安定血脉。❸《普济方》引《德生堂方》：温中散寒，固卫止汗。❹《明医指掌》：祛寒温脾固胃。❺《简明医彀》：温养脾胃，补益气血，助阳固本。

【主治】脾胃虚寒，脘腹疼痛，喜温喜按，自利不渴；呕吐，腹痛，不欲饮食，中寒霍乱，阳虚失血，病后喜唾，胸痹虚证，小儿慢惊。

❶《伤寒论》：霍乱，头痛发热，身疼痛，寒多不用水者。❷《金匮》：胸痹，心中痞气，气结在胸，胸满，胁下逆抢心。❸《医心方》引《产经》：产后下利。❹《千金》：霍乱吐下胀满，食不消，心腹痛。❺《局方》：脾胃不和，中寒上冲，胸胁逆满，心腹疠痛，痰逆恶心，或时呕吐，心下虚痞，膈塞不通，饮食减少，短气羸困；肠胃冷湿，泄泻注下，水谷不分，腹中雷鸣；伤寒时气，里寒不热，霍乱吐利，手足厥冷；胸痹心痛，逆气结气。❻《三因》：伤胃吐血者。胀满，食不消，心腹痛。❼《直指小儿》：小儿柔痉，厥冷自汗。❽《医学正传》：蛔厥。❾《便览》：五脏直中寒邪，口噤失音，四肢强直，腹痛冷泄。❿《外科正宗》：中气不足，虚火上攻，以致咽间干燥作痛，吐咽妨碍。⓫《证治宝鉴》：中气虚，不能制游行之火，口中生疮。⓬《医林纂要》：慢惊、慢脾风，吐泻后转而中寒者。⓭《文堂集验方》：阴虚病后调理失宜，以致周身色似黄疸者，其状耳鸣口淡，怔忡微热，四肢无力，怠惰嗜卧，脚软脉细，噤口痢。⓮《杂病源流犀烛》：脱肛，由于寒者。

【宜忌】《外台》：忌海藻、菘菜、桃、李、雀肉。

【加减】若脐上筑者，肾气动也，去术，加桂四两；吐多者，去术，加生姜三两；下多者，还用术；悸者，加茯苓二两；渴欲得水者，加术，足前成四两半；腹中痛者，加人参，足前成四两半；寒者，加干姜，足前成四两半；腹满者，去术，加附子一枚。

【方论选录】❶《伤寒论后辨》：阳之动，始于温，温气得而谷精运，谷气升而中气赡，故名曰理中。实以燮理之功，予中焦之阳也。若胃阳虚，即中气失宰，膻中无发宣之用，六腑无洒陈之功，犹如釜薪失焰，故下至清谷，上失滋味，五脏凌夺，诸症所由来也。参、术、炙草，所以固中州，干姜辛以守中，必假之以焰釜薪而腾阳气。是以谷入于阴，长气于阳，上输华盖，下摄州都，五脏六腑皆以受气矣。此理中之旨也。❷《医方集解》：此足太阴药也。人参补气益脾，故以为君；白术健脾燥湿，故以为臣；甘草和中补土，故以为佐；干姜温胃散寒，故以为使。以脾土居中，故曰理中。❸《温病条辨》：理中汤温中散寒，人参、甘草，胃之守药；白术、甘草，脾之守药；干姜能通能守，上下两泄者，故脾胃两守之；且守中有通，通中有守，以守药作通用，以通药作守用。❹《伤寒寻源》：盖理中者，理中焦之寒也。寒在胃上，取丸药之缓，逗留于上，以温胃而散寒；若寒胜热之霍乱，利在急温，则不宜丸而宜汤。缓宜丸，急宜汤，此先圣之成法，不可紊也。

【临床报道】❶ 脾虚泄泻：《江西医药》[1964，(3)：149]王某，男性，39岁，初诊于1949年2月11日。病患腹泻已逾一年，经常肠鸣，大便稀溏，日下八九次，食欲欠佳，完谷不化，曾经数十医诊而少效。予诊时，患者面色惨白无华，精神疲乏，腹部稍胀而喜按，舌苔浮有一层黄色厚腻，脉细迟。此是脾虚泄泻，法宜补中益土，方用仲景理中汤：人参三钱，炒白术三钱，黑干姜二钱半，炙甘草二钱。连服六剂即愈。❷ 胃脘痛：《续名医类案》一妪胃痛久，诸药不应，六脉微小，按之痛稍定，知中气虚而火郁为患也。投理中汤一服随愈。❸ 中虚血脱：《静香楼医案》疟发而上下血溢，责之中虚，而邪又扰之也，血去既多，疟邪尚炽，中原之扰，未为已也，谁能必其血之不复来耶，谨按古法，中虚血脱之证，从无独任血药之理，而疟病经久，亦必固其中气，兹拟理中一法，止血在是，止疟亦在是，惟高明裁之。❹ 妊娠胃口膜胀：《医宗已任编》吴餐霞室人患妊娠胃口膜胀，不思饮食，口渴，下利，面少精采，医以消导寒凉与之，病转甚而胎不安，予曰，此得于饮食后服凉水所致耳，投以大剂理中汤，数剂而愈。❺ 婴幼儿急性腹泻：《中国社区医师》[1998，(2)：36]应用本方加减（党参易人参，制苍术易白术，炮姜易干姜），治疗婴幼儿急性腹泻102例，结果：痊愈88例；无效14例；总有效率为86.3%。❻ 复发性口腔溃疡：《中国民间疗法》[2004，12(6)：55]应用本方汤剂加减治疗复发性口腔溃疡45例（服原方者18例，以党参易人参者6例，干姜易炮姜者8例，13例有胃热证表现者加黄连、栀子），结果：痊愈29例；好转14例；无效2例；总有效率95.56%。

【现代研究】❶ 抗大鼠实验性胃溃疡的作用：《陕西中医》[1987，8(7)：333]原方水煎剂（生药含量为0.7克/毫升）对大鼠醋酸型胃溃疡的愈合有明显促进作用；对大鼠幽门结扎型胃溃疡的发生起保护性作用。提示本方既能抑制攻击因子，又能强化防御因子，通过两方面综合作用发挥其抗溃疡作用。❷ 提高氢考阳虚小鼠免疫功能：《中医研究》[1988，1(3)：23]原方水煎剂（每毫升含生药约0.24克）在一定程度上能提高阳虚小鼠的巨噬细胞吞噬功能。❸ 对实验动物小肠运动功能的影响：《南京中医药大学学报》[1993，9(4)：33]原方水煎剂（每100毫升药液约含生药50克）能明显抑制正常小鼠及大黄脾虚小鼠、新斯的明负荷小鼠的小肠推进运动；使家兔离体十二指肠的自发活动受到抑制，能拮抗乙酰胆碱、氯化钡引起的肠管强直性收缩；但对肾上腺素所致的肠管运动抑制无明显作用。提示本方改善胃肠运动的功能与其抗乙酰胆碱、抑制交感神经兴奋以及对平滑肌的直接作用有关。❹ 对实验动物消化系统、中枢神经系统方面的作用：《山东中医药大学学报》[1998，22(4)：315]本方（炙甘草用量减半）对实验性小鼠的溃疡发生具有抑制作用；对胃液分泌没有明显影响；对胃泌素有显著抑制作用；对醋酸致痛有一定镇痛效果；有延缓士的宁、印防己毒素所致痉挛发生时间的作用。❺ 对环磷酰胺遗传毒性的拮抗作用：《天津中医》[2002，19(4)：40]原方水煎剂（每药15克，加蒸馏水煎至100毫升）对环磷酰胺所致微核率及姐妹染色单体互换增高有明显的抑制作用，并能明显提高小鼠体内SOD活性，提示本方对肿瘤治疗有积极意义。

77259 理中汤（《外台》卷三十八）

【异名】理中去术加桂汤（《圣济总录》卷三十八）。

【组成】人参　桂心　甘草（炙）各三两　干姜二两

【用法】上切。以水八升，煮取三升，分服。

【主治】石发后霍乱吐多者，必转筋，不渴，即脐上筑者，肾气虚。

77260 理中汤(《圣惠》卷四十七)

【组成】人参一两(去芦头) 甘草半两(炙微赤，剉) 白术三分 干姜半两(炮裂，剉) 赤茯苓半两 麦门冬半两(去心)

【用法】上为散。每服三钱，以水一中盏，煎至六分，去滓温服，不拘时候。

【主治】霍乱吐泻，心烦筑悸。

77261 理中汤

《圣济总录》卷三十八。为《外台》卷六引《小品方》“扶老理中散”之异名。见该条。

77262 理中汤(《圣济总录》卷一八七)

【组成】槟榔(剉) 白茯苓(去黑皮) 益智(去皮，炒) 桂(去粗皮) 陈橘皮(去白，焙) 半夏(姜汁制) 沉香各一两(剉)

【用法】上为粗末。每服三钱匕，水一盏，加生姜二片，大枣二个(擘破)，煎至七分，去滓温服，不拘时候。

【主治】患后不思饮食。

77263 理中汤(《圣济总录》卷一八七)

【组成】槟榔(剉) 赤茯苓(去黑皮) 木通(剉) 桂(去粗皮) 陈橘皮(汤浸，去白) 半夏(用生姜捣碎，焙) 沉香各等分

【用法】上为粗末。每服三钱匕，水一盏，加生姜半分(切)，煎至八分，去滓，食前温服。

【主治】痰饮。患后余毒，不思饮食，三焦气惫。

77264 理中汤

《医方类聚》卷五十八引《澹寮方》。为《三因》卷二“附子理中汤”之异名。见该条。

77265 理中汤(《普济方》卷三五五)

【组成】人参(去芦) 白术 干姜 甘草各等分

【用法】上为粗末，加木香(煨)、肉豆蔻。每服三钱，陈米、盐、乌梅煎，空心服。

【主治】产后虚证，下痢纯白，腹痛，里急后重，手足冷。

77266 理中汤(《普济方》卷三七一)

【组成】人参(去芦) 白术 白僵蚕(炒) 甘草(炙)各等分

【用法】上为末，加生姜、大枣，水煎服。

【主治】小儿慢惊虚困，痰涎不利。

【加减】手足厥冷，加附子、炮姜回阳。

77267 理中汤(《普济方》卷四〇四)

【组成】人参(去芦) 白术 白姜(炮) 甘草(炙)各等分

【用法】上剉，加生姜、大枣，水煎服。

【主治】脾胃虚冷，脘痛，腹胀，泄泻。

❶《普济方》：疱疹吐利。❷《古今医鉴》：五脏中寒，唇青身冷，口噤失音。脾胃虚冷，中寒泄泻，四肢厥冷。❸《寿世保元》：胃脘停痰，冷气刺痛；脏毒下寒，泄痢腹胀，大便或黄或白，或毒黑，或有清谷。

【加减】重者，加炮附子。

77268 理中汤(《广嗣纪要》卷十二)

【组成】人参 白术各一钱 炙草三分 干姜五分 藿香叶五分

【用法】水一盏半，加姜汁一匙服。

【主治】妊娠吐清水，同食物出者。

77269 理中汤(《痘疹全书》卷上)

【组成】人参 白术 炙甘草 升麻(酒炒) 干姜

【用法】上㕮咀。水煎服。

【主治】痘疹见形，吐泻不止者。

77270 理中汤(《点点经》卷一)

【组成】条参 白术 茯苓各一钱半 炮姜 肉桂各一钱 附子六分 甘草八分

【用法】加生姜、大枣为引。

【主治】脏腑寒结。

77271 理中汤

《准绳·幼科》卷五。为《东垣试效方》卷四“理中茯苓汤”之异名。见该条。

77272 理中汤(《回春》卷二)

【组成】砂仁 干姜(炒) 苏子 厚朴(姜汁炒) 官桂 陈皮 甘草(炙)各一钱 沉香 木香各五分(水磨入)

【用法】上剉一剂。加生姜三片，水煎，磨沉、木香同服。

【主治】寒喘。

【加减】若脉细，手足冷，加附子。

【备考】本方方名，《医部全录》卷二八四引作“九味理中汤”。

77273 理中汤(《回春》卷三)

【组成】人参 白术(去芦) 干姜(炒)各一钱 官桂 甘草(炙)各五分 陈皮 藿香 茯苓(去皮) 良姜各七分 乌梅一个

【用法】上剉一剂。加生姜三片、大枣二个、灯草一团，水煎，温服。

【主治】寒泻症。

【加减】寒极手足冷，脉沉细，加附子，去良姜、官桂；腹痛，加厚朴、砂仁、木香，去人参；呕哕恶心，加丁香、半夏，去良姜、官桂；泻不止，加苍术、山药；泻多不止，加肉蔻、诃子、附子，去良姜、官桂；虚汗，加黄耆，去藿香、官桂；饱闷，加厚朴、砂仁，去人参、良姜、官桂。

77274 理中汤(《回春》卷三)

【组成】藿香 苍术(米泔制) 厚朴(姜汁炒) 砂仁 香附 木香 枳壳(麸炒) 陈皮各一钱 甘草(炙) 干姜 官桂各五分

【用法】上剉一剂。加生姜三片，水煎，磨木香调服。外用炒生姜滓揉法，急用盐汤探吐，得物出为好，及刺委中穴，血出甚妙。

【主治】干霍乱，心腹饱胀，绞痛，不吐不泻，脉沉欲绝。

【加减】夏月干霍乱，不吐不泻，胸腹绞痛，烦渴自汗，不可用姜、桂；心腹绞痛，面唇青，手足冷，脉伏欲绝，加附子、茴香，去苍术；心腹饱闷硬痛结实者，加槟榔、枳实、山楂、瓜蒌、萝卜子，去甘草、枳壳、苍术；胃寒呕哕发呃，加丁香、茴香、香附、良姜，去官桂、甘草、苍术；虚汗，加附子，去苍术。

77275 理中汤(《回春》卷三)

【组成】人参 茯苓(去皮) 白术(去芦) 干姜(炒) 陈皮 藿香 丁香 半夏(姜汁炒) 砂仁(炒) 官桂各

二分

【用法】上剉一剂。加生姜三片,乌梅一个,水煎,徐徐温服。

【主治】胃寒呕吐清水冷涎。

【加减】寒极手足冷,脉微,吐不出者,去官桂,加附子;烦躁,加辰砂、炒米。

【备考】本方方名,《东医宝鉴·杂病篇》引作"加减理中汤"。

77276 理中汤(《诚书》卷八)

【组成】人参 白术 干姜(炮) 甘草(炙) 茯苓

【用法】加生姜、大枣,水煎服。

【主治】吐泻手足厥冷。

77277 理中汤(《痘疹一贯》卷二)

【组成】人参 白术 升麻 干葛 甘草

【用法】加生姜、大枣,水煎服。

【主治】痘疹吐泄,手足厥冷,腹胀自利。

77278 理中汤(《医学心悟》卷六)

【组成】人参二钱 黑姜一钱五分 甘草(炙)二钱 白术(陈土炒)三钱 附子(姜汁、甘草水制)一钱

【用法】加大枣三个(去核),水煎服。

【功用】温补中气,挽回元阳。

77279 理中汤(《种痘新书》卷四)

【组成】人参 白术 黄耆 附子 炮姜 炙草 茯苓

【主治】痘疮脏寒不能发毒,而腹胀,二便清利,手足冷,痘淡白,脉微缓者。

77280 理中汤(《叶氏女科》卷一)

【组成】人参 白术(蜜炙)各八分 五味子 甘草各三分 干姜五分

【用法】水煎,空心服。

【主治】肾虚经来泄泻,经来之时五更泄泻,如乳儿尿。

77281 理中汤(《幼幼集成》卷五)

【组成】人参 炙甘草 绿升麻各一钱 漂白术二钱

【用法】加煨姜三片,大枣三个,水煎服。

【主治】痘已现形,而吐泻不止。

77282 理中汤(《医略六书》卷二十八)

【组成】白术三钱 炮姜一钱半 炙草一钱半

【用法】水煎,去滓温服。

【主治】孕妇心气疼痛,脉迟者。

【方论选录】胎寒气逆,上犯心包,故心气冷疼,食卒不下焉。白术健脾土以安胎,炮姜暖中气以逐冷,炙草缓中益胃以除痛也。水煎,温服,使土暖气温,则冷气自化而胎得所安,何有心气冷痛、食卒不下之患哉。

77283 理中汤(《医略六书》卷三十)

【组成】白术三钱 炮姜一钱半 炙草六分 人参六分 砂糖三钱(炒灰)

【用法】水煎,去滓温服。

【主治】产后腹痛,脉沉细涩者。

【方论选录】产后脾亏冷滞,中气有伤而不能运化,故腹中疼痛,迷闷不已焉。白术健脾土之虚,炮姜逐中宫之冷,人参益痛伤之气,炙草缓痛伤之脾,砂糖灰去瘀血而新血自生,以缓虚寒之腹痛也。水煎,温服,使脾健气强,则寒滞自化,而胃脘阳和焕发,安有腹痛之患乎。

77284 理中汤(《古今医彻》卷一)

【组成】人参 白术(土炒) 干姜(炮)各一钱 甘草八分 乌梅肉二个 川椒十粒

【用法】水煎服。

【主治】吐蛔。

77285 理中汤

《产孕集·补遗》。为《丹溪心法》卷三"理中加丁香汤"之异名。见该条。

77286 理中汤(《活人方》卷三)

【组成】白术三钱 人参一钱五分 黄耆一钱五分 茯苓一钱五分 陈皮一钱 泽泻一钱 炮姜五分 肉桂五分 砂仁七分 甘草二分

【用法】水煎,早空心、午前服。

【主治】三阴自利。

77287 理中散(《外台》卷六引《必效方》)

【组成】青木香六分 桂心八分(炙) 厚朴八分(炙) 甘草八分(炙) 白术八分 干姜十分(炮) 附子六分(炮)

【用法】上为散。每服两钱匕,饮调下。如人行五六里,不定,更服一钱匕,愈止。

【主治】霍乱及转筋,吐痢不止。

【宜忌】忌海藻、菘菜、生葱、猪肉、桃、李、雀肉。

77288 理中散(《外台》卷六引《必效方》)

【组成】干姜二两 食茱萸二两

【用法】上为散。每服方寸匕,温酒下,每日三次,勿冷服之。常醋水愈。

【主治】食后吐酸水,食羹粥酪剧。

77289 理中散(《医方类聚》卷五十三引《神巧万全方》)

【组成】人参半两 藿香半两 白术三分 甘草一分(炙) 干姜一分(炮) 白茯苓一分 陈橘皮三分(去瓤)

【用法】上为细末。每服二钱,以水一中盏,加生姜半分,煎至五分,去生姜,和滓温服,不拘时候。

【主治】四时伤寒并时气吐后。

77290 理中散(《传家秘宝》)

【异名】增损理中散(《圣济总录》卷四十六)。

【组成】干姜 人参 白术各一两 甘草半两 吴茱萸半两 槟榔半两 陈皮(汤浸,去瓤,焙干)一两 厚朴一两(去皮,姜炙) 荜茇半两

【用法】上为细末。每服一钱,食前生姜汤点下,一日三次。

【主治】❶《传家秘宝》:胃中冷,食后咽酸呕哕,胸胁胀满,不思饮食。❷《圣济总录》:脾气虚弱。

77291 理中散(《产宝诸方》)

【组成】当归二钱 黄连二钱 艾叶 地榆 甘草(炙) 龙骨 厚朴(姜炙) 黄芩 干姜各一钱半

【用法】上为粗末。每服二钱,水一盏,煎至七分,去滓,食前服。

【主治】妇人产后虚羸。

77292 理中散(《活幼口议》卷二十)

【组成】四圣汤加肉豆蔻 青皮 天台乌药

【主治】脾胃久虚,不纳食,频吐,或泻不止。

77293 理中煎

《鸡峰》卷十二。为《伤寒论》"理中汤"之异名。见

该条。

77294 理气丸(《千金》卷十七)

【组成】杏仁 桂心各一两 益智子 干姜各二两

【用法】上为末,炼蜜为丸,如梧桐子大。每服三丸,食前服,以知为度。

【主治】气不足。

【方论选录】《千金方衍义》:理者,补不足而损有余也。杏仁散肺气,桂心助肝气,干姜温脾气,益智收肾气,补火以生土也。

77295 理气丸(《鸡峰》卷二十)

【组成】香附子一两 缩砂仁 木香 白豆 蔻仁 甘草 甘松 丁香各一钱 姜黄半两

【用法】上为细末,汤浸蒸饼为丸,如梧桐子大。每服二十丸,空心以生姜汤送下。

【主治】虚人有冷,气道凝涩。

77296 理气丸(《三因》卷十三)

【组成】杏仁(去皮尖,麸炒,别研) 桂枝(去皮)各一两 益智(去皮) 干姜(炮)各二两

【用法】上为末,炼蜜为丸,如梧桐子大,以钟乳粉为衣。每服三十丸,空腹以米汤送下。

【主治】气不足,动便喘咳,远行久立皆不任,汗出鼻干,心下急,痛苦悲伤,卧不安。

77297 理气丸(《御药院方》卷三)

【组成】枳壳(麸炒,去瓤) 蓬莪术各半两 半夏(洗七次) 姜黄 甘松(去土)各二钱 陈皮(去白) 大麦蘖(炒)各七钱半

【用法】上为细末,水面糊为丸,如梧桐子大。每服五十丸,食后煎陈皮汤送下。

【功用】常服消导滞气。

【主治】胸中噎塞,气涩不通,酒食所伤。

77298 理气丸(《普济方》卷一七一引《仁存方》)

【组成】橘红一两 桔梗 桂心 槟榔各半两 木香 杏仁(去皮尖)各一分

【用法】上为末,炼蜜为丸,如梧桐子大。每服二十丸,未知,加至三十丸,姜汤送下。

【主治】息积。胁下满,气逆,不妨于食,连年不已。

77299 理气丸(《普济方》卷一八一)

【组成】陈皮 青皮(各去白) 五灵脂 玄精石各一两

【用法】上为末,生姜汁打糊为丸,如梧桐子大。每服三十丸,食前以生姜汤送下。

【主治】诸气。

77300 理气丸(《医学集成》卷一)

【组成】焦术 陈皮 厚朴 麦芽 半夏 槟榔 神曲 枳壳 草果 南星 木香 茯苓 甘草

【主治】宿食,脉沉滑属壮者。

77301 理气丸(《全国中药成药处方集》吉林方)

【异名】理气舒肝丸。

【组成】蔻仁二两六钱七分 砂仁 草果仁各一两三钱四分 木香 三棱各六钱七分 槟榔一两 鸡内金 盔沉各一两三钱四分 甘草 枳壳 山楂 姜夏 白术 乌药各六钱七分 川军 二丑各二两 神曲 公丁香 贡朴 贡桂各一两 莪术六钱七分 青皮 陈皮各一两

【用法】上为细末,水泛为丸,如黄豆大,朱砂为衣。可用瓷坛贮存以免风干。每服二十丸。

【功用】舒肝理气,开郁导滞。

【主治】男女之气滞肝郁,小儿痞积。

【宜忌】孕妇忌服。

77302 理气丹(《医学集成》卷三)

【组成】当归五钱 沉香 滑石 石韦(去毛) 王不留行各一钱 白芍 冬葵子各七钱半 陈皮 甘草各一钱半

【用法】上为末。每服二钱,煎大麦汤送下。

【主治】气淋。丹田胀满,气滞难通。

77303 理气汤(《普济方》卷一五四引《指南方》)

【组成】半夏五两 橘皮四两 官桂三两 人参二两 甘草一两

【用法】上为粗末。每服五钱,水三盏,加生姜十片,煎一盏,去滓服。

【主治】身体疼痛。

77304 理气汤(《陈素庵妇科补解》卷三)

【组成】人参 茯苓 白术 甘草 川芎 当归 白芍 枳实 枳壳 木香 乌药 香附 陈皮 砂仁 桔梗

【功用】温中和胃,除满去胀,养血安胎。

【主治】妊娠胸痞,心下胀满,胃脘作痛,饮食不进。

【方论选录】胸膈痞满,由妇人素有冷气,兼以客寒犯胃,宿冷与新邪相搏。受娠之后,经血闭而养胎,体质更弱,饮食失节,痰饮停积胸中,是以痞满而足痛也。治宜先祛寒邪,以辛温、辛散、辛凉之剂温中除满,再加甘温、苦温之药固本安胎,痞满自除。是方参、苓、术、草以益元气,芎、归、白芍以补阴血,木、砂、陈、附运气散寒,桔梗祛胸膈之满,乌药顺中下二焦之气,枳壳、枳实上下分消其滞。不独无形者立散,即有形者渐除。

77305 理气汤(《女科百问》卷上)

【组成】半夏(汤洗)三两 桔梗一两 官桂二两 人参一两 橘皮(洗,干)二两 甘草半两

【用法】上为粗末。每服五钱,水二盏,加生姜五片,煎一盏,去滓,食前服。

【主治】痰饮臂痛。

77306 理气汤(《脉症正宗》卷一)

【组成】香附二钱 川芎八分 青皮八分 厚朴一钱 乌药一钱 桔梗六分 玄胡八分 柴胡八分

【主治】滞气。

77307 理气膏(《理瀹》)

【组成】党参 黄耆 苍术 白术 蓬术 香附 柴胡 青皮 陈皮 枳实 南星 半夏 厚朴 槟榔 山楂 草果 羌活 防风 前胡 苏子 杏仁 乌药 郁金 川芎 当归 白芍 黄芩 黄连 黄柏 栀子 葶苈 桔梗 桑皮 吴萸 瓜蒌 白芷 麦芽 木通 泽泻 赤苓 延胡 灵脂 大黄 黑丑 官桂 草乌 红花 菖蒲 皂角 木鳖仁 僵蚕 全蝎 山甲 白芥子 萝卜子 川楝子 川椒 细辛 木香 藿香 茴香 灵仙 乳香 没药 巴仁 甘草各一两

【用法】油熬丹收,牛胶二两,苏合丸三钱搅。另用姜、葱、韭、蒜、槐、柳、桃、桑枝各半斤,凤仙全株,油丹熬。薄荷油二钱,和两膏合并摊贴。

【主治】气郁，气逆，气胀，气痛。

77308 理本汤(《辨证录》卷二)

【组成】人参一钱 白术五钱 麦冬三钱 山药五钱 芡实五钱 巴戟天三钱 肉桂一钱 桔梗五分 贝母五分 白芥子二钱 防己三分 茯苓三钱 豨莶草一钱

【用法】水煎服。

【主治】痹症。

【临床报道】痹症：人有一身上下尽行作痛，有时而止，痰气不清，欲嗽不能，咽喉气闷，胸膈饱胀，二便艰涩，人以为肺气之不行也，谁知是风寒湿之犯于三焦乎。治三焦必宜治肾，肾气旺而下焦之气始通；更宜治肺，肺气肃而上焦之气始降；尤宜治脾胃，脾胃健而中焦之气始化。理肺、肾、脾胃之气，而益之散邪之药，则三焦得令，而风寒湿又难去也。方用理本汤，四剂而上中下之气乃通，一身之病尽解，再用四剂，诸症全愈。

77309 理伤膏(《准绳·疡医》卷六)

【异名】补肉膏(《伤科汇纂》卷七)。

【组成】陀僧 黄丹 自然铜 黄蜡 猪油各四两 乳香 没药各一两 松香 麻油各一斤

【用法】以折伤木皮一两铡碎，入油煎数沸，滤去滓，入陀僧、黄丹慢火熬成膏，次入松、蜡熔化，再熬，滴水成珠为度，却入乳香、没药、自然铜末和匀摊贴。

【主治】打扑伤损，折骨出臼，刀斧跌磕。

77310 理血汤(《脉症正宗》卷一)

【组成】生地二钱 当归一钱 丹皮八分 川芎一钱 桃仁一钱 红花五分 赤苓八分 香附二钱

【主治】瘀滞。

77311 理血汤(《衷中参西》上册)

【组成】生山药一两 生龙骨(捣细)六钱 生牡蛎(捣细)六钱 海螵蛸(捣细)四钱 茜草二钱 生杭芍三钱 白头翁三钱 真阿胶(不用炒)三钱

【主治】血淋及溺血、大便下血证之由于热者。

【加减】溺血者，加龙胆草三钱；大便下血者，去阿胶，加龙眼肉五钱。

【方论选录】血淋之症，大抵出之精道也。其人或纵欲太过而失于调摄，则肾脏因虚生热。或欲盛强制而妄言采补，则相火动无所泄，亦能生热，以致血室中血热妄动，与败精溷合化为腐浊之物，或红或白，成丝成块，溺时杜塞牵引作疼。故用山药、阿胶以补肾脏之虚，白头翁以清肾脏之热，茜草、螵蛸以化其凝滞而兼能固其滑脱，龙骨、牡蛎以固其滑脱而兼能化其凝滞，芍药以利小便而兼能滋阴清热。

【临床报道】血精：《中国中医药信息杂志》[2002，9(7)：51]应用本方加减(阴虚重者加生地黄；热重者加龙胆草；大便干结者加大黄；湿热重者加黄柏、苍术、薏苡仁)治疗血精32例，结果：痊愈20例，占62.5%；好转11例，占34.4%；无效1例，占3.1%；总有效率为96.9%。

77312 理血膏(《理瀹》)

【组成】党参 丹参 黄耆 生地 熟地 当归 川芎 白芍 赤芍 白术 天冬 麦冬 柏子仁 枣仁 远志 五味 丹皮 地骨皮 龟版 鳖甲 柏叶 知母 贝母 半夏 橘红 胆星 羌活 防风 连翘 荆穗 炒白芷 桔梗 柴胡 苍术 香附 郁金 延胡 灵脂 蒲黄 苏木 桃仁 红花 艾叶 茜根 官桂 大黄 玄明粉 厚朴 枳实 花粉 续断 栀子 炒黄柏 黄芩 黄连 木通 车前子 地榆炭 姜炭 降香 乳香 没药 苏子 甘草 发灰 百草霜各一两

【用法】油熬丹收，牛胶二两搅匀。又另用姜、葱、韭、蒜、槐 柳、桃、桑枝、凤仙全株约各半斤，油熬丹收，薄荷油二钱搅。两膏合并摊贴。

【主治】衄、吐、溺、便血，一切气郁、血积诸症。

77313 理冲丸(《衷中参西》上册)

【组成】水蛭(不用炙)一两 生黄耆一两半 生三棱五钱 生莪术五钱 当归六钱 知母六钱 生桃仁(带皮尖)六钱

【用法】上为细末，炼蜜为丸，如梧桐子大。每服二钱，早、晚开水送下。

【主治】妇女经闭不行，或产后恶露不尽，结为癥瘕；室女月闭血枯，男子劳瘵，一切脏腑癥瘕、积聚、气郁、脾弱、满闷、痞胀、不能饮食。

77314 理冲汤(《衷中参西》上册)

【组成】生黄耆三钱 党参二钱 於术二钱 生山药五钱 天花粉四钱 知母四钱 三棱三钱 莪术三钱 生鸡内金(黄者)三钱

【用法】用水三钟，煎至将成，加好醋少许，滚数沸服。

【主治】妇人经闭不行，或产后恶露不尽，结为癥瘕，以致阴虚作热，阳虚作冷，食少劳嗽，虚证沓来。室女月闭血枯，男子劳瘵，一切脏腑癥瘕、积聚、气郁、脾弱、满闷、痞胀，不能饮食。

【加减】服之觉闷者，减去於术；觉气弱者，减三棱、莪术各一钱；泻者，以白芍代知母，于术改用四钱；热者，加生地、天冬各数钱；凉者，知母、花粉各减半，或皆不用；凉甚者，加肉桂(捣细冲服)、乌附子各二钱；瘀血坚甚者，加生水蛭(不用炙)二钱；若其人坚壮无他病，惟用以消癥瘕积聚者，宜去山药；室女与妇人未产育者，若用此方，三棱、莪术宜斟酌少用，减知母之半，加生地黄数钱，以濡血分之枯；若其人血分虽瘀，而未见癥瘕，或月信犹未闭者，虽在已产育之妇人，亦少用三棱、莪术；若病人身体羸弱，脉象虚数者，去三棱、莪术，将鸡内金改用四钱，因此药能化瘀血，又不伤气分也，迨气血渐壮，瘀血未尽消者，再用三棱、莪术未晚。若男子劳瘵，三棱、莪术亦宜少用，或用鸡内金代之亦可。

【临床报道】❶癥瘕：一妇人，年二十余，癥瘕结于上脘，其大如橘，按之甚硬，时时上攻作疼，妨碍饮食。医者皆以为不可消，后愚诊视，治以此汤，连服四十余剂，消无芥蒂。❷痃癖：一少年，因治吐血，服药失宜，痃癖结于少腹，大如锦瓜，按之甚坚硬，其上相连有如瓜蔓一条，斜冲心口，饮食减少，形体羸弱，其脉微细数。治以此汤，服十余剂痃癖全消。

77315 理阴煎(《景岳全书》卷五十一)

【异名】理营煎(《仙拈集》卷一)。

【组成】熟地三五七钱或一二两 当归二三钱或五七钱 炙甘草一二钱 干姜(炒黄色)一二三钱(或加桂肉一二钱)

【用法】水二钟，煎七八分热服。

【功用】❶《重订通俗伤寒论》：滋补脾阴，温运胃阳。

❷《不居集》：温补阴分，托散表邪。

【主治】脾肾阴阳两虚，喘满，呕逆，泻痢，腹痛，经迟。

❶《景岳全书》：脾肾中虚等证宜温润者。真阴虚弱，胀满呕哕，痰饮恶心，吐泻腹痛，妇人经迟血滞之证。❷《幼幼集成》：小儿肾肝亏败，不能纳气，浮散作喘。❸《妇科玉尺》：妇人脏寒忽呕，胎气不安；产后脾气虚寒，呕吐食少腹痛；产后阳虚中寒，或外感寒邪，以致心腹痛，呕吐厥逆。❹《会约》：妇人血亏阳虚经后期者；脾肾虚寒，血色紫黑，脉或大而无力，及大吐大下，或外假热等证。小儿脾肾阴阳俱虚，慢脾等证。❺《成方便读》：营阴虚弱，寒水内乘，或久虚泻痢。

【加减】凡真阴不足或素多劳倦之辈，因而忽感寒邪不能解散，或发热，或头身疼痛，或面赤舌焦，或虽渴而不喜冷饮，或背心肢体畏寒，但脉见无力者，宜用此汤照后加减以温补阴分，托散表邪。加附子即名附子理阴煎，再加人参即名六味回阳饮，治命门火衰，阴中无阳等症。若风寒外感，邪未入深，但见发热身痛，脉数不洪，凡内无火证，素禀不足者，加柴胡一钱半或二钱，连进一二服；若寒凝阴盛而邪有难解者，必加麻黄一二钱。若阴胜之时，外感寒邪，脉细恶寒，或背畏寒者，乃太阳少阴证也，加细辛一二钱，甚者再加附子一二钱，或并加柴胡以助之亦可。若阴虚火盛，其有内热不宜用温，而气血俱虚，邪不能解者，宜去姜、桂，单以三味加减与之，或只用人参亦可。若泄泻不止，及肾泄者，少用当归，或并去之，加山药、扁豆、吴茱萸、破故肉、豆蔻、附子之属。若腰腹有痛，加杜仲、枸杞。若腹有胀滞疼痛，加陈皮、木香、砂仁之属。

【方论选录】❶《重订通俗伤寒论》：君以归、地甘润和阴，佐以姜、草辛甘和阳。❷《成方便读》：此理中汤之变方也。理中者，理中焦之阳，故用参、术，此则理中焦之阴，故用归、地。凡人之脏腑，各有阴阳，倘二气不能两协其平，则有胜负而为病矣。中焦阳气不足而受寒者，固前人论之屡矣；中焦阴血不足而受寒者，其方未多见。故景岳理阴煎一方，实为最切于时用者也。方中用归、地补养阴血，即以炮姜温中逐寒，然恐其刚燥太盛，故以甘草之和中补土，缓以监之；且归、地得炮姜，不特不见其滞，而补阴之力，愈见其功。

77316 理阴煎（《医略六书》卷二十六）

【组成】熟地五钱　当归三钱（醋炒）　炮姜五分（盐水炒）　肉桂五分（盐水炒）

【用法】水煎，去滓温服。

【主治】女子鼻衄，阳虚血走，脉细数者。

【方论选录】阳虚之人，脉络空虚而荣血散溢，故血得上出于鼻，天癸不能下行焉。熟地补阴以吸经血之上溢，当归养血以归营血之乱行；肉桂盐水炒以统摄其血，炮姜盐水炒以止涩其血也。水煎，温服，使血暖阳回，则阳能统血而血不外走，何有衄血之患，天癸无不渐来矣。

77317 理饮汤（《衷中参西》上册）

【组成】於术四钱　干姜五钱　桂枝尖二钱　炙甘草二钱　茯苓片二钱　生杭芍二钱　橘红一钱半　川厚朴一钱半

【主治】心肺阳虚，致脾湿不升，胃郁不降，饮食不能运化精微，变为饮邪，停于胃口为满闷，溢于膈上为短气，渍满肺窍为喘促，滞腻咽喉为咳吐黏涎，甚或阴霾布满上焦，心肺之阳不能畅舒，转郁而作热。或阴气逼阳外出为身热，迫阳气上浮为耳聋。

【宜忌】诊其脉，确乎弦迟细弱者，方能投以此汤。

【方论选录】方中用桂枝、干姜以助心肺之阳而宣通之；白术、茯苓、甘草以理脾胃之湿而淡渗之；用厚朴者，叶天士谓“厚朴多用则破气，少用则通阳”，欲借温通之性，使胃中阳通气降，运水谷速于下行也；用橘红者，助白术、茯苓、甘草以利痰饮也。至白芍，若取其苦平之性，可防热药之上僭，若取其酸敛之性，可制虚火之浮游，且药之热者，宜于脾胃，恐不宜于肝胆，又取其凉润之性，善滋肝胆之阴，即预防肝胆之热也。

【临床报道】❶痰饮：一妇人，年三十许，身形素丰，胸中痰涎郁结，若碍饮食，上焦时觉烦热，偶服礞石滚痰丸有效，遂日日服之，初则饮食加多，继则饮食渐减，后则一日不服，即不能进饮食，又久服之，竟分毫无效，日仅一餐，进食少许，犹不能消化，且时觉热气上腾，耳鸣欲聋，始疑药不对证，求愚诊治，其脉浮大，按之甚软。愚曰：此证心肺阳虚，脾胃气弱，为服苦寒攻泻之药太过，故病证脉象如斯也。拟治以理饮汤。病家谓，从前医者，少用桂、附即不能容受，恐难再用热药。愚曰：桂、附原非正治心肺脾胃之药，况又些些用之，病重药轻，宜其不受。若拙拟理饮汤，与此证针芥相投，服之必无他变。若畏此药，不敢轻服，单用干姜五钱试服亦可。病家依愚言，煎服干姜后，耳鸣即止，须臾觉胸次开通，继投以理饮汤，服数剂，心中亦觉凉甚，将干姜改用一两，又服二十余剂，病遂除根。❷发搐：邑韩蕙圃医学传家，年四十有四，偶得奇疾。卧则常常发搐，旋发旋止，如发寒战之状，一呼吸之间即愈，即不发搐时，人偶以手抚之，又辄应手而发。自治不效，广求他医治疗皆不效。留连半载，病势浸增。后愚诊视，脉甚弦细，询其饮食甚少，知系心肺脾胃阳分虚惫，不能运化精微以生气血，血虚不能荣筋，气虚不能充体，故发搐也。必发于卧时者，卧则气不顺也。人抚之而辄发者，气虚则畏人按也。授以理饮汤方，数剂，饮食加多，搐亦见愈。二十剂后，病不再发。

77318 理苓汤（《张氏医通》卷十六）

【组成】理中汤合五苓散

【主治】❶《张氏医通》：胃虚食滞，喘胀浮肿，小便不利。❷《医略六书》：产后霍乱，脉紧细者。

【方论选录】产后脾胃两虚，寒邪搏湿，故挥霍撩乱，呕吐泄泻，谓之霍乱。与常人霍乱不同。人参补胃气之虚，白术助脾气之运，炮姜温中逐冷，猪苓利水泻湿，泽泻利肾膀之湿，茯苓渗脾肺之湿，炙草缓中和胃，肉桂补火散寒也。水煎，温服，使脾健胃强，则寒湿自散而经腑清和，安有挥霍撩乱，呕吐泄泻之患乎。

77319 理苓汤（《医略六书》卷二十五）

【组成】白术三钱（炒）　炮姜一钱半　茯苓三钱　泽泻一钱半　猪苓一钱半　肉桂一钱半（去皮）　甘草六分

【用法】水煎，去滓温服。

【主治】寒湿伤脾，痛泻，脉弦细者。

【方论选录】寒湿伤脾，气化不能通调，故腹痛溺涩泄泻不止焉。白术健脾燥湿，炮姜温中散寒，茯苓渗脾湿，炙甘草益中气，猪苓利三焦之湿，肉桂壮下焦之火，泽泻通利膀胱以快小便也。水煎,温服,使火温土健则寒湿自化,小便无不利,腹痛泄泻无不瘳矣。此利水温土之剂,为寒湿伤脾痛泻之专方。

77320 **理物汤**(《证治要诀类方》卷一)

【组成】理中汤合四物汤

【主治】❶《证治要诀类方》:交肠。❷《医略六书》:下血久不止,脉细数者。

【方论选录】《医略六书》:肠红经久,血弱脾寒,不能吸血归经,故下血久不止焉。理中汤温脾吸血,四物汤补血归经,二方合用,异路同归,洵为崇土滋营之剂,乃血弱脾寒下血经久之专方。

【备考】《医略六书》本方用法:水煎,去滓温服。

77321 **理肺丸**(《全国中药成药处方集》吉林方)

【组成】前胡 苏叶 半夏各四两 桔梗 枳壳 陈皮各三两 党参 茯苓各二两 葛根一两半 黄芩二两 木香 甘草各八钱

【用法】上为细末,水泛为丸,如梧桐子大,装袋或贮于瓷坛。每服二钱,生姜汤为引。

【功用】解表宁嗽,宣肺化痰。

【主治】感冒咳嗽,痰饮喘嗽,交冬即发,倚息难卧。

【宜忌】忌食油腻。孕妇忌服。

77322 **理肺散**(《普济方》卷一六三)

【组成】杏仁(去皮尖,炒) 马兜铃(炒) 汉防己 茯苓 陈皮 桔梗各一两 葶苈一分

【用法】上为末。每服三钱,水一盏半,加生姜五片,煎至七分,和滓,食后温服。

【主治】喘嗽,胁肋刺痛,不得眠睡。

77323 **理肺膏**(《得效》卷十九)

【组成】诃子(去核) 百药煎 五味子(微炒) 条参(去芦) 款冬花蕊 杏仁 知母 贝母 甜葶苈子 紫菀 百合 甘草节各五钱

【用法】上为末,白茅根净洗,称三斤,研取自然汁,入瓷石器中熬成膏,更添入好蜜二两,再熬匀候冷,调和前药为丸,如梧桐子大。温水吞下。

【主治】肺痈正作,咳唾不利,胸膈迫塞。

【备考】本方方名,据剂型,当作"理肺丸"。

77324 **理经汤**(《女科指南》)

【组成】当归 川芎 地黄 芍药 人参 黄耆 白术 陈皮 升麻

【用法】加生姜,水煎服。

【主治】经水落后者。

77325 **理咽散**(《种痘新书》卷四)

【组成】桔梗 牛蒡 玄参 山豆根 黄芩 甘草

【主治】痘疮喉痛。

77326 **理营煎**

《仙拈集》卷一。为《景岳全书》卷五十一"理阴煎"之异名。见该条。

77327 **理脾丸**

《得效》卷七。为《济生》卷四"羊胫灰丸"之异名。见该条。

77328 **理脾丸**(《摄生众妙方》卷五)

【组成】白芍药三两(酒浸,炒) 白术四两 枳实一两(面炒) 白茯苓三两 黄连一两(去毛,姜制) 神曲一两(炒) 砂仁一两(炒) 陈皮二两 半夏二两(汤泡七次,姜制) 木香五钱 麦蘖一两(炒) 甘草一两(炒)

【用法】上为细末,稀面糊为丸,如绿豆大。每服七八十丸,清米汤送下。

【功用】理脾。

77329 **理脾丸**(《惠直堂方》卷四)

【组成】陈皮 茯苓 山楂(半生半蒸)各一两 白术(炒)二两 黄连(炒) 芦荟(煅) 炙甘草各五钱

【用法】上为末,神曲黄米糊为丸,如弹子大。姜汤送下。

【主治】小儿疳。

77330 **理脾汤**(《古今医鉴》卷十二)

【组成】苍术(米泔浸,炒) 陈皮各一钱 厚朴(姜炒)一钱半 砂仁七分(炒) 神曲(炒)一钱 山楂(去核)一钱 麦芽(炒)一钱 干姜(炒黑)八分 甘草(炙)三分

【用法】上剉一剂。加生姜三片,水煎服。

【主治】产后停食,胸膈饱闷,身发寒热,不思饮食。

【加减】泄泻,加白术、茯苓;大便闭,加桃仁、红花;小便闭涩,加大腹皮。

77331 **理脾饮**(《得效》卷二)

【组成】橘皮(生用) 甘草(炙) 厚朴(去粗皮,姜汁炒)一两 羌活 防风 肉豆蔻 茯苓各二钱半 川芎半两 吴茱萸一钱(去梗)

【用法】上为散。每服二钱,水一盏,煎至八分,空心食前服。

【主治】脾胃不和,疟疾泻利腹痛,下部无力,体重足痿,脚下痛,饮食中满,四肢不举。

【备考】方中橘皮、甘草用量原缺。

77332 **理脾散**

《普济方》卷二十三引《如宜方》。为《苏沈良方》卷四引李潜方"进食散"之异名。见该条。

77333 **理脾糕**(《摄生众妙方》卷五)

【组成】百合 莲子肉 山药 薏苡仁 芡实 蒺藜子各一升

【用法】上药各为末,又砂糖一升,用粳米粉一斗二升,糯米粉三升,和前药粉并糖蒸糕,晒干。常服。

【主治】饮食不住,仍易饥饿。

77334 **理脾糕**(《寿世青编》卷下)

【组成】松花一升 百合 莲肉 山药 薏米 芡实 白蒺藜各一升(一方加砂仁末一两)

【用法】上药各为末,粳米粉一斗二升、糯米粉三升、砂糖一斤,拌匀蒸熟,炙干食之。

【主治】老人、小儿脾泄水泻。

77335 **理痰汤**(《衷中参西》上册)

【组成】生芡实一两 清半夏四钱 黑脂麻(炒,捣)三钱 柏子仁(炒,捣)二钱 生杭芍二钱 陈皮二钱 茯苓片二钱

【主治】痰涎郁塞胸膈,满闷短气,或渍于肺中为喘促咳逆,停于心下为惊悸不寐,滞于胃口为胀满哕呃,满于经络为肢体麻木或偏枯,留于关节、着于筋骨为俯仰不利、牵引作疼;随逆气肝火上升为眩晕不能坐立。

【方论选录】方以半夏为君，以降冲胃之逆；即重用芡实，以收敛冲气，更以收敛肾气，而厚其闭藏之力；用脂麻、柏实者，润半夏之燥，兼能助芡实补肾也；用芍药、茯苓者，一滋阴以利小便，一淡渗以利小便也；用陈皮者，非借其化痰之力，实借其行气之力，佐半夏以降逆气，并以行芡实、脂麻、柏实之滞腻也。

【临床报道】❶痰饮：一妇人，年四十余，上盛下虚，痰涎壅滞，饮食减少，动则作喘，他医用二陈汤加减治之，三年，病转增剧。后延友人毛仙阁诊视，投以此汤，数剂病愈强半，又将芡实减去四钱，加生山药五钱，连服二十余剂，痰尽消，诸病皆愈。至今数年，未尝反复。❷痫风：一少妇，患痫风，初两三月一发，浸至两三日一发。脉滑，体丰，知系痰涎为恙。仙阁亦治以此汤加赭石三钱，数剂竟能拔除病根。

77336 理嗽汤（《医方简义》卷四）

【组成】霜桑叶一钱五分　百合三钱　桔梗一钱五分　前胡一钱五分　象贝母一钱　橘红八分　薄荷一钱五分　栀子（炒）三钱

【用法】加青果一枚，竹叶廿片，水煎服。

【主治】咳嗽，不拘新久虚实。

【加减】如身热气粗者，欲发风疹，加牛蒡子三钱（炒）；如久咳不已，则三焦受之，去薄荷，加麦冬、生地各三钱；如咳嗽伤络，痰中带血，加驴胶一钱，枣仁（炒）一钱，柏子仁一钱，淡黄芩一钱五分；如君火内炽，加麦冬三钱，川连八分，琥珀八分；如肝火刑金，加柴胡一钱，丹皮二钱；如土不生金，去桑叶、薄荷，加白术、茯苓各二钱；如肾咳者，加二地、二冬；大肠嗽者，每嗽必欲大便，加诃子（煨）一钱，炙粟壳一钱；小肠嗽者，每嗽必欲小溲，加东洋参一钱，麦冬三钱，五味子十粒；如膀胱胀痛而嗽者，气不化也，去象贝、薄荷，加桂枝二分，滑石三钱；如胆火上冲致嗽者，加夏枯草三钱；如咳而胃痛者，加左牡蛎四钱，川连七分。

77337 理鬓汤（《辨证录》卷十三）

【组成】金银花三两　白芷二钱　川芎一两　当归一两　夏枯草三钱

【用法】水煎服。未溃者二剂即消，已溃者四剂全愈。

【主治】鬓疽未溃已溃，未烂已烂。

【方论选录】此方用金银花、夏枯草以解火毒；用白芷、川芎以引入两鬓太阳之间，则金银花、夏枯草更得施其祛逐之功；又妙在当归之补气血，阴阳双益，正足而邪自难变，安得不速愈哉！

77338 理脾阴煎（《杂症会心录》卷下）

【组成】南沙参二钱　白术二钱（土炒）　茯苓一钱　山药一钱五分　白扁豆二钱（炒）　陈皮一钱　甘草五分　茵陈二分　栀子五分　白芍一钱（炒）　苡仁三钱　谷芽三钱（炒）

【用法】水煎服。

【主治】阳黄之症。

77339 理中丁香汤

《杏苑》卷四。为《丹溪心法》卷三“理中加丁香汤”之异名。见该条。

77340 理中人参散（《圣惠》卷三十）

【组成】人参一两（去芦头）　陈橘皮一两（汤浸，去白瓤，焙）　白术一两　干姜三分（炮裂，剉）　甘草半两（炙微赤，剉）　附子一两（炮裂，去皮脐）　白茯苓一两　桂心三分　麦门冬一两半（去心，焙）

【用法】上为粗散。每服三钱，以水一中盏，加生姜半分，大枣三个，煎至六分，去滓稍热服，一日三四次。

【主治】虚劳羸瘦，四肢逆冷，或心腹虚满，不能饮食。

77341 理中化毒汤

《片玉痘疹》卷九。为《东垣试效方》卷四“理中茯苓汤”之异名。见该条。

77342 理中化滞汤（《医学传灯》卷下）

【组成】人参　白术　炮姜　甘草　砂仁　厚朴　藿香　陈皮

【主治】平日元气虚弱，口食生冷凉物，以致胃寒下痢，脉来沉细无力，四肢厥冷。

【加减】寒甚，加肉桂。

77343 理中化痰丸（《明医杂著》卷六）

【组成】人参　白术（炒）　干姜　甘草（炙）　茯苓　半夏（姜制）

【用法】上为末，水为丸，如梧桐子大。每服四五十丸，白滚汤送下。

【主治】脾胃虚寒，痰涎内停，呕吐少食；或大便不实，饮食难化，咳唾痰涎。

77344 理中石膏汤

《医统》卷十四。为《伤寒图歌活人指掌》卷五“理中加石膏汤”之异名。见该条。

77345 理中生化汤（《医方简义》卷六）

【组成】炮姜一钱　东洋参（炒）五分　苍术八分　川芎二钱　桃仁泥二钱　当归炭四钱　炙甘草五分　淡附片二钱　姜半夏一钱五分　川连（姜汁炒）八分

【用法】水煎服。

【主治】霍乱吐泻并作。

【加减】如口渴，加葛根一钱；如欲吐不吐，欲泻不泻，加醋炒制军四钱；如转筋而四肢抽掣者，加木瓜四钱，川椒三十粒。

77346 理中加减汤（《千家妙方》上册引岳美中方）

【组成】党参9克　白术9克　炮干姜6克　细辛1.5克　吴萸6克　生姜9克

【用法】水煎服，每日一剂。

【功用】益补肾气。

【主治】肾虚作泻。

【临床报道】消化不良性腹泻：陈某，男，70岁。患者三年来多在晨起腹泻，食谷不化。曾经多方治疗而无效，且用过理中汤、四神丸、附子理中丸等药，往往服药后3~5日内可见好转，继复作泻，迄今未能治愈。经检查，诊断为消化不良性腹泻。于1963年7月初来诊，查其舌净，两脉俱弱，此乃肾虚作泻。理中者理中焦，此乃下焦之泻，仍用以理中去甘草加味而施之，投以“理中加减汤”。连服药三剂，病获痊愈，追访3个月未见复发。

77347 理中当归汤（《医心方》卷二十三引《产经》）

【组成】甘草三两　当归二两　人参一两　白术一两　干姜半两

【用法】水七升，煮取二升半，分三次服。

【主治】产后腹中虚冷，心腹痛，不思饮食，呕吐厥逆。

77348 理中安蛔丸

《医方集解》。即《伤寒全生集》卷四"理中安蛔汤"改为丸剂。见该条。

77349 理中安蛔汤(《伤寒全生集》卷四)

【组成】人参中 白术中 干姜上 茯苓中 乌梅三个 花椒

【用法】加生姜,水煎服。如合丸药,用乌梅浸烂蒸熟,捣如泥,入前末药再捣如泥。每服十丸,米汤吞下。

【功用】《成方便读》:温扶脾土,去虫。

【主治】❶《伤寒全生集》:蛔厥,手足冷而吐蛔。❷《成方便读》:胃寒吐蛔,腹痛不止,其痛也,腹中似有形攻击之状,上下作止不一,亦无喜按拒按之分,喜热喜冷之辨,或好食泥土茶炭等物,脉象三五不调,唇色或赤或白。

【加减】手足冷,加附子;有呕,加陈皮、半夏;吐蛔未止,加黄连、苦楝根皮、细辛。

【方论选录】❶《伤寒全生集》:治蛔不可用甘草甜物,盖蛔得甘则动于上,得酸则静,见苦则安,得辛辣则头伏于下也。❷《成方便读》:夫腹痛一证,固有寒热虚实之不同,其为虫积者尤多,以其饮食不节,生冷过度,脾胃阳气薄弱,不能运化精微,蕴酿而成虫积矣。自有病证可征,急用理中,温理中脏,复其健运之职,而杜其生虫之源,加入川椒、乌梅大辛大酸之品以杀之。用蜜丸者,使之易入虫口,以缓椒、梅之急耳。

【备考】本方方名,《准绳·伤寒》引作"理中安蛔散"。本方炼蜜为丸,名"理中安蛔丸"(见《医方集解》)。《回春》本方用量:人参七分,白术、茯苓各一钱,乌梅一个,花椒一分,干姜五分。

77350 理中安蛔散

《准绳·伤寒》卷四。即《伤寒全生集》卷四"理中安蛔汤"。见该条。

77351 理中快斑汤(《片玉痘疹》卷八)

【组成】人参 白术 白茯苓 炙甘草 干姜 木香 官桂

【用法】加生姜为引,水煎服。

【主治】痘疹当起发,误伤生冷,以致脾虚不能起者。

【加减】呕吐,加半夏;泄泻,加诃子肉。

77352 理中快斑汤(《种痘新书》卷六)

【组成】人参 白术 黄耆 炙草 肉桂 丁香 干姜 泽泻 豆蔻 诃子 木香

【主治】小儿痘疹,误食生冷致脾虚不能起发者。

77353 理中快斑汤(《幼幼集成》卷五)

【组成】漂白术 白云苓 青化桂 黑姜炭 南木香 炙甘草 人参

【用法】加生姜三片,大枣三枚为引,水煎服。

【主治】小儿痘,误伤生冷寒凝不能起发。

【加减】呕,加半夏;泄泻,加淮山。

77354 理中附子汤(《鸡峰》卷十四)

【组成】干姜 甘草 附子各一两

【用法】上为粗末。每服五钱,水二盏,煎至一盏,去滓温服。

【主治】下痢呕逆,胸中闷乱,心腹并痛,手足躁扰,卧不安席,服药但增烦热,利不禁,脉小者。

77355 理中定风汤(《喉科心法》卷下)

【组成】大熟地五钱 全当归二钱 山萸肉一钱 枸杞子二钱 炒白术三钱 炮姜炭一钱 潞党参二钱 炙甘草一钱 熟枣仁二钱(炒,研) 上肉桂一钱 破故纸二钱 炙绵耆二钱

【用法】加生姜三片,红枣三枚,胡桃二个(打碎)为引,仍用灶心土二两煮水煎药,取浓汁一杯,加附子五分煎水掺入,量儿大小分数次灌之。如法浓煎频频与服。

【功用】助气补血,却病回阳。

【主治】小儿精神已亏,气血大坏,形状狼狈,瘦弱至极。

【加减】如咳嗽不止,加缩壳一钱,金樱子一钱;大热不退,加白芍一钱;泄泻不止,加丁香六分,只服一剂,即去附子,只用丁香七粒,隔二三日,只用附子二三分。

77356 理中降痰汤(《杂病源流犀烛》卷七)

【组成】人参 白术 茯苓 甘草 半夏 干姜 苏子

【主治】痰盛者汗自流。

77357 理中茯苓汤(《圣济总录》卷一七五)

【组成】赤茯苓(去黑皮) 犀角(镑) 赤石脂 黄连(去须) 龙骨 厚朴(去粗皮,生姜汁炙) 陈橘皮(汤浸,去白,焙) 人参 干姜(炮)各一两 桂(去粗皮) 甘草(炙)各二两

【用法】上为粗末。五六岁儿每服一钱匕,水一盏,煎至四分,去滓温服。

【主治】小儿腹虚胀,脾气不调。

【备考】本方方名,《普济方》引作"茯苓汤"。

77358 理中茯苓汤(《东垣试效方》卷四)

【异名】理中加茯苓汤(《医学纲目》卷二十一)、理中汤(《准绳·幼科》卷五)、理中化毒汤(《片玉痘疹》卷九)。

【组成】白术 干姜 炙甘草 人参 茯苓各三钱

【用法】上为细末。每服二钱,水一盏半,煎至一盏,冰之令寒服之。

【主治】❶《东垣试效方》:中焦寒湿。❷《准绳·幼科》:疮疹吐利。❸《片玉痘疹》:痘疮成浆之时,泄,所出之物清冷者。

【方论选录】冰之令寒服之,谓之热因寒,用其寒以对足太阳之假热也,以干姜之辛热以泻真寒也。故曰真对真,假对假。

【临床报道】中焦寒湿:戊申春,一妇人六十岁,病振寒战慄,呵欠嚏喷,口亡津液,心下急痛而痞,身热近火,脐下恶寒,浑身黄而白睛黄,溺黄赤而黑频数,自病来身重如山便着床枕,其脉诊得左右关并尺命门中得弦而急极细,杂之以洪而极缓,左尺按之至骨,举指来实者,六脉按之俱空虚,先以轻剂去其中焦寒湿,兼退其洪大脉,理中汤加茯苓是也。

77359 理中温胃汤(《幼科金针》卷上)

【组成】干姜五分 白芍药八分 木香五分 玄胡索八分 丁香四分

【用法】水煎服。

【主治】小儿脏寒,肠鸣泻水,足冷气逆,大哭不已。

77360 理中豁痰汤(《东医宝鉴·内景篇》卷二引《必用方》)

【组成】白术 白芍药各一钱 人参 白茯苓 半夏制瓜蒌仁 陈皮 天门冬 麦芽(炒)各七分 黄芩(酒

炒） 香附子（盐水炒） 黄连（姜汁炒） 苦萸各五分 枳实 甘草各三分

【用法】上剉作一贴。水煎，去滓，加生姜汁二匙，竹沥六匙调服。

【主治】膈上胃中热痰。

77361 理气止瘀汤

《辨证录》卷十二。为《傅青主女科》卷下“理气散瘀汤”之异名。见该条。

77362 理气化痰汤（《惠直堂方》卷一）

【组成】人参二钱 黄耆四钱 归身二钱 白芍一钱五分 茯苓二钱 白术二钱 炙甘草四分 熟地四钱 川芎八分 肉桂八分

【用法】水煎服。二剂能言，再二剂而痰声息，再二剂手足活动，一月痊愈。

【主治】气虚中痰，无故身倒，肉跳心惊，口不能言，足不能动，痰声如雷。

77363 理气平肝散（《赤水玄珠》卷十四）

【组成】乌药 香附各一钱半 青皮 枳壳 芍药 川芎 柴胡 木香各一钱 甘草四分

【用法】加生姜三片，水煎服，木香磨水二匙加入。

【主治】七情所伤发痉。

77364 理气治中汤（《赤水玄珠》卷二）

【组成】青皮 陈皮 人参 白术（炒） 炮姜 甘草（炙）各一钱 木香七分

【用法】加生姜三片，水煎服。

【主治】寒气攻心，呕逆，心腹绞痛，或泄泻，四肢厥冷，或疝气攻筑，小腹疼痛。

77365 理气定喘丸

《成方制剂》7册。为《北京市中药成方选集》“定喘丸”之异名。见该条。

77366 理气降痰汤（《准绳·类方》卷五）

【组成】桔梗 枳壳（麸炒） 橘红 半夏曲（炒） 茯苓（去皮） 香附（童便浸） 贝母各一钱二分 桂枝 甘草各五分

【用法】水二钟，煎八分，食远服。

【主治】痰证冷汗自出者。

77367 理气活血汤（《张皆春眼科证治》）

【组成】柴胡6克 杭白芍 归尾 牡丹皮 香附各9克 青皮3克 炒栀子6克

【功用】疏肝解郁，理气活血。

【主治】暴盲。

【方论选录】方中柴胡、香附、青皮疏肝理气，白芍、归尾、牡丹皮活血、柔肝、祛瘀，少佐以炒栀子清心泻火，以防肝郁化火耗损肾阴。

77368 理气活血汤（《张皆春眼科证治》）

【组成】酒大黄 枳壳各6克，生地15克 刘寄奴 赤芍 炒桃仁各9克

【功用】活血理气，祛瘀消肿。

【主治】撞击伤目。

【方论选录】方中酒大黄逐瘀通经，消肿止痛；枳壳行气；刘寄奴、炒桃仁活血祛瘀；赤芍、生地凉血活血，祛瘀消肿。

77369 理气祛风散（《古今医鉴》卷二）

【组成】青皮一钱 陈皮八分 枳壳八分 桔梗七分 南星（制）一钱 半夏（制）一钱 乌药八分 天麻一钱 川芎八分 白芷七分 防风八分 荆芥七分 羌活一钱 独活一钱 白芍药七分 甘草六分

【用法】上㕮咀。加生姜五片，水二钟，煎至八分，食前温服。

【主治】口眼歪斜。

77370 理气健脾丸（《古今医鉴》卷四引高大尹方）

【组成】白术（土炒）六两 归身（酒洗）六两 陈皮（洗）三两 白茯苓三两 黄连（姜炒）二两 香附（醋炒）二两 枳实（麸炒）二两 桔梗一两五钱 山楂（去核）二两 半夏（姜炒）二两 神曲（炒）二两 木香五钱

【用法】上为末，荷叶煮饭为丸，如梧桐子大。每服一百丸，白汤送下。

【主治】❶《古今医鉴》引高大尹方：伤食。❷《寿世保元》：脾胃虚弱，不思饮食，呕吐泄泻，胸痞腹胀，噎膈，并虚劳咳嗽吐痰，大便频数，或腹痛。

【加减】脾胃虚弱，久泻久痢，去桔梗，加酒炒白芍药。

77371 理气健脾丸（《医方集解》）

【组成】白术 陈皮 山楂 香附 木香 半夏 茯苓 神曲 黄连 当归 芍药 （一方无芍药）

【用法】荷叶烧饭为丸服。

【主治】脾胃虚弱，久泻久痢。

77372 理气健脾丸（《北京市中药成方选集》）

【组成】白术（炒）一百八十两 神曲（炒）七十五两 茯苓九十两 香附（炙）六十一两 枳实（炒）四十五两 砂仁六十两 橘皮九十两 甘草（炙）六十两 法半夏六十两 桔梗四十五两 莲子肉六十两 山楂六十两 当归一百八十两 山药六十两

【用法】上为细末，冷开水为小丸。每服二至三钱，温开水送下，一日二次。

【功用】理气健脾，和胃宽中。

【主治】忧思过度，脾虚气逆，身体倦怠，不思饮食。

77373 理气健脾丸（《全国中药成药处方集》大同方）

【组成】炒白术六两 陈皮二两 半夏 茯苓各三两 当归六两 枳壳 白芍各一两五钱 山楂一两 香附二两 神曲二两五钱 炙草二两 广木香五钱 山药三两 莲肉一两 黄连五钱

【用法】上为细末，炼蜜为丸。每服三钱，开水送下。

【功用】舒气健脾。

77374 理气宽肠汤（《中西医结合治疗急腹症》）

【组成】当归五钱 桃仁 青皮 陈皮各二钱 乌药三钱

【用法】水煎服。

【功用】通络活血，顺气宽肠。

【主治】痞结型、瘀结型肠梗阻。

【宜忌】适于梗阻轻微，体质虚弱，或年高不宜急下者。

【临床报道】❶肠梗阻：《中医杂志》［1963，5:16］以理气宽肠汤为主，配合禁食、输液、胃肠减压、灌肠等非手术疗法治疗肠梗阻24例，其中2例服药失败而做手术；2例症状减轻，但检查中发现肿物压迫，患者拒绝手术自动出院；

20例完全治愈,无一例死亡,治愈率为83.33%。❷预防术后粘连性肠梗阻:《临床误诊误治》[2004,17(11):788]用本方灌肠预防术后粘连性肠梗阻40例,结果:全无肠粘连症状。

77375 理气调荣汤(《简明医彀》卷七)

【组成】香附(醋炒) 当归各二钱 川芎 白芍(酒炒) 生地各一钱半 乌药 陈皮 砂仁(研细) 茯苓各一钱 甘草三分

【用法】加生姜、大枣,水煎,空心服。作丸亦可。

【主治】室女气血不和,致生诸病。

77376 理气通经汤(《中医症状鉴别诊断学》)

【组成】当归 川芎 丹参 红花 香附 青皮 益母草

【功用】开郁行气,活血调经。

【主治】肝气郁结,经行后期,经色紫红有块,小腹胀痛,胸胁或乳房作胀。

77377 理气渗湿汤(《中医妇科治疗学》)

【组成】生香附三钱 木香二钱 砂壳一钱半 朴花 茅术须各二钱 五加皮 云苓皮各三钱 桑枝五钱

【用法】水煎服。

【功用】理气行水。

【主治】妊娠三月之后,先是脚浮肿,渐至腿膝,步行艰难,甚至脚趾间出黄水,胸胁作胀,晨轻晚重,食少苔腻,脉沉弦。

【加减】腹胀自觉矢气稍舒的,加老萝卜头三钱,青陈皮各一钱半。

77378 理气散寒汤(《会约》卷七)

【组成】苍术 厚朴(姜制) 陈皮(去白) 甘草各一钱三分 藿香 砂仁 枳壳各八分 木香五分 香附 乌药各一钱五分

【用法】热服。

【主治】中下二焦寒滞气逆,腹痛,或呕泻,或不呕不泻,而为干霍乱危剧等候。

【加减】如食滞,加山楂、麦芽、神曲各一钱半;如痛而呕,加半夏一钱半;如寒甚喜热者,加吴茱萸、肉桂之类;如气滞而不流通者,加白芥子、青皮、槟榔之类;如小腹痛甚,加小茴;如兼疝者,加荔枝核(煨熟)二三钱。

77379 理气散瘀汤(《傅青主女科》)

【异名】理气止瘀汤(《辨证录》卷十二)。

【组成】人参一两 黄耆一两(生用) 当归五钱(酒洗) 茯苓三钱 红花一钱 丹皮三钱 姜炭五钱

【用法】水煎服。服一剂而流血止,二剂而昏晕除,三剂而全安矣。

【主治】妊妇有跌扑闪挫,遂致小产,血流紫块,昏晕欲绝者。

【加减】胎未堕,宜加杜仲(炒炭)一钱,续断(炒黑)一钱;若胎已堕,服原方;血崩不止,加贯众炭三钱;若血闭心晕,加玄胡炭一钱。

【方论选录】此方用人参、黄耆以补气,气旺则血可摄也;用当归、丹皮以生血,血生则瘀难留也;用红花、黑姜以活血,血活则晕可除也;用茯苓以利水,水利则血易归经也。

77380 理气舒心片(《成方制剂》4册)

【组成】沉香 陈皮 丹参 当归 莪术 佛手 茯苓 姜黄 麦芽 木香 蒲黄 青皮 三棱 五灵脂 香附 香橼 枳壳 枳实

【用法】上制成糖衣片剂。口服,一次6片,一日3次。

【功用】解肝郁,行气滞,祛胸痹。

【主治】气滞血瘀证的冠心病,心绞痛,心律不齐,气短腹胀,胸闷心悸。

【宜忌】孕妇或体弱者忌服。

77381 理气舒肝丸

《全国中药成药处方集》吉林方。为原书"理气丸"之异名。见该条。

77382 理血通经汤(《效验秘方》罗元恺方)

【组成】吴茱萸60克 赤芍60克 三棱30克 莪术30克 红花30克 苏木30克 桃仁30克 续断60克 益母草30克 党参45克 香附45克

【用法】共研细末,每次服12克,用熟地30克、麦冬15克,煎汤送服,每日2次。

【功用】行气散瘀,活血通经。

【主治】气滞血瘀所致闭经。

【方论选录】方中吴茱萸,辛、苦、热,入肝、脾、肾经,温肝行气止痛,可治肝郁气滞、胞宫寒冷所致月经后期、闭经、经行腹痛诸症,据现代药理研究本品有较强的子宫收缩作用;三棱、莪术能破血中之气结,逐血中瘀滞,功擅破积攻坚止痛;红花、桃仁善入血分,能散瘀血、活死血、通经脉、破癥结,为行血破血之要药;赤芍凉血散瘀,《日华子本草》谓其能"通月水";苏木亦入血,性主走散,能散瘀血,除败血,消癥瘀,通月水;益母草则善行心、肝之瘀血,疏脾之郁气,有化瘀生新,行瘀而不伤正,补养新血而不滞的特点,为妇科之要药;香附善走亦能守,善行气分亦入血分,能和血气,化凝血,去旧血,生新血,堪称气病之总司、妇科之主帅。而本方又以补中益气、养血生津之党参和气味俱厚,兼入血分,可行可止,有行而不破,止而不滞特点,长于补肝肾、调气血、固冲任的续断配伍,更用具有补血调经、滋阴补肾之熟地和养阴清心滋津液的麦冬共煎汤送服,又是匠心独运之妙招。

77383 理阴和中煎(《笔花医镜》卷三)

【组成】生地 北沙参 生谷芽各三钱 地骨皮 首乌 青蒿子 炒麦芽 穞豆皮 牡蛎各二钱 白芍 楂炭各一钱五分 厚朴 丹皮各一钱

【主治】小儿疳症,阴分既虚,腹大青筋,发直毛焦,肌肤枯燥,唇舌绛红。

77384 理阴益气煎(《慈航集》卷下)

【组成】大熟地八钱 当归三钱 炙甘草五分 云苓二钱 人参一钱 酒炒白芍三钱 附子一钱或一钱五分 陈皮八分

【用法】水煎服。

【功用】调理元气,强壮精神。

【主治】久痢全止,气血两亏,中气不接,手足不热,神气衰弱。

77385 理劳神功散(《不居集》上集卷十)

【组成】秦艽一钱 续断一钱 杜仲一钱 香附七分 当归八分 骨碎补一钱 陈皮七分 甘草三分 五加皮

八分　金毛脊八分　柴胡八分　葛根八分

【用法】加生姜、大枣。

【主治】伤筋动骨，劳苦太过，损气耗血，而邪有不能外出者。

【加减】若发热，加柴胡七分，干葛八分；若咳嗽，加白前、桔梗六分；若久嗽，加紫菀、百部八分；若腰痛，加破故纸一钱；若骨蒸夜热，加地骨皮、青蒿、鳖甲八分；若胸满，加砂仁、木香六分。

【方论选录】用力太过，则气血不和而营卫虚；劳伤筋骨，则正气不充而邪易入。秦艽、续断善理劳伤；柴胡、葛根托邪外出；当归、杜仲养血舒筋，而宣通脉络；陈皮、香附宣郁壅滞，而理气宽中；骨碎补、金毛脊、五加皮活血荣筋，大能坚肾；生姜、甘草、大枣调和营卫，且能逐邪。

77386　理郁升陷汤（《衷中参西》上册）

【组成】生黄耆六钱　知母三钱　当归身三钱　桂枝尖一钱半　柴胡一钱半　乳香（不去油）三钱　没药（不去油）三钱

【主治】胸中大气下陷，又兼气分郁结，经络湮淤者。

【加减】胁下撑胀，或兼疼者，加龙骨、牡蛎各五钱；少腹下坠者，加升麻一钱。

【临床报道】❶胸中气分郁结下陷：一妇人，年三十许。胸中满闷，时或作疼，鼻息发热，常常作渴。自言得之产后数日，劳力过度。其脉迟而无力，筹思再三，莫得病之端绪。姑以生山药一两滋其津液，鸡内金二钱，陈皮一钱，理其疼闷，服后忽发寒热。再诊其脉，无力更甚，知其气分郁结，又下陷也。遂为制此汤，一剂诸病皆觉轻，又服四剂痊愈。❷癥瘕：一少女，年十五。脐下左边起癥瘕，沉沉下坠作疼，上连腰际，亦下坠作疼楚，时发呻吟，剧时常觉小便不通，而非不通也。诊其脉，细小而沉。询其得病之由，言因小便不利，便时努力过甚，其初腰际坠疼，后遂结此癥瘕。其方结时，揉之犹软，今已五阅月，其患处愈坚结。每日晚四点钟，疼即增重，至早四点钟，又渐觉轻，愚闻此病因，再以脉象参之，知其小便时努力过甚，上焦之气陷至下焦而郁结也。遂治以理郁升陷汤，方中乳香、没药皆改用四钱，又加丹参三钱，升麻一钱半，二剂而坠与疼皆愈。遂去升麻，用药汁送服朱血竭末钱许，连服数剂，癥瘕亦消。

77387　理肺发表汤（《伤寒大白》卷一）

【组成】羌活　柴胡　干葛　枳壳　桔梗　桑皮

【主治】寒热喘咳无汗症。

【加减】足冷腰痛，加独活；夜间热，加升麻；汗少，加防风。

77388　理肺泻心汤（《眼科临症笔记》）

【组成】茺蔚子四钱　当归三钱　赤芍三钱　川芎二钱　黄芩三钱　木贼二钱　川黄连二钱　枳壳二钱　桔梗三钱　柴胡一钱半　薄荷二钱　甘草一钱　蝉蜕一钱半

【用法】水煎服。

【主治】阴阳翳症。

77389　理疝至奇汤（《外科医镜》）

【组成】沙参一两　白芍三钱　柴胡一钱　橘核一钱　肉桂一钱　榖树叶（三月三日，或五月五日，采取阴干，要择如云版式者）四钱

【用法】水煎服。

【主治】小肠疝气。

77390　理疝芦巴丸（《鳞爪集》卷二）

【组成】胡芦巴十六两　川楝子一斤二两　吴茱萸十两　小茴香二十两　川乌一两　巴戟肉一两

【用法】上为细末，水泛为丸。每服三钱，盐汤送下。

【功用】散寒化滞，扶气补虚。

【主治】小肠气结，奔豚瘕疝，睾丸坚硬，小腹有形，上下去痛，或绕脐攻刺，呕吐气滞。

77391　理经四物汤（《竹林女科》卷一）

【组成】川芎　当归　白芍　生地黄　白术（蜜炙）　柴胡　香附（童便制）　玄胡索各一钱　黄芩　三棱各八分

【用法】水煎，临卧服。先用本方，次用内补当归丸。

【主治】妇人血虚有热，经来如屋漏水，头昏目眩，小腹作痛，更兼白带，咽中臭如鱼腥，恶心吐逆。

77392　理营疏肺饮（《医略六书》卷二十六）

【组成】当归三钱　赤芍一钱半　前胡一钱半　苏子三钱（炒）　杏仁二钱（去皮）　枳壳一钱半（炒）　桔梗八分　茯苓一钱半　甘草八分（炙）　西河柳三钱（糖拌炒）

【用法】水煎，去滓温服。

【主治】临经寒热咳嗽，脉浮涩者。

【方论选录】肺受风寒，寒热而天癸适来适止，是血亏邪盛，而肺气上逆，故咳嗽胸满，或发痧疹焉。前胡疏肝降气以散风寒，枳壳泻气宽胸以调肺胃，苏子散瘀止咳，杏仁降气疏痰，当归养血以荣经脉，赤芍泻邪以化血滞，茯苓散湿以清治节，桔梗清咽以利胸膈，甘草生用缓中以泻邪热，河柳糖炒解表以清血室也。水煎，温服，使血脉融和，则邪自外解，而痧疹无不透，寒热无不解，何咳嗽胸满之不除哉。

77393　理脾止泻丹（《全国中药成药处方集》济南方）

【组成】白术九两　广陈皮五两　赤茯苓五两　川厚朴五两　猪苓九两　茅苍术五两　泽泻九两　甘草五两　肉桂九钱　砂仁一两五钱　车前子二两

【用法】上为细末，炼蜜为丸，重一钱，朱砂一两八钱为衣，蜡皮封固。每服一丸，白开水送下。

【主治】小儿脾胃不和，泻痢腹胀。

77394　理脾却涎散（《万氏家抄方》卷五）

【组成】白术（炒）一钱　人参五分　茯苓八分　陈皮一钱　黄连（炒）五分　藿香五分　半夏曲（炒）八分　厚朴（姜汁炒）八分　山楂肉一钱　甘草（炙）三分

【用法】加生姜三片，水煎服。

【主治】小儿口涎多。

77395　理脾却瘴汤（《医学入门》卷七）

【组成】陈皮　白术　茯苓　黄芩　半夏　山栀　山楂各一钱　苍术　神曲各八分　黄连　前胡各七分

【用法】加生姜，水煎服。

【主治】游宦四方，水土不服者。

77396　理脾却瘴汤（《寿世保元》卷二）

【组成】陈皮（炒）　白术（去芦，炒）　茯神（去皮木）　黄芩（炒）　栀子（炒）　半夏（姜制）各一钱　神曲（炒）八分　山楂肉一钱　黄连（姜汁炒）　前胡各八分　苍术（米泔水浸，盐水炒）八分　甘草五分

【用法】上剉，加生姜，水煎服，不拘时候，一日一服，或间日一服。

【主治】瘴气,水土不服。

【宜忌】宜戒酒色,慎起居。

【方论选录】可免瘴病何也。苍、白二术去湿,芩、连清热解毒,二陈化痰,楂、曲理脾,百病自却去矣。

77397 **理脾固本汤**(《古今医鉴》卷七)

【组成】白术(炒)一钱 白茯苓一钱 陈皮八分 半夏(制)八分 神曲(炒)一钱 麦芽(炒)一钱 甘草(炙)七分

【用法】上剉一剂。加生姜、大枣,水煎服。候脾胃气固,然后用滋阴降火汤。

【主治】虚劳。

77398 **理脾涤饮方**(《齐氏医案》卷二)

【组成】北箭耆 白贡术各五钱 法夏子三钱 西砂仁一钱 炮干姜 白蔻仁一钱(为末)

【用法】水煎,调白蔻末温服。

【主治】五饮诸症。

【方论选录】此方奏功甚速,予历试有年,活人多矣。其制方之义,盖亦仿理中而变化也。门人杨宗煦曰:此方黄耆、白术大补中气,砂仁、半夏醒脾开胃,白蔻宣畅胸膈,干姜温中散逆,以此方加味,统治五饮诸症,效如桴鼓。

【备考】方中炮干姜用量原缺。

77399 **理脾益营汤**(《不居集》上集卷十)

【组成】制首乌三钱 海参 莲肉 黑料豆各二钱 山药 扁豆各一钱

【主治】脾虚血少,阴虚发热,不任归、地者。

【加减】阴阳两虚者,加中和理阴汤;血分热者,加丹皮、地骨皮各八分;痰多者,加橘红、贝母各六分;咳嗽者,加紫菀、枇杷叶各一钱;汗多者,加浮麦一钱;失血者,加金墨藕节;食少者,加谷芽、苡仁各一二钱。

【方论选录】今虚劳之人,血少而不能补血,脾虚而不能健脾,故用海参以有气血之属,补阴而养血;二豆以五谷之属,养脾而健脾;用莲肉补心,则心有所主,而血运化;制首乌补肝,则肝有所藏,而血不妄行;以山药佐扁豆扶脾,则脾有所统,而为胃行其津液,灌溉四旁,而五脏均受其益矣。

77400 **理脾愈疡汤**(《效验秘方》李振华方)

【组成】党参 15 克 白术 10 克 茯苓 15 克 桂枝 6 克 白芍 12 克 砂仁 8 克 厚朴 10 克 甘松 10 克 刘寄奴 15 克 乌贼骨 10 克 生姜 10 克 元胡 10 克 炙甘草 6 克 大枣 3 枚

【用法】水煎服,日 1 剂分 2 次服,以饭后两小时左右服用为宜。

【功用】温中健脾,理气活血。

【主治】胃、十二指肠球部溃疡、糜烂性胃炎等证属脾胃虚寒、气滞血瘀者。

【加减】如溃疡出血,大便色黑如柏油样,加白及 10 克、三七粉 3 克(分 2 次冲服)、黑地榆 12 克;如语言无力,形寒畏冷,四肢欠温,加黄耆 15~30 克,甚者加附子 10~15 克;如嗳气频作,加丁香 5 克、柿蒂 15 克;如食少、胀满,加焦山楂、神曲、麦芽各 12 克。

【方论选录】本方以《伤寒论》小建中汤合《太平惠民和剂局方》四君子汤为基础,经加减化裁而成。方中党参、白术、茯苓、炙甘草益气健脾;桂枝、白芍、生姜、大枣配炙甘草调和营卫,温中补虚,缓急止痛;砂仁、厚朴、甘松、刘寄奴、元胡疏肝和胃,理气止痛活血;乌贼骨生肌敛疮,制酸止痛。共奏健脾温中、活血止痛、生肌愈疡之效。

77401 **理中加二味汤**(《外台》卷六引《范汪方》)

【组成】人参三两 干姜三两(炮) 甘草三两(炙) 白术三两 当归二两 芍药二两

【用法】上㕮咀,以水七升,煮取三升,绞去滓。每服一升,温服,一日三次。

【主治】霍乱。胸满,腹痛,吐下。

【宜忌】忌海藻、菘菜、桃、李、雀肉。

77402 **理中加丁香汤**(《丹溪心法》卷三)

【异名】理中丁香汤(《杏苑》卷四)、理中汤(《产孕集·补遗》)。

【组成】人参 白术 甘草(炙) 干姜(炮)各一钱 丁香十粒

【用法】上㕮咀。加生姜十片,水煎服。

【功用】《杏苑》:补中散寒。

【主治】胃寒呕吐,呃逆。

❶《丹溪心法》:中脘停痰,喜辛物,入口即吐。❷《医方考》:呕吐腹痛。❸《医学入门万病衡要》:胃感寒呕吐不止。❹《产孕集·补遗》:产后呃逆。

【加减】或加枳实半钱亦可。

【方论选录】❶《医方考》:呕吐而痛即止者为火,呕吐而痛不止者为寒。然寒则收引,胡然能吐?师曰,寒胜格阳,故令吐也。治寒以热,故用丁香、干姜之温;吐多损气,故用人参、白术、甘草之补。❷《医学入门万病衡要》:用人参、白术、炙草诸甘温以补中气,干姜、丁香诸辛热以散寒,生姜散逆气以止呕吐。

77403 **理中加石膏汤**(《伤寒图歌活人指掌》卷五)

【异名】理中石膏汤(《医统》卷十四)。

【组成】人参 白术 干姜 甘草各一钱 石膏半两

【用法】水二盏,煎至八分,去滓服。

【主治】霍乱转筋。

77404 **理中加半夏汤**(《会约》卷四)

【组成】人参(少者以山药三钱炒黄代之) 白术二钱 干姜(炒)一钱 甘草(炙)一钱 生姜 半夏各一钱半

【用法】水煎服。如虚热拒格,冷服。

【主治】脾胃虚寒,吞酸,冷咽涎沫,呕吐。

【加减】如寒气内格,食入即吐,加黄芩七分以引之。若寒甚者,加附子;如呕而胸满,及食谷欲呕者,加吴茱萸一钱,汤泡一次用。

77405 **理中加茵陈汤**(《伤寒图歌活人指掌》卷五)

【组成】人参 白术 甘草 干姜 茵陈各二钱

【用法】水二盏,煎至八分,去滓服。

【主治】伤冷中寒,脉弱气虚,变为阴黄。

【临床报道】黄疸:《南雅堂医案》一身面目俱黄,暗如熏黄,已食如饥,倦怠嗜卧,短气,小便色黄,自利,乃脾胃湿热内郁,膀胱之气不化,渐成黄疸,证属虚候,以炒白术三钱,人参一钱,干姜八分,炙甘草八分,绵茵陈二钱,白茯苓三钱治之。

77406 **理中加茯苓汤**

《医学纲目》卷二十一。为《东垣试效方》卷四“理中茯苓汤”之异名。见该条。

77407 理中吴茱萸汤（《医林绳墨大全》卷一）

【组成】人参　白术　干姜　甘草　吴茱萸　生姜　大枣

【用法】水煎，温服。

【主治】太阴自利不渴，痰多而吐，或手足厥冷，胸满烦躁。

77408 理湿止痒扑药（《慈禧光绪医方选议》）

【组成】地肤子一两　僵蚕五钱（炒）　白鲜皮五钱　白芷三钱　荆芥穗五钱　茵陈五钱　败酱草五钱　白矾三钱（煅）　益元散五钱

【用法】上为极细末，装布袋内，随便擦于患处。

【功用】祛风理湿止痒。

77409 理中去术加桂汤

《圣济总录》卷三十八。为《外台》卷三十八“理中汤”之异名。见该条。

77410 理气化滞健脾汤（《便览》卷二）

【组成】木香七分　陈皮一钱　厚朴（炒）八分　猪苓一钱　葶苈（炒）七分　香附（炒）一钱　枳壳（炒）一钱　白茯苓一钱　大腹皮五分　白术（炒）一钱　栀子（炒）七分　商陆五分　木通五分

【用法】加生姜三片，水煎服。

【主治】水肿。

77411 理气逐瘀消脂汤（《效验秘方》裘笑梅方）

【组成】炒当归9克　赤芍9克　川芎3克　橘红6克　姜半夏6克　炙甘草3克　制香附9克　元参9克　浙贝9克　炒川断9克　炒枳壳6克　失笑散（包）12克　生山楂　牡蛎（先）各20克　白花蛇舌草12克　莪术6克

【用法】水煎服，日1剂，分2次服。

【功用】活血祛瘀，理气消脂。

【主治】子宫肌瘤、子宫内膜异位合并不孕。

【方论选录】本方是为证属血瘀气滞、痰湿壅滞导致不孕者所设。方中橘红、甘草、半夏、香附、山楂等理气化痰消脂；当归、川芎、赤芍、莪术、元参、贝母、牡蛎、失笑散，活血祛瘀、消癥止痛；其中白花蛇舌草一味消肌瘤，虽苦寒而无伤胃之弊。全方活血祛瘀、理气化痰、消癥止痛。俾气顺痰化、瘀祛癥消而痛止，此时再调经求子自当一举而功。

77412 理血补肾调经汤（《效验秘方》梁剑波方）

【组成】柴胡6克　白芍10克　赤芍10克　泽兰10克　益母草10克　鸡血藤10克　怀牛膝10克　刘寄奴10克　苏木10克　生蒲黄10克　女贞子10克　覆盆子10克　菟丝子10克　枸杞子10克

【用法】水煎服。月经期服药：月经第1天开始连服3~4剂；中期服药：月经第13天开始连服3~4剂。若月经后错或稀发，则采用服药3剂，停药7天，再服3剂，以后停药7天再服。配合观察基础体温，如果超过36.5℃，连续3天就停药，等月经来潮后再按第一种方法服药；如果不来月经，仍按基础体温的测定序贯服药；如果基础体温连续上升15~20天，则应化验是否妊娠，若妊娠则停药以防流产。

【功用】舒肝理血，补肾益精。

【主治】月经不调，月经后错，或卵巢功能低下不排卵者。

【加减】偏虚者应减去刘寄奴、苏木、赤芍、泽兰；血虚加当归、熟地、阿胶；肾阳虚加补骨脂、鹿角霜、山萸肉、巴戟天等。

【方论选录】本方以柴胡、白芍舒肝解郁，敛阴调经；赤芍、鸡血藤、益母草和血调经；刘寄奴除新旧之瘀血，泽兰入厥阴经，能行血利水；怀牛膝为肝肾引经药，以泻恶血，引药下行，使瘀结消散，气血得以畅行，且能益肝肾而强筋骨；女贞子、覆盆子滋补肝肾，疗肾水亏虚；枸杞子滋肝补肾，填精补血；菟丝子温补三阴经以益精髓，其性柔润，胡温而不燥，补而不峻，既益阴精，又助肾阳，使阳生阴长，有促进性腺功能的作用。以上诸药意在舒肝肾之郁，补肝肾之精，使气舒精足血畅，则月经自调。

77413 理血养肝健脾汤（《效验秘方》邵经明方）

【组成】当归12克　白芍15克　生地20克　丹皮12克　阿胶9克　旱莲草12克　白术12克　茯苓12克　炙甘草6克

【用法】水煎服，日1剂，分2次服。

【功用】补血滋肾，养肝健脾，益气补中。

【主治】原发性血小板减少性紫癜，以皮肤和黏膜出血为主。

【加减】儿童稍受时邪则易内热蕴藏，迫血妄行，发生本病，宜清热凉血养阴，本方去白术、茯苓，加犀角、银花、连翘；男性中青年多肾阴不足，虚火上炎，发生本病，每伴鼻衄、齿龈出血，宜滋阴降火、导热下行，本方去白术，加川牛膝、白茅根、小蓟等；中青年女性多肝郁化热、失其藏血和调节血量的能力，而易发生本病，多伴性情急躁，脉象弦数，若血上溢则鼻衄、齿龈出血，血下溢则使月经过多，宜疏泄肝火，本方可加炒栀子、柴胡等；如因思虑过度，劳伤心脾，失其主血和统血能力而发生本病，不论男女老幼，病程日久，都可出现气血两虚，可伴心悸健忘，倦怠纳减，失眠等症，宜重补气血，本方减去丹皮、旱莲草、生地，加熟地、黄耆、党参、远志、炒枣仁、桂圆肉、龙骨、牡蛎等。

【方论选录】原发性血小板减少性紫癜，病因虽有多种因素，但其病机不外肝肾阴虚，肝脏失其藏血功能和脾气虚弱失其统血能力，而使血液不循常道，溢于脉络之外发为本病。方中当归、白芍可补血活血，养血敛阴；生地、丹皮滋阴凉血化瘀；旱莲草、阿胶滋阴补血；白术、茯苓、炙甘草则可健脾益气补中。全方九味药物配伍，具有滋阴补血以养肝，使血得其藏；健脾益气而补中，使血得其统，使血液循常道运行而不致妄行。

77414 理脾化滞清疟饮（《慈航集》卷下）

【组成】甜白术一钱五分（土炒）　云苓一钱五分　制半夏二钱　炒枳壳一钱　青皮八分　甘草三分　柴胡五分　草蔻仁一钱（研）

【用法】煨姜二片，大枣三枚为引，河井水煎，露一宿，疟前二时温服。一服寒热轻，二服疟止，三服痊愈。

【主治】小儿五岁至十岁以外而患疟者，初由饮食伤脾，脾虚食积不化，外感风寒暑湿而成胎疟矣。

【宜忌】凡疟初愈，饮食不可猛进鱼腥面食，必须俟脾胃强健，食则无凝。早食则成肥气疟母，而成痼疾矣。俟风寒退尽方可进食。

【加减】如恶心呕吐，加藿香一钱五分，灶心土二钱；如作泻,加炒白芍三钱,车前子二钱;如口渴发烧不退,加葛根二钱;如有汗不退,加青蒿三钱;如肚口不宽,加槟榔一钱;荤腥停滞,加炒山楂二钱;大便结燥,加当归三钱,炒麦芽二钱;如缠绵寒热不退,加川贝母一钱五分,炒知母一钱五分,黑料豆四十九粒。

77415 理脾和肝化湿膏(《慈禧光绪医方选议》)

【组成】西洋参三钱(研) 茅术二钱 杭芍五钱 玄参五钱 化橘红三钱 猪苓五钱 泽泻三钱 云苓五钱 旋覆花三钱(包煎) 枳壳三钱(炒) 川贝三钱(研) 蒌皮三钱 菟丝饼五钱 玉竹三钱 菊花三钱 桑皮三钱 莱菔子三钱(研) 竹茹三钱 鸡内金四钱 三仙饮各三钱

【用法】上药以水煎透,去滓,再熬浓汁,兑蜜五两。每服三匙,白开水送下。

【功用】理脾化湿。

【方论选录】本方以理脾化湿为主,仿五味异功之意旨在理脾,用五苓散去肉桂而淡渗利湿,以三仙饮、莱菔、枳壳、内金助健脾和胃之力,桑皮、蒌皮清肺以利水之上源,并助川贝祛痰止咳之效,杭芍、菊花、玄参、菟丝饼双理肝肾,玉竹、竹茹润燥止呕,旋覆花降逆和胃并可祛痰。倘长期服用,对脾虚湿蕴,肝肾不足者当有裨益。

77416 理脾和胃除湿膏(《慈禧光绪医方选议》)

【组成】党参一钱五分 生於术一钱五分 茯苓三钱 薏米三钱(生) 莲肉三钱 炒谷芽二钱 陈皮一钱 香附一钱(炙) 当归二钱(土炒) 枸杞子二钱 白芍一钱五分(炒) 生地二钱

【用法】上药以水煎透,去滓,再熬浓汁,少兑炼蜜为膏。每服二钱,白开水冲下。

【功用】理脾和胃。

【方论选录】本方虽重在理脾和胃,但寓八珍汤之意,惟因中州湿滞,故去甘草;因川芎辛温升散,光绪帝素体阴虚,故减去以防耗阴。并佐以薏米淡渗除湿之品,复加枸杞子滋补肝肾,亦属顾本之意。惟香附性虽和平,但苦燥亦能耗气,抑或因光绪帝精神不快,而以是药疏理肝气郁滞之故。综观方意,当为通补并行之方,功力和缓,宜于久服。

77417 理脾养胃除湿膏(《慈禧光绪医方选议》)

【组成】党参二钱 於术二钱(炒) 茯苓三钱 莲肉三钱 薏米三钱(炒) 扁豆三钱(炒) 藿梗一钱五分 神曲二钱(炒) 麦芽三钱(炒) 陈皮一钱五分 广砂一钱(研) 甘草八分

【用法】上药以水熬透,去滓,再熬浓汁,少加炼蜜成膏。每服二钱,白开水冲下。

【主治】脾胃虚弱,饮食不消。

【方论选录】本方即参苓白术散化裁而来,去桔梗,加神曲、麦芽,功专理脾;易山药,加藿梗,是防滋腻。本方药性中和,无寒热偏胜之弊,于光绪帝脾胃虚弱,饮食不消病症至为合拍,故亦常服之。

77418 理脾调中化湿膏(《慈禧光绪医方选议》)

【组成】潞党参六钱 於术(生、炒)各三钱 广皮三钱 姜连三钱(研) 炒神曲四钱 炒谷芽四钱(研) 壳砂三钱(研) 麦冬六钱 云茯苓六钱 炙香附四钱(研) 藿梗三钱 炙草四钱

【用法】上药以水煎透,去滓,再熬浓汁,少兑炼蜜为膏。每服一匙,白开水送下。

【功用】理脾调中化湿。

【方论选录】本方由香砂六君子汤加减而成,加藿梗、神曲、谷芽与姜连,有利于醒脾消导。

77419 理中汤加丁香柿蒂散(《风痨臌膈》)

【组成】人参 茯苓 陈皮 半夏 良姜(炒) 丁香 柿蒂各一两 生姜一两五钱 甘草五钱

【用法】水煎服。合苏合香丸尤妙。

【主治】病后胃中虚寒者,呃逆至八九声相连。

【加减】甚者,加附子。

77420 理中去术加附子藿香升麻橘皮汤(《温热暑疫全书》卷一)

【组成】人参 甘草(炙) 干姜 附子(炮) 藿香 升麻 陈皮各等分

【用法】水煎,温服,不拘时候。

【主治】温病。

琅

77421 琅玕散(《圣济总录》卷一一八)

【组成】寒水石(细研成粉)四两 青黛(研)半分 马牙消(细研)一分 蓬砂(细研)一钱 龙脑(细研)一分

【用法】上为极细末。每服一字或半钱,食后、临卧喉咽中干掺。

【主治】脾胃客热,唇肿生疮,饮食妨闷。

培

77422 培土饮(《辨证录》卷十)

【组成】人参三钱 白术一钱 茯苓五钱 半夏三钱 附子三分 玄参一两

【用法】水煎服。二剂愈。

【主治】中邪之病,感邪气于一时,即狂呼大叫,见人则骂,大渴索饮,身体出汗,有似亡阳。

77423 培土散(《辨证录》卷十一)

【组成】肉桂一钱 茯苓三钱 蛇床子二钱 肉豆蔻一枚 北五味子一钱 陈皮五分 神曲一钱 人参 白术各五钱 肉苁蓉三钱

【用法】水煎服。

【主治】妇人素性恬淡,饮食用少,多则难受,作呕作泻,胸饱闷胀。

77424 培气汤(《医学集成》卷二)

【组成】人参 黄耆 焦术各一两 茯苓五钱 附子三钱 半夏 白芥各二钱 菖蒲一钱

【用法】水煎服。

【主治】❶《医学集成》:中风无热。❷《卒中厥证辑要》:忽然卒倒,不知人事,口中痰声作响。

77425 培本丸(《鸡鸣录》)

【组成】西洋参(龙眼肉同蒸透) 沙蒺藜(盐水炒) 萸肉(酒炒) 茯苓(人乳拌药)各二两 直生地 直熟地(砂仁末拌炒) 白术(土炒)各四两 杞子(酒蒸五次)一两五钱 肉苁蓉(焙)五两 血余一两二钱 虎胫骨(酥炙)一对

【用法】上为末,用羯羊肉四斤,剔净油膜取纯精者,

酒、水炙取浓汁为丸，如梧桐子大。每服四钱，淡盐汤送下。

【主治】下元虚弱，腰足软，神疲色瘁，劳怯损伤诸证。

77426 培坤丸（《全国中药成药处方集》西安方）

【组成】炙黄耆三斤　白术三斤　炙草八两　广陈皮二斤　当归五斤　川芎一斤　杭芍一斤　拣砂仁九两　北沙参一斤　云茯苓二斤　枣仁二斤　寸冬二斤　杜仲（炒）二斤　核桃仁一斤四两　芦巴子二斤八两　醋炒艾叶一斤　元肉二斤　山药二斤　远志肉四两　熟地黄四斤　五味子八两　酥油四两

【用法】上药各为细末，以酥油溶拌微炒，炼蜜为丸，如梧桐子大。每次三钱，黄酒或白开水送下。

【主治】妇人月经不调，赤白带下，子宫炎，身困肢懒，腹痛肢冷各症。

【宜忌】❶《全国中药成药处方集》西安方：中热肝郁者不宜服用。❷《中国药典》：抑郁气滞，内有湿者忌服。

【备考】《中国药典》2010版有“山茱萸”，无“酥油”。

77427 培坤丹（《全国中药成药处方集》兰州方）

【组成】炙黄耆三斤　白术三斤　炙草八两　广陈皮二斤　当归五斤　川芎一斤　杭芍一斤　砂仁九两　北沙参一斤　云茯苓二斤　枣仁二斤　寸冬二斤　杜仲二斤　核桃仁一斤四两　胡芦巴二斤八两　艾叶一斤　元肉二斤　山萸二斤　远志肉四两　熟地四斤　五味子八两　酥油四两

【用法】上药各为细末，以酥油熔拌微炒，炼蜜为小丸。每服三钱，黄酒或白开水送下，一日二次。

【功用】调经养血健胃。

【主治】妇女贫血，消化不良，月经不调，赤白带下，小腹冷痛，精神不振，倦怠嗜卧，体温低降，不耐寒冷。

【宜忌】抑郁气滞，内有蕴热者忌服。

77428 培肾元煎（《杂症会心录》卷下）

【组成】熟地二钱　当归二钱　山药一钱　枸杞一钱　附子一钱　白术一钱五分　茯苓一钱五分　炙甘草一钱　炮姜八分　黄耆一钱五分　人参一钱

【用法】水煎服。

【功用】《证因方论集要》：大补肾元。

【主治】阴黄。

【方论选录】《证因方论集要》：参、苓、术、草能补五脏之气；熟地、归、杞分补肾经精血；黄耆、山药双补脾脏阴阳；肾中真阳大亏，姜、附可以回阳壮火。

77429 培土化毒丹（《洞天奥旨》卷八）

【组成】人参二两　白术十两　茯苓六两　炙甘草一两　紫苏八钱　半夏二两　僵蚕二两　陈皮六钱　白芷七钱　木通一两　金银花十两　天花粉三两

【用法】上药各为末，炼蜜为丸。每服三钱，早、晚饭后吞服。一料痊愈。

【主治】脾胃多痰，瘰疬难消。

【宜忌】必须断色欲三月。

77430 培土化瘕汤（《辨证录》卷七）

【组成】白术一两　柴胡一钱　茯苓三钱　山药四钱　神曲二钱　山楂一钱　枳壳五分　两头尖三钱　厚朴一钱　鳖甲一钱五分　白薇一钱　何首乌（生用）二钱　白芍五钱　白芥子二钱

【用法】水煎服。十剂癥瘕消半，再服十剂全消。

【主治】人有偶食难化之物，忽又闻惊骇之事，则气结不散，食亦难消，因而痰裹成瘕。

77431 培土分消饮（《慈航集》卷下）

【组成】冬白术二钱（土炒焦）　云苓三钱　苡仁三钱（炒）　冬瓜子二钱（炒）　五谷虫一钱五分（炒）　橘红一钱五分　川贝母八分（去心，研）　车前子二钱　神曲一钱五分（炒）

【用法】煨姜皮三分为引，水煎服。务须多服，方能见功。

【主治】痢疾后脾虚，头面四肢虚肿，肚腹膨胀。

【加减】如小便短，加好肉桂三五分；腹胀不消，加砂仁壳二钱。

77432 培土养阴汤（《不居集》上集卷十）

【组成】制首乌三钱　丹参　扁豆　谷芽各一钱　白芍　车前各八分　莲肉一钱五分　猪腰一具

【主治】虚劳，食少痰多，阴分不足，自汗盗汗，遗精，不任熟地、山萸等药者。

【加减】阳经火甚，痰嗽喘急者，加保金汤；心脾气虚失血者，加苡仁、藕节二三钱；积瘀胸膈胀满者，加白茅根一钱；血中气滞者，加降香八分；气血大虚弱者，加人参、燕窝三钱；尾闾骨痛者，加鹿角霜一钱；泄泻不止者，加脐带；汗多者，加桑叶一钱；嗽不止者，加枇杷叶、佛耳草七八分；遗精者，加芡实、莲须一钱。

【方论选录】形不足者，温之以气；精不足者，补之以味。今虚劳之人，温气则火生，补精则濡泄，虽六味、四物、生脉皆非所宜也。以制首乌为君，固精养血，有地黄之功，而无地黄之滞；以猪腰为臣，补肾生精，有生血之功，而无败胃之虞；扁豆、谷芽补脾阴而不燥肺金，丹参、莲肉交通心肾而不耗阴血，白芍酸收以缓肝，车前利小便而不走精气，扶脾保肺，平补肝肾，食少不凝痰多，亦宜此温气补味之变方也。

77433 培元大补丸（《简明医彀》卷四）

【组成】人参　白术　茯神　茯苓　天冬　麦冬　生地　熟地　远志　牛膝　杜仲　苁蓉　黄柏（盐酒炒）　知母（盐酒炒）　当归　山药各等分

【用法】上为末，炼蜜为丸，如梧桐子大。每服一百丸，酒送下。

【功用】常服补精驻颜，益肾填髓，强筋骨，养荣卫。

【主治】虚损劳伤，头晕目眩，耳鸣体倦，嗜卧懒言，一切气虚无力证。

77434 培元固本丸（《活人方》卷二）

【组成】人参五两　麦冬四两　五味子二两　肉苁蓉二两（制净，晒干）　熟地八两　山茱一两　山药一两　茯苓三两　丹皮三两　泽泻三两

【用法】炼蜜为丸。每服三五钱，早空心滚汤送下。

【主治】朝凉暮热，烦嗽痰红，神驰不寐，盗汗遗精，肌消色萎，肌瘘体弱，饮食不甘，脾胃虚泄，遂成虚损痨瘵之症。

77435 培元益寿膏（《慈禧光绪医方选议》）

【组成】天生黄六钱　厚附子五钱　川椒一两　熟地一两　蛇床子六钱　韭菜子六钱　远志四钱　当归六钱　黑芝麻一两　菟丝子五钱　牛膝五钱　虎骨五钱　川羌活

十一画

培

四钱　茅苍术六钱　续断四钱　桑枝一两　天仙藤五钱　片姜黄五钱　肉桂五钱(研面,后下)　鹿茸五钱(研面,后下)　麝香一钱(研面,后下)

【用法】用麻油八斤,浸十日,熬枯去滓,再熬至滴水成珠,兑黄丹二十两,俟温,入肉桂、鹿茸、麝香,用槐柳枝不住搅匀,摊贴。

【功用】温肝肾,壮筋骨,通经络。

77436 培补后天丸(《仙拈集》卷一引莲庄方)

【组成】薏苡仁　芡实　茯苓　山药　厚朴　乌药　神曲　陈皮　木瓜各一两

【用法】用大猪肚一个洗净,入建莲肉六两,煮极烂,同前药捣匀,晒干,为末,水滴成丸。每服三钱,滚水送下。或将药末作散亦可。

【主治】脾胃不和,胀满泻痢,及不服水土,不思饮食;小儿伤食泻痢。

77437 培补保元丸(《会约》卷二)

【组成】本支地八两(拣六七钱重一支者,有小直纹而无横纹,其色不纯黑,内有菊花黄心为佳,略洗,用玄砂仁四钱微炒研末,同米酒入砂锅内,以纸湿封数层,久蒸取出晒干,加酒再蒸,如是者九次,切勿用砂锅煮熟,以真汁耗也,最忌铁器。有谓用姜汁蒸者,姜入脾经,切不可依)　枣皮四两(下部滑遗者加一两,酒蒸)　淮山药(炒)四两　白云苓四两(去皮)　粉丹皮一两六钱(酒浸,如血虚热燥者,加五六钱)　建泽泻一两二钱(淡盐水浸,如小便短涩,加五六钱)　当归三两(酒蒸)　白芍二两半(煨,酒炒)　杜仲三两(盐水炒)　甘枸杞三两(酒蒸)　菟丝子四两(淘净泥沙,酒蒸,晒干研末)　北五味一两半(微炒)

【用法】先将地黄、枣皮、枸杞、当归共捣成膏,然后将余药研末,加炼蜜一斤多为丸,如梧桐子大。每服一百丸,早晨用淡盐水送下。

【主治】一切体弱脉虚,肾亏神倦,及失血,咳嗽,梦遗火炎,小便短赤,喉舌干燥。

【宜忌】立夏便服,交秋忌用。少年体弱者宜服。人于少年时,每年制服一料,可免内伤阴虚之病。若有是症,更宜多服,不可忽视延捱。

【加减】如血虚发热者,加上阿胶三两(蛤粉炒成珠),即失血者亦用,或多用;如咳嗽有痰者,加川贝母四两(糯米拌炒),麦冬三两(去心酒蒸);如下部虚滑,加莲须三两,牡蛎(煅,净粉,醋炒)四两;如肾中之阳虚,加补骨脂(盐炒)三两;如乏嗣者,加胡桃肉四两。此方或少加熟附子一两以助各药之力。如中年右尺脉虚,属命门火衰,及肾中之阳不足而乏嗣者,俱宜加肉桂三两,制附子三四两,补骨脂、胡桃肉各四两,更效。

77438 培荣滑胎散(《陈素庵妇科补解》卷四)

【组成】当归二两　川芎一两　熟地　白芍(酒炒)一两　丹参一两　肉桂一钱　生芝麻三钱(生捣)　益母草二两　冬葵子(研)二钱　广皮一钱　香附(酒炒)一钱

【用法】浓煎恣饮,再煎葱酒熏洗产户,令气通畅。

【功用】大补气血以助浆血。

【主治】沥浆生。胞破浆水先来,或一二日,或二三日,胎竟不下。

【方论选录】此时孕妇且惊且惧,气结体疲,惟大补气血,以助其精神,逐瘀行血,和气滋营,产妇精神充足,仍可坐草。努力不能,血枯干闭。是方四物以大补阴血,丹参逐瘀生新,益母和营养血,冬葵、芝麻以滑胎,广皮、香附以破滞,肉桂辛热,使药性直入血分,引热下行,庶几有补于万一云尔。

77439 培脾舒肝汤(《衷中参西》上册)

【组成】於术三钱　生黄耆三钱　陈皮二钱　川厚朴二钱　桂枝尖一钱半　柴胡一钱半　生麦冬二钱　生杭芍四钱　生姜二钱

【主治】肝气不舒,木郁克土,致脾胃之气不能升降,胸中满闷,常常短气。

【方论选录】脾主升清,所以运津液上达;胃主降浊,所以运糟粕下行。白术、黄耆为补脾胃之正药,同桂枝、柴胡能助脾气之升,同陈皮、厚朴能助胃气之降。清升浊降,满闷自去,无事专理肝气,而肝气自理。况桂枝、柴胡与麦芽,又皆为舒肝之妙品乎。用芍药者,恐肝气上升,胆火亦随之上升,且以解黄耆、桂枝之热也。用生姜者,取其辛散温通,能浑融肝脾之气化于无间也。

77440 培元通脑胶囊(《新药转正》37 册)

【组成】制首乌　熟地黄　天冬　龟甲(醋制)　鹿茸　肉苁蓉(酒制)　肉桂　赤芍　全蝎　水蛭(烫)　地龙　山楂(炒)　茯苓　炙甘草

【用法】上制成胶囊剂,每粒装 0.6 克。口服,一次 3 粒,一日 3 次。

【功用】益肾填精,息风通络。

【主治】缺血性中风中经络恢复期肾元亏虚,瘀血阻络证。

【宜忌】孕妇禁用,产妇慎用。忌辛辣、油腻,禁烟酒。

【临床报道】中风:《中国实验方剂学杂志》[2002,8(1):53]治疗中风 64 例,结果:基本痊愈 10 例;显效 39 例;有效 10 例;无效 5 例;总显效率 76.7%;总有效率 92.3%。对照组 60 例口服偏瘫复元丸,结果:基本痊愈 6 例;显效 27 例;有效 16 例;无效 11 例;总显效率 55.0%;总有效率 81.7%。两组总显效率比较 $P<0.05$,提示治疗组疗效优于对照组。

77441 培元固本启脾丸(《活人方》卷四)

【组成】六神丸一料　人参二两　茯苓四两

【用法】黎明米汤送下,宜于久服。

【主治】脾肺肾元气久虚,清阳不能实四肢,而反沉陷于至阴之下,不克启发,凡交黎明或午前,随气下迫泄泻数次,日久无度,而精神虚惫,形消骨瘦者。

梗

77442 梗连二陈汤(《种痘新书》卷四)

【组成】陈皮　桔梗　茯苓　花粉　黄连　山栀(俱炒黑用)　瞿麦　木通

【用法】水煎服。

【主治】小儿痘疮干呕。

梧

77443 梧枝膏(《普济方》卷三一四)

【组成】香油一斤　黄丹五两　槐枝　柳枝　梧桐树

枝　桑枝　桃枝(各长一寸)各一两

【用法】先用梧枝入锅内,文武火煎,俟焦黑色,滤去滓,次入黄丹,不住手用柳枝搅黑色,试滴水成珠不散膏成。用如常法摊贴。

【主治】痈疽。

77444 **梧桐酒**(《仙拈集》卷三引《要览》)

【组成】臭梧桐(春、夏取头,秋、冬取根)三个

【用法】上捣烂绞汁,对陈酒热服。取汗为度。

【主治】内外一切乳毒。

77445 **梧桐叶散**(《外科大成》卷四)

【组成】臭梧桐叶(用卷的,阴干)

【用法】上为末,初服七分,每日加一分至一钱四分为率,又每日退一分至七分为率,俱用无灰酒调服。避风,初一服,则小便如油,至四服浑身骨响,至八服汗出如泉冷,至十二服,麻木处有红点,则知痛痒;至十五日发斑如云片,以瓷锋砭出黑血,仍用梧桐末掺之愈。

【主治】大麻风。

【宜忌】忌食盐、酱、母猪、羊、牛、烧酒、面食、房劳、一切发物。

77446 **梧桐泪散**(《明医指掌》卷八)

【组成】梧桐泪五钱　石胆矾五钱　黄矾五钱　芦荟五钱　升麻五钱　血余(煅)三钱　麝香三钱　朱砂二钱五分　细辛二钱五分　当归二钱五分　川芎二钱五分　牛膝二钱五分

【用法】上为末,先以甘草汤漱口,后用药敷之,尝用擦牙效。

【主治】阳明风热攻注齿龈,肿痛烦闷。

77447 **梧桐律散**(《鸡峰》卷二十一)

【组成】梧桐律半两　细辛　地骨皮　防风各一两　白芷半两　藁草　芎各一两

【用法】上为细末。每用半钱揩牙,食久漱,冷即吐之。

【主治】口齿浮动宣露,血不止。

77448 **梧桐律散**(《鸡峰》卷二十四)

【组成】梧桐律　定粉　砒霜(火煅熟)　粉霜　麝香各一分

【用法】上为末,每用先以盐浆水洗净,后以药一字掺疮上。自生肌肉。

【主治】小儿走马疳,两脸上或口中先生小疮子,渐渐臭气,或连年者。

77449 **梧桐濯足汤**(《增补内经拾遗》卷三)

【组成】梧桐叶不拘多少

【用法】用水数十碗,煮十数沸取出。只浴两足后跟,其泻即止。

【主治】泄泻不止。

桱

77450 **桱树散**(《普济方》卷二八一引《德生堂方》)

【组成】桱树皮四两　白蒺藜二两　白矾一两　雄黄一两　白及一两半

【用法】上为细末。凉水调,涂疮上。

【主治】干湿癣,面腮发际或手背腿上痒,抓则痛,而久不愈者。

梅

77451 **梅药**(《杏苑》卷六)

【组成】黄药　大黄　风化消各等分

【用法】用陈霜白梅(去核)杵烂如膏,入药为丸,如芡实大。时时噙咽即愈。

【主治】喉痛不妨咽物,咽物则微痛。

77452 **梅粥**(《山家清供》卷下)

【组成】扫落梅英(拣净洗之)

【用法】用雪水同上白米煮粥,候熟入英同煮。

【功用】《药粥疗法》:舒肝理气,健脾开胃。

【主治】❶《老老恒言》:诸疮毒。❷《药粥疗法》:肝胃气痛,梅核气,神经官能症,胸闷不舒,嗳气,食欲减退。

【备考】《药粥疗法》:梅花粥应以3~5天为一疗程,每天分二次空腹温热食用。本方方名,《药粥疗法》引作"梅花粥"。

77453 **梅子丸**(《饮膳正要》卷二)

【组成】乌梅一两半(取肉)　白梅一两半(取肉)　干木瓜一两半　紫苏叶一两半　甘草一两(炙)　檀香二钱　麝香一钱(研)

【用法】上为末,入麝香和匀,砂糖为丸,如弹子大。每服一丸,噙化。

【功用】生津止渴,解化酒毒,去湿。

77454 **梅仁汤**(《圣济总录》卷一二九)

【组成】梅核仁四十九个(去皮尖)　大黄三两　牡丹皮一两三分　冬瓜仁四两　犀角(镑)一两半　芒消二两半

【用法】上㕮咀,如麻豆大。每服五钱匕,水二盏,煎至一盏,去滓温服。以下脓血三两行为度。

【主治】肠痈,里急隐痛,大便秘涩。

77455 **梅肉丸**

《杨氏家藏方》卷十八。为《圣惠》卷八十七"龙胆丸"之异名。见该条。

77456 **梅肉丸**(《杨氏家藏方》卷二十)

【组成】百药煎一斤　乌梅肉二两　朴消二两　缩砂仁半两　香白芷半两　薄荷叶(去土)三两　绿豆粉五两

【用法】上为细末,熬甘草膏为丸,每两作十五丸。每服一丸,含化。

【功用】生津液,止燥渴,凉咽喉。

77457 **梅肉丸**(《霉疠新书》)

【组成】梅肉(烧存性)一钱半　栀子一钱半　巴豆七分　轻粉七分

【用法】上为细末,炼蜜为丸,收瓷罐。先服三分,三日后又服五分,又三日后服七分,取下恶物,诸疮乃愈。

【主治】诸恶疮毒,霉疮,及其他无名顽疮。

77458 **梅肉散**(《幼幼新书》卷二十四引张涣方)

【组成】乌梅肉(炒干)　绵黄耆　干葛各一两　川黄连　栝楼根　干姜(炮)　甘草(炙)各半两

【用法】上为细末。每服一钱,水一盏,煎至六分,放温,时时与服。

【主治】无辜疳痢,渴不止,眼生障翳,身体浮肿。

77459 **梅肉散**(《名家方选》)

【组成】梅肉　山栀各七分半(霜)　巴豆二分半　轻粉

【用法】上为细末。每服方寸匕。

【主治】诸恶疮。

【备考】方中轻粉用量原缺。

77460 梅肉霜(《家塾方》)

【组成】梅诸(盐藏者,烧为霜) 栀子霜各七分五厘 巴豆 轻粉各二分五厘

【用法】别研巴豆作泥,纳三味为散。每服二分或三分,病重者服一钱,热汤送下。

【主治】恶疮结毒,及下疳毒。

77461 梅红汤(《圣济总录》卷二十三)

【组成】乌梅肉(炒) 知母(焙) 贝母(去心) 藿香叶 五味子 蛤粉 人参 赤茯苓(去黑皮) 大黄(剉,炒) 甘草(炙,剉)各一两

【用法】上为粗末。每服三钱匕,水一盏,加小麦、竹叶,煎至六分,去滓温服。

【主治】伤寒烦躁狂言,咽膈壅闷,口干多渴。

77462 梅豆汤(《医学入门》卷八)

【组成】乌梅一个 黑豆一百粒 薏苡仁二合

【用法】水煎,入阿胶、生蒲黄各一钱,再煎服。

【主治】肠痈冷热症,及肺痈咳唾脓血不止。

77463 梅花丸(《普济方》卷三九八)

【组成】白石脂(焙) 川干姜(炮)各等分

【用法】上为末,面糊为丸,如小豆大。每服三十丸,米汤送下。

【主治】小儿泄痢不定,肚疼霍乱。

77464 梅花丸(《种福堂方》卷四)

【组成】腊月梅花不拘多少(阴干,另用) 当归一钱五分 茯苓一钱 升麻五分 竹茹八分 甘草三分

【用法】用水一钟半,煎至八分,温热时将梅花拌浸一日,取出晒干,研为极细末。如男小儿病,用雄鸡一只,吊起左足良久,将竹枪入鸡喉内取血,调梅花末为丸,如绿豆大。每服二丸,滚水送下,即刻见功;如女小儿病,用老雌鸡吊右足,如前取血。制造晒干,以好瓷器收贮,不拘远年近日听用。此起死回生之药,小儿临危,任是毒甚,略有微气,用滚水送下,不拘时候,只不宜多服。

【主治】小儿痘疹。

77465 梅花丸(《仙拈集》卷三)

【组成】梅花(腊月间采将开者,晒干)一两 朱砂二钱

【用法】上为末,炼蜜为丸二十一丸。一月初一服起,至初七止,每服三丸,每早空心服。出痘必稀。

【功用】稀痘。

77466 梅花丸(《续名医类案》卷十八引沈月枝方)

【异名】绿萼梅花丸(《饲鹤亭集方》)。

【组成】绿萼梅蕊三两 滑石七两 丹皮四两 制香附二两 甘松 蓬莪术各五钱 茯苓三钱五分 人参 嫩黄耆 砂仁 益智各三钱 远志肉二钱五分 山药 木香各一钱五分 桔梗一钱 甘草七分

【用法】上为细末,炼白蜜十二两为丸,如龙眼大,白蜡封固。每服一丸,开水调下。

【功用】《霍乱论》:久服可杜外患,兼除宿恙。消癥调经带,催生种子。

【主治】体虚,木土相乘,脘腹疼痛,呕吐泄泻。❶《续名医类案》:肝胃久痛。❷《霍乱论》:体虚多郁,血热气愆,木土相乘,呕泻腹痛,易感痧秽、霍乱者。❸《饲鹤亭集方》:体虚,肝木犯胃,腹胀胸痞,或上为呕恶,或下为泄泻。

【宜忌】孕妇慎用。

77467 梅花丹(《青囊秘传》)

【组成】麝香三分 冰片三分 乳香(炙去油)七钱 蜈蚣五条 寒水石三钱

【用法】上为末,用烧酒浸烂,打腻如浆为丸,如黄豆大,用轻粉一钱,腰黄一两,炙没药七钱,血竭三钱,杜蟾酥三钱,金箔十张为衣。每服一分半,多至三分。研末,又能敷对口疮。

【主治】一切痈肿,对口疮。

77468 梅花汤(《三因》卷十)

【组成】糯谷(旋炒作爆蓬) 桑根白皮(厚者,切细)各等分

【用法】每服一两许,水一大碗,煮取半碗,渴则饮,不拘时候。

【主治】三消渴利。

77469 梅花豆(《仙拈集》卷三引朱禹功方)

【组成】赤豆 黑豆 绿豆各一两

【用法】上为末,入新竹筒中,削皮留节,凿孔入豆,杉木塞紧,用蜡封固,腊月浸厕中,二月取出风干。每用豆一两,配梅花冰片三钱,为末。每服一钱,霜后丝瓜藤煎下。

【功用】稀痘。

77470 梅花饮(《保婴撮要》卷六)

【组成】硼砂 马牙消 片脑 人参各一两 甘草五钱 芒消 辰砂 麝香各一分

【用法】上药各为末,瓷器收贮。每服半匙,麦门冬汤调下;气急喘嗽,桑白皮汤下;常服,薄荷汤下。

【主治】五脏积热,喉中有痰,面色赤白,鼻流清涕,气逆喘急,目赤咳嗽,或因惊夜啼。

77471 梅花蛋(《仙拈集》卷四)

【组成】鸡蛋一个

【用法】头开一小孔,采绿萼梅花将开者七朵,入蛋内封好,去花食蛋,如此七枚痊愈。

【主治】瘰疬。

77472 梅花散(《疮疡经验全书》卷二)

【组成】寒水石 龙骨 血竭 黄丹

【用法】上为细末。干掺。

【主治】瘿瘤,或有破者。

77473 梅花散(《喉科紫珍集·补遗》)

【组成】梅花片 大黄 川连 半夏各等分

【用法】将黄、夏、连三味为细末,用鸡子清调敷足底心,男左女右,另将梅片整块安置敷药中间。喉患有痰即吐,无痰亦自愈矣。但梅片切不可同研,亦不可研细,慎之。

【主治】喉症火气甚。

77474 梅花粥

《药粥疗法》。即《山家清供》卷下"梅粥"。见该条。

77475 梅花熏(《眼科锦囊》卷四)

【组成】半夏一钱 片脑三分

【用法】上和匀,实于捻纸中烧之,就鼻内搐之,口含冷

水，吐痰涎者再含用之，一次见效。

【主治】雷头风。

77476 梅苏丸(《圣济总录》卷五十八)

【组成】白梅肉　紫苏叶　乌梅肉各半两　人参一分　麦门冬(去心)三分　百药煎三两　甘草(炙，剉)一两半　诃黎勒(炮，去核)一分

【用法】上为末，炼黄蜡汁拌和为丸，如鸡头子大。每服一丸，含化咽津，不拘时候。

【功用】生津液，解渴。

【主治】消渴，膈热烦躁。

77477 梅苏丸(《御药院方》卷二)

【组成】乌梅肉　白梅肉　干木瓜　紫苏叶各一两半　甘草半两(炙)　白檀二钱　麝香(研)一钱

【用法】上为末，入麝香匀，入乳糖净八两，蜜一两同炼，和为剂，每两作二十丸。每服一丸，细嚼咽津，不拘时候，或新水化服亦得。

【功用】止渴生津液。

【主治】伤寒。

77478 梅苏丸(《鲁府禁方》卷一)

【组成】乌梅(不拘多少，温水洗净，取肉)半斤　白砂糖半斤

【用法】上为细末，入南薄荷头末半斤，再捣成膏为丸，如弹子大。每用一丸，口中噙化。行路备之，戒渴极妙。

【功用】润肺生津。

【主治】上焦热。

77479 梅苏丸(《奇方类编》卷下)

【组成】乌梅肉二两(水浸捣烂)　葛粉六钱　白檀一钱　苏叶三钱　炒盐一钱　白糖一斤

【用法】炼蜜为丸，如芡实大。遇暑甚含一丸，口噙化。途中备之最妙。

【功用】止渴生津。

77480 梅苏丸(《串雅外编》卷三)

【组成】白糖二斤　乌梅肉二斤　紫苏叶二两　炒盐一钱五分

【用法】上为细末，滴水为丸，如芡子大。每服一丸，含化，不拘时候。

【功用】生津止渴。

77481 梅苏丸(《饲鹤亭集方》)

【组成】薄荷三两二钱　桔梗二钱　诃子肉一两　砂仁三钱　冰片二钱　月石四钱　百药煎一两六钱　玄明粉三钱　甘草二钱　乌梅五钱

【用法】冰糖烊化为丸。每服二三钱，开水送下。

【主治】三焦积热，五脏伏火，心中烦闷，咽喉不利，口干舌燥。

【宜忌】有外感忌服。

77482 梅苏丸(《慈禧光绪医方选议》)

【组成】盆糖一斤八两　乌梅肉一两　葛根一钱　紫苏叶五分　白檀香一钱　薄荷五分

【用法】上为细末，滴水为丸，如芡实米大。噙化。

【功用】清热解暑，生津止渴。

【主治】外感暑热，头目眩晕，口渴咽干，胸中满闷者。

77483 梅苏丸(《全国中药成药处方集》兰州方)

【组成】薄荷十二两　苏叶四两　乌梅半斤　粉草一两　白糖三十斤

【用法】薄荷、苏叶、粉甘草共为细末，乌梅打碎熬水，白糖晒干为细末，并将薄荷叶等药末加入，用乌梅水为丸，如小豆大。每服三五丸，小儿酌减，噙在口内。

【功用】清解暑。

【主治】中暑风热，头昏目眩，口干舌燥。

【宜忌】诸寒湿证忌服。

77484 梅苏丸(《成方制剂》3册)

【组成】薄荷叶　豆蔻　葛根　柿霜　檀香　乌梅肉　紫苏叶

【用法】上制成丸剂，每10粒重1.56克。含化，一次30克，一日2~3次。

【功用】清热解暑，生津止渴。

【主治】中暑风热，头昏目眩，口干舌燥，津液不足。

77485 梅连丸(《杨氏家藏方》卷十九)

【组成】乌梅肉(焙)　黄连(去须)　黄柏(去粗皮)　艾叶(醋浸一宿，炒焦)　干姜(炮)各等分

【用法】上为细末，煮面糊为丸，如黍米大。每服三十丸，乳食空温米饮送下。

【主治】小儿下痢赤白，脐腹撮痛，里急后重，不思饮食。

77486 梅连丸(《魏氏家藏方》卷十)

【组成】黄连(去须)　当归(去芦)各二钱半　乌梅肉半两

【用法】上为末，炼蜜为丸，如绿豆大。粥饮送下，不拘时候。

【主治】小儿大便下血。

77487 梅连丸

《医方类聚》卷一三八引《御医撮要》。为《圣惠》卷五十九"乌梅丸"之异名。见该条。

77488 梅饮子(《奇效良方》卷六十二)

【组成】盐白梅七个(烧灰)

【用法】上为末。空心米饮调下。

【主治】妇人血崩。

77489 梅青丸(《御药院方》卷五)

【组成】青黛二钱半　半夏四两(汤洗七遍)　消石三两　桔梗　天南星(生)　蛤粉各一两　白矾半两(生)

【用法】上为末，水浸蒸饼为丸，如豌豆大。每服五六十丸，食后温生姜汤送下。

【功用】平肺气，止咳嗽，利咽膈，化痰涎。

77490 梅枣汤(《普济方》卷二〇八引《护命方》)

【组成】枣子(大者)十枚　罂粟壳一枚　乌梅十个

【用法】上为粗末。每服二钱，以水一盏，煎七分，去滓温服，不拘时候。

【主治】水泻不止。

77491 梅实丸(《圣济总录》卷三十二)

【组成】梅实肉　大枣肉　酸枣仁(炒)各等分

【用法】上同捣成膏，为丸如弹子大。每服一丸，临卧含化。

【主治】伤寒后，胆冷不得睡。

77492 梅实散(《鸡峰》卷五)

【组成】白梅二十九斤　白檀十两　盐十五斤　甘草

三十斤

【用法】上为细末。每服一钱，沸汤点下，或干掺舌上咽津亦得，不拘时候。

【功用】调中止渴，去痰滞，消宿酒。

【主治】霍乱烦热，心腹不安；诸疟少力气弱，吐逆不利，肢体倦痛，好睡口干，或伤寒燥渴，虚劳骨蒸，产妇气刺。

77493 **梅实膏**(《圣济总录》卷一三七)

【组成】乌梅十四枚(取肉) 大蒜十四头(去皮，切) 屋尘(细筛) 盐各三合

【用法】上先研乌梅，次下大蒜、屋尘、盐等，和研令细，以醋调成膏，取涂癣上，一日三五次，即愈。

【主治】干湿癣。

77494 **梅柿丸**(《仙拈集》卷二)

【组成】乌梅二两 柿饼四两

【用法】加水少许，饭上蒸熟，捣烂为丸，如梧桐子大。每服五钱，一二口吞下。两三次愈。

【主治】便血。

77495 **梅柿饮**(《嵩崖尊生》卷六)

【组成】乌梅肉五分 柿霜二钱 天冬 麦冬各二钱 玄参二钱 硼砂二钱

【用法】炼蜜为丸。噙化。

【主治】久嗽喉痛。

77496 **梅茸丸**(《魏氏家藏方》卷七)

【组成】麋茸(真好者) 鹿茸(有血者)各等分

【用法】上用酥炙，为细末，用煮熟乌梅取肉研令烂，入熟面糊少许和为丸，如梧桐子大。每服百丸，米饮汤送下，一日二三次。

【功用】补阴阳不足。

【主治】下血不止。

【备考】大凡男子便血皆是酒色损耗气血之过，若用他药而不治其源，必未能速效，要当先养其气，气固则血自不下，须久服此，或要加附子亦不妨，但不可服黄连等，恐损动脾胃，愈无益矣。

77497 **梅茸丸**(《魏氏家藏方》卷七)

【组成】乌梅肉(用新瓦熨干) 鹿茸(火燂去毛，酥炙) 鸡爪黄连(去须，用米醋一盏炙干)各等分

【用法】上为细末，酒煮面糊为丸，如梧桐子大。每服三十丸，空心、食前盐酒或米饮汤送下。不用黄连亦得。

【主治】肠风脏毒，经年下血不止者。

【临床报道】便血：傅元元十余年便血，服此药遂愈。

77498 **梅茸丸**(《朱氏集验方》卷八)

【组成】鹿茸三两(燂去毛，酒浸一宿，炙) 乌梅肉一两(用肥者) 沉香三钱 当归二两 钟乳粉半两

【用法】上为末，次入钟乳粉拌和，用羊脊髓为丸，如梧桐子大。每服五十丸，粟米饮送下。

【功用】补肝肾，敛肝气。

77499 **梅砂丸**(《仙拈集》卷二)

【组成】霜梅肉一个 硼砂少许

【用法】将砂纳梅，含口中。酸水下，毒自解。或为丸如龙眼大，口中噙化更妙。

【主治】咽喉肿痛。

77500 **梅姜散**(《魏氏家藏方》卷七)

【组成】棕榈 乌梅 干姜各等分(并烧存性)

【用法】上为细末。每服二钱，米饮调下，不拘时候。

【主治】脏毒泻血不止，妇人血崩漏下。

77501 **梅桃丹**(方出《赤水玄珠》卷二十八，名见《本草纲目拾遗》卷七)

【组成】梅花一两 桃仁二钱 丝瓜五钱 辰砂二钱 甘草二钱

【用法】上为末。每服五分，参苏汤送下。

【主治】痘已出未出，不起不发，隐在皮肤；麻症斑症。

77502 **梅桃散**(方出《千金》卷二十五，名见《普济方》卷三〇八)

【组成】梅叶 桃叶

【用法】上捣，绞取汁三升许，或干以少水绞取汁，饮之。小儿不能饮，以汁敷乳头与吃。

【主治】中水毒。

77503 **梅胶丸**(《普济方》卷二〇七引《十便良方》)

【组成】黄连四两 乌梅二两 诃子 阿胶 茯苓 当归各一两

【用法】上为细末，汤浸蒸饼糊为丸。每服三十至四十丸，泄泻，米饮送下；赤痢，甘草汤送下；白痢，干姜汤送下。

【主治】泻痢。

77504 **梅酥饼**(《寿世保元》卷十)

【组成】南薄荷叶三两 紫苏叶五钱 白粉葛一两 白砂糖八两 乌梅肉一两半(另末)

【用法】上为细末，入片脑一分半，研细放入，同研匀，加炼蜜为丸，略带硬些，如樱桃大。每用一丸，噙化。

【功用】清上焦，润咽膈，生津液，化痰降火，止咳嗽。

77505 **梅硫丸**(《赤水玄珠》卷四)

【组成】冰梅一个(去核) 生硫黄

【用法】上为末，相和捣匀，以可丸为度，作一丸。白汤送下。立愈，病不再作。

【功用】酸热以收散寒。

【主治】心痛服辛剂反甚者。

【备考】方中生硫黄用量原缺。

77506 **梅煎散**(《普济方》卷四十六引《卫生宝鉴》)

【组成】南星二两 川芎一两 白芷半两(并生用)

【用法】上为细末。每服一钱，水一盏半，腊茶一钱，白梅一个，煎至半盏。发时服。立效。

【主治】头风。

77507 **梅煎散**(《普济方》卷四十五)

【组成】川乌(去皮尖) 白附子 石膏 半夏 南星各一两

【用法】上为细末。每服二钱，水一盏，加薄荷七叶，白梅一个，煎至七分，食后、临卧服。

【主治】偏正头痛。

【加减】呕吐，加生姜十片；昏晕，入葱白，茶调下。

77508 **梅煎散**(《普济方》卷三九六)

【组成】赤芍药 黄连 甘草各一两 罂粟壳三两

【用法】上为细末。三岁每服一钱，水半盏，加乌梅一个，煎三分，去滓，食前服。

【主治】小儿暑毒下痢，烦渴肚疼，发热。

77509 **梅煎散**(《医方类聚》卷二一二引《仙传济阴方》)

【组成】当归半两 鳖甲一两 天仙藤一两 北柴胡

半两　黄耆半两　甘草一两

【用法】上为末。熟酒调下。

【主治】妇人四肢痛。

77510 梅膏丸（《杨氏家藏方》卷八）

【组成】乌梅四两　巴豆十四粒（去壳，用水三碗同乌梅一处煮水尽，留巴豆七粒，同乌梅肉研为膏）　白矾一两（生用）　半夏二两（汤洗七次，焙干）　葶苈子（炒）　款冬花　皂角（炙令黄，去黑皮）　马兜铃　人参（去芦头）各一分

【用法】上为细末，入膏子内为丸，如绿豆大。每服五七丸，食后用生姜汤送下；如喘促痰咳，煎桑白皮、萝卜汤送下。

【功用】化痰止咳嗽，定喘消停饮。

77511 梅漏膏（《疡医大全》卷三十四）

【组成】麻油半斤　白蜡　血竭　儿茶　乳香　没药各五钱　胆矾一钱　飞丹二两　铅粉五钱　冰片一分　麝香二分

【用法】将麻油熬至滴水成珠，入白蜡熔尽，入血竭、儿茶、乳香、没药、胆矾，再下飞丹、铅粉，离火，入冰片、麝香，搅匀成膏。

【主治】杨梅疮。

【加减】欲去污肉，加龙骨、赤石脂。

77512 梅蜜饮（《医学入门》卷七）

【组成】陈白梅　好茶

【用法】蜜、水各半煎服。

【主治】热痢。

【加减】冷痢，用生梅汁，蜜、水各半煎服，仍将木香、生肉豆蔻为佐。

77513 梅花丸子

《全国中药成药处方集》抚顺方。为《洞天奥旨》卷十四"梅花点舌丹"之异名。见该条。

77514 梅花饮子（《外科精要》卷三）

【组成】忍冬藤四两　栝楼根　甘葛根　川芎　乌梅绵黄耆（炒）　甘草　苏木各一两

【用法】上作四剂。水酒煎服。

【功用】痈疽初服防毒内攻。

【主治】痈疽邪气盛而真气虚者。

77515 梅花饮子（《婴童百问》卷十）

【组成】南硼砂　马牙消（另研）　芒消（另研）　甘草（炙）各半两　人参一两　辰砂二钱半　片脑　麝香各一字

【用法】上为末，以瓷器收之。遇有此证，服一匙，麦门冬汤调下；气喘咳嗽，桑白皮汤调下；常服薄荷汤下。

【功用】镇心压惊，化痰退热安神，通关。

【主治】婴孩惊热、潮热、虚热、积热，五脏蕴热，上焦壅热，手足心热，喉中多痰，面色或红或白，变蒸啮牙，鼻流清涕，气急，肝肺壅热，目赤咳嗽；或被人物所惊，夜啼睡卧不安，心中惊怖，情绪不快；或伤寒渐安，尚有余热未除。

77516 梅实仁粥（《圣惠》卷九十七）

【组成】梅实仁半两（研令细）　米二合

【用法】煮米令半熟，即下梅实仁相和，搅令匀，候熟，空腹食之。

【主治】腰脚疼痛，不可转侧。

77517 梅毒擦药（《外科十三方考》）

【组成】胆矾末　明矾末　水银各三钱五分

【用法】上入香油少许于药末之中，研匀至不见水银星珠时为度。用时命患者坐于无风处，取药少许，涂于两足心中，以两手对准脚心擦摩良久，再涂药少许，仍照前再擦，擦后即盖被睡卧，连擦三日，以通圣散煎水沐浴一次，更服内疏黄连汤或败毒散。不问新久皆效，旬日见效。

【主治】杨梅毒疮。

【备考】愈后再服萆薢汤，有热者，加芩、连；气虚者加参、耆；血虚者，加四物。

77518 梅疮灵药

《疡医大全》卷三十四。即《外科启玄》卷十二"粉霜"。见该条。

77519 梅疮点药（方出《外科启玄》卷十二，名见《疡医大全》卷三十四）

【组成】白砒一两　猪精肉一两　红枣肉五钱

【用法】上捣如泥，外用黄泥固，火煅红取出，为细末。用鹅胆汁调搽上。

【主治】杨梅疮。

77520 梅疮点药（《医钞类编》卷二十二）

【组成】杏仁霜（去净油）一钱　轻粉八分　明雄黄一钱

【用法】上为末，先以槐花煎浓汤将疮洗净，疮湿干掺，干则以公猪胆调汁搽，三日痊愈。

【主治】梅疮。

77521 梅疮掺药（《疮疡经验全书》卷三）

【组成】大黄一两　信三钱

【用法】上为末，和匀，外用面团包，炭火煨熟，纳药如糕样，再用火炙干，为细末。先用防风、荆芥汤或搽清洗过，然后掺之。黄水出即愈。

【主治】梅疮。

77522 梅疮搓药（《疡医大全》卷三十四）

【组成】胆矾（五钱，研碎，纸包面裹，煨熟，取研细末）一钱　没药八分

【用法】京墨调搓。

【主治】杨梅疮。

77523 梅疮膏药（《冯氏锦囊·外科》卷十九）

【组成】乳香　没药各五钱　孩儿茶七钱　冰片一分　轻粉五分　麝香一分

【用法】用猪油（熬，去滓）二两，加香油三钱同熬，离火稍冷，入乳香、没药、孩儿茶搅匀，又入冰片、轻粉、麝香。临用摊贴。

【主治】杨梅疮。

77524 梅疮擦药（《冯氏锦囊·外科》卷十九）

【组成】水银一两　胆矾　枯矾各五分　麝香二分

【用法】先将矾、香于石器中为细末，后入水银，加香油少许研匀，分作三份。以右手托药擦左脚底，左亦如之，擦时须吃参汤补接。壮者擦一服出汗为度，弱者只擦半服，微汗即止。若病人无力，代擦亦可，擦完仰卧，用被盖暖掩脐，更用帕子包头，再擦手心，连擦三日，食淡粥七日。若口齿发肿，涎水，火也，用绿豆汤含吐。

【主治】梅疮。

77525 **梅觉春丸**(《御药院方》卷八)

【组成】丁香　木香　朱砂(研)各一钱　黑附子一个(重半两者,剜去中心成空瓮子)

上将丁香、木香、朱砂等三味同为细末,倾在附子瓮儿内,以荞麦面和如饼剂,裹却,用生萝卜一个,径四寸,劈作两半,中间剜得可容上件药置之于内,以竹签子签定,用六一泥固了,约厚半指许,于净地剜一坑子,深五寸许,用炭火烧红,去了炭火及灰,令坑内净,用好醋一盏泼在坑子,泣定,将药安在坑内,四畔用炭火一斤铺盖煅之,一时辰为度,去火,用新盆合定,令冷,与后药一处为末。

舶上茴香(炒)　天台乌药　白茯苓(去皮)各一钱　地龙(去土)一字

【用法】上为细末,酒煮面糊为丸,如绿豆大。每服二十丸,空心乳汤酒送下。

【主治】阳事痿弱。

77526 **梅觉春丹**(《医方类聚》卷一五三引《经验秘方》)

【组成】沉香　木香　安息香　荜澄茄　丁香各半两　牛膝一两(去须,酒浸)　仙灵脾三钱　滴乳三钱(另研)　肉豆蔻半两(面裹煨)　赤石脂一两(水飞)　巴戟一两(去皮心)　川木通半两(吹透气者)　通草三钱(肥大者)　头红花一两　茯苓一两(雪白者,去皮)　泽泻半两　吴茱萸三钱　山茱萸三钱　覆盆子三钱　朱砂半两(水飞)　肉苁蓉二两(肥大者,酒浸一日,漉出控干)　蛇床子半两(脊尖者,酒浸一伏时,绢帛扭干,微炒)　川续断一两(折断,有藤花者)　莲花蕊一两(新者)　五味子半两(炒)　川楝子二两(去皮取肉,微炒黄)　川山甲一两(脊尖者,酒浸二宿,火内炮干)　莲子心半两　白术半两　八角茴香一两(入盐少许,同炒香为度)　鹿茸一两(酥煮)

【用法】上除乳香、安息香、朱砂别研外,余者一处为细末,与前三味和匀,以无灰酒打糊为丸,如梧桐子大,以小瓷瓶收贮,勿令泄气,服之必用火日。每服五十丸,空心温酒送下,干物压之。次日,比及服药,先煮萝白葱汤蒸洗之,至晚再服三十丸。

【功用】利气去痰,消饮食,壮筋骨,驻容颜,添精神,身轻健。

【宜忌】忌猪、羊血。

77527 **梅核气丸**(《成方制剂》9册)

【组成】降香　桔梗　凌霄花　乌梅肉　乌药　香附　郁金　枳壳

【用法】上制成蜜丸剂,每丸重3克。含服或温开水化服,一次1丸,一日2次。

【功用】舒肝顺气,利膈解郁。

【主治】梅核气,舌咽神经官能症,以及胸膈不舒,两肋胀满。

77528 **梅片点舌丹**(《中医皮肤病学简编》)

【组成】朱砂15克　血竭15克　硼砂15克　雄黄15克　乳香25克　没药25克　葶苈子25克　沉香7克　牛黄6克　麝香4克　蟾酥4克　熊胆4克　冰片4克

【用法】用人乳先将蟾酥化开,再将全部药物研细和匀,加入适量糯米粉,做成绿豆大小药丸备用。内服。亦可取一粒加盐水或酒精调成糊状,外用。

【主治】疖。

77529 **梅地柴胡饮**(《医级》卷九)

【组成】柴胡　当归　芍药　丹皮　黑栀　生地　甘草　泽泻　乌梅

【功用】疏肝清降。

【主治】师尼少寡萌欲不遂,经气逆而阴阳从乘,发为寒热,状如疟。

77530 **梅花五气丹**(《外科正宗》卷二)

【异名】梅花五炁丹(《疡科捷径》卷上)。

【组成】梅花片五分　当门麝五分　轻粉　辰砂各六分　乳香　没药　瓜儿血竭　明雄黄各一钱　真酥散(预于端午前寻之,至午日,取酥二钱,用头男乳调膏)

【用法】上各为极细末,对准分数,于端午日辰时制度,候至午时,将上药九味和入蟾酥膏内,向日为丸,如芥子大,一时内晒干。用川椒二十七粒,灯心二十七段同药收于瓷罐内养之,以蜡封口,不泄药气为妙。凡遇恶疮大毒,开器取出一枚,先用美馔食饱,次用无根水漱净口内,再含水一口,少顷待温,用葱白五寸同水嚼烂咽下,随将药丸安放舌下,睡于暖处,以被覆盖,药化苦水,徐徐咽之,疮势大者,二三丸亦可;药尽其汗即到如淋,诸病若失。如冬月天寒难汗,噙后将葱白汤催之亦妙,凡治无有不效。如暗疔人所不知觉,及知觉而失治者,毒气入里,人便昏沉,一中便倒,不能依法服药,急用连须葱白七个,煎酒一杯,研药五丸灌下,药气到心,其功如汤泼雪,患者即便苏醒。

【主治】脑疽、发背、诸般疔肿,初起寒热交作,筋骨疼痛,有似伤风,恶心呕吐,但未成脓者。

77531 **梅花取香汤**(《普济方》卷一七六引《德生堂方》)

【异名】斩龙剑子手(原书同卷)、梅花聚香汤(《奇效良方》卷三十三)。

【组成】天花粉　乌梅肉　人参　干葛　枇杷叶　黄耆　栝楼子　麦门冬　五味子各一两　檀香五钱

【用法】上为细末。水调服之,随意不拘时候。

【主治】消渴,饮水至石斗,病极者。

77532 **梅花点舌丸**

《中国药典》2010版。为《洞天奥旨》卷十四"梅花点舌丹"之异名。见该条。

77533 **梅花点舌丹**(《洞天奥旨》卷十四)

【异名】梅花丸子(《全国中药成药处方集》抚顺方)、梅花点舌丸(《中国药典》2010版)。

【组成】朱砂二钱　雄黄二钱　白硼二钱　血竭二钱　乳香(去油)一钱　没药(去油)二钱　蟾酥(人乳浸)一钱　牛黄一钱　苦葶苈二钱　冰片一钱　沉香一钱　麝香六分　珍珠六分(上白者佳)　熊胆六分

【用法】上为细末,将人乳浸透蟾酥,研入诸药调匀为丸,如梧桐子大,金箔为衣。凡遇疮毒,用药一丸,压舌根底含化,随津咽下,药尽用酒葱白随量饮之,盖被卧之,出汗为度。

【功用】《全国中药成药处方集》抚顺方:解毒,消肿,镇痛。

【主治】❶《洞天奥旨》:诸般无名肿毒,十三种红丝等疔,喉痹。❷《全国中药成药处方集》抚顺方:无名肿毒,疔毒恶疮,外科热毒初起之时,发热恶冷,红肿疼痛,呕吐恶心,烦闷搅闹,起线走黄,喉蛾喉痹,肿闭不通,实火牙痛,口舌诸疮，龈腐起疳，小儿惊风，发热抽搐。

【宜忌】❶《洞天奥旨》：忌发物三七日更妙。❷《全国中药成药处方集》：阴性疮疽，慢惊风症，阴虚白喉等均忌用，孕妇勿服。

【临床报道】❶ 慢性非特异性溃疡性结肠炎：《实用中医药杂志》[1993，(3)：34]应用本方灌肠治疗慢性非特异性溃疡性结肠炎60例，结果：治愈23例，占38%；好转37例，占62%；总有效率为100%。❷ 儿童慢性淋巴结炎：《内蒙古中医药》[2000，19(增刊)：27]应用本方研末外敷治疗儿童慢性淋巴结炎100例，结果：全部治愈。❸ 早期乳痈：《内蒙古中医药》[2002，(2)：2]应用本方碾碎与食醋调成糊状，外敷治疗早期乳痈30例，结果：治愈28例；无效2例。❹ 预防小儿慢性扁桃体炎：《中医药信息》[2002，19(6)：48]应用口服本方配合艾灸风门、身柱穴，预防小儿慢性扁桃体发作52例，结果：治愈27例；好转22例；无效3例；总有效率为94.23%。❺ 儿童痄腮：《中医外治杂志》[2003，12(1)：44]应用本方加沙蒿子，用食醋调成糊状，外敷治疗儿童痄腮48例，结果：全部治愈。

【现代研究】❶ 对慢性乙型肝炎血清标志物的影响：《内蒙古中医药》[1996，(4)：11]治疗组用本方治疗慢性乙型肝炎25例观察血清乙肝病毒(HBV)标志物，结果：表面抗原(HBsAg)阴转率为45.83%，表面抗体(抗-HBs)转阳率为8%，核心抗体(抗-HBc)阴转率为13.64%，e抗原(HBeAg)阴转率为52%，e抗体(抗HBe)转阳率为44%。对照组用灭澳灵治疗22例，结果：HBsAg阴转率为15%，抗-HBs转阳率为9.09%，抗-HBc阴转率为14.29%，HBeAg阴转率为22.73%，抗HBe转阳率为13.64%。两组HBsAg阴转率、HBeAg阴转率、抗HBe转阳率差异有显著性($P<0.05$)，本方治疗组优于对照组。其他标志物两组之间差异无显著性。提示本方对HBV血清标志物有一定的影响。❷ 对白血病作用机制的研究：《中国中西医结合杂志》[1997，17(7)：120]用本方制成悬混液(每毫升含梅花点舌丹40毫克)进行实验，结果表明：本方可促进正常机体分泌白细胞介素2(IL-2)、干扰素γ(IFNγ)水平，提高机体的体液及细胞免疫功能状态；降低L_{7212}白血病瘤细胞异常分泌的白细胞介素1(IL-1)水平，抑制L_{7212}白血病瘤细胞的生长；恢复L_{7212}白血病小鼠细胞因子(CK)的分泌水平，提供恢复机体杀伤白血病瘤细胞的可能性；提高L_{7212}白血病小鼠自然杀伤(NK)细胞的杀伤活性。❸ 毒性研究：《中医药学报》[1998，(3)：58]用本方胶囊剂，实验时将其以0.5%羧甲基纤维素钠(CMC-Na)为溶剂适当稀释。结果表明：应用本方5倍、50倍、100倍临床给药量，对大鼠进行4周给药试验，未见明显不可逆毒性反应，提示本方用药较为安全。

【备考】本方改为胶囊剂，名“梅花点舌胶囊”(见《新药转正》)。《全国中药成药处方集》：外可用陈醋调敷患处。

77534 梅花点舌丹(《奇方类编》卷下)

【组成】乳香(去油)三钱　珍珠八分　没药(去油)二钱　京牛黄二钱　朱砂二钱　熊胆六分　硼砂二钱　苦葶苈二钱　片脑一钱　血竭二钱　沉香一两　麝香六分　雄黄二钱　蟾酥二钱(人乳拌)

【用法】上为细末，用人参汁为丸，如黍米大，金箔为衣。每服轻者二丸，重者四丸，先用无根水送下，次以一粒噙于舌下化之。

【主治】疔毒及恶疮初起，天行瘟毒，咽喉等肿痛。

77535 梅花点舌丹(《喉科紫珍集》卷下)

【组成】朱砂一钱　明雄一钱　梅片五分　牛黄一分　琥珀五分　苦葶苈五分　龙胆草二钱　乳香一钱　没药一钱　硼砂五分　沉香三分　血竭二分　蟾酥三分　苦参五分

【用法】上为细末，人乳为丸，金箔为衣。每服一丸，与患者压舌底。

【主治】咽喉口舌诸症。

【宜忌】孕妇忌用。

77536 梅花点舌丹(《饲鹤亭集方》)

【组成】熊胆　珍珠　麝香　冰片各一钱　血竭　没药　雄黄　月石各三钱　西黄　蟾酥　黄连　沉香　葶苈　梅花瓣各二钱

【用法】加人乳烊化为丸，金箔为衣。每服一丸，好酒化下。外治外敷。

【主治】外疡肿毒，痈疽发背，疔疮恶症，红肿疼痛初起，山岚障气，时疫痧胀。

77537 梅花点舌丹(《青囊秘传》)

【组成】轻粉一钱　梅片四分　蜈蚣十条(土炙)　当门子三分　寒水石三钱　制乳香(去油)七钱　炙没药(去油)七钱　蟾酥(火酒浸，切片)二钱　雄黄五钱

【用法】上为末，用蟾酥(火酒浸烂)入药为丸，金箔二三十张为衣，宜阴干，作五百丸，蜡封。每服一丸，入葱白内打碎，陈酒送下，取汗。无名肿毒，未成即消，已成即溃。

【主治】无名肿毒。

77538 梅花点舌丹(《北京市中药成方选集》)

【组成】乳香(炙)三十两　雄黄三十两　沉香十五两　蟾酥(酒化)六十两　没药(炙)三十两　血竭三十两　白梅花一百五十两　朱砂三十两　硼砂三十两　葶苈子三十两　生石决明十八两

【用法】上为细末，每四百五十三两细末兑入牛黄十五两，珍珠粉(豆腐炙)九两，冰片十五两，麝香九两，熊胆九两，研极细末，混合均匀，用冷开水泛为小丸，每两分为四百丸，用金箔为衣。每两用金箔五张。每服二至三丸，每日二次，黄酒送下，温开水亦可。外敷用醋化开，敷患处。

【功用】清热解毒，消肿止痛。

【主治】疔毒恶疮，痈疽发背，疮疖红肿。

【宜忌】孕妇忌服。

77539 梅花普度丹(《饲鹤亭集方》)

【组成】藿香　黄芩各三两　紫苏　香薷　细生地　荆芥穗　橘红(盐水炒)　制半夏　白术　泽泻　川连　川柏　牛蒡　黑豆皮各二两　制香附　青蒿　防风　川芎各一两五钱　淡豆豉　黄菊　白蒺藜　六神曲　建神曲　白茯苓　赤苓　连翘　滑石　车前子　当归头　川贝　赤小豆各一两　大麦芽　谷芽各五两　煨木香　砂仁各五钱

【用法】上为末，另用梅花瓣五分(如无花时，用枝叶嫩头三个，无梅树处用霜梅、乌梅去核代之)，桂枝五分，天泉水煎一碗，匀洒药末上，再用甘草八钱煎汤为丸，如弹子大，每丸重二钱，辰砂二两为衣。每服一丸，随时用引，四月野

蔷薇花二钱，梅花瓣三分（如用霜梅、乌梅，重者二个，轻者一个）煎汤送下；五月米仁一钱，梅花分两如前；六月鲜佩兰叶二钱，梅花如前；七月薄荷一钱，荷梗一钱，梅花如前；八月柴胡一钱，梅花如前；九月苏梗二钱，梅花如前；小儿照引加钩藤一钱，北地照引加大黄二钱，煎汤送下。

【主治】暑痧疟痢，经络拘挛，头晕腹痛，手足厥冷，一切伤寒、伤风、痰痫诸症。

【宜忌】孕妇不忌。

77540 梅花聚香汤

《奇效良方》卷三十三。为《普济方》卷一七六引《德生堂方》"梅花取香汤"之异名。见该条。

77541 梅花蟾酥丸（《喉科紫珍集》卷下）

【组成】蟾酥五分　梅片三分　辰砂二钱　明矾二钱　细辛二钱　青鱼胆三钱　白芷一钱　牙皂一钱　僵蚕二钱

【用法】上为细末，入人乳为丸，如绿豆大，金箔为衣。每服一丸，含化。待关开气顺自愈。

【主治】咽喉七十二症。

77542 梅英稀痘丹（《冯氏锦囊·痘疹》卷十四）

【组成】梅花芯七朵（烂研）　朱砂（极细，水飞）一钱

【用法】除夕用砂糖调服。出痘必稀，再服一服者，痘可不出。

【功用】稀痘。

77543 梅枣噙化丸（《疫疹一得》卷下）

【组成】乌梅十枚　黑枣五个（去核）

【用法】共捣如泥，加炼蜜为丸，如弹子大。每用一丸，放口噙化。

【主治】喜唾。

77544 梅毒一炷香（《外科十三方考》）

【组成】银朱三分半　铅粉三分半　杠炭末七分半

【用法】上为细末，用米汤调和，做成约寸长如线香状条子，晒干备用。用时先服防风通圣散一二剂，然后将药锭置碗中燃烧，以漏斗覆于碗内药条上，如无漏斗，可用厚纸做一喇叭形纸罩罩之亦可，使患者以鼻嗅漏斗管中冲出之烟（患者须先含清水满口，然后嗅烟，方不致引起口腔炎，又须预备空盆一只，贮清水多量），嗅至自觉呼吸不能转换时，即将口中所含之水吐于空盆中，另换清水，再嗅再换，嗅至药条燃完，无烟为止。所吐之水，须倾于厕所，以灭其毒，但须注意，千万不可咽下，否则烂喉，慎之慎之。不论何等凶险梅毒，虽重至三期者，亦能治愈。如病重者，嗅至三日后，毒必大发，不必恐怖，过二三日后，即自然结痂脱壳而愈，如病轻者，当日即可疮干结痂。如不做成香条，而将前药用黄表纸裹成捻纸形，燃置鼻端嗅之，亦收同一效果。

【主治】梅毒。

77545 梅毒生肌散（《古方汇精》卷二）

【组成】软石膏　白龙骨各三钱　海螵蛸一钱　松香五分

【用法】上为细末。用粗夏布包末药扑患处。

【主治】梅疮。

77546 梅疮七帖散（《古方汇精》卷二）

【组成】金银花三两　生猪油一两　土茯苓四两（忌铁器，打碎）　直僵蚕七条（研）　皂荚子七粒（打碎）　蝉蜕七枚（翅足全，洗净）　肥皂核肉七枚

【用法】上作一剂。三次煎服，早晨空心用水六茶杯，煎三杯服；午前四杯煎二杯服；临卧二杯煎一杯服。每日一帖，连服七日，未发者暗消，已发者收敛，永无后患。毒深者用十四帖。

【主治】梅疮。

77547 梅疮神效丸（《冯氏锦囊·外科》卷十九）

【组成】棉花核半升（炒）　肥皂核半升（炒黄）　槐花米半升（炒）　广胶半升（蛤粉拌炒）　马料豆半升（炒）　麻子半升（炒）

【用法】上为末，雄猪胆汁为丸。每服五钱，酒送下。

【主治】杨梅疮。

【加减】生在上身者，加川山甲二两（土炒）。

77548 梅翁退热片（《成方制剂》17册）

【组成】倒扣草　岗梅　金银花　连翘　绵马贯众　三叉苦　石膏　水翁花　野菊花　鱼腥草

【用法】上制成片剂。口服，一次4片，一日2~3次。

【功用】疏风清热，解毒利咽，消痈散结。

【主治】风热感冒，发热咳嗽，咽喉肿痛，胸脘胀痛，喉痹，乳蛾。

【备考】本方改为颗粒剂，名"梅翁退热颗粒"（见原书）。

77549 梅花点舌胶囊

《新药转正》41册。即《洞天奥旨》卷十四"梅花点舌丹"改为胶囊剂。见该条。

77550 梅翁退热颗粒

《成方制剂》17册。即原书同册"梅翁退热片"改为颗粒剂。见该条。

梓

77551 梓叶汤（《名家方选》）

【组成】梓叶　忍冬各一钱　大黄　川芎各五分　甘草三分

【用法】水煎服。多服益佳。

【主治】霉毒发未发及骨节疼痛者。

77552 梓皮饮

《松峰说疫》卷五。为《伤寒总病论》卷五"梓皮饮子"之异名。见该条。

77553 梓朴散（《小儿药证直诀》卷下）

【组成】半夏一钱（汤洗七次，姜汁浸半日，晒干）　梓州厚朴一两（细剉）

【用法】上用米泔三升，同浸一百刻水尽为度，如百刻水未尽，加火熬干，去厚朴，只将半夏研为细末。每服半字至一字，薄荷汤调下，不拘时候。

【功用】❶《普济方》：去涎去风。❷《中国医学大辞典》：化痰通气。

【主治】小儿吐泻或误服冷药，脾虚生风，因成慢惊。

77554 梓皮饮子（《伤寒总病论》卷五）

【异名】梓皮饮（《松峰说疫》卷五）。

【组成】梓皮

【用法】单煮梓皮汁，稍稍饮之佳。

【主治】❶《伤寒总病论》：温病热未除，重被暴寒，寒毒入胃，蕴结不散变啘。❷《松峰说疫》：时气温病，头痛壮热，初得一二日者。

77555 **梓建脾散**（《施圆端效方》引范天福方见《医方类聚》卷八十九）

【组成】甘草（炒） 桂 橘皮（去白） 茴香（炒） 良姜（细剉，炒） 干姜（炮） 厚朴（去粗皮，与干姜同捣炒）各一两

【用法】上为细末。每服二钱，食前煎生姜枣汤调下，每日二次；脐下痛，用盐汤调下。

【主治】脾胃虚冷，心腹痛疼，痞满气逆，呕吐泄痢，妇人痼冷，赤白崩带，腰腹疼重。

豉

77556 **豉汤**（《外台》卷六引《小品方》）

【组成】豉一升 半夏一两（洗） 生姜二两 人参一两 柴胡一两 甘草一两（炙）

【用法】上切。以水五升，煮取两升半，温服七合。

【主治】霍乱呕啘，气厥不得喘息。

【宜忌】忌羊肉、饧、海藻、菘菜。

77557 **豉汤**（《外台》卷三十八引《小品方》）

【组成】香豉二升 葳蕤 甘草（炙）各二两 麦门冬（去心） 小蘖各三两

【用法】上药以水六升，煮取二升，分三次温服，能顿服益佳，再合为度。

【主治】服五石散及钟乳诸石丹药等，口中伤烂，舌强而燥，不得食味者。

77558 **豉汤**（《医心方》卷九引《耆婆方》）

【组成】豉一升

【用法】上药用水二升，令小沸，纳豉令三沸，顿服。

【主治】内虚，上热下冷，气不下，头痛，胸烦。

77559 **豉汤**（《外台》卷四引《延年秘录》）

【组成】豆豉一升 伏龙肝三两（研） 小儿小便三升

【用法】上药用小便煎取一升五合，去滓。平旦服之，令人不着瘴疾；天行有瘴之处，宜朝朝服。

【功用】辟温疫疾恶气，令人不相染易。

77560 **豉汤**（《圣惠》卷九十七）

【组成】豉一合 葱白一握（去须，切） 生姜一两（切）

【用法】上药以水一大盏，煮至六分，去滓，分二次温服。

【主治】妊娠伤寒头痛。

77561 **豉汤**（《圣济总录》卷八十一）

【组成】豉三升 蜀椒一升（生用） 生姜（和皮，剉）二斤

【用法】上药以水一斗五升，煮一沸，贮在小瓮子中，著二小木横瓮下，脚踏木上，汤不得过三里穴，以故衣塞瓮口，勿令通气，微著糠火烧瓮，使汤常热，如瓮中大热，歇令片时。浸脚了，急将绵衣盖两脚令暖，勿令触冷见风，临卧浸之佳。

【主治】脚气缓弱，疼痹肿满。

77562 **豉饮**（《圣济总录》卷一六〇）

【异名】豉饮汤（《普济方》卷三四六）。

【组成】豉（炒干）半两 羊肉一斤（去脂，水八盏，煮取肉汁五盏，澄清） 当归（切，焙）半两 桂（去粗皮）半两 黄芩（去黑心）三分 麦门冬（去心，微炒）三分 莎草根（炒）半两 生干地黄（焙）一两半

【用法】上除肉外，为粗末。每服三钱匕，加生姜三片，葱白一茎（切），肉汁一盏半，同煎至七分，去滓温服。

【主治】产后恶露未尽，气血攻心腹㽲痛，心胸有热。

77563 **豉酒**（方出《肘后方》卷三，名见《外台》卷十八引苏恭、唐临方）

【异名】豉心酒（《养老奉亲》）。

【组成】好豉一升（三蒸三曝干）

【用法】以好酒三斗，渍之三宿可饮。随人多少。欲预防不必待时，便与酒煮豉服之。

【功用】❶《外台》引苏、唐方：常饮极利腰脚。❷《圣惠》：利腰脚，除湿痹，去心神烦闷。

【主治】❶《肘后方》：脚气之病，得之无渐，或微觉疼痹，或两胫小满，或行起忽弱，或小腹不仁，或时冷时热。❷《养老奉亲》：老人脚气痹弱，五缓六急，烦躁不安。

77564 **豉酒**（《医方类聚》卷九十六引《千金月令》）

【组成】豉三合 橘皮一二片 生姜少许 葱白三五茎（切碎）

【用法】上以少酥熬令香，绵裹，纳酒铛中，任性饮多少。

【主治】脚气，坐卑湿地。

77565 **豉酒**（《圣惠》卷九十七）

【组成】豉二合 附子二两（炮裂，去皮脐，捣末） 薤白一握（切，洗，去滑） 川椒五十粒（去目及闭口者）

【用法】上相和，炒至薤熟，投于三升酒中，更煎四五沸，每取一小盏，搅粥食之。

【主治】下焦风湿，腰脚疼痛，行走无力。

77566 **豉粥**（《圣惠》卷九十五）

【组成】豉半升 荆芥一握 薄荷一握 葱白一握（切） 生姜半两（切） 盐花半两 羊髓一两

【用法】先以水三大盏，煎豉、荆芥等十余沸，去滓，下薄荷等，入米煎作粥食之。

【主治】中风。手足不遂，口面㖞偏，言语謇涩，精神昏闷。

77567 **豉粥**（《圣惠》卷九十六）

【组成】豉二合 青竹茹一两 米二合

【用法】上以水三大盏，煎豉、竹茹，取汁一盏半，去滓，下米煮粥，温温食之。

【主治】风热攻心，烦闷不已。

77568 **豉粥**（《圣济总录》卷一九〇）

【组成】豉二合 葱白（切）三茎 薄荷半两 生姜（拍碎）三钱 盐花半两 羊髓二两 白米三合

【用法】以水三升，先煎薄荷、葱、姜至二升，却下豉再煎十沸，去滓下米煮，候粥熟，次下髓并盐，搅匀食之，每日一次。

【功用】解毒退风热。

【主治】发背痈疽。

77569 **豉心丸**（《古今录验》引杨孔思方见《外台》卷五）

【组成】香豉五合（熬令色变） 常山二两 大黄三分 附子二分（炮）

【用法】上为末，炼蜜为丸，如大豆大。每服十丸，当勿食，比至发来，令服三十丸，疟不止，亦可至四十丸，疟必止。若膈上有停痰，欲吐听之；若腹中实，欲下亦无妨，常有验。

【主治】疟。

【宜忌】忌生葱、生菜。

77570 豉心丸（《圣惠》卷十四）

【组成】豉心一合　川大黄二两（剉碎，微炒）　恒山一两　川升麻一两　附子半两（炮裂，去皮脐）

【用法】上为末，炼蜜为丸，如梧桐子大。每服二十丸，食前以温水送下。

【主治】伤寒后，余毒不散，寒热往来，变成疟状。

77571 豉心丸（《圣惠》卷五十二）

【组成】豉心一两（炒干）　川大黄一两（剉碎，微炒）　恒山一两（剉）　川升麻一两　附子半两（炮裂，去皮脐）　甘草半两（炙微赤，剉）

【用法】上为末，炼蜜为丸，如梧桐子大。每服二七丸，空心以温水送下。

【主治】痰实疟，寒热，心膈烦壅不利。

77572 豉心丸（《圣济总录》卷三十五）

【组成】豉（微炒）一合　大黄（生用）一两半　常山三分　升麻半两　附子（小者，炮裂，去皮脐）一枚

【用法】上为细末，炼蜜为丸，如梧桐子大。每服七丸，发前米饮送下，吐后更干咽七丸。

【主治】痰疟。

77573 豉心丸（《圣济总录》卷一〇六）

【组成】豉心二两　黄连（去须）三两

【用法】上为细末，炼蜜为丸，如梧桐子大。每服三十丸，食后温水送下。

【主治】热风目肿。

77574 豉心饮（《圣惠》卷五十二）

【组成】豉心一合　雄鼠粪一分（烧灰，细研，后下）　童便二大盏　甘草半两（炙令微赤）　鳖甲一两（涂醋，炙令黄，去裙襕）　柴胡一两（去苗）　栀子仁二分　乌梅肉七枚（微炒）　桃心一握　柳心一握　地黄汁二合（后下）　生姜一分

【用法】上剉细，投入童便内浸一宿，明旦煎取一盏二分，去滓，下鼠粪灰、地黄汁，搅令匀，分为三服，空心一服，食后一服，近晚一服。

【主治】❶《圣惠》：劳疟，发歇不恒，日渐羸瘦。❷《圣济总录》：瘴疟。

77575 豉心酒

《养老奉亲》。为方出《肘后方》卷三，名见《外台》卷十八引苏恭、唐临方"豉酒"之异名。见该条。

77576 豉心散（《圣惠》卷十六）

【组成】豉心二合　雄鼠粪三枚　白术一两　川大黄二两（剉碎，微炒）　木通一两（剉）　栀子仁一两

【用法】上为粗散。每服五钱，以水一中盏，加生姜半分，煎至六分，去滓温服，不拘时候。

【主治】时气后，饮食过多，脉候实数，复发如初。

77577 豉心散（《圣惠》卷六十四）

【组成】豉心一合（炒令烟绝）　黄连一两半（去须）　赤小豆一合　胡粉一两（细研）　杏仁一两（汤浸，去皮尖双仁，细研）

【用法】上为末，研入胡粉、杏仁令匀。以酥和涂之。

【主治】身体生风毒疮，赤肿疼痛。

77578 豉心粥（《圣济总录》卷一九〇）

【组成】豆豉心二合（以百沸汤泡，细研）　桃仁（汤浸，去皮尖，研）三十枚　柴胡（去苗，末）三钱

【用法】上先将前二味，以白米三合水，似常式煮粥，后欲熟时，次入柴胡末三钱，搅匀食之。

【主治】诸种疟疾，往来寒热。

77579 豉饮汤

《普济方》卷三四六。为《圣济总录》卷一六〇"豉饮"之异名。见该条。

77580 豉灸法

《伤科汇纂》卷七。为《圣济总录》卷一三一"豉饼灸方"之异名。见该条。

77581 豉尿汤（方出《千金》卷九，名见《外台》卷三引《救急》）

【组成】好豉一升（绵裹）　葱白（切）一升　小男儿尿三升

【用法】先熬豉、葱令相得，则投小便煮取二升。分再服，徐徐服之。覆令汗。

【主治】伤寒、温病初起，头痛烦热。

❶《千金》：疫气伤寒，三日以前不解者。❷《外台》引《救急》：天行热气头痛，骨肉酸疼壮热等疾。❸《张氏医通》：温病初起烦热，虚人风热，伏气发温，及产后感冒。

【备考】本方方名，《张氏医通》引作"葱白香豉汤"。

77582 豉栀汤（《圣济总录》卷六十一）

【异名】豆豉汤（《普济方》卷三八四）、栀豆饮子（《普济方》卷三八四）、栀豉饮子（《医学纲目》卷三十七）。

【组成】豉二合　栀子仁七枚

【用法】上为粗末，用水一盏半，煎至七分，去滓顿服。

【主治】❶《圣济总录》：虾蟆黄。舌上青脉起，昼夜不睡。❷《阎氏小儿方论》：小儿蓄热在中，身热狂躁，昏迷不食。

77583 豉桔汤（《类证治裁》卷一）

【组成】豆豉　桔梗　滑石　厚朴　苏梗　连翘　杏仁　甘草

【主治】风伤肺卫，寒热头痛，咳嗽脘闷。

77584 豉破丸

《普济方》卷一六三引《经验良方》。为原书同卷"鬼哭丹"之异名。见该条。

77585 豉薤汤（《外台》卷二引《范汪方》）

【组成】豉一升（绵裹）　薤白一把

【用法】以水三升，煮取二升。及热顿服之。

【主治】伤寒暴下，及滞利腹痛。

77586 豉薤汤（张文仲引陶氏方，见《外台》卷二）

【异名】薤白栀子汤（《伤寒总病论》卷三）、薤白汤（《活人书》卷十八）、栀子汤（《圣济总录》卷一八四）、薤白散（《治痘全书》卷十三）。

【组成】豉一升　栀子十四枚　薤白一把

【用法】以水五升，煮取三升半。分三次服。

【主治】温毒下利。

❶《外台》引《小品方》：温毒，及伤寒内虚，外热攻肠胃，下黄赤汁，及如烂肉汁。赤滞，伏气腹痛诸热毒。❷《圣惠》：伤寒暴痢腹痛。❸《圣济总录》：乳石发，赤白痢，兼热烦闷。❹《治痘全书》：痘疮下痢，后重烦躁。

【方论选录】《医方集解》：栀、豉苦寒，能升能散；薤白

辛温,能开胸痹,及大肠气滞。

【备考】《外台》引《小品方》本方用法:水四升,先煮栀子、薤白令熟,纳豉煮取二升,分三次服。

77587 豉饼灸方(《圣济总录》卷一三一)

【异名】豆豉饼(《外科发挥》卷三)、豉灸法(《伤科汇纂》卷七)。

【组成】豉

【用法】上为细末,入水和熟如泥,量肿大小捻饼子,厚三分,盖于肿上,当顶已有孔穴,勿复之,安艾炷于上,灸令温热,不可破肉;痛,急易之;未溃者内消,已溃者汁出愈。如不痛,一日二日灸之。

【主治】发背、痈疽已溃未溃。

乾

77588 乾元丸

《成方制剂》3册。为《北京市中药成方选集》"乾元丹"之异名。见该条。

77589 乾元丹(《北京市中药成方选集》)

【异名】乾元丸(《成方制剂》3册)。

【组成】大黄八钱 天竺黄八钱 白术(炒)八钱 连翘八钱 牛蒡子八钱 赤芍一两 橘红一两 花粉一两五钱 全蝎一两五钱 桔梗二钱 羌活二钱 天麻二钱 薄荷一钱 胆星一钱(上为细末,兑入) 牛黄三钱 琥珀三钱 冰片三钱 麝香二钱

【用法】上为细末,炼蜜为丸,每丸重五分,金衣三十六开,蜡皮封固。每服一丸,温开水送下,一日二次。

【功用】清热退烧,息风化痰。

【主治】《全国中药成药处方集》:小儿乳食停滞,身热咳嗽,惊悸抽搐。

【宜忌】《全国中药成药处方集》:忌食油腻面食。

77590 乾坤丸(《名家方选》)

【组成】乾牛二十钱 茯苓 薯蓣各十钱 大枣四十个(去核)

【用法】上为末,面糊为丸,如梧桐子大。每服二十丸。

【主治】心气虚劳,及劳瘵初发。

77591 乾坤丹(《全国中药成药处方集》吉林方)

【异名】乾坤种子丹。

【组成】当归二两七钱 山萸 鹿胶各二两 枸杞 远志 蛇床 酒芍 茯苓各一两三钱四分 母丁香 川附子各六钱七分 香附一两七钱 龙骨一两 陈皮一两七钱 牡蛎一两 木瓜 杜仲 泽泻 淮牛膝各一两

【用法】上为细末,炼蜜为丸。每服二钱,用黄酒送下。

【功用】补肾壮阳,调经种子。

【主治】男子肾亏,阳痿遗精,梦遗白浊;女子月经不调,赤白带下,子宫寒冷。

77592 乾一老人汤(《杂症会心录》卷下)

【组成】黑豆五钱 甘草三钱 金银花五钱 鲜黄土五钱

【用法】水煎服。

【功用】❶《杂症会心录》:除疫毒而退热邪。❷《证因方论集要》:解毒扶元。

【主治】《证因方论集要》:疫证初发热者。

【方论选录】《证因方论集要》:甘寒、甘平以解热毒之邪,把守少阴门户,诚妙方也。

77593 乾坤一气膏(《外科正宗》卷四)

【异名】一气膏(《全国中药成药处方集》吉林方)。

【组成】当归 白附子 赤芍 白芍 白芷 生地 熟地 川山甲 木鳖肉 巴豆仁 蓖麻仁 三棱 蓬术 五灵脂 续断 肉桂 玄参各一两 乳香 没药各一两二钱 麝香三钱 真阿魏二两(切薄片听用)

【用法】上㕮咀。用香油五斤,存下四味,余皆入油浸,春三、夏五、秋七、冬十,期毕,桑柴火熬至药枯,细绢滤清;每净油一斤,入飞丹十二两,将油入锅内,下丹,槐枝搅搂,其膏候成,端下锅来,用木盆坐稳,渐下阿魏片,泛化已尽,方下乳、没、麝香,再搅匀,乘热倾入瓷罐内,分三处盛之,临用汤中顿化。痞病红缎摊贴,余病绫绢俱可摊之,有肿者对患贴之。男子遗精、妇人白带,俱贴丹田;诸风瘫痪,贴肾俞穴并效。

【功用】《全国中药成药处方集》吉林方:活血杀菌,驱风散寒,渗湿除痰,暖宫调经。

【主治】痞疾,诸风瘫痪,湿痰流注,各种恶疮,百般怪症。男子夜梦遗精,妇人赤白带下。男女精寒血冷,久无嗣息者。

77594 乾坤一炁膏

《景岳全书》卷六十四。为原书同卷"攻坚败毒膏"之异名。见该条。

77595 乾坤夺命丹(《经验奇效良方》)

【组成】生白信石一两(研极细面) 生硫黄二两(研极细面) 白蜡三两

【用法】将蜡熔化,即下二味合匀,出锅作丸,每丸四分。白水送下。

【主治】一切气寒、食寒、阴寒,及男子肾寒,妇人白带,白痢疾,下泻,一切下部寒凉之症。

77596 乾坤种子丹

《全国中药成药处方集》吉林方。为原书"乾坤丹"之异名。见该条。

勒

77597 勒缰散(《喉科紫珍集》卷下)

【组成】生白丑 熟白丑 生黑丑 五加皮 白鲜皮各等分 土茯苓四两 猪油四两

【用法】上为细末,土茯苓、猪油共入罐用水煨烂,取汁调前药末服之,三五日见效。凡人少壮者多服尤可,凡老弱者一二服则止,不宜多服,服五日用内补汤。每服一二剂再补之。

【主治】一切口鼻喉疳,左右阴疮。

77598 勒马听徽丝

《金鉴》卷六十五。为《外科大成》卷三"勒马听徽散"之异名。见该条。

77599 勒马听徽散(《外科大成》卷三)

【异名】勒马听徽丝(《金鉴》卷六十五)。

【组成】白砒一分 麝香三分 青黛(飞)一两 青绵一根(扯碎)

【用法】清油拌匀收之。用时先以清米泔水漱口净,次

以针尖批些须塞牙齿根缝内。

【主治】❶《外科大成》:牙疳臭烂者。❷《金鉴》:走马牙疳,牙缝黑腐不尽,及腐烂深坑,药不能到。

菱

77600 **菱实粉粥**(《本草纲目》卷二十五)

【组成】菱粉

【用法】煮粥服。

【功用】益肠胃,解内热。

菥

77601 **菥蓂子丸**(《圣济总录》卷一〇七)

【组成】菥蓂子一两半　兔肝一具(细切,炙)　细辛(去苗叶)　蔓荆实　车前子　羚羊角(镑)　防风(去叉)　黄连(去须)　黄芩(去黑心)　决明子(炒)各一两

【用法】上为末,炼蜜为丸,如梧桐子大。每服三十丸,食后浆水下。

【主治】❶《圣济总录》:肝心风热,目昏赤。❷《医方类聚》:眼昏暗,夜视不明。

【备考】《医方类聚》有防风。

菴

77602 **菴蔺丸**(《医方类聚》卷九十五引《济生续方》)

【组成】菴蔺子半两　没药二钱半(别研)　乳香二钱半(别研)　杜仲(去粗皮,剉,炒令丝断)　补骨脂(炒)　威灵仙(洗,去芦)　官桂(不见火)　川当归(去芦,酒润,切,焙)各半两

【用法】上为细末,酒糊为丸,如梧桐子大。每服七十丸,空心、食前盐酒、盐汤任下。

【主治】坠堕闪肭,血气凝滞,腰痛者。

77603 **菴蔺饮**(《圣济总录》卷一五二)

【组成】菴蔺子(微炒)　熟干地黄(焙)　蒲黄(微炒)　当归(切,焙)各二两

【用法】上为粗末。每服三钱匕,水一盏,煎至七分,去滓,空心、日午、临卧温服。

【主治】妇人卒漏下,先多后少,日久不断。

77604 **菴蔺散**(《千金翼》卷十五)

【异名】菴蔺子汤(《普济方》卷二二九)。

【组成】菴蔺子　酸枣仁　大豆卷　薏苡仁　车前子　蔓荆子　菥蓂子　冬瓜子　菊花　秦椒(汗,子并闭目者)各一升　阿胶一斤(炒)

【用法】上为散。食后服三合,一日二次。

【功用】久服不老,益气轻身,耳目聪明。

【主治】肾虚所致风劳湿痹,痿厥少气,筋挛关节疼痛,难以屈伸,或不能行履,精衰目瞑,阴阳不起,腹中不调,乍寒乍热,大小便或涩。

【加减】若苦筋挛,骨节疼,难以屈伸,倍酸枣仁、菴蔺、菥蓂、瓜子各三升。

77605 **菴蔺子丸**(《圣惠》卷七十九)

【组成】菴蔺子一两　川乌头三分(炮裂,去皮脐)　桂心三分　防葵半两　桃仁一两(汤浸,去皮尖双仁,麸炒微黄)　吴茱萸半两(汤浸七遍,焙干,微炒)　牛膝一两(去苗)　当归一两(剉,微炒)　生干地黄一两　芎䓖一两　干姜半两(炮裂,剉)　鳖甲一两(涂醋炙微黄,去裙襕)　赤芍药半两　芫花三分(醋拌,炒令干)　川大黄一两(剉碎,微炒)

【用法】上为末,炼蜜为丸,如梧桐子大。每服二十丸,食前以温酒送下。

【主治】产后余血不尽,腹内结成血瘕,月水不利,四肢羸瘦,不欲饮食。

77606 **菴蔺子丸**(《圣惠》卷七十九)

【组成】菴蔺子半两　白薇半两　桂心三分　防葵半两　桃仁半两(汤浸,去皮尖双仁,麸炒微黄)　牛膝一两(去苗)　当归半两(剉,微炒)　熟干地黄三分　芎䓖半两　鬼箭羽三分　干姜半两(炮裂,剉)　鳖甲一两(涂醋炙令黄,去裙襕)

【用法】上为末,炼蜜为丸,如梧桐子大。每服二十丸,食前温酒送下。

【主治】产后月候不调,或生寒热,羸瘦,饮食无味,渐成劳证。

77607 **菴蔺子丸**(《圣惠》卷八十)

【组成】菴蔺子　延胡索　肉桂(去皴皮)　当归(剉,微炒)各一两　干漆(捣碎,炒令烟出)　五灵脂　没药　牡丹皮　神曲(微剉)各半两

【用法】上为末,以醋煮面糊为丸,如梧桐子大。每服二十丸,煎生姜醋汤送下,温酒亦得,不拘时候。

【主治】产后积聚,恶血攻刺,心腹及两胁疞痛。

77608 **菴蔺子丸**(方出《圣惠》卷八十一,名见《普济方》卷三五一)

【组成】菴蔺子半两　桃仁半两(汤浸,去皮尖双仁,麸炒微黄)

【用法】上为末,炼蜜为丸,如梧桐子大。每服二十丸,以热酒送下,不拘时候。

【主治】产后恶血攻刺,小腹疼痛。

77609 **菴蔺子丸**

《圣济总录》卷一五一。为原书同卷"桂心菴蔺子丸"之异名。见该条。

77610 **菴蔺子汤**

《普济方》卷二二九。为《千金翼》卷十五"菴蔺散"之异名。见该条。

77611 **菴蔺子酒**(《圣惠》卷七十二)

【组成】菴蔺子一斤　桃仁二两(汤浸,去皮尖双仁)　大麻仁二升

【用法】上为末,于瓷瓶内,以酒二斗浸,密封头,五日后。每服三合,温饮,渐加至五合,一日三次。

【主治】妇人夙有风冷,留血结聚,月水不通。产后脏腑风虚,恶血凝滞,致月水不通。

77612 **菴蔺子散**(《圣惠》卷七十一)

【组成】菴蔺子一两　延胡索一两　桂心一两　琥珀一两　桃仁一两(汤浸,去皮尖双仁,麸炒微黄)　当归一两　赤芍药半两　木香半两　没药半两

【用法】上为细散。每服二钱,以温酒调下,不拘时候。

【主治】妇人脏腑虚冷,宿血气攻,两胁胀痛,坐卧不安。

77613 **菴蔺子散**(《圣惠》卷七十二)

【组成】菴蔺子三分　川大黄半两(剉碎,微炒)　当归

三分(剉,微炒) 桂心半两 牛膝三分(去苗) 桃仁三分(汤浸,去皮尖双仁,麸炒微黄) 川芒消三分

【用法】上为散。每服四钱,以水一中盏,煎至五分,去滓,食前温服。

【主治】妇人月水不通,脐腹疞刺疼痛。

77614 菴蕳子散(《圣惠》卷八十)

【组成】菴蕳子三分 赤芍药半两 桃仁三分(汤浸,去皮尖双仁,麸炒微黄) 桂心半两 刘寄奴半两 当归一两(剉,微炒) 蒲黄二分 芎劳半两

【用法】上为粗散。每服三钱,以水一中盏,加生地黄一分,煎至六分,去滓稍热服,不拘时候。

【主治】产后恶血疞刺,腹内疼痛不止。

77615 菴蕳子散(《圣济总录》卷一五一)

【组成】菴蕳子一两一分 瞿麦穗 槟榔(剉) 桂(去粗皮) 牡丹皮 芎劳 当归(切,焙) 甘草(炙,剉) 射干 木香 吴茱萸(汤洗,焙炒)各三分 桃仁(汤浸,去皮尖双仁,炒黄)十二枚 鳖甲(去裙襕,醋炙) 牛膝(酒浸,切,焙) 蒲黄 赤芍药 大黄(剉,炒) 熟干地黄(焙)各一两 黄芩(去黑心)一两半 水蛭(微炒)一分

【用法】上为散。每服一钱匕,稍加至二钱匕,温酒调下,一日二次。以效为度。

【主治】妇人血气不调,经水不定,腹胁多胀,或五六月一来,或三二月一来,虽来色如煮小豆汁,其血复少者。

菝

77616 菝葜汤(《鸡峰》卷十九)

【组成】菝葜一两(剉如豆大)

【用法】用水二盏半,煎至八分,去滓温服,每日旦、中、暮各一次;觉减则每日二次,后以药调补。

【功用】温脾补肾。

【主治】肾虚小便数而渴,体虚清瘦,舌干枯。

77617 菝葜汤

《普济方》卷一七八。为《外台》卷二十七引许仁则方"菝葜八味汤"之异名。见该条。

77618 菝葜饮(《圣济总录》卷五十八)

【组成】菝葜(剉,炒) 汤瓶内碱各一两 乌梅二两(并核捶碎,焙干)

【用法】上为粗末。每服二钱匕,水一盏,于石器中煎至七分,去滓,稍热细呷。

【主治】消渴饮水无休。

77619 菝葜饮

《圣济总录》卷五十八。为《外台》卷二十七引许仁则方"菝葜八味汤"之异名。见该条。

77620 菝葜酒(《圣济总录》卷八十四)

【组成】菝葜(剉碎,五斗,以水一石五斗,煮取七斗五升,去滓澄清) 曲十斤(捣碎,将药汁减二斗五升,浸曲二日沸起) 白糯米一石

【用法】将糯米净淘,控干炊饭,候熟倾出,如人体冷暖,入前药汁五斗,并曲末拌匀,瓮中盛之,春、夏五七日,秋、冬十余日,然后量人性饮,每日五六次。常令酒力相续,不过三五剂皆平复。

【主治】脚气屈弱积年,腰脊挛痹,及腹内坚结者。

77621 菝葜散(《圣济总录》卷三十四)

【组成】菝葜 贯众(摘碎,刮去毛)各一两 人参 甘草(炙,剉)各半两

【用法】上为散。每服二钱匕,水一盏,煎至七分,温服。如热渴即冷作饮。

【主治】一切伏热,烦躁困闷。

77622 菝葜散(《圣济总录》卷九十八)

【组成】菝葜二两

【用法】上为细散。每服一钱匕,米饮调下。服毕用地椒煎汤,浴连腰浸,须臾即通。

【主治】沙石淋重者。

77623 菝葜散

《普济方》卷四十二。为《圣惠》卷七"萎菝菰散"之异名。见该条。

77624 菝菰散

《圣惠》卷五十八。为《外台》卷二十七引许仁则方"菝葜八味汤"之异名。见该条。

77625 菝菰散(《圣惠》卷七十二)

【组成】菝菰(剉) 桑螵蛸(微炒) 附子(炮裂,去皮脐) 龙骨各一两 韭子半两(微炒) 桂心半两

【用法】上为细散。每服二钱,食前以温酒调下。

【主治】妇人虚冷,小便滑数。

77626 菝葜八味汤(《外台》卷二十七引《许仁则方》)

【异名】菝菰散(《圣惠》卷五十八)、黄耆汤(《圣济总录》卷四十八)、菝葜饮(《圣济总录》卷五十八)、菝葜汤(《普济方》卷一七八)。

【组成】菝葜 土瓜根各三两 黄耆 地骨皮 五味子各四两 人参三两 石膏八两(碎) 牡蛎三两

【用法】上切。以水一斗,煮取三升,去滓,分三次温服,每服如人行十里服一剂,服至五六剂佳。隔五日服一剂,剂数满,宜合黄耆十四味丸服之。

【主治】❶《外台》引许仁则方:消渴小便数。❷《圣济总录》:肺消饮少溲多;冷淋寒颤涩痛。

菖

77627 菖乌散

《幼幼新书》卷三十三引《婴孺方》。为《医心方》卷二十五引《产经》"菖蒲散"之异名。见该条。

77628 菖阳汤(《诚书》卷十二)

【组成】石菖蒲 天麻 全蝎 僵蚕 附子(制) 羌活 人参 甘草(炙) 远志(去心) 荆芥 桔梗(炒)各等分

【用法】水煎服。一方加薄荷。

【主治】中恶,惊搐失声。

77629 菖附散(《幼科释谜》卷六)

【组成】炮附子 菖蒲各等分

【用法】上为末。绵裹塞耳。

【主治】小儿耳疼痛。

77630 菖姜汤(《辨证录》卷四)

【组成】人参五钱 肉桂二钱 半夏三钱 白术一两 茯神五钱 菖蒲一钱 良姜五分

【用法】水煎服。十剂愈。

【主治】癫痫。

77631 菖蒲丸(方出《肘后方》卷六,名见《圣济总录》卷一一四)

【异名】磁石丸(《普济方》卷五十三)。

【组成】磁石 菖蒲 通草 薰陆香 杏仁 萞麻 松脂各等分

【用法】上为末,以蜡及鹅脂和硬为丸,稍长,用钗子穿心为孔,先去耳塞,然后纳于药,一日二次。初着痒及作声,月余总愈。

【主治】耳聋。

77632 菖蒲丸(《千金》卷五)

【组成】菖蒲 乌头 杏仁 矾石 细辛 皂荚各六铢 款冬花 干姜 桂心 紫菀各十八铢 蜀椒五合 吴茱萸六合

【用法】上为末,炼蜜为丸,如梧子大。三岁儿每服五丸,加至十丸,一日三次。儿小以意减之,儿大以意加之。

【主治】小儿暴冷嗽及积风冷嗽兼气逆鸣。

【方论选录】《千金方衍义》:《本经》以菖蒲为风寒湿痹、咳逆上气要药,世人但知其有通心利窍、明耳目出声之功,咳逆绝不知用,是虑其温燥也。其辛、乌、姜、桂、椒、萸总取辛温散冷之用,其妙尤在稀涎散之皂荚、矾石助菖蒲开窍涤痰之力,杏仁、款冬、紫菀不过藉以引诸药入肺经耳。

77633 菖蒲丸(《圣惠》卷四)

【组成】菖蒲一两 杜仲三分(去粗皮,炙微黄,剉) 干熟地黄一两 白茯苓三分 人参三分(去芦头) 丹参三分 防风三分(去芦头) 柏子仁三分 百部三分 远志三分(去心) 五味子三分 薯蓣一两 麦门冬一两(去心,焙) 桂心三分

【用法】上为末,炼蜜为丸,如梧桐子大。每服二十丸,食前以温粥饮送下。

【功用】补心益智,除虚烦。

【主治】健忘。

77634 菖蒲丸(《圣惠》卷二十)

【异名】石菖蒲丸(《圣济总录》卷十四)。

【组成】石菖蒲一两 远志一两(去心) 白茯苓一两半 人参一两半(去芦头) 防风三分(去芦头) 羚羊角屑三分 铁粉一两 朱砂一两(细研) 金箔五十片(研入)

【用法】上为末,入研了药令匀,炼蜜为丸,如梧桐子大。每服二十丸,粥饮送下,不拘时候。

【主治】风惊。恍惚,寝寐不安。

77635 菖蒲丸(《圣惠》卷三十五)

【组成】菖蒲二两 孔公孽一分(细研) 木通二两(剉) 皂荚一梃(长一尺者,去黑皮,涂酥炙令焦黄,去子)

【用法】上为末,炼蜜为丸,如梧桐子大。每服二十丸,渐加至三十丸,煎鬼箭羽汤送下,不拘时候。

【主治】咽喉肿痛,语声不出。

77636 菖蒲丸(方出《圣惠》卷三十六,名见《圣济总录》卷一一四)

【异名】羊肾丸(《朱氏集验方》卷九)。

【组成】菖蒲三分 羊肾一对(以酒一升,煮酒尽为度,薄切,晒干) 葱子三分(微炒) 皂荚一梃(去黑皮,涂酥炙微焦,去子) 川椒三十二枚(去目及闭口者,微炒去汗)

【用法】上为末,炼蜜为丸,如梧桐子大。每服三十丸,空心以温酒送下。

【主治】❶《圣济总录》:肾虚耳聋。❷《普济方》:重听,耳卒痛,及聋塞不闻声。

77637 菖蒲丸(《圣惠》卷五十九)

【组成】菖蒲三两 干姜一两半(炮裂,剉)

【用法】上为末,用粳米饭为丸,如梧桐子大。每服三十丸,以粥饮送下。

【主治】水谷痢,及冷气腹肚虚鸣。

77638 菖蒲丸(《圣惠》卷八十四)

【组成】菖蒲半两 人参半两(去芦头) 赤茯苓半两

【用法】上为末,炼蜜为丸,如绿豆大。每服三丸,生姜汤送下。更随儿大小,加减服之。

【主治】小儿呕吐喘促。

77639 菖蒲丸(《圣惠》卷八十九)

【组成】菖蒲半两 人参半两(去芦头) 黄连半两(去须) 丹参三分 麦门冬一两(去心,焙) 天门冬一两(去心,焙) 赤石脂三分

【用法】上为末,炼蜜为丸,如绿豆大。每服五丸,温水研下,不拘时候。

【主治】小儿五六岁不语者,为心气不足,舌本无力,发转不得。

77640 菖蒲丸(《圣济总录》卷一一四)

【组成】菖蒲一寸 巴豆一粒(去皮心,炒) 蜡一分

【用法】上捣烂,捻作七丸,每一丸中穿一孔子,以绵裹塞耳中,每日一易。

【主治】耳聋。

77641 菖蒲丸(《圣济总录》卷一一四)

【组成】菖蒲 独活(去芦头) 矾石(熬令汁枯)各一两 木通(剉) 细辛(去苗叶) 桂(去粗皮)各三分 附子(炮裂,去皮脐)一分 当归(切,焙) 甘草(炙)各半两

【用法】上为末,旋以葱汁,同白鹅膏为丸,如枣核大。以绵裹纳耳中,一日三易。

【主治】耳鸣,并水入耳。

77642 菖蒲丸(《圣济总录》卷一八五)

【组成】菖蒲(九节,叶细如剑脊者,八月取根阴干,不限多少,米泔浸,硬竹刀刮去黑皮约一斤,以淘净黑豆一斗,分一半铺甑中,次安菖蒲,即将一半豆铺复,炊之良久,将釜水仍洒甑中,俟过熟,去豆取菖蒲用)

【用法】上取菖蒲薄切,焙干,为末,水浸炊饼为丸,如梧桐子大。每服三十丸,空心温酒或盐汤任下,稍加丸数。

【功用】延年益寿,补益精气,壮腰脚,和荣卫。

【主治】脏真衰惫,面色萎黄,牙齿疏落,眼目昏暗,腰脚酸痛,四肢困乏,口苦舌干。

77643 菖蒲丸(《圣济总录》卷一八六)

【组成】菖蒲(切,焙) 苍术(剉)各等分

【用法】上药用米泔浸三宿,控干,再用酒浸一宿,焙,为末,炼蜜为丸,如梧桐子大。每服二十丸至四十丸,空心盐汤送下,一日三次。

【功用】补元气,强力益志。

77644 菖蒲丸(《阎氏小儿方论》)

【组成】石菖蒲二钱 丹参二钱 人参(切去顶,焙)半两 赤石脂三钱 天门冬(去心,焙) 麦门冬(去心,焙)各一两

【用法】上为细末，炼蜜为丸，如绿豆大，或麻子大。每服五七丸至一二十丸，温水送下，一日三四次，不拘时候。久服取效。

【主治】心气不足，五六岁不能言。

77645 菖蒲丸

《三因》卷十六。为《外台》卷二十二引《备急方》"菖蒲散"之异名。见该条。

77646 菖蒲丸（《妇人良方》卷七）

【组成】菖蒲（九节者）六两　吴茱萸（炮）　香附子（炒去毛）各四两

【用法】上剉细，以酽醋五升煮干为度，焙干，为细末，以好神曲打糊为丸，如梧桐子大。每服四五十丸，空心、食前以淡姜汤送下，橘汤亦好，一日三次。

【主治】妇人脾血积气及心脾疼。

77647 菖蒲丸（《直指小儿》卷四）

【组成】人参　石菖蒲　麦门冬（去心）　远志（取肉，姜制炒）　川芎　当归各二钱　滴乳香　朱砂各一钱（别研）

【用法】上为末，炼蜜为丸，如麻子大。每服十丸，粳米饮送下。

【主治】小儿受胎，其母卒有惊怖，邪气乘心，儿感受母气，心宫不守，舌本不通，四五岁长大而不能言。

77648 菖蒲丸（《御药院方》卷六）

【组成】商枳壳一分（面炒）　甘草半两（剉如豆许大，巴豆三十个，一处炒令巴豆黑色，不用巴豆）　全蝎一分（葱筒内炙令焦色）　木香半两　山茱萸一两（去核）　木贼一分（去节）　菖蒲一两　黑牵牛一两（生）

【用法】上为细末，用茴香半两，酒蒸熬三二十沸，去滓，取酒作面糊为丸，如梧桐子大。每服五十丸，食前温酒送下。

【功用】健阳道，壮筋骨，快气，入小肠。

77649 菖蒲丸（《普济方》卷五十四）

【组成】石菖蒲　蓖麻子仁　附子（炮）各等分

【用法】上为末，葱涎为丸，如杏仁大。绵裹塞耳中，一日二次。

【主治】卒聋不闻及痛。

77650 菖蒲丸

《普济方》卷二二四。为《圣济总录》卷一八五"六神丸"之异名。见该条。

77651 菖蒲丸（《普济方》卷三七七）

【组成】菖蒲（石上一寸九节者）　宣连　车前子　生地黄　苦参　地骨皮各一两

【用法】上为末，炼蜜为丸，如黍米大。每服十五丸，食后以饮送下，不拘时候。

【功用】令人长寿。

【主治】少小热风痫，兼失心者。

【宜忌】忌羊肉血、饴糖、桃、梅果物。

77652 菖蒲丸（《张氏医通》卷十五）

【组成】石菖蒲　赤茯苓各三钱　人参五钱　丹参二钱　天门冬（烘热，去心，焙）麦门冬（去心）　远志肉（甘草制）　甘草（炙）各一钱

【用法】上为末，炼蜜为丸，如赤豆大，朱砂为衣。每服二三十丸，空心灯心汤送下。

【主治】小儿心气不足，不能言语。

77653 菖蒲丸（《医级》卷九）

【组成】石菖蒲八钱　丹参四两　五灵脂　没药一两二钱　当归　芍药各二两　延胡　香附　红花　牛膝　桃仁各八钱

【用法】上为末，酒泛为丸。每服三钱，温酒送下，一日二次。

【主治】妇人血滞血积，上逆攻冲，心腹绞痛，阻隔，面黄羸瘦，腹胁块硬，或心下坚筑，或期前酸胀，或久带久淋，癥瘕积聚。

77654 菖蒲丹（《幼幼新书》卷六引张涣方）

【组成】菖蒲（一寸九节者）　远志（去心）　桂心各一两　酸枣仁　黄耆　人参（去芦）　黄连（去须）各半两

【用法】上为细末，炼蜜为丸，如鸡头子大。每服一丸至二丸，煎生姜汤送下，不拘时候。

【主治】数岁不能语。

77655 菖蒲汁（方出《肘后方》卷一，名见《圣济总录》卷三十八）

【组成】菖蒲生根

【用法】绞汁，灌之。

【主治】❶《肘后方》：猝死尸厥。❷《圣济总录》：霍乱，心腹痛急如中恶。

77656 菖蒲汤（《千金翼》卷八）

【组成】菖蒲　当归各二两　葱白（切小）一升　吴茱萸　阿胶（熬）各一两

【用法】上㕮咀。以水九升，煮取三升，纳胶烊令尽，分为三服。

【主治】月水不通，阴中肿痛。

77657 菖蒲汤（《圣济总录》卷四十）

【组成】生菖蒲一握（剉）。

【用法】上药，以水同捣，取汁一盏，银石器内煎熟，分为三服，不拘时候。

【主治】霍乱，心下痞逆似中恶状。

77658 菖蒲汤（《圣济总录》卷一一四）

【组成】菖蒲（米泔浸一宿，切）四两　木通（剉）三两　瞿麦二两（用穗）　杏仁（去皮尖双仁，炒）三两　白术（剉碎，炒）三两　独活（去芦头）四两　山芋三两　甘草（炙，剉）二两　附子（炮裂，去皮脐）二两　桂（去粗皮）三两　茯神（去木）二两　人参三两　石膏二两　前胡（去芦头）三两　磁石（火烧醋淬七遍）二两

【用法】上剉，如麻豆大。每服三钱匕，以水一盏半，加竹叶七片，生姜一枣大（切），葱白一寸，同煎至七分，去滓温服。

【主治】风聋。

77659 菖蒲汤

《圣济总录》卷一一五。为原书卷一一四"黄耆汤"之异名。见该条。

77660 菖蒲汤

《圣济总录》卷一二四。为《外台》卷十五引《深师方》"五邪汤"之异名。见该条。

77661 菖蒲汤（《圣济总录》卷一六二）

【组成】菖蒲（洗，剉）　远志（去心）　木通（剉）　白茯

苓(去黑皮) 人参 石决明 当归(切,焙) 防风(去叉) 桂(去粗皮)各一两

【用法】上为粗末。每服三钱匕,水一盏,加生姜三片,大枣一个(擘),同煎七分,去滓温服,不拘时候。

【主治】产后中风偏枯,手足不仁,或筋脉无力,不能自举,心下多惊。

77662 菖蒲饮(《圣济总录》卷七)

【组成】菖蒲(石上者)一分 桂(去粗皮)一两

【用法】上为粗末。每服二钱匕,水一盏,煎至七分,去滓温服,不拘时候。

【主治】中风失音。

77663 菖蒲饮(《圣济总录》卷三十八)

【组成】菖蒲(切,焙) 高良姜 青橘皮(去白,焙)各一两 白术 甘草(炙)各半两

【用法】上为粗末。每服三钱匕,以水一盏,煎十数沸,倾出放温,顿服。

【主治】霍乱吐泻不止。

77664 菖蒲饮(《妇科玉尺》卷一)

【组成】人参 菖蒲各一钱 茯神 远志各一钱半 麦冬 山药各二钱 珍珠 琥珀各三分 金箔一片 胆星五分 牛黄二分 麝香五厘 天竺黄 雄黄 朱砂各二分

【用法】上为末,薄荷姜汤下。

【主治】惊恐而致经病。

77665 菖蒲酒(方出《外台》卷三十引《深师方》,名见《圣济总录》卷一三七)

【组成】菖蒲五升(细切)。

【用法】以水五斗,煮取二斗,以酿二斗米如酒法,熟极饮,令得极醉,即愈。未愈更作,无有不愈。

【主治】癣。

77666 菖蒲酒(方出《千金》卷三,名见《圣惠》卷七十九)

【组成】干菖蒲三两。

【用法】以清酒五升,渍煮,取三升,分二次服。

【主治】产后崩中,下血不止。

77667 菖蒲酒(《圣惠》卷三十六)

【组成】菖蒲三分 木通三分(剉) 磁石二两(捣碎,水淘去赤汁) 防风三分(去芦头) 桂心三分

【用法】上剉细。以酒一斗,用绵裹,浸七日后,每日空心暖饮一盏,晚再饮之。

【主治】耳虚聋及鸣。

77668 菖蒲酒(《圣惠》卷九十五)

【组成】菖蒲(削治薄切,晒干)一斗

【用法】上药以生绢袋盛之,以好酒一硕,入不津瓮中,安药囊在酒中,密封泥中,百日发视之,如绿叶色,复炊一斗秫米纳酒中,复封四十日,便漉去滓。每温服一盏,一日三次。其药滓晒干,捣为细末。每服一钱,酒调服尤妙。

【功用】通血脉,调营卫,耳目聪明,发白变黑,齿落再生,延年益寿。

【主治】大风十二痹,骨立萎黄。

77669 菖蒲酒(方出《圣惠》卷九十五,名见《医统》卷八十七)

【组成】菖蒲一斗(细剉,蒸熟) 生术一斗(去皮,细剉)

【用法】上药,都入绢袋盛,用清酒五斗,入不津瓮中盛,密封。春、冬二七日,秋、夏一七日,取开。每温饮一盏,一日三合。

【功用】不老强健,面色光泽。通血脉,调荣卫,耳目聪明,行及奔马,延年益寿。

【主治】风痹,骨立萎黄。

77670 菖蒲酒(《圣济总录》卷一一四)

【异名】菖蒲浸酒。

【组成】菖蒲(米泔浸一宿,剉,焙)三分 木通 磁石(捣碎,绵裹) 桂(去粗皮)各半两 防风(去叉) 羌活(去芦头)各一两

【用法】上㕮咀,如麻豆大。以酒一斗渍,寒七日,暑三日。每日空腹饮三二盏,以愈为度。

【主治】❶《圣济总录》:耳聋。❷《普济方》引《朱氏家藏方》:耳鸣。

77671 菖蒲散(《医心方》卷五引《古今录验》)

【组成】椒二两 当归二两 姜二两 菖蒲二两 附子二两

【用法】上药治下筛,绵裹,塞耳孔,时时易之。

【主治】耳中痛,脓血出。

77672 菖蒲散(方出《千金》卷六,名见《圣济总录》卷一一四)

【组成】石菖蒲 白蔹 牡丹 山茱萸 牛膝 木瓜根各二两 磁石四两

【用法】上药治下筛,绵裹,塞耳中,一日一易。服大三五七散佳。

【主治】劳聋积久。

77673 菖蒲散(《外台》卷二十二引《备急方》)

【异名】附子丸(《圣济总录》卷一一四)、菖蒲丸(《三因》卷十六)。

【组成】菖蒲二两 附子二两(炮)

【用法】上为末。以苦酒为丸,如枣核大。绵裹,卧即塞耳中,夜一易之。十日有黄水出便愈。

【主治】❶《外台》引《备急方》:耳聋。❷《普济方》:卒痛不闻。

77674 菖蒲散(《医心方》卷二十五引《产经》)

【异名】菖乌散(《幼幼新书》卷三十三引《婴孺方》)。

【组成】菖蒲 乌头(炮)各四分

【用法】上为散。以绵裹,纳耳中,日二易。

【主治】❶《医心方》引《产经》:小儿耳自鸣,日夜不止。❷《普济方》:风聋积久。

77675 菖蒲散(《圣惠》卷四)

【组成】菖蒲 秦艽(去苗) 桂心 当归(剉,微炒) 蔓荆子 人参(去芦头) 附子(炮裂,去皮脐) 黄芩 甘草(炙微赤,剉) 远志(去心) 防风(去芦头)各半两 赤石脂 白茯苓 白芍药 芎䓖 汉防已各三分

【用法】上为散。每服三钱,以水一中盏,煎至六分,去滓温服,不拘时候。

【主治】心脏风虚邪气,恍惚悲泣狂走,如有神鬼之状,身体强直,或疼痛,口噤喉痹,水浆不通,面目变色,不识人者。

77676 菖蒲散(《圣惠》卷七)

【组成】菖蒲一两 远志三分(去心) 附子一两(炮裂,去皮脐) 桂心一两 防风三分(去芦头) 人参三分(去芦头) 山茱萸三分 杜仲三分(去粗皮,炙微黄,剉) 熟干地黄一两 天麻三分 石斛三分(去根,剉) 沉香一两 黄

耆三分(剉)　磁石二两(捣碎,水淘,去赤汁,以帛包之)

【用法】上为粗散。每服五钱,以水一大盏,入磁石包子同煎至六分,去滓,食前温服。

【主治】肾脏风虚,耳中常鸣,或如风雨声。

77677 **菖蒲散**(《圣惠》卷二十)

【组成】菖蒲半两　秦艽半两(去苗)　桂心半两　当归半两(剉,微炒)　禹余粮一两(烧醋淬三遍)　人参半两(去芦头)　附子半两(炮裂,去皮脐)　黄芩半两　甘草半两(炙微赤,剉)　远志半两(去心)　防风半两(去芦头)　龙齿一两　犀角屑一两　赤茯苓一两　赤芍药一两　芎䓖一两　汉防已一两

【用法】上为粗散。每服四钱,以东流水一中盏,加黍米一茶匙,煎至六分,去滓温服,不拘时候。

【主治】风邪所伤,恍惚悲泣,或狂走不定,如有鬼神所着,或身体强直,或日夜疼痛,水浆不下,面目变色,甚者不识人。

77678 **菖蒲散**

《圣惠》卷二十二。为《外台》卷十五引《古今录验》"六生散"之异名。见该条。

77679 **菖蒲散**(《圣惠》卷三十六)

【组成】菖蒲一两　菟丝子一两(酒浸三日,晒干,别捣为末)　附子一两(炮裂,去皮脐)　桂心一两　车前子半两　肉苁蓉一两(酒浸一宿,刮去皱皮,炙干)

【用法】上为细散。每服一钱,空心及晚食前以温酒调下。

【主治】劳聋,肾气虚损,耳无所闻。

【备考】《普济方》有山茱萸一两。

77680 **菖蒲散**(《圣惠》卷三十六)

【组成】菖蒲半两　山茱萸半两　土瓜根半两　牡丹皮半两　牛膝半两(去苗)　附子半两(炮裂,去皮脐)　蓖麻子半两(去心)　磁石一两(烧令赤,醋淬七遍,捣)

【用法】上为细散。每用半钱,用绵裹塞耳中。一日一易。

【主治】劳聋。

77681 **菖蒲散**(《圣惠》卷七十三)

【组成】菖蒲一两　当归一两(剉,微炒)　秦艽二分　吴茱萸半两(汤浸七遍,焙干,微炒)

【用法】上为粗散。每服三钱,以水一中盏,加葱白五寸,煎至六分,去滓,食前温服。

【主治】妇人月水滞涩,阴中肿痛。

77682 **菖蒲散**(《圣惠》卷八十四)

【组成】菖蒲一分　肉豆蔻二分(去壳)　人参一分(去芦头)　白茯苓一分

【用法】上为细散。每服半钱,温生姜汤调下,不拘时候。

【主治】小儿霍乱吐泻不止,心胸烦闷。

77683 **菖蒲散**

《圣济总录》卷二十。为《医心方》卷十三引《范汪方》"六生散"之异名。见该条。

77684 **菖蒲散**(《圣济总录》卷三十七)

【组成】菖蒲(干者)　白术(剉,炒)　苍术(剉,炒)　栀子仁　荆芥穗　芎䓖各一两　甘草(炙,剉)　干薄荷　侧柏(炒黄色)　吴茱萸(汤洗,焙干)　消石(研)各半两

【用法】上为散。每服二钱匕,薄荷汤调下。

【主治】瘴气久治不愈者。

【加减】患热疾,水一盏,加生姜五片,大枣二个(擘破),煎至七分温服。

77685 **菖蒲散**(《圣济总录》卷四十三)

【组成】菖蒲(剉)　人参　生干地黄(洗,切,焙)　远志(去心)　白茯苓(去黑皮)　山芋各一两　桂(去粗皮)半两

【用法】上为细散。每服一钱匕,食后、临卧,粥饮调下。

【功用】补心益志。

【主治】精神恍惚,或爽或昏,意思不佳,日多伸欠,眠食不时。

77686 **菖蒲散**(《圣济总录》卷四十三)

【组成】菖蒲三分　远志(去心)一两三分　蒲黄　白茯苓(去黑皮)　龙骨(碎研)各一两一分

【用法】上为细散。每服一钱匕,平旦以新水调下。

【功用】开心益智。

77687 **菖蒲散**(《圣济总录》卷一一五)

【组成】菖蒲(剉,焙)　桂(去粗皮)　野葛各等分

【用法】上为散,以雀脑髓和,绵裹,如枣核大。先灸耳中宛宛者七壮,后用药塞耳中,一日一易。

【主治】聤耳。

77688 **菖蒲散**

《圣济总录》卷一一五。为《外台》卷二十二引《广济方》"菖蒲膏"之异名。见该条。

77689 **菖蒲散**

《圣济总录》卷一一六。为《外台》卷二十二引《古今录验》"皂荚散"之异名。见该条。

77690 **菖蒲散**(《圣济总录》卷一六三)

【组成】石菖蒲　栝楼根各一两　黄连(去须)半两

【用法】上为散。每服二钱匕,以新汲水调下,一日三次。

【主治】产后津液减耗,虚渴引饮。

77691 **菖蒲散**(《全生指迷方》卷三)

【组成】石菖蒲一两　麝香一钱(研)

【用法】上为细末。每服二钱,酒调下,或饮调下亦得。

【主治】阴阳相并,或阴气并阳,阳气并阴,令人九窍闭塞,状类尸厥。

77692 **菖蒲散**(《鸡峰》卷二十一)

【组成】五倍子四两　石菖蒲二两　青盐一两　生干地黄　苦参各二两　草乌头半两　生姜三两

【用法】上药先将五倍子、乌头、苦参捣为粗末,续入生姜再捣成膏,团作五块子,盛在瓦盒或小砂罐子内,以圆瓦子盖合口,微留一小眼子出黑烟,盐泥固济一指厚,以火煅之,见黑烟将尽去火,以生土盖之,来日出,与前药同研令细。揩牙下。

【主治】齿疾。

77693 **菖蒲散**(《卫生总微》卷十五)

【组成】菖蒲　桂心　远志(去心,甘草水煮)各一分

【用法】上为细末。每服一钱,水一钟,煮至五分,温服,不拘时候。

【主治】感风寒客于哑门,卒不能语。

77694 菖蒲散

《外科精义》卷下。为《卫生宝鉴》卷十"菖蒲梃子"之异名。见该条。

77695 菖蒲散(《普济方》卷五十三引《经验良方》)

【组成】石菖蒲十两(一寸九节者) 苍术五两(生者治净)

【用法】上药剉成块子,置于瓶内。用米泔浸七日取出,去苍术不用,只将菖蒲于甑上蒸三两时,取出焙干,捣为细末。每服二钱,粳米饮调下。一日三服,或将蒸熟者,作指面大块子,食后置口中,时时嚼动,咽津亦可。

【主治】耳聋。

77696 菖蒲散

《普济方》卷六十五。为《圣济总录》卷一二一"石菖蒲散"之异名。见该条。

77697 菖蒲散

《普济方》卷一〇四。即《圣惠》卷二十"石菖蒲散"。见该条。

77698 菖蒲散

《普济方》卷三一七。为《外台》卷十五引《深师方》"五邪汤"之异名。见该条。

77699 菖蒲散(《普济方》卷三三五)

【组成】石菖蒲 良姜 桂心各一两 香附子二两

【用法】上为末。每服二钱,热汤调下。

【主治】妇人血气痛。

77700 菖蒲散(《普济方》卷三六六)

【组成】菖蒲

【用法】上为丸。每服一钱,麻油泡汤调下。如卒然不语,吐出风涎即愈。治噤口,用好沥调下。

【主治】小儿卒然音哑,噤口,心热不语。

【备考】本方方名,据剂型当作"菖蒲丸"。

77701 菖蒲散(《普济方》卷三九四)

【组成】菖蒲一两(九节者) 丁香 人参(去芦头) 木香 檀香各半两

【用法】上为细末。每服半钱至一钱,入生姜自然汁少许,同白汤调,放温冷下。

【功用】和心胃。

【主治】呕吐。

77702 菖蒲煎(《卫生总微》卷十四)

【组成】石菖蒲一两(一寸九节者良) 款冬花(去枝梗)一两 紫菀一两(去土净,洗,焙干) 人参一两(去芦头)

【用法】上为细末,炼蜜为丸,如皂子大。每服一丸,食后、临卧煎糯米饮化下。

【主治】肺中风邪,肩息喘鸣,或发咳嗽。

77703 菖蒲煎

《普济方》卷二十八。为《圣惠》卷六"含化菖蒲煎"之异名。见该条。

77704 菖蒲膏(方出《千金》卷六,名见《普济方》卷五十四)

【组成】细辛 菖蒲各六铢 杏仁 曲末各十铢

【用法】上和捣为丸,干即着少猪脂,如枣核大。绵裹纳耳中,一日一易;小愈,二日一易,夜去旦塞之。

【主治】卒耳聋。

77705 菖蒲膏(《外台》卷二十二引《广济方》)

【异名】菖蒲散(《圣济总录》卷一一五)。

【组成】菖蒲一两 狼毒 附子(炮) 磁石(烧) 矾石(熬汁尽)各一两

【用法】上为末。以羊髓和如膏,取枣核大塞耳中,以愈为度。

【主治】聤耳。痒,有脓不止。

77706 菖蒲羹(《圣济总录》卷一九〇)

【组成】菖蒲(米泔浸一宿,剉,焙)二两 猪肾(去筋膜,细切)一对 葱白一握(擘碎) 米(淘)三合

【用法】上药先以水三升半煮菖蒲,取汁二升半,去滓,入猪肾、葱白、米及五味作羹,如常法。空腹服。

【主治】耳聋,耳鸣如风水声。

77707 菖蒲大丸(《杨氏家藏方》卷十一)

【组成】水菖蒲 白术各一两 防风(去芦头) 川芎各一两半 甘草(炙) 桔梗(去芦头,微炒)各二两 木通半两 杏仁半两(汤浸,去皮尖,细研,以竹纸裹压,去油取霜) 肉桂(去粗皮)二钱半 缩砂仁二钱半 薄荷叶(去土,取末)十两

【用法】上为细末,次入杏霜、薄荷叶研匀,炼蜜为丸,每一两作十丸。每服一丸,食后含化咽津。

【功用】清上焦,发音声。

【主治】风热壅盛,咽嗌肿痛,语音嘶嗄,咽物艰难。

77708 菖蒲饮子(《普济方》卷一四一引《德生堂方》)

【组成】川芎 猪苓(去黑皮) 藁本(净) 柴胡(去芦头) 菖蒲 干葛 甘草 桑白皮各半两

【用法】上㕮咀,如法修制。每服五钱,水盏半,生姜三片,同煎八分,去滓温服,滓再煎,如要出汗者,加连须葱白一根,同煎。七日内外皆可服,病在上则吐,在表则汗,下则泄,其病即解。

【主治】四时伤寒,不问两感,头疼,发热憎寒,咳嗽。

77709 菖蒲梃子(《卫生宝鉴》卷十)

【异名】菖蒲锭子、菖蒲散(《外科精义》卷下)。

【组成】菖蒲一两 附子半两(炮,去皮脐)

【用法】上为末。每用少许,油调滴耳中。

【主治】耳中痛。

77710 菖蒲根丸(《外台》卷二十二引《备急方》)

【组成】菖蒲根一寸 巴豆一粒(去皮心)

【用法】上为末,分作七丸,绵裹,卧即塞耳中,夜易之。十日立愈,黄汁出立愈。

【主治】耳聋。

77711 菖蒲浸酒(《圣惠》卷三十)

【组成】菖蒲三两 木通二两(剉) 磁石五两(捣碎,水淘去赤汁) 防风二两(去芦头) 桂心二两 牛膝二两(去苗)

【用法】上剉细,用生绢袋盛,以酒一斗,入药浸七日后,每日食前暖一小盏服之。

【主治】虚劳耳聋。

77712 菖蒲浸酒

《圣济总录》卷一一四。为原书同卷"菖蒲酒"之异名。见该条。

77713 菖蒲锭子

《外科精义》卷下。为《卫生宝鉴》卷十"菖蒲梃子"之

异名。见该条。

77714 **菖蒲煎丸**(《御药院方》卷十一)

【组成】人参　石菖蒲　款冬花　桂心　紫菀茸各一钱

【用法】上为细末,炼蜜为丸,每两作三十丸。每服一丸,食后煎糯米汤化下。

【主治】小儿肺气壅实,咳嗽痰涎,喘鸣肩息。

77715 **菖蒲酝酒**(《圣济总录》卷十八)

【组成】菖蒲(九节者,去须节,米泔浸,切)一斤　天门冬(去心)一斤　天雄(炮裂,去皮脐)三两　麻子仁一升(生用)　茵芋(去粗茎)一两　干漆(炒烟出)　生干地黄(切,焙)　远志(去心)各三两　露蜂房(微炒)一两　苦参一斤　黄耆(炙,剉)八两　独活(去芦头)　石斛(去根)各五两　柏子仁(生用)二升　蛇蜕皮三尺(微炒)　天蓼木(剉)二两

【用法】上为粗末,以水二石五斗煮菖蒲等,取汁一石,以酿一石二斗秫米,蒸酝如常法,用六月六日细曲于七月七日酿酒,酒成去糟,取清收于净器中,蜜覆。每温服四合至五合,日二次夜一次。更煮菖蒲并药滓,取汤淋洗所患处。

【主治】白驳,举体斑白,经年不愈。

77716 **菖蒲导赤散**(《医级》卷七)

【组成】石菖蒲　黄连　生地　木通　甘草梢　竹叶灯心

【主治】伤寒传热内侵心包,烦渴昏沉,小便不利。

77717 **菖蒲导痰汤**(《中医内科临床治疗学》)

【组成】半夏9克　茯苓12克　橘红9克　甘草6克　菖蒲12克　南星6克　枳实6克

【用法】水煎服。

【功用】豁痰开窍。

【主治】痰气生厥,忽然眩仆,喉有痰声,或呕吐涎沫,平素可见痰多、胸闷、乏力等,脉多沉滑。

【方论选录】菖蒲导痰汤,即二陈汤去乌梅,加菖蒲、南星、枳实而来。二陈汤燥湿化痰,理气和中;南星燥湿,祛风止痉,配半夏、陈皮可豁痰顺气;枳实行气化痰,散结消痞;菖蒲芳香化湿,开窍宁神,合之则本方有豁痰理气开窍的功效,用于发作将息甚为适宜。

【备考】先以通关散搐鼻开窍,继以菖蒲导痰汤治疗。

77718 **菖蒲青皮散**

《普济方》卷一八一。即《御药院方》卷四"降气汤"。见该条。

77719 **菖蒲郁金汤**(《温病全书》)

【组成】石菖蒲三钱　炒栀子三钱　鲜竹叶三钱　牡丹皮三钱　郁金二钱　连翘二钱　灯心二钱　木通一钱半　淡竹沥(冲)五钱　紫金片(冲)五分

【用法】水煎服。

【功用】清营透热。

【主治】伏邪风温,辛凉发汗后,表邪虽解,暂时热退身凉,而胸腹之热不除,继则灼热自汗,烦躁不寐,神识时昏时清,夜多谵语,脉数舌绛,四肢厥而脉陷,症情较轻者。

77720 **菖蒲参麦丸**(《幼科指掌》卷三)

【组成】人参三钱　石菖蒲　远志肉　麦冬(去心)当归各五钱　抚芎四钱　乳香(去油)　辰砂各一钱五分

【用法】上为末,炼蜜为丸,如米大,朱砂为衣。每服二十丸,米饮送下。

【主治】小儿语迟。

77721 **菖蒲益智丸**(《千金》卷十四)

【组成】菖蒲　远志　人参　桔梗　牛膝各五分　桂心三分　茯苓七分　附子四分

【用法】上为末,炼蜜为丸,如梧桐子大。每服七丸,加至二十丸,日二次夜一次。

【功用】破积聚,止痛,安神定志,聪明耳目。

【主治】喜忘恍惚。

【方论选录】《千金方衍义》:菖蒲益智丸专主肾气虚寒不能上交于心,故全用开心散四味,加牛膝、桂、附导火归源,桔梗开通结气,以《本经》原有惊恐悸气之治,菖、远、参、苓共襄开心利窍之功,以杜虚阳上逆之患。

萝

77722 **萝卜丸**

《朱氏集验方》卷三。为《鸡峰》卷十三"大效萝卜丸"之异名。见该条。

77723 **萝卜汁**(《仙拈集》卷二)

【组成】生萝卜

【用法】上捣汁一蚬壳,仰卧,随左右注鼻中,加冰片少许更妙。

【主治】头疼年久。

【临床报道】偏头痛:《中国民间疗法》[1996,(4):46]应用本方(按9∶1加食醋防腐处理)滴鼻治疗各种偏头痛148例,结果:治愈95例,占64.2%;好转43例,占29%;无效10例,占6.8%;总有效率为93.2%。

77724 **萝卜汤**

《痘治理辨》。为《卫生总微》卷八"莱菔汁"之异名。见该条。

77725 **萝卜饮**

《直指》卷二十六。为《杨氏家藏方》卷二十"莱菔饮"之异名。见该条。

77726 **萝卜茶**(《医门八法》卷二)

【组成】辣萝卜四两

【用法】上切细丝,盛碗内放壶口上熏热,白糖一两为引,滚水冲服。

【主治】肺热,为风寒所束,咽痛干嗽者。

77727 **萝卜菜**(《寿亲养老》卷二)

【组成】生萝卜(稍大圆实者)二十枚(留上青叶寸余及下根)

【用法】用瓷瓶取井水,煮令十分烂熟,加姜米、淡醋空心任意食之。用银器重汤煮尤佳。

【主治】酒疾下血,旬日不止。

77728 **萝卜粥**(《饮膳正要》卷二)

【组成】大萝卜五个(煮熟绞取汁)

【用法】用粳米三合,同水并汁煮粥食之。

【功用】《本草纲目》:消食利膈。

【主治】消渴,舌焦口干,小便数。

77729 **萝卜膏**(《医学探骊集》卷四)

【组成】大萝卜十二斤　白梨三个　鲜姜四两　香油四两　白蜂蜜二两　紫蔻仁二钱　广砂四钱　川贝二钱

【用法】上药先将紫蔻仁、广砂、川贝研极细末，各包，后将大萝卜去根叶洗净，连皮切片，用水煮烂，再将萝卜片取出，用白布拧取汁并煮萝卜之水，用细布拧于器内，再将梨、姜切碎合一处，生捣取汁，即入在熟萝卜汁内，用砂锅合而熬之，遂熬遂添，俟将此汁添完，其砂锅中之汁若起泡如酸枣大，将紫蔻等三味药面入内，再将白蜜、香油入内调匀，以器盛之。每早、晚服龙眼大一匙，若恐其凉，取出一匙，于微火上温热服之。

【主治】久嗽。

77730 **萝苏散**（方出《圣惠》卷五十三，名见《普济方》卷一八〇）

【组成】萝卜子三两（炒令黄）　紫苏子六两（微炒）

【用法】上为细散。每服二钱，煎桑根白皮汤调下，一日三四次。

【主治】消渴后变成水气。

77731 **萝皂丸**（《金鉴》卷四十一）

【组成】瓜蒌仁　海浮石　南星　萝卜　牙皂

【主治】痰盛作喘。

77732 **萝附煎**（《鸡峰》卷十二）

【组成】好附子（为细末）　萝卜一个

【用法】上药先将萝卜剜作瓮子，次将附子末填在内，却用圆切盖子盖之，用竹签子签定，湿纸裹，灰火中煨熟，取附子末出，用刮下萝卜内有附末稀软萝卜和为丸。每服三十丸，米饮送下。

【主治】腹胀有冷，里急或秘。

77733 **萝藦茶**（《圣惠》卷九十七）

【组成】萝藦叶（夏采蒸熟如造茶法，火焙干）

【用法】每旋取，碾为末。依煎茶法，煎服，不拘时候。

【功用】补暖。

【主治】风及气。

77734 **萝藦散**（《不居集》上集卷十四）

【组成】萝藦　地骨皮　柏子仁　五味子各三两

【用法】上为细末。空心米饮下。

【主治】吐血虚损。

77735 **萝卜子丸**（《圣惠》卷七十）

【组成】萝卜子一两（微炒）　冬瓜子仁半两（微炒）　栝楼子仁半两　诃黎勒皮半两　麦门冬一两（去心，焙）　五味子半两　皂荚子仁半两（微炒）　桂心半两　甘草半两（炙微赤，剉）

【用法】上为细末，炼蜜为丸，如弹子大。常含一丸，咽津，不拘时候。

【主治】妇人肺虚，上气咳嗽，胸膈痰滞。

77736 **萝卜子丸**（《杨氏家藏方》卷十）

【组成】萝卜子四两（炒令黄色）　雷丸一两（炒，煮）　白附子一两半（炮）　槟榔半两　陈橘皮（去白）二两　蓝根二两（炒黄）

【用法】上为细末，酒煮面糊为丸，如绿豆大。每服十丸至三十丸，橘皮汤送下。

【主治】蛊气胀满，四肢虚浮，上气喘急，大小便秘涩。

77737 **萝卜子丸**

《不知医必要》。为方出《丹溪心法》卷二，名见《景岳全书》卷五十四“杏仁萝卜子丸”之异名。见该条。

77738 **萝卜子汤**（方出《景岳全书》卷五十一，名见《松峰说疫》卷二）

【组成】萝卜子

【用法】上捣碎，以温汤和搅，取淡汤徐徐饮之，少顷即当吐出，即有吐不尽者，亦必从下行矣。可代瓜蒂三圣散之属。

【功用】催吐。

【主治】邪实上焦，或痰，或食，或气逆不通。

77739 **萝卜子汤**（《景岳全书》卷五十四）

【组成】萝卜子一合

【用法】研碎，水煎，食后服。

【主治】积年上气喘促，唾脓血不止，而气实者。

77740 **萝卜子饮**（《直指》卷十七）

【组成】萝卜子（生用）半两　赤茯苓（去皮）半两　牵牛末一两　葶苈（炒香）　甘草（炙）各四两　半夏（制）　川芎　槟榔（煨，剉）　青木香　辣桂　青皮　陈皮　白色商陆各三钱

【用法】上㕮咀。每服三钱，水一盏，加生姜四片，煎服。

【主治】水病浮肿。

77741 **萝卜子散**（《圣惠》卷八十三）

【组成】萝卜子一分　皂荚子十枚（煨熟，去皮）　麻黄一分（去根节）　甘草一分（炙微赤，剉）

【用法】上为粗散。每服一钱，以水一小盏，加灯芯二十茎，煎至五分，去滓，分为二服，不拘时候。

【主治】❶《圣惠》：小儿咳逆，上气喘促。❷《普济方》：喘急，作呀呷声。

77742 **萝卜子散**（《医方类聚》卷十引《神巧万全方》）

【组成】萝卜子五两（炒令熟，捣罗取末一两，余者有油，别研如膏）　草豆蔻（去皮）　沉香　丁香　白术各半两

【用法】上为末，入前萝卜子末及别入白砂糖二钱半，同研令匀。每一钱抄在口内细嚼后，以米饮下。其萝卜子膏中别入草豆蔻末一分，白砂糖三分，拌令匀；每取半枣大，亦细嚼，米饮下，不拘时候。

【主治】脾气虚，心腹胀满，胸膈不利，少思饮食。

77743 **萝卜子散**（《直指小儿》卷二）

【组成】萝卜子（炒黄）不拘多少

【用法】上为末。每服半钱，辣桂煎汤调下，或只入苏合香丸，则用姜汤调下。

【主治】盘肠气痛。

77744 **萝藦菜粥**（《圣惠》卷九十七）

【组成】萝藦菜半斤　羊肾一对（去脂膜）　粳米二合

【用法】切细煮粥，调和如常法。空腹食之。

【主治】五劳七伤，阴囊下湿痒。

77745 **萝卜牙皂散**（《医学从众录》卷六）

【组成】萝卜子四两（用巴豆十六粒同炒）　牙皂一两五钱（煨，去弦）　沉香五钱　枳壳四两（火酒煮，切片，炒）　大黄一两（酒焙）　琥珀一两

【用法】上为末。每服一钱，随病轻重加减，鸡鸣时温酒送下，姜汤下亦可。后服金匮肾气丸调理。

【主治】五臌。

77746 **萝卜砂仁散**

《医学从众录》卷六。为《仙拈集》卷一“砂仁散”之异名。见该条。

菌

77747 **菌痢平片**(《成方制剂》8 册)

【组成】黄连　六神曲　木香　吴茱萸　鲜马齿苋

【用法】上制成糖衣片。口服,一次4~6片,一日3~4次。

【功用】清热解毒,化滞止痢。

【主治】肠胃食滞、寒热凝结引起的赤白痢疾,脓血相杂,里急后重,腹痛下坠,不思饮食,身体倦怠,恶心呕吐。

萸

77748 **萸连丸**(方出《百一》卷六,名见《证治要诀类方》卷四)

【组成】吴茱萸　黄连(去芦)各等分

【用法】上药好酒浸透,各自拣、焙或晒干为末,糊为丸,如梧桐子大。每服三十丸,赤痢用黄连丸,甘草汤送下;白痢用茱萸丸,干姜汤送下;赤白痢,二丸各半,甘草、干姜汤送下。

【主治】痢。

77749 **萸连丸**

《医学入门》卷七。为《丹溪心法》卷一"左金丸"之异名。见该条。

77750 **萸连片**

《成方制剂》5 册。即《圣济总录》卷二十六"黄连丸"改为片剂。见该条。

77751 **萸柞汤**(《辨证录》卷七)

【组成】山茱萸一钱　柞木枝　肉桂　五味子各二钱　山药　茯苓各一两

【用法】水煎服。十剂愈。

【主治】终年饮酒,不知禁忌,逞醉入房,过于泄精,久则脾气大伤,变成水泻,一感风寒,遂大泻不止,如溏如积。

77752 **萸术杜柞汤**(《辨证录》卷七)

【组成】山茱萸　白术各一两　柞木枝　杜仲各一钱

【用法】水煎服。十剂可愈。

【主治】贪酒好饮,久经岁月,湿热所积,变成痢疾,虽无崩奔之状,而有溏鹜之苦,终年累月而不愈。

77753 **萸术益桂汤**(《辨证录》卷十)

【组成】山茱萸五钱　白术一两　肉桂一钱　益智仁一钱

【用法】水煎服。

【主治】夜卧遗尿,畏寒喜热,面黄体怯,大便溏泄,小水必勤。

77754 **萸芍熟地汤**(《辨证录》卷十)

【组成】熟地二两　山茱萸一两　白芍一两

【用法】水煎服。

【主治】晨夕之间,时多怒气,不必有可怒之事而心烦意躁,不能自遣,至夜则口干舌燥,只有一更睡熟,余则终夜常醒。

77755 **萸连栀石丸**(《医学入门》卷七)

【组成】吴萸　黄连　山栀　滑石各五钱　荔枝核(烧存性)三钱

【用法】上为末,姜汁糊为丸服。

【主治】湿热心痛引小腹,欲作疝者。

萆

77756 **萆薢丸**(《圣惠》卷十九)

【组成】萆薢八两(剉)　牛膝三两(去苗)　丹参二两　附子二两(炮裂,去皮脐)　白术二两　枳壳二两(麸炒微黄,去瓤)

【用法】上为末,炼蜜为丸,如梧桐子大。每服三十丸,温酒送下,不拘时候。

【功用】坚骨益筋,养血固发。

【主治】❶《圣惠》:风冷湿痹,五缓六急。❷《圣济总录》:风湿痹,肢体疼痛,不能行步。

77757 **萆薢丸**(《圣惠》卷十九)

【组成】萆薢一两(剉)　薏苡仁一两　芎䓖半两　海桐皮三分　羌活三分　天雄一两(炮裂,去皮脐)　莽草半两(微炒)　天麻半两　干蝎一分(微炒)　蝉壳一分　天南星半两(炮裂)　白附子半两(炮裂)　踯躅花三分(醋拌,炒令干)　当归半两(剉,微炒)　牛膝一两(去苗)　川乌头半两(炮裂,去皮脐)

【用法】上为末,炼蜜为丸,如梧桐子大。每服二十丸,食前温豆淋酒送下。

【主治】风湿痹,身体手足收摄不遂,肢节疼痛,言语謇涩。

77758 **萆薢丸**(《圣惠》卷二十一)

【组成】萆薢一两(剉)　白蒺藜一两(微炒去刺)　赤茯苓一两　附子一两(炮裂,去皮脐)　麻黄一两(去根节)　防风一两(去芦头)　羌活一两　人参一两(去芦头)　羚羊角屑一两　柏子仁一两　薏苡仁一两　桂心一两　生干地黄一两　当归一两(剉,微炒)

【用法】上为末,炼蜜为丸,如梧桐子大。每服三十丸,温酒送下。

【主治】偏风手足不遂,筋脉缓弱,肢节疼痛。

77759 **萆薢丸**(《圣惠》卷二十三)

【组成】萆薢三两(剉)　牛膝三两(去苗)　杜仲一两半(去粗皮,炙微黄,剉)　酸枣仁二两(微炒)　当归一两　防风二两(去芦头)　丹参二两　赤芍药一两半　桂心一两　石斛一两半(去根,剉)　槟榔二两　郁李仁一两半(汤浸,去皮尖,微炒)

【用法】上为末,炼蜜为丸,如梧桐子大。每服三十丸,空心及晚食前以暖酒送下。

【功用】祛风利气,止疼痛。

【主治】中风半身不遂,筋脉挛急,行立艰难;腰脚疼痛,挛急不得屈伸;腰胯疼痛,两胁妨痛。

77760 **萆薢丸**(《圣惠》卷二十三)

【异名】牛膝丸(《圣济总录》卷十二)。

【组成】萆薢二两(剉)　薯蓣一两　牛膝二两(去苗)　泽泻一两　地肤子一两　附子二两(炮裂,去皮脐)　干漆一两(捣碎,炒令烟出)　石斛二两(去根,剉)　威灵仙一两　狗脊一两　茵芋一两　钟乳粉二两　熟干地黄一两

【用法】上为末,炼蜜为丸,如梧桐子大。每服二十丸,空心及晚食前以温酒送下。

【主治】风冷,四肢疼痛,腰脚缓弱,虚损无力。

77761 **萆薢丸**(《圣惠》卷二十三)

【组成】萆薢一两　酸枣仁一两(微炒)　独活一两　附子一两(炮裂,去皮脐)　芎䓖三分　石斛一两(去根,剉)　仙灵脾三分　丹参三分　牛膝三分(去苗)　当归三分　防风三分(去芦头)　桂心三分　狗脊三分　赤箭三分　虎胫骨一两(涂酥,炙令黄)　干蝎半两(微炒)　海桐皮三分　木香三分　槟榔一两　麝香一分(细研)

【用法】上为末,炼蜜为丸,如梧桐子大。每服十丸,温酒送下,不拘时候。

【主治】风毒所攻,四肢拘挛,骨节疼痛,脚膝无力。

77762 **萆薢丸**(《圣惠》卷二十七)

【组成】萆薢(剉)　石斛(去根,剉)　五加皮　防风(去芦头)　桂心　柏子仁　天雄(炮裂,去皮脐)　仙灵脾　酸枣仁(微炒)　山茱萸　钟乳粉　巴戟　菟丝子(酒浸三日,晒干,别捣为末)各一两　鹿茸一两半(去毛,涂酥,炙微黄)　牛膝一两半(去苗)

【用法】上为末,研入钟乳粉令匀,炼蜜为丸,如梧桐子大。每服三十丸,空心及晚食前温酒送下。

【主治】虚劳偏枯,手脚无力,肌肤消瘦,行立不得。

77763 **萆薢丸**(《圣惠》卷三十)

【组成】萆薢一两(剉)　牛膝一两(去苗)　杜仲一两(去粗皮,炙微黄,剉)　酸枣仁一两(微炒)　当归一两　防风三分(去芦头)　附子一两(炮裂,去皮脐)　茵芋三分　熟干地黄一两　丹参一两　赤芍药三分　桂心一两　黄耆一两(剉)　羚羊角屑三分　羌活一两　石斛一两(去根,剉)　薏苡仁一两

【用法】上为末,炼蜜为丸,如梧桐子大。每服三十丸,食前暖酒送下。

【主治】虚劳痿痹,腰脚不遂,骨节酸疼,筋脉拘急。

77764 **萆薢丸**(《圣惠》卷四十四)

【组成】萆薢一两(剉)　熟干地黄三分　牛膝二两(去苗)　桂心半两　五加皮半两　酸枣仁半两(微炒)　羌活半两　附子一两(炮裂,去皮脐)　石斛三分(去根,剉)　白芍药三分

【用法】上为末,炼蜜为丸,如梧桐子大。每服三十丸,食前温酒送下。

【主治】腰脚冷痹,沉重无力。

77765 **萆薢丸**(《圣惠》卷七十一)

【异名】萆薢煎(《鸡峰》卷十五)。

【组成】萆薢一两　牛膝一两(去苗)　丹参三分　赤芍药三分　当归一两　防风三分(去芦头)　杜仲三分(去粗皮,炙黄,剉)酸枣仁三分　桂心三分　石斛一两(去根,剉)　附子一两(炮裂,去皮脐)　虎胫骨一两半(涂醋,炙令黄)

【用法】上为末,炼蜜为丸,如梧桐子大。每服三十丸,空心及晚食前温酒送下。

【主治】妇人血风,腰脚骨节酸痛,筋脉拘急,行立艰难,两胁抽痛。

77766 **萆薢丸**(《圣惠》卷九十八)

【组成】萆薢(剉)　牛膝(去苗)　杜仲(去粗皮,炙微黄,剉)　酸枣仁(微炒)　柏子仁　防风(去芦头)　天麻　肉苁蓉(酒浸一宿,刮去皱皮,炙干)　桂心　补骨脂(微炒)　附子(炮裂,去皮脐)　五味子　磁石(烧醋淬七遍,捣碎细研,水飞过)　鹿茸(去毛,涂酥,炙令微黄)　熟干地黄　石斛(去根,剉)　巴戟各一两

【用法】上为末,磁石研令匀,炼蜜为丸,如梧桐子大。每服三十丸,空心温酒送下。

【功用】壮腰膝,暖脏腑,利血脉,补脾肾,益气力。

【主治】风冷。

77767 **萆薢丸**(《圣惠》卷九十八)

【组成】萆薢三两(剉)　牛膝二两(去苗)　桂心二两　白术二两　丹参一两　川乌头二两(炮裂,去皮脐)　熟干地黄二两　附子二两(炮裂,去皮脐)　枳实一两(麸炒微黄)　肉苁蓉二两(酒浸一宿,刮去皱皮,炙干)

【用法】上为末,炼蜜为丸,如梧桐子大。每服三十丸,渐加至四十丸,空心温酒送下。

【功用】长骨坚筋,养血脉,益颜色变白,祛风逐气充肌。

【主治】一切气劳,五缓六急。

77768 **萆薢丸**(《普济方》卷一五五引《圣惠》)

【组成】萆薢二十四两　杜仲八分

【用法】上捣筛。每服三钱匕,增至五钱,每旦温酒和服。

【主治】丈夫腰脚痹缓,急行不稳。

【宜忌】忌食牛肉。

77769 **萆薢丸**(《普济方》卷一八七引《圣惠》)

【组成】萆薢一两　熟干地黄三分　牛膝二两(去苗)　附子一两(去皮脐)　桂心半两　五加皮半两　酸枣仁半两(微炒)羌活半两　石斛三分(去根)　白芍药三分

【用法】上为末,炼蜜为丸,如梧桐子大。每服三十丸,食前温酒送下。

【主治】腰脚冷痹,沉重无力。

77770 **萆薢丸**(《圣济总录》卷八)

【组成】萆薢(微炒)八两　牛膝(去苗,酒浸,切,焙)四两　菟丝子(酒浸,别捣)二两

【用法】上为细末,炼蜜为丸,如梧桐子大。每服二十丸,渐加至三十丸,空腹温酒送下。

【主治】风冷下注,腰脚痿弱,步履无力。

77771 **萆薢丸**(《圣济总录》卷十九)

【组成】萆薢　羌活(去芦头)　天麻(酒浸一宿,切,焙)各一两　附子(炮裂,去皮脐)半两　没药(研)　乳香(研)各一分

【用法】上为末,入没药、乳香同研匀,炼蜜为丸,如弹子大。每服一丸,空心温酒化下,一日二次。

【功用】缓筋脉,去邪毒,调荣卫。

【主治】肝痹。

77772 **萆薢丸**(《圣济总录》卷十九)

【组成】萆薢　山芋　牛膝(去苗,酒浸,焙干)　泽泻各一两　生干地黄(焙)二两半　白术半两　茵芋　蛴螬(微炒)　干漆(炒烟出)　狗脊(去毛)　车前子　天雄(炮裂,去皮脐)各一分

【用法】上为细末,炼蜜为丸,如梧桐子大。每服二十丸,加至三十丸,一日三次。

【主治】风痹,行走无定处;血痹。

77773 **萆薢丸**

《圣济总录》卷十九。为《千金》卷八"大易方"之异名。

见该条。

77774 **萆薢丸**(《圣济总录》卷十九)

【组成】萆薢(剉,炒令黄) 山芋 牛膝(切,焙) 泽泻各一两 白术三分 地肤子半两 山茱萸(炒)一两一分 狗脊(细剉,去毛)三分 茵芋(用叶,炙过)一分 熟干地黄(焙)二两半

【用法】上为末,炼蜜为丸,如梧桐子大。每服十丸,稍加至十五丸,温酒送下,不拘时候。

【主治】血痹,风邪游走无定处。

77775 **萆薢丸**(《圣济总录》卷二十)

【组成】萆薢 山芋 牛膝(去苗,酒浸,焙) 泽泻各一两 熟干地黄(焙)二两半 地肤子 干漆(炒烟去) 狗脊(去毛)各三分 白术半两 茵芋一分

【用法】上为细末,炼蜜为丸,如梧桐子大。每服二十丸,空心温酒送下,一日二次。

【主治】血痹,风冷痹,游走无定处。

77776 **萆薢丸**(《圣济总录》卷五十一)

【组成】萆薢(剉) 熟干地黄(焙) 天雄(炮裂,去皮脐)各一两 蜀椒(去目并闭口,炒出汗) 桂(去粗皮) 细辛(去苗叶) 续断(剉)各三分

【用法】上为末,炼蜜为丸,如梧桐子大。每服三十丸,空心、日午、夜卧温酒或盐汤送下。

【主治】肾虚胀气,攻腰腹髀痛。

77777 **萆薢丸**(《圣济总录》卷一八六)

【组成】萆薢一两半 当归(剉,焙) 厚朴(去粗皮,生姜汁涂炙) 干姜(炮) 荆三棱(炮,剉) 桂(去粗皮) 附子(炮裂,去皮脐)各一两 陈橘皮(汤去白,焙)六两

【用法】上为细末,酒煮面糊为丸,如梧桐子大。每服三十丸,空心、食前盐汤送下。

【功用】补虚,壮筋骨,益气血。

77778 **萆薢丸**(《圣济总录》卷一八六)

【组成】萆薢六两 杜仲(去粗皮,炙)二两半 牛膝(酒浸二日,切,焙) 续断 干木瓜(焙)各三两 桂(去粗皮)半两

【用法】上为细末,炼蜜为丸,如小弹子大,研丹砂末为衣。每服一丸,食前温酒送下,木瓜汤送下亦得。

【主治】元脏虚损,下注腰脚,行步艰难,膝胫少力。

77779 **萆薢丸**(《魏氏家藏方》卷八)

【组成】川萆薢 牛膝(酒浸,去芦) 石菖蒲各四两 天台乌药 薏苡仁各二两

【用法】上为细末,雄木瓜一个,当中横切。每服十字,切四破,去皮瓤,以无灰酒、银石器中,用物合定煮糜烂,研成膏为丸,如丸不成,以木瓜酒打面为丸,如梧桐子大。每服二三十丸,空心、食前以木瓜酒送下,木瓜汤亦得。

【功用】壮筋骨,活血脉。

【主治】干湿脚气。

77780 **萆薢丸**(《济生》卷四)

【组成】川萆薢(洗)不拘多少

【用法】上为细末,酒和为丸,如梧桐子大。每服七十丸,空心、食前盐汤或盐酒任下。

【主治】小便频数,日夜无时。

77781 **萆薢丸**(《普济方》卷二一六)

【组成】萆薢 菟丝子 白茯苓 鹿茸 肉苁蓉 黄耆 川巴戟 杜仲 金毛狗脊 益智仁

【用法】上为末,酒和为丸,如梧桐子大。每服四十丸,盐水送下。

【功用】益肾气。

【主治】小便频数。

77782 **萆薢丸**(《普济方》卷二一八)

【组成】萆薢 杜仲(炒) 菟丝子(酒浸) 胡芦巴(炒) 破故纸(炒) 川楝子 茴香(盐炒) 莲子肉各一两 沉香一两半 广木香五钱

【用法】上为末,面糊为丸,如梧桐子大。每服五十丸,空心温酒送下,盐汤亦得。

【功用】补虚益气。

77783 **萆薢丸**(《丹溪心法附余》卷十七)

【组成】萆薢 杜仲(炒去丝) 苁蓉(酒浸) 菟丝子(酒浸)各等分

【用法】上为末,酒煮猪腰子,捣烂为丸,如梧桐子大。每服五十丸至七十丸,空心温酒送下。

【主治】肾损骨虚,不能起床,腰背腿皆痛。

77784 **萆薢汤**(《圣济总录》卷八十二)

【组成】萆薢 当归 木香 牛膝(酒浸,切,焙) 黄连(去须)各一两 桂(去粗皮)一两 延胡索 芎䓖 天雄(炮裂,去皮脐) 槟榔(剉) 代赭(碎)

【用法】上为粗末。每服五钱匕,水一盏半,加生姜五片,煎取八分,去滓温服,不拘时候。

【主治】脚气。上气喘满,呕逆,咳嗽,减食。

77785 **萆薢汤**(《圣济总录》卷八十五)

【组成】萆薢一两半 当归(切,焙)一两 桔梗(炒)一两半 牡丹皮一两 杏仁(汤浸,去皮尖双仁,炒)十枚 附子(炮裂,去皮脐)二两 黄连(去须)一两 桑根白皮(剉,炒)一两半 代赭一两半 贯众一两 大腹一两半 桂(去粗皮) 白茯苓(去黑皮) 覆盆子(去梗) 黄芩(去黑心)各一两 吴茱萸(洗,焙,炒)半两 草豆蔻(去皮)一枚 桃仁(炒,去皮尖双仁)十枚 熟干地黄(焙)一两 蛇床子(炒)一两半 干姜(炮)半两 木瓜(去皮子,焙干)一两

【用法】上剉如麻豆大。每服五钱匕,水一盏半,煎至一盏,去滓,空心温服。

【主治】腰痛,动转艰难,似有气注。

77786 **萆薢汤**(《外科发挥》卷六)

【异名】土茯苓汤(《灵验良方汇编》卷一)。

【组成】川萆薢(俗呼土茯苓)

【用法】每用二两,水三钟,煎二钟,去滓徐徐温服,不拘时候。若患久,或服攻击之剂致伤脾胃气血者,以此一味为主,而加以兼证之剂。

【主治】❶《外科发挥》:杨梅疮,不问新旧,溃烂,筋骨作痛。❷《会约》:喉腭溃蚀,与鼻相通,面蚀痈溃,久不愈者。

77787 **萆薢汤**

《校注妇人良方》卷二十四。为《口齿类要》"萆薢散"之异名。见该条。

77788 **萆薢汤**(《外科正宗》卷三)

【组成】川萆薢二钱 苦参 防风 生首乌各五钱 威灵仙 当归 白芷 苍术 胡麻 石菖蒲 黄柏各六分

羌活　川椒各四分　龟版一钱五分　红花二分　甘草五分

【用法】水二茶钟，煎八分，临服入酒一杯，量病上下服之。

【主治】结毒。筋骨疼痛，头胀欲破，及已溃烂者。

77789 萆薢饮

《古今医鉴》卷八。为《杨氏家藏方》卷九"萆薢分清散"之异名。见该条。

77790 萆薢饮(《医学心悟》卷三)

【组成】萆薢三钱　文蛤粉(研细)　石韦　车前子　茯苓各一钱五分　灯芯二十节　莲子心　石菖蒲　黄柏各八分

【主治】膏淋，诸淋。

77791 萆薢酒(《圣惠》卷二十五)

【组成】萆薢三两　防风二两(去芦头)　牛膝三两(去苗)　独活二两　芎䓖二两　山茱萸二两　当归二两　酸枣仁二两(微炒)　大麻仁五两　石斛三两(去根)　桂心二两　熟干地黄三两

【用法】上剉细，以生绢袋盛，用好酒二斗，于瓷瓶中浸，密封七日后开取。每日三五度，温饮一盏，常令醺醺，无至大醉。

【主治】腰脚风毒攻注疼痛。

77792 萆薢酒(《圣济总录》卷十九)

【组成】萆薢　防风(去叉)　菟丝子　杜仲(去粗皮，剉，炒)　黄耆　菊花　天雄(炮裂，去皮脐)　石斛(去根)　生干地黄(焙)　地骨皮　续断　金牙(煅，醋淬)　石南　肉苁蓉(酒浸，切，焙)　蜀椒(去目及闭口者，炒出汗)各一两

【用法】上㕮咀，如麻豆大。夹绢囊盛贮，以无灰酒五升浸二七日。每日任性服，候减一升，即旋添酒一升，药力薄即别制。年老者亦可服。

【主治】血痹及五脏六腑，皮肤骨髓，肌肉筋脉等疾，不问新久。

77793 萆薢酒(《圣济总录》卷八十五)

【组成】萆薢　杜仲(去粗皮，炙)各三两　枸杞皮根(洗)五两

【用法】上剉细，用好酒五升于净瓶内浸，密封，重汤煮二时许，取出候冷，旋暖饮之，常令微醉，不拘时候。

【主治】风湿腰痛，及湿痹不散。

77794 萆薢散(方出《千金》卷十九，名见《普济方》卷一五四)

【组成】牡丹皮二分　萆薢　桂心　白术各三分

【用法】上为末。每服方寸匕，酒下，一日三次。亦可作汤服。

【主治】肾虚腰痛。

77795 萆薢散(《元和纪用经》)

【异名】大萆薢散。

【组成】萆薢　当归(炒)　附子(炮)　杜仲(去粗皮，炙，剉)　仙灵脾各一两　青木香半两

【用法】上为末。每服方寸匕，酒下，一日三次。

【主治】风痹湿冷，腰脚疼痛，四肢痿弱，荣卫凝泣。

77796 萆薢散(《圣惠》卷三)

【组成】萆薢一两　人参一两(去芦头)　细辛一两　牛膝一两(去苗)　酸枣仁一两(微炒)　附子一两(炮裂，去皮脐)　羚羊角屑一两　独活一两　赤芍药一两　黄芩一两　茵芋一两　麻黄一两(去根节)　葛根一两(剉)　汉防己一两　桂心一两　赤茯苓一两　甘草一两(炙微赤，剉)　芎䓖一两

【用法】上为散。每服三钱，以水一中盏，加生姜半分，大枣三个，煎至五分，去滓，入竹沥一合，更煎一二沸，温服，不拘时候。

【主治】肝风。四肢拘挛急痛，不可转侧。

【宜忌】忌鸡、猪、鱼、蒜。

77797 萆薢散(《圣惠》卷七)

【组成】萆薢一两(剉)　茵芋半两　杜仲半两(去粗皮，炙微黄，剉)　天雄三分(炮裂，去皮脐)　石南半两　石龙芮半两　踯躅半两(微炒)　独活二两　附子三分(炮裂，去皮脐)　狗脊半两　当归半两(剉，微炒)　麻黄三分(去根节)　干蝎半两(微炒)　桑螵蛸半两(微炒)　菖蒲半两　赤箭二分　甘菊花三分　牛膝三分(去苗)　木香三分　芎䓖二分　麝香半两(细研)

【用法】上为细末。每服二钱，食前以温酒调下。

【主治】肾脏中风，卧踞而腰痛，脚膝偏枯，皮肤顽痹，语言謇涩，两耳虚鸣，举体乏力，面无颜色，志意不乐，骨节酸疼。

77798 萆薢散(《圣惠》卷七)

【组成】萆薢一两(剉)　杜仲一两(去粗皮，炙微黄，剉)　牛膝一两(去苗)　五加皮一两　槟榔一两　当归一两(剉，微炒)　酸枣仁一两(微炒)　独活一两　海桐皮一两(剉)　附子一两(炮裂，去皮脐)　防风一两(去芦头)　肉桂一两(去皱皮)　羚羊角屑一两　木香一两　枳壳一两(麸炒微黄，去瓤)

【用法】上为散。每服四钱，以水一中盏，加生姜半分，煎至六分，去滓，食前温服。

【主治】❶《圣惠》：肾脏风毒流注，腰脚疼痛，筋脉拘急。❷《普济方》：筋脉拘急，起动艰难。

77799 萆薢散(《圣惠》卷二十一)

【组成】萆薢二两(剉)　防风一两(去芦头)　羌活一两　附子一两(炮裂，去皮脐)　桂心三分　当归三分　薏苡仁一两　石斛一两(去根节，剉)　牛膝一两(去苗)　赤芍药一两　杜仲一两(去粗皮，炙微黄，剉)　酸枣仁三分(微炒)

【用法】上为粗散。每服四钱，以水酒各半中盏，煎至六分，去滓，食前温服。

【主治】风，腰脚疼痛，冷痹不任行履。

【宜忌】忌生冷油腻，毒鱼滑物。

77800 萆薢散(《圣惠》卷二十二)

【组成】萆薢一两(剉)　防风一两(去芦头)　人参三分(去芦头)　桂心三分　山茱萸半两　干姜三分(炮裂，剉)　川椒三分(去目及闭口者，微炒去汗)　细辛三分　附子三分(炮裂，去皮脐)　天雄半两(炮裂，去皮脐)　牛膝一两(去苗)　白术三分

【用法】上为细散。每服二钱，食前温酒调下。

【主治】柔风，体虚里急，四肢缓痹不仁。

77801 萆薢散(《圣惠》卷二十三)

【组成】萆薢一两(剉)　汉防己一两　赤芍药一两　松节一两　桂心一两　丹参一两　当归一两　茵芋一两　五

加皮一两　侧子一两(炮裂,去皮脐)　牛膝一两(去苗)　枳壳半两(麸炒微黄,去瓤)

【用法】上为粗散。每服三钱,以水一中盏,加生姜半分,煎至六分,去滓,食前温服。

【主治】历节风,四肢疼痛不可忍。

【宜忌】忌生冷、猪、鱼、鸡、犬肉。

77802 **萆薢散**(《圣惠》卷四十四)

【组成】萆薢一两(剉)　狗脊一两　桂心一分　槟榔半两　吴茱萸一分(汤浸七遍,焙干,微炒)　桑根白皮三分(剉)　川大黄一两(剉碎,微炒)

【用法】上为散。每服四钱,以水一中盏,煎至六分,去滓,食前温服。

【主治】腰痛急强如板硬,俯仰不得。

77803 **萆薢散**(方出《圣惠》卷四十四,名见《圣济总录》卷八十五)

【组成】萆薢二两　桂(去粗皮)三分　杜仲(去粗皮,剉,炒)一两

【用法】上为散。每服二钱匕,温酒调下,不拘时候。

【主治】腰脚冷痹不仁,行步无力。

77804 **萆薢散**(《圣惠》卷四十五)

【组成】萆薢一两(剉)　牛膝三分(去苗)　当归三分　酸枣仁三分(微炒)　桂心半两　白蒺藜半两(微炒,去刺)　海桐皮一两(剉)　附子一两(炮裂,去皮脐)　羌活三分　石斛一两(去根,剉)　生干地黄一两　枳壳一两(麸炒微黄,去瓤)　羚羊角屑三分　槟榔一两　防风三分(去芦头)

【用法】上为细散。每服二钱,食前以豆淋酒调下。

【主治】脚气,缓弱疼痛,皮肤不仁。

77805 **萆薢散**(《圣惠》卷六十九)

【组成】萆薢一两　天麻一两　防风三分(去芦头)　乌蛇肉一两(酒拌,炒令黄)　五加皮半两　当归三分(剉,微炒)　独活三分　芎䓖三分　麻黄三分(去根节)　天雄三分(炮裂,去皮脐)　牛膝三分(去苗)　苍耳子三分　虎胫骨一两(涂酥,炙令黄)　杜仲三分(去粗皮,微炙,剉)　仙灵脾三分　薏苡仁三分　酸枣仁三分　川乌头半两(炮裂,去皮脐)

【用法】上为细散。每服一钱,食前以豆淋酒调下。

【主治】妇人风痹,手足不仁,腰膝疼痛,筋脉挛急。

77806 **萆薢散**(《普济方》卷四十一引《护命方》)

【组成】萆薢一两(用水浸少时漉出,用盐半两相和,锅内炒干,去盐不用)　川芎一分

【用法】上为细末。每服三钱,水一盏同煎,取八分,和滓空心服二三盏后,便吃化毒汤。

【主治】小便频数,不计度数,临小便时疼痛不可胜忍。

77807 **萆薢散**(《圣济总录》卷十)

【组成】萆薢　牛膝(酒浸,切,焙)　蒺藜子(炒,去角)　枸杞子　恶实(炒)　秦艽(去苗土)　羌活(去芦头)　当归(切,焙)　桂(去粗皮)各等分

【用法】上为散。每服二钱匕,嚼少胡桃仁,热酒调下;痛极者,再服一服;痛止者,更可五服;骨痛者,饭后服;脚膝及腹内痛者,空心服。

【主治】风,身体筋骨痛。

77808 **萆薢散**(《圣济总录》卷九十九)

【组成】萆薢(剉,炒)　白芜荑(微炒)　狗脊(去毛,剉)各一分

【用法】上为散。每服二钱匕,温酒调下。欲服药,先隔宿吃牛肉干脯一片,次日空心服药,虫下即愈。

【主治】蛔虫发作。

77809 **萆薢散**(《朱氏集验方》卷一)

【组成】破故纸(盐炒)　川续断　川乌(炮)　防风　萆薢　赤芍药　熟地黄　独活　白芷　没药　杜仲(姜制)各一两　茴香(炒)　白术各二两

【用法】上为细末,炼蜜为丸,如梧桐子大。每服三五十丸,空心盐酒任下。

【功用】除风去湿,止痛活血,补肾。

【主治】一切风证,腰脚疼痛,彻骨酸楚。

77810 **萆薢散**(《普济方》卷二二七)

【组成】萆薢　枣肉　生地黄　桂心　杜仲　麦门冬各一两

【用法】上㕮咀。以酒一斗五升,浸三日,出晒干复浸,如此候酒浸干,治下筛。每服方寸匕,食后酒下,一日三次。

【主治】虚劳,阴阳失度,伤筋损脉,嘘吸短气,溢漏泄下,小便赤黄,阴下湿痒,腰脊如折,颜色堕落。

77811 **萆薢散**(《万氏家抄方》卷二)

【组成】黄柏(酒炒)　菟丝子　萆薢　远志(去骨)各一钱　麦门冬(去心)二钱　灯心七根　五味子(盐水洗)九粒　淡竹叶三枝

【用法】加盐少许,水煎,空心服。服导药后用此。

【主治】赤浊。

77812 **萆薢散**(《口齿类要》)

【异名】换肌消毒散(《口齿类要》)、萆薢汤(《校注妇人良方》卷二十四)。

【组成】萆薢(一名土茯苓,又名冷饭团)五钱　当归　白芷　皂角刺　薏苡仁各二钱　白鲜皮　木瓜(不犯铁器)　木通　金银花各七分　甘草五分

【用法】水煎服。

【主治】杨梅疮,不拘初起溃烂,或发于舌间喉间。

77813 **萆薢散**(《校注妇人良方》卷三)

【组成】萆薢(酒浸)　狗脊　杜仲(炒去丝)　白茯苓(去皮)各一两　何首乌　天雄(去皮脐,炮)　泽泻各半两

【用法】上为末。每服二钱,米饮调下。急灸肾俞百壮。

【主治】肾脏中风,腰疼不得俯仰,或偏枯耳鸣,语声浑浊,面色浮肿,骨节酸疼,精神昏愦,喜怒好忘,而肌色黧黑,身体沉重,发汗恶风,隐曲不利,或两脚冷痹,头昏耳聋,语言浑浊,或脊骨促痛,不能行立,肌肤黑色,两胁赤黄如饼者。

77814 **萆薢散**

《寿世保元》卷五。为《杨氏家藏方》卷九"萆薢分清散"之异名。见该条。

77815 **萆薢散**(《幼科折衷》)

【组成】木通　乌药　石菖蒲　茴香　萆薢

【用法】上为散。水煎服。

【主治】阴囊肿。

77816 **萆薢煎**

《鸡峰》卷十五。为《圣惠》卷七十一"萆薢丸"之异名。见该条。

77817 萆薢浸酒(《圣惠》卷四十四)

【组成】萆薢三两　附子三两(炮裂,去皮脐)　杜仲二两(去粗皮,炙微黄)　狗脊二两　羌活二两　桂心二两　牛膝三两(去苗)　桑寄生二两

【用法】上剉细,用生绢袋盛,以酒二斗浸,密封七日后开。每服一中盏,食前温服。

【主治】五种腰痛,连脚膝筋脉拘急酸疼。

77818 萆薢煎丸(《圣济总录》卷一八六)

【异名】补骨脂煎(《普济方》卷二一九)。

【组成】萆薢一斤(用新米泔洗净,焙干,入新瓦罐子内,以醇酒五升浸,用油单密封口,放日中晒一七日,取焙干,为末)　补骨脂(炒)四两　狗脊(去毛,醋炙)　巴戟天(去心)　牛膝(去苗,酒浸,切,焙)　茴香子(以盐一两同炒)各二两

【用法】上为细末,酒煮面糊为丸,如梧桐子大。每服十五至二十丸,空心温酒或盐汤送下。

【功用】补益丹田,壮筋骨。

【主治】妇人久冷。

77819 萆薢化毒汤(《疡科心得集·方汇》卷中)

【组成】萆薢　归尾　丹皮　牛膝　防己　木瓜　苡仁　秦艽

【主治】湿热气血实者。

77820 萆薢分清丸

《北京市中药成方选集》。即《杨氏家藏方》卷九"萆薢分清散"改为丸剂。见该条。

77821 萆薢分清丸

《中国药典》2010版。即《杨氏家藏方》卷九"萆薢分清散"加甘草改为丸剂。见该条。

77822 萆薢分清饮

《丹溪心法》卷三。为《杨氏家藏方》卷九"萆薢分清散"之异名。见该条。

77823 萆薢分清饮

《郑氏家传女科万金方》卷一。为《直指》卷十"分清饮"之异名。见该条。

77824 萆薢分清饮(《医学心悟》卷四)

【组成】川萆薢二钱　黄柏(炒褐色)　石菖蒲各五分　茯苓　白术各一钱　莲子心七分　丹参　车前子各一钱五分

【用法】水煎服。

【功用】《证因方论集要》:导湿理脾。

【主治】❶《医学心悟》:赤白浊属湿热者。❷《寿世青编》:诸淋。

77825 萆薢分清饮(《女科切要》卷二)

【组成】智仁　萆薢　石菖蒲　乌药各等分　茯苓　甘草　飞滑石　盐少许

【用法】水煎服。

【主治】阳虚白浊。

77826 萆薢分清散(《杨氏家藏方》卷九)

【异名】分清散(《济生》卷四)、分清饮(《瑞竹堂方》卷一)、萆薢分清饮(《丹溪心法》卷三)、萆薢饮(《古今医鉴》卷八)、萆薢散(《寿世保元》卷五)。

【组成】益智仁　川萆薢　石菖蒲　乌药各等分

【用法】上为细末。每服三钱,水一盏半,入盐一捻,同煎至七分,食前温服。

【主治】真元不足,下焦虚寒,小便白浊,频数无度,漩面如油,光彩不定,漩脚澄下,漩如膏糊,或小便频数,虽不白浊。

【宜忌】《中国药典》:忌食油腻、茶、醋及辛辣刺激性物。

【临床报道】慢性前列腺炎:《中成药》[2007,29(7):附25]本方丸剂(上海雷允上集团)治疗慢性前列腺炎80例,结果:痊愈17例,占21.25%;显效18例,占22.50%;有效26例,占32.50%;无效19例,占23.75%;总有效率76.25%。对照组30例口服舍尼通(南京美瑞公司),结果:痊愈2例,占6.67%;显效8例,占26.67%;有效10例,占33.33%;无效10例,占33.33%;总有效率66.67%。两组对照$P<0.01$,提示治疗组疗效优于对照组。

【备考】本方改为丸剂,名"萆薢分清丸"(见《北京市中药成方选集》)。本方加甘草改为丸剂,名"萆薢分清丸"(见《中国药典》)。

77827 萆薢胜金丸(《史载之方》卷上)

【组成】萆薢　诃子各一两　石斛　续断　芎　附子　巴戟(去心)　官桂　藁本各半两　蓬莪术　山茱萸　细辛　当归　独活各一分

【用法】上为末,炼蜜为丸,如梧桐子大。每服五七十丸,空心米汤下。

【主治】肾寒溏泄,体重,食减,腹痛,四肢不举,甚则注下赤白,腰膝酸痛,股膝不便。

77828 萆薢耆附汤(《霉疮证治秘鉴》卷下)

【组成】萆薢五钱　人参　附子　桂枝　当归　干姜　黄耆各一钱半　甘草三分

【用法】水煎,温服。

【主治】霉疮鼻柱溃蚀。

77829 萆薢渗湿汤(《疡科心得集·补遗》)

【组成】萆薢　薏仁　黄柏　赤苓　丹皮　泽泻　滑石　通草

【主治】湿热下注,臁疮漏蹄。

77830 萆薢解毒利湿汤(《效验秘方》尹桂馥方)

【组成】萆薢20克　土茯苓　白术　石菖蒲　石韦　败酱草　冬葵子各15克　黄柏　莲子心　车前子各12克

【用法】水煎服,日1剂,早晚2次服。另加500毫升水煎后,局部外敷,日2次。用大黄炭4克,琥珀4克,阿胶2克,研细末,日早晚3次,白水送服总量一半。10天为1疗程。

【功用】杀菌消炎,收敛止血止痛。

【主治】血精。

【加减】腰疼甚者,加续断、狗脊、杜仲各15克;不寐,加酸枣仁、柏子仁各15克;阳痿,加蜈蚣2条;遗精,加锁阳、芡实各12克;前列腺质地硬者,加山甲、三棱、莪术各12克。

【方论选录】本方是由《医学心悟》萆薢饮化裁而成。萆薢饮功效在于清热利湿、分清泄浊。又加解毒、化积滞、行瘀血、滑窍通利的大黄炭、琥珀、阿胶、败酱草、土茯苓、石韦、冬葵子等,治疗血精不仅可以杀菌、消炎,而且还可以收敛、止血、止痛,加之局部外敷,效若桴鼓。

【临床报道】血精:治疗24例,结果:痊愈12例,占

50%；好转8例，占33.33%；无效4例，占16.67%；总有效率83.33%。

菜

77831 **菜油饮**（《普济良方》卷二）

【组成】陈久菜油三大杯

【用法】一时饮尽。并以菜油煎葱白至黑色，趁热旋涂患处。

【主治】一切疮毒重症。

菟

77832 **菟丝丸**（《外台》卷二十七引《小品方》）

【组成】菟丝子　蒲黄　干地黄　白芷　荆实　葵子　败酱　当归　茯苓　芎䓖各二两

【用法】上为末，炼蜜为丸，如梧桐子大。每服二丸，饮送下，一日三次。不知，加至五六丸。

【主治】小便血。

【宜忌】忌酢物、芜荑。

77833 **菟丝丸**（《圣济总录》卷一五三）

【异名】菟丝子丸（《普济方》卷三三〇）。

【组成】菟丝子（酒浸一宿，别捣）　龙骨　牡蛎（炒）　艾叶（炒）　赤石脂　乌贼鱼骨（烧）　茴香子（微炒）　附子（炮裂，去皮脐）各一两

【用法】上为末，醋煮面糊为丸，如梧桐子大。每服二十丸至三十丸，空心、食前醋汤送下。

【主治】妇人血伤，兼赤白带下。

77834 **菟丝丸**（《普济方》卷二二二引《卫生家宝方》）

【组成】菟丝子二两（酒浸一宿，炒干，为末）　远志一两（去心，焙干）　干山药半两　韭子半两　牛膝半两（去芦头）　白茯苓半两　肉苁蓉半两　龙骨半两（火中煅过）

【用法】上为末，炼蜜为丸，如梧桐子大。每服二十丸，空心酒、盐汤任下，一日三次。

【功用】固元益精。

77835 **菟丝丸**

《郑氏家传女科万金方》卷四。为《局方》卷五吴直阁增诸家名方"小菟丝子丸"之异名。见该条。

77836 **菟丝丸**

《奇效良方》卷三十五。为《鸡峰》卷十"菟丝子丸"之异名。见该条。

77837 **菟丝丸**（《竹林女科》卷四）

【组成】菟丝子（酒浸，蒸）

【用法】上为末，雀卵清为丸，如梧桐子大。每服七十丸，空心温酒送下。若年至五十而阳痿者，菟丝子一斤，加天雄四两，面裹，煨熟，去皮脐，童便制，为末，同丸服之，尤效。

【主治】阳痿，精冷难嗣。

77838 **菟丝丸**（《不知医必要》卷三）

【组成】菟丝子饼二两五钱　石莲仁（去心）六钱　白茯苓一两五钱

【用法】上为末，以酒为丸，如绿豆大。每服二钱，淡盐汤送下。

【主治】思虑太过，心肾虚损，真元不固，小便白浊，梦寐频泄，尿有余沥。

77839 **菟丝散**（《普济方》卷二三六引《指南方》）

【组成】菟丝子（酒浸透）　五味子各一两　生干地黄二两

【用法】上为末。每服二钱，食前米饮调下。

【主治】骨蒸。

77840 **菟丝煎**（《景岳全书》卷五十一）

【组成】人参二三钱　山药（炒）二钱　当归一钱半　菟丝子（制，炒）四五钱　枣仁（炒）　茯苓各一钱半　炙甘草一钱　远志（制）四分　鹿角霜（末）

【用法】上药用水一钟半，煎成，加鹿角霜末四五匙调，食前服。

【主治】心脾气弱，思虑劳倦，遗精。

77841 **菟丝子丸**（《普济方》卷二一七引《孟氏诜诜方》）

【组成】白茯苓　熟地黄　真龙齿　石莲肉　远志（洗，取肉）各三两　菟丝子四两（如前制）

【用法】上为末，用山药打糊为丸，如梧桐子大。每服五十丸，温酒、盐汤任下。

【主治】丈夫真气不固，随尿走失，不能饮食，筋骨痿弱。

77842 **菟丝子丸**（《圣惠》卷七）

【组成】菟丝子二两（酒浸三宿，晒干，为末）　肉苁蓉一两（酒浸一宿，刮去皱皮，炙干）　鹿茸一两（去毛，涂酥，炙令微黄）　蛇床子一两　钟乳粉一两　牡蛎一两（烧，为粉）　天雄一两（炮裂，去皮脐）　远志一两（去心）　桂心一两　五味子一两　杜仲一两（去粗皮，炙微黄，剉）　车前子一两　石斛一两半（去根，剉）　雄蚕蛾一两（微炒）　石龙芮一两　雄鸡一两（微炙）　腽肭脐一两（酒洗，微黄）

【用法】上为末，炼蜜为丸，如梧桐子大。每服三十丸，食前温酒送下。

【主治】肾脏虚损，肌体羸瘦，腰脚无力，志意昏沉，阳气痿弱，小便滑数。

77843 **菟丝子丸**（《圣惠》卷二十六）

【组成】菟丝子三两（酒浸三日，晒干，别捣）　车前子二两　鹿茸二两（去毛，涂酥，炙令微黄）　肉苁蓉二两（酒浸一宿，刮去皱皮，炙干）　桂心二两　杜仲二两（去粗皮，炙令黄，剉）　熟干地黄五两　附子二两（炮裂，去皮脐）　牛膝二两（去苗）

【用法】上为末，炼蜜为丸，如梧桐子大。每服三十丸，空心及晚食前以温酒送下。

【功用】补益驻颜。

【主治】肾劳虚损，腰疼少力。

77844 **菟丝子丸**（《圣惠》卷三十）

【组成】菟丝子三两（酒浸三日，晒干，别捣，为末）　车前子二两　白术二两　桂心二两　杜仲二两（去粗皮，炙微黄，剉）　熟干地黄四两

【用法】上为末，炼蜜为丸，如梧桐子大。每服三十丸，食前以温酒送下。

【功用】补益驻颜。

【主治】虚劳损肾，腰疼，膝冷少力。

77845 **菟丝子丸**（《圣惠》卷三十）

【组成】菟丝子一两半（酒浸三日，晒干，别捣，为末）　鹿茸一两半（去毛，涂酥，炙微黄）　萆薢一两（剉）　厚朴一

两(去粗皮,涂生姜汁,炙令香熟) 柏子仁三分 肉苁蓉一两半(酒浸一宿,刮去皱皮,炙干) 桂心三分 石斛一两(去根,剉) 远志三分(去心) 龙骨一两 杜仲一两(去粗皮,炙微黄,剉) 石龙芮一两 牛膝一两半(去苗) 防风三分(去芦头) 棘刺三分(微炒)

【用法】上为末,炼蜜为丸,如梧桐子大。每服三十丸,食前温酒送下。

【主治】虚劳失精,小便过多,不能饮食,腰膝无力。

77846 菟丝子丸(《局方》卷五)

【异名】大菟丝子丸(《准绳·类方》卷二)。

【组成】菟丝子(净洗,酒浸) 泽泻 鹿茸(去毛,酥炙) 石龙芮(去土) 肉桂(去粗皮) 附子(炮,去皮)各一两 石斛(去根) 熟干地黄 白茯苓(去皮) 牛膝(酒浸一宿,焙干) 续断 山茱萸 肉苁蓉(酒浸,切) 防风(去苗) 杜仲(去粗皮) 补骨脂(去毛,酒炒) 荜澄茄 沉香 巴戟(去心) 茴香(炒)各三分 五味子 桑螵蛸(酒浸,炒) 芎䓖 覆盆子(去枝叶萼)各半两

【用法】上为细末,以酒煮面糊为丸,如梧桐子大。每服二十丸,温酒或盐汤送下,空心服;如脚膝无力,木瓜汤送下,晚食前再服。

【功用】填骨髓,续绝伤,补五脏,去万病,明视听,益颜色,轻身延年,聪耳明目。

【主治】肾气虚损,五劳七伤,小腹拘急,四肢酸疼,面色黧黑,唇口干燥,目暗耳鸣,心忪气短,夜梦惊恐,精神困倦,喜怒无常,悲忧不乐,饮食无味,举动乏力,心腹胀满,脚膝痿缓,小便滑数,房室不举,股内湿痒,水道涩痛,小便出血,时有余沥。

77847 菟丝子丸(方出《证类本草》卷六引《经验后方》,名见《圣济总录》卷一八六)

【异名】二妙丸(《普济方》卷二二一引《十便良方》)。

【组成】菟丝子 牛膝(一寸截)各一两

【用法】上药于银石器内,好酒渍之,令酒过药一寸,经五日,控干,焙燥,为末,将原浸酒煮面糊为丸,如梧桐子大。每服三十丸,空心、食前酒送下。

【功用】壮真元。

【主治】腰膝积冷,酸疼或瘴麻无力。

77848 菟丝子丸(《普济方》卷二十九引《杨子建护命方》)

【组成】菟丝子(酒浸,别捣) 萆薢各半两 补骨脂(炒) 防风(去叉) 硫黄各一分 续断一两 巴戟天(去心)一两 细辛(去苗叶)二铢 蜀椒(去目并闭口者,炒出汗)二两

【用法】上为末,炼蜜为丸,如梧桐子大。每服三十丸,空心盐汤送下。

【主治】肾脏虚冷,阳道痿弱,呕逆多唾,体瘦精神不爽,不思饮食,腰脚沉重,脐腹急痛,小便频数。

77849 菟丝子丸(《圣济总录》卷五十一)

【组成】菟丝子(酒浸,别捣) 白茯苓(去黑皮) 附子(炮裂,去皮脐)各一两 桂(去粗皮) 菖蒲 远志(去心)各半两

【用法】上为末,炼蜜为丸,如梧桐子大。每服三十丸,温酒或盐汤任下,空心、日午、临卧各一次。

【主治】肾气内夺,舌瘖足废。

77850 菟丝子丸(《圣济总录》卷五十二)

【组成】菟丝子(酒浸三日,湿捣,焙干) 肉苁蓉(净洗,酒浸一宿,切,焙) 天雄(炮裂,水浸少时,去皮脐)各二两 骨碎补(去毛)一两(剉,以盐半两同炒令黄,去盐不用) 薏苡仁(炒) 地龙(去土,焙干)各一两 石硫黄(研)半两

【用法】上为末,酒煮面糊为丸,如梧桐子大。每服二十丸,加至三十丸,空心温酒或盐汤任下。

【主治】肾脏虚损,精髓枯竭,形体瘦瘁,百骨痿弱,昼夜掣痛,腰膝冷痹,耳内虚声,强直不任转侧。

77851 菟丝子丸(《圣济总录》卷八十六)

【组成】菟丝子(酒浸,别捣) 牡蒙 柏子仁(微炒,别研) 蛇床子(炒) 肉苁蓉(酒浸,切,焙)各一两

【用法】上为末,炼蜜为丸,如梧桐子大。每服二十丸,空腹温酒送下,日午再服。

【主治】肾劳。囊湿生疮,阴痿失精,小便频数。

77852 菟丝子丸(《圣济总录》卷九十二)

【组成】菟丝子(酒浸一宿,捣末) 麦门冬(去心,焙) 萆薢 厚朴(去粗皮,姜汁炙) 柏子仁(研) 肉苁蓉(酒浸,切,焙) 桂(去粗皮) 石斛(去根) 远志(去心) 细辛(去苗叶) 杜仲(去粗皮炙,剉) 牛膝(酒浸,切,焙) 防风(去叉)各一两 棘刺二两 石龙芮三两 乌头(炮裂,去皮脐)半两

【用法】上为末,以鸡子黄和丸,如梧桐子大。每服三十丸,空心、日午米饮送下。

【主治】虚劳,小便白浊,失精。

77853 菟丝子丸(《圣济总录》卷九十二)

【组成】菟丝子(酒浸,别捣) 鹿茸(去毛,酥炙) 肉苁蓉(酒浸,去皴皮,切,焙) 五味子各二两

【用法】上为末,醋煮面糊为丸,如梧桐子大。每服五十丸,空心米饮送下。

【主治】虚劳小便利。

77854 菟丝子丸(《圣济总录》卷九十八)

【组成】菟丝子(酒浸,别捣) 人参 黄耆(剉) 滑石 芍药 木通 车前子各一两 黄芩(去黑心)三分 冬葵子一合(炒)

【用法】上为细末,炼蜜为丸,如梧桐子大。每服二十丸,食前温酒、盐汤任下,一日三次。

【主治】肾劳虚损,溲便不利,淋沥不已。

77855 菟丝子丸

《圣济总录》卷一〇一。为《圣惠》卷四十一“补益牛膝丸”之异名。见该条。

77856 菟丝子丸(《圣济总录》卷一〇二)

【组成】菟丝子(酒浸,别捣) 肉苁蓉(酒浸,切,焙)各三两 五味子 续断 远志(去心) 山茱萸 泽泻各一两半 防风(去叉)二两 巴戟天(去心)一两

【用法】上为末,用山鸡子白为丸,如梧桐子大。每服三十丸,空腹温酒送下。家鸡子亦可用。

【主治】肝肾虚,眼黑暗,视物不明。

77857 菟丝子丸(《圣济总录》卷一〇二)

【组成】菟丝子(酒浸一宿,别捣末) 白茯苓(去黑皮) 山芋 人参 防风(去叉) 车前子 熟干地黄

（焙） 黄耆（剉） 石决明各一两

【用法】上为末，炼蜜为丸，如梧桐子大。每服二十丸，空心温酒送下，临卧再服。

【主治】肾肝虚，目昏暗，不能远视。

77858 菟丝子丸（《圣济总录》卷一〇二）

【组成】菟丝子（汤浸一宿，剉，捣末） 车前子 熟干地黄（焙）各三两

【用法】上为末，炼蜜为丸，如梧桐子大。每服三十丸，空心温酒送下，一日二次。

【主治】肝肾俱虚，精华不能上荣，使目昏暗。

77859 菟丝子丸（《圣济总录》卷一五七）

【组成】菟丝子（酒浸，焙干，别捣）二两 菖蒲 肉苁蓉（酒浸，切，焙）各一两 蛇床子（酒浸三日，河水淘，焙干） 五味子（洗，焙）各半两 防风（去叉） 远志（去心）各一分

【用法】上为末，炼蜜为丸，如梧桐子大。每服十丸，空心温酒送下。

【主治】妊娠小便利，日夜无度。

77860 菟丝子丸（《圣济总录》卷一八五）

【组成】菟丝子（水淘去浮，酒浸七日，别捣，取末） 萆薢各二两 黑狗脊骨并髓（炙焦）一两半 肉苁蓉（酒浸一宿，切，焙）四两 熟干地黄二两（焙） 枳实（微炒） 山芋各一两

【用法】上为末，酒煮面糊为丸，如梧桐子大。每服三十丸，空心、食前米饮送下。

【功用】补元脏，益脾胃，止脐腹疼痛，思进饮食，固真气，美颜色。

77861 菟丝子丸（《圣济总录》卷一八五）

【组成】菟丝子（淘去浮者，以酒浸七日，烂杵，焙干）三十两 茴香子（微炒）八两 青盐三两

【用法】上为末，用浸药酒煮面糊为丸，如梧桐子大。每服二十丸至三十丸，空心温酒送下。

【功用】补虚益气，壮元阳。

77862 菟丝子丸（《圣济总录》卷一八六）

【组成】菟丝子（酒浸，焙干，别杵） 菖蒲（切，焙） 远志（去心） 地骨皮 生干地黄（焙）各二两

【用法】上为末，炼蜜为丸，如梧桐子大。每服三十丸，茶酒任下。

【功用】补益真气，强力益志。

77863 菟丝子丸（《圣济总录》卷一九八）

【组成】菟丝子一斤（酒浸三日，控干，捣细末） 甘菊花（去土，捣细末）一斤

【用法】上拌和令匀，炼蜜为丸，如梧桐子大。每服二十丸至三十丸，前晨至晚后食前温酒送下。

【功用】明目，进饮食，益精，壮下元。

77864 菟丝子丸（《全生指迷方》卷二）

【组成】菟丝子（先于臼内杵百下，筛去杂物末） 五味子各一两 生干地黄三两（焙）

【用法】上为末，炼蜜为丸，如梧桐子大。每服三十丸，食前饮送下。

【主治】四肢发热，逢风如炙如火，由阴不胜阳，阳盛则热起于四末，少水不能灭盛火，而阳独治于外。

77865 菟丝子丸（《全生指迷方》卷三）

【组成】菟丝子（拣净，酒浸透，捣烂，焙干） 干地黄（焙）各二两 杜仲（去粗皮，杵碎，酒拌一宿，炒焦）三两 牛膝（酒浸）一两 萆薢一两

【用法】上为细末，炼蜜为丸，如梧桐子大。每服三十丸，食前饮送下。

【主治】骨痿，腰脊不举。由远行劳倦，逢大热而渴，阳气内伐，热舍于肾，水不胜火，则骨枯而髓减，盖阳明并肾，则肾脂枯而宗筋不调，宗筋主束骨而利机关也。

77866 菟丝子丸（《全生指迷方》卷三）

【组成】菟丝子不拘多少（拣净，水淘，酒浸三宿）

【用法】上药控干，乘润捣罗为散，焙干再为细末，炼蜜为丸，如梧桐子大。每服五十丸，食前饮送下，一日二三服。

【主治】消渴。

77867 菟丝子丸（《鸡峰》卷十）

【异名】菟丝丸（《奇效良方》卷三十五）。

【组成】菟丝子（去尘土，掏净，酒浸，控干，蒸，捣焙） 桑螵蛸（炙）各半两 泽泻二钱半

【用法】上为细末，炼蜜为丸，如梧桐子大。每服二十丸，空心清米饮送下。

【主治】膏淋。

77868 菟丝子丸（《扁鹊心书·神方》）

【组成】菟丝子一斤（淘净，酒煮，捣成饼，焙干） 附子（制）四两

【用法】上为末，酒糊为丸，如梧桐子大。每服五十丸，酒送下。

【功用】补肾气，壮阳道，助精神，轻腰脚。

77869 菟丝子丸（《杨氏家藏方》卷九）

【组成】鹿角霜 菟丝子（酒浸一宿，别捣，焙干） 熟干地黄（洗，焙） 柏子仁（别研）各五两

【用法】上为细末，炼蜜为丸，如梧桐子大。每服五十丸，空心温酒送下。

【功用】轻身，驻颜，益寿。

【主治】精血不足，筋骨无力，怔忪盗汗，梦遗失精。

【备考】元气虚冷，久服此药，觉小便少，以车前子半两，略炒过为末。每服二钱，水一盏，煎至六分，温服。

77870 菟丝子丸（《普济方》卷一五五引《卫生家宝方》）

【组成】菟丝子一两 白石英九钱 干姜八钱 杜仲七钱 白术六钱 人参五钱

【用法】上为末，炼蜜为丸，如梧桐子大。每服三十丸，空心温酒送下。

【主治】腰膝疼痛。

77871 菟丝子丸（《百一》卷十一引葛丞相方）

【组成】菟丝子（酒浸） 杜仲（去皮，炒断丝）各等分

【用法】上为细末，以山药糊为丸，如梧桐子大。每服五十丸，盐酒或盐汤任下。

【主治】腰痛。

77872 菟丝子丸（《魏氏家藏方》卷九）

【组成】菟丝子（洗净，酒浸，烂研成饼） 车前子（微炒） 香白芷 细辛各一两 人参半两（去芦） 麝香一两（别研）

【用法】上为细末，炼蜜为丸，如梧桐子大。每服三十

丸,一日三次,不拘时候。

【功用】退肿,除冷泪,止痛。

【主治】眼暴赤。

77873 菟丝子丸(《魏氏家藏方》卷十)

【组成】鹿角霜 菟丝子(浸,研成饼)

【用法】上为细末,酒面糊为丸,如梧桐子大。每服二十丸,渐加至三四十丸,食前温酒醋汤送下。

【主治】妇人本虚经弱,阴阳不升降,小便泔白溺出无度,男子精滑不固。

77874 菟丝子丸(《济生》卷四)

【组成】菟丝子(淘净,酒蒸,焙)二两 五味子一两 牡蛎(煅,取粉)一两 肉苁蓉(酒浸)二两 附子(炮,去皮)一两 鸡肶胵半两(微炙) 鹿茸(酒炙)一两 桑螵蛸(酒浸)半两

【用法】上为细末,酒糊为丸,如梧桐子大。每服七十丸,食前盐酒、盐汤任下。

【主治】小便多,或不禁。

77875 菟丝子丸(《朱氏集验方》卷八)

【组成】菟丝子(酒浸一宿,焙) 泽泻(酒浸一宿,略蒸,焙) 大附子(炮,去皮) 肉桂各五两 苁蓉(酒浸一宿,焙) 杜仲(制) 熟地黄(投水中沉者是,酒浸一宿,焙) 白茯苓(去皮) 猢狲姜(去毛,炙) 山茱萸(去核) 茴香(炒) 石斛(焙) 川续断(焙) 川牛膝(酒浸一宿,焙) 荜澄茄各三两半 金铃子(去核) 干姜(炮)各四两 川巴戟(去心,酒浸一宿,焙) 桑螵蛸(蜜炙) 覆盆子 五味子 川芎各二两半 天台乌药八两

【用法】上为细末,不犯铜铁器,酒糊为丸,如梧桐子大。每服二三十丸,盐汤、温酒任下;如脚弱,木瓜汤下。

【功用】益颜色,去万病,安五脏,填骨髓,和耳目,轻身延年。

【主治】男女虚劳。

77876 菟丝子丸(《急救仙方》卷三)

【组成】青皮(炒) 车前子 巴戟(去心) 杜仲(蜜炒,无丝为度) 灵仙(酒浸) 远志(去心) 牛膝(酒浸) 苁蓉(酒浸) 熟地黄各一两 菟丝子一两

【用法】上为末,酒煮面糊为丸,如梧桐子大。每服三十丸,空心盐汤送下。

【功用】安神定魄,眼目光明。

77877 菟丝子丸(《普济方》卷一七七引《郑氏家传渴浊方》)

【组成】菟丝子一两(净,酒浸一宿) 五味子 白茯苓 肉苁蓉(酒浸一宿) 舶茴香(炒) 鹿茸(酥炙)一两

【用法】上为细末,炼蜜为丸,如梧桐子大。每服三十丸,空心饭汤饮送下。

【主治】渴浊。

77878 菟丝子丸(《普济方》卷二十九)

【组成】韭子(酒浸,炒) 菟丝子(酒浸) 巴戟(酒浸) 破故纸(酒浸) 小茴香(炒) 川山甲(炮) 莲肉(去心) 红花 母丁香 沉香 木香各一两半 牛膝二两(酒浸) 益智仁一两二钱半 川楝子肉一两七钱半 炙草半两 莲蕊七钱半 青盐七钱半 好京墨一两(烧去烟)

【用法】上为细末,酒糊为丸,如梧桐子大。每服五十丸,早晨空心好酒下,盐汤亦可,干物压之。

【功用】固真补髓,添精壮阳。

【主治】心气不足,肾经虚损,思虑太过,精神恍惚,及真阳耗竭,腰重脚弱,元气衰微。阳不固,溺有余沥,小便白浊,梦寐频泄。

77879 菟丝子丸(《普济方》卷二十九)

【组成】菟丝子 山药各四两 牛膝 附子 萆薢 鹿茸各二两 巴戟 茴香各一两

【用法】上为细末,以酒煮面糊为丸,如梧桐子大。每服五十丸,空心温酒或盐汤送下。

【功用】补肾虚。

77880 菟丝子丸(《普济方》卷二二〇)

【组成】菟丝子二两(酒浸三日,晒干,别研末) 枳壳半两(麸炒,微炒,去瓤) 石斛一两(去根,剉) 荜澄茄 干姜一两(炮制,剉) 牛膝一两(去苗) 木香半两 肉豆蔻 槟榔三分 蛇床子一两 茴香子一两 荜茇三分

【用法】上为末,炼蜜为丸,如梧桐子大。每服三十丸,空心盐酒送下,汤亦可。

【功用】补虚。

【主治】痼冷。

77881 菟丝子丸

《普济方》卷三三〇。为《圣济总录》卷一五三"菟丝丸"之异名。见该条。

77882 菟丝子丸

《摄生众妙方》卷二。为《局方》卷五吴直阁增诸家名方"小菟丝子丸"之异名。见该条。

77883 菟丝子丸(《杂病源流犀烛》卷八)

【组成】菟丝子 山药 莲肉 茯苓 杞子

【用法】上为末,水泛为丸。用量临时酌定。

【主治】精少。

77884 菟丝子水(《中医皮肤病学简编》)

【组成】干菟丝子31克 鹤虱31克 蛇床子31克

【用法】水煎,熏洗。

【主治】肛门瘙痒症。

77885 菟丝子汤(《不知医必要》卷三)

【组成】丝饼五钱 淮山(炒)三钱 石莲(去壳,去心) 白茯苓各二钱

【用法】水煎服。

【主治】肾气虚损,目眩耳鸣,四肢倦怠,夜梦精遗。

【加减】小便不禁,加五味子六分。

77886 菟丝子饮(《不知医必要》卷三)

【组成】丝饼三钱 牡蛎(煅)一钱 北味(杵)五分 益智仁(盐水炒)一钱 熟地二钱

【主治】小便不禁,或遗或过多者。

77887 菟丝子酊(《中医皮肤病学简编》)

【组成】新鲜菟丝子93克

【用法】将上药浸于酒精内,一二日后过滤,用酊外涂。

【主治】白癜风。

77888 菟丝子散(《圣惠》卷七)

【组成】菟丝子三分(汤浸三宿,焙干,别捣,为末) 鹿茸一两(去毛,涂酥,炙令微黄) 肉苁蓉一两(酒浸一宿,去皱皮,炙令干) 桑螵蛸一两(微炒) 牡蛎一两(烧为粉) 五味子一两 鸡肶胵二两(微炙)

【用法】上为细散。每服二钱，食前温酒调下。

【主治】膀胱及肾脏虚冷惫伤，小便滑数，白浊不止。

77889 **菟丝子散**(《圣惠》卷二十七)

【组成】菟丝子三两(捣) 甘草二两(炙微赤，剉) 枣肉三两 桂心三两(剉) 杜仲五两(去皱皮，剉) 麦门冬二两(去心) 生干地黄五两 肉苁蓉三两(剉，去皱皮，切)

【用法】以酒五升，渍三宿，出晒干，复浸，更晒干，以酒尽为度，捣细罗为散。每服二钱，食前以温酒调下。

【主治】虚劳不足，阴阳失度，伤筋损脉，嘘吸短气，漏泄不止，小便赤黄，阴下湿痹，腰脊如折，颜色不悦。

77890 **菟丝子散**(《圣惠》卷二十九)

【组成】菟丝子二两(酒浸一宿，晒干，别捣，为末) 韭子二两(微炒) 附子一两(炮裂，去皮脐) 当归一两 芎䓖一两 桂心一两 车前子二两 白矾二两(烧，为末)

【用法】上为细散。每服二钱，食前以温酒调下。

【主治】虚劳，小便白浊，及梦遗尿精。

77891 **菟丝子散**(《圣惠》卷二十九)

【组成】菟丝子二两(酒浸三宿，晒干，别捣为末) 白龙骨一两 韭子一两(微炒) 肉苁蓉二两(酒浸一宿，剉，去皱皮，炙干) 熟干地黄一两 蛇床子一两

【用法】上为细散。每服二钱，食前以温酒调下。

【主治】虚劳久冷，小便余沥。

77892 **菟丝子散**(《圣惠》卷三十)

【组成】菟丝子二两(酒浸三日，晒干，别捣为末) 补骨脂一两(微炒) 麦门冬一两半(去心，焙) 车前子一两 龙骨半两

【用法】上为细散。每服二钱，食前以温酒调下。

【主治】虚劳羸损，失精。

77893 **菟丝子散**(《圣惠》卷五十三)

【组成】菟丝子一两(酒浸三日，晒干，别捣为末) 蒲黄一两半(微炒) 磁石半两(烧醋淬七遍，细研，水飞过) 黄连一两(去须) 肉苁蓉一两(酒浸一宿，刮去皱皮，炙干) 五味子一两 鸡肶胵中黄皮一两半(微炙)

【用法】上为细散，入研了药令匀。每服二钱，食前以清粥饮调下。

【主治】❶《圣惠》：消肾，小便多，白浊，或不禁。❷《圣济总录》：肺消，饮少溲多。

77894 **菟丝子散**(《圣惠》卷五十八)

【组成】菟丝子二两(酒浸三日，晒干，别捣为末) 牡蛎一两(烧为粉) 肉苁蓉二两(酒浸一宿，刮去皮，炙干) 附子一两(炮裂，去皮脐) 五味子一两 鸡肶胵中黄皮二两(微炙)

【用法】上为细散。每服二钱，食前以粥饮调下。

【主治】小便多，或不禁。

77895 **菟丝子散**(《圣济总录》卷九十五)

【组成】菟丝子(酒浸二宿，焙干，微炒，别捣为细粉)一两 蒲黄(微炒，细研) 黄连(去须)各一两半 肉苁蓉(酒浸，切，焙)一两 五味子(炒) 鸡肶胵黄皮(炙黄色，干)各一两半

【用法】上药，先同捣四味为细散，再入菟丝子粉与蒲黄同研匀细。每服二钱匕，食前酒调服，一日三次。

【主治】小便不禁。

77896 **菟丝子散**(《圣济总录》卷九十八)

【组成】菟丝子(酒浸，别捣) 肉苁蓉(酒浸，切，焙)各一两 五味子 黄耆(剉) 鸡膍胵黄皮 蒲黄 消石(研)半两

【用法】上为散。每服二钱匕，温酒调下，不拘时候。

【主治】冷淋，溲便冷涩。

77897 **菟丝子散**(《圣济总录》卷一四八)

【组成】菟丝子 甜葶苈 蛇床子 盐各半两 麝香一钱

【用法】上为散。以醋调涂之。

【主治】蚕咄。

77898 **菟丝子粥**(《药粥疗法》)

【组成】菟丝子30~60克(新鲜者可用60~120克) 粳米二两 白糖适量

【用法】先将菟丝子洗净后捣碎，或用新鲜菟丝子捣烂，加水煎取汁，去清后，入米煮粥，粥将成时加入白糖，稍煮即可。分早、晚二次服食。七至十天为一疗程。

【功用】补肾益精，养肝明目。

【主治】肝肾不足所致的腰膝酸痛，腿脚软弱无力，阳痿，遗精，早泄，小便频数，尿有余沥，头晕眼花，视物不清，耳鸣耳聋；妇人带下病，习惯性流产。

77899 **菟丝石脂散**(《圣济总录》卷九十八)

【组成】菟丝子(酒浸，别捣) 白石脂 牡蛎(煅，研)二两 桂(去粗皮) 土瓜根(剉)各一两

【用法】上为散。每服二钱匕，空心、食前煮大枣粥饮调下。

【主治】冷淋。

77900 **菟丝汁涂方**(《圣济总录》卷一〇一)

【组成】菟丝苗一握

【用法】上捣，绞取自然汁，涂面上。

【主治】面粉渣。

77901 **菟丝地萸汤**(《辨证录》卷八)

【组成】熟地一两 山茱萸五钱 菟丝子一两 巴戟天五钱

【用法】水煎服。

【主治】过于好色，入房屡战，以博欢趣，则鼓勇而斗，不易泄精，渐则阳事不刚，易于走泄，于是骨软筋麻，饮食加少，畏寒。

菊

77902 **菊霜**(《玉钥续编》)

【异名】元女丹。

【组成】防风 羌活 石膏 川芎 川黄连 荆芥 元参 甘草 黄柏 槐角 连翘 黄芩 甘菊花 薄荷 白芷各二钱

【用法】上为细末，另将甘草五钱煎水，入药拌匀，质要干湿相得，放铜勺内，再用潮脑六钱，匀洒药上，净碗盖好，盐泥固封，微火升三炷香，切忌武火，恐其焦灼，升足取碗底白霜，瓷瓶收紧，勿使见风走气，升过药仍可拌甘草水，加潮脑，依法再升一次。每用三五厘擦风处，以涎出为度，擦过三次可保永不再发。

【主治】风火牙痛。

77903 **菊女饮**(《辨证录》卷六)

【组成】女贞子一两　甘菊花五钱　麦冬五钱

【用法】水煎服。

【主治】双目不痛,瞳神日加紧小,口干舌苦。

77904 **菊甘散**(《银海精微》卷下)

【组成】菊花四两　甘草五钱　生地黄四两　白蒺藜(去刺,炒)二两

【用法】上为末。每服二钱,食后米泔水下。

【主治】能近视,不能远视者。

77905 **菊叶汤**(《宣明论》卷三)

【异名】新补菊叶汤(《普济方》卷一一五)、菊花散(《准绳·类方》卷五)。

【组成】菊花(去梗)　羌活　独活　旋覆花　牛蒡子　甘草各等分

【用法】上为末。每服二钱,加生姜三片,水一盏,同煎至七分,去滓,食后温服。

【主治】一切风,头目昏眩,呕吐,面目浮肿者。

77906 **菊叶膏**(《千金珍秘方选》引扬州巴氏传方)

【组成】血余二两　木鳖二两　银花二两　红花五钱　生大黄三两　当归一两　羌活五钱　防风五钱　黄柏一两　黄芩一两　独活四两　甘草三两　赤芍二两　皂角针三两　鲜菊叶四两

【用法】用香油五斤,将药浸三日,煎枯滤清,黄丹收膏,再加五灵脂三钱,滴乳香三钱,共为细末,搅匀。

【主治】一切疔疮热毒大小外症。

77907 **菊芎散**(《普济方》卷七十四)

【组成】薄荷二两　菊花　甘草　川芎各一两　防风七钱　白芷半两

【用法】上为细末。食后用少许沸汤泡点眼。如伤风,酒调服尤效。

【主治】暴赤眼。

77908 **菊虫汤**(《中医皮肤病学简编》)

【组成】菊花125克　蝉蜕31克　麦冬18克　花粉9克　木香3克　明雄黄3克　香附9克　白蒺藜15克　防风6克　杏仁9克　桔梗9克　甘草3克

【用法】水煎服。

【主治】皮肤癌。

77909 **菊花丸**(《圣济总录》卷十六)

【组成】甘菊花(择去梗)　羌活(去芦头)　枳壳(去瓤,麸炒)　芎䓖　防风(去叉)　桂(去粗皮)各半两　细辛(去苗叶)一两　槟榔(剉)一枚

【用法】上为末,以生姜汁煮薄面糊为丸,如梧桐子大。每服二十丸,空心酒送下,一日二次。

【主治】风邪注头,头目俱晕,轻则心闷,重则倒仆。

77910 **菊花丸**(《圣济总录》卷十七)

【组成】甘菊花(择)　枸杞子(择)　天麻(酒浸,切,焙)　独活(去芦头)　蔓荆实(去皮)　木香　芎䓖　防风(去叉)　羌活(去芦头)　天竺黄(研)　赤茯苓(去黑皮)　藁本(去土)各等分

【用法】上为细末,炼蜜为丸,如梧桐子大。每服十丸,荆芥汤送下,不拘时候。

【主治】风头旋。目晕欲倒,胸中痰逆,筋骨疼痛。

77911 **菊花丸**(《圣济总录》卷一〇五)

【组成】甘菊花一两　黄芩(去黑心)一两　玄参一两　决明子(炒)一两半　升麻一两　蕤仁(去皮)一两半　车前子二两　防风(去叉)二两　黄连(去须)二两　葳蕤二两　大黄(剉,炒令香)三两

【用法】上为细末,炼蜜为丸,如梧桐子大。每服三十丸,食后温浆水送下。

【主治】风毒冲眼,久赤不愈。

77912 **菊花丸**(《圣济总录》卷一〇七)

【组成】甘菊花　人参　白茯苓(去黑皮)　山芋各等分

【用法】上为末,炼蜜为丸,如梧桐子大。每服三十丸,食后、临卧熟水送下。

【主治】一切风眼及风攻头系。

77913 **菊花丸**(《圣济总录》卷一〇八)

【组成】菊花四两　乌头(生,去皮脐)二两　黑豆二合(生,去皮,为末,滴盐水烂研为膏)

【用法】上药,先将前三味为末,入黑豆膏内和捣为丸,如梧桐子大。每服三十丸,空心温酒或盐汤送下。

【功用】明目。

【主治】一切眼疾。

77914 **菊花丸**(《圣济总录》卷一一二)

【组成】菊花二两　黄连(去须)一两半　槐子一两半　车前子　茺蔚子　青葙子　地肤子　决明子(微炒)　菥蓂子　苦参　防风(去叉)　黄芩(去黑心)　蕤仁各一两

【用法】上为末,炼蜜为丸,如梧桐子大。每服二十丸,食后米饮送下,临卧再服。

【主治】眼昏暗,渐成内障。

77915 **菊花丸**(《三因》卷十六)

【组成】甘菊花　枸杞子　肉苁蓉(酒浸,洗,切)　巴戟(去心)各等分

【用法】上为末,炼蜜为丸,如梧桐子大。每服三五十丸,米汤送下。

【主治】脾肺气虚,忧思过度,荣卫枯耗,唇裂,沉紧,或口吻生疮,容色枯瘁,男子失精,女子血衰。

77916 **菊花丸**

《普济方》卷七十一。为《本事》卷五"地黄丸"之异名。见该条。

77917 **菊花丸**(《扶寿精方》)

【组成】甘菊花(家园菊,黄白色盛开时采,阴干)六两　秦当归(去芦头梢尾,酒洗,焙干,为末)三两　地黄膏(采生鲜者,取自然汁,每斤入蜜二两,瓦器内慢火熬成膏,忌铜铁)六两　牛膝(酒浸透,焙干,为末)　覆盆子各四两

【用法】炼蜜合膏为丸,如梧桐子大。每服八十一丸,空心、临卧盐汤或酒任下。

【功用】补诸虚,除诸疾,明目滋阴,常服气血永不衰,鬓发永不白,驻颜益寿。

77918 **菊花丸**(《异授眼科》)

【组成】菊花四两　巴戟一两六钱　五味子二两　肉苁蓉(酒洗)一两　枸杞二两

【用法】上为细末,炼蜜为丸,如梧桐子大。每服三十丸,盐汤送下。

【主治】目有瞳仁倒者,五脏俱损也。外因五色,内因

五味，精液妄行，以致肾水枯竭而伤肺肝，五脏损也。

77919 菊花汤（方出《外台》卷三十二引《集验方》，名见《圣济总录》卷一〇一）

【组成】甘菊花　独活　茵芋　防风　细辛　蜀椒　皂荚　桂心　杜蘅　莽草各等分

【用法】上药水煮，沐头。

【主治】❶《外台》引《集验方》：头风。❷《圣济总录》：白屑。

77920 菊花汤（《千金》卷二）

【异名】麻黄雌鸡散（《圣惠》卷七十六）、麻黄雌鸡汤（《普济方》卷三三七）。

【组成】菊花如鸡子大一枚　麦门冬一升　麻黄　阿胶各三两　人参一两半　甘草　当归各二两　生姜五两　半夏四两　大枣十二个

【用法】上㕮咀，以水八升，煮减半，纳清酒三升并阿胶，煎取三升，分三服。温卧当汗，以粉粉之，护风寒四五日。一方用乌雌鸡一只，煮水煎药。

【主治】妊娠四月，有寒，心下愠愠欲呕，胸膈满不欲食；有热，小便难，数数如淋状，脐下苦急。卒风寒颈项强痛寒热，或惊动身躯，腰背腹痛，往来有时，胎上迫胸，心烦不得安，卒有所下。

【方论选录】《千金方衍义》：胎息四月始受水精以成，血脉养胎，属手少阳，火气用事最易损坠，若寒郁火邪，恶阻弥甚，热蒸子脏，溲数异常，然胎已成形，未必便下，必卒受风寒或有所惊动，势难叵测，不得不于安胎剂中兼麻黄一味以开泄之，虽与前艾叶汤并用麻黄，其间轻重迥殊，余味大都相类，彼以胎未具体，固宜艾叶、丹参之温以助之；此以相火养胎，又需麦冬、菊花之清以润之，其用半夏者，专涤胞门垢腻，无虑辛散伤胎也。

77921 菊花汤（《圣济总录》卷十六）

【异名】救生散（《普济方》卷四十五）。

【组成】甘菊花（去梗）　细辛（去苗叶）各半两　防风（去叉）　前胡（去芦头）　茯神（去木）　白术　麻黄（去根节）各一两　芎䓖　杏仁（汤浸，去皮尖双仁）各三分

【用法】上为粗末。每服五钱匕，水一盏半，煎至一盏，去滓，入竹沥半合，更煎沸，食前温服，日二次，夜一次。

【主治】风头眩闷，起即欲倒，头痛眼疼，视屋转动。

77922 菊花汤（《圣济总录》卷十六）

【组成】菊花　石膏各一两（碎）　芎䓖半两　甘草（炙）一两

【用法】上为粗末。每服三钱匕，水一盏，煎至七分，去滓热服，不拘时候。

【主治】风头疼。

77923 菊花汤（《圣济总录》卷八十六）

【组成】菊花　升麻　独活（去芦头）　防风（去叉）　知母（焙）　黄芩（去黑心）　玄参　藁本（去苗土）　大黄（剉，炒）　栀子仁　前胡（去芦头）　桔梗　甘草（炙，剉）　麦门冬（去心，焙）　生干地黄（焙）各一两

【用法】上为粗散。每服五钱匕，水一盏半，煎至八分，去滓，食后温服。

【主治】心劳客热，毒气上攻，口中生疮，齿断肉烂。

77924 菊花汤（《圣济总录》卷一〇四）

【组成】甘菊花一两　大黄（剉，炒）半两　茯神（去木）　玄参　淡竹叶　升麻　犀角（镑）　决明子　黄芩（去黑心）　黄连（去须）各三分

【用法】上为粗散。每服三钱匕，水一盏，煎至六分，去滓，食后温服。

【主治】热毒上冲，眼赤疼痛。

77925 菊花汤（《圣济总录》卷一〇五）

【组成】菊花　升麻　黄连（去须）　防风（去叉）　木通（剉）　白茯苓（去黑皮）　葳蕤　地骨皮各一两

【用法】上为粗散。每服五钱匕，以水一盏半，加竹叶十片，煎至八分，滤去滓，空心、日午、临卧温服。

【主治】风毒气攻，眼生疮烂痛。

77926 菊花汤（《圣济总录》卷一〇七）

【组成】甘菊花（择）　地骨皮（去土）　升麻　防风（去叉）　黄连（去须）　赤茯苓（去黑皮）各半两　葳蕤　柴胡（去苗）　木通（剉）各一两

【用法】上为粗散。每服五钱匕，水二盏半，加竹叶七片，煎至一盏，去滓，入芒消末一钱匕，食后、临卧温服。如腹脏易利，即少用芒消。

【主治】肝风邪热冲眼，色赤痛痒不定。

77927 菊花汤（《圣济总录》卷一〇九）

【组成】菊花　茯神（去木）　防风（去叉）　玄参　升麻（剉）　石膏（碎）　芎䓖（剉）　葛根（剉）各一两　大黄（剉，炒）一两半

【用法】上为粗散。每服五钱匕，以水一盏半，煎至七分，去滓，食后放温服，临卧再服。

【主治】息肉淫肤，初发睑毗，渐渐胀起，攀系白睛。

77928 菊花汤

《圣济总录》卷一八〇。为原书卷一六七“甘菊花汤”之异名。见该条。

77929 菊花汤（《医略六书》卷二十八）

【组成】菊花三钱（去蒂）　苏叶一钱半　白芍一钱半（酒炒）　当归二钱　阿胶三钱（糯粉炒）　人参一钱半　麦冬三钱（去心）　炙草五分　苏梗三钱　大枣三个

【用法】水六升，煮药取二升，入清酒一升，并胶，煎取一升，温服。肝虚，宜乌雌鸡煮汁煎药。

【主治】怀妊四月，脉滑疾者。

【加减】热甚加条芩、山栀。

【方论选录】阴阳踞定，胎已成形，血气俱护其胎，宜疏热补虚以养胎息。苏叶疏血气以通血脉，人参扶元气以长胎元；菊花清郁热，阿胶补阴血；白芍敛阴和血；麦冬润燥清心；当归养血荣经脉；炙草缓中益胃气；生姜温胃通神明；大枣益脾壮元气；肝虚亦用鸡汁煮药，和酒；胎热者加条芩、山栀泄热安胎，无不热解经荣而胎元日长矣。

77930 菊花汤（《产孕集》卷上）

【组成】菊花如鸡子大一把　麦冬三合　大枣十二个　人参五钱　当归　甘草各六钱　阿胶一两　生姜一两六钱

【用法】以水三斗，煮半，纳清酒一升，并胶，煎取一升，分二服。

【主治】曾孕四月而堕者。

【加减】受寒者，加麻黄。

77931 菊花饮（《慈幼新书》卷六）

【组成】生地一钱五分　当归　柴胡　花粉　黄连　天冬　麦冬各一钱　菊花二钱　甘草五分

【用法】水煎服。

【主治】痘疮。

77932　菊花饮

《寿世良方》。为《仙拈集》卷四"菊花酒"之异名，见该条。

77933　菊花酒(《千金》卷十四引徐嗣伯方)

【异名】菊花酝酒(《圣惠》卷二十二)。

【组成】甘菊花(九月九日取邓州者，晒干)

【用法】上为末，以米馈中蒸作酒服。

【主治】风眩。

77934　菊花酒(《千金》卷八)

【组成】菊花　杜仲各一斤　附子　黄耆　干姜　桂心　当归　石斛各四两　紫石英　苁蓉各五两　萆薢　独活　钟乳各八两　茯苓三两　防风四两

【用法】上㕮咀，以酒七斗渍五日。一服二合，稍稍加至五合，一日三次。

【功用】去风冷，补不足。

【主治】男女风虚寒冷，腰背痛，食少羸瘦无色，嘘吸少气。

77935　菊花酒(《圣惠》卷九十五)

【异名】地骨酒(《本草纲目》卷三十六引《圣济总录》)。

【组成】菊花五斤　生地黄五斤　枸杞根五斤

【用法】上药捣碎，以水一硕，煮取汁五斗，炊糯米五斗，细曲碎，同拌令匀，入瓮密封，候熟澄清。每温服一盏，一日三杯。

【功用】壮筋骨补髓，延年益寿耐老。

77936　菊花酒(《圣惠》卷九十五)

【组成】菊花八两　五加皮八两　甘草四两　生地黄一斤(切)　秦艽四两(去苗)　枸杞根八两　白术八两

【用法】上药捣令碎，以水三硕，煮至一硕，以槽床压取汁，用糯米一硕炊熟，细曲一斤捣碎，拌和令匀，入于瓮中，密封三七日，取饮任性，不得过醉。

【功用】补虚损不足。

【主治】八风十二痹。

77937　菊花酒(《本草纲目》卷二十五)

【组成】甘菊花

【用法】上药煎汁，同曲米酿酒，或加生地黄、当归、枸杞子诸药亦佳。

【功用】明耳目，去痿痹，消百病。

【主治】头风。

77938　菊花酒(《仙拈集》卷四)

【异名】菊花饮(《寿世良方》)。

【组成】白菊花(连根茎叶)

【用法】捣烂，入微水绞汁，热酒温服，滓敷患处。

【功用】止疼消肿。

【主治】疔毒恶疮，小水不利。

77939　菊花散(《千金》卷十三)

【组成】菊花一两　细辛　附子　桂心　干姜　巴戟　人参　石南　天雄　茯苓　秦艽　防己各二两　防风　山茱萸　白术　薯蓣各三两　蜀椒五合

【用法】上药治下筛。每服方寸匕，酒下，一日三次。

【主治】头面游风。

77940　菊花散(《圣惠》卷十五)

【组成】甘菊花　麻黄(去根节)　葛根(剉)　黄芩各一两　羚羊角屑三两　玄参　栀子仁　赤芍药　甘草(炙微赤，剉)各三分

【用法】上为散。每服三钱，以水一中盏，煎至六分，去滓温服，不拘时候。

【主治】时气头痛至甚，及百骨节疼痛。

77941　菊花散(方出《圣惠》卷二十，名见《鸡峰》卷十三)

【组成】甘菊花一两　芎䓖一两

【用法】上为散。每服二钱，温酒调下，不拘时候。

【主治】❶《圣惠》：风头痛，每欲天阴先发者。❷《鸡峰》：风毒上攻头昏晕。

77942　菊花散(《圣惠》卷三十二)

【组成】甘菊花　前胡(去芦头)　防风(去芦头)　羌活　生干地黄　决明子　木通(剉)　茯神　车前子　羚羊角屑　麦门冬(去心，焙)　地骨皮各一两　甘草半两(炙微赤，剉)

【用法】上为散。每服三钱，以水一中盏，煎至六分，食后去滓温服。

【主治】风赤眼，积年不愈，肿涩疼痛，心神虚烦。

77943　菊花散(《圣惠》卷三十二)

【组成】甘菊花　防风(去芦头)　决明子　栀子仁　黄芩　车前子　川升麻　玄参　地骨皮　柴胡(去苗)　麦门冬(去心)　生干地黄　甘草(炙微赤，剉)　羚羊角屑各一两

【用法】上为散。每服三钱，以水一中盏，加淡竹叶二七片，煎至六分，去滓，食后温服。

【主治】肝心壅热，眼涩痛。

【宜忌】忌炙煿、油腻、热面、生果。

77944　菊花散(《圣惠》卷三十二)

【组成】甘菊花　羌活　蔓荆子　半夏(汤浸七遍，去滑)　芎䓖各一两　枳壳一两半(麸炒黄，去瓤)　石膏一两　赤芍药一两　甘草半两(炙微赤，剉)

【用法】上为散。每服四钱，以水一中盏，加生姜半分，煎至六分，去滓温服，不拘时候。

【主治】眼风毒攻眉骨及目睛，疼痛如欲破，碜涩泪出，目不能开。

77945　菊花散(《圣惠》卷三十三)

【组成】甘菊花一两　旋覆花三分　生干地黄半两　羚羊角屑一两　海桐皮半两　秦艽半两(去苗)　白附子半两(炮裂)　防风三分(去芦头)　蔓荆子三分　决明子半两　芎䓖半两

【用法】上为粗散。每服三钱，以水一中盏，煎至六分，去滓，食后温服，临卧再服。

【主治】坠睛。风毒牵瞳仁向下，眼带紧急，视物不明。

【备考】本方方名，《医方类聚》引作"甘菊花散"。

77946　菊花散(《圣惠》卷四十七)

【组成】甘菊花半两　人参半两(去芦头)　赤茯苓半两　麦门冬半两(去心)　犀角屑半两　甘草半两(炙微赤，剉)　防风半两(去芦头)　羌活半两　地骨皮半两　羚羊

角屑半两　蔓荆子半两　川升麻半两

【用法】上为散。每服四钱,以水一中盏,加生姜半分,煎至六分,去滓温服,不拘时候。

【主治】上焦壅滞,头面风热。

77947 **菊花散**(《圣惠》卷八十九)

【组成】甘菊花一分　牯牛胆一枚(阴干)　寒水石一分　雌鸡肝一枚(阴干)

【用法】上为细散。每服半钱,取猪肝血,不至三五服验。

【功用】退翳。

【主治】小儿青盲及雀目。

77948 **菊花散**(《养老奉亲》)

【组成】菊花　前胡　旋覆花　芍药　玄参　苦参　防风各等分

【用法】上为末。每服三钱,食后、临卧用温酒调下;不饮酒,用米饮调下亦得。

【主治】老人春时热毒,风攻颈项,头痛面肿及风毒眼涩。

77949 **菊花散**

《圣济总录》卷十五。为《博济》卷三"旋覆花散"之异名。见该条。

77950 **菊花散**(《圣济总录》卷十五)

【组成】菊花　地骨皮　石膏(研)　蒺藜子(炒去角)各一两　甘草(炙,剉)半两

【用法】上为散。每服一钱匕,食后热汤点下。

【主治】首风头痛。

77951 **菊花散**(《圣济总录》卷四十二)

【组成】甘菊花一两　牛黄(研)半两　犀角(镑屑)三分　铁粉半两　麦门冬(去心,焙)半两　黄连(去须)三分　铅霜半两　独活(去芦头)一两　白附子(炮)半两

【用法】上为细散。每服二钱匕,食后淡竹沥调下;或金银煎汤下亦得。

【主治】胆伏热,精神惊悸不安。

77952 **菊花散**(《圣济总录》卷六十四)

【组成】菊花一两　白附子(炮)三分　防风(去叉)半两　甘草(炙)一分　枳壳(去瓤,麸炒)三分

【用法】上为散。每服二钱匕,以蜡茶清调下,不拘时候。

【主治】风痰气厥,头疼昏眩。

77953 **菊花散**(《圣济总录》卷一〇二)

【组成】菊花一两　密蒙花　甘草(生)　栀子仁　芎䓖　大黄各半两　蒺藜子(炒去角)　防风(去叉)　当归(切,焙)各一两

【用法】上为散。每服二钱匕,食后、临卧麦门冬熟水调下。

【主治】一切眼疾,肝热上攻,羞明畏日,泪出。

77954 **菊花散**(《圣济总录》卷一〇二)

【组成】菊花半两　牛蒡子半两(炒)　甘草半两(炙微赤,剉)

【用法】上为末。每服二钱匕,温水调下。

【主治】肝虚,风毒气眼目昏,多泪涩痛。

77955 **菊花散**(《圣济总录》卷一〇四)

【组成】菊花(焙)　排风子(焙)　甘草(炮)各一两

【用法】上为散。每服三钱匕,夜卧时温水调下。

【主治】热毒风上攻,目赤头眩,眼花面肿。

77956 **菊花散**(《圣济总录》卷一〇五)

【组成】菊花一两　蒺藜子(炒去角)　芎䓖　防风(去叉)各半两　木香　甘草(炙)各一分

【用法】上为末。每服一钱匕,沸汤调下,不拘时候。

【主治】肝膈风壅上攻,眼目飞血赤脉。

77957 **菊花散**(《圣济总录》卷一〇七)

【组成】菊花一两　苍术五两(肥实者,就银石器入皂荚一寸,以河水煮一日,去皂荚,取术,以铜刀刮去黑皮,切,晒干取三两)　荆芥穗　草决明(温水洗)　木贼　旋覆花　甘草(炙)各一两　蝉蜕(温水洗)三分　蛇蜕(微炙)一分

【用法】上为细散。每服一钱匕,加腊茶半钱匕,空心、临卧点下。

【主治】风邪牵睛,目偏视,视物不正,目风泪出。

77958 **菊花散**(《圣济总录》卷一〇七)

【组成】菊花二两　旋覆花一两　芎䓖　恶实(炒)　白蒺藜(炒去角)　石膏(水飞)各半两

【用法】上药除石膏外,为散。每服一钱匕,食后、临卧熟水调下,服半月见效。

【主治】风毒攻人系头,目风眼寒及昏涩。

77959 **菊花散**(《圣济总录》卷一〇八)

【异名】甘菊花散(《普济方》卷七十五)。

【组成】菊花四两(炒)　防风二两(去芦头)　白蒺藜一两(炒过,捣去角)　牛蒡子一两(炒熟)　甘草一分(炙)

【用法】上为散。每服二钱匕,热水调下。

【主治】肝肾风毒气冲目,肿痛昏暗。

77960 **菊花散**(《圣济总录》卷一一〇)

【组成】菊花　羚羊角(镑)　蔓荆实各三分　玄参半两　防风(去叉)　芍药各一两半　子芩一两

【用法】上为散。每服二钱匕,水一盏,煎至六分,不去滓,入马牙消末一字,打匀,食后、临卧温服。

【主治】目渐致倒睫,隐涩疼痛。

77961 **菊花散**(《圣济总录》卷一一一)

【异名】荆防菊花散(《准绳·类方》卷七)。

【组成】菊花　防风(去叉)　木通(剉)　木贼(剉)　仙灵脾(剉)　荆芥(去梗)　甘草(炙)各一两

【用法】上为散。每服一钱匕,食后用茶半钱匕,同点温服。

【主治】眼目肤翳侵及瞳仁,如蝇翅状。

77962 **菊花散**(《本事》卷五)

【组成】甘菊花　牛蒡子(炒焦)各八两　防风三两　白蒺藜(去刺)一两　甘草一两

【用法】上为细末。每服二钱,食后、临卧熟水调下。

【主治】肝肾风毒,热气上冲眼痛。

【方论选录】《本事方释义》:甘菊花气味辛凉,入手太阴;牛蒡子气味苦辛平微寒,入手太阴、手、足阳明;防风气味辛甘微温,入足太阳;白蒺藜气味辛甘微温,入足厥阴;甘草气味甘平,入足太阴,通行十二经络,能缓诸药之性,此肝肾风毒热气上冲,头目疼痛。欲损目者,以辛凉甘温者各二味,散其毒热,再以甘平之味和之缓之,使上冲之气,渐得和

平，则药之能事毕矣。

77963 菊花散(《幼幼新书》卷三十三引张涣方)

【组成】甘菊　防风各一两　细辛　桂心各半两　甘草一分

【用法】上为末。每服半钱，入乳香少许，乳后荆芥汤调下。

【主治】鼻塞多涕。

77964 菊花散

《幼幼新书》卷三十三。即《圣惠》卷八十九"甘菊花散"。见该条。

77965 菊花散(《普济方》卷八十五引《海上方》)

【组成】甘草一两半　川芎　苍术　甘菊各一两　防风　白蒺藜　羌活　木贼　麻黄　黄连各三钱

【用法】上为细末。每服三钱，食后、临卧酒茶吞下，一日三四次。

【主治】头目眩。

77966 菊花散(《局方》卷七吴直阁增诸家名方)

【组成】白蒺藜(炒去尖)　蝉蜕(去头足翅)　羌活(去苗，不见火)　木贼草(去根节)各三两　菊花(去梗)六两

【用法】上为细末。每服二钱，食后、临卧茶清调下。

【功用】明利头目，洗肝去风。

【主治】肝气风毒，眼目赤肿，昏暗羞明，隐涩难开，攀睛瘀肉，或痒或痛，渐生翳膜，暴赤肿痛。

【宜忌】忌发风、腌藏、炙煿物。

77967 菊花散(《魏氏家藏方》卷九)

【组成】菊花一斤十二两(去梗)　荆芥穗　旋覆花(去梗)各十四两　甘草四两(炙)　决明子(炒)　木贼　苍术各十一两(米泔浸一宿，去粗皮，炒)　枸杞子六两

【用法】上为细末。每服一钱半，食后清米泔水或薄荷蜜汤调下。

【主治】男子、妇人风毒气毒，翳膜遮障，羞明怕日，倒睫多泪，缘眶赤烂，及妇人血风攻疰，暴赤眼肿痛，一切眼疾，小儿肤疮热毒入眼生翳膜。

77968 菊花散(《济生》卷八)

【组成】石膏　甘菊花(去梗)　防风(去芦)　旋覆花(去梗)　枳壳(去瓤)　蔓荆子　甘草(炙)　川羌活(去芦)各等分

【用法】上㕮咀。每服四钱，水一盏半，加生姜五片，煎至七分，去滓温服，不拘时候。

【主治】风热上攻，头痛不止，口干烦热。

77969 菊花散(《直指》卷二十)

【组成】蝉蜕(去足)　木贼各一两(童便浸一宿，晒干)　白蒺藜(炒焦，去刺)　羌活各三两　白菊花四两　荆芥　甘草各二两

【用法】上为末。每服二钱，食后茶清调下。

【主治】肝受风毒，眼目昏朦，渐生翳膜。

77970 菊花散(《朱氏集验方》卷九)

【组成】白菊花三两　绿豆壳　密蒙花　旋覆花　谷精草　甘草各一两

【用法】上㕮咀。每服一钱，干柿一枚，粟米泔一盏，煎干尽为度，取干柿食后服。

【主治】痘疮入眼。

77971 菊花散(《御药院方》卷十)

【组成】薄荷(去土)三两　甘草(微炒)二两　大黄(去粗皮)　芒消各一两　甘菊花(去枝杖并土)　缩砂仁各半两

【用法】上为细末。每服三钱，食后茶清调下。

【主治】眼目暴赤，生疮赤肿疼痛，目自泪出。

77972 菊花散(《普济方》卷一〇五引《经效济世方》)

【组成】菊花　芎䓖各等分

【用法】上为细散。每服一二钱，食后、临卧茶清调下。

【主治】风毒上攻，头昏眼晕。

77973 菊花散(《普济方》卷七十四)

【组成】黄芩　大黄　菊花　甘草　防风各二两　土当归半两

【用法】上为散。每服五钱，水一盏煎，空心服。

【主治】目赤肿，及因麻痘伤寒后，服热药并毒食，致令肿痛，如桃李大，不得开。

77974 菊花散

《普济方》卷八十四。为《圣济总录》卷一〇三"洗眼蕤仁汤"之异名。见该条。

77975 菊花散(《银海精微》卷上)

【组成】菊花　川芎　木贼　香附子　夏枯草　羌活各一两　草乌一钱　防风　甘草　荆芥　白芷各五钱

【用法】上为末。每服三钱，茶下；水煎服亦可。

【主治】热泪。

77976 菊花散(《葆光道人眼科龙木集》)

【组成】菊花　甘草　防风　荆芥　蝉蜕　大黄　石决明各等分(煅)

【用法】上为细末。每服三钱，食后、卧时水一钟调下，茶亦可。

【主治】目痛而身热者。

77977 菊花散(《葆光道人眼科龙木集》)

【组成】菊花　川芎　细辛　白芷　白术各等分

【用法】上为细末，炼蜜为丸，如梧桐子大。每服三十丸，食后白滚水送下。

【主治】老人冷泪不止。

【备考】本方方名，据剂型，当作"菊花丸"。

77978 菊花散

《准绳·类方》卷五。为《宣明论》卷三"菊叶汤"之异名。见该条。

77979 菊花散(《治痘全书》卷十四)

【组成】地黄　当归　柴胡　菊花　黄连　黄芩　天门冬　天花粉　麦冬　甘草　芍药

【用法】上为散服。

【主治】羞明怕日。

77980 菊花散(《诚书》卷七)

【组成】甘菊　防风　前胡各五钱　细辛　桂心各二钱半　甘草

【用法】上为末。临服加麝香少许，荆芥汤下。

【主治】鼻塞多涕。

【备考】方中甘草用量原缺。

77981 菊花散(《张氏医通》卷十五)

【组成】苍术(半斤，同皂荚三梃砂锅内河水煮一日，去

十一画

菊

皂荚，将苍术刮去皮，切片，盐水炒净）三两　木贼（去节）　草决明　荆芥　旋覆花　甘草（炙）　菊花（去蒂）各半两

【用法】上为散。每服二钱，空心、临卧浓茶调下。

【主治】见风流泪，见东南风则甚，渐生翳膜。

【加减】有翳者，加蛇蜕一钱，蝉蜕三钱。

77982　菊花散

《青囊秘传》。为《洞天奥旨》卷十引巫真君方"菊粉散"之异名。见该条。

77983　菊花散（《中医皮肤病学简编》）

【组成】甘菊花9克　防风9克　枳壳9克　羌活6克　旋覆花9克　生石膏15克　荆芥6克　甘草6克

【用法】水煎服。

【主治】急性湿疹。

77984　菊花粥（《老老恒言》卷五）

【组成】菊花（去蒂，晒干，磨粉）

【用法】煮粥，和入上药。

【功用】❶《老老恒言》：养阴血，悦颜色，清风眩，除热解渴明目。❷《长寿药粥谱》：散风热，清肝火，降血压。

【宜忌】《长寿药粥谱》：可供早晚餐温热服食，尤以夏季食用为好。平素脾虚便溏的老人忌服。

77985　菊花煎（《圣惠》卷二十五）

【组成】甘菊花（蒸湿，捣如膏）　枸杞子　神曲（炒微黄，捣末）各二斤　生地黄四斤（研烂）　肉苁蓉半斤（去皱皮，炙令干，捣末）　桂心半斤（捣末）

【用法】上药以无灰酒三升，与前药拌令匀，以瓷瓶盛之，以瓷碗盖定，用纸筋盐泥固济，待干，入马粪中埋四十九日即停，得一年至十年，其色转黑，其味芳香。每服一茶匙，以暖酒调下，一日三次。

【主治】一切风。

77986　菊花煎（《眼科阐微》卷二）

【组成】菊花　菖蒲　白矾（生用）

【用法】上药煎汤，浸真青绢搽之。

【主治】目中有翳，目痒或闷。

77987　菊花煎（《仙拈集》卷二引愿济堂方）

【组成】菊花

【用法】童便煎，洗数次即好。

【主治】眼目昏花。

77988　菊连汤（《一草亭》）

【组成】防风一钱　荆芥穗五分　家白菊五分　蝉蜕五分　连翘六分　枯黄芩七分（炒）　川黄连（酒炒）三分　栀仁（炒黑）六分　牛蒡子五分（炒，研）　大当归（酒洗）八分　真川芎五分　白芍（酒炒）八分　怀地黄（生用）一钱

【用法】上咀片。用生姜一片，灯心一丸为引，水煎，热服。

【主治】妇人胎风眼。

77989　菊青丸

《普济方》卷八十一。为《杨氏家藏方》卷十一"菊精丸"之异名。见该条。

77990　菊苗粥（《遵生八笺》卷十一）

【组成】甘菊（新长嫩头，丛生叶，洗净）

【用法】细切，入盐同米煮粥食之。

【功用】清目宁心。

77991　菊粉散（《洞天奥旨》卷十引巫真君方）

【异名】菊花散（《青囊秘传》）。

【组成】黄菊花五钱（烧灰）　烟胶二钱　轻粉一钱　枯矾一钱　黄丹二钱

【用法】上各为末。湿则干搽，干则用猪油熬熟搽之。

【主治】肥黏疮。

77992　菊睛丸（《局方》卷七）

【组成】枸杞子三两　巴戟（去心）一两　甘菊花（拣）四两　苁蓉（酒浸，去皮，炒，切，焙）二两

【用法】上为细末，炼蜜为丸，如梧桐子大。每服三十丸至五十丸，空心、食前温酒或盐汤送下。

【功用】补不足，强目力。

【主治】肝肾不足，眼目昏暗，瞻视不明，茫茫漠漠，常见黑花，多有冷泪。

77993　菊睛丸（《续本事》卷四）

【组成】甘菊花　川芎一两　甘草一两　天门冬四两

【用法】上为细末，炼蜜为丸，如梧桐子大。每服十五丸至二十丸，熟水送下，一日三次。

【主治】诸般眼患。

77994　菊精丸（《杨氏家藏方》卷十一）

【异名】菊青丸（《普济方》卷八十一）。

【组成】巴戟（水浸，去心）一两　肉苁蓉二两（酒浸一宿，切，焙）　五味子三两　枸杞子（拣净）四两　甘菊花五两

【用法】上为细末，炼蜜为丸，如梧桐子大。每服五十丸，食空盐酒送下。

【功用】久服能夜看细书。

【主治】眼目昏暗，视物不明，眵泪难开。

77995　菊藻丸（《中医皮肤病学简编》）

【组成】菊花62克　海藻62克　三棱62克　蚤休62克　制马钱子62克　银花93克　漏芦93克　马蔺子93克　山慈菇93克　蜈蚣31克　首乌125克

【用法】上为细末，水泛为丸，如梧桐子大。每克生药约作十丸。每次三十丸，开水送下，一日二次。

【主治】皮肤癌。

77996　菊花浸酒（《圣惠》卷二十五）

【组成】甘菊花半两　杜仲四两（去粗皮，炙微黄）　当归二两　石斛二两（去根）　黄耆一两　肉苁蓉二两（剉，去皱皮）　桂心二两　防风二两（去芦头）　附子二两（炮裂，去皮脐）　萆薢二两　独活二两　钟乳粉四两　白茯苓二两　山茱萸二两

【用法】上剉细，以生绢袋盛，用好酒二斗，于瓷瓶中浸，密封，春、夏七日，秋、冬二七日后开取。每饮一小盏，温服，一日三四次。

【主治】风虚久冷，腰脚疼痛，食少羸瘦，颜色萎瘁，行立无力。

77997　菊花酝酒

《圣惠》卷二十二。为《千金》卷十四引徐嗣伯方"菊花酒"之异名。见该条。

77998　菊花甘草汤（《外科十法》）

【组成】白菊花四两　甘草四两

【用法】水煎顿服，滓随即再煎。重者不过二剂即消。

【主治】疔。

77999 **菊花芍药汤**(《中医症状鉴别诊断学》)

【组成】菊花　赤白芍　白蒺藜　丹皮　钩藤　天麻　夜交藤　生地　桑椹子

【功用】养阴平肝定眩。

【主治】阴虚阳亢,头晕目涩,心烦失眠,多梦,或有盗汗,手足心热,口干,舌红少苔,或无苔,脉细数或细弦。

78000 **菊花延龄膏**(《慈禧光绪医方选议》)

【组成】鲜菊花瓣

【用法】用水熬透,去滓再熬浓汁,少兑炼蜜收膏。每服三四钱,白开水送下。

【功用】益寿。

【主治】目皮艰涩。

78001 **菊花决明散**(《原机启微》卷下)

【组成】草决明　石决明(东流水煮一伏时,另研极细入药)　木贼草　防风　羌活　蔓荆子　甘菊花　甘草(炙)　川芎　石膏(另研极细入药)　黄芩各半两

【用法】上为细末。每服二钱,水盏半,煎八分,食后连末服。

【主治】❶《原机启微》:目久病,抱轮,白睛微变青色,黑睛稍带白色,黑白之间赤环如带,视物不明,昏如雾露中,睛白高低不平,其色如死,甚不光泽,口干舌苦,眵多羞涩,上焦有邪热。❷《医统》:风热毒攻,卒生翳膜,赤脉贯睛,羞明多泪,渐成内障,暴发客热。

78002 **菊花防风散**

《圣济总录》卷一〇四。为《博济》卷三"防风散"之异名。见该条。

78003 **菊花辛夷散**(《中医皮肤病学简编》)

【组成】白菊花9克　辛夷9克　包谷粉60克　滑石粉30克　冰片6克

【用法】上为细末。外用。

【主治】腋臭。

78004 **菊花补肝散**(《秘传眼科七十二症全书》卷二)

【组成】甘菊　熟地　白芍　白茯　细辛　防风　柴胡　甘草　柏子仁各等分

【用法】上药用半水半酒煎,食后服。

【主治】肝虚目暗内障。

78005 **菊花明目饮**(《张皆春眼科证治》)

【组成】菊花18克　黄芩12克　柴胡6克　龙胆草3克　知母　玄参　赤芍　牡丹皮各9克　防风3克　青葙子6克

【主治】头痛目痛严重,抱轮红赤,黄仁纹理模糊,神水混浊,瞳神缩小。

【加减】黄液上冲者,可加玄明粉3克,酒大黄6克。

【方论选录】菊花、防风除肝中风热;柴胡、黄芩、龙胆草清肝泻火;知母、玄参养阴滋肾,且降虚浮之火;赤芍、牡丹皮凉血活瘀,且能清肝经血分;青葙子清肝明目,且能散大瞳神。

78006 **菊花细辛散**(《诚书》卷七)

【组成】黄甘菊　白芷　僵蚕　红花　川芎　木贼　当归　黄柏　荆芥穗　蔓荆　细辛　白芍

【用法】水煎服。

【主治】疳眼流脓生翳。

78007 **菊花茶调散**(《丹溪心法附余》卷十二)

【组成】菊花　川芎　荆芥穗　羌活　甘草　白芷各二两　细辛一两(洗净)　防风(去芦)一两半　蝉蜕　僵蚕　薄荷各五钱

【用法】上为末。每服二钱,食后茶清调下。

【主治】诸风,头目昏重,偏正头痛,鼻塞。

78008 **菊花茶调散**(《不居集》下集卷二)

【组成】菊花一钱　僵蚕三分

【用法】加入川芎茶调饮合服。

【主治】风热上攻。

78009 **菊花洗心散**(《便览》卷一)

【组成】当归　川芎　芍药　熟地　菊花　荆芥穗各一钱　生地二钱　黄芩　栀子　羌活各八分　防已五分　龙胆草　木贼各八分　甘草五分

【用法】水煎,食后热服。

【主治】眼目病。

【加减】热,加大黄、黄连(俱酒炒)。

78010 **菊花通圣散**(《准绳·类方》卷七)

【组成】白菊花一两半　滑石三两　石膏　黄芩　甘草　桔梗　牙消　黄连　羌活各一两　防风　川芎　当归　赤芍药　大黄　薄荷　连翘　麻黄　白蒺藜　芒消各半两　荆芥　白术　山栀子各二钱半

【用法】上㕮咀。每服三钱,水一盏半,加生姜三片,同煎七分,食后服。

【主治】两睑溃烂,或生风粟。

78011 **菊花通圣散**(《金鉴》卷四十三)

【组成】防风　川芎　当归　芍药　大黄　芒消　连翘　薄荷　麻黄各半两　石膏　桔梗　黄芩各一两　白术　栀子　荆芥穗各二钱半　滑石三两　甘草二两　菊花

【主治】暴发火眼,外障。

【加减】风盛,加羌活,倍防风、麻黄;热盛,加黄连,倍芒消、大黄。

【备考】方中菊花用量原缺。

78012 **菊花清燥汤**(《金鉴》卷六十八)

【组成】甘菊花二钱　当归　生地　白芍(酒炒)　川芎　知母　贝母(去心,研)　地骨皮　麦冬(去心)各一钱　柴胡　黄芩　升麻　犀角(镑)　甘草(生)各五分

【用法】加竹叶二十片,灯心二十寸,水二钟,煎八分,食后温服。

【主治】石榴疽,焮肿。

78013 **菊明降压丸**

《成方制剂》3册。即原书2册"菊明降压片"改为丸剂。见该条。

78014 **菊明降压片**(《成方制剂》2册)

【组成】决明子　野菊花

【用法】上制成片剂,每片重0.5克。口服,一次10片,一日2次。

【功用】降压。

【主治】原发性高血压,慢性肾炎性高血压。

【备考】本方改为丸剂,名"菊明降压丸"(见原书)。

萃

78015 萃仙丸(《饲鹤亭集方》)

【组成】潼蒺藜　山萸肉　芡实　连须　枸杞子　菟丝子　川断　覆盆　金樱子

【用法】炼蜜为丸。淡盐汤送下。

【主治】神思恍惚,夜多异梦,腰腿酸软,精泄不收者。

78016 萃仙丸(《中国医学大辞典》)

【组成】何首乌(制)　枸杞子　芡实　莲须各四两　白茯苓　核桃肉　龙骨　山药　沙苑蒺藜　破故纸　菟丝子　韭子　覆盆子　建莲肉各二两　人参一两　鱼鳔胶　银杏肉　续断肉各三两

【用法】上为细末,蜜水为丸,如梧桐子大。每服三钱,盐汤送下。

【功用】补精,益髓,添血,强腰。

【主治】真元不足,肾气虚弱,命门火衰,目昏盗汗,梦遗失精。

78017 萃仙丹(《北京市中药成方选集》)

【组成】沙苑子八十两　山萸肉(炙)四十两　巴戟肉(炙)四十两　续断四十两　芡实(炒)四十两　苁蓉(炙)四十两　锁阳四十两　杜仲炭四十两　莲须四十两　龙骨(煅)二十两　覆盆子四十两　沉香五两　杞子四十两　金樱子肉四十两　菟丝子四十两

【用法】上为细末,炼蜜为丸,每丸重三钱。每服一丸,温开水送下,一日二次。

【功用】滋补肾水,添精益髓。

【主治】肾寒精冷,气血不足,腰痛腿酸,遗精盗汗。

78018 萃象方(《杂病源流犀烛》卷二十一)

【组成】甘菊　荆芥　红花　甘草　木通　连翘　土贝母　金银花　牛蒡子　紫花地丁各等分　胡桃肉一枚

【用法】水煎,温服。

【主治】痧证后余毒不清,发为疮疡,红肿者。

菩

78019 菩萨汤(《普济方》卷三三五)

【组成】木香(不见火)半两　桂枝(不见火)七钱半　当归三钱(酒浸,去芦)　赤芍药半两　甘草二钱半

【用法】上㕮咀。每服三钱,水、酒各半盏,煎七分,热服,不拘时候。

【主治】产后胎前心腹痛。

78020 菩萨散(《局方》卷七)

【组成】白蒺藜(炒)　防风(剉,炒)　苍术(米泔浸一宿,去皮,剉,炒)各二两　荆芥穗一两半　甘草(炙)一两

【用法】上为末。每服一大钱,入盐少许,沸汤或酒调下,不拘时候。

【主治】男子、妇人风气攻注,两目昏暗,眵泪羞明,睑皆肿痒,或时赤痛,耳鸣头眩。

78021 菩萨散(《鸡峰》卷十八)

【组成】菩萨退　犀角末各半两　独扫二十穗

【用法】上为细末。每服一钱,空心米饮调下。

【主治】血淋。

78022 菩萨散(《宣明论》卷十四)

【异名】菩萨膏(《普济方》卷八十五)。

【组成】菩萨石　金精石　银精石　太阴石　太阳石　雨余石　河洛石　矾矿石　云母石　炉甘石　井泉石　白滑石　紫英石　寒水石　阳起石　猪牙石　代赭石　碧霞石　乌鱼骨　青盐各一两　硇砂半两　密陀僧一两　铜青一两　黄丹四两　麝香　脑子一钱　轻粉一钱半　硼砂三钱　乳香二钱　雄胆一斤　白沙蜜二斤

【用法】上为细末,以井花水九大碗,熬就作四碗,占水内落下钱许,不大散可,如散者再熬,滤滓,过露旋点。

【主治】远年近日,一切眼疾。

78023 菩萨膏(《普济方》卷七十八引《杨氏家藏方》)

【组成】滴乳　南硼砂各二钱　脑子半钱　蕤仁四十九粒(去皮壳,熬)　芜荑四十九粒　沙蜜一两

【用法】上药先将芜荑、蕤仁研,去油,入诸药,再研,取沙蜜于汤瓶上蒸溶,以纸滤过,同诸药搅匀,用瓦瓶盛贮,遇患,挑少许在盏,用沸汤泡洗。

【主治】内外障眼。

78024 菩萨膏(《永乐大典》卷一一四一三引《经验普济加减方》)

【组成】菩萨石　金精石　银精石　炉甘石(烧三次)　寒水石　紫英石　井泉石　云母石　滑石　代赭石各三钱(研,水飞细)　乳香　青盐　硇砂各二钱　龙脑　轻粉各半钱　黄丹一两(研细)　蜜十二两

【用法】上六药为细末,用黄连一两碎末,水一大碗,熬至一半,去滓,入黄丹熬,入蜜再熬,次入诸药,再熬至稠。每日点三五次。

【主治】久患及新患病翳膜,昏涩痛痒。

78025 菩萨膏

《普济方》卷八十五。为《宣明论》卷十四"菩萨散"之异名。见该条。

78026 菩提丸(《惠直堂方》卷一)

【组成】前胡　薄荷　苍术　厚朴　枳壳　香附　黄芩　砂仁　木香　槟榔　神曲　麦芽　山楂　陈皮　甘草　白芍　藿香　紫苏　羌活　半夏各等分

【用法】用薄荷煎汤,拌各药匀,晒干为末,蜜为丸,如弹子大。每服一丸,小儿量减。瘟疫时病感寒,姜汤送下;疟疾,姜汤送下;暑症,香薷汤送下;伤风咳嗽,百部三钱煎汤入姜汁送下;赤白痢,车前子汤送下;水泻,姜茶汤送下;霍乱吐泻,胡椒四十九粒,绿豆四十九粒煎汤送下;心腹痛,姜汤送下。

【主治】瘟疫时病,疟疾,暑症,伤风咳嗽,赤白痢,水泻,霍乱,心腹痛。

78027 菩提丸(年氏《集验良方》卷二)

【组成】陈皮　制半夏(姜汁炒)　南苍术(炒)　厚朴(姜汁炒)　砂仁(炒)　枳壳(炒)　香附(酒炒)　白茯苓　白扁豆(炒)　黄芩(酒炒)　藿香　南薄荷　紫苏叶　南山楂　神曲(炒)　麦芽(炒)　生甘草各十两

【用法】上为末,用薄荷煎汤为丸,每丸重三钱,姜汤送下。

【主治】时行瘟疫诸病,不服水土,山岚瘴气。

78028 菩提露(《金鉴》卷六十九)

【组成】熊胆三分　冰片一分

【用法】凉水一茶匙,调化开,搽于患处。

【主治】脏毒坚疼,积热焮肿。

78029 菩提万应丸(《仙拈集》卷四)

【组成】苍术　何首乌各四两　全蝎七钱五分　川乌四钱　草乌　防风　荆芥　川芎　天麻　羌活　细辛　麻黄　石斛　当归　甘草各五钱　白附　郁金　雄黄各三钱

【用法】上为末,炼蜜为丸,每丸二钱重,朱砂为衣。葱汤热酒送下,暖盖出汗。

【功用】解风寒,消恶毒。

78030 菩提万应丸(《医方易简》卷四)

【组成】陈皮　厚朴(姜汁制)　苍术　制半夏　制香附　柴胡　薄荷　黄芩　枳壳各一两四钱　山楂　麦芽　神曲　砂仁各二两　甘草　藿香各五钱

【用法】用干荷叶煎汤拌前药,晒干为末,炼蜜为丸,如弹子大,每丸重一钱。随饮服之。一切感冒及瘟疫时症头痛骨痛,咳嗽痰喘,用生姜、葱白煎汤调下;红白痢,用车前子煎汤调下;泄泻,用姜茶汤调下;久泻不止,糯米饮调下;水泻,小便不通,口渴,淡竹叶、灯心煎汤调下;疟疾,用姜汤调下;久疟,必用人参汤调下;霍乱吐泻,用胡椒七粒、绿豆四十九粒煎汤调下;黄疸,用茵陈汤调下;心胃痛,用槟榔煎汤调下;其余山岚瘴气,水土不服并胸膈饱闷,宿食不消,一切杂症,或在路途无引,俱用清茶开水调下。轻者一服,重者二服。

【主治】夏、秋一切时症,中暑,霍乱,疟,痢。

【宜忌】孕妇忌服。

78031 菩提救苦丸(《应验简便良方》卷下)

【组成】紫苏叶二钱　天花粉一钱　玄参一钱　赤芍二钱　香附米二钱　川芎二钱　川朴二钱　生地二钱　防风二钱　羌活二钱　陈皮二钱　甘草二钱　粉甘葛二钱　黄芩二钱　苍术二钱　白芷二钱　细辛一钱　真蟾蜍一钱　麝香八分

【用法】上为极细末,用绢筛,用青荷叶并梗同煎,为丸,每丸约重二钱五分。每服大人一丸,小儿半丸。内伤饮食,外感风寒,俱用神曲汤送下;余皆生姜汤或开水调服并渣一同服下,惟暑勿用姜汤调服。

【主治】春夏感冒风寒时症,以及瘟疫暑湿,头痛口渴,身热目胀,筋骨疼痛,恶心怯寒,脉象洪数。

萍

78032 萍草丸(《直指》卷二十一)

【组成】浮萍草(晒)　黄柏(并末)　杏仁　青黛各等分　轻粉少许

【用法】上为末,炼蜜为丸,如皂子大。以绵裹含,有涎吐之。

【主治】口舌疮。

菠

78033 菠菜粥

《长寿药粥谱》。为《本草纲目》卷二十五"菠稜菜粥"之异名。见该条。

78034 菠稜菜粥(《本草纲目》卷二十五)

【异名】菠菜粥(《长寿药粥谱》)。

【组成】菠稜菜

【用法】煮作粥食。

【功用】和中润燥。

菀

78035 菀贝茅根酒(《重订通俗伤寒论》)

【组成】紫菀五钱　川贝四钱　鲜茅根一两　生桑皮　生苡仁　赤苓各三钱　青子芩　竹沥　半夏各一钱半

【功用】清肃中上气机。

【主治】肥甘过度,肺胃湿热蕴隆,蒸痰动血,及烟酒不节,戕伤清气,咳呕频并,痰血时出,或便血、溲血者。

【禁忌】戒荤、酒。

菇

78036 菇蒋根羹(《圣济总录》卷一八八)

【组成】菇蒋根(生嫩者,洗,切细)　冬瓜(去瓤,细切)各半斤

【用法】以水六升,入盐豉半升,煎至五升,去豉,下前二味,入醋作羹,分三次食之。

【主治】消渴口干。

萤

78037 萤火丸

《医方纪元》。为《千金翼》卷十"务成子萤火丸"之异名。见该条。

营

78038 营心丹(《成方制剂》15册)

【组成】冰片　蟾酥　丁香　人参　人工牛黄　肉桂　猪胆粉

【用法】上制成水丸剂,每100粒重1.5克。早、晚饭后用温开水送服或含化,一次1~2粒,一日2次。

【功用】养心通脉,镇静止痛。

【主治】心气不足、心阳亏虚引起的胸闷、心悸、心痛。

78039 营实散(《圣济总录》卷一一一)

【组成】营实(以柳木制硙子磨之,马尾筛筛取黄肉,其焦壳不用。每十两可得四两精肉,非柳木硙不能去壳)

【用法】上为末,取猜猪肝薄切,裛药中,令相著,缓火炙肝熟,为散。每服二钱匕,临卧陈米饮调下。

【主治】目生翳膜,久不愈者。

78040 营卫返魂汤(《医述》卷十一)

【组成】生首乌　当归　赤芍　小茴　木通　甘草节　银花　贝母　枳壳　白芷

【用法】水酒煎服。

【主治】阴证腹痛。

78041 营卫保和丸(《古方汇精》卷二)

【组成】玄参　熟地　苍术　苍耳子　苡仁　茯苓各四两　银花六两　生甘草一两　荆芥四两

【用法】煎汁为丸。每服四钱,早、晚百沸汤送下。

【主治】大麻疯。

【宜忌】忌生冷、盐醋,宜白淡。

黄

78042 黄丸

《中国医学大辞典》。即《医方类聚》卷一一七引《简

易》“黄丸子”。见该条。

78043 **黄汤**(《饮膳正要》卷一)

【组成】羊肉一脚子(卸成四件) 草果五个 回回豆子半升(捣碎去皮)

【用法】上药同熬成汤,滤净,下熟回回豆子二合,香粳米一升,胡萝卜五个(切),用羊后脚肉丸肉弹儿,肋枝一个(切),寸金姜黄三钱,姜末五钱,咱夫兰一钱,芫荽叶同醋调和。

【功用】补中益气。

78044 **黄药**

《仙传外科集验方》。为原书“洪宝丹”之异名。见该条。

78045 **黄雪**(《圣惠》卷九十五)

【组成】川朴消五斤 川大黄二两 黄芩三两 山栀子二两 犀角屑一两 紫石英二两(细研) 甘草三两(生用) 竹茹三两 麝香半两(细研) 朱砂一两(细研) 羚羊角屑三两 郁金二两

【用法】除朴消、紫石英、朱砂、麝香外,上剉细,以水一斗二升,煎至五升,去滓澄清,以文火更煎之,下朴消,以柳木搅,勿住手,候稍稠,即下紫石英、朱砂末搅令匀,候欲凝结,后下麝香末搅令匀,倾于新盆中,经宿取出,为末。每服一钱至二钱,以甘草汤调下。

【功用】压丹石,安心神,止狂热。

【主治】风热,天行瘴毒。

78046 **黄散**(《千金》卷三)

【组成】黄连二两 黄芩 䗪虫 干地黄各一两

【用法】上药治下筛。每服方寸匕,以酒送下,每日三次。十日愈。

【主治】❶《千金》:产后下痢。❷《千金方衍义》:血结于内而发热。

【方论选录】《千金方衍义》:䗪虫以破坚下血闭,芩、连以治腹痛下痢,地黄以清血中之热也。

【备考】《千金翼》有大黄二两。

78047 **黄膏**(《圣惠》卷七十五)

【组成】木鳖子十枚 土瓜根一两 黄连半两(去须) 黄耆一两(剉) 栝楼根二两 黄柏一两(剉) 消石一两 马牙消一两 芸薹子二两 川大黄二两(剉) 麝香一钱(细研)

【用法】上为细散,入麝香研令匀。以生油旋调,敷肿处;有菜油调更佳,即再敷。

【主治】咽喉颈外肿痛。

78048 **黄土丸**(《普济方》卷三八〇引《全婴方》)

【组成】黄土 陈皮各一两 木香一分 巴豆三十粒(不去油)

【用法】上为末,面糊为丸,如小豆大。三岁每服三十丸,煎黑豆汁送下。直候泻五七次,疳积尽,与益黄散助气,后与疳药常服。

【主治】小儿疳积在脾,面黄腹急,咬指甲,揉眉毛,搔口鼻,要吃泥土、灰炭、茶、纸。

【备考】《古今医鉴》有黄连五铢。

78049 **黄土汤**(《金匮》卷中)

【异名】伏龙肝汤(《三因》卷九)、伏龙肝散(《脉因症治》卷上)、黄土散(《何氏济生论》卷二)。

【组成】甘草 干地黄 白术 附子(炮) 阿胶 黄芩各三两 灶中黄土半斤

【用法】上七味,以水八升,煮取三升,分温二服。

【功用】温阳健脾,养血止血。

❶《温病条辨》:健脾渗湿,保肝肾之阴。❷《血证论》:滋补气血,清和。❸《中医治法与方剂》:温阳健脾,益阴止血。

【主治】脾虚阳衰,大便下血,或吐血,衄血,妇人崩漏,血色黯淡,四肢不温,面色萎黄,舌淡苔白,脉沉细无力者。❶《金匮》:下血,先便后血,此为远血;亦主吐血,衄血。❷《张氏医通》:阴络受伤,血从内溢,先血后便,及产后下痢。❸《类聚方广义》:吐血,下血久久不止,心下痞,身热恶寒,面青体瘦,脉弱;或腹痛下利,或微肿者;脏毒痔疾,脓血不止,腹痛濡泻,小便不利,面色萎黄,日渐瘦瘠,或微肿者。

【方论选录】❶《金匮玉函经二注》:欲崇土以求类,莫如黄土,黄者,土之正色,更以火烧之,火乃土之母,其得母燥而不湿,血就温化,则所积者消,所溢者止;阿胶益血,以牛是土畜,亦是取物类;地黄补血,取其象类;甘草、白术养血补胃和平,取其味类;甘草缓附子之热,使不潜上。是方之药,不惟治远血而已,亦可治久吐血,胃虚脉迟细者,增减用之。盖胃之阳不化者,非附子之善走,不能通诸经脉,散血积也;脾之阴不理者,非黄芩之苦,不能坚其阴以固其血之走也;黄芩又制黄土、附子之热,不令其过,故以二药为使。❷《金匮要略论注》:以附子温肾之阳,又恐过燥,阿胶、地黄壮阴为佐;白术健脾土之气,土得水气则生物,故以黄芩、甘草清热;而以经火之黄土与脾为类者引之入脾,使脾得暖气,如冬时地中之阳气而为发生之本。❸《金匮要略心典》:黄土温燥入脾,合白术、附子以复健行之气;阿胶、生地黄、甘草以益脱竭之阴,又虑辛温之品,转为血病之厉,故又以黄芩之苦寒,防其太过,所谓有制之师也。❹《血证论》:方用灶土、草、术健补脾土,以为摄血之本;气陷则阳陷,故用附子以振其阳;血伤则阴虚火动,故用黄芩以清火;而阿胶、熟地又滋其既虚之血。合计此方,乃滋补气血,而兼用清之品以和之,为下血崩中之总方。

【临床报道】❶便血:《吴鞠通医案》福,二十四岁。病后冰振水果不能戒,粪后便血如注,与《金匮》黄土汤。每剂黄土用一斤,附子用八钱。服至三十余剂,而血始止。《蒲辅周医案》:苗某某,女,58岁。大便后流鲜血,或无大便亦流大量鲜血。每次流血量约1至2茶碗之多,每日2至3次,已二十余日。两少腹有隐痛,自觉头晕心慌,气短自汗,脸肿,饮食尚可;素有失眠及关节疼痛,月经已停止二年。脉沉数,舌微淡无苔。以黄土汤加味:熟地一两,白术六钱,炙甘草六钱,黑附子三钱,黄芩二钱,阿胶五钱,侧柏叶(炒)三钱,黄土二两。用开水泡黄土,澄清取水煎,服二剂。复诊时已有好转,仍有心跳气短,已无头晕及自汗出,饮食尚可,眠佳,舌无苔,脉仍沉数。原方再服三剂,便血已很少,以益气滋阴补血以资善后。❷咯血:《江西中医药》[1984,4:11]黄某某,女,35岁,咳嗽半月伴咯血四天,经中西药治疗后,仍咯血不止,咳嗽无痰,头晕乏力,舌苔薄白,脉细软。用黄土汤温摄:制附子6克,白术15克,干地黄15克,黄芩9克,阿胶15克,灶心土50克,甘草6克。服上药二剂咯血止。守上方加沙参15克，三剂而愈。❸血淋：《河南中医》[1983，5：42]赵某某，男，32岁。房事后有堕感，尿急，点滴不通，割如刀割，后尿出玉米粒大四五块血饼，经治半年无效。察其面色黄白，嘴唇红，舌质红，苔薄白，双尺脉沉迟无力。治以清热温脾，固肾摄血。处方：土炒白术9克，九蒸熟地9克，黄芩6克，阿胶9克，炮附子4.5克，灶心土12克，甘草3克，饭后服。连服十五剂病愈，随访四年无复发。❹虚寒型出血性疾病：《吉林中医药》[1991，(1)：16]应用本方加减（气虚甚者加党参15克；出血多者加乌贼骨、益母草各12克）治疗虚寒型出血性疾病118例，结果：有效86例，占72.8%；好转28例，占23.7%；无效4例，占3.5%。

78050 黄土汤（《外台》卷三引《深师方》）

【组成】当归　甘草（炙）　芍药　黄芩　芎䓖各三两　桂心一两　生地黄一斤　釜直下焦黄土（如鸡子大）一枚（碎，绵裹）　青竹皮五两

【用法】上切。以水一斗三升，煮竹皮，减三升，去滓，纳诸药，煮取三升，分四服。

【功用】去五脏热结。

【主治】鼻衄或吐血。

【宜忌】忌海藻、菘菜、生葱。

78051 黄土汤（《千金》卷十二）

【异名】干地黄汤（《普济方》卷一八八）。

【组成】伏龙肝（鸡子大）二枚　桂心　干姜　当归　芍药　白芷　甘草　阿胶　芎䓖各一两　细辛半两　生地黄二两　吴茱萸二升

【用法】上㕮咀。以酒七升，水三升，合煮取三升半，去滓，纳胶，煮取三升，分三服。

【主治】吐血，衄血。

【方论选录】《千金方衍义》：《金匮》黄土汤治先便后血，《千金》取治内衄，于本方中除去附子、黄芩，参入姜、桂、萸、辛，佐伏龙肝以散结，芎䓖、芍药佐胶、地以和营，以无附子之雄烈，且有地黄之滋血，故无藉于黄芩也。

78052 黄土汤（《千金》卷十二）

【组成】伏龙肝半升　甘草　白术　阿胶　干姜　黄芩各三两

【用法】上㕮咀。以水一斗，煮取三升，去滓下胶，分三服。

【主治】卒吐血及衄血。

78053 黄土汤（《普济方》卷一〇八引《旅舍方》）

【组成】伏龙肝（即灶下黄土）

【用法】上为细末。每服二钱，生姜蜜汤调下。

【主治】赤疹瘙痒，烦躁昏闷。

78054 黄土汤（《增补内经拾遗》卷四引钱仲阳方）

【组成】黄土适量

【用法】煎汤，饮之。

【主治】小儿急惊、慢惊。

【临床报道】瘈疭：《钱仲阳传》元丰中，皇子仪国公病瘈疭，国医未能治。长公主朝，因言钱乙起草野，有异能。立召入，进黄土汤而愈。神宗皇帝召见褒谕，且问黄土汤所以愈疾状，乙对曰：以土制水，木得其平，则风自止；且诸医所治垂愈，小臣适当其愈。天子悦其对，擢太医丞，赐紫衣金鱼。

78055 黄土汤（《医略十三篇》卷十一）

【组成】净黄土二两　广藿香二钱　生木香八分　宣木瓜二钱　陈橘皮一钱　紫厚朴八分　白扁豆三钱　活水芦根二两

【用法】长流水煎。

【主治】霍乱吐泻及转筋霍乱。

【宜忌】忌稠黏粥食。

【加减】夏月，加香薷一钱；三秋，加蓼花根一两；虚，加冬白术一钱半（土炒）；实，加鸡心槟榔一钱；寒，加理中丸五钱；热，加四苓散五钱；干霍乱，本方两剂加炒盐一两，童便一小碗多服，以手指按舌根探吐，得吐即泻，吐泻后去炒盐、童便，照常煎服。

【方论选录】用黄土为主，加藿香、木香之芳香以解秽浊，木瓜和胃舒筋以杜转筋，陈皮调畅气机，厚朴、扁豆消暑去湿，芦根致胃清和。犹是地浆之意，而胜于墙阴之不洁远矣。

78056 黄土酒

《圣济总录》卷一六一。为《圣惠》卷七十八"伏龙肝散"之异名。见该条。

78057 黄土散（《三因》卷十八）

【组成】灶中黄土　蚯蚓屎各等分

【用法】上为末。和水涂儿头上及五心。

【主治】小儿卒客忤。

78058 黄土散（《活幼心书》卷下）

【组成】黄土不拘多少（取旷野背阴处深掘为妙）

【用法】上药安地上，炭火煅透，候冷，为干末。用绢或纱兜扑患处，仍服解余毒之药。

【主治】小儿痘疮余毒太甚，遍身溃烂，脓汁不干。

【宜忌】忌动风发热等物。

78059 黄土散

《何氏济生论》卷二。为《金匮》卷中"黄土汤"之异名。见该条。

78060 黄丸子

《中藏经》卷七。为原书同卷"金屑丸"之异名。见该条。

78061 黄丸子（《魏氏家藏方》卷一）

【组成】甘草（炙）　华阴细辛　川乌头各三两（生）　白术（炒）　川芎　缩砂（去壳）　羌活各二两　白芷四两　雄黄一两（透明者，别研，水飞）

【用法】上为细末，炼蜜为丸，如弹子大。每服一丸，细嚼，白汤任下，不拘时候。

【主治】丈夫妇人，一切诸风，口眼㖞斜，半身不遂，手脚麻痹，肌肉瞤动，头目旋晕，痰涎不利，遍身痒闷，及风虚卒中。

78062 黄丸子（《医方类聚》卷一一七引《简易》）

【组成】雄黄（研）　雌黄（研）各一钱　山栀七枚（去皮）　绿豆四十九粒　信砒

【用法】上为末，面糊为丸，如绿豆大。每服二丸，临卧以生薄荷茶清送下。

【功用】消痰定喘。

【主治】痰饮喘嗽。

【备考】本方方名，《中国医学大辞典》引作"黄丸"。

方中信砒用量原缺。

78063 **黄丸子**

《普济方》卷三九一引《保婴方》。为原书"真方五色丸"内容之一。见该条。

78064 **黄丸子**

《普济方》卷二〇九。即《医方大成》卷一引《经验秘方》"三味黄丸子"。见该条。

78065 **黄丸子**

《片玉心书》卷四。为原书同卷"五色丸"内容之一。见该条。

78066 **黄马散**(方出《圣惠》卷三十六,名见《普济方》卷五十五)

【组成】马齿苋一两(干者)　黄柏半两(剉)

【用法】上为末。每取少许,绵裹纳耳中。

【主治】耳有恶疮。

78067 **黄云膏**

《仙传外科集验方》。为原书"冲和仙膏"之异名。见该条。

78068 **黄牙丹**(《上池杂说》)

【组成】汞一两　藤黄五分　牙消　明矾各一两五钱　蛇含石八分

【用法】上为末,结胎,武火升炼三炷香,取药,每一两加冰片四分,收贮听用。

【功用】去污生新。

【主治】痔。

78069 **黄气膏**(《普济方》卷三一五)

【组成】苍术　赤芍药　白芷　当归　苦参　乳香　独活　川芎　南星　草乌　没药　天花粉　木鳖子各等分

【用法】上㕮咀,以香油二斤(冬月用此数,夏月一斤半),槐、柳枝各二十一,煎黄色,煎汁令尽,下丹搅令相匀,又煎一两沸,下蜡,候色黑软硬得所膏成。帛上摊贴,每日换二次。

【主治】攧仆闪朒,打仆伤损。

78070 **黄牛丸**(《女科百问》卷上)

【组成】白龙骨(烧)　铁粉(研)　茯神　人参　黄连　铅霜　犀角(屑)　防风　朱砂各一两(研)　牛黄一钱(研)　远志一两(去心)　龙脑一钱(研)　甘草半两(炙)　麦门冬一两半(去心)

【用法】上为细末,如梧桐子大。每服二十丸,熟水送下,不拘时候。

【主治】妇人风狂,喜怒不常,或欲狂走。

78071 **黄牛散**(《朱氏集验方》卷五)

【组成】大黄一两　白牵牛二两

【用法】上为末。每服二钱,蜜水调下;用皂角膏为丸亦可。

【主治】肺热,脉滑大,气急喘满。

78072 **黄升丹**(《中药成方配本》)

【组成】水银一两　火消一两　明矾一两

【用法】将火消、明矾研细末,和水银倒在小铁锅内搅匀,将小铁锅炖在炭火上,用细铁筋搅之,徐徐熔化取下(这一操作叫作结胎子);将大瓷碗合在小铁锅内,用桑皮纸摊成粗条,洒水打潮,塞紧碗边,再用无名异(砂子)盖在上面,只留碗底露外,放上一角通草,以小铜钱压住,将锅放在炭炉上,用适当均匀火力烧之,见碗底上之通草发黄为度,将锅取下,俟冷取去无名异,将大碗揭开,用小刀铲下黄升丹,装入瓶中,研细用之。每次少许,掺患处,以膏药盖贴。

【功效】提脓拔毒。

【主治】痈疽溃后脓不出者。

【宜忌】不可入口。

78073 **黄乌丸**(《普济方》卷四十六)

【组成】硫黄六钱(生用)　乌药四钱

【用法】上为细末,宿蒸饼为丸,如梧桐子大。每服三五丸,食后茶清送下,稍著一服;住多日,则三五服便退。

【主治】头风不时发作。

78074 **黄丹丸**(《圣惠》卷二十二)

【组成】黄丹五两　皂荚五梃(去皮,涂酥炙焦黄,去子)

【用法】上为末,糯米粥为丸,如梧桐子大。每服十丸,以粥饮送下,不拘时候。

【主治】风痫不问长幼,发作渐频,呕吐涎沫。

78075 **黄丹丸**(《圣惠》卷八十四)

【组成】黄丹半两(微炒)　常山末半两　虎睛一只(酒浸,炙令黄)

【用法】上为细末,炼蜜为丸,如梧桐子大。每服二丸,未发前以温水送下;五岁以下,每服一丸。

【主治】小儿疟疾,发歇寒热,体颤。

78076 **黄丹丸**(《圣惠》卷八十六)

【组成】黄丹半两(微炒)　人参半两(去芦头)　鳖甲半两(涂醋炙令黄,去裙襴)　常山半两

【用法】上为末,炼蜜为丸,如绿豆大。每服一丸,未发前以冷水送下;三岁以上每服三丸。

【主治】小儿疟,寒热发歇不定。

78077 **黄丹丸**(《圣惠》卷九十三)

【组成】黄丹半两　密陀僧半两　定粉半两(上三味为细末,用蜡拌,于生铁铫子内烧如茶褐色)　砒霜一分　巴豆十枚(去皮心,研,纸裹,压去油)　诃黎勒半两(煨,用皮,捣罗为末)　麝香一钱

【用法】上为末,用生姜自然汁浓研香墨,浸蒸饼为丸,如黍米大。每服三丸,以冷甘豆汤送下,每日三四次。

【主治】小儿久赤白痢累医不愈。

78078 **黄丹丸**(《圣惠》卷九十三)

【组成】黄丹一分　定粉一分　蛇蜕皮一分(烧灰)　蝉壳一分　青州枣四十九枚(去核)　干蟾一两(烧灰)　醋小半盏

【用法】上药都捣为一团,以炭火烧令烟绝,取出,为末,入麝香末一分,更研令匀,面糊为丸,如绿豆大。每服五丸,以温水送下;为散,每服一字。良久当有虫出,黑者难治。

【功用】下虫。

【主治】小儿疳痢不止,下部湿䘌。

78079 **黄丹丸**(《普济方》卷二一一)

【组成】黄丹一两　白面半两　巴豆九枚

【用法】以水一大盏调搅,候澄清,倾却上面者,用底下稠者为丸,如绿豆大。每服三十丸,以冷水送下。

【主治】赤白痢。

78080 **黄丹丸**

《本草纲目》卷十七。即《活幼心书》卷下"祛疟丹"。

见该条。

78081 **黄丹散**(《圣惠》卷三十四)

【组成】黄丹半两　白矾一两　川升麻一分(末)　细辛一分(末)　麝香一钱(细研)

【用法】先研白矾、黄丹为细末,于生铁铫子内炒如火色,取出,于地上用纸一重衬,以物盖之出火毒,一宿后,入川升麻等三味,为细散。每用半钱,掺于患处。

【主治】牙齿历蠹色黑。

78082 **黄丹散**(《圣惠》卷五十三)

【组成】黄丹三分(炒令紫色)　栝楼根一两　前胡一两　甘草一两(炙微赤,剉)　泽泻半两　石膏一两(细研)　赤石脂半两(细研)　贝母半两(煨令微黄)

【用法】上为细散,入研了药令匀。每服一钱,以清粥饮调服,不拘时候。

【主治】消渴,心神烦闷,头痛。

78083 **黄丹散**(《圣惠》卷五十三)

【组成】黄丹一两　胡粉一两　栝楼根一两　甘草半两(炙微赤,剉)　泽泻三分　石膏一两半　麦门冬半两(去心,焙)　白石脂三分

【用法】上为细散。每服一钱,以清粥饮调下,不拘时候。

【主治】消渴饮水过多,烦热不解。

78084 **黄丹散**(《圣惠》卷五十九)

【组成】黄丹三两(炒令紫色)　枣肉三十枚(捣为一块,用纸紧裹,大火烧令赤,候冷取出)　枳壳半两(麸炒微黄,去瓤)　黄连半两(去须,微炒)

【用法】上为细散。每服一钱,食前以粥饮调下;赤白痢及水泻,每服半钱,粥饮调下。

【主治】休息痢诸药无效,赤白痢,水泻。

【宜忌】《圣济总录》:忌油腻、冷物。

78085 **黄丹散**(《圣惠》卷七十三)

【组成】黄丹一两　白矾三分　芎䓖一两

【用法】上为末。以谷囊盛,纳阴中。虫当自出。

【主治】妇人阴痒,似有虫状,烦闷。

78086 **黄丹散**(《圣惠》卷九十三)

【组成】黄丹半两　莨菪子半两　黄明胶半两　青州枣三十枚(去核)

【用法】上药捣做一团,烧令通赤,放冷,为细散。每服半钱,以米饮调下,每日三四次。

【主治】小儿一切痢久不愈。

78087 **黄丹散**

《得效》卷十八。为《百一》卷十三"桃红散"之异名。见该条

78088 **黄丹散**(《得效》卷十九)

【组成】黄丹(煅)　白矾(枯)　龙骨　寒水石　乳香　木香(不见火)　黄连　黄芩　槟榔　腻粉各三钱　脑子少许

【用法】上为末。随疮干湿用之:干则用温盐汤洗;湿净干,却掺其上。用不可太早,须脓血去净临好方用。

【功用】敛疮口。

78089 **黄丹散**(《永乐大典》卷一〇三七引《大方》)

【组成】白矾　龙骨　黄丹各一钱　麝香半钱

【用法】上为细末。先以绵杖子拭耳内令净,后用纸捻子蘸药入耳内。

【主治】小儿丹肿。

78090 **黄丹散**(《普济方》卷二七七)

【组成】白矾二钱(飞过)　黄丹三钱(炒紫色)

【用法】上为细末。涂患处;如干,油调。

【主治】驴马汗入疮。

78091 **黄丹膏**(方出《圣惠》卷三十六,名见《普济方》卷二九九)

【组成】黄丹半两　舍上黑煤半两(细研)

【用法】上药入蜜调,用瓷盏盛之,以文武火养,候成膏。涂疮上。

【主治】口舌生疮。

78092 **黄丹膏**(《圣惠》卷六十三)

【组成】黄丹二十四两(微炒,细罗)　麻油二斤半　猪脂八两(腊月者)　松脂四两　紫菀一两(去土)　当归一两　防风一两(去芦头)　黄芩一两　莨菪子二两　棘针四十九枚(头曲者)　青绯帛各二尺(烧灰)　人粪灰一两　青柏叶一两　蜥蜴七枚　乱发如鸡子大　蜡三两　葱(并根)二十茎。

【用法】上剉,先下油脂于锅内煎令熔,次下药,以文火煎半日,次下松脂、蜡,候香熟,以绵滤去滓,都入药油于锅中,纳黄丹,不住手搅令匀,候色变紫色,收得油方尽,软硬得所,用瓷盒盛。摊在故帛上贴之。

【功用】内消止痛。

【主治】痈疽发背,痈肿丹毒,一切疮疖。

78093 **黄丹膏**(《圣惠》卷六十三)

【组成】黄丹七两　蜡二两　白敛二两(剉)　杏仁三两(汤浸,去皮尖双仁,研)　乳香二两(末)　黄连一两(剉)　生油一升

【用法】前三味以生绵袋盛,入油,慢火熬半日,滤出,下黄丹,以柳木篦搅,候变黑,膏成,入蜡、乳香更熬,硬软得所,用瓷盒内盛。故帛摊贴,每日换二次。

【主治】一切痈疽发背,疼痛不止,大渴闷乱,肿硬不可忍。

78094 **黄丹膏**(《普济方》卷二九九)

【组成】黄丹四两　蜜一两

【用法】上药熬成膏。涂口内。

【主治】口疮。

78095 **黄丹膏**(《普济方》卷三〇〇)

【组成】巴豆二十一粒(去壳)　清油二两　黄丹一两半

【用法】清油煎豆黑色,去豆,用黄丹入油慢火熬,搅匀作膏。煎冬橘叶汤洗净涂之。

【主治】脚折(脚皲)。

78096 **黄丹膏**(《疡科选粹》卷五)

【组成】黄丹(淘洗七次净)一两五钱　黄连五钱　川芎五钱　海螵蛸三钱　轻粉　朝脑　水龙骨

【用法】上为极细末,以生桐油调为膏,夹纸做成,着肉面针刺数十孔。第一日用二贴,第二、第三、第四、第五日用一贴,第六、七日以后,三日换一贴;尚存如钱大一处不能收口,以松香四两,葱头一把共捣烂,置于碗中,以滚白水冲下,良久去水,取药捻成饼,贴疮上;尚有针细一孔,流水不完,取蒜头、葱头内第二层白皮贴三四日即好。

【主治】臁疮。

【备考】方中轻粉、朝脑、水龙骨用量原缺

78097 **黄风膏**(《纲目拾遗》卷十引《济世良方》)

【组成】雄黄一两　钉锈　白梅肉各五钱　消风散一两

【用法】上为细末,苦盐卤调匀,贮瓷罐内。用银针挑破毒顶,敷上此药,以绵纸盖定。其毒收敛不走,三日后即愈。

【主治】疔疮,及头面热毒疮。

【加减】夏月,加鬼螺螄二十个。

78098 **黄水散**(《全国中药成药处方集》兰州方)

【组成】黄柏面　红枣(烧炭)　铜灰　松香各一两　梅片四分　枯矾五钱

【用法】上为细末。用香油调和,擦抹患处。

【功用】消炎解毒除湿。

【主治】黄水疮。

78099 **黄玉膏**(《医学探骊集》卷六)

【组成】黄连一两(煎汁熬膏)　蜂蜜二两　青羊胆三个(取汁)　熊胆五分　冰片四分　麝香二分

【用法】上药共合一处,调匀,用瓶盛之备用点之。

【主治】暴发火眼,轻则作痒,重则赤痛,再重则肿痛。

78100 **黄玉膏**(《北京市中药成方选集》)

【组成】大黄五钱　黄柏五钱　黄芩五钱五分　当归五钱五分　栀子五钱五分

【用法】用香油十六两,将上药炸枯,过滤去滓,兑白蜡二两五钱成膏。敷患处。

【功用】祛热消肿,凉血解毒。

【主治】疮疡红肿坚硬,唇角干痛,鼻孔生疮。

78101 **黄末子**(《准绳·疡医》卷六)

【组成】川乌(炮)　草乌(醋煮,炒)　降真香　枫香　肉桂　松香　姜黄　乳香　没药　细辛各五钱　当归　赤芍药　羌活　独活　川芎　蒲黄　白芷　五加皮　桔梗　骨碎补　苍术(醋煮)　何首乌　川牛膝　片姜黄各一两

【用法】上为末。酒调下。

【主治】打仆伤损,折骨碎筋,瘀血肿痛,瘫痪顽痹,四肢酸疼,一切痛风。

【加减】欲好之际,加自然铜(制)一两。

78102 **黄甘丸**(《圣济总录》卷一八五)

【组成】黄柏(去粗皮)　甘草各等分

【用法】上并生为末,炼蜜为丸,如梧桐子大。每服二十丸,空心夜卧温热水或麦门冬汤送下。

【主治】因多饮,积热自戕,致梦泄。

【备考】本方方名,《普济方》引作“清心丸”。

78103 **黄甘饮**

《经验广集》卷二。为《仙拈集》卷二“黄甘散”之异名。见该条。

78104 **黄甘散**(《仙拈集》卷二)

【异名】黄甘饮(《经验广集》卷二)。

【组成】黄连六钱　甘草一钱

【用法】水煎服。

【主治】多食炙煿,郁热当心而痛。

78105 **黄石散**(《圣济总录》卷一三一)

【组成】粗黄石如鹅卵大

【用法】上药猛火煅赤,投醋中,因有屑落醋中,再煅再投,石尽为度,取屑晒干,为散。以醋调,敷背上。

【主治】发背疮。

78106 **黄石散**(《杨氏家藏方》卷二)

【组成】狗肝一具　消石　黄丹各一钱半

【用法】消石、黄丹为末,将狗肝批开,掺药在内,以麻一缕缠缚,用水一升煮熟,去麻,将肝、药一顿细嚼,用煮肝药汁送下,不拘时候。

【主治】心风发狂。

78107 **黄石膏**(《卫生宝鉴》卷十三)

【组成】黄丹　滑石各等分

【用法】上为细末。敷之。

【主治】金疮深者。

78108 **黄龙丸**(《幼幼新书》卷二十三引《谭氏殊圣》)

【组成】胡黄连一两　麝香　牛黄　朱砂各一钱

【用法】上为末,猪胆为丸,如麻子大。每服三丸至五丸,用薄荷汤送下。

【主治】小儿惊疳,多泪。

78109 **黄龙丸**(《准绳·幼科》卷八引《聚宝方》)

【组成】朱砂(研)一钱　龙脑半字(研)　硫黄一两　雄黄二钱半

【用法】上用坩锅子一只,盛雄黄在内,用盏一只盛水半盏,坐在锅子上,炭火烧坩锅,其药飞在盏底上,刮下,与朱砂、硫黄为末,入脑子,糯米粥为丸,如黄米大。每服三丸,食前椒汤下。

【主治】小儿疳,冷泻。

78110 **黄龙丸**(《普济方》卷九十三引《卫生家宝》)

【组成】红芍药半斤　川乌四两(去皮尖)　防风　香白芷各四两　天麻(去根节)　华阴细辛(去苗)　白僵蚕(炒,去丝嘴)　雄黄(别研)　川芎各二两　白蒺藜(炒,去刺)　甘草一两　干姜(生用)　藿香叶　甘松(去土)各一两

【用法】上为末,炼蜜为丸,如弹子大。每服一丸,姜汁磨化,温酒调下。

【主治】左瘫右痪,手足麻木,口眼㖞斜,风痹疰腰脚疼痛;及妇人血风劳气,遍身疼痛,洗头伤风,头面乳肿,舌胀口干,头昏脑闷,多睡,暗风夹脑风,偏正头痛,破伤风。

78111 **黄龙丸**

《永类钤方》卷二十一引《全婴方》。为《鸡峰》卷五“消暑黄龙丸”之异名。见该条。

78112 **黄龙丸**(《百一》卷七)

【组成】半夏半斤(酽醋一斗浸三日,入银器中慢火熬醋尽,取出,新汲水洗,晒干)　甘草一两

【用法】上为末,生姜自然汁为丸,如梧桐子大。每服三十丸至五十丸,食后以新汲水送下。

【主治】中暑。

78113 **黄龙丸**

《局方》卷二吴直阁增诸家名方。为《活人书》卷十八“酒蒸黄连丸”之异名。见该条。

78114 **黄龙丸**(《魏氏家藏方》卷一)

【组成】半夏一两(洗净,切片,米醋半盏煮干)　黄连(去须)　甘草(炙)各半两　木猪苓(去皮)　白茯苓各一两(去皮)

【用法】上为细末，淡米醋糊为丸，如梧桐子大。每服三五十丸，熟水吞下，不拘时候。

【主治】久中积暑，脏腑不调，每遇夏月发热，不思饮食。

78115 黄龙丸

《丹溪心法》卷一。为《三因》卷二"大黄龙丸"之异名。见该条。

78116 黄龙丸（《医学纲目》卷三十八）

【组成】三棱　蓬术各三两　青皮　陈皮各一两半　山楂　干姜各七钱半　槟榔半两

【用法】上晒干，为末，糊为丸，如黍米大。三岁儿每服二十丸，食后姜汤送下，食前乌犀丸相间服。

【功用】化积磨积。

【主治】停食，小儿癖积。

78117 黄龙丸

《解围元薮》卷三。即原书同卷"水制黄香丸"加地龙二两。见该条。

78118 黄龙丸（《寿世保元》卷八引刘小亭方）

【组成】雄黄一钱半　蜈蚣二条（砂锅内炒，去头足）　芦荟三分　阿魏三分　牛黄一分　天竺黄三分

【用法】上为末，化黄蜡一两为丸，如绿豆大。先服七丸则热退，次服九丸则块消，三服十一丸则病根除。每用黄蜡煎鸡子清入药于黄酒送下。

【主治】积癖。

78119 黄龙汤（《肘后方》卷二）

【组成】粪汁（绞，陈久者佳）

【用法】饮数合至一二升。

【主治】❶《肘后方》：伤寒已六七日，热极，心下烦闷，狂言见鬼，欲起走；食菌遇毒死。❷《证类本草》：瘟病垂死。

78120 黄龙汤

《千金》卷十。即《伤寒论》"小柴胡汤"。见该条。

78121 黄龙汤（《圣惠》卷十八）

【组成】伏龙肝半两　当归三分（剉，微炒）　甘草三分（炙微赤，剉）　赤芍药三分　黄芩三分　川朴消三分　川升麻三分　生干地黄一两半

【用法】上为粗散。每服五钱，以水一大盏，入竹茹一分，煎至五分，去滓，不拘时候温服。

【功用】去五脏热气。

【主治】热病鼻衄。

78122 黄龙汤（《活人书》卷十九）

【异名】小柴胡汤（《普济方》卷三三九）。

【组成】柴胡一两　黄芩　人参　甘草（炙）各一分半

【用法】上剉，如麻豆大。每服五钱，水一盏半，煎一盏，去滓温服。

【主治】妊妇寒热头痛，嘿嘿不欲饮食，胁下痛，呕逆痰气；及产后伤风，热入胞宫，寒热如疟；并经水适来适断，病后劳复，余热不解。

78123 黄龙汤（《圣济总录》卷一四六）

【组成】灶底当釜直下赤土

【用法】上为细末。每服不拘多少，以冷水调下；或犀角水磨取汁饮。

【主治】因食中毒。

78124 黄龙汤

《景岳全书》卷五十五引钱氏方。为原书卷六十二引钱氏方"黄龙散"之异名。见该条。

78125 黄龙汤（《保命集》卷下）

【组成】小柴胡汤减半夏

【主治】产前寒热。

78126 黄龙汤（《普济方》卷三六一引《傅氏活婴方》）

【组成】山茱萸　山药　生干地黄　泽泻　赤茯苓　甘草各一钱　脑子　麝香各少许

【用法】上为末。每服一钱，温水点服。

【主治】婴儿出胎，血肉未敛，面目俱黄，不啼，鼻干撮口，四肢不能伸缩。

78127 黄龙汤（《伤寒六书》卷三）

【组成】大黄　芒消　枳实　厚朴　甘草　人参　当归

【用法】水二钟，加生姜三片，大枣二枚，煎，后再加桔梗煎一沸，热服为度。

【功用】《温疫论》：回虚逐实，补泻兼施。

【主治】❶《伤寒六书》：伤寒热邪传里，胃中燥屎结实，而致结热利证，心下硬痛，下利纯清水，谵语发渴，身热。❷《温疫论》：温疫应下失下，耽搁失治，或为缓药羁迟，火邪壅闭，耗气搏血，精神殆尽，元神将脱，邪火独存，以致循衣摸床，撮空理线，筋惕肉瞤，肢体振战，目中不了了。

【加减】年老气血虚者，去芒消。

【方论选录】❶《温疫论》：大虚不补，虚何由以回？大实不泻，邪何由以去？勉用参、地以回虚，承气以逐实，此补泻兼施之法也。❷《张氏医通》：汤取黄龙命名，专攻中央燥土，土既燥竭，虽三承气萃集一方，不得参、归鼓舞胃气，乌能兴云致雨？或者以为因虚用参，殊不知参在群行剂中，则迅扫之威愈猛，安望其有补益之力欤！❸《伤寒瘟疫条辨》：虚人热结于里，攻之不行，乃肠胃枯涸之故，故陶氏加参、归、地于大承气汤中以助气血，建背城之功。

【临床报道】粘连性肠梗阻：《江西中医药》[1985，1：13]邱某某，男，42岁，农民。患者于1970年曾行"胃全切除术"，这次因进食红薯叶后腹痛腹胀，肛门停止排便排气2天，于1983年9月18日入院。X线腹部透视，诊为粘连性肠梗阻，经用大承气汤治疗后病情依然，次日患者精神萎靡，面色不华，眼窝下陷，卧床呻吟不已，舌淡微胖，苔黄白相兼而厚腻，脉象细弦，重按无力。改投黄龙汤：大黄（后下）10克，芒消（另冲）10克，厚朴15克，枳实15克，党参25克，当归10克，桔梗10克，甘草5克，白芍15克，头二煎混合取汁500毫升。服后诸症顿消，守方稍加出入，调治两天出院。

【现代研究】促进动物在体肠推进运动：《中药药理与临床》[2002，18(6)：9]用传统方法将原方制成100%的药液进行实验，结果表明：本方能明显促进小鼠小肠推进运动，对大鼠大肠推进的直接和间接作用均明显增强，提示本方有明显的泻下作用。

78128 黄龙汤（《杏苑》卷八）

【组成】柴胡一钱五分　黄芩　人参　川芎各一钱　白术八分　甘草一分　橘红一钱　竹茹栗大一团

【用法】上㕮咀。加生姜五片，大枣一枚，水煎，食远服。

【主治】经水适断，寒热如疟，头疼咳嗽，恶心欲吐，哕

逆不已。

【加减】不呕,去竹茹。

78129 **黄龙汤**(《竹林女科》卷一)

【组成】黄耆一钱五分(蜜炙) 当归 白芍 白术(蜜炙) 苍术(米泔浸) 陈皮各一钱 生地黄 甘草(炙)各三钱 熟地黄五钱 柴胡二钱

【用法】水煎服。

【主治】妇人劳役,脾胃虚损,漏下不止,其色鲜红,气短气逆,自汗不止,身体发热,大便泄泻,四肢无力,不思饮食。

78130 **黄龙散**(《圣济总录》卷一七二)

【组成】销金银锅下黄龙灰(细研)一两 麝香(研)一分 银末小豆大 蟾蜍一枚(一半烧灰,一半炙干捣末)

【用法】上为细散。于虫蚀处疮上敷之。

【主治】小儿疳虫蚀唇口鼻。

78131 **黄龙散**(《景岳全书》卷六十二引钱氏方)

【异名】黄龙汤(原书卷五十五引钱氏方)。

【组成】柴胡五钱 赤芍药三钱 黄芩(炒) 甘草(炙)各二钱

【用法】每服二三钱,加生姜、大枣,水煎服。

【主治】小儿发热不退,或往来寒热。

78132 **黄龙散**(《幼幼新书》卷三十四引《聚宝方》)

【组成】龙实(龙骨中有之,深黄或淡黄,土褐色,紧探人舌者是) 白矾 蜗牛壳 南粉 牛黄各一钱

【用法】上为末。每用少许贴窍子内,时时用之。

【主治】齿龈疳虫,有窍子不合者。

78133 **黄龙散**(《鸡峰》卷十)

【组成】鲫鱼一头(大者,不去皮鳞,只去肠肚) 荜茇 木香各一分 黄连半两

【用法】上为细末。纳鱼腹中,以数重湿纸裹,入煻灰火内烧熟,取去皮骨后焙干,为细末。每服一大钱,空心米饮调下。

【主治】脾毒脏毒下血,肠风下血。

78134 **黄龙散**(《鸡峰》卷十九)

【组成】木通 瞿麦各一两 大黄半两 陈橘皮一分 槟榔四个

【用法】上为细末。每服二钱或三钱,用汤使三盏,同煎至八分,和滓热服。

【主治】水气,服青龙丹后至第五日水道涩滞不快。

78135 **黄龙散**(《医方类聚》卷一九二引《施圆端效方》)

【组成】黄柏 龙骨 赤石脂各一两

【用法】上为细末。好油调,扫疮;或干贴之。

【主治】湿疳疮癣,黄汁浸淫,色如香瓣。

78136 **黄龙散**(《回春》卷七)

【组成】枯矾 龙骨(煨) 黄丹(水飞) 胭脂(烧灰) 麝香(少许) 海螵蛸(煨)

【用法】上为细末。先将纸条拭干脓水,后以药掺入。

【主治】小儿困沐浴,水入耳中,水湿停留,搏于血气,酝酿成脓耳。

【宜忌】勿令入风。

78137 **黄龙散**(《外科大成》卷四)

【组成】枯矾七钱 松香三钱

【用法】上为末。敷三时则口合。

【主治】缺唇,自刎血流如注者。

【备考】本方为原书同卷"二龙散"之第二方。

78138 **黄龙散**(《麻科活人》卷四)

【组成】牡黄牛屎尖(煅) 冰片一分

【用法】上为末。以鹅管吹患处。

【主治】牙疳。

【备考】方中牡黄牛屎尖用量原缺。

78139 **黄龙散**(《喉舌备要秘旨》)

【组成】草乌二两 姜黄二两 南星一两 赤芍一两 肉桂五钱(去皮)

【用法】上为末。调黄酒敷患处。

【主治】喉舌阴症。

78140 **黄龙膏**

《卫生宝鉴》卷十三。为《儒门事亲》卷十二"小黄膏"之异名。见该条。

78141 **黄龙膏**(《医方类聚》卷一八一引《卫生宝鉴》)

【组成】黄柏不以多少

【用法】上为末。唾调,摊在纸上。

【主治】疣瘤。

78142 **黄龙膏**(《医方类聚》卷一九一引《经验秘方》)

【组成】大黄 川郁金 川黄连 当归 黄柏 玄参各等分

【用法】上为细末。新水调敷。

【主治】诸般恶疮。

【加减】紧时,加白及、干胭脂。

78143 **黄龙膏**(《医方类聚》卷一九一引《经验秘方》)

【组成】香油一斤 白胶香一斤 黄丹二两 黄柏(末)四两 白矾(枯者)二两 真轻粉一两 斑蝥四十九个(去头足翅) 巴豆(去壳)四十九个

【用法】用香油先煮斑蝥、巴豆黄色,去滓,入黄丹搅匀,略不见红色,方入白胶香消尽,却入白矾末、黄柏皮末并轻粉倾入瓷器内贮之。如有头疮者,先用浆水洗净,将此药搽擦头上,不拘时候;如睡时恐污衣被,可将单纸护之;如小儿新剃头发出疮时,可用扁柏叶捣烂如蜜,调搽于头上,过一日后,用浆水洗了,然后搽药。

【主治】头癞、诸般恶疮,年久不愈。

【加减】身上生疮,加轻粉为度。

78144 **黄龙膏**(《古今医鉴》卷十三引周仁山方)

【组成】黄狗脑子三个 黑矾半斤 皮消半斤

【用法】后二味分三分,入三个脑子内,令儿食饱,将一分用面圈癖,药入圈内,熨斗熨至干,成饼去了。每一日一次,三日为止;又停一日,将甘草、甘遂一处为末,绢包水浸癖,揉一顿饭时,即服桃仁承气汤一剂,打下血块;未下,再进一服。

【主治】癖疾。

78145 **黄龙膏**(《遵生八笺》卷十八)

【组成】藤黄

【用法】茶磨稀汁。露顶涂之一二层。即愈。

【主治】无名肿毒。

78146 **黄龙髓**(《解围元薮》卷四)

【组成】白颈蚯蚓

【用法】于盆内捣烂，加水研淘，澄清，取其清水，涂患处。每日一次，二三日即愈。

【主治】痨疮初起。

78147 黄叶汤（方出《得效》卷十五。名见《普济方》卷三二九）

【组成】黄芩　黄柏各一钱　黄连三钱（去毛）

【用法】上药用水四盏，煎取一半，去滓，入炒阿胶末五钱，滓再煎，空心温温服，每日三次。

【主治】崩漏。

【加减】腹痛，加栀子三钱。

78148 黄甲丸（《古今医鉴》卷五）

【组成】朱砂一两　阿魏一两　槟榔一两　山甲一两（酥炙，炒）　雄黄五钱　木香五钱

【用法】上为细末，泡黑豆去皮，捣成泥为丸，如梧桐子大。每服五十丸，淡姜汤送下。

【主治】疟母成块，久不能愈。

【宜忌】忌生冷、鱼腥三日。

78149 黄甲串

《串雅内编》卷三。为《慈幼新书》卷十一“偷刀散”之异名。见该条。

78150 黄甲串

《外科十三方考》。为《外科正宗》卷三“山甲内消散”之异名。见该条。

78151 黄白丸（《医学入门》卷七）

【组成】黄连　瓜蒌仁　白术　神曲　麦芽各一两　川芎七钱　青黛五钱　人中白二钱

【用法】上为末，姜汁浸蒸饼为丸服。

【主治】阴虚食积痰火。

78152 黄白丹（《永乐大典》卷九七六引《卫生至宝》）

【组成】雄黄　白矾（生）各等分

【用法】上为细末，黄蜡熔化入药为丸，如绿豆大或黍米大，以麝香、朱砂养之。量大小服，取青绿物自大便出愈。

【主治】小儿惊风。

78153 黄白丹（《解围元薮》卷四）

【组成】白松香（水煮，淘五七次，又以黄酒或火酒煮）白占各等分

【用法】上为末，红枣肉为丸。每服百丸，以酒送下。

【主治】大风挛跪败绝危困者。

78154 黄白丹（《古今医鉴》卷七）

【组成】黄丹一两　白矾一两

【用法】用砖一块，凿一窝可容二两许，置丹在下，矾在上，用木炭五斤，煅令炭尽，为末，以不经水猪心血为丸，如绿豆大。每服三十丸，陈皮汤送下。

【主治】五癫五痫。

78155 黄白散（《圣济总录》卷一二三）

【组成】芒消（研）一两半　硫黄（研）一两

【用法】先将芒消于铫子内熬令沸，澄清，下硫黄末于铫子内，搅令焰出绝，倾在新碗内，放冷，为细末。每服半钱匕，新汲水调下。

【主治】狗咽。喉中忽觉结塞不通，如喉痹状。

78156 黄白散（《圣济总录》卷一三三）

【组成】黄柏（蜜炙）　白垩　芜荑（并为末）各一分　杏仁（去皮尖双仁，研膏）七枚　腻粉（研）二钱匕

【用法】上药再同研匀。先以盐浆水洗，候干，以药散敷之。

【主治】下注生疮。

78157 黄白散（《医方大成》卷八引《简易》）

【组成】雄黄　白矾　细辛　瓜丁各等分

【用法】上为细末。搐于鼻中。

【主治】鼻齆，息肉，鼻痔。

78158 黄白散（《医方类聚》卷一六四引《吴氏集验方》）

【组成】白矾二钱（飞）　黄丹三钱（炒紫色）

【用法】上为末。涂患处；如干，油调。

【功用】解驴涎马汗中毒物。

78159 黄白散（《普济方》卷三〇一）

【组成】黄柏皮　黄连（去须）　白矾（煅过）　白蛇皮（烧灰）各等分

【用法】上为细末，入麝香、腊茶末各少许和匀。津唾调涂；过痒抓破，水出即涂；如水多，即干掺。

【功用】去风干水。

【主治】风毒流行，近谷道四畔时复生疱，痒而生痛。

78160 黄白散（《普济方》卷三九七）

【组成】大黄　白术各半分

【用法】上为末。每服半钱，水半钟，煎三分，空心服。

【主治】小儿脾虚热，大小便出黄沫如蟹吐沫者，良久即青。

78161 黄白散（《古今医鉴》卷十五）

【组成】黄柏一两　轻粉三钱

【用法】上为末。用猪胆汁调涂，湿则干掺。

【主治】臁疮湿毒及遍身热疮。

78162 黄白散（《回春》卷五）

【组成】黄柏　孩儿茶　枯白矾各等分

【用法】上为细末。凡患人先用陈仓小米熬汤，候冷漱口洁净，次将药末掺患处。不拘三五年诸治不愈者，此药敷三五次即愈。

【主治】口疮及口中疳疮。

78163 黄白散（《回春》卷八）

【组成】榆树根白皮（为细末）一两　黄丹二钱

【用法】上药搅匀。看疮大小，用井花水调匀敷患处；若干，再以凉水敷之。

【主治】汤火伤。

【备考】牲畜火伤，照患处涂之；须臾流水出可治；不流水，是烧得太重，不可治也。然人被烧亦同此断。

78164 黄白散（《外科大成》卷四）

【组成】大黄　白芷各一两

【用法】水煎浓汁，揉洗伤处，以痒至痛、痛至痒、瘀散见红为度，拭干贴药。

【主治】杖疮。

78165 黄白散（《外科证治全书》卷二）

【组成】轻粉　杏仁（去皮尖）　白矾　雄黄各一钱　麝香少许

【用法】上药用乳钵先研杏仁如泥，后入雄、矾、麝香为极细末，瓷器收贮。患者于卧时用筋头蘸米粒许，点息肉上，每日一次。半月效。

【主治】厚味拥湿热蒸于肺门，致患鼻痔，生鼻孔内，如

肉赘下垂,色紫微硬,撑塞鼻孔,气息不通,香臭莫辨;或臭不可近,痛不可摇。

78166 **黄白膏**(《疡科选粹》卷五)

【组成】黄蜡七钱　铜绿一分　轻粉　白石膏各六分

【用法】用麻油二钱五分,与蜡熬化,入铜绿等三味,将油纸摊膏。先一日以豆腐作片子,甘草水煮,候温封疮口,以布系定,次早去腐换膏。

【主治】臁疮。

78167 **黄白膏**(《中医皮肤病学简编》)

【组成】炉甘石31克　赤石脂31克　枯矾9克　香白芷9克　松香6克　冰片9克

【用法】上药烘干制成粉后,再加入樟丹9克;另取凡士林适量,待熔化后,将药粉放入搅拌,作成糊剂。外用。

【主治】脓疱疮。

78168 **黄瓜丸**(《圣惠》卷三十)

【组成】熟黄瓜一枚　黄连(末)二两

【用法】以熟黄瓜头上取破,去瓤,纳黄连末,却以纸封口,用大麦面裹,文火烧,令面黄熟为度,去面为丸,如梧桐子大。每服二十丸,食后以温水送下。

【主治】骨蒸劳热,皮肤干燥,心神烦热,口干,小便赤黄。

78169 **黄瓜丸**(《圣惠》卷八十四)

【异名】双连丹(《幼幼新书》卷二十引张涣方)、双连丸(《卫生总微》卷十五)。

【组成】黄连一两(去须)　胡黄连半两

【用法】上为末,用黄瓜一枚,去瓤,留一小盏不入药末,后以盖子盖定,用大麦面裹烧,令面匀焦,去面捣熟为丸,如绿豆大。七岁儿每服七丸,以温水送下。

【主治】小儿浑身及面色俱黄。

78170 **黄瓜汤**

《普济方》卷一七六引《十便良方》。为《圣济总录》卷五十八"冬瓜饮"之异名。见该条。

78171 **黄瓜霜**(《急救经验良方》)

【组成】焰消八成　白矾二成

【用法】将大黄瓜瓤取出,纳消、矾于内,悬风处,俟霜出刮下,加冰片少许,为细末。用时吹患处。

【主治】喉证。

【宜忌】吹药时不可又服别药。

78172 **黄皮散**(《永乐大典》卷一〇三七引《全婴方》)

【组成】黄皮　山栀子各等分

【用法】上为末。雪水调涂。

【主治】小儿遍身火瘅及赤游。

78173 **黄地膏**(《鸡鸣录》)

【组成】郁金(皂荚水煮干,焙切)　绿豆粉各五钱　炙甘草　马牙消各一钱

【用法】上为细末,以生地汁对蜜煎成膏为丸。用时磨浓汁,鹅翎扫入口内。

【主治】胎毒鹅白痰盛。

78174 **黄米丸**(《东医宝鉴·杂病篇》卷六引《医学入门》)

【组成】干丝瓜一棒　巴豆肉十四粒　陈仓米如丝瓜之多少

【用法】丝瓜去皮剪碎,和巴豆肉同炒,以巴豆色黄为度,去巴豆,又以陈仓米同炒米黄色,去瓜取米,为末,水为丸,如梧桐子大。每服一百丸,以汤送下。数服即愈。

【主治】水蛊。

78175 **黄汞丸**(《经验良方》)

【组成】加罗蔑尔　龙脑各五厘　大黄五分

【用法】为丸。一日服尽。

【主治】梅毒。

78176 **黄芽丸**(《景岳全书》卷五十一)

【组成】人参二两　焦干姜三钱

【用法】炼蜜为丸,如芡实大。常嚼服之。

【主治】脾胃虚寒、或饮食不化,或时多胀满泄泻,吞酸呕吐。

78177 **黄芽丸**(《上池杂说》)

【组成】制谷芽四两(半生半炒。制法:用糯谷三四升,韭叶捣汁浸数日,候谷出芽,取起筛盛,微日晒略干,即以韭菜汁洒之,以芽带绿色为度,晒干听用)　人参一两(如不用,以党参、黄耆代之)　芡实二两(炒)　莲子肉四两(去心取肉,连皮入猪肚内煮透,去肚晒干)

【用法】上为细末,用荷叶一张煮汁,和山药末打糊为丸,如绿豆大。每服二钱,米饮送下,一日三次。

【主治】胃强脾弱,能食不能消,及脾泄。

78178 **黄芷汤**(《古今医鉴》卷十五)

【组成】大黄　香白芷各五钱

【用法】水煎,露一宿,次早空心温服。至午后肚痛,未成者自消;已成未穿者,脓血从大便中出。

【主治】鱼口疮。

78179 **黄花散**(《医方类聚》卷八十五引《施圆端效方》)

【组成】新净槐花二两(微炒黄)

【用法】上为细末。每服二三钱,温酒调下,一日二次。

【主治】脏毒。大便血,腹痛,至危甚者。

78180 **黄花散**(《外科启玄》卷十二)

【组成】黄花朵不拘多少(烧存性)

【用法】上为末。搽上。

【主治】黄水疮。

78181 **黄芦散**(《普济方》卷三八六)

【组成】黄连(去须,炒)　芦根

【用法】上㕮细。水一盏半,煎至五分,去滓,旋与服。

【主治】小儿热渴不止。

78182 **黄芩丸**(《医心方》卷二十五引《产经》)

【组成】黄芩二分　干姜二分　人参二分

【用法】上药治下筛,炼蜜为丸,如大豆大。每服三丸,每日三次。

【主治】小儿洞利,昼夜不止。

78183 **黄芩丸**(《圣惠》卷十二)

【组成】黄芩　栀子仁　川大黄(㕮碎,微炒)　铁粉各一两　甘草半两(炙微赤,㕮)

【用法】上为末,炼蜜为丸,如梧桐子大。每服二十丸,以温水送下,不拘时候。

【主治】伤寒后余热不退,口干烦躁。

78184 **黄芩丸**(《圣惠》卷十八)

【组成】黄芩一两　栀子仁一两　铁粉一两(细研)　栝楼根一两　马牙消一两(研)　寒水石一两(研)

【用法】上为末,炼蜜为丸,如梧桐子大。每服三十丸,以温浆水送下,不拘时候。

【主治】热病,心脾壅热不退,口干烦渴,时发躁闷。

78185 **黄芩丸**(方出《圣惠》卷三十六,名见《普济方》卷二九九)

【组成】黄芩一分　五倍子一分　蟾酥半分

【用法】上为末,炼蜜为丸,如鸡头子大。每取一丸含,吐津。以愈为度。

【主治】口舌生疮。

78186 **黄芩丸**

《圣惠》卷九十三。即原书同卷"黄芩散"改为丸剂。见该条。

78187 **黄芩丸**(《圣济总录》卷七十五)

【组成】黄芩(去黑心)　黄连(去须)　黄柏(去粗皮)各一两半　吴茱萸(汤洗,焙干,炒)一两　诃黎勒皮(炒)二两半

【用法】上为末,炼蜜为丸,如梧桐子大。每服四十丸,食前以橘皮汤送下,一日二次。

【主治】白痢多脓,腹中疞痛。

78188 **黄芩丸**(《圣济总录》卷七十七)

【组成】黄芩(去黑心)半两　砒霜(煅,研)三分　乌梅肉(炒干)　黄柏(剉)各一分

【用法】上为末,炼蜜为丸,如绿豆大。每服五丸,以冷水送下。

【主治】一切休息痢,日夜不止,四体倦怠。

78189 **黄芩丸**(《圣济总录》卷一〇五)

【组成】黄芩(去黑心)二两　人参　芍药(剉)　郁金　大黄(剉,炒)　甘草(炙)各一两

【用法】上为末,炼蜜为丸,如梧桐子大。每服三十丸,食后煎黄芩汤送下,临卧再服。

【主治】热毒上冲,目赤飞血,头眩恶心,坐卧不得,精神恍惚。

78190 **黄芩丸**(《圣济总录》卷一七一)

【组成】黄芩(去黑心)　栀子仁　犀角(镑)各一分　麝香(研)一钱　虎睛(研)一只

【用法】上为细末,炼蜜为丸,如绿豆大。一岁至三岁儿每服三丸,三岁至五岁儿每服五丸,并以米饮送下,一日四次。

【主治】小儿诸般痫疾,口出白沫。

78191 **黄芩丸**(《圣济总录》卷一七五)

【异名】无辜黄芩丸(《普济方》卷三九三)。

【组成】黄芩(去黑心)　黄连(去须)各半两　附子(炮裂,去皮脐)一枚(半两者)

【用法】上为末,用黄雌鸡肥嫩者一只,去毛,勿令着水,腹上开一小窍子,取去肠肚,纳药末,于饭上蒸软,即取出晒干,不用鸡,为末,软饭为丸,如绿豆大。每服量儿大小十丸至十五丸、二十丸,米饮送下,一日三次,不拘时候。

【主治】小儿丁奚,腹大项细,贪食不充肌肉,黄瘁。

78192 **黄芩丸**(《圣济总录》卷一七八)

【组成】黄芩(去黑心)　地榆　龙骨　人参　白术　厚朴(去粗皮,生姜汁炙,剉)各一两　白茯苓(去黑皮)　漏芦(去芦头)各一两半　酸石榴皮(切,炒)三分

【用法】上为末,炼蜜为丸,如绿豆大。每服七丸,空腹以米饮送下,一日二次。

【主治】小儿血痢,腹痛减食,四肢瘦弱,渴不止。

78193 **黄芩丸**

《准绳·幼科》卷三。即《伤寒总病论》卷三"黄芩汤"改为丸剂。见该条。

78194 **黄芩丸**

《准绳·幼科》卷七。即原书同卷"黄芩散"改为丸剂。见该条。

78195 **黄芩汤**(《伤寒论》)

【组成】黄芩三两　芍药二两　甘草(炙)二两　大枣(擘)十二枚

【用法】上四味,以水一斗,煮取三升,去滓,温服一升,日二服,夜一服。

【功用】《伤寒论讲义》:清热止痢。

【主治】泄泻或痢疾。身热不恶寒,腹痛,口苦咽干,舌苔黄,脉弦数。

❶《伤寒论》:太阳与少阳合病,自下利者。❷《卫生总微》:伤寒口舌诸病,舌黄,舌黑,舌肿,舌裂,舌上生芒刺,舌上出血。❸《卫生宝鉴》:协热下利,脐下热,大便赤黄,或有肠垢者。❹《医学入门》:冬月阳明症,潮热发作有时,脉但浮者,为有风,宜有汗,而天寒无汗,夜睡必有盗汗。❺《准绳·幼科》:下利而头痛胸满,口苦咽干,或往来寒热而呕,其脉浮大弦者。❻《麻科活人》:伏气发溢,小肠膀胱三焦胆腑合病自痢。❼《幼幼集成》:小儿麻疹发热自利。❽《杂病源流犀烛》:正气虚,伏邪更重,往来寒热,头痛呕吐稍愈后,浑身壮热。❾《随息居重订霍乱论》:温病变霍乱。

【方论选录】❶《注解伤寒论》:虚而不实者,苦以坚之,酸以收之,黄芩,芍药之苦酸以坚敛肠胃之气;弱而不足者,甘以补之,甘草,大枣之甘以补固肠胃之弱。❷《内台方议》:黄芩为君,以解少阳之里热,苦以坚之也;芍药为臣,以解太阳之表热而行营气,酸以收之也;甘草为佐,大枣为使,以辅肠胃之弱而缓中也。❸《医方集解》:黄芩以彻其热,而以甘、芍、大枣和其太阴,使里气和则外证自解。❹《伤寒贯珠集》:热气内淫,黄芩之苦,可以清之;肠胃得热而不固,芍药之酸,甘草之甘,可以固之。❺《医林纂要》:太阳郁热,则上烁肺而下遗大肠,故用黄芩以除肺肠之热;少阳郁热,则木乘土,故用芍药以泻相火而和太阴;寒淫于内,治以甘热,故用甘草、大枣以治寒,且以厚脾胃生气血而治自利。❻《霍乱论》:黄芩清解温邪,协芍药泄迫血之热,而以甘、枣奠安中土。

【临床报道】痢疾:《陕西新医药》[1979,9:31]盛某,男,26岁。夏季间患痢疾,痢下脓血便,红多白少,腹部挛急而痛,肛门作坠,身热,脉弦数,舌苔黄。治以调气和血,清热燥湿。白芍9克,甘草3克,黄芩9克,广木香6克(后下)。连服3剂,下痢止,腹痛除。

【现代研究】❶抗炎、退热、解痉、镇痛和镇静作用:《中国中药杂志》[1990,15(2):51]实验用200%的水煎酒沉溶液(每毫升含药材2克),口服给药用原药液,皮下给药为原药液的过滤液。研究结果表明:本方对实验动物有明显的抗炎、退热、解痉、镇痛和一定的镇静作用,与各单味药比较,全方作用最佳。❷对肠道菌株的抑菌作用:《中国中医基础医学杂志》[2001,7(1):42]实验用100%原方水煎浓

缩液(每毫升相当于原方剂药材量1克),结果表明:本方对甲型副伤寒杆菌有中敏感度抑菌作用,对伤寒杆菌、乙型副伤寒杆菌、鼠伤寒杆菌、福氏痢疾杆菌、宋内氏痢疾杆菌有低敏感度抑菌作用。

【备考】本方方名,《玉机微义》引作“黄芩芍药汤”。

78196 **黄芩汤**(《外台》卷六引《伤寒论》)

【组成】黄芩三两　人参三两　桂心二两　大枣十二枚　半夏半升(洗)　干姜三两

【用法】上切。以水七升,煮取三升,温分三服。

【主治】干呕下利。

【宜忌】忌羊肉、饧、生葱。

78197 **黄芩汤**(《医心方》卷二十引张仲景方)

【组成】栀子二两　香豉三升　黄芩二两

【用法】上切。绵裹,以水九升,煮取三升,分三服。以衣覆卧,亦应有汗。

【主治】散发动,腹内切痛。

78198 **黄芩汤**(《千金翼》卷二十二引靳邵方)

【组成】黄芩　枳实(炙)各二两　栀子十四枚(擘)　栝楼　厚朴(炙)　芍药　甘草(炙)各一两

【用法】上㕮咀。以水七升,煮取二升五合,分三服。

【主治】石发,身如火烧。

78199 **黄芩汤**(《外台》卷一引《深师方》)

【组成】黄芩　桂心各三两　茯苓四两　前胡八两　半夏半升(洗)

【用法】上切。以水一斗二升,煮取六升,分为六服,白日三次,夜晚三次,间食生姜粥,小便利为愈。

【主治】伤寒六七日,发汗不解,呕逆下利,小便不利,胸胁痞满,微热而烦。

【宜忌】忌羊肉、饧、生葱、酢物。

78200 **黄芩汤**(《医心方》卷二十五引《深师方》)

【组成】黄芩一两　甘皮六铢　人参一两　干地黄六铢　甘草半两(炙)　大枣五枚(去核)

【用法】上切。以水三升,煮取一升,绞去滓,二百日儿每服半合,三百日儿每服一合,每日二次。

【功用】除热止变蒸。

【主治】少小辈变蒸时服药下后,有朝夕热,吐利。

78201 **黄芩汤**(《外台》卷二十二引《古今录验》)

【组成】黄芩　黄连　甘草(炙)　黄柏各一两

【用法】上切。以水三升,煎取一升,含之,冷吐取愈。

【主治】口疮,喉咽中塞痛,食不得入。

78202 **黄芩汤**(《外台》卷三十四引《古今录验》)

【组成】当归　黄芩　芎䓖　大黄　矾石各二分　黄连一分　雄黄二分

【用法】上切。以水五升,煮取四升,洗疮,每日三次。

【主治】妇人阴中生疮。

78203 **黄芩汤**(《外台》卷三引《延年秘录》)

【组成】黄芩三两　栀子仁三两　芍药三两　豉一升(绵裹)

【用法】上药加水六升,煮取二升半,去滓,分三服。

【主治】天行五六日,头痛,骨节疼痛,腰痛,兼痢。

【宜忌】忌蒜、热面等五日。

78204 **黄芩汤**(《千金翼》卷二十二)

【组成】黄芩二两　栀子十四枚(擘)　葱白一握　豉一升(绵裹)

【用法】上㕮咀。以水七升,煮豉三沸,去滓,纳诸药,煮取三升,分二服;不止,更为之。

【主治】虚石发,内有客热,胸中痞,外有风湿不解,肌中急挛。

78205 **黄芩汤**(《幼幼新书》卷十引《婴孺方》)

【异名】黄芩散(《圣惠》卷八十二)。

【组成】黄芩五分　钩藤三分　蛇蜕皮一寸(炙)　甘草二分(炙)　芒消一分　大黄四分　牛黄(大豆大)三粒(汤成纳之)

【用法】上以水二升三合,煮取一升二合,去滓,下消令烊,为三服。

【主治】小儿温壮,服细辛汤得下后,热不愈,口中疮,兼惊。

78206 **黄芩汤**(《幼幼新书》卷十三引《婴孺方》)

【组成】黄芩　人参　甘草(炙)　半夏(洗)　干姜各一两　柴胡三两　大枣十个(去核)

【用法】上切。以水三升,煮一升,为三服。

【主治】少小中风,往来寒热,胸胁满,嘿嘿烦心,喜呕,不欲食。

【加减】烦,去半夏、人参,加栝楼子半个,当归二两,龙骨二两,栝楼根二两;腹中痛,去黄芩,加芍药一两,茯苓二两;表证不解,去人参,加桂心二两微发汗;得病七八日不解,结热在内,往来寒热,加黄连二两,芒消半两。

78207 **黄芩汤**(《幼幼新书》卷三十二引《婴孺方》)

【组成】黄芩　泽泻　通草各八分　柴胡　桑白皮各七分　杏仁(汤去皮尖)　猪苓(去皮柴)各六分　泽漆叶四分

【用法】以水五升,煮取一升半,四五岁儿为三服,一二岁服二合。

【主治】❶《幼幼新书》引《婴孺方》:小儿肿满。❷《普济方》:小儿痢愈后血气尚虚,而热在皮肤,与气相搏,通身头面皆肿。

78208 **黄芩汤**(《圣惠》卷九)

【组成】黄芩一两　桂心一两　赤茯苓一两　前胡二两(去芦头)　半夏一两(汤洗七遍去滑)　甘草半两(炙微赤,剉)　厚朴二两(去粗皮,涂生姜汁炙令香熟)

【用法】上为粗散。每服三钱,以水一大盏,加生姜半分,大枣三枚,煎至五分,去滓温服,不拘时候。

【主治】伤寒六日,发汗不解,呕逆,小便不利,胸胁痞满,微热而烦。

78209 **黄芩汤**(方出《圣惠》卷十。名见《普济方》卷一三三)

【组成】黄芩　大青　川升麻　石膏各一两　栀子仁半两　川朴消二两

【用法】上为散。每服五钱,以水一大盏半,加豆豉五十粒,葱白二茎,生姜半分,煎至五分,去滓温服,不拘时候。稍利为度。

【主治】伤寒脏腑壅毒,不得宣疏,肌肤发斑。

78210 **黄芩汤**(方出《圣惠》卷三十八,名见《普济方》卷二六二)

【组成】黄芩三两　川升麻二两　甘草二两(生,剉)　石膏五两　蔷薇根三两(剉)

【用法】上为末。以水五大盏，煎至二大盏，去滓，冷含漱口，良久吐却，每日十余次即愈。

【主治】饮食失度，乳石发动，毒热上攻，口舌生疮。

78211 黄芩汤(《圣惠》卷三十八)

【组成】黄芩半两　薤白一握　陈橘皮半两(汤浸，去白瓤，焙)　豉一合　石膏一两(捣碎)　麦门冬半两(去心)　粟米半两　生姜半两

【用法】上剉细。都以水三大盏，煎至一盏半，去滓，分为三服，不拘时候温服。

【主治】乳石发动，心躁烦热，痰饮呕逆，不下饮食。

78212 黄芩汤(《圣惠》卷六十二)

【组成】黄芩一两　白芷一两　川大黄三两　栝楼根一两　甘草一两　当归一两

【用法】上剉细。以水七升，煮至三升，去滓，以故帛温汤，更番搨患处。

【主治】发背不消。

78213 黄芩汤(方出《圣惠》卷八十九，名见《圣济总录》卷一八一)

【组成】黄芩　川升麻　甘草(炙微赤，剉)各半两　葳蕤　玄参　犀角屑各一分

【用法】上为粗散。每服一钱，以水一小盏，煎至五分，去滓，温温分为二服，每日三四次。

【主治】五岁以下小儿肝脏热毒，目生丁翳。

78214 黄芩汤(《医方类聚》卷五十三引《神巧万全方》)

【异名】黄芩芍药汤(《伤寒总病论》卷三)、芍药黄芩汤(《准绳·类方》卷六引东垣方)、黄芩甘草汤(《得效》卷十一)。

【组成】黄芩一两　赤芍药一两　甘草半两(炙)

【用法】上为末。每服四钱，水一盏，煎至七分，去滓温服。

【主治】阳明病发热脉浮，口干鼻燥，衄血，及挟热下痢，寒热胁痛，疹疮不出。❶《医方类聚》引《神巧万全方》：阳明病，口干但漱水不欲咽者，必衄也；阳明脉浮，发热，口鼻中燥，能食者，亦衄。❷《景岳全书》引钱氏方：挟热下痢，头痛胸满，大渴；或寒热胁痛，脉洪大而实者。❸《得效》：挟热作疹疮不出，烦躁不得眠。

78215 黄芩汤(《伤寒微旨论》卷上)

【组成】黄芩　甘草　山栀子　芍药　厚朴　芡粉各等分

【用法】上为末。每服二钱，水一盏，煎至七分，去滓温服；如脉力差软，住服。

【主治】病人阴阳气俱实，两手三部脉沉数，按之至骨，有力而不断，口燥咽干而渴，时时发热冒闷。

【加减】若大便溏，去栀子，加葛根等分；若立春以后、立夏以前见证者，去栀子、芍药，加柴胡(去苗)等分。

78216 黄芩汤(《普济方》卷二十七引《护命》)

【组成】黄芩(去黑心)　杏仁(去皮尖双仁，炒)　麻黄(去根节，汤煮，掠去沫，焙)　羌活(去芦)　人参　升麻　桔梗(炒)各三分　黄连(去须)半分　蛤蚧(酥炙)半两

【用法】上药治下筛。每服三钱，水一盏，煎五沸，去滓，先宜吃解上焦散子，食后、临卧服；未愈，更服葶苈丸。

【主治】上焦壅热，久患肺气喘急，喉中作声，不能起动。

78217 黄芩汤(《普济方》卷一三六引《护命》)

【组成】黄芩(去黑心)　石膏(研)　茵陈蒿　柴胡(去苗)　桔梗(剉，炒)　牡丹皮　荆芥穗　栀子仁各一分　麻黄(去根节)半两

【用法】上为粗末。每服三钱匕，水一盏，煎至七分，去滓，食后温服。

【主治】伤寒头痛不止。

78218 黄芩汤(《伤寒总病论》卷三)

【异名】黄芩一物汤(《直指》卷十六)。

【组成】黄芩四两

【用法】上㕮咀。加水三升，煮一升半，温饮一盏。

【主治】❶《伤寒总病论》：鼻衄或吐血下血，及妇人漏下血不止。❷《直指》：血淋热痛。

【备考】本方改为丸剂，名"黄芩丸"(见《准绳·幼科》)。

78219 黄芩汤

《圣济总录》卷七。为《千金》卷八引胡洽方"小续命汤"之异名。见该条。

78220 黄芩汤(《圣济总录》卷十四)

【组成】黄芩(去黑心)一两半　麦门冬(去心，焙)　白茯苓(去黑心)各二两　淡竹茹三分　羚羊角(镑)　防风(去叉)各一两半　石膏(碎，研)三两

【用法】上药各为末。每服六钱匕，以水二盏，煎取一盏半，去滓，下朴消一钱匕，食后分三服，如人行四五里一服。

【主治】风邪，心热，神不安。

78221 黄芩汤(《圣济总录》卷二十)

【组成】黄芩(去黑心)　甘草(炙，剉)　防风(去叉)各半两　秦艽(去苗土)　葛根(剉)　杏仁(去皮尖双仁，麸炒)各一分　桂(去粗皮)　当归(切、焙)　赤茯苓(去黑皮)各半两

【用法】上为粗末。每服六钱匕，以水、酒各一盏，加大枣二枚(劈破)、生姜一枣大(切)，同煎至一盏，去滓温服，白日二次，夜晚一次。

【主治】周痹，身体不仁。

78222 黄芩汤(《圣济总录》卷二十一)

【组成】黄芩(去黑心)　山栀子仁　大黄(剉，醋炒)各一两　陈橘皮(汤浸，去白，焙)一分

【用法】上为粗末。每服五钱匕，水一盏半，煎至一盏，去滓温服。

【主治】伤寒五日，口干，头痛，大便涩。

78223 黄芩汤(《圣济总录》卷二十五)

【组成】黄芩(去黑心)一两　黄连(去须)　大黄(剉，炒)　芒消(研)　甘草(炙，剉)　厚朴(去粗皮，生姜汁炙)各三分　枳壳(去瓤，麸炒)　土瓜根各半两　赤茯苓(去黑皮)一两

【用法】上为粗末。每服三钱匕，水一盏，煎至半盏，去滓，食前温服。

【主治】伤寒后烦热，大便不利，心腹胀满。

78224 黄芩汤

《圣济总录》卷二十七。为《圣惠》卷十"黄芩散"之异名。见该条。

78225 黄芩汤(《圣济总录》卷二十七)

【组成】黄芩(去黑心)一两　山栀子仁一两　甘草

（炙）一两　马牙消半两

【用法】上为粗末。每服三钱匕，水一盏，煎至七分，去滓温服，不拘时候。

【功用】除胃内瘀热。

【主治】伤寒发斑，烦躁。

78226 黄芩汤（《圣济总录》卷二十八）

【组成】黄芩（去黑心）　茵陈蒿　升麻各一两　栀子仁　柴胡（去苗）　龙胆各半两　犀角（镑）一两

【用法】上为粗末。每服五钱匕，用水一盏半，煎至一盏，去滓，加生地黄汁一合，搅令匀，不拘时候温服。

【功用】内消折热。

【主治】伤寒发黄，或先服利药未愈者。

78227 黄芩汤（《圣济总录》卷二十九）

【组成】黄芩（去黑心）　射干各一两　黄连（去须，炒）三分　甘草（炙，剉）　前胡（去芦头）　青竹茹　知母（焙）各半两

【用法】上为粗末。每服五钱匕，水一盏半，煎至八分，去滓，食后温服。

【主治】伤寒不发汗，后变成狐惑，脉数，无热微烦，目赤，但欲眠睡，咽干不能食。

78228 黄芩汤

《圣济总录》卷二十九。为《圣惠》卷十八"黄芩散"之异名。见该条。

78229 黄芩汤（《圣济总录》卷三十）

【组成】黄芩（去黑心）三分　山栀子仁半两　远志（去心）一两　桂（去粗皮）半两　黄连（去须）　竹茹各三分

【用法】上为粗末。每服五钱匕，水一盏半，煎至一盏，去滓，食后温服。

【主治】伤寒吐血，心神烦闷。

78230 黄芩汤（《圣济总录》卷三十二）

【组成】黄芩（去黑心）　大青　山栀子仁　甘草（炙，剉）各半两　升麻　麦门冬（去心，焙）各三分

【用法】上为粗末。每服三钱匕，水一盏，加竹叶七片，煎至六分，去滓，食后温服，一日三五次。

【主治】伤寒后毒气上攻，咽喉疮痛，口疮，烦躁头痛。

78231 黄芩汤（《圣济总录》卷四十三）

【组成】黄芩（去黑心）　贝母（去心）　升麻　玄参　麦门冬（去心，焙）　紫菀（去苗土）　柴胡（去苗）　桔梗（去芦头，炒）　牡丹（去心）　木香　胡黄连各等分

【用法】上为粗末。每服三钱匕，水一盏，煎取七分，去滓温服，不拘时候。

【主治】心热恍惚，烦躁面赤，小便涩。

78232 黄芩汤（《圣济总录》卷四十七）

【组成】黄芩（去黑心）　柴胡（去苗）各一两　葛根（剉）　赤芍药各三分　甘草（炙）半两　石膏（碎）二两

【用法】上为粗末。每服三钱匕，水一盏，煎至七分，去滓温服，不拘时候。

【主治】胃气实热，口舌干燥，头痛烦渴。

78233 黄芩汤（《圣济总录》卷四十八）

【组成】黄芩（去黑心）　黄耆（剉）　柴胡（去苗）　秦艽（去土）　赤茯苓（去黑皮）　人参　栀子仁各一两　甘草（炙，剉）　升麻　地骨皮各半两

【用法】上为粗末。每服三钱匕，水一盏，煎至六分，去滓，食后温服。

【主治】肺脏热实，涕唾稠黏，喉咽不利。

78234 黄芩汤（《圣济总录》卷五十九）

【组成】黄芩（去黑心）　麦门冬（去心，焙）　栝楼根　栀子仁　石膏（碎）　淡竹叶各一两

【用法】上为粗末。每服四钱匕，水一盏半，煎至八分，去滓温服，不拘时候。

【主治】脾胃热极而致消中，消谷引食，化为小便。

78235 黄芩汤（《圣济总录》卷六十）

【组成】黄芩　石膏各三分　赤茯苓（去黑皮）　甘草（剉）　葛根（剉）　五加皮（剉）　麻黄（去根节）各半两　柴胡（去苗）一两

【用法】上为粗末。每服三钱匕，水一盏，加生姜半分（切），煎至八分，去滓，食后温服。

【主治】胃中热盛，食已如饥，唇燥口干。

78236 黄芩汤（《圣济总录》卷六十一）

【组成】黄芩（去黑心）三分　芍药一两半

【用法】上为粗末。每服五钱匕，水一盏半，煎至七分，去滓，食后温服，一日三次。

【主治】胆黄。病人体上黄绿色，胸中气满或硬，不下饮食。

78237 黄芩汤（《圣济总录》卷七十七）

【组成】黄芩（去黑心）　黄连（去须，炒）各半两

【用法】上剉细。以水二盏，煎取一盏，去滓，空心、日晚乘热服。

【主治】蛊毒痢。如鹅鸭肝，腹痛不可忍。

78238 黄芩汤（《圣济总录》卷七十八）

【组成】黄芩三分（去黑心）　石膏（碎）　甘草（炙，剉）　枳壳（去瓤，麸炒）　黄柏（去粗皮，剉）　女萎　栝楼根（剉）　白茯苓（去黑皮）各半两　榉皮（去粗皮，剉）　淡竹叶各三分（切）

【用法】上为粗末。每服五钱匕，水一盏半，煎至一盏，去滓，空心温服；未止再服。

【主治】下痢。脏腑虚，烦躁，渴不止。

78239 黄芩汤（《圣济总录》卷八十七）

【组成】黄芩（去黑心）　柴胡（去苗）　地骨皮　人参　干漆（炒令烟出）　鳖甲（去裙襕，醋炙黄）　甘草（炙）　半夏（汤洗七遍，同生姜捣作饼子，晒干）　葛根（剉）　干青蒿　白茯苓（去黑皮）各半两　麦门冬（去心，焙）一分

【用法】上为粗末。每服五钱匕，先用水二盏，加小麦、乌梅、生姜各少许，煎五七沸，去小麦等，入药末煎至一盏，去滓温服，不拘时候。

【主治】热劳。心忪肌热，夜有盗汗，面黄肌瘦，饮食减少，骨节酸痛。

78240 黄芩汤（《圣济总录》卷九十二）

【组成】黄芩（去黑心）　赤茯苓（去黑皮）各一两半　麦门冬（去心，焙）　大黄（剉，炒）各一两　赤芍药二两　生地黄（切，焙）　甘草（炙，剉）各一两

【用法】上为粗末。每服五钱匕，水一盏半，加竹叶五片，生姜一枣大（拍碎），煎至一盏，去滓，食后分温二服。

【主治】精极。目视不明，齿焦发落，形体痟痛，身体

虚热。

78241 **黄芩汤**(《圣济总录》卷九十五)

【组成】黄芩(去黑心)二两 赤芍药 白茅根 大黄(生用)各三两 瞿麦穗一两半

【用法】上为粗末。每服五钱匕,水一盏半,煎至一盏,去滓,入朴消末半钱匕,更煎二沸,空心温服。

【主治】大小便不通。

78242 **黄芩汤**(《圣济总录》卷九十六)

【组成】黄芩(去黑心) 阿胶(炒燥) 甘草(炙,剉)各二两 柏叶一把(剉)

【用法】上为粗末。每服五钱匕,水一盏半,入生地黄一分(拍碎),同煎至八分,去滓,食前温服。

【主治】小便出血。

78243 **黄芩汤**(《圣济总录》卷一〇三)

【组成】黄芩(去黑心)一两 栀子仁三分 大青 黄连(去须) 决明子(炒)各半两 地骨皮一两半 木通(剉) 秦艽(去苗土)各三分 大黄(剉,炒)一两半 甘草(炙)半两

【用法】上为粗末。每服五钱匕,水一盏半,煎至一盏,去滓,入马牙消半钱匕,食后温服,临卧再服。

【主治】目赤痛。

78244 **黄芩汤**(《圣济总录》卷一〇三)

【组成】黄芩(去黑心) 枳壳(去瓤,麸炒)各一两 葳蕤 木通 甘草(炙)各一两半

【用法】上剉,如麻子大。每服五钱匕,水一盏半,入地黄汁半合,芒消一钱匕,再煎取沸,去滓,食后良久分温二服。

【主治】热毒攻眼,小眦偏赤。

78245 **黄芩汤**(《圣济总录》卷一〇五)

【组成】黄芩(去黑心) 木通(剉) 枳壳(去瓤,麸炒) 葳蕤 甘草(微炙,剉) 山栀子仁 生干地黄各一两 芒消一钱匕(汤成下)

【用法】上除芒消外,为粗末。每服五钱匕,水二盏,煎取一盏,去滓,入芒消,食后温服,临卧再服。

【主治】风热目赤痛,赤脉贯黑睛生翳。

78246 **黄芩汤**(《圣济总录》卷一〇七)

【异名】泻心汤(《秘传眼科龙木论》卷五)。

【组成】黄芩(去黑心) 大黄(剉,炒) 桔梗(炒) 知母(焙)各一两 玄参 马兜铃各一两半 防风(去叉)二两

【用法】上为粗末。每服三钱匕,水一盏,煎至六分,去滓,食后、临卧温服。

【主治】❶《圣济总录》:眼风牵。痛如针刺,视物不能回顾。❷《秘传眼科龙木论》:心脏伏毒热气壅在膈中而致外障,初患之时,微有头痛目眩,眼系常急,夜卧涩痛,泪出难开,时时如针刺,渐生障翳,遮满相牵。

78247 **黄芩汤**(《圣济总录》卷一〇八)

【组成】黄芩(去黑心) 大黄(剉,炒)各二两 栀子仁一两 豉(炒)三合

【用法】上为粗末。每服三钱匕,水一盏,煎至六分,去滓,食后临卧温服。

【主治】丹石发动,发热,心腹胀满,小便赤,大便难,胸中烦躁,目赤痛。

78248 **黄芩汤**(《圣济总录》卷一〇八)

【组成】黄芩(去黑心) 黄连(去须) 木通(剉) 柴胡(去苗) 赤芍药各二两 地骨皮 山栀子仁各一两半 葳蕤 大黄(蒸过,切,炒) 甘草(炙,剉)各二两半 石膏六两半

【用法】上为粗末。每服三钱匕,水一盏,煎取七分,去滓,入朴消半钱匕,食后良久温服,一日二次。

【主治】白膜晕赤侵黑睛生翳,横冲瞳仁,成丁翳痛。

78249 **黄芩汤**

《圣济总录》卷一一〇。为《圣惠》卷三十三"黄芩散"之异名。见该条。

78250 **黄芩汤**(《圣济总录》卷一一一)

【组成】黄芩(去黑心) 木通(剉) 黄连(去须)各二两 地骨皮 葳蕤 甘草(炙,剉)各一两半

【用法】上为粗末。每服五钱匕,水一盏半,煎至七分,去滓,食后温服,一日二次。

【主治】花翳。

78251 **黄芩汤**(《圣济总录》卷一二〇)

【组成】黄芩(去黑心) 甘草 当归(切,焙) 细辛(去苗叶)各一两 蛇床子(炒) 桂心各一两

【用法】上为粗末。每用五钱匕,以酸浆二盏,煎十余沸,去滓,热漱,冷吐。

【主治】齿龈肿痛及虫蚀。

78252 **黄芩汤**(《圣济总录》卷一二二)

【组成】黄芩(去黑心)一两半 升麻一两 木通(剉)一两 芍药一两 枳实(去瓤,麸炒)一两半 柴胡(去苗)一两 羚羊角(镑)一两 石膏(碎)二两 杏仁(汤浸,去皮尖双仁,炒)一两

【用法】上为粗末。每服三钱匕,以水一盏,煎至五分,去滓温服。

【主治】风热客于肺经,上搏咽喉,气壅肿痛,语声不出。

【加减】热毒大盛,加大黄一两。

78253 **黄芩汤**(《圣济总录》卷一二四)

【组成】黄芩(去黑心) 升麻 射干 木通(剉)各三分 甘草(炙,剉) 犀角(镑)各半两

【用法】上为粗末。每服五钱匕,以水二盏,煎至一盏,去滓,下芒消一钱匕,细细温呷。

【主治】喉痹,胸满,噎塞不通。

78254 **黄芩汤**(《圣济总录》卷一三八)

【组成】黄芩(去黑心) 升麻各一两半 黄连(去须) 芎䓖 大黄各一两 甘草(炙,剉) 当归(切,焙) 羚羊角(镑)各半两

【用法】上剉细。每用一两,以水五盏,煎至三盏,去滓,下芒消半两搅匀,以故帛三两,重浸药汁,温搨患处数十遍,早、晚用之。以愈为度。

【主治】丹毒、痈疽始发,焮热浸淫长大。

78255 **黄芩汤**(《圣济总录》卷一五三)

【组成】黄芩(去黑心) 当归(切,焙) 柏叶(焙) 蒲黄(微炒)各半两 艾叶(炒)一分 生干地黄(焙)二两

【用法】上为粗末。每服三钱匕,水一盏,煎至七分,去滓温服,一日三次。

【主治】妇人经血暴下,兼带下赤白不止。

78256 **黄芩汤**(《圣济总录》卷一五四)

【组成】黄芩(去黑心) 白术(剉,炒) 白芍药(剉,炒)各半两 黄耆(剉) 人参 山芋各一两

【用法】上为粗末。每服五钱匕,水一盏,加糯米半合,葱白三寸(细切),煎至八分,去滓,食前温服。

【主治】妊娠惊胎,胎动不安,时时转易。

78257 **黄芩汤**(《圣济总录》卷一六〇)

【组成】黄芩(去黑心) 芍药 赤茯苓(去黑皮) 大黄(剉,炒) 熟干地黄(焙)各一两 厚朴(去粗皮,生姜汁炙) 干姜(炮裂) 桂(去粗皮)各一两一分 虻虫(去翅足,微炒) 甘草(炙) 桃仁(汤浸,去皮尖双仁,炒令黄色)各半两 枳实(去瓤,麸炒) 术各一两半 芒消一两

【用法】上为粗末。每服三钱匕,水、酒共一盏,煎至七分,去滓温服。

【主治】产后腹中满痛,血露不尽。

78258 **黄芩汤**(《圣济总录》卷一六五)

【组成】黄芩(去黑心) 瞿麦(取穗) 当归(切,焙) 冬葵子(炒) 木通(剉)各一两

【用法】上为粗末。每服三钱匕,水一盏,煎七分,去滓温服,一日三次。

【主治】产后小便不通。

78259 **黄芩汤**(《圣济总录》卷一六六)

【组成】黄芩(圆小者) 甘草(炙,剉) 桑寄生(剉) 防风(去叉) 木通(剉) 麦门冬(去心,焙) 赤芍药 黄耆(剉) 大黄各一两

【用法】上为粗末。每服五钱匕,水一盏半,煎至一盏,去滓温服,不拘时候。

【主治】产后乳初觉有核,渐发热痛,累日不退,欲成痈。

78260 **黄芩汤**(《圣济总录》卷一七四)

【组成】黄芩(去黑心)二两 麻黄(去根节)一两 桂(去粗皮) 甘草(炙) 石膏(碎) 芍药各半两 杏仁十枚(汤去皮尖双仁,炒)

【用法】上为粗末。每服一钱匕,水半盏,加生姜三片,煎至三分,去滓温服。

【主治】小儿伤寒,体热面赤,口干,或咳嗽。

78261 **黄芩汤**(《圣济总录》卷一八〇)

【组成】黄芩(去黑心) 青葙子 大黄(剉,炒)各半两 蜀漆 甘草(炙)各一两

【用法】上为粗末。五六岁儿每服一钱匕,水一盏,煎至五分,去滓,放温,食后服,每日二次。

【主治】小儿脑热,鼻干燥,常闭目。

78262 **黄芩汤**(《圣济总录》卷一八二)

【组成】黄芩(去黑心) 麻黄(去根节) 秦艽(去苗土) 升麻各一分 大黄(剉,炒) 防风(去叉)各半两

【用法】上为粗末。每服一钱匕,水七分,煎至四分,下朴消末半钱匕,去滓,空心分温二服,晚再服。

【主治】小儿丹毒遍身。

78263 **黄芩汤**(《圣济总录》卷一八二)

【组成】黄芩(去黑心) 栀子仁 玄参 升麻 大黄(剉,炒) 黄耆(剉) 连翘 蓝叶 甘草 木香 芎䓖 犀角屑各半两

【用法】上为粗末。每服一钱匕,水半盏,煎三分,去滓温服。

【主治】小儿痈疮,烦热疼痛。

78264 **黄芩汤**(《圣济总录》卷一八三)

【组成】黄芩(去黑心)三两 石膏(碎) 五两 甘草(炙,剉) 升麻各二两

【用法】上为粗末。每服五钱匕,水一盏半,煎至八分,去滓放冷,用漱口,一日十次;喉咽有疮,稍稍咽之。

【主治】食饮失度,乳石发,口中发疮。

78265 **黄芩汤**(《圣济总录》卷一八四)

【组成】黄芩(去黑心) 甘草(炙,剉) 大黄(剉,炒)各二两 麦门冬(去心,焙)一两 栀子仁四十枚

【用法】上为粗末。每服五钱匕,水一盏半,煎至七分,去滓,下芒消一钱匕,再煎三两沸,温服,早晨、晚后各一次。

【主治】先有癖实不消,或饮酒食肉所致乳石发,腹胀头痛,时苦心急痛。

78266 **黄芩汤**(《宣明论》卷十一)

【组成】白术 黄芩各等分

【用法】上为末。每服三钱,加水二盏,当归一根,同煎至一盏,稍温服。

【主治】妇人孕胎不安。

78267 **黄芩汤**

《女科百问》卷下。为《圣惠》卷七十六黄芩散之异名。见该条。

78268 **黄芩汤**(《济生》卷一)

【组成】泽泻 栀子仁 黄芩 麦门冬(去心) 木通 生干地黄 黄连(去须) 甘草(炙)各等分

【用法】上㕮咀。每服四钱,水一盏半,加生姜五片,煎至八分,去滓温服,不拘时候。

【主治】❶《济生》:心劳实热,口疮,心烦腹满,小便不利。❷《直指》:心肺蕴热,咽痛膈闷,小便淋浊不利。

78269 **黄芩汤**(方出《本事》卷十,名见《医方大成》卷九引《简易》)

【异名】黄芩散(《医统》卷八十四)、子芩散(《济阴纲目》卷八)。

【组成】黄芩

【用法】上为细末。每服一钱,以烧秤锤淬酒调下。

【主治】阳乘阴,天暑地热,经水沸溢,崩中下血。

【宜忌】《济阴纲目》:脾胃虚不宜用。

78270 **黄芩汤**(《得效》卷十四)

【组成】黄芩 白术 缩砂 当归各等分

【用法】上剉散。每服三钱,加水一盏半煎,温服。

【主治】胎孕不安。

78271 **黄芩汤**

《伤寒活人指掌》卷五。为《千金》卷三“三物黄芩汤”之异名。见该条。

78272 **黄芩汤**(《普济方》卷六十三)

【组成】黄芩 荜茇各等分

【用法】上为末。煎汤漱口。

【主治】咽喉肿疼,口疮。

78273 **黄芩汤**(《普济方》卷一三八)

【组成】黄芩 人参 干姜各三两 桔梗一两 大枣十三枚 半夏半升

【用法】以水七升，煎取三升，温分三服。

【主治】干呕下利。

78274 黄芩汤(《普济方》卷二一三)

【组成】黄芩　芍药　苦参　甘草　当归　蜀椒　甘松　猪胆二枚　青黛　雄黄　豉各二两　东引桃根　葱白各一两　盐一合　麝香半两

【用法】上为细末。以水一斗八升，煮取四升，分为二分，一度灌一分，然后加用麝香一两，猪胆二枚，并葱、豉和合食之；如一日不愈，更将一服如前灌之。

【主治】疳湿。不能食，身转心热脚冷，百节疼痛。

【宜忌】七日忌冷、毒物；但是油腻、酱、乳、醋，三十日忌之。

【备考】方中黄芩至甘松等七味用量原缺。

78275 黄芩汤

《普济方》卷二六一。为《圣惠》卷三十八"黄芩散"之异名。见该条。

78276 黄芩汤(《普济方》卷二七四)

【组成】栀子仁半两　知母(焙)　甘草(炙，剉)　黄芩(去黑心)各一两　大黄(剉，炒)二两

【用法】上为粗末。每服五钱，水一盏半，煎至一盏，去滓，入芒消一钱，空心温服。以利为度，未利再服。

【主治】表热实，身体生疮，或发疮疖，大小便不利。

78277 黄芩汤(《普济方》卷二七八)

【组成】黄芩　瓜蒌　甘草

【用法】上吹咀。每服半两，水煎服。

【主治】汗后余毒，颊肿痛。

78278 黄芩汤(《普济方》卷三九七)

【组成】黄芩三分　艾叶半两(炒)　当归三分(剉，炒)

【用法】上为粗散。每服一钱，水一小盏，加薤白三寸，豉五十粒，煎至三分，去滓温服，不拘时候。

【主治】小儿血痢不止，肌体黄瘦，腹痛，不能饮食。

78279 黄芩汤

《普济方》卷三九八。为《圣济总录》卷一七九"增损黄芩汤"之异名。见该条。

78280 黄芩汤(《万氏家抄方》卷六)

【组成】赤芍　黄芩　黄连　生地　木通　枳壳　甘草　归尾　人参

【用法】水煎，调天水散服。

【主治】麻疹下利，里急后重。

78281 黄芩汤(《片玉痘疹》卷十一)

【组成】条芩(酒洗)　黄连(酒洗)　当归　川芎　甘草　木通　木香　赤芍

【用法】水煎服。

【功用】《幼幼集成》：调阴阳。

【主治】痘后气血虚不能胜积，故利脓血，肠鸣作痛，里急后重；或因痘出之后，饮水太过，水停作泄，热毒乘虚入里，便下脓血。

【加减】久不止者，加升麻；腹痛者，加酒大黄。

【备考】先用调胃承气汤以彻其毒，后用本方。

78282 黄芩汤(《痘疹全书》卷下)

【组成】黄连　黄芩(条实者)　当归　川芎　人参　木香　青皮　枳壳　槟榔　甘草

【用法】水煎，调益元散服。

【主治】疹前曾有泄痢，未用清解，至疹后变为休息痢，赤白，里急后重，昼夜无度。

78283 黄芩汤(《赤水玄珠》卷二十)

【组成】黄芩五分　川归　侧柏叶　蒲黄各四分　艾叶一分　生地二钱半　伏龙肝二钱

【用法】加生姜三片，水煎服。

【主治】经血不止。

78284 黄芩汤(《回春》卷二)

【组成】黄芩　山栀　桔梗　芍药　桑白皮　麦门冬　荆芥　薄荷　连翘各一钱　甘草三分

【用法】上剉一剂。水煎，食后服。

【主治】肺火咳嗽，吐血、痰血、鼻血，咽喉肿痛干燥生疮，或鼻孔干燥生疮，或鼻肿痛，右寸脉洪数。

78285 黄芩汤(《回春》卷五)

【组成】黄芩　山栀　桔梗　麦门冬(去心)　当归　生地黄　干葛　人参　天花粉　白芍各等分　乌梅一个

【用法】上剉一剂。食远频服。

【主治】上焦渴症，饮水多而食少。

78286 黄芩汤(《医学正印》卷下)

【组成】黄芩　白术　麦门冬　芍药　甘草　人参　茯苓　阿胶各二钱　生姜三片　大枣二枚(一方有当归、川芎二钱，无黄芩、生姜)

【用法】上剉。水煎服。

【主治】妇人妊娠三月，卒惊恐忧愁嗔怒喜，顿仆，动于经脉，腹满，脐苦痛；或腰背痛，卒有所下。

78287 黄芩汤(《郑氏家传女科万金方》卷四)

【组成】黄芩　当归　芍药　熟地　柴胡　木通　川芎

【主治】妇人产后乳蒸，发热，乳汁不通。

78288 黄芩汤

《杂病源流犀烛》卷一。为《内科摘要》卷下"黄芩半夏生姜汤"之异名。见该条。

78289 黄芩汤(《竹林女科》卷一)

【异名】黄芩散(《女科秘要》卷三)。

【组成】黄芩六分　川归一钱　川芎八分　天花粉　知母(酒炒)　苍术　白芍各七分(一方有甘草七分，无苍术、白芍)

【用法】水煎，温服。

【主治】妇人血气俱虚，经来如猪肝水，五心烦热，腰腹疼痛，面黄肌瘦，不思饮食。

78290 黄芩汤(《古今医彻》卷四)

【组成】黄芩　香附(便制)各等分

【用法】上为末。每服二钱，以水调下。

【主治】子悬。

78291 黄芩汤(《外科真诠》卷上)

【组成】黄芩一钱　白芍一钱　洋参一钱　麦冬一钱五分　川贝一钱　桑皮一钱五分　连翘一钱五分　桔梗一钱　薄荷七分　甘草五分

【主治】鼻疽。

78292 黄芩汤(《麻症集成》卷三)

【组成】黄芩　赤芍　枳壳　当归　甘草　黄连　生地　木通　槟榔　木香

【主治】麻症火滞气秘,里急后重。

78293 **黄芩汤**(《镐京直指》卷二)

【组成】炒黄芩二钱　葛根二钱　赤苓三钱　炒车前三钱　炒川连一钱　炒栀子二钱　通草一钱　泽泻三钱

【主治】表邪转里,协热下利,利色红黄,粪似鸭溏。

78294 **黄芩饮**(《圣济总录》卷二十三)

【组成】黄芩(去黑心)　桑根白皮(剉)各三分　葛根(剉)　麦门冬(去心,焙)各一两　甘草(炙)半两

【用法】上为粗末。每服三钱匕,水一盏,煎至七分,去滓温服,不拘时候。

【主治】伤寒汗后烦热,燥渴不止。

78295 **黄芩饮**(《圣济总录》卷一二八)

【组成】黄芩(去黑心)　甘草(炙令黄赤,剉)　桑上寄生(炙)　防风(去叉)　麦门冬(去心,焙)　赤芍药(剉,炒)　黄耆(剉,炒)各一两　木通(剉)一两半

【用法】上为粗末。每服三钱匕,水一盏,加大枣三枚(擘破),同煎至七分,去滓,入乳糖一分,再煎令消,温服,每日三次,早晨、午时、至夜各一次。

【主治】乳痈。初觉赤肿,有异于常。

78296 **黄芩饮**(《圣济总录》卷一四三)

【组成】黄芩(去黑心)　黄柏(去粗皮)　黄连(去须)　槲叶(炙)各一两半

【用法】上为粗末。每服三钱匕,水一盏,煎至七分,入地黄汁半合,去滓温服,不拘时候。

【主治】大肠风热,下血不止。

78297 **黄芩饮**

《圣济总录》卷一七九。为《圣惠》卷九十三"黄芩散"之异名。见该条。

78298 **黄芩饮**(《圣济总录》卷一八一)

【异名】黄芩散(《普济方》卷三六三)。

【组成】黄芩(去黑心)半两　寒水石一两一分　升麻　甘草(炙,剉)各一分

【用法】上为粗末。每服一钱匕,水七分,入竹叶五片,同煎至四分,去滓,食后、临卧分温二服。

【主治】小儿赤眼。

78299 **黄芩饮**(《普济方》卷二六〇)

【组成】黄芩一两　栀子仁二七枚　干姜二两　芒消半两

【用法】上切。以水三大升,煮取一大升,绞去滓,下芒消调之,分温两服。快利即愈。

【主治】服乳石觉大热,不得通泄。

78300 **黄芩饮**

《经验广集》卷一。为《圣惠》卷三十七"黄芩散"之异名。见该条。

78301 **黄芩散**(《千金》卷三)

【组成】黄芩　猬皮　当归各半两　芍药一两　牡蛎　竹皮各二两半　狐茎一具

【用法】上药治下筛。每服方寸匕,以饮送下,每日三次。

【主治】妇人阴脱。

【宜忌】禁举重、房劳,勿冷食。

【方论选录】《千金方衍义》:阴脱与子门不闭不同,劳则泄而不收,脱则虚热下坠,故以黄芩、竹皮清理湿热;当归、芍药调和血气;猬皮治阴肿下血;牡蛎治赤白带下;狐茎取其善缩入腹。

78302 **黄芩散**(《圣惠》卷四)

【组成】黄芩一两　赤茯苓一两　石膏二两　麦门冬一两(去心)　甘草半两(炙微赤,剉)　葛根半两(剉)　甘菊花半两

【用法】上为粗散。每服三钱,以水一中盏,入豉二七粒,淡竹叶二七片,煎至五分,去滓,入生地黄汁一合,更煎一两沸,不拘时候温服。

【主治】心胸烦热,头疼目涩,烦渴不止。

78303 **黄芩散**(《圣惠》卷十)

【组成】黄芩　人参(去芦头)　柴胡(去苗)　葛根(剉)各一两　栀子仁半两　甘草半两(炙微赤,剉)

【用法】上为粗散。每服四钱,以水一中盏,加生姜半分,煎至六分,去滓温服,不拘时候。

【主治】伤寒七八日,汗后余热不除。

78304 **黄芩散**(《圣惠》卷十)

【组成】黄芩　人参(去芦头)　甘草(炙微赤,剉)　麦门冬　柴胡(去苗)　葛根(剉)各一两　桂心半两

【用法】上为粗散。每服三钱,以水一中盏,加生姜半分,大枣三枚,煎至五分,去滓温服,不拘时候。

【主治】伤寒吐下后,内外有热,烦渴不止。

78305 **黄芩散**(《圣惠》卷十)

【异名】黄芩汤(《圣济总录》卷二十七)。

【组成】黄芩　大青　川升麻　川大黄(剉碎,微炒)　茵陈　川朴消各一两　栀子仁半两　黄连半两(去须)　甘草半两(炙微赤,剉)

【用法】上为散。每服五钱,以水一大盏,入竹叶三七片,煎至五分,去滓温服,不拘时候。以利为度。

【主治】伤寒十日内未得汗,表里有热,发斑,狂言欲走,眼目俱黄,心中烦闷,大便不利。

78306 **黄芩散**(《圣惠》卷十)

【组成】黄芩三分　川大黄三分(剉碎,微炒)　栀子仁一分　犀角屑半两　石膏三分　羚羊角屑半两　蓝叶三分　川朴消一两　甘草半两(炙微赤,剉)

【用法】上为散。每服五钱,以水一大盏,煎至五分,去滓温服,不拘时候。以愈为度。

【主治】伤寒上焦壅热,心神烦躁,鼻衄不止。

78307 **黄芩散**(《圣惠》卷十)

【组成】黄芩　黄连(去须)　决明子　玄参　柴胡(去苗)各一两

【用法】上为散。每服五钱,以水一大盏,入竹叶三七片,煎至五分,去滓温服,不拘时候。

【主治】伤寒热毒气攻眼,翳膜赤痛。

78308 **黄芩散**(《圣惠》卷十一)

【组成】黄芩一两　川升麻一两　赤芍药半两　麦门冬半两(去心)　石膏二两　柴胡一两(去苗)　甘草半两(炙微赤,剉)

【用法】上为散。每服四钱,以水一中盏,煎至六分,去滓温服,不拘时候。

【主治】阳毒伤寒。气盛,昏昏如醉,热躁烦渴,口苦

舌干。

78309 **黄芩散**(《圣惠》卷十一)

【组成】黄芩半两　麻黄一两(去根节)　赤芍药三分　石膏二两　甘草半两(炙微赤,剉)　桂心三分　细辛三分　前胡一两(去芦头)

【用法】上为散。每服三钱,以水一中盏,煎至六分,去滓稍热服,不拘时候。

【主治】伤寒。头痛,心神烦热,四肢不利。

78310 **黄芩散**(《圣惠》卷十一)

【组成】黄芩一两　甘草半两(炙微赤,剉)　白薇一两　栀子仁一两　大青一两　知母一两　栝楼一两　川消石一两　白鲜皮一两

【用法】上为细散。每服二钱,以新汲水调下,不拘时候。

【主治】伤寒热毒在内,心烦发狂。

78311 **黄芩散**(《圣惠》卷十一)

【组成】黄芩三分　柴胡三分(去苗)　人参三分(去芦头)　半夏三分(汤洗七遍去滑)　甘草半两(炙微赤,剉)　麦门冬一两(去心)

【用法】上为散。每服五钱,以水一大盏,加生姜半分,大枣三枚,煎至五分,去滓温服,不拘时候。

【主治】伤寒。潮热烦闷,体痛呕逆。

78312 **黄芩散**(《圣惠》卷十三)

【组成】黄芩一两　川大黄二两(剉碎,微炒)　枳壳半两(麸炒微黄,去瓤)　大腹皮一两(剉)　郁李仁一两(汤浸去皮尖)　羚羊角屑一两

【用法】上为散。每服五钱,以水一大盏,煎至五分,去滓温服,不拘时候,以得利为度。

【主治】伤寒八九日,大便不通,心神闷乱。

78313 **黄芩散**(《圣惠》卷十四)

【组成】黄芩一两　知母一两　葛根一两(剉)　麻黄一两(去根节)　甘草半两(炙微赤,剉)　川大黄半两(剉碎,微炒)

【用法】上为散。每服五钱,以水一大盏,煎至五分,去滓热服,不拘时候,以衣覆之。汗出为效。

【主治】伤寒后,朝暮发寒热,或如疟状。

78314 **黄芩散**(《圣惠》卷十五)

【组成】黄芩　栀子仁　犀角屑　赤芍药　柴胡(去苗)　枳壳(麸炒微黄,去瓤,焙)　槟榔各一两

【用法】上为散。每服五钱,以水一中盏,煎至五分,去滓温服,不拘时候。

【主治】时气五日,心腹壅闷,骨节疼痛,背膊烦热,不下饮食。

78315 **黄芩散**(《圣惠》卷十七)

【组成】黄芩三分　麻黄一两(去根节)　川大黄半两(剉碎,微炒)　葛根半两(剉)　桂心半两　赤芍药半两　甘草半两(炙微赤,剉)　川朴消半两　石膏一两

【用法】上为细散。每服二钱,以葱豉汤调下,不拘时候,衣盖取汗;未汗再服。

【主治】热病二日,头痛壮热。

78316 **黄芩散**(《圣惠》卷十七)

【组成】黄芩一两　栀子仁一两　前胡二两(去芦头)　赤芍药一两　甘草半两(炙微赤,剉)　石膏三两

【用法】上为散。每服五钱,以水一大盏,入豉少半合,煎至五分,去滓温服,不拘时候。

【主治】热病五日,头痛壮热,骨节疼痛。

78317 **黄芩散**(《圣惠》卷十七)

【组成】黄芩一两　栀子仁半两　川大黄一两(剉碎,微炒)　甘草一两(炙微赤,剉)　铁粉半两(细研)　川马牙消一两

【用法】上为细散。每服二钱,以温蜜水调下,不拘时候。

【主治】热病毒热不解,口干烦躁。

78318 **黄芩散**(《圣惠》卷十七)

【组成】黄芩一两　黄连半两(去须)　生干地黄半两　川升麻半两　知母半两　葛根半两(剉)　栀子仁一分　大青半两

【用法】上为散。每服一中盏,煎至五分,去滓温服,不拘时候。

【功用】除劳热。

【主治】热病烦渴不止。

78319 **黄芩散**(《圣惠》卷十七)

【组成】黄芩一两　川升麻一两　黄连三分(去须)　石膏一两　栀子仁一分　麻黄一两(去根节)　甘草一分(炙微赤,剉)

【用法】上为粗散。每服四钱,以水一中盏,煎至六分,去滓温服,不拘时候。

【主治】热病后,余热不解,身体沉重。

78320 **黄芩散**(《圣惠》卷十八)

【异名】黄芩汤(《圣济总录》卷二十九)。

【组成】黄芩一两　川大黄一两(剉碎,微炒)　栀子仁半两　刺蓟一两　蒲黄半两

【用法】上为散。每服四钱,以水一中盏,煎至六分,去滓温服,不拘时候。

【主治】热病,鼻衄不止。

78321 **黄芩散**(《圣惠》卷二十七)

【组成】黄芩三分　知母一两　羚羊角屑一两　甘草半两(炙微赤,剉)　白茯苓一两　酸枣仁一两

【用法】上为粗散。每服四钱,以水一中盏,加大枣三枚,煎至六分,不拘时候温服。

【主治】虚劳烦热,不得睡卧。

78322 **黄芩散**(《圣惠》卷三十二)

【组成】黄芩　防风(去芦头)　石膏(细研,水飞过)　知母　石决明(捣细研,水飞过)　地骨皮　栀子仁　细辛　赤芍药各一两　黄连半两(去须)

【用法】上为细散。每服一钱,食后及临卧时以温水调下。

【主治】风毒攻眼,碜痛不可忍。

78323 **黄芩散**(《圣惠》卷三十三)

【组成】黄芩　木通(剉)　黄连(去须)　羚羊角屑各一两　犀角屑半两　地肤子三分　葳蕤三分　甘草三分(炙微赤,剉)

【用法】上为粗散。每服三钱,以水一中盏,入竹叶七片,煎至六分,去滓,食后温服。

【主治】眼生花翳不退。

78324 **黄芩散**(《圣惠》卷三十三)

【异名】葳蕤犀角散(《圣济总录》卷一〇六)。

【组成】黄芩　栀子仁　黄连(去须)　葳蕤　川升麻　蕤仁(汤浸,去赤皮)　甘草(炙微赤,剉)各一两　犀角屑半两

【用法】上为粗散。每服四钱,以水一中盏,煎至六分,去滓,食后温服,临卧再服之。

【主治】❶《圣惠》:眼生蟹目。❷《圣济总录》:黑睛疼痛。

78325 **黄芩散**(《圣惠》卷三十三)

【异名】黄芩汤(《圣济总录》卷一一〇)。

【组成】黄芩　栀子仁　黄连(去须)　葳蕤　川升麻　蕤仁(汤浸,去赤皮)　甘草(炙微赤,剉)各一两

【用法】上为散。每服三钱,以水一中盏,煎至六分,去滓,食后温服。

【主治】斑痘疮入眼,口干心烦。

78326 **黄芩散**(《圣惠》卷三十七)

【组成】黄芩一两半　地榆一两半(剉)　玄参二两　茜根二两(剉)　寒水石一两　麦门冬二两半(去心,焙)　川升麻二两　犀角屑一两　甘草一两(炙微赤,剉)

【用法】上为粗散。每服五钱,以水一大盏,入竹叶二七片,煎至五分,去滓,每于食后温服。

【主治】心热,吐血不止。

78327 **黄芩散**(《圣惠》卷三十七)

【异名】黄芩饮(《经验广集》卷一)。

【组成】黄芩一两(去心中黑腐)

【用法】上为细散。每服三钱,以水一中盏,煎至六分,和滓温服,不拘时候。

【主治】❶《圣惠》:心脏积热,吐血衄血,或发或止。❷《经验广集》:盛夏时有大热症,头大如斗,身热如火者。

78328 **黄芩散**(《圣惠》卷三十七)

【组成】黄芩　黄柏　黄连(去须)　生干地黄　地榆(剉)　犀角屑各一两

【用法】上为散。每服三钱,以水一中盏,入青竹茹半鸡子大,煎至六分,去滓,食后温服。

【主治】大肠积热,下血不止,日夜度数无恒。

78329 **黄芩散**(《圣惠》卷三十八)

【异名】黄芩汤(《普济方》卷二六一)。

【组成】黄芩一两　川芒消一两　麦门冬一两(去心)　白鲜皮三分　秦艽三分(去苗)　枳壳三分(麸炒微黄,去瓤)　川大黄一两(剉碎,微炒)　栀子仁一两　甘草半两(生用)

【用法】上为散。每服四钱。以水一中盏,煎至六分,去滓温服,一日三四次。

【主治】❶《圣惠》:乳石发动,烦热满闷,身体生疮。❷《普济方》:先有癖食不消,或饮酒食肉所致乳石发,腹胀头痛,时苦心急痛者。

78330 **黄芩散**(方出《圣惠》卷三十八,名见《普济方》卷二六二)

【组成】黄芩一两　川芒消一两　麦门冬三两(去心,焙)　川大黄一两(剉碎,微炒)　栀子仁三七枚　甘草一两(生用)

【用法】上为粗散。每服四钱,以水一中盏,加生姜半分,葱白七寸,豉五十粒,煎至六分,去滓温服,一日三四次。

【主治】乳石热发,烦闷心躁,身体生疮。

78331 **黄芩散**(《圣惠》卷五十八)

【组成】黄芩一两　鸡苏一两　滑石一两　小蓟根一两　生干地黄一两　木通一两(剉)

【用法】上为粗散。每服三钱,以水一中盏,煎至六分,去滓,每于食前温服。

【主治】血淋,小便疼痛不可忍。

78332 **黄芩散**(《圣惠》卷五十九)

【组成】黄芩三分　赤茯苓一两　川升麻半两　吴蓝半两　阿胶二分(捣碎,炒令黄燥)　黄连半两(去须,微炒)　鬼臼半两(去须)　黄柏三分(剉)　甘草半两(炙微赤,剉)

【用法】上为散。每服三钱,以水一中盏,煎至六分,去滓温服,不拘时候。

【主治】热痢,心神烦闷,小便赤涩。

78333 **黄芩散**(《圣惠》卷五十九)

【组成】黄芩一两　地榆一两(剉)　犀角屑一两　茜根一两　柏叶二两(微炒)　甘草一两(炙微赤,剉)　诃黎勒一两(煨,用皮)　当归一两(剉,微炒)　牛角䚡灰一两

【用法】上为散。每服四钱,以水一中盏,煎至六分,去滓温服,不拘时候。

【主治】蛊注痢。下血,心神烦闷,腹中疞痛。

78334 **黄芩散**(《圣惠》卷六十二)

【组成】黄芩一两半(剉)　黄耆一两半(剉)　木通一两半(剉)　前胡一两半(去芦头)　川升麻一两半　栝楼根二两　赤芍药一两　赤茯苓一两　甘草一两(生,剉)　川大黄二两(剉碎,微炒)　人参半两(去芦头)　当归半两

【用法】上为散。每服四钱,以水一中盏,入竹叶二七片,小麦一百粒,生地黄一分,煎至六分,去滓温服,不拘时候。

【主治】大热发痈在背,或于阴股间。

78335 **黄芩散**

《圣惠》卷七十二。为《千金》卷四"黄芩牡丹汤"之异名。见该条。

78336 **黄芩散**(《圣惠》卷七十四)

【组成】黄芩一两　乌梅肉十枚(微炒)　石膏一两　甘草半两(炙微赤,剉)　麦门冬一两(去心)

【用法】上为散。每服四钱,以水一中盏,煎至六分,去滓温服,不拘时候。

【主治】妊娠患疟,寒热头痛,口干心烦。

78337 **黄芩散**(《圣惠》卷七十六)

【异名】黄芩汤(《女科百问》卷下)

【组成】黄芩一两　人参一两(去芦头)　阿胶一两(捣碎,炒令黄燥)　当归半两(剉,微炒)　吴茱萸一分(汤浸七遍,焙干,微炒)

【用法】上为散。每服四钱,以水一大盏,加生姜半分,煎至五分,去滓,食前温服。

【主治】曾伤二月胎。

【加减】大段不安,加乌梅一两。

78338 **黄芩散**(《圣惠》卷七十九)

【组成】黄芩半两　瞿麦半两　甘草半两(炙微赤,

剉） 麦门冬半两（去心） 滑石一两 木通一两（剉） 车前子一两 葵子一两

【用法】上为散。每服三钱，以水一中盏，煎至六分，去滓温服，每日三四次。

【主治】产后小肠结热淋涩，心神烦躁，口舌干焦，不思食饮。

78339 黄芩散

《圣惠》卷八十二。为《幼幼新书》卷十引《婴孺方》“黄芩汤”之异名。见该条。

78340 黄芩散（《圣惠》卷八十三）

【组成】黄芩 川大黄（剉碎，微炒） 甘草（炙微赤，剉） 川芒消 麦门冬（去心，焙） 石膏各半两

【用法】上为粗散。每服一钱，以水一小盏，煎至五分，去滓温服，不拘时候。

【主治】❶《圣惠》：小儿脏腑壅实，心神烦热，睡卧不安。❷《普济方》：少小腹大短气，热有进退，食不安，谷为之不化。

【备考】《普济方》有桂心八铢。

78341 黄芩散（《圣惠》卷八十九）

【组成】黄芩 决明子 防风（去芦头） 川升麻 川大黄（剉，微炒） 甘草（炙微赤，剉）各一分

【用法】上为粗散。每服一钱，以水一小盏，入淡竹叶七片，煎至五分，去滓温服，一日三四次。

【主治】小儿眼生翳膜，体热心烦。

78342 黄芩散（《圣惠》卷九十）

【组成】黄芩三分 川升麻一两 石膏一两 甘草半两（炙微赤，剉） 玄参半两 柴胡一两（去苗） 川大黄一两（剉碎，微炒）

【用法】上为粗散。每服一钱，以水一小盏，煎至五分，去滓温服。

【主治】小儿热疮生于身体。

78343 黄芩散（《圣惠》卷九十三）

【异名】黄芩饮（《圣济总录》卷一七九）。

【组成】黄芩半两 栝楼根三分 黄连三分（去须） 乌梅肉一分（微炒） 诃黎勒一两（煨，用皮） 樗树皮半两 当归三分（剉，微炒）

【用法】上为粗散。每服一钱，以水一小盏，煎至五分，去滓温服。

【主治】小儿痢渴不止，壮热腹痛。

【备考】本方改为丸剂，名“黄芩丸”（见原书同卷）。

78344 黄芩散（《圣济总录》卷二十三）

【组成】黄芩（去黑心） 甘遂（麸炒黄） 龙胆（去芦头）各一两

【用法】上为散。每服一钱匕，以冷水调下，更令病人饮水三两盏，腹满则吐。

【功用】疗积热。

【主治】伤寒。烦热不解，谵言妄语，欲发狂走。

78345 黄芩散（《圣济总录》卷二十三）

【组成】黄芩（去黑心） 玄参各二两 大黄（剉，炒） 甘草（炙，剉） 枳壳（去瓤，麸炒）各一两 升麻一两半（焙）

【用法】上为末。每服二钱匕，以熟水调下。

【主治】伤寒。头痛，大热烦躁。

78346 黄芩散（《圣济总录》卷一二五）

【组成】黄芩（去黑心） 黄柏（去粗皮，剉） 黄连（去须） 郁金各半两

【用法】上为散。入寒食面五钱匕，水调。贴之。

【主治】诸瘤血出。

78347 黄芩散（《圣济总录》卷一七〇）

【组成】黄芩（去黑心） 人参各一分

【用法】上为散。每服一字匕，以竹叶汤调下，不拘时候。

【主治】小儿心热，惊啼。

78348 黄芩散（《圣济总录》卷一七二）

【组成】黄芩（去黑心） 升麻 黄连（去须） 大青 虾蟆（烧灰） 角蒿（灰）各一分 黄柏（去粗皮）半两

【用法】上为细散。每用一字匕，贴齿龈上，有涎即吐。如患干湿癣，以口脂和，涂疮上；或腊月猪脂和亦得。

【主治】小儿口齿疳。唇口痒痛，齿龈肿黑，宣露摇动；及干湿癣。

78349 黄芩散（《幼幼新书》卷十六引丘松年方）

【组成】黄芩不拘多少（用童子小便浸三日，取出剉碎，焙干）

【用法】上为细末。每服一字或半钱，乳食后以白汤少许调下。

【主治】小儿咳嗽。

78350 黄芩散（《幼幼新书》卷十八引丁时发方）

【组成】黄芩 山栀子 黄丹各等分

【用法】上为末。用牛蒡子叶杵汁调，涂在顶门。

【主治】小儿斑疮入眼。

78351 黄芩散（《鸡峰》卷九）

【组成】黄耆 白术 前胡 枳壳各五两 柴胡 杏仁 人参 白茯苓 甘草 当归 半夏 黄芩 白芍药 麦门冬 熟干地黄各三两

【用法】上为细末。每服二大钱，水一盏，煎至七分，去滓，食后临卧温服。

【主治】劳。人不甚虚，有热，胸中烦，手足热，心松悸，口苦咽干，痰嗽潮热。

78352 黄芩散（《卫生总微》卷七）

【组成】黄芩 枳壳（去瓤，麸炒） 大黄 大腹子各半两

【用法】上为粗末。每服一钱半，水半盏，煎至四分，去滓服，不拘时候。

【主治】伤寒五六日，大便不通，热燥闷乱。

78353 黄芩散（《卫济宝书》卷下）

【组成】黄芩二两 秦皮（真者） 荠草 细辛 白芷 川芎 黄连各半两 羌活一两半

【用法】上为粗末。每用一两半，以猪蹄煮熟，去蹄，人前药煎数沸，通手以绵惹洗癌疮，直至药冷为度，洗后使麝香膏贴。春、冬一日一洗，夏、秋一日两洗。

【功用】化恶血脓汁，活血，调荣卫。

【主治】疮肿，癌。

78354 黄芩散（《杨氏家藏方》卷十六）

【组成】黄芩（新瓦焙干） 麦门冬（去心）各半两

【用法】上㕮咀。每服三钱，水一盏半，煎至八分，去滓

温服,不拘时候。

【主治】产后血渴,饮水不止。

78355 **黄芩散**(《普济方》卷七十二引《卫生家宝》)

【组成】黄芩一两 淡豆豉三两(研)

【用法】上为末。每服三钱,用熟猪肝裹药同吃,温汤送下,不拘时候,一日二三次。

【主治】小儿肝热,眼生障晕,不能视物。

【宜忌】忌酒、面。

78356 **黄芩散**(《普济方》卷二八三)

【异名】漏芦汤。

【组成】黄芩 白及 麻黄(去节) 漏芦(真者) 白薇 枳壳(麸炒,去瓤) 升麻 白芍药 川当归 川牛膝 甘草各二两 大黄五两

【用法】上为粗末。每服四钱,水一盏半,煎至七分,空心热服。或利一二行。

【主治】时行热毒而致痈疽发背,丹疹赤肿,恶肉变作赤色;及眼赤肿生障翳。

【加减】未利,再服加芒消三钱。

【备考】一云:痈疽发背等疾服此获安之后,宜常服四物汤交和黄耆建中汤,空心煎服,以御未来,恐后再作。

78357 **黄芩散**(《普济方》卷三二六)

【组成】黄芩 当归 川芎 白矾 黄连

【用法】上剉散。煮水熏洗即安。

【主治】阴门生疮。

78358 **黄芩散**

《普济方》卷三六三。为《圣济总录》卷一八一"黄芩饮"之异名。见该条。

78359 **黄芩散**(《普济方》卷四〇四)

【组成】黄芩 大黄各半两 山栀子仁三钱 玄参六钱

【用法】上为粗末。每服一两,水二升,煎至八合,去滓服。

【功用】解余毒。

【主治】疮毒出尽后呕吐。

78360 **黄芩散**

《医统》卷八十四。为方出《本事》卷十,名见《医方大成》卷九引《简易》"黄芩汤"之异名。见该条。

78361 **黄芩散**(《准绳·幼科》卷七)

【组成】黄芩 诃黎勒(煨,用皮) 樗株皮各半两 瓜蒌根 黄连(去须) 当归(剉,微炒)各三分 乌梅肉一分(微炒)

【用法】上为粗散。每服一钱,以水一小盏,煎至五分,去滓温服,不拘时候。

【主治】小儿痢渴不止。

【备考】本方改为丸剂,名"黄芩丸"(见原书同卷)。

78362 **黄芩散**(《准绳·幼科》卷九)

【组成】黄芩不拘多少(用童子小便浸三日,取出剉碎,焙干)

【用法】上为细末。每服一字或半钱,乳食后以白汤少许调下。

【主治】小儿嗽。

78363 **黄芩散**

《女科秘要》卷三。为《竹林女科》卷一"黄芩汤"之异名。见该条。

78364 **黄芩散**(《医学集成》卷二)

【组成】黄芩 川芎 白芷 防风 蒺藜 木贼 蝉蜕 僵蚕 蔓荆 香附 甘草 夏枯草

【主治】风热泪淋。

78365 **黄芩膏**(《鬼遗》卷五)

【组成】黄耆 黄芩 芎藭 白蔹 防风 茵草 白芷 芍药 大黄 细辛 当归各一两

【用法】上㕮咀,以猪脂一升,微火上煎一沸一下,白芷黄即成膏。敷之。坚硬者,日可十易。

【主治】痈疽坚强不消。

78366 **黄芩膏**(《圣惠》卷九十)

【组成】黄芩一两半 黄柏三分 栀子仁三分 黄连三分(去须) 竹叶二两 生地黄一两半 胡粉三分 川大黄一两 水银一两(入少水,与胡粉同研令星尽)

【用法】除水银、胡粉外,上剉,如豆大,以新绵裹,用猪脂一斤半入铛内,于慢火上煎十余沸,候药色紫,去绵,以布绞去汁,候凝,下水银、胡粉,以柳木篦搅令匀,膏成,以瓷盒盛。每日夜涂三四次。

【主治】小儿热疮黄脓出。

78367 **黄芩膏**(《永乐大典》卷一〇三三引《王氏手集》)

【组成】黄芩

【用法】上为末,炼蜜为丸,如鸡头大。三岁每服一丸,以浓盐汤送下。

【主治】小儿衄血、吐血、下血。

78368 **黄连丸**(方出《肘后方》卷二,名见《外台》卷二引《崔氏方》)

【异名】黄连当归丸(《伤寒总病论》卷三)、赤石脂丸(《活人书》卷十八)。

【组成】黄连 当归各二两 干姜一两 赤石脂二两

【用法】炼蜜为丸,如梧桐子大。每服二十丸,每日三次,夜二次。

【主治】❶《肘后方》:阴毒伤,鼻口冷。❷《外台》引《崔氏方》:伤寒热利。

【宜忌】《外台》引《崔氏方》:忌猪肉、冷水。

78369 **黄连丸**(方出《肘后方》卷二,名见《外台》卷二)

【组成】黄连一升 乌梅二十枚(炙燥)

【用法】上为末,蜡如棋子大,蜜一升,合于微火上令可丸,为丸如梧桐子大。每服二丸,一日三次。

【主治】❶《肘后方》:下痢不能食。❷《外台》:天行痢脓血,下部生䘌虫。

78370 **黄连丸**(《外台》卷十一引《肘后方》)

【组成】黄连一斤(去毛) 生地黄十斤

【用法】上为末,绞生地黄取汁,渍黄连,出,晒之燥,复纳之,令汁尽干,为末,炼蜜为丸,如梧桐子大。每服二十丸,一日三次;亦可为散,每服方寸匕,以酒送下,一日三次。尽,更令作即愈。

【主治】消渴。

【宜忌】忌猪肉,芜荑。

【方论选录】《千金方衍义》:黄连清燥膈上之热,生地滋培下焦之阴。

【现代研究】黄连与生地不同配伍比例对黄连丸中小檗碱的影响:《中草药》[2006,37(7):1021]按黄连与生地

1∶1、1∶4、1∶8配伍，制成煎液进行实验，研究结果表明：黄连与生地以1∶8配伍，其小檗碱溶出率明显高于1∶1、1∶4配伍，提示大剂量生地配伍黄连能明显增强黄连丸的降糖效应。

78371 **黄连丸**（《医心方》卷十一引《范汪方》）

【组成】黄连三两　黄芩三两　龙骨四两　黄柏三两　升麻三两

【用法】上药治下筛，炼蜜为丸，如梧桐子大。每服三十丸，以白饮送下，一日三次。

【主治】脓血利。

78372 **黄连丸**（《外台》卷三十四引《深师方》）

【组成】黄连三两　乌梅肉一升　干姜二两

【用法】上为末，炼蜜为丸，如梧桐子大。每服二十至三十丸，以饮送下，一日二次。

【主治】产后冷热痢。

【宜忌】忌猪肉。

78373 **黄连丸**（《外台》卷六引《删繁方》）

【组成】黄连八两　干姜四两　榉皮三两　乌梅肉八两　附子四两（炮）　桂心一两　芎䓖三两　黄柏三两　阿胶四两（炙）

【用法】上为末，炼蜜为丸，如梧桐子大。每服二十丸，加至三十丸，以饮送下。

【主治】上焦冷下痢，腹内不安，食好注下。

【宜忌】忌猪肉、冷水、生葱。

78374 **黄连丸**（《医心方》卷十一引《耆婆方》）

【组成】黄连十二分　干姜八分　当归八分

【用法】上药治下筛，炼蜜为丸，如梧桐子大。每服二丸，不知加之。

【主治】中热下利。

78375 **黄连丸**（方出《千金》卷二十一，名见《千金》同卷注文引《张文仲方》）

【异名】羊乳丸（《千金》卷二十一注文引《张文仲方》）、黄连羊乳丸（《圣济总录》卷五十九）。

【组成】黄连不限多少　生栝楼汁　生地黄汁　羊乳（无，即用牛乳及人乳亦得）

【用法】取三般汁乳和黄连末任多少，众手捻为丸，如梧桐子大。每服三十丸，渐加至四十丸、五十丸，以麦饮送下，每日三次。轻者三日愈，重者五日愈；若药苦难服，即煮麦饮汁送下亦得。

【主治】❶《千金》：岭南山瘴气兼风热毒气入肾中，变成寒热脚弱，虚满而渴。❷《圣济总录》：脾胃有热，烦渴不止。

【宜忌】忌猪肉、芜荑。

78376 **黄连丸**（《医心方》卷二十二引《产经》）

【组成】黄连一两　甘草一两　干姜二两　吴茱萸一两　乌梅三十枚　熟艾一两　黄柏一两

【用法】上药治下筛，炼蜜为丸，如梅子大。每服五丸，每日三次。

【主治】妇人妊娠下利赤白，种种带下。

78377 **黄连丸**（方出《外台》卷十一引《崔氏方》，名见《普济方》卷一七七）

【组成】黄连一升（去毛）　麦门冬五两（去心）

【用法】上为末，以生地黄汁、栝楼根汁、牛乳各三合和，顿为丸，如梧桐子大。每服二十五丸，渐渐加至三十丸，以饮送下，一日二次；常吃，以少许食送下。

【主治】❶《外台》引《崔氏方》：消渴，小便多。❷《圣济总录》：乳石发渴。

【宜忌】忌猪肉、芜荑。

78378 **黄连丸**（《外台》卷二十五引《崔氏方》）

【组成】陈仓米四分　黄连四分　干姜四分

【用法】上为末，缓火炒令色变，纳二颗鸡子白中，熟为丸，如梧桐子大。每服五十丸，空腹以好无灰酒温一盏送下。至晚间痢赤色当变白，明旦即愈。

【主治】赤痢。

78379 **黄连丸**（《外台》卷二十五引《张文仲方》）

【组成】黄连末

【用法】鸡子白为丸，如梧桐子大。每服十丸，至二十丸，以饮送下，每日三次。

【主治】热痢久不愈。

78380 **黄连丸**（方出《外台》卷三十四引《张文仲方》，名见《云岐子保命集》卷下）

【组成】黄连四两　黄柏三两　阿胶（炙）　栀子　蒲黄各一两　当归一两半　黄芩二两

【用法】上为末，炼蜜为丸。每服六十丸，以饮送下，日三次，夜一次。

【功用】破血止痢。

【主治】产后赤白下痢，腹中绞痛不可忍。

78381 **黄连丸**（《外台》卷二十五引《广济方》）

【组成】黄连　白龙骨（炙）　禹余粮　伏龙肝各八分　代赭（研）　干姜各六分

【用法】上为末，炼蜜为丸，如梧桐子大。每服三十丸，渐加至四十丸，以饮送下。愈止。

【主治】血痢。

78382 **黄连丸**（《外台》卷四引《许仁则方》）

【异名】黄连十味丸。

【组成】黄连五两　黄芩五两　苦参六两　沙参五两　干地黄六两　干葛六两　栀子仁三两　麦门冬一升（去心）　地骨白皮五两　茯苓五两

【用法】上为末，炼蜜为丸，如梧桐子大。初服十丸，稍稍加至三十丸，以米饮送下，一日三次。

【主治】黄疸初得，稍觉心中烦热，满身黄色，眼白睛黄。

【宜忌】忌猪肉、冷水、大酢、芜荑。

78383 **黄连丸**（《外台》卷二十五引《近效方》）

【异名】黄连阿胶丸（《局方》卷六）、阿胶丸（《幼幼新书》卷二十九引《庄氏家传》）、小黄连阿胶丸（《得效》卷十二）。

【组成】黄连一两　茯苓二两　阿胶一两（炙）

【用法】先捣黄连、茯苓为末，以少许水溶阿胶为丸，众手丸之，晒干。量患轻重，每服三四十丸，渐渐加至六十丸，空腹以饮送下。不过五六服必愈。

【主治】大人小儿肠胃气虚，冷热不调，下痢赤白，状如鱼脑，里急后重，脐腹疼痛；及肺热咯血，诸痔热泻。❶《外台》引《近效方》：痢，无问冷热。❷《局方》：肠胃气虚，冷热不调，下痢赤白，状如鱼脑，里急后重，脐腹疼痛，口燥烦渴，小便不利。❸《幼幼新书》引《庄氏家传》：小儿痢。❹《得效》：肺热咯血，热泻，诸痔作热频泻。

78384 **黄连丸**（方出《医心方》卷十一引《传信方》，名见《圣济总录》卷七十五）

【异名】羚羊角丸（《准绳·类方》卷六）。

【组成】黄连二两半　黄柏一两半　羚羊角半两　茯苓半两

【用法】上为散，炼蜜为丸。用姜蜜汤送下。

【主治】❶《医心方》引《传信方》：一切痢。❷《普济方》：一切热痢及休息痢，日夜频并；兼治下血黑如鸡肝色，或蛊痢腹中痛，有脓血下者。

78385 **黄连丸**（《圣惠》卷五）

【组成】黄连一两（去须）　栝楼根一两　麦门冬一两半（去心，焙）　知母三分　茯神三分

【用法】上为末，炼蜜为丸，如梧桐子大。每服三十丸，食后以粥饮送下；或牛乳汁送下亦得。

【主治】❶《圣惠》：胃实热，多渴心烦；时气烦热口干。❷《圣济总录》：胃实热气盛，消谷善饥，头目昏痛；食已如饥，肌肉羸瘦。

78386 **黄连丸**（《圣惠》卷六）

【组成】黄连（去须）　川大黄（剉碎，微炒）　苦参（剉）　防风（去芦头）　枳壳（麸炒微黄，去瓤）　川升麻　牛蒡子（微炒）　木通（剉）　秦艽（去苗）　黄芩各一两

【用法】上为末，炼蜜为丸，如梧桐子大。每服三十丸，以温浆水送下，不拘时候。

【主治】肺脏风毒攻皮肤生疮。

78387 **黄连丸**（《圣惠》卷十六）

【组成】黄连二两（去须，微炒）　当归一两（剉，微炒）　黄芩一两　赤石脂二两　龙骨一两

【用法】上为末，炼蜜为丸，如梧桐子大。每服三十丸，以粥饮送下，不拘时候。

【主治】时气热毒痢。

78388 **黄连丸**（《圣惠》卷三十三）

【组成】黄连（去须）　犀角屑　地肤子　决明子　黄芩　苦参（剉）　玄参　车前子各一两　川朴消二两　龙胆二两（去芦头）

【用法】上为末，炼蜜为丸，如梧桐子大。每服二十丸，食后以温水送下，临卧再服之。

【主治】热毒攻眼，目珠子肿突出。

78389 **黄连丸**（《圣惠》卷四十七）

【组成】黄连三分（去须，微炒）　木香半两　黄柏三分（微炙，剉）　阿胶一两（捣碎，炒令黄燥）　当归半两（剉碎，微炒）　干姜半两（炮裂，剉）　地榆半两（剉）　厚朴三分（去粗皮，涂生姜汁炙令香熟）

【用法】上为末，炼蜜为丸，如梧桐子大。每服三十丸，以粥饮送下，不拘时候。

【主治】霍乱后下痢无度，腹中疞痛。

78390 **黄连丸**（《圣惠》卷五十三）

【组成】黄连半两（去须）　黄耆半两（剉）　栀子仁一分　苦参半两（剉）　人参一两（去芦头）　葳蕤一分　知母一分　麦门冬一两（去心，焙）　栝楼根半两　甘草一分（炙微赤，剉）　地骨皮一分　赤茯苓一分　生干地黄一分　铁粉半分（研）

【用法】上为末，炼蜜为丸，如梧桐子大。每服三十丸，以粥饮送下，不拘时候。

【主治】消渴久不愈，体瘦心烦。

78391 **黄连丸**（方出《圣惠》卷五十三，名见《普济方》卷一七九）

【组成】黄连一两（去须）　皂荚树鹅一两（微炙）　苦参二两（剉）　栝楼根二两　赤茯苓二两　知母二两　白石英一两（细研）　金箔五十片（细研）　银箔五十片（细研）

【用法】上为末，入石英、金银箔相和，研令匀，炼蜜为丸，如梧桐子大。每服三十丸，以煮小麦汤送下；竹叶汤送下亦得，不拘时候。

【主治】消渴久不止，心神烦壅，眠卧不安。

78392 **黄连丸**（方出《圣惠》卷五十三，名见《普济方》卷一七九）

【组成】黄连半两（去须）　黄丹半两（炒令紫色）　豆豉半两（炒干）

【用法】上为末，入黄丹研令匀，软饭为丸，如梧桐子大。每服十五丸，食后以温水送下。

【主治】❶《圣惠》：消渴。❷《普济方》：消渴，饮水绝多，身体黄瘦。

78393 **黄连丸**（《圣惠》卷五十三）

【组成】黄连一两（去须）　栝楼根一两　白龙骨一两　苦参一两（剉）　牡蛎一两（烧为粉）　山茱萸一两　葳蕤一两　土瓜根一两

【用法】上为末，炼蜜为丸，如梧桐子大。每服三十丸，不拘时候以煎大麦汤送下。

【主治】消肾，小便滑数，白浊，心神烦躁。

78394 **黄连丸**（方出《圣惠》卷五十八，名见《普济方》卷二一六）

【组成】黄连半两（去须）　苦参半两（剉）　麦门冬一两（去心，焙）　龙胆半两（去芦头）　土瓜根半两

【用法】上为末，炼蜜为丸，如梧桐子大。每服三十丸，以熟水送下，不拘时候。

【主治】❶《圣惠》：热淋，小腹疼痛不可忍。❷《普济方》：小便数而多。

78395 **黄连丸**（《圣惠》卷五十九）

【组成】黄连一两（去须，微炒）　干姜一两（炮裂，剉）　厚朴一两（去粗皮，涂生姜汁炙令香熟）　神曲一两（炒令微黄）　当归一两（微炒）　禹余粮一两（烧醋淬三遍）　赤石脂二两　酸石榴皮一两　川乌头一两（炮裂，去皮脐）

【用法】上为末，醋煮曲糊为丸，如梧桐子大。每服三十丸，以艾汤送下，不拘时候。

【主治】白痢腹痛，不思饮食，瘦瘁骨立。

78396 **黄连丸**（方出《圣惠》卷五十九，名见《圣济总录》卷七十六）

【组成】黄连（去须，微炒）　黄柏（炙微赤）　黄芩各一两

【用法】上为末，炼蜜为丸，如梧桐子大。每服十五丸，食前以粥饮送下。

【主治】❶《圣惠》：血痢。❷《普济方》：协热泄泻。

78397 **黄连丸**（《圣惠》卷五十九）

【组成】黄连二两（去须，微炒）　当归二两（剉，微炒）　乌梅肉二两（微炒）　阿胶二两（捣碎，炒令黄燥）　厚朴二两（去粗皮，涂生姜汁炙令香熟）

【用法】上为末，醋煮面糊为丸，如梧桐子大。每服三

十丸，以粥饮送下，一日三四次。

【主治】痢下脓血及诸痢疾。

78398 黄连丸（《圣惠》卷五十九）

【组成】黄连二两（去须，微炒） 黄柏二两（剉，微炒） 羚羊角屑一两 当归一两（剉，微炒） 艾叶二两（微炒） 赤芍药二两（微炒）

【用法】上为末，炼蜜为丸，如梧桐子大。每服三十丸，以粥饮送下，不拘时候。

【主治】❶《圣惠》：冷热痢，心神烦闷，腹中疠痛。❷《圣济总录》：疟痢无度，赤白相间。

78399 黄连丸（《圣惠》卷七十九）

【组成】黄连一两（去须，微炒） 乌梅肉三分（微炒） 败龟三分（涂酥炙令黄） 鹿角屑半两（炒微黄） 干姜半两（炮裂，剉） 当归一两（剉，微炒） 阿胶半两（捣碎，炒令黄） 椰子皮一两

【用法】上为末，炼蜜为丸，如梧桐子大。每服三十丸，以粥饮送下，不拘时候。

【主治】产后赤白痢，日夜数十行，腹中疼痛。

78400 黄连丸（《圣惠》卷八十五）

【组成】黄连一分（末） 青黛一分 麝香一分 朱砂一分（细研） 巴豆霜半分

【用法】上为细末，猪胆汁为丸，如黍米大。每服三丸，以薄荷汤送下。

【主治】小儿慢惊风，心胸痰涎，腹内壅闷，或搐搦。

78401 黄连丸（《圣惠》卷八十七）

【组成】黄连一分（去须） 天竹黄一分（细研） 甘草一分（炙微赤，剉） 栀子仁一分 款冬花一分 牛黄一分（细研） 葛根一分（剉） 紫菀一分（洗，去苗土） 犀角屑一分 川朴消半两 竹沥二合

【用法】上为末，先用竹沥拌和，炼蜜为丸，如绿豆大。每服五丸，以新汲水研破服之，一日四五次。

【主治】小儿疳热烦渴，干瘦。

78402 黄连丸（《圣惠》卷八十九）

【组成】黄连一两（去须） 防风（去芦头） 龙胆（去芦头） 川大黄（剉，微炒） 细辛各半两

【用法】上为末，炼蜜为丸，如绿豆大。每服七丸，以温水送下，一日三次。

【主治】小儿胎赤眦烂。

78403 黄连丸（《圣惠》卷八十九）

【组成】黄连半两（去须） 川大黄（剉，微炒） 细辛 龙胆（去芦头） 防风（去芦头） 玄参各一分

【用法】上为末，炼蜜为丸，如绿豆大。每服五丸，以熟水送下，每日三次。

【主治】小儿缘目及眦烂作疮。

78404 黄连丸（《圣惠》卷九十三）

【组成】黄连一两（去须，剉，微炒） 女萎半两（微炒）

【用法】上为末，炼蜜为丸，如梧桐子大。每服三丸，以热水化下，一日三四次。

【主治】小儿洞泄，下痢不止。

78405 黄连丸（《圣惠》卷九十三）

【组成】黄连半两（去须，剉，微炒） 木香半两

【用法】上为末，炼蜜为丸，如绿豆大。每服五丸，以粥饮送下，一日三四次。

【主治】小儿冷热痢。

78406 黄连丸（《圣惠》卷九十三）

【组成】黄连半两（去须，微炒） 甘草半两（炙微赤，剉） 人参半两（去芦头） 赤石脂半两 乌梅肉一分（微炒） 龙骨半两 厚朴半两（去粗皮，涂生姜汁炙令香熟） 枳壳半两（麸炒微黄，去瓤） 黄芩半两 白茯苓半两

【用法】上为末，软饭为丸，如麻子大。每服七丸，以粥饮送下，每日三四次。

【主治】小儿曩痢，经久不断，增减有时。

78407 黄连丸（《圣惠》卷九十三）

【组成】黄连一两（去须，微炒） 蚺蛇胆半两 芜荑一两（微炒）

【用法】上为末，炼蜜为丸，如绿豆大。每服五丸，以粥饮送下，一日三四次。

【主治】小儿久痢，肠头挺出。

78408 黄连丸（《普济方》卷一七八引《圣惠》）

【组成】黄连二两（去须） 苦参一斤 麝香一钱

【用法】上为末，炼蜜为丸，如梧桐子大。每服六十丸，空腹以茶送下，一日二次，任意吃茶，不限多少；一方用粥饮送下。

【主治】消渴，烦热闷乱。

78409 黄连丸（《医方类聚》卷一二五引《神巧万全方》）

【组成】黄连（去须） 菟丝子（酒浸三日，晒干，别研末） 五味子 肉苁蓉（酒浸一宿，刮去皴皮，炙） 龙骨 山茱萸各一两 磁石半两（烧赤，醋淬七遍，研，水飞过） 鸡肶胵中黄皮一两半（微炙）

【用法】上为末，入研了药和匀，炼蜜为丸，如梧桐子大。每服二十丸，食前以粥饮咽下。

【主治】消肾，小便多白浊或不禁。

78410 黄连丸（《圣济总录》卷十三）

【组成】黄连（去须）三两 人参 生姜（薄切，焙干） 茯神（去木）各一两半 葳蕤一两 豉一合（炒）

【用法】上为末，炼蜜为丸，如梧桐子大。每服二十丸，食后以米饮送下，一日二次。

【主治】劳风。发热，烦闷，不能食；兼数欠，眠睡不安。

78411 黄连丸（《圣济总录》卷二十三）

【组成】黄连（去须） 栝楼根各一两 葛根半两

【用法】上为末，炼蜜为丸，如梧桐子大。每服三十丸，煎大麦汤温下，不拘时候。

【主治】伤寒时气，烦渴饮水不止。

78412 黄连丸（《圣济总录》卷二十六）

【组成】黄连（去须，炒）二两 木香 吴茱萸（汤洗三遍，炒干）各一两

【用法】上为末，面糊为丸，如梧桐子大。每服二十丸，空心、食前以米饮送下。

【主治】伤寒后一切痢疾，无问冷热，腹痛。

【备考】本方改为片剂，名“黄连片”（《成方制剂》）5册。

78413 黄连丸（《圣济总录》卷四十七）

【组成】黄连（去须） 赤茯苓（去黑皮）各三分 麦门冬（去心，焙）一两 苦参半两

【用法】上为末，炼蜜为丸，如梧桐子大。每服二十丸，

食后、临卧煎竹叶汤送下。

【主治】胃气实热，烦躁多渴。

78414 **黄连丸**(《圣济总录》卷五十八)

【组成】黄连(去须) 栝楼根 甘草(炙，剉) 栀子仁(微炒)各一两半 香豉(炒黄)二两半

【用法】上为末，炼蜜和剂，更于铁臼内涂酥杵匀熟，为丸，如梧桐子大。每服三十丸，午食后以温浆水送下。

【主治】消渴，心胸烦躁。

78415 **黄连丸**(《圣济总录》卷六十)

【组成】黄连(去须) 黄柏(去粗皮) 黄芩(去黑心) 大黄(剉，炒) 栀子仁 黄药子 郁金 秦艽(去苗土) 贝母(去心) 甘草(炙，剉) 款冬花 黄明胶(炙令燥) 白芥子各半两

【用法】上为末，研粳米饭为丸，如梧桐子大。每服十丸，煎麦门冬汤送下。

【主治】酒疸。身面黄，心懊痛，小便黄赤不利。

78416 **黄连丸**(《圣济总录》卷七十五)

【组成】黄连(去须，炒)一两 乌梅肉(炒干)一两半 乱发(灰汁洗净，烧灰)三两

【用法】上为末，用蜜二两半炼熟，入蜡一两，醋二合，羊脂一两，煎令蜡化，入前药末，于铜器中重汤熬令可丸，即丸如梧桐子大。每服三十丸，空心以米饮送下，每日二次。

【主治】诸痢久不愈。

78417 **黄连丸**(《圣济总录》卷七十六)

【组成】黄连(去须) 龙骨 苦参 厚朴(去粗皮，生姜汁炙)各一两 熟艾叶(炒) 白矾(熬令汁枯) 甘草(炙) 陈曲(炒) 赤石脂 干姜(炮)各半两

【用法】上为末，炼蜜为丸，如梧桐子大。每服三十丸，空心以米饮送下。

【主治】下痢脓血，羸瘦。

78418 **黄连丸**(《圣济总录》卷七十六)

【组成】黄连(去须，炒) 龙骨 地榆(剉，焙) 诃黎勒(煨，去核) 赤石脂各半两 草豆蔻(去皮)一分

【用法】上为末，水浸炊饼为丸，如梧桐子大。每日二十丸，空心、食前以米饮送下，每日三次。

【主治】赤白痢，里急后重。

78419 **黄连丸**(《圣济总录》卷七十六)

【组成】黄连(去须) 黄柏(去粗皮) 当归(切，焙) 赤茯苓(去黑皮)各等分

【用法】上为末，炼蜜为丸，如梧桐子大。每服四十丸，空腹以饭饮送下。以愈为度。

【主治】赤白痢，无问远近。

78420 **黄连丸**(《圣济总录》卷七十七)

【组成】黄连(去须，微炒) 当归(切，焙) 乌梅肉(微炒干) 诃黎勒(炮，去核)各一两

【用法】上为末，炼蜜为丸，如梧桐子大。每服三十丸，空心用姜制过厚朴煎汤送下，日晚再服。

【主治】久气痢不止，或愈或剧。

78421 **黄连丸**(《圣济总录》卷七十八)

【组成】黄连(去须，炒)二两 当归(切，焙)一两 乌梅肉(炒)半两

【用法】上为末，炼蜜为丸，如梧桐子大。每服三十丸，空心以米饮送下，日晚再服；痢甚者，熔蜡为丸服。

【主治】下痢烦渴。

78422 **黄连丸**(《圣济总录》卷七十八)

【组成】黄连(去须)一两半 黄芩(去黑心) 黄柏(去粗皮)各二两 熟艾叶(炒)一两

【用法】上为末，炼蜜为丸，如梧桐子大。每服二十丸，空心以饭饮送下，日晚再服。

【主治】热痢黄脓，发渴，四肢烦闷。

78423 **黄连丸**(《圣济总录》卷九十二)

【组成】黄连(去须) 白茯苓(去黑皮)各等分

【用法】上为末，酒面糊为丸，如梧桐子大。每服三十丸，煎补骨脂汤送下，一日三次，不拘时候。

【主治】心肾气不足，思想无穷，小便白淫。

78424 **黄连丸**(《圣济总录》卷九十四)

【组成】黄连(去须) 熟艾(炙) 杏仁(去皮尖，别研)各半两

【用法】上为末，炼蜜为丸，如梧桐子大。每服二十丸，空心以盐汤送下。

【主治】阴疝肿缩。

78425 **黄连丸**(《圣济总录》卷一〇二)

【组成】黄连(去须) 大黄(剉，炒令香熟)各一两 防风(去叉) 龙胆(去土) 人参 黄芩(去黑心)各三分 细辛(去苗叶)半两

【用法】上为末，炼蜜为丸，如梧桐子大。每服三十丸，食后以温水送下，临卧再服。

【主治】肝气壅实，目痛如刺。

78426 **黄连丸**(《圣济总录》卷一〇二)

【组成】黄连(去须)三两

【用法】上为末，用新汲水一碗，浸至六十日，绵滤去滓，于重汤上熬，不住手以匙搅，候干，即穿地坑子深一尺，以瓦铺底，将熟艾四两安瓦上，火燃如灸法，然后以药碗覆之，四畔泥封，开窍令烟出尽即止，取出刮下，为丸如小豆大。每服十丸，煎甜竹叶汤送下。

【主治】肝实眼。

78427 **黄连丸**(《圣济总录》卷一〇三)

【组成】黄连(去须)一两 蒺藜子(炒去角)一两半 枳壳(去瓤，麸炒) 石决明(炒)各一两 豉(炒)一合

【用法】上为末，炼蜜为丸，如梧桐子大。每服二十丸，加至三十丸，食后以温浆水送下。

【主治】赤眼。

78428 **黄连丸**(《圣济总录》卷一〇三)

【组成】黄连一斤(去须，水洗净，细剉，用水五升浸五宿，用绵滤过，银石器熬成膏) 龙脑(研)一钱 蓬砂(研)一分

【用法】后两味为细末，入前黄连膏内旋丸，如绿豆大。每用一丸，新汲水浸过，点目眦内。

【主治】肝热眼目赤痛。

78429 **黄连丸**(《圣济总录》卷一〇四)

【组成】黄连(去须)一分(为细末) 蕤仁三十枚(去壳，细研)

【用法】上药水和，薄摊瓷盘底，铜盘更佳，覆之以热艾一斤，旋以火烧艾，烟熏药上，艾尽为度，刮下为丸，如梧桐

子大。每以冷水少许化药一丸，澄清点之。

【主治】暴赤眼，热泪不止，疼痛隐冈。

78430 **黄连丸**（《圣济总录》卷一〇六）

【组成】黄连（去须）一两半　防风（去叉）一两　恶实（炒）二两

【用法】上焙过为末，炼蜜为丸，如梧桐子大。每服三十丸，食后以温水送下，临卧再服。

【主治】肝脏壅热，上冲眼目，睑肉风肿。

78431 **黄连丸**（《圣济总录》卷一〇九）

【组成】黄连（去须）　甘菊花　车前子　羚羊角（镑）芒消各一两

【用法】上为末，炼蜜为丸，如梧桐子大。每服二十丸，加至三十丸，食后以温浆水送下。

【主治】一切眼疾，青盲黑花，赤脉热泪。

78432 **黄连丸**（《圣济总录》卷一一一）

【组成】黄连（去须）一两　车前子　地骨皮（去土）黄芩（去黑心）　沙参　人参各一两半　蕤仁（去皮）二两　茯神（去木）一两半　秦皮（去粗皮）一两　决明子（微炒）一两半　泽泻　瞿麦各一两　甘草（微炙）一两半

【用法】上㕮咀，焙过，为末，炼蜜为丸，如梧桐子大。每服三十丸，食后以温熟水送下，临卧再服。

【主治】眼热生晕，翳覆瞳仁。

78433 **黄连丸**（《圣济总录》卷一四三）

【组成】黄连（去须）　芜荑仁　榼藤子　白矾灰各一两　皂荚（炙，去皮子）一两半

【用法】上为末，粟米糊为丸，如梧桐子大。每服二十丸，空心以米饮送下，日晚再服。以愈为度。

【主治】痔疾积年不愈，或肠风泻血。

78434 **黄连丸**（《圣济总录》卷一六五）

【组成】黄连（去须）　当归（剉，炒）　胡粉　阿胶（炒令燥）各一两半　无食子二枚

【用法】上为末，炼蜜为丸，如梧桐子大。每服三十丸，食前以米饮送下。

【主治】产后赤白痢，肠鸣腹痛。

78435 **黄连丸**（《圣济总录》卷一六五）

【组成】黄连（去须，炒）一两　阿胶（炙燥）　当归（切，焙）　干姜（炮）各三分　赤茯苓（去黑皮）半两　甘草（炙，剉）一分

【用法】上为末，炼蜜为丸，如梧桐子大。每服二十丸，空心以米饮送下。

【主治】产后赤白痢。

78436 **黄连丸**（《圣济总录》卷一七二）

【组成】黄连（去须）　郁金（剉）　羌活（去芦头）　青黛（研）　苦楝根各一钱

【用法】上为末，豮猪胆汁调匀阴干，再研为末，入龙脑、麝香各少许，汤浸蒸饼为丸，如黄米大。每服二丸三丸，以温水送下。

【主治】小儿惊疳，五心壮热，肌肉黄瘦，好食泥土。

78437 **黄连丸**

《圣济总录》卷一七二。为《博济》卷四“金瓜丸”之异名。见该条。

78438 **黄连丸**（《圣济总录》卷一七三）

【组成】黄连（去须）一两　白芜荑（去皮，炒）半两　麝香（研）一钱

【用法】上为末，面糊为丸，如麻子大。一二岁每服十丸，以温米饮送下，每日三次。

【主治】小儿疳䘌，或口齿生疮，或肛门伤烂。

78439 **黄连丸**（《圣济总录》卷一七五）

【组成】黄连（去须）　桂（去粗皮）　代赭（碎）各一两　木香　杏仁（汤浸，去皮尖双仁，麸炒，别研）　肉豆蔻（去壳）各半两　丹砂（研）　麝香（研）各一分　巴豆（去皮心膜，出油尽）一钱（别研）

【用法】上为末，炼蜜为丸，如麻子大。每服三丸，以粥饮送下。

【主治】小儿丁奚腹大，疳气羸瘦。

78440 **黄连丸**（《圣济总录》卷一七八）

【组成】黄连（去须）　龙骨　赤石脂　当归（剉，炒）各三分　白石脂　乌梅肉（炒）　黄芩（去黑心）各半两

【用法】上为末，炼蜜为丸，如梧桐子大。每服五丸，空腹煮白粥饮研下，一日二次。渐加至十丸。

【主治】小儿赤白痢。

78441 **黄连丸**（《圣济总录》卷一七九）

【组成】黄连（去须）　黄柏（去粗皮，炙）各半两

【用法】上为末，炼蜜为丸，如麻子大。每服五丸至七丸，早、晚食前以米饮送下。

【主治】小儿脱肛。

78442 **黄连丸**（《圣济总录》卷一七九）

【组成】黄连（去须）　大黄（剉，炒）各一分　巴豆三粒（去心膜皮，出油，研）

【用法】上为细末，面糊为丸，如麻子大。每服三丸至五丸，临睡以柳枝汤送下。

【主治】小儿风热壅滞，大便秘涩。

78443 **黄连丸**（《圣济总录》卷一八〇）

【组成】黄连（去须）一两一分　艾叶（炒）　升麻各三分　防风（去叉）半两　朴消二两　大黄（剉，炒）三分

【用法】上为细末，炼蜜为丸，如绿豆大。每服三五丸，食后临卧以温水送下。

【主治】小儿齆鼻。

78444 **黄连丸**（《准绳·幼科》卷八引《庄氏方》）

【组成】黄连（削，净洗，干碾为末）　大芜荑仁（乳钵研细）各等分

【用法】上和匀，糯、粟米相和，煮稀粥为丸，如小绿豆大。三岁每服七丸至十丸，三岁以上每服十五丸至二十丸，空心以陈米饮送下，一日三次。

【主治】疳泻，疳痢。

78445 **黄连丸**（《鸡峰》卷十七）

【组成】黄连半两（入巴豆半两同炒赤色，去巴豆）　草龙胆一分

【用法】上为细末，蒸饼为丸，如梧桐子大。每服三十丸，食前以荆芥汤送下，一日二次。

【主治】肠风。

78446 **黄连丸**（《鸡峰》卷十九）

【组成】黄连不以多少

【用法】上药纳猪肚中，饭上蒸烂，同杵为丸，如梧桐子

大。每服三十丸，米饮送下。

【主治】渴。

78447 **黄连丸**(《宣明论》卷九)

【组成】黄连(好者)不拘多少

【用法】上为末，酒面糊为丸，如小豆大。每服二十丸，以温水送下，不拘时候，每日三次。

【功用】清爽头目。

【主治】湿热流运，气血不通，壅滞不散。

78448 **黄连丸**(《普济方》卷一七六引《十便方》)

【异名】热消丸。

【组成】豉心二两(以盐醋拌蒸晒干，如此者三，熬微黄) 川黄连三两(一方用吴黄连)

【用法】上为细末，蜜和为丸。每日空腹服二十五丸，食后服二十丸，以乌梅十颗，水二小升，煎之数沸，取汤送下；如无乌梅，以小麦子二升煮取汁替亦得。

【主治】热消渴。

【宜忌】忌猪肉。

78449 **黄连丸**

《普济方》卷二〇一引《十便方》。为《圣惠》卷五十九"内补丸"之异名。见该条。

78450 **黄连丸**(《百一》卷六)

【组成】木香 诃子(连核)各半两 黄连一斤(炒紫色)

【用法】上为细末，研粳米饮糊为丸，如梧桐子大。每服一百丸，空心、食前以米饮送下，每日三次。

【主治】脾积下痢，蛊痢。

78451 **黄连丸**(《医方类聚》卷二五四引《保童秘要》)

【组成】黄连一两 干虾蟆(炙焦黄色) 蜣螂各一个 青木香一分 麝香少许

【用法】上为细末，炼蜜为丸。先吃干脯少许，后每服五丸至六丸，以米饮送下。经宿后转，方有虫子出，状如马尾，即以鸟羽扫下，后每日更服三丸，不过七日即愈。

【主治】小儿疳。

78452 **黄连丸**(《魏氏家藏方》卷七)

【组成】黄连二两(去须) 生姜四两(并剉作骰子块)

【用法】上同炒香熟，去生姜，只用黄连，醋煮面糊为丸，如梧桐子大。每服三十丸，食前以乌梅汤送下。

【主治】大便下血。

78453 **黄连丸**(《魏氏家藏方》卷七)

【组成】黄耆(蜜炙) 黄连(去须)各等分

【用法】上为细末，面糊为丸，如梧桐子大。每服二三十丸，食前以米饮送下。

【主治】肠风泻血。

78454 **黄连丸**(《准绳·类方》卷六引《济生》)

【组成】干姜(炮) 黄连(去须) 缩砂仁(炒) 川芎 阿胶(蛤粉炒) 白术各一两 乳香(另研)三钱 枳壳(去瓤，麸炒)半两

【用法】上为末，用盐梅三个取肉，少入醋为丸，如梧桐子大。每服四十丸，白痢，以干姜汤送下；赤痢，以甘草汤送下；赤白痢，以干姜甘草汤送下，俱食前服。

【主治】滞下。

78455 **黄连丸**(《卫生总微》卷十二)

【组成】胡黄连 使君子肉 白芜荑(去扇)各一分 巴豆十四个(去皮膜，出油尽)

【用法】上为末，猪胆汁为丸，如麻子大。每服三五丸，空心以米饮送下，一日二次。

【主治】小儿疳气，眼涩多困，手足发热，脾胃虚弱，发黄作穗，渐渐羸瘦，不思乳食。

78456 **黄连丸**(《直指小儿》卷三)

【组成】黄连半两(净，猪胆汁浸一夜，晒干) 瓜蒌根 乌梅肉(焙干) 杏仁(浸，去皮，焙) 石莲肉各二钱

【用法】上为末，牛胆汁浸糕为糊丸，如麻子大。每服十五丸，煎乌梅姜蜜汤送下。

【主治】❶《直指小儿》：小儿疳渴。❷《准绳·幼科》：小儿疳劳。

78457 **黄连丸**(《朱氏集验方》卷六)

【组成】酒蒸黄连

【用法】为丸。用香薷汤送下。

【主治】伏热泻痢不止。

78458 **黄连丸**(《朱氏集验方》卷六)

【组成】黄连 吴茱萸各等分

【用法】上同炒令紫色，不得过黑，去茱萸，只以黄连一味软饭为丸，如梧桐子大。每服三五十丸，空心以米饮送下，一日二次，更以胃风汤煎，如法吞下。

【主治】肠风下血。

78459 **黄连丸**(《医方类聚》卷二五五引《吴氏集验方》)

【组成】使君子五十个 陈皮一钱 黄连一两

【用法】上为末，用蒸饼一个，以猪胆同拌和为饼子，饭上蒸，再为末，别用蒸饼为丸，如萝卜子大。每服四五丸；如甚者，以使君子壳煎汤送下。

【主治】疳。

78460 **黄连丸**(《医方类聚》卷一四一引《施圆端效方》)

【组成】黄连(去须) 黄柏 槐花(炒) 枯白矾各一两

【用法】上为细末，软粟米饭为丸，如梧桐子大。每服三十丸，食前以米饮送下，一日三次。

【主治】一切热毒血痢。

78461 **黄连丸**(《云岐子保命集》卷下)

【组成】黄连四两 阿胶 蒲黄 栀子仁各一两 当归一两半 黄芩二两 黄柏三两

【用法】上为细末，炼蜜为丸，如梧桐子大。每服六七丸，以米饮送下，日三次，夜一次。

【主治】产后赤白痢，腹中绞痛不可忍。

78462 **黄连丸**(《医方类聚》卷八十五引《王氏集验方》)

【组成】生干地黄 胡黄连

【用法】上为末，猪胆汁为丸，如梧桐子大。每服五十丸，食后、睡时茅花煎汤送下。

【主治】吐血、衄血。

78463 **黄连丸**(《医方类聚》卷一四一引《王氏集验方》)

【组成】黄连二两 赤茯苓 赤芍药 枳壳各一两

【用法】上为末，米糊为丸，如梧桐子大。每服五十丸，空心米饮送下。

【主治】酒痢便血，酒后呕逆恶心，不思饮食。

78464 **黄连丸**(《医方类聚》卷一四一引《经验秘方》)

【组成】宣连一两(去须芦) 吴茱萸(去枝梗，净)一两 白芍药一两 诃子肉五钱

【用法】上为末，用大蒜两介，去壳，将纸包裹，灰火煨熟，取出擂细，加白米糊少许为丸，如梧桐子大。每服五六十丸，空心米饮汤送下，与治痢红丸子间服。

【主治】泻痢不止。

78465 黄连丸（《医方类聚》卷一四一引《经验秘方》）

【组成】黄连三两（去须） 陈仓米六钱 生姜三两（取自然汁） 吴茱萸一两（去枝梗净，汤泡一遍） 白术一两 白茯苓一两

【用法】上将黄连剉作小块，如米粒大，以姜汁浸，令干；次同陈米炒至色变，却入茱萸再炒略黑色取出，与苓、术为末，陈仓米糊为丸，如梧桐子大。每服五七十丸，温汤送下，不拘时候。夏月常服。

【功用】去暑肥肠，消酒毒，化食止泻。

【主治】泻痢。

78466 黄连丸（《医方类聚》卷一八四引《经验秘方》）

【组成】黄连（去须净）半斤（剉碎，以好酒浸一宿，用银器内重汤炖干） 粉干葛四两 枳壳（去瓤）四两（剉碎，炒黄色，去麸）

【用法】上为细末，面糊为丸，如梧桐子大。每服一百丸，加至二百丸，食前温酒陈米汤任下。

【主治】肠风痔漏，便血脏毒。

78467 黄连丸（《普济方》卷一七六）

【组成】苦参一大斤 黄连七分 栝楼 知母 牡蛎粉 麦门冬（去心）各五两

【用法】上药治下筛，搅使匀，以牛乳和，并手捻丸，如梧桐子大，晒干。每服二十丸，饱食讫以浆水送下，一日二次；如微利，减十丸；如食热面、酒等，即加服五丸。

【主治】消渴，中焦热渴。

【宜忌】忌猪肉。

78468 黄连丸

《普济方》卷一九八。为《圣济总录》卷三十六"清胆黄连丸"之异名。见该条。

78469 黄连丸（《普济方》卷二〇九）

【异名】黄连阿胶丸（原书同卷）、胶连丸（原书卷二一一）。

【组成】阿胶三两（一两炙，一两入药，一两销清作胶） 胡黄连一两 干姜二两 大黄半两 无食子一枚（久痢肠滑甚者，加至三四枚）

【用法】上为末，醋溶胶清为丸，如梧桐子大。每服二十五丸，渐加至三十丸，每日二次，若冷痢，以酒送下；热痢，以粥饮送下。

【主治】痢无问冷热、赤白、久新。

78470 黄连丸（《普济方》卷二三七）

【组成】黄连（去须）二两半 獭肝（炙干） 贝母（去心） 大黄（剉，炒）各一两半 龙胆（去芦头）一两半 紫菀（去苗土） 旋覆花 茯苓（去木）各一两 天灵盖（涂，炙令黄色） 槟榔（微煨，剉）各一两

【用法】上为细末，炼蜜为丸，如梧桐子大。每服二十丸，食后煎浆水送下，日午再服。

【主治】传尸。面黑，头热痛，胸背气结，咳唾黏痰，食少频嗽，喘息急满，胁肋气胀，腰脐下疼，四肢蒸热，痿困不安。

【加减】女子血闭，加黄芩一两。

78471 黄连丸（《普济方》卷三八一）

【组成】疥虾蟆一个（去腹肚，酒浸，炙令香黄） 木香一分 胡黄连半两 木鳖子半两（烧令烟尽，研） 沉香一分 丁香少许 干姜一钱（烧灰存性） 巴豆二十一枚（以水淘洗，去心膜并油，并纸裹，用重物去油，再研如面止）

【用法】上为细末，水浸蒸饼为丸，如萝卜子大。每服一丸，三岁以上二丸至三丸，空心、临卧以米饮送下。

【主治】小儿食疳气，头面虚肿，腹内泄泻，面色萎黄，头发作穗，心腹胀满，肚上青筋。

【宜忌】忌黏滑物。

78472 黄连丸（《普济方》卷三八二）

【组成】胡黄连 芦荟（细研） 天竺黄（细研） 犀角屑 胭脂（研入） 天浆子（微研） 羚羊角屑 麝香（细研） 干蝎（微炒） 白僵蚕（微炒） 牛黄（细研） 朱砂（细研） 雄黄（细研）各三分 蟾酥一钱（研入）

【用法】上为末，猪胆汁浸蒸饼为丸，如麻子大。每服三丸，以粥饮送下，不拘时候。

【主治】小儿风疳。身体壮热，或时吐逆，心神烦躁。

78473 黄连丸（《普济方》卷三八三）

【组成】黄连五钱（猪胆汁浸一宿，晒干） 天花粉 乌梅肉（焙） 杏仁五钱（去皮） 石莲肉 白茯苓各三分（一方无茯苓）

【用法】上为末，牛胆汁浸糕为丸，如麻子大。每服十五丸，煎乌梅蜜汤送下。

【主治】脏腑风有疳气，加之乳母恣食甘肥、酒面、炙煿，使邪入心肺，壅热而致疳渴，日则烦渴饮水，乳食不进，夜则渴止。

78474 黄连丸

《丹溪心法附余》卷十二。即《本事》卷五"地黄丸"。见该条。

78475 黄连丸（《丹溪心法附余》卷二十二）

【组成】黄连半两 芜荑（去皮） 使君子（去壳）半两（洗净，研）

【用法】上为末，雄猪胆为丸，如绿豆大。每服二十丸，空心以米饮送下。

【主治】疳疾。

78476 黄连丸（《摄生众妙方》卷五）

【组成】阿胶（炒成珠） 黄连末

【用法】阿胶以水熬成膏，调黄连末为丸。米饮送下。

【主治】痢疾。

78477 黄连丸（《古今医鉴》卷十三）

【组成】胡黄连五钱 川黄连五钱 朱砂二钱半（另研）

【用法】上为细末，填入猪胆内，用淡浆煮，以杖子如铫子，上用线约之，勿着底，候一时取出研，入芦荟、麝香各一分，饭为丸，如麻子大。每服五七丸至一二十丸，米饮送下。

【主治】肥热疳。

78478 黄连丸（《幼科发挥》卷三）

【组成】黄连 干蟾（炙）各二钱 木香 使君子各一钱 芦荟 夜明砂各七分

【用法】上为末，山药研粉，水糊为丸，如麻子大。以米饮送下。

【主治】小儿虚热，津液不足，久泻不止，发热。

78479 **黄连丸**（《幼科发挥》卷三）

【组成】黄连一两（净，剉，用吴茱萸半两，水拌湿同炒，去萸不用） 木香五钱 石莲肉三钱

【用法】上为末，酒糊为丸，如麻子大。陈仓米煎汤送下。

【主治】小儿痢疾。

78480 **黄连丸**（《片玉心书》卷五）

【组成】黄连五钱 槐子（炒） 侧柏叶（炒） 枳壳 荆芥穗各三钱 地榆三钱

【用法】上为末，醋糊为丸。陈米饮送下。

【主治】小儿大便下血，久则脏毒，无时下血。

【加减】脱肛者，加猬皮（炙）三钱。

78481 **黄连丸**（《仙拈集》卷二）

【组成】黄连（酒炒） 槐花各四两

【用法】上为末，入猪大肠内，两头扎住，入韭菜二斤，水同煮烂，去菜，用药、肠捣烂为丸，如梧桐子大；如湿，加面。每服七八十丸，空心米饮送下；亦可作散服。

【主治】肠风脏毒，痔漏下血。

78482 **黄连丸**（《杂病源流犀烛》卷十七）

【组成】黄连四两（分作四分：一生研，一炒研，一炮研，一水浸晒研） 条芩一两 防风一两

【用法】面糊为丸。每服五十丸，米泔浸枳壳水送下。

【主治】肠胃积热，及因酒毒下血，腹痛作渴，脉弦数者。

【加减】冬月，加酒蒸大黄一两。

78483 **黄连丸**（《北京市中药成方选集》）

【组成】大黄三十二两 黄连八两 黄柏三十二两 栀子（炒）四十八两 黄芩四十八两 甘草十六两

【用法】上为细末，过罗，冷开水泛为小丸。每服二钱，温开水送下，每日二次。

【功用】清热化湿，利水通便。

【主治】胃肠滞热，湿热黄疸，口舌生疮，胃热牙痛，大便干燥，小便赤涩。

【宜忌】孕妇勿服。

78484 **黄连丹**（《幼幼新书》卷二十九引张涣方）

【组成】黄连二两 当归（焙）一两 白头翁 蔓青根（焙）各三分 木香 川楝子（面裹，炮）各半两

【用法】粳米饭为丸，如黍米大。每服十丸，以米饮送下。

【主治】❶《幼幼新书》引张涣方：血痢。❷《卫生总微》：热痢下血，频并不愈。

78485 **黄连汁**（《圣济总录》卷一一六）

【组成】黄连（去须）二两 蒺藜苗二握

【用法】上剉细，用水二升，煎至一升，取一合，灌鼻中。不过再灌，大嚏即愈。

【主治】鼻塞多年，清水出不止。

78486 **黄连汁**（《圣济总录》卷一八〇）

【异名】黄连饮（《得效》卷九）。

【组成】黄连半两

【用法】上为粗末，童便一盏，浸一宿。每日取清汁半合服之，量儿大小加减。

【主治】小儿脑热黄瘦。

78487 **黄连汤**（《伤寒论》）

【组成】黄连三两 甘草三两（炙） 干姜三两 桂枝三两（去皮） 人参二两 半夏半升（洗） 大枣十二枚（擘）

【用法】上以水一斗，煮取六升，去滓温服，昼三次，夜二次。

【功用】❶《金鉴》：调理阴阳而和解。❷《医方发挥》：平调寒热，和胃降逆。

【主治】胸中有热，胃中有寒，阴阳痞塞，升降失常，心下痞满，腹痛欲吐。

❶《伤寒论》：伤寒胸中有热，胃中有邪气，腹中痛，欲呕吐。❷《张氏医通》：胃中寒热不和，心中痞满。❸《退思集类方歌注》：湿家下之，丹田有热，胸中有寒，舌上如胎。❹《伤寒论临床实验录》：上部有热邪壅闭，脾阳虚弱不任苦寒者。

【方论选录】❶《金镜内台方议》：胃中有邪气，使阴阳不交，阴不得升为下寒，故腹中痛；阳不得降为上热，故欲呕吐也。故用黄连为君，以治上热；干姜、桂枝、半夏以散下寒为臣；人参、大枣、甘草以益胃而缓其中也。❷《医方集解》：此足阳明药也。黄连苦寒泄热以降阳，姜、桂辛温除寒以升阴，人参助正祛邪，半夏和胃止呕，甘草、大枣调中止痛，上中二焦寒热交战，以此和解之。❸《金鉴》：君黄连以清胸中之热，臣干姜以温胃中之寒；半夏降逆，佐黄连呕吐可止；人参补中，佐干姜腹痛可除；桂枝所以安外，大枣所以培中也。然此汤寒温不一，甘苦并投，故加甘草协和诸药。此为阴阳相格，寒热并施之法也。

【临床报道】❶ 呕吐：《赵守真治验回忆录》：陈襄人，男，25 岁，久泻愈后，又复呕吐，医进参、术、砂、半，复进竹茹、麦冬、芦根，诸药杂投无效。其证身微热，呕吐清水，水入则不纳，时有冲气上逆，胸略痞闷，口不知味，舌光红燥，苔腻不渴，脉阴沉迟而阳浮数，乃上热中虚之证，应用黄连汤，服药呕吐渐止；再剂，证全除，能进稀粥。后用五味异功散加生姜温胃益气而安。❷ 泄泻：《伤寒论临床实验录》朱某，男，26 岁，患下利证，心中烦热，恶心不欲食，头眩，大便水泄，日十数次，两手厥冷，脉象沉细。此平素胃肠虚弱，而热邪乘虚陷入胃中，故呈现心中烦热恶心，厌食，胃脘拒按之热证。根据胃热症状，宜用苦寒泄热之品。而大便泻泄，脉象沉细，舌质淡而苔微黄，则为脾阳不足。古方中既能清胃热，又可健脾扶阳者，只有《伤寒论》黄连汤可为对证之方，固疏此方与之。服药后便泄顿减而烦热亦轻，食欲较前好转。按此方连服三剂，泄泻止而呕吐之证亦不见，后以健脾和胃法调理而愈。❸ 幽门螺旋杆菌（HP）相关性慢性浅表性胃炎：《河南中医药学刊》[2000，15（4）：28]治疗 HP 感染的慢性浅表性胃炎 48 例，结果：痊愈 34 例；显效 6 例；有效 8 例；总有效率 100%；HP 根除率为 60.3%。对照组 44 例口服甲氰咪胍、甲硝唑，胃脘痞满者加服吗丁啉，结果：痊愈 33 例；显效 7 例；有效 4 例；总有效率 100%；HP 根除率为 67.6%。两组疗效和 HP 根除率比较均 $P>0.05$，无明显差异。❹ 复发性口腔溃疡：《中国基层医药》[2003，10（5）：475]治疗复发性口腔溃疡 51 例，结果：痊愈 15 例；显效 12 例；有效 18 例；无效 6 例；总有效率 88.2%。对照组 51 例口服叶酸、复合维生素 B、维生素 C，结果：痊愈 1 例；显效 7 例；有效 10 例；无效 33 例；总有效率 35.3%。两组比较 $P<0.01$，提示治疗组疗效优于对照组。

【现代研究】对实验性胃黏膜损伤的保护作用及镇吐作用:《中国中药杂志》[1994,19(7):427]用原方浓缩干燥提取物粉末配制成200、100、50mg/ml的混悬液进行实验,结果表明:本方对乙醇、盐酸及阿司匹林诱发的大鼠胃黏膜损伤具有明显的保护作用,对硫酸铜致鸽子呕吐有明显的镇吐作用。

78488 **黄连汤**(方出《肘后方》卷一,名见《外台》卷七引《古今录验》)

【异名】黄连解毒汤(《直指》卷二十)、黄连一物汤(《伤寒图歌活人指掌》卷四)、黄连解毒散(《普济方》卷七十四)、黄连散(《普济方》卷四〇三)、黄连泻心汤(《回春》卷五)。

【组成】黄连八两

【用法】以水七升,煮取一升五合,去滓,温服五合,一日三次。

【主治】心经蕴热,致患卒心痛,口疮,眼目赤肿羞明。小儿痘疮。

❶《肘后方》:卒心痛。❷《直指》:诸热眼,赤肿羞明,冒暑饮酒患眼。❸《医方类聚》引《经验秘方》:口疮。❹《普济方》:小儿热毒盛,发疹痘疮,初发早觉者。❺《回春》:心经蕴热。

78489 **黄连汤**(方出《外台》卷十五引《范汪方》,名见《医心方》卷三引《古今录验》)

【组成】芒消五两　黄连五两

【用法】上以水八升,煮取四升,去滓,洗风痒处,一日二次。

【主治】❶《外台》引《范汪方》:瘾疹百疗不愈。❷《圣济总录》:热不散,体生细疮,并热不已。

78490 **黄连汤**(《医心方》卷十一引《小品方》)

【组成】黄连四两　当归三两　干姜三两　厚朴二两

【用法】上以水七升,煮取三升,分三服。

【主治】春月暴热,解脱饮冷,或眠湿地,中冷腹痛,下青黄汁,疲极欲死。

78491 **黄连汤**(《外台》卷三引《深师方》)

【组成】黄连(去毛)三两　黄柏二两　当归二两

【用法】上以水六升,煮取三升,去滓,纳蜜一合,微火煎取二升半,分三服。

【主治】❶《外台》引《深师方》:天行诸下。❷《圣惠》:时气热毒下痢。

【宜忌】忌猪肉,冷水。

78492 **黄连汤**(《外台》卷二十五引《深师方》)

【组成】黄连　黄柏　干姜　石榴皮　阿胶(炙)各二两　甘草一两(炙)

【用法】上切。以水七升,煮取二升,分为三服。

【主治】赤白下痢。

78493 **黄连汤**(《外台》卷六引《删繁方》)

【异名】黄连煎(《千金》卷二十)。

【组成】黄连四两　黄柏三两　当归三两　厚朴二两　石榴皮四两　干姜三两　地榆四两　阿胶四两

【用法】上切。以水九升,煮取三升,去滓,下阿胶更煎取烊,分三服。

【主治】中焦洞泄下痢。或因霍乱后泻黄白无度,腹中虚痛。

【宜忌】忌猪肉、冷水。

78494 **黄连汤**

《医心方》卷五引《古今录验》。为《外台》卷二十一引《深师方》"黄连煎"之异名。见该条。

78495 **黄连汤**(《千金》卷二)

【组成】黄连　人参各一两　吴茱萸五合　生姜三两　生地黄五两　(一方用阿胶,一方用当归半两)

【用法】上㕮咀。以酢浆七升,煮取三升,分四服,日三次,夜一次。

【主治】曾伤二月胎者,预服此。

【宜忌】猪肉、冷水、芜荑。

【加减】若颇觉不安,加乌梅一升,加乌梅者,不用浆,直用水。

【方论选录】《济阴纲目》:生地为君,黄连为臣,似太寒矣,而又佐以姜、茱,岂非中和之剂乎。至于酢浆煮法并昼夜服法,俱佳。

78496 **黄连汤**(《千金》卷十五)

【组成】黄连　黄柏　干姜　石榴皮　阿胶各三两　当归二两　甘草一两

【用法】上㕮咀。以水七升,煮取三升,分三服。

【主治】赤白痢。

78497 **黄连汤**(《千金翼》卷十五)

【组成】黄连　黄柏各四两　栀子十五枚(擘)　阿胶一两(炙)　干姜　芍药　石榴皮各二两　(一方用枳实)

【用法】上㕮咀,以水一斗,煮取三升,分三服。一方以水六升煮之。

【主治】时行兼有客热,下血痢不止而烦者。

78498 **黄连汤**(方出《外台》卷二十五引《张文仲方》,名见《圣济总录》卷七十五)

【异名】朴连汤(《袖珍》卷一引《经验方》)。

【组成】黄连(去毛)　厚朴各三两

【用法】上药切。以水三升,煮取一升,顿服。

【主治】❶《外台》引《张文仲方》:仲夏热多,令人发水谷痢,肠中鸣转,一泻五六升水。❷《圣济总录》:白滞痢久不愈。

78499 **黄连汤**(《医心方》卷十一引《广济方》)

【组成】黄连一两　干姜一两　熟艾一两　附子一枚(炮)　蜀椒十四粒　阿胶如手指大(炙)

【用法】上切。以水五升,煮取二升五合,绞去滓,纳胶,更上火煎令胶烊,分温三服。

【主治】❶《医心方》引《广济方》:杂痢。❷《圣济总录》:下痢脓血,肠胃虚滑,米谷完出。

78500 **黄连汤**(《外台》卷三十八)

【组成】甘草(炙)　升麻各一两　黄连三两　豉五合　栀子仁十四枚

【用法】上切。以水三升,煮取一升,分温服。

【功用】解散除热止痢。

【主治】乳石发后变下痢。

78501 **黄连汤**(《外台》卷三十八)

【组成】黄连一两(碎)　白粱米二合

【用法】以水五升,煮取二升,分服之。

【主治】乳石发动,已经快利,热尚不退,兼痢不断。

78502 黄连汤(《元和纪用经》)

【组成】黄连　白芍药　吴茱(炒)各一两

【用法】上㕮咀。分八服,每服以水一升半,煮一升许,投阿胶一分,再煮胶消,去滓,分三次温服。一方加甘草末,艾汤调亦大验。

【主治】老小泄泻,赤白带下。

78503 黄连汤(方出《医心方》卷十一引《传信方》,名见《圣济总录》卷七十五)

【组成】黄芩　黄连各八分

【用法】以水二升,煎取一升,分二服。

【主治】赤白痢如鹅鸭肝者。

78504 黄连汤(方出《经效产宝》卷上,名见《云岐子保命集》卷下)

【异名】黄连散(《良朋汇集》卷四)、黄连厚朴汤(《产科发蒙》卷二)。

【组成】黄连八分　厚朴(制)　阿胶(炙)　当归各六分　艾叶　黄柏各四分　干姜五分

【用法】上为细末。每服方寸匕,空心以米饮调下,一日三次。

【主治】妊娠下痢赤白,脓血不止。

78505 黄连汤(方出《圣惠》卷三十二,名见《普济方》卷八十二)

【组成】黄连二两(去须,捶碎)　淡竹叶五十片

【用法】以水三大盏,加大枣五枚,煎至一盏半,去滓,食后分温四服。

【主治】眼生赤脉胬肉,急痛不开,如芥子在眼。

78506 黄连汤(方出《圣惠》卷五十三,名见《普济方》卷一七九)

【组成】黄连一两(去须)　川升麻一两　麦门冬一两(去心)　黄芩一两　栝楼根一两　知母一两　茯神半两　栀子仁一两　甘草一两(炙微赤,剉)　石膏二两

【用法】上为散。每服四钱,以水一中盏,煎至六分,去滓温服,不拘时候。

【主治】脾胃中热烦渴,身渐消瘦。

78507 黄连汤(《圣惠》卷六十二)

【组成】黄连一两　麻黄根一两　甘草一两　狼牙一两　羌活一两　桑枝一两　白矾一两

【用法】上为细末。每用二两,加葱白五茎,以水五升,煎至二升,去滓,用软帛趁热揾药水更番淋搨患处,水冷即止。

【主治】背疮毒肿,焮烂疼痛。

78508 黄连汤(《圣惠》卷九十)

【组成】黄连二两(去须)　甘草二两　苦参五两　柳枝并叶一握

【用法】上剉细,和匀。每用三两,以水五升,煮至三升,去滓,看冷热洗浴。即愈。

【主治】小儿头面身体生疮,出黄脓水。

78509 黄连汤(《普济方》卷三十四引《护命》)

【组成】黄连(去须)　黄芩　赤茯苓(去皮)　麦门冬(去心)升麻各一钱

【用法】上为末。每服三钱,水一盏,煎至七分,去滓,食后温服。

【主治】胆热口苦,神昏多睡,左手关脉实大。

78510 黄连汤(《伤寒总病论》卷四)

【组成】黄连一两　橘皮　杏仁(麸炒)　枳实　麻黄　葛根　厚朴　甘草各一分

【用法】上㕮咀。以水三升,煮取一升二合,去滓,温温分减服。下利先止,别当消息,小儿斟酌。

【主治】冬温至夏发斑,咳而心闷,呕清汁,眼赤口疮,下部亦生疮,或自下利。

78511 黄连汤(《普济方》卷一四三引《活人书》)

【组成】黄连(去须,炒)一两　黄芩(去黑心)三分　栀子仁一分　阿胶(炙令燥)半两

【用法】上为粗末。每服三钱,以水一盏,煎至六分,去滓,食前温服。

【主治】伤寒热病愈后,下痢脓血不止。

78512 黄连汤(《圣济总录》卷三十)

【组成】黄连(去须)一两半　荷叶(微炙)一两　艾叶(微炒)一两　柏叶三分

【用法】上为粗末。每服五钱匕,水一盏半,煎至一盏,去滓,下生地黄汁一合,搅令匀,食后温服。

【主治】伤寒心肺积热,吐血不止。

78513 黄连汤(《圣济总录》卷三十)

【组成】黄连(去须,炒)一两　大黄(剉,炒)　大青　升麻　黄芩(去黑心)　甘草(炙,剉)各三分

【用法】上为粗末。每服五钱匕,水一盏半,煎至八分,去滓,食后温服。

【主治】伤寒后口舌生疮。

78514 黄连汤(《圣济总录》卷三十二)

【组成】黄连(去须)　黄芩(去黑心)　升麻各一两　甘草(炙)三分　朴消(研)半两

【用法】上为粗末。每服三钱匕,水一盏,加竹叶三七片,煎至六分,去滓温服,早、晚食后各一次。

【主治】伤寒后,毒气上攻,眼生浮翳赤痛。

78515 黄连汤(《圣济总录》卷三十六)

【组成】黄连(去须)一两半　当归(切,焙)一两　干姜(炮)半两

【用法】上为粗末。每服三钱匕,水一盏,煎至七分,去滓,临发时服。

【主治】肺疟心虚。

78516 黄连汤(《圣济总录》卷五十)

【组成】黄连(去须)　酸石榴皮(焙)　赤石脂各三两　白茯苓(去黑皮)　干姜(炮裂)各二两半　桔梗(炒)二两

【用法】上㕮咀,如麻豆大。每服五钱匕,水一盏半,煎至八分,去滓温服,一日三次。

【主治】大肠虚寒,痢下白脓,肠内虚鸣相逐。

78517 黄连汤

《圣济总录》卷五十。为《千金》卷十八"黄连补汤"之异名。见该条。

78518 黄连汤(《圣济总录》卷六十)

【组成】黄连(去须)　大青　山栀子仁　茵陈蒿　柴胡(去苗)　地骨皮　人参　黄芩(去黑心)　芒消各一两　大黄(细剉,醋炒)二两

【用法】上为粗末。每服五钱匕,水一盏半,煎至八分,去滓温服,不拘时候。

【主治】黄疸,遍身面目皆黄。

78519 **黄连汤**(《圣济总录》卷七十五)

【组成】黄连(去须,炒) 半两 阿胶(炙令燥) 当归(切,焙) 干姜(炮)各三分 鼠尾草(洗净,慢火焙干)三分

【用法】上为粗末。每服四钱匕,若冷甚白多,以酒一盏半,煎至八分,去滓,空心温服,日午再服。

【主治】冷痢疠痛,肠滑不愈。

【加减】若热及不痛,即去干姜、当归,用水煎依前服。

78520 **黄连汤**(《圣济总录》卷七十五)

【组成】黄连(去须)一升 附子(炮裂,去皮脐)一两 龙骨 白术各二两 阿胶(炙燥) 干姜(炮) 当归(焙) 赤石脂各三两

【用法】上吹咀,如麻豆大。每服五钱匕,水一盏半,煎至八分,去滓温服。

【主治】热痢腹内疠痛,日夜百行,气欲绝。

78521 **黄连汤**(《圣济总录》卷七十五)

【组成】黄连(去须)一两 桂(去粗皮)一两 白芷一两半 赤石脂一两半 肉豆蔻一枚(煨,去壳) 地榆一两 诃黎勒皮(煨)一两半 黄芩(去黑心)半两 附子(炮裂,去皮脐)一两半 当归(焙)一两 黄耆一两半 吴茱萸(洗,炒)一两

【用法】上剉,如麻豆大。每服五钱匕,水一盏半,加生姜五片,煎至一盏,去滓,空腹温服,一日三次。

【主治】因冷饮食变成赤痢。

78522 **黄连汤**

《圣济总录》卷七十七。为方出《外台》卷二十五引《肘后方》,名见《圣惠》卷五十九"黄连散"之异名。见该条。

78523 **黄连汤**(《圣济总录》卷七十八)

【组成】黄连(去须)四两 熟艾(炒)二两 苦参 槐白皮各三两

【用法】上剉细,如麻豆大。每服五钱匕,水二盏,煎至八分,去滓温服,重者不过三剂。

【主治】疳湿䘌下部疮烂。

78524 **黄连汤**(《圣济总录》卷一〇三)

【组成】黄连(去须) 栀子仁 马牙消各一两 甘草(炙)一分

【用法】上为粗末。每服一钱匕,水一盏,加竹叶十片,同煎至七分,去滓温服,一日三次。

【主治】赤眼肿痛。

78525 **黄连汤**(《圣济总录》卷一〇三)

【组成】黄连(去须为末)一字 乳香(研)一字 灯心五茎 杏仁五枚(去皮尖双仁,细研) 大枣二枚(擘,去核) 龙胆(为末)一钱 腻粉半钱匕

【用法】用水二盏,同煎至半盏,临卧时洗之。

【主治】肝经积热上攻,眼目赤肿疼痛。

78526 **黄连汤**(《圣济总录》卷一〇八)

【组成】黄连(去须)四两 芍药二两 黄芩(去黑心) 秦艽(去苗)各一两

【用法】上为粗末。每服五钱匕,水一盏半,煎取八分,去滓,食后、临卧服。

【主治】时气病后目赤痛。

78527 **黄连汤**(《圣济总录》卷一一〇)

【组成】黄连(去须) 细辛(去苗叶) 紫苑(去苗土) 决明子(微炒) 车前子 苦荬根(干者,剉碎)各等分

【用法】上为粗末。每服五钱匕,水一盏半,煎至八分,去滓,食后临卧温服。

【主治】斑疮入眼。

78528 **黄连汤**(《圣济总录》卷一一九)

【组成】黄连(去须) 大黄(生用)各一两 大青(去根) 升麻 黄药各半两 甘草(炙)三分

【用法】上为粗末。每服五钱匕,水二盏,加黑豆一撮,同煎至一盏,去滓,分温二服。病未退,每服更加芒消末半钱匕,汤成下。以微利为度。

【主治】伤寒舌肿。

78529 **黄连汤**(《圣济总录》卷一二三)

【组成】黄连(去须)半分 豉半合 薤白(切)四茎 猪胆半个

【用法】上先以童便八合煎黄连、豉、薤白,取四合,去滓,下猪胆,煎至三合,空腹顿服,每隔日依法再服。

【主治】喉中生疮,久患积劳,不下食,日渐羸瘦。

78530 **黄连汤**(《圣济总录》卷一五一)

【组成】黄连(去须)一两 地榆 桑耳 赤石脂 黄耆(剉,炒)各一两半 白芷 厚朴(去粗皮,生姜汁炙)各三分 黄芩(去黑心)半两

【用法】上为粗末。每服五钱匕,以水一盏半,加生姜一枣大(切),煎取八分,去滓,空心、食前温服,一日三次。

【主治】妇人经候不调,或所下过多,腹痛腰重。

78531 **黄连汤**(《圣济总录》卷一五六)

【组成】黄连(去须,捣碎,炒) 黄柏(去粗皮)各三两 白术四两

【用法】上为粗末。每服五钱匕,水一盏半,加生姜三片,同煎至八分,去滓温服,一日三次。

【主治】妊娠下痢频并,后重里急。

78532 **黄连汤**(《圣济总录》卷一六五)

【组成】黄连(去须) 甘草(炙,剉) 熟艾(炙) 芍药 干姜(炮) 当归(剉,炒) 人参各一两

【用法】上为粗末。每服二钱匕,水一盏,煎至七分,去滓,食前温服,一日三次。

【主治】产后下痢赤白,日久羸瘦。

78533 **黄连汤**(《圣济总录》卷一七八)

【组成】黄连(去须)一两 黄柏(去粗皮,炙)半两 阿胶半两(炙燥)

【用法】上除阿胶外,为粗末。每服半钱匕,酒半盏,入阿胶一片,同煎至二分,去滓,空心、日午、近晚各一服。

【主治】小儿热痢。

78534 **黄连汤**(《圣济总录》卷一七八)

【组成】黄连(去须) 山栀子仁各三分

【用法】上为粗末,一二岁儿每服半钱匕,水七分,煎至四分,去滓,分温二服,空心、午后各一服。

【主治】小儿热痢,腹中疼痛或血痢。

78535 **黄连汤**(《圣济总录》卷一七八)

【组成】黄连(去须)一两 干姜(炮) 艾叶(炒)各半两 乌梅肉三枚

【用法】上吹咀。每服二钱匕,以水八分一盏,煎,去滓取三分,空腹温服。

【主治】小儿赤白痢,腹痛。

78536 **黄连汤**(《圣济总录》卷一七八)

【组成】黄连(去须)一两半　艾叶(微炒)一分　阿胶(炙令燥)半两　豉十粒(炒令黄焦)

【用法】上为粗末。一二岁儿每服一钱匕,水七分,入葱白二寸并须(切),同煎至四分,去滓,分温三服,空心、午后各一服。

【主治】小儿血痢无度。

78537 **黄连汤**(《圣济总录》卷一七八)

【组成】黄连(去须)半两　甘草(炙,剉)半两　黄药子一分　吴蓝叶一分　栀子仁二枚　犀角屑一分

【用法】上为粗末。一二岁儿每服一钱匕,水七分,煎至三分,去滓,分温二服,食前服,一日二次。

【主治】小儿血痢无度。

78538 **黄连汤**(《圣济总录》卷一七九)

【组成】黄连(去须)　犀角屑　甘草(炙,剉)　阿胶(炙令燥)各半两　乌梅二枚(焙,去核)　吴蓝叶一分　黄芩(去黑心)三分

【用法】上为粗末。每服三钱匕,水一盏煎,去滓,取三分,空腹温服。

【主治】小儿渴痢不止,壮热。

78539 **黄连汤**(《圣济总录》卷一七九)

【组成】黄连(去须)一两

【用法】上为粗末。每浆水三盏,煎至一盏,去滓,分温四服,空心、食前服,一日服尽。

【主治】小儿忽洞泄不止。

78540 **黄连汤**(《圣济总录》卷一八四)

【组成】黄连(去须)一两　豉五合　乌梅(取肉)十枚

【用法】上剉碎。以水三盏,入童便一盏,薤白三茎(拍碎),同煎至二盏,去滓,分温三服,空心、日午、晚后各一服。

【主治】乳石发下痢。

78541 **黄连汤**(《圣济总录》卷一八四)

【组成】黄连(去须,绵裹)一两　蜜一合　童便二盏

【用法】上以水二盏,与小便渍药一宿,煎至一盏半,去滓,分为二服,弱人三服,早晨、日午、晚后温服。

【主治】乳石发白痢。

78542 **黄连汤**(《卫生总微》卷七)

【组成】黄连(去须,微炒)二两　黄柏一两(剉,微炒)　阿胶一两(蛤粉炒)　栀子仁半两

【用法】上为粗末。每服一二钱,水六分,煎至四分,去滓温服,不拘时候。

【主治】伤寒热入肠胃,下痢脓血。

78543 **黄连汤**(《保命集》卷中)

【组成】黄连(去须)　当归各半两　甘草二钱(炙)

【用法】上㕮咀。每服五钱,水一盏,煎至七分,食后温服。

【主治】❶《保命集》:湿毒下血,大便后下血,腹中不痛。❷《医碥》:湿毒便血,不痛,血色不鲜,或紫黑如豆汁。

78544 **黄连汤**(《洁古家珍》)

【异名】滋阴化气汤(《卫生宝鉴》卷十七)。

【组成】黄连(炒)　黄柏(炒)　甘草各等分

【用法】上㕮咀。水煎,食前温服。

【主治】因服热药过多,小便不利,或脐下闷痛不可忍。

78545 **黄连汤**(《普济方》卷七十四引《选奇方》)

【组成】干姜(净洗)　黄连半两　杏仁各半两

【用法】上为粗末。绵包之,沸汤泡,闭目乘热洗之。

【主治】暴赤眼。

78546 **黄连汤**(《直指》卷十五)

【组成】黄连(去须,剉碎)

【用法】上以井水浸良久,瓷碗盛之,置铁铫内,隔汤炖,取清汁服,再炖。

【主治】一切热,血热、眼热、酒热。

78547 **黄连汤**(《朱氏集验方》卷九引何清之方)

【异名】杏连汤(《普济方》卷八十六)。

【组成】鹰爪黄连七茎(去毛节)　杏仁七粒(去皮尖)　北枣七枚(大枣)

【用法】上用新瓦盆存贮,入水八分,以纸覆盖,慢火熬,存三分,放地上去火毒,候冷,存在汤瓶上,蒸温不要热。病者仰卧,令人滴药汁在眼尖角近鼻者,候口中有苦味,即是药透。如未知苦,则一面滴数次即安。

【主治】火眼。

78548 **黄连汤**(《御药院方》卷十)

【组成】黄连(去须)　秦皮　苦竹叶(切)　薄荷叶各一两

【用法】上剉,如麻豆大。每用五钱,以水三盏,煎五七沸,绵滤去滓,就热淋洗,不计度数。

【功用】散头面热。

【主治】目赤肿痛。

78549 **黄连汤**(《医方类聚》卷一五七引《施圆端效方》)

【组成】黄连一两半(净)　黄柏(去皮)　黄芩　栀子各一两

【用法】上㕮咀。每服四钱,水一盏半,煎至七分,去滓温服,不拘时候。

【主治】一切积毒伏热,赤目口疮,咽喉糜烂;酒毒烦躁;伤寒蓄热在中,身热狂躁,昏迷不食。

78550 **黄连汤**(《云岐子保命集》卷上)

【组成】甘草　黄连　干姜　人参各七钱半　大枣三枚

【用法】上剉细。每服五钱,水煎服。

【主治】太阳经伤寒传里,胸中有热,胃有邪气,腹中痛,欲呕吐。

78551 **黄连汤**(《脉因证治》卷上)

【组成】当归半两　大黄二钱半(热毒加之)　芍药　桂(腹痛加之)

【主治】湿毒下血,大便下血,腹中不痛。

【备考】本方名黄连汤,但方中无黄连,疑脱。方中芍药、桂用量原缺。

78552 **黄连汤**(《普济方》卷二一一)

【组成】黄连　黄柏皮　地榆　乌梅　甘草　赤芍药各等分

【用法】每服四钱,水一盏半煎,去滓,食前服。

【主治】赤白痢。

78553 **黄连汤**(《普济方》卷二三〇)

【组成】胡黄连　柴胡(去苗)　鳖甲(去裙襕)　甘草(炙,剉)　白蒺藜(炒)　黄耆　附子(炮,去皮脐)各半两

威灵仙一两

【用法】上剉,如麻豆大。每服三钱,水一盏,童便、酒共半盏,加乌梅一枚(拍碎),同煮至一盏,去滓温服,不拘时候。

【主治】虚劳,寒热心忪,骨节酸疼。

78554 **黄连汤**

《普济方》卷二八九。为《圣惠》卷六十一"淋浇黄连汤"之异名。见该条。

78555 **黄连汤**(《普济方》卷三九七)

【组成】宣黄连

【用法】浓煎,每煎三分水减二分,和蜜服,一日六七次。

【主治】小儿赤白痢多时,体弱不堪。

78556 **黄连汤**

《普济方》卷三九七。为《圣惠》卷九十三"当归散"之异名。见该条。

78557 **黄连汤**(《广嗣纪要》卷十三)

【组成】黄连三钱 甘草一钱

【用法】二味浓煎,令母呷之。

【主治】妊妇儿在腹中哭。

78558 **黄连汤**(《痘疹全书》卷下)

【组成】黄芩 黄连 赤芍 生地 木通 枳壳 甘草 当归梢 人参

【用法】水煎,去滓,调天水散服之。初加大黄微利之。

【主治】疹毒发热滞下。

78559 **黄连汤**(《痘疹全书》卷下)

【组成】黄连 麦冬 当归 黄柏 黄芩 黄耆 生地黄

【用法】水煎,去滓,调败蒲扇灰服。

【主治】痘疹发热,自汗多。

78560 **黄连汤**(《回春》卷二)

【组成】黄连 山栀 生地黄 麦门冬(去心)各一钱 当归 芍药各一钱 薄荷 犀角 甘草各五分

【用法】上剉一剂。水煎,食后频服。

【主治】❶《回春》:心火舌上生疮,或舌上肿,燥裂,或舌尖出血,或舌硬。❷《杂病源流犀烛》:木舌。由心脾热壅,舌肿粗大,渐渐硬塞满口,气不得吐,如木之不和软。

78561 **黄连汤**(《杏苑》卷四)

【组成】黄连五钱 当归三钱

【用法】上㕮咀。水煎熟,温服。

【主治】一切痢。

78562 **黄连汤**(《杏苑》卷八)

【组成】黄连 当归 芍药 木香 槟榔 黄芩 薄荷 桔梗 甘草 连翘 大黄各等分

【用法】上㕮咀。水煎熟,论患之上下,食之先后服之。

【主治】恶疮。发热烦躁,外无焮赤,痛深在内,邪气沉于里。

78563 **黄连汤**(《治痘全书》卷十四)

【组成】黄连 甘草 干姜 桔梗 半夏 人参

【用法】水煎服。

【主治】痘疮,热攻腹痛,欲呕吐者。

78564 **黄连汤**

《济阳纲目》卷二十五。为《小儿药证直诀》卷下"泻心汤"之异名。见该条。

78565 **黄连汤**(《诚书》卷十一)

【组成】黄连 乌梅 天花粉 杏仁 莲肉 茯苓

【用法】水煎服。

【主治】疳渴。

78566 **黄连汤**(《嵩崖尊生》卷八)

【组成】白芍 黄连 当归各一钱二分 大黄四分 淡桂二分 炙草八分

【用法】水煎服

【主治】热毒下血,腹痛色鲜。

【加减】痛甚,加木香、槟榔各一钱。

78567 **黄连汤**(《盘珠集》卷下)

【组成】川连 侧柏 当归 香附(炒) 阿胶

【用法】为末。米饮下。

【主治】痢疾,赤白脓血不止。

78568 **黄连汤**(《杂病源流犀烛》卷二十二)

【组成】决明子 甘菊 川芎 元参 陈皮 黄连 细辛 甘草 薄荷 蔓荆子

【主治】风热壅珠,眼白红胀而痛。

78569 **黄连饮**(《外台》卷三十七引《小品方》)

【组成】黄连 甘草(炙)各一两 葳蕤二两

【用法】上切。以水三升,煮取一升,去滓,纳朴消一两,顿服。得微利止。

【主治】热上肝膈,腰肾冷极而腰痛如折,两目欲脱。

78570 **黄连饮**(《圣济总录》卷七十四)

【组成】黄连(去须,炒) 诃黎勒(煨,去核) 地榆 芍药(炒)各一两 甘草(炙)二分 木香 当归(切,焙)各三分

【用法】上剉细。每服五钱匕,水一盏半,煎至八分,去滓温服,一日三次。

【主治】脾寒洞泄。

78571 **黄连饮**(《圣济总录》卷七十六)

【组成】黄连(去须) 阿胶(炙燥) 当归(切,焙) 赤石脂各四两 附子(炮裂,去皮脐)一两 龙骨 白术各二两

【用法】上㕮咀,如麻豆大。每服五钱匕,水二盏,煎至一盏,去滓,空心食前温服。

【主治】脏毒下血,脏腑㽲痛,日夜五七十行,及血痢甚者。

78572 **黄连饮**(《圣济总录》卷一〇五)

【组成】黄连(去须)一两 淡竹叶五十片 芦根 羚羊角(镑) 木通 旋覆花 桑根白皮各一两半

【用法】上剉,如麻豆大。以水六盏,煎至三盏,下芒消一两,煎至两盏后,良久分温三服。

【主治】眼生赤脉,痛涩堆眵。

78573 **黄连饮**(《圣济总录》卷一四三)

【组成】黄连(去须)一两 干姜(炮)一分 甘草(炙)半两

【用法】上为粗末。每服三钱匕,以水一盏,加生姜二片、大枣一枚(擘),同煎至五分,去滓温服。

【主治】肠风泻血如痢,腹中㽲痛,面色萎黄。

78574 **黄连饮**(《圣济总录》卷一六八)

【组成】黄连(去须)半两 冬瓜瓤一分

【用法】上剉细。以水一盏半，同煎至八分，去滓，分温三服。

【主治】小儿多渴。

78575 **黄连饮**(《圣济总录》卷一七五)

【组成】黄连(去须，炒)一两　人参　黄芩(去黑心)　当归(炙，剉)　桂(去粗皮)　高良姜各半两

【用法】上剉细，如麻豆大。每服一钱匕，以水七分，煎取四分，去滓温服。

【主治】小儿腹胀，冷气结块疼痛。

78576 **黄连饮**(《圣济总录》卷一七八)

【组成】黄连(去须)一两半　白蘘荷根一两　犀角(镑屑)一两　黄芩(去黑心)一两　白头翁(去芦头)三分　茜根(剉)一两　蓝青(干者)三分　甘草(炙)半两

【用法】上为粗末。一二岁儿每服半钱匕，水七分，煎至四分，去滓，分温二服，空心、午后各一服。

【主治】小儿热毒痢下血。

78577 **黄连饮**

《圣济总录》卷一七八。为《圣惠》卷九十三"黄连散"之异名。见该条。

78578 **黄连饮**(《圣济总录》卷一七九)

【异名】黄连散(《卫生总微》卷十五)。

【组成】黄连(去须)一两　豉二百粒

【用法】上将黄连为粗末。每服半钱匕，水七分，入豉二十粒，同煎取三分，去滓温服，一日三次。

【主治】小儿心肺热吐血。

78579 **黄连饮**

《朱氏集验方》卷六。为《苏沈良方》卷八引陈应之方"三物散"之异名。见该条。

78580 **黄连饮**(方出《丹溪心法》卷五，名见《东医宝鉴》卷十一)

【组成】人参二钱　黄连一钱半　甘草(炙)五分　青竹叶十片　生姜一片

【用法】上剉。水煎，取汁灌口中。

【主治】小儿心经有热夜啼。

78581 **黄连饮**

《得效》卷九。为《圣济总录》卷一八〇"黄连汁"之异名。见该条。

78582 **黄连饮**

《普济方》卷二〇一。为《圣济总录》卷三十八"香薷饮"之异名。见该条。

78583 **黄连饮**(《玉案》卷三)

【组成】大黄五钱　黄连四钱　芒消五钱　栀子三钱

【用法】加灯心三十茎，不拘时服。

【主治】疸症，大小便秘涩壅热。

78584 **黄连酊**(《中医皮肤病学简编》)

【组成】黄连 25 克　花椒 10 克　70%酒精 100 毫升

【用法】浸泡三日后，外用。

【主治】体癣。

78585 **黄连饼**(《圣惠》卷六十二)

【组成】黄连一两(去须)　蛇床子一两　乳香一两　杏仁半两　蔓菁根一握　盐一分　大粪灰半两　柳树上木耳一两

【用法】上为细散，入酥和，捏作饼子，厚如五钱。以贴患上，用粗布紧抹之，每日三四度易之，夜亦如然；每易时，先以甘草汤洗之，如未作头，贴药便撮作头，如已穴有脓水亦贴之，即生肌肉；如出脓水已尽，即贴乌膏；若有胬肉，即取柳树白木耳细研，微微掺于膏上，贴之。

【主治】发背、发鬓、乳痈及诸毒肿。

78586 **黄连饼**(《圣惠》卷六十二)

【异名】黄连饼子(《圣济总录》卷一三一)。

【组成】黄连一两　乳香一两　薰陆香一两　雄雀粪四十九粒(尖细者是)

【用法】上为散。用蔓菁根二两，洗净，滤去水，细切，捣如泥。若肿甚，即更用蜀葵根二两，入前药四味，令捣调匀，即出，于瓷器中贮之，捏作饼子，厚二分许，贴之，干即易之。

【主治】脑痈及热毒疮肿。

78587 **黄连酒**(方出《肘后方》卷三，名见《圣济总录》卷三十五)

【组成】常山　黄连各三两　酒一斗

【用法】经宿渍之，晓以瓦釜煮取六升，一服八合，比发时令得三服。热当吐，冷当利。

【主治】久疟。

78588 **黄连酒**(《医方类聚》卷一四一引《王氏集验方》)

【组成】黄连半斤

【用法】用无灰酒二升，煮至黄连心透，将黄连细剉，晒干，为细末，米糊为丸，如梧桐子大。每服五十丸，空心米饮送下。

【主治】酒痢便血。

【备考】本方方名，据剂型，当作黄连丸。

78589 **黄连粉**(方出《外台》卷三十二引《古今录验》，名见《医心方》卷四)

【组成】黄连二两　牡蛎二两

【用法】上为细末。以粉疮上，频敷之。

【主治】男女疱面生疮。

78590 **黄连粉**

《卫生总微》卷十五。为《千金》卷五"三物黄连粉"之异名。见该条。

78591 **黄连散**(方出《肘后方》卷五引姚氏方，名见《圣济总录》卷一二八)

【异名】黄连膏(《圣济总录》卷一六六)。

【组成】大黄　鼠粪(湿者)　黄连各一分

【用法】二物为末，鼠矢更捣，以黍米粥清和，敷乳四边。痛即止，愈。无黍米用粳米并得。

【主治】乳痈。

78592 **黄连散**(方出《外台》卷二十五引《肘后方》，名见《圣惠》卷五十九)

【异名】黄连汤(《圣济总录》卷七十七)。

【组成】黄连二两(去须，微炒)　龙骨二两　阿胶二两(捣碎，炒令黄燥)　艾叶(微炒)

【用法】上为散。每服三钱，食前煮仓米粥饮调下。

【主治】休息痢，多时不愈，肌体瘦瘁。

78593 **黄连散**(《普济方》卷七十七引《肘后方》)

【组成】黄连(去须，剉碎)半两。

【用法】以人乳汁浸，点目眦中。

【主治】目中痒急赤痛，及目中百病。

78594 **黄连散**(《普济方》卷二一二引《肘后方》)

【组成】黄连二两(去须,微炒,为末)

【用法】以鸡子白和作饼子,如二分厚薄,令干焦,细研为散。每服一钱,以粥饮调下,不拘时候。一方剉,用无灰酒煎服。

【主治】❶《普济方》引《肘后方》:血痢。❷《圣济总录》:伤寒后挟热下血不止,热痢无度。

78595 **黄连散**(方出《医心方》卷十一引《小品方》,名见《圣济总录》卷七十七)

【组成】干姜 附子 黄连 矾石各二两

【用法】上为散。每服方寸匕,酒下,一日三次,亦可饮服。

【主治】❶《医心方》引《小品方》:时岁蛊毒下痢。❷《普济方》:痔漏。

78596 **黄连散**(《外台》卷五引《集验方》)

【异名】苦散子(《续易简》卷四)。

【组成】宣州黄连二两

【用法】上为末。每服三钱,以浓酒一盏调,空心顿服,相次更服三钱,更饮三两盏酒,任意醉,却睡,候过时方得食。如渴,枳实煎汤并三日服。

【主治】温疟、痎疟久不愈。

【宜忌】忌猪肉、冷水。

78597 **黄连散**(方出《千金》卷五,名见《圣惠》卷六十二)

【组成】黄连 胡粉各等分。

【用法】以香脂油和,敷之。

【主治】❶《千金》:小儿阴肿。❷《圣惠》:卒得瘰疽(一名烂疮)。

78598 **黄连散**(《医心方》卷十一引《令李方》)

【组成】黄连 甘草各二两。

【用法】上为末。每服方寸匕,以酒送下,一日三次。

【主治】下痢一日百起。

78599 **黄连散**(《圣惠》卷四)

【组成】黄连一两(去须) 石膏二两 人参一两(去芦头) 知母一两 麦门冬一两(去心) 栀子仁一两 赤芍药一两 犀角屑一两 茯神一两 紫苑一两(去苗土) 川芒消二两。

【用法】上为散。每服三钱,以水一中盏,煎至五分,去滓,入竹沥半合,生地黄半合,更煎一两沸,每于食后温服。

【主治】心实热,多惊梦,多喜,畏惧不安。

78600 **黄连散**(《圣惠》卷四)

【异名】瞿麦汤(《圣济总录》卷四十三)。

【组成】黄连(去须) 车前子 木通(剉)各一两 汉防己 瞿麦 犀角屑各三分 猪苓三分(去皮) 甘草半两(炙微赤,剉)

【用法】上为散。每服三钱,以水一中盏,煎至六分,去滓温服,不拘时候。

【主治】小肠实热,小便黄赤,涩结不通。

78601 **黄连散**(《圣惠》卷十)

【组成】黄连一两(去须) 犀角屑半两 石膏二两 栀子仁一两 甘草半两(炙微赤,剉)

【用法】上为散。每服四钱,以水一中盏,煎至六分,去滓温服,不拘时候。

【主治】伤寒斑毒不解。

78602 **黄连散**(《圣惠》卷十)

【组成】黄连二分(去须) 黄芩一两 栀子仁半两 甘草半两(炙微赤,剉) 伏龙肝三分 淡竹茹一两

【用法】上为散。每服五钱,以水一大盏,加生姜半分,煎至五分,去滓,入生地黄汁一合,乱发灰一钱,搅令匀,更煎三两沸,放温频服,不拘时候。以愈为度。

【主治】伤寒心肺热毒,鼻衄不止,或兼唾血。

78603 **黄连散**(《圣惠》卷十一)

【组成】黄连三分(去须) 黄柏半两(剉) 甘草半两(生,剉) 蔷薇根三分 栀子仁半两

【用法】上为散。每服四钱,以水一中盏,入淡竹叶二十片,煎至五分,去滓温服,不拘时候。

【主治】伤寒上焦壅热,口舌生疮。

78604 **黄连散**(方出《圣惠》卷十一,名见《普济方》卷一三八)

【组成】黄连一两(去须) 荷叶一两 艾叶三分(微炒) 柏叶三分

【用法】上为散。每服四钱,以水一中盏,煎至六分,去滓,入地黄汁半合,更煎一两沸,温服,不拘时候。

【主治】伤寒吐血,心神烦闷。

78605 **黄连散**(《圣惠》卷十三)

【组成】黄连半两(去须) 木通半两(剉) 犀角屑三分 川升麻二分 黄芩半两 大青半两 茯神半两 甘草半两(炙微赤,剉) 百合三分

【用法】上为散。每服五钱,以水一大盏,加生姜半分,竹叶二七片,煎至五分,去滓温服,不拘时候。

【主治】伤寒毒气未散,欲变入狐惑证,目赤,面色斑斑如锦纹。

78606 **黄连散**(《圣惠》卷十三)

【组成】黄连三分(去须,微炒) 人参一两(去芦头) 黄芩三分 干姜半两(炮裂,剉)

【用法】上为散。每服五钱,以水一中盏,煎至六分,去滓温服,不拘时候。

【主治】伤寒吐下后,毒气不解,致成下痢。

78607 **黄连散**(《圣惠》卷十三)

【组成】黄连一两(去须,微炒) 牡蛎三分(烧,为粉) 龙骨一两 当归三分(剉,微炒) 人参三分(去芦头) 赤石脂一两 甘草半两(炙微赤,剉)

【用法】上为散。每服二钱,以粥饮调下,不拘时候。

【主治】伤寒下痢,谵语,心中虚热。

78608 **黄连散**(《圣惠》卷十三)

【组成】黄连(去须,微炒) 当归(剉,微炒) 阿胶(捣碎,炒今黄燥) 黄芩 赤芍药 地榆(剉)各三分 甘草半两(炙微赤,剉)

【用法】上为散。每服二钱,以粥饮调下,不拘时候。

【主治】伤寒热毒痢,下脓血,腹痛。

78609 **黄连散**(《圣惠》卷十五)

【组成】黄连一两(去须) 川大黄(剉碎,微炒) 大青 川升麻 黄芩 甘草(生,剉)各三分

【用法】上为散。每服五钱,以水一大盏,煎至五分,去滓温服,不拘时候。

【主治】❶《圣惠》:时气兼口舌疮生。❷《圣济总录》:

伤寒后口舌生疮。

78610 **黄连散**(《圣惠》卷十六)

【组成】黄连(去须,微炒) 黄柏(微炙,剉) 艾叶(微炒) 黄芩各一两 龙骨二两

【用法】上为散。每服二钱,以粥饮调下,不拘时候。

【主治】时气四五日,大热下痢。

78611 **黄连散**(《圣惠》卷十八)

【组成】黄连一两(去须) 大青一两 栀子仁一两 茵陈一两 柴胡一两(去苗) 地骨皮一两 黄芩一两 川芒消一两 川大黄二两(剉碎,微炒) 甘草一两(炙微赤,剉)

【用法】上为散。每服四钱,以水一中盏,煎至六分,去滓温服,不拘时候。

【主治】黄疸,遍身面目悉黄。

78612 **黄连散**(《圣惠》卷十八)

【组成】黄连一两(去须,微炒) 龙骨一两 当归一两(剉,微炒) 牛黄一两(细研) 麝香一钱(细研)

【用法】上为散。每服二钱,以粥饮调下,不拘时候。

【主治】热病毒痢,下脓血,腰脐下痛。

78613 **黄连散**(方出《圣惠》卷三十二,名见《普济方》卷七十三)

【组成】黄连一两(去须,捣为末) 古字钱二七文 龙脑半钱 杏仁二七枚(汤浸,去皮尖双仁,细研) 蚌粉一两(细研) 蜜一两 不食井花水一大盏

【用法】上浸三七日,每日搅一遍,日足点之。

【主治】赤眼久患不愈,赤烂,时痒肿痛,视物不得。

78614 **黄连散**(《圣惠》卷三十二)

【组成】黄连(去须) 木通(剉) 黄芩 黄柏(剉) 甘草(炙微赤,剉)各一两 川朴消二两

【用法】上为散。每服三钱,以水一中盏,煎至六分,去滓,每于食后温服。

【主治】热毒攻眼赤痛,心神烦躁,大小便难。

78615 **黄连散**(《圣惠》卷三十二)

【组成】黄连一两半(去须) 赤芍药 蕤仁(汤浸,去赤皮) 木通(剉) 决明子 栀子仁 黄芩 甘草(炙微赤,剉)各一两

【用法】上为散。每服三钱,以水一中盏,入竹叶二七片,煎至六分,去滓,每于食后温服。

【主治】❶《圣惠》:肝热冲眼生疮。❷《普济方》:小儿肝热冲眼,缘目生疮。

78616 **黄连散**(《圣惠》卷三十四)

【组成】黄连 白龙骨 马牙消各一两 白矾一分 龙脑一钱

【用法】上为散,研入龙脑令匀。每用半钱,敷齿根下。

【主治】齿缝间出血,吃食不得。

78617 **黄连散**(《圣惠》卷三十六)

【组成】黄连一分(去须) 干姜半分(炮裂)

【用法】上为末。每用少许敷疮上。不过三上愈。

【主治】口吻恶疮。

78618 **黄连散**(《圣惠》卷三十六)

【组成】黄连一两(去须) 乱发灰一两 故絮灰一两 干姜一两

【用法】上为散。每取敷于疮上。

【主治】唇吻生疮。

78619 **黄连散**(方出《圣惠》卷三十六,名见《圣济总录》卷一一五)

【组成】黄连半两 白矾二分(烧令汁尽)

【用法】上为末。每取少许,绵裹纳耳中。

【主治】❶《圣惠》:耳有恶疮。❷《圣济总录》:耳痛有脓。

78620 **黄连散**(方出《圣惠》卷三十七,名见《普济方》卷一八八)

【组成】黄连(末)一两

【用法】上于铫子内,先熔黄蜡一两,纳黄连末,候稍凝,分为三丸。每服一丸,以糯米粥化下,日尽三丸。

【主治】卒吐血不止。

【备考】本方方名,据剂型当作"黄连丸"。

78621 **黄连散**(《圣惠》卷三十八)

【组成】黄连一两(去须) 玄参三分 石膏一两 大青二分 川芒消一两 防风三分(去芦头) 栀子仁三分 黄芩三分 甘草三分(生,剉) 独活三分 川升麻三分 葛根二分(剉)

【用法】上为散。每服四钱,以水一中盏,加生姜半分,竹叶三七片,黑豆五十粒,煎至六分,去滓温服,不拘时候。

【主治】乳石发动,热毒上攻,头痛眼赤,心躁多渴,筋脉拘急,骨节烦痛,不欲饮食。

78622 **黄连散**(《圣惠》卷三十八)

【组成】黄连一两(去须) 麦门冬一两(去心) 川升麻一两 大青半两 黄柏一两(剉) 射干一两 玄参半两 黄芩半两 甘草半两(生,剉)

【用法】上为散。每服四钱,以水一中盏,入竹叶二七片,煎至六分,去滓温服,不拘时候。

【主治】乳石发动,口舌生疮,咽喉不利。

78623 **黄连散**(《圣惠》卷四十七)

【组成】黄连二两(去须,微炒) 黄柏二两(剉) 酸石榴皮二两 地榆二两(剉) 干姜二两(炮裂,剉) 阿胶二两(捣碎,炒令黄燥) 厚朴二两(去粗皮,涂生姜汁,炙令香熟)

【用法】上为散。每服三钱,以水一中盏,煎至六分,去滓热服,不拘时候。

【主治】霍乱后下痢,赤白不定。

78624 **黄连散**(《圣惠》卷五十三)

【组成】黄连二两(去须,捣罗为末) 生地黄汁三合 生瓜蒌汁三合 牛乳三合

【用法】上用三味汁相和,每服三合,调下黄连末一钱,不拘时候。

【功用】润肺心。

【主治】消渴。

78625 **黄连散**(《圣惠》卷五十三)

【组成】黄连一两(去须) 栝蒌根一两半 麦门冬一两(去心) 知母三分 人参半两(去芦头) 地骨皮三分 黄芩三分 川升麻三分

【用法】上为散。每服四钱,以水一中盏,加生姜半分,淡竹叶二七片,煎至六分,去滓温服,不拘时候。

【主治】消渴烦躁,饮水不止。

78626 **黄连散**(《圣惠》卷五十三)

【组成】黄连二两(去须) 葛根二两(剉) 麦门冬一两(去心) 枇杷叶一两(拭去毛,炙微黄)

【用法】上为散。每服四钱,以水一中盏,加生姜半分,

淡竹叶二七片，煎至六分，去滓温服，不拘时候。

【主治】消渴。口舌干燥，烦热，不能饮食。

78627 **黄连散**（方出《圣惠》卷五十三，名见《普济方》卷一七九）

【组成】豉一合　黄连一两（去须）

【用法】上为散。每服半两，以水一大盏，煎至五分，去滓，每于食后温服。

【主治】心脾壅热，烦渴口干。

78628 **黄连散**（方出《圣惠》卷五十三，名见《普济方》卷一七九）

【组成】枇杷叶一两（拭去毛，炙微黄）　芦根二两（剉）　甘草三分（炙微赤，捣）　黄连一两（去须）

【用法】上为散。每服四钱，以水一中盏，煎至六分，去滓，每于食后温服。

【主治】暴渴，心神烦闷，口舌干焦。

78629 **黄连散**（《圣惠》卷五十九）

【异名】黄连散（《圣济总录》卷七十六）。

【组成】黄连三分（去须，微炒）　白术半两　黄芩半两　当归三分（剉，微炒）　乌梅肉半两（微炒）　干姜半两（炮裂，剉）　阿胶一两（捣碎，炒令黄燥）　甘草半两（炙微赤，剉）

【用法】上为散。每服二钱，以水一中盏，煎至五分，去滓，稍热服，不拘时候。

【主治】赤白痢，腹中疼痛，口干，或作寒热。

78630 **黄连散**（《圣惠》卷五十九）

【组成】黄连一两（去须，微炒）　龙骨二两　地榆一两（剉）　阿胶二两（捣碎，炒令黄燥）　当归一两（剉，微炒）　栀子仁半两　赤芍药一两　黄芩一两

【用法】上为散。每服四钱，以水一中盏，煎至六分，去滓温服，不拘时候。

【主治】热毒下痢黑白，脏腑疞痛，日夜百行，气息欲绝。

78631 **黄连散**（《圣惠》卷五十九）

【组成】黄连一两（去须，微炒）　黄柏　栀子仁　地榆　马蔺子　当归（剉，微炒）　黄芩　茜根　柏叶各一分

【用法】上为散。每服半两，以水一中盏，煎至六分，去滓温服，不拘时候。

【主治】血痢，经年不愈。

78632 **黄连散**（《圣惠》卷五十九）

【组成】黄连一两（去须，微炒）　黄柏一两（炙微赤，剉）　艾叶一两（微炒）　附子一两（炮裂，去皮脐）　甘草一两（炙微赤，剉）　乌梅肉一两（微炒）　干姜一两（炮裂，剉）　赤石脂二两　厚朴一两（去粗皮，涂生姜汁，炙令香熟）

【用法】上为散。每服二钱，以粥饮调下，不拘时候。

【主治】脓血痢，腹内疞痛，行数不恒，食饮不下。

78633 **黄连散**（《圣惠》卷五十九）

【组成】黄连二两（去须，微炒）　黄芩一两　当归一两（剉，微炒）　黄柏一两（剉）　赤石脂一两

【用法】上为散。每服三钱，以粥饮调下，不拘时候。

【主治】热痢，烦渴腹痛。

78634 **黄连散**（《圣惠》卷五十九）

【组成】黄连一两（去须，微炒）　龙骨二两　木香半两　当归一两（剉，微炒）　赤芍药二两　诃黎勒一两半（煨，用皮）　赤石脂二两　甘草半两（炙微赤，剉）　干姜一两（炮裂，剉）

【用法】上为散。每服二钱，以粥饮调下，不拘时候。

【主治】冷热痢，心腹疼痛不止。

78635 **黄连散**（《圣惠》卷六十一）

【组成】黄连一两　川大黄一两（生用）　白蔹一两　马牙消一两　黄柏一两（剉）　青盐半两　麒麟竭半两　赤小豆半合（炒熟）　杏仁四十九枚（汤浸，去皮尖，研）

【用法】上为散。用蜜水调涂痈上，干即易之。

【功用】消肿化毒止痛。

【主治】石痈。结硬发热紫赤色，毒气攻冲未定，日夜疼痛。

78636 **黄连散**（《圣惠》卷六十一）

【组成】黄连一两（去须）　黄柏一两（剉）　地榆一两（剉）　白芷一两

【用法】上为散。每用以鸡子白调，涂布上贴疮，日三四度换之。

【主治】痈已溃。

78637 **黄连散**（《圣惠》卷六十四）

【组成】黄连（去须）　胡粉　密陀僧　白芷　白蔹各半两

【用法】上为末。先以盐汤洗疮，用生油调药，以羽毛敷之，甚者每日只可两上。

【主治】身体生风毒疮，臭秽不可近。

78638 **黄连散**（《圣惠》卷六十五）

【组成】黄连一两（去须）　藜芦半两（去芦头）　川大黄一两　干姜半两（生剉）　蔄茹一两　莽草一两

【用法】上为散。入猪脂一斤，以慢火煎成膏，滤去滓，收于瓷器中。先以新布揩拭疮上令伤，然后涂药，无不愈者。

【主治】❶《圣惠》：干癣，搔之白屑起。❷《普济方》：疥。

78639 **黄连散**（《圣惠》卷六十五）

【组成】黄连一两（去须）　胡粉一两（细研）　黄柏一两（剉）　雄黄半两（细研）

【用法】上为散。先以温浆水洗疮，然后取药敷之。不过三四度愈。

【主治】癣湿痒不可忍。

78640 **黄连散**（《圣惠》卷六十五）

【组成】黄连二两（去须）　蛇床子半两　水银一两半　赤小豆一两　糯米一两　胡粉一两

【用法】上为散。以生麻油和研，候水银星尽如膏，旋取涂之。

【主治】湿疥有黄水，皮肤发痒。

78641 **黄连散**（《圣惠》卷六十五）

【组成】黄连一两（去须）　槟榔一两　母丁香半分　麝香半钱（细研）

【用法】上为散，入麝香研令匀。先用盐浆水洗，候干以药掺之。

【主治】恶疮疼痛不可忍。

78642 **黄连散**（《圣惠》卷七十）

【组成】黄连一两（去须）　知母二两　鳖甲二两（涂醋，炙令黄，去裙襴）　麦门冬三分（去心）　龙胆半两（去芦头）　甘草半两（炙微赤，剉）　柴胡一两半（去苗）　白术三分　地骨皮三分　木通一两（剉）　黄芩三分　犀角屑三分

【用法】上为散。每服四钱，以水一中盏，加生姜半分，

淡竹叶三七片，煎至六分，去滓温服，不拘时候。

【主治】妇人骨蒸劳热，四体昏沉，背膊疼痛，面色萎黄，渐渐无力。

【方论选录】《济阴纲目》：心火上烁，久则为蒸。此方以黄连、木通、犀角、麦门冬导心热，柴、鳖、地骨皮清骨热，知、芩救肾之母，龙胆泻心，知母、白术、甘草和诸药而保脾。如是则壮火去而少火生，水日旺而骨蒸去矣，又何劳热之有？

78643 **黄连散**（《圣惠》卷七十）

【组成】黄连一两（去须） 犀角屑一两 刺蓟二两 鸡苏叶二两 生干地黄一两

【用法】上为散。每服四钱，以水一中盏，煎至六分，去滓温服，不拘时候。

【主治】妇人鼻衄不止，心神烦躁。

78644 **黄连散**（《圣惠》卷七十四）

【组成】黄连一两（去须） 当归一两（剉，微炒）

【用法】上为散。每服三钱，以水一中盏，煎至六分，去滓温服，不拘时候。

【主治】妊娠痁疾，寒热腹痛。

78645 **黄连散**（《圣惠》卷七十四）

【组成】黄连一两（去须） 栝蒌根（剉） 地骨皮 葳蕤 犀角屑 黄芩 川升麻 甘草（炙微赤，剉）各一两

【用法】上为散。每服三钱，以水一中盏，煎至六分，去滓温服，不拘时候。

【主治】妊娠心热烦躁，口干舌涩，多渴。

78646 **黄连散**（《圣惠》卷七十四）

【组成】黄连半两（去须） 栀子仁半两 当归半两（剉，微炒）

【用法】上剉。分为三服，每服以水一大盏，煎至六分，去滓，分温二服，不拘时候。

【主治】妊娠热痢，腹痛烦闷。

78647 **黄连散**（《圣惠》卷七十九）

【组成】黄连一两（去须，微炒） 黄柏一两（涂蜜，微炙，剉） 阿胶一两（捣碎，炒令黄燥） 当归一两（剉，微炒） 龙骨一两 木香三分

【用法】上为散。每服三钱，以水一大盏，入陈粟米半合，煎至五分，去滓温服，一日三四次。

【主治】产后三日内，患脓血痢，腹中痛不止。

78648 **黄连散**（《圣惠》卷八十三）

【组成】黄连（去须） 川升麻 黄芩 犀角屑 川大黄（剉碎，微炒） 麦门冬（去心，焙） 甘草（炙微赤，剉）各半两 茯神三分

【用法】上为散。每服半钱，以竹沥调下，一日三四次。

【主治】小儿心热，夜卧狂语，烦渴。

78649 **黄连散**（《圣惠》卷八十三）

【组成】黄连（去须） 射干 川升麻 赤茯苓 麦门冬（去心，焙） 玄参 甘草（炙微赤，剉） 桑根白皮（剉） 黄芩各半两

【用法】上为散。每服一钱，以水一小盏，加青竹叶七片，煎至五分，去滓，入蜜半合，更煎一两沸，放温，时时与儿呷之。

【主治】小儿心肺积热，渴不止，咽喉干痛。

78650 **黄连散**（《圣惠》卷八十四）

【组成】黄连一分（去须） 大青二分 川升麻一分 赤茯苓一分 人参一分（去芦头） 甘草一分（炙微赤，剉） 麦门冬半两（去心，焙） 黄芩一分 地骨皮一分 犀角屑半分

【用法】上为散。每服一钱，以水一盏，煎至五分，去滓温服，不拘时候。

【主治】小儿伤寒，得汗利后，余热不除，心神烦躁，夜卧不安。

78651 **黄连散**（《圣惠》卷八十九）

【组成】黄连（去须） 白蔹 赤石脂 龙骨 乌贼鱼骨各半两

【用法】上为散。以绵裹如枣核大，塞耳中，湿即更易之。

【主治】小儿聤耳久不愈。

78652 **黄连散**（《圣惠》卷九十）

【组成】黄连五两（去须） 水银二两 乌贼鱼骨二两（烧令赤色，剉）

【用法】除水银外，为散，别用白蔹末一两半，入少水，与水银同研至星尽，与前药末相和，研令匀。每用先以桃叶汤洗疮令净，拭干，以药敷于疮上。

【主治】小儿头疮生脓水，愈而复发。

78653 **黄连散**（《圣惠》卷九十）

【组成】黄连一两（去须） 蛇床子二两（微炒） 黄柏二两（剉） 胡粉半两（炒令黄色）

【用法】上为散。若头上身上生疮，以生油调如泥涂之；若面上生疮，以猪脂和涂之。

【主治】小儿头面身体生热疮。

78654 **黄连散**（《圣惠》卷九十）

【组成】黄连一两（去须） 黄柏一两（剉） 胡粉一两 苦参二两（剉） 水银一两（与胡粉相和，点水少许，研令星尽）

【用法】上为散，入水银、胡粉研匀。如疮在面上，以猪脂和涂之；如头及身上，以生油和涂之。

【主治】小儿头面身体皆生热疮。

78655 **黄连散**（《圣惠》卷九十）

【组成】黄连一两（去须） 胡粉三分 甘草三分（剉）

【用法】上为散。以腊月猪脂和如膏，涂于故帛上贴，日二换之。

【主治】小儿头面身体生疮，黄水出。

78656 **黄连散**（《圣惠》卷九十）

【组成】黄连半两（去须） 黄柏半两（剉） 甘草半两（生，剉） 寒水石半两 槟榔一分

【用法】上为散。炼蜜调涂于唇上，一日两三度换之。

【主治】小儿紧唇。是五脏热毒气上冲，唇肿反粗。

78657 **黄连散**（《圣惠》卷九十）

【组成】黄连三分（去须） 大青三分 川升麻三分 桑根白皮半两（剉） 甘草半两（炒微赤，剉）

【用法】上为散。每服一钱，以水一小盏，煎至五分，去滓，放温，量儿大小，分减服之。若与奶母服，即加栀子、黄芩各半两，每服三钱，以水一中盏，煎至六分，去滓，食后温服。

【主治】小儿口疮，心热烦闷。

78658 **黄连散**（《圣惠》卷九十一）

【组成】黄连二两(去须) 胡粉二两 吴茱萸一两 赤小豆一百粒 水银二两(与胡粉点少水同研星尽)

【用法】除胡粉、水银外,为末,入胡粉、水银同研令匀。以腊月猪脂和涂之。

【主治】小儿疥,遍身皆有,痛痒不止;瘑疮。

78659 **黄连散**(《圣惠》卷九十三)

【组成】黄连半两(去须,微炒) 白茯苓半两 阿胶半两(捣碎,炒令黄燥) 黄柏半两(微炙,剉) 人参半两(去芦头) 丁香一分 诃黎勒皮半两(微煨) 桃白皮半两(炙微黄,剉) 没石子二枚(微煨)

【用法】上为散。每服半钱,以米饮调下。

【主治】小儿疳痢不止。

78660 **黄连散**(《圣惠》卷九十三)

【组成】黄连一分(微炒,去须) 胡黄连一分 朱砂一分(细研) 麝香半分(细研) 蜗牛一分(微炒) 牛黄一钱(细研) 铅霜一钱(细研) 诃黎勒一分(煨,用皮) 没石子一分(微炒) 使君子一分 肉豆蔻一分(去壳) 淀粉一分(炒微黄) 黄丹一分(微炒) 龙骨一分

【用法】上为散。每服半钱,以粥饮调下,一日三四次,量儿大小加减。

【主治】小儿疳痢,经久不愈,肌肤羸瘦。

78661 **黄连散**(《圣惠》卷九十三)

【组成】黄连半两(去须,微炒) 牡蛎半两(烧为粉) 乌梅肉一分(微炒) 甘草一分(炙微赤,剉) 诃黎勒一分(煨,用皮)

【用法】上为散。每服一钱,以水一小盏,煎至五分,去滓,不拘时候。量儿大小分减温服。

【主治】小儿痢渴烦热,吃水不知足。

【备考】《普济方》有人参三分。

78662 **黄连散**(《圣惠》卷九十三)

【组成】黄连一两(去须,微炒) 厚朴半两(去粗皮,涂生姜汁,炙令香熟) 干姜半两(炮裂,剉) 木香半两 当归三分(剉,微炒) 黄牛角腮三分(烧灰) 艾叶半两(微炒) 乌梅一分(微炒) 龙骨半两。

【用法】上为散。每服半钱,以粥饮调下,一日三四次。

【主治】小儿久赤白痢不止,腹痛,虚羸体弱,不欲饮食。

78663 **黄连散**(《圣惠》卷九十三)

【组成】黄连一两(去须,微炒) 犀角屑一两 白蘘荷根一两 黄芩一两 白头翁三分 蔓菁根一两 吴蓝一两 甘草半两(炙微赤,剉) 当归半两(剉,微炒)

【用法】上为散。每服一钱,水一小盏,煎至五分,去滓,不拘时候。

【主治】小儿血痢,烦热口干,腹痛。

78664 **黄连散**(《圣惠》卷九十三)

【组成】黄连三分(去须,微炒) 黄柏三分(微炙,剉) 桃白皮半两(微炙,剉) 丁香半两 胡粉二分(炒令微黄)

【用法】上为散。每服半钱,以粥饮调下,不拘时候。

【主治】❶《圣惠》:小儿暴痢。❷《圣济总录》:小儿疳痢久不愈。

78665 **黄连散**(《圣惠》卷九十三)

【异名】黄连饮(《圣济总录》卷一七八)。

【组成】黄连一两(去须,微炒) 败鼓皮半两(炙令黄焦) 犀角屑三分 白蘘荷根三分 白头翁半两 甘草半两(炙微赤,剉) 蓝青半两 黄芩三分 茜根三分(剉)

【用法】上为散。每服一钱,以水一小盏,煎至五分,去滓放温,不拘时候。量儿大小,分减服之。

【主治】小儿蛊毒痢血,体瘦。

78666 **黄连散**(《普济方》卷三九六引《护命》)

【组成】防风 地榆 白蒺藜(去刺) 川芎各一分 使君子半两(蒸四五回,焙干) 木香 甘草各三铢 黄连四铢

【用法】上为细末。每服一钱半,水煎,冷服,不拘时候。

【主治】小儿肝受疳气,相刑于脾,所下之痢,多是鲜血,忽是脓血,忽赤白相杂。

78667 **黄连散**(《圣济总录》卷二十七)

【组成】黄连(去须)一两 槟榔(剉) 甘草(炙)各半两

【用法】上为散。每服二钱匕,入蜜少许如汤点,放温服,不拘时候。

【主治】伤寒发斑。

78668 **黄连散**(《圣济总录》卷三十一)

【组成】黄连(去须)一两 牡蛎(烧)二两 白茯苓(去黑皮)三分 甘草(炙)半两

【用法】上为散。每服二钱匕,煎竹叶熟水调下,不拘时候。

【主治】伤寒后体虚,盗汗不止。

78669 **黄连散**(《圣济总录》卷三十四)

【组成】黄连(鸡爪者,不拘多少,去须)

【用法】上为散。每服二钱匕,浓煎灯心汤调下,得溲则愈。

【主治】心中热则精神冒闷。

【方论选录】心恶热,苦入心,热传小肠则气下通,故得溲则愈,灯心通利小便故也。

78670 **黄连散**(《圣济总录》卷三十七)

【组成】黄连(去须) 当归(切,焙)各一两 干姜(炮)半两

【用法】上为散。每服三钱匕,水一盏,煎至七分,放温,临发时服,如茶点,或热水调服亦得。

【主治】疟痢。

78671 **黄连散**(《圣济总录》卷四十三)

【组成】黄连(去须)半两 柴胡(去苗) 前胡(去芦头)各一两

【用法】上为散。每服一钱匕,温酒调下,每日三次。

【主治】心热汗出,及虚热盗汗。

78672 **黄连散**(《圣济总录》卷五十九)

【组成】黄连(去须) 葛根(剉)各二两 大黄(剉,炒)半两 枇杷叶(拭去毛,炙)一两 麦门冬(去心,焙)一两半。

【用法】上为散。每服二钱匕,温水调下,不拘时候。

【主治】心脾壅盛,暴渴饮水。

78673 **黄连散**

《圣济总录》卷五十九。为原书卷五十八“铅丹散”之异名。见该条。

78674 **黄连散**(《圣济总录》卷六十)

【组成】黄连(去须) 大黄(细剉,醋炒)各二两 黄

芩(去黑心) 甘草(炙)各一两

【用法】上为散。每服二钱匕,食后以温水调下,一日三次。

【功用】《良朋汇集》:攻除实热。

【主治】黄疸。身体面目皆黄,大小便秘涩,脏腑壅热。

78675 黄连散(《圣济总录》卷七十五)

【组成】黄连(去须,炒) 无食子(烧令烟尽存性) 黄柏(去粗皮,炙) 酸石榴皮(炒) 干姜(炮)各一两

【用法】上为散。每服三钱匕,空心、日午以米饮调下。

【主治】冷痢不调,水痢不止。

78676 黄连散(《圣济总录》卷七十五)

【组成】黄连(去须,炒) 厚朴(去粗皮,生姜汁炙)各一两 干姜(炮) 木香(一半生,一半炒) 甘草(炙,剉) 阿胶(炙燥) 陈曲(炒)各三分 诃黎勒皮(一半生,一半煨)一两。

【用法】上为散。每服二钱匕,米饮调下。

【主治】冷脓痢,腹痛不止。

78677 黄连散(《圣济总录》卷七十五)

【组成】黄连(去须) 灶突中黑尘各一两

【用法】上为细末。每服二钱匕,空心以温酒调下,一日二次。

【主治】挟热痢,多下赤脓;及妇人带下挟热,多下赤脓。

78678 黄连散(《圣济总录》卷七十五)

【组成】黄连(去须,炒) 黄柏(去粗皮,蜜炙) 厚朴(去粗皮,生姜汁炙) 木香各一两

【用法】上为散。每服三钱匕,空心以粥饮调下,日午再服。

【主治】赤痢兼大肠下血。

78679 黄连散

《圣惠》卷五十九。为《圣惠》卷五十九黄连散之异名。见该条。

78680 黄连散(《圣济总录》卷七十六)

【组成】黄连(去须) 龙骨各二两 赤石脂一两半 厚朴(去粗皮,生姜汁炙,剉)一两 人参三分 干姜(炮) 地榆 黄芩(去黑心)各一两

【用法】上为散。每服二钱匕,空心以粥饮调下,一日二次。

【主治】赤白脓血痢。

78681 黄连散(《圣济总录》卷一〇一)

【组成】黄连(去须)十五两 木兰皮十两 大猪肚一个(去筋膜)

【用法】上二味为末,纳猪肚中,缝合口,入五斗米甑内,蒸令熟,取出细切,晒干,捣罗为散。每服二钱匕,空心、临卧温水调下。

【功用】令光白。

【主治】面皯皰。

78682 黄连散(《圣济总录》卷一〇三)

【组成】黄连一两(去须) 蕤仁一两(去皮) 甘草一两半 细辛一两 栀子仁一两 苦竹叶二握 生干地黄一两 青盐一分

【用法】上为散。以水三升,煎取一升,去滓稍热,细细洗眼,不拘时度数,冷即暖用之。

【主治】眼赤肿痛。

78683 黄连散(《圣济总录》卷一〇三)

【组成】黄连(末)半分 鸡子一枚(去黄取白)

【用法】上先将黄连末研极细。和鸡子白却纳壳中,纸固塞,勿令尘秽入,挂沟中浸二日,不令没,时取点眼。

【主治】目赤肿痛。

78684 黄连散(《圣济总录》卷一〇五)

【组成】黄连(去须) 雄黄(研)各一两半 细辛(去苗叶) 黄柏(去粗皮)各三分 干姜一分

【用法】上为散,研令至细,以密器盛。每取二黍米许,点两目眦,一日二次。

【主治】目赤眦烂生疮,冲风泪出。

78685 黄连散(《圣济总录》卷一一五)

【异名】附子散。

【组成】黄连(去根须)半两 附子(炮裂,去皮脐)一分

【用法】上为散。每以少许掺入耳中。

【主治】耵聍塞耳聋,坚强不得出。

78686 黄连散(《圣济总录》卷一一五)

【组成】黄连(去须)半两 瓠子(干者)一分

【用法】上为散。以少许掺耳中。

【主治】聤耳出脓水。

78687 黄连散(《圣济总录》卷一一八)

【组成】黄连(去须) 升麻 龙胆各一两

【用法】上为散。绵裹如弹子大,临卧以新汲水浸过,含化咽津。

【主治】脾胃积热,风冷乘之,唇肿结核。

78688 黄连散(《圣济总录》卷一二八)

【组成】黄连(去须) 滑石(碎)各一两

【用法】上为散。先浓煎甘草汤温洗疮了,拭干,烂嚼胡麻子敷之,后干贴此散子,日三度易。

【主治】一切痈疽,久不愈。

78689 黄连散

《圣济总录》卷一二九。为《外台》卷二十四引《深师方》"胡粉散"之异名。见该条。

78690 黄连散(《圣济总录》卷一三二)

【组成】黄连(去须) 胡粉 黄蜀葵花各等分

【用法】上为散。用龙脑、麝香、腻粉各少许,研细拌匀,先以盐浆水帛子揾干,掺之。

【主治】恶疮。

78691 黄连散(《圣济总录》卷一三五)

【组成】黄连(去须) 赤小豆 马蹄(烧灰) 大黄 楸叶各等分

【用法】上为散。每用半钱匕,以生麻油调涂。

【主治】灸疮焮肿及赤烂。

78692 黄连散(《圣济总录》卷一三五)

【组成】黄连(去须) 木香 槟榔(剉)各等分

【用法】上为散。干敷疮上,一日三次。

【功用】敛一切疮口,生肌止痛。

【主治】《卫生宝鉴》:多年不效疮。

78693 黄连散(《圣济总录》卷一三九)

【组成】黄连(去须) 槟榔(剉,生用)木香 白芷各半两

【用法】上为散。掺所伤处，血即止。如妇人血晕，以童便调下一钱匕；如脏毒泻血，以水煎服。

【主治】金刃所伤，出血不止；妇人血晕；脏毒泻血。

78694 黄连散

《圣济总录》卷一四一。为《外台》卷二十六引《范汪方》“黄连曲散”之异名。见该条。

78695 黄连散（《圣济总录》卷一五二）

【组成】黄连（去须）三分　黄芩（去黑心）　生干地黄（焙）　䗪虫（炙，焙）各一分　桂（去粗皮）　大黄（剉，炒）各半两

【用法】上为散。每服二钱匕，以温酒或米饮调下，一日三二次。

【主治】妇人漏下黄色。

78696 黄连散（《圣济总录》卷一六五）

【组成】黄连（去须，炒）　干姜（炮）　诃黎勒（面裹煨，去核）　地榆（炙，剉）各一两　甘草（炙，剉）半两　乌梅肉（炒）三分

【用法】上为散。每服二钱匕，食前以陈米饮调下。

【主治】产后冷痢不止。

78697 黄连散（《圣济总录》卷一七二）

【组成】黄连（去须）　黄药子　马牙消（研）各一两　白矾（烧，研）一分　龙脑一钱（研）

【用法】上为散。每用半钱，贴患处。

【主治】漏疳血出，不得食。

78698 黄连散（《圣济总录》卷一七八）

【组成】黄连（去须）　槟榔（剉）

【用法】上为散。如患赤痢，黄连末二钱匕，槟榔末一钱匕；白痢，黄连末一钱匕，槟榔末二钱匕，和匀，每服半钱匕，以米饮调下，量儿大小加减。

【主治】小儿赤白痢。

78699 黄连散

《圣济总录》卷一七九。为《千金》卷五“三物黄连粉”之异名。见该条。

78700 黄连散（《圣济总录》卷一八一）

【组成】黄连（去须）　黄柏（去粗皮，剉）　甘草（生，剉）　凝水石（碎）各半两　槟榔（生，剉）一分

【用法】上为散。用蜜调敷唇上，频换为效。

【主治】小儿紧唇，疮肿皮急。

78701 黄连散（《圣济总录》卷一八二）

【组成】黄连（去须）　黄柏（去粗皮，炙）　秫米（炒）各一两　赤小豆　腻粉（研）各一分

【用法】上为散。油调涂旧帛上，先洗去疮痂，封之。

【主治】小儿疮疥体热。

78702 黄连散

《幼幼新书》卷二十六。即《圣惠》卷九十三“胡黄连散”。见该条。

78703 黄连散

《卫生总微》卷十五。为《圣济总录》卷一七九“黄连饮”之异名。见该条。

78704 黄连散（《普济方》卷二九九引《海上方》）

【组成】黄连　胡椒　牙消各等分

【用法】上为末。冷水漱口，后以此药搽疮上，搽去顽涎便效。

【主治】口疮。

78705 黄连散（《普济方》卷二九九引《海上方》）

【组成】鹰爪黄连　露蜂房　猪牙皂角各等分

【用法】浓煎，冷灌漱。一云加荆芥尤妙。

【主治】上下腭生疮，不可食。

78706 黄连散（《宣明论》卷十三）

【组成】黄连　贯众　鸡冠花　乌梅肉　大黄各一两　甘草（炙）三分

【用法】上为细末。每服二钱，以米汤调下，不拘时候。

【主治】肠风下血，疼痛不止。

【备考】本方方名，《医统》引作“鸡冠散”。

78707 黄连散（《杨氏家藏方》卷十一）

【组成】乳香一钱半（别研）　黄连（去须）一两　荆芥一百穗　灯心一百茎

【用法】上㕮咀。每用三钱，水二盏，煎至一盏，滤去滓，热洗。

【主治】❶《杨氏家藏方》：眼睑赤烂。❷《普济方》引《永类钤方》：肝受风热，睑眦赤烂。

78708 黄连散（《普济方》卷二七五引《卫生家宝》）

【组成】黄连　黄柏　黄丹各一两　白及　龙骨　轻粉各半两

【用法】上为末。以冷熟水调敷疮口，疮湿即干掺。

【功用】断脓生肉。

【主治】一切新旧恶疮。

78709 黄连散（方出《百一》卷十二，名见《普济方》卷三〇〇）

【异名】白矾散（《普济方》卷三〇〇）。

【组成】黄连　韶粉　黄柏　软石膏（煅）各等分

【用法】上为细末。用水洗疮令净，软帛子拭干，以新汲水调涂疮上，两日一易。

【主治】嵌甲。

78710 黄连散（《医方类聚》卷七十引《神效名方》）

【组成】当归　赤芍药　黄连　黄柏各等分

【用法】上剉。以雪水或甜水浓煎汁，热洗眼。

【主治】一切风毒赤目。

78711 黄连散（《儒门事亲》卷十五）

【组成】川黄连　黄柏（去粗皮）　草决明　轻粉各等分

【用法】上为细末。用生小油调药于疮上涂之。

【主治】小儿头疮。

78712 黄连散（《朱氏集验方》卷十一）

【组成】羯羊胆一枚　鹰爪黄连

【用法】倾胆汁在盏内，看汁多少，入好麻油如胆汁许，以干竹煎令香熟，入鹰爪黄连细末，调令得所，敷疮上。

【主治】小儿头上疳疮。

78713 黄连散（《朱氏集验方》卷十二）

【组成】大椒　黄柏皮　黄连各半两　槟榔一两

【用法】上为细末，用巴豆二十粒，煎麻油涂之。巴豆煎至黑为度。

【主治】疥疮。

78714 黄连散（《御药院方》卷十）

【组成】黄连一两　轻粉一钱

【用法】上为细末。入轻粉和匀。疮干燥，生油调涂；

有脓汁，于掺在患处，一日两三次。

【主治】❶《御药院方》：风热毒气客搏肌肤成疮，痒痛不止。❷《普济方》：疳疮。

78715 黄连散（《医方类聚》卷一九二引《施圆端效方》）

【组成】黄连　黄柏各半两　轻粉（炒）二两　枯矾　黄丹各一两

【用法】上为细末。浆水葱白汤溧洗了，干贴之。

【主治】下部阴湿疳疮。

78716 黄连散（《卫生宝鉴》卷十九）

【组成】黄连　大黄　黄芩　密陀僧　百药煎各等分　轻粉少许

【用法】上为极细末。每用不拘多少，油蜜调擦。

【主治】小儿眉癣。

78717 黄连散（《丹溪心法》卷二）

【组成】黄连　阿魏　神曲　山楂　桃仁　连翘　槐角　犀角各等分

【用法】上为末。以少许置掌心，时时舐之，津液咽下，如消三分之二，止后服。

【主治】原有痔漏，又于肛门边生一块，皮厚肿痛作脓。

78718 黄连散

《医学纲目》卷二十九。即《兰室秘藏》卷中"麻黄散"。见该条。

78719 黄连散（《普济方》卷一七九）

【组成】密陀僧（细研）　腊茶　黄连（去须）　滑石　栝蒌根各半两

【用法】上为散。每服一钱，以清粥调下，不拘时候。

【主治】消渴饮水过多，不知厌足。

78720 黄连散（《普济方》卷二一一）

【组成】黄连一两　黄芩一两　当归一两　赤石脂一两

【用法】上为细散。每服二钱，以粥饮调下，不拘时候。

【主治】热痢烦渴腹痛。

78721 黄连散（《普济方》卷二一一）

【组成】黄连一两　木香一两　丁香　诃黎勒皮　干姜各半两

【用法】上为散。每服三钱，陈米饮调下，一日二次。

【主治】赤白痢。

78722 黄连散

《普济方》卷二一二。为《朱氏集验方》卷六"黄连饮"之异名。见该条。

78723 黄连散（《普济方》卷二九九）

【异名】黄连朴消饮（《医统》卷六十三）。

【组成】黄连　朴消　白矾各半两　薄荷一两

【用法】上为粗末。于腊月用黄牛胆，将药入胆内，风头挂两月取下。如有口疮，旋将药碾细，入于口疮上。去其热涎，即愈。

【主治】口疮。

78724 黄连散（《普济方》卷三五五）

【组成】黄连一两　黄芩　䗪虫　熟地黄各一两

【用法】上为末。每服方寸匕，酒下，一日三次。

【主治】产后下痢。

78725 黄连散（《普济方》卷三六一）

【组成】杏仁　黄连　黄柏　当归　赤芍药各等分

【用法】上剉，乳汁浸一宿，晒干为末。每用一字，生地黄汁调，频点眼中。

【主治】因洗儿洗目不净，秽汁浸渍，或在胎母食热药而致胎赤眼，儿目赤烂。

78726 黄连散（《普济方》卷三八二）

【组成】胡黄连　葛根（剉）　玄参　枇杷叶（拭去毛，炙黄）　甘草（炙）各一分　麦门冬（去心，焙）半两

【用法】上为散。每服一钱，水一盏，加生姜少许，煎至五分，去滓，入蜜少许，再煎一两沸，放温服。

【主治】小儿渴疳，引饮不止。

78727 黄连散（《普济方》卷三九六）

【组成】大黄连一两（切，用吴茱萸等分炒，去茱萸）　人参半两　木香三钱

【用法】上为散。每服一钱，陈米饮下。

【主治】痢久腹痛，夜起频併。

78728 黄连散（《普济方》卷三九七）

【组成】黄连（去须）　黄柏（去粗皮，剉）各三分　桃白皮（炙、剉）　胡粉（炒微黄色）各半两　丁香二分　沉香二分　川椒三分　木香二分

【用法】上为散。每服半钱，空心、午后米饮调下。

【主治】小儿疳痢久不愈，并暴痢。

78729 黄连散

《普济方》卷四〇三。为方出《肘后方》卷一，名见《外台》卷七引《古今录验》"黄连汤"之异名。见该条。

78730 黄连散（《普济方》卷四〇四）

【组成】黄连　厚朴　陈皮　杏仁　枳实　麻黄（去节）　干葛各半两

【用法】上㕮咀。白水煎服，量儿大小为剂。

【主治】小儿疮毒出尽，尚口赤有疮，下部亦有疮，自下利。

78731 黄连散（《普济方》卷四〇五）

【组成】黄连半两（去须）　黄柏（剉）半两　白芷半两

【用法】上为散。每用鸡子白调，涂于故细布上贴之。

【主治】小儿疽已溃。

78732 黄连散（《袖珍》卷三引《经验方》）

【组成】黄连　黄芩　柏叶　甘草各等分　豆豉二十粒

【用法】上㕮咀。每服一两，水二盏，煎至一盏，去滓，食后通口服。

【主治】大人、小儿热气盛，热乘于血，血随气散溢于鼻，致患鼻衄。

78733 黄连散（《丹溪心法附余》卷十六）

【组成】黄连　黄柏各二钱五分　密陀僧　轻粉　黄丹　没药各五分

【用法】上为细末。疮湿干擦，疮干香油调搽。

【主治】下疳。

78734 黄连散（《疠疡机要》卷下）

【组成】黄连五两　五倍子一两

【用法】上为末。唾津调涂。

【功用】清热解毒。

【主治】疠疡。

78735 黄连散（《医统》卷六十六）

【组成】黄连　黄柏(炙)　胡粉(炒)

【用法】上为末。香油调敷;猪油亦可。

【主治】面部热毒恶疮。

78736 **黄连散**(《准绳·类方》卷七)

【组成】黄连　防风　荆芥　赤芍药　五倍子　蔓荆子　覆盆子根(即甜勾根)

【用法】上煎沸,入盐少许,滤净,又入轻粉末少许和匀,洗眼。

【主治】眼烂眩风。

78737 **黄连散**(《杏苑》卷八)

【组成】黄连　阿胶　神曲　杏仁　桃仁　海藻　黄柏　连翘各等分

【用法】上为细末。以少许置掌中,时时舐之,津液咽下。如消三分之二,止后服。

【主治】原有痔漏,又于肛门边,别生一块,皮厚肿痛作脓,就在痔孔流出。

78738 **黄连散**(《疡科选粹》)

【组成】白矾七分五厘　黄连五分　冰片半分

【用法】上为末。绵裹纳耳中。

【主治】耳脓经年不愈。

78739 **黄连散**

《良朋汇集》卷四。为方出《经效产宝》卷上,名见《云岐子保命集》卷下"黄连汤"之异名。见该条。

78740 **黄连散**(《仙拈集》卷一)

【组成】黄连一两　生姜四两

【用法】捣烂,慢火同炒,待药枯,去姜,取连为细末。每服二钱,空心以米饮调下。愈即勿服。

【主治】脾泻久有热者。

78741 **黄连散**(《中医皮肤病学简编》)

【组成】黄连 15 克　黄柏 15 克　轻粉 6 克　枯矾 3 克　黄丹 3 克　冰片 2 克

【用法】上为细末。外用。

【主治】女阴溃疡。

78742 **黄连煎**(《外台》卷二十一引《深师方》)

【异名】黄连汤(《医心方》卷五引《古今录验》)。

【组成】黄连半两　大枣一枚(切)

【用法】以水五合,煎取一合,去滓,展绵取如麻子注目,日十次,夜二次。

【功用】除热。

【主治】眼赤痛。

78743 **黄连煎**

《千金》卷二十。为《外台》卷六引《删繁方》"黄连汤"之异名。见该条。

78744 **黄连煎**(《幼幼新书》卷二十八引《婴孺方》)

【组成】好黄连二两

【用法】以水七升,蜜八合,煎取一升三合,绞去滓,每服百日儿半合,二百日,一岁一合。

【主治】小儿冷热痢,经时不止,体羸不堪,治愈而又发。

78745 **黄连煎**(《圣惠》卷三十二)

【组成】黄连半两(去须)　蕤仁半两(汤浸,去赤皮,研)　杏仁四十九枚(汤浸,去皮尖双仁,研)　黄柏半两(剉)　腻粉二钱　青盐半两　龙脑一钱(细研)

【用法】上除龙脑外,并为细散,入生绢袋盛,用雪水二大盏,浸药二七日,取出袋子,将药汁灌于竹筒子内,密封,坐在汤中,以慢火煮一复时,掘地坑子深三尺,埋一宿取出,入龙脑搅令匀,以瓷瓶盛。要点时,即旋取点之。

【主治】热毒眼赤生翳。

78746 **黄连煎**(《圣惠》卷三十二)

【组成】黄连一两(去须)　蕤仁二两(去赤皮)　地骨皮一两　青盐一分　古字钱十文　曾青半两(细研)　蜜一斤

【用法】上捣碎,以蜜渍,安新瓷瓶中,以重汤煮一复时,后以重绵滤去滓,其药汁复纳瓶子内,着露地两宿。后每以铜箸取少许,点目中,日三五度。

【主治】眼胎赤,有障膜侵睛,不见物。

78747 **黄连煎**(《圣惠》卷三十二)

【组成】黄连二两(去须)　蕤仁二两(去赤皮,研)　硼砂一分

【用法】先取黄连,以水三大盏,煎取一大盏,绵滤去滓;去滓过,又取蕤仁,以绢裹,别以水一盏揉令浆尽,却和前黄连汁,同煎似稀膏,又以浆水半合浸硼砂,化尽,去夹石,入前药中,更以慢火煎如稠膏,刮取摊于瓷盒中后,以新砖一口,上安艾如鸡子大,烧之,以药盒覆盖,勿令烟出熏之,以艾尽为度,后研令匀。每以铜箸取如绿豆大,点之。

【主治】眼远年风赤。

78748 **黄连煎**(《圣惠》卷三十二)

【组成】黄连半两(去须,捣为末)　丁香一分(捣为末)　黄柏半两(为末)　蕤仁半两(去赤皮,烂研)　古钱七文

【用法】以水一大盏,煎取半盏,去滓,更以绵滤,重熬成煎,每日三五度点之。

【主治】眼风痒赤急。

78749 **黄连煎**(《圣惠》卷三十二)

【组成】黄连一分(捣罗为末,研)　白矾灰一分　腻粉一钱　井盐半两(研)　硼砂一钱(研)　胡黄连半两(捣罗为末,研)　白龙脑一分(细研)

【用法】上药以淡浆水一大盏,古字钱二十文,纳瓷瓶中,封闭,悬于净舍内,经二七日,绵滤去滓,入龙脑在药中,每日三五度,以铜箸取少许点之。

【主治】肝脏壅热,目中生赤脉,冲贯黑睛,赤痛不止。

78750 **黄连煎**(《圣惠》卷八十九)

【异名】黄连膏(《圣济总录》卷一八一)。

【组成】黄连一两(去须)　芦荟一分　龙脑一分(别研)

【用法】先将黄连、芦荟捣罗为末,以新绵裹,用水一大盏,于银器中以重汤内煮,候药汁三分减二,即去药绵,入龙脑,以瓷瓶子内收,每日三两次点之。

【主治】小儿眼胎风赤烂,不以年月发歇频频,视物泪出,涩痛不可忍。

78751 **黄连煎**(《圣惠》卷八十九)

【组成】黄连半两(去须)　童子蛔虫五条(吐出者)　龙脑半钱(细研)　蜜三(二)两

【用法】上除龙脑外,入在瓷瓶中,于炊饭中蒸,候饭熟为度,以绵滤去滓,取汁,入龙脑令匀。日三四度点之。

【主治】小儿眼赤痛,及缘目生疮。

78752 **黄连煎**(《圣济总录》卷一〇三)

【组成】黄连(去须,捣末)半分　大枣三枚(擘破)　灯心(擘碎)一握

【用法】上以水一盏半,银石器内煎至五分,以新绵滤去滓,纳瓷盒中。每用铜箸点少许目眦头,一日三五次,临卧再点。

【主治】目赤痛。

78753　黄连煎(《圣济总录》卷一一一)

【组成】黄连(去须)　曾青(研如粉)　地骨白皮各一两　颗盐一分　古钱十文　蜜一升

【用法】上捣碎,以蜜渍,安新瓷瓶中,以重汤煮一复时后取出,以绵滤去滓,纳于瓶子中,著地上露两宿后,每以铜箸取少许,点目中,一日三五度。

【主治】积年风眼,胎赤眼,障膜侵黑睛不见物。

78754　黄连煎(《鸡峰》卷十九)

【组成】黄连末(以新瓜蒌根汁和作饼子,焙干)

【用法】上为细末,炼蜜为丸,如梧桐子大。每服三四十丸,熟水送下,不拘时候。

【主治】酒毒、水毒、渴不止。

【备考】本方方名,据剂型,当作"黄连丸"。

78755　黄连煎(《医方类聚》卷七十引《吴氏集验方》)

【组成】黄连

【用法】净洗,阴干,细研为末,水澄取细者,于汤瓶头煎干,冷,用点眼。

【主治】赤眼。

78756　黄连煎

《普济方》卷七十四。为《圣济总录》卷一〇三"点眼黄连煎"之异名。见该条。

78757　黄连煎

《普济方》卷七十五。为《圣济总录》卷一〇四"点眼黄连煎"之异名。见该条。

78758　黄连煎(《金鉴》卷四十七)

【组成】黄连

【用法】上一味煎汤,调空房中鼠穴内土服。

【主治】孕妇腹内有钟声,或婴儿在内啼哭。

78759　黄连膏(《鬼遗》卷五)

【组成】黄连　白蔹　白芷各二两　生胡粉一两

【用法】上为细末,用猪脂调涂。

【主治】温热诸疮。

78760　黄连膏(《鬼遗》卷五)

【组成】黄连　生胡粉各三两　白蔹二两　大黄二两　黄柏二两

【用法】上为末,用猪脂调涂。

【主治】热疮。

78761　黄连膏(方出《千金》卷六,名见《普济方》卷二九九)

【组成】猪膏一斤　白蜜一斤　黄连一两

【用法】三味合煎,搅令相得。每含如半枣大,日四五次,夜二次。

【主治】口疮,咽喉塞不利,口燥。

78762　黄连膏(《圣惠》卷三十二)

【组成】黄连一两(去须)　黄柏半两　川升麻半两　蕤仁一两(去赤皮,研)　细辛一两　石胆一豆许(研)

【用法】上剉细,以水三大盏,煎至一盏半,绵滤去滓,入白蜜四两相和,煎令稠,入研了石胆,拌令匀。每日点少许于两目眦头。

【主治】❶《圣惠》:眼赤痛不开。❷《普济方》:眼赤涩,疼痛不开,兼飞血赤痛。

78763　黄连膏(方出《圣惠》卷五十三,名见《普济方》卷一七九)

【组成】黄连五两(去须,捣为末)　地黄汁一两　蜜五合

【用法】上药于银器中以慢火熬成膏,收于瓷器中。每服如弹子大,食后煎竹叶、麦冬汤下。

【主治】热渴不止,心神躁烦。

78764　黄连膏(《圣济总录》卷一〇四)

【组成】黄连(去须)一分(末)　腻粉半钱　杏仁(汤浸,去皮尖)一分　蕤仁　(去皮)半分

【用法】上先将杏仁、蕤仁烂研如膏,后入黄连、腻粉,更相和一处研了,以新绵厚裹,如棠梨许,以新汲水一盏,于净器内,澄滤三遍,候至清,取二分浸药裹子,良久捩汁,仰卧,将药裹揾药点眼,十余度。

【主治】暴赤眼痛,昏晕隐涩。

78765　黄连膏(《圣济总录》卷一〇四)

【异名】龙脑黄连膏(《原机启微》卷下)。

【组成】黄连不拘多少(去须,为末,银器内重汤熬成膏)　龙脑少许

【用法】上入罐子内,油单封闭令紧,沉于井底着泥处。一宿取出,点眼。

【主治】❶《圣济总录》暴赤眼。❷《准绳·类方》:目中赤脉,如火溜热炙人,及翳膜昏花,视物不明。

78766　黄连膏(《圣济总录》卷一〇八)

【组成】黄连(去须)一两　蕤仁　决明子　秦皮(去粗皮)各半两

【用法】上为末。以水八合,煎至三合,以绵滤去滓,澄清,点注眼中,一日三次。

【主治】目䀮䀮不明。

78767　黄连膏(《圣济总录》卷一〇九)

【组成】黄连(去须,捣)二两　竹叶二握(净洗,切)　枣一两(焙干,为末)

【用法】先将竹叶以水三盏煎至一盏半,去竹叶,下黄连、枣末,入白蜜半合,煎至一盏,绵滤去滓,重煎如稀饧,纳瓷瓶中。每以箸点目眦头,日夜三五次。

【主治】肝脏壅热,目中生胬肉,冲贯黑睛,赤痛不可止。

78768　黄连膏(《圣济总录》卷一一三)

【组成】黄连(去须,为末)　蕤仁(研)各三分　干姜(为末)　腻粉各一分

【用法】除腻粉外,以牛乳三合,渍之一宿,明旦于微火上煎取一合,去滓,取清汁,入腻粉搅和。每用铜箸点如黍米许安眦头,一日三次。

【主治】目多眵𥇍。

78769　黄连膏(《圣济总录》卷一一七)

【组成】黄连(去须)　升麻　槐白皮　大青　苦竹叶各一两

【用法】上剉细。以水二升,煎至半升,去滓取汁,入龙脑、蜜,搅令匀,煎成膏。涂疮上,一日三次。

【主治】久患口疮。

78770 **黄连膏**(《圣济总录》卷一三四)

【组成】黄连(去须) 黄柏(去粗皮) 杏仁(去皮尖) 蔓菁子 胡粉 水银各一两一分 猪脂一斤 豉心三合

【用法】除胡粉、水银、猪脂外剉碎,先熬脂令沸,下诸药,煎候黄黑色漉出,以绵滤过,入粉、水银,搅令匀,以瓷盒盛。取涂摩疮上,一日三五度。

【主治】湿病。

78771 **黄连膏**(《圣济总录》卷一三七)

【组成】黄连(去须,为末) 黄柏(去粗皮,为末) 豉(研细) 蔓菁子(为末) 杏仁(汤浸,去皮尖双仁,细研)各半两 水银一钱

【用法】先以水银于掌中唾研如泥,次入乳钵内,下生油一合和匀,次入药末,同研成膏,瓷盒盛。取涂癣上,一日三五次。

【主治】一切久癣,积年不愈,四畔潜浸,复变成疮,疮色赤黑,痒不可忍,搔之血出。

78772 **黄连膏**

《圣济总录》卷一六六。为方出《肘后》卷五引姚氏方,名见《圣济总录》卷一二八"黄连散"之异名。见该条。

78773 **黄连膏**

《圣济总录》卷一八一。为《圣惠》卷八十九"黄连煎"之异名。见该条。

78774 **黄连膏**(《圣济总录》卷一八一)

【组成】黄连(去须)三分 大铜钱七文白矾(烧灰)一分

【用法】以水并白蜜各三合,用铜器盛,于饭上炊一次,绵滤去滓,贮瓷盒内。点眼。

【主治】小儿眼烂眦痒痛泪出,不能视物,风伤则痛。

78775 **黄连膏**(《圣济总录》卷一八二)

【组成】黄连(去须) 黄柏(去粗皮,炙) 蛇床子(炒) 蕳茹 礜石(火煅,别研) 水银(手掌内唾研如泥入膏中)各一两

【用法】上捣罗前四味为末,以腊月猪脂四两,同入铫子内,煎四五沸,下礜石末,又煎三四沸,取下良久,下水银,搅如稀泥候冷。先以清泔皂荚汤洗,拭干,以火炙痒涂之,一日三次。

【主治】小儿癣疥赤肿,及湿癣久不愈。

78776 **黄连膏**(《鸡峰》卷二十一)

【组成】好黄连一钱

【用法】上为细末,以坩盏调儿孩乳汁成膏,盏内摊以古老钱一文,置一坩碟内,后用灸钱上一壮,便以黄连盏亚之,烟尽揭起,将艾灰、古老钱放入盏内,以百沸汤调及半钱,露一宿,以古老钱点之,口中苦即止,不计次数。

【主治】眼疾。

78777 **黄连膏**(《宣明论》卷十四)

【组成】朴消一斗(以水淘净,阴干用) 白丁香五升(以水一斗淘净去土,杵细用) 黄连半斤

【用法】上量水入消、香于釜内,熬至七分,淘出,令经宿水面浮牙者取出控干,以纸袋子盛,风中悬至风化,将黄连细末熬清汁晒干,入风消,更加猪羊胆,和蜜令匀。点眼。

【主治】一切眼目疼痛,瘀肉攀睛,风痒泪落不已。

78778 **黄连膏**(《活法机要》)

【组成】黄连末一斤 生地黄自然汁 白莲藕汁 牛乳汁各一斤

【用法】将汁熬成膏,搓黄连末为丸,如桐子大。每次二十丸,少呷温水送下,日十次。

【功用】《医门法律》:生津液,除干燥,长肌肉。

【主治】❶《活法机要》:燥在上焦,多饮水而少食,大便如常,小便清利。❷《准绳·类方》:口舌干,小便数,舌上赤脉。

78779 **黄连膏**(《活幼心书》卷下)

【组成】净黄连二钱半

【用法】上剉细,鸡子一枚,箸觜扎开一头大处,取清瓦盏盛,入黄连和匀,酿一时,见黄色以绢滤过,成膏。患者仰面卧,外令人挑一字许频点目内。

【主治】痘疮余毒攻眼,眵多有热。

78780 **黄连膏**(《医方类聚》卷六十九引《王氏集验方》)

【组成】黄连五两 秦皮五两(去粗皮)当归(去芦) 赤芍药各三两

【用法】上剉细。用腊水浸七日,细绢滤过,去滓,用浸药水重汤煮至水干,又以药滓再浸再熬成膏,地坑内出火毒,却入麝香、脑子各一钱,以瓷盒子盛。每用银箸点之,合眼片时,药化即好。病大者,勤勤点之。如药干,则用温水化开。

【主治】暴赤眼,肿痛赤涩。

78781 **黄连膏**(《医方类聚》卷一四一引《王氏集验方》)

【组成】黄连末一两

【用法】鸡子白和为饼,炙令如紫肝色,杵为末,以浆水三升,慢火煎成膏子。每服半合,温米饮调下。

【主治】久痢。

【加减】白痢,加酒半盏同煎。

78782 **黄连膏**(《瑞竹堂方》卷三)

【组成】黄连十两(去须) 蕤仁三两(去壳,研) 杏仁七十个(汤泡,去皮尖) 木贼七钱(去节) 草龙胆二两(去土)

【用法】上将药各择洗净,用水一斗浸之,春、秋三日,夏二日,冬五日,入锅内熬至半升,滤出,再用水七升,熬至小半升,滤出,再用水五升,熬至不到半升,取出,用重绢滤过,熬至半升,倾于碗内,重汤煮为膏子,盛于瓷器内。每用米粒大,于盏内用水一滴浓化开,以钗头点之三五遍,口内觉苦立效。

【主治】一切眼疾。

78783 **黄连膏**(《医方类聚》卷七十引《经验秘方》)

【组成】白矾 黄连 甘草 乳香 杏仁各等分

【用法】上同于口内嚼烂,以绵滤过。以指头黏于眼皮上。

【主治】眼痛不可忍。

78784 **黄连膏**(《普济方》卷七十四)

【组成】黄连(去须)一分 腻粉一分 蕤仁(去皮)半分

【用法】先将去皮蕤仁烂研如膏,后入黄连、腻粉,同置一处研了后,以新绵厚裹于外,梨少许,以新汲水三盏,于净器内澄滤二盏,候至清,取二分,浸药裹了,良久滤汁,仰卧将药裹温药,点眼十余次。

【主治】暴赤眼痛，浑浑眼涩。

78785 **黄连膏**

《普济方》卷八十二。即《圣济总录》卷一〇九"点眼黄连膏"。见该条。

78786 **黄连膏**(《普济方》卷二八〇)

【组成】白矾一两(烧灰) 硫黄一两(细研) 黄连一两半(去须) 雌黄一两(细研) 蛇床子三分(末)

【用法】上研令匀，以炼猪脂和如饧。每用先以盐浆洗令净，拭干涂之。

【主治】诸疥干痒。

78787 **黄连膏**(《普济方》卷二九九)

【组成】黄连(去须，剉)三两 猪脂一斤 白蜜四两 羊髓(研)二两

【用法】慢火煎猪脂，去滓，入黄连，又煎令黑色，下羊髓，髓化，以绵滤去滓，入蜜更煎数沸成膏，瓷盒盛候冷。每含如枣大，咽津不妨，一日三次。

【主治】口疮，咽喉塞不利，口燥。

78788 **黄连膏**(《奇效良方》卷三十三)

【组成】黄连一斤(碾为末) 牛乳汁 生地黄各一斤

【用法】上将汁熬膏，搓黄连末为丸，如小豆大。每服二十丸，少呷汤送下，每日十次。

【功用】生津液，除干燥，长肌肉。

【主治】消渴，口舌干，小便数，舌上赤脉。

【备考】本方方名，据剂型，当作"黄连丸"。

78789 **黄连膏**(《育婴秘诀》卷四)

【组成】净黄连半斤 苦参四两 秦皮二两 杏仁四十九粒(冬月制，取雪水四碗，煎二碗，放净瓷器内；又以水煎，取一碗，放前汁内；又以水一碗，煎取半碗，用净汁，与前汁和一处，取净铜铫子入汁在内，慢火熬，以桑条不住手搅，勿令沉底，勿动灰尘入汁中，务宜仔细。待熬至一碗，再入马牙消半两，同煎至半碗，取起，以纸盖定) 制过炉甘石末二两 硼砂(末)半两 乳香 没药(末)各一钱 胆矾(末)三钱 海螵蛸(末)二钱

【用法】和匀，入膏中取起，摊冷待干。以乳汁磨，点眼。

【主治】风热眼疾。

78790 **黄连膏**(《准绳·类方》卷七)

【组成】黄连八两 杏仁 菊花 栀子 黄芩 黄柏 龙胆草 防风 当归 赤芍药 生地黄各一两

【用法】以水煎浓汁，去滓再煎，滤净，碗盛，放汤瓶口上重汤蒸顿成膏，滴入水中可丸为度，以阳丹收为丸。临用加片脑少许研和，以井水化开，鸭毛蘸点眼。

【主治】目中赤脉如火，溜热炙人。

78791 **黄连膏**(《准绳·类方》卷七)

【组成】黄连 鸡柏根各多用 地薄荷 田茶菊 嫩柏叶 苦花子 苦参根 地胡椒 七层楼 地芫荽 千里光(即黄蛇草)各等分

【用法】上水煎，去滓滤净，复煎候汁如稀饴样，入冬蜜相停，即以碗盛放入汤瓶口上重汤蒸顿成膏，入阳丹一两和匀，更入朱砂、硼砂各一钱，片脑、麝香各一分为妙。

【主治】目中赤脉如火，溜热炙人。

78792 **黄连膏**(《金鉴》卷五)

【组成】黄连三钱 当归尾五钱 生地一两 黄柏二钱 姜黄三钱

【用法】用香油十二两将药炸枯，捞去滓，下黄蜡四两溶化尽，用夏布将油滤净，倾入瓷碗内，以柳枝不时搅之，候凝为度。

【功用】❶《金鉴》：润诸燥疮。❷《中药成方配本》：清火解毒。

【主治】疔疮作燥，皮肤湿疹，水火烫伤，老年性阴道炎。❶《金鉴》：鼻疮；及汤火伤痛止生脓时。❷《青囊全集》：疔疮作燥。❸《中药成方配本》：一切皮肤湿疹，红肿热疮，水火烫伤，乳头碎痛等症。❹《妇产科学》：老年性阴道炎。

78793 **黄连膏**(《医碥》卷六)

【组成】川连四两 金 银各一锭

【用法】水九碗，煎二碗；再用水六碗，煎一碗；再用水二碗，煎半碗，共成膏，加人人乳、牛乳，童便各一碗，姜汁、韭汁、侧柏叶汁、田螺汁各一碗，再煎，入薄蜜收之，渐渐服。

【主治】哮喘。脉洪实，遍身痰气火气，坐卧不得。

78794 **黄连膏**(《疡医大全》卷十一)

【组成】炉甘石(煅)二两 石蟹二钱 琥珀 珍珠 熊胆各一钱 冰片二分 麝香三分

【用法】先将甘蔗二枝去皮，切作薄片，用清水四五碗，煮二碗，将渣捣汁滤清；入川黄连二两，熬一碗，去渣滤净；加川蜜二两，又熬至大半碗，入前药共一处研至无声为度。

【主治】诸般外障，云翳蟹睛，血翳赤膜。

78795 **黄连膏**(《外科集腋》卷五)

【组成】黄连五钱(炒黑) 大黄末一斤 冰片二分

【用法】桐油一斤，入锅内，熬起白星，加上药，搅匀。摊贴。

【主治】足三阴经湿热所致烂皮湿热，其症腿部红肿，所损不过一层薄皮，流脂成片，类乎血风，浸淫不已。

78796 **黄连膏**(《疡科捷径》卷上)

【组成】黄连一两 黄芩一两 大黄二两 黄蜡六两 麻油二斤

【用法】先用三黄入麻油煎枯，去滓再熬，临好收入方上黄蜡，瓷杯收贮。用时先以手擦患处发热，以膏搽之。

【主治】诸风痒疮。

78797 **黄连膏**(《华氏医方汇编》卷二)

【组成】川连一两 川柏 大黄各三两(俱为末) 当归五两

【用法】以麻油二斤，煎至归枯，滓滤去，入黄占三两烊化，再下三黄末，搅匀陈用。

【主治】湿毒脚癣溃烂。

78798 **黄连膏**(《外科传薪集》)

【组成】黄连五钱 黄柏五钱 姜黄三钱 归尾三钱 白芷三钱 丹皮三钱 赤芍三钱 生地一两 合欢皮一两 大黄一钱 黄芩三钱 秦艽三钱 紫草一两 白鲜皮五钱

【用法】上药用麻油二十两，炸枯，捞去渣，下黄白蜡各二两，溶化收膏，入瓷瓶内，以油纸摊。贴患处。

【主治】多年臁疮湿毒，鼻疮结毒。

78799 **黄连膏**(《疡科纲要》卷下)

【组成】川古勇连 川柏皮 元参各四两 大生地 生龟版各六两 当归(全)三两

【用法】用麻油五斤，文火先煎生地、龟板二十分钟，再入诸药，煎枯漉净滓，再上缓火入黄蜡二十两化匀，密封候用。

【主治】眼癣，漏眼疮，鼻䘌，唇疳，乳癣，乳疳，脐疮，脐漏，及肛瘍诸痔，茎疳阴蚀。

【方论选录】此膏所治诸症，皆在柔嫩肌肉，既不能用拔毒薄贴，如掺提毒化腐之药，则倍增其痛，且致加剧。故制是方清热解毒，亦能去腐生新，但必须时常洗涤揾干毒水，用之始有速效。

78800 **黄连膏**（《外科十三方考》）

【组成】黄连粉一两　绿豆粉五两

【用法】上为细末，用肘以水调成糊状。敷于患部。

【主治】痔疮在上枯痔散期中，患者肛门及附近伴有烧灼性疼痛者。

78801 **黄连膏**（《北京市中药成方选集》）

【组成】黄连二十五两

【用法】将黄连熬汁过滤，反复三次，用文火煎熬浓缩成膏，以不渗纸为度，每两清膏兑炼蜜一两。用温开水将眼洗净，以药膏少许点入眼角，静卧十至二十分钟，一日二至三次。

【功用】清火止痛。

【主治】暴发火眼，红肿作痛，怕日羞明。

78802 **黄吹药**（《喉科紫珍集》卷下）

【组成】明雄三钱　软石膏五钱　硬石膏五钱　泥片三分

【用法】共为细末。吹之。

【主治】喉症。

【备考】本方为原书"三色吹药"内容之一。

78803 **黄吹散**（《朱仁康临床经验集》）

【组成】牛黄 0.3 克　月石 30 克　冰片 1.5 克

【用法】先将牛黄入乳钵中研细，加月石研细，最后加冰片研细，装瓶勿泄气。用吹管吹药入内。

【功用】清热利咽。

【主治】咽喉肿痛腐烂，口糜，舌碎。

78804 **黄良丸**（《普济方》卷三五二引《圣惠》）

【组成】细辛（去苗）　大黄（醋煮，为膏）　当归（酒浸去芦）　桃仁（酒浸去尖）　川芎（不见火）　牛膝（洗，去芦头，酒浸一宿，干用。如急要用，酒蒸过为好）

【用法】上为细末，大黄膏为丸，如梧桐子大。每服三十丸，空心温酒送下。

【主治】产后因伤动，血候不定，经脉不调匀者，及妇人室女经年不调。

78805 **黄灵丹**（《集验良方》卷一）

【组成】金佗僧三两　轻粉一钱　麝香三分　冰片三分

【用法】共研极细末，瓷瓶收贮。

【主治】下部湿盛，黄水手、扒脚丫诸疮。

78806 **黄灵丹**

《验方新编》卷十一。为《疡科遗编》卷下"金素丹"之异名。见该条。

78807 **黄灵丹**（《内外验方秘传》）

【组成】大黄四两　川黄柏一两　胡黄连二两　生石膏二两

【用法】晒脆，为细末。

【主治】腿胫红肿臭烂，流脓淌水，延开他处。

78808 **黄灵药**（《灵药秘方》卷下）

【组成】铅九钱　汞　雄黄各一两　火消三两　枯矾二两　朱砂四钱

【用法】先将铅化开，同诸味为末，入罐封固，升打三炷香，擦盏火足，冷定取药，每药一钱，加乳香、没药、海螵蛸（水煮）、珍珠各五分，血竭、象皮（煅）各四分，儿茶三钱，轻粉、赤石脂（煅）、龙骨（煅）各三分，黄柏、文蛤壳（煅）各二分，甘草六分，冰片五厘，麝香二厘。共为细末，乳匀，收固听用。

【功用】生肌长肉。

78809 **黄灵药**（《性病》）

【组成】明雄黄　食盐各五钱　黑铅六钱　枯白矾　枯皂矾　水银　火消各二钱

【用法】先将铅熔化入水银结成沙子，再入二矾、火消同炒干研细，入铅、汞再研，以不见星为度，入罐内，泥固济封口，打三炷香，不可太过不及，一宿取出视之其白如雪，约有二两，为火候得中之灵药。

【主治】乳痈，腐脱迟者。

78810 **黄附丸**（《普济方》卷三十六引《卫生家宝》）

【组成】附子（炮，去皮脐）

【用法】上为末，糊为丸，如梧桐子大，以大黄为衣。每服十丸，温水送下。

【主治】翻胃呕吐。

78811 **黄鸡炙**（《医统》卷八十七）

【组成】黄雌鸡一只（治净）

【用法】炭火炙，捶过，以盐醋刷，又炙令热。空腹食之。

【主治】脾胃气虚，肠滑下痢。

78812 **黄鸡粥**（《医便》卷四）

【组成】黄母鸡一只（初生一次蛋者佳，杀，去毛肠杂）　肉苁蓉（酒浸一宿，去皱皮并内白心，切片晒干）一两　生薯蓣一两　阿魏少许　粳米三合

【用法】上先将鸡煮烂，去筋骨，取汁，下米及鸡肉并苁蓉等五样，煮熟，下盐空心食之。

【功用】益下元、壮气海。

【主治】老人五劳七伤，及男妇老少补益。

78813 **黄鸡羹**（《医统》卷八十七）

【组成】黄雌鸡一只（治如常）　粳米二合　葱白一握

【用法】上同煮作羹，下五味以煮盐，空心食之。

【主治】老人烦渴，小便黄，无力。

78814 **黄鸡臛**（《寿亲养老》卷四）

【组成】黄雄鸡一只（去头足及皮毛肠胃等，净洗去血脉，于沸汤中掠过，去腥水）　良姜一两　桑白皮（刮净，剉）一两半　黄耆（拣，剉）一两

【用法】上四味，剉后三味，与鸡同煮，候鸡熟去药，取鸡留汁，将鸡细擘去骨，将汁入五味调和，入鸡肉再煮，令滋味相入了。随性食之，不拘早晚，不妨别服药饵。

【主治】妊娠四肢虚肿，喘急，兼呕逆不下。

78815 **黄环丸**（《圣济总录》卷一〇〇）

【组成】黄环五两　琥珀（研）三两　丹砂（研）　生银（水磨细）　龙胆各二两　白颈蚯蚓（微炒）　玄参（去

心） 大黄（剉，炒） 蔺茹各一两

【用法】上为细末，酒煮面糊为丸，如绿豆大。每服十丸，稍加至二十丸，鸡鸣及日中时用温麝香酒送下，以知为度。

【主治】邪气鬼魅，脉见人迎气口时大时小。

78816 黄英丹（《圣惠》卷九十五）

【组成】硫黄粉 砒霜（以醋一升煎令醋干） 密陀僧（烧令通赤） 乳头香（别研） 人粪霜（烧灰，淋取汁，熬成霜）各一两

【用法】上药除乳香外，同研如粉，以多年米醋半升，煎乳香令消，入寒食蒸饼末，同研如膏，后入诸药，为丸如梧桐子大。每服一丸，以酒送下。但是心痛，须臾即定；如是多年心痛不愈，每日空心常服一丸，服至三十丸，一生不再发动。

【主治】男子女人，久患心腹痛，不可忍。

78817 黄苓散（《魏氏家藏方》卷九）

【组成】麦门冬（去心） 大黄 赤茯苓（去皮） 木通（去皮） 甘草各半两（炙） 灯心一捻

【用法】上吹咀。每服三钱，水一大盏，煎至八分，去滓，空心温服。

【主治】痈疽，大小便不通。

78818 黄矾丸（《圣惠》卷六十）

【组成】黄矾三两 乌蛇六两（酒浸，去骨皮，炙令黄） 黄耆三两（剉） 枳壳二两（麸炒微黄，去瓤） 骆驼胸前毛三两半（烧灰）

【用法】上为末，炼蜜为丸，如梧桐子大。每服二十丸，食前煎黄耆汤送下。

【主治】痔漏肿痛，脓血不止。

78819 黄矾丸

《医方类聚》卷一八七引《修月鲁般经》。为《备急灸法》“矾黄丸”之异名。见该条。

78820 黄矾散（《圣惠》卷三十四）

【组成】黄矾 白矾 青矾（烧令汁尽） 白狗粪灰 莽草 雄黄（细研）各半两 石胆（细研） 莨菪子（炒令黑） 干地龙（微炒） 人粪灰各一分 麝香一钱（细研）

【用法】上为末，都研令匀。先以盐浆水漱口三两度，于上点之，一日三次。有涎勿咽。

【主治】急疳蚀齿龈，唇口坏烂肿痛。

78821 黄矾散（《圣惠》卷八十九）

【组成】黄矾半两 乌贼鱼骨一分 黄连一分（去须）

【用法】上为末。绵裹如枣核大，塞耳中，一日三次。

【主治】小儿聤耳出脓水。

78822 黄矾散（《圣济总录》卷一一五）

【组成】黄矾半两

【用法】纳瓶中，火烧令汁尽，细研为散。绵裹一钱匕，塞耳中。

【主治】❶《圣济总录》：聤耳。❷《普济方》：耳卒肿出脓。

78823 黄矾散（《圣济总录》卷一一九）

【组成】黄矾（烧研）一分 麝香（研）一钱 干蛤壳（烧灰，研）一分 防风（去叉） 独活（去芦头）各一两

【用法】上除别研外，捣罗为散，再和匀。以暖浆水漱口后，用药贴齿根上。有涎即吐出，一日二次。

【主治】疳蛋，齿根宣露。

78824 黄矾散（《圣济总录》卷一二一）

【组成】黄矾（甘锅烧通赤研入）一两 生干地黄（焙） 胡桐泪 升麻各半两 干虾蟆头二枚（炙焦）

【用法】上为散。每用半钱匕，干贴。良久吐津，甘草水漱口。一两服立效。

【主治】齿龈宣露，及骨槽风，小儿急疳，龈肉肿烂。

78825 黄矾散（《普济方》二一三）

【组成】黄矾一两 干姜一两 葛勒蔓一两

【用法】上为散，熔黄蜡和如枣核大。以薄绵裹纳下部中，一日三次。

【主治】疳䘌，肠头挺出。

78826 黄矾散（《医学心悟》卷四）

【组成】大黄一两 明矾五钱

【用法】上为细末。每服三四钱，冷水调下。

【主治】砒信中毒。

78827 黄明膏（《验方新编》卷十一）

【组成】牛皮胶一两

【用法】入铜器内，好醋和煮，用筷子时时搅动，煮好加铅粉、黄丹各二钱，搅匀，收入罐内，放水中拔去火毒，用布摊贴。

【主治】对口发背，鱼口便毒，及一切痈疽肿毒。未成即消，已成拔脓生肌。

【备考】方中铅粉，《青囊全集》作“轻粉”。

78828 黄金丸（《圣济总录》卷六十五）

【组成】葶苈子（隔纸微炒） 半夏（炒赤色）各三两 青橘皮（汤浸去白，焙）半两 干姜（炮）一枣许 大黄（剉，炒）三分

【用法】上为末，别用生姜自然汁煮面糊为丸，如绿豆大。每服十五丸，稍加至三十丸，临卧温熟水送下。

【主治】肺热咳嗽。

78829 黄金丸

《普济方》卷三九八。为原书同卷页“蜗牛丸”之异名。见该条。

78830 黄金丸（《回春》卷七）

【组成】黄芩不拘多少

【用法】上为末，炼蜜为丸，如鸡头实大。三岁儿每服一丸，盐汤代下。

【主治】小儿吐血、衄血、下血。

78831 黄金丸（《寿世保元》卷二）

【组成】大黄（煨） 郁金（即姜黄。要极小者佳） 牙皂（去筋皮）各等分

【用法】上为细末，用牛胆汁入瓷罐内煎成稀膏，和药为丸，如梧桐子大。每服三五十丸，量病加减，白汤送下。大便少行一二次即止，不伤元气。

【主治】积热积痰，并五脏三焦有余之热，夹热下利，食痞膈闷，咽痛，目赤肿，中暑中热，烦躁，及初发肿毒。

78832 黄金丸（《一盘珠》卷八）

【组成】明雄黄 胆星 川郁金 玄明粉 熟大黄各五钱（古方用巴豆，恐其性火烈，故以玄明粉、大黄易之）

【用法】共为细末，浓煎薄荷、钩藤汤为丸，每丸重四分。

【主治】小儿急热急惊，热痰结胸。

78833 黄金丹(《惠直堂方》卷一)

【组成】川连二两四钱　黄芩二两一钱(酒炒)　干姜一两二钱　香附(醋制)　砂仁　丁香　木香各三钱　槟榔六钱　车前六钱　泽泻三钱(盐水炒)　川贝六钱　萆薢　陈皮　麦芽(炒)　荆芥穗各三钱

【用法】上为细末,用新荷叶捣汁,或干者煮汁亦可,打面糊为丸,每料作一百丸,每丸可治二人。冷水调服;房事者温汤送下。

【主治】❶《惠直堂方》:中暑发痧,霍乱痢疾。❷《集验良方》:黄疸。

【宜忌】忌炭火铁器。

【备考】《春脚集》有前胡六钱。

78834 黄金汤(《辨证录》卷十)

【组成】大黄五钱　金银花半斤

【用法】水煎汁三碗。分作三次服,一日服完,必然大泻恶粪,后单用金银花三两,连服十日痊愈。

【主治】火毒结成疠风,头面身体先见红斑,后渐渐皮破流水成疮,以致发眉尽落,遍身腐烂,臭秽不堪。

78835 黄金汤(《杂症会心录》卷上)

【组成】黄土五钱　扁豆四钱(炒)　谷芽二钱(炒)　茯苓一钱　黑豆三钱　甘草八分　白芍一钱五分(炒)　生姜三片　金银花三钱　五谷虫二钱(炒,研)　扁豆花十枚

【用法】水二钟,煎八分,不拘时服。

【功用】解疫毒,救胃气。

【主治】痢疾。

【加减】体实受邪者,加黄连一味。

【方论选录】《证因方论集要》:黑豆、银花解毒;甘草、白芍理太阴腹痛,茯苓、扁豆醒脾开胃;谷芽消滞和中;扁豆花清暑;黄土治泄痢冷热赤白,腹内热毒绞痛;五谷虫止毒痢,且藉其秽以入大肠;生姜畅胃口而下食;是方寓平淡于神奇矣。

78836 黄金顶(《串雅补》卷一)

【组成】番木鳖一斤(水浸胀,去毛,拣选大中小三等。用真麻油一斤盛于铜勺内,放风炉中炭火上,熬滚沸,投入大等木鳖,候其浮起,以打碎黄色为度,如黑色则过于火候,失药之灵性矣,取起;次下中等木鳖,亦如是法;三下小等木鳖,亦如是法。)

【用法】上为细末,临用须分年少老幼,用以二分为率,少壮者可用三四分;或在跌打重伤,又非此例,以陈年老黄米粉糊为丸,如卜子大,烈日晒干,藏贮。感冒发热,姜汤送下;狂热不识人事,薄荷汤送下;呕吐,砂仁、煨姜汤送下;头痛,川芎、白芷、老姜、葱白汤送下;口渴,干葛、薄荷、老姜、乌梅汤送下;头晕,不省人事,半夏、陈皮汤送下;骨节风痛,防风、羌活、姜皮汤送下;火气暴升,黄柏汤和童便送下;哮喘痰火,陈皮汤送下;伤食,神曲、山楂汤送下;痰多气多,白芥子、半夏、南星泡汤和姜汁送下;小便秘涩,木通、灯心汤送下;不通,和淡竹叶汤送下;冷汗不止,炙黄耆汤送下;食隔,神曲、麦芽汤送下;四肢身背风痛,防风、薄荷、羌活、老姜汤送下;鼻塞,细辛、辛夷汤送下;去邪退热,远志、朱砂、竹茹汤送下;恶寒,老姜汤送下;咳嗽,姜汤送下;霍乱吐泻,茴香汤送下;水泻,浓茶汁送下;大便秘涩,芝麻三钱研末,白汤送下;年久热痰,积滞腹痛,牙皂汤送下;酒醉呕吐,公英、枇杷叶、竹茹汤送下;耳聋眩晕,竹沥汤送下;痰多盗汗,黑豆汤送下;阴症热燥,荆芥、丹皮、竹茹、淡豉汤送下;头风痛甚,防风,蔓荆、寄生、川芎、白芷汤送下;遍身骨节疼痛,又兼畏寒怕热,老酒送下;风气疼痛,腰寒怕冷,烧酒送下;年久腹痛,山楂、乳香汤送下;年久风气痛,手足拘挛难伸,寄生、河车酒送下;手足痿弱难伸,牛膝汤送下;皮肤痒极,桑白皮汤送下;胁痛,木香、乳香汤送下;半身不遂,莫能起止,若冷痛,五加皮,地榆制酒服,半月愈;如热痛,菊花、豨莶浸酒送服,二十日愈;中风口哑,生黄耆汤送下;不语,薄荷汤送下;腰骨痛,羌活汤送下;阳症,寒热不调,川芎汤送下;遍身风痛,怕热,菊花酒送下;心气走痛,川椒、乌梅汤送下;腰眼痛,乳香汤送下;阳症结胸,大黄汤送下;积痛走动者,莪术、老姜汤送下;腹痛难忍,姜皮汤调木香末送下;又川楝子、使君子、木香、乳香汤送下;经年腹痛,诸医不效,黑栀、明矾汤送下;痰郁积滞年深,黑栀明矾汤送下;伤寒阳症痰多者,萝卜子、半夏、老姜汤送下;痰渴,硼砂汤送下;阳症热多,黄柏、黄芩汤送下;或葱头汤送下;阳症狂热口渴,元明粉泡新汲水送下;阳症大便干涩、闭结,麻仁研新汲水送下;阳症小便干涩不利,六一散一钱新汲水调下;阳症转作疟疾,取东向桃柳枝各二寸,露水煎送;若阴症变疟,半夏、陈皮、山楂、艾叶汤送下;阳症转痢,苦参、艾叶、木香汤送下;如红,加银花;白,加姜;阴症沉重昏睡,参、耆汤送下;若痰甚,姜汁、竹沥汤送下;阴症冷汗常流,参、耆汤送下;外用陈小麦煎汤洗澡;阴症痰盛,南星、半夏、老姜汤送下;又陈皮、半夏汤亦效;阴症转痢,苍术、半夏、陈皮、木香汤送下;伤暑口渴甚,呼水不止,六一散一钱新汲水送下;伤暑面红眼昏,气喘者,新汲水泡元明粉送下;伤暑劳力发痧,面嘴手足变色青黑,心窝尚暖,用前末调赤泥水灌下,俄顷战汗如水即苏;中暑,地浆水送下;素中寒而中暑者,蒜头捣烂冷水调下;隔食翻胃,竹茹、枇杷叶、南枣汤送下;寒热疟症,逐日来者,陈皮、半夏汤送下;间日或二三日一发,厚朴、槟榔、山楂、半夏汤送下;山岚瘴气,槟榔汤送下;呕水清水,乌梅、诃子汤送下;瘟疫时症,凉水送下;小肠疝气,小茴香汤送下;呕血,白茅根一斤许煎浓汤送下;吐血不止,京墨汁送下;劳伤虚损,咳痰带血丝者,知母、麦芽、童便送下;痰咳,柏叶、茅根汤送下,鼻流血不止,硼砂一钱为末,白汤送下;火眼痛,甘菊花汤送下;肠风下血,沥脓不止,生地、归尾汤送下;吐血发热,扁柏叶、茅根、藕节汤送下;粪后下血不止,生地榆汤送下;大便下血,槐花、大蓟汤送下;患病日久,梦与鬼交,朱砂茯神汤送下;梦泄遗精,莲须汤送下;寝卧乱言,桃柳枝汤送下;羞见三光,眼痛,白芍、甘菊花汤送下;痰迷心窍,琥珀汤送下;目病赤涩,甘菊、桑皮汤送下;眼患热痛,水煎百沸汤,置天井中露一宿,温热,调药末如浆,擦敷眼眶,的有明验;月经凝滞不行,红花酒送下;血热未及信期而来,苏木汤送下;血虚过期不来,益母草汤送下;赤白带下血淋不止,硫黄汤送下;单白带,胡椒汤送下;苦热又吐血,乌梅、牡蛎、童便送下;热淋痛甚,车前、地肤子草捣汁和陈酒送下;血崩,侧柏叶、山茶花、归须汤送下;乳痈,鹿角屑焙干焦,为末,酒调下;治胎衣不下,石花水澄清送下;产后血痛,益母草泡姜汁送下;肚痛难忍,栀子汤送下;血毒,硫黄汤送下;妇人梦与鬼交,安息香汤送下;小儿每服三、四、五、六、七厘为则,啼哭无常,雄黄汤送下;惊风发热,薄荷、灯心

汤送下，或加姜汁一匙；惊风危甚，抱龙丸淡姜汤送下；慢脾风，泄泻，莲子薄荷老姜汤送下；发热惊叫，银花朱砂汤送下；大头瘟，瓮菜汤送下，仍研末醋调敷患处，(瓮菜即大头菜)；咳嗽痰升喘急，贝母知母汤送下；痰迷心窍，四肢逆冷，灯心、姜皮泡麝香半厘送下；吐乳夜啼，薄荷、砂仁、半夏、蝉蜕汤送下；疳积潮热时剧，麦冬、黄连汤送下；肚腹虚胀，茯苓汤送下；疳病腹痛，使君子汤送下；伤风，恐怖惊惶，茯神琥珀汤送下；食积肚痛，五灵脂汤送下；水泻不止，白术汤送下；冷泻如水直出，参、术汤送下；小儿耳内流脓臭，用药末和麝香少许，吹入耳内自干；急惊风，朱砂、金箔汤送下，再用末吹鼻；无名肿毒，银花汤送下；结核走窜，防风汤送下；跌扑头面身黑肿痛，用烧酒调服，仍用酒送服；肿毒，背肿毒，皂角汤送下；痈疽势危，皂刺汤送下；背疮疔毒走注，山茶花、银花汤送下；杨梅天泡等疮，银花汤送下；痰注疬串、结核，弥勒草浸酒送下；疬疮结核并秽烂不堪，土茯苓汤送下；疬疽臭烂，不生肌肉，土茯苓汤送下；喉癣等疮，银花汤送下；再用末吹喉，立除；双单喉蛾，明矾汤送下；喉黄，生草汤送下；五蛊肿胀，不论久近，五加皮汤送下；五淋痛甚，生车前草捣汁送下；通肠痔漏，脓血滴沥，秽痛难忍，土茯苓汤送下；四肢浮肿，木瓜汤送下；食蛊，石燕汤送下。

【主治】各科诸证。

78837 黄金饼(《回春》卷七)

【组成】干黄土

【用法】上为末，浓煎黄连汁和为饼，食之立愈。

【主治】小儿好吃泥土。

78838 黄金散(《幼幼新书》卷三十一引《张涣方》)

【组成】干漆一两　白芜荑半两　肉豆蔻半两(上为细末)　水磨精明雄黄三分(细研)

【用法】上研极细，拌匀。每服半钱，葱白汤入生油一点同调下，须调令匀熟，药冷，即再温，乳前服。

【主治】小儿吐利后虫动。

78839 黄金散(《产宝诸方》)

【组成】黄蜀葵子七十七粒

【用法】烂捣细研，酒煎服。

【功用】催生。

【主治】难产。

78840 黄金散(《传信适用方》卷二)

【组成】大黄　郁金　天南星　宣连　蝎各半两　巴豆(别研)二钱半

【用法】上除巴豆，余为末，入和匀。壮者一钱，老少者半钱，生姜蜜水调下。

【主治】喉闭肿腮，涎结成核，走马缠喉，诸风欲死者。

【宜忌】此药有毒，须量人气血虚实加减服；凡服此药，以泻为度。

78841 黄金散(《卫生家宝产科备要》卷五)

【组成】黄芩(尖如锥者)　郁金(剉)各一两

【用法】上为末。每服一钱，板蓝根、地黄水调下。汗出效，未得汗再服即愈。又用鸡卵坠井至泥，隔宿取出吞之，必无虞矣。

【主治】妊娠患时疾。

78842 黄金散(《活幼心书》卷下)

【组成】黄柏(去粗皮，用生蜜润透，烈日下晒干，再涂上蜜，凡经十数次为度)　粉草各一两

【用法】上剉末，焙，研为细末。治口疮，用药末干点患处，或用麦门冬熟水调点舌上，令其自化；治豆疮后目生翳膜，汤泡澄清，无时频洗，仍投糖煎散、柿煎散二药。

【主治】口内舌上疮毒，及治痘疮后目生翳膜。

78843 黄金散(《医方类聚》卷一九一引《烟霞圣效方》)

【组成】黄柏不以多少

【用法】上为细末。每服两字，用蜜水调下。

【功用】解心经内热。

【主治】时气黄起。

78844 黄金散(《永乐大典》卷九七六引《经济小儿保命方书》)

【组成】人参一钱　防风一钱　辰砂一钱　川郁金一钱　硼砂半钱　酸枣仁一钱　白附子半钱(炮)　雄黄半钱

【用法】上为细末。每服一钱匕，薄荷汤调下。

【主治】惊后余热未退，间能惊跃紧搐，潮疾气促，烦躁啼哭。

78845 黄金散(《医方类聚》卷一八五引《经验良方》)

【组成】矾金　半夏各一两　风化石灰四两

【用法】上为末。凡有损伤，干掺上。

【功用】止血定痛。

【主治】金刃所伤。

78846 黄金散(《普济方》卷二九五)

【组成】黄柏　黄芩　白芷　藿香　零陵香　甘草　甘松各等分

【用法】上吹咀。黑豆一勺，相和水二碗，煮二十沸，去滓，洗却。

【主治】痔漏。

78847 黄金散(《普济方》卷三三八)

【组成】生姜一斤四两(薄切，洗，炒令水气尽，再入米醋二升熬干为度)　当归　白芍药　熟地黄(洗)　桂心(去皮)　大黄(炮)各一两

【用法】上剉细，都炒干，同前炒姜为细末。妇人产后败血攻心，晕闷欲死，微有气存，细茶、老姜炒令水气尽，用童子小便两盏，同煎百沸，倾去滤去姜滓，调药二大钱，热服，立醒；或口噤，以物挑开灌药；如分娩后，产母虽无病，亦依前汤使调药服之，便吃白粥压下，即不生血晕之患；或胎不下者，照前服，即下；产后仍每日进药一二服，服后，五七日一服，使逐去恶血，久后百病不生；产前后血气及妇人寻常气疾痛刺不可忍者，并用无灰酒调服。

【主治】妇人产前后诸疾。

78848 黄金散(《普济方》卷三五六)

【组成】油菜子五十粒

【用法】上研细。酒调服。

【主治】难产。

78849 黄金散(《普济方》卷四〇八)

【组成】白及四两(研为细末)　黄柏二两(研为细末)

【用法】上同研匀。如有汤火烧烫破疮，用新井花冷水调成膏，敷贴烧破疮上，用兔毛盖之，如无兔毛，用绒羊毛盖之，第三日，用小油润去痂，再敷。不过三上效。

【主治】小儿汤烫火烧破疮。

78850 黄金散(《疠疡机要》卷下)

【组成】滑石　甘草各等分

【用法】上为末。挑破去水敷之。

【功用】止痛消毒。

【主治】天疱疮。

78851 黄金散(《医统》卷七十一)

【组成】大黄(煨) 人参 蛤粉 黄蜀葵花(焙)各等分

【用法】上为细末。每服一钱,灯心煎汤调服,一日三次。

【主治】小便血淋疼痛。

78852 黄金散(《医统》卷八十一)

【组成】大黄一两(为末) 海金沙半两

【用法】用新汲水调涂疮上。

【主治】天疱疮。

78853 黄金散(《古今医鉴》卷十二)

【组成】真金箔(大者五片,小者七片)

【用法】以小瓷盅,将水少许,去纸,入金在内,用指研匀,后再添水至半盅。一面先令扶产妇虚坐,又令一妇人用两手将大指按定产母两肩上肩井穴,前药温服,其胎自下。

【主治】生产一两日,难分娩者。产月未足,又能安之。

78854 黄金散(《赤水玄珠》卷九)

【组成】牛黄 郁金各等分

【用法】为末。外用。

【主治】九窍出血。

78855 黄金散(《玉案》卷四)

【组成】螺蛳(淘净,养于瓷盆内,俟吐出壳内之泥,晒干)五钱 牛黄五分

【用法】上为细末。每服一钱,烧酒送下。

【主治】噎膈,汤水不能下。

78856 黄金散(《痘疹仁端录》卷十四)

【组成】麻黄末二钱 麝香一分 蝉蜕

【用法】上为末,紫草汤调下,大人每服二钱,小儿五分至一钱。

【主治】痘疹初点表闭。

【备考】方中蝉蜕用量原缺。

78857 黄金散(《洞天奥旨》卷十四)

【组成】柴胡一钱五分 金银花一两 大力子一钱 肉桂一钱 黄耆五两 归尾三分 黄柏七分 炙甘草五分

【用法】水、酒各半煎,食前服。

【主治】疮生腿外侧,或因寒湿得附骨痈,于足少阳经分,微侵足阳明经,坚硬漫肿,行步作痛,或不能行。

78858 黄金散(《良朋汇集》卷六)

【组成】香附子四两(炒) 当归尾一两二钱 五灵脂一两(炒)

【用法】上为细末。每服五钱,空心以醋调服。

【主治】妇人血崩不止。

78859 黄金散(《疡科捷径》)

【组成】石膏三钱 黄柏三钱 大黄三钱 轻粉三分

【用法】上为细末。猪胆、麻油调敷。

【主治】坐板疮。

78860 黄金膏

《圣济总录》卷一一一。为原书卷一〇四“黄柏膏”之异名。见该条。

78861 黄金膏(《疡医大全》卷七)

【组成】猪板油四两 乳香(去油) 没药(去油)各二钱

【用法】熬枯去滓,加黄蜡、白蜡各一两,熔化再加黄柏末五钱,搅匀候冷,加冰片一钱,成膏。摊贴。

【功用】拔毒生肌。

【主治】痈疽。

【备考】本方方名,《膏药方集》引作“黄柏膏”。

78862 黄金膏(《疡医大全》卷三十六)

【组成】麻油半斤 藤黄一两

【用法】熬麻油至滴水成珠,离火,入白蜡、黄蜡各五钱,搅化,再入藤黄,搅匀收贮。此药愈陈愈妙,如收久膏老,加熬过麻油,炖化搅匀,冷透敷之。

【主治】跌打损伤,筋骨断落,刀伤杖疮,汤火伤。

【宜忌】刎颈者勿用,因藤黄毒人耳。

78863 黄金霜(《中医皮肤病学简编》)

【组成】水银31克 白矾31克 火消63克 白砒1克 轻粉31克 硇砂3克

【用法】上药共为细末,放锅内用碗和盖,盐泥封固,用麻杆火烧三炷香时即成。碗上金黄色结晶为灵药,下剩是药滓。

【主治】银屑病,湿疹、白癜风。

78864 黄金露(《眼科锦囊》卷四)

【组成】鸡子白 洎夫蓝各七分 人乳汁十六钱

【用法】上调匀。点眼中。

【主治】焮痛眼,羞明怕日。

78865 黄昏汤(《千金》卷十七)

【异名】夜合汤(《圣济总录》卷五十)。

【组成】黄昏手掌大一片(是合昏皮也)

【用法】上㕮咀。以水三升,煮取一升,分二服。

【主治】肺痈,咳有微热,烦满,胸心甲错。

【方论选录】《千金方衍义》:合欢属土与水,补阴之功最捷。其干相著即黏合不解,故治肺痈溃后长肺之要药。一名合昏,又名黄昏,宁无顾名思义之意存焉。

78866 黄油膏

《寿世新编》卷中。为《验方新编》卷八“黄香膏”之异名。见该条。

78867 黄卷丸(《医级》卷八)

【组成】大豆黄卷一升(炒,勿令焦)

【用法】上为末,水法为丸。每服二钱,早、晚开水送下。食淡为妙。

【主治】水气为病,小便不利,通身浮肿。

78868 黄栌汤(《圣济总录》卷八十四)

【组成】黄栌木三斤(剉碎) 白矾二两(为末)

【用法】上二味,先将黄栌木以水二斗煎十余沸,去滓,入白矾末搅,转用瓦瓮子一口,可容四斗五升者,以阔三寸板子横着瓮底,将煎得汤乘热倾入瓮中,于密室内坐,脚踏瓮中横木上,蘸频以汤从骭面淋之,瓮外以糠火微温,得汗甚为度,其汤只离脚面三二寸。若蘸了,以绵衣裹两脚,勿令风吹,其残汤隔日温过,一依前法用,如得汗甚,心中闷极,即取红雪末二钱匕,以冷浆水调服。

【主治】脚气。

78869 **黄栌汤**(《圣济总录》卷一三四)

【组成】黄栌一斤(剉) 盐二两

【用法】上二味,以水一斗,煮取五升,去滓,洗之,一日三五次。

【主治】漆疮。

78870 **黄柏丸**(《圣惠》卷三十六)

【组成】黄柏一两(末) 蟾酥一分 黄丹一分

【用法】上为末,端午节午时合,用蒸饼和丸,如绿豆大。绵裹一丸,夜后含,有涎即吐之。

【主治】口舌疮,肿痛不止。

78871 **黄柏丸**(《圣惠》卷九十三)

【组成】黄柏一两(微炙,剉) 当归一两(剉,微炒)

【用法】上为末,煨大蒜为丸,如绿豆大。每服七丸,以粥饮送下,一日三四次。

【主治】小儿久赤白痢,腹胀疞痛。

78872 **黄柏丸**(《圣济总录》卷五十九)

【组成】黄柏(去粗皮)二两 黄连(去须)半斤

【用法】上为末,用酥拌和捣三百杵,为丸如梧桐子大。每服三十丸,温浆水送下。

【主治】消中。

78873 **黄柏丸**(《圣济总录》卷七十五)

【组成】黄柏(去粗皮,炙)三分 乌梅肉(炒干)一两 熟艾(微炒)一两 甘草(炙、剉)半两

【用法】上为末,炼蜜为丸,如梧桐子大。每服一十五丸,空心米饮送下,日午再服。

【主治】白滞痢及食不消化。

78874 **黄柏丸**(《圣济总录》卷七十五)

【组成】黄柏(去粗皮)一两 黄连(去须,炒)二两 熟艾半两 黄芩(去黑心)一两一分

【用法】上为末,用白蜜三两炼熟,入蜡一两熔化,入前药末和捣丸,如梧桐子大。每服三十丸,空心米饮送下,日晚再服。

【主治】痢下黄赤水或黄赤脓,四肢烦,皮肤冷。

78875 **黄柏丸**(《圣济总录》卷七十七)

【组成】黄柏(去粗皮) 黄连(去须)各一两

【用法】上为末,饭饮为丸,如梧桐子大。每服三十丸,空心米饮送下,日午再服。

【主治】蛊痢。

78876 **黄柏丸**(《赤水玄珠》卷八)

【组成】黄柏(蜜炙令香黄色)一两

【用法】上为末。每服三钱,空心以温浆水调下。

【主治】下痢纯血。

78877 **黄柏丸**

《准绳·幼科》卷七。为方出《阎氏小儿方》,名见《卫生总微》卷十一"胜金丸"之异名。见该条。

78878 **黄柏汤**(《千金》卷十五)

【组成】黄柏 黄连 白头翁(一作白蔹) 升麻 当归 牡蛎 石榴皮 黄芩 寄生 甘草各二分 犀角 艾叶各一分

【用法】上㕮咀。以水三升,煮取一升三合,百日儿至二百日每服三合,二百余日至期岁每服二合半。

【主治】小儿夏日伤暴寒,寒折大热,热入胃,下赤白滞如鱼脑,壮热头痛,身热手足烦。或以利药下之,便数去赤汁如烂肉,或下之不愈,后以涩药断之,下即不止,倍增壮热,或是温病热盛,复遇暴寒折之,热如腹中,下血如鱼脑。

【方论选录】《千金方衍义》:寒折热邪而痢下赤白,温下不瘳,热涩不止,惟有苦燥一法可以转危就安,乃于白头翁汤中用寄生代秦皮,兼取犀角、黄芩以散热,当归、艾叶以和血,牡蛎、榴皮以固脱,升麻、甘草引入脾家,以散伏匿之邪也。

78879 **黄柏汤**(《圣惠》卷十八)

【组成】黄柏半两 黄连半两 当归半两 甘草半两(生用) 灯心三小束 黄芩半两 杏仁一分(汤浸,去皮尖双仁,生用) 蕤仁一分 大枣五枚

【用法】上剉细。以水三大盏,煎取一大盏半,以绵滤去滓,看冷暖,避风处洗眼,一日三五次。

【主治】热病,毒气攻两眼,赤肿疼痛。

78880 **黄柏汤**(《圣惠》卷八十九)

【组成】黄柏一两(剉) 秦皮一两 蕤仁一分(汤浸去皮)

【用法】上为散。每取五钱,以水一大盏,加大枣五枚,煎一二十沸,去滓,适寒温洗之。

【主治】小儿胎赤眼。

78881 **黄柏汤**(《圣济总录》卷二十六)

【组成】黄柏(去粗皮) 阿胶(剉,炒燥)各半两 黄连(去须,剉、炒)一两 山栀子仁一分

【用法】上剉,如麻豆大。每服三钱匕,水一盏,煎至六分,去滓,食前温服。

【主治】伤寒后下痢脓血。

78882 **黄柏汤**(《圣济总录》卷三十)

【组成】黄柏(去粗皮,蜜炙) 大青 龙胆 玄参(坚者) 生干地黄各半两 升麻一两 射干三分(去毛)

【用法】上为粗末。每服五钱匕,水一盏半,加竹叶三七片,煎至八分,去滓,入蜜一合搅匀,食后含化咽津。

【主治】伤寒后心脏热,舌裂口生疮。

78883 **黄柏汤**(《圣济总录》卷七十六)

【组成】黄柏(去粗皮,炙) 黄连(去须)各二两 木香一两

【用法】上为粗末。每服五钱匕,以水一盏,煎至七分,去滓,食前温服,一日三次。

【主治】血痢昼夜不止。

78884 **黄柏汤**(《圣济总录》卷一一六)

【组成】黄柏(去粗皮)二两

【用法】上剉细。以新汲水浸二日,绞取浓汁一盏,煎一沸,温服。

【主治】疳热,虫蚀鼻生疮。

78885 **黄柏汤**(《圣济总录》卷一二三)

【组成】黄柏(去粗皮,炙)半两 升麻 木通(剉)各一两 竹茹三分 麦门冬(去心焙)一两半 玄参一两 前胡(去芦头) 大青各三分

【用法】上为粗末。每服三钱匕,水一盏,煎至七分,去滓,入芒消末一钱,搅令匀,温服。如鼻中有疮,以地黄汁少许滴鼻中,一日三五次,不拘时候。

【主治】咽喉闭塞生疮,及干呕、头痛、食不下。

【加减】要通利，加芒消；不欲利，去之。

78886 **黄柏汤**（《圣济总录》卷一八一）

【组成】黄柏（去粗皮，蜜炙） 甘草（炙）各一分

【用法】上为粗末。每次一钱匕，以水半盏，煎至三四分，去滓温服，不拘时候。

【主治】小儿咽喉肿胀，咽气不利。

78887 **黄柏汤**（《圣济总录》卷一八三）

【组成】黄柏（去粗皮，蜜炙）二两 龙胆一两半 黄连（去须） 升麻各一两

【用法】上为粗末。每服五钱匕，水一盏半，煎至八分，去滓，时时含咽。

【主治】乳石发口疮。

78888 **黄柏汤**（《圣济总录》卷一八四）

【组成】黄柏（微炙，剉碎）二两 黄连（去须）二两 干姜（炮裂）一两 石榴皮（炙，剉碎）二两 阿胶（炙令燥匀）半两 芍药二两 栀子仁十五枚

【用法】上为粗末。每服四钱匕，以水二盏，煎至一盏，去滓温服，一日二次。

【主治】乳石发，夹时行，兼有客热，下血痢。

78889 **黄柏汤**（《医方类聚》卷二〇八引《简易方》）

【组成】黄芩 黄柏各一钱 黄连三钱（去毛）

【用法】上用水四盏，煎取一盏半，去滓，加炒阿胶末五钱匕，滓再煎，空心温温分三服。

【主治】阳乘阴，崩中下血，所谓天暑地热，经水沸溢。

【加减】腹痛，加栀子三钱。

78890 **黄柏汤**（《普济方》卷三九八）

【组成】黄柏半两（炮，去皮，炙） 黄芩（去黑心）一两 枳壳（去瓤，麸炒）半两 石膏（先捣罗为末）一两 桂皮（炙）一两一分 竹叶 人参各半两

【用法】上剉，如麻豆大。一岁儿每服一钱，水七分一盏，煎至四分，去滓，分温二服，空心、午后各一次。

【主治】小儿大热痢兼渴。

78891 **黄柏饮**（《圣济总录》卷七十）

【组成】黄柏（去粗皮） 葛根（剉） 黄芩（去黑心）各一两半 鸡苏一两 凝水石二两 生竹茹半两

【用法】上为粗末。每服三钱匕，水一盏，加生地黄半分（切），煎至七分，去滓，食后、临卧温服。

【主治】鼻衄汗血。

78892 **黄柏饮**（《圣济总录》卷八十七）

【组成】黄柏（去粗皮）三两 乌梅二十一枚（焙干）

【用法】上为粗末。每服五钱匕，水一盏半，煎至一盏，去滓，露一宿，平旦空心服。

【主治】急劳，寒热进退，渐将羸弱。

78893 **黄柏饮**（《圣济总录》卷一一六）

【组成】黄柏二两（去粗皮）

【用法】上以冷水浸一两日，绞取浓汁一盏服之。

【主治】鼻中热气生疮，有脓臭兼有虫。

78894 **黄柏酒**（《医学入门》卷三）

【组成】黄柏 猪胰各四两

【用法】生浸，饮之。

【功用】润脏滑肌。

【主治】有相火而好饮酒者生疮。

78895 **黄柏浆**（《圣济总录》卷一〇九）

【组成】黄柏一两 鹅梨三颗 黄连（去须）一两一分 黄芩（去黑心）三分 竹叶半两

【用法】上㕮咀，如麻豆大。以水二升，煎至半升，去滓，纳新瓷瓶中，加龙脑半分调和。每夜以铜箸点眼。

【主治】眼看物如两般，或如蝇翅，或如游丝。

78896 **黄柏散**（《圣惠》卷十一）

【组成】黄柏三分 黄连三分（去须） 白矾半两（烧令汁尽） 川朴消三分 龙脑一钱（细研）

【用法】上为细散。每服半钱，用新绵薄裹，食后含之。良久，口内有涎唾，即吐之。

【主治】伤寒，心肺热，口内生疮。

78897 **黄柏散**（《圣惠》卷三十八）

【组成】黄柏三分（剉） 川升麻一两 石膏一两 犀角屑三分 玄参一两 甘草一两（生，剉） 麦门冬一两半（去心，焙） 牛蒡子半两（微炒）

【用法】上为粗散。每服四钱，以水一中盏，加生姜半分，煎至六分，去滓，温服，不拘时候。

【主治】乳石发动，头痛心烦，口舌生疮，干呕恶食。

78898 **黄柏散**（《圣惠》卷五十九）

【组成】黄柏一两（炙微赤，剉） 当归一两（剉，微炒） 黄连一两（去须，微炒） 地榆三分（剉）

【用法】上为细散。每服二钱，以粥饮调下，不拘时候。

【主治】血痢日夜不止，腹中疞痛，心神烦闷。

78899 **黄柏散**（《圣惠》卷五十九）

【组成】黄柏一两（炙微赤，剉） 栀子仁一两 黄连一两（去须） 阿胶一两（捣碎，炒令黄燥） 当归一两（剉，微炒）

【用法】上为细散。每服二钱，以粥饮调下，不拘时候。

【主治】脓血痢，心烦，腹疞痛。

78900 **黄柏散**（《圣惠》卷六十五）

【组成】黄柏一分（微炒） 黄丹一分（炒令紫色） 密陀僧一分 白狗粪半两（烧灰） 腻粉半两 麝香二钱（细研） 麒麟竭三钱

【用法】上为细散，都研令匀。先用甘草汤洗疮口，后用津唾调涂之。

【主治】久恶疮疼痛，诸药未效。

78901 **黄柏散**（《圣惠》卷七十四）

【组成】黄柏（微炙，剉） 桑寄生 当归（剉，微炒） 赤芍药 阿胶（捣碎，炒令黄燥） 艾叶（炒令微黄） 芎藭以上各一两 干姜三分（炮裂，剉） 甘草一分（炙微赤，剉）

【用法】上为散。每服四钱，以水一中盏，煎至六分，去滓，稍热服，不拘时候。

【主治】妊娠下痢赤白，腹里疞痛，腰疼，或如欲产。

78902 **黄柏散**（《圣惠》卷八十七）

【组成】黄柏一两（微炙，捣为末） 青黛半两 麝香一钱

【用法】上为末。每取少许掺贴疮上，一日三四次。

【主治】小儿口疮，及齿龈生烂肉，及口臭，虫蚀作孔。

78903 **黄柏散**（《圣惠》卷九十）

【组成】黄柏二两（剉） 水银半两 苦参三两（剉） 黄连一两（去须）

【用法】上为散，以猪脂和搅乳，入研水银星尽。每使，先用泔清洗疮令净，拭干敷之，一日三次。

【主治】小儿头面身体生疮，热痛。

78904 黄柏散(《圣惠》卷九十一)

【组成】黄柏一两(剉) 黄连一两(去须) 赤小豆一两 臭黄一两 水银半两 硫黄一两(与水银结为砂子)

【用法】上为末，与臭黄、水银砂子，同研令细，用生油调涂，一日三次。

【主治】小儿疥，及身上热疮。

78905 黄柏散(《圣惠》卷九十一)

【组成】黄柏(末)一两 薰陆香一两

【用法】上为细末。以生麻油调稀稠得所，涂之，干即更涂。不过四五度。

【主治】小儿白秃疮，发落苦痒。

78906 黄柏散(《圣惠》卷九十一)

【异名】白敛散(《得效》卷十二)。

【组成】黄柏(去粗皮，炙，剉) 白敛各半两

【用法】上为细散。先用汤洗疮，后以生油调涂之。

【主治】小儿冻耳成疮，或痒或痛。

78907 黄柏散(《圣济总录》卷六十九)

【组成】黄柏二两(涂蜜，慢火炙焦)

【用法】上为散。每服二钱匕，温糯米饮调下。

【主治】心脏热极，舌上出血。

78908 黄柏散(《圣济总录》卷一一七)

【异名】黄柏白蚕散(《医统》卷六十三)、白蚕黄柏散(《景岳全书》卷六十)。

【组成】黄柏(蜜涂炙干，去火毒) 白僵蚕(直者，置新瓦上，下以火焫蚕丝断，出火毒)各等分

【用法】上为细散。掺疮及舌上。吐涎。

【主治】口糜生疮。

78909 黄柏散(《圣济总录》卷一三一)

【组成】黄柏 烟熏壁土(多年者)各二两

【用法】上为细散。每服二钱匕，茅根煎汤调下，仍用生姜汁调药敷之。

【主治】发背未溃，身体寒热。

78910 黄柏散(《圣济总录》卷一三七)

【组成】黄柏(去粗皮) 黄连(去须) 胡粉(研)各一两 雌黄(研细)半两

【用法】上为散。先以米泔清洗净，拭干敷药，一日三两次。

【主治】湿癣痒不可忍。

78911 黄柏散(《圣济总录》卷一四一)

【组成】黄柏 铅丹 黄连 腻粉 白矾各等分

【用法】上为散。先煎葱汤洗，后用药散一钱匕涂之。久患不过三度。

【主治】痔。

78912 黄柏散(《圣济总录》卷一六七)

【组成】黄柏(去粗皮)一两半 釜底黑煤(研)三分 乱发灰(研)一分

【用法】先捣黄柏为末，入二味合研令匀。敷脐中。

【主治】小儿脐风，汁出不止。

78913 黄柏散(《圣济总录》卷一七三)

【组成】黄柏根皮(炙，剉) 黄连(去须) 黄芩(去黑心) 升麻(剉)各三分 大青半两 干虾蟆(酥炙)一两

【用法】上为散。以绵裹，贴齿龈上，吐涎。

【主治】小儿疳䘌口疮，齿龈宣露。

78914 黄柏散(《圣济总录》卷一七八)

【组成】黄柏(去粗皮，炙) 黄连(去须) 桃白皮(炙，剉) 胡粉(炒) 白茯苓(去黑皮)各一两 丁香一分

【用法】上为散。每服半钱匕，米饮调下，空心、午后服。

【主治】小儿赤白痢，久痢成疳。

78915 黄柏散(《鸡峰》卷四)

【组成】黄柏一两 葱根十茎

【用法】上同捣为泥，再焙，捣为细末。每用看疮多少，以蜜调，摊纸上贴之；先以汤浸二三钱，淋渫疮，拭干后用黄柏散贴之亦佳。

【主治】肾脏风毒流注，脚膝生疮，紫黑，久不愈。

78916 黄柏散(《鸡峰》卷二十二)

【组成】五倍子半两(末之) 密陀僧 铜青 黄柏各一两(蜜炙)

【用法】上为细末。每用少许，掺患处，咽津。

【主治】上膈壅毒，咽喉肿塞，口舌生疮，痰涎不利；及小儿疮痛，毒气攻口齿。

78917 黄柏散(《儒门事亲》卷十五)

【组成】黄柏 白及 白敛各等分 黄丹少许

【用法】上为细末。凉水调涂。

【主治】蜂窠、缠腰等疮。

78918 黄柏散(《朱氏集验方》卷十四)

【组成】鸡子壳 黄柏树皮 朴消各等分

【用法】上为末。白水调涂。

【主治】汤火伤。

78919 黄柏散(《朱氏集验方》卷十五)

【组成】黄柏皮 黄连(去须) 白矾(煅过) 白蛇皮(烧灰)各等分

【用法】上为细末，入麝香、腊茶少许，和匀，津唾调抹；爪破水出则干糁。

【主治】风毒流行，谷道生泡，痒而复痛。

78920 黄柏散(《得效》卷十九)

【组成】鸡子壳 黄柏树皮 朴消 大黄 寒水石各等分

【用法】上为末。白水调涂。

【主治】汤火伤。

78921 黄柏散(《医方类聚》卷一九一引《经验良方》)

【组成】黄柏皮末一钱

【用法】先用热温水洗过揩痛处，却用黄柏皮末一钱和匀，新米泔调涂。或用新米泔调黄柏末服三五服。

【主治】下部疮。

78922 黄柏散

《普济方》卷一一〇引《仁存方》。为《医方类聚》卷二十三引《永类钤方》“神效散”之异名。见该条。

78923 黄柏散(《普济方》卷三〇〇)

【组成】黄柏一两 五倍子二钱 密陀僧少许 甘草少许

【用法】除黄柏外为末，水调匀，敷于黄柏上，火炙三五

次,炙尽药末为度。将黄柏薄片,临睡贴之,天明即愈。

【主治】茧唇。

78924 黄柏散(《普济方》卷三〇二)

【组成】黄柏　黄芩各等分(为末)　萝卜叶一握(捣细。如无,用子亦可)

【用法】上为末。以酸米醋调敷患处,多多用,药干,醋解之。

【主治】寒湿金疮举发,打扑伤损。

78925 黄柏散(《普济方》卷三〇九)

【异名】白骨膏。

【组成】黄柏一斤　半夏半斤

【用法】上为细末。每用半两,生姜自然汁调如稀糊,以鹅翎敷之,用纸靥贴,如干再敷。先用绢帛封缚,次用杉木扎定,良久痛止,即痒觉热,乃是血活,即得筋骨复旧,轻者三五日即愈,重者不过旬月。干,频上姜汁尤佳。

【主治】打扑伤损筋骨折,及跌扑疼痛。

78926 黄柏散

《普济方》卷四〇五。为《圣济总录》卷一八二"神验黄柏散"之异名。见该条。

78927 黄柏散(《普济方》卷四〇六)

【组成】赤芍药　白药子　小黄柏皮　白芷梢　青黛各等分

【用法】上为末。用藕节、地黄研汁,调敷肿处;如腐烂,干粉之,糁药。

【主治】丹瘤赤肿,未破。

78928 黄柏散(《回春》卷八)

【组成】黄柏一两　轻粉三钱

【用法】上为末。用猪胆汁调涂,湿则干掺。

【主治】臁疮湿痛;及遍身热疮。

78929 黄柏散(《医学心语》卷四)

【组成】黄柏一块

【用法】猪胰涂,炙酥,为末。湿者干掺;干者,麻油调搽。

【主治】❶《医学心悟》:面上生疮,如水痘,蔓延不止者。❷《外科十法》:天疱疮,肿起白泡,小如绿豆大,大如蚕豆大。连片而生,或生头顶,或生耳前后。

78930 黄柏散

《幼幼集成》卷四。为《片玉心书》卷五"黄药散"之异名。见该条。

78931 黄柏散(《疡医大全》卷二十八)

【组成】胡椒五钱　黄柏　黄连　防风各四钱　大枫肉　枯矾各二钱　大茴香　花椒各三钱　雄黄　硫黄各五分　槟榔二枚　斑蝥十个　潮脑一钱五分

【用法】上为末。腊猪油调搽。如麻木者,亦可擦其痒;搔破擦之则皮自然如旧矣。

【主治】手足皮枯,则为水窠,或痒如疥癞,及雁来疯。

78932 黄柏散(《杂病源流犀烛》卷二十八)

【组成】黄柏三钱(猪胆炙)　橄榄核(烧存性)　陈螺蛳(烧存性)各二钱　儿茶　轻粉各一钱半　甘草

【用法】上为末。洗净掺之。

【主治】下疳。

【备考】方中甘草用量原缺。

78933 黄柏散(《外科真诠》卷上)

【组成】炒柏一钱　轻粉三分　儿茶二钱　上片一分

【用法】上为细末。擦。

【主治】胞漏疮。

78934 黄柏散(《外科真诠》卷下)

【组成】生黄柏五钱　上片三分

【用法】上为末。用水腐调涂,或用蜜亦可。

【主治】烟火丹。有从两踋起,赤色肿痛,乃足三阳经风热;亦有从足底心起,乃足少阴肾经火热。

78935 黄柏散(《中医皮肤病学简编》)

【组成】黄柏 78 克　青黛 6 克　肉桂 3 克　冰片 1 克

【用法】上为细末。外用。

【主治】口炎。

78936 黄柏散(《中医皮肤病学简编》)

【组成】黄柏 31 克　黄连 31 克　大黄 31 克　黄芩 31 克　川山甲 31 克　木鳖子(去壳)31 克　槐枝 63 克　香油 500 毫升

【用法】常法熬膏。外用。

【主治】湿疹。

78937 黄柏煎(《圣济总录》卷三十)

【组成】黄柏一两。

【用法】上为末,入蜜三两和匀,慢火煎如稀饧。每取少许含化,良久吐涎,一日三五次,不拘时候;咽津亦得。胸中似有疮者,即用蜜酒调下二钱匕。

【主治】伤寒后心热,口疮久不愈。

78938 黄柏煎(《圣济总录》卷一一七)

【组成】黄柏(末)一两　乱发(洗去腻)三两　硫黄(研)一分　黄连(末)一两　麻油半斤

【用法】先将油煎发消,然后下黄柏等末,重煎待凝成煎。每含如杏仁大,吐津,不得咽。

【主治】口疮。

78939 黄柏膏(《圣惠》卷六十二)

【组成】黄柏一两半(剉)　桐叶一两半(切)　龙骨一两　黄连一两半(去须)　败龟三两(烧灰细研)　白矾半两(烧令汁尽,细研)　天灵盖三两(烧灰细研)　乱发拳许大(烧灰细研)　麝香一分(细研)

【用法】以猪脂三斤。煎前四味十余沸,布滤去滓,拭铛令净,却入铛中再煎,入后五味搅令匀,收于不津器中。每用,故帛上匀摊贴之。

【主治】缓疽。

78940 黄柏膏(《圣惠》卷八十四)

【异名】护目膏(《斑疹备急》)。

【组成】黄柏一两　绿豆一两半　甘草四两(生用)

【用法】上为末,再研令细,后以生麻油调如薄膏。从耳前眼眶并厚涂,一日三五次。上涂面后,可用胡荽酒喷也。早用此方涂于面上,令不生疹痘也,如用此方涂迟,纵出疹痘亦少。

【功效】预防疹痘;疹痘出后,用以保护面目。

78941 黄柏膏(《圣济总录》卷一〇四)

【异名】黄金膏(《圣济总录》卷一一一)。

【组成】黄柏(去粗皮,为末)　蛇蜕(微炒,细研为末)各一两

【用法】上用醋浆水三盏,于铜器内煎一盏,稀稠似乳,

绵滤待冷,瓷盒盛,点眼大眦。

【主治】眼暴赤涩痛。眼翳。

78942 **黄柏膏**(《圣济总录》卷一〇五)

【组成】黄柏(去粗皮)半两　黄连(去须)一两　升麻(剉)半两　蕤仁(去皮,研)一两　细辛(去苗叶)半两

【用法】上为末。水三大盏,煎取一半,入白蜜四两相和煎,令药汁尽,绞去滓,入石胆一豆许,细研和匀。每夜卧时点少许于两眦头。

【主治】眼飞血,赤痛昏暗。

78943 **黄柏膏**(《圣济总录》卷一一三)

【组成】黄柏(去粗皮,剉)一两　蕤仁半两　大枣(青州者)三枚(擘)

【用法】上以水三升同纳瓷器内,慢火煎至一升,去滓,去清汁,再以净瓷瓶子收。每用铜箸点眼,一日三五次。

【主治】风热冲目,多生眵矇。

78944 **黄柏膏**(《圣济总录》卷一八〇)

【组成】黄柏(去粗皮)一分　大豆一合

【用法】上为粗末,以水一盏,煎至二合,去滓,重煎如饧,入少许龙脑研和。涂敷。

【主治】小儿口疮。

78945 **黄柏膏**(《卫生总微》卷二十)

【组成】黄柏(末)　白敛(末)各一两　白及(末)半两　生芝麻二合(杵烂取汁)

【用法】上为细末,以蒸萝卜一枚,好酒一盏,一处杵烂成膏。每用少许,先以童子小便洗疮了,后以药涂。

【主治】冻疮。

78946 **黄柏膏**(《直指小儿》卷五)

【异名】护目膏(《普济方》卷四〇四)、护眼膏(《医学入门》卷六)。

【组成】黄柏(去粗皮)　新绿豆　红花各一分　甘草(生)半钱

【用法】上为末,麻油调为膏。薄涂眼眶四围,若用胡荽酒,尤先护目。

【主治】疮疸初萌,急以此防眼。

78947 **黄柏膏**

《膏药方集》。即《疡医大全》卷七"黄金膏"。见该条。

78948 **黄柏蜜**(《外台》卷二引《深师方》)

【异名】蜜渍柏皮(《世医得效方》卷一),蜜渍黄柏汁(《伤寒图歌活人指掌》卷四)。

【组成】黄柏(削去上皮,取里好处,薄斜削)

【用法】以崖蜜半斤极消者,以渍柏一宿,唯欲令浓,含其汁,良久吐之,更复如前。如胸中热有疮时,饮三五合尤良。

【主治】❶《外台》:伤寒热病口疮。❷《得效》:口疮,舌溃烂。

78949 **黄荆汤**(《辨证录》卷三)

【组成】生地四两　炒黑荆芥三钱

【用法】水煎服。

【主治】一时狂吐血,血出如倾盆。

78950 **黄荆散**(《古今医鉴》卷五)

【组成】黄荆子不拘多少(炒)

【用法】水煎服。

【主治】伤寒发热而咳逆者。

78951 **黄茧膏**(《千金珍秘方选》)

【组成】黄茧子一个　胆矾五分　川连一分

【用法】黄茧子剪去一头,纳入胆矾、川连,将人乳灌满,饭上蒸,倘茧子小,不妨匀二三个一齐蒸用。临卧擦眼皮上三四次。

【主治】眼癣。

78952 **黄药末**(《理伤续断方》)

【组成】川乌(炮)　草乌(醋煮)　枫香(别研)各三斤　当归(去芦,酒浸一宿,阴干)　赤芍药半两　川独活(去芦)　川芎(汤泡七次)　细辛(去苗,净洗)　香白芷　山桂(去粗皮)　白姜(面裹煨)　黄姜(湿纸裹煨)　五加皮(净洗,去骨)　桔梗(去芦)　骨碎补(去毛,炒)　苍术(醋煮七次)　何首乌(用黑豆酒煮七次)各二斤　知母半斤　没药半斤　牛膝二斤(酒浸七日,焙干)

【用法】上为细末。每服二钱,盐酒调,病在上,食后服;病在下,空心服;遍身损伤,临卧服。

【功用】续筋接骨,常服活血止肿生力。

【主治】跌扑伤损,皮肉破绽,筋肉寸断。败血壅滞,结痈烂坏,疼痛至甚,或劳役所损,肩背四肢疼痛,损后中风,手足痿痹,不能举动,筋骨乖张,挛缩不伸。

【宜忌】孕妇莫服。

78953 **黄药汤**(《普济方》卷一八八引《圣惠》)

【组成】黄药子一两(捣碎)

【用法】用水二盏,煎至一盏,去滓,温热服。

【主治】吐血不止。

78954 **黄药汤**(《圣济总录》卷一一九)

【组成】黄药　甘草(炙,剉)各一两

【用法】上为粗末。每服三钱匕,以水一盏,煎至七分,去滓,食后温服。

【主治】舌肿及重舌。

78955 **黄药酒**(方出《图经本草》引《千金月令》(见《证类本草》卷十四),名见《本草纲目》卷二十五)

【组成】万州黄药子半斤(须紧重者为上,如轻虚即是他州者,力慢,须用一倍)

【用法】取无灰酒一斗,投药其中,固济瓶口,以糠火烧一复时,停腾,待酒冷即开。患者时时饮一盏,不令绝酒气,经三五日后,常须把镜自照,觉消即停饮,不尔便令人颈细也。

【主治】忽生瘿疾一二年者。

78956 **黄药散**(《普济方》卷一八九引《肘后方》)

【组成】黄药子一两

【用法】上为散。每服三钱,煎阿胶汤调下,良久以新汲水调生面一匙投之。

【主治】鼻衄不止。

78957 **黄药散**(《圣惠》卷十)

【组成】黄药　川大黄(剉碎,微炒)　栀子仁　人参(去芦头)　槟榔　郁金　甘草(炙微赤,剉)　龙胆(去芦头)　犀角屑各半两　川朴消一两　紫菀一两(洗,去苗土)

【用法】上为细散。每服二钱,以鸡子清调下;蜜水调下亦得,不拘时候。

【主治】伤寒发热,面目赤黄,烦躁欲走,如见鬼神,谵

语不禁。

78958 **黄药散**(方出《圣惠》卷十,名见《普济方》卷一三四)

【组成】黄药一两

【用法】上为细散。每服二钱,以新汲水调下,不拘时候。

【主治】伤寒鼻衄,可及一斛已来,不止。

78959 **黄药散**(《圣惠》卷三十三)

【异名】黄药膏(《圣济总录》卷一一〇)。

【组成】黄药一两　木香一两　川大黄三两(剉)

【用法】上为细散。每用好浆水调为膏,摊生绢上,贴眼睑上下,不得入眼,干即易之。

【主治】斑豆疮入眼。

78960 **黄药散**

《圣济总录》卷六十八。为《博济》卷一"汉防已散"之异名。见该条。

78961 **黄药散**(《幼幼新书》卷三十引《吉氏家传》)

【组成】黄药

【用法】上为细末。每服半钱或一钱,井水调下。

【主治】小儿鼻衄不止。

78962 **黄药散**(《片玉心书》卷五)

【异名】黄柏散(《幼幼集成》卷四)。

【组成】黄柏　白枯矾　海螵蛸　滑石　龙骨各等分

【用法】上为末。湿用干掺,干用猪油调敷。

【主治】耳珠前后生疮,浸淫不愈者。

78963 **黄药膏**

《圣济总录》卷一一〇。为《圣惠》卷三十三"黄药散"之异名。见该条。

78964 **黄垩丸**(《卫生总微》卷十二)

【组成】黄土一两(末)　陈皮(去白)一两　木香一分　巴豆二十个(去皮膜,出油尽)

【用法】上为末,饭和为丸,如粟米大。每服三二丸,煎黑豆汁送下,不拘时候。

【主治】脾疳,发黄身肿。

78965 **黄钟丸**(《家塾方》)

【组成】大黄四十钱　黄芩　黄连各二十钱

【用法】上为末,面糊为丸,如梧桐子大。每服二三十丸,白汤送下。以下为度。若急下,则用酒服之。

【主治】大便难,烦悸而心下痞者。

78966 **黄香油**(《绛囊撮要》)

【组成】松香一两　雄黄一两

【用法】上为末,放竹纸上,卷成条子,用菜油浸一宿,取出倒吊烧之,用一粗碗盛滴下之油。搽上。立愈。

【主治】秃疮,肥疮。

78967 **黄香饼**(《圣济总录》卷一三二)

【组成】黄柏一两　郁金半两　乳香一分

【用法】上为末。用槐花水调作饼。于疮口贴之。

【主治】卷毛疮,在头中,初生如葡萄,痛不止。

78968 **黄香散**(《验方新编》卷十一)

【组成】硫黄　川椒各五钱

【用法】上为末,加生姜、葱头各五钱,和生猪板油捣融,用布包好。烘热,时时擦之,其效甚速。

【主治】疥疮。

78969 **黄香膏**(《摄生众妙方》卷八)

【组成】百草霜　香油　桐油　黄香　乳香　没药

【用法】上为末,合和为膏。搽患处。

【主治】黄水、肥、臁等疮。

78970 **黄香膏**(《卫生鸿宝》卷二)

【组成】松香　东丹各等分(研细,纳胡葱管内,饭上蒸熟,取出,用腊月腌猪油擂和)　青皮(不坏大者,水浸,用槌钻戳多孔在上,劈开去瓤)

【用法】将松香、东丹装满青皮内,对合,在灯上烧沥取油,埋土中一月,出火毒则不痛。将少许涂疮上,药自化开。

【主治】小儿胎毒,瘌痢满头肥疮。

78971 **黄香膏**(《验方新编》卷八)

【异名】黄油膏(《寿世新编》卷中)。

【组成】松香

白水煮透,取出放冷水内搓洗数十下,再煮再洗,如此九次,倒地待冷取起。每一两加:

轻粉三钱　银朱一钱　白蜜少许

【用法】上药炼老成珠,加菜油少许,炖热搅匀,看疮之大小作饼。置疮上,将绸条扎住。一周时取下,用滚水搓洗极净,翻转再贴,周时取下,再洗再贴。只要一个药饼直贴到好,不须另换。待疮好,将此药饼洗净收好,如遇此疮,再与别人贴,仍前一周时一洗一贴。此饼若医过三人之后,贴上即好,若医过十人,贴上更能速愈,奇绝妙绝。

【主治】臁疮;及一切痈毒大疮,日久不愈。

78972 **黄胖丸**(《名家方选》)

【组成】铁砂(醋煮后水洗)　蕨粉各十钱　硫黄八钱　枯矾二钱

【用法】上为末,面糊为丸,如梧桐子大。日服一钱或二钱半,以酒送下。

【主治】黄胖,上逆动气或下血,眩晕不能行步者。

78973 **黄胖丸**(《续名家方选》)

【组成】铁砂一百钱　葛根　黄连各十二钱　百草霜五钱

【用法】上为末,面糊为丸,如梧桐子大。每服二钱,白汤送下,一日三次。

【主治】黄胖病。

78974 **黄胖药**(《医述》卷八)

【组成】红枣四两　皂矾二两　锅焦三两　荷叶二面　灰面十二两

【用法】灰面炒黄,红枣煮熟,去皮核,取肉,锅焦煮烂,皂矾,荷叶煎汁捣丸。每服三钱。

【主治】黄胖,其证必吐黄水,毛发皆直,或好食生米、茶叶、土、炭。

78975 **黄胖散**(《经验良方》)

【组成】铁粉六分　姜　桂各三分

【用法】上为末。每服四五钱。

【主治】黄胖病。

78976 **黄庭丹**(《圣惠》卷九十五)

【组成】硫黄一两　硼砂二两

【用法】上二味,同研如粉,入瓷盒子内,如法固济,候干了,入灰炉中,常以顶火四两,养七日,又于盒底著火四两,养一日,取出;看硫黄在盒上,硼砂在盒子下,又依前研,入盒，又养七日足，又于盒底著火养一日，但看硫黄不上盒子，即住火，取出；以黄蜡煮，出火毒，候蜡黑如漆，去蜡，以火焙干，重细研，以粟米饭和丸，如麻子大。每日服三丸，空心以酒或醋汤送下。

【功用】破宿血，止疼痛。

【主治】男子女人，积冷气块。

78977 黄神丹

《仙拈集》卷一。为年氏《集验良方》卷四"黄病神丹"之异名。见该条。

78978 黄耆丸（《千金》卷十九）

【组成】黄耆　干姜　当归　羌活（一作白术）　芎䓖　甘草　茯苓　细辛　桂心　乌头　附子　防风　人参　芍药　石斛　干地黄　苁蓉各二两　羊肾一具　枣膏五合

【用法】上为末，以枣膏与蜜为丸，如梧桐子大。每服十五丸，以酒送下，每日二次。渐加至三十丸。

【主治】五劳七伤，诸虚不足，肾气虚损，目视䀮䀮，耳无所闻。

78979 黄耆丸（《千金》卷十九）

【异名】补益黄耆丸（《圣济总录》卷二十）。

【组成】黄耆　鹿茸　茯苓　乌头　干姜各三分　桂心　芎䓖　干地黄各四分　白术　菟丝子　五味子　柏子仁　枸杞白皮各五分　当归四分　大枣三十枚

【用法】上为末，炼蜜为丸，如梧桐子大。旦服十丸，夜十丸，酒送下，以知为度。

【主治】虚劳。

78980 黄耆丸（《外台》卷十二引《延年秘录》）

【组成】黄耆五分　白术六分　鳖甲五分（炙）　白薇三分　牡蛎四分（熬）　茯苓六分　桂心三分　干姜四分　枳实四分（炙）　橘皮三分　当归四分　槟榔子六分　人参六分　前胡四分　附子四分（炮）

【用法】上为末，炼蜜为丸，如梧桐子大。每服十五丸，酒送下，一日二次，加至二十丸。

【主治】风虚盗汗不能食，腹内有痃癖气满者。

【宜忌】忌醋物、猪肉、冷水、苋菜、生葱。

78981 黄耆丸（《外台》卷十五引《广济方》）

【组成】黄耆　黄连各七分　防风　甘草（炙）各五分　五加皮　白鲜皮　枳实（炙）各四分　升麻　车前子　苦参（炙）　麦门冬（去心）　葶苈子（熬）　巨胜各六分

【用法】上为末，炼蜜为丸，如梧桐子大。空腹以大豆浸酒下二十丸，渐加至三十丸，日二服，不知增之。

【主治】风毒发即眼睛疼，脚纵，中指疼连肘边，牵心里闷，两肋胀少气力，喘气急欲绝，不能食。

【宜忌】忌海藻、菘菜、猪肉、冷水、热面、炙肉、荞麦。

78982 黄耆丸（《外台》卷二十六引《广济方》）

【组成】黄耆　枳实（炙）各三两　乌蛇（炙）　当归　赤石脂各二两　猬皮二两（炙）

【用法】上为末，炼蜜为丸，如梧桐子大。每服二十丸，空腹以酒送下，日二服。更不加减。

【主治】痔下血。

78983 黄耆丸（《圣惠》卷七）

【组成】黄耆一两（剉）　熟干地黄一两　土瓜根一两　玄参三分　栝蒌根一两　白龙骨一两　菝葜一两（剉）　牡蛎一两（烧为粉）　人参三分（去芦头）　桑螵蛸三分（微炒）　五味子一两　沉香一两

【用法】上为末，炼蜜为丸，如梧桐子大。每服三十丸，食前以粥饮送下。

【主治】膀胱及肾脏久虚积冷，上焦烦热，小便滑数，如米泔。

78984 黄耆丸（《圣惠》卷十四）

【组成】黄耆一两（剉）　槟榔三分　桔梗半两（去芦头）　枳壳半两（麸炒微黄，去瓤）　桂心三分　当归半两（剉，微炒）　陈橘皮三分（汤浸，去白瓤，焙）　厚朴三分（去粗皮，涂生姜汁，炙令香熟）　牡蛎一两（烧为粉）　附子一两（炮裂，去皮脐）　人参三分（去芦头）　茯神三分　甘草半两（炙微赤，剉）　龙骨三分　木香半两　薯蓣三分　白术三分　干姜半两（炮裂，剉）

【用法】上为末，炼蜜为丸，如梧桐子大。每服三十丸，食前以粥饮送下。

【主治】伤寒后，风虚气满，背膊烦疼，不能饮食，四肢无力，时复盗汗，日渐虚羸。

78985 黄耆丸（《圣惠》卷十四）

【组成】黄耆半两（剉）　人参半两（去芦头）　龙齿一两　茯神三分　铁粉一两（细研）　金银箔各五十片（细研）　防风半两（去芦头）　远志半两（去心）　熟干地黄三分

【用法】上为散，入铁粉，金银箔，都研令匀，炼蜜为丸，如梧桐子大。每服二十丸，以粥饮送下，不拘时候。

【主治】伤寒后，心虚惊悸，恍惚不定。

78986 黄耆丸（《圣惠》卷十八）

【组成】黄耆一两（剉）　人参一两（去芦头）　知母三分　白芍药三分　茯神三分　牡蛎一两（烧过）　鬼箭羽半两　木香三分　白术一两　陈橘皮三分（汤浸，去白瓤，焙）　五味子三分　地骨皮三分　麦门冬一两半（去心，焙）　沉香一两　甘草半两（炙微赤，剉）　牛黄半两（细研）　麝香半分（细研）　鳖甲半两（涂醋，炙令微黄，去裙襴）

【用法】上为末，入牛黄、麝香，研令匀，炼蜜为丸，如梧桐子大。每服三十丸，食前以温酒送下，如不饮酒，用粥饮送下。

【主治】热病后，虚劳四肢无力，或时寒热盗汗，心中虚悸，不能饮食，日渐瘦羸。

78987 黄耆丸（《圣惠》卷二十六）

【组成】黄耆二两（剉）　覆盆子一两　牛膝一两（去苗）　鳖甲一两（涂醋炙令黄，去裙襴）　石斛二两（去根，剉）　肉苁蓉一两（酒浸一宿，刮去皱皮，炙干）　白术一两　附子一两（炮裂，去皮脐）　肉桂二两（去皱皮）　五味子一两　人参一两（去芦头）　沉香一两　熟干地黄二两

【用法】上为末，炼蜜为丸，如梧桐子大。每服三十丸，空心及晚食前以温酒送下。

【功用】充肌调中助力。

【主治】脾劳羸瘦，脚膝疼痛。

78988 黄耆丸（《圣惠》卷二十六）

【组成】黄耆二两（剉）　巴戟二两　桂心一两　石斛一两（去根，剉）　泽泻一两　白茯苓一两　柏子仁一两　干姜一两（炮裂，剉）　独活二两　白芍药一两　山茱萸一两　天雄一两（炮裂，去皮脐）　半夏一两（汤洗七遍，去

滑） 细辛半两 白术一两

【用法】上为末，炼蜜为丸，如梧桐子大。每服三十丸，空心及晚食前以温酒送下。

【主治】肉极。体重怠堕，四肢不欲举，关节疼痛，不嗜饮食。

【宜忌】忌饴糖、湿面。

78989 黄耆丸（《圣惠》卷二十六）

【组成】黄耆二两（剉） 牛膝二两（去苗） 桂心一两 熟干地黄二两 薯蓣一两 远志半两（去心） 覆盆子一两 巴戟一两 五味子一两 石斛一两半（去根，剉） 肉苁蓉一两半（酒浸一宿，削去皱皮，炙干） 鹿茸一两（去毛，涂酥炙微黄）

【用法】上为末，炼蜜为丸，如梧桐子大。每服三十丸，空心及晚食前以温酒送下。

【主治】五劳六极七伤，骨髓虚惫，四肢无力。

78990 黄耆丸（《圣惠》卷二十七）

【组成】黄耆（剉） 葛根（剉） 乌梅肉（微炒） 麦门冬（去心，焙） 栝楼根 天门冬（去心，焙）各一两 酸枣仁（微炒） 甘草（炙微赤，剉） 覆盆子各三分

【用法】上为末，炼蜜为丸，如弹子大。每服一丸，绵裹含咽津，尽即更含咽之。

【主治】虚劳。羸瘦烦热，口舌干燥，不欲饮食。

78991 黄耆丸（《圣惠》卷二十七）

【组成】黄耆一两半（剉） 栝楼根二两 苦参二两半（剉） 羚羊角屑一两半 黄连一两（去须） 茯神二两 鸡膍胵黄皮五枚（炙黄） 甘草一两半（炙微赤，剉）

【用法】上为末，炼蜜为丸，如梧桐子大。每服三十丸，不拘时候以粥饮送下。

【主治】虚劳。口干烦渴，腰疼膀痛，小便白浊。

78992 黄耆丸（《圣惠》卷二十八）

【组成】黄耆一两（剉） 人参一两（去芦头） 桂心一两 当归一两 赤石脂一两（细研） 茯神一两 龙骨一两（细研） 朱砂一两（细研） 远志一两（去心） 桔梗三分（去芦头） 柏子仁三分 五味子一两 麦门冬一两半（去心，焙） 薯蓣一两 枳实一分（麸炒）

【用法】上为末，入研了药令匀，炼蜜为丸，如梧桐子大。每服二十丸，不拘时候，以温酒送下。

【主治】虚劳。惊悸不安，心膈烦满，不能嗜食。

78993 黄耆丸（《圣惠》卷三十）

【组成】黄耆一两（剉） 防风半两（去芦头） 人参一两（去芦头） 远志半两（去心） 酸枣仁三分（微炒） 熟干地黄一两 羌活三分 白茯苓一两 薏苡仁一两 羚羊角屑三分 当归三分 桂心三分 山茱萸一两 枸杞子三分

【用法】上为末，炼蜜为丸，如梧桐子大。每服三十丸，不拘时候以温酒送下。

【主治】虚劳。四肢羸瘦，心神虚烦，筋脉拘挛疼痛，少得睡卧。

78994 黄耆丸（《圣惠》卷四十四）

【组成】黄耆二两（剉） 桃仁二两（汤浸，去皮尖双仁，麸炒微黄） 山茱萸二两 五加皮二两 槟榔三两 白蒺藜五两（微炒，去刺） 海藻二两半（洗去咸味） 玄参二两半 五味子四两半 肉苁蓉一两半（酒浸一宿，刮去皱皮，炙干） 牛膝一两半（去苗） 枳壳一两半（麸炒微黄，去瓤） 人参一两半（去芦头） 赤茯苓一两半 桂心一两半 远志一两半（去心） 石南一两 续断一两半 龙骨二两

【用法】上为末，炼蜜为丸，如梧桐子大。每服三十丸，空心及晚食前以温酒送下。

【主治】阴㿗，核肿疼痛。

78995 黄耆丸（《圣惠》卷五十三）

【组成】黄耆一两（剉） 牡蛎二两（烧为粉） 栝楼根半两 甘草半两（炙微赤，剉） 麦门冬一两半（去心，焙） 地骨皮半两 白石脂半两 泽泻半两 知母半两 黄连半两（去须） 薯蓣半两 熟地黄半两

【用法】上为末，炼蜜为丸，如梧桐子大。每服三十丸，不拘时候以清粥饮送下。

【主治】消中。渴不止，小便赤黄，脚膝少力，纵食不生肌肤。

78996 黄耆丸（《圣惠》卷五十三）

【组成】黄耆三分（剉） 熟干地黄一两 麦门冬二两（去心，焙） 鸡肶胵一两（微炙） 山茱萸三分 人参三分（去芦头） 五味子三分 肉苁蓉一两（酒浸一宿，刮去皱皮，炙干） 地骨皮半两 白茯苓半两 玄参半两 牛膝一两（去苗） 补骨脂一两（微炒） 鹿茸一两（去毛，涂酥，炙令黄）

【用法】上为末，炼蜜为丸，如梧桐子大。每服三十丸，食前以粥饮送下。

【主治】消肾。心神虚烦，小便无度，四肢羸瘦，不思饮食，唇口干燥，脚膝乏力。

78997 黄耆丸（《圣惠》卷五十三）

【组成】黄耆一两（剉） 白茯苓三分 黄连一两（去须） 土瓜根三分 熟干地黄一两 麦门冬二两（去心，焙） 玄参三分 地骨皮三分 牡蛎一两（烧为粉） 龙骨三分 栝楼半两（剉） 人参三分（去芦头） 桑螵蛸三分（微炒） 五味子三分 鹿茸一两（去毛，涂酥，炙微黄）

【用法】上为末，炼蜜为丸，如梧桐子大。每服三十丸，食前以清粥饮送下。

【主治】消肾。小便白浊，四肢羸瘦，渐至困乏。

【备考】方中栝楼，《普济方》引作"菝葜"。

78998 黄耆丸（《圣惠》卷五十三）

【组成】黄耆一两（剉） 肉苁蓉一两（酒浸一宿，刮去皱皮，炙令干） 鹿茸一两（去毛，涂酥，炙微黄） 熟干地黄三两 人参三分（去芦头） 枸杞子三分 白茯苓三分 甘草半两（炙微赤，剉） 地骨皮半两 泽泻三分 附子三分（炮裂，去皮脐） 巴戟三分 禹余粮三分（烧赤，醋淬三遍，细研） 桂心三分 牡丹三分 五味子三分 龙骨三分 磁石一两半（烧赤，醋淬七遍，捣碎细研） 赤石脂三分 麦门冬二两（去心，焙） 牡蛎三分（烧为粉）

【用法】上为末，入研了药令匀，炼蜜为丸，如梧桐子大。每服三十丸，食前以清粥饮送下。

【主治】大渴后，上焦烦热不退，下元虚乏，羸瘦无力，小便白浊，饮食渐少。

78999 黄耆丸

《圣惠》卷五十八。为《外台》卷二十七引《许仁则方》黄耆十四味丸之异名。见该条。

79000 **黄耆丸**(《圣惠》卷六十)

【组成】黄耆一两(剉) 猬皮一两(炙令焦黄) 当归一两(剉,微炒) 桂心三分 槐子仁二两(微炒) 白矾一两(烧灰) 麝香一分(细研入) 枳壳二两(麸炒微黄,去瓤) 附子一两(炮裂,去皮脐) 白花蛇肉一两(酒浸,炙微黄)

【用法】上为末,炼蜜为丸,如梧桐子大。每服三十丸,食前煎柏叶汤送下。

【主治】五痔下血不止,疼痛,壅塞不通。

79001 **黄耆丸**(《圣惠》卷六十)

【组成】黄耆一两(剉) 蒺藜子三分(微炒,去刺) 猬皮一两(炙令黄) 枳壳二两(麸炒微黄,去瓤) 槟榔一两 乌蛇二两(酒浸,去皮骨,炙微黄) 川大黄三分(剉碎,微炒) 大麻仁一两 皂荚子仁半两(微炒黄)

【用法】上为末,炼蜜为丸,如梧桐子大。每服三十丸,食前煎桑根白皮汤送下。

【主治】酒痔。风热壅滞大肠,下血疼痛。

【备考】《医方类聚》引《神巧万全方》有葛根。

79002 **黄耆丸**(方出《圣惠》卷六十,名见《普济方》卷二九八)

【组成】黄耆一两(剉) 枳壳一两(麸炒微黄,去瓤) 乌蛇二两(酒浸,去皮骨,涂酥,炙微黄) 当归一两(剉,微炒) 皂荚刺一两(炙黄)

【用法】上为末,炼蜜为丸,如梧桐子大。每服二十丸,食前以粥饮送下。

【主治】酒痔。风热壅滞大肠,下血疼痛。

79003 **黄耆丸**(《圣惠》卷六十)

【组成】黄耆二两(剉) 附子二两(炮裂,去皮脐) 白矾二两(烧灰) 硫黄一两(细研,水飞) 榼藤子二枚(去壳,以酥蜜涂,炙黄) 猬皮一两(炙黄焦) 虎眼皮一两(炙令黄熟) 栝楼一两 皂荚二梃(去黑皮,涂酥,蒸一遍)

【用法】上为末,炼蜜为丸,如梧桐子大。每服二十丸,食前以粥饮送下。

【主治】肠风。积年不愈,转加羸困。

79004 **黄耆丸**(《圣惠》卷六十五)

【组成】黄耆二两(剉) 乌蛇四两(酒浸,去皮骨,炙令黄) 川乌头二两(炮裂,去皮脐) 附子二两(炮裂,去皮脐) 茵芋二两 石南一两 秦艽一两(去苗)

【用法】上为末,炼蜜为丸,如梧桐子大。每服三十丸,食后以荆芥汤送下。

【主治】干疥瘙痒久不愈。

79005 **黄耆丸**(《圣惠》卷六十六)

【组成】黄耆一两(剉) 木香一两 漏芦一两 枳壳一两(麸炒微黄,去瓤) 玄参一两 犀角屑一两 桔梗一两(去芦头) 牛蒡子二两(微炒) 川大黄一两(剉碎,微炒)

【用法】上为末,炼蜜为丸,如梧桐子大。每服二十丸,空心及晚食前以粥饮送下。

【主治】瘰疬结肿生脓。

79006 **黄耆丸**(《圣惠》卷七十)

【组成】黄耆一两(剉) 麦门冬一两(去心,焙) 人参三分(去芦头) 黄芩三分 枸杞子三分 茯神一两 百合半两 枳壳半两(麸炒微黄,去瓤) 秦艽半两(去苗) 酸枣仁三分(微炒) 柴胡一两(去苗) 赤芍药半两 知母半两 鳖甲三两(涂醋,炙令黄,去裙襕) 杏仁三分(汤浸,去皮尖双仁,麸炒微黄) 甘草半两(炙微赤,剉) 生干地黄一两 郁李仁三分(汤浸,去皮,微炒)

【用法】上为末,炼蜜为丸,如梧桐子大。每服三十丸,不拘时候,以清粥饮送下。

【功用】《济阴纲目》:补气益精,养血安神,清肺热,解劳热,宽胸膈。

【主治】妇人骨蒸烦热,四肢羸瘦疼痛,口干心躁,不得眠卧。

【宜忌】《济阴纲目》:郁李仁、杏仁虽能润燥,然大便滑者不宜。

79007 **黄耆丸**(《圣惠》卷七十三)

【组成】黄耆一两半(剉) 龙骨一两 当归一两(剉,微炒) 桑寄生一两 鹿茸一两(去毛,涂酥,炙令黄) 地榆一两(剉) 干姜三分(炮裂,剉) 木香一两 代赭一两 白石脂一两 赤石脂一两 人参一两(去芦头) 艾叶一两(微炒) 芎䓖一两 卷柏一两半(微炙) 诃黎勒皮一两 熟干地黄一两半

【用法】上为末,炼蜜为丸,如梧桐子大。每服三十丸,食前以暖酒送下。

【主治】妇人腑脏冷热相攻,心腹㽲绞疞痛,腰间时疼,赤白带下,面色萎黄,四肢羸乏。

79008 **黄耆丸**(《圣惠》卷八十)

【组成】黄耆一两(剉) 白芍药二分 当归一两(剉,微炒) 桂心三分 柏子仁三分 续断二分 芎䓖二分 五味子半两 熟干地黄半两 牛膝三分(去苗) 白术半两 枳壳三分(麸炒微黄,去瓤) 肉苁蓉三分(酒洗,去皱皮,炙干) 鳖甲一两(涂醋,炙令黄,去裙襕) 沉香三分

【用法】上为散,炼蜜为丸,如梧桐子大。每服三十丸,食前以粥饮送下。

【主治】产后蓐劳。寒热进退,头痛目眩,百节酸疼,气力羸弱。

79009 **黄耆丸**(《圣惠》卷八十一)

【组成】黄耆一两(剉) 赤箭三分 熟干地黄一两 羌活三分 人参一两(去芦头) 羚羊角屑三分 五加皮三分 白术三分 白茯苓一两 防风半两(去芦头) 当归半两(剉,微炒) 桂心半两 附子一两(炮裂,去皮脐) 酸枣仁半两(微炒) 白鲜皮半两

【用法】上为末,炼蜜为丸,如梧桐子大。每服三十丸,不拘时候,以温酒送下。

【主治】产后风虚劳损,体瘦乏弱,肢节疼痛,不欲饮食。

79010 **黄耆丸**(《圣惠》卷八十四)

【组成】黄耆一分(剉) 麦门冬一分(去心,焙) 柴胡半两(去苗) 赤茯苓一分 白术一分 子芩一分 鳖甲半两(涂醋,炙令黄,去裙襕) 甘草一分(炙微赤,剉)

【用法】上为末,炼蜜为丸,如绿豆大。每服五丸,以粥饮送下,日三四次。

【主治】小儿往来寒热,多汗心烦,小便赤黄,不欲饮食,四肢羸瘦。

79011 **黄耆丸**(《圣惠》卷八十八)

【组成】黄耆半两(剉) 赤芍药半两 麦门冬一两(去心,焙) 人参半两(去芦头) 柴胡三分(去苗) 胡黄连

半两　鳖甲一两(涂醋,炙令黄,去裙襴)　甘草半两(炙微赤,剉)

【用法】上为末,炼蜜为丸,如麻子大。每服五丸,不拘时候,以粥饮送下。

【主治】小儿羸瘦体热,面色萎黄,不欲乳食。

79012 **黄耆丸**(《圣惠》卷九十八)

【组成】黄耆二两(剉)　熟干地黄二两　覆盆子　牛膝(去苗)　石斛(去根,剉)　泽泻　附子(炮裂,去皮脐)　鹿茸(去毛,涂酥,炙微黄)　山茱萸　五味子　桂心　人参(去芦头)　沉香　肉苁蓉(酒浸三宿,刮去皱皮,炙干)各一两

【用法】上为末,炼蜜为丸,如梧桐子大。每服三十丸,空心及晚食前以温酒送下。

【功用】补虚乏,长肌肉,调中助力,美颜色,益精志,利腰膝。

79013 **黄耆丸**(《圣惠》卷九十八)

【组成】黄耆(剉)　覆盆子　牛膝(去苗)　薯蓣　五味子　天门冬(去心)　人参(去芦头)　白茯苓　牡丹　泽泻　附子(炮裂,去皮脐)　鹿角胶(捣碎,炒令黄燥)　山茱萸　熟干地黄　肉苁蓉(酒浸一宿,刮去皱皮,炙干)各一两

【用法】上为末,炼蜜为丸,如梧桐子大。每日三十丸,空心以温酒送下,渐加至四十丸。

【功用】补虚养气,益精壮血,安神定志,长肌肉,美颜色。

79014 **黄耆丸**(《圣惠》卷九十八)

【组成】黄耆一两(剉)　熟干地黄一两　天门冬一两半(去心,焙)　石斛一两(去根,剉)　桂心三分　五味子三分　白术三分　防风三分(去芦头)　巴戟一两　薯蓣三分　山茱萸三分　远志三分(去心)　人参三分(去芦头)　白茯苓三分　枳壳三分(麸炒微黄,去瓤)　枸杞子二(三)分　肉苁蓉一两(酒浸一宿,刮去皱皮,炙干)　菟丝子一两(酒浸三日,晒干,别捣为末)

【用法】上为末,炼蜜为丸,如梧桐子大。每服三十丸,空心以温酒送下,晚食前再服。渐加至四十丸。

【功用】益肾气,强骨髓,治风气,补虚乏。

79015 **黄耆丸**(《圣惠》卷九十八)

【组成】黄耆(剉)　人参(去芦头)　石斛(去根,剉)　桂心　肉苁蓉(酒浸一宿,刮去皱皮,炙干)　鹿茸(去毛,涂酥,炙令微黄)　熟干地黄　菟丝子(酒浸三日,晒干,别捣为末)　阳起石(酒煮半日,细研,水飞过)　杜仲(去粗皮,炙微黄,剉)　钟乳粉　白茯苓　狗脊　赤石脂(细研)　山茱萸　薯蓣　附子(炮裂,去皮脐)　五味子　蛇床子　萆薢(剉)　巴戟　白术　续断　泽泻各一两

【用法】上为末,入阳起石,研令匀,炼蜜为丸,如梧桐子大。每服三十丸,空腹以温酒送下,晚食前再服。渐加至五十丸。

【功用】久服令人五脏内实,肌肤外充,面色红光,反老为少。

【主治】男子五劳七伤,风虚羸瘦,腰疼膝冷,阴盛阳虚,身力衰残,夜梦遗泄。

79016 **黄耆丸**(方出《证类本草》卷七引孙用和方,名见《鸡峰》卷十七)

【组成】黄耆　黄连各等分

【用法】上为末,面糊为丸,如绿豆大。每服三十丸,米饮送下。

【主治】肠风泻血。

79017 **黄耆丸**(《局方》卷五)

【组成】黄耆　杜蒺藜(炒,去刺)　川楝子　茴香(炒)　川乌(炮,去皮脐)　赤小豆　地龙(去土,炒)　防风(去芦叉)各一两　乌药二两

【用法】上为细末,酒煮面糊为丸,如梧桐子大。每服十五丸,空心以温酒送下,盐汤亦得,妇人醋汤送下。

【主治】❶《局方》:丈夫肾脏风虚,上攻头面虚浮,耳内蝉声,头目昏眩,项背拘急;下注腰脚,脚膝生疮,行步艰难,脚下隐疼,不能踏地,筋脉拘挛,不得屈伸,四肢少力,百节酸疼,腰腿冷痛,小便滑数;及瘫缓风痹,遍身顽麻;妇人血风,肢体痒痛,脚膝缓弱,起坐艰难。❷《圣济总录》:刺风气血内虚,风寒蕴滞,寒热相搏,遍身如针刺;肾脏风攻注腰脚生疮,或虚肿热痛,行步不得。

79018 **黄耆丸**(《圣济总录》卷十二)

【组成】黄耆(剉)　防风(去叉)　地骨皮　枳实(去瓤,麸炒)各一两　羌活(去芦头)　苦参　当归(切,炒)　升麻　大黄(剉,炒)　甘草(炙,剉)各半两

【用法】上为末,炼蜜为丸,如梧桐子大。每服十五丸,食后温荆芥汤送下。

【主治】风气有热,烦惋,头面生疮。

【备考】方中黄耆、防风、地骨皮用量原缺,据《普济方》补。

79019 **黄耆丸**(《圣济总录》卷十三)

【组成】黄耆(剉)　防风(去叉)　麦门冬(去心,焙)　羌活(去芦头)各二两　五加皮一两半　甘草(炙,剉)　升麻　苦参　白鲜皮　菊花　枳壳(去瓤,麸炒)　黄连(去须,炒)　车前子各一两　葶苈(隔纸炒)半两

【用法】上为末,炼蜜为丸,如梧桐子大。每服二十丸,空心食前以温酒送下,加至三十丸。

【主治】热毒风上攻,头旋目眩,耳聋心烦,手足痛痹,皮肤瘙痒。

79020 **黄耆丸**(《圣济总录》卷十八)

【组成】黄耆(剉)　防风(去叉)　丹参(去苗土)　白术　白茯苓(去黑皮)　芎䓖　枳壳(去瓤,麸炒)　山栀子(去皮)　蒺藜子(炒,去角)　赤芍药　知母(焙)　地骨皮　黄芩(去黑心)　柴胡(去苗)　苦参　生干地黄(焙)各三两

【用法】上为末,炼蜜为丸,如梧桐子大。每服二十丸,空心、日午、夜卧以温水送下。

【主治】大风癞。面上生疮,身多盗汗,腹痛。

79021 **黄耆丸**(《圣济总录》卷十八)

【组成】黄耆(剉)　防风(去叉)　丹参　白术　白茯苓(去黑皮)　芎䓖　山栀子　赤芍药　枳壳(去瓤,麸炒)　细辛(去苗叶)各一两半　大腹(剉)一两三分　升麻　秦艽(去苗土)各二两　蒺藜子(炒,去角)　独活(去芦头)　苦参各三两

【用法】上为末,炼蜜为丸,如梧桐子大。每服二十丸,空腹煎枳壳汤送下,每日二次。

【主治】大风癞疾。

79022 **黄耆丸**

十一画

黄

《圣济总录》卷十九。为《圣惠》卷五“补脾黄耆丸”之异名。见该条。

79023 黄耆丸(《圣济总录》卷五十一)

【组成】黄耆(炙,剉) 熟干地黄(焙) 龙骨(去土,碎)各一两半 枳壳(去瓤,麸炒) 肉苁蓉(酒浸,切焙) 泽泻各一两一分 菟丝子(酒浸一宿,别捣) 鹿茸(去毛,酥炙) 麦门冬(去心,焙)各二两 牡丹皮 石斛(去根) 五味子(炒)各一两 桑螵蛸二十一枚(炙)

【用法】上为末,炼蜜为丸,如梧桐子大。每服三十丸,空腹煎黄耆汤送下。

【主治】肾风虚冷,小便多,腿细脚弱,渐渐羸瘦。

79024 黄耆丸(《圣济总录》卷五十八)

【组成】黄耆(剉) 鹿茸(去毛,酥炙)各二两 牡蛎(煅一复时) 土瓜根 黄连(去须) 白茯苓(去黑皮)各一两 人参一两半

【用法】上为末,研令细,炼蜜为丸,如梧桐子大。每服三十丸,用何首乌汤下。

【主治】消渴。小便数少,虚极羸瘦。

79025 黄耆丸(《圣济总录》卷五十九)

【组成】黄耆(细剉) 五味子各二两 乌梅(取肉,炒) 麦门冬(去心,焙)各一两 干姜(炮)半两 茯神(去木)一两半 附子(炮裂,去皮脐,大者)两枚 酸石榴皮(剉) 生干地黄(焙) 泽泻各半两

【用法】上为细末,炼蜜为丸,如梧桐子大。每服三十丸,浆水送下,不拘时候。

【主治】虚燥,渴不已。

79026 黄耆丸(《圣济总录》卷六十五)

【组成】黄耆(剉碎) 栝楼根(剉)各一两一分 甘草(炙,剉)二两 大黄(蒸过,剉碎,炒干)一两 杏仁(汤退去皮尖双仁,研如脂)二两 马牙消(熬,研细)一两一分

【用法】上先捣前四味为细末,与杏仁、马牙消同研令匀,炼蜜为丸,如梧桐子大。每服十五丸,空腹以温水送下,每日二次。

【主治】呷嗽。声音不出,喉中作声。

79027 黄耆丸(《圣济总录》卷八十)

【组成】黄耆(剉) 甘遂(炒) 青橘皮(汤浸去白,焙) 麦糵 大戟(炒) 陈橘皮(汤浸去白,焙) 陈曲(炒)各半两

【用法】上为细末,炼蜜为丸,如梧桐子大。每服十丸,煎木通、桑根白皮汤送下。

【功用】消肿定喘。

【主治】水气。

79028 黄耆丸(《圣济总录》卷九十)

【组成】黄耆(剉)一两 熟干地黄(焙)二两 石斛(去根) 五味子(炒) 白术 枸杞子 肉苁蓉(酒浸一宿,去皱皮,焙) 山芋 桂(去粗皮) 人参 甘草(炙,剉)各一两半

【用法】上为末,炼蜜为丸,如梧桐子大。每服二十丸,温酒送下,饮下亦得,每日二次。稍加至三十丸。

【功用】补虚益气。

【主治】虚劳。阳气不足,四肢逆冷,虚羸少气。

79029 黄耆丸(《圣济总录》卷九十)

【组成】黄耆(剉) 肉苁蓉(酒浸,切,焙) 五味子 天雄(炮裂,去皮脐) 牛膝(酒浸,切,焙)各二两 熟干地黄三两 干姜(炮) 山芋 山茱萸 桂(去粗皮)各一两半

【用法】上为末,炼蜜为丸,如梧桐子大。每服三十丸,食前以酒送下。

【主治】五劳七伤,髓液虚惫,四肢逆冷。

79030 黄耆丸(《圣济总录》卷九十二)

【组成】黄耆(剉)一两半 栝楼二两 苦参二两半 羚羊角(镑)一两半 黄连(去须)二两 茯神(去木)一两半 泽泻一两半 桑螵蛸十枚(炙) 牡蛎粉一两半 鸡肶胵里黄皮五枚(炙) 甘草(炙)一两半

【用法】上为末,炼蜜为丸,如梧桐子大。每服三十丸,空心以米饮送下。

【主治】虚劳有热,虚烦口干,腰胯疼痛,小便白浊如米泔。

79031 黄耆丸(《圣济总录》卷九十二)

【组成】黄耆(剉)三两 肉苁蓉(酒浸,去皱皮,切,焙) 鹿茸(酥炙,去毛)各一两半 菟丝子(酒浸一宿,别捣)三分 石斛 巴戟天(去心)各一两 山芋一两半 远志(去心) 柏子仁(炒,别研)各三分 白茯苓(去黑皮)一两 泽泻三分 山茱萸一两 熟干地黄(洗去土,切,焙)六两 续断一两 桂(去粗皮)三分

【用法】上为细末,炼蜜为丸,如梧桐子大。每服三十丸,空心煎枣汤送下,午食前再服。

【主治】虚劳。肾气冷弱,小便余沥。

79032 黄耆丸(《圣济总录》卷九十三)

【组成】黄耆(剉)三两 白术 枳壳(去瓤,麸炒) 白茯苓(去黑皮) 甘草(炙,剉)各二两 生干地黄(洗去土,切,焙)四两 地骨皮一两

【用法】上为末,炼蜜为丸,如梧桐子大。每服二十丸,食前以人参汤送下,每日二次。

【主治】骨蒸。热虽稍退,瘦弱无力,饮食不为肌肉。

79033 黄耆丸(《圣济总录》卷九十四)

【组成】黄耆(剉) 桃仁(去皮尖双仁,炒,研) 山茱萸 龙骨(煅) 蒺藜子(炒,去角) 槟榔(剉)各一两 五味子二两 海藻(洗去咸,炙) 玄参各一两一分 牛膝(酒浸,切,焙) 白茯苓(去黑皮) 肉苁蓉(酒浸,切,焙) 枳壳(去瓤,麸炒) 人参 续断 桂(去粗皮)各三分 远志(去心) 石南各半两

【用法】上为末,炼蜜为丸,如梧桐子大。每服二十丸,空心、食前以温酒或盐汤送下。

【主治】阴疝气攻肿痛。

79034 黄耆丸(《圣济总录》卷九十六)

【组成】黄耆(剉)三两 土瓜根 干姜(炮)各二两 菝葜 漏芦(去芦头) 地骨皮(去土)各一两半 栝楼根二两半 桑螵蛸半两(中劈破,慢火炙)

【用法】上为末,以湿纸裹粟米饭,于煻火内烧过,和捣令匀,丸如梧桐子大。每服二十丸,以微温牛乳汁送下,早、晚两服。渐加至三十丸,多饮乳汁为妙。

【主治】小便利,饮水多者,又非淋疾。

79035 黄耆丸(《圣济总录》卷九十八)

【组成】黄耆(剉) 黄连(去须) 土瓜根(剉)各二两

半　玄参三两　地骨皮(剉)　菝葜(剉)　鹿茸(去毛,酥炙)各二两　牡蛎(熬)一两　人参　桑螵蛸(炒)　五味子各一两半

【用法】上为末,炼蜜为丸,如梧桐子大。每服二十丸,盐酒送下,不拘时候。

【主治】肾虚膀胱冷,淋沥不利。

79036　黄耆丸(《圣济总录》卷一〇七)

【组成】黄耆(剉)　蒺藜子(炒,去刺)　防风(去叉)　柴胡(去苗土)　白术　山芋　甘菊花　茯神(去木)　甘草(炙,剉)　秦艽(去苗土)各三分　山栀子仁　枳壳(去瓤,麸炒)　羌活　黄连(去须)各半两

【用法】上为末,炼蜜为丸,如梧桐子大。每服三十丸,茶送下。

【主治】风攻头目,多泪昏涩,身体痹,皮肤风痒。

79037　黄耆丸(《圣济总录》卷一一〇)

【组成】黄耆(剉)　蒺藜子(炒,去角)　独活(去芦头)　柴胡(去苗)　生干地黄(焙)　甘草(炙)　栀子仁　苦参　白术　白花蛇(酒浸,去皮骨,炙)各一两　防风(去叉)　菊花　茯神(去木)　山芋　秦艽(去苗土)各三分　天门冬(去心,焙)　枳壳(去瓤,麸炒)　白槟榔(剉)各一两半

【用法】上为末,炼蜜为丸,如梧桐子大。每服三十丸,空心以温酒送下。

【主治】血气不足,肤睑下复睛轮,垂缓难开,又名睢目。

79038　黄耆丸(《圣济总录》卷一一二)

【组成】黄耆(剉)　白茯苓(去黑皮)　石斛(去根)各二两　鹿茸(去毛,酥炙)一两半　五味子(炒)二两　防风(去叉)　牡丹皮　酸枣仁　覆盆子　生干地黄(焙)各三两

【用法】上为末,炼蜜为丸,如梧桐子大。每服二十丸,空心以温酒送下。加至三十丸。

【主治】肝虚劳,兼膀胱久积虚冷,目眩见花不明,渐成内障。

79039　黄耆丸(《圣济总录》卷一一四)

【组成】黄耆(剉)　栀子仁(炒)　犀角(镑)　木通(剉,炒)　升麻　人参　玄参　木香　干蓝　黄芩(去黑心)　芍药(剉)各一两

【用法】上为末,炼蜜为丸,如梧桐子大。每服二十丸,食后煎枸杞根汤送下。加至三十丸。

【主治】耳聋。

79040　黄耆丸(《圣济总录》卷一一四)

【组成】黄耆(剉)　升麻　栀子仁　犀角(镑)　玄参　木香　黄芩(去黑心)　芒消各一两半　干姜(炮)　芍药　人参各一两　大黄(剉,炒)二两

【用法】上为末,炼蜜为丸,如梧桐子大。每服二十丸至三十丸,食后良久煎枸杞根汤送下。

【主治】耳聋出脓。

79041　黄耆丸(《圣济总录》卷一二九)

【组成】黄耆(剉)　犀角(镑)各三两　黄连(去须)　茯神(去木)　当归(切,焙)　防风(去叉)　芍药　升麻　黄芩(去黑心)各五分　木通八分　甘草(生,剉)三分　麝香(别研)半分

【用法】上为末,拌匀,炼蜜为丸,如梧桐子大。每服二十丸,空腹以生姜汤送下;食后再服,即煎麦门冬汤下。

【主治】酒醉汗出,风入经络,久成风疽。

79042　黄耆丸(《圣济总录》卷一三五)

【组成】黄耆(剉)　牡丹皮各三分　犀角(镑)　甘草(炙,剉)各一两　玄参　恶实(炒)　木通(剉)各一两半

【用法】上为末,炼蜜为丸,如梧桐子大。每服二十丸,空心以温酒送下,晚再服。

【主治】瘘疮。连年不愈,出脓水不止。

79043　黄耆丸(《圣济总录》卷一三六)

【组成】黄耆(剉)　枳壳(麸炒,去瓤)　威灵仙(米泔浸洗,焙干,木石臼中捣)各一两

【用法】上为细末,以软饭和丸,如梧桐子大。每服三十丸,温酒送下,不拘时候。

【主治】风毒肿满;肠风,行步艰难。

79044　黄耆丸(《圣济总录》卷一五三)

【组成】黄耆(剉)　芍药各三两　赤石脂四两　当归(切,焙)　附子(炮裂,去皮脐)　熟干地黄(焙)各二两　(一方有干姜无地黄)

【用法】上为末,炼蜜为丸,如梧桐子大。每服三十丸,温酒送下。

【主治】妇人血伤兼带下不止。

79045　黄耆丸(《圣济总录》卷一五三)

【组成】黄耆(剉)　熟干地黄(焙)　当归(切,焙)　鹿茸(去毛,酥炙)　地榆　卷柏(去土)　茯神(去木)各一两半　木香　代赭　白石脂　艾叶　芎䓖　桑寄生　赤石脂　沙参　白龙骨　诃黎勒皮各一两

【用法】上为末,炼蜜为丸,如梧桐子大。每服三十丸,米饮送下,空心、日午、临卧时各一服。

【主治】妇人血伤兼带下,脐腹冷痛,腰脚酸疼,肢体倦怠,心烦渴躁。

79046　黄耆丸

《圣济总录》卷一七〇。即《外台》卷三十五引《古今录验》"乳头散"改为丸剂。见该条。

79047　黄耆丸(《圣济总录》卷一八三)

【组成】黄耆(炙,剉)　犀角屑各一两半　黄连(去须)　茯神(去木)　当归(切,焙)　防风(去叉)　芍药　升麻　赤茯苓(去黑皮)　黄芩(去黑心)　甘草(炙)　各半两　木通(剉)一两　麝香(研)半分

【用法】上除麝香外,捣罗为末,入麝香研和匀,炼蜜为丸,如梧桐子大。每服二十丸,生姜汤送下。未效,加至三十丸。

【主治】乳石发动,痈疽发背,一切热毒及恶疮。

79048　黄耆丸(《圣济总录》卷一八五)

【组成】黄耆(剉)　肉苁蓉(酒浸,切,焙)　人参　防风(去叉)　桂(去粗皮)　桔梗(炒)　牛膝(酒浸,切,焙)　白术　芍药　白茯苓(去黑皮)　天雄(炮裂,去皮脐)　附子(炮裂,去皮脐)各一两

【用法】上为末,炼蜜为丸,如梧桐子大。每服二十丸,空心以温酒或盐汤送下。

【功用】补虚益气,润泽肌肤。

【主治】下脏积冷。

79049　黄耆丸(《幼幼新书》卷二十引《庄氏家传》)

【组成】黄耆(薄切,用蜜炒黄色) 人参 柴胡(去苗,洗净) 薯蓣 赤茯苓各半两 黄芩(小紧者) 生犀末各一分

【用法】上细剉,焙燥,捣为末,炼蜜为丸,如大樱桃大。以麦门冬熟水磨下。

【功用】壮气补虚。

【主治】小儿因患体虚,时复发热,不思饮食,或多惊悸。

79050 **黄耆丸**(《鸡峰》卷十九)

【组成】黄耆 肉苁蓉 鹿茸各一两 人参三分 枸杞子二分 熟干地黄二两 白茯苓三分 甘草各半两 地骨皮半两 泽泻 附子 巴戟 禹余粮 桂 牡丹皮 五味子 龙骨各三分 磁石一两 赤石脂三分 麦门冬半两 牡蛎三分

【用法】上为细末,入研了药令匀,炼蜜为丸,如梧桐子大。每服三十丸,食前以米饮送下。

【主治】大渴后,上焦烦热不退,下元虚乏,羸瘦无力,小便白浊,饮食微少。

79051 **黄耆丸**(《本事》卷五)

【异名】黄耆枳壳煎丸(《普济方》卷二九七)。

【组成】黄耆(蜜炙) 枳壳(去瓤,细切,麸炒黄) 威灵仙(去苗,洗)各二两 续断(洗,推去节,剉,焙) 槐角子 白矾(枯) 当归(洗,去芦,切,焙干,炒) 干姜(炮) 附子(炮,去皮脐) 生干地黄 连翘(炒)各半两

【用法】上为细末,炼蜜为丸,如梧桐子大。每服三十丸,以米饮送下。

【主治】远年肠风痔漏。

79052 **黄耆丸**(《本事》卷五)

【组成】黄耆一两(独茎者,去芦,蜜炙) 白蒺藜(炒,瓦擦,扬去细碎刺) 羌活(去芦)各半两 黑附子一个(大者,炮,去皮脐) 羯羊肾一对(焙干)

【用法】上为细末,酒糊为丸,如梧桐子大。每服三四十丸,空心、晚食前以煨葱盐汤送下。

【主治】❶《本事》:肾虚耳鸣,夜间睡着如打战鼓,觉耳内风吹,更四肢抽掣痛。❷《医略六书》:肾虚风袭,耳痒耳鸣,脉浮细者。

【方论选录】❶《医略六书》:肾虚风动,真阳之气不振,故听户不静,耳痒耳鸣焉。黄耆补气以下通于肾,附子补火以上通于耳,羌活散肾脏之风,蒺藜祛肝脏之风,羊肾以补肾脏也。再用盐汤以润下,温酒以通行,使肾脏阳气内充,则虚风自释,而听户肃清,耳痒耳鸣无不并退矣。此补肾祛风之剂,为虚风耳痒耳鸣之专方。❷《本事方释义》:以酒糊丸,葱盐汤送,取其先升后降也。夜睡耳鸣如闻打战鼓,四肢掣痛,由乎肾虚,下不收摄,以上升之药引虚阳下降,再以咸辛温血肉之味补其下,则虚阳不致再升。古人有云,精不足者补之以味也。

79053 **黄耆丸**(《本事》卷六)

【异名】内固黄耆丸(《准绳·疡医》卷一)。

【组成】绵黄耆(蜜炙) 人参(去芦)各一两

【用法】上为细末,入真生龙脑一钱(研细),用生藕汁和丸,如绿豆大。每服三十丸,温熟水下,加至四十丸,日三服。

【功用】❶《本事》:清心内固;❷《本事方释义》:调元益气。

【主治】《本事方释义》:疮疡溃脓之后,本虚心热。

【方论选录】《本事方释义》:黄耆气味甘平,入手足太阴;人参气味甘温,入足阳明;又佐以生真龙脑之辛凉入手太阴;生藕汁之甘平而润,入足太阴。此疡疾溃脓之后,本虚心热,非峻补不能固内清心,乃调元益气之方也。

79054 **黄耆丸**(《妇人良方》卷五)

【组成】黄耆 麦门冬(去心) 茯神 北柴胡 甘草 生干地黄各一两 酸枣仁(炒) 郁李仁 杏仁(去皮尖、双仁,麸炒黄) 枸杞子 人参(去芦) 黄芩各三分 百合 枳壳(去瓤,麸炒) 赤芍药 知母各半两 鳖甲二两(制)

【用法】上为细末,炼蜜为丸,如梧桐子大。每服三十丸,清粥吞下,不拘时候。

【主治】妇人骨蒸烦热,四肢羸瘦,疼痛口干,心躁不得眠卧。

79055 **黄耆丸**(《济生》卷八)

【组成】榼藤子(煨,用肉)半两 川续断(酒浸) 黄耆(去芦) 贯众 附子(炮,去皮脐) 枯矾(别研) 刺猬皮(烧灰) 当归(去芦,酒浸) 阿胶(蛤粉炒)各一两 麝香(别研)一字

【用法】上为细末,米糊为丸,如梧桐子大。每服七十丸,空心以米饮汤送下。

【主治】五痔出血疼痛。

【宜忌】气壮多热之人不宜服。

79056 **黄耆丸**(《外科精义》卷下)

【组成】黄耆 乌药 茴香(炒) 地龙(去土) 川椒(去目) 防风 川楝子(炒) 赤小豆 白蒺藜(去刺) 海桐皮 威灵仙 陈皮各等分

【用法】上为细末,酒糊为丸,如梧桐子大。每服三十丸,空心以温酒送下。

【主治】肾脏风虚,攻注手足,头面麻痹痛痒,或生疥癣肿焮。

79057 **黄耆丸**(《普济方》卷一七八)

【组成】人参三分 鹿茸(酒浸,去毛)一两 黄耆三分(剉) 栝楼根一两 桑螵蛸一两 杜仲(去粗皮,炙)三分(剉) 鸡肶胵四枚(炙) 山茱萸三分 菟丝子(酒浸一宿,焙干,别捣末)一两半

【用法】上为末,炼蜜为丸,如梧桐子大。每服三十丸,煎枣汤送下,每日三次。

【主治】消肾肾虚,小便滑数。

79058 **黄耆丸**(《普济方》卷二七五)

【组成】黄耆一两(剉,炒) 附子四钱(炮,去皮脐) 菟丝子(酒煮,浸) 茴香(微炒) 熟干地黄各一两

【用法】上为细末,酒糊为丸,如梧桐子大。每服三十丸,空心以酒送下。

【主治】内虚,精寒髓冷,恶疮多时不效者。

79059 **黄耆丸**(《普济方》卷二九五)

【组成】黄耆 青葙子 漏芦 鳖甲(炙) 狼牙各五分 黄柏四分 猪悬蹄甲七枚(炙) 猬皮四分(炙) 白矾十分(烧,去汁) 蚖青(去足翅) 斑蝥(去足翅,炒) 地胆(去足翅,炒) 蜈蚣各十条(炒) 犀角屑八分

【用法】上为末,炼蜜为丸,如梧桐子大。每服二丸,空腹以米饮送下,日二次。增之以知为度。

【主治】痔。
【宜忌】忌一切油腻、苋菜。
79060 **黄耆丸**(《普济方》卷三五二)
【组成】黄耆 人参 茯苓 甘草 白术 五味子 芎䓖 当归各六分 泽兰叶 陈皮各六分 麦门冬 诃子各二十分 桂心 熟干地黄各十二分
【用法】上为细末,炼蜜为丸,如梧桐子大。每服三四十丸,空心以温酒送下,日再服。
【主治】产后喘乏气羸,腹内绞痛,自汗出。
79061 **黄耆丸**(《校注妇人良方》卷三)
【组成】黄耆(炒) 川椒(炒) 茴香(炒) 川乌头(去皮脐) 狼毒 防风 川楝子肉 黑附子(炮,去皮脐) 白蒺藜(炒) 地龙(去土,炒) 赤小豆各等分
【用法】上为末,酒糊为丸,如梧桐子大。每服二三十丸,温酒送下,日二服。
【主治】妇人肾脏中风,腰疼不得俯仰,或麻痹肿痛,少气,肢体乏力。
79062 **黄耆丸**
《赤水玄珠》卷二十九。为《杨氏家藏方》卷十二"内托黄耆丸"之异名。见该条。
79063 **黄耆丸**(《外科大成》卷四)
【组成】黄耆(炙)二两 大附子(去皮脐,姜汁浸透,切片,火煨,炙,以姜汁一钟尽为度)七钱 菟丝子(酒浸,蒸) 大茴香(炒)各一两
【用法】上为末,酒糊为丸。每服一钱,每日二服,空心食前以黄酒送下。
【主治】石痈、石疽。因寒气客于经络,肿坚如石,痈则微红,疽则皮色不变,久不作脓。
79064 **黄耆丸**(《医略六书》卷三十)
【组成】熟地五两 黄耆三钱(蜜炙) 鳖甲三两(醋炙) 川芎一两 当归三两 白芍一两半(醋炒) 五味一两半 柏仁三两(炒) 桂心一两半 续断三两
【用法】上为末,炼蜜为丸。每服五钱,以米饮送下。
【主治】蓐劳,脉数弦软微涩者。
【方论选录】产后血气两虚,肝阴不足而阴不维阳,故潮热憎寒,自汗不止,势必将成蓐劳。熟地补阴滋血,柏仁养心宁神,黄耆补气益卫阳,当归养血益营阴,鳖甲滋肝阴以散结,白芍敛脾阴以和营,川芎引入血海,五味收敛津液,续断续完筋脉,桂心温暖营血,蜜丸饮下,使血气内充,则肝阴自复而营卫调和,何虑寒热自汗不止,蓐劳将成不痊乎?
79065 **黄耆丸**(《医钞类编》卷四)
【组成】黄耆 人参 茯苓 熟地 薏苡仁各一两 羌活七钱五分 远志五钱
【用法】上为末,炼蜜为丸。温酒送下。
【主治】气虚血弱,羸瘦拘挛。
79066 **黄耆汁**(《普济方》卷五十五)
【组成】黄耆四分 干姜二分 蜀椒一分
【用法】上为末。以生地黄捣取汁和,用绵裹枣核大,塞耳中,日三夜一。以愈止。
【主治】虫入耳肿,不闻人语声,有脓出。
79067 **黄耆汤**(《外台》卷十七引《小品方》)
【组成】黄耆三两 人参一两 芍药二两 生姜半斤 桂肉三两 大枣十四枚 当归一两 甘草一两(炙)
【用法】上切。以水一斗,煮取四升,分四次服。
【主治】虚劳。胸中客热,冷癖痞满,宿食不消,吐噫,胁间水气,或流饮肠鸣,不生肌肉,头痛上重下轻,目视䀮䀮,惚惚志损,常躁热,卧不得安,少腹急,小便赤余沥,临事不起,阴下湿,或小便白浊伤多。
【宜忌】忌生葱、海藻、菘菜。
【加减】有寒,加厚朴二两。
79068 **黄耆汤**(《外台》卷十七引《小品方》)
【组成】黄耆二两 麦门冬二两(去心) 大枣三十枚(擘) 芍药二两 干地黄二两 黄芩一两 桂心二两 生姜二两 当归二两 甘草二两(炙)
【用法】上切。以水九升,煮取三升,去滓,分三服。
【主治】虚劳少气,小便过多。
【宜忌】忌海藻、菘菜、生葱、芜荑、猪肉、冷水。
79069 **黄耆汤**(《外台》卷十七引《深师方》)
【组成】黄耆二两 远志二两(去心) 麦门冬二两(去心) 茯苓二两 生姜三两 人参三两 甘草三两(炙) 半夏二两(洗) 当归一两 前胡二两 橘皮二两 蜀椒一两(汗) 芍药二两 乌头三枚(炮) 大枣二十枚 桂心二两
【用法】上切。以水一斗二升,煮取三升,分三次服。增减量性服之。
【主治】丈夫虚劳,风冷少损或大病后未平复而早萦劳,腰背僵直,脚中疼弱,诸不足。
【宜忌】忌羊肉、饧、海藻、菘菜、生葱、生菜、猪肉、冷水、酢物等。
79070 **黄耆汤**(《外台》卷十七引《深师方》)
【异名】黄耆建中汤(《外台》卷十七引《深师方》)、黄耆姜桂汤(《圣济总录》卷三十一)。
【组成】黄耆三两 半夏一升(洗) 大枣二十枚(擘) 生姜四两 桂心四两 芍药四两 人参二两 甘草二两(炙)
【用法】上切。以水一斗二升,煮取四升,分四次服,日夜再服。
【主治】❶《外台》引《深师方》:大虚不足,少腹里急,劳寒拘引,脐气上冲胸,短气,言语谬误,不能食,吸吸气乏,闷乱。❷《圣济总录》:伤寒后脏气不足,虚乏。
【宜忌】忌生葱、海藻、菘菜、羊肉、饧。
【加减】手足冷,加附子一两。
79071 **黄耆汤**(《外台》卷十七引《深师方》)
【组成】黄耆三两 茯苓二两 桂心二两 芍药二两 甘草一两 半夏三两(洗) 生姜五两 当归一两 大枣三十枚 人参二两 桑螵蛸二十枚(熬,两片破)
【用法】上切。以水一斗,煮取四升,分服一升。
【主治】虚乏,四肢沉重,或口干吸吸少气,小便利,诸不足。
【宜忌】忌海藻、菘菜、羊肉、饧、生葱、大酢。
79072 **黄耆汤**(《鬼遗》卷三)
【组成】生地黄八两 竹叶(切)三升 小麦二升 黄耆 黄芩 前胡 大黄各三两 瓜蒌四两 通草 芍药 升麻 茯苓 甘草 知母各二两 人参 当归各一两
【用法】上先以水二斗,煮竹叶及小麦,取一斗二升,去

滓，复煮诸药，取四升，分四次服，日三夜一。

【主治】痈疽内虚，热，渴甚。

【加减】小便利，除茯苓、通草，加麦门冬；腹满，加石膏三两；热盛，去人参、当归。

79073 黄耆汤（《鬼遗》卷三）

【组成】黄耆　人参　甘草（炙）　芍药　当归　生姜各三两　大枣二十枚　干地黄　茯苓各二两　白术一两　远志一两半

【用法】上以水一斗三升，煮取四升，去滓，分四次温服。

【主治】痈疽内虚。

79074 黄耆汤（《鬼遗》卷三）

【组成】黄耆　生姜　石膏末　甘草（炙）　芍药　升麻　人参各二两　知母　茯苓各一两　桂心六分　麦门冬二两（去心）　大枣十四枚　干地黄一两

【用法】上切。以水一斗二升，煮取四升，分四次温服，日三夜一。

【功用】痈疽坏后，补虚去客热。

79075 黄耆汤（《鬼遗》卷三）

【组成】黄耆　黄芩　远志　麦门冬（去心）各二两　干地黄　人参　芎䓖　甘草（炙）　芍药　当归各一两　大枣二十枚　生姜五两　鸡肶胵二具（勿去皮）　桑螵蛸十四枚（炙）

【用法】上㕮咀。以水一斗，先煮取四升五合，一服九合，日三服，夜一服。

【主治】发背。

79076 黄耆汤（《鬼遗》卷三）

【组成】黄耆　麦门冬各三两（去心）　黄芩六分　栀子十四枚　芍药三两　瓜蒌二两　熟地黄二两　升麻一两

【用法】上剉。以水一斗，煮取三升，分三次温服。

【功用】除热止渴。

【主治】❶《鬼遗》：痈肿热盛，口燥患渴。❷《圣济总录》：乳石发动，热渴口干。

79077 黄耆汤（《鬼遗》卷四）

【组成】黄耆四两　甘草二两（炙）　桂心三两　芍药　半夏　生姜各八两　饴一斤

【用法】上以水七升，煮取三升，饴化，分三次服。

【主治】痈未溃。

79078 黄耆汤（《鬼遗》卷四）

【组成】黄耆二两　人参一两　芎䓖　当归　甘草（炙）各一两　远志（去心）　干地黄各二两　大枣二十枚　生姜五两　麦门冬（去心）五两

【用法】上切。以水一斗二升，煮取三升，分三次温服。

【主治】客热郁积在内，或生疖。

79079 黄耆汤（《外台》卷十六引《删繁方》）

【组成】黄耆　芎䓖　白柘皮（无刺者）各三两　白术　通草　芍药各四两　甘草（炙）　桂心各二两　大枣四十枚（擘，去核）　石膏八两（碎，绵裹）　竹叶（切）一升

【用法】上切。以水九升，煮取三升，去滓，分为三服。

【功用】调筋，止怒，定气。

【主治】筋实极则好怒，口干燥，好嗔，身躁不定。

【宜忌】忌海藻、菘菜、生葱、桃、李、雀肉等。

79080 黄耆汤（《外台》卷十六引《古今录验》）

【组成】黄耆　当归　甘草（炙）各二两　桂心六两　苁蓉　石斛各三两　干枣一百三十枚　白蜜二升

【用法】上切。以水一斗，煮取四升，纳蜜，煎取三升，分为四服，日三夜一，以食相间。

【主治】虚损失精。

【宜忌】忌海藻、菘菜、生葱。

79081 黄耆汤（方出《外台》卷十七引《古今录验》，名见《普济方》卷二三三）

【组成】黄耆二两　附子一两（炮）　大枣十四枚　甘草二两（炙）　蜀椒一两（炒出汗）　生姜六两　芍药　茯苓　当归各三两　人参三两　黄芩　桂心各二两

【用法】上切。以水一斗，煮取三升半，去滓，分五服，日三夜二，适寒温。

【主治】体虚少气，羸瘦不堪，荣卫不足，善惊，胸膈痰冷而客热，欲冷水，饮食则心腹弦满，脾胃气少，不能消食，或时衄血。

【宜忌】忌海藻、生葱、菘菜、猪肉，冷水，大酢。

79082 黄耆汤

《外台》卷十七引《古今录验》。为《金匮》卷上“黄耆建中汤”之异名。见该条。

79083 黄耆汤（《外台》卷十七引《古今录验》）

【组成】芍药六两　黄耆四两　甘草二两（炙）　桂心二两　干姜四两　当归四两　大枣十二枚　饴糖六两

【用法】上切。以水一斗，煮取三升，去滓，下饴糖令消，分三次服。

【主治】虚劳里急，少腹痛，气引胸胁痛，或心痛短气。

【宜忌】忌海藻、生葱、菘菜。

79084 黄耆汤

《千金》卷八。为《金匮》黄耆桂枝五物汤之异名。见该条。

79085 黄耆汤（《千金》卷十七）

【组成】黄耆四两　人参　白术　桂心各二两　大枣十枚　附子三十铢　生姜八两（一方不用附子）

【用法】上㕮咀。以水八升，煮取三升，去滓，分四服。

【主治】❶《千金》：气极。虚寒，皮毛焦，津液不通，虚劳百病，气力损乏。❷《医方考》：肺劳。短气虚寒，皮毛枯涩，脉来迟缓。

【方论选录】《医方考》：黄耆、人参甘温者也，故能补气，《经》曰：损其肺者益其气，是故用之；桂心、附子辛热者也，气虚则阴凑之而为寒，热能壮气，是故用之；白术、姜、枣脾胃药也，《经》曰：虚则调其母，脾是肺之母，是故用之。

79086 黄耆汤（《千金》卷十九）

【组成】黄耆　芍药　桂心　麦门冬各三两　五味子　甘草　当归　细辛　人参各一两　大枣二十枚　前胡六两　茯苓四两　生姜　半夏各八两

【用法】上㕮咀。以水一斗四升，煮取三升，每服八合，每日二次。

【主治】虚劳不足，四肢烦疼，不欲食，食即胀，汗出。

【方论选录】《千金方衍义》：小建中、黄耆建中、内补建中三方合用，表里兼赅；加细辛、前胡祛风下气；半夏利膈除痰；人参、茯苓、麦冬滋培津气；五味子以收津；以无胶饴，所以革去建中之名，而曰黄耆汤。

79087 **黄耆汤**（方出《千金》卷二十一，名见《外台》卷十一）

【组成】黄耆　茯神　栝楼根　甘草　麦门冬各三两　干地黄五两

【用法】上㕮咀。以水八升，煮取二升半，去滓，分三服，日进一剂，服十剂佳。

【主治】消渴。

【宜忌】《外台》：忌芜荑、酢物、海藻、菘菜。

79088 **黄耆汤**（《千金》卷二十一）

【组成】黄耆　芍药　生姜　桂心　当归　甘草各二两　麦门冬　干地黄　黄芩各一两　大枣三十枚

【用法】上㕮咀。以水一斗，煮取三升，分三服，每日三次。

【主治】消中。虚劳少气，小便数。

【方论选录】《千金方衍义》：虚劳少气是宿病，故用黄耆、甘草、归、芍、地黄以资气血；消中小便数是新病，故用黄芩、麦冬、桂心、姜、枣以通津液。

79089 **黄耆汤**（《千金翼》卷十七）

【组成】黄耆　当归　桂心　甘草（炙）各三两　白术　乌头（炮，去皮）　芎䓖　防风　干地黄各二两　生姜四两（切）　前胡一两半

【用法】上㕮咀。以水一斗一升，煮取三升半，分四服。

【主治】八风十二痹，手脚疼痛，气不和，不能食饮。

【加减】有气者，加半夏四两。

79090 **黄耆汤**（《千金翼》卷二十二）

【组成】黄耆　麦门冬（去心）　芍药　黄芩　人参　甘草（炙）各三两　石膏（碎）　当归各二两　半夏四两（洗）　生姜五两（切）　生地黄半斤　大枣三十枚（擘）　淡竹叶（切）二升

【用法】上㕮咀。以水一斗，先煮竹叶，取九升，去竹叶，纳诸药，更煮取三升，分四服，如人行二十里又服，良久进粥，消，又进，消息。

【主治】发背。

79091 **黄耆汤**（《千金翼》卷二十二）

【组成】黄耆　白蔹　玄参　黄芩　大黄　甘草（炙）各二两　竹叶（切）一升

【用法】上㕮咀。以水九升，煮取三升，分三服，一日令尽。

【主治】毒肿发背。

【宜忌】忌猪肉。

79092 **黄耆汤**（《千金翼》卷二十二）

【组成】黄耆　干姜　当归　桂心各二两　大枣二十枚（擘）　麦门冬（去心）　芍药各三两　半夏四两（洗）　生姜五两（切）　人参　芎䓖　甘草（炙）各一两

【用法】上㕮咀。以水一斗二升，煮取四升，去滓，分五服，日三夜二。

【主治】大虚客热，发背，上苦牵痛，微有肿，肿气来去。

79093 **黄耆汤**（《千金翼》卷二十三）

【组成】黄耆四两　升麻三两　桂心（冷用）二分　黄芩一两　竹叶（切）一升　茯苓　生姜（切）　甘草各二两（炙）

【用法】上㕮咀。以水二斗，煮竹叶，减五升，去之，澄取九升，纳诸药，煮取三升，去滓，分三服，日三次。

【主治】痈肿虚弱。

79094 **黄耆汤**（《外台》卷三十七）

【组成】黄耆　人参　麦门冬（去心）　石膏（碎）　芎䓖　当归各二两　生地黄八两　甘草（炙）　芍药各三两　生姜五两（切）　大枣三十枚（擘）　半夏四两（洗去滑）　竹叶一握

【用法】上切。以水一斗，煮竹叶，取九升，去滓纳药，煮取三升，分四服，日三夜一。

【主治】胸背游肿痈。

79095 **黄耆汤**（《幼幼新书》卷十引《婴孺方》）

【组成】黄耆　芍药　芎䓖　黄芩　当归各一分　细辛半分

【用法】上水八合，煮取三合，加牛黄一小豆大，分为四服。

【主治】少小儿七日以后患惊，吐哯。

【加减】若生二七日以上热多者，加一分；生三七日而胸上恶聚唾，口青，热甚者，加黄芩、黄耆各三分，益水二合，煮四合；一岁以上恣意增水药服之。

79096 **黄耆汤**（《幼幼新书》卷二十一引《婴孺方》）

【组成】黄耆　黄芩　芍药各六分　当归二分　甘草　芎䓖各四分　生姜八分

【用法】上以水五升，煮一升五合，去滓，百日儿半合，分三服。

【主治】小儿胎寒，腹中疞痛。

79097 **黄耆汤**（《普济方》卷九十一引《指南方》）

【组成】黄耆（炒）　蒺藜（炒）　枳实各一两　赤小豆二两（炒）　牵牛（取粉）一两

【用法】上为细末。每服二钱，米饮调下。

【主治】肾风毒足肿。

79098 **黄耆汤**（《普济方》卷十四引《护命方》）

【组成】黄耆　防风（去叉）　石斛（去根）　当归（焙）　白芷　藿香（择叶）　沉香　五味子　羌活（去芦头）　桂（去粗皮）各半两　木香一钱　芎䓖　白蒺藜（炒，去角）　桑寄生　附子（炮裂，去皮脐）　白术各三钱

【用法】上㕮，如麻豆大。每服三钱，水一盏，枣一枚（擘破），煎一两沸，去滓，空心、食前温服。

【主治】肝元虚冷，多困少力，口无滋味，耳鸣眼暗，面色青黄，精神不快。

79099 **黄耆汤**

《伤寒总病论》卷三。为《金匮》卷上“防己黄耆汤”之异名。见该条。

79100 **黄耆汤**（《圣济总录》卷八）

【组成】黄耆（炙，㕮）　独活（去芦头）　防风（去叉）　酸枣仁（炒）　茯神（去木）各一两　白鲜皮三分　羚羊角（镑）　桂（去粗皮）各半两

【用法】上为粗末。每服五钱匕，水一盏半，煎至八分，去滓温服，空心、晚食前各一服。

【主治】风腰脚不随，腿胫㿏痹，疼痛不可忍。

79101 **黄耆汤**（《圣济总录》卷十）

【组成】黄耆四两　防风（去叉）　附子（炮裂，去皮脐）各一两半　芎䓖一两　麻黄（去根节，煎，掠去沫，焙）五两　当归（焙）一两　甘草（炙，㕮）半两　芍药一两

【用法】上㕮,如麻豆大。每服五钱匕,水一盏半,加大枣二枚(去核),生姜一分(擘碎),煎至一盏,去滓温服,空心、日午、夜卧各一次。

【主治】历节风,日夜疼痛。

79102 黄耆汤(《圣济总录》卷十三)

【组成】黄耆(㕮) 人参各二两 麻黄根 牡蛎(煅赤)各三两 枸杞根白皮二两半 龙骨四两

【用法】上为粗末。每服三钱匕,水一盏,大枣一枚(擘破),同煎,去滓,取六分,空心服,日三次。

【主治】风虚多汗,夜卧尤甚,床席衣被尽湿。

79103 黄耆汤(《圣济总录》卷十三)

【组成】黄耆(薄切) 犀角(镑)各一两 白茯苓(去黑皮) 人参各一两半 柴胡(去苗) 升麻 秦艽(去苗) 芎䓖 木香 桑根白皮(㕮) 枳壳(去瓤,麸炒) 防风(去叉) 芍药 黄芩(去黑心) 肉豆蔻(去壳,炒) 天麻 鳖甲(醋浸,炙,去裙襕) 地骨皮 甘草(炙,㕮)各一两 羌活(去芦头) 当归(切,焙) 青橘皮(去白,切,炒)各三分 槟榔(㕮) 桔梗(去芦头,炒)各半两

【用法】上为粗末。每服三钱匕,以水一盏,煎至七分,去滓,空腹温服。

【主治】风消,气血虚弱。

79104 黄耆汤(《圣济总录》卷十三)

【组成】黄耆(㕮) 黄连(去须) 大黄(㕮,炒) 芎䓖 甘草(炙)各一两 鹤虱 红蓝花(炒)各半两 连翘 防风(去叉) 羌活(去芦头) 牵牛子(炒)各一两半

【用法】上为粗末。每服三钱匕,水一盏,加生姜三片,煎至七分,去滓温服。

【主治】热毒风疥疮。

79105 黄耆汤

《圣济总录》卷十九。为《金匮》卷上"黄耆桂枝五物汤"之异名。见该条。

79106 黄耆汤(《圣济总录》卷十九)

【组成】黄耆(㕮) 芍药 桂(去粗皮)各三两 当归(切,焙) 白茯苓(去黑皮) 菖蒲 人参各二两

【用法】上为粗末。每服五钱匕,水一盏半,加生姜五片,大枣二枚(擘破),同煎去滓,取一盏,温服,不拘时候。

【主治】脉痹,身体不仁。

79107 黄耆汤(《圣济总录》卷三十二)

【组成】黄耆一两 枳壳(去瓤,麸炒微黄)三分 防己半两 桂(去粗皮)半两 细辛(去苗叶)半两 白术三分 赤茯苓(去黑皮)三分 赤芍药三分 当归(切,焙)半两

【用法】上为粗末。每服三钱匕,水一盏,加生姜半分(切),煎至六分,去滓温服,不拘时候。

【主治】伤寒后身体肿满,心胸壅闷,喘促气满。

79108 黄耆汤(《圣济总录》卷三十三)

【组成】黄耆一两 枳壳(去瓤,麸炒) 大腹皮各半两 黄连(去须)三分 白茯苓(去黑皮) 芍药各一两 甘草(炙)三分

【用法】上为粗末。每服五钱匕,水一盏半,煎至一盏,去滓,食前温服。

【主治】伤寒后,下痢赤多白少,所注涩痛。

79109 黄耆汤(《圣济总录》卷三十七)

【组成】黄耆(㕮)二两 人参 白茯苓(去黑皮)各一两 柴胡(去苗) 当归(切,焙)各半两 白术一两 桂(去粗皮)半两 甘草(炙)半两 枳壳半两(去瓤,麸炒) 桔梗(㕮,炒)半两 桃仁半两(汤浸,去皮尖双仁,麸炒黄)

【用法】上为粗末。每服三钱匕,水一盏,加生姜半分(拍碎),枣三枚(擘破),煎至六分,去滓温服,不拘时候。

【主治】寒热不能饮食,羸瘦少力。

79110 黄耆汤(《圣济总录》卷四十一)

【组成】黄耆二两(㕮) 茯神(去木) 麦门冬(去心,焙) 桂(去粗皮) 陈橘皮(汤浸,去白,焙) 当归(切,焙) 天门冬(去心,焙) 五味子 生干地黄(焙) 甘草(炙,㕮)各一两

【用法】上为粗末。每服五钱匕,水一盏半,加生姜三片,大枣二枚(擘破),同煎至八分,去滓温服,空心顿服。

【主治】恚怒气逆,上而不下则伤肝,血菀胸中,使人薄厥,甚则呕血烦闷者。

79111 黄耆汤(《圣济总录》卷四十二)

【组成】黄耆(㕮)三分 人参 槟榔(㕮) 白术 百合 酸枣仁(微炒) 白茯苓(去黑皮) 麦门冬(去心,焙) 桂(去粗皮) 附子(炮裂,去皮脐)各半两

【用法】上㕮,如麻豆大。每服五钱匕,水一盏半,加生姜五片,煎至一盏,去滓,空心、食前温服,日二次。

【主治】肝虚胆寒,心神不安,卧即惊觉,目昏心躁,四肢不利。

79112 黄耆汤(《圣济总录》卷四十三)

【组成】黄耆(㕮) 麦门冬(去心,焙)各二两 人参 白茯苓(去黑皮) 芍药 当归(切,焙) 桂(去粗皮) 甘草(炙,㕮)各一两

【用法】上为粗末。每服五钱匕,水一盏半,加大枣二枚(擘),煎至一盏,去滓温服,不拘时候。

【主治】心虚言语错谬,精神恍惚,多惊。

79113 黄耆汤(《圣济总录》卷四十三)

【组成】黄耆(㕮) 茯神(去木) 麦门冬(去心,焙) 栝楼根(㕮)各二两 熟干地黄(洗,切,焙)四两

【用法】上为粗末。每服五钱匕,水一盏半,煎至一盏,去滓温服,不拘时候。

【主治】心虚烦躁。

79114 黄耆汤(《圣济总录》卷四十六)

【组成】黄耆(㕮) 枳壳(去瓤,麸炒) 人参 白茯苓(去黑皮) 白术 陈橘皮(汤浸,去白,焙) 桔梗(炒)各一两 厚朴(去粗皮,生姜汁炙)一两半 桂(去粗皮)一两

【用法】上为粗末。每服五钱匕,水一盏半,加生姜三片、大枣二枚(擘破),同煎至八分,去滓,空心温服。

【功用】进食。

【主治】脾胃气虚弱。

79115 黄耆汤(《圣济总录》卷四十六)

【组成】黄耆(㕮)三分 甘草(炙,㕮)半两 厚朴(去粗皮,生姜汁炙)二两 干姜(炮)三分 桂(去粗皮) 白术 熟干地黄(焙) 人参 白茯苓(去黑皮) 当归(切,焙) 附子(炮裂,去皮脐) 陈橘皮(汤浸,去白)各一两

【用法】上为粗末。每服五钱匕,水一盏半,加生姜三片,大枣二枚(擘破),同煎至八分,去滓温服,不拘时候。

【主治】脾胃气虚弱，四肢少力，肌体羸瘦，不欲饮食。

79116 黄耆汤（《圣济总录》卷四十七）

【组成】黄耆（细剉）半两　人参　白术　白茯苓（去黑皮）　京三棱（剉）各一两　芎䓖　陈橘皮（汤浸去白，焙）　麦门冬（去心，焙）　诃黎勒皮　前胡（去芦头）　桔梗（炒）　柴胡（去苗）各半两　牡丹皮　甘草（炙，剉）　芍药各三分

【用法】上为粗末。每服三钱匕，水一盏，加生姜二片，煎至七分，去滓温服，不拘时候。

【主治】胃热肠寒，食已复饥，小腹胀痛。

79117 黄耆汤（《圣济总录》卷四十八）

【组成】黄耆三两　五味子　人参　麦门冬（去心，焙）　桑根白皮各二两　枸杞　熟干地黄（焙）各一两一分

【用法】上㕮咀，如麻豆大。每服五钱匕，以水二盏，煎取一盏，去滓温服，日三次。

【功用】《宣明论》：补肺平心。

【主治】肺消，饮少溲多。

79118 黄耆汤

《圣济总录》卷四十八。为《外台》卷二十七引许仁则方"菝葜八味汤"之异名。见该条。

79119 黄耆汤（《圣济总录》卷五十一）

【异名】十华饮（《圣济总录》卷一八六）。

【组成】黄耆（细剉）　青橘皮（汤浸，去白，焙）　五加皮（剉）　桔梗（炒）　羌活（去芦头）　甘草（炙，剉）　白术（剉）各一两　桂（去粗皮）　附子（炮裂，去皮脐）　干姜（炮）各半两

【用法】上剉，如麻豆大。每服三钱匕，水一盏，加盐一捻，同煎七分，去滓，食前温服。

【主治】肾脏虚损，风冷相搏，在脐腹不散，胀满疼痛不已。

79120 黄耆汤（《圣济总录》卷五十一）

【组成】黄耆（剉）一两　干姜（炮）半两　当归（切，焙）　甘草（炙，剉）　黄芩（去黑心）　远志（去心）　五味子　芍药　人参　白茯苓（去黑皮）　麦门冬（去心，焙）　防风（去叉）　泽泻　熟干地黄（焙）　桂（去粗皮）各一两

【用法】上为粗末。每以水一盏半，先煮羊肾一只，取一盏，去肾，入药三钱匕，大枣二枚（擘破），煎至七分，去滓，空腹温服，日午、夜卧再服。

【主治】肾脏虚损劳伤诸病；胞痹，少腹膀胱按之内痛。

79121 黄耆汤（《圣济总录》卷五十四）

【组成】黄耆（剉）　人参　白术　当归（切，焙）各三分　赤茯苓（去黑皮）　百合　糯米　桔梗（剉，炒）　桑根白皮（剉）各一两　枳壳（去瓤，麸炒）一两半

【用法】上为粗末。每服三钱匕，水一盏，加紫苏五叶，同煎至七分，去滓，食后稍热服。

【功用】调脾肺，养气。

【主治】三焦咳嗽，减食息高。

79122 黄耆汤（《圣济总录》卷五十四）

【组成】黄耆（剉）一两　桂（去粗皮）　丹参各二两　枳壳（去瓤，麸炒）　干姜（炮）　五味子（炒）　白茯苓（去黑皮）各一两半　杏仁（汤浸，去皮尖双仁，炒）一两　甘草（炙，剉）一两半　芎䓖一两

【用法】上为粗末。每服三钱匕，水一盏，煎至七分，去滓温服，不拘时候。

【主治】上焦虚寒，气短，语声不出。

79123 黄耆汤（《圣济总录》卷五十四）

【组成】黄耆一两　防风（去叉）　细辛（去苗叶）　桂（去粗皮）　柏子仁（别研）　陈橘皮（去白，焙）　人参各半两　甘草（炙）一分　芎䓖半两　吴茱萸（汤浸，焙干，炒）一钱

【用法】上除研者外，粗捣筛拌匀。每服五钱匕，加生姜五片，大枣二枚（擘破），水一盏半，煎至八分，去滓，食前温服。

【主治】中焦虚寒，目中急痛，耳鸣胫寒。

79124 黄耆汤（《圣济总录》卷五十七）

【组成】黄耆（剉）一两　当归（切，焙）　人参　甘草（炙，剉）各一两　干姜（炮）二两　芍药　厚朴（去粗皮，生姜汁炙）　半夏（汤洗去滑）　桂（去粗皮）各一两半　蜀椒（去目及闭口者，炒出汗）半两

【用法】上为粗末。每服五钱匕，水一盏半，煎至八分，去滓温服。

【主治】心腹㽲痛，诸虚冷气胀满。

【加减】冷气多者，加附子一枚（炮裂，去皮脐）。

79125 黄耆汤（《圣济总录》卷五十八）

【组成】黄耆（剉）　白茅根（剉）　麦门冬（去心，微炒）　白茯苓（去黑皮）各三两　石膏八两　车前子（去土）五两（生）　甘草二两半（炙，剉）

【用法】上为粗末。每服五钱匕，水二盏，煎至一盏，去滓，空腹温服。

【主治】消渴，心中烦躁。

79126 黄耆汤（《圣济总录》卷五十九）

【组成】黄耆（细剉）　栝楼根（剉）　麦门冬（去心，焙）　赤茯苓（去黑皮）　人参　甘草　黄连（去须）　知母（剉，焙）　生干地黄（焙）　菟丝子（酒浸一宿，焙干）　肉苁蓉（酒浸一宿，去皱皮，剉，焙）　石膏（煅赤）各一两

【用法】上为粗末。每服三钱匕，水一盏，煎七分，去滓温服，不拘时候。

【主治】气虚燥渴引饮。

79127 黄耆汤（《圣济总录》卷五十九）

【组成】黄耆（剉）　栝楼根各一两　赤茯苓（去黑皮）　甘草（炙）各半两　麦门冬（去心，焙）一两半

【用法】上为粗末。每服三钱匕，水一盏半，煎至八分，去滓温服，不拘时候。

【主治】暴渴。

79128 黄耆汤

《圣济总录》卷六十一。为《圣惠》卷五十五"黄耆散"之异名。见该条。

79129 黄耆汤（《圣济总录》卷八十）

【组成】黄耆（剉）三分　桑根白皮（炙，剉）　柴胡（去苗）　赤芍药（剉，微炒）　赤茯苓（去黑皮）各半两　陈橘皮（汤浸去白，焙）　麦门冬（去心，焙）　恶实（微炒）　甘草（炙）各三分

【用法】上为粗末。每服三钱匕，水二盏，煎至七分，去滓温服，不拘时候。

【主治】水气，面体浮肿，咳嗽气促；虚劳，上气喘息，不得安卧，咳唾，面目虚浮，小便不利。

79130 **黄耆汤**(《圣济总录》卷八十六)

【组成】黄耆(剉，炒)二两　大枣肉一两　白石英(碎)　石膏(碎)　木通(剉)　白石脂各半两　甘草(炙，剉)　藁本(去苗土)各一分

【用法】上㕮咀，拌匀。每服三钱匕，水一盏，煎取六分，去滓温服。

【主治】脾气劳伤。

79131 **黄耆汤**

《圣济总录》卷八十七。为《圣惠》卷三十一"地骨皮散"之异名。见该条。

79132 **黄耆汤**(《圣济总录》卷八十七)

【组成】黄耆(剉)　款冬花　贝母(去心，焙)各一两半　麻黄(去节)　柴胡(去苗)　甘草(炙，剉)　桂(去粗皮)　麦门冬(去心，焙)　人参　生干地黄(焙)　桑根白皮(剉)　紫菀(去苗土)　白茯苓(去黑皮)　杏仁(去皮尖双仁，炒)各一两

【用法】上为粗末。每服五钱匕，水一盏半，加生姜七片，同煎至八分，去滓，食后温服。

【主治】暴急劳疾，痰嗽喘满。

【备考】方中黄耆、款冬花用量原缺，据《普济方》补。

79133 **黄耆汤**

《圣济总录》卷八十八。为《圣惠》卷二十九"黄耆散"之异名。见该条。

79134 **黄耆汤**(《圣济总录》卷八十八)

【组成】黄耆(剉，焙)　甘草(炙，剉)　当归(切，焙)　细辛(去苗叶)　五味子(去茎叶)　人参　桂(去粗皮)各半两　芍药三分　前胡(去芦头)一分　白茯苓(去黑皮)一两　半夏(汤浸去滑，焙干)　麦门冬(去心，焙)各二两

【用法】上为粗末。每服五钱匕，水一盏半，加生姜半分(拍碎)，大枣三枚(去核)，煎至一盏，去滓，分二次温服，空心一服，如人行三五里再服。

【主治】虚劳不足，四肢羸瘦，脾胃虚冷，痰饮停积，不欲饮食，食即汗出。

79135 **黄耆汤**(《圣济总录》卷八十八)

【组成】黄耆(细剉)　柴胡(去苗)　鳖甲(去裙襴，醋炙)　肉豆蔻(炮，去壳)　白芷　秦艽(去苗土)　桂(去粗皮)　桔梗(炒)各一两　麦门冬(去心，焙)　当归(切，焙)　白茯苓(去黑皮)　人参　枳壳(去瓤，麸炒)　甘草(炙，剉)　熟干地黄(焙)　海桐皮(剉)　芍药　木香　酸枣仁(炒)　沉香(剉)　荆芥穗半两　槟榔(剉)各半两

【用法】上为粗末。每服三钱匕，水一盏，加生姜三片，同煎至七分，去滓温服，空心、日午、近夜各一次。

【主治】虚劳寒热，周身疼痛，咳嗽痰壅。

79136 **黄耆汤**(《圣济总录》卷八十九)

【组成】黄耆(剉)一两　麻黄根二两　牡蛎粉三两　人参一分　地骨皮半两

【用法】上为粗末。每服三钱匕，水一盏，加大枣一枚(擘)，煎七分，去滓温服。

【主治】虚劳盗汗不止，及阳虚自汗。

79137 **黄耆汤**(《圣济总录》卷九十)

【组成】黄耆(剉，炒)　桂(去粗皮)　芍药各三分　甘草(炙，剉)　当归(炙)　人参各半两　干姜(炮)一两

【用法】上为粗末。每服五钱匕，以水一盏半，加粳米一合，大枣二枚(擘破)，煎至一盏，去滓，空腹分二次温服，相次服之。

【主治】虚劳不得眠。

79138 **黄耆汤**(《圣济总录》卷九十一)

【组成】黄耆(细剉)一两　山芋一两　白茯苓(去黑皮)一两　人参半两　厚朴(去粗皮，生姜汁炙)三分　白术半两　五味子一分　熟干地黄(焙)一两半　桂(去粗皮)一分

【用法】上为粗末。每服三钱匕，以水一盏，加生姜半分(拍碎)，大枣三枚(去核)，煎至七分，去滓，空腹温服，食后再服。

【主治】虚劳脱营，气血伤惫，四肢痿痹，腿膝无力。

79139 **黄耆汤**(《圣济总录》卷九十一)

【组成】黄耆　白茯苓(去黑皮)各一两半　桂(去粗皮)一两　人参　酸枣仁(微炒)各一两半　甘草(炙，剉)一两　萝摩白皮一两一分

【用法】上为粗末。每服五钱匕，水一盏半，加大枣二枚(擘破)，煎至一盏，去滓温服，空心日晚各一次。

【主治】五劳七伤虚损，阴阳废弱，津液不荣，口燥咽干，多卧少起。

79140 **黄耆汤**(《圣济总录》卷九十二)

【组成】黄耆(剉，炒)　人参　白术(炒)　桂(去粗皮)　赤茯苓(去黑皮)　附子(炮裂，去皮脐)　麻黄(去节)　柴胡(去苗)　半夏(汤洗去滑，焙)　甘草(炙，剉)　桔梗(剉，炒)各一两

【用法】上剉，如麻豆大。每服五钱匕，以水一盏半，加生姜五片，煎取八分，去滓温服。

【主治】气极虚寒，皮毛枯燥，津液不通。

79141 **黄耆汤**(《圣济总录》卷九十二)

【组成】黄耆(剉)　人参　赤芍药　桂(去粗皮)　地骨皮　五味子　白茯苓(去黑皮)　防风(去叉)　陈橘皮(汤浸去白，焙)各半两　甘草(炙，剉)　磁石(煅，醋淬七遍)　牡蛎粉各一分

【用法】上为粗末。每服三钱匕，水一盏，加生姜半枣大(拍碎)、大枣二枚(擘破)，煎至七分，去滓，空腹食前温服，日三次。

【主治】精极，肾气内伤。梦泄盗汗，小便余沥，阴痿湿痒，少腹强急。

79142 **黄耆汤**(《圣济总录》卷九十八)

【组成】黄耆(剉)二两　人参　滑石　五味子　白茯苓(去黑皮)　磁石(煅，醋淬七遍)　旱莲子各一两　桑根白皮三分　黄芩(去黑心)　枳壳(去瓤，麸炒)各半两

【用法】上为粗末。每服三钱匕，水一盏，煎至七分，去滓温服，不拘时候。

【主治】肾虚变劳淋，结涩不利。

79143 **黄耆汤**(《圣济总录》卷一〇五)

【组成】黄耆(剉)　芍药　知母　升麻　犀角屑一两半　苦竹叶五十片

【用法】上为粗末。每服五钱匕，水二盏，煎至一盏，去

滓，下芒消少许，再煎沸，温服，不拘时候。

【主治】❶《圣济总录》：眼上下赤脉贯黑睛。❷《普济方》：热毒攻眼，黑暗通赤。

【宜忌】《普济方》：忌炙煿、热面。

79144 黄耆汤（《圣济总录》卷一〇八）

【组成】黄耆（剉）三分　枳壳（去瓤，麸炒）半两　人参三分　当归（切，焙）一两　黄柏（去粗皮，蜜炙）一两　黄连（去须）三分

【用法】上为粗末。每服三钱匕，水一盏，煎至六分，去滓，食后温服，日三次。

【主治】时气病目暗。

79145 黄耆汤（《圣济总录》卷一一〇）

【组成】黄耆（剉）　茺蔚子　麦门冬（去心，焙）各一两半　地骨皮　玄参　黄芩（去黑心）　知母（焙）各一两

【用法】上为粗末。每服五钱匕，水一盏半，煎至七分，去滓，食后、临卧温服，日三次。

【主治】眼睑硬赤肿痛。

79146 黄耆汤（《圣济总录》卷一一四）

【异名】菖蒲汤（原书卷一一五）。

【组成】黄耆（剉）一两半　附子（炮裂，去皮脐）　菖蒲（米泔浸一宿，切）各一两　木通（剉）二两　磁石（火烧醋淬十七遍）三两　五味子　防风（去叉）　玄参　人参　杜仲（去粗皮，剉，炒）　白茯苓（去黑皮）　熟干地黄（焙）各一两一分

【用法】上为粗末。每服三钱匕，以水一盏半，入生姜三片，大枣一枚（擘），同煎至七分，去滓，空心温服，日三次。

【主治】风聋，飕飕如风雨钟磬声，或时出清水，或有脓汁；五聋鸣闹，不闻人声，出黄水；耳内生疮。

79147 黄耆汤（《圣济总录》卷一二三）

【组成】黄耆（剉）二两　人参一两　桂（去粗皮）半两　甘草（炙）一两　赤茯苓（去黑皮）一两半

【用法】上为粗末。每服三钱匕，水一盏，加生姜半分（拍破），大枣二枚（擘），煎至五分，去滓，空腹食前各一服。

【主治】咽喉中肿痒，微嗽声不出。

79148 黄耆汤（《圣济总录》卷一二三）

【组成】黄耆（炙，剉）　甘草（炙）　麦门冬（去心，焙）　山栀子仁各半两　黄芩（去黑心）　人参　赤茯苓（去黑皮）　槟榔（煨，剉）　贝母（去心，麸炒）　紫菀（去苗）各一分

【用法】上为粗末。每服二钱匕，水一盏，煎至六分，去滓，食后温服，日三次。

【主治】咽喉疼痛生疮。

79149 黄耆汤（《圣济总录》卷一二八）

【组成】黄耆（剉）　人参　甘草（炙，剉）　芍药　当归（切，焙）各一两　熟干地黄（焙）　白茯苓（去黑皮）　桂（去粗皮）各三分　白术　远志（去心）各半两

【用法】上为粗末。每服五钱匕，水一盏半，加生姜半分（拍碎），干枣二枚（擘破），同煎至八分，去滓，空心温服，日晚再服。

【主治】痈疽内虚。

79150 黄耆汤（《圣济总录》卷一二八）

【组成】黄耆（剉，炒）一两　升麻　犀角（镑）各半两　紫葛　木通（剉）各三分

【用法】上为粗末。每服五钱匕，以水一盏半，煎至一盏，下芒消半钱匕，滤去滓，空心温服。取利三两行为度，未利再服。

【主治】痈疽恶疮久远，脓水不尽，变为瘘。

79151 黄耆汤

《圣济总录》卷一二九。为《圣惠》卷六十二"黄耆散"之异名。见该条。

79152 黄耆汤（《圣济总录》卷一三三）

【组成】黄耆（剉）一两半　生地黄四两　甘草（炙，剉）　芍药　麦门冬（去心，焙）　黄芩（去黑心）各一两半　石膏（碎）　芎䓖　大黄（剉，炒）　人参　当归（切，焙）各一两　半夏（姜汁制）半两

【用法】上剉，如麻豆大。每服五钱匕，用水一盏半，加竹叶七片，煎至一盏，去滓，空心温服，日晚再服。

【功用】退风热。

【主治】热疮。

79153 黄耆汤（《圣济总录》卷一四二）

【组成】黄耆（剉）一两　当归（切，焙）　芎䓖各一两半　龙骨半两　芍药　桂（去粗皮）各二两　附子（炮裂，去皮脐）　甘草（炙）各一两

【用法】上剉，如麻豆大。每服五钱匕，水一盏半，入沙糖半分，煎至七分，去滓，空心温服，日晚再服。

【主治】诸痔下血，虚损甚者。

79154 黄耆汤（《圣济总录》卷一四二）

【组成】黄耆（剉）半两　当归（切，焙）　大黄（剉，焙）　槟榔（煨，剉）各一两　枳实（炒）　防己　木香　黄芩（去黑心）各三分

【用法】上为粗末。每服五钱匕，水一盏半，煎至八分，去滓温服。

【主治】大肠风壅，积滞不通，变成气痔疼痛。

79155 黄耆汤（《圣济总录》卷一四三）

【组成】黄耆三两　槐实　小蓟　桑耳　干地黄（焙）　当归（炙，剉）　黄连（去须）　白芷各一两半　草豆蔻二枚（去皮）　芎䓖　赤石脂　天雄（炮裂，去皮脐）　龙骨各二两　黄芩（去黑心）半两　红蓝花　诃黎勒皮　延胡索　厚朴（去粗皮，生姜汁炙）　桂（去粗皮）各一两

【用法】上㕮咀。每服五钱匕，以水一盏半，加生姜一分（拍碎），煎取八分，去滓，食前温服，日二次。

【主治】肠风下血。

79156 黄耆汤（《圣济总录》卷一四四）

【异名】黄耆散（《普济方》卷三一一）。

【组成】黄耆　芍药　生干地黄（焙）　附子（炮裂，去皮脐）　当归（切，焙）　续断　桂（去粗皮）各半两　干姜（炮）　椒（去目并闭口者，炒出汗）　大黄（生）各一两

【用法】上剉，如麻豆大。每服三钱匕，水一盏，煎至七分，去滓温服，不拘时候。

【主治】伤折，恶血凝滞肿痛。

79157 黄耆汤（《圣济总录》卷一四四）

【组成】黄耆（剉）　芎䓖　甘草（炙，剉）　当归（切，焙）　芍药　生姜（切，焙）各一两

【用法】上为粗末。每服三钱匕，水一盏，煎至七分，去滓温服，不拘时候。

【主治】因撷扑坠堕，内损瘀血；一切伤损吐唾出血，日渐痿瘦。

79158 **黄耆汤**（《圣济总录》卷一五一）

【组成】黄耆（剉） 白芷 龙骨 干漆（炒烟尽） 代赭（煅，醋淬） 牡丹皮各一两半 桂（去粗皮） 地榆 白术 当归（切，焙） 天雄（炮裂，去皮脐） 黄连（去须） 诃黎勒皮（炮） 桑耳各一两 黄芩（去黑心）半两

【用法】上㕮咀，如麻豆大。每服五钱匕，水一盏半，加生姜五片，煎取八分，去滓温服，不拘时候。

【主治】妇人经血不断，面黄肌瘦。

79159 **黄耆汤**（《圣济总录》卷一五二）

【组成】黄耆（剉）一两半 阿胶（炙燥）二两 甘草（炙，剉）一两 大枣（去核）五十颗

【用法】上为粗末。每服三钱匕，水一盏，煎至七分，去滓，空心、食前温服。

【主治】妇人漏下赤白，淋漓不断。

79160 **黄耆汤**

《圣济总录》卷一五四。为《圣惠》卷七十五"黄耆散"之异名。见该条。

79161 **黄耆汤**

《圣济总录》卷一五五。为《圣惠》卷七十五"黄耆散"之异名。见该条。

79162 **黄耆汤**（《圣济总录》卷一五六）

【组成】黄耆（剉）一两 半夏半两（汤洗七遍，焙） 芎䓖半两 甘草（炙）一分 人参 白术 陈橘皮（去白，焙） 赤茯苓（去黑皮） 枳壳（去瓤，麸炒） 诃黎勒皮各三分

【用法】上为粗末。每服二钱匕，水一盏，加生姜三片，大枣一枚（擘），同煎至六分，去滓温服，不拘时候。

【功用】和脾胃，思饮食。

【主治】妊娠痰逆。

79163 **黄耆汤**（《圣济总录》卷一五八）

【组成】黄耆（剉） 苦参（洗，剉） 羌活（去芦头） 独活（去芦头） 恶实（炒） 甘草（炙）各半两

【用法】上为粗末。每服三钱匕，水一盏，煎至七分，去滓温服。

【主治】妊娠气血壅滞生疮。

79164 **黄耆汤**（《圣济总录》卷一六〇）

【组成】黄耆（剉）半两 熟干地黄（剉）一两 芎䓖半两 桂（去粗皮）半两 人参三分 防风（去叉）一分 当归（切，焙）半两 白茯苓（去黑皮） 细辛（去苗叶） 芍药 甘草（炙）各一分

【用法】上为粗末。每服三钱匕，水一盏，煎至六分，去滓温服，不拘时候。

【功用】除诸痛，补不足。

【主治】产后恶露不尽。

79165 **黄耆汤**（《圣济总录》卷一六一）

【组成】黄耆（剉碎） 白术（剉，炮） 当归（切，炒） 甘草（炙，剉） 人参各一两 白羊肉一斤（去脂膜，切碎，每服用三两）

【用法】上除羊肉外，捣为粗末。每服三钱匕，先以羊肉三两（切），用水三盏，煮取一盏，澄清，去滓沫，入前药，加生姜三片，同煎七分，去滓通口服，不拘时候。

【主治】产后血气不利，心腹急痛，上下攻冲，气逆烦闷。

79166 **黄耆汤**（《圣济总录》卷一六三）

【组成】黄耆（微炙，剉）三分 白茯苓（去黑皮） 当归（切，微炒） 桑寄生（微炙）各半两 桃仁（汤浸，去皮尖双仁，麸炒黄）三分 陈曲（微炒） 干姜（炮裂） 桔梗（炒）各半两

【用法】上为粗末。每服三钱匕，水一盏，煎至七分，去滓温服，不拘时候。

【主治】产后气血虚乏，内燥引饮，心下烦闷。

79167 **黄耆汤**（《圣济总录》卷一六四）

【组成】黄耆（剉） 桔梗（炒） 人参 白茯苓（去黑皮） 山茱各半两

【用法】上为粗末。每服三钱匕，水一盏，煎七分，去滓温服，不拘时候。

【主治】产后肺气虚寒，咳嗽喘闷。

79168 **黄耆汤**（《圣济总录》卷一六四）

【组成】黄耆（剉）二两 人参 茯神（去木） 麦门冬（去心，焙） 桂（去粗皮） 陈橘皮（去白，焙） 当归（切，焙） 天门冬（去心，焙） 甘草（炙） 生干地黄（焙） 五味子各一两

【用法】上为粗末。每服三钱匕，水一盏半，加生姜二片、大枣一枚（擘），同煎一盏，去滓温服，不拘时候。

【主治】产后咳嗽。

79169 **黄耆汤**（《圣济总录》卷一六四）

【组成】黄耆 熟干地黄（焙） 麦门冬（去心，焙）各一两 白术 续断 人参 茯苓（去木） 当归（剉，炒） 五味子 白芍药 赤石脂 陈橘皮（去白，焙） 干姜（炮）各半两 附子（炮裂，去皮脐） 桂（去粗皮）各三分 甘草一分（炙）

【用法】上剉，如麻豆大。每服三钱匕，水一盏，加生姜半分，大枣三枚（擘破），同煎六分，去滓温服，不拘时候。

【主治】产后体虚力乏，四肢羸瘦，不思饮食。

79170 **黄耆汤**（《圣济总录》卷一六四）

【组成】黄耆（剉） 白术（剉，炒） 牡蛎（熬为粉） 白茯苓（去黑皮） 防风（去叉） 生干地黄（焙） 麦门冬（去心，焙）各一两

【用法】上为粗末。每服三钱匕，水一盏，煎至七分，去滓温服，不拘时候。

【主治】❶《圣济总录》：产后荣卫虚损，汗出不止。❷《宋氏女科秘书》：产后阴虚，又遇风邪，虚汗不止。

【方论选录】《济阴纲目》：黄耆得防风其功愈大，为易于固表也；牡蛎肾家药也，以肾液入心为汗，故止汗又宜固肾，其他可意解也。

【备考】《玉机微义》有甘草、大枣；《金鉴》有浮小麦、甘草；《女科指掌》有当归、甘草。

79171 **黄耆汤**（《圣济总录》卷一六四）

【组成】黄耆（剉碎） 芍药（剉碎） 枳壳（去瓤，麸炒） 牡蛎粉各一两 羚羊角屑半两

【用法】上为粗末。每服三钱匕，水一盏半，猪肾一枚（切去筋膜），生姜五片，同煎七分，去滓温服，不拘时候。

【主治】产后蓐劳，肌瘦烦闷，喘急多汗，倦怠少力。

79172 黄耆汤(《圣济总录》卷一六五)

【组成】黄耆(剉)一两　赤石脂一两半　阿胶(炒令燥)　黄连(去须)各一两　黄柏三分　白术一两(剉，炒)　龙骨一两半(火烧红)

【用法】上为粗末。每服二钱匕，水一盏，煎七分，去滓温服，日二夜一。

【主治】产后赤白痢，脓血相兼，疼痛。

79173 黄耆汤(《圣济总录》卷一六六)

【组成】黄耆(剉)　生干地黄(焙)　麦门冬(去心，焙)　升麻各一两半　人参　赤茯苓(去黑皮)各一两　当归(切，炒)　芍药　远志(去心)　甘草(生)各半两

【用法】上为粗末。每服五钱匕，水一盏半，煎至一盏，去滓温服，不拘时候。

【主治】产后乳结核，或肿痛，渐成痈，烦热。

79174 黄耆汤(《圣济总录》卷一七一)

【组成】黄耆(剉)　麻黄(去节)　甘草(炙，剉)　当归(切，焙)　细辛(去叶)　桂(去粗皮)　芍药　人参各一两　牛黄(研)一分　蛇蜕一寸(炙焦黄)　蚱蝉(炒)　蜣螂各四枚(并微炙，去翅足)

【用法】上为粗末。三四岁儿每服一钱匕，水七分，煎至四分，去滓，放温服，日三四次。

【主治】小儿风痫，发无时，数下之后，风虚不足。

79175 黄耆汤(《圣济总录》卷一七六)

【组成】黄耆　人参各三分　当归(切，焙)　芍药　甘草(炙，剉)　芎䓖各半两　细辛(去苗叶)一分

【用法】上为粗末。每服一钱匕，水七分，煎至四分，去滓，分二次温服，早、晚各一次。

【主治】小儿吐哯，胸中冷气停结。

79176 黄耆汤(《圣济总录》卷一七七)

【组成】黄耆(切，焙)　人参　芍药各一两半　当归(切，焙)　甘草(炙)　芎䓖各一两

【用法】上为粗末。每服二钱匕，以水一小盏，加生姜二片，煎至五分，去滓，分三次温服，早晨、日午、近晚各一次。

【主治】小儿胎寒，腹中疼痛。

79177 黄耆汤(《圣济总录》卷一七八)

【组成】黄耆(剉)　芎䓖　干姜(炮制)　人参　黄芩(去黑心)　当归(切，焙)　甘草(炙)各半两　桂(去粗皮)一分

【用法】上为粗末。一岁儿每服一钱匕，水半盏，同煎至三分，去滓，分二次温服，空心、日晚各一服。

【主治】小儿下痢白脓；小儿胃风，腹胀下痢。

79178 黄耆汤

《圣济总录》卷一七九。为方出《肘后》卷四，名见《千金》卷十七“黄耆建中汤”之异名。见该条。

79179 黄耆汤(《圣济总录》卷一八二)

【组成】黄耆(剉)　蒺藜子(炒，去角)　黄芩(去黑心)　大黄(剉，焙)　甘草(炙，剉)各一分

【用法】上为粗末。每服一钱匕，水七分，煎至四分，下朴消半钱匕，去滓，食前分二次温服。

【主治】小儿丹毒。

79180 黄耆汤(《圣济总录》卷一八二)

【组成】黄耆(剉)　连翘　升麻　恶实(炒)各半两　玄参　丹参　露蜂房(炙)　枳壳(去瓤，麸炒)　甘草(炙)各一分

【用法】上为粗末。每服一钱匕，水七分，煎至四分，去滓，食后临卧温服。

【主治】小儿痈疽疮疖肿毒。

79181 黄耆汤(《圣济总录》卷一八二)

【组成】黄耆(剉)　葛根(剉)　麦门冬(去心，焙)　黄芩(去黑心)　犀角(镑)　升麻　甘草(炙)各一两　木香半两

【用法】上为粗末。每服一钱匕，水七分，煎至四分，去滓，食后服。

【主治】小儿疮肿痈疽。

79182 黄耆汤

《圣济总录》卷一八二。为《圣惠》卷九十一“黄耆散”之异名。见该条。

79183 黄耆汤(《圣济总录》卷一八三)

【组成】黄耆(剉)　芍药　甘草(炙)　赤茯苓(去黑皮)　人参　石膏(碎)　生地黄(切，焙)　生姜(切，焙)　麻黄(去根节，汤煮，掠去沫)　麦门冬(去心，焙)各二两　桂(去粗皮)一两

【用法】上为粗末。每服四钱匕，水二盏，加竹叶十片，大枣二枚(擘破)，同煎至八分，去滓温服，早晨日午夜卧各一次。

【主治】乳石发，胸背头中游热。

79184 黄耆汤

《圣济总录》卷一八三。为原书卷一三一“地黄汤”之异名。见该条。

79185 黄耆汤(《圣济总录》卷一八四)

【组成】黄耆(剉)　人参　生干地黄(焙)　甘草(炙，剉)　白芍药各二两　桂(去粗皮)　黄芩(去黑心)　赤茯苓(去黑皮)各一两　升麻三两

【用法】上为粗末。每服五钱匕，水一盏半，加大枣三枚(擘破)，生姜三片，同煎数沸，次下竹叶七片，更煎三二沸，去滓取一盏，空心温服，日二次。

【功用】调顺阴阳，去热益气。

【主治】乳石热盛，虚弱痞结羸瘦。

79186 黄耆汤(《全生指迷方》卷二)

【组成】黄耆(蜜炙)一两　白术(炒)二两　人参　甘草(炙)各一两　白芍一两　陈皮半两　藿香半两

【用法】上为散。每服四钱，水一盏半，煎至七分，去滓温服。

【主治】悲忧伤肺，吐血，血止后嗽，嗽中血出如线，痛引胁下，日渐羸瘦。

79187 黄耆汤(《鸡峰》卷十一)

【组成】黄耆　人参　秦艽　甘草　紫菀　桑白皮　五味子　前胡　陈橘皮　白茯苓　贝母　桔梗　山药　白芍药　当归　天门冬　干地黄各一分　半夏　木香各半分

【用法】上为细末。每服二钱，水一盏，加生姜五片，大枣一个，同煎至六分，去滓温服，不拘时候。

【主治】禀气怯弱，将温过度，积温成热，熏蒸五脏，或外触微寒，搏于咽膈，寒热相搏，攻冲肺经，或咳嗽曲折，或

胸满短气,或壅邪渐退,气血犹弱,或胃口虚烦,饥而不欲饮食,或余邪尚留经络,小劳辄剧,又不可服诸补药者。

79188 **黄耆汤**(《鸡峰》卷十九)

【组成】黄耆　茯神　瓜蒌根　人参　甘草各一两半　麦门冬　熟干地黄各二两半

【用法】水煎服。先服肾气丹补其虚损,食后宜此药。

【功用】止渴退热。

【主治】男子消渴,小便极多,水饮一斗,小便一斗。

【宜忌】此病切忌慎者三:一饮酒,二行房,三咸食及面食。

79189 **黄耆汤**(《鸡峰》卷二十三)

【组成】川芎　地黄(生干者)　黄耆　芍药(赤者)　防风各半两　羌活　甘草各一分

【用法】上为细末。每服二钱,葱汤调下;荆芥汤亦可。

【主治】大热有疮。

79190 **黄耆汤**(《本事》卷五)

【组成】黄耆(蜜炙)　熟干地黄(酒洒,九蒸九晒,焙干称)　白芍药　五味子(拣)　麦门冬各三分(水浥,去心)　白茯苓一分(去皮)　甘草(炙)半两

【用法】上为粗末。每服三钱,水一盏半,加生姜、大枣、乌梅同煎,去滓。

【功用】❶《本事》:生津液。❷《本事方释义》:专补五脏之阴。

【主治】口干烦躁,不思食。

【方论选录】《医方集解》:此足太阴药也。黄耆、人参补气,熟地、芍药补血,乌梅、五味敛耗生津,天冬、麦冬泻火补水,茯苓淡以利湿,甘草甘以和中。湿去气运,则脾和而思食,津生而燥退矣。

【备考】《医方集解》有天冬、人参。

79191 **黄耆汤**(《杨氏家藏方》卷十三)

【组成】黄耆　甘草　地骨皮　防风各等分(焙干)

【用法】上㕮咀。每用半两,水三升,煎三五沸,滤去滓,通手淋洗。

【主治】痔疾。

79192 **黄耆汤**(《保命集》卷中)

【组成】黄耆　白术　防风各等分

【用法】上㕮咀。水煎五七钱至十余钱,或半两一两,水煎,温服。

【功用】止汗。

【主治】伤寒太阳证,春夏有汗,脉微而弱,恶风恶寒。

【加减】汗多,恶风甚者,加桂枝。

79193 **黄耆汤**(《洁古家珍》)

【组成】黄耆一两　人参二钱半　地骨皮五钱　桑白皮二钱　甘草二钱半

【用法】上㕮咀。水煎,放温,时时温服。

【主治】小儿热入肺经为客热,咳嗽喘逆,身热,鼻干燥,呷呀有声者。

79194 **黄耆汤**(《阴证略例》)

【组成】人参　黄耆　白茯苓　白术　白芍药各一两　甘草七分半

【用法】上㕮咀。生姜水煎,量证大小加减多少用之。

【主治】❶《阴证略例》:伤寒内感拘急,三焦气虚,自汗及手足自汗,或手背偏多,或肢体振摇,腰腿沉重,面赤目红,但欲眠睡,头面壮热,两胁热甚,手足自温,两手心热,自利不渴,大便或难或如常,或口干咽燥,或渴欲饮汤,不欲饮水,或欲饮水,呕哕间作,或心下满闷,腹中疼痛,或时喜笑,或时悲哭,或时太息,或语言错乱失志,两手脉浮沉不一,或左右往来无定,便有沉、涩、弱、微、弦五种阴脉形状,举按全无力,浮之损小,沉之亦损小。❷《松崖医径》:热来如坐甑中,热去恶寒不已,身体消瘦。

【加减】呕吐者,加藿香半两,生姜半两(如无,以干者代之),陈皮半两。

79195 **黄耆汤**(《妇人良方》卷十二)

【组成】糯米一合　黄耆　川芎各一两

【用法】上细剉。水二大盏,煎至一盏三分,温服。

【功用】《景岳全书》:安胎。

【主治】胎动不安,腹痛下黄汁。

79196 **黄耆汤**(《兰室秘藏》卷上)

【组成】木香(气通去之)　藿香叶各一钱　当归(酒洗)　陈皮各二钱　人参　泽泻各五钱　黄耆一两

【用法】上㕮咀。每服五钱,水二大盏,煎至一盏,食远热服。

【功用】补胃除湿,和血益血,滋养元气。

【加减】如欲汗,加生姜煎。

79197 **黄耆汤**(《兰室秘藏》卷下)

【组成】黄耆五钱　甘草三钱　香白芷二钱五分　藁本　升麻各二钱　草豆蔻　橘皮各一钱五分　麻黄　当归身各一钱　莲花青皮七分　柴胡六分　黄柏少许

【用法】上㕮咀。每服五钱,水二盏,煎至一盏,去滓,不拘时服。

【主治】表虚恶风寒。

【备考】本方方名,《医学纲目》引作"黄耆补胃汤"。

79198 **黄耆汤**(《兰室秘藏》卷下)

【异名】调元汤(《痘疹心法》卷二十三)、参耆饮(《准绳·幼科》卷四)。

【组成】黄耆二钱　人参一钱　炙甘草五分

【用法】上㕮咀。作一服,水一大盏,煎至半盏,去滓,食远服。加白芍药尤妙。

【功用】《直指小儿》:内固外护,扶阳助气。

【主治】❶《兰室秘藏》:小儿惊风。❷《准绳·幼科》:小儿虚弱痘证。元气虚弱,精神倦怠,肌肉柔慢,面青㿠白,饮食少进,睡卧宁静而不振者,不分已出未出者。

【宜忌】《痘疹心法》:气壮实者不宜。

【方论选录】❶《兰室秘藏》:此三味皆甘温能补元气,甘能泻火,《内经》云:热淫于内,以甘泻之,以酸收之。白芍药酸寒,寒能泻火,酸味能泻肝而大补肺金,所补得金土之位大旺,火虚风木何由而来克土,然后泻风之邪。❷《直指小儿》:人参、黄耆、甘草性味甘温,专补中气而能泻火,故虚火非此不去也。三味之剂借以治痘,以人参为君,黄耆为臣,甘草为佐,上下相济,治虽异而道则同。予尝计其药性之功,用黄耆能固表,人参能固内,甘草能解毒,究其治痘之宜治,必须此三味之神品。

【备考】本方方名,《直指小儿》引作"保元汤"。用水一盅半,生姜一片,煎至五分,不拘时服。

79199 黄耆汤（《医方类聚》卷一五九引《济生》）

【组成】黄耆（去芦，蜜水炙）一两半　白茯苓（去皮）　熟地黄（酒蒸）　肉桂（不见火）　天门冬（去心）　麻黄根　龙骨各一两　五味子　小麦（炒）　防风（去芦）　当归（去芦，酒浸）　甘草（炙）各半两

【用法】上㕮咀。每服四钱，水一盏半，加生姜五片，煎至七分，去滓温服，不拘时候。

【主治】喜怒惊恐，房室虚劳，致阴阳偏虚，或发厥自汗，或盗汗不止。

【加减】发厥自汗，加熟附子；发热自汗，加石斛。

79200 黄耆汤（《直指》卷十七）

【组成】黄耆　茯神　瓜蒌根　麦门冬（去心）各一两　北五味子　甘草（炙）各半两　生干地黄一两半

【用法】上剉细。每服四钱，新水煎服。

【主治】诸渴疾。

79201 黄耆汤（《直指小儿》卷三）

【组成】黄耆（蜜炙）　当归　川芎　白芍药　生干地黄　虾蟆（去足，炙焦）　鳖甲（醋炙焦）各三钱　人参　白茯苓　橘皮　半夏曲　柴胡　使君子（略煨）　甘草（炙）各二钱

【用法】上为粗末。每服二钱，加生姜、大枣煎，食前服。

【主治】❶《直指小儿》：小儿疳劳。❷《得效》：小儿疳劳，咳嗽不定，虚汗骨蒸，渴而复泻，乳食迟进。

79202 黄耆汤（《朱氏集验方》卷十三）

【组成】枳实三十个（炒，为末）　黄耆二两　甘草半两　红枣三十个（同枳实末捣烂，慢火焙焦黄）

【用法】上为末。每服二钱，食后以米饮调服。

【主治】伤损大吐血，或因酒食饱，低头掬损，吐血至多，并血妄行，口鼻俱出，但声未失者。

79203 黄耆汤（《局方》卷六续添诸局经验秘方）

【组成】绵黄耆　陈皮（去白）各半两

【用法】上为细末。每服三钱，用大麻仁一合（烂研），以水投，取浆一盏，滤去滓，于银石器内煎，候有乳起，即人白蜜一大匙，再煎令沸，调药末，空心、食前服，秘甚者不过两服愈。常服即无秘涩之患，此药不冷不燥。

【主治】年高老人，大便秘涩。

79204 黄耆汤（《秘传眼科龙木论》卷四）

【组成】黄耆　茺蔚子各二两　防风一两半　地骨皮　茯苓　川大黄　人参　黄芩各一两　甘草五钱

【用法】上为末。每服一钱，以水一盏，煎至五分，去滓，食后温服。先宜镰洗散去瘀血，熨烙三五度，然后服黄耆汤，煎摩风膏摩之，睑内涂白蔹膏即愈。

【主治】风牵睑出外障。初患之时，乍好乍恶，发歇无时，多因泪流不止，盖因胃气受风，肝膈积热，壅毒在睑，皆致使眼皮翻出。

79205 黄耆汤

《普济方》卷一八六引《鲍氏方》。为《千金》卷七“小黄耆酒”之异名。见该条。

79206 黄耆汤（《普济方》卷三五三引《便产须知》）

【异名】延寿汤。

【组成】黄耆　白术　防风　熟地黄　牡蛎粉　白茯苓　麦门冬各等分　（一方有甘草）

【用法】上㕮咀。每服四钱，水一盏半，加红枣二个，煎大半盏服。

【主治】产后血虚为风邪所搏，汗出不止。

79207 黄耆汤（《普济方》卷十七）

【组成】黄耆（剉）　麦门冬（去心，焙）　瓜蒌根（剉）各一两　黄连（去须）　甘草　茯神（去木）　熟干地黄（洗，切，焙）四两

【用法】上为末。每服五钱，水一盏半，煎一盏，去滓温服，不拘时候。

【主治】心虚烦躁。

79208 黄耆汤（《普济方》卷二十八）

【组成】黄耆（剉）　熟干地黄（焙）各二两　桂（去粗皮）　白芍药　当归（焙，切）各一两　麦门冬（去心，焙）一两半　白龙骨　甘草（炙，剉）各半两

【用法】上为末。每服五钱，水一盏半，加生姜五片，大枣二枚，煎至八分，去滓，空心、食前温服，日三次。

【主治】肺痿。小便数，无力，不进饮食。

79209 黄耆汤（《普济方》卷一四四）

【组成】黄耆（剉）　芍药　桂（去粗皮）　麦门冬（去心，焙）　五味子　前胡（去芦头）　白茯苓（去黑皮）　当归（切，焙）　人参各半两　甘草（炙）一分

【用法】上为粗末。每服五钱，水一盏半，加生姜半分（拍碎），大枣三枚（擘破），同煎至七分，去滓温服，日三次。

【功用】补气。

【主治】伤寒后，骨节烦疼，不欲饮食，及气胀汗出。

79210 黄耆汤

《普济方》卷一七九。即《圣惠》卷五十三“黄耆散”。见该条。

79211 黄耆汤

《普济方》卷二二九。即《局方》卷五宝庆新增方“黄耆六一汤”。见该条。

79212 黄耆汤

《普济方》卷二三一。即《圣惠》卷三十“黄耆散”。见该条。

79213 黄耆汤

《普济方》卷二三一。为《千金》卷十九“乐令黄耆汤”之异名。见该条。

79214 黄耆汤

《普济方》卷二三四。为《本事》卷八“黄耆建中加当归汤”之异名。见该条。

79215 黄耆汤（《普济方》卷二七二）

【组成】黄耆　当归各一两　大黄　芍药各五钱　陈皮　甘草各三钱（炒）

【用法】上为粗末。每服五钱，水一大盏，加生姜三片，同煎至七分，去滓温服，不拘时候。

【主治】一切疮肿疼痛。

79216 黄耆汤（《普济方》卷二八九）

【异名】神效黄耆汤（《疡科心得集》卷上）。

【组成】黄耆（细剉）　麦门冬（去心，焙）各一两　熟干地黄（焙）　人参　甘草（炙，剉）各三分　白茯苓（去黑皮）　当归（剉，焙）　芍药　芎䓖　桂（去粗皮）　远志（去心）各半两　（一方有五味子）

【用法】上为粗末。每服三钱,水一盏,加生姜半分(拍碎),大枣二枚(擘破),同煎至五分,去滓,空心温服,日晚再服。

【功用】去脓汁,理虚劳,内补。

【主治】❶《普济方》:发背已溃者。❷《疡科心得集》:痈毒内虚,毒不起化,及溃后诸虚,不能收口。

79217 **黄耆汤**(《臞仙活人方·附录》)

【组成】黄耆一两一钱 人参六钱 五味子四钱 甘草六钱 当归三钱

【用法】上㕮咀。每服三钱,水一盏半,煎至六分,临卧服,不拘时候亦得。

【功用】清和匀调镇定。

【主治】风寒湿初发,发热及热退后外汗内闷,因热血伤,气失管摄,百脉动摇,有如虫行,自踝骨有气上升,相火上攻心,常烦悸头重脑闷。

79218 **黄耆汤**

《医方类聚》卷八十六引《御医撮要》。为《普济方》卷二三一"黄耆饮"之异名。见该条。

79219 **黄耆汤**(《保婴撮要》卷五)

【组成】人参 黄耆 茯苓 白术 芍药各一钱 干姜 陈皮 藿香各五分

【用法】水煎服。

【主治】小儿感冒风邪,咳嗽喘逆,不时咬牙,右腮色赤。

79220 **黄耆汤**(《银海精微》卷上)

【组成】黄耆 车前子 细辛 黄芩 五味子 苍术 黄连各一两

【用法】水煎服。

【主治】小儿两睑时常赤烂。

79221 **黄耆汤**

《医学入门》卷八。为《兰室秘藏》卷上"神效黄耆汤"之异名。见该条。

79222 **黄耆汤**(《古今医鉴》卷七)

【组成】黄耆二钱二分 当归一钱二分 生地一钱五分 天门冬一钱五分 麦门冬一钱 五味子七分 防风五分 白茯苓一钱五分 麻黄根一钱 甘草八分 浮小麦一撮(炒)

【用法】上㕮一剂。水煎,温服。

【主治】❶《古今医鉴》:元气虚弱自汗。❷《增补内经拾遗》:风伤于卫,令人善病风厥,漉漉然汗出。

【备考】《增补内经拾遗》有熟地黄。

79223 **黄耆汤**(《痘疹全书》卷下)

【组成】人参 黄耆 甘草 黄连 桂枝

【用法】水煎服。

【主治】痘收之后,卫弱自汗出者。

79224 **黄耆汤**(《赤水玄珠》卷二)

【组成】黄耆五两 橘红二两 甘草一两 白茯苓一两半 防风四两

【用法】每服六钱,加生姜三片,大枣一枚,水煎服。

【主治】风湿相搏,脉沉而弦,客在皮肤,四肢少力,关节疼痛。

79225 **黄耆汤**(《赤水玄珠》卷十四)

【组成】黄耆(蜜炙)二钱 人参 白术 茯苓 白芍(炒)各一钱 甘草(炙)八分 桂枝五分

【用法】水煎服。

【主治】汗多气虚发痉。

79226 **黄耆汤**(《赤水玄珠》卷二十九)

【组成】黄耆 川归(酒洗)各一两 大黄 芍药 陈皮 炙甘草各五钱

【用法】上加生姜二片,水煎服。

【主治】一切疮肿、痈疽。

79227 **黄耆汤**(《温疫论》卷一)

【组成】黄耆三钱(蜜炙) 五味子二钱 当归一钱 白术一钱 甘草五分(炙)

【用法】水煎服。

【主治】时疫愈后表虚,脉静身凉,数日后反得盗汗及自汗者。

【加减】如汗未止,加麻黄净根一钱五分。

79228 **黄耆汤**(《审视瑶函》)

【组成】黄耆 麦门冬(去心) 白茯苓 防风 人参 地骨皮 漏芦 知母 远志(去心) 熟地黄各等分

【用法】上㕮一剂。白水二钟,煎至八分,去滓热服。

【主治】阴漏症。眼脓漏不止。

79229 **黄耆汤**(《医家心法》)

【组成】黄耆(炙) 当归各三钱 枣仁(炒) 白术各二钱 远志(蜜炙)一钱 补骨脂(盐水炒)八分

【用法】加生姜、大枣为引。

【主治】命门虚衰,肺气大虚,腠理不固,小腹隐痛,大便不实,小便频数无度,终夜不寐,盗汗不止,精滑梦遗。

79230 **黄耆汤**(《种痘新书》卷十二)

【组成】黄耆(生) 白芍 桂枝各一钱 甘草五分

【用法】加防风五分,姜、葱为引,水煎服。

【主治】痘疹身痛者。

79231 **黄耆汤**(《外科选要》)

【组成】黄耆(盐水拌,炒) 当归 柴胡 木瓜 连翘各一钱 羌活 肉桂 生地黄 黄柏各五分

【用法】水、酒各一钟,煎一半,空心热服。

【主治】腿内近膝股患痈,或附骨痈初起,肿痛,脉细而弦,按之洪缓有力。

79232 **黄耆汤**

《竹林女科》卷二。为方出《妇人良方》卷十二,名见《女科指掌》卷三"黄耆糯米汤"之异名。见该条。

79233 **黄耆汤**(《会约》卷十一)

【组成】黄耆(蜜炒) 熟地各一钱半 茯苓 天冬 肉桂各一钱 小麦(炒) 当归 甘草(炙)各八分 五味子三分

【用法】加生姜五分,水煎出,用龙骨细研末一钱,合服。

【主治】房劳过甚,致阴阳两虚而遗精者。

【加减】如有汗者,加净麻黄根(蜜炒)一钱;如汗冷者,加附子七八分;如发热自汗,或口渴者,加石斛二钱。

79234 **黄耆汤**(《验方新编》卷十一)

【组成】生黄耆 归身 甘草 白芍 穿山甲各五钱

【用法】用淡陈酒一茶碗、水一碗,煎至一碗热服。避风盖被暖睡汗出即愈。小儿减半。未成者散,已成者溃,已溃者易收口。

【主治】搭手、发背、对口，痈疽及一切大小无名肿毒。

【加减】上部，加川芎五钱；中部，加杜仲五钱；下部，加牛膝五钱。

【宜忌】孕妇忌服。未出汗时忌一切冷热汤水，汗出一时后不忌。

79235 黄耆饮(《圣济总录》卷十三)

【组成】黄耆(剉，焙) 赤茯苓(去黑皮) 羌活(去芦头) 白僵蚕(炒) 杏仁(汤浸，去皮尖双仁，炒) 当归(切，焙) 桂(去粗皮) 五味子 生干地黄(焙) 甘草(炙，剉) 陈橘皮(汤浸，去瓤，焙) 玄参 麦门冬(去心，焙) 人参各一两

【用法】上为粗末。每服五钱匕，水一盏，煎取八分，去滓，空心顿服。

【主治】热毒风。

79236 黄耆饮(《圣济总录》卷四十九)

【组成】黄耆 茯神(去木) 栝楼根 麦门冬(去心，焙) 甘草(炙)各三两 生干地黄(切，焙)四两

【用法】上㕮咀，如麻豆大。每服五钱匕，水二盏，煎至一盏，去滓，食后温服。

【主治】膈消，胸中烦渴。

79237 黄耆饮(《圣济总录》卷五十九)

【组成】黄耆(剉) 杜仲(去粗皮，炙，剉) 山茱萸 人参 知母(切，焙)各二两 龙骨(碎)三两

【用法】上为粗末。每服四钱匕，水一盏半，加大枣一枚(擘)，煎至一盏，去滓温服，日三夜二。

【主治】消肾。干渴，小便多，羸瘦少力。

79238 黄耆饮(《圣济总录》卷八十六)

【组成】黄耆 白术 白茯苓(去黑皮) 五味子各一两半 熟干地黄(焙) 牡蛎(煅)各二两 大枣七枚(去核)

【用法】上㕮咀，如麻豆大。每服五钱匕，水一盏半，煎至八分，去滓，食前温服，日三次。

【主治】肾劳。盗汗，嘘吸少气。

79239 黄耆饮(《圣济总录》卷九十八)

【组成】黄耆(细剉) 人参 白茯苓(去黑皮) 旱莲子 滑石(研)各一两 桑根白皮(剉)三分 黄芩(去黑心) 枳壳(去瓤，麸炒) 芒消各半两

【用法】上为粗末。每服三钱匕，水一盏，煎七分，去滓温服，不拘时候。

【主治】膀胱湿热，小便卒暴淋涩。

79240 黄耆饮(《圣济总录》卷一五一)

【组成】黄耆(剉，炒)半两 小蓟 桑耳 附子(炮裂，去皮脐)各三两 延胡索 白芷 桂(去粗皮)各一两半 黄芩(去黑心)一两 肉豆蔻二枚(去壳) 赤石脂(研) 当归(炙，剉) 生干地黄 芎䓖 白术 地榆各一两

【用法】上㕮咀，如麻豆大。每服五钱匕，以水一盏半，加生姜一分(拍碎)，同煎取八分，去滓温服。

【主治】妇人经候不调，或过多，腰疼重。

79241 黄耆饮(《圣济总录》卷一五四)

【组成】黄耆(剉) 地榆 桑寄生各一两半 艾叶半两 白龙骨(研)二两 生地黄二两 生姜半两

【用法】上剉如麻豆大。每服五钱匕，水一盏半，煎取八分，去滓，食前温服，如人行三五里再服。

【主治】妊娠胞漏，月水时下。由冲任脉虚，不能制约太阳少阴之经，故令血下。

79242 黄耆饮(《圣济总录》卷一七九)

【组成】黄耆(剉，炒) 白茯苓(去黑皮) 麦门冬(去心，焙) 黄芩(去黑心)各三分 高良姜(炮)一分 乌梅肉(焙)二枚(去核) 白术(剉)半两

【用法】上为粗末。每服二钱匕，水八分一盏，煎去滓，取三分，空腹温服。

【主治】小儿渴痢。

79243 黄耆饮(《普济方》卷二三一)

【异名】黄耆汤(《医方类聚》卷八十六引《御医撮要》)。

【组成】黄耆 芍药 芎䓖 甘草各四两 生姜一斤

【用法】上㕮咀。以酒五升，浸一宿，明旦更以水五升，煮取四升，分四服，日三夜一。凡进三两剂。

【主治】虚劳崩中，吐血上气，短气欲绝，面黑如漆。

【宜忌】❶《普济方》：凡夏月不得隔宿浸药。❷《医方类聚》引《御医撮要》：忌菘菜。

【加减】酒客劳热，发痔下血，其谷道热，去生姜，用地黄代之。

【备考】《医方类聚》引《御医撮要》本方用法：上为散。每服三钱，以水一盏，加生姜一块子(分拍碎)，同煎至七分，去滓温服。

79244 黄耆饮

《证治要诀类方》卷二。为《局方》卷五宝庆新增方“黄耆六一汤”之异名。见该条。

79245 黄耆饮(《万氏家抄方》卷六)

【组成】白术 黄耆 当归各七分 甘草(炙)三分 人参五分 桂枝三分

【用法】水煎，温服。

【主治】痘四五日，表虚自汗，发不起者。

【加减】呕，加藿香；有食，加山楂、神曲。

79246 黄耆饮(《准绳·女科》卷二)

【组成】黄耆 生地黄各二钱 人参 茯神(炒) 犀角屑 瓜蒌仁 黄芩各一钱 甘草半钱

【用法】上作一服。水二钟，加淡竹叶五片，煎至一钟，不拘时候服。

【主治】妇人客热，心胸壅闷，肢节烦疼，不思饮食。

79247 黄耆饮(《眼科全书》卷五)

【组成】黄耆 车前子 细辛 黄芩 五味子

【用法】白水煎，乳母食后服。

【主治】胎风赤烂外障。

79248 黄耆贴(《医心方》卷十六引张仲景方)

【组成】黄耆三两 真当归三两 大黄三两 芎䓖一两 白蔹三两 黄芩三两 防风三两 芍药二两 鸡子十枚 黄连二两

【用法】上捣烂，以鸡子白和涂纸上，贴肿上，燥易。

【功用】消核肿。

79249 黄耆贴(《外台》卷二十四引刘涓子方)

【组成】甘草(炙) 大黄 白蔹 黄耆 芎䓖各等分

【用法】上为末，以鸡子黄和如浊泥，涂布上。随赤热有坚处大小贴之，燥易。

【主治】痈肿有热。

79250 **黄耆贴**(《外台》卷二十四引《删繁方》)

【异名】黄耆散(《圣惠》卷六十四)。

【组成】黄耆一两半　黄芩一两　芎䓖一两　黄连　白芷　芍药各二两　当归一两半

【用法】上为末,以鸡子白和如膏。诸暴肿起处,以涂著布上,贴肿处,燥易。肿处不觉,贴冷便愈。

【主治】❶《外台》引《删繁方》:痈肿。❷《圣惠》:恶核焮肿疼痛。

【加减】热势毒者,加白蔹一两。

79251 **黄耆酒**(《千金》卷七)

【组成】黄耆　乌头　附子　生姜　秦艽　蜀椒　芎䓖　独活　白术　牛膝　苁蓉　细辛　甘草各三两　葛根　当归　菖蒲各一两半　山茱萸　桂心　钟乳　柏子仁　天雄　石斛　防风各二两　大黄　石南各一两

【用法】上㕮咀,无所熬炼,清酒三斗渍之。先食服一合,不知,可至五合,日三次。

【主治】风虚脚疼痿弱,气闷不自收摄。

【加减】大虚,加苁蓉三两;下痢,加女萎三两;多忘,加菖蒲三两。

【方论选录】《千金方衍义》:黄耆专主风虚,而所见诸病靡不由风虚所致。故用乌、附,用姜、桂,用防、独,用葛根,用芎、归,用大黄,靡不由风虚变证。然酒醴之制,非专一人,虽五脏受邪,靡不由风虚内贼,所以汇次诸药渍之以酒,随宜而用,非比汤液之随证施治也。

79252 **黄耆酒**

《千金翼》卷十六。为《千金》卷七“小黄耆酒”之异名。见该条。

79253 **黄耆酒**(《圣济总录》卷十九)

【组成】黄耆　桂(去粗皮)　巴戟天(去心)　石斛(去根)　泽泻　白茯苓(去黑皮)　柏子仁　干姜(炮)　蜀椒(去目并闭口,炒出汗)各三两　防风(去叉)　独活(去芦头)　人参各二两　天雄(炮裂,去皮脐)　芍药　附子(炮裂,去皮脐)　乌头(炮裂,去皮脐)　茵芋　半夏(汤洗七遍,去滑)　细辛(去苗叶)　白术　黄芩(去黑心)　栝楼根　山茱萸各一两

【用法】上㕮咀,绢袋盛,以清酒三斗渍之,秋、冬七日,春、夏三日。初服三合,日二次。渐加之,以微麻木为效。

【主治】脾痹。肉极虚寒,体重怠惰,四肢不欲举动,关节疼痛,不嗜饮食。

79254 **黄耆酒**(《圣济总录》卷一六二)

【组成】黄耆　蜀椒(去目并闭口者,炒出汗)　白术　牛膝(去苗,剉)　葛根各三两　防风(去叉)四两　芎䓖　甘草(炙,剉)　细辛(去苗叶)　山茱萸　附子(炮裂,去皮脐)　秦艽(去苗土)　干姜(炮)　当归(切,焙)　乌头(炮裂,去皮脐)　人参各二两　独活(去芦头)　桂(去粗皮)三分

【用法】上剉,如麻豆大。用生绢袋盛,于四斗醇酒内浸三日。每温服一盏,不拘时候。

【主治】产后中风偏枯,半身不遂,言语不利,疼痛无力。

79255 **黄耆酒**(《济生》卷三)

【组成】黄耆(去芦)　防风(去芦)　官桂(不见火)　石斛(去根)　虎骨(酥炙)　当归(去芦)　白芍药　木香(不见火)　云母粉　茵陈叶　仙灵脾　天麻　萆薢　甘草　川续断各一两

【用法】上剉,如麻豆大,以生绢袋盛,以好酒一斗浸之,春五日,夏三日,秋七日,冬十日。每服一盏,温服之,不拘时候。常令酒气相续为佳。

【主治】风湿痹。身体顽麻,皮肤燥痒,筋脉挛急,言语謇涩,手足不遂,时觉不仁。

【备考】《医方类聚》有白术。

79256 **黄耆酒**(《杂病源流犀烛》卷十三)

【组成】黄耆　防风　细辛　独活　川芎　牛膝各一两半　附子　川椒　炙草各一两　川乌　山萸　秦艽　葛根各七钱

【用法】浸酒,日、午、夜服三次。

【主治】痹病甚而麻木不知者。

【加减】虚,加肉苁蓉;下利,加女萎;多忘,加石斛、菖蒲。

79257 **黄耆散**(方出《肘后方》卷四,名见《外台》卷四)

【组成】黄耆二两　木兰一两

【用法】上为末。酒服方寸匕,日三服。

【主治】大醉当风入水所致酒疸,心懊痛,足胫满,小便黄,饮酒发赤斑黄黑。

79258 **黄耆散**(《肘后方》卷五)

【组成】蔄茹　黄耆

【用法】外敷。

【主治】一切恶肉;痈疽生臭恶肉,敷诸膏药仍不生肉者。

79259 **黄耆散**(《医方类聚》卷一三四引《隐居效验方》)

【组成】黄耆十分　桂心二分

【用法】上为散。酒服方寸匕,日三次。

【主治】男子精血出。

79260 **黄耆散**(《外台》卷三十三引《删繁方》)

【异名】熟干地黄散(《圣惠》卷七十七)、干地黄散(《普济方》卷三四三)。

【组成】黄耆　吴茱萸　干姜　人参　甘草(炙)　芎䓖　白术　当归　干地黄各二两

【用法】上为散。每服一匕半,清酒送下,日再服,加至两匕为剂。

【主治】妇人怀胎,数落而不结实。

【宜忌】忌海藻、菘菜、芜荑、桃、李、雀肉等。

【备考】方中干地黄,《圣惠》作熟干地黄。

79261 **黄耆散**(《千金》卷二十五)

【组成】黄耆　芍药各三两　当归　干地黄　附子　续断　桂心　干姜　通草各二两　大黄一两　蜀椒一合　乌头半两

【用法】上为末。每服五分匕,食前以酒送服,日三次。

【主治】❶《千金》:腕折。❷《圣惠》:坠车落马,踠折筋伤骨碎,瘀肿疼痛。

【方论选录】《千金方衍义》:桂、附、椒归加耆,芍、地黄以和营血,干姜、乌头以助温散,续断以续绝伤,通草以通滞气,大黄以开瘀血之去路也。

79262 **黄耆散**(《千金翼》卷二十三)

【组成】黄耆五分(脓多倍之)　小豆一分(热,口干倍

之）芎䓖半两（肉不生倍之）芍药二分（痛不止倍之）栝楼二分（渴，小便利倍之）白蔹三分（有脓不合倍之）

【用法】上为散。每服方寸匕，以酒送下，日三次。

【功用】排脓。

【主治】❶《千金翼》：痈疽。❷《圣惠》：发背赤肿，发热疼痛，脓不出。

79263 **黄耆散**（《圣惠》卷四）

【组成】黄耆一两（剉） 龙骨一两 防风一两（去芦头） 远志一两（去心） 茯神一两 麦门冬一两（去心） 牡蛎一两半（烧为粉） 甘草半两（炙微赤，剉）

【用法】上为散。每服三钱，以水一中盏，加大枣三枚，煎至六分，去滓温服，不拘时候。

【主治】心风虚烦，神思恍惚不安。

79264 **黄耆散**（《圣惠》卷五）

【组成】黄耆一两（剉） 附子一两（炮裂，去皮脐） 诃黎勒一两半（煨，用皮） 人参一两（去芦头） 白术一两 五味子半两 白茯苓一两 丁香半两 枳实半两（麸炒微黄）

【用法】上为散。每服三钱，水一中盏，加生姜半分，大枣三枚，煎至六分，去滓，食前稍热服。

【主治】脾气不足，腹胁胀满，四肢无力，少思饮食。

【宜忌】忌生冷、油腻、湿面。

79265 **黄耆散**（《圣惠》卷五）

【组成】黄耆三分（剉） 甘草半两（炙微赤，剉） 桂心一两 白术一两 熟干地黄一两 人参一两（去芦头） 厚朴二两（去粗皮，涂生姜汁，炙令香熟） 白茯苓一两 当归一两（剉，微炒） 附子一两（炮裂，去皮脐） 陈橘皮一两（汤浸，去白瓤，焙） 干姜三分（炮裂，剉）

【用法】上为散。每服三钱，以水一中盏，加生姜半分，大枣三枚，煎至六分，去滓温服，不拘时候。

【主治】脾胃气虚弱，令人身重，不欲饮食，四肢少力，肌体羸瘦。

【宜忌】忌生冷、油腻、犬肉。

79266 **黄耆散**（《圣惠》卷六）

【组成】黄耆（剉） 赤茯苓 人参（去芦头） 麦门冬（去心） 枳壳（麸炒，微黄，去瓤） 川升麻 前胡（去芦头） 百合 赤芍药 紫菀（洗去苗土） 甘草（炙微赤，剉） 沙参 知母各一两

【用法】上为散。每服三钱，以水一中盏，煎至六分，去滓温服，不拘时候。

【主治】肺脏壅热，心胸不利，吃食全少，四肢烦疼。

79267 **黄耆散**（《圣惠》卷十）

【组成】黄耆（剉） 鳖甲（涂醋，炙令黄，去裙襕） 人参（去芦头） 柴胡（去苗） 赤茯苓 桑根白皮（剉） 木通（剉） 羚羊角屑 知母 麦门冬（去心） 地骨皮 甘草（炙微赤，剉）各三分 赤芍药 白术 枳壳（麸炒微黄，去瓤）各一两

【用法】上为散。每服四钱，以水一中盏，煎至六分，去滓温服，不拘时候。

【主治】伤寒得汗后，热不除，发歇身热，肢节烦疼。

79268 **黄耆散**（《圣惠》卷十）

【组成】黄耆（剉） 麦门冬（去心） 黄芩 葛根（剉） 枇杷叶（拭去毛，炙微黄） 栀子仁 人参（去芦头） 赤茯苓 柴胡（去苗） 赤芍药 甘草（炙微赤，剉）各半两

【用法】上为散。每服五钱，以水一大盏，加生姜半分，煎至五分，去滓温服，不拘时候。

【主治】伤寒烦渴不止。

79269 **黄耆散**（《圣惠》卷十三）

【组成】黄耆一两（剉） 枳壳半两（麸炒微黄，去瓤） 大腹皮一两（剉） 黄连三分（去须微炒） 赤茯苓一两 赤芍药一两 甘草三分（炙微赤，剉） 阿胶一两（捣碎，炒令黄燥）

【用法】上为散。每服四钱，以水一中盏，煎至六分，去滓温服，不拘时候。

【主治】伤寒下痢，烦热不止，每有所注，涩滞疼痛。

79270 **黄耆散**（《圣惠》卷十四）

【组成】黄耆一两（剉） 白芍药三分 桂心三分 人参半两（去芦头） 甘草半两（炙微赤，剉） 五味子三分 白术半两 当归三分（剉，微炒） 牛膝一两（去苗）

【用法】上为散。每服五钱，以水一大盏，加生姜半分，大枣三枚，煎至五分，去滓，食前稍热服。

【主治】伤寒后，虚羸乏力，肢体疼痛，少思饮食。

79271 **黄耆散**（《圣惠》卷十四）

【组成】黄耆一两（剉） 牛膝一两（去苗） 附子一两（炮裂，去皮脐） 甘草半两（炙微赤，剉） 人参一两（去芦头） 白茯苓三分 五味子三分 木香半两 白芍药三分 熟干地黄一两 桂心三分 柴胡一两（去苗） 当归半两（剉，微炒） 半夏三分（汤浸七遍，去滑） 陈橘皮三分（汤浸，去白瓤，焙）

【用法】上为散。每服五钱，以水一大盏，加生姜半分，大枣三枚，煎至五分，去滓，食前稍热服。

【主治】伤寒后，体气虚羸，四肢黄瘦，不思饮食。

79272 **黄耆散**（《圣惠》卷十四）

【组成】黄耆三分（剉） 木通半两（剉） 赤茯苓三分 桔梗三分（去芦头） 甜葶苈半两（隔纸炒令紫色） 桑根白皮半两（剉）

【用法】上为散。每服四钱，以水一中盏，加生姜半分，煎至六分，去滓温服，不拘时候。

【主治】伤寒后，肺萎劳嗽，涎唾不止。

79273 **黄耆散**（《圣惠》卷十七）

【组成】黄耆一两（剉） 麦门冬一两（去心） 栝楼根一两 甘草半两（剉，生用）

【用法】上为散。每服五钱，以水一大盏，煎至五分，去滓温服，不拘时候。

【主治】热病烦渴，日夜吃水。

79274 **黄耆散**（《圣惠》卷十八）

【组成】黄耆一两（剉） 人参一两（去芦头） 白茯苓一两 陈橘皮一两（汤浸，去白瓤，焙） 枳壳一两（麸炒微黄，去瓤） 诃黎勒一两（煨，用皮） 甘草半两（炙微赤，剉） 白术一两 五味子一两

【用法】上为散。每服五钱，以水一大盏，加生姜半分，大枣三枚，煎至五分，去滓，食前温服。

【主治】热病后，脾胃气虚，四肢乏力，骨节烦疼，口苦舌干，不思食饮。

79275 **黄耆散**（《圣惠》卷十八）

【组成】黄耆三分(剉) 知母半两 桑根白皮五两 鳖甲一两(涂醋,炙令黄,去裙襕) 甘草一分(炙微赤,剉) 陈橘皮三分(汤浸,去白瓤,焙) 白术三分 豉一合

【用法】上为散。每服五钱,以水一大盏,加葱白三茎,生姜半分,煎至五分,去滓温服,不拘时候。

【主治】热病后,体虚成劳,气力羸,瘦弱,或寒或热,状如疟,四肢烦闷。

79276 黄耆散(《圣惠》卷二十一)

【组成】黄耆一两(剉) 汉防己三分 桑根白皮一两(剉) 赤茯苓一两 甘草半两(炙微赤,剉) 白蒺藜二两(微炒,去刺) 枳壳一两(麸炒微黄,去瓤) 防风一两(去芦头) 羚羊角屑一两

【用法】上为粗散。每服三钱,以水一中盏,煎至六分,去滓温服,不拘时候。

【主治】热毒风上攻,头面微肿,时有烦热。

79277 黄耆散(《圣惠》卷二十六)

【组成】黄耆一两(剉) 赤芍药一两 桂心三分 五味子一两 天门冬一两(去心) 白茯苓一两(微炒) 甘草三分(炙微赤,剉) 半夏三两(汤洗七遍,去滑) 人参一两(去芦头) 杏仁一两(汤浸,去皮尖双仁,麸炒微黄) 生干地黄一两

【用法】上为散。每服四钱,以水一中盏,加生姜半分,大枣三枚,煎至六分,去滓温服,不拘时候。

【功用】补虚,思食,助力。

【主治】肺劳气,津夜不通,皮毛枯燥。

【宜忌】忌鲤鱼、饴糖。

79278 黄耆散(《圣惠》卷二十六)

【组成】黄耆二两(剉) 白茯苓一两 泽泻一两 磁石二两(捣碎,水淘去赤汁) 薯蓣一两 牛膝一两(去苗) 鳖甲一两半(涂醋,炙令黄,去裙襕) 羚羊角屑一两 杜仲一两(去粗皮,炙令微黄,剉) 熟干地黄一两 沉香一两 甘草半两(炙微赤,剉)

【用法】上为散。每服三钱,以水一中盏,加生姜半分,煎至六分,去滓,食前温服。

【主治】肾劳虚损,耳听无声,四肢满急,腰背转动强难。

【宜忌】忌生冷、油腻,苋菜。

79279 黄耆散(《圣惠》卷二十六)

【组成】黄耆二两(剉) 酸枣仁二两(微炒) 桂心二两 石膏三两 木通二两(剉) 赤芍药二两 黄芩一两 柏(栢)白皮一两(剉) 羚羊角屑一两

【用法】上为粗散。每服四钱,以水一中盏,煎至六分,去滓温服,不拘时候。

【功用】调脉解烦。

【主治】筋极。筋急多怒,口干,烦热不已。

79280 黄耆散(《圣惠》卷二十六)

【组成】黄耆二两(剉) 人参一两(去芦头) 桂心一两 紫菀一两(洗去苗土) 杏仁一两(汤浸,去皮尖双仁,麸炒微黄) 五味子一两 柴胡一两(去苗) 陈橘皮三分(汤浸,去白瓤,焙) 桑根白皮一两(剉) 甘草半两(炙微赤,剉) 麦门冬一两半(去心,焙)

【用法】上为粗散。每服四钱,以水一中盏,加生姜半分,大枣三枚,煎至六分,去滓,食前温服。

【主治】气极。虚热,皮毛干焦,津液不通,四肢无力。

79281 黄耆散(《圣惠》卷二十六)

【组成】黄耆一两半(剉) 防风一两(去芦头) 芎藭一两 白术一两 肉苁蓉二两(酒浸一宿,刮去皱皮,炙干) 山茱萸一两 当归一两 甘草一两(炙微赤,剉) 五味子一两 熟干地黄一两 桂心一两 白茯苓二两

【用法】上为粗散。每服四钱,以水一中盏,加生姜半分,大枣三枚,煎至六分,去滓,食前温服。

【功用】强肾气,补不足。

【主治】虚损羸弱,肾气不足。

79282 黄耆散(《圣惠》卷二十七)

【组成】黄耆一两(剉) 续断一两 人参三分(去芦头) 茯神一两 五味子三分 羌活半两 芎藭半两 桂心半两 附子三分(炮裂,去皮脐) 防风一两(去芦头) 牛膝半两(去苗) 枳壳三分(麸炒微黄,去瓤) 甘草三两(炙微赤,剉) 当归半两(剉,微炒) 沉香三分

【用法】上为粗散。每服三钱,以水一中盏,加生姜半分,煎至六分,去滓,食前温服。

【主治】风劳。脏腑气虚,体瘦无力,不思饮食,四肢疼痛。

79283 黄耆散(《圣惠》卷二十七)

【组成】黄耆一两(剉) 露蜂房一两(微炒) 川楝子三分(微炒) 白蒺藜半两 桑根白皮三分(剉) 阿胶二两(捣碎,炒令黄燥) 薯蓣一两 麝香二两(细研)

【用法】上为细散,入麝香,研令匀。每服二钱,以糯米粥饮调下,不拘时候。

【功用】补肺气,止吐血。

【主治】虚劳吐血。

79284 黄耆散(《圣惠》卷二十七)

【组成】黄耆(剉) 白茯苓 当归 牛膝(去苗) 五味子 桂心 人参(去芦头) 附子(炮裂,去皮脐)各一两 半夏半两(汤浸七遍,去滑) 熟干地黄一两 白芍药三分 甘草半两(炙微赤,剉)

【用法】上为散。每服三钱,以水一中盏,加生姜半分,大枣三枚,煎至六分,去滓温服,不拘时候。

【主治】虚劳。小腹里急,少气羸弱,不能饮食。

79285 黄耆散(《圣惠》卷二十七)

【组成】黄耆(剉) 人参(去芦头) 陈橘皮(汤浸,去白瓤,焙) 当归 附子(炮裂,去皮脐) 石斛(去根,剉) 白术 山茱萸 白茯苓各一两 桂心三分 甘草半两(炙微赤,剉) 麦门冬一两半(去心)

【用法】上为粗散。每服三钱,以水一中盏,加生姜半分,大枣三枚,煎至六分,去滓,食前温服。

【主治】虚劳不足,脏腑虚弱,四肢乏力,不能饮食。

79286 黄耆散(《圣惠》卷二十八)

【组成】黄耆一两(剉) 人参三分(去芦头) 五味子三分 牛膝一两(去苗) 白术一两 桂心三分 当归三分 续断三分 白茯苓一两 甘草半两(炙微赤,剉) 肉苁蓉一两(酒浸一宿,去皱皮,炙令干)

【用法】上为粗散。每服四钱,以水一中盏,加生姜半分、大枣三枚,煎至六分,去滓,食前温服。

【主治】虚劳羸瘦,四肢少力,睡卧不定,少思饮食。

79287 黄耆散(《圣惠》卷二十九)

【组成】黄耆一两(剉) 诃黎勒一两(煨,用皮) 桂心半两 半夏半两(汤洗七遍,去滑) 白术一两 白茯苓一两 草豆蔻一两(去皮) 厚朴一两(去粗皮,涂生姜汁,炙令香熟) 人参三分(去芦头) 陈橘皮一两(汤浸,去白瓤,焙) 甘草半两(炙微赤,剉)

【用法】上为散。每服三钱,以水一中盏,加生姜半分,大枣三枚,煎至六分,去滓,稍热服,不拘时候。

【主治】虚劳。脾胃气不和,吃食呕逆。

79288 黄耆散(《圣惠》卷二十九)

【组成】黄耆一两(剉) 枳壳一两(麸炒微黄,去瓤) 鳖甲一两(涂醋,炙令黄,去裙襴) 柴胡一两(去苗) 麦门冬三分(去心) 赤茯苓一两 赤芍药三分 桑根白皮三分(剉) 五味子半两 紫苏茎叶三分 半夏半两(汤洗七遍,去滑) 木通三分(剉) 诃黎勒皮一两 甘草半两(炙微赤,剉)

【用法】上为散。每服三钱,以水一中盏,加生姜半分,煎至六分,去滓温服,不拘时候。

【主治】虚劳羸瘦,上焦壅滞,每唾稠黏,不思饮食。

79289 黄耆散(《圣惠》卷二十九)

【组成】黄耆一两(剉) 柴胡一两(去苗) 桂心半两 赤芍药半两 熟干地黄一两 白术一两 陈橘皮三分(汤浸,去白瓤,焙) 当归三分 甘草半两(炙微赤,剉)

【用法】上为散。每服四钱,以水一中盏,加生姜半分,煎至六分,去滓温服,不拘时候。

【主治】虚劳少力,身体疼痛,不欲饮食。

79290 黄耆散(《圣惠》卷二十九)

【组成】黄耆一两(剉) 人参一两(去芦头) 白茯苓二两 柴胡半两(去苗) 当归半两 白术一两 桂心半两 甘草半两(炙微赤,剉) 枳壳半两(麸炒微黄,去瓤) 桔梗半两(去芦头) 桃仁半两(汤浸,去皮尖双仁,麸炒微黄)

【用法】上为粗散。每服四钱,以水一中盏,加生姜半分,大枣三枚,煎至六分,去滓温服,不拘时候。

【主治】虚劳寒热,不能饮食,四肢羸瘦少力。

79291 黄耆散(《圣惠》卷二十九)

【组成】黄耆一两(剉) 白术一两 白茯苓一两 人参一两(去芦头) 麦门冬一两半(去心,焙) 甘草半两(炙微赤,剉) 五味子三分 熟干地黄一两半 牡蛎粉一两

【用法】上为粗散。每服四钱,以水一中盏,加大枣三枚,煎至六分,去滓温服。

【主治】虚劳盗汗,翕翕少气,四肢乏力,咽干食少。

79292 黄耆散(《圣惠》卷二十九)

【异名】黄耆汤(《圣济总录》卷八十八)。

【组成】黄耆二两(剉) 白芍药一两 桂心一两 当归一两 麦门冬一两半(去心,焙) 白龙骨一两 熟干地黄一两 甘草半两(炙微赤,剉)

【用法】上为粗散。每服三钱,以水一中盏,加生姜半分,大枣三枚,煎至六分,去滓,食前温服。

【主治】虚劳少气,小便数,无力,不能食。

79293 黄耆散(《圣惠》卷二十九)

【组成】黄耆一两(剉) 人参三分(去芦头) 牡蛎粉三分 肉苁蓉一两(酒浸一宿,刮去皱皮,炙干) 熟干地黄一两 附子一两(炮裂,去皱皮脐) 石南三分 防风半两(去芦头) 五味子半两 白茯苓一两 白芍药半两 桂心半两 石斛一两(去根,剉) 甘草半两(炙微赤,剉) 磁石一两(捣碎,水淘去赤汁)

【用法】上为散。每服四钱,以水一中盏,加生姜半分,大枣三枚,煎至六分,去滓,食前温服。

【主治】虚劳损,小便余沥,阴萎湿痒,四肢羸弱,不欲饮食。

79294 黄耆散(《圣惠》卷二十九)

【组成】黄耆一两(剉) 赤芍药三分 甘草半两(炙微赤,剉) 人参一两(去芦头) 熟干地黄一两 麦门冬一两半(去心,焙) 五加皮半两 牛膝三分(去苗)

【用法】上为粗散。每服四钱,以水一中盏,加生姜半分,大枣三枚,煎至六分,去滓温服,不拘时候。

【主治】虚劳。手足烦疼,不欲饮食,四肢少力,睡恒不足。

79295 黄耆散(《圣惠》卷三十)

【组成】黄耆一两(剉) 续断三分 当归三分 熟干地黄一两 白术三分 五味子三分 石斛一两(去根,剉) 桂心一两 白芍药一两 诃黎勒皮一两 人参三分(去芦头) 木香半两 白茯苓一两 附子一两(炮裂,去皮脐) 甘草半两(炙微赤,剉) 麦门冬一两半(去心,焙) 牛膝一两(去苗) 陈橘皮三分(汤浸,去白瓤,焙)

【用法】上为粗散。每服四钱,以水一中盏,加生姜半分,大枣三枚,煎至六分,去滓,食前温服。

【主治】虚劳。少气,面色萎黄,四肢羸瘦,腹胁妨闷,吃食减少,日渐虚困。

【备考】本方方名,《普济方》引作"黄耆汤"。

79296 黄耆散(《圣惠》卷三十)

【组成】黄耆一两 钟乳粉一两半 白茯苓一两 云母粉一两半 远志一两(去心) 细辛一两

【用法】上为细散,入钟乳粉等,更都研令匀。每服二钱,以温酒调下,日二三服。

【功用】益肝明目。

【主治】虚劳目暗。

79297 黄耆散(《圣惠》卷三十)

【组成】黄耆一两(剉) 白茯苓一两 熟干地黄一两 韭子一两(微炒) 麦门冬一两半(去心,焙) 车前子一两 鹿茸一两(去毛,涂酥,炙微黄) 菟丝子二两(酒浸三日,晒干,别捣为末) 白龙骨三分

【用法】上为细散。每服二钱,食前以温粥调下。

【主治】虚劳。肾气乏弱,或时失精,心中虚烦。

79298 黄耆散(《圣惠》卷三十二)

【组成】黄耆(剉) 甘草(炙微赤,剉) 旋覆花 甘菊花 川大黄(剉碎,微炒) 枳壳(麸炒微黄,去瓤)各二两 荠苨三两 石膏三两 羚羊角屑一两

【用法】上为散。每服三钱,以水一中盏,煎至六分,去滓温服,不拘时候。

【主治】风热所攻,眉骨及眼睛鼻頞偏疼,眼生赤脉及翳晕。

79299 黄耆散(《圣惠》卷三十二)

【组成】黄耆(剉) 茺蔚子 麦门冬(去心)各一两

半　地骨皮　玄参　黄芩　知母各一两　犀角屑半两

【用法】上为散。每服四钱，以水一中盏半，煎至六分，去滓，食后温服。

【主治】眼睑硬赤肿痛。

【宜忌】忌炙煿热面。

79300 **黄耆散**(《圣惠》卷三十三)

【组成】黄耆(剉)　防风(去芦头)　子芩　川大黄(剉碎，微炒)各二两　地骨皮　远志(去心)　人参(去芦头)　赤茯苓　漏芦各一两

【用法】上为粗散。每服三钱，以水一中盏，煎至六分，去滓，食后温服，临卧再服。

【主治】眼脓漏不止。

【宜忌】忌炙煿、油腻、毒滑鱼肉。

79301 **黄耆散**(《圣惠》卷三十五)

【组成】黄耆半两(剉)　甘草半两(生剉)　栀子仁半两　黄芩三分　玄参一两　赤茯苓半两　槟榔半两　川升麻三分　紫菀半两(洗去苗土)　麦门冬一两(去心，焙)　牛蒡子半两

【用法】上为粗散。每服二钱，以水一中盏，煎至六分，去滓温服，不拘时候。

【主治】咽喉内生疮疼痛。

79302 **黄耆散**(《圣惠》卷三十六)

【组成】黄耆一两(剉)　当归二两(剉，微炒)　桂心二两　芎䓖二两　杏仁二两(汤浸，去皮尖双仁，麸炒微黄)　白术二两　石菖蒲一两　蔓荆子一两　白鲜皮二两　白芍药二两

【用法】上为粗散。每服五钱，以水一大盏，纳羊肾一只，去脂膜，切开，入生姜一分，同煎至六分，去滓，空心温服。

【主治】风虚耳聋啾啾。

79303 **黄耆散**(《圣惠》卷三十七)

【组成】黄耆(剉)　白芍药　芎䓖　当归　桂心　黄芩　甘草(炙微赤，剉)各一两

【用法】上为粗散。每服五钱，以水一大盏，入竹茹一鸡子大，煎至五分，去滓，食后温服。

【主治】脏气虚气上冲所致吐血。

79304 **黄耆散**(《圣惠》卷三十七)

【组成】黄耆一两半(剉)　阿胶一两(捣碎，炒令黄燥)　生干地黄一两　当归一两　桂心一两半　远志一两(去心)　人参一两(去芦头)　大麻仁一两　桑根白皮一两(剉)

【用法】上为散。每服三钱，以水一中盏，加生姜半分，煎至六分，去滓温服，不拘时候。

【主治】劳伤所致伤中胸里挛痛，咳呕血出，时作寒热，小便赤黄。

79305 **黄耆散**(《圣惠》卷三十八)

【组成】黄耆一两半(剉)　麦门冬一两(去心)　木通一两(剉)　前胡二两(去芦头)　栝楼根二两　赤芍药一两　川升麻一两　甘草一两(生，剉)　川大黄一两(剉碎，微炒)　知母一两　赤茯苓一两　黄芩一两

【用法】上为散。每服四钱，以水一中盏，加生姜半分、竹叶三十片、小麦一百粒，煎至五分，去滓，又入生地黄汁一合，更煎三两沸，不拘时候温服。

【主治】乳石发动，壮热烦渴，身体疼痛，大小便滞涩，心胸壅闷，不能饮食。

79306 **黄耆散**(《圣惠》卷三十八)

【组成】黄耆三两(剉)　甘草半两(炙微赤，剉)　麦门冬一两半(去心，焙)　地骨皮三分　人参一两(去芦头)　前胡一两(去芦头)

【用法】上为粗散。每服四钱，以水一中盏，加生姜半分，煎至六分，去滓温服，不拘时候。

【主治】乳石发动，头面虚热，心胸痰饮，呕逆，不下饮食。

79307 **黄耆散**(《圣惠》卷三十八)

【组成】黄耆一两(剉)　犀角屑二分　地榆二分(微炙)　玄参三分　赤茯苓三分　当归三分　川芒消一两半　木香半两　连翘半分　甘草三分(生，剉)　枳壳三分(麸炒微黄，去瓤)　栀子仁三分　川升麻一两　川大黄二两(剉碎，微炒)　黄芩一两

【用法】上为散。每服四钱，以水一中盏，入竹叶三七片，煎至六分，去滓温服，日三四服。

【主治】乳石发动，生痈肿，烦疼壮热，口干心燥，大小便涩滞。

79308 **黄耆散**(《圣惠》卷三十八)

【组成】黄耆一两　茜根三分　黄柏三分　地榆一两　犀角屑半两　当归一两(剉，微炒)

【用法】上为散。每服半两，以水一大盏，煎至六分，去滓，稍热分为三服，日三四服。

【主治】乳石发动，热毒伤肠胃，下痢腹痛。

79309 **黄耆散**(《圣惠》卷四十六)

【组成】黄耆一两(剉)　桂心一两　熟干地黄一两　赤茯苓一两　紫菀一两(去苗土)　陈橘皮一两(汤浸，去白瓤，焙)　当归一两　五味子一两　麦门冬一两(去心)　甘草一两(炙微赤，剉)　白前一两　桑根白皮一两半(剉)　人参一两(去芦头)　鹿角胶二两(捣碎，炒令黄燥)

【用法】上为散。每服四钱，以水一中盏，加大枣三枚，竹茹一分，煎至六分，去滓温服，不拘时候。

【主治】咳嗽唾脓血，胸满痛，不能食。

79310 **黄耆散**(《圣惠》卷四十七)

【组成】黄耆二两　桂心一两　人参一两(去芦头)　桔梗一两(去芦头)　干姜一两(炮裂，剉)　五味子一两　白茯苓一两　甘草二两(炙微赤，剉)　芎䓖一两　杏仁二两(汤浸，去皮尖双仁，麸炒微黄)

【用法】上为散。每服三钱，以水一中盏，加生姜半分，煎至五分，去滓温服，不拘时候。

【主治】上焦虚寒，胸膈短气，不能下食。

79311 **黄耆散**(《圣惠》卷五十一)

【组成】黄耆一两(剉)　半夏半两(汤洗七遍，去滑)　陈橘皮三分(汤浸去白瓤，焙)　人参三分(去芦头)　桂心半两　赤茯苓三分　枳壳三分(麸炒微黄，去瓤)　白术三分　甘草一分(炙微赤，剉)　诃黎勒皮三分　芎䓖半两

【用法】上为散。每服四钱，以水一中盏，加生姜半分，大枣三枚，煎至六分，去滓热服，不拘时候。

【功用】和胃思食，调利五脏。

【主治】痰上逆，不下食。

79312 **黄耆散**(《圣惠》卷五十三)

【组成】黄耆一两(剉) 麦门冬一两(去心) 芦根一两(剉) 栝楼根一两 紫苏茎叶一两 生干地黄半两(剉) 桑根白皮半两(剉) 泽泻半两 甘草一分(炙微赤,剉)

【用法】上为散。每服四钱,以水一中盏,加生姜半分,竹叶二七片,煎至六分,去滓温服,不拘时候。

【主治】消中烦闷,热渴不止。

79313 **黄耆散**(《圣惠》卷五十三)

【组成】黄耆一两(剉) 麦门冬一两(去心) 茯神一两 龙骨一两 栝楼根一两 熟干地黄一两 泽泻一两 白石脂一两 桑螵蛸一两(微炒) 甘草三分(炙微赤,剉)

【用法】上为散。每服四钱,以水一中盏,加生姜半分,大枣三枚,煎至六分,去滓,食前温服。

【主治】消肾。心神烦闷,小便白浊。

79314 **黄耆散**(方出《圣惠》卷五十三,名见《普济方》卷一八〇)

【组成】黄耆半两(剉) 鸡肶胵一两(微炙) 五味子半两

【用法】上为粗末。以水三大盏,煎至一盏半,去滓,食前分三次温服。

【主治】消肾。小便滑数白浊,令人羸瘦。

79315 **黄耆散**(《圣惠》卷五十三)

【异名】麦门冬汤(《圣济总录》卷五十八)。

【组成】黄耆一两(剉) 人参半两(去芦头) 麦门冬一两(去心) 桑根白皮一两(剉) 知母三分 栝楼根三分 黄连一两(去须) 石膏二两 葛根半两(剉) 赤茯苓半两 地骨皮半两 川升麻半两 甘草半两(炙微赤,剉)

【用法】上为散。每服四钱,以水一中盏,加生姜半分,淡竹叶二七片,煎至六分,去滓温服,不拘时候。

【主治】消渴,发热,心神烦躁,饮水不足。

79316 **黄耆散**(《圣惠》卷五十三)

【组成】黄耆一两(剉) 栝楼根一两 麦门冬二两(去心,焙) 赤茯苓半两 甘草半两(炙微赤,剉)

【用法】上为细散。每服二钱,食后煎竹叶水调下。

【主治】消渴。饮水过多,烦渴不止。

【备考】本方方名,《普济方》引作"黄耆汤"。

79317 **黄耆散**(《圣惠》卷五十三)

【组成】黄耆一两(剉) 茯神一两 地骨皮一两 栝楼根一两 麦门冬一两(去心) 黄芩一两 生干地黄一两 甘草半两(炙微赤,剉)

【用法】上为散。每服四钱,以水一中盏,加生姜半分,淡竹叶二七片,煎至六分,去滓温服,不拘时候。

【主治】脾胃中热,烦渴不止。

79318 **黄耆散**(《圣惠》卷五十三)

【组成】黄耆一两(剉) 甘草一两(炙微赤,剉) 川升麻一两 黄芩一两 前胡一两(去芦头) 栝楼根一两 知母一两 麦门冬一两(去心) 赤芍药一两 生干地黄二两

【用法】上为散。每服四钱,以水一中盏,加竹叶二七片,小麦一百粒,煎至六分,去滓温服,日三四次。

【主治】渴利后,皮肤生热毒疮疼痛,寒热,口干心烦。

79319 **黄耆散**(《圣惠》卷五十五)

【异名】黄耆汤(《圣济总录》卷六十一)。

【组成】黄耆二两(剉) 赤芍药二两 茵陈一两 石膏四两 麦门冬一两(去心) 豉二两

【用法】上为散。每服半两,以水一大盏,加竹叶十四片,煎至五分,去滓温服,日四五次。

【主治】❶《圣惠》:黄汗病。身体重,汗出而不渴,其汗沾衣,黄如柏染。❷《医宗必读》:黄汗身肿,发热不渴。

79320 **黄耆散**(《圣惠》卷五十九)

【组成】黄耆三分(剉) 黄连一两(去须微炒) 生干地黄二两 黄柏半两(剉) 黄芩半两 犀角屑半两 龙骨三分 地榆半两(剉) 当归三分

【用法】上为细散。每服二钱,以粥饮调下,不拘时候。

【主治】热痢。下赤黄脓,腹痛心烦。

79321 **黄耆散**(《圣惠》卷六十)

【组成】黄耆二两(剉) 赤小豆一两(炒熟) 附子一两(炮裂,去皮脐) 白蔹一两 桂心一两 黄芩三分 赤芍药三分 槐木子一两(微炒) 枳壳一两(麸炒微黄)

【用法】上为细散。每服二钱,食前以温粥饮调下。

【主治】痔。下部生疮肿痛,脓血不止。

79322 **黄耆散**(《圣惠》卷六十)

【组成】黄耆一两(剉) 赤芍药一两 枳壳一两(麸炒微黄,去瓤) 当归一两(剉,微炒) 桑鸡一两(微炒) 槐子仁一两(微炒) 乌蛇一两(酒浸,去皮骨,涂酥,炙令黄)

【用法】上为细散。每服二钱,食前煎黄耆汤调下。

【主治】酒痔。肛肠肿痛,下血不止。

79323 **黄耆散**(《圣惠》卷六十)

【组成】黄耆一两(剉) 酸枣仁三分(微炒) 麦门冬三分(去心) 枸杞子三分 熟干地黄一两 人参一两(去芦头) 柴胡一两(去苗) 白茯苓一两 防风半两(去芦头) 白术半两 甘草半两(炙微赤,剉)

【用法】上为散。每服四钱,以水一中盏,加生姜半分,大枣三枚,煎至六分,去滓温服,不拘时候。

【主治】肠风痔疾,失血后虚损,皮肤干燥,四肢黄瘦、心神虚烦,少得眠卧,不能饮食。

79324 **黄耆散**(《圣惠》卷六十一)

【异名】黄耆茯苓汤(《仙传外科集验方》)。

【组成】黄耆(剉) 川升麻 川大黄(剉碎,微炒) 黄芩 远志(去心) 赤茯苓 赤芍药各一两 生干地黄二两 当归半两 麦门冬一两半(去心) 人参半两(去芦头) 甘草半两(生,剉)

【用法】上为散。每服四钱,以水一中盏,煎至六分,去滓温服,不拘时候。

【主治】痈肿。热气大盛,寒热进退。

79325 **黄耆散**(《圣惠》卷六十一)

【组成】黄耆一两(剉) 白蒺藜三分 枳壳三分(麸炒微黄,去瓤) 紫苏茎叶一两 杏仁三分(汤浸,去皮尖双仁,麸炒微黄) 赤茯苓一两 桑根白皮一两(剉) 川大黄一两(剉碎,微炒) 天门冬一两(去心) 生干地黄一两 当归半两 甘草半两

【用法】上为散。每服四钱,以水一中盏,加生姜半分,煎至六分,去滓温服,不拘时候。

【主治】肺痈。心胸气壅,咳嗽脓血,肩背烦闷,小便赤黄,大便多涩。

79326 **黄耆散**(《圣惠》卷六十一)

【组成】黄耆一两半(剉) 白蔹一两 赤芍药一两 芎藭一两 赤小豆一两 附子半两 羊桃根半两(剉) 蔄茹半两 牡蒙半两

【用法】上为细散。用鸡子白调贴,干即易之。

【功用】排脓

【主治】痈肿恶疮。

79327 **黄耆散**(《圣惠》卷六十一)

【组成】黄耆一两半(剉) 生干地黄一两 赤芍药半两 川大黄一两半(剉碎,微炒) 赤茯苓一两 知母一两 柴胡一两(去苗) 川升麻一两 当归半两 木通一两(剉) 甘草半两(生剉) 羚羊角屑一两

【用法】上为粗散。每服四钱,以水一中盏,加小麦一百粒,煎至六分,去滓温服,不拘时候。

【主治】痈肿。体热烦渴,肢节拘急,肩背疼痛。

79328 **黄耆散**(《圣惠》卷六十一)

【组成】黄耆一两(剉) 败酱三分 络石一两 防风三分(去芦头) 漏芦一两 白蔹三分 白薇一两 玄参三分 白茯苓三分 白芍药一两 沉香三分 藿香三分 熟干地黄一两 甘草半两(炙微赤,剉)

【用法】上为粗散。每服四钱,以水一中盏,煎至六分,去滓温服,日三四服。

【主治】久痈,出脓水过多,四肢虚羸。

79329 **黄耆散**(《圣惠》卷六十一)

【异名】内补黄耆散(《仙传外科集验方》)。

【组成】黄耆一两(剉) 山茱萸半两 五味子半两 白茯苓三分 当归半两(剉碎,微炒) 附子一两(炮裂,去皮脐) 石斛三分(去皮) 地脉半两 远志二两(去心) 巴戟一两 肉苁蓉一两(酒浸一宿,剉,去皱皮,炙令干) 人参三分(去芦头) 菟丝子半两(酒浸三日,晒干,别捣为末) 麦门冬一两(去心) 石斛半两(去心) 白芍药三分 芎藭半两 熟干地黄一两 甘草三分(炙微赤,剉)

【用法】上为细散。每服二钱,以荆芥汤调下,日三四次。

【主治】痈。内虚不足,脓水不绝,四肢乏弱,不能饮食。

79330 **黄耆散**(《圣惠》卷六十一)

【组成】黄耆二两(剉) 知母一两 石膏二两 白芍药一两 麦门冬一两(去心) 甘草半两(炙微赤,剉) 白茯苓一两 桂心一两 川升麻一两 熟干地黄一两 人参一两(去芦头)

【用法】上为粗散。每服四钱,以水一中盏,煎至六分,去滓温服,日三四次。

【功用】补虚去客热。

【主治】痈溃后,客热。

79331 **黄耆散**(《圣惠》卷六十二)

【异名】黄耆汤(《圣济总录》卷一二九)。

【组成】黄耆三分(剉) 沉香三分 薰陆香三分 鸡舌香半两 羚羊角屑一两 漏芦半两 黄芩半两 栀子仁半两 甘草半两(生剉) 栝楼根半两 汉防己三分 防风半两(去芦头) 连翘三分

【用法】上为散。每服四钱,以水一中盏,煎至六分,去滓温服,不拘时候。

【主治】缓疽及诸痈肿,脓血结聚,皮肉坚厚,日久不溃,疼痛。

79332 **黄耆散**(《圣惠》卷六十二)

【组成】黄耆一两(剉) 黄芩一两 远志一两(去心) 麦门冬一两(去心) 生干地黄半两 人参半两(去芦头) 芎藭半两 赤芍药半两 当归半两 犀角屑半两 甘草半两(生剉)

【用法】上为散。每服四钱,以水一中盏,煎至六分,去滓温服,不拘时候。

【主治】发背。热毒肿痛,四肢烦疼。

79333 **黄耆散**(《圣惠》卷六十二)

【组成】黄耆一两(剉) 川升麻一两 犀角屑一两 赤茯苓三分 麦门冬三分(去心) 人参三分(去芦头) 赤芍药三分 生干地黄三分 石膏二两 蓝叶半两

【用法】上为散。每服四钱,以水一中盏,入竹叶二七片,煎至六分,去滓温服,不拘时候。

【主治】发背。热毒气盛,作寒热往来,疼痛不止。

79334 **黄耆散**(《圣惠》卷六十二)

【异名】当归汤(《圣济总录》卷一三〇)、止痛当归汤(《外科精义》卷下)、止痛当归散(《袖珍》卷三)。

【组成】黄耆一两(剉) 人参一两(去芦头) 桂心三分 当归半两 赤芍药一两 甘草三分(生剉) 生干地黄三分

【用法】上为散。每服四钱,以水一中盏,煎至六分,去滓温服,不拘时候。

【功用】《圣济总录》:托里止痛。

【主治】❶《圣惠》:发背。脓血穿溃后,痛楚不可忍。❷《外科精义》:脑疽、发背,穿溃疼痛。

79335 **黄耆散**(《圣惠》卷六十二)

【组成】黄耆一两半(剉) 赤茯苓一两 地骨皮一两 麦门冬一两(去心) 生干地黄一两 黄芩一两 川升麻一两 射干一两 赤芍药一两 玄参一两 甘草一两(生剉)

【用法】上为散。每服四钱,用水一中盏,煎至六分,去滓温服,不拘时候。

【主治】发脑。肿痛烦热不可忍。

79336 **黄耆散**

《圣惠》卷六十四。为《外台》卷二十四引《删繁方》"黄耆贴"之异名。见该条。

79337 **黄耆散**(《圣惠》卷六十七)

【组成】黄耆一两(剉) 赤芍药一两 熟干地黄一两 干姜一分(炮裂,剉) 附子半两(炮裂,去皮脐) 续断半两 桂心一两 当归一两(剉,微炒) 木通半两(剉)

【用法】上为细散。每服二钱,以温酒调下,日三四次。

【功用】止痛生肌。

【主治】伤折疼痛,腹脏内伤损,毒气不散。

79338 **黄耆散**(《圣惠》卷七十)

【组成】黄耆一两(剉) 麦门冬一两半(去心,焙) 生干地黄一两 犀角屑半两 人参三分(去芦头) 茯神三分 栝楼子仁半两 黄芩半两 甘草半两

【用法】上为细散。每服二钱,以竹叶汤调下,不拘时候。

【主治】妇人客热,心胸壅闷,肢节烦疼,少思饮食。

79339 **黄耆散**(《圣惠》卷七十)

【组成】黄耆一两(剉) 人参半两(去芦头) 赤芍药半两 麦门冬三分(去心) 白术三分 赤茯苓三分 羚羊角屑半两 半夏半两(汤洗七遍,去滑) 前胡三分(去芦头) 当归半两 枳壳一两(麸炒微黄,去瓤) 甘草半两(炙微赤,剉)

【用法】上为散。每服三钱,以水一中盏,加生姜半分,煎至六分,去滓温服,不拘时候。

【主治】妇人气血不调,发歇寒热,胸膈烦躁,不思饮食,四肢疼痛。

79340 黄耆散(《圣惠》卷七十)

【组成】黄耆一两(剉) 地骨皮一两 赤茯苓一两 麦门冬一两(去心) 人参三分(去芦头) 赤芍药一两 生干地黄一两 柴胡一两半(去苗) 黄芩三分 当归三分 甘草一分(炙微赤,剉)

【用法】上为粗散。每服四钱,用水一中盏,加生姜半分,煎至六分,去滓温服,不拘时候。

【主治】妇人热劳羸瘦,四肢烦疼,口干心躁,不欲饮食。

79341 黄耆散(《圣惠》卷七十五)

【异名】黄耆汤(《圣济总录》卷一五四)。

【组成】黄耆一两半(剉) 桑寄生一两 地榆一两(剉) 艾叶三分(微炒) 龙骨三分 熟干地黄一两

【用法】上为散。每服四钱,以水一中盏,加生姜半分,大枣三枚,煎至六分,去滓,食前温服。

【主治】妊娠五月六月,下血不止,名曰漏胎。

79342 黄耆散(《圣惠》卷七十五)

【异名】黄耆汤(《圣济总录》卷一五五)。

【组成】黄耆三分(剉) 白术三分 人参三分(去芦头) 麦门冬三分(去心) 陈橘皮三分(汤浸,去白瓤,焙) 芎䓖半两 白茯苓三分 前胡三分(去芦头) 甘草半两(炙微赤,剉)

【用法】上为散。每服三钱,以水一中盏,加生姜半分,大枣三枚,煎至六分,去滓,食前温服。

【功用】安胎和气,思食,利四肢。

【主治】妊娠胎不长。

【方论选录】《济阴纲目》:此方悉以补气为主,而前胡散结气,川芎行结血,皆所助其生长也。

79343 黄耆散(《圣惠》卷七十八)

【组成】黄耆一两(剉) 附子三分(炮裂,去皮脐) 鬼箭羽半两 当归二分(剉,微炒) 芎䓖半两 桂心半两 牡丹半两 赤芍药三分 牛膝三分(去苗) 桃仁三分(汤浸,去皮尖双仁,麸炒微黄) 赤茯苓三分 鳖甲一两(涂醋,炙微黄,去裙襕)

【用法】上为粗散。每服四钱,以水一中盏,入生姜半分,煎至六分,去滓温服,不拘时候。

【主治】产后乍寒乍热,骨节疼痛,四肢无力,面色萎黄。

79344 黄耆散(《圣惠》卷七十八)

【组成】黄耆一两(剉) 赤芍药半两 生干地黄一两 桂心半两 麦门冬一两(去心,焙) 牡蛎粉一两 黄芩半两 石膏二两 甘草半两(炙微赤,剉)

【用法】上为粗散。每服四钱,以水一中盏,加生姜半分,煎至六分,去滓温服,不拘时候。

【主治】产后虚热头痛,四肢烦疼,不思饮食。

79345 黄耆散(《圣惠》卷七十八)

【组成】黄耆一两(剉) 人参三分(去芦头) 甘草(炙微赤,剉) 桂心 白茯苓 熟干地黄 当归(剉,微炒) 麦门冬(去心,焙) 白术各半两

【用法】上为粗散。每服三钱,以水一中盏,加生姜半分,大枣三枚,煎至五分,去滓温服,不拘时候。

【主治】产后虚损喘促,气力乏少,食饮不进。

79346 黄耆散(《圣惠》卷七十九)

【组成】黄耆一两(剉) 麦门冬一两(去心) 赤茯苓一两 当归半两 甘草半两(炙微赤,剉) 生干地黄一两

【用法】上为散。每服四钱,以水一中盏,入生姜半分,煎至六分,去滓温服,不拘时候。

【主治】产后口干,烦闷心躁。

79347 黄耆散(《圣惠》卷七十九)

【组成】黄耆一两(剉) 麦门冬半两(去心) 生干地黄一两 甘草一分(炙微赤,剉) 人参三分(去芦头) 陈橘皮三分(汤浸,去白瓤,焙) 白茯苓一两 桑寄生半两

【用法】上为散。每服三钱,以水一中盏,加生姜半分,大枣三枚,竹叶二七片,煎至六分,去滓温服,不拘时候。

【主治】产后体虚烦渴,吃食减少,乏力。

79348 黄耆散(《圣惠》卷七十九)

【组成】黄耆三两(剉) 地榆二两(剉) 紫参三两 黄柏二两(涂蜜,微炙,剉) 厚朴三两(去粗皮,涂生姜汁,炙令香熟) 黄连一两(去须,微炒)

【用法】上为散。每服三钱,以水一中盏,加薤白三茎,煎至六分,去滓,食前温服。

【主治】产后赤白痢,日夜数十行,腹中疞痛。

79349 黄耆散(《圣惠》卷八十)

【异名】黄耆煮散(《圣济总录》卷一六四)。

【组成】黄耆一两(剉) 桂心半两 当归半两(剉,微炒) 桑寄生半两 白茯苓半两 白芍药半两 人参半两(去芦头) 牛膝三分(去苗) 熟干地黄半两 麦门冬半两(去心,焙) 鳖甲一两(涂醋,炙令黄,去裙襕) 甘草半两(炙微赤,剉)

【用法】上为粗散。每服用豮猪肾一对,切去脂膜,先以水一大盏,入生姜半分,大枣三枚,煎至七分,去滓,下散五钱,更煎至四分,去滓,每日空心及晚食前温服。

【主治】产后蓐劳,或增寒壮热,四肢酸疼,头痛心烦。

【备考】本方方名,《普济方》引作"黄耆炙散"。

79350 黄耆散(《圣惠》卷八十一)

【组成】黄耆一两(剉) 白术半两 续断半两 人参半两(去芦头) 熟干地黄一两 茯神半两 附子三分(炮裂,去皮脐) 当归半两(剉,微炒) 肉桂三分(去皱皮) 五味子半两 白芍药半两 赤石脂半两 陈橘皮半两(汤浸,去白瓤,焙) 麦门冬一两(去心,焙) 甘草一分(炙微赤,剉) 干姜半两(炮裂,剉)

【用法】上为粗散。每服三钱,以水一中盏,加生姜半分,大枣三枚,煎至六分,去滓温服,不拘时候。

【主治】产后体虚乏力,四肢羸瘦,不思饮食。

79351 黄耆散(《圣惠》卷八十一)

【组成】黄耆一两(剉) 白术半两 羚羊角屑半两 木香半两 人参半两(去芦头) 当归半两(剉,微炒) 桂

心半两　白芍药半两　芎䓖半两　白茯苓半两　甘草一分(炙微赤,剉)

【用法】上为散。每服四钱,以水一中盏,加生姜半分,大枣三枚,煎至六分,去滓温服,日三次。

【主治】产后风虚劳损,羸瘦,不思饮食,四肢疼痛。

79352 黄耆散(《圣惠》卷八十三)

【组成】黄耆半两(剉)　朱砂半两(细研,水飞过)　龙脑一钱(细研)　人参(去芦头)　川升麻　川大黄(剉,微炒)　甘草(炙微赤,剉)　天竹黄　牡蛎粉各一分

【用法】上为细散。每服半钱,煎竹叶汤调下,不拘时候。

【主治】小儿体热盗汗,心烦,不欲乳食。

79353 黄耆散(《圣惠》卷八十四)

【组成】黄耆一分(剉)　麦门冬半两(去心,焙)　知母一分　人参一分(去芦头)　赤茯苓一分　黄芩一分　甘草一分(炙微赤,剉)

【用法】上为粗散。每服一钱,以水一小盏,煎至五分,去滓温服,不拘时候。

【主治】小儿伤寒,汗利以后,余热不除,口干心烦,不欲乳食。

79354 黄耆散(《圣惠》卷九十)

【组成】黄耆半两(剉)　防风半两(去芦头)　川升麻半两　羚羊角屑半两　石膏一两　甘草半两　地骨皮半两　人参半两(去芦头)　白茯苓半两　芎䓖一分

【用法】上为粗散。每服一钱,以水一小盏,煎至五分,去滓温服,不拘时候。

【主治】小儿痈疮脓溃,数日不止,致体虚烦热,头痛昏闷。

79355 黄耆散(《圣惠》卷九十)

【组成】黄耆半两(剉)　连翘半两　川升麻半两　玄参一分　丹参一分　露蜂房一分(微炙)　枳壳半两(麸炒微黄,去瓤)　甘草一分(炙微赤,剉)

【用法】上为粗散。每服一钱,以水一小盏,煎至五分,去滓,放温服。

【主治】小儿疽肿及疮疖,身体壮热,口干心躁。

79356 黄耆散(《圣惠》卷九十一)

【异名】黄耆汤(《圣济总录》卷一八二)。

【组成】黄耆三分(剉)　白鲜皮半两　防风二分(去芦头)　黄芩三分　枳壳一分(麸炒微黄,去瓤)　甘草半两(炙微赤,剉)

【用法】上为粗散。每服一钱,以水一小盏,煎至五分,去滓放温,分减服之。

【主治】❶《圣惠》:小儿风瘙瘾疹。❷《圣济总录》:小儿风疹,壮热心躁。

79357 黄耆散(《圣惠》卷九十二)

【组成】黄耆(剉)　枳壳(麸炒微黄,去瓤)　侧柏叶(炙微赤,剉)各一两

【用法】上为细散。每服半钱,以粥饮调下,日三四服。

【主治】小儿痔疾,下血不止。

79358 黄耆散(《圣惠》卷九十三)

【组成】黄耆三分(剉)　乌梅肉三枚(微炒)　麦门冬三分(去心,焙)　黄芩三分　白术半两　龙骨一两　黄连半两(微炒,去须)

【用法】上为粗散。每服一钱,以水一小盏,煎至五分,去滓温服,不拘时候。

【主治】小儿痢渴,心胸烦闷,不欲饮食。

79359 黄耆散(《博济》卷二)

【组成】黄耆(去芦,蒸出,擘破,于槐砧上碎剉)一两　甘草半两(炙)　柴胡一两(去芦,以布拭去土净,剉,勿犯铁器)　人参一两　秦艽一两(须是于脚下左交裂者,以布拭却毛)　川升麻半两　山栀子一两(如雀脑者,去皮,以甘草水浸一宿,焙用)　黄芩一两　地骨皮半两　茯苓(赤者,以水中澄去浮者,炒用)一两

【用法】上为末,以瓷器内盛贮。每服三钱,水一盏,同煎至六分,去滓,食后温服。

【主治】肺脏壅塞咳嗽,涕唾稠黏,咽喉不利。

79360 黄耆散(《普济方》卷三十八引《指南方》)

【组成】黄耆二两　甘草半两　枳实三十个(去皮)　青州枣二十个(二味捣烂,去核焙干,慢火煨)

【用法】上为细末。每服二钱匕,米饮调下。

【主治】大便远血。

79361 黄耆散(《普济方》卷一八八引《指南方》)

【组成】黄耆　糯米　阿胶(炒燥)各等分

【用法】上为末。每服二钱,米饮调下,不拘时候。

【主治】❶《普济方》引《指南方》:吐血。❷《景岳全书》:嗽久劳嗽唾血。

79362 黄耆散(《普济方》卷二四三引《指南方》)

【组成】黄耆　枳实各一两　土蒺藜　赤小豆各二两　甘草半两

【用法】上为细末。每服二钱,米饮调下。

【主治】膝胫肿,按之没指,时时痛痒,渐生疮疡。

79363 黄耆散(《养老奉亲》)

【组成】黄耆　赤芍药　牡丹皮　香白芷　沙参(炙)　甘草(炙)　肉桂(去皮)　柴胡(去苗)　当归(洗后炙)各等分

【用法】上为末。每服二钱,水一盏,加生姜三片,煎至五分,日进三服。春季每煎时,入蜜蒸瓜蒌煎半匙。

【主治】老人心脾积热,或流注脚膝疼痛。

【宜忌】忌黏食、炙煿等物。

79364 黄耆散(《养老奉亲》)

【组成】黄耆一两　川芎一两　防风一两　甘草一两　白蒺藜一两(略炒,杵去尖,出火毒)　甘菊花三分(不得用新菊)

【用法】上净洗晒干,勿更近火,捣为末。每服二钱,早晨空心、日午、临卧各一服,干咽或米饮调下。暴赤风毒,泪昏涩痛痒等眼疾,只三服,三两日永效;内外障眼,久服方退。

【主治】老人春时,诸般眼疾发动,兼口鼻生疮。

【宜忌】忌房室、毒物、火上食;凡患眼,切不得头上针烙出血及服皂角、牵牛等药,取一时之快,并大损眼。

79365 黄耆散(《养老奉亲》)

【组成】黄耆二两　防风一两半　甘草一两(炙)

【用法】上为末。每服一钱,如茶点眼。

【主治】上焦风热毒疮肿及发背热毒。

79366 黄耆散(方出《证类本草》卷七引《席延赏方》,名见《鸡峰》卷三十)

【组成】好黄耆四两　甘草一两

【用法】上为末。每服三钱,如茶点服,入羹粥中亦可服。

【主治】❶《证类本草》引《席延赏方》,虚中有热,咳嗽脓血,口舌咽干,又不可服凉药者。❷《鸡峰》:胸满短气。

79367 黄耆散(《圣济总录》卷三十一)

【组成】黄耆(剉)　白茯苓(去黑皮)　人参　白术各一两　牡蛎(烧)一两半　麦门冬(去心,焙)　陈橘皮(去白,切,焙)各半两

【用法】上为散。每服二钱匕,米饮调下,不拘时候。

【主治】伤寒后,虚劳不思饮食,汗出不止。

79368 黄耆散(《圣济总录》卷三十一)

【组成】黄耆(剉)　麻黄根(剉)各一两半　牡蛎(烧)二两　知母(焙)半两

【用法】上为散。每服二钱匕,浓煎小麦汤调下,不拘时候。

【主治】伤寒后,虚汗不止。

79369 黄耆散(《圣济总录》卷三十五)

【组成】黄耆(去苗,细剉)一两　牡蛎(烧,研如粉)一两　麻黄根一两　知母(剉,焙干)一两　人参一两

【用法】上为细末,研令极细。每服三钱匕,未发前用河水煎小麦汤调下,未愈再服。

【主治】久疟,四肢虚汗不止。

79370 黄耆散(《圣济总录》卷五十二)

【组成】黄耆(薄切)　羌活(去芦头)　白附子(炮)　蒺藜子(炒去角)　茴香子(炒)各一两

【用法】上为散。每服二钱匕,用羊肾一只,批破,纳入药,湿纸裹,煻火煨令熟,空心用温酒嚼下。

【主治】肾脏风上攻头面,下注脚膝。

79371 黄耆散(《圣济总录》卷五十九)

【组成】黄耆(剉)　桑根白皮(剉细)各一两　葛根(剉)二两

【用法】上为散。每服三钱匕,煎焆猪汤,澄清调下,不拘时候。

【主治】三消渴疾,肌肤瘦弱,饮水不休,小便不止。

79372 黄耆散(《圣济总录》卷六十一)

【组成】黄耆(剉)　黄连(去须)　甘草(生剉)各半两　黄芩(去黑心)一两

【用法】上为散。每服三钱匕,粳米泔调下,不拘时候。

【主治】髓黄。病人四肢疼痛无力,好眠冷地,身体遍黄,次变青绿色,唇齿俱白,眼带微肿,身体赤色。

79373 黄耆散(《圣济总录》卷六十五)

【组成】黄耆(细剉)　桑根白皮(细剉,炒)　人参　白茯苓(去黑皮)各一两　甘草(炙,剉)三分

【用法】上为细散。每服一钱匕,沸汤点服,不拘时候。

【主治】大肠咳。

79374 黄耆散(《圣济总录》卷六十八)

【组成】黄耆(剉)　白及　白蔹　黄明胶(炒令燥)各二两

【用法】上为散。每服二钱匕,糯米饮调下。

【主治】吐血。

79375 黄耆散(《圣济总录》卷六十八)

【组成】黄耆半两(细研)　五灵脂一两

【用法】上为散。每服二钱匕,新汲水调下,不拘时候。

【主治】血妄行入胃,吐血不止。

79376 黄耆散(《圣济总录》卷八十九)

【组成】黄耆(剉)　人参　地骨皮各等分

【用法】上为散。每服一钱匕,煎陈小麦汤调下,温服,不拘时候。

【主治】虚劳。盗汗不止。

79377 黄耆散(《圣济总录》卷九十)

【组成】黄耆一两(剉)　赤茯苓三分　麦门冬三分(去心)　枳壳三分(麸炒微黄,去瓤)　桑白皮三分　射干三分　桔梗三分(去芦头)　甘草半两(炙微赤,剉)

【用法】上为散。每服四钱匕,水一中盏,加生姜半分,煎至六分,去滓温服,不拘时候。

【主治】虚劳。上焦浮热,咳唾稠黏。

79378 黄耆散(《圣济总录》卷九十五)

【组成】黄耆(细剉)　狗脊(去毛,剉)　牡蛎(煅)　肉苁蓉(酒浸,切,焙)各一两三分　土瓜根三两　赤石脂(研)　萆薢(微炒,剉)　牛膝(去苗,酒浸,切,焙,微炒)　山茱萸各二两半

【用法】上先捣八味为细散,更与赤石脂同研匀。每服一钱匕,食前酒调服,至午间、夜卧各一服。渐加至两钱匕。

【主治】小便不禁。

79379 黄耆散(《圣济总录》卷一一六)

【组成】黄耆(剉)　人参　防风(去叉)　防己　生干地黄(焙)　桔梗(炒)　芍药　黄芩(去黑心)　泽泻　石南叶　紫菀(去苗土)　桂(去粗皮)　甘草(炙)　牛膝(酒浸一宿,切,焙)　白术(米泔浸一宿,剉)　赤茯苓(去黑皮)各三两

【用法】上为散。每服一钱匕,温酒调下。如要丸,炼蜜丸,如梧桐子大。每服三十丸,亦温酒下。四时服食。

【功用】顺肺气。

【主治】齆鼻。

79380 黄耆散(《圣济总录》卷一二七)

【组成】黄耆(剉)　白矾(烧灰)　附子(炮裂,去皮脐)各半两　当归(切,焙)　防风(去叉)　瓜蒌根　芎䓖　黄芩(去黑心)　狸骨(酒炙)　甘草(炙)各二两　大黄(剉,炒)　干姜(炮)　细辛(去苗叶)　露蜂房(炙)各一两　斑蝥　芫青(二味并去翅足,糯米炒)各五枚

【用法】上为散。每服一钱匕,空心温酒调下,日再服。

【主治】鼠瘘。

79381 黄耆散(《圣济总录》卷一二八)

【组成】黄耆(剉)　芍药　细辛(去苗叶)　瞿麦穗　白芷　薏苡仁　人参　附子(炮裂,去皮脐)　熟干地黄(焙)各一两　赤小豆(醋浸,炒干)三两

【用法】上为散。每服二钱匕,空心温酒调下,晚再服。

【主治】痈溃漏,血脉空竭。

【加减】痛甚,加芍药;口干渴,加薏苡仁;脓多,加黄耆。

79382 黄耆散(《圣济总录》卷一二九)

【组成】黄耆二两

【用法】上为散。敷疮上，日一度。

【主治】缓疽；恶脉毒肿。

79383 **黄耆散**(《圣济总录》卷一二九)

【组成】黄耆(剉) 蛇蜕皮(炙令焦)各一两

【用法】上为散。敷疮上，日三五度。

【主治】甲疽。

79384 **黄耆散**(《圣济总录》卷一四二)

【组成】黄耆(剉) 枳壳(去瓤，麸炒)各三两 防风(去叉)一两半

【用法】上为散。每服二钱匕，空心米饮调下，日晚再服。

【主治】血痔下血。

79385 **黄耆散**

《圣济总录》卷一四二。为《外台》卷二十六引《许仁则方》"黄耆十味散"之异名。见该条。

79386 **黄耆散**(《圣济总录》卷一五三)

【组成】黄耆(剉) 赤茯苓(去黑皮) 木香各一两半 草豆蔻(去皮) 桂(去粗皮) 当归(切，焙) 桑根白皮(剉) 防风(去叉) 紫葳根(炙，剉，凌霄花根是也) 甘草(炙，剉) 续断 泽泻各三分 甘遂半两

【用法】上为末。每服三钱匕，水一盏半，加小豆半匙，生姜一块(拍碎)，煎至七分，去滓温服，空心日午临卧各一次。

【主治】妇人水分，遍身浮肿，烦闷喘渴，经水不利。

79387 **黄耆散**(《圣济总录》卷一七九)

【组成】黄耆(剉，炒)三分 附子(去皮脐，生用) 桑黄(蜜炙热)各一两 白矾(烧灰)半两

【用法】上为散。洗后以新绵揾药敷之，更以手挼入肠头。

【主治】小儿脱肛。

79388 **黄耆散**(《小儿药证直诀》卷下)

【异名】牡蛎散(《普济方》卷三八五)。

【组成】牡蛎(煅) 黄耆 生地黄各等分

【用法】上为末。煎服，不拘时候。

【主治】❶《小儿药证直诀》：小儿虚热盗汗。❷《普济方》：小儿血虚，自汗潮热。

【备考】《卫生宝鉴》本方用法：每服一二钱，水一盏，小麦二三十粒，煎至七分，去滓，食后温服。

79389 **黄耆散**(《幼幼新书》卷二十四引《庄氏家传》)

【组成】黄耆 五味子 厚朴(姜汁炙) 白术 陈橘皮 芍药 甘草(炙) 苍术 干姜 干蝎 当归各一两 木瓜二两

【用法】上为末。每服半钱，米饮调下。

【功用】进饮食。

【主治】小儿疳气。

79390 **黄耆散**(《鸡峰》卷七)

【组成】石斛一两半 黄耆 补骨脂 人参各一两 熟干地黄二两 泽泻 远志 当归 桂心各三两 牛膝 白茯苓 龙骨各一两 五味子半两 鹿茸一两半

【用法】上为粗末。每服用羊肾一对，切去脂膜，以水一盏半，煮取汁一盏，去羊肾入药五钱，煎至五分，去滓，食前温服，晚食前服，滓再煎之。

【主治】虚劳不足，小便数，四肢少力，不能自持。

79391 **黄耆散**(《鸡峰》卷九)

【组成】黄耆一两 牛膝 白术 陈橘皮 人参 桂心 白茯苓 白芍药 当归各三分 麦门冬一两 五味子 甘草各半两

【用法】上为粗末。每服四钱，水一中盏，加生姜半分，大枣三枚，煎至六分，去滓温服，不拘时候。

【主治】虚劳。手足烦疼，羸瘦困乏，两胁里急，不欲饮食。

79392 **黄耆散**(《鸡峰》卷十八)

【组成】黄耆一两 薏苡仁半两 人参一分 甘草二钱

【用法】上为细末。每服一钱，水一盏，煎至七分，去滓，食后温服。

【功用】通流荣卫，调适阴阳。

【主治】久嗽痰多，虚烦食少。

79393 **黄耆散**(《本事》卷五)

【组成】黄耆(蜜炙) 麦门冬(水浥，去心) 熟地黄(酒洒，九蒸九晒，焙，称) 桔梗(炒)各半两 甘草一分(炙) 白芍药半两

【用法】上为粗末。每服四钱，水一盏半，加生姜三片，煎七分，去滓温服，日三服。

【主治】因嗽咯血成劳，眼睛疼，四肢倦怠，脚无力。

【方论选录】《本事方释义》：黄耆气味甘平，入手足太阴；麦门冬气味甘寒微苦，入手太阴少阴；熟地黄气味甘寒微苦，入足少阴；桔梗气味苦平，入手太阴；白芍药气味酸微寒，入足厥阴；甘草气味甘平，入足太阴，能行十二经络，能缓诸药之性；加生姜以泄卫。此咳嗽咯血成劳诸症，非补气补血之药不能挽回也。

79394 **黄耆散**(《本事》卷六)

【组成】绵黄耆(细者，洗，焙)一两 甘草(炙)半两 皂角刺(择红紫者，剉，麸炒黄)一两

【用法】上为细末。每服一大钱，酒一盏，乳香一块，煎七分，去滓温服。加当归、赤芍药各半两尤效速。

【功用】令发背自溃。

【主治】发背。

【方论选录】《本事方释义》：黄耆气味甘平，入手足太阴；甘草气味甘平，入足太阴；皂角刺气味辛咸温，入手太阴、阳明、足厥阴。此方欲令发背自溃，故方中加酒，使其升至患处也；再佐乳香者，欲其引入经络也。

79395 **黄耆散**(《普济方》卷二三〇引《杨氏家藏方》)

【组成】黄耆一两半 吴术 苍术 人参 阿胶 麦门冬 干地黄 桑寄生 甘草各一两

【用法】上为散。每服二钱，食前如茶法煎服，日二服。

【主治】气虚蒸热，致卫气消铄，四肢羸弱无力，饮食不思，五心烦躁，久而不治，因证劳成；产后烦热。

79396 **黄耆散**(《魏氏家藏方》卷四)

【组成】人参(去芦) 黄耆(洗，捶破，蜜水炙香) 半夏(汤泡七遍，薄切旋入) 白茯苓(去皮) 当归(去芦，酒浸) 麦芽(炒) 白术(炒)各三两 白芍药四两 甘草(炙) 肉桂(去粗皮，不见火) 神曲(炒)各一两

【用法】上㕮咀。每服三钱，加生姜五片，枣子三个，水一盏半，煎八分，去滓，食前温服。

【主治】男子、妇人诸虚不足,病后羸乏,微发寒热,精竭力弱,血气劳伤,痰多呕逆,不思饮食,骨节酸痛,嗽喘气急,面色浮黄。

79397 黄耆散(《活幼口议》卷十八)

【组成】黄耆(蜜炙) 牛黄 人参 天麻 蝎(炒) 杏仁(炒) 白茯苓 川当归 生地黄(洗) 熟干地黄(洗) 各等分

【用法】上为末。每服小者半钱匕,煎天门冬熟水调服;麦门冬亦得。

【主治】肾疳腐根候。

79398 黄耆散(《普济方》卷三十三引《经验良方》)

【组成】黄耆(盐炒)半两 茯苓一两

【用法】上为末。每服一二钱,空心白汤送下。

【主治】白浊。

79399 黄耆散

《普济方》卷二二六引《德生堂方》。为《局方》卷八“牡蛎散”之异名。见该条。

79400 黄耆散(《医学纲目》卷十七)

【组成】黄耆 木通 葛根

【用法】上为粗末。水煎服。

【主治】盗汗。

79401 黄耆散

《普济方》卷二七七。为《圣济总录》卷一三五“黄耆膏”之异名。见该条。

79402 黄耆散

《普济方》卷三〇三。为《千金》卷二十五“内塞散”之异名。见该条。

79403 黄耆散

《普济方》卷三一一。为《圣济总录》卷一四四“黄耆汤”之异名。见该条。

79404 黄耆散

《普济方》卷三二二。为《妇人良方》卷五“防风汤”之异名。见该条。

79405 黄耆散

《普济方》卷三六一。为《圣惠》卷八十二“乳头散”之异名。见该条。

79406 黄耆散(《普济方》卷三八〇)

【组成】芰草 柴胡 茯神 地骨皮 白茯苓 甘草各等分

【用法】上为末。每服半钱,用白汤调下。

【功用】进食。

【主治】小儿疳热。

79407 黄耆散(《普济方》卷三八〇)

【组成】青皮 陈皮 黄耆 茯神 厚朴 茯苓 诃子 砂仁 丁香 木香 甘草 白术各等分

【用法】上㕮咀。每服三钱,加生姜一片,煎,去滓服,不拘时候。

【主治】小儿疳证。身体潮热,烦躁不可安卧,饮食不进,小便如泔,头面赤色。

79408 黄耆散

《普济方》卷三九〇。为《卫生总微》卷十五“沉香黄耆散”之异名。见该条。

79409 黄耆散

《普济方》卷三九〇。为原书同卷“牡蛎散”之异名。见该条。

79410 黄耆散(《普济方》卷四〇三)

【组成】黄耆 柴胡 干葛 甘草(炙)各一钱半

【用法】上为末。每服一钱,薄荷三叶,水五分,煎至三分,空心呷服。

【功用】《准绳·幼科》:凉肌肤散热。

【主治】❶《普济方》:小儿热,疮疹。❷《准绳·幼科》:小儿壮热不退。

79411 黄耆散(《普济方》卷四〇三)

【组成】嫩黄耆 嫩柴胡 苏木 紫草各等分

【用法】上㕮咀。白水煎服。

【主治】雪天疮疹难出,皮肤温壮,头烧脚冷,呵欠困闷,无时惊悸。

79412 黄耆散(《普济方》卷四〇三)

【组成】黄耆 柴胡 干葛 甘草 人参各等分(一方无人参,用薄荷叶三叶煎)

【用法】上㕮咀。白水煎服。

【功用】退热调养。

【主治】小儿疮疹,壮热烦渴。

79413 黄耆散(《普济方》卷四〇六)

【组成】黄耆 当归 白药子 人参 川芎 桂皮 白芷 甘草各等分

【用法】上为散。白水煎服。

【主治】小儿惊瘤大如碗,实硬如石,难破者。

79414 黄耆散(《保婴撮要》卷十四)

【组成】茯苓 黄耆(炒) 当归 川芎 白芍药 白芷各五分 升麻 山栀(炒)各二分

【用法】水煎服。

【主治】小儿痔疮,并一切溃疡,虚弱发热。

79415 黄耆散(《济阴纲目》卷四)

【组成】黄耆一两 防风 当归 白芍 干地黄各七钱半 甘草(炙)半两

【用法】每服五钱,加生姜三片,大枣一枚,水煎,食前温服。

【主治】因失血,荣卫损而致劳气,食后身疼倦,夜间盗汗。

【方论选录】用黄耆益阳气而固表,防风为之使,归、芍、地黄引气药以归阴,甘草从中以和营卫。

79416 黄耆散(《诚书》卷十三)

【组成】黄耆 知母 赤茯苓 甘草(炙) 黄芩各一分 麦冬五钱

【用法】水煎服。

【主治】伤寒余热不退。

79417 黄耆散(《嵩崖尊生》卷十二)

【组成】柴胡 黄耆 赤苓 白术各一钱 人参 地骨皮 枳壳 桔梗 桑白 赤芍 生地各三分半 麦门冬一钱半 甘草三分

【用法】加生姜,水煎服。

【主治】热在筋肉,寅卯时甚,便难转筋。

79418 黄耆散(《杂病源流犀烛》卷二十二)

【组成】黄耆　黄芩　煨大黄　防风各一钱　地骨皮　酒远志　人参　赤苓　漏芦各五分

【用法】水煎，食后服。

【主治】漏睛。因患疮出脓血后，大眦头常出脓涎。

79419　黄耆粥（《圣惠》卷九十六）

【组成】黄耆一两（细切）　粳米二合

【用法】上以水二大盏，煎黄耆取一盏半，去滓，下米煮粥，空腹食之。

【主治】五痔下血不止。

79420　黄耆粥（《圣惠》卷九十七）

【组成】黄耆二两（剉）　桑根白皮一两（剉）　人参一两（去芦头）　白茯苓一两　生姜半两（切）　白粱米三合

【用法】上细剉，和匀。每用药二两，以水三大盏，加大枣五枚，煎取一盏半，去滓，下米煮粥，空腹食之。

【功用】益气力，除肠风。

【主治】虚损羸瘦，肠风。

79421　黄耆煎（《鸡峰》卷四）

【组成】黄耆十斤　乌药十五斤　地龙四十两　赤小豆十斤　杜蒺藜五斤　防风十斤　川乌头四十两　川楝子十斤　陈橘皮十斤　茴香十斤

【用法】上为细末，酒煮面糊丸，如梧桐子大。每服三十丸，空心以木瓜汤送下。

【主治】脚膝酸疼。

79422　黄耆煎（《普济方》卷十四引《十便良方》）

【组成】黄耆一两半（去芦头，细剉，焙干，为细末，入白蜜一匙，好酒一升，煮如糊）　牛膝　菟丝子　苁蓉　白蒺藜　茴香　萆薢各一两　防风半两

【用法】上为细末，用黄耆膏和丸，如梧桐子大。每服三十丸，空心以盐汤送下。

【主治】肝肾虚风，头脑昏重，面目多浮，项背拘急，四肢倦怠，脚膝少力。

79423　黄耆膏（《鬼遗》卷五）

【组成】黄耆　附子　白芷　甘草　防风　大黄　当归　续断　芍药各一两　苁蓉一分　生地黄五分　细辛三分

【用法】上切。以猪脂三升，纳诸药，微火慢煎，候白芷黄色，膏成。绞去滓，候凝，涂疮，摩四边、口中，日四次。

【主治】诸痈破后，大脓血，极虚。

79424　黄耆膏（《圣惠》卷六十）

【组成】黄耆一两半（剉）　漏芦一两半　黄柏一两半（剉）　槐子仁一两半　木通一两半（剉）　苦参一两半（剉）　狸骨二两（捣为末）　雄黄三分（细研）　虎骨三两（捣为末）　硫黄一两（细研）　麝香一钱（细研）　蜣螂末半两

【用法】上以腊月猪脂三斤，炼诸药二十余沸，以布绞去滓，更入铛炼一两沸，又以绵绞过，以瓷盒盛之，下雄黄等，搅令匀。于故帛上贴之，日三两度换。虫出即愈矣。

【功用】杀虫。

【主治】痔瘘，年月深远。

79425　黄耆膏（《圣惠》卷六十三）

【组成】黄耆一两　赤芍药一两　当归一两　川大黄一两　芎䓖一两　独活一两　白芷一两　薤白一两　生地黄二两　麝香二钱（细研）

【用法】上剉细，先用猪膏二升，煎三五沸，下药煎白芷色赤，以绵滤去滓，入麝香，搅令匀，收瓷盒中。日三四度涂摩疮上。

【功用】止痛生肌。

【主治】一切痈疽发背。

【备考】方中薤白原作"韭白"，据《普济方》改。

79426　黄耆膏（《圣济总录》卷一一五）

【组成】黄耆（剉）　升麻　大黄（生剉）　芍药各一分　细辛（去苗叶）半两

【用法】上为末，以清麻油五合调匀，慢火煎取二合，稀稠得所，以瓷盒盛。每用少许，滴耳中，日三次。

【主治】耳内窒塞，如有物点。

79427　黄耆膏（《圣济总录》卷一三〇）

【组成】黄耆（剉）半两　零陵香一分　赤芍药（剉）　芎䓖（剉）　天麻（剉）　防风（去叉，剉）　生干地黄（剉）各一钱　黄蜡二两半　清油半斤

【用法】上除蜡外，都一处用银石器内以油浸七日，用文武火煎焦黄色，以绵滤去滓，下黄蜡再煎，令蜡化，盛于瓷器中。每用以软帛薄摊贴之；如皮肤瘙痒，筋脉紧急，用少许涂摩尤效。

【功用】舒筋脉，消肿毒，止疼痛。

【主治】痈疽疮疖，皮肤瘙痒，筋脉紧急。

79428　黄耆膏（《圣济总录》卷一三五）

【异名】黄耆散（《普济方》卷二七七）。

【组成】黄耆　白芷　白及　白薇　当归　芍药　防风（去叉）　甘草　细辛（去苗叶）　嫩桑枝各一分　垂柳枝二两　乳香（研）一分　铅丹六两　清麻油一斤

【用法】上除乳香、油、铅丹外，细剉，以油浸一宿，次日煎候白芷黄黑色，绵滤去滓，下铅丹，以柳篦搅候变黑色，滴水中为珠子，即入乳香末，足搅令匀，以瓷盒盛。用薄纸上涂贴疮，日二次；或脓水多，易药时，用葱汤软帛浸洗，贴膏。以愈为度。

【功用】止痛，抽火毒，吮脓。

【主治】灸疮。

79429　黄耆膏（《圣济总录》卷一四五）

【组成】黄耆（剉）　当归（切，焙）　附子（炮裂，去皮脐）　白芷　芎䓖　续断　细辛（去苗叶）　薤白（细切）各一两　猪脂（切）一斤

【用法】上除猪脂外，捣碎，以酒半升拌一宿，焙干，次日先煎脂沸，下诸药，候色变，滤去滓，以盒盛之。不拘多少，涂所伤处。

【功用】止痛生肌。

【主治】一切伤损。

79430　黄耆膏（《圣济总录》卷一六六）

【组成】黄耆（剉）　芎䓖　当归（切，炒）　黄芩（去黑心）　黄连（去须）　白蔹　芍药　防风（去叉）各一两

【用法】上为末。用鸡子白调，随大小贴之，每日一易。

【主治】产后乳痈，欲结未结，脓攻疼痛。

79431　黄耆膏（《鸡峰》卷十八）

【组成】绵黄耆　吴白芷　槐角　防风　当归各半两　杏仁二两

【用法】上用麻油四两,木炭火慢慢熬,候药焦,漉出不用,入黄蜡二两,熬成稀膏,入瓷器中收,蜜封。旋取,如面油用之。

【主治】头面生疮。

79432 **黄耆膏**(《普济方》卷二七二引《经验方》)

【组成】人参　黄耆各三钱　当归半两　香白芷　细辛(去叶)　羌活各三钱

【用法】上㕮,用清油六两,用前药一处,慢火内熬,令黄耆微黑为度,滤去前药,只用油,入没药末三钱,黄蜡二两,同油搅匀,盒子盛,候冷用之。

【主治】一切疮疖。

79433 **黄耆膏**

《普济方》卷二九〇。为《鬼遗·附录》"生肉黄耆膏"之异名。见该条。

79434 **黄耆膏**(《衷中参西》上册)

【组成】生箭耆四钱　生石膏四钱(捣细)　净蜂蜜一两　粉甘草二钱(细末)　生怀山药三钱(细末)　鲜茅根四钱(剉碎,如无鲜者,可用干者二钱代之)

【用法】上先将黄耆、石膏、茅根煎十余沸去滓,澄取清汁二杯,调入甘草、山药末同煎,煎时以箸搅之,勿令二末沉锅底,一沸其膏即成,再调入蜂蜜,令微似沸,分三次温服下,一日服完,如此服之,久而自愈。然此乃预防之药,喘嗽未犯时,服之月余,能拔除病根。

【主治】肺有劳病,薄受风寒即喘嗽,冬时益甚者。

【方论选录】用黄耆以补肺之阳,山药以滋肺之阴,茅根以通肺之窍,俾肺之阴阳调和,窍络贯通,其翕辟之力自适均也;用石膏者,因其凉而能散,其凉也能调黄耆之热,其散也能助茅根之通也;用甘草者,因其味甘,归脾益土,即以生金也;用蜂蜜者,因其甘凉滑润,为清肺润肺,利痰宁嗽之要品也。

79435 **黄耆膏**(《北京市中药成方选集》)

【组成】黄耆四百八十两

【用法】上药酌予切碎,水煎三次,分次过滤,去滓,滤液合并,用文火煎熬浓缩至膏状,以不渗纸为度,每一两膏汁兑炼蜜二两成膏,装瓶,重二两。每服五钱,日服二次,开水冲服。

【功用】❶《北京市中药成方选集》:补中益气,调养荣卫。❷《赵炳南临床经验集》:补中益气,托里生肌。

【主治】❶《北京市中药成方选集》:气虚血亏,虚劳盗汗,肺虚作喘,身体羸瘦。❷《赵炳南临床经验集》:疮面久不愈合,阴疮脓毒未尽,下肢顽固性溃疡,鱼鳞癣(蛇皮症)。

79436 **黄病丸**(《内外验方秘传》卷下)

【组成】白术一两　山药一两　茵陈一两五钱　苦参一两　陈皮一两　茯苓一两五钱　苡仁二两　六曲二两　煅皂矾一两　煅针砂一两

【用法】晒干为末,用黑枣八两煮烂,去皮核,捣和药末为丸。每服三钱,温花酒送下。

【主治】黄病。面黄无力,食少,脉数滑。

79437 **黄疸丸**(《痘学真传》卷七)

【组成】小麦四两　黑矾二两

【用法】拌炒矾尽,收起小麦为末,以胶枣煮熟,取肉捣和为细丸。大人约用五十丸,早、晚淡盐汤送下。

【主治】黄疸。

79438 **黄疸汤**(《脉症正宗》卷一)

【组成】茵陈二钱　吴萸二钱　香附一钱　川芎一钱　苍术一钱　白术一钱　木通六分　猪苓八分

【用法】水煎服。

【主治】黄疸。

79439 **黄疸汤**(《临证医案医方》)

【组成】茵陈 30 克　山栀 9 克　金银花 15 克　连翘 15 克　败酱草 15 克　板蓝根 15 克　赤芍　白芍各 9 克　柴胡 6 克　神曲 15 克　苏梗 6 克　桔梗 6 克　大豆黄卷 15 克

【功用】清热利湿退黄。

【主治】急性黄疸型肝炎(阳黄)。巩膜黄染,周身皮肤发黄,小便黄赤,舌苔黄腻,脉弦数。

【方论选录】茵陈清热利湿退黄,大豆黄卷解湿热退黄,金银花、连翘、板兰根、败酱草、山栀清热解毒,苏梗、桔梗、柴胡舒肝理气,神曲发酵协助退黄,芍药柔肝养阴与柴胡配伍应用,为治疗肝胆疾患的要药。

79440 **黄疸散**(方出《肘后方》卷四,名见《外台》卷四引《古今录验》)

【组成】芫花　椒目各等分

【用法】烧末。每服半钱,每日一二次。

【主治】大醉当风入水所致酒疸。心懊痛,足胫满,小便黄,饮酒发,赤斑黄黑。

79441 **黄疸散**(《外台》卷四引《范汪方》)

【组成】瓠子白瓤及子(熬令黄)

【用法】上为末。每服半钱匕,每日一次,十日愈。

【主治】黄疸。

79442 **黄凉散**(《医方类聚》卷六十五引《龙树菩萨眼论》)

【组成】人参　茯苓各一两　栀子仁二两　宣连二两　黄柏一分

【用法】上为散。每日食后用熟水调二钱服之。

【主治】热疾后,眼翳及疼痛。

79443 **黄消汤**(《圣济总录》卷六十一)

【组成】大黄(剉,炒)　消石(碎)各半两

【用法】上药都拌匀。用水二盏,煎至一盏,去滓,空心分二次温服。

【主治】肺黄。烦渴欲得饮水,及大便不利。

79444 **黄粉散**(《普济方》卷三〇一)

【组成】五倍子　黄柏　滑石　轻粉各等分

【用法】上为细末。贴之。数次即愈。

【主治】阴囊上生疮,黄水流注,有妨行步。

79445 **黄粉膏**(《圣济总录》卷一八二)

【组成】胡粉　黄连末各一两　水银三分　糯米二十二粒(研)　赤小豆十四粒(和黄连捣)

【用法】上先将水银于手掌中唾研化后,即以麻油调药,入水银和匀。涂疮上。

【主治】小儿头上恶疮。

79446 **黄袍散**(《嵩崖尊生》卷六)

【组成】薄荷一两　甘草　黄柏　黄连各三钱　冰片不拘

【用法】上为末。吹之。若疳腐烂,与绿袍散同吹之。

【主治】诸口疳。

79447 **黄绢汤**(《慈幼新书》卷首)

【组成】生丝黄绢一尺(剪碎) 白丹皮 白及各一钱

【用法】同煎至绢烂如饧,空心顿服,不得作声。

【主治】产伤膀胱,不能小便,渗湿苦楚。

79448 **黄梅丸**(《仙拈集》卷二)

【组成】雄黄一钱 乌梅肉三钱

【用法】上为末,为丸如青豆大。临疼时酒服,轻者二丸,重者三丸。

【主治】心胃虫痛。

79449 **黄萝饮**(《辨证录》卷十)

【组成】大黄 当归各五钱 山楂肉 萝卜子各三钱 枳壳 槟榔各一钱 柴胡五分 丹皮二钱

【用法】水煎服。

【功用】消化肉食,佐以解毒。

【主治】食牛、犬之肉,毒结于心胃,不升不降,一时心痛,欲吐不能,欲泻不可。

79450 **黄雪膏**(《松峰说疫》卷二)

【组成】大黄不拘多少(炒黄)

【用法】上为末,雪水熬如膏。冷水和服。

【主治】瘟疫发狂,发黄。

79451 **黄蛇散**(《惠直堂方》卷三)

【组成】雄黄五分 蛇蜕(烧存性)一分

【用法】上为细末。温泔水洗疮,以利刀去甲角,拭干,敷药,绢帛裹半日许,药湿即换,敷数次愈。

【主治】甲疽肿烂,生脚趾甲边赤肉努出;嵌甲入肉,时常出血,痛不可忍。

79452 **黄银散**(《圣济总录》卷一七二)

【组成】黄连(去须) 蒲黄各一分 生干地黄(焙) 乌头尖(生) 当归(切,焙) 铜绿 细辛(去苗叶)各二钱 莨菪子一分(为末) 水银一钱(用枣瓤五枚,研令星尽,并莨菪子末,和为饼子,焙干)

【用法】上为细散。先净漱口,以手指蘸药,匀敷患处。良久温水漱,频用取效。

【主治】漏疳龈烂,宣露不止,唇龈痒痛,牙齿蚛䘌。

79453 **黄麻散**(《圣济总录》卷一三七)

【组成】大黄(剉,炒)四两 天麻 羌活(去芦头)各二两

【用法】上为细散。酒煎三钱匕服。

【主治】诸疮癣。

79454 **黄酥丹**(《四圣悬枢》卷一)

【组成】浮萍三钱 生地四钱 甘草二钱(炙) 丹皮三钱 芍药三钱 生姜三钱

【用法】流水煎大半杯,热服。覆衣。

【主治】四日太阴温病,腹满嗌干,发作渴者。

79455 **黄散子**(《博济》卷四)

【组成】真阿胶(炙令黄)

【用法】上为末。每服半钱,用醋汤调下阿胶丸一丸。

【主治】产前、产后被血冲心。

79456 **黄散子**(《幼幼新书》卷二十五引《聚宝方》)

【组成】新牛胆 郁金 青蛤粉各三两 猪胆三个 大黄 黄连各半两 雄黄一钱

【用法】上为末,入胆中填满,阴干为末。每服大人一钱,小儿半钱,食后新水调下。赤眼、气眼、雀目,日进三服,三五日愈;疳目,五日愈。

【主治】小儿疳眼,雀目,赤眼,气眼。

79457 **黄散子**(《医方类聚》卷二五八引《保童秘要》)

【组成】天南星(大者)三个(杵末,以水于铫子内煎出花味,以匙挑于纸上,摊干用) 天麻 鬼箭(洗去尘土,不用茎) 黑附子(轻炮,去皮脐) 麻黄(去节) 麝香 牛黄(并研) 干蝎梢各一分

【用法】上为末,更一处细研如粉。临发时用槐皮煎酒,并取母两边乳汁,同调下一字。汗出神验。

【主治】小儿惊风搐搦。

79458 **黄散子**(《普济方》卷一八三)

【组成】槟榔半两 桂一两 大黄半两(煨) 木香一两 益智二两 茴香 郁金 当归各一两 川芎 天仙藤 陈皮 紫苏 麦蘖(炒)各二两 牵牛 羌活各一两 萝卜子二两(淘洗,别研)

【用法】上为末。每服二钱,木瓜、紫苏汤调下;或伤寒时疾,用水一盏,木瓜、紫苏、姜、枣,同煎八分,热服。

【主治】诸气不顺,胸满喘急,伤寒胀满。

【宜忌】阴证不可服。

79459 **黄提药**(《种福堂方》卷四)

【组成】郁金 雄黄 藤黄各二钱 牛黄 蟾酥 硇砂 麝香 冰片各五分 巴豆肉八钱 蓖麻肉

【用法】上药各为细末。遇症放膏药上少许贴之。

【主治】一切恶毒、疔毒。

【备考】方中蓖麻肉用量原缺。

79460 **黄紫丹**(《辨证录》卷五)

【组成】白术五钱 茯苓三钱 当归五钱 羌活一钱 紫苏一钱 甘草一钱 细辛五分 黄芩一钱 麦冬五钱 人参一钱 贝母一钱

【用法】水煎服。

【主治】内伤脾肾,而风乘虚以入肺,则经络之间不相流通,头痛发热,身疼腰重,骨节俱酸疼,恶风无汗。

【方论选录】此方补多于散,何补之中又纯补脾而不补肾耶?人生后天以脾胃之气为主,脾健则胃气自开,胃开则肾水自润。况人参、白术原能入肾,而白术尤利腰脐,一身之气无不利矣。何况肺经为脾胃之子,母健而子亦健,力足以拒邪。又有紫苏、黄芩、羌活、贝母祛风、散火、消痰、泄水之药,足以供其战攻之具,自然汗出热解,而邪从外越也。

79461 **黄蛤散**(《北京市中药成方选集》)

【组成】黄柏四两 蛤粉四两 轻粉五钱

【用法】上为细末,过罗。用花椒油调敷患处。

【功用】祛热燥湿,解毒止痒。

【主治】皮肤湿疮,瘙痒溃烂,破流黄水。

79462 **黄鼎丸**(《霉疠新书》)

【组成】黄芩 黄柏 大黄 当归 蝮蛇 乳香 没药 犀角 芍药各等分

【用法】上为细末,米糊为丸,如梧桐子大,辰砂为衣。每服二十丸,白汤送下,日二夜一。

【主治】杨梅结毒,筋骨疼痛。

79463 **黄黑散**(方出《袖珍》卷三,名见《东医宝鉴·杂病篇》卷八)

【组成】大黄一两(取末四钱半) 破故纸一两(取末二钱) 牛蒡子一两(取末二钱) 牵牛一两(取末二钱半)

【用法】上和作二服,蜜水调,空心服。以利为度。

【主治】腹内肚痈肿。

79464 黄蓉散(《疡医大全》卷八)

【组成】生大黄五钱 芙蓉叶一两

【用法】上为细末。苦茶调敷。

【主治】手足肿毒,已成未成。

79465 黄蒸汤(方出《千金翼》卷十八,名见《外台》卷四)

【组成】黄蒸 麦面 猪矢各一升

【用法】上三味,以水五升,渍一宿,旦绞去滓,服一升。覆取汗出。

【主治】时行黄疸结热,面目四肢通黄,干呕,大便不通,小便赤黄似柏汁,腹痛心烦。

【备考】《外台》本方用法:以水五升,渍一宿,煮取三升,绞去滓,顿服一升。

79466 黄雷丸(《石室秘录》卷四)

【组成】雷丸三钱 大黄三钱 白矾三钱 铁衣三钱 雄黄三钱

【用法】上为末,和匀,枣肉为丸。每用酒送下三钱。立时便下如人精一碗,胸中便觉开爽,再服则鳞甲尽落。

【主治】人身忽长鳞甲于腹间胁上者。

79467 黄锭子(《鸡峰》卷二十三)

【异名】麝香牛黄丸。

【组成】天麻 防风 人参各一两 干蝎(全者) 白僵蚕半两 甘草 朱砂 雄黄 麝香各一分 牛黄一分 (一方加白附子半两,火炮)

【用法】上为细末,炼蜜为丸,作锭子。量儿大小加减,不以时薄荷汤下;未过百日孩儿,只与小豆大一丸作一服,人参汤化下。或为丸,梧桐子大,每服一二丸。

【主治】小儿慢惊。

【备考】方中干蝎用量原缺。

79468 黄锭子(《鸡峰》卷二十三)

【组成】干蝎一钱一字 牛黄 麝香各半钱 甘草一钱一字 天麻一分 防风 人参各一两 白僵蚕一钱一字

【用法】上除研者药外,为细末后,合研匀,炼蜜各作锭子。每服一岁以下儿服一豌豆大,食后、临卧时煎人参、竹叶汤化下。

【主治】小儿风壅急热。

79469 黄鼠膏(方出《肘后方》卷五引姚氏方,名见《普济方》卷三二五)

【组成】大黄 鼠粪(湿者) 黄连各一分

【用法】上为末,鼠矢更捣。以黍米粥清和,敷乳四边,痛即止愈;无黍米,用粳米并得。

【主治】乳痈。

79470 黄蜡丸(方出《千金》卷六,名见《普济方》卷一五三)

【组成】薰陆香 蓖麻 松脂 蜡 乱发灰 石盐各等分

【用法】上为末,为丸。绵裹塞耳,时易之,愈止。

【主治】耳聋。

79471 黄蜡丸(《圣济总录》卷七十四)

【组成】硫黄一两

【用法】上为细末,先熔黄蜡,入硫黄末打匀,为丸如梧桐子大。每服五丸,新汲水送下。

【主治】水泻不止,伤冷虚极。

79472 黄蜡丸

《普济方》卷二八四。为《备急灸法》"矾黄丸"之异名。见该条。

79473 黄蜡丸(《疮疡经验全书》卷三)

【组成】黄蜡四两

【用法】为丸,如梧桐子大。月朔服一丸,次日服二丸,三日服三丸,渐加至月尽三十丸,以后每日减一丸,至一丸止,用酒送下。轮流服之,其疮自痊。

【主治】痔漏。大肠内结燥疼痛。

79474 黄蜡丸(《梅氏验方新编》卷二)

【组成】黄蜡四两 银朱八钱

【用法】将黄蜡化开,入银朱和匀,候冷为丸,如梧桐子大。每服七钱,用艾叶三斤,胡椒七粒,研细,煎汤送下。

【主治】胃气痛。

79475 黄蜡灸(《串雅外编》卷二)

【组成】黄蜡

【用法】白面水和成块,照毒根盘大小作圈,厚一指,高寸余,粘肉上,外以绢帛加湿布围住,将黄蜡掐薄片入面圈内,以熨斗火运逼蜡化,即痛则毒浅;若不觉,至蜡滚沸,逐渐添蜡,俟不可忍,沃冷水候凝,疮勿痛者毒盛,灸未到也,不妨再灸,轻三次,重三、四次。

【主治】痈疽等毒。

【宜忌】忌房事、气恼、发物。

79476 黄蜡拈(《外科启玄》卷十二)

【组成】轻粉八钱 硇砂五钱 松香六钱 黄蜡六钱 铜绿三钱 苦参末五分

【用法】先熔蜡、松香,次入细药搅匀,冷定取出,手捻如线香条子,亦看漏眼子大小深浅,先用荸荠苗探之,深即入深拈子,浅则浅拈子,装细合宜,一日一换,待内管子去净,自然管浅肉平,次上生肌等药为妙。

【主治】痔漏。

79477 黄蜡膏(《圣济总录》卷一四四)

【组成】黄蜡五两 桂(去粗皮) 吴茱萸(炒,为末)各一两 盐一分(火烧)

【用法】上三味为细末。熔黄蜡并麻油五两,与药末同煎数沸搅匀,倾出,瓷盒收。每用看所伤大小摊贴,频易之。

【主治】伤折风肿疼痛。

79478 黄蜡膏(《普济方》卷三〇〇引《海上方》)

【组成】油一两 黄蜡半两

【用法】上用油一两,男子发同化滤过,发滓再化,黄蜡半两同煎,以油黑为度,瓷器盛之。每用先以热汤洗去皮,药贴之。

【主治】脚皴裂。

79479 黄蜡膏(《百一》卷十二)

【组成】麻油半两 黄蜡一块 光粉 五倍子末少许

【用法】上用麻油半两,盏内慢火煎沸,入黄蜡一块,同煎候熔,即入光粉、五倍子末少许,熬令稠紫色为度。先以热汤洗,火上烘干,即用药敷,薄纸贴之。其痛立止,入水亦不落,若合药人粉多则硬而成块,旋以火炙动,挑敷。

【主治】冬月手足拆裂。

79480 **黄蜡膏**(《普济方》卷二七六引《德生堂方》)

【组成】槐条　椿皮　桃条　楝条　柳条　荆芥　黄蜡

【用法】上除黄蜡外,熬汤,无时汤洗拭干,用黄蜡于纸上摊膏十个,将十层都拴于疮上,日三次洗疮,除去着疮蜡纸一个,不候一月即愈。

【主治】臁疮无问年深日近。

79481 **黄蜡膏**(《医学入门》卷八)

【组成】香油一两　胎发如梅大　白胶香　黄蜡各一两　生龙骨　赤石脂　血竭末各一两

【用法】香油入胎发熬消化,入白胶香、黄蜡熔化,再入生龙骨、赤石脂、血竭末搅匀候冷,瓷器收贮。每用捏作薄片贴疮上,外以箬叶绢帛缚之,三日后翻过药贴,以活血药煎汤洗之。

【主治】❶《医学入门》:内臁,外臁。❷《疡医大全》:肾脏风疮。

79482 **黄蜡膏**(《东医宝鉴·杂病篇》卷八)

【组成】香油　黄蜡　松脂各等分

【用法】上熔化,待凝贴之。加油发灰尤妙。

【功用】生肌。

【主治】诸疮。

79483 **黄蜡膏**(《医部全录》卷三七四引叶心仰方)

【组成】川连　黄柏　荆芥　白芷　紫草　苦参　郁金各一钱　大枫子九个

【用法】上作一贴,用麻油一盏,猪油一片如铜钱大,将药入油内同煎,煎至药滓黑色,用棕一片,滤去滓再煎,先放松香二钱熔化,后入黄蜡五钱,白蜡五钱,熔化,取起将碗盛着,再入后末药:轻粉一钱,枯矾五分,儿茶八分,自然铜(炼过,醋淬七次)六分,鳖壳(烧灰)二钱。五味共研末。

【主治】年久毒漏,杨梅痈疽,里外臁疮,身上烂者。

79484 **黄蜡膏**(《经验女科方》)

【组成】枯矾　麻油　黄蜡

【用法】共熔化。调搽牙上。

【主治】胎前中风,牙关紧闭,痰气壅满,不知人事。

79485 **黄僧散**(《普济方》卷三〇一)

【组成】黄柏　密陀僧各等分　(一方有朱砂)

【用法】上为末如泥。葱白浆水洗净,干贴之。

【主治】疳疮。

79486 **黄漆丸**(《名家方选》)

【组成】大黄三钱　生漆一钱半　面粉二钱半

【用法】上为末,炼蜜为丸。白汤送下,日三钱。

【主治】妇人血癖痼瘕,积年不愈者。

79487 **黄精丸**(方出《圣惠》卷九十四,名见《圣济总录》卷一九八)

【组成】黄精十斤(净洗,蒸令烂熟)　白蜜三斤　天门冬三斤(去心,蒸令烂熟)

【用法】上为丸,如梧桐子大。每服以温酒下三十丸,每日三次,久服。

【功用】延年补益。

79488 **黄精丸**(《丹溪心法》卷四)

【组成】苍耳叶　紫背浮萍　大力子各等分　乌蛇肉中半(酒浸,去皮骨)　黄精倍前三味(生捣汁,和四味,研细焙干)(一方有炒柏　生地　甘草节)

【用法】上为末,神曲糊丸,如梧桐子大。每服五七十丸,温酒下。

【主治】大风病。

79489 **黄精丸**(《成方制剂》1册)

【组成】当归　黄精

【用法】上制成大蜜丸剂。口服,一次1丸,一日2次。

【功用】补气养血。

【主治】气血两亏,身体虚弱,腰腿无力,倦怠少食。

79490 **黄精丹**

《北京市中药成方选集》。为原书"九转黄精丹"之异名。见该条。

79491 **黄精酒**(《圣惠》卷九十五)

【组成】黄精四斤　天门冬三斤(去心)　术四斤　松叶六斤　枸杞根三斤

【用法】上剉,以水三石,煮取汁一石,浸曲十斤,炊米一石,如常法酿酒。候熟,任饮之。

【功用】延年补养,发白再黑,齿落更生。

【宜忌】忌桃、李、雀肉。

79492 **黄精粥**(《饮食辨录》卷二)

【组成】黄精(切碎)　米

【用法】上二味同煮粥食。

【功用】《药粥疗法》:补脾胃,润心肺。

【主治】❶《饮食辨录》:一切诸虚百损,不拘阴阳气血衰惫。❷《药粥疗法》:脾胃虚弱,体倦乏力,饮食减少,肺虚燥咳,或干咳无痰,肺痨咳血。

【宜忌】《药粥疗法》:平素痰湿较盛,口黏,舌苔厚腻,以及脾胃虚寒,大便泄泻的病人,不宜选用。食后一旦出现胸满气闷时,即应停服。

【备考】《药粥疗法》用法:本方用黄精15~30克(或鲜黄精30~60克),粳米二两,白糖适量。先将黄精浓煎,取汁去滓,入粳米煮粥,粥成后加白糖即可。每日食二次,以3~5天为一疗程。

79493 **黄精煎**(《圣济总录》卷十八)

【组成】黄精(生者)十二斤　白蜜五斤　生地黄(肥者)五斤

【用法】上先将黄精、生地黄洗净,细剉,以木石杵臼捣熟复研烂,入水三斗,绞取汁,置银铜器中,和蜜搅匀,煎之成稠煎为度。每用温酒调化二钱匕至三钱匕,日三夜一。

【主治】大风癞病,面赤疹起,手足挛急,身发疮痍,及指节已落者。

79494 **黄精膏**(《千金》卷二十七)

【组成】黄精一石

【用法】去须毛,洗令净洁,打碎,蒸令好熟,压得汁,复煎,去上游水,得一斗,纳干姜末三两,桂心末一两,微火煎之,看色郁郁然欲黄,便去火待冷,盛不津器中。常于未食前用酒五合和服二合,日二次;欲长服者,不须和酒,纳生大豆黄。

【功用】脱旧皮,颜色变少,花容有异,鬓发更改,延年不老。

【方论选录】《千金方衍义》:黄精为辟谷上药,峻补黄庭,调和五脏,坚强骨髓,一皆补阴之功,故以姜桂汤药配之。加大豆黄卷者,皆为辟谷计耳。

79495 **黄蕊散**(《魏氏家藏方》卷九)

【组成】黄柏一两(微炒) 青黛半两 麝香一钱(别研)

【用法】上为细末。每取少许掺贴疼处,一日上三四次。

【主治】口臭,虫蚀作孔。

79496 **黄鹤丹**(《韩氏医通》卷下)

【组成】香附 黄连减半

【用法】俱选择净料,共制为极细末,水糊为丸,如梧桐子大。假如外感,姜、葱汤下;内伤,米饮下;血病,酒下;气病,木香汤下;痰病,姜汤下;火病,白汤下。

【主治】外感,内伤,血病,气病,痰病,火病。

【备考】此方铢衣翁在黄鹤楼所授,悬壶轻赍,故名。

79497 **黄犬肉丸**(《济生方》卷一)

【组成】磁石三两(煅,水飞) 川乌(炮,去皮尖) 附子(炮,去皮脐) 桑寄生 鹿茸(燎去毛,酒蒸) 麋茸(同上制) 仙茅(酒浸) 肉苁蓉(酒浸,切,焙) 川巴戟(去心) 胡芦巴(炒)各二两 沉香(别研) 阳起石(煅,研极细) 龙骨(生用) 虎胫骨(酥炙) 覆盆子(酒浸)各一两 青盐(别研)

【用法】上为细末,用犬肉二斤,以酒、葱、茴香煮烂,杵和为丸,如梧桐子大。每服七十丸,空心盐酒、盐汤任下。

【主治】真精衰惫,脐腹冷痛,小便频数,头晕耳鸣,足胫酸冷,步履无力,腰背拘痛,水谷不消,饮食无味,肌肉瘦悴,遗泄失精。

79498 **黄牛肝散**(《外台》卷二十一引《深师方》)

【组成】黄牛肝一具 土瓜根三两 羚羊角屑三升 蕤仁三两 细辛六两 车前子一升

【用法】上六味药,合肝于瓶中,春、夏之月封之十五日,冬月封之二十日,出晒干,捣下筛。酒服方寸匕。

【主治】青盲积年。

【宜忌】忌肉、鱼、五辛、生菜等。

79499 **黄牛胆煎**(《圣惠》卷三十二)

【组成】黄牛胆汁半合 鲤鱼胆汁半合 猪胆汁半合 羊胆汁半合 熊胆一分 胡黄连一分(捣末) 黄连一分(去须,为末) 秦皮一分(捣末) 白蜜三两

【用法】上将黄连、秦皮、胡黄连等末,入白蜜并胆汁拌和,入瓷瓶子内,以油单封头牢系,坐饭甑中蒸,以饭熟为度,用新绵滤过。每以铜箸取如麻子大,点眦头,日二三度。

【主治】眼涩痛。

79500 **黄丹软膏**(《中医皮肤病学简编》)

【组成】黄丹12克 黄柏粉12克 枯矾6克 凡士林70克

【用法】上为细末,与凡士林调成软膏。外用。

【主治】神经性皮炎。

79501 **黄丹油膏**(《中医皮肤病学简编》)

【组成】松香6克 黄丹6克 硫黄6克 黄柏6克 铅粉1克

【用法】上为细末,麻油调。外敷。

【主治】湿疹。

79502 **黄水疮散**(《全国中药成药处方集》济南、承德方)

【组成】五倍子 槐子 枯矾 白芷 黄丹各二斤

【用法】上为细粉。撒布患处。

【主治】黄水疮。

79503 **黄水疮散**(《全国中药成药处方集》呼和浩特方)

【组成】轻粉 蛤粉 石膏 黄柏各等分

【用法】上为细面。

【主治】黄水疮。

79504 **黄水疮散**(《全国中药成药处方集》呼和浩特方)

【组成】山甲 轻粉 官粉 章丹各等分

【用法】上为细面。

【主治】黄水疮。

79505 **黄末眼药**(《普济方》卷七十六)

【组成】诃子五钱(去核) 姜黄一两 干姜五钱 荜茇 黄连各一钱二分 青盐一钱 朵揉牙一两二钱(为末,水飞)

【用法】上用生葡萄汁浸,日晒为末。每用少许点之。

【主治】风眼冷泪赤烂。

79506 **黄龙藤汤**(《外台》卷六引《删繁方》)

【组成】黄龙藤(切)一升(此樟木上藤也,断以吹气从中贯度者好也)

【用法】上一物,以水四升,煮取八合为一服,一剂不止,更至一剂。

【主治】舌强筋缩,牵阴股,引胸腹,胀痛霍乱;宿食不消,霍乱,或干霍乱,或吐痢不止,或不吐痢。

79507 **黄仙饼子**(《魏氏家藏方》卷二)

【组成】川楝子三两(去核,剉作块子,一两用斑蝥四十九个,面半升,同炒焦;一两用硇砂一钱,研碎,同面半升炒焦;一两用巴豆四十九粒,麸半升炒焦。斑蝥、硇砂、巴豆、麸、面并不用,只留川楝子) 黑附子一只(六七钱重者,炮,去皮脐) 木香半两(不用火) 破故纸一两(炒) 雄黄一分(用醋煮十沸,别研) 桂半两(去粗皮,取有味者,不见火) 舶上茴香半两(炒)

【用法】上为细末,酒糊为饼子。每服五七饼,空心酒嚼下,日进三服,不半月即除根。如作丸子,如梧桐子大。每服十五丸至二十丸。

【主治】外肾肿痛,偏坠膀胱,妇人肓肠痛垂死者;水气。

79508 **黄白大丹**(《解围元薮》卷四)

【组成】槐花半斤

【用法】用滚汤泡去石灰,焙干为末,加白矾四两,酒糊为丸,如梧桐子大。每服五六十丸,酒下,进三服。服尽病愈。

【主治】疠风初起。

79509 **黄瓜根丸**(方出《圣惠》卷五十三,名见《普济方》卷一七六)

【组成】黄瓜根三两 黄连三两(去须)

【用法】上为末,炼蜜为丸,如梧桐子大。每于食后以温水下二十丸。

【主治】消渴热,或心神烦乱。

79510 **黄瓜蒂散**(《普济方》卷三八六)

【组成】瓜蒂十四枚 小豆二十枚 糯米四十粒

【用法】上为散。吹少许入鼻中,令黄水去,残药末,尽水调服之。得吐黄水即愈。

【主治】小儿诸黄,三岁忽发,心满坚硬,脚手心热。

79511 **黄瓜蒌丸**(《丹溪心法》卷二)

【组成】瓜蒌仁 半夏 山楂 神曲(炒)各等分

【用法】上为末,瓜蒌水为丸。姜汤、竹沥送下二三

十丸。

【主治】食积,痰壅滞,喘急。

79512 黄羊肾汤(《圣惠》卷二十七)

【组成】羊肾一对(去膜,切作八片) 磁石二两(捣碎,水淘去赤汁) 黄耆一两(剉) 地骨皮三分 麦门冬一两(去心) 熟干地黄二两 五味子三分 人参一两(去芦头) 桂心三分 白茯苓一两

【用法】上为散。每服先以水一大盏半,煎羊肾至一盏,去肾及水上浮脂,后入散一两,枣五枚,煎至七分,去滓,空心及晚食前分二次温服。

【主治】虚劳口干舌燥,腿膝无力,下焦虚乏。

79513 黄杨头汤(《详要胎产问答》)

【组成】黄杨头七个 白糖一撮 阳春砂仁一粒(研末)

【用法】冲和,临月朝晨服,不拘次数。

【功用】宽胸瘦胎易生。

79514 黄花蛇散(《圣惠》卷六十六)

【组成】黄花蛇一条(酒浸一宿,去皮骨,炙令黄色)

【用法】上为散。每服空心以粥饮调下一钱。服尽即歇十日,看未消减,即更作服之,如已损即止。

【主治】风毒疬子。

79515 黄芩饮子(《外台》卷三十七引薛侍郎方)

【组成】黄芩二大两 栀子仁二七枚 干葛二大两 芒消半大两

【用法】上切。以水三大升,煮取一大升,绞去滓,下芒消调之,分二次温服。快利即愈,止。

【主治】服石之后觉大热,不得通泄。

79516 黄芩饮子(《圣惠》卷十一)

【组成】黄芩一两 赤芍药二两 羚羊角屑二两 黄柏二两 大青一两 苦竹叶二两

【用法】上细剉,和匀。每服一两,以水一大盏,煎至六分,去滓,温含冷吐,每日三度用之。

【主治】伤寒,心肺烦热,口疮烂痛。

79517 黄连曲散(《外台》卷二十六引《范汪方》)

【异名】黄连散(《圣济总录》卷一四一)。

【组成】黄连二两 曲一两

【用法】上捣筛,薄蜜调,食前以饮服五分匕,每日三次,不知,增至方寸匕。

【主治】痔下血。

79518 黄连含汤(《普济方》卷三六五)

【组成】黄连 矾石 细辛各二分 藜芦一分(炙)

【用法】上以水三升,煮一合。未疮含满口,冬可暖之。儿大解语,可用含之;儿小,但以绵揾拭疮上。

【主治】小儿口疮,如月蚀状,赤黑似瘤有窍,如有虫,吮之有血。

79519 黄连饮子(《圣惠》卷十)

【组成】黄连一两(去须) 糯米一合 寒水石三两

【用法】上捣碎。以水二大盏,煎至一盏半,去滓,不拘时候,分二次温服。

【主治】伤寒毒气未散,发豌豆疮。

79520 黄连饮子(《圣惠》卷十八)

【组成】黄连一两(去须,微炒) 栀子仁二十枚(捶碎) 豉二合 薤白二合(切)

【用法】上以水二大盏,煎至一盏三分,去滓,不拘时候,分二次温服。

【主治】热病,便痢无度,烦愦不安。

79521 黄连饮子

《景岳全书》卷六十。为《东垣试效方》卷五"泻热黄连汤"之异名。见该条。

79522 黄连补汤(《千金》卷十八)

【异名】黄连汤(《圣济总录》卷五十)。

【组成】黄连四两 茯苓 芎䓖各三两 酸石榴皮五片 地榆五两 伏龙肝(鸡子大)一枚

【用法】上㕮咀。以水七升,煮取二升半,去滓,下伏龙肝末,分三服。

【主治】大肠虚冷,痢下青白,肠中雷鸣相逐。

【宜忌】《外台》:忌猪肉、冷水、大醋。

79523 黄连油膏(《中医皮肤病学简编》)

【组成】黄连 25 克 蓖麻油 75 克

【用法】混合。外用。

【主治】急性湿疹。

79524 黄连饼子

《圣济总录》卷一三一。为《圣惠》卷六十二"黄连饼"之异名。见该条。

79525 黄连洗汤(《外台》卷二十一引《小品方》)

【组成】黄连三两 秦皮二两 蕤仁半两

【用法】上㕮咀。水三升,煮取一升半,绞去滓,适寒温以洗目,日四五度;又加升麻二两,加水煎之。

【主治】眼漠漠。

【宜忌】忌猪肉。

79526 黄连神膏(《寿世新编》卷中)

【组成】黄连三钱 当归尾五钱 生地一两 黄柏三钱 姜黄三钱 官白芷三钱 香油一斤二两(无香油,真麻油亦可)

【用法】将药炸枯,捞去滓,下黄蜡四两熔化尽,用夏布将油滤尽,倾入瓷盆内,以柳枝不时搅之,候凝为度。

【功用】未破者即消,已破者即敛。

【主治】一切血热疖毒。

【加减】加入银花一两尤妙。

79527 黄连粉散(《普济方》卷三〇一)

【组成】黄连 胡粉

【用法】为末。敷之。

【主治】热疮,但赤作疮。

79528 黄连煮散(《医方类聚》卷六十九引《王氏集验方》)

【组成】马牙消五两 黄连五两(细剉,煮汁,入马牙消,晒干,又添黄连汁,又晒,又添,汁尽为度)

【用法】上候消干为末。每用银箸醮药于目眦内点之。

【主治】瘀血瘀肉侵睛。

【加减】瘀肉甚者,加白丁香少许。

79529 黄鸡馄饨

《医统》卷八十七。为《养老奉亲》"黄雌鸡馄饨"之异名。见该条。

79530 黄鸡馎饦

《医统》卷八十七。为《养老奉亲》"黄雌鸡馎饦"之异名。见该条。

79531 **黄鸡煎丸**(《圣济总录》卷一六八)

【组成】黄连(去须)二两　鹤虱　芜荑仁各半两　秦艽(去苗土)　柴胡(去苗)　知母(焙)　使君子(去皮)各一两

【用法】上为末,以黄雌鸡一只,重一斤许者,笼之,食以大麻子,候五日去毛令净,于尾下开窍,去肠肚,洗净干,入前药末于腹内,以线缝之,取小甑,先以黑豆铺甑底,厚三寸,安鸡在甑内,四旁以黑豆围裹,上以黑豆半寸盖之,自巳时炊,至申时住火,俟温取鸡,去腹中药,及筋骨头翅,以净肉研和得所,更少入酒面糊为丸,如小绿豆大。每服十丸,量儿大小加减,空心、临卧麦门冬熟水送下;疳瘦骨热,十五岁以上,温酒送下。

【主治】小儿潮热,肌瘦盗汗。

79532 **黄鸡煎丸**

《医部全录》卷四四四。为《婴童百问》卷八"经验黄鸡煎丸"之异名。见该条。

79533 **黄明胶散**(《圣济总录》卷一二八)

【组成】黄明胶(炙令燥)　大黄(剉,炒)　莽草　细辛(去苗叶)各半两

【用法】上为散。以鸡子白调匀,涂纸上,贴肿处,频易即愈。仍割穿纸,如小钱大,空肿头。

【主治】乳痈。

79534 **黄明胶散**(方出《续本事》卷五,名见《普济方》卷一六三)

【组成】黄明胶二两(剉,炙)　马兜铃　甘草(炙)　半夏(姜汁浸三日)　杏仁(去皮尖)各一两　人参半两

【用法】上为末。每服一大钱,水一盏,煎至七分,临睡、食后服。心嗽,面赤,或汗流,加干葛煎服;肝嗽,眼中泪出,入乌梅一个,糯米三四粒煎服;脾嗽,不思饮食,或一两时恶心,入生姜三片煎;胃嗽,吐逆,吐酸水,入蚌粉煎;胆嗽,令人卧睡,用药半钱,茶清调下;肺嗽,上喘气急,入桑白皮煎服;膈嗽,咳出痰如圆块,生姜自然汁调药咽下;劳嗽,入秦艽末同煎;冷嗽,天晓嗽甚,葱白三寸同煎;血嗽,连顿不住,当归末、枣子同煎;暴嗽,涕唾稠,入乌梅生姜煎;产嗽,背甲疼痛,甘草三寸同煎;气嗽,肚痛胀满,入青皮(去白)同煎;热嗽,夜甚,蜜一匕,葱白同煎;哮嗽,声如拽锯,入半夏二个同煎;肾嗽,时复三两声,入黄耆、白饴饧煎。

【主治】诸嗽。

79535 **黄明胶散**(《杂病源流犀烛》卷十七)

【组成】黄明胶(炙干)　花桑叶(阴干)各二两

【用法】上为末。每服三钱,生地汁调下。

【主治】肺痿而吐血者。

79536 **黄金散丸**

《普济方》卷三九八。为原书同卷"夜明砂散"之异名。见该条。

79537 **黄狗肉丸**(《袖珍》卷二引陈万里方)

【异名】戊戌丸(《本草纲目》卷五十引《乾坤秘韫》)。

【组成】童子狗一只　地骨皮一斤　前胡　黄耆各四两　苁蓉二两　当归末四两　莲肉一斤　平胃散二斤

【用法】童子狗去肠脏并皮毛,用内外肾(研)入砂锅内,酒醋八分,水二分,用地骨皮、前胡、黄耆、苁蓉同狗朝煮至晚,将药去,肉再煮一宿,至明去头骨,再煮如泥,倾石器研如泥。入归末、莲肉、平胃散,与狗肉合杵,为丸如梧桐子大。每服五七十丸,盐、酒任下。

【主治】男子妇人虚劳,体热盗汗,四肢怠惰。

79538 **黄柏皮汤**(《圣济总录》卷四十)

【组成】黄柏(去粗皮)一两半　黄连(去须)二两半　人参一两半　赤茯苓(去黑皮)二两　厚朴(去粗皮,姜汁炙)二两　艾叶(炒)一两　地榆(去苗,剉)一两半　榉木白皮(剉碎,焙干)二两　阿胶(炙令燥)一两半

【用法】上为粗末。每服三钱匕,水一盏,煎至七分,去滓,空腹温服,每日三次。

【主治】霍乱。下焦虚寒,大便洞泄,小便自利。

79539 **黄柏皮散**(《普济方》卷四〇八)

【组成】柏皮　白矾(枯)　朴消各等分

【用法】上为末。干掺患处。

【主治】小儿滞颐,生疮赤烂。

79540 **黄柏饮子**(《伤寒总病论》卷三)

【组成】黄柏(薄切小片)

【用法】蜜渍一宿。嚼柏汁渍疮。

【主治】天行口疮。

79541 **黄柏黑散**(《外台》卷三十六引《古今录验》)

【组成】黄柏(炙)一两　釜底墨四分

【用法】上为散。以粉脐中。

【主治】小儿脐中汁不愈。

79542 **黄柏煎丸**(《圣济总录》卷一七二)

【组成】黄柏(去粗皮,蜜炙)　黄连(去须)　胡黄连　芦荟(研)　诃黎勒皮各等分

【用法】上为末,熬猪胆汁和丸,如黄米大。每服十丸,米饮下。

【主治】小儿惊疳,身热颊赤,满口疮,腹胀发渴。

79543 **黄药子散**(《袖珍》卷三引《经验方》)

【组成】黄连　玄参　赤芍药各五钱

【用法】上为细末。随多少入轻粉少许,嚼芝麻取汁调,先煎韭菜汤温洗令净,以药敷之。

【主治】奶癣疮经年不愈。

79544 **黄药子散**(《扁鹊心书·神方》)

【组成】黄药子一两

【用法】上为细末。每服一钱,白汤下。吐出顽痰即愈。

【主治】缠喉风,颐颔肿,及胸膈有痰,汤米不下者。

79545 **黄药子散**(《宣明论》卷十一)

【组成】黄药子　当归　芍药　生地黄　黄芩　人参　白术　知母　石膏各一两　川芎　桔梗各一分　甘草一两　紫菀　槐花子　柴胡各一分半

【用法】上为粗末。每服三钱,水一盏,煎至七分,滤汁温服,食前但一服。

【主治】月事不止,烦渴闷乱,心腹急痛,肢体困倦,不美饮食。

79546 **黄栝楼散**(《圣惠》卷七十三)

【组成】黄栝楼一枚　白矾三两　猬皮一片(剉)

【用法】上件药,都入瓷瓶内,盖口,以炭火渐煅令通赤,候冷取出,细研。每服二钱,食前以枳壳汤调下。

【主治】妇人痔疾。

79547 **黄耆豆汤**(《医学实在易》卷五)

【组成】黄耆　马料豆各等分

【用法】二味用水一大碗,煎八分服。半月愈。

【主治】盗汗,自汗。

79548 **黄耆饮子**(《圣惠》卷六十二)

【组成】黄耆一两(剉) 栝楼根一两 赤芍药半两 麦门冬半两(去心) 玄参半两 甘草半两(生,剉) 赤茯苓半两 川升麻半两 当归半两

【用法】上细剉,和匀。每服半两,以水一中盏,入淡竹叶七片,煎至五分,去滓,不拘时候温服。

【主治】发背,热渴疼痛。

79549 **黄耆饮子**(《圣惠》卷七十八)

【组成】黄耆(剉) 人参(去芦头) 生干地黄 五味子 麦门冬(去心) 当归各一两 牡蛎一两半(烧为粉)

【用法】上细剉,和匀。每服半两,以水一大盏,入葱白五茎,豉五十粒,煎至五六分,去滓,不拘时候,分二次温服。

【主治】产后体虚羸瘦,四肢少力,不思饮食,心神虚烦,汗出口干。

79550 **黄耆饮子**(《女科百问》卷上)

【组成】黄耆 五味子 当归 白茯苓各半两 白芍 远志 麦子(一方用麦门冬) 人参 吴术各一分 甘草三铢

【用法】上㕮咀。每服三钱,水一盏半,姜三片,煎至七分,去滓温服,不拘时候。

【主治】妇人血气不足,夜间虚乏,有汗倦怠者。

79551 **黄耆饮子**(《济生方》卷一)

【组成】黄耆(蜜炙)一两半 当归(去芦,酒浸) 紫菀(洗,去须) 石斛(去根) 地骨皮(去木) 人参 桑白皮 附子(炮,去皮脐) 鹿茸(酒蒸) 款冬花各一两 半夏(汤泡七次) 甘草(炙)各半两

【用法】上㕮咀。每服四钱,水一盏半,生姜七片,枣一枚,煎至七分,去滓温服,不拘时候。

【功用】温补荣卫。

【主治】诸虚劳损,四肢倦怠,骨节酸疼,潮热乏力,自汗怔忡,日渐黄瘦,胸膈痞塞,不思饮食,咳嗽痰多,甚则唾血。

【宜忌】枯燥者,不宜进。

【加减】唾血不止者,加阿胶,蒲黄各半两。

79552 **黄耆饮子**(《秘传眼科龙木论》卷五)

【组成】黄耆三两 车前子 细辛 黄芩 五味子各一两 防风一两半

【用法】上为末。以水一盏,散一钱,煎至五分,食后去滓温服。

【主治】小儿胎风赤烂外障。

79553 **黄耆饮子**(《外科证治全书》卷四)

【组成】生黄耆四钱 荆芥穗 云苓 归身各二钱 忍冬三钱 防风 白芷(香者) 连翘各一钱(去心) 甘草八分

【用法】上加大枣十枚,水煎,温服。

【主治】湿疥,脓疥。

【加减】湿疥,加制乳香一钱五分;脓窠疥,加木通一钱五分。

79554 **黄耆灸散**

《普济方》卷三四九。即《圣惠》卷八十"黄耆散"。见该条。

79555 **黄耆浸酒**(《圣济总录》卷九十)

【组成】黄耆(去芦头)二两 萆薢 防风(去叉) 芎䓖 牛膝(去苗)各一两半 独活(去芦头) 山茱萸各一两 五味子二两

【用法】上细剉。用生绢袋子贮之,以好酒二斗浸,秋、冬五日,春、夏三日。每日空腹温服半盏。

【功用】补虚。

【主治】虚劳。手足逆冷,脚膝疼痛。

79556 **黄耆煮散**(《圣济总录》卷四十六)

【组成】黄耆(剉)二两 人参 白茯苓(去黑皮) 葛根(剉) 厚朴(去粗皮,生姜二两取汁涂,慢火炙尽)各一两 诃黎勒(炮,去核)一两半 木香 甘草(炙)各半两 半夏三分(水洗七遍,去滑,生姜一两半取汁浸一宿,炒干) 干姜(炮)一分

【用法】上为末。每服二钱匕,水一盏,加入生姜三片,枣二枚(擘),煎至七分,不拘早、晚温服。

【功用】美饮食,长肌肉,强心力。

【主治】脾胃气虚弱,肌体羸瘦,虚倦。

79557 **黄耆煮散**(《圣济总录》卷四十八)

【组成】黄耆(剉) 桑根白皮(剉) 杏仁(去皮尖双仁,炒) 紫菀(去苗土) 黄芩(去黑心) 麻黄(去根节) 麦门冬(去心,焙) 升麻 贝母(去心) 羌活(去芦头) 蛤蚧(酥炙)各一分 胡黄连一钱

【用法】上为散。每服三钱匕,水一盏,生姜一枣大(拍碎),煎至九分,去姜,食后、临卧温服。

【主治】肺气盛实,其气上蒸,发嗽多痰,心胸烦躁,往往咯血。

79558 **黄耆煮散**

《圣济总录》卷一六四。为《圣惠》卷八十"黄耆散"之异名。见该条。

79559 **黄耆煎散**(《医略六书》卷三十)

【组成】熟地五两 人参一两半 黄耆三两(蜜炙) 鳖甲三两(醋炒) 当归三两 茯苓一两半 白芍一两半(酒炒) 麦冬三两(去心) 桂心一两半

【用法】上为散。姜、枣汤煎五钱,去滓温服。

【主治】产后气血两亏,虚寒内伏而清阳不振,营阴暗伤,寒热倦息,将成蓐劳,脉数虚弦软涩者。

【方论选录】熟地补阴滋血以资血室,人参补气扶元以壮气海,黄耆补气益卫,当归养血益营,鳖甲滋肝肾以散结,麦冬润肺燥以生津,白芍敛阴和血脉,桂心温经散寒邪,白茯苓清治节以和中也。为散,姜、枣汤煎,使气血内充,则虚寒自散而清阳敷布,营阴暗复,安有寒热倦息之患乎?

79560 **黄病神丹**(年氏《集验良方》卷四)

【异名】黄神丹(《仙拈集》卷一)。

【组成】皂矾八两(面一斤,和作饼,入火内煨焦为度) 苍术(米泔浸炒) 厚朴(去皮,姜汁炒) 陈皮 甘草各六两 川椒(去闭口并椒目)十两

【用法】上为末,用好枣肉三斤(煮熟,去皮核),核桃三斤(去皮),同捣成膏,丸如梧桐子大。每服七八十丸,酒服。初服觉香,病愈则闻臭矣。

【主治】黄疸。

79561 **黄葵子散**

方出《海上方》，名见《妇科玉尺》卷三。为方出《海上方》，名见《医灯继焰》卷十五"葵子如圣散"之异名。见该条。

79562 黄雄漆丸（《解围元薮》卷三）

【异名】雄漆丸（《疡医大全》卷二十八）。

【组成】严漆一两　蟹黄五钱

【用法】拌匀，晒，渐去面上汗水，待尽，又加水飞雄黄、牙皂末各五钱，为丸，不可见日，晒则不干。每服三分，温酒送下。

【主治】❶《解围元薮》：蛇皮鱼鳞，痒风癞风，一切危重之症。❷《疡医大全》：大麻风。

79563 黄蜀葵散（《鸡峰》卷七十二）

【组成】黄蜀葵花　赤小豆各等分

【用法】上为末。冷水调，用鸡羽扫在疮上，频频用。

【功用】止痛。

【主治】诸般恶疮，疼痛不可忍者。

79564 黄雌鸡丸

《医略六书》卷三十。即《圣惠》卷八十一"黄雌鸡汤"改为丸剂。见该条。

79565 黄雌鸡方（《饮膳正要》卷二）

【组成】黄雌鸡一只（挦净）　草果二钱　赤小豆一升

【用法】上件同煮熟。空心食之。

【主治】腹中水癖，水肿。

79566 黄雌鸡方（《普济方》卷一九一）

【组成】雌鸡一只　赤小豆一升

【用法】同煮，候豆烂，即食其汁，日二夜一，每服四合；若瘦者，渐食之良。

【功用】补肾，扶阳气。

【主治】腹肿水癖，水肿，冷气。

【宜忌】先患骨热者，不可食也。

79567 黄雌鸡汤（《圣惠》卷八十一）

【组成】小黄雌鸡一只（去头、足、翅、羽、肠胃，洗，切）　当归半两（剉，微炒）　白术半两　熟干地黄半两　桂心半两　黄耆半两（剉）

【用法】上为散。先以水七升，煮鸡至三升，每服四钱，以鸡汁一中盏，煎至六分，去滓温服，每日三次。

【主治】女子产后虚羸，腹痛。

【方论选录】《医略六书》：熟地补阴滋血以资经脉，黄耆补气益卫以健中州，白术健脾生血，当归养血荣经，桂心暖营血以滋血海，雌鸡滋血室以荣冲任也。蜜丸酒下，使血气内充，则血室滋荣而腹痛无不退，羸瘦无不复元矣。

【备考】本方改为丸剂，名"黄雌鸡丸"（见《医略六书》）。

79568 黄雌鸡汤（《圣惠》卷八十一）

【组成】肥黄雌鸡一只（去头、足、翅羽及肠，洗）　当归一两（剉，微炒）　人参三分（去芦头）　桂心半两　甘草一分（炙微赤，剉）　熟干地黄一两半　芎䓖三分　白芍药三分　麦门冬一两半（去心，焙）　黄耆一两半（剉）

【用法】上为粗散。先以水七升，煮鸡取汁三升，每服用汁一中盏，入药四钱，煎至六分，去滓温服，每日三次。

【主治】产后虚羸，四肢无力，不思饮食。

79569 黄雌鸡饭（《圣济总录》卷一九〇）

【组成】黄雌鸡一只（去毛及肠肚）　生百合（净洗择）一颗　白粳米饭一盏

【用法】上三味，将粳米饭、百合入死鸡腹内，以线缝定，用五味汁煮鸡令熟，开肚，取百合、粳米饭，和鸡汁调和食之；鸡肉食之亦妙。

【功用】补益。

【主治】女子产后虚羸。

79570 黄雌鸡粥（《圣惠》卷九十六）

【组成】黄雌鸡一只（治如食法）

【用法】上以烂煮取肉，随意食之；其汁和豉作粥食之亦妙。

【主治】消渴口干，小便数。

79571 黄雌鸡粥（《圣惠》卷九十七）

【组成】黄雌鸡一只（未周年者，治之如法，以水一斗，煮取汁五升）　杏仁十枚（汤浸，去皮尖双仁）　熟干地黄三两（剉碎，与杏仁同研，用酒三合，研绞取汁）　粳米三合

【用法】上每用鸡汁二大盏半，和米煮粥，欲熟，下地黄、杏仁等汁，更煮令熟，空心食之。

【功用】益气，壮筋骨，补肾气。

【主治】虚损，膀胱积冷。

79572 黄雌鸡粥（《医方类聚》卷一三六引《食医心鉴》）

【组成】黄雌鸡一只（治如食）　粳米一升

【用法】上煮作粥。和盐、酱、醋，空心食之。

【主治】膀胱虚冷，小便数不禁。

79573 黄雌鸡羹（《养老奉亲》）

【组成】黄雌鸡一只（理如食法）　粳米二合（淘净）　葱白一握

【用法】上切鸡，和煮作羹，下五味，少着盐，空心食之。渐进常效。

【主治】❶《养老奉亲》：老人烦渴，小便黄色无度。❷《圣济总录》：女子产后虚损。

79574 黄土稻花汤（《许氏幼科七种·治验》）

【组成】黄土（纯黄无杂色者）一两　稻花一合（捣熟入药）　人参五分　乌梅肉五分　广橘皮四分　半夏（姜汁拌）五分　茯苓七分　甘草二分

【用法】新汲水搅黄土，澄清煎药，汤熟，入稻花，再煎数沸，温服。

【主治】暑风吐泻，将成慢惊。

【方论选录】黄土、稻花养胃之神品也；人参佐之，以益胃中元气；吐甚则胃中元气大耗，乌梅之酸以收之；橘皮、半夏助之以宣布也。

79575 黄云出毒膏（《济众新编》卷五）

【组成】蟾酥　砒霜　龙脑　黄丹　轻粉　巴豆各等分　乳香倍入

【用法】上为末。真油调用。

【主治】恶疮。

79576 黄公集圣丸

《赤水玄珠》卷二十六。为《直指小儿》卷三"集圣丸"之异名。见该条。

79577 黄牛脑子酒（《医学入门》卷三）

【组成】牛脑髓一个（薄切）　白芷　川芎末各三钱

【用法】同入瓷器内加酒煮熟，乘热服之。尽量一醉，睡后酒醒，其疾如失。

【主治】远年近日偏正头风。

79578 **黄氏响声丸**(《成方制剂》18册)

【组成】薄荷　薄荷脑　蝉蜕　川芎　儿茶　甘草　诃子肉　酒大黄　桔梗　连翘　胖大海　浙贝母

【用法】上制成糖衣或炭衣浓缩丸。口服,炭衣丸一次8丸(每丸0.1克)或6丸(每丸0.133克),糖衣丸一次20丸,一日3次,饭后服用;儿童减半。

【功用】疏风清热,化痰散结,利咽开音。

【主治】急、慢性喉喑,风热外束,痰热内盛,声音嘶哑,咽喉肿痛,咽干灼热,咽中有痰,或寒热头痛,或便秘尿赤;急、慢性喉炎及声带小结、声带息肉初起见上述证候者。

【宜忌】胃寒便溏者慎用。

79579 **黄风菊花汤**(《银海精微》卷下)

【组成】防风　黄连　桑白皮　赤茯苓　瞿麦　车前子　栀子　大黄　黄芩　细辛　桔梗　连翘

【用法】水煎,半饥温服。

【主治】初起胬肉攀睛。

79580 **黄龙四物汤**(《济阴纲目》卷九)

【组成】柴胡二钱　黄芩一钱半　人参　甘草　当归　川芎　芍药　地黄各一钱

【用法】上剉。水煎服。

【主治】❶《济阴纲目》:妊娠伤寒愈后发热者。❷《医略六书》:孕妇伤寒后,潮热,脉数濡弦者。

【加减】因于食者,加枳实。

【方论选录】《医略六书》:生地滋阴壮水,以济心火,人参补气扶元以生肾水,柴胡解热疏邪,黄芩安胎清热,当归养血荣经脉,白芍敛阴和营血,川芎活血调营,甘草缓中和胃也。水煎温服,使血气内充,则余热顿解,而潮热无不退,胎孕无不安矣。

79581 **黄龙道水散**(《活人心统》)

【组成】大戟　芫花　甘遂各五钱　牵牛大黄各一两　苦葶苈三钱　轻粉一钱

【用法】上为末。每服一钱,茶清调下。

【主治】诸般蛊症初感者。

79582 **黄白牛车散**(《辨证录》卷十一)

【组成】牛膝一两　车前子三钱　黄柏二钱　白芍一两

【用法】水煎服。

【主治】妇人忧思伤脾,又加郁怒伤肝,于是肝火内炽,下克脾土,而脾土不能运化,湿热之气,蕴结于带脉之间,肝火焚烧,肝血不藏,亦渗于带脉之内,带脉因脾气之伤,约束无力,湿热之气随气下陷,同血俱下,致患赤带,似血非血。

79583 **黄白茵陈汤**(《辨证录》卷七)

【组成】白芍　茯苓各一两　猪苓三钱　茵陈一钱　白术五钱　甘草一钱　黄连　半夏各五分

【用法】水煎服。

【主治】感湿热又感风邪,厥逆下利,舌卷囊缩,背曲肩垂,项似拔,腰似折,手足俱冷,其腹胀大。

79584 **黄白僵蚕散**(《洞天奥旨》卷十五)

【组成】人参三钱　黄耆五钱　当归三钱　厚朴一钱　桔梗一钱五分　白芷一钱　僵蚕一钱

【用法】水煎服。

【主治】瘰疬疮破,久不收口。

79585 **黄汗吴蓝汤**(《外台》卷四)

【异名】吴蓝汤(《圣济总录》卷六十一)。

【组成】吴蓝六分　芍药　麦门冬(去心)　桑白皮　汉防己　白鲜皮　山栀子各六分

【用法】上各细切。以水二升,煎取八合,去滓,空腹分二服,未效再合服。

【主治】黄疸身肿,发热汗出而渴,状如风水,汗出着衣皆黄。

79586 **黄芩一物汤**

《直指》卷十六。为《伤寒总病论》卷三"黄芩汤"之异名。见该条。

79587 **黄芩二陈汤**(《景岳全书》卷五十四引《宣明论》)

【组成】黄芩　陈皮　半夏　茯苓各等分　甘草减半

【用法】水一钟半,加姜三片,煎七分,食远服。

【主治】热痰。

79588 **黄芩人参汤**(《外台》卷二引《深师方》)

【组成】黄芩　人参　甘草　桂心　生姜各二两　大枣十五枚(擘破)

【用法】上切。以水八升,煮取三升,分二服,徐徐服。

【主治】伤寒吐下后,内外有热,烦渴不安。

【宜忌】忌菘菜、海藻、生葱等物。

79589 **黄芩五物散**(《外台》卷二十五引《许仁则方》)

【组成】黄芩　黄连　黄柏各五两　黄耆四两　龙骨六两

【用法】上为散。以饮下之,初服一方寸匕,日二服,稍稍加至二三匕。愈乃止。

【主治】水痢。心腹甚痛,食无妨,但食后即痢,食皆化尽,唯变作水谷无期度,多食多下,少食少下。

【宜忌】《普济方》:忌猪肉、冷水。

79590 **黄芩贝母汤**(《医学摘粹》卷三)

【组成】黄芩二钱　柴胡　玄参　桔梗　杏仁　芍药　贝母(去心)各三钱　五味一钱

【用法】煎半杯,热服。

【主治】鼻孔发热生疮。

79591 **黄芩升麻汤**(《普济方》卷三六九)

【组成】干葛　芍药　升麻　甘草　黄芩各等分

【主治】小儿寒暄不时,乍暖脱衣,及暴热之次,忽变阴寒,身体疼痛,头痛如石。

79592 **黄芩六一丸**(《济阳纲目》卷九十六)

【组成】条芩六两　升麻一两

【用法】上为末,面糊为丸服。

【主治】积热脱肛。

79593 **黄芩六合汤**(《元戎》)

【组成】四物汤四两加黄芩　白术各一两

【主治】妇女经水过多,别无余证。

【备考】本方方名,《准绳·女科》引作"四物加黄芩白术汤"。

79594 **黄芩甘草汤**

《得效》卷十一。为《医方类聚》卷五十三引《神巧万全方》"黄芩汤"之异名。见该条。

79595 **黄芩石膏汤**(《四圣心源》卷八)

【组成】黄芩三钱　石膏三钱　生甘草二钱　半夏三

钱　升麻二钱　芍药三钱

【用法】水煎半杯，热服，徐咽。

【主治】牙痛龈肿。

79596 黄芩四物汤（《活幼心书》卷下）

【组成】黄芩一两　当归（酒洗）　生干地黄　赤芍药　川芎各半两　何首乌（去粗皮）　草乌（炮，去皮）　玄参各一钱半　甘草六钱　薄荷叶二钱

【用法】上㕮咀。每服二钱，水一盏，煎七分，无时温服。

【主治】诸疮丹毒，赤瘤燥痒。

79597 黄芩四物汤（《幼科类萃》卷二十一）

【组成】当归　地黄　川芎　赤芍药各等分　黄芩

【用法】上水一小盏，煎至六分，温服。

【主治】小儿惊丹。

【备考】方中黄芩用量原缺。

79598 黄芩白术汤（《万氏女科》卷二）

【组成】黄芩　白术各五钱　苏叶二钱五分

【用法】加生姜五片，水煎服。

【主治】妊娠中湿，或因早行感雾露之气，或冒雨，或久居下湿之地，或汗出取冷水浴之，其证发热，骨节烦痛，身体重着，头痛鼻塞。

79599 黄芩白芍汤（《医方简义》卷二）

【组成】黄芩一钱五分（酒炒）　酒炒白芍一钱五分

【用法】水煎服。

【主治】春温。

【加减】咳嗽，加杏仁（光）三钱，川贝一钱，桑叶一钱；气急痰多，加苏梗、桔梗、橘红各一钱。

79600 黄芩白芷汤（《医部全录》卷一六五引《种杏仙方》）

【组成】黄芩（酒洗）二钱　白芷一钱

【用法】上为细末。食后、临卧茶清调下。

【主治】眉棱风热痛。

79601 黄芩白芷散（《银海精微》卷下）

【组成】当归　黄芩　防己　防风　川芎　白芷　蒺藜　石决明　草决明　桔梗　青葙　蒙花　茺蔚子　菊花　木贼　知母　赤芍药

【用法】上为细末。食后茶清下。

【主治】眼血翳，泪出羞明，发久不愈。

79602 黄芩半夏丸（《袖珍》卷一）

【组成】制过半夏粉一两　黄芩末二钱

【用法】上和生姜汁为丸，如梧桐子大。每服七十丸，用淡生姜汤送下，食后服。

【主治】上焦有热，咳嗽生痰。

79603 黄芩半夏汤（《医统》卷四十四引《医经大旨》）

【组成】半夏　枳壳　黄芩（酒炒）　桔梗　紫苏　麻黄　杏仁　甘草各等分

【用法】上水二盏，加姜三片，枣一枚，煎八分，食远服。

【主治】❶《医统》引《医经大旨》：寒包热兼表里。❷《赤水玄珠》：寒包热哮喘，咳嗽。

【加减】天寒，加桂枝。

79604 黄芩半夏汤

《杏苑》卷四。为《伤寒论》“黄芩加半夏生姜汤”之异名。见该条。

79605 黄芩芍药汤

《伤寒总病论》卷三。为《医方类聚》卷五十三引《神巧万全方》“黄芩汤”之异名。见该条。

79606 黄芩芍药汤（《活人书》卷十九）

【组成】黄芩　白芍药　白术　干地黄各一两

【用法】上剉，如麻豆大。每服五钱匕，以水一盏，煎至七分，去滓温服；寒则加生姜同煎服。

【主治】妇人伤寒，口燥咽干，腹满不思饮食。

79607 黄芩芍药汤

《玉机微义》卷三十二。即《伤寒论》“黄芩汤”。见该条。

79608 黄芩芍药汤（《赤水玄珠》卷二十八）

【组成】条芩三钱　芍药　升麻各二钱　甘草一钱

【用法】水煎服。

【主治】❶《赤水玄珠》：麻痘滞下。❷《医方考》：肠胃热泻。

【方论选录】《医方考》：条芩可以清之，芍药可以寒之，升麻可以举之，甘草可以调之。

79609 黄芩芍药汤

《明医指掌》卷九。为《保命集》卷中“芍药汤”之异名，见该条。

79610 黄芩芍药汤（《伤寒大白》卷二）

【组成】黄芩　白芍药　川连　甘草

【主治】阳明表热而衄；湿热伤于少阳，下利，寒热口苦。

79611 黄芩芍药汤（《幼科直言》卷五）

【组成】柴胡　黄芩　赤芍　陈皮　甘草　花粉　桃仁　山楂肉　归尾

【用法】白水煎，兼服牛黄锭子。

【主治】小儿伤寒传里为热，发热作渴，谵言乱语，血分生热，小便赤黄，兼得微汗，传入少阴者。

79612 黄芩芍药汤（《种痘新书》卷十一）

【组成】黄芩（炒）　赤芍　升麻各一钱　甘草　生地　木通　枳壳　归尾各一钱五分　川连八分　人参六分　酒大黄

【主治】麻症，实热滞于大肠，欲泄不泄，里急后重，时时欲出，滞而不下。

【备考】方中酒大黄用量原缺。

79613 黄芩芍药汤（《麻症集成》卷四）

【组成】酒芩　酒芍　江壳　木香　甘草

【主治】麻后下痢，日久者。

79614 黄芩芍药散（《医方类聚》卷二一五引《医林方》）

【组成】芍药八钱　黄芩三钱　茯苓三钱

【用法】上为末。每服四钱，水一中盏，同煎去滓，温服。

【功用】养阴去热。

【主治】妇人诸热。

79615 黄芩羊角汤

《圣济总录》卷一〇六。为《圣惠》卷三十三“泻肝补胆防风散”之异名。见该条。

79616 黄芩芦根汤（《圣济总录》卷二十三）

【组成】黄芩（去黑心）　芦根　人参　赤茯苓（去黑皮）各一两　桂（去粗皮）半两

【用法】上为粗散。每服五钱匕，水一盏半，加生姜一枣大（拍碎），枣三枚（劈破），同煎至八分，去滓温服，不拘时候。

【主治】伤寒吐下后，内外有热，烦渴不止。

79617 黄芩牡丹汤(《千金》卷四)

【异名】黄芩散(《圣惠》卷七十二)。

【组成】黄芩　牡丹　桃仁　瞿麦　芎䓖各二两　芍药　枳实　射干　海藻　大黄各三两　虻虫七十枚　水蛭五十枚　蛴螬十枚

【用法】上㕮咀。以水一斗，煮取三升，分三服。服两剂后，灸乳下一寸黑圆际各五十壮。

【主治】妇人从小至大，月经未尝来，颜色萎黄，气力衰少，饮食无味。

【方论选录】《千金方衍义》：女子月经素未通，或郁热内戕，而至血结不行。故用黄芩、丹皮以化热，枳实、大黄以导滞，芎、芍、桃仁以和营，射干、瞿麦、海藻以降逆，虻、蛭、蛴螬以破血也。

79618 黄芩利膈丸(《兰室秘藏》卷下)

【组成】生黄芩　炒黄芩各一两　半夏　黄连　泽泻各五钱　南星　枳壳　陈皮各三钱　白术二钱　白矾五分

【用法】上为末，汤浸蒸饼为丸，如梧桐子大。每服三五十丸，食远温水送下。

【主治】胸中热，膈上痰。

【宜忌】忌酒、湿、面。

79619 黄芩利膈丸(《证治宝鉴》卷九)

【组成】黄芩　黄连　黄柏　南星　半夏　枳壳　陈皮　白矾　莱菔子　小皂角　泽泻　白术

【用法】上为末，蒸饼为丸。每服五十丸，汤送下。

【主治】痞而热，胸中有实热，膈上有稠痰，寸浮关沉。

79620 黄芩羌活汤(《会约》卷六)

【组成】防风　羌活各一钱半　黄芩　甘草各一钱二分

【用法】水煎服。

【主治】眉棱骨痛，外挟风寒，内成郁热，有兼痰湿者。

79621 黄芩茅花汤(《杏苑》卷五)

【组成】黄芩　茅花各二钱　白芍药一钱五分　甘草一钱

【用法】上㕮咀。用水浓煎，常服。

【主治】上膈极热而衄者。

79622 黄芩知母汤(《圣济总录》卷一七八)

【组成】黄芩(去黑心)　知母(焙)各一两　葳蕤三分　黄柏(去粗皮，炙)半两　甘草(炙)半两

【用法】上为粗散。一二岁儿每服半钱匕，水七分，煎至四分，去滓，分二次温服，空心、午后各一服。

【主治】小儿热痢不止。

79623 黄芩知母汤(《普济方》卷三九七)

【组成】黄芩(去心)　知母(焙)各一两　山楂三分　黄柏(去粗皮，炙)半两　甘草(炙)半两(一方加竹叶)

【用法】上捣筛。一二岁儿每服半钱，水七分，煎至四分，去滓，分二次温服，空心、午后各一服。

【主治】小儿热痢不止。

79624 黄芩知母汤

《婴童百问》卷十。为《伤寒总病论》卷四"黄芩麻黄汤"之异名。见该条。

79625 黄芩知母汤(方出《万氏家抄方》卷二，名见《医统》卷四十四)

【组成】黄芩　山栀　桑皮　杏仁　甘草　知母　贝母　桔梗　天花粉

【用法】水煎服。

【主治】火嗽。夏月嗽，有声痰火面赤。

79626 黄芩知母汤(《治疹全书》卷中)

【组成】麻黄　前胡　防风　葛根　陈皮　杏仁　牛蒡　黄芩　知母　石膏

【功用】透疹达表，解毒清火。

【主治】疹已出，斑烂如锦，或紫或青或白，脓水腥臭不干，胸膈迷闷，呕吐清水，身体壮热，痰嘶无汗。

【加减】无吐逆，去陈皮，加白芍。

79627 黄芩知母汤(《医学集成》卷二)

【组成】黄芩　二母　桑皮　天冬　杏仁　花粉　炒栀　桔梗　甘草

【主治】鼻中干燥。

79628 黄芩泻白散(《症因脉治》卷一)

【组成】泻白散加黄芩

【主治】❶《症因脉治》：房劳不谨，水中之火刑金而致内伤腋痛；肺经有热而致热结小便不利。❷《伤寒大白》：肺中伏火之胁痛，肺火嗽。

79629 黄芩泻肺汤

《麻疹全书》卷三。为《卫生宝鉴》卷十七"黄芩清肺汤"之异名。见该条。

79630 黄芩泻肺汤(《痘疹仁端录》卷十三)

【组成】黄芩　山栀　枳壳　甘草　薄荷　连翘　杏仁　大黄　桔梗

【主治】肺热里实。

79631 黄芩定乱汤(《霍乱论》卷四)

【组成】黄芩(酒炒)　焦栀子　香豉(炒)各一钱五分　原蚕砂三钱　制半夏　橘红(盐水炒)各一钱　蒲公英四钱　鲜竹茹二钱　川连(姜汁炒)六分　陈吴萸(泡淡)一分

【用法】阴阳水二盏，煎一盏，候温徐服。

【主治】温病转为霍乱，腹不痛而肢冷，脉伏；或肢不冷，而口渴苔黄，小水不行，神情烦躁。

【加减】转筋者，加生苡仁八钱，丝瓜络三钱；溺行者，用木瓜三钱；湿盛者，加连翘、茵陈各三钱。

79632 黄芩参苏饮(《医统》卷八十二引《良方》)

【组成】参苏饮加黄芩

【主治】寡妇、室女思欲不遂，以致伤脾，饮食少思，寒热如疟，面上或红或黄。

79633 黄芩栀子汤(《伤寒总病论》卷三)

【组成】黄芩　栀子各一两半　石膏　干葛各二两　豉半两　葱白(寸切)半斤

【用法】上㕮咀。水四升，煮取一升半，分三四次温服。

【主治】头痛壮热，心中烦；夏月伤暑毒。

79634 黄芩栀子汤

《普济方》卷三十五。即《圣惠》卷五"泻热栀子散"。见该条。

79635 黄芩荆芥汤(《良朋汇集》卷四)

【组成】柴胡　黄芩　荆芥各一钱五分　牛蒡子　连翘　瞿麦　车前子　赤芍药　滑石　栀子　木通　当归

防风各四分　蝉蜕五分　甘草一钱五分

【用法】加竹叶十片，灯芯十寸，水二钟，煎八分，不拘时候，频频服。

【主治】小儿感冒发热，痰壅风热，丹毒疼痛，颈项有核，腮赤痈疖，眼目赤肿，口舌生疮，咽喉疼痛，小便淋沥，胎毒痘疹，一切余毒。

79636 黄芩厚朴汤（《古今医彻》卷一）

【组成】黄芩一钱五分　白芍药（炒）　厚朴（姜制）　枳壳（炒）　广陈皮　葛根各一钱　甘草五分（炙）　柴胡七分

【用法】加姜一片，水煎服。

【主治】协热下利。

79637 黄芩桔梗汤（《医方简义》卷二）

【组成】黄芩一钱（炒）　桔梗一钱　白芍八分　川贝母　知母（炒）各一钱　薄荷五分　神曲三钱

【用法】加生姜三片，竹叶二十片。

【主治】春温初起，头胀身热，恶热，微汗，舌红，脉大者。

79638 黄芩射干汤（《圣济总录》卷一二四）

【组成】黄芩（去黑心）　射干各一两　枳实（去瓤，麸炒）　半夏（汤洗七遍，去滑，焙）　甘草（炙，剉）各三分　升麻一两　半桂（去粗皮）一两一分

【用法】上为粗散。每服五钱匕，水一盏半，入生姜五片，同煎至八分，去滓温服，每日三次。

【主治】咽喉如有物噎塞。

79639 黄芩射干汤（《医钞类编》卷十二）

【组成】黄芩　射干

【用法】水煎服。

【主治】肺胃两经热毒所致喉中腥臭。

79640 黄芩调元汤（《片玉痘疹》卷十二）

【组成】黄芩　人参　麦门冬　炙甘草　当归

【用法】水煎服。

【主治】元气素虚，痘收靥，热一向不已，脉迟形怯，热而喜睡者。

79641 黄芩黄连汤（《兰室秘藏》卷上）

【组成】黄芩（酒洗，炒）　黄连（酒洗，炒）　草龙胆（酒洗四次，炒四次）　生地黄（酒洗）各一两

【用法】上㕮咀。每服二钱，水二盏，煎至一盏，去滓热服。

【主治】❶《兰室秘藏》：内障。❷《景岳全书》：两眼血热赤痛。

79642 黄芩麻黄汤（《伤寒总病论》卷四）

【异名】黄芩知母汤（《婴童百问》卷十）。

【组成】葛根　橘皮　杏仁（生）　麻黄　知母　黄芩　甘草各半两

【用法】上㕮咀。水二升，煮八合，去滓，温温分减服之。呕吐先定，便宜消息。

【主治】❶《伤寒总病论》：冬温未至发病，至春被积寒所折不得发，至夏得热，其春寒解，冬温毒始发于肌中，斑烂隐疹如锦纹，咳闷呕吐清水。❷《婴童百问》：小儿五脏邪热，作成麻症。

【加减】不呕者，去橘皮。

【备考】《婴童百问》本方加减：不呕逆，去陈皮，加芍药。

79643 黄芩清肺汤（《卫生宝鉴》卷十七）

【异名】黄芩清肺饮（《玉机微义》卷二十八）、黄芩清肺散（《保婴撮要》卷十五）、清肺饮（《赤水玄珠》卷十五）、黄芩泻肺汤（《麻疹全书》卷三）。

【组成】黄芩二钱　栀子二个（擘破）

【用法】上作一服。水一盏半，煎至七分，去滓，食后温服。

【主治】肺燥所致小便不通。

【加减】不利，加盐豉二十粒。

79644 黄芩清肺汤（《医学传灯》卷上）

【组成】荆芥　薄荷　黄芩　山栀　连翘　麦冬　白芍　桔梗　甘草　桑皮

【主治】心火燔灼，胃火助之，元气未损，真精未亏，或因饮酒之蕴热，或因暴热之外侵之实火，目赤，喉痛，胸满，气喘。

79645 黄芩清肺汤

《竹林女科》卷二。为《叶氏女科》卷二“黄芩清肺饮”之异名。见该条。

79646 黄芩清肺饮

《玉机微义》卷二十八。为《卫生宝鉴》卷十七“黄芩清肺汤”之异名。见该条。

79647 黄芩清肺饮（《外科正宗》卷四）

【组成】川芎　当归　赤芍　防风　生地　干葛　天花粉　连翘　红花各一钱　黄芩二钱　薄荷五分

【用法】水二钟，煎八分，食后服，用酒一杯过口。

【主治】肺风粉刺，鼻齇初起红色，久则肉皰发肿者。

79648 黄芩清肺饮（《叶氏女科》卷二）

【异名】黄芩清肺汤（《竹林女科》卷二）。

【组成】人参　天冬（去心）　黄芩　地骨皮　陈皮　茯苓各八分　知母（酒炒）　山栀仁（炒）各一钱　五味子二十粒　甘草（炙）五分　桑白皮（炒）　当归身各一钱半

【用法】加姜三片，水煎服。

【主治】妊娠吐衄。

79649 黄芩清肺散

《保婴撮要》卷十五。为《卫生宝鉴》卷十七“黄芩清肺汤”之异名。见该条。

79650 黄芩清热汤（《会约》卷十二）

【组成】黄芩二钱　白芍一钱半　栀子　生地　麦冬各一钱　甘草八分　泽泻　木通各七分　薄荷五分

【用法】温服。

【主治】一切烦热，口疮咽痛，衄血吐血，脉洪数者。

【加减】胃热，加生石膏三钱；热盛，加黄连一钱半；大便燥结，加酒炒大黄一二钱。

79651 黄芩滑石汤（《温病条辨》卷二）

【组成】黄芩三钱　滑石三钱　茯苓皮三钱　大腹皮二钱　白蔻仁一钱　通草一钱　猪苓三钱

【用法】水六杯，煮取二杯，滓再煮一杯，分三次温服。

【主治】脉缓身痛，舌淡黄而滑，渴不多饮，或竟不渴，汗出热解，继而复热，内不能运水谷之湿，外复感时令之湿。

【方论选录】湿热两伤，不可偏治，故以黄芩、滑石、茯苓皮清湿中之热，蔻仁、猪苓宣湿邪之正，再加腹皮、通草，共成宣气利小便之功。气化则湿化，小便利则火腑通而热自清矣。

79652 黄芩橘皮汤(《麻疹备要方论》)

【组成】黄芩 陈皮 干葛 杏仁 枳实 麻黄 厚朴 甘草

【用法】水煎服。

【主治】麻出夹斑,为蕴毒发斑者。

79653 黄芩鳖甲汤(《圣济总录》卷三十三)

【组成】黄芩(去黑心) 柴胡(去苗) 山栀子仁 乌梅(去核)各半两 鳖甲(去裙襕,醋炙)一两 甘草(炙)一分

【用法】上为粗散。每服五钱匕,用童子小便一盏半,入桃、柳尖各七个,生姜一枣大,拍碎,豉半合,同浸一宿,平旦煎至七分,去滓,入生地黄汁一合,搅匀,更煎一沸,温服,不拘时候。

【主治】伤寒后变成劳疟,久不愈。

79654 黄连一物汤

《伤寒图歌活人指掌》卷四。为方出《肘后方》卷一,名见《外台》卷七引《古今录验》"黄连汤"之异名。见该条。

79655 黄连一物汤(《普济方》卷一三三)

【组成】黄连一两(剉碎,生姜数片,入酒少许,微炒)

【用法】水一盏,煎七分,去滓,徐饮。

【主治】伤寒不解,恐服药太多,大小便不利,虚烦不安。

79656 黄连二陈汤(《金鉴》卷五十)

【组成】半夏(姜制) 陈皮 茯苓 生甘草 黄连(姜炒)

【用法】引用生姜,水煎服。

【主治】小儿胎前受热,面黄赤,手足温,口吐黄涎酸黏者。

79657 黄连十味丸

《外台》卷四引《许仁则方》。为原书同卷"黄连丸"之异名。见该条。

79658 黄连八味散(《外台》卷四引《许仁则方》)

【组成】黄连 黄芩 干姜 蜀升麻 知母 干地黄各一斤 栀子仁 大青各半斤

【用法】上为散。每于食后饮服一方寸匕,日再服,稍加至二匕。

【主治】热病急黄贼风,服干葛散后,虽觉热气少退,热未能顿除者。

【宜忌】忌猪肉、冷水、芜荑。

79659 黄连人参膏(《景岳全书》卷六十)

【组成】宣黄连 人参各五分或一钱

【用法】上切碎。用水一小钟,同浸,饭锅蒸少顷,取出冷定,频点眼角;或于临用时研入冰片少许更妙。

【主治】目赤痒痛。

79660 黄连干姜汤(方出《丹溪心法》卷二,名见《医统》卷三十六)

【组成】干姜一钱 当归二钱半 乌梅三个 黄柏一钱半 黄连一钱

【用法】上剉,作一服。水煎,食前服。

【主治】《丹溪心法》:痢疾。

【加减】若水泻,上药各等分用。或加枳壳。

79661 黄连上清丸(《饲鹤亭集方》)

【组成】黄连 黄芩 黄柏 山栀各八两 大黄十二两 连翘 姜黄各六两 玄参 薄荷 归尾 菊花各四两 葛根 川芎 桔梗 天花粉各二两

【用法】炼蜜为丸。每服三钱,临卧茶清送下。

【功用】❶《中药成方配本》:清化三焦积热。❷《全国中药成药处方集》北京方:清热通便。

【主治】❶《饲鹤亭集方》:三焦热积,赤眼初起,咽喉疼痛,口舌生疮,心膈烦热,小便赤涩,一切风热之症。❷《中药成药配本》:目赤咽痛,头痛,齿痛,口舌生疮,便秘溲赤。

【宜忌】❶《中药成方配本》:孕妇慎用。❷《全国中药成药处方集》北京、济南、沈阳方:忌饮酒食厚味,忌辛辣刺激等食物;虚弱者忌服。

79662 黄连上清丸(《北京市中药成方选集》)

【组成】黄连八两 大黄二百五十六两 连翘六十四两 薄荷三十二两 防风三十二两 覆花十六两 黄芩六十四两 芥穗六十四两 栀子(炒)六十四两 桔梗六十四两 生石膏三十二两 黄柏三十二两 蔓荆子(炒)六十四两 白芷六十四两 甘草三十二两 川芎三十二两 菊花一百二十八两

【用法】上为细粉,过罗,用冷开水泛小丸;或炼蜜为大丸,重二钱。每服水丸二钱或蜜丸二丸,每日二次,温开水送下。

【功用】❶《北京市中药成方选集》:清热通便。❷《全国中药成药处方集》天津方:消炎解热,清火散风。

【主治】头目眩晕,暴发火眼,牙齿疼痛,口舌生疮,二便秘结。

【宜忌】❶《北京市中药成方选集》:孕妇忌服。❷《中国药典》:忌食辛辣食物;孕妇慎用;脾胃虚寒者禁用。

【备考】本方改为片剂,名"黄连上清片"(见《中国药典》)。

79663 黄连上清丸(《全国中药成药处方集》西安方)

【组成】黄连八钱 黄芩一两六钱 黄柏四钱 大黄四钱 山栀一两六钱 连翘四钱

【用法】上为细粉,凉开水泛为丸,如绿豆大。大人一日服二次,每次服二、三钱;小儿按年龄服用,开水送下。

【功用】清泻热毒,降低血压。

【主治】急性肠胃炎,便秘,血压过高,头部充血,五官发炎。

【宜忌】衰弱人或久泻后所发之五官发炎等症忌服。

79664 黄连上清丸(《全国中药成药处方集》抚顺方)

【组成】黄连五两(一方一两半) 薄荷五两 羌活三两 归尾八两 大黄十两 荆芥四两 木贼三两 桔梗四两 菊花 生地各五两 黄柏 防风 黄芩 山栀 连翘各五两 白芷三两 荆子三两 川芎三两 甘草二两

【用法】上为细面,水泛小丸,黄连面为衣。每服二钱,茶水送下。

【功用】清火生津,辛凉解热。

【主治】郁火上灼,头晕目眩,火眼暴发,耳鸣鼻干,口疮唇裂,牙痛龈肿,鼻衄烦热,舌干喜冷,燥渴贪饮。

【宜忌】忌食辛辣。

79665 黄连上清片

《中国药典》2010 版。即《北京市中药成方选集》"黄连上清丸"改为片剂。见该条。

79666 黄连上清膏(《北京市中药成方选集》)

【组成】黄连二两七钱　黄芩十一两　大黄十一两　赤芍十一两　生栀子三两四钱　川芎三两四钱　当归三两四钱　连翘三两四钱　菊花三两四钱　花粉三两四钱　甘草一两八钱　黄柏四两四钱　玄参(去芦)三两四钱　桔梗三两四钱　芥穗三两四钱　薄荷三两四钱　银花四两三钱　生石膏四两三钱

【用法】上药切碎,水煎三次,分次过滤,去滓,取滤液合并,用文火煎熬浓缩至膏状,以不渗纸为度,每两清膏兑炼蜜一两,装瓶重二两。每服三至五钱,温开水冲服。

【功用】清火散风,泻热消肿。

【主治】实火里热,头晕耳鸣,口舌生疮,牙龈肿烂,暴发火眼,大便秘结,小便赤黄。

79667　黄连马通汤(《外台》卷六引《深师方》)

【组成】小豆一升　黄连一两(去毛)　马通汁三升　吴茱萸一两

【用法】上四味,以马通汁煮取一升服。尽服不愈,复作有效。

【主治】天行毒病,或下不止,咽痛。

【宜忌】忌猪肉、冷水。

79668　黄连木香丸(《圣济总录》卷一七三)

【组成】黄连(去须)　木香各半两　麝香(研)一钱　定粉一分　狗肝一具(切)　虾蟆一枚(大者,切)

【用法】上为末,将狗肝、虾蟆用酒三升煮烂至一升,去滓,煎成膏,丸前末,如绿豆大。每服三丸,空心米饮送下。

【主治】小儿疳痢无常色。

79669　黄连木香汤(《医方类聚》卷一八四引《经验秘方》)

【组成】枳壳一两(去瓤,生用)　黄连一两　木香二钱

【用法】上先隔宿煎枳壳汤停起,次日清晨,用水一大盏,煎黄连、木香,煎至八分,去滓,入冷枳壳汤作半碗,空心就床口服。令药下腹,慢起,如此六服,亦不发。

【主治】肠风下血。

79670　黄连木香汤(《东医宝鉴·内景篇》卷四引《医林方》)

【组成】白芍药(炒)二钱　白术一钱半　黄连(炒)　木香　缩砂(研)　黄芩(炒)　陈皮　当归(酒洗)各一钱　甘草五分

【用法】上剉。加姜三片,水煎服。

【主治】疟后痢疾。

79671　黄连木通丸(《儒门事亲》卷十二)

【组成】黄连二两　木通半两

【用法】上为末,生姜汁打面糊为丸。每服三十丸,食后灯心汤下,每日三次。

【主治】心经蓄热,夏至则甚。

79672　黄连五苓散(《痘疹仁端录》卷十)

【组成】猪苓　泽泻　白术　茯苓　陈皮　甘草　黄连　诃子　升麻　木香　藿香　粳米

【主治】内热,或伤食作泻而臭,手足心热,小便赤涩,疮痘红绽焮发者。

79673　黄连太一丸(《医心方》卷五引《录验方》)

【组成】黄连二斤

【用法】好清酒一升,腌一宿,晒干,复纳酒中,如是十遍,酒尽为度,干捣筛,炼蜜为丸,如梧桐子大。一服七丸,每日二次。

【主治】肝气热冲目,令视瞻瞙瞙。

【宜忌】禁猪、鱼、犬、马、鸡、五辛,生冷。

79674　黄连止蛔汤(《片玉痘疹》卷十二)

【组成】黄连　黄柏　人参　乌梅肉　白术

【用法】水煎服。

【主治】痘疹吐蛔,因热气拂郁于里,又不能食,虫无所养,为热所迫,但闻食臭即涌出者。

79675　黄连止蛔汤(《幼幼集成》卷六)

【组成】人参　漂白术　川附片　川黄连　川黄柏　肥乌梅　真黎椒

【用法】净水浓煎,人参汤对服。

【主治】痘后吐蛔。

79676　黄连内疏汤

《外科心法》卷七。为《保命集》卷下"内疏黄连汤"之异名。见该条。

79677　黄连化痰丸(《丹溪心法》卷二)

【异名】黄连清化丸(《直指·附遗》卷七)、黄连清痰丸(《保命歌括》卷二十)。

【组成】半夏一两半　黄连一两　吴茱萸(汤洗)一钱半　桃仁二十四个(研)　陈皮半两

【用法】上为末,面糊为丸,如绿豆大。每服一百丸,姜汤送下。

【主治】❶《丹溪心法》:痰。❷《保命歌括》:伤热物吐酸者。

79678　黄连化痰丸(《杂病源流犀烛》卷一)

【组成】黄连　梨汁　藕汁　莱菔汁　生薄荷汁各等分

【用法】入砂糖,细火熬膏。以匙挑服。

【主治】热嗽。伤于暑热而得嗽,其脉数,必兼口燥,声嘶,烦热引饮,或吐涎沫,甚至咯血。

79679　黄连化𧏾丸

《麻疹阐注》卷二。为《片玉痘疹》卷十二"黄连除𧏾丸"之异名。见该条。

79680　黄连牛乳丸(《圣济总录》卷五十八)

【组成】黄连(去须)一斤(为末)　麦门冬(去心)二两(烂研)　牛乳　地黄汁　葛汁各一合

【用法】上研,为丸,如梧桐子大。每服二十丸,空心粥饮送下,每日二次。渐加至四十丸。

【主治】消渴。

79681　黄连升麻汤

《医学纲目》卷二十。即方出《千金》卷六,名见《卫生宝鉴》卷十一"黄连升麻散"。见该条。

79682　黄连升麻散(方出《千金》卷六,名见《卫生宝鉴》卷十一)

【组成】升麻三十铢　黄连十八铢

【用法】上为末。绵裹含,咽汁,亦可去之。

【主治】❶《千金》:口热生疮。❷《卫生宝鉴》:口舌生疮。

【方论选录】《千金方衍义》:升麻散火,黄连祛湿,专主中上二焦燥渴引饮之病。用绵裹含咽,缓祛浮外寒热,不用汤液荡涤于里,反戕脏腑正气。

【备考】❶本方方名,《医学纲目》引作"黄连升麻汤"。❷《卫生宝鉴》本方用:升麻一两半,黄连七钱半。

79683　黄连乌梅丸(《杨氏家藏方》卷七)

【组成】黄连(去须) 阿胶(蛤粉炒成珠子) 当归(洗净)各二两 人参(去芦头) 龙骨(煅红) 赤石脂 干姜(炮) 白茯苓(去皮) 乌梅肉(焙干) 陈橘皮(去白) 诃子(煨,去核) 肉豆蔻(面裹煨香) 木香 罂粟壳(蜜炙)各一两 白矾(枯)半两

【用法】上为细末,醋煮面糊为丸,如梧桐子大。每服五十丸,食前米饮送下;如腹痛,煎当归汤下;下血,煎地榆汤下。

【主治】饮食不节,荣卫不和,风邪进袭脏腑之间,致肠胃虚弱,泄泻肠鸣,腹胁膨胀,里急后重,日夜频并,不思饮食。

79684 黄连乌梅丸

《普济方》卷二一一。为方出《医心方》卷十一引《范汪方》,名见《圣惠》卷五十九"乌梅丸"之异名。见该条。

79685 黄连六一汤(《医学正传》卷三引朱丹溪方)

【异名】黄连六一散(《济阳纲目》卷七十二)。

【组成】黄连六钱 甘草(炙)一钱

【用法】上细切,作一服。水一大盏,煎至七分,去滓温服。

【主治】因多食煎煿烧饼热面之类,以致胃脘当心而痛,或呕吐不已,渐成反胃。

79686 黄连六一散

《济阳纲目》卷七十二。为《医学正传》卷三引朱丹溪方"黄连六一汤"之异名。见该条。

79687 黄连平胃散(《金鉴》卷六十七)

【组成】黄连五钱 陈皮 厚朴(姜炒)各三钱 甘草(生)二钱 苍术(炒)一两

【用法】上为细末。每服三钱,白滚水调服。外用三妙散干撒渗湿即愈。

【主治】脐痈溃后,肠胃湿热积久,脐中不痛、不肿,甚痒,时津黄水。

【宜忌】忌酒、面、生冷、果菜,不致再发。

79688 黄连甘石散

《医统》卷六十一。为《原机启微》卷下"黄连炉甘石散"之异名。见该条。

79689 黄连甘乳膏(《赵炳南临床经验集》)

【组成】黄连粉一两 乳香粉一两 炉甘石粉二两 去湿药膏(或凡士林)七两

【用法】调匀成膏。外敷患处。

【功用】解毒收敛,止痛生肌。

【主治】下肢溃疡(臁疮),女阴溃疡(阴蚀),脓疱疮(黄水疮)。

【宜忌】用药前后勿用水洗患处。

79690 黄连石膏汤(方出《明医杂著》卷五,名见《医部全录》卷四一五)

【组成】升麻 川芎 白芍药 半夏(炒)各七分 干葛 生甘草 防风 黄连(酒炒)各五分 石膏(火煅过) 白术各一钱 白芷三分

【用法】每服二钱,水煎服;若能漱药者,则含药漱而吐之。

【主治】小儿阳明之热,齿肿,流涎,腮肿,马牙。

【加减】漱药不用白术、半夏。

79691 黄连石膏汤(《一盘珠》卷三)

【组成】川黄连(酒炒)一钱 煨石膏三钱 竹茹一钱

【用法】灶心土为引。

【主治】呕吐有实火,口渴,腹痛。

79692 黄连石膏汤(《方症会要》卷三)

【组成】黄连 黄芩 知母 石膏 甘草

【主治】吐血。

【加减】饮酒过多,衄血,加升麻、葛根。

79693 黄连龙骨汤(《外台》卷三引《崔氏方》)

【组成】黄连三两 黄柏三两 熟艾(如鸡子大)一枚 龙骨二两

【用法】上切。以水六升,煮取二升半,分三服。

【主治】时行数日而大下,热痢时作。

【宜忌】忌猪肉、冷水。

【方论选录】黄连止利除热,黄柏止利除热,熟艾除热毒止利,龙骨止利除热。

79694 黄连龙骨汤(《伤寒图歌活人指掌》卷四)

【组成】黄连一两 黄芩 芍药各一分 龙骨半两

【用法】分三服。每服水一盏半,煎至八分,去滓服。

【主治】少阴脉沉,腹痛,咽痛,苦烦,体犹有热。

79695 黄连戊己汤

《症因脉治》卷四。为原书卷三"戊己汤"之异名。见该条。

79696 黄连四物汤(《育婴秘诀》卷三)

【组成】黄连 当归 川芎 白芍 生地黄 槐花(炒) 荆芥穗各等分 犀角

【用法】上㕮咀。量儿大小加减,水煎服。

【主治】小儿下痢纯血。

【备考】方中犀角用量原缺。

79697 黄连生肌散

《医林纂要》卷十。为《儒门事亲》卷十二"生肌散"之异名。见该条。

79698 黄连白术汤(《圣济总录》卷十三)

【组成】黄连(去须) 麦门冬(去心,焙)各一两 白术 旋覆花(炒) 甘草(炙) 黄芩(去黑心) 附子(炮裂,去皮脐)各半两 桑根白皮一两半 桂(去粗皮) 桔梗(炒) 白茯苓(去黑皮) 陈橘皮(汤浸,去白,焙)各七钱 地骨皮一两二钱

【用法】上剉,如麻豆大。每服五钱匕,水一盏半,入生姜三片,同煎至八分,去滓温服。

【功用】调顺阴阳。

【主治】风成寒热,二气交争。

79699 黄连白术汤(《妇科玉尺》卷一)

【组成】白术四钱 黄连 陈皮各二钱半 丹皮二钱 木通 茯苓 山萸 人参各一钱半 炙草三分

【主治】月经来止,多少不匀。

79700 黄连白术饮(《证治宝鉴》卷四)

【组成】黄芩 黄连 生地 白术 石斛 甘草 人参

【主治】中消,不能用下法者。

79701 黄连白芍汤(《温病条辨》卷二)

【组成】黄连二钱 黄芩二钱 半夏三钱 枳实一钱五分 白芍三钱 姜汁五匙(冲)

【用法】水八杯，煮取三杯，分三次温服。

【主治】太阴脾疟，寒起四末，不渴多呕，热聚心胸。

79702 黄连地黄丸（《幼科类萃》卷六）

【组成】黄连 川芎 赤茯苓 地黄

【用法】上剉散。入灯心一捻，水煎，食远服。

【主治】夜热，因伤寒后余热失解者。

79703 黄连地黄汤

《回春》卷五。为《松崖医径》卷下"秘传黄连地黄汤"之异名。见该条。

79704 黄连朴消散

《医统》卷六十三。为《普济方》卷二九九"黄连散"之异名。见该条。

79705 黄连芍药方（《摄生众妙方》卷七）

【组成】黄连 芍药 黄芩 当归 槟榔 大黄 枳壳 川芎 栀子 连翘各二钱半 甘草五分

【用法】上用水一钟半，煎至八分，温服。

【主治】脏腑燥结，大便不通。

79706 黄连芍药汤（《治痘全书》卷十四）

【组成】黄连 芍药 猪苓 泽泻 白茯苓 白术 甘草

【主治】痘中下痢红多者，及先吐后泻。

79707 黄连芍药汤（《嵩崖尊生》卷九）

【组成】黄连 条芩 白芍 生甘草 枳壳 槟榔 广木香（生用）

【用法】水煎服。

【主治】痢疾。

79708 黄连芎归汤（《观聚方要补》卷五引《本草权度》）

【组成】黄连 当归各五钱

【用法】水煎服。

【主治】湿毒所致大便下血，腹中不痛；或热毒下血，腹中痛。

【加减】热毒，加大黄二钱五分，芍药；腹痛，加桂。

【备考】本方名黄连芎归汤，但方中无川芎，疑脱。

79709 黄连当归丸

《伤寒总病论》卷三。为方出《肘后方》卷二，名见《外台》卷二引《崔氏方》"黄连丸"之异名。见该条。

79710 黄连当归汤（《圣济总录》卷七十四）

【组成】黄连（去须） 当归（切，焙） 甘草（炙，剉）各二两 酸石榴皮（剉，炒）四两

【用法】上为粗散。每服五钱匕，水一盏半，煎至八分，去滓，空心食前温服。

【主治】洞泄寒中，水谷不化。

79711 黄连竹茹汤（《回春》卷三）

【组成】黄连（姜汁炒） 山栀（炒黑） 竹茹各一钱 人参五分 白术（去芦） 茯苓（去皮） 陈皮 白芍（炒） 麦门冬（去心） 甘草三分 炒米一撮

【用法】上剉一剂。加乌梅一个，枣一枚，水煎，徐徐温服。

【主治】胃热，烦渴呕吐。

【加减】发热，加柴胡。

79712 黄连竹茹汤（《回春》卷三）

【组成】黄连 竹茹 麦门冬（去心） 山栀 陈皮 半夏各一钱 砂仁 沉香 木香 茴香各五分 苏子八分 甘草二分

【用法】上剉一剂。加姜一片，乌梅一个，水煎，磨沉香、木香调服。

【主治】胃中痰火发呃。

79713 黄连闭管丸（《外科正宗》卷三）

【异名】胡连闭管丸。

【组成】胡黄连（净末）一两 穿山甲（麻油内炸黄色） 石决明（煅） 槐花（微炒）各五钱

【用法】上为细末，炼蜜为丸，如麻子大。每服一钱，空心清米汤送下，早、晚日进二服。至重者四十日而愈。

【主治】痔漏；及遍身诸漏。

【加减】漏之四边有硬肉突起者，加蚕茧二十个，炒末和入药中。

79714 黄连安神丸

《东垣试效方》卷一。为《兰室秘藏》卷下"朱砂安神丸"之异名。见该条。

79715 黄连安神丸

《保婴撮要》卷十三。为《内外伤辨》卷中"朱砂安神丸"之异名。见该条。

79716 黄连安神丸（《痘疹全书》卷下）

【组成】黄连二钱 当归二钱 龙胆草二钱 石菖蒲一钱五分 全蝎七个 茯神一钱五分

【用法】上为细末，汤浸蒸饼，杵，猪心血为丸，朱砂为衣。灯草汤下。

【主治】浑身壮热，未至羸瘦，但多搐掣，烦躁不宁。

79717 黄连安神丸

《幼科释谜》卷六。为原书同卷"安神丸"之异名。见该条。

79718 黄连安蛔汤（《痘科辨要》卷八）

【组成】理中汤加黄连（姜炒）一钱 乌梅 川椒（黑炒） 鹧鸪菜各五分

【用法】水煎，温服；为丸亦可。

【主治】蛔虫有热证。

79719 黄连羊肝丸

《原机启微》卷下。为《本草图经》引《传信方》（见《证类本草》卷七）"羊肝丸"之异名。见该条。

79720 黄连羊肝丸（《北京市中药成方选集》）

【组成】黄连二十两 石决明（生）四十两 密蒙花四十两 青皮（炒）四十两 黄柏二十两 草决明（炒）四十两 柴胡四十两 木贼草四十两 胡黄连四十两 鲜羊肝一百六十两（煮熟连汤泡制） 黄芩四十两 夜明砂四十两 茺蔚子四十两 龙胆草二十两

【用法】上为粗末，将煮熟羊肝串入，晒干或烘干，研为细粉过罗，炼蜜为丸，重三钱。每服一丸，每日二次，温开水送下。

【功用】清肝热明目。

【主治】肝虚火盛，两目昏暗，羞明怕光，胬肉攀睛。

【宜忌】忌辛辣食物。

79721 黄连羊乳丸

《圣济总录》卷五十九。为方出《千金》卷二十一，名见《千金》同卷注文引《张文仲方》"黄连丸"之异名。见该条。

79722 **黄连导痰汤**(《济阳纲目》卷二十四)

【组成】半夏　陈皮　茯苓　甘草　黄连　枳实

【用法】上剉。加生姜,煎服。

【主治】热痰。

79723 **黄连红曲汤**(《竹林女科》卷二)

【组成】黄芩　黄连(姜汁炒)　白芍　甘草(炙)　橘红　红曲　枳壳(麸炒)　建莲(去皮心)各一钱　升麻(炒)二分

【用法】水煎服。

【主治】子痢。

79724 **黄连麦冬汤**(《痘科类编》卷三)

【组成】黄连(九节者,去毛须)　麦冬(肥大者,以苦瓠汁浸,去心)各二两

【用法】每服一二钱或三五钱,水煎,温服。

【主治】烦渴火盛,饮水不止。

79725 **黄连进退汤**(《古今医彻》卷二)

【组成】川黄连(姜汁炒)　炮姜　半夏　川牛膝(盐水炒)　白芍(酒炒)各一钱　人参一钱半　大枣肉三枚　童便小半杯

【用法】水煎服。

【主治】关格。

【加减】如阳虚肢冷,加熟附子一钱,减连五分;阴虚燥渴,加麦门冬一钱,去半夏。

79726 **黄连芜荑丸**(《普济方》卷三九七)

【组成】黄丹　黄连(去须)　白芜荑各一两

【用法】上为末,以枣肉和为一块,用炭煅令烟尽,候冷细研,以软饭和为丸,如绿豆大。每服五丸,以水送下,每日三四次。

【主治】小儿赤白痢。

79727 **黄连杏仁汤**(《婴童百问》卷十)

【组成】黄连一两　陈皮　杏仁(去皮尖,炒)　麻黄(去节)　枳壳(去瓤,麸炒)　葛根各半两

【用法】上剉散。每服二钱,水煎服。

【主治】❶《婴童百问》:孩童受邪热,致生麻痘之症,其疮渐出,咳嗽烦闷,呃逆清水,眼赤,咽喉口舌生疮,作泻。❷《痘科类编》:麻疹其色变黑者。

【加减】作泻者,加厚朴、甘草。

【方论选录】《医林纂要》:黄连去热毒,厚肠胃,为君;枳壳破结宽中,敛阴降逆;麻黄达邪热于外;葛根升拔阳气,解肌热,清胃热;厚朴以燥积湿。

79728 **黄连杏仁汤**(《治疹全书》卷中)

【组成】麻黄　葛根　陈皮　枳壳　杏仁　牛蒡　黄连　连翘

【功用】解毒发表清热。

【主治】疹已潮出,感冒风寒,咳嗽烦闷,呕吐清水,目赤咽干,口舌生疮,发热无汗。

79729 **黄连杏仁汤**(《麻症集成》卷四)

【组成】酒炒黄连　炙麻黄　杏仁　干葛　橘红　甘草　栀子　力子　连翘　木通

【主治】麻疹心肺邪毒壅盛,咳嗽烦躁。

【加减】泄泻,加厚朴。

79730 **黄连利气丸**(《全国中药成药处方集》禹县方)

【组成】黑白丑六斤　大黄二斤　陈皮一斤半　元胡索　槟榔　川芎各一斤半　黄连半斤　木通一斤半　香附　枳壳各一斤　广木香　甘草各半斤　木瓜一斤

【用法】上为细末,水为丸,如小绿豆大。每服一钱,以开水送下;十岁每服五分。

【主治】肠胃积热,咽喉肿痛,口燥舌干,大便秘结,小便赤黄。

【宜忌】孕妇忌用。

【备考】有效期二年。

79731 **黄连补肠汤**

《医学入门》卷七。为《千金》卷十八"黄连补汤"之异名。见该条。

79732 **黄连启心汤**(《辨证录》卷五)

【组成】人参一钱　白术　丹皮各三钱　黄连　玄参各二钱　甘草一钱　桂枝三分　半夏五分　柴胡三分

【用法】水煎服。

【主治】关格。吐逆不得食,又不得大小便。

79733 **黄连阿胶丸**(《幼幼新书》卷二十九引《养生必用》)

【组成】黄连(去须)一两半　白茯苓　白芍　阿胶(杵碎,慢火炒如珠子白色,别杵为细末)各半两

【用法】上为细末,斟酌米醋多少,熬胶得所,和匀,入臼杵万下,众手为丸,如绿豆大。每服自二十丸为始,止于五十丸,食前以米饮送下,每日二三次。以知为度,未知加药。更丸一等如黄米大,与小儿服。

【主治】热痢下重,脓血疼痛,腹中痛不可忍。

79734 **黄连阿胶丸**

《局方》卷六。为《外台》卷二十五引《近效方》"黄连丸"之异名。见该条。

79735 **黄连阿胶丸**

《普济方》卷二〇九。为原书同卷"黄连丸"之异名。见该条。

79736 **黄连阿胶丸**(《广嗣纪要》卷十二)

【组成】黄连　阿胶(炒)　砂仁　当归　白术各一两　干姜(炒)一钱五分　枳壳(炒)五钱　炙甘草三钱

【用法】上为末,加盐梅肉三两,入少醋,同杵为丸。以陈米汤送下。

【主治】妊娠下利赤白,肠鸣后重,谷道疼痛。

79737 **黄连阿胶丸**(《育婴秘诀》卷三)

【组成】黄连三钱　阿胶(炒)二钱　白茯苓　当归　木香各一钱

【用法】上为细末,水为丸。米饮送下。

【主治】小儿赤痢。

79738 **黄连阿胶丸**

《杏苑》卷四。即《外台》卷二注文引《范汪方》"柏皮汤"改为丸剂。见该条。

79739 **黄连阿胶丸**(《饲鹤亭集方》)

【组成】黄连　阿胶各一两

【用法】上为丸。每服二钱,以炒米汤送下。

【主治】阴虚暑湿积热,赤白下痢,里急后重,肠红脓血,热毒内蕴,酒热伤肝,心烦痔漏,口燥烦渴。

79740 **黄连阿胶汤**(《伤寒论》)

【异名】黄连鸡子汤(《伤寒指掌图》卷四)。

【组成】黄连四两　黄芩二两　芍药二两　鸡子黄二枚　阿胶三两（一云三梃）

【用法】上五味，以水六升，先煮三物，取二升，去滓，纳胶烊尽，小冷，纳鸡子黄，搅令相得。温服七合，日三次。

【功用】❶《注解伤寒论》：扶阴散热。❷《伤寒附翼》：降火引元。

【主治】少阴病，心中烦，不得卧；邪火内攻，热伤阴血，下利脓血。

❶《伤寒论》：少阴病，得之二三日以上，心中烦，不得卧。❷《伤寒指掌图》：少阴下利脓血。❸《张氏医通》：热伤阴血便红。❹《医学金针》：少阴中风。

【方论选录】❶《注解伤寒论》：阳有余，以苦除之，黄连、黄芩之苦以除热；阴不足，以甘补之，鸡子黄、阿胶之甘以补血；酸，收也，泄也，芍药之酸，收阴气而泄邪热也。❷《伤寒附翼》：此少阴之泻心汤也。凡涤心必藉芩、连，而导引有阴阳之别。病在三阳，胃中不和而心下痞者，虚则加参、甘补之，实则加大黄下之；病在少阴而心中烦，不得卧者，既不得用参、甘以助阳，亦不得用大黄以伤胃矣。用芩、连以直折心火，佐芍药以收敛神明，所以扶阴而益阳也。鸡子黄禀南方之火色，入通于心，可以补离宫之火，用生者搅和，取其流动之义也；黑驴皮禀北方之水色，且咸先入肾，可以补坎宫之精，内合于心而性急趋下，则阿井有水精凝聚之要也，与之相溶而成胶；用以配鸡子之黄，合芩、连、芍药，是降火引元之剂矣。《经》曰：火位之下，阴精承之；阴平阳秘，精神乃治。斯方之谓欤。❸《伤寒溯源集》：黄连苦寒，泻心家之烦热，而又以黄芩佐之；芍药收阴敛气；鸡子黄，气味俱厚，阴中之阴，故能补阴除热；阿井为济水之伏流，乃天下十二经水之阴水也；乌驴皮黑而属水，能制热而走阴血，合而成胶，为滋养阴气之上品。协四味而成剂，半以杀风邪之热，半以滋阴水之源，而为补救少阴之法也。❹《古方选注》：芩、连，泻心也；阿胶、鸡子黄，养阴也；各举一味以名其汤者，当相须为用也。少阴病烦，是君火热化为阴烦，非阳烦也，芩、连之所不能治，当与阿胶、鸡子黄交合心肾，以除少阴之热。鸡子黄色赤，入通于心，补离中之气；阿胶色黑，入通于肾，补坎中之精。第四者沉阴滑利，恐不能留恋中焦，故再佐芍药之酸涩，从中收阴，而后清热止烦之功得建。❺《衷中参西》：黄连味苦入心，性凉解热，故重用之以解心中发烦，辅以黄芩，恐心中之热扰及肺也，又肺为肾之上源，清肺亦所以清肾也。芍药味兼苦酸，其苦也善降，其酸也善收，能收降浮越之阳，使之下归其宅，而性凉又能滋阴，兼能利便，故善滋补肾阴，更能引肾中外感之热自小便出也。阿胶其性善滋阴，又善潜伏，能直入肾中以生肾水。鸡子黄中含有副肾髓质之分泌素，推以同气相求之理，更能直入肾中以益肾水，肾水充足，自能胜热逐邪以上镇心火之妄动，而心中发烦自愈矣。

【临床报道】❶顽固性失眠：《江西中医药》[1984，(6)：17]用黄连阿胶汤加生地治疗顽固性失眠18例，均获得近期治愈。表现在口渴、烦躁感迅速消失，在停用一切西药情况下，每晚能安睡6小时以上，服药最少3剂，最多12剂，一般在3~6剂之间。❷脑神经衰弱失眠症：《辽宁中医杂志》[1980，(10)：47]吕某，由于工作繁劳和因事忧虑而致神经衰弱。主要是胸闷，头晕，梦遗精滑较频，虚烦不眠，心神虚怯，两腿酸软，面容青暗苦闷，舌苔薄黄少津，脉沉而虚数。诊为水火不济，心肾不交。治以清热养阴，养心安肾。处以黄连阿胶汤加肉桂。2剂服后，睡眠良好，遗精好转，精神愉快，面色红润，舌苔正常，脉转虚缓。因其食欲不振，投以开胃进食汤2剂，病告痊愈。❸焦虑症：《黑龙江中医药》[1984，(4)：41]用黄连阿胶汤略作加减治疗焦虑症42例，痊愈10例，显效23例，好转8例，无效1例；服药一周内见效21例（50%），二周内见效16例（38%），三周内见效5例（12%）。❹冬温：《中国医药汇海·医案部》（张石顽案）郑墨林室素有便红，怀妊七月，正肺气养胎时，而患冬温，咳嗽，咽痛如刺，下血如崩，脉较平时反觉小弱而数，此热伤手太阴血分也。与黄连阿胶汤二剂，血止后，去黄连，加葳蕤、桔梗、人中黄，四剂而安。❺舌苔剥落不生：《继志堂医案》舌乃心之苗，舌上之苔剥落不生者久矣，是心阴不足，心阳有余也。黄连阿胶汤去芩，加大生地。❻伏暑酿痢：《徐渡渔先生医案》伏暑酿痢，冬令而发，由冬及春至夏半载余矣，脉细数，舌光红，痢伤阴也。拟仲圣法：黄连阿胶汤加建神曲、南楂炭、广橘白。❼产后发热：《上海中医药杂志》[1986，(7)：29]应某某，女，28岁，会计。素有贫血史，半月前分娩时大量流血，产后发热不退（37.9~38.8℃），曾用西药，热仍不退。证属阴虚火旺，治宜滋阴降火，予黄连阿胶汤加肉桂。3剂后热渐退尽。❽产后失眠：《上海中医药杂志》[1986，(7)：29]陈某某，女，39岁，工人。大龄初产，出血甚多。产后20天，失眠渐重，甚则彻夜不寐。证属阴血不足，心火上亢，治当滋阴养血，清心降火，拟与黄连阿胶汤。7剂而瘥安。❾慢性细菌性痢疾：《湖北中医杂志》[2001，23(5)：33]用本方加减治疗慢性细菌性痢疾42例，其中兼气虚下陷，小腹下坠者加党参15克，葛根10克；兼腹胀纳差者加广木香6克，山楂12克。对照组38例口服氟哌酸，每日600毫克，空腹分3次服用；同时以0.5%卡那霉素200毫升保留灌肠，每晚睡前1次，10日为1个疗程。结果：治疗组痊愈24例，好转16例，无效2例，总有效率95%。对照组治愈10例，好转18例，无效10例，总有效率73.68%，两组比较有显著性差异（$P<0.01$）。

【现代研究】镇静作用：《经方研究》给小白鼠腹腔注射100%的黄连阿胶汤煎剂0.5毫升，30分钟后发现其自由活动明显减少，出现安静、嗜睡现象。表明本方有较明显的镇静作用。

79741　黄连阿胶汤

《外台》卷二十五引《集验方》。为原书同卷引《肘后方》“乌梅汤”之异名。见该条。

79742　黄连阿胶汤

《圣济总录》卷三十三。为《外台》卷二注文引《范汪方》“柏皮汤”之异名。见该条。

79743　黄连阿胶汤（《万氏女科》卷二）

【组成】黄连（炒）　阿胶（炒）各一钱　木香七分　干姜（炒）五分　人参　白术　茯苓各一钱　炙草五分　乌梅三个

【用法】加生姜、大枣，水煎，食前服。

【功用】《会约》：清热和胎。

【主治】妊娠痢久不止。

79744　黄连阿胶汤

《胎产心法》卷上。为原书同卷“阿胶黄连饮”之异名。见该条。

79745 黄连阿胶汤(《镐京直指》卷二)

【组成】川连一钱 中生地五钱 炙甘草八分 炒地榆三钱 阿胶珠三钱 炒黄芩二钱 当归六钱 生白芍五钱

【主治】春温内陷,赤痢伤阴。

79746 黄连鸡子汤

《伤寒指掌图》卷四。为《伤寒论》“黄连阿胶汤”之异名。见该条。

79747 黄连苦参汤(《普济方》卷二一二)

【组成】黄连四两 苦参二两 阿胶一两

【用法】上为末,以水一斗,煮取二升,去滓,适寒温。每服二合,少少益至半升,每日三次,服汤尽者复合,以愈为度。

【主治】得病羸劣,服药不愈,因作肠滑,下痢脓血,日数十行,腹中绞痛,身热如火,头痛如破,其脉如涩。

79748 黄连败毒丸(《疮疡经验全书》卷一)

【组成】黄连二两 甘草二两 连翘一两 防风一两五钱 羌活一两 细辛一两 薄荷五钱 黄芩一两(酒炒) 甘菊花一两

【用法】上为细末,炼蜜为丸,如梧桐子大。每服五十丸,食后以白汤送下。

【主治】眼丹。

79749 黄连败毒散(《痘疹会通》卷四)

【组成】栀子(炒) 连翘 当归 川芎 黄芩 生地 防风 荆芥 牛蒡子 北柴胡 甘草 赤芍

【主治】痘疹收靥发热痈毒。

79750 黄连败毒散(《异授眼科》)

【组成】黄连 黄柏 黄芩 独活 羌活 防风 当归 连翘 藁本 桔梗 人参 苏木 甘草 黄耆各等分

【用法】水煎服。

【主治】目有枣花,形如锯齿。

79751 黄连和中汤(《医方简义》卷二)

【组成】黄连一钱(吴萸七分拌炒) 姜半夏一钱五分 茯神三钱 陈皮一钱 炙甘草五分 防风一钱五分 苍术一钱(米泔浸,炒) 桂枝一钱 白芍(酒炒)二钱 干姜一钱 神曲二钱 藿香二钱

【用法】加竹茹一团,乌梅一枚,水煎,温服。

【主治】湿霍乱。吐利并作,腹痛如绞,肢冷,汗出口渴。

【加减】如四肢转筋者,本方加泡淡附子三钱,木瓜二钱;如指甲青,唇吻青,本方加淡附子四钱,木瓜三钱,白术(土炒)二钱,水煎,冷透与服,徐徐呷下。

【宜忌】如病者得药即时吐出,切勿畏为不受,宜续渐灌下,随吐随灌,以止为度,使胃气一醒,自然渐愈。

79752 黄连制附丸(《活人心统》卷下)

【组成】姜川连一两 煨附子七分

【用法】上为末,神曲为丸,如梧桐子大。每服六十丸,以淡姜汤送下。

【主治】气虚膈塞吞酸。

79753 黄连肥儿丸(《直指小儿》卷三)

【组成】鹰爪黄连(净)一两 芜荑(焙) 麦芽(炒) 神曲(炒)各半两 青皮(去白) 使君子肉(焙)各二钱半

【用法】上为末,豮猪胆汁浸糕为丸,如麻子大。每服七丸,以米汤送下。疳热眼,以山栀仁煎汤送下。

【主治】小儿一切疳,及疳眼赤肿,痛痒昏暗,雀盲,或经月合眼。

79754 黄连泻火汤(《医学六要》卷八)

【组成】黄连八分 黄芩(俱酒炒) 生地各一钱 升麻五分 柴胡七分

【用法】水煎服。

【主治】目暴发赤肿疼痛。

79755 黄连泻心汤(《云岐子脉诀》)

【异名】泻心汤(《杂病源流犀烛》卷十八)。

【组成】黄连 生地黄 知母各半两 黄芩一钱 甘草半两

【用法】上㕮咀。每服一两,水一盏半,煎服。

【主治】伤寒太阳、少阳相合,伏阳上冲,变为狂病。

79756 黄连泻心汤(《证治要诀类方》卷一)

【组成】大黄 黄连各一两 甘草五钱

【用法】上用滚汤二盏,浸一时,绞出津汁。分作二服,温服,不拘时候。

【主治】伤寒阳痞,时有热证者。

【备考】原书用本方治上症,宜先用桔梗枳壳汤,后用本方。

79757 黄连泻心汤(《医统》卷十四)

【组成】黄连 生地黄 知母各一钱半 甘草五分

【用法】水一盏半,煎八分,温服。

【主治】❶《瘟疫论》:大头时疫。❷《证治宝鉴》:心脉实,舌干,或破或肿者。

79758 黄连泻心汤

《回春》卷五。为方出《肘后方》卷一,名见《外台》卷七引《古今录验》“黄连汤”之异名。见该条。

79759 黄连泻心汤(《外科正宗》卷四)

【组成】黄连 山栀 荆芥 黄芩 连翘 木通 薄荷 牛子各一钱 甘草五分

【用法】水二钟,加灯心二十根,煎八分,食后服。

【主治】大人、小儿心火妄动,结成重舌、木舌、紫舌,胀肿坚硬,语言不利。

79760 黄连泻心汤(《明医指掌》卷五)

【组成】黄连一钱二分 厚朴一钱(制) 干姜八分 甘草五分 人参八分 白芍药八分

【用法】上剉一剂。加生姜三片,水二钟,煎八分,空心热服。

【主治】心下虚痞,按之痛。

79761 黄连泻心汤(《证治汇补》卷四)

【组成】大黄 黄芩 黄连 生地 甘草 木通

【主治】心热口苦。

79762 黄连泻心汤(《证治汇补》卷五)

【组成】黄连 厚朴 干姜各五分 甘草三分 人参 半夏 生姜各一钱

【用法】水煎服。

【主治】痞满。

【方论选录】《医略六书》:黄连清膈热以消痞,厚朴泻中满以除痞,干姜温胃散寒滞,人参挟元鼓胃气,甘草和中气,半夏燥痰湿,更以生姜温气散寒滞也。

79763 **黄连泻心汤**(《伤寒大白》卷三)

【组成】黄连　麦门冬　赤茯苓　甘草　木通

【主治】热病内伤不得卧。

79764 **黄连泻心汤**(《杂病源流犀烛》卷二十三)

【组成】姜黄连　甘草　生地　归尾　赤芍　木通　连翘　防风　荆芥

【主治】舌心疮。

79765 **黄连泻心汤**(《疡科心得集》卷上)

【组成】黄连　黄芩　甘草

【主治】一切火热壅肿疮疡。

79766 **黄连泻心汤**(《外科真诠》卷上)

【组成】人参一钱　黄连五分　熟地一两　白芍二钱　远志一钱　麦冬二钱　茯神二钱　银花五钱　公英二钱　甘草一钱

【功用】大补其水,内疏心火。

【主治】井疽。生于心窝中庭穴,属任脉经,由心经火毒而成,初如豆粒肿痛,渐增心躁如焚,肌热如火,乃心热不能下交于肾,肾水不能济心火也。

79767 **黄连泻心汤**(《医方简义》卷二)

【组成】黄连(姜汁炒)一钱　姜半夏一钱五分　酒炒黄芩一钱　干姜八分　人参一钱　炙甘草五分

【用法】加大枣二枚,水煎服。

【主治】伤寒吐利并作,邪在上者。

79768 **黄连定厥汤**(《辨证录》卷五)

【组成】黄连二钱　当归五钱　麦冬五钱　玄参一两　贝母三钱　菖蒲五分

【用法】水煎服。

【主治】阳厥。日间忽然发热,一时厥去,手足冰冷,语言惶惑,痰迷心窍,头晕眼昏。

79769 **黄连降火汤**(《费伯雄医案》)

【组成】川连(酒炒)八分　生军三钱　玄明粉二钱　连翘二钱　山栀三钱　赤芍二钱　谷精珠三钱　菊花二钱　夏枯穗三钱　桑皮叶各二钱　丹皮二钱　玄参二钱　竹叶三十张　灯心尺许　黑荆一钱　芦根一两　白蔻仁一粒

【主治】眼大角红,为实火,肿痛,眵泪多。

79770 **黄连贯众散**(《儒门事亲》卷十五)

【组成】黄连　鸡冠花　贯众　大黄　乌梅各一两　甘草(炙)三钱　枳壳(炮)　荆芥各一两

【用法】上为细末。每服二三钱,食前以温米饮调下。

【主治】肠风下血。

79771 **黄连枳壳汤**(《医统》卷三十六引《质疑》)

【组成】川黄连一钱　枳壳八分　当归八分　白芍药一钱　茯苓　泽泻　青皮　槟榔各七分　木香五分(磨汁入)　甘草四分

【用法】上㕮咀,作一服,水二钟,加生姜三片,煎一钟,食前温服。

【主治】痢疾初作,多由湿热,但下之后,即服此汤一二剂,并无再作。

【加减】湿热积滞,初作炽迫者,宜下之,加大黄、朴消各二钱;血痢,加黄芩、地榆、川芎、桃仁各六分;白痢,加吴茱萸(炮)五分;腹痛者,倍芍药,加玄胡索、泽兰叶;赤白兼下者,加桃仁、滑石、归尾、陈皮各五分;赤痢久弱,下后未愈,去芩、连,加归尾、芍药、川芎、熟地黄、白术、阿胶珠各一钱;湿甚,小水少,加木通、泽泻、山栀、茯苓各五分;下后二便流利,惟后重不去,此气陷于下也,升麻、川芎提之;痢久气血两虚者,八物汤养之;痢久滑泄,二便流利,腹中清,加粟壳、诃子、阿胶之类涩之。

【备考】《证治宝鉴》有厚朴,无木香。

79772 **黄连枳壳汤**(《症因脉治》卷四)

【组成】川黄连　枳壳　陈皮　甘草

【主治】湿热痢。无表邪,腹痛后重,由湿火伤于气分者。

79773 **黄连枳壳汤**(《症因脉治》卷四)

【组成】黄连　枳壳　厚朴　陈皮　甘草　木通

【用法】煎八分,冲调六一散三钱。

【主治】积热泄泻,发热口渴,肚腹皮热,时或疼痛,小便赤涩,泻下黄沫,肛门重滞,时结时泻,右脉数大。

【加减】元气虚而积热又甚,应清者,加人参。

79774 **黄连枳壳汤**(《症因脉治》卷四)

【组成】川黄连　枳壳各等分

【用法】水煎服。

【主治】积热便结,内热烦躁,口苦舌干,小便赤涩,夜卧不宁,腹中胀闷,胸前苦浊,大便不行,脉右关细数,由大肠积热所致者。

79775 **黄连柏叶汤**(《麻症集成》卷三)

【组成】黄连　柏叶　槐花　当归　黄芩　芥穗　枳壳

【主治】赤痢鲜血。

79776 **黄连柏皮汤**

《医学入门》卷四。为《直指》卷十三"柏皮汤"之异名。见该条。

79777 **黄连栀子汤**(《证治宝鉴》卷十一)

【组成】黄芩　黄连　栀子　降香　神曲　木香　槟榔　川芎　香附　芒消

【用法】水煎,加姜汁、童便服。

【主治】心膈疼。

79778 **黄连胡粉散**

《外台》卷三十四引《集验方》。为原书同卷"黄连胡粉膏"之异名。见该条。

79779 **黄连胡粉膏**(《外台》卷三十四引《集验方》)

【异名】黄连胡粉散。

【组成】黄连二两　胡粉十分　水银一两(同研令消散)

【用法】上三味,捣黄连为末,三物相和合,皮裹,熟挼之,自和合也。纵不成一家,且得水银细散入粉中也,以敷乳疮。诸湿痒黄烂肥疮,若着甲煎为膏。

【主治】妇人女子乳头生小浅热疮,搔之黄汁出,浸淫为长,百疗不愈者;小儿头疮月蚀,口边肥疮蜗疮。

79780 **黄连茱萸汤**(《普济方》卷二一一)

【组成】黄连四两　吴茱萸　当归各一两　石榴皮三两

【用法】上以水三升,渍黄连一夕,明旦更入三升水,煮取三升,分为三服。

【主治】积冷彻白痢下不断,变成赤黑血汁烂鱼脑,肠疼痛,枯瘦不能饮食。

79781 **黄连茱萸散**(《卫生总微》卷十)

【组成】黄连(去须)一两　吴茱萸(拣去枝梗)半两

干姜二钱　巴豆（肥大者）一个（去皮）

【用法】上剉细，同炒至焦黄，去巴豆不用，外为细末。每服一钱，乳食前以陈米饮调下，每日三次。

【主治】小儿伤乳食下泻。

79782 **黄连茯苓丸**（《御药院方》卷六）

【组成】黄连五两　白茯苓五两　破故纸（微炒）半两　菖蒲半两

【用法】上为细末，酒面糊和为丸，如梧桐子大。每服六十丸，食前以温水送下。

【功用】壮水源，降心火。

【主治】虚损。

79783 **黄连茯苓汤**

《永类钤方》卷一。为《三因》卷五"川连茯苓汤"之异名。见该条。

79784 **黄连厚朴汤**（《圣济总录》卷一五一）

【组成】黄连（去须）　厚朴（去粗皮，生姜汁炙）各一两一分　桑耳　茯神（去木）　天雄（炮裂，去皮脐）　射干　黄耆（剉，炒）各一两半　代赭（碎）　枳壳（去瓤，麸炒）　桔梗（剉，炒）　地榆　当归（切，焙）各一两　白术（剉，炒）　桂（去粗皮）　黄芩（去黑心）各半两

【用法】上㕮咀，如麻豆大。每服三钱匕，以水一盏，加生姜三片，煎取七分，去滓温服。

【主治】妇人经气不调。

79785 **黄连厚朴汤**（《普济方》卷一三三引《德生堂方》）

【组成】黄连三钱　厚朴二钱

【用法】上㕮咀。用生姜一小块，切碎，同药和为一处，以酒拌均匀，砂锅内慢火炒药，以酒干为度，去生姜，作一服。用水一盏半，煎七分，去滓，温服，滓再煎服。

【主治】伤寒。发热烦渴，自得病二日后，大便自利，日夜不止。

79786 **黄连厚朴汤**（《产科发蒙》卷二）

【组成】黄连八分　厚朴（制）　阿胶　当归各六分　艾叶　黄柏各四分　干姜五分

【用法】上为细末。每服方寸匙，空心以米饮调下，每日三次；或水煎服。

【主治】妊娠腹痛，下痢脓血不止。

79787 **黄连厚朴汤**（《风痨臌膈》）

【组成】黄连（酒炒）一钱　楂肉　连翘　陈皮　山栀各一钱　柴胡五分　厚朴一钱　六一散二钱半

【用法】加生姜，水煎，二更时热服。

【主治】膨胀，独肚腹团团而便坚，脉实大洪数者，乃心脾二经积热，克制金水，而肺胃清气不升，而失下润之化也。

79788 **黄连轻粉散**

《普济方》卷三〇一。即《医方大成》卷八引《经验方》"疳疮轻粉散"。见该条。

79789 **黄连点眼方**（《圣济总录》卷一〇三）

【组成】黄连（去须）四两　铅丹（研）二两　蜜四两

【用法】上同和，先蒸一次，再晒一日，绵裹，如鸡头子大。冷水浸，点眼。

【主治】目赤热痛，障翳不退。

79790 **黄连点眼方**（《圣济总录》卷一〇三）

【组成】黄连（宣州者，去须）一分（捣末）　马牙消（研）一钱　蜜（绵滤过）半匙（与上二味和匀）

【用法】上取消梨一颗，割顶作盖，去核，如瓮子，将诸药纳于梨中，以盖子覆之，冬月半月，夏月一日，倾出，以绵绞去滓，以汁点之。

【主治】目赤肿痛，烦热昏暗并障翳。

79791 **黄连点眼方**（《圣济总录》卷一〇三）

【组成】黄连（去须，捣末）半两

【用法】上以生竹筒一个，留节，可长六七寸，以水二大合，将黄连末用新绵裹，纳竹筒中，著古铜钱一文，盖筒口，于炊饭甑中密盖之，待下馈即取出，以绵滤过，候冷，纳瓶中。每以铜箸点少许，着目眦头，每日三次，不可过多，一两日愈；若治眼暗，不过一七日愈。

【主治】热毒乘肝，上冲于目，堆胗赤肿，磣涩疼痛。

79792 **黄连胃风汤**（《伤寒全生集》卷三）

【组成】人参　白术　茯苓　川芎　当归　芍药　木香　黄连　官桂　粟米

【用法】水煎服。

【主治】下血人虚者。

【加减】脓多，加阿胶；血多，加地榆、乌梅、炒蒲黄；血甚不止，加乌梅、椿皮、京墨；有热，加柴胡。

79793 **黄连胃苓汤**（《杂病广要》引《医经会元》）

【组成】川黄连（浓煎吴茱萸汤并炒）一钱　干葛一钱　赤茯苓一钱　白术一钱　猪苓七分　泽泻八分　苍术一钱　川厚朴（姜汁拌炒）七分　甘草生炙各二分　陈皮五分

【用法】水一钟半，加灯心七根，大枣一枚，食远乘热服。

【主治】受热气并食油滑热物，及饮不正气酒作泻。

79794 **黄连香薷汤**

《卫生宝鉴·补遗》。为《苏沈良方》卷四引《五脏论》"神圣香茸散"之异名。见该条。

79795 **黄连香薷汤**（《奇效良方》卷五）

【异名】黄连香薷散（原书卷十三）、黄连香薷饮（《杂病源流犀烛》卷十五）。

【组成】香薷三钱　厚朴（姜制）　黄连各二钱

【用法】上先将厚朴、黄连二味，同生姜四钱，一处捣细，于银石器内慢火同炒令紫色，取起，入香薷，入水一盏，酒一盏，煎八分，去滓，用瓷器盛，于新汲水中沉令极冷服。

【主治】❶《奇效良方》：伏暑伤冷，霍乱转筋，心腹撮痛，四肢厥冷。❷《幼科释谜》：中暑热盛，口渴心烦，或下鲜血。

【加减】如中暑搐搦，加羌活二钱；寻常感冒燥渴，吐泻不甚重者，去黄连，只加白扁豆二钱（微炒，剉），煎，如前法服之。

【宜忌】如炒、煮药，莫犯铜铁器。

79796 **黄连香薷饮**

《伤寒标本》卷下。为《苏沈良方》卷四引《五脏论》"神圣香茸散"之异名。见该条。

79797 **黄连香薷饮**

《症因脉治》卷四。为《杏苑》卷三"黄连香薷散"之异名。见该条。

79798 **黄连香薷饮**（《幼科金针》卷上）

【组成】香薷　藿香　厚朴　扁豆　黄连　白术　茯苓　猪苓　木通　甘草

【用法】加灯心，河水煎服。

【主治】小儿中暑，吐少出多，泻则洞泄，心烦作渴，唇干，小便赤涩者。

79799 黄连香薷饮

《外科大成》卷三。为《症因脉治》卷四"黄连香薷散"之异名。见该条。

79800 黄连香薷饮(《嵩崖尊生》卷十一)

【组成】香薷四钱 厚朴二钱 黄连二钱 甘草一钱 羌活二钱

【用法】水煎，冷服。

【主治】暑风。中暑搐搦，不省人事，脉浮而虚。

【备考】本方治上症，须"先以苏合丸灌之，候渐醒，再以本方水煎，冷服，作痫症治则不可救"。

79801 黄连香薷饮

《杂病源流犀烛》卷三。为《杏苑》卷三"黄连香薷散"之异名。见该条。

79802 黄连香薷饮(《会约》卷十二)

【组成】黄连二钱 香薷一钱半 厚朴(姜炒)一钱半 扁豆(炒)三钱(研) 茯苓一钱半 甘草一钱

【用法】水煎，热服。

【主治】阳暑中热，口干舌燥，小便赤短，身热目赤，脉洪体壮，一切实证。

【加减】如大便泻而小便短，加苍术、泽泻、萆薢(此味要重)，或加木瓜；腹痛，加白芍。

79803 黄连香薷散(《得效》卷二)

【组成】香薷散(香薷、厚朴、白扁豆) 加黄连二两

【用法】每服加灯心二十茎，麦门冬(去心)二十粒，淡竹叶七皮，车前草二根，晚禾根一握，槟榔一个(切片)，水煎服，不拘时候。

【主治】暑疟独热，躁烦，大渴引饮，小便不利，或背寒面垢。

79804 黄连香薷散

《奇效良方》卷十三。为原书卷五"黄连香薷汤"之异名。见该条。

79805 黄连香薷散(《杏苑》卷三)

【异名】黄连香薷饮(《症因脉治》卷四)、黄连香薷饮(《杂病源流犀烛》卷三)。

【组成】香薷三钱 厚朴七分 甘草(生用)五分 白扁豆六分 黄连(姜汁拌炒)五分

【用法】上剉。水煎，露一宿。不拘时候服。

【主治】❶《杏苑》：中暑久而不解，遂成伏暑，内外俱热，烦躁大渴喜冷。❷《症因脉治》：外感中暑泻之症，时值夏秋之令，忽然腹痛，烦闷口渴，板齿干焦，暴泻粪水，肠鸣飧泄，痛泻交作，此暑热之症，脉洪滑热重者。❸《杂病源流犀烛》：霍乱。身热烦渴气粗，口苦齿燥，小水短赤，因于暑也。

【备考】《杂病源流犀烛》用法：冷服。

79806 黄连香薷散(《症因脉治》卷四)

【异名】黄连香薷饮(《外科大成》卷三)。

【组成】川黄连 香薷 白扁豆 厚朴

【主治】❶《症因脉治》：暑湿腹痛之症，热令当权，忽尔腹中作痛，肠中作响，痛泻交作，脉洪大者，此暑湿霍乱之类。❷《外科大成》：暑热所逼而致夏月鼻衄，脉虚身热，大汗口渴者。

【加减】呕吐，加藿香；胸前饱闷，加枳壳；小便不利，加六一散、木通汤；大便结，加大黄；恶寒身热，加羌活、防风。

【备考】《外科大成》本方用法：水煎熟，冷服。

79807 黄连独活散

《瑞竹堂方》卷五。为《东垣试效方》卷三"黄连消毒散"之异名。见该条。

79808 黄连养目膏(《惠直堂方》卷二)

【组成】黄连六钱 当归三钱 防风二钱

【用法】水煎浓汁半碗，用丝绵滤净，加白蜜半小钟，重汤煎成膏，瓷器贮。牙簪点大眦。

【主治】风热时眼赤肿，迎风流泪，畏日羞明。

79809 黄连除湿汤(《外科正宗》卷三)

【组成】黄连 黄芩 川芎 当归 防风 苍术 厚朴 枳壳 连翘各一钱 甘草五分 大黄 朴消各二钱

【用法】水二钟，煎八分，空心服。

【主治】脏毒初起，湿热流注，肛门结肿疼痛，小水不利，大便秘结，身热口干，脉数有力，或里急后重。

79810 黄连除䘌丸(《片玉痘疹》卷十二)

【异名】除䘌丸(《种痘新书》卷九)、黄连除䘌汤(《种痘新书》卷十二)、黄连化䘌丸(《麻疹阐注》卷二)。

【组成】黄连二钱 芦荟一钱二分 白芜荑一钱五分 使君子(炒)二钱五分 干蟾(炒)一钱二分 川楝子肉二钱 夜明砂一钱二分

【用法】上为末，将乌梅肉洗去墨水，杵膏和丸。米饮送下。

【主治】痘后狐惑，唇口生疮破烂，其人好睡，默默不欲食，其声哑嗄。

【备考】《种痘新书》"黄连除䘌汤"无夜明砂。

79811 黄连除䘌汤

《种痘新书》卷十二。为《片玉痘疹》卷十二"黄连除䘌丸"之异名。见该条。

79812 黄连消毒汤

《卫生宝鉴》卷十三。为《东垣试效方》卷三"黄连消毒散"之异名。见该条。

79813 黄连消毒饮

《医学正传》卷六。为《东垣试效方》卷三"黄连消毒散"之异名。见该条。

79814 黄连消毒饮(《嵩崖尊生》卷六)

【组成】柴胡 黄连 黄芩 连翘 防风 荆芥 羌活 川芎 白芷 桔梗(倍) 枳壳 牛蒡 射干 甘草 大黄各等分

【主治】喉痹，连头项肿。

79815 黄连消毒饮

《杂病源流犀烛》卷二十六。为《外科枢要》卷四"清热消毒散"之异名。见该条。

79816 黄连消毒饮(《疡科捷径》卷上)

【组成】川连 连翘 山栀 生草 川柏 牛蒡 淡芩

【主治】胎毒，内热口干，烦躁甚。

79817 黄连消毒饮(《外科真诠》卷上)

【组成】黄连 黄柏 苏木 桔梗 生地 知母 归

尾　防风　泽泻　甘草

【主治】面游风。

79818 **黄连消毒饮**(《青囊全集》卷下)

【组成】生黄耆一钱五分　防己一钱五分　泽泻一钱　连翘一钱五分　草节五分　陈皮七分　川黄连一钱　苏木五分　桔梗一钱　防风二钱　黄芩一钱　藁本一钱　全当归三钱　川柏一钱五分　羌活一钱　知母一钱　生地三钱　玄参二钱

【主治】疔疮日久,气血两亏,阳明头痛顶疼,小便黄。

79819 **黄连消毒散**(《东垣试效方》卷三)

【异名】黄连独活散(《瑞竹堂方》卷五)、黄连消毒汤(《卫生宝鉴》卷十三)、复煎散(《医方类聚》卷一七五引《居家必用》)、黄连消毒饮(《医学正传》卷六)、黄连消痈饮(《内外科百病验方大全》)。

【组成】黄连一钱　黄芩五分　黄柏五分　生地黄四分　知母四分　羌活一钱　独活四分　防风四分　藁本五分　当归尾四分　桔梗五分　黄耆二分　人参三分　甘草三分　连翘四分　苏木二分　防己五分　泽泻二分　橘皮二分

【用法】上㕮咀,如麻豆大,都作一服。水三盏,煎至一盏半,去滓,食后温服。

【主治】脑疽,背疽,附骨疽,喉外生痈,耳疔及骨槽风等。

❶《东垣试效方》:疮疡。❷《卫生宝鉴》:膏粱之度,发背、脑疽始觉者。❸《玉机微义》:痈疽发于脑项,或背太阳经分,肿势外散,热毒焮发,麻木不通者,或痛而发热。❹《医学正传》:附骨疽。❺《外科枢要》:脑疽,背疽,肿焮疼痛或麻木。❻《外科启玄》:太阳经痈疽,发于头顶脊背,焮赤肿痛及麻木不痛者。❼《惠直堂方》:脑疽对口,及一切头上太阳经病,初患三日者;及骨槽风初起。❽《内外科百病验方大全》:喉外生痈及耳疔。

【方论选录】君以黄芩、黄连、黄柏、生地黄、知母酒制之,本经羌活、独活、防风、藁本、防己、当归、连翘以解结;黄耆、人参、甘草配诸苦寒者三之一,多则滋营气、补土也;生甘草泻肾之水,补下焦元气;人参、橘皮以补胃气;当归尾去恶血;生地黄、当归身补血;酒制汉防己除膀胱留热;泽泻助秋去酒之湿热;凡此诸药,必得桔梗为舟楫,乃不下沉。

【临床报道】❶ 疮疡:《东垣试效方》戊申岁,以饮酒太过,脉候沉数。九月十七日至真定,脑之下、项之上出小疮,不痛不痒,谓是白疮,漫不加省。是夜宿睡善甫家,二日后觉微痛,见国医李公明之,不之问,几三见之,终不以为言。又二日,脑项麻木,肿势外散,热毒焮发,且闻此府刘帅者,近以脑疽物故,便疑之。三日间,痛大作,夜不复得寐。二十二日请镇之疡医,遂处五香连翘;明日再往,又请同门一医共视之,云:此疽也;然而不可连疗。十八日得脓,俟脓出用药,或砭刺,三月乃可平,四月如故。予记医经:凡疮见脓,九死一生;果如二子言,则当有束手待毙之悔矣。乃诣姨兄韩参谋彦俊家,请明之诊视。明之见疮,谈笑如平时,且谓予言:疮固恶,子当恃我,无忧恐耳。膏粱之变,不当投五香,五香已无及,且疽已八日,当先用火攻之策,然后用药。午后以大艾炷如两核许者攻之,至百壮,乃痛觉。次为处方云,是足太阳膀胱之经,其病逆,当反治。脉中得弦紧,按之洪大而数,又且有力,必当伏其所主,而先其所因;其始则同,其终则异,可使破积,可使溃坚,可使气和,可使必已。必先岁气,无伐天和。以时言之,可收不可汗;经与病禁下,法当结者散之,咸以软之。然寒受邪而禁咸,诸苦寒为君;为用甘寒为佐;酒热为引,用为使;以辛温和血,大辛以解结,为臣。三辛三甘益元气而和血脉,淡渗以导酒湿,扶持秋令,以益气泻火;以人本经之药和血,且为引用,既以通经,以为主用。投剂之后,疽当不痛不折,精气大旺,饮啖进,形体健。予如言服之,药后投床大鼾,日出乃寤,以手扪疮,肿减七八,予疑疮透侯,遽邀明之视之,明之惊喜曰:疮平矣。屈指记曰,不五七日作痂子,可出门矣。❷ 附骨疽:《医学正传》一老人年七十,因寒湿地气,得附骨疽于左腿外侧少阳胆经之分,微浸足阳明经分,阔六七寸,长一小尺,坚硬漫肿,不辨肉色皮泽,但行步作痛,以指按至骨,大痛。与此药一服即止。次日坚软肿消而愈。

【备考】本方方名,《医学正传》引作"升阳益胃汤"、"升阳益胃散"。

79820 **黄连消疳丸**(《治疹全书》卷下)

【组成】黄连　神曲　阿魏各一钱五分　胡连五分　丁香四粒　雷丸三分　礞石三分　使君子八个

【用法】姜汁糊为丸,如莱菔子大。每服二十丸,以白术汤送下。

【主治】痘疹成疳,泄泻,肚大腹胀,下痢积垢稠黏。

79821 **黄连消痈饮**

《内外科百病验方大全》。为《东垣试效方》卷三"黄连消毒散"之异名。见该条。

79822 **黄连消暑丸**(《医方集解》)

【组成】消暑丸(半夏、茯苓、甘草)一两　黄连二钱

【主治】伏暑烦渴而多热痰。

79823 **黄连消痞丸**(《兰室秘藏》卷上)

【组成】泽泻　姜黄各一钱　干生姜二钱　炙甘草　茯苓　白术各三钱　陈皮　猪苓各五钱　枳实(炒)七钱　半夏九钱　黄连一两　黄芩(炒)二两

【用法】上为细末,汤浸蒸饼为丸,如梧桐子大。每服五十丸,食远以温水送下。

【主治】心下痞满,壅滞不散,烦热,喘促不安。

79824 **黄连消痞丸**(《杂病源流犀烛》卷二十七)

【组成】黄连　黄芩各六钱　枳实五钱　半夏四钱　姜黄　白术　泽泻各三钱　人参　陈皮　厚朴各二钱　猪苓一钱半　砂仁　干姜　神曲　甘草各一钱

【用法】蒸饼为丸。每服一百丸,以汤送下。

【主治】热痞,脉数,烦渴。

79825 **黄连涤暑汤**(《医醇賸义》卷一)

【组成】黄连五分　黄芩一钱　栀子一钱五分　连翘一钱五分　葛根二钱　茯苓二钱　半夏一钱　甘草四分

【主治】热邪内犯君主,猝然而倒,昏不知人,身热口噤者。

79826 **黄连通圣散**(《古今医鉴》卷九)

【组成】防风通圣散加黄连　薄荷

【用法】水煎,热服。

【主治】脑漏。胆移热于脑,则辛额鼻渊。

79827 **黄连黄芩汤**(《温病条辨》卷二)

【组成】黄连二钱　黄芩二钱　郁金一钱五分　香豆豉二钱

【用法】水五杯，煮取二杯，分二次服。

【主治】阳明温病，干呕，口苦而渴，尚未可下者。

79828 黄连黄柏汤

《伤寒总病论》卷三。为方出《肘后方》卷二，名见《外台》卷一引《崔氏方》"黄连解毒汤"之异名。见该条。

79829 黄连黄耆丸（《鸡峰》卷十九）

【组成】黄耆　黄连　熟干地黄　牡蛎　鹿茸各一两　白茯苓　土瓜根　玄参　地骨皮　龙骨　人参　桑螵蛸　五味子各三分　麦门冬二两　菝葜半两

【用法】上为细末，炼蜜为丸，如梧桐子大，每服三十丸，食前以米饮送下。

【主治】消肾。小便白浊，四肢羸瘦，渐至困乏。

79830 黄连救苦汤（《外科正宗》卷三）

【组成】黄连　升麻　葛根　柴胡　赤芍　川芎　归尾　连翘　桔梗　黄芩　羌活　防风　金银花　甘草节各一钱

【用法】水二碗，煎八分，临服入酒一杯，食后服。

【主治】❶《外科正宗》：脑疽、发鬓、发颐及天行时毒，初起憎寒壮热，头面耳项俱肿。❷《嵩崖尊生》：对口疽，初起寒热发肿。

79831 黄连猪肚丸（《圣惠》卷七十）

【异名】猪肚丸（《妇人良方》卷六）

【组成】黄连三两（去须）　人参一两（去芦头）　赤茯苓一两　黄耆一两（剉）　木香半两　鳖甲一两半（涂醋，炙令黄，去裙襕）　柴胡一两（去苗）　地骨皮半两　桃仁一两半（汤浸，去皮尖双仁，麸炒微黄）

【用法】上为细散。用好嫩猪肚一枚，净洗后，将前药末安猪肚内，以线缝合，蒸令烂熟，砂盆内研令如膏，为丸如梧桐子大。每服三十丸，食前以粥饮送下。

【主治】妇人热劳羸瘦。

79832 黄连猪肚丸

《三因》卷十。为《千金》卷二十一"猪肚丸"之异名。见该条。

79833 黄连猪肚丸（《得效》卷七）

【组成】猪肚一枚（治如食法）　黄连（去芦）　小麦（炒）各五两　天花粉　茯神（去木）各四两　麦门冬（去心）二两

【用法】上为末，纳猪肚中缝塞，安甑中，蒸之极烂，木臼小杵，为丸如梧桐子大。每服七十丸，以米饮送下，随意服之。如不能丸，入少炼蜜。

【主治】强中消渴，已服栝楼散、荠苨汤者。

79834 黄连猪肚丸（《鲁府禁方》卷二）

【组成】黄连五两　麦门冬　知母　天花粉各四两　葛根　生地黄各二两

【用法】上为末，入雄猪肚内缝定，置甑中蒸极烂，取出药，捣肚成膏和药，如干，加炼蜜杵匀，如梧桐子大。每服五十丸，以米饮送下。加至一百丸。

【主治】消渴。

79835 黄连猪肚丸

《济阳纲目》卷三十三。为《千金翼》卷十九"猪肚丸"之异名。见该条。

79836 黄连猪苓汤（《陈素庵妇科补解》卷三）

【组成】黄连　甘草　枳壳　木通　猪苓　杏仁　百合　紫苏　香附　葱根　芎　白芍　归　熟地　滑石

【主治】妊娠二便不通。

【方论选录】方以黄连、甘草清热泻火，为君；四物养血，为臣；以枳、通、猪、滑、杏、合利二便，为佐；葱根通窍，为引。

79837 黄连猪胆丸（《圣济总录》卷一七三）

【异名】芦荟丸（《幼幼新书》卷二十三引《家宝》）。

【组成】黄连（去须）　芦荟（研）　芜荑　青黛（研）　槟榔（剉）各一分　蝉蜕二十一个（去土）　胡黄连半两　麝香（研）半钱

【用法】上为末，以猪胆为丸，如麻子大。每服五七丸，以米饮送下。

【主治】小儿五疳，瘦弱，不思乳食。

79838 黄连清化丸

《直指·附遗》卷七。为《丹溪心法》卷二"黄连化痰丸"之异名。见该条。

79839 黄连清气散（《摄生众妙方》卷四）

【组成】羌活　独活　柴胡　前胡　防风　黄芩　黄连各一钱五分　川芎　茯苓　桔梗　枳壳各一钱半　荆芥八分　甘草四分

【用法】水一钟半，煎服。

【主治】风热上攻，头目不清。

79840 黄连清火汤（《医醇賸义》卷四）

【组成】黄连五分　玄参一钱五分　归尾一钱五分　赤芍一钱　丹皮一钱五分　贝母二钱　荆芥一钱　防风一钱　桑叶一钱　蝉衣一钱　前胡一钱　菊花二钱　竹叶十张　灯心三尺　芝麻三钱

【主治】风火盛，目睛红肿，眵泪多而目中如有沙子者。

79841 黄连清心汤（《儒门事亲》卷十二）

【异名】清心散（《法律》卷三）。

【组成】凉膈散加黄连半两

【主治】诸火热之证。

【备考】本方方名，《袖珍》引作"清心汤"。

79842 黄连清心汤

《古今医鉴》卷八。为《内经拾遗》卷二"黄连清心饮"之异名。见该条。

79843 黄连清心汤（《医学传灯》卷上）

【组成】当归　白芍　生地　麦冬　山栀　连翘　甘草　薄荷

【主治】暴热外侵，目赤，喉痛，胸满气喘者。

79844 黄连清心饮（《内经拾遗》卷二）

【异名】黄连清心汤（《古今医鉴》卷八）。

【组成】黄连　生地（酒洗）　归身（酒洗）　甘草（炙）　茯神（去木）　酸枣仁　远志（去骨）　人参（去芦）　石莲肉（去壳）

【用法】水二钟，煎八分，食后服。

【主治】白淫，遗精，精滑。

❶《内经拾遗》：白淫。❷《医学入门》：心有所慕而遗者。❸《杂病源流犀烛》：精滑。

【备考】《观聚方要补》有川楝子。

79845 **黄连清肺饮**(《类证治裁》卷六)

【组成】黄连　山栀　豆豉

【功用】清解。

【主治】鼻塞属肺火盛者。

79846 **黄连清胃丸**(《全国中药成药处方集》沈阳方)

【组成】炒山栀　连翘　大黄　黄芩　生石膏　丹皮　薄荷各二两　知母三两　朴消　荆芥　生地　黄连　升麻　防风　当归尾　甘草　白芷　赤芍　玄参　花粉各一两

【用法】上为极细末,朴消煎水泛为小丸。每服二钱,以开水送下。

【功用】泻热解毒,清胃通便。

【主治】口燥舌干,两腮焮肿,牙齿疼痛,齿根溃烂,口流热涎,烦渴饮冷,气息臭秽,头痛目赤,尿涩便结。

【宜忌】忌食五辛荤腥;孕妇忌服。

79847 **黄连清喉饮**(《外科证治全书》卷二)

【组成】川连一钱　桔梗　牛蒡子(炒)　玄参　赤芍　荆芥各一钱五分　甘草一钱　连翘　黄芩　天花粉　射干　防风各一钱五分

【用法】水煎,热服。

【主治】喉痈。喉间红肿疼痛。

【备考】此方治喉痈实火证也。但喉病实火者少,虚火者多,不可轻试。若寒,必先投苏子利喉汤一、二剂,不应,且有口干便秘烦热之证,方可用之。

79848 **黄连清痰丸**

《保命歌括》卷二十。为《丹溪心法》卷二"黄连化痰丸"之异名。见该条。

79849 **黄连清膈丸**(《内外伤辨》卷中)

【组成】麦门冬(去心)一两　黄连(去须)五钱　鼠尾黄芩(净刮)三钱

【用法】上为细末,炼蜜为丸,如绿豆大。每服三十丸,食后以温水送下。

【主治】心肺间有热及经中热。

79850 **黄连断下丸**(《永类钤方》卷十三引《管见良方》)

【组成】净黄连一斤　南木香五斤

【用法】上剉,用水一斗五升,银石器内同煮干,分作三处。取一处用黄连为末,神曲打糊为丸,如梧桐子大。每服七十丸,空心以米饮送下。小儿丸如黍米大,加减服。

【主治】赤痢。

【备考】本方为原书引《管见良方》"神仙断下丸"之第一方。

79851 **黄连葛根汤**

《普济方》卷三六九。为《伤寒论》"葛根黄芩黄连汤"之异名。见该条。

79852 **黄连葛根汤**(《麻科活人》卷三)

【组成】黄连(酒炒)　葛根　升麻　甘草

【用法】水煎服。

【主治】麻后泄泻及便脓血者。

79853 **黄连煮肚丸**

《中国医学大辞典》。为《千金翼》卷十九"猪肚丸"之异名。见该条。

79854 **黄连温胆汤**(《六因条辨》卷上)

【组成】温胆汤加黄连

【用法】水煎服。

【主治】伤暑汗出,身不大热,烦闭欲呕,舌黄腻。

【临床报道】❶心惊胆怯:《继志堂医案》湿热生痰,留于手足少阳之府,累及心包,心惊胆怯,性急善忘,多虑多思,舌苔浊腻带黄,胸脘内热。清化为宜。黄连温胆汤加洋参、枇杷叶。❷精神分裂症:《江西中医药》[1983,(2):49]杨姓,男,43岁,干部。80年4月7日就诊。十年前,因私怨,心怀忧郁致神志异常,悲伤哭泣之症每年发作四月余,用过各种镇静药均未控制发作或缩短发作时间。予黄连温胆汤加菊花、白蒺藜、朱麦冬,前后共服十一剂,诸证悉除,以健脾养心之法善后调理。❸不寐:《吉林中医药》[1986,(6):19]付某某,女,42岁,干部。1979年5月14日初诊。半月前,因事争吵后夜卧不宁,心烦不安,服药无效。治以清肝豁痰安神,予黄连温胆汤加珍珠母、夜交藤,水煎服。3剂后每晚能睡3~4小时;前方加栀子,10剂后,诸症悉和,睡眠正常。随访三年,未复发。❹口甘:《吉林中医药》[1986,(6):19]张某某,女,33岁,打字员。1980年7月24日初诊。口中甜腻,食无味,胃脘灼热嘈杂已月余。诊见:形瘦,面色萎黄,胸脘闷,舌边齿痕,苔黄,脉弦滑。证由痰热浊邪上泛所致。方用黄连温胆汤加蔻仁、佩兰、石菖蒲,水煎服。6剂后,口甘减;原方加白术,15剂后诸证皆除。

79855 **黄连犀角丸**(方出《肘后方》卷三,名见《外台》卷五引《近效方》)

【组成】黄连　犀角各三两　牡蛎　香豉各二两　龙骨四两

【用法】上药治下筛,炼蜜为丸。每服四十丸,以饮送下,每日二次。

【主治】❶《肘后方》:瘴疟,兼诸痢者。❷《外台》引《近效方》:疟兼痢,无问赤白水谷鲜血;瘴。

【宜忌】《外台》引《近效方》:忌猪肉、冷水、油腻。

79856 **黄连犀角汤**(《外台》卷二引《深师方》)

【异名】黄连解毒汤(《治痘全书》卷十四)、黄连犀角散(《张氏医通》卷十四)、清热黄连犀角汤(《麻疹阐注》)。

【组成】黄连一两(去毛)　乌梅十四枚(擘)　犀角三两　青木香半两

【用法】上切。以水五升,煮取一升半,分二次服。

【主治】伤寒及诸病之后,虫蚀脱肛及狐惑病。

❶《外台》引《深师方》:伤寒及诸病之后,内有疮出下部烦者。❷《医学入门》:狐惑,咽干唇焦,口燥热盛。❸《医略六书》:肛门生虫下脱,脉数者。❹《寒温条辨》:狐惑病,咽干声嗄。

【宜忌】忌猪肉、冷水。

【方论选录】《医略六书》:犀角清心胃之火以及肠,黄连清心脾之火以及肛,木香调气醒脾胃,乌梅杀虫收脱肛。为散连滓,以诱入虫口也,使蓄热顿化,则肠胃肃清而虫自不生,亦无不化,肛门焉有下脱之虞?此清热杀虫之剂,为虫蚀脱肛之专方。

79857 **黄连犀角汤**(《医学纲目》卷三十二)

【组成】黄连半两　犀角一两　乌梅七个　没药一分

【用法】水二大盏半,煎至一盏半,分三服。

【主治】伤寒及诸病之后,内有䘌出下部者。

79858 **黄连犀角汤**（《回春》卷二）

【组成】黄连　犀角　乌梅　木香　桃仁

【用法】上剉一剂。水煎服。

【主治】伤寒狐惑。唇口生疮，声哑，四肢沉重，恶闻食气，默默欲卧，目闭，舌白，面目间黑色，变易无常。虫蚀下部为狐，而唇下有疮，其咽干；虫蚀其脏为惑，上唇有疮，声哑。

79859 **黄连犀角散**（《普济方》卷三十八）

【组成】黄连末　犀角（屑）各三两

【用法】水五升，煮取三升，去滓纳豉一升，更煮三沸，去滓，分二服。

【主治】下血如小豆汁。

79860 **黄连犀角散**

《张氏医通》卷十四。为《外台》卷二引《深师方》"黄连犀角汤"之异名。见该条。

79861 **黄连解毒丸**（《北京市中药成方选集》）

【组成】黄连四两　升麻四两　黄芩四两　黄柏四两　生栀子四两　银花四两　防风四两　牛蒡子（炒）四两　当归四两　大黄四两　赤芍四两　甘草四两

【用法】上为细末，过罗，用冷开水泛为小丸。每服二钱，以温开水送下，一日二次。

【功用】清热解毒，消肿止痛。

【主治】诸毒疮疡，红肿焮痛，无名肿毒，丹毒痘疹，烦躁发烧。

79862 **黄连解毒汤**（方出《肘后方》卷二，名见《外台》卷一引《崔氏方》）

【异名】解毒汤（《保命集》卷中）、火剂汤（《脉因证治》卷上）、黄连黄柏汤（《伤寒总病论》卷三）、既济解毒汤（《医方类聚》卷五十六引《修月鲁般经》）、三黄解毒汤（《外科十法》）、三黄汤（《不居集·下集》卷四）。

【组成】黄连三两　黄柏　黄芩各二两　栀子十四枚

【用法】水六升，煎取二升，分二次服。

【主治】一切实热火毒之证，三焦热盛。症见大热烦躁，口燥咽干，目赤睛痛，错语不眠；或热病吐血、衄血、便血，甚或发斑；外科痈疽疮疡。现亦用于胆道感染、脓疱疮、湿疹等属于实热火毒壅盛者。

❶《肘后方》：烦呕不得眠。❷《外台》引《崔氏方》：大热盛，苦烦闷，干呕，口燥，呻吟，错语不得卧。❸《外科发挥》：流注、积热疮疡，焮肿作痛，烦躁饮冷，脉洪数或口舌生疮，或疫毒发狂。❹《医统》：一切火热毒，狂躁烦心，口燥舌干，热势之甚者，及吐下后，热不解而脉洪，喘急，郑声目赤，睛痛。❺《医方考》：阳毒，上窍出血，里热壅盛者。❻《幼幼集成》：吐血，并便前下血；麻疹出后，仍发热烦躁，麻未出尽。❼《医林纂要》：丹毒有热甚速甚者，初发头角或脑后，不一时流走耳前后，又不一时流及肩膊，若流入腹内，则不可救。❽《痘麻绀珠》：痘疮夹疹夹斑。❾《疡科遗编》：疳疮初起，阳物痛痒、坚硬、色紫腐烂，血水淋漓。

【宜忌】《外台》引《崔氏方》：忌猪肉、冷水。

【方论选录】❶《医方考》：用黄连泻心火，黄芩泻肺肝之火，黄柏泻肾火，栀子泻上下之火。❷《医方集解》：此手足阳明、手少阳药也。三焦积热，邪火妄行，故用黄芩泻肺火于上焦，黄连泻脾火于中焦，黄柏泻肾火于下焦，栀子泻三焦之火从膀胱出。盖阳盛则阴衰，火盛则水衰，故用大苦大寒之药，抑阳而扶阴，泻其亢甚之火，而救其欲绝之水也，然非实热不可轻投。❸《删补名医方论》：君以黄连直解心经火毒也，黄芩泻肺经火毒，黄柏泻肾经火毒，栀子通泻下焦火毒，使诸火毒从膀胱出。

【临床报道】❶反胃：《生生堂治验》间街五条比大坂屋德兵卫之妻，年二十有六，月事不常，朝食辄吐之暮，暮食则吐之朝，每吐上气烦热，头痛、眩晕，时医或以为翻胃治之，曾无寸效，其面色焰焰，而脉沉实，心下至小腹拘挛，而所按尽痛。先生曰，有一方可以治矣，乃与黄连解毒汤三贴，前症颇愈，后数日，卒然腹痛，泻下如块，月事寻顺也，三旬复旧。❷胆道感染：《浙江中医药》[1977，(2)：33]郑某某，男，35岁，农民，1974年5月3日初诊。诉右上腹持续疼痛，痛连右肩，发热，干呕，目微黄腻，脉象弦数。既往曾患胆囊炎，症属肝胆湿热。治以清热利胆，方用黄连解毒汤加枳壳、广木香、大黄（后下）、茵陈。3剂后腹痛减轻，大便日解二次，原方去大黄，继服3剂，诸症缓解。❸肠热脱肛：《浙江中医药》[1977，(2)：33]徐某某，男，4岁，1975年3月1日初诊。脱肛已年许，每次便后肛门脱出，曾服补中益气汤无效，症属脾胃积热，下注大肠，治拟黄连解毒汤加地榆、枳壳，服药7剂后，脱肛已愈，诸症消失。❹小儿流涎：《浙江中医药》[1977，(2)：33]徐某某，男，4岁，1974年5月16日初诊。据其母诉，口角流涎，经久不止，下颏糜烂，环唇红肿，涎水渍襟，污染衣被，舌红，尿赤。治用黄连、黄芩、甘草各一钱，栀子、茵陈各二钱。五剂即见流涎减少，唇红消退，继服五剂而愈。❺幼儿湿疹：《浙江中医药》[1977，(2)：34]某某，男，产下月余。额头湿水浸淫，面部脓痂成片，耳颈皮肤红赤，烦躁多啼，尿赤。内服黄连解毒汤，每日1剂；外用黄柏、滑石、煅石膏、青黛研细末敷患处，服药四剂而愈。❻脓疱疮：《浙江中医药》[1977，(2)：34]徐某某，男，6岁，1974年4月26日初诊。皮肤丘疹抓痒，感染成疮，脓疱疮臀部较多，四肢也发，脉数。治拟清热解毒，黄连解毒汤加银花、连翘，5剂愈。

【现代研究】❶抗病原微生物作用：《中医杂志》[1958，(10)：704]黄连解毒汤具显著的抗菌作用，且难于形成耐药性。对单味黄连产生耐药性的细菌，可在原抑菌浓度的32倍环境中生长，但对黄连解毒汤耐药者，仅能于4倍抑菌浓度生长。《中成药研究》[1986，(12)：39]：黄连解毒汤对金黄色葡萄球菌所致小鼠腹腔感染也有保护作用，能降低死亡率。试验表明：以本方煎剂25g/kg灌服，对照组死亡率为90%，本方死亡率仅30%。❷解热作用：《中药通报》[1986，11(1)：51]黄连解毒汤具显著的解热效果，对内毒素所致家兔发热，黄连解毒汤的解热作用起效较慢，但持续时间长，给药后6小时发热兔体温仍继续下降。❸抗炎作用及对免疫功能的影响：《四川医学院学报》[1959，(1)：55、1960，(1)：13]黄连解毒汤有显著抗炎效果，脓毒败血症患者服药后，可见其白细胞吞噬作用加强。黄连解毒汤还能增强小鼠及兔网状内皮系统的吞噬活性，其增强吞噬效果与黄连及黄连解毒汤对细菌毒素形成及抗毒作用密切有关。❹降压作用及对血液系统和心血管系统的影响：《国外医学·中医中药分册》[1981，(1)：56]黄连解毒汤的降压作用以黄连、黄柏为最强，去黄连、黄柏后作用消失,但本方去黄芩后作用最强,单去黄连则出现快速耐受性。其降压机制不是通过对末梢的乙酰胆碱及儿茶酚胺的影响,但能增强乙酰胆碱的作用。《汉方医学》[1986,(8):17]:对实验性轻~中度高血压大鼠,每日给予本方1克/千克,可见明显的降压效果,作用迅速,给药翌日即可使血压下降,5~7日即能使血压恢复正常。本方的特点是仅使过高的血压降至正常,而不会使其降至正常水平以下,这与许多降压西药不同,此外,本方可使脑卒中易发性大鼠的脑卒中发作减少。❺止血作用:《汉方医学》[1982,(3):13]本方对热盛之出血有良效,对Ⅷ因子、Ⅸ因子等内凝因子有活性,家兔凝血酶原时间测定表明对外凝系统无影响。对于双香豆素(华法令)所致小鼠出血死亡,黄连解毒汤可明显延缓死亡时间。本方有一定促凝止血效果。❻对肾上腺皮质功能的影响:《中药方剂近代研究及临床应用》实验结果表明,黄连解毒汤中黄连、黄柏中所含的小檗碱,能明显兴奋垂体—肾上腺皮质系统,因而认为此作用在临床疗效上可能具有一定意义。

79863 黄连解毒汤

《直指》卷二十。为方出《肘后方》卷一,名见《外台》卷七引《古今录验》"黄连汤"之异名。见该条。

79864 黄连解毒汤(《伤寒活人指掌图》卷四)

【组成】黄连一分　黄芩　芍药各半两　栀子

【用法】水三盏半,煎至一盏半,去滓,分二服。

【主治】大热作呕,语呻吟,不得眠。

【备考】方中栀子用量原缺。

79865 黄连解毒汤(《证治要诀类方》卷一)

【组成】黄连　黄柏　栀子各一钱半　木香三分　犀角一钱(无,以升麻代之)

【用法】水一盏半,煎七分服。

【主治】伤寒,因饮食复剧,烦闷干呕,口燥呻吟,错语不得眠。

79866 黄连解毒汤(《万氏家抄方》卷六)

【组成】条芩(酒炒)　黄连(酒炒)　归尾　枳壳　红花　甘草

【用法】水煎服。

【主治】小儿痘后下利脓血。

【备考】《片玉痘疹》有酒大黄。

79867 黄连解毒汤(《疮疡经验全书》卷一)

【组成】黄连　鼠黏子　桔梗　天花粉　连翘　当归　生地黄　白芍药　牡丹皮　青皮　枳壳　前胡　小柴胡　干葛　玄参　金银花

【主治】弄舌喉风。

79868 黄连解毒汤(《疮疡经验全书》卷二)

【组成】黄连(姜汁拌炒)　甘草　升麻　桔梗　茯苓　黄芩(酒炒)　山栀　当归　川芎　白芍　生地　枳壳　玄参　天花粉　连翘　小柴胡　金银花　灯心

【用法】临服加犀角汁。

【主治】对心发。

79869 黄连解毒汤(《回春》卷二)

【组成】黄连　黄芩　黄柏　栀子各二钱　柴胡　连翘各二钱

【用法】上锉一剂。水煎,温服。

【主治】❶《回春》:伤寒大热不止,烦躁干呕,口渴喘满,阳厥极深,蓄热内甚,及汗吐下后,寒凉不能退其热者。❷《医学正印》:嗜酒不育,脉六部洪大,重按则觉微细无力者。

79870 黄连解毒汤(《回春》卷二)

【组成】黄连　黄芩　栀子　黄柏　连翘　芍药　柴胡各等分

【用法】上锉一剂。水煎,食前服。

【主治】三焦实火,内外皆热,烦渴,小便赤,口生疮。

79871 黄连解毒汤(《赤水玄珠》卷二十八)

【组成】黄连　黄芩　黄柏　山栀　牛蒡子　甘草　防风　荆芥　知母　石膏　桔梗　玄参　木通

【用法】加生姜三片,水煎服。

【主治】时令喧热,麻痘初发热。

79872 黄连解毒汤(《准绳·幼科》卷四)

【组成】黄连　生地黄　芍药　甘草　木通　车前草　僵蚕　桔梗　连翘　牛蒡子　荆芥

【用法】水煎服。

【主治】痘出三两朝,身中热烙,焦紫无红活色,枭炎猛烈之甚也;或眼红睑赤,或小便涩结。

【加减】或去僵蚕、翘、芥,加紫草茸、灯心;热甚,加柴胡、地骨皮;饱胀,加全瓜蒌、枳实、山楂;气弱,不用枳、楂。

79873 黄连解毒汤(《外科正宗》卷二)

【组成】黄连　黄芩　黄柏　山栀　连翘　甘草　牛蒡子各等分

【用法】水二钟,加灯心二十根,煎八分,不拘时候服。

【主治】疔毒入心,内热口干,烦闷恍惚,脉实者。

79874 黄连解毒汤

《治痘全书》卷十四。为《外台》卷二引《深师方》"黄连犀角汤"之异名。见该条。

79875 黄连解毒汤(《痘科类编》卷四)

【组成】黄连　黄芩　黄柏　栀子　生地各等分

【用法】水煎服。

【主治】❶《痘科类编》:麻疹已出,烦躁谵语,热甚昏迷,不省人事者。❷《幼幼集成》:痘出纯紫赤色,血热气实也。

【备考】《幼幼集成》有牛蒡子。

79876 黄连解毒汤(《诚书》卷十五)

【组成】贝母　当归　赤芍药　黄连　独活　紫草　红花　荆芥穗　陈皮　生地　甘草　菖蒲

【用法】水煎服。

【主治】皮燥口苦痛疮。

79877 黄连解毒汤(《郑氏家传女科万金方》卷一)

【组成】川连　黄柏　黄芩　山栀　连翘

【用法】水煎,食前服。

【主治】妇人经水崩漏不止。

79878 黄连解毒汤(《伤寒大白》卷二)

【组成】黄连　黄芩　黄柏　山栀　石膏

【功用】清里热。

【主治】发狂之症,外无表邪,里无痰食。

79879 黄连解毒汤(《幼科直言》卷二)

【组成】黄连　玄参　连翘　栀子　花粉　陈皮　甘

草　竹叶

【用法】水煎服。

【主治】痘见苗，以至起长，一切烦热火症，或眼目赤红，或腮咽肿痛，或生口疮，或牙痛，或衄血。

79880　**黄连解毒汤**（《幼科直言》卷四）

【组成】木香　黄连　归尾　白芍（炒）　红花　连翘　滑石　枳壳　陈皮　甘草

【用法】水煎服。

【主治】痢疾。便杂色滞冻，兼呕哕不食者，此症必危，乃暑毒深重之故。

79881　**黄连解毒汤**（《幼科直言》卷五）

【组成】黄连　桔梗　连翘　土贝母　丹皮　甘草梢　黄芩　生地　白僵蚕　玄参

【用法】水煎服。兼服犀角丸。

【功用】清热解毒。

【主治】胎瘤游风。

79882　**黄连解毒汤**（《治疫全书》卷五）

【组成】黄连　黄芩　栀子各等分

【用法】水煎，温服。

【主治】一切火热，表里俱盛，狂躁烦心，口燥咽干，大热干呕，错语不眠，吐血衄血，热甚发斑。

【宜忌】倘非实热，不可轻投。

79883　**黄连解毒汤**（《救急选方》卷上引《儿科方要》）

【组成】黄连　甘草　玄参各一钱　射干一钱半　贝母　桔梗　连翘各七分　生地八分　犀角（水磨）一钱（药熟入）

【用法】水煎服。

【功用】清血中之热，泻胃中之火。

【主治】小儿牙疳。

79884　**黄连解毒汤**（《外科真诠》卷下）

【组成】黄连　黄芩　黄柏　栀炭　银花

【主治】疔疮。

79885　**黄连解毒汤**（《治疹全书》卷下）

【组成】生地　白芍　当归　黄连　木通　防风　银花　荆芥　连翘　丹皮　柴胡　麦冬　鳖甲　薄荷

【用法】加灯心，水煎服。

【主治】疹后发热成疳。

79886　**黄连解毒汤**

《秋疟指南》卷二。为原书同卷“金花汤”之异名。见该条。

79887　**黄连解毒散**

《普济方》卷七十四。为方出《肘后方》卷一，名见《外台》卷七引《古今录验》“黄连汤”之异名。见该条。

79888　**黄连解毒散**（《银海精微》卷下）

【组成】黄连　黄芩　黑参　龙胆草　荆芥　栀子　天花粉　茵陈　生地黄　车前子　桔梗　连翘

【用法】水煎，加童便三盏，温服。

【主治】酒毒所致白睛黄赤。

79889　**黄连槟榔散**（《普济方》卷二九九）

【组成】黄连（为末，用麻油、轻粉调得所，摊于碗中，将艾一撮烧烟，碗覆其上熏之，续再加其艾熏用）　麻黄（去节）　鸡心槟榔　当归须　生干地黄　川芎　赤芍药　川独活　牵牛（微炒取末）　苍术（炒）　桑白皮（炒）　枳壳（治）　甘草（微炙）各等分　细辛二钱　蒺藜（炒去刺）五钱

【用法】上㕮散。每服三钱，入黑豆七十粒，紫苏五叶，生姜五片，水煎服。次用贝母膏敷疮。

【主治】秃头疮。

【加减】如大便秘，多加生地黄。

79890　**黄连滴眼方**（《直指》卷二十）

【组成】鹰爪黄连（净）二钱　干艾叶少许　真杏仁一个（去皮）

【用法】上为末，新汲水浸一日夜，滤清汁。仰卧，以帛蘸，滴入眼中，鼻内见苦味，即药透也。或新水浸黄连，瓷器盛，重汤炖浓汁，以熟艾烧存性，入药用。

【主治】热眼赤肿疼痛。

79891　**黄连熟艾汤**（《伤寒总病论》卷三）

【组成】黄连　黄柏各一两半　龙骨一两　熟艾两鸡子大

【用法】上㕮咀。水四升，煮一升二合，去滓，分减温服。

【功用】除热止痢。

【主治】伤寒四日而大下，热利时作，白通诸药多不得止者。

79892　**黄连橘皮汤**（《外台》卷四引《古今录验》）

【组成】黄连四两（去毛）　橘皮二两　杏仁二两（去尖皮）　枳实一两（炙）　麻黄二两（去节）　葛根二两　厚朴一两（炙）　甘草一两（炙）

【用法】上切。以水八升，煮取三升，分三服令尽，且消息下当先止。

【主治】❶《外台》引《古今录验》：冬温未即病，至春被积寒所折，不得发，至夏得热，其春寒解，冬温毒始发出肌中，斑烂隐疹如锦文，咳而心闷，呕吐清汁，眼赤口疮，下部亦生疮，已自得下痢。❷《婴童百问》：温毒发斑，麻证，泄泻并去血。

79893　**黄连橘皮汤**（《痘科类编》卷三）

【组成】黄连四钱　橘皮　杏仁（去皮尖）　枳实　麻黄（去节，汤泡）　葛根各二钱

【用法】水二钟，煎七分，温服。

【主治】湿毒发斑。

79894　**黄连磨积丸**（《扶寿精方》）

【组成】黄连一两（纳五钱吴茱萸同炒，五钱益智仁同炒，去二味不用，只用黄连）　栀子仁（炒，去朽）　白芥子（醋浸炒）各五钱　川芎　苍术（米泔浸七日）　桃仁（去皮，存尖）　青皮（去瓤）　香附子（童便浸，炒）　莪术（酒浸炒）　山楂肉　莱菔子（炒，研）　白术各一两　三棱（用西安府者）各一两五钱

【用法】上为细末，汤浸蒸饼为丸，如梧桐子大。每服五七十丸，以白汤送下。

【功用】《全国中药成药处方集》沈阳方：破结磨坚，行气活血，消除积痞。

【主治】一切痰饮痰积，积聚怫郁，胁下闷倦，懒惰，饮食不消，或吐逆恶心，眩晕怔忡，时作时止。

【宜忌】《全国中药成药处方集》沈阳方：忌热物，孕妇忌服。

79895 **黄金化毒汤**(《医醇賸义》卷二)

【组成】黄连五分　金银花二钱　赤芍一钱　丹皮二钱　连翘一钱五分　大贝二钱　花粉二钱　菊花二钱　薄荷一钱　甘草五分　淡竹叶二十片

【主治】痈疡初起,肿痛大热,烦渴引饮。

79896 **黄金波药酒**(《成方制剂》6册)

【组成】白芷　陈皮　川芎　当归　地枫皮　丁香　佛手　甘草　高良姜　红花　姜黄　龙眼肉　千年健　肉豆蔻　肉桂　砂仁　檀香　栀子

【用法】上制成药酒剂。口服,一次20~30毫升,一日2~3次。

【功用】祛风活血,温中和胃。

【主治】肢体麻木,筋骨疼痛,胃寒胀满。

79897 **黄金碧玉膏**(《发背对口治诀论》)

【组成】白占一两　黄占五钱　头发五钱　归身五钱

【用法】上药用麻油六两,以头发先熬枯,去滓,再下归身熬枯去滓,后下黄白占,待化开再下乳香、没药二味,化开和匀成膏。凡毒久不收不长肉以此膏敷之,外以好膏药盖之,或油纸亦可。至一昼夜以猪蹄汤洗去,三换三次而愈。

【功用】长肉生肌止痛。

【主治】发背、对口,腐肉已净,久不收口者。

【加减】如痛,加乳香、没药各一钱五分,肉桂三钱(研),大附子三钱(研);肉桂、附子二味阳毒不用,若阴毒久不收口,塌陷者加入如神。

79898 **黄金霜合剂**(《中医皮肤病学简编》)

【组成】黄金霜灵药15克　黄金霜药渣31克　珍珠黄金丹长药31克

【用法】上为细末后,用醋调如雪花膏状。外用。

【主治】白癜风。

79899 **黄狗下颏方**(《准绳·疡医》卷四)

【异名】黄狗下颏散(《疡医大全》卷二十二)。

【组成】黄狗下颏(连舌、连皮毛劈下,入罐,盐泥封固,铁盏盖口,煅一炷香,觉烟清即止,务宜存性,不可过,过则无用矣,视其骨灰正黑色者为妙,若带白色,其性已过,勿用。用时研极细)　白蔹末　豌豆粉(俗名水寒豆,又名小寒豆,生用)各等分

【用法】上三味以各五钱为率,酒调,空腹服。外又以三味等分,为敷药,香油调敷患处。其验以服药后出臭汗及熟睡为准。

【主治】❶《准绳·疡医》:肚痈、少腹痈及腿上贴骨痈、发背等下部痈疽。❷《疡医大全》:环跳疽。

79900 **黄狗下颏散**

《疡医大全》卷二十二。为《准绳·疡医》卷四"黄狗下颏方"之异名。见该条。

79901 **黄柏止泻汤**(《千金》卷二十)

【组成】黄柏　人参　地榆　阿胶各三两　黄连五两　茯苓　榉皮各四两　艾叶一升

【用法】上㕮咀,以水一斗,煮取三升,去滓,下胶消尽,分三服。

【主治】下焦虚冷,大小便洞泄不止。

【方论选录】《千金方衍义》:方中黄柏、榉皮皆苦寒清燥治热结肠胃下水断痢之剂,地榆亦苦涩微寒;专赖参、苓、阿胶平调气血以助诸药之力;惟艾性禀纯阳,能开发中外阴邪,必缘其人宿蕴湿热,暴感虚寒而洞泄不止,故以辛热之味行苦寒之性。湿热去而真阳复,三焦各司其职,可无下虚上盛之虞。否则,方下虚冷二字或有错误亦未可知。

79902 **黄柏升麻汤**(《伤寒总病论》卷三)

【组成】黄柏　升麻　甘草(生)各半两

【用法】上㕮咀,水一升半,煮半升,入地黄汁一合,煎半升。分二服,细呷之。

【主治】天行口疮。

79903 **黄柏白蚕散**

《医统》卷六十三。为《圣济总录》卷一一七"黄柏散"之异名。见该条。

79904 **黄柏当归汤**(《医学纲目》卷十八)

【组成】黄柏(炒)七钱　黄芩(炒)　当归身(炒)　甘草(炙)各一两　黄连(炒)　防风各五钱　泽泻　山栀　知母　地骨皮各三钱　连翘五分

【用法】上㕮咀,分作四服。每服加水一小碗,浸一时许,入酒一匙,煎至八分,去滓,调下槟榔散,大温服。

【主治】背疽。

79905 **黄柏竹沥膏**(《永乐大典》卷一一四一三引《仁存方》)

【组成】苦竹一截(入黄柏皮,塞竹内,令柏满)

【用法】上用砖对立,置竹子上,两头安净器,以火于下烧,候滴沥尽,收之。以钗股点入眼中。

【主治】远年障翳。

79906 **黄柏红升散**(《中医皮肤病学简编》)

【组成】黄柏62克　煅石膏62克　轻粉12克　红升丹12克　枯矾6克

【用法】上为细末。豆油调,外敷。

【主治】黄水疮。

79907 **黄柏苍术汤**(《中医皮肤病学简编》)

【组成】黄柏9克　苍术9克　蒲公英9克　滑石15克　龙胆草15克　生地15克

【用法】水煎,内服。

【主治】慢性湿疹。

79908 **黄柏滋肾丸**(《医方集解》)

【组成】滋肾丸去桂加黄连

【主治】上热下冷,水衰心烦。

79909 **黄药针砂丸**(《普济方》卷一六八)

【组成】针砂　青皮　陈皮　干漆　黑牵牛　白矾　青矾　绿矾各四两　苍术半斤(米泔浸)

【用法】上除苍术半斤,余四味用米醋两碗,将三矾共针砂煮,令醋干,共为末,醋糊为丸,如梧桐子大。每服三十丸,日一次。

【主治】积聚。

79910 **黄帝四扇散**(《医心方》卷二十六引《大清经》)

【异名】四扇散(《圣惠》卷九十四)。

【组成】松脂　泽泻　山术　干姜　云母　干地黄　石上菖蒲

【用法】凡七物精治,令分等合捣四万杵,盛以密器。每服三方寸匕,以酒送下;亦可以水送下。亦可以炼蜜为丸,如大豆大。每服二十丸,可至三十丸。

【功用】❶《医心方》引《大清经》:延年。❷《圣惠》:驻

颜益寿，填精补脑。

79911 黄阁化癖膏(《鲁府禁方》卷三)

【组成】秦艽　三棱　黄柏　莪术　蜈蚣各五钱　当归　大黄各三钱　真香油二斤四两　黄丹一斤二两(水飞过，炒紫色)　川山甲十四片　全蝎十四个　木鳖子七个

【用法】上将药入油内，煎黄色为度，滤去滓，捣烂待用，油冷入黄丹，用文武火熬，槐柳条不住手搅，黑烟起，滴水成珠，手试软硬，方可离火，次下四味细药，并入捣烂粗滓于内。真阿魏一两，乳香五钱，没药五钱，麝香一钱，皮消三钱(风化为末)，搅匀，以瓷器内盛之。如用，坐水中溶化开，不可火上化。此药用狗皮摊贴患处，每个重七钱，贴三日止热，贴七日觉腹微疼，十日大便下脓血为验。

【主治】癖积气块，身体发热，口内生疮。

【宜忌】忌生冷及腥荤发物百日。

79912 黄耆十补汤(《直指》卷九)

【异名】十补汤(《医方大成》卷三引《叶氏录验方》)。

【组成】黄耆(蜜炙)　当归(酒浸，焙)　熟地黄(洗)　茯神各半两　白芍药一两　人参　白术　酸枣仁(微炒)　半夏(制)　陈皮　北五味子　肉桂　天台乌药　甘草(炙)　麦门冬(去心)各一分　木香　沉香各一钱

【用法】上剉。每服三钱，加生姜五片，大枣二枚，食前煎服。

【功用】补虚劳，养血气。

【主治】《医方大成》：诸虚不足。

【备考】《医方大成》有生干地黄，无熟地黄，甘草。

79913 黄耆十味散(《外台》卷二十六引《许仁则方》)

【异名】黄耆散(《圣济总录》卷一四二)。

【组成】黄耆五两　苦参　玄参各六两　附子(炮)　大黄各三两　干姜二两　猬皮(炙)二两　黄连四两　槐子六合　猪悬蹄甲一具(炙)

【用法】上为散。每服方寸匕，空腹以饮送下，每日二次。渐渐加至二匕。

【主治】痔疮，服生槐子煎不觉者。

【宜忌】忌猪肉、冷水。

79914 黄耆八珍汤(《济阳纲目》卷七十八)

【组成】人参　白术　茯苓　甘草　当归　川芎　芍药　熟地黄(砂仁、沉香炒)　黄耆

【用法】上剉。水煎服。

【主治】劳力或看书着棋，久坐而致脊骨疼者。

79915 黄耆人参汤(《伤寒总病论》卷六)

【组成】黄耆　人参　半夏　陈橘皮　麦门冬　当归　赤茯苓各半两

【用法】上为粗末。每服四钱，水二盏，加生姜三片，煎七分，去滓，下阿胶末一小匕。温与之，每日三四次。

【功用】安胎。

【主治】妊娠伤寒，服汗下诸药，热已退，觉气虚不和者。

79916 黄耆人参汤(《脾胃论》卷中)

【组成】黄耆一钱(如自汗过多，更加一钱)　升麻六分　人参(去芦)　橘皮(不去白)　麦门冬(去心)　苍术(无汗更加五分)　白术各五分　黄柏(酒洗)　炒曲各三分　当归身(酒洗)　炙甘草各二分　五味子九个

【用法】上㕮咀，都作一服。水二盏，煎至一盏，去滓，食远或空心稍热服。

【功用】助元气，理治庚辛之不足。

【主治】❶《脾胃论》：脾胃虚弱，上焦之气不足，遇夏天气热盛，损伤元气，怠惰嗜卧，四肢不收，精神不足，两脚痿软，遇早晚寒厥，日高之后阳气将旺，复热如火，乃阴阳气血俱不足，故或热厥而阴虚，或寒厥而气虚，口不知味，目中溜火，而视物䀮䀮无所见，小便频数，大便难而结秘，胃脘当心而痛，两胁痛或急缩，脐下周围如绳束之急，甚则如刀刺，腹难舒伸，胸中闭塞，时显呕哕，或有痰嗽，口沃白沫，舌强，腰、背、胛眼皆痛，头痛时作，食不下，或食入即饱，全不思食，自汗尤甚，若阴气覆在皮毛之上，皆天气之热助本病也，乃庚大肠、辛肺金为热所乘而作。❷《痈疽神秘验方》：痈疽脓血大泄，败臭痛甚者，及溃后虚而发热或作痛，少寐。

【宜忌】忌酒、湿面、大料物之类及过食冷物。

【加减】如心下痞闷，加黄连二分或三分；如胃脘当心痛，减大寒药，加草豆蔻仁五分；如胁下痛或缩急，加柴胡二分或三分；如头痛，目中溜火，加黄连二分或三分，川芎三分；如头痛，目不清利，上壅上热，加蔓荆子、川芎各三分，藁本、生地黄各二分，细辛一分；如气短，精神如梦寐之间，困乏无力，加五味子九个；如大便涩滞，隔一二日不见者，致食少，食不下，血少，血中伏火而不得润也，加当归身、生地黄、麻子仁泥各五分，桃仁三枚(汤泡去皮尖，另研)，如大便通行，所加之药勿再服；如大便又不快利，勿用别药，少加大黄(煨)五分；如不利者，非血结血秘而不通也，是热则生风，其病人必显风证，单血药不可复加之，止常服黄耆人参汤药，只用羌活、防风各五钱，二味㕮咀，以水四盏，煎至一盏，去滓，空心服之，其大便必大走也，一服便止；如胸中气滞，加青皮(皮薄清香可爱者)一分或二分，并去白橘皮倍之，去其邪气，此病本元气不足，惟当补元气，不当泻之；如气滞太甚，或补药太过，或病人心下有忧滞郁结之事，更加木香、缩砂仁各二分或三分，白豆蔻二分，与正药同煎；如腹痛、不恶寒者，加白芍药五分，黄芩二分，却减五味子。

79917 黄耆人参汤(《证治汇补》卷七)

【组成】黄耆　人参　白术　陈皮　甘草　当归　麦冬　五味　生地　黄柏　熟地　天冬

【主治】煎厥。

79918 黄耆人参汤(《医略六书》卷二十四)

【组成】人参一钱半　黄耆三钱(蜜炙)　生地五钱　熟地五钱　麦冬二钱(去心)　五味一钱半　天冬三钱(去心)　黄柏一钱半(盐水炒)　炙草一钱半

【用法】水煎，去滓，温服。

【主治】气虚阴火发厥，脉软数者。

【方论选录】元气虚衰，不能收摄阴火，而神明失其主宰，故昏昧无知，卒仆发厥焉。人参扶元气以摄火，黄耆补中气以退热，生地滋阴壮水，熟地滋肾补阴，麦冬清心润肺，天冬润肺益阴，五味子收耗亡之气，炙甘草缓上炎之火，黄柏以清相火之上逆也。使阴火下潜，则元阴完复，而神志清灵，虚热无不退矣。此补气摄火之剂，为气虚火厥之专方。

79919 黄耆九物汤(《医醇賸义》卷一)

【组成】黄耆二钱　防风一钱　党参五钱　茯苓二钱　白术一钱　鹿胶一钱五分(角霜炒)　独活一钱(酒炒)　牛膝二钱　甘草五分　大枣二枚　生姜三片

【主治】中风。半身不遂，手足弛纵，食少神疲，不能步履，属气虚者。

79920 **黄耆大补汤**

《杏苑》卷五。为《魏氏家藏方》卷四“大补黄耆汤”之异名。见该条。

79921 **黄耆卫元汤**（《外科大成》卷四）

【组成】黄耆　人参　当归　红花　芍药　桔梗　甘草　防风

【用法】水煎服。

【主治】痘中夹瘿。痘发三四日而瘿溃者。

79922 **黄耆木兰散**（方出《肘后方》卷四，名见《圣济总录》卷六十）

【组成】黄耆二两　木兰一两（末之）

【用法】上为散。每服方寸匕，以酒送下，一日三次。

【主治】酒疸。心懊痛，足胫满，小便黄，饮酒发赤斑黄黑，由大醉当风入水所致。

79923 **黄耆五两汤**（《鸡峰》卷十九）

【异名】黄耆建中汤（《易简》）、黄耆建中散（《济阴纲目》卷十三）。

【组成】黄耆五两　白芍药　桂　甘草各三两

【用法】上为细末。每服三钱，水一盏，加生姜七片，大枣一枚，同煎至七分，去滓，食后温服。

【主治】黄汗。

79924 **黄耆五味饮**（《痘疹仁端录》卷十四）

【组成】炙耆三钱　白芍　苍术　僵蚕　厚朴各一钱　白术（土炒）五分　猪苓　腹皮各七分

【用法】水煎服。

【主治】痘靥不愈。

【加减】如毒血化尽，方可加五味子五七粒；若有余毒，多用加味平胃散。

79925 **黄耆五味散**（《外台》卷二十五引《许仁则方》）

【组成】黄耆六两　赤石脂八两　厚朴五两（炙）　干姜　艾叶（炙）各二两

【用法】上为散。初服一方寸匕，以饮送下，每日二次。稍稍加至二三匕。

【主治】痢疾。脓血相和食不甚稀，每出脓血与食相兼，腹亦小痛。

79926 **黄耆五物汤**

《三因》卷三。为《金匮》卷上“黄耆桂枝五物汤”之异名。见该条。

79927 **黄耆内托汤**（《嵩崖尊生》卷十三）

【组成】川芎　当归　陈皮　白术　黄耆　白芍　山甲　皂刺各一钱　槟榔三分

【主治】脏毒已成，红色光亮欲作脓，不必内消者。

79928 **黄耆内托散**（《外科正宗》卷三）

【组成】川芎　当归　黄耆各二钱　白术　金银花　天花粉　皂角针各一钱　甘草　泽泻各五分

【用法】水二盅，煎八分，食前服。

【主治】鱼口、便毒、横痃等症已成，不得内消者。

79929 **黄耆内托散**（《外科正宗》卷三）

【组成】黄耆二钱　当归　川芎　金银花　皂角针　穿山甲　甘草节各一钱

【用法】水二钟，煎八分，入酒一杯，食前服。

【主治】臀痈已成，服活血散瘀汤势定者，欲其溃脓。

79930 **黄耆内托散**（《杂病源流犀烛》卷二十二）

【组成】黄耆　当归　川芎　厚朴　桔梗　防风　甘草　人参　白芍各五分　肉桂三分

【用法】上为末，温酒服。

【主治】老弱人患发颐，不可全用攻泻者。

79931 **黄耆内消汤**（《外科真诠》卷上）

【组成】黄耆五钱　当归三钱　豨莶一钱　苍耳一钱　公英三钱　玄参一钱五分　赤芍二钱　丹皮一钱　甲珠一钱　甘草五分

【主治】臀痈初起。

79932 **黄耆化毒汤**（《外科大成》卷四）

【组成】黄耆（生）五钱　连翘二钱　防风　当归　何首乌　白蒺藜各一钱

【用法】水煎服。

【功用】化毒生脓。

【主治】干疥瘙痒，见血无脓者。

【加减】如日久不干，再加白术二钱，茯苓一钱以燥之。

79933 **黄耆牛膝散**（《鸡峰》卷十二）

【组成】黄耆　白芍药　牛膝　当归各三钱　防风　磁石各二十四铢　五味子　茯苓　熟地黄　芎䓖　桂心各四钱

【用法】上为细末。每服三钱，水一盏，入生姜三片，大枣一枚，同煎至七分，去滓温服，不拘时候。

【主治】肾脏风虚，腰腿脚膝痛。

79934 **黄耆六一汤**（《局方》卷五宝庆新增方）

【异名】黄耆汤（《普济方》卷二二九）、黄耆饮（《证治要诀类方》卷二）。

【组成】黄耆（去芦，蜜炙）六两　甘草（炙）一两

【用法】上㕮咀。每服二钱，水一盏，大枣一枚，煎至七分，去滓温服，不拘时候。

【功用】平补气血，安和脏腑。

【主治】气虚津伤，肢体劳倦，口常干渴，面色萎黄，不思饮食；或先渴而后生疮疖，或患痈疽之后而口渴；或卫虚自汗；或痔漏脓水不绝。

❶《局方》宝庆新增方：男子妇人诸虚不足，肢体劳倦，胸中烦悸，时常焦渴，唇口干燥，面色萎黄，不能饮食，或先渴而欲发疮疖，或病痈疽而后渴者。❷《丹溪心法》：盗汗虚者。❸《疮疡经验全书》：疮疡溃后，虚汗如雨不止。❹《医学正传》：三消，痈疽发渴。❺《外科大成》：痔漏漏孔穿开，脓水不绝者。❻《张氏医通》：卫虚自汗，昼日烦热。

79935 **黄耆六一汤**（《外科精要》卷下）

【组成】绵黄耆六两（用淡盐水润，饭上蒸）　粉草一两（半生半炙）

【用法】上为末，每服二钱，侵晨、日午以白汤调下；不应，作大剂，水煎服。古人号黄耆为羊肉，可见其能补也。

【功用】治渴补虚，免痈疽。

【主治】❶《外科精要》：渴疾痈疽。❷《外科发挥》：溃后作渴。

79936 **黄耆六一汤**（《直指》卷九）

【组成】黄耆（炙）六钱　甘草（炙）一钱　白术　白芍

药各三钱

【用法】上为粗末。每服二钱,加生姜、大枣,水煎服。

【主治】虚劳自汗。

79937 **黄耆六一汤**(《朱氏集验方》卷一)

【组成】黄耆 当归 甘草各等分

【用法】上㕮咀。水一盏,加生姜、大枣,水煎,空心服。

【主治】风湿相搏,肌肉瞤动。

【备考】本方治上症,宜先服渗湿汤,次用是药。

79938 **黄耆六一汤**(《外科正宗》卷三)

【组成】黄耆(半生,半蜜水炒)六钱 甘草(半生,半炙)一钱五分 人参一钱

【用法】水二钟,煎八分,食远服。

【主治】流注溃后,脓水出多,口干作渴,烦躁不宁。

79939 **黄耆平补汤**(《元和纪用经》)

【组成】陇西黄耆 枸杞根皮 桂 麦门冬 甘草各三两

【用法】上为末。每服四匕,加生姜寸许,细切别研,生米泔汁三升,同煮至一升半,分两服,温热进之,每日二次,通为四服。

【主治】五劳百损,四肢沉滞,骨肉酸疼,大病后,不复常行动,喘惙吸吸少气,小腹拘急,腰背强痛,心悸咽干,饮食无味。

79940 **黄耆甘草汤**(《圣济总录》卷三十一)

【组成】黄耆二两(剉) 甘草(炙) 白茯苓(去黑皮) 芍药 白术各半两 桑螵蛸(炙) 桂(去粗皮)各三分

【用法】上㕮咀,如麻豆大。每服四钱匕,水一盏半,入生姜一枣大(拍碎),大枣三枚(擘破),同煎至八分,去滓,空心温服。

【主治】伤寒后,虚劳短气,小肠急痛,羸劣。

79941 **黄耆甘草汤**(《圣济总录》卷一二四)

【组成】黄耆 甘草(炙)各一两半 桂(去粗皮)半两 人参一两 芍药 赤茯苓(去黑皮)各二两

【用法】上㕮咀,如麻豆大。每服五钱匕,水一盏半,加生姜三片,大枣二枚(去核),同煎至八分,去滓,纳饴糖少许,煎化热服。良久以稀粥投之。

【主治】咽喉似有物噎,胸中满,胁下气上冲,饮食减少。

79942 **黄耆甘草汤**(《医林改错》卷下)

【组成】黄耆四两(生) 甘草八钱

【用法】水煎服。病重一日两付。

【主治】老年溺尿,玉茎痛如刀割,不论年月深久。

79943 **黄耆四君汤**(《朱氏集验方》卷六)

【异名】黄耆四君子汤(《普济方》卷二九六)。

【组成】四君汤加黄耆 白扁豆

【用法】加生姜、大枣,水煎服。

【主治】五痔下血。

79944 **黄耆四物汤**(《医学纲目》卷十八引海藏方)

【组成】人参 黄耆 白术 茯苓 芍药 甘草 生姜 当归 地黄 川芎

【用法】多加金银花,水煎服。

【主治】痈疽。

79945 **黄耆四物汤**(《济阴纲目》卷十三)

【组成】黄耆(蜜炒) 当归 川芎 熟地黄各等分

【用法】上剉,每服四钱,水煎服。

【主治】❶《济阴纲目》:产后虚羸。❷《会约》:产后气血虚弱。

【加减】气虚,加参、术、茯苓、甘草;发热,加干姜;自汗多者,少用川芎,勿用茯苓,倍加蜜炙黄耆;口渴,加五味子、麦门冬;腹痛者,非白芍不可,虽新产亦用,但以酒炒不妨。

79946 **黄耆外托散**(《洞天奥旨》卷十)

【组成】黄耆一两 当归三钱 人参三钱 茯苓五钱 土茯苓二两 白芍五钱 生甘草三钱 白矾二钱

【用法】水煎,服四剂,重者十剂。外用药调搽即愈。

【主治】翻花杨梅疮。

【备考】《外科真诠》有银花,无白矾。

79947 **黄耆生地汤**(《嵩崖尊生》卷十)

【组成】麻黄二钱(先煎去沫方入) 黄耆一钱 白术 人参 柴胡 防风 生地各五分 羌活 黄柏各一钱 甘草三分 杏仁三个

【用法】临卧服。

【主治】风湿。阳气不升,四肢倦怠,走注身痛,阴室中汗出,懒语。

79948 **黄耆生脉饮**(《成方制剂》16册)

【组成】党参 黄耆 麦冬 五味子

【用法】上制成口服液。一次10毫升,一日3次。

【功用】益气滋阴,养心补肺。

【主治】气阴两虚,心悸气短的冠心病。

79949 **黄耆白术汤**(《兰室秘藏》卷中)

【异名】黄耆白术散(《普济方》卷三二八)。

【组成】细辛三分 吴茱萸 川芎各五分 柴胡 升麻各一钱 当归身一钱五分 黄柏(酒洗) 炙甘草 羌活各二钱 五味子三钱 白术 人参各五钱 黄耆一两

【用法】上㕮咀。每服五钱,水二大盏,加生姜五片,煎至一盏,去滓,食前热服。

【主治】妇人四肢沉重,自汗,上至头,际头而还,恶风,头痛躁热。

【加减】如腹中痛不快,加炙甘草一钱;汗出不止,加黄柏一钱。

79950 **黄耆白术汤**(《便览》卷三)

【组成】黄耆二钱半 人参一钱 白术(麸炒)二钱 甘草(炙)五分 当归八分 浮小麦一撮

【用法】水一钟半煎,食远温服。

【主治】自汗阳虚。

【宜忌】忌五辛物。

79951 **黄耆白术散**(《普济方》卷二二六引《十便良方》)

【组成】黄耆 白术 芍药 桂 茯苓 甘草 人参(去芦) 神曲各一两

【用法】上㕮咀。每服三钱,加生姜、大枣煎,不拘时候服,每日三四次。

【主治】诸虚不足,面黄食少,困倦,潮热有时。

79952 **黄耆白术散**

《普济方》卷三二八。为《兰室秘藏》卷中"黄耆白术汤"之异名。见该条。

79953 **黄耆白芷汤**(《痘疹会通》卷四)

【组成】黄耆 白芷 枸杞 甘草 制首乌各等分

【用法】水煎服。

【主治】痘疹当靥不靥。

79954 **黄耆白芷膏**(《圣济总录》卷一二八)

【组成】黄耆　白芷　大黄　当归　续断各一两　薤白(切)二两　松脂二两　乳香半两　蜡一两　猪脂二介　生地黄汁三合

【用法】上十一味,取前五味剉碎,以地黄汁拌匀,先熬脂令沸,下诸药,煎候白芷赤黑色漉出,下薤白、松脂、乳香、蜡,煎候熔尽,以绵布绞去滓,瓷盒内盛。取涂敷乳上,每日三四次。即愈。

【主治】乳痈。

79955 **黄耆必安丹**(《普济方》卷九十三引《卫生家宝》)

【组成】没药　全蝎(酒浸,焙干)　羌活　虎骨(酥炙)　独活　防风(去芦)　川芎　当归　薏苡仁　半夏(姜制)各二两　川乌头一两(炮,去皮尖)　天麻　枳壳(去白,麸炒)　前胡　陈皮红　细辛　朱砂(别研为衣)各一两　白术半两　麝香一钱(别研)　脑子半钱(别研)

【用法】上为细末,糯米糊为丸,如龙眼大,朱砂为衣。每服一丸,食后以酒嚼下,或荆芥汤送下。

【主治】血虚生风,左瘫右痪,口眼㖞斜,语言謇涩诸疾。

【备考】本方名黄耆必安丹,但方中无黄耆,疑脱。

79956 **黄耆地黄丸**(《圣济总录》卷一四二)

【组成】黄耆(剉)　生干地黄(焙)　厚朴(去粗皮,生姜汁炙)各二两　干姜(炮)　当归(焙)各一两　大黄一两半

【用法】上为末,炼蜜为丸,如梧桐子大。每服二十丸,空心以米饮送下。

【主治】肠风痔疾,及风秘疼痛等,积年不愈者。

79957 **黄耆地黄丸**(《普济方》卷三二八引《卫生家宝》)

【组成】黄耆一两(蜜炙)　当归(去芦,酒浸洗)三两　川芎　熟干地黄(酒浸)二两　鹅卵矾朱二两(火煅通赤,盆覆地上,出火毒)

【用法】上为末,炼蜜为丸,如梧桐子大。每服三十丸,空心以温酒盐汤送下。

【功用】活血驻颜,滋润皮肤。

【主治】妇人血虚,肌瘦面黄,腹胀饮食不进,或崩漏,腰脚酸疼,脐腹疠痛,荣卫不足,浑身倦怠。

79958 **黄耆芍药汤**(《圣济总录》卷三十一)

【组成】黄耆(剉)　人参各一两　芍药　桂(去粗皮)　五味子各三分　白术半两　甘草(炙,剉)一分

【用法】上为粗末。每服三钱匕,水一盏,入生姜三片,大枣二枚(去核),同煎至六分,去滓,空心食前温服。

【主治】伤寒后,气血不复,虚羸。

79959 **黄耆芍药汤**(《东医宝鉴·杂病篇》卷十引《三因》)

【组成】黄耆　当归尾　白芍药各一钱半　白术一钱　人参　陈皮各五分　甘草(炙)三分

【用法】上剉,作一贴。水煎,空心服。

【主治】产后遗尿不禁。

79960 **黄耆芍药汤**(《兰室秘藏》卷中)

【组成】黄耆三两　甘草(炙)二两　升麻　葛根　白芍药各一两　羌活半两

【用法】上㕮咀。每服三钱,水煎,温服。

【主治】❶《兰室秘藏》:衄血多岁,面黄,眼涩多眵,手麻。❷《济阳纲目》:湿,身重,卧起不能。

79961 **黄耆芍药汤**(《片玉痘疹》卷十)

【组成】黄耆　芍药　酒芩　连翘　防风　大力子　桔梗　甘草　葛根　荆芥穗　人参

【用法】加淡竹叶,水煎服。

【功用】固表解毒。

【主治】痘疹,未及期而骤发,此毒火太甚,营卫气虚,直犯清道而出。

79962 **黄耆托里汤**(《疡科选粹》卷四)

【组成】黄耆　甘草　当归身　升麻　葛根　漏芦　连翘　防风　瓜蒌仁　鼠黏子　皂角刺　白芷　川芎　肉桂　炒柏

【用法】水一盏,入酒一盏,煎服。

【功用】解毒补血益气。

【主治】乳岩溃烂。

【方论选录】《医钞类编》:黄耆之甘温以排脓益气生肌,为君;甘草补胃气解毒,当归和血生血,为臣;升麻、葛根、漏芦为足阳明本经药;连翘、防风、瓜蒌仁、牛子解毒去肿,皂刺引至患处,白芷入阳明排脓长肌,川芎、肉桂、炒柏为引。

79963 **黄耆托里散**(《直指》卷二十二)

【组成】黄耆　白茯苓各一两　甘草(生)二钱半　乳香(别研)一钱半

【用法】上为末,每服二钱,酒小盏,慢火煎如膏,再添酒调服。

【功用】托里止痛。

【加减】内虚,加当归。

79964 **黄耆当归丸**(《医略六书》卷三十)

【组成】人参三两　黄耆五两(蜜炙)　白术三两(制)　当归三两　白芍一两半(炒)　陈皮一两半　炙草一两半　猪脬一具

【用法】上为末,煮猪脬捣烂为丸。每服五钱,以淡盐汤送下。

【主治】遗溺,脉软者。

【方论选录】产后脾肺气亏,清阳不振,无以统摄津液,故小便遗失不知焉。人参扶元气以补肺,黄耆补中气以壮脾;白术健脾土,力能统摄津液;陈皮和中气,更能调和脾胃;当归养血荣经脉,白芍敛阴固经脉;炙草缓中益胃气也。煮猪脬捣为丸,盐汤下,使脾肺气充,则脬气亦厚,而水府蓄泄有权,岂有小便遗失不知之患乎。

79965 **黄耆当归汤**

《兰室秘藏》卷上。为《内外伤辨》卷十“当归补血汤”之异名。见该条。

79966 **黄耆当归汤**(《赤水玄珠》卷八)

【组成】当归　黄耆各一两　糯米一合

【用法】上为末。水煎,分四服。

【主治】妊娠下痢,腹痛,小便涩。

79967 **黄耆当归汤**(《济阴纲目》卷十四)

【异名】黄耆当归散(《金鉴》卷四十八)。

【组成】黄耆　归身尾　芍药各一钱半　白术一钱　人参　陈皮各五分　甘草(炙)少许

【用法】水煎,热服。

【主治】妇人产后尿不禁,面微浮,略发热于午后,此膀胱为坐婆所伤。

79968 **黄耆当归散**(《圣济总录》卷一二八)

【组成】黄耆(剉)十两 当归(切,焙)八两

【用法】上为散。每服三钱匕,以温酒调下,不拘时候。

【主治】石痈久不愈。

79969 **黄耆当归散**(《普济方》卷三五〇)

【组成】黄耆 当归 芍药 人参各二两 桂心 甘草 川芎 生姜各八分 大枣十二枚

【用法】上为散。以水七升,煮取三升,分温三服。

【主治】产后风虚羸瘦,不生肌肉,劳弱无力。

79970 **黄耆当归散**

《金鉴》卷四十八。为《济阴纲目》卷十四"黄耆当归汤"之异名。见该条。

79971 **黄耆竹叶汤**(《千金》卷二十二)

【组成】黄耆 甘草 麦门冬 黄芩 芍药各三两 当归 人参 石膏 芎䓖 半夏各二两 生姜五两 生地黄八两 大枣三十枚 淡竹叶一握

【用法】上㕮咀。以水一斗二升,先煮竹叶,取二升,去滓,纳药煮取三升,分四服,相去如人行三十里间食,每日三次,夜一次。

【主治】❶《千金》:痈疽发背。❷《简明医彀》:痈疽气血虚,胃火盛,而作渴干呕。

【宜忌】《外台》:忌海藻、菘菜、羊肉、饧。

79972 **黄耆防己汤**

《杂病源流犀烛》卷五。为《金匮》卷上"防己黄耆汤"之异名。见该条。

79973 **黄耆防风汤**(《医说》卷一引许胤宗方)

【异名】珊瑚蒸(《串雅外篇》卷二)。

【组成】黄耆 防风

【用法】数十斛置于床下熏蒸。

【主治】感风不能言,脉沉而紧。

【临床报道】感风不能言:许胤宗,常州义兴人,初仕陈,为新蔡王外兵参军,时柳太后感风不能言,脉益沉而噤。胤宗曰:口不下药,宜以汤气蒸之,令药入腠理,周时可愈。遂造黄耆防风汤数十斛置于床下,气如烟雾。如其言,便得语。由是超拜义兴太守。

79974 **黄耆防风汤**(《医林改错》卷下)

【组成】黄耆四两(生) 防风一钱

【用法】水煎服。小儿减半。

【主治】脱肛,不论十年八年。

79975 **黄耆芩术汤**(《医林纂要》卷八)

【组成】黄芩一钱五分 白术(生用) 黄耆(蜜炙) 茯苓 阿胶(蛤粉炒成珠) 杜仲各一钱(姜汁炒) 甘草三分 续断八分 糯米一百粒

【用法】酒二杯,水二杯,急火煎服。

【主治】胎气虚热,不能举胎,下部虚寒,胎系不固,致不安者。

【加减】胸中胀满,加陈皮八分,紫苏八分;如下血,则加艾叶一钱,地榆一钱以涩之,加重阿胶。

79976 **黄耆赤风汤**(《医林改错》卷下)

【组成】黄耆二两(生) 赤芍一钱 防风一钱

【用法】水煎服。小儿减半。治瘫腿,多用一分,服后以腿自动为准,不可再多。

【主治】瘫腿,诸疮诸病,或因病虚弱。

【临床报道】❶三叉神经痛:《中医药学报》[1984,(5):56]李某某,女,53岁,工人,1980年12月6日来诊。有头痛史,在某医院检查诊断为"三叉神经痛"。投本方加乳香、蜈蚣。前后共服14剂,头痛完全消失,恢复原工作,嘱经常用此方加白术泡开水代茶饮,并加服补中益气丸以善后,半年后随访,未复发。❷唇风:《中医药学报》[1984,(5):57]张某某,59岁,社员。患者自述下唇肿痛及灼热感已半年,诊为"唇风"。投黄耆赤风汤加虫退、乳香,水煎服。外用鸡蛋清调冰片、黄连末以搽唇部。守方服至12剂后,唇颤动已完全停止,局部疼痛麻木亦消失,唇色已滑润如常。嘱患者停药服八珍丸培补气血以巩固疗效,随访至今未复发。❸咀嚼肌胀痛:《中医杂志》[1981,(8):70]倪某某,男,33岁,工人。右咀嚼肌前缘咀嚼时胀痛近年,咬牙时疼痛加剧,嚼食受限,舌下痛。予黄耆赤风汤加全当归、制乳没。十剂后,病愈十之六,改加全当归、制乳没、广陈皮,续进十剂而病遂愈。

79977 **黄耆赤昆汤**(《中医症状鉴别诊断学》)

【组成】黄耆 昆布 赤小豆

【功用】健脾利湿。

【主治】脾虚胎水之轻者。症见腹部增大之快与妊月不符,胸闷气喘,四肢浮肿,四肢无力,不思饮食,面色淡黄。

79978 **黄耆束气汤**(《观聚方》卷六引《儿科方要》)

【组成】黄耆一钱二分 白芍一钱 人参 破故纸各七分 升麻 益智仁各五分 五味三分 薄桂二分

【用法】加生姜,水煎服。

【主治】气虚遗溺。

79979 **黄耆羌活丸**(《圣济总录》卷一八六)

【组成】黄耆(略炙) 羌活(去芦头,剉,米泔浸一宿,焙) 附子(炮裂,去皮脐) 蒺藜子(炒去角) 乌头(炮裂,去皮脐) 沙苑蒺藜(生用) 牛膝(酒浸,焙一宿) 木鳖子(去壳) 防风(去叉,净洗,剉) 萆薢(净洗,切)各一两 狗脊(去毛,生用)一两半

【用法】上为末,酒煮面糊为丸,如梧桐子大。每服二十丸至三十丸,空心以盐汤送下。

【功用】补益元气。

【主治】肾脏虚风。

79980 **黄耆羌活饮**(《圣济总录》卷十三)

【异名】黄耆羌活散(《宣明论》卷一)。

【组成】黄耆一两半 羌活(去芦头)一两 石斛(去根) 防风(去叉) 枳壳(去瓤,麸炒) 人参 附子(炮裂,去皮脐) 茯苓(去黑皮) 五味子 牛膝(酒浸,切,焙)各一两 续断半两 地骨皮三分 生干地黄(切,焙)二两 牡蛎(熬)一两

【用法】上剉,如麻豆大。每服五钱匕,水一盏半,煎服一盏,去滓,温服。

【主治】心脾受病,精血虚少,风气乘之,日益消削。

79981 **黄耆羌活散**

《宣明论》卷一。为《圣济总录》卷十三"黄耆羌活饮"之异名。见该条。

79982 黄耆补中汤（《医学发明》卷一）

【组成】黄耆一钱　人参八分　炙甘草　白术　苍术　橘皮各半两　泽泻　猪苓　茯苓各三分

【用法】上㕮咀，都作一服。水二盏，煎至一盏，去滓，大温送下消痞丸。

【主治】❶《医学发明》：一切心下痞闷，及积年久不愈者。❷《赤水玄珠》：脾胃不能渗湿，内痞外浮。

【备考】《嵩崖尊生》有升麻、柴胡。

79983 黄耆补中汤（《医方类聚》卷一五三引《经验秘方》）

【组成】茯苓半两（去皮）　白术七钱　黄耆一两　陈皮半两　官桂四钱　甘草八钱（炙）　人参七钱　当归半两（切，焙）　熟地黄六钱　白豆蔻半两

【用法】上为粗末。每服三钱，小儿二钱，加生姜、大枣同煎，去滓，空心、食前温服。

【主治】肚疼脾虚，及腹胀肠鸣，发热烦躁，大便滑泻，米谷不化，心下痞闷满，气逆痰闷，咳逆而喘，呕哕不实，困倦无力。

【加减】如脏腑滑泄，加肉豆蔻半两；肚疼，加官桂三钱；心疼，加陈皮三钱。

79984 黄耆补气汤（《证治宝鉴》卷十一）

【组成】当归　黄耆　白术　甘草　菊花　防风　麻黄

【用法】加生姜、大枣，水煎服。

【主治】汗多亡阳而眩者。

79985 黄耆补气汤（《傅青主女科》卷下）

【异名】黄耆补血汤（《辨证录》卷十二）。

【组成】黄耆二两（生用）　当归一两（酒洗）　肉桂五分（去粗皮，研）

【用法】水煎服。五剂愈。

【主治】妊妇有畏寒腹疼因而堕胎者。

79986 黄耆补气汤（《古今医彻》卷四）

【组成】黄耆一钱半（蜜炙）　人参二钱　白术一钱半（土炒）　当归一钱　芍药一钱　炙甘草三分　茯苓一钱　肉桂五分　附子五分（制）

【用法】加大枣二枚，煨姜一片，水煎服。

【主治】产后去血过多，自汗体倦。

79987 黄耆补血汤

《医学入门》卷七。为原书同卷“扶脾生脉散”之异名。见该条。

79988 黄耆补血汤

《辨证录》卷十二。为《傅青主女科》卷下“黄耆补气汤”之异名。见该条。

79989 黄耆补血汤

《产科心法》卷下。为《内外伤辨》卷中“当归补血汤”之异名。见该条。

79990 黄耆补血汤（《医方简义》卷五）

【组成】蜜炙黄耆四钱　当归三钱　仙居白术二钱　鹿角霜二钱　茯神三钱　赤芍　制香附各一钱五分　广木香一钱　山楂炭三钱　枣仁（炒）　琥珀各一钱　神曲三钱

【主治】血崩，不拘有瘀无瘀，气虚血虚。

【加减】如腹痛有瘀者，加延胡二钱，桃仁十粒（去皮）；如气血两虚欲脱者，加麦冬（去心）三钱，远志肉八分，倍黄耆四钱；如作寒热而自汗如洗者，此血虚风盛也，不宜表散，但加荆芥穗二钱，以疏血中之风；如素有肝风，晕眩自汗，惊悸欲厥者，加煨天麻一钱，姜半夏一钱五分，去鹿角霜；如崩后口渴，非真渴，系血虚发热而渴也，切勿饮冷，慎之，加乌梅炭五分，以化阴液，其渴自止；若进寒凉药物，则血气凝结，以成不治之症也。

79991 黄耆补肺汤（《鸡峰》卷十一）

【组成】黄耆一两　芍药一两半　半夏一两一分　人参　甘草各半两

【用法】上为粗末。每服四钱，水二盏，加生姜五片，大枣二个，饧一杏核大，同煎至一盏，去滓，食后温服。

【主治】肺虚有热。

79992 黄耆补肺汤（《杏苑》卷五）

【组成】黄耆一钱五分　五味子　人参各一钱　麦门冬八分　桑白皮五分　枸杞子六分　熟地黄七分

【用法】上㕮咀。水煎熟，不拘时候服。

【主治】虚劳嗽血。

【加减】本方治上症，加阿胶；如气急，加杏仁、桑白皮。

79993 黄耆补胃汤

《兰室秘藏》卷下。为《脾胃论》卷下“升阳汤”之异名。见该条。

79994 黄耆补胃汤

《医学纲目》卷六。即《兰室秘藏》卷下“黄耆汤”。见该条。

79995 黄耆鸡首煎（《外科图说》卷一）

【组成】人参二分　绵耆三钱　草节一钱　川芎八分　归身一钱半　化橘红一钱半　赤芍一钱半　雄鸡头一枚（酒洗，去毛）

【主治】痈疽。

79996 黄耆苦酒汤

《圣济总录》卷六十一。为《金匮》卷中“黄耆芍药桂枝苦酒汤”之异名。见该条。

79997 黄耆固真汤（《片玉心书》卷五）

【组成】黄耆　人参　白术　甘草（炙）　当归　麦冬

【用法】水煎服。

【主治】小儿大病后，气血尚弱，液溢自汗；或潮热、或寒热发过之后，身凉自汗，日久令人黄瘦，失治则变为骨蒸疳劳。

79998 黄耆固真汤（《幼幼集成》卷四）

【组成】嫩黄耆一钱　官拣参五分　漂白术五分　当归身一钱　炙甘草五分　天圆肉三枚

【用法】水煎服。

【主治】小儿气虚自汗。

79999 黄耆建中丸

《全国中药成药处方集》南昌方。即《金匮》卷上“黄耆建中汤”改为丸剂。见该条。

80000 黄耆建中汤（《金匮》卷上）

【异名】黄耆汤（《外台》卷十七引《古今录验》）。

【组成】小建中汤加黄耆一两半

【用法】以水七升，煮取三升，去滓，纳胶饴，更上微火消解，温服一升，每日三次。

【功用】《谦斋医学讲稿》：温养中气。

【主治】虚劳病，阴阳气血俱虚，里急腹痛，喜温喜按，

形体羸瘦，面色无华，心悸短气，自汗盗汗。现用于胃、心、肺等慢性消耗性疾患。

❶《金匮》：虚劳里急诸不足。❷《医统》：尺脉迟，伤寒身痛，汗后身痛脉弱。❸《济阳纲目》：卫虚恶寒。❹《杂病广要》：血汗出污水，甚如坏染，皆由大喜伤心，喜则气散，血随气行故也。❺《家塾方与方极》：里急、腹皮拘急及急痛证而盗汗，或自汗者。❻《谦斋医学讲稿》：胃虚痛，痛时常在空腹，得食或温罨缓解，伴见泛酸，畏冷喜暖，舌质淡，苔薄白，脉象沉细无力或见虚弦。

【宜忌】《外台》忌海藻、菘菜、生葱。

【方论选录】❶《金匮要略论注》：小建中汤本取化脾中之气，而肌肉乃脾之所生也，黄耆能走肌肉而实胃气，故加之以补不足，则桂、芍所以补一身之阴阳，而黄耆、饴糖又所以补脾中之阴阳也。❷《金匮要略心典》：里急者，里虚脉急，腹中当引痛也。诸不足者，阴阳诸脉并俱不足，而眩、悸、喘、喝、失精、亡血等证相因而至也。急者缓之必以甘，不足者补之必以温，充虚塞空，则黄耆尤有专长也。❸《金匮要略方义》：此方乃小建中汤加黄耆而成。黄耆为补气扶弱之品，得饴糖则甘温以益气，得桂枝则温阳以化气，得白芍又有益气和营之效。综合全方，其补虚益气之功优于小建中汤。

【临床报道】❶ 虚劳：《临证指南医案》汪，三九。此劳力伤阳之劳，非酒色伤阳之劳也。胃口消惫，生气日夺，岂治嗽药可以奏功？黄耆建中汤去姜。《种福堂方》何，三一。脐流秽水，咳嗽，腹痛欲泻。询知劳动太过，阳气受伤。三年久恙，大忌清寒治嗽，法当甘温以治之。黄耆建中汤去姜。❷ 咳嗽：《南雅堂医案》诊得脉左细右虚，咳嗽日久，吸短如喘，肌表微热，形容渐致憔悴，虑成内损怯症，奈胃纳渐见减少，便亦带溏，若投以寒凉滋润之品，恐嗽疾未必能治，而脾胃先受损伤，岂云妥全，昔贤谓上损过脾，下损及胃，均称难治，自述近来背寒忽热，似虑先理营卫为主，宗仲师元气受损，甘药调之之例，用建中加减法。桂枝一钱，白芍药三钱，炙甘草八分，炙黄耆一钱，饴糖二钱，加大枣三枚，同煎服。❸ 吐血：《临证指南医案》许，四八。劳倦伤阳，形寒，失血，咳逆，中年不比少壮火亢之嗽血。黄耆建中汤。❹ 伤寒：《印机草》病经一月，两脉虚浮，自汗恶气，此卫虚阳弱。人身之表，卫气主之。凡所以温分肉，肥腠理，司开阖者，皆此卫气之用，故《经》曰：阳者卫外而为固也。今卫气一虚，则分肉不温，腠理不密，周身毛窍，有开无合，由是风之外入，汗之内出，其孰从而拒之，用黄耆建中汤以建立中气，而温卫实表也。桂枝、生姜、芍药、甘草、大枣、饴糖、黄耆。❺ 泄泻不食：《得心集医案》胡晓鹤孝廉尊堂，素体虚弱，频年咳嗽，众称老痨不治。今春咳嗽大作，时发潮热，泄泻不食，诸医进参、术之剂，则潮热愈增，用地黄、鹿、胶之药，而泄泻胸紧尤甚。延医数手，无非脾肾两补，迨至弗效，便引劳损咳泻不治辞之。时值六月，始邀予诊，欲卜逝期，非求治也。诊之脉俱迟软，时多歇止，如徐行而怠，偶羁一步之象，知为结代之脉，独左关肝部弦大不歇，有土败木贼之势。因思诸虚不足者，当补之以味，又劳者温之，损者益之，但补脾肾之法，前辙可鉴，然舍补一着，又无他法可施，因悟各脏俱虚之脉，独肝脏自盛，忽记洁古云，假令五脏胜，则各刑已胜，法当补其不胜，而泻其胜，重实其不胜，微泻其胜。此病肝木自盛，脾土不胜，法当补土制肝，直取黄耆建中汤与之。盖方中桂、芍，微泻肝木之胜；甘、糖味厚，重实脾土之不胜；久病营卫行涩，正宜姜、枣通调，而姜以制木，枣能扶土也；用黄耆补肺者，盖恐脾胃一虚，肺气先绝。连进数剂，果获起死回生，但掌心微热不除，且口苦不寐，咳泻虽止，肝木犹强，原方加入丹皮重泻肝木之胜再胜而安。❻ 溃疡病：《广西中医药》[1981，(4)：45]用黄耆建中汤略作加减，治疗胃、十二指肠球部溃疡43例，治愈22例，好转17例，无效4例。《湖北中医杂志》[1982，(3)：20]用黄耆建中汤或黄耆建中片（黄耆、炙甘草、白芍、云苓各9克，肉桂1克，煅瓦楞3克，制成浸膏片）治疗72例胃、十二指肠球部溃疡患者，治愈55例，好转14例，无效3例，总有效率为95.8%。平均溃疡愈合天数为28.9天。❼ 阵发性室上性心动过速、早搏：《江苏中医杂志》[1980，(6)：15]顾某某，男，41岁。1967年运动时突发心速，数分钟自行缓解，后每年有多次类似发病。EKG示：阵发性室上性心动过速。每发心率均>200次/分，发病前先有频繁早搏。1978年4月初诊，予益气建中，养心益阴之黄耆建中汤合生脉散主之，治疗一月余，诸症缓解，一般良好，患者要求配成丸药，乃将前方15帖剂量，饴糖炼丸，日服二次，每次6丸，以作较长时间调治巩固，半年后随访未再复发。❽ 自汗盗汗：《江苏中医》[1965，(4)：31]范某某，男，18岁。患者身体素弱，形体苍瘦，面皖欠华，近来眠则遍身汗出，衣衫皆湿，脉濡细，此卫阳失固之候，治拟扶正实表。予生黄耆四钱，川桂枝一钱，大白芍四钱，炙甘草一钱，老生姜一钱，大红枣四钱，糯稻根须三钱。上方连服五剂。汗泄得止。❾ 小儿慢性支气管炎：《上海中医药杂志》[1984，(1)：22]张某某，女，6岁。1977年12月10初诊。咳嗽、喉鸣时轻时重反复发作4年余。两月前感寒而发，发烧、咳嗽、喘鸣，某医院诊为慢性支气管炎急性发作，给予青、链霉素及麻杏石甘汤等，药后烧退，咳喘不愈，来院求诊。拟黄耆建中汤加半夏、白术，服6剂后诸症缓解，嘱以原方加紫河车粉，3日1剂，计进28剂停药观察，追访3年未见复发。

【现代研究】❶ 抗溃疡作用：《药学学报》[1965，12(7)：440]以黄耆建中汤煎剂给大白鼠皮下注射10克/千克时，可防止结扎幽门所致胃溃疡发生，并抑制胃液分泌，减少游离酸及总酸度，使胃液pH值上升。另以本方减去甘草的煎剂皮下注射，同样也有抗溃疡作用，但作用较弱。说明黄耆建中汤除甘草外，尚有其他抗溃疡的成分。❷ 中枢镇静作用：《北京中医学院学报》[1960，(3)：208]加味黄耆建中汤（本方加当归）对中枢神经系统有明显的镇静作用，可使小白鼠自由活动减少。但没有催眠和中枢的镇痛作用，对平滑肌的正常运动有抑制作用，尤其在异常兴奋状态下更为显著，有较弱对抗由组织胺引起的胃酸增高现象。认为本方的主要作用是对中枢神经的镇静及对胃肠平滑肌的解痉作用，抗酸作用可能不是主要的。

【备考】本方改为丸剂，名"黄耆建中丸"（见《全国中药成药处方集》南昌方）。

80001 **黄耆建中汤**（方出《肘后方》卷四，名见《千金》卷十七）

【异名】黄耆汤（《圣济总录》卷一七九）。

【组成】小建中汤加黄耆、人参各二两

【用法】以水九升，煮取三升，去滓，纳饴八两，分三服；

间日复作一剂。

【主治】男女因积劳虚损，或大病后不复常，若四肢沉滞，骨肉疼酸，吸吸少气，行动喘惙，或小腹拘急，腰背强痛，心中虚悸，咽干唇燥，面体少色，或饮食无味，阴阳废弱，悲忧惨戚，多卧少起。久者积年；轻者才百日，渐至瘦削，五脏气竭，则难可振复。

【加减】若患痰满及溏泄，可除饴。

80002 黄耆建中汤

《外台》卷十七引《深师方》。为原书同卷引《深师方》"黄耆汤"之异名。见该条。

80003 黄耆建中汤（《外台》卷十七引《必效方》）

【组成】黄耆三两　桂心二两　人参二两　当归二两　芍药三两　生姜八两　胶饴八两　大枣三十枚

【用法】上切。以水一斗，煮七味，取三升，去滓，下饴烊销，分三服。

【主治】虚劳。下焦虚冷，不甚渴，小便数。

【加减】若失精，加龙骨一两，白蔹一两。

【宜忌】忌生葱。

80004 黄耆建中汤

《易简》。为《鸡峰》卷十九"黄耆五两汤"之异名。见该条。

80005 黄耆建中汤（《百一》卷四引陆彦安方）

【组成】黄耆（去芦）　白术　枳壳（汤浸，去瓤）　前胡各三分　杏仁（去皮尖）　柴胡（银州者）　人参　白茯苓　甘草　当归　川芎　半夏（汤洗七次）　黄芩　白芍药　羚羊角　生地黄　麦门冬（去心）各二分

【用法】上为粗末。每服四钱，水一大盏半，加生姜四片，煎至八分，去滓，食后服，每日二次。

【主治】虚劳有热，胸中烦，手足热，心怔忡，口苦咽干，咳嗽潮热等。

【备考】本方方名，《普济方》引作"十七味大建中汤"。

80006 黄耆建中汤

《普济方》卷二一八。为《宣明论》卷一"大建中汤"之异名。见该条。

80007 黄耆建中汤

《普济方》卷二三四。为《本事》卷八"黄耆建中加当归汤"之异名。见该条。

80008 黄耆建中汤（《证治要诀类方》卷一）

【组成】黄耆　白芍各二钱　肉桂七分　人参一钱　甘草五分

【用法】水一盏半，煎七分，加生姜三片，大枣一枚，煎八分，稍热服，不拘时候。

【主治】❶《证治要诀类方》：阳明病汗多或反无汗，如虫行皮中状者。❷《痘科类编》：痘疮遍身起发，惟四肢不起者；痘疮发热腹痛，大便自利者。

80009 黄耆建中汤（《伤寒全生集》卷二）

【组成】黄耆　芍药　桂枝　胶饴　甘草　陈皮　白术

【用法】加生姜，水煎服。

【主治】汗多亡阳，尺脉虚弱者。

【加减】元气虚甚，加人参；热，加柴胡。

80010 黄耆建中汤（《痘疹心法》卷二十二）

【组成】黄耆　人参　桔梗　白芍药　甘草各等分

【用法】上剉细。加生姜三片，大枣两枚，水一盏，煎五分，去滓，温服。

【主治】里虚，腹中痛。

80011 黄耆建中汤（《医方考》卷一）

【异名】黄耆建中汤（《嵩崖尊生》卷八）。

【组成】黄耆　桂各一钱半　白芍药三钱　甘草一钱

【主治】❶《医方考》：伤寒汗后身痛，脉迟弱者。❷《嵩崖尊生》：血气不足，常自汗。

【方论选录】黄耆、甘草之甘，补中气也，然桂中有辛，同用之足以益卫气而实表；芍药之酸，收阴气也，桂中有热，同用之足以利荣血而补虚。此方以建中名者，建立中气，使其生育荣卫，通行津液，则表不虚而身痛自愈矣。

【备考】《嵩崖尊生》卷八，本方用法：入黑砂糖，煎服。

80012 黄耆建中汤（《痘学真传》卷七）

【组成】人参　黄耆　甘菊花各一钱　白芍药二钱　桂枝五分

【主治】痘自七八朝以后，内毒已解，而余毒未尽，如中虚腹响，肢冷汗出，精神倦者。

【方论选录】参、耆、菊、芍独补中州，用桂枝以温走四肢。

80013 黄耆建中散

《济阴纲目》卷十三。为《鸡峰》卷十九"黄耆五两汤"之异名。见该条。

80014 黄耆茵陈散（《杏苑》卷五）

【组成】黄耆一钱二分　赤芍药一钱　茵陈一钱五分　石膏　麦门冬　豆豉各八分　甘草（炙）五分

【用法】上㕮咀。水煎熟，食前服。

【主治】黄汗不止及黄疸。

80015 黄耆茯苓汤（《千金》卷二十二）

【组成】黄耆　麦门冬各三两　芎䓖　茯苓　桂心各二两　生姜四两　五味子四合　大枣二十枚

【用法】上㕮咀。以水一斗半，煮取四升，分六服。

【功用】❶《疡科选粹》：托里，除虚热。❷《千金方衍义》：和血滋津。

【主治】痈疽溃后，脓太多，虚热。

80016 黄耆茯苓汤

《仙传外科集验方》。为《圣惠》卷六十一"黄耆散"之异名。见该条。

80017 黄耆茯苓散（方出《圣惠》卷二十九，名见《普济方》卷二三二）

【组成】黄耆一两（剉）　赤茯苓三分　麦门冬三分（去心）　枳壳三分（麸炒微黄，去瓤）　桑根白皮三分（剉）　射干三分　桔梗三分（去芦头）　甘草半两（炙微赤，剉）

【用法】上为散。每服四钱，以水一中盏，入生姜半分，煎至六分，去滓温服，不拘时候。

【主治】虚劳。上焦浮热，每唾稠黏，咽喉不利。

80018 黄耆茯神汤（《三因》卷五）

【组成】黄耆　茯神　远志（去心，姜汁淹炒）　紫河车　酸枣仁（炒）各等分

【用法】上剉散。每服四大钱，水一盏半，加生姜三片，大枣一个，煎七分，去滓，食前服。

【主治】❶《三因》：心虚挟寒，胸心中痛，两胁连肩背

支满，噎塞，郁冒，蒙昧；髋髀挛痛，不能屈伸；或下利溏泄，饮食不进，腹痛；手足痿痹，不能任身。❷《东医宝鉴·杂病篇》：暴瘖。

80019 黄耆茯神散(《杨氏家藏方》卷十八)

【组成】黄耆(蜜炙) 茯神(去木) 甘草(炙) 天南星(炮) 白扁豆(炒黄) 防风(去芦头) 白附子(炮) 肉桂(去粗皮) 山药 白芍药各等分

【用法】上㕮咀。每服二钱，水六分盏，生姜三片，大枣一枚，同煎至三分，去滓，乳食前温服。

【主治】❶《杨氏家藏方》：小儿荣卫气虚，精神不爽，面无颜色，唇口青白，哕逆昏睡，全不思食。❷《医方类聚》引《经验良方》：身体微肿。

80020 黄耆姜苓汤(《医学金针》卷二)

【组成】黄耆 人参 茯苓 半夏 生姜各三钱 甘草二钱

【用法】水煎，温服。

【主治】血虚中风，右半偏枯者。

【加减】中下寒，加干姜、附子；病重者，黄耆、生姜可用一二两。

80021 黄耆姜桂汤

《圣济总录》卷三十一。为《外台》卷十七引《深师方》"黄耆汤"之异名。见该条。

80022 黄耆除热丸(《魏氏家藏方》卷十)

【组成】熟干地黄(酒浸) 白芍药 地骨皮 人参(去芦)各一两 黄耆二两(蜜炙) 当归一两半(去芦，酒浸) 川芎三分

【用法】上为细末，炼蜜为丸，如梧桐子大。每服三十丸，空心以米饮送下。

【主治】气血虚弱，或寒或热，四肢乏力。

80023 黄耆桃红汤(《医林改错》卷下)

【组成】黄耆八两(生) 桃仁三钱(研) 红花二钱

【用法】水煎服。

【主治】产后抽风，两目天吊，口角流涎，项背反张，昏沉不省人事。

80024 黄耆柴胡汤

《杏苑》卷八。为《兰室秘藏》卷下"黄耆肉桂柴胡酒煎汤"之异名。见该条。

80025 黄耆柴胡汤(《疡科选粹》卷二)

【组成】黄耆二钱 柴胡梢一钱 羌活五分 连翘一钱二分 肉桂 土瓜根 黄柏(酒洗) 生地各三分 当归尾七钱五分

【用法】酒、水各半煎，热服。

【主治】大腿近膝股肉生附骨疽，不辨肉色，温肿木硬，痛势甚大，其脉弦细，按之洪缓略有力者。

80026 黄耆柴胡汤(《疡科心得集·补遗》卷下)

【组成】黄耆 柴胡 丹皮 牛膝 丹参 黄芩 荆芥 防风 山栀

【主治】阴包毒。

80027 黄耆健胃膏(《成方制剂》2册)

【组成】白芍 大枣 甘草 桂枝 黄耆 生姜

【用法】上制成膏剂。口服，一次15~20克，一日2次。

【功用】补气温中，缓急止痛。

【主治】脾胃虚寒，腹痛拘痛，心悸自汗，以及胃、十二指肠溃疡病，胃肠功能紊乱。

【宜忌】舌红苔黄，消化道出血时忌用。

80028 黄耆益气汤(《回春》卷五)

【组成】黄耆一钱(蜜炒) 人参 白术 陈皮 半夏(姜汁炒) 当归(酒炒) 川芎 藁本 甘草(炙)各五分 升麻 黄柏(酒炒) 细辛各三分

【用法】上剉一剂。加生姜三片，水煎服。

【主治】气虚头痛。

80029 黄耆益气汤(《证治宝鉴》卷一)

【组成】人参 黄耆 白术 甘草 五味子 麦门冬 陈皮

【用法】加姜汁、竹沥，水煎服。

【功用】补肺。

【主治】阳厥气虚，一名热厥，上寒下热。

【加减】阳虚，加附子。

80030 黄耆益气汤(《金鉴》卷三十九)

【组成】补中益气汤加红花 黄柏

【主治】气虚皮痹，皮麻不知痒与疼。

【加减】秋，加五味子；夏，加黄芩；冬，加桂枝皮。

80031 黄耆益损汤(《直指》卷九)

【组成】肉桂 熟地黄 半夏(制) 甘草(炙)各三分 石斛(酒炒) 当归 川芎 黄耆(炙) 白术各一两 白芍药一两半 北五味子半两 木香三钱半

【用法】上剉细。每服三钱，加生姜五片，大枣二枚，食前煎服。

【主治】诸虚劳倦。

【加减】有热，加柴胡。

80032 黄耆益损汤(《得效》卷八)

【组成】人参(去芦) 石斛(去根) 甘草 黄耆(去芦) 木香 白术 当归 正桂 茯苓 芍药 半夏 川芎 熟地黄(去土，酒炒) 山药 五味子 牡丹皮(去骨) 麦门冬(去心)各等分

【用法】上剉散。每服三钱，水一盏半，加生姜五片，大枣二枚，小麦五十粒，乌梅一个，水煎，空心、食前服。

【主治】诸虚不足，荣卫俱弱，五劳七伤，骨蒸潮热，腰背拘急，百节酸疼，夜多盗汗，心常惊惕，咽燥唇焦，嗜卧少力，肌肤瘦瘁，咳嗽多痰，咯唾血丝，寒热往来，颊赤神昏，全不用食，服热药则烦躁，冲满上焦，进凉药则膈满而腹痛；及大病后荣卫不调，妇人产后血气未复。

80033 黄耆理中汤(《千金》卷二十)

【组成】黄耆 桂心各二两 丹参 杏仁各四两 桔梗 干姜 五味子 茯苓 甘草 芎䓖各三两

【用法】上㕮咀。以水九升，煮取三升，分为三服。

【主治】上焦虚寒，短气不续，语声不出。

【宜忌】《外台》：忌海藻、菘菜、猪肉、生葱、大醋。

【方论选录】《千金方衍义》：短气不续、语声不畅，胸中大气不足可知。故用辛温助阳散逆和荣，略入五味以收耗散之气。

80034 黄耆散阴汤(《洞天奥旨》卷九)

【组成】生黄耆五钱 柴胡一钱五分 白芍五钱 炒栀子一钱半 大力子一钱 甘草二钱 连翘一钱 金银花

一两　肉桂三分　苡仁五钱　半夏一钱

【用法】水煎服。

【主治】腿内外股疮毒疽疖。

80035 **黄耆葛花丸**(《宣明论》卷十三)

【组成】黄耆　葛花　黄赤小豆花各一两　大黄　赤芍药　黄芩　当归各三分　猬皮一个　槟榔　白蒺藜　皂角子仁(炒)各半两　生地黄(烙)一两

【用法】上为末,炼蜜为丸,如梧桐子大。每服二十丸至三十丸,食前煎桑白皮汤送下;以槐子煎汤送下亦得。

【主治】肠中久积热,痔瘘下血,疼痛。

80036 **黄耆葛根汤**(《证治汇补》卷三)

【组成】黄耆一两　葛根五钱

【用法】水煎服。大汗而愈。

【主治】❶《证治汇补》:酒郁,内热恶寒。❷《医略六书》:气虚人伤酒恶寒,脉微者。

【方论选录】《医略六书》:酒资湿热,得气化行,自可免于酒病焉。今气虚不能自运其湿热,故以黄耆补气,即用葛根解肌。二味成方,能使酒湿内从气化而消,外从元府而泄,安有病酒之患乎?此壮气解表之剂,为虚人伤酒恶寒之专方。

80037 **黄耆搜风汤**(《眼科临证笔记》)

【组成】黄耆一两　当归四钱　川芎二钱　党参三钱　白术四钱　荆芥二钱　防风三钱　云苓三钱　白芷二钱　升麻三钱　炙甘草一钱

【用法】水煎服。

【主治】泪囊炎初期,清泪时流,昏痒羞明。

80038 **黄耆解肌汤**(《袖珍》卷四引《圣惠》)

【异名】黄耆解肌散(《普济方》卷三三九)。

【组成】人参　黄耆　当归　川芎　甘草各五钱　芍药六钱

【用法】上㕮咀。每服八钱,水二盏,煎至八分,去滓温服,不拘时候。

【主治】妊娠伤风自汗。

【加减】加苍术、生地黄亦可。

80039 **黄耆解肌散**

《普济方》卷三三九。为《袖珍》卷四引《圣惠》"黄耆解肌汤"之异名。见该条。

80040 **黄耆解暑饮**

《外科证治全书》卷四。即原书"解暑汤"加蜜炙黄耆。见该条。

80041 **黄耆薤白汤**(《圣济总录》卷三十一)

【组成】黄耆　人参各半两　白茯苓(去黑皮)　五味子　白术各一分　薤白七茎　葱白三茎　粳米半合　芍药　生姜各半分　羊肾一只(去脂膜)

【用法】上剉细,分作三服。每服用水二盏,煎至一盏,去滓,食前温服,一日服尽。

【主治】伤寒后五脏俱虚,羸劣不足。

80042 **黄耆鲮甲汤**(《霉疮证治》卷下)

【组成】人参　黄耆　芎䓖各一钱　当归二钱　忍冬花　防己各一钱半　升麻　防风　穿山甲各八分　甘草五分

【用法】加生姜,水煎,温服。

【主治】浓淋初起。

80043 **黄耆鳖甲汤**(《圣济总录》卷三十一)

【组成】黄耆(剉)　鳖甲(去裙襕,醋浸,炙)各一两　知母(焙)　桑根白皮各半两　甘草(炙,剉)　陈橘皮(汤浸,去白,炒)　白术各三分

【用法】上为粗末。每服五钱匕,水一盏半,加葱白三寸,生姜三片,煎至一盏,去滓,食后温服。

【主治】伤寒温病,愈后夹劳,形体羸瘠,或寒或热,如疟状,四肢烦疼。

80044 **黄耆鳖甲汤**(《圣济总录》卷八十七)

【异名】鳖甲汤(《普济方》卷二二九)。

【组成】黄耆　鳖甲(去裙襕,醋炙)　秦艽(去苗土)　柴胡(去苗)　当归(切,焙)　知母(切,焙)各一两　人参　芎䓖　羌活(去芦头)　赤茯苓(去黑皮)　黄芩(去黑心)　紫菀(去土)　甘草(炙)　芍药　桑根白皮　白鲜皮　款冬花　陈橘皮(汤浸,去白,焙)　贝母(去心,炒)　木香　桂(去粗皮)　附子(炮裂,去皮脐)各半两　丁香一分

【用法】上剉,如麻豆大。每服三钱匕,水一大盏,入乌梅一枚,生姜三片,大枣二枚(擘),同煎至七分,去滓,入麝香少许,稍热服。入酒一半同煎尤佳。

【主治】风劳。四肢倦怠,百节酸疼,饮食减少,行履不得,涕唾稠黏,多困少力,面色萎黄,小便赤涩。

80045 **黄耆鳖甲汤**

《医学入门》卷八。为《局方》卷五吴直阁增诸家名方"黄耆鳖甲散"之异名。见该条。

80046 **黄耆鳖甲汤**(《明医指掌》卷四)

【组成】黄耆二钱(蜜炙)　陈皮一钱(炒)　鳖甲一钱(炙)　何首乌三钱(蒸熟,忌铁)

【功用】《医略六书》:滋营补气。

【主治】❶《明医指掌》:阴阳俱虚,正不胜邪,多汗而疟者。❷《医略六书》:久疟不止,脉软微数者。

【方论选录】《医略六书》:气阴两亏,虚邪留恋不解,故久疟不止,羸弱无力焉。鳖甲滋阴散结,黄耆益卫补中,陈皮利气和胃,首乌养血滋营,生姜温散虚邪以截疟也。水煎温服,使营阴足而热自退,中气足而虚邪无不自解,何久疟之不愈哉!此滋营补气之剂,为虚人久疟之专方。

【备考】《医略六书》有生姜。用法:水煎去滓,温服。

80047 **黄耆鳖甲饮**(《简明医彀》卷二)

【组成】鳖甲(醋炙)　草果仁　黄耆　白术　白芍药　厚朴(制)　槟榔　橘红　川芎　甘草(炙)各等分

【用法】上㕮咀。每服四钱,水一盏,加生姜七片,大枣一枚,乌梅一个,煎服。

【主治】疟疾久不愈,胁下痞满,腹中结块,名曰疟母。

80048 **黄耆鳖甲饮**(《医略六书》卷十九)

【组成】黄耆三钱(蜜炙)　鳖甲三钱(生,醋炙)　白芍一钱半(炒)　熟地五钱　归身二钱　麦冬三钱(去心)　茯神二钱(去木)　山药三钱(炒)　甘杞三钱　桂圆三钱(去壳、核)　大枣三枚

【用法】水煎去滓,温服。

【主治】虚劳羸瘦,脉软数者。

【方论选录】血气两虚,不能营运,而蒸热不解,故渐至羸瘦,乃成虚痨焉。黄耆补气益卫,鳖甲散结滋阴;归身养

血脉以荣经，白芍敛营阴以和血；熟地补阴滋血，麦冬润肺清心；茯神安神志，枸杞补髓填精；桂圆肉滋养心脾，肥大枣缓中益脾，并能资生血脉也。俾血旺气充，则营卫强壮而肌体丰腴，虚劳无不复元矣。此滋补元阴之剂，为虚劳羸弱之专方。

80049 黄耆鳖甲饮(《医略六书》卷三十)

【组成】黄耆三钱(蜜炙) 鳖甲三钱(醋炒) 白芍一钱半(炒) 当归三钱 熟地五钱 山药三钱 茯神二钱(去木) 麦冬三钱(去心)

【用法】水煎去滓，温服。

【主治】蓐劳，脉数软弦者。

【方论选录】产后血气亏损，肝阴虚乏，不能滋荣血室，故日晡潮热，至夜尤甚，谓之蓐劳。熟地补阴以滋血室，黄耆补气以生血脉；生鳖甲滋肝阴以散结气，淮山药补脾阴以益肾元；茯神定志，当归养血荣经；白芍敛肝阴和血脉，麦冬润肺燥，生津液也。水煎温服，使血气内充，则肝阴自复，而阴得维阳，岂有潮热夜甚之患乎？

80050 黄耆鳖甲饮(《镐京直指》卷二)

【组成】黄耆(炙) 鳖甲胶 银胡 制首乌 白茯苓 秦艽 青蒿梗 人参 清炙甘 老姜 大枣

【主治】虚痉。

80051 黄耆鳖甲散(《局方》卷五吴直阁增诸家名方)

【异名】黄耆鳖甲汤(《医学入门》卷八)、黄耆鳖甲煎(《金匮翼》卷三)。

【组成】人参 肉桂(去粗皮) 苦梗各一两六钱半 生干地黄(洗，焙干)三两三钱 半夏(煮) 紫菀(去芦) 知母 赤芍药 黄耆 甘草(爁) 桑白皮各二两半 天门冬(去心，焙) 鳖甲(去裙，醋炙)各五两 秦艽(去芦) 白茯苓(焙) 地骨皮(去土) 柴胡(去芦)各三两三钱

【用法】上为粗末。每服二大钱，水一盏，煎至七分，去滓，食后温服。

【主治】❶《局方》吴直阁增诸家名方：虚劳客热，肌肉消瘦，四肢倦怠，五心烦热，口燥咽干，颊赤心忡，日晚潮热，夜有盗汗，胸胁不利，减食多渴，咳唾稠黏，时有脓血。❷《直指》：男女虚热，身瘦，五心烦热，四肢怠惰，咳嗽咽干，自汗食少。

【方论选录】❶《痰火点雪》：方意以黄耆治五劳羸瘦，寒热自汗，补气实表；以鳖甲治劳瘦，除骨节间劳热结实，补阴补气；以地骨皮治骨蒸烦热；以秦艽、桔梗、人参，并主传尸骨蒸，劳热自汗；桑白皮去肺中水气，及火热嗽血；以天冬除肺气，清肺热，除咳痰；以紫菀止咳脓血，消痰益肺；以生地黄治咳嗽吐血；以知母泻肺火，滋肾水，除命门相火；以柴胡治劳热，消痰止咳；以甘草泻火养阴补脾；以茯苓补五劳七伤，肺痿痰壅等症；以白芍利肺益脾，是方也，备一十五味药品固繁，而用之亦精，犹韩信将兵，多多益善，战有不胜者乎！❷《医方集解》：此手足太阴足少阳药也。鳖甲、天冬、芍、地、知母滋肾水而泻肺肝之火，以养阴也；黄耆、人参、桂、苓、甘草固卫气而补脾肺之虚，以助阳也；桑皮、桔梗以泻肺热；半夏、紫菀以理痰嗽；秦艽、地骨以散内热而除蒸；柴胡以解肌热而升阳，此表里气血交治之剂也。

80052 黄耆鳖甲散

《杏苑》卷六。为《普济方》卷三七九引《汤氏宝书》"鳖甲散"之异名。见该条。

80053 黄耆鳖甲煎

《金匮翼》卷三。为《局方》卷五吴直阁增诸家名方"黄耆鳖甲散"之异名。见该条。

80054 黄耆糯米汤(方出《妇人良方》卷十二，名见《女科指掌》卷三)

【异名】黄耆汤(《竹林女科》卷二)。

【组成】糯米五升 黄耆六两

【用法】以水七升，煎取二升，分四服。

【主治】妊娠忽然下黄汁如胶，或如豆汁，胎动腹痛。

80055 黄病灵验丸(《青囊秘传》)

【组成】茅术(米泔水浸)五钱 绿矾(煅)五钱 厚朴(姜汁炒)五钱 百草霜三钱 针砂(醋炒七次为度)五钱 大枣(醋煮，去皮核)三两

【用法】上为末，打和为丸，如绿豆大。每服五钱，空心以米汤送下。

【主治】黄病。

80056 黄病绛矾丸(《丸散膏丹集成》)

【组成】绛矾六两 厚朴 白术(炒焦) 茯苓各三两 枳壳(炒焦) 茅术(炒焦) 广皮各二两

【用法】上为细末，米汤泛为丸，如梧桐子大。每服二三十丸，以熟汤送下。

【主治】湿热肠红，脱力劳伤，黄病腹胀，腿足浮肿，食积，痞块，疟痢。

80057 黄病绛矾丸

《全国中药成药处方集》杭州方。为《重订广温热论》卷三"绛矾丸"之异名。见该条。

80058 黄病绛矾丸

《中医内科学》。为《医学入门》卷七"退黄丸"之异名。见该条。

80059 黄病鼓胀丸(《饲鹤亭集方》)

【组成】平胃散一两 针砂三钱 皂矾六钱 车前子三钱

【用法】上为末，红枣泥捣和为丸。每服三钱，以开水送下。

【主治】黄病鼓胀。

【宜忌】忌食盐、酱百天。

80060 黄疸立效方(《外科全生集》)

【组成】苍耳子 薄荷 木通 绵茵陈各三钱

【用法】用陈酒一斤，煎一碗，冲砂仁末三钱服。

【主治】黄疸。眼白黄，小便赤，身体软倦，取黄豆生嚼不恶心者。

【加减】小便赤如血者，加川连一钱同煎。

【备考】本方方名，《仙拈集》卷一引作"祛黄汤"。

80061 黄疸肝炎丸(《成方制剂》8册)

【组成】白芍 槟榔 佛手 甘草 青皮 青叶胆 香附 延胡索 茵陈 郁金 栀子 枳壳 竹叶 柴胡

【用法】上制成大蜜丸剂。口服，一次1~2丸，一日3次。

【功用】疏肝利胆，除湿理气。

【主治】湿热熏蒸，皮肤黄染，胸胁胀痛，小便短赤。现代医学用于急性肝炎，胆囊炎。

【宜忌】肝硬化及虚寒者忌用。

【备考】本方改为片剂，名“黄疸肝炎片”（见《中国药典》）。

80062 **黄疸肝炎片**

《中国药典》2010版。即《成方制剂》8册“黄疸肝炎丸”改为片剂。见该条。

80063 **黄雌鸡肉粥**（《圣惠》卷九十六）

【组成】黄雌鸡一只（去毛羽肠脏） 粳米一升 黄耆一两（剉） 熟干地黄一两半

【用法】上同煮，令极熟，去药，及擘去鸡骨，取汁并肉，和米煮作粥，入酱，一如食法调和，空腹食之；作羹及馄饨，任意食之亦得。

【功用】补益五脏。

【主治】膀胱虚冷，小便数不禁。

80064 **黄雌鸡炙方**（《养老奉亲》）

【组成】雌鸡一只（如常法）

【用法】以五味、椒、酱刷炙之，令熟，空心渐食之。

【功用】甚补益脏腑。

【主治】老人脾胃气冷，肠数痢。

80065 **黄雌鸡索饼**（《医方类聚》卷一〇六引《食医心鉴》）

【异名】黄雌鸡臛索饼（《圣惠》卷九十六）。

【组成】黄雌鸡随多少（炒，作臛） 面半斤 桂末一分 茯苓末一两

【用法】上以桂末、茯苓末，和面搜作索饼，熟煮，兼臛食之。

【主治】五噎。饮食不下，喉中妨塞，瘦弱无力。

80066 **黄雌鸡馄饨**（《养老奉亲》）

【异名】黄鸡馄饨（《医统》卷八十七）。

【组成】黄雌鸡肉五两 白面七两 葱白二合（切细）

【用法】上以切肉作馄饨，下椒酱五味，调和煮熟，空心食之，每日一次。

【功用】益脏腑，悦泽颜色。

【主治】老人脾胃气弱，不多食，萎瘦。

80067 **黄雌鸡馎饦**（《养老奉亲》）

【异名】黄鸡馎饦（《医统》卷八十七）。

【组成】黄雌鸡四两（切作臛头） 白面六两 茯苓末二两

【用法】上和茯苓末搜面作，豉汁中煮，空心食之，常作三五服。

【功用】除冷气噎。

【主治】老人噎病，食不通，胸胁满闷。

80068 **黄蜡解毒丸**（《摄生众妙方》卷七）

【组成】黄蜡三两 雄黄一钱 白矾四两（为末）

【用法】将黄蜡化开，入雄黄、白矾末，不住手为丸。每服二三十丸，空心以酒送下。

【主治】痔漏已收功者。

80069 **黄精四草汤**（《效验秘方》董建华方）

【组成】黄精20克 夏枯草15克 益母草15克 车前草15克 豨莶草15克

【用法】每日一剂，水煎服。

【功用】平补肝脾，通络降压。

【主治】眩晕，手麻，肿胀兼有高血压者。

【方论选录】方中以黄精益脾肾，润心肺；夏枯草清肝火，平肝阳；益母草活血，车前草利水，豨莶草通络。诸药相配，能补脾，平肝。

80070 **黄精地黄丸**（《圣济总录》卷一九八）

【组成】生黄精一斗（净洗，控干，捣碎，绞取汁） 生地黄三斗（净洗，控干，捣碎，绞取汁）

【用法】上二味汁合和，纳釜中，文火煎减半，入白蜜五斤搅匀，更煎成膏，停冷为丸，如弹子大，放干，盛不津器中。每服一丸，含化咽之，每日三次。

【功用】辟谷；久服长生。

80071 **黄精芡实汤**（《中医内科临床治疗学》引冷柏枝方）

【组成】黄精15克 芡实30克 山药15克 白芍15克 大枣7枚 太子参30克 佩兰叶6克

【用法】水煎服。

【功用】补脾阴。

【主治】脾阴不足的中消证。

【方论选录】黄精补脾阴，填精髓；芡实补脾阴而缩泉；太子参补脾气，生津液；三味为本方主药；山药、白芍、大枣皆为补脾之品，养阴兼益气；佩兰叶醒脾，令全方补而不滞。本方为补脾阴之平稳剂。

80072 **黄丹五倍子水**（《古今名方》引赵乐闻祖传验方）

【组成】黄丹 枯矾 明矾各12克 五倍子 百部各15克 雄黄 白芷 白鲜皮 硫黄各6克 朱砂 轻粉各3克 蛇床子 白附子 白凤仙花各9克 陈米醋1500毫升

【用法】分别研末，将陈米醋放入铁锅中煮沸后，加入黄丹，用筷子搅匀，再下五倍子、百部、蛇床子、白附子、白芷、白鲜皮、白凤仙花等细末，搅匀，然后徐徐入枯矾等其余6味药末，搅匀后，离火即得。使用前，先用西杉木，或杉木叶，或松木片，或松针，选其中一种置火上烧烟，以手掌烤熏之，然后取药液10~20毫升擦手或泡手（泡后药液留下再用），泡后不要用水洗，每日3次。

【功用】消风止痒，化腐消瘀，活血通络，和营消肿，清热解毒，收敛燥湿，攻毒杀虫，生肌敛疮。

【主治】一切癣疮、鹅掌风、灰指甲等。

80073 **黄甲串偷刀散**

《串雅内编》卷三。为《慈幼心书》卷十一“偷刀散”之异名。见该条。

80074 **黄芩加半夏汤**

《准绳·幼科》卷五。为《伤寒论》“黄芩加半夏生姜汤”之异名。见该条。

80075 **黄芩素铝胶囊**（《成方制剂》7册）

【组成】黄芩 明矾

【用法】上制成胶囊剂。一次4~6粒，一日2~3次或遵医嘱。

【功用】清热解毒，燥湿止泻。

【主治】肠炎、痢疾。

80076 **黄连天花粉丸**（《原机启微》卷下）

【组成】黄连一两 天花粉四两 菊花 川芎 薄荷各一两 连翘二两 黄芩 栀子各四两 黄柏六两

【用法】上为细末，滴水为丸，如梧桐子大。每服五十丸，加至百丸，食后、临睡以茶汤送下。

【主治】眵多眊矂，紧涩羞明，赤脉贯睛，脏腑秘结者。

80077 **黄连白头翁汤**(《圣济总录》卷一四八)

【组成】黄连(去须)一两　白头翁　醋石榴皮(炙)　犀角(镑屑)各半两

【用法】上为粗末。一二岁儿每服半钱匕,水七分,煎至四分,去滓,分温二服,空心、午间、日晚各一服。

【主治】小儿热毒下痢如鱼脑,手足壮热。

80078 **黄连赤石脂汤**(《全国名医验案类编》续编卷十七)

【组成】黄连三钱　赤石脂三钱半(净)　滑石三钱　生芍二钱半　黄芩二钱半　甘草三分

【用法】水煎服。

【功用】泄火救阴,苦寒涤热。

【主治】郁火下痢。

【临床报道】郁火下痢:病者蒋江,年五十,业工,住石码。病名:郁火下痢。原因:盛暑吃烧饼致病。症候:脉沉数有力,头痛发热,小便赤短,赤痢日夜三四十回,骨瘦如柴,口渴,舌苔焦黄,经过八九天,势频危笃。诊断:烟客血燥,暑热熏蒸,因烧饼引动伏火,郁为赤痢。治疗:泄火救阴,苦寒涤热。处方:黄连赤石脂汤。效果:一剂势减,三剂痢止。讵停药再病,急连服五剂痊愈。烟瘾亦除。此系久利血虚,故以赤石脂合芩连涩之,非久病者,不宜用此。

80079 **黄连炉甘石散**(《原机启微》卷下)

【异名】黄连甘石散(《医统》卷六十一)。

【组成】炉甘石一斤　黄连四两　龙脑量入

【用法】先以炉甘石置巨火中,煅通红为度;另以黄连用水一碗,瓷器盛贮,纳黄连于水内,却以通红炉甘石淬七次,就以所贮瓷器置日中晒干,然后用黄连研为细末;欲用时以一二两再研极细,旋量入龙脑。每用少许,井花水调如稠糊,临睡以箸头蘸敷破烂处;不破烂者,点眼内眦,锐眦尤佳。

【主治】眼眶破烂,畏日羞明。

【加减】奇经客邪之病,量加朴消泡汤滴眼瘀肉黄赤脂上。

【宜忌】不宜使入眼内。

【方论选录】方以炉甘石收湿除烂为君,黄连苦寒为佐,龙脑去热毒为使。诸目病者俱可用,病宜者治病,不宜者无害也。

80080 **黄连清凉饮子**(《疮疡经验全书》卷四)

【组成】黄连　当归　炙草　大黄(酒煎)　赤芍药各等分

【用法】每服一两五钱,水煎服之。利下,其痛减七八,明日再进,前症悉除。

【主治】发背疽五七日,觉疮重如负石,热如火,痛倍常,六脉沉数,按之有力。

【宜忌】邪气酷热脉实有力者宜用。

80081 **黄栀花口服液**(《新药转正》30册)

【组成】黄芩　金银花　大黄　栀子

【用法】上制成口服液剂。饭后服,二岁半至三岁一次5毫升,四岁至六岁一次10毫升,七岁至十岁一次15毫升,十一岁以上一次20毫升,一日3次;疗程3天,或遵医嘱。

【功用】清肺泻热。

【主治】小儿外感热证。症见发热,头痛,咽赤肿痛,心烦,口渴,大便干结,小便短赤等。现代医学用于小儿急性上呼吸道感染有上述症状者。

80082 **黄真君妙贴散**(《卫济宝书》卷下)

【异名】保安妙贴散(《直指》卷二十二)。

【组成】硫黄(好者)不计多少

【用法】上用荞麦面为窝子,包黄在内,于热火中两边煨令黄黑,取去,入乳香半两,细研。用井花水调,以熟绢剪如所肿样贴之,留窍,一日两次。

【主治】《直指》:痈疽发背肿毒。

【备考】《直指》本方用法:井水调,厚敷疮上。如干,以鸡羽蘸新水润之。如此至疮愈方歇。

80083 **黄耆十四味丸**(《外台》卷二十七引《许仁则方》)

【异名】黄耆丸(《圣惠》卷五十八)。

【组成】黄耆　黄连　土瓜根各五两　苦参三两　玄参六两　栝楼　地骨皮　龙骨　菝葜　鹿茸(炙)各四两　牡蛎(熬)　人参　桑螵蛸(炙)各三两　五味子一升

【用法】上为末,炼蜜为丸,如梧桐子大。初服十五丸,稍加至三十丸,用后竹根饮下之,每日二次。

【主治】❶《外台》:消渴。小便数,多而渴,饮食渐加,肌肉渐减,乏气力,少颜色。❷《圣惠》:下虚,小便滑数。

【宜忌】忌猪肉、冷水。

【备考】《圣惠》卷五十八原名"黄耆散",与剂型不符,据《普济方》改,方中有栝楼根,无栝楼。

80084 **黄耆大补肾汤**(《医心方》卷十三引《玄感传尸方》)

【组成】黄耆三两　生姜三钱　人参三钱　大枣二十枚(擘)　牡蛎二钱　芍药三钱　桂心三钱　五味子三钱　地骨皮三钱　茯苓三钱　防风三钱　橘皮三钱　磁石三钱(碎,绵裹)　甘草二两(炙)

【用法】上切。以水一斗二升,煮取三升,绞去滓,分温三四服,人如去八九里。覆取微汗,五日服一剂,以三四剂为断。

【主治】丈夫因虚劳损,梦泄盗汗,小便余沥,阴湿弱,欲成骨蒸者,名曰劳极。

【宜忌】忌黏食、生冷。

80085 **黄耆五味子散**(《杏苑》卷五)

【组成】麦门冬　黄耆　熟地黄各一钱　甘草(炙)　五味子　人参各五分　白芍药　桔梗各八分

【用法】上㕮咀。水煎熟,食远温服。

【主治】咳血咯血成痨,眼睛疼痛,四肢困倦,脚膝无力。

80086 **黄耆六君子汤**(《医学集成》卷二)

【组成】六君加黄耆　山药

【功用】病后调脾进食。

80087 **黄耆四君子汤**

《普济方》卷二九六。为《朱氏集验方》卷六"黄耆四君汤"之异名。见该条。

80088 **黄耆地骨皮散**(《杏苑》卷八)

【组成】黄耆一钱二分　地骨皮　柴胡　赤芍药　生地黄　麦门冬　当归　赤茯苓　黄芩各八分　人参一钱　甘草(炙)五分

【用法】上㕮咀。用生姜五片,水煎,食前服。

【主治】劳热羸瘦,四肢烦疼,心躁口干,不欲饮食。

80089 **黄耆芍桂酒汤**

《医灯续焰》卷十。即《金匮》卷中"黄耆芍药桂枝苦酒汤"。见该条。

80090 黄耆防风饮子(《原机启微》卷下)

【组成】蔓荆子　黄芩各半钱　炙甘草　黄耆　防风各一钱　葛根一钱半　细辛二分

【用法】水二盏,煎至一盏,去滓,大热服。

【主治】眼棱紧急,以致倒睫卷毛,损睛生翳,及上下睑眦赤烂羞涩难开,眵泪稠黏。

【方论选录】方以蔓荆子、细辛为君,除手太阳、手少阴之邪,肝为二经之母,子母平安,此实则泻其子也;以甘草、葛根为臣,治足太阴、足阳明之弱,肺为二经之子,母薄子单,此虚则补其母也;黄耆实皮毛,防风散滞气,用之以为佐;黄芩疗湿热,去目中赤肿,为之使也。

80091 黄耆枳壳煎丸

《普济方》卷二九七。为《本事》卷五"黄耆丸"之异名。见该条。

80092 黄耆柏子仁散(《魏氏家藏方》卷六)

【组成】柏子仁四两(别研)　肉苁蓉(酒浸,去皱皮)　远志(去心)各三两　车前子一两　人参(去芦)　茯苓(白者,去皮)　山药　萆薢　黄耆(蜜炙)各二两

【用法】上为细末。每服方寸匕,空心、食前以酒送下,一日三次。

【功用】安心气。

【主治】怔忡;丈夫腰肾损败。

80093 黄耆膏子煎丸(《元戎》)

【组成】人参　白术各一两半　柴胡　黄芩各一两　白芷　知母　甘草(炙)各半两　鳖甲一个(半手指大,酥炙)

【用法】上为细末,黄耆膏子(上用黄耆半斤,为粗末,水二斗,熬一斗,去滓,再熬,令不住搅成膏,至半斤,入白蜜一两,饧一两,再熬令蜜、饧熟,得膏十两,放冷)为丸如梧桐子大。每服三五十丸,空心以百沸汤送下。

【功用】除烦解劳,去肺热。

【主治】❶《元戎》:上焦热,咳衄,心热惊悸;脾胃热,口甘,吐血;肝胆热,泣出口苦;肾热,神志不定;上而酒毒,膈热消渴,下而血滞,五淋血崩。❷《医学纲目》:气虚,呼吸少气,懒言语,无力动作,目无睛光,面色㿠白。

80094 黄疸茵陈颗粒(《成方制剂》4册)

【组成】大黄　甘草　黄芩　茵陈

【用法】上制成颗粒剂。开水冲服,一次10~30克,一日2次。

【功用】清热利湿,退黄疸。

【主治】急、慢性黄疸型传染性肝炎。

80095 黄雌鸡臛索饼

《圣惠》卷九十六。为《医方类聚》卷一〇六引《食医心鉴》"黄雌鸡索饼"之异名。见该条。

80096 黄芩半夏生姜汤(《内科摘要》卷下)

【异名】黄芩汤(《杂病源流犀烛》卷一)。

【组成】黄芩(炒)　生姜各二钱　甘草(炙)　半夏各二钱

【用法】加生姜,水煎服。

【主治】❶《内科摘要》:胆腑发咳,呕苦水如胆汁。❷《痘疹世医心法》:痘疹吐利者。

80097 黄芩黄连甘草汤(《保命歌括》卷六)

【组成】黄芩(酒炒)　黄连(酒炒)　生甘草各等分

【用法】上㕮咀。每服三钱,水一盏,煎七分,徐徐呷之,不住服。

【主治】小儿大头瘟病。

【备考】剂毕未退,再用大黄(煨)、鼠黏子各等分,水煎,去滓,入芒消等分,再煎,亦徐徐呷之,无令饮食在前。得微利及肿消,只服前三味以和之。如不退,依前法次第服之,得大利,邪气即止。

80098 黄连半夏解毒汤(《医学启源》卷中)

【组成】黄连　黄柏　黄芩　大栀子各半两　半夏三个(生用)　厚朴二钱　茯苓四钱(去皮)

【用法】水一盏半,加生姜三片,煎半盏,去滓温服。

【主治】腹满呕吐,欲作利者。

80099 黄连防风通圣散(《金鉴》卷三十九)

【组成】防风通圣散加黄连

【主治】鼻渊,久病热郁深者。

80100 黄连阿胶二味丸(《证治宝鉴》卷八)

【组成】黄连　阿胶

【用法】为丸服。

【主治】大孔痛,有湿热之毒流于大肠。

80101 黄连阿胶栀子汤(《医方简义》卷二)

【组成】黄连八分　阿胶(蛤粉炒)一钱半　焦栀子三钱　竹叶二十片

【主治】温邪咯血鼻血。

80102 黄连香附桃仁丸(《保命歌括》卷二十七)

【组成】黄连(一半用吴茱萸半两同炒,去茱萸;一半用益智仁同炒,去益智)一两半莱菔子(炒)一两半　台芎　山栀仁　三棱　莪术(二味醋煮)　麦芽(炒)　神曲(炒)　桃仁(去皮尖)各五钱　香附子(童便浸,焙干)　山楂肉各一两

【用法】上为细末,蒸饼为丸,如梧桐子大。每服五十丸,以姜汤送下。

【主治】小儿食积、痰饮、血块在两胁动作,雷鸣,嘈杂,眩运,身热。

80103 黄连黄柏知母丸(《松崖医径》卷上)

【组成】黄连　黄柏　知母(酒制)各等分

【用法】上为末,水为丸,如梧桐子大。每服七八十丸至一百丸,空心以百沸汤送下,以饮食压之。

【主治】足下时热如火,表则恶寒。

80104 黄连解毒加味汤(《金鉴》卷五十六)

【组成】黄连　黄芩　栀子　黄柏　丹皮　生地黄　甘草(生)　金银花　连翘(去心)

【用法】加灯心为引,水煎服。

【主治】痘当落痂之后,其瘢或紫或焦或黑,现证通身壮热,烦渴不宁,皆因灌浆时浆未充足,毒未尽化故也。

80105 黄连解毒凉膈散(《片玉痘疹》卷三)

【组成】黄芩　黄连　栀子　黄柏(酒炒)　连翘　薄荷叶　桔梗　枳壳　麦冬　山楂　花粉　木通　生地　大力子(酒炒)　甘草　竹叶　灯心　大黄(酒炒)　枳实(麸炒)　山楂

【用法】水煎服。

【主治】痘疮。毒火内盛发热,人事昏沉,狂言妄语,大

便结,小便赤,或腹痛咽痛者。

80106 黄帝护命千金丸(《外台》卷十三引《古今录验》)

【组成】野葛七寸(炙) 斑蝥二十枚(去足翅,熬) 雄黄(研) 雌黄 鬼臼 瓜丁 丹砂(研) 礜石(泥裹,烧半日) 沙参 莽草(炙) 椒(去目,汗)各一两 地胆十五枚(去足翅,熬)

【用法】上药治下筛,炼蜜为丸,如梧桐子大。每服五丸,一日二次。卒中恶气绝不知人,服如小豆大二丸,老小半之;牛马所触践痈肿,若虫毒所啮,取一丸着掌中,唾和涂疮中毒上,立愈;正月旦以酒率家中大小各一丸,一岁不病;若伤寒身热,服一丸;若欲视病,服一丸,与病者共卧不恐。

【主治】羸瘦历年,胸满结疹,饮食变吐,宿食不下,中风鬼疰疾瘦。

【宜忌】忌生血物。

80107 黄耆人参牡蛎汤(《四圣心源》卷九)

【组成】黄耆三钱 人参三钱 甘草二钱 五味一钱 生姜三钱 茯苓三钱 牡蛎三钱

【用法】水煎大半杯,温服。另洗净败血腐肉,用龙骨、象皮细末少许收之,贴仙灵膏。

【主治】痈疽。脓泄后溃烂,不能收口者。

80108 黄耆芍药桂酒汤

《症因脉治》卷三。为《金匮》卷中"黄耆芍药桂枝苦酒汤"之异名。见该条。

80109 黄耆当归人参汤(《兰室秘藏》卷中)

【组成】黄连一分 生地黄三分 炒神曲 橘皮 桂枝各五分 草豆蔻仁六分 黄耆 人参 麻黄(不去节)各一钱 当归身一钱五分 杏仁五个(另研如泥)

【用法】上㕮咀,作二服。水二大盏半,煎麻黄令沸,去沫,煎至二盏,入诸药同煎至一大盏,于巳、午之间,食消尽服之。一服立止。

【功用】安心定志,镇坠其惊,调和脾胃,大益元气,补其血脉,令养其神。

【主治】妇人经水暴崩不止。

【临床报道】经水暴崩不止:丁未仲冬,郭大方来说,其妻经水暴崩不止,先曾损身失血,自后一次缩一十日而来,今次不止,其人心窄,性急多惊,以予料之,必因心气不足,饮食不节得之。大方曰:无。到彼诊得掌中寒,脉沉细而缓,间而沉数,九窍微有不利,四肢无力,上喘气短促,口鼻气皆不调,果有心气不足,脾胃虚弱之证,胃脘当心而痛,左胁下缩急有积,当脐有动气,腹中鸣,下气,大便难,虚证极多,不能尽录,拟先治其本,余证可以皆去。安心定志,镇坠其经,调和脾胃,大益元气,补其血脉,令养其神。以大热之剂去其冬寒凝在皮肤内;少加生地黄,去命门相火,不令四肢痿弱。与黄耆当归人参汤,一服立止。其胃脘痛,乃胃上有客寒,与大热药草豆蔻丸一十五丸,白汤送下,其痛立止。再与肝之积药除其积之根源而愈。

80110 黄耆桂枝五物汤(《金匮》卷上)

【异名】黄耆汤(《圣济总录》卷十九)、黄耆五物汤(《三因》卷三)、桂枝五物汤(《赤水玄珠》卷十二)、五物汤(《东医宝鉴·杂病篇》卷二)。

【组成】黄耆三两 芍药三两 桂枝三两 生姜六两 大枣十二枚 一方有人参

【用法】以水六升,煮取三升,温服七合,每日三次。

【功效】《金鉴》:调养荣卫,祛风散邪。

【主治】血痹。阴阳俱微,寸口关上微,尺中小紧,外证身体不仁,如风痹状。

【方论选录】《金鉴》:以黄耆固卫;芍药养阴;桂枝调和营卫,托实表里,驱邪外出;佐以生姜宣胃;大枣益脾,为至当不易之治也。

【临床报道】❶痹:《种福堂方》张,形寒,手足痛,肌肉渐肿,劳力行走,阳气受伤,客邪内侵,营卫失和。仿《局方》"痹在四肢,汗出阳虚者,与黄耆五物汤"。黄耆、桂枝、茯苓、炙草、当归、煨姜、南枣。❷真中风:《南雅堂医案》诊得两手脉厚而长,惟左手略兼弦象,两寸稍紧,脉厚者,得土之敦气,厚道足以载福,为长寿之征。但弦为风脉,紧为痛脉,今紧在两寸,主上半身有痹痛之患,据称手腕及臂上痛,时愈时作,已阅五年之久,且指尖时苦麻木,昔年尤甚,近年略减,细察此症,系风在关节而作痛,至其所以痛者,乃气血与风邪相抗拒,非同偏枯者之全不觉痛,其妙在于痛处,不难扶正以屏邪,书称中指麻木,三年内防患中风,以中指属手心经故也。今幸麻木之处以食指、拇指为甚,系肺与大肠气之不调,尚无大害,然风善行而变数,必须及早治之,然斯时若肥风药以预防中风,是适招风取中,无异借寇兵而齐盗粮,宜出诸郑重,切勿孟浪以图一逞,宜用黄耆五物汤。黄耆二钱,桂枝尖二钱,生白芍二钱,生姜四钱,大枣二枚,同煎服。❸脑血管意外后遗症:《四川中医》[1983,(5):27]一老妪,证见右半身瘫痪,口眼㖞斜,手足麻木,肌肉不仁,右半身自汗出。血压:150/100毫米汞柱。此乃营卫气血虚亏,阳气阻闭,经脉失于营养之证。予黄耆桂枝五物汤治之。共服15剂,血压:140/90毫米汞柱,脉舌正常。诸症蠲除,一如常人。四年后追访,终未再作。❹血痹:《四川中医》[1983,(5):27]刘某,患四肢麻木一年余,夜晚尤甚。用维生素 B_{12} 与维生素 B_1 肌肉注射60余日,疗效不明显。后改为针灸治疗,初针有小效,继之无效。证见气虚懒言,疲乏无力,四肢麻木以上肢较甚,臀部发凉。脉双沉细,舌质淡嫩,苔薄白。取黄耆桂枝五物汤治之。服15剂,诸证俱蠲。❺自汗:《天津中医》[1986,(3):17]患者,女,31岁。工人。痢后继见汗出,已两年余。动则大汗淋漓,乍冷乍热,时时恶风,并出现肠鸣,进食不慎即泻,头晕无力,舌淡苔薄白,脉无力寸浮大。经某医院诊为"植物神经功能紊乱",屡治罔效。遂用黄耆桂枝五物汤加白术、五味子,水煎四剂,服后自汗明显改善,将桂枝减量,白术增制,使之外助黄耆以固表,内达健脾以收功。继进六剂,肠鸣消失。再进三剂,诸症悉除。❻胸痹:《天津中医》[1986,(3):18]患者,女,51岁,干部。病初自觉胸闷气短,继则胸前区时感隐痛,并向左肩背放射,遇寒痛甚,已两年余。心电图诊为"冠状动脉供血不足"。予黄耆桂枝五物汤加薤白、炙甘草,共服30余剂,胸痛诸证得以控制,心电图近于正常。❼胃脘痛:《天津中医》[1986,(3):18]患者,女,42岁,工人。胃脘时感隐痛,逢劳遇寒尤甚,已五年许,钡餐透视诊为"胃窦炎"。曾屡服大剂辛热理气之品,渐致腹胀纳呆,大便时溏,周身乏力,舌淡润,脉沉弦迟。方用黄耆桂枝五物汤加炙甘草、干姜,服药后,胃痛顿解。酌去干姜,加腹皮与茯苓交替使用,予以健脾,因病陈久,宜缓缓图治。继服20余剂,诸证渐愈。❽低热:《江苏中医杂志》[1984,(1):37]朱某某,女,35岁,教师。低热二年余,体温常在37.5℃左右,偶尔达38℃。伴有怯风怕冷,自汗津津,声低气短,纳谷不香,大便溏薄,周身乏力等证。舌苔薄白,舌质淡红而胖,脉细缓无力。证属气虚身热。拟取甘温除热法,黄耆桂枝五物汤加焦白术、炙甘草。服上方十二剂后,症状基本消失。改用补中益气丸调服半月以善后,随访至今未发。

80111 黄耆桂枝苦酒汤

《鸡峰》卷十九。为《金匮》卷中"黄耆芍药桂枝苦酒汤"之异名。见该条。

80112 黄耆萆薢大黄汤(《霉疮证治》卷下)

【组成】黄耆五两 萆薢五两(即土茯苓) 当归 芎藭 桂枝 防已 升麻各三两 鲮甲二两 熟大黄 附子 甘草各一两 营实二两(若无,以忍冬花代之)

【用法】加生姜,水煎服。

【主治】霉疮。发头面手足腹背,似杨梅子紫赤色,有脓疱或无脓疱,或痒或痛,而其人实者;乃结毒坚硬如石,小便常涩痛,难消散,又难溃脓。

【临床报道】阴疮脓淋:一人年三十,患阴疮脓淋,杂治四年,今又两腿发横痃,且周身梅疮,筋骨疼痛,余诊之,脉症无虚候,乃制黄耆萆薢大黄汤与之,兼用加味化毒丹,两月诸症尽愈,后调理痊愈。

80113 黄耆紫草人参汤(《丹溪心法附余》卷二十三)

【组成】黄耆(酒炒) 紫草(酒炒) 人参各等分

【用法】上为粗末。每服五钱,水一大盏,煎六分,加酒服。

【主治】痘疮表虚黑陷。

80114 黄芩加半夏生姜汤(《伤寒论》)

【异名】黄芩加半夏汤(《准绳·幼科》卷五)、黄芩半夏汤(《杏苑》卷四)。

【组成】黄芩三两 芍药二两 甘草二两(炙) 大枣十二枚(擘) 半夏半斤(洗) 生姜一两半(一方三两,切)

【用法】上六味,以水一斗,煮取三升,去滓,温服一升,每日二次,夜一次。

【主治】痢疾或泄泻,身热不恶寒,腹痛口苦,干呕;胆咳,咳而呕苦水者。❶《伤寒论》:太阳与少阳合病,自下利而兼呕者。❷《金匮》:干呕而利。❸《玉机微义》:胆腑发咳,呕苦水若胆汁。❹《幼幼集成》:麻疹发热吐泻。

【方论选录】❶《内台方义》:黄芩汤中以黄芩为君,以解少阳之里热,苦以坚之也;芍药为臣,以解太阳之表热而行营气,酸以收之也;以甘草为佐,大枣为使,以辅肠胃之弱以缓中也;加半夏之辛以散逆气,加生姜之辛以和其中而止呕也。❷《古方选注》:用甘草、大枣和太阴之阳;黄芩、芍药安太阴之阴;复以半夏、生姜宣阳明之阖,助太阳之开。上施破纵之法,则邪无客着,呕止利安。❸《金鉴》:用半夏、生姜入上焦而止呕;甘草、大枣入中焦而和脾;黄芩、芍药入下焦而止利,如是则正气安而邪气去,三焦和而呕利止矣。

80115 黄连西瓜霜眼药水(《简明中医眼科学》)

【组成】硫酸黄连素0.5克 西瓜霜(或皮消)5克 月石(即硼砂)0.2克 硝苯汞0.002克 蒸馏水100毫升

【用法】配制成眼药水,每日滴眼3次。

【功用】清热解毒,散风明目。

【主治】急性结膜炎、沙眼等。

80116 黄连解毒合天水散(《幼幼集成》卷六)

【组成】正雅连 川黄柏 枯黄芩 黑栀仁 飞滑石 炙甘草

【用法】净水浓煎,空心滚热服。

【主治】麻疹自利,里急后重,欲作痢也。

80117 黄连解毒合甘桔汤(《片玉痘疹》卷六)

【组成】酒芩 酒连 酒栀子 石膏 桔梗 甘草 薄荷叶 连翘 荆芥穗 牛蒡子(炒)

【用法】水煎,和竹沥饮之。

【主治】痘未出而热不止,昼夜烦躁,口舌生疮,唇裂咽痛者,此毒内熏,其热甚急。

80118 黄帝石室紫药神丸(《幼幼新书》卷十一引《婴孺方》)

【组成】丹砂九分(别研) 大黄六分 桂心 半夏(洗)各四分 牛黄 黄连各五分 云母七分 雄黄二分 特生礜石十二分(炼)

【用法】上为末,更入巴豆二分(去心,炒),雷丸三分,真珠一分,代赭二分,干姜三分,各为末,新绢袋盛,蒸如十斛米熟,方取;牛黄、桂、姜、代赭别为末,与前相和匀,以蜜和为丸,如黍米大。一岁儿乳头上下一丸,十岁小豆大一丸,每日三次。

【主治】小儿十二痫。

【备考】本方方名,《普济方》引作"石室紫药神丸"。

80119 黄耆芍药桂心酒汤

《外台》卷四。即《金匮》卷中"黄耆芍药桂枝苦酒汤"。见该条。

80120 黄耆建中加当归汤(《本事》卷八)

【异名】黄耆建中汤、黄耆汤(《普济方》卷二三四)。

【组成】黄耆(蜜炙) 当归(洗,去芦,薄切,焙干)各一两半 白芍药三两 桂枝一两一分(去粗皮,不见火) 甘草一两(炙)

【用法】上为粗末。每服五钱,加生姜三片,大枣一个,水一盏半,同煎至八分,去滓,取七分清汁,日三次,夜二次。尺脉尚迟,再作一剂。

【主治】伤寒。发热,头疼,烦渴,脉浮数而无力,尺以下迟而弱,未可表散发汗者。

【方论选录】《本事方释义》:黄耆气味甘平,入手足太阴;当归气味辛甘微温,入手足少阴足厥阴;白芍药气味酸微寒,入足厥阴;桂枝气味辛温,入足太阳;甘草气味甘平,入足太阴;姜、枣之辛甘和荣卫。此建中汤也,以之治伤寒之头疼烦渴,脉浮数而无力,尺以下迟而弱者,未可表散发汗故也。

【临床报道】伤寒:昔有乡人丘生者,病伤寒,予为诊视,发热头疼烦渴,脉虽浮数而无力,尺以下迟而弱。予曰,虽属麻黄证,而尺迟弱,仲景云,尺中迟者,荣气不足,血气微少,未可发汗,予于建中汤加当归黄耆令饮,翌日脉尚尔,其家煎迫,日夜督发汗药,言几不逊矣。予忍之,但只用建中调荣而已,至五日尺部方应,遂投麻黄汤,啜第二服,发狂,须臾稍定,略睡已得汗矣,信知此事是难是难。

80121 黄连竹茹橘皮半夏汤(《温热经纬·三时伏气外感篇》)

【组成】黄连 竹茹 橘皮 半夏

【主治】幼儿脾胃失伤,呕逆者。

【方论选录】王士雄：于橘皮竹茹汤去生姜之温，甘草之甘；加黄连之苦寒，以降诸逆冲上之火；半夏之辛开，以通格拒搏结之气。

80122 黄连凉膈甘桔解毒汤（《片玉痘疹》卷三）

【组成】甘草　桔梗　黄连　黄芩　黄柏　栀子　连翘　薄荷　大力子　麦冬　升麻　山豆根

【用法】加竹叶、灯芯，水煎服。

【主治】小儿毒火内甚，上攻咽喉而致痘疮发热，咽喉作痛，饮水难吞。

【加减】如火甚，加石膏（煅过）二分、知母。

80123 黄耆芍药桂枝苦酒汤（《金匮》卷中）

【异名】耆芍桂酒汤（原书同卷）、黄耆苦酒汤（《圣济总录》卷六十一）、苦酒汤（《全生指迷方》卷三）、黄耆桂枝苦酒汤（《鸡峰》卷十九）、耆桂酒（《玉案》卷三）、黄耆芍药桂酒汤（《症因脉治》卷三）。

【组成】黄耆五两　芍药三两　桂枝三两

【用法】上三味，以苦酒一升，水七升，相和，煮取三升，温服一升。当心烦，服至六七日乃解；若心烦不止者，以苦酒阻故也。一方用美酒代苦酒。

【主治】❶《金匮》：黄汗，身体肿，发热，汗出而渴，状如风水，汗沾衣，色正黄如柏汁，脉自沉。❷《明医指掌》：伤寒脉沉，咽痛自汗。

【方论选录】❶《千金方衍义》：水湿从外渐渍于经，非桂之辛温无以驱之达表；既用桂、芍内和营血，即以黄耆外壮卫气以杜湿邪之复入；犹恐耆、芍固护不逮，而用苦酒收敛津液不使随药外泄。乃服药后每致心烦，乃苦酒阻绝阳气不能通达之故，须六七日稍和，心下方得快，然非若水煎汤液之性味易过也。❷《金匮要略心典》：黄耆、桂枝、芍药，行阳益阴，得酒则气益和而行愈固，盖欲使营卫大行，而邪气毕达耳。云苦酒阻者，欲行而未得遂行，久积药力，乃自行耳，故曰服至六七日而解。

【临床报道】黄汗：《山东中医杂志》[1982，(1)：34]张某某，女，22岁。因家务劳作汗出，即用凉水浸毛巾擦洗身体，后发现上半身出汗，色黄，量多而黏，衣物均被黄染。自觉乏力，纳呆，微发热，有时干哕，月经正常，小便色略赤，大便色正常，巩膜皮肤无黄染，舌质正常苔薄白，脉略滑。辨证：黄汗。时值盛夏，暑热当令，劳则阳气张，遂汗出，复受水寒之气，致热伏于内，酿成外寒湿，内郁热之势，交相蒸郁，汗液排泄障碍，或发热汗出而色黄。治则：调和营卫，清泄郁热。方药：耆芍桂酒汤去苦酒加栀子、黄柏。药用：黄耆18克，白芍12克，桂枝9克，栀子9克，黄柏9克，水煎分二次服。服三剂黄汗已止。随访三年未再发现黄汗。

【备考】本方方名，《外台》引作"黄耆芍药桂心酒汤"，《准绳·类方》引作"耆芍桂苦酒汤"，《医灯续焰》引作"黄耆芍桂酒汤"。

80124 黄耆肉桂柴胡酒煎汤（《兰室秘藏》卷下）

【异名】内托黄耆酒煎汤（《东垣试效方》卷三）、内托酒煎汤（《医学入门》卷八）、黄耆柴胡汤（《杏苑》卷八）、内托酒煎散（《外科大成》卷二）。

【组成】黄耆　当归梢各二钱　柴胡一钱五分　鼠黏子（炒）　连翘　肉桂各一钱　升麻七分　炙甘草　黄柏各五分

【用法】上㕮咀。好糯酒一大盏半，水一大盏半，同煎至一大盏，去滓，空心温服。少时便以早饭压之，不致大热上攻中上二焦也。

【主治】附骨痈，坚硬漫肿，不辨肉色，行步作痛，按之大痛。

【备考】本方方名，《医学正传》引作"托里黄耆汤"；《疡科选粹》引作"柴胡鼠黏子汤"。

80125 黄连解毒合犀角地黄汤（《温热暑疫全书》卷一）

【组成】黄连（酒洗）　黄芩（酒洗）　黄柏（酒洗）　栀子各一钱半　犀角（磨水更佳，镑屑亦可）　生地黄（酒浸，捣）　牡丹皮　芍药各二钱

【用法】上先以七味水煎去滓，入地黄再煎数沸，滤清，加藕节汁、侧柏汁，并磨好墨少许，搅令黑，服之。

【主治】温毒发斑，斑色紫者。

曹

80126 曹公钟乳丸

《圣济总录》卷八十一。为《千金翼》卷二十二引曹公方"草钟乳丸"之异名。见该条。

80127 曹公草钟乳丸

《外台》卷三十七。为《千金翼》卷二十二引曹公方"草钟乳丸"之异名。见该条。

梦

80128 梦灵丸（《圣济总录》卷一〇二）

【组成】羊子肝（去皮膜，薄批作片，线串日中晒）七叶　太阴玄精石（研）　石决明（洗净）　黄连（去须）各一两　蕤仁（研）半两

【用法】上为末，用陈粟米粥为丸，如梧桐子大。临卧好茶送下二十丸。

【主治】❶《圣济总录》：肝气不足，翳膜昏暗，久不见物者。❷《普济方》引《卫生家宝》：五脏积热，目昏不见物。

80129 梦灵丸（《普济方》卷七十八引《卫生家宝》）

【组成】防风一两（蜜炙）　石决明一两（水一升煮干）　菊花二两　威灵仙一两　蕤仁一两　谷精草一两　枸杞子一两　苍术一两（米泔浸一宿，剉焙）　蚌粉一两（飞过）

【用法】上为细末，用雄猪肝一具，竹刀切去筋膜，和药捣一千下，入面少许共捣，为丸如梧桐子大。食后盐汤送下三十丸。

【主治】内外障眼。

【宜忌】忌煎煿酢豆腐等毒物。

80130 梦遗方（《惠直堂方》卷二）

【组成】黄柏三两　熟地　麦冬　枸杞　萸肉　天冬各一两五钱　鱼鳔三两（炒）　莲须　五味各八钱　车前五钱

【用法】上为末，炼蜜为丸或金樱膏为丸，如梧桐子大。空心清汤送下三钱。药完病愈。

【主治】梦遗。

80131 梦遗方（《千金珍秘方选》）

【组成】净山萸肉（为末）　鳗鱼三五条（一斤重者，去头尾，煮烂去骨）

【用法】捣鳗鱼成泥，绞汁，入萸肉末为丸，如梧桐子大，候半干，辰砂为衣。空心淡盐汤送下二钱。后即不遗，

一月除根。

【主治】梦遗。

80132 梦熊丸

《济阴纲目》卷六。即原书同卷“金莲种子仙方”去熟地加小茴香。见该条。

80133 梦熊丸(《竹林女科》卷四)

【组成】黄耆(蜜炙)四两　黄鱼鳔胶(蛤粉炒珠)二斤　沙苑蒺藜八两(马乳浸蒸熟,焙)

【用法】上为末,炼蜜为丸。每服八十丸,空心温酒送下。

【主治】男子嗜欲不节,施泄太多,肾虚精薄,不能直射子宫。

80134 梦中仙授方

《济阳纲目》卷七十七。为《医方大成》卷五“梦中神授方”之异名。见该条。

80135 梦中神授方(《医方大成》卷五)

【异名】神授方(《奇效良方》卷三十九)、梦中仙授方(《济阳纲目》卷七十七)。

【组成】木鳖子　厚桂

【用法】用木鳖子每个作两遍麸炒,炒毕,切碎再炒,用皮纸渗尽油为度。每一两用厚桂一两为末。热酒调服,以酒醉为度。盖覆得汗即愈。

【主治】脚气。

80136 梦仙备成丹(《医方类聚》卷二十引《简易方》)

【异名】乌龙丹(《普济方》卷八十九)。

【组成】川乌五两(炮微黄色)　五灵脂(取净)二两半　没药五两　乳香一钱

【用法】上为末,炼蜜为丸,如弹子大。每一丸,先以酒一盏,姜七片,薄荷七叶同煎七分,去滓候温,入脑子一字,细嚼药一丸,窨气少时用前酒送下,临卧服。

【主治】卒急中风,瘫痪,口眼㖞斜,语言不正,不省人事,一切风证。

80137 梦授异功丹(《疡科选粹》卷三)

【组成】蜈蚣(酒炙)一钱　麝香三分五厘　雷丸(白色者,甘草汤煮,去外皮)二钱　木香三钱　川乌(去皮尖,酒拌)　天麻　皂角刺(用黑色者)　鹿角(烧灰存性)各五钱

【用法】上各为末,用金银花藤叶、九龙草(即威灵仙苗)、蒲公英、豨莶草四味各取自然汁一碗,瓷器煎炼,待沸起白沫,旋取入前药末内,搅匀晒干匀和。每服酒下三分,病重连进三服。

【主治】疔疮肿毒。

80138 梦遗神应膏(《活人方》卷七)

【组成】荔枝草(醋煅,末)一两　三角尖(醋煅,末)一两　益母草(醋煅,末)一两　清风藤(醋煅,末)一两　五味子(醋煅,末)一两　玄精石(醋煅,末)一两　粟壳一两　诃子肉一两　龙骨一两　牡蛎一两

【用法】除玄精、龙骨、牡蛎外,先将七味用麻油二斤熬枯,漉去滓,再熬至滴水不散,方搅入炒黑铅粉十二两,停火候冷,徐徐调入前三种末,摊粗皮上,用狗皮亦可。外贴。内服益志固精丸。

【功用】收敛固摄。

【主治】因劳烦过度,思虑无穷,谋为不遂,淫欲任意,致伤神动气,神气不守,则精无统摄,遂有淫梦自遗,白淫白浊,五淋滑脱;及妇人带下。

硇

80139 硇附丸(《魏氏家藏方》卷五)

【组成】附子半两(炮)　丁香一钱(不见火)　干姜一钱半　硇砂一钱(汤飞过)

【用法】上为细末,旋入硇砂研和,用稀面糊为丸,如梧桐子大。每服十丸,加至二十丸,生姜汤送下,不拘时候。

【主治】虚中有积,心腹肋胁胀痛。

80140 硇附丸(《普济方》卷二十四引《经效济世方》)

【组成】黑附子一个(大者,从脐下剜如瓮留一分厚,填硇砂在内,须至药满,却用剜出末碾细,秤得多少,用白面与前药末一般水搜作饼片,裹附子,硇砂先飞过)　木香末半钱　陈橘皮末半钱

【用法】用炭三四斤,于平地生火令地赤热,却摊周围七寸安附在中,时时转动,令裹者药面焦赤皆匀。入于木臼杵半日,面附皆细后,入木香末,陈橘皮末,旋旋滴水杵和匀,丸如梧桐子大。每服五丸,空心及晚食前用淡姜汤放温服。久服更无疼痛呕酸之类。

【主治】脾胃冷热虚滞,积气疼痛。

80141 硇砂丸(《圣惠》卷七)

【组成】硇砂一两　肉豆蔻一两(去壳)　木香一两　槟榔一两　雄(硫)黄一两(细研,水飞过)　蚱蜢一两(微炒)　附子一两(炮裂,去皮脐)　天麻一两　蓬莪术一两　青橘皮一两(汤浸,去白瓤,焙)　茴香子一两半　桃仁半两(汤浸,去皮尖双仁,麸炒微黄)

【用法】上为末,用无灰酒三升,调药末,于银锅内,以慢火熬,看硬软得所,丸如梧桐子大。每服三十丸食前用温酒送下。

【主治】肾脏风冷气,腹胁疼痛,四肢无力。

【备考】《普济方》有白附子、肉桂各一两,丁香、阿魏各半两。

80142 硇砂丸(《圣惠》卷七)

【组成】硇砂二两(细研)　干蝎三分(微炒)　阿魏半两(研入)　桃仁半两(汤浸,去皮尖双仁,麸炒微黄)　青橘皮半两(汤浸,去白瓤,微炒)　木香半两　自然铜三分(细研)　白附子半两(炮裂)　茴香子三分　安息香半两　肉豆蔻三分(去壳)　川乌头半两(炮裂,去皮脐)　磁石三分(烧,醋淬七遍,捣碎细研,水飞过)　附子半两(炮裂,去皮脐)

【用法】上为细末,入研了药令匀,以醋煮面糊为丸,如梧桐子大。每服十丸至十五丸,以生姜酒送下不拘时候。

【主治】肾脏积冷,下焦久虚,邪冷气攻,心腹疼痛,汗出口干,阴缩声散,手足逆冷。

80143 硇砂丸(方出《圣惠》卷七,名见《普济方》卷三十)

【组成】硇砂二两　桃仁一两(汤浸,去皮尖双仁,研如膏)

【用法】先以酒一小盏,煎硇砂十余沸,候消化,澄滤取清,去砂石后,却入铫子内,与桃仁膏旋旋添酒煎。约入酒一大盏已来,煎成膏,用蒸饼末为丸,如梧桐子大。每服二十丸,以热酒送下,不拘时候。

【主治】肾脏积冷，气攻心腹疼痛，面青足冷。

80144 **硇砂丸**(《圣惠》卷七)

【组成】硇砂半两　干蝎一分(微炒)　桃仁三十枚(汤浸，去皮尖及双仁，研如膏)

【用法】上为末，入桃仁同研令匀，以酒煮面糊为丸，如绿豆大。每服十丸，以生姜热酒送下，不拘时候。

【主治】肾脏冷气卒攻，脐腹疼痛，日夜不止。

80145 **硇砂丸**(方出《圣惠》卷七，名见《普济方》卷二五〇)

【组成】硇砂一两　朱砂半两　雄黄半两

【用法】上为末，入头醋调令稀稠得所，用青铜钱一百文，洗刷令净，以盐水煮过，揩干，于净地上，以炭火烧令赤，以醋洒过更烧，如此三遍，净扫却浮灰，铺钱在烧处，以鸡翎涂药在钱上，取新瓦盆子盖，周回以湿土拥缝，更以水洒周廻，常令湿润，如此七日后取出，以铜刀刮下细研，用醋煮面糊为丸，如绿豆大。每服十丸，以热生姜酒送下，不拘时候。

【主治】盲肠气，发歇疼痛不可忍。

80146 **硇砂丸**

《圣惠》卷六十。即原书同卷“硼砂丸”中硼砂改作硇砂。见该条。

80147 **硇砂丸**(《圣惠》卷七十一)

【组成】硇砂三分(细研)　百草霜半两　川乌头半两(炮裂，去皮脐)　砒黄二分　凌霄花半两　香墨一分　巴豆一分(去皮心，研，纸裹压去油)

【用法】上为末，入巴豆霜，同研令匀，用软饭为丸，如绿豆大。每于食前以温酒送下三丸。

【主治】妇人虚冷，血气积聚，疼痛。

80148 **硇砂丸**(《圣惠》卷七十一)

【组成】硇砂一两(细研)　当归半两(剉，微炒)　雄黄半两(细研)　桂心半两　川芒消一两　京三棱一两(微炮，剉)　川大黄二两

【用法】上为末，用米醋一大碗，熬大黄末为膏，次入余药末为丸，如梧桐子大。每次三十丸，空心以暖酒送下。以利下恶物为度。

【主治】妇人症瘕及积瘀血在脏，时攻腹胁疼痛。

80149 **硇砂丸**(《圣惠》卷七十一)

【组成】硇砂一分　干漆一分(捣碎，炒令烟出)　水银一分(以少枣肉研令星尽)　雄黄　雄雀粪一分(炒黄)　巴豆十枚(去皮心研，纸裹压去油)

【用法】上为细末，用枣肉为丸，如绿豆大。每服三丸，以当归酒送下，空心一服，临卧一服。取下恶物为效。

【主治】妇人积年血癥块不消。

80150 **硇砂丸**(《圣惠》卷七十一)

【组成】硇砂半两(细研)　青礞石半两　硫黄半两(细研)　京三棱半两(微炮，剉)　干漆半两(捣碎，炒令烟出)　穿山甲半两(炙令黄焦)　巴豆三十枚(去皮，炒令黄色，不出油)

【用法】上为末，用软饭为丸，如小豆大。每服五丸，空心以生姜橘皮汤送下。

【主治】妇人食癥久不消，令人瘦弱，食少。

80151 **硇砂丸**(《圣惠》卷七十一)

【组成】硇砂半两　硫黄半两(与硇砂同结为砂子，细研)　芫花半两(醋拌炒令干)　没药半两　水蛭半两(炒令黄)　当归半两(剉，微炒)　川大黄半两(剉碎，微炒)　牡丹半两　虻虫半两(炒令黄，去翅足)

【用法】上为末，入砂子，研令匀，炼蜜为丸，如绿豆大。每服五丸，空心以热酒送下。

【主治】妇人积瘀血在脏，攻心腹时痛，四肢黄瘦，夜卧心烦。

【备考】方中没药剂量原缺，据《普济方》补。

80152 **硇砂丸**(《圣惠》卷七十二)

【组成】硇砂一两　斑蝥一分(糯米拌炒令黄，去翅足)　桂心半两　当归半两(剉，微炒)

【用法】上为末，用软饭为丸，如绿豆大。每次五丸，食前以温酒送下。

【主治】妇人月水久不通，心腹多痛。

【加减】服此方后如小便涩，宜用瞿麦、木通(剉)、灯心、滑石、甘草(炙微赤，剉)各一分，捣筛为散。以水一大盏，煎至六分，去滓，分为二服。以小便利为度。

80153 **硇砂丸**(《圣惠》卷七十二)

【组成】硇砂二两(于净生铁器内用酸浆水两碗旋旋添，以慢火熬尽浆水为度)　干漆一两(捣碎，炒令烟出)　桂心一两　没药一两　琥珀一两

【用法】上为末，入硇砂都研令匀，用糯米软饭为丸，如梧桐子大。每次二十丸，食前以温酒送下。

【主治】妇人月水不通，脐腹积聚，或时疼痛，不思饮食。

80154 **硇砂丸**(《圣惠》卷七十二)

【组成】硇砂二两(以浆水一升，熬如膏)　当归(剉，微炒)　琥珀　附子(炮裂，去皮脐)　没药　桂心　木香各一两

【用法】上为末，以枣肉并硇砂膏同和为丸，如梧桐子大。每次十五丸，食前以温酒送下。

【主治】妇人久积虚冷，四肢羸瘦，饮食微少，月水来时脐腹疼痛不可忍。

80155 **硇砂丸**(《圣惠》卷七十三)

【组成】硇砂一两(细研)　白矾灰半两　干姜半两(炮裂，剉)　川乌头一两(生，去皮脐)

【用法】上为末，醋煎为膏，丸如绿豆大。每次十丸，食前以温酒送下。

【主治】妇人白带下，脐痛冷痛，面色萎黄，日渐虚损。

80156 **硇砂丸**(《圣惠》卷七十九)

【组成】硇砂五两(莹净颗块者，以固济了瓷瓶一所，用独扫灰纳瓶中，可一半安硇砂在中心，又以灰盖之，后盖瓶口，以武火煅令通赤，待冷取出，细研如粉)　川大黄半两(剉碎，微炒)　干姜一分(炮裂，剉)　当归半两(剉，微炒)　芫花半两(醋拌炒干)　桂心半两　麝香一分(细研)

【用法】上除硇砂外，捣罗为末，入研了药令匀，以酒煮蒸饼为丸，如绿豆大。每日空心以温酒送下五丸，不饮酒，荆芥汤送下亦得。

【主治】产后积聚癥块，疼痛。

80157 **硇砂丸**(《圣惠》卷七十九)

【组成】硇砂半两　干漆半两(捣碎，炒令烟出)　巴豆十枚(去皮心，麸炒断烟)　芫花半两(醋拌炒令黑)　当归半两(剉，微炒)　菴蕳子半两　虻虫十四枚(去翅足微炒)　䗪虫十四枚(微炒)

【用法】上为末,用醋煮面糊为丸,如梧桐子大。每服二丸,以童便一小盏,酒半盏相和,煎至五分,不拘时候送下。

【主治】产后腹中有血瘕疼痛。

80158 硇砂丸(《圣惠》卷七十九)

【组成】硇砂半两(细研) 桂心半两 胭脂一钱(研入) 斑蝥半两(去翅足,以糯米拌炒,以米黄为度)

【用法】上为细末,入研了药令匀,以狗胆和丸,如绿豆大。每服三丸,空心以红花酒送下。加至五丸。觉脐腹痛,即频服桃仁汤即通。

【主治】产后月水久不通。

80159 硇砂丸(《圣惠》卷八十)

【组成】硇砂(细研) 当归(剉,微炒) 干姜(炮裂,剉) 没药 芫花(醋拌微炒) 蓬莪术各一两

【用法】上为末,研入硇砂令匀,纳在狗胆中,以线子系悬在灶后令干,取出更研,以醋煮面糊和丸,如绿豆大。每服五丸,不拘时候以热当归酒送下。

【主治】产后恶血凝结不散,攻刺腹胁疞痛。

80160 硇砂丸(《圣惠》卷八十)

【组成】硇砂半两(细研) 没药一分 木香一两 桂心半两 当归半两(剉,微炒) 干漆一两(捣碎,炒令烟出)

【用法】上为末,研入硇砂令匀,以醋煮面糊为丸,如梧桐子大。不拘时候以温生姜酒送下十丸。

【主治】产后恶血气,腹中疞刺疼痛。

80161 硇砂丸(《圣惠》卷八十一)

【组成】硇砂一两(细研) 芫花一两(醋拌炒令干) 当归半两(剉,微炒) 赤芍药半两 木香半两 没药半两 狗脊一分(去毛) 白芷一分 蓬莪术半两

【用法】上为末,用酽醋一升,同熬成膏,候可丸即丸,如梧桐子(豌豆)大。不拘时候以当归酒送下五丸。

【主治】产后腹中有余血不散,致心腹疞痛。

80162 硇砂丸

《圣惠》卷九十。即原书同卷“硼砂丸”中硼砂改作硇砂。见该条。

80163 硇砂丸(《圣惠》卷九十八)

【组成】硇砂二两(细研) 青盐二两(细研) 生姜五斤(捣绞取汁) 附子半斤(去皮脐,为末,将硇砂并青盐、附子,于姜汁内,用慢火煎令稠,取出焙干,捣罗为末,入后药) 肉苁蓉二两(酒浸一宿,刮去皱皮,炙干) 山茱萸二两 石斛二两(去根,剉) 远志二两(去心) 木香二两 巴戟二两 薯蓣二两

【用法】上为末,与前药相和令匀,炼蜜为丸,如梧桐子大。每日空心以温酒送下二十丸,渐加至三十丸。

【主治】肾脏虚惫,腰间疼痛,小便滑数,冷气攻筑,虚损不足。

80164 硇砂丸(《圣惠》卷九十八)

【组成】硇砂 干姜(炮裂,剉) 槟榔 当归(剉,微炒) 桂心 干蝎(微炒) 苦楝子 乌蛇肉(酥拌微炒) 茴香子 附子(炮裂,去皮脐) 木香 沉香各一两

【用法】上为末,用好酒一升,先煎硇砂消后,用纱绢滤过,去石,相次下诸药末,慢火煎之,候可丸即丸如鸡头实大。以热酒化二丸服。

【主治】肾脏风冷气,脐腹疼痛。

80165 硇砂丸(《圣惠》卷九十八)

【组成】硇砂一两(细研) 硫黄半两(细研) 阿魏半两(面裹煨,令面熟为度) 木香半两 附子半两(炮裂,去皮脐) 巴戟半两 干姜半两(炮裂,剉) 肉苁蓉半两(酒浸一宿,刮去皱皮,炙干) 牛膝半两(去苗) 桃仁半两(汤浸,去皮尖双仁,麸炒微黄) 自然铜半两(细研) 干蝎半两(微炒) 萆薢半两(剉) 石斛半两(去根,剉)

【用法】上为末,入研了药令匀,炼蜜为丸,如梧桐子大。每服三十丸,以温酒送下。

【功用】补暖下元,利腰脚,暖脏腑,益颜色。

【主治】虚冷气,脐腹疼痛。

80166 硇砂丸(《圣惠》卷九十八)

【组成】硇砂一两(细研) 硫黄一两(细研,水飞过) 自然铜一两(细研) 干蝎一两(微炒) 桃仁一两(汤浸,去皮尖双仁,麸炒微黄) 阿魏一两(面裹煨,令面熟为度) 木香一两

【用法】上为末,入研了药令匀,烧粟米饭为丸,如小豆大。每日空心以盐汤送下十五丸。

【主治】元气虚冷,脐腹疼痛。

80167 硇砂丸(《证类本草》卷五引《经验方》)

【组成】硇砂不计多少

【用法】上着罐子内,上面更坐罐子一个,用纸筋白土和,上下俱泥了,窨干后,从辰初时便用苍耳自在落下叶为末,药上铺头盖底,上面罐子内用水,坐着水,旋添火烧,从罐子外五寸已来围绕,欲尽更添火移向前,罐子周回火尽,更旋烧促向前,计一伏时为度,更不移火,一伏时住,取来研末,醋面糊为丸,如梧桐子大。每服逐日十丸至十五丸,温酒或米饮送下。

【功用】进食无病。

80168 硇砂丸(方出《证类本草》卷五引《陈巽方》,名见《普济方》卷三十一)

【组成】硇砂一两(生研) 川乌头(生,去皮脐,杵为末)二两 纤霞草末二两

【用法】上为末,用一小砂罐子不固济,慢火烧通赤热,将拌了者硇砂入罐子内,不盖口,加顶火一样,候火尽炉寒,取出研,与乌头末同研匀,汤浸蒸饼为丸,如梧桐子大。每服三丸,热木香汤、醋汤任下。

【主治】元脏虚冷气攻腹疼痛。

80169 硇砂丸(《博济》卷二)

【组成】羊胫骨一条(去净肉,用硇砂二两,醋二升同煎,旋煎旋蘸,骨炙焦黄,以醋尽为度,焙干) 木香 白槟榔 官桂(去皮) 人参 牛膝 茯苓 郁李仁 附子(炮) 巴戟(去心) 薯蓣 丁香 沉香 苁蓉各一两 石斛半两 阿魏半两(用面三两,先将醋化,溲作饼子,炙黄)

【用法】上为末,用酒煮面糊为丸,如梧桐子大。每日空心服二十丸,盐酒或盐汤送下。

【主治】男子元脏虚惫积冷。

80170 硇砂丸(《博济》卷二)

【组成】硇砂二钱(好者,研) 狼毒(剉碎,醋拌微炒干)一两 巴豆十五枚(去皮膜,以醋一升,煮令紫色) 鳖甲(醋炙黄香)一两 芫花(醋浸一宿,炒黄色)一两 干漆一两 硫磺一分(细研)

【用法】上为细末，同和匀一处，煮面糊为丸，如豌豆大。每服三丸，食后、临卧温生姜汤送下。

【主治】久积食，心腹胀满，胸膈不利，痰实胃噎。

80171 硇砂丸(《普济方》卷二二一引《博济》)

【组成】硇砂一合(去石，以好酒一合拌浸，去滓熬用) 大附子半分(炒) 牛膝半两 干姜二分(炮) 苦参(半生) 吴茱萸(生)各半两 桃仁一两(去皮尖双仁) 木香半两 川楝子一分(炒)

【用法】上为末，将硇砂膏并桃仁同拌和，别以烂蒸木瓜去皮碎研，搜成剂为丸，如梧桐子大。每日空心酒下三十丸。

【功用】补元脏虚冷，壮筋骨，进饮食。

【主治】脚膝无力，生疮肿。

【加减】要行气疾，去附子、牛膝，却入郁李仁、牵牛各半两，生为末。

80172 硇砂丸(《普济方》卷二二二引《博济》)

【组成】硇砂(水煎飞成霜) 木香 桂(去粗皮) 肉豆蔻(去壳，炮) 茴香子(炒) 附子(炮裂，去皮脐) 青橘皮(去白，焙) 陈橘皮(去白，焙)各半两 山芋半斤 木瓜二枚

【用法】上为末，先以木瓜切盖出瓤，如小瓮子样，存取原盖；逐个木瓜共入硇砂末半两，以原盖紧缚；用无灰酒三升，于银石器内，以慢火煮，候酒欲干，木瓜烂，取出入前八味药末相和为丸，如梧桐子大。每服二十丸至三十丸，盐汤或盐酒送下。

【主治】脾元虚弱，冷气攻上，饮食减少。

80173 硇砂丸(《医方类聚》卷十引《神巧万全方》)

【组成】硇砂二两(研为末，以醋煎，调涂于古铜镜子面上，用新盆盖七日，刮其绿子细研) 槟榔 木香 舶上茴香各一两 没药半两(研)

【用法】上为末，入硇砂同研匀，以糯米饭为丸，如绿豆大。每服七丸，以热生姜酒送下，不拘时候。

【主治】盲肠气，发歇疼痛不可忍。

80174 硇砂丸(《医方类聚》卷一〇六引《神巧万全方》)

【组成】大附子一分(剜去中心肉，别和后药，杵) 硇砂(水飞过) 丁香各半两 青橘皮(去白瓤) 木香 肉豆蔻各一分 槟榔三分(生用)

【用法】上以净硇砂纳入剜了附子中和，不尽，都将熟面如馒头裹入，灰中煨令焦，却和丁香等，都杵为末，滴水和，再杵，丸如梧桐子大。每服二十丸，生姜汤送下。

【主治】五膈气噎闷，或吐逆不下。

80175 硇砂丸(《圣济总录》卷四十七)

【组成】硇砂(研)二两 陈橘皮(汤浸，去白，焙) 桂(去粗皮) 干姜(炮) 当归(切焙) 厚朴(去粗皮，生姜汁炙) 芎䓖 胡椒 缩砂(去皮) 甘草(炙，剉) 附子(炮裂，去皮脐)各四两 白术三两 五味子一两半 阿魏(研)半两 青盐(研)二两

【用法】上为末，用银石锅，入好酒一升，白蜜十两，先下硇砂、阿魏、青盐三味，并好面一两，同煎煮稀稠成糊，入药末和成剂，为丸如梧桐子大。每服二十丸，生姜盐汤送下，不拘时候。

【主治】胃气虚冷，不思饮食。

80176 硇砂丸(《圣济总录》卷五十二)

【组成】硇砂(研) 木香各半两 楝实(剉) 蓬莪术(炮) 乌头(炮裂，去皮脐)各一两 桃仁三十枚(汤浸，去皮尖双仁，研如膏)

【用法】上为末，入桃仁同研令匀，酒煮面糊为丸，如绿豆大。每服三十丸，生姜盐汤送下；温酒亦得。

【主治】肾脏积冷，气攻心腹疼痛不止。

80177 硇砂丸(《圣济总录》卷五十五)

【组成】硇砂(别研)一分 荜澄茄 人参 沉香(剉) 桔梗(炒)各半两 木香一分 槟榔(大者，剉) 肉豆蔻仁各一两 丁香(大者)二七枚

【用法】上为末，面糊为丸，如绿豆大。每服五丸至七丸，煎人参汤送下，空心、日午、临卧服。

【主治】肾心气痛连背脊。

80178 硇砂丸(《圣济总录》卷六十二)

【组成】硇砂一两(研碎，以浆水一大盏，化去砂石入铫子内，熬尽浆水，却入好酒半升，重熬如膏) 山芋四两 木香 肉豆蔻(去皮) 槟榔(剉)各半两

【用法】上为细末，以硇砂膏搜和令匀，却以好酒半盏煮面糊为丸，如梧桐子大。每服十丸至十五丸，食后良久温酒送下。

【功用】消积滞，进饮食。

【主治】膈气，宿食不消。

80179 硇砂丸(《圣济总录》卷七十一)

【组成】硇砂一分(别研) 没药(别研) 桂(去粗皮) 当归(切，焙) 乌头(去皮脐) 大黄(剉，炒)各半两 干漆(炒烟出) 青橘皮(去白，焙) 芫花(别捣末) 巴豆(去皮心膜，出油尽) 芎䓖 京三棱(煨，剉) 蓬莪术(煨，剉) 鳖甲(去裙襕，醋炙)各一分

【用法】上药十味为末，用酽醋半升，于铜石器内，下芫花、硇砂、巴豆三味，慢火熬，渐添醋一升，即入十味并没药末，同熬成膏，放冷，别入陈曲末一两半拌和，丸如绿豆大。每服三丸至五丸，茶、酒、生姜汤任下。

【功用】化气消积。

【主治】积聚不消，心腹胀满。

80180 硇砂丸(《圣济总录》卷七十二)

【组成】硇砂一两(以醋一盏半，同化入面一匙，煮成糊) 乌梅(去核，炒)三两 巴豆霜一钱匕 没药(研) 蓬莪术(煨，剉) 丁香 木香 京三棱(剉，煨) 干漆(炒令烟出)各半两

【用法】上为末，以硇砂糊为丸，如绿豆大。每服二丸至三丸，煎丁香、乌梅汤送下，食后服。

【主治】积聚不散，心腹胀满，呕吐酸水，恶闻食气，脏腑不调，或秘或泄。

80181 硇砂丸(《圣济总录》卷七十二)

【组成】硇砂(细研) 干漆(炒烟出)各一分 木香 丁香 蓬莪术(煨，剉) 京三棱(煨，剉) 青橘皮(汤浸，去白，焙) 芫花(炒)各半两 肉豆蔻五枚(大者，去壳) 巴豆一分半(去皮心膜，压出油)

【用法】将米醋一碗，浸蓬莪术、芫花、三棱一宿，后焙干，与五味同捣罗为末，入硇砂、巴豆拌匀，醋煮面糊为丸，如大麻子大。每服三二丸。如要取转，生姜汤送下；妇人血

气，醋汤送下；小儿痟气，甘草汤送下；男子膈气，龙脑汤送下；泻痢，干姜汤送下。

【功用】化气，消酒食。

【主治】食癥结块，疼痛发歇。

80182 硇砂丸(《圣济总录》卷七十三)

【组成】硇砂(醋一盏化尽，熬成膏) 芫花(醋拌炒干) 干姜(炮) 京三棱(剉碎，醋浸三宿，焙干)各半两

【用法】上除硇砂外，捣罗为末，入硇砂醋膏内为丸，如绿豆大。每服十丸，生姜、橘皮汤送下，不拘时候。

【主治】癖气疼痛，腹胁胀满，发歇不定，不思饮食。

80183 硇砂丸(《圣济总录》卷七十四)

【组成】硇砂(研) 石硫黄(研)各一分 铅丹(研)半两 巴豆(去皮心，出油尽)十四枚

【用法】上先将巴豆霜研细，入诸药同研细，用糯米饭为丸，如小豆粒大。水泻，新汲水送下一丸；赤白痢，煎干姜甘草汤放冷送下一丸；吐泻，煎生姜木瓜汤放冷送下一丸；白痢，煎干姜汤放冷送下一丸，不拘时候。

【主治】水泻不止。

80184 硇砂丸(《圣济总录》卷七十八)

【组成】硇砂(飞)一两 硫黄(研) 白矾(研)各一分

上三味，同研匀，用莱菔一枚，重五两者，割开留原盖子，剜作坑子，填上件末在内，将原盖用竹签定，以面剂十五两裹了，开地坑子一枚，方一尺，铺马粪厚三寸，安面球在上，更以马粪盖之，上发火烧，候面黑即止，去面，将莱菔药烂捣如膏，更入后药：

肉豆蔻(去壳) 胡芦巴各半两 诃黎勒皮 附子(炮裂，去皮脐) 补骨脂(炒)各一两 茴香子一分(炒)

【用法】上为末，通前药膏同捣，滴少好酒捣令匀，丸如梧桐子大。每服十五至二十丸，空心食前温米饮送下。

【主治】冷热不和，下部痛，里急后重，虚滑或结涩，肠头脱出。

80185 硇砂丸(《圣济总录》卷九十一)

【组成】硇砂一两(细研，汤浸滤清) 附子五两(炮裂，去皮脐，为末) 生姜一斤半(取汁入前二味慢火煎熬成煎) 肉苁蓉(酒浸)二两 远志(去心) 沉香(剉) 山茱萸 巴戟天(去心) 鹿茸(酒炙，去毛) 石斛(去根)各一两 茴香子(炒) 石亭脂(别研)各半两

【用法】除煎外，上为末，用前煎为丸，如梧桐子大。每服三十丸，温酒送下，加至四十丸。

【主治】肾脏虚惫，小便遗精，阴痿湿痒，茎中痛。

80186 硇砂丸(《圣济总录》卷九十四)

【组成】硇砂(研) 木香各半两 楝实(去核，炒) 茴香子(炒) 京三棱(炮)各一两

【用法】上为末，炼蜜为丸，如梧桐子大。每服二十丸，空心酒送下。

【主治】阴疝，肿缩疼痛。

80187 硇砂丸(《圣济总录》卷九十四)

【组成】硇砂一两(别研细，水飞) 蓬莪术(炮，剉) 楝实(麸炒) 青橘皮(汤浸去白，焙) 木香 丁香 荜澄茄 肉豆蔻(去壳，炮) 槟榔(剉) 附子(炮裂，去皮脐) 巴戟天(去心) 茴香子(炒)各半两

【用法】上除硇砂外，为末，以酒一升，先取硇砂，并飞硇砂水一盏，同熬及一升，入诸药再熬，频搅候得所，丸如梧桐子大。每服二十丸，空心温酒送下。加至三十丸。

【主治】控睾，小肠气痛。

80188 硇砂丸(《圣济总录》卷一三八)

【组成】硇砂(研) 雄雀屎 桂(去粗皮) 獭胆(去膜) 砒黄 丹砂(研细)各一分 麝香(研)一钱 白蜡一两半 天南星三分 鹈鹕嘴半两

【用法】上除蜡外，为末，先将蜡于瓷器内，慢火上熔，下药调为丸，如梧桐子大。先用针拨破疮口，入一丸，醋调面涂故帛，贴两宿。痛止即揭去，收药丸可再服。

【主治】丹毒游走，及鱼脐疮。

80189 硇砂丸(《圣济总录》卷一五一)

【组成】硇砂(研)半两 水银一分 黑铅半分(与水银结成沙子) 当归(切，炒)半两 京三棱一两(炮) 青橘皮(去白，焙) 延胡索各半两 芫青(糯米同炒，去头足翅) 芫花(醋炒焦)各一分

【用法】上为末，和匀，炼蜜为丸，如梧桐子大。每服五丸，空心、食前红蓝花汤送下。

【主治】妇人月候久不通，脐下结硬疼痛。

80190 硇砂丸(《圣济总录》卷一五三)

【组成】硇砂(去夹灰者) 没药 当归(切，焙) 芫花(醋煮，炒微焦)各一分 蓬莪术(炮)半两 木香一分 巴豆三十粒(去皮心膜，出油尽)

【用法】先研硇砂、巴豆、没药如粉，用米醋三升，同煎为稀膏，后将四味为细末，入在前膏内搜成剂，瓷盒盛，用时丸如梧桐子大。每服七丸，用酒，醋各半盏，同煎数沸，通口服，不得嚼，仍须饮尽酒醋。立愈。

【主治】妇人年久血气，结积气块，攻刺疼痛不可忍，或呕吐不进饮食，面黄怠惰。

80191 硇砂丸(《圣济总录》卷一五三)

【组成】硇砂(研) 没药(研)各一分 粉霜半钱 干漆(炒烟尽)半两 干姜(炮) 京三棱(炮)各一分 桂(去粗皮) 当归(剉，焙)各半两 木香一分 阿魏一分(醋化，入白面少许作饼，炙令熟)

【用法】上为细末，煮醋面糊为丸，如绿豆大，每服十五丸。淡醋汤送下，空心食前服。

【主治】妇人血积血块，攻筑疼痛不可忍。

80192 硇砂丸(《圣济总录》卷一七四)

【组成】硇砂二钱 干漆(微炒) 五灵脂 胡椒 桂(去粗皮) 京三棱(炮，剉) 蓬莪术(炮)各一两 巴豆二十一枚(去心皮膜，醋煮令出油，研) 斑蝥二十一枚(去翅足，炒)

【用法】上为末，研令匀，醋煮面糊为丸，如黄米大。一二岁儿，每服五丸；三四岁儿，每服七丸，橘皮汤送下。

【主治】小儿积气，冷气心痛。

80193 硇砂丸(《圣济总录》卷一七六)

【组成】硇砂 礞石 粉霜 鹰屎 无食子 京三棱(各用末)一钱匕 腻粉三字 龙脑(研)一字

【用法】上为末，以面裹大枣烧熟，取枣肉和为丸，如绿豆大。每服三丸或五丸，煎古老钱汤送下。

【主治】乳癖，久积。

80194 硇砂丸(《圣济总录》卷一八七)

【组成】硇砂(水煎成霜,别研)半两　人参　白术　蓬莪术(煨,剉)　吴茱萸(汤浸,焙炒)　白茯苓(去黑皮)　青橘皮(汤浸,去白,焙)　陈橘皮(汤浸,去白,焙)　荜茇各一两半

【用法】上除硇砂外,为末,同和匀,酒煮面糊为丸,如梧桐子大。每服二十丸,盐汤送下,不拘时候。

【主治】脾胃虚冷,不进饮食。

80195 **硇砂丸**(《圣济总录》卷一八七)

【组成】硇砂(飞研)半两　硫黄(研)三分　白矾(研)　附子(炮裂,去皮脐)各一两　木香一分　白附子(炮)　茴香子(炒)　干姜(炮)　荜澄茄　干蝎(去土,炒)　芎䓖　青橘皮(汤浸去白,焙)各一两

【用法】上为末,水浸炊饼和丸,如鸡头实大。空心盐汤或温酒嚼下一两丸。

【主治】诸虚。

80196 **硇砂丸**

《幼幼新书》卷二十二。即《圣惠》卷四十九"硼砂丸"中硼砂改作硇砂。见该条。

80197 **硇砂丸**(《鸡峰》卷九)

【组成】肉豆蔻仁　木香　硇砂各一分

【用法】上用白面三钱,与木香和为饼子,将硇砂饼子拌匀,以木香饼子包裹,作球子,用铜钱二十文作一垛,上安药球子四两,以炭火逼,候匀,遍黄色为度,碾为细末,滴水为丸,如梧桐子大。每服三五丸,空心米饮送下。

【主治】痼冷沉积,胁下作块。

80198 **硇砂丸**(《本事》卷三)

【组成】硇砂(研)　荆三棱(剉末)　干姜(炮)　白芷(不见火)　巴豆(去油)各半两　大黄(别研)　干漆各一两(剉,炒令烟尽)　木香　青皮(去白)　胡椒各一分　槟榔　肉豆蔻各一个

【用法】上为细末,酽醋二升,煎巴豆五七沸,后下三棱、大黄末,同煎五七沸,入硇砂同煎成稀膏,稠稀得所,便入诸药和匀,杵丸如绿豆大。年深气块,生姜汤送下四五丸;食积熟水送下;白痢,干姜汤送下;赤痢,甘草汤送下;血痢,当归汤送下,葱酒亦得。

【主治】一切积聚停饮,心痛。

【方论选录】❶《本事方释义》:硇砂气味咸苦微温,入足太阳阳明厥阴;荆三棱气味苦平,入足厥阴,能破血攻坚;干姜气味辛温,入手足太阴;香白芷气味辛温,入足太阳;巴豆气味辛温,入足太阴阳明,能消痞下凝寒之滞;大黄气味苦寒,入足阳明,有斩关夺门之能;干漆气味辛温降而行血,入足厥阴;木香气味辛温,入足太阴;青皮气味辛温微酸,入足厥阴;胡椒气味辛热,入足太阴少阴厥阴;槟榔气味辛温,入足太阴太阳;肉豆蔻气味辛温,入足太阴阳明。凡一切积聚停饮,以及下利诸病,久而不愈者,非藉破血消滞下夺不能效,必佐以温中者,欲药性之流行也。❷《医方集解》:此治肉积、气积、血积之通剂也。硇砂化肉食,干漆散瘀血,木香、青皮行滞气,三棱破血而行气,肉蔻暖胃而和中,白芷散风而除湿,干姜、胡椒除沉寒锢冷,大黄、巴豆能斩关门。方内多辛热有毒之品,用之以破冷攻坚,惟大黄苦寒,假之以荡热去实,盖积聚既深,攻治不得不峻,用醋者酸以收之也。

80199 **硇砂丸**(《本事》卷三)

【组成】木香　沉香　巴豆肉(全者)各一两　青皮二两(不去皮)　铜青半两(研)　硇砂一分(研)

【用法】上二香、青皮三味细剉,同巴豆慢火炒令紫色为度,去巴豆为末,入青、砂二味研匀,蒸饼为丸,如梧桐子大。每服七丸至十丸,空心、食前盐汤吞下,一日二三服。

【主治】膀胱疝气,外肾肿胀,痛不可忍。

【方论选录】《本事方释义》:木香气味辛温,入足太阴;沉香气味苦辛温,入足少阴;巴豆肉气味辛温,入足太阴、阳明;青皮气味苦辛酸,微温,入足厥阴;铜青气味酸平,入足少阳厥阴,能杀疳虫;硇砂气味咸苦微温,入足太阳阳明厥阴。蒸饼和丸,盐汤送药,不欲药性之发于上也。

80200 **硇砂丸**(《普济方》卷一七三)

【组成】硇砂三钱　全蝎二钱　丁香二钱　蓬莪术半两　三棱半两　没药半两　芫青二钱　红娘子二钱　虻虫二钱　水蛭二钱(炒)　阿魏半两　干漆四钱(炒)　地胆半两(炒)　斑蝥二钱(炒)　海马一对(酥醋炒)　甘草半两　人参半两　当归一两　狗脊半两　穿山甲三钱(蛤粉炒)　麝香少许

【用法】上为细末,醋糊为丸,如梧桐子大。每服二三十丸,空心醋汤送下。

【主治】干血气癥瘕气块,黄瘦,脐肚痛不忍。

80201 **硇砂丸**

《普济方》卷一七三。即《圣惠》卷四十九"硼砂丸"中硼砂改作硇砂。见该条。

80202 **硇砂丸**

《普济方》卷一七三。即《圣惠》卷四十九"硼砂丸"中硼砂改作硇砂。见该条。

80203 **硇砂丸**

《普济方》卷一七三。即《圣惠》卷四十九"硼砂丸"中硼砂改作硇砂。见该条。

80204 **硇砂丸**

《普济方》卷一七四。即《圣惠》卷四十九"硼砂丸"中硼砂改作硇砂。见该条。

80205 **硇砂丸**

《普济方》卷一七四。即《圣惠》卷四十九"硼砂丸"中硼砂改作硇砂。见该条。

80206 **硇砂丸**

《普济方》卷一七五。即《圣惠》卷四十九"硼砂丸"中硼砂改作硇砂。见该条。

80207 **硇砂丸**

《普济方》卷二二〇。即《圣惠》卷九十八"神效硇砂丸"。见该条。

80208 **硇砂丸**(《普济方》卷三二四)

【组成】硇砂半两　虻虫四十九个　水蛭(炒黑)　粉霜三钱　丁香　干漆(炒令烟出)　白丁香　甘遂(炮)　牡蛎　大麦(炒)　槟榔各五钱　胆矾三钱　阿魏一钱(研)　大枣五十枚(去皮核)　木香五钱

【用法】上为细末,用枣肉为丸。每服十丸。任汤使下。

【主治】血蛊块等疾。

【备考】方中水蛭用量原缺。

80209 **硇砂丸**

《普济方》卷三二四。为《圣惠》卷七十一"礞石丸"之

异名。见该条。

80210 **硇砂丸**

《普济方》卷三五五。为《苏沈良方》卷四“硇砂煎丸”之异名。见该条。

80211 **硇砂丸**(《医方类聚》卷二一八引《仙传济阴方》)

【组成】硇砂三两(别研) 三棱三钱 青皮三钱 川椒三钱 干漆三钱 厚朴三钱

【用法】上为末,醋糊为丸。每服三十丸,姜汤送下。

【功用】苏脾顺气。

【主治】妇人心生胀或腹内胀,虚劣血气,因食生冷伤于脾,或月候不行,血注于脾所致者。

80212 **硇砂丸**

《济阴纲目》卷四。即《圣惠》卷七十“硼砂煎丸”中硼砂改作硇砂。见该条。

80213 **硇砂丸**(《医林改错》卷下)

【组成】硇砂二钱(红色者,研细) 皂角子一百个 干醋一斤

【用法】前二味入醋内浸三日,入砂锅内熬之将干,将锅底硇砂拌于皂子上,候干,以微火焙干,或以炉台上炕之。每晚嚼五粒或八粒,一日早晚吃两次,以滚白水送下;然干则皂子过硬,为末服亦可。

【主治】瘰疬鼠疮,满项满胸,破烂流脓者。

80214 **硇砂丸**(《理瀹》)

【组成】蟾酥 黄蜡各二钱 巴霜一钱 羚羊角末 牛黄各五分 麝三分 硇砂 冰片各一分

【用法】丸如菜子大。粘在化痞膏上贴。一周时痞化脓血而愈。

【主治】痞癖。

80215 **硇砂线**(《外科十三方考》)

【组成】番硇砂一两 壁线三钱 火麻花三钱 生半夏三钱 生南星三钱 芫花三钱 糯米酒一碗 白丝线三钱(先用碱水煮过脱脂)

【用法】上共入罐内,以文武火煮,约二柱香久,酒干又添,度其药性已尽入线内时,将线取出,药酒用碗盛之,将线晒干后,仍入药水碗中浸入,夜间置于露天处,使接受露气,次日连碗放饭锅内蒸之,如此久蒸久晒,久露至十余次者更佳,干后将线贮入罐中,以麝香养之备用。挂线。

【主治】痔瘘。

80216 **硇砂饼**(《圣济总录》卷一三七)

【组成】硇砂末一钱 白面一两

【用法】上为末,以唾和作饼子。贴指上。

【主治】代指。

80217 **硇砂散**(《圣惠》卷七)

【组成】硇砂一两 木香一两 青橘皮一两(汤浸,去白瓤,焙) 茴香子一两 桂心一两 荜澄茄一两

【用法】上为细散。每服一钱,以生姜汁少许,热酒一中盏,搅和令匀调下,不拘时候。

【主治】肾脏积冷,气攻心腹疼痛,喘促闷乱欲绝,或出冷汗。

80218 **硇砂散**

《圣惠》卷六十六。即原书同卷“硼砂散”中“硼砂”改作“硇砂”。见该条。

80219 **硇砂散**(《圣惠》卷七十二)

【组成】硇砂一两(细研) 没药一两 麒麟竭一两 虻虫半两(炒微黄,去翅足) 水蛭半两(炒微黄) 鲤鱼鳞灰二两 干漆一两(捣碎,炒令烟出) 灶突墨一两 延胡索一两 麝香(细研)

【用法】上为细散,入麝香等研令匀。每于食前以温酒调下一钱。

【主治】妇人月水不通,久成癥块,时攻心腹疼痛。

80220 **硇砂散**(《圣惠》卷七十九)

【组成】硇砂一两(细研) 芫花半两(醋拌炒干) 虻虫半两(去翅足,微炒) 水蛭半两(微炒) 琥珀三分 干漆半两(捣碎,炒令烟出) 没药三分 桂心半两 麝香一分(研入)

【用法】上为细散,入研了药令匀。每服一钱食前以温酒调下。

【主治】产后恶血不散,结成癥块,脐腹疼痛。

80221 **硇砂散**(《圣济总录》卷一一〇)

【组成】硇砂(明净者,生用)一字 蓬砂半钱 龙脑一钱

【用法】上药各为末,再同研令匀细。每以少许,掺放翳上,一日三四次。

【主治】斑疮入眼,及诸般眼疾。

80222 **硇砂散**(方出《圣济总录》卷一三八,名见《普济方》卷三〇〇)

【组成】硇砂少许 胶香

【用法】上以硇砂和胶香令匀。贴之。根即出。

【主治】肉刺。

80223 **硇砂散**(方出《圣济总录》卷一四八,名见《普济方》卷二七七)

【组成】雄黄(研) 硫黄(研) 矾石(研) 硇砂(研)各一分 巴豆二十个(去皮,不出油) 附子(去皮脐,生用)半两

【用法】上为细末,用醋饭为丸,如鸡头大。将一丸分为两处,用醋贴。若疮口合,却须微拨破红色处,磨出黄赤水愈。

【主治】马汗入疮。

80224 **硇砂散**(《圣济总录》卷一四八)

【组成】雄黄半两 硇砂一分

【用法】上为细散。以少许敷之。

【主治】守宫啮。

80225 **硇砂散**(《宣明论》卷十五)

【组成】硇砂 雄黄 天南星 砒霜各等分 麝香少许

【用法】上为细末。用竹针针开,用药封。黄水出疮已。

【主治】一切疔疮。

80226 **硇砂散**(《玉机微义》卷四十九引《宣明论》)

【组成】硇砂(研细) 当归各一两

【用法】上为极细末。只分作二服,温酒调下;如重车行五里,不下,再服。

【主治】胎死腹中不下。

80227 **硇砂散**(《外科正宗》卷四)

【异名】消痔散(《外科大成》卷三)。

【组成】硇砂一钱 轻粉三分 冰片五厘 雄黄三分

【用法】上为末。用草秸咬毛蘸药勤点痔上,日用五六次,自然渐化为水而愈。

【功用】《全国中药成药处方集》:消毒,化坚,散肿。

【主治】❶《外科正宗》:鼻生息肉,初起如瘤子,渐大下垂,名为鼻痔。❷《金鉴》:由肝经怒火,肾经相火,胃经积火凝结而成的耳痔,耳蕈,耳挺,微肿闷痛,色红皮破,痛引脑巅。

80228 硇砂散(《医学心悟》卷六)

【组成】硇砂五分　白矾(煅枯)五钱

【用法】上为细末。每用少许,点鼻痔上即消。

【主治】鼻痔。鼻生息肉,起于湿热者。

80229 硇砂散

《青囊秘传》。即原书"平安散"加硇砂。见该条。

80230 硇砂煎(《医方类聚》卷十引《神巧万全方》)

【组成】硇砂二两(白色不夹石者,研)　阿魏一分　京三棱　诃黎勒各一两(炮)　丁香　人参　附子(炮)　青橘皮(去瓤)　木香　舶上茴香各半两　槟榔　神曲各一两半(别研为末)

【用法】诃黎勒以下药为细末,以好酒一升,先煎硇砂,次入阿魏同煎五七沸后,以帛滤过,再煎之,后下神曲末,搅令调,慢火熬成膏,拌和诸药末,入臼捣为丸,如梧桐子大。每服十五至二十丸,食前以生姜汤送下;温酒亦得。

【主治】脾脏虚冷,心腹有积滞气,发歇疼痛,心膈不利,两胁胀满,不能饮食。

80231 硇砂煎(《圣济总录》卷一〇五)

【组成】硇砂半分(研)　石决明(为末)　盐绿(研)　乌贼鱼骨(为末)　马牙消(研)　石蟹(为末)　龙脑(研)　曾青(研)　消石(研)各一分

【用法】上药以腊月水两碗,浸二七日,每日搅一度,候日满,以绵滤去滓,用银石器盛。日点三两度。

【主治】眼赤风泪,烂痒翳膜。

80232 硇砂膏(方出《千金》卷二十二,名见《普济方》卷三〇〇)

【组成】唾　白硇砂

【用法】先捜面作碗子盛唾,次着硇砂如枣许,以爪指着中。一日即愈。

【主治】代指。

80233 硇砂膏(《准绳·疡医》卷一)

【组成】硇砂(生用)一钱　石矿灰一两(炒黄色)　白丁香三钱(炒黄色)　丹黄半斤(生用)　碱一斤(淋水五碗)

【用法】前四味研为极细末,次将碱水煎作一碗,成膏待冷,以前末入膏和匀,藏瓷器中。一应毒物,以此膏点之。

【主治】痈疽肿毒,瘰疬,疣痣。

【备考】白丁香,即麻雀儿屎,用坚尖者,不用软颓者。

80234 硇砂膏(《饲鹤亭集方》)

【异名】外科硇砂膏(《全国中药成药处方集》杭州方)。

【组成】鲜桃枝　柳枝　桑枝　槐枝各五尺　大山栀八十个　头发一两二钱　象皮　炒甲片各六钱

【用法】上用麻油四斤,炸枯去滓,再熬至滴水成珠,后下飞黄丹一斤半,成膏,加入真硇砂三钱,血竭一钱,儿茶二钱,三味预研细,共搅极匀,出火气听用。贴患处。

【功用】化腐消坚,生肌收口。

【主治】痈疽发背,对口疔疮,痰核瘩块,破烂恶疮,一切无名肿毒。

80235 硇砂膏(《北京市中药成方选集》)

【组成】当归三十五两　川芎三十五两　白芷三十五两　白蔹三十五两　木鳖子三十五两　蓖麻子三十五两　玄参(去芦)三十五两　苍术三十五两　生山甲三十五两　银花七十两　连翘七十两　生地七十两　大黄七十两　桔梗七十两　黄柏七十两　黄芩七十两　生栀子七十两　赤芍七十两

【用法】熬硇砂膏,每锅用料子面四十八两,蜈蚣一钱。上药酌予切碎,用香油二百四十两炸枯,过滤去滓,炼至滴水成珠,入黄丹九十两,搅匀成膏,取出放入冷水中,出火毒后,加热溶化,兑入细料面三两,搅匀摊贴。大张油重六分,小张三分,油纸光。贴患处。

【功用】解毒消肿,化腐生机。

【主治】疮疡疖子,无名肿毒,红肿疼痛,溃破流脓,久不生肌。

【备考】硇砂膏细料面:乳香三十五两,没药三十五两,轻粉三十五两,红粉三十五两,血竭三十五两,潮脑五十六两,炙硇砂三十五两,儿茶三十五两,共研为细粉,过罗。

80236 硇砂膏(《全国中药成药处方集》天津方)

【组成】当归　川芎　白芷　白蔹　木鳖子(打碎)　蓖麻子　元参(去芦)　生苍术　生山甲各三两　蜈蚣十条　银花　连翘　生地　大黄　桔梗　赤芍各四两

【用法】以上药料,用香油十五斤炸枯,去滓滤净,炼至滴水成珠,再入章丹九十两,搅匀成膏。每膏药油十五斤,兑乳香面、没药面、轻粉面、血竭面、红粉面、儿茶面各五钱,潮脑八钱,生硇砂面六两,搅匀。每大张净油五分重,每中张净油三分重,每小张净油一分五厘重,每中盒五十张装,每小盒一百张装。贴于患处。

【功用】散风活血,消毒止痛。

【主治】毒疮溃脓,久不收口,或坚硬红肿,痛痒难忍。

80237 硇砂膏(《全国中药成药处方集》上海方)

【组成】血余(盐水洗)四两　山栀子八两　穿山甲(炙)六两　棉子油十斤　东丹(炒)一百两　槐枝　杏枝　桑枝　柳枝各六两　沉香　方儿茶各二两　血竭三两　琥珀　象皮(微炒)各一两　冰片　麝香各五钱　硇砂四两

【用法】先将血余、山栀子、穿山甲、槐枝、杏枝、桑枝、柳枝浸入棉子油内一夜,随后文火熬至药枯,去滓滤清,加入东丹,再熬至滴水成珠收膏,摊时再加沉香、方儿茶、血竭、琥珀、象皮、冰片、麝香、硇砂药粉和匀,摊布上,大号每张用药肉四钱,中号每张用药肉二钱半,小号每张用药肉一钱半。贴患处。

【主治】痈疽,瘰疬,乳疖。

【宜忌】疔疮不可贴,不可入口。

80238 硇魏丸(《普济方》卷一八二)

【组成】硇砂(水净,去石,炒)三两　胡芦巴一两半　木香　沉香各半两　陈皮　干姜　当归　厚朴　川芎　茴香　胡椒　砂仁　甘草　大附(炮)各四两　白术　青盐五味一两半　阿魏半两(醋化)　好酒五升　好醋五升　好蜜十两　细面二斤　丁香

【用法】上为末,用银石锅,内入酒醋蜜,先下丁魏盐三味,并面同煎稠黏,便下药末半斤以来,更煎如稀糊,渐渐入

药末，煎至得所，熄火取出，更入干药末，搜和成剂，捣杵为丸，如梧桐子大。每服十五丸至二十丸，空心嚼破，姜酒汤送下。

【主治】脾元气弱，久积阴冷，心腹胁肋胀满刺痛，面色青黄，肌体瘦弱，怠惰嗜卧，食少多伤，噫气吞酸，哕逆恶心，腹中虚鸣，大便泻利，胸膈痞塞，饮食不下，呕噎霍乱，体冷转筋，五膈五噎，痃癖积聚，翻胃吐食，久病久痢。

【宜忌】忌羊血豉汁。

【备注】方中白术、青盐用量原缺。

80239 硇附饼子(《杨氏家藏方》卷六)

【组成】附子一枚(重七钱者，剜脐下一窍，入研细硇砂一分在内填满，将附子碎末塞口，用生面作饼裹之，如有剩者附子末，更以一饼裹之，慢火煨令面焦黄为度，去面不用，只用硇砂附子为末) 木香三钱 丁香三钱(同为末)

【用法】上件一处拌匀，面糊为丸，每一两作二十丸，捏作饼子。每服一饼，用生姜一块如大拇指大，切作两破，置药在内，湿纸裹煨，令香熟，和姜细嚼，米饮送下，不拘时候。

【主治】翻胃吐食，十膈五噎，呕逆不止，腹疼痛，粥药不下。

80240 硇砂搽剂(《中医皮肤病学简编》)

【组成】硇砂10克 蜂蜜30克

【用法】将硇砂研细过筛后，放入加热熔化的蜂蜜内，边加边搅拌，调匀即成。外搽。可使皮肤发赤、起疱及色素沉着。

【主治】白癜风。

【备考】硇砂即氯化铵结晶体，若无此药，可用氯铵代替。

80241 硇砂蒸剂(《经验良方》)

【组成】硇砂三钱

【用法】用温汤五十钱溶化，乘温蒸溻患部。

【主治】瘰疬、乳癌初发及诸结硬肿。

80242 硇砂煎丸

《圣惠》卷五。即原书同卷“硼砂煎丸”中硼砂改作硇砂。见该条。

80243 硇砂煎丸

《圣惠》卷七十。即原书同卷“硼砂煎丸”中硼砂改作硇砂。见该条。

80244 硇砂煎丸(《圣惠》卷七十一)

【组成】硇砂一两(细研) 干漆一两 川大黄一两(以上三味并捣罗为末，以无灰酒一升，以慢火熬成膏，次入后药) 鳖甲半两(涂醋炙令黄，去裙襕) 没药一两 五灵脂一两 狗胆一枚 斑蝥十枚(糯米拌炒令黄，去翅足) 水蛭十枚(炒令微黄) 巴豆七枚(去皮心研，纸裹压去油)

【用法】上为末，入前膏为丸，如小豆大。每于食前以暖酒送下五丸子。

【主治】妇人积年血气，癥瘕不消，四肢黄瘦，腹胁妨痛，经络不通。

80245 硇砂煎丸(《圣惠》卷八十)

【组成】硇砂一两(细研) 狗胆二枚 芫花一两(微炒，以上三味用头醋二升熬如稠膏) 虻虫半两(微炒，去翅足) 水蛭半两(炒令黄) 麒麟竭半两 当归半两(剉，微炒) 琥珀半两

【用法】上为细散，入前膏中拌和为丸，如梧桐子大。每服以红花酒送下三丸，不拘时候。

【主治】产后恶露不下，心腹胀，疼痛。

80246 硇砂煎丸(《苏沈良方》卷四)

【异名】硇砂丸(《普济方》卷三五五)。

【组成】硇砂一两(拣通明无石者，别研令如粉) 舶上茴香一两(略炒) 当归一两(无灰酒浸一宿，去芦了，薄切片子焙) 金铃子三两(洗过切破，四两无灰酒浸一宿，候软以刀子削下瓤，去皮核不用) 肉苁蓉一两(无灰酒浸一宿，薄切作片子，干) 穿心巴戟一两(无灰酒浸一宿，去心用) 天雄一两(无灰酒煮五七百沸，候软刮去皮) 槟榔一两 木香 沉香 黑附子各一两 阿魏半两(米醋磨成膏入诸药)

【用法】上为细末，以无灰酒煮，白面糊为丸，如梧桐子大。每服三十丸，空心、日午温酒送下。

【功用】养血，去积滞，化气消食，补益真气。

【主治】一切积滞。

【临床报道】产后下痢：予家妇尝病蓐中下痢，日久甚困笃，百方不愈。士人李潜善医，曰：蓐中下痢，与他痢不同，常痢可用苦涩药止之，蓐中痢生于血不足，投涩药则血愈不行，痢当更甚。为予作硇砂法。先以桂丸下之，次投此丸，日九十丸，痢顿减半，次日遂愈。

80247 硇砂煎丸(《圣济总录》卷八十四)

【组成】硇砂半两(研如粉，入后皂荚汁中同煎至一升，下酒五升再煎至一升，下童子小便三升，不住手搅煎至半升住火) 皂荚十梃(内五梃以水五升浸一宿，去皮，每梃为三截，用生姜五两，取自然汁蘸，炙姜汁尽为度，去子捣，内五梃灰火煨熟，去皮椎碎，于前浸皂荚水中，揉洗，生绢滤去滓，入铛内煎) 槟榔(生用) 附子(炮裂，去皮脐) 白附子(生用) 地龙(去土炒)各一两 天麻半两(生用) 半夏二两(汤洗七遍，焙干生用)

【用法】上八味，将七味捣罗为末，入硇砂煎中，于火上搅匀，硬软得所，取出捣三五百杵，丸如梧桐子大，稍硬，更入熟蜜和丸，焙干，用瓷器盛，勿令透气。每服十五丸至二十丸，男子忽脚膝软，头旋恶心，不思饮食，心间胀满，行履不得，用豆淋酒并童子小便送下；男子忽脚膝风痛，行履不得，口干舌涩，只豆淋酒送下；并空心日午两服；男子干脚气发动，脚膝烦疼，腰脚酸，心躁闷干渴，见粥药皆呕逆，及汗出气喘，此是干脚气冲心，人多不辨，乃为伤寒候，若见此疾，先取牵牛子一两生用，陈橘皮一钱同为末，取黑豆二合炒半熟，以童子小便八合浸后，滤去豆，入生姜自然汁二合搅匀，分为三盏，调牵牛、橘皮末一钱匕，当日进三服，共六十丸立瘥；男子手脚拘急，背膊烦疼，身心躁闷，此是风毒欲发，温酒送下；男子鼻塞耳聋，腰脚重滞，此是肾脏风毒气，葱酒送下；妇人血气闷乱，刺心欲绝者，煎当归酒送下；产后手脚挛急，口干不食，烂研芥子酒送下；妇人血海不通，煎红花酒去滓送下；妇人血气诸疾，荆芥酒送下；妇人血风诸疾，薄荷酒送下。

【功用】通百脉，暖下元，解风结，润身体，畅四肢，坠痰涎，明耳目。

【主治】脚弱浮肿，大小便赤涩。

【宜忌】有娠妇人不得服。

【加减】加麝香、龙脑为丸更妙。

80248 硇砂煎丸（《圣济总录》卷一八六）

【组成】硇砂半两（水煎为霜用） 附子（去皮脐，一半炮，一半生） 沉香（剉） 天雄（如附子修制） 木香 巴戟天（去心） 肉苁蓉（酒浸，切焙） 牛膝（酒浸，切焙） 茴香子（炒） 桂（去粗皮） 槟榔（剉） 当归（切，焙） 补骨脂（炒） 干姜（一半生，一半炮） 阿魏（用米醋一升化，以布滤过）各二两 楝实（去核取肉，别杵）三两

【用法】上除沉香、苦楝肉、硇砂、阿魏外，余药为细末。其沉香、苦楝二味同研令匀，用好酒六升，先下酒一升，入银石铫子内，便入硇砂水，以慢火熬；欲尽，又添酒一升再熬；欲干，次下阿魏水，又添酒一升，准前熬；相次又添入酒一升并楝子末同熬，已熬了四升酒，然后将前药末分作五分，内将二分入硇砂煎中慢火熬，徐徐添，尽酒二升，成膏为度，倾入净盆器内，将前三分药搜拌令匀，入臼杵一千下，丸如梧桐子大。每服二十丸，空心盐汤或温酒送下。妇人无孕可服，用当归酒下。合了用好瓷盒收藏，停久不妨。

【功用】补益元脏，和一切气。

【主治】男子脾肾风劳。

80249 硇砂煎丸（《医方类聚》卷一五三引《施圆端效方》）

【组成】硇砂二钱 槟榔一钱 牡蛎（烧） 滑石 海金砂 川楝子 麻子仁（别研）各半两

【用法】上为细末，枣肉为丸，如小豆大。每服二十丸，空心、食前葵子汤送下，日进二服。

【主治】男子阳衰阴盛，下元真虚，膀胱小肠气块坠痛，诸方不愈者。

80250 硇砂煎丸（《卫生宝鉴》卷十四）

【组成】黑附子二个（各重五钱半以上，炮，去皮脐，剜作瓮子） 木香三钱 破故纸（隔纸微炒） 荜茇（真者）各一两 硇砂三钱

【用法】上先将硇砂用水一盏续续化开于瓮内，熬干为末，安在附子瓮内，却用剜出附子末盖口，用和成白面裹约半指厚，慢灰火内烧匀黄色，去面，同木香等药为细末，却用原裹附子熟黄面为末，醋调煮糊为丸，如梧桐子大。每服十五丸至三十丸，生姜汤送下。

【功用】消磨积块。

【主治】积块痃癖，一切凝滞。

【宜忌】老人虚人无妨。

80251 硇砂煎丸

《普济方》卷一六八。即《圣惠》卷四十八"硼砂煎丸"中硼砂改作硇砂。见该条。

80252 硇砂煎丸

《普济方》卷一七一。即《圣惠》卷四十八"硼砂煎丸"中硼砂改作硇砂。见该条。

80253 硇砂煎丸

《普济方》卷一七二。即《圣惠》卷四十九"硼砂煎丸"中硼砂改作硇砂。见该条。

80254 硇砂煎丸

《医方类聚》卷一一〇。即《圣惠》卷四十八"硼砂煎丸"中硼砂改作硇砂。见该条。

80255 硇砂煎丸

《医方类聚》卷一一〇。即《圣惠》卷四十八"硼砂煎丸"中硼砂改作硇砂。见该条。

80256 硇砂煎丸

《医方类聚》卷一一〇。即《圣惠》卷四十八"硼砂煎丸"中硼砂改作硇砂。见该条。

80257 硇砂木香丸（《博济》卷二）

【组成】巴豆一两（去皮，以纸出油净为度，另研） 硇砂半两（另研细后入巴豆，入诸药） 附子一枚（炮去皮脐） 官桂（去皮） 茱萸（炒） 舶上茴香 荆三棱（炒） 干姜（炮） 木香 丁香各等分

【用法】同为末，用干柿一枚，洗过，蒸令软，和末为丸，如绿豆大。取食。利胸膈气，淡茶送下十丸；女人血气及诸般气，艾酒送下；丈夫脏腑气，葱酒送下；化痰，津液送下。

【功用】利气化痰。

【主治】丈夫妇人一切冷气，攻刺疼痛，或成积聚，隐现不常，发则疠痛。

80258 硇砂吹耳方（《圣济总录》卷一一五）

【组成】硇砂（研） 胆矾（研）各一分

【用法】上为细末。用鸡翎管子吹一字许入耳。虫化为水。

【主治】蚰蜒入耳。

80259 硇砂附子丸（《圣济总录》卷九十）

【组成】硇砂（研）一钱 槟榔二枚 木香一分 干蝎（炒）一钱 附子（炮裂，去皮脐） 沉香（镑） 茴香子（炒） 桃仁（去皮尖双仁，慢火炒） 自然铜（火煅醋淬七遍）各半两

【用法】上为细末，醋煮面糊为丸，如梧桐子大。每服十五丸，食前生姜热酒送下。

【主治】虚劳冷气，攻击心腹撮痛，腰胯重疼。

80260 硇砂乳香丸（《圣济总录》人卫本卷六十）

【组成】硇砂 乳香 安息香各一两半 巴豆三十粒（去皮心膜，用酽醋一盏，煮至半盏，取出研） 杏仁二七粒（去皮尖双仁，麸炒研）

【用法】上为细末，枣肉为丸，如绿豆大。每服五丸，食后温生姜米饮送下，日二次，夜一次。

【主治】谷疸，食毕头眩腹满；及酒疸脉沉实。

【备考】本方方名，原书文瑞楼本作"乳香硇砂丸"。

瓠

80261 瓠子汤（《饮膳正要》卷一）

【组成】羊肉一脚子（卸成事件） 草果五个

【用法】上件同熬成汤，滤净，用瓠子六个，去瓤皮，切掠，熟羊肉切片，生姜汁半合，白面二两，作面丝同炒，葱、盐、醋调和。

【功用】利水道。

【主治】消渴。

80262 瓠瓤煎（《圣济总录》卷八十）

【组成】瓠瓤一枚

【用法】以水二升，煮一炊顷，去滓煎，堪丸即丸，如小豆大。每服米饮送下十丸。取小便利，利后作小豆羹食之，勿饮水。

【主治】水蛊，遍体洪肿。

匏

80263 匏一

《痧症全书》卷下。为《痧胀玉衡》卷下“三香丸”之异名。见该条。

80264 匏二

《痧症全书》卷下。为《痧胀玉衡》卷下“必胜汤”之异名。见该条。

80265 匏七(方出《痧胀玉衡》卷上,名见《痧症全书》卷下)

【异名】三十九号颐象方(《杂病源流犀烛》卷二十一)。

【组成】柴胡 连翘 山楂 萝卜子 红花 荆芥 花粉 枳实 酒制大黄二钱

【用法】水煎,微冷服。大便通而安。

【主治】❶《痧胀玉衡》:痧症类伤寒。头痛,恶寒发热,心胸烦闷,口渴咽干,头汗如雨,痰喘面黑,十指头俱有黑色,气口脉虚,时或歇指,左手三部,洪数无伦。❷《痧症全书》:痧症,先因伤食,发热口干。

【临床报道】痧:方居安内室,正月头痛,恶寒发热,心胸烦闷,口渴咽干,头汗如雨,痰喘面黑,十指头俱有黑色,已五日矣。延余诊之,气口脉虚,时或歇指,左手三部,洪数无论。余曰:非痧而有是脉,恐不能生矣,因看痧筋,幸其弟善放痧,见有青筋,曰此真痧也。刺顶心一针,左臂弯一针,右腿弯一针,毒血已去,不愈。余想其饭后起病,即以矾汤稍冷多服,吐去宿食,烦闷痰喘,头汗俱除,余症未愈。次日其弟复为放痧,饮以阴阳水一碗,亦未愈。余用此方二剂,大便通而安。迨后十余日,腹中大痛,口吐涎沫,此又因秽气所触而复痧也,令其刮痧少安,用藿香正气汤稍冷服之,腹痛顿止,后用补中益气汤,十全大补汤调理如旧。

【备考】上除大黄外,余药剂量原缺。

80266 匏八

《痧症全书》卷下。为《痧胀玉衡》卷下“射干兜铃汤”之异名。见该条。

80267 匏三

《痧症全书》卷下。为《痧胀玉衡》卷下“当归枳壳汤”之异名。见该条。

80268 匏五

《痧症全书》卷下。为《痧胀玉衡》卷下“防风胜金汤”之异名。见该条。

80269 匏六(方出《痧胀玉衡》卷上,名见《痧症全书》卷下)

【异名】三十八号噬嗑方(《杂病源流犀烛》卷二十一)。

【组成】泽兰 香附 桃仁 苏木 独活 白蒺末 山楂 乌药

【用法】水煎,微温服。

【主治】痧症类伤寒。

【临床报道】痧症类伤寒:车文显次子,恶寒发热十二日,昏迷沉重,不省人事,适余至乡,延余诊之。见其面色红黑,十指头俱青黑色。六脉洪数。皆曰新婚燕尔,症必属阴。余曰非也。若以阴治,一用温补热药,殆迫其死矣。夫脉洪数者,痧毒搏激于经络也;十指青黑者,痧之毒血流注也;面色红黑者,痧毒升发于头面三阳也。及视腿弯,痧筋若隐若现,放之微有紫黑血点而已。其父素知痧患,便云此真痧也。奈前因暗痧莫识,数饮热汤,毒血凝聚于内,放之不出,将何以救之。余用宝花散、晚蚕砂汤冷饮之,渐醒,痧筋复现于左腿弯二条,刺出紫黑毒血如注,乃不复如前之昏迷矣。但发热身重,不能转侧,肩背多痛,用此方微服之。渐能转运,犹身热不凉,大便不速,用卜子、麦芽、枳实、大黄、紫朴、桃仁煎汤温服,便通热减,后调补三月而痊。

80270 匏四

《痧症全书》卷下。为《痧胀玉衡》卷下“桃仁红花汤”之异名。见该条。

盛

80271 盛椹散(《医方类聚》卷七十三引《经验秘方》)

【组成】荆芥穗四两 旋覆花 前胡 麻黄(去节)各一两 赤芍药 半夏(汤泡七次) 甘草(炙)各一两

【用法】上㕮咀。每服四钱,水一盏半,加生姜七片,大枣二枚,煎七分,去滓,漱口,吐一半,咽一半,以此熏漱立愈。

【主治】牙疼致口颊皆肿。

爽

80272 爽气丹(《辨证录》卷二)

【组成】人参三钱 白术 甘草 黄耆 当归 茯苓 川芎各一钱 防风 荆芥各五分 半夏八分

【用法】水煎服。

【主治】头痛。因气血两虚,不能上荣于头,虽盛暑大热之时,必以帕蒙其首,而头痛少止,苟去其帕,少受风寒,其痛即发,而不可忍。

80273 爽气汤(《传信适用方》卷四)

【组成】白术一两 缩砂仁四两(炒) 龙脑薄荷(去土)一钱 甘草一两半(炙)

【用法】上为细末。入盐点服。

【功用】爽气。

80274 爽神丸(《普济方》卷三六三)

【组成】人参三钱 白术一钱 全蝎一钱 防风一钱 羌活半钱 天麻一钱 僵蚕半钱(汤泡浸洗) 丁香二钱 木香一钱 茯神一钱

【用法】上为末,以酒煮面糊为丸,如绿豆大。每服五七丸,糯米饮送下。次以南星散贴之。

【主治】小儿解颅。母气衰,胎气冷,父精不足,胎中受气不足,肾气未全而生,身上无血色,肌羸骨细,面容衰,脑分十字,颅门陷,头角阔而颅开,目无光彩,白睛猥。

80275 爽神汤(《卫生总微》卷十四)

【组成】白术 人参(去芦) 白茯苓各一两 桔梗(去芦) 栝蒌 甘草各半两 细辛(去苗)一钱

【用法】上为末。每服一钱,水八分,荆芥、薄荷各小许,煎至五分,去滓温服,不拘时候。

【功用】清寒痰,除肺壅,清神爽意。

80276 爽神汤(《证治宝鉴》卷十一)

【组成】覆盆子 酸枣仁 黄柏 枸杞子 薯蓣 菖蒲 南星 半夏 川芎 细辛 五味 远志 甘草 橘红 麦冬 人参 通草 茯苓

【用法】加蜜,水煎服。

【主治】血气虚,心疼刺痛不已。

雪

80277 雪煎(《千金》卷九)

【组成】麻黄十斤　杏仁一斗四升　大黄一斤十三两(如金色者)

【用法】上㕮咀。以雪水五斛四斗渍麻黄于东向灶釜中三宿,纳大黄,搅令调,炊以桑薪,煮得二斛汁,去滓,复纳釜中,捣杏仁,纳汁中复炊之,可余六七斗汁,绞去滓,置铜器中,又以雪水三斗合煎之,搅令调,得二斗四升,药成可丸,冷凝,丸如弹丸,密盛药,勿令泄气。有病者以三沸白汤五合,研一丸入汤中,适寒温服之,立汗出。若不愈者,复服一丸。

【主治】伤寒。

【方论选录】《千金方衍义》:方中大料麻黄、杏仁,虽有些微大黄,必从麻杏走表,然后缓通余热。

80278 雪煎(《圣惠》卷十七)

【组成】川大黄五两(剉碎,微炒)

【用法】上为细散,用腊月雪水五升,煎如膏。每服以冷水调半匙服之,不拘时候。

【主治】热病狂语及诸黄。

80279 雪羹(《古方选注》卷中)

【组成】大荸荠四个　海蜇(漂去石灰矾性)一两

【用法】水二钟,煎八分服。

【功用】泄热止痛。

【主治】❶《古方选注》:肝经热厥,少腹攻冲作痛。❷《本草纲目拾遗》:小儿一切积滞。

【方论选录】羹,食物之味调和也;雪,喻其淡而无奇,有清凉内沁之妙。荸荠味甘,海蜇味咸,性皆寒而滑利,凡肝经热厥,少腹攻冲作痛,诸药不效者,用此泄热止痛,捷如影响。

80280 雪花丸

《普济方》卷七十五。为《圣济总录》卷一〇四"点眼雪花丸"之异名。见该条。

80281 雪乳汤(《医醇賸义》卷二)

【组成】生地三钱　熟地三钱　天冬一钱五分　麦冬一钱五分　玉竹四钱　五味子五分　当归一钱五分　白芍一钱　山药三钱

【用法】人乳一大杯,藕汁一大杯,水二钟,煎服。

【主治】燥火血虚,毛发衰落,肌肤枯槁,身热咽干。

80282 雪消散(《回春》卷七)

【组成】朴消五钱　真紫雪二分　盐半分

【用法】上为末。入竹沥二三点,用白汤调敷。咽津无妨。

【主治】木舌。

80283 雪粉丸(《圣济总录》卷一八七)

【组成】阳起石半两(狼牙者,杵研如粉)　钟乳(研)半两　砒霜(细研)半两　黄蜡(用浆水煎炼三五遍,令白)半两　羊肾肱脂(水洗过)二两

【用法】前三味为末,粗瓷碗中炭火上熔蜡、脂成汁,下药末搅匀拈下,乘热丸就如梧桐子大。每服三丸,空心新汲水送下。

【功用】补暖下元,止泄痢。

80284 雪梅丸(《外科全生集》卷四)

【组成】冰片　犀黄各一分　胆矾　雄精　硼砂　山豆根　儿茶各八分　白梅二枚

【用法】共打为丸。均含十日。

【主治】喉癣。

【备考】《喉科家训》:上共研细末,另用盐梅三个,打融入药,和匀为丸,如龙眼大。临卧纳口过夜。

80285 雪梅丹(《医编》卷七)

【组成】大青梅　明矾

【用法】将大青梅破开去核,将明矾入内,竹签钉住,武火煅尽,梅勿用,只用白矾(轻白如腻粉)。吹喉。

【功用】出涎清痰。

【主治】咽喉诸肿。

80286 雪梨浆(《景岳全书》卷五十一)

【组成】清香甘美大梨(削去皮)

【用法】用大碗盛清冷甘泉,将梨薄切,浸于水中,少顷水必甘美,但频饮其水,勿食其滓。

【功用】解烦热,退阴火,生津止渴。

80287 雪梨膏(《济众新编》卷七)

【组成】生梨三个(去皮,切片,去核)　胡桃二十一粒(碎)　硼砂一钱五分　生姜五钱

【用法】以水二升,煎半,和蜜二合,煮数沸,频频小小饮下。

【功用】止嗽定喘,消痰开胃。

【主治】老人咽喉疮痛,口疮膈热。

80288 雪梨膏(《医学从众录》卷一)

【组成】雪梨六十只(取汁二十匙)　生地　茅根　藕各取汁十杯　萝卜　麦冬各取汁五杯

【用法】水煎,入炼蜜一斤,饴糖八两,姜汁半杯,再熬如稀糊则成膏矣。每日用一二匙,含咽。

【主治】咯血吐血,痨嗽久不止。

80289 雪梨膏(《中药成方配本》)

【组成】鲜梨一百斤　冰糖五斤

【用法】将梨刨丝去核榨汁,将滓加水两倍煎透,榨汁去滓,将两次汁滤清收浓,加冰糖炼透,滤清收膏,约成膏十六斤。每服三钱,一日三次,开水冲服。

【功用】清肺润燥。

【主治】肺燥干咳。

80290 雪梨膏(《全国中药成药处方集》沙市方)

【组成】雪梨子十斤　白蜂蜜一斤

【用法】用白蜜收成膏。每服一大汤匙,开水冲服。

【功用】润肺降火,利大肠。

【主治】痰热。

【宜忌】体虚便溏者忌服。

80291 雪梨膏

《慈禧光绪医方选议》。为原书"梨膏"之异名。见该条。

80292 雪莲药酒(《古今名方》引西藏日喀则制药厂)

【组成】雪莲花500克　木瓜　桑寄生　党参　芡实各50克　杜仲　当归　黄耆各40克　独活35克　秦艽　巴戟天　补骨脂各25克　黄柏　香附各20克　五味子　鹿茸各15克

【用法】上为粗末，加入白酒15 000克，密闭浸泡25~30日，去滓，再加冰糖1500克，浸化过滤即得。每服15~20毫升，日服二次。

【功用】祛风除湿，养血生精，补肾强身。

【主治】风寒湿痹，肾虚腰痛，倦怠无力，目暗耳鸣，月经不调。

80293 雪梨百花膏（《仙拈集》卷一）

【组成】雪梨四两　生姜一两

【用法】共捣汁，去滓，加蜜四两，共煎一滚，入瓷器内，封固。不拘时服。

【功用】滋阴降火。

【主治】久嗽痰火，气急哮喘，肺痿声哑。

掩

80294 掩脐方

《普济方》卷三十九。即《得效》卷六“掩脐法”。见该条。

80295 掩脐法（《得效》卷六）

【组成】连根葱一茎（带土不洗）　生姜一块　淡豆豉二十一粒　盐二匙

【用法】上药同研烂，捏饼。烘热，掩脐中，以帛扎定。良久气透自通。不然，再换一剂。

【主治】大小便不通。

【备考】本方方名，《普济方》引作“掩脐方”。本方捣碎为末，米汤送下，名“葱豆汤”（见《普济方》卷三十九）。

80296 掩窍丹（《辨证录》卷三）

【组成】人参　当归　生地　玄参各一两　炒黑荆芥三钱　甘草一钱

【用法】水煎服。一剂即止血，二剂痊愈。

【功用】补气凉血。

【主治】气虚不能摄血，血得火而妄行，九窍流血，其症气息奄奄，欲卧不欲见日，头晕身困者。

捷

80297 捷丹（《三因》卷六）

【组成】青皮　陈皮　吴茱萸各半两（米醋二升熬，用滓）　木香半两（为末）　黄丹三分

【用法】将上药前三件滓，添木香，别研入黄丹和匀，以醋糊为丸，如梧桐子大。每服三五十丸。

【主治】疟疾。

80298 捷应散（《医学纲目》卷二十）

【组成】羯羊粪（晒干）

【用法】上为末，安于瓦上，手把竹柴火烧作灰，又研细。先用葱、椒汤洗之，次用香油调厚敷上，以山茶花叶掩之，帛缚四五日即可。

【主治】脚湿气成疮，痒不可当，爬之流黄水。

80299 捷妙丹（《玉钥》卷上）

【组成】牙皂角一两（切碎）　丝瓜子一两二钱

【用法】上二味，用新瓦文火炙干为细末，加冰片少许收固。每吹入鼻中，打喷一二次即消，在左吹右，在右吹左；双蛾者，左右并吹。

【主治】单双蛾风。

80300 捷疟饮（《景岳全书》卷五十四）

【异名】截疟饮（《医宗必读》卷七）。

【组成】黄耆（炙）一钱六分　人参　白术　白茯苓　橘红　砂仁　草果　五味子各一钱　甘草七分　乌梅三枚

【用法】水二钟，加生姜三片，大枣二枚，煎一钟，温服。

【主治】❶《景岳全书》：疟疾。❷《医宗必续》：虚人久疟不止。

80301 捷效丸（《仙拈集》卷一）

【组成】砂仁　川椒各一两　针砂（醋炒红）三两　大麦不拘多少（炒，磨面）　大黑枣一斤（蒸熟，去核皮）

【用法】大麦面打糊，共捣为丸。每服二钱，早、晚服。

【主治】黄胖水肿。

80302 捷验汤（《会约》卷十）

【组成】苍术一钱八分　当归一钱半　生白芍一钱三分　白扁豆（炒，去皮）三钱　陈皮　建泽泻　甘草　淮木通各一钱　滑石二钱　川萆薢四钱　黄连一钱三分　大腹皮一钱半（洗净）　宣木瓜一钱三分　广木香五七分　熟大黄一钱半或二钱

【用法】多水煎服。

【主治】痢初起，腹痛尿短，下痢脓血，或红或白，或红白齐下，日夜无数，里急后重者。

80303 捷验酒

《仙拈集》卷四。为《外科正宗》卷三“金蟾脱甲酒”之异名。见该条。

80304 捷效化毒散

《得效》卷十一。即《御药院方》卷十一“无价散”。见该条。

排

80305 排气饮（《景岳全书》卷五十一）

【组成】陈皮一钱五分　木香七分或一钱　藿香一钱五分　香附二钱　枳壳一钱五分　泽泻二钱　乌药二钱　厚朴一钱

【用法】水一钟半，煎七分，热服。

【主治】❶《景岳全书》：气逆食滞胀痛。❷《谦斋医学讲稿》：脐腹痛，痛时多在脐腹周围，喜手按或温掩，伴见肠鸣自利，饮食少味，消化迟钝，舌苔白腻。

【加减】如食滞者，加山楂、麦芽各二钱；如寒滞者，加焦干姜、吴茱萸、肉桂之属；如气逆之甚者，加白芥子、沉香、青皮、槟榔之属；如呕而兼痛者，加半夏、丁香之属；如痛在小腹者，加小茴香；如兼疝者，加荔枝核（煨熟，捣碎）用二三钱。

80306 排风汤（《千金》卷八）

【异名】排风饮（《圣济总录》卷八十七）。

【组成】白鲜皮　白术　芍药　桂心　芎䓖　当归　杏仁　防风　甘草各二两　独活　麻黄　茯苓各三两　生姜四两

【用法】上㕮咀。以水一斗，煮取三升，每服一升。覆取微汗，可服三剂。

【功用】安心定志，聪耳明目，通脏腑。

【主治】男子、妇人风虚湿冷，邪气入脏，狂言妄语，精神错乱，其肝风发，则面青心闷乱，吐逆呕沫，胁满头眩，重

耳不闻人声，偏枯筋急，曲拳而卧；其心风发，则面赤翕然而热，悲伤嗔怒，目张呼唤；其脾风发，则面黄身体不仁，不能行步，饮食失味，梦寐倒错，与亡人相随也；其肺风发，则面白咳逆唾脓血，上气奄然而极也；其肾风发，则面黑手足不遂，腰痛难以俯仰，痹冷骨痛。诸有此候，令人心惊，志意不安，恍惚多忘。

【临床报道】中风：《妇人良方》癸丑春，有一妇人，年四十四五，其证说话短气，足弱，行得数步则口苦含霜，七十日内三次经行，遇行则口冷，头目眩晕，足冷则透心冷痛，每行则口中冷，气不相续，有时鼻中热，面赤翕然而热，身体不仁，不能行步，手足不随，不能俯仰，冷痹骨痛，有时悲伤，梦与前夫相随，则上气奄然而极，心惊，志意不定，恍惚多忘，却能食，如此仅一年许。医者投热药则面翕然而热，气满胸中，咽中窒塞，闷厥；投冷药则泻。又一医者以十全汤服之，则发烦躁，心惊而跳。一医者以双和汤服之，觉得面上与腹中甚如火燂，心愈惊，欲吐不吐，大便秘，里急后重。求仆诊之，六脉弦缓，喜见于春，此是可治之疾。未供药间，忽然吐泻，泻后觉肛门如火，虽泻六次，却不多。仆一时识证未尽，且与俞山人降气汤八服。次日诊之，脉差有力，云服药之后，觉鼻中热，心烦闷绝，齿噤。与参苏饮八服，黄连丸二两许。越三日，云服药之后，其疾如故。与茯苓补心汤服之，皆无效。仆以脉证详之，只有排风汤甚对此证。或曰：何以见得是此证？一，能食饮，此风饥也；二，七十日三次经行，此是荣经中风，血得风散也；三，头目眩晕，此肝风也；四，面赤翕然而热，悲伤，此心风也；五，身体不仁，不能步行，梦与前夫相随，此脾风也；六，手足不随，腰痛难以俯仰，冷痹骨疼，此肾风也。诸有此疾，令人心惊，志意不定，恍惚多忘，真排风汤证也。或曰风脉当浮，今脉弦缓微弱，恐非风也。答曰：风无一定之脉，大抵此证虚极生风。然排风汤所用之药有十全大补汤料，亦有平补之意，却不僭燥。共十服。越三日，云服之有效，脉亦差胜，只是心中如烟生，似有微热，大便尚秘。此真是风证，再与排风汤十服，兼牛黄清心丸，皂角丸助之。越三日，云服前药一二日，大烦躁，于热诸证悉除。只是足弱不能支持，脉亦弱，予秘传降气汤十服。又越三日云诸证悉退，只是梦里虚惊，大便滑泄，如食伤相似，奏厕频数，脉尚弱。与五积散数服，加人参、盐煎，兼感应丸即愈。自后云，皆无恙矣。但上重而头眩，不能久立久坐，服与排风汤，则脱然安矣。

【备考】方中茯苓，《千金翼》作"茯神"。

80307 排风汤（《千金》卷八）

【组成】犀角　羚羊角　贝子　升麻各一两

【用法】上为粗散。以水二升半，纳四方寸匕，煮取一升，去滓，服五合，杀药者以意增之；若肿，和鸡子敷上，一日三次。

【功用】《千金方衍义》：排散毒风邪气。

【主治】诸毒风邪气所中，口噤，闷绝不识人，及身体疼烦，面目暴肿，手足肿者。

【方论选录】《中风斠诠》：方下所谓口噤闷绝，不识人，身体疼痛等证，亦是肝风暴动，上冲入脑，神经不用之病，药用犀、羚、贝子平肝潜阳，清热息风，而兼镇逆，以治内风，皆是吻合，必有捷效，可知制方之意，固亦见到内热生风，是以选此三物，然方下乃谓诸毒风邪气所中，则仍误认为外来之风邪，夫岂有犀、羚、贝子可治外中风邪之理，反觉药不对病，自盾自矛，如此说法，大不可解，且使良方妙用，晦而不显，盖方下主治，已非此药真旨，吾恐古人立方本意，必不若是，惟升麻终是不妥耳。

80308 排风汤（《普济方》卷十七引《圣惠》）

【组成】茯苓　茯神　酸枣仁　人参　黄耆　当归　白芍药　远志各半两　甘草二钱　莲肉半两

【用法】上加姜、枣，煎服。

【主治】健忘。

80309 排风汤（《圣济总录》卷十三）

【组成】防风（去叉）　当归（洗，切，焙）　白鲜皮　白术　芍药　桂（去粗皮）　芎䓖　独活（去芦头）　杏仁（去皮尖双仁，炒，别研）　枸杞根（剉）　茯神（去木）　麻黄（去根节，先煎，掠去沫，焙）各一两

【用法】上除杏仁外，粗捣筛，入杏仁和匀。每服三钱匕，以水一盏，加生姜三片，煎至七分，去滓，空腹温服，日晚再服。

【主治】❶《圣济总录》：风消，肢体酸疼，血脉枯耗。❷《普济方》：风毒脚气肿痛。

80310 排风汤（《眼科全书》卷六）

【组成】天麻　桔梗　防风　赤芍　五味子　陈皮　升麻　桑白皮

【用法】水煎，食后服。

【主治】两睑黏睛。

80311 排风饮

《圣济总录》卷八十七。为《千金》卷八"排风汤"之异名。见该条。

80312 排风饮（《辨证录》卷二）

【组成】大黄（酒蒸）三钱　丹皮五钱　甘草　防风　天麻　天南星各一钱　玄参一两　柴胡三钱　黄芩　苏叶　荆芥各二钱　当归三钱

【用法】水煎服。

【主治】中风。其人元气未虚，一时为风邪所中，一时猝倒，口吐痰涎，发狂号叫，自坐自起，自立自行，目不识人，身中发斑，数日后变成疮疖。

80313 排风酒（《圣济总录》卷八十七）

【组成】防风（去叉）　升麻　桂（去粗皮）　独活（去芦头）　天雄（炮裂，去皮脐）　羌活（去芦头）各一两　仙人放杖草并根一斤

【用法】上剉，如麻豆大，以醇酒三升浸。五日后旋饮一盏，日服二次。

【主治】风劳虚热，攻头项急，言语错乱，心膈烦闷，四肢拘急，手足酸痛。

80314 排风酒（《圣济总录》卷一六二）

【组成】羌活（去芦头）　防风（去叉）各一两　大豆（拭去土，熬令皮拆声出）半升

【用法】上三味，以醇酒三升，浸羌活、防风经一宿，即炒大豆令有声，乘热投于酒中，搅匀封盖。经半日，于铛中重汤文火煮一时，即乘热尽量顿服。被衣覆盖，当有微汗。如不能饮，即量性服之，使令微似醉状。若要急用，即以酒煎羌活、防风汁，淋豆服之亦得。

【主治】产后中风口噤，四肢顽痹不仁，或角弓反张。

80315 **排风散**(《医方类聚》卷六引《五脏六腑图》)

【组成】人参八分　玄参七分　防风八分　沙参五分　天雄八分　薯药十分　丹参七分　苦参八分　秦艽七分　山茱萸五分

【用法】上为末。空腹以防风汤送下三钱。

【主治】肺有病,鼻塞不通,不闻香臭,鼻中有息肉,或生疮,皮肤瘙痒,恶疮疥癣,上气咳嗽,涕唾脓血。

80316 **排风散**(《圣济总录》卷七)

【组成】白附子　麻黄(去根节)　天麻　骨碎补(去毛)　白僵蚕　羌活(去芦头)各一两

【用法】上药并生为散。每服五钱匕,温酒调下,不拘时候。

【主治】中风瘫痪。

80317 **排风散**(《圣济总录》卷一一六)

【组成】防风(去叉)　秦艽(去苗土)　山芋　吴茱萸(汤浸,焙炒)　天雄(炮裂,去皮脐)各一两　羌活(去芦头)半两

【用法】上为散。每服二钱匕,空心温酒调下。

【主治】鼻塞不通,不闻香臭,或生息肉,生疮。

80318 **排风散**(《秘传眼科龙木论》卷三)

【组成】天麻　桔梗　防风各三两　乌蛇　五味子　细辛　芍药　干蝎各二两

【用法】上为末。空心、食后米饮汤调下一钱。先宜钩割、熨烙,后服本方。

【主治】❶《秘传眼科龙木论》:两睑黏睛外障。❷《金鉴》:风牵喎僻,睑皮痒赤,时时口眼相牵而动。

80319 **排风散**(《遵生八笺》卷五)

【组成】人参三钱　丹参五分　防风三钱　天雄三钱(炮)　秦艽三钱　山茱萸三钱　沙参二钱　虎骨(酥炙)五钱　山药五钱　天麻六钱　羌活三钱

【用法】上为末。食前米饮调服三钱。为丸亦可。

【主治】皮肤疮癣疥癞,气满咳嗽,涕唾稠黏;肺有病,不闻香臭,鼻生息肉,或生疮疥,皮肤燥痒,气盛咳逆,唾吐脓血。

80320 **排风散**(《眼科临症笔记》)

【组成】天麻三钱　当归四钱　赤芍三钱　茵陈三钱　苦参三钱　银花三钱　胆草三钱　大黄三钱　防风三钱　羌活三钱　白芷二钱　全蝎一钱半　甘草一钱　地肤子三钱

【用法】水煎服。

【主治】皮翻黏睑症。两眼赤痒,略疼流泪,眼皮上下反黏,亦无云翳,只觉昏蒙。

80321 **排石汤**(《千家妙方》引杨友信方)

【组成】金钱草30克　生鸡内金15克　萹蓄15克　瞿麦15克　滑石30克　车前子15克　木通6克　冬葵子30克　留行子18克　牛膝10克　白茅根30克

【用法】水煎服,每日一剂。

【功能】清热排石,利水通淋。

【主治】下焦湿热,泌尿系结石。

【临床报道】石淋:夏某某,男,23岁,邮电工人,住院号:7976。经常左侧腰痛,尿急、尿血一月余,经X光腹部平片检查,发现左输尿管中段有黄豆大不透光阴影,诊断为左输尿管结石。曾在门诊服药20剂,因突起左腰后痛,尿血,急诊入院。服"排石汤"18剂,排出结石一块(1.1cm×0.8cm),痊愈出院,随访5年未再复发。叶某某,男,34岁,内科医师。近一月来左侧腰腹绞痛(阵发性)共6次,在外院拍片,发现泌尿系结石转来我院。检查:急性病容,左少腹轻压痛,脉弦数,苔黄腻,尿检:红细胞(+++),白细胞(++),X光泌尿系造影,显示左输尿管轻度扩张,其末端有绿豆大不透光阴影。诊为左输尿管结石。服"排石汤",每日一剂,临床症状逐日转向正常,患者每日小便均用纱布过滤,但未见结石排出,服药58剂时,拍片检查(腹部平片及泌尿系造影),原结石阴影消失,输尿管扩张复原。随访10年,未再复发。

80322 **排石汤**(《古今名方》引河南省人民医院方)

【组成】柴胡　黄芩　郁金　枳壳　姜黄　青皮　大黄(后下)　白芍各15克　山楂10克　川楝子12克　金钱草30克

【用法】水煎服。或可配合"总攻":上午8时口服排石汤,9时电针右侧日月、期门两穴2小时,10时服50%硫酸镁30~50毫升。

【功用】清热利湿,通淋排石。

【主治】肝胆管结石,总胆管结石,胆囊结石,胆道术后残余结石、胆道泥沙样结石等。

【加减】腹痛重,加延胡索;呕吐,加竹茹、半夏;高烧感染,加金银花、蒲公英、连翘;湿热黄疸重,加茵陈、栀子、龙胆草。

80323 **排石膏**(《成方制剂》15册)

【组成】车前子　冬葵子　甘草　滑石　瞿麦　连钱草　木通　忍冬藤　石韦　徐长卿

【用法】上制成膏剂。口服,一次15克,一日3次。

【功用】利水、通淋、排石。

【主治】肾脏结石,输尿管结石,膀胱结石等泌尿系统结石症。

【备考】本方改为颗粒剂,名"排石颗粒"(见《中国药典》2010版)。

80324 **排关散**(《圣济总录》卷一七一)

【异名】通关散(《幼幼新书》卷十引汉东王先生方)

【组成】天南星(炮)

【用法】上为细散。每服一字匕,豮猪胆汁调下,咽入喉中,即能言。

【主治】小儿诸痫退后不能言。

80325 **排经散**(《竹林女科》卷一)

【组成】当归　莪术　玄胡索　熟地　枳壳(麸炒)　青皮　白术(蜜炙)　黄芩各一钱　川芎　山栀(炒黑)　小茴香　砂仁各五钱　干漆(炒令烟尽)　红花各四钱　香附(童便制)二钱　甘草(炙)二钱

【用法】上为末。每空心酒调下二钱。

【功用】散瘀血,温调血脉。

【主治】妇人三十八九岁,经水断绝,腹中有块疼痛,头晕眼花,饮食不思,气血两虚,恶血不散。

80326 **排毒散**(《痘疹心法》卷十二)

【组成】大黄一两　白芷　沉香　木香各半两　穿山甲(土炒焦卷)七片　当归梢一两

【用法】上为细末。长流水煎沸调服。

【主治】痘毒发痈。

80327 **排脓汤**(《金匮》卷中)

【组成】甘草二两　桔梗三两　生姜一两　大枣十枚

【用法】上四味,以水三升,煮取一升,温服五合,日服二次。

【功用】❶《金匮要略心典》:行气血,和荣卫。❷《古方选注》:开提肺气,调和营卫。

【主治】❶《金匮》:疮痈,肠痈。❷《张氏医通》:内痈,脓从呕出。

【方论选录】❶《古方选注》:排,斥也;脓,血肉所化也。甘、桔、姜、枣仍从上焦开提肺气,调和营卫,俾气行而脓自下。❷《金匮教学参考资料》:排脓汤以桔梗、甘草清热利气排脓,生姜、大枣和营卫,助正达邪。

【临床报道】❶肺痈:《金匮要略今释》引《续建殊录》一男子,患肺痈,其友人佐佐氏投药,尔后脓自口鼻出,两便皆带脓,或身有微热,时恶寒,身体羸瘦,殆知不可药,乃来求治。先生与以排脓汤及伯州散,经日而瘳。❷淋病:《金匮要略今释》引《续建殊录》加州士人某者,来在浪华,患淋病七年,百治无效。先生诊之:小腹挛急,阴头含脓,疼痛不能行步,乃作排脓汤与之,服之数日,旧疴全瘳。❸痈:《金匮要略今释》引《成绩录》一男子患痈,所谓发背,大如盘。一医疗之,三月而不愈,因转医,加外治,肿痛引股,小便难,大便不通,腹硬满,短气微喘,舌上无苔,脉弦数。先生视其硬满,与以大黄牡丹皮汤,虽秽物下,硬满减,唯发背自若,喘满时加,浊唾黏沫如米粥,因与以排脓汤,兼服伯州散,吐黏痰数升,诸愈。

80328 **排脓汤**(《玉案》卷六)

【组成】黄耆　穿山甲　白芷　当归各一钱二分　金银花　防风　川芎　瓜蒌仁各一钱

【用法】水煎,食前温服。

【主治】肠痈。小腹胀痛,里急后重,时时下脓。

80329 **排脓汤**

《嵩崖尊生》卷七。为《得效》卷十九"排脓散"之异名。见该条。

80330 **排脓散**(《金匮》卷中)

【组成】枳实十六枚　芍药六分　桔梗二分

【用法】上为散。取鸡子黄一枚,以药散与鸡黄相等,揉和令相得,饮和服之,日一服。

【主治】❶《金匮》:疮痈,肠痈。❷《方极》:疮家胸腹拘满,若吐黏痰,或便脓血者。

【方论选录】❶《金匮要略心典》:枳实苦寒,除热破滞为君,得芍药则通血,得桔梗则利气,而尤赖鸡子黄之甘润,以为排脓化毒之本也。❷《古方选注》:排,斥也;脓,血肉所化也。枳实、赤芍佐以桔梗,直从大肠泄气破血,斥逐其脓。❸《金匮要略释义》:夫气行则水行,水行则脓尽,故排脓必用桔梗开利其气以行其水,并佐枳壳为之助;因脓由血化,故兼利血,而用芍药;唯血既腐化而成脓,则去血必多,爰一面排脓以去其气分之实,而用鸡子黄以补其血分之虚。❹《金匮要略方论集注》:是方芍药行血分之滞而不伤阴,桔梗利气分之结而不损阳,枳实导水以消肿,鸡子黄调胃以护心安神。允为排脓之良剂也。

【临床报道】便脓血:《金匮要略今释》引《成绩录》加贺侯臣某,便脓血既五年,来浪华从医治之亦三年,一门生与桂枝加术附汤及七宝丸,不治,遂请先生诊之。腹满挛急,少腹硬,底有物,重按则痛,乃与排脓散。受剂而去,未几,来谢曰,宿疴尽除矣。

80331 **排脓散**(《千金》卷二十三)

【组成】茯蓉　铁精　桂心　细辛　黄芩　芍药　防己(一作防风)　人参　干姜　芎䓖　当归各三分　甘草五分

【用法】上为末。酒服方寸匕,日三夜一服。药十日,脓血出多勿怪之,其恶肉除也。

【主治】乳痈。

【方论选录】《千金方衍义》:乳痈溃久不敛,元气大伤,血气凝滞,致生恶肉。故用茯蓉、归、芍、人参、甘草护持元气;细辛、桂心、干姜温理伏邪;防已通行经脉,铁精镇摄虚火,黄芩清解风热并缓姜、桂之性。

80332 **排脓散**(《外台》卷二十四引《广济方》)

【组成】黄耆十分(脓多,倍)　青小豆一分(热、口干,倍)　芎䓖三分(肉不生,倍)　芍药三分(痛不止,倍)　白蔹三分(有脓不合,倍)　栝楼三分(若渴、小便利,倍)　甘草三分(炙)(一方无白蔹、甘草)

【用法】上为散。酒服方寸匕,日三服。

【主治】痈疽。

【宜忌】忌海藻、菘菜、热面、鱼、蒜等。

80333 **排脓散**

《外台》卷二十四引《广济方》。为《千金》卷二十二"内补散"之异名。见该条。

80334 **排脓散**(《圣惠》卷六十二)

【组成】贝齿一两　黄耆三分(剉)　当归三分(剉,微炒)　赤芍药三分　生干地黄三分　黄连三分(去须)　川升麻三分　桂心三分　白蔹三分　犀角屑三分　甘草半两(生,剉)　麝香一分(细研)

【用法】上为细散。不拘时候,以温酒调下二钱。

【主治】缓疽,日久穿溃,出脓水不尽。

80335 **排脓散**(《卫济宝书》卷下)

【组成】防风一两(洗)　仙灵脾　甘草(炙)各半两　川芎半两　白芷三分　人参一两半　细辛一两半

【用法】上为末。每服二钱,温酒调下;如不饮,糯米汤下,不拘时候。

【功用】去疼,去脓,逐恶血,化肿毒,退寒热。

【备考】《普济方》有羌活。

80336 **排脓散**

《济生》卷六。为《圣惠》卷六十一"补肺排脓散"之异名。见该条。

80337 **排脓散**(《得效》卷十九)

【异名】四味排脓散(《景岳全书》卷六十四)、排脓汤(《嵩崖尊生》卷七)。

【组成】嫩黄耆二两　川白芷　北五味子(炒)　人参各一两

【用法】上为末。炼蜜为丸,如小指头大。食后、临卧偃仰入口噙化,旋旋咽下。

【功用】排脓补肺。

【主治】肺痈,吐脓后。

【备考】本方方名,《普济方》引作“内护排脓散”。

80338 排脓散(《外科发挥》卷四)

【异名】八味排脓散(《景岳全书》卷六十四)、八味排脓汤(《会约》卷十九)。

【组成】黄耆(炒) 当归(酒拌) 金银花 白芷 穿山甲(蛤粉拌炒) 防风 连翘 瓜蒌各二钱

【用法】用水二钟,煎八分,食前服。或为末。每服三钱,食后蜜汤调下亦可。

【主治】肠痈。少腹痛,脉滑数,或里急后重,或时时下脓。

【备考】《准绳·疡医》有甘草。

80339 排脓散(《仁端录》卷十四)

【组成】蟾末二钱 麝香一分 人参

【用法】米酒下。

【主治】小儿痘疮,脓期黑陷,浆水不起。

【备考】方中人参用量原缺。

80340 排脓散

《仙拈集》卷四。为《外科正宗》卷二“排脓内托散”之异名。见该条。

80341 排脓散(《医级》卷九)

【组成】生地 当归 白芷 防风 银花 连翘 蒌仁 山甲 草节

【主治】产后肠痈内结,少腹切痛,温导不愈,脉来滑数,寒热后重,腹疼牵钓腿足。

80342 排脓散(《家庭治病新书》)

【组成】黄升丹 腰黄(即雄黄)各等分

【用法】研细收贮。

【主治】痈疽初溃。

80343 排精汤(《效验秘方》周贤道方)

【组成】黄耆30克 当归9克 急性子12克 蜈蚣2条 石菖蒲 川牛膝 车前子各10克 麻黄4.5克 路路通15克 冰片(分冲)3克

【用法】水煎服,每日1剂,10天为1疗程。

【主治】不射精症。

【方论选录】方中黄耆、当归补气生血;急性子、路路通、川牛膝、蜈蚣活血通络;石菖蒲、麻黄、车前子、冰片通利精道。

【宜忌】服药期间暂停房事。

80344 排壅汤(《会约》卷十四)

【组成】乌药二钱 藿香 香附 枳壳 陈皮(去白)各一钱五分 槟榔 木香各七分 厚朴一钱

【用法】水煎,热服。

【主治】妇人癥瘕,邪气壅滞,刺痛之甚者。

【加减】如气逆之甚者,加白芥子、沉香、青皮之类;如痛在小腹,加小茴香。如兼疝者,加荔枝核(煨熟,捣碎)二三钱。

80345 排风羌活散

《圣济总录》卷五。为《圣惠》卷三“羌活散”之异名。见该条。

80346 排脓大补汤(《胎产秘书》卷下)

【组成】人参 白术 生地 银花各二钱 当归三钱 茯苓一钱 连翘五分 黄耆一钱 青皮三分 乌梅一枚 元枣一枚(可加白芷八分)

【功用】大补气血,排脓内托。

【主治】产后乳痈、乳疽。

80347 排脓止痛膏(《圣惠》卷六十三)

【组成】油一斤 当归一两半 白芷一两 桂心三分 芎䓖一两 藁本一两 细辛三分 密陀僧一两(细研) 黄丹三两 麝香一分(细研) 鹿角胶一两半 蜡三分 朱砂一两(细研) 盐花一两 腻粉三分 乳香三分(细研)

【用法】上件药,先取油,安铛内,炼沸;当归等六味细剉,下入油中,煎白芷赤焦色,绵滤去滓,净拭铛中油,却安入铛中;依前慢火熬,下蜡并黄丹,不住手以柳木篦搅,候色黑,次下密陀僧、鹿角胶、盐花,次下腻粉,次下乳香,次下朱砂、麝香等,慢火熬搅,候药黑光,即滴入水内,如硬软得所,药成,入钞锣中待凝冷,即于净地上安一宿,以物盖,出火毒。每用,故帛上摊贴,日再换之。

【功用】排脓止痛。

【主治】一切痈疽发背溃后日夜疼痛。

80348 排脓止渴方(《外台》卷三十八)

【组成】黄耆 栀子仁 栝楼 生干地黄 升麻各二两 麦门冬(去心) 芍药各二两 黄芩一两半

【用法】上切。以水一斗,煮取三升服之。愈止。

【主治】发痈盛,患渴口干。

80349 排脓内托散(《外科正宗》卷二)

【异名】排脓散(《仙拈集》卷四)。

【组成】当归 白术 人参各二钱 川芎 白芍 黄耆 陈皮 茯苓各一钱 香附 肉桂各八分 甘草五分 白芷(项之上加三分) 桔梗(胸之上加五分) 牛膝(下部加五分)

【用法】加生姜三片,水二钟,煎八分,食远服。

【功用】排脓内托。

【主治】痈疽脑项诸发,已溃流脓者。

80350 排脓内补散(《医心方》卷十五引《集验方》)

【组成】防风一两 远志一两 当归二两 黄耆一两 白芷一两 甘草一两 桔梗一两 通草一两 厚朴二两 人参一两 桂心一两 附子一两 赤小豆五合(熬) 芎䓖三两 茯苓一两

【用法】上为末。未食温酒服方寸匕,日三夜一服。

【主治】痈疮,脓血不止,疮中空虚疼痛。

80351 排脓内补散(《直指》卷二十三引《究原方》)

【组成】人参 当归 川芎 厚朴(姜制) 防风 北梗(焙) 白芷 辣桂 黄耆(炙) 甘草(炙) 白茯苓各等分

【用法】上为末。每服三钱,温酒调下;如不饮酒,南木香煎汤送下;诸痈热证,黄瓜萎煎汤送下。

【功用】活血排脓,扶养内气,救里内塞。

【主治】痈疽大溃开烂者;肠痈冷证。

80352 排脓内补散

《普济方》卷二八二。为《集验背疽方》“栀子黄芩汤”之异名。见该条。

80353 排脓内消散(《直指》卷二十二)

【组成】何首乌一两 当归 川芎 生地黄 川续断(各洗,焙) 茯苓 芍药 白芷 半夏曲 藿香叶各半两 紫草茸 甘草(炙)各三钱半

【用法】上为粗末。每服三钱,新水二分,酒一分,加姜、枣煎服。

【功用】活血排脓消毒,内消红肿。

【主治】痈疽发背。

【加减】有热者,加灯心,只用水煎服。

80354 排脓内塞散(《医心方》卷十五引《范汪方》)

【异名】内补散(《杨氏家藏方》卷十二)、内塞散(《三因》卷十四)、内补防风散(《外科精义》卷下)。

【组成】防风一两　茯苓一两　白芷一两　桔梗一两　远志一两　甘草一两　桂心二分　人参一两　芎䓖一两　当归一两　附子二枚(炮)　厚朴二两　龙骨一两　黄耆一两　赤小豆五合(熬)

【用法】上为末。温酒服方寸匕,日三夜一服。

【主治】痈疮热已退,脓血不止,疮中空虚疼痛。

80355 排脓生肌散(《圣惠》卷六十一)

【组成】当归半两(剉,微炒)　黄耆半两(剉)　人参一两(去芦头)　芎䓖半两　厚朴一两(去粗皮,涂生姜汁炙令香熟)　防风半两(去芦头)　白芷半两　桔梗半两(去芦头)　甘草半两(炙微赤,剉)

【用法】上为细散。每服以木香汤调下二钱,一日三四服。

【功用】排脓生肌。

【主治】痈发背,脓血不止,内虚。

80356 排脓生肌膏(《圣惠》卷六十三)

【组成】黄丹六两　松脂半两　薰陆香半两　故绯帛一尺(烧灰,细研)　乱发半两　蜡一两　故青帛一尺(烧灰,细研)

【用法】上件药,以油一斤,先煎一两沸,纳发,煎令消尽,然后纳蜡及松脂、熏陆香、绯青帛灰,煎搅令洋,以绵滤去滓,都入铛中,下黄丹,以火煎搅令色黑,软硬得所,贮一瓷器中。少少涂于楸叶上,贴患处,日二易之。

【功用】排脓生肌。

【主治】一切痈疽发背,溃后肌肉不生。

80357 排脓生肌膏(《圣惠》卷六十三)

【异名】生肌膏(《膏药方集》)。

【组成】川大黄一两　细辛半两　防风半两(去芦头)　黄芩半两　芎䓖一两　白蔹一两　白芷半两　白芍药半两　莽草半两　黄柏半两　黄连半两　当归半两　麻油半斤　猪脂半斤　白蜡四两　松脂一斤

【用法】上剉细,先于净铛内煎麻油、脂、蜡令消,后入诸药,慢火煎,看药欲焦,即以绵滤去滓,候冷膏成。每用以故帛上涂贴,日二换之。

【功用】排脓生肌。

【主治】一切痈疽发背,溃后疼痛,疮口不合。

80358 排脓托里汤(《嵩崖尊生》卷十五)

【组成】白芷八分　桔梗　芍药　川芎各七分　人参一钱　黄耆一钱半　白术五分(酌用)　茯苓五分(酌用)　当归一钱　蝉蜕一钱或二钱　防风五分　糯米一撮

【用法】水煎服。

【功用】排脓托里。

【主治】痘七日至九日,顶陷色白脓灌不足。

80359 排脓托里散(《局方》卷八续添诸局经验秘方)

【组成】地蜈蚣　赤芍药　当归　甘草各等分

【用法】上为细末。每服二钱,温酒调下,不拘时候。

【功用】排脓托里。

【主治】一切疮疖痈毒、肠痈、背疽,或赤肿而未破,或已破而脓血不散,浑身发热,疼痛不堪忍;妇人奶痈,一切毒肿。

80360 排脓补肺散(《郑氏家传女科万金方》卷五)

【组成】黄耆　生地　人参　白芷　甘草(一方有五味)

【用法】水煎服。先服丹皮、赤芍、黄芩、紫菀、桔梗、升麻、米仁、地榆、甘草节。吐脓之后,接服本方。

【主治】肺痈。在上乳间痛,口吐脓血,气腥。

80361 排脓解毒汤(《仁端录》卷六)

【组成】当归　白芍　川芎　人参　陈皮　甘草　山楂　白芷　桔梗　木通

【用法】加黄豆二十五粒,笋尖(五六日后换黏米)少许,煎服。

【功用】保养元气,活血行滞,助痘成功。

【主治】痘疹热症已除,不易长大者。

80362 排脓内补十宣散

《外科精要》卷下。为《局方》卷八绍兴续添方"化毒排脓内补十宣散"之异名。见该条。

80363 排脓止痛利小便散(《外台》卷三十七)

【组成】瞿麦二两　芍药三两　赤小豆(微熬)　桂心　芎䓖　麦门冬(去心)　白蔹各二分　黄耆　当归各二两

【用法】上为末。先食温酒,服一方寸匕,一日三次。

【功用】排脓,止痛,利小便。

【主治】痈疽,发背。

捶

80364 捶凿丸(《外台》卷十二引《范汪方》)

【组成】甘遂一分　荛花一分　芫花一分　桂心一分　巴豆一分　杏仁一分　桔梗一分

【用法】上药先将荛花、芫花熬令香,巴豆、杏仁去皮,熬令变色已,各为细末,以白蜜捣合为丸,如小豆大。每服一丸,一日三行。长将服之,伤寒增服,膈上吐,膈下利。

【功用】消谷。

【主治】腹中积聚。

【宜忌】忌猪肉、芦笋、生葱。

推

80365 推山丸

《普济方》卷三一八。为原书卷二三八引《保生方》"推仙丸"之异名。见该条。

80366 推云酒(《解围元薮》卷四)

【异名】冯夷琼浆。

【组成】川乌三两(泡)　苦参　羌活　防风　胡麻　甘菊　荆芥　风藤　连翘　粉草　白芷　黄连　当归　川芎　黄芩　芍药　牛膝　独活　僵蚕　蝉壳　生地　首乌　威灵仙　金银花各五钱

【用法】上药作二帖,用酒浆一坛,入药一帖,蜜封蒸之。每日三进,每进一钟。重者四坛痊愈,轻者一料,饮酒时以药汤频浴为妙。

【主治】紫云疙瘩，挛困麻木，剜割不知者。

【宜忌】忌猪、羊肉，房事、劳役；惟鳗鲡、乌鱼、白鸭啖之方效。

【备考】浴药：菊花、干荷叶、藿香、白芷、甘松、麻黄、沙参各等分，为末，每水一桶，入药末三钱，加桃、柳枝各一把，煎四五沸，睡时于无风处热洗，久出。

80367 推云散（《疡医大全》卷十一）

【组成】石蟹（滚水泡，去夹石并砂土，用竹纸包，捶碎，再研至无声为度） 黄连（去须） 白丁香各一钱 宫粉 金锡（坚重有金星，研飞） 青盐（锅内水化开，澄去砂土，火上煎干） 赤石脂 铜绿（古钱上者刮下，研细，水飞，晒干）各三分 硼砂 乳香（透明者，箬包四五层，铜锅内清水煮数沸，换水煮去油） 没药（制同上）各四分 熊胆（去皮膜） 当门子 枯矾 冰片各一分

【用法】共乳细用。

【主治】诸般外障，云翳蟹睛，血翳赤膜。

80368 推云散（《古方汇精》卷二）

【组成】防风 木贼草 秦皮 荆芥 羌活 白蒺藜（去刺、炒） 蝉壳（去土） 僵蚕（去丝，炒） 元参 牡丹皮 枳壳各一钱（炒） 草决明二钱（炒）

【用法】水煎，食远服。

【主治】风寒外侵，火热内炽，肝窍不利，目赤痛日久，渐生外障翳膜。

80369 推云散（《异授眼科》）

【组成】炉甘石五分 珍珠二分 玛瑙三分 朱砂四分 熊胆一分半 黄连一分半 乳香六厘 没药六厘 麝香二厘 硼砂三厘

【用法】上为细末。点眼。

【主治】白膜遮睛。

80370 推车丸（《医方类聚》卷一二九引《急救仙方》）

【组成】白面半斤 明矾二两 青矾一两

【用法】三味同炒令赤色，醋煮米糊为丸。枣汤送下三十丸。

【主治】黄肿、水肿。

80371 推车丸（《古今医鉴》卷六引毛惟中方）

【组成】沉香一钱 木香一钱 巴豆一钱（半生半熟） 胡椒一钱（炒爆）

【用法】上为末，枣肉为丸，如梧桐子大。每服五六十丸。消上，用葱白捣烂，热酒送下；次日消中，用陈皮汤送下；三次消下，用牛膝汤送下。去三五次，不补自止，后用十皮散紧皮。

【主治】水肿，气肿，单腹胀。

80372 推车散（方出《续本事》卷六，名见《得效》卷六）

【组成】推车客七个 土狗七个（如男子病推车客用头，土狗用身；如女子病土狗用头，推车客用身）

【用法】上新瓦上焙干为末。用虎目树皮向南者，浓煎汁调，只一服。经验如神。

【主治】大小便秘，经月欲死者。

【备考】本方方名，《东医宝鉴·内景篇》引作“车狗散”。该书云：推车客即蜣螂，土狗即蝼蛄，虎目树一云樗木，一云虎杖，恐樗木为正。

80373 推车散（《外科全生集》卷四）

【组成】推车虫（即蜣螂，炙、研细末）一钱 干姜末五分

【用法】上为细末。每吹孔内。内有骨，次日不痛自出。吹过周时无骨出，则知内无多骨也。

【主治】骨槽风生多骨者。

80374 推气丸（《杨氏家藏方》卷五）

【组成】槟榔 枳实（小者去瓤） 陈橘皮（去白） 黄芩 大黄 黑牵牛各等分（并生用）

【用法】上为细末，炼蜜为丸，如梧桐子大。临卧温熟水送下一百丸。

【主治】三焦痞塞，气不升降，胸腹胀满，大便秘涩，小便赤黄。

80375 推气汤

《杂病源流犀烛》卷十。为《嵩崖尊生》卷七“推气散”之异名。见该条。

80376 推气汤

《杂病源流犀烛》卷十四。为《嵩崖尊生》卷七“推气散”之异名。见该条。

80377 推气散（《医学正传》卷四引《局方》）

【组成】片姜黄 枳壳（麸炒） 桂心各五钱 甘草（炙）三钱

【用法】上为细末。每服二钱，姜汤调下，水煎亦可。

【主治】❶《医学正传》引《局方》：右胁痛甚，胀满不食。❷《普济方》：右胁下大如杯，久不已，令人洒淅寒热，喘嗽、发肺痈。

【方论选录】《医方考》：用枳壳破其气，姜黄利其郁，桂心引二物至于痛处，又曰木得桂而柔，以故用之；甘草取其和缓之气，以调肝木之急。

80378 推气散（《医宗必读》卷八）

【组成】枳实 川芎各五钱 甘草（炙）二钱

【用法】上为细末。每服三钱，姜汤送下。

【主治】左胁刺痛。

80379 推气散（《证治汇补》卷二）

【组成】枳壳 肉桂 芍药 青皮

【功用】平肝降气。

80380 推气散（《嵩崖尊生》卷七）

【异名】推气汤（《杂病源流犀烛》卷十）。

【组成】姜黄一钱 枳壳二钱 桂心一钱 甘草四分 陈皮二钱 木香一钱 青皮八分 穿山甲四片

【主治】痰积气滞，右胁痛。

80381 推气散（《嵩崖尊生》卷七）

【异名】推气汤（《杂病源流犀烛》卷十四）。

【组成】砂仁 桂心 木香各二分五厘 炙草 茴香 丁香 陈皮 青皮 干姜各三分 莪术五分 胡椒 沉香各一分

【主治】右肋下病满，气逆息难，有形，但不妨饮食。

80382 推气散（《医学心悟》卷三）

【组成】枳壳一钱 郁金一钱 桂心 甘草（炙）各五分 桔梗 陈皮各八分

【用法】加生姜二片，大枣二枚，水煎服。

【主治】右胁痛。

80383 推气散（《古今医彻》卷三）

【组成】枳壳（麸炒） 前胡 山楂各一钱半 钩藤二

钱　甘草三分　广皮　葛根　桔梗各一钱

【用法】加生姜一片，水煎。

【主治】右胁痛。

【加减】或加秦艽、延胡；胸膈不宽，加厚朴；有痰，加杏仁。

80384 **推水散**（《卫生总微》卷十二）

【组成】天仙子（不以多少，新瓦上焙干，四月间采，又名水仙子，乃蝌蚪也）　干姜一两（炮）　乌梅肉一两（焙，称）　汤瓶碱半两　甘草一分

【用法】上为细末。每服半钱或一字，煎水索头汤放冷调下，无时。良久推水不要饮，是效。

【主治】小儿痟渴，众药不效者。

80385 **推仙丸**（《普济方》卷二三八引《保生方》）

【异名】推山丸（原书卷三一八）。

【组成】苍术（酒浸，炒）四两　干姜（炮）　厚朴（姜制）　川椒（炒）各一两

【用法】上为末，酒糊为丸，如梧桐子大。每服三十丸，空心温酒送下。

【主治】一切走注疼痛。

80386 **推行散**（《医门补要》卷中）

【组成】茵陈　苦参（炒）　木通　川柏（炒）　当归　防己　丹皮　独活　车前子

【主治】腿足湿热。

80387 **推肝散**（《医钞类编》卷四）

【组成】黄连（酒炒）　滑石（水飞）　胆星　钩藤钩　铁华粉各一两　天麻二两（酒洗）　僵蚕　辰砂各五钱　真青黛三钱　甘草二钱　竹沥一碗　姜汁少许

【用法】上为细末，米糊为丸。茶清送下。

【功用】镇火平木，清痰定颤。

【主治】颤振属木火兼痰者。

【宜忌】忌鸡羊肉。

80388 **推陈散**（《魏氏家藏方》卷十）

【组成】四物汤加延胡索　没药　香白芷各等分

【用法】上为细末。每服二钱，淡醋汤或童便调下。

【主治】产后或失血后，惊滞气种种，节滞败血，一疼内恶物下；及败血作病，或胀或痛，胸膈胀闷，发寒发热，四肢疼痛。

80389 **推荡饮**（《医学集成》卷二）

【组成】沙参　当归　知母　槟榔　莱菔　大黄　厚朴

【主治】因阳明积热而噎膈者。

【加减】甚者，加芒消。

80390 **推车客散**（《医宗说约》卷五）

【组成】枣仁（炒）　远志肉　山甲（炒）　骨皮　枳壳（醋煮）　侧柏叶（白矾水煮）　苍术（盐、醋、米泔、童便制）各二两　槐角子（炒）　陈棕灰　贯众（酒拌，九蒸九晒）各三两　猬皮（煅存性）一两　白花地丁（七八月采，生白花者阴干）六两

【用法】上为极细末。空心酒下三钱；白汤送下亦可。服一月后，每服加推车客末三分（即蜣螂），管自推出，出者用快剪剪去。

【主治】痔漏。

80391 **推广干葛汤**（《症因脉治》卷三）

【组成】干葛　山栀　豆豉　枳实　甘草

【主治】酒疸。身发热，口渴者。

80392 **推气养血丸**（《古今医鉴》卷十二）

【组成】当归（浸洗）　川芎　白芍（酒炒）　白术（土炒）　陈皮（炒）　枳实（麸炒）　厚朴（姜汁炒）　青皮（香油炒，去瓤）　乌药　神曲（炒）　干姜（炒黑）　白芥子（炒）各一两　香附四两（便炒）　麦芽（炒）　肉桂各六钱　三棱（醋炒）八钱　莪术（醋炒）八钱　木香二钱

【用法】上为细末，酒糊为丸，如梧桐子大。每服百丸，空心米汤送下。

【主治】产后右胁膨胀，有块如竖弦一条，着冷便疼。

80393 **推广苍朴二陈汤**（《症因脉治》卷二）

【组成】熟半夏　广皮　甘草　白茯苓　熟苍术　厚朴

【主治】胃家有水饮，胸满呕吐不渴者，饮伤肺则喘咳，饮伤胃则呕逆。

【加减】身热口渴，加葛根；小便不利，加泽泻；脉数者，加山栀、川连；脉迟者，加煨姜。

掀

80394 **掀肿膏**（《理瀹》）

【组成】腻粉少许　黄蜡　代赭石（研）各五钱　细磁末　黄柏末各一两

【用法】麻油熬。涂肿处。

【主治】赤眼肿痛。

捻

80395 **捻头散**（《小儿药证直诀》卷下）

【异名】捏头散（《鸡峰》卷二十四）。

【组成】延胡索　川苦楝各等分

【用法】上为细末。每服五分或一钱，食前捻头汤调下。如无捻头汤，即汤中滴油数点代之。

【主治】小儿小便不通。

【方论选录】❶《本事方释义》：延胡索气味辛温入足厥阴，川苦楝子气味甘寒入手足厥阴。此苦辛泄降之方也。凡小儿小便不通亦是厥阴为病，肝不疏泄，故必用疏肝之法。❷《小儿药证直诀类证释义》：延胡、苦楝疏肝泄降，活血止痛。用捻头汤调下，是取其温中益气，润肠利便。

【备考】《小儿药证直诀类证释义》：捻头汤中捻头，又名寒具。其制法：以糯米粉和面，搓成细绳，盘曲如环形，入油煎之，可以久藏。捻头汤即用寒具煎成之汤。

80396 **捻头散**（《永乐大典》卷一〇三三引《经验普济加减方》）

【组成】延胡索　川苦楝各三钱　皂角子灰三钱

【用法】上为末。每服三二钱，捻头汤调下。

【主治】小儿大小便不通。

80397 **捻金散**（《本事》卷十）

【组成】紫草茸　升麻　糯米各半两　甘草一分（炙）

【用法】上为粗末。每服四钱，水一盏，煎至六分，去滓温服；并滓再作一服。

【功用】内消麻痘疮，令疮无斑痕。

【主治】小儿麻痘疮欲出，浑身壮热，情绪不乐，不思饮食。

80398 **捻须膏**（《医方类聚》卷八十三引《必用金书》）

【组成】酸石榴

【方法】酸石榴未结成时，就枝上开一窍，置水银于中，却将原皮封之，以麻皮缠定，用牛粪泥封了，候经霜摘下，倾出。以猪胆裹蘸捻。

【功用】乌须。

掠

80399 掠鬓膏(《医方类聚》卷八十三引《必用全书》)

【组成】白蔹　白牵牛　白及　白芷　青黛　甘松各等分

【用法】上为细末。水调搽之。

【功用】乌鬓。

80400 掠髭鬓方(《瑞竹堂方》卷三)

【组成】白檀香一钱　香白芷一钱　白及一钱　滑石(研)　零陵香二钱　山柰子三钱(面包烧熟为度)　青黛一钱(研)　百药煎一钱(另研)　甘松一钱(去土)

【用法】上为细末。用浆水一大盏，药末一钱，瓷器收盛，盖覆勿令灰尘坐落。早晨梳洗毕，掠之。不过十数日有验，用尽再添浆水、药末。

【功用】乌髭鬓。

掖

80401 掖回散(《洞天奥旨》卷八)

【组成】乳香一钱(生研)　胆矾一钱(生研)　儿茶一钱　冰片一钱　麝香二钱　龙骨一钱

【用法】上为细末，瓷器盛之。遇疔疮初起，挑破头，将末入些须。即解。

【主治】疔毒。

接

80402 接气丹(《局方》卷五淳祐新添方)

【组成】沉香一两　硫黄(如黑锡丹砂子结，放冷，研为细末)　黑锡(去滓称)各二两　牛膝(酒浸)　白术(焙)　苁蓉(酒浸)各半两　丁香三钱　川楝子(去核用肉)　木香　茴香(炒)　肉豆蔻(煨)　破故纸(炒)　桂心(去粗皮)　附子(炮，去皮脐)　胡芦巴(炒)　阳起石(煅)各一两

【用法】上药并砂子四两为细末，用糯米粉酒煮糊为丸，如梧桐子大。每服五十丸，温酒、盐汤空心送下。

【主治】真元虚惫，阴邪独盛，阳气暴绝，或大吐大泻，久痢虚脱。

80403 接气饮(《辨证录》卷十二)

【组成】人参　白术　黄耆　麦冬各五钱　茯苓三钱　当归三钱　贝母　神曲各一钱　炮姜五分

【用法】水煎服。

【主治】妇人气虚，有怀妊至七、八月，忽然儿啼腹中，腹亦隐隐作痛者。

80404 接命丹(《内经拾遗》卷二引《养生类要》)

【异名】小接命丹(《医便》卷一)、接命膏(《古今医鉴》卷七)。

【组成】人乳二酒盏　梨汁一酒盏

【用法】银镟或铜镟内重汤顿滚。每日空心一服。

【功用】《医便》：消痰，补虚，生血。

【主治】❶《内经拾遗方论》：肾虚喑痱。口不能言，足不能行。❷《医便》：气血虚弱，痰火上升，虚损困惫，饮食少进。及左瘫右痪，中风不语，手足腰膝身体疼痛，动履不便。

80405 接命丹(《医学入门》卷一)

【组成】大附子一枚(重二两二钱，切作薄片，夏布包定)　甘草　甘遂各二两(捶碎)

【用法】上用烧酒二斤共浸半日，文武火煎，酒干为度，取起附子、草、遂不用，加麝香三分，捶千余下，分作二丸，阴干。纳一丸于脐中，七日一换，一丸放黑铅盒内养之。

【功用】养丹田，助两肾，添精补髓，返老还童，却病延年。

80406 接命丹(《济阳纲目》卷六十五)

【组成】人乳(用瓷碟晒热置乳于中)　人胞一具(晒干为末)

【用法】上以乳汁调胞末服。服后以白粥少少养之；或将乳晒干为粉，与人胞末各等分，枣肉为丸服亦可。

【主治】虚损劳瘵。

80407 接命丹

《中国医学大辞典》。为年氏《集验良方》卷二“彭祖秘服接命丹”之异名。见该条。

80408 接命膏

《古今医鉴》卷七。为《内经拾遗》卷二引《养生类要》“接命丹”之异名。见该条。

80409 接指方(《医统》卷九十三)

【组成】真正沉重苏木　蚕茧

【用法】苏木为细末。敷断指间，外用蚕茧包缚定固，数日如故。

【主治】指断，及其余皮肤刀伤。

80410 接骨丸(《正体类要》引《本事》)

【异名】接骨丹(《杏苑》卷七)。

【组成】接骨木半两(即蒴藋也)　乳香半两　赤芍药　当归　川芎　自然铜各一两

【用法】上为末，用黄蜡四两熔入前末搅匀为丸，如龙眼大。如打伤筋骨及闪痛不堪忍者，用一丸，热酒浸开热呷，痛便止。若大段伤损，先整骨，用川乌、草乌等分为末，生姜汁调贴之，挟定服药，无不效者。

【主治】打折伤损。

80411 接骨丸(《鲁府禁方》卷四)

【组成】古文钱(大者，醋淬碎)　乳香　没药各五钱　轻粉一分

【用法】上为末。酒糊丸服；酒调亦可。

【主治】折伤。

80412 接骨丹(《鸡峰》卷二十二)

【组成】左顾牡蛎(烧过)四两　料姜石(生用)二两

【用法】上为细末，以糯米粥摊在纸上，然后掺药末。每次用半两裹伤处，用竹片子周围夹定。稍进通气缠之。候药自落，依前换。

【主治】伤折。

80413 接骨丹(《鸡峰》卷二十五)

【组成】麒麟竭　没药　骨碎补各一两　自然铜四两　海桐皮　狼毒　沙苑蒺藜　川附子　新罗白附子　天南星　何首乌　仙灵脾　川芎　羌活　川乌头各一两　虎

头骨四两　地龙　牛膝　天麻　草乌头　乳香　防风各一两　青盐　赤小豆各四两

【用法】上为细末，酒煮面糊为丸，如梧桐子大。每服十五丸，茶、酒任下，空心、临卧各一服。

【功用】助筋骨，轻利气血，充壮手足，冬月不冷。

【主治】男子、女人骨节疼痛，起止不得；肾脏风毒下注，疮癣痒痛不可忍者；口面不正，脚膝无力；水脏久冷，妇人血风瘦弱。

80414 **接骨丹**（《普济方》卷三〇九引《卫生家宝》）

【组成】自然铜（生用，别研）　川楝子（剉，研）　黑牵牛（炒）　川乌头（生用）各等分

【用法】上为末，酒和为丸，如梧桐子大。每服五丸至七丸。伤损在上，食后服；伤损在下，食前服，日进二服。

【主治】筋骨折损。

80415 **接骨丹**（《普济方》卷四〇一引《卫生家宝》）

【组成】大砜六个　腊月猪脂（去膜净，熬过）四两　黄蜡（熬净称）　密陀僧（别研，称）　自然铜（如荔枝皮者，细研和）　黄丹（细研，称）各二两　血竭（别研，称）　没药（别研，称）　滴乳香（别研细，称）各半两

【用法】上为细末，先将猪脂再熬成汁，次下蜡搅匀，次下密陀僧及大砜等六味，皆逐旋下，只留乳香末下，用微火，不得住手搅，火才猛，即药无力矣，将欲成膏，取下，一茶少顷，候药不至大热，投乳香搅匀，众手乘温热急为丸，如弹子大。以新瓷罐子收之，须厚盖扎之。每一大丸，治两人，大人可治一人；或作小丸，乳香酒下，空心服。但不可多吃，恐生骨耳。

【主治】小儿攧扑伤折筋骨。

80416 **接骨丹**（《洁古家珍》）

【组成】苏木一分（极细末）　定粉一钱　南硼砂（另研）　半两钱（烧红，醋碎，为末）各一分

【用法】上为末，合匀作一服。煎当归酒调三二服。痛止勿服。

【主治】打扑伤损皮骨者。

80417 **接骨丹**（《洁古家珍》）

【组成】天南星四两　木鳖子三两　没药半两　官桂一两　乳香半两

【用法】上为细末，生姜一斤（去皮，烂研）取自然汁，入米醋少许，白面为糊同调，摊纸上。贴伤处，以绵系之，用篦子夹定，麻索子缠。

【主治】跌打损伤。

80418 **接骨丹**（《儒门事亲》卷十五）

【组成】五灵脂一两　茴香一钱

【用法】上为细末，另研乳香为细末。于极痛处掺上，用小黄米粥涂了，后用二味药末掺上，再用帛子裹了，用木片子缠了。少壮人二日效，老者五六日见效。

【主治】跌打损伤。

80419 **接骨丹**（《御药院方》卷八）

【组成】当归（切，焙）二两　甘草（剉，炒）三两　没药（别研）半两　桂（去粗皮）一两半　乳香（别研）半两　泽兰一两　自然铜（火烧红，醋淬七次，研）一两

【用法】上为细末，入研者药再研令匀，水煮面糊为丸，如梧桐子大。每服三十丸，温酒送下，不拘时候，日进三服。

【主治】从高坠堕，伤损疼痛。

80420 **接骨丹**（《施圆端效方》引大名药德全方，见《医方类聚》卷一八八）

【组成】木鳖子一两（烧，去皮）　半夏二两　南星四两　红豆半两　没药　自然铜（炒）各一钱

【用法】上为细末。生姜汁四两，同醋打面糊，调药二钱，涂损处，俾正，绵裹之温热，令汗孔开而药力入。

【功用】正骨。

80421 **接骨丹**（《元戎》卷十）

【组成】没药　乳香　当归　川椒　自然铜（醋淬）　赤芍药　败龟板（炙）　虎骨　白芷　骨碎补（炙）　千金藤（郁李仁是也）各等分　（又方加龙骨　川芎）

【用法】上为细末，化蜡半两为丸，如弹子大。每服一丸，好酒半升化开煎，用东南柳枝搅散，热服。

【主治】折伤。

80422 **接骨丹**（《杂类名方》）

【组成】半两钱一文（烧红，醋蘸淬，如无，以古老钱代）　当归　藿香叶各一钱　水蛭三钱（同糯米炒紫色为度）　血竭一钱　虎骨一钱（酥炙）　绵二钱（烧灰）　血余二个（微炒焦，即孩儿胎头发也）　乳香　麝香　没药各一钱

【用法】上为细末，另裹。若损折甚者，每服三钱，轻者每服二钱半；如无损折者，除蛭、钱，服药时，令病人先饮好酒三五盏，服后更饮二三盏，次用纸裹，以绳穿板子缚之。

【主治】损折。

80423 **接骨丹**（《瑞竹堂方》卷二）

【组成】骨碎补（去毛）一斤　败姜　生地黄（去土，洗净）各一斤　蒲黄半斤　白面二斤

【用法】上为细末，拌匀。用隔年好米醋熬热调药，敷于痛处；如药冷再用热醋调敷，如此七次，用绵包之。此一料分七服，七日用之。

【功用】逐湿气，定痛疼肿疾。

【主治】湿气。

80424 **接骨丹**（《普济方》卷三〇九引《德生堂方》）

【组成】当归（酒浸）　黄耆　赤芍药　牛膝　肉桂　白芷各一两半　紫金皮四两（童便浸）　川乌一两（炮）　乳香　没药各半两（另研，三钱醋淬）

【用法】上为细末，酒和为丸，如梧桐子大。每服二十五丸，老人十五丸，量虚实加减酒下，病上食后服，病下食前服。

【功用】接骨。

【主治】折伤。

80425 **接骨丹**（《医方类聚》卷一八八引《医林方》）

【组成】没药　木鳖子　自然铜（烧七遍，醋内蘸七遍）　骨碎补　水蛭（炒）　乳香　无名异　天茄子　松明节（炒为黑色）　半两钱（烧，醋蘸）　地龙（去土，炙）　补骨脂　细辛　川当归　川乌头　朱砂　麝香　蒴藋根各等分

【用法】上为细末，醋煮粥为丸，其面糊不可熟，可以生者为丸，如梧桐子大。每服七十丸，加至一百丸，细嚼，温葱汤送下，日进三服。

【功用】补缺唇，取箭头，止痛。

【主治】打扑损伤。

【宜忌】药后可服酒，忌一切热物。

80426 **接骨丹**(《医方类聚》卷一八八引《烟霞圣效方》)

【组成】黄柏不以多少(去粗皮)

【用法】上为细末。每服三钱,重者五钱,热酒调下,不拘时候,日进三服。又用倒流水,银器内调前药,用银焊子搅成膏,随纸花贴之,后用竹箄子缠系封之。

【主治】接骨。

80427 **接骨丹**(《医方类聚》卷一八八引《烟霞圣效方》)

【组成】甜瓜子(炮黄色) 油头发(烧) 没药 乳香

【用法】上为细末。温酒调下,觑病大小上下服之。

【主治】接骨。

80428 **接骨丹**(《医方类聚》卷一八八引《烟霞圣效方》)

【组成】独科栗子(去皮) 桑根白皮(过道妙) 雄黑豆(去黑皮) 当归各一两 破故纸(微炒) 没药 乳香 金系水蛭(新瓦上慢火微炒黄色)各半两

【用法】上为细末。每服四钱,醋一大盏,熬至七分,入麝香少许,温服;如人行五七里地,依前再服,日进三服。其痛立止,三十日骨接全无碍。如病大者可加至六钱服之。

【主治】打扑落马坠车,一切伤损。

80429 **接骨丹**(《医方类聚》卷一八七引《经验秘方》)

【组成】自然铜二两(火烧,醋蘸七次) 白芍药半两 血竭三钱半 甜瓜子半两(麦麸炒黄) 木鳖子五个或三个(去皮油甚净) 水蛭二钱或三钱(石灰炒) 胡桃仁五钱(去皮油、净) 当归五钱 半两钱三两个(烧红,醋蘸三四次) 血余灰三钱 没药半两 乳香半两

【用法】上为细末。每服一铜钱,好酒调下,唯可食一服。如左边损折,用纸炒黑豆一颗,嚼试之,如能嚼破者,则髓不断,不能者,髓必断矣,然服之神效。

【主治】损折。

80430 **接骨丹**

《普济方》卷九十八。为《御药院方》卷六“牛膝丸”之异名。见该条。

80431 **接骨丹**(《普济方》卷三〇九)

【组成】乳香 没药 川椒各二两半 半两钱五文(醋煅七次) 马蔺花 白芷 川乌 自然铜(醋淬七次) 白胶香 当归 广木香 赤芍药 草乌 密陀僧 川芎 红豆各二两半

【用法】上为细末,用好酒打面糊为丸,如弹子大,每服作一百丸。每服一丸,捣碎,好酒化开,吃了,再吃酒数杯。须令护好患伤处,良久药性行,病人惊,勿令转动,其骨响时,是自正矣。此药有力,打扑跌折腿食后服,在下食前服,如不折者服半丸。

【主治】折伤。

80432 **接骨丹**(《普济方》卷三〇九)

【组成】何首乌半斤 大附子一个(炮去皮脐) 乳香 没药 木香 当归(焙)各三两 甘草三两(一半炒一半生) 五灵脂五两 自然铜二两(醋淬) 川乌头五个(生三个熟二个)

【用法】上用好黄蜡四两熔开,和前药末为丸,每斤各十六丸。每服一丸,温酒下。

【主治】折伤。

80433 **接骨丹**(《普济方》卷三〇九)

【组成】纯黄丝一两(烧灰) 虎骨一两(烧存性) 古铜钱一两(火煅醋淬数十次,钱酥为度) 鳖甲一两(烧灰存性)

【用法】上为末,用淬钱醋煮和为丸,每一两作二十四丸,以朱砂为衣。每服一丸,用热酒嚼下,随病上下服之。

【主治】折伤。

80434 **接骨丹**(《普济方》卷三〇九)

【组成】头发一团

【用法】洗净烧灰,乳香好酒调下。

【主治】折伤。

80435 **接骨丹**(《普济方》卷三〇九)

【组成】钱五十文(炭火煅,醋淬碎半两) 乳香半两(透明者) 五灵脂半两 羊胫炭半两

【用法】上为末。每服半钱,蜜调成膏,以酒化开服之。次吃独栗三两个,只可一服,次进乌金散。

【主治】攧扑伤折。

80436 **接骨丹**(《万氏家抄方》卷四)

【组成】白秋霜(即多年粪,傲霜经风雨者,炭火中煅红,醋淬九次)

【用法】上为极细末。每服五分,好酒调下。

【主治】跌扑损伤,闪挫骨伤,极重者。

80437 **接骨丹**(《摄生众妙方》卷九)

【组成】㽅(即粪窖陈年砖上之秽者) 自然铜 天雷石(打碎)各一两(上将三味用好醋炼九次,淬九次为度,须用猛火,再加后药) 猫头骨(醋炙九次)一个 凤凰蜕(即鸡子壳,烧灰)五钱 乳香二钱 没药三钱 血竭一钱

【用法】上为细末。每服三钱,酒送下。

【主治】断喉。

80438 **接骨丹**(《古今医鉴》卷十六引许昌宁方)

【组成】当归 川芎 白芍 人参减半 官桂 青皮 陈皮 麻黄 苍术 丁香 青木香 乳香 没药 沉香减半 血竭减半 儿茶 甘草各一钱

【用法】上为细末。每服三钱,好酒调服。

【主治】折伤。

【宜忌】忌葱、蒜、绿豆。

80439 **接骨丹**(《赤水玄珠》卷十二)

【组成】防风 牛膝 当归 虎骨(酥炙)各一两 枸杞子二两半 羌活 独活 龟板 秦艽 萆薢 松节 二蚕沙各一两 茄根二两 苍术四两

【用法】酒糊为丸。空心服。

【主治】诸风及鹤膝风。

80440 **接骨丹**(《准绳·疡医》卷六)

【组成】南星(生)四两 木鳖子三两 紫金皮 芙蓉叶 独活 白芷 官桂 松香 枫香各一两 小麦面二两 乳香 没药各五钱

【用法】上为末,米醋生姜汁各少许,入酒调匀,摊油纸上夹缚。冬月热缚,夏月温缚。

【主治】折骨出臼。

80441 **接骨丹**

《杏苑》卷七。为《正体类要》引《本事》“接骨丸”之异名。见该条。

80442 **接骨丹**(《济阳纲目》卷八十六)

【组成】乳香 没药各五钱 自然铜一两(醋淬) 滑石二两 龙骨 赤石脂各三钱 麝香一字

【用法】上为末,用好酒三碗,煮干,就炒燥为末,化黄蜡为丸,如弹子大。每一丸,酒煎,用东南柳枝搅散热服。多服尽好,临卧含化一丸亦妙。

【主治】折伤。

【加减】倘若骨已接尚痛,去石脂、龙骨。

80443 接骨丹(《济阳纲目》卷八十六)

【组成】古文钱(醋煅)五分 乳香 没药各一钱

【用法】上为细末,酒调服。一方各等分,醋糊丸小豆大。每轻者二丸,重者三丸,酒下。

【主治】骨损。

80444 接骨丹

《济阳纲目》卷八十六。为《摄生众妙方》卷九"接骨膏"之异名。见该条。

80445 接骨丹(《良朋汇集》卷五)

【异名】接骨膏(《仙拈集》卷四)。

【组成】小黄米面 皂角末 发灰

【用法】用蜡醋熬成膏。贴患处。

【功用】❶《良朋汇集》:止痛。❷《仙拈集》:续筋接骨,消肿。

【主治】跌打损伤。

80446 接骨丹(《古方选注》卷下)

【组成】七气罂口(古屋上广汉前上层生瓶,年深者良,用纯钢剉生剉末,研之无声,水飞)一钱 古文钱(约五百年者良,火煅,醋淬七次,研之无声,如尘者佳)五分

【用法】上和匀。每服七厘,先用甜瓜子仁(去壳)三钱,嚼烂吐出,再服下,清酒过口。

【功用】接骨理伤。

【主治】折伤。

【方论选录】罂,能透骨入髓,理伤续绝;古文钱,功专腐蚀坏肉;甜瓜子仁,开肠胃之壅遏,通筋骨之机关,因丹药厘散甚微,助以入胃转输,为丹药之向导也。

80447 接骨丹

《种福堂方》卷四。为《疡科选粹》卷八"接骨九炼丹"之异名。见该条。

80448 接骨丹

《伤科汇纂》卷七。为原书同卷"玉龙散"之异名。见该条。

80449 接骨丹(《伤科汇纂》卷七)

【组成】鸷鸟骨三钱(即老鹰骨也,盖鸷鸟之力在骨) 麝香三分 乳香(去油) 没药(去油) 自然铜(醋淬) 铜末(醋淬)各二钱 土鳖虫二十个

【用法】上用湖蟹两只,捣烂为丸,重一钱大,朱砂为衣。酒送下。

【功用】接骨入臼。

80450 接骨丹(《伤科汇纂》卷七)

【组成】土鳖虫(火酒醉死,焙干,雌雄不拘)二钱 自然铜(火煅醋淬十四次)三钱 血竭三钱 骨碎补(去毛)五钱 当归(酒浸)五钱 乳香(去油)五钱 硼砂二钱 大半夏(制)三钱 (一方有半两钱十文)

【用法】上为细末。每服八厘或一分,酒送下。

【功用】接骨。

80451 接骨丹

《伤科汇纂》卷七。为《疡科选粹》卷八"神仙接骨丹"之异名。见该条。

80452 接骨丹(《外科证治全书》卷四)

【组成】年久碎瓦片(取路旁墙脚下,往来人便溺处,黄透者佳)一块

【用法】上洗净,火煅红,入米醋淬凡五次,刀刮细末。每服三钱,好酒调下,饮醉无妨,伤在上食后服,在下食前服。

【功用】理伤续断。

【主治】跌扑损伤。

80453 接骨丹(《集成良方三百种》)

【组成】半两钱(火煅,醋淬) 自然铜(火煅,醋淬) 当归尾 生川乌(面包煨,去梗) 乳香(去油) 没药(去油) 顶上血竭各等分

【用法】上各为细末,除半两钱末另行存贮外,将其余六味,调合极匀,瓷瓶收贮,用蜡封口。每服三五分,黄酒冲服。

【主治】跌打损伤。

80454 接骨丹(《千金珍秘方选》)

【组成】大鳖甲(九轮者,醋煅)一个 地鳖虫(以当归、红花水拌,煨七日)十二个 生姜末三钱 自然铜(醋煅七次)三钱 血竭一钱 儿茶一钱 乳香六分 没药六分 生地炭一钱

【用法】上为细末。每服一钱。其骨自接,重者三服立愈。

【功用】接骨。

【主治】跌打损伤。

80455 接骨丹(《中医伤科学讲义》)

【异名】夺命接骨丹(原书)。

【组成】归尾四两 乳香 没药 自然铜 骨碎补 桃仁 大黄 雄黄 白及各一两 血竭 地鳖虫 三七 赤芍 红花 儿茶各五钱 麝香五分 朱砂 冰片各二钱

【用法】上为细末。每服五分,每日服三次。

【功用】接续断骨。

【主治】骨折,骨碎。

80456 接骨方(《鲁府禁方》卷四)

【组成】粪屎内瓦子(煅红醋浸,以此七次为度)一两 甜瓜子三钱(炒过,为末)

【用法】共一处匀。每服三钱,好酒送下。立止。

【主治】折伤。

80457 接骨方(《鲁府禁方》卷四)

【组成】天花粉 瓜蒌仁各五钱

【用法】上为细末三服。点香一炷,先以黄酒热调三钱三分,香尽三分之一,再服一服如前,香点余三分之一,服尽第三服亦如前。至一炷香尽,觉接患处有声,其痛止。次日全好如常。

【主治】折伤。

80458 接骨方(《鲁府禁方》卷四)

【组成】蟹(焙焦黄)

【用法】上为末。黄酒调服。

【主治】折伤。

80459 接骨方(《鲁府禁方》卷四)

【组成】土鳖一个(焙干) 巴豆二个 半夏二个 乳香一分 马包(即灰包烧灰存性)一钱

【用法】上为末。每服一二厘,黄酒送下,日三服。出微汗其骨疼止。

【主治】折伤。

【宜忌】忌盐醋。

80460 接骨方(《济阳纲目》卷八十六)

【组成】夜合树(俗谓之萌葛,即合散花,越人谓之乌颗树,去粗皮,炒黑色)四两 芥菜子(炒)一两

【用法】上为末。酒调二钱,澄清临卧服。又以粗滓罨疮上,扎缚之。

【功用】接骨。

【主治】打扑损伤骨折。

80461 接骨药(《儒门事亲》卷十五)

【组成】陈烂麻根两把 羊耳朵一对 乱丝一握(多者更妙)

【用法】上取肥松节劈碎,约量多少,先放三两根于新瓦上,都于上外三味,在上烧着存性,就研为末,如生,再烧研为度,后入五灵脂或半两,如疼,入好乳香少许,和药如茶褐色为度,用布条子约缠一遭,先摊小黄米粥匀,上撒上药末匀,缠定折处,上又用软帛三五重,上又竹箪子缠,勒得紧慢得中,初三日换上一次,再后五日换一次,又七日再换一次,无有不接者。

【主治】打折损伤。

80462 接骨药(《济阳纲目》卷八十六)

【组成】木香 半两钱(火煅,醋淬,研) 自然铜 麝香少许

【用法】上为极细末。每服二钱,先嚼丁香一粒,乳香一粒,用无灰酒一盏调下。病在上食后服,病在下食前服。次日如骨未接再服。

【主治】折伤。

80463 接骨药(《救伤秘旨》)

【组成】黄楖刺树根四两(或用五加皮四两代之) 小雄鸡一只(重四五两,去毛) 糯米饭一盏

【用法】上捣糊。贴在断骨处,外包好,一日一夜去药。其骨自接。若夏天再加莲旱树根少许同捣,则不生虫。

【功用】《古今名方》:祛风湿,止疼痛,补肝肾,强筋骨。

【主治】骨折。

80464 接骨散(《理伤续断方》)

【异名】神授散(《苏沈良方》卷九)、铅粉散(《普济方》卷三〇九)。

【组成】硼砂一钱半 水粉 当归各一钱

【用法】上为末。每服二钱,煎苏木汤服讫,时时但饮苏木汤。立效。

【功用】接骨续筋,止痛活血。

【主治】飞禽骨断,从高坠下,驴马跌折,筋断骨碎,痛不可忍。

80465 接骨散(《圣惠》卷六十七)

【组成】栗黄一斤(晒干) 雄黑豆半斤(炒熟) 桑根白皮一斤(剉) 没药二两 麝香半两(细剉)

【用法】上为细散。每服三钱,以醋一中盏,煎至半盏,用浆水二合解服。不过三服,疼痛即止。

【主治】伤折疼痛。

80466 接骨散(《圣济总录》卷一四四)

【组成】自然铜一两(火烧三度,醋淬,研) 木炭半斤(火烧,醋蘸二度) 白丝三两(烧灰)

【用法】上为细散。每服一钱匕,煎苏木酒调下。病甚损伤折骨者,服讫,绵衣包裹了,次服没药丸。

【主治】伤折筋骨。

80467 接骨散(《中藏经·附录》)

【组成】黄狗头骨一个(以汤去毛,便以汤连皮煮,去皮取骨,泥固,炭火煅过,去泥,为细末) 官桂末 牡蛎(亦泥固煅)

【用法】上各为细末,每日狗头末五钱,入牡蛎末三钱,桂末二钱,并炒,以糯米粥铺绢帛上,方掺药在粥上,裹损伤处;大段折伤者,上更以竹片夹之。少时即痒,不可抓之,轻以手拍,三两日效。

【主治】折伤。

80468 接骨散

《三因》卷十。为《普济方》卷三一二引《肘后方》"麝香散"之异名。见该条。

80469 接骨散(《百一》卷十三)

【组成】半两古文钱不拘多少(以铁线贯之,用铁匣盛,以炭火煅通红,碗盛好酒、米醋各半升,铁钤开匣,取古文钱于酒醋中淬,再煅再淬,候苏落尽,如酒醋少,再添,候古文钱淬尽,澄去酒醋,以温水淘洗,如此三次,淘洗数多尤妙,火毒不尽,令人患哑,既净,焙干,研极细,再入乳香、没药、水蛭各等分)

【用法】上为细末。每服半字或一字,生姜自然汁先调药,次用温酒浸平服。若不伤折,即时呕出,若损折,则药径下,缠缴如金丝,如弓上之筋。

【主治】打扑伤损折。

【宜忌】初服忌酒三日。

80470 接骨散(《百一》卷十三)

【组成】半两古老钱(用火煅,醋内淬数过) 没药 乳香各等分 麝香少许

【用法】上为末。每服一字,用淡姜汤调服,不拘时候。

【主治】打扑伤损折。

80471 接骨散(《儒门事亲》卷十五)

【组成】金头蜈蚣一个 金色自然铜半两(烧红,醋淬,研为细末用之) 乳香二钱(研为细末用之) 铜钱(重半两者)三文或五文(烧红,醋淬细研) 金丝水蛭一钱半(每个作三截,瓦上煿去气道为度) 没药三钱(研细)

【用法】上为细末。如疮肿处,津调半钱涂,立止痛;如见得出脓,先用粗药末少许,小油少半匙,同打匀,再入少半匙,再打匀,又入前药接骨散半钱,再都用银钗子打成膏子,用鸡翎扫在疮肿处,立止痛,天明一宿自破便效。如骨折损,立接定不疼。如不折了,吃了药,立便止住疼痛。服药觑可以食前服,食后服。又外用接骨药。

【主治】打折损伤,恶疮。

【加减】如打折骨头并损伤,可用前项接骨散半钱,加马兜铃末一钱,用好酒一大盏,热调,连滓温服。

80472 接骨散(《永类钤方》卷二十二)

【组成】白芍药二两 故纸(炒)一两 自然铜(醋

淬） 没药（别研） 羊胫骨灰各一两 白茯苓 骨碎补（去皮）各二两 川乌（炮） 木鳖子（去壳并油煨）各半两 虎骨随多少（醋煮，别研）

【用法】上为末。每一大钱，煨葱头酒或炒松节姜酒调下。

【功用】住痛消肿。

【主治】诸伤筋折肿痛。

【备考】烧羊胫炭法：四五月收麻羊粪，用茅一层，又加粪一层，尽意烧之存性，合了烟令作炭，先办姜汁、童便，候炭成，将入汁内淬，晒干为末。

80473 接骨散（《丹溪心法》卷四）

【组成】没药 乳香各半两 自然铜一两（煅淬） 滑石二两 龙骨三钱 赤石脂三钱 麝香一字（另研）

【用法】上为末，好醋浸没，煮多为上，干就炒燥为度。临睡服时入麝香，抄以茶匙，留舌上，温酒下，分上下食前后服。

【主治】跌扑伤损。

【加减】若骨已接尚痛，去龙骨、赤石脂，而服多尽好，极效。

【备考】《准绳·疡医》有“白石脂”。

80474 接骨散（《普济方》卷三〇九）

【组成】米壳一两（去顶，蜜炒黄色） 麻黄一两 乳香一钱半 当归一钱半 甘草 芍药各三钱半

【用法】上为细末。酒煎熬至七分，和滓温服，病上食后，病下食前服。

【主治】折伤。

80475 接骨散

《普济方》卷三一〇。为原书同卷引《朱氏集验方》“夺命丹”之异名。见该条。

80476 接骨散（《经验秘方》引阿里平章方，见《医方类聚》卷一八七）

【组成】广术 京三棱（炮） 黄柏 黄芩 龙骨 乌鱼骨（去皮） 白及 当归 骨碎补 木鳖子（去壳，不出油）各一两 乳香 没药各三钱

【用法】上为细末。每服三钱，热酒调下。以汗出痛止为度。加黄丹、酽醋调敷贴患处，破则干掺。

【功用】止痛。

【主治】攧扑伤折。

80477 接骨散（《丹溪心法附余》卷十六）

【组成】黄麻（烧灰）二两 头发（烧灰）一两 乳香五钱

【用法】上为末。每服三钱，温酒调服。

【主治】跌扑闪胸，骨折疼痛。

80478 接骨散（《活人心统》卷三）

【组成】自然铜（醋淬）一两 乳香 没药 真血竭 地龙 甜瓜子各五钱 骨碎补 合欢藤 续断各一两 苏木七钱 川归二两

【用法】上为末。每服二钱至三钱，酒调下。

【主治】跌扑伤损，骨折筋伤。

80479 接骨散（《回春》卷八）

【组成】莴苣子不拘多少

【用法】上微炒，研细末。每服二三钱，同好酒调服。

【功用】接筋续骨。

【主治】跌打损伤。

80480 接骨散（《良朋汇集》卷五）

【组成】血竭一钱 半夏八分 乳香 没药（俱去油）各一钱半 当归 土鳖（焙干）各五分 巴豆四分（煅存性）

【用法】上为细末，瓷罐收秘。每服五分，滚黄酒调下，如患在上，食后服；患在下，空心服。

【主治】跌打损伤。

【宜忌】忌一切豆类等物、烧酒、房事。

80481 接骨散（《串雅外编》卷一）

【组成】茉莉根一寸

【用法】酒磨服。昏迷一日乃醒，服二寸二日，三寸三日乃醒。

【功用】接骨止痛。

【主治】跌损骨节，脱臼。

80482 接骨膏（《圣惠》卷六十七）

【组成】猕猴项骨二两 水獭骨一两 猫儿项骨二两 龟壳二两

【用法】上为细末，入瓶子内，不得透气，入腽肭脐末半两。每用二钱，以小黄米粥相和，摊在油单子上，裹伤折处，三日一易。

【主治】踠折伤筋损骨，疼痛不可忍。

80483 接骨膏（《普济方》卷三一〇引《圣惠》）

【组成】续断一两 桂心（去皮） 附子（炮裂，去皮脐） 白及 白蔹 当归（切，焙） 桑根白皮（剉） 独活（去芦头） 黑狗脊背（烧灰用）各一两 黄米（炒）三合

【用法】上为末，或打扑闪肭，及骨折碎，用药末三钱，酒半钱，白面、生姜自然汁少许，同以慢火熬成膏。摊帛上贴之，三日一换，用米沙木篦子、绵绳夹缚。夏月柳枝子五条夹缚，虽紧不妨。

【功用】定疼痛。

【主治】一切打扑，驴伤，马坠脱臼折。

80484 接骨膏（《杨氏家藏方》卷十四）

【组成】嫩细柳条（量所用长短截）数十条

【用法】以线穿成帘，裹于损折处，缠一遭，就线头系定，又用好皮纸一长条，量柳帘高下裁剪，即于纸上摊熔黄蜡，匀掺肉桂末在蜡上，厚半米许，即于帘子上缠药纸三四重，上用帛子、软物缠缚扎定。其痛渐止，骨渐相接，即获平复。

【主治】手脚骨折。

80485 接骨膏（《医说》卷七）

【组成】绿豆粉

【用法】于新铁铫内炒令真紫色，漉汲井水调成稀膏。然后厚敷损处，须教遍满，贴以白纸，将杉木缚定。

【主治】折足。

80486 接骨膏（《普济方》卷三〇九）

【组成】官桂 没药 干姜 龙骨各一两 白芷 穿山甲各二钱 乳香 接骨草不拘多少 酒二碗 肥角七十二个（捣碎取汁五碗） 醋二钱

【用法】上除没药、乳香另研为细末，余药同为末，时醋、肥皂同煎，文武火煎三遍，候滚去火，少停再燃，候心滚又去火，如是三遍，方下众药成膏。掩贴患处，如燥则用姜

汁和酒调膏再贴。

【主治】搌折手足，兼治疼痛。

80487 **接骨膏**(《普济方》卷三〇九)

【组成】乌鱼骨(烧烟尽) 木鳖子(去皮油)一两 白及一钱 白蔹一两

【用法】上为细末，新汲水调为膏。摊夹纸上贴损处，上用竹片夹定。内服：乳香、没药、自然铜各等分，古老铜钱一钱(烧赤，醋淬七次，酥为度)，上为细末。每服二钱，温酒调下。

【主治】折伤。

80488 **接骨膏**(《普济方》卷三一五)

【组成】赤小豆三合 草乌头二两 天南星一两 生白姜一两 白蔹一两 桂一两 黄丹一钱

【用法】上为末，用生姜自然汁调膏。贴患处。

【主治】搌扑伤折。

80489 **接骨膏**(《摄生众妙方》卷九)

【异名】当归合气散(原书同卷)、接骨丹(《济阳纲目》卷八十六)。

【组成】当归一两半 川芎一两 乳香五钱 没药一两 广木香二钱 川乌八钱(火煨) 骨碎补一两 古老钱七个(酒浸七次) 黄香一斤 油三两(熬熟下药)

【用法】上为末，和油成膏。油纸摊贴。

【功用】骨碎依旧，筋断续而复初。

80490 **接骨膏**

《仙拈集》卷四。为《良朋汇集》卷五"接骨丹"之异名。见该条。

80491 **接骨膏**(《接骨入骱全书》)

【组成】川乌 草乌 羌活 独活 穿山甲 防风 荆芥 大黄 黄芩 黄柏 蛇蜕半条 角针 贯众 元武版 连翘各一两 五倍子五钱 蝉蜕一两 蜈蚣五条 甘草节五钱 桔梗五钱 当归 川芎 赤芍 杜仲 白芷 金银花 僵蚕各一两

【用法】上用真豆油五斤，渐下诸药，煎至滴水不散，候药枯，滤去滓，将东丹二包炒紫色，至以筛，渐入调匀，滴入水内，看老嫩，再将没药、乳香各五钱，樟冰一两，蟾酥三钱略蒸调匀，至半个时辰，倾入上药内，逐渐隔水去火气，听候摊用。每用一膏重四钱，再加麝香三分尤妙。如用布摊，用前数，如用纸摊，只用二钱。

【主治】跌打损伤，脱臼损折。

80492 **接骨膏**(《理瀹》引《福本集灵》)

【组成】川乌 草乌 大黄 当归 生地 红花 大戟 芫花 甘遂 甘草 刘寄奴 紫荆皮 灵脂 地鳖虫 雄鼠粪 上肉桂 山甲 发团 野麻根 麻油二斤半 桐油二十四两(熬) 乳香 没药 血竭 阿魏各一两 桃柳槐桑枝各四十九寸

【用法】上用麻油、桐油熬，地鳖虫、闹羊花收膏。

【主治】骨折。

80493 **接骨膏**(《青囊秘传》)

【组成】葱白四两 桃仁二两 申姜四两 归尾二两 五加皮二两 赤芍一两 白芥子 樟冰各五钱

【用法】上药入锅内煎熟，和麦粉调成膏。包伤处，半月痊愈。

【功用】接骨。

80494 **接骨膏**(《中医外伤科学》)

【组成】五加皮30克 乳香15克 没药15克 土鳖15克 骨碎补15克 白及15克

【用法】上为细末，蜂蜜或白酒调成糊状。外敷。

【功用】接骨，活血，止痛。

【主治】骨折损伤。

80495 **接神散**(《圣济总录》卷五十四)

【组成】菊花五两 秦艽(去土)三两 射干 白术 铅霜各二两 朴消(研) 石膏(研) 白石英(研) 扁青(研)各一两

【用法】上为散。每服二钱匕，食后温米饮调下，稍增至三钱匕，以知为度。气弱者减之。

【主治】内热上逆，目睛如脱。

80496 **接真丹**(《鸡峰》卷十二)

【组成】黑附子 干姜 鹿茸各二两(去毛，酒煮，片切焙干) 硫黄(别研) 补骨脂 官桂 茴香 金铃子各一两

【用法】上为细末，水煮面糊为丸，如梧子大，朱砂为衣。每服三十丸，加至五十丸，生姜汤下，早、晚食前各一服。

【功用】益气补血，强力进食，退昏倦。

【主治】脾肾虚损，四肢不持。

80497 **接真汤**(《御药院方》卷六)

【组成】沉香二钱 丁香二钱 附子(炮裂，去皮脐)四钱 麝香一钱

【用法】上为粗末。水二盏，生姜七片，枣二枚去核，煎至一盏，滤去滓，温服，只作一服。

【主治】阴病手足厥冷，脐腹疼痛，真气不足，衰惫欲绝。

80498 **接舌金丹**(《疡医大全》卷十五)

【组成】生地 人参(透明者) 龙齿(透明者)各三钱 象皮一钱 冰片三分 土狗(去头翅)三个 地虱二十个

【用法】上药先将人参各项俱研细，后用土狗、地虱捣烂，入前药末内捣匀，佩身上，三日干，为末，盛在瓶内听用。此药接骨最奇，服下神效，骨断者服一钱即愈。

【功用】接骨。

【主治】舌断，骨断。

80499 **接骨仙丹**(《惠直堂方》卷三)

【组成】五铢钱五个(火煅、醋淬四十九次，重一钱) 甜瓜子五钱 珍珠二钱(腐煮，布包捶碎) 狗胎骨(煅)一钱

【用法】上药共研极细末。每服二分五厘，随患上下，饥饱酒送下。

【主治】跌打损伤，筋断骨碎。

80500 **接骨仙方**(《济阳纲目》卷八十六)

【组成】古铜钱半个(醋煅) 地鳖一个(焙干)

【用法】上为细末。熟面饼包裹，吞下，次用甜瓜子仁一手心，炒过为末，好酒送下。其药直至伤处，疼立止。如骨碎了，用棉花子烧灰，好酒送下。

【主治】折伤。

80501 **接骨仙方**(《良朋汇集》卷五)

【组成】鸡冠花种(焙干) 天灵盖(烧灰存性)各等分

【用法】上为细末。每服二钱，黄酒送下。立效如神。

【主治】跌打损伤。

80502 **接骨仙方**(《疡医大全》卷三十六)

【组成】五加皮四两　雄鸡一只(重六两,黑者更妙)

【用法】鸡去毛,连骨皮血与五加皮捣烂敷患处,用布包好,准贴一周时揭去,切不可太过时。内自完好,神效无比,再用五加皮五两酒煎服。尽量饮醉睡为妙。

【主治】骨断粉碎者。

80503 **接骨仙方**(《伤科汇纂》卷八)

【组成】千里马八双(烧灰存性,即穿破旧草鞋)　沉香　木香各三两　象皮(瓦上焙)　琥珀(灯芯同研)　冰片各二两　骨碎补(去毛)　血竭各一两　虎胫骨(酥炙)一对　乳香(去油)一两五钱　没药(去油)一两五钱

【用法】上各为细末,瓷瓶收贮。看伤之大小,用药钱许或八分,先用好米醋一茶杯,入铜勺内熬滚,入药再熬片时,调敷患上,不可太热,不可太凉,以绵纸裹好,新绵包紧,或十日八日一换。

【功用】接骨。

【宜忌】忌公鸡、鲤、鳝,不忌牛羊肉,戒房事百日。

80504 **接骨良方**(《医统》卷七十九)

【组成】乳香半两　人骨一两　飞罗面三钱(五月五日收者)

【用法】上为末,无根水为丸,如梧桐子大。每服三十丸,好酒送下。如遇打扑折损其骨,即将伤骨凑完,以炒米粉酸醋调敷,用木片夹住,过三日洗去米粉,只用木片仍前夹住。起初隔日进一服,待骨接住,五日一服,骨痊勿服。

【功用】接骨。

80505 **接骨灵丹**(《梅氏验方新编》卷六)

【组成】白木香根

【用法】用酒糟捣烂。敷之即愈。

【功用】接骨。

80506 **接骨灵丹**(《梅氏验方新编》卷六)

【组成】白萝卜

【用法】上切碎,捣烂,略去滓汁。敷患处,裹紧。过夜即愈。

【功用】接骨。

80507 **接骨灵丹**(《梅氏验方新编》卷六)

【组成】云南钱(即有锯齿海螺,烧灰)　千里马(即马蹄内小蹄,自退下者佳,如无,破鞋底烧灰亦可)　老龙皮(即老桑皮烧灰)　飞罗面(焙黄)

【用法】陈醋熬成膏。摊青布上贴之。

【功用】接骨。

80508 **接骨奇方**

《良朋汇集》卷五。为《万氏家抄方》卷四"接骨紫金丹"之异名。见该条。

80509 **接骨金丹**(《外科大成》卷四)

【组成】土鳖(阴干听用)　乳香　没药　龙骨　自然铜(煅,醋淬七次)各等分　麝香少许

【用法】上为细末。每服三分,取土鳖一个为末,加入和匀,黄酒调服。先需整骨而后服之,否则骨接错矣。

【主治】跌扑损伤。

80510 **接骨金丹**(《疡医大全》卷三十六)

【组成】半两钱七个或五个(打碎)　明乳香(去油)三钱　甜瓜子每岁十粒(同半两钱炒黄色,去半两钱,只用甜瓜子)

【用法】上甜瓜子、乳香二味和匀研末,先用蕲艾煎汤沃洗伤处,以新絮包暖,再用好酒冲服。以醉为度,盖暖取汗,其骨自然相接。伤在上身食后服,伤在下身食前服。此方旋配旋用即效,如隔宿则不堪用矣。

【主治】跌打损伤。

80511 **接骨金丹**

《伤科汇纂》卷七。即《苏沈良方》卷九引《灵苑方》"续骨丸"。见该条。

80512 **接骨草酒**(《中药制剂汇编》)

【组成】接骨草叶一斤

【用法】法一:将接骨草叶一斤,捣烂加少许酒精炒略带黄色,然后加水,文火熬6到8小时,搓挤出药汁过滤,配成45%酒精浓度的药酒500毫升便可应用。法二:取接骨草叶洗净切碎,加水过药面煎煮(第一次2小时,第二次1.5小时),合并滤液过滤,浓缩成适量,药液加95%乙醇,使含醇量为50—60度,药浓度为1:1或1:2,放置24小时过滤即得。先用手法复位,然后用接骨草酒湿敷于骨折部位皮肤,外用小夹板固定,必要时加牵引。每天将接骨草酒滴入夹板下之纱布,成人50毫升,儿童30毫升,每天1—2次。

【功用】接骨续筋。

【主治】骨折。

80513 **接骨草散**(《圣惠》卷六十七)

【组成】接骨草二两　紫葛根一两(剉)　石斛一两(去根、剉)　巴戟一两　丁香一两　续断一两　阿魏一两(面裹煨,面熟为度)

【用法】上为粗散。不拘时候,以温酒调下二钱。

【主治】从高坠损,骨折筋伤。

80514 **接骨药膏**(《中药制剂汇编》)

【组成】马钱子三钱　枳壳粉三钱　生草乌一钱

【用法】上为细末,加适量凡士林调成软膏。先将骨折复位,小夹板固定,外敷药膏,包扎。3—5天换药一次。

【功用】通经活络,消肿止痛。

【主治】闭合性骨折,关节扭伤,软组织挫伤。

80515 **接骨神丹**(《古今医鉴》卷十六)

【异名】接骨如神丹(《疡科选粹》卷八)。

【组成】半夏(一个,对土鳖一个,二味一处捣烂,锅内炒黄色,称)一两　自然铜二钱　乳香五钱　古铜钱三钱(同自然铜俱用火烧红,入醋淬七次)　没药五钱　骨碎补七钱(去毛)

【用法】上为极细末。每服三分,用导滞散二钱搅匀,热酒调服,药行患处疼即止;次日再进一服,药末三分、导滞散五分,重者三服,轻者一二服全愈。

【主治】折伤。

80516 **接骨神丹**(《仙拈集》卷四)

【组成】古铜钱五钱(醋淬四十九次)　骨碎补　乳香　没药　土鳖(生半夏末炒)各三钱　自然铜　血竭各二钱

【用法】上为末。每服一分,服时以瓜蒌仁七个同研,放舌上,酒送下,头一服,须入麝香一厘。

【主治】跌打损伤,断筋折骨。

80517 **接骨秘方**(《春脚集》卷四)

【异名】七厘散。

【组成】乳香二钱(去油) 没药二钱(去油) 血竭三钱 猴姜三钱(去毛) 硼砂二钱 熟军二钱 自然铜二钱(醋煅,淬七次) 当归三钱(酒洗) 土鳖虫五钱(制) 半两钱(如不能得,以开元钱代之,醋煅十余次)二钱

【用法】上为极细末。每服七厘至多,万不可过三分。用黄酒送下。

【功用】活血化瘀,止痛安神,续筋接骨。

【备考】制土鳖虫法:用瓦两块,先仰放一块,上面铺新鲜柏叶一指厚,将土鳖虫肚向下放匀在柏叶上。然后以彼瓦合定。将瓦两头及两旁缝处,用土泥封固,安置火炉上,俟柏叶尽焦、土鳖虫尽出汗为度。

80518 接骨效方(《回春》卷八)

【组成】山栀(生为末)五分 飞罗面三钱

【用法】姜汁调和,搽患处。一夜,皮肉青黑是其验也。治跌打伤损,逆气作肿,痛不可忍者,用栀、白面为末,井水调擦,干则扫去。即效。

【主治】折伤;跌打伤损,逆气作肿,痛不可忍者。

80519 接气沐龙汤(《纲目拾遗》卷八)

【组成】紫梢花 甘草 甘遂 良姜 文蛤 母丁香 巴戟天 川乌 附子 吴茱萸 川椒 细辛 淫羊藿 蛇床子 楝树子 甘松各一两 锁阳 苁蓉 官桂 羊皮 红蔗皮 满山红 罂粟壳(水泡,去筋)各二两 红豆七十粒(须择酒药内所用辣者) 白颈蚯蚓七条(炙) 倭铅八两(切薄片)

【用法】上匀七剂。每日一剂,瓦锅内煎汤,先薰,后洗,以冷为度,晚重温药汤再洗。

【主治】阳衰久痿,滑精。

【宜忌】七日内禁房事。

80520 接生如圣丸(《卫生总微》卷六)

【异名】消矾丸(《魏氏家藏方》卷一)。

【组成】赤石脂二两 消石半两 白矾(枯过)一分

【用法】上为细末,糯米粥为丸,如绿豆大。每服十丸、十五丸,温水送下,食后,日三服。

【主治】痫病暗风,年深不愈者。

80521 接补消肿膏(《准绳·疡医》卷六)

【组成】耳草叶 雪里开 水圹叶 乌苞叶 紫金皮

【用法】上为末,以鸡子清入桐油少许调匀。敷贴。

【主治】打扑伤损,跌磕刀斧等伤,及虎伤、獐牛咬伤。

80522 接骨七厘片

《成方制剂》18册。即《万氏家抄方》卷四"接骨紫金丹"改为片剂。见该条。

80523 接骨九炼丹(《疡科选粹》卷八)

【异名】接骨丹(《种福堂方》卷四)。

【组成】粪窖内多年瓦片

【用法】上用长流水洗净,炭火煅通红,好米醋内渍九次,碗覆于地上去火毒,研末,一两,加五加皮末、男子发灰、麻皮灰各五钱,和匀。用好醋调,每一岁一分,好酒调下,以身之上下分食之前后。患处用竹片四片,竹青向肉夹定,勿令擅动,若皮破者勿用掺药。

【主治】手足骨折。

80524 接骨乌金散(《御药院方》卷八)

【组成】半两钱一百文(醋淬,碎) 锦文水蛭半两(炒烟尽,水使不利) 南乳香二钱(别研) 自然铜(醋淬,碎)半两 麝香一钱

【用法】上为细末。每服半钱,生姜自然汁、温酒少许同调服之,如损在腰上食后服,腰下食前服。如筋骨无伤,药即吐出,无忌。

【功用】接骨。

80525 接骨六一散(《外伤科学》)

【组成】五加皮6份 土鳖1份

【用法】上为细末。蜜调外敷。

【功用】接骨、活血、止痛。

【主治】骨折中、后期。

80526 接骨火龙丹(《普济方》卷三〇九)

【组成】降真香 苏木各半两 自然铜半两(火煅) 没药七钱 乳香 川乌 草乌 龙骨 虎骨各半两 全蝎四钱 血竭半两 骨碎补七钱 水蛭四钱 地龙四钱

【用法】上为末,醋糊丸,如梧桐子大,或绿豆大,朱砂为衣。每服五七丸,温酒送下。

【主治】一切打扑伤损,骨碎筋痛肿胀者。

80527 接骨至神丹(《石室秘录》卷四)

【异名】华佗接骨神方(《华佗神医秘传》卷三)。

【组成】羊踯躅一钱 炒大黄三钱 当归三钱 芍药三钱 丹皮二钱 生地五钱 土狗十个(捶碎) 土虱三十个(捣烂) 红花三钱

【用法】上先将前药酒煎,然后入自然铜末调服一钱,连汤吞之。

【功用】接骨。

【主治】跌伤打伤,手足断折。

80528 接骨如圣散(《济阳纲目》卷八十六)

【组成】乳香 没药 自然铜(火煅) 半两钱(火煅,醋淬七次) 甜瓜子仁 络户绵(烧灰) 当归 芍药 川芎各五钱 草乌一两

【用法】上为细末。每服一钱,热酒调下,伤在下,食前服;伤在上,食后服。如麻,饮冷水一二口。药后忌热物一二时。

【主治】折伤。

80529 接骨如神丹

《疡科选粹》卷八。为《古今医鉴》卷十六"接骨神丹"之异名。见该条。

80530 接骨如神散(《普济方》卷三一一)

【组成】水蛭(糯米炒黄,去米) 白绵(烧灰) 没药(另研) 乳香(另研)各等分 血余(童子小发十五团烧灰)

【用法】上为末。五十以上服一钱,二十以下服半钱,小儿服半字,温酒调下。

【主治】伤骨损折疼痛者。

80531 接骨忘拐丸(《百一》卷十三)

【组成】乳香(研) 没药(研) 虎胫骨(酥炙黄) 当归 川椒(去目) 败龟壳(酒蘸,炙黄) 赤芍药 雀李根(取皮) 川芎(极大者) 自然铜(醋淬)各三钱

【用法】上为细末,熔黄蜡约度多少,同丸如弹子大。每服一粒,用好酒一盏,银石器内煎,以东南柳枝搅散,带热服,大段骨碎者,服一粒,些小闪肭服半粒。

【功用】接骨定痛。

80532 **接骨没药散**(《普济方》卷三〇九)

【组成】川独活　川牛膝(酒浸)　川续断　杜仲　萆薢　防风(去芦)　甘草各等分　乳香　没药各半两(另研)

【用法】上为末。每服三钱,温酒调下。

【主治】打扑伤损疼痛,折骨碎者。

80533 **接骨定痛丹**(《青囊秘传》)

【组成】商陆　乌药　川芎　大腹皮各三钱　炒细辛一钱

【用法】上为细末。酒冲服六、七厘。

【功用】接骨定痛。

80534 **接骨神异膏**(《理瀹》)

【组成】姜　葱　韭　蒜　槿树皮各四两　麻油二斤　猪油一斤　大黄　当归　桃仁　红花　川乌　草乌　羌活　独活　赤芍　苏木　骨碎补　五加皮　甘松　山柰各二两(浸熬)

【用法】上用油二斤,煎乱发(勿洗)一斤,俟枯,合前药为一锅再熬,下丹一斤收,徐徐下松香末五斤收,再下土鳖虫(炒黑)四两,煅龙骨三两,血竭一两,醋煅自然铜、乳香、没药、炙虎骨、肉桂各二两,另研血竭末一两,搅匀。贴患处。

【主治】骨碎。

80535 **接骨神应丹**(《普济方》卷三〇九)

【组成】水蛭(瓦上焙干)一钱　没药一钱　乳香一钱　木鳖子(去油壳)一个　藿香一钱　木香一钱　附子(炮)二钱　半两钱三文(醋淬五次)　草乌半钱(炮)　绵子灰二钱半　自然铜三钱(醋淬五次)　孩儿胎头发一个

【用法】上为细末。每服二钱,温酒调服,随病上下服。

【主治】折伤。

80536 **接骨神授丹**(《青囊秘传》)

【组成】地鳖虫三个　自然铜　没药　大黄　血竭　硼砂各二钱

【用法】用饭为丸,萝卜子大。每服一分,酒下。

【功用】接骨。

80537 **接骨桂芸膏**(《圣济总录》卷一四四)

【组成】桂(去粗皮)　芸薹子(研)　白芥子(研)　木鳖子(去壳,研)　大黄(剉)　败龟甲(酥炙)　虎脑骨(酥炙)　赤狗脑骨(烧灰)各一两

【用法】上为末。每用小黄米粥于生布上摊匀,掺药末一匙头在上,于损折处裹之,以竹片夹定,用绳子缚,一复时解去换药。

【主治】打扑筋骨伤折,疼痛不可忍。

80538 **接骨续筋丹**(《医统》卷七十九引《永类钤方》)

【组成】乳香　没药　自然铜(制)　南木香　生地黄　熟地黄　川羌活　川独活　防风　南星　松嫩心(去毛)　粉草　侧柏叶(醋煮)　草乌五枚(炮,去尖)　柘木(糠火煨成炭)

【用法】上药各等分,唯松、柘、柏并加一倍,共为细末。生姜自然汁调下一钱;或蜜丸弹子大,姜汁和酒嚼下。

【功用】生血止痛。

80539 **接骨续筋片**(《成方制剂》11 册)

【组成】穿山龙　骨碎补　蜥蜴

【用法】上制成片剂。口服,一次 5 片,一日 3 次。

【功用】活血化瘀,消肿止痛。

【主治】软组织损伤、骨折等。

80540 **接骨紫金丹**(《万氏家抄方》卷四)

【异名】接骨奇方(《良朋汇集》卷五)、接骨紫金散(《惠直堂方》卷三)。

【组成】土鳖(不拘多少取来,焙干,去足净末)一钱　乳香　没药　自然铜　大黄　骨碎补　血竭　当归尾各一钱(一方加硼砂一钱)

【用法】各制为末,瓷罐收之。每服七八厘,好酒热调服。其骨自接,如有瘀血自下。

【功用】《成方制剂》:活血化瘀,接骨止痛。

【主治】跌扑损伤,瘀血攻心,发热昏晕不省人事。

【备考】本方制成片剂,名“接骨七厘片”(见《成方制剂》)。

80541 **接骨紫金丹**(《疡医大全》卷三十六)

【组成】土鳖虫十个(去头足,酒浸,晒露三日夜,取出炒)　骨碎补(切片,露三夜,晒干)　自然铜(火煅,醋淬七次)　巴豆霜　乳香(去油)　瓜儿竭　没药(去油)各五钱　当归尾(酒浸一夜,焙)　硼砂各三钱　地龙十四条(酒浸去土,晒干)

【用法】上为细末。每服三分,好酒送下。

【主治】跌打损伤,昏迷不省人事,瘀血攻心,发热。

80542 **接骨紫金丹**(《伤科补要》卷三)

【组成】地龙一两　龙骨二两　麝香五分　自然铜三两　川乌一两(姜制)　滑石四两(水飞,醋炒)　地鳖虫　赤石脂(醋炒)各二两　乳香　没药各一两五钱　鹿角霜二两

【用法】上为极细末,鹿角胶烊化捣和为丸,如弹子大,朱砂为衣。陈酒送下。

【主治】跌打损伤骨折,瘀血攻心,发热昏晕,不省人事。

80543 **接骨紫金丹**(《伤科汇纂》卷八)

【组成】老鹰骨　山羊血(同赤石脂研)　白蜡　花蕊石(醋淬)　乳香(去油)　没药(去油)　降香节(去油)　干地龙灰(去土)　朱砂各二钱　铜末(醋淬)　自然铜(醋淬)　木耳灰　土鳖虫(炒)各一钱半　赤石脂各三钱　龙骨(煅)三钱　生半夏二钱　南星一钱

【用法】上为细末,炼蜜为丸,朱砂为衣。每服一钱,童便、老酒送下。骨碎者当日可服,骨断者夹缚后可服。闻骨内有声,即骨接定也。

【主治】骨碎、骨断。

【宜忌】忌食胡桃、荸荠。

80544 **接骨紫金散**

《惠直堂方》卷三。为《万氏家抄方》卷四“接骨紫金丹”之异名。见该条。

80545 **接骨禁声膏**(《普济方》卷三〇九)

【组成】肉桂(不见火,为末)　牛皮胶(截碎)　马屁勃(搽末)　独核肥皂

【用法】上用生姜自然汁,添少水煎胶化,擂之,却入马屁勃同肥皂擂为稀膏,离火略温,入桂在内,再擂细摊纸上。须用纸背贴患处,不用药贴痛甚者,热贴微痛者,温贴上,用油纸包贴,外用帛缚,第二三日取下,刮旧药贴,生姜汁熬热再贴,如此二三次平复。皮上必有生热疮,用薄荷、甘草、白

及为末，调敷。

【主治】折伤。

80546 接骨续筋药膏（《中医伤科学讲义》）

【组成】自然铜　荆芥　防风　五加皮　皂角　茜草　川断　羌活　独活各三两　乳香　没药　桂枝各二两　白及　血竭　硼砂　螃蟹末各四两　骨碎补二两　接骨木二两　红花二两　赤芍二两　活地鳖虫二两

【用法】上为细末。饴糖或蜂蜜调敷。

【功用】续骨接筋。

【主治】一切骨折、骨碎及筋断、筋裂等严重筋骨损伤证之中期。

80547 接骨至宝七厘散（《良朋汇集》卷五）

【组成】木香　沉香　乳香　没药　韭子（炒）　血竭各一钱　王瓜子（炒）　甜瓜子（炒）各四十九个　雀爪一个　人参五分

【用法】上为细末，罐收秘。凡遇跌打损伤一切病症，每服七厘，黄酒调服。能饮者多吃几杯酒更妙，在暖处有汗愈。

【功用】接骨。

【主治】跌打损伤。

80548 接骨消肿止痛方（《良朋汇集》卷五）

【组成】苏木一两　好麻五钱（剪碎，锅内炒灰）　乳香　没药（为末）各三钱

【用法】上苏木、麻灰用黄酒煎熟去滓，冲入药内，碗合少时，温服。出汗效。

【功用】接骨消肿止痛。

掞

80549 掞瘴散（《准绳·疡医》卷二）

【组成】柏树皮（去外面粗皮）　侧柏叶各等分

【用法】上为细末。以柏油先刷，次掞末。

【主治】疔疮瘴毒溃烂成疮。

控

80550 控心丸（《普济方》卷三七四引《仁存方》）

【组成】天南星一个（炮末）　干薄荷末一钱　大活地龙九条（入南星末令卷涎出尽，取星末用）

【用法】上用白面少许为丸，如麻子大。每服五丸，薄荷汤化下。

【主治】惊风发热，涎盛，喉内鸣。

80551 控心散（《痘治理辨》）

【组成】全蝎二十四个（炒）　麻黄（去节）　雄黄各一分

【用法】上为细末。每服一钱，胡荽煎酒调下。

【主治】痘疹当出而不出者。

【方论选录】蝎，治瘾疹，中风半身不遂，口眼㖞斜，语涩抽掣，此能透诸筋脉；雄黄，主恶疮疽痔，透百节，治疥疡，治痘疹毒气不出也；麻黄，解肌，泄邪，恶气，消赤黑斑毒。

80552 控涎丸（《医方类聚》卷一六〇引《济生》）

【异名】控涎丹（《袖珍》卷三）、控痰丸（《中国医学大辞典》）。

【组成】生川乌（去皮）　半夏（洗）　僵蚕（不炒，三味剉碎，生姜汁浸一宿）各半两　全蝎（去毒）七个　铁粉三钱　甘遂二钱半

【用法】上为细末，生姜自然汁打糊为丸，如绿豆大，朱砂为衣。每服十五丸，食后用生姜汤送下。

【主治】诸痫久不愈，顽涎聚散无时，变生诸症。

【宜忌】忌食甘草。

80553 控涎丸（《理瀹》）

【组成】苍术　生南星　生半夏　甘遂各二两　白术　芫花　大戟　大黄　葶苈　黄柏　黄芩　黄连　栀子　枳实　陈皮　青皮　香附　灵脂各一两　连翘　桔梗　薄荷　白芷　赤苓　川芎　当归　前胡　郁金　瓜蒌　槟榔　灵仙　羌活　防风　苏子　皂角　明矾　白芥子　萝卜子　僵蚕　全蝎　木鳖仁　延胡　细辛　菖蒲　雄黄各七钱　白附子　草乌　木香　官桂　黑丑　吴萸　巴仁　红花　干姜　厚朴　轻粉　炮甲各四钱（研）　姜汁　竹沥各一碗　牛胶一两（或加党参　犀角）

【用法】上水煎为丸，朱砂为衣。临用姜汁化开，擦胸、背、手、足心，痰自下。此方用生姜半斤、槐柳桑枝各二斤，凤仙花茎子叶全一株，麻油先熬，入前药熬，黄丹收，加石膏、滑石各四两，搅贴，亦治百病。

【主治】风痰，热痰、湿痰、食积痰，及痰饮、流注、痰毒等。

【宜忌】阴虚之痰与冷痰勿用。

80554 控涎丸

《中国药典》一部。为《脚气治法总要》卷下“趁痛丸”之异名。见该条。

80555 控涎丹

《三因》卷十三。为《脚气治法总要》卷下“趁痛丸”之异名。见该条。

80556 控涎丹

《丹溪心法》卷四。为《脚气治法总要》卷下“趁痛丸”之异名。见该条。

80557 控涎丹

《袖珍》卷三。为《医方类聚》卷一六〇引《济生》“控涎丸”之异名。见该条。

80558 控涎丹（《玉案》卷三）

【组成】大戟　白芥子　瓜蒌曲各二两　薄桂三钱　全蝎八个　雄黄　朱砂各二钱

【用法】上为末，粉糊为丸，如梧桐子大。每服六七十丸，临卧姜汤送下。

【主治】一切痰饮症，或漉漉有声，或手足冷痹，气脉不通者。

80559 控涎丹（《活人方》卷六）

【组成】黑丑三两（生熟各半）　枳实一两五钱　橘红一两五钱　白芥子一两　朴消三钱　生矾二钱五分　熟矾二钱五分　牙皂一钱五分

【用法】白萝卜汁为丸，如麻子大，空心姜汤吞服一钱。

【功用】涤除痰癖伏饮。

【主治】男妇素有停痰积饮，隐伏于两胁之下，腰肾肠胃之间，远年则随气走注，为痛屈伸不得，而精神元气犹旺者。

80560 控涎散（《片玉痘疹》卷八）

【组成】辰砂二分　雄黄三分　儿茶五分　川柏五分

【用法】上为极细末。每用少许吹之。内服加味鼠黏子汤。

【主治】痘疮,咽中生疮作痛,饮食哽塞而呕哕者。

80561 控痰丸

《中国医学大辞典》。为《医方类聚》卷一六〇引《济生》“控涎丸”之异名。见该条。

80562 控痰丹

《便览》卷三。为《脚气治法总要》卷下“趁痛丸”之异名。见该条。

80563 控痰汤

《袖珍》卷二。为《直指小儿》卷一“控痰散”之异名。见该条。

80564 控痰饮

《医统》卷八十八。为《直指小儿》卷一“控痰散”之异名。见该条。

80565 控痰散(《普济方》卷三六〇引《圣惠》)

【组成】蝎尾 甘草 铜青 腻粉 麝香(一方加半夏 南星生姜煎)

【用法】调前药入猪乳,点入口中。

【功用】吐下风痰。

【主治】噤口风,撮脐风。

80566 控痰散(《直指小儿》卷一)

【异名】控痰汤(《袖珍》卷二)、控痰饮(《医统》卷八十八)。

【组成】蝎尾 铜青各半钱 朱砂一钱 腻粉一字 麝少许

【用法】上为末。每服一字,腊茶清调下。

【功用】吐风涎。

【主治】噤风、撮口、脐风。

探

80567 探生散(《普济方》卷三七五引《全婴方》)

【组成】没药 雄黄各一钱 乳香半钱 麝香一字

【用法】上为细末。用少许吹鼻。以此定死生,如眼泪、鼻涕俱出者,可治。

【主治】小儿急慢惊风,诸药无效者。

80568 探生散(《痘疹传心录》卷十七)

【组成】牙皂三钱 细辛 川芎 白芷各二钱 踯躅花一钱五分 麝香少许

【用法】上为末,用灯心蘸药,点入鼻内。得嚏可治。

【主治】小儿惊风重者。

80569 探吐饮(《古方汇精》卷一)

【组成】炒盐一撮

【用法】和童便温服。

【主治】干霍乱,手足温者,入口即吐,气绝复通。

80570 探吐散(《采艾编翼》卷二)

【组成】食盐半斤

【用法】上熬令水尽。着口中,以热汤吞下。得吐痰即好。如不吐,以鹅鸭毛探吐。

【主治】中风后腹中切痛。

80571 探胞汤

《三因》卷十七。为《医学纲目》卷三十五引《灵苑》“验胎法”之异名。见该条。

80572 探胎汤

《医方类聚》卷二二七引《仙传济阴方》。为《医学纲目》卷三十五引《灵苑》“验胎法”之异名。见该条。

80573 探胎饮

《医统》卷八十五。为《医学纲目》卷三十五引《灵苑》“验胎法”之异名。见该条。

80574 探胎散(《准绳·女科》卷四)

【组成】皂角(去皮) 甘草(炙)各一钱 黄连半钱

【用法】上为细末,作一服。温酒调服。

【功用】妇人胎气有无疑惑之间,以此探之,有胎即吐,无则不吐。

80575 探渊丹(《辨证录》卷三)

【组成】辛夷一钱 当归五钱 麦冬二两 茯苓三钱 黄芩二钱 白芍一两 天花粉三钱 生地五钱 桔梗二钱

【用法】水煎服。

【主治】鼻渊。涕流黄浊,如脓如髓,腥臭不堪闻者。

掺

80576 掺药(《圣济总录》卷一四二)

【组成】海螵蛸(研) 染胭脂(研)各半两

【用法】上各为末,仍同研匀。先以温汤洗,略拭干,掺药少许。

【主治】气痔脱肛,良久乃收。

80577 掺药(《瑞竹堂方》卷五)

【组成】白龙骨二分 寒水石三分 虢丹(飞)一分

【用法】上为细末。干贴疮。

【主治】诸疮口脓水不干。

80578 掺药(《得效》卷十九)

【组成】黄柏皮 薄荷叶

【用法】上为末。掺之即愈。

【主治】向火多,生火斑疮,有汁者。

80579 掺药(《普济方》卷三二六)

【组成】五倍子 白矾

【用法】上为末。先以淡竹根煎汤洗,再以末干掺。

【主治】妇人阴下脱者。

80580 掺药(《疮疡经验全书》卷五)

【组成】鸡黄皮(焙) 血竭 花蕊石 冰片

【用法】上为细末。湿用干掺,干用清油调搽。

【主治】左右搭肩。

80581 掺药(《疮疡经验全书》卷五)

【组成】轻粉二钱 孩儿茶二钱 红绒灰一钱五分 飞丹一钱 冰片三分 珍珠五分 鸡内金(煅存性)一钱 麝香二分 炉甘石(煅)一钱

【用法】外掺患处。

【主治】阴蚀疮。时痛时痒,脓水涌流,阴汗臊臭。

80582 掺药(《疮疡经验全书》卷五)

【组成】黄连末二钱 轻粉二钱 冰片二钱 血竭一钱 孩儿茶一钱

【用法】上为极细末。干掺。

【主治】冷漏。湿毒流注,足胫生疮,形如牛眼,四畔紫色黑色,常出臭血水。

80583 掺药（《疮疡经验全书》卷七）

【组成】乳香五分　没药三分　血竭一钱　红绒灰五分　牛黄五分　冰片二分　珍珠三分　孩儿茶二分　象皮灰三分　升药三分　五倍二分

【用法】上为极细末。用后药物洗净干掺。

【主治】脱肛痔。

【宜忌】须要避风。

【备考】洗药：用生铁五斤，水二斗，煎至五升，出铁洗之，日三次。明日再易新铁，如前洗之。

80584 掺药（《疮疡经验全书》卷十三）

【组成】海巴子（煅存性，一名贝子）

【用法】上为极细末。每一两末，加冰片五分，五色粉霜三分，再研，盛瓷罐听用。

【主治】下疳疮。

80585 掺药（《仁端录》卷七）

【组成】牛黄　冰片　轻粉　雄黄　飞丹　白芷　龙骨　乳香　没药　川椒　血竭各等分

【用法】上为末。掺之；或油调涂之。

【主治】痘溃烂。

80586 掺药（《冯氏锦囊·杂症》卷十九）

【组成】珍珠二分（生研极细）　乳香（箬上炙燥）五分　没药五分　铅粉五分　瓜儿血竭五分　真扫盆轻粉四分　儿茶三分　上白占一钱　大冰片二分　象皮一钱（切小方块瓦条，细灰拌炒成珠）

【用法】上药研极细。先用浓茶或猪蹄汤洗净，以少许掺之。

【功用】生肌长肉。

80587 掺脐散（方出《颅囟经》卷下，名见《保婴易知录》卷下）

【组成】白矾一钱（煅过）　龙骨一分

【用法】上为细末。入麝香少许，每次使拭脐干掺之。用帕裹，避风。

【主治】小儿脐中不干。

80588 掺痔散（《人己良方》）

【组成】煅人中白五钱　煅文蛤五钱　冰片一分

【用法】上为细末。掺数次。

【功用】收口生肌。

【主治】下疳疮。

80589 掺药方丹（《胎产指南》卷八）

【组成】血竭二钱　阿魏三钱　乳香三钱　没药三钱　龙骨三钱　赤石脂三钱

【用法】上为极细末，掺膏药内。

【主治】一切痈疽恶毒诸疮。

80590 掺疮口药（《医方类聚》卷一九一引《王氏集验方》）

【组成】乳香　没药　海螵蛸　赤石脂各等分

【用法】上为末。掺疮上。

【功用】定疼敛口。

【主治】诸疮。

80591 掺耳抵圣散（《圣济总录》卷一一五）

【组成】瓜蒂　麝香（研）　地龙　地丁各半两

【用法】上为散。每以少许掺耳内。

【主治】耳重。

80592 掺舌黑虎散（《外科传薪集》引秦梅初方）

【组成】麝香一钱　大蜘蛛七个　大蜈蚣七个　大梅片一钱　公母丁香各一钱　穿山甲七个　天蚕七条　全蝎七只　灵磁石一钱半

【主治】舌病。

【加减】火症，加犀黄五分，大濂珠五分。

辄

80593 辄马丹（《外科传薪集》）

【组成】胡连二钱　川柏二钱　硼砂一分　雄精一钱　川连一钱　儿茶五分　薄荷一钱　人中白（煅）一钱　冰片八分

【用法】共为细末。此症若因热温而起者，当以绿豆饮浓汁频用。

【主治】牙疳作痒。

辅

80594 辅正丸（《圣济总录》卷三十五）

【组成】天灵盖（酥炙）　砒霜（研）　丹砂（研）　麝香（研）　虎头骨（酒炙）　铅丹（研）　猢狲头骨（酒炙）　绿豆粉各半两

【用法】上为细末，用粟饭为丸，如梧桐子大。每服一丸，未发前用新汲水送下，或用手握之；小儿只可半丸，以绿豆汁下。

【主治】鬼疟。

【宜忌】孕妇人不得食。

80595 辅龙丹

《解围元薮》卷三。为原书同卷“白龙丸”之异名。见该条。

80596 辅阳饮（《证因方论集要》卷二）

【组成】茯苓　半夏　杏仁　熟附子　生姜　砂仁

【主治】外冒阴暑，内滞不消，口渴喜热而不喜冷，大汗如雨，只在上半一身。

【方论选录】茯苓、半夏通阳；杏仁能利肺气；砂仁可和中焦；附子挽回失散之元阳，并可收敛营液；生姜辛以宣其阴凝。

80597 辅正驱邪汤（《会约》卷十）

【组成】当归三钱　熟地四钱　人参随便（可用沙参三钱或威参一两代之）　白术三钱　茯苓二钱半　山药三钱　甘草一钱　干姜（炒）一钱（或用煨生姜一钱半）　麻黄二钱　桂枝一二钱

【用法】水煎服。

【主治】气血两虚，外受风寒，难以疏散者。

【加减】如阳虚寒甚，加附子；头痛，加川芎，白芷，细辛；骨痛，加防风。

80598 辅正除邪汤（《会约》卷十五）

【组成】北柴胡　陈皮　半夏　茯苓　甘草各一钱半　川芎八分　归身二钱　干姜（炒）　肉桂　黄芩各一钱　白豆蔻肉一钱（微炒，研）　生姜一钱

【用法】头煎要轻，先三个时服；次煎加鳖甲（醋炙）二钱，先一个时服。

【主治】产后疟疾。

【加减】如寒多者，重加姜、桂；如热多者，重加黄芩，并

加知母;如久疟汗甚者,加蜜炒黄耆一二钱;若一二剂不应者,加酒炒常山一钱。

80599 **辅相振阳丸**(《辨证录》卷九)

【组成】人参五两　巴戟天十两　炒枣仁　麦冬各五两　菟丝子十两　远志　柏子仁　肉桂各二两　茯神　枸杞各三两　黄耆八两　当归　仙茅各四两　白术六两　人胞一个　陈皮五钱　阳起石(火煅,醋淬)一两

【用法】上为末,炼蜜为丸。每日早、晚各服四钱,滚水下。三月阳事振兴。

【主治】中年之时,心包火气大衰,阳事不举者。

救

80600 **救亡汤**(《辨证录》卷九)

【组成】肉桂二钱　白术二两　茯苓一两　苡仁一两　橘核一钱

【用法】水煎服。

【功用】温肾消湿。

【主治】感浸寒湿,湿气入于肾经,睾丸作痛,冷即发痛不可忍。

80601 **救亡丹**(《石室秘录》卷一)

【组成】人参七钱　玄参八钱　甘草一钱　北五味一钱　生地九钱

【功用】补气解暑。

【主治】中暑,误治后而变为亡阳之症者。

【方论选录】此方之妙,全在用人参以补元气;用玄参以凉血,盖血得凉,则气自止而不走;又有五味子之酸,以收敛肺金之气。此不止汗而汗自止也。

80602 **救亡丹**(《石室秘录》卷六)

【组成】人参五钱　白术三两　附子一个　干姜三钱　肉桂五钱

【用法】水煎,急灌之。

【主治】阴寒直中肾经,面青鼻黑,腹中痛欲死,囊缩。

80603 **救亡散**(《辨证录》卷一)

【组成】人参　当归　熟地各一两　甘草二钱　附子一片

【用法】水煎服。

【主治】冬月伤寒,阴阳两亡,大汗而热未解,腹又痛不可按。

80604 **救元饮**(《杂症会心录》卷上)

【组成】白术二钱(土炒)　人参一钱(多加亦可)　炙甘草一钱五分　炮姜一钱五分　黄耆三分(炙)　当归三钱(酒炒)

【用法】水煎服。

【主治】呕血斗余,鲜瘀并出。

80605 **救中汤**(《温病条辨》卷二)

【异名】蜀椒救中汤。

【组成】蜀椒(炒出汗)三钱　淡干姜四钱　厚朴三钱　槟榔二钱　广皮二钱

【用法】加水五杯,煮取二杯,分二次服。

【功用】急驱浊阴,救中焦之真阳。

【主治】卒中寒湿,内挟秽浊伏阴与湿,眩冒欲绝,腹中绞痛,脉沉紧而迟,甚则伏,欲吐不得吐,欲利不得利,甚则转筋,四肢欲厥,俗名发痧,又名干霍乱。

【加减】兼转筋者,加桂枝三钱,防己五钱,薏仁三钱;厥者,加附子二钱。

【方论选录】以大建中之蜀椒,急驱阴浊下行,干姜温中;去人参、胶、饴者,畏其满而守也;加厚朴以泻湿中浊气,槟榔以散结气,直达下焦,广皮通行十二经之气。

80606 **救心汤**(《石室秘录》卷六)

【组成】人参五两　附子一个　白术半斤　肉桂一两　菖蒲五分　良姜三钱

【用法】水煎服。

【主治】阴寒直中肾经,舌黑眼闭,下身尽黑,上身尽青,大便出,小便自遗。

【方论选录】此方参、术多用者,恐少则力单,不能胜任以驾御。夫桂、附之热药也,故必多加而后可望其通达上下,以尽去周身之寒毒。倘得大便止而小便不遗,便有生机。

80607 **救正汤**(《辨证录》卷八)

【组成】人参一两　黄耆一两　白术二两　炙甘草一钱　当归五钱　半夏三钱

【用法】水煎服。

【功用】补正气,消痰气。

【主治】哀哭过伤,病后成疟,阴阳两亏,困倦甚疲。

80608 **救右汤**(《惠直堂方》卷一)

【组成】白术五钱　人参二钱五分　黄耆五钱　半夏八分　茯苓一钱五分　炙甘草三分　附子三分　陈皮三分

【用法】水煎服。

【主治】中风后,右手不仁,或口角流涎,不能言语。

80609 **救左汤**(《惠直堂方》卷一)

【组成】熟地一两　白芍五钱　柴胡三分　花粉一钱五分

【用法】水煎服。

【主治】中风后,左手不仁,或目不识人。

80610 **救生丸**(《圣济总录》卷十五)

【组成】天麻　附子(炮裂,去皮脐)　乌头(炮裂,去皮脐)　白附子(炮)　天南星　半夏(汤洗七遍,生姜汁制作饼,焙干)　犀角(镑屑,以纸裹置怀中令暖方捣)　丹砂(研)　芎䓖　藿香叶　零陵香叶　桂(去粗皮)　木香　蝎梢(炒)　白僵蚕(炒)　牛黄(研)各半两

【用法】上为末。炼蜜为丸,如梧桐子大。中风不语者,每服五丸,用浆水半盏,取东南柳枝一条,长七寸,滴生油三滴在浆水中,即搅四十九搅,便灌之,立愈。如小儿中风,只用浆水吞下三丸,如小豆大。

【主治】体虚,阳经为风所乘,上走头面,多汗恶风,头痛;及新沐中风,失音不语。

80611 **救生丸**(《圣济总录》卷一七二)

【组成】巴豆(去皮,取仁)半两(米醋一升,生姜半两,切,同煮醋尽,取巴豆,烂研)　雄黄半两(研)　丹砂一分(研)

【用法】上为末,以汤浸蒸饼心为丸,如黄米大。每日二丸,以芍药汤送下。

【主治】小儿无辜疳,腹胀气喘,四肢虚浮,乍热乍寒,或即泻痢,心腹坚痛。

80612 **救生丸**(《中藏经》卷下)

【异名】救生丹(《普济方》卷二五五)。

【组成】大黄四两　轻粉半两　朱砂一两　雄黄一分　巴豆七个(去皮,细研取霜)

【用法】上为末,以鲲胆汁为丸,如鸡头大。童子小便化开一丸,斡开口灌之。纳大葱一寸许入鼻中,如人行五七里,当吐出涎,即活。

【主治】卒死。

80613 救生丸(《杨氏家藏方》卷十八)

【异名】救生丹(《普济方》卷三九五)

【组成】大戟一两半(浆水煮,切,焙)　丁香半两　龙脑一分(别研)　粉霜三分(别研)　水银一两二钱　黑铅一两二钱(同水银结砂子)　黄柏一两二钱　轻粉一分(别研)　乳香半两(别研)

【用法】上为细末,熔黄蜡二两,入麻油数滴熬为丸,如黄米大。每一岁儿服一丸,研生麻油、马齿苋水送下;吐逆,煎马齿苋、丁香汤送下,乳食空。

【主治】小儿心膈伏热,停乳生涎,霍乱烦躁,身体多热,哕逆不定,大吐无时。

80614 救生丸(《普济方》卷六十一引《经效济世方》)

【组成】蚵蚾草(又名皱面草)

【用法】上为细末,用生蜜为丸,如弹子大。噙化一二丸,即愈。如无新者,只用干者为末,以生蜜为丸,不必成弹子,但如弹子大一块。

【主治】缠喉风。

80615 救生丹(《圣惠》卷八十五)

【组成】龙脑一钱　朱砂　雄黄　牛黄　芦荟　胡黄连末　麝香　铅霜　天竹黄　曾青　真珠末各一钱　金箔五十片　银箔五十片　犀角屑一钱　干蝎末一钱　雀儿饭瓮三七枚(内有物者)

【用法】上为末,五月五日合和,用大活蟾十枚,子眉间各取酥少许,同研令匀,入饭和丸,如弹子大。着瓷碗内,用黄梢活蝎四十九枚,着碗内,令药弹丸触蝎毒,蜇入药,候毒尽,放蝎,然后重研药弹令匀,为丸如绿豆大,每服一丸,以薄荷汤先研,滴在鼻内,男左女右,候嚏,即以薄荷酒服两丸,不拘时候。

【主治】小儿急惊风,四肢搐搦,多涎沫,身热如火,心神惊悸,发歇不定。

80616 救生丹(《博济》卷二)

【异名】鸡肶胵丸(《圣济总录》卷四十八)

【组成】鸡内金三七枚(旋取,去却谷食,净洗,阴干,每夜露七宿)　甜葶苈半两(洗,焙)　黑牵牛子半两(用瓦上煿令下焦)　砒信一分(别研细,每夜露七宿,至晚收于床下)　半夏一分(洗净,焙,浸一宿,换水七遍,生用)　黄丹半两(亦如砒信制)

【用法】上为细末,煮青州枣(大者)十二枚,去皮核,捣和为丸,如干,即入淡醋少许,丸如绿豆大,以朱砂为衣。食后、临卧温葱茶下七丸,甚者十丸。

【主治】远年日近肺气喘急,坐卧不能。

【宜忌】忌大冷、大热、毒食等。

80617 救生丹(《博济》卷二)

【组成】丁香一分　肉桂一分(去皮)　大甘草七钱(炒存性)　面姜半两(烧存性)　木香一分　巴豆十五个(去壳油,煎令黑色为度)

【用法】上为细末,以酒煮面糊为丸,如绿豆大。每服三二丸,茶酒送下。

【功用】消酒食,化滞气,宣利胸膈。

【主治】诸气滞。

80618 救生丹(《普济方》卷三〇三引《卫生家宝》)

【组成】寒食面四两(寒食日用水搜竹饼,阴干)　千口土四两(蚁蜕土)　土马鬃四两(乃墙上长须青苔)　莴苣子四十九个　荆芥心四十九个(若嫩小者,则添一握)　纥勒蔓心四十九个　雄黄一两(水研,飞过)　乳香一两(别研,多为妙)

【用法】上用砂石擂盆内烂研令匀,为丸如弹子大,晒干,当风处用葛布袋盛挂起。如治疮及毒,以一丸为率,细研,用新汲水调,饮清者;浓者用鸡鹅翎扫肿处,欲散则遍扫,欲聚则留头,才干再扫;如刀伤血出,干掺。

【主治】刀刃所伤,出血不止,打扑伤损,及恶虫所伤,及发背痈疽等疾。

80619 救生丹(《魏氏家藏方》卷六)

【组成】腽肭脐一对(一两以上者,去膜,研)　朱砂半两(研)　附子四只(八钱重者,去皮脐,酒煮十沸,焙干,用黄土拌和,同蒸半时许)　人参(去芦)　白术(炒)　远志(去心)　当归(去芦,酒浸)　天门冬(去心)各三两　神曲(炒)　鹿茸(燂去毛,酥炙)　肉苁蓉(酒浸,去皮土)各五两　沉香一两(不见火)

【用法】上为细末,用精羊肉二斤(细切,去皮膜称,酒煮过,入砂盆内研烂),别用好酒五升,入腽肭脐、当归、肉苁蓉、天门冬末,同熬成膏,入余药末为丸,如梧桐子大。每服三十丸,加至五十丸,空心、食前温酒送下。

【主治】心肾不交,脾气虚寒,营卫不行,大肉俱陷,真气不守,津液枯少。

80620 救生丹(《御药院方》卷六)

【组成】荆三棱三两　广术二两　干漆二两半(炒烟尽)　朱砂二两　川茴香一两　破故纸一两(炒)　胡芦巴半两(炒)　川苦楝半两　巴戟半两　红豆半两　缩砂仁半两　海蛤　当归　半夏(汤洗七次)　硇砂　没药　马蔺花(炒)　芫花(醋炒黄色)各半两　水蛭一钱(炒烟尽)　红花一钱　附子一两半(炮制,去皮脐)　红娘子二钱(粳米同炒,粳米黄色去粳米不用)　蛤蚧一个(酥炙)

【用法】上为细末,醋面糊为丸,如梧桐子大。每服三五丸,空心、食前温酒送下。

【功用】消积聚,补丹田。

【主治】男子、妇人小肠元气上攻,心腹痛,并男囊偏肿痛。

80621 救生丹(《医方类聚》卷一一九引《王氏集验方》)

【组成】虢丹　马牙消　信石各一钱(细刷一处,夜露七宿)　半夏　甜葶苈(隔纸炒香)　桑白皮各半两　杏仁(去皮尖,另研)半两　鸡内金十个

【用法】上为细末,同前三味拌匀,枣肉为丸,如梧桐子大。每服七丸,临睡茶清送下。

【主治】大人、小儿齁船喘嗽,及疟疾。

80622 救生丹

《普济方》卷二五五。为《中藏经》卷下"救生丸"之异

名。见该条。

80623 救生丹(《普济方》卷二七四)

【组成】生桑叶　黄荆叶

【用法】上用竹针穿成孔,用纸裹,风内阴干,至端午前多收虾蟆,至端午日五更,将二味药为细末,用虾蟆酥滴在药末上为丸。如用时,再用雄黄同药一般大,同为细末,依前服之。

【主治】诸肿疔疮,眼内火光出,昏迷不醒。

80624 救生丹

《普济方》卷三九五。为《杨氏家藏方》卷十八"救生丸"之异名。见该条。

80625 救生丹(《集验良方》卷一引程研香方)

【组成】麝香六分　犀黄四厘　冰片六分　硼砂二钱　真珍珠三厘　真金箔二张　雄精三钱　辰砂三钱　水安息四分

【用法】上为极细末,无声,瓷瓶收藏,勿泄气。用时急将此丹少许,浮于冷茶或温茶、温水,从容灌入。

【功用】提痰外出。

【主治】中恶发痧,人已厥去不醒,手足已硬。

80626 救生汤(《元和纪用经》)

【组成】续断皮一握(剉之)

【用法】上用水三升,煎取一升,分温三服,如人行二里再服,又二里,准三服。

【功用】大补不足,助血调气。

【主治】产后血运及气欲绝,心闷,手足烦,憎寒热,心下痞硬,及产前后黄虚肿。

80627 救生汤(《扁鹊心书·神方》)

【组成】芍药(酒炒)　当归(酒洗)　木香(忌火)　丁香各五钱　川附(炮)二两

【用法】上为细末。每服五钱,生姜十片,水二盏,煎半,和滓服,随病上下,食前后服。

【主治】一切痈疽发背,三十六种疔,二十种肿毒,乳痈乳岩,及经年手足痰块,红肿疼痛,久年阴寒久漏。

80628 救生汤(《嵩崖尊生》卷十四)

【组成】归全一两　川芎二钱　龟版一片(炙脆,打碎)　头发一握(烧灰存性)

【用法】水酒煎服。如人行四五里即下,不下即宜再服。

【功用】催生。

【加减】虚人或产多力衰者,加人参二三钱。

80629 救生汤(《产科发蒙》卷二)

【组成】当归　川芎　牛膝　桂枝　炒干姜　人参

【用法】上用水、酒各一盏,煎一盏,温服。或水煎,另与温酒半盏许亦可。

【主治】半产,恶寒战栗如灌水,虽蒙重被,尚鼓颔不止,须臾反烦热如灼,虽寒天欲得凉风;或腰腹疼痛,乍来乍止,其来也,如刺如割,如绞如啮,而流汗如雨,呻吟不已;或又渴,好热汤,而阴门下瘀液臭汁。

80630 救生散(《普济方》卷一一七引《肘后方》)

【组成】新胡麻一升(炒令黑色,摊冷)

【用法】上为末。每服三钱,新汲水调下。或丸如弹子大,新水化下。

【主治】暑毒。

80631 救生散(《董氏小儿方论》)

【组成】豮猪血(腊月内以新瓦罐子盛,挂于屋东山,阴干取末)一两　马牙消一两(研)　硼砂(研)　朱砂(水飞)　牛黄(研)　龙脑(研)　麝香各一钱(别研)

【用法】上为极细末。每二岁儿取一钱,新汲水调下。大便下恶物,疮疱红色为度。不过再服。

【主治】痘疹脓疱,恶候危困,陷下黑色。

【备考】本方《卫生总微》去朱砂,名"七神散"。

80632 救生散(《圣济总录》卷六)

【异名】救生命散(《普济方》卷九十一)。

【组成】白矾　半夏(汤洗去滑,焙)　天南星(生用)各等分

【用法】上为细散。每服以好酒一盏,药末二钱匕,加生姜三片,煎七分,通温灌之。当吐涎,扶令正坐,经一复时,不得令卧,如卧则涎难出。良久再依法煎药一钱,后常服只半钱。

【主治】卒中风。

80633 救生散(《圣济总录》卷二十二)

【组成】人参　五味子　白术各半两　麻黄(去根节)三两　桂(去粗皮)　厚朴(去粗皮,姜汁炙)　大黄(剉,炒)各一两　附子(炮裂,去皮脐)半两　甘草(炙)半两

【用法】上为散。每服二钱匕,新汲水调下。后用热水漱,良久吃生姜温茶一盏,投以衣被覆之。如阳毒汗出、阴毒泻下,立愈。

【主治】疫疠病,壮热烦躁,头疼体痛。

80634 救生散(《圣济总录》卷五十六)

【组成】狼牙(炙)　槟榔(剉)　青橘皮(汤浸去白,焙)　鹤虱　雷丸各一两　当归　桂(去粗皮)各一两半

【用法】上为散。每服三钱匕,蜜酒送下,空心、日午服。虫下为度。

【主治】九种心痛。

80635 救生散(《圣济总录》卷一五九)

【组成】桂(去粗皮,不见火,捣为末)半两　水银一分

【用法】上为末,分三服。每服用温酒七分调下,连进。须臾未下,即服粉霜散。

【主治】妊娠因天行热病,蒸损胞胎,致子死腹中不出。

80636 救生散(《幼幼新书》卷九引郑愈方)

【组成】全蝎七个(用薄荷七叶,逐个裹了,以生姜自然汁浸麻黄七条,候稍干,系叶上,串上,炙令焦黄色)　白术(涂蜜炙黄)一钱　厚朴一片(甘草三寸,水一盏,煮七沸,取厚朴一钱)　人参　附子(炮,去皮脐)各一钱

【用法】上为末。每服半钱至一钱,煎青水茄汤调下;或炼蜜为丸,如黄米大,饮汤送下。

【主治】小儿吐痢,成慢惊风。

80637 救生散(《鸡峰》卷二十三)

【组成】厚朴(去粗皮,用甘草五寸拍破,水二碗,慢火煮令水减半,去甘草不用,只取厚朴干)一钱　白术(片切,蜜炙黄色用)一钱　人参一两　陈皮　五味子　紫菀　干姜　杏仁各三分　桂心　甘草各半两

【用法】上为末。每服二钱,水一盏,入生姜三片,大枣一个,煎至七分,去滓,食后温服。

【主治】小儿吐泻后,壮热多睡,困倦,眼目上视,时发

惊悸，手足瘈疭。

80638 **救生散**（《洪氏集验方》卷五）

【组成】白僵蚕半两（去丝，剉，略炒） 甘草（生）一钱

【用法】上各为末，和匀。每服一钱匕，以生姜汁调药令稠，灌下，便急以温茶清冲下。

【主治】产前产后急喉闭。

80639 **救生散**（《三因》卷十六）

【组成】菊花蒂 川芎 石膏（煅）各一两 甘草一分

【用法】上为末。每服三钱，煎葱汤调下，不拘时候。如觉胸痞，即调此下宽中丸。

【主治】外伤风冷，内积忧思，气郁聚涎，随气上厥，伏留阳经，头疼壮热，眩晕，或胸膈寒痞。

80640 **救生散**（《卫生家宝产科备要》卷五）

【组成】人参（去芦，切片） 诃子（湿纸裹，煨熟，去核） 白术（剉，炒黄） 陈皮（去白，炒） 大麦糵（炒黄） 神曲（细剉，炒黄色）各半两

【用法】上为细末。每服二钱，水一盏，煎六分，去滓温服。入月加一倍，用水二盏，煎一盏，温温空心服之。

【功用】安胎益气，易产。

80641 **救生散**（《御药院方》卷九）

【组成】雄黄（另研） 藜芦 猪牙皂角（生，去皮尖） 白矾（生用，另研）各二钱

【用法】上除研药外，为细末，入研药同研匀细。每用一字，搐两鼻内。出黄水为效。

【主治】咽喉闭塞，气息难通。

80642 **救生散**（《医方类聚》卷二六五引《施圆端效方》）

【组成】真蒲黄

【用法】于五月上旬丙丁日采，以银器内，慢火炒令深紫色，细研，每药一两，入真麝香一字，研匀。每服一字至半钱，入薄荷汁五点，温酒调下。

【主治】小儿斑疹出不快，倒陷昏愦，喘满欲死者。

80643 **救生散**

《普济方》卷四十五。为《圣济总录》卷十六"菊花汤"之异名。见该条。

80644 **救生散**（《普济方》卷六十二）

【异名】如圣散。

【组成】山豆根一两 北大黄 川升麻 朴消（生）各半两

【用法】上为末。炼蜜为丸，如皂子大。每一粒以薄绵包，少痛，便含咽液。

【主治】时疾头面肿，咽喉肿塞，气息难通。

80645 **救生散**（《普济方》卷三五六）

【组成】乌蛇蜕一条 蝉蜕二七个 血余一个（即胎发）

【用法】上烧灰。每服二钱，温酒调下，并进二服，仰卧霎时。

【主治】孕妇逆生。

80646 **救生散**（《普济方》卷三七三）

【组成】猪牙皂角（略炮） 南星（生） 半夏（生） 川乌（炮） 草乌（炮） 天麻（炮） 羌活 荆芥穗 防风（去芦） 僵蚕（炒） 北细辛（去土） 全蝎 北薄荷（少用）

【用法】上为细末，入麝香、雄黄末拌匀，厚纸收用。搐鼻用竹管盛药，吹入鼻中；开关用生姜汁调擦牙关。

【主治】小儿惊风。

80647 **救生散**

《医方考》卷六。为《传家秘宝》卷下"神验无比散"之异名。见该条。

80648 **救生散**（《外科正宗》卷四）

【组成】生斑蝥七个（去头翅足） 杭粉一钱

【用法】上为末。空心温黄酒调服。一时许，小便行出血片白脂，乃恶物也。如便疼，煎甘草汤饮之自利。如毒未尽，次早再一服，至小便清白，方为毒尽。

【主治】风犬咬伤。

80649 **救生散**（《冯氏锦囊·杂症》卷十七）

【组成】桂心一钱

【用法】上为末。童便、酒调服。

【主治】横生逆产。

80650 **救生膏**（《圣济总录》卷一三一）

【组成】密陀僧（碎，炒） 黄柏傍根（金州厚者，用黄蜡一弹子大，火炙涂尽为度）各二两 腻粉半钱 乌贼鱼骨（白者，去甲）半两

【用法】上为极细末。每用新汲水调，摊纸上，先令患人口温酸浆水洗疮，然后贴，每日一换。

【主治】一切发背。

80651 **救母丹**（《傅青主女科》卷下）

【组成】人参一两 当归二两（酒洗） 川芎一两 益母草一两 赤石脂一钱 芥穗三钱（炒黑）

【用法】水煎服。

【主治】妇人生产三四日，儿已到产门，交骨不开，儿不得下，子死而母未亡者。

【方论选录】此方用芎、归以补血，人参以补气，气旺血旺，则上能升而下能降，气能推而血能送；况益母草又善下死胎，石脂能下瘀血，自然一涌而出，无少阻滞矣。

80652 **救死丹**（《辨证录》卷十）

【异名】救急丹（《救急选方》卷下）。

【组成】生甘草二两 瓜蒂七个 玄参二两 地榆五钱

【用法】水煎服。

【主治】服砒霜毒，疼痛欲死者。

【方论选录】甘草最善解毒，得瓜蒂必上涌而吐，砒霜原能上升，故引之而尽出也。然而砒霜又善下行，得玄参、地榆最解大肠之火毒，砒之火毒从上而出，走下者不过余毒耳，又得玄参、地榆而解之，则上下共相解氛，毒何能施其燥烈之虐哉。况玄参、地榆俱是润中解毒，所以能制其酷也。惟服下不能吐者，此肠胃已坏，不可救矣。

80653 **救死丹**（《辨证录》卷十二）

【组成】黄耆二两 巴戟天一两 附子一钱 白术一两 菟丝子一两 北五味一钱

【用法】水煎服。

【主治】产后半月，不慎房帏，血崩昏晕，目见鬼神。

80654 **救舌汤**（《外科医镜》）

【组成】鲜生地四钱 赤芍钱半 牡丹皮一钱 犀角一钱 连翘一钱 麦冬一钱 黑山栀一钱 木通一钱 川连六分 生甘草八分

【用法】水煎服。

【主治】舌上生痈。

【加减】大便闭实,加大黄。

80655 **救伤散**(《辨证录》卷十二)

【组成】归身　熟地各一两　白术　白芍　生地　杜仲各五钱　甘草一钱　丹皮二钱

【用法】水煎服。

【主治】跌闪失足,以致伤损胎元,因而疼痛。

80656 **救产丸**

《履霜集》卷二。为原书同卷"救产益母丸"之异名。见该条。

80657 **救产丸**(《全国中药成药处方集》沈阳方)

【组成】香附四两七钱　苍术四两　益母草八两　泽兰叶四两　川芎　桃仁各三两　川牛膝　当归　延胡索粉甘草各二两　大黄一斤　红花　苏木各八两　黑豆一斤

【用法】上药前十味研末,后四味熬膏,合并为丸,二钱重。每服一丸,黄酒或白开水送下。

【功用】活血化瘀,止痛镇痉。

【主治】产后血晕,失血过多,精神恍惚,恶露不净,腰腿疼痛,小腹块痛。

【宜忌】忌生冷刺激物。

80658 **救汗汤**(《朱氏集验方》卷二)

【组成】芍药三两　官桂(去皮,取有味者)三两　甘草二两　附子(生用,不去皮)三两(一方不用附子)

【用法】上㕮咀。每服五大钱,水一盏半,加生姜五片,大枣二个,同煎八分,去滓温服,不拘时候。合滓再煎。

【主治】阳虚自汗不止。

80659 **救阳丸**(《圣济总录》卷九十六)

【组成】吴茱萸(汤浸焙干,炒)　干姜(炮)　赤石脂　龙骨　蜀椒(去目并开口者,炒出汗)　桂(去粗皮)　附子(炮裂,去皮脐)　天雄(炮裂,去皮脐)　硫黄(飞,研)　阳起石(煅,醋淬,研)各等分

【用法】上为细末,稀糊为丸,如梧桐子大。每服十五丸,空心、食前米饮送下。渐加丸数,盐汤亦得。

【主治】大便失禁,手足厥冷,面色青白。

80660 **救阳丹**(《鸡峰》卷十三)

【组成】附子一两　乌头二两　干姜一两二钱　防风　桂　牡蛎　人参各半两

【用法】上为细末。每服三钱,水二盏,煎至八分,空心并三服。

【功用】补虚疗冷。

【主治】脾元虚冷。

80661 **救阳汤**(《鸡峰》卷十三)

【组成】川乌头　干姜各四两(捣碎,同炒转色)

【用法】上为粗末。每服三钱,水三盏,煎一盏,去滓,食前温服。

【主治】阳微阴性,风寒侵袭,真气暴衰,形寒脉结,神识不明,心胸痰满,呕逆清涎,头目昏眩不觉,倦卧,自汗不止,饮食不入,下利频并,脐腹疼痛,肢体困倦。

【加减】寒多,加良姜二两;汗多,加牡蛎一两;痰多,加附子二两;风,加防风一两;肢节疼,加桂一两。

80662 **救阴煎**(《怡堂散记》卷上)

【组成】生地　丹皮　麦冬　陈皮　茯苓　甘草

【用法】水煎服。

【主治】小儿时感,发热不退。

【加减】外见有风症在,加柴胡、防风;惊惕,加钩藤钩;嗽,加桔梗、杏仁;有痰或呕,加半夏、苏子;吐乳,加麦芽;泻,加神曲、泽泻;大便不出,加梨汁;小便不利,加山栀、木通;唇红舌疮,加连翘、山栀、贝母;午后夜间热甚,加青蒿、地骨。

80663 **救阴煎**(《慈航集》卷下)

【组成】当归五钱　白芍五钱(酒炒)　炒枳壳二钱　炒陈皮一钱五分　车前子三钱　巴戟肉八钱(酒泡)　甘草五分　槟榔一钱五分　广木香一钱(煨)

【主治】痢疾。

80664 **救坏汤**(《石室秘录》卷六)

【组成】人参五钱　茯苓五钱　柴胡一钱　白芍一钱　玄参五钱　麦冬五钱　白芥子二钱　当归五钱　陈皮五分

【用法】水煎服。

【主治】伤寒已汗吐下,而仍身热如火之坏症。

【方论选录】此方妙在全不去救失吐、失汗、失下之症,反用参、苓、归、芍大补之剂,少加柴胡以和解之,自能退火而生胃气。倘鉴其失吐而重吐之,失汗而重汗之,失下而重下之,孱弱之躯,何能胜如是之摧残哉,必死而已矣。

80665 **救劫汤**(《外科大成》卷四)

【组成】生姜半斤

【用法】取汁饮之,即解。

【主治】杨梅疮,误用熏药,毒气入内,以致吐血不止,及成烂肉者。

80666 **救劳丹**(《石室秘录》卷六)

【组成】熟地一两　当归一两　黄耆二两　人参二两　鳖甲五钱　山茱萸五钱　麦冬一两　白芍五钱　白芥子一钱

【用法】水煎服。

【主治】产后劳瘵初起。

80667 **救劳丹**(《医学集成》卷二)

【组成】熟地　枸杞　杜仲　人参　鹿胶　牛膝

【主治】房劳吐血,出于肾者。

80668 **救劳汤**(《仙拈集》卷二)

【组成】白芍　人参　黄耆　当归　熟地　炙草　茯苓　款冬　百合　五味子　麦冬

【用法】加生姜、大枣,水煎服。

【主治】劳嗽,发热盗汗,痰中带血,或成肺痿等病。

80669 **救乱汤**(《石室秘录》卷六)

【组成】人参五钱　香薷三钱　吴茱萸三钱　茯苓三钱　白术三钱　附子五分　藿香一钱　木瓜三钱

【用法】水煎服。

【主治】霍乱腹痛,欲吐不能,欲泻不得,四肢厥逆,身青囊缩。

80670 **救坤丹**(《北京市中药成方选集》)

【组成】白芍五钱　川芎五钱　生地五钱　熟地五钱　当归五钱　黄芩五钱　茯苓五钱　乌药五钱　橘红五钱　阿胶(炒珠)四钱　苏叶四钱　砂仁四钱　香附(炙)四钱　白术(炒)四钱　琥珀四钱　人参(去芦)四钱　木香一钱　沉香一钱　川牛膝二钱　甘草二钱　益母草二两

【用法】上为细末,炼蜜为丸,重二钱,蜡封固。每服二

丸，一日二次，温开水送下。

【功用】益气和营，调经养血。

【主治】妇女月经不调，忽多忽少，行经腹痛，崩漏带下。

【宜忌】孕妇忌服。

80671 救苦丸（《保命集》卷下）

【组成】黄连一两　当归二钱　甘草一钱

上同剉细，新水半碗，浸一宿，以慢火熬约至一半，以绵滤去滓，以净为妙，用火再熬作稠膏子为度，摊在碗上，倒合以物盖之，用熟艾一大弹子许，底下燃之，用艾熏膏子，艾尽为度。再入下项药：

朱砂一钱（飞）　脑子半钱　乳香　没药等分

【用法】上为极细末，入黄连膏内，搜和为丸，如米大。每用二丸，点眼大角内，仰面卧，药化则起。

【主治】眼暴发赤，嗔痛不可忍者。

80672 救苦丹（《万氏家抄方》卷一引通真子方）

【组成】麻黄（去根节，洗净晒干）四两（研极细末，温水浸，用细布取汁，余滓再捣再浸再取汁，必要洁净细腻为上）　甘草（炙，去皮净，研极细末）四两（凉水浸，照前取汁）　赤芍一两（研极细末，温水浸，照前取汁）　升麻（微炒）一两（研极细末，凉水浸取汁）　朱砂一两五钱（研极细，水飞）　雄黄一两五钱（研极细，水飞）　当归身二两（研极细，温酒浸取汁）　人参（去芦尽，研极细末）一两（温酒浸取汁）　柴胡（去芦，研极细末）一两（温水浸取汁）　细辛五钱（研极细末，温水浸取汁）　枳实（去心，研极细末）五钱（温水浸取汁）

【用法】上药各味浸汁与研细药共合一处，阴干再研，醋糊为丸，如黍米大。每服一丸，雄黄五分（研极细），新汲水半盏，调雄黄连药送下。用厚被盖暖处，香烧三寸，汗出即愈。

【主治】大人、小儿感冒伤寒。

【加减】春、夏，加石膏五钱（水飞）；秋、冬，加桂皮五钱（研极细末，温水浸取汁）。

80673 救苦丹

《摄生众妙方》卷七。为原书同卷“神效方”之异名。见该条。

80674 救苦丹（《寿世保元》卷六）

【组成】蟾酥三分（剉细，乳汁少溶化于器内）　雄黄二分　细辛二分　冰片二分

【用法】上将酥乳调和，细细纳蛀牙孔内，或痛牙龈缝中，痰涎任流出之。

【主治】牙痛，虫蛀不已，诸药不效者。

80675 救苦丹（《玉案》卷六）

【组成】羌活　防风　升麻　麻黄　生地　吴茱萸　黄柏　连翘各五分　当归　黄连各三钱　川芎　藁本　酒芩　生芩　苍术各二钱　细辛　甘草　白术　陈皮　红花各一钱

【用法】上为末，炼蜜为丸，如龙眼大。每服量人大小，加煎剂内同服。

【主治】痘疮自发热至见点，毒甚者。

80676 救苦丹（《一草亭》）

【组成】公猪胆一个

【用法】入银铫内，微火煎成膏，候冷，入冰片末二三厘。点入眼中。渐觉翳轻，又将猪胆白膜皮晒干，合作小绳如钗，火烧灰存性，点翳。

【主治】久患目盲，白翳遮睛。

80677 救苦丹（《痧胀玉衡》卷下）

【异名】丝五（《痧症全书》卷下）、二十一号睽象方（《杂病源流犀烛》卷二十一）、仙传救苦丹（《急救痧症全集》卷下）。

【组成】枳实　卜子各一两　郁金二钱　乌药　连翘各八钱

【用法】上为末。清茶稍冷调下。

【主治】痧气郁闷。

80678 救苦丹（《集验良方》卷二）

【组成】紫苏叶四两　羌活四两　川芎二两　生草一两　黄芩（酒炒）二两　防风二两　白芷二两　生地二两　北细辛一两　南苍术（炒）二两　陈皮二两　葛根四两　香附（炒）三两

【用法】上为细末，生姜汁打面糊为丸，如梧桐子大。每服三钱，葱汤送下。或做弹子大亦可。

【主治】伤寒、感冒，头疼口渴，身热目胀，筋骨酸疼，一切风寒之症。

80679 救苦丹（《医学集成》卷三）

【组成】白矾一两　火消　硼砂　明雄各五钱

【用法】上为末。每服一钱，阴阳水调下；或烟油为丸，香橼汤送下，更效。

【主治】霍乱。

80680 救苦丹（《全国中药成药处方集》沈阳方）

【组成】藿香叶一两　甘草三钱　滑石二两　苏叶一两　半夏五钱　重楼一两　枳壳一两　台麝五分　茅苍术五钱　青蒿子一两半　陈皮五钱　青皮一两　明雄黄二钱　川贝母五钱　紫厚朴八钱　神曲八钱

【用法】上为细末，水泛为小丸，朱砂为衣，上光，每四丸七分重。大人每服四丸，小儿酌减，姜汤送下。

【功用】止吐泻，解瘟疫。

【主治】时疫疠气，中暑中毒，霍乱吐泻，烦闷痧胀，胸腹疼痛，宿食停饮，伤风感冒，痧疹不出，肚腹剧痛，水土不服。

【宜忌】忌食生冷硬物。

80681 救苦汤（《兰室秘藏》卷上）

【异名】还阴救苦汤（《病机启微》卷下）。

【组成】桔梗　连翘　红花　细辛各一分　当归身（夏月减半）　炙甘草各五分　苍术　草龙胆各七分　羌活　升麻　柴胡　防风　藁本　黄连各一钱　生地黄　黄柏　黄芩　知母各一钱五分　川芎三钱

【用法】上㕮咀。每服一两，水二盏，煎至一盏，去滓，食后温服。

【主治】眼暴发赤肿，睑高苦疼不忍者。

【加减】若苦痛，则多用苦寒者兼治本经之药，再行加减。若睛昏，加知母、黄柏一倍。

80682 救苦汤

《解围元薮》卷三。为原书同卷“补旧汤”之异名。见该条。

80683 救苦汤（《松峰说疫》卷三）

【组成】桂枝　连翘（去隔）　红花　细辛　归尾

甘草各一钱五　苍术(泔浸,焙)　胆草各七分　羌活　黄芩　麻黄　柴胡　防风　藁本　黄柏各一钱　黄连五分　生地　知母(炒)各一钱　白芍二钱

【用法】食远服。

【主治】时疫赤眼,两目突然红肿疼痛。

80684　救苦散(《丹溪心法附余》卷十六引《局方》)

【组成】大黄　桔梗　金银花　黄耆　甘草　栀子　紫花地丁

【用法】上㕮咀。每服一两,水、酒各一盏,煎至一盏,去滓,露一宿,空心服。

【主治】便痈疽等疮。

80685　救苦散(《医方类聚》卷七十引《施圆端效方》)

【组成】川芎　当归　防己　防风各半两

【用法】上为细末。每服二三钱,热酒送下。

【主治】眼睛疼不堪忍。

80686　救苦散(《卫生宝鉴》卷十一)

【组成】川乌　草乌　桂花　良姜　红豆　胡椒　荜茇　细辛各半钱　石膏　官桂各三钱

【用法】上为末。先漱净,里外干掺之。出涎立愈。

【主治】一切牙疼及寒风蛀牙疼。

80687　救苦散(《医方类聚》卷九十八引《经验秘方》)

【组成】牛膝三钱　木瓜半两　防己三钱　防风三钱　川芎三钱　羌活半两　苍术半两　车前子二钱　木通二钱　鹭鸶藤半两　大黄二钱　甘草三钱　陈皮三钱　赤芍药三钱　地骨皮三钱　麦门冬二钱　香附子二钱　甘菊花一钱　夏枯草三钱　莲子半两　金银花

【用法】上剉散。分为五七服,每服水二大碗,煎至八分,临熟入酒一呷,空心、食前温服。却将滓煎汤熏洗。

【主治】脚气。

【备考】方中金银花用量原缺。

80688　救苦散(《医方类聚》卷九十四引《烟霞圣效方》)

【组成】五灵脂不以多少(捶碎,无石者好)

【用法】上为细末。心气痛,每服三钱,热醋调下;恶疮不出脓血及烧烫破并杖疮,新汲水调扫。

【主治】心气痛及恶疮、烧、烫、破、杖疮等。

80689　救苦散(《医方类聚》卷二三八引《烟霞圣效方》)

【组成】腊月豮猪儿粪不以多少

【用法】先地上掘窑相似,留烟出处,宽窄可盛一斗五升,里头先着熟火,上放药在内,门口大煅火一时辰,封闭不透风,来日早晨取出,研为细末。每服三五钱,热酒空心调服。

【主治】妇人产后一切血气不调,癖块疼痛不可忍者。

【宜忌】忌湿面冷硬之物。

80690　救苦散(《普济方》卷七十三)

【组成】朴消　雄黄各等分

【用法】上为细末。口内噙水,随患眼或左右鼻内嗅之。

【主治】赤眼,大疼痛不可忍者。

80691　救苦散(《普济方》卷二七五)

【组成】朱砂一钱　红娘子二个　斑蝥六个　雄黄一钱　没药一钱　金脚信一钱(细研)　南乳香半钱　海马一对　轻粉一钱　脑子一钱　密陀僧二钱(另研)　蜈蚣一对　麝香五分　水蛭四个　黄连一钱

【用法】上为细末,与密佗僧、蒸饼、乳汁为丸;如疔疮,作小尖锭子;若疮口大,捏作饼子,纴于疮内。

【主治】一切恶疮。

80692　救苦散(《袖珍》卷三)

【组成】粟壳(制)　当归　白芷各等分

【用法】上㕮咀。每服一两,水二盏,煎至八分,去滓,通口服,不拘时候。

【主治】痈疽疔疮。

【加减】痛甚,加乳香。

80693　救苦散(《万氏家抄方》卷一)

【组成】川芎　藿香　玄胡索　丹皮　朱砂各一钱　雄黄　白芷　皂角各四钱

【用法】上为细末。每用少许,以竹管吹入两鼻孔,即饮生葱、热茶取汗。

【主治】伤寒,伤风,头目不清。

【备考】《保命歌括》有藜芦三钱。

80694　救苦散(《痘疹全书》卷上)

【组成】羌活　防风　牛蒡　桔梗　酒黄芩　荆芥　灯心　人中黄　连翘

【用法】上药水煎,入竹沥、生姜汁少许,细细咽之。

【主治】痘将起发,便先头目肿者,此天行疫疠之气,大头瘟是也。

【备考】《种痘新书》无灯心,有川芎、甘草。

80695　救苦散

《育婴秘诀》。为原书同卷"搐鼻法"之异名。见该条。

80696　救苦散(《痘疹活幼至宝》)

【组成】人中白(火煅)五分　寒水石(井水飞过)三钱　青黛(飞过)五分　僵蚕一钱五分　冰片一分　牛黄二分

【用法】上为细末。先以苦茶拭过,随搽患处。

【主治】疹后口疮,牙疳。

80697　救苦散(《仙拈集》卷四)

【组成】血竭　白蜡各一钱　朱砂　轻粉各二钱

【用法】上为末。搽上。

【主治】杖疮久烂,有深坑者。

80698　救苦散

《梅氏验方新编》。为《痘疹心法》卷二十二"灭瘢救苦散"之异名。见该条。

80699　救苦膏(《普济方》卷三一五)

【组成】川牛膝　白芷　黄丹　乳香各五钱　当归　没药各一两　白蔹　贝母　茯苓　槐角各二两　川乌　杏仁(去皮尖)各二两

【用法】上为细末,加沥青八两,松香三两,同人木匣内,用香油四两,随模搏杵一气千余下,方成膏。外贴。

【主治】一切风湿疼痛,无名肿毒,死胎不下。

80700　救苦膏(《医方类聚》卷一九四引《经验秘方》)

【组成】川乌三钱(生用,勿火)　香白芷二钱　川牛膝五钱(焙)　当归一两(焙)　黄丹半两(飞过)　贝母二钱　魂润(即桃脂)一钱　白蔹二钱　白及二钱(焙)　没药七钱　乳香五钱(茗叶一片,将药放在叶上,用慢火慢焙干)　杏仁三两(用热汤泡去皮尖)　沥青半两　香油半盏　白胶香三两(入铁器,于火上熬数沸,放入冷水中)。

【用法】上没药、沥青、杏仁、乳香先捣，后用白胶香硇润和捣之，以上药俱要研为细末，和匀，用香油不时浇润，捣取出，揉和之。远近咳嗽，吐唾痰涎，背心穴贴；喘急痰盛，肺俞穴贴；前后心脾疼痛，随疼处贴；胸膈痞闷，少思饮食，胸骨上贴；赤白痢疾，脏寒泄泻，腰眼脐下贴；眼目赤障，疼痛作楚，太阳穴贴；耳鸣、头目昏眩，项窝穴贴；牙齿疼痛，膏药亭穴贴；男子久虚，肾气衰弱，腰膝筋骨疼痛，腰眼穴贴；闪朒骨折，手搦腕骨还旧，以膏药量伤处尺寸贴，软帛绵好竹片包裹扎定，三次收换，须候七日，如是伤重，十二日可效；妇人气虚血弱，腰脐腹胯疼痛，于脐下腰眼贴之；奶痈吹奶，于患处贴之；小儿一切痈疮失气痛，随患处贴；瘰疬漏疮，两膝肿痛，髀膝枯瘁，皮肤拘挛，踡卧不得屈伸，此证名曰鹤膝，以药烘贴；生产死胎，胞衣不下者，用川芎汤下七粒；余病随疼处、患处、伤处贴。

【功用】顺气发风，活血脉，壮筋骨。

【主治】男子、妇人左瘫右痪，半身不遂，口眼㖞斜，痈疽发背，疔肿恶疮，已未成脓，疼痛不止，打扑损伤；蛇虎犬咬，刀斧、汤烫伤，杖疮；及风寒湿痛，咳嗽喘急，痰涎壅盛，心脾疼痛，赤白痢疾，脏寒泄泻，眼目赤障，耳鸣头痛；牙痛，瘰疬，鹤膝，及妇人生产死胎，胞衣不下等。

80701 救苦膏(《疡医大全》卷七)

【组成】生姜　大蒜头　槐枝(向阳者)各一斤　葱白半斤　花椒(去目)二两　黄丹(水飞净)二斤

【用法】上用麻油四斤，文武火熬枯，滤去滓，再热，以桃、柳枝不住手搅，至滴水成珠，再下飞丹搅匀，候冷取起，摊贴。

【功用】消肿定痛。痈疽初起即消，已成即溃，已溃即敛。

80702 救苦膏(《全国中药成药处方集》沈阳方)

【组成】大黄二两　花粉七钱　牙皂八钱　蓖麻子二两　全蝎七钱　枳壳八钱　生地黄一两　桃仁七钱　白芷八钱　草乌一两　五倍子七钱　莪术一两　羌活　麻黄　肉桂　红大戟各八钱　香附　厚朴　穿山甲各七钱　蛇蜕五钱　当归一两五钱　甘遂　木鳖子各二两　川乌一两　三棱一两　巴豆　黄柏各八钱　芫花　杏仁　防风　独活　槟榔　细辛　玄参各七钱　黄连五钱　蜈蚣十条

【用法】上用麻油五十两，入群药浸数日，用慢火熬之，待滴水成珠后将药除去，兑入黄丹二十四两，密陀僧四两，成膏待用。贴患处。

【功用】解毒，散风，活血。

【主治】风寒湿痹，腰腿作痛，筋骨麻木，四肢不仁，半身不遂，口眼㖞斜，癥瘕积聚，肚腹疼痛；女子经血不调，赤白带下；膨闷胀饱，水臌痈疽，对口，无名肿毒。

80703 救败丹(《洞天奥旨》卷十一)

【组成】人参二钱　三七根末三钱　孩儿茶三钱　乳香一钱　白僵蚕二钱　轻粉一钱　发灰二钱

【用法】上为细末。掺于膏药内贴之。若不用膏药者，干掺妙；猪油调搽亦妙。

【主治】生疮毒时，不守房帏，疮黑暗，痛如刀割者。

80704 救败汤(《辨证录》卷八)

【组成】地骨皮　丹皮各五钱　人参三分　白芍三钱　山药一两　甘草二分

【用法】水煎服。

【主治】纵欲伤精，两胫酸痛，腰背拘急，行立足弱，夜卧遗泄，阴汗萎靡，精神倦怠，饮食减少，两耳飕飕如听风声，为初起之痨瘵。

80705 救败散(《辨证录》卷一)

【组成】当归　麦冬　人参各五钱　白芍五钱　柴胡　甘草各五分　北五味十粒　神曲三分

【用法】水煎服。

【主治】冬月伤寒五六日，吐泻后又加大汗，气喘不得卧，发厥者。

80706 救命丸

《普济方》卷三九四。为《杨氏家藏方》卷十八"救生丸"之异名。见该条。

80707 救命丹(《杨氏家藏方》卷十四)

【异名】神应丸(《百一》卷十三)。

【组成】草乌头(生，去皮尖)三两　半夏二两(生)　巴豆(去皮不去油，生)一两

【用法】上为细末，用枣肉为丸，如樱桃大。每服半丸，甚者一丸，食后温酒磨下。

【主治】破伤风。身体沉重，或角弓反张，搐搦不省人事。

80708 救命丹(《普济方》卷十六引《卫生家宝》)

【组成】辰砂一两(有墙壁者，细研)　豮猪血四两

【用法】上用水一斗，同置于银石器中，用炭火煮至一升，放冷，别用清水荡去猪血令净，渗朱砂干，以桃胶为丸，如麻子大。每服十丸，用去心麦门冬煎汤送下四五丸。

【主治】心虚气短，神志不宁，或多惊悸，语言颠错。

80709 救命丹(《洞天奥旨》卷十四)

【异名】仙传救命丹(《集验良方三百种》)。

【组成】穿山甲三大片(用蛤粉炒熟，不用粉)　甘草节二钱　乳香一钱　天花粉二钱　赤芍三钱　皂角刺五分(去针)　贝母二钱　没药五分　当归一两　陈皮一钱　金银花一两　防风七分　白芷一钱　白矾一钱　生地三钱

【用法】上用酒、水各数碗，煎八分，疮在上，食后服；疮在下，食前服。能饮酒者，再多饮数杯。

【主治】痈疽。

【加减】痈疽发背在头及脑后背脊，加羌活一钱，角刺倍之；在胸胁少阳经部位者，加柴胡一钱，瓜蒌仁二钱；在腹脐太阴者，加陈皮五分，赤芍三钱，白芷一钱；生在手臂膊，加桂枝三分；生在腿膝，加牛膝二钱，防己五分，黄柏一钱，归尾三钱；如肿硬，加连翘二钱，木鳖仁五分；倘是疔疮，方中加紫河车三钱，苍耳子二钱。如人虚弱，不溃不起，加人参三钱，甘草一钱；如人壮实，加大黄二钱，麻黄一钱(连根节用)。

【宜忌】忌酸醋、铁器。服毕宜侧卧，少暖有汗。

80710 救命丹(《疡医大全》卷三十六)

【组成】仙人柴(即九里香叶)

【用法】捣自然汁一杯，灌下。

【主治】跌打气绝，心头微热者。

80711 救命汤(《医心方》卷九引《极要方》)

【组成】麻黄八两　甘草四两(炙)　大枣三十枚　夜干(如博子)二枚

【用法】上以井花水一斗，煮麻黄再沸，纳余药，煮取四升，分四服。

【主治】上气，气逆满，喘息不通，呼吸欲死者。

80712 **救命散**（《圣济总录》卷三十八）

【组成】地龙（自死者或踏死者，焙干） 蛤粉各等分

【用法】上为细散。每服二钱匕，蜜水调下。

【主治】霍乱。腹胀，烦闷不止，手足厥逆。

80713 **救命散**（《圣济总录》卷一二三）

【组成】大黄（剉，炒） 黄连（去须） 白僵蚕（直者，炒） 甘草（生）各半两 腻粉三钱匕 五倍子一分

【用法】上为细散。每服一字，大人以竹筒子吸之，小儿以竹筒子吹之。如余毒攻心肺，咽有疮，用孩儿奶汁，调药一字，以鸡翎探之，呕者生，不呕者死。

【主治】脾胃热毒上攻心肺，喉咽有疮，并缠喉风。

80714 **救命散**

《医部全录》卷二〇三。即《普济方》卷二四九引《卫生家宝》"救痛散"。见该条。

80715 **救命散**（《卫生鸿宝》卷六引《卢怡亭信验方》）

【组成】黄柏 川连 黄芩 黄耆 薄荷各一钱 滑石（飞）三两

【用法】上为细末，香油或猪油调搽。

【主治】汤泼火烧。

80716 **救肺饮**

《脉因证治》卷上。为《兰室秘藏》卷中"救脉汤"之异名。见该条。

80717 **救肺饮**（《不居集》下集卷十）

【组成】人参七分 胡麻仁一钱（研） 真阿胶八分 桑叶三钱 麦冬一钱二分 杏仁七分 枇杷叶 甘草各一钱 石膏一钱五分 加郁金末

【主治】失血劳伤。

【加减】痰多，加贝母、瓜蒌仁；血枯，加生地；热甚，加犀角、羚羊。

80718 **救肺饮**（《医碥》卷六）

【组成】当归 白芍 麦冬 五味子 人参 黄耆 炙甘草 百合 款冬花 紫菀 马兜铃

【主治】❶《医碥》：虚损劳瘵。❷《医学集成》：劳嗽吐血。

【备考】《医学集成》有郁金。

80719 **救枯丹**（《辨证录》卷一）

【组成】玄参三两 甘菊花一两 熟地一两 麦冬二两 芡实五钱

【用法】水煎服。

【主治】冬月伤寒，发热口渴，谵语，时而发厥。

【方论选录】用玄参以散其脾胃浮游之火，甘菊以消其胃中之邪，麦冬以滋其肺中之液，助熟地以生肾水，庶几滂沱大雨，自天而降，而大地焦枯，立时优渥，何旱魃之作祟乎？又恐过于汪洋，加入芡实以健其土气，而仍是肾经之药，则脾肾相宜，但得其灌溉之功，而绝无侵凌之患。

80720 **救相汤**（《辨证录》卷九）

【组成】人参一两 巴戟天一两 肉桂三钱 炒枣仁五钱 远志二钱 茯神一钱 良姜一钱 附子一钱 柏子仁二钱 黄耆五钱 当归三钱 菟丝子二钱

【用法】水煎服。

【主治】中年阳事不举。

80721 **救荒丹**（《惠直堂方》卷四）

【组成】黑豆五升（洗净）

【用法】上蒸三遍，晒干，去皮为末，火麻子三升，汤浸一宿，捞出晒干，用牛皮胶水拌晒，去皮淘净，蒸三遍碓捣，渐次下黑豆末和匀，用糯米粥为丸，如拳大。入甑蒸，从夜至子，住火，至寅取出晒干，瓷器内盛，不令见风。每服三块，但饱为度。

【功用】辟谷疗饥，容颜佳胜，更不憔悴，滋润脏腑。

80722 **救咽丹**（《辨证录》卷五）

【组成】熟地二两 山茱萸八钱 山药一两 肉桂一钱 破故纸二钱 胡桃肉一个

【用法】水煎，冷服。

【主治】春月伤风二三日，咽中痛甚。

80723 **救胃煎**（《秋疟指南》卷二）

【组成】生地三钱 白芍三钱 黄连三钱 玉竹三钱 炒枳壳八分 杏仁三钱 桔梗二钱 石膏四钱 麦冬三钱 花粉三钱 生甘草各一钱 黄芩三钱 厚朴一钱

【用法】加水三茶碗，煎取一碗半，温服。

【主治】噤口痢。

80724 **救脉汤**（《兰室秘藏》卷中）

【异名】人参救肺散（原书同卷）、救肺饮（《脉因证治》卷上）、人参救肺汤（《医学纲目》卷十七）、救脉散（《医统》卷四十二）。

【组成】甘草 苏木 陈皮各五分 升麻 柴胡 苍术各一钱 当归梢 熟地黄 白芍药 黄耆 人参各二钱

【用法】上为粗末，都作一服。水二大盏，煎至一盏，去滓，稍温食前服。

【主治】吐血，衄血。

80725 **救脉散**

《医统》卷四十二。为《兰室秘藏》卷中"救脉汤"之异名。见该条。

80726 **救急丹**

《救急选方》卷下。为《辨证录》卷十"救死丹"之异名。见该条。

80727 **救急丹**（《全国中药成药处方集》北京方）

【组成】藿香 苍术各十两 公丁香 沉香各二两 五倍子 山慈菇 千金子霜 红芽大戟 木香各四两

【用法】上为细末，兑入雄黄、朱砂（上衣用）各二两，麝香、冰片各三钱（均为末），水泛为丸，如绿豆大。用方内朱砂加滑石十五两为衣。每服一钱，温开水送下。

【功用】祛暑止呕，息痛利水。

【主治】中暑呕吐，腹痛水泻。

【宜忌】忌食生冷，孕妇忌服。

80728 **救急水**（《全国中药成药处方集》重庆方）

【组成】广木香 公丁香 大茴香 肉豆蔻各五钱 细辛四钱 广橘皮五钱 荜茇五钱 生大黄一两五钱 厚朴八钱 牙皂五钱 良姜三钱 苍术八钱 藿香六钱 石菖蒲五钱 吴茱萸四钱 安桂三钱 白蔻三钱 干酒五斤

【用法】上为粗末，浸入酒内二十天后，去滓，另加樟脑一两，薄荷冰五分，瓶装。每次用二十至三十滴，六七岁儿

童用五至十滴，开水冲服。

【功用】提神醒脑。

【主治】气郁，翻胃，晕船，胸闷腹胀。

【宜忌】孕妇忌服。

80729 救急汤(《洞天奥旨》卷十二)

【组成】青黛二钱　山豆根二钱　玄参五钱　麦冬五钱　甘草一钱　天花粉二钱　生地五钱

【用法】水煎服。

【主治】喉痈，阴阳二火所致者。

80730 救急饮(《产科发蒙》)

【组成】炮姜　炮黑豆　当归身　川芎　益母草各一钱　玄胡索　牛膝各二钱

【用法】上用水二大碗，煎七分，和新鲜童便一盏服。

【主治】妇人临产血晕，闷绝欲死，或呵欠，或呕逆，或狂躁，或谵语失笑，及一切危症。

【加减】如血崩不止，加炒荆芥、人参各二钱。

80731 救急散(《圣济总录》卷一七三)

【组成】丁香二七粒　鸡屎矾(烧灰)　麝香(研)各一分　黄柏(去粗皮，剉)一两

【用法】上四味，除麝香外，捣罗为散，和匀。每服半钱匕，早晨米饮调下，相继煮苜蓿并葱，令熟与吃。

【主治】小儿疳痢久不愈。

80732 救急散(《云岐子保命集》卷下)

【组成】白芍(好酒炒)　阿胶　艾叶　熟地黄各四两　甘草　当归各三两

【用法】上㕮咀。水二升，煮取八合，分二次空心服。

【主治】产后赤白痢，腹中绞痛。

80733 救急散(《叶氏女科》卷二)

【组成】川芎(研末)一两

【用法】每服二钱，酒调下，一日二三次。

【功用】生胎即安，死胎即下。

【主治】从高坠下，胎动下血，腹痛不可忍。

80734 救急散(《全国中药成药处方集》沈阳方)

【组成】苍术二钱　姜连一钱半　厚朴　陈皮　制草　生芍　泽泻　茯苓　防风　车前　扁豆　佛手　滑石　清夏　寸冬　猪苓各三钱

【用法】上为细末。每服一至二钱，一日二三次，白开水送下。

【功用】和中健脾，止吐止泻，利水避秽，止渴。

【主治】卒然吐泻，心腹绞痛，呕吐恶心，四肢厥冷，口渴心烦；夏月伤暑腹痛，胃痛。

80735 救急散(《成方制剂》6册)

【组成】白附子　冰片　薄荷　柴胡　陈皮　川乌　大黄　葛根　滑石　黄连　黄芩　僵蚕　荆芥穗　桔梗　莲子心　木香　牛蒡子　牛黄　麝香　天麻　天南星　天竺黄　西河柳　雄黄　玄参　朱砂

【用法】上制成散剂，每瓶装1.5克。口服，一次0.75克，一日2次；周岁以内小儿酌减。

【功用】解表清热，镇静化痰。

【主治】内热食滞，外感风寒引起的身烧口渴，咳嗽痰盛，咽喉肿痛，惊风抽搐，夜卧不安，瘾疹不出。

80736 救急膏(《全国中药成药处方集》沈阳方)

【组成】大黄二两　花粉七钱　牙皂八钱　蓖麻子二两　全蝎七钱　枳壳八钱　生地黄一两　桃仁七钱　白芷八钱　草乌一两　五倍子七钱　莪术一两　羌活　麻黄　肉桂　红大戟各八钱　香附　厚朴　穿山甲各七钱　蛇蜕五钱　当归一两五钱　甘遂　木鳖子各二两　川乌一两　三棱一两　巴豆　黄柏各八钱　芫花　杏仁　防风　独活　槟榔　细辛　玄参各七钱　黄连五钱　蜈蚣十条

【用法】上用麻油五十两，入上药浸数日，用慢火熬之，待滴水成珠后，将药除去，兑入黄丹二十四两，密陀僧四两，成膏待用，贴患处。

【功用】解毒，散风，活血。

【主治】风寒湿痹，腰腿作痛，筋骨麻木，四肢不仁，半身不遂，口眼㖞斜，癥瘕积聚，肚腹疼痛；女子经血不调，赤白带下，膨闷胀闷；水臌，痈疽，发背，对口，无名肿毒。

80737 救哀汤(《辨证录》卷八)

【组成】黄耆一两　白术二两　人参五钱　茯苓一两　鳖甲　山茱萸　白芍各五钱　半夏三钱

【用法】水煎服。

【主治】哀哭过伤，病后成疟，困倦甚疲。

80738 救疫汤(《证因方论集要》卷三引汪蕴谷方)

【组成】黑豆　绿豆　白扁豆　贝母　生甘草　金银花　丹皮　当归　玉竹　生首乌　黄土　赤饭豆　老姜

【功用】补正气。

【主治】疫证。

【方论选录】四豆、黄土隐分五方之色；黑豆、绿豆、甘草、银花、黄土一派甘寒，分解足阳明、足少阴毒邪；当归、丹皮和血凉血，首乌益阴，直解营分毒邪；扁豆、贝母、玉竹甘养肺胃以生津液；赤饭豆利水道，用老姜一味通阳。

80739 救活丸(《普济方》卷一七八)

【组成】天花粉　大黑豆(炒)各等分

【用法】上为末，面糊为丸，如梧桐子大。黑豆百粒煎汤下。

【主治】肾虚疮渴。

80740 救济丹(《温氏经验良方》)

【异名】宝丹。

【组成】栀子三钱　藿香三钱　川连三钱　木瓜二钱　薄荷三钱　朱砂四钱

【用法】上药忌炒，晒干为细末，再加薄荷、冰片各四钱共研极细。鼻闻、内服皆可。

【功用】消暑逐秽，避四时不正之气。

【主治】头晕头痛，恶心欲吐，心中烦闷。

【加减】四季用，加甘草三钱；夏季用，不加甘草。

80741 救逆汤

《圣济总录》卷二十八。为《伤寒论》"桂枝去芍药加蜀漆牡蛎龙骨救逆汤"之异名。见该条。

80742 救逆汤(《胎产心法》卷中)

【组成】人参一两　当归三两　川芎二两　红花三钱

【用法】水煎，速服。久之不顺，再煎再服。

【主治】产母气血素亏，子无力转头，手足先出者。

80743 救逆汤(《温病条辨》卷三)

【组成】于加减复脉汤内去麻仁，加生龙骨四钱，生牡蛎八钱

【用法】煎如复脉法。

【主治】温病误表，津液被劫，或在少阴，或在厥阴，心中震震，舌强神昏，中无所主者。

【加减】脉虚大欲散，加人参二钱。

80744 **救逆散**（《辨证录》卷一）

【组成】人参二两　茯苓　白芍各一两　附子一钱　麦冬五钱　牛膝二钱　破故纸一钱

【用法】水煎服。

【主治】冬月伤寒，汗下后又加大吐，气逆，呕吐饱闷，胸中痞满，时时发厥，昏晕欲死，谵语如见神鬼，且知生人出入。此为坏症之不可救者。

80745 **救绝汤**（《傅青主男科》卷上）

【异名】救绝止喘汤（《石室秘录》卷六）。

【组成】人参　熟地各一两　山萸三钱　牛膝　五味子　白芥子各一钱　麦冬五钱

【用法】水煎服。

【主治】虚喘，气少息，喉无声，肩不抬。

80746 **救顽汤**（《辨证录》卷十三）

【组成】当归一两　黄耆一两　白术一两　生甘草三钱　熟地一两　山茱萸五钱　麦冬一两　柴胡一两　茯苓五钱　半夏二钱　防风一钱　连翘一钱　附子一片

【用法】水煎服。

【主治】久生恶疮，或在手足，或在头面，经年不愈，臭腐不堪。

80747 **救真汤**（《辨证录》卷二）

【组成】炒栀子三钱　炙甘草一钱　白芍一两　广木香（末）二钱　石菖蒲一钱

【用法】水煎服。

【主治】真心痛，手足冰冷，面目青红者。

80748 **救破汤**（《辨证录》卷二）

【组成】川芎一两　细辛一钱　白芷一钱

【用法】水煎服。

【主治】头痛如破，走来走去无一定之位者。

【方论选录】盖川芎最止头痛，非用细辛则不能直上于巅顶，非用白芷则不能尽解其邪气，而遍达于经络也。虽如藁本他药，未尝不可止通，然而大伤元气，终逊川芎散中有补之为得也。

80749 **救唇汤**（《辨证录》卷十三）

【组成】紫花地丁一两　金银花一两　白果二十个　桔梗三钱　生甘草三钱　知母一钱

【用法】水煎服。

【主治】头面唇口疔毒。

80750 **救损汤**（《辨证录》卷十二）

【组成】归身五钱　白芍三钱　白术五钱　人参一钱　生地一两　甘草一钱　苏木三钱　乳香末一钱　没药末一钱

【用法】水、酒煎服。

【功用】补血补气，去瘀安胎。

【主治】妇人跌闪失足，以致伤损胎元，因而疼痛。

80751 **救脏汤**（《石室秘录》卷六）

【组成】人参一两　麦冬三两　当归一两　天花粉二钱　玄参二两　白芍二两　荆芥二钱

【用法】水煎服。

【主治】少阳与厥阴两感，水浆不入，不知人者。

【方论选录】用当归者，助肝胆以生血也；多加麦冬者，救肺气之绝，以利肝胆之木，使火不旺而血易生，而后胃气有养，脏腑可救其坏也。

80752 **救脑汤**（《辨证录》卷二）

【组成】辛夷三钱　川芎一两　细辛一钱　当归一两　蔓荆子二钱

【用法】水煎服。

【主治】头痛连脑，双目赤红，如破如裂者。

【方论选录】细辛、蔓荆治头痛之药也，然不能直入于脑，得辛夷之导引则入之矣。但三味皆耗气之味，同川芎用之，虽亦得愈头痛，然而过于辛散，邪气散而真气亦散矣，故又加入当归之补气补血，则气血周通于一身，邪自不能独留于头上矣，有不顿愈者乎。

80753 **救祟汤**（《洞天奥旨》卷八）

【组成】人参五钱　黄耆一两　当归一两　金银花二两　茯苓三钱　贝母三钱　草乌一钱

【用法】上用水一碗，煎半碗，半饥服。

【主治】骨羡阴疮。

80754 **救婴丹**（《辨证录》卷七）

【组成】人参一钱　茯苓三钱　柴胡三分　白芍二钱　神曲五分　砂仁一粒　炮姜三分

【用法】水煎服。

【主治】小儿偶感风邪，发热身颤，手背反张。

80755 **救脱汤**（《类证治裁》卷二）

【组成】人参三两　附子一钱　黄耆三两　熟地　麦冬各一两　五味子一钱

【主治】精脱耳聋。

80756 **救脱汤**（《医学集成》卷三）

【组成】人参　北耆各一两　当归五钱　附子三钱　炮姜二钱

【主治】产后气脱。

80757 **救脱饮**（《辨证录》卷二）

【组成】人参一两　白术二两　附子一钱　干姜　半夏各三钱　贝母一钱

【用法】水煎服。

【主治】中风一时猝倒，痰涎壅塞，汗如雨出，手足懈弛不收，口不能言，囊缩，小便自遗者。

80758 **救痒丹**（《疡医大全》卷十三）

【组成】龙骨一钱　冰片三分　皂角刺一条（烧灰存性）

【用法】上为细末，用雄鼠胆一枚，水调匀，加人乳再调如厚糊，尽抹入耳孔内。

【主治】耳痒。

80759 **救惊丸**（《全国中药成药处方集》沈阳方）

【组成】薄荷三钱　僵蚕三钱　胆星四钱　白附子二钱　防风三钱　明天麻三钱　法夏四钱　全蝎（去钩）三钱　青黛四钱　甘草三钱　天竺黄三钱　钩藤三钱　麝香八分　片砂二钱　个牛黄五分　珍珠五分　琥珀二钱

【用法】上为细末，炼蜜为丸，三分五厘重，蜡皮封固。每服一丸，白开水送下。

【功用】定惊止痫，防止痉挛。

【主治】惊风内热，痉挛抽搐，五痫热厥。

80760 **救惊散**(《全国中药成药处方集》沈阳方)

【组成】洋参二钱　钩藤四钱　僵蚕五钱　全蝎三钱　朱砂二钱　天麻一钱半　胆星三钱　黄连五钱　粉草二钱　大黄六钱　梛片三分　牛黄四分　冰片三分　牵牛六钱　琥珀三钱

【用法】上为极细末，瓷瓶收贮，勿令泄气。周岁儿每服一分，白开水送下。

【功用】镇痉清热，安神定志。

【主治】急惊痰火，感风食伤，发热头痛，四肢抽搦，手足厥逆，两目直视，咳嗽腹胀，气促痰壅，惊悸神昏，呕吐泄泻。

【宜忌】忌辛辣生冷。

80761 **救惊散**(《成方制剂》10册)

【组成】大黄50克　牵牛子(炒)80克　茯苓30克　槟榔50克　朱砂25克　川贝母5克　红参20克　天竺黄15克　天麻15克　冰片4克

【用法】上制成散剂，每袋装2克。口服，十至十五岁一次2克，五至十岁一次1克，五岁以下酌减。一日2次。

【功用】泄热通便，化痰镇惊。

【主治】实火咳嗽，内热便秘，积食发热。

80762 **救涸汤**(《辨证录》卷三)

【组成】麦冬二两　熟地二两　地骨皮一两　丹皮一两　白芥子三钱

【用法】水煎服。

【主治】嗽血。

【方论选录】麦冬与熟地同用，乃肺肾两治之法也；加入地骨皮、丹皮者，实有微义，盖嗽血必损其阴，阴虚则火旺。然此火旺者，仍是相火，而非阳火也，用地骨皮、丹皮以解骨髓中之内热，则肾中无煎熬之苦，自然不索于肺金，而肺中滋润，自然清肃之气下济于肾内，子母相安，则肾水渐濡，可以养肝木，可以制心火，外侮不侵，家庭乐豫，何至有损耗之失哉。至于白芥子，不过消膜膈之痰，无他深意。以阴虚咳嗽者，吐必有痰，故取其不耗真阴之气也。

80763 **救焚汤**(《洞天奥旨》卷十二)

【组成】当归五钱　丹皮三钱　生地五钱　甘草二钱　苦参二钱　生萝卜一大个(捣汁)　槐花三钱　黄连一钱

【用法】水煎服。

【主治】火伤疮。

80764 **救焚散**(《痘疹传心录》卷十五)

【组成】益母草　楝树花(晒干)　地蜈蚣草　紫花地丁(连根，晒)　紫草茸　地青草(即尖刀草)　大血结草　扁蓄(晒)

【主治】痘疔痈肿。

80765 **救喉汤**(《辨证录》卷三)

【组成】射干一钱　山豆根二钱　玄参一两　麦冬五钱　甘草一钱　天花粉三钱

【用法】水煎服。

【主治】咽喉忽肿大作痛，吐痰如涌，口渴求水，下喉少快，已而又热呼水，咽喉长成双蛾，既大且赤，其形宛如鸡冠，即俗称为缠喉风。

【方论选录】玄参为君，实足以泻心肾君相之火；况佐之豆根、射干、天花粉之属，以祛邪而消痰，则火自归经，而咽喉之间，关门肃清矣。

80766 **救脾饮**(《辨证录》卷一)

【组成】人参　茯苓　巴戟天各五钱　山药　芡实各一两　北五味　陈皮各五分　神曲五分

【用法】水煎服。

【主治】冬月伤寒，身重，目不见人，自利不止。

80767 **救痘煎**(《仙拈集》卷三)

【组成】人参三钱　陈皮　荆芥(炒黑)各一钱　玄参　当归各二钱

【用法】以水二钟，煎八分，灌下。

【主治】痘色黑者。

80768 **救痫丸**(《惠直堂方》卷二)

【组成】山药　人参　远志　防风　紫石英　茯神　虎骨　虎睛　龙齿　丹参　石菖蒲　细辛　五味子各二钱五分　珍珠四分　辰砂二钱(为衣)

【用法】上为末，神曲糊丸，如绿豆大。每服五六十丸，早晨清汤送下。

【主治】癫痫。

80769 **救痛散**(《普济方》卷二四九引《卫生家宝方》)

【组成】木香(煨)　肉豆蔻(面裹，煨)各半两　荆三棱(煨)　茴香(炒)　马蔺花(醋炒)　金铃子(去核)各一两

【用法】上为末。每服一大钱，热酒调下。

【主治】小肠疝气，筑心疼痛，不可忍者。

【备考】本方方名，《医部全录》引作"救命散"。

80770 **救暍丹**(《辨证录》卷六)

【组成】青蒿五钱　茯神三钱　白术三钱　香薷一钱　知母一钱　干葛一钱　甘草五分

【用法】水煎服。

【主治】中暍。行役负贩，驰驱于烈日之下，感触暑气，一时猝倒。

【方论选录】此方用青蒿平胃中之火，又解暑热之气，故以之为君；香薷解暑，干葛散热，故以之为佐；又虑内热之极，但散而不寒，则火恐炎上，故加知母以凉之；用白术、茯苓利腰脐而通膀胱，使火热之气俱从下而趋于小肠以尽出也。火既下行，自然不逆而上冲，而外暑、内热各消化于乌有矣。

80771 **救睛丸**(《葆光道人眼科龙木集》)

【组成】栀子　薄荷叶　赤芍药　枸杞子各二两　苍术三两

【用法】上为末，酒糊为丸，如梧桐子大。每服三十丸，井花水送下，或茶清送下亦可。

【主治】旋螺突睛。

【加减】年老之人，加茯苓三两。

80772 **救睛丸**(《准绳·类方》卷七)

【组成】苍术　枳实　甘草　川芎　荆芥　蝉蜕　薄荷　当归　木贼　草决明　谷精草各等分

【用法】上为末，炼蜜为丸，如弹子大。每服一丸，食后茶清送下。

【主治】睛肿，旋螺突出，青盲有翳。

80773 **救睛散**(《银海精微》卷上)

【组成】川芎　防风　羌活　甘草　木贼　石膏　薄

荷　菊花　石决明

【用法】上为末。每服三钱,清茶调下。

【主治】五脏壅热,肝膈毒气上冲,忽然眼目肿痛难忍,五轮振起。

80774 救痿丹(《石室秘录》卷六)

【组成】麦冬三两　元参三两　金银花三两　白芥子三钱　桔梗三钱　生甘草三钱

【用法】水煎服。

【主治】肺燥复耗之,必有吐血之苦,久则成肺痿。

80775 救衊丹(《辨证录》卷六)

【组成】黄连二钱　丹皮三钱　茯神二钱　麦冬五钱　玄参一两　生枣仁三钱　生地三钱　柏子仁一钱

【用法】水煎服。

【主治】心热之极,火刑肺金,鼻中出黑血不止,名曰衄衊。

80776 救腐汤(《辨证录》卷十三)

【组成】人参一两　当归一两　黄耆二两　白术一两　茯苓五钱　黄柏三钱　薏仁五钱　泽泻三钱　白芍一两　葛根三钱　炒黑栀子三钱

【用法】水煎服。

【主治】❶《辨证录》:饮烧酒入房,精不得泄,至夜半寒热烦渴,小便淋赤,痰涎涌盛,明日囊肿焮痛,又明日囊处悉腐,玉茎下面贴囊者亦腐,而成囊痈。❷《医林纂要》:囊痈、便毒、鱼口溃后,烂腐不能收功者。

【方论选录】酒毒成于怫抑,平肝泄火利湿解毒宜也。何以又用参、耆、归、术以补其气血耶?大凡气血盛者,力能胜酒,纵酣饮而无碍。服火酒而腐,必成于火酒之毒,亦其气血之衰,力不能胜酒,所以两火相合,遂至焚身外腐。苟不急补其气血,则酒毒难消,而腐肉又何以速长哉。

【备考】《医林纂要》有龙胆草三钱。

80777 救暴散(《鸡峰》卷十)

【组成】真明净乳香一块(皂子大)

【用法】上用倒流水于砚瓦中,以墨同研,约半盏,碎尽香为度。顿服。

【主治】鼻血。

80778 救瘵汤(《辨证录》卷八)

【组成】熟地五钱　白芍二钱　山药二钱　沙参三钱　地骨皮五钱　麦冬二钱　北五味十粒　人参五分　白薇五分　白芥子一钱　鳖甲一钱　茯苓一钱

【用法】水煎服。

【主治】纵欲伤精,两胫酸痛,腰背拘急,行立足弱,夜卧遗泄,阴汗萎靡,精神倦怠,饮食减,耳飕飕如听风声,为初起之痨瘵。

【宜忌】必须断色欲。

80779 救瞳汤(《辨证录》卷六)

【组成】熟地一两　山茱萸五钱　甘菊花三钱　玄参一两　柴胡五分　白芍一两　当归五钱　山药三钱　丹皮五钱

【用法】水煎服。

【主治】双目不痛,瞳神日加紧小,口干舌苦。

80780 救心神丹(《辨证录》卷一)

【组成】人参一两　黄连三钱　菖蒲二钱　茯苓五钱　白芍一两　半夏三钱　附子一分

【用法】水煎一碗,以笔管通于病人喉中,另使亲人含药送下。

【功用】助包络之气,祛邪,返死回生。

【主治】冬月伤寒,至十二日之后,忽然厥发,发则如死人一样,但心中火热,其四肢如冰,有延至三四日而身体不腐者。

【方论选录】此方用人参以固其生气,以黄连清其心中包络之火邪,加附子一分为先锋,加菖蒲为向导,引人参、黄连突围而共入于心中;又得白芍、茯苓、半夏平肝而不助火,利湿而共消痰,则声援势盛,攻邪尤易也。或疑用黄连以清热是矣,何必助之以人参,而用人参亦不必如此之多。孰知六经传遍以攻心,则脏腑自虚,多用黄连,而不君之人参,则有勇无谋,必至斩杀过甚,反伤元气,又有主弱臣强之虞矣,虽救君于顷刻,而不能卫君于崇朝,不几虚用奇兵哉。

80781 救生命散

《普济方》卷九十一。为《圣济总录》卷六"救生散"之异名。见该条。

80782 救苦灵丹(《青囊秘传》)

【组成】三黄汤　煅石膏(研末)四两　黄蜡十两　白蜡十两　密陀僧(研末)一两　花椒(去茎)一两五钱

【用法】上用麻油三斤,煎滚入花椒,煎黑去滓,煎至滴水成珠,将白蜡熔化,次下甘石、陀僧,调匀成膏,将皮纸裁成八寸长,三寸阔,油面拖之,凉干收用,愈陈愈妙。

【主治】臁疮,血风湿毒诸疮。

80783 救苦灵膏(《集验良方》引程竹楼方)

【组成】炉甘石四两(制)　黄蜡十两　白蜡十两　密陀僧一两(研细)　花椒一两五钱(去茎净)

【用法】上用麻油三斤煎滚,将花椒放下,煎黑捞去滓,候油熬至滴水成珠不散为度,再将黄白蜡下,次入炉甘石、陀僧,调匀成膏。其膏用拖法,将顶高皮纸裁八寸,三寸阔,锅面拖之,凉干收用,愈陈愈妙。

【主治】男妇内外臁疮,血气蚁窠,脚上一切湿毒诸疮。

80784 救苦金丹(《全国中药成药处方集》北京方)

【组成】当归六十四两　木香十六两　玄胡索　藁本　白薇　赤石脂(生)　黄柏　丹皮　阿胶　黄耆　人参(去芦)　山药　川芎　白芍　甘草　熟地　没药　白芷　黄芩　砂仁　鹿角　白术　茯苓各六十四两　血余炭　蕲艾(炭)　小茴香各八两　青蒿　乳香　杜仲　锁阳　菟丝子　红花　肉桂　续断　紫苏叶　补骨脂各十六两　松香脂　红、白鸡冠花各三十二两　橘皮九十六两　益母草二百四十两

【用法】上以青蒿、川芎、木香、益母草、白芷、藁本、白术、砂仁、黄芩、橘皮、紫苏叶、续断、肉桂、红花十四味,共为粗末,铺晒,余下罐,加黄酒一千一百八十四两,蒸三昼夜,再将群药加在一起,共为细末,炼蜜为丸,重三钱。每服一丸,一日二次,温开水送下。

【功用】益气调经。

【主治】经期不准,腹部胀痛,癥瘕痞块,精神疲倦。

【宜忌】孕妇忌服。

80785 救疫神方(《百一》卷七引《夷坚庚志》)

【组成】黑豆二合(炒令香熟)　甘草二寸(炒黄)

【用法】上以水二盏，煎至一半，时时呷之。

【主治】疫证发肿者。

80786 **救绝仙丹**(《石室秘录》卷四)

【组成】山羊血三钱　菖蒲二钱　人参三钱　红花一钱　皂刺一钱　制半夏三钱　苏叶二钱　麝香一钱

【用法】上各为末，炼蜜为丸，如龙眼核大。酒化下。

【主治】五绝卒倒昏迷。

80787 **救绝神丹**(《医学集成》卷二)

【组成】当归　白芍各一两　滑石三钱　枳壳　槟榔各二钱　莱菔一钱半　广香　甘草各一钱　蕹子七个

【主治】痢疾，赤白相杂者。

80788 **救儿回生汤**(《辨证录》卷七)

【组成】人参二钱　白术三钱　茯苓一钱　砂仁三粒　炒黑干姜五分　山楂五粒　萝卜子五分　车前子一钱　厚朴三分　神曲三分　半夏五分

【用法】水煎服。

【功用】补脾胃，止吐泻。

【主治】小儿风寒湿三者合而成痉，头摇手动，眼目上视，身体发颤，或吐而不泻，或泻而不吐。

80789 **救土通肠汤**(《辨证录》卷九)

【组成】玄参二两　当归一两　生地一两　知母一钱　厚朴一钱　升麻五分　大麻子三十粒

【用法】水煎服。

【主治】脾火作祟，大便闭结，口干唇裂，食不能消，腹痛难忍，按之益痛，小便短涩。

【方论选录】此方玄参、生地补脾土之阴，又是泻命门、脾胃之火；当归取以润肠；知母、厚朴取其下行以解热；升麻提脾土之气，则阳升而阴自降；大麻子最润大肠而引火下行，不使阴气上升，正助升麻以提阳气。阳既升而阴又降，则津液无干涩之虞，何患大肠之不通哉。

【加减】二剂大便必通，减去大麻子、知母，再用四剂。

80790 **救亡生阴汤**(《辨证录》卷六)

【组成】人参二两　熟地四两　山茱萸二两　北五味五钱　茯神一两　白芍一两

【用法】水煎服。

【主治】中暑热症，发汗亡阴，大汗如雨，一出而不能止者。

【方论选录】此方熟地、山萸、五味子均是填精补水之味，茯神安其心，白芍收其魂，人参回其阳，此人之所知也。阴已外亡，非填其精髓，何以灌溉涸竭之阴；阳以外亡，非补其关元，何以招其散失之阳？山萸、五味补阴之中，仍是收敛之剂，阴得补而水生，则肾中有本；汗得补而液转，则心内无伤；又得茯神以安之，白芍以收之，则阳回阴返，自有神捷之机也。

80791 **救元补体汤**

《证因方论集要》卷三。为《杂症会心录》卷上“救元补髓汤”之异名。见该条。

80792 **救元补髓汤**(《杂症会心录》卷上)

【异名】救元补体汤(《证因方论集要》卷三)。

【组成】熟地五钱　人参三钱　当归三钱　紫河车一钱　茯苓一钱　麦冬一钱五分　枣仁一钱五分(炒，研)　熟附五分　鹿茸一钱　五味子七粒　桂圆肉五枚

【用法】水煎服。

【主治】心主不明，头痛昏愦。

80793 **救心败邪汤**(《洞天奥旨》卷六)

【组成】人参一两　茯苓五钱　麦冬五钱　熟地一两　山药一两　芡实一两　甘菊花五钱　芍药五钱　忍冬藤二两　远志三钱　天花粉三钱　王不留行三钱

【用法】上用水数碗，煎一碗，一气饮下。

【主治】正胸生疽。

80794 **救心荡寒汤**(《石室秘录》卷六)

【组成】人参三两　良姜三钱　附子三钱　白术三两

【用法】水煎服。

【主治】阴寒直少阴肾中，手足青黑者。

【方论选录】此方妙在良姜入心，同附子斩关直入，然非参、术之多用，亦不能返元阳于无何有之乡也，故必须多用而共成其功耳。

80795 **救生一字散**(《幼幼新书》卷九引郑愈方)

【组成】干蝎四十九个(脚手头全，不用肚，为细末)　蜈蚣一条(全者，不用中节，为细末)　雄黄半钱(研细为末)　脑　麝各少许(研为细末)

【用法】上为细末。每服一字，用湿生虫七个研汁，薄荷汤少许同调匀与服，不拘时候。

【主治】小儿急慢惊风，搐搦，涎盛，目睛直视。

【宜忌】忌一切毒物。

【临床报道】慢惊：绍兴已巳春，长沙排岸王忠翊幼子，忽患慢惊，手足时搐，身冷汗出，四肢皆若绵带，诊其脉极微细，其家以谓必死矣。但胸前微暖，口中微气，为不忍弃尔。其郑愈忽投此药，至午间已少醒，至夜精神渐出，不三日而平矣。

【备考】本方方名，《永乐大典》引作“一字散”。

80796 **救生夺命丹**

《医方类聚》一七九引《新效方》。为《医方类聚》卷一九一引《经验秘方》“夺命丹”之异名。见该条。

80797 **救生菖阳汤**(《准绳·幼科》卷九)

【组成】石菖蒲　天麻　生乌蛇肉　全蝎　白僵蚕　附子(炮，去皮脐)　羌活　人参　白附子各半两

【用法】上为粗末。每服三钱，水两盏，加生姜五片，薄荷五叶，煎至一盏，滤去滓，温热时时与服。

【主治】小儿中风昏迷。

80798 **救死活命丹**(《救伤秘旨》)

【组成】自然铜(煅，醋淬七次)二钱　朱砂五分　孩儿牙齿一个(火煅)　鸡子一个(用针七支，刺鸡子内，加古屋朝东壁泥一块，桑木一寸，金不拘多少，水一碗，同鸡子放锅内煮熟，去白用黄)

【用法】上为细末，炼蜜为丸。每服一厘，不可多用。

【功用】活血化瘀，镇静宁神。

【主治】跌打损伤。

80799 **救伤真效丸**(《中医伤科学讲义》)

【组成】红花　蒲黄　五灵脂　香附　骨碎补　自然铜　三七各二两　赤芍　桃仁各一两六钱　泽兰叶一两二钱　乳香　没药　血竭各八钱　虎骨四钱　马钱子四钱

【用法】上为细末，炼蜜为丸，每丸一钱重。退肿消瘀后每日服三丸。

【主治】骨与关节损伤。

80800 **救产止痉汤**（《辨证录》卷七）

【组成】人参五钱　当归一两　川芎三钱　荆芥（炒黑）一钱

【用法】水煎服。

【主治】妇人新产之后，忽然手足牵搐，口眼㖞斜，头摇项强，甚则角弓反张。

【方论选录】此方即佛手散之变，大补其气血之虚，加之人参则气更旺矣。气旺而邪不敢敌，况有荆芥引血归经之药，血既归经，而邪何能独留？况荆芥原能祛邪而不损正气，故可两用之，以出奇耳。倘不补气血，惟事祛风，则血舍更空，风将直入，是立杀其妇矣，可不慎哉！

80801 **救产益母丸**（《履霜集》卷二）

【异名】救产丸。

【组成】益母草八两　香附四两（盐、醋、酒、童便制）　苍术四两（米泔浸，炒）　泽兰叶四两　桃仁四两（去皮尖，麸炒，双仁勿用）　延胡四两（酒炒）　当归二两　川芎二两　牛膝二两（俱酒炒）　炙草二两

【用法】上为末，大黄膏为丸，每丸晒干重二钱，收用。每服一丸，用黄酒送下。若子死腹中，产母腹冷胀疼，上则口角呕沫，下则小便流血，手足冰冷，指甲青黑，急以车前子一钱（去壳，炒香）研末，同丸热酒服之。

【主治】产难，横生倒产，胎衣不下，并产后血晕眼花，言语错乱，心闷口干，寒热似疟，四肢浮肿，癫狂不语，泻痢腹疼，大小便闭结，下血如涌，胸膈气满，呕吐不安，咳嗽喉中似蝉声，面黄舌干，鼻中流血，遍身生黑点血斑。

80802 **救汗回生汤**（《辨证录》卷一）

【组成】人参三两　当归二两　柴胡二钱　白芍一两　陈皮五分　甘草一钱　麦冬五钱

【用法】水煎服。

【主治】冬月伤寒五六日，吐泻后又加发汗，气喘不得卧，发厥者。

【加减】二剂后减去柴胡，将此方减去十分之六，渐渐调理。

【方论选录】此救坏病之一法也。人见人参之多用，未必不惊用药之太峻，殊不知阳已尽亡，非多用人参，何以回阳于无何有之乡？尚恐人参回阳而不能回阴，故又佐以当归之多，助人参以奏功。至于白芍、麦冬之多用，又虑参、归过于勇猛，使之调和于肺、肝之中，使二经不相战克，而阳回于阴之中，阴摄于阳之内，听柴胡之解纷，实有水乳之合也，何必以多用参、归为虑哉。

80803 **救阳理痨汤**

《冯氏锦囊·杂症》卷十一。为《医宗必读》卷六“新定拯阳理痨汤”之异名。见该条。

80804 **救阴双解散**（《点点经》卷三）

【异名】温补双解散。

【组成】当归　川芎　白芍　生地　栀仁　木通　淡竹　黄耆各一钱五分　黄芩　连翘　葳蕤　黄柏各一钱　甘草三分　黑枣五枚

【用法】竹茹一团为引，水煎服。

【主治】诸阳火动，下后前病不休，身热如常，及一切杂症。

80805 **救阴平肝汤**（方出《温热经纬》卷四，名见《喉科家训》）

【组成】犀角　连翘　鲜菖蒲　鲜生地　玄参　羚羊角　钩藤　银花露　至宝丹（另化服）

【用法】水煎服。

【主治】湿热证，壮热口渴，舌黄或焦红，发痉，神昏谵语，或邪灼心包，营血已耗者。

80806 **救阴泻阳汤**（《点点经》卷三）

【异名】加味凉膈散。

【组成】黄柏　山栀　生地　淡竹各一钱五分　连翘　黄连　黄芩　半夏　胆星各一钱　木通二钱　大黄　芒消各三钱　甘草三分

【用法】淡竹茹一团引，水煎服。

【主治】阴反阳，身热大渴，六脉洪弦，浮大紧实，二便不通，日夜不寐，或汗不收，喉结痰喘，狂言见邪，及诸阳火发。

80807 **救阴保元汤**（《杂症会心录》卷下）

【组成】熟地二钱　丹皮一钱　山药一钱　麦冬一钱五分　南沙参一钱　黄耆一钱（炙）　炙甘草八分　黑豆三钱

【用法】水煎服。

【主治】遗毒肿腮。

80808 **救阴逐暑饮**（《秋疟指南》卷二）

【组成】大黄三钱　麦冬三钱半　淡竹叶一钱半　生山栀二钱　条芩四钱　云连八分　滑石三钱　杏仁一钱半　花粉二钱　青蒿四分　连翘一钱半　元参三钱　玄明粉一钱

【用法】用水二碗，煎至一碗服之。

【主治】暑湿，浑身壮热，头痛口渴，舌苔焦黄，大便秘结，溲溺赤涩，或兼腰痛，或腹中饱滞而欲呕，甚则神昏谵语，舌苔焦黑，昼夜不已。

80809 **救阴理痨汤**

《冯氏锦囊·杂症》卷十一。为《医宗必读》卷六“新定拯阴理痨汤”之异名。见该条。

80810 **救阴清痢饮**（《慈航集》卷下）

【组成】赤鲜首乌八钱（打碎）　当归八钱　白芍八钱（酒炒）　枳壳一钱八分（炒）　车前子三钱　槟榔一钱五分　莱菔子三钱（炒，研）　煨广木香一钱五分

【用法】水煎服。

【主治】久痢伤阴危证，内热不除，舌苔焦黑，痢下不止，正虚邪胜。

80811 **救呆至神丹**

《集成良方三百种》。为《石室秘录》卷三“救呆至神汤”之异名。见该条。

80812 **救呆至神汤**（《石室秘录》卷三）

【异名】收呆至神汤（《串雅内编》卷一）、救呆至神丹（《集成良方三百种》）。

【组成】人参　柴胡　当归　白芍　半夏　甘草　生枣仁　天南星　附子　菖蒲　六曲　茯苓　郁金

【用法】水煎服。

【主治】抑郁不舒，愤怒而成呆病。

【备考】本方方名《串雅内编选注》引作“收呆汤”。方中用量，《串雅内编》作：人参一两，柴胡一两，当归一两，白芍四两，半夏一两，甘草五钱，生枣仁一两，天南星五钱，附子一钱，菖蒲一两，神曲五钱，茯苓三两，郁金五钱。

80813 救肝开郁汤(《石室秘录》卷六)

【组成】白芍二两　柴胡一钱　甘草一钱　白芥子三钱　白术五钱　当归五钱　陈皮二钱　茯苓五钱

【用法】水煎服。

【主治】气郁不能言。

80814 救苦化坚丸

《杏苑》卷八。即《兰室秘藏》卷下"救苦化坚汤"改为丸剂。见该条。

80815 救苦化坚汤(《兰室秘藏》人卫本卷下)

【异名】救苦胜灵汤(《准绳·疡医》卷三)、消瘰化坚汤(《医林纂要》卷十)。

【组成】黄耆一钱　人参三分　炙甘草五分　真漏芦　升麻各一钱　葛根五分　连翘一钱　牡丹皮三分　当归身　生地黄　熟地黄各三分　白芍药三分　肉桂二分　柴胡八分　鼠黏子三分　羌活一钱　独活　防风各五分　昆布二分　京三棱(煨)二分　广茂(煨)三分　益智仁二分　大麦芽面一钱　神曲末(炒黄色)二分　黄连(去须)三分　黄柏(炒)三分　厚朴三钱二分(姜制)

【用法】上为细末,汤浸蒸饼为丸,捻作饼子,晒干,捣如米粒大。每服三钱,白汤送下。

【主治】瘰疬,马刀挟瘿。

【加减】如气短不调及喘者,加人参剂量;如夏月,倍白芍药,冬寒则不可用;如有烦躁者,去肉桂;如疮不在少阳经,去柴胡;无肿者,不用鼠黏子;如疮不坚硬,不用京三棱、广茂;如无唾多、吐沫、吐食,去益智仁;如有热,或腿脚无力,或躁烦欲去衣,宜加用黄柏,无则不用;如无腹胀,不用厚朴;如气不顺,加橘皮,甚者加木香少许;如只在阳明分为瘰疬者,去柴胡、鼠黏子;如在少阳分,为马刀挟瘿者,去独活、漏芦、升麻、葛根,加瞿麦穗三分;如本人素气弱,其病势来时气盛而不短促者,不可考其平素,宜作气盛而从病变之权也,宜加黄芩、黄连、黄柏、知母、防己之类,视邪气在上中下三处,假令在上焦加黄芩(一半酒洗,一半生用),在中焦加黄连(一半酒洗,一半生用),在下焦则加酒制黄柏、知母、防己之类;如本人大便不通而滋其邪盛者,加酒制大黄以利;如血燥而大便燥干者,加桃仁、酒制大黄二味;如风结燥不行者,加麻仁、大黄;如风涩而大便不行,加煨皂角仁、大黄、秦艽以利之;如脉涩,觉身有气湿而大便不通者,加郁李仁、大黄以除气燥也;如阴寒之病为寒结闭而大便不通,以《局方》中半硫丸或加煎附子、干姜,冰冷与之。大抵用药之法,不惟疮疡一说,诸疾病量人素气弱者,当去苦寒之药,多加人参、黄耆、甘草之类,泻火而先补其元气,余皆仿此。

【方论选录】黄耆护皮毛间腠理虚,及治血脉生血,亦疮家圣药也,又能补表,实元气之弱也;人参补肺气之药也;炙甘草能调中,和诸药,泻火,益胃气,亦能去疮邪;漏芦、升麻、葛根三味俱足阳明本经药也;连翘一味,十二经疮中之药,不可无也,能散诸血结气聚,此疮家之神药也;牡丹皮去肠胃中留滞宿血;当归、生地、熟地,诸经中和血、生血、凉血药也;白芍药其味酸,其气寒,能补中益肺之虚弱,治腹中痛必用之;肉桂大辛热,能散结积,阴证疮疡须当少用之,此寒因热用之意,又为寒阴覆盖其疮,用大辛热以消浮冻之气;柴胡功同连翘;羌活、独活、防风,此三味必关手足太阳证,脊痛项强,不可回视,腰似折,项似拔者是也;昆布其味大咸,若疮坚硬结硬者宜用,咸能软坚;麦芽治腹中缩急,兼能消食补胃;黄连以治烦闷;黄柏泻肾中伏火也。

【备考】本方方名,《济生拔萃》本作"救苦胜灵丹";改为丸剂,名"救苦化坚丸"(见《杏苑》)。

80816 救苦灭斑散

《景岳全书》卷六十三。为《痘疹心法》卷二十二"灭斑救苦散"之异名。见该条。

80817 救苦玉雪丹

《全国中药成药处方集》上海方。为《良方集腋》卷下"玉雪丹"之异名。见该条。

80818 救苦回生丹(《解围元薮》卷三)

【组成】乳香　没药　当归　川芎各一两五钱　五灵脂　檀香　松香　自然铜(醋煅)　威灵仙各一两　虎骨(炙)　地龙　草乌各五钱　天麻七钱　全蝎二钱　麝香三钱　荆芥　白芷　苦参各一两二钱　番木鳖三十个(炙)　冰片三分　京墨一块　黑豆二合(炒)　闹羊花五钱　僵蚕六钱

【用法】上为末,糯米饭为丸,如龙眼大,朱砂为衣,金箔(飞)裹。每服一丸,薄荷酒磨下。如昏迷则病愈。若妇人血晕,经闭,胎衣不下,用炒焦黑豆,淋酒服之。

【主治】历节,半肢,紫云,哑风,蛊风,干风,走注遍身,寒湿麻痹瘫痪,中风不语,口眼㖞斜;妇人产后血晕,经闭,胎衣不下。

【备考】《疡医大全》有枫香、紫荆皮,无当归、檀香。

80819 救苦观音散(《银海精微》卷上)

【组成】桔梗　当归　连翘　藁本　细辛　苍术　龙胆草　羌活　黄连　知母　黄芩　黄柏　川芎　柴胡　防风　升麻　生地黄　红花各等分

【用法】炼蜜为丸。能吞者每服四五十丸,小者量服之。

【主治】小儿痘疹伤眼初起,睛上红紫涩痛。

80820 救苦拔毒丹(《卫生鸿宝》卷二)

【组成】雄蜒蚰(背有白纹者是)二条　葱白三寸

【用法】上药捣烂,加雄黄、白及研匀,少加冰片、麝香,敷患处。

【主治】顶门疽,脑发,对口,发鬓,发眉。

80821 救苦胜灵丹

《兰室秘藏》济生拔萃本卷下。即原书人卫本"救苦化坚汤"。见该条。

80822 救苦胜灵汤

《准绳·疡医》卷三。为《兰室秘藏》卷下"救苦化坚汤"之异名。见该条。

80823 救苦神白散(《卫生宝鉴》卷九)

【组成】川芎　甘松　白芷　赤芍药　两头尖　川乌(去皮)各六分　甘草(炙)八钱

【用法】上为末。每服二钱,茶清调下,服后饮热汤半盏。

【主治】男子、妇人偏正头痛,眉骨两太阳穴痛,及热上攻头目,目赤不已,项筋拘急,耳作蝉鸣。

80824 救苦黄耆散(《杂类名方》卷十)

【组成】黄耆　甘草　当归　瓜蒌根　芍药各一两五钱　悬蒌一对　熟地黄不拘多少　金银花二两　皂角棘针(为引)

【用法】上㕮咀。每服五钱，无灰好酒一升，同引子装于瓷瓶内，将瓶用笋叶封，坐于锅内，上以大盆覆锅口，盆外用黄土封之，无令出气，煮之，外闻药香为度。取出瓶，澄定饮清，将药滓再添酒一升，依前煮服，若不饮酒者，以水煮服，若酒少者，酒、水各半煮服。疮在上，食后临卧服；在下，空心服之。

【主治】诸恶疮痈疖。

80825 救肾安逆汤（《杂症会心录》卷下）

【组成】熟地三钱　丹皮一钱　泽泻一钱　山药一钱　茯苓一钱　萸肉一钱　沙参一钱　五谷虫一钱四分（酒炒，研末）

【用法】水煎服。

【主治】久病体虚，脉虚。

80826 救肾活肝汤（《石室秘录》卷六）

【组成】白术三两　当归一两　人参五钱　熟地一两　山茱萸五钱　附子一钱　肉桂二钱

【用法】水煎服。

【主治】阴寒直中肾经，两胁作痛，手足指甲尽青，囊缩拽之不出，踡曲向卧者。

80827 救败求生汤（《傅青主女科》卷下）

【组成】人参二两　当归二两（酒洗）　白术二两（土炒）　九蒸熟地一两　山萸五钱（蒸）　山药五钱（炒）　枣仁五钱（生用）　附子一分或一钱（自制）

【用法】水煎服。

【功用】补气以回元阳，摄血以归神，生精而续命。

【主治】少妇产后半月，不慎房帏，血崩昏晕，目见鬼神。

80828 救乳化毒汤（《洞天奥旨》卷十五）

【组成】金银花五钱　蒲公英五钱　当归一两

【用法】水煎服。

【主治】乳痈、乳吹初起。

80829 救命延年丸（《续本事》卷六）

【组成】黄连六两　干姜　川当归　阿胶各三两

【用法】上为末，用米醋煮阿胶令消尽，不可剩，将药搜醋丸，如梧桐子大。每服三十丸，饭饮吞下。

【主治】一切重痢。

80830 救命抵圣丹（《普济方》卷三五六）

【组成】辰砂（有镜面者）半两（研细）　滴乳香半两（别研）　革麻子　麝香当门子（真者，研）半两　真角屑一钱（干，细研）　黄葵子一合（慢火炒）　磁石半两（引得针者）　千里及（洗净，焙，烧灰存性，别研。千里及，向东方死草中寻旧草鞋一双，须左右脚全）

【用法】上为极细末，至匀，熔真蜡入药，和匀得所，入臼杵五百数，就香烟上为丸，如梧桐子大。每遇妇人就产，发觉肚痛时，取顺流水半盏，入无灰酒吞下一丸。

【主治】产难危急。

80831 救命神朱丸（《传家秘宝》卷中）

【组成】朱砂一两　粉霜　铅白霜　信石各半两　杏仁一两（去皮尖）　伏龙肝二两　巴豆半两（去皮，用醋浆水浸一宿后，别用醋浆水煮三五沸，滤出，却于露中一宿）　天南星半两（醋浆水煮一沸为度）　雄黄一分　硫黄一分　白僵蚕四钱　黑附子四钱（炮，去皮）

【用法】上为末，炼白蜜为丸，如指面大，辰砂为衣。每服半丸，温酒化服下。

【主治】中风，潮涎气喘，面紫赤色。

80832 救命通心散（《医学纲目》卷十四）

【组成】川乌头一两（用青盐一钱，酒一盏，浸一宿，去皮尖，焙干）　川楝子一两（用巴豆二十一粒，同炒候黑色，去巴豆）　茴香半两　石燕一对　土狗五枚　芥子一钱六分

【用法】上为末。每服三钱，入羊石子内，湿纸煨香熟。夜半时，用好酒半升，入盐细嚼石子，以酒咽下。不得作声。小便大利，其病遂去。

【主治】小肠气痛。

80833 救肺生化汤（《医方简义》卷六）

【组成】白蛤壳五钱　桃仁十三粒　川芎二钱　当归三钱　炙甘草五分　炮姜五分　琥珀一钱　黑料豆一合　川贝二钱（炒）　真化橘红一钱　苏木五分　降香四分

【用法】水煎，加酒半盏，童便一盏冲服。

【主治】败血冲肺。

80834 救荒代粮丸（《寿世保元》卷十）

【组成】黑豆（去皮）一升　贯众一个　赤茯苓一两　白茯苓（去皮）五钱　白术五钱　砂仁五钱

【用法】上切碎，用水五升，同豆熬煮，文武火烧，直至水尽，拣去各药，取豆捣烂为丸，如鸡头子大，将瓦瓶密封。每嚼一丸。

【功用】救荒辟谷。

80835 救胃自焚汤（《石室秘录》卷一）

【组成】石膏半斤　元参一斤　白芥子三两　半夏三两　知母一两　甘草一两　麦冬五两　竹叶数片　人参一两

【用法】先用糯米半斤煎汤，去其米粒，用汤半锅将前药煎之，取数碗。彼索水时与之饮，随索随与，饮尽必睡。

【主治】热病发狂，登高而歌，弃衣而走，见水而入，骂詈叫喊，杀人之语不绝，舌如芒刺，饮水不休，痰色光亮，面目火肿。

80836 救急十滴水（《北京市中药成方选集》）

【组成】鲜姜二两（浸酒精十二两）　丁香二两（浸酒精十二两）　大黄四两（浸酒精十六两）　辣椒二两（浸酒精十六两）　樟脑三两（浸酒精十六两）　薄荷冰七钱（浸酒精十六两）

【用法】上药各泡或合泡十数日，去净滓，澄清装瓶，重八分。每服一小瓶，温开水送下。

【功用】祛暑散寒。

【主治】中暑，霍乱，呕吐恶心，绞肠痧症。

80837 救急五香丸（《外台》卷三十一引《延年秘录》）

【组成】牛黄（研）　犀角屑各三分　升麻　沉香　熏陆香　当归　桂心　青木香　麝香（研）　雄黄（研如粉）　鬼箭羽　巴豆（去心皮，熬）　诃梨勒皮　朱砂（研）　槟榔仁　干姜　吴茱萸　甘草（炙）　豆蔻各四分　桃仁（去尖皮，熬）　附子（炮）各五分

【用法】上药治下筛，炼蜜为丸，如梧桐子大。每服三丸至五丸，以暖水送下。如不利，更服，以利为度。

【主治】诸毒疰气，心腹胀满，大小便不通，鬼注心痛不可忍。

【宜忌】忌海藻、菘菜、猪肉、冷水、生葱、芦笋、生血

物等。

80838 **救急定中丸**(《经验汇抄良方》)

【组成】紫苏叶(生,晒)一两五钱　木香(生,晒)一两　制香附(炒)　藿香(生,晒)各二两　槟榔(炒)　紫厚朴(姜汁炒)各一两　江枳壳(麸炒)一两五钱　山楂炭　焦麦芽各三两　砂仁(盐水炒)八钱　吴茱萸(泡淡)四钱　宣木瓜(炒焦)二两　青皮(醋炒)八钱　乌药(生,晒)一两　白胡椒十粒　泽泻(盐水炒)　法半夏各一两五钱　陈皮(炒)一两　生甘草(晒)三钱　真川连(浓生姜汁炒)一两

【用法】上为细末,用灶心土四两,大腹皮三两(洗净),煎浓汤泛丸,如椒子大。每服三钱,重者两服,滚汤送下。

【主治】吐泻腹痛,转筋。

80839 **救急稀涎散**(《证类本草》卷十四引《孙尚药方》)

【异名】急救稀涎散(《附广肘后方》卷三)、稀涎散(《本事》卷一)、稀涎饮(《岭南卫生方》卷中)、吐痰散(《点点经》卷二)。

【组成】猪牙皂角四梃(须肥实不蛀,削去黑皮)　晋矾一两(光明通莹者)

【用法】上为细末,再研为散。如有患者,可服半钱,重者三字匕,温水调灌下,不大呕吐,只是微微稀冷出,或一升二升,当时惺惺,次缓而调治,不可大呕吐之,恐伤人命。

【功用】《方剂学》:开关涌吐。

【主治】中风闭证,痰涎壅盛,喉中痰声漉漉,气闭不通,心神瞀闷,四肢不收,或口眼㖞斜,脉滑实者;亦治风痫,喉痹。

❶《证类本草》引《孙尚药方》:卒中风,昏昏若醉,形体惛闷,四肢不收,或倒或不倒,或口角似利微有涎出,斯须不治,便为大病,此风涎潮于上膈,痹气不通。❷《点点经》:一切风痫,人事不知,口吐痰涎。❸《医方集解》:喉痹不能进食。

【方论选录】❶《医方集解》:《经》曰:病发于不足,标而本之,先治其标,后治其本。治不与疏风补虚,而先吐其痰涎。白矾酸苦,能涌泄,咸能软顽痰,故以为君;皂角辛能通窍,咸能去垢,专制风木,故以为使,固夺门之兵也。师曰,凡吐中风之痰,使咽喉疏通,能进汤药便止,若尽攻其痰,则无液以养筋,令人挛急偏枯,此其禁也。❷《方剂学》:本方偏于化痰开窍,而涌吐之力较弱。方中皂角辛能开窍,咸能软坚,善能涤除浊腻之痰;白矾酸苦涌泄,能化顽痰,并有开闭催吐之功。二者相合,具有稀涎作用,能使冷涎微微从口中吐出。对于中风闭证,痰涎壅盛,阻塞气机,妨碍呼吸者,先以本方催吐,使其痰稀涎出,咽喉疏通便止,然后续进他药,随证调治。

80840 **救急痧药水**(《全国中药成药处方集》天津方)

【组成】藿香六两　豆蔻二两　蟾酥四钱　良姜二两　陈皮二两　樟脑一两　大茴香二两　广木香二两　薄荷冰五钱　香薷四两　桂皮四两　公丁香二两　细辛二两　大黄六两

【用法】上除樟脑、薄荷冰、蟾酥外,余药共研粗末,加入白干酒十斤,浸渍一星期,每天搅拌两次,然后压榨过滤,再将樟脑、薄荷冰入乳钵研细,再将蟾酥捣碎加入适量白干酒泡,溶化过滤,连同樟脑、薄荷冰兑入前液,使成六千毫升,每瓶装六毫升。放置阴凉处,用时将药水摇匀。轻症每服半瓶,重症一瓶,凉开水冲服。

【功用】强心醒脑,和胃整肠,去暑散寒,解毒镇痛。

【主治】中暑发痧,头目眩晕,壮热畏寒,胸闷腹痛,上吐下泻,红白痢疾,晕车晕船,水土不服,疮疼虫咬,虫牙作痛。

【宜忌】孕妇忌服。

80841 **救急雷公散**(《中国医学大辞典》)

【组成】藿香　细辛　雄黄　朱砂各二两五钱　青木香　半夏　贯众　桔梗　防风　薄荷　陈皮　苏叶　生甘草各二两　猪牙皂角三两五钱　枯矾七钱五分

【用法】上为细末,密贮勿泄气。每服二分,熟汤调下,小儿减半。又将此散纳入脐中,外贴膏药即愈,重则膏药上加生姜一片,用艾灸七壮。

【主治】霍乱吐泻及吊脚痧。

【宜忌】孕妇忌服。

80842 **救急雷公散**(《全国中药成药处方集》杭州方)

【组成】硫黄(制)五钱　吴茱萸一两八钱　母丁香一两二钱　肉桂八钱　麝香四钱

【用法】上为细末。每用二分,将此散纳脐中,上贴膏药,重则用姜一片,艾火灸五至九壮,尤效。

【主治】霍乱吐泻,吊脚诸痧,绞肠腹痛,厥冷昏晕。

【宜忌】孕妇忌用。

80843 **救急解毒丸**(《伤暑全书》卷下)

【组成】甘草二两　桔梗二两　荆芥一两　防风一两　连翘一两　酒芩一两　酒连一两　薄荷一两　升麻一两　酒大黄一两　僵蚕五钱　蒲黄五钱　青黛五钱　盆消五钱　射干五钱

【用法】上为极细末,以乌梅汤调柿霜为丸,如龙眼大。噙化;煎汤亦可。

【主治】时行疫气,咽喉肿痛,项筋粗大,舌强声哑,鼻塞气闷,水浆难进。兼治头面浮肿,疙瘩坚硬,浸淫湿疮,耳内流脓,眼弦赤肿,口内糜烂。

80844 **救急避瘟散**(《全国中药成药处方集》吉林方)

【组成】皂角二钱四分　朱砂　雄黄各一钱七分　细辛　贯众各二钱　麻黄　木香　桔梗　白芷　半夏　藿香　薄荷　枯矾　防风　甘草各一钱四分

【用法】上为细末。每服一钱,用姜水送下,再吹入鼻孔二三分更佳。小儿酌减。

【功用】除瘟解表,止痢消毒。

【主治】伤寒感冒,霍乱,红白痢疾,大便闭塞,小便赤涩,无名肿毒等。

80845 **救逆止利汤**(《石室秘录》卷六)

【组成】人参二两　附子二钱　甘草二钱　干姜二钱　白术一两　茯苓五钱

【用法】水煎服。

【主治】伤寒少阴证,恶寒身踡而下利,手足逆冷。

【方论选录】此方用人参、附子回元阳于顷刻,以追其散失,祛其阴寒之气;用白术、茯苓以分消水湿,而仍固其元阳;用甘草、干姜调和腹中而使之内热,则外寒不去而自散,又何有余邪之伏莽哉。自然寒者不寒,踡者不踡,逆者不逆,而利者不利也。

80846 **救误益气汤**(《女科秘要》卷七)

【组成】人参二钱（虚加二钱） 白术三钱 白芍 神曲（炒）各一钱 大腹皮（洗） 陈皮各四分 当归三钱 茯苓一钱五分 甘草三分 川芎七分

【主治】产后中气不足，中满，或嗳气虚饱，及误用耗气顺气药，致膨胀危症。

【加减】如腹胁痛或块痛，加砂仁五分；腹大痛，加吴茱萸一钱。

80847 救绝止喘汤

《石室秘录》卷六。为《傅青主男科》卷上“救绝汤”之异名。见该条。

80848 救绝至圣丹（《石室秘录》卷一）

【组成】人参七钱 菖蒲三钱 半夏三钱 南星二钱 生附子一钱 丹砂末一钱

【用法】上药先将参、苓、附子等药煎汤，调入丹砂末灌之。

【主治】中风后发狂者。

【方论选录】天下无真中风之人，不过中气、中痰、中湿而已。若不用人参、附子大剂煎饮，何能返已去之元阳，回将绝之心气哉？况人将死亡时，未有不痰上涌者，妙在用半夏、南星以祛逐之；尤妙用菖蒲以引入心经，使附子、半夏得施其荡邪之功，而丹砂又能镇定心气，所以返危为安。

80849 救损安胎汤（《傅青主女科》卷下）

【组成】当归一两（酒洗） 白芍三钱（酒炒） 生地一两（酒炒） 白术五钱（土炒） 炙草一钱 人参一钱 苏木三钱（捣碎） 乳香一钱（去油） 没药一钱（去油）

【用法】水煎服。

【主治】妊娠跌损，致伤胎元，腹中疼痛，势如将堕者。

80850 救晕至圣丹（《石室秘录》卷六）

【组成】人参一两 当归二两 川芎一两 白术一两 熟地一两（炒） 黑干姜一两

【用法】水煎服。

【主治】产后血晕，不省人事。

【方论选录】人参以救脱，归、芎以逐瘀生新，熟地、白术利腰脐而补脾肾，黑姜引血归经以止晕。

80851 救疹散毒汤（《辨证录》卷十四）

【组成】玄参三钱 甘草五分 黄芩一钱 茯苓三钱 白果十个 白薇一钱 青蒿三钱 麦冬三钱 陈皮三分 荆芥五分 生地三钱 干葛一钱

【用法】水煎服。

【主治】小儿疹后牙根溃烂，肉腐出血，臭秽冲鼻。

80852 救疼至圣丹（《石室秘录》卷一）

【组成】人参三钱 白术五钱 熟地五钱 附子一钱 肉桂一钱 吴茱萸五分 干姜五分

【用法】水煎服。

【主治】肾经直中寒邪而腹痛者，甚至手足皆青，救若少迟，必至立亡。

80853 救脱活母汤（《傅青主女科》卷下）

【组成】人参二两 当归一两（酒洗） 熟地一两（九蒸） 枸杞子五钱 山萸五钱（蒸，去核） 麦冬一两（去心） 阿胶二钱（蛤粉炒） 肉桂一钱（去粗皮，研） 黑芥穗二钱

【用法】水煎服。

【主治】产后气喘。

【方论选录】此方用人参以接续元阳，然徒补其气而不补其血，则阳躁而狂，虽回生于一时，亦旋得旋失之道；即补血而不补其肝肾之精，则本原不固，阳气又安得而续乎？所以又用熟地、山萸、枸杞之类，以大补其肝肾之精，而后大益其肺气，则肺气健旺，升提有力矣。特虑新产之后，用补阴之药，腻滞不行，又加肉桂以补命门之火，使火气有根，助人参以生气，且能运化地黄之类，以化精生血。若过于助阳，万一血随阳动瘀而上行，亦非保全之策，更加荆芥以引血归经，则肺气安而喘速定，治几其神乎。

80854 救斑再苏汤（《石室秘录》卷六）

【组成】玄参三两 升麻三钱 荆芥三钱 黄连三钱 黄芩三钱 麦门冬三两 天冬一两 青蒿一两

【用法】水煎服。

【主治】中暑忽倒，口吐白沫，将欲发狂，身如火烧，紫斑灿然者。

80855 救焚疗胃汤（《辨证录》卷四）

【组成】人参一两 玄参一两 竹沥一合 陈皮二分 神曲五分 山药五钱 百合五钱

【用法】水煎服。

【主治】忍饥过劳，忽然发狂，披发裸形，罔知羞恶。

80856 救焚解毒汤（《辨证录》卷六）

【组成】熟地四两 玄参二两 麦冬三两 白芍三两 金银花三两 甘菊花五钱 牛膝一两 黄柏一钱

【用法】水煎服。

【主治】头面红肿，下身自脐以下又现青色，口渴殊甚，似欲发狂。

【方论选录】以火之有余者，水之不足，故用熟地、麦冬以大益其肾水。又恐熟地、麦冬不足以息燎原之火，又益玄参、甘菊以平其胃中之炎。泻火仍是滋阴之味，则火息而正又无亏。火既上行，非引而下之，则水不济而火恐上腾，加之牛膝之润下，使火下降而不上升也。肾水既久枯竭，所补之水，仅可供肾中之用，安得分余膏而养肝木之子？复佐之白芍以滋肝，则肝木既平，不必取给于肾水，自气还本宫而不至走下而外泄。然而火焚既久，则火毒将成，虽现在之火为水所克，而从前之火毒安能遽消，故又辅之金银花以消其毒，而更能益阴，是消火之毒，而不消阴之气也。又虑阳火非至阴之味，不能消化于无形，乃少用黄柏以折之。虽黄柏乃大寒之药，然入之大补阴水之中，反能解火之毒，引补水之药，直入于至阴之中，而泻其虚阳之火耳。此方除黄柏不可多用外，其余诸药，必宜如此多用，始能补水之不足，泻火之有余，否则火炽而不可救也。

80857 救腑回阳汤（《辨证录》卷一）

【组成】人参五钱 附子一钱 肉桂二钱 巴戟天一两

【用法】水煎服。

【主治】严寒之时，忽感阴冷直入于腑，手足身皆冷，面目色青，口呕清水，腹中雷鸣，胸胁逆满，体寒发颤，腹中觉有冷气一裹直冲而上，猝不知人。

【方论选录】此方用人参以扶胃气，用肉桂以回阳，亦不必更借巴戟天之为君矣。不知巴戟天补心肾之火，心肾之火旺，而三焦之火更旺矣。且巴戟天生胃气而回阳，故用之为君，尤能统人参、附、桂同心之将，而扫荡祛邪，寓剿于

抚之中也。

80858 救痨杀虫丸(《石室秘录》卷六)

【组成】鳖甲一斤(醋炙) 茯苓五两 山药一斤 熟地一斤 白薇五两 沙参一斤 地骨皮一斤 人参二两 山茱萸一斤 白芥子五两 鳗鱼一斤

【用法】煮熟鳗鱼,先将捣烂,各药为末,米饭为丸。每日五更时服。

【功用】杀痨虫。

【主治】痨病。

80859 救痛安心汤(《辨证录》卷二)

【组成】白芍一两 炒栀子三钱 甘草一钱 柴胡二钱 贯众二钱 乳香一钱 没药一钱 苍术三钱

【用法】水煎服。

【主治】心痛之极,苦不欲生,彻夜呼号,涕泗滂沱者。

【方论选录】白芍、柴胡最解肝气之郁,栀子、贯众最泻肝火之暴,乳香、没药最止脏腑之痛,而甘草、苍术和中消湿,辅佐得宜,故一剂而奏功也。

80860 救割全生汤(《石室秘录》卷四)

【组成】人参(或用黄耆二两代之)一两 当归三两 荆芥三钱

【用法】水煎服。

【主治】遍身发痒。

80861 救命麝香饼子(《传家秘宝》卷下)

【异名】麝香饼子(《圣济总录》卷一七〇)。

【组成】麝香(真者)一大钱 定粉二钱(上紧者) 腻粉(真者)三大钱

【用法】上为细末,用上好香墨汁为丸,如扁豆大。每服一饼子,薄荷汤化下。

【主治】小儿慢惊风,涎厄喉咽,服诸药转取得虚,死在须臾。

80862 救肝败毒至圣丹(《石室秘录》卷四)

【组成】白芍 当归各半两 炒栀子三钱 生甘草三钱

【用法】以金银花九钱,加水七碗,煎取四碗,分二碗泡前药,再加水二碗同煎,滓又加水二碗,同金银花汁二碗,煎一碗服。

【主治】肝痈。

80863 救肠败毒至圣丹(《石室秘录》卷四)

【异名】败毒至圣散(《惠直堂方》卷三)。

【组成】金银花九钱(煎水二碗) 当归半两 地榆七钱 薏仁五钱

【用法】上用水十五碗,煎二碗,分作二服。上午一服,临睡一服。

【主治】肠痈。

80864 救肺败毒至圣丹(《石室秘录》卷四)

【组成】玄参 麦冬各半两 生甘草五钱 金银花九钱

【用法】用水七碗煎金银花,取四碗,取二碗浸前药,加水二碗又煎之,煎一碗服之。

【主治】肺痈。

鸲

80865 鸲鹆丸(《张氏医通》卷十三)

【组成】鸲鹆一只(去毛,水、酒各半煮烂,入阿魏五钱,更煮汁尽为度,取肉捣烂,焙干,骨用酥炙) 水红花子六两 白术二两 阿魏一两 神曲 茯苓 当归各一两 橘红 甘草(炙)各五钱

【用法】上为末,加生姜自然汁半杯,炼蜜为丸,如弹子大。细嚼一丸,沸汤或温酒过口,早、暮各一服。

【主治】食鱼鳖成痞。

【方论选录】《医略六书》:白术助脾运化,甘草益胃和中,神曲化滞消积,茯苓渗湿和脾,阿魏消鱼鳖之积,橘红利凝积之气,全当归养血脉,红花子散血结,鸲鹆善啄以消癥瘕,姜以散之,蜜以润之,细嚼咽下,汁不使速下,温酒过口,助药速行。务使脾健积消,则中气调和而得复健运之职,何癥瘕之不痊哉。

虚

80866 虚风丸(《圣济总录》卷五)

【组成】白附子(炮裂) 天南星(炮裂) 乌头(炮裂,去皮脐) 天雄(炮裂,去皮脐) 防风(去叉) 天麻 附子(炮裂,去皮脐) 芎䓖 人参 白茯苓(去黑皮) 天蓼木 乌蛇肉(酒浸,炙) 白鲜皮 白芷 麻黄(去根节) 细辛(去苗土) 恶实(炒) 甘草(炙) 雄黄(别研细) 牛黄(别研细) 丹砂(别研细)各一两 蝎梢一分(炒) 龙脑一分(别研细) 麝香半两(别研细)

【用法】上为末,炼蜜为丸,如樱桃大。每服一丸,荆芥汤嚼下,或化下亦得,不拘时候。

【主治】一切虚风等疾,心神迷闷,头目旋运,耳内虚鸣,唇面冷麻,口面㖞斜,言语謇涩,舌本紧强,神志昏塞,涎液不收。

80867 虚风丸(《洪氏集验方》卷三)

【组成】麝一钱 五灵脂(为末,银器内炒烟尽为度)一两 白附子(真大者,炮裂)半两 天南星(大者,炮去皮脐)一两 乌蛇(用顶后肉,去皮,酒浸一宿,干称)一两 蟾头一个(大者,炭火烧烟将尽,取出不令成灰) 赤脚蜈蚣三条(全者,酒浸一宿,焙干)

【用法】上除麝香外,为细末,绝细,再入麝香同研匀,以醇酒作糊为丸,如梧桐子大。每服一丸或二丸,以人参汤、麝香汤嚼下;或温酒亦得,不拘时候。

【主治】大人小儿一切风虚昏眩,神志不爽,心气不宁,手足搐跳,睡卧不稳;小儿慢惊。

80868 虚风丸(《御药院方》卷一)

【组成】天蓼木 吴白芷 白鲜皮 白茯苓(去黑皮) 川芎 独活(去芦头) 防风(去芦头) 天南星(酒浸,切作片子,酒煮) 天麻(酒煮) 乌蛇(酒浸,去皮骨) 全蝎(微炒) 人参(去芦头) 麻黄(去根节,炒) 甘草(剉,炒) 白术 细辛(去苗叶土) 川乌头(炮裂,去皮脐) 白僵蚕(去丝微炒)各半两 天雄(炮裂,去皮脐) 黑附子(炮裂,去皮脐)各三钱七分半 马牙消(别研) 雄黄(飞研) 朱砂(飞研)各钱半 龙脑 麝香各半钱

【用法】上为细末,炼蜜为丸。每两作十丸。每服一丸,温酒化下,或荆芥汤亦得,食后、临卧服。

【主治】一切虚风,头痛眩运欲倒,呕吐痰涎,牙关紧急,手足无力,麻木不仁,不省人事。

80869 虚风汤(《幼幼新书》卷九引郑愈方)

【组成】黑附子(炮,去皮脐) 天南星(大者,生去皮)各一个 白附子七个

【用法】上为末。每服半钱,水一盏,入蝎梢一个,同煎至六分,微热服。

【主治】小儿慢惊风。

80870 **虚六散**(《嵩崖尊生》卷九)

【组成】滑石五钱 甘草 黄连各一钱 吴萸二分

【主治】湿热所致吞酸,泻泄,肛门热。

80871 **虚成散**(《鸡峰》卷十一引《真君脉诀》)

【组成】枳实 秦艽 白茯苓 芍药 延胡索 当归 麻黄 茴香各半两 甘草一两

【用法】上为细末。每服二钱,水一盏,入银耳环一只,蜜三五滴,同煎八分,食后通口服。

【功用】补肺脏劳极。

【主治】五脏虚劳极。

80872 **虚疟饮**(《慈航集》卷下)

【组成】赤色鲜首乌八钱 当归三钱 甜白术三钱 青皮一钱五分 草蔻仁一钱(研) 炒柴胡五分 炙甘草五分 炙虎骨三钱 煨姜三钱 大枣三枚

【用法】河、井水煎,疟发前服之。

【主治】久疟人虚,寒热不止。

【加减】热重,加青蒿三钱;寒多,加鹿角霜三钱。

80873 **虚疝丸**(《内外验方秘传》卷下)

【组成】潞党参三两(炒) 生耆三两 破故纸二两 升麻一两(醋炒) 青木香一两 川楝子二两 白术二两 当归二两五钱(醋炒) 橘核三两 白芍二两(醋炒)

【用法】晒脆为末,水泛为丸。每早开水送下三钱。

【主治】虚人、老叟及童子气虚,日久成疝。

80874 **虚咳丸**(《续名家方选》)

【组成】质汗 伊汁摩 松脂各三分 乌梅 甘草各一钱

【用法】上为末,面糊为丸服。

【主治】久嗽,数岁不止者。

80875 **虚热煎**(《仙拈集》卷三)

【组成】当归一两 川芎二钱 黄耆五钱 炮姜五分

【用法】水煎,入童便半盏,和匀服之。立止。

【主治】产后血虚发热。

80876 **虚哮汤**(《仙拈集》卷一引《汇编》)

【组成】麦冬三两 桔梗三钱 甘草二钱

【用法】水煎服。一剂即愈。不必加去痰之药,加则不效矣。

【主治】热哮,伤热伤暑而发,并盐哮、酒哮。

80877 **虚积丸**(《圣济总录》卷七十七)

【组成】硫黄 水银(二味同结沙子) 巴豆(去皮心,不去油与沙子,同研)各一两 礞石(捣碎,细研) 硇砂(研)各半两

【用法】上为末,以好醋和令得所。先作一地坑,如茶盏大,深四指,净火煅通赤,去灰火,用醋纸衬,摊药在内,碗盖上,焙一宿取出,候干,面糊为丸,如小豆大。每服二丸或三丸,生姜、大枣煎汤送下。

【主治】久痢不愈,将变疳蟨。

【备考】方中硇砂,《普济方》作"硼砂"。

80878 **虚脾丸**(《鸡峰》卷十二)

【组成】干姜 附子 桂 厚朴 丁香各二两半 白茯苓 肉豆蔻 诃子皮二钱 白术二钱半

【用法】上为细末,枣肉为丸,如梧桐子大。每服五十丸,空心米饮送下。

【功用】温脾胃,进饮食,止泄利,资血气。

80879 **虚痰丸**(《青囊秘传》)

【组成】枳壳(去瓤)八十二个 斑蝥(去头足翅)八十只 全蝎四十只 蜈蚣十条 大枣半斤(煮烂,去皮核)

【用法】将枳壳内藏斑蝥二只,全蝎一只,对合,苎线结紧,放水中煮极烂,然后取出枳壳内斑蝥、全蝎,炙脆研细;再用炙山甲五钱,炙蜈蚣十条,共研细,入枳壳内,与枣子杵极烂;再加元米七八合,炒黄磨末,入药共杵和,为丸如梧桐子大。每日白毛夏枯草汤送下,五钱为度。未成即消,已溃即敛,然久服可痊,少者两月而愈。

【主治】颈前瘰疬。

80880 **虚痰丸**(《朱仁康临床经验集》引《章氏经验方》)

【异名】内消丸。

【组成】炙山甲片末 250 克 炙全虫末 125 克 炙蜈蚣 60 克(研末) 斑蝥末 30 克

【用法】上为末。另用糯米粽三只石臼内捣烂,逐渐加入上药,捣至适能捻成丸子为度,丸如梧桐子大,晒干备用。每日服三丸,开水送下。

【功用】消肿软坚。

【主治】痈疽,无名肿毒,肿瘤。

80881 **虚喉吹药**(《疡科纲要》卷下)

【组成】儿茶三钱 川贝三钱 牡蛎粉(漂净)八钱 西血珀六钱 漂人中白五钱 蒲黄炭三钱 西牛黄二钱 梅冰片六分 麝香三分

【用法】上为极细末,和匀密贮。

【主治】阴虚火炎,喉痹、喉疳、喉癣。

80882 **虚劳神应膏**(《卫生鸿宝》卷一)

【组成】枇杷叶五六十片(洗刷去毛) 大梨三个(去皮心) 白蜜半钟(先熬滴水成珠) 大枣半斤 建莲肉四两(不去皮)

【用法】将枇杷叶砂锅内煎,取汁去叶,后入诸味拌,放锅内铺平,再将汁掩满,略高些,盖好,煮半炷香,翻转,又煮半炷香,枣煮好去皮,瓶贮。随意温热吃。

【功用】益脏腑。

【主治】气血两虚,骨蒸劳热,身体羸瘦,四肢酸软,腰痛背痛,饮食不进,阴虚吐血,虚弱咳嗽。

【加减】痰多,加川贝一两;吐血,加藕节捣汁同煮;不咳嗽者,去枇杷叶;大便溏泄者不用白蜜。

80883 **虚寒胃痛颗粒**(《中国药典》2010 版)

【组成】炙黄芪 炙甘草 桂枝 党参 白芍 高良姜 大枣 干姜

【用法】上制成颗粒剂,❶每袋装 5 克;❷每袋装 3 克(无蔗糖)。开水冲服,一次 1 袋,一日 3 次。

【功用】益气健脾,温胃止痛。

【主治】脾虚胃弱所致的胃痛,症见胃脘隐痛、喜温喜按、遇冷或空腹加重;十二指肠球部溃疡、慢性萎缩性胃炎见上述证候者。

雀

80884 雀粥

《医统》卷八十七。为《圣惠》卷九十七"雀儿粥"之异名。见该条。

80885 雀儿粥(《圣惠》卷九十七)

【异名】雀粥(《医统》卷八十七)。

【组成】雀儿五只(治如食法,细切) 粟米一合 葱白三茎(切)

【用法】先炒雀儿肉,次入酒一合,煮少时,入水二大盏半,下米煮作粥,欲熟,下葱白五味等,候熟。空心食之。

【主治】脏腑虚损,羸瘦,阳气乏弱。

80886 雀子顶(《串雅补》卷一)

【组成】白信一钱(制如前) 麻黄一钱 雄黄一钱 寒水石(煅通红)一钱 鹅管石一钱

【用法】上为细末。每服一分,早空心冷水送下,隔五日一服。不可多吃。夜空心服亦可。

【主治】冷热风痰,痰火哮喘。

【宜忌】忌烟、酒、茶、饭一日。

80887 雀目方(《医统》卷六十一)

【组成】苍术末一钱 羊子肝一个

【用法】用竹刀批破羊子肝,掺药在内,麻绳缠定,以粟米泔水一大碗煮熟。令患眼对瓶口熏之,药气少温即吃之。如此三五次必效。

【主治】雀目。

80888 雀目散(《杂病源流犀烛》卷二十二)

【组成】雄猪肝 夜明砂

【用法】用竹刀批开雄猪肝,纳夜明砂扎好,米泔煮七分熟。取肝细嚼,将汁送下。或雄猪肝煮熟,和夜明砂为丸亦可。

【主治】雀目。肝虚血少,时时花起,或时头痛,久则双目盲,日落即不见物也。

80889 雀矢丸(《千金翼》卷十一)

【异名】白丁香丸(《医方类聚》卷二六〇引《经验良方》)。

【组成】雀屎

【用法】上为丸,如麻子大。饮下即愈,大良。

【主治】小儿卒中风,口噤,不下一物。

80890 雀卵丸

《医学入门》卷七。为《医统》卷四十八"雀卵菟丝丸"之异名。见该条。

80891 雀附丸(《圣惠》卷九十八)

【组成】雀儿三十枚(取肉) 附子四两(炮裂,去皮脐,捣罗为末) 荜薢二两(剉) 胡椒一两半 白芜荑一两半 干姜一两半(炮裂,剉) 茴香子一两半 青橘皮一两(酒浸,去白瓤,焙) 艾叶四两(捣罗为末,与附子、雀儿同于锅中,先铺艾叶末一重,次铺雀儿一重,次铺附子一重,以酽醋一斗,慢火熬成膏) 川椒一两半(去目及闭口者,微炒去汗)

【用法】上为末,以雀儿膏和,更捣三五百杵,丸如梧桐子大。每日空心以温酒送下三十丸;盐汤送下亦得。

【主治】脾胃久积虚冷,心腹气痛,时自泄痢,水谷不消,少思饮食,颜色萎黄。

80892 雀附丸(《圣惠》卷九十八)

【组成】雀儿四十只(去毛嘴足肠胃,以酒五升煮令烂,去骨烂研,并酒都绞取汁) 硇砂二两(细研,以汤化澄滤于银器中,煎成霜,将小大瓜一枚,去皮子细切,以酒一斤半煮令烂,同研用之) 川椒红二两(微炒,捣罗为末) 菟丝子三两(酒浸三日,晒干别捣为末。上药并入雀儿煎中相和,搅令匀,以慢火熬如膏,入后药) 附子二两(炮裂,去皮脐) 肉苁蓉一两(酒浸一宿,刮去皱皮,炙干) 天麻一两 鹿茸二两(去毛,涂酥炙令微黄) 补骨脂一两(微炒) 沉香一两 木香一两 茴香子一两 石斛一两(去根,剉)

【用法】上为末。以雀儿膏为丸,如梧桐子大。每日空心以温酒送下三十丸;盐汤送下亦得。

【功用】补虚冷,暖下元,壮腰脚,祛风气,充肌肤,益颜色。

80893 雀附丸(《圣惠》卷九十八)

【组成】雀儿三十枚(去嘴脚毛羽胃肠胸骨,用好酒一升煮烂,熟研) 补骨脂一两(微炒) 木香一两 吴茱萸一两(汤浸七遍,焙干微炒) 干姜一两(炮裂,剉) 青橘皮一两(汤浸,去白瓤,焙) 木瓜一两(捣罗为末) 附子一两(炮裂,去皮脐) 熟艾末二两(以米醋二升,煎如膏)

【用法】上为末,以雀肉入于艾膏内,和药末为丸,如梧桐子大。每日空心及晚食前以温酒或盐汤送下三十丸,渐加至四十丸。

【主治】脏腑久积虚冷,腹胁多气,脾胃乏弱,少思饮食,羸瘦无力。

80894 雀乳散

《奇效良方》卷五十七。为《圣济总录》卷一〇九"点眼雀粪膏"之异名。见该条。

80895 雀瓮散(《杨氏家藏方》卷十七)

【组成】棘刚子十枚(取虫,微炒) 全蝎三十枚(去毒,炒) 蓖麻子二十枚(去皮,研) 石榴一枚(大者去却子,盛前三味在内,用黄泥裹作球,慢火炙干,烧赤,候闻药气透出,红熟,候冷,取出去泥,细研,次入后药) 白僵蚕(炒去丝嘴) 天南星(炮) 半夏(汤洗七遍去滑) 白附子(炮)各一分 乳香一钱(别研)

【用法】后四味为细末,次入乳香并烧者药同研匀。半岁儿每服一字,一岁儿服半钱,煎荆芥汤入酒二三点同调下,不拘时候。

【主治】小儿慢惊潮搐,口眼相引,目睛上视,头项偃折,痰涎壅闭,神志昏愦。

80896 雀盲方(《千金》卷六)

【组成】地肤子五两 决明子一升

【用法】上为末,以米饮汁和丸。每服二十至三十丸,食后服,一日二次。药尽即更合,愈止。

【主治】雀盲。

80897 雀盲散(《直指》卷二十)

【异名】炒肝散(《普济方》卷八十三)。

【组成】建昌军螺儿蚌粉三钱(为末) 雄猪肝一叶

【用法】用竹刀披开猪肝,纳蚌粉于中,麻线扎,第二米泔煮七分熟。又别蘸蚌粉细嚼,以汁送下。

【主治】遇夜目不能视者。

【备考】无蚌粉，以夜明砂代用。

80898 **雀屎丸**

《幼幼新书》人卫本卷十四引《婴孺方》。即原书同卷古籍本“雀粪丸”。见该条。

80899 **雀屎丸**（《圣济总录》卷一七〇）

【组成】雄雀屎（微炒） 麝香（细研） 牛黄（细研）各一分

【用法】上为末，炼蜜为丸，如黍米大。一月儿一丸，百日儿二丸，用乳汁送下，一日二次。

【主治】小儿痫候胎寒，舌下聚唾，夜啼不止。

80900 **雀屎丸**

《圣济总录》卷一七一。为《圣惠》卷八十二“雀粪丸”之异名。见该条。

80901 **雀斑丸**（《外科传薪集》）

【组成】玉兰花瓣 肥皂 皮消

【用法】上药捣烂为丸，日日洗面时搽。

【主治】雀斑。

80902 **雀粪丸**（《幼幼新书》古籍本卷十四引《婴孺方》）

【异名】消滞丸（《圣济总录》卷一六八）。

【组成】雀屎 牛黄各一分 芎䓖 芍药 干姜 甘草（炙）各二分 麝香三分 小麦面 大黄 当归 人参各三分

【用法】上为末，蜜为丸，如麻子大。每服三丸，日进三服；欲令下者，服五丸；常将三丸乳前后哺之。

【主治】小儿病后，腹中不调，饮食不节，腹满温壮，及中客忤，兼伤冷乳。

【加减】可加黄耆、黄芩各二分（炒）。

【备考】本方方名，原书人卫本作“雀屎丸”。

80903 **雀粪丸**（《圣惠》卷八十二）

【异名】雀屎丸（《圣济总录》卷一七一）。

【组成】雀粪一两 当归半两（剉，微炒）

【用法】上为末，炼蜜为丸，如麻子大。五十日儿每服一丸，以乳汁送下，一日三四服。

【主治】小儿卒客忤，躽啼，腹坚满。

80904 **雀粪丸**（《圣惠》卷八十二）

【异名】逐痛丸（《圣济总录》卷一七七）。

【组成】雄雀粪一分 牛黄半两（细研） 赤芍药半两 芎䓖半两 当归一两（剉，微炒）

【用法】上为末，炼蜜为丸，如麻子大。百日儿每服一丸，以乳汁送下，一日三服。

【功用】止痛温中。

【主治】小儿胎寒，躽啼。

80905 **雀儿药粥**（《圣惠》卷九十七）

【组成】雀儿十枚（剥去皮毛，剥碎） 菟丝子一两（酒浸三日，晒干，别捣为末） 覆盆子一合 五味子一两 枸杞子一两 粳米二合 酒二合

【用法】上为末。将雀肉先以酒炒，入水三大盏，次入米煮粥，欲熟，下药末五钱，搅转，入五味调和令匀，更煮熟空心食之。

【功用】《药粥疗法》：壮阳气，补精血，益肝肾，暖腰膝。

【主治】❶《圣惠》：下元虚损，阳气衰弱，筋骨不健。❷《药粥疗法》：肾气不足所致的阳虚羸弱，阴痿（即性机能减退），早泄，遗精，腰膝酸痛或冷痛，头晕眼花，视物不清，耳鸣耳聋，小便淋沥不爽，遗尿多尿，妇女带下。

【宜忌】《药粥疗法》：发热病人和性机能亢进者忌服。

80906 **雀目泻肝汤**（《金鉴》卷七十七）

【组成】芒消 大黄 白芍药 桔梗各一钱 黄芩 防风各二钱

【用法】上为粗末。以水二盏，煎至一盏，食前去滓温服。

【主治】雀目内障。肝风邪火上冲于目，致成患时暮暗朝明，多痒多涩，发作不常，或明或暗，夜中惟能视直下之物，而不能视上。

80907 **雀卵菟丝丸**（《医统》卷四十八）

【异名】雀卵丸（《医学入门》卷七）、雀卵菟丝子丸（《墨宝斋集验方》卷上）。

【组成】菟丝子二斤（重汤酒煮三日夜干，用石臼拌捣为泥块作饼子，炕干，为细末，酒糊为丸，作饼子晒干） 雀卵一百枚（去黄，用白和菟丝净末一斤）

【用法】上药炼蜜为丸，如梧桐子大。空心酒送下七十丸。久服有益无损。

【功用】助阳固精。

80908 **雀粪涂敷方**（《圣济总录》卷一三七）

【组成】雀粪 酱瓣（水洗令净）各半两

【用法】上为细末。涂敷癣上，日三两次。

【主治】一切癣。

80909 **雀粪涂敷方**（《圣济总录》卷一三八）

【组成】雄雀粪二十一枚

【用法】上用醋研和如糊。涂敷肿上，脓便出，未穴再涂，即破。

【功用】痈肿速穿坏。

80910 **雀卵菟丝子丸**

《墨宝斋集验方》卷上。为《医统》卷四十八“雀卵菟丝丸”之异名。见该条。

常

80911 **常山丸**（方出《肘后方》卷三，名见《外台》卷五）

【组成】常山 黄连 豉（熬）各三两 附子二两（炮）

【用法】上为末，炼蜜为丸。发前空腹服四丸，欲发更服三丸，饮下之。

【主治】瘴疟。

【宜忌】❶《肘后方》：服药后至过发时，勿吃食。❷《外台》：勿杂食猪肉鱼肥腻及生冷生葱、生菜。

80912 **常山丸**（《外台》卷五引《延年秘录》）

【组成】常山四分 青木香四分（南者） 蜀漆一分 牡蛎二分（煅） 大黄二分 乌梅肉一分（熬） 丹砂二分（研） 豉二分（熬） 知母二分 鳖甲二分（炙） 麻黄一分（去节）

【用法】上为末，炼蜜为丸，如梧桐子大。未发前粥饮服五丸讫，微吐后，须臾任食，至欲发更服十丸。

【主治】疟疾。

【宜忌】忌苋菜、生血物、生葱、生菜、油腻。

80913 **常山丸**（《外台》卷五引《广济方》）

【组成】常山　乌梅肉(熬)　豉　天灵盖(烧)各六分　知母　朱砂　蜀漆　大黄各四分

【用法】上为末,炼蜜为丸,如梧桐子大。空肚以温酒送下二十丸至三十丸,日三服,未发前服。不吐则利。

【主治】温疟。

【宜忌】忌生葱、生菜、生血等物。

80914 常山丸(《外台》卷五引《近效方》)

【异名】桃仁常山丸(原书同卷)、桃仁丸(《圣惠》卷五十二)。

【组成】常山　豉(熬)　桃仁(去皮尖,熬)各等分

【用法】上药各为末。先以豉和桃仁捣如泥,然后下常山末细搅,炼蜜为丸,如梧桐子大。候欲发前一食时,酒送下四十丸,须臾更服二十丸;如不愈更服,远不过三服。

【主治】瘴疟。

【宜忌】忌生葱、生菜。

80915 常山丸

《外台》卷五。即《千金》卷十"恒山丸"。见该条。

80916 常山丸(《圣济总录》卷三十四)

【组成】常山(剉)　乌梅肉(炒)　豉(炒)　天灵盖(酥炙黄)各三分　丹砂(研)　知母(切,焙)　蜀漆各半两

【用法】上为末,炼蜜为丸,如梧桐子大。每日未发前空腹以温酒送下二十丸,渐加至三十丸,一日三次。

【主治】温疟。

80917 常山丸(《圣济总录》卷三十五)

【组成】常山(细剉)三分　乌梅肉(炒)　甘草(炙,剉)　鳖甲(去裙襕,醋浸炙)　葳蕤各半两　石膏(碎)一两　知母(焙)　蜀漆叶　白薇　升麻　地骨皮　麦门冬(去心,焙)各三分　豉(炒)一合

【用法】上为末,炼蜜为丸,如绿豆大。每服十丸,空腹米饮送下;未发前再服,渐加丸数。以愈为度。

【主治】劳疟,积劳寒热。

80918 常山丸(《圣济总录》卷三十六)

【组成】常山(别捣)一两　桃仁(取陈者,去双仁,炒,和皮捣)一两　铅丹八钱(细研)　豉一合(炒令烟尽,手捻可碎,摊冷别捣)

【用法】上为末,炼蜜为丸,如梧桐子大。每服十五丸,鸡鸣时空心酒送下;欲发时再服十五丸。其日不得梳洗,发过方可饮食。

【主治】心疟、肺疟心惊。

80919 常山丸(《圣济总录》卷三十七)

【组成】常山　赤茯苓(去黑皮)　黄芩(去黑心)各二两　香豉(炒干)二合

【用法】上为末,以粟米饭为丸,如梧桐子大。每服三十丸,温酒送下,不拘时候。

【主治】温疟发热,身背皆黄,小便不利。

80920 常山丸

《幼幼新书》卷十七。即《圣惠》卷五十二"恒山丸"。见该条。

80921 常山丸

《普济方》卷一九八引《经效济世方》。为《圣惠》卷五十二"恒山丸"之异名。见该条。

80922 常山汤(方出《肘后方》卷三,名见《外台》卷五)

【组成】常山二两　甘草一两半　豉五合(绵裹)

【用法】以水六升,煮取三升,再服。当快吐。

【主治】❶《肘后方》:疟无时节发者。❷《外台》:疟发作无常,心下烦热者。

【宜忌】节饮食,忌海藻、菘菜、生葱、生菜等。

【备考】本方方名,《普济方》引作"恒山汤"。

80923 常山汤(方出《肘后方》卷三,名见《外台》卷五引《深师方》)

【组成】常山　黄连各三两　酒一斗

【用法】宿渍之,晓以瓦釜煮取六升,一服八合,比发时令得三服。有热当吐,有冷当利,服之无不愈者,亦可半料合服。

【主治】疟三十年者。

【宜忌】《外台》引《深师方》:忌猪肉、冷水、生葱、生菜。

80924 常山汤(《外台》卷五引《小品方》)

【异名】常山酒(《圣济总录》卷三十五)。

【组成】鳖甲一两(炙)　淡竹叶(切,洗)三升　常山二两　甘草(炙)三两　久酒三升

【用法】上切。以酒渍药,刀置上覆,头安露地,明旦以水七升,煮取三升,分五服,比未发前令尽。当吐,吐极伤多,不必尽剂,但断人禁饮食,得吐过时乃佳。

【主治】痎疟。先寒战动地,寒解壮热,日日发及间日发者。

【宜忌】忌人苋、海藻、菘菜、生葱、生菜。

【备考】本方方名,《医心方》引作"断疟恒山酒"。

80925 常山汤(《外台》卷五引《古今录验》)

【异名】常山酒(《普济方》卷一九九)。

【组成】常山三两(虚弱者二两,细切,捣碎)　蒜七瓣(去皮中切)

【用法】以酒一小升半,渍一宿,旦去滓,暖服尽。须臾当吐,令尽好,过时食。若早发者,半夜服,要令吐。

【主治】瘴疟及瘴气。

【宜忌】服药后一日不得漱口及洗手面,三七日慎生葱、生菜、生冷、肉、面、油腻。

80926 常山汤(方出《千金》卷十,名见《外台》卷五)

【组成】甘草一两　蜀漆三两　恒山四两　石膏五两　鳖甲四两　香豉一升　栀子　乌梅各三七枚　淡竹叶(切)二升

【用法】上㕮咀。以水九升,煮取三升,分三服。

【主治】心热为疟不止,或止后热不歇,乍来乍去,令人烦心甚,欲饮清水,及寒多不甚热者。

【宜忌】忌生葱、生菜、菘菜、人苋、海藻。

80927 常山汤(《外台》卷五引《救急方》)

【异名】常山橘皮散(《圣济总录》卷三十六)、常山散(《普济方》卷一九九)。

【组成】常山八分　橘皮六分　牡蛎四分(熬)　桂心二分

【用法】上为散。发日平旦酒服一方寸匕,临发又一匕,发后又一匕。或吐或不吐,皆愈。

【主治】疟瘴痨,经百日或一年以上诸药不能愈者。

【宜忌】服药后二日不得洗手面,七日忌食杂物、生葱、生菜。唯药用酒,余皆断。

80928 常山汤(《外台》卷五引《救急方》)

【异名】常山酒(《普济方》卷一九九)。

【组成】常山苗一握(无苗取根五两代之) 独蒜七颗 淡竹叶二握 豉一合(裹) 鳖甲三两(炙)

【用法】上切。以苦酒三升,煎取一升,临发随性多少服之。尽服之讫,当大吐便愈。

【主治】疟瘴疠,经百日或一年以上,诸药不能愈者。

【宜忌】忌人苋、生葱、生菜。

80929 常山汤(《外台》卷五引《广济方》)

【组成】常山三两

【用法】上切。以浆水三升,浸经一宿,煎取一升,欲发前顿服。后微吐,愈止。

【主治】疟。

【宜忌】忌生葱、生菜。

80930 常山汤(《外台》卷五引《广济方》)

【组成】常山三两 车前叶一握 甘草二两(炙) 猕猴骨三两(炙) 乌梅肉二两 天灵盖一两(烧作灰末) 驴粪汁三合

【用法】上切。以水六升,煮五味,取三升,去滓,下粪汁、天灵盖末,分三服。微吐不利。

【主治】温疟,渐渐羸瘦,欲成骨蒸。

【宜忌】忌生葱、生菜、海藻、菘菜,面黏食等物。

80931 常山汤

《外台》卷五。即《千金》卷十“恒山汤”。见该条。

80932 常山汤

《外台》卷五。即《千金》卷十“恒山汤”。见该条。

80933 常山汤

《外台》卷三十六。即方出《医心方》卷十四引《小品方》,名见《千金》卷五“恒山汤”。见该条。

80934 常山汤

《圣济总录》卷二十一。为《圣惠》卷九“恒山散”之异名。见该条。

80935 常山汤(《圣济总录》卷二十三)

【组成】常山(剉)三分 乌梅肉(炒) 鳖甲(去裙襕,醋炙) 黄耆(剉)各一两 大黄(剉,炒) 甘草(炙)各半两 柴胡(去苗)二两

【用法】上为粗末。每服三钱匕,水一盏半,入小麦一匙,生姜三片,煎至七分,去滓热服,不拘时候,一日三次。

【主治】伤寒,潮热不退。

80936 常山汤(《圣济总录》卷三十四)

【组成】常山 甘草(生,剉) 干姜(炮)各一分 附子(炮裂,去皮脐) 柴胡(去苗)各半两

【用法】上㕮咀,如麻豆大。每以五钱匕,酒一盏半,煎至一盏,去滓,分为二服,空心未发前并食后各一服。

【主治】寒疟,先寒后热。

80937 常山汤(《圣济总录》卷三十四)

【组成】常山(剉)半两 鳖甲(去裙襕,醋浸,炙黄) 甘草(生,剉)各一两 车前草一握(切,或用子三合)

【用法】上为粗末。每服三钱匕,用浆水一盏,浸药一宿,当发前一日,以急火煎取七分,去滓温服。

【主治】温疟。

80938 常山汤(《圣济总录》卷三十五)

【组成】常山 鳖甲(去裙襕,醋炙黄) 知母(焙) 柴胡(去苗) 青蒿(焙) 甘草(炙,剉) 枳壳(去瓤,麸炒) 桂(去粗皮)各一两 桃枝 柳枝各一握

【用法】上为粗末。每服五钱匕,水一盏半,入葱白、薤白各三寸,切,同煎至八分,去滓温服,不拘时候。

【主治】劳疟经年不愈。

80939 常山汤(《圣济总录》卷三十五)

【组成】常山一两 乌梅肉一两 甘草三分(并生用)

【用法】上为粗末。每服二钱匕,水一盏,入生姜三片,煎至六分,去滓,不拘时候温服。

【主治】久疟不愈。

80940 常山汤(《圣济总录》卷三十六)

【组成】常山 蜀漆(烧烟尽) 甘草(炙,剉)各二两 淡竹叶(切)一升 大黄(生,剉)三两

【用法】上为粗末。每服五钱匕,水一盏半,煎至八分,去滓温服。

【主治】疟病发渴及寒热攻作。

80941 常山汤(《圣济总录》卷八十八)

【组成】常山 鳖甲(去裙襕,醋炙) 柴胡(去苗) 甘草(炙,剉) 石膏(研) 人参 牵牛子(炒) 干漆(炒令烟出) 陈橘皮(去白焙干) 大黄(剉,炒) 当归(切,焙)各一两

【用法】上为粗末。每服三钱匕,水一盏,入小麦、竹叶,煎至七分,去滓,食后温服。

【主治】虚劳潮热,饥瘦减食,烦躁颊赤,夜多盗汗。

80942 常山汤(《全生指迷方》卷二)

【组成】常山 知母 甘草(炙)各三两 麻黄(去节)一两

【用法】上为散。每服五钱,水二盏,煎至一盏,去滓温服,以糜粥一杯助,取汗为度。

【主治】疟疾,或寒已而热,或热已而寒,或寒热战栗,头痛如破,身体拘急,数欠,渴欲饮冷,或晬时而发,或间日而作,至期便发,发已即如常,其脉自弦。

【备考】本方方名,《普济方》引作“恒山汤”。

80943 常山汤

《中藏经》卷八。为《圣惠》卷七十四“恒山散”之异名。见该条。

80944 常山汤

《中藏经·附录》。为《外台》卷五引崔氏方“会稽赖公常山汤”之异名。见该条。

80945 常山豆(《仙拈集》卷一)

【组成】常山一两

【用法】煮黑豆一合,去常山。取黑豆食之。神效无后患。

【主治】疟疾。

80946 常山饮(《博济》卷四)

【组成】常山 石膏 大黄(煨) 甘草(炮) 鳖甲(醋炙) 柴胡(去芦)各等分

【用法】上为末。每服三钱,水二盏,煎至一盏,放冷服。

【主治】产后血海虚,乘热发狂,闷乱时作;及室女体热,红脉不行。

80947 常山饮(《医方集解》引《局方》)

【组成】常山(烧酒炒)二钱　草果(煨)　槟榔　知母　贝母一钱　乌梅二个　姜三片　枣一枚(一方有良姜、甘草,无槟榔。一方加穿山甲、甘草)

【用法】半酒半水煎,露一宿,日未出时,空心温服;滓用酒浸煎,待疟将发时,先服。

【功用】祛痰截疟。

【主治】疟久不已者。

【方论选录】此足少阴太阴药也。古云:无痰不作疟。常山引吐行水,祛老痰积饮;槟榔下气破积,能消食引痰;阴阳不和则疟作,知母滋阴,能治阳明独胜之火;草果辛热,能治太阴独胜之寒;贝母清火散结,泻热除痰;乌梅酸敛涩收,生津退热。合为截疟之剂也。赵以德曰:知母性寒,入足阳明,治独胜之热,使退就太阴;草果温燥,治足太阴独胜之寒,使退就阳明;二经和则无阴阳交错之变,是为君药。常山主寒热疟,吐胸中痰积,是为臣药。甘草和诸药,乌梅去痰,槟榔除痰癖,破滞气,是为佐药;穿山甲穴山而居,遇水而入,则是出入阴阳,贯穿经络于荣分,以破暑结之邪,为使药也。惟脾胃有郁痰者,用之收效。

80948 常山饮

《圣济总录》卷三十四。为方出《医心方》卷十四引《小品方》,名见《千金》卷五"恒山汤"之异名。见该条。

80949 常山饮(《圣济总录》卷三十四)

【组成】常山一两　豉一合　葛根(剉)　柴胡(去苗)　升麻　牡蛎(熬)　大黄(剉,炒)　前胡(去头芦)　知母(焙)　山栀子仁　枳壳(去瓤,麸炒)各三分　半夏(汤洗七遍去滑,炒)　麦门冬(去心,焙)　桃仁(去皮尖双仁,炒)　甘草(炙)　犀角(镑)各半两

【用法】上㕮咀,如麻豆大。每用五钱匕,水一盏半,入葱、薤白各三寸,切碎,煎取一盏,去滓,分二服,发前及发时热服之。

【主治】疟疾。先寒后热,四肢黄瘦,头痛。

80950 常山饮(《圣济总录》卷三十四)

【组成】常山半两　乌头(炮裂,去皮脐)七枚　甘草(生用)一分　蒜一颗(八瓣者)　糯米(炒)一合　豉(炒)一合　甑带三寸

【用法】上为粗末。以酒一升二合,浸,月下露一夜,横刀一口置药上,俟天明煎取五合,去滓,空心顿服,良久吐出恶痰即愈。如吐不已,煮浆水粥止之。

【主治】诸疟。寒热不已,日渐萎黄者。

80951 常山饮(《圣济总录》卷三十四)

【组成】常山(剉,炒)半两　甘草(剉,炒)一分　乌梅七枚(捶碎,去核焙)　青蒿(焙)一分

【用法】上为粗末。即以小便一盏,水一盏,酒一盏,煎至一盏,去滓,当发日空心服。

【主治】瘅疟。但热不寒,烦渴不止。

80952 常山饮(《圣济总录》卷三十五)

【组成】常山　鳖甲(去裙襕,醋炙)各一两　知母(焙)　白头翁　甘草(炙,剉)　柴胡(去苗)各三分　青蒿一握　桃枝　柳枝各一握　桂(去粗皮)半两

【用法】上为粗末。每服四钱匕,酒一盏半,入葱白、薤白各三寸,切,浸一宿,煎取八分,去滓,空心温服,欲发时再服。

【主治】一切疟疾,经年不愈。

80953 常山饮(《圣济总录》卷三十七)

【组成】常山　柴胡(去苗)　甘草(炙微赤,剉)　栀子仁各一两　赤茯苓(去黑皮)　石膏　蜀漆　鳖甲(涂酥炙令黄,去裙襕)各二两

【用法】上为粗末。每服五钱匕,水一盏半,入竹叶二七片,豉五十粒,煎至八分,去滓,不拘时候温服。

【主治】疟病。手足苦烦,发热渴燥,通身悉黄,小便不利。

80954 常山饮(《圣济总录》卷三十七)

【组成】常山二两　干漆(炒烟出)三分　甘草(炙,剉)一两　豉(生用)一合

【用法】上为粗末。每服五钱匕,水一盏半,同煎八分,去滓,空心温服。吐出黄痰效。

【主治】山岚瘴气,面黄力劣,寒热往来,心胸烦闷。

80955 常山饮(《圣济总录》卷三十七)

【组成】常山(剉)　厚朴(去粗皮,生姜汁炙熟)各一两　草豆蔻(去皮)　肉豆蔻(去壳)各两枚　乌梅(和核)七枚　槟榔(剉)　甘草(炙)各半两

【用法】上为粗末。每服二钱匕,水一盏,煎至六分,去滓候冷,未发前服。如热吃即吐。

【主治】山岚瘴疟,寒热往来,或二日或三日一发者。

80956 常山饮(《圣济总录》卷三十七)

【组成】常山　秦艽(去苗)　甘草(炙,剉)　麻黄(去根节)　乌头(炮裂,去皮脐,剉)　杏仁(去皮尖双仁,炒,研)　陈橘皮(汤浸,去白,焙)　干姜(炮)　厚朴(去粗皮,生姜汁炙)各半两

【用法】上剉,如麻豆大。每服五钱匕,水一盏半,生姜半分,枣二枚(擘破),煎至一盏,去滓,未发前,不拘时候温服。

【主治】一切瘴疟。

80957 常山饮(《圣济总录》卷一六二)

【组成】常山　甘草(炙)各一两　黄芩(去黑心)　石膏(碎)各二两　乌梅(去核,熬)十四枚　当归(切,焙)二两　芍药一两半

【用法】上为粗末。每服五钱匕,水一盏半,生姜三片,枣二枚(擘),同煎至八分,去滓,当未发前温服。

【主治】产后寒热疟。

80958 常山饮(《局方》卷八绍兴续添方)

【异名】太医常山饮(《三因》卷六)、常山饮子(《卫生宝鉴》卷十六)。

【组成】知母　川常山　草果　甘草(炙)各二斤　良姜二十两　乌梅(去仁)一斤

【用法】上为粗末。每服三钱,水一盏,生姜五片,枣子一枚,煎至七分,去滓温服。

【主治】疟疾。因外邪客于风府,生冷之物内伤脾胃,或先寒后热,或先热后寒,或寒热独作,或连日并发,或间日一发,寒则肢体颤掉,热则举身如烧,头痛恶心,烦渴引饮,气息喘急,口苦舌干,脊膂酸疼,肠鸣腹痛,诸药不治,渐成劳疟者。

80959 常山饮(《三因》卷六)

【组成】常山　穿山甲(醋炙)　木通　秦艽各一分

辰砂半字(别研)　甘草(炙)半两

【用法】上㕮散,作一剂。水三盏,乌梅、枣子各七枚,煎半盏,再入酒一盏,煎至八分,去滓,入辰砂温服。虚人、老人皆可服。

【主治】劳疟。

80960 常山饮(《朱氏集验方》卷二)

【组成】常山　槟榔　乌梅　甘草　北柴胡　草果子各等分

【用法】上㕮咀,为末。加生姜、大枣,水煎,隔日煎,下露一宿,遇发日早晨温服。

【主治】疟疾。

80961 常山饮(《医方大成》引张氏方见《医方类聚》卷二四五)

【异名】恒山饮(《普济方》卷三九〇)。

【组成】常山　人参(去芦)　茯苓　草果　知母　贝母　甘草　半夏曲　厚朴(姜汁制一宿,炒黄色)各等分

【用法】上㕮咀。每服二钱,水半盏,姜三片,枣一个,空心煎服。

【主治】一切疟疾。

【宜忌】忌鸡、羊、牛肉、诸般毒食。

80962 常山饮(《活幼心书》卷下)

【组成】常山　槟榔各二两　乌梅一两(和核)

【用法】前二味各剉片,各用醇酒酿一宿,常山炒干,槟榔晒干,仍同乌梅㕮咀。每服二钱,水一盏,煎七分,热未发先空心凉服。

【主治】疟后单热不退。

【宜忌】忌鸡、酒、羊、面、生果、毒物。

【加减】如寒热经久不除者,加此剂于小柴胡汤或藿香饮内同煎服。

80963 常山饮

《医统》卷三十七引《医学集成》。为《丹溪心法》卷二"截疟常山饮"之异名。见该条。

80964 常山饮(《广嗣纪要》卷十一)

【组成】知母　川常山各二钱　炙甘草一钱　乌梅二钱　桃枝七寸

【用法】酒、水各盅半煎,露一宿,发日五更温服。如吐勿忌,将吐即愈。

【主治】妊娠痎疟初起。

80965 常山饮(《慎斋遗书》卷八)

【组成】常山　槟榔　知母　贝母

【用法】水煎,露一宿,来晨温服。

【主治】瘴气发疟。

80966 常山饮(《张氏医通》卷十三)

【组成】常山(醋炒)　槟榔　青皮(炒)　甘草　当归各一钱　穿山甲(煅)八分(世本作木通)　黑豆四十粒　生姜七片

【用法】水、酒各半,煎露一宿,侵晨热服。

【主治】疟发晡时至夜不止,脉实邪盛者。

【方论选录】《医略六书》:邪盛于中,阳明受病而疟发晡时,营阴暗伤故夜热不止焉。当归养血益营,黑豆益阴补肾,使营阴内充则疟邪不至深入阴分;槟榔疏利三焦,甲片透彻经络,使表里交通则疟邪不至逗留中外;青皮破气平肝,甘草缓中和胃,使中气振发则疟邪不致留恋经中;更以生姜散邪,常山涌泄,水、酒各半煎露一宿,总以振祛邪止疟之力。此养营涌泄之剂,为疟久伤正邪陷脉实之专方。

80967 常山饮(《理瀹》)

【组成】常山　草果　陈皮　甘草

【用法】炒,嗅。不必煎食亦愈。

【主治】老年疟疾。

80968 常山酒(《外台》卷五引《必效方》)

【组成】常山一两(切)　独头蒜一颗(去根茎,横切)　糯米一百粒　乌豆一百粒　清酒一升

【用法】病未发前一日,以酒浸上药于碗中,以白纸一张覆之,碗上横一刀,欲发时三分饮一分,如未吐更服一分。得吐则愈。

【主治】疟疾。

【宜忌】忌生菜、生葱。

80969 常山酒(《外台》卷五引《近效方》)

【组成】常山三两　鳖甲二两(炙)　鲮鲤甲一两(炙)　乌贼鱼骨一两(炙)　乌梅肉七枚　桃仁四十九枚(去皮尖,别捣如泥)　竹叶(切)一升　豉三合(熬令香)　葱白(切)一升

【用法】上细切。合以酒三升渍,经再宿,空腹早朝温服一合,良久取吐;如不吐,至斋午以来服之。四服如不愈,隔日更依前服必愈。

【主治】疟久难愈者。

【宜忌】愈后十日内,不得吃冷水、黏滑、人苋、生菜。

80970 常山酒(方出《圣惠》卷五十二,名见《圣济总录》卷三十五)

【组成】恒山三分　乌梅肉半两(生用)　甘草半两(生用)

【用法】上剉细。以酒一大盏,浸一宿,早晨去滓,暖令温,顿服。良久,以箸入喉中引之,吐出恶物立愈。

【主治】痰实疟,发歇不止。

80971 常山酒

《圣济总录》卷三十五。为《外台》卷五引《小品方》"常山汤"之异名。见该条。

80972 常山酒

《圣济总录》卷三十五。为《圣惠》卷五十二"恒山饮子"之异名。见该条。

80973 常山酒

《普济方》卷一九九。为《外台》卷五引《救急方》"常山汤"之异名。见该条。

80974 常山酒

《普济方》卷一九九。为《外台》卷五引《古今录验》"常山汤"之异名。见该条。

80975 常山散(《外台》卷五引《崔氏方》)

【组成】常山三两　干漆三两(熬烟尽)　牡蛎一两半(熬)　桂心三两　橘皮二两　杏仁二两(去皮尖,熬)

【用法】上为散。每服方寸匕,先发热,饮和服;若先寒,清酒和服之,时取未发前一食顷服。

【主治】久疟。

【宜忌】服药日唯须晚食,七日内慎如药法,忌生葱、生菜。

80976 常山散(《外台》卷五引《备急方》)

【组成】常山三两　羚羊角三两(炙令焦)　乌梅肉三

两　黄芩二两　甘草一两半(炙)

【用法】上为散。以竹叶煮饮取六七合,饮及热用,调常山散三方寸匕,未发前一服。若愈停,不愈,临欲发又进二方寸匕。

【主治】疟疾,连绵积日不愈。

【宜忌】忌海藻、菘菜、生葱、生菜。

80977 常山散(《外台》卷五引《广济方》)

【异名】升麻常山汤(《圣济总录》卷三十五)。

【组成】常山五分　升麻二分　蜀漆一分

【用法】上为散。一服二钱匕,和井华水煮米半合,顿服。少间则吐,吐讫则愈。

【主治】疟疾。

【宜忌】忌生葱、生菜及诸果子、生冷、油腻等物。

80978 常山散(方出《圣惠》卷五十二,名见《普济方》卷二〇〇)

【组成】鳖甲一两(涂醋,炙令黄,去裙襕)　甘草一两(生用)　冬瓜汁四合　车前叶一握(无叶取子二合)　恒山半两

【用法】上剉。以浆水一大盏半,并冬瓜汁宿浸,欲发日五更初,以急火煎取一盏,去滓,分为二服,五更一服,取快吐三五度;至发时又服,亦取吐三五度。过时便得吃浆水粥补之。

【主治】温疟。

80979 常山散(方出《圣惠》卷五十二,名见《圣济总录》卷三十四)

【组成】恒山一两　鳖甲一两(涂醋,炙令黄,去裙襕)　川升麻一两　栀子仁半两

【用法】上为细散。空腹以温水调二钱服。以微吐为度,未吐再服。

【主治】间日疟,发作无时,寒热不止。

80980 常山散(《圣惠》卷五十六)

【组成】恒山一两　甘草半两(生用)　麝香一钱(细研)

【用法】上为粗散。每服三钱,以水一中盏,煎至六分,去滓,食前温服。得大吐即效。

【主治】鬼注。

80981 常山散(《圣济总录》卷三十四)

【组成】常山末一两　砒霜(研)一分　丹砂(研)一钱

【用法】上为末,入白面糊和作饼子,油内煮焦黑为度,再研极细。每服半钱匕,夜半冷茶清调下。

【主治】诸疟,寒热往来,止而复发。

80982 常山散(《圣济总录》卷三十七)

【组成】常山　栀子仁　桂(去粗皮)　赤茯苓(去黑皮)　甘草(炙,剉)各等分

【用法】上为散。每服二钱匕,温水调下,不拘时候。

【主治】疟病。头痛发热,身面黄色,小便不利。

80983 常山散(《圣济总录》卷三十七)

【组成】常山　鳖甲(涂醋,炙令黄,去裙襕)　升麻　赤茯苓(去黑皮)　栀子仁　人参各一两

【用法】上为散。每服二钱匕,温水调服,不拘时候。

【主治】疟病。身黄发热,小便不利。

80984 常山散

《幼幼新书》卷十七。即《圣惠》卷八十六"恒山散"。见该条。

80985 常山散

《儒门事亲》卷十二。为方出《肘后方》卷三,名见《千金》卷七"恒山甘草汤"之异名。见该条。

80986 常山散(《直指小儿》卷四)

【组成】川常山　川大黄　甘草(炙)各半两　桂心　乌梅肉各一分

【用法】上剉细。每服一钱,井水一小盏,煎至半,候冷,未发前与之。

【主治】小儿发疟,痰壅烦闷。

80987 常山散

《普济方》卷一九九。为《外台》卷五引《救急方》"常山汤"之异名。见该条。

80988 常将散(《外台》卷二十七引《张文仲方》)

【组成】石苇(去皮)　滑石　瞿麦　王不留行　葵子各二两

【用法】上为散。每服方寸匕,日三服之。

【主治】诸淋及小便常不利,阴中痛,日数十度起,此皆劳损虚热所致。

80989 常山饮子

《鸡峰》卷十四。为原书同卷"草豆蔻散"之异名。见该条。

80990 常山饮子

《卫生宝鉴》卷十六。为《局方》卷八绍兴续添方"常山饮"之异名。见该条。

80991 常山剉散(《杨氏家藏方》卷三)

【组成】常山　川乌头(生,去皮脐)　甘草(炙)各等分

【用法】上㕮咀。每服一钱半,用好酒两盏,煎至一盏,露一宿,至发日五更初服。

【主治】疟疾。

80992 常山煎酒(《外台》卷三十六引《删繁方》)

【组成】常山二两　桂心一两　甘草半两

【用法】上三味,以酒一升煎取七合,去滓分服。取吐愈止。或自能饮,或不能饮则母含药与饮之。

【主治】小儿疟。

80993 常山七宝饮(《回春》卷三)

【组成】常山　草果(去壳)　槟榔　青皮(去瓤)　厚朴(姜汁炒)　知母　苍术(米泔制)各一钱　鳖甲一钱　乌梅一个　甘草三分

【用法】上剉一剂。加生姜一片,桃脑七个,水煎,入酒少许,露一宿,临发日五更温服;午间滓再煎服。

【功用】截疟。

【主治】壮健人疟疾。

【加减】汗多,加白术,去苍术;热多,加柴胡、黄芩;寒多,加桂枝;口渴,加麦门冬、天花粉;痰多,加贝母。

80994 常山大黄汤(《外台》卷五引《深师方》)

【组成】常山三两　甘草(炙)三两　前胡二两　大黄三两

【用法】上切。以水一斗,煮取三升半,下大黄,煎取三升,分澄令冷,初服七合,中服八合,比欲发服九合。

【主治】疟结实积热,烦扰迷冒,寒热但多,绵惙困笃。

【宜忌】忌海藻、菘菜、生葱、生菜等。

80995 常山乌梅汤

《外台》卷五引《深师方》。为《普济方》卷一九七引《肘

后方》“恒山乌梅汤”之异名。见该条。

80996 常山甘草汤

《外台》卷十九。即方出《肘后方》卷三,名见《千金》卷七“恒山甘草汤”。见该条。

80997 常山甘草饮(《圣济总录》卷三十五)

【组成】常山 甘草(炙,剉) 大黄(剉,炒)各一两 桑根白皮(剉)一两半 乌梅五枚(去核) 杏仁(汤浸,去皮尖双仁,炒)十枚 黄连(去须)一两 羌活(去芦头)一两半 黄芩(去黑心)半两 芎䓖 枳壳(去瓤,麸炒) 赤茯苓(去黑皮)各一两 旋覆花(熬)半两 柴胡(去苗)一两半 附子(炮裂,去皮脐)一两 牵牛子(炒)一两半 桂(去粗皮)一两 虎头骨牙齿(酥炙黄)一两半

【用法】上剉,如麻豆大。每服五钱匕,水一盏半,煎至八分,去滓温服。

【主治】痎疟寒热。

80998 常山石膏汤(《圣济总录》卷三十三)

【组成】常山 鳖甲(去裙襕,醋炙) 犀角屑 蜀漆各一两 甘草(炙) 乌梅(去核)各一分 山栀子仁半两 石膏一两半

【用法】上为粗末。每服五钱匕,水一盏半,入豉三七粒,淡竹叶二七片,生姜一枣大,拍碎,同煎至八分,去滓,食后温服,一日二次。

【主治】伤寒后心疟,令人烦热不止,饮水多,常渴。

80999 常山白虎汤(方出《章次公医案》,名见《古今名方》)

【组成】常山 草果 桂枝各6克 石膏24克 知母12克 生甘草3克 粳米一杯 雄黄0.6克(研吞)

【功用】《古今名方》:清热生津,祛痰抗疟。

【主治】温疟。壮热,汗出不畅,骨节酸痛,少气烦冤,口渴引冷,苔黄,脉洪。

81000 常山草果饮(《症因脉治》卷四)

【组成】常山 草果 半夏 陈皮 厚朴 熟苍术 甘草

【主治】食痰之疟。

【加减】饱闷作痛,加炒莱菔子;腹痛,加枳壳。

81001 常山桂心丸(《备急》引华佗方见《外台》卷五)

【组成】甘草(炙) 常山 大黄 桂心各四分

【用法】上为末,炼蜜为丸。平旦服如兔屎,每欲发服六丸,饮下之,欲服药时,先进少热粥良。

【主治】疟疾。

【宜忌】忌海藻、菘菜、生葱、生菜。

81002 常山柴胡汤(《圣济总录》卷三十三)

【组成】常山 柴胡(去苗) 麦门冬(去心,焙)各一两 乌梅(去核) 半夏(汤洗七遍,炒干) 槟榔(剉) 枳壳(去瓤,麸炒)各半两

【用法】上为粗末。每服三钱匕,水一盏,入生姜一枣大(拍碎),淡竹叶二七片,豉二七粒,同煎至七分,去滓,临发时温服。

【主治】伤寒后肾疟,令人悽悽,腰脊痛而宛转,大便难,手足寒。

81003 常山秫米汤

《圣济总录》卷三十六。为《千金》卷十“恒山汤”之异名。见该条。

81004 常山橘皮散

《圣济总录》卷三十六。为《外台》卷五引《救急方》“常山汤”之异名。见该条。

81005 常用冲寒散(《医学入门》卷七)

【组成】香附 陈皮 草果各一两半 砂仁 白姜 肉豆蔻各七钱 藿香 白茯 木通 吴萸各三钱

【用法】上为末。每服一匙,温酒、姜汤、米饮任下。

【主治】感寒腹痛作泄,或无泄而饮食少,胃弱怕吃肥腻等症。

【加减】夏月去吴萸,加扁豆,换赤茯。

【备考】本方方名,《东医宝鉴·杂病篇》引作“冲寒散”。

81006 常山太守马灌酒(《千金》卷八)

【组成】天雄二两(生用) 蜀椒 商陆根各一两 乌头一枚(大者) 桂心 白蔹 茵芋 干姜各一两 附子五枚 踯躅一两

【用法】上㕮咀,以绢袋盛,酒三斗渍,春、夏五日,秋、冬七日,去滓。初服半合,稍加至二三合;捣滓为散,酒服方寸匕,一日三次,以知为度。夏日恐酒酸,以油单覆之,下井中近水,令不酸也。

【功用】除风气,通血脉,益精华,定六腑,明耳目,悦泽颜色,头白更黑,齿落更生。

【主治】病在腰膝者。

【备考】服药二十日力势倍,六十日志气充盈,八十日能夜书,百日致神明,房中强壮,如三十时,力能引弩,年八十人服之,亦当有子。

啄

81007 啄木散(《卫生总微》卷六)

【组成】腊月啄木鸟一个(用无灰酒三升,先以瓦罐子一个,底铺荆芥穗叶厚一寸,上顿啄木鸟;又用荆芥穗叶盖一寸厚,倾酒在内,仍用纸封合,盐泥固济,炭煅之,候酒干,青烟出为度,去火放冷,只取啄木鸟研为末,次入以下项药) 石膏二两(煅,研) 铁粉(用浆水半升煮尽,研细末用)一两 朱砂一分(研,水飞) 附子一两(正生者,炮裂,去皮脐) 麝香一分(研) 脑子一钱(研)

【用法】上为细末。每服一钱,先令病人呷温水三两口,以温酒一盏,先少许调药饮之,余酒送之,服毕便就枕睡少时。临发时一服,候一两日更服一次,不过十服即愈。小儿可减服。

【主治】多年痫病。

【临床报道】痫病:予有一亲姓王,患痫病十余年,发即涎潮,手足僵蜷,颠仆不省,服此药,百服而愈。

81008 啄木散(《杨氏家藏方》卷二)

【组成】寒水石(火煨,别研)二两 铁粉一两(别研) 附子一枚(重一两者,炮,去皮脐,取末) 牛黄(别研) 麝香(别研) 龙脑(别研) 朱砂(别研)各一分 啄木鸟一枚(腊月者,去嘴翅尾爪尖,用瓦罐子先铺荷叶、荆芥穗一寸厚,次入无灰酒一升,方下啄木鸟,更以荷叶、荆芥穗盖一寸厚,用纸封口,盐泥固济,炭火煅青烟出为度,候冷,只取啄木鸟,细研)

【用法】上药同和匀,再研细。每服一钱,用温酒一盏调下,便就枕睡少时。临发时服尤妙,不拘时候。

【主治】一切痫疾。

81009 啄木散

《本草纲目》卷四十九。即《圣惠》卷三十四“啄木舌散”。见该条。

81010 啄酒散（方出《圣惠》卷六十，名见《普济方》卷二九七）

【组成】啄木鸟一枚

【用法】上烧为灰。细研。每服二钱，以温酒调下。

【主治】痔漏有头，出脓水不止。

81011 啄木鸟膏（《类证治裁》卷三）

【组成】啄木鸟（去毛，和骨捣烂熬膏） 麝香一钱

【用法】密收，入瓷罐。不时嗅之。

【主治】噎膈反胃。

81012 啄木舌散（《圣惠》卷三十四）

【组成】啄木舌一枚 巴豆一枚

【用法】先捣啄木舌为末，入巴豆同研为散。用猪鬃一茎，点药于牙根下。立愈。

【主治】虫牙疼。

【备考】本方方名，《本草纲目》引作“啄木散”。

唾

81013 唾沫膏（《饲鹤亭集方》）

【异名】仙传药纸。

【组成】真象皮八两（切片） 苏木屑 粒红花各四两

【用法】用新汲水五大碗，同入砂锅熬至象皮糜烂，沥去滓，再下黄明胶四两，上火熔化；俟凝定，排笔蘸刷厚棉纸上，每料可刷五六十张，凉干。临用剪取，口津润湿贴之。

【主治】木石金刃磕伤，皮破血出；及诸疮不敛，百虫所螫。

81014 唾调散（《朱氏集验方》卷十五）

【组成】五味子末

【用法】唾调敷。

【主治】谷道生泡，痒而复痛，此风毒流行证。

啜

81015 啜药散（《中医喉科学讲义》）

【组成】川贝母三钱 竹蜂十只 黄柏三钱 甘草一钱 王瓜霜五分 人中白五分 土牛膝根三钱

【用法】上为极细末后，加牛黄末一钱，冰片末五分，同研匀，用樽装妥封固。临证时，每二小时用滚水一汤匙调药散一分，慢慢啜服。

【功用】泄热解毒。

【主治】白喉。病人平素强壮，兼感风热，喉间溃白或红肿，痛楚难当，牙肉腐烂，口臭，舌焦，面赤，唇裂，发热较高，口渴，脉象洪数者。

晞

81016 晞露丸（《卫生宝鉴》卷十八）

【组成】广术一两（剉） 京三棱一两（剉，并酒浸） 干漆五钱（洗去腥，炒烟尽） 川乌五钱 硇砂四钱 青皮 雄黄（另研） 茴香（盐炒） 穿山甲（炮）各三钱 轻粉一钱（另研） 麝香半钱（另研） 巴豆三十个（去皮，切开）

【用法】上除研药外，将巴豆炒三棱、广术二味深黄色，去巴豆不用，共为末，入研药匀，生姜汁打面糊为丸，如梧桐子大。每服二十丸至三十丸，空心、食前，姜汤送下；酒亦得。

【主治】❶《卫生宝鉴》：寒伤于内，气凝不流，结于肠外，久为癥瘕，时作疼痛，腰不得伸。❷《类证治裁》：肠覃，坚久作痛。

晚

81017 晚疟煎（《仙拈集》卷三）

【组成】人参 白芍 川芎 柴胡各一钱 炙草 红花各三分

【用法】水煎服。

【主治】阴疟，至晚即发，累不已。

81018 晚蚕蛾散（《圣惠》卷九十）

【组成】晚蚕蛾一分（微炒） 麝香半分

【用法】上为细散。每用少许，掺于疮上，一日二次。

【主治】小儿口疮。

81019 晚蚕蛾散（《圣济总录》卷一一八）

【组成】晚蚕蛾末二钱 干蟾半枚（烧灰，研） 益母草半两 人中白半钱 白矾灰半钱

【用法】上为细散。先以绵缠手指，以温浆水洗去白皮，掺药于疮上，一日三五次。

【主治】口舌生疮，齿动。

81020 晚蚕沙浸酒（《圣惠》卷六十九）

【组成】晚蚕沙一升 茄子根二两 牛膝二两（去苗） 天麻子半升 牛蒡子二两（微炒） 防风二两（去芦头） 羌活一两 秦艽一两 枸杞子一两 当归一两（剉，微炒） 桂心一两 虎胫骨一两（涂酥炙令黄） 海桐皮一两 鼠黏子一两

【用法】上细剉，以生绢袋盛，用好酒二斗，浸经七日。每日温饮一小盏，不拘时候，常令酒气相接为佳。

【主治】妇人中风偏枯，手足挛急，顽痹不遂。

眼

81021 眼药丸（《纲目拾遗》卷八引《周氏家宝》）

【组成】马料豆一升（炒） 炒蝉蜕四两（酒洗，去头足） 木贼草四两（去节） 菟丝子一斤（炒） 甘菊花四两（晒干） 白蒺藜一斤

【用法】上各为末，水泛为丸。每服二三钱，晚服，滚汤送下；如若年高，桂圆汤送下。

【主治】痘风烂眼。

81022 眼药膏（《奇方类编》卷上）

【组成】苏仁四两（去壳取仁，以纸夹压去油净，入眼不疼为度，只存五钱，配后药） 熊胆五分 珍珠三分（豆腐内煮过，研极细，无声为度） 乳香（去油）三分 没药（去油）三分 南硼砂五分 麝五厘 冰片一钱

【用法】上为极细末，用蒸熟蜜八钱和匀，研在一处收贮。点眼。

【主治】目中翳障。

81023 眼科八宝散（《全国中药成药处方集》抚顺方）

【组成】玛瑙一钱半 珊瑚一钱半 血珀一钱半 濂珠一钱半（四味用豆腐煮透，为极细面） 熊胆五分 硼砂五分 冰片四分 台麝二分五 血竭七分半 片砂七分

半　乳香五分　没药五分　甘石一两半

【用法】共为细面。

【主治】眼目疾患。

81024 **眼科保瞳丸**(《中药成方配本》)

【异名】保瞳丸(《全国中药成药处方集》杭州方)。

【组成】熟地四两　麦冬三两　杞子三两　白菊花二两　青葙子一两五钱　决明子二两　女贞子二两　菟丝子三两　潼蒺藜三两　煅玄精石一两五钱　谷精草三两　密蒙花一两五钱　知母一两五钱　茯苓二两　车前子一两五钱

【用法】上为细末,用白蜜六两炼熟,化水泛丸,如绿豆大,约成丸二十八两。每服二钱,开水吞服,每日二次。

【功用】滋肾保瞳。

【主治】肝肾两亏,眼目昏花。

蚶

81025 **蚶壳丸**(《济阳纲目》卷四十一)

【组成】蚶壳(又名瓦垄子,火煅,醋淬三次)

【用法】上为末。醋糊为丸,姜汤送下。

【主治】一切气血痰块癥瘕。

蛎

81026 **蛎粉散**(《普济方》卷二八五)

【组成】牡蛎(白者)

【用法】上为细末。水调涂,干更涂;或干贴。

【功用】拔毒。

【主治】一切痈肿未成脓者。

81027 **蛎粉散**(《医方类聚》卷二一〇引《经验良方》)

【组成】牡蛎(火煅成粉)

【用法】细研上药,用酽米醋搜成团,再煅过通红,候冷研细,却用酽米醋调艾叶末,熬成膏,搜和为丸,如梧桐子大。每服四五十丸,醋艾汤送下。

【主治】妇人月水不止。

蚵

81028 **蚵蚾丸**(《幼幼新书》卷二十四引《吉氏家传》)

【组成】蚵蚾一个(淘浸一宿,去骨,炙黄色)　胡黄连末　巴豆(去心油,醋煮十数沸)　青黛　朱砂(为衣)各一钱　麝香少许　定粉一分(研)　宣连一两(煨,去毛后炮,出火气)

【用法】上为末,红米饭为丸。每服二丸,米饮送下;乳汁亦可。

【主治】诸疳。

81029 **蚵蚾丸**(《幼幼新书》卷二十六引丁时发方)

【组成】蚵蚾一个(酒半升,炙尽)　芜荑　鹤虱　川楝子　使君子　黄连各一两　夜明砂　朱砂　槟榔　青黛各半两

【用法】猪胆汁为丸。每服五丸,汤送下。

【主治】五疳泻痢。

81030 **蚵蚾丸**(《局方》卷十吴直阁增诸家名方)

【组成】白芜荑(去皮)　黄连(去须)　蚵蚾(酒浸,去骨,焙)　胡黄连各一两半　青黛半两(为衣)

【用法】上为细末。猪胆汁面糊为丸,如粟米大。每服三十丸,食后、临卧用饭饮吞下,一日三次。

【主治】小儿五疳八痢,乳食不节,寒温调适乖违,发竖毛焦,皮肤枯悴,脚细肚大,颅解胸陷,渐觉尫羸,时发寒热,盗汗咳嗽,脑后核起,腹内块生,小便泔浊,脓痢淀青,挦眉咬指,吃土甘酸,吐食不化,烦渴并频,心神昏瞀,鼻赤唇燥,小虫既出,蛔虫咬心,疳眼雀目,名曰丁奚。

81031 **蚵蚾丸**(《直指小儿》卷三)

【异名】蚵蟆丸(《保婴撮要》卷八)、粪蛆丸、五谷精(《医统》卷八十九)。

【组成】蟾蜍一枚(夏月沟渠中取,腹大不跳不鸣者,其身多癞)

【用法】上取粪虫一勺,置桶中,以尿浸之,桶上要干,不与虫走,却将蟾蜍打杀顿在虫中,任与虫食一日夜,次以新布袋尽包,系定置于急流一宿,取出瓦上焙,为末;入麝一字,粳饭揉为丸,如麻子大。每服二三十丸,米饮送下。

【主治】无辜疳,诸疳。

81032 **蚵蚾散**(《北京市中药成方选集》)

【组成】白术(炒)一两二钱　橘皮五钱　使君子肉五钱　厚朴(炙)五钱　法半夏五钱　神曲(炒)五钱　山楂五钱　香附(炙)五钱　青蒿五钱　枳实(炒)五钱　木香五钱　胡连五钱　三棱(炒)五钱　莪术(炙)五钱　砂仁五钱　莱菔子(炒)五钱　槟榔五钱　诃子肉五钱　草果仁五钱　黄连五钱　沉香三钱　蚵蚾虫一两

【用法】上为细散。每服五分,温开水冲服,一日二次;或炼蜜为锭,重一钱,每服一锭。

【功用】消疳磨积,健脾化滞。

【主治】小儿疳积痞块,肚大青筋,面黄肌瘦,消化不良。

81033 **蚵蟆丸**

《保婴撮要》卷八。为《直指小儿》卷三“蚵蚾丸”之异名。见该条。

81034 **蚵蚾黄连丸**(《博济》卷四)

【组成】癞蛤蟆十枚(洗,去肚腹,以酒浸炙令黄香即住)　木香一分　胡黄连半两　黄连半两(九节者)　沉香一分　丁香一分　麝香少许　木鳖半两(烧令烟尽)　巴豆二十二粒(以水淘洗,去心膜并油,以纸裹,用重物压去油,再研如面止)　干姜一钱(烧令存性用)

【用法】上为细末。以水浸蒸饼为丸,如萝卜子大。每服一丸,空心、临卧米饮送下;三岁以上,每服二丸至三丸。

【主治】小儿疳食气,头面虚肿,腹内泄泻,面色萎黄,头发作穗,心腹胀满,肚上青筋。

【宜忌】忌黏滑物。

蚺

81035 **蚺蛇油**(《解围元薮》卷四)

【组成】蚺蛇油

【用法】涂阳茎上。

【功用】令痿软不举。

【备考】麻风,肿斑黑顿消者,以本方戒色。

81036 **蚺蛇酒**(《本草纲目》卷二十五)

【组成】蚺蛇肉一片　羌活一两

【用法】上药用袋盛,同曲置于缸底,糯饭盖之,酿成酒

饮；亦可浸酒。

【功用】杀虫辟瘴。

【主治】诸风痛痹，癞风，疥癣，恶疮。

【宜忌】忌风及欲事。

81037 蚺蛇膏（《普济方》卷六十九）

【组成】蚺蛇膏　麝香末

【用法】上药相和敷之。

【主治】牙露。

81038 蚺蛇胆丸（《圣惠》卷八十七）

【组成】蚺蛇胆一分（细研）　丁香一分　黄连一分（去须）　苦参三分（剉）　青葙子一分　牛角屑一分　木香一分　朱砂一分（细研）　雄黄一分（细研）　青黛一分（细研）　龙胆一分　麝香一分（细研）　牛黄一分（细研）　胭脂一分（细研）　硫黄一分（细研）　白矾灰一分　头发灰一分　铫绢灰一分　干虾蟆灰一分

【用法】上为末，都研令匀，以炼蜜为丸，如麻子大。每服三丸，以粥饮送下；又以少许水化二丸，吹于鼻中；及有疮处，敷之。

【主治】小儿蛔疳，壮热，眼赤或涩，常多揉目，及发黄秃落，视物不明，手脚心热，时出蛔虫，下痢或青黄赤白无定，身体口鼻及下部生疮，虫蚀齿落，项边生无辜，肌体羸瘦，兄弟姊妹相传至死者。

81039 蚺蛇胆丸（《圣惠》卷九十三）

【组成】蚺蛇胆一分　乌梅肉七枚（微炒）　芜荑一两（微炒）　黄连一两（去须，剉，微炒）

【用法】上为末，炼蜜为丸，如麻子大。每服三丸，以粥饮送下，一日三四次。

【主治】小儿赤白痢，努责肠头出。

81040 蚺蛇胆丸（《圣济总录》卷一七二）

【组成】蚺蛇胆（去脂，炙）　黄芩（去黑心）　枳壳（去瓤，麸炒）　甘菊花　牛膝（酒浸，切，焙）各一分　赤芍药　升麻各半两

【用法】上为末，炼蜜为丸，如绿豆大。每服五丸，空腹米饮送下。

【主治】小儿无辜疳，发作穗，羸瘦，腹胀，面黄。

81041 蚺蛇胆散（《圣惠》卷八十六）

【组成】蚺蛇胆三大豆许　黄矾　白矾灰　芦荟　麝香各一钱

【用法】上为细散。若头面身上有疮，以清泔洗，裛干，敷一大豆许，良久水出即止；如在口齿中，宜频贴之。

【主治】小儿急疳痒，随爪作疮，瞬息大如钱。

81042 蚺蛇胆散（《圣济总录》卷一八〇）

【组成】蚺蛇胆（研）一分　石胆（研）一分　龙脑一分

【用法】上为细散。每用一字，涂疮上，一日三五次。

【主治】小儿口疮。

81043 蚺蛇胆散

《普济方》卷三二六。为《医学纲目》卷二十"甘湿散"之异名。见该条。

蚱

81044 蚱蝉丸（《圣济总录》卷一七一）

【组成】蚱蝉（炙，去翅足）一枚　大黄（煨，剉）　石膏（碎）　柴胡（去苗）各一两　牛黄（研）　龙齿（碎）　栀子仁　升麻　芍药　沙参　钩藤各三分　杏仁二十一枚（汤浸，去皮尖双仁，麸炒）　龙胆半两　丹参（研）一两半

【用法】上为末，炼蜜为丸，如梧桐子大。一岁儿每服一丸，温水化破服，一日三次。

【主治】小儿诸痫，乍愈乍发。

81045 蚱蝉汤

《圣济总录》卷一七一。为《圣惠》卷八十五"蚱蝉散"之异名。见该条。

81046 蚱蝉汤（《幼幼新书》拾遗）

【组成】蚱蝉三个（净炙）　石膏　柴胡各八分　子芩　升麻　知母　栀子仁各六分　龙齿　蛇蜕（炙）各四分　麻黄（去节）　甘草（炙）各二分　生葛二分　大黄十分　钩藤皮一分半

【用法】上药加水三升半，竹沥一升二合，煎服。

【主治】小儿壮热惊痫。

81047 蚱蝉汤（《普济方》卷三七七）

【组成】干蚱蝉七枚（微炙）　白鲜皮一两　钩藤　细辛（去土）　川芎（剉，微炙）　天麻　牛黄（别研）各一分　蛇蜕五寸许（炙令黄）

【用法】上为末，同牛黄拌匀。每服一钱，加水八分，入人参、薄荷各少许，煎五分，去滓，稍热服。

【主治】诸风痫，胸中痰盛。

81048 蚱蝉散（《圣惠》卷八十三）

【组成】蚱蝉半两（去翅足，微炒）　茯神半两　龙齿三分（细研）　麦门冬半两（去心，焙）　人参三分（去芦头）　钩藤三分　牛黄二钱（细研）　蛇蜕皮五寸（烧灰）　杏仁二分（汤浸，去皮尖双仁，麸炒微黄）

【用法】上为细散，入研了药，都研令匀。每服半钱，以新汲水调下。

【主治】小儿风热惊悸。

81049 蚱蝉散（《圣惠》卷八十五）

【组成】蚱蝉一分（微炒）　干蝎七枚（生用）　牛黄一分（细研）　雄黄一分（细研）

【用法】上为细散。每服一字，以薄荷汤调下，不拘时候。

【主治】小儿天钓，眼目搐上，筋脉急。

81050 蚱蝉散（《圣惠》卷八十五）

【异名】蚱蝉汤（《圣济总录》卷一七一）。

【组成】蚱蝉三分（微炒）　黄芩半两　赤芍药三分　细辛半两　钩藤半两　蛇蜕皮五寸（炙令黄色）　黄耆半两（剉）　甘草半两（炙微赤，剉）　牛黄一分（细研）　麝香一分（细研）　川大黄一两（剉碎，微炒）

【用法】上为粗散。每服一钱，以水一小盏，煎至五分，去滓温服。

【主治】小儿初生百日内发痫。

81051 蚱蝉煎（《圣惠》卷八十五）

【组成】蚱蝉三枚（去翅足，微炒）　麻黄一分（去根节）　钩藤一分　柴胡半两（去苗）　白芍药半两　石膏一两　子芩一两　知母半两　龙齿一两　犀角屑半两　沙参半两（去芦头）　甘草半两（炙微赤，剉）　蛇蜕皮五寸（烧灰）　生姜汁　牛黄一分（细研）　蜜一两　生地黄汁五

合　杏仁半两(汤浸,去皮尖双仁,研如膏)

【用法】蛇蜕皮以上,并细剉;先以水二大盏,煎至一盏,去滓;入竹沥一小盏,又煎五七沸,纳杏仁、蜜、姜汁、地黄汁,以慢火煎,搅不停手,约十余沸,放冷,于瓷盒中盛,入牛黄搅令匀。每一合,分为三服。

【主治】小儿惊痫,频频发动,经久不愈,肌体瘦弱。

81052　蚱蜢汤(《灵验良方汇编》卷三)

【组成】蚱蜢(每年应白露时辰收来,阴干。若放在空床数日,而摘于帐上者尤妙。)

【用法】每服三个,用滚水半钟,重汤煎服。立效。

【主治】小儿急惊风。

蚯

81053　蚯蚓丸(《永乐大典·医药集》卷九十八引《大方》)

【组成】蚯蚓一条(活者,去泥尽,入腻粉少许)

【用法】上药焙干研细,糊为丸,如麻子大。每服三丸,薄荷汤送下。

【主治】慢惊风。

81054　蚯蚓丸(《普济方》卷三六一)

【组成】淡豉　灶中土　蚯蚓粪

【用法】用醋揩为丸,如鸡子大。摩儿囟上及手足心,并脐上下各七次。擘开有毛,即弃之。

【主治】小儿客忤。

81055　蚯蚓散(方出《阎氏小儿方论》,名见《保婴撮要》卷十四)

【组成】干蚯蚓

【用法】上为细末。用唾调涂。

【主治】外肾肿硬成疝。

【宜忌】常避风冷湿地。

81056　蚯蚓散(《鸡峰》卷十八)

【组成】蚯蚓(去土)　川芎各等分

【用法】上为细末。每服二钱,食后、临卧茶清调下。

【主治】耳聋。

81057　蚯蚓散

《普济方》卷五十六。为《圣惠》卷三十七"敷鼻蚯蚓散"之异名。见该条。

81058　蚯蚓散(《普济方》卷二四九)

【组成】甘草　蚯蚓粪

【用法】上用水擂甘草,调蚯蚓粪涂。

【主治】阴肿痛。

81059　蚯蚓散(《普济方》卷三〇一)

【组成】豆粉一分　蚯蚓二分

【用法】上用水研涂上,干又敷之。

【主治】阴茎疮。

81060　蚯蚓散(《诚书》卷十五)

【组成】净干地龙粪

【用法】上为末。葱汤调涂。

【主治】肾子肿硬,囊烂。

81061　蚯蚓散(《文堂集验方》卷四)

【组成】白颈蚯蚓(洗净)

【用法】焙干为末。每服二钱,姜、葱汤送下,盖被出汗即愈。止痛后,以松节温酒服之。如打伤筋缩痛甚者,急取白颈蚯蚓二三条,捣烂冲酒服。

【主治】打伤至重者。

81062　蚯蚓膏(《接骨图说》)

【组成】蚯蚓四十八钱(水洗去泥净)　清酒三十二钱　麻油一百九十二钱

【用法】上药相和,纳蚯蚓,文火煮,以水气尽为度。

【主治】缓筋,挛筋,缩骨,关强者。

81063　蚯蚓膏(《保婴易知录》卷下)

【组成】陈京墨二钱　朱砂三钱　麝香一钱

【用法】上为末,用蚯蚓头上白浆和药成丸,重七厘。每服一丸,用金银器烧红淬入乳内,将乳调药服之。

【主治】小儿胎惊搐。

蛀

81064　蛀牙散(《奇效良方》卷六十二)

【组成】白矾(枯)　滴乳香各等分

【用法】上为细末,熔蜡和成膏子,如粟米大。每用一丸,塞于蛀牙孔中。

【主治】蛀牙疼痛。

蛇

81065　蛇酒(《秘传大麻疯方》)

【组成】百花蛇　乌蛇各一条(去头尾)　当归　槟榔　灵仙　菖蒲　连翘　薄荷　海桐皮　天麻　风藤　苍术　杏仁　蝉蜕　麻黄　红花　陈皮　麦冬各三钱　枫子肉一斤(去油炒)　胡麻　白芷　蒺藜　人参　辰砂　五味子　花粉　甘草　生地　熟地　木鳖　羌活　独活　防风各五两　马鞭草　血竭　全蝎　乳香　雄黄　木香　茴香　沉香　大腹皮　天灵盖各一两　黑枣一斤　五加皮八钱　虎骨一两　核桃四斤　首乌五两　白藓皮五钱　荆芥三两　草乌八两　甘菊三两　茯苓三两　蝉蜕五两　川乌五钱　没药　阿魏各五钱　蔓荆子　牛黄二钱　寸香五钱

【用法】上为片,另将粗药用细麻布袋盛之,陈酒三十斤,将袋入酒内,煮三炷香,隔宿取出药滓;药酒封固。每日空心、早、晚各服一杯。将药滓晒干,为末,入细药为丸。每服一百丸,将前酒送下。

【主治】漏蹄疯。脚底作痒,麻木肿起,底下开裂,脓水不干者,用神蛇酒治之,如不愈,服搜风散十帖,后服本方。

81066　蛇头丸(《幼幼新书》卷九引《聚宝方》)

【组成】蜈蚣(姜汗炙干)　花蛇头(酒浸一宿,焙干,碎)各二十枚　全蝎十两(净)　天南星十个(姜汁煮一宿,焙)　铅白霜(拣净)四十两　铁粉三十两　蛇黄石八十两(醋煮七次,飞研)　腻粉二两(研)　脑子(细研)　真珠(末,水飞)各五两　麝香(研)　百草霜(研)各三两　朱砂(研,飞)　血竭(细研)　芦荟(研)各一两　白附子五十两(炮裂)　雄黄一两半(醋煮,水飞,焙干)

【用法】上为末。三家粽子为丸,如鸡头大。初生婴孩可服半丸,周岁以上可服一粒,不拘时候,并用薄荷汤化下。

【主治】小儿急慢惊风,目睛上视,啮齿弄舌,面青口噤,背强啼叫,咽膈涎声,神昏不语,及内钓诸痫,腹内泄泻,夜卧时惊,潮热气喘。

81067　蛇头丸(《幼幼新书》卷十引《吴氏家传》)

【组成】花蛇头连身长一尺(酒浸一宿,去骨)　铅白

霜　朱砂　铁焰粉　乳香各一分(研)　天麻　白附子各一分(末)　脑　麝各半钱　蛇含二两(火煅通赤,淬于蜜中,令细碎,捣罗为末,水淘去黑汁土,取一两再研令极细)

【用法】上为末,端正陈年小半夏糊为丸,如鸡头大。每服半丸,薄荷汤化下。

【功用】镇心安神,退风痫,定抽搦,化痰。

【主治】惊。

81068　蛇头丸(《永乐大典·医药集》卷九七八引《全婴方》)

【组成】蛇头一个(炙)　蜈蚣三条(赤足者)　朱砂三钱　铅白霜　轻粉各二钱　龙脑　麝香各一钱　铁液粉　百草霜各半两　蛇含石一两(醋淬)(一方加蝎一分,又一方加附子半两去皮、尖,血竭一分)

【用法】上为末,糯米糊为丸,如鸡头大。三岁半丸,薄荷汤磨下。

【主治】小儿急慢惊风,涎盛痰塞,搐搦来去,不问阴阳,但是惊候。

81069　蛇头丸(《局方》卷十续添诸局经验秘方)

【组成】蛇含石十个(煅三度,醋淬,却用甘草汤煮,出酸气,研,飞,为细末)　铁腻粉二两　五灵脂(酒浸,去砂)　神砂(研)　蝎梢　白附子(炮)　郁金(炮)各二两　龙脑(别研)半两　麝香(研)一两　花蛇头十个(酒浸,去骨,用齿并肉)

【用法】上为细末,面糊为丸,如鸡头大。每服一丸,薄荷自然汁磨,以井花水化开,量儿大小加减与服。

【主治】小儿急慢惊风,手足抽掣,眼睛直视,角弓反张,证候危急者。

81070　蛇头丸(《得效》卷十一)

【组成】花蛇头(酒浸,去皮骨)五钱　全蝎十五个(去毒)　紫粉五钱　生麝香半钱　五灵脂五钱　朱砂三钱　真郁金　沉香　白附子各五钱　金银箔各五片　蛇含石二两(砂窝煅令赤,浓煎甘草汤淬,以手捻得酥为度,方可用)(一方加防风、白蚕、南星、天麻各五钱,片脑子半分)

【用法】上为末,炼蜜为丸,如小指头大。每服大者一丸,小者半丸,慢惊,冬瓜仁煎汤下;搐搦,鸡冠血、薄荷;急惊,斑竹叶、薄荷;化涎,桑白皮汤;退潮热,薄荷、磨刀水;止嗽,五味子、杏仁;夜啼,灯心、灶心土、蝉退,浓磨灌下。

【功用】截风。

【主治】搐搦不已,惊狂迷闷,角弓反张,或昏沉啮齿,双目直视,频唤不省,变为痫证。

【宜忌】此药却不可多进,更须以疏风药相间调理。凡服此药,亦须先以木香、乌药、枳实、槟榔磨少许灌之却服,庶使关节通透,药无不到。

81071　蛇皮汤(《伤寒总病论》卷五)

【组成】麻黄　大黄　牡蛎　黄芩各四钱　寒水石　白石脂　赤石脂　石膏　紫石英　滑石各八钱　人参　桂枝　龙齿各二钱　甘草三钱　蛇蜕皮一钱

【用法】上为粗末。每服四钱,加水一盏半,煎至七分,温分二服,热多者进三服。以水并竹沥各半煎尤佳。

【主治】小儿伤寒,蒸起风热,发痫,手足抽掣不省。

81072　蛇皮散(《圣济总录》卷一二八)

【异名】三生散(《保命集》卷下)。

【组成】蛇皮　露蜂房　乱发各半两

【用法】上烧灰存性,研细。每服二钱匕,温酒调下,一日三次。

【主治】附骨痈肿,根在脏腑。

81073　蛇皮散(方出《阎氏小儿方论》,名见《普济方》卷四〇四)

【异名】子肝散(《普济方》卷四〇四)。

【组成】栝楼根半两　蛇皮二钱

【用法】上为细末,用羊子肝一个,批开,入药末二钱,麻缠定,米泔煮熟,频与食之,未能食肝,令乳母多食。

【主治】疮疹入眼成翳。

81074　蛇芩汤(《中医皮肤病学简编》)

【组成】乌梢蛇9克　淡黄芩9克　焦荆芥9克　川柏片9克　根生地31克　粉丹皮12克　苦参片12克　白鲜皮12克　地肤子12克　粉萆薢12克

【用法】水煎,内服。

【主治】急性湿疹。

81075　蛇含散(《圣济总录》卷七十六)

【组成】蛇含二枚

【用法】上药煅,醋淬十数度,研如面。每服三钱匕,陈米饮调下。

【功用】止肠风泻血。

【主治】血痢不止;妇人血伤。

81076　蛇床汤(《圣济总录》卷一三六)

【组成】蛇床子一升(生用)

【用法】以水一斗,煮至五升,去滓。通手淋洗。

【主治】风毒攻肌肉,皮肤浮肿。忽在脚,忽在手。

81077　蛇床汤(《普济方》卷三〇一)

【组成】蛇床子　吴茱萸　荆芥　细辛

【用法】上药各少许,煎汤洗之。多年壁上土细碎,纱袋盛扑即可。

【主治】囊湿。

81078　蛇床散(《圣惠》卷六十)

【组成】蛇床子一两　扁蓄一两　黄耆一两(剉)　苦参一两(剉)　白桐叶一两　附子一两(炮裂,去皮脐)

【用法】上为细散。每服二钱,食前粥饮调下。

【主治】痔疾,大肠久积风毒,下部痒痛不歇,似有虫咬者。

81079　蛇床散(《圣惠》卷六十五)

【组成】蛇床子半两(末)　硫黄半两(细研)　水银半两(以少熟枣瓤研令星尽)

【用法】上为末。以腊月炼成猪脂调如面脂,先以楮根浓煎汤洗疮,挹干,涂之。

【主治】恶疮。

81080　蛇床散(《圣济总录》卷一二九)

【组成】蛇床子(末)　杏仁(汤浸,去皮尖双仁,研细入)　黄连(去须,捣末)　乳香(细研)各半两　盐一分(研)　蔓菁根三两(切烂,研)

【用法】上为细末。涂敷肿上,干即易之。

【主治】缓疽。

81081　蛇床散(《普济方》卷四十引《经验良方》)

【组成】蛇床子　甘草各一两

【用法】上为末。每服一钱,热汤调下,一日三次。

【主治】脱肛。

81082 **蛇床散**(《普济方》卷三〇一)

【组成】川椒　荆芥　火杴草　蛇床子

【用法】水煎洗,后用鸡清调朴消末涂之。

【主治】阴囊生疮疼痛。

81083 **蛇矾散**(《千金珍秘方选》)

【组成】明矾半斤　蛇壳一条

【用法】将明矾放在铜勺内烧烊,将竹箸子在中间搅一孔,用蛇壳一条捏一团,入矾孔内,同烧枯,研末。吹之。

【主治】耳内出脓。

81084 **蛇油丸**(《济众新编》卷五)

【组成】蛇油二升　绿豆粉一斗

【用法】蛇去头尾,如法取油,绿豆水浸去皮,晒干作末,蛇油二升,绿豆粉一斗和匀,入酒少许作丸,如绿豆大。姜汤或温酒送下。

【主治】瘰疬,及饮酒热痰,或痰肿,或热痰成积,或疟疾,或小儿蛔虫。

【宜忌】此药性凉,虚冷者不可服。

81085 **蛇毒膏**(《梅氏验方新编》卷七)

【组成】煅牡蛎四钱　雄黄二钱

【用法】上为细末,蜜调膏。火上烘热,频频涂贴。

【主治】痈毒,疔疮。

81086 **蛇咬丸**(《成方制剂》1册)

【组成】白芍　白芷　半边莲　半边旗　半夏　防风　桔梗　枯矾　两面针　木通　木香　南蛇胆汁　牛蒡子　硼砂　前胡　羌活　秦艽　全蝎　三七　石菖蒲　威灵仙　吴茱萸　五倍子　五灵脂　细辛　雄黄　夜明砂

【用法】上制成丸剂,每丸重11克。口服,一次1丸,一日2次。

【功用】解毒祛风,消肿止痛。

【主治】毒蛇咬伤肿痛,蜈蚣、鼠咬及蜂螫伤等症。

81087 **蛇咬丹**(《普济方》卷三〇七)

【组成】野菊花二钱半　麝香二钱　香白芷各一钱　雄黄二钱

【用法】上为末。用好醋调搽。

【主治】毒蛇伤。

81088 **蛇退散**(《普济方》卷四〇四)

【组成】蛇蜕皮　马屁勃　皂角(不蛀者)　谷精草各等分

【用法】同入瓦藏瓶内,用盐泥固济,木炭火烧令通赤,于地坑子内出火毒,候冷取出,细研为末。每服一字,温米泔调下。

【主治】小儿斑疮入眼。

81089 **蛇退散**(《仙拈集》卷二)

【组成】蛇蜕

【用法】焙末。吹入耳中。

【主治】耳大痛,或流血,或干痛。

81090 **蛇退散**(《会约》卷十五)

【组成】蛇退(烧存性)一条　枯矾　黄丹　扁蓄　藁本各二钱　硫黄　荆芥穗　蛇床子各一钱三分

【用法】共为细末。香油调搽,湿则干掺。先以荆芥蛇床子汤熏洗,揩干敷药。

【主治】妇人阴疮。

81091 **蛇黄丸**(《圣惠》卷八十四)

【组成】蛇黄三枚(大者,细研)　麝香半分(细研)　银箔三十片(细研)　郁金三分(为末)　金箔五十片(细研)

【用法】上为末,以粳米饭为丸,如绿豆大。每服三丸,用磨刀水煎一两沸送下。

【主治】小儿惊痫。

81092 **蛇黄丸**(《婴童百问》卷二引《养生必用》)

【组成】蛇黄一枚(火煅,醋淬)　青礞石　辰砂　雄黄各二钱　铁铧粉四钱(研极细)

【用法】上为末,化蒸饼为丸,如麻子大。用金银剪刀股汤,五岁以上吞下,幼儿化下。

【主治】小儿惊痫,有热者。

81093 **蛇黄丸**(《传家秘宝》卷三)

【组成】蛇黄(用文火烧过酒淬)　朱砂(研)　金粉(研)　不灰木(烧)　人参　茯苓各半两　甘草(生用)　雄黄(醋煮)各一分

【用法】上为末,用糯米饭为丸,如梧桐子大。每服十丸,金银薄荷汤送下。

【功用】化痰涎。

【主治】心气不足,惊悸、心风谵语,狂癫。

81094 **蛇黄丸**(《小儿药证直诀》卷下)

【组成】蛇黄(真者)三个(火煅,醋淬)　郁金七分(一处为末)　麝香一字

【用法】上为末,饭为丸,如梧桐子大。每服一二丸,煎金银磨刀水化下。

【主治】惊痫。

81095 **蛇黄丸**(《杨氏家藏方》卷十七)

【组成】人参(去芦头)　朱砂(别研)　蛇黄(火煅令赤,醋淬七次,别研)　半夏(汤洗七遍去滑)　天南星(炮)　茯神(去木)各半两　铁粉二钱半(别研)　麝香半钱(别研)

【用法】上为细末,次入研者药和匀,煮面糊为丸,如黍米大。每服十丸,乳食后生姜汤送下。

【主治】小儿急、慢惊风,涎壅惊悸,作痫疾。

81096 **蛇黄丸**

《济生》卷三。为方出《圣惠》卷二十二,名见《圣济总录》卷十五"蜜栗子丸"之异名。见该条。

81097 **蛇黄丸**(《直指小儿》卷二)

【组成】蛇黄一个(煨醋淬七八次,研细)　郁金　雄黄各二钱　铁粉(筛净研细)三钱　青礞石　朱砂各一钱

【用法】上为末,粳米饭为丸,如梧桐子大。每服一丸,人参煎汤送下。

【主治】诸痫。

81098 **蛇黄丹**(《三因》卷九)

【组成】蛇含四枚(建盏内煅红,以楮树汁一碗淬干)　天南星(炮)　白附子　辰砂(别研)　麝香(别研)各半两

【用法】上为末,糯米糊为丸,如梧桐子大。每服一丸,温汤磨化,量大小与服;大人细呷三五丸,温酒、米汤任下。

【主治】五脏六腑诸风癫痫,掣纵,吐涎沫,不识人;及小儿急慢惊风。

81099 **蛇黄散**(方出《圣惠》卷六十,名见《普济方》卷三十八)

【组成】蛇黄一枚(生,大者)　酽醋五合

【用法】以炭火烧蛇黄通赤,即入醋中淬,重迭烧淬,醋

尽为度，捣细研为散。每服半钱，食前以粥饮调下。

【主治】积年肠风下血，肛门肿痛，肌体羸劣。

81100 **蛇黄散**（方出《圣惠》卷六十五，名见《普济方》卷三〇〇）

【组成】蛇蜕皮（置净瓷器中，以烛焰爇之，火着去烛，匀烧令焦，取一两用之） 臭黄一两 绿矾一分（烧熟）

【用法】上为细末，以铜盒子贮之，先以热小便二升，置于铜钞锣中，嚼二十枚杏仁，吐于小便中，搅令相得，以疮脚浸之。候痒，即以铜篦子洗，拨出脓血，取烂帛裹之，候干，还以铜篦子敷散令满，以故帛虚裹疮指，入大袜中。每日一洗，依前法用，每洗行药，软即拨去药，恐咬落疮筋。

【主治】甲疽。

【禁忌】切慎房室及运动气力。忌面、蒜、酒一切物无妨。

81101 **蛇黄散**（《圣济总录》卷一七〇）

【组成】蛇黄（捣碎，研） 犀角（镑） 人参 白茯苓（去黑皮） 防风（去叉） 细辛（去苗土） 蚱蝉（去翅足，微炙） 干蝎（醋拌微炒） 丹砂（研） 母丁香 山茱萸（微炒） 甘草（炙） 牛黄（研）各一分

【用法】上为细散。一二岁儿，每服一字匕，用竹沥调服；三四岁儿，每服半钱匕。一日三次，不拘时候。

【主治】小儿风热惊啼。

81102 **蛇黄散**（《普济方》卷三〇〇引《海上方》）

【组成】雄黄半两（生用） 蛇蜕（烧灰存性）一分（一方有黄耆无雄黄）

【用法】上为末。先以温泔洗疮上，软以尖刀子割去甲角，拭干，药敷上，用软帛裹半日许，药温即易，一日即除，痛便止。一方用浆水洗净，以橘刺破处，淋洗贴药。

【主治】甲疽肿烂，生脚指甲旁，赤肉努出，时愈时发；又治嵌甲生入肉，常血疼痛。

81103 **蛇黄散**（《得效》卷十三）

【组成】蛇黄不以多少（米醋烧淬七次）

【用法】上为细末。每服二钱，温酒调下；数服便愈，年深者亦效。

【主治】暗风。忽然仆地，不知人事，良久方醒。

81104 **蛇衔散**（《鬼遗》卷二）

【组成】蛇衔 甘草（炙） 芎䓖 白芷 当归各一两 续断 黄芩 泽兰 干姜 桂心各三分 乌头五分（炮）

【用法】上为末。每服方寸匕，酒调下，日三服，夜一服。

【主治】金疮内伤。

81105 **蛇衔膏**（《肘后方》卷八）

【异名】细膏。

【组成】蛇衔 大黄 附子 当归 芍药 细辛 黄芩 椒 莽草 独活各一两 薤白十四茎

【用法】上药以苦酒淹渍一宿，猪脂三斤，合煎于七星火上令沸，绞去滓，每服如弹丸一枚，温酒调服，一日二次；病在外，敷之；耳，以绵裹塞之；目病，如黍米注眦中。

【主治】痈肿，金疮瘀血，产后血积，耳目诸病，牛领马鞍疮。

【备考】本方加龙衔藤一两合煎，名“龙衔膏”。《外台》引《崔氏方》有大戟；《鬼遗》有芎䓖。

81106 **蛇脱散**（《医方类聚》卷一八三引《神巧万全方》）

【组成】蛇脱皮（烧灰） 猬皮（炙令黄） 猪后悬蹄甲（炙焦）各一两 丹参 露蜂房（炙） 鳖甲（醋炙令赤） 当归（微炒） 木香各三分

【用法】上为末。每服二钱，煎黄耆汤调下，食前服。

【主治】痔。肛边生结核，发寒热，疼痛不止。

81107 **蛇犀散**（《圣济总录》卷一二六）

【异名】白花蛇散（《三因》卷十五）、花蛇散（《证治要诀类方》卷三）。

【组成】白花蛇肉（酒浸焙）四两 犀角（镑）一两 青橘皮（去白，焙）半两 牵牛子一两半（一两炒熟，半两生用）

【用法】上为散。每服二钱匕，别入腻粉二钱匕，糯米饮调下，五更初服，至午前取下恶物。如取未尽，经半月后再服。未成疮者内消，成疮者疮自干合。

【主治】瘰疬。

81108 **蛇蜕丸**（《圣惠》卷八十六）

【组成】蛇蜕皮一分 干蟾半两 干地龙一分 蜗牛一分（上四味入瓷盒子内，泥封固，使炭火烧令通赤，即住，候冷取出，研罗为末，更入黄丹一钱，微炒，同研） 丁香末半钱 阿魏半钱（细研） 朱砂一分（细研）

【用法】上为末，以蒸饼为丸，如麻子大。每服二丸，空心以熟水送下。

【主治】小儿五疳羸瘦。

81109 **蛇蜕丹**（《普济方》卷三七八）

【组成】蛇蜕皮五寸（烧灰） 麝香 牛黄 腻粉 天竺黄（各细研） 钩藤（取末）各一钱 虎睛一对 蜣螂三枚（去翅足，微炒，取末）

【用法】上为末，炼蜜为丸，如黍粟大。每服七至十丸，麦门冬（去心）煎汤送下。

【主治】惊痫涎盛。

81110 **蛇蜕丹**（《疡医大全》卷三十五）

【组成】水银 槟榔各一钱五分 潮脑 枯矾 蛇蜕（煅） 雄黄 油核桃 花椒（焙）各五分 杏仁 大枫肉各二十一枚

【用法】上为细末，陈蜡烛油为丸。每早五更时，手搓鼻嗅。

【主治】疥疮。

81111 **蛇蜕汤**

《圣济总录》卷一七一。为《外台》卷三十五引《备急方》“蛇蜕皮汤”之异名。见该条。

81112 **蛇蜕饮**（《圣济总录》卷十七）

【组成】蛇蜕（去土，炙皮）二两 蚱蝉（去头翅足，炙）四十枚 柴胡（去苗） 赤芍药 沙参 葛根各二两 杏仁（去皮尖双仁，炒黄） 石膏（碎）各三两 牛黄如大豆粒十枚（研，汤成下） 麻黄（去根节）三分

【用法】上除牛黄外，为粗末。每服五钱匕，加水一盏半，煎至八分，入蜜、竹沥、牛黄各少许，更煎三两沸，去滓温服。

【主治】头旋心闷，发即欲倒。

81113 **蛇蜕散**（方出《千金》卷二十二，名见《普济方》卷二八六）

【异名】独圣散（《普济方》卷三九〇）。

【组成】蛇蜕皮

【主治】石痈。坚如石，不作脓者。

81114 **蛇蜕散**（方出《圣惠》卷三十五，名见《圣济总录》卷一二二）

【组成】蛇蜕皮一条(烧令烟尽) 马勃一分

【用法】上为细散。以绵裹一钱,含咽津。

【主治】咽喉肿痛,咽物不得。

81115 蛇蜕散(方出《圣惠》卷八十五,名见《普济方》卷三六五)

【组成】蛇蜕皮半两(烧灰,研如粉)

【用法】每用半钱,醋调,涂舌下。

【主治】小儿重舌,舌强。

81116 蛇蜕散(《斑疹备急》)

【组成】马勃一两 皂荚子二七个 蛇蜕皮(全者一条)

【用法】上入小罐子内,封泥烧,不得出烟,存性,研为末。每服一钱,食后温水调下。

【主治】斑疹入眼,翳膜侵睛成珠子。

81117 蛇蜕散

《圣济总录》卷一二三。为《圣惠》卷三十五"蛇蜕皮散"之异名。见该条。

81118 蛇蜕散(《圣济总录》卷一三六)

【组成】蛇皮一两半(白者) 露蜂房半两 乱发一团(如鸡子大,童子者妙)

【用法】上为细末。每服二钱匕,空心米饮调下,盖覆出汗;更服。

【主治】疔肿。

81119 蛇蜕散(《圣济总录》卷一七四)

【组成】蛇蜕(烧灰)

【用法】上为细末。每服半钱或一钱匕,冷水调下。

【主治】小儿诸疟。

81120 蛇蜕散(《小儿痘疹方论》)

【组成】蛇蜕二钱(为末) 瓜蒌仁五钱(研烂)

【用法】用羊肝一片批开,入药末二钱,线扎紧,用米泔煮熟。频与儿食,或乳母食。

【主治】痘毒目翳。

81121 蛇蜕散(《直指》卷二十二)

【组成】蛇皮(洗,焙焦) 五倍子 龙骨各七分 川续断(洗,晒)二分

【用法】上为细末,入麝香少许。津唾调敷。

【主治】漏疮血水不止者。

81122 蛇蜕散(《得效》卷十四)

【组成】乌蛇蜕一条 蝉蜕二七个 血余一握

【用法】上烧为灰。分二服,温酒调下,并进二服;仰卧霎时。或用小绢针于儿脚心刺三七刺,用盐少许擦刺处,即时顺生,母子俱活。

【主治】妊娠欲产时,不肯伸舒行动,多是曲腰眠卧忍痛,儿在腰中,不能得转,故脚先出,谓之逆生,须臾不救,母子俱亡。

81123 蛇蜕散(《医统》卷八十三)

【组成】蛇蜕一条(烧存性) 枯矾 黄丹 扁蓄 藁本各一两 硫黄 荆芥穗 蛇床子各半两

【用法】上为细末。香油调搽,湿则干搽。先以荆芥、蛇床子汤熏洗,挹干敷药。

【主治】妇人阴疮。

81124 蛇蜕膏(方出《千金》卷二十三,名见《圣济总录》卷一二七)

【组成】蛇蜕皮灰

【用法】腊月猪脂和。封之。

【主治】蛇瘘。

81125 蛇蜕膏(《金鉴》卷六十四)

【组成】蜜蜂二十一个 蛇蜕七分半 蜈蚣(端午前收者佳)二条

【用法】上用香油四两,将前三药入油,用文武火炸枯,捞去滓;入淀粉二两,用如箸粗桑枝七条,急搅候冷,出火气七日夜。用纸摊贴患处。

【主治】瘰疬溃后。

81126 蛇蝎液(《中医皮肤病学简编》)

【组成】蛇皮60克 全蝎15克 蜂房15克

【用法】浸泡于食醋200毫升中,历24小时。外用。

【主治】疖。

81127 蛇蝎散(《医统》卷六十四)

【组成】蛇蜕(烧存性) 全蝎各等分

【用法】上为细末。每用少许,敷舌上。

【主治】舌肿强硬。

81128 蛇蝎散(《中医皮肤病学简编》)

【组成】全蝎40克 祁蛇40克 蜈蚣20克

【用法】上为粉末,混合均匀。分作30包,每包3克。每次一包,一日三次。

【主治】麻风。

81129 蛇丹煎剂(《中医皮肤病学简编》)

【组成】生地31克 山栀6克 连翘15克 银花15克 碧玉散9克 丹皮9克 赤芍6克 黄芩9克 丝瓜络4克

【用法】水煎,内服。

【主治】带状疱疹。

81130 蛇含石丸

《兰台轨范》卷五。为《三因》卷十四"禹余粮丸"之异名。见该条。

81131 蛇床子丸(《圣惠》卷三十)

【组成】蛇床子三分 续断半两 薯蓣半两 桑寄生半两 肉苁蓉一两(酒浸一宿,刮去皱皮,炙干) 附子半两(炮裂,去皮脐) 菟丝子一两(酒浸三日,晒干,别捣为末) 远志半两(去心) 莨菪子半两(水淘去浮者,水煮芽出,焙干,炒黑色)

【用法】上为末。炼蜜为丸,如梧桐子大。每服二十丸,食前温酒送下。

【主治】虚劳,阳气衰绝,阴萎,湿痒生疮。

81132 蛇床子丸(《圣济总录》卷九十二)

【组成】蛇床子(炒) 肉苁蓉(酒浸,去皱皮,切,焙) 细辛(去苗叶) 石韦(去毛) 山茱萸 矾石(煅,研) 防风(去叉) 远志(去心) 赤石脂 白茯苓(去黑皮) 泽泻 柏子仁(炒,别捣末) 菖蒲 栝楼根 天雄(炮裂,去皮脐) 牛膝(去苗,酒浸,剉,焙) 续断 山芋 杜仲(去粗皮,酥炙,细剉)各一分

【用法】上为细末。炼蜜为丸,如梧桐子大。每服三十丸,空腹温酒送下,夜卧再服。

【主治】五劳七伤,阴衰,小便余沥,阴中痛,精清,囊下湿,胸胁痛,两膝厥冷,不欲行,胃中热,远视泪出,口干肠鸣。

81133 蛇床子汤(《圣惠》卷六十九)

【组成】蛇床子三合 蒺藜皮三合 防风三两 川大

黄一两　大戟三两　茺蔚子二合　白矾二两

【用法】上为末。以水一斗，煎至五升，次入酒二升，更煎十余沸，去滓。看冷暖，于避风处洗之。

【主治】妇人血风，举体痒如虫行皮肤上，搔之皮起，欲成疮。

81134 蛇床子汤（《圣济总录》卷一三七）

【组成】蛇床子　白土　羊蹄根　葛根　苦参　菖蒲　荠草各三分　黄连（去须）半两

【用法】上剉细。以水五斗，煎至三斗，滤去滓。温暖淋洗癣上。三日后，重暖药汤更洗之，不过三五度愈。

【主治】一切干湿诸癣，岁久不愈。

81135 蛇床子汤（《外科正宗》卷四）

【组成】蛇床子　当归尾　威灵仙　苦参各五钱

【用法】水五碗，煎数滚，入盆内。先熏，待温浸洗。二次愈。

【主治】肾囊风，湿热为患，疙瘩作痒，搔之作疼者。

81136 蛇床子汤（《金鉴》卷六十九）

【组成】威灵仙　蛇床子　当归尾各五钱　缩砂壳三钱　土大黄　苦参各五钱　老葱头七个

【用法】加水五碗，煎数滚，倾入盆内。先熏，候温浸洗。

【主治】肾囊风。

81137 蛇床子散（《金匮》卷下）

【组成】蛇床子仁

【用法】上为末。加白粉少许，和合相得，如大枣大，绵裹纳之。自然温。

【功用】温阴中。

【主治】妇人阴寒。

【方论选录】❶《金匮玉函经二注》：风寒入阴户，痹而或冷，或用蛇床以起阴分之阳，阳强则痹开而温矣。❷《金匮要略心典》：阴寒，阴中寒也。寒则生湿，蛇床子温以去寒，合白粉以除湿也。此病在阴中而不关脏腑，故但纳药阴中自愈。

81138 蛇床子散（《圣惠》卷三十）

【组成】蛇床子半两　菟丝子一两（酒浸三日，晒干，别研为末）　远志半两（去心）　肉苁蓉一两（酒浸一宿，刮去皱皮，炙干）　五味子半两　防风半两（去芦头）　巴戟三分　杜仲一两（去粗皮，炙微黄，剉）　熟干地黄一两

【用法】上为细散。每服二钱，食前温酒调下。

【主治】虚劳阴痿，四肢乏力。

81139 蛇床子散（《圣惠》卷九十一）

【组成】蛇床子一分　吴茱萸一分　腻粉一钱　硫黄一分（细研）　芜荑一分

【用法】上为细散。入硫黄研匀，用油一合，葱一茎，切，入油内，煎葱黄黑色，去葱，候油冷，调散涂之。

【主治】小儿疥，搔痒不止。

81140 蛇床子散（《圣惠》卷九十一）

【组成】蛇床子一分　附子一分　雄黄一分（细研）　吴茱萸一分　白矾一分　苦参一两

【用法】上为细散。敷疮上，一日三次。

【主治】小儿病疮及湿癣。

81141 蛇床子散（《圣济总录》卷十八）

【组成】蛇床子　莨菪子各等分

【用法】上为散。每量多少，浓煎汁。洗疮。逐日服神虎丸，十日疮渐干，半月后须眉渐生，如风癞眼不见物，病退更服千金散。

【主治】大风癞病。

81142 蛇床子散（《圣济总录》卷一〇〇）

【组成】蛇床子（炒）　莨菪子（炒）　芸薹子（炒）　胡荽子　芫花（醋炒）各一两

【用法】上为细散。生姜自然汁煮面糊调。先用白矾汤洗痛处，后贴之。

【主治】久患走注疼痛。

81143 蛇床子散

《圣济总录》卷一三三。为《鬼遗》卷五“蛇床子膏”之异名。见该条。

81144 蛇床子散（《圣济总录》卷一三七）

【组成】蛇床子　黄连　腻粉各等分

【用法】上为散。用小油调涂之。腻粉多入不妨。

【主治】久患湿癣不愈。

81145 蛇床子散（《圣济总录》卷一七九）

【组成】蛇床子　藜芦　槐白枝　苦参　芜荑仁　白矾各一两

【用法】上为散。每服半钱匕，加水三升，煎取一升，密室中洗肛门，一日一次。仍敷黄耆散。

【主治】小儿脱肛。

81146 蛇床子散（《圣济总录》卷一八二）

【组成】蛇床子（炒）二两。

【用法】上为散。以猪白膏和敷之。

【主治】小儿诸癣及瘙痒。

81147 蛇床子散（《鸡峰》卷二十二）

【组成】蛇床子　臭硫黄　胡椒等分　轻粉少许

【用法】上为细末。每用先净洗疥，用菜油调药末搽之。

【主治】疥。

81148 蛇床子散（《御药院方》卷八）

【组成】蛇床子　细辛　藁本　吴茱萸　小椒　枯矾　紫梢花各半两

【用法】上为细末。每用药末半两，加水三碗，煎至两碗，临卧稍热淋渫。

【主治】阴痿，阳事不举。

81149 蛇床子散（《外科发挥》卷八）

【组成】蛇床子　独活　苦参　防风　荆芥穗各一两　枯矾　铜绿各五钱

【用法】上为末。麻油调搽。

【主治】风癣疥癞瘙痒，脓水淋漓。

81150 蛇床子散（《外科正宗》卷四）

【组成】蛇床子　大枫子肉　松香　枯矾各一两　黄丹　大黄各五钱　轻粉三钱

【用法】上为细末。麻油调搽；湿烂者干掺之。

【主治】脓窠疮。生于手足遍身，根硬作胀，痒痛非常。

81151 蛇床子散（《外科传薪集》）

【组成】蛇床子二斤　川黄柏二斤　生石膏四斤

【用法】湿毒疮，小青油调敷；脓滚疥疮，麻油调敷。

【主治】湿毒疮，脓滚疥疮。

81152 蛇床子散（《疡科纲要》卷下）

【组成】蛇床子(炒研)一斤　烟胶八两　白明矾　枯矾各一两　大枫子仁半斤(白者)　硫黄二两　铜绿一两　雄黄五两　川椒一两(去目)

【用法】上为细末,另研枫子仁,渐渐以诸药末和之,研极匀,每一两和樟冰二钱。痒疮成片者,麻油调;干痒者,干擦之。

【主治】秃疮,疥疮,湿注游风,瘙痒水多者。

81153 蛇床子散(《中医妇科学》)

【组成】蛇床子　川椒　明矾　苦参　百部各10~15克

【用法】煎汤。趁热先熏后坐浴,一日一次,十次为一疗程。

【主治】阴痒。

【加减】阴痒破溃者,去川椒。

81154 蛇床子膏(《鬼遗》卷五)

【异名】蛇床子散(《圣济总录》卷一三三)。

【组成】蛇床子二两　干地黄二两　苦参一两　大黄二两　通草二分　白芷　黄连各一两　狼牙二分

【用法】上为细末。用猪脂,以意调和涂之。

【主治】热疮。

81155 蛇床子膏

《圣惠》卷四十一。为《鬼遗》卷五"五味子膏"之异名。见该条。

81156 蛇床子膏(《圣惠》卷六十六)

【组成】蛇床子三两(末)　黄蜡二两　乱发灰半两(细研)　大麻油四两

【用法】以文火养油,先煎蛇床子十数沸,滤去滓,次下发灰并蜡,熬成膏。旋取,摊于帛上贴之。

【主治】瘰疬瘘,作数孔。

81157 蛇床子膏(《普济方》卷五十五)

【组成】蛇床子　枯白矾　五倍子　海桐皮　舶上硫黄　海螵蛸　雄黄少许　雌黄少许　松香　枣儿(烧灰存性)各等分　(一方无雌黄)

【用法】上为细末。用轻粉、清油调,敷疮上。

【主治】耳生疮湿痒。

81158 蛇床仁汤(《圣惠》卷九十二)

【组成】蛇床仁一两　柳蚛屑一两

【用法】以水一大碗,煎六七沸洗之,取其滓。以帛裹,熨儿肿处。妙。

【主治】小儿卒阴囊肿痒。

81159 蛇床洗方(《医心方》卷二十一引《僧深方》)

【组成】蛇床子一升　酢梅二七粒

【用法】上药加水五升,煮取二升半。洗之,一日十次。良。

【主治】妇人子脏挺出。

81160 蛇黄饼子(《鸡峰》卷十九)

【组成】白丁香　蛇黄　南硼砂各等分(炒)

【用法】盒子盛,纸泥固济,用桑木火烧盒子通赤,取出放冷,研细,入少白面,滴水作饼子,如芡实大。空心嚼细,熟水送下,一日三次;第二日两饼,第三日三饼,第四日四饼,第五日五饼,第六日六饼,第七日七饼,第八日八饼,如水行即止。如不及八日,但水行,住服。如牙缝内有血,虽水出亦死。

【主治】水气所伤。

81161 蛇衔草散(《圣惠》卷六十八)

【组成】蛇衔草三分　甘草三分(炙微赤,剉)　芎䓖三分　白芷三分　当归三分(剉,微炒)　续断一两　独活一两　泽兰一两　桂心一两　川乌头三分(炮裂,去皮脐)

【用法】上为细散。每服二钱,以温酒调下,不拘时候。

【主治】金疮,中风痉,内伤疼痛。

81162 蛇蜕皮丸(《圣惠》卷八十六)

【组成】蛇蜕皮一条(烧灰)　麝香半分(细研)　蚱蝉四枚(微炒,去翅足)　夜明砂一分(微炒)　地龙一分(微炒)　干蟾一枚(炙令焦黄)　青黛一分(细研)

【用法】上为末。以糯米饭为丸,如绿豆大。每服五丸,以粥饮送下,一日三次。

【主治】小儿五疳,形体羸瘦。

81163 蛇蜕皮丸(《圣惠》卷八十六)

【组成】蛇蜕皮(烧灰)一分　芦荟一分(细研)　蜣螂七枚(去翅足,微炒)　蟾头一枚(炙令黄,蝉壳一分(微炒)　朱砂一分(细研)　天浆子七枚(微炒)　干蝎一分(微炒)　青黛半两(细研)　天南星一分(炮裂)

【用法】上为末,用独头蒜烧熟,并醋饮为丸,如绿豆大。每服三丸,空心以粥饮送下。

【主治】小儿风疳羸瘦。

81164 蛇蜕皮丸(《圣济总录》卷一五九)

【组成】蛇蜕皮一条(烧灰)　腊月兔脑髓一枚　车脂枣许大(晒干)

【用法】上为末,以兔髓搜和为丸,如梧桐子大。每服二十丸,温酒送下。

【主治】难产数日不下。

81165 蛇蜕皮丸(《普济方》卷三七八)

【组成】蛇蜕(炙)　细辛　黄芩　蜣螂(炙,用自飞者)　牛黄各一分　大黄五分

【用法】上为末。如小豆大,每服三丸,不知稍增之,一日三次。

【功用】除热。

【主治】小儿惊痫。

81166 蛇蜕皮汤(《外台》卷三十五引《备急方》)

【异名】蛇蜕皮散(《圣惠》卷八十五)、蛇蜕汤(《圣济总录》卷一七一)。

【组成】蛇蜕皮三寸(炙)　细辛　甘草(炙)　钩藤　黄耆各二分　大黄四分　蚱蝉四枚(炙)　牛黄五大豆许

【用法】上切。以水二升半,煮取一升一合,百日儿一服二合。甚良。穷地无药物,可一二味亦合,不可备用。

【主治】小儿痫病,胸中病。

【宜忌】大黄一味不得常用。

81167 蛇蜕皮散(《圣惠》卷三十三)

【组成】蛇蜕皮一条(烧灰)　仙灵脾一两(蒸过)　蝉壳半两(微炒)　甘草半两(炙微赤,剉)　川大黄半两(剉碎,微炒)

【用法】上为散。每服三钱,以水一中盏,煎至六分,去滓,食后温服之。

【主治】眼卒生翳膜,侵睛不退。

81168 蛇蜕皮散(《圣惠》卷三十四)

【组成】蛇蜕皮半两(炙黄) 吴茱萸半两(洗三遍) 蚕沙(微炒) 柳枝 槐枝各一分

【用法】上细剉。每服五钱,以水一大盏,煎至七分,净盥漱,稍热含之,冷即吐之。

【主治】齿风,疼痛不可忍。

81169 蛇蜕皮散(《圣惠》卷三十五)

【异名】蛇蜕散(《圣济总录》卷一二三)。

【组成】蛇蜕皮一分 白梅肉一分(微炒) 牛蒡子半两 甘草一分(生用)

【用法】上为细散。每用绵裹一钱,汤浸少时,含咽津。

【主治】咽喉闭不通。

81170 蛇蜕皮散(《圣惠》卷六十二)

【组成】蛇蜕皮一尺 芸薹子五合 不中水砖末一升

【用法】上为细散。以酽醋调,涂肿处,如干即易之。若脓出,更涂四边。

【主治】发背。毒肿紫黑,坚硬疼痛。

81171 蛇蜕皮散(《圣惠》卷八十一)

【组成】蛇蜕皮半两(烧灰) 麝香一钱

【用法】上为细末。每服一钱,以热酒调下,并进三四服。

【主治】吹奶。痈肿疼痛,寒热发歇,昼夜呻唤。

81172 蛇蜕皮散

《圣惠》卷八十五。为《外台》卷三十五引《备急方》"蛇蜕皮汤"之异名。见该条。

81173 蛇蜕皮散(《圣惠》卷八十五)

【组成】蛇蜕皮五寸(烧灰) 细辛半两 钩藤半两 黄耆半两(剉) 川大黄一两(剉碎,微炒) 蚱蝉四枚(微炙,去翅足) 甘草半两(炙微赤,剉) 铅霜半两(细研)

【用法】上为细散。每服一钱,以水一小盏,煎至五分,去滓,入牛黄末一字,放温,量儿大小,临时加减服之。

【主治】小儿风痫,及一切惊热。

81174 蛇蜕皮散(《圣惠》卷八十五)

【组成】蛇蜕皮五寸(炙黄) 蚱蝉十枚(去翅足,微炙) 蜣螂三枚(去翅足,微炙) 麻黄半两(去根节) 人参三分(去芦头) 甘草半两(炙微赤,剉) 细辛半两 川大黄一两(剉碎,微炒) 黄耆半两(剉) 当归半两(剉,微炒)

【用法】上为散。每服一钱,以水一小盏,煎至五分,去滓,入牛黄二豆许,搅令匀,温服。

【主治】小儿惊痫,发作不定。

81175 蛇蜕拭方(《圣济总录》卷一八〇)

【组成】蛇蜕

【用法】取蛇蜕,水渍令湿软。拭口内疮。一两度即愈。

【主治】小儿口疮。

81176 蛇犬化毒散(《成方制剂》11册)

【组成】冰片 炉甘石 牛黄 硼砂 麝香 消石 雄黄 珍珠

【用法】上制成散剂。治疯狗毒蛇咬伤:适量点于两眼角及舌尖,连点7日,兼敷患处,并内服0.15克,重则连服数日。治惊风痰厥急症:适量点于舌上。治危重痧症:适量点于舌上并吹入鼻腔中。

【功用】清热解毒,镇惊开窍。

【主治】疯狗毒蛇咬伤,疮疡惊风,急症痧症。

【宜忌】孕妇慎用。

81177 蛇龙解毒汤(《效验秘方·续集》乔仰先方)

【组成】蛇舌草30克 龙胆草12克 岩柏草30克 败酱草40克 鸡骨草20克 大青叶根15克 生军4克 炒山栀6克 甘草6克 丹皮10克 赤芍15克 焦山楂15克

【功用】清热解毒,利湿退黄。

【主治】急、慢性肝炎、重症肝炎有身目黄染、发热、胸闷心烦、厌食呕恶、胁痛腹胀、溲赤便结等症。

【用法】日一剂,文火煎2次,每次取汁300毫升,分早中晚3次服。

【方论选录】全方的宗旨在于治肝必治湿毒、治湿毒又必治血、血行则湿热易去,围绕"湿(湿热居多)、毒、瘀"三个环节,形成"利湿"、"清热"、"解毒"、"活血"四大法。方中设大队清热解毒药,如蛇舌草、龙胆草、岩柏草、败酱草、鸡骨草、大青叶根、生军、炒山栀、甘草等,兼有利湿退黄作用的药物有蛇舌草、龙胆草、败酱草、大青叶、炒山栀、鸡骨草等;具有活血化瘀作用的药物有败酱草、生军、丹皮、赤芍、焦山楂等。

【加减】有黄疸重者加茵陈及重用生军;急性肝炎,重症肝炎有热重于湿者加黄柏,见"热入营血"时加生地、水牛角,危重者用广角粉吞服,取"犀角地黄汤"以凉血清营。对慢性肝炎多加丹参、当归等,以活血化瘀。

81178 蛇皮灰涂方(《圣济总录》卷一一八)

【组成】蛇皮(烧灰)

【用法】上为细末。生油调,涂疮上。

【主治】紧唇。

81179 蛇连川贝散(《成方制剂》15册)

【组成】半夏 川贝母 甘草 黄连 蛇胆

【用法】上制成散剂,每瓶装0.6克。口服,一次0.6克,一日3次。

【功用】消炎降气,祛痰止咳。

【主治】支气管炎,风热咳嗽。

【宜忌】服药期间忌烟、酒、油腻、油炸、生冷食品;风寒感冒初起不宜服用。

【备考】本方改为片剂,"川贝母"为"浙贝母",名"蛇胆贝母片"(见《成方制剂》19册)。

81180 蛇床子软膏(《中医皮肤病学简编》)

【组成】蛇床子(粉末)30克 白凡士林70克

【用法】调成软膏外用。

【主治】湿疹。

81181 蛇床子洗剂(《中医皮肤病学简编》)

【组成】蛇床子31克 苦参31克 威灵仙9克 苍术9克 黄柏9克 明矾9克 (一方加荆芥、防风、五倍子)

【用法】水煎,熏洗。

【主治】急性湿疹。

81182 蛇床百部酊(《中医皮肤病学简编》)

【组成】蛇床子200克 百部200克

【用法】上为粗末,用75%酒精浸。外用。

【主治】皮肤瘙痒症,神经性皮炎。

81183 蛇床鹤虱粉(《中医皮肤病学简编》)

【组成】蛇床子10克 鹤虱10克 黄柏10克

【用法】上为细末。撒布，干包。

【主治】足癣糜烂型。

81184 蛇咬解毒丸(《青囊秘传》)

【组成】白矾一两　雄黄　三七　白芷　川贝　五灵脂各一两　甘草　青木香各五钱　朱砂五钱　麝香一钱

【用法】上为细末，饭糊为丸，朱砂为衣。内服。

【主治】蛇咬伤。

81185 蛇咬解毒丹(《青囊秘传》)

【组成】野三七一两　胆矾一钱　麝香三分　白芷五钱　五灵脂五钱　雄黄五钱　雄鼠粪三钱　千金霜二钱　小茴一钱　白枯矾二钱　川贝母一两

【用法】上为细末。外用掺之。神效。

【主治】蛇伤溃烂。

81186 蛇胆川贝液

《成方制剂》9册。即《中国药典》一部"蛇胆川贝散"改为口服液剂。见该条。

81187 蛇胆川贝散(《中国药典》一部)

【组成】蛇胆汁100克　川贝母600克

【用法】上二味，川贝母粉碎成细粉，与蛇胆汁混匀，干燥，粉碎，过筛，即得。口服，一次0.3~0.6克，一日二至三次。

【功用】清肺，止咳，除痰。

【主治】肺热咳嗽，痰多。

【备考】本方改为口服液剂，名"蛇胆川贝液"(见《成方制剂》9册)，本方改为软胶囊剂，名"蛇胆川贝软胶囊"(见《中国药典》2010版)。

81188 蛇胆贝母片

《成方制剂》19册。即《成方制剂》15册"蛇连川贝散"，改为片剂，"川贝母"为"浙贝母"。见该条。

81189 蛇胆半夏散(《成方制剂》17册)

【组成】半夏　蛇胆汁

【用法】每瓶装0.3克。口服，一次0.3~0.6克，一日2~3次。

【功用】祛风化痰，和胃下气。

【主治】呕吐咳嗽，痰多气喘。

81190 蛇胆陈皮片

《中国药典》2010版。即《成方制剂》7册"蛇胆陈皮胶囊"改为片剂。见该条。

81191 蛇胆陈皮散

《中国药典》2010版。即《成方制剂》7册"蛇胆陈皮胶囊"改为片剂。见该条。

81192 蛇胆南星散(《成方制剂》7册)

【组成】蛇胆汁　天南星

【用法】上制成散剂，每瓶装0.3克。口服，一次1~2瓶，一日2次。

【功用】祛风化痰。

【主治】风痰咳嗽，风寒呕吐，痰多惊搐。

81193 蛇黄紫金丹(《鸡峰》卷十九)

【组成】蛇黄三两半(醋淬，研令无声)　禹余粮三两(同炒，醋淬)　木香　肉豆蔻　干姜　茯苓　当归　羌活　牛膝　青橘皮　芎　荆三棱　陈橘皮　蒺藜子　桂　附子　蓬莪术　茴香　针砂五两(先水淘极净，以铁铫子炒干，入米醋二升，煮醋令干，就铫中煅通赤，研末令极细，用之或三两)

【用法】上为细末，蒸饼为丸，如梧桐子大。每服三十粒，空心、食前米饮送下。

【主治】水气，支饮上气，欲变成水，心下坚硬者。

81194 蛇衔生肉膏(《千金》卷二十二)

【组成】蛇衔　当归各六分　干地黄三两　黄连　黄耆　黄芩　大黄　续断　蜀椒　芍药　白及　芎䓖　莽草　白芷　附子　甘草　细辛各一两　薤白一把

【用法】上㕮咀，酢渍再宿，以腊月猪脂七升煎，三上三下，酢尽下之，去滓。敷之，日三夜一。

【主治】痈疽，金疮败坏。

【方论选录】《千金方衍义》：蛇衔生肉膏中附子，即前方乌喙之意；蛇衔去风不逮，更加之以莽草、附子；散坚不逮，更加之以蜀椒；然恐遗热为患，故配之以芩、连、大黄。

81195 蛇蜕乌金丸(《胎产心法》卷中)

【组成】蛇蜕一条

【用法】香油灯上烧研，入麝香为末。童便调服。或加蕲艾、苏木各一钱，麦芽末打糊为丸，名为乌金丸。遇有难产及死胎不出，俱童便服之。亦有单用蛇蜕，酥炙为末，童便调下一钱匙者。

【主治】胞衣不下。

81196 蛇蝎续命汤(《御药院方》卷一)

【组成】白花蛇(酒浸，去皮骨，焙)　全蝎(炒)　独活(去土)　天麻　附子(炒，去皮脐)　人参　防风　肉桂(去粗皮)　白术　藁本　白附子(炮)　赤箭　川芎　细辛(去叶)　白僵蚕(去土灰，炒)　甘草(炒)　半夏(汤浸糊，切)　白茯苓(去皮)　麻黄(去节，水煮三沸，去沫，细切)各一两

【用法】上为粗末。每服五钱，加水一盏，入生姜五片，煎至七分，去滓，稍热服，不拘时候。

【主治】卒中急风，牙关紧急，精神昏愦，口眼㖞斜，不省人事，痰涎不利，喉中作声。

81197 蛇床子浸浴方(《圣惠》卷四十四)

【组成】蛇床子一两　细辛一两　牛膝一两(去苗)　桂心一两　吴茱萸一两　川椒一两　白附子半两　天麻半两　白僵蚕半两　芎䓖一两　厚朴一两　白蒺藜一两　麻黄一两　香附子一两

【用法】上为粗散。每使时，用醋浆水二斗，药五两，煎十余沸，去滓后，看冷暖，以盆中坐，浸浴疼痛处。

【主治】腰脚疼痛，筋脉挛急。

81198 蛇胆川贝胶囊

《中国药典》2010版。即《中国药典》一部"蛇胆川贝散"改为胶囊剂。见该条。

81199 蛇胆陈皮胶囊(《成方制剂》7册)

【组成】陈皮　蛇胆汁

【用法】上制成胶囊剂。口服，一次1~2粒，一日2~3次。

【功用】顺气化痰，祛风健胃。

【主治】风寒咳嗽，痰多呕逆。

【备考】本方改为片剂，名"蛇胆陈皮片"；改为散剂，名"蛇胆陈皮散"(见《中国药典》2010版)。

81200 蛇胆川贝软胶囊

《中国药典》2010版。即《中国药典》一部"蛇胆川贝

散”改为胶囊剂。见该条。

81201 **蛇胆陈皮化痰散**（《成方制剂》9册）

【组成】陈皮　地龙　琥珀　僵蚕　蛇胆汁　朱砂

【用法】上制成散剂，每瓶装0.6克。用开水或清茶送服，一次0.6克，未满四岁的儿童服0.3克；一日2~3次。

【功用】祛风化痰，清热安神。

【主治】痰热发狂，神志不宁，咳痰喘促。

【宜忌】忌烟、酒及油腻、油炸、生冷食品。

野

81202 **野云浆**（《圣济总录》卷一九八）

【组成】糯米三升

【用法】以井水三斗煮熟，滤取饮，入蜜半升搅匀，入云母粉二两，丹砂末一钱，白茯苓、人参末各一两，同煎至七升。每服半盏，温冷任意。

【功用】壮气海，润五脏，益精气，和心神。

81203 **野苎汤**（《续易简》卷二）

【组成】野苎根二两（剉，炒）　金、银各一两许

【用法】水、酒各一大盏，煎耗半，去滓，分两服温进，不拘时候。

【主治】产前无故下血，腹痛不可忍，或下黄汁如漆，如小豆汁者。

81204 **野鸡汤**

《医统》卷八十七。为《饮膳正要》卷二“野鸡羹”之异名。见该条。

81205 **野鸡羹**（《饮膳正要》卷二）

【异名】野鸡汤（《医统》卷八十八）。

【组成】野鸡一只（挦净）

【用法】入五味如常法，作一羹。食之。

【主治】消渴，口干，小便频数。

81206 **野鸡臛**（《养老奉亲》）

【组成】野鸡一只（如常法）　葱白一握　粳米二合（细研）

【用法】切，作相和羹，作臛，下五味、椒、酱。空心食之，常作服佳妙。

【主治】老人烦渴，脏腑干枯，渴不止。

81207 **野狐丸**（《圣济总录》卷一〇〇）

【组成】野狐鼻七枚　豹鼻七枚（炙）　狸头骨一枚（炙）　雄黄一两　阿魏二两　鬼箭羽一两　露蜂房一两（炙）　白术一两　大虫头骨一两（炙）　驴、马、狗、驼、牛毛各四分（烧作灰，若用骨加炒）　故人脑骨一两（炙）

【用法】上为末，搅和令调匀，又以水煮松脂候烊，接取以和之时，勿以手搅，将大虫爪和搅为丸。用水磨下一丸，分一半，别捣雄黄末为衣，以床下火烧之，衣被覆之，勿令泄药烟并气；未汗出，水磨二丸，分饮一半，须臾候等时；如汗不通，约行十里，再暖余一服，温吃。服后平身坐，少时平身卧，热烘衣被，和头通身盖，卧令厚暖。服药处须在暖房中，无令风入。如汗出，以灯烛照，手足指及节间，当有毫毛生出，如青黄白色，即一服见效；如赤色，须三次服；如毛黑色，必死之证。如汗出，以青绢拭遍身，日出时，于黑漆盆内洗，当有虫如麸片是验，大肠取下黑水紫黯恶黄白脓涎，如诸般虫等物是效，次即服和气药。

【主治】五注。与鬼神狐狸精魅鬼注交通。

81208 **野狐膏**（方出《圣惠》卷六十八，名见《圣济总录》卷一四〇）

【组成】雄野狐唇

【用法】捣和，盐封之。

【主治】恶刺。

81209 **野通散**（《奇效良方》卷六十五）

【组成】干野人粪（炭火煅为灰）　片脑　麝香各少许

【用法】上为细末。每服一钱，新汲水入蜜调下。

【主治】痘疮出不快，并伤寒不语。

【备考】野人乃猕猴也，黄绒毛长面赤者。若人家养者，肉及屎皆不主病，为其食息杂，违其本意也。

81210 **野猪臛**（《饮膳正要》卷二）

【组成】野猪肉二斤（细切）

【用法】煮令烂熟，入五味。空心食之。

【主治】久痔。下血不止，肛门肿满。

81211 **野葛贴**（《千金翼》卷二十三）

【异名】野葛膏（《普济方》卷三一三）。

【组成】野葛　芍药　薤白　通草各半两　当归三分　附子一分

【用法】上切。醋浸半日，先煎猪脂八合，令烟出，纳乱发半两，令消尽，下，令热定，乃纳松脂二两，蜡半两，更着火上令和，乃纳诸药令沸，三上三下，去滓，冷之。浣故帛去垢，涂贴肿上，干即易之。其乱发净洗去垢，不尔令疮痛。

【主治】痈疽，痔瘘，恶疮，妇人妒乳疮。

【加减】春，去附子。

81212 **野葛散**（《圣惠》卷六十一）

【组成】野葛皮一分　龙骨二两　干姜半两（炮裂，剉）　桂心一两　栝楼一两（干者）　王不留行一两

【用法】上为细散。每服二钱，以温酒调下，不拘时候。

【主治】痈肿不能溃。

81213 **野葛散**（《圣惠》卷六十一）

【组成】野葛皮半两（剉）　川大黄半两（生，剉）　半夏半两　莽草半两　川芒消半两　白蔹半两

【用法】上为细散。以猪胆和如膏，摊于布上。敷肿处，干即换之。

【主治】痈肿，疼痛不止。

81214 **野葛膏**（《千金》卷七）

【组成】野葛　犀角　蛇衔　莽草　乌头　桔梗　升麻　防风　蜀椒　干姜　鳖甲　雄黄　巴豆各一两　丹参三两　踯躅花一升

【用法】上㕮咀，以苦酒四升，渍之一宿，以成煎猪膏五斤，微火煎，三上三下，药色小黄去滓。以摩病上。

【主治】恶风毒肿，疼痹不仁，瘰疬恶疮，痈疽肿胫，脚弱偏枯。

【宜忌】此方不可施之猥人，慎之。

81215 **野葛膏**（《千金》卷十一）

【组成】野葛一尺　当归　附子　雄黄（油煮一日）　细辛各一两　乌头二两　巴豆一百枚　蜀椒半两

【用法】上㕮咀，以大醋浸一宿，猪膏二斤，煎附子色黄，去滓，纳雄黄粉，搅至凝，敷布上。以掩癥上，复以油重布上，复安十重纸，以熨斗盛火著上，常令热，日三夜二，须膏干益良。

【主治】暴癥。

【方论选录】《千金方衍义》:野葛杀鬼疰虫毒,兼乌、附、椒、辛、雄、归、巴豆熬膏敷熨,以毒攻毒,与前风毒脚气门中野葛膏辛烈破结虽同,祛风逐湿迥别。

81216 野葛膏(《千金》卷二十五)

【组成】野葛一升 茵芋 踯躅 附子 丹砂各一两 巴豆 乌头 蜀椒各五合 雄黄 大黄各一两

【用法】上药治下筛,以不中水猪膏三斤煎,三上三下,去滓,纳丹砂、雄黄末,搅至凝。以枣核大摩痛上。

【主治】射工恶核,卒中恶毒。

【宜忌】勿近眼。

【方论选录】《千金方衍义》:野葛膏汇集诸毒,为外摩之首药。

81217 野葛膏(《圣惠》卷三)

【组成】野葛二两(剉) 蛇衔二两 犀角屑一两 川乌头一两(去皮脐) 桔梗二两(去芦) 茵芋二两 防风二两(去芦头) 川椒二两(去目) 干姜二两 巴豆三十枚(去壳) 川升麻一两 细辛二两 当归二两 附子二两(去皮脐) 羌活二两 川大黄二两 雄黄二两(研如粉)

【用法】上剉细,以酒五升,渍药一宿,以不中水猪膏五斤,以前药同纳于铛中,炭火上煎之,令药色变黄,又勿令焦黑,膏成,绞去滓,下雄黄,候冷,入瓷器中盛之。旋取摩病处,令极热,密室避风,一日三次。

【主治】肝脏风毒,流注脚膝,筋脉挛急,疼痛。

81218 野葛膏(《圣惠》卷二十四)

【组成】野葛一两 附子三两(去皮脐) 牛子并根五两

【用法】上药并生用,剉,如大豆许,醋浸淹一宿,用腊月炼成猪脂一斤,下药同于银石锅中,慢火煎,待附子色黄赤,下火滤去滓,入瓷盒中收。每用摩于所患处,频用之。

【主治】风瘾疹。

81219 野葛膏

《圣惠》卷四十五。为《外台》卷十九引苏恭方"冶野膏"之异名。见该条。

81220 野葛膏(《圣惠》卷九十)

【组成】野葛末一两 猪脂一两 羊脂一两

【用法】水煎三五沸,搅令匀,滤去滓,盛于瓷器中。候冷涂之。不过三上愈。

【主治】小儿白秃疮,无发苦痒。

81221 野葛膏(《圣济总录》卷一三四)

【组成】葛 黄连(去须) 细辛(去苗叶) 杏仁(去皮尖) 莽草 芍药 藜芦(去芦头) 附子(去皮脐) 乱发灰 蔄茹 芎䓖 白芷 桂(去粗皮) 藁本(去苗土) 乌头(去皮脐) 白术 吴茱萸(洗,焙干,炒) 雌黄(研) 矾石(研) 天雄(去皮脐) 当归各一两 斑蝥(去翅足) 巴豆(去皮) 蜀椒(去目及合口) 黄柏(去粗皮) 蛇床子各半两 猪脂三斤半

【用法】上除雌黄、矾石、猪脂外,剉碎;先熬脂令沸,下诸药,煎候白芷黄黑色漉出,以绵布绞滤过,即下雌黄、矾石末,以柳篦搅令匀,以瓷盒盛。取摩涂疮上,每日三五度。

【主治】久病疮。

81222 野葛膏

《普济方》卷三一三。为《千金翼》卷二十三"野葛贴"之异名。见该条。

81223 野鼠丸(《圣惠》卷八十八)

【组成】野鼠一枚(去皮脏,炙令焦) 干姜一分(炮裂,剉) 桂心一分 甘草一分(炙微赤,剉) 厚朴一分(去粗皮,涂生姜汁炙令香熟用之)

【用法】上为末,以枣肉为丸,如绿豆大。三岁儿,每服七丸,用生姜汤送下,一日三次。

【主治】小儿丁奚,肚大,四肢瘦弱。

81224 野鸡馄饨(《医统》卷八十七)

【组成】野鸡一只

【用法】野鸡一只,治如食法,细研入椒、盐、葱、酱、橘皮末调和,以面作馄饨,煮熟食之。

【主治】脾胃气虚下痢,日夜不止。

81225 野狐肉方(《圣济总录》卷一八八)

【组成】野狐肉一斤(及五脏料,治如食法)

【用法】上一味,于豉汁中作羹,调以五味。食之。或作粥、臛、炙、蒸并得,或以羊骨或鲫鱼汁替豉汁亦得,然不如用豉汁,病人吐出清涎为效。

【主治】惊痫、风痫,神情恍惚,言语错谬,歌笑无度,兼五脏积冷,蛊毒寒热。

81226 野驼脂方(《圣济总录》卷二十)

【组成】野驼脂(炼了滤过)一斤

【用法】上一味,别入好酥四两同炼,搅匀。每服半匙,以热酒半盏和化服之。渐加至一匙,空心、食前各一次。

【主治】周痹。

81227 野驼脂酒(《医方类聚》卷二十四引《食医心鉴》)

【组成】野驼脂一升(炼熟,滤去滓)。

【用法】上炼滤。每日空心暖酒一盏,入野驼脂半两许,调下半匙,和服之。一日二次。

【主治】风湿痹顽,五缓六急。

81228 野茴香膏(《中医皮肤病学简编》)

【组成】野茴香 222 克 除虫菊根 44 克 白鲜皮 44 克 干姜 44 克 蜂蜜 1062 克

【用法】将蜂蜜倒入容器,置沸水中熔化(水浴)搅拌除沫,将上药共研细过筛的药面,徐徐倒入蜜内,充分搅拌成稀糊状,放置即成膏状。每日三次,每服 15 克。10 天后,每次增加 5 克,一直加至 30 克(日量 90 克),直至痊愈。

【主治】白癜风。

81229 野狸骨散(《圣惠》卷六十)

【组成】野狸骨一两(涂酥炙微黄) 防风半两(去芦头) 益母草半两 腻粉一钱

【用法】上为细散。每服半钱,食前以温酒调下。

【主治】大肠风毒,下血不止,心神虚烦。

81230 野菊煎剂(《中医皮肤病学简编》)

【组成】野菊花 750 克 千里光 500 克 侧柏叶 500 克 土荆芥 250 克 食盐 15 克

【用法】加水至药面,煎至三分之一量。湿敷外用。

【主治】藜日光皮炎。

81231 野猪肉羹(《养老奉亲》)

【组成】野猪肉一斤(细切) 葱白一握 米二合(细研)

【用法】煮作羹,五味调和,加椒、姜。空心渐食之。常作极效。

【主治】老人五痔，久不愈，生疮痛者。

81232 **野蔷薇露**(《中药成方配本》)

【组成】野蔷薇花瓣一斤

【用法】用蒸汽蒸馏法，每斤吊成露三斤。每用四两，隔水温服，小儿酌减；外用漱洗。

【功用】宣郁解热。

【主治】口疮，口糜。

81233 **野仙独圣散**(《准绳·幼科》卷四)

【组成】扁柏 玄参 地榆 血见愁 生地黄 木通 芍药 当归身 甘草 干姜

【功用】清心。

【主治】小儿未痘之前，身热自汗，口中咯血或鼻衄或溺血，不数日而痘随形焉，谓之藕池踏水，心官失守，致血妄行。

81234 **野狐倒上树**(《寿世保元》卷六)

【组成】黑铅四两 汞二钱

【用法】先将铅化成汁，后入汞，凝成叶子，剪成钱样，外用铁丝穿作二三串，听用。再用大瓷罐一个，入无盐好醋三碗，将铅钱入罐内，悬于醋上，离醋二指，内泡卷柏二个，鸭嘴胆矾四钱，用瓷碟封口盖之，再用黄泥封固，夏月日中晒七日，冬月糠火煨七日，出，罐底摘一孔出醋不用，揭起碟来，扫下药霜，用脂皮包住收之。临用药时，将须发以温水洗净，就湿再用脂皮包手指拈药霜，粘在须发上，自然黑到根。

【主治】须发白。

【宜忌】忌香肥皂水洗。

81235 **野胡萝卜糊剂**(《中医皮肤病学简编》)

【组成】鲜生姜50克 生半夏30克 野胡萝卜15克 蜘蛛香5克

【用法】各药洗净，捣烂如泥，用适量面粉调匀。患者剃光头后，涂上药用绷带包扎，五天换药一次，需五个疗程。同时内服赤芍3克，川芎3克，桃仁9克，红花9克，鲜姜9克，红枣6克，葱白6克。

【主治】斑秃。

鄂

81236 **鄂渚小金丹**(《朱氏集验方》卷一)

【组成】晚蚕砂(炒熟) 草乌头(生用)各等分

【用法】上为末，生地龙为丸，如少则加醋糊为丸。每服四五丸，白汤送下。多则麻人。

【主治】诸风。

崔

81237 **崔宣武通圣散**

《宣明论》卷三。即原书同卷"防风通圣散"去麻黄、芒消，加缩砂仁。见该条。

崩

81238 **崩漏丸**(《摄生秘剖》卷三)

【组成】羌活 藁本 防风各二两 肉桂(夏勿用，秋冬用) 白术(土炒) 当归 黄耆(炙) 柴胡各三两 人参 熟地 川芎各一两 细辛六钱 白芍(炒) 红花各五钱 独活 附子(炮，去皮脐) 甘草(炙)各二两半 桃仁(去皮尖)一百枚

【用法】上为末，酒糊为丸，如梧桐子大。每服三钱，空心温酒送下，或淡淡醋汤亦可。

【主治】崩漏。

81239 **崩露丸**(《全国中药成药处方集》天津方)

【组成】香附(醋制) 野党参(去芦)各六钱 焦枳壳四钱 陈皮 当归各六钱 棕板炭 生地各八钱 莲房炭 生白芍 贯众炭各六钱 茜草四钱 丹皮炭六钱 血余炭四钱 甘草三钱 焦栀子四钱 杏仁皮炭五钱 焦广木香三钱

【用法】上为细末，凉开水泛为小丸，二钱重装袋。每次服一袋，白开水送下。

【功用】和肝化郁，引血归经。

【主治】气郁不舒，肝胃不和，血崩血漏，淋漓不断，过期不止。

【宜忌】忌烦恼气怒。

81240 **崩漏止血散**(《全国中药成药处方集》呼和浩特方)

【组成】杏仁皮炭三钱 赤石脂炭二钱半 鸡冠花炭八钱 牡蛎粉三钱 贯众炭四钱 香附炭八钱 当归炭六钱 木耳炭四钱

【用法】上为细末。每服三钱，黄酒送下。

【主治】崩漏。

崇

81241 **崇土散**(《朱氏集验方》卷四)

【组成】白术一两(切大片，以黄土半两，水一碗，煮一晌，须洗去泥，焙) 丁香三钱(生用) 干姜一两(黄泥裹煨，十分干) 草果半两(黄泥裹，煨干，去皮) 人参半两(黄泥裹煨) 缩砂(连皮)二两(黄土炒少时，去皮) 粉草半两(黄泥裹煨干，去土，剉)

【用法】上为末。每服二钱，空心沸汤调下，一日三次；或用伏龙肝煎汤尤妙。

【主治】脾土虚弱，肾水无畔岸，易致腹满，腹痛，时有泄泻之证。

晨

81242 **晨泻散**(《绛囊撮要》)

【异名】米莲饮(《卫生鸿宝》卷一)。

【组成】老黄米三合(炒) 莲肉二两 白术 干姜各二钱 木香一钱 砂糖一两

【用法】上为细末。每服三钱，空心白汤调下。

【主治】老人脾虚，五更泄泻。

蛊

81243 **蛊症散**(《全国中药成药处方集》呼和浩特方)

【组成】木香 槟榔 黑丑 白丑 大戟(醋炙) 芫花(醋炙) 商陆(醋炙) 牙皂 木通 泽泻 甘遂(醋炙)各等分

【用法】上为细末，瓶装四钱，亦可糊为小丸。烧酒送下。

【主治】蛊症。

81244 **蛊胀奇方**(《寿世新编》)

【组成】黄牛粪三两(男用雄，女用雌，阴干，炒)

【用法】每服一两，酒三碗，煎一碗，绢滤去滓，饮酒，三服即愈。垂死者勿救，不可以污秽而忽之，勿令病人知也。

【主治】蛊胀。

悬

81245 **悬痈饮**（《仙拈集》卷四）

【组成】大粉草四两（水浸，火炙三次） 甘草 当归各三两

【用法】水三碗，煎一碗，去滓，再煎稠膏。每用三钱，好酒化膏空心下。未成即消，已成即溃，溃即敛。

【主治】悬痈。在肛门、前阴根后两相交界处，初起如松子大，渐如莲子粗，数十日后如桃李样。

81246 **悬蒌散**（《儒门事亲》卷十五）

【组成】悬蒌一个 大黄一两 金银花一两 当归半两 皂角刺一两

【用法】上剉碎。用酒一碗，煎七分，去滓温服。

【主治】发背，恶疮。

【加减】如有头者，加鼠黏子。

81247 **悬楼散**（《普济方》卷四十五）

【组成】悬楼一枚（焙干，剉细） 赤瓜子七枚（焙干） 大力子四两（焙黄色，牛蒡子是也）

【用法】上为细末。每服三钱，食后温酒、茶清任下。

【主治】偏正头疼。

【宜忌】忌动风热之食。

81248 **悬蹄散**（《仙拈集》卷四）

【组成】猪悬蹄甲（烧存性）

【用法】上为末。每服三钱，黄酒调下。

【主治】鼠疮。

婴

81249 **婴宁汤**（《诚书》卷六）

【组成】木通 茯苓各七分 升麻三分 附子（制） 人参各五分 芎劳 枣仁（炒）各四分 甘草（炙）

【用法】加生姜，水煎服。

【主治】吐泻后感寒囟陷。

81250 **婴儿健脾散**（《全国中药成药处方集》大同方）

【组成】莲肉五两 人参五两 茯苓五两 薏米五两 炙草五两 白术三两七钱 扁豆三两七钱 砂仁一两五钱 山药三两七钱 陈皮五两

【用法】上为细末，每袋二钱装。每服半钱，米汤或生姜水送下。

【主治】脾胃虚弱，饮食不进，肌体瘦弱。

81251 **婴儿湿疹软膏**（《中医皮肤病学简编》）

【组成】煅蛤粉5克 煅石膏5克 枯矾5克 青黛5克 轻粉5克 硫黄3克 冰片1克 黄丹1克 川椒0.1克 蜂蜜30克 凡士林40克

【用法】上为细末，调膏。外用。

【主治】婴儿湿疹。

81252 **婴儿湿疹软膏**（《中医皮肤病学简编》）

【组成】轻粉10克 黄丹10克 枯矾10克 松香10克 烟粉10克

【用法】上为末，放入香油，配成油膏。用于干型湿疹；渗出型湿疹，用粉末外敷（不拌香油）。

【主治】婴儿湿疹。

81253 **婴儿湿疹洗剂**（《中医皮肤病学简编》）

【组成】制甘石8克 赤石脂10克 滑石粉7克 煅石膏7克 甘油8毫升 氢氧化钙溶液加至200毫升

【用法】上为细末，再加入适量氢氧化钙溶液研成薄糊状，然后加入甘油及氢氧化钙溶液，使成200毫升，摇匀即成。外用。

【主治】婴儿湿疹。

圈

81254 **圈疔方**（《理瀹》）

【组成】槐子（炒黄） 陈石灰（末）

【用法】用鸡子清调。圈至破处，令毒仍从旧口出。

【主治】疔初起水泡。

81255 **圈毒方**（《理瀹》）

【组成】大黄 藤黄 明矾 蟾酥 麝香 没药 乳香 蜗牛

【用法】捣烂为条，遇毒，醋磨。以笔圈之，日圈日小，并以笔画引到别处消散。

【主治】疔毒。

81256 **圈毒散**（《良朋汇集》卷五）

【组成】榆树面 飞罗面 乳香 没药各等分

【用法】上为细末，无根水调搽，自远远围上，其肿自归聚一处，轻者自行消散。

【主治】肿毒。

铛

81257 **铛墨散**（《圣济总录》卷一一六）

【组成】铛墨半两

【用法】上为散。每服二钱匕，温水送下。

【主治】鼻窒塞，气息不通。

铜

81258 **铜末散**（《圣惠》卷三十四）

【异名】熟铜末散（《御药院方》卷九）。

【组成】熟铜末一两 当归 地骨皮 细辛 防风（去芦头）各一两

【用法】上为末，和铜末同研如粉。以封齿上，日夜三度。三五日后牢定。

【功用】令牙齿牢定。

【主治】牙齿非时脱落。

【宜忌】一月内不得咬着硬物。

81259 **铜青丸**（方出《千金》卷十四，名见《普济方》卷一〇〇）

【组成】铜青 雄黄 空青 水银各一两 石长生 茯苓 猪苓 白芷 白蔹 白薇 人参各二两 卷柏 乌扇各半两 硫黄一两半 东门上鸡头一两

【用法】上为末，以青牛胆和，着铜器中，于甑中五斗大豆上蒸之，药成为丸，如麻子大。每服三十丸，日二次，夜一次，服者先食。

【主治】五癫。

【方论选录】《千金方衍义》：五癫丸方，首尾皆列金石，

中间风毒杂陈，即有一二参、苓，不过藉以鼓励诸药之势，良非兼补之谓，乃西北癫证之的方。若大江以南，心劳志郁，神出舍空，金石每多扼腕，恒有以乌、蝎、六君、鹿茸、八味收功者，未可执此概论也。

【备考】方中空青、乌扇，《普济方》作"曾青、犀角"。

81260 铜青丸（方出《圣惠》卷三十三，名见《圣济总录》卷一一〇）

【组成】铜青一两　细墨半两

【用法】上为末，醋和为丸，如白豆大。每用一丸，以乳汁、新汲水各少许溶化，以铜箸点之。

【主治】眼生肤翳，垂珠管。

81261 铜青丸（《杨氏家藏方》卷十一）

【组成】铜青一钱　杏仁四枚（去皮尖）　轻粉少许

【用法】上为细末，搜和，分作四丸。每用一丸，汤化开洗。

【主治】暴赤眼，肿痛难开，或生翳障。

81262 铜青丸

《普济方》卷六十。为《百一》卷十"千两金丸"之异名。见该条。

81263 铜青汤（《普济方》卷七十五引《圣惠》）

【组成】防风一寸许　铜青黑豆大一块　杏仁二枚（去尖不去皮）

【用法】上切细，于盏中新汲水浸，汤瓶上顿令极热。乘热洗之。

【主治】风睑，青赤眼。

【加减】如痛者，加当归数片。

81264 铜青散（《圣惠》卷三十四）

【组成】铜青末两字　谷精草末二钱　砒霜半钱　马齿苋灰二字

【用法】上为细末。临卧时，先以热浆水漱口三五度，后以手指取药少许，揩于齿龈上，便合口，候良久，满口津即吐之；依前漱三五度，又揩药，日夜三五度用之。以愈为度。

【主治】齿漏疳。

81265 铜青散（《圣惠》卷八十九）

【组成】铜青一分　腻粉一分　龙脑半分　干地龙一条（为末）

【用法】上为极细末。每用半小豆许，点着目眦，每日一二次。

【主治】小儿眼胎赤，经年月深远者。

81266 铜青散（《幼幼新书》卷三十三引《吉氏家传》）

【组成】铜青　五倍子（末）各半钱匕　山栀子仁（末）　白墡土　秦皮（末）各一钱匕

【用法】上为细末，乳汁为丸，如鸡头子大。每用一丸，百沸汤半盏泡开，沉清温洗。

【主治】小儿斑疮雀目，烂弦泪多。

【备考】本方方名，据剂型，当作"铜青丸"。

81267 铜青散（《得效》卷十二）

【组成】川白芷半两（生）　马牙消一钱　铜青一分　麝香一字

【用法】上为末。干敷口角，及擦齿上。

【主治】走马疳。口内生疮，牙龈溃烂，齿黑欲脱，或出血臭气。

81268 铜青膏（《普济方》卷七十三引《十便良方》）

【组成】石盐一枣核大　人乳一枣许

【用法】上药置故铜碗中，以古钱十文研之，使青稠着碗底，取熟艾急缚一鸡子许，掘地作小坑子，坐艾于坑中，烧使烟出，以铜碗覆上，以土拥四边，勿令烟出，量艾燃尽，刮取着碗青药。每以半豆许，于蛤蚌中研细，以绵缠枝头，注入两眦，夜即仰卧着之。无古钱，以青钱替亦得。

【主治】眼赤。

81269 铜青膏（《疡科选粹》卷八）

【组成】好片子松香一斤　净蓖麻二两　杏仁一两五钱

【用法】将蓖麻、杏仁研极烂，将松香化开，投二味搅清，用布滤在水缸内，铜青二两，用醋研极细，将松香和匀，揉抽千遍。

【主治】手足折裂。

81270 铜粉丸（《外科正宗》卷四）

【组成】铜青五钱　官粉三钱　明矾一钱五分　麝香一分五厘　冰片一分二厘　黄连二两（切片，煎稠膏）　轻粉一钱五分

【用法】上为细末，黄连膏为丸，如芡实大。每用一丸，放碗内，汤泡纸盖，候烊顿热，用上面清水勤洗之。自愈。

【主治】唇风。下唇发痒作肿，破裂流水，不疼难愈。

81271 铜粉丹（《圣惠》卷九十五）

【组成】熟铜屑四两　朱砂二两　消石一两　硫黄二两

【用法】上朱砂、消石、硫黄三味，同研为末，取一铜桶子，内布铜屑一重，安药一重，如此重重布尽，即用六一泥固济，待干，即入灰池内，以火四两，养一伏时，后以大火烧令通赤，候冷取出，于湿地上一伏时，去火毒，研为末，以粟米饭为丸，如绿豆大。每服七丸，空腹以温酒送下。

【功用】壮腰，固精髓，益颜色，耐寒暑。

【宜忌】忌羊血。

81272 铜绿散（《圣济总录》卷一一七）

【组成】铜绿（研）一钱　铅丹（炒，研）半两　白芷（焙）一分

【用法】上为末。取少许掺舌上。

【主治】口疮，久患不愈。

81273 铜绿散（方出《洁古家珍》，名见《普济方》卷三〇一）

【组成】五倍子（细研）五钱　白矾一钱　铜绿少许　轻粉一字　乳香半钱

【用法】上为极细末，洗净掺之。

【主治】❶《洁古家珍》：男子、妇人阴部湿淹疮。❷《医略六书》：阴内痔核，脉缓者。

81274 铜绿散（《永乐大典》卷一一四一二引《经验普济加减方》）

【组成】朱砂二分（研，水飞）　铜绿四钱（水飞）　轻粉　粉霜各一钱　龙脑　麝香各半钱

【用法】上各为细末。每日干点三两箸。

【主治】翳膜昏涩。

81275 铜绿散

《囊秘喉科》卷下。为原书同卷"红袍"之异名。见该条。

81276 铜膏药（《疡科遗编》卷下）

【组成】瓜儿血竭三两　杜打薄铜皮十张

【用法】上药用铜锅一只，入水半锅，同煎千滚，水干再加，煎半日余，将铜皮取出阴干，收贮。临用量疮之大小，煎

贴捆住,周时揭起,拭干,更可翻转再贴。

【主治】一切烂脚湿疮。

81277 **铜绿软膏**(《中医皮肤病学简编》)

【组成】铜绿30克　密陀僧30克　铅粉30克　松香30克　黄蜡30克　香油500克

【用法】常法炼膏。

【主治】慢性湿疹,神经性皮炎。

81278 **铜鉴鼻饮**(方出《千金》卷五,名见《圣济总录》卷一七七)

【组成】铜镜鼻

【用法】上烧令红,着少许酒中,大儿饮之;小儿不能饮者,含与之。

【主治】小儿卒客忤。

【方论选录】《千金方衍义》:铜镜鼻镇摄肝气,以安其心。

81279 **铜镜鼻汤**(《千金》卷三)

【组成】铜镜鼻十八铢(烧,末)　大黄二两半　干地黄　芍药　芎藭　干漆　芒消各二两　乱发如鸡子大(烧)　大枣三十枚

【用法】上㕮咀。以水七升,煮取二升二合,去滓,纳发灰、镜鼻末,分三服。

【主治】产后余疾,恶露不除,积聚作病,血气结搏,心腹疼痛。

【方论选录】《千金方衍义》:产后恶露不除,日久而成积聚,虽有大黄、芒消、干漆、地黄之属,不能消磨坚积,故取铜镜之鼻以磨砺之,深契《本经》"主治女子血闭癥瘕"之旨;芍药、芎藭、发灰、大枣,乃干漆之佐使耳。

铢

81280 **铢魔丹**(《青囊秘传》)

【组成】大枫子(麻黄、闹羊花各四两,酒煮一昼夜)一斤　苦参皮(酒蒸九次,晒干)一斤　荆芥一斤　蒺藜一斤　胡麻(炒)一斤

【用法】上为末,酒糊为丸,如梧桐子大。每服一百丸,温酒送下,一日三次。

【主治】诸般风。

银

81281 **银丸子**(《诚书》卷十一)

【组成】龙齿(煅)二钱　茯苓　茯神　羌活　黄芩(炒)　钩藤各三钱

【用法】上为末,蒸饼为丸,如黍米大,银箔为衣。米汤送下。

【主治】风疳眼障,鼻痒,咬指甲,合地睡。

81282 **银末丸**(《圣惠》卷二十二)

【组成】银末半两　铁粉一两　黑猫儿粪一两(炒)　黄丹二两

【用法】上为末,以醋饭为丸,如绿豆大。如患五年,服十五丸;患十年,服二十丸;患十五年,服三十丸。初服时,于食前以热酒送下。如服五服不吐不泻,即第六服用水一大盏,煎黄耆末二钱,煎至五分,温酒下丸药。须臾吐黏痰,每日空心服之不绝,半月其疾永不发动。

【主治】风痫。积年不愈,发时迷闷吐沫,或作牛声。

81283 **银右散**(《医学入门》卷八)

【组成】朱砂　雄黄　蛇含石　磁石各一钱半　银右石　乳香　没药各一钱七分　明矾一钱　信石　白丁香各六分　麝香三分　牛黄一分　巴豆二钱半

【用法】上为末,唾口涎调匀。用本身男左女右手涂疮上,外用新笔蘸药圈四周,药点中间,水粉膏贴之。

【主治】瘰疬已破者。

81284 **银甲散**(《温证指归》卷三)

【组成】银柴胡二钱　鳖甲三钱

【主治】温证潮热,身体枯瘦,皮肤甲错,消索而不润泽者。

81285 **银白丹**(《医林方》引《妙选方》,见《医方类聚》卷二六〇)

【组成】天南星半两(一半生,一半炒)　白僵蚕半两　全蝎一分　白附子一分　牛黄半分　麝香半分　粉霜半分　朱砂半分　大枣二三枚(蒸)

【用法】上为细末,与枣泥同为丸,如黍米大。每服五丸至十丸,薄荷汤送下。

【主治】小儿一切惊风。

【宜忌】此药不可多服,二服者恐小儿后却生疮肿。

81286 **银白散**(《幼幼新书》卷二十二引《玉诀》)

【组成】人参　茯苓　甘草(炙)　白术(麦面炒)　白扁豆(去皮)　藿香叶各等分

【用法】上为末。每服一钱,紫苏汤送下。

【功用】取积,取虫,生胃气。

【主治】小儿虚积。

81287 **银白散**(《幼幼新书》卷十引毛彬方)

【组成】干葛　人参(去芦)　白茯苓　山药　白扁豆各半两　半夏一分(汤洗去滑,姜制成饼,炒黄)　糯米一合(淘洗,姜汁浸一宿,炒黄)

【用法】上为细末。每服二钱,加水八分,生姜二片,同煎至六分,温服。

【主治】小儿胃虚,吐泻烦渴,成慢脾者。

81288 **银白散**(《幼幼新书》卷二十七引毛彬方)

【组成】半夏一两(汤洗七次,焙干为末,姜汁制为饼子)　白扁豆(微炒)　罂粟子　人参(洗,去芦,剉)　白术(洗,剉,焙)　山药　白茯苓各四钱

【用法】上为细末。每服二钱,加水八分,生姜二片,大枣一枚,煎六分,温服。

【主治】小儿胃气不和,吐泻不止,痰逆,不进奶食。

81289 **银白散**(《卫生总微》卷五)

【组成】大天南星一个(重一两者,换酒浸,七伏时取出,置新瓦上,周围以炭火炙令干裂,顿于地上,去火毒,用瓷器合之,候冷取出)

【用法】上为末,入朱砂细末一分拌匀。每服半钱,荆芥汤送下,早晨、午前各一次。

【功用】涤涎,醒脾去风。

【主治】吐泻生风,发慢惊瘈疭。

81290 **银白散**(《卫生总微》卷五)

【组成】天南星末(生姜自然汁和剂,捻作饼子,炙黄)　白附子末(薄荷自然汁和剂,捻作饼子,炙黄)

【用法】上为细末。每服半钱或一钱,煎冬瓜子汤调下。

【主治】小儿慢脾惊风,危困者。

81291 银白散(《卫生总微》卷七)

【组成】煅熟寒水石半斤

【用法】上为极细末,入炒熟黄丹一钱半研匀,如淡,即添入些少,以红色为度。每服一钱,生姜汤送下;未能饮者,稠调抹口中,以乳汁送下,不拘时候。

【功用】解表发汗。

【主治】小儿伤寒壮热,头痛体疼,脉大,夹惊者。

81292 银白散(《卫生总微》卷十)

【组成】人参(去芦) 白茯苓 白扁豆(炒熟) 甘草(炙) 白术(炒)各一分 罂粟子(微炒)二钱(别研)

【用法】上为末。每服半钱或一钱,紫苏汤调下,不拘时候。

【主治】脾胃不和,泄泻不止,不思饮食,身体烦热。

81293 银白散(《杨氏家藏方》卷十八)

【组成】人参(去芦头) 白茯苓(去皮) 白术 山药 天麻 全蝎(去毒,微炒) 白扁豆(炒)各一两 甘草一分(炙)

【用法】上㕮咀。每服二钱,加水六分盏,生姜一片,大枣一枚,同煎至三分,去滓温服,乳食空。

【主治】小儿泻之后,脾胃虚弱,食睡露睛,渐生虚风。

81294 银白散(《永乐大典》卷九七六引《卫生家宝》)

【组成】白术一两(细剉,以一合绿豆炒香,去豆) 干山药一两 白附子半钱(文武火上炮令黄,地上去火毒) 人参一两 直僵蚕一分(洗去灰,微炒,勿令焦) 白茯苓一两半 木香一分(湿纸裹煨) 黄耆一两 白扁豆一两(微炒黄) 川升麻一分(洗过,生,焙干) 糯粟米半两(炒黄) 天麻半两(剉如棋子大,面炒黄) 甘草一分(剉,炒令焦) 藿香半两(去土,生用)

【用法】上为末,以好瓷罐盛,遇有患,依汤使用之。常服,米饮送下,小儿半钱,岁数以上加减用;慢惊抽搐,用麝香饭饮送下,日进六服;急惊定后,用陈米饮送下;惊吐不止,陈米饮送下;天柱倒,行步脚软,浓米饮送下;夹惊伤寒,发搐者,薄荷、葱白汤送下;疳气,腹急多渴者,百合汤送下;赤白痢,不思乳食者,生姜三片,大枣五个,陈米一合,煎饮送下;吃食不知饥饱,不长肌肉,麦芽一把炒姜汤送下;暴泻,紫苏、木瓜汤送下;形神脱改,言不正,及大人吐泻,藿香汤送下二钱。

【主治】小儿惊风。

81295 银白散(《直指小儿》卷一)

【组成】石莲肉 白扁豆(制) 茯苓各一分 人参 天麻 白附(炮) 全蝎(制) 木香(炒) 甘草(炒) 藿香各半分 陈米(炒香)三钱

【用法】上为末。每服一钱,加姜钱一片,入冬瓜子仁七粒同煎;或用陈米饮送下。

【功用】助胃祛风。

【主治】小儿呕吐作慢惊者。

81296 银白散(《活幼口议》卷二十)

【组成】白术 人参 白茯苓 甘草(炙) 白扁豆(炒) 薏苡仁(炒) 藿香

【主治】呕逆哕,哕不止。

81297 银白散(《普济方》卷三六三)

【组成】天花粉(一方用蛤粉) 连翘 甘草 川白药 白附子各等分

【用法】上为末。每服半钱,麦门冬蜜热水送下,不拘时候。

【功用】凉膈退热。

【主治】婴孩肝热,眼赤痛。

81298 银白散(《普济方》卷三六八)

【组成】石膏三钱(水飞) 腻白滑石一两 甘草(炙,剉)七分

【用法】上为细末。每服三钱,煎薄荷汤送下,白汤亦得,不拘时候。

【主治】小儿伤寒,伤暑,伏热泄泻,自利烦渴,口燥咽干,中暑发渴,疮疹等。

81299 银白散(《普济方》卷三八〇)

【组成】白术(细剉,一合绿豆炒,去豆) 黄耆(擘开,微炙勿令焦) 人参 干山药各一两 直僵蚕(洗去灰,微炒勿令焦)一两 白茯苓一两半 川升麻 木香 甘草 真糯米 藿香各半两 铁粉三分 麝香一钱 朱砂(研) 天竺黄(研) 青黛(研) 蛇黄 使君子(末) 黄连(去须末) 熊胆(研)各一分

【用法】上为末,以粟米饭为丸,如麻子大。一二岁每服三丸,用粥送下;三四岁每服五丸,一日二三次。

【主治】小儿惊疳,诸疳。

81300 银白散(《婴童百问》卷二)

【组成】糯米(炒)二两 扁豆(蒸)二两 藿香一分 白术(炒)二分 丁香二钱 甘草(炙)三钱

【用法】上为末。紫苏、米饮送下。

【功用】止吐泻,壮胃气。

【主治】❶《婴童百问》:婴童慢惊。❷《准绳·幼科》:胃虚吐泻。

81301 银丝散(《外科百效》卷一)

【组成】石膏八两

【用法】上用盐调黄泥作一罐子,将石膏放内,火煅过,每两加飞过黄丹五钱。

【功用】生肌敛口。

81302 银朱丸(《幼幼新书》卷十引《万全方》)

【异名】白银丹(《普济方》卷三七二)。

【组成】水银一两(煮青州枣二十枚,同研水银星尽) 朱砂(研,作衣) 干蝎(生) 牛黄(研入) 麝香(研)各一分 天南星(半炮,半生) 白僵蚕 白附子(各生用) 铅霜(研入)各半两

【用法】上除水银膏及牛黄、麝香、铅霜三味,研令如粉,余四味为末,都研令匀,用水银膏为丸,如黍米大。一二岁儿每服三丸,用薄荷汤送下;至三四岁每服五丸。

【主治】小儿天吊,多惊搐搦,眼忽戴上,吐逆,夜啼,遍身如火,面色青黄,不食乳哺,并无情绪。

81303 银朱丸(《圣济总录》卷一六九)

【组成】水银(结砂子,半皂子大) 甘遂二钱(捣) 丹砂(研) 轻粉各一钱 龙脑半钱(研)

【用法】上为细末,炼蜜为丸。每服如半皂子大,煎薄荷汤送下。

【主治】小儿急惊风。

81304 银朱丹(《永乐大典》卷九八一引《医方妙选》)

【组成】干蝎一分(研) 天浆子一分(微炒) 露蜂房一分(微炒) 朱砂半两(细研,水飞) 水银一分(同结为砂子,细研) 牛黄一钱(细研) 麝香一钱(细研)

【用法】上为细末,用白面糊为丸,如黍米大。每服五粒,乳后煎金银薄荷汤送下。

【主治】❶《永乐大典》引《医方妙选》:胎痫,昏困涎盛。❷《普济方》:小儿急慢惊风,抽搐不定,涎壅不通。

81305 银朱丹(《普济方》卷一九二)

【组成】硫黄四两(火焰过) 银朱三两

【用法】上为极细末,面糊为丸,如梧桐子大。每服三十丸,米饮送下。

【主治】正水,大便利者。

81306 银朱烟(《景岳全书》卷五十一)

【组成】银朱四五分

【用法】上药揩擦厚纸上,点着,置一干碗中,上用一湿碗露缝覆之,其烟皆着于湿碗之上。乃用指揩擦发中,覆以毡帽,则虮虱皆尽矣。此烟以枣肉和捻作饼,或作丸,或擦于猪鸡熟肝之间,用点诸疮之有虫者,及虫蚀肛门者,以绵裹枣为丸,纳肛门中一宿,无不效。

【主治】头发生虱及诸疮之有虫者。

81307 银朱散

《嵩崖尊生》卷十三。为《外科正宗》卷三"银粉散"之异名。见该条。

81308 银汤丸(《卫生总微》卷五)

【组成】天南星(醋煮过,切,焙干,为末,炒)一钱匕 棘冈子十四个(去壳) 巴豆十四个(去皮心,出油尽) 雄黄末(炒)一钱匕 蝎梢十四个 朱砂末五分

【用法】上为细末,煎薄荷汤调面作糊为丸,如黍米大。每服五丸,乳食前煎金银汤送下。

【主治】食痫发搐,及有惊积。

81309 银花汤(《竹林女科》卷三)

【组成】金银花 黄耆(生)各五钱 当归八钱 甘草一钱八分 枸橘叶(即臭橘叶)五十片

【用法】水酒各半煎服。

【功用】未成者消,已成者溃,已溃者收功。

【主治】乳岩,积久渐大,巉岩色赤出水,内溃深洞。

81310 银花饮(《验方新编》卷十一)

【组成】忍冬藤(即金银花藤,生采,忌铁器,捣烂)五两

【用法】上药加甘草一两,同入砂锅内,水二碗,慢火煎至一碗,入无灰酒一碗,再煎十数沸,去滓,分为三服,一日夜服尽,重者一日二剂。以大小便通利为度。再将藤上花叶摘取一把捣烂,少入白酒调涂四围,中留一孔泄气。

【主治】对口、发背、鱼口、便毒及一切无名肿毒。

81311 银花散(《圣济总录》卷六)

【组成】天南星(大者,半生半炮) 白附子(半生半炮) 防风(去叉)各等分

【用法】上为细散。每服二钱匕,重者童便送下,稍轻热酒送下。如外伤用此药贴疮口,仍依法服之。如破伤风,先以小便温洗疮口,次用药干贴,追出风毒立愈。势稍恶,噤口者,以童便调,斡开口灌之。如斗打至死,但心微暖者,并灌三服即活。

【主治】破伤风,打扑内损。

81312 银花散(《仙拈集》卷三)

【组成】金银花(微炒,研末)

【用法】上用白糖调,不住服。若以银花一斤,甘草四两,白糖加入,和匀成膏,每日早、晚服一二匙,解一切毒。

【功用】稀痘。

81313 银苎酒

《妇人良方》卷十二。为方出《圣惠》卷七十五,名见《圣济总录》卷一五四"苎根饮"之异名。见该条。

81314 银苎散(《穷乡便方》)

【组成】白茯苓 白芍药各一钱 白术五分 苎根三根

【用法】加生姜三片,银一大块煎,半饥服。

【主治】胎被惊触,或热气冲动不安。

81315 银杏汤

《袖珍小儿》卷二。为《直指小儿》卷一"银枣汤"之异名。见该条。

81316 银杏汤(《名家方选并续集》)

【组成】杏仁十个 冰砂糖二钱 甘草少许

【用法】水煎服。

【主治】妇人淋沥疼痛,不可忍者。

81317 银杏汤(《竹林女科》卷二)

【组成】熟地黄一两 山萸肉 薏苡仁 怀山药各四钱 茯苓三钱 泽泻 丹皮各二钱 黑豆三合

【用法】上先将黑豆汤煎汁二碗,先取一碗,入银杏(即白果)十个,大红枣二十个,煎好,再入诸药,加水二碗,煎八分服。仍有豆汁,候覆滓用。

【主治】妊娠白带。

81318 银杏汤(《医学探骊》卷六)

【组成】白果七个(去皮,鲜者捣如泥,干者捣面) 葱头三个(连须,洗净) 黑姜二钱

【用法】上用元酒六两,煎百沸,沉清,再入童便一酒杯服之。

【主治】产后伤寒。

【方论选录】此方用白果,非取其善于发,乃取其善于涩也;以黑姜、葱、酒发汗,以白果涩之,汗虽出无碍。

81319 银杏散(《外科正宗》卷四)

【组成】杏仁(去皮尖,研) 轻粉 水银(铅制) 雄黄各一钱

【用法】上各为细末。每用五分,枣肉一枚为丸。用丝绵包裹,留绵条撚线在外,用塌痒汤煎洗,药裹安入阴内,留线在外,如小便,取出再入,一日一换。

【主治】妇人湿热下注,阴中作痒,及内外生疮。

81320 银杏散(《外科大成》卷二)

【组成】雄黄 干白果 朝脑 生矿子灰各等分

【用法】上为末。用干烧酒调敷。

【主治】阴湿疮,瘙痒彻骨不可忍者。

81321 银杏散

《嵩崖尊生》卷十三。为《外科正宗》卷四"银杏无忧散"之异名。见该条。

81322 银杏膏(《寿世保元》卷三)

【组成】陈细茶四两(略焙,为细末) 白果肉四两(一半去白膜,一半去红膜,擂烂) 核桃肉四两(擂) 家蜜半斤

【用法】上药入锅内炼成膏。不拘时候服。

【主治】久年咳嗽吐痰。

81323 **银杏膏**(《疡科遗编》卷下)

【组成】文蛤五钱　白及三钱　赤芍二钱　赤豆三钱　草乌三钱

【用法】上为细末,再加银杏十个(去皮壳)一同打烂,用生豆腐浆调敷。

【主治】痘毒溃烂不愈。

81324 **银杏膏**(《人己良方汇集》)

【组成】白果二十个　水银一钱

【用法】上药共研如泥。搽患处。

【主治】小儿胎热,头上损烂日久,或头发多虱,瘙痒难当。

81325 **银饮子**(《圣惠》卷八十三)

【组成】银五两　石膏二两　寒水石二两　蚕蛹茧二两

【用法】上以水三升,入银石三味,煎至一升,去银石;次下蛹茧,更煎至七合,去滓,每服半合,温温服之,不拘时候。

【主治】小儿热渴不止。

81326 **银青丸**(《医方类聚》卷六十七引《简易方》)

【组成】铜青半两(细研)　川姜一两(洗,为末)　炉甘石不拘多少(煅,研)

【用法】上为末,滴水为丸,如龙眼大。以纱袋盛于当风处。每用一粒,沸汤泡洗,再温再洗,可得五次用。

【功用】洗诸眼患。

81327 **银青丝**

《内外科百病验方大全》。为《古方汇精》卷二"银青散"之异名。见该条。

81328 **银青散**(《古方汇精》卷二)

【异名】银青丝(《内外科百病验方大全》)。

【组成】白螺壳(取墙头上白色者佳,火煅,拣去泥,研细,取净末)一两　橄榄核(火煅存性,研,取净末)　寒水石(另研极细,取净末)各二钱　梅花冰片(临用时,每药二钱,配冰片一分)

【用法】上为末,以瓷瓶盛贮,勿使出气。临用时以麻油调搽;其湿处,干掺之。

【主治】男子下疳,疼极潮痒;女子阴户两旁淫湿,疮疡脓水淋漓,红瘰肿疼;并玉茎梅疮蛀腐;及小儿痘疤横烂,痘后余毒不清,满头发黄疱等疮。

81329 **银松丹**(《良朋汇集》卷四)

【组成】老松香一两　水银五钱

【用法】上为极细末,用生猪板油调搽。

【主治】脓疱疮。

81330 **银松散**(《中西医结合皮肤病学》)

【组成】银朱3克　松香9克　冰片6克

【用法】上为细末,加花生油调敷。

【功用】解毒杀菌,消炎止痒。

【主治】匐行性皮炎,掌跖脓疱病,脓疱性或水疱性湿疹等。

【备考】本方加蓖麻仁9克,制成膏剂,名"银松膏"。

81331 **银松膏**

《中西医结合皮肤病学》。即原书"银松散"加蓖麻仁改为膏剂。见该条。

81332 **银枣汤**(《杨氏家藏方》卷十九)

【组成】麦门冬(去心)　地骨皮　远志(去心)　人参(去芦头)　白茯苓(去皮)　甘草(微炙)　防风(去芦头)各三钱　紫石英　石膏　羚羊角各一钱　龙齿二钱

【用法】上㕮咀。每服二钱,加水六分盏,煎四分,去滓,乳食后临卧温服。

【主治】小儿潮热往来,睡多盗汗,肌体羸瘦,久不愈者。

81333 **银枣汤**(《直指小儿》卷一)

【异名】银杏汤(《袖珍小儿》卷二)。

【组成】麦门冬　地骨皮　远志肉(姜制)　人参　茯苓　防风　甘草(焙)各二钱　大黄(湿纸煨)二钱

【用法】上为末。每服半钱,水煎服。

【主治】小儿惊热,潮热。

81334 **银河丸**(《朱氏集验方》卷三)

【组成】黑牵牛一两　硫黄半两

【用法】上同炒令牵牛熟,留硫黄裹在牵牛上,不用研碎。每服五十粒,用温酒盐汤空心吞下。

【主治】腰痛。

81335 **银油膏**(《千金珍秘方选》)

【组成】生猪油(去筋膜,打极烂)　银朱少许

【用法】上以红色为度,油纸夹之,戳细眼。绑腿上。

【主治】烂腿见骨。

81336 **银宝丸**(《圣济总录》卷五十八)

【异名】澄源丹(《三因》卷十)。

【组成】水银一两(用铅结为沙子)　栝楼根一两半　苦参　牡蛎(煅,为粉)　知母(焙)　密陀僧各一两　铅丹半两

【用法】上为末,若阳人患,用未曾生长雌猪肚一枚,若阴人患,用雄猪肚一枚,贮药在内,以线缝合,用索子十字系在一新砖上,不令走转,又别用栝楼根半斤(细切),入在水中,一处同煮,自平旦煮至午时,取出候冷,细切肚子,及药同捣为膏,为丸如梧桐子大,阴干。每服五丸,温水送下。

【主治】消渴。

81337 **银砂丸**(《小儿药证直诀》卷下)

【异名】梨汁饼子。

【组成】水银(结砂子)三皂子大　辰砂(研)二钱　蝎尾(去毒,为末)　硼砂　霜粉(各研)　轻粉　郁李仁(去皮,焙,为末)　白牵牛　铁粉　好腊茶各三钱

【用法】上为细末,熬梨汁为膏,为丸如绿豆大。每服一丸至三丸,食后龙脑水化下。

【主治】小儿涎盛,膈热实,痰嗽,惊风,积,潮热,及大人风涎等。

81338 **银砂丸**(《永乐大典》卷九七五引《刘氏家传》)

【组成】水银(结砂子)三皂子大　辰砂二钱(研)　蝎尾(去毒,为末)　白术一钱(切薄片子,蜜贴涂,纸衬铫,慢火炒)　甘草半钱(半生半熟)　蝎二个(全用,龙脑、薄荷叶裹系定,竹夹炙,候薄荷焦,去之,只用蝎。如无薄荷,用干者同炒令焦用)

【用法】上为末。惊,金银薄荷汤下;和气,止泻痢,米汤饮送下。

【主治】涎盛膈热,实痰嗽惊,风积潮热。

81339 银涎散(《普济方》卷三九三)

【组成】粉霜不拘多少

【用法】上为极细末。每服婴孩一字,四五岁以下半钱,煎莲花汤调下;冬月以莲肉煎汤调下。

【主治】婴孩乳食不消,发渴心躁。

81340 银荷汤(《外科全生集》卷四)

【组成】连翘　黄芩　防风　荆芥　麝香各一钱　银花一钱半　薄荷八分　黄连　甘草各五分

【用法】水煎服。

【主治】缠喉风及一切喉证。

81341 银粉丸(《圣惠》卷二十二)

【组成】上好银二两(打作薄片,用猪脂二斤,煎令脂尽,又以好醋一升,亦煎令尽,细擘破银片,以水银三两相和,火上熬令极热,即泻于水碗中,研令极细即止,纳入铁铛中,以瓷碗盖,以火逼飞,却水银令尽即出,捣罗为末,更细研入后药)　人参一两(去芦头)　茯神一两　石膏一两　虎睛一对(酒浸一宿,微炒)　牛黄一分(细研)　铅霜一两(细研)

【用法】上为末,研入银粉令匀,以枣肉为丸,如皂荚子大。每服一丸,以金银汤研下,不拘时候。

【主治】风痫。失心狂乱,不识好恶。

81342 银粉丸(《圣济总录》卷六十四)

【组成】粉霜　铅白霜　白矾(熬令汁枯)　水银　铅(与水银结砂子)各半两　天南星(炮)一两半　半夏(汤浸七遍,焙)　丹砂(研)各一两

【用法】上为末,面糊为丸,如梧桐子大。每服三丸,食后薄荷汤送下。小儿丸如麻子大。

【功用】化痰。

【主治】膈痰结实,满闷喘逆。

81343 银粉丸

《普济丸》卷三九二。为《小儿药证直诀》卷下“真珠丸”之异名。见该条。

81344 银粉散(《圣济总录》卷七十(文瑞楼本))

【组成】定州白瓷器

【用法】上为细散。每嗜一揻耳许入鼻中。

【主治】鼻衄久不止。

81345 银粉散(方出《得效》卷十九,名见《普济方》卷三〇一)

【组成】大田螺二个(和壳煅过,烧存性)

【用法】上为末,入轻粉。搽所患处。

【主治】妒精疮。

81346 银粉散(《普济方》卷二八一)

【组成】轻粉　黄丹　白胶香　沥青各等分

【用法】上为细末,麻油调。拭净或抓破,竹篦挑搽。

【主治】一切顽癣及牛皮癣。

81347 银粉散(《外科正宗》卷三)

【异名】银朱散(《嵩崖尊生》卷十三)。

【组成】好锡六钱　朱砂末二钱　水银一两　杭粉一两

【用法】上先将锡化开,下朱砂搅炒,砂枯去砂,留锡再化开,投入水银和匀,倾出听用;杭粉研细,铺夹纸上卷成一条,一头点火煨至纸尽为度,吹去灰,用粉与汞锡同煎,加真轻粉一两,共成一家研细。凡遇患者,先用甘草汤淋洗挹干,随用此药掺上。

【功用】止痛生肌,收敛疮口。

【主治】下疳无论新久,但腐烂作痛,及杨梅疮熏后结毒,玉茎腐烂,或阳物半伤半全者。

81348 银粉散(《全国中药成药处方集》重庆方)

【组成】水银六两　铅粉六两　点锡六两　轻粉六两　青黛五钱　冰片二钱　麝香二分

【用法】上先将黑铅化开吹去灰,投入水银炒,倾出,摊纸上去火毒,余药共研细末,共同慢乳至无声为度。

【功用】生肌止痛。

【主治】下疳及舌断。

81349 银粉散(《全国中药成药处方集》济南方)

【组成】黑锡六钱　朱砂二钱　水银一两　官粉一两　轻粉一两　寒水石四钱(煅)　硼砂二钱

【用法】上将锡化开,下朱砂拌炒,候炒枯,去砂留锡,再投入水银,和匀倾出听用。另以官粉研细铺夹纸上卷成一条,一头点火,烧至纸尽为度。吹去灰再和水银、锡同煎匀,冷研,加轻粉、寒水石、硼砂为极细末,瓶收封口。先用甘草汤或白开水洗净疮口,随用此药撒上,一日一次。

【主治】秃疮顽癣,下疳腐烂。

【宜忌】忌辛辣及有刺激性食物。

81350 银粉散(《全国中药成药处方集》沈阳方)

【组成】煅水银一两　轻粉三钱　梅片一钱

【用法】上为极细末,将患处洗净,干掺。

【功用】杀菌防腐,止瘙痒。

【主治】疳疮溃烂,下部湿疮,浸淫溃腐,并上阴部瘙痒。

【宜忌】头、面部禁用。

81351 银粉散(《全国中药成药处方集》哈尔滨方)

【组成】水银一两二钱五分　轻粉一两二钱五分　黑铅五钱　寒水石三钱五分　硼砂一两　珍珠一钱　锡六钱　朱砂二钱　官粉一两　夹纸数张

【用法】先将黑铅五钱化开,投入水银二钱五分,研不见星为度。再取好锡六钱化开,投入朱砂二钱,搅炒枯,去朱砂留锡;再化开,入水银一两,合匀倾出;再将轻粉、寒水石、硼砂、珍珠各研细,合黑铅、官粉于一处研匀,将夹纸铺好,卷药成一条,悬于静处,下端点火燃之,至纸尽吹去纸灰,加入轻粉一两,研细即成。用甘草煎汤淋洗患处,拭干,以此药撒之。

【功用】消毒杀菌,生肌止痛,消炎防腐。

【主治】下疳破烂,阴茎腐烂,阴唇破溃,疼痛作痒,毒水黄稠,疮口内陷,脓水过多,凡一切花柳梅毒所致,皮破为患者。

【宜忌】忌食发物、辛辣、酒类。

81352 银粉膏(《圣济总录》卷一〇一)

【组成】水银　胡粉各一分

【用法】上为极细末。以面脂研和涂之。

【主治】腋下、手掌、足心常如汗出而臭者。

81353 银粉膏(《准绳·疡医》卷六)

【组成】光粉一两　乳香　没药　赤石脂　樟脑各一钱　水银二钱半

【用法】上为末,用猪脂二两,黄蜡五钱,溶化调末成膏。油纸摊贴。

【主治】杖疮。

81354 **银屑方**(《普济方》卷五十七)

【组成】银屑十两。

【用法】上用水三升,煎取一升,一日三四度于铜器中煎,用洗疮。

【主治】疳虫蚀人,口鼻唇颊作疮。

81355 **银屑汤**(《效验秘方》周鸣岐方)

【组成】白鲜皮30克 金银花40克(单煎) 连翘15克 土茯苓30克 生地30克 白茅根50克 苦参15克 防风10克 地肤子15克 丹参15克 鸡血藤25克 当归15克

【用法】水煎,煮沸后改文火,继煎20分钟,每剂药可煎服2次。方中金银花宜单煎,煮沸后煎煮时间不超过10分钟,滤汁加入前汤药中同服。

【功用】清热解毒,活血祛风。

【主治】银屑病。

【方论选录】方中白鲜皮、防风祛风解毒止痒;金银花,连翘清热解毒;生地、白茅根清热凉血;土茯苓、苦参、地肤子清热祛湿解毒;丹参、鸡血藤、当归活血化瘀,养血润燥。诸药合用,相得益彰,既可外散肌表之风毒,又能内清血中之热毒,以收攻邪祛病之功。

【加减】如血热盛者,加紫草15克、生槐花30克、黄芩10克;夹有湿邪者,加茵陈20克、生黄柏15克、薏苡仁20克;血瘀重者,加赤芍15克、红花10克、莪术10克;如风盛痒甚者,加刺蒺藜30克、乌梢蛇15克、牛蒡子15克;若皮损头部甚者,加全蝎10克(研末分服)、川芎10克、藁本10克;若久病阴血亏虚,内燥甚者,加玄参20克、生首乌20克、熟地20克、生黄耆15克。

【宜忌】服药期间切忌饮酒、嗜食辛辣腥膻等食物,同时要预防上感,病重者还要适当休息。

81356 **银屑灵**(《成方制剂》2册)

【异名】银屑灵膏(《中国药典》)。

【组成】白鲜皮 蝉蜕 赤芍 当归 防风 甘草 黄柏 金银花 苦参 连翘 生地黄 土茯苓

【用法】上制成口服液剂,每瓶100克。口服,一次33克,一日2次;或遵医嘱。

【功用】祛风燥湿、清热解毒、活血化瘀。

【主治】银屑病。

【宜忌】忌食刺激性食物,孕妇慎用。

81357 **银黄丹**(《普济方》卷二五六)

【组成】舶上硫黄(研令碎)一两 水银一两

【用法】上先将未曾经使者铫子一个,坐于文武火上,令暖水,入水银在内,片时后,入硫黄,用柳条槌子研令溶匀,后拈铫子放冷,取出细研,用温酒、童便送下;金石毒,炒鸡鸭粪淋酒磨下;瘟疫,用炒生姜汤磨下;狂走不识人者,生姜蜜水磨下;麻痘疮,生姜蜜水磨下;阴阳二毒,伤寒三日后,煨葱酒磨下;五般瘴气,犀角末调酒磨下;五般蛊毒,炒乌鸡粪二合,灶心土三钱,同用酒煎十沸,去滓磨药,五更初服,脚不得着地,于床上垂脚坐服之;鬼交狐魅,丈夫心神迷惑,妇人则情意狂乱,或怀鬼孕,用桃仁七个,去皮尖,细研酒调下;丈夫、妇人鬼疰,用猪胆酒调下;飞尸遁尸,煎桃枝酒调下;尸疰鬼疰,麝香酒调下;药箭毒,桑白皮酒调下;中壁虎毒、沙虱毒,磨犀角黄连酒调下;鳖癥龟背,磨犀角麝香酒调下;蛇咬虎伤,炒乌鸡粪酒淋下;驴涎马汗,马血入肉,闷绝欲死者,水蛭末调酒下;心燥气壅,煎金银花酒调下;心痛气绝,炒生姜盐酒调下;大便不通,煨葱白酒调下;小便不通,煎通草汤调下;肿毒入肚,磨犀角酒调下;脚气冲心,豆淋酒调下;铜银冶炉烟入肠,火煨葱酒调下;妇人血晕,煎当归酒调下;丈夫妇人急中风,炒乌鸡粪酒淋下,如牙关禁,开口不得,用半夏末揩牙,并涂两牙关,则口开灌药;心风,用活地龙一条,纳于生葱管内,同研令烂,少酒投之,取清者一盏调下;头风,煎枸杞酒磨下;喉闭壅塞,薄荷酒磨下;一百二十般风痫,以鼠黏子酒调下;如有人卒暴死,牛马粪清磨下,如未醒,再用童便和酒调下;伤折或未至死者,当归酒调下;惊怖死者,麝香酒调下;魇魅欲死者,新汲水调灶心土磨下;中热死,口鼻血流,用牛黄酒调下;溺水死者,放水出后,以新汲水和半夏末二丸,安鼻内,艾灰酒调下;自缢死者,酒和鸡冠血,并童便磨下;如吐泻过多,则以绿豆末一钱,水调服之。

【主治】一切药毒,鬼毒,金石毒,瘟疫,麻痘疮,阴阳二毒,五般蛊毒,飞尸遁尸,尸疰鬼疰,鬼疟,鬼孕及中壁虎毒、沙虱毒等。

【宜忌】忌热食白牛肉、猪肉,一切臭秽物;孕妇禁用。

81358 **银菊花**(《秋疟指南》卷二)

【组成】银花 菊花 生白芍 杏仁 桔梗各三钱 连翘 栀子各二钱 木香一钱 甘草一钱 牛蒡子三钱

【用法】上用水三茶碗,煎取一碗半服。

【主治】白痢。

【加减】如有宿食,加生大黄五钱。

81359 **银液丹**

《小儿药证直诀》卷下。为《幼幼新书》卷十引《仙人水鉴》"水银膏"之异名。见该条。

81360 **银液丹**(《局方》卷一)

【组成】黑铅(炼十遍,秤三两,与水银结沙子,分为小块,同甘草三两,水煮半日,候冷,取出研用) 铁粉 水银(结沙子)各三两 朱砂(研,飞)半两 天南星(炮,为末)三分 腻粉(研)一两

【用法】上为末,面糊为丸,如梧桐子大。每服二丸,食后用薄荷蜜汤送下,生姜汤亦得;如治风痫,不拘时候服。微利为度。

【主治】诸风痰涎蕴结,心膈满闷,头痛目运,面热心忪,痰唾稠黏,精神昏愦,及风痫潮搐,涎潮昏塞。

81361 **银液丹**(《传家秘宝》卷中)

【组成】北亭砂一两 阿魏一钱 白槟榔一两 青木香一两 干蝎一两(略炒) 桃仁五十六个(去皮尖,炒) 白附子一两(炒) 白矾半两(枯干) 银母砂子一两 自然铜半两(醋淬七下)

【用法】上为末,用烧头为丸,如梧桐子大。每服三丸,妇人醋汤、丈夫温酒送下。

【主治】丈夫、妇人一切风冷所致内外气,腹脏筋骨疼痛。

81362 **银液丹**(《医方类聚》卷二五一引《保童秘要》)

【组成】麝一百文 水银(铅结为砂) 轻粉各一钱 青黛半钱 郁金一个(为细末) 生朱少许(为衣) 巴豆十个(去皮,麸炒黄,不出油)

【用法】上先研巴豆细，入诸药令匀，以枣肉为丸，如梧桐子大。每一岁一丸，薄荷汤送下。

【主治】小儿夜多惊，或泻痢，不思食。

81363 银液汤（《圣济总录》卷十四）

【组成】山泽银一斤（水煮取液） 龙齿二两 生地黄（切，焙）半两 防己（剉） 羚羊角（镑） 远志（去心）各二两 人参（去芦头） 独活（去芦头） 甘草（炙，剉） 桂（去粗皮）各一两半 细辛（去苗叶）一两 白茯苓（去黑皮）二两半 杏仁（汤浸，去皮尖双仁，炒）十枚

【用法】上除银液外，余为粗末。每服五钱匕，以银液二盏，煮取八分，去滓，入竹沥少许，搅匀，温服，空心、午时、夜卧各一次。

【主治】小儿风惊，恐怖不安，或发痫吐沫。

【加减】热多，去桂，加钩藤二两。

81364 银翘汤（《温病条辨》卷二）

【组成】银花五钱 连翘三钱 竹叶二钱 生甘草一钱 麦冬四钱 细生地四钱

【用法】水煎服。

【功用】《方剂学》：滋阴透表。

【主治】阳明温病，下后无汗脉浮者。

【宜忌】下后脉浮而洪，或不浮而数者，忌用。

【方论选录】《方剂学》：银翘汤为透表清热之轻剂。因下之后，积秽去，腑气通，余邪还表，但以气阴俱伤，未得外透，证见无汗脉浮，故仿银翘散意，仍以银花、连翘解毒而轻宣表气；配伍竹叶清上焦之热，生甘草益气清火，增入麦冬、细生地滋阴清热，使还表之邪，得汗而解。若下后虽无汗，但脉浮而洪，或不浮而数者，不可用此方。

81365 银翘散（《温病条辨》卷一）

【异名】银翘解毒散（《全国中药成药处方集》西安方）。

【组成】连翘一两 银花一两 苦桔梗六钱 薄荷六钱 竹叶四钱 生甘草五钱 芥穗四钱 淡豆豉五钱 牛蒡子六钱

【用法】上为散。每服六钱，鲜苇根汤煎，香气大出，即取服，勿过煮。肺药取轻清，过煎则味厚而入中焦矣。病重者，约二时一服，日三服，夜一服；轻者三时一服，日二服，夜一服；病不解者，作再服。

【功用】❶《温病条辨》：辛凉平剂。❷《方剂学》：辛凉透表，清热解表。

【主治】❶《温病条辨》：太阴风温、温热，温疫、冬温，初起但热不恶寒而渴者。❷《福建中医药》[1964，(5)：16]温病范围的各种疾病，如急性支气管炎、肺炎、流感、百日咳、腮腺炎、麻疹、水痘、急性喉头炎等属外感温邪，有肺卫症者。

【加减】若胸膈闷者，加藿香三钱，郁金三钱，护膻中；渴甚者，加花粉；项肿咽痛者，加马勃、玄参；衄者，去芥穗、豆豉，加白茅根三钱，侧柏炭三钱，栀子炭三钱；咳者，加杏仁利肺气；二三日病犹在肺，热渐入里，加细生地、麦冬保津液；再不解，或小便短者，加知母、黄芩、栀子之苦寒，与麦、地之甘寒，合化阴气，而治热淫所胜。

【方论选录】❶《温病条辨》：本方谨遵《内经》"风淫于内，治以辛凉，佐以苦甘；热淫于内，治以咸寒，佐以甘苦"之剂。又宗喻嘉言芳香逐秽之说，用东垣清心凉膈散，辛凉苦甘，病初起，且去入里之黄芩，勿犯中焦；加银花辛凉，芥穗芳香，散热解毒，牛蒡子辛平润肺，解热散结，除风利咽，皆手太阴药也。此方之妙，预护其虚，纯然清肃上焦，不犯中下，无开门揖盗之弊，有轻以去实之能，用之得法，自然奏效。❷《成方便读》：银翘散，治风温温热，一切四时温邪。病从外来，初起身热而渴，不恶寒，邪全在表者。故以辛凉之剂，轻解上焦。银花、连翘、薄荷、荆芥，皆辛凉之品，轻扬解散，清利上焦者也。豆豉宣胸化腐，牛蒡利膈清咽，竹叶、芦根清肺胃之热而下达，桔梗、甘草解胸膈之结而上行，此淮阴吴氏特开客气温邪之一端，实前人所未发耳。❸《方剂学》：温者，火之气也，自口鼻而入，内通于肺，所以说"温邪上受，首先犯肺。"肺与皮毛相合，所以温病初起，多见发热头痛，微恶风寒，汗出不畅或无汗。肺受温热之邪，上熏口咽，故口渴，咽痛；肺失清肃，故咳嗽。治当辛凉解表，透邪泄肺，使热清毒解。吴氏宗《素问·至真要大论》："风淫于内，治以辛凉，佐以苦甘"之训，综合前人治温之意，用银花、连翘为君药，既有辛凉透邪清热之效，又具芳香辟秽解毒之功；臣药有二，即是辛温的荆芥穗、豆豉，助君药开皮毛而逐邪；桔梗宣肺利咽，甘草清热解毒，竹叶清上焦热，芦根清热生津，皆是佐、使药。本方特点有二，一是芳香辟秽，清热解毒；一是辛凉中配以小量辛温之品，且又温而不燥，既利于透邪，又不背辛凉之旨。方中豆豉因制法不同而有辛温辛凉之异，但吴氏于本方后有"衄者，去荆芥、豆豉"之明文。在银翘散去豆豉加细生地、丹皮、大青叶，倍元参汤的方论中又明确指出："去豆豉，畏其温也。"所以本方的豆豉还应作辛温为是。至于用法中"香气大出，即取服，勿过煮。"此说实为解表剂煎煮火候的通则。

【临床报道】❶ 风热感冒：《广东中医》[1962，(5)：25]用银翘散粗末治疗风热感冒1150例，凡感受风温湿热，温疫，冬温等邪气所引起的病，症见微恶风寒，发热，自汗，头痛，口渴或不渴而咳，脉浮数，舌苔白，属风热型者，均可用本方治疗，一般一剂后热度降低，2至4天可全愈，平均2.7天。❷ 小儿肺炎：《湖北中医杂志》[1982，(1)：55]用本方加减治疗小儿肺炎25例，均于3至5天内痊愈。其中2天内退热者17例，4天内退热者8例；湿罗音于3天内消失者9例，5天内消失者16例；X线胸透者12例，病灶均在5天内消失。作者认为本方对屡用抗菌素治疗效果不好的肺炎有一定疗效。❸ 麻疹初期：《中医争鸣》[1958，(3)：9]用本方加减治疗55例麻疹，平均退热时间为7.0±0.24天，而用一般药物治疗的101例为8.41±0.22天。本方不仅退热快，且能使透疹过程顺利，其他症状的缓解消失也较快。❹ 温病范围的各种疾病：《福建中医药》[1964，(5)：16]运用银翘散治疗温病范围的各种疾病的初起约100多例（其中包括急性支气管炎、肺炎、流感、百日咳、腮腺炎、麻疹、水痘、急性喉头炎等），其初期共同症状有发热，头痛，咳嗽，鼻塞流涕或口干，咽痛等，属外感湿邪，邪在肺卫者，用本方治疗，均取得满意效果。❺ 手足口病：《河北中医》[2009，31（1）：127]治疗50例，结果：治愈36例，有效13例，无效1例，治愈率72%，总有效率98%。

【现代研究】❶ 解热作用 《中医杂志》[1986，(3)：29]：对2，4-二硝基酚所致的大鼠发热，本方有强而迅速的解热作用。注射发热剂后，对照鼠体温于30分钟内上

升1℃以上，2小时才逐渐恢复正常，而灌服银翘散袋泡剂10g/kg后，可完全抑制大鼠的发热反应，整个实验期间大鼠体温均保持于正常状态。银翘解毒片在倍量时也有一定解热效果。❷对免疫功能的影响 《中医杂志》[1986，(3)：219]：小鼠实验表明，本方不能增强网状内皮系统对血流中惰性炭粒的吞噬廓清，对肝、脾、胸腺重量也无明显影响，但对腹腔巨噬细胞对鸡红血球的吞噬能力及细胞内消化能力则有显著的促进作用，表明本方能增强非特异性吞噬功能。对以2，4-二硝基氟苯所致小鼠皮肤迟发型超敏反应，本方无论是煎剂、片剂及袋泡剂均有显著的抑制作用。此外，对于天花粉所致小鼠及大鼠之皮肤被动过敏反应，以及天花粉所致小鼠速发型超敏反应，均有不同程度的抑制作用，表明本方仅具有显著的抗过敏作用。❸抗炎、解热、镇痛、抗菌和抗病毒作用：《广东药学》[2003，13(1)：43-44]观察银翘散浓缩袋泡剂的高、低两个剂量组抗炎、解热、镇痛、抗菌等作用，结果均显示出：抗急性和增殖性炎症、抑制毛细血管通透性、解热、镇痛等有一定量-效关系的药理效应，作用强度略优于重量相近的参比药-银翘解毒丸。银翘散浓缩袋泡剂和煎剂两种剂型，对8种细菌均显示不同程度的抑菌作用；对流感、登革热、合疱和单疱等病毒，均呈不同浓度的抑制作用。❹抗甲1型流感病毒作用：《中国热带医学》[2005，5(7)：1423]观察不同浓度银翘散煎剂对流感病毒导致细胞病变的抑制作用和改善小鼠肺炎严重程度的情况，实验结果表明：银翘散可改善流感病毒引起的小鼠肺炎症状，延长生命率，对甲1型流感病毒感染小鼠有死亡保护作用，对病毒性感冒显示了较好的疗效。❺对流感病毒FM1感染小鼠的保护作用：《中国实验方剂学杂志》[2009，15(7)：69-70]银翘散中、小剂量组对流感病毒FM1感染小鼠具有保护作用，其作用机制可能与银翘散能显著抑制病毒在体内的增殖、减轻肺部炎性病变有关。

【备考】本方改为丸剂，名“银翘解毒丸”（见《北京市中药成方选集》）；改为片剂，名“银翘解毒片”（见《中国药典》2010版）；本方改为膏剂，名“银翘解毒膏”（见《全国中药成药处方集》天津方）；本方改为口服液，名“银翘解毒合剂”（见《成方制剂》14册）；改为颗粒，名“银翘解毒颗粒”见（《中国药典》2010版）；改为胶囊剂，名“银翘解毒胶囊”、“银翘解毒软胶囊”（见《中国药典》2010版）。

81366 银翘散（《镐京直指》卷二）

【组成】连翘三钱　银花三钱　黏子三钱　荆芥二钱　蝉蜕钱半　薄荷一钱五分　生甘草五分　桔梗一钱　广郁金二钱　淡豆豉二钱

【用法】上为末服。

【主治】春温。发热头痛，口渴，右脉浮数过左。

81367 银翘散（《全国中药成药处方集》抚顺方）

【组成】双花　连翘各四钱　荆芥　杏仁　麦冬　犀角　菊花各二钱　玄参　芦根　黄芩　生地各三钱　薄荷一钱　甘草一钱半

【用法】上为细末。每服二钱，芦根汤送下。

【功用】辛凉解热。

【主治】温热病，感冒发热，口渴，头疼，身痛，喉痛，干呕及小儿麻疹初期等。

【宜忌】忌辛辣。

81368 银锁匙（《外科百效》卷二）

【组成】天花粉　薄荷叶各二两

【用法】上为末。每服二钱，食后井花水调下；热甚西瓜汁调下。

【主治】喉风，心烦口烧作渴。

81369 银锁匙（《慈幼新书》卷六）

【组成】枯矾　玄米各一两　煨干姜　莲须　粟壳（炮，去皮筋）各五钱　五倍子二钱

【用法】上为末。每服一钱。

【功用】止泻。

【主治】小儿久泻。

81370 银锁匙（《玉钥》卷上）

【组成】天花粉八分　玄参一钱

【功用】止烦渴，退口烧。

【主治】喉风。

81371 银锁匙（《喉科秘诀》卷下）

【组成】老竺黄五分　白矾三分　硼砂一钱　麝香五钱　牙皂角一分　冰片五厘

【用法】上为细末。吹喉。

【主治】喉风。

81372 银锈散（《洞天奥旨》卷十一）

【组成】水银一钱　冰片三分　轻粉三钱　黄柏二钱　朝脑一钱　镜锈一钱　贝母一钱　儿茶三钱

【用法】上为末。搽擦即堕落。

【主治】初起血瘤。

81373 银楂汤（《温热经解》）

【组成】银花炭三钱　南楂炭三钱　青蒿一钱半　滑石一钱半　赤砂糖一钱半

【主治】秋令伏暑下痢，赤多白少者。

【加减】后重者，加木香、槟榔；身热者，倍青蒿；腹痛者，加大黄；久痢毒甚者，加苦参子。

81374 银箍散（《外科方外奇方》卷一）

【组成】草乌　生南星　乳香　生半夏　五倍子　没药　陈绿豆粉

【用法】上为末。酒调搽。

【主治】痈疡阴证。

81375 银箔丸（《圣惠》卷二十二）

【组成】银箔五十片　龙齿一两　麦门冬一两半（去心，焙）　乌蛇一两半（酒浸，去皮骨，炙微黄）　铁粉一两（细研）　人参一两（去芦头）　防风半两（去芦头）　犀角屑一两　川升麻一两　熊胆一两　生干地黄一两

【用法】上为末，炼蜜为丸，如梧桐子大。每服三十丸，以温水送下，不拘时候。

【主治】风痫，积年不愈，风痰渐多，得热即发。

【备考】《圣济总录》有黄芩，无犀角屑。

81376 银箔丹（《幼幼新书》卷九引张涣方）

【组成】银箔十片（别研）　续随子（去皮）　青黛　芦荟（各别研）　胡黄连（末）各一分　麝香（末）一钱

【用法】上为细末，以糯米饭为丸，如绿豆大。每服一粒至二粒，煎薄荷汤送下。

【主治】急惊伏热潮发者。

81377 银黝膏（《内外科百病验方大全》）

【组成】银黝四两　黄丹五两　真麻油一斤

【用法】上先将油慢火熬开，再下银黝，用桑枝不住手搅动，俟青烟初起时，然后入丹，熬至滴水成珠，放水中一二日，拔去火毒。用布摊贴。

【主治】瘰疬，及一切无名肿毒。

81378 银苇合剂（《方剂学》）

【组成】银花　连翘各五钱　桔梗三钱　杏仁二至四钱　红藤一两　鱼腥草一至二两　冬瓜仁　桃仁各三钱　鲜芦根二尺（去节）

【主治】肺脓疡成脓期。

【加减】高热，痰腥臭，可加桑白皮、地骨皮各五钱至一两；心烦，咯吐脓血，可加百合一两，麦冬三钱，阿胶三钱（烊冲）；胸痛，可加瓜蒌三钱，枳壳一钱半，丹参四钱。

81379 银花糖浆（《成方制剂》14册）

【组成】金银花　忍冬藤

【用法】上制成糖浆剂。口服，一次15~30毫升，一日2~4次；小儿酌减。

【功用】清热解毒。

【主治】发热口渴、咽喉肿痛、热疖疮疡、小儿热毒。

81380 银粉神丹（《疡医大全》卷二十四）

【组成】黑铅五钱　寒水石三钱五分　轻粉二钱五分　硼砂　珍珠各一钱

【用法】上先将黑铅化开，投水银研不见星，共为细末，收贮。用时先用葱、艾、花椒煎汤洗净，若怕洗畏痛，须先熏止了痛再洗，拭干上药。若舌头咬去，先用乳香、没药煎水，口噙之，止痛后上药。

【主治】玉茎虫蚀，生长如初，止少元头者。或舌头被人咬去。

81381 银屑灵膏

《中国药典》2010版。为《成方制剂》2册“银屑灵”之异名。见该条。

81382 银色礞石丸（《传家秘宝》卷中）

【组成】银色礞石二钱（末）　青黛二钱　大青　大碌各半两（略炒过）

【用法】上为细末，以糯米饭为丸，如黍米大。每服三丸，大人五丸，用炒去皮豆豉末半钱，腻粉一字，用水煎下药。如难转者，更用川大黄末半钱，水一盏，煎至五分，入腻粉一字，调放温下药，临卧服之。

【功用】取积年殗食。

【主治】结胸、脏结病。

81383 银花丹皮汤（《中医皮肤病学简编》）

【组成】银花9~15克　丹皮9克　青蝉蜕9克　黄柏9克　茯苓9克　白鲜皮9~15克　黑山栀6克

【用法】水煎，内服。

【主治】慢性湿疹。

【加减】渗液多，苔厚，加萆薢、猪苓、白术、豨莶草以利湿；苔腻，加厚朴、苍术、陈皮以燥湿；痒者，加蝉蜕、荆芥、防风以祛风；局部红赤，加芍药、白薇、龙胆草、黄芩以清热。

81384 银花甘草汤

《医学心悟》卷六。为原书卷四“忍冬汤”之异名。见该条。

81385 银花竹叶汤（《温热经解》）

【组成】银花三钱　竹叶二钱　豆豉三钱　薄荷一钱　杏泥三钱　桔梗一钱半　甘草八分　苇根三钱

【主治】伏气温病，身温无汗，口微渴，心不烦，舌上苔薄者。

81386 银花抗感片（《成方制剂》12册）

【组成】金银花234克　牡荆根390克　贯众234克　三叉苦234克　胡芦茶234克　山甘草234克

【用法】上制成片剂。口服，一次4片，一日3次；小儿酌减。

【功用】清热解毒。

【主治】伤风感冒，恶寒发热，头痛咳嗽，咽喉肿痛。

81387 银花解毒方（《治疗汇要》卷上）

【组成】玄参二两　甘草二钱　金银花二两　生地一两　当归一两　紫花地丁五钱　贝母二钱

【用法】水煎服。

【主治】手心疔。手少阴心、手厥阴心包络二经，湿火之毒，外形虽小，内毒有余，疮色明亮。

81388 银花解毒汤（《幼科直言》卷一）

【组成】僵蚕　连翘　银花　黄芩　丹皮　生黄耆　苡仁　白芍（酒炒）　陈皮　甘草

【用法】水煎服。

【主治】痘疔。痘之先有紫色，后因毒攻而成疔，生于咽间、腹间为重，其形似螺蛳盖。

81389 银花解毒汤（《幼科直言》卷五）

【组成】金银花　牛蒡子　甘草　连翘　柴胡　黄芩　扁豆（炒）　车前子　白芍（炒）　陈皮

【用法】水煎服。

【主治】疮毒入内，肚腹肿胀者。

81390 银花解毒汤（《幼科直言》卷五）

【组成】金银花　甘草梢　连翘　归尾　丹皮　土贝母　白僵蚕　生地　黄芩　玄参

【用法】水煎服。

【功用】清热解毒

【主治】小儿丹瘤。

【宜忌】乳母宜服。

81391 银花解毒汤（《疡科心得集》卷上）

【组成】金银花　地丁　犀角　赤苓　连翘　丹皮　川连　夏枯草

【主治】风火湿热，痈疽疔毒。

81392 银花解毒汤（《外科医镜》）

【组成】金银花五钱　鲜生地三钱　当归二钱　赤芍一钱半　天花粉二钱　柴胡一钱　黄芩一钱　升麻一钱　犀角一钱　麦冬一钱　知母一钱　生甘草一钱

【用法】水煎服。

【主治】手指疔毒。

81393 银花解毒汤（《中医皮肤病学简编》）

【组成】银花15克　紫菀9克　地丁15克　夏枯草9克　丹皮9克　连翘15克　茯苓9克　黄连3克　甘草6克

【用法】水煎服。

【主治】痤疮。

81394 银花解毒汤（《中医眼科学》）

【组成】银花　蒲公英　炙桑皮　花粉　黄芩　龙胆草　大黄　蔓荆子　枳壳

【主治】混睛障。

81395 **银杏无忧散**(《外科正宗》卷四)

【异名】银杏散(《嵩崖尊生》卷十三)。

【组成】水银(铅制)　杏仁(去皮,捣膏)　轻粉　雄黄　狼毒　芦荟各一钱　麝香一分

【用法】上除水银、杏仁膏,余药为末,入上二味,再研匀。先用土菖蒲煎汤洗之,用针挑去虱孔,随用津唾调擦。

【主治】阴虱。

【宜忌】忌牛、犬、鳖肉。

81396 **银杏瓜蒌散**(《医级》卷七)

【组成】蒌仁　银杏　甘草　银花　连翘　贝母　黄芩　石斛　花粉　蒂丁

【主治】胃脘成痈,胸下拒按,呕脓。

81397 **银粉散软膏**(《赵炳南临床经验集》)

【组成】银粉散一两　水飞甘石粉一两　祛湿药膏八两

【用法】上药调匀成膏。外敷患处。

【功用】去瘀收敛,生肌固皮。

【主治】肉芽水肿或肉芽组织生长不良者。

【宜忌】大面积使用时防止汞中毒;汞过敏者禁用。

81398 **银屑病药丸**(《中医皮肤病学简编》)

【组成】乳香 15 克　没药 15 克　红花 15 克　制大黄 15 克　莪术 15 克　秦艽 15 克　甲片 56 克　雄黄 4 克　地鳖虫 15 克　石菖蒲 15 克　桃仁霜 7 克

【用法】上为末,炼蜜为丸。每服三至四克,一日三次。

【主治】银屑病。

81399 **银液生犀丸**(《圣济总录》卷十三)

【组成】犀角(镑)　银箔一钱(水银结沙子)　牛黄(研)　郁金　竹茹　阿胶(炙令燥)各一分　天麻　琥珀(研)　白茯苓(去黑皮)　人参　防风(去叉)　紫石英(研)各半两　丹砂(研)一两半　天竺黄(研)　天南星(牛胆柜者)各一两　龙脑(研)　麝香(研)各一分

【用法】上为细末,炼蜜为丸,如鸡头实大。每服一丸,食后临卧细嚼,人参汤送下。

【主治】风邪蕴积,传为热中。

81400 **银液乳香丸**(《幼幼新书》卷二十七引张涣方)

【组成】红芽大戟　半夏二铢(用浆水煮软,切,焙干)　乳香　贯众　粉霜各一分　朱砂　腻粉各一钱　水银(砂子)一皂子大

【用法】上为细末,用黄蜡熔化为丸,如绿豆大。每一岁二丸,二岁三丸,以上量大小加减丸数,研大麻仁水送下。

【主治】小儿久吐不定。

81401 **银液菖蒲丸**(《圣济总录》卷十五)

【组成】菖蒲　黑锡各三两(同水银结成砂子)　远志(去心)　人参　水银(同黑锡结成砂子)　白茯苓(去黑皮)　羌活各一两　蝉蜕(炒)　细辛(去苗叶)各半两　半夏(汤洗七遍)二两　天南星(炮)一两半

【用法】上为细末,炼蜜为丸,如梧桐子大。每服七丸,生姜汤送下,不拘时候。

【主治】风痫涎盛,精神减耗。

81402 **银翘马勃散**(《温病条辨》卷一)

【异名】银翘马勃射干牛蒡汤(《温热经解》)。

【组成】连翘一两　牛蒡子六钱　银花五钱　射干三钱　马勃二钱

【用法】上为散。每服六钱,鲜苇根汤煎,香气大出,即取服,勿过煮。病重者,约二时一服,日三服,夜一服;轻者三时一服,日二服,夜一服;病不解者,作再服。

【主治】湿温,喉阻咽痛。

【加减】喉不痛,但阻甚者,加滑石六钱,桔梗五钱,苇根五钱。

81403 **银翘双解栓**(《中国药典》2010 版)

【组成】连翘 1860.46 克　金银花 930.23 克　黄芩 1023.26 克　丁香叶 465.12 克

【用法】上制成栓剂,❶每粒重 1 克;❷每粒重 1.5 克。肛门给药。一次 1 粒,一日 3 次;儿童用量酌减。

【功用】疏解风热,清肺泻火。

【主治】外感风热,肺热内盛所致的发热、微恶风寒、咽喉肿痛、咳嗽、痰白或黄、口干微渴、舌红苔白或黄、脉浮数或滑数;上呼吸道感染、扁桃体炎、急性支气管炎见上述证候者。

【宜忌】应在排便后纳入肛门,以利药物迅速吸收。

81404 **银翘石斛汤**(《中医方剂临床手册》)

【组成】六味地黄丸加银花　连翘　石斛

【功用】滋阴补肾,清热解毒。

【主治】慢性尿路感染,肾阴亏损者。

81405 **银翘辛夷汤**(《中医内科临床治疗学》引冷柏枝方)

【组成】银花 9 克　连翘 12 克　辛夷 3 克　山栀 3 克　黄芩 3 克　桑叶 3 克　荆芥 6 克　薄荷 3 克　桔梗 6 克　生甘草 3 克　丝瓜藤 10 克

【用法】水煎服。

【主治】鼻窦炎。

81406 **银翘败毒汤**(《温热经解》)

【组成】银花三钱　马勃一钱半　葛根二钱　牛蒡子一钱半　蝉蜕一钱　连翘二钱　石膏五钱　僵蚕二钱　板蓝根一钱半

【主治】瘟疫病,发于春,咽喉痛,吐鲜血,手足起红点者。

81407 **银翘败毒汤**(《中医皮肤病学简编》)

【组成】银花 15 克　连翘 15 克　地丁 12 克　蒲公英 9 克　菊花 9 克　贝母 9 克　花粉 9 克　丹皮 6 克　赤芍 6 克　木通 6 克　生地 9 克　栀子 9 克

【用法】水煎服。

【主治】漆性皮炎。

81408 **银翘麻黄汤**(《重订通俗伤寒论》)

【组成】银花一钱　连翘一钱半　带节麻黄三分　苏薄荷三分　炒牛蒡一钱　广橘红八分　苦桔梗六分　生甘草五分

【功用】疏风解热,化痰。

【主治】风邪犯肺而生痰咳嗽。

81409 **银翘解毒丸**

《北京市中药成方选集》。即《温病条辨》卷一“银翘散”改为丸剂。见该条。

81410 **银翘解毒丸**(《全国中药成药处方集》兰州方)

【组成】银花六两　花粉四两　粉葛根三两　薄荷叶二两　连翘六两　黄芩四两　前胡三两　苏叶二两　小生地五两　栀子三两　赤芍三两　芥穗二两　玄参五两　大力子三两　川连三两　生石膏一斤　桔梗四两　甘草三两　大青叶三两

【用法】上为细末，炼蜜为丸，三钱重。每次一丸，白水送下。

【功用】消热散风，除烦解毒，发汗退烧，润大便，止嗽化痰。

【主治】流行性感冒，头疼咳嗽，咽喉肿痛，四肢疲乏。

81411 银翘解毒片

《中国药典》2010版。即《温病条辨》卷一"银翘散"改为片剂。见该条。

81412 银翘解毒汤（《中医皮肤病学简编》）

【组成】银花15克　公英15克　白菊花15克　连翘15克　贝母9克　生地9克　赤芍9克　丹皮9克　木通6克　栀子6克　大黄1克　紫花地丁31克

【用法】水煎服。

【主治】药物性皮炎。

81413 银翘解毒散

《全国中药成药处方集》西安方。为《温病条辨》卷一"银翘散"之异名。见该条。

81414 银翘解毒膏

《全国中药成药处方集》天津方。即《温病条辨》卷一"银翘散"改为膏剂。见该条。

81415 银蒲解毒片（《中国药典》2010版）

【组成】金银花　蒲公英　野菊花　紫花地丁　夏枯草

【用法】上制成片剂，糖衣片（片心重0.35克）。口服，一次4~5片，一日3~4次，小儿酌减。

【功用】清热解毒。

【主治】风热型急性咽炎，症见咽痛充血，咽干或具灼热感，舌苔薄黄等；湿热型肾盂肾炎，症见尿频短急，灼热疼痛，头身疼痛，小腹坠胀，肾区叩击痛等。

81416 银楂芩连汤（《温热经解》）

【组成】银花炭　南楂炭各三钱　青蒿　川连　酒芩　赤砂糖各一钱半

【主治】热痢，痢色赤，或先白后赤，或赤多白少者；噤口痢，饮食即吐，不食亦呕者。

81417 银花四君子汤（《验方新编》卷一）

【组成】台党参五钱　生首乌四钱　怀山药四钱　甘草一钱　金银花二钱　冬桑叶二钱　云茯苓三钱

【主治】各种喉症。

【加减】如白喉兼微黄，左边甚者，加黄连、牛子、羚羊角；喉肿，加马勃、金银花、蝉蜕；红肿，加赤芍、豆根；口苦，加黄芩；口渴，加生石膏、天花粉；痰多，加浙贝母、川贝母、茯苓；涎甚，加僵蚕；头痛，加粉葛、菊花；大便秘结，加生大黄，如再不大便，再加玄明粉三四分，加入药碗内冲服。

81418 银花四君子汤

《喉科家训》卷三。为原书同卷"忍冬花四君子汤"之异名。见该条。

81419 银花感冒颗粒（《成方制剂》2册）

【组成】防风　甘草　金银花　桔梗　连翘

【用法】上制成颗粒剂，每袋重20克（相当于原材料的15.5克）。开水冲服，一次一袋，一日3次。

【功用】清热解表利咽。

【主治】感冒发热，头痛，咽喉肿痛。

81420 银花荆芥炭汤（方出《温热病指南集》，名见《治痢南针》）

【组成】厚朴二钱　黄芩二钱　神曲二钱　广皮一钱　木香一钱　槟榔一钱　柴胡一钱半　煨葛根一钱半　银花炭三钱　荆芥炭三钱

【主治】湿热内滞太阴，郁久而为滞下，胸痞腹痛，下坠窘迫，脓白稠黏，里急后重，脉软数者。

【方论选录】厚朴除湿而行滞气，槟榔下逆而破结气，黄芩清庚金之热，木香、神曲疏中滞之气，葛根升下陷之胃气，柴胡升土中之木气，热侵血分而便血，以银花炭、荆芥炭入营清热。

81421 银翘解毒合剂

《成方制剂》14册。即《温病条辨》卷一"银翘散"改为口服液。见该条。

81422 银翘解毒胶囊

《中国药典》2010版。即《温病条辨》卷一"银翘散"改为胶囊剂。见该条。

81423 银翘解毒颗粒

《中国药典》2010版。即《温病条辨》卷一"银翘散"改为颗粒剂。见该条。

81424 银翘白虎增液汤（《效验秘方》米伯让方）

【组成】知母14~28克　生甘草10.5克　生地35克　粳米17.5克　银花17.5克　连翘19.5~35克　玄参35克　麦冬28克　鲜白茅根140克　生石膏28~70克

【用法】每剂加水800毫升，先煎白茅根去渣，再入诸药，大火煮沸，慢火煎煮30分钟，过滤出300毫升，煎二次共600毫升，每服200毫升，一日分三次温服，每日1剂。若病不减，可继服1~2剂，或一日服二剂，病势即减。

【功用】大清气热，养阴解毒，壮水制火，预防出血。

【主治】秋温时疫，伏暑证（钩端螺旋体病）。

【方论选录】本方由白虎汤、增液汤加银花、连翘、白茅根所组成。将大清气热、养阴和胃止血之白虎汤与增液通便、清血凉血之增液汤合用，再加甘凉保津利尿之白茅根，透热解毒之银花、连翘以达壮水制火，预防出血之目的。方中石膏泻火透热；知母清热润燥；甘草、粳米益胃护津；玄参、麦冬、生地滋阴清热，生津润燥；银花味甘微苦，性寒，有清血消炎，清热解毒，微有透表利尿之作用；连翘味苦，性平微寒，能解热消炎，活血化瘀，白茅根味甘性凉，有清热生津、利尿止血之作用。诸药同用，具有祛邪不伤正，扶正不恋邪和预防病情转危之效用。

【加减】若舌质深红，暮热更甚，烦躁不安者加焦栀14克，黄芩10.5克，丹皮17.5克，杭白芍17.5克以凉血解毒，清营透气，一般连服1~2剂，病势即退；若热结胃肠，腹痛胀满，大便二三日不下，或谵语者加芒硝、生大黄各10.5克以增液通下，热随便解，但以大便通利为度；若舌苔黄厚，腹痛胀满不减，大便燥结，谵语、烦躁更甚者配服清热镇痉之紫雪丹，可根据病情轻重，酌加芒硝、生大黄适量，再加枳实17.5克、厚朴14克。

81425 银翘红酱解毒汤（《妇产科学》）

【组成】银花一两　连翘一两　红藤一两　败酱草一两　丹皮三钱　山栀四钱　赤芍四钱　桃仁　苡仁各四钱　延胡索三钱　炙乳没各一钱半至三钱　川楝子三钱

【用法】水煎服。每日二剂,每剂二汁,隔四至六小时服一次。

【功用】清热解毒,活血化瘀。

【主治】盆腔炎发热期。

【加减】高热兼表症者,加荆芥、防风各一钱半至三钱,薄荷一钱;便溏热臭者,加葛根、黄芩各三钱,黄连一钱;便秘者,加大黄、元明粉(冲)各三钱;腹胀气滞者,加木香一钱,香附四钱;热毒甚者,加蒲公英、紫花地丁各一两;带多者,加黄柏三钱,椿根皮四钱;有血性分泌物者,加益母草五钱。

81426 银翘解毒软胶囊

《中国药典》2010版。即《温病条辨》卷一"银翘散"改为胶囊剂。见该条。

81427 银楂姜桂大黄汤(《温热经解》)

【组成】银花炭　南楂炭　赤砂糖各三钱　大黄一钱　肉桂　炮姜各二分

【主治】痢色纯黑如漆,下瘀血者。

81428 银翘马勃射干牛蒡汤

《温热经解》。为《温病条辨》卷一"银翘马勃散"之异名。见该条。

81429 银翘散加生地丹皮赤芍麦冬方(《温病条辨》卷一)

【组成】银翘散内加生地六钱　丹皮四钱　赤芍四钱　麦冬六钱

【用法】上为散。每服六钱,鲜苇根汤煎,香气大出,即取服,勿过煎,病不解,作再服。

【主治】太阴伏暑,舌赤口渴,无汗者。

81430 银翘散去牛蒡子玄参加杏仁滑石方(《温病条辨》卷一)

【组成】银翘散内去牛蒡子、玄参,加杏仁六钱、飞滑石一两

【用法】上为散。每服六钱,鲜苇根汤煎,香气大出,即取服,勿过煎,病不解,作再服。

【主治】太阴伏暑,舌白口渴,无汗者。

【加减】胸闷,加郁金四钱,香豉四钱;呕而痰多,加半夏六钱,茯苓六钱;小便短,加薏仁八钱,白通草四钱。

81431 银翘散去牛蒡子玄参芥穗加杏仁石膏黄芩方(《温病条辨》卷一)

【组成】银翘散内去牛蒡子、玄参、芥穗,加杏仁六钱、生石膏一两、黄芩五钱

【用法】上为散。每服六钱,鲜苇根汤煎,香气大出,即取服,勿过煮,病不解,作再服。

【主治】太阴伏暑,舌白口渴,有汗,或大汗不止者。

81432 银翘散去豆豉加细生地丹皮大青叶倍玄参方(《温病条辨》卷一)

【组成】银翘散内去豉,加细生地四钱、大青叶三钱、丹皮三钱、玄参加至一两

【主治】太阴温病,发疹者;阳明温病,下后疹续出者。

【方论选录】银翘散内加四物,取其清血热;去豆豉,畏其温也。

81433 银翘散去银花牛蒡子豆豉加生地丹皮白芍麦冬方(《医学摘粹》卷一)

【组成】连翘三钱　苦桔梗二钱　薄荷二钱　竹叶一钱　生甘草二钱　芥穗二钱　生地二钱　丹皮二钱　白芍二钱　麦冬二钱

【用法】上为散。以鲜芦根汤煎服,香气大出,即取服,勿过煮,病不解,作再服。

【主治】暑证发热恶寒,口渴心烦,面赤齿燥,小水赤,脉洪而虚,舌赤无汗,邪在血分而表实者。

移

81434 移花散(《外科传薪集》)

【组成】东丹　轻粉　猪牙皂各一钱　大梅片五分

【用法】上为细末。小儿痘出眼中,左眼吹右耳,右眼吹左耳。

【主治】小儿痘出眼中。

81435 移毒方(《种福堂方》卷三)

【异名】移毒丹(《青囊秘传》)。

【组成】地龙(装在经霜丝瓜内,煅枯焦,连瓜为末)三钱　麝香二分　乳香　没药各五分　雄黄一钱　蟾酥一分　黄蜡一两

【用法】上为末,蜡为丸。每服三分,上部要处,甘草、桂枝、麻黄煎酒送下,即移在手上而散;如在背上,羌活、防风、生姜煎汤送下,移在背上;如下部,木瓜、牛膝、灵仙、陈皮、独活、生姜煎汤送下,移在足上。

【功用】凡毒在紧要处,移在闲处,庶不伤命。

81436 移毒丹

《青囊秘传》。为《种福堂方》"移毒方"之异名。见该条。

81437 移毒散(《验方新编》卷十一)

【组成】白及一两六钱　紫花地丁八钱　乌骨鸡(煅)朱砂　雄黄　轻粉各一钱　五倍子二钱　大黄二钱　猪牙皂角八分

【用法】上为末。用好醋调敷毒之上截,即移至下半截。

【功用】毒发于骨节间,移之免残疾。

81438 移险散(《外科大成》卷四)

【异名】移险膏(《理瀹》)。

【组成】南星　白及　草乌　黄柏各二两　文蛤(炒)一两

【用法】上为末,调如糊。随四围匝如墙壁。再用南星、白及、白蔹、白芷、贝母等分,为末,水调,此药敷前围药之内,提起内毒,制之有理。

【功用】可移险处肿毒就不险处。

81439 移险膏

《理瀹》。为《外科大成》卷四"移险散"之异名。见该条。

81440 移热汤(《赤水玄珠》卷三)

【组成】五苓散合导赤散

【主治】口糜。

81441 移痘丹(《张氏医通》卷十五引《麻城家秘》)

【组成】守宫十枚(去头足,配辰砂一钱,阴干)　珍珠　茯神　远志肉各一钱　琥珀五分

【用法】上为末,紫草膏为丸,如梧桐子大。每服一钱

二分，欲移在手足，官桂、威灵仙煎汤送下；欲专移在足，牛膝、木瓜煎汤送下。微汗为度。

【功用】痘出目中，初见点时，用此移之。

81442 移山过海丹（《治疹全书》卷下）

【异名】移山过海散（《理瀹》）。

【组成】雄黄　小麦麸　新鲜蚓粪

【用法】上药临用醋调。从致命处半边渐渐涂遍，则自移过不致命之处。

【主治】痘疮后，痈疽生在致命处者。

81443 移山过海散

《理瀹》。为《治疹全书》卷下"移山过海丹"之异名。见该条。

81444 移尸灭怪汤（《辨证录》卷八）

【组成】人参一两　山茱萸一两　当归三钱　乳香末一钱　虻虫十四个　水蛭（火煅死）十四条　二蚕砂末三钱

【用法】上各为末，炼蜜为丸。每日服一百丸。

【主治】传尸痨。

【方论选录】古人传祛逐痨虫之药，多至损伤脾胃，所以未能取效。今以人参以开胃，用山茱萸以滋肾，且山茱萸又是取虫之味，同虻虫、水蛭以虫攻虫，则易于取胜。尤恐有形之物，不能深入于尸虫之内，加当归以动之，乳香以开之，引其直入而杀之也。复虑虫蚀补剂以散药味，更加二蚕砂者，乃虫之粪也，虫遇虫之粪，则弃而不食，而人参、归、萸得行其功，力助诸药以奏效也。

81445 移毒消肿散（《青囊秘传》）

【组成】紫槿皮（炒）五两　赤芍（炒）一两　香白芷（晒燥，不可炒）一两　独活（炒）一两五钱　石菖蒲（晒，不可炒）一两

【用法】上为细末，以好酒和葱白五茎，煎滚。调搽，不必留顶，一日一换。以消为度。

【功用】痈毒生于骨际及膝上，不急治难以收功，以此药移之。

81446 移星换斗方（《痘疹会通》卷四）

【组成】麦冬（去心）一两

【用法】上捣烂，以绢布包。贴脚心涌泉穴。如痘在左眼，包右脚心；痘在右眼，包左脚心。

【主治】眼中痘疮。

甜

81447 甜消散（《圣济总录》卷一七六）

【异名】立效散（《卫生宝鉴》卷十九）。

【组成】甜消一钱　滑石（白腻者）半两

【用法】上为散。每服半钱匕，用浆水半盏，已下入生油一点，打匀调下。

【主治】小儿风热，吐不止。

81448 甜浆粥（《纲目拾遗》卷八引陈廷庆方）

【组成】豆腐浆

【用法】煮粥食。

【功用】泻火，通淋浊。

【主治】《长寿药粥谱》：年老体衰，营养不良，以及血管硬化症，高血压，冠心病的防治。

81449 甜菜膏（《圣济总录》卷一八三）

【组成】甜菜三两　生地黄　猪脂各二两　大戟（炒）一两　当归（切，焙）　续断　白芷　莽草　芎䓖　防风（去叉）各半两　甘草（炙）　芍药各三分　蜀椒（去目并合口者，炒出汗）　细辛（去苗叶）　大黄（剉，炒）　杜仲（去粗皮，酥炙）　黄耆（炙，剉）　黄芩（去黑心）各一分

【用法】上除猪脂外，剉碎，先熬脂令沸，下诸剉药，煎候白芷赤色，绞去滓，瓷合盛。涂敷疮上，每日三五次。

【功用】止痛生肌。

【主治】乳石发痈疽疮。

81450 甜瓜子丸（《瑞竹堂方》卷二）

【组成】甜瓜子（净）二两（炒黄色）　干木瓜一两半（去皮瓤）　威灵仙一两　川乌头半两（炮，去皮脐）

【用法】上为细末，酒煮面糊为丸，如梧桐子大。每服三十丸，温酒送下。避风处少息，汗出为度。若病在上，食后服；病在下，食前服。

【主治】风湿相搏，腰脚疼痛。

【宜忌】服药后当日忌食热物，及相反药材，如半夏、瓜蒌贝母、白及之类。

81451 甜瓜子散

《圣惠》卷四十一。为《千金翼》卷五"瓜子散"之异名。见该条。

81452 甜瓜子散（《圣惠》卷四十八）

【异名】瓜子散（《普济方》卷二四八）。

【组成】甜瓜子一两（微炒）　桂心一两　白芷一两　白薇半两　芎䓖一两　干姜半两（炮裂，剉）　川椒半两（去目及闭口者，微炒去汗）　吴茱萸半两（汤浸七遍，焙干，微炒）　川乌头一两（炮裂，去皮脐）　防葵半两　当归一两（剉碎，微炒）　木香一两

【用法】上为末，炼蜜为丸，如梧桐子大。每服二十丸，以生姜汤送下，一日四五次。

【主治】寒疝。胸胁支满，食饮不下，寒中心腹，痛及吐利，背项强急，不得俯仰。

81453 甜瓜子散（《医方类聚》卷一七二引《圣惠》）

【组成】甜瓜子二两　桃仁一两（汤浸，去皮尖双仁，麸炒微黄）　牡丹一两　川大黄一两半（剉碎，微炒）　川朴消一两　薏苡仁一两　败酱一两　当归半两　槟榔三分

【用法】上为粗散。每服四钱，以水一中盏，煎至六分，去滓温服，不拘时候。

【主治】肠痈。肿痛妨闷，气欲绝。

81454 甜竹叶膏（《鬼遗》卷五）

【组成】甜竹叶五两　生地黄四两　大戟二两　腊月脂四升　当归　续断　白芷　茵草　芎䓖　防风各二两　甘草一两半（炙）　芍药一两半　蜀椒半两（去目，汗，闭口）　细辛　大黄　杜仲各半两　黄耆半两

【用法】上㕮咀。以猪脂微火煎五上下，候白芷黄膏成。敷疮口。

【功用】止痛生肉。

【主治】痈疽疮。

81455 甜竹茹汤（《医略六书》卷三十）

【组成】竹茹三钱（姜汁炒）　人参一钱半　黄芩八分（酒炒）　麦冬三钱（去心）　茯苓一钱半　炙草八分

【用法】水煎，去滓温服。

【主治】虚烦短气，脉濡浮数者。

【方论选录】产后胃气虚，热积灼烁于中，故心肺受邪而烦心短气不安焉。竹茹清胃热以除烦，人参扶元气以生脉，麦冬清心润肺，黄芩清肺凉膈，茯苓渗湿清治节，生草泻热和脾胃。水煎温服，使胃充热化，则心肺肃清而元阴暗复，岂有烦心短气之患乎。

81456 甜梦胶囊（《成方制剂》11册）

【组成】蚕蛾　陈皮　刺五加　党参　法半夏　茯苓　枸杞子　黄精　黄芪　马钱子　桑椹　砂仁　山药　山楂　熟地黄　淫羊藿　泽泻

【用法】上制成胶囊剂，每粒装0.4克（相当于原药材2.18克）。口服，一次3粒，一日2次。

【功用】益气补肾，健脾和胃，养心安神。

【主治】头晕耳鸣，视减听衰，失眠健忘，食欲不振，腰膝酸软，心慌气短，脑卒中后遗症。对脑功能减退，冠状血管疾患，脑血管栓塞，脱发也有一定疗效。

【备考】本方改为口服液剂，名“甜梦口服液”（见原书18册）。

81457 甜葶苈丸（《圣惠》卷四十六）

【组成】甜葶苈一两（隔纸炒令紫色）　人参三分（去芦头）　赤茯苓三分　蛤蚧一对（头尾全者，涂酥炙令微黄）　杏仁一两（汤浸，去皮尖双仁，麸炒微黄）

【用法】上为末，枣肉为丸，如梧桐子大。每服三十丸，以粥饮送下，一日三四次。

【主治】一切咳嗽久不愈。

81458 甜葶苈丸（方出《圣惠》卷四十六，名见《普济方》卷一五九）

【组成】臭黄一两　贝母一两（煨微黄）　乱发半两（烧灰）　甜葶苈一两（隔纸炒令紫色）

【用法】上为末，溶蜡为丸，如半枣大。每夜绵裹一丸，含咽下。

【主治】积年咳嗽，肺气不利，喘息。

81459 甜葶苈丸（《圣惠》卷四十六）

【异名】葶苈丸（《百一》卷五）、葶苈防己丸（《赤水玄珠》卷五）。

【组成】甜葶苈二两（隔纸炒令紫色）　杏仁一两（汤浸，去皮尖双仁，麸炒微黄）　汉防已一两　贝母一两（煨令微黄）　木通一两（剉）

【用法】上为末，以枣肉为丸，如梧桐子大。每服三十丸，煎桑根白皮送下，不拘时候。

【主治】肺气咳嗽，面目浮肿，喘促，眠卧不安，小便赤涩。

81460 甜葶苈丸（方出《圣惠》卷五十四，名见《普济方》卷一九二）

【组成】甜葶苈二两（隔纸炒令紫色）　川芒消三两　椒目二合（微炒去汗）　水银一两（以少枣肉研令星尽）　汉防已一两　海蛤一两（细研）

【用法】上为末，研入水银令匀，炼蜜为丸，如梧桐子大。每服三十丸，以粥饮送下，一日三四次。

【主治】石水，腹坚渐大，四肢肿满。

81461 甜葶苈丸（《圣惠》卷五十四）

【组成】甜葶苈二两（隔纸炒令紫色）　汉防已一两　海蛤一两（细研）　椒目一两（微炒去汗）　川芒消一两　赤茯苓一两

【用法】上为末，炼蜜为丸，如梧桐子大。每服以木通一两，桑根白皮一两，百合一两，郁李仁半两，捣粗罗为散，以水一中盏，煎至六分，去滓，送下三十丸，一日三次。

【主治】卒身面四肢浮肿，腹胁气胀满，小便不利。

81462 甜葶苈丸（《圣惠》卷八十八）

【组成】甜葶苈半两（隔纸炒令紫色）　牵牛子半两（微炒）　大戟一分　腻粉一钱（研入）　雄雀粪半两　巴豆十粒（去皮心，研，纸裹压去油）

【用法】上为末，用枣瓤为丸，如绿豆大。每服一丸，以温茶送下，一日二次。五岁以上，加丸服之。

【主治】小儿水气，通身肿满，心腹妨闷，坐卧不安。

81463 甜葶苈丸

《圣济总录》卷五十。为《圣惠》卷六“葶苈丸”之异名。见该条。

81464 甜葶苈丸

《圣济总录》卷六十。为《千金》卷十“大黄丸”之异名。见该条。

81465 甜葶苈丸（《鸡峰》卷十八）

【组成】甜葶苈　杏仁　半夏　槟榔各二两　神曲一两　黑牵牛四两（半生，半熟）　皂荚五梃

【用法】上为细末，后入葶苈、杏仁再研匀调，浸皂荚酒为面糊和丸，如梧桐子大。每服二十丸或三十丸，温生姜汤送下。

【功用】顺气宽中，破坚祛积，逐痰水，行结气，消除腹胀，通利痞塞。

【主治】肺气壅滞，喘闷不快，胃中停饮，腹胀鼓痛；或呕逆涎痰，呼吸短气；或胁气牢满，骨间刺痛；及咳逆肿满，背脊拘急，大便秘滞，小水赤涩。

81466 甜葶苈丸（《普济方》卷一九三）

【组成】甜葶苈二两（隔纸炒令紫色）　海蛤一两（细研）　川大黄三两（剉碎，微炒）　甘草二两（煨令黄，焙）　杏仁一两半（汤浸，去皮尖双仁，麸炒黄）

【用法】上为细末，枣肉为丸，如梧桐子大。每服二十丸，空心煎木瓜、通草汤送下，以利为度。

【主治】头面四肢卒浮肿，小便涩，及前阴肾肿。

81467 甜葶苈汤（《伤寒总病论》卷五）

【组成】甜葶苈（炒）　杏仁（炒）　麻黄各等分

【用法】上为粗末。每服二钱，水一盏，煎五分，温温分减服。

【主治】小儿伤寒，咳嗽，胸膈痰壅，喉中呀呷声。

81468 甜葶苈散（《圣惠》卷三十一）

【组成】甜葶苈二两（微炒令香）　桑根白皮二两（剉）　陈橘皮一两（汤浸，去白瓤，焙）　赤茯苓一两　枳壳一两（麸炒令黄，去瓤）　紫菀一两（去苗土）

【用法】上为粗散。每服三钱，以水一中盏，入生姜半分，大枣三枚，煎至六分，去滓温服，不拘时候。

【主治】骨蒸肺痿，咳嗽上气，不得眠卧，涕唾稠黏。

81469 甜葶苈散（《圣惠》卷四十六）

【异名】葶苈散（《普济方》卷一六一）。

【组成】甜葶苈一两（隔纸炒令紫色）　木通半两（剉）　旋覆花半两　紫菀半两（去苗土）　大腹皮三分（剉）　槟榔半两　郁李仁一两（汤浸去皮，微炒）　桑根白皮一两（剉）

【用法】上为散。每服三钱,以水一中盏,入生姜半分,煎至六分,去滓温服,不拘时候。

【主治】咳嗽,面目浮肿,不得安卧,涕唾稠黏。

81470 **甜葶苈散**(方出《圣惠》卷五十七,名见《普济方》卷三〇六)

【组成】甜葶苈　蛇床子　菟丝子　盐各一两　(一方加麝香)

【用法】上为细散。以酽醋调和如膏,涂之,一日三次。

【主治】蚕咬。

81471 **甜葶苈散**(方出《圣惠》卷六十一,名见《普济方》卷二八五)

【组成】甜葶苈半两　木通半两(剉)　川大黄半两(生,剉)　荞草半两

【用法】上为细散,以水和如稀膏。涂肿上,干再涂。

【主治】一切痈疽肿毒。

81472 **甜葶苈散**(《圣惠》卷八十三)

【异名】葶苈散(《普济方》卷三八七)。

【组成】甜葶苈一分(隔纸炒令紫色)　桂心半分　贝母一分(煨微黄)

【用法】上为细散。每服半钱,以清粥饮调下。

【主治】小儿咳嗽喘粗,不得睡卧。

81473 **甜葶苈散**(《普济方》卷一六三)

【组成】甜葶苈一两(隔纸炒令紫色)　桑白皮一两(剉)

【用法】上为散。每服二钱,水一中盏,入灯心一束,大枣五枚,煎至六分,去滓,食后调下。

【主治】咳嗽喘急。

笼

81474 **笼金汤**(《准绳·幼科》卷四)

【组成】木香　生地黄　芍药　红花　当归　甘草　白芷　土木鳖　橘红　木通　桔梗　白术

【用法】加生姜,大枣,水煎服。

【功用】补血扶脾。

【主治】小儿跌蹉伤损头面肢体未愈,而痘随出,谓之破瓮澄浆。

笱

81475 **笱须散**(《圣济总录》卷一二四)

【组成】笱须(已捕鱼者)

【用法】烧成性,为细末。每服一钱匕,粥饮调下。

【主治】鱼骨鲠在喉中。

第

81476 **第一效丹**(《全国中药成药处方集》沈阳方)

【组成】土鳖虫一百个　乳香一两五钱　自然铜五钱　血竭二钱　朱砂二钱　当归一两　麝香一钱　没药一两

【用法】上为极细末,炼蜜为丸,重一分五厘。每服一丸,黄酒送下。

【功用】养血舒筋,通经镇痛。

【主治】跌打损伤,瘀血凝结。

81477 **第一竹沥汤**(《千金》卷七)

【异名】小竹沥汤(《圣惠》卷四十五)、竹沥汤(《圣济总录》卷四十一)。

【组成】竹沥五升　甘草　秦艽　葛根　黄芩　麻黄　防己　细辛　桂心　干姜各一两　防风　升麻各一两半　茯苓二两　附子二枚　杏仁五十枚

【用法】上㕮咀。以水七升,合竹沥煮取三升。分三服,取汗。

【主治】脚气。两脚痹弱,或转筋,皮肉不仁,腹胀起如肿,按之不陷,心中恶不饮食,或患冷。

【方论选录】❶《千金方衍义》:脚气多由湿着于经,是以首推竹沥汤次第三方,咸本南阳麻黄附子细辛汤而兼麻黄越婢及大小续命等方之制,以麻黄开卫,附子行经,细辛通痹,桂心走阴跻,杏仁达阳维,甘草解毒和中,干姜开痹逐湿,防己专治脚气,防风并疗贼风,黄芩兼除标热,升麻、葛根升提于上,秦艽、茯苓降泄于下;竹沥专化经络四肢痰湿,故于大续命中特采以之名方,为脚气之首推。❷《医略六书》:附子补火扶阳以御寒,麻黄发表逐邪以开痹,桂心温经暖血,葛根解肌生津,防风疏腠理以散风,干姜温中和气以逐湿,甘草缓中和药,白术燥湿健脾,防己走血分泻湿热,以防温药,竹沥滋津液养筋脉,以起痹弱,水煎温服,使外邪解散,则经气清和,而津液内充,痹弱可健,何脚气疼软之不痊矣。

【备考】《千金翼》本方有白术一两,无茯苓、杏仁。

81478 **第一灵宝丹**(《经验奇方》卷上)

【组成】辰砂二两　雄精五钱　真蟾酥　闹羊花各一钱　真云麝　上冰片　老姜粉各三分

【用法】上药将前四味各研极细末,和匀;后三味次第加入,研至匀细为度,装储瓷瓶,勿令泄气,随时分装小瓶,黄蜡封口。受暑肚痛,或感寒鼻塞,头疼腹痛,用丹少许,搐鼻一二次,取嚏十余声即愈;如病重,搐鼻无嚏,可抹两眼尖角,或温开水调服一分;感受暑气,或受热太过,关窍不通,或受寒气,手足厥冷,气闭血滞,默睡无语,须抹两眼尖角二次,用阴阳水调服二分;疫疠时行,取丹抹两眼尖角三次,盖被略睡,出汗自愈;指上生疮,用鸡蛋一枚,开一孔,搅匀黄白,入丹五厘,再搅匀,套指上一二枚即愈;初起无名肿毒,用真米醋调搽;火眼之症,取丹抹眼角。

【功用】通利关窍。

【主治】受暑肚痛,或感寒鼻塞,头疼腹痛;感受暑气,或受热太过,关窍不通,或受寒气,手足厥冷,气闭血滞,默睡无语;疫疠时行;指上生疮,初起无名肿毒,及火眼之症。

【宜忌】孕妇忌服,搐鼻抹眼角不忌。

81479 **第一和剂汤**(《产论》)

【组成】附子　白术　黄耆　芍药各一钱　当归　干姜　芎䓖　茯苓各五分　桂枝　甘草各一分

【用法】上以水二合半,煮取一合半服。

【主治】妊孕苦心下迫者。

81480 **第一退水丸**(《三因》卷十四)

【组成】蓬术(炮)　三棱(煨)　桂心　青皮　益智各半两　巴豆二两(去皮,出油,别研)

【用法】上为末,面糊为丸,如梧桐子大。每服二三丸,用黄栀十个(擘破),荆芥、黑牵牛、酸浆草各少许煎汤,空腹送下。

【功用】化气,退水肿,去菀莝,利湿,通小便。

【主治】水肿病。

81481 **第一通神散**(《济阳纲目》卷二十二)

【组成】麻黄（去根节） 官桂（去粗皮）各七钱半 大川芎 白术各二两 藁本 独活 桔梗 防风 芍药 白芷各半两 牡丹皮 甘草各二钱半 细辛三钱三分 牵牛一钱七分

【用法】上为细末。每服二钱，非常熟汤调下，和滓热吃。

【主治】时疫毒痢。

81482 第二还真散（《济阳纲目》卷二十二）

【组成】诃子五枚（用面裹，火煨熟，不要生，亦不要焦，去面不用，就热咬破诃子，去核不用，只用皮，焙干）

【用法】上为细末。每服二钱匕，以米汤一盏半，同药煎取一盏，空心和滓吃。若吐出一两口涎更佳。

【主治】时疫毒痢，寒热已退，赤痢已消减者。

【宜忌】壮热未退，血痢未减者，不可进此药。

81483 第二退水饼（《三因》卷十四）

【组成】甘遂 大戟

【用法】上为末，入面打水调为饼，如棋子大，火煨熟。每服一饼，五更淡茶汤嚼下。

【主治】水肿病，服第一退水丸未效者。

81484 第七和剂汤（《产论》）

【组成】当归 干地黄各一钱 芍药一钱 芎䓖五分 牛膝 杜仲各一钱

【用法】上以水二合半，煎取一合半服。

【主治】产后痿躄。

81485 第三竹沥汤（《千金》卷七）

【异名】竹沥汤（《普济方》卷九十八）。

【组成】竹沥十九升 防风 茯苓 秦艽各三两 当归 黄芩 人参 芎䓖 细辛 桂心 甘草 升麻 麻黄 白术各二两 附子二枚 蜀椒一两 葛根五两 生姜八两

【用法】上㕮咀。以竹沥煮取四升，分五服。

【主治】脚气。风毒入人五内，短气，心下烦热，手足烦疼，四肢不举，皮肉不仁，口噤不能语。

【方论选录】《千金方衍义》：其第三方，即于第二方中除去独活之风燥，茵芋之毒劣，防己之伤阴，石膏之伤阳；仍用第一方中附子，以监麻黄之散；升麻以载人参之功，秦艽以助芎、归之力，蜀椒以壮桂、附开痹之绩也。

81486 第三和剂汤（《产论》）

【组成】白术 黄耆各一钱 干姜五分 芍药一钱 桂枝一钱 半夏一钱 甘草一分 茯苓五分

【用法】上以水二合半，煮取一合半，去滓温服。

【主治】妊娠饮食停滞，或吐或下。

81487 第四和剂汤（《产论》）

【组成】附子 白术 黄耆 芍药各一钱 桂枝 干姜 茯苓 半夏各五分 甘草一分

【用法】上以水二合半，煮取一合半服。

【主治】妊妇大便下利。

81488 第一真黄风汤（《医略十三篇》卷一）

【组成】嫩黄耆三钱 防风根八分 云茯苓三钱 炙甘草五分 制半夏一钱半 福橘皮一钱 当归身三钱 赤芍药一钱半 豨莶三钱

【用法】上以长流水煎，入竹沥三钱，姜汁五分，和服。

【主治】真中风，初感一切形证。

81489 第二大竹沥汤（《千金》卷七）

【组成】竹沥一斗四升 独活 芍药 防风 茵芋 甘草 白术 葛根 细辛 黄芩 芎䓖各二两 桂心 防己 人参 石膏 麻黄各一两 生姜 茯苓各三两 乌头一枚

【用法】上㕮咀。以竹沥煮取四升。分六服。

【主治】脚气。中风口噤不能言，四肢缓纵，偏痹挛急，风经五脏，恍惚恚怒无常，手足不随。

【方论选录】《千金方衍义》：其第二方乃以乌头代附子，生姜代干姜；盖乌头辛烈，祛风之力迅于附子，生姜性暴，开痰之功速于干姜，即二味之变通；又于《古今录验》续命方中采取人参、石膏、芎䓖三味，以人参助麻黄、乌头，力开痹着；石膏佐黄芩、竹沥、涤除旺气；越婢全方，但少大枣一味；并采小续命中芍药佐芎䓖入血搜风，复采《金匮》防己茯苓汤中茯苓，佐桂心逐湿安中土；《千金》防己汤全在其中，但不用苦酒煎服；更采仓公当归汤中独活，专祛下部风湿；且参茵芋一味，专通关节拘挛，性味虽劣，《外台》、《千金》恒用之，惜乎近世药肆罕得。

81490 第二真黄风汤（《医略十三篇》卷一）

【组成】炙黄耆三钱 防风根五钱 云茯苓三钱 制半夏钱半 炙甘草五分 福橘皮一钱 当归身三钱 人参一钱半 桂水炒白芍一钱半 豨莶三钱 麸炒枳实五分

【用法】长流水煎服。

【主治】真中风初感，服第一真黄风汤后，六经表证已解，里证未除，或二便阻隔或变色，或神志不清，或言语謇涩，或口眼㖞斜，或半身不遂，舌苔或白滑，或黄厚，或黧黑，胸次或舒或不舒，饮食或进或不进者。

81491 第三大腹子散（《三因》卷十四）

【组成】大腹子（炒） 桂心 茴香（炒） 陈皮各半两

【用法】上为末。每服二钱，米饮送下。

【功用】水肿取转后，调正胃气，进食。

81492 第三真黄风汤（《医略十三篇》卷一）

【组成】炙黄耆三钱 防风根三分 人参一钱半 大熟地四钱 云茯苓三钱 炙甘草五分 制半夏一钱半 福橘皮一钱 麸炒枳实五分 豨莶三钱

【用法】上以长流水煎服。一二剂或十剂后，或更以十剂为末，水叠丸。每服三钱，早晚开水送下。

【主治】真中风，服第一、二真黄风汤后，表里俱和，诸证悉退，或二气未充，或余氛未尽，宜此方调理。

81493 第三舶上硫黄丸（《济阳纲目》卷二十二）

【组成】舶上硫黄二两（去砂石，细研为末） 薏苡仁二两（炒，杵为末）

【用法】上为末，水为丸，如梧桐子大。每服五十丸，空心米汤送下。

【主治】疫毒痢，病势已减，所下只余些小，或下清粪，或如鸭粪，或如茶汤，或如烛油，或只余些小红色者。

81494 第一药神仙换骨汤（《普济方》卷一〇九）

【组成】人参一两（去芦） 槐角子一两（净） 黄耆一两（蜜炙） 蔓荆一两（好者） 天仙子一两（去土，别研） 瓜蒌根一两（白实） 随风子二两（净，生） 白蒺藜一两（拣净） 犀角（取末）半两 苦参一两半 肉天麻一两 何首

乌一两半　白附子一两（好者）　防风七钱半（去芦）　血竭半两（好者）　枸杞子一两（拣红活者）　莲心三钱（要好青者）　白蜡半两（好者）　沙参一两（实者）　轻粉二两　蝎梢半两（全者亦妙）　白花蛇（酒醋炙；如无，乌蛇代）　鹳嘴川乌一只（不蛀者）

【用法】上为细末。每服三钱，江茶调下，一日三五次，不拘时候。

【主治】大风。

【备考】服药此件不应，宜次第依方服之。

81495 **第二药神仙换肌丸**（《普济方》卷一〇九）

【组成】白附子五两（不蛀）　槟榔五两　乌蛇一条（酒炙）　全蝎二两（去毒）　沙苑蒺藜五两　麻黄三两（去节）　大枫油六两（真正道地者）　牛蒡子五两　随风子五钱　大川乌三只（炮）　白沙蜜三十两（炼和药）　人参三两　黄耆二两　独活三两　蔓荆子四两（焙）

【用法】上为细末，炼蜜为丸，如弹子大。每服一丸，细嚼，江茶送下。

【主治】大风。服第一药神仙换骨汤不应者，宜服此方。

81496 **第三药神仙活血汤**（《普济方》卷一〇九）

【组成】人参五钱　黄芩三钱　当归五钱　白术三钱　白茯苓三钱　白芍药三钱　熟地黄四钱　厚朴二钱　白芷二钱　肉桂二钱　轻粉五钱　天雄三钱　木香三钱　雀脑川芎五钱　赤芍药二钱　防风二钱　大川乌二只　衰州薄荷二钱　晚蚕沙一钱　细辛三钱　天花粉　苍术各三钱

【用法】上为细末。每服二钱，淡茶调下。

【主治】大风。服第一、二药不应者，宜服此方。

梨

81497 **梨膏**（《慈禧光绪医方选议》）

【异名】雪梨膏。

【组成】鸭梨二十个（去核）

【用法】取汁，兑炼蜜收膏。

【功用】清肺热，润肺燥，生津降火。

【主治】干咳久咳，咳嗽燥呛，咽喉干燥，失音气促，痰中带血。

【加减】或加萝卜汁，或加鲜藕汁，或加鲜茅根、鲜生地、柿霜，或加鲜麦冬汁，均为加强其润肺降火而施。

81498 **梨膏**（《北京市中药成方选集》）

【组成】秋梨三千二百两　麦冬三十二两　贝母三十二两　百合三十二两　款冬花二十四两　冰糖六百四十两

【用法】上将秋梨切碎，加麦冬等四味，水煎三次，分次过滤后去滓，滤液合并，用文火煎熬，再将冰糖溶化，兑入浓缩液内成膏状，以不渗纸为度。每两膏汁，兑炼蜜一两，瓶装，每服三钱至五钱，开水调化送下，一日二次。

【功用】润肺利咽，生津止嗽。

【主治】肺热咳嗽，口燥咽干，失音声哑，气促作喘。

81499 **梨膏**（《全国中药成药处方集》天津方）

【组成】秋梨一百斤　萝卜一斤　鲜藕二斤　鲜姜八两　浙贝母　麦冬各一斤

【用法】上熬汁滤去滓，收膏。每清膏一斤，兑蜜二斤，冰糖一斤，收膏装瓶。每服一两，开水冲服。

【功用】止嗽化痰，生津止渴。

【主治】咳嗽痰喘，痰中带血，咽干口渴，声重音哑。

81500 **梨膏**（《全国中药成药处方集》济南方）

【异名】法制梨膏。

【组成】秋梨（洗净）三十斤　鲜藕（洗净）三斤　大萝卜（洗净）一斤　鲜生姜四两（将四味共捣如泥取汁）　鲜生地　鲜茅根各四两　麦冬二两

【用法】上切，用水煎熬去滓后，另兑白蜜等量，收膏后再入柿霜四两搅匀为度。每服一两，开水化服。

【主治】咳嗽痰喘，咯血口渴。

【宜忌】忌辛辣、油腻。

81501 **梨甘饮**（方出《本草纲目》卷三十引《简易方》，名见《松峰说疫》卷五）

【组成】梨木皮　大甘草各一两　黄秫谷一合（为末）　锅底煤一钱

【用法】上为细末。每服三钱，白汤调下，一日二次。

【主治】伤寒，温疫。

81502 **梨汁粥**

《卫生总微》卷三。为《圣惠》卷九十七“梨汤粥”之异名。见该条。

81503 **梨汁煎**（《圣惠》卷三十二）

【组成】鹅梨汁（捣，绞取汁）一大盏　古字钱二七枚　胡黄连一两（末）　青盐半两　龙脑半钱

【用法】上药先将重重着盐隔，每一重钱，着一重盐，叠之填满钱孔中，入火烧令通赤，去灰尘，投入前梨汁中，浸一复时，去钱，将汁煎三五沸，以新绵滤，入瓷瓶子内，以绵裹胡黄连末，浸七日，去黄连，纳入龙脑末，搅令匀。每用少许，以铜箸点两目眦头。

【主治】胎眼赤。

81504 **梨汁煎**（《圣惠》卷八十九）

【组成】大鹅梨一枚（去皮核）　黄连末二分　龙脑一分

【用法】上先将梨烂研，绞取汁，绵裹黄连末，于梨汁内浸半日，入龙脑令匀。点眼，一日三四次。

【主治】小儿热毒冲眼，缘目生疮，热疼不止。

81505 **梨汤粥**（《圣惠》卷九十七）

【异名】梨汁粥（《卫生总微》卷三）。

【组成】梨三枚（切）　粳米一合

【用法】上以水二升煮梨，取汁一盏，去滓，投米煮粥食之。

【主治】小儿心脏风热，昏愦躁闷，不能下食。

81506 **梨乳膏**（《医钞类编》卷六）

【组成】人乳二碗　梨汁一碗

【用法】上用慢火熬成膏，入饴糖四两。每天未明时咽下。

【主治】干咳，虚咳。

81507 **梨浆饮**（《活幼口议》卷十六）

【异名】梨浆饮子（《袖珍》卷四）。

【组成】青蒿（取花头，用童便浸一二次，晒干为度）　柴胡（去芦）　人参　黄芩（去心）　前胡　秦艽（去土）　甘草（炙）

【用法】上㕮咀。每服一岁儿半钱，两岁一钱匕，水一小盏，入生藕、生梨、薄荷二叶，生地黄一寸，同煎至半，去

滓,通口空心、食前服。

【主治】❶《活幼口议》:脾积寒热,其状如疟,或头痛呕逆,久则二三岁不歇,左胁有块,小者如桃李,大者似杯碟。❷《医统》:胃热口气,痰饮呕逆,不思饮食。

【备考】方中青蒿,《医统》作"茵陈"。

81508 **梨菁饮**(《济众新编》卷七)

【组成】生梨(磨取汁)一合

【用法】和清蜜少许用。

【功用】除客热,止心烦,消风热,下气。

【主治】胸中热结。

81509 **梨硼膏**(《济众新编》卷七)

【组成】生梨一个(带边,作小孔,去瓤) 硼砂五分(入梨内)

【用法】梨用清蜜满入,封其孔,先以湿纸裹之,次以黄土泥裹,煨,待浓熟。食之。

【主治】天行咳嗽失音,咽痛,小儿咳喘。

81510 **梨汁饮子**(《圣惠》卷七十四)

【组成】梨汁二合 竹沥二合 生地黄汁二合 牛乳二合 白蜜半合

【用法】上相和令匀。温饮一小盏。

【主治】妊娠中风,失音不语,心神冒闷。

81511 **梨汁饼子**

《小儿药证直诀》卷下。为原书同卷"银砂丸"之异名。见该条。

81512 **梨汁饼子**

《小儿药证直诀》卷下。为原书同卷"凉惊丸"之异名。见该条。

81513 **梨汁饼子**(《杨氏家藏方》卷十七)

【组成】朱砂(别研) 粉霜(别研) 马牙消(别研)各二钱 水银 硫黄各二钱(与水银结砂子) 牛黄(别研) 龙脑(别研) 麝香(别研)各半钱 铁粉半两(别研) 天南星二两(为末,牛胆汁和,却入在胆内,线系于通风处挂,干用)

【用法】上为细末,煮面糊为丸,如梧桐子大,捏作饼子。每服一饼子,梨汁化下,不拘时候。

【主治】小儿急惊壮热,涎盛膈实,目睛上视,手足抽搐,一切惊热,涎潮。

81514 **梨母子煎**(《圣惠》卷六十八)

【组成】梨母子一斤(细研去核) 盐麸子五两 兰子五两 不灰木三两(牛粪火烧赤) 独颗栗子三两(干者) 甘草二两(剉,生用) 黑豆三两(炒熟) 黄连二两(去须) 绿豆三两(炒熟) 大粪灰五两 赤芍药三两

【用法】上为末,用炼蜜入诸药,调为膏。每服一茶匙,以温酒送下,一日三四次。

【主治】毒箭所伤,皮内瘀肿疼痛。

81515 **梨浆饮子**

《袖珍》卷四。为《活幼口议》卷十六"梨浆饮"之异名。见该条。

偷

81516 **偷刀散**(《慈幼新书》卷十一)

【异名】黄甲串(《串雅内编》卷三)。

【组成】大黄 白芷各二钱 穿山甲一钱

【用法】上为末,作二次服。空心酒调下。

【功用】便毒未成者,内消;已成者,脓从大便下。

停

81517 **停抓散**(《杨氏家藏方》卷十二)

【组成】硫黄(别研) 芜荑仁 剪草 焰消(别研) 蛇床子 黄连(去须) 吴茱萸(炒) 藜芦各一分 槟榔一枚(炒) 鲫鱼一条(炙熟,去骨)

【用法】上为细末。生麻油调敷之。

【主治】疥疮瘙痒。

偏

81518 **偏风散**(《良方集腋》卷上)

【组成】白当归四两(福珍酒洗,晒干,炒) 奎白芍四两(炒黄) 石膏四两(煨) 牛蒡子四两(炒)

【用法】上为末。每服三钱,加黄糖一钱,卧时陈酒冲服,量饮取汗。

【主治】半偏头痛。

81519 **偏坠散**(方出《奇方类编》卷上,名见《仙拈集》卷二)

【组成】荔枝核(炒) 龙眼核(炒) 小茴香(炒)各等分

【用法】上为细末。每服一钱,空心用升麻一钱,水、酒煮调下。

【主治】疝气偏坠,小肠气痛。

81520 **偏治汤**(《医学集成》卷三)

【组成】白芍 焦术各三钱 当归 茯苓 柴胡 半夏各二钱 白芥 甘草各一钱

【主治】偏头痛,吐沫流涎,为痰痛。

81521 **偏痛饮**(《仙拈集》卷二)

【组成】白芷 南星 半夏 川乌 甘草各等分

【用法】上为末。每服二钱,水调服。

【主治】半边头痛,并治年久头风。

81522 **偏解散**(《辨证录》卷二)

【组成】当归 炒栀子 生地各三钱 乌药 防风 白芷各三分 半夏一钱 黄耆 茯苓各一钱 白芍五钱 秦艽一钱

【用法】水煎服。

【主治】入室向火,一边热而一边寒,遂致左颊出汗,偶尔出户,为贼风所袭,右颊拘急,口喎于右。

81523 **偏头痛Ⅰ、Ⅱ号方**(《效验秘方·续集》周超凡方)

【组成】Ⅰ号方:当归 10 克 川芎 10 克 白芍 10 克 香附 10 克

Ⅱ号方:当归 10 克 川芎 10 克 白芷 10 克 防风 10 克

【用法】每日一剂,水煎二次,早晚分服。Ⅰ号方用于女性患者;Ⅱ号方用于男性患者。

【功用】Ⅰ号方:养血调经,柔肝缓急。Ⅱ号方:活血化瘀,祛风散寒。

【主治】偏头痛,血管性头痛。

【方论选录】偏头痛女性多在月经来潮前期发作,而在妊娠期、哺乳期几乎不发作,提示我们偏头痛的发作和妇女

体内雌激素水平有关。故方选四物汤加减，其中，川芎是治疗各种头痛的要药。张元素称川芎“上行头目，下行血海，能散肝经之风，治少阳、厥阴经头痛及血虚头痛之圣药也”。当归、白芍具有养血活血，柔肝缓急止痛等多种功效，还能敛阴和营，防诸药升散太过，制约川芎之辛散。香附能疏肝理气，又最善调经，专于止痛。防风功擅祛风，能缓解血管痉挛；白芷祛风止痛、不论风寒、风热、风湿均可使用，对年久头痛效果更佳。两方虽然药味不多，但对于病程短、起病急、发作不太频繁、疼痛不太剧烈的患者，就可奏效。

【加减】头痛于两侧，加入柴胡、黄芩；头痛于巅顶，加入藁本，或重用防风；头痛于前额连眉棱骨处，加入或重用白芷；头痛于颞部连眼处，加入蔓荆子，重用川芎；头痛于后脑连颈处，加入葛根、羌活；痛连齿龈，甚则面部肌肉痉挛抽搐者，加入蝉蜕、生石膏；鼻渊头痛，痛边目系者，加入辛夷、细辛、鹅不食草。头痛头晕，烦燥易怒者加入钩藤、生石决明，大便干者加入决明子；头痛且胀；痛如针刺刀割，或头部有外伤史者，加入丹参、桃仁，红花；气血虚弱者，加入熟地、阿胶、党参；痰浊上犯者，加入清半夏、茯苓、陈皮；呕吐浊唾涎沫者，加入吴茱萸、干姜；精神抑郁者，加入合欢皮、炒酸枣仁、夜交藤；头部攻冲作痛者，加入怀牛膝、代赭石；面红目赤便干者，加入生石膏、牛蒡子；手足发凉、一身尽痛者，加入桂枝、细辛、延胡索、丹参；久痛入络者，加入全蝎、蜈蚣。

81524 偏瘫复原丸（《成方制剂》4册）

【组成】安息香　白附子　白术　冰片　补骨脂　沉香　赤芍　川芎　丹参　当归　地龙　豆蔻仁　杜仲　法半夏　防风　茯苓　甘草　钩藤　骨碎补　桂枝　黄耆　僵蚕　麦冬　牛膝　秦艽　全蝎　人参　肉桂　三七　熟地黄　天麻　铁丝威灵仙　香附　泽泻　枳壳

【用法】上制成丸剂，每丸重9克。用温开水或温黄酒送服，一次1丸，一日2次。

【功用】补气活血，祛风化痰。

【主治】气虚血瘀，风痰阻络引起的脑卒中瘫痪，半身不遂，口眼㖞斜，痰盛气亏，言语不清，足膝浮肿，行步艰难，筋骨疼痛，手足拘挛。

假

81525 假苏丸（《圣济总录》卷六）

【组成】生假苏（去梗）　生薄荷（用叶）各一斤

【用法】砂盆内研，生绢绞取汁，瓷盆内看厚薄煎成膏。余滓三分，去一分粗滓不用，将二分滓晒干，杵罗为末，将膏和为丸。如梧桐子大，每服二十丸，温酒送下。

【主治】一切风，口眼偏斜。

81526 假苏丸（《鸡峰》卷十七）

【组成】假苏（荆芥也）　黄耆　防风　皂子仁　槐角　枳壳各等分

【用法】上为细末，炼蜜为丸，如梧桐子大。每服三四十丸，食前熟水送下。

【主治】痔疾成漏，脓血，脱肛，疼痛；及肠风下鲜血。

81527 假苏散（《医学心悟》卷三）

【组成】荆芥　陈皮　香附　麦芽（炒）　瞿麦　木通　赤茯苓各等分

【用法】上为末。每服三钱，开水调下。

【主治】气淋。

81528 假补中益气汤（《慈航集》卷上）

【组成】上党参一两　炙黄耆五钱　当归二钱　甜白术三钱　陈皮一钱五分　炙甘草五分　柴胡（炒）五分　升麻（炒）八分　生姜二钱　大枣五枚

【用法】水煎服。或八剂，或十剂，正气自复。

【主治】病后气弱之证。

【加减】脾虚饮食难克者，加炒枳壳、白蔻仁、神曲。

兜

81529 兜药（《青囊秘传》）

【组成】肉桂二两　公丁香四两　小茴四两　独活四两　川芎二两　当归三两　广木香二两　细辛三两　白芷三两　桃仁四两

【用法】上为细末，作棉兜肚用之。另用蕲艾四两，姜汁渍入，晒干更渍，三次后同入棉兜中。

【主治】下焦虚冷各症。

81530 兜肚方（《摄生众妙方》卷十一）

【组成】白檀香一两　零陵香五钱　马蹄香五钱　香白芷五钱　马兜铃五钱　木鳖子八钱　羚羊角一两　甘松　升麻各五钱　丁皮七钱　血竭五钱　麝香九分

【用法】上为末，用蕲艾絮绵装白绫兜肚内，做成三个兜肚。初服者，用三日后一解，至第五日复服，至一月后常服。

【主治】痞积，遗精，白浊，妇人赤白带下，及妇人经脉不调，久不受孕。

【宜忌】有孕妇人不可服。

81531 兜肚方（《医统》卷二十二）

【组成】檀香　排草各一两　沉香　丁香各五钱　丁皮　广零陵香　马蹄草　白芷各六钱　甘松　附子　乳香各二钱　麝香九分

【用法】上为末，和揉艾铺绵中，用帛做成兜肚，以线钉定，勿令移动。裹肚及小腹，兼丹田、神阙。初裹一夜，日去之，渐渐至二夜一去，又渐至五夜一去，方可常裹。男妇皆可用。

【功效】令人有子。

【主治】腹中寒积，痼冷不散。

【宜忌】有孕勿用。

81532 兜铃丸（《医方类聚》卷一一八引《澹寮》）

【组成】马兜铃二两　半夏二两（汤浸去滑）　杏仁（炒，去皮）一两半　巴豆二十粒（去油）

【用法】上为末，不蛀皂角作膏为丸，如梧桐子大，用雄黄为衣。每服三五丸，临卧乌梅汤送下。

【功用】化痰、止嗽、定喘。

【主治】喘嗽。

81533 兜铃散（《叶氏女科》卷二）

【组成】马兜铃　桔梗　人参　川贝母（去心，杵）　甘草（炙）各五分　桑白皮　陈皮　大腹皮（豆汁浸洗）　苏叶各一钱　五味子四分　（一方有枳壳，无人参、川贝母）

【用法】水煎服。

【主治】子嗽。火盛乘金，胎气壅塞者。

81534 兜涩固精丸（《活人方》卷四）

【组成】白术四两　人参二两五钱　茯苓二两五钱　半夏二两　远志肉一两　肉果(面煨)一两　补骨脂(盐水炒)一两　赤石脂(醋煅)一两　五味子(焙)五钱　益智仁(盐炒)五钱

【用法】上为末，炒莲肉粉糊为丸，如梧桐子大。每服三钱，早晨空心米汤送下。

【主治】脾肺肾元气虚寒，素有湿痰积饮，留滞肠胃，上则呕吐冷涎，恶心痞满，下则滑泄不禁，昼夜无度，久则胃弱而食减，脾虚而不运，男兼滑精，女兼淋带。

徙

81535 徙薪饮(《景岳全书》卷五十一)

【异名】徙薪散(《叶氏女科》卷三)。

【组成】陈皮八分　黄芩二钱　麦冬　芍药　黄柏　茯苓　牡丹皮各一钱半

【用法】水一钟半，煎七分。食远温服。

【主治】三焦凡火，一切内热，渐觉而未甚者。

【加减】多郁，气逆伤肝，胁肋疼痛，或致动血者，加青皮、栀子。

81536 徙薪散

《叶氏女科》卷三。为《景岳全书》卷五十一"徙薪饮"之异名。见该条。

得

81537 得一汤(《诚书》卷十六)

【组成】川芎　白芍(炒)　胆星　远志　枳壳(炒)　枣仁　天麻各五分　蝉蜕二分　甘草(炙)三分

【用法】水煎服。

【主治】诸惊啼。

81538 得生丸(《成方制剂》1册)

【组成】白芍　柴胡　川芎　当归　木香　益母草

【用法】上制成丸剂，每丸重9克。口服，一次1丸，一日2次。

【功用】养血化瘀、调经止痛。

【主治】血瘀气滞，月经不调，经期腹痛，癥瘕痞块。

【宜忌】孕妇忌服。

【备考】本方改为片剂，名"得生片"(见《成方制剂》3册)。《中国药典》2010版组成有用量，分别是：益母草600克，当归200克，白芍200克，柴胡100克，木香50克，川芎50克。

81539 得生片

《成方制剂》3册。即《成方制剂》1册"得生丸"改为片剂，见该条。

81540 得圣丸(《医方类聚》卷二三八引《施圆端效方》)

【异名】得胜丸(《普济方》卷三四五)。

【组成】川乌(炮，去皮)一两　五灵脂二两　没药二钱

【用法】上为细末，醋糊为丸，如豆大。每服二三十丸，食前酒送下。

【主治】妇人产后血气虚冷，腰腹大痛，便痢脓血。

81541 得命丹(《良朋汇集》卷五)

【组成】沉香　木香　乳香　丁香各五分　苦葶苈五分　牙皂(微焙)　皂矾各三分(生用)　川芎五钱　巴豆(去油，少带油性)四钱

【用法】上为细末，枣肉为丸，如豌豆大。每服一丸，生水送下。如药不受，呕出药来，再服一丸。大人壮者用大些丸，弱人小儿用小丸。

【主治】无名肿毒，发背，痈疽，疔毒，恶疮，噎食转食，水蛊气蛊，心腹疼痛，大小便不通，胸胀胁满，水泻痢疾，天疮杨梅，风癣疥癞，肠风下血，男子五淋白浊，妇人赤白带下，风湿流注，并皆治之。

【宜忌】服药后不可吃一切热物；孕妇忌服。

81542 得胜丸

《普济方》卷三四五。为《医方类聚》卷二三八引《施圆端效方》"得圣丸"之异名。见该条。

81543 得道丸

《御药院方》卷十。为《济生》卷八"狗宝丸"之异名。见该条。

81544 得道丸

《袖珍》卷三。为《杂类名方》"夺命丹"之异名。见该条。

81545 得效百部丸(《普济方》卷一五七)

【组成】百部(焙)　麻黄各七钱半(为末)　杏仁四十九粒(去皮尖，炒，别研为末)

【用法】上为末，炼蜜为丸，如芡实大。熟水化下。若肺受风邪不散，喘急，目能认人，口不能言，每服一丸，煎陈皮、罂粟、桑白皮汤化下。

【主治】大人、小儿咳嗽。

衔

81546 衔化丸(《玉案》卷三引《千金》)

【组成】玄明粉　石膏(煅红，黄连煎汁淬，如此九次)　玄参各二两　白硼砂　薄荷叶　黄柏各四钱　冰片五分

【用法】上为末，生蜜为丸，如龙眼大。每服一丸，含化。外用珍宝散掺上，即愈。

【主治】上焦实热，口内溃烂，饮食难进。

舶

81547 舶上茴香丸(《鸡峰》卷二十)

【组成】舶上茴香　土茴香　川楝子　胡芦巴　巴戟各一两　生姜二两　桂半两　车前子　赤茯苓　桃仁各一两半　陈皮　附子　木香各半两　枳实一分　麝香一钱

【用法】上为细末，酒煮面糊为丸，如梧桐子大。每服三四十丸，空心温酒送下，盐汤亦得。

【主治】膀胱小肠因风寒湿所伤，邪气舍于小腹，上下牵引，发歇疼痛。

81548 舶上硫黄丸(《史载之方》卷下)

【组成】舶上硫黄一两(去沙石，细研如飞尘)　薏苡仁二两(炒熟，捣为末)

【用法】和匀，滴水相和为丸，如梧桐子大。每服五十丸，空心以米汤送下。

【功用】《准绳·类方》：固大肠，复真气。

【主治】疫毒痢，病势已减，所下之痢，止余些少，忽青粪，忽如鸭粪，忽如茶汤，如浊油，忽只余些小浅深红色。

盘

81549 盘鹅散(《痘疹仁端录》卷十四)

【组成】晕鹅蛋(盐泥封固,砻糠火煨存性,为末)二两　穿山甲(酒浸,炒黑)一钱

【用法】每服五分,用笋尖汤加酒浆调,立时灌脓。

【主治】痘出七八日,灰白倒靥,空疮无脓。

鸽

81550 鸽粪包(《仙拈集》卷二)

【组成】鸽粪三五合

【用法】炒极热,布包,从尾闾擦背脊,上至大椎,又从大椎擦背脊,下至尾闾,如此上下数十次,冷则易之,日擦十余次,夜擦五六次,三日内外长擦,其虫必死,服药可愈。

【主治】传尸劳病。

81551 鸽粪散(《圣惠》卷九十)

【组成】鸽粪一分　人粪灰一分　白矾一分　青黛一分　麝香一分

【用法】上为细末。敷之,一日三次。

【主治】小儿口中及诸处生疳疮。

敛

81552 敛肌散(《杨氏家藏方》卷十二)

【组成】牡蛎(炙)　密陀僧(研)　橄榄核(烧灰)　腊茶各等分

【用法】上为细末。干掺疮上,如干掺不止,即以油调敷之。

【主治】下疳疮。

81553 敛肌散

《医学入门》卷六。为《活幼口议》卷二十"生肌散"之异名。见该条。

81554 敛汗丸(《活人心统》卷下)

【组成】黄耆一两　牡蛎粉一两(煅)　肉桂五钱　知母一两(炒)　人参五钱　白术一两　芡实一百枚

【用法】上为末,炼蜜为丸,如梧桐子大。每服七十丸,煎麦汤送下。

【主治】自汗无度,或多冷汗。

81555 敛汗丸(《石室秘录》卷二)

【组成】玄参一斤　麦冬一斤　天冬一斤　生地一斤　北五味四两　酸枣仁半斤

【用法】上为末,炼蜜为丸。每日一两,白滚水送下。

【主治】每饭之时,头汗如雨落者,此胃火旺,而非肾火余也。

81556 敛汗丹(《医学集成》卷三)

【组成】白芍五钱　生地　玄参各三钱　荆芥　白芥　苏子各一钱　五味三分　桑叶七片

【主治】过食时,头额大汗。

81557 敛汗汤(《辨证录》卷七)

【组成】黄耆一两　麦冬五钱　北五味二钱　桑叶十四片

【用法】水煎服。

【主治】大病之后,无过而遍身出汗,日以为常,是阳气之虚,外泄而腠理不能自闭。

81558 敛阳丹(《医方大成》卷四引《澹寮》)

【组成】灵砂　钟乳(各研末)二两　金铃子(蒸,去核)　沉香(镑)　木香　附子(炮,去皮脐)　胡芦巴(酒浸,炒)　阳起石(煅成细粉,水飞)　破故纸(酒浸,炒)　茴香(炒)　肉蔻(面裹煨)　鹿茸(酒炙)　苁蓉(酒洗)　牛膝(酒浸)　巴戟(去心)各一两　肉桂(去皮)半两

【用法】上为末,和匀,酒煮糯米糊为丸,如梧桐子大。每服三十丸,空心枣汤送下。

【功用】安神益志,顺气调荣。

【主治】老人气虚,面红自汗,阳气不敛者。

81559 敛红丸(《普济方》卷二一二)

【组成】腊茶不以多少

【用法】上为细末,以上等醇醋和丸,每两作一十五丸。每服一丸,浓煎乌梅汤送下。

【主治】伏热下血,里急后重。

81560 敛肠丸(《百一》卷六)

【组成】木香　丁香　附子(炮,去皮脐)　缩砂仁　诃子皮　罂粟壳(炒,去瓤顶)　川姜(炮)　没石子　梓州厚朴(姜制)　白龙骨　肉豆蔻(面裹煨)　赤石脂(煅)　禹余粮(醋淬七遍)各一两

【用法】上为细末,面糊为丸,如梧桐子大。每服七十丸,空心、食前米饮送下。

【主治】久泻。

81561 敛肠丸(《普济方》卷二一二)

【组成】木香一钱　地榆二钱　酸石榴皮二钱　罂粟壳一两半

【用法】上为细末,炼蜜为丸,如弹子大。每服一粒,陈米泔一盏,煎六分,食前服。

【主治】下痢脓血。

81562 敛肺汤(《普济方》卷二十七)

【组成】知母(焙)　百部　百合　白前　芍药　黄耆(剉)　款冬花　马兜铃　贝母(去心)　五味子　前胡(去芦头)　青橘皮(汤浸去白,焙)　防葵　大黄(生,剉)　麻黄(去根节)　桃仁(去皮尖双仁,炒黄)　白术(剉,炒)　升麻　紫菀(去苗土)　大枣(去核,焙)　槟榔(麸炒)　甘草(炙)　葛根　防己各一两

【用法】上为末。每服三钱,加水一大盏,煎至七分,去滓温服,不拘时候。

【主治】肺脏壅热,咳嗽多痰,面色赤,口干,气急烦满,大肠不利。

81563 敛肺汤(《杂病源流犀烛》卷二)

【组成】北五味三钱　黄芩二钱　麦冬三钱　甘草节五分

【主治】疹收之后,喘急闷乱,头折眼吊,胸膛高陷,角弓反张,目睛直视,唇白面黄,口鼻歪斜,名曰肺气耗散,正气不归原也。

81564 敛肺汤(《成方便读》卷四)

【组成】百药煎　诃子皮　五味子　黄耆皮　白及片　胡桃肉　罂粟壳　甜杏霜

【主治】久嗽,纯虚无邪。

【方论选录】方中百药煎、诃子皮、罂粟壳,皆清虚之

品，入肺而敛其耗散；五味子敛而兼补，且能保肺滋肾；耆皮固肺气；白及补肺损；胡桃、杏仁润肺燥耳。

81565 敛经散（《魏氏家藏方》卷十）

【组成】川白姜　棕榈皮　乌梅　棉子各等分

【用法】烧为灰。每服二大钱，煎茅花酒调下，只三服便住。

【主治】妇人败血及经血过多。

81566 敛毒散（《直指》卷二十二）

【组成】南星　赤小豆　白及各等分

【用法】上为末。井水调敷四围，软帛贴之。

【功用】收毒。

【主治】痈疽。

81567 敛毒散（《杨氏家藏方》卷十二）

【组成】乳香半钱（别研）　没药半钱（别研）　麝香少许（别研）　黄丹一钱（水飞）　白矾一钱（别研）　干胭脂半两

【用法】上研匀，每用量疮大小，用药干掺于疮口上，用膏药敷贴，或用帛子包裹。如疮口不干未敛，再换。

【主治】一切疮溃脓后，疮口肌肉不生，四向皮紫黑，疼痛赤肿不消。

81568 敛带丸（《简明医彀》卷七）

【组成】当归　川芎　茯苓　白术　香附（醋炒）　山药　臭椿根皮　杜仲（姜汁、酒炒）　牡蛎（火煅，醋淬）　鹿角霜（另研）　破故纸（酒炒）　白芍（酒炒）　人参各等分

【用法】上为末，乌梅肉蒸捣和入，加醋糊丸，如梧桐子大。每服一百丸，空心米汤送下。

【主治】带久，气血两虚，面黄肌瘦，无力身热，饮食无味，四肢倦怠。

【加减】虚，加黄耆、地黄；热，加地骨皮、青黛；痰，加陈皮、半夏、南星；小便涩，加车前子；瘦人，加黄柏；胸满，去人参，加砂仁；腹痛，去参，加延胡索、小茴香；冬，加炮姜；久，加升麻、柴胡。

81569 敛疮丹（《洞天奥旨》卷十五）

【组成】马屁勃一两　轻粉一钱　三七根末三钱

【用法】上为细末。先用葱盐汤洗净，拭干，以药末敷之。即愈。

【主治】臁疮不敛。

81570 敛疮散（《直指》卷二十二）

【组成】软滑石　花蕊石　鸡内金各半两　白及三钱半　白蔹二钱半　虢丹（煅）　滴乳香各一钱

【用法】滑石、花蕊石炭烧通红，碗覆泥地一伏时，为细末，次入余药末研和。干掺。

【主治】痈疽、疮毒。

81571 敛脓散（《玉案》卷六）

【组成】黄耆（蜜炙）　枸杞子　白芷　甘草　何首乌（蜜炙）各一两

【用法】上为末。每服二钱，米饮调下。

【主治】痘疹当靥不靥者。

81572 敛痯丹（《青囊秘传》）

【组成】真西黄一钱　血珀二钱　大濂珠一钱　青龙骨三钱　鸡内金一钱　梅片八分

【用法】上研用。

【功用】生肌。

【主治】走马牙疳，腐肉不脱。

81573 敛鼻散（《幼科折衷》卷上）

【组成】赤小豆　当归　地榆　芦荟　青黛　瓜蒂　黄连各等分　雄黄少许

【用法】上为末。入鼻。

【功用】敛疮。

【主治】肺疳。多啼咳嗽，口鼻生疮，昏昏爱睡，体瘦肢软，吐血泻脓，大便滑泄。

81574 敛瞳丹（《辨证录》卷三）

【组成】熟地一两　山茱萸五钱　白芍一两　当归五钱　黄连三钱　五味子一钱　人参三钱　甘草一钱　地骨皮五钱　柴胡五分　柞木枝三钱　陈皮五分　黄柏五分

【用法】水煎服。连服四剂，瞳子渐小，再服四剂，而视物有准矣，服一月全愈。

【功用】解热益气滋阴。

【主治】目痛，二瞳子大于黄睛，视物无准，以小为大，是气血之虚，而骤用热物火酒以成之者。

81575 敛疮口散（《普济方》卷二八四）

【组成】天南星（去皮）　天花粉各三钱　芙蓉叶四钱

【用法】上为末。用灵脂、芭蕉、鸡子清敷。先多服五香连翘汤，数服导去恶物。须详老少壮弱，多少用药。次服托里散数帖，又次服内补十宣散，不计服数。外用四围散帖，中间留小孔，不得以药涂尽。

【主治】痈疽发背。

【加减】赤肿，加黄皮。

81576 敛口生肌散（《医方易简》卷十）

【组成】花蕊石一两　乳香　没药各一两

【用法】上为末，药须用极真者，先将花蕊石在炭火中煅红，蘸二味令烟，再煅再蘸，末尽为度，取出置地上出火毒。

【功用】敛口生肌。

81577 敛口生肌散

《惠直堂方》卷三。为《疡科选粹》卷八“鲫鱼散”之异名。见该条。

81578 敛口生肌散（《仙拈集》卷四）

【组成】滑石　赤石脂各等分

【用法】上为末。干掺，或香油调散。

【主治】疮湿烂，久不收口。

81579 敛口豨锦散（《外科百效》卷一）

【组成】豨莶草（焙干，为极细末）　鸡肉锦（为极细末）

【用法】和匀。掺疮口，每用先以麻油抹过方掺。

【功用】敛口。

【主治】溃疡日足肉满。

81580 敛气归源饮（《古方汇精》卷一）

【组成】黄耆（蜜炙）　黑豆　浮小麦各等分

【用法】水煎服。

【主治】盗汗不止。

81581 敛汗育心汤（《玉案》卷四）

【组成】枣仁　茯神　知母　白芍　当归各二钱　牡蛎　麦门冬　沙参　甘草　生地各一钱五分

【用法】加大枣五枚，煎八分。温服。

【功用】养心血。

【主治】盗汗。

81582 **敛汗益脾汤**(《简明医彀》卷四)

【组成】黄耆 人参 白术 茯苓 扁豆 山药 陈皮 半夏 葛根 甘草(炙)各等分

【用法】水煎服。

【主治】气虚脾弱,盗汗。

81583 **敛阴泻肝汤**(《衷中参西》下册)

【组成】生杭芍一两半 天花粉一两 射干四钱 浙贝母四钱(捣碎) 酸石榴一个(连皮捣泥)

【用法】上同煎汤一钟半。分两次温服下。

【功用】酸敛止汗,凉润复液,宣通利咽。

【主治】咽痹。

81584 **敛带固真丸**(《活人方》卷七)

【组成】制香附八两 醋艾四两 白术三两 茯苓三两 当归三两 川芎三两 芍药三两 赤石脂二两 鹿角霜二两 牡蛎粉二两 椿皮二两 黄柏二两 龙骨一两

【用法】金樱膏熬热为丸。每服三四钱,早空心米汤送下。

【功用】调补而兼收涩。

【主治】郁怒伤于肝,劳倦伤于脾气,带下或赤或白,或赤白不分,或成黄色,淋漓不净,腥秽败浊,旦夕不止,久则头目虚眩,乍寒乍热,骨蒸烦嗽,肢体倦怠,肌黄形瘦,腰膝痿痹,步履艰难。

81585 **敛疮内消方**(《本事》卷六)

【组成】黄明胶一两(水半升消了)

【用法】入黄丹一两,再煮三五沸,又放温冷。以鸡毛扫在疮口上,如未成,即涂肿处自消。

【主治】诸般痈肿发背。

【方论选录】《本事方释义》:黄明胶气味甘平微咸,入足太阴;黄丹气味辛微寒,入足厥阴。诸疮俱因壅遏不宣,致气血凝滞,以辛凉微咸之药,使壅痹流行,则有脓者自干,肿者自消。

81586 **敛疮止痛生肌散**(《易简方便》卷四)

【组成】宫粉(火煨黄)一钱 黄柏 黄连 乳香(去油) 没药(去油)各五分

【用法】上为细末。掺疮上。

【主治】疮疡,并治下疳、黄水热泡等。

盒

81587 **盒脾散**(《准绳·幼科》卷六)

【组成】炒术 芍药 生地黄 甘草 升麻 荆芥 防风 陈皮 大腹皮 僵蚕 蝉蜕

【用法】水煎服。

【主治】痘至八九日期,倏然身中枭痒,此痘证之最急者。

猪

81588 **猪心丸**

《济阳纲目》卷四十五。为《本草纲目》卷十七引《济生》“遂心丹”之异名。见该条。

81589 **猪心丸**(《医门补要》卷中)

【组成】猪心一个(不下水,切片,焙脆,研末) 甘遂三钱 石菖蒲一钱半

【用法】上为末,用贝母三钱煎汤为丸。每日早晨以生铁落二两煎汤送下。虚人、小儿须服少许。

【主治】痰火入心发狂。

81590 **猪心丸**(《经验各种秘方辑要》)

【组成】猪心一个(男用牝猪心,女用雄者)

【用法】上用竹刀剖开,纳麝香三钱,外用黄泥封固,以丝绵裹之,文火煅成炭,去泥,为末。每服一钱,开水送下;次日服龙虎丸。

【主治】阴癫阳痫,年远痰坚窍闭。

【备考】本方方名,据剂型当作“猪心散”。

81591 **猪心汤**

《直指小儿》卷二。为《本草纲目》卷十七引《济生》“遂心丹”之异名。见该条。

81592 **猪心汤**(《医学集成》卷三)

【组成】麻黄 肉桂 附子 炮姜

【用法】用猪心煎水炖服。

【主治】寒证胃痛。

81593 **猪心羹**(《证类本草》卷十八引《食医心鉴》)

【组成】猪心一枚(切)

【用法】于豉汁中煮,五味掺调,和食之。

【主治】产后中风,血惊邪,忧悸气逆。

81594 **猪心羹**(《圣惠》卷九十六)

【组成】猪心一枚(细切) 枸杞菜半斤(切) 葱白五茎(切)

【用法】上以豉二合,加水二大盏半,煎取汁二盏,去豉,入猪心等,并五味料物为羹食。

【主治】风邪癫痫,忧恚虚悸,及产后中风痫恍惚。

81595 **猪甲散**(《直指》卷二十三)

【组成】猪后蹄垂甲不拘多少(烧存性)

【用法】上为末。每服二钱,空心陈米饮调下。

【主治】诸痔。

81596 **猪头散**(《得效》卷十二)

【组成】野蜂房一二个(烧灰存性) 巴豆三七粒(去壳)

【用法】以巴豆煎清油三二沸,去巴豆,以油调蜂房末敷。

【主治】软疖愈而再作。

【备考】此药有验,人以猪头为谢,遂名之。

81597 **猪肉贴**(《圣济总录》卷一八三)

【组成】精猪肉

【用法】上薄切,贴眼上,热即易之。

【主治】乳石发,眼肿痛不开。

81598 **猪舌汤**(《痘疹仁端录》卷十一)

【组成】好猪舌一个 茯苓一两

【用法】上药同煎服。

【主治】脾胃凝痰,口吐清水。

81599 **猪血膏**(方出《苏沈良方》卷十,名见《普济方》卷四〇四)

【组成】猪血(腊月取,瓶盛,挂风处令干)

【用法】上取半枣大,加龙脑大豆许,温酒调下。潘医加绿豆英粉半枣块同研,病微有,即消;甚则疮发,愈。

【主治】痘疹欲发,及已发而陷伏者。

【宜忌】疮痂不可食鸡鸭卵,食即盲,瞳子如卵色。

【临床报道】痘疮陷伏：予家小女子病伤寒，但腹痛甚，昼夜号呼，手足厥冷，渐加昏困，形症极恶。时例发疮子，予疑甚，为医以药伏之，先不蓄此药，急就屠家买少生血，时盛暑，血至已败恶，无可奈何，多以龙脑香和灌之，一服遂得少睡，须臾，一身皆疮点乃安。

81600 **猪肝丸**（《千金》卷十五）

【组成】猪肝一斤（熬令干） 黄连 乌梅肉 阿胶各二两 胡粉七棋子

【用法】上为末，炼蜜为丸，如梧桐子大。每服二十丸，酒送下，每日三次。亦可为散，每服方寸匕。

【主治】下痢肠滑，饮食及服药俱完出。

【方论选录】《千金方衍义》：猪肉补阳而肝藏淫火，食之能令病发，惟血病用为向导。此治下痢肠滑，必是瘀血积阻，脾失健运，所以药食完出。故用猪肝熬枯以攻滞血，黄连以坚肠胃，阿胶以滋营血，乌梅以敛津液，胡粉以镇浊恶，同猪肝速趋下行，而脾胃康复，运化不失其常矣。学者不可以猪肝败血之品反为治痢之用而致谬谬也。

81601 **猪肝丸**（《证类本草》卷十八引《食医心鉴》）

【组成】猪肝一斤（薄切，于瓦上晒令熟干）

【用法】上为末，煮白粥，布绞取汁和，众手为丸，如梧桐子大。每服五十丸，空心饮送下，一日五次。

【主治】脾胃气虚，食则呕出。

【备考】本方煮粥服，名"猪肝粥"（见《圣济总录》卷一八九）。

81602 **猪肝丸**（《圣惠》卷二十八）

【组成】猪肝一具（切，去脂膜，用醋五升煮令尽，取出研如膏） 鳖甲一两半（涂醋炙令黄焦，去裙襕） 厚朴二两（去粗皮，涂生姜汁炙令香熟） 诃黎勒一两半（煨，用皮） 陈橘皮一两（汤浸，去白瓤，焙） 川椒三分（去目及闭口者，微炒去汗） 柴胡一两（去苗） 桂心三分 苍术一两 木香三分 桔梗三分（去芦头） 乌梅肉三分（微炒） 甘草半两（炙微赤，剉） 紫菀一两（洗，去苗土） 干姜三分（炮裂，剉） 芜荑三分（微炒） 当归三分

【用法】上为末，入猪肝膏内，和捣为丸，如梧桐子大。每服三十丸，食前粥饮送下。

【主治】冷劳，肌体羸瘦，或时腹痛，食饮不消，日渐尪羸。

【宜忌】忌苋菜。

81603 **猪肝丸**（《圣惠》卷五十九）

【组成】猪肝一大叶（以醋煮令烂，研如糊） 乌梅肉一两（微炒） 干姜一两（炮裂，剉） 甘草一分（炙微赤，剉） 赤豆蔻一两（去皮） 当归一两（剉，微炒） 荜茇一两 诃黎勒一两（煨，用皮） 桂心半两 厚朴一两（去粗皮，涂生姜汁炙令香熟） 肉豆蔻一两（去壳）

【用法】上为末，用猪肝和捣为丸，如梧桐子大。每服三十丸，粥饮送下，不拘时候。

【主治】痢后脾胃虚弱，不思饮食，四肢乏力。

81604 **猪肝丸**（《圣济总录》卷七十七）

【组成】豮猪肝一具（去筋膜，切作柳叶片，以醋一升，煎醋令尽） 大蒜（煮令熟，去壳，研）二两 乌梅肉（炒干）一两 桂（去粗皮）一两 厚朴（去粗皮，生姜汁炙令紫）二两 干姜（炮）一两 陈橘皮（汤浸，去白，焙）一两 诃黎勒（煨，去核）一两 黄连（去须，炒）二两 当归（切，焙）一两

【用法】上十味，除猪肝、蒜外，捣罗为末，将猪肝与蒜细研如面糊，入药和匀，捣为丸，如梧桐子大。每服二十丸，空心热面汤送下，日午再服。

【主治】冷劳气痢久不愈。

81605 **猪肝丸**（《圣济总录》卷八十六）

【组成】猪肝一具（去膜，切，以米醋二斗煮令极烂） 柴胡（去苗） 泽泻 槟榔（剉） 附子（炮裂，去皮脐） 熟干地黄（焙） 当归（炙，剉）各二两 蜀椒（去目及闭口者，炒出汗） 桃仁（去皮尖双仁，炒令黄，研） 蒺藜子（炒去角） 牛膝（酒浸，切，焙） 木香 秦艽（去苗土） 桂（去粗皮） 芜荑仁（炒） 干姜（炮） 黄连（去须，炒）各一两

【用法】上十七味，除肝外，捣罗为末；取肝入砂盆内研烂，同药末入臼内捣，滴余醋并熟蜜为丸，如梧桐子大。每服四十丸，空心温酒送下。

【主治】肾虚劳气，腰胯疼痛，脚膝无力，耳中虚鸣，夜多小便，饮食减少，女人血劳，面色萎黄，心腹刺痛，经脉不利。

81606 **猪肝丸**（《圣济总录》卷八十七）

【组成】猪肝一具（去皮膜，切，以童子小便二升煮烂） 柴胡（去苗） 秦艽（去苗土） 黄连（去须，炒） 木香 芜荑（炒） 蜀椒（去目及闭口者，炒出汗） 青蒿 当归（切，焙）各一两

【用法】上九味，除肝外，捣罗为末；将猪肝于砂盆内细研，入诸药末，以余小便为丸，如梧桐子大。每服三十丸，加至四十丸，空心酒送下。

【主治】一切冷热劳疾，寒热时作。

81607 **猪肝丸**（《圣济总录》卷八十七）

【组成】豮猪肝二具（细切如柳叶） 甘草十五两（生，捣末）

【用法】于铛中布猪肝一重，即掺甘草末一重，以尽为度；取童子小便五升，文武火煮小便尽，为细末，为丸如梧桐子大。每服二十丸，渐加至三十丸，空心米饮送下。

【主治】急劳瘦瘁，日晚即寒热，惊悸不宁，常若烦渴。

81608 **猪肝丸**（《圣济总录》卷八十八）

【组成】豮猪肝半具（去脂膜，以酒五升煮令烂，细切，后入药末） 柴胡（去苗） 厚朴（去粗皮，生姜汁炙） 干姜（炮裂） 附子（炮裂，去皮脐） 缩砂（去皮） 白术各一两 陈橘皮（汤浸，去白，炒） 当归（切，炒） 芍药各半两 陈曲（炒） 肉豆蔻（炮，去壳） 桂（去粗皮） 木香 黄连（去须）各一分

【用法】上十五味，除猪肝外，为末，入木臼，将猪肝相和为丸，如梧桐子大。每服二十丸，温酒送下，不拘时候。

【主治】虚劳，不思饮食，腹肚不调，口疮痰逆，及脏腑久冷。

81609 **猪肝丸**

《普济方》卷二三〇。即《圣惠》卷二十七"豮猪肝丸"。见该条。

81610 **猪肝丸**（《医学入门》卷八）

【组成】豮猪肝一具 巴豆五十粒

【用法】将巴豆扎在肝内，以醋三碗，慢火熬令烂熟，去巴豆，捣烂，入三棱末，为丸，如梧桐子大。每服五丸，热酒

送下。

【主治】一切癥瘕刺痛，数年不愈者。

81611 猪肝脯

《医学入门》卷三。为《养老奉亲》"猪肝煎"之异名。见该条。

81612 猪肝脯(《眼科秘诀》卷二)

【组成】豮猪肝一具(割去苦胆，连血存之，不用水洗，竹刀割净白筋膜，切成柳叶薄片听用) 南谷精草二两(以手断碎，不见铁，黄酒淘去泥土，又黄酒泡透听用) 枸杞子七钱(黄酒泡透听用) 甘菊花一两(去梗、蒂、叶、尘土净，黄酒泡透听用) 玄参五钱(不见铁器，黄酒泡透听用) 真秋石二钱(为细末，听用)

【用法】上六味，除秋石外，将上五味合一处调匀，分作五份，肝亦分五份，用黑薄皮瓷罐子一个，底加一层药，药上排一层肝，肝上撒秋石，又药一层，肝一层，肝上仍加秋石末，如此三四层，上用药盖肝，加酒一碗泡肝；用白净布一块水湿，布内夹纸五六层，封固罐口，麻线扎住，入锅内重汤煮一日，锅内水耗，时时加热水，其水不宜入罐内；候肝香气外闻，取开；当肝内无嫩血色，住火；俟火气尽，取出，即细嚼慢咽十数片；待冷，取出肝来，去药，将药收之，还煮一具肝，其肝瓷碗盛着。每日吃五七次，每次温热吃十数多片，不可太多。五、六、七旬以外，加人乳一碗，参汤一茶钟，酒二茶钟，当归汤二钟。十一月、十二月、正月、二月可用。

【主治】翳障。

81613 猪肝散(《外台》卷二十六引《删繁方》)

【组成】猪肝一斤(炙令黄燥) 黄连 阿胶(炙) 芎䓖各二两 乌梅肉五两(熬) 艾叶一两(熬)

【用法】上药治下筛。每服方寸匕，平旦空腹温酒送下，一日二次。若不能酒，白饮服亦得。

【主治】大肠寒，洞泻，肛门凸出。

【方论选读】《千金方衍义》：方中猪肝逐污血，黄连燥湿热，阿胶、芎、艾和营祛风，乌梅收敛津血。

81614 猪肝散(《医心方》卷八引徐思恭方)

【组成】生猪肝一具(细切)

【用法】上用大蒜、齑食令尽；大肝不尽，分脍二服，即消。

【主治】脚气，肿从脚始，转上入腹者。

81615 猪肝散(《普济方》卷八十五引《海上方》)

【组成】菊花 楮桃 夏枯草各一两 苍术 木贼(去节) 防风 赤芍药 石决明 草决明各二两 当归三钱 黑豆一合 生地黄三两

【用法】上为末，用雄猪肝不拘多少，竹刀切片，入药末，线缚猪肝，米泔水蒸。空心细嚼，或麦门冬汤漱下。

【主治】一切眼疾。

【宜忌】忌毒物。

81616 猪肝散

《普济方》卷二〇八。为方出《史载之方》卷下，名见《中藏经·附录》"炙肝散"之异名。见该条。

81617 猪肝散

《银海精微》卷上。为原书同卷"退翳散"之异名。见该条。

81618 猪肝散(《便览》卷三)

【组成】橡子 黄连 白术 苍术 黄芩 栀子 菊花各等分

【用法】上为末，入猪肝内，新布包，砂锅中米泔水煮食之。

【主治】癖病伤眼。

81619 猪肝散(《便览》卷三)

【组成】猪肝一具(不用铁器，竹刀劈破，米泔水洗净) 苍术五钱(米泔浸一日夜，切，晒，为末) 白术三钱(为末) 牡蛎(火煅)二钱

【用法】三味一处，合黄蜡五钱化开，入药末在猪肝内，搅匀，倾在青布内包住，两脚踏在地下，冷定，取出为末。每用三钱，入猪肝内，新布包，砂锅中米泔水煮食之。一方用苍术、白术、栀子、黄连、水红花子各等分，为末，入猪肝，如上法煮食。

【主治】小儿癖积。

81620 猪肝散(《赤水玄珠》卷二十六)

【组成】雄猪肝(不见水者)四两(用刀批开) 新荷叶(晒干为末)二钱

【用法】将新荷末掺入肝内，重汤煮熟，以肝与儿食，空心服之。至巳午时取下恶物，从大便而出。下后再以参苓白术散之类调理。

【主治】小儿疳积体弱，不经下者。

81621 猪肝散(《准绳·类方》卷七)

【组成】蛤粉 黄丹 夜明砂各等分

【用法】上为末，猪肝切开，入药末，用线扎，米泔水煮熟，不拘时候嚼服，原汁送下。

【主治】雀目。

81622 猪肝散(《冯氏锦囊·杂症》卷六)

【组成】谷精草(晒燥，研细)四分 石燕(煅，醋淬，研)六分 紫口蛤蜊(煅，研)一钱

【用法】用不见水雄猪肝，竹刀剖开，将药入内，线扎煮之，去药，食肝。

【主治】疳积，眼合不开，翳障遮睛。

81623 猪肝散(《医部全录》卷一四五)

【组成】夜明砂(末)二钱匕

【用法】用猪肝二两批开，夜明砂末掺在肝内，麻绳缚定，用水一盏煮令肝转白色，取出。烂嚼，食后煮肝汤送下。

【主治】内外障翳眼。

81624 猪肝散(《幼科直言》卷二)

【组成】谷精草三钱 大黑豆五钱 蛤蜊壳一两(擂碎)

【用法】用雄猪肝一斤(重一两)，以竹刀划破，同药入砂罐内，井水煮熟。令儿食肝，或饮汤少许。药滓勿用，以愈为度。

【主治】小儿痘后翳膜遮睛。

81625 猪肝散(《幼科直言》卷四)

【组成】雄猪肝一片(重五钱) 谷精草一钱 白僵蚕七条(酒炒)

【用法】上药共入砂罐内，加井水二钟，煨取一钟，去滓，吃汤并肝，每日一次。用二三十服之后，方可得愈。

【主治】小儿一切疳痞，病后失调，四肢无力，精神倦怠，骨瘦如柴；及痞眼羞明，雀朦怕亮，痘后目病，翳膜遮睛。

81626 猪肝散(《疡医大全》卷十一)

【组成】犍猪肝尖七个　苍术三钱

【用法】上用米泔水浸，清晨至晚，入罐内煮至水干为度，露一宿。空心服，三四次即愈。

【主治】雀目。

81627　猪肝散(《疯门全书》)

【组成】石决明　夜明砂(水淘去土)　白蒺藜　川木贼　白菊(去梗蒂)　蝉脱(去足翅)　谷精珠各等分

【用法】用猪肝二两，切薄片入药，滚水冲，盖定，甑内蒸，取出。先熏后吃，并肝与药汁吃之。滓入罐内再煮。

【主治】目内起白翳。

【加减】痘疹，加望月砂等分。

81628　猪肝散(《疯门全书》)

【组成】石决明二钱　夜明砂二钱　猪肝二两

【用法】上药都拌匀，以竹刀切肝作二片，或三四片，但令相连勿断；以药末敷于肝内，以线扎紧，勿令泄出口，取米泔水一碗入砂罐内，并入猪肝同煮。卧时连肝服之。

【主治】目内起白翳。

81629　猪肝粥

《圣济总录》卷一八九。即《证类本草》卷一四一引《食医心鉴》"猪肝丸"改为粥剂。见该条。

81630　猪肝煎(《养老奉亲》)

【异名】猪肝脯(《医学入门》卷三)。

【组成】豮猪肝一具(去膜，切作片，洗去血)　好醋一升

【用法】以醋煮肝，微火令泣尽干。空心常服之。

【功用】明目温中，除冷气。

【主治】老人脾胃虚气，频频下痢，瘦乏无力。

81631　猪肝膏(《圣济总录》卷一一二)

【组成】猪肝一具(于净铛中以水一斗同药煮)　穞豆花　槐花　地黄花各一两

【用法】上四味，将后三味捣罗为末，和肝煮一时辰，上有凝脂作片，掠取于瓷钵中，以火暖之，上有似酥片者，即收入瓷盒中。以铜箸点眼。

【主治】内障青盲，风赤翳膜。

81632　猪肝羹(《医方类聚》卷二三八引《食医心鉴》)

【组成】猪肝一具(切)　红米一合

【用法】上加葱白、盐、豉等，以肝如常法作羹食，或作粥。

【主治】妇女产后乳汁不下，闭闷妨痛。

81633　猪肝羹(《圣惠》卷九十七)

【组成】猪肝一具　粟米一合

【用法】上如常法作羹粥。空心食之。

【主治】妇女产后乳不下，闭闷妨痛。

81634　猪肝羹(《圣惠》卷九十七)

【组成】猪肝一具(细切，去筋膜)　葱白一握(去须，切)　鸡子三枚

【用法】上以豉汁中煮作羹，临熟，打破鸡子，投在内食之。

【功用】补肝。

【主治】肝脏虚弱，远视无力。

81635　猪肚丸(《千金》卷二十一)

【异名】黄连猪肚丸(《三因》卷十)、猪肚黄连丸(《圣惠》卷五十三)、猪肚儿丸(《普济方》卷一七六引《如宜方》)。

【组成】猪肚一枚(治如食法)　黄连　粱米各五两　栝楼根　茯神各四两　知母三两　麦门冬二两

【用法】上为末，纳猪肚中缝塞，安甑中蒸之极烂，接热及药，木臼中捣为丸；若强，与蜜和之为丸，如梧桐子大。随渴即饮服三十丸，加至五十丸，每日二次。

【主治】❶《千金》：消渴。❷《中国医学大辞典》：下元虚弱，湿热郁结，强中消渴，小便频数，甚至梦遗白浊，赤白带淋。

【备考】《圣惠》有柴胡。

81636　猪肚丸(《千金翼》卷十九)

【异名】黄连猪肚丸(《济阳纲目》卷三十三)、黄连煮肚丸(《中国医学大辞典》)。

【组成】猪肚一枚(治如食法)　黄连五两　栝楼四两　麦门冬四两(去心)　知母四两(无，以茯神代)

【用法】上为散，纳猪肚中，线缝，安置甑中，蒸之极烂熟，接热木臼中捣，为丸；若硬，加少许炼蜜为丸，如梧桐子大。渴即饮服三十丸，渐加至四十、五十丸，每日二次。

【主治】消渴。

【方论选录】《杏苑》：用猪肚为肠胃之引，使黄连清热，知母、麦冬、天花粉生津止渴。

81637　猪肚丸(《圣惠》卷二十六)

【组成】猪肚一枚(以皂荚水净洗，用童子小便二斗于锅内煮至五升已来，取出猪肚细切，于砂盆中烂研，以新布绞去筋膜，却纳小便中慢火煎至二升，入后药末)　鳖甲一两(涂醋炙令黄，去裙襕)　京三棱二两(炮，剉)　槟榔　桂心　干漆(捣碎，炒令烟出)　附子(炮裂，去皮脐)　木香　草豆蔻(去皮)　枳壳(麸炒微黄，去瓤)　石斛(去根，剉)　厚朴(去粗皮，涂生姜汁炙令香熟)　当归　白术　牛膝(去苗)　桔梗(去芦头)　紫菀(洗去苗土)　赤芍药　蓬莪术　诃黎勒皮　芎䓖　神曲(微炒)　陈橘皮(汤浸，去白瓤，焙)　黄耆各一两　柴胡一两(去苗)　桃仁三两(汤浸，去皮尖，双仁麸炒微黄)　肉豆蔻二两(去壳)　阿魏一两(面裹煨，令面熟为度)

【用法】上为末，入前猪肚煎中，慢火熬令稠，为丸如梧桐子大。每服三十丸，空心及晚食前人参汤或温酒送下。

【主治】脾劳。脏腑冷热不调，食少羸瘦，四肢无力，骨节烦疼，宿食不消，心腹积聚，脐下冷痛，面色萎黄。

81638　猪肚丸(《圣济总录》卷五十二)

【组成】豮猪肚一个(净洗)　莳萝(炒)　硫黄(研)　附子(炮裂，去皮脐)各一两　硇砂半两

【用法】上为末，入于猪肚内，用线密缝，酒煮令烂，候酒尽，将猪肚切开，入木臼中熟捣为丸，如梧桐子大。每服三十丸，空心温酒送下。

【主治】肾脏风毒气攻注腰脚，或疮或肿，脐腹冷痛。

81639　猪肚丸(《圣济总录》卷八十九)

【组成】猪肚一枚(净洗)　附子(炮裂，去皮脐)　泽泻　肉苁蓉(去皱皮，酒浸，切，焙)　干姜(炮裂)　青蒿　陈橘皮(去白，炒)各二两　桃仁(去皮尖双仁，炒)　蜀椒(去目并闭口，炒出汗)　槟榔(剉)　黄连(去须，炒)　柴胡(去苗)　木香　桂(去粗皮)各一两

【用法】上为末，将猪肚入熟艾十两，以米醋一斗烂煮取出，捣研令细，入诸药末，入余醋和硬软得所，杵为丸，如

梧桐子大。每服三十丸，加至四十丸，空心米饮送下。

【主治】肾劳，腰脚疼痛及脾胃极冷。

81640 猪肚丸(《圣济总录》卷一七九)

【组成】鳖甲(去裙襕，醋炙) 柴胡(去苗) 木香 青蒿(去茎) 生干地黄(焙)各一两 黄连(去须，炒)二两 青橘皮(去白，焙)半两

【用法】上为末，用一枚嫩小猪肚净洗，入药末在内，系定，蒸令极烂，研和药末，为丸，如绿豆大。每服十丸，食前、日午、临卧温水送下。

【主治】❶《圣济总录》：小儿骨蒸盗汗，乳食减少。❷《普济方》引《永类钤方》：骨蒸劳，唇颊赤，气粗口干，遍身壮热，或多虚汗，大肠涩秘，小便赤黄，饮食全少。

81641 猪肚丸(《幼幼新书》卷二十引《张氏家传》)

【组成】南木香半两 宣州黄连 生干地黄 青橘皮 银州柴胡(去根及土) 鳖甲(九肋者，水煮去裙襕，用童便炙黄)各二两

【用法】上为细末，猪胆一个盛药在内，紧系定口，慢火汤煮令香熟，去线，捣猪肚同药令极烂，为丸，如麻子大。每服二十丸至三十丸，温米饮送下，一日二三次。

【功用】退黄，长肌肉，进饮食，解虚劳，行滞，利关节。

【主治】小儿骨热体瘦，面色萎黄，脐腹时痛，胸膈满闷，全不入食。

81642 猪肚丸(《幼幼新书》卷二十一引《张氏家传》)

【组成】鳖甲一两(用童便并醋共一升热浸，炙尽为度) 白术 薯蓣各一两 胡黄连 人参(去芦头) 青橘皮 紫菀(去土) 桃仁(去双仁，汤浸，去皮尖) 木香 甘草(炙)各半两 柴胡(去芦头)一两一分

【用法】上为末，入在净猪肚内，系定，煮令极烂为度，出，与药同杵为丸，如梧桐子大。每服二十至三十丸，温水送下，不拘时候。

【功用】解肌热。

【主治】或时泄泻，及有积滞，不思饮食，肌肉消瘦。

81643 猪肚丸(《幼幼新书》卷二十五引《赵氏家传》)

【组成】宣连二两 肉豆蔻 陈橘皮(去瓤) 人参 栝楼根 杏仁(去皮尖) 胡黄连 槟榔 柴胡各一两

【用法】上为细末；豮猪肚一个，入药三分之二在内，以麻线缝合，银石砂器内煮烂，研如泥，更入所留药末一分，为丸如梧桐子大；儿子若小，丸如绿豆大。每服十丸，空心，临卧米饮送下。

【功用】肥儿消疳。

【主治】小儿肌瘦。

81644 猪肚丸(《杨氏家藏方》卷十)

【组成】栝楼根一两半(生用) 牡蛎粉 黄丹(别研)各半两 水银 黑铅各八钱(结砂子) 苦参 密陀僧 知母各一两

【用法】上为细末；男子患，用米生养草猪肚一枚，妇人患，用豮猪肚一枚，贮药在内，以绵缝合，用绳子十条系在一口新砖上煮，不令得转；更别取栝楼根半斤细切，在水中一处同煮，自卯至午取出；细切肚子，研令如泥者软硬，同诸药末为丸，如梧桐子大。每服三十丸，空心、日午、临卧米饮送下。

【主治】消渴。

【宜忌】此药宜阴干，不得日晒。忌热面、猪肉、葱白、炙煿物及酒色一百日。

81645 猪肚丸(《魏氏家藏方》卷十)

【组成】柴胡一两(去芦头) 芜荑一两 胡椒一百粒 木香一分(不见火) 胡黄连一分 雄黄半两(别研) 麝香少许(别研) 雄猪肚一个

【用法】上为细末，用糯米入猪肚内，缝定煮烂，去糯米，细切猪肚，和药末为丸，如绿豆大。每服二十丸，空心、食前米饮送下。

【主治】小儿肌体黄瘦，不思饮食，身体潮热，四肢无力。

81646 猪肚丸

《妇人良方》卷六。为《圣惠》卷七十"黄连猪肚丸"之异名。见该条。

81647 猪肚丸(《朱氏集验方》卷六)

【组成】川乌(炮) 附子(炮)各四两 干姜(炮) 白术 厚朴各一两半 良姜(炒) 肉豆蔻(煨) 荜茇 禹余粮(火煅，醋淬) 缩砂仁 丁香 桂心各一两

【用法】上为细末；用豮猪肚一只净洗，以川椒一两(去目)，茴香一两，大曲二两，入猪肚内，用线缝定，酒醋煮烂；取出川椒、茴香、大曲焙干，为末，均和前药，以猪肚子杵和得所，为丸如梧桐子大。每服五六十丸，空心米饮送下。脏寒泄泻，早晨先用厚朴、附子二味，加生姜、大枣水煎，服此猪肚丸。

【主治】脏寒泄泻。

81648 猪肚丸(《御药院方》卷六)

【异名】经验猪肚丸(《医统》卷七十)、积肥丸(《摄生众妙方》卷五)、参术丸(《仙拈集》卷二)。

【组成】白术四两 牡蛎(烧)四两 苦参三两

【用法】上为细末，以猪肚一个煮熟，剉研成膏，为丸如梧桐子大。每服三四十丸，米饮送下，一日三次。瘦者服即肥。

【功用】❶《医统》：进饮食，健肢体。❷《仙拈集》：固精养血。

【主治】❶《御药院方》：男子肌瘦气弱，咳嗽，渐成劳瘵。❷《饲鹤亭集方》：膏粱湿热，酿于脾胃，留伏阴中，男子便数梦遗，妇女淋带秽浊。

【宜忌】《集验良方拔萃》：忌食猪肝、羊血、番茄。

81649 猪肚丸(《普济方》卷二一六引《经验良方》)

【组成】猪肚一个 莲子一升(与猪肚同煎一周日，干为末，去皮心) 母丁香 川楝子(打破) 破故纸 舶上茴香各一两

【用法】上为末，炼蜜为丸。每服五十丸。空心温酒送下。

【主治】小便频数。

81650 猪肚丸(《普济方》卷二二七)

【组成】大黄(炮) 鳖甲(醋炙黄) 柴胡 秦艽 附子 黄连各一两 细辛 川乌 黄耆 桃仁 甘草 干姜各半两 青蒿子半斤 葱白 韭白各一握 乌梅五个(取肉，小便浸) 杏仁半两

【用法】上为末，用豮猪肚一枚，安药在内，用绵线缝之；童子小便五升，同入火瓦瓶内，煨极熟；取出肚子，研烂

细切，葱、韭白同研，无灰酒一斗，煎成膏；入飞罗面四两为丸，如梧桐子大。每服三十丸，空心盐汤送下，每日三次。以衣盖之，出汗如胶甚妙。

【主治】一切劳疾，四肢羸瘦，口苦舌干，白日多睡，夜间不眠，咳嗽脓血，脚手疼酸，背髀拘急，诸药不治者。

81651 猪肚丸（《慎斋遗书》卷八）

【组成】癞蛤蟆一只　胡椒一钱　猪肚一枚

【用法】上以胡椒纳癞蛤蟆口内，用猪肚一枚，包缝煮烂，为丸服。

【主治】食积停痰肿。

81652 猪肚丸（《准绳·幼科》卷八）

【组成】柴胡　黄连　秦艽各一两（净）　芜荑二两（瓦上煿干，去壳取肉，别为末，临时入用）

【用法】上用猪肚一个，破开净洗，入前药三味末于内，以酒半缸，童子小便一升，煮干，春令得所，放芜荑末又舂匀，为丸如梧桐子大，每服二十丸，饮送下。

【主治】小儿肝热面瘦。

81653 猪肚丸（《何氏济生论》卷二）

【组成】白茯苓（乳拌）　甘草（酒炒）　牛膝（酒蒸）　当归（酒蒸）　白芍（酒炒）　赤白首乌各五斤（连皮打碎，红枣二斤，黑豆二升，滚汤泡开，一层豆，一层枣，首乌从巳蒸至未，好酒八斤陆续洒完，枣留和丸）

【用法】上为末，犍猪肚三个洗净，砂锅内煮烂，和枣肉捣为丸。每服八九十丸，滚水送下。

【主治】瘦极。

【临床报道】昔一太监瘦极，僧授此方服之久久，左手挈八十斤，右提水一石。

81654 猪肚丸（《履霜集》卷一）

【组成】黄连二两（炒）　麦门冬　熟地　五味子　花粉各二两　人参一两

【用法】上为末，入雄猪肚内，缝，煮极熟，捣烂，炼蜜为丸。每服一百丸，食后米汤送下。

【主治】虚劳消渴，善食易饥，自汗，大便硬，小便数黄赤。

81655 猪肚丸（《医述》卷十三）

【组成】人参　苦参　丹参　玄参　沙参　扁豆　石斛　白芍　芡实　莲肉　山药　茯苓　甘草　锅焦

【用法】上用雄猪肚一具洗净，将药装入。蒸熟捣烂，焙干为末，炼蜜为丸。每早滚汤服五钱。

【主治】堕胎半产。

81656 猪肚丸（《集验良方拔萃》卷二）

【组成】炒麦冬一两　北沙参二两　芡实四两　生白术五两　金樱子一两　杜仲三两　金毛狗脊二两　续断二两　黑芝麻五两　沙苑蒺藜　黑发灰各二两

【用法】上为末，以雄猪肚一具洗净，煮极烂，为丸如梧桐子大。为丸时如燥，稍加熟蜜；若湿重，加山药粉。每服三钱，早、晚米汤送下。

【主治】遗精梦泄，不思饮食，肢瘦气弱，咳嗽，渐成劳损。

【宜忌】忌食猪肝、羊血、番茄。

【备考】方中沙苑蒺藜用量原缺。

81657 猪肚丸（《北京市中药成方选集》）

【组成】猪肚（去油洗净）一个　白术（炒）五两　牡蛎（煅）五两　芡实（炒）五两　莲须五两　龙骨（煅）五两　苦参五两

【用法】上为粗末；将猪肚煮烂，晒干，共为细末，水为丸。每服二至三钱，一日二次，温开水送下。

【功用】理脾补气，固精。

【主治】脾虚气亏，梦遗滑精，不思饮食，肌肉羸瘦。

81658 猪肚丹（《幼幼新书》卷二十四引张涣方）

【组成】川黄连（拣净）　木香　胡黄连各一两　肉豆蔻　白芜荑　芦荟　羌活　鳖甲（酥炙，去裙襕）各半两

【用法】上为细末；用豮猪肚一个，洗刮令净，先以好香白芷二两纳肚中，蒸极熟，去白芷不用，却入诸药缝合，再蒸如泥，取出。同猪肚捣成膏，为丸，如黍粟大。每服十粒，米饮送下，不拘时候。

【主治】小儿疳瘦盗汗，多倦少力，大便有虫。

81659 猪肚方（《养老奉亲》）

【组成】猪肚一具（肥者，净洗）　葱白一握　豉五合（绵裹）

【用法】上煮烂熟，下五味调和，空心渐食之，渴即饮汁。

【主治】老人消渴热中，饮水不止，小便无度，烦热；劳热。

81660 猪肚方（《医方易简》卷一）

【组成】人参一钱（咀片）　莲肉一两（去心）　白扁豆二两（去皮）

【用法】用雄猪肚一个洗净，将人参等装入，用线扎口，将大砂锅一个，用瓷碗片铺底以防着锅焦裂，扣水漫火炖熟。妊妇七八个月吃二三个，连汤药吃完。

【功用】大补脾胃，令精神健旺，可免产后崩晕诸症。

81661 猪肚粥（《寿亲养老》卷二）

【组成】白术二两　槟榔一枚　生姜一两半（切，炒）

【用法】上为粗末，以猪肚一枚，治如食法，去涎滑，纳药于肚中缝口；以水七升，煮肚令熟，取汁，入粳米及五味同煮粥。空腹食之。

【主治】妇人腹胁血癖痛，气冲头面熻熻，呕吐酸水，四肢烦热，腹胀。

81662 猪肚煎

《华佗神医秘传》卷二十一。为《养老奉亲》“法制猪肚”之异名。见该条。

81663 猪肚煎（《卫生鸿宝》卷一）

【组成】雄猪肚一个　槟榔　牵牛各一钱　砂仁五分　葱三根

【用法】上为末，再加独头蒜填满肚内，线扎口，砂锅酒煮烂，去肚并药，单食蒜，饮汁二三杯。少顷大便去气不绝，渐渐宽泰，小便利黄水。

【主治】臌胀。

81664 猪肚膏（《疮疡经验全书》卷七）

【组成】雄猪肚一枚（去垢净）　皂角刺一两

【用法】上将皂角刺置入猪肚内，缚定两头，煮烂，去药。空心任意吃。三肚后即除根。

【主治】痔疮。

【宜忌】不可用盐、酱服。

81665 猪肚羹（《圣济总录》卷一八九）

【组成】猪肚(净洗,去脂膜)一枚　人参一两　陈橘皮(去白,细切)三分　生姜(去皮,细切)一两　芦根(细切)半两

【用法】上先以水一斗煮芦根至七升,去滓;次用人参等三味贮在猪肚中,以线缝合,再用芦根汁煮令烂熟,去滓;将猪肚细切,作羹。任意食之,余汁作三五次饮尽。

【主治】呕吐。

81666 猪肚羹(《圣济总录》卷一九〇)

【组成】豮猪肚一枚(净洗,先以小麦煮令半熟,取出肚细切,令安一处)　黄耆(剉碎)半两　人参三分　粳米三合　莲实(剉碎)一两

【用法】上以水五升煮猪肚,入人参、黄耆、莲实,候烂,滤去药并肚;澄其汁令清,方入米煮;将熟,入葱白五味调和作粥。任意食之。

【主治】产后积热劳极,四肢干瘦,食饮不生肌肉。

81667 猪肠丸

《医钞类编》卷十四。为《奇效良方》卷五十一"猪脏丸"之异名。见该条。

81668 猪尾膏(《活人书》卷二十一)

【异名】水调饮子(方出《阎氏小儿方论》,名见《医方类聚》卷二六四)。

【组成】小猪儿尾尖血(刺血)一二点

【用法】上入生脑子少许同研,新水调服。

【主治】❶《活人书》:疮子倒靥。❷《金鉴》:锁唇痘,聚口唇内,肿裂,干黄板硬;蛇皮痘,出似蛇皮,隐隐簇簇漫无拘之,毒重者。

【宜忌】《奇效良方》:兼有他虚寒证见者,不可轻服。

【方论选录】《奇效良方》:古人用龙脑香凉心血,行荣卫;用猪尾血者,取其常动欲散外也;况有前狂躁证而未省者,以温酒化下,此意欲散而行荣卫故也,皆治热毒太盛者。后人见用猪尾膏,亦名龙脑膏得效,间有虚而陷伏者亦用之,误人甚多,深可怪也。又有当用一字,却用一钱,热少而不能当之,及以为害者亦多。如合用一字者,且与半字,如伤寒作渴甚,能饮一斗者且与五斗,正此之意。

【备考】《奇效良方》本方用法:用紫草汤化下;烦躁狂闷未省者,以温酒浸服之。《金鉴》本方用法:锁唇痘,以泻黄散合猪尾膏;蛇皮痘,以必胜汤合猪尾膏。

81669 猪尾膏(《保婴撮要》卷十八)

【组成】小猪尾尖血(刺血)两三点　脑子少许　辰砂(末)一钱

【用法】上同为膏。以木香汤化下。

【主治】❶《保婴撮要》:痘疮黑陷倒靥。❷《痘疹金镜录》:心神不静。

【方论选录】《古方选注》:猪尾性动,生脑性窜,入里治下,与鸡冠血升表治上,二者有上下表里之分。尾血利内窍,破真阴;佐以朱砂安内神,木香汤行外瘀,究非王道之品也。如厚禀孩童痘发五六朝,表受风寒,内血瘀滞而浆靥,或触秽污,紫黑焦枯,平阔倒靥者,用之可转凶为吉;若内热而变脚阔顶平,色白形空,气血虚倒靥者,用之反凶。

81670 猪尾膏(《外科启玄》卷十二)

【组成】辰砂(末)一两

【用法】每用一钱或五分,猪尾尖血调成膏,紫草汤送下。

【主治】痘疮血不活透,心经闷乱者。

81671 猪尾膏

《治痘全书》卷十三。为原书同卷"胡木星饮子"之异名。见该条。

81672 猪尾膏(《医林纂要》卷九)

【组成】蟾酥少许　牛黄二分　辰砂一钱　雄黄三分　冰片二分

【用法】上为末。取豮猪尾血(于活者割出鲜血)为膏;或为丸,如麻子大,每服一丸或二丸,薄荷汤送下。

【主治】痘疹血热毒壅,在前未能清涤,于七八日间,浆不起而紫黑干枯及青灰倒陷。

81673 猪苓丸(《圣济总录》卷七十四)

【组成】猪苓(去黑皮)半两　肉豆蔻(去壳,炮)二枚　黄柏(去粗皮,炙)一分

【用法】上为末,米饮为丸,如绿豆大。每服十丸,食前熟水送下。

【主治】肠胃寒湿,濡泻无度,嗜卧不食。

81674 猪苓丸(《圣济总录》卷七十九)

【组成】猪苓(去黑皮)三分　牵牛子(炒)一两　葶苈(隔纸炒)半两　桑根白皮(剉)各一两　赤小豆(炒)半合　郁李仁(汤浸去皮,炒)　防己各一两　大腹子(和皮剉)三个　生姜(切,焙)一两

【用法】上为末,炼蜜为丸,如小豆大。每服十五丸,米饮送下;未效,加至二十丸,每日两次。

【主治】涌水。

81675 猪苓丸(《本事》卷三)

【异名】固真丹(《济生》卷四引袁氏方)、半夏丸(《丹溪心法》卷三)、半苓丸(《东医宝鉴·内景篇》卷一)。

【组成】半夏一两(破如豆大)　木猪苓四两

【用法】先将一半猪苓炒半夏黄色,不令焦,地上出火毒半日,取半夏为末,糊为丸,如梧桐子大,候干,再用上猪苓末二两,炒微裂,同用不泄砂瓶养之。每服三四十丸,空心温酒盐汤送下;常服,于申、未间,冷酒送下。

【功用】《国医宗旨》:开郁滞。

【主治】湿热内蕴,遗精滑浊,尿频涩痛。

❶《本事》:梦遗。❷《济生》:年壮气盛,情欲动心,所愿不得,意淫于外,梦遗白浊。❸《医统》引《纲目》:湿郁热滞精滑。❹《景岳全书》:小水频数。❺《医方集解》:痰饮迷心。❻《张氏医通》:便浊涩痛。

【方论选录】❶《本事》:半夏有利性,而猪苓导水,盖导肾气使通之意。❷《本事方释义》:木猪苓气味苦微寒,入足太阳;半夏气味辛温,入足阳明;送药以酒盐汤者,欲药性之下行也。

【临床报道】梦遗:《赤水玄珠》一中年梦遗,医或与涩药反甚,连遗数夜。愚先与神芎丸大下之,却再制以猪苓丸服之,皆得安全。

81676 猪苓丸(《痘疹传心录》卷十七)

【组成】白术二两　猪苓三两　泽泻三两　茯苓二两五钱　肉桂三钱　槟榔二两　木通二两　干葛二两　甘草三钱

【用法】上为末,炼蜜为丸,如弹子大。灯心汤化下。

【功用】分阴阳，利水道，止泄泻。

81677 猪苓汤(《伤寒论》)

【异名】猪苓散(《圣惠》卷十六)。

【组成】猪苓(去皮) 茯苓 泽泻 阿胶 滑石(碎) 各一两

【用法】上五味，以水四升，先煮四味取二升，去滓，纳阿胶烊消，温服七合，每日三次。

【功用】❶《医方集解》：利湿泻热。❷《血证论》：滋阴利水，祛痰。

【主治】水热互结，阴亏津伤，发热心烦不得眠，渴欲饮水，小便不利，或兼有咳嗽、呕恶下利。现亦用于乳糜尿、流行性出血热休克期、急性膀胱炎。

❶《伤寒论》：阳明病脉浮发热，渴欲饮水，小便不利者。少阴病下利六七日，咳而呕渴，心烦不得眠者。❷《得效》：五淋。❸《医学入门》：先呕后渴，头痛身痛，胃燥，及秋疫发黄。❹《幼科发挥》：湿热，泻时有腹痛，或痛或不痛，所下亦有完谷而未尽化者，有成糟粕者。❺《片玉痘疹》：疮初发热作泄。❻《瘟疫明辨》：渴而小便不利，少腹不可按，尺脉必数。❼《医方集解》：湿热黄疸，尿赤。❽《奇正方》：子肿，妊娠七八个月，面目浮肿，小便少者。❾《医学金针》：水停腹胀。❿《血证论》：肾经阴虚，水泛为痰者。

【宜忌】❶《伤寒论》：阳明病，汗出多而渴者，不可与猪苓汤。❷《外台》：忌醋物。❸《古方选注》：虽渴而里无热者，不可与也。

【方论选录】❶《内台方议》：五苓散中有桂、术，兼治于表也；猪苓汤中有滑石，兼治于内也。故用猪苓为君，茯苓为臣，轻淡之味，而理虚烦，行水道；泽泻为佐，而泄伏水；阿胶、滑石为使，镇下而利水道者也。❷《医方考》：猪苓质枯，轻清之象也，能渗上焦之湿；茯苓味甘，中宫之性也，能渗中焦之湿；泽泻味咸，润下之性也，能渗下焦之湿；滑石性寒，清肃之令也，能渗湿中之热；四物皆渗利，则又有下多亡阴之惧，故用阿胶佐之，以存津液于决渎尔。❸《伤寒论注》：五味皆润下之品，为少阴枢机之剂。猪苓、阿胶黑色通肾，理少阴之本也；茯苓、滑石白色通肺，滋少阴之源也；泽泻、阿胶咸先入肾，壮少阴之体；二苓、滑石淡渗膀胱，利少阴之用，故能升水降火，有治阴和阳，通理三焦之妙。❹《伤寒附翼》：下焦阴虚而不寒，非姜、附所宜；上焦虚而非实热，非芩、连之任，故制此方。二苓不根不苗，成于太空元气，用以交合心肾，通虚无氤氲之气也；阿胶味厚，乃气血之属，是精不足者，补之以味也；泽泻气味轻清，能引水气上升；滑石体质重坠，能引火气下降，水升火降，得既济之理矣。❺《医林纂要》：猪苓甘淡微苦色黑，主入膀胱渗湿行水；茯苓淡以渗湿，有白赤二色，此似宜用赤者，以渗小肠之湿，合猪苓以通阑门之关，而交际水火也，但古人多不分用；泽泻咸以泻肾，合二苓以去下焦湿热；滑石色白入肺，甘淡渗湿，此乃决上焦之源而下之；阿胶甘咸润滑，益肺滋阴，澄清水道，此又以去水中之浊热。此方主治阳明腑热湿壅于上下，故君滑石而佐以阿胶；阳明之热盛，故去热为主，然滑石过燥，而阿胶以润之也。❻《成方便读》：二苓泽泻，分消膀胱之水，使热势下趋；滑石甘寒，内清六腑之热，外彻肌表之邪，通行上下表里之湿；恐单治其湿，以致阴愈耗而热愈炽，故加阿胶养阴熄风，以存津液，又为治阴虚湿热之一法也。

【临床报道】❶ 乳糜尿：《河南中医学院学报》[1978,(1):48]：鞠某某，男，25岁。1975年10月始见尿呈白色，伴有尿频、尿急，继感腰痛，症状渐重，治疗20余天，好转出院后上述症状再现，于1975年12月27日住我科。舌质淡，舌苔薄白，脉沉细，左肾叩击痛(＋)。化验：血微丝蚴 φ；嗜伊红细胞10%；尿：蛋白(卌)，白细胞1~3/高倍，红细胞卌/高倍，乳糜尿(＋)。诊断：乳糜尿(膏淋)。处方、用法：阿胶三钱(另包冲服)，云苓四钱，泽泻四钱，滑石四钱，猪苓四钱。每日一付，水煎服。十剂后，尿化验转为正常，乳糜尿转阴。❷ 流行性出血热休克期：《中医杂志》[1982,(6):34]病例均为出血热休克期伴少尿的青壮年患者，男10例，女3例。在休克期前阶段主要表现为发热面赤，烦躁恶心，口渴恣饮，少尿，眼结膜充血(或出血)，水肿，舌红，苔薄白或薄黄而干，脉浮细数；进入后阶段的表现为心烦不寐，时有谵语，唇裂齿枯，口干不欲饮，小便短赤不利，大便多数干结，舌红绛，胖厚僵硬，舌苔黄厚干，或焦黄，或少苔而燥，脉细数沉滑，实验室检查发现血钠降低，血红蛋白升高，舒张压明显升高，脉压变小。治疗以口服猪苓汤为主。处方：猪苓30克，泽泻30克，茯苓15克，阿胶30克(隔水烊化约30毫升，加糖另服)。有腹泻者另加滑石10克，煎药时加水量每剂不超过300毫升，文火煎2次，每次浓缩至70~80毫升，先服烊化的阿胶，再服第一煎药，分数次或一次服完，以不呕出为原则；半小时后继服第二煎药。服中药时，适当补给不同浓度的晶体液(包括纠酸用的碱性溶液)和葡萄糖液。结果：11例在休克期前阶段给药后，9例中止进入休克期后阶段，2例进入休克期后阶段；另2例先经西药治疗，因治疗棘手，在进入休克期后阶段后改用猪苓汤治疗。全组13例无一例死亡。讨论：猪苓汤虽作用缓慢，每次尿量不多，但利尿效应长于速尿2倍以上(平均持续达7.8小时)。其实际排尿总量较对照组为多，服药后24小时内血钠普遍上升，水、电解质也趋向恢复正常。经验：猪苓汤治疗本病休克期宜早期应用，如已进入肾小管严重坏死的少尿期，用之常不理想。对合并出现弥漫性血管内凝血高凝阶段的患者，酌情加用活血化瘀药如丹参、丹皮、赤芍、川芎。❸ 急性膀胱炎：《浙江中医杂志》[1982,(10):448]近年用猪苓汤治疗急性膀胱炎107例，均服药1~6剂痊愈。典型病例：张某某，女，32岁，1980年1月21日诊。晨起小便淋涩，尿道刺痛，少腹坠胀，身寒颤栗，舌红苔薄，脉浮弦；小便检查：蛋白(+++)，白细胞满视野，红细胞(++)。乃湿热蕴蓄下焦，膀胱气化不利。宜清热通淋，凉血止血。投猪苓10克，茯苓18克，滑石15克，阿胶6克(烊化)，加桔梗6克，茜草10克，白茅根15克。2剂后症状缓解，少腹仍胀；续服2剂痊愈。

【现代研究】❶ 利尿作用：《国外医学·中医中药分册》[1981,(2):121]日本原中氏等的研究表明，本方对大鼠有明显的利尿作用，给予10倍常用量猪苓汤，可见大鼠24小时尿量及钠排泄量均显著增加，连续给药1月，对大鼠血浆和各脏器的电解质量以及水分的分布均无明显影响，也不影响体重增加和一般活动，肾脏组织学检查未见异常。❷ 抑制结石形成作用：《汉方医学》[1985,(10):119]给大鼠饲以含有3%之乙醇酸的饲料，引起草酸钙性肾结石，再在饲料中拌以1%之猪苓汤提取物，可明显抑制结石形成，并使肾组织草酸含量明显降低为$6.0 \pm 2.6mg/ml$(对照组为

26.7 ± 4.7mg/ml)。❸ 对肾功能的影响:《汉方医学》(1982,4:10):用烧灼损伤大鼠肾皮质所致实验性肾性肾功能不全研究本方的作用,将其提取物以 1g/kg 剂量混于饮水中,从实验动物造型时即开始给服,连续 12 个月,结果表明本方有显著疗效。表现为动物生长等一般情况比对照动物好,血红蛋白量增高,寿命也延长。❹ 对免疫功能的影响及抗癌作用:《汉方医学》[1985,(5):14]用猪苓汤提取物腹腔注入,连续 5 日,可显著增强艾氏腹水癌荷瘤小鼠的网状内皮系统吞噬功能,吞噬指数 K 明显增高,并使肝脏及胸腺明显增重,而吞噬系数 a 则未见明显上升,表明其增强网状内皮系统对血流中惰性炭粒的吞噬活性可能主要来自肝脏枯否氏细胞的增殖。观察艾氏腹水癌所致小鼠的死亡时间,猪苓汤有一定延缓作用。

81678 猪苓汤(《圣惠》卷九)

【组成】猪苓三分(去黑皮) 白术三分 泽泻一两 桂心半两 赤茯苓三分 丁香三分 甘草三分(炙微赤,剉) 厚朴一两半(去粗皮,涂生姜汁炙,令香熟)

【用法】上为散。每服三钱,以水一中盏,入生姜半分,煎至五分,去滓温服,不拘时候。

【主治】伤寒六日,发热烦闷,渴欲饮水,得水而吐,其脉浮数,小便不利。

81679 猪苓汤(《圣济总录》卷二十三)

【组成】猪苓(去黑皮,剉) 赤茯苓(去黑皮) 滑石(碎) 葛根(剉) 泽泻(剉)各等分

【用法】上为粗末。每服五钱匕,加水一盏半,煎至八分,去滓温服,不拘时候。

【主治】伤寒烦渴,小便不利。

81680 猪苓汤(《圣济总录》卷二十四)

【组成】猪苓(去黑皮) 赤茯苓(去黑皮) 白术(炒) 麻黄(去根节) 桂(去粗皮) 葶苈(微炒) 泽泻各等分

【用法】上为粗末。每服三钱匕,加水一盏,生姜三片,同煎至七分,去滓温服。

【主治】伤寒表不解,心下喘满及大小便秘难。

81681 猪苓汤(《圣济总录》卷六十一)

【组成】猪苓(去黑皮) 黄芩(去黑心) 大黄(剉,炒) 栀子仁 朴消各一两

【用法】上为粗末。每服五钱匕,水一盏半,煎至七分,去滓,空心温服。并先烙颊上青脉,次烙脾俞及胃脘阴都穴,不愈,灸脾俞百壮。

【主治】脾黄。病人两颊生青脉起,目黄,齿龈皆青,唇黑生疮,通身黄色,鼻中煤生,心腹胀满,不下饮食,大便不通。

81682 猪苓汤(《圣济总录》卷八十三)

【组成】猪苓(去黑皮) 赤茯苓(去黑皮) 防己各三分 桑根白皮五两(炙) 郁李仁(汤浸去皮尖,炒) 泽泻(剉) 木香各二两 大腹皮七枚(和皮子剉)

【用法】上为粗末。每服五钱匕,加水一盏半,煎至八分,去滓温服,一日三次。

【功用】下小便。

【主治】脚气兼水气、膈气,通身肿满,气急,小便不通,坐卧不得。

81683 猪苓汤(《圣济总录》卷一五七)

【组成】猪苓(去黑皮) 木通(剉) 桑根白皮(剉)各一两

【用法】上为粗末。每服三钱匕,加水一盏,入灯心同煎至七分,去滓,食前温服。

【主治】妊娠小便不通,脐下硬痛。

81684 猪苓汤(《圣济总录》卷一七四)

【组成】猪苓(去黑皮) 海蛤 防己 白术 葶苈子(纸上炒) 朴消各一分 桑根白皮(剉) 赤茯苓(去黑皮)各半两

【用法】上为粗末。五六岁儿每服一钱匕,加水七分,煎至四分,去滓温服,一日两次。以愈为度。

【主治】小儿水气肿满。

81685 猪苓汤(《陈素庵妇科补解》卷三)

【组成】猪苓 茯苓 木通 甘草 滑石 当归 川芎 白芍 熟地 百合 黄连 广皮 紫苏 香附 葱(连根白)

【功用】清火滋水以助肾。

【主治】妊娠热结下焦,二便不通。

【方论选录】二苓、木通、滑石、甘草、黄连、百合皆清热利水之药;合以四物养血;佐以陈、附行气,膀胱津液所藏,气化则能出矣;引以葱根通窍。

81686 猪苓汤(《云岐子脉诀》)

【组成】猪苓 滑石 泽泻 阿胶(炒)各等分

【用法】上㕮咀。水二盏,先用前三味煎至一盏,去滓,后入阿胶化开,食前温服。

【主治】淋沥失血,脉芤者。

81687 猪苓汤

《普济方》卷一九二。即《圣惠》卷五十四“猪苓散”。见该条。

81688 猪苓汤(《普济方》卷四〇三)

【组成】猪苓(去皮)一两 泽泻二两 白术一两半 赤茯苓二两

【用法】上为末。加辰砂末,煎车前子草、生地黄、麦门冬汤送下。

【主治】❶《普济方》:暑天冒热,热渴昏迷,疮出不快。❷《奇效良方》:小儿邪热,面赤多啼,小便不利。

81689 猪苓汤(《痘疹全书》卷下)

【组成】猪苓 泽泻 滑石 赤茯苓 甘草 黄连 升麻

【用法】水煎服。

【主治】❶《痘疹全书》:疹毒发热自利者。❷《麻科活人》:病人用力催便脱肛。

81690 猪苓汤

《赤水玄珠》卷四。为《金匮》卷中“猪苓散”之异名。见该条。

81691 猪苓汤(《回春》卷四)

【组成】木通 猪苓 泽泻 滑石 枳壳(炒) 黄柏(酒浸) 牛膝(去芦) 麦门冬(去心) 瞿麦 车前子各等分 甘草梢减半 扁蓄叶十片

【用法】上剉。加灯心一团,水煎,空心服。

【主治】热结小便不通。

81692 猪苓汤(《瘟疫论》卷上)

【组成】猪苓二钱　泽泻二钱　滑石五分　甘草八分　木通一钱　车前二钱

【用法】加灯心，水煎服。

【主治】温疫邪干膀胱气分，独小便急数，或白膏如马遗。

81693 猪苓汤（《麻科活人》卷三）

【组成】猪苓　泽泻　赤苓　滑石　阿胶　甘草

【用法】水煎服。

【主治】麻症泄泻。

【加减】麻症初热作泻，减阿胶、甘草，加葛根、连翘、牛蒡子。

81694 猪苓汤（《异授眼科》卷一）

【组成】五味子　熟地　猪苓　肉苁蓉（酒洗）　枸杞子　覆盆子各一钱五分

【用法】不用引，水煎服。

【主治】肾虚目有黑花，如飞蝉蝇。

81695 猪苓饮（《圣济总录》卷七十九）

【组成】猪苓（去黑皮）　桑根白皮（剉，炒）　防己　百合　郁李仁（研）各一两半　瞿麦一两　木通（剉）二两

【用法】上为粗末。每服三钱匕，水一盏半，煎至一盏，去滓，食前温服。如人行五里再服。

【主治】涌水。小便涩，卧即喘息。

81696 猪苓散（《金匮》卷中）

【异名】三物猪苓散（《三因》）、猪苓汤（《赤水玄珠》卷四）。

【组成】猪苓　茯苓　白术各等分

【用法】上为散，饮服方寸匕，每日三次。

【功用】❶《金匮要略心典》：崇土逐水。❷《金鉴》：利水，止呕吐。

【主治】❶《金匮》：呕吐而病在膈上，后思水者。❷《普济方》引《肘后》：黄疸病及狐惑病。

【宜忌】《外台》：忌桃、李、雀肉、醋物。

【临床报道】❶ 水逆证：《东医宝鉴·杂病篇》：一人每呕水二三碗，诸药不效，但吃井华水一口即止，用此药即愈。❷ 肠套叠：《湖南省老中医医案选（一）》：刘某，男，26岁。忽患腹痛如刀割，腹胀如鼓，大便不通，大渴。每饮一大勺，饮下不久即呕出，呕后再饮，寝室满地是水。诊断为"肠套叠"，须用大手术，痛延至三日，医皆束手，危在旦夕。诊其脉沉紧而滑，首用白术、茯苓、猪苓各五钱，水煎服一剂，呕渴皆除，大便即通。继用附子粳米汤，腹痛、腹胀等证亦渐痊愈。

81697 猪苓散（《千金》卷二十一）

【组成】猪苓　葶苈　人参　玄参　五味子　防风　泽泻　桂心　狼毒　椒目　白术　干姜　大戟　甘草各二两　苁蓉二两半　女曲三合　赤小豆二合

【用法】上药治下筛，每服方寸匕，酒调下，日三次，夜一次；老、小服一钱匕。以小便利为度。

【功用】利三焦，通水道。

【主治】虚满，通身肿。

【方论选录】《千金方衍义》：猪苓散中葶苈、大戟即前方泽漆之意，猪苓、泽泻、桂心、白术、椒目、干姜即前方鲤鱼、茯苓、生姜、赤小豆之意；苁蓉、五味子即前方麦门冬之意；且多防风、狼毒、法曲、玄参祛风攻积等药，而用人参、甘草助胃行药之意，则一药虽迥异而主治不殊。

【备考】《千金翼》有远志。

81698 猪苓散（方出《证类本草》卷十三引《杨氏产乳》，名见《圣济总录》卷一五七）

【组成】猪苓五两。

【用法】上为末。煎水三合，每服方寸匕，调服。加至二匕。

【主治】❶《证类本草》引《杨氏产乳》：妊娠通体遍身肿，小便不利。❷《圣济总录》：子淋。

81699 猪苓散

《圣惠》卷九。为《伤寒论》"五苓散"之异名。见该条。

81700 猪苓散（《圣惠》卷十）

【组成】猪苓一两（去黑皮）　泽泻一两　赤茯苓一两　桂心半两　白术半两　葛根一两（剉）

【用法】上为散。每服三钱，以水一中盏，煎至六分，去滓，频频温服。

【主治】伤寒中风，发热六七日不解而烦渴，欲饮水而吐逆。

81701 猪苓散（《圣惠》卷十）

【组成】猪苓（去黑皮）　赤茯苓　秦艽（去芦头）　滑石　泽泻各一两　甘草半两（炙微赤，剉）

【用法】上为散。每服五钱，以水一大盏，煎至五分，去滓温服，不拘时候。

【主治】伤寒，脉浮发热，渴欲饮水，小便不利。

81702 猪苓散（《圣惠》卷十五）

【组成】猪苓三分（去黑皮）　白鲜皮三分　泽泻三分　赤茯苓三分　大青三分　麦门冬一两（去心，焙）　川大黄三分　甘草半两（炙微赤，剉）

【用法】上为散。每服三钱，以新汲水调下，不拘时候。

【主治】时气，但谵语烦躁不安。

81703 猪苓散（《圣惠》卷十五）

【组成】猪苓一两（去黑皮）　泽泻一两　桂心半两　赤茯苓三分　川朴消三两

【用法】上为散。每服二钱，以粥饮调下，不拘时候。

【主治】时气结胸，心下满实，烦闷。

81704 猪苓散

《圣惠》卷十六。为《伤寒论》"猪苓汤"之异名。见该条。

81705 猪苓散（《圣惠》卷十七）

【组成】猪苓一两（去黑皮）　白鲜皮三分　龙胆半两（去芦头）　泽泻一分　赤茯苓三分　麦门冬一两（去心，焙）　黄芩半两　人参三分（去芦头）　甘草三分（炙微赤，剉）

【用法】上为散。每服五钱，以水一大盏，煎至五分，去滓温服，不拘时候。

【主治】热病，狂言烦渴。

81706 猪苓散（《圣惠》卷十七）

【组成】猪苓三分（去黑皮）　麦门冬一两（去心）　人参三分（去芦头）　石膏二两　甘草三分（炙微赤，剉）　茅根三分（剉）

【用法】上为散。每服五钱，以水一大盏，煎至五分，去

滓温服,不拘时候。

【主治】热病,烦渴不止,或时头痛干呕。

81707 猪苓散(《圣惠》卷十七)

【组成】猪苓一两(去黑皮) 赤茯苓二两 木通一两(剉) 滑石一两 泽泻一两

【用法】上为散。每服五钱,以水一大盏,煎至五分,去滓温服,不拘时候。

【主治】热病,发热烦渴,小便不利。

81708 猪苓散(《圣惠》卷四十二)

【组成】猪苓一两(去黑皮) 汉防己三分 百合一合 紫菀一两(洗去苗土) 杏仁一两(汤浸,去皮尖双仁,麸炒微黄) 赤茯苓一两 天门冬一两半(去心,焙) 枳壳一两(麸炒微黄,去瓤) 桑根白皮一两(剉) 郁李仁一两(汤浸去皮,微炒)

【用法】上为末,炼蜜为丸,如梧桐子大。每服三十丸,食前以粥饮送下。

【主治】上气喘急,肺热咳嗽,不得坐卧,身面浮肿,不下饮食。

81709 猪苓散(《圣惠》卷四十五)

【组成】猪苓一两(去黑皮) 赤茯苓一两 知母一两 柴胡一两(去苗) 吴茱萸一分(汤浸七遍,焙干,微炒) 甘草三分(剉碎,微炒) 木香三分 黄芩三分 犀角屑三分 槟榔一两

【用法】上为散。每服四钱,以水一中盏,入生姜半分,煎至六分,去滓温服,不拘时候。

【主治】瘴毒脚气初发,心中壅闷,四肢烦热,时时恶寒,脚膝疼痛,不欲饮食。

81710 猪苓散(《圣惠》卷五十四)

【组成】猪苓半两(去黑皮) 赤茯苓半两 甜葶苈半两(隔纸炒令紫色) 川大黄半两(剉碎,微炒) 五味子半两 汉防己半两 泽泻半两 陈橘皮半两(汤浸,去白瓤,焙) 桂心半两 白术半两 狼毒半两(剉碎,醋拌炒熟) 椒目半两(微炒去汗) 熟姜半两(炮裂,剉) 大戟半两(剉碎,微炒)

【用法】上为散。每服二钱,食前以葱白汤调下。得大小便利为度。

【功用】利三焦,通水道。

【主治】水气遍身浮肿。

81711 猪苓散(《圣惠》卷五十四)

【组成】猪苓一两(去黑皮) 麻黄一两(去根节) 陈橘皮一两(汤浸去白瓤,焙) 桑根白皮一两(剉) 百合一两 赤茯苓一两 槟榔一两 滑石二两

【用法】上为粗散。每服五钱,以水一盏,煎至五分,去滓温服,不拘时候。

【主治】气水,肿满喘急,小便涩。

【备考】本方方名,《普济方》引作"猪苓汤"。

81712 猪苓散(《圣惠》卷七十五)

【组成】猪苓二两(去黑皮) 紫苏茎叶一两 木通一两(剉)

【用法】上为细散。每服二钱,食前以温水调下。

【主治】妊娠身体浮肿,腹胀,小便不利,微渴引饮,气急。

81713 猪苓散(《圣惠》卷八十八)

【组成】猪苓一分(去黑皮) 桑根白皮一分(剉) 赤茯苓一分 海蛤一分(细研) 甜葶苈一分(隔纸炒令黄紫色)

【用法】上为粗散。每服一钱,以水一小盏,煎至五分,去滓温服,一日三四次。

【主治】小儿水气肿满,小便不利,脐腹妨闷,喘促。

81714 猪苓散(《普济方》卷一八〇引《圣惠》)

【组成】猪苓(去黑皮) 人参各三分 木通(剉)一两一分 黄连(去须)一两半 麦门冬(去心,焙) 栝楼根各二两

【用法】上为细末。每服一钱,温浆水调下,一日三次。以愈为度。

【主治】消渴后,四肢浮肿,小便不利,渐成水病。

【备考】方中麦门冬、栝楼根用量原缺,据《圣济总录》补。

81715 猪苓散(《圣济总录》卷五十三)

【组成】木猪苓(去黑皮) 防己(剉) 栀子仁各一两 滑石(碎) 车前子 槟榔(生剉) 大黄(生剉)各二两

【用法】上为散。每服二钱匕,温熟水调下;水一盏,煎至七分,温服亦得。

【主治】膀胱实热,小便不通,腰腹重痛,烦躁。

81716 猪苓散(《圣济总录》卷一五三)

【组成】猪苓(去黑皮) 防己各一两 桑根白皮(炙,剉) 百合 郁李仁(汤浸去皮,炒) 瞿麦穗各三分 甘遂半两

【用法】上为末。每服三钱匕,用水一盏,煎至七分,去滓,于早食前、夜卧各一服。如疏利即减服。

【主治】妇人水病肿满,小便涩,经水断绝。

81717 猪苓散(《银海精微》卷一)

【组成】木猪苓一两 车前子五钱 木通 大黄 栀子 黑狗脊 滑石 扁蓄各二两 苍术一两

【用法】上为末。每服三钱,盐汤调下。

【功用】《审视瑶函》:清肝肾之邪。

【主治】肾水衰,行动举止则眼中神水之中荡漾,有黑影如蝇翅。

【备考】方中苍术用量原缺,据《审视瑶函》补。

81718 猪苓散(《眼科秘书》卷下)

【组成】猪苓 白术 茴香 川楝子 柏子仁 青盐各等分

【用法】上为末。每服一钱,空心盐水调下。

【主治】妇人经水适至,两目昏暗。

81719 猪肾丸

《丹溪心法》卷二。为《直指》卷二十二"猪肾酒"之异名。见该条。

81720 猪肾丸

《叶氏女科》卷二。为《医方考》卷五"猪腰青盐杜仲方"之异名。见该条。

81721 猪肾丸(《杂病源流犀烛》卷十八)

【组成】猪肾一枚(去膜)

【用法】上入附子末一钱,湿纸包,煨熟。空心食之,饮酒一杯,不过三五服。

【主治】肾阳虚微,精关滑泄,自汗盗汗,夜多梦与鬼交。

81722 **猪肾汤**(《千金》卷二)

【组成】猪肾一具　白术四两　茯苓　桑寄生　干姜　干地黄　芎䓖各三两　麦门冬一升　附子(中者)一枚　大豆三合

【用法】上㕮咀。以水一斗,煮肾令熟,去肾,纳诸药,煎取三升半,分四服,日三夜一,十日更一剂。

【功用】《产孕集》:预服养孕。

【主治】妇女曾伤九月胎者。

【宜忌】《外台》:忌猪肉、冷水、芜荑、桃、李、雀肉、酢物等。

【方论选录】《千金方衍义》:孕至九月,可无伤损之虞矣。以前曾有所坠,必是肾气虚寒,不能司成实之令。故用猪肾引领术、附,大温肾气。然须十日更与一剂,不可多服,恐热遗子脏,反婴胎毒耳。

81723 **猪肾汤**(《千金》卷三)

【异名】猪肾粥(《圣济总录》卷一九〇)。

【组成】猪肾一具(去脂,四破,无则用羊肾代)　香豉(绵裹)　白粳米　葱白各一斗

【用法】上以水三斗,煮取五升,去滓,任情服之,不愈更作。

【主治】妇女蓐劳,产后虚羸喘乏,乍寒乍热,病如疟状。

【方论选录】《千金方衍义》:产后百脉皆虚,虚风易感,每致虚羸喘乏,寒热如疟,故取葱白香豉汤加猪肾以安其肾,粳米以安其胃,并调先后二天,即无虚风,亦无妨碍。《金匮》旋覆花汤中有葱白,未尝为风而设。

81724 **猪肾汤**(《千金翼》卷六)

【组成】猪肾一枚　茱萸一升　黄耆　当归　芎䓖　人参　茯苓　干地黄各二两　生姜(切)　厚朴(炙)　甘草(炙)各三两　桂心四两　半夏五两(洗去滑)

【用法】上㕮咀。以水二斗,煮猪肾令熟,取一斗,吹去肥腻;又以清酒二升,煮取三升,分四次服,日三夜一。

【主治】妇女产后腹痛。

81725 **猪肾汤**(《外台》卷三十四引《广济方》)

【组成】猪肾一具(去脂,四破)　香豉一升　白粳米一升　葱白(切)一升　人参　当归各二两

【用法】上切。加水一斗,煮取三升,去滓,每服七合。

【功用】《医方考》:大补气血。

【主治】妇女产后劳损,虚羸喘乏,或乍寒乍热,状如疟。

【宜忌】忌大肉、热面、蒜。

【方论选录】《医方考》:人参补气,当归补血,糯米益胃,葱、豉醒脾;而猪肾者,取其以类相从,能补系胞之区也。

81726 **猪肾汤**(《圣惠》卷七十八)

【组成】猪肾一对(去脂膜,切作四片)　豉半两　生姜半两(拍碎)　白粳米一两(合)　人参半两(去芦头)　当归一两　黄耆半两(剉)　葱白三茎(切)　桂心半两

【用法】上剉细。以水二大盏,煎至一盏,去滓,食前分为三服。

【主治】妇女产后体虚,寒热发歇,四肢少力,心神烦闷,不思饮食。

81727 **猪肾汤**(《圣惠》卷八十)

【组成】豮猪肾一对(切,去脂膜)　香豉半两　白粳米半两　葱白七寸(切)　薤白一茎(切)　生姜一分(切)　大枣四枚(擘破,以前七味都以水二大盏,煎至半盏,去滓,用煎后药)　白芍药一两　人参一两(去芦头)　当归一两(剉,微炒)　桂心半两　黄耆三分(去芦头)　白术三分

【用法】上为散。每服半两,入前药汁中,煎至七分,去滓,食前分二次温服。

【主治】妇女蓐劳,产后体虚,乍寒乍热,其状如疟。

81728 **猪肾汤**(《圣济总录》卷一六四)

【组成】猪肾一只(切)　黄耆(剉碎)　人参　芍药(剉碎,炒)各一两半　桂(去粗皮)三分　芎䓖　当归(剉,炒令香)各一两　熟干地黄(焙)二两

【用法】上八味除肾外,为粗末。每服二钱匕,加水二盏,先煮猪肾,取一盏;去肾,入药末,加生姜三片,大枣一枚(擘),同煎七分,去滓温服,不拘时候。

【主治】妇女产后蓐劳,寒热体痛,乏力瘦黑。

81729 **猪肾汤**(《圣济总录》卷一六四)

【组成】猪肾一枚(去脂膜,切)　粳米(淘)二合　知母(焙)三分　当归(剉,焙)一分半　葱白五茎　芍药三分

【用法】上除肾及米外,剉如麻豆大,以水六盏,先煎猪肾七八沸,纳诸药,煎取四盏,去滓,下粳米煮熟,去米,空腹分三次温服;如人行五六里一服。服讫,卧良久。

【主治】妇女产后蓐劳似疟,寒热不能食。

81730 **猪肾汤**(《陈素庵妇科补解》卷二)

【组成】芎　归　白芍　熟地　参　苓　术　草　耆　陈皮　香附　杜仲　川断　黄芩　麦冬　生姜　猪肾一对

【用法】上将猪肾煮汤,入药煎服。

【功用】益肾。

【主治】妇女妊娠九月,胎动不安。

81731 **猪肾汤**(《女科百问》卷下)

【组成】猪肾一对(去脂膜)　当归　芍药　生姜各二两　桂心三钱　葱白二合

【用法】上以水八升,缓火煮肾汁六升,澄清,纳入诸药,煮取二升,分三次温服。

【主治】❶《女科百问》:妇女蓐劳。产后日浅久坐,视听言语多,或运动劳力,遂觉头项及肢节皮肉疼痛,乍寒乍热。❷《女科指掌》:妇女产后气血虚弱,阴阳不和。

81732 **猪肾汤**

《叶氏女科》卷三。为《医学正传》卷七引《产宝》“猪肾子饮”之异名。见该条。

81733 **猪肾汤**(《温氏经验良方》)

【组成】猪肾一具　茯苓一钱半　桑寄生一钱　川芎五分　干地黄一钱　焦白术二钱　寸冬一钱

【用法】水煎服。二日一剂,月内共服七剂。

【功用】养胎。

【主治】妊娠九月胎动。

81734 **猪肾酒**(《直指》卷二十二)

【异名】猪肾丸(《丹溪心法》卷二)、牵牛酒(《医学入门》卷八)。

【组成】黑牵牛(研细,去皮,取末)一分

【用法】上药入猪肾中,以线扎,青竹叶包上,慢火煨熟。空心温酒嚼下。

【主治】通行漏疮中,恶水自大肠出。

81735 **猪肾酒**(《医学入门》卷三)

【组成】童便二盏　好酒一盏

【用法】上以新瓷瓶贮之，取全猪腰子一对在内，黄泥密封，日晚时以慢火养熟，至中夜止，待五更初以火温之，发瓶饮酒，食猪腰子。病笃者只一月取效。

【功用】养血。

【主治】肾虚腰痛，平日瘦怯者。

81736 猪肾粥（《圣惠》卷九十七）

【组成】猪肾一具（去脂膜，切）　粟米三合

【用法】上以豉汁五味，入米作粥。空心食之。

【主治】妇女蓐劳，乍寒乍热。

81737 猪肾粥（《圣惠》卷九十七）

【异名】猪腰子粥（《医便》）。

【组成】豮猪肾一对（去脂膜，细切）　葱白二茎（去须，切）　人参一分（去芦头，末）　防风一分（去芦头，末）　粳米二合　薤白七茎（去须，切）

【用法】上先将药末并米、葱、薤白着水下锅中煮，候粥临熟，拨开中心，下肾，莫搅动，慢火更煮良久，入五味。空腹食之。

【主治】肾脏气惫，耳聋。

81738 猪肾粥（《圣济总录》卷一八八）

【组成】猪肾两具（治研如法）　粟米一合（研如法）　葱白（切）　生姜（切）各少许

【用法】上于豉汁中煮作粥。空腹食之。

【主治】肾虚脚弱。

81739 猪肾粥（《圣济总录》卷一八九）

【组成】猪肾（去脂膜，切）一对　米三合

【用法】上以豉汁一升半煮粥，入五味并酒调和如常法。空腹食之。

【主治】肾虚劳损，腰膝疼，行动无力。

81740 猪肾粥

《圣济总录》卷一九〇。为《千金》卷三"猪肾汤"之异名。见该条。

81741 猪肾粥（《饮膳正要》卷二）

【组成】猪肾一对（去脂膜，切）　粳米三合　草果二钱　陈皮一钱（去白）　缩砂二钱

【用法】先将猪肾、陈皮等煮成汁，滤去滓，入酒少许，次下米煮成粥。空心食之。

【主治】肾虚劳损，腰膝无力疼痛。

81742 猪肾粥（《养老奉亲》）

【异名】猪腰粥（《医学入门》卷三）。

【组成】猪肾两只（去膜，切细）　粳米四合（淘）　葱白半握

【用法】煮作粥，下五味、椒、姜，空心食之。一日一次。

【主治】老人脚气顽痹，缓弱不随，行履不能。

81743 猪肾羹（《医方类聚》卷二三八引《食医心鉴》）

【组成】猪肾一双（去脂膜）　红米一合

【用法】上着葱白、姜、盐、酱，煮作羹吃之。

【主治】妇女产后蓐劳，乍寒乍热。

81744 猪肾羹（《圣惠》卷九十七）

【组成】猪肾一对（去脂膜，切）　生地黄四两（切）　葱白一握（去须，切）　生姜半两（切）　粳米一合

【用法】炒猪肾及葱白欲熟，着豉汁五大盏，入生姜，下地黄及米，煎作羹食之。

【主治】五劳七伤，乍寒乍热，背膊烦疼，羸瘦无力。

81745 猪肾羹（《圣惠》卷九十七）

【组成】猪肾一对（去脂膜，切）　枸杞叶半斤（切）

【用法】上用豉汁二大盏半，相和煮作羹，入盐、醋、椒、葱，空腹食之。

【主治】五劳七伤，阴痿羸瘦，精髓虚竭，四肢少力。

81746 猪肾羹（《圣济总录》卷一八八）

【组成】猪肾一对（切）　枸杞叶（切）一斤　猪脊膂一条（去脂膜，切）　葱白（切）十四茎

【用法】上以五味汁作羹，空腹食之。

【功用】益气。

【主治】虚羸。

81747 猪肾羹（《圣济总录》卷一九〇）

【组成】猪肾（去筋膜，细切）一对　陈橘皮（洗，切）半分　蜀椒（去目并合口，炒出汗）三十粒

【用法】用五味汁作羹，空腹食。

【主治】耳聋、耳鸣，如风水声。

81748 猪肾臛（《圣济总录》卷一九〇）

【组成】猪肾一对（去脂膜，薄切）　羊肾一对（去脂膜，薄切）

【用法】上以五味并葱白、豉作臛，如常食之，不拘时候。

【主治】妇女产后风虚劳冷，百骨节疼，身体烦热。

81749 猪乳散（《直指小儿》卷一）

【组成】琥珀　防风各一钱　朱砂半钱

【用法】上为末。每服一字，猪乳调，抹入口中。

【主治】❶《直指小儿》：小儿胎惊。❷《医学入门》：月内夜啼，惊惕抽掣。

【备考】本方方名，《普济方》引作"猪乳膏"。

81750 猪乳膏

《普济方》卷三六一。即《直指小儿》卷一"猪乳散"。见该条。

81751 猪乳膏（《医统》卷八十八）

【组成】全蝎一个（焙）　琥珀一分　朱砂少许

【用法】上为末。每服一字，麦门冬煎汤调下。

【主治】小儿诸惊胎痫。

【备考】方中琥珀用量原缺，据《简明医彀》补。本方名"猪乳膏"，但方中无猪乳，疑脱。《简明医彀》本方用法：加猪乳妙。

81752 猪乳膏（《幼科发挥》）

【组成】牛黄　朱砂各少许

【用法】上药取猪乳调，抹儿口中。

【主治】小儿胎惊、胎风。

81753 猪肤汤（《伤寒论》）

【组成】猪肤一斤

【用法】上以水一斗，煮取五升，去滓，加白蜜一升，白粉五合，熬香，和令相得。分六次温服。

【功用】❶《兰台轨范》：引少阴之虚火下达。❷《医原》：甘咸润纳。

【主治】❶《伤寒论》：少阴病，下利咽痛，胸满心烦。❷《天津中医》：失音。

【方论选录】❶《注解伤寒论》：猪，水畜也，其气先入

肾。少阴客热，是以猪肤解之；加白蜜润燥除烦，白粉以益气断利。❷《伤寒来苏集》：猪为水畜，而津液在肤，君其肤以除上浮之虚火；佐白蜜、白粉之甘，泻心润肺而和脾，滋化源，培母气。水升火降，上热自除而下利止矣。❸《中国医学大辞典》：猪为水畜，属肾，而肤主肺，取其遍达周身，从内而外；蜜乃稼穑之味，粉为五谷之精，合之猪肤之润，皆足以交媾阴阳，调和荣卫；熬香者，取香气助中土之义也。

【临床报道】❶咽痛：《续名医类案》张路玉治徐君玉，素禀阴虚多火，且有脾约便血症，十月间患冬温发热咽痛，里医用麻、杏、橘、半、枳实之属，遂喘逆，倚息不得卧，声飒如哑，头面赤热，手足逆冷，右手寸关虚大微数，此热伤手太阴气分也。与葳蕤、甘草等药不应，为制猪肤汤一瓯，命隔汤炖热，不时挑服，三日声清，终剂病如失。❷失音：《天津中医》：[1986，(5)：40]患者，男，12岁。1978年秋季觉咽部干燥不适，有时疼痛干咳，以后逐渐声音低沉，甚至嘶哑，诊断为"慢性喉炎"，经中西药物屡治无效，声音嘶哑由间歇性转为持续性，乃于1979年10月来我院门诊。形体消瘦，五心烦热，咽干口燥，舌红无苔，脉来细数，失音已达四月，拟猪肤汤长服：猪肤半斤（刮净肥肉），白蜜半斤，米粉四两，先将鲜肉皮置锅中，加水适量，文火煮沸，使肉皮完全溶化为度，然后再加入白蜜煮沸，最后调入米粉，煮成糊状，收贮于瓷罐中。一日三次，每次一匙，开水冲服。逾半年而愈。

81754 猪肤汤（《医学碎金录》）

【组成】火腿（熬清汁，去浮油） 炒米粉

【用法】乘热冲拌炒米粉服。

【主治】肺病。

81755 猪肺丸（《卫生鸿宝》卷一）

【组成】梨汁 藕汁 莱菔汁 人乳 童便各一碗 猪肺（不落水）一个（入童便灌足，将手拍热，抖去浊沫）

【用法】上和，煎至汁存二碗半，以炒米粉为丸。每服五钱。

【主治】吐血。

81756 猪肺汤（《不居集》上集卷十七）

【组成】猪肺一个 卜子五钱 白芥子一两

【用法】五味调和。饭后食之。

【主治】肺经燥痰。

81757 猪肪汤（《医学入门》卷三）

【组成】猪肪膏一斤

【用法】上切，入沸汤中煮，临熟入盐、豉，调和食之。

【主治】上气喘嗽，身体壮热，口干渴燥。

81758 猪骨散（《魏氏家藏方》卷四）

【组成】秦艽（洗净） 柴胡（去苗） 前胡各一两 川乌头（炮，去皮脐）半两 藁本二两（醋炙） 芫荑（去皮）一两 鳖甲（洗净） 甘草各半两

【用法】用雄猪脊骨一全副，去头尾各一节，去肉，将骨细剉，入水二大碗，瓷器中煮令水尽；除芫荑、甘草二味外，余并入猪骨中，好酒一斗，同煮令酒尽，却入芫荑、甘草，同焙干，为末。每服二钱，空心、夜卧温酒送下。

【主治】诸劳气蒸热，倦怠，腰脚酸疼，四肢困重，不美饮食，肌肤瘦悴。

81759 猪骨煎（《百一》卷四）

【异名】猪膏煎（《袖珍》卷四）。

【组成】豮猪脊骨一条（去尾五寸，剉细，用好法酒六升，青蒿一握，乌梅十个，柴胡一两去芦，秦艽一两去芦，慢火同熬，耗一半，去滓，入蜜半斤，再熬成膏子） 白茯苓（去皮） 当归（去芦） 川芎 人参（去芦） 肉苁蓉（酒浸） 巴戟（去心，酒浸） 五味子 牛膝（去芦，酒浸） 茴香（微炒） 破故纸（炒）各一两 鳖甲（去裙，醋炙黄） 沉香各半两 鹿茸（酒浸，醋炙） 附子（炮，去皮脐）各二两

【用法】上为细末，用前猪骨膏子为丸，如梧桐子大。每服三十丸，渐加至五十丸，米饮送下，不拘时候。

【主治】虚劳发热，热从脊骨上起。

81760 猪骨膏（《圣济总录》卷一三三）

【组成】猪筒骨二个（取髓） 松脂（通明者，研）二钱 乳香（研） 黄连（去须，为末） 白及（为末）各一分 铅丹（别研） 黄蜡各半两

【用法】上为末，熔蜡为膏。不拘时候敷之。

【主治】诸疮口气冷不愈。

81761 猪胆丸（《圣济总录》卷八十九）

【组成】猪胆五十枚（焙干） 柴胡（去苗） 黄连（去须）各四两 秦艽（去苗土）三两 苍术（米泔浸，切，焙）一两 青蒿头八两（小便五升慢煎干）

【用法】上为末，炼蜜为丸，如梧桐子大。每服三十丸，空心冷茶送下。

【主治】劳气攻注，背脊拘急，肩膊烦疼，目昏瘦弱，饮食无味。

81762 猪胆丸（《鸡峰》卷二十三）

【组成】黄柏 黄连 甘草（生） 青橘皮各半两 芦荟 青黛各一分 麝香一钱

【用法】将上四味用豮猪胆汁和，却入胆中，以线系定，浆水内煮十来沸，滤出放冷，入乳钵内研如泥，后将芦荟以下同研匀，水煮薄荷为丸，如麻子大。每岁儿五丸，食后、临卧白汤送下。

【主治】小儿疳热。

81763 猪胆丸（《卫生总微》卷三）

【异名】二连丸（《普济方》卷三八五）。

【组成】胡黄连 宣黄连（去须）各半两 赤芍药一两

【用法】上为细末，以豮猪胆汁和成剂，却入在胆皮中，悬铫上，用浆水煮，勿令浆水入，煮熟取出为丸，如绿豆大。每服三十丸，食后、临卧米饮汤送下，一日三次。

【主治】小儿血热，早食后发热，至晚则凉。

81764 猪胆丸

《普济方》卷一七八。即《圣济总录》卷五十八"猪胆煎"。见该条。

81765 猪胆汤（《千金》卷十）

【异名】猪胆鸡子汤（《活人书》卷十七）。

【组成】猪胆 苦酒各三合 鸡子一枚

【用法】上合煎三沸，强人尽服之；羸人须煎六七沸，分二次服。汗出即愈。

【主治】伤寒五六日斑出。

【方论选录】《千金方衍义》：发斑而用猪胆、苦酒、鸡子，必阳毒陷于阴分而见咽痛之故；若邪在阳分，正当助其焮发，必无酸收之理。方中猪胆泻肝火，苦酒收阴气，鸡子润咽痛，服之使呕，鼓毒发于阳分，汗出则愈，乃长沙少阴例

中苦酒汤之变法，以补长沙之未逮。

81766 猪胆汤(《圣济总录》卷一六二)

【组成】猪胆一枚(阴干) 干姜三两(炮) 附子(炮裂，去皮脐) 甘草(炙)各一两

【用法】上剉，如麻子大。每服三钱匕，水一盏，煎七分，去滓，食前温服。

【主治】妇女产后霍乱，四逆，汗出肢冷。

81767 猪胆饮

《圣济总录》卷一七三。为《千金》卷十八"猪胆苦酒汤"之异名。见该条。

81768 猪胆矾(《梅氏验方新编》卷一)

【组成】雄猪胆一个(腊月八日取)

【用法】上装入白矾末，阴干，为末；次年腊月八日再取猪胆，入前猪胆末，如此三四次。每用一二分吹之。

【主治】单乳蛾、喉癣、喉痈肿痛，吞咽不下，命在须臾者。

【宜忌】虚火喉症忌用。

81769 猪胆酒(《梅氏验方新编》卷十八)

【组成】猪胆一个

【用法】将胆汁冲入白酒酿内，每日空心温服。连服五胆，其病即愈。或嫌胆苦，用米粉和胆汁为丸，白酒送下。

【主治】黄疸痧。

81770 猪胆蛋(《梅氏验方新编》卷十八)

【组成】猪胆一个 鸡蛋一个

【用法】上药拌匀，不拘时候服。如嫌苦难下，用干糕咽之，连服三次。

【主治】黄病。

81771 猪胆散(《济众新编》卷七)

【组成】黄丹 石雄黄 乳香 没药 白芷 王不留行各一钱

【用法】上为末。猪胆一部调涂。

【主治】胎毒。

81772 猪胆煎(《圣惠》卷八十九)

【组成】猪胆一枚 龙脑一分(钱) 马牙消半两

【用法】上为末，都拌匀，纳猪胆中，牢系，悬于壬方，阴干后取出，纳瓷盒中。每用麻子许，水化点之，每日三四次以上。

【主治】小儿缘目生疮，肿痛。

81773 猪胆煎(《圣济总录》卷五十八)

【组成】雄猪胆五枚 定粉一两

【用法】以酒煮胆，候皮烂，即入粉，研细，同煎成煎丸，如鸡头子大。每服二丸，含化咽津。

【主治】口中干燥无津液而渴。

【备考】本方方名，《普济方》卷一七八引作"猪胆丸"。

81774 猪胆煎

《圣济总录》卷七十八。为《千金》卷十八"猪胆苦酒汤"之异名。见该条。

81775 猪胆煎(《医统》卷八十八)

【组成】猪胆一枚

【用法】以竹管一个插入胆内，以丝线密上扎定；以竹管插入肛门，方逼胆汁入，即通。

【主治】锁肛证。

81776 猪胆膏(《圣惠》卷三十二)

【组成】豮猪胆一枚(取汁) 川朴消半分 腻粉一钱 龙脑一字

【用法】上为细末，与猪胆相和，经一宿。每用一小豆大点之。

【主治】眼中有疮及胬肉，日夜不开，疼痛。

81777 猪胆膏(《鸡峰》卷二十一)

【组成】猪胆一只 硇砂(细研)

【用法】以硇砂穰在猪胆中成膏，系定，悬当风处；白衣如霜出，扫下，收瓷盒子内。旋旋用柱子点入眦中，觉痒乃罢，便无翳膜；未尽再点之。

【主治】翳障。

81778 猪胆膏(《杨氏家藏方》卷三)

【组成】高良姜一两(切作小块，油炒) 干姜一两(炮)

【用法】上为末，分作四服，每服用豮猪胆汁调成膏。以好酒半盏热调匀，发时服。

【主治】脾胃虚弱，遂作疟疾，寒多热少。

【方论选录】大凡寒发于胆，以猪胆引高良姜、干姜入胆，去寒燥脾胃；二姜热，猪胆冷，阴阳相制，所以作效。仍治秋深寒疟。

81779 猪胆膏(《直指》卷二十三)

【组成】猪胆七枚

【用法】上取汁，以建盏盛，炭火熬成膏，用单纸摊敷。须先用槐根白皮煎汤温洗，然后敷药。

【主治】痔疮。

81780 猪胆膏(《沈氏经验方》卷上)

【异名】疔疮猪胆膏(《续刊经验集》)。

【组成】乳香一两八钱(去净油，研) 制松香三两(研) 没药一两八钱(去净油，研) 黄明胶三两(开水化烊) 葱汁 姜汁各一钟

【用法】夏间预收猪胆一百二十个，取汁，用竹破开，每日曝晒，夜则受露，不可着雨，将药末次第加入，伏天日晒日捣，略干，即入葱、姜汁，后入广胶和匀，晒至成膏，后入有盖瓷器内埋常走地下，二三月取起。用时隔汤炖烊，摊贴。

【主治】疔疮，热毒诸疮。

【宜忌】忌见火、铁器。

81781 猪胆膏(《经验奇方》卷上)

【组成】猪胆不拘多寡

【用法】每年夏至后用粗钵一个，逐日赴市讨取猪胆携回，破胆皮，放汁于钵，随放随搅匀随晒，夜间及遇雨则用盖盖之，放晒至三伏后为止，封口收藏，随时用油纸摊贴。

【主治】大小无名肿毒，肉白色淡。

【宜忌】阴疽忌用。

81782 猪胆醋(《卫生总微》卷八)

【组成】醋四两 大猪胆一个(取汁用)

【用法】上合煎三四沸。每服半合上下，一日服四五次，不拘时候。

【主治】小儿疮疹内发盛者。

81783 猪胆薄(《鬼遗》卷四)

【组成】黄耆 龙骨 青木香 栀子仁 羚羊角 干地黄 升麻 白蔹 大黄 黄柏 黄芩 芎䓖 赤小豆 麻黄(去节) 黄连各等分 犀角一两

【用法】上为末，以猪胆调令如泥，以涂故布上，开口如小豆大，以泄热气，薄痈上。

【主治】痈疽始一二日，痛微。

81784 **猪胞丸**(《杨氏家藏方》卷十)

【组成】猪胞一枚(酒煮，切，焙) 甘遂(生用) 泽泻(炒) 黑牵牛(炒)各二钱 续随子(去壳)半两 木猪苓半两(盐水煮) 斑蝥(用糯米炒黄，去米并头足翅)一钱

【用法】上为细末，酒煮面糊为丸，如梧桐子大。食前嚼二十丸，茅香酒送下。小便如米泔是效。常服五七丸。

【主治】膀胱疝气肿大，牵引作痛。

【宜忌】忌甘草三日。

【备考】本方方名，《普济方》引作"猪脬丸"。

81785 **猪脊汤**(《三因》卷十)

【组成】大枣四十九枚(去皮核) 新莲肉四十九粒(去心) 西木香一钱半 甘草二两(炙)

【用法】上与雄猪脊骨一尺二寸同煎，用水五碗，于银石器煮，去肉骨，滤滓，取汁一碗，空腹任意呷服。以滓减去甘草一半，焙干为末，米汤调服，不拘时候。

【主治】三消渴疾。

【宜忌】忌生冷、盐、脏等物。

81786 **猪胰片**(《寿世青编》)

【组成】猪胰(切片)

【用法】上煮熟，蘸苡仁末，空心服。如肺痈，米饮调下。

【主治】肺损嗽血、咯血，肺痈。

81787 **猪胰酒**(方出《肘后方》卷三，名见《圣惠》卷六)

【组成】猪胰三具，大枣一百枚 酒三升

【用法】上渍数日，服三二合，加至四五合。

【主治】❶《肘后方》：久咳嗽上气，十年、二十年诸药治不愈者。❷《千金》：胸胁支满多喘。

【宜忌】《千金》：二七日忌盐。

【备考】《千金》本方用法：以酒五升渍之，秋、冬七日，春、夏五日，出，布绞去滓，七日服尽。羊胰亦得。

81788 **猪胰酒**(《证类本草》卷十八引《崔元亮海上方》)

【组成】猪胰一具

【用法】上细切，与青蒿叶相和，以无灰酒一大升，微火温之；乘热纳猪胰和蒿叶，相共暖，使消尽；又取桂心末一小两纳酒中。每日平旦、午时、夜间各空腹服一小盏。

【主治】脾气不足，暴冷入脾，冷痢久不愈，舌上生疮，饮食无味，纵吃食下还吐，小腹雷鸣，时时心闷，干皮细起，膝胫酸痛，两耳绝声，四肢沉重，渐瘦劣重，成鬼气；及妇人血气不通，逆饭忧烦，常行无力，四肢不举；丈夫痃癖，两肋虚胀，变为水气。

【宜忌】忌热面、油腻等食。

81789 **猪胰酒**(《医统》卷八十七)

【组成】猪胰三具(细切) 大栗三十个

【用法】上以酒三升浸，秋、冬三日，夏一日，春二日，密封，以布绞去滓。空心温服。

【主治】老人上气喘急，坐卧不安。

【宜忌】忌咸热物。

81790 **猪胰散**(《圣济总录》卷四十八)

【组成】猪胰一具(去脂，细切) 腻粉一两

【用法】上入瓷瓶内固济，上留小窍，煅烟尽，为细末。每服二钱匕，空心浆水送下。

【主治】肺气远年不愈。

81791 **猪脂丸**(《杂病源流犀烛》卷四)

【组成】杏仁 松仁 白蜜 橘饼各四两

【用法】上以猪油(熬净)一杯，同捣，时时食之。

【主治】反胃，久闭不通，服通剂过多，血液耗竭，转加闭结者。

81792 **猪脂汤**(《圣济总录》卷一三七)

【组成】猪脂五两 盐半两

【用法】上先熬脂令沸，下盐搅匀，温浸指上。

【主治】代指，疼痛欲脱。

81793 **猪脂酒**(《圣济总录》卷九十五)

【组成】猪脂如半鸡子大(碎切)

【用法】上以酒一升，微煮沸，投猪脂更煎一二沸，分为两度，食前温服，未通再服。

【主治】大小便不通。

81794 **猪脂酒**(《圣济总录》卷一五九)

【组成】猪脂一两(切) 白蜜半盏 酒一盏半

【用法】上三味相和，同煎沸热，分作三服，未下，再依前法制服。

【主治】子死腹中，气血凝滞不下。

81795 **猪脂散**(《普济方》卷三〇一)

【组成】猪蹄(烧灰)

【用法】上以猪脂和。每日敷五六次。

【主治】天行䘌疮。

81796 **猪脂膏**(方出《圣惠》卷三十二，名见《普济方》卷八十二)

【组成】猪脂(去筋膜)

【用法】上于水中煮，待有浮上如油者，掠取，贮于别器中，又煮，依前再取之。仰卧去枕，点于鼻中，不过三两度，其脂纳入眼角中。流出眯物即愈。

【主治】一切物眯目中，妨痛不可忍。

81797 **猪脂膏**(方出《圣惠》卷三十六，名见《圣济总录》卷一一五)

【组成】生猪脂一合 釜下墨半两(研)

【用法】上和调如膏，捏如枣核大。绵裹一丸，塞耳中，令濡润后即挑之。

【主治】耵聍塞耳，聋，强坚挑不可得出者。

81798 **猪脂膏**(《圣济总录》卷一八二)

【组成】猪脂(炼过)四合 附子(生，去皮脐) 蜀椒(生，去目闭口者)各一分 食盐(研)三分

【用法】上为末，入脂内熬过。候冷涂之，以愈为度。

【主治】小儿游肿。

81799 **猪脏丸**(《直指》卷二十三)

【组成】净黄连二两(剉碎) 嫩猪脏二尺(去肥)

【用法】以黄连塞满猪脏，系两头，煮十分烂，研细，添糕糊为丸，如梧桐子大。先用海螵蛸炙黄去皮，取白者为末，以木贼草煎汤调下。服之三日后，再服猪脏丸，每服三五十丸，米饮送下。

【主治】❶《直指》：野鸡。大人小儿大便下血日久，多食易饥，腹不痛，里不急。❷《兰台轨范》：妇人血崩。

81800 **猪脏丸**(《得效》卷五)

【组成】吴茱萸(净，去枝梗)不拘多少(用水浸透)

【用法】用猿猪脏头一截，去脂膜，净洗，将茱萸入脏内，两头扎定，慢火煮令极烂，用甑蒸熟尤好，将二味于臼内杵千下，令极细，为丸如梧桐子大。每服五十丸，米饮送下。

【主治】脏寒泄泻，不进饮食，气体倦怠。

81801 **猪脏丸**（《普济方》卷二〇八）

【组成】硫黄二两（为末） 猪脏一斤（洗净，入硫黄于内，以线缚两头，用米醋五升入瓷瓶，以盐泥固济，用炭火一秤煅，俟醋干为度，取出，入后药） 吴茱萸二两（炒） 厚朴一斤（去皮，姜炒）

【用法】上为末，先研脏细，入药末一处都拌匀，为丸如梧桐子大。每服三十丸，空心盐汤盐酒送下。

【主治】元脏久冷，滑泄不止，饮食不进，渐至危困。

81802 **猪脏丸**（《奇效良方》卷五十一）

【异名】猪肠丸（《医钞类编》卷十四）。

【组成】猪脏一条（洗净，控干） 槐花（炒，为末）二两（填入脏内，两头扎定，石器内米醋煮烂）

【用法】上捣和为丸，如梧桐子大。每服五十丸，食前当归酒送下。

【主治】痔瘘下血。

【备考】方中槐花用量原缺，据《会约》补。

81803 **猪脏丸**

《杂病源流犀烛》卷二十八。为《医学入门》卷七“脏头丸”之异名。见该条。

81804 **猪脑酒**（《杂病源流犀烛》卷二十六）

【组成】猪脑子（研烂）

【用法】上入热酒中，或洗或涂。以兔脑生涂之更妙。

【主治】冬日冒受烈风寒冰，手足皲裂，血出作痛。

81805 **猪脑膏**（《疡医大全》卷九）

【组成】公猪脑子一个

【用法】上放锅内，用好陈醋泡透，文武火煮成膏药样取出，细布摊。随疮大小贴之。先用小米泔水洗净疮上，贴膏二三日，揭看内生肉芽，再用小米泔煎洗，又贴三五日，肌肉长平。

【功用】生肌长肉。

【主治】痈疽。

【宜忌】忌房劳、怒气、发物。

81806 **猪秽散**（《疡科选粹》卷四）

【组成】猪粪（煅） 槟榔各五钱 片脑五分 花椒一分 龙骨一分

【用法】上为末。湿疮干疮，香油调敷。

【主治】❶《疡科选粹》：脚上生疮，肿痛作痒，抓破水流不止。❷《杂病源流犀烛》：阴疮，肾中虚火炎炽，疮生遍身，脓水淋漓，两腿更甚，体倦，作痒难熬，或至经年不愈。

【加减】如有脓水，加轻粉一钱。

81807 **猪脚汤**（《医学从众录》卷八）

【组成】雄猪脚爪一个 鬼馒头一个

【用法】上并煮食之。

【主治】妇人吹乳不通。

81808 **猪脬丸**

《普济方》卷二四七。即《杨氏家藏方》卷十“猪胞丸”。见该条。

81809 **猪脬丸**（《医学入门》卷七）

【组成】黑雄猪腰子一对（不见火，去膜，切碎）

【用法】上与大小茴香末各二两拌匀，再以猪尿脬一个，入腰子于内扎定，用三碗酒于砂锅内悬煮至半碗，取起焙干为末，将余酒打糊为丸，如梧桐子大。每服五十丸，温酒送下。

【主治】诸疝。

81810 **猪脬饮**（《疑难急证简方》卷二）

【组成】猪脬一具

【用法】煎汤，用以煎药。凡用汤药，当以此作引。

【主治】妇人因产伤脬，致作交肠之候，及太阳经虚，小便欠利。

【宜忌】按屠司习气，将脬触破出尿，未堪入药，用者须求完全为妙。羊脬亦然。

81811 **猪寄汤**（方出《圣惠》卷三十，名见《普济方》卷三〇一）

【组成】猪蹄二枚（剉） 槐树寄生（细剉）一升

【用法】以水五升，煮取三升，去滓，看冷热，洗疮三五度。

【主治】虚劳，阴湿痒，生疮。

81812 **猪脾粥**（《圣济总录》卷一八九）

【组成】猪脾一具 猪胃一枚

【用法】上净洗，细切，入好米两合，如常法煮粥。空腹食。

【主治】脾胃气弱，不下食，米谷不化。

81813 **猪腰汤**

《景岳全书》卷六十一。为《医学正传》卷七引《产宝》“猪肾子饮”之异名。见该条。

81814 **猪腰饮**

《医统》卷八十五。为《医学正传》卷七引《产宝》“猪肾子饮”之异名。见该条。

81815 **猪腰粥**

《医学入门》卷三。为《养老奉亲书》“猪肾粥”之异名。见该条。

81816 **猪腰粥**

《卫生鸿宝》卷五。为《医学正传》卷七引《产宝》“猪肾子饮”之异名。见该条。

81817 **猪膏丸**（方出《圣惠》卷五十二，名见《普济方》卷二〇〇）

【组成】腊月猪脂二两 独颗蒜一颗 蒌葱一握（细切） 独角仙一枚 五月五日粽子尖

【用法】上于五月五日五更初，于净房内修合，捣一千杵为度。有患者，用新绵子裹一丸，如皂荚子大，男左女右，系于手臂上。

【主治】疟寒热发歇，往来不定。

81818 **猪膏汤**（《千金翼》卷二十二）

【组成】猪膏一两（烊之） 豉一升（绵裹）

【用法】上以水三升煮豉，取汁一升，纳猪膏，每服七合，一日三次。

【功用】解散热渴。

【主治】石发。

【宜忌】石人饮宜清冷，不宜热，热即气拥痞石。唯酒一种，须热也。

81819 **猪膏汤**（《三因》卷八）

【组成】猪膏 生姜汁各二升 青蒿汁 天门冬汁各

一升

【用法】上入银石器内以微火熬成膏。每服一匙,酒汤调下,不拘时候。

【主治】肝劳实热,关格牢涩,闭塞不通,毛悴色夭。

81820 猪膏汤

《成方切用》卷八。为《外台》卷十六引《删繁方》"猪膏酒"之异名。见该条。

81821 猪膏饮(《圣济总录》卷一五八)

【组成】猪膏七合 白蜜三合 生地黄(切)二两

【用法】上先将猪膏、地黄相和,煎令赤色,去却地黄,纳蜜三合,搅匀,分两次温服,相次再服。

【主治】妊娠堕胎后,血不出,上抢心痛烦愦。

81822 猪膏酒(《外台》卷十六引《删繁方》)

【异名】猪膏汤(《成方切用》卷八)。

【组成】猪膏七升 生姜汁二升

【用法】上以微火煎取三升,下酒五升,和煎,分三次服。

【主治】肝劳筋极,挛痹乏力,关格胁满,皮毛枯槁。❶《外台》引《删繁方》:肝劳虚寒,关格劳涩,闭塞不通,毛悴色夭。❷《内经拾遗》:骨痹挛节。❸《普济方》:两胁满,筋脉急。❹《医方考》:筋极之状,令人数转筋,十指爪甲皆痛,苦倦不能久立。

【方论选录】《医方考》:是疾也,若以草木之药治之,卒难责效。师曰:膏以养筋,故假猪膏以润养之;等以姜汁者,非辛不足以达四末故也;复熬以酒者,以酒性善行,能浃治气血,无所不至,故用之以为煎也。

81823 猪膏煎(《千金》卷三)

【组成】猪膏一升 清酒五合 生姜汁一升 白蜜一升

【用法】煎令调和,五上五下膏成。每服方寸匕,随意以酒调服。

【主治】❶《千金》:妇女产后体虚,寒热自汗出。❷《千金方衍义》:脾约便秘。

【宜忌】《千金方衍义》:若病人旧有微溏者禁用。

【方论选录】《千金方衍义》:产后体虚寒热,且自汗多而津液外泄,久之大便涩难,所以专取猪膏、蜜、酒之润,以滋肠胃之枯槁。

81824 猪膏煎(《普济方》卷二一一)

【组成】清酒五合 煎成猪膏三合

【用法】上以缓火煎汁沸。适寒温,顿服。

【主治】赤白带下。

81825 猪膏煎

《袖珍》卷四。为《百一》卷四"猪骨煎"之异名。见该条。

81826 猪靥散(《圣济总录》卷一二五)

【组成】豮猪靥二七枚(炙) 半夏(汤洗去滑)二十二枚 人参一两

【用法】上为散。每服一钱匕,温酒调下,临卧垂头服。

【主治】气瘤瘿。

81827 猪蹄汤(《鬼遗》卷四)

【组成】猪蹄一具(治如食法) 白蔹二两 白芷二两 狼牙二两 芍药三两 黄连一两 黄芩 大黄 独活各一两

【用法】上切。以水三斗,煮猪蹄,取一斗五升,去蹄取药,煮取五升,洗疮,每日四次。

【主治】❶《鬼遗》:痈疮及恶疮有恶肉。❷《圣济总录》:甲疽。

81828 猪蹄汤(《鬼遗》卷四)

【组成】猪蹄一具(治如食法) 芎䓖 甘草(炙) 大黄 黄芩各二两 芍药三两 当归

【用法】上先以水一斗五升,煮猪蹄,取八升,去蹄,纳诸药,更煮取三升,去滓,及温洗疮上,一日三次。亦可以布纳汤中,薄疮肿上,燥复之。

【主治】痈疽肿坏多汁。

81829 猪蹄汤(《鬼遗》卷四)

【组成】猪蹄一具(治如食法) 大黄 白芷 芎䓖 黄芩 黄连 细辛 当归 藁本 藜芦(炙) 甘草各一两(一本有莽草)

【用法】先以水三斗,煮猪蹄,取一斗煮上药,取五升,洗渍疮。

【主治】熛疽,诸疽,十指焮热。

81830 猪蹄汤(《医心方》卷十五引《古今录验》)

【组成】当归四两 甘草(炙)四两 芍药五两 芎䓖二两 白芷四两 茵草二两 黄芩四两 狼牙四两 猪蹄一具 蔷薇根一两

【用法】先以水二升半,别煮猪蹄,取一升半,去蹄,纳诸药,煮得再沸,下枣灰汁一升,又煮取一升半,汤成,稍稍以洗疮痈结疽。

【主治】痈疽并恶疮毒气。

【加减】初肿时,去狼牙,纳灰汁;疮既溃,用狼牙,除灰汁。

81831 猪蹄汤(《千金》卷六)

【组成】猪蹄一具 桑白皮 芎䓖 葳蕤各三两 白术二两 白茯苓三两 商陆三两(一作当归) 白芷三两

【用法】上㕮咀。以水三斗,煎猪蹄及药,取一斗,去滓,温一盏,洗手面。

【功用】令光润。

81832 猪蹄汤(《千金》卷二十二)

【组成】猪蹄一具(治如食法) 黄耆 黄连 芍药各三两 黄芩二两 蔷薇根 狼牙根各八两

【用法】上㕮咀。以水三斗,煮猪蹄令熟,澄清取二斗,下诸药煮,取一斗,去滓。洗疮,一食顷,以帛拭干,贴生肉膏,一日两次。

【主治】❶《千金》:痈疽发背。❷《圣济总录》:发背痈疽已溃,积毒恶肉未去。

【加减】如痛,加当归、甘草各二两。

【方论选录】《千金方衍义》:猪蹄煎汤,拭洗败腐痈脓,专取气血之味,以和血气之滞也。本方以疮口新肉不生,恐生虫匶,故用狼毒;余则清热和营之类,助长而已。

81833 猪蹄汤

《千金》卷二十四。为《外台》卷二十引《集验方》"猪蹄洗汤"之异名。见该条。

81834 猪蹄汤(《圣惠》卷四十四)

【组成】猪蹄二枚 黄柏三分(剉) 败酱三分 黄芩半两 黄连三斤(分) 甘草一两(剉) 营实根一两

【用法】上为散,用浆水二升,煎至一升半,热用洗之。

【主治】阴疮，脓血不绝。

81835 猪蹄汤(《圣惠》卷六十一)

【组成】猪蹄一对(去毛洗净) 芎䓖一两 赤芍药一两 川升麻一两 甘草一两 蛇床子一两 川大黄一两 蒴藋一两 槐白皮一两

【用法】上剉。先以水一斗，煮猪蹄，取一斗，漉去猪蹄，下诸药，煎取六升，去滓。适寒温，浇淋疮，以汤冷为度，拭干，别用敷药。

【主治】痈肿及一切疮，或烦疼浸淫。

81836 猪蹄汤(《圣惠》卷六十一)

【组成】猪蹄一对 败酱一两 槐柳枝各一握 黄耆二两(剉)

【用法】上细剉。先以水一斗，下猪蹄煮烂，去猪蹄，下诸药，更煎取四升，以布绞去滓，洗疮，汤冷为度，以绵拭干，便以生肌膏贴之。

【主治】一切败烂疮。

81837 猪蹄汤(方出《妇人良方》卷二十三引《灵苑方》，名见《局方》卷九续添诸局经验秘方)

【异名】通草猪蹄羹(《胎产心法》卷下)。

【组成】猪蹄一只 通草四两

【用法】上以水一斗，煮作羹食之。

【功用】《医方集解》：通乳。

【主治】乳妇气少血衰，脉涩不行，乳汁绝少。

【方论选录】《医方集解》：此足阳明药也，猪蹄咸能润下，通草淡能通窍。

81838 猪蹄汤(《圣济总录》卷一六六)

【组成】母猪蹄一具(细剉) 白油麻二合(洗，研细) 蛴螬七枚(炙干为末)

【用法】先将猪蹄用水五碗煮令熟，入研了油麻再煮俱熟，却入蛴螬末，略煮便顷出，细绢滤，澄清。时暖一盏饮之，不拘时候。

【主治】妇女产后因病乳汁少或不下。

81839 猪蹄汤(《圣济总录》卷一六六)

【组成】猪蹄四只(以水五升，煮汁三升，澄清) 瞿麦(去梗) 漏芦(去芦头) 木通(剉)各一两

【用法】上四味，捣罗三味为末。每服三钱匕，猪蹄汁一盏，煎七分，去滓温服，不拘时候。

【主治】妇女产后乳汁少或不下。

81840 猪蹄汤(《圣济总录》卷一六六)

【组成】猪蹄一具 当归(切炒) 芍药 黄芩(去黑心) 独活(去芦头) 荠草 大黄(剉炒) 芎䓖各半两

【用法】上为细末，将猪蹄剉洗令净，以水五升煮熟，去滓澄清，纳药，再煎令热。通手洗乳上令透，拭干，良久又暖洗，不拘次数。

【主治】产后乳痈破，脓血不尽。

81841 猪蹄汤(《传信适用方》卷三)

【组成】香白芷 甘草 独活 露蜂房 黄芩 赤芍药 当归

【用法】先将豮猪前蹄两只，只用白水煮软，将汁分两次澄清，去上面油花，下面滓肉。每次用上药半两投于汁中，再煎五七沸，滤去滓。以故帛蘸药汤中，薄揩疮上，死肉恶血随洗而下，以干故帛拭干。

【功用】消肿止痛，祛腐生肌。❶《传信适用方》：消毒去恶肉。❷《外科理例》：消肿毒，润疮口，止痛。❸《金鉴》：助肉气，散风脱腐，活死肌。

【主治】❶《传信适用方》：痈疽等肿坏。❷《保婴撮要》：一切杖疮溃烂。

【宜忌】❶《传信适用方》：避风，忌人口气吹之。❷《金鉴》：不可过洗，过洗则伤水，皮肤破烂，难生肌肉敛口。

【备考】《医宗说约》有防风；《疮疡经验全书》有地骨皮。

81842 猪蹄汤(《普济方》卷三〇二)

【组成】猪蹄一具(劈破) 浮萍草三两

【用法】上以水三升，煮取半升，去滓，以瓶子盛汁。纳阴瓶中渍之，冷即出，拭干，便敷后药粉之。

【主治】阴汗。

【备考】后药即蔷薇根皮、黄柏各三分，朴消、蛇床子各一分，甘草一分(炙)，上为散。

81843 猪蹄汤(《万氏家抄方》卷四)

【组成】肥牙猪后蹄一只(约两斤半)

【用法】上不用盐，用井花水，入大瓦罐煨烂取出，着盐少许，与病者下饭。其汤吹去面上油，以鹅翎蘸洗患处，不住手洗，令疮知腥气易溃。洗毕，以棍子涂麦饭石膏，但有红晕处尽涂之。

【主治】痈疽。

81844 猪蹄汤(《景岳全书》卷六十一)

【组成】八物汤加黄耆 漏芦 陈皮 木通

【用法】先以猪蹄煮汁二碗，再煎上药服之。

【主治】气血不足，乳汁不下。

81845 猪蹄汤(方出《景岳全书》卷六十一，名见《不知医必要》卷四)

【组成】猪蹄一副 通草二两 川芎一两 甘草一钱 川山甲十四片(炒)

【用法】上将猪蹄洗，切，入水六碗，同药煎煮约至三碗，加葱、姜、盐料，取汁饮之。并时用葱汤洗乳为佳。

【功用】助其气血，下乳。

【主治】气血不足，乳汁不下。

【宜忌】忌冷物。夏月不可失盖。

【备考】《不知医必要》有陈皮六分。

81846 猪蹄汤(《女科指掌》卷五)

【组成】猪蹄一枚 通草二两 葱白三茎

【用法】上以水一斗，煮四升，入酒一升服。

【功用】下乳。

【主治】妇人素有痰在冲任，乳汁少而面色带黄。

81847 猪蹄汤(《会约》卷十九)

【组成】白芷 白矾 当归 赤芍 独活 甘草 露蜂房(连子者佳)各五钱

【用法】用猪蹄一只，水四碗煮之，去油滓，取清汤，入上药一分，作四份分开，煎十数沸，去滓温洗，恶肉随洗而下，即用神异膏贴之。

【主治】一切疮毒溃烂。

81848 猪蹄汤(《松峰说疫》卷二)

【组成】猪蹄一具(去毛) 葱一握

【用法】上用水煮汁，入盐少许。渍之。

【主治】天时热毒攻手足，肿痛欲断。

81849 **猪蹄浆**(《千金》卷六)

【组成】大猪蹄一具(净,治如食法)

【用法】以水二升,清浆水一升,釜中煮成膏,以洗手面。又以此药和澡豆,夜涂面,旦用浆水洗面,皮即急。

【功用】急面皮,去老皱,令人光净。

81850 **猪蹄散**

《外台》卷三十六。即《千金》卷五"一物猪蹄散"。见该条。

81851 **猪蹄粥**(方出《外台》卷三十四引《广济》,名见《圣济总录》卷一九〇)

【组成】母猪蹄四枚　土瓜根　通草　漏芦各三两

【用法】先将猪蹄治如食法,以水二斗煮,取一斗,去蹄;余三药以汁煮,取六升,去滓,纳葱白、豉如常法,着少米煮作稀葱豉粥食之。食了或身体微微热,有少许汗佳。乳未下,更三两剂佳。

【主治】妇人无乳汁。

81852 **猪蹄粥**(《医方类聚》卷二三八引《食医心鉴》)

【组成】猪蹄一具　白米半升

【用法】上煮令烂,取肉切,投米煮粥,着盐、酱、葱白、椒、姜,和食之。

【主治】产后虚损,乳汁不下。

81853 **猪蹄膏**(《圣济总录》卷一三四)

【组成】猪后悬蹄

【用法】上一味,至夜半时烧为灰,研细,以猪脂和。敷之。

【主治】冻烂。

81854 **猪蹄膏**(《医方类聚》卷八十二引《神效名方》)

【组成】猪蹄一付(刮去黑皮,均作细片,用慢火熬如膏黏,用罗子滤过,再入锅内,用蜜半盏)　白芷　玄豆(去皮)　瓜蒌一个　白及　白蔹　零陵香　藿香各一两　鹅梨二个(细切)

【用法】上七味药为末,与梨、猪蹄汁于一处再熬,滴水不散方成,以绢滤过。临卧涂面,次日用浆水洗面。

【主治】面䵟。

81855 **猪蹄羹**(《圣惠》卷九十七)

【组成】猪蹄一具(切)　粟米三合

【用法】上一如常法,入五味,作羹食之。

【主治】产后虚损,少乳。

81856 **猪蹄羹**(《圣济总录》卷一九〇)

【组成】母猪蹄(净洗,剉)两只　木通(剉作寸段)一两半

【用法】上先将木通以水五升,煮取四升,去木通,和猪蹄入五味如常煮法,煮熟作羹。任意食之。

【主治】产后乳汁不下。

81857 **猪蹄羹**(《圣济总录》卷一九〇)

【组成】猪蹄(洗,剉)一具　粳米(净淘)一合

【用法】上二味,水不拘多少,以五味煮作羹。任意食之。作粥亦得。

【主治】产后乳无汁。

81858 **猪鬃散**(《摄生众妙方》卷九)

【组成】珍珠五分(烧存性)　炉甘石(童便淬九次,净用)五钱　铜绿五分　飞矾五分　熊胆五分　蕤仁三分　胡椒五分　飞黄丹五分　硇砂五分　鸦翅十二根　皮消五分

【用法】上为极细末。用猪鬃一根,点眼四角。

【主治】眼目病,眼涩糊热,眼胞红烂,有瘀热云翳。

81859 **猪髓膏**(《医统》卷九十一)

【组成】猪骨髓　蜜汁

【用法】上二味,以火熬一二沸,退凉。用鸡翎扫上即落。

【主治】痘疮不脱落,痂疕不起者。

81860 **猪心血丸**(《赤水玄珠》卷六)

【组成】归身　白芍　侧柏　川芎各五钱　陈皮　甘草　黄连各二钱　朱砂一钱

【用法】猪心血为丸服。

【主治】劳役大虚心跳。

81861 **猪血脑子**(《卫生总微》卷八)

【组成】生龙脑一字(研细)　猪血(猪尾上取)半蛤蜊壳

【用药】上药都拌匀,加薄荷汁(以帛子裹薄荷揉汁)半合,于汤中烫温服。

【主治】小人痘疹黑紫,倒靥不出。

81862 **猪肝煎丸**(《圣济总录》卷八十八)

【组成】猪肝　猪肚(净洗,去脂膜)各二具(上二味并切作片,于新砂盆内,以薄黄泥固济,外面泥如灶;初且用小便一斗已来入肝肚,慢火煎,以柳木篦搅,夜盖覆;旋入小便,更可二斗,次别入后药)　桃仁(去皮尖双仁,炒)五两(研)　阿魏二两(醋化,去砂石,以面裹,慢火煨,候面黄熟,去面,并桃仁同研入药)　薄荷汁二升　青蒿头(研汁)二升　猪胆二十枚(取汁)(上五味并相次入前药煎,频搅;更入小便二斗,都可五斗已来,不住以慢火煎,渐渐入,不得令干,候煎如稀饧,以通油器盛贮,封盖)　鳖甲(去裙襕,醋炙)　京三棱(煨,剉)各二两　槟榔(剉)　桂(去粗皮)　干漆(炒烟出)　厚朴(去粗皮,生姜汁炙)　附子(炮裂,去皮脐)　木香　蓬莪术(煨)　石斛(去根)　草豆蔻(去皮)　枳壳(去瓤,麸炒)　当归(切,焙)　白术(剉,炒)　牛膝(酒浸,切,焙)　桔梗(剉,炒)　紫菀(去苗土)　芎䓖　芍药　诃黎勒皮　陈橘皮(去白,焙)　陈曲(炒)　地骨皮各一两　肉豆蔻十枚(去壳)　柴胡(去苗)三两

【用法】上二十五味并为末,用前煎为丸,如梧桐子大。每服二十丸,空心人参汤或温酒送下,加至三十丸。

【主治】五劳七伤,脏腑虚惫,四肢少力,骨节疼痛,胃气不调,日渐羸瘦,不思饮食。

81863 **猪肝蜜酒**(《医统》卷八十五)

【组成】猪肝　白蜜　醇酒各一升

【用法】共煮作二升,分三次服。若难吃,随多少,细细吃之。

【主治】产妇胎水下早,干滞难产。

81864 **猪肚儿丸**

《普济方》卷一七六引《如宜方》。为《千金》卷二十一"猪肚丸"之异名。见该条。

81865 **猪肚生方**(《养老奉亲》)

【组成】猪肚一具(肥者,细切作生)

【用法】上以水洗,布绞令干,加好蒜、醋、椒、酱、五味,空心常食之。

【功用】补益。

【主治】老人脚气烦热，流肿入膝，满闷热劳。

81866 **猪肚炙方**(《圣惠》卷九十七)

【组成】猪肚一枚(汤洗作炙) 酒一升 附子半两(炮裂，去皮脐，杵末)

【用法】上药都拌匀，加椒、葱、盐、酱煮，作角炙，空腹食之。兼饮酒一两盏，勿令过度。

【主治】下焦风冷，腰脚疼痛，转动不得。

81867 **猪肚煎丸**(《魏氏家藏方》卷七)

【组成】舶上茴香二两 舶上硫黄一两(别研) 川椒二两(拣开口无梗者，用白面四两同炒，候面黄，取椒放地上出汗) 枳壳二两(去瓤，将炒椒面同炒令香熟，去面不用)

【用法】上为细末，用猪肚一个，洗净去脂，入硫黄末在内，用线密缝，以灰酒四两，慢火煮烂，别研令极细，和药为丸，如梧桐子大。每服三十丸，空心米饮或温酒送下。

【功用】润肠，和脏气，进饮食。

【主治】因病后或泄泻，久服热药过度，脾土燥而不能制水；或痢甚则频并，或下白脓，腹胁时痛。

81868 **猪肚糜方**(《圣济总录》卷一八八)

【组成】猪肚、肾各一具(去脂膜) 人参 麦门冬(去心)各三分 地骨皮三两

【用法】上五味，除肚、肾外剉细，用绵裹，与肚、肾同入水一斗煮熟，弃药；取肚、肾纳汁中，入葱白一茎(切)，粳米一升，同用微火煮熟。随意饮汁食肉。

【主治】虚损。

81869 **猪苓煮散**(《千金翼》卷十七)

【组成】猪苓 茯苓 泽泻 黄连 白术各四两 防己 羌活 黄芩 人参 丹参 防风 牛膝 升麻 犀角屑 杏仁(去皮尖双仁，熬) 秦艽 谷皮 紫菀 石斛 生姜各三两(切) 橘皮二两 附子五两(炮，去皮) 桑根白皮六两

【用法】上为散。每服五方寸匕，以水一升半，煮取一升，顿服，一日二次，不能者一次。十月后二月末以来可服之。

【主治】下痢多而小便涩。

81870 **猪肾子饮**(《医学正传》卷七引《产宝》)

【异名】猪腰饮(《医统》卷八十五)、猪腰汤(《景岳全书》卷六十一)、猪肾汤(《叶氏女科》卷三)、猪腰粥(《卫生鸿宝》卷五)。

【组成】猪腰子一对(切作四片) 当归 白芍药各一两

【用法】上以当归、芍药二味细切，用水三碗，煮至二碗，去滓；将腰子切碎如骰子状，入前药汁内，用晚粳米一合，香豉一两，葱白五七根同煮糜烂，空腹食之，每日一服。

【主治】❶《医学正传》引《产宝》：妇女产后蓐劳，寒热如疟，咳嗽头疼，自汗体瘦，腹中疞痛。❷《女科指掌》：产后气血虚弱，饮食未复，虚乏倦怠，乍卧乍起，颜色憔悴，口干头昏，百节疼痛，时有盗汗，背膊烦闷。

81871 **猪肾生方**(《养老奉亲》)

【组成】猪肾二只(去膜，细切作生)

【用法】加蒜、醋、五味。空心食之，每日一次。

【主治】老人脚气逆闷，呕吐冲心，不能下食。

81872 **猪项肉丸**(《杂病源流犀烛》卷十六)

【组成】猪项肉一两(剁如泥) 甘遂(末)一钱

【用法】上为丸，纸包煨香。酒送下。

【功用】《中国医学大辞典》：化痰。

【主治】酒疸。

81873 **猪胞导法**(《痘科类编》卷四)

【组成】猪尿胞一个

【用法】以竹管插入胞口中，吹起；又取猪胆汁、生蜜、清油各半盏，温水少许搅匀，灌入胞中，又吹起，吹气令满，以线扎定，纳入谷道中，直待气通取出。

【主治】痘疮起发至灌浆收靥，大便不行者。

81874 **猪胰子汤**(《金鉴》卷七十三)

【组成】猪胰子一两(切碎) 黄耆(盐水炒) 金银花各三钱 当归 白芍各一钱五分(酒炒) 天花粉 贝母(去心，研) 穿山甲(炙，研) 白鲜皮 青风藤 白芷 木瓜 皂刺 甘草节各一钱 黄栝楼一个(连仁研烂) 防己七分 鳖虱胡麻二钱(炒，研) 白色土茯苓四两(河水四大碗，煎汤三碗，去滓)

【用法】将群药入土茯苓汤内，煎一大碗，通口服。胃弱者，每次服半碗。一日三次。

【主治】杨梅结毒，气衰者，遍身破烂臭秽而兼筋骨疼痛。

81875 **猪脂涂方**(《圣济总录》卷一一八)

【组成】腊月猪脂

【用法】每用少许涂之。

【主治】紧唇。

81876 **猪椒根汤**(方出《千金》卷十三，名见《普济方》卷四十八)

【组成】猪椒根三两 麻黄根 防风各二两 细辛 茵芋各一两

【用法】上㕮咀。以水三斗，煮取一斗，去滓。温以沐头。

【主治】头风。

【备考】方中茵芋，《普济方》作"茵陈"。

81877 **猪腰子粥**(《校注妇人良方》卷二十一)

【组成】猪腰子一枚(去膜，切片，用盐、酒拌)

【用法】上先用粳米一合，入葱、椒煮粥，盐、醋和；将腰子铺碗底，以热粥盖之，如作盦生状。空心服之。

【主治】妇女产后蓐劳发热。

81878 **猪腰子粥**

《医便》。为《圣惠》卷九十七"猪肾粥"之异名。见该条。

81879 **猪膏发煎**(《金匮》卷中)

【异名】膏发煎(原书卷下)。

【组成】猪膏半斤 乱发(如鸡子大)三枚

【用法】上药都拌匀，煎之，发消药成。分二次服。病从小便出。

【功用】《金匮要略选读》：润燥通便。

【主治】湿热化燥，腑气不通，致患黄疸、阴吹。

❶《金匮》：诸黄。谷气实，胃气下泄，阴吹而正喧。❷《肘后方》：由大劳大热交接，交接后入水所致女劳疸，身目皆黄，发热恶寒，小腹满急，小便难。❸《女科指掌》：积聚癥瘕。

【方论选录】❶《金匮玉函经二注》：阳明不能升发谷气上升，变为浊邪，反泄下利，子宫受抑，气不上通，故从阴户作声而吹出。猪脂补下焦、生血、润腠理；乱发通关格。腠理开，关格通，则中焦各得升降，而气归故道也。❷《金匮要略心典》：湿热经久，变为坚燥譬如盦曲，热久则湿去而干也。《本草》：猪脂利血脉，解风热；乱发消瘀，开关格，利水道；故曰病从小便出。❸《金匮要略浅注》引沈目南：此黄疸血分通治之方也。寒湿入于血分，久而生热，郁蒸气血不利，证显津枯血燥，皮肤黄而暗晦，即为阴黄。当以猪脂润燥，发灰入血和阴，俾脾胃之阴得其和，则气血不滞，而湿热自小便去矣。盖疸皆因湿热郁蒸、相延日久，阴血必耗，不论气血二分，皆宜兼滋其阴，故云诸黄主之。❹《金匮悬解》：前阴气吹而正喧鸣，此谷气之实，后窍结塞而不通也。猪膏发煎，猪膏、乱发利水而滑大肠，泄湿而通膀胱也。

【临床报道】❶黄疸：《成方切用》引徐忠可：予友骆天游，黄疸，腹大如鼓，百药不效，用猪膏四两，发灰四两，一剂而愈。❷妇女阴吹：《湖北中医医案选辑》：沈某，38岁，1947年7月间分娩一孩，将近弥月。一日中午，因气候甚热，神疲欲睡，遂将竹床于阴凉处迎风而卧，约二小时；是夜即发生前阴出气作声，如放屁然，但无臭气，自后经常如此，迁延五六年。诊其色脉及各部，俱无病证，唯询得大便经常秘结，遂按《金匮》法用膏发煎治之。猪油半斤，乱头发如鸡子大三团，洗净油垢，共熬至发溶化，候温度可口，分二次服。服两剂，果获痊愈。

81880 **猪膏吞方**（《圣济总录》卷一二四）

【组成】猪膏

【用法】上一味，如杏核大，吞服；未下，再吞。

【主治】诸骨鲠在喉中。

81881 **猪蹄子汤**（《赤水玄珠》卷三十）

【组成】牙皂（去皮弦，炒） 麻黄 防风 连翘 地黄各三分 牙消一分半 土茯苓四两 雄猪前蹄一只

【用法】水三碗，同药煮熟。听食，汤亦尽吃，半月痊愈。

【主治】杨梅漏。

81882 **猪蹄灰丸**（《圣济总录》卷一四一）

【组成】猪悬蹄壳（焰火上烧成灰，研）一两 水银三大豆许

【用法】先取水银，用蒸枣肉二枚研匀，次入蹄壳灰为丸，如鸡头子大。先以盐汤洗下部，纳一丸，夜卧时再用。以愈为度。

【主治】牡痔生鼠乳，肛门痒痛，触着有脓血出不绝。

81883 **猪蹄洗汤**（《外台》卷二十引《集验方》）

【异名】猪蹄汤（《千金》卷二十四）。

【组成】猪蹄一双 黄柏五两（剉） 蒴藋根（切）三升 葶苈子五合 蒺藜子一升

【用法】上以水三斗，煮取二斗。冷以洗之，每日三次。

【主治】男子服石有虚，因劳损热盛，当风卧，伤于风湿，身变成热，风水肿病，腹满气急，四肢欲肿，小便不利，阴卵坚肿，茎肿生疮，赤烂臭如死鼠，名水疽。

81884 **猪蹄洗汤**（《外台》卷二十四引《删繁方》）

【组成】猪蹄一具（治如食法） 蔷薇根一斤 甘草五两（炙） 芍药五两 白芷五两

【用法】上切，以水二斗煮猪蹄，取八升，去滓；下诸药，煮取四升。稍稍洗疮。

【主治】痈疽等毒溃烂。

81885 **猪蹄脂散**（《普济方》卷三〇〇引《德生堂方》）

【组成】猪后悬蹄（烧，研细） 猪脂

【用法】上药都拌匀。外敷。

【主治】因冻所致烂疮。

81886 **猪牙皂荚丸**（方出《圣惠》卷三十一，名见《普济方》卷二二九）

【组成】鳖甲一两（涂酥或醋炙令黄，去裙襕） 猪牙皂荚半两（去黑皮，涂酥炙令焦黄，去子） 桃仁半两（汤浸，去皮尖双仁，麸炒微黄） 郁李仁半两（汤浸，去皮尖，微炒） 天灵盖一两（涂酥炙令黄） 甜葶苈一分（隔纸炒令黄或紫色） 虎头骨半两（涂酥炙令黄） 干青蒿半两

【用法】上为末，炼蜜为丸，如梧桐子大。每服二十丸，以麦门冬汤送下，不拘时候。

【主治】热劳。或咳嗽气喘，两胁胀，不思饮食，大便秘涩，心脏燥热，恍惚不安。

【宜忌】忌苋菜。

81887 **猪牙垢涂方**（《圣济总录》卷一四八）

【组成】猪牙中垢

【用法】上一味，涂啮处，频易。

【主治】蚝虫啮。

81888 **猪心龙脑膏**（《医学正传》卷八）

【组成】梅花脑子一字（研）

【用法】上取新宰豮猪心血一个，为丸如芡实大。每服一丸或半丸，量儿大小与之，紫苏汤化下；或井花水化下亦可。

【主治】痘疮。昏冒不知人，时作搐搦，疮倒靥黑陷者。

81889 **猪肉茯苓汤**（《医宗说约》卷六）

【组成】牛膝 蛤粉 当归 苍耳 皂角刺 红花 金银花 天花粉 甘草各二钱 山甲（炒）二十片（为末） 蝉蜕二十一个 土茯苓四两（水洗净，捶碎） 大黄（大便结者用一两，如常者用五钱，自利者不用） 猪精肉四两

【用法】上用生白酒三大碗，煎至一碗半，空心服猪肉过口。大便去三四次，即以粥补住。

【主治】疮毒先见下部，遂及遍身，骨节酸疼，二便涩滞。

81890 **猪肝枸杞酒**（《医统》卷六十一）

【组成】甘州枸杞子（肥者）二升（捣碎，绢袋盛之，纳一斗酒中浸，封固密三七日后，每朝夕饮之，任情勿醉） 猪肝（炙熟，薄切，以花椒、盐、酱蘸食之）

【用法】用上枸杞酒咽猪肝，只饮二三杯，勿醉。

【主治】肝虚迎风有泪。

81891 **猪肝饆饠方**（《圣惠》卷九十六）

【组成】豮猪肝一具（去筋膜） 干姜半两（炮裂，剉） 芜荑半两 诃黎勒三分（煨，用皮） 陈橘皮三分（汤浸，去白瓤） 缩砂三分（炒）

【用法】上为末，肝细切，入药末一两拌令匀，依常法作饆饠，熟煿。空心食一两枚，用粥饮下亦得。

【主治】脾胃久冷气痢，瘦劣甚者。

81892 **猪肚大蒜汤**（《医学从众录》卷六）

【组成】雄猪肚子一个　大蒜四两　槟榔(研末)　砂仁(研末)各三钱　木香二钱

【用法】砂锅内用河水煮熟。空心服猪肚。

【主治】臌胀。

81893 **猪肚补虚方**(《千金》卷十二)

【组成】猪肚一具　人参五两　蜀椒一两　干姜二两半　葱白七两　白粱米半斤

【用法】上㕮咀,诸药相得,和米纳肚中,缝合勿泄气,取四斗半水,缓火煮烂。空腹食之大佳,兼下少饭。

【功用】补虚。

【方论选录】《千金方衍义》:补虚方专补脾胃阳气,藉葱白以通少阳生发之气。

81894 **猪肚补脾丸**(《摄生众妙方》卷五)

【组成】山楂四两　当归四两　白术六两　橘红一两五钱　人参三两　山药二两

【用法】上为细末,入猪肚内烂煮,为丸。白沸汤送下,不拘时候。

【功用】补脾。

【加减】胸膈饱满,只用人参一两,多用山楂六两。

81895 **猪肚补脾丸**(《穷乡便方》)

【组成】豮猪肚一个(洗净,去油膜)　莲肉四两(去皮心,入肚内,以线缝之,用水煮令极熟)　黄连四两(姜汁少炒,为末)

【用法】上为丸,如萝卜子大。每服五分,米汤吞下。

【功用】补脾。

81896 **猪肚胡椒粉**(《医学从众录》卷八)

【组成】猪肚一个(洗净)　胡椒八两

【用法】将胡椒装入肚内,炖烂食。

【主治】妇人经寒,往来时有痛。

81897 **猪肚健脾丸**(《慈幼新书》卷十)

【组成】莲肉(去心)　红枣肉(去皮核)各四两　白茯苓(人乳拌晒)三两　扁豆(去皮,炒)　山楂(去核)各二两　陈皮一两　神曲五钱　雄猪肚一具(装入上七药系紧,煮烂放臼内捣如泥)　金银花(去叶净)　白术(陈土炒)各一两　苍术(泔水洗,晒)五钱　甘草三钱(上四味为末,同添入猪肚泥内捣透,将原汤拌匀,晒干)　老锅焦十两

【用法】诸药同老锅焦共为末,加白洋糖做成糕饼。任服。

【功用】健脾。

【主治】小儿脾胃脆弱,食积。

81898 **猪肚黄连丸**(《外台》卷十一引《肘后方》)

【组成】猪肚一枚(洗,去脂膜)　黄连(末)三斤

【用法】以黄连末纳猪肚中蒸之,一石米熟,即出之,晒干,为丸,如梧桐子大。每服三十丸,一日二次。渐渐加,以愈为度。

【主治】❶《外台》引《肘后方》:小便数。❷《直指小儿》:疳热流注,遍身疮蚀,或潮热肚胀,或渴。

【宜忌】忌猪肉。

81899 **猪肚黄连丸**

《圣惠》卷五十三。为《千金》卷二十一“猪肚丸”之异名。见该条。

81900 **猪肚黄连丸**(《圣济总录》卷五十九)

【组成】猪肚一枚(洗,去脂膜,不切破)　黄连(去须,捣罗为末)五两

【用法】以大麻子仁二合烂研,以水四升,调如杏酪汁,煮猪肚,候烂取出,入黄连末在内,密缝肚口,蒸令极烂,乘热切细,和黄连末以木臼捣之,候可丸,即为丸如梧桐子大,晒干。每服三十丸,温水送下,不拘时候。

【主治】消渴变为消中,饮食到胃,即时消化,小便多而色白,所食多而不觉饱。

81901 **猪肚黄连丸**(《圣济总录》卷八十九)

【组成】猪肚一具(以童便一斗煮令烂,切,研如泥)　黄连(去须)一两一分　柴胡(去苗)一两半　白术一两　鳖甲(醋浸,炙令黄)一两半　紫菀(去苗土)一两半　杏仁(汤浸,去皮尖双仁,生研)一两半　桂(去粗皮)一两　陈橘皮(去白皮)一两　干姜(炮裂)三分　人参一两一分　芜荑仁(炒令香)三分

【用法】上除猪肚外,捣罗为末,入猪肚,更捣一千杵,炼蜜为丸,如梧桐子大。每服三十丸,空腹温酒送下。渐加至四十丸。

【主治】劳瘦。

81902 **猪肚黄连丸**(《圣济总录》卷九十三)

【组成】豮猪肚一具(以童便煮令熟,细切,焙干,捣为末)　知母(剉,焙)　芜荑仁(炒)各二两　紫菀(去苗土)　大黄(剉,微炒)　鳖甲(去裙襕,醋浸,炙)　槟榔(煨)　苍术(米泔浸,切,焙)　百部(剉,焙令干)　地骨皮　黄芩(去黑心)　桔梗(炒)　贝母(去心)　柴胡(去苗)　黄连(去须)　龙胆(去芦头)　人参　白茯苓(去黑皮)　黄耆(剉)各一两

【用法】上为末,炼蜜为丸,如梧桐子大。每服二十丸,空腹温酒送下。

【主治】骨蒸虚劳,传尸肺痿,咳嗽不止,困重羸瘦,壮热,或即憎寒,腹内冷胀,四肢烦疼,饮食无味,头疼口干,涕唾稠黏,渴不止。

81903 **猪苓木通汤**(《伤寒大白》卷四)

【组成】猪苓　白茯苓　泽泻　木通

【用法】水煎服。

【主治】阳明热结。

81904 **猪苓通草散**(《卫生总微》卷十五)

【组成】木猪苓(去黑皮)　通草(涂蜜炙干)各等分

【用法】上为细末,更入研细麝香,去土地龙末各少许,拌匀。每服半钱或一钱,米饮调下,不拘时候。

【主治】小儿黄病,透明黄肿。

81905 **猪肾当归散**(方出《圣惠》卷八十二,名见《普济方》卷三六一)

【组成】猪肾一具(薄切,去脂膜)　当归二两(剉,微炒)

【用法】当归粗捣,与猪肾相和,以清酒一升,煮至七合,去滓。每服杏仁大,日三次,夜一次。

【主治】小儿痫病。五十日以来,胎寒腹痛,激烈而惊,聚唾弄舌,躯啼上视。

81906 **猪肾参耆汤**(《女科秘旨》卷八)

【组成】人参　黄耆各二钱　生姜一钱　淡豉一钱　韭白一钱　当归三钱　猪肾二个

【用法】先将肾煮熟,取汁二碗,煎药八分盏,温服。

【主治】产后虚劳，指节疼，头痛，汗不止。

81907 猪肾荠苨汤(《千金》卷二十一)

【异名】石子荠苨汤(《三因》卷十)、二石荠苨汤(《医统》卷五十二)。

【组成】猪肾一具　大豆一升　荠苨　石膏各三两　人参　茯神(一作茯苓)　磁石(绵裹)　知母　葛根　黄芩　栝楼根　甘草各二两

【用法】上㕮咀。以水一斗五升，先煮猪肾、大豆，取一斗，去滓下药，煮取三升，分三服，渴乃饮之。下焦热者，夜辄合一剂，病势渐歇即止。

【主治】❶《千金》：强中之病，茎长兴盛，不交精液自出。消渴之后，即作痈疽，皆由石热。❷《三因》：中焦虚热注于下焦，烦渴引水，饮食倍常。

【方论选录】❶《法律》：此方用白虎等清凉之剂，加入猪肾、大豆、磁石，引诸清凉入肾，且急服之，凡热炽盛于上下三焦者，在所必用。❷《千金方衍义》：石药之悍，虽流布中外，其毒必伏匿少阴经中，所以借水兽之肾引领荠苨专主强中之味，与磁石、知母、黑大豆同入肾经，佐以石膏、黄芩、葛根、甘草、栝楼根，辅佐荠苨分解内外之毒，制剂虽专，不得人参阳药助胃以行其力，则毒匿幽深何由发越，孰谓人参壅补热邪而致扼腕耶。

【备考】本方方名，《证治要诀类方》引作"荠龙汤"。

81908 猪肾棋子羹(《圣济总录》卷一九〇)

【组成】小麦面四两　高良姜(末)　茴香子(末)　肉苁蓉(去皮，炙，为末)　蜀椒各一钱(末)　豮猪肾一对(去脂膜，切如绿豆大)

【用法】上六味，除肾外，以水和，切作棋子大，先将肾以水五碗煮，次入葱、薤白各少许，候肾熟，以五味调和如常法，入药棋子，再煮令熟。分三次空腹食之。

【主治】妇人血积，久惫冷气，少腹常疼。

81909 猪苓泽泻散(《麻疹备要方论》)

【组成】荆芥　防风　薄荷　连翘　当归　白芍　川芎　白术　白芷　陈皮　桔梗　猪苓　泽泻

【用法】水煎服。

【功用】清心脾之火，兼润大肠。

【主治】麻疹收没后，心脾有热，口舌生疮肿痛，二便结涩。

81910 猪胆半夏丸(《卫生总微》卷六)

【组成】半夏一两(汤洗七遍)　豮猪胆三个

【用法】取豮猪胆汁，浸半夏于瓷器中，晒干，切片焙燥，为细末，生姜自然汁煮面和丸，如梧桐子大。每服五七丸至十丸，煎麦门冬熟水送下，食后、临卧各一次。

【主治】诸般痫搐。

【宜忌】忌动风、毒物。

81911 猪胆鸡子汤

《活人书》卷十七。为《千金》卷十"猪胆汤"之异名。见该条。

81912 猪胆苦酒汤(《千金》卷十八)

【异名】猪胆煎(《圣济总录》卷七十八)、猪胆饮(《圣济总录》卷一七三)。

【组成】猪胆一具

【用法】上以苦酒半升和之，火上煎令沸，三上三下，药成放温，空腹饮三满口，虫死便愈。

【主治】❶《千金》：热病有䘌，上下攻移杀人。❷《圣济总录》：疳䘌，虫食肛门。

【方论选录】《千金方衍义》：䘌本肝家湿热所化，猪胆专治肝胆之热，以苦酒和之，乃猪胆导之变化。

81913 猪胆南星散(《直指小儿》卷二)

【组成】大天南星(湿纸煨香)

【用法】上为末。每服一字，雄猪胆汁调下。

【主治】小儿痫后瘖不能言。

81914 猪胆套药方(《梅氏验方新编》卷一)

【组成】猪胆五六枚　黄连　青黛　薄荷　僵蚕　白矾　风化消各五钱

【用法】上药装入猪胆内，青纸包之，将地掘一孔，方深一尺，用竹横悬，将青纸包胆挂在竿上，以物盖定，俟立春日取出待风吹，去胆皮、青纸，取药，共研极细末。如有喉痛，以此日夜吹之。再加冰片少许更妙。

【主治】咽喉肿痛。

81915 猪胆黄连丸(《幼幼新书》卷二十五引《胡氏家传》)

【组成】胡黄连　雄黄(细研)　夜明砂(细研)各等分　猪胆一个　麝香少许(不入胆煮)

【用法】上为末，以猪胆汁调药，稀稠得所，却入原胆皮内，以线紧系口，米泔水煮五七沸，取出放冷，先以麝香于乳钵内研细，却入药一处同研(不用胆皮，只取出药)，候细，用软饭为丸，如大麻子大。每服十丸，大者加至十五丸，米饮吞下。如疳气盛，须用陈米饮送下。

【主治】小儿疳瘦，大治肝疳作眼疾，白膜遮睛，诸药不瘥者。

81916 猪脂枕耳方(《圣济总录》卷一一五)

【组成】猪脂一片　猪肉一片

【用法】将猪脂煎猪肉令香，安耳孔边。枕睡即出。

【主治】蚁入耳。

81917 猪通灰涂方(《圣济总录》卷一八二)

【组成】猪屎灰　鸡子白

【用法】上二味，调和如糊。涂之。以愈为度。

【主治】小儿白丹。

81918 猪膏灌耳方(《圣济总录》卷一一五)

【组成】猪膏二合　青钱十四文

【用法】上二味，以钱纳猪膏中煎之，去钱。以猪膏少少灌入耳中。

【主治】百虫入耳。

81919 猪槽泥涂方(《圣济总录》卷一八二)

【组成】猪槽下泥一合　生麻油一两

【用法】上二味，和调如糊。涂之。以愈为度。

【主治】小儿烟火丹从身起。

81920 猪膏金银花酒(方出《医方集解》，名见《成方切用》卷八)

【组成】猪脂二升　酒五合

【用法】加金银花煮，饮。

【主治】疮疥。

81921 猪肚煮石英服方(《千金翼》卷二十二)

【组成】白石英(末，以绢袋重盛，缝却口)　生地黄(切)　生姜(细切)　人参(末)各二大两　猪肚一具(净，料理如食法)　豉一抄　羊肉半斤(细切)　葱白七茎(细

切） 新粳米一合　蜀椒四十九颗（去目闭口者）

【用法】上药并石英袋，纳猪肚中，急系口，勿使泄气及水入，以水二斗，煮取八升即停，以药肚着盘上，使冷，然后破之，（如热破，恐汁流出），先出石袋讫，取煮肚汁将作羹服之。每年三度服。每服石英依旧，余药换之，分数一依初法，每服隔一两日不用，食木耳、竹笋。又人年四十以下服二大两，年四十五十乃至六十以上加二两，常用。四月以后服之者，以石性重，服经两月后石力若发，即接入秋气，石力下入五脏，腰肾得力，终无发理也。

【功用】补益。

81922 **猪腰青盐杜仲方**（《医方考》卷五）

【异名】猪肾丸（《叶氏女科》卷二）。

【组成】猪腰一具　青盐三钱　杜仲（末）五钱

【用法】先将猪腰剖开，后入青盐、杜仲于内，湿纸包裹煨熟。空心服之。

【主治】腰痛。

【方论选录】《易》曰：方以类聚，物以群分，故猪腰可以补腰。《经》曰：五味入口，咸先入肾，故青盐可以就下。杜仲辛甘，益肾之物也。君以猪腰，佐以青盐，则直走肾而补之矣。

81923 **猪悬蹄青龙五生膏**（《外台》卷十六引《删繁方》）

【异名】青龙五生膏（《普济方》卷二十七）、妙应膏（《圣济总录》卷一四二）。

【组成】猪后悬蹄三枚（炙黄）　生梧桐白皮四两　生桑根白皮　龙胆　雄黄（研）各五分　蛇蜕皮五十（炙）　生青竹皮六分　露蜂房（炙）　蜀椒各三分（汗）　猬皮（烧）　附子（炮）各四分　生柏皮七分（炙）　杏仁三十枚（去皮尖）

【用法】上药细切，绵裹，以苦酒二升半淹渍一宿，于火上炙燥捣筛，以猪膏三升和，微火上煎如薄糖。敷疮，并酒服如枣大。

【主治】肺虚劳损，致肠中生痔，名曰肠痔。肛门边有核痛，寒热得之，好挺出，良久乃缩而生疮。

81924 **猪肤汤合黄连阿胶汤加茄楠香汁方**（《湿温时疫治疗法》引《姚滋轩君验方》）

【组成】小川连六分　真阿胶一钱半　生白芍三钱　青子芩一钱半　鸡子黄一枚（先放罐底）　茄楠香汁二匙（冲）

【用法】先用净猪肤、净白蜜各一两，炒米粉四钱煎汤代水。

【功用】救阴，坚肠。

【主治】阴虚，痢下五色，脓血稠黏，滑泄无度，腰膝酸软，耳鸣心悸，咽干目眩，不寐多烦，或次数虽多，而胸腹不甚痛；或每痢后而烦困更增，掣痛反甚，饮食不思者。

猎

81925 **猎虫丸**（《景岳全书》卷五十一）

【组成】芜荑　雷丸　桃仁　干漆（炒烟尽）　雄黄（微炒）　锡灰　皂角（烧烟尽）　槟榔　使君子各等分　轻粉减半　细榧肉加倍

【用法】上为末，汤浸蒸饼为丸，如绿豆大。每服五七分，滚白汤送下，陆续服之。

【主治】诸虫积，胀痛，黄瘦。

【加减】如虫积坚固者，加巴豆霜与轻粉同。

猫

81926 **猫头丸**（《医学入门》卷八）

【组成】猫头骨一个（酥炙）　蝙蝠一个（以朱砂三钱填入腹内，瓦上炙焦）　南星　白矾各一两

【用法】上为末，用黄蜡溶化为丸，如绿豆大。每服三十丸，临卧米饮送下；便燥，用蜜为丸，空心及夜卧含化三丸。

【主治】瘰疬，马刀，不问远年近日，已破未破。

【加减】如风热实者，加防风、黄芩、山栀、蝉蜕、川芎、连翘、桔梗各五钱；虚者，加夏枯草二两；虚劳骨蒸，加玄参一两，胡黄连五钱；汗多，加牡蛎三钱；有咳，加麦门冬一两；血虚，加归、芍、生地；气虚，加参、术各一两；毒重，加雄黄；痛甚，加乳、没各二钱；坚硬，加海藻四钱；成漏，加穿山甲一两。

81927 **猫胞散**（《医级》卷八）

【组成】猫胞一个（酒洗）　胡桃隔十片（俱煅）

【用法】上为末。丁香汤调下。

【主治】反胃噎膈，食不下。

81928 **猫蚣散**（《活人心统》卷三）

【组成】猫儿骨一全付（炙）　蜈蚣七条

【用法】上为末。每服三钱，防风、羌活、黄芩、栀子、蝉蜕、海藻、薄荷、川芎、连翘、甘草、夏枯草煎汤调下。

【主治】瘰疬。

81929 **猫粪散**（《鸡峰》卷九）

【组成】猫粪（生白衣者）

【用法】上用泥球子裹，烧红，取出放冷，研细。每服一钱，入麝香少许，温酒一盏调下。

【主治】腹中块，攻注发痛，诸药不效者。

81930 **猫蝠散**（《医学入门》卷八）

【组成】猫头骨一个　蝙蝠一个

【用法】上二味，俱撒黑豆上同烧，其骨化碎，为末。干掺。

【主治】瘰疬多年不愈。

81931 **猫脑骨散**（《圣惠》卷六十六）

【组成】猫脑骨（炙黄）　荠草各等分

【用法】上为细散。敷疮，一日两次换之。

【主治】鼠瘘。

81932 **猫眼草膏**（《医学探骊集》卷六）

【组成】鲜猫眼草一斤　大乌豆二升（做腐，用其浆）

【用法】上药将草入豆腐浆内，煮熟捞出过淋，熬至成膏。再将轻粉三分、冰片二分、麝香五厘细研，入膏内搅匀，用瓶盛之。每日点二次。颔下疮破与不破者，宜此膏敷之。

【主治】颔下疮，即鼠疮。此症多在少年，忽于颔下结核，其大有如酸枣者，其小有如元豆者，年深日久，愈结愈多，及一破头，大为费手。

脚

81933 **脚气汤**

《类证治裁》卷五，为《杂病源流犀烛》卷二十九“沈氏脚气汤”之异名。见该条。

81934 **脚气粉**（《朱仁康临床经验集》）

【组成】六一散 9 克　枯矾 3 克

【用法】上为细末。掺脚缝内。

【功用】收湿止痒。

【主治】脚气渗水，糜烂发痒。

81935 **脚气散**(《外台》卷十九引《苏恭方》)

【组成】牛膝　硇砂　细辛　丹参　白术　郁李仁(去皮)各三两

【用法】上为散。每服方寸匕，酒调下，一日三次。

【功用】下气消肿，利小便。

【主治】脚弱上气，痹满不能食；胀肿；兼疗风虚冷胀不能食。

【宜忌】春、秋、冬三月时得服，夏热不可服；忌桃、李、雀肉、生菜。

81936 **脚气散**(《成方制剂》2册)

【组成】白芷　荆芥穗　枯矾

【用法】上制成散剂，每袋装12克。外用，取本品适量撒于患处。

【功用】祛风燥湿、杀虫止痒。

【主治】脚癣趾间糜烂，或流黄水，刺痒难忍。

81937 **脚气膏**(《卫生鸿宝》卷二)

【组成】广胶三两　葱白　生葱各半斤　陈酒糟(取汁)二三两　花椒一两　艾叶二两

【用法】同煎成膏，布摊。贴患处。

【功用】止痛消肿。

【主治】脚气。

81938 **脚针膏**(《疡医大全》卷二十七)

【组成】阿魏　莪术各三钱　三棱二钱　麝香五分　鸡肫皮七个(阴干)　鳝鱼血一杯　大黄四两　荸荠(连皮，阴干)二十四个

【用法】上用麻油一斤，先熬群药，去滓；入阿魏熬枯，再下鳝血，滴水成珠，入炒黄丹四两，徐徐投搅成膏，冷定，下麝末。摊贴。

【主治】鸡眼。

81939 **脚癣粉**(《外伤科学》)

【组成】轻粉四两　升华硫磺四两　滑石三两　熟硼砂三两　枯矾八钱　樟脑八钱　冰片二钱

【用法】上为细末。直接干撒患处，每日多次。

【功用】解毒杀虫，干燥止痒。

【主治】足癣，股癣。

81940 **脚气止痛方**(《医方大成》卷五)

【组成】蓖麻子七粒(去壳)

【用法】研烂如泥，同苏合香丸打和。贴脚心。其痛立止。

【主治】脚气痛疼。

81941 **脚气渫洗法**(《医学发明》卷八)

【组成】威灵仙　防风(去芦)　荆芥穗　当归(去芦)　地骨皮　蒴藋叶　升麻(去腐)　白芍药(去皮)各一两

【用法】上为细末。以水二斗，煮至一斗五升，去滓。热渫洗，不拘时候。

【功用】开导，泄越其邪。

【主治】脚气，内受湿邪，不能外达。

【备考】本方方名，《普济方》引作"导气除湿汤"。

81942 **脚汗牡蛎散**(《景岳全书》卷六十)

【组成】牡蛎(煅)　枯白矾　密陀僧　黄丹各等分

【用法】上为细末。每用少许，干掺脚指缝中。即收。

【功用】除秽气。

【主治】脚汗。

脯

81943 **脯鸡糁**(《圣济总录》卷一九〇)

【组成】黄雌鸡一只(去毛头足肠胃，洗净，以小麦两合，以水五升煮鸡半熟，即取出鸡，去骨)　蜀椒(去目并闭口，炒汗出，取末)一钱　柴胡(去苗)二钱　干姜末半钱　粳米三合

【用法】上先取水再煮鸡及米令烂，入葱、薤、椒、姜、柴胡末等，次又入五味、盐、酱，煮取熟，任意食之。

【主治】产后心虚忪悸，遍身疼痛。

豚

81944 **豚胃丸**(《医学入门》卷八)

【组成】猬皮七钱　牡丹皮　黄连各一两　槐花二两　羌活六钱

【用法】上剉，入猪肚内缝定，煮烂，去药食肚，如硬再服，以患处软方止；或同药为丸服亦可。

【主治】痔漏，诸瘘。

81945 **豚肺散**(《幼幼新书》卷三十引《婴孺方》)

【组成】豚肺

【用法】好酒浸一宿，平旦取，炙干为末。每服一撮，饮调下。

【主治】少小咳逆，甚者血出鼻衄。

脱

81946 **脱力丸**(《朱仁康临床经验集》引《章氏经验方》)

【组成】针砂(铁屑)适量　大枣肉(去核)120克

【用法】上将大枣肉放石臼内捣烂成泥，逐渐加入针砂，捣至能成丸为度，制丸如梧桐子大，晒干。每日服七丸，米汤送下。

【功用】补血。

【主治】肺痈(肺脓疡)，脱力黄病(钩虫病)。

【宜忌】服药期间，忌食鸡蛋、面食、鱼腥、茶。

81947 **脱凡散**(《古今医鉴》卷十六)

【组成】蝉退(去头足土，净)五钱

【用法】上为末，用好酒一碗煎滚，服之立苏。

【主治】破伤风，五七日未愈，至角弓反张，牙关紧急。

81948 **脱气丸**(《证类本草》卷二十五引《陈藏器本草》)

【组成】赤小豆　通草

【用法】煮食之。

【功用】下气。

【主治】水肿。

81949 **脱甲散**(《活幼口议》卷十六)

【异名】葱根煎散。

【组成】柴胡三钱(去芦)　川当归(净洗)二钱　龙胆草三钱(去芦)　白茯苓二钱半　人参二钱　知母三钱　甘草(炙)四钱　川芎二钱　麻黄二钱(去根节)

【用法】上为细末。每服一大钱，水小小盏，入小葱白(连须)一寸同煎，至半温服，不拘时候。

【功用】散热扶表救里。

【主治】婴孩小儿，伤寒体热，头目昏沉，不思饮食，夹惊夹食，寒热，大小便秘涩，或赤或白，烦躁作渴，冷汗妄流，夹积伤滞，膈满胀急，青黄体瘦，日夜大热；及疗伤风伤暑，惊痫客忤，筋骨、肾脏、疳气等热。

【方论选录】知母、当归顺正阴阳；人参、甘草和益肠胃；柴胡、川芎散去寒邪；茯苓、龙胆止汗生津；麻黄去节留根，功全表里；葱白连须出汗，效正盈亏，热在表里之间，施无不可；积传惊痫之候，用立见功。

81950 脱甲散（《古今医鉴》卷十四）

【组成】雄黄　蝉退皮（去土）　人顶骨（烧灰）各一钱

【用法】上为细末。每服三分，米汤调下。

【主治】痘疮甲不落，不能靥者。

81951 脱衣散（《扁鹊心书·神方》）

【组成】附子　硫黄各五钱

【用法】共为末，姜汁调，以茄蒂蘸擦。三四次全愈。

【主治】汗斑。

81952 脱衣散（《回春》卷六）

【组成】川牛膝三钱　归尾二钱　木通三钱　滑石四钱　冬葵子二钱半　枳壳二钱

【用法】上剉。水煎，热服。

【主治】胞衣不下。

81953 脱壳散（《幼幼新书》卷十八引《张氏家传》）

【组成】鸡抱出壳子

【用法】于新瓦上焙干，去膜，取壳捣研如粉。用酒调一字，涂儿唇上，含舐；或以酒调涂风池、背上、心前；或热汤调一字吃之。

【主治】小儿斑疮倒撷不出，或脏腑粪血粪黑，头疮，昏睡不醒。

81954 脱花煎（《景岳全书》卷五十一）

【组成】当归七八钱或一两　肉桂一二钱或三钱　川芎　牛膝各二钱　车前子一钱半　红花一钱（催生者不用此味亦可）

【用法】用水二钟，煎八分，热服；或服后饮酒数杯。

【功用】催生。

【主治】凡临盆将产者，宜先服此方。并治产难经日，或死胎不下。

【加减】若胎死腹中，或坚滞不下者，加朴消三五钱，即下；或气虚困剧者，加人参随宜；若阴虚者，必加熟地三五钱。

【方论选录】《成方便读》：当归、川芎、红花活血行气；再以肉桂之辛热，从血分可以散其积寒，可以助其流动；牛膝、车前引之以下行。能饮酒者，服药后饮酒数杯，以助药势。方后另有加减法，如因气虚者，仍加人参；血虚者，仍加熟地，活法在乎运化耳。

81955 脱肛散（《医统》卷七十四引复斋方）

【组成】磁石　军姜各一钱　枯矾五分

【用法】上为极细末，以葱涎调，以绵絮蘸，塞肛内。其疮自翻出，疮即愈。后须内服补中益气之剂、六味丸、八味丸。

【主治】脱肛，内痔。

81956 脱齿散（《普济方》卷四〇三）

【组成】人牙齿（脱落者）不拘多少

【用法】上于瓷瓶内固济，大火煅令通赤，候冷取出，为末。每服半钱，用薄荷酒调下，良久脉平和，毒气散，疮如粟米。（一方烧存性，热水调服）

【主治】疮疹不出，百药不中者。

81957 脱骨丹（《外科十三方考》）

【组成】水银八钱　硝酸一两　白矾五钱

【用法】同煅至烟尽时为度，亦可兑入硇砂合用。

【主治】疮疡有腐肉者。

81958 脱骨汤（《本草纲目》卷十一引《闺阁事宜》）

【组成】杏仁一钱　桑白皮四钱

【用法】用水五碗，新瓶煎三碗，入朴消五钱，乳香一钱，封口煎化。置足于上，先熏后洗。三日一作，十余次后，软若束绵也。

【功用】女子缠足少痛。

81959 脱胎丹（《解围元薮》卷四）

【组成】红砒四两　羌活　独活　黄连　山栀皮各五钱　硇砂　甘草各三钱五分　壬子八两　大皂荚六两

【用法】上为末，水煮一昼夜，微火炒干，加樟、冰各一两五钱，入罐封固，打火三炷香，取升起灵药四两，用青布包之，以童便浸山栀皮，捣为饼，包药，七日取出，研末，听用。每药三厘，用姜一片，荆芥一撮，泡汤调下。七日后，身发痒，煎白及汤饮之则止。

【主治】三十六种风症。

81960 脱胎散（《医略六书》卷二十九）

【组成】蛇蜕全条（香油灯炙）　麝香一钱　葱白七枚

【用法】上为末，炼蜜为丸。每服一钱许，童便和酒煎，去滓服。

【主治】产逆胎死，脉沉者。

【方论选录】蛇蜕善蜕，堕胎；麝香通窍逐胎；葱白通阳气以下胎也；蜜丸以润之，且和药性以解毒；童便以降之，更散瘀血，以逐胎热；酒以行其经络。务使瘀化气行，则产门无闭塞之患，而死胎无久羁之虞，必随药势速下，何危迫之有哉。

81961 脱烂散（《仙拈集》卷四）

【组成】雄黄　黄丹各一两　硇砂一分

【用法】熔蜡和，入疮内，至三日腐肉自脱。

【功用】去腐生肌。

【主治】疮疡。

81962 脱膜汤（《效验秘方·续集》沙明荣方）

【组成】柴胡10克　当归15克　赤芍15克　白芍15克　丹皮10克　香附15克　郁金12克　白芥子10克　胆星10克　陈皮10克　大黄9号　鳖甲15克　血竭6克　九香虫10克　三棱10克　莪术10克　白术10克　山萸肉12克　甘草10克

【用法】每日一剂，水煎二次，早晚分服。

【功用】活血化瘀，健脾益肾。

【主治】子宫内膜异位症。

【方论选录】方中赤芍、血竭、九香虫、三棱、莪术、柴胡、香附、郁金，活血化瘀，舒肝理气，散结止痛兼能消癥；当归、白芍养血柔肝，调补冲任；丹皮清泄郁热；大黄苦峻走下，推陈致新，下瘀开闭以利于炎症吸收；鳖甲入厥阴，可软坚散结，加白芥子、胆星、陈皮利气化痰，通经止痛；配白术、萸肉,健脾益肾以补其虚,使以甘草合其白芍可缓解止痛。全方共奏活血化瘀、舒肝理气、散结止痛之功。使肝郁得解,郁热得除,瘀血得化,气血通畅,以达"通则不痛"之效。

【加减】若肝热炽盛加黄芩、山栀、夏枯草;气滞明显,重用香附、郁金,酌加木香;气血虚弱加党参、黄耆、阿胶;气阴两亏可合生脉散;肝肾虚惫、冲任失调者加巴戟天、菟丝子;寒客胞宫者可去丹皮、加艾叶、炮姜、肉桂。

81963 脱肛洗药(《活人心统》卷三)

【组成】五倍子一两　白矾五钱　陈壁土一两　葱三茎　荷叶二张

【用法】水五碗煎,洗。

【主治】脱肛。

81964 脱肛洗药(《回春》卷七)

【组成】苦参　五倍子　陈壁土各等分

【用法】水煎汤洗,次用木贼末搽上。

【主治】脱肛。

81965 脱茧风凉膏(《外科十三方考》)

【组成】鸡蛋五个(煮,去白留黄)　麻油　雄黄末五钱

【用法】将蛋黄入麻油内,久煎去滓,倾入碗内,加雄黄末搅匀。敷搽患处润茧,其核自落。

【功用】润茧消核。

【主治】瘰疬。

81966 脱疽温阳汤(《效验秘方》金起凤方)

【组成】肉桂 10 克　熟地 15 克　麻黄 9 克　炮附子 15~30 克(先煎半小时)　细辛 4 克　当归　丹参各 30 克　白芥子 10 克　鹿角霜 10 克　川牛膝 15 克　络石藤 30 克　生黄耆 30~60 克

【用法】水煎三次,首煎一小时,2~3 煎各煎半小时,每日上、下午、晚各服一次,同时取脱疽洗药:苏木、红花、官桂、川乌、细辛、乳香、没药各 15 克,透骨草、生艾叶、酒桑枝各 30 克,樟脑 15 克(后入)放瓷盆内,加水半盆煎半小时后,趁热先熏(熏时脚上先盖好棉布)后泡洗,每次半小时,每日二次。

【功用】温阳通经,散寒止痛,活血宣络。

【主治】脱疽(血栓闭塞性脉管炎)属虚寒型者。

【方论选录】本证病机源由暴受严寒侵袭筋骨,使脉道闭塞、寒凝血瘀,阳气衰微,不能下达肢末而致。故方用肉桂、炮附、麻黄、细辛、鹿角霜温阳散寒,熟地、当归、丹参养血和阴,化瘀止痛;白芥子利气消痰,散寒退肿;川牛膝、络石藤祛除风湿,通络宣痹;方中重用黄耆者,取其益气温阳,鼓舞阳气下达肢端,又可增强当归、丹参活血化瘀、促进脉道血循之效。

【加减】如下肢阴寒较甚,少气,脉沉细无力者,加党参 20 克,干姜 9 克;如趾痛较剧,加炙蜈蚣三条、马钱子粉 0.6 克(冲服)以平肝定痉,解毒止痛;如痛如针刺,舌质淡紫,脉细涩者,加土鳖虫 10 克,水蛭 6~9 克,以搜络逐瘀止痛。

【宜忌】服药期间,忌烟、酒和鱼虾等海味以及生冷食物。必须卧床休息,抬高患肢。

脘

81967 脘腹蠲痛汤(《效验秘方》何任方)

【组成】延胡索 9 克　白芍 12 克　川楝子 9 克　生甘草 9 克　海螵蛸 9 克　制香附 9 克　蒲公英 20 克　沉香曲 9 克　乌药 6 克　白及

【用法】日一剂,水煎二次,早晚分服,连服 8~12 周。

【功用】疏肝和胃,行气止痛。

【主治】上消化道溃疡。

【加减】气虚加党参 15 克,黄耆 15 克;胃寒加高良姜 10 克,肉桂 5 克(火服),胃阴虚加北沙参 15 克,麦冬 10 克;合并消化道少量出血加阿胶 12 克,紫珠 30 克,三七 10 克(先煎)。

【方论选录】该方用白芍平肝缓急止痛,甘草甘缓调和,芍甘相合名曰芍药甘草汤,能于土中泻木,缓急和中而止痛,白芍甘草治疗胃十二指肠溃疡有效。川楝子、元胡名曰金铃子散,有行气活血止痛之效,制香附,沉香曲,乌药行气和胃,乌贼骨制酸止痛,白及生肌而有利于溃疡愈合。蒲公英为清热解毒药,抗菌谱较广,常用于消化道炎症和溃疡,消化性溃疡多伴有胃黏膜炎症,清热解毒药有抑菌消炎,保护胃黏膜的作用。

【备考】白及原书用量缺。

斛

81968 斛菱散(《鸡峰》卷四)

【组成】当归　杜仲各一两半　延胡索　吴茱萸　赤芍药　牡丹　斛菱　桂各三分

【用法】上为细末。每服二钱,空心温酒调下。

【主治】荣卫凝涩,风冷乘袭,腰膀脚膝疼痛。

象

81969 象牙丸(《圣济总录》卷一二四)

【组成】象牙屑　乌贼鱼骨(去甲)　陈橘皮(汤浸,去白,焙)各一分

【用法】上为末,用寒食稠饧为丸,如鸡头实大。含化咽津。

【主治】骨鲠在喉中不出。

【备考】《普济方》有砂糖。

81970 象牙丸(《医学入门》卷八)

【组成】象牙三钱　鳖甲　猬皮各一个

【用法】上为末,枣肉为丸,如樱桃大。每服一丸,空心,小便化下。服七日后,仍用三味为末,猪胆汁调敷。

【主治】杨梅疮成漏。

81971 象牙散(《圣济总录》卷一二三)

【组成】象牙末一分　甘草(大者)一寸　滑石半分　绿豆粉二两　郁金(小者)半块　乳香(研)　硼砂(研)　麝香(研)各半分

【用法】上为散。每服半钱匕,新汲水调下。

【主治】咽喉中生谷贼,如鲠状,不上不下,疼痛妨闷。

81972 象牙散(《圣济总录》卷一四〇)

【组成】象牙屑

【用法】上以鼠脑和,敷之。立出。

【主治】针折入肉不出。

81973 象牙散(《准绳·幼科》卷五)

【组成】人参　黄耆　白术各一钱　甘草七分　茯苓一钱半　何首乌二钱　糯米二钱　大枣二枚

【用法】水煎，调下象牙末一钱。

【主治】痘不收浆结痂。

81974 象牙散(《疡科遗编》卷下)

【组成】象牙屑一两(炙焦成炭，候冷)

【用法】上为末。吹茧上。即愈。

【主治】舌茧，无论已溃未溃。

81975 象皮散(《外科全生集》卷四)

【组成】猪身前蹄扇骨(煅炭，研粉)十两 象皮(炙炭存性)一两

【用法】上为极细末。凡遇烂孔如掌之大者，以此撒上。至孔收小后，用六和散敷。

【主治】刀伤，跌损出血。

81976 象皮膏(《伤科补要》卷四)

【组成】大黄二两 川芎 当归 生地各一两 红花三钱 川连三钱 甘草五钱 荆芥三钱 肉桂三钱 白及三钱 白蔹二钱

【用法】用麻油一斤，先将药片入锅内煎，用柳枝搅匀，俟药滓枯色，以麻布绞去药滓，入黄白占各三两，白及、白蔹末同熬滚，至滴水不化，倾入净水缸内，将膏在水中捻长一块，分作五块，渐入大锅内溶化，膏入带水气，油花滚泛满锅，看药泛红黄色，渐渐化尽其膏，如镜面可以照人，将膏滴水试老嫩，贴手不黏为度。如老，加麻油；如嫩，加百草霜一两，搅匀。再入后药：地别虫一两，血竭五钱，象皮五钱，乳香(去油)五钱，没药(去油)五钱，龙骨三钱，海螵蛸三钱，真珠二钱，人参二钱(共研细末)。入膏内，搅匀。

【主治】跌打断骨破伤。

81977 象皮膏(《集验良方》卷一)

【组成】象皮五钱 赤石脂五钱 龙骨五钱(煅) 黄占二两 铅粉五钱 白蜡一两五钱 乳香三钱(去油) 没药三钱(去油)

【用法】上为细末，先用腊月雄猪油八两，熬油去滓，再熬老，入黄白蜡化完，冷定，再入末药搅匀。临时隔水炖化，贴患上。

【功用】生肌收口。

【主治】臁疮。

81978 象皮膏(《青囊秘传》)

【组成】象皮(研)三钱 铅粉三钱 铜绿一钱 明矾一钱 黄占三两 白占五钱

【用法】上用香油一斤，熬至滴水成珠。将两占先熬烊，再将诸药研细倾入，即用油纸摊贴。

【主治】远年湿毒臁疮。

81979 象皮膏(《疡科纲要》卷下)

【组成】真象皮二两(无真者，则以驴、马剔下之爪甲代之，可用四五两) 当归(全) 壮年人发(洗净垢)各二两 大生地 玄武版各四两 真麻油三斤

【用法】上先煎生地、龟版、象皮，后入血余、当归，熬枯去滓；入黄蜡、白占各六钱，川连汁煅制上炉甘石细末半斤，生石膏细末五两，文火上调匀，不煎沸，瓷器密收。油纸摊贴，量疮口大小为度，外以布条轻轻缠之，二日一换。脓水少者，三四日一换。此膏亦可摊于西法之脱脂棉纱上，较用油纸者易于收湿长肉。

【主治】顽疮久不收口，脓水浸淫，浮皮湿痒，并不深腐之症；足胫湿臁久年不愈者。

81980 象皮膏(《疡科纲要》卷下)

【组成】真象皮(炒松，细研)五钱 真轻粉四钱 锌养粉 黄蜡 白占各一两 血竭六钱 紫金藤(即降香。细末)一两 密陀僧一两 飞细生花龙骨八钱 梅冰三钱

【用法】上用麻油一斤，煮沸，下陀僧末，再煮沸入二蜡，熔化，离火，入诸药调匀。刷棉纸上，阴干，听用。用时以沸水壶烘烊贴之，弗令见火。

【功用】生肌收口，止血。

【主治】金疮。

81981 象皮膏(《伤科方书》)

【组成】大黄一两 川归一两 肉桂三钱 生地一两 红花三钱 川连三钱 甘草五钱 荆芥三钱 白及五钱 白蔹五钱

【用法】上药肉桂、白及、白蔹、黄占为细末，余药油浸，照前熬法成膏，收。用时加膏上末药：土鳖、血竭、龙骨、象皮、螵蛸、珍珠、乳香、没药八味，再贴。

【主治】跌打骨断，皮破。

81982 象豆丸(《幼幼新书》卷二十九引《聚宝方》)

【组成】榼藤子(一名象豆，出广南，如通州藤，紫黑)

【用法】治白痢，仁碾，银器火炒褐色，罗末，蒸饼汤浸握干为丸，如豌豆大，焙。每服十五至二十丸，空心仓米饮送下。血痢、虫毒、五痔、脱肛，以上药为末，每服二钱，热酒调服。

【主治】诸痢，脱肛。

81983 象骨散(《宣明论》卷十)

【组成】象骨四两(炒) 诃子(取肉)二两 肉豆蔻一两 枳壳一两 甘草二两 干姜半两

【用法】上为末。每服三钱，水一盏半，煎至八分，和滓食前热服，一日三次。

【主治】脾胃虚热，心腹胀满，水谷不消，噫气不消，食辄呕吐，霍乱泄泻，脓血，四肢沉重，脐腹疼痛，夜起频并，不思饮食。

81984 象胆煎(《圣济总录》卷一〇三)

【组成】象胆(研)一两 防风(去叉)一两半 蕤仁(去皮，研)二两 细辛(去苗叶)三分 石蜜一两一分 黄连(去须)三两 龙脑(研)半两 盐绿(研)一两

【用法】上八味，除研外，各细切，以水三大升，煎取七合，绵滤去滓，下龙脑、盐绿，更煎一二十沸，于密器内盛。每取一二大豆许，新汲水或人乳和，点眼中，良久闭目，日夜各二，出泪即愈。

【主治】目赤，障翳碜痛，热泪昏暗。

81985 象牙抗增丸(《千家妙方》卷下)

【组成】象牙100克 砂仁15克 独活20克 赤芍30克 怀牛膝30克 归尾30克 熟地70克 肉苁蓉20克 骨碎补50克 淫羊藿30克 鸡血藤30克 莱菔子30克 白蒺藜60克

【用法】上为细末，炼蜜为丸，每丸重10克。早、晚各服一丸。每服一丸后，吃蒸熟鹅蛋一个。

【功用】补肾强筋，活血止痛。

【主治】骨质增生症，肾阴虚者。

【临床报道】裴某某，男，老人。脚跟疼痛已半年，经X

光拍片诊为骨质增生。经服用"象牙抗增丸"一料,药完病愈,随访已数年未复发。

81986 象皮生肌散

《中医皮肤病学简编》,为《北京市中药成方选集》"生肌散"之异名。见该条。

旋

81987 旋覆丸(《普济方》卷八十九)

【组成】旋覆花(即金沸草)

【用法】洗净为末,炼蜜为丸,如梧桐子大。每服五七丸至十丸,夜卧茶汤送下。

【主治】中风,不省人事,涎潮口噤,语言不出,手足亸曳。

【备考】得病之日,便进此药,可使风退气和,不成废人。

81988 旋覆汁(《圣济总录》卷一三九)

【异名】旋覆根敷方(《圣济总录》卷一四五)、旋覆花膏(《仙拈集》卷四)。

【组成】旋覆根

【用法】上捣汁,滴疮中;仍以滓封疮上,至半月筋自续,更不用易。

【功用】续筋骨。

【主治】金疮。

81989 旋覆汤

《局方》卷九续添诸局经验秘方。为《产育宝庆集》卷上"旋覆花汤"之异名。见该条。

81990 旋覆汤(《杂病源流犀烛》卷二十七)

【组成】川芎　细辛　赤苓　前胡　鲜枇杷叶　旋覆花

【主治】肝着。

【备考】《春脚集》本方用量:川芎、细辛、赤苓各一钱,前胡一钱五分,鲜枇杷叶、旋覆花各一钱。

81991 旋覆汤(《嵩崖尊生》三让堂本卷九)

【组成】旋覆　炙草各一钱　枳壳　石膏各四钱　赤苓一钱二分　麦冬　柴胡　犀角　防风　黄芩各一钱二分

【用法】加生姜,水煎服。

【主治】热痰头目痛。

【备考】本方方名,原书锦章书局本作"枳壳汤"。

81992 旋生春散(《御药院方》卷八)

【组成】朱砂一分　紫矿二钱　丁香一钱　木香　没食子(和皮)　川楝子(剉)　川茴香(炒)　阳起石(煅)　广零陵香　乳香　漏兰(炮,去皮)　麝香　没药各一钱　蛤蚧一对(酥炙)

【用法】上为细末。每服一大钱,食前温酒调下。先服梅觉春丸,相随服散子药,十日见效。亦不可久服,待药力败再服之。初服此药权忌房事,恐走药力。可量药力欲尽,再接引服之。虽年老之人与少壮无异。

【功用】壮阳。

【主治】阳痿。

81993 旋神饮子(《医统》卷四十六)

【组成】人参　当归　白芍药　茯神　白术　黄耆　半夏曲　莲肉　桔梗　麦门冬　熟地黄　五味子　白茯苓　炙甘草各五分

【用法】水二盏,加红枣一枚,乌梅一个,煎八分,食后服。

【主治】痨瘵。憎寒壮热,口干咽燥,自汗烦郁,咳嗽声重,唾中血丝,瘦剧倦之。

【加减】如嗽,加阿胶;虚极胸满,加木香(湿纸包,炮);如不思食,加扁豆。

81994 旋覆花丸(《千金》卷十八)

【组成】旋覆花　桂心　枳实　人参各五分　干姜　芍药　白术各六分　茯苓　狼毒　乌头　礜石各八分　细辛　大黄　黄芩　葶苈　厚朴　吴茱萸　芫花　橘皮各四分　甘遂三分

【用法】上为末,炼蜜为丸,如梧桐子大。每服五丸,酒送下,一日二次。加之,以知为度。

【主治】停痰澼饮,结在两胁,腹胀满,羸瘦不能食,食不消化,喜唾干呕,大小便或涩或利,腹中动摇作水声,腹内热,口干好饮水浆,卒起头眩欲倒,胁下痛。

【方论选录】《千金方衍义》:旋覆花开结下气,行水消痰,开发肺与大肠水气之味,为主;其间参、术、桂心、芫花、甘遂、葶苈、大黄等,与五饮丸相同者十余味,更加乌头、干姜、狼毒、礜石,其破积散癖之力,不减五饮丸中大戟、巴豆之烈也。

81995 旋覆花丸(《外台》卷八引《延年秘录》)

【组成】旋覆花五分　大黄七分(蒸)　茯苓三分　泽泻四分　人参　桂心　皂荚(去皮子,炙)　附子(炮,去皮)各二分　芍药四两　蜀椒三分(去目,汗)　干地黄四两　防葵(取水中浮者)　干姜　枳实(炙)　杏仁(去皮尖)　葶苈子四分(熬)

【用法】上为末,纳杏仁、葶苈脂中碎研,调筛,度蜜和为丸,如梧桐子大。每服三丸,食后少时白饮送下,一日二次。稍增,以微利为度。

【主治】左胁下停痰澼饮,结在两胁,胀满,羸瘦不能食,食不消化,喜唾干呕,大便或涩或利,或赤或黄,腹中有时水声,腹内热,口干好饮水浆,卒起头眩欲倒,胁下痛。

【宜忌】禁食猪肉、鱼、面、蒜、生葱、酢。

81996 旋覆花丸(《圣惠》卷二十二)

【组成】旋覆花半两　枳壳一两(麸炒微黄,去瓤)　石膏二两　川椒半两　前胡一两(去芦头)　防风一两(去芦头)　羚羊角屑三分　赤茯苓三分　黄芩三分　白蒺藜三分(微炒去刺)　川大黄三分(剉碎,微炒)　甘草半两(炙微赤,剉)

【用法】上为末,炼蜜为丸,如梧桐子大。每服三十丸。食后煎竹叶汤送下。

【主治】肺脾风痰攻心膈,烦满,头目眩晕,不纳饮食。

81997 旋覆花丸(《圣惠》卷二十八)

【组成】旋覆花半两　细辛三分　前胡一两(去芦头)　桂心三分　赤茯苓一两　半夏三分(汤浸七遍去滑)　枇杷叶三分(拭去毛,炙令黄)　枳实三分(麸炒微黄)　诃黎勒皮一两

【用法】上为末,炼蜜为丸,如梧桐子大。每服二十丸,食前以生姜汤送下。

【主治】虚劳,胸膈积痰饮,不思食。

81998 旋覆花丸(《圣惠》卷四十二)

【组成】旋覆花一两　皂荚一两(去黑皮,涂酥炙微黄,

去子） 川大黄一两半（剉碎，微炒） 杏仁一两半（汤浸，去皮尖双仁，麸炒微黄） 枳壳一两（麸炒微黄，去瓤）

【用法】上为末，炼蜜为丸，如梧桐子大。每服二十丸，食后以温浆水送下。

【主治】久上气，痰唾，气壅喘闷。

81999 **旋覆花丸**（《圣惠》卷五十一）

【组成】旋覆花一两 汉防己一两 赤茯苓一两 甜葶苈一两（隔纸炒令紫色） 桂心一两 前胡一两（去芦头） 枳壳半两（麸炒微黄，去瓤） 槟榔一两

【用法】上为末，炼蜜为丸，如梧桐子大。每服二十丸，食前以桑根白皮汤送下。

【主治】支饮。心胸壅滞，喘息短气，皮肤如肿。

82000 **旋覆花丸**（《圣惠》卷五十一）

【组成】旋覆花二两 皂荚二梃（去黑皮，涂酥炙令黄，去子） 草豆蔻一两（去皮） 杏仁一两（汤浸，去皮尖双仁，麸炒微黄） 川大黄一两（剉碎，微炒） 枳壳半两（麸炒微黄，去瓤）

【用法】上为末，炼蜜为丸，如梧桐子大。每服二十丸，食前以生姜汤送下。

【主治】悬饮。腹满胁痛。

82001 **旋覆花丸**（《圣济总录》卷六十七）

【组成】旋覆花（去梗，焙）一两 皂荚（炙，去皮子）一两一分 大黄（剉，炒）一两半

【用法】上为细末，炼蜜为丸，如梧桐子大。每服十丸至十五丸，温汤送下，一日三次。

【主治】积年上气，服药不愈者。

82002 **旋覆花丸**（《圣济总录》卷八十三）

【组成】旋覆花（微炒） 薏苡仁（炒） 升麻 赤茯苓（去黑皮） 地骨皮各一两 白槟榔（煨，剉）五枚 前胡（去芦头，微炙） 防风（去叉） 芍药 羌活（去芦头） 麦门冬（去心，焙） 大麻子仁（别研如膏） 马牙消（别研）各一两半 枳壳（去瓤，麸炒） 羚羊角（镑） 黑参 白蒺藜（炒去角）各三分

【用法】上为末，入马牙消，大麻仁膏相和捣罗，炼蜜为丸，如梧桐子大。每服二十丸，食后温浆水送下，日二夜一。

【主治】风毒脚气，壅热生痰，头项强痛。

82003 **旋覆花丸**（《圣济总录》卷八十三）

【组成】旋覆花（炒） 防风（去叉） 麦门冬（去心，焙）各半两 柴胡（去苗） 枳壳（去瓤，麸炒） 桂（去粗皮） 诃黎勒皮 槟榔（剉）各半两 木香 酸枣仁（炒） 桑根白皮（剉） 芍药各一分 郁李仁三分（别研入）

【用法】上为末，炼蜜为丸，如梧桐子大。每服二十五丸，煎大腹汤送下，一日二次。

【主治】风毒脚气，痰壅头痛，骨节烦疼，兼肿硬，行履不稳，不能食。

82004 **旋覆花丸**（《御药院方》卷一）

【组成】旋覆花二两 防风（去芦头） 吴白芷 甘菊花 天麻 天南星（炮） 白附子（炮） 半夏（汤洗） 陈皮（去白） 芎劳 蝎梢（去毒，炒） 僵蚕（炒去丝） 石膏（研）各一两

【用法】上为细末，生姜汁煮面糊为丸，如梧桐子大。每服三四十丸，食后温生姜汤送下；或茶清亦得。

【功用】除风化痰，清利头目。

【主治】❶《御药院方》：诸风痰实，头目昏眩，旋运欲倒，呕哕恶心，恍惚不宁，神志昏愦，肢体倦怠，颈项强硬，手足麻痹；偏正头痛。❷《济阳纲目》：身生小癞，大如酸枣，或如豆，色赤而内有脓血，此名痱痤。

82005 **旋覆花汤**（《金匮》卷下）

【异名】旋覆葱绛汤（《疡科心得集》补遗）、新绛旋覆花汤（《湿温时疫治疗法》卷下）。

【组成】旋覆花三两 葱十四茎 新绛少许

【用法】以水三升，煮取一升，顿服之。

【主治】❶《金匮》：肝着。其人常欲蹈其胸上，先未苦时，但欲饮热。寸口脉弦而大，弦则为减，大则为芤，减则为寒，芤则为虚，寒虚相搏，此名曰革，妇人则半产漏下。❷《张氏医通》：虚风袭入膀胱，崩漏鲜血不止。

【方论选录】❶《沈注金匮要略》：旋覆花咸温软坚散结，以葱助其驱风而下饮逆；新绛引入血分宣血，俾血行则风灭，着自开矣。❷《张氏医通》：旋覆花性专下气，兼葱则能散结祛风；佐以蚕丝专补膀胱，加以红兰染就，深得本经散结气之旨。❸《金匮要略心典》：详《本草》旋覆花治结气，去五脏间寒热，通血脉；葱主寒热，除肝邪；绛帛入肝理血，殊与虚寒之旨不合。然肝以阴脏而舍少阳之气，以生化为事，以流行为用，是以虚不可补，解其郁聚即所以补；寒不可温，行其血气即所以温。❹《金匮要略浅注补正》：葱白以通胸中之气，如胸痹而用薤白之例；旋覆以降胸中之气，如胸满噫气而用旋覆之例也；唯新绛乃茜草所染，用以破血，正是治肝经血着之要药。

【临床报道】❶ 胁痛：《杏轩医案》家若谷兄乃郎胁痛。感证已逾两月，胁痛依然不愈，按外感胁痛，病在少阳，内伤胁痛，病在厥阴。今外邪解经多日，胁痛何以不瘳，既无情志抑郁，定属动作闪力之伤，外邪引发耳。夫久痛在络，络主血，防其蓄瘀动红，从《金匮》肝着例，用旋覆花汤一法。❷ 肝着：《广东中医》［1962，(7)：36］郑锡晃，男，成人。以胸次不舒，心中懊侬，甚则坐卧不安，历时三月未愈而就诊于余。诊其脉象：两寸脉大，其余正常。症状表现又无发热、头痛、心悸。以胸次不舒，病久入络，为肝着之象。处方：覆花三钱，绛纬二钱，青葱茎七条。目的在于通络脉，舒肝郁，宣阳散结。果然一服而愈。❸ 崩漏：《江苏中医杂志》［1981，(3)：19］戴某某，女。1975年来我处就诊。自诉于去年小产后，阴道出血至今未净。诊脉细数，舌红润，苔白，小腹部时有隐痛，下血量虽不多，但终日淋漓不清，其症显属半产后瘀血结聚，用旋覆花汤治之。处方：旋覆花（布包）10克，新绛（茜草）12克，青葱10根，生地15克，当归10克，白芍6克，川芎6克。三剂。服药后下血块数枚，血渐止，腹亦不痛，继以十全大补汤调理而愈。

82006 **旋覆花汤**（《千金》卷二）

【组成】旋覆花一两 厚朴 白术 黄芩 茯苓 枳实各三两 半夏 芍药 生姜各二两

【用法】上㕮咀。以水一斗煮取二升半，分五服。日三夜二，先食服。

【主治】妊娠六七月，胎不安。

【宜忌】《外台》：忌羊肉、饧、醋、桃、李、雀肉等。

【方论选录】《千金方衍义》：此方专主妊娠气滞多痰，

六七月来胎息渐长，壅遏中气。故用旋覆开发痰气于上，枳、术健运脾气于中，苓、夏、姜、朴疏利滞气于下，黄芩、白芍专护胎气也。若妊娠体瘦血热，中无痰湿阻碍胎气，即与此方无预也。

82007 旋覆花汤（《外台》卷八引《范汪方》）

【组成】乌头五枚（去皮，熬） 旋覆花 细辛 前胡 甘草（炙） 茯苓各二两 半夏一升（洗） 生姜八两 桂心四两

【用法】上切。以水九升，煮取三升，分为三服。

【主治】胸膈痰结，唾如胶，不下食者。

【宜忌】忌羊肉、饧、海藻、菘菜、生葱、酢物、猪肉、冷水等。

【方论选录】《千金方衍义》：此以小半夏加茯苓汤涤痰剂中加旋覆花、前胡、乌头、桂心、细辛、甘草以祛风毒。然惟上热咽干，下元虚冷者之合剂。若热邪固结误投，祸不旋踵，不可不慎。

82008 旋覆花汤（《外台》卷十八引《崔氏方》）

【组成】旋覆花二两 犀角二两（屑） 紫苏茎一握 桂心一两 赤茯苓三两 橘皮二两 生姜三两 前胡四两 干姜七枚（擘） 白前一两 香豉七合（绵裹）

【用法】上切。以水八升，煮取二升四合，分三服，相去十里久。以下气小便利为度。

【主治】脚气冲心欲死。

【宜忌】忌生葱、酢物。

82009 旋覆花汤

《外台》卷三十三。为《千金》卷二“阿胶汤”之异名。见该条。

82010 旋覆花汤（《圣惠》卷七十六）

【组成】旋覆花一两 当归一两（剉，微炒） 赤芍药一两 甘草半两（炙微赤，剉） 黄芩一两 人参一两（去芦头） 麦门冬一两（去心） 生姜一两 阿胶二两（捣碎，炒令黄燥） 吴茱萸一两（汤浸七遍，焙干，微炒）

【用法】上剉细。先取肥乌雌鸡一只，理如食法，以水一斗，煮鸡取汁五升，去鸡纳药，煎取三升，入酒二升，又煎取四升。每服一小盏，食前温服。

【主治】妊娠五月，有热，头眩心烦，欲吐；有寒，腹满，小便数，卒恐悸，四肢疼痛；寒热，胎动无常，腹痛顿仆，有所下。

82011 旋覆花汤

《活人书》卷十九。为《圣惠》卷七十四“前胡散”之异名。见该条。

82012 旋覆花汤（《圣济总录》卷十三）

【组成】旋覆花一两 前胡（去芦头）半两 甘菊花（未开者）一两半 防风（去叉） 生干地黄（洗，切，焙） 羌活（去芦头） 杏仁（汤浸，去皮尖双仁，炒）各一两 玄参 白僵蚕（炒） 黄芩（去黑心） 半夏（为末，姜汁作饼，晒干） 白术 藁本（去苗土） 甘草（炙，剉） 当归（切，焙） 人参 赤茯苓（去黑皮）各半两

【用法】上为粗末。每服五钱匕，以水一盏半，煎取一盏，去滓。食后良久服，一日二次。

【主治】热毒风上攻，头旋倒仆，或吐不止，畏见日光，不喜喧处，不欲饮食，时时发动。

82013 旋覆花汤

《圣济总录》卷十七。为《博济》卷三“旋覆花散”之异名。见该条。

82014 旋覆花汤（《圣济总录》卷四十九）

【组成】旋覆花 甘草（炙） 牡蛎（末）各一分 葳蕤 紫菀（洗去土） 桔梗（剉，炒）半两 生地黄汁 生姜汁各二合

【用法】上除地黄、生姜汁外，并剉细。每服五钱匕，水二盏，煎至一盏，去滓；次下地黄、生姜汁少许，再煎取八分，食后温服。

【主治】肺痿咳嗽，唾如稠涎，羸瘦，喘急，盗汗。

82015 旋覆花汤（《圣济总录》卷五十六）

【组成】旋覆花（微炒） 桔梗（剉，炒）各一两 半夏（汤洗七遍，晒干）一两半 柴胡（去苗）三分 槟榔（微煨，剉）二枚

【用法】上为粗末。每服五钱匕，水一盏半，入生姜一分（拍碎），同煎至八分，去滓温服，如人行六七里再服。

【主治】痰饮在心不散，痛不可忍。

82016 旋覆花汤（《圣济总录》卷五十八）

【组成】旋覆花（净择，去茎叶，微炒） 桑根白皮（剉）各一两半 紫苏（并嫩茎，干者） 犀角（镑）各半两 赤茯苓（去黑皮）三两 陈橘皮（汤浸，去白，微炒）一两半

【用法】上为粗末。每服七钱匕，水三盏，入大枣二枚（擘），生姜半分（拍破），盐豉半匙，同煎至一盏半，去滓，分温三服，每食后一服，如人行十五里已来，更一服。

【主治】消渴，腹胁虚胀，心下满闷。

82017 旋覆花汤（《圣济总录》卷六十三）

【组成】旋覆花 槟榔 柴胡（去苗） 桔梗（炒）各一两 桑根白皮 鳖甲（去裙襕，醋炙） 大黄（剉，炒）各一两半 甘草（炙）半两

【用法】上剉，如麻豆大。每服五钱匕，水一盏半，煎至八分，去滓温服，不拘时候。

【主治】支饮。胸膈实痞，呼吸短气。

82018 旋覆花汤（《圣济总录》卷七十二）

【组成】旋覆花（微炒）三分 当归（切，焙） 黄连（去须） 陈曲（炒） 桑根白皮 牛膝（切，焙） 芎藭 射干 白术 龙骨各一两半 枳壳（去瓤，麸炒） 桂（去粗皮） 地榆各一两 杏仁（汤浸，去皮尖双仁，炒）二十枚 附子（炮裂，去皮脐） 赤石脂 厚朴（去粗皮，生姜汁炙）各二两 黄芩（去黑心）半两 黑豆一合 草豆蔻（去皮）二枚 桃仁（去皮尖双仁，炒）二十一枚

【用法】上剉细。每服五钱匕，水一盏半，煎至八分，去滓温服。

【主治】冷积不去，气涩腹痛，饮食不下。

82019 旋覆花汤（《圣济总录》卷八十二）

【组成】旋覆花三两 羌活（去芦头） 芎藭 桑根白皮（炙，剉） 青橘皮（去白，焙） 附子（炮裂，去皮脐） 桂（去粗皮） 赤小豆各一两 莱菔子（炒香）一两

【用法】上剉，如麻豆大。每服三钱匕，以水一大盏，煎至七分，去滓，空心温服。

【主治】脚气循经上乘于肺，令人上气喘满。

82020 旋覆花汤（《圣济总录》卷八十二）

【组成】旋覆花　犀角(镑)　陈橘皮(汤浸去白,焙)　赤茯苓(去黑皮)　紫苏茎叶各二两

【用法】上为粗末。每服五钱匕,水一盏半,加生姜五片,大枣二枚(擘破),同煎至三盏,去滓温服。更与犀角丸相间服。

【主治】脚气肿,上冲心腹。

82021　旋覆花汤(《圣济总录》卷八十二)

【组成】旋覆花　犀角(镑)各一两　前胡(去芦头)　桑根白皮　紫苏茎叶　杏仁(去皮尖双仁,炒)　赤茯苓(去黑皮)各一两半

【用法】上为粗末。每服三钱匕,水一盏,加生姜三片,同煎至六分,去滓温服,不拘时候。

【主治】脚气肿满,上冲心胸,烦闷气急。

82022　旋覆花汤(《圣济总录》卷八十二)

【组成】旋覆花　赤茯苓(去黑皮)　犀角屑　紫苏茎叶(剉)各一两　桂(去粗皮)半两　陈橘皮(汤浸,去白,焙)一两　前胡(去芦头)二两　白前一两

【用法】上为粗末。每服五钱匕,水一盏半,入生姜半分(拍碎),大枣二枚(擘破),香豉半合,同煎至八分,去滓温服;如人行二十里再服,即气下。

【主治】脚气攻心,烦闷至甚者。

【加减】如小便涩者,加桑根白皮二两;胸膈气满者,加半夏二两,以小便利,腹中气和,脚肿消为度。皮肤犹如隔帛者,宜服犀角麻黄汤。

82023　旋覆花汤(《圣济总录》卷八十三)

【组成】旋覆花半两　半夏(汤洗去滑,炒)三两　陈橘皮(汤浸,去白,焙)三分　杏仁(去皮尖双仁,炒)三十枚

【用法】上为粗末。每服三钱匕,水一盏,入生姜一枣大(拍破),同煎至六分,去滓温服,空心、日午、近晚各一次。

【主治】脚气。呕逆不下食,行坐不安。

【加减】若腹中胀满,食不消者,加槟榔三枚(剉);大便难坚者,加大黄一两;不能食者,加白术一两半;胸中寒热闷者,加羚羊角、犀角屑、青木香各半两;心下坚者,加鳖甲一两(醋炙,去裙襕),防葵、芍药各半两。

82024　旋覆花汤(《圣济总录》卷八十四)

【组成】旋覆花一两　赤茯苓(去黑皮)　桑根白皮(剉)　半夏(汤浸七遍去滑)各二两　紫苏茎(细剉)一两　大腹皮五枚(连皮子,剉)

【用法】上为粗末。每服五钱匕,水一盏半,大枣二枚(擘),煎取一盏,去滓,纳生姜汁一合,空腹服之。

【主治】江东脚气发动,头旋吐痰,心闷气膈,见食恶心,心下拘急。

【加减】如要疏利,入槟榔末二钱,汤成下。

82025　旋覆花汤(《圣济总录》卷一〇三)

【异名】旋覆花饮(《圣济总录》卷一〇六)。

【组成】旋覆花　升麻　秦艽(去苗土)　防风(去叉)　羚羊角(镑)　葳蕤各一两　黄连(去须)　柴胡(去苗)各一两半　黄柏(去粗皮)　甘草(炙)各半两

【用法】上为粗末。每服五钱匕,水一盏半,煎至一盏,去滓,食后温服,临卧再服。

【主治】❶《圣济总录》:目赤痛。❷《普济方》:风毒攻冲,目睛疼痛。

82026　旋覆花汤(《圣济总录》卷一五六)

【组成】旋覆花(去萼)　枳壳(去瓤,麸炒)各半两　半夏(汤洗七遍,姜汁浸,焙干)　木通各一两(剉)　前胡(去芦头)二两　白术　赤茯苓(去黑皮)　陈橘皮(汤浸去白,焙)　槟榔各六两

【用法】上为粗末。每服五钱匕,水一盏半,入生姜五片,煎至八分,去滓,空心服,午前再服,极效。有风痰人,常宜服。

【功用】利胸膈,行滞气,消痰饮,疗胀满。

【主治】妊娠痰饮,胸膈不利,不思饮食。

82027　旋覆花汤(《产育宝庆》卷上)

【异名】旋覆汤(《局方》卷九续添诸局经验秘方)。

【组成】旋覆花　赤芍药　半夏曲　前胡　麻黄(去根节)　荆芥穗　五味子　甘草(炙)　茯苓　杏仁各等分

【用法】上㕮咀。每服四钱,水一盏半,加生姜五片,大枣一个,煎七分,去滓,空心服。

【主治】❶《产育宝庆》:产后伤感风寒暑湿,咳嗽喘满,痰涎壅塞,坐卧不安。❷《郑氏家传女科万金方》:妇人胸中作痛,呕吐痰兼清水。

【宜忌】《准绳·女科》:有汗者,不宜服。

82028　旋覆花汤(《本事》卷三)

【组成】旋覆花(拣去梗)　细辛(去叶)　橘红(去白)　桂心(不见火)　人参(去芦)　甘草(炙)　桔梗(炒)　白芍药　半夏(汤洗七次)各半两　赤茯苓(去皮)三分

【用法】上为粗末。每服四钱,水一盏半,加生姜七片,煎至八分,去滓温服。

【主治】心腹中脘痰水冷气,心下汪洋嘈杂,肠鸣多唾,口中清水自出,胁肋急胀,痛不欲食,脉沉弦细迟。

【方论选录】《本事方释义》:旋覆花气味咸温,入手太阴、阳明;细辛气味辛温,入足少阴;橘皮气味辛微温,入手足太阴;桂心气味辛甘热,入足厥阴;人参气味甘温,入脾胃;甘草气味甘平,入脾;桔梗气味苦辛平,入肺;白芍气味酸微寒,入足厥阴;半夏气味辛温,入足阳明;赤茯苓气味甘平淡渗,入手太阳、足阳明;以姜为引,引药入里。此因胃气虚冷,痰饮蟠踞心下,冷气汪洋,嘈杂肠鸣,人倦多睡,胁肋急胀,不欲思食,以咸苦辛酸之药逐痰驱饮,以甘缓之药调和中焦正气,则病去而渐能纳食矣。

82029　旋覆花汤

《妇人良方》卷六。为《圣惠》卷六十九"旋覆花散"之异名。见该条。

82030　旋覆花汤(《济生》卷二)

【组成】旋覆花(去梗)　半夏(汤泡七次)　橘红　干姜(炮)各一两　槟榔　人参　甘草(炙)　白术各半两

【用法】上㕮咀。每服四钱,水一盏半,加生姜七片,煎至七分,去滓温服,不拘时候。

【主治】中脘伏痰,吐逆眩晕。

82031　旋覆花汤(《御药院方》卷一)

【组成】旋覆花(去土)　人参(去芦头)　赤茯苓(去皮)　黄芩(去皮)　柴胡(去芦)　枳实(面炒)　赤芍药(去皮)　甘草各二两

【用法】上为散。每服二钱,水一大盏,入生姜五片同煎,至七分,去滓,食后服,一日三次。

【主治】风热,面生赤瘖子,脑昏目疼,鼻塞声重,面上游风,状如虫行。

【宜忌】忌猪肉、粗面等。

82032 旋覆花汤(《校注妇人良方》卷六)

【组成】旋覆花　枇杷叶　川芎　细辛　赤茯苓各一钱　前胡一钱五分

【用法】加生姜、大枣,水煎服。

【主治】❶《校注妇人良方》:风痰呕逆,饮食不下,头目昏闷。❷《何氏济生论》:肝着胸痛。

82033 旋覆花汤(《校注妇人良方》卷十四)

【组成】旋覆花　赤芍药　甘草各五分　前胡　石膏各一钱　白术　人参　麻黄(去根节)　黄芩各三分

【用法】加生姜,水煎服。

【主治】伤寒头目旋疼,壮热心躁。

82034 旋覆花汤(《广嗣纪要》卷八)

【组成】旋覆花　川芎　细辛(减半)　人参各一钱　白茯苓　半夏(姜制)　归身　陈皮各二钱　干姜(炮)五分　炙甘草一钱

【用法】分作二服。加生姜五片,水煎服。

【主治】肥人恶阻。

82035 旋覆花汤(《赤水玄珠》卷四)

【组成】旋覆花　橘红　半夏　茯苓　甘草　厚朴　芍药　细辛

【用法】加生姜三片,水煎服。

【主治】胸中嘈杂汪洋,常觉冷涎泛上,兀兀欲吐,饱闷。

82036 旋覆花汤

《准绳·女科》卷二。为《本事》卷十"芎羌汤"之异名。见该条。

82037 旋覆花汤(《郑氏家传女科万金方》卷二)

【组成】旋覆花　五味　赤苓　前胡　人参　甘草　杏仁　赤白芍　半夏　官桂　荆芥　桔梗　橘红(或加细辛)

【用法】加生姜,水煎服。

【主治】胎前痰嗽。

82038 旋覆花饮(《圣济总录》卷八十四)

【组成】旋覆花一两　赤茯苓(去黑皮)二两　吴茱萸(汤浸,焙炒)三分　前胡(去芦头)一两一分　木香一两半　郁李仁(去皮,炒)一分　半夏(汤洗七遍去滑,姜汁制)二两　大腹五枚(连皮子,剉)

【用法】上为粗末。每服五钱匕,水一盏半,加生姜一分(拍碎),煎取七分,去滓,早、晚食前服。

【主治】乍处江岭,未伏水土,食饮不宜,兼脾湿,脚气发动,时复心闷,面目脚膝浮肿,气乏,唇口青黑,胸膈烦热,见食吐呕,心腹疠痛,冷气结聚。

【加减】或要疏利,别入槟榔末二钱匕服之。

82039 旋覆花饮

《圣济总录》卷一〇六。为《圣济总录》卷一〇三"旋覆花汤"之异名。见该条。

82040 旋覆花散(《圣惠》卷五)

【组成】旋覆花半两　细辛半两　前胡三分(去芦头)　赤茯苓一两　半夏半两(汤浸洗七遍去滑)　犀角屑半两　防风半两(去芦头)　枳壳半两(麸炒微黄,去瓤)　槟榔半两

【用法】上为散。每服三钱,以水一中盏,入生姜半分,煎至六分,去滓温服,不拘时候。

【主治】脾脏风壅多涎,心胸不和,头目昏重。

【宜忌】忌生冷、油腻、黏食、饴糖。

82041 旋覆花散(《圣惠》卷六)

【组成】旋覆花半两　人参半两(去芦头)　枇杷叶半两(拭去毛,炙微黄)　赤茯苓一两　蔓荆子一两　前胡一两(去芦头)　桔梗半两(去芦头)　防风半两(去芦头)　甘草半两(炙微赤,剉)　枳壳一两(麸炒微黄,去瓤)　半夏三分(汤洗七遍去滑)

【用法】上为散。每服四钱,以水一中盏,入生姜半分,煎至六分,去滓温服,不拘时候。

【主治】肺脏痰毒壅滞,头旋目眩。

【宜忌】忌炙煿、热面。

82042 旋覆花散(《圣惠》卷十一)

【组成】旋覆花一两　甘草半两(炙微赤,剉)　甘菊花一两　芎䓖一两　皂荚树白皮三分(涂酥,炙赤色)

【用法】上为细散。每服二钱,以水一中盏,入荆芥七穗,煎至六分,和滓热服,不拘时候。

【主治】伤寒头痛,心膈壅疼。

82043 旋覆花散(《圣惠》卷十二)

【组成】旋覆花三分　桑根白皮(剉)　紫菀(去苗土)　赤茯苓　生干地黄各一两　百部　甘草(炙微赤,剉)各半两

【用法】上为散。每服四钱,以水一中盏,入生姜半分,煎至六分,去滓温服,不拘时候。

【主治】伤寒咳嗽,涕唾腥气,心胸壅闷。

82044 旋覆花散(《圣惠》卷十二)

【组成】旋覆花　前胡(去芦头)　白蒺藜(微炒去刺)　柴胡(去苗)　枳壳(麸炒微黄,去瓤)　桑根白皮(剉)　赤茯苓各半两　甘草一分(炙微赤,剉)

【用法】上为散。每服四钱,以水一中盏,入生姜半分,煎至六分,去滓温服,不拘时候。

【主治】伤寒头痛,心膈痰滞,壅闷不欲饮食。

82045 旋覆花散(《圣惠》卷十二)

【组成】旋覆花半两　半夏三分(汤洗七遍去滑)　前胡一两(去芦头)　桂心三分　赤茯苓一两　陈橘皮一两(汤浸,去白瓤,焙)　石膏一两　甘草二分(炙微赤,剉)

【用法】上为散。每服三钱,以水一中盏,入生姜半分,煎至六分,去滓温服,不拘时候。

【主治】伤寒头痛,心腹痞满,痰壅,不下饮食。

82046 旋覆花散(《圣惠》卷十四)

【组成】旋覆花一两　半夏三分(汤洗七遍去滑)　麦门冬半两(去心)　知母半两　甘草半两(炙微赤,剉)　赤芍药半两　柴胡三分(去苗)　人参半两(去芦头)　陈橘皮半两(汤浸,去白瓤,焙)　百部半两　赤茯苓三分　前胡一两(去芦头)

【用法】上为散。每服五钱,以水一大盏,入生姜半分,煎至五分,去滓温服,不拘时候。

【主治】伤寒后夹劳,胸膈痰壅,不思饮食,气攻背膊,腰脊酸疼。

82047 旋覆花散(《圣惠》卷二十)

【组成】旋覆花半两　半夏半两(汤洗七遍去滑)　白

附子半两(炮裂) 防风三分(去芦头) 羚羊角屑三分 前胡一两(去芦头) 枳壳三分(麸炒微黄,去瓤) 枇杷叶三分(拭去毛,炙微黄) 甘草半两(炙微赤,剉) 川大黄三分(剉碎,微炒) 赤茯苓三分

【用法】上为粗散。每服三钱,以水一中盏,入生姜半分,煎至六分,去滓温服,不拘时候。

【主治】风痰气壅,不下饮食,头目昏闷,四肢烦疼。

82048 **旋覆花散**(《圣惠》卷二十二)

【组成】旋覆花半两 蔓荆子半两 白术三分 麦门冬一两(去心,焙) 前胡一两(去芦头) 枳壳三分(麸炒微黄,去瓤) 甘菊花三分 半夏半两(汤洗七遍去滑) 防风半两(去芦头) 川大黄一两(剉碎,微炒) 独活半两 甘草半两(炙微赤,剉)

【用法】上为粗散。每服三钱,以水一中盏,入生姜半分,煎至六分,去滓温服,不拘时候。

【主治】风热上攻,头旋晕闷,喜卧怔忡,起即欲倒,项背急强。

82049 **旋覆花散**(《圣惠》卷三十三)

【组成】旋覆花一两 桑根白皮一两(剉) 黄连半两(去须) 羚羊角屑一两 赤芍药一两 甘草半两(炙微赤,剉) 川升麻三分 黄芩三分

【用法】上为粗散。每服三钱,以水一中盏,煎至六分,去滓,每于食后温服。

【主治】眼从下生赤翳膜,上黑睛。

【宜忌】忌炙煿、猪肉。

82050 **旋覆花散**(《圣惠》卷四十)

【组成】旋覆花半两 枳壳一两(麸炒微黄,去瓤) 蔓荆子一两 石膏二两 甘草半两(炙微赤,剉) 甘菊花半两

【用法】上为散。每服三钱,以水一中盏,煎至六分,去滓温服,不拘时候。

【主治】胸膈风壅上攻,头痛不止。

【宜忌】忌热面、炙煿物。

82051 **旋覆花散**(方出《圣惠》卷四十,名见《医方类聚》卷二十引《神巧万全方》)

【组成】旋覆花半两 萆薢半两(剉) 虎头骨半两(涂酥炙令黄)

【用法】上为细散。欲发时,以温酒调下二钱。衣盖出汗,立愈。

【主治】头偏痛。

82052 **旋覆花散**(《圣惠》卷四十五)

【组成】旋覆花半两 犀角屑一两 大腹皮一两(剉) 槟榔一两 前胡一两(去芦头) 赤茯苓一两 半夏半两(汤洗七遍去滑) 枳壳三分(麸炒微黄,去瓤)

【用法】上为粗散。每服四钱,以水一中盏,入生姜半分,薄荷二七叶,煎至六分,去滓温服,不拘时候。

【主治】干脚气。欲发恶心,头旋,吐痰水,不思饮食,两脚膝疼痛,渐渐心闷。

82053 **旋覆花散**(《圣惠》卷四十五)

【组成】旋覆花半两 前胡一两(去芦头) 赤茯苓一两 射干三分 石膏二两 枳壳三分(麸炒微黄,去瓤) 半夏半两(汤洗七遍去滑) 紫苏茎叶一两 槟榔一两 甘草半两(炙微赤,剉) 红雪一两 羚羊角屑三分 木通三分(剉)

【用法】上为粗散。每服四钱,以水一中盏,入生姜半分,煎至六分,去滓温服,不拘时候。

【主治】脚气发动,心胸痰壅,咽喉噎塞,头痛心烦,不能下食。

82054 **旋覆花散**(《圣惠》卷四十六)

【组成】旋覆花一两 紫菀一两半(去苗土) 桔梗一两(去芦头) 射干一两 川升麻一两 甘草三分(炙微赤,剉) 陈橘皮三分(汤浸,去白瓤,焙) 麻黄三分(去根节) 大腹皮三分(剉) 杏仁三分(汤浸,去皮尖双仁,麸炒微黄)

【用法】上为散。每服三钱,以水一中盏,入生姜半分,煎至六分,去滓温服,不拘时候。

【主治】咳嗽,痰唾稠黏,肩背壅闷,喘促不食。

82055 **旋覆花散**(《圣惠》卷五十)

【组成】旋覆花半两 木香半两 赤茯苓一两 白术一分 人参一两(去芦头) 前胡一两(去芦头) 半夏一两(汤洗七遍去滑) 桂心一两 青橘皮三分(汤浸,去白瓤,焙) 芎䓖一两 附子半两(炮裂,去皮脐) 大腹皮半两(剉)

【用法】上为散。每服三钱,以水一中盏,入生姜半分,煎至六分,去滓,稍热服,不拘时候。

【主治】膈气。胸中痰结,否塞不通,不能饮食。

82056 **旋覆花散**(《圣惠》卷五十一)

【组成】旋覆花三分 半夏半两(汤浸七遍去滑) 白附子半两(炮裂) 防风三分(去芦头) 羚羊角屑三分 前胡三分(去芦头) 枳壳三分(麸炒微黄,去瓤) 枇杷叶三分(拭去毛,炙微黄) 川大黄三分(剉碎,微炒) 赤茯苓三分 甘草半两(炙微赤,剉) 赤芍药二分

【用法】上为粗散。每服三钱,以水一中盏,入生姜半分,煎至六分,去滓温服,不拘时候。

【主治】肺脾风壅痰膈,不下食饮,头目昏闷,四肢烦疼。

82057 **旋覆花散**(《圣惠》卷五十一)

【组成】旋覆花半两 石膏二两(细研入) 枳壳一两(麸炒微黄,去瓤) 赤茯苓一两 人参一两(去芦头) 麦门冬一两(去心) 黄芩三分 柴胡一两(去苗) 犀角屑三分 甘草半两(炙微赤,剉) 防风三分(去芦头)

【用法】上为散。每服五钱,以水一大盏,入生姜半分,煎至五分,去滓,食后良久温服。

【主治】心胸痰热,头目旋痛,饮食不下。

82058 **旋覆花散**(《圣惠》卷六十九)

【组成】旋覆花半两 白芷半两 芎䓖半两 藁本半两 蔓荆子半两 赤茯苓一两 防风半两(去芦头) 枳壳半两(麸炒微黄,去瓤) 独活半两 细辛半两 羌活半两 石膏二两 半夏半两(汤洗七遍去滑) 前胡一两(去芦头) 羚羊角屑二分 杜若三分 甘草半两(炙微赤,剉) 甘菊花半两

【用法】上为粗散。每服三钱,以水一中盏,入生姜半分,薄荷七叶,煎至六分,去滓温服,不拘时候。

【主治】妇人风眩头疼,痰壅烦闷,不下饮食。

82059 **旋覆花散**(《圣惠》卷六十九)

【异名】旋覆花汤(《妇人良方》卷六)。

【组成】旋覆花半两　枇杷叶半两(拭去毛,炙微黄)　芎䓖半两　细辛半两　枳壳半两(麸炒微黄,去瓤)　前胡半两(去芦头)　半夏半两(汤洗七遍去滑)　羌活半两　人参半两(去芦头)　桂心半两　赤茯苓三分　藿香半两　甘草三分(炙微赤,剉)　羚羊角屑三分

【用法】上为粗散。每服三钱,以水一中盏,入生姜半分,煎至六分,去滓温服,不拘时候。

【主治】妇人风痰呕逆,不下饮食,头目昏闷。

82060 旋覆花散(《圣惠》卷八十九)

【组成】旋覆花　桑根白皮(剉)　羚羊角屑　赤芍药　玄参各一分　甘草半分(炙微赤,剉)　黄连半分(去须)

【用法】上为粗散。每服一钱,以水一小盏,入竹叶七片,煎至五分,去滓温服,一日三四次。

【主治】小儿眼从下生赤膜,上浸黑睛。

82061 旋覆花散(《博济》卷三)

【异名】菊花散(《圣济总录》卷十五)、旋覆花汤(《圣济总录》卷十七)。

【组成】菊花　旋覆花　桑白皮各三分　石膏一两一分　甘草半两　地骨皮一两　杜蒺藜一两(去刺)

【用法】上为末。每服一钱,水一盏,煎至七分,食后温服。

【功用】清头目,利胸膈,化痰涎,解上焦风壅。

【主治】❶《博济》:咽喉热疼,唾如胶黏;头风。❷《圣济总录》:头面风,目眩头痛,痰涎壅滞,心膈烦满。

82062 旋覆花膏

《仙拈集》卷四。为《圣济总录》卷一三九"旋覆汁"之异名。见该条。

82063 旋覆饮子(《外台》卷十八引《崔氏方》)

【组成】旋覆花二两　橘皮二两　生姜三两　紫苏茎一握　茯苓三两　香豉一升(绵裹)　大枣十枚(擘)

【用法】上切。以水八升,煮取二升四合,分三服,服别相去十里久。一日一剂,凡服五剂,上气即下。

【主治】脚气。顽痹不仁,两脚缓弱,脚肿无力,重者少腹气满,胸中痞塞,见食即呕,或两手大拇指不遂,或两脚大拇指不遂,或小便涩,气满呕逆不下食。

【宜忌】忌生葱、醋物,慎生冷、猪肉、蒜、面、鱼、黏食。

【加减】小便涩者,加桑根白皮四两,如其服此饮二三剂,气下讫,即须服大犀角汤,服当小便利为度;如其胸膈中气满者,加半夏四两,汤洗;待腹内气和,脚重欲消,皮肤犹如隔帛者,宜服犀角麻黄汤一二剂。

82064 旋覆根散(《圣济总录》卷一四〇)

【组成】旋覆根不拘多少

【用法】上为散。每服二钱匕,以温酒调下,一日三次,不拘时候;仍用敷疮中。若无根、花,只子亦可用。

【主治】毒箭所伤。

82065 旋枢廓清饮(《感证辑要》卷四)

【组成】飞滑石五钱(荷叶包)　淡黄芩八分(酒炒)　鲜石菖蒲根一钱　焦枳实一钱　真川连八分(吴茱萸二分炒)　白茯苓四钱(带皮)　猪苓二钱　香豆豉三钱(葱白三茎拌炒)　黑栀皮一钱半(姜汁炒)　建兰花三钱　绿萼梅花一钱

【用法】阴阳水煎服。

【主治】外感。

【加减】无汗,加薄荷八分;溺闭,加木通一钱;热甚,加连翘一钱半;湿盛,加茵陈三钱;夹食,加莱菔汁一杯。

82066 旋转阴阳汤(《辨证录》卷五)

【组成】人参一钱　白术三钱　白茯神三钱　白芍五钱　当归三钱　生地五钱　麦冬三钱　附子一分　炒栀子二钱　天花粉三钱　柴胡一钱

【用法】水煎服。

【功用】阴阳两补,痰火两泻,补泻兼施。

【主治】厥逆。日间发厥,夜间又厥,身热如火,痰涎作声。

82067 旋筛巫云膏(《御药院方》卷九)

【异名】乌云散(《丹溪心法附余》卷二十四)。

【组成】胆矾　五倍子　百药煎　诃子　青胡桃皮　醋石榴皮　木瓜皮　猪牙皂角　何首乌　细辛各等分

【用法】上为极细末,炼蜜为丸,如小钱大。常于木炭灰内培养,勿得离灰。如要乌髭时,用好热酒磨化开,捻髭上;如乌鬓时,用好热醋磨,以掠头,刷鬓上。

【主治】发鬓黄白不黑。

【备考】本方方名,《医学大成》引作"巫云散"。

82068 旋覆代赭汤(《伤寒论》)

【异名】旋覆代赭石汤(《普济方》卷一二七)、代赭旋覆汤(《医方集解》)、旋覆花代赭石汤(《类聚方》)。

【组成】旋覆花三两　人参二两　代赭石一两　甘草三两(炙)　半夏半升(洗)　生姜五两　大枣十二枚(擘)

【用法】以水一斗,煮取六升,去滓,再煎取三升,温服一升,一日三次。

【功用】《方剂学》:降逆化痰,益气和胃。

【主治】❶《伤寒论》:伤寒发汗,若吐若下解后,心下痞硬,噫气不除者。❷《方剂学》:胃虚气逆证。心下痞硬,噫气频作,反胃呕吐,吐涎沫,舌苔白滑,脉弦而虚。

【方论选录】❶《注解伤寒论》:硬则气坚,咸味可以软之,旋覆之咸,以软痞硬;虚则气浮,重剂可以镇之,代赭之重,以镇虚逆;辛者散也,生姜、半夏之辛,以散虚痞;甘者缓也,人参、甘草、大枣之甘,以补胃弱。❷《删补名医方论》引罗天益曰:方中以人参、甘草养正补虚;生姜、大枣和脾养胃,所以定中州者至矣;更以代赭石之重,使之敛浮镇逆;旋覆花之辛用以宣气涤饮;佐以人参以归气于下;佐半夏以蠲饮于上。浊降则痞硬可消,清升则噫气可除矣。❸《医方考》:旋覆之咸,能软痞硬而下气;代赭之重,能镇心君而止噫;姜、夏之辛,所以散逆;参、草、大枣之甘,所以补虚。❹《伤寒论三注》:旋覆花能消痰结软痞,治噫气;代赭石治反胃,除五脏血脉中热,健脾,乃痞而噫气者用之,谁曰不宜?于是佐以生姜之辛,可以开结也;半夏逐饮也;人参补正也;桂枝散邪也;甘草、大枣益胃也。余每借之以治反胃、噎食不降者,靡不神效。❺《成方便读》:旋覆花能斡旋胸腹之气,软坚化痰;而以半夏之辛温散结者协助之;虚则气上逆,故以代赭之重以镇之;然治病必求其本,痞硬噫气等疾,皆由正虚而来,故必以人参、甘草补脾而安正,然后痰可消,结可除,且旋覆、半夏之功,益彰其效耳;用姜枣者,病因伤寒汗吐下后而得,则表气必伤,藉之以和营卫也。

【临床报道】❶ 噫气:《王氏医案》:予素患噫气,凡体稍

不适，其病即至，即响且多，势不可遏，戊子冬发之最甚，苦不可言。孟英曰，此阳气式微，而浊阴上逆也，先服理中汤一剂，随以旋覆代赭汤投之，遂愈。嗣后每发，如法服之，辄效。后来发亦渐轻，今已不甚发矣。予闻孟英常云，此仲圣妙方，药极平淡，奈世人畏不敢用，殊可陋也。❷眩晕呕吐：《浙江中医杂志》[1966，(7)：30]用本方适当加减治疗50例，其中经西医诊断的有：急慢性胃炎和溃疡6例，神经官能症11例，高血压、美尼尔氏症、癔病及脑膜炎后遗症各1例。不论原发并发，均以此次发病的眩晕呕吐为主证。主要脉证为头晕目眩，胸痞呕恶，口淡，脉象弦缓，弦滑，舌苔白薄滑腻。部分病例兼见咳唾黏痰，食欲不振，胃痛泛酸，耳鸣心悸，失眠多梦。治疗效果：50例中服药最少为二剂，最多为18剂，平均6剂，一般3~6天见效。治后34例眩晕呕吐俱止，14例眩晕呕吐减轻，2例无效。❸癔症球：《上海中医药杂志》[1984，(4)：18]以本方加减治疗癔症球45例，结果最少服药6剂，最多35剂，一般10~20剂。症状消失，眠食正常，恢复工作，属于治愈者34例；症状基本消失，眠食尚好，恢复工作，属于基本治愈者8例；无效3例。❹顽固性呕吐：《江西中医药》[1985，(6)：47]本方为主治疗顽固性呕吐10例，其中慢性胃炎急性发作、慢性肾炎尿毒症、胃癌肝转移、肾肿瘤广泛转移、脑脓肿所致呕吐各1例，神经性呕吐5例，均获满意疗效。另以本方加减治胃气虚弱，痰湿内阻之呕吐11例，其中包括胃溃疡、胃扩张、胃大部切除术后、肝癌晚期等所致呕吐，均获显效。❺胃扭转：《时珍国医国药》[2007，18(2)：481]旋覆代赭汤治疗胃扭转40例，结果：治愈率为82.5%，尤以服用3剂及6剂时为著，增加用药剂量未见有增加治愈率的趋向。结论旋覆代赭汤是胃扭转非手术治疗的有效方剂。

【现代研究】❶对胃黏膜的保护和修复作用：《湖南中医学院学报》[2002，(2)：34]旋覆代赭汤可明显抑制大鼠醋酸性胃溃疡的发生，说明对胃黏膜具有明显的保护和修复作用。其作用机理，可能与阻滞 H_2 受体，抑制组胺对胃酸的分泌有关。❷对食管黏膜组织增殖细胞核抗原（PCNA）表达的影响：《上海中医药杂志》[2009，43(2)：53-55]旋覆代赭汤可明显降低混合性反流性食管炎食管黏膜PCNA的高表达，并能抗食管反流，从而起到治疗混合性反流性食管炎、预防复发及癌变的作用。

82069 旋覆代赭汤（《伤寒全生集》卷二）

【组成】旋覆花　人参　代赭石　半夏　甘草　生姜　枳实

【用法】加生姜，水煎服。

【主治】心下痞，噫气不除者。

【加减】内有热，加黄连；外有热，加柴胡；噫气，加砂仁。

82070 旋覆代赭汤（《证治汇补》卷五）

【组成】旋覆花三钱　代赭石一钱（研）

【用法】用旋覆花煎，调赭石末服。

【主治】呕吐不已，真气逆而不降，用此镇坠。

82071 旋覆代赭汤（《医略六书》卷二十六）

【组成】旋覆花一钱半（绢包）　代赭石三两（煅）　桑白皮一钱半　川贝母二钱（去心）　紫丹参一钱半　薏苡米四两（炒）　制首乌五钱（土炒）　白茯苓一钱半

【用法】水煎，去滓，温服。

【主治】痰气上壅，气喘咳嗽，脉弦者。

【方论选录】旋覆花理气消痰，以平喘咳；代赭石镇肝和血，以平逆气；桑白皮清肺肃金；川贝母清痰化热；首乌补血荣肝；丹参生新去宿；茯苓渗湿以洁痰之流；米仁健脾以理痰之本。水煎温服，使血润肝荣，则脾不受制，而湿热自化，肺金清肃，自然痰消热降，逆气自平，何患喘咳之不已哉。

82072 旋覆半夏汤（《济生》卷七）

【组成】旋覆花（去枝萼）　芎䓖　细辛（洗去土）　人参　甘草（炙）各半两　半夏（汤泡七次）　赤茯苓（去皮）　干生姜　陈皮（去白）各一两　当归（去芦，酒浸）一两

【用法】上㕮咀。每服四钱，水一盏半，加生姜五片，煎至七分，去滓温服，不拘时候。

【主治】妊娠恶阻，心下愦闷，吐逆不食，恶闻食气，头晕，四肢骨节烦痛，多卧少起。

82073 旋覆半夏汤（《产科发蒙》卷二）

【组成】旋覆花　半夏　茯苓　青皮

【用法】水煎，温服。

【主治】痰饮在胸膈呕不止，心下痞硬者。

82074 旋覆根敷方

《圣济总录》卷一四五。为原书卷一三九"旋覆汁"之异名。见该条。

82075 旋覆葱绛汤

《疡科心得集·补遗》。为《金匮》卷中"旋覆花汤"之异名。见该条。

82076 旋覆代赭石汤

《普济方》卷一二七。为《伤寒论》"旋覆代赭汤"之异名。见该条。

82077 旋覆花代赭石汤

《类聚方》。为《伤寒论》"旋覆代赭汤"之异名。见该条。

商

82078 商壳丸（《鸡峰》卷十七）

【组成】商壳　槐角　枳实各二两　人参　阿胶各一两　黄耆二两

【用法】上除人参、阿胶同捣为末，后将四味末锅内合炒黄黑色，入麝香二钱，并将参、胶二味同研，粟米饭为丸，如梧桐子大。每服三十丸，空心橘皮汤送下，一日二三次。

【主治】痔瘘。

82079 商壳丸（《御药院方》卷三）

【组成】商枳壳（麸炒，去瓤）二两　大皂角（去皮子，酥炙黄色）二两　青皮（去白）　半夏（洗七返）　槟榔　木香各半两

【用法】上为细末，生姜汁作薄面糊为丸，如豌豆大。每服四五十丸，食后温生姜汤送下。

【功用】破痰逐饮。

【主治】胸膈痞滞，气不宣畅。

82080 商陆丸（方出《千金》卷十四，名见《圣济总录》卷十四）

【组成】商陆根三十斤（去皮）

【用法】细切。以水八斗，东向灶煎减半，去滓，更煎，令可丸，如梧桐子大。每服一丸。合时勿令一切人见。出佳。

【主治】❶《千金》:风邪。❷《圣济总录》:中风邪,狂惑。

82081 商陆丸(《圣惠》卷五十四)

【组成】商陆一两 川芒消半两 甘遂半两(煨令黄色) 芫花半两(醋拌炒,令干) 荛花半两(微炒) 麝香一分(细研) 猪苓半两(去黑皮)

【用法】上为末,研入麝香令匀,炼蜜为丸,如梧桐子大。每服三丸,食前以粥饮送下。

【功用】利小便。

【主治】水气遍身浮肿,及疗酒客虚热,当风饮冷水,腹胀满阴肿。

【备考】《普济方》有大黄。

82082 商陆丸(《圣惠》卷五十四)

【组成】商陆一两 川芒消半两 甘遂一分(煨令微黄) 川大黄半两(剉碎,微炒) 芫花半两(醋拌炒令干) 荛花半两(微炒)

【用法】上为末,炼蜜为丸,如梧桐子大。每服三丸,食前以粥饮送下。以利为度。

【功用】利小便,消胀满。

【主治】水肿。

82083 商陆丸(《圣济总录》卷七十九)

【组成】商陆(切,焙)一斤 陈橘皮(汤浸去白,焙)二两 木香一两 赤小豆面四两

【用法】上为末,以新汲水为丸,如绿豆大。每服二十丸,橘皮汤送下。

【主治】涌水,诸般水肿。

82084 商陆丸(《活幼心书》卷下)

【组成】商陆一两 净黄连半两

【用法】上为末,姜汁煮面糊为丸,如绿豆大。每服三十丸至五十丸,空心用温紫苏熟水送下,或温葱汤送下。

【主治】水肿。小便不通,勿拘远近。

82085 商陆丸(《普济方》卷二九二)

【组成】商陆 牵牛 赤小豆 萝卜子各等分

【用法】上为末,糯粥为丸,如梧桐子大。约量丸数,用萝卜子汤送下。

【主治】水气浮肿。

【宜忌】忌鱼、酢、面食。

82086 商陆汤(方出《圣惠》卷七十五,名见《圣济总录》卷一五七)

【组成】商陆半两 桑根白皮一两(剉) 羌活半两

【用法】上为粗散。每服四钱,以水一中盏,入赤小豆一百粒,煎至六分,去滓,食前温服。

【主治】妊娠四肢浮肿,皮肉拘急,小便不利。

82087 商陆汤(《圣济总录》卷一六五)

【组成】商陆根(剉)二两 防风(去叉)一两 甘草(炙)半两 附子(炮裂,去皮脐)一枚 赤小豆二合 麻子仁三合

【用法】上㕮咀,如麻豆大。每服五钱匕,水一盏半,煎取一盏,去滓温服,不拘时候。

【主治】产后通身暴肿,烦闷不食。

82088 商陆豆(《圣济总录》卷七十九)

【组成】生商陆(切如麻豆) 赤小豆各等分 鲫鱼三枚(去肠存鳞)

【用法】上三味,将二味实鱼腹中,以绵缚之;水三升,缓煮豆烂,去鱼只取二味,空腹食之,以鱼汁送下。甚者过二日,再为之,不过三剂。

【主治】水气肿满。

82089 商陆贴(《外台》卷三十七引《古今录验》)

【异名】商陆膏(《普济方》卷二七八)。

【组成】商陆二两 黄芩 黄连 白芷 白蔹 大黄 荠草各二两 白及二两

【用法】上为末,消胶汁和为丸。涂纸贴肿,干即易之。

【主治】诸肿。

82090 商陆酒(方出《肘后方》,名见《圣济总录》卷十八)

【组成】商陆一斛(净洗,剉之)

【用法】上以水三斛,煮取九斗,以渍曲;又以水二斛,煮去滓,取一斛渍饭,酿之如酒法。熟即取饮,多少任意。

【主治】❶《肘后》:脚屈,积年不能行,腰脊挛痹,及腹内紧结者。❷《圣济总录》:白癞大风,眉须堕落;八风十二痹,筋脉拘急,肢节缓弱,手足痹痛。

【宜忌】《圣济总录》:唯宜食鹿肉羹。

82091 商陆酒(《医心方》卷十引《僧深方》)

【组成】商陆一斤(薄切)

【用法】以淳酒二斗,渍三宿。服一升,当下之;下者减从半升起,一日三次。不堪酒者,以意减之。

【主治】风水肿,癥癖,酒癖。

【宜忌】忌犬肉。

82092 商陆酒(《圣惠》卷九十五)

【组成】商陆末五斤(白色者) 天冬门末五升 细曲十斤(捣碎) 秫米一硕(净淘)

【用法】先炊米熟,放如人体温;另煎熟水一硕,放冷;都拌和令匀,入不津瓮中密封,酿六十日成,去滓。随性饮之。五日食减,廿日腹满绝谷,不复用食;尸虫并去,瘢痕皆灭。

【功用】祛尸虫,灭瘢痕。

【宜忌】忌犬肉。

82093 商陆散(方出《千金》卷二十三,名见《外台》卷十五)

【组成】天雄 白敛 黄芩各三两 干姜四两 附子一两 商陆 踯躅各一升

【用法】上药治下筛。每服五分匕,酒调下,一日三次。

【主治】白癞风及二百六十种大风。

【宜忌】《外台》:忌猪肉、冷水。

82094 商陆散(方出《圣惠》卷五十四,名见《普济方》卷一九三)

【组成】商陆一两 赤小豆一合 木通半两(剉) 泽泻半两 赤茯苓半两 陈橘皮半两(汤浸,去白瓤,焙) 葱白三茎 生姜一分

【用法】上剉细。都以水三大盏,煎至一盏半,去滓,食前分温三服。

【主治】水气。脚膝浮肿,上攻心腹,妨闷喘息,小便不利。

82095 商陆散(《圣惠》卷六十六)

【组成】商陆一两 曾青一分(细研) 黄芩一两 防风一两(去芦头) 白矾一两(烧令汁尽) 人参一两(去芦头) 小蓟根一两 石胆一分(细研) 甘草一两(炙微赤,剉) 雌黄一两(细研) 赤芍药一两 白芷一两 茬枝一两 知母一两 桔梗一两(去芦头) 雄黄一两(细研) 狸

骨一两（炙令黄色） 银星礜石一两（烧赤，醋淬七遍） 地胆一分（去头足翅，糯米拌炒令米黄，去米） 斑蝥十枚（去头足翅，糯米拌炒令米黄）

【用法】上为细散，研了药更研令匀。每日空心及临夜卧时以淡醋调下一字。三十日知愈，七十日平复，甚者百日，无复所苦。凡服药宁从少起，过度即令人淋沥，淋沥则减服之。

【主治】浮疽瘘。或生于颈，或发于腋，肿硬如指，久即穿溃，有脓。

82096 商陆散（《圣惠》卷七十九）

【组成】商陆一寸（白色者） 赤小豆一分（生用） 大麻仁一合 附子半两（炮裂，去皮脐） 甘草一分（炙微赤，剉） 防风一分（去芦头） 桑根白皮一分（剉）

【用法】上为散，分为五服。每服以水一中盏，煎至六分，去滓服，一日三次。

【主治】产后风虚瘇，通身浮肿，不能饮食。

82097 商陆散（《圣惠》卷八十九）

【组成】商陆一两（微炙） 昆布一两（洗去咸味） 牛蒡子三分 射干 木通（剉） 海藻（洗去咸味） 羚羊角屑 杏仁（汤浸，去皮尖双仁，研，麸炒微黄）各半两

【用法】上为粗散。每服一钱，以水一小盏，入生姜少许，煎至五分，去滓温服，不拘时候。

【主治】小儿瘿气，胸膈噎塞咽粗。

82098 商陆散（《圣济总录》卷一六一）

【组成】商陆（干者） 当归（切，炒）各一分 紫葳（凌霄花是也） 蒲黄各一两

【用法】上为散。每服二钱匕，空服温酒调下。

【主治】产后血气血块，时攻心腹，疼痛不可忍。

82099 商陆散（《卫生总微》卷七）

【组成】商陆根

【用法】上切，杵烂炒熟。用手帕裹之，熨肿处，冷即易之。

【主治】伤寒咽喉肿痛。

82100 商陆散（《杨氏家藏方》卷十）

【组成】商陆根（取自然汁）一盏 甘遂末一钱 土狗一枚（自死者，细研）

【用法】上药同调，只作一服。空心、日午水调下。

【功用】取水。

【主治】十种水气。

【宜忌】忌食盐一百日，忌食甘草三日。

82101 商陆散（《永类钤方》卷二十一）

【组成】泽泻 商陆各等分

【用法】上为末。三岁一钱，桑白皮汤调下。商陆醋炒为末，调涂肿毒。醋调并治咽喉肿。

【功用】利小便。

【主治】小儿浮肿，肚胀，气急。

82102 商陆粥（方出《外台》卷二十引《近效》，名见《圣济总录》卷一八八）

【组成】商陆根（去皮取白色，不用赤色，切如小豆）一大盏

【用法】上以水三升，煮取一升以上，即取粟米一大盏煮成粥，仍空腹服。若一日两度服，即恐利多，每日服一顿，即微利。

【主治】水气。

【宜忌】不得吃生冷等。

82103 商陆膏（《外台》卷二十引《小品方》）

【组成】商陆根一斤（生者） 猪膏一斤（先煎，可有二斤）

【用法】上药合煎令黄，去滓。以摩肿；亦可服少许。

【主治】水肿。

【宜忌】忌犬肉。

82104 商陆膏

《普济方》卷二七八。为《外台》卷三十七引《古今录验》“商陆贴”之异名。见该条。

82105 商陆膏（《疡医大全》卷七）

【组成】商陆六两 牛蒡子 防风 金银花 荆芥 当归尾 连翘 赤芍药 红花 茅苍术 甘草各五钱

【用法】上药用麻油三斤熬枯去滓，用密佗僧一斤收成膏。外贴。

【主治】疮毒。

82106 商陆饮子（方出《圣惠》卷五十四，名见《普济方》卷一九三）

【组成】商陆一两 构树根一两 嫩桑枝一两 桑根白皮一两 大麻仁三两（捣碎） 桂心一两

【用法】上药都剉细。每服半两，以水一中盏，煎至五分，去滓，空心温服。如人行五里，大小便当利；未利，晚再服之。

【主治】卒身面浮肿，腹胀，大小便不利，喘息稍急。

82107 商陆二丑汤（《效验秘方》董漱六方）

【组成】潞党参 15 克 焦白术 12 克 西砂仁 4.5 克 广木香 4.5 克 花槟榔 10 克 江枳壳 6 克 广陈皮 5 克 焦六曲 12 克 云茯苓 15 克 福泽泻 12 克 商陆根 15 克 黑白丑各 4.5 克 腹水草 15 克

【用法】日一剂，水煎服，分早晚两次服。

【功用】益气调脾，渗湿行水。

【主治】肝硬化腹水，症见胸痞纳差，脘腹胀满，饮食不化，小溲短少，大便干结，舌淡红，苔薄腻，质瘀，脉细濡滑，证属脾气虚弱，水湿泛滥者。

【方论选录】方中党参、白术、云苓健脾益气，化水湿；砂仁、木香、槟榔、陈皮、六曲宽中理气；泽泻、二丑、商陆根、腹水草渗湿行水，使腹水由小便外解。诸药合用，共奏培土制水之剂。

【加减】大便通行不畅加生军 9 克（后下）；腹部膨胀不减加川椒 3 克，甚则加舟车丸 9 克（分二次吞服）；胸闷呕吐去黑白丑，加半夏 9 克，藿香 9 克；口黏纳呆苔腻去泽泻，加厚朴 5 克，炙鸡内金 9 克；小溲不利去枳壳，加车前子（包）15 克；大便溏薄，日有多次去槟榔、白丑，加大腹皮 9 克，香谷芽 12 克；下肢凹陷性水肿可加陈胡芦皮 30 克（煎汤代水）。

【宜忌】使用本方必须根据临床症状、舌脉为依据，只能暂时应用，注意中病则止，不宜长服久服。

82108 商陆根贴方（方出《外台》卷二十四引《古今录验》，名见《圣济总录》卷一二九）

【组成】生商陆根

【用法】烂捣，敷之，燥则易。

【主治】石痈,坚如石,不作脓。又治脑漏及诸痈疖。

82109 **商陆逐水散**(《鸡峰》卷十九)

【组成】白商陆根(去粗皮,薄切,阴干或焙干,为末)

【用法】上用黄颡鱼三个,大蒜三瓣,绿豆一合,水一升同煮,以豆烂为度。先食豆,饮汁送下;又以汁下药二钱。水化为气内消。

【主治】水气。

【临床报道】水气:《鸡峰》省郎王申病水气,四肢悉病,不能坐卧,昼夜倚壁而立,服此一剂,顿愈。

82110 **商陆煮豆方**(《圣济总录》卷九十七)

【组成】商陆(干者) 大戟(剉,炒)一分

【用法】上为粗末。用水四盏,加大枣十枚(去核),煎至一盏半,下黑豆半合,同煎至水尽,拣取黑豆。初吞三粒,稍加之,以通利为度。

【主治】大便不通。

82111 **商陆塞耳方**(《圣济总录》卷一一五)

【组成】商陆(生者,洗)

【用法】上以刀子削如枣核。纳耳中,日二易之。

【主治】耳肿。

82112 **商陆鲤鱼汤**(《圣惠》卷六十九)

【组成】商陆一两(剉) 木通一两(剉) 陈橘皮一两(汤浸,去白瓤,焙) 赤小豆半斤 鲤鱼一枚重一斤(理如食法) 桑根白皮二两(剉)

【用法】上以水五升,入生姜二两,葱白五茎,同煮令豆熟为度。每服吃汁一中盏,鱼豆任意食之,不拘时候。

【主治】妇人水病,头面及四肢浮肿,喘急,小便不利。

82113 **商陆赤小豆汤**(《三因》卷十七)

【异名】赤小豆汤(《得效》卷十四)。

【组成】赤小豆 商陆干各等分

【用法】上剉散。每服一两,水一碗,煎至七分盏,取清汁服。

【主治】妊娠手脚肿满挛急。

鸾

82114 **鸾凤散**(《鲁府禁方》卷二)

【组成】公鸡一只,用二腿骨共六节,烧灰存性

【用法】上为末。每服一钱,黄酒调下。

【主治】淋血。

82115 **鸾胶散**(《百一》卷十三)

【组成】黄狗头一个(去毛)

【用法】以纸筋泥固济,用火烧,候烟过,取出放冷,去泥为末。先用糯米罨成软饭,看所患大小,摊在纸上,厚一指,以狗头末一分,桂末二分,煅了牡蛎末三分,和匀掺在上,乘稍热裹贴了。次用杉木板子夹缚。如痒不得抓,只用水轻轻拍,五七日愈。或用毡发坐子裹亦可。

【功用】散瘀血。

【主治】打扑伤损。

望

82116 **望月丸**(《审视瑶函》卷四)

【组成】望月砂四两(焙干) 石决明(醋煅) 防风 白芍 谷精草 草决明 木贼各一两 当归五钱

【用法】上为细末,炼蜜为丸。小儿量其大小,或用一钱,或五分一丸,荆芥汤化下。

【主治】痘入眼,致生翳膜。

【备考】《痘疹会通》有蝉退。

82117 **望月散**

《治痘全书》卷十四。为《准绳·幼科》卷六"望月砂散"之异名。见该条。

82118 **望梅丸**(《串雅外编》卷三)

【组成】盐梅四两 麦冬(去心) 薄荷(去梗) 柿霜 细茶各一两 苏叶(去梗)五钱

【用法】上为细末,白霜糖四两,共捣为丸,如鸡豆大;加参一两更妙。旅行带之,每含一丸,可代茶。

【功用】生津止渴。

82119 **望月砂汤**(《医林纂要》卷十)

【组成】望月砂

【用法】上为末。每服二钱,茶清调下。

【功用】明目,治劳,杀疳,杀虫,解毒。

【主治】痘疹入目,痘疹痊愈而昏昧障翳者;虚劳发热,湿热疳积。

【方论选录】兔目最明,如月魄之能涵日光。故《曲礼》云:兔曰明视。兔虽啮草,亦食土中虫豸,故又能杀虫解毒。其尻有九孔,散出矢,故矢能散郁热。矢固下行,茶清以达其清阳于上。

82120 **望月砂散**(《准绳·幼科》卷六)

【异名】望月散(《治痘全书》卷十四)。

【组成】谷精草 密蒙花(酒洗) 蝉蜕(去翅足)各五钱 望月砂一两

【用法】上为末,雄猪肝一两,竹刀批破,用药一钱,掺入肝内,水煮熟。饮汁食肝。效。

【主治】❶《准绳·幼科》:痘后暗室中目不能开者。❷《痘科类编》:痘毒在黑轮上或掩瞳神者。

康

82121 **康乐汤**(《青囊祕要》卷下)

【组成】白术五钱 茯苓五钱 夏枯草五钱 半夏三钱 炒香附三钱 白附子一钱 甘草一钱 陈皮一钱 连翘二钱 白芍一两

【用法】水煎服。

【主治】瘰疬。

82122 **康寿丸**(《成方制剂》11册)

【组成】地骨皮 地黄 茯苓 何首乌 麦冬 人参 熟地黄 天冬

【用法】上制成丸剂。淡盐水或蜜糖水送服,一次5克,一日2~3次。

【功用】补气养血,润肺滋肾。

【主治】气血两虚,精血两虚,精血不足所致的身体羸弱,神疲乏力,眩晕健忘,失眠多梦,多汗,干咳少痰,心悸气促,腰膝酸软。

82123 **康复丸**(《山东省药品标准》)

【组成】地黄200克 女贞子(酒蒸)60克 当归60克 太子参60克 续断60克 菟丝子(饼)60克 山药100克 五味子(醋蒸)60克 首乌藤100克 地骨皮100

克　珍珠母 100 克　滑石粉适量

【用法】将山药、当归、太子参、五味子、珍珠母研细，过筛。余药置锅中煎两次，合并，滤过，取上清液，浓缩成稠膏，与药粉混匀，干燥，再研细，冷开水泛小丸，干燥，用滑石粉打光，每 10 粒重 1 克。每服 30 粒，一日 3 次。

【功用】滋肾，养血安神。

【主治】头昏，耳鸣，失眠，健忘，遗精盗汗，腰酸乏力。

82124 康妇消炎栓(《中国药典》2010 版)

【组成】苦参　败酱草　紫花地丁　穿心莲　蒲公英　猪胆粉　紫草(新疆紫草)　芦荟

【用法】上制成栓剂，每粒重 2.8 克。直肠给药，一次 1 粒，一日 1~2 次。

【功用】清热解毒，利湿散结，杀虫止痒。

【主治】湿热、湿毒所致的带下病、阴痒、阴蚀，症见下腹胀痛或腰骶胀痛，带下量多，色黄，阴部瘙痒，或有低热，神疲乏力，便干或溏而不爽，小便黄；盆腔炎、附件炎、阴道炎见上述证候者。

鹿

82125 鹿羹(《臞仙活人方》卷上)

【组成】鹿肉不拘多少

【用法】上洗净控干，先以盐、酒(多)、醋(少)浴过，用花椒、莳萝、茴香、红豆、桂花(如无，桂皮代之)，俱为细末，量肉多少下之，却将酒、醋、酱油拌匀，加葱白数茎，入银器或瓦器内，密封其口，用重汤慢火煮，候软烂，方可食。

【功用】补益气力，助五脏，强阴。

【主治】头肉又治烦惫多梦，蹄治脚膝酸，血治肺痿吐血及崩带下。

82126 鹿儿膏(《走马疳急方》)

【组成】赤铅华(即黄丹。水飞)四两　琥珀丝(即松香。研细)八两

【用法】上为细末，贮葱管内，入于齑汁中煮数沸，去葱取药，再研细，加茅君散(即苍术)四两，水银蜡一钱，和匀外用。

【主治】胎毒头疳，脓血满头，腥臭，滋水淋漓，延及肢体，或痛或痒。

82127 鹿子丸(《回春》卷五)

【组成】嫩鹿茸(去毛，酥炙微黄)　大附子(炮，去皮脐)　盐花各等分

【用法】上为末，枣肉为丸。每服三十丸，空心好酒送下。

【主治】肺痿，胸前有孔；兼治腰痛。

82128 鹿头汤(《饮膳正要》卷一)

【组成】鹿头蹄一付(退洗净，卸作块)

【用法】上用哈昔泥豆子大，研如泥，与头蹄肉同拌匀，用回回小油四两同炒，入滚水熬令软，下胡椒三钱，哈昔泥二钱，荜茇一钱，牛奶子一盏，生姜汁一合，盐少许，调和。

【功用】补溢，止烦渴。

【主治】脚膝疼痛。

82129 鹿头酒(《本草纲目》卷二十五)

【组成】鹿头

【用法】上煮烂捣泥，少入葱，椒，连汁和曲、米，酿酒饮之。

【功用】补益精气。

【主治】虚劳不足，消渴，夜梦鬼物。

82130 鹿肉汤(《千金》卷三)

【组成】鹿肉四斤　干地黄　甘草　芎䓖各三两　人参　当归各二两　黄耆　芍药　麦门冬　茯苓各二两　半夏一升　大枣二十枚　生姜二两

【用法】上㕮咀。以水二斗五升，煮肉取一斗三升，去肉纳药，煎取五升，去滓，分四服，日三夜一。

【功用】补乏。

【主治】产后虚羸劳损。

【方论选录】《千金方衍义》：鹿肉汤即羊肉黄耆汤以鹿易羊，加人参、半夏健运中气，鹿肉填补督肾，洵为产后虚羸劳损之神丹，专于妇人科者急须着眼。

82131 鹿肉汤(《千金》卷三)

【组成】鹿肉三斤　芍药三两　半夏一升　干地黄二两　独活三两　生姜六两　桂心　芎䓖各一两　甘草　阿胶各一两　人参　茯苓各四两　秦艽　黄芩　黄耆各三两

【用法】上㕮咀。以水二斗，煮肉得一斗二升，去肉纳药，煎取三升，去滓，纳胶令烊，分四服，日三夜一。

【主治】产后中风，风虚头痛，壮热，言语邪僻。

【方论选录】《千金方衍义》：产后为虚风所袭，非峻培气血，助其祛风之力，弗克有济。恐草木无情，不能速为取效，故取血肉之味，稍兼独活、秦艽鼓舞参、耆之性，不能助力祛邪，兼杜虚风复入，真补中寓泻之良法也。

82132 鹿肉臛(《圣济总录》卷一九〇)

【组成】鹿肉(洗，切)四两

【用法】上用水三碗，以五味煮肉作臛，任意服。

【主治】产后乳无汁。

82133 鹿血丸(《医方类聚》卷一五〇引《续济生》)

【组成】桑上寄生二两　川续断(剉，酒润)　鹿茸(去毛，酒蒸)　麋茸(去毛，酒蒸)　鹿角(镑)　麋角(镑)　附子(炮，去皮)　川乌(炮，去皮)　钟乳粉　阳起石(煅)　川巴戟(捶，去心)　沉香(不见火)　川牛膝(去芦，酒浸)　川萆薢各一两　菟丝子(淘，酒蒸，擂，焙)　五味子各二两　宣木瓜二枚(去皮瓤，蒸烂)　椒红(去目及闭口者，微炒出汗，取红)半两

【用法】上为细末，刺鹿血，乘热搜和为丸，如梧桐子大。每服一百丸，空心食前用盐汤、盐酒任下，妇人用淡醋汤送下。

【主治】诸虚百损，精血俱耗，血少不能养筋，精虚不能实骨，筋骨痿弱，面色黧黑，耳鸣气短，目视昏花，腰脊疼痛，足膝酸弱，步履艰难，小便白浊，或小便频数，及妇人虚弱。

82134 鹿血丸(《摄生众妙方》卷二)

【组成】黄柏(去皮，盐酒炒)二两　知母(去毛，酒炒)二两　山茱萸(去核)二两　枸杞子二两五钱　天门冬(去心)二两五钱　麦门冬(去心)二两七钱　熟地黄(酒洗)二两　生地黄(酒洗)二两五钱　人参二两　龟版(酥炙)三两　白茯苓(去皮)二两　川萆薢二两　山药二两五钱　五味子(去梗)一两三钱　当归身(酒洗)二两五钱　泽泻(去毛)一两二钱　牡丹皮一两　牛膝(去芦，酒洗)二两

【用法】上为细末，即杀鹿取血，加酒二三盏，入药末

内，和成丸，如梧桐子大。每服九十丸，渐加至一百丸至一百五十丸，空心用滚水送下。

【主治】虚损。

82135 鹿血酒（《普济方》卷二一八）

【组成】生鹿血。

【用法】和酒服。

【功用】令人血气充盈。

82136 鹿肝丸（《摄生众妙方》卷二）

【组成】熟地（酒洗）二两　生地黄（酒洗）二两　当归身（酒洗）二两　枸杞子二两　甘菊花一两　天门冬（去心）二两　冬青子二两　白蒺藜（去刺，炒）一两三钱　玄参一两五钱　川芎一两三钱　白芍药（酒炒）一两五钱　黄连（酒洗）一两三钱　槐角（炒，用子）一两　茺蔚子（炒）一两

【用法】上共为细末，用鹿肝（去膜）捣烂为丸，如梧桐子大。每服八九十丸，临睡时或下午食后稍远用滚白水送下。

【功用】《集验良方》：明目滋阴。

【主治】❶《摄生众妙方》：虚劳。❷《集验良方》：眼疾之由于血虚者。

82137 鹿角丸（《千金》卷十九）

【组成】鹿角　石斛　薯蓣　人参　防风　白马茎　干地黄　菟丝子　蛇床子各五分　杜仲　泽泻　山茱萸　赤石脂　干姜各四分　牛膝　五味子　巴戟天各六分　苁蓉七分　远志　石龙芮各三分　天雄二分（一方无干姜、五味子）

【用法】上为末。每服如梧桐子三十丸，酒调服，一日二次。

【功用】《圣济总录》：补诸虚，益精血，壮阳充饥。

【宜忌】忌米醋。

82138 鹿角丸（《圣惠》卷三十）

【组成】鹿角半斤（镑细，以少牛乳拌和得所，于小甑子内以大麦压蒸一复时）　黄耆半两（剉）　补骨脂二两（微炒）　韭子三两（微炒）　蛇床子一两　人参二两（去芦头）　石龙芮一两　覆盆子一两　附子一两（炮裂，去皮脐）　远志一两（去心）　续断一两　石斛一两（去根，剉）　当归三两　龙骨二两　柏子仁一两

【用法】上为末，炼蜜为丸，如梧桐子大。每服三十丸，空心及晚食前以温酒送下。

【主治】虚劳，肾气久弱，阴下湿痒，小便遗失，因梦鬼交，精泄不禁。

82139 鹿角丸（《圣惠》卷四十四）

【组成】鹿角屑十斤（熬令微黄）　菟丝子一斤（酒浸一宿，别捣为末）　远志一两（去心）　肉苁蓉五两（酒浸一宿，刮去皴皮，炙干）　天雄二两（炮裂，去皮脐）　熟干地黄六两　五味子五两　杜仲一两（去粗皮，炙微黄，剉）

【用法】上为末，炼蜜为丸，如梧桐子大。每服三十丸，空腹以温酒送下，晚食前再服。

【主治】五种腰痛，肾脏虚冷，颜容萎黄，形体消瘦，腰痛不可忍，虚惫无力。

82140 鹿角丸（《圣惠》卷九十三）

【组成】鹿角屑一分　芜荑仁一分　附子一分（炮裂，去皮脐）　赤石脂半两　黄连半两（去须，微炒）　当归一分（剉，微炒）

【用法】上为末，炼蜜为丸，如绿豆大。每服五丸，以粥饮送下，不拘时候。

【主治】小儿赤白痢，腹痛，不欲乳食。

82141 鹿角丸（《普济方》卷二二一引《博济》）

【组成】鹿角一斤（或麋角，须是杀者，不用死者角。每对须要重十斤以上，去脑角，寸寸截，每五斤以东流水浸四十九日或三七日，刷，去水积令净，入大锅内，研大丹大五升，取汁，黄蜡半斤，青盐四两，并碎剉，以甜水满锅，匀沸，煮两伏时，如混耗，续添温汤，不得入冷水，却须常另煎一锅汤添；只候角软如薯蓣取出，却刷洗令净，却着绢袋子盛，扭干，杵为末。取煮角汁漉去滓，慢火熬成膏，充和药末）　附子二两（炮，去皮脐）　川巴戟一两（去心，用糯米炒）　牛膝二两（酒浸，切，焙）　海桐皮二两（炒）　破故纸一两（净，淘去浮者，炒）　白僵蚕一两（炒）　官桂一两（去皮）　天麻一两

【用法】上为末，入一斤角霜同拌，更入青盐二两，研令匀，用白蜜一斤半，角膏一斤，同烂匀，令蜜熟和为丸，再入臼杵二千下，仍以半两真酥涂，杵臼候熟，众手为丸，如梧桐子大。每服五十丸，空心温酒送下，日午再服。

【功用】壮腰膝，明耳目，驻颜容，不老。

【主治】风冷。

82142 鹿角丸（《圣济总录》卷九十一）

【组成】鹿角一斤（洗净，酥炙令香）　巴戟天（去心）二两　熟干地黄（焙）四两　黄耆（剉）　牛膝（酒浸，切，焙）各一两半　独活（去芦头）　萆薢　白茯苓（去黑皮）　桂（去粗皮）　肉苁蓉（酒浸，去皴皮，切，焙）　附子（炮裂，去皮脐）　泽泻（剉）　续断　芎藭　槟榔（剉）　防风（去叉）　甘草（炙，剉）　秦艽（去苗土）　细辛（去苗叶）　当归（切，焙）　芍药　白蒺藜（炒去角）　枳壳（去瓤，麸炒）　人参　鹿角胶（炙令燥）　杏仁（汤浸，去皮尖双仁，炒，研）各半两

【用法】上除杏仁别研外，捣罗为末，炼蜜为丸，如梧桐子大。每服二十丸，空心温酒送下。

【功用】润肌肉，填骨髓，去风气。

【主治】虚劳里急，腰脚顽痹，筋骨疼痛，或攻刺胁肋。

82143 鹿角丸（《圣济总录》卷一四二）

【组成】鹿角一两（烧红候冷，研）　芸薹子（炒，研）半两

【用法】上为末，醋煮面糊为丸，如梧桐子大。每服十五丸，饭饮送下，温酒亦得，食前服。

【主治】痔疾下血。

82144 鹿角丸（《圣济总录》卷一七八）

【组成】鹿角（镑）　芜荑仁（炒）　附子（炮裂，去脐皮）各一分　赤石脂半两

【用法】上为末，炼蜜为丸，如麻子大。每服五丸，温米饮送下，空心、日晚各一服。

【主治】小儿下痢赤白。

82145 鹿角丸（《鸡峰》卷十）

【组成】鹿角（劈开，炙黄焦）

【用法】上为细末，酒煮面糊为丸，如梧桐子大。每服五十丸，空心米饮送下，一日三次。

【主治】小便数，日夜一斗。

【备考】本方改为散剂，名“鹿角散”（见《普济方》引《十便良方》）。

82146 鹿角丸（《三因》卷十三）

【组成】鹿角屑一两（酥炙） 附子（炮）二两 桂心三分

【用法】上为末，酒糊为丸，如梧桐子大。每服三五十丸，空心盐酒送下。

【主治】肾虚伤冷，冷气入肾，其痛如掣。

82147 鹿角丸（《医方类聚》卷一五〇引《济生》）

【组成】鹿角二两 川牛膝（去芦，酒浸，焙）一两半

【用法】上为细末，炼蜜为丸，如梧桐子大。每服七十丸，空心盐汤送下。

【主治】骨虚极，面肿垢黑，脊痛不能久立，气衰，发落齿槁，腰脊痛，甚则喜唾。

82148 鹿角丸（《朱氏集验方》卷十二）

【组成】鹿角（剉） 黄耆（炙）各等分 羚羊角减半

【用法】上为末，炼蜜为丸。地黄温酒送下。

【主治】一切疮疖脓泡，热疮及发背。

82149 鹿角丸（《叶氏女科》卷一）

【组成】鹿角霜 当归身 茯神 龙骨（煅） 阿胶（牡蛎粉炒成珠） 柏子仁（炒） 香附（酒炒） 山药各二两 川芎 川续断各一钱 炙甘草五分

【用法】上为末，取白茅根捣汁糊为丸。每服七十丸，补中益气汤送下，空心服。

【主治】久崩成漏，远年不休，中气下陷，下元不固，虚之甚者。

【备考】本方名鹿角丸，但鹿角原缺，据《竹林女科》补。

82150 鹿角汤（《外台》卷十六引《深师方》）

【组成】鹿角一具（屑） 韭白半斤 生姜一斤 芎䓖 茯苓各二两 当归 鹿茸（炙）各二两 白米五合

【用法】上切。先以水五斗煮鹿角，取一斗二升，去滓，纳诸药，煮取四升，分服一升，日三夜一。

【主治】劳梦泄精。

【宜忌】忌酢物。

82151 鹿角汤

《妇人良方》卷十四。为《伤寒总病论》卷六“鹿角屑汤”之异名。见该条。

82152 鹿角酒（方出《证类本草》卷十七引《梅师方》，名见《饮膳正要》卷二）

【组成】鹿角一枚（长五寸） 酒二升

【用法】上烧鹿角令赤，纳酒中浸一宿，饮之。

【主治】腰痛暂转不得。

82153 鹿角粉（《卫生总微》卷十）

【组成】鹿角粉 大豆末各等分

【用法】上为末。乳汁涂上，令儿吮服之。

【主治】哯㖒，干呕烦热。

82154 鹿角散（方出《肘后方》卷三，名见《圣济总录》卷十四）

【组成】鹿角屑

【用法】上为散。每服三指撮，酒调服，一日三次。

【主治】❶《肘后方》：男女喜梦与鬼通，致恍惚者。❷《圣济总录》：诸脏虚邪，夜卧恍惚，精神不安。

82155 鹿角散（方出《肘后》卷五，名见《圣惠》卷六十四）

【组成】鹿角五两 白蔹一两 牡蛎四两 附子一两

【用法】上药治下筛。和苦酒涂帛上，贴肿处，燥复易。

【主治】皮肉卒肿起，狭长赤痛，名腷。

82156 鹿角散（《千金》卷二十五引《肘后方》）

【组成】鹿角

【用法】上为散。每服方寸匕，酒调下，一日三次。

【主治】从高堕下，若为重物所顿迮，得瘀血者。

82157 鹿角散（《千金》卷六）

【组成】鹿角长一握 牛乳三升 芎䓖 细辛 天门冬 白芷 白附子 白术 白蔹各三两 杏仁二七枚 酥三两

【用法】上㕮咀。其鹿角先以水浸一百日，出，与诸药纳牛乳中，缓火煎令汁尽，出角，以白练袋贮之，余药勿取，至夜取牛乳，石上磨鹿角，取涂面，旦以浆水洗之；无乳，小便研之亦得。

【功用】令百岁老人面如少女光泽洁白。

【备考】本方改成膏剂，名“鹿角膏”（见《圣惠》）。

82158 鹿角散（《千金》卷二十三）

【组成】鹿角三分 甘草一分

【用法】上药治下筛。和以鸡子黄，于铜器中，置于温处，炙上敷之，一日二次。

【主治】妇人乳生疮，头汁出，疼痛欲死，不可忍。

82159 鹿角散（《医心方》卷二十八引《洞玄子方》）

【组成】鹿角 柏子仁 菟丝子 蛇床子 车前子 远志 五味子 苁蓉各四分

【用法】上为散。每服五分匕，食后服，一日三次。不知，更加方寸匕。

【主治】男子五劳七伤，阳痿不起，精自引出，小便余沥，腰背疼冷。

82160 鹿角散（《圣惠》卷十四）

【组成】鹿角屑一两 芎䓖三分 当归一两（剉，微炒） 白茯苓三分 麋角屑一两

【用法】上为粗散。每服三钱，以水一中盏，入薤白三七茎，生姜半分，粳米一百粒，煎至六分，去滓，食前温服。

【主治】伤寒后虚损，夜梦泄精不禁。

82161 鹿角散（《圣惠》卷三十）

【组成】鹿角屑二两 韭子一两（微炒） 芎䓖三分 白茯苓一两 当归三分（剉，微炒） 鹿茸一两（去毛，涂酥炙微黄）

【用法】上为散。每服三钱，以水一中盏，入生姜半分，大枣三枚，粳米一百粒，煎至六分，去滓，食前温服。

【主治】虚劳不足，梦与鬼交，四肢无力。

【宜忌】忌生冷、油腻、大肉、酸物。

82162 鹿角散

《圣惠》卷六十四。即《医方类聚》卷一七二引《千金月令》“鹿角膏”改为散剂。见该条。

82163 鹿角散

《圣惠》卷六十四。为方出《附广肘后方》卷五引《小品》，名见《千金》卷二十二“练石散”之异名。见该条。

82164 鹿角散（《圣惠》卷六十五）

【组成】鹿角一两（烧灰） 腻粉半两 百合半两（生

研） 木槿花一两

【用法】上为细散。入腻粉、百合，生油调涂，一日二次。

【主治】一切恶疮不愈者。

82165 **鹿角散**（方出《圣惠》卷七十四，名见《妇人良方》卷十四）

【组成】鹿角屑一两

【用法】以水一大盏，入葱白五茎，豉半合，煎至六分，去滓温服。

【主治】妊娠热病，胎夭腹中。

82166 **鹿角散**（《圣惠》卷九十三）

【组成】鹿角一两 定粉半两 密陀僧半两 黄丹半两 白矾半两

【用法】上药入瓶内，烧令通赤，放冷取出，为细散。每服半钱，以粥饮调下，一日三四次。

【主治】小儿一切痢，久不愈。

82167 **鹿角散**（《圣惠》卷九十四）

【组成】鹿角屑十两 附子一两（去皮脐，生用）

【用法】上为细散。每服二钱，以温酒调下，一日三次。

【功用】令人少睡，补益气力。

82168 **鹿角散**（《圣济总录》卷一三八）

【组成】鹿角（烧灰）五两

【用法】上为细散。炼猪脂调和。涂患处，一日三次。

【主治】赤黑丹。

82169 **鹿角散**（《圣济总录》卷一八〇）

【组成】鹿角末一两

【用法】上为散。每用少许，敷舌上，一日三次。

【主治】小儿重舌，舌强不能收唾。

82170 **鹿角散**（《普济方》卷二一〇引《十便良方》）

【组成】上党人参四分 鹿角（去上皮，取白处作末，炒令黄，秤）二分

【用法】上为散。每服方寸匕，平旦粥清饮调下，一日二次。

【主治】老人患积痢不断，兼不能饮食。

82171 **鹿角散**

《普济方》卷二一六引《十便良方》。即《鸡峰》卷十"鹿角丸"改为散剂。见该条。

82172 **鹿角散**（《魏氏家藏方》卷十）

【组成】乌贼膏 白龙骨（煅，并别研） 牡蛎粉各半两 龟甲一两（米醋炙焦黄） 鹿角二两（镑，入酥少许拌炒）

【用法】上为细末。每服二钱，空心、食前煎乌梅、甘草、生姜汤调下，温酒米饮亦得。

【主治】血海虚损。经水不止，漏下白水。

82173 **鹿角散**（《直指》卷十）

【组成】鹿角屑 鹿茸（去皮，酥炙）各一两 白茯苓三分 人参 白茯神 桑螵蛸（蒸，焙） 芎䓖 当归 故纸（炒） 龙骨（别研） 新韭子（酒浸一宿，焙）各半两 柏子仁（去壳） 甘草（炙）各一分

【用法】上为末。每服三钱半，加生姜五片，大枣三枚，粳米一百粒，水煎，食前服。

【主治】脏腑久虚，梦泄。

82174 **鹿角散**（《普济方》卷二二三）

【组成】鹿角（剉，为屑）

【用法】上用白蜜五升淹之，微火熬令小变，晒干，更捣筛服。

【功用】轻身益气，强骨髓，补绝伤。

82175 **鹿角散**

《普济方》卷三四〇。为《伤寒总病论》卷六"鹿角屑汤"之异名。见该条。

82176 **鹿角散**

《普济方》卷三九八。为原书同卷"羊胫灰散"之异名。见该条。

82177 **鹿角散**（《外科正宗》卷七）

【组成】鹿角尖三寸

【用法】用炭火煅稍红存性，碾末。每服三钱，食后用热酒一茶钟调服；甚者再一服。

【主治】乳痈新起，结肿疼痛，憎寒发热，但未成者。

82178 **鹿角散**（《济阴纲目》卷十一）

【组成】鹿角（烧灰，出火毒）

【用法】上为极细末。用好酒、童便调灌下。

【主治】产后虚火载血，以致血晕。

82179 **鹿角粥**（《臞仙活人方》卷上）

【组成】新鹿角一具（寸截）

【用法】流水内浸三日，刷洗去腥秽，以河水入砂罐内，以桑叶塞口，勿令漏气，炭火猛煮，时时看候，如汤耗，旋添热汤；煮一日，候角烂似熟芋，掐得酥软即止，未软更煮，慎勿漏气，漏气则难熟，取出晒干为粉。其汁沉滤，候清冷，以绵滤，作胶片，碗盛，风中吹干，谓之鹿角胶，可入药。每粥一碗，入角粉五钱，盐一匙，同搅温服。

【功用】益气力，补脑髓，益精血，强阴，尤固元气。

82180 **鹿角膏**（《医方类聚》卷一七二引《千金月令》）

【异名】麦饭石膏（《圣惠》卷六十二）、三神膏（《圣济总录》卷一三一）、灵应膏（《外科精义》卷下）、麦饭石围散（《遵生八笺》卷十八）。

【组成】鹿角一只（烧作炭，候冷，捣筛为末） 麦饭石约半斤（净洗干，碎如棋子大，有作末者，去之，于净熨斗中熬令色赤，投于米醋中，良久滤出；又熬如此九遍讫，筛为末。麦饭石者，即磨刀石及碨石是） 白蔹一大两（捣罗为末）

【用法】上为细末，各取一大匙，以米酢五合，文武火煎之，酢少，又旋添，约煎五十沸已来，即止，令稀稠如糊，以新净瓷器盛之。用故帛涂药贴疮上，一日一易，脓出为度，疮退，即膏敷之。

【主治】❶《医方类聚》引《千金月令》：发背。❷《圣惠》：毒肿，痛不可忍。

【备考】本方改为散剂，名"鹿角散"（见《圣惠》）。

82181 **鹿角膏**

《圣惠》卷四十。即《千金》卷六"鹿角散"改为膏剂。见该条。

82182 **鹿角膏**（方出《圣惠》卷五十七，名见《圣济总录》卷一四九）

【组成】鹿角（烧）

【用法】上为末。醋调涂之。

【主治】❶《圣惠》：蠷螋尿疮。❷《朱氏集验方》：一切痈疖初起者。

【备考】《朱氏集验方》用法为砂钵内同老米醋浓磨。以鹅翎涂拂四围，当中留一口，遇干再涂。

82183 **鹿附汤**(《温病条辨》卷三)

【组成】鹿茸五钱　附子三钱　草果一钱　菟丝子三钱　茯苓五钱

【用法】上用水五杯,煮取二杯,一日二次,滓再煮一杯服。

【主治】寒湿,湿久不治,伏足少阴,舌白身痛,足跗浮肿。

【方论选录】湿伏少阴,故以鹿茸补督脉之阳。督脉根于少阴,所谓八脉丽于肝肾也;督脉总督诸阳,此阳一升,则诸阳听令。附子补肾中真阳,通行十二经,佐之以菟丝,凭空行气而升发少阴,则身痛可休。独以一味草果,温太阴独胜之寒以醒脾阳,则地气上蒸天气之白苔可除;且草果,子也,凡子皆达下焦。以茯苓淡渗,佐附子开膀胱,小便得利,而跗肿可愈矣。

82184 **鹿肾丸**(《全国中药成药处方集》兰州方)

【组成】鱼鳔四两　怀牛膝三两　虎骨二钱　鹿肾六两　金樱子一两　核桃仁　枸杞各四两　当归　莲须各二两　元桂五钱　党参五两　五味子一两　故纸　麦冬　续断各二两　酒地四两　山药　萸肉各二两　丹皮一两　苓块　建膝各一两五钱　巴戟天　芡实　黄耆各三两　盆子四两　生龙骨二两　鹿茸一两　首乌五两　旱莲草三两　车前草　韭子各一两

【用法】上为细末,炼蜜为丸。每服三钱,淡盐汤送下。

【功用】强健身体,充阳益火,滋阴固肾。

【主治】身体衰弱,气血双虚,面黄肌瘦,梦遗滑精,阳痿。

【宜忌】孕妇忌服。

82185 **鹿肾粥**(《圣惠》卷九十七)

【异名】鹿肾羹(《饮膳正要》卷二)、鹿肾糜(《医统》卷六十二)。

【组成】鹿肾一对(去脂膜,切)　粳米二合

【用法】上于豉汁中相合,煮作粥,入五味如法调和,空腹食之;作羹及入酒,并得食之。

【主治】肾气损虚,耳聋。

82186 **鹿肾粥**(《圣惠》卷九十七)

【组成】鹿肾一对(去脂膜,细切)　肉苁蓉二两(酒浸一宿,刮去皱皮,切)　粳米二合

【用法】上先以水二大盏,煮米作粥,欲熟,下鹿肾、苁蓉、葱白、盐、椒食之。

【功用】益气力。

【主治】五劳七伤,阳气衰弱。

82187 **鹿肾糜**

《医统》卷六十二。为《圣惠》卷九十七"鹿肾粥"之异名。见该条。

82188 **鹿肾羹**

《饮膳正要》卷二。为《圣惠》卷九十七"鹿肾粥"之异名。见该条。

82189 **鹿茸丸**(方出《千金》卷四,名见《普济方》卷三三〇)

【组成】白马蹄五两　蒲黄　鹿茸　禹余粮　白马鬐毛　小蓟根　白芷　续断各四两　人参　干地黄　柏子仁　乌贼骨　黄耆　茯苓　当归各三两　艾叶　苁蓉　伏龙肝各二两

【用法】上为末,炼蜜为丸,如梧桐子大。每服二十丸,加至四十丸,空心饮送服,一日二次。

【主治】❶《千金》:女人崩中去赤白。❷《普济方》:妇人血伤不止,兼赤白带下不绝,面黄体瘦,渐成劳疾。

【方论选录】《千金方衍义》:此方温中散瘀,兼得其奥,允为调适久崩之合剂。

82190 **鹿茸丸**(《圣惠》卷四)

【组成】鹿茸二两(去毛,涂酥炙令微黄)　白龙骨一两(烧过)　桑螵蛸三分(微炒)　椒红一两(微炒)　附子一两半(炮裂,去皮脐)　山茱萸一两

【用法】上为末,炼蜜为丸,如梧桐子大。每服二十丸,空心及晚食前以盐汤送下。

【主治】小肠虚冷,小便数多。

82191 **鹿茸丸**(《圣惠》卷七)

【组成】鹿茸一两(去毛,涂酥炙微黄)　磁石二两(烧,醋淬七遍,捣碎细研,水飞过)　天雄一两半(炮裂,去皮脐)　肉苁蓉一两(酒浸一宿,刮去皱皮,炙令干)　桂心一两半　巴戟一两　五味子一两　石斛一两(去根,剉)　菖蒲一两

【用法】上为末,炼蜜为丸,如梧桐子大。每服三十丸,食前以温酒送下。

【主治】肾脏风虚,耳内恒鸣,腰脚疼痛。

82192 **鹿茸丸**(《圣惠》卷七)

【组成】鹿茸二两(去毛,涂酥炙令微黄)　莨菪子一两(水淘去浮者,水煮令芽出,候干,炒黄黑色)　磁石一两(烧赤,醋淬十遍,细研,水飞过)　附子一两(炮裂,去皮脐)　天雄一两(炮裂,去皮脐)　硫黄一两(细研,水飞过)　蛇床仁一两　韭子一两(微炒)　桂心一两　硇砂一两(细研)　龙骨一两　熟干地黄一两

【用法】上为末,用羊肾一对,去脂膜,研如泥,以酒二升,煎成膏,入诸药末,为丸,如梧桐子大。每服三十丸,空心及晚食前以温酒送下。

【主治】肾脏虚损,阳气萎弱,精泄不禁。

82193 **鹿茸丸**(《圣惠》卷七)

【组成】鹿茸一两(去毛,涂酥炙微黄)　肉苁蓉一两(酒浸,去皱皮,微炙)　附子一两(炮裂,去皮脐)　桑螵蛸半两(微炙)　石斛一两(去根,剉)　茴香子一两　钟乳粉一两(研入)　白龙骨一两　沉香一两　菟丝子一两半(酒浸三宿,乱捣如泥,焙干)　磁石一两半(烧,醋淬七遍,捣碎细研)　木香一两

【用法】上为细末,酒煮面糊为丸,如梧桐子大。每服三十丸,渐加至四十丸,空心及晚食前以温酒送下。

【主治】膀胱虚冷,面色萎黑,小便不禁,腰膝酸疼,两胁胀满,不能饮食,肌肤消瘦。

82194 **鹿茸丸**(《圣惠》卷十四)

【组成】鹿茸一两(涂酥微炙,去毛)　菟丝子二两(酒浸三日,晒干,别杵为末)　韭子一两半(微炒)　泽泻一两　白茯苓一两　牛膝一两(去苗)　石龙芮一两半　龙骨一两半　巴戟一两(去苗)

【用法】上为末,炼蜜为丸,如梧桐子大。每服三十丸,空心及晚食前以温酒送下。

【主治】伤寒后虚损,小便如泔,及有余沥,夜梦精泄。

【备考】《普济方》引本方有桂心。

82195 **鹿茸丸**(《圣惠》卷二十六)

【组成】鹿茸四两(去毛,涂酥炙令黄) 朱砂二两(细研,水飞过) 野鸡胫骨二两 天门冬二两(去心,焙) 菟丝子二两(酒浸一宿,晒干,别捣为末) 车前子一两 雀脑三十枚(酥煎令黄) 熟干地黄三两 肉苁蓉三两(酒浸一宿,刮去皴皮,炙令干)

【用法】上为末,炼蜜与羊胫骨髓拌和为丸,如梧桐子大。每次三十丸,空心及晚食前以温酒送服。

【功用】补十二经脉,添髓养血。

【主治】精极。上焦热,下焦冷。

82196 **鹿茸丸**(《圣惠》卷二十六)

【组成】鹿茸二两(去毛,涂酥炙微黄) 蛇床子一两 远志一两(去心) 熟干地黄三两 菟丝子二两(酒浸三日,晒干,别捣为末) 五味子一两 肉苁蓉二两(酒浸一宿,刮去皴皮,炙干) 白茯苓一两 薯蓣半两

【用法】上为末,炼蜜为丸,如梧桐子大。每服三十丸,空心及晚食前以温酒送下。

【主治】五劳六极七伤衰损;虚劳衰损,小便白浊。

82197 **鹿茸丸**(《圣惠》卷二十六)

【组成】鹿茸二两(去毛,涂酥炙微黄) 腽肭脐一两(酒洗,微炙) 巴戟一两 附子一两(炮裂,去皮脐) 肉苁蓉一两(酒浸一宿,刮去皴皮,炙干) 汉椒半两(去目及闭口者,微炒去汗) 石斛一两(去根,剉) 泽泻一两 远志一两(去皮) 山茱萸一两 续断一两 天麻一两 五味子一两 酸枣仁一两(微炒) 茴香子一两(微炒) 柏子仁一两 桂心三分 白茯苓三分 蛇床子三分 菟丝子一两(酒浸一宿,晒干,别捣罗为末) 杜仲三分(去粗皮,炙微黄,剉) 枳壳三分(麸炒微黄,去瓤) 芎䓖半两 当归半两 萆薢半两(剉) 牛膝一两半(去苗)

【用法】上为末,炼蜜为丸,如梧桐子大,每服四十丸,空腹及晚食前以温酒送下。

【功用】补虚损,益下元,暖水脏,调三焦,和腰脚。

【主治】风冷气。

82198 **鹿茸丸**(《圣惠》卷三十)

【组成】鹿茸一对(去毛,涂酥炙微黄) 枸杞子一两 泽泻一两 白术一两 杏仁一两(汤浸,去皮尖双仁,麸炒微黄) 薯蓣一两 菟丝子一两(酒浸三日,晒干,别捣为末) 白芍药一两 黄耆一两(剉) 桂心一两 阿胶一两(捣碎,炒令黄燥) 附子一两(炮裂,去皮脐)

【用法】上为末,炼蜜为丸,如梧桐子大。每服三十丸,食前以温酒或枣汤送下。

【主治】虚劳少气,羸弱乏力。

82199 **鹿茸丸**(《圣惠》卷三十)

【组成】鹿茸三两(去毛,涂酥炙微黄) 桂心一两 石斛一两(去根,剉) 蛇床子一两 补骨脂一两(微炒) 牛膝一两半(去苗) 附子一两(炮裂,去皮脐) 山茱萸一两 远志三分(去心) 萆薢一两(剉) 肉苁蓉一两(酒浸一宿,刮去皴皮,炙干) 杜仲一两半(去粗皮,炙微黄,剉) 熟干地黄一两

【用法】上为末,炼蜜为丸,如梧桐子大。每服三十丸,食前以温酒送下。

【功用】补益气力。

【主治】虚劳脚冷。

82200 **鹿茸丸**(《圣惠》卷三十)

【组成】鹿茸三分(去毛,涂酥炙微黄) 韭子一两(微炒) 柏子仁一两 泽泻半两 菟丝子一两(酒浸三日,晒干,别捣为末) 茯神半两 石斛半两(去根,剉) 天门冬二两半(去心,焙) 黄耆一两(剉) 巴戟一两 龙骨三分 石龙芮半两 附子一两(炮裂,去皮脐) 露蜂窠三分(微炒) 麝香半两(细研入)

【用法】上为末,炼蜜为丸,如梧桐子大。每服三十丸,空心及晚食前以温酒送下。

【主治】虚劳,梦与鬼交,精泄不止,四肢羸瘦,少力,心神虚烦。

82201 **鹿茸丸**(《圣惠》卷三十)

【组成】鹿茸二两(去毛,涂酥炙微黄) 补骨脂一两(微炒) 牛膝一两(去苗) 杜仲一两(去粗皮,炙微黄,剉) 菟丝子一两半(酒浸三日,晒干,别捣为末) 桂心三分 牡蛎粉三分 薯蓣一两 黄耆一两(剉,微炒) 桑螵蛸一两(微炒) 附子一两(炮裂,去皮脐) 泽泻三分 防风三分(去芦头) 干姜三分(炮裂,剉) 熟干地黄一两 远志三分(去心) 肉苁蓉一两半(酒浸一日,刮去皴皮,炙干) 龙骨三分

【用法】上为末,炼蜜为丸,如梧桐子大。每服三十丸,食前以温酒送下。

【主治】虚劳,肾气乏弱,失精,腰膝无力,小便数。

82202 **鹿茸丸**(《圣惠》卷三十)

【组成】鹿茸一两半(去毛,涂酥炙微黄) 菟丝子二两(酒浸三日,晒干,别捣为末) 牛膝一两半(去苗) 石斛一两半(去根,剉) 五味子一两 巴戟一两 肉苁蓉一两半(酒浸一宿,刮去皴皮,炙干) 覆盆子一两 萆薢一两(剉) 白茯苓一两 防风三分(去芦头) 黄耆一两(剉) 麦门冬一两半(去心,焙) 钟乳粉二两 桂心一两 熟干地黄二两 人参一两(去芦头) 附子一两(炮裂,去皮脐)

【用法】上为末,炼蜜为丸,如梧桐子大。每服三十丸,食前以暖酒送下。

【主治】虚劳伤惫,骨气不足,精清而少,阴痿,脚膝无力。

82203 **鹿茸丸**

《圣惠》卷三十七。即《外台》卷二十七引《古今录验》"鹿茸散"改为丸剂。见该条。

82204 **鹿茸丸**(方出《圣惠》卷四十四,名见《普济方》卷一五四)

【组成】鹿茸(去毛,酥炙微黄) 附子(炮裂,去皮脐)各二两 盐花三分

【用法】上为细末,煮枣肉为丸,如梧桐子大。每服三十丸,空心温酒送下,晚食前再服。

【主治】五种腰痛。

82205 **鹿茸丸**(《圣惠》卷四十四)

【组成】鹿茸一两(去毛,涂酥炙黄) 天雄一两(炮裂,去皮脐) 附子一两半(炮裂,去皮脐) 杜仲一两(去粗皮,炙微黄,剉) 安息香二两(用酒一大盏,熬成煎)

【用法】上为末,用安息香煎和为丸,如梧桐子大。每服二十丸,食前以温酒送下。

【主治】肾气衰虚，或中风湿，而伤于肾经，致腰痛经久不愈。

82206 **鹿茸丸**（《圣惠》卷五十三）

【组成】鹿茸二两（去毛，涂酥炙微黄） 人参三分（去芦头） 泽泻五分 赤石脂三分 石斛三分（去根，剉） 熟干地黄二两 麦门冬一两半（去心，焙） 白茯苓二分 萆薢三分（剉） 白芍药三分 甘草一分（炙微赤，剉） 黄耆三分（剉） 桑螵蛸半两（微炒） 子芩半两 龙骨三分 桂心半两 牡蛎一两（烧为粉）

【用法】上为末，炼蜜为丸，如梧桐子大。每服二十丸，空心及晚食前以清粥饮送下。

【主治】消肾。气虚羸瘦，四肢无力，小便色白，滑数不禁，不思饮食，心神虚烦。

82207 **鹿茸丸**（《圣惠》卷五十三）

【异名】人参鹿茸丸（《鸡峰》卷十九）。

【组成】鹿茸一两半（去毛，涂酥炙微黄） 黄芩三分 人参三分（去芦头） 土瓜根三分 肉苁蓉一两半（酒浸一宿，刮去皴皮，炙干） 鸡膍胵十枚（微炙） 菟丝子三两（酒浸三日，晒干，别捣为末）

【用法】上为末，炼蜜为丸，如梧桐子大。每服三十丸，食前以清粥饮送下。

【主治】消肾。小便滑数白浊，将欲沉困。

82208 **鹿茸丸**（《圣惠》卷五十三）

【组成】鹿茸二两（去毛，涂酥炙令黄） 肉苁蓉一两（酒浸一宿，去皴皮，炙干） 附子一两（炮裂，去皮脐） 黄耆一两半（剉） 石斛一两半（去根，剉） 五味子一两 菟丝子一两半（酒浸三日，晒干，别捣为末） 白龙骨一两 桑螵蛸一两（微炒） 白蒺藜一两（微炒，去刺）

【用法】上为末，炼蜜为丸，如梧桐子大。每服三十丸，空心及晚食前以清粥饮送下。

【主治】大渴后虚乏，小便滑数，腿胫无力，日渐羸瘦。

82209 **鹿茸丸**（《圣惠》卷六十）

【异名】断红丸（《普济方》卷三十七）。

【组成】鹿茸一两（去毛，涂酥炙令黄） 附子一两（炮裂，去皮脐） 续断一两 侧柏叶一两 厚朴一两（去粗皮，涂生姜汁炙令香熟） 黄耆一两（剉） 阿胶一两（捣碎，炒令黄燥） 当归一两（剉，微炒）

【用法】上为末，炼蜜为丸，如梧桐子大。每晚三十丸，食前以粥饮送下。

【主治】脏腑久虚，肠风痔瘘，下血太多，面色萎黄，日渐羸瘦。

82210 **鹿茸丸**（《圣惠》卷七十二）

【组成】鹿茸一两（去毛，涂酥炙微黄） 椒红一两（微炒） 桂心一两 牡蛎一两（烧为粉） 附子一两（炮裂，去皮脐） 桑螵蛸三分（微炒） 补骨脂一两 沉香一两 石斛一两（去根，剉） 肉苁蓉一两（酒洗，去皴皮，微炙） 鸡肶胵一两（微炙）

【用法】上为末，酒煮面糊为丸，如梧桐子大。每服二十丸，食前以温酒送下。

【主治】妇人久积虚冷，小便白浊，滑数不禁。

82211 **鹿茸丸**（《圣惠》卷七十三）

【异名】鹿角胶丸（《圣济总录》卷一五二）。

【组成】鹿茸一两半（去毛，涂酥炙令黄） 桑耳一两半（微炒黄） 鹿角胶一两半（捣碎，炒令黄燥） 干姜一两半（炮裂，剉） 牛角䚡一两半（炙令黄） 赤石脂一两 艾叶半两（微炒） 白龙骨一两 附子一两（炮裂，去皮脐）

【用法】上为末，炼蜜为丸，如梧桐子大。每服三十丸，食前以黄耆汤送下。

【主治】妇人赤白带下不止。

82212 **鹿茸丸**（《圣惠》卷七十三）

【组成】鹿茸一两（去毛，涂酥炙令黄） 白芍药三分 桑鹅一两（微炙） 黄连一两（去须） 艾叶一两（微炒） 芎䓖一两 当归一两（剉，微炒） 阿胶一两（捣碎，炒令黄燥） 禹余粮一两（烧，醋淬七遍）

【用法】上为末，炼蜜为丸，如梧桐子大。每服三十丸，食前以温酒送下。

【主治】妇人带下五色，久不愈，渐加黄瘦。

82213 **鹿茸丸**（《圣惠》卷九十八）

【组成】鹿茸二两（去毛，涂酥炙微黄） 磁石二两（烧，醋淬七遍，细研，用水飞过） 白茯苓 熟干地黄 肉苁蓉（酒浸一宿，刮去皴皮，炙干） 菟丝子（酒浸三日，晒干，别捣为末） 人参（去芦头） 附子（炮裂，去皮脐） 薯蓣 远志（去心） 桂心 牛膝（去苗） 杜仲（去粗皮，炙微黄，剉） 巴戟 续断 五味子 山茱萸 泽泻 补骨脂 蛇床子各一两

【用法】上为末，入磁石研令匀，炼蜜为丸，如梧桐子大。每服三十丸，空心以温酒送下。

【功用】暖脏腑，壮腰膝，补下元，养精气，美颜容，长肌肉，补诸虚损。

82214 **鹿茸丸**（《圣惠》卷九十八）

【组成】鹿茸一两（去毛，涂酥炙微黄） 肉苁蓉一两（酒浸一宿，刮去皴皮，炙干） 巴戟一两 菟丝子一两（酒浸三日，晒干，别捣为末） 人参（去芦头） 白茯苓 五味子 萆薢（剉） 桂心 黄耆（剉） 续断 远志（去心） 木香 薯蓣 泽泻 熟干地黄 石斛（去根，剉） 覆盆子 蛇床子 天雄一两（炮裂，去皮脐） 白蒺藜（微炒，去刺） 柏子仁 附子（炮裂，去皮脐） 牡丹 防风（去芦头）各半两

【用法】上为末，炼蜜为丸，如梧桐子大。每服三十丸，渐加至四十丸，空心温酒及盐汤送下。

【功用】补暖下元，强筋骨，益精髓，壮腰膝，祛风利气，美颜色。

82215 **鹿茸丸**（《圣惠》卷九十八）

【组成】鹿茸一两（去毛，涂酥炙微黄） 牛膝二两（去苗） 巴戟一两 龙骨一两 补骨脂二两（微炒） 附子二两（炮裂，去皮脐） 干漆一两（捣碎，炒令烟出） 熟干地黄二两 桂心一两 肉苁蓉二两（酒浸一宿，刮去皴皮，炙干） 菟丝子二两（酒浸三日，晒干，别捣为末） 阳起石二两（酒煮半日，细研，水飞过）

【用法】上为末，入阳起石研令匀，炼蜜为丸，如梧桐子大。每服三十丸，渐加至四十丸，空心以温酒送下。

【功用】补益脏腑，强壮腰脚。

【主治】下元冷惫，风虚劳损。

82216 **鹿茸丸**（《普济方》卷一九二引《圣惠》）

【组成】鹿茸(炙,去毛) 肉苁蓉(去皮,焙,浸) 干地黄(焙) 柏子仁(研) 菟丝子(酒浸一宿,焙)各一两 黄耆(细剉,炙) 白茯苓(去皮) 桂(去皮) 防风(去芦) 车前子 五味子各半两

【用法】上为末,炼蜜为丸,如梧桐子大。每服三十丸,空心米饮送下。可加至四十丸。

【主治】水气已愈,体瘦。

82217 鹿茸丸(《博济》卷一)

【组成】附子一两(炮,去皮脐) 鹿茸二两(去毛,涂酥炙微黄) 苁蓉一两(酒浸一宿,去皮,炙干) 巴戟一两(去心) 防风三分(去芦) 当归一两 羌活三分 桂心三分(去皮) 萆薢三分(剉) 酸枣仁三分(微炒) 牛膝一两(去苗) 木香三分 白蒺藜三分(去刺,微炒) 石斛一两(去根,剉) 补骨脂一两(微炒) 白茯苓一两(去皮) 桃仁一两(汤浸,去皮尖双仁,麸炒微黄)

【用法】上为细末,炼蜜为丸,如梧桐子大。每服二十丸,空心及晚食前以温酒送下。

【功用】驻颜益气。

【主治】虚劳伤惫,腰脚疼痛少力,精神不爽,饮食减退。

82218 鹿茸丸(《普济方》卷三十引《博济》)

【组成】鹿茸(酒浸,炙去毛) 肉苁蓉(酒浸,切,焙)各二两 人参 补骨脂(炒) 石斛(去根) 木香 白术(炒) 厚朴(去粗皮,生姜汁炙) 牛膝(去苗,酒浸,切焙) 续断 茴香子(炒) 当归(切,焙) 芎䓖 附子(炮裂,去皮脐) 熟干地黄(焙) 桂(去粗皮) 荜澄茄 泽泻 槟榔(剉) 陈橘皮(去白,焙) 桃仁(去皮尖双仁,炒) 巴戟天(去心) 五味子各一两 赤石脂(研) 龙骨(研) 蜀椒(去目及合口者,炒出汗)各半两

【用法】上为末,炼蜜为丸,如梧桐子大。每服二十丸,加至三十丸,温酒或盐汤送下。

【主治】肾脏虚,积冷气攻心腹疼痛,及膀胱气痛。

82219 鹿茸丸(《医方类聚》卷十引《简要济众方》)

【组成】鹿茸二两(去毛,涂酥炙令黄色) 白龙骨一两(烧过) 山茱萸三分(微炒)

【用法】上为末,炼蜜为丸,如梧桐子大。每服二十丸,空心盐汤送下,晚食前再服。

【主治】小肠虚冷,小便数多。

82220 鹿茸丸(《医方类聚》卷十引《简要济众方》)

【组成】鹿茸一两(草火上燎去毛,涂酥炙令黄色) 菟丝子一两半(酒浸,晒干,用纸裹捣作末) 天雄一两(炮,去皮) 蛇床子一两 雄蚕蛾半两(微炒) 桂心一两

【用法】上为末,以醋煮面糊为丸,如梧桐子。每服十五丸,空心、食前温酒送下。

【主治】肾脏虚冷,腰脚疼痛,筋挛骨痹,四肢少力,脐腹疼痛,不思饮食。

82221 鹿茸丸(《医方类聚》卷二十引《神巧万全方》)

【组成】鹿茸(酥炙黄,去毛) 石斛(去苗) 萆薢 槟榔 附子(炮)各二两 天麻 巴戟(去心) 熟干地黄 仙灵脾 山茱萸 酸枣仁(微炒) 蛇床子 杜仲 五加皮 肉桂 独活 防风 茯神各一两 牛膝一两半 菟丝子三两(酒浸三日,晒干)

【用法】上为末,炼蜜为丸,如梧桐子大。每服三十丸,食前以温酒送下。

【主治】瘫痪。肝肾久虚,外中风毒,肢节挛急,腰间酸疼,渐觉羸瘦。

82222 鹿茸丸(《医方类聚》卷七十八引《神巧万全方》)

【组成】鹿茸一两半(去毛,涂酥炙黄) 覆盆子 菟丝子 穿心巴戟 山药 肉苁蓉(酒浸一宿,去皴皮,炙) 大附子(炮)各一两 磁石一两半(火烧,醋淬,细研,水飞) 防风 芎䓖 五味子 菖蒲各三分

【用法】上为末,炼蜜为丸,如梧桐子大。每服三十丸,空心温酒送下,晚食前再服。

【功用】补益虚损。

【主治】耳聋。

82223 鹿茸丸(《史载之方》卷下)

【组成】血茸半两(用酥微炙) 五味子 山药各一两(上三味为末) 青盐三钱(另研)

【用法】上为末,炼蜜和作一块,收瓷盒中,临时为丸。每服三十丸,食前温酒送下。

【主治】精血皆虚。

82224 鹿茸丸(《普济方》卷二四三引《指南方》)

【组成】鹿茸五两 干地黄 菟丝子 牛膝各二两 萆薢一两 附子半两 干漆半两(炒烟尽)

【用法】上为细末,酒糊为丸,如梧桐子大。每服三十丸,用米饮送下。

【主治】嗜欲太甚,膝胫疼弱。

【备考】《全生指迷方》有杜仲二两。

82225 鹿茸丸(《圣济总录》卷四十一)

【组成】鹿茸(去毛,酒浸,焙) 肉苁蓉(去皴皮,酒浸,焙) 巴戟天(去心) 白茯苓(去黑皮) 附子(炮裂,去皮脐) 远志(去心) 桂(去粗皮) 干姜(炮) 地骨皮(去土) 黄耆(细剉) 熟干地黄(焙) 牛膝(去苗,酒浸一宿,焙) 柏子仁(微炒) 覆盆子 防风(去叉) 磁石(醋淬六七次,研细)各等分

【用法】上除磁石外,并为细末,和匀,炼蜜为丸,如梧桐子大。每服二十丸,空心食前以盐汤送下。

【主治】肝元气虚。

82226 鹿茸丸(《圣济总录》卷五十一)

【组成】鹿茸一对(酒浸,去毛,炙) 肉苁蓉(酒浸一宿,去皴皮,焙) 附子(炮裂,去皮脐) 牛膝(酒浸一宿,焙) 天雄(炮裂,去皮脐) 五味子 巴戟天 胡芦巴 山芋 菟丝子(酒浸,别捣) 熟干地黄(焙) 桂(去皮) 桑螵蛸(炙) 楮实 木香 肉豆蔻(去壳) 红豆 蜀椒(去目并闭口者,炒出汗) 没药 沉香 人参 白茯苓(去黑皮) 羌活(去芦头) 白蒺藜(炒,去角)各一两

【用法】上为末,炼蜜为丸,如梧桐子大。每服二十丸,温酒送下,空心、午前、临卧各一服。

【主治】男子肾脏虚损,腰脚弱,气不足,体烦倦,面色黑,小便数。

82227 鹿茸丸(《圣济总录》卷五十一)

【异名】内补鹿茸丸(原书卷九十二)。

【组成】鹿茸(去毛,酥炙)三两 菟丝子(酒浸,别捣) 紫菀(去苗土) 蛇床子 黄耆(蜜炙,剉) 桂(去皮)

白蒺藜(炒,去角) 白茯苓(去黑皮) 肉苁蓉(酒浸,去皴皮,切,焙) 阳起石(研) 桑螵蛸(烧灰存性) 附子(炮裂,去皮脐)各一两

【用法】上为末,炼蜜为丸,如梧桐子大。每服二十丸,温酒或盐汤送下,空心、午前各一服。

【主治】男子肾脏虚惫,遗泄不时,黑瘦。

82228 **鹿茸丸**(《圣济总录》卷五十一)

【组成】鹿茸(去毛,酥炙)半两 桂(去粗皮)三分 黄耆(剉) 泽泻 芍药 桑寄生 补骨脂(炒)各一两

【用法】上为末,炼蜜为丸,如梧桐子大。每服三十丸,空心温酒或盐汤送下。

【主治】肾胀虚寒,痛引脐腹腰髀。

82229 **鹿茸丸**(《圣济总录》卷五十二)

【组成】鹿茸(酒浸一宿,涂酥炙) 石斛(去根) 桂(去粗皮) 附子(炮裂,去皮脐) 牛膝(酒浸,切,焙) 肉苁蓉(酒浸一宿,切,焙) 熟干地黄(焙) 萆薢(炒) 人参 五味子(炒) 蛇床子(炒) 白茯苓(去黑皮) 覆盆子(去茎) 黄耆(剉) 木香 车前子 天门冬(去心,焙) 山芋各一两

【用法】上为末,炼蜜为丸,如梧桐子大。每服十五丸,渐加至三十丸,空心温酒送下。

【主治】肾气虚损,骨痿羸瘦,心烦腹急,腰重耳鸣,行坐无力。

82230 **鹿茸丸**(《圣济总录》卷五十二)

【组成】鹿茸(去毛,涂酥炙脆) 天雄(炮裂,冷水浸,去皮脐) 白附子(大者,炮) 鹿髓(去膜,别研如膏后入)各一两 腽肭脐一对(薄切,涂盐炙香)

【用法】上五味,捣罗四味为末,与鹿髓同研令匀,炼蜜为丸,如梧桐子大。每服三十丸,温酒送下,一日二至三次。

【主治】肾脏伤惫,腰膝无力,形瘦骨痿,头目昏沉,时忽旋运,项背疼痛,不得俯仰。

82231 **鹿茸丸**(《圣济总录》卷五十三)

【组成】鹿茸(去毛,酥炙) 肉苁蓉(酒浸,切,焙) 石斛(去根) 茴香子(炒)各一两 龙骨(煅) 钟乳粉各半两

【用法】上为末,酒煮面糊为丸,如梧桐子大。每服三十丸,空心食前温酒送下。

【主治】膀胱虚,小便冷滑,少腹虚胀,腰背相引疼痛,遗精。

82232 **鹿茸丸**(《圣济总录》卷五十九)

【组成】鹿茸(去毛,酥炙) 黄耆(细剉) 人参 土瓜根 山茱萸 杜仲(去粗皮,切,炒) 桑螵蛸(炙)各一两 栝楼根 菟丝子(酒浸一宿,别捣) 肉苁蓉(酒浸一宿,去皴皮)各一两一分 鸡肶胵十枚(炙干)

【用法】上为细末,炼蜜为丸,如梧桐子大。每服三十丸,酒送下,温水亦得,不拘时候。

【主治】虚渴,烦躁不利。

82233 **鹿茸丸**(《圣济总录》卷八十九)

【组成】鹿茸(去毛,酥炙)五两 石斛(去根) 山茱萸 远志(去心) 杜仲(去粗皮,炙) 巴戟天(去心) 牛膝(酒浸,切,焙)各一两

【用法】上为末,面糊为丸,如梧桐子大。每次二十丸,空心温酒送下。

【功用】壮筋骨,暖肾脏,养精神,润颜色。

【主治】虚劳,肾气内伤,腰痛不能转侧。

82234 **鹿茸丸**(《圣济总录》卷九十)

【组成】鹿茸(酒浸,炙黄) 桂(去粗皮) 石膏(碎)各三分 熟干地黄(洗,焙) 续断 牛膝(酒浸一宿,剉,焙)各一两 肉苁蓉(酒洗,切,焙) 干姜(炮)各半两 杜仲(去粗皮,酥炙)二两 菟丝子(酒浸,别捣) 荆子 五味子(炒) 人参 巴戟天(去心) 远志(去心) 蛇床子(炒香) 石斛(去根及黑者) 枸杞子各一两

【用法】上为末,炼蜜为丸,如梧桐子大。每服十五丸,渐加至二十丸,空心、食前、夜卧时温酒送下;亦可为散,每服一钱匕,酒调下。

【主治】虚劳,两足疼冷,或时发热;由于行房失度,两目䀮䀮,四肢沉重,多卧少起。

82235 **鹿茸丸**(《圣济总录》卷九十一)

【组成】鹿茸(去毛,酥炙) 五味子 白茯苓(去黑皮) 黄耆(剉) 远志(去心)各一两半 熟干地黄三两 菟丝子(酒浸,别捣) 肉苁蓉(酒浸,切,焙)各二两

【用法】上为末,炼蜜为丸,如梧桐子大。每服三十丸,食前黄耆汤送下。

【主治】五劳七伤,口舌干燥。

82236 **鹿茸丸**(《圣济总录》卷九十二)

【组成】鹿茸(去毛,酥炙黄) 磁石(烧,醋淬七遍,研,水飞)各二两 山芋 远志(去心) 牛膝(去苗,酒浸,切,焙) 白茯苓(去黑皮) 熟干地黄(焙) 桂(去粗皮) 巴戟天(去心) 续断 肉苁蓉(酒浸一宿,去皴皮,炙) 泽泻 五味子 人参 山茱萸 菟丝子(酒浸三日,焙,别研) 补骨脂(炒) 杜仲(去粗皮,炙黄,剉) 附子(炮裂,去皮脐)各一两

【用法】上除磁石外,捣罗为末,入磁石拌匀,炼蜜为丸,如梧桐子大。每服三十丸,空心温酒送下。

【功用】补下元,益精气,久服驻颜、补虚,长肌肉。

【主治】虚劳,肾气不足,小便白浊。

82237 **鹿茸丸**(《圣济总录》卷一四一)

【组成】鹿茸(酒浸,炙令黄) 附子(炮裂,去皮脐) 龙骨(碎,研) 黄耆(炙,剉) 桔梗(剉,炒) 生干地黄 牛膝(去苗,酒浸,焙) 芍药 人参 白茯苓(去黑皮)各一两一分 枳壳(去瓤,麸炒) 当归(切,焙) 猬皮(炙焦) 芎䓖 槐子(微炒) 白矾(熬令汁尽) 黄连(去须)各一两半 桂(去粗皮)三分 蒲黄(炒)一两

【用法】上为末,炼蜜为丸,如梧桐子大。每服三十丸,空心煎柏叶汤送下,日晚再服。

【主治】诸痔瘘。牡痔、牝痔、脉痔、肠痔、血痔等。

82238 **鹿茸丸**(《圣济总录》卷一五三)

【组成】鹿茸(去毛,酥炙) 白薇(去苗) 覆盆子 细辛(去苗叶) 菴蕳子 熟干地黄(焙) 山芋 蛇床子(炒) 白茯苓(去黑皮)各三分 干姜(炮) 远志(去心) 当归(切,焙) 芎䓖 桂(去粗皮) 续断 牡丹皮 人参 卷柏 龙骨 蒲黄各半两

【用法】上为末,炼蜜为丸,如梧桐子大。每服三十丸,空腹温酒送下;米饮亦得。

【主治】妇人血伤带下,渐成劳疾。

82239 **鹿茸丸**(《圣济总录》卷一五七)

【组成】鹿茸(去毛,酥炙)一两 白龙骨(烧过)三分 桑螵蛸(炒)半两 牡蛎粉二两

【用法】上为末,酒煮面糊为丸,如梧桐子大。每服二十丸,空心、食前温汤送下。

【主治】妊娠下焦冷气,少腹疼痛,小便利多。

82240 **鹿茸丸**(《圣济总录》卷一八五)

【组成】鹿茸(去毛,酥炙) 附子(炮裂,去皮脐) 续断 侧柏叶 厚朴(去粗皮,生姜汁炙) 黄耆(剉)各一两 阿胶(炙燥)二两 当归(切,炒) 熟地黄(焙) 麝香(研)各半两

【用法】上为细末,炼蜜为丸,如梧桐子大。每服三十丸,空心米饮送下;温酒、盐汤皆可服。

【功用】平补诸虚,益气血,壮筋骨。

82241 **鹿茸丸**(《圣济总录》卷一八五)

【异名】补益鹿茸丸(《普济方》卷二二八)。

【组成】鹿茸(去毛,酥炙) 山茱萸 杜仲(剉,炒丝断) 桂(去粗皮) 五味子(炒)各三分 菟丝子(酒浸,蒸,捣取粉)一两半 肉苁蓉(酒浸,炙) 山芋 酸枣仁(炒)各一两 腽肭脐(细切,研)一两一分(用酒二升,淘滤精细,入铫子,慢火熬成膏)

【用法】上十一味,捣罗九味为末,将腽肭脐膏杵和为丸,如梧桐子大。每服三十丸,空心用温酒送下。

【主治】五劳七伤,精髓虚惫。

82242 **鹿茸丸**(《圣济总录》卷一八六)

【组成】鹿茸(去毛,酥炙) 附子(炮裂,去皮脐) 当归(酒浸一宿,焙) 细辛(去苗叶,生用) 白术 桂(去粗皮,生用)各一两

【用法】上为细末,炼蜜为丸,如梧桐子大。每服二十丸至三十丸,空心、日午用盐酒送下。

【主治】元脏虚损,一切风冷。

82243 **鹿茸丸**(《圣济总录》卷一八七)

【组成】鹿茸(去毛,酥炙)一对 木香半两 胡芦巴一两 石斛(去根)半两 茴香子(炒)三分 巴戟天(去心)一两 附子(炮裂,去皮脐)半两 牛膝(酒浸,切,焙)一两 槟榔三分(剉) 熟干地黄一两 破故纸一两(酒浸,炒) 肉苁蓉一两(酒浸,焙) 官桂半两 菟丝子一两(酒浸一日) 蛇床子半两(酒浸) 苦楝子一两 薯蓣半两 干姜半两

【用法】上为末,酒煮面糊为丸,如梧桐子大。每服五十丸,空心温酒或盐汤送下。

【功用】补诸不足。

【主治】劳伤。

82244 **鹿茸丸**(《圣济总录》卷一八七)

【异名】石斛丸(《普济方》卷二二一)。

【组成】鹿茸(去毛,酥炙) 石斛(去根,剉)各一两 附子(炮裂,去皮脐) 熟干地黄(焙)各二两 牡丹皮 泽泻 山芋 桂(去粗皮) 杜仲(去粗皮,炙) 萆薢(剉) 山茱萸 白茯苓(去黑皮) 五味子各一两 肉苁蓉(酒浸一宿,切,焙) 补骨脂(炒)各二两 远志(去心) 防风(去叉) 黄耆(剉)各一两

【用法】上为末,炼蜜为丸,如梧桐子大。每服二十丸,空腹、晚食前用温酒送下。

【主治】肾脏虚损,脚膝无力,腰脊拘急,口苦舌涩。

82245 **鹿茸丸**(《鸡峰》卷七)

【组成】鹿茸一两 麋茸 熟干地黄各二两 牛膝 人参 白茯苓 桂心 五味子 巴戟 菟丝子 附子 肉苁蓉 山茱萸 薯蓣 车前子 远志 蛇床子各一两 汉椒半两

【用法】上为细末,取白羊肾十只,去筋膜,细切,烂研,用好酒五升,慢火熬成膏,入前药末为丸,如梧桐子大。每服三十丸,空心及晚食前温酒送下。

【主治】虚劳不足,肾脏伤惫。

82246 **鹿茸丸**(《扁鹊心书·神方》)

【组成】鹿茸一具(去毛,酥炙) 鹿角霜二两 川楝子(炒,取净肉) 青皮 木香各一两

【用法】上为末,蒸饼为丸,如梧桐子大。每服三十丸,空心盐汤送下。

【功用】温补下元,疏通血脉,明目轻身。

82247 **鹿茸丸**(《本事》卷四)

【组成】鹿茸不拘多少(切作片子,酥炙黄)

【用法】上为末,酒糊为丸,如梧桐子大。每服三五十丸,空心、食前盐汤送下。

【主治】肾虚腰痛。

82248 **鹿茸丸**(《三因》卷十)

【组成】鹿茸(去毛,切,炙)三分 麦门冬(去心)二两 熟地黄 黄耆 鸡肶胵(麸炒) 苁蓉(酒浸) 山茱萸 破故纸(炒) 牛膝(酒浸) 五味子各三分 茯苓 玄参 地骨皮各半两 人参三分

【用法】上为末,炼蜜为丸,如梧桐子大。每服三十丸至五十丸,米汤送下。

【主治】失志伤肾,肾虚消渴,小便无度。

82249 **鹿茸丸**(《杨氏家藏方》卷九)

【异名】内补鹿茸丸(《普济方》卷三十三)。

【组成】鹿茸(火燎去毛,酒浸,炙) 附子(炮,去皮脐) 五味子 肉苁蓉(酒浸一宿,切,焙) 牛膝(酒浸一宿)各一两 熟干地黄(洗,焙)五两 干山药三两 杜仲一两半(炒去丝)

【用法】上为细末,面糊为丸,如梧桐子大。每服三十丸,食前温酒或盐汤送下。

【主治】真元虚惫,五劳七伤,小腹拘急,四肢酸疼,面色黧黑,唇口干燥,目暗耳鸣,心忪气短,精神困倦,喜怒无常,饮食无味,举动乏力,小便滑数,或时出血。

82250 **鹿茸丸**(《普济方》卷二二〇引《十便良方》)

【组成】鹿茸二两 苁蓉(焙干秤) 附子 山药 地黄 牛膝 破故纸各一两 桂 麝香各一分

【用法】上为末,以酒、蜜各一半炼熟为丸,如梧桐子大。每服三五十丸,空心酒送下。

【功用】补真气,暖肾脏,缩小便,退阴进阳,壮筋骨,耐寒暑,进饮食。

82251 **鹿茸丸**(《普济方》卷三二三引《十便良方》)

【组成】鹿茸一两 阳起石半两 麝香三铢 地黄三两

【用法】上为末,合阳起石、麝香拌匀,炼蜜为丸,如梧桐子大。每服三十丸,空心酒或米饮送下。

【主治】妇人子宫脏虚损，肌体羸瘦，漏下赤白，脐腹撮痛，瘀血在腹，经候不通，虚劳洒洒如疟，寒热不定。

82252 鹿茸丸（《百一》卷十一）

【组成】鹿茸　五味子　川当归　熟干地黄各等分

【用法】上为细末，酒糊为丸，如梧桐子大。每服三四十丸，食前以温酒或盐汤送下。

【主治】湿脚气，腿腕生疮。

82253 鹿茸丸（《魏氏家藏方》卷十）

【组成】禹余粮石（煅，米醋淬七次，别研）　熟干地黄（洗，炒）　当归（去芦，炒）各二两　白艾叶（洗，醋浸炒）　卷柏叶（醋浸炒）　麒麟竭（别研）　没药各半两（别研）　赤石脂（煅，别研）　附子（炮，去皮脐）各一两　续断三两（酒煮）

【用法】上为细末，酒煮面糊为丸，如梧桐子大。每服三四十丸，空心、食前用温酒或淡米醋汤送下。

【主治】经候过多，其色瘀黑，甚则崩下，吸吸少力，脐腹如冰，冷汗如雨，冲任虚损，风冷之气客于胞中，气不禁固。

【备考】本方名"鹿茸丸"，但方中无鹿茸，疑脱。

82254 鹿茸丸（《妇人良方》卷一）

【异名】生料鹿茸丸（《医略六书》卷二十六）。

【组成】鹿茸（燎去毛，酥炙）　赤石脂　禹余粮（制）各一两　艾叶　柏叶　附子（炮）各半两　熟地黄（洗，焙）　当归　续断各二两

【用法】上为细末，酒糊为丸，如梧桐子大。每服三十丸，空心温酒送下。

【主治】经候过多，其色瘀黑，甚者崩下，吸吸少气，脐腹冷极则汗出如雨，尺脉微小。由冲任虚衰，为风冷客乘胞中，气不能固。

【方论选录】《医略六书》：附子补真火以扶阳，鹿茸补督脉以壮阳，盖阳回气壮则冲任自固；而又以赤石脂涩血固下，禹余粮涩气固经，俾气血完固，则血不妄行；熟地补阴滋血脉；当归养血归经脉；续断续绝扶虚羸；艾叶温经暖子宫；侧柏灰以止血定崩下也。蜜以丸之，饮以下之，使阳气内充，则风冷外解，而经脉完固，何有崩下不止之患哉？

82255 鹿茸丸（《济生》卷一）

【异名】生料鹿茸丸（《准绳·类方》卷二）。

【组成】川牛膝（去芦，酒浸）　鹿茸（去毛，酒蒸）　五味子各二两　石斛（去根）　菟丝子（淘净，酒浸）　棘刺　杜仲（去皮，剉，炒）　川巴戟（去心）　山药（剉，炒）　阳起石（煅）　附子（炮，去皮脐）各一两　沉香（别研）半两　川楝子（取肉，炒）　磁石（煅）　官桂（不见火）　泽泻各一两

【用法】上为细末，酒糊为丸，如梧桐子大。每服七十丸，空心盐酒、盐汤送下。

【主治】肾虚少气，腹胀腰痛，小腹急痛，手足逆冷，饮食减少，面色黧黑，百节痛疼，日渐无力。

82256 鹿茸丸（《本草纲目》卷十二引《济生》）

【组成】金毛狗脊（燎去毛）　白敛各一两　鹿茸（酒蒸，焙）二两

【用法】上为末，用艾煎醋汁打糯米糊为丸，如梧桐子大。每服五十丸，空心温酒送下。

【主治】冲任虚寒，室女白带。

82257 鹿茸丸（《朱氏集验方》卷二）

【组成】鹿茸二两　菟丝子一两（浸，酒蒸）　天花粉半两

【用法】上炼蜜为丸。每服五十丸，空心用北五味子汤送服。

【主治】渴疾。

82258 鹿茸丸（《袖珍》卷二引《澹寮方》）

【组成】嫩鹿茸一两（蜜炙）　沉香　附子（炮，去皮脐）　当归（去芦）　茴香（炒）各半两　菟丝子一两（酒浸，蒸数次，研如泥，箬叶上焙）　胡芦巴（炒）　破故纸（炒）各半两

【用法】上为末，酒糊为丸，如梧桐子大。每服七十丸，空心盐酒、盐汤送下。

【功用】补益肾水。

【主治】精血虚惫。

82259 鹿茸丸

《医方大成》卷九。为《鸡峰》卷十七"鹿茸煎丸"之异名。见该条。

82260 鹿茸丸（《普济方》卷三十八引《如宜方》）

【组成】鹿茸（制）七十两　熟地黄十斤　附子（制）一百四十个　牛膝（制）二十两　五倍子二斤　山药四斤　肉苁蓉二斤　杜仲（制）二斤半

【用法】上为末，炼蜜为丸，如梧桐子大，麝香末为衣。每服二三十丸，盐汤、盐酒送下。

【主治】老人阳气亏脱，血不能存，走失大肠。

82261 鹿茸丸（《普济方》卷三二一）

【组成】鹿茸　乌贼骨　桑寄生各一两　龙骨一两　白芍药　当归　附子各三分　桑螵蛸半两

【用法】上为细末。每服二钱，食前以酒调服。

【主治】妇人久虚冷，肾与膀胱二经俱虚，有热乘之，小便涩，日夜三五十行。

82262 鹿茸丸（《冯氏锦囊·杂症》卷十四）

【组成】熟地（酒煨）五两　山茱肉（去核，酒拌蒸，炒）三两　茄茸一具（去毛骨，酥炙）　山药三两（炒黄）　五味子二两（蜜酒拌蒸，晒干，炒）

【用法】上为末，炼蜜为丸。每服四五钱，早、晚、食前白汤送服。

【主治】精滑无度，阴窍漏气。

82263 鹿茸丸

《不居集》上集卷十五。为《赤水玄珠》卷九"鹿黄丸"之异名。见该条。

82264 鹿茸丸（《医碥》卷六）

【组成】川牛膝（去芦，酒浸）　鹿茸（去毛，酒蒸）　五味子各二两　石斛（去根）　菟丝子（淘净，酒蒸）　附子（炮，去皮尖）　川楝子（取肉，炒）各一两　沉香半两（另研）　磁石（煨）　官桂（不见火）　泽泻各一两

【用法】上为末，酒糊为丸，如梧桐子大。每服七十丸，空心温酒送下。

【主治】失血。

82265 鹿茸丸（《全国中药成药处方集》昆明方）

【组成】洋参一两　鹿茸一两　熟地二两　大云一两五钱　当归二两　黄耆二两　枣仁八钱　淮药一两　於术

三两　枸杞三两　巴戟二两　菟丝一两五钱　枣皮八钱　天雄二两　杜仲二两　茯苓一两　远志八钱　淮膝五钱　五味一两　菖蒲五钱　车前四钱　大枣一两　川姜六钱　泽泻四钱　朱砂二两　甘草一两

【用法】上为末，炼蜜为丸，外装蜡壳封固。每服一丸，幼童减半，早、晚用开水各服一次。

【主治】病后体虚，心脏衰弱，怔忡惊悸，遗精，妇人带下。

【宜忌】感冒及一切热症忌服；忌酸冷食物。

82266 鹿茸汤（《魏氏家藏方》卷四）

【组成】鹿茸一两（爁去毛，炙）　川芎　肉苁蓉（酒浸，去皮）　当归（去芦，浸）　生干地黄（洗）　白芍药　白术各半两（炒）　五味子三钱（去皮）

【用法】上为粗末。每服五大钱，水二盏，煎至一盏，去滓温服，不拘时候。

【功用】补心血。

【主治】虚劳咳嗽。

82267 鹿茸汤（《魏氏家藏方》卷四）

【组成】鹿茸二两（爁去毛，酥炙）　附子一两（炮，去皮脐）　人参（去芦）　黄耆各三分（蜜炙）　茯神（去木）　金钗石斛（酒浸）　当归（去芦）各半两　甘草一钱（炙）　肉桂一分（去粗皮，不见火）（又方加五味子）

【用法】上㕮咀。每服四钱，水一盏半，生姜三片，煎至七分，去滓，食前服。

【功用】益心血。

【主治】虚劳，四肢无力。

82268 鹿茸胶（《北京市中药成方选集》）

【组成】老鹿茸一六〇两

【用法】上将鹿茸切块，洗净，煎七昼夜，加黄酒三十二两，冰糖三十二两，收胶。每服二至三钱，用黄酒或白水炖化服。

【功用】壮阳补脑，生精补髓。

【主治】四肢无力，腰膝酸软，肾虚阳痿，妇女崩漏带下。

82269 鹿茸酒（《普济方》卷二一九）

【组成】好鹿茸五钱或一两（去皮，切片）　干山药一两（为末）

【用法】上以生薄绢裹，用好酒一瓶，浸七日后，开瓶饮酒，一日三盏为度。酒尽再浸。

【主治】虚弱，阳事不举，面色不明，小便频数，饮食不思。

82270 鹿茸酒（《痘科类编》卷三）

【组成】真茄茸（二三寸）一两

【用法】上以酒入瓦瓶内煮令皮脱，取出，将酒滤过，其茸之真膏俱在酒内，再将瓦瓶注酒煮皮令烂，陆续添酒，必以煮烂为度，以布滤过，共皮揉烂化在酒内，其毛去之。又，皮内骨用酥涂，火上炙焦，为末，真膏酒与皮膏酒、骨末总和一处，听用。

【主治】痘虽有浆，色灰白而不满足，欲成倒塌，皮薄易破者。

【备考】上症宜保元汤加当归、川芎、升麻，再加本方调服。

82271 鹿茸散（《外台》卷二十七引《古今录验》）

【组成】鹿茸（炙）　当归　干地黄各二两　葵子五合　蒲黄五合

【用法】上为散。每服方寸匕，酒调下，一日三次。

【主治】尿血。

【宜忌】忌芜荑。

【备考】本方改为丸剂，名“鹿茸丸”（见《圣惠》）。

82272 鹿茸散（方出《千金》卷四，名见《圣济总录》卷一五二）

【组成】鹿茸　阿胶各三两　乌贼骨　当归各二两　蒲黄一两

【用法】上药治下筛。每服方寸匕，空心酒调下，日三夜再服。

【主治】妇人漏下不止。

【方论选录】《千金方衍义》：本虚标热，而见漏下不止，故用鹿茸、归、胶温补冲督，其力最专。但漏下不止，必有干血内着，又须乌贼、蒲黄予以出路也。

82273 鹿茸散（《外台》卷二十五引《张文仲方》）

【组成】鹿茸二分（炙）　石榴皮二两　干姜二分　枣核中仁七枚　赤地利一两（烧作灰）

【用法】上为散。先食饮服方寸匕，日三夜一。若下数者，可五六服。

【主治】青、黄、白、黑、鱼脑痢，日五十行。

82274 鹿茸散（《圣惠》卷七）

【组成】鹿茸二两半（去毛，涂酥炙令微黄）　菟丝子二两半（酒浸三日，晒干，别杵为末）　雄蚕蛾二两（微炒）　阳起石二两半（酒浸，煮半日，细研）　石南一两　远志二两（去心）　桂心二两　附子二两（炮裂，去皮脐）　桑螵蛸二两（微炒）　腽肭脐一两（酒洗，微炙）　蛇床仁二两　肉苁蓉一两（酒浸一宿，刮去皴皮，炙干）　钟乳粉二两半

【用法】上为细散。每服三钱，空心及晚食前以温酒送下。

【主治】肾脏虚损，阳气乏弱。

82275 鹿茸散（方出《圣惠》卷七，名见《普济方》卷三十二）

【组成】鹿茸一两（去毛，涂酥炙微黄）　巴戟一两　天雄二两（炮裂，去皮脐）　五味子一两　蛇床子一两　石斛一两（去根，剉）　肉苁蓉一两（酒浸一日，刮去皴皮，炙干）　菟丝子一两（酒浸三日，晒干，别杵为末）　牛膝一两（去苗）　远志一两（去心）　雄蚕蛾半两（微炒）　石龙芮三分

【用法】上为散。每服二钱，食前以温酒调下。

【主治】肾脏虚损，精气不足，腰脚酸疼，羸瘦无力，阳道萎弱。

82276 鹿茸散（《圣惠》卷二十九）

【组成】鹿茸二两（去毛，酒洗，微炙）　白龙骨一两　桑寄生一两　当归三分　人参一两（去芦头）　白芍药一两　乌贼鱼骨二两　桑螵蛸三七枚（微炒）

【用法】上为细散。每服二钱，食前以温酒调下。

【主治】❶《圣惠》：虚劳，腰膝伤冷，小便日夜五十余行。❷《校注妇人良方》：肾气虚寒，便溺数甚，或夜间频数遗溺。

【备考】原书卷七十二本方有附子，无人参。

82277 鹿茸散（《圣惠》卷二十九）

【组成】鹿茸二两（去毛，涂酥炙微黄）　当归一两　熟

干地黄二两　冬葵子一两　蒲黄一两　阿胶一两（捣碎，炒令黄燥）

【用法】上为细散。每服二钱，食前以暖酒调下。

【主治】虚劳内伤，小便出血，水道中痛。

82278 鹿茸散（《圣惠》卷三十）

【组成】鹿茸一两半（去毛，涂酥炙微黄）　肉苁蓉一两（酒浸一宿，刮去皴皮，炙干）　钟乳粉一两　蛇床子三分　远志三分（去心）　续断一两　薯蓣三分　桑螵蛸一两（微炒）　熟干地黄一两

【用法】上为细散。每服二钱，食前以温酒调下。

【主治】虚劳，阳气不足，阴痿，小便滑数。

82279 鹿茸散（《圣惠》卷五十五）

【组成】鹿茸一两（去毛，涂酥微炙）　熟干地黄一两　山茱萸一两　五味子一两　黄耆一两（剉）　牡蛎一两（烧，为粉）

【用法】上为散。每服二钱，以温酒调下，不拘时候。

【主治】房黄。眼赤身黄，骨髓烦疼，头目昏痛，多饶睡卧，体虚无力，夜多梦泄，神思不安，腰脚酸疼，小便黄赤。

82280 鹿茸散（《圣惠》卷五十八）

【组成】鹿茸二两（去毛，涂酥炙令微黄）　羊踯躅一两（酒拌，炒令干）　韭子一两（微炒）　附子一两（炮裂，去皮脐）　桂心一两　泽泻一两

【用法】上为散。每服二钱，食前以粥饮调下。

【主治】小便不禁，阴痿脚弱。

82281 鹿茸散（《圣惠》卷七十二）

【组成】鹿茸一两（去毛，涂酥炙微黄）　当归一两（剉，微炒）　熟干地黄一两　葵子一两　蒲黄一两　续断一两

【用法】上为细散。每服二钱，以温酒调下，一日三四次。

【主治】妇人劳损虚羸，尿血。

82282 鹿茸散

《圣惠》卷七十三。为《千金》卷四"蒲黄散"之异名。见该条。

82283 鹿茸散（《圣惠》卷七十三）

【组成】鹿茸一两（去毛，涂酥炙微黄）　鳖甲一两（涂醋炙令黄，去裙襕）　乌贼鱼骨一两（炙黄）　白龙骨一两　续断一两　熟干地黄一两　白芍药一两　白石脂一两　肉苁蓉一两半（酒浸一宿，刮去皴皮，炙干）

【用法】上为细散。每服二钱，食前以粥饮调下。

【主治】妇人崩中漏下不止，虚损羸瘦。

82284 鹿茸散（《圣惠》卷七十九）

【组成】鹿茸一两（去毛，涂酥炙令黄）　黄耆一两半（剉）　牡蛎一两半（烧，为粉）　人参一两（去芦头）　熟干地黄二两　当归一两（剉，微炒）　五味子一两　甘草半两（炙微赤，剉）　鸡肶胵一两半（微炙）

【用法】上为细散。每服二钱，食前以粥饮调下。

【主治】产后脏虚，小便数多。

82285 鹿茸散（《圣惠》卷八十）

【组成】鹿茸一两（去毛，涂酥炙令黄）　卷柏半两　桑寄生半两　续断半两　当归半两（剉，微炒）　附子半两（炮裂，去皮脐）　龟甲一两（涂醋炙令黄）　白芍药半两　阿胶半两（捣碎，炒令黄燥）　熟干地黄半两　地榆半两（剉）

【用法】上为细散。每服一钱，食前以生姜、温酒调下。

【主治】产后脏虚冷，致恶露淋沥不绝，腹中时痛，面色萎黄，羸瘦无力。

82286 鹿茸散（《圣惠》卷九十三）

【组成】鹿茸半两（去毛，涂酥炙微黄）　甘草半两（炙微赤，剉）　诃黎勒皮半两（煨，用皮）

【用法】上为细散。每服半钱，以粥饮调下，不拘时候。

【主治】小儿赤白痢不止。

82287 鹿茸散（《圣济总录》卷九十二）

【组成】鹿茸（去毛，酥炙）　龙骨　露蜂房（炙）各半两　泽泻　白茯苓（去黑皮）　菟丝子（酒浸一宿，别捣）　桂（去粗皮）　牛膝（酒浸，切，焙）　石龙芮　赤芍药各一分　韭子（炒）二两　巴戟天（去心）三分

【用法】上为散。每服三钱匕，空腹温酒调下。一日二次。或炼蜜为丸，如梧桐子大。每服二十丸，空腹温酒送下。

【主治】精极虚损，梦中失精，阴气微弱，少腹拘急，体重耳聋。

【加减】加桑螵蛸三分亦得。

82288 鹿茸散（《圣济总录》卷一八五）

【组成】鹿茸（去毛，酥炙）

【用法】上为细散。每服一钱匕，渐加至二钱匕，浓煎苁蓉酒七分一盏，放温，入少盐，空心送下。

【功用】益精。

【主治】欲事过多，肾久虚，精气耗惫，腰脚酸重，神色昏黯，耳鸣焦枯，阳道萎弱。

82289 鹿茸散（《普济方》卷三十三）

【组成】鹿角屑一两　鹿茸（酥炙）一两　白茯苓三钱　人参一两　桑螵蛸（细研）一两　芎䓖一两　当归一两　破故纸（炒）　龙骨各半两　柏子仁（去壳）　甘草（炙）各一两　榧子（酒浸一宿）半两

【用法】上为末。每服三钱半，加生姜五片，大枣三枚，粳米一百粒，水煎，食前服。

【主治】脏腑久虚，梦泄。

82290 鹿茸散（《嵩崖尊生》卷十三）

【组成】鹿茸　海螵各三钱　白芍　当归　桑寄　龙骨　人参各三钱　桑螵一钱半（擘破，碾，炙黄）

【用法】上为末。酒调服。

【主治】遗尿滑脱，属寒者。

82291 鹿茸膏（《全国中药成药处方集》沈阳方）

【组成】麻油一斤四两　甘草二两　芝麻四两　紫草二钱　天门冬　寸冬　远志　生地　熟地　牛膝　蛇床子　虎骨　菟丝子　鹿茸　苁蓉　川断　紫梢花　木鳖子　杏仁　谷精子　官桂各三钱　黄丹五两　松香八两　硫黄　雄黄　龙骨　赤石脂（各为末）各二钱　乳香　没药　木香　母丁香（各为末）各五钱　蟾酥　麝香　阳起石各二钱　黄片一两

【用法】将甘草入麻油内，熬至六分，下诸药：第一下芝麻；第二下紫草；第三下天门冬、寸冬、官桂等十七味，文武火熬至枯黑色，去滓，下黄丹；第四下松香，使槐柳枝不停搅，滴水不散；第五下硫黄、雄黄、赤石脂，再上火熬半小时；第六下乳、没、木香、丁香再熬，离火放温；第七下蟾酥、

麝香、阳起石，滴水不散；第八下黄片。用瓷罐盛之，以烛封口，入水浸三日，去火毒，用红绢摊贴之。每日一帖，贴脐上。

【功用】滋补强壮，生精补肾。

【主治】五劳七伤，半身不遂，腹痛疝气，阳痿早泄，妇女白带，腰痛崩漏，虚冷腹痛。

82292 鹿骨汤（《千金翼》卷十九）

【组成】鹿骨一具（剉） 苁蓉一两 防风 橘皮 芍药 人参 当归 龙骨 黄耆各二两 桂心 厚朴（炙） 干姜 独活 甘草（炙）各三两

【用法】上㕮咀。以水三斗，先煮骨，取一斗，澄取清，纳药煮取三升五合，分四服，一日二次。

【功用】补诸不足。

【主治】虚劳风冷，乏惙少气。

82293 鹿香散（《魏氏家藏方》卷九）

【组成】鹿角（烧灰）

【用法】入麝香少许。干掺。

【主治】下臁疮。

82294 鹿胎丸（《嵩崖尊生》卷十一）

【组成】鹿胎（去秽，煮烂） 熟地八两（用人乳粉、山药各二两拌蒸至五两为度） 菟丝子十两（酒煮五两） 枸杞八两（人乳浸） 何首乌（连皮，用黑豆煮干，去豆；以人乳浸，日晒夜露）八两 石斛（酒炒）六两 巴戟（酒浸）五两 黄耆（酥炙）五两 人参四两 沉香二两

【用法】炼黄蒿膏为丸。每服一百丸，盐汤送下。

【主治】房劳精损，困乏，虚火，晕，聋，遗精，步履欹邪，欲成劳瘵。

82295 鹿胎丸（《全国中药成药处方集》北京方）

【组成】益母草三十二两 当归 白芍各八两 柴胡 木香各二两 川芎一两 鹿胎一具（约十六两）

【用法】上为细末，炼蜜为丸，重二钱，朱砂为衣，蜡皮封固。每服一丸，黄酒送下，温开水亦可。

【功用】理血温经。

【主治】经血不调，少腹冷痛，肢体酸软。

【宜忌】孕妇忌服。

82296 鹿胎膏（《北京市中药成方选集》）

【组成】鹿胎一具 党参（去芦）二百四十两 黄耆一百六十两 鹿肉一千六百两 生地八十两 当归八十两 紫河车五具 熟地八十两 升麻二十两 桂元肉四十两

【用法】酌予切碎，水煎三次，分次过滤，去滓，滤液合并，用文火煎熬，浓缩至膏状，以不渗纸为度，另兑鹿角胶一百六十两，蜂蜜一千六百两成膏；装瓶，重二两。每服三至五钱，一日二次，温开水冲服。

【功用】滋阴益肾，补气益血。

【主治】男子肾寒精冷，阳痿不举；妇女子宫虚寒，久不孕育。

82297 鹿胎膏（《全国中药成药处方集》沈阳方）

【组成】鲜鹿胎一具 人参 白术 茯苓 甘草 当归 川芎 白芍 熟地各一两

【用法】以元酒熬成膏。每服二钱。

【功用】调经养血。

【主治】虚寒性贫血，肢倦枯瘦，面色萎黄，血虚经少。

82298 鹿胎膏（《全国中药成药处方集》抚顺方）

【组成】梅花鹿胎一具 祁艾三两 香附二两 川芎一两 当归一两半 白芍一两 炮姜炭五钱 红花三钱 熟地四两 吴萸 桂楠 黄芩 川牛膝 元胡各五钱 杜仲 川断各一两 丹皮 丹参各五钱

【用法】上药水煎数滚，滤滓，再用水熬数滚，一连四五次，澄清，再熬成膏，兑元酒数壶，共炼成膏为度。每服一钱，开水或元酒化服。

【功用】调经温寒，养血益气。

【主治】男女一切虚劳，气血虚弱，营养不足，腰腿疼痛，精神疲倦，经血不调，子宫虚寒，经血参差，腹痛脐冷，白带稠凝，血枯经闭。

82299 鹿胎膏

《成方制剂》13册，即原书8册“鹿胎胶囊”改为膏剂。见该条。

82300 鹿胶丸

《嵩崖尊生》卷八。为《赤水玄珠》卷九引《济生》“鹿角胶丸”之异名。见该条。

82301 鹿胶丸

《嵩崖尊生》卷十一。为《医学正传》卷四“鹿角胶丸”之异名。见该条。

82302 鹿胶汤（《普济方》卷三四四引《仁存方》）

【组成】当归 芎䓖 苎根各一两 鹿角胶 艾叶各二两

【用法】上㕮咀。每服四钱，以水一盏，加葱白二个，银半两，煎至一盏，去滓，空心、食前热服。

【主治】妊娠胎动不安，腰痛下血。

82303 鹿胶酒（《嵩崖尊生》卷八）

【组成】鹿角胶五钱

【用法】温酒调服。

【主治】下血日久，面黄食少。

82304 鹿粉散（《普济方》卷三〇〇）

【组成】鹿角（烧灰）

【用法】上为细末，入轻粉，油调。涂疮上。

【主治】脚上生恶疮。

82305 鹿屑汤

《本事》卷十。为《伤寒总病论》卷六“鹿角屑汤”之异名。见该条。

82306 鹿屑散（方出《证类本草》卷十七引《斗门方》，名见《普济方》卷六十四）

【组成】鹿角

【用法】上为末，含津咽下；或掺舌上，咽津。

【主治】骨鲠。

82307 鹿黄丸（《赤水玄珠》卷九）

【异名】鹿茸丸（《不居集》上集卷十五）。

【组成】枇杷叶 款冬花 北紫菀 杏仁（去皮尖） 木通 鹿茸（炙） 桑白皮各一两 大黄五钱

【用法】上为末，炼蜜为丸，临睡含化。

【主治】酒色过度，饥饱失时，吐血，咳血，痰血等。

【备考】原书云本方引自“丹溪”，查《丹溪心法》卷二有治嗽血方：红花、杏仁（去皮尖）、枇杷叶（去毛）、紫草茸、鹿茸（炙）、木通、桑白皮、大黄。与本方类似。

82308 **鹿菟丸**(《医方类聚》卷一五〇引《续济生方》)

【组成】生鹿角(镑)一两　菟丝子(淘,酒蒸,擂)二两

【用法】上为细末,酒糊为丸,如梧桐子大。每服七十丸,空心、食前用盐酒、盐汤送下。

【主治】真精不足,肾水涸燥,咽干多渴,耳鸣头晕,目视昏花,面色黧黑,腰背疼痛,脚膝酸弱,屡服药不得痊者。

82309 **鹿菟丸**(《医学入门》卷七)

【组成】鹿茸一两　菟丝子　山药各二两

【用法】上为末,炼蜜为丸,如梧桐子大。每服三十丸,米饮或人参煎汤或盐酒送下。

【主治】饮酒积热,熏蒸五脏,津血枯燥,小便并多,肌肉消烁,专嗜冷物寒浆。

82310 **鹿菟煎**(《普济方》卷一八〇引《澹寮》)

【组成】菟丝子　北五味子各五两　白茯苓三两半　鹿茸一两半(盐酒浸,炙)

【用法】上为末,生地黄汁为丸,如梧桐子大。每服五十丸,空心盐汤送下。

【功用】禁遗精,止白浊,延年。

【主治】三消渴利。

82311 **鹿蛎饮**(《产科发蒙》卷四)

【组成】芍药　黄耆　牡蛎　益智　鹿茸　人参各等分　大枣减半

【用法】水煎,温服。

【主治】产后遗尿不知出,小便频数。

82312 **鹿梨散**(方出《普济方》卷二七二引《仁存方》,名见《本草纲目》卷三十)

【组成】鹿梨根　蛇床子各半斤　真剪草四两(用鸡肠草亦可)　硫黄三钱

【用法】上为末,入轻粉同研匀。麻油调敷;小儿点在绢衣上,着衣七日不解,自愈。

【主治】一切疮。

82313 **鹿峻丸**(《韩氏医通》卷下)

【组成】鹿精

【用法】用初生牡鹿三五只,苑囿驯养,每日以人参煎汤,同一切药草,任其饮食;久之,以硫黄细末和入,从少至多,燥则渐减,周而复始。大约三年之内,一旦毛脱筋露,气胜阳极,却别以牝鹿隔苑诱之,欲交不得,或泄精于外,或令其一交,即设法取其精,收置瓷器,香黏如饧,是为峻也。随人所宜补药,古方如八味地黄丸、补阴丸、固本丸之类,以此峻加炼蜜三分之一,同和丸剂,或以鹿角霜一味为丸,空心盐酒送下。

【主治】虚瘵危疾。

82314 **鹿蹄汤**(《饮膳正要》卷二)

【组成】鹿蹄四只　陈皮二钱　草果二钱

【用法】上药煮令熟烂,取肉,入五味。空腹食之。

【主治】诸风虚,腰脚疼痛,不能践地。

82315 **鹿髓丸**(《济阳纲目》卷六十四)

【组成】巴戟(去心)二两半　肉苁蓉(酒洗,去甲,酥炙)　胡芦巴(微炒)　破故纸(酒浸,炒)各二两　川牛膝(酒洗,去芦)　白茯神(去木)各一两　菟丝子(酒煮干)　甘枸杞(炒)各二两　山萸(酒浸,去核)二两半　龙骨(火煅,童便、醋、盐淬九次,井水浸三日,晒干)一两　败龟版(去裙边,酥炙)一两　大附子(童便入盐共煮七次,去皮脐)一两或五钱

【用法】上为细末,用鹿髓同炼蜜为丸,如梧桐子大。每服六七十丸,空心温酒、米汤、炒盐汤任下。

【功用】壮阳补肾。

【主治】下元冷惫。

82316 **鹿髓煎**(《圣惠》卷二十七)

【组成】鹿髓半斤　蜜二两　酥二两　生地黄汁四合　杏仁三两(汤浸,去皮尖双仁,以酒一中盏,浸研取汁)　桃仁三两(汤浸,去皮尖双仁,以酒半盏研取汁)

【用法】先以桃仁、杏仁、地黄等汁于银锅内,以慢火煎令减半,次下鹿髓、酥、蜜同煎如饧,每服一茶匙,食后含咽。

【主治】虚劳伤中,脉绝筋急,肺痿咳嗽。

82317 **鹿头肉粥**(《圣济总录》卷一九〇)

【组成】鹿头肉半斤　蔓荆实(去土)一两　高良姜　茴香子(炒令香)各半两

【用法】除鹿肉外,捣罗为末。每次四钱匕,先以水五盏,煮鹿肉,候水至三盏,去肉,下白米一合及药末,候米熟,下少五味调和得所。分作三次,一日食尽。

【主治】妊娠四肢虚肿,喘急胀满。

82318 **鹿角胶丸**(《圣惠》卷二十六)

【组成】鹿角胶二两(捣碎,炒令黄燥)　补骨脂一两(微炒)　石斛一两(去根,剉)　熟干地黄一两　薯蓣一两　人参一两(去芦头)　附子一两(炮裂,去皮脐)　菟丝子一两(酒浸一宿,晒干,别捣为末)　白茯苓一两　杜仲一两(去粗皮,炙令微黄,剉)　柏子仁一两　山茱萸一两　酸枣仁一两　虎胫骨一两(涂酥炙令黄)　牛膝一两(去苗)　五味子一两　巴戟一两　肉苁蓉二两(酒浸一宿,刮去皴皮,炙干)

【用法】上为末,炼蜜为丸,如梧桐子大。每服三十丸,空心及晚食前以温酒送服。

【主治】骨极。肌体羸瘦,肾脏虚弱,腰脚无力,肢节烦疼。

82319 **鹿角胶丸**(《圣惠》卷三十)

【组成】鹿角胶一两半(捣碎,炒令黄燥)　附子一两(炮裂,去皮脐)　干姜半两(炮裂,剉)　桂心一两　杜仲一两(去粗皮,炙微黄,剉)　山茱萸一两　菟丝子一两(酒浸三日,晒干,别捣为末)　熟干地黄一两　肉苁蓉一两(酒浸一宿,刮去皴皮,炙干)　五味子一两　巴戟一两　牛膝一两(去苗)

【用法】上为末,炼蜜为丸,如梧桐子大。每服三十丸,食前以温酒送下。

【主治】虚劳腰脚疼痛,不可行步。

82320 **鹿角胶丸**(《圣济总录》卷六十八)

【组成】鹿角胶(炙令燥)　黄柏(去粗皮)各一两

【用法】上为末,入杏仁四十九枚,汤浸,去皮尖双仁,炒黄,研细拌匀,炼蜜为丸,如樱桃大。每服一丸,含化咽津。

【主治】吐血。

82321 **鹿角胶丸**

《圣济总录》卷一五二。为《圣惠》卷七十三“鹿茸丸”之异名。见该条。

82322 鹿角胶丸(《杨氏家藏方》卷九)

【组成】肉苁蓉二两(酒浸一宿,切,焙) 牛膝二两(酒浸一宿) 菟丝子(汤浸去浮,别用酒浸取软) 附子(炮,去皮脐) 桑寄生 覆盆子 熟干地黄(洗,焙) 山药 五味子 山茱萸 白蒺藜(炒) 当归(洗,焙) 肉桂(去粗皮)各二两 川萆薢四两 破故纸二两半(炒) 柏子仁二两 茴香二两半(炒) 鹿角胶二两(蚌粉炒焦) 茯神(去木)二两

【用法】上为细末,酒煮面糊为丸,如梧桐子大。每服五十丸,空心、食前温酒或盐汤送下;妇人温醋汤送下。

【功用】补养元阳,滋营气血,驻颜美食。

【主治】真元虚弱,下元冷惫,脐腹疼痛,夜多小便,腰脚无力,肢体倦怠,怔忪恍惚,头昏目运,面色黧黑,耳内蝉鸣,饮食减少;妇人诸虚不足,一切冷病,久娠不成,发落面黑。

82323 鹿角胶丸(《赤水玄珠》卷九引《济生》)

【异名】鹿胶丸(《嵩崖尊生》卷八)。

【组成】鹿角胶五钱 没药(另研) 油头发灰各三钱

【用法】上为末,用茅根汤打糊为丸,如梧桐子大。每服五十丸,盐汤送下。

【主治】房室劳伤,小便尿血。

82324 鹿角胶丸

《普济方》卷一八八。为《圣济总录》卷六十八"神效散"之异名。见该条。

82325 鹿角胶丸(《医学正传》卷四)

【异名】鹿胶丸(《嵩崖尊生》卷十一)。

【组成】鹿角胶一斤 鹿角霜 熟地黄各半斤 川牛膝 白茯苓 菟丝子 人参各二两 当归身四两 白术 杜仲各二两 虎胫骨(酥炙) 龟版(酥炙)各一两

【用法】上为细末,另将鹿角胶用无灰酒三盏烊化为丸,如梧桐子大。每服一百丸,空心姜、盐汤送下。

【主治】血气虚弱,两足痿软,不能行动,久卧床褥。

82326 鹿角胶丸(《万氏家抄方》卷五)

【组成】鹿角十斤(截半寸长,浸七日,用淫羊藿一斤,当归四两,黄蜡二两,如法熬,去滓成胶,角焙燥成霜,听用) 鹿角胶一斤 鹿角霜半斤 天门冬(去心) 麦门冬(去心) 黄柏(盐、酒炒褐色) 知母(酒洗,去毛) 虎胫骨(酥炙) 龟版(水浸,刮去浮壳,酥炙) 枸杞子 山药 肉苁蓉(酒洗,去浮甲白膜) 茯苓(去皮) 山茱萸(净肉) 破故纸(炒) 生地(酒蒸九次) 当归(酒洗)各四两 菟丝子(酒煮,捣成饼,焙干)六两 白芍(酒炒) 牛膝(去芦,酒洗) 杜仲(姜汁炒去丝) 人参(去芦) 白术各三两 五味子 酸枣仁(炒) 远志(甘草汤浸,去骨)各二两 川椒一两(去目,焙去汗)

【用法】上为末,炼蜜为丸,鹿角胶为丸,如梧桐子大。每服一百丸,空心盐汤或酒送下。

【主治】精寒阳痿,无子。

82327 鹿角胶丸(《证治汇补》卷八)

【组成】鹿角胶 熟地 发灰

【用法】上为末,茅根汁为丸。盐汤送下。

【主治】溺血。

【方论选录】《医略六书》:鹿角胶补精血以壮肾阳;熟地黄补肾水以养真阴;血余灰止血溢,生新血也。胶丸,淡盐汤下,使阳旺阴充,则阴阳既济,而血自归经,何患溺血久不止哉。此温肾止血之剂,为阳虚溺血久不止之专方。

82328 鹿角胶方(《圣惠》卷三十七)

【组成】鹿角胶一两(炙黄,为末) 生地黄汁一升二合

【用法】同于铜器中盛,蒸之令胶消。分温二服。

【主治】吐血不止。

82329 鹿角胶汤(《圣济总录》卷六十五)

【组成】鹿角胶(炙燥) 甘草(炙,剉) 杏仁(去皮尖双仁,炒,研) 麻黄(去根节) 半夏(汤浸三七遍,生姜一两同捣作饼,焙干)各一两

【用法】上为粗末。每服三钱匕,水一盏,入生姜三片,同煎至七分,去滓,食后、临卧各一服。

【主治】大肠咳。

82330 鹿角胶汤(《圣济总录》卷一五四)

【组成】鹿角胶(炙燥)一两 人参 白茯苓(去黑皮)各半两

【用法】上为粗末。每服三钱匕,水一盏,煎至七分,去滓温服。

【主治】妊娠胎动,漏血不止。

82331 鹿角胶散(《圣惠》卷十八)

【组成】鹿角胶一两(捣碎,炒令黄燥) 黄芩半两(去须,微炒) 黄连半两(去须,微炒) 胡粉半两(炒令黄色) 栀子仁一两 龙骨半两 甘草半两(炙微赤,剉)

【用法】上为散。每服二钱,以冷粥饮调下,不拘时候。

【主治】热病六七日后,毒气不散,下脓血不止。

82332 鹿角胶散(《圣惠》卷二十七)

【组成】鹿角胶一两(捣碎,炒令黄燥) 白芍药一两 生干地黄二两 羚羊角屑一两 柏叶一两 黄耆一两 刺蓟一两

【用法】上为粗散。每服四钱,以水一中盏,入竹茹一分,煎至六分,去滓,入砂糖如枣大,更煎三二沸,不拘时候温服。

【主治】虚劳,内伤寒热,吐血。

82333 鹿角胶散(《圣惠》卷三十)

【组成】鹿角胶二两(捣碎,炒令黄燥) 肉苁蓉二两(酒浸一宿,刮去皱皮,炙干) 熟干地黄三两 黄耆一两半(剉) 当归一两半 麦门冬二两半(去心,焙) 石斛一两(去根) 五味子一两

【用法】上为细散。每服二钱,食前以生姜、大枣汤调下;温酒下亦得。

【主治】虚劳,少气羸损。

82334 鹿角胶散(《圣惠》卷三十)

【组成】鹿角胶一两(研碎,炒令黄燥) 覆盆子一两 车前子一两

【用法】上为细散。每服二钱,食前以温酒调下。

【主治】虚劳梦泄。

82335 鹿角胶散(《圣惠》卷四十六)

【组成】鹿角胶(捣碎,炒令黄燥) 柏叶(炙令微黄) 川椒(去目及闭口者,微炒去汗) 干姜(炮裂) 白蒺藜(微炒,去刺) 麻黄(去根节) 紫菀(去苗) 人参(去芦头) 刺蓟各半两 芫花半两(醋拌炒令干)

【用法】上为细散。每服一钱，以水一小盏，煎三两沸，和滓温服，不拘时候。

【主治】咳嗽吐脓血，日夜不止，喘息短气。

82336 **鹿角胶散**(《圣惠》卷七十三)

【组成】鹿角胶一两(捣碎，炒令黄燥) 白龙骨一两 桂心一两 当归一两(微炒) 附子二两(炮裂，去皮脐) 白术一两

【用法】上为细散。每服二钱，食前以粥饮调下。

【主治】妇人白带下不止，面色萎黄，绕脐冷痛。

82337 **鹿角胶散**(《圣惠》卷七十三)

【组成】鹿角胶一两(捣碎，炒令黄燥) 鹿茸一两(去毛，涂酥炙微黄) 乌贼鱼骨一两(烧灰) 当归一两(剉，微炒) 龙骨一两 白术一两

【用法】上为细散。每服二钱，食前以热酒调下。

【主治】妇人白崩不止。

82338 **鹿角胶散**(《圣惠》卷七十四)

【组成】鹿角胶一两(捣碎，炒令黄燥) 前胡一两(去芦头) 麦门冬三分(去心) 陈橘皮一两(汤浸，去白瓤，焙) 贝母一分(煨令微黄) 细辛二分 甘草半两(炙微赤，剉) 赤茯苓一两 芎䓖半两

【用法】上为散。每服四钱，以水一中盏，煎至六分，去滓稍热服，不拘时候。

【主治】妊娠，心胸妨闷，两胁微疼，烦渴咳嗽。

82339 **鹿角胶散**(《圣惠》卷七十五)

【组成】鹿角胶半两(捣碎，炒令黄燥) 人参半两(去芦头) 芎䓖一两 当归三分(剉，微炒) 甘草半两(炙微赤，剉)

【用法】上为散。每服四钱，以水一中盏，入葱白七寸，煎至六分，去滓温服，不拘时候。

【主治】妊娠胎动，腹痛闷纵。

82340 **鹿角胶散**(《圣济总录》卷六十九)

【组成】鹿角胶(炙燥) 阿胶(炙燥) 秦艽(去苗土) 糯米(炒黄) 乌梅(去核，炒)各等分

【用法】上为细散。每服二钱匕，糯米饮温调下，早晚食后、临卧服。

【主治】吐血后虚热，胸中痞，口燥。

82341 **鹿角胶散**(《圣济总录》卷六十九)

【组成】鹿角胶(炙燥) 黄柏(去粗皮，蜜炙) 各十两 杏仁四十九枚(汤去皮尖双仁，麸炒)

【用法】上为细散。每服一钱匕，用温水调下，不拘时候。

【主治】吐血后虚热，胸中痞，口燥。

82342 **鹿角胶散**(《赤水玄珠》卷二十一)

【组成】鹿角胶(炒)二两

【用法】上为末，作二服。长流水调下。

【主治】小便出血。

82343 **鹿角胶煎**(《外台》卷三十一引《广济》)

【组成】鹿角胶二斤(捣碎，作四分，于铛中熬令色黄) 紫苏子二升(以酒一升，研滤取汁) 生地黄一斤(取汁) 生姜一斤(取汁) 黄牛酥一升 白蜜三斤

【用法】上六味，先煎地黄汁、苏子汁、生姜汁等二十余沸，次下酥、蜜，又煎三五沸，次以蜜并胶末下之，搅令相得，胶消尽，煎即成矣，以器盛之。空腹以酒调二合服之，一日二次。

【功用】补五脏，益心力，实骨髓，生肌肉，理风补虚，耳聪目明。

【主治】五劳七伤，四肢沉重，百事不任，怯怯无力，昏昏欲睡，身无润泽，腰痛顽痹，脚弱不便，不能久立，胸胁胀满，腹中雷鸣，春夏手足烦热，秋冬腰膝冷痛，心悸健忘，肾气不理，五脏风虚。

【宜忌】忌羊血、芜荑。

82344 **鹿角胶煎**(《圣惠》卷四十四)

【组成】鹿角胶四两(捣碎，炒令黄燥) 赤茯苓一两 紫菀一两(去苗土) 紫苏子二两(微炒) 贝母一两(煨微黄) 百合一两(上六味为末) 杏仁二两(汤浸，去皮尖双仁，麸炒微黄，研如膏) 生地黄汁五合 生姜汁三合 白蜜八两 牛酥五合

【用法】上都作一处，与地黄汁等相和，搅令匀，于银器中以慢火煎成膏，每次半枣大，食后含咽津。

【主治】久肺气咳嗽。

82345 **鹿角胶煎**(《圣惠》卷九十五)

【组成】鹿角胶三两(捣碎，炒令黄燥，捣罗为末) 牛乳一升 白蜜一合 牛酥一合 生姜汁一合

【用法】上五味，先煎乳，欲熟，即下胶消讫，次下姜汁，次下蜜，唯须缓入，煎十余沸，倾于瓷器中，仍数数搅，勿令酥浮于上，待凝，以竹刀割为小片。食后细细含咽之。

【功用】填骨髓，好颜色，祛风气，润鬓发。

【主治】五劳七伤，身无润泽，腰脊疼痛，四肢沉重。

82346 **鹿角屑汤**(《伤寒总病论》卷六)

【异名】鹿屑汤(《本事》卷十)、鹿角汤(《妇人良方》卷十四)、鹿角散(《普济方》卷三四〇)。

【组成】鹿角屑一两

【用法】用水一碗，葱白五茎，豉半合，煎六分，去滓，温作二服。

【主治】妊娠热病，胎死腹中。

82347 **鹿角屑散**(《普济方》卷三十一)

【组成】鹿角屑二两(熬令微黄)

【用法】上为末。每服方寸匕，空腹暖酒调服，一日二三次。

【主治】肾脏虚冷，腰脊痛如锥刺，不能动摇。

82348 **鹿角霜丸**(《圣惠》卷二十一)

【组成】鹿角一斤(以桑柴火及炭火烧，捣罗为末，又以浆水和作团再烧，如此九遍成霜) 蛤粉五两 川乌头半两(炮裂，去皮脐) 麝香一两(细研) 瓷药七两(捣罗为末，研令极细)

【用法】上为末，更研令极细，煮糯米饭为丸，如弹子大。一丸分作两服，以温酒磨下，不拘时候。

【主治】一切破伤风，角弓反张，及诸风。

82349 **鹿角霜丸**(《圣济总录》卷一八五)

【组成】鹿角霜 肉苁蓉(酒浸去皴皮，切，焙) 附子(炮裂，去皮脐) 巴戟天(去心) 蜀椒(去目及闭口者，炒出汗)各一两

【用法】上为末，酒煮面糊为丸，如梧桐子大。每服二十丸，空心温酒送下。

【功用】生阳气，补精髓。

【主治】肾寒羸瘦。

82350 **鹿角霜丸**(《三因》卷十二)

【组成】鹿角霜 白茯苓 秋石各等分

【用法】上为末，面糊为丸，如梧桐子大。每服五十丸，米汤下。

【主治】膏淋。多因忧思失志，意舍不宁，疲剧筋力，或伤寒湿，浊气干清，小便淋闭，或复黄赤白黯如脂膏状。

82351 **鹿角霜丸**(《普济方》卷二二二引《卫生家宝》)

【组成】鹿角霜二两 白茯苓一两 山药一两 远志半两(去心) 附子一个(炮，去皮尖)

【用法】上为细末，酒糊为丸，如梧桐子大。每服三十丸或四十丸，用米饮、温酒任下，空心食前服。

【主治】精气虚滑，真气不接。

82352 **鹿角霜丸**(《普济方》卷二一六)

【组成】鹿角霜

【用法】上用鹿角带顶骨者，不以多少，锯作梃子，长三寸，洗净，用水桶内浸，夏三、冬五昼夜，用清水浸，同入釜内煮之，觉汤少，添温汤，日夜不绝，候角酥糜为度，轻滤出，用刀刮去皮，如雪白，放在筛子上，候白干，火焙之。其汁慢火熬为胶。俟角极干，为细末，酒糊为丸，如梧桐子大。每服三十至四十粒，空心温酒、盐汤送下。

【主治】上热下焦寒，小便不禁。

82353 **鹿角霜丸**

《普济方》卷二二四。为《御药院方》卷六"固真丸"之异名。见该条。

82354 **鹿角霜丸**(《万氏女科》卷一)

【组成】川芎七钱 香附(醋制)二两 炙草五钱 川续断一两半 鹿角霜 柏子仁(去壳，炒) 归身 茯神 龙骨(煅) 阿胶(蛤粉炒成珠)各一两

【用法】上为末，山药五两研作糊为丸。每服五十丸，空心温酒送下。

【主治】中气下陷，元气不固，崩久成漏，连年不休者。

82355 **鹿角霜丸**

《摄生众妙方》卷二。为《丹溪心法附余》卷十九"鹿柏固本丸"之异名。见该条。

82356 **鹿角霜丸**(《古今医鉴》卷二)

【组成】黄耆(蜜炙)二两 人参二两 白术二两 白茯苓二两 当归(酒洗)二两 川芎一两 肉桂一两 熟地黄二两 茴香(炒)一两 牛膝(去芦)一两半 木瓜一两半 白芍药(酒炒)二两 川乌一两半 羌活一两 独活一两 肉苁蓉(酒洗)一两半 槟榔一两 防风一两半 乌药(炒)一两半 破故纸(酒炒)二两 木香二钱 续断一两五钱 甘草五钱 苍术(米泔水浸)二两 附子一两(童便和煨) 杜仲二两(姜汁炒去丝) 虎胫骨(酥炙)一两五钱 鹿角霜一斤

【用法】上为极细末，酒为丸，如梧桐子大。每服一百丸，空心米汤送下。

【主治】诸风瘫痪，半身痿弱，或二三年不能动履者。

82357 **鹿角霜丸**(《玉案》卷五)

【组成】鹿角霜四两 白茯苓三两 秋石二两五钱 海金沙二两

【用法】上为末，老米糊为丸。每服三钱，空心白滚汤送下。

【主治】膏淋。溺与精并出，混之如糊，如米泔者。

82358 **鹿角霜丸**(《何氏济生论》卷二)

【组成】薄荷末四两 山药八两 鳗鱼一斤 鹿角霜四两

【用法】上用饭甑一具，着底铺薄荷末二两，上铺山药，上又铺鳗鱼(去头尾)，上又铺鹿角霜，再以薄荷细末二两盖之，蒸极烂，将鱼骨炙脆为末，共一处捣和为丸。每服五钱，白汤送下。

【主治】诸虚百损，羸弱不堪者。

82359 **鹿角霜方**(《圣惠》卷四十四)

【组成】鹿角霜

【用法】取鹿角嫩实处五斤，先用水煮三五十沸，后刷洗令净，即以大麻仁研取浓汁，煮角约一复时便软，后又须刷洗锅器令净，更用真牛乳五升炼，专看如玉色即住，细研如面。每服二钱，空腹时以温酒调下，晚食前再服。

【主治】腰痛，夜多小便，膀胱宿冷。

82360 **鹿角霜饮**(《产孕集》卷下)

【组成】鹿角霜五钱 熟地黄八钱 党参 黄耆各三钱 韭子一钱 肉桂一钱 菟丝子二钱

【主治】产后下焦虚寒，或产理不顺，妄用谬法，损伤府络，以致淋沥遗尿。

82361 **鹿尾鞭酒**(《成方制剂》13册)

【组成】补骨脂 当归 甘草 狗肾 鹿茸 鹿尾 驴肾 人参 肉苁蓉 熟地黄 锁阳 菟丝子 淫羊藿

【用法】上制成酒剂。口服。

【功用】补肾壮阳。

【主治】肾虚体弱，腰膝无力等症。

82362 **鹿茸煎丸**(《鸡峰》卷十七)

【异名】鹿茸丸(《医方大成》卷九)。

【组成】鹿茸 禹余粮 赤石脂 当归各一两 艾叶 柏叶 附子各半两 续断 熟干地黄各二两

【用法】上为细末，炼蜜为丸，如梧桐子大。每服三十丸，空心温酒送下。

【主治】经候过多，其色瘀黑，甚者崩下，吸吸少气，脐腹冷极，则汗出如雨，脉微小，由冲任虚衰，为风冷客乘胞中，气不能固。

82363 **鹿胎胶囊**(《成方制剂》8册)

【组成】阿胶 白术 赤芍 川芎 丹参 当归 地骨皮 茯苓 甘草 龟甲 红参 莱菔子 鹿茸 鹿胎粉 木香 牛膝 蒲黄 肉桂 熟地黄 香附 小茴香 续断 延胡索 益母草

【用法】上制成胶囊剂。口服，一次5粒，一日3次。

【功用】补气养血，调经散寒。

【主治】气血不足，虚弱羸瘦，月经不调，行经腹痛，寒湿带下。

【备考】本方改为膏剂，名"鹿胎膏"(见原书13册)；改为颗粒剂，名"鹿胎颗粒"(见原书34册)。

82364 **鹿胎颗粒**

《成方制剂》34册，即原书8册"鹿胎胶囊"改为颗粒剂，见该条。

82365 **鹿蹄肉羹**(《圣惠》卷九十五)

【组成】鹿蹄一具

【用法】洗如法,煮令熟,擘细,于五味汁中煮作羹,空腹食之。

【主治】中风,脚膝疼痛,不能践地。

82366 **鹿鞭补酒**(《成方制剂》13册)

【组成】补骨脂 车前子 刺五加 地黄 覆盆子 狗肾 枸杞子 海龙 何首乌 红花 黄耆 鹿鞭 驴肾 沙苑子 菟丝子 五味子 淫羊藿

【用法】上制成酒剂。口服,一次25~50毫升,一日2次。

【功用】补肾壮阳,益气补虚,填精补髓,健步轻身。

【主治】肾阳虚衰,阳痿早泄,梦遗滑精,神疲气怯,四肢无力。

82367 **鹿髓煎丸**(《圣济总录》卷十四)

【组成】鹿髓五合 生天门冬汁三合(滤) 生麦门冬汁三合(滤) 清酒五合 牛髓五合(无牛髓,牛酥一升代) 白蜜七合 枣膏五合 生地黄汁一升(上八味,先煎地黄、天门冬汁、清酒,五分减二分,次纳麦冬汁煎二十沸,次纳酥、髓、白蜜、枣膏,煎如稠糖,倾出银石器中,复于重汤上煮,搅如稠膏,即入后药末) 茯神(去木) 龙骨 人参各一两 枳壳(去瓤,麸炒) 细辛(去苗叶) 防风(去叉) 白术 石斛(去根) 桂(去粗皮) 芎䓖 黄耆(炙,剉) 五味子各三分 甘草(炙,剉)一两半 陈橘皮(汤浸,去白,焙) 厚朴(去粗皮,生姜汁炙) 山芋各半两 山茱萸(并子用) 柏子仁(炒) 枸杞子各三分 远志(去心) 黄连(去须)各半两 薏苡仁(炒) 槟榔(剉)各三分

【用法】上三十一味,除八味为煎外,捣罗为末,入在煎中,和捣令匀为丸,如梧桐子大。每服二十丸,加至三十丸,温酒送下,空心,日午、夜卧服。

【主治】久积风热,发即惊悸,气满不安,四肢虚弱,不生肌肉。

82368 **鹿马宝元丹**(《普济方》卷二二三)

【组成】珍珠 琥珀 朱砂 金箔 银箔 真玉屑 珊瑚屑 犀角屑各等分(均细研) 沉香 木香 丁香 乳香 檀香 人参 茯苓 白术 芍药 缩砂 桂花 当归 川芎 白芷 甘草(生) 白豆蔻各等分(五香十一药,随意多少,研为细末) 早籼米 晚粳米(炒) 好糯米 大粟米 造面麦(五谷美种,各随意多少,炒熟,为末)

【用法】上以白马、雄鹿宰取肉,节次剔去鹿、马全体之骨,捶碎熬髓,收攒下,待骨体全有,却用大锅总熬,去骨,将髓汁换砂锅,或银器内更熬,鹿、马膂肉茎肉,另锅熬至糜烂,同熬,下髓汁擂和成膏。先用前项宝香药末拌和,随意用五谷炒碾末,肉汁尽用,拌和干,少用好酒搜和为丸,如弹子大。不拘时候,随意细嚼,盐酒、盐汤、饭水咽下,丸药仍以麝香为衣。

【功用】扶阳抑阴,补益延年。

82369 **鹿血保命汤**(《痘疹仁端录》卷十四)

【组成】厚朴二钱 人参 丁香 鹿血各三钱 佛袈裟(即紫河车;水、酒浸,去衣,焙干)五钱 黄耆五钱 山药一钱

【用法】上为末。大小加减,酒送下。

【主治】痘疮虚寒,浆水不行,如灰样。

82370 **鹿角芜荑丸**(《普济方》卷三九七)

【组成】鹿角屑一分 芜荑仁一分(炒) 附子一分(炮裂,去皮) 赤石脂半两 黄连一分(去须,炒) 地榆一分

【用法】上为末,炼蜜为丸,如绿豆大。每服五丸,以粥饮送下,一日三四次。

【主治】久赤白痢不止,腹痛。

82371 **鹿角秋石丸**(《医略六书》卷二十五)

【组成】鹿角八两(烧灰) 秋石一两(煅灰)

【用法】上为末,炼蜜为丸。每服三钱,乌梅汤送下。

【主治】溺血久不止,脉细数者。

【方论选录】鹿角温散,烧灰善鼓阳气以摄血液;秋石咸平,煅黑善全阴气以净溺红;白蜜之甘以缓之;乌梅之酸以收之。使阴气得全,则阳气秘密,而血自归经,溺血无不止矣。此交济阴阳之剂,为阴虚阳不秘密溺血之专方。

82372 **鹿角屑豉汤**(《千金翼》卷六)

【组成】鹿角屑一两 香豉一升半

【用法】以水三升,先煮豉一二沸,去滓,纳鹿角屑,搅令调,顿服,须臾血下。

【主治】妇人堕身,血不尽去,苦烦闷。

82373 **鹿角菟丝丸**(《中医妇科治疗学》)

【组成】鹿角霜二两 菟丝子 牡蛎 白术 杜仲各五钱 莲须三钱 银杏五钱 芡实三钱

【用法】上为细末,酒煮米糊为丸,如梧桐子大。每服二钱,一日二次,空腹时盐汤送下。

【功用】补肾温阳。

【主治】妇人白带清稀,久下不止,面色苍白,精神疲乏,形寒肢冷,头晕眩,心悸气短,腰痛如折,小便频数,五更泄泻,带不甚多者。

【加减】寒甚者,加肉桂一钱,附片三钱。

82374 **鹿尾补肾丸**(《成方制剂》4册)

【组成】巴戟天 当归 党参 冬虫夏草 杜仲 茯苓 覆盆子 蛤蚧 枸杞子 骨碎补 龟甲胶 黄精 黄耆 金樱子 莲须 鹿角胶 鹿茸 鹿尾 牡丹皮 桑螵蛸 山药 锁阳 菟丝子 泽泻

【用法】上制成水蜜丸。口服,一次3克,一日3次。

【功用】补肾填精,强筋壮骨,益气补血。

【主治】肾虚精亏,气血虚弱,头晕眼花,健忘遗泻,腰酸腿痛等症。

【宜忌】感冒发热者忌服。

82375 **鹿茸大补丸**

《医统》卷四十八。即《直指》卷九“鹿茸大补汤”改为丸剂。见该条。

82376 **鹿茸大补丸**(《全国中药成药处方集》大同方)

【组成】仙茅四两 山萸二两 首乌(制)半斤 萆薢 麦冬 天冬 云苓 五味子 小茴香 巴戟 锁阳 生山药 故纸(炒) 覆盆子(炒) 杜仲 牛膝 柏子仁(去油) 远志 苁蓉各二两 川椒一两 菟丝子 巨胜子各二两 鹿茸(炙)四两 青盐二两 丽参六两 当归 生地各二两 熟地 玉竹(制)各四两 枸杞二两

【用法】上为细末,炼蜜为丸。早、晚各服三钱,开水送下。

【主治】先天不足,精窍不固,头晕耳鸣。

82377 鹿茸大补汤(《直指》卷九)

【组成】人参　北五味子　当归　白术　白茯苓　熟地黄(洗)　白芍药　黄耆(炙)　甘草(炙)　阿胶(炒酥)　续断(洗)　半夏(制)　山药(炮)　石斛　酸枣仁(浸,去皮,焙)　柏子仁(略炒)各一两　远志(酒浸取肉,焙)　川白姜(生)各三分　辣桂半两　鹿茸二两(去皮毛,酥炙黄)

【用法】上细剉。每服三钱半,加生姜四片,大枣二枚,水煎食前服。

【功用】补虚损,益气血。

【备考】本方改为丸剂,名"鹿茸大补丸"(见《医统》)。

82378 鹿茸大补汤(《局方》卷五淳祐新添方)

【组成】鹿茸(制)　黄耆(蜜炙)　当归(酒浸)　白茯苓(去皮)　苁蓉(酒浸)　杜仲(炒去丝)各二两　人参　白芍药　肉桂　石斛(酒浸,蒸,焙)　附子(炮)　五味子　半夏　白术(煨)各一两半　甘草半两　熟干地黄(酒蒸,焙)三两

【用法】上㕮咀。每服四钱,加生姜三片,大枣一个,水一盏,煎七分,空心热服。

【主治】❶《局方》:男子、妇人诸虚不足,产后血气耗伤,一切虚损。❷《杂病源流犀烛》:遗泄。

82379 鹿茸天麻丸(《圣济总录》卷二十)

【组成】鹿茸(去毛,酥炙)二两　天麻一两半　附子(炮裂,去皮脐)　巴戟天(去心)　菖蒲各一两　石斛(去根,剉)一两半　干蝎(去土,炒)　萆薢(剉)　桂(去粗皮)　牛膝(酒浸,切,焙)　天雄(炮裂,去皮脐)　独活(去芦头)　丹参　当归(切,焙)　杜仲(去粗皮,炙,剉)各一两　肉苁蓉(酒浸,切,焙)一两半　磁石(煅,醋淬,细研,水飞过)一两

【用法】上为末,炼蜜为丸,如梧桐子大。每服二十丸,加至三十丸,空心及晚食前以温酒送下。

【主治】肾脏气虚,骨痹缓弱,腰脊酸痛,脐腹虚冷,颜色不泽,志意昏愦。

82380 鹿茸内补丸(《杏苑》卷七)

【组成】鹿茸　菟丝子　蒺藜　紫菀　肉苁蓉　官桂　黑附子(炮)　阳起石　黄耆　蛇床子　桑螵蛸各等分

【用法】上为细末,炼蜜为丸,如梧桐子大。每服五十丸,食前温酒送下。

【主治】劳伤思想,阴阳气虚,遗精,白淫。

82381 鹿茸世宝丸(《洪氏集验方》卷三)

【组成】鹿茸(酥涂,炙)　附子(炮,去脐)　白术(炒)　阳起石(烧赤)　椒红(炒出汗)　成炼钟乳粉　苁蓉(酒浸,炙)　人参(去芦)　肉豆蔻(面裹煨)　川当归(炒)　牛膝(去芦,酒浸一宿)　白茯苓　沉香　巴戟(去心)各一两

【用法】上为细末,次入钟乳粉拌匀,炼蜜为丸,如梧桐子大。每服四十粒,食前盐饭饮或盐汤送下,一日三服。

【主治】诸虚不足,心脾气弱,腹胁胀急,肠鸣泄泻,腹疼,手足厥逆,顽痹,中满恶心,头疼怯寒,肢体酸痛,饮食少思,气短乏力,惊悸自汗。

82382 鹿茸石斛丸(《普济方》卷十二引《余居士选奇方》)

【组成】鹿茸一对(浸一宿,微炙)　金钗石斛(去根)一两　犀角(镑)一两　羚羊角(镑)一两　肉苁蓉一两(酒浸一宿,刮去皮)　熟干地黄一两　酸枣仁一两(汤浸,去赤皮)　青木香一两　菟丝子二两(酒浸三日,晒干,另捣为末,一两生用)　车前子一两　覆盆子一两　茺蔚子一两　地肤子一两　柏子仁一两　葳蕤一两　麦门冬一两

【用法】上为末,炼蜜为丸,如梧桐子大。每服二十丸,空心、午前、临睡用青盐汤送下,一日三次。

【功用】退昏,除内障膜。

【主治】肝肾虚,血气不能营养于睛,致目久视眈眈,有黑花簇簇,雾气昏昏,视物如霜雪之形者。

82383 鹿茸四斤丸(《魏氏家藏方》卷八)

【组成】肉苁蓉(酒浸一宿,去皴皮)　牛膝(去芦,酒浸一宿,焙)　干木瓜(大片者,去心)　天麻(通明者)各二两　鹿茸(去毛,酒浸,炙)　虎胫骨(醋炙令黄)　附子(炮,去皮脐,切片,再用酒煮令透)　杜仲(去皮,剉,酒洒,炒去丝,勿令焦干)　北五味子(去枝,研砂,作饼,焙)　川当归(净洗,酒浸一宿)各一两

【用法】上为细末,炼蜜为丸,如梧桐子大。每服三十丸至六十丸,空心、食前温酒、盐汤送下;脚疼,木瓜汤送下。

【功用】补气血,壮元阳,强筋骨,除风湿。

【主治】腰重脚弱,筋骨酸疼,倦怠无力。

82384 鹿茸四斤丸(《局方》卷五续添诸局经验秘方)

【组成】肉苁蓉(酒浸)　天麻　鹿茸(燎去毛,酥炙)　菟丝子(酒浸通软,别研细)　熟地黄　牛膝(酒浸)　杜仲(酒浸)　木瓜干各等分

【用法】上为末,炼蜜为丸,如梧桐子大。每服五十丸,食前温酒、米汤送下。

【主治】肝肾虚,热淫于内,致筋骨痿弱,不自胜持,起居须人,足不任地,惊悸战掉,潮热时作,饮食无味,不生气力,诸虚不足。

【备考】本方方名,《普济方》引作"鹿茸四神丸"。

82385 鹿茸四神丸

《普济方》卷二二五。即《局方》卷五续添诸局经验秘方"鹿茸四斤丸"。见该条。

82386 鹿茸地黄煎(《鸡峰》卷十八)

【组成】鹿茸　熟地黄　当归　蒲黄各半两　龙骨　发灰各一分

【用法】上为末,炼蜜为丸,如弹子大。每服一丸,水一盏,入青盐一撮,食后服。

【主治】血淋。

82387 鹿茸地黄煎(《魏氏家藏方》卷四)

【组成】鹿茸(去毛,酥炙)　肉苁蓉(洗去砂土,切片)　熟干地黄(洗)　羊脊髓各一两

【用法】上以鹿茸、地黄二味为细末,以苁蓉、羊脊髓入醇酒一大盏,石器内慢火煮,候酒干,研成膏,和前药末。每服一匙,温酒化下。

【功用】益精养血,长肌肉,生津液,壮腰脚。

82388 鹿茸补肝丸(《杨氏家藏方》卷十六)

【组成】鹿茸(燎去毛,酒浸,微炙)一两　熟干地黄一两半(洗,焙)　当归(洗,焙)　白术　黄耆(蜜炙)　人参(去芦头)　附子(炮,去皮脐)各一两　柏子仁(炒)　石斛(去根)　枳壳(去瓤,麸炒)各三分　白茯苓(去皮)　覆盆子　酸枣仁(炒)　沉香　肉桂(去粗皮)各十两

【用法】上为细末,炼蜜为丸,如梧桐子大。每服五十丸,空心、食前温酒或米饮送下。

【功用】补五脏，益肝血，驻颜色。

【主治】产后劳伤血气，肝经不足，头运忪悸，四肢懈倦，翕翕气短，目视茫茫，耳鸣听重。

82389 鹿茸补涩丸(《杂病源流犀烛》卷九)

【组成】人参　黄耆　菟丝子　桑螵蛸　莲肉　茯苓　肉桂　山药　附子　鹿茸　桑皮　龙骨　补骨脂　五味子

【主治】浊病。下元虚冷，茎中不痛，脉来无力。

82390 鹿茸补漏丸

《外科证治全书》卷三。为《外科大成》"补漏丹"之异名。见该条。

82391 鹿茸肾气丸(《医略六书》卷二十一)

【组成】熟地五两　萸肉三两　鹿茸三两(剉)　丹皮一两半　山药三两(炒)　茯苓一两半(蒸)　泽泻半两　菟丝三两(焙)　龟版三两(盐水炙)　巴戟三两(炒)　石斛三两(焙)

【用法】上为末，炼蜜为丸。每服三五钱，淡盐汤送下。

【主治】肾虚不能纳气，眩晕脉虚者。

【方论选录】熟地补阴滋肾脏，萸肉秘气涩精海；鹿茸壮元阳以归肾，龟版壮肾水以滋阴；山药益脾阴，茯苓渗湿热，丹皮平相火，泽泻泻浊阴；菟丝补肾填精，巴戟补火温肾，石斛以退虚热也。丸以白蜜，下以盐汤，使肾水充足，则虚炎自退，而真气无不归原，何眩晕之有？此补肾纳气之剂，为肾虚眩晕之专方。

82392 鹿茸参鞭酒(《成方制剂》11册)

【组成】巴戟天　白芍　白术　陈皮　当归　茯苓　枸杞子　广狗鞭　桂皮　黄芪　鹿鞭　鹿茸　牛膝　人参　肉苁蓉　山药　熟地黄　菟丝子　小茴香

【用法】上制成药酒。口服，一次250毫升，一日3次。

【功用】补肾精，生气血。

【主治】畏寒肢冷，腰痛耳鸣，四肢酸软，精神疲乏，失眠多梦，心悸怔忡，纳呆食少，阳痿早泄，宫冷不孕，肢体麻木。

82393 鹿茸活血丹(《痘疹仁端录》卷十四)

【组成】紫草四两　鹿茸一钱　山甲一钱半　麝香五分

【用法】上为末。将紫草用水五碗熬成膏，去滓，入末为丸，如黍米大。每服十丸。

【主治】痘不起，及小儿痘形隐隐。

82394 鹿茸益精丸(《直指》卷十)

【组成】鹿茸(去皮，酥炙微黄)　桑螵蛸(瓦上焙)　肉苁蓉　当归　巴戟(去心)　菟丝子(酒浸软，研)　杜仲(截碎，姜汁淹，炒断丝)　川楝子(蒸，去皮取肉，焙)　益智仁　禹余粮(煅红，醋淬，以碎为度)各三分　韭子(微炒)　故纸(炒)　山茱萸　赤石脂　龙骨(别研)各二分　滴乳香一分

【用法】上为细末，酒调糯米糊为丸，如梧桐子大。每服七十丸，食前白茯苓煎汤送下。

【主治】❶《直指》：心虚肾冷，漏精白浊。❷《杂病源流犀烛》：遗泄伤阳者。

82395 鹿柏固本丸(《丹溪心法附余》卷十九)

【异名】鹿角霜丸(《摄生众妙方》卷二)。

【组成】鹿角霜半斤(以角之新者，寸截，入布囊置流水中七日，瓦缶水煮。每角一斤，入黄蜡半斤，缶中用露酒一壶掩之别沸，流水旋添，勿令一竭，桑柴火足十二时，其角软矣，用竹刀切去黑皮，取白者，舂细为细霜)　黄柏一斤(酒一制，乳三制，盐汤一制)　天门冬四两(酒浸)　麦门冬四两(酒浸)　生地黄四两(酒洗浸)　熟地黄四两(酒洗浸)

【用法】上为细末，炼蜜为丸，如梧桐子大。每服五六十丸，温酒送下；不饮酒者，白汤送下。

【主治】虚损。

82396 鹿骨雪莲酒(《成方制剂》14册)

【组成】菝葜　白芍　川牛膝　当归　甘草　鹿骨　锁阳　菟丝子　五加皮　雪莲

【用法】上制成药酒。口服，一次50毫升，一日2~3次。

【功用】温肾益精，强筋健骨，养血活血，祛风渗湿。

【主治】肾阳虚衰，筋骨挛痛，四肢麻木，腰膝酸软，小便余沥，月经不调，少腹冷痛。

【宜忌】孕妇忌服，阴虚内热者不宜服用。

82397 鹿胎冷香丸(《全国中药成药处方集》兰州方)

【组成】鹿胎一具　鹿茸一两　党参四两　琥珀五钱　藏红花五钱　柴胡一两七钱　白芍三两　坤草八两　石脂二两　白蔹二两　川芎八钱　益智一两五钱　玄胡一两五钱　元肉三两　薄荷八钱　鳖甲三两　香附三两　牡蛎二两　当归三两　桃仁一两　甘草二两　菊花炭二两　金铃子五钱　乌梅炭二两　角霜四钱　条参四两　沉香一两　油桂一两　东参一两　黄耆四两　鸡血藤一两　蚕茧炭五钱　白全参三两

【用法】上用黄酒、乳汁为丸，如梧桐子大。赤石脂及上朱砂为衣。每日早晚各一次，每次三十粒，开水送下。

【功用】调经种子，养血安胎，温中止带。

【主治】神经衰弱，子宫疾患，久不生育，胎前产后诸症。

【宜忌】忌生冷硬物，气恼忧劳。

82398 鹿筋壮骨酒(《成方制剂》4册)

【组成】当归　党参　枸杞子　桂枝　红花　虎杖　黄耆　鹿骨　鹿筋　木瓜　秦艽　肉桂　续断　玉竹　制草乌　制川乌　重楼

【用法】上制成药酒。口服，一次10毫升，一日2次。

【功用】祛风除湿，舒筋活血。

【主治】四肢麻木，风湿性关节炎。

【宜忌】孕妇及高血压患者忌服。

82399 鹿茸橘皮煎丸

《证治要诀类方》卷四。即《局方》卷五"橘皮煎丸"。见该条。

麻

82400 麻药(《医学入门》卷八)

【组成】牙皂　木鳖　紫金皮　白芷　半夏　乌药　土当归　川芎　川乌各五两　草乌　小茴香　坐拿草(酒煮熟)各一两　木香三钱

【用法】上为末。每服二钱，好红酒调下。麻到不识痛处，再施手术。后用盐汤或盐水与服，立醒。

【功用】麻醉。

【主治】诸样骨碎、骨折、出臼窝者，或用刀割开，或剪去骨锋，以手整顿骨节归原，用夹夹定，然后医治；如箭镞入骨不出，或钳出，或凿开取出。

【加减】伤重手近不得者，更加坐拿草、草乌及曼陀萝花各五钱。

82401 **麻药**(《准绳·疡医》卷六)

【异名】麻肌散(《中国接骨图说》)。

【组成】川乌　草乌　南星　半夏　川椒

【用法】上为末。唾调搽之。

【主治】跌仆伤损。

82402 **麻药**(《石室秘录》卷一)

【异名】麻肺丹(《伤科汇纂》卷七)、麻沸散(《华佗神医秘传》卷三)。

【组成】羊踯躅三钱　茉莉花根一钱　当归一两　菖蒲三分

【用法】上水煎，服一碗，即人如睡寝。

【功用】❶《石室秘录》：任人刀割，不痛不痒。❷《华佗神医秘传》：能令人麻醉，忽忽不知人事，任人劈破，不知痛痒。

【主治】《华佗神医秘传》：腹中癥结，或成龟、蛇、鸟、兽之类，各药不效，必须割破小腹，将前物取出；或脑内生虫，必须劈开头脑，将虫取出者。

82403 **麻药**(《种福堂方》卷四)

【组成】白芷　制半夏　川芎　木鳖(去壳，依法炮制)　乌药　牙皂　当归　大茴香　紫荆皮各二两　木香五钱　川乌　草乌各一两(俱生用)

【用法】上为细末。每服一钱，好酒调下，麻木不知疼痛。若人昏沉，用盐水饮之即解。

【功用】外科动刀针不痛。

82404 **麻药**(《咽喉经验秘传》)

【组成】细辛　南星　半夏　牙皂各等分

【用法】上为细末。用少许放患处，便不知痛，可用刀针。

【功用】止痛。

82405 **麻药**(《喉科紫珍集》卷上)

【组成】草乌　川乌　淮乌(即何首乌)　烧盐各五钱　半夏　全蝎　白芷各三钱　南星　细辛各一钱五分　川椒二十一粒

【用法】上药各为末，和匀备用。喉疔喉核须用刀针刺割者，用此先吹患处，再下刀针。但吹后痰涎必须吐净，不可咽下；用刀针后，恶血必须漱净，再吹本秘诸药方。

【主治】喉疔、喉核须用刀针刺割者。

82406 **麻药**(《伤科汇纂》卷七)

【组成】草乌三钱　当归　白芷各二钱半

【用法】上为细末。每服五分，热酒送下。饮甘草解，或白糖汤冷服亦解。

【功用】服之不知痛。

【主治】整骨，取箭头。

82407 **麻药**(《验方新编》卷十一)

【组成】川乌尖　草乌尖　生半夏　生南星　荜茇各二钱五分　蟾酥二钱　胡椒　细辛各五钱

【用法】上为细末。酒调搽。

【功用】敷之麻木不痛。

【主治】割毒疮或取箭头、枪子。

82408 **麻药**(《医事启源》引纪州华冈氏方)

【组成】曼陀罗花八分(陈旧者佳，新者发呕)　草乌头二分　白芷二分　当归二分　川芎二分

【用法】上为粗末。空心服之。须臾，心气昏晕，手足顽痹，或沉眠不觉，或闷乱发狂，乘时施治。既而饮之以浓茶，又与黄连解毒加石膏汤，二三时乃醒。如目眩咽干神气不复者，用黑豆汤即解。倘其不醉者，更饮温酒。或乘辇动摇必醉。

【功用】麻醉。

【主治】乳岩结毒，淋漏便毒，附骨疽及跌损脱臼。

82409 **麻药**(《理瀹》)

【组成】草乌　川乌

【用法】上为末，凉水调，摊贴患处。

【功用】止痛。

【主治】缺唇缝合手术。

82410 **麻药**(《喉科枕秘》卷二)

【组成】川乌　草乌　淮乌各等分

【用法】上为细末。瓷瓶收用。

【功用】用后任人刀割，不痛不痒。

82411 **麻丸子**(《理伤续断方》)

【组成】川当归(去苗，洗净)　桔梗(名布萝卜)　牛膝各半两(不用酒浸)　骨碎补二两(去毛)　川乌(不见火，切作片子，醋煮)　川芎一斤　百草霜一斤　草乌(用山矾灰汁浸)一斤　木鳖子(去油壳)　赤芍药各半斤　乌豆一斗(浸酒煮，焙干)　金毛狗脊(去尾)

【用法】上为末，酒煮面糊为丸，如梧桐子大。每服五十丸，温酒送下；妇人艾醋汤送下。

【功用】常服壮筋骨，活经络，生气血。

【主治】踒折伤损，皮破骨出，手足碎断，肌肉坏烂，疼痛至甚，日夜叫呼，百治不止，手足久损，筋骨差爻，举动不能；损后伤风湿，肢节挛缩，遂成偏废；劳伤筋骨，肩背疼痛，四肢疲乏，动作无力。

【宜忌】孕妇勿服。

【备考】方中金毛狗脊用量原缺。

82412 **麻子汤**(《外台》卷四注文引《肘后方》)

【组成】麻子一升　豉一升　牡鼠屎十一枚

【用法】上以水五升，煮取二升半，分三次温服。立愈。

【主治】热病复。

82413 **麻子汤**(《外台》卷十五引《肘后方》)

【组成】麻子五合(熬)　橘皮　芍药　生姜　桂心　甘草(炙)各三两　半夏五两(洗)　人参一两　当归二两

【用法】上切。以水九升，煮取三升，分三次服。

【主治】风邪感结众殃，恍惚不安，气欲绝，水浆不入口。

【宜忌】忌海藻、菘菜、羊肉、饧、生葱等物。

82414 **麻子汤**(《千金》卷八)

【异名】麻子仁汤(《圣济总录》卷八)。

【组成】秋麻子三升(净择，水渍一宿)　防风　桂心　生姜　石膏(用绵裹)　橘皮各二两　麻黄三两　竹叶一握　葱白一握　香豉一合

【用法】上㕮咀。先以水二斗半煮麻子，令极熟，漉去滓，取九升别煮麻黄两沸，掠去沫，纳诸药汁中，煮取三升，去滓，空腹分三次服。服讫当微汗，汗出以粉涂身，极重者

不过三两剂，轻者一两剂愈。

【主治】大风。周身四肢挛急，风行在皮肤，身劳强，精神蒙昧者。

【加减】患大风、贼风、刺风，加独活三两。

【宜忌】《普济方》：忌葱菜。

【方论选录】《千金方衍义》：麻黄、桂枝、防风、香豉、葱白、生姜透表之药，故取以治周身四肢挛急之风；麻仁、石膏、橘皮、竹叶清里之药，故取以治精神蒙昧；此风火扰乱神明，所以神识不清，殊非本虚之谓。

82415 麻子汤（《千金》卷十七）

【组成】麻子一升　桂心　人参各二两　阿胶　紫菀各一两　生姜三两　干地黄四两　桑白皮一斤　饧一斤

【用法】上㕮咀。以酒一斗五升，水一斗五升，煮取四升，分五次服。

【主治】肺气不足，咳唾脓血，气短不得卧。

【方论选录】《千金方衍义》：此炙甘草汤之变方。因咳唾血脓，肺中津伤，故用人参、阿胶、地黄、麻仁以滋津血之燥，生姜、桂枝以散肺气之结，紫菀即甘草之变味，桑皮即麦冬之变味，饧糖则大枣之变味耳。

82416 麻子汤（《千金》卷二十一）

【组成】麻子五升　商陆一斤　防风三两　附子一两　赤小豆三升

【用法】上㕮咀。先捣麻子令烂，以水三斗煮麻子，取一斗三升，去滓，纳药及豆，煮取四升，去滓，食豆饮汁。

【主治】遍身浮肿。

【方论选录】《千金方衍义》：五味药中，萃聚开鬼门、洁净府、宣布五阳之法，而实借附子、防风以振麻子、赤小豆、商陆之势。

82417 麻子汤（《外台》卷十四引《广济方》）

【组成】大麻子一升（净择，水渍一宿）　麻黄（去节）　防风　生姜　橘皮　荆芥　芎䓖各三两　桂心二两　石膏五两（碎，绵裹）　竹叶（洗）　葱白各一握　豉心一合　蜀椒三十枚（汗，去目）　杜仲五两　独活四两

【用法】上切。以水二斗，煮麻子令牙出，去滓，取一斗，先煮麻黄三沸，去沫，纳诸药，煎取三升，去滓，空腹顿服之令尽。覆取汗，以粉粉身，勿冲风。有患风水及大风者，不过三四剂。

【主治】偏风。

【宜忌】忌生葱、生菜、热面、荞麦、猪、鱼、笋，一切陈臭物。

82418 麻子汤

《圣济总录》卷一〇一。为《外台》卷十六引《删繁方》"沐头汤"之异名。见该条。

82419 麻子饮（《养老奉亲》）

【组成】麻子五合（熬，细研，水淹取汁）　粳米四合（净淘，研之）

【用法】煮作饮，空心食之。

【主治】老人中风汗出，四肢顽痹，言语不利。

82420 麻子酒（《千金》卷八）

【组成】麻子一石　法曲一斗

【用法】上先捣麻子为末，以水两石著釜中，蒸麻子极熟，炊一石米，须出滓，随汁多少，如家酿酒法，候熟，取清酒随性饮之。

【功用】令人肥健。

【主治】虚劳百病，伤寒风湿，及妇人带下，月水往来不调，手足疼痹着床。

【方论选录】《千金方衍义》：麻仁性润滋血，人但目之为脾约专药，不知《本经》有补中益气、久服令人肥健之功，《千金》每每取治恶风，乃从麻勃条下悟入，安有花治二十种恶风而仁独无预于风之理？花既成实，辛香之气虽乏，辛温之性犹存，大料和曲酿酒日饮，以治虚劳百病无不宜之，去取滋血之性以疗风痹，所谓血行风自灭也。

82421 麻子酒（《千金翼》卷六）

【组成】麻子五升

【用法】上为末，以酒一斗，渍一宿，明旦去滓，食前服。不愈，复服一升，不吐下。

【主治】产后血不去。

【宜忌】一月不得与男子交通，将养如初产法。

82422 麻子粥（方出《证类本草》卷二十四引《食医心镜》，名见《圣济总录》卷一八八）

【异名】麻子仁粥（《冯氏锦囊·杂症》卷六）。

【组成】冬麻子半斤（碎，水研，滤取汁）　米二合

【用法】以麻子汁煮米作稀粥，着葱、椒、姜、豉，空心服之。

【主治】风水，腹大脐肿，腰重痛不可转动。

82423 麻子粥（《养老奉亲》）

【组成】冬麻子一升（研，取汁）　鲤鱼肉一两（切）

【用法】上取麻子汁，下米四合，和鱼煮作粥，以五味葱椒，空心食，每日二次，频作皆愈。

【主治】老人水气肿满，身体疼痛，不能食。

82424 麻子粥（《养老奉亲》）

【异名】麻子仁粥（《医学入门》卷三）。

【组成】麻子一斤（熬，研，水滤取汁）　粳米四合（净淘）

【用法】上以麻子汁作粥，空心食之，每日一次，尤益。

【主治】老人脚气，烦闷或吐逆，不下食，痹弱，及腹中冷气。

82425 麻子粥（《养老奉亲》）

【组成】麻子五合（熬，研，水滤取汁）　青粱米四合（淘）

【用法】上以麻子汁煮作粥，空心渐食之，每日二次，常服益佳。

【主治】老人五淋，小便涩痛，常频不利，烦热。

82426 麻子粥（《圣济总录》卷一八九）

【组成】大麻子仁一合（生，研）

【用法】上同白米作粥食之。每日三次。

【主治】暴咳嗽。

82427 麻子粥（《圣济总录》卷一九〇）

【组成】麻子半升（研烂）　生薄荷一握（切细）　生荆芥一握（切细）　白粱米（淘净）三合

【用法】上以水三升，煮麻子等三味，至一升半，滤去滓，下米煮粥，空心食。

【主治】中风，五脏壅热，言语謇涩，精神昏昧，大便涩滞。

82428 麻子粥（《圣济总录》卷一九〇）

【组成】大麻子半斤　附子二两（炮裂，去皮脐，别捣末）

【用法】上将麻子淘净，晒干为末。每服二两，水一升半，研匀，细布绞取汁，入附子末一钱匕，相和，与粟米一合同煮粥，空心食。不得用漆匙。

【主治】肠风秘结。

82429 **麻子膏**（《外台》卷二十九引《鬼遗》）

【组成】麻子一合　柏白皮　山栀子（碎）　白芷　甘草各一两　柳白皮一两

【用法】上㕮咀，以猪脂一升，煎三上三下，去滓，涂疮上，每日三次。

【主治】火烧人肉烂坏。

82430 **麻子膏**（《圣济总录》卷一七三）

【组成】大麻仁二两　黑豆黄一两　青黛半斤（研）　虾蟆一枚（烧灰，研）　麝香（研）一两

【用法】上先研麻仁，次捣研黑豆等四味为末，与麻仁同研如稠饧，入少许竹沥和匀，用瓷合收。口鼻疳疮者，每服半匙匕，米饮调下，每日三次。若脑脊疳，每日涂口鼻，每日三次；若下部开，以绵裹药半匙匕，纳下部，每日三换。

【主治】小儿疳䘌下痢，不问赤白，及五种疳气痢疾。

82431 **麻子膏**（《卫生总微》卷十九）

【组成】大麻子一合　柏木白皮一两　香白芷一两　甘草一两　生地黄一两

【用法】上为粗末，以猪脂八两，同药熬色黄，以绵滤去滓，盛瓷器中成膏，每用少许涂疮上。

【主治】烫火疮。

82432 **麻仁丸**（方出《肘后》卷七，名见《普济方》卷二九九）

【组成】大麻子一升（捣）　黄柏二两（末）

【用法】上以炼蜜为丸。服之。

【主治】连月饮酒，喉咽烂，舌上生疮。

【备考】《普济方》用法：上为细末，炼蜜为丸，如芡实大。每服一粒，含化。

82433 **麻仁丸**（方出《千金》卷二十五，名见《普济方》卷二五三）

【组成】大麻仁一升　黄芩二两

【用法】上为末，炼蜜为丸。含之。

【主治】连月饮酒，咽喉烂，舌上生疮。

82434 **麻仁丸**

《外台》卷十八。为《伤寒论》“麻子仁丸”之异名。见该条。

82435 **麻仁丸**（《圣惠》卷二十三）

【组成】大麻仁三两　羚羊角屑一两　枳壳一两（麸炒微黄，去瓤）　芎䓖一两　木香一两　鳖甲二两半（涂醋，炙令黄，去裙襕）　独活二两　槟榔二两　川大黄二两（剉碎，微炒）　郁李仁二两（汤浸，去皮尖，微炒）　牵牛子二两半（一半微炒，一半生用）

【用法】上为末，炼蜜为丸，如梧桐子大。每服三十丸，食前以温水送下。以利为度。

【主治】大肠风热秘涩，气壅闷。

【宜忌】忌苋菜。

82436 **麻仁丸**（《圣惠》卷二十九）

【组成】大麻仁二两　川大黄一两（剉碎，微炒）　枳壳一两（麸炒微黄，去瓤）　赤芍药一两　郁李仁一两（汤浸，去皮尖，微炒）　木香半两　槟榔一两　柴胡一两（去苗）

【用法】上为末，炼蜜为丸，如梧桐子大。每服三十丸，食前以生姜汤送下。

【主治】虚劳气壅，大便秘涩，四肢烦疼。

82437 **麻仁丸**（《圣惠》卷五十八）

【组成】大麻仁二两　川大黄一两（剉碎，微炒）　枳壳一两（麸炒微黄，去瓤）　赤芍药一两　郁李仁一两（汤浸，去皮，微炒）　川芒消一两　槟榔一两

【用法】上为末，炼蜜为丸，如梧桐子大。每服三十丸，空心以生姜汤送下，晚再服之。

【主治】大便难，五脏气壅，三焦不和，热结秘涩。

82438 **麻仁丸**（《博济》卷二）

【组成】麻仁四两（先以温水浴，悬在井中五日，令生芽，日晒，退皮取仁）　大黄四两（二两蒸，二两生用）　白槟榔一两（半煨半生）　山茱萸一两半　薯蓣一两半　官桂（去皮）一两半　车前子　枳壳（麸炒）　防风各一两半　羌活一两半　木香二两　菟丝子一两半（酒浸一宿后，炒黄）　郁李仁四两

【用法】上为细末，炼蜜为丸，如梧桐子大。每服十五丸至二十丸，临卧温水送下。

【功用】《局方》：顺三焦，和五脏，润肠胃，除风气。

【主治】❶《博济》：三焦不和，脏腑虚冷，胸膈痞闷，大便秘涩。❷《局方》：冷热壅结，津液耗少，令人大便秘难，或闭塞不通。若年高气弱，及有风人，大便秘涩，尤宜服之。

82439 **麻仁丸**（《产育宝庆集》卷上）

【组成】麻仁（研）　枳壳（炙）　人参　大黄各半两

【用法】上为末，炼蜜为丸，如梧桐子大。每服二十丸，空心温汤送下。未通，加丸数。

【主治】产后血水俱下，肠胃虚竭，津液不足，大便秘涩，腹中闷胀者。

【备考】❶《产育保庆集》陈言评曰：产后不得利，利者百无一生，去血过多，脏燥大便秘涩，则固当滑之，大黄似难轻用，惟葱涎调蜡茶为丸，复以葱茶下之，必通。❷《济阴纲目》：产后固不可轻用大黄，然大肠秘结不通或恶露点滴不出，不得大黄以宣利之，势必不通，但利后即当以参、耆、白术、甘草及芎、归等药大剂调补之。不然，元气下脱，后将不可救矣。

82440 **麻仁丸**

《圣济总录》卷九十七。为原书卷五十“厚朴丸”之异名。见该条。

82441 **麻仁丸**（《圣济总录》卷九十七）

【组成】大麻仁（研如膏）　大黄（剉，炒）　葛根（剉）各一两半　桑根白皮（剉）　芒硝（生铁铫子内炒干，纸裹，黄土内窨一宿，研）各一两一分

【用法】上三味为末，与芒硝、麻仁同研令匀，炼蜜为丸，如梧桐子大。每服二十丸，空心煎粟米饮送下，至晚再服。

【主治】❶《圣济总录》：大便不通。❷《普济方》：腹内壅闭，气喘急促。

82442 **麻仁丸**

《圣济总录》卷一五七。为《脚气治法总要》卷下“神功丸”之异名。见该条。

82443 **麻仁丸**（《圣济总录》卷一八三）

【组成】大麻仁（研）二两　木香三分　枳壳（去瓤，麸炒）　大黄（剉，炒）　恶实（炒）各一两　甘草（炙）半两

【用法】上除麻仁外,为末,入麻仁研匀,炼蜜为丸,如梧桐子大。每服二十丸,温水送下。未效,加至三十丸。

【主治】乳石发动,痈肿发背,及脏腑涩滞。

82444 **麻仁丸**(《杨氏家藏方》卷四)

【组成】麻仁一两(别研) 杏仁(去皮尖,麸炒)二钱半 枳实(去瓤,麸炒)半两 白芍药半两 黑牵牛一两七钱半(微炒)

【用法】上为细末,滴水为丸,如梧桐子大。每服五十丸,食前温热水送下。

【主治】大便秘涩。

82445 **麻仁丸**(《洁古家珍》)

【组成】枳壳(麸炒,去瓤) 川芎各等分 麻仁泥子减半

【用法】上为细末,炼蜜为丸,如梧桐子大。食前温水送下。

【主治】风秘,大便不通。

82446 **麻仁丸**(《儒门事亲》卷十二)

【组成】郁李仁(去皮,另捣) 火麻子仁(另捣)各二两 大黄二两(半生、半蒸) 槟榔半两 干山药 防风(去芦) 枳壳(炒,去瓤) 羌活 木香各五钱半

【用法】上为细末,入另捣者三味搅匀,炼蜜为丸,如梧桐子大。每服二十丸至三十丸,食后温水送下。

【主治】大便燥涩。

【加减】加牵牛、滑石亦妙。

82447 **麻仁丸**(《景岳全书》卷五十五)

【组成】芝麻四两(研,取汁) 杏仁四两(去皮尖,研如泥) 大黄五两 山栀十两

【用法】上为末,炼蜜入麻汁为丸,如梧桐子大。每服五十丸,食前白汤送下。

【主治】大便秘结,胃实能食,小便热赤者。

82448 **麻仁丸**(《灵验良方汇编》卷下)

【组成】麻仁 人参 枳壳 杏仁

【用法】上为末,炼蜜为丸。米饮送下。

【主治】产后去血过多,津液枯竭,不能传送,大便秘结。

82449 **麻仁丸**(《医略六书》卷二十五)

【组成】麻仁三两 杏仁二两(去皮) 桃仁二两 枳实一两半(炒) 郁李仁三两 当归三两 大黄三两 厚朴一两半 白芍二两(酒炒)

【用法】上为末,炼蜜为丸。每服三钱,白汤送下。

【主治】气滞血燥,大便不通,小腹胀满。

【方论选录】气滞于胃,血燥于肠,津液不得传送大府,故大便不通,小腹胀满焉。生麻仁润燥滑肠,制大黄润肠开结;厚朴散气宽胀,桃仁破瘀血润燥,郁李仁润肠散结,扁杏仁润燥降气;当归养血荣肠胃,枳实破气宣壅滞,白芍药敛阴血以致津液也。蜜丸汤下,俾血润气行,则津液流通,而大府自润,传送有权,焉有大便燥闭,小腹胀满乎?

82450 **麻仁丸**(《伤科补要》卷三)

【组成】归尾 大黄 麻仁 羌活 桃仁

【用法】上为末,炼蜜为丸。白汤送下。

【功用】润肠养血。

【主治】血燥便闭。

82451 **麻仁汤**(《圣济总录》卷二十六)

【组成】麻子仁 黄芩(去黑心) 甘草(炙,剉) 栀子仁各半两 大黄(剉,炒)一两

【用法】上为粗末。每服五钱匕,以水一盏半,煎至八分,去滓,下朴消末半钱匕,温服,如人行五里再服。

【主治】伤寒大便五六日不通。

82452 **麻仁汤**

《圣济总录》卷七十八。为《圣惠》卷三十"麻仁散"之异名。见该条。

82453 **麻仁汤**(《圣济总录》卷八十二)

【组成】大麻仁(微炒) 赤小豆各一升

【用法】上以水七升,煎取二升半,去滓,分三次温服,隔两日更一剂。

【主治】脚气冲心,上气,大小便涩,小腹急痛。

82454 **麻仁汤**(《圣济总录》卷八十三)

【组成】麻子仁五合(炒熟,研如膏) 大豆一升(炒熟) 桑根白皮(剉细,炒)三两

【用法】上将麻仁与桑白皮拌匀。每服以水一盏半,先煎大豆三合,熟,去豆下二味五钱匕,煎至七分,去滓温服,空腹、日午、临卧各一次。

【主治】脚气气急,大小便涩,通身浮肿,渐成水候。

82455 **麻仁汤**(《圣济总录》卷八十四)

【组成】麻子仁二合半(炒) 升麻三两 豉二两 射干 大黄(剉,炒) 甘草(炙,剉)各一分半 陈橘皮(汤浸去白,炒)一两

【用法】上为粗末。每服五钱匕,以水一盏半,加生姜一枣大(拍破),煎至八分,去滓,下芒消末半钱匕,更煎一两沸,空腹温服。

【主治】脚气,大肠结涩不通。

82456 **麻仁汤**(《圣济总录》卷八十八)

【组成】大麻仁五两 枸杞叶五两 干姜(炮)一两 桂(去粗皮)半两 甘草(炙,剉)二两

【用法】上为粗末。每服三钱匕,以水一盏,煎取半盏,去滓,空腹温服。

【主治】虚劳少气,骨节热痛。

82457 **麻仁饮**(《圣济总录》卷三十二)

【组成】大麻仁半升 羚羊角屑二两

【用法】上为粗末。每服五钱匕,酒、水各一盏,共煎至一盏,去滓温服,每日二次。

【主治】伤寒卒失音,牙关紧急。

82458 **麻仁饮**(《圣济总录》卷一四六)

【组成】大麻仁五合

【用法】上研如膏,入水二盏,搅令匀,取汁细细饮之。

【功用】解一切药毒。

82459 **麻仁酒**(《本草纲目》卷二十五)

【组成】大麻子中仁(炒香)

【用法】袋盛,浸酒饮之。

【主治】骨髓风毒痛,不能动者。

82460 **麻仁散**(《圣惠》卷三十)

【异名】麻仁汤(《圣济总录》卷七十八)。

【组成】大麻仁一两 商陆一两 防风一两(去芦头) 附子一两(炮裂,去皮脐) 陈橘皮一两(汤浸,去白瓤,焙)

汉防己一两

【用法】上为散。每服五钱,以水一大盏,加赤小豆一百粒,煎至五分,去滓,食前温服。

【主治】虚劳四肢浮肿。

82461 麻仁散(《三因》卷十六)

【组成】脂麻(炒)不以多少

【用法】上为末,白汤点服。

【主治】谷贼尸咽。此因误吞谷芒,咽喉中痒,抢刺痒痛。

82462 麻仁散

《普济方》卷二十五。为方出《肘后》卷四,名见《千金》卷十五"麻豆散"之异名。见该条。

82463 麻仁煎(《医方考》卷五)

【组成】麻仁四升

【用法】以水六升,煎七合,空心服。三剂效。

【主治】癫风。

【方论选录】麻仁,润药也。多与之令人通利,故足以泻癫风。然可以济火,可以泽肝,可以润脾,可以濡肾,有攻邪去病之能,无虚中坏气之患,足称良也。

82464 麻仁膏(《普济方》卷三〇一)

【组成】高昌白矾 麻仁各等分

【用法】炼猪脂相和成膏。槐白皮作汤,拭疮令干,即涂膏,然后以楸叶贴。不过三五次,即愈。

【主治】阴生疮,脓出作臼。

82465 麻风丸(《疡医大全》卷二十八)

【组成】鲜皂角刺二斤(好醋煮九日,晒干,取净末一斤) 番木鳖(羊油炙,得法如金色者,净末)八两 苦参(取净末)二两 紫背浮萍(晒干,取净末)一斤

【用法】上再用苦参八两,好酒打糊为丸。空心服,每日三次。先用葱头、生姜各二斤捣烂,用麻油熬熟,将新鬆布包作六七包。先将番木鳖刮去皮毛,为末,壮盛者服二分,老弱者服一分;随每人持药一包,在病人身上,周身擦过,用青布衫裤袜穿好,绵被盖紧,睡处不可透风,或生炭火,待大汗后渐渐揭下,乃起近前向火;然后服前药,自能痊可,如身若炭一般而作痒者,将石菖蒲打碎,煎汤,四周围住,不可漏风,连浴数次,黑皮脱去,平复如故。

【主治】大麻风。

【宜忌】若一见风,必成瘫痪,最宜谨防。

82466 麻风膏(《内外科百病验方大全》)

【组成】麻黄五钱 羌活二两 升麻二钱 白檀香 白及 防风 归身各一钱

【用法】用香油五两,将各药浸泡五日,慢火熬枯,去药;用细布沥净渣,加黄蜡五钱,再熬数滚启起,冷透火毒,抹擦。

【主治】面上或身上风热浮肿,痒如虫行,肌肤干燥,时起白屑,时发极痒,抓破时流黄水,或破烂见血,痛楚难堪。

82467 麻甘汤

《医学入门》卷七。为《金匮》卷中"甘草麻黄汤"之异名。见该条。

82468 麻布饮(《圣济总录》卷一四四)

【组成】麻布一尺(烧灰) 牡丹皮 菴蕳子各一两半 桂(去粗皮) 当归(剉,焙) 鬼箭羽 败蒲(烧灰) 赤芍药各一两 蒲黄半两 大黄(剉,炒)三两

【用法】上为粗末。每服五钱匕,酒一盏半,煎至八分,入芒消半钱匕,更煎一沸,去滓,空心温服。

【主治】打损瘀血在脏,攻心烦闷。

82469 麻虫膏(《准绳·疡医》卷二)

【组成】麻虫一条(捣烂)

【用法】用好江茶和作饼子,如钱眼大。以羊角骨针挑疮头,按药在上。醋糊纸贴之,膏药亦可。其毒出为效。

【主治】疔疮。

82470 麻肌散

《中国接骨图说》。为《准绳·疡医》卷六"麻药"之异名。见该条。

82471 麻豆汤

《鸡峰》卷十二。为方出《肘后》卷四,名见《千金》卷十五"麻豆散"之异名。见该条。

82472 麻豆汤(《千金翼》卷十七)

【组成】大麻二升(熬研) 乌豆一斗(以水四斗,煮取汁一斗半,去豆) 桑白皮(切)五升

【用法】上以豆汁纳药,煮取六升,每服一升,每日二次,三日令尽。

【主治】遍身肿,小便涩者。

82473 麻豆散(方出《肘后》卷四,名见《千金》卷十五)

【异名】麻豆汤(《鸡峰》卷十二)。

【组成】大麻子三升 大豆(炒黄香)

【用法】上为末。食前服一二方寸匕,每日四五次佳矣。

【主治】脾胃气弱,水谷不得下,遂成不复受食。

【备考】本方方名,《普济方》引作"麻仁散"。

82474 麻豆煎(《千金翼》卷十九)

【组成】大麻一石(末,入窖不郁浥者) 赤小豆一石(不得一粒杂)

【用法】上取新精者,仍净拣择,以水淘,晒令干;蒸麻子使熟,晒令干,贮净器中。欲服,取五升麻子,熬之令黄香,惟须缓火,勿令焦,为细末;以水五升,研取汁,令尽,净器密贮之。明旦欲服,今夜以小豆一升,净淘渍之,至晓干,漉去水,以新水煮,未及好熟,即漉出令干,纳麻子汁中煮,令大烂熟为佳,空腹恣意食之,每日三次。

【主治】大腹水肿。

【宜忌】陈郁麻子,益增其病,慎勿用之。一切水肿,皆忌饱食,常须少饥。

82475 麻豆膏(方出《医学入门》卷六,名见《东医宝鉴·杂病篇》卷八)

【组成】麻油二两 巴豆 蓖麻子各十四粒 斑蝥七粒

【用法】以麻油熬煎三味枯黑,去滓,却入白蜡五钱,芦荟末三钱,搅匀,瓷罐收贮。括破涂之。

【主治】诸癣。

82476 麻苏粥

《济阴纲目》卷十四。为《本事》卷十"麻子苏子粥"之异名。见该条。

82477 麻鸡丸(《普济方》卷三八〇引《傅氏活婴方》)

【组成】大麻子(炒过) 乌鸡一只

【用法】用大麻子和饭饲乌鸡,经一二个月。如用,去毛粪,以乌豆一二升同蒸烂,去骨捣烂为丸。疳用随意汤

使,空心吞下。

【主治】一切痞积,骨蒸劳热,面黄瘦削,腹内癖块等。

82478 麻肺丹

《伤科汇纂》卷七。为《石室秘录》卷一“麻药”之异名。见该条。

82479 麻油饮

《验方新编》卷十一。为《简明医彀》卷八“麻油酒”之异名。见该条。

82480 麻油酒(《简明医彀》卷八)

【异名】麻油截法(《外科证治全书》)、麻油饮(《验方新编》卷十一)。

【组成】真芝麻油一斤

【用法】熬滚,取起,陆续和好酒饮之。

【主治】❶《简明医彀》:疔疮,发背诸毒。❷《验方新编》:痈疽疔疖一切大毒。

【宜忌】《外科证治全书》:凡大便秘结而毒蓄于内者最宜用之,如阴疽及大便不实者都非所宜。

82481 麻油膏(《圣惠》卷三十二)

【异名】乌麻油膏(《圣济总录》卷一〇二)

【组成】生乌麻油半鸡子许(着铜器内,以细砺石磨之,使浓不能流乃止) 熟艾二升 杏仁一升 黄连一两 鸡粪一升 盐一合 乱发如半碗许大

【用法】穿地作一坑子,其形如瓶口,外小里大,先以火烧令干,于别处开一小风孔;以上药一重重布着坑中,状如灸炷,用火烧之;却将前所磨铜器盖坑口,候烟尽,即取铜器,刮取烟脂,为极细末,纳瓷合中盛。每夜临卧以铜箸点如黍米大,着目眦头,甚妙。

【主治】三二十年风赤、胎赤眼。

82482 麻油膏(方出《直指》卷二十四,名见《普济方》卷二九九)

【组成】轻浮白浮石(烧存性,为末)

【用法】上麻油、轻粉调和。以鸡羽刷上,勿用手,按即涨。或用黄牛粪,于瓦上焙干加之,尤好。

【主治】头痹、头脑。头枕后生,正者为脑,侧者为痹。

82483 麻沸散

《华佗神医秘传》卷三。为《石室秘录》卷一“麻药”之异名。见该条。

82484 麻药散(《仙拈集》卷四)

【组成】川乌尖 草乌尖 生南星 生半夏各五钱 胡椒一两 蟾酥四钱

【用法】上为末。烧酒调敷疮症中。

【功用】敷疮毒上麻木,刀针不痛。

【宜忌】有切忌开刀者,断不可妄动。

82485 麻前饮(《仙拈集》卷二)

【组成】升麻 车前子(炒)各二钱

【用法】以黄酒二钟,煎八分服。

【主治】大小便闭。

82486 麻桂汤

《会约》卷十。为《景岳全书》卷五十一“麻桂饮”之异名。见该条。

82487 麻桂饮(《景岳全书》卷五十一)

【异名】麻桂汤(《会约》卷十)。

【组成】官桂一二钱 当归三四钱 炙甘草一钱 陈皮(随宜用,或不用亦可) 麻黄二三钱

【用法】上以水一钟半,加生姜五七片或十片,煎至八分,去浮沫,不拘时服。但取津津微汗透彻为度。四季皆可用之。

【主治】❶《景岳全书》:伤寒、瘟疫、阴暑、疟疾,凡阴寒气胜而邪有不能散者。❷《会约》:风寒中经,头痛恶寒,拘急身痛,脉浮紧者。

【加减】若阴气不足者,加熟地黄三五钱;若三阴并病者,加柴胡二三钱;若元气大虚,阴邪难解者,当以大温中饮更迭为用。

【方论选录】此实麻黄桂枝二汤之变方,而其神效则大有超出二方者。

82488 麻凉膏(《外科十三方考》)

【组成】川乌 草乌各四两 生南星二两 野芋头 芙蓉叶各四两

【用法】上为细末,备用。阴毒用醋调敷;阳毒用酒调敷;如皮破者,以清油调敷;如无野芋头时,亦可以水仙花根瓣代之。

【功用】消肿止痛。

【主治】阴毒、阳毒。

82489 麻根汤(方出《圣惠》卷五十八,名见《圣济总录》卷九十八)

【组成】麻根十枚

【用法】上捣碎,以水二大盏,煎取一大盏,去滓,分二次服,如人行十里再服。

【主治】❶《圣惠》:血淋。❷《圣济总录》:热淋,小便赤涩。

82490 麻根汤

《普济方》卷二一六。即《圣惠》卷五十八“麻根散”。见该条。

82491 麻根饮(《圣济总录》卷一三九)

【组成】大麻根叶无问多少

【用法】上捣研绞取汁,饮三合至四合。无青者,以干者煎取汁服。

【主治】金疮中风,骨痛不可忍,及堕坠打损,有瘀血在心腹,令人胀满短气者。

82492 麻根散(《圣惠》卷五十八)

【组成】麻根一两 大麻子一两 子芩一两 乱发灰半两

【用法】上为粗散。每服四钱,以水一中盏,煎至六分,去滓,每于食前温服。

【主治】卒淋,小便不通,疼痛烦闷,坐卧不得。

【备考】本方方名,《普济方》引作“麻根汤”。

82493 麻根散(《普济方》卷三五五)

【组成】苎麻根(或麻笋)

【用法】如产后恶血不散,冲心刺痛,以上药打烂,贴腹上,腹巾包之。如无麻根,以麻笋同苎麻作枕头睡,苎麻根包在腹上,立愈。如试孕妇或子死、或不死胎动,每用水、酒煎,连煎数服,胎若已死,即下;未死其胎即安。又治产前、产后、未产发寒热者,加生姜三片,酒水同煎服之。又治室女心腹刺痛,经脉不调,用酒煎服。又治胁气不安,以酒煎服。亦治子死腹中,加大黑豆一勺,炒熟,水酒同煎服之。

【主治】产妇诸证。

82494 麻黄丸(《幼幼新书》卷十六引《婴孺》)

【组成】麻黄　茯苓各三分　紫菀四分　五味子　杏仁(去皮尖)　细辛　桂心　干姜各二分

【用法】上为末,炼蜜为丸,如小豆大。三四岁儿每服二三丸,不知稍增之。

【功用】逐水。

【主治】少小胸中痰实嗽,及伤寒水气。

82495 麻黄丸(《幼幼新书》卷十六引《婴孺》)

【组成】麻黄(去节)　细辛　甘草各二分(炙)　款冬花　柴胡　紫菀　茯苓　百部　枳实(炙)各三分　贝母　大黄各五分　黄芩四分　杏仁六分(炒)

【用法】上为末,炼蜜为丸,如乌豆大。四五岁儿每服二十丸,每日二次,稍加之。

【主治】小儿咳嗽,经年不愈,喉鸣喘。

82496 麻黄丸(《医心方》卷十三引《效验方》)

【组成】麻黄根二分　石膏一分

【用法】上为末,炼蜜为丸。大人服如小豆三丸,每日三次,小儿以意增损。

【主治】人汗劳不止。

82497 麻黄丸(《圣惠》卷八十九)

【组成】麻黄三分(去根节)　桂心　独活　防风(去芦头)　赤芍药　川大黄(剉,微炒)　枳壳(麸炒微黄,去瓤)　松花各半两

【用法】上为末,炼蜜为丸,如绿豆大。每服五丸,以粥饮送下,每日三次。

【主治】小儿龟背。

82498 麻黄丸

《圣济总录》卷七。为《圣惠》卷二十"麻黄煎丸"之异名。见该条。

82499 麻黄丸(《圣济总录》卷十四)

【组成】麻黄(去根节,煎掠去沫,焙)　甘草(炙,剉)　半夏(汤浸,生布挼选七遍,焙)各一两　生姜(去皮)一两半(先与半夏同捣,炒干)

【用法】上为末,炼蜜为丸,如大豆大。以生姜汤送下三丸,渐加至五丸至十丸,空心、午时各一服。

【主治】中风邪狂走,或自高自贤,或悲泣呻吟,及卒得惊悸,邪魅恍惚,心下虚悸。

82500 麻黄丸(《圣济总录》卷二十四)

【组成】麻黄(去根节,汤煮,掠去沫,焙干)　乌头(水浸三日,日一易,晒干,炮裂,去皮脐)　天南星(炮,捣末)　半夏(汤洗去滑七遍)　石膏(泥裹,火煅通赤,研)各四两　白芷三两　甘草(炙,剉)一两　龙脑(研)半两　麝香(研)一分

【用法】上将八味为末,水煮天南星为丸,如小弹子大。每服一丸,葱茶或葱酒嚼下,薄荷茶亦得,连服二三次。

【功用】解表,止头痛。

【主治】伤寒头痛,破伤风,及一切诸风。

82501 麻黄丸

《圣济总录》卷三十四。为《千金》卷十"恒山丸"之异名。见该条。

82502 麻黄方(《赵炳南临床经验集》)

【组成】麻黄一钱　杏仁一钱半　干姜皮一钱　浮萍一钱　白鲜皮五钱　陈皮三钱　丹皮三钱　白僵蚕三钱　丹参五钱

【功用】开腠理,和血止痒。

【主治】慢性荨麻疹。

82503 麻黄汤(《伤寒论》)

【异名】麻黄解肌汤(《外台》卷一引《深师方》)。

【组成】麻黄三两(去节)　桂枝二两(去皮)　甘草一两(炙)　杏仁七十个(去皮尖)

【用法】上以水九升,先煮麻黄,减二升,去上沫,纳诸药,煮取二升半,去滓,温服八合。覆取微似汗,不须啜粥,余如桂枝法将息。

【功用】❶《景岳全书》:峻逐阴邪。❷《方剂学》:发汗解表,宣肺平喘。

【主治】外感风寒,恶寒发热,头身疼痛,无汗而喘,口不渴,舌苔薄白,脉浮而紧。现用于流行性感冒、支气管炎、支气管哮喘、某些皮肤疾患等具有上述症状者。

❶《伤寒论》:太阳病,头痛发热,身疼腰痛,骨节疼痛,恶风,无汗而喘者;太阳与阳明合病,喘而胸满者;太阳病,脉浮紧,无汗,发热,身疼痛,八九日不解,表证仍在者。❷《准绳·类方》:肺脏发咳嗽而喘急有声,甚则唾血。❸《金鉴》:风寒湿成痹,肺经壅塞,昏乱不语,冷风哮吼者。

【方论选录】❶《金镜内台方议》:麻黄味苦辛,专主发汗,故用之为君;桂枝味辛热,以辛热之气佐之散寒邪,用之为臣;杏仁能散气解表,用之为佐;甘草能安中,用之为使。《经》曰:寒淫于内,治以甘热,佐以辛苦是也。先圣配此四味之剂,以治伤寒者,乃专主伤寒脉浮紧,恶寒无汗者之所主也。若脉微弱自汗者,不可服此也。❷《医方考》:麻黄之形,中空而虚,麻黄之味,辛温而薄;空则能通腠理,辛则能散寒邪,故令为君。佐以桂枝,取其解肌;佐以杏仁,取其利气;入甘草者,亦辛甘发散之谓。❸《伤寒来苏集》:麻黄色青入肝,中空外直,宛如毛窍骨节状,故能旁通骨节,除身疼,直达皮毛,为卫分驱风散寒第一品药。然必藉桂枝入心通血脉,出营中汗,而卫分之邪乃得尽去而不留,故桂枝汤不必用麻黄,而麻黄汤不可无桂枝也。杏为心果,温能散寒,苦能下气,故为驱邪定喘之第一品药。桂枝汤发营中汗,须啜稀热粥者,以营行脉中,食入于胃,浊气归心,淫精于脉故尔;麻黄汤发卫中汗,不须啜稀热粥者,此汗是太阳寒水之气,在皮肤间,腠理开而汗自出,不须假谷气以生汗也。❹《古方选注》:麻黄汤,破营方也。试观立方大义,麻黄轻清入肺,杏仁重浊入心,仲景治太阳初病,必从心营肺卫入意也。分言其功能,麻黄开窍发汗,桂枝和阳解肌,杏仁下气定喘,甘草安内攘外,四者各擅其长,有非诸药之所能及。兼论其相制七法,桂枝外监麻黄之发表,不使其大汗亡阳;甘草内守麻黄之出汗,不使其劫阴脱营;去姜、枣者,姜性上升,又恐碍麻黄发表;枣味缓中,又恐阻杏仁下气。辗转回顾,无非欲其神速,一剂奏绩。若喜功屡用,必不戢而召亡阳之祸矣。故服已又叮咛不须啜粥,亦恐有留恋麻黄之性也。

【临床报道】❶ 伤寒吐血:《名医类案》陶尚文治一人伤寒四五日,吐血不止,医以犀角地黄汤等治而反剧。陶切其脉浮紧而数,若不汗出,邪何由解?遂用麻黄汤一服,汗出而愈。❷ 流行性感冒:《新医药资料》[1975,(4):32]患

者多为青年矿工,平素身体壮实,多起病急骤,恶寒发热,寒热俱甚,头痛身疼,鼻塞流涕,无汗,脉浮紧,用荆防败毒散疗效不佳者,遂投麻黄汤,一般服 2~3 剂即汗出热退而愈。❸ 儿童银屑病:《浙江中医杂志》[1965,(2):28]麻黄汤合四物汤加减,治疗儿童银屑病 10 例,服药 4~40 剂,平均 19 剂,结果 2 例痊愈,5 例基本痊愈,2 例显著进步,1 例进步。❹ 小儿遗尿:《实用中医药杂志》[2000,16(1):24]治疗小儿遗尿 104 例,随机分为治疗组 56 例,对照组 48 例。治疗组服麻黄、杏仁各 6 克,桂枝 5 克,甘草 3 克。气虚者加黄耆 15 克,肾阳虚者加益智仁、桑螵蛸各 9 克,6 岁以下小儿酌减麻黄用量。对照组服氯酯醒 0.1 克 / 次。结果治疗组痊愈 43 例,有效 8 例,无效 5 例,总有效率为 91.1%。对照组痊愈 19 例,有效 18 例,无效 11 例,总有效率 77.1%。

【现代研究】❶ 发汗解热作用:《国外医学·中医中药分册》[1981,(4):12]组成麻黄汤的药物如麻黄、桂枝、甘草及全方都有解热作用。麻黄有发汗解热效果,其水溶性提取物可使大鼠脚底部分水分发散,即具有发汗作用。《成都中医学院学报》[1986,(1):31]麻黄碱对人也有发汗效果,使其暴露于高温环境时出汗量明显增加。麻黄加桂枝时则可使汗腺上皮细胞水泡明显扩大,数目也显著增加,但糖原颗粒不变。观察汗液分泌,也可见麻黄桂枝合用时发汗作用明显增强。❷ 镇咳平喘作用:《中医杂志》[1984,(8):65]麻黄汤具有显著的平喘和祛痰镇咳效果,在小鼠肺支气管灌流实验中,本方可使灌流时间缩短 20.39%,表明本方具有扩张支气管作用。此外,本方还能显著延长氨雾刺激所致小鼠咳嗽的潜伏期,减少咳嗽次数;显著促进小鼠支气管对酚红的排泌,抑制蟾蜍口腔黏膜纤毛的运动,提示本方有显著的祛痰和镇咳作用。❸ 对额叶皮质氨基酸类神经递质水平的影响:《中草药》[2005,36(12):1841]研究本方对大鼠额叶皮质中天冬氨酸(Asp)、谷氨酸(Glu)、甘氨酸(Gly)和 γ- 氨基丁酸(GABA)等氨基酸类神经递质水平的影响,及其量效和时效关系。将 2,4- 二硝基氟苯为衍生化试剂,HPLC-UV 法测定大鼠额叶皮质中氨基酸水平。结果给药 5 天,本方 15、18g/kg 剂量组 Asp、Glu 和 GABA 水平与空白对照组相比有显著性升高,Gly 无显著性改变。4 种氨基酸均在 ig 5 天时,与空白对照组相比有显著性升高。表明本方显著升高了大鼠额叶皮质中氨基酸水平,并呈现一定的量效、时效关系。

82504 麻黄汤(《外台》卷九引《深师方》)

【组成】麻黄(去节)四两　桂心二两　甘草二两　大枣十四枚(擘)

【用法】上切。以水九升,煮取三升,去滓,分温三服,每日三次。

【主治】新久咳嗽,唾脓血,连年不愈,昼夜肩息。

【宜忌】忌海藻、菘菜、生葱等物。

82505 麻黄汤(《外台》卷九引《深师方》)

【组成】麻黄(去节)　细辛各二两　甘草半两(炙)　桃仁二十枚(去皮尖及两仁者,研)(一本作杏仁)

【用法】上切,以水七升,煮取三升,去滓,分三次服。

【主治】卒咳逆,上气肩息,昼夜不止欲绝。

【宜忌】忌海藻、菘菜、生菜。

82506 麻黄汤(《外台》卷十引《深师方》)

【组成】麻黄八两(去节)　射干二两　甘草四两(炙)　大枣三十颗

【用法】上切,以水一斗,先煮麻黄三沸,去上沫,纳诸药,煮取三升,分三次服。

【主治】脉浮咳逆,咽喉水鸡鸣,喘息不通,呼吸欲死。

【宜忌】忌海藻、菘菜等。

82507 麻黄汤(《外台》卷十引《深师方》)

【组成】麻黄六两(去节)　桂心一两　甘草(炙)　杏仁(去尖皮)各二两　生姜八两

【用法】上切,以水七升,煮取三升半,分五次服。得力后,长将丸服。

【主治】上气咳嗽,喉中水鸡鸣,唾脓血腥臭。

【宜忌】忌海藻、菘菜、生葱。

82508 麻黄汤(《外台》卷十四引《深师方》)

【组成】麻黄三两(去节)　甘草二两(炙)　石膏四两(碎,绵裹)　杏仁五十枚(去两仁及尖皮,碎)　人参三两　干姜五两　茯苓　防风各四两　桂心三两　半夏一升(洗)

【用法】上以水九升,煮取三升,先食服一升,每日三次。

【主治】中风,气逆满闷短气。

【宜忌】忌海藻、生葱、羊肉、饧、菘菜。

82509 麻黄汤(《外台》卷十六引《删繁方》)

【组成】麻黄(去节)　杏仁各四两(去尖皮两仁,碎)　栀子仁　黄芩　防风　紫菀各三两　升麻　桂心　茯神　人参各三两　大枣二十枚(擘)　石膏六两(碎,绵裹)　桑根白皮一升

【用法】上切。以水一斗,先煮麻黄三沸,去沫,下诸药,煮取三升,去滓,分三次服。

【功用】消虚热极,止汗。

【主治】心风,伤风损脉,脉极热,多汗,无滋润。

【宜忌】忌生葱、酢物。

82510 麻黄汤(《外台》卷十六引《删繁方》)

【组成】麻黄四两(去节)　甘草二两(炙)　杏仁四十枚(去皮尖两仁)　桂心二两　生姜二两　半夏五十枚(洗,四破)　石膏六两(碎)　紫菀一两

【用法】上切。以水九升,煮麻黄两沸,去上沫,下诸药,煮取三升,去滓,分三次服。

【主治】气极伤热,肺虚多汗,咳唾上气喘急。

【宜忌】忌海藻、生葱、菘菜、羊肉、饧。

82511 麻黄汤(《外台》卷九引《古今录验》)

【组成】麻黄八分(去节)　蜀椒四分(汗)　细辛三分　藁本二分　杏仁五十枚(去皮尖两仁者,碎)

【用法】上切。以水七升,煮取三升,分三次服,每日三次。

【主治】人三十年寒冷,咳逆上气。

【宜忌】忌生菜。

82512 麻黄汤(《外台》卷十九引《古今录验》)

【组成】麻黄四两　芎䓖一两　莽草一两　当归一两　杏仁三十枚

【用法】上切。以水五升,煮取二升,去滓,分三次服,每日三次。

【主治】头风湿,面如针刺之状,身体浮肿,恶风汗出,短气,不能饮食。

【宜忌】以糜粥将息佳。

82513 **麻黄汤**(《外台》卷二十引《古今录验》)

【组成】麻黄五两(去节) 桂心四两 生姜三两 甘草二两(炙) 附子二枚(炮)

【用法】上切。以水一斗,先煮麻黄减二升,纳药,煎取三升,每服一升,每日三次。

【主治】风水,身体面目尽浮肿,腰背牵引髀股,不能食。

【宜忌】禁野猪肉、芦笋。

82514 **麻黄汤**(《外台》卷三十四引《古今录验》)

【组成】麻黄(去节) 黄连 蛇床子各一两 酢梅十枚

【用法】上切。以水一斗,煎取五升洗之。

【主治】妇人阴肿,苦疮烂。

【备考】《妇人良方》有北艾叶一两半。

82515 **麻黄汤**(《外台》卷一引《崔氏方》)

【异名】葱豉汤(《活人书》卷十八)。

【组成】麻黄二两(去节) 葛根三两 葱白十四茎 豉一升(绵裹)

【用法】上切。以水七升,煮取二升半,分三次服。

【主治】❶《外台》引《崔氏方》:伤寒,服葛根汤不得汗,恶寒而枸急者。❷《活人书》:伤寒一二日,头项、腰背痛,恶寒,脉紧无汗者。

82516 **麻黄汤**(方出《外台》卷十五引《崔氏方》,名见《圣济总录》卷十一)

【组成】麻黄(去节) 生姜各三两 防风二两 芎䓖 芍药 当归 蒺藜子 甘草(炙) 独活 乌喙 人参各一两

【用法】上切。以水九升,煮取二升八合,绞去滓,分三次温服,讫,进粥食三日。

【主治】❶《外台》引《崔氏方》:风疹遍身。❷《圣济总录》:风瘙瘾疹,搔之随手起,痒痛烦闷。

【宜忌】慎生冷、酢滑、猪肉、冷水、海藻、菘菜。

82517 **麻黄汤**(方出《千金》卷七引苏长史方,名见《普济方》卷二四四)

【组成】麻黄 射干 人参 茯苓 防己 前胡 枳实各二两 半夏 犀角 羚羊角 青木香 橘皮 杏仁 升麻各一两 生姜五两 独活三两 吴茱萸一升

【用法】上㕮咀。以水一斗一升,煮取四升,分五次服,每服相去二十里久,中间进少粥,以助胃气。此汤两日服一剂,取病气退乃止。

【主治】肿已消,仍有脚气者。

【加减】若热盛喘烦者,加石膏六两,生麦门冬一升,去吴茱萸;若心下坚,加鳖甲一两。

82518 **麻黄汤**(《千金》卷五)

【组成】麻黄 生姜 黄芩各一两 甘草 石膏 芍药各半两 杏仁十枚 桂心半两

【用法】上㕮咀。以水四升,煮取一升半,分二次服。

【主治】少小伤寒,发热咳嗽,头面热者。

82519 **麻黄汤**(《千金》卷五)

【组成】麻黄四两 甘草一两 桂心五寸 五味子半升 半夏 生姜各二两

【用法】上㕮咀。以水五升,煮取二升,百日儿每服一合,大小节度服之。

【主治】❶《千金》:恶风入肺,少小肩息,上气不得安。❷《普济方》:咳逆上气,喘促不能安卧。

【方论选录】《千金方衍义》:寒伤营也,以本方无治肩息药,故借小青龙去白芍、细辛,易生姜,以辟除恶风疾气,皆长沙方中变法,岂特婴儿主治哉。

82520 **麻黄汤**(《千金》卷五)

【组成】麻黄一两半 独活 射干 甘草 桂心 青木香 石膏 黄芩各一两

【用法】上㕮咀。以水四升,煮取一升,三岁儿分为四服,每日二次。

【主治】小儿丹肿及风毒风疹。

【方论选录】《千金方衍义》:麻黄汤用麻黄、桂心、射干、独活,皆主外内合邪之证,以分解蕴热之势,其石膏、黄芩、青木香、甘草仍不出乎正治之法也。

82521 **麻黄汤**(《千金》卷五)

【异名】麻黄散(《圣惠》卷九十)。

【组成】麻黄 升麻 葛根各一两 射干 鸡舌香 甘草各半两 石膏半合

【用法】上㕮咀。以水三升,煮取一升,三岁儿分为三服,每日三次。

【主治】❶《千金》:小儿恶毒丹及风疹。❷《圣惠》:小儿风瘙瘾疹。

【方论选录】《千金方衍义》:本方全从事于外解,升、葛、射干即前方独活佐黄芩之意,鸡舌香即前方桂心导伏热之意;石膏、甘草则与上二方无异也。

82522 **麻黄汤**(《千金》卷七)

【组成】麻黄一两 大枣二十枚 茯苓三两 杏仁三十枚 防风 白术 当归 升麻 芎䓖 芍药 黄芩 桂心 麦门冬 甘草各二两

【用法】上㕮咀。以水九升,入清酒二升合煮,取二升半,分为四服,日三次,夜一次。覆令小汗,粉之,莫令见风。

【主治】恶风毒气冲心,脚弱无力,顽痹四肢不仁,失音不能言。

【宜忌】《普济方》:忌海藻、菘菜、生葱、桃李、雀肉、酢物。

【方论选录】《千金方衍义》:此方专祛上攻血脉之痹,故以芎、归、芍药、苓、防、大枣小续命汤中六味,掺入麻黄汤中以开血脉之邪,兼升麻载诸药于上,苓、术渗湿著于下,麦门冬专为失音而设。

82523 **麻黄汤**(《千金》卷十)

【组成】麻黄 栝楼根 大黄各四两 甘草一两

【用法】上㕮咀。以水七升,煮取二升半,分为三服,未发前,食顷各服一次,临发服一次。服后皆厚覆取汗。

【主治】疟疾须发汗者。

【方论选录】《千金方衍义》:疟宜发汗,必壮热脉实,不得不用麻黄急开肌表以泄外淫之邪;更审便溺燥结,又不得不用大黄并疏里气以通内蕴之滞。麻黄力猛,甘草和之;大黄性暴,栝楼根濡之,方得兼济之妙。服后厚覆取汗,必非夏秋时疟治例,即当寒月,苟非北方禀赋之强亦难效用,用方者不可不审,反归咎于立方之过也。

82524 **麻黄汤**(《千金》卷十七)

【组成】麻黄八两 甘草四两 大枣三十枚 射干如

博棋子二枚

【用法】上㕮咀。以水一斗,煮取三升,分三服。

【主治】肺胀。心下有水气,咳而上气,咽燥而喘,脉浮者。

【方论选录】《千金方衍义》:于射干麻黄汤中除去生姜、半夏、细辛、五味、紫菀、款冬,但加甘草一味以和中气也。

82525 **麻黄汤**

《千金翼》卷十九。为《金匮》卷中"甘草麻黄汤"之异名。见该条。

82526 **麻黄汤**(《千金翼》卷二十二)

【组成】麻黄二两(去节) 栀子十四枚(擘) 香豉一升 甘草一两(炙)

【用法】上㕮咀。以酒五升渍一宿,加水二升,煮取三升一合,分三次服。

【主治】服石发困不可解者。

82527 **麻黄汤**(《外台》卷三引《广济方》)

【组成】麻黄五两(去节) 葛根四两 栀子二七枚(擘) 葱(切)一升 香豉一升(绵裹)

【用法】上㕮咀。以水八升,先煮麻黄、葛根三两沸,去沫,纳诸药,煎取二升五合,绞去滓,分为三服。服别相去如人行五六里更进一服。覆取汗,后以粉粉身。

【功用】发汗。

【主治】天行壮热,烦闷。

【宜忌】忌风及诸热食。

82528 **麻黄汤**(《外台》卷三十八)

【组成】麻黄二两(去节) 甘草二两(炙) 豉一升(绵裹)

【用法】上切。以水五升,煮取一升,去滓,分二次温服。

【功用】去石毒。

82529 **麻黄汤**(《外台》卷三十八)

【组成】麻黄四两 黄芩 甘草(炙) 石膏各三两(碎) 升麻二两 栀子仁一两

【用法】上切。以水一斗,煮取三升半,分三次服。

【功用】下气,解肌,折热。

【主治】乳不发动,热气上冲。

82530 **麻黄汤**(《圣惠》卷九)

【异名】石膏麻桂汤(《活人书》卷二十)。

【组成】麻黄一两(去根节) 桂心三分 石膏三分 黄芩半两 甘草一分(炙微赤,剉) 赤芍药半两 杏仁二十一枚(汤浸,去皮尖双仁,麸炒微黄)

【用法】上为散。每服四钱,以水一中盏,加生姜半分,煎至六分,去滓,稍热频服,不拘时候。汗出愈。

【主治】❶《圣惠》:伤寒二日,头痛发热,烦闷。❷《活人书》:小儿伤寒,未发热,咳嗽,头面热。

82531 **麻黄汤**(《圣惠》卷三十八)

【组成】麻黄三分(去根节) 豉一合 甘草半两(生用) 栀子仁半两 赤芍药半两 荠苨半两 生姜半两

【用法】上剉细。以水五大盏,煎至两盏,去滓,分五次温服,不拘时候。

【主治】乳石发动,头痛,寒热不可解者。

82532 **麻黄汤**(《圣惠》卷五十九)

【异名】独味麻黄汤(《痘治理辨》)。

【组成】麻黄一两(去根节,捣碎)

【用法】上以水一大盏,煎至五分,去滓温服。以汗出效,如人行十里汗未出,即再服。

【功用】发汗。

【主治】黄疸,内伤积热,毒发出于皮肤。

82533 **麻黄汤**(《伤寒总病论》卷四)

【组成】麻黄二两 石膏一两半 贝齿五个(无亦得) 升麻 甘草 芍药各一两 杏仁四十个

【用法】上为粗末。每服五钱,以水二盏,煎至八分,温服。取汗,止后服。

【主治】天行一二日。

【加减】自汗者,去麻黄,加葛根二两。

82534 **麻黄汤**(《圣济总录》卷五)

【组成】麻黄(去根节,先煎,掠去沫,焙)三两 桂(去粗皮)半两 独活(去芦头) 羚羊角(镑)各三分 葳蕤(切,焙)一两 葛根(剉)三两 升麻 防风(去叉)各一两半 石膏(碎)六两 甘草(炙,剉)三分

【用法】上为粗末。每服五钱匕,以水一盏半,煎至八分,去滓温服,如人行五里再服。用热生姜稀粥投之汗出,慎外风。

【主治】中风肢体弛缓,言语謇涩,精神昏愦。

82535 **麻黄汤**(《圣济总录》卷五)

【组成】麻黄(去节,煎,掠去沫,焙干) 桂(去粗皮)各一两半 甘草(炙) 人参 芍药 芎䓖 黄芩(去黑心) 防风(去叉) 当归(切,焙干)各一两 石膏二两(碎,研) 白术半两 附子(炮裂,去皮脐)一枚 杏仁(汤退去皮尖双仁,炒)二十枚

【用法】上剉,如麻豆大。每服五钱匕,以水一盏半,加生姜五片,煎至八分,去滓温服,日二次,夜一次,不拘时候。

【主治】脾中风,身体缓急,手足不随,不能言语。

82536 **麻黄汤**(《圣济总录》卷六)

【组成】麻黄(去根节,先煎,掠去沫,焙干)八两 桂(去粗皮) 杏仁(汤浸,去皮尖双仁,炒) 芎䓖各二两 干姜(炮) 甘草(炙) 黄芩(去黑心)各一两 当归(切,焙)一两半 石膏(碎)三两

【用法】上为粗末。每服五钱匕,以水二盏,煎至一盏,入竹沥半合,再煎三五沸,去滓温服,日三次,夜一次。

【主治】风癔。邪气入脏,四肢不收,不自知觉,口不能语,冒昧不知痛痒。

82537 **麻黄汤**(《圣济总录》卷六)

【组成】麻黄(去根节,汤掠去沫,焙) 萆薢 附子(炮裂,去皮脐)各二两 黄连(去须) 当归(切,焙) 桂(去粗皮) 枳壳(去瓤,麸炒) 甘草(炙,剉) 羚羊角(镑)各一两 桑根白皮 牡丹皮 羌活(去芦头) 芎䓖各一两半 旋覆花(炒)半两 杏仁(去皮尖双仁,炒)十四枚

【用法】上剉,如麻豆大。每服五钱匕,以水一盏半,加生姜半分(切),煎至八分,去滓温服。

【主治】中风,口眼㖞斜。

82538 **麻黄汤**

《圣济总录》卷七。为《圣惠》卷十九"麻黄散"之异名。见该条。

82539 **麻黄汤**(《圣济总录》卷七)

【组成】麻黄(去根节,煎掠去沫,焙) 黄芩(去黑心) 芎䓖 当归(切,焙) 紫石英 甘草(炙,剉) 桂(去粗皮) 远志(去心) 独活(去芦头) 桔梗(炒)各一两 防风(去叉) 石膏(碎)各二两 干姜(炮)一两半 杏仁二十五枚(去皮尖双仁,炒)

【用法】上为粗末。每服五钱匕,以水一盏半,煎至八分,去滓温服,日三次,夜一次,不拘时候。

【主治】中贼风急强,大呼,不自觉知,身体尽痛。

82540 麻黄汤(《圣济总录》卷八)

【组成】麻黄(去根节,先煎,掠去沫,焙干)一两半 独活(去芦头)一两 细辛(去苗叶) 黄芩(去黑心)各半两

【用法】上为粗末。每服五钱匕,以水二盏,煎至一盏,去滓,空心温服,相去如人行五七里再服。微汗即愈。病在四肢者,并为一次服。

【主治】中风四肢拘挛,百节疼痛,心烦,恶寒淅淅,不欲饮食。

【加减】有热,加大黄二分(剉如麻豆,用醋炒令紫色);腹满,加枳壳二分(去瓤,麸炒);气逆,加人参二分;胁下悸满,加牡蛎灰二分;渴加栝楼根二分;素有寒,加附子一枚(炮裂,去皮脐)。

82541 麻黄汤

《圣济总录》卷九。为《医方类聚》卷二十引《神巧万全方》"麻黄散"之异名。见该条。

82542 麻黄汤(《圣济总录》卷九)

【组成】麻黄(去节,先煎,掠去沫,焙干)三两 石膏(碎)二两 桂(去粗皮)一两 芎䓖 干姜(炮) 黄芩(去黑心)各半两 当归(切,焙干)一两 杏仁(汤退去皮尖双仁,炒)四十枚 甘草(炙,剉)一两 附子(炮裂,去皮脐)一枚及半两者

【用法】上剉,如麻豆大。每服六钱匕,以水三盏,煎至一盏,去滓,分二次温服,空心、夜卧各一服。初服一日犹能自觉者,勿热服,服讫密室卧,厚覆微汗出,渐减衣。未汗出,更用热生姜稀粥投之。

【主治】❶《圣济总录》:风痱,身体不能自收,不能言语,冒昧不识人;上气咳逆,若面目大肿,但得坐不得卧。❷《普济方》:风痉,身体强直,口噤,不知人事。

【宜忌】汗出忌触外风,凡产妇并病人已曾大汗者,不可服,若虚羸人但当少服。

82543 麻黄汤(《圣济总录》卷十)

【组成】麻黄(去根节,先煎,掠去沫,焙) 细辛(去苗叶)各半两 独活(去芦头) 丹参(剉) 牛膝(去苗,酒浸,切,焙) 萆薢 黄耆(剉) 桂(去粗皮)各三分 防风(去叉) 犀角(镑) 羚羊角(镑)各一两 磁石(火煅,醋淬五七遍)一两半

【用法】上为粗末。每服五钱匕,以水一盏半,煎取一盏,去滓,早、晚食前温服。

【主治】风毒攻腰脚,骨节疼痛。

82544 麻黄汤(《圣济总录》卷十一)

【组成】麻黄(去根节,煎掠去沫,焙) 桂(去粗皮) 黄连(去须) 当归(切,焙) 羌活(去芦头) 白芷各一两 王不留行 甘草(炙) 防风(去叉) 芎䓖 白蒺藜 天雄(炮裂,去皮脐)各一两半 桑根白皮 石膏各二两 红蓝花(炒)半两

【用法】上剉,如麻豆大。每服三钱匕,以水一盏,加生姜三片,煎至七分,去滓温服。

【主治】风瘙痒瘾疹,时时发动。

82545 麻黄汤(《圣济总录》卷十三)

【组成】麻黄(去根节) 荆芥穗 杏仁(去皮尖及双仁,麸炒) 木香 当归(切,焙) 黄芩(去黑心) 羌活(去芦头) 芍药 柴胡(去苗) 大黄(炮熟)各一分 半夏(汤洗去滑七遍)一钱 牵牛子半两

【用法】上为粗末。每服二钱匕,以水一盏,加生姜一片,同煎取八分,去滓,食后温服。

【主治】劳风。胸膈不利,涕唾稠黏,上焦壅滞,喉中不快。

82546 麻黄汤(《圣济总录》卷十七)

【组成】麻黄(去根节) 杏仁(去皮尖双仁,炒,研) 桔梗(去芦头,炒) 秦艽(去苗土) 薄荷叶 牡丹(去心) 防风(去叉) 芍药 升麻 黄芩(去黑心) 紫菀(去苗土)各一分 半夏(汤洗去滑)半分 羌活(去芦头)半两

【用法】上为粗末。每服二钱匕,以水一盏,加生姜三片,煎至七分,去滓,食后、临卧热服。

【主治】头面风。面热烦躁,皮肉如乱针刺痛。

82547 麻黄汤

《圣济总录》卷十九。为《外台》卷十六引《删繁方》"麻黄止汗通肉解风痹汤"之异名。见该条。

82548 麻黄汤(《圣济总录》卷十九)

【组成】麻黄(去根节,煎,掠去沫,焙) 羌活(去芦头) 桂(去粗皮) 附子(炮裂,去皮脐) 侧子(炮裂,去皮脐)各一两 防己 当归(剉,炒) 海桐皮 牛膝(酒浸,切,焙) 甘菊花 羚羊角(镑) 茵芋(去茎) 五加皮各三分 甘草(炙,剉)半两 防风(去叉) 白术各三两

【用法】上剉,如麻豆大。每服四钱匕,以水一盏,加生姜五片,同煎至七分,去滓温服,不拘时候。

【主治】肾虚中风湿,腰脚缓弱,顽痹不仁,颜色苍黑,语音浑浊,志意不定,头目昏,腰背强痛,四肢拘急,体重无力。

82549 麻黄汤(《圣济总录》卷十九)

【组成】麻黄(去根节) 桂(去粗皮) 人参 芎䓖 附子(炮裂,去皮脐) 防风(去叉) 芍药 黄芩(去黑心) 白术 甘草(炙,剉)各一两 赤茯苓(去黑皮)三分

【用法】上剉,如麻豆大。每服五钱匕,以水一盏半,加生姜五片,煎至一盏,去滓,稍热服,盖覆出汗愈。

【主治】风寒湿之气,感于肺经,皮肤痛痹不仁。

82550 麻黄汤(《圣济总录》卷十九)

【组成】麻黄(去根节,煎,掠去沫,焙干) 枳实(去瓤,麸炒微黄) 细辛(去苗叶) 白术 防风(去叉)各三两 附子(炮裂,去皮脐)四两 甘草(炙,剉)二两 桂(去粗皮)二两 石膏(碎)八两 当归(切,焙) 芍药各二两

【用法】上剉,如麻豆大。每服五钱匕,以水一盏半,加生姜半分(切),煎至一盏,去滓温服,不拘时候。

【功用】止汗通肉解痹。

【主治】脾风。风气藏于皮肤而致肌痹,淫淫如鼠走四体,津液脱,腠理开,汗大泄,肉色败,鼻见黄色。

82551 **麻黄汤**(《圣济总录》卷二十二)

【组成】麻黄(去根节,先煎,掠去沫,焙)二两　附子(炮裂,去皮脐)一两　细辛(去苗叶)　干姜(炮)各三分　甘草(炙,剉)　杏仁(去皮尖双仁)各半两

【用法】上剉,如麻豆大。每服三钱匕,以水一盏,煎至七分,去滓,食前温服,每日三次。

【主治】中风伤寒,头痛沉重。

82552 **麻黄汤**(《圣济总录》卷二十二)

【组成】麻黄(去根节)　葛根(剉)各一两　黄芩(去黑心)　栀子仁　芍药　杏仁(去皮尖双仁,炒)各三分

【用法】上为粗末。每服三钱匕,以水一盏,加豉五十粒,同煎至七分,去滓温服。

【主治】时行疫疠,头痛体热渴燥,骨节疼痛。

82553 **麻黄汤**(《圣济总录》卷二十四)

【组成】麻黄(去根节,汤煮,掠去沫,焙)　桑根白皮(剉)　赤茯苓(去黑皮)各一两　紫苏茎叶　葛根　五味子(炒)　甘草(炙,剉)　紫菀(去苗土)各半两　石膏一两半　葶苈(微炒)一分　桂(去粗皮)一两

【用法】上为粗末。每服五钱匕,以水一盏半,加生姜半分(拍碎),大枣三枚(擘破),同煎至八分,去滓,食后温服。

【主治】伤寒咳嗽,日夜不止。

82554 **麻黄汤**(《圣济总录》卷三十一)

【组成】麻黄(去根节,煎,掠去沫,焙)　芍药　甘草(炙令微赤,剉)各一两　桂(去粗皮)　细辛(去苗叶)各半两

【用法】上为粗末。每服五钱匕,以水一盏半,煎取八分,去滓温服,每日三次。

【主治】伤寒后余热,脉浮者。

82555 **麻黄汤**(《圣济总录》卷三十四)

【异名】麻黄羌活汤(《普济方》卷一九八)。

【组成】麻黄(去根节,煎掠去沫,焙)　羌活(去芦头)　牡丹(去心)　独活(去芦头)　栀子(去皮)　柴胡(去苗)　桔梗(剉,炒)　升麻　荆芥穗　大黄(剉,炒)　半夏(洗去滑,焙)　木香　知母(焙)　黄芩(去黑心)各半两

【用法】上为粗末。每服三钱匕,以水一盏,加生姜二片,同煎取七分,去滓,未发时服。

【主治】温疟初发,身热,头痛不可忍,临醒时即寒栗战动。

82556 **麻黄汤**(《圣济总录》卷三十四)

【组成】麻黄(去根节)　乌梅肉(炒)　秦艽(去苗土)　柴胡(去苗)　甘草(炙)　麦门冬(去心,焙)　犀角(镑)各三分　青蒿子一两半　常山一两

【用法】上为粗末。每用五钱匕,以水一盏半,加桃柳枝心各七枚(剉细)、豉五十粒,煎至一盏,入朴消少许,更煎一二沸,去滓,分二次服,早晨及卧时温服之。

【主治】诸疟疾,先热后寒,头痛,四肢烦倦。

82557 **麻黄汤**(《圣济总录》卷四十八)

【组成】麻黄(去根节,煎,掠去沫,焙)　半夏(汤浸七遍,焙)　桑根白皮(剉)各二两半　杏仁(去皮尖双仁,炒)三两　石膏(碎)五两　赤茯苓(去黑皮)二两　紫菀(去土)一两半

【用法】上剉,如麻豆大。每服五钱匕,以水一盏半,加生姜半分(切),竹叶二七片,煎至八分,去滓温服。

【主治】肺实热,喘逆胸满,仰息气急。

82558 **麻黄汤**(《圣济总录》卷四十八)

【组成】麻黄(去根节,先煮,掠去沫,焙炒)　陈橘皮(去白,焙)各半两　桔梗(炒)　防风(去叉)　芎䓖　紫菀(去苗土)　羌活(去芦头)　杏仁(汤浸,去皮尖双仁,麸炒)　甘草(炙)　细辛(去苗叶)各一分

【用法】上为粗末。每服三钱匕,以水一盏,加生姜二片,同煎取七分,去滓,稍热徐徐服,不拘时候。

【主治】❶《圣济总录》:肺气感寒,先觉发嚏,次加喘急。❷《普济方》:男女远年肺气,初感寒邪,先觉如发嚏,加之喘急气促,打喷嚏。

82559 **麻黄汤**(《圣济总录》卷四十九)

【组成】麻黄(去根节,先煮,掠去沫,焙)一两　前胡(去芦头)　白前(去苗)各三分　桑根白皮(剉,炒)一两　甘草(炙)半两　紫菀(去土)一两　杏仁(汤浸,去皮尖双仁,炒)三分

【用法】上为粗末。每服三钱匕,以水一盏,加葱白三茎,煎至七分,去滓,食后温服,每日三次。

【主治】肺感风冷多涕。

82560 **麻黄汤**(《圣济总录》卷五十)

【组成】麻黄(去根节,汤煮,掠去沫)　羌活(去芦头)　芎䓖　射干　荆芥穗　山栀　子仁　紫苏叶　杏仁(汤浸,去皮尖双仁,炒)　牡丹皮　细辛(去苗叶)　白僵蚕(炒去丝)　牵牛子(炒)各半两

【用法】上为粗末。每服三钱匕,以水一盏,加生姜二片,煎取七分,去滓,食后临卧温服。

【主治】肺脏风热,头目昏眩,皮肤瘙痒,夜卧身体如虫行。

82561 **麻黄汤**(《圣济总录》卷五十一)

【组成】麻黄(去根节)　附子(炮裂,去皮脐)　木香　芎䓖　羌活(去芦头)　当归(剉,米炒)　槟榔(剉)　防风(去叉)　牛膝(去苗,酒浸,焙炒)　天麻(生)　人参　赤茯苓(去黑皮)各一两

【用法】上㕮咀,如麻豆大。每服三钱匕,以水一盏,加生姜三片,大枣二枚(擘),同煎至七分,去滓温服。

【主治】肾著腰冷,腹重痛,脚膝无力。

82562 **麻黄汤**(《圣济总录》卷六十一)

【组成】麻黄(去根节)　葛根(剉)　白术各一两

【用法】上为粗末。每服五钱匕,以水一盏半,煎至七分,去滓,食后温服。宜先烙肺俞,次烙第三椎风门两旁相去各三寸,又烙手心及足阳明气海、阴都、百会、下廉、肾俞,不愈,更灸神庭、天窗、气海、后心下百壮。

【主治】风黄,病人爱笑,腰背急,手足强,口干,舌上生疮,三部脉乱。

82563 **麻黄汤**(《圣济总录》卷六十六)

【组成】麻黄(去根节,煎,去沫,焙)二钱　甘草三钱(生用)　杏仁二十一枚(去皮尖双仁,麸炒)　乌梅七枚(捶碎)

【用法】上㕮咀。用水三盏,石器内煎,去滓,取一盏半,分为三服,食后温服。

【主治】咳嗽声嘶。

82564 **麻黄汤**(《圣济总录》卷八十)

【组成】麻黄(去根节)二两半　白术(剉碎,微炒)二两　甘草(炙)一两　石膏(碎)三分　赤茯苓(去黑皮)一两

【用法】上为粗末。每服五钱匕,以水二盏半,加大枣二枚(劈破),生姜一枣大(拍碎),同煎至一盏,去滓温服,每日三次。每服后盖覆,令汗出愈。

【主治】水气通身肿。

82565 **麻黄汤**(《圣济总录》卷八十一)

【组成】麻黄(去根节,汤煮掠去沫)一两　防风(去叉)　当归(切,焙)　赤茯苓(去黑皮)各三两　升麻　芎䓖　白术　芍药　麦门冬(去心,焙)　黄芩(去黑心)　桂(去粗皮)　甘草(炙,剉)各二两　杏仁(汤浸,去皮尖双仁,炒黄)三十枚

【用法】上为粗末。每服五钱匕,水一盏,酒半盏,入大枣一枚(擘破),煎至一盏,去滓温服,日三夜一。

【主治】恶风毒,脚气痹弱。

82566 **麻黄汤**(《圣济总录》卷八十一)

【组成】麻黄(去根节)二两　吴茱萸(汤浸,焙炒)一两　独活(去芦头)二两　秦艽(去苗土)　细辛(去苗叶)各一两　杏仁(去皮尖双仁,研)三十枚　白术三两　白茯苓(去黑皮)二两　桂(去粗皮)　人参　干姜(炮)　防风(去叉)　防己　芎䓖　甘草(炙,剉)各一两

【用法】上为粗末。每服五钱匕,以水一盏半,煎至八分,去滓,空心、日午、近晚温服。

【主治】脚气。两脚疼痛,麻痹不仁。

82567 **麻黄汤**(《圣济总录》卷八十一)

【组成】麻黄(去根节)　防风(去叉)各一两半　桂(去粗皮)三分　当归(切,焙)一两　白槟榔(切,焙)一两　黄芩(去黑心)　升麻　犀角(镑)　赤茯苓(去黑皮)各一两半

【用法】上为粗末。每服五钱匕,以水一盏半,加大枣二枚(擘破),煎至一盏,去滓,空腹温服。

【主治】风毒脚气。屈伸无力,痛痹不仁。

82568 **麻黄汤**(《圣济总录》卷八十六)

【组成】麻黄(去根节)一两半　栀子仁一两半　赤茯苓(去黑皮)一两半　黄芩(去黑心)一两　白术一两半　石膏一两　桂(去粗皮)一两半　生干地黄(焙)五两　甘草(炙)一两　赤小豆一合

【用法】上为粗末。每用药末十钱匕,加鸡子白一枚,竹沥半合,以水三盏,煎至二盏,去滓,下芒消一钱,再上火令沸,分三次温服,空腹、日午、夜卧各一次。

【功用】止烦下气。

【主治】心劳烦多热,喜笑无度,四肢烦热。

82569 **麻黄汤**(《圣济总录》卷八十七)

【组成】麻黄(去根节)半斤　甘草(剉)　杏仁(汤去皮尖双仁)各一两　蛤粉一两半(青色者为上,如无青色者,白亦得)

【用法】上为粗末,分作二服。每服以水三盏,同于银石器内煎熬成膏,绞汁一盏,临卧温服。睡至二更汗出,次日无力,可思饮食为效。

【主治】急热劳;产后血风,搐却腰脚者。

82570 **麻黄汤**(《圣济总录》卷九十二)

【组成】麻黄(去根节)二两　甘草(生,剉)　桂(去粗皮)　芎䓖各一两　杏仁十五枚(汤去皮尖双仁,生,研)

【用法】上四味为粗末,入研杏仁拌匀,每用五钱匕,以水一盏半,煎至一盏,去滓,分二次温服,空腹、夜卧各一次。

【主治】气极热。肺虚多汗,咳唾上气喘急。

82571 **麻黄汤**(《圣济总录》卷一二二)

【组成】麻黄(去根节)　干姜(炮)各二两　细辛(去苗叶)一两半　五味子(炒)一两　桂(去粗皮)半两　半夏(汤洗七遍)一分

【用法】上为粗末。每服三钱匕,用水一盏,煎至七分,去滓,食后温服,每日三次。

【主治】风热客于脾肺经,喉间肿痛,语不出。

82572 **麻黄汤**(《圣济总录》卷一二九)

【组成】麻黄(去根节)三两　五加皮一两半　防风(去叉)　独活(去芦头)　桂(去粗皮)　当归(切,焙)　芎䓖　干姜(炮)各二两　附子(生,去皮脐)一枚　牛膝二两半　杏仁(去皮尖双仁)八十枚

【用法】上药各为细末,以水九升,先煎麻黄,掠去沫,纳诸药,煎取三升,绞去滓,每用一盏温服,并三服。温覆微汗,慎外风。

【主治】醉酒汗出,风入经络,成风疽。

82573 **麻黄汤**(《圣济总录》卷一三七)

【组成】麻黄(去根)二两

【用法】上剉细。以水二升,煎至一升半,去滓,温浸患指,日三五度愈。

【主治】代指。

82574 **麻黄汤**(《圣济总录》卷一五〇)

【组成】麻黄(去根节,煎,掠去沫,焙干)　防风(去叉)　人参　黄芩(去黑心)　赤芍药　杏仁(去皮尖双仁,炒)　芎䓖　甘草(炙)各一两　附子一枚(炮裂,去皮脐)

【用法】上剉,如麻豆大。每服五钱匕,以水一盏半,加生姜半分(切),煎取七分,去滓温服,每日三次。

【主治】妇人中风,一切风证。

82575 **麻黄汤**(《圣济总录》卷一五〇)

【组成】麻黄(去节,先煮,掠去沫,焙)二两　羌活(去芦头)一两　防风(去叉)一两半　赤芍药一两半　桂(去粗皮)一两　石膏(碎)三两　杏仁(去皮尖双仁,炒)一两　甘草(炙,剉)一两

【用法】上为粗末。每服五钱匕,以水一盏半,煎取一盏,去滓温服,每日二次。

【主治】妇人中风,头目昏疼,失音不语,烦躁喘粗,汗出恶风,口吐涎沫,四肢不随。

【加减】牙颔冷痹舌强,加附子一枚(炮裂,去皮脐),竹沥五合;若渴,加麦门冬一两半(去心,焙)、生犀角一两(镑)同煎。

82576 **麻黄汤**(《圣济总录》卷一五〇)

【组成】麻黄(去根节,煎,掠去沫,焙)　芎䓖各一两半　升麻　防风(去叉)　防己　桂(去粗皮)　羚羊角(镑)各一两

【用法】上为粗末。每用五钱匕,以水一盏半,煎取一盏,去滓,入竹沥半合,再煎三四沸,去滓,分二次温服。

【主治】妇人中风，口面㖞斜。

82577 **麻黄汤**(《圣济总录》卷一五六)

【组成】麻黄(去节，先煎，掠去沫，焙) 苍术各三两 白术一两 陈橘皮(去白，炒)二两 甘草(炙)一两

【用法】上为粗末。每服三钱匕，以水一盏，加葱白一寸，盐豉七枚，煎至七分，去滓温服，不拘时候。

【主治】妊娠伤寒，发热恶寒，身体疼痛。

82578 **麻黄汤**(《圣济总录》卷一六一)

【组成】麻黄(去根节) 桂(去粗皮)各一两 防风(去叉) 芍药各三分 芎藭二分半 白术半两 甜竹沥二合

【用法】上除竹沥外，并㕮细，分作两剂。每剂用水五盏，加生姜一分(切)，煎至两盏，去滓，下竹沥，更煎三沸，分三次温服。服了取微汗为度。

【主治】产后中风，四肢拘急，筋节掣痛。

82579 **麻黄汤**

《圣济总录》卷一六二。为原书卷八"麻黄饮"之异名。见该条。

82580 **麻黄汤**(《圣济总录》卷一六二)

【组成】麻黄(去根节，煎，掠去沫，焙) 前胡(去芦头) 白前 桑根白皮(剉) 杏仁(炒，去皮尖双仁) 甘草(炙) 贝母(去心) 当归(切，炒)各一两

【用法】上为粗末。每服三钱匕，以水一盏，加生姜三片，葱白三寸，同煎至七分，去滓温服，不拘时候。

【主治】产后伤寒咳嗽，痰壅气短。

82581 **麻黄汤**(《圣济总录》卷一六二)

【组成】麻黄(去根节，煎，掠去沫，焙)半两 桂(去粗皮) 芍药 葛根(细剉) 甘草(炙) 石膏(碎)各一两

【用法】上为粗末。每服三钱匕，以水一盏，加生姜三片，大枣二枚(擘破)，同煎至七分，去滓温服。得汗解为效。

【主治】产后伤寒，烦热头痛，表未解者。

82582 **麻黄汤**(《圣济总录》卷一六二)

【组成】麻黄(去根节，汤煮，掠去沫) 葛根 石膏(火煅) 桂(去粗皮) 附子(炮裂，去皮脐) 芍药 甘草(炙，剉) 秦艽(去土) 防风(去叉) 当归(切，焙)各一两

【用法】上剉，如麻豆大。每服三钱匕，以水一盏，煎至七分，去滓温服，不拘时候。

【主治】产后伤寒，头痛目眩。

82583 **麻黄汤**(《圣济总录》卷一六八)

【组成】麻黄(去根节，煮掠去沫，焙) 防风(去叉) 芎藭 羌活(去芦头) 葛根(剉) 甘草(炙，剉)各一两 荆芥穗二两

【用法】上为粗末。每服一钱匕，以水一盏，煎至五分，去滓温服。

【主治】小儿风壅，痰实阻络，邪热头疼。

82584 **麻黄汤**(《圣济总录》卷一七一)

【组成】麻黄(去节)一两一分 钩藤(剉)一两 杏仁(去皮尖双仁，炒) 赤芍药 当归(剉，炒) 桂(去粗皮) 秦艽(去苗土)各三分 大黄(蒸三度，晒干，剉) 石膏(捶碎)各一两半

【用法】上为粗末。每服三钱匕，以水一盏煎，去滓，取六分，食后温服。

【主治】小儿六七岁，发痫壮热。

82585 **麻黄汤**(《圣济总录》卷一七六)

【组成】麻黄(去根节，煎，去沫，焙) 射干 紫菀(去苗土) 甘草(炙，剉)各一两 桂(去粗皮)半两 半夏五枚(生姜汤洗十遍，炒)

【用法】上为粗末。五六岁儿每服一钱匕，以水一盏，加大枣一枚，生姜少许，煎至五分，去滓，纳蜜半钱匕，更煎一二沸，食后温服，每日三次。

【主治】❶《圣济总录》：小儿咳逆喘息，如水鸡声。❷《普济方》：小儿咳嗽，心胸痰壅，攻咽喉作呀呷声。

82586 **麻黄汤**(《圣济总录》卷一八〇)

【组成】麻黄(去根节)半两 桂(去粗皮)一分 射干一分 杏仁(汤浸，去皮尖双仁，炒)一分

【用法】上为粗末。每服一钱匕，以水七分，煎至四分，去滓，食后分二次温服。

【主治】小儿喉痹，咽喉傍肿，喉中噎塞。

82587 **麻黄汤**(《圣济总录》卷一八一)

【组成】麻黄(去根节，煎，去沫，焙干) 桑根白皮(剉) 桂(去粗皮)各半两 大黄(生) 射干 杏仁(汤浸，去皮尖双仁)各一分

【用法】上为粗末。每服一钱匕，以水半盏，煎至三四分，去滓温服，不拘时候。

【主治】小儿咽喉肿热，肺胀气急，喉中似有物塞。

82588 **麻黄汤**(《圣济总录》卷一八三)

【组成】麻黄(去根节，汤煮，掠去沫)二两 石膏(碎)一两 黄芩(去黑心)一两半

【用法】上为粗末，分作两帖。每帖以水三盏，煎至二盏，去滓，纳鸡子白二枚，芒消末一钱，热搅令沫出，以涂摩疮上。即愈。

【主治】乳石发。

82589 **麻黄汤**(《普济方》卷三七三引《医方妙选》)

【组成】麻黄一两(去节) 防风一两 细辛一两 大川附子一枚(重半两，炮) 羌活半两 黄芩一分 甘草一分(炙)

【用法】上为粗末。每服一大钱，以水一盏，加生姜三片，薄荷两叶，煎至五分，去滓，稍热时时灌之。

【功用】祛风，爽精神。

82590 **麻黄汤**(《幼幼新书》卷十八引《赵氏家传》)

【异名】麻黄饮(《种痘新书》卷十二)。

【组成】麻黄三十寸(去节)

【用法】上蜜拌，炒令香紫色为度。以水一盏，煎六分服。

【主治】❶《幼幼新书》引《赵氏家传》：疮疹倒黡。❷《种痘新书》：痘干枯，倒黡黑陷。

【临床报道】斑疮倒黡：李用之子斑疮倒黡，已至危困，投此药一服，疮子便出，其应如神。

82591 **麻黄汤**(《幼幼新书》卷十二引《婴孺》)

【组成】麻黄(去节) 黄芩 黄连 大黄各一分 甘草二分(炙)

【用法】上以水一升，先煮麻黄五服，去沫，纳诸药，煮五合，分五服，日夜再服。

【主治】少小风痫，昼夜数十发。

82592 **麻黄汤**(《幼幼新书》卷十四引《婴孺》)

【组成】麻黄(去节) 牡蛎 雷丸各十分 干姜 桂心 枳壳 厚朴(炙)各四分 白敛四分 大黄六分 蜀椒(汗)一合

【用法】上取猪脂一斤,细切,合药杵熟,入绢袋中炙微热,摩儿腹背手足令遍,如袋汁尽绞令汗出,摩讫粉之,厚衣抱汗出。

【主治】小儿伤寒,寒热往来。

【宜忌】宜春、夏用之,秋冬不可用。

82593 麻黄汤(《幼幼新书》卷十五引《婴孺》)

【组成】竹叶(切)八合 贝母八分 柴胡 升麻各七分 枳实(麸炒) 紫菀各三分 栀子仁 杏仁(去皮尖)各六分 甘草(炙) 麻黄(去节)各二分 大黄十分

【用法】上切。以水四升,煮一升三合,期岁儿分为四服,四岁儿分为二服。

【主治】小儿伤寒,咳嗽喘急。

82594 麻黄汤

《幼幼新书》卷十八引《痘疹论》。为《伤寒总病论》卷四"麻黄甘草汤"之异名。

82595 麻黄汤(《易简方》)

【组成】麻黄 甘草 杏仁 五味子 茯苓各等分 橘红倍之

【主治】肺感寒邪,咳嗽喘急。

【宜忌】有汗者及虚劳咳嗽忌服。

82596 麻黄汤

《儒门事亲》卷十五。为《局方》卷二续添绪局经验秘方"三拗汤"之异名。见该条。

82597 麻黄汤

《云岐子脉诀》。为《活人书》卷十七"麻黄葛根汤"之异名。见该条。

82598 麻黄汤(《得效》卷十五)

【组成】前胡 柴胡(各去毛) 石膏 苍术(剉,炒) 藁本 赤芍药 白芷 土芎 干葛 升麻各五钱 麻黄三钱

【用法】上剉散。每服四钱,加生姜三片,连须葱二根,水煎服,不拘时候。

【功用】发散四时伤寒。

【主治】四时伤寒,潮热头痛,及时疫。

【加减】春加黄芩,夏用正方,秋加麻黄,冬加豆豉。

82599 麻黄汤(《普济方》卷一五九引《集验良方》)

【组成】麻黄(去节) 杏仁(去皮尖双仁,研) 紫菀各三两 柴胡 橘皮各四两

【用法】上切。以水六升,煮取二升半,去滓,分三次服。一剂不愈,频服三剂。

【主治】久患气嗽,发时奔喘,坐卧不得,并喉里呀呷,声气欲绝。

82600 麻黄汤

《普济方》卷一三一。为《圣惠》卷九"麻黄散"之异名。见该条。

82601 麻黄汤(《普济方》卷二六一)

【组成】麻黄(去节) 升麻 大黄 黄芩 石膏各三两 甘草一两(炙) 栀子仁三合

【用法】上切。以水九升,煮取三升,分服之。愈。

【主治】乳石发,上冲头面及身体壮热,服升麻汤内解外不解者。

82602 麻黄汤(《伤寒全生集》卷二)

【组成】麻黄 桂枝 杏仁 甘草 川芎 防风 羌活

【用法】上加生姜、葱白、豆豉一撮,水煎,热服。取汁。

【主治】冬时正伤寒,头痛如斧劈,身热如火炽,恶寒体痛,腰背项强拘急,脉浮紧无汗。

【加减】若渴,加天花粉;恶心,加姜汁、半夏;泄泻,加炒苍术、升麻;元气虚,加人参,去杏仁;骨节烦痛,倍加羌活、防风、苍术;有痰,加半夏;胸胁满痛,加枳壳、桔梗。

【宜忌】中病即止,不得多服。

82603 麻黄汤(《回春》卷二)

【组成】麻黄 桂枝 川芎 杏仁 白芷 防风 羌活 升麻 甘草

【用法】上剉。加生姜三片,葱白三根,豆豉一撮,水煎,热服。以被盖出汗。

【主治】冬月正伤寒,足太阳膀胱经受邪,头疼发热恶寒,脊强,脉浮紧,无汗。

82604 麻黄汤

《明医杂著》卷六。为《圣惠》卷四"麻黄散"之异名。见该条。

82605 麻黄汤(《疮疡经验全书》卷三)

【组成】麻黄 黄连 蛇床子各五钱 蕲艾三钱 乌梅三枚 大戟 防风 白矾各八钱

【用法】上剉。煎汤熏洗。再用孩儿茶一钱,轻粉、冰片、杏仁灰各五分,为末掺之。

【主治】阴肿或疮烂。

82606 麻黄汤

《准绳·幼科》卷五。为《直指·附遗》卷八"五虎汤"之异名。见该条。

82607 麻黄汤(《准绳·幼科》卷六)

【组成】麻黄(去根节,制过) 升麻 牛蒡子(炒) 蝉壳(洗净,去足翅) 甘草各一钱

【用法】上剉细。加腊茶叶一钱,以水一盏,煎至七分,去滓服。

【功用】托里发表。

【主治】发热六七日以后,明是疹子,却不见出,此皮肤坚厚,腠理闭密,又或为风寒袭之,曾有吐利,故伏而不出。

【加减】烦渴,加石膏末四钱。

82608 麻黄汤(《幼科金针》卷上)

【组成】柴胡 麻黄 苏叶 甘草 桔梗 枳壳 橘红 防风 苏子 熟半夏

【用法】上加生姜三片,水煎服。

【功用】发散寒邪。

【主治】小儿寒嗽而多痰者。

82609 麻黄汤

《千金方衍义》卷十三。为《千金》卷十三"麻黄调心泄热汤"之异名。见该条。

82610 麻黄汤(《麻症集成》卷四)

【组成】麻黄 石膏 元红 大力子 荆芥 防风 杏仁 前胡 干葛 川芎 连翘 甘草

【用法】水煎服。

【主治】热邪在表，头痛，骨节痛。

82611 **麻黄汤**(《专治麻痧初编》卷四)

【组成】净麻黄　熟石膏　净蝉蜕　绿升麻　炙甘草

【用法】上加葱白三寸为引，水煎服。

【主治】麻疹六七日，应出不出，或风寒闭塞。

82612 **麻黄汤**(《伤科方书》)

【组成】肉桂三分　干姜五分　半夏一钱二分　厚朴七分　桔梗七分　枳壳七分　麻黄(去节)二钱　苏木五分　川芎七分　陈皮(姜汁制)一钱

【用法】水煎浓热服。

【主治】破伤风发寒者。

82613 **麻黄饮**(《圣济总录》卷七)

【组成】麻黄(去根节)二两　当归(切，焙)　芎䓖　甘草(炙)　干姜(炮)各二两　黄芩(去黑心)一两　杏仁三十枚(去皮尖双仁，炒)

【用法】上为粗末。每服五钱匕，以酒半盏，水一盏，煎至一盏，去滓，空心温服。

【主治】贼风入五脏，四肢心胁急痛，咽干口噤。

82614 **麻黄饮**(《圣济总录》卷八)

【异名】麻黄汤(原书卷一六二)。

【组成】麻黄(去根节，煎掠去沫，焙)三两　防风(去叉)　桂(去粗皮)　白术　人参　芎䓖　当归(焙)　甘草(炙，剉)各二两　干姜(炮)二两　附子(炮裂，去皮脐)一两　杏仁(汤浸，去皮尖双仁，麸炒)三十枚

【用法】上剉，如麻豆大。每服五钱匕，以水一盏半，煎取一盏，去滓温服，不拘时候。

【主治】中风，身如角弓反张，四肢不随，烦乱口噤；产后中风，腰背反折，强急疼痛。

82615 **麻黄饮**(《圣济总录》卷十二)

【组成】麻黄(去根节，先煎，掠去沫，焙)二两　防风(去叉)　赤芍药各一两半　石膏(碎)三两　羌活(去芦头)　杏仁(去皮尖双仁，炒)　甘草(炙)各一两

【用法】上为粗末。每服五钱匕，以水一盏半，煎至八分，去滓，空心温服，每日二次。

【主治】中风发热，头目昏疼，失音不语，喘息粗大，口偏吐涎，手足不随。

【加减】若牙颔冷痹舌强，加附子一枚(去皮脐)，箽竹沥少许；若渴，加麦门冬(去心)一两半，犀角屑一两。

82616 **麻黄饮**(《圣济总录》卷十五)

【组成】麻黄(去根节，煎掠去沫，焙)　大黄(剉，炒)　牡蛎(熬)　黄芩(去黑心)各二两　凝水石(碎)　石膏(碎)　赤芍药　滑石(碎)　紫石英(碎)　白石脂各四两　人参　桂(去粗皮)各一两　蛇蜕(炙)半两　龙齿(研)三两　甘草(炙)一两半

【用法】上为粗末，用绢袋盛，悬于透空处。每服五钱匕，以水一盏半，煎至八分，去滓，食后良久服。

【主治】风痫卒倒，吐沫口噤，手足瘛疭。

82617 **麻黄饮**(《圣济总录》卷四十八)

【组成】麻黄(去根节，汤煮，去浮沫)　前胡(去芦头)　白前　桑根白皮(剉)　杏仁(去皮尖双仁，炒)各一两半

【用法】上为粗末。每服三钱匕，以水一盏，加葱白三寸(切)，煎至七分，去滓温服。

【主治】肺中寒气，头痛咳逆，涕唾稠浊，鼻塞短气。

82618 **麻黄饮**(《医学纲目》卷二十)

【组成】麻黄半两(去根留节)　防风半两　羌活　石膏六钱半(煅)　黄芩四钱　滑石一两　陈皮　紫萍各七钱半　鼠黏子七钱半　缩砂二钱半　苍耳草三钱半　苍术半两　生甘草三钱半　薄荷叶一钱半　荆芥二钱半

【用法】上㕮咀。每服六钱，以水一钟半，猛火煎取六分，入好酒四五滴，去滓热服。须得通身有汗，其疮自安。甚者，服至百服之后，看汗出到何处，若自上而下出过脚腽腂，其疮自愈。

【主治】湿热症，上体生疮，或痒或痛，黄水浸淫，结痂堆起，延蔓于三阳之分，根窠小，带红肿。

【备考】方中羌活用量原缺。

82619 **麻黄饮**

《种痘新书》卷十二。为《幼幼新书》卷十八引《赵氏家传》"麻黄汤"之异名。见该条。

82620 **麻黄饮**(《疡医大全》卷二十八)

【组成】石蚕　海风藤　秦艽　地苏木　麻黄　五加皮各一两　熟地　下山虎各八两

【用法】上用好酒一大壶，煮一大炷香，出火毒，每次量情温服，至第四日须任情一醉。用后以愈风汤洗浴，发表出汗一次，汗后以粥补之。再服数日，又表一次，务要表三四次为妙。

【主治】痛风。

【宜忌】避风。

82621 **麻黄酒**

《得效》卷三。为方出《肘后方》卷四，名见《千金》卷十"麻黄醇酒汤"之异名。见该条。

82622 **麻黄酒**(《普济方》卷九十三引《鲍氏方》)

【组成】麻黄　木鳖　杏仁　大黄各等分

【用法】上以好酒一斗，煎取一升，浸别酒频服。

【主治】诸风左瘫右痪，历节走注疼痛。

82623 **麻黄散**(《外台》卷四引《深师方》)

【组成】麻黄十分(去节)　大黄十五分(炙)　附子一分(炮)　厚朴二分(炙)　苦参六分　石膏六分(碎，绵裹)　乌头六分(炮)

【用法】上药治下筛。以酒或米汁和服方寸匕，日三次，夜二次。

【主治】温病瘥愈，食复病。

82624 **麻黄散**(《鬼遗》卷二)

【组成】麻黄六分(去节)　甘草五分(炙)　干姜三分　附子三分(炮)　当归三分　白芷三分　续断三分　黄芩三分　芍药三分　桂心三分　芎䓖三分

【用法】上为散。温酒调服方寸匕，日三次，夜一次。

【功用】《普济方》：止血闷及疼痛。

【主治】金疮烦疼。

82625 **麻黄散**(《外台》卷十三引《古今录验》)

【异名】麻黄根散(《圣济总录》卷十三)。

【组成】麻黄根三分　故扇(烧屑)一分

【用法】上为散。小儿以乳调服三分，每日三次。大人每服方寸匕，每日三次。不知，益之。又以干姜三分，粉三

分捣合，以粉扑之。

【主治】❶《外台》引《古今录验》：盗汗。❷《圣济总录》：虚汗。

82626 **麻黄散**(《千金》卷十八)

【组成】麻黄半斤　杏仁百枚　甘草三两　桂心一两

【用法】上为散，别研杏仁如脂，纳药末和合。临气上时服一方寸匕，食久气未下，更服一方寸匕，日至三匕。气发便服，即止。

【主治】止气嗽。

82627 **麻黄散**(《外台》卷五引《备急方》)

【组成】麻黄(去节)　常山　杏仁(去尖皮，熬)　人参　干漆(熬)　甘草(炙)　鳖甲各二两(炙)

【用法】上为散。平旦空腹以温酒三合调服方寸匕，每日二次。宜七日连服。

【主治】瘴疟。

【宜忌】服后七日不得食杂物，忌苋菜、生葱、生菜、海藻、菘菜。

82628 **麻黄散**(《圣惠》卷三)

【组成】麻黄二两(去根节)　石膏二两　芎䓖一两　天雄一两(炮裂，去皮脐)　当归一两(剉，微炒)　甘草一两(炙微赤，剉)　赤芍药一两　桂心一两　牛膝一两(去苗)　防风一两(去芦头)　杏仁一两(汤浸，去皮尖双仁，麸炒微黄)　羚羊角屑一两

【用法】上为末。每服三钱，以水一中盏，加生姜半分，同煎至六分，去滓温服，不拘时候。

【主治】肝脏风，心神烦，四肢拘急，筋脉抽掣疼痛。

82629 **麻黄散**(《圣惠》卷四)

【异名】麻黄汤(《明医杂著》卷六)。

【组成】麻黄一两(去根节)　白术一两　防风一两(去芦头)　桂心三分　川升麻三分　芎䓖一两　茯神三分　远志三分(去心)　人参三分(去芦头)　羌活三分　当归三分(剉，微炒)　汉防己半两　甘草半两(炙微赤，剉)

【用法】上为散。每服三钱，以水一中盏，加生姜半分，煎至五分，去滓，入荆沥半合，更煎一两沸，不拘时候温服。

【主治】心脏中风。虚寒寒颤，心惊掣悸，语声混浊，口㖞，冒昧好笑。

82630 **麻黄散**(《圣惠》卷五)

【异名】秦艽汤(《圣济总录》卷五)。

【组成】麻黄一两(去根节)　石膏一两　赤茯苓三分　独活三分　山茱萸三分　秦艽三分(去苗)　细辛三分　芎䓖三分　防风三分(去芦头)　桂心三分　干姜半两(炮裂，剉)　白术三分　人参三分(去芦头)　汉防己三分　附子三分(炮裂，去皮脐)　杏仁三分(汤浸，去皮尖双仁，麸炒微黄)　甘草半两(炙微赤，剉)

【用法】上为散。每服四钱，以水一中盏，煎至六分，去滓温服，不拘时候。

【主治】脾脏中风。语音沉浊，舌强不能转，身重拘急，四肢不举。

82631 **麻黄散**(方出《圣惠》卷十九，名见《普济方》卷一八五)

【组成】麻黄五两(去根节)　桂心二两

【用法】上为散。以酒二升，慢火煎如饧。每服一茶匙，以热酒调下，不拘时候，频服以汗出为度。

【主治】风痹。营卫不行，四肢疼痛。

82632 **麻黄散**(《圣惠》卷六)

【组成】麻黄三分(去根节)　附子三分(炮裂，去皮脐)　天麻三分　白花蛇肉三分(酥拌，炒微黄)　防风三分(去芦头)　细辛三分　芎䓖三分　菖蒲三分　荆芥三分　桑根白皮三分(剉)　白蒺藜三分(微炒去刺)　杏仁三分(汤浸，去皮尖双仁，麸炒微黄)　牛黄一分(研细)　麝香一分(研细)

【用法】上为细散。每服一钱，以薄荷汤调下，不拘时候。

【主治】肺脏中风。心胸气促，项背强硬，皮肤不仁。

82633 **麻黄散**(《圣惠》卷六)

【组成】麻黄二两(去根节)　赤茯苓一两　桂心一两　桔梗一两半(去芦头)　杏仁四十九枚(汤浸，去皮尖双仁，麸炒微黄)　甘草半两(炙微赤，剉)

【用法】上为散。每服四钱，以水一中盏，煎至六分，去滓温服，不拘时候。

【主治】肺气喘急，腹胁疼痛。

82634 **麻黄散**(《圣惠》卷六)

【组成】麻黄三分(去根节)　五味子三分　桂心三分　甘草一分(炙微赤，剉)　半夏半两(汤洗七遍，去滑)　人参三分(去芦头)　干姜半两(炮裂，剉)　陈橘皮三分(汤浸，去白瓤，焙)　杏仁一两(汤浸，去皮尖双仁，麸炒微黄)

【用法】上为散。每服三钱，以水一中盏，加生姜半分，大枣三枚，煎至六分，去滓，稍热服，不拘时候。

【主治】肺脏伤风冷，语声嘶不出，喘促痰逆。

82635 **麻黄散**(《圣惠》卷九)

【组成】麻黄一两(去根节)　桂心三分　杏仁三分(汤浸，去皮尖双仁，麸炒微黄)　甘草半两(炙微赤，剉)　附子三分(炮裂，去皮脐)　芎䓖一两　赤芍药三分　白术三分

【用法】上为散。每服四钱，以水一中盏，加生姜半分，大枣三枚，煎至六分，去滓，稍热服，不拘时候。如人行五六里再服，厚覆取汗。

【主治】伤寒一日，头痛，身体百节酸疼，恶寒。

82636 **麻黄散**(《圣惠》卷九)

【异名】葱豉汤、麻黄汤(《普济方》卷一三一)。

【组成】麻黄半两(去根节)　干姜(炮裂，剉)　葱白三茎　豉一合

【用法】上剉细。以水二大盏，煎至一盏三分，去滓，分三次稍热服，不拘时候。衣盖出汗。

【主治】❶《圣惠》：伤寒初觉一日，头项腰脊痛，恶寒。❷《普济方》：伤寒一二日，头项及腰脊拘急疼痛，浑身烦热，恶寒无汗，脉紧。

82637 **麻黄散**(《圣惠》卷九)

【组成】麻黄一两(去根节)　甘草半两(炙微赤，剉)　葛根一两(剉)　厚朴一两(去粗皮，涂生姜汁，炙令香熟)

【用法】上为散。每服四钱，以水一中盏，加生姜半分，煎至六分，去滓，稍热频服，不拘时候。衣盖汗出愈。

【主治】伤寒三日不解，头痛，肌肉热。

82638 **麻黄散**(《圣惠》卷九)

【组成】麻黄二两(去根节)　葛根二两　桂心一两　豉二合　赤芍药一两　石膏二两(捣碎)

【用法】上剉细，和匀。每服半两，以水一大盏，加生姜半分、大枣三枚，煎至五分，去滓热服，不拘时候。服后便吃葱粥，衣覆取汗，如未汗出，即再煎服之。

【主治】伤寒三日不得汗，烦热闷乱。

82639 **麻黄散**（《圣惠》卷九）

【组成】麻黄三分（去根节） 葛根三分（剉） 柴胡一两（去苗） 知母三分 赤芍药一两 栀子仁三分 石膏一两半 陈橘皮半两（汤浸，去白瓤，焙） 生干地黄一两

【用法】上为散。每服四钱，以水一中盏，加生姜半分，煎至六分，去滓温服，不拘时候。

【主治】伤寒四日吐后，或壮热头痛，身体酸疼，口苦心烦。

82640 **麻黄散**（《圣惠》卷九）

【组成】麻黄二两（去根节） 当归一两（剉，微炒） 川升麻一两 知母一两 赤芍药一两 天门冬一两（去心） 桂心一两 赤茯苓一两 甘草一两（炙微赤，剉） 石膏二两 白术一两 干姜一两（炮裂，剉）

【用法】上为粗散。每服五钱，以水一大盏，加生姜半分、大枣三枚，煎至五分，去滓温服，不拘时候。

【主治】❶《圣惠》：伤寒七日大下后，脉沉迟，手足厥逆，喉咽不利，胸膈烦躁。❷《普济方》：唾脓血，泄利不止。

82641 **麻黄散**（《圣惠》卷十）

【组成】麻黄一两半（去根节） 防风一两（去芦头） 赤茯苓一两 秦艽一两（去苗） 葳蕤一两 葛根一两半 独活一两半 汉防己三分 芎䓖三分 白鲜皮三分 牡丹三分 石膏一两 桑寄生一两 甘草三分（炙微赤，剉） 黄芩一两

【用法】上为散。每服五钱，以水一大盏，煎至七分，去滓，加淡竹沥一合，更煎三两沸，分温二服，每日三四次。

【主治】伤寒阴阳痓病，头痛壮热，百节酸疼，吐逆闷绝，口噤，腰背反张，手足强直，肉热脉数。

82642 **麻黄散**（《圣惠》卷十）

【组成】麻黄（去根节） 葛根（剉） 知母 柴胡（去苗） 栀子仁 陈橘皮（汤浸，去白瓤，焙） 甘草（炙微赤，剉）各半两 石膏一两

【用法】上为粗散。每服五钱，以水一中盏，加生姜半分，煎至五分，去滓温服，不拘时候。

【主治】伤寒壮热，烦渴头痛。

82643 **麻黄散**（《圣惠》卷十一）

【组成】麻黄一两（去根节） 防风一两（去芦头） 干姜半两（炮裂，剉） 桂心半两 川乌头半两（炮裂，去皮脐）

【用法】上为细散。每服二钱，以热酒调下，不拘时候，衣覆取汗。如人行十里未有汗，再服。

【主治】阴毒伤寒，二三日不得汗，烦躁。

82644 **麻黄散**（《圣惠》卷十一）

【组成】麻黄（去根节） 木通（剉） 紫苏茎叶 赤茯苓 生干地黄 枳实（麸炒微黄） 天门冬（去心，焙）各半两 甘草一分（炙微赤，剉）

【用法】上为粗散。每服四钱，以水一中盏，加生姜半分，煎至六分，去滓温服，不拘时候。

【主治】伤寒烦热喘促。

82645 **麻黄散**（《圣惠》卷十一）

【组成】麻黄一两（去根节） 甘草三分（炙微赤，剉） 赤芍药三分 桂心半两 杏仁半两（汤浸，去皮尖双仁，麸炒微黄） 石膏一两半（杵碎）

【用法】上剉细，拌令匀，分为三服。每服以水一大盏半，煎至一盏，去滓，分二次温服。不拘时候，如人行五七里再服。以汗出为度。

【主治】伤寒头痛，百节酸疼，气壅烦喘。

82646 **麻黄散**（《圣惠》卷十二）

【组成】麻黄三分（去根节） 川升麻一分 葛根一分（剉） 前胡半两（去芦头） 猪苓半两（去黑皮） 知母一分 枳壳半两（麸炒微黄，去瓤） 甘草一分（炙微赤，剉） 贝母三分（煨令微黄）

【用法】上为散。每服四钱，以水一中盏，加生姜半分，煎至六分，去滓温服，不拘时候。

【主治】伤寒咳嗽，胸膈壅闷，心神烦躁。

82647 **麻黄散**（《圣惠》卷十二）

【组成】麻黄一两（去根节） 桔梗半两（去芦头） 五味子半两 桂心一分 甘草一分（炙微赤，剉） 知母半两 紫苏子半两（微炒）

【用法】上为细散。每服一钱，如茶煎五七沸，稍热服，不拘时候。

【主治】伤寒风冷入肺，咳嗽不止。

82648 **麻黄散**（《圣惠》卷十三）

【组成】麻黄一两（去根节） 桂心半两 羌活半两 赤芍药半两 桔梗半两（去芦头） 川大黄一两（剉碎，微炒） 诃黎勒一两（用皮） 甘草三分（炙微赤，剉） 麦蘖一两（炒令微黄）

【用法】上为细散。每服二钱，以水一小盏，煎至五分，和滓温服，不拘时候。

【主治】两感伤寒内实，气逆不顺，皮肉干燥。

82649 **麻黄散**（《圣惠》卷十四）

【组成】麻黄三分（去根节） 桔梗一两（去芦头） 天门冬一两（去心） 白蒺藜一两（微炒，去刺） 五味子一两 紫苏茎叶一两

【用法】上为散。每服四钱，以水一中盏，加生姜半分，煎至六分，去滓温服，不拘时候。

【主治】伤寒后肺痿劳嗽，四肢烦疼，痰唾不止。

82650 **麻黄散**（《圣惠》卷十四）

【组成】麻黄一两（去根节） 细辛一两 独活一两 丹参三分 牛膝三分（去苗） 萆薢三分（剉） 黄耆三分（剉） 桂心一分 防风一两（去芦头） 当归二两 羚羊角屑一两 磁石二两（捣碎，水淘去赤汁）

【用法】上为散。每服四钱，以水一中盏，加生姜半分，煎至六分，去滓，食前温服。

【主治】伤寒后风毒攻腰脚，骨节疼痛。

82651 **麻黄散**（《圣惠》卷十五）

【组成】麻黄一两（去根节） 赤芍药一两 桂心半两 甘草半两（炙微赤，剉） 细辛半两 杏仁三分（汤浸，去皮尖双仁，麸炒微黄）

【用法】上为散。每服四钱，以水一中盏，煎至六分，去滓热服，不拘时候，衣覆取汗。

【主治】时气三日，表不解，热毒相搏，或呕或嗽。

82652 **麻黄散**(《圣惠》卷十五)

【组成】麻黄一两(去根节) 黄耆一两(剉) 石膏一两半 天门冬二分(去心) 人参一两(去芦头) 杏仁一两(汤浸,去皮尖,生用) 甘草三分(剉,生用)

【用法】上为散。每服五钱,以水一大盏,加生姜半分,煎至五分,去滓温服,不拘时候。

【主治】时气头痛,咳嗽烦闷。

82653 **麻黄散**(《圣惠》卷十六)

【组成】麻黄三分(去根节) 柴胡一两(去苗) 赤茯苓三分 地骨皮三分 人参一两(去芦头) 赤芍药三分

【用法】上为散。每服四钱,以水一中盏,煎至六分,去滓温服,不拘时候。

【主治】时气余热不解,身体疼痛。

82654 **麻黄散**(《圣惠》卷十六)

【组成】麻黄三分(去根节) 桔梗三分(去芦头) 川乌头一分(炮裂,去皮脐) 人参三分(去芦头) 细辛三分 白术三分 桂心三分 干姜三分(炮裂,剉) 防风三分(去芦头) 吴茱萸一分(汤浸七遍,焙干微炒) 川椒一分(去目及闭口者,微炒出汗) 川大黄三分(剉碎,微炒)

【用法】上为细散。每服二钱,空心温酒调下。

【功用】预防瘟疫。

【主治】时气相染易,即须回避者。

82655 **麻黄散**(《圣惠》卷十七)

【组成】麻黄一两(去根节) 川大黄三分(剉碎,微炒) 黄芩半两 桂心半两 甘草半两(炙微赤,剉) 赤芍药半两

【用法】上为细散。每服二钱,以新汲水调下,不拘时候。服后盖衣取汗,未汗再服。

【主治】热病一日,头痛壮热。

82656 **麻黄散**(《圣惠》卷十七)

【组成】麻黄二两(去根节) 川大黄一两(剉碎,微炒) 葛根一两(剉) 甘草半两(炙微赤,剉) 桂心一两 柴胡一两(去苗) 赤芍药一两

【用法】上为散。每服五钱,以水一大盏,加生姜半分,煎至五分,去滓热服,不拘时候。衣盖取汗。

【主治】热病二日,头痛壮热,肢节不利。

82657 **麻黄散**(《圣惠》卷十七)

【组成】麻黄二两(去根节) 知母一两 赤芍药一两半 葛根一两 黄芩半两 甘草半两(炙微赤,剉) 白药半两 栀子仁半两 细辛半两 柴胡半两(去苗) 石膏二两

【用法】上为粗散。每服五钱,以水一大盏,加生姜半分,煎至五分,去滓,稍热服,不拘时候。衣盖取汗。

【主治】热病三日,头疼壮热。

82658 **麻黄散**(《圣惠》卷十七)

【组成】麻黄一两(去根节) 桂心半两 川大黄三分(剉碎,微炒) 茵陈一两 细辛半两 柴胡半两(去苗) 甘草半两(炙微赤,剉) 栝楼根一两

【用法】上为粗散。每服五钱,以水一大盏,煎至五分,去滓温服,不拘时候。

【主治】热病四日,毒气内攻,身体疼痛,壮热头重,烦渴不止。

82659 **麻黄散**(《圣惠》卷十八)

【组成】麻黄三分(去根节) 大麻仁一两 前胡三分(去芦头) 桑根白皮一两(剉) 麦门冬一两半(去心,焙) 紫苏子三分 甘草半两(炙微赤,剉) 杏仁一两(汤浸,去皮尖双仁,麸炒微黄)

【用法】上为粗散。每服五钱,以水一大盏,煎至五分,去滓温服,不拘时候。

【主治】热病咳嗽不止,心胸烦闷,上气喘促。

82660 **麻黄散**(《圣惠》卷十九)

【异名】麻黄汤(《圣济总录》卷七)。

【组成】麻黄一两(去根节) 汉防己一两 黄芩一两 桂心一两 赤芍药一两 甘草半两(炙微赤,剉) 防风一两(去芦头) 人参一两(去芦头) 附子一两(炮裂,去皮脐)

【用法】上为散。每服四钱,以水一中盏,加生姜半分,煎至六分,去滓温服,不拘时候。

【主治】中风。身体缓弱,口眼不正,舌强难语,奄奄忽忽,神情闷乱。

82661 **麻黄散**(《圣惠》卷十九)

【组成】麻黄二两(去根节) 石膏二两 当归一两(剉,微炒) 芎䓖一两 甘草半两(炙微赤,剉) 茯神一两 桂心一两 黄芩一两 杏仁五十枚(汤浸,去皮尖双仁,麸炒微黄)

【用法】上为粗散。每服半两,以水一大盏,煎至七分,去滓温服,不拘时候。

【主治】风癔。舌强不能言,四肢拘急,心神恍惚,不知人。

82662 **麻黄散**(《圣惠》卷十九)

【组成】麻黄三分(去根节) 羌活三分 桂心半两 黄芩半两 防风三分(去芦头) 羚羊角屑半两 附子三分(炮裂,去皮脐) 赤茯苓三分 甘草半两(炙微赤,剉) 芎䓖三分 蔓荆子半两 酸枣仁半两

【用法】上为散。每服四钱,以水一中盏,煎至五分,去滓,入淡竹沥一合,更煎一两沸,温服,不拘时候。衣覆取汗,避风。

【主治】风痉。身体强直,口噤不能言,神思昏闷。

82663 **麻黄散**(《圣惠》卷十九)

【组成】麻黄三两(去根节) 汉防己二两 桂心二两 独活一两 秦艽一两(去苗) 细辛一两 芎䓖一两 干姜半两(炮裂,剉) 黄芩一两 杏仁一两(汤浸,去皮尖双仁,麸炒微黄) 当归一两 甘草半两(炙微赤,剉)

【用法】上为散。每服四钱,以水一中盏,煎至六分,去滓,稍热频服,不拘时候。以汗出为度。

【主治】风痱。身体不收,不能言语,冒昧不识人。

82664 **麻黄散**(《圣惠》卷十九)

【组成】麻黄一两(去根节) 芎䓖一两 川升麻一两 防风一两(去芦头) 汉防己一两 桂心一两 羚羊角屑一两 酸枣仁一两 秦艽半两(去苗)

【用法】上为散。每服四钱,以水一中盏,煎至五分,去滓,入竹沥一合,更煎一两沸,温服,不拘时候。

【主治】中风。口面㖞斜,筋脉拘急。

82665 **麻黄散**(《圣惠》卷十九)

【组成】麻黄一两(去根节) 防风一两(去芦头) 附子

一两(炮裂,去皮脐) 芎䓖一两 桂心一两 黄芩一两 赤芍药一两 人参一两(去芦头) 秦艽一两(去苗) 茵芋一两 甘草一两(炙微赤,剉)

【用法】上为粗散。每服四钱,以水一中盏,加生姜半分,煎至六分,去滓温服,不拘时候。

【主治】风痹。四肢懈惰,不能自举。

82666 **麻黄散**(《圣惠》卷十九)

【组成】麻黄三两(去根节) 芎䓖一两 莽草一两(微炒) 当归一两(剉,微炒) 天雄一两(炮裂,去皮脐) 桂心一两 五加皮一两 白术一两 杏仁一两(汤浸,去皮尖双仁,麸炒微黄)

【用法】上为粗散。每服四钱,以水一中盏,加生姜半分,煎至六分,去滓温服,不拘时候。

【主治】风湿痹。面如针刺,身体不仁,汗出短气,不能饮食。

82667 **麻黄散**(《圣惠》卷十九)

【异名】海桐皮汤(《圣济总录》卷二十)。

【组成】麻黄二两(去根节) 天门冬三两(去心,焙) 汉防己一两 海桐皮一两(剉) 丹参一两 桂心一两 侧子半两(炮裂,去皮脐) 甘草二两(炙微赤,剉)

【用法】上为粗散。每服四钱,以水一大盏,加生姜半分,煎至七分,去滓,分二次温服,不拘时候。

【主治】风湿痹,肌肤不仁。

82668 **麻黄散**(《圣惠》卷十九)

【组成】麻黄三分(去根节) 乌蛇二两(酒浸,炙令黄,去皮骨) 白术三分 茵芋三分 防风三分(去芦头) 蜥蜴一分(微炒,去足) 桂心三分 附子一两(炮裂,去皮脐) 当归三分(剉,微炒)

【用法】上为细散。每服一钱,以豆淋酒调下,不拘时候。

【主治】风血痹。肌肤不仁,四肢缓弱。

82669 **麻黄散**(《圣惠》卷二十)

【组成】麻黄一两半(去根节) 当归一两(剉,微炒) 芎䓖半两 茵芋半两 桂心一两 萆薢半两(剉) 干姜半两(炮裂,剉) 黄芩三分 甘草三分(炙微赤,剉)

【用法】上为粗散。每服三钱,以水六分,煎至三分,次入酒四分,更煎三两沸,去滓温服,不拘时候。

【主治】贼风。身体及心腹疼痛,四肢不利。

82670 **麻黄散**(《圣惠》卷二十一)

【组成】麻黄一两(去根节) 防风一两(去芦头) 附子一两(炮裂,去皮脐) 芎䓖一两 桂心一两 犀角屑三分 前胡三分(去芦头) 赤芍药三分 人参三分(去芦头) 甘草半两(炙微赤,剉) 杏仁三分(汤浸,去皮尖双仁,麸炒微黄)

【用法】上为粗散。每服四钱,以水一中盏,煎至六分,去滓温服,不拘时候。

【主治】偏风。手足不遂,失音不语,口眼㖞斜。

82671 **麻黄散**(《圣惠》卷二十一)

【组成】麻黄二两(去根节) 防风二两(去芦头) 羚羊角屑一两 独活一两 五加皮一两 前胡二两(去芦头) 桂心一两 附子一两(炮裂,去皮脐) 人参一两(去芦头) 芎䓖一两 当归一两 石膏二两 杏仁一两(汤浸,去皮尖双仁,麸炒微黄) 甘草一两(炙微赤,剉)

【用法】上为粗散。每服四钱,以水一中盏,加生姜半分,煎至六分,去滓温服,不拘时候。

【主治】卒中风,身如角弓反张,口噤不语。

82672 **麻黄散**(《圣惠》卷二十一)

【组成】麻黄一两(去根节) 羌活三分 附子三分(炮裂,去皮脐) 防风三分(去芦头) 桂心三分 薏苡仁三分 羚羊角屑三分 芎䓖一两 当归一两 甘草半两(炙微赤,剉) 杏仁一两(汤浸,去皮尖双仁,麸炒微黄)

【用法】上为粗散。每服四钱,以水一中盏,加生姜半分,煎至六分,去滓稍热服,不拘时候。

【主治】卒中风,身如角弓反张,眼斜口噤。

82673 **麻黄散**(《圣惠》卷二十二)

【组成】麻黄二两(去根节) 附子一两(炮裂,去皮脐) 白茯苓一两 独活一两 吴茱萸半两(汤浸七遍,焙干,微炒) 秦艽一两(去苗) 防风一两(去芦头) 细辛一两 芎䓖一两 桂心一两 干姜一两(炮裂,剉) 白术一两 人参一两(去芦头) 汉防已一两 甘草半两(炙微赤,剉) 杏仁一两(汤浸,去皮尖双仁,麸炒微黄)

【用法】上为散。每服四钱,以水一中盏,加生姜半分,煎至六分,去滓温服,不拘时候。

【主治】柔风。两脚疼痛,缓弱不仁,风经五脏,心神烦乱,肢节无力。

【宜忌】忌生冷、油腻。

82674 **麻黄散**(《圣惠》卷二十三)

【组成】麻黄二两(去根节) 桂心一两 葛根二两(剉) 犀角屑一两 地骨皮一两 丹参一两 白术一两 独活一两 芎䓖一两 石膏一两 甘菊花一两 甘草半两(炙微赤,剉)

【用法】上为粗散。每服四钱,以水一中盏,煎至六分,去滓温服,不拘时候。

【主治】中风。半身不遂,头目昏痛,心烦体热。

【宜忌】忌油腻、毒滑、鱼肉。

82675 **麻黄散**(《圣惠》卷二十三)

【组成】麻黄四两(去根节) 羌活半两 芎䓖半两 荆芥半两 附子半两(炮裂,去皮脐) 独活半两 防风半两(去芦头) 天麻半两 甘草半两(炙微赤,剉) 赤芍药半两 桂心半两 槟榔半两

【用法】上为细散。每服一钱,以温酒调下,不拘时候。

【功用】轻利四肢,宣祛风毒。

【主治】中风,偏枯不遂。

82676 **麻黄散**(《圣惠》卷二十六)

【组成】麻黄一两(去根,剉) 五味子一两 前胡一两半(去芦头) 杏仁一两(汤浸,去皮尖双仁,麸炒微黄) 细辛一两 桂心一两 半夏半两(汤洗七遍,去滑) 紫苏茎叶一两 汉防已一两 陈橘皮一两(汤浸去白瓤,焙) 桑根白皮一两(剉) 槟榔一两

【用法】上为散。每服三钱,以水一中盏,加生姜半分,煎至六分,去滓温服,不拘时候。

【主治】肺劳。气喘鼻张,面目苦肿,心胸不利。

【宜忌】忌饴糖、生冷、羊肉。

82677 **麻黄散**(《圣惠》卷二十六)

【组成】麻黄一两(去根节) 杏仁一两(汤浸,去皮尖双仁,麸炒微黄) 桂心半两 五味子三分 麦门冬一两(去心) 细辛半两 诃黎勒一两半(煨,用皮) 甘草半两(炙微赤,剉) 紫苏子半两(微炒)

【用法】上为粗散。每服三钱,以水一中盏,加生姜半分,大枣三枚,煎至六分,去滓温服,不拘时候。

【主治】气极肺虚,上气喘急。

82678 麻黄散(《圣惠》卷四十二)

【组成】麻黄一两(去根节) 杏仁一两(汤浸,去皮尖双仁,麸炒微黄) 赤茯苓一两 桑根白皮一两(剉) 紫苏茎叶一两 陈橘皮一两(汤浸,去白瓤,焙) 甜葶苈一两(隔纸烧令紫色)

【用法】上为散。每服五钱,以水一盏,加生姜半分,煎至五分,去滓温服,不拘时候。

【主治】久上气喘急,坐卧不得。

82679 麻黄散(《圣惠》卷四十二)

【组成】麻黄二两(去根节) 甘草一两(炙微赤,剉) 桂心一两 马兜铃一两 杏仁一两(汤浸,去皮尖双仁,麸炒微黄) 细辛一两

【用法】上为散。每服五钱,以水一大盏,加生姜半分,煎至五分,去滓温服,不拘时候。

【主治】卒上气喘急,气奔欲绝。

82680 麻黄散(《圣惠》卷四十二)

【异名】射干汤(《圣济总录》卷一二二)。

【组成】麻黄一两(去根节) 紫菀一两(洗去苗土) 射干一两 款冬花一两 细辛三分 五味子三分 半夏半两(汤洗七遍,去滑)

【用法】上为散。每服五钱,以水一大盏,加生姜半分,大枣三枚,煎至五分,去滓温服,每日三四次。

【主治】❶《圣惠》:上气,喉中作水鸡声。❷《圣济总录》:风热客搏于肺脾经,血脉壅遏,喉间肿痛,语声不出。

82681 麻黄散(《圣惠》卷四十五)

【组成】麻黄三分(去根节) 防风三分(去芦头) 桂心半两 当归半两(剉碎,微炒) 槟榔半两 黄芩三分 独活三分 甘草半两(炙微赤,剉) 川升麻三分 犀角屑三分 赤茯苓三分

【用法】上为散。每服四钱,以水一中盏,加生姜半分,煎至六分,去滓温服,不拘时候。

【主治】脚气缓弱,顽痹少力,语涩心烦。

82682 麻黄散(《圣惠》卷四十五)

【组成】麻黄一两(去根,剉) 防风三分(去芦头) 桂心半两 当归三分 川升麻三分 槟榔一两 犀角屑三分 赤茯苓一两

【用法】上为散。每服四钱,以水一中盏,加生姜半分,煎至六分,去滓温服,不拘时候。

【主治】风毒脚气,顽痹无力,言语謇涩。

82683 麻黄散(《圣惠》卷四十六)

【组成】麻黄一两(去根节) 甘草半两(炙微赤,剉) 阿胶一两(捣碎,炒令黄燥) 干姜三分(炮裂,剉) 杏仁一两(汤浸,去皮尖双仁,麸炒微黄)

【用法】上为散。每服三钱,以水一中盏,加大枣三枚,煎至六分,去滓温服,不拘时候。

【主治】咳嗽上气。

82684 麻黄散(《圣惠》卷四十六)

【组成】麻黄一两(去根节) 桑根白皮一两(剉) 甜葶苈一两(隔纸炒令紫色) 五味子三分 白前三分 甘草半两(炙微赤,剉) 木通三分(剉) 川大黄一两半(剉碎,微炒) 黄耆一两(剉) 陈橘皮三分(汤浸,去白瓤,焙)

【用法】上为散。每服四钱,以水一中盏,加生姜半分,煎至六分,去滓温服,不拘时候。

【主治】久咳嗽,肺壅上气,坐卧不安。

82685 麻黄散(《圣惠》卷五十四)

【组成】麻黄二两(去根节) 石膏三两(研) 白术二两 附子二两(炮裂,去皮脐) 汉防己二两 桑根白皮二两(剉)

【用法】上为散。每服五钱,以水一大盏,加大枣二枚、生姜半分,煎至五分,去滓温服,不拘时候。

【主治】风水。遍身肿满,骨节酸痛,恶风脚弱,皮肤不仁。

82686 麻黄散(《圣惠》卷六十九)

【组成】麻黄一两(去根节) 防风一两(去芦头) 人参一两(去芦头) 黄芩一两 赤芍药一两 附子一两(炮裂,去皮脐) 芎䓖一两 甘草一两(炙微赤,剉) 独活一两 赤茯苓一两 杏仁一两(汤浸,去皮尖双仁,麸炒微黄) 羚羊角屑三分

【用法】上为粗散。每服四钱,以水一中盏,加生姜半分,煎至六分,去滓温服,不拘时候。

【主治】妇人中风,身体缓急,口眼不正,舌强不能语,奄奄惚惚,神情闷乱。

82687 麻黄散(《圣惠》卷六十九)

【组成】麻黄一两(去根节) 羚羊角屑一两 羌活一两 桂心半两 防风三分(去芦头) 细辛三分 枳壳一两(麸炒微黄,去瓤) 川升麻三分 甘草半两(炙微赤,剉)

【用法】上为粗散。每服三钱,以水一中盏,加生姜半分、薄荷三七叶,煎至六分,去滓温服,不拘时候。

【主治】妇人中风,身如角弓反张,咽喉胸膈痰壅不利。

82688 麻黄散(《圣惠》卷七十四)

【异名】防风独活汤(《普济方》卷三三九)。

【组成】麻黄一两(去根节) 独活一两 防风一两(去芦头) 桂心半两 芎䓖三分 当归二两(剉,微炒) 羚羊角屑半两 酸枣仁一两 川升麻半两 秦艽半两(去苗) 杏仁三分(汤浸,去皮尖双仁,麸炒微黄) 甘草半两(炙微赤,剉)

【用法】上为散。每服四钱,以水一中盏,加生姜半分,煎至六分,去滓,入竹沥半合,温服,不拘时候。

【主治】妊娠中风,身如角弓反张,口噤语涩。

82689 麻黄散(《圣惠》卷七十四)

【组成】麻黄一两(去根节) 桂心一两 甘草半两(炙微赤,剉) 赤芍药一两 石膏二两 柴胡一两(去苗)

【用法】上为散。每服三钱,以水一中盏,加生姜半分,煎至六分,去滓温服,不拘时候。

【主治】妊娠五月六月,伤寒头疼,壮热,四肢烦疼。

82690 麻黄散(《圣惠》卷七十四)

【组成】麻黄一两(去根节) 前胡一两(去芦头) 人

参一两(去芦头) 赤芍药一两 知母一两 石膏二两 黄芩一两 桔梗一两(去芦头)

【用法】上为散。每服四钱,以水一中盏,加葱白五寸,生姜半分,大枣三枚,煎至六分,去滓温服,不拘时候。

【主治】妊娠伤寒,头痛壮热,肢节烦疼。

82691 麻黄散(《圣惠》卷七十四)

【组成】麻黄一两(去根节) 赤芍药一两 甘草一两(炙微赤,剉) 葛根一两(剉) 柴胡半两(去苗) 黄芩一两 石膏二两 麦门冬一两(去心)

【用法】上为散。每服四钱,以水一中盏,加生姜半分,煎至六分,去滓温服,不拘时候。

【主治】妊娠五月或七八月,卒患时气,烦热口干,心躁头痛,四肢烦疼,不得安卧。

82692 麻黄散(《圣惠》卷七十四)

【组成】麻黄(去根节) 陈橘皮(汤浸,去白瓤,焙) 前胡(去芦头)各一两 半夏(汤浸七遍,去滑) 人参(去芦头) 白术 枳壳(麸炒微黄,去瓤) 贝母(煨微黄) 甘草(炙微赤,剉)各半两

【用法】上为散。每服四钱,以水一中盏,加葱白五寸,生姜半分,大枣三枚,煎至六分,去滓温服,不拘时候。

【主治】妊娠外伤风冷,痰逆咳嗽,不思饮食。

82693 麻黄散(《圣惠》卷七十八)

【组成】麻黄(去根节) 白术 独活各一两

【用法】上为散。每服四钱,以水、酒各半盏,煎至六分,去滓温服,不拘时候。

【主治】产后中风痉,通身拘急,口噤,不知人事。

82694 麻黄散(《圣惠》卷七十八)

【组成】麻黄一两(去根节) 桂心三分 杏仁半两(汤浸,去皮尖双仁,麸炒微黄) 人参三分(去芦头) 白术三分 干姜二两(炮裂,剉) 芎䓖三分 厚朴三分(去粗皮,涂生姜汁,炙令香熟) 附子三分(炮裂,去皮脐) 甘草半两(炙微赤,剉)

【用法】上为粗散。每服四钱,以水一中盏,加生姜半分,大枣三枚,煎至五分,去滓,稍热服。以衣覆取微汗,如人行五七里未汗,即再服。

【主治】产后伤寒三日以前,头项腰脊俱痛,发汗不出,烦躁。

82695 麻黄散(《圣惠》卷八十三)

【组成】麻黄半两(去根节) 甘草半两(炙微赤,剉) 五味子半两 桂心三分 半夏一分(汤洗七遍,去滑)

【用法】上为粗散。每服一钱,以水一小盏,加生姜少许,煎至五分,去滓,分二次服,不拘时候。

【主治】小儿咳逆,上气喘促,不得安卧。

82696 麻黄散(《圣惠》卷八十四)

【组成】麻黄半两(去根节) 甘草半两(炙微赤,剉) 川大黄一分(剉碎,微炒) 石膏一两 杏仁一分(汤浸,去皮尖双仁,麸炒微黄) 赤芍药半两

【用法】上为粗散。每服一钱,以水一小盏,煎至五分,去滓温服,不拘时候。

【主治】小儿伤寒体热,头痛心烦。

82697 麻黄散(《圣惠》卷八十四)

【组成】麻黄半两(去根节) 川大黄一两(剉碎,微炒) 木通半两(剉) 射干一分 皂荚子二十枚(煨熟) 桂心半两

【用法】上为粗散。每服一钱,以水一小盏,煎至五分,去滓温服,不拘时候。

【主治】小儿伤寒,咳嗽气急。

82698 麻黄散

《圣惠》卷八十五。为《外台》卷三十五引《古今录验》"麻黄五痫散"之异名。

82699 麻黄散

《圣惠》卷九十。为《千金》卷五"麻黄汤"之异名。见该条。

82700 麻黄散(《医方类聚》卷二十引《神巧万全方》)

【异名】麻黄汤(《圣济总录》卷九)。

【组成】麻黄 防风各三分 芎䓖 防己 附子(炮) 人参 芍药 黄芩 甘草(炙) 桂心各半两 石膏三两 杏仁二十粒 羚羊角屑一两

【用法】上为末。每服四钱,以水一大盏,加生姜半分,竹沥一合半,生葛汁一合,同煎七分服之。

【主治】风痱。

【宜忌】忌生冷、酢滑、猪牛马驴肉、蒜、麦、酒。

82701 麻黄散(《普济方》卷一五二引《护命》)

【组成】麻黄(去根)三分 牡丹皮(去心) 桔梗 羌活 独活 细辛 荆芥穗各一两

【用法】上为细末。每服五钱,用水一碗,加椒五十粒,茶末半钱,煎取浓汁调下药末,不拘时候,和滓吃。厚盖衣被发大汗,一服安效。

【功用】发汗。

【主治】疫毒在表。热病疫毒病一日两日,头痛壮热,浑身发热如火,眼目昏眩,项背强急,脉浮数。

82702 麻黄散(《圣济总录》卷一七〇)

【组成】麻黄七节(以儿中指节比) 薄荷(全者)七叶 干蝎(全者)一枚

【用法】上药各炒黄色,合为细散。每服半钱匕,温薄荷水调下。服后略以衣被盖之,汗出立愈。

【主治】小儿慢惊风,因转泻虚极,多睡善欠。

82703 麻黄散(《圣济总录》卷一八二)

【组成】麻黄(去根节) 升麻各半两 消石(研)一两

【用法】上为散。每服半钱匕,井华水调下,空心、日晚各一次。

【主治】小儿丹,若入腹及下部阴卵,百药不愈者。

82704 麻黄散(《幼幼新书》卷二十引《吉氏家传》)

【组成】麻黄根一分(焙) 麦麸半两(炒黄黑色)

【用法】上为细末。每服半钱至一钱,猪耳煎汤调下。

【主治】小儿胃热盗汗,及衣厚伤温汗出。

82705 麻黄散(《本事》卷三)

【组成】麻黄一两一分(去根节) 羌活一两(去芦头) 黄芩三分(去皮) 细辛(真华阴者,去叶) 黄耆各半两(蜜炙)

【用法】上为粗末。每服五钱,以水二盏,煎至八分,去滓温服。接续三四服。有汗慎风。

【功用】发汗。

【主治】历节。

82706 **麻黄散**(《杨氏家藏方》卷八)

【组成】阿胶(蛤粉炒) 皂角(去皮,炙令黄色) 杏仁(去皮尖,炒) 甘草(炙) 麻黄(去节,称)各半两

【用法】上为细末。每服二钱,临卧白汤调下。

【主治】肺感寒邪,暴生咳嗽,涎痰上喘。

82707 **麻黄散**(《局方》卷四宝庆新增方)

【组成】麻黄十两(去根节) 款冬花(去芦枝梗) 诃子皮(去核) 甘草(爁)各五两 桂六两(去皮,不见火) 杏仁三两(去皮尖,麸炒)

【用法】上为细末。每服二钱,以水一盏,加好茶一钱,同煎八分,食后夜卧通口服。如半夜不能煎,但以药末入茶和匀,沸汤点,或干咽亦得。

【主治】久近肺气咳嗽,喘急上冲,坐卧不安,痰涎壅塞,咳唾稠黏,脚手冷痹,心胁疼胀。兼伤风咳嗽,膈上不快。

【宜忌】忌鱼、酒、炙煿、猪肉、腥臊物。

82708 **麻黄散**(《兰室秘藏》卷中)

【组成】防风 藁本各三分 羊胫骨灰 当归身 熟地黄各六分 草豆蔻仁 升麻 黄连各一钱 羌活一钱五分 麻黄(不去节) 草龙胆(酒洗) 生地黄各二钱 细辛少许

【用法】上为细末。先用温水漱口净,擦之。

【主治】冬寒时分,寒湿脑痛,项筋急,牙齿动摇疼痛。

【备考】本方方名,《医学纲目》引作"黄连散"。

82709 **麻黄散**(《医方类聚》卷二六三引《医林方》)

【组成】麻黄(去节)半两 人参三钱 杏仁三钱(去皮尖,微炒)

【用法】上为细末。每服一钱,水一盏,生姜同煎,去滓,食后温服。

【主治】小儿冬月伤寒,连声呷呀,咳嗽不绝者。

82710 **麻黄散**(《普济方》卷五十一)

【组成】麻黄 甘草 杏仁各三两

【用法】上为末。以酒调下一钱,每日三次。

【主治】面皯皰。

82711 **麻黄散**(《普济方》卷三四〇)

【组成】麻黄一钱 赤芍药 柴胡各半钱 甘草三分半

【用法】上㕮作二服。以水一盏,加生姜三片,煎至八分,温服。

【主治】妊娠六七月,感时气烦热,口干烦躁,头痛。

82712 **麻黄散**(《普济方》卷三八七)

【组成】麻黄二两 甘草 人参 知母(去心)各二两半 陈皮一分 桔梗 阿胶(炒) 百部各半两

【用法】上为末。三岁儿每服一钱,以水半盏,煎至三分服。

【主治】小儿咳嗽。

82713 **麻黄散**(《普济方》卷三九〇)

【组成】人参 茯苓 黄耆(蜜炙) 龙骨 牡蛎(煅) 麻黄根各等分

【用法】上为末。每服一钱,以水半盏,加生姜、大枣,煎至三分服。

【主治】小儿盗汗日久,口干烦渴,消瘦少力。

82714 **麻黄散**(《奇效良方》卷六十三)

【组成】麻黄 杏仁 桑白皮 甘草各八分 紫菀 天门冬各二钱半 桔梗一钱七分 竹茹弹子大

【用法】上作一服,以水二钟,煎至一钟,去滓,入蜜半匙,再煎二沸,不拘时候服之。

【主治】妊娠咳嗽不止,胎动不安。

82715 **麻黄散**(《痘疹全书》)

【组成】升麻(酒洗) 麻黄(蜜酒同炒) 人中黄 牛蒡子(炒) 蝉壳(去土足翅)

【用法】水煎服。

【主治】❶《痘疹全书》:毒气拂郁于内,疹子淹延不出,毛孔尽闭,皮肤干燥。❷《古方选注》:严寒之时风邪袭肺,玄窍为寒所闭,痧疹不得出,目微红,泪汪汪,鼻塞喘嗽,咽肿。

【方论选录】《古方选注》:蜜酒炒麻黄温卫发汗,酒炒升麻入营开泄温风,佐以人中黄清解温热,使以牛蒡、蝉蜕祛风出疹。

82716 **麻黄散**(《麻科活人》卷一)

【组成】麻黄(蜜同酒炒黑) 枳壳 赤茯苓 木通 苏叶 前胡 葛根 连翘 牛蒡子 蝉蜕 红花

【用法】上以葱白为引,水煎服。

【主治】腠理闭密,麻疹难现。

82717 **麻黄散**(《疡医大全》卷二十八)

【组成】乳香 没药 黄柏 麻黄根 万年灰(即陈石灰) 水龙骨各等分

【用法】上为末掺之,贴夹纸膏收其毒水。

【主治】漏蹄风。

82718 **麻黄散**(《杂病源流犀烛》卷二)

【组成】麻黄(蜜酒炒) 蝉蜕(焙) 升麻(酒炒) 牛蒡子(炒)

【主治】疹子出迟。

82719 **麻黄散**(《绿槐堂疹症方论》)

【组成】麻黄八分 升麻一钱 干葛二钱 川芎二钱 大力子二钱 薄荷一钱 木通一钱 天麻一钱 蝉蜕二钱 桔梗二钱 陈皮三钱 旋覆花四分 红花四分 前胡二钱

【用法】为散服。

【主治】疹症毒气郁内,淹延不出,毛孔尽闭,皮肤干燥,身热喷嚏。

82720 **麻黄粥**(方出《证类本草》卷八引《必效方》,名见《圣惠》卷十七)

【组成】麻黄一大两(去节)

【用法】以水四升煮,去沫,取二升,去滓,加米一匙及豉,为稀粥,取强一升。先作熟汤洗浴,淋头百余碗,然后服粥。厚覆取汗,于夜最佳。

【主治】天行一二日。

82721 **麻黄煎**(《千金》卷二十一)

【组成】麻黄 茯苓各四两 防风 泽漆 白术各五两 杏仁 大戟 清酒各一升 黄耆 猪苓各三两 泽泻四两 独活八两 大豆二升(水七升,煮取一升)

【用法】上㕮咀。以豆汁、酒及水一斗合煮,取六升,分六七服,一日一夜令尽。当小便极利为度。

【功用】利小便。

【主治】风水,通身肿欲裂。

82722 **麻黄膏**(《普济方》卷九十一引《宣明论》)

【组成】麻黄

【用法】采麻黄一秤,拣去根,一寸长,取东流水三石三斗,以无油腻铛盛五斗者,先煮五沸,掠去沫,逐渐添水,煮至三五斗以来,滤去麻黄,淘在盆中,澄定良久,滤去滓,取清者,铛内再熬至一斗,再澄再滤,取汁再熬至升半为度,只是搅动,勿令着底。澄时须盖覆,不得飞入尘土。其膏放一二年不妨。如膏稠,用水解熬,再匀服之,甚效。

【主治】中风不省人事,卒然倒地。

82723 **麻黄膏**(《活人心统》卷一)

【组成】麻黄二十斤(去根,净,捣碎,用水三斗,慢火煎浓汁如膏,入后药末) 白附子 川乌头 两头尖(即竹节江乌也,草乌亦可,以豆腐煮过用) 川芎 川当归 何首乌(去皮,不可用铁刀,只用竹刀切片用) 防风(去芦) 荆芥穗 白术各四两

【用法】上为末。入麻黄膏和匀,作饼如古钱大,晒干或阴干,纸包吊在透风处,勿使黑。每服一饼,葱汤化下,使汗出,密室内服。

【主治】风气痹木,半身不遂,手足瘫痪不仁,或走注疼痛,历节等症。

82724 **麻黄膏**(《医学心悟》卷六)

【组成】雄猪油四两 斑蝥三个 麻黄五钱 蓖麻子(去壳,研极烂)一百粒 大风子(去壳,研烂)一百粒

【用法】先将猪油化开,下斑蝥,煎数沸,随去斑蝥,再下麻黄,煎枯,滤去滓,将大风子、蓖麻肉和匀,擦患处。

【主治】疥疮。细小不足脓,或肥大灌脓者。

82725 **麻黄膏**(《疡科心得集·家用膏丹丸散方》)

【组成】川连 黄芩 黄柏 紫草 麻黄各一钱 斑蝥七枚 小生地三钱

【用法】用雄猪板油十两,将上药熬枯,去滓,入黄蜡一两,白蜡五钱,烊化,再入蓖麻子肉,大风子肉各一钱,捣烂如泥,调和离火,俟半冷后,入雄黄三钱,樟冰二钱,生矾三钱,五倍子二钱,轻粉一钱,铜青二钱,东丹二钱,金底二钱,研细调匀,瓷碗收贮,不时频搽。

【主治】牛皮血癣,营枯血燥,遍体发燥发痒。

82726 **麻黄膏**(《饲鹤亭集方》)

【组成】猪板油二斤(熬去渣入) 麻黄 百部 风子肉 花椒各二两 升麻 紫草 枯矾各一两

【用法】上同熬枯,去滓,滤清后加黄丹二两收,加杏仁泥、硫黄(研极细末),同收成膏。外涂。

【主治】一切风寒湿毒或传染而起脓窠癞疥,或湿热湿毒,坐板成疮。

82727 **麻黄膏**(《中药成方配本》)

【组成】麻黄二两 黄柏一两 百部二两 蛇床子一两 川椒一两(以上为甲组药) 飞雄黄五钱 硫黄一两 升药底二钱 枯矾三钱(以上为乙组药)

【用法】将甲组药用猪油二斤熬枯去滓,加入大枫子油八两,黄蜡四两溶入。将乙组药研末,徐徐拌和,约成膏三十八两,搽涂患处。

【功用】燥湿杀虫。

【主治】湿毒疥疮。

【宜忌】不可入口。

82728 **麻雀粥**(方出《本草纲目》卷四十八引《食治方》,名见《长寿药粥谱》)

【组成】雀儿五只(如常治) 粟米一合 葱白三茎

【用法】先炒雀熟,入酒一合,煮少时,入水二盏半,下葱,米,作粥食。

【功用】❶《本草纲目》:补益老人。❷《长寿药粥谱》:壮阳暖肾益精。

【主治】❶《本草纲目》引《食治方》:老人脏腑虚损羸瘦,阳气乏弱。❷《长寿药粥谱》:中老年人阳虚羸弱,阳痿,肾虚多尿,腰酸怕冷等证。

82729 **麻煎丸**(《普济方》卷六十四引《海上名方》)

【组成】蓖麻子仁 百药煎

【用法】蓖麻子仁研烂,入百药煎,成剂即止,为丸如弹子大,青黛为衣,井花水磨下半丸,咽之即下。

【主治】骨并鱼刺,梗在喉中。

82730 **麻子仁丸**(《伤寒论》)

【异名】麻仁丸(《外台》卷十八)、脾约麻仁丸(《局方》卷六)、脾约丸(《直指》卷四)、麻仁脾约丸(《治痘全书》卷十四)、麻仁滋脾丸(《全国中药成药处方集》)。

【组成】麻子仁二升 芍药半斤 枳实半斤(炙) 大黄一斤(去皮) 厚朴一尺(炙,去皮) 杏仁一升(去皮尖,熬,别作脂)

【用法】上为末,炼蜜为丸,如梧桐子大。饮服十丸,每日三次,渐加,以知为度。

【功用】❶《普济方》:破气消积。❷《全国中药成药处方集》天津方:滋润大肠,健胃通便。

【主治】胃强脾弱,津亏便秘。

❶《伤寒论》:伤寒脾约,趺阳脉浮而涩,浮则胃气强,涩则小便数,浮涩相搏,大便则硬。❷《外台》:大便坚,小便利而不渴。❸《局方》:肠胃燥涩,津液耗少,大便坚硬,或秘不通,脐腹胀满,腰背拘急,及有风人大便结燥。❹《圣济总录》:脚气,大便坚硬结涩而不渴。❺《鸡峰》:产后大便秘。❻《普济方》:心腹痞塞。❼《全国中药成药处方集》杭州方:老年血亏,津枯便艰。

【宜忌】《全国中药成药处方集》:气虚年老者,体弱而大便溏泄者,及孕妇、产妇忌服。忌食辛辣、油腻等物。

【方论选录】❶《伤寒论讲义》:本方是小承气汤加麻仁、杏仁、芍药而组成。取麻仁润肠滋燥通利大便为主药,配以杏仁润肺肃降,使气下行,并具有润肠道、通大便的作用。芍药和营而缓急。大黄、枳、朴泄热去实,行气导滞。以蜜和丸,渐加,以知为度,取其缓缓润下之义。❷《方剂学》:方中麻子仁润肠通便,为主药;辅以杏仁降气润肠,芍药养阴和里;佐以枳实破结,厚朴除满,大黄通下;使以蜂蜜润燥滑肠,合而为丸,具有润肠、通便、缓下之功。

【临床报道】老年性精神病:《浙江中医杂志》[1985,(4):174]岳某,男,66岁,1974年10月25日诊治。久有心烦失眠之症,常见头晕目眩。近1年来,大便干结,小便频数,时见神志失常,骂詈不休。经某院诊为老年性更衣性精神病,予以清热泻火安神之剂,病情稍有好转,旋即如故。今且大便干结已结五日,口苦心烦,急躁易怒,胸胁痞闷,舌红少津,边有瘀斑,苔薄黄,脉弦细。此津液不足,大肠干燥,肝胆失于条达,肺失宣降,瘀热上犯,上蒙清窍所致。治

宜泻火逐瘀，润燥滑肠。方用：大黄(后下)9克，杏仁、白芍、火麻仁、枳实、厚朴各15克，蜂蜜60克，冲服。服3剂，泻下坚硬黑晦如煤之便，烦躁减轻，神识清楚，继服2剂，又泻3次，诸症好转，用上方改汤为丸，调治而愈。

【现代研究】《方剂学》：麻子仁丸能加强肠管蠕动作用，取25%麻子仁液4滴作用于离体家兔肠管，发现肠管蠕动波波幅大于正常，频率较大而规则。

82731 麻子仁汤

《圣济总录》卷八。为《千金》卷八"麻子汤"之异名。见该条。

82732 麻子仁汤

《金匮翼》卷一。即《圣济总录》卷九"麻子仁酒"。见该条。

82733 麻子仁酒(《圣济总录》卷九)

【组成】麻子仁二合(炒)　黑豆二合(紧小者，炒)　鸽粪二合(炒)　垂柳枝二握(剉，半寸长)

【用法】先以酒七升，煮柳枝至五升；炒鸽粪、麻仁、黑豆等令黄，乘热投于柳枝酒内，须臾去滓令净。每次旋取二合至三合温服，空心、临卧各一次。

【主治】偏风。手足不遂，口面㖞斜。

【备考】本方方名，《金匮翼》引作"麻子仁汤"。

82734 麻子仁粥

《医学入门》卷三。为《养老奉亲》"麻子粥"之异名。见该条。

82735 麻子仁粥

《冯氏锦囊·杂症》卷六。为方出《证类本草》卷二十四引《食医心镜》，名见《圣济总录》卷一八八"麻子粥"之异名。见该条。

82736 麻风药酒(《外科正宗》卷四)

【组成】防风　当归　虎骨　秦艽　羌活　苦参　牛膝　僵蚕　松节　鳖甲　苍术　枸杞子　白茅根各二两　蓖麻子仁一两　好雪酒二十五斤

【用法】上用药袋盛，浸酒内，封坛口，煮香尽二支取起，水内浸一伏时，取服数杯自效。

【主治】大麻风。

82737 麻风锭子(方出《本草纲目》卷十五引《乾坤生意》，名见《万方类纂》卷三)

【组成】苍耳草(五月五日或六月六日五更带露采)

【用法】上捣取汁，熬作锭子，取半斤鲤鱼一尾，剖开(不去肚肠)，入药一锭，线缝。以酒二碗，慢火煮熟，令吃。不过三五个即愈。

【主治】大风疠疾，眉发脱落，遍身顽麻。

【宜忌】忌盐一百日。

82738 麻油截法

《外科证治全书》卷五。为《简明医彀》卷八"麻油酒"之异名。见该条。

82739 麻根汁酒(《圣济总录》卷一四五)

【组成】大麻根及叶(生者，去土)三斤

【用法】上剉细，捣绞取汁。每服半盏，和温酒半盏服，不拘时候。无生麻根即用干者，酒煎服。

【主治】打仆损疼痛。

82740 麻黄饮子(《圣惠》卷五十二)

【组成】麻黄一两(去根节)　牡蛎粉一两　蜀漆半两　甘草半两　犀角屑半两　知母半两

【用法】上剉细。以水二大盏，煎至一盏半，去滓，分为三服，一日服尽。

【主治】温疟烦闷。

82741 麻黄根汤(《圣惠》卷十二)

【组成】麻黄根一两　黄耆一两(剉)　五味子半两　牡蛎二两(烧为粉)　甘草三分(炙微赤)　龙骨一两

【用法】上为散。每服五钱，以水一大盏，煎至五分，去滓温服，不拘时候。

【主治】伤寒虚汗不止。

82742 麻黄根汤(《圣济总录》卷八十九)

【组成】麻黄根(剉)　牡蛎(煅)　黄耆(剉)各等分

【用法】上为粗末。每服三钱匕，以水一盏，加葱白三寸，同煎至半盏，去滓温服。

【主治】虚劳盗汗不止。

82743 麻黄根汤(《圣济总录》卷一六四)

【组成】麻黄根二两　牡蛎(烧赤)一两半　黄耆(剉)一两　人参一两　龙骨一两　枸杞根皮二两

【用法】上为粗末。每服三钱匕，以水一盏半，加大枣二枚(擘破)，同煎至一盏，去滓温服，不拘时候。

【主治】产后虚汗不止。

82744 麻黄根汤(《袖珍小儿》卷六)

【组成】麻黄根　知母　槟榔　三棱(煨)　蓬术(煨)各一钱半　半夏三钱　白芷　贝母五分　常山　甘草各一钱

【用法】上剉散。每服三钱，加生姜二片、小麦十五粒，水煎服。

【主治】小儿疟疾盗汗，寒热进退。

【备考】方中白芷用量原缺。

82745 麻黄根汤

《万氏女科》卷三。为《圣惠》卷七十八"麻黄根散"之异名。见该条。

82746 麻黄根汤(《傅青主女科·产后编》卷上)

【组成】人参二钱　当归二钱　黄耆一钱半(炙)　白术一钱(炒)　桂枝五分　麻黄根一钱　粉草五分(炒)　牡蛎(研)少许　浮麦一大撮

【主治】产后虚汗不止。

【加减】虚脱汗多，手足冷，加黑姜四分，熟附子一片；渴，加麦冬一钱，五味子十粒；肥白人产后多汗，加竹沥一盏、姜汁半匙，以清痰火；血块不落，加熟地三钱；恶风寒，加防风五分，桂枝五分。

82747 麻黄根粉(《千金》卷十九)

【组成】麻黄根　石硫黄各三两　米粉五合

【用法】上药治下筛。安絮如常用粉法搭疮上，粉湿更搭之。

【主治】肾劳热，阴囊生疮。

【方论选举】《千金方衍义》：囊生湿疮，皆不洁污渍之故。故用麻黄根祛风逐湿，硫黄涤垢散邪，《本经》治妇人阴蚀与之同类，米粉益胃以助生肌。

82748 麻黄根散(《圣惠》卷二十三)

【异名】麻黄根散粉(《圣济总录》卷十三)。

【组成】麻黄根二两　附子一两(炮裂,去皮脐)　牡蛎二两(烧为粉)

【用法】上为细散。以药末一两,和白米粉一升,拌令匀,以粉汗上。即止。

【主治】❶《圣惠》:风虚汗出不止。❷《圣济总录》:大虚汗出欲死,或自汗不止。

82749　麻黄根散(《圣惠》卷二十九)

【组成】麻黄根一两　牡蛎粉一两　黄耆二两(剉)　人参一两(去芦头)　枸杞子一两　麦门冬三分(去心)　白龙骨一两　白茯苓一两　熟干地黄一两

【用法】上为散。每服四钱,以水一中盏,加生姜半分,大枣三枚,煎至六分,去滓温服,不拘时候。

【主治】虚劳盗汗,口干心烦,不欲饮食,四肢少力。

82750　麻黄根散(《圣惠》卷七十八)

【异名】麻黄根汤(《万氏女科》卷三)。

【组成】麻黄根　当归(剉,微炒)　黄耆(剉)　人参(去芦头)　甘草(炙微赤,剉)　牡蛎粉各半两

【用法】上为粗散。每服四钱,以水一中盏,煎至六分,去滓温服,不拘时候。

【主治】❶《圣惠》:产后虚汗不止。❷《万氏女科》:产后虚汗不止,身热发渴,惊悸不安。

82751　麻黄根散(《圣惠》卷八十三)

【组成】麻黄根　败蒲灰　麦门冬(去心,焙)　黄耆(剉)　龙骨　甘草(炙微赤,剉)各半两

【用法】上为粗散。每服一钱,以水一小盏,煎至五分,去滓温服,不拘时候。

【主治】小儿盗汗不止,咽喉多干,心神烦热。

82752　麻黄根散

《圣济总录》卷十三。为《外台》卷十三引《古今录验》“麻黄散”之异名。见该条。

82753　麻黄根散(《圣济总录》卷一七九)

【组成】麻黄根　雷丸　牡蛎(火煅过)各一两半　甘草(炙)一两　干姜(炮)半两　粱米半升

【用法】上为散。以粉儿身体及头。甚验。

【主治】小儿盗汗。

82754　麻黄浴汤(《幼幼新书》卷三十引《婴孺方》)

【组成】麻黄　苦参　石膏各一把　滑石一升　大黄五两　雷丸四两　秦皮一两

【用法】上以水二斗,煮取一斗,去滓放温,浴儿妙,先自脐淋之。

【主治】小儿小便不通,发热腹满。

82755　麻黄煎丸(《圣惠》卷二十)

【异名】麻黄丸(《圣济总录》卷七)。

【组成】麻黄五斤(去根节)　白花蛇肉一斤　乌蛇肉一斤　巴豆一两(去皮心,研如膏,与前三味同于釜内用水一石旋旋添水煮,水耗即添热汤,候两复时,熬水及三四斗已来,净滤去麻黄并蛇,将药水以生绢净滤过,再入锅内慢火渐熬,令稀稠得所,盛于净器中,则别入后药)　硫黄一两(滴生甘草水研一复时)　硇砂(浆水化去石,于铫子内熬令干)一两　干蝎一两(于瓷盒子内炒令褐色)　桂心一两　附子一两(炮裂,去皮脐)　防风一两(去芦头)　天麻一两　沉香一两　羌活一两　天南星一两(炮裂)　天雄一两(炮裂,去皮脐)　羚羊角屑一两　槟榔一两　白僵蚕一两(微炒)　当归一两(剉,微炒)　牛黄半两(细研)　犀角屑一两　白龙脑半两(细研)　麝香半两(细研)

【用法】上为散。入研了药,更研令匀,入麻黄煎内相和为丸,如梧桐子大。每服一丸,以豆淋酒嚼下,不拘时候。

【主治】瘫痪风,脚手肿满,骨节疼痛。

82756　麻黄煎丸(《圣济总录》卷十)

【组成】丹砂(研)　天南星(炮裂)　附子(炮裂,去皮脐)　桂(去粗皮)　羌活(去芦头)　芎䓖　白鲜皮　海桐皮(剉)　当归(切,焙)　防己　铅白霜(研)　腻粉(研)　麝香(研)各一两　自然铜(煅,醋淬)　虎胫骨(涂酥炙)　乌蛇(酒浸,去皮骨,焙)　干蝎(去土,炒)　天麻各二两　麻黄(去根节)一斤

【用法】上除研者外,为细末,再研匀,用醇酒五升,煮麻黄至二升,去麻黄不用,入蜜四两,熬如稠饧,和药成剂,丸如鸡头子大。每服一丸。瘫痪风、暗风、四肢不遂、筋骨疼痛,葱白豆淋酒嚼下。惊风搐搦、口角垂涎、语涩神昏,薄荷汁同温酒化下。破伤风,用多年槐木煎取浓汤同温酒化下。如牙关紧急不开,即研药如泥,用葱叶于鼻中灌之即开。

【主治】一切风,手足不遂,遍身疼痛,语涩,精神恍惚及偏枯。

82757　麻子小豆汤(《千金》卷二十二)

【组成】麻子　赤小豆各五升　生商陆二升　升麻四两　附子二两　射干三两

【用法】上㕮咀。以水四斗先煮四味,取二斗半,去滓;麻子研碎,和汁煮一沸,滤去滓,取汁烂煮,豆烂,取汁,每服五合,日二次,夜一次,并食豆。当利小便为度,肿退即愈。

【主治】毒肿无定处,毒气深重,或赤色恶寒,或心腹刺痛烦闷。

82758　麻子苏子粥(《本事》卷十)

【异名】紫苏麻仁粥(《济生》)、苏麻粥(《寿亲养老》卷四)、苏子麻仁粥(《医统》卷六十九)、麻苏粥(《济阴纲目》卷十四)、麻仁苏子粥(《医方集解》)。

【组成】紫苏子　大麻子各半合

【用法】上药净洗,为极细末。用水再研取汁一盏,分二次煮粥啜之。

【功用】《济生》:顺气,滑大便。

【主治】妇人产后郁冒多汗,大便秘,及老人、诸虚人风秘。

【方论选录】《本事方释义》:紫苏子气味辛温,入手太阴、足厥阴,能降逆下气。大麻子气味辛甘平而润,入手足阳明、足太阴,能润肠胃。

【备考】本方改为丸剂,名“苏麻丸”(见《中国医学大辞典》)。

82759　麻子润肠汤(《女科切要》卷三)

【组成】麻子　当归　桃仁　羌活　大黄

【主治】妊娠风结血结,大便秘结不通。

82760　麻仁大黄丸(《圣济总录》卷八十四)

【组成】大麻子仁二两(研)　大黄五两(剉,炒)

【用法】先将大黄为末,入麻子仁研匀,炼蜜为丸,如梧桐子大。每服十丸,食前温酒送下,生姜汤亦得,每日二次。

以大肠溏滑为度。未愈,加至二十丸。

【功用】消肿下气,破宿癖,疏风壅。

【主治】脚气,大便秘涩。

82761 **麻仁龙胆丸**(《伤寒总病论》卷三)

【组成】大麻仁　大黄各一两　柴胡　黄芩　白鲜皮　秦艽　赤芍药　龙胆草各二分　黄连一分　栀子四十个

【用法】上为细末,炼蜜为丸,如梧桐子大。食后煎淡竹叶汤下三十丸,每日三次。以大利为度。十日小愈,一月平复。

【主治】一切时行,不知身上疼痛,不寒亦不热,沉沉似有所思,顺事多语。

82762 **麻仁四物汤**(《医略六书》卷三十)

【组成】生地五钱　当归三钱　白芍一钱半(炒)　川芎八分　麻仁三钱

【用法】水煎去滓,入白蜜一匙,温服。

【主治】大便燥闭,脉虚涩者。

【方论选录】生地滋阴壮水以资血液,当归养血荣经以润肠胃,白芍敛阴和血脉,川芎活血行气,麻仁润燥以通大便也。水煎入蜜,使津液内充,则肠胃润泽而传送有权,何燥闭之有不通哉?

82763 **麻仁苏子粥**

《医方集解》。为《本事》卷十"麻子苏子粥"之异名。见该条。

82764 **麻仁润肠丸**(《成方制剂》7册)

【组成】白芍　陈皮　大黄　火麻仁　苦杏仁　木香

【用法】以上六味,粉碎成细粉,过筛,混匀。每100克粉末加炼蜜140~160克制成大蜜丸,即得。每丸重6克。口服。一次1~2丸,一日2次。

【功用】润肠通便。

【主治】肠胃积热,胸腹胀满,大便秘结。

【宜忌】孕妇忌服。

【备考】本方改为胶囊剂,名"麻仁润肠软胶囊"(见《新药转正》41册);《中国药典》2010版组成有用量,分别是:火麻仁120克、炒苦杏仁60克、大黄120克、木香60克、陈皮120克、白芍60克。

82765 **麻仁润肠汤**(《陈素庵妇科补解》卷五)

【组成】麻仁　苏子　枳壳　人参　黄芩　川芎　归尾　生地　陈皮　杏仁　甘草　黄耆　赤芍　桔梗　葱白

【功用】滋养心血,调和胃气。

【主治】产后去血过多,津液干涸,肠胃燥结,以致大便闭结者。

82766 **麻仁脾约丸**

《治痘全书》卷十四。为《伤寒论》"麻子仁丸"之异名。见该条。

82767 **麻仁滋脾丸**

《全国中药成药处方集》。为《伤寒论》"麻子仁丸"之异名。见该条。

82768 **麻仁滋脾丸**(《中国药典》2010版)

【组成】大黄(制)160克　火麻仁80克　当归80克　姜厚朴40克　炒苦杏仁40克　麸炒枳实40克　郁李仁40克　白芍30克

【用法】上制成丸剂,每丸重9克。口服。一次1丸,一日2次。

【功用】润肠通便,消食导滞。

【主治】胃肠积热、肠燥津伤所致的大便秘结、胸腹胀满、饮食无味、烦躁不宁、舌红少津。

【宜忌】孕妇慎用。

82769 **麻甘豆腐汤**(《千家妙方》卷下)

【组成】生麻黄2克　生甘草2克(打碎)　法半夏6克(打碎)　杏仁6克(打碎)　豆腐一小块

【用法】将豆腐放在碗内,加水至豆腐平面为止,不要超过豆腐平面,然后将麻黄插入豆腐内,余药放在豆腐面上;再将碗隔水蒸半小时,取出,将药去掉,将碗内水取出,一日三次分服(豆腐亦可和入少量酱油调味,拌调后食用)。

【功用】清热化痰,止咳平喘。

【主治】痰热阻肺,肺失宣降,小儿哮喘。

【临床报道】袁某,女,8岁。患儿在三岁时出现气急,喉间痰鸣,至县人民医院检查,诊断为支气管哮喘。给西药治疗,症状可控制,但不久又复发,经久不愈。邀余诊治,当即给麻甘豆腐汤2剂,喘平咳止,再予2剂,诸症悉除,随访已多年未复发。

82770 **麻石加味汤**(《临证医案医方》)

【组成】麻黄1克　生石膏9克(先煎)　杏仁4.5克　甘草1.5克　牛蒡子6克　炙化橘红6克　川贝母3克(以上为三岁小儿用量)

【功用】清热解表,化痰定喘。

【主治】小儿细菌性肺炎,高热喘促,咳嗽痰鸣,躁烦不安。

82771 **麻石抒阳汤**(《辨证录》卷五)

【组成】柴胡　石膏各二钱　白芍五钱　麻黄　陈皮各三分　半夏一钱　茯苓三钱

【用法】水煎服。

【主治】春温。春月伤风四五日,身热恶风,头项强,胁下满,手足温,口渴。

82772 **麻杏甘石汤**

《张氏医通》卷十六。为《伤寒论》"麻黄杏仁甘草石膏汤"之异名。见该条。

82773 **麻杏甘石汤**(《麻症集成》卷四)

【组成】炙麻黄　杏仁　甘草　瓜蒌　力子　石膏　前胡　川贝　竹叶

【主治】麻症发热胀痛,咳嗽连声,寒郁毒以致标闭。

82774 **麻杏石甘汤**

《金鉴》卷五十九。为《伤寒论》"麻黄杏仁甘草石膏汤"之异名。见该条。

82775 **麻杏石膏汤**(《清代名医医案精华》)

【组成】麻黄　杏仁　甘草　石膏

【用法】菩提草根捣汁冲。

【主治】肺痈,风伤皮毛,热伤血脉,身热咳逆,痰有腥味,脉象数大。

82776 **麻杏薏甘汤**

《金匮要略释义》。为《金匮要略》卷上"麻黄杏仁薏苡甘草汤"之异名。见该条。

82777 **麻附五皮饮**(《重订通俗伤寒论》)

【组成】麻黄一钱　淡附片八分　浙苓皮三钱　大腹

皮二钱　细辛五分　新会皮一钱半　五加皮三钱　生姜皮一钱

【功用】温下发汗。

【主治】一身尽肿。

【方论选录】何秀山按：此以仲景麻附细辛汤合华元化五皮饮为剂。君以麻黄，外走太阳而上开肺气；臣以辛、附，温化肾气；佐以五皮，开腠理以达皮肤。

82778 **麻附细辛汤**（《玉案》卷二）

【组成】麻黄二钱　附子三钱　细辛一钱五分　甘草五分　人参二钱　黄连一钱　芍药一钱五分

【主治】少阴伤寒，身发热，四肢冷，指甲青，腹痛脉沉。

82779 **麻药草乌散**

《医统》卷七十九。为《得效》卷十八"草乌散"之异名。见该条。

82780 **麻桂二陈汤**（《会约》卷八）

【组成】陈皮一钱半　半夏二钱　茯苓二钱　甘草一钱　桔梗一钱半　枳壳一钱　苍术一钱半　厚朴（姜炒）一钱　麻黄五七分　桂枝一钱　白芷一钱　川芎一钱　黄芩一钱　防风一钱

【用法】上加生姜五分，水煎，热服。

【主治】外冒风寒，痰嗽寒热，头痛身疼，鼻塞声重。

【加减】头痛，加北细辛三分；如体虚者，加当归一钱三分，白芍七分；有汗者，去麻黄；久咳不止者，去桂枝，加杏仁（去皮尖）十三粒。

82781 **麻桂术甘汤**（《症因脉治》卷三）

【组成】麻黄　桂枝　白术　甘草

【主治】寒湿腹胀，身重身冷无汗。

82782 **麻桂各半汤**（《会约》卷四）

【组成】麻黄七八分　桂枝一钱　白芍　甘草各一钱　杏仁二十一粒（去皮尖）

【用法】生姜为引，水煎服。

【主治】寒邪在表，发热恶寒，气喘，以及一切感冒。

82783 **麻桂各半汤**（《中医皮肤病学简编》）

【组成】桂枝 6 克　麻黄 3 克　赤芍 9 克　杏仁 6 克　生甘草 4 克　大枣 6 克

【用法】水煎服。

【主治】皮肤瘙痒症。

82784 **麻桂温经汤**（《伤科补要》卷三）

【组成】麻黄　桂枝　红花　白芷　细辛　桃仁　赤芍　甘草

【用法】上加生姜、葱白，水煎服。

【功用】通经活络祛瘀。

【主治】❶《伤科补要》：伤后着寒。❷《中医伤科学讲义》：陈伤而有风湿兼证。

82785 **麻黄一剂饮**（《疡科心得集·方汇》卷下）

【组成】麻黄一钱　防风一钱　银花三钱　白鲜皮三钱　当归一只（切）　胡麻三钱　甘草一钱　羌活一钱　秦艽一钱

【用法】用肥羊肉一斤，河水三大碗，煎至一大碗，取汁，吹去面上浮油，将前药煎至一饭碗，温服，以羊肉淡食过口。仰面睡于帐前，不可见风，取汗为度。

【功用】透发霉毒。

【主治】遍体霉疮初起，节骱酸楚。

82786 **麻黄二陈汤**（《重订通俗伤寒论》）

【组成】麻黄五分　光杏仁三钱　姜半夏二钱　广橘红一钱　前胡　白前各一钱半　茯苓三钱　炙草五分

【主治】夹痰伤寒。感寒邪而生痰，毛窍外闭，肺气逆满，邪气无从发泄，咳喘痰多，证情较重者。

82787 **麻黄十味丸**（《外台》卷九引许仁则方）

【异名】十味丸（《兰台轨范》卷四）。

【组成】麻黄二两（去节）　白前二两　桑白皮六两　射干四两　白薇三两　百部根五两　干地黄六两　地骨皮五两　橘皮三两

【用法】上为末，炼蜜为丸，如梧桐子大。煮桑白皮饮下之。初服十丸，稍稍加至十五丸，每日二次。

【主治】肺气嗽，经久将成肺痿，昼夜嗽常不断，唾白如雪，细沫稠黏，喘息气上，乍寒乍热，发作有时，唇口喉舌干焦，亦有时唾血。

【宜忌】忌芜荑。

82788 **麻黄十神汤**（《医林绳墨大全》卷一）

【组成】麻黄　桂枝　杏仁（去皮尖）　紫苏叶　白芷　甘草　陈皮　香附　葛根　川芎　升麻　赤芍

【用法】上加生姜、大枣，水煎，温服。

【主治】伤风。

82789 **麻黄干葛汤**

《医统》卷十四。为《伤寒图歌活人指掌》卷四"麻黄葛根汤"之异名。见该条。

82790 **麻黄大黄散**（《圣济总录》卷二十二）

【组成】麻黄（去根节）一两　大黄（剉）　桂（去粗皮）　黄芩（去黑心）　甘草（炙，剉）　芍药　干姜（炮）各半两

【用法】上为散。每服三钱匕，暖酒调下。盖衣被取汗。

【主治】时气三日内，头痛壮热。

82791 **麻黄五味汤**（《外台》卷四引《许仁则方》）

【组成】麻黄三两（去节）　干葛五两　石膏八两　生姜六两　茵陈二两

【用法】上切。以水八升，煮取二升七合，去滓，分三次温服，相去十里久再服。服讫当欲汗，则覆被微取汗以散之。

【功用】发汗泄黄。

【主治】急黄病。身体黄，甚则涕、泪、汗、唾、小便如柏色，眼白睛正黄。

82792 **麻黄五痫汤**（《外台》卷三十五引《古今录验》）

【组成】麻黄（去节）　羌活　干葛　甘草（炙）　枳实各二分（炙）　杏仁二十枚　升麻　黄芩　大黄各四分　柴胡　芍药各三分　钓藤皮一分　蛇蜕三寸（炙）　蚱蝉二枚（炙，去羽）　石膏六分（碎）

【用法】上切。以水二升并竹沥五合，煎取六合，每服一合。

【主治】百日及过百日儿发痫，连发不醒；及胎中带风，体冷面青，身体反张。

82793 **麻黄止嗽丸**（《成方制剂》14 册）

【组成】川贝母　茯苓　桔梗　橘红　麻黄　五味子　细辛

【用法】制成小水丸。口服，一次 4.2 克，一日 2 次；十

岁以下,五十岁以上身体羸弱者半服。

【功用】解表散寒,宣肺化痰,止咳平喘。

【主治】感冒风寒,无汗鼻塞,咳嗽痰喘。

【宜忌】忌食生冷、辛辣、油腻之物。有汗及汗多者,肺虚劳嗽,干咳无痰及心脏病患者忌服。

82794 麻黄升麻汤(《伤寒论》)

【组成】麻黄二两半(去节) 升麻一两一分 当归一两一分 知母十八铢 黄芩十八铢 葳蕤十八铢(一作菖蒲) 芍药六铢 天门冬六铢(去心) 桂枝六铢(去皮) 茯苓六铢 甘草六铢(炙) 石膏六铢(碎,绵裹) 白术六铢 干姜六铢

【用法】以水一斗,先煮麻黄一两沸,去上沫,纳诸药,煮取三升,去滓,分三次温服,相去如炊三斗米顷令尽。汗出愈。

【功用】《伤寒论讲义》:发越郁阳,清上温下。

【主治】❶《伤寒论》:伤寒六七日,大下后,寸脉沉而迟,手足厥逆,下部脉不至,咽喉不利,吐脓血,泄利不止。❷《张氏医通》:冬温误行汗下,阳热陷于厥阴,经脉为邪气所遏,下部脉不至,咽喉不利,唾脓血。

【方论选录】《张氏医通》:邪遏经脉,非兼麻黄、桂枝之制不能开发肌表以泄外热,非取白虎、越婢之法不能清润肺胃以化里热,更以芍药、甘草、参、黄芩汤寒因寒用,谓之应敌。甘草、干姜合肾著汤,热因热用,谓之向导。以病气庞杂,不得不以逆顺兼治也。《古方选注》:方中升散、寒润、收敛、渗泄诸法具备,推其所重,在阴中升阳,故以麻黄升麻名其汤。膏、芩、知母苦辛,清降上焦之津;芍药、天冬酸苦,收引下焦之液;苓、草甘淡,以生胃津液;归、术、葳蕤缓脾,以致津液。独是十味之药,虽有调和之致,不能提出阴分热邪,故以麻黄、升麻、桂枝、干姜开入阴分,与寒凉药从化其热,庶几在上之燥气降,在下之阴气坚,而厥阴错杂之邪可解。

【临床报道】慢性肠炎:《陕西中医》[1986,(10):462]高某,男,38岁,农民。患者素有脾虚便溏(慢性肠炎),去年十月曾因潮热盗汗,经拍片诊为肠结核。今感冒十日,初发热恶寒,头痛无汗,后渐有胸闷咳嗽,痰多色黄。现症:发热恶寒,头痛无汗,胸闷咳喘,痰稠黄带血丝,口渴不欲多饮,咽痛烦躁,肠鸣腹痛,大便溏薄,舌苔薄白,舌尖稍红,脉寸浮滑关尺迟缓,证属表里同病。宜表里同治,用麻黄升麻汤外可解太阳寒邪,内可清阳明之热,下可温太阴之寒,又配有养肺阴之品,实为恰当。麻黄、桂枝、白术、茯苓各8克,知母、黄芩、干姜、天冬、葳蕤、白芍、炙草各6克,升麻、当归各3克,生石膏20克。水煎服,一剂后,全身漐漐汗出,两剂后表证尽解,共服三剂后,诸证悉平。再以金水六君子汤善其后。

82795 麻黄升麻汤(《三因》卷九)

【组成】麻黄(去节)二两半 升麻一两一分 黄芩 芍药 甘草(生) 石膏(煅) 茯苓各一两

【用法】上剉散。每服四大钱,以水一盏半,加生姜三片,煎至七分,去滓热服。微汗解。

【主治】❶《三因》:伤寒发热,解利不行,血随气壅,致患鼻衄,世谓红汗者。❷《东医宝鉴·内景篇》:伤寒表未解,热郁作衄;风邪内缩,久泄不止。

82796 麻黄升麻汤

《东垣试效方》卷四。为《兰室秘藏》卷下"麻黄柴胡升麻汤"之异名。见该条。

82797 麻黄升麻汤(《医学纲目》卷三十八)

【组成】麻黄二分 桂枝一分 杏仁 吴茱萸 草豆蔻 厚朴 曲末 羌活各一分 柴胡根五分 白茯苓一分 白术 青皮各五分 升麻根 苍术 泽泻 猪苓 陈皮各一分 黄连五分 黄柏一分

【用法】上㕮咀,作一服。以水一大盏,煎至七分,去滓,食前热服。正月、四月,小儿服之神效。

【主治】小儿面色萎黄,腹胀食不下。

82798 麻黄六合汤(《保命歌括》卷八)

【组成】熟地 当归 芍药 川芎 麻黄 生姜

【主治】脉胀病。肺受寒邪,汗孔闭密,汗不得泄,卫强荣弱,毛窍之中,节次血出,少间不出,即皮胀如鼓,口、鼻、眼目皆胀。

82799 麻黄引气汤(《千金》卷十七)

【组成】麻黄 杏仁 生姜 半夏各五分 石膏八两 紫苏四分 白前 细辛 桂心各三分 竹叶(切)一升 橘皮二分

【用法】上㕮咀。以水一升,煮取三升,去滓,分三次服。

【主治】肺劳实,气喘鼻张,面目苦肿。

【方论选录】《千金方衍义》:劳役而邪并于肺,故用《金匮》厚朴麻黄汤中麻黄、石膏、细辛以泄肺满。泽漆汤中半夏、生姜、白前、桂心以涤痰垢,参入紫苏、橘皮、竹叶以助麻黄、半夏、石膏之力,引清气上升,浊气下降,喘息面肿随手可愈矣。

82800 麻黄甘草汤(《伤寒总病论》卷四)

【异名】杏甘汤(《医学纲目》卷三十七)。

【组成】麻黄 杏仁 桑白皮 甘草各一分

【用法】上㕮咀。以水一升,煮取四合,放温分减服。若脉数有热,以竹沥代水一半煎之。

【功用】定烦喘。

【加减】嗽或喉痛,加射干一分。

82801 麻黄甘草汤

《三因》卷十四。为《金匮》卷中"甘草麻黄汤"之异名。见该条。

82802 麻黄石膏汤

《千金》卷十八。为《外台》卷十引《深师方》"投杯汤"之异名。见该条。

82803 麻黄石膏汤(《圣济总录》卷七十九)

【组成】麻黄(去根节)六两 石膏八两 甘草(炙)二两 白术三两 附子(炮裂,去皮脐)一枚

【用法】上㕮咀,如麻豆。每服五钱匕,以水二盏,加生姜一枣大(拍碎)、大枣二枚(擘破),同煎至一盏,去滓温服,每日三次。服讫复令汗出愈。

【主治】风水遍身肿,骨节疼痛,恶风脚弱,汗出不仁。

82804 麻黄石膏汤(《治疹全书》)

【组成】麻黄(去节)一两 石膏(研)九钱 杏仁(去皮尖,研)四钱 前胡五钱 枳壳三钱 黄芩一两

【用法】大人作二帖,中人作三帖,小人作四帖,水煎,温服。

【主治】凡疹见标，腮红隐隐不起，旋出旋没，发热烦渴，喘急神昏，不省人事，谵语发狂，身干无汗，大便闭塞。

【加减】狂躁便结，齿板唇焦舌黑，加大黄三钱。

82805 麻黄左经汤（《三因》卷三）

【组成】麻黄(去节) 干葛 细辛 白术(切，米泔浸) 茯苓 防己 桂心(不见火) 羌活 防风 甘草(炙)各等分

【用法】上为粗末。每服四钱，以水二盏，加生姜三片，大枣一枚，煎至七分，去滓，空腹服。

【主治】❶《三因》：风寒暑湿流注足太阳经，手足挛痹，行步艰难，憎寒发热，无汗恶寒，或自汗恶风，头疼眩晕，腰重关节痛。❷《准绳·疡医》：附骨疽、咬骨疽发于腿之后面。

【加减】自汗，去麻黄，加桂、芍药；重者，加术、橘皮。无汗，减桂，加杏仁、泽泻，所加等分。

82806 麻黄四物汤（《金鉴》卷四十四）

【组成】当归 熟地 白芍 川芎各二钱 麻黄 桂枝各一钱 杏仁二十粒 甘草一钱

【用法】上加生姜、大枣，水煎服。

【功用】调经。

【主治】妇人寒伤太阳荣分，发热无汗。

82807 麻黄生姜汤（《圣济总录》卷四十八）

【组成】麻黄(去根节，煎掠去沫，焙)一两 五倍子 甘草(炙)各二两 杏仁(去皮尖双仁)八十枚 淡竹叶(切)一升 石膏(研)六两

【用法】上㕮咀，如麻豆。每服六钱匕，以水二盏，煎取一盏，去滓温服，每日三次。

【主治】肺气喘急。

82808 麻黄白术汤

《三因》卷五。为《金匮》卷上“麻黄加术汤”之异名。见该条。

82809 麻黄白术汤（《兰室秘藏》卷下）

【异名】麻黄白术散(《东垣试效方》卷七)。

【组成】青皮(去腐) 酒黄连各一分 酒黄柏 橘红 甘草(炙，末) 升麻各二分 黄耆 人参 桂枝 白术 厚朴 柴胡 苍术 猪苓各三分 吴茱萸 白茯苓 泽泻各四分 白豆蔻 炒曲各五分 麻黄(不去节)五钱 杏仁四个

【用法】上㕮咀，分作二服。以水一大盏半，先煮麻黄令沸，去沫，再入诸药，同煎至一盏，去滓，稍热食远服。

【主治】大便不通，五日一遍，小便黄赤，浑身肿，面上及腹尤甚，色黄，麻木，身重如山，沉困无力，四肢痿软，不能举动，喘促唾清水，吐哕，痰唾白沫如胶，时躁热发欲去衣，须臾而过则振寒，项额有时如冰，额寒尤甚，头旋眼黑，目中溜火，冷泪，鼻不闻香臭，少腹急痛，当脐有时动气，按之坚硬而痛。

【方论选录】《医方集解》：此足三阳三阴通治之剂也。桂枝、麻黄解表祛风；升麻、柴胡升阳散火；黄连、黄柏燥湿清热，而黄柏又能补肾滋阴；蔻、朴、青、陈利气散满，而青、紫又能平肝，蔻、朴又能温胃；杏仁利肺下气；神曲化滞调中；吴萸暖肾温肝；参、耆、甘草、苍白二术补脾益气；二苓、泽泻通利小便，使湿去而热亦行。方内未曾有通大便之药，盖清阳升则浊阴自降矣。

82810 麻黄白术汤（《直指》卷十二）

【组成】麻黄(去节) 官桂 青皮 陈皮 川芎 白芷 半夏曲 紫苏 茯苓 白术 北梗 甘草(炙)各等分

【用法】上剉散。每服三钱，加生姜四片，大枣二枚，水煎空心服。

【主治】感风发疟。

【备考】原书治上证，加细辛、槟榔。

82811 麻黄白术散（《三因》卷六）

【异名】白术散(《得效》卷二)。

【组成】麻黄(去节，汤浸) 白术 茯苓 桂心各一两 陈皮 青皮 桔梗 白芷 甘草 半夏曲 紫苏 乌梅各三分 干姜半两

【用法】上剉散。每服四钱，以水二盏，加生姜三片，大枣二枚，煎至七分，去滓，当发日空心服一次，临发再服一次，尤妙。

【主治】疟疾。伤风寒暑湿，不留经络，与卫气相并，病以日作，寒热交煎。亦治时疫。

82812 麻黄白术散

《东垣试效方》卷七。为《兰室秘藏》卷下“麻黄白术汤”之异名。见该条。

82813 麻黄白术散

《袖珍》卷一。为《金匮》卷上“麻黄加术汤”之异名。见该条。

82814 麻黄白虎汤（《治疹全书》卷中）

【组成】麻黄 葛根 苏叶 防风 石膏 知母 杏仁 黄芩

【用法】水煎服。

【主治】疹已出，阳毒热甚，烦躁口渴，齿槁出血，唇焦舌刺，不吐不泻，壮热无汗，鼻孔燥黑，喘急气闷，鼻煽痰嘶者。

82815 麻黄加术汤（《金匮》卷上）

【异名】麻黄白术汤(《三因》卷五)、麻黄白术散(《袖珍》卷一)。

【组成】麻黄三两(去节) 桂枝二两(去皮) 甘草一两(炙) 杏仁七十个(去皮尖) 白术四两

【用法】上以水九升，先煮麻黄，减二升，去上沫，纳诸药，煮取二升半，去滓，温服八合。覆取微似汗。

【功用】发汗。

【主治】风寒夹湿，留着肌表，身体烦疼。

❶《金匮》：湿家身烦疼。❷《三因》：寒湿相并，身体烦疼，无汗，恶寒发热，脉浮缓细。❸《张氏医通》：湿家身体烦疼，日晡潮热。❹《古方新用》：寒湿性荨麻疹，风疹块为鲜红色或苍白色风团，大小不一，发的快，消的也快，并伴有痒感，遇寒即发，上背冷，欲盖被烤火者。

【方论选录】❶《张氏医通》：用麻黄汤开发肌表，不得白术健运脾气，则湿热虽以汗泄，而水谷之气依然复为痰湿，流薄中外矣。然术必生用，若经炒焙，但有健脾之能而无祛湿之力矣。❷《成方便读》：方中用麻黄汤祛风以发表，即以白术除湿而固里，且麻黄汤内有白术，则虽发汗而不至多汗，而术得麻黄并可以行表里之湿，即两味足以治病。况又有桂枝和营达卫，助麻黄以发表；杏仁疏肺降气，导白术以宣中；更加甘草协和表里，使行者行，守者守，并行不悖。

❸《古方新用》：方中以麻黄开汗孔以发汗，杏仁利气，甘草和中，桂枝从肌以达表。又恐大汗伤阴，寒去而湿不去，故加白术健脾生液以助除湿气，在发汗中又有缓汗之法。

82816 麻黄发表汤（《幼科金针》卷上）

【组成】麻黄　柴胡　干葛　防风　羌活　苏叶　淡豆豉　甘草

【用法】上加葱白七枚，水煎服。

【主治】小儿伤寒，壮热头疼，恶寒无汗，鼻干气粗，眼眶肢节皆痛。

82817 麻黄发表汤（《治疹全书》卷下）

【组成】麻黄　荆芥　防风　甘草　牛蒡　羌活　独活　连翘　杏仁　川芎　银花

【用法】水煎服。

【主治】疹因风早没，遍身生疮。

82818 麻黄地骨汤

《圣济总录》文瑞楼本卷三十。即原书人卫本“麻黄地骨皮汤”。见该条。

82819 麻黄芍药汤

《内台方议》卷一。为《伤寒论》“桂枝麻黄各半汤”之异名。见该条。

82820 麻黄夺命汤（《治疹全书》卷上）

【组成】麻黄（去节）一两　杏仁（去皮尖）六钱　前胡八钱　荆芥穗六钱　穿山甲（炙黄，研末）六钱

【用法】大人作二帖，中人作三帖，小人作四帖。水煎，温服。取汗。

【主治】闷疹，皮里隐。

82821 麻黄防风汤（《圣济总录》卷九）

【组成】麻黄（去根节，先煎，掠去沫，焙干）　防风（去叉）　芍药各三分　防己　桂（去粗皮）　芎䓖　黄芩（去黑心）　甘草（炙）　白术　人参各半两　附子（炮裂，去皮脐）一两半　独活（去芦头）半两　竹沥（旋入）　升麻半两　石膏　羚羊角（镑屑）各一两

【用法】先将十五味㕮咀，如麻豆大。每用药十五钱，以水四盏，加生姜一分（切），煎至二盏，去滓，入竹沥二合，更煎三沸，分三次温服。

【主治】中风半身不遂。

82822 麻黄如圣饮（《嵩崖尊生》卷九）

【组成】苍术　麻黄　干葛　川芎　防风　白芷　柴胡　白芍　人参　当归　甘草　半夏　黄芩　乌药

【主治】刚痉。

【加减】如口噤咬牙，便实，加大黄。

82823 麻黄豆蔻丸（《兰室秘藏》卷上）

【异名】麻黄草豆蔻丸（《准绳·类方》卷四）。

【组成】木香　青皮　红花　厚朴各二分　苏木三分　荜澄茄四分　升麻　半夏（汤洗）　麦蘖面　缩砂仁　黄耆　白术　陈皮（去白）　柴胡　炙甘草　吴茱萸　当归身各五分　益智仁八分　神曲末（炒）二钱　麻黄（去节）三钱　草豆蔻仁五钱

【用法】上为细末，汤浸蒸饼为丸，如梧桐子大。每服五十丸，白汤送下；或细嚼，汤下亦可。

【主治】客寒犯胃，心胃大痛不可忍。

82824 麻黄苍术汤（《兰室秘藏》卷下）

【组成】麻黄八钱　苍术五钱　黄耆一钱五分　草豆蔻六分　柴胡　羌活各五分　生甘草　当归梢　防风各四分　炙甘草　黄芩各三分　五味子九个

【用法】上㕮咀，分作二服。以水二盏，煎至一盏，临卧稍热服。

【主治】秋冬每夜五更嗽，连声不绝，乃至天晓日高方缓，口苦，两胁下痛，心下痞闷，卧而多惊，筋挛，肢节疼痛，痰唾涎沫，日晚神昏呵欠，不进饮食。

82825 麻黄苍术汤

《兰室秘藏》卷下。即原书同卷“术桂汤”。见该条。

82826 麻黄赤芍汤

《解围元薮》卷三。为原书同卷“如意通圣散”之异名。见该条。

82827 麻黄赤芍汤（《医学入门》卷七）

【异名】灵仙除痛饮（《古今医鉴》卷十）。

【组成】麻黄　赤芍各一钱　防风　荆芥　羌活　独活　白芷　苍术　威灵仙　片芩　枳实　桔梗　葛根　川芎各五分　甘草　归尾　升麻各三分

【用法】水煎服。

【主治】湿热流注，肢节肿痛。

【加减】下焦，加酒柏；妇人，加酒炒红花；肿多，加槟榔、泽泻；痛，加乳、没；瘀血，加桃仁、大黄。

82828 麻黄杏子汤（《伤寒总病论》卷六）

【组成】桔梗　麦门冬各一两　麻黄一两半　杏仁　黄芩　甘草各三分

【用法】上为粗末。每服五钱，以水一盏半，煎至八分，温服，每日可服四五次。

【主治】时气八九日，喘闷烦躁。

82829 麻黄杏子汤（《症因脉治》卷一）

【组成】麻黄　杏子　米仁　桑白皮　桔梗　甘草

【主治】外感腋痛。风寒壅肺，恶寒发热，喘急嗽痰，腋下作痛。

82830 麻黄杏仁汤

《普济方》卷一六九。为《伤寒论》“麻黄杏仁甘草石膏汤”之异名。见该条。

82831 麻黄杏仁汤（《症因脉治》卷二）

【组成】麻黄　杏仁　桔梗　甘草

【主治】伤寒咳嗽，寒伤肺，无郁热，恶寒无汗，头痛喘咳，脉浮紧者。

【加减】肺热，加石膏；头痛身痛，加羌、防。

82832 麻黄杏仁饮（《医学入门》卷四）

【组成】麻黄　桔梗　前胡　黄芩　陈皮　半夏各一钱　杏仁　细辛各八分　防风七分　甘草四分

【用法】加生姜三片，水煎温服。

【主治】太阳伤寒轻证，发热恶寒，头痛无汗，脉浮紧而咳嗽。

【加减】夏月，去麻黄，加苏叶；自汗，去麻黄，加桂枝、芍药；表热，换柴胡；口渴，加天花粉；胸满，加枳壳；喘急，加瓜蒌仁。

82833 麻黄连翘汤

《医学纲目》卷三十一。为《伤寒论》“麻黄连翘赤小豆汤”之异名。见该条。

82834 **麻黄吴萸酒**(《杂病源流犀烛》卷二十五)

【组成】麻黄 吴萸 升麻 苍术 羌活 藁本 柴胡 黄芩 黄连 黄柏 半夏 川芎 细辛 红花 蔓荆子

【主治】头痛,胸中痛,食少,咽嗌不利,寒冷,左寸脉弦急。

82835 **麻黄羌活汤**(《保命集》卷中)

【组成】麻黄(去节) 羌活 防风 甘草(炙)各半两

【用法】上为粗末。每服半两,以水一盏半,煎至一盏,温服。

【主治】❶《保命集》:疟病,头痛项强,脉浮,恶风无汗者。❷《金鉴》:寒疟。先寒后热,寒多热少,身无汗。

【方论选录】《杏苑》:《经》云:风寒外袭,治以辛温,汗之则愈。故用麻黄辛温发表,羌活、防风等散风,佐以甘草缓中和药。

82836 **麻黄羌活汤**

《普济方》卷一九八。为《圣济总录》卷三十四"麻黄汤"之异名。见该条。

82837 **麻黄羌活散**(《续易简方》卷三)

【组成】麻黄(去根) 羌活 牡丹皮(去心) 独活 山栀 柴胡(去苗) 桔梗(去芦) 升麻 荆芥穗 大黄 知母 黄芩各一分 半夏四铢 牵牛半两

【用法】上为细末。每服三钱,水一盏,生姜二片,同煎至七分,临发壮热时,和滓吃。须是初发热时服,仍是食后吃,发了已寒,即更不要吃,待第二发热时吃也。

【主治】温疟,初发浑身大热,头痛不可忍,临醒时即寒栗战动,逡巡便醒。

82838 **麻黄附子汤**

《金匮》卷中。为《伤寒论》"麻黄附子甘草汤"之异名。见该条。

82839 **麻黄泻白散**(《保命歌括》卷十八)

【组成】桑白皮 地骨皮各一钱 甘草 麻黄 杏仁各半钱

【用法】上吹咀。加生姜三片,水煎服。

【主治】风寒伤肺,喘急咳嗽。

82840 **麻黄定喘汤**

《医学纲目》卷二十七。为《兰室秘藏》卷下"麻黄柴胡升麻汤"之异名。见该条。

82841 **麻黄定喘汤**(《张氏医通》卷十三)

【组成】麻黄(去节)八分 杏仁十四粒(泡,去皮尖,研) 厚朴(姜制)八分 款冬花(去梗) 桑皮(蜜炙) 苏子(微炒,研)各一钱 甘草(生,炙)各四分 黄芩 半夏(姜制)各一钱二分

【用法】水煎去滓,以生银杏七枚捣烂入药,绞去滓,乘热服之。去枕仰卧,暖覆取微汗。

【主治】❶《张氏医通》:寒包热邪,哮喘痰嗽,遇冷即发。❷《医略六书》:寒滞郁热,逆满喘急,脉浮紧数者。

【方论选录】《医略六书》:寒邪外束,热壅于内,升降失其常度,故胸膈逆满,喘急不已焉。麻黄开发肺邪,黄芩清肃肺热,苏子散痰解郁,杏仁降气疏痰,厚朴宽中散逆满,半夏醒燥温痰,桑白皮泻温热清肺,款冬花润肺燥散结,生甘草以和中缓急。水煎绞银杏汁服,俾痰热内消,寒邪外解,而经府清和,逆满无不退,喘急无不除矣。此疏邪降气之剂,为寒滞郁热喘满之专方。

82842 **麻黄定喘汤**(《痘疹会通》卷五)

【组成】麻黄 杏仁 甘草 蝉蜕 赤芍 前胡 桑皮 瓜蒌霜

【用法】加淡竹叶,水煎服。

【主治】麻疹,严冬腠理不密,虚喘气不清者。

82843 **麻黄细辛丸**(《圣济总录》卷二十二)

【组成】麻黄(去根节,煎掠去沫,焙)二两 细辛(去苗叶) 人参 白茯苓(去黑皮) 甘草(炙,剉) 白术各半两 栝楼根三分

【用法】上为末,炼蜜为丸,如鸡头子大。每服一丸,食前薄荷蜜汤研下。

【主治】中风伤寒,头痛恶寒,四肢烦疼,心躁闷。

82844 **麻黄栀子汤**(《圣济总录》卷三十一)

【组成】麻黄(去节)一两 山栀子仁半两 鳖甲(去裙襕,醋炙)一两 雄鼠粪(炒)三七粒

【用法】上为粗末。每服五钱匕,以水一盏半,加葱白五寸,豉一百粒,同煎至八分,去滓,食后温服。良久,吃葱豉粥,衣被盖覆取汗。

【主治】伤寒愈后,因饮食动作致劳复如初。

82845 **麻黄栀子汤**(《圣济总录》卷六十一)

【组成】麻黄(去根节)半两 栀子仁七枚 甘草(炙)三分

【用法】上各剉细。用水二盏,煎至一盏,去滓,食后分二次温服。服药前宜先烙上脘穴,更灸二十壮,次烙气海、下廉、内乳等穴,不愈,灸气海、天窗百壮。

【主治】阴黄。病人寒热并十指疼痛,鼻中煤生。

82846 **麻黄栀子汤**(《麻症集成》卷三)

【组成】麻黄 黄芩 石膏 连翘 蝉蜕 黑栀 川连 红花 力子 甘草

【主治】麻疹标闭,火毒内郁,烦躁,或出或不出。

【加减】便结,加大黄。

82847 **麻黄茱萸汤**(《兰室秘藏》卷下)

【异名】麻黄吴茱萸汤(《医学纲目》卷十五)。

【组成】麻黄 羌活各五分 吴茱萸 黄耆 升麻各三分 黄芩 当归 黄柏 藁本各二分 川芎 蔓荆子 柴胡 苍术 黄连 半夏各一分 细辛少许 红花少许

【用法】上剉,如麻豆大,都作一服。以水二盏,煎至一盏,去滓,食后稍热服。

【主治】胸中痛,头痛,食减少,咽嗌不利,左寸脉弦急。

82848 **麻黄牵牛汤**(《医统》卷七十一)

【组成】麻黄(去节) 羌活 射干 荆芥穗 紫菀茸 防风 知母 蔓荆子 牵牛各一钱 半夏二钱

【用法】上为末。每服二钱,以水一盏煎,热服。

【主治】石淋。水道不通,头痛昏闷。

82849 **麻黄厚朴汤**(《圣济总录》卷二十二)

【组成】麻黄(去根节,煎掠去沫)一斤 厚朴(去粗皮,剉)半斤 甘草(剉) 大黄(剉)各四两

【用法】上四味生用,为粗末。每服三钱匕,以水一盏,加生姜三片,葱白二寸,豉二十粒,同煎至七分,去滓热服。连服三次,汗出立愈。

【主治】时行憎寒壮热，骨节烦疼，头疼项强。

82850 **麻黄厚朴汤**(《普济方》卷一六〇引《指南方》)

【组成】厚朴(制) 麻黄(去节) 杏仁(去皮尖) 橘皮各一两 甘草半两 半夏(洗)半两

【用法】上为散。每服四钱，以水一盏半，加生姜三片，煎至七分，去滓温服。

【主治】脾咳。咳则右胁下痛，引肩背痛，甚则不可以动，动则咳，恶风脉浮。

82851 **麻黄拭体汤**(《圣惠》卷八十五)

【组成】麻黄三两(去根节) 葛根半两 郁金一两 蛇蜕皮一条 雷丸三两 石膏五两(末)

【用法】上剉细。用水七升，煎取一升，去滓，以软布浸，拭儿身上即效。

【主治】小儿惊痫，连发不醒，体羸反张，不堪服药者。

82852 **麻黄钩藤散**(《证治宝鉴》卷十一)

【组成】钩藤 柴胡 半夏 甘草 菊花 枳壳 麻黄 石膏 葛根

【主治】肝厥如痫疾不醒，呕吐眩晕者。

82853 **麻黄复煎汤**

《准绳·伤寒》卷二。为《兰室秘藏》卷中"麻黄复煎散"之异名。见该条。

82854 **麻黄复煎散**(《兰室秘藏》卷中)

【异名】麻黄复煎汤(《准绳·伤寒》卷二)。

【组成】白术 人参 生地黄 柴胡 防风各五分 羌活 黄柏各一钱 麻黄(去节，微捣，不令作末，水五大盏煎令沸，去沫，煎至二盏，入下项药再煎) 黄耆各二钱 甘草三钱 杏仁三个(去皮)

【用法】上㕮咀，都作一服。入麻黄汤煎至一盏，临卧服之。勿令食饱，取渐次有汗则效。

【功用】发汗升阳。

【主治】风湿相搏，下焦伏火而不得伸，阴室中汗出，懒语，四肢困倦无力，走注疼痛，躁热，一身尽痛。

82855 **麻黄独活汤**(《圣济总录》卷八十一)

【组成】麻黄(去根，剉) 独活(去芦头) 杏仁(汤浸，去皮尖双仁，炒)各一两半 附子(炮裂，去皮脐) 丹参 五加皮 细辛(去苗叶) 牛膝(酒浸，焙干) 桑根白皮 白僵蚕(炒)各一两 芎䓖一两

【用法】上剉，如麻豆大。每服五钱匕，以水一盏半，煎至八分，去滓，空心、食前温服，每日二次。

【主治】脚气。皮肉㿏痹，筋骨疼痛，手脚弱缓，行履艰难。

82856 **麻黄宣肺酒**

《金鉴》卷六十五。为《外科大成》卷三"麻黄宣肺散"之异名。见该条。

82857 **麻黄宣肺散**(《外科大成》卷三)

【异名】麻黄宣肺酒(《金鉴》卷六十五)。

【组成】麻黄 麻黄根各三两

【用法】以头生酒五壶，重汤煮三炷香，露一宿，早、晚各饮三五杯。至三五日，出脓成疮，十余日则脓尽而愈。

【主治】酒皶鼻。

82858 **麻黄桂心汤**(《圣济总录》卷二十二)

【组成】麻黄(去根节，先煎，掠去沫，焙)二两 桂(去粗皮) 甘草(炙，剉) 干姜(炮)各一两 石膏一两半 干薄荷叶 杏仁(去皮尖双仁)各半两

【用法】上为粗末。每服五钱匕，以水一盏半，加大枣二枚(去核)，同煎至八分，去滓，食前温服。

【主治】中风伤寒，脉浮紧，发热恶寒，身体疼痛，汗不出而烦。

82859 **麻黄桂枝汤**(《医方类聚》卷五十三引《神巧万全方》)

【组成】麻黄一两(去根节) 桂枝一两 赤芍药一两 甘草半两(炙微赤，剉) 杏仁一两(汤浸，去皮尖双仁，麸炒微黄)

【用法】上为末。每服四钱，以水一中盏，加生姜半分，大枣三枚，煎至五分，去滓热服，不拘时候。

【主治】太阳病脉浮紧，无汗，发热身痛，八九日不解，表证仍在，复发汗，服汤已微除，其人发烦目瞑，剧者必衄。又大汗后似疟者。

82860 **麻黄桂枝汤**(《三因》卷九)

【异名】加味麻黄汤(《得效》卷四)。

【组成】麻黄(去节，汤浸，焙干) 桂心 白芍药 细辛(去苗) 干姜(炮) 甘草(炙)各三分 半夏(汤洗七次) 香附(炒去毛)各半两

【用法】上为剉散。每服四大钱，水一盏半，加生姜五片，煎七分，去滓，食前服。大便秘，入大黄如博棋大两枚，煎。

【主治】外因心痛，恶寒发热，内攻五脏，拘急不得转动。

82861 **麻黄桂枝汤**(《保命集》卷中)

【异名】麻黄黄芩汤(《校注妇人良方》卷十四)。

【组成】麻黄一两(去节) 甘草三钱(炙) 桃仁三十个(去皮尖) 黄芩五钱 桂枝三钱

【用法】上为细末。每服半两，水一盏半，煎至一盏，温服，迎发而服。

【主治】疟病，头痛项强，脉浮，恶风无汗，发于夜间者。

82862 **麻黄桂枝汤**

《兰室秘藏》卷中。为《脾胃论》卷下"麻黄人参芍药汤"之异名。见该条。

82863 **麻黄桂枝汤**(《普济方》卷一四七引《保生回车论》)

【组成】麻黄二两(去根节) 桂枝一两 葛根三两 芍药三两 甘草一两(炙紫色)

【用法】上为粗末。每服四钱，以水一盏半，加生姜五片，大枣二枚，同煎至七分，去滓温服，日三服，夜一服。

【主治】伤寒。

82864 **麻黄桂枝汤**(《痘疹仁端录》卷十三)

【组成】麻黄 桂枝 赤芍 杏仁 甘草 当归 牛蒡 黄连 黄芩 川芎 蝉蜕 蚕蜕

【用法】水煎服。

【功用】发汗。

【主治】痘疹，身痒咳嗽。

82865 **麻黄桂枝汤**(《幼幼集成》卷三)

【组成】净麻黄二钱 柳桂枝一钱二分 片黄芩一钱 光桃仁十五粒 炙甘草 大生地各一钱 鲜红花五分 葱白一茎

【用法】水煎，热服。

【功用】发散血中风寒。

【主治】夜疟，血分有邪。

82866 **麻黄根散粉**

《圣济总录》卷十三。为《圣惠》卷二十三“麻黄根散”之异名。见该条。

82867 **麻黄透肌汤**（《幼科金针》卷下）

【组成】升麻　羌活　白芷　麻黄　大腹皮　焦山楂　蝉蜕　防风　桔梗　干姜　紫苏叶　枳壳

【用法】上加葱白七枚、笋尖三个、地龙四五条，水煎服。

【主治】反关痘。

82868 **麻黄射干汤**

《不居集》上集卷十五。为《金匮》卷上“射干麻黄汤”之异名。见该条。

82869 **麻黄射胆汤**（《效验秘方》董漱六方）

【组成】净麻黄5克　大杏仁10克　嫩射干9克　玉桔梗6克　杜苏子9克　净蝉衣4.5克　炒僵蚕9克　制半夏9克　广陈皮4.5克　生甘草4.5克　鹅管石12克（煅、杵）　江枳实6克　制胆南星6克

【用法】根据药剂大小，先将冷水浸过药面，约半小时再加水少许，煎沸后再煎10分钟左右，头煎取汁一碗，接着加水煎熬二煎，取汁大半碗，把头煎、二煎药汁一同灌入热水瓶内，分2次顿服。

【功用】宣肺化痰，降气定喘。

【主治】支气管哮喘、慢性气管炎急性发作期。症见咳嗽痰多，咯吐不爽，胸闷气急，喉痒作呛有哮鸣音，夜间不得平卧，乳蛾肿胀，苔薄白滑，脉浮滑数。

【加减】口渴烦燥、痰黏、舌红苔黄，上方可去半夏、陈平，加石膏30克、知母12克、贝母12克；形寒肢冷无汗，痰白呈泡沫状，舌苔白滑，可去蝉衣、僵蚕、桔梗，加桂枝4.5克、细辛3克，干姜2.4克；咽红乳蛾肿痛，痰稠，舌红脉数，可去半夏，陈皮，加银花9克，连翘9克、炒牛蒡子12克，生麻黄改用水炙麻黄5克；溲黄便秘舌红，可去桔梗、甘草，加黄芩9克、桑白皮12克，生麻黄改用蜜炙麻黄5克；制半夏改用竹沥、半夏9克，广陈皮改用广橘络5克；咳喘气逆，腹胀胁痛，去桔梗、甘草，加莱菔子9克，白芥子9克；脘腹痞胀，口黏纳差，苔白腻，去蝉衣、僵蚕，加厚朴4.5克，焦六曲12克；头胀头痛、鼻塞多涕，可去半夏、陈皮，加辛夷9克、苍耳子9克。

82870 **麻黄黄芩汤**（《活人书》卷二十）

【组成】麻黄（去节）一两　黄芩　赤芍各半两　甘草（炙）　桂枝（去皮）各一分

【用法】上为细末。每服二钱，暖水调服，每日三次。

【主治】❶《活人书》：小儿伤寒无汗，头痛发热恶寒；兼治天行热气，痘疮不快，烦躁昏愦，或痘出身尚疼热。❷《玉机微义》：小儿伤寒，头痛，身壮热无汗，鼻塞目涩，小便清。

82871 **麻黄黄芩汤**（《洁古家珍》）

【组成】麻黄（去节与根）　黄芩（去心）　炙甘草各半两　桂二钱半

【用法】上㕮咀。每服一两，以水三盏煎服。

【主治】太阳经疟，夜发昼愈。

82872 **麻黄黄芩汤**

《校注妇人良方》卷十四。为《保命集》卷中“麻黄桂枝汤”之异名。见该条。

82873 **麻黄救急汤**（《治疹全书》卷中）

【组成】麻黄　独活　苏叶　防风　前胡　杏仁　桔梗　枳壳　桃仁　红花

【用法】上加葱白一个、樱桃核每岁三粒，水煎服。

【功用】疏解肌表。

【主治】疹正出，忽为风寒所阻，收敛一半，身反发热不退，皮肤外寒内热，寒热交攻，欲出不出，欲入不入，疹色青紫，烦热闷乱，喘急痰壅。

82874 **麻黄续命汤**（《保命集》卷中）

【组成】麻黄二两　防风三两　杏仁二两

【主治】中风，无汗恶寒。

82875 **麻黄葛根汤**（《活人书》卷十七）

【异名】麻黄汤（《云岐子脉诀》）。

【组成】麻黄（用沸汤泡十二次，焙干称）　芍药各三两　干葛四分　葱白七茎　豉一合

【用法】上剉，如麻豆大。每服四钱，以水一盏半，煎至一中盏，去滓温服。服后以厚衣盖覆，如人行四五里再服。良久如未得汗出，更煮葱粥少许，热投之，取汗。

【主治】❶《活人书》：伤寒一日至二日，头项及腰背拘急疼痛，浑身烦热恶寒。❷《普济方》：刚痉无汗。

82876 **麻黄葛根汤**（《圣济总录》卷二十一）

【组成】麻黄（去根节）一两半　葛根（剉）　柴胡（去苗）各一两　芍药三分

【用法】上为粗末。每服五钱匕，以水一盏半，加豉一百粒、开口椒十七粒、连须葱白三寸，薄荷叶二十叶，同煎至八分，去滓热服。服后葱豉汤一盏投之，衣覆取汗，汗未快再服。

【功用】发汗。

【主治】伤寒初得一二日。

82877 **麻黄葛根汤**（《圣济总录》卷二十三）

【组成】麻黄（去根节）　甘草（炙）各一两　知母（焙）　葛根（剉）　石膏（碎）各一两半

【用法】上为粗末。每服五钱匕，以水一盏半，煎至七分，去滓，食后温服。

【主治】伤寒、温病吐下后，余热未尽，头痛，口干烦渴。

82878 **麻黄葛根汤**（《圣济总录》卷二十七）

【组成】麻黄（去根节）　葛根（剉）　知母（焙）　陈橘皮（汤浸，去白，焙）　黄芩（去黑心）各一两　杏仁（汤浸，去皮尖双仁，炒）　甘草（炙）各半两

【用法】上为粗末。每服五钱匕，以水一盏半，煎至一盏，去滓温服。

【主治】伤寒发斑，状如锦纹，呕逆烦闷。

82879 **麻黄葛根汤**（《伤寒图歌活人指掌》卷四）

【异名】麻黄干葛汤（《医统》卷十四）。

【组成】麻黄　赤芍药各三钱　干葛一钱半　豆豉半合

【用法】以水二盏，加葱白一茎，煎至八分，去滓温服。

【主治】伤寒刚痉，心腹痛。

❶《伤寒图歌活人指掌》：太阳发热无汗，恶寒而喘。❷《医学正传》：刚痉，无汗恶寒。❸《医林绳墨大全》：脾土郁结，心腹卒痛。

82880 **麻黄葛根汤**

《杏苑》卷七。为《伤寒论》“葛根汤”之异名。见该条。

82881 **麻黄葛根汤**

《痘科金镜赋集解》卷三。为《痘疹全书》卷上“麻黄解表汤”之异名。见该条。

82882 **麻黄葛根汤**(《治疹全书》卷上)

【组成】麻黄　葛根　升麻　柴胡　防风　荆芥　枳壳　杏仁　山楂　麦冬

【用法】水煎服。

【主治】疹不出，喘急妄语，及浑身壮热，足冷，咳嗽呕吐，腹胀不食，鼻流清涕。

82883 **麻黄紫草汤**(《奇效良方》卷六十五)

【组成】麻黄(去节)　人参各一分　杏仁七枚(去皮尖)

【用法】上为粗末。每服二钱，以水二盏，用紫草五寸，同煎至一盏，去滓，分为三四服，每日二次。

【主治】疮子不出。

【宜忌】服本方时，不可服其它药。

82884 **麻黄温痹汤**(《千家妙方》卷上引范国樑方)

【组成】麻黄10克　羌活10克　独活10克　制川乌10克　制草乌10克　八里麻1克　桂枝10克　黄耆20克　川牛膝12克　木瓜12克　威灵仙12克　鸡血藤10克　细辛3克　制附块10克　伸筋草10克　寻骨风10克　苍耳子10克　秦艽10克　桑寄生10克　炙甘草10克

【用法】水煎服，每日一剂。

【功用】祛风散寒，舒筋活络。

【主治】风寒湿邪侵袭经络，留滞关节，关节肿大疼痛者。

【加减】气血虚亏，可酌加党参、枸杞、当归、白芍以扶正气。

82885 **麻黄解肌汤**(《肘后方》卷二)

【组成】麻黄　甘草　升麻　芍药　石膏各一两　杏仁二十枚　贝齿三枚

【用法】上为末，以水三升，煮取一升，顿服。覆取汗出。后食豉粥补虚。

【功用】解肌。

【主治】❶《肘后方》:伤寒、时气、温病一二日。❷《圣济总录》:时行疫疠一二日，头痛壮热烦躁。

82886 **麻黄解肌汤**

《外台》卷一引《深师方》。为《伤寒论》“麻黄汤”之异名。见该条。

82887 **麻黄解肌汤**(《元和纪用经》)

【组成】麻黄(去根节，陈者佳)　甘草　升麻　赤芍药　石膏各等分

【用法】上为末。每服四匕，以水一升半，加杏仁七个(去尖碎之)，同煎至八合，去滓温服，连绵三五服，以衣被覆取汗出即愈。

【主治】伤寒风邪，寒冷头痛，项强急，寒热腰痛，四肢烦疼而无汗者。

82888 **麻黄解肌汤**(《圣济总录》卷二十一)

【组成】麻黄(去根节)一两　石膏(碎)　葛根(剉)各一两半　甘草(炙)一分半　芍药　杏仁(汤浸，去皮尖双仁，炒)各半两　桂(去粗皮)三分

【用法】上为粗末。每服五钱匕，以水一盏半，加生姜五片，煎至八分，去滓温服。

【主治】伤寒初患一二日，体热头痛。

82889 **麻黄解表汤**(《痘疹全书》卷上)

【异名】麻黄葛根汤(《痘科金镜赋集解》卷三)、麻黄解毒汤(《痘科金镜赋集解》卷六)。

【组成】麻黄(去根节，用蜜酒炒)　羌活　升麻　葛根　防风　荆芥　牛蒡(炒)　蝉蜕　甘草　桔梗

【用法】水煎，入烧人屎同服。

【主治】冬月严寒，外感风寒，其疮痘为外邪所遏而不易出者。

82890 **麻黄解毒汤**

《痘科金镜赋集解》卷六。为《痘诊全书》卷上“麻黄解表汤”之异名。见该条。

82891 **麻黄解毒汤**(《痘疹仁端录》卷十)

【组成】麻黄　升麻　防风　酒芍　酒柏　玄参　甘草　牛蒡　人参　石膏　木通　连翘

【用法】水煎服。

【主治】痘疮，痘紫黑陷。

【备考】《种痘新书》有黄芩，无酒芍。

82892 **麻黄雌鸡汤**

《普济方》卷三三七。为《千金》卷二“菊花汤”之异名。见该条。

82893 **麻黄雌鸡散**

《圣惠》卷七十六。为《千金》卷二“菊花汤”之异名。见该条。

82894 **麻黄蝉蜕汤**(《中医皮肤病学简编》)

【组成】麻黄6克　蝉蜕9克　槐花6克　黄连3克　浮萍9克　甘草3克

【用法】水煎服。

【主治】荨麻疹。

82895 **麻黄醇酒汤**(方出《肘后方》卷四，名见《千金》卷十)

【异名】麻黄酒(《得效》卷三)。

【组成】麻黄一把

【用法】以酒五升，煮取二升半，可尽服，汗出愈。

【功用】《千金》:发汗。

【主治】❶《肘后方》:大汗出入水，而致黄汗，身体四肢微肿，胸满不得汗，汗出如黄柏汁。❷《千金》:伤寒热出，表发黄疸。

82896 **麻黄蝎梢散**(《卫生总微》卷五)

【组成】麻黄(去根节)半两　蝎梢十四个

【用法】上剉碎。用薄荷叶遍裹，更用纸裹了，于水中蘸湿，慢火中煨纸及叶干透，取出为末。每服半钱，金银薄荷汤调下，不拘时候。

【主治】小儿风痫发搐。

82897 **麻菊二陈汤**(《重订通俗伤寒论》)

【组成】明天麻一钱　滁菊花一钱半　钩藤钩　茯神木各四钱　荆芥一钱半　川芎八分　姜半夏三钱　广皮红一钱　清炙草四分

【功用】祛风平晕。

【主治】外风挟痰上扰巅顶，抬头屋转，眼常黑花，见物飞动，猝然晕倒者。

82898 **麻痘风搐方**(《医学纲目》卷三十七)

【组成】人参　羌活　防风　僵蚕(醋炒)　南星(姜制)　白附子(姜制)　甘草(炙)各等分

【用法】上加生姜三片,水煎服。其搐立止。

【主治】痘疮欲出,身热烦躁,忽发惊搐。

82899 **麻杏麦门冬汤**(《效验秘方·续集》史方奇方)

【组成】麻黄6克　生石膏20克　杏仁12克　沙参30克　麦冬15克　法夏12克　黄芩15克　桑皮15克　瓜壳15克　苇根30克　川贝粉6克

【用法】每日一剂,水煎二次,早晚分服,川贝粉兑入药汁中冲服。

【功用】清热宣肺,降气化痰,益气生津。

【主治】外邪郁肺,气津两伤咳嗽证。症见咳嗽,气喘,痰白不爽,咽痒即咳,月余或数月不愈,舌红中有裂纹,苔薄白,脉数者。

【加减】口渴加知母12克,花粉12克;心烦、失眠加炒枣仁12克,竹茹12克;咳引胁痛加当归12克,白芍12克,香附12克;耳鸣、腰酸软加枸杞12克,核桃15克;痰黄稠,苔黄腻加厚朴12克,葶苈10克;便秘加生大黄3克。

【方论选录】方合麻杏石甘汤、麦门冬汤为一方,加黄芩、桑皮、瓜壳、苇根、川贝清热宣肺,化痰止咳。全方宣散邪气而不伤气津,益气生津不敛其邪,降气化痰平喘无温燥之弊,内清郁热无碍脾运。

82900 **麻黄五味子汤**(《外台》卷九引《古今录验》)

【组成】麻黄四两(去节)　五味子五合　甘草二两(炙)　半夏二两(洗)　干姜五合　细辛二两　桂心六两　杏仁三两(去皮尖两仁者)

【用法】上以水一斗,煮取四升,去滓,分温五服,日三次夜二次。

【主治】咳嗽。

【宜忌】忌海藻、菘菜、羊肉、饧、生菜、生葱。

82901 **麻黄加知母汤**(《衷中参西》上册)

【组成】麻黄四钱　桂枝尖二钱　甘草一钱　杏仁二钱(去皮,炒)　知母三钱

【用法】先煮麻黄五六沸,去上沫,纳诸药,煮取一茶盅,温服。复被取微似汗,不须啜粥,余如桂枝法将息。

【主治】伤寒无汗。

【方论选录】方中用麻黄之性热中空者,直走太阳之经,外达皮毛,借汗解以祛外感之寒;桂枝之辛温微甘者,借同甘草以温肌肉,实腠理,助麻黄托寒外出;杏仁之苦降者,入胸中以降逆定喘;原方止此四味,而愚为加知母者,诚以服此汤后,间有汗出不解者,非因汗出未透,实因余热未清也。佐以知母于发表之中,兼寓清热之意,自无汗后不解之虞。此乃屡经试验,而确知其然,非敢于经方轻为加减也。

82902 **麻黄加独防汤**

《伤寒全生集》卷四。为《此事难知》"麻黄加独活防风汤"之异名。见该条。

82903 **麻黄加葛根汤**

《伤寒大白》卷一。为《伤寒论》"葛根汤"之异名。见该条。

82904 **麻黄加葛根汤**(《云岐子保命集》卷上)

【组成】杏仁二十五个(去皮尖)　麻黄　桂枝　葛根各一两　甘草半两

【用法】上剉细。每服五钱或一两,以水三盏,煎至七分,去滓温服。

【主治】太阳表病,风湿相搏,荣卫俱病,一身尽疼,表气不和。

82905 **麻黄地骨皮汤**(《圣济总录》卷三十(人卫本))

【组成】麻黄(去节)三分　地骨皮　玄参各半两　五味子三分　甘草(炙,剉)　干姜(炮)各一分　附子(炮裂,去皮脐)半两　桔梗(炒)　杏仁(汤浸,去皮尖双仁,炒)知母各半两

【用法】上剉,如麻豆大。每服五钱匕,以水一盏半,煎至八分,去滓,食后温服。

【主治】伤寒头痛身热,咽喉壅塞,语声不出。

【备考】本方方名,原书文瑞楼本作"麻黄地骨汤"。

82906 **麻黄吴茱萸汤**

《医学纲目》卷十五。为《兰室秘藏》卷下"麻黄茱萸汤"之异名。见该条。

82907 **麻黄草豆蔻丸**

《准绳·类方》卷四。为《兰室秘藏》卷上"麻黄豆蔻丸"之异名。见该条。

82908 **麻黄蛇床子粉**(《中医皮肤病学简编》)

【组成】麻黄根31克　蛇床子31克　牡蛎31克　炉甘石31克　干姜31克

【用法】上为细粉,外扑。

【主治】多汗症,痱子,荨麻疹。

82909 **麻仁润肠软胶囊**

《新药转正》41册。即《成方制剂》7册"麻仁润肠丸"改为胶囊剂。见该条。

82910 **麻杏薏苡甘草汤**

《证治宝鉴》卷十二。为《金匮》卷上"麻黄杏仁薏苡甘草汤"之异名。见该条。

82911 **麻黄人参芍药汤**(《脾胃论》卷下)

【异名】麻黄桂枝汤(《兰室秘藏》卷中)。

【组成】人参　麦门冬各三分　桂枝　当归身各五分　麻黄　炙甘草　白芍药　黄耆各一钱　五味子二个

【用法】上㕮咀,都作一服。以水三盏,煮麻黄一味,令沸,去沫,至二盏,入余药同煎至一盏,去滓,临卧热服。

【主治】久患吐血,愈后复发;吐血外感寒邪,内虚蕴热。

【方论选录】《医方集解》:此足太阳手太阴药也。桂枝补表虚,麻黄去外寒,黄耆实表益卫,甘草补脾,白芍安太阴,人参益元气而实表,麦冬保肺气,五味子安肺气,当归和血养血。盖取仲景麻黄汤与补剂各半服之。但凡虚人当服仲景方者,当以此为剂也。

【临床报道】吐血:一贫士,病脾胃虚,与补药,愈后继居旷室,卧热坑而吐血数次。予谓此人久虚弱,附脐有形,而有大热在内,上气不足,阳气外虚,当补表之阳气,泻里之虚热。冬居旷室,衣服复单薄,是重虚其阳,表有大寒壅遏里热,火邪不得舒伸,故血出于口。因思仲景太阳伤寒,当以麻黄汤发汗,而不与之,遂成衄血,却与之立愈,与此甚同,因与麻黄人参芍药汤。

82912 **麻黄止烦下气汤**(《外台》卷十六引《删繁方》)

【组成】麻黄(去节)　栀子仁　茯苓　子芩　白术各

三两　石膏八两(碎,绵裹)　桂心二两　芒消三两　生地黄(切)一升　大枣三十枚　鸡子二枚　甘草一两(炙)　赤小豆二合

【用法】上切,以水一斗煎和,下鸡子白搅调,去沫,下诸药,煎取二升五合,去滓,下竹沥、芒消,煎一沸,分三次服。

【主治】心劳实热,好笑无度,自喜,四肢烦热。

【宜忌】忌生葱、酢物、桃、李、雀肉、海藻、菘菜等。

82913 麻黄甘草附子汤

《医统》卷十四。为《伤寒论》"麻黄附子甘草汤"之异名。见该条。

82914 麻黄加生地黄汤(《云岐子保命集》卷下)

【组成】麻黄二两半　桂枝二两　甘草半两　杏仁二十五个(去皮尖)　生地黄一两

【用法】上剉细。每服五钱,水煎服。

【主治】妇人伤寒,脉浮而紧,头痛身热,恶寒无汗,发汗后恐热入血室者。

82915 麻黄杏子草膏汤

《赤水玄珠》卷二十六。为《伤寒论》"麻黄杏仁甘草石膏汤"之异名。见该条。

82916 麻黄附子甘草汤(《伤寒论》)

【异名】麻黄甘草附子汤(《医统》卷十四)、附子麻黄汤(《赤水玄珠》卷五、麻黄附子汤(《金匮》卷中)。

【组成】麻黄(去节)二两　甘草(炙)二两　附子一枚(炮,去皮,破八片)

【用法】上以水七升,先煮麻黄一两沸,去上沫,纳诸药,煮取三升,去滓,每日三次。

【功用】《伤寒论讲义》:温经解表。

【主治】素体阳虚,感受风寒,恶寒,不发热,或有微热,苔白,脉沉;肾阳不足,风湿外侵,通身浮肿。

❶《伤寒论》:少阴病,得之二三日无里证。❷《卫生宝鉴补遗》:病人寒热而厥,面色不泽,冒昧,两手忽无脉,或一手无脉。❸《景岳全书》:风湿通身浮肿。❹《医方集解》:气水,脉沉虚胀。❺《张氏医通》:少阴病脉沉发热,及水肿喘咳。

【方论选录】❶《沈注金匮要略》:麻黄附子汤中以附子固护表里之阳,且助麻黄、甘草通阳散邪。俾邪出而真阳不出,即开鬼门之变法也。……麻黄、附子一散一补,固本通阳,则病去而不伤阳气。❷《准绳·伤寒》:麻黄、甘草之甘以散表寒,附子之辛以温寒气。❸《金鉴》:此少阴脉而表反热,便于表剂中加附子以预固其阳,是表热阳衰也。夫发热无汗太阳之表,脉沉但欲寐少阴之里,设用麻黄开腠理,细辛散浮热,而无附子以固元阳,则太阳之微阳外亡。惟附子与麻黄并用,则寒邪散而阳不亡,此里病及表,脉沉而当发汗者,与病在表脉浮而发汗者径庭也。若表微热则受寒亦轻,故以甘草易细辛,而微发其汗,甘以缓之与辛以散之者,又少间矣。❹《古方选注》:以熟附固肾,不使麻黄深入肾经劫液为汗,更妙在甘草缓麻黄,于中焦取水谷之津为汗,则内不伤阴,邪从表散,必无过汗亡阳之虑矣。

【临床报道】伤寒少阴病:《经方实验录》余尝治上海电报局高君之公子,年五龄,身无热,亦不恶寒,二便如常,强呼之醒,与之食,食已,又呼呼睡去。按其脉,微细无力。余曰:此仲景先圣所谓少阴之为病,脉微细,但欲寐也。顾余知治之之方,尚不敢必治之之验,请另乞诊于高明。高君自明西医理,能注强心针,顾又知强心针仅能取效于一时,非根本之图,强请立方。余不获已,书:熟附片八分,净麻黄一钱,炙甘草一钱,与之,又恐其食而不化,略加六神曲、炒麦芽等消食健脾之品。次日复诊,脉略起,睡时略减。当与原方加减。

82917 麻黄附子细辛汤

《注解伤寒论》卷六。为《伤寒论》"麻黄细辛附子汤"之异名。见该条。

82918 麻黄细辛附子汤(《伤寒论》)

【异名】麻黄附子细辛汤(《注解伤寒论》卷六)、附子细辛汤(《三因》卷四)。

【组成】麻黄二两(去节)　细辛二两　附子一枚(炮去皮,破八片)

【用法】上以水一斗,先煮麻黄,减二升,去上沫,纳诸药,煮取三升,去滓,温服一升,每日三次。

【功用】❶《伤寒论讲义》:温经解表。❷《方剂学》:助阳解表。

【主治】素体阳虚,外感风寒,无汗恶寒,发热,踡卧,苔白,脉沉。亦治肾咳及寒厥头痛。

❶《伤寒论》:少阴病,始得之,反发热,脉沉者。❷《三因》:少阴伤寒,口中和,而背恶寒,反发热倦怠,自汗而渴,其脉尽寸俱沉而紧者。❸《内科摘要》:肾脏发咳,咳则腰背相引而痛,甚则咳涎。又治寒邪犯齿致脑齿痛。❹《东医宝鉴·杂病篇》:少阴病但欲寐,发热脉沉。❺《景岳全书》:寒气厥逆头痛,脉沉细者。❻《张氏医通》:水肿喘咳。大寒犯肾,暴哑不能出,咽痛异常,卒然而起,或欲咳而不能咳,或无痰,或清痰上溢,脉弦紧,或数疾无伦。

【方论选录】❶《注解伤寒论》:麻黄之甘以解少阴之寒,细辛、附子之辛以温少阴之经。❷《医方集解》:以附子温少阴之经,以麻黄散太阳之寒而发汗,以细辛肾经表药联属其间,是汗剂之重者。❸《金鉴》:夫发热无汗,太阳之表不得不开。沉为在里,少阴之枢,又不得不固。设用麻黄开腠理,细辛散浮热,而无附子以固元阳,则少阴之津液越出,太阳之微阳外亡,去生便远。惟附子与麻黄并用,则寒邪虽散而阳不亡。❹《衷中参西》:用附子以解里寒,用麻黄以解外寒,而复佐以辛温香窜之细辛,既能助附子以解里寒,更能助麻黄以解外寒,俾其自太阳透入之寒,仍由太阳作汗而解,此麻黄附子细辛汤之妙用也。❺《古方选注》:用麻黄发太阳之表汗,细辛散少阴之浮热,相须为用。欲其引麻黄入于少阴,以出太阳陷入之邪,尤借熟附合表里以温经,外护太阳之刚气,内固少阴之肾根,则津液内守,而微阳不致外亡,此从里达表,由阴出阳之剂也。

【临床报道】❶ 少阴表证:《山东中医杂志》[1984,(2):41]张某,男,39岁,济南市四十中教师。1977年12月12日诊:感冒十余日,经中西药治疗,仍感畏寒无汗,纳少不渴,微咳嗜卧,大便调,小便清,体温38℃,舌质淡苔薄白,脉微细,诊为少阴表证。处方:麻黄9克,熟附子6克,细辛3克。一剂冷止,三剂痊愈。❷ 肾咳:《江苏中医杂志》[1982,(2):37]黄某,女,40岁,农民。患者发热畏寒,身痛咳嗽,曾经中西医治疗,缠绵不愈,已历数月。阅前所服方药,多以参苏饮、止嗽散等方治疗,终难收效。余诊时,患者自述周身畏寒,喜厚衣,咳嗽则腰背相引而痛,咳甚则吐

涎，口不渴，二便无异常。诊其脉沉细而迟，舌质淡而苔薄润，面色淡暗无华。综合四诊，知其症为少阴阳虚，复受寒邪，肺气不宣所致，乃投麻黄附子细辛加五味子治之。麻黄6克，附子3克，细辛4克，五味子3克，水煎服。患者服药至二剂时，畏寒已除，咳嗽已减其大半，继服原方三剂而安。❸暴喑：《江苏中医杂志》[1982，(2)：37]邹某，男，30岁，全南人。常易感冒，该次患伤风鼻塞流涕，咳嗽音哑已有20余天，经中西药治疗，病情未见改善。余诊之，其脉沉细无力，舌质淡而胖嫩，苔薄白。视其面色惨淡忧郁，身穿厚衣，头戴风雪帽，声音嘶哑。细询之，常易感冒，微热则自汗畏风，四肢不温，喜欲蒙被而卧，脉证合参，诊为少阴伤寒，寒客会厌。拟助阳解表，宣肺散寒，仿麻黄附子细辛汤加味。麻黄4克，附子6克，细辛4克，桔梗6克，水煎服。患者服上方一剂，觉声嘶减轻，二剂而畏风除，声音已恢复正常。❹无汗症：《上海中医杂志》[1982，(2)：35]黄某，女，68岁。1980年6月10日初诊，十三年前曾患风湿性心脏病，经治疗症状控制。但此后，一年四季从未小汗，天寒睡眠不佳，天热则睡眠良好，但神疲怕风，纳少无味，前后延医十余年，未收效验。时值仲夏，天气炎热，无汗出，周身不舒，欲求汗出则快。患者面色无华，扪之体肤无汗，舌质淡红，舌苔白滑，脉沉缓。又因患者早年患风湿病，故辨证为寒湿入侵，内舍于脏，久之肾阳折损，不能温煦肌腠，无力鼓汗达表，终年不得汗泄。姑拟助阳透表，投麻黄附子细辛汤治之。炙麻黄10克，炮附片12克，细辛4克。服3剂后，即有小汗出，周身颇感舒适。7剂后，汗出如平人，肢体舒展舒达，不料十年痼疾，竟获效于一周，原方续进7剂，以为巩固。

82919 麻黄知母石膏汤（《伤寒图歌活人指掌》卷四）

【组成】麻黄一两　桂枝二钱二字半　甘草三钱一字半　杏仁五十个　知母半两　石膏一两

【用法】夏至后服。

【主治】伤寒，太阳无汗。

82920 麻黄茵陈醇酒汤（《金鉴》卷四十二）

【组成】麻黄　茵陈

【用法】用无灰好酒煎服。

【主治】黄疸，表实无汗。

82921 麻黄桂枝升麻汤（《兰室秘藏》卷中）

【组成】木香　生姜各一分　桂枝　半夏　陈皮　草豆蔻仁　厚朴　黑附子　黄柏各二分　炙甘草　升麻　白术　茯苓　泽泻各三分　黄耆　麻黄（不去节）人参各五分

【用法】上作一服。以水二盏，煎至一盏，去滓，食远服。

【主治】妇人先患浑身麻木，睡觉则少减，开目则已而痊愈；证已痊，又因心中烦恼，遍身骨节痛，身体沉重，饮食减少，腹中气不运转。

82922 麻黄桂枝各半汤

《三因》卷四。为《伤寒论》"桂枝麻黄各半汤"之异名。见该条。

82923 麻黄柴胡升麻汤（《兰室秘藏》卷下）

【异名】麻黄升麻汤（《东垣试效方》卷四）、麻黄定喘汤（《医学纲目》卷二十七）。

【组成】麻黄　草豆蔻仁　益智仁各一钱五分　吴茱萸　厚朴各二分　当归梢　甘草　柴胡　生黄芩各一分　升麻　神曲　苏木各半分　全蝎二个　红花少许

【用法】上剉，如麻豆大，分作二服，以水一大盏，煎至七分，食远服。微有汗则效。

【主治】小儿寒郁而喘，喉鸣，腹中鸣，腹满，鼻流清涕，脉沉急而数。

【宜忌】忌风寒。

82924 麻黄调心泄热汤（《千金》卷十三）

【异名】麻黄汤（《千金方衍义》卷十三）。

【组成】麻黄　生姜各四两　细辛　子芩　茯苓　芍药各五两　白术二两　桂心一两　生地黄（切）一升

【用法】上㕮咀。以水九升，煮取三升，去滓，分三服。须利，加芒消三两。

【功用】《千金方衍义》：调心泄热。

【主治】心脉厥大，小肠热，齿龋嗌痛。

【方论选录】《千金方衍义》：心脉厥大，言左寸沉伏而按之益大应指，厥厥动摇。故宜生地黄、黄芩清利伏热，即以麻、桂、姜、辛辛温散结，茯苓、白术填其空以杜火气之复入，芍药为地黄之佐使。

82925 麻黄加独活防风汤（《此事难知》）

【异名】麻黄加独防汤（《伤寒全生集》卷四）。

【组成】麻黄（去节）　桂枝各一两　甘草半两　杏仁二十五个（去皮尖）　独活　防风各一两

【用法】上剉细。每服一两，以水三盏，煮至一盏半，去滓温服。

【主治】刚痓。发热无汗，恶寒。

82926 麻黄杏仁薏苡仁汤

《普济方》卷九十七。为《金匮》卷上"麻黄杏仁薏苡甘草汤"之异名。见该条。

82927 麻黄连翘赤小豆汤（《伤寒论》）

【异名】麻黄连翘汤（《医学纲目》卷三十一）、连翘赤小豆汤（《普济方》卷三六九）。

【组成】麻黄二两（去节）　连翘二两　杏仁四十个（去皮尖）赤小豆一升　大枣十二枚（擘）生梓白皮（切）一升　生姜二两（切）　甘草二两（炙）

【用法】上㕮咀。以潦水一斗，先煮麻黄再沸，去沫，次纳诸药，煎取三升，去滓，分三次温服，半日服尽。

【功用】《伤寒论讲义》：解表散邪，清热除湿以退黄。

【主治】湿热黄疸，兼有表邪者。

❶《伤寒论》：伤寒瘀热在里，身必黄。❷《普济方》：小儿伤寒，发黄身热。❸《张氏医通》：湿热发黄。❹《方剂学》：湿热内郁，表证未解而发黄者。

【方论选录】❶《金鉴》：用麻黄汤以开其表，使黄从外而散；去桂枝者避其热也；佐、姜枣者和其荣卫也；加连翘、梓皮以泻其热，赤小豆以利其湿，共成治表实发黄之效也。成无己曰：煎以潦水者，取其味薄不助湿热也。❷《古方选注》：麻黄连翘赤小豆汤，表里分解法，或太阳之热，或阳明之热，内合太阴之湿，乃成瘀热发黄，病虽从外至内，而黏着之邪，当从阴以出阳也。杏仁、赤小豆泄肉理湿热，生姜、梓白皮泄肌表湿热，仍以甘草、大枣奠安太阴之气，麻黄使湿热从汗而出太阳，连翘根导湿热从小便而出太阳，潦水助药力从阴出阳。经云：湿上甚为热，若湿下行则热解，热解则黄褪也。❸《伤寒论讲义》:方用麻黄、杏仁、生姜以辛温宣发,解表散邪。连翘、赤小豆、生梓白皮苦寒清热除湿以退黄。炙草、大枣甘平和中。本方为表里双解之剂,适用于湿热发黄而又兼有表证。

82928 麻黄连翘赤小豆汤(《此事难知》)

【组成】麻黄 连翘各一两 赤小豆半两

【用法】上剉如麻豆大。每服一两,以水三盏,煎至一盏,去滓温服。

【主治】身热不去,瘀热在里发黄,小便微利。

【临床报道】荨麻疹:《上海中医药杂志》[1965,(1):39]陆某,男,27岁。患荨麻疹状若地图形,全身瘙痒甚剧,时愈时作,缠绵6年。近年来复发次数增多,影响工作及睡眠,身感微恶寒,脉细数,苔薄白,体温37℃,其它无特殊症状。处方:麻黄连翘赤小豆汤加僵蚕。服药1剂后,症状大减,服2剂而荨麻疹消失。为巩固疗效,原方继服2剂,至今未再复发。

【现代研究】对肥大细胞脱颗粒、组胺生成的影响:《中药药理与临床》[2003,19(5):3]用本方含药血清体外作用于大鼠腹腔肥大细胞引起脱颗粒及组胺释放为指标,观察了麻黄连翘赤小豆汤对Ⅰ型变态反应的影响,结果含该方大鼠血清可明显减少肥大细胞脱颗粒,减少组织胺释放。

82929 麻黄羌活加半夏汤(《金鉴》卷四十二)

【组成】麻黄 羌活 防风 甘草 半夏

【主治】寒疟。先伤于寒,后伤于风,先寒后热,寒多热少,无汗,兼呕吐者。

82930 麻黄杏子甘草石膏汤

《伤寒论》。为原书"麻黄杏仁甘草石膏汤"之异名。见该条。

82931 麻黄杏子薏苡甘草汤

《医钞类编》卷三。为《金匮》卷上"麻黄杏仁薏苡甘草汤"之异名。见该条。

82932 麻黄杏仁甘草石膏汤(《伤寒论》)

【异名】麻黄杏子甘草石膏汤(原书)、麻黄杏仁汤(《普济方》卷三六九)、麻黄杏子草膏汤(《赤水玄珠》卷二十九)、麻杏甘石汤(《张氏医通》卷十六)、四物甘草汤(《千金方衍义》卷九)、麻杏石甘汤(《金鉴》卷五十九)。

【组成】麻黄四两(去节) 杏仁五十个(去皮尖) 甘草二两(炙) 石膏半斤(碎,绵裹)

【用法】上以水七升煮麻黄,减二升,去上沫,纳诸药,煮取二升,去滓,温服一升。

【功用】❶《伤寒论讲义》:清宣肺热。❷《方剂学》:辛凉宣泄,清肺平喘。

【主治】邪热壅肺,发热喘急,烦渴,汗出,苔黄,脉数。现用于肺炎、猩红热(烂喉痧)、过敏性哮喘等。

❶《伤寒论》:伤寒发汗后,汗出而喘,无大热者。❷《元戎》:太阳与阳明合病,喘而胸满。❸《金鉴》:温热内发,表里俱热,头痛身疼,不恶寒反恶热,无汗而喘,大烦大渴,脉阴阳俱浮。❹《医钞类编》:痘疹烦喘渴燥,如疹初出不透,无汗喘急。❺《清代名医医案精华》:肺痈。风伤皮毛,热伤血脉,身热咳逆,痰有腥味,脉象数大。❻《方剂学》:外感风邪,身热不解,有汗或无汗,咳逆气急,甚或鼻煽,口渴,舌苔薄白或黄,脉浮滑而数者。

【宜忌】《古今名医方论》:脉浮弱、沉紧、沉细,恶寒恶风,汗出而不渴者,禁用。

【方论选录】❶《金鉴》:喘不在胃而在肺,故不须粳米。其意重在存阴,不必虑其亡阳也,故于麻黄汤去桂枝之监制,取麻黄之专开,杏仁之降,甘草之和,倍石膏之大寒,除内外之实热,斯溱溱汗出而内外之烦热与喘悉除矣。❷《衷中参西》:用麻黄协杏仁以定喘,伍以石膏以退热,热退其汗自止也。复加甘草者,取其甘缓之性,能调和麻黄、石膏,使其凉热之方溶和无间,以相助成功,是以奏效甚捷也。❸《中国医药汇海·方剂部》:盖以石膏清其里热;有汗者,得麻黄疏泄,而壅者亦宣;无汗者,得麻黄疏散,而闭者亦开;有杏仁以定喘,甘草以泻火,烦热乌有不解者乎?❹《方剂学》:方中石膏辛甘寒,清泄肺胃之热以生津,麻黄辛苦温,宣肺解表而平喘。二药相制为用,既能宣肺,又能泄热,虽一辛温,一辛寒,但辛寒大于辛温,使本方仍不失为辛凉之剂,共为主药;杏仁苦降,协助麻黄以止咳平喘,为佐药;炙甘草调和诸药,以为使。药仅四味,但配伍严谨,共成辛凉宣肺、清泄肺热、止咳平喘之功。❺《伤寒论讲义》:麻黄配石膏,清宣肺中郁热而定喘。石膏用量多于麻黄一倍,借以鉴制麻黄辛温之性而转为辛凉清热之用;杏仁宣降肺气,协同麻黄以治喘;甘草和中缓急,调和诸药。

【临床报道】❶ 烂喉痧:《经方实验录》前年三月间,朱锡基家一女婢病发热,请诊治。予轻剂透发,次日热更甚,未见疹点。续与透发,三日病加剧,群指谓猩红热,当急送传染病医院受治。锡基之房东尤恐惧,怂恿最力。锡基不能决,请予毅然用方。予允之。细察病者痧已发而不畅,咽喉肿痛,有白腐意,喘声大作,呼吸困难不堪,咯痰不出,身热胸闷,目不能张视,烦躁不得眠,此实烂喉痧之危候。当与:净麻黄一钱半,生石膏五钱,光杏仁四钱,生草一钱,略加芦根、竹茹、蝉衣、蚤休等透发清热化痰之品。服后即得安睡,痧齐发而明,喉痛渐除。续与调理,三日全愈。事后婢女叩谢曰:前我病剧之时,服药(指本方)之后,凉爽万分,不知如何快适云。❷ 小儿肺炎:《上海中医药杂志》[1959,(2):23]用麻杏石甘汤治疗小儿肺炎30例,患者表现为发热、气喘咳嗽、咽痛、咽部充血、肺部可闻干性啰音等症状,用本方治疗,痊愈26例,显效1例,好转3例,有效率100%,笔者认为本方具有降温、消炎、化痰、扩张支气管、缓解痉挛等作用。❸ 过敏性哮喘:《浙江中医药》[1979,(8):301]叶某,女,28岁。1977年10月11日诊。患者因鼻炎引起过敏性哮喘已8年,秋冬季节发作频繁。近感风寒,身热,有汗,鼻塞多涕,咳嗽气喘,胸膈烦闷,口唇发绀,便秘,口苦而渴,舌苔薄黄,脉浮数。症属风寒在表,肺有郁热,失其宣降。法当宣肺泄热,降气平喘。麻黄3克,生甘草3克,生石膏15克,苦杏仁、桑白皮、瓜蒌皮、苏子各9克,生代赭石30克。服药三剂,气喘平,循法继续治疗,诸证皆得改善,以后复发,均用该方获效。❹ 鼻渊:《福建中医药》[1965,(2):32]柳某,男,36岁,干部,1963年2月14日诊。患者鼻塞不通已三年,浊涕由喉呛出,而气窒仍然。检查鼻孔有黄色脓样分泌物阻塞,经冲洗后发现黏膜充血,鼻周围、额窦、筛窦均有压痛。西医诊断为慢性副鼻窦炎。服磺胺噻唑片及点青霉素溶液无效。就诊时诉:鼻塞头痛,头昏脑胀,鼻塞不通,当有黄脓样鼻涕流出,嗅觉减退,饮食无味,肢疲乏力,脉右寸浮数,断是肺移热于脑,成为脑漏。处方:麻黄二钱,杏仁三钱,生石膏六钱,甘草二钱,地龙干三钱。连服七剂,头昏脑胀消失,鼻孔通畅,嗅觉恢复,病告痊愈。

【现代研究】❶解热作用:《中国药业》[2005,14(4):32]用麻杏石甘汤高剂量组(4.0ml/kg)和低剂量组(2.0ml/kg)灌胃,结果表明本方对酵母致大鼠发热具有明显的抑制作用。❷抗变态反应作用:《中成药》[2008,30(11):1582]通过大鼠被动皮肤过敏反应(PCA)实验,本方药物血清能明显抑制大鼠嗜碱性细胞白血病细胞(RBL-2H3细胞)脱颗粒,并能抑制RBL-2H3细胞释放组胺、肿瘤坏死因子α及白细胞因子,其抗变态反应作用与抑制肥大细胞的脱颗粒及炎性物质释放有关。❸镇咳平喘作用:《浙江中医学院学报》[2000,24(2):52]本方灌肠液有明显抑制过敏豚鼠的支气管平滑肌收缩幅度及抑制支气管收缩频率作用,对组胺所致气管痉挛有松弛解痉作用,并可延长引起哮喘的潜伏期。❹抑菌作用:《中国药业》[2005,14(4):32]本方高、低剂量组能降低肺炎双球菌、金黄色葡萄球菌感染小鼠的死亡率,提示其对肺炎双球菌、金黄色葡萄球菌感染致死具有显著抑制作用。❺抗病毒作用:《陕西中医学院学报》[1988,11(4):40]本方煎剂对陕西61-1株甲型流感病毒具有明显的拮抗作用。❻抗炎作用:《中国中西医结合杂志》[1997,17(基础理论研究特集):127]本方能明显降低豚鼠血浆中降钙素基因相关肽(CGRP),同时还能升高血浆中血栓素B_2(TXB_2)以及降低6-酮-前列腺素$F_{1\alpha}$(6-K-$PGF_{1\alpha}$)水平,组织学的观察还显示其对气道黏膜上皮损伤、炎细胞浸润的改善作用,提示麻杏石甘汤有明确的抗炎作用。❼增强机体免疫功能作用:《湖北中医杂志》[1993,15(3):48]本方能提高小白鼠巨噬细胞的吞噬率和血清溶菌酶含量,促进淋巴细胞转化,从而使非特异性和特异性免疫功能均有所增强。❽对心血管作用:《现代东洋医学》[1983,4(3):56]本方能抑制蟾蜍离体心脏活动,但作用是可逆的;小剂量使大鼠和猫血压上升,大剂量下降。

82933 麻黄杏仁甘草薏苡汤

《保命歌括》卷四。为《金匮》卷上"麻黄杏仁薏苡甘草汤"之异名。见该条。

82934 麻黄杏仁茵陈连翘汤(《效验秘方精选》李培生方)

【组成】炙麻绒6克　杏仁10克　茵陈15克　连翘10克　藿香叶10克　炒苍术10克　厚朴10克　白蔻衣6克　赤茯苓15克　苡仁15克　白茅根15克　车前草15克　虎杖15克

【用法】每日1剂,水煎2次,取汁300毫升,分早晚2次服。

【功用】透表清热,利湿退黄。

【主治】肝炎初起恶寒发热者。证属中医湿热兼表发黄,见发热恶寒,身目小便俱黄,胸痞苔腻,渴不欲饮。

【方论选录】方中麻黄、杏仁、连翘、藿香宣上,透达表邪,开泄湿热从汗而解,此为透风于外;苍术、厚朴、蔻衣苦温芳香,燥湿醒脾,使湿从中化,以除生湿之源,此为渗湿于热下;茯苓、苡仁、茅根、车前甘淡渗湿,使湿从小便而去,此则符合"治湿不利小便非其治也"之理;茵陈、虎杖除少阳三焦之湿热,解毒退黄,推陈而出新。全方旨在行表里之湿,通达三焦,湿去热必孤,黄从小便去。

82935 麻黄杏仁薏苡甘草汤(《金匮》卷上)

【异名】薏苡麻黄汤(《外台》卷十九引《古今录验》)、杏仁薏苡汤(《伤寒总病论》卷三)、薏苡仁汤(《全生指迷方》卷二)、麻黄杏仁薏苡仁汤(《普济方》卷一一八)、麻黄杏仁甘草薏苡汤(《保命歌括》)、麻杏薏苡甘草汤(《证治宝鉴》卷十二)、麻黄杏子薏苡甘草汤(《医钞类编》卷三)、麻杏苡甘汤(《金匮要略释义》)。

【组成】麻黄(去节)半两(汤泡)　甘草一两(炙)　薏苡仁半两　杏仁十个(去皮尖,炒)

【用法】上剉,如麻豆大。每服四钱,以水一盏半,煎至八分,去滓温服。有微汗避风。

【功用】《方剂学》:发汗解表,祛风利湿。

【主治】❶《金匮》:汗出当风或久伤取冷所致风湿,一身尽疼,发热,日晡所剧者。❷《古方新用》:风湿性荨麻疹,症见日晡所加剧者。

【宜忌】《外台》卷十九引《古今录验》:忌海藻、菘菜、桃李、雀肉等。

【方论选录】《古方新用》:方中麻黄散寒;薏苡除湿;杏仁利气,助麻黄之力;甘草补中,给薏苡以胜湿之权。

【临床报道】❶多发性疣:《新医药学杂志》[1978,(1):30]唐某某,男,战士。双手背、前臂有百数个赘生物,诊为多发性疣。曾用维生素B_{12}加普鲁卡因局部封闭治疗无效,改用上方,服9剂后,赘生物开始剥落而愈。❷风湿性感冒:《云南中医学院学报》[1978,(3):14]李某,男,36岁,工人,1975年因汗出风吹,以致汗郁皮下成湿,湿郁化热,今发热已十余日不解,每日下午热势增重,全身痛重。伴有咽痛而红肿,咳嗽痰白而黏稠,无汗,自用辛凉解表药,更增恶寒,舌苔白腻,脉濡缓略浮,遂议为风湿性感冒病,因风湿郁闭,湿阻气机,气机不畅而出现各症,劝其试服麻杏薏甘汤。麻黄、杏仁各10克,薏苡仁30克,甘草7克,更加秦艽10克,波蔻7克,仅服一剂,果然热退身安,咽已不痛,咳嗽亦舒,劝其更服二剂,以巩固疗效。

82936 麻黄止汗通肉解风痹汤(《外台》卷十六引《删繁方》)

【异名】麻黄汤(《圣济总录》卷十九)、解风痹汤(《永乐大典》引《风科集验》)。

【组成】麻黄(去节)　枳实(炙)　防风　白术　细辛各三两　石膏八两(碎,绵裹)　生姜　附子(炮)各四两　甘草(炙)　桂心各二两

【用法】上以水九升,先煮麻黄,去沫,下诸药,煮取三升,分三次服。

【主治】肉极热,肌痹,淫淫如鼠走身上,津液脱,腠理开,汗大泄为脾风,肉色败,鼻见黄色。

【宜忌】忌猪肉、海藻、菘菜、生葱、生菜、桃、李、雀肉等。

82937 麻黄二桂枝一小青龙一汤(《痎疟论疏》)

【组成】麻黄(去节)五钱　杏仁(润去皮,同白火石、乌豆煮之,从巳至午,捣烂)二十七粒　桂枝(去皮)三钱　甘草(去头尾,酒润,炙黄色)三钱　芍药(去粗皮,蜜水蒸,晒三次)三钱　生姜(切)三钱　细辛(北地者,瓜水浸一宿,晒干)三钱七分　半夏小半合(用酽醋搅白芥子末,投半夏,洗令涎尽,再以水漂)　五味子(取北地肥大者,以铜刀分作

两片，用蜜浸蒸，从巳至申，更以浆水浸一宿，焙干）四十九粒　干姜三钱

【用法】上以水三升，先煮麻黄数沸，去沫，纳诸药，煮取一升，去滓，分二次温服。未发一服，温服取微似汗，得汗停后服。

【主治】寒疟。

痔

82938　痔宁片（《中国药典》2010版）

【组成】地榆炭　侧柏叶炭　地黄　槐米　酒白芍　荆芥炭　当归　黄芩　枳壳　刺猬皮（制）　乌梅　甘草

【用法】上制成片剂，每片0.48克。口服。一次3~4片，一日3次。

【功用】清热凉血，润燥疏风。

【主治】实热内结或湿热瘀滞所致的痔疮出血、肿痛。

【宜忌】孕妇慎用；忌食辛辣食物。

82939　痔血丸（《成方制剂》10册）

【组成】大黄80克　象牙屑60克　胡黄连80克　乳香（制）20克　桃仁60克　刺猬皮（制）20克　地榆（炭）40克　雄黄10克　穿山甲（醋制）20克　当归80克　荆芥穗10克　郁李仁60克　槐花（炒）80克　石决明60克　芒硝60克　没药（制）20克　滑石20克

【用法】上制成丸剂。口服，一次1丸，一日2次。

【功用】消肿解毒，通便止血。

【主治】内痔出血，外痔肿痛。

【宜忌】忌食辣物，孕妇忌服。

82940　痔疮丸（《疡医大全》卷二十三）

【组成】黄连　苦参　乳香（去油）　没药（去油）　雄黄各一两　连翘　僵蚕　蝉蜕　防风　全蝎　槐角（入牛胆汁煮）　生地　牛膝　陈皮　穿山甲　当归　枳壳　地龙（去泥，晒干）各二两　蜈蚣（焙，去头足）二十条　象牙末五钱　人参二钱五分　蜂房一个（入玄明粉于眼内，草纸湿透包好，用微火煨之）

【用法】上药各为末，炼蜜为丸。空心开水送下三钱。服过六七日，再用荔枝草、马鞭草（阴干）各半斤，蒲公英二两，甘草三钱，入罐煎好，再入皂矾一两，略煎数沸，先熏后洗。

【主治】痔疮。

【宜忌】忌一切火酒、发物、房事。

82941　痔疮片（《中国药典》2010版）

【组成】大黄323克　蒺藜323克　功劳木645克　白芷323克　冰片16克　猪胆粉4克

【用法】上制成片剂，❶薄膜衣片每片重0.3克；❷糖衣片（片芯重0.3克）。口服，一次4~5片，一日3次。

【功用】清热解毒，凉血止痛，祛风消肿。

【主治】各种痔疮，肛裂，大便秘结。

82942　痔疮栓（《成方制剂》4册）

【组成】冰片　大黄　橄榄核　芒硝　柿蒂　田螺壳

【用法】上制成栓剂。直肠给药，一次1粒，一日2~3次，使用前可以花椒水或温开水坐浴七天为一疗程或遵医嘱。

【功用】清热通便，止血，消肿止痛，收敛固脱。

【主治】各期内痔、混合痔之内痔部分，轻度脱垂等。

82943　痔康片（《中国药典》2010版）

【组成】豨莶草　金银花　槐花　地榆炭　黄芩　大黄

【用法】上制成片剂，每片重0.3克。口服，一次3片，一日3次。7天为一疗程，或遵医嘱。

【功用】清热凉血，泻热通便。

【主治】热毒风盛或湿热下注所致的便血、肛门肿痛、有下坠感；一二期内痔见上述证候者。

【宜忌】❶孕妇禁用；❷部分患者服药后可有轻度腹泻，减少服药量后可缓解；❸本品不宜用于门静脉高压症，习惯性便秘导致的内痔需配合原发病治疗。

82944　痔漏丸（《摄生秘剖》卷三）

【组成】鱼鳔四两（极明净者）　黄蜡四两　明矾二两（研末）　朱砂一两（研末）　珍珠五钱（研末）　象牙五钱（研末）

【用法】先将鱼鳔酒煮极烂，杵如膏，入蜡化尽，离火入矾，并朱砂、象牙末和匀，丸如梧桐子大。每服三十丸，空心酒送下。

【主治】一切内外痔漏及诸般顽漏。

【方论选录】黄蜡、明矾为解毒生肌之圣药，加朱砂、象牙末，其功更倍之矣。用鱼鳔为君者，取其味厚滋补，而有胶固不漏之义焉。

82945　痔漏丸（《疡医大全》卷二十三）

【组成】大熟地四两　白茯苓　山药　山萸肉　牡丹皮　白芍各二两　象牙一两五钱　鳖甲　肉苁蓉　何首乌各三两

【用法】炼蜜为丸，如梧桐子大。白汤送下三钱。

【主治】痔漏。

82946　痔漏丸（《疡医大全》卷二十三）

【组成】石莲蓬　冬青子各三两　川黄连　真川芎　牛膝（酒炒）　赤芍　当归（酒洗）　黄芩　黄柏　熟大黄各一两　槐角子　象牙末各二两　蛇退（去头尾）　全蝎各五钱　金墨一锭（约重三钱）

【用法】上为细末，炼蜜为丸。每早服三钱，至七日后服二钱五分，又七日服二钱，又七日服一钱五分。每早、晚用柳须、花椒煎水熏洗。

【功用】退管生肌。

【主治】痔漏。

【宜忌】忌火酒、羊肉、驴肉、公鸡、鲤鱼、辛辣。

82947　痔漏丸（《疡医大全》卷二十三）

【组成】金银花一斤　甘草节　连翘（去心）各三两

【用法】上为细末，用夏枯草八两熬膏，加炼蜜少许为丸，如弹子大，约重三钱。每早、晚用开水或酒调服一丸。

【主治】痔漏。

【宜忌】戒色欲、烧酒。

82948　痔漏丸（《内外验方秘传》）

【组成】明矾三两（煅）　象牙屑　莲须一两　血竭六钱　炒皂角一两　旧琉璃一两　刺猬皮一个（炒）　胡黄连一两五钱　煅蜂房五钱　乳　没各一两五钱　儿茶一两五钱　煅猪爪壳一两五钱　人指甲三钱（砂灰拌炒）　琥珀四钱　明雄黄三钱　炙甲片一两五钱　朱砂二钱　黄蜡六两　鱼鳔四两（酒煮，杵烂为泥）

【用法】上为末，以黄蜡炖化，加米饭捣，溶和鱼鳔、黄蜡为末，趁热为丸。每服三钱，温陈酒送下。

【主治】痔漏。

82949 痔漏丸(《内外科百病验方大全》)

【组成】刺猬皮(大者)一张(新瓦上煅脆为末) 象牙屑一两 绿豆粉一两 青黛三钱 槐花末一两五钱 陈细茶五钱

【用法】上为末，用陈糙米煮烂饭和药为丸。每服三钱，金银花汤送下。

【主治】痔漏。

82950 痔药膏子(《医学纲目》卷二十七)

【组成】真桑灰不拘多少 草乌片 大黄片各二钱 甘草一钱 净细石灰半匙头

【用法】用真桑灰淋浓汁两碗，熬至一碗，却加草乌片、大黄片，再慢火熬至半碗，加甘草，熬数沸，下净细石灰，略沸三五次，用绢一重，花纸二重，如绞漆状滤过，再熬成膏，候冷，用真胆矾五分(研极细末)放入膏中，用瓦器盛贮封之。用前先将患处洗净，拭干，临用加龙脑末，和匀敷之，每日一次，重者五七次。

【主治】外痔翻花脱出，黄水不止，肿痛。

82951 痔炎消颗粒(《中国药典》2010版)

【组成】火麻仁150克 紫珠叶150克 槐花75克 山银花75克 地榆75克 白芍60克 三七5克 白茅根150克 茵陈75克 枳壳50克

【用法】上制成颗粒剂，每袋装10克或每袋装3克(无蔗糖)。口服，一次10~20克或一次3~6克(无蔗糖)，一日3次。

【功用】清热解毒，润肠通便，止血，止痛，消肿。

【主治】血热毒盛所致的痔疮肿痛、肛裂疼痛及痔疮手术后大便困难、便血及老年人便秘。

【宜忌】孕妇慎用；忌食辛辣食物。

82952 痔疮止血丸(《成方制剂》10册)

【组成】槐花100克 荆芥(炒)100克 陈皮100克 侧柏叶100克 地榆100克 仙鹤草100克

【用法】上制成丸剂。口服，一次6克，一日3次。

【功用】清解肠风湿热，凉血止血。

【主治】痔疮出血，肠风下血，血色鲜红者。

【现代研究】止血作用：《药学进展》[2000,24(5)：301]本方可明显缩短小鼠断尾后出血自然停止时间，在体外可缩短大鼠血液的凝血时间和凝血酶原时间，还可明显降低小鼠的腹腔毛细血管通透性和实验性大鼠足跖肿胀的肿胀率。

82953 痔疮外洗药(《成方制剂》3册)

【组成】防风 甘草 花椒 黄连 芒硝 五倍子 鱼腥草

【用法】装入布袋，煎水熏洗。

【功用】祛毒止痒，消肿止痛。

【主治】痔疮漏疮，肛门痛痒，坚硬肿胀，溃流脓血。

【宜忌】忌食辛辣，气恼。

82954 痔漏大灵药(《灵药秘方》卷下)

【组成】鹅管石三钱 明矾 雌黄 雄黄 铅矿石 倭硫黄(出山黑铅熔，倾地上打如纸薄，切作细丝)各五钱 辰朱砂一两 青盐 青礞石 芸香(取黑色者用)各二钱

【用法】上共为细末，用阳城罐一个先护好，盛药封固，上火约香一炷，再以熟石膏周身护到，文武火共五柱香，取灵药收贮。每服三厘，加后润肠散七分和匀，枣肉或米饭为丸，豆腐皮裹服，空心白滚汤或陈火酒送下。

【主治】痔漏。

82955 痔漏无双丸(《北京市中药成方选集》)

【组成】白矾八十两 黄蜡八十两 朱砂十六两

【用法】将白矾、朱砂为极细末，混合均匀，黄蜡溶化为小丸。每服二钱，温开水送下。

【功用】消肿止痛。

【主治】痔疮漏疮，肛门肿痛，坚硬不消，痛痒难忍。

82956 痔漏内消散(《惠直堂方》卷三)

【组成】冬青子四两 雨前茶四两 青黛四两 象牙末四两 刺猬皮(瓦焙干) 蝉蜕(焙)各二两

【用法】上为末。用黄雄狗肠一条，煮烂捣匀为丸。每日清晨以酒送下三五钱。一料可愈四人。

【主治】痔漏。

【备考】本方方名，据剂型，当作"痔漏内消丸"。

82957 痔漏神验方(《灵验良方汇编》卷二)

【组成】木馒头(即做木连豆腐之物，用皮不用子，有一种名石连，无子者更妙，晒干)四两 干姜二两 百草霜(即锅煤，须出自烧柴草之家者方好)一两 血余(即女人发)一两 扁柏叶(晒干)一两 乌梅一两 陈年粽一两

【用法】上除百草霜不用煅外，余俱贮瓦罐内煅存性，即为末，再加桂心四钱、白芷一两，亦为末，同前药末和匀，用糯米粉以醋调糊为丸，如梧桐子大。每服三钱，空心米汤送下。神效。如患至重者，服至两料无有不愈。

【主治】痔漏。

【宜忌】愈后须忌房事一百日，极轻者亦须忌一二月，否则易于复发。生姜最能发痔，有痔者宜戒之。槐米最能凉血，有痔漏及肠风病者，可以当茶多服。

82958 痔漏消管丸(《北京市中药成方选集》)

【组成】刺猬皮(烫)一两 石决明(煅)一两 僵蚕五钱 胡连五钱 木鳖子肉五钱 地龙肉八钱 连翘炭一两五钱 芥穗八钱 大黄一两二钱 当归尾一两 槐花一两五钱 乳香(炙)八钱 鹅管石(煅)一两 赤芍五钱 龟头二个 蜂房五钱 马钱子(炙)五钱 血竭五钱

【用法】上为细末，用冷开水泛为小丸，每十六两用滑石粉四两为衣，闯亮，盒装重六钱。每服二钱，每日二次，温开水送下。

【功用】化痔消管，解毒止痛。

【主治】痔疮漏疮，肛门红肿，痔漏生管，淋沥浓水。

【宜忌】孕妇忌服。

82959 痔漏混元丹(《疡医大全》卷二十三)

【组成】青礞石八两(黑色打碎有金星者佳) 黑铅三两(同硫黄四两炒成青金色) 陈明瓦三两二钱 明雄 水银 雌黄各二两 白砒八钱 皂矾四两 牙消六两(同青礞石煅金色)

【用法】各研粗末，升量多少，好做混元球大小，先以灰如药数成球，庶不致药多球小也，球成将药装入混元球内，以泥盖盖之封固，入灰缸内，用金粟火煨一日至夜，又翻转

四面俱煨到，取起去盖看时，如药茶褐色、黄色俱好；如白色、黑白色可再封口煨之，养火一日，取出配后药，每灵药一两，加凤头贯众去心，净二两，以湿纸包，泥固济晒干，入炭煅红取出，闷息存性，研细末一两，黑枣肉一两二钱，同入石臼内杵为丸如黄豆大，每空心酒下三、四丸，或五、六丸。服后倘喉痛破损，止药一、二日，待喉中不痛，照前又服，以愈为度。

【主治】痔漏。

82960 **痔漏退管生肌丹**（《灵药秘方》卷下）

【组成】铅一斤　石黄四两　硫黄一两　汞二两　朱砂三两

【用法】上药入罐封固升打文武火各三炷香开取灵药枣肉为丸。每服六厘，空心土茯苓汤送下。

【功用】退管生肌。

【主治】痔漏。

【宜忌】忌煎炒。

痎

82961 **痎疟饮**

《古今医鉴》卷五。为《三因》卷六"老疟饮"之异名。见该条。

82962 **痎疟除根丸**（《重订通俗伤寒论》）

【组成】炼人言八毫　真绿豆细粉一钱　巴霜九厘二毫　辰砂三分

【用法】上为极细末，用白蜜作二十丸，生甘草末为衣。每服一粒。

【功用】温中补气，吐下顽痰。

【主治】伤寒兼疟。

痒

82963 **痒疡立效丹**（《赵炳南临床经验集》引《外科名隐集》）

【组成】麻黄八钱　蜈蚣二条（焙干）　干姜五钱　南星三钱　肉桂二钱　蟾酥三分

【用法】上为末，装入胶囊。每次一至三分，每日二次，白开水送下。

【功用】散风止痒。

【主治】《古今名方》：风疹、荨麻疹、皮肤瘙痒等症。

惜

82964 **惜红煎**（《景岳全书》卷五十一）

【组成】白术　山药　炙甘草　地榆　续断（炒）　芍药（炒）　北五味子十四粒　荆芥穗（炒）　乌梅二枚

【用法】上以水一钟半，煎至七分，食远服。

【主治】妇人经血不固，崩漏不止，及肠风下血。

【加减】如火盛者，加黄连、黄芩；如脾虚兼寒脾泄者，加破故纸、人参。

【备考】方中白术、山药、炙甘草、地榆、续断、芍药、荆芥穗用量原缺。

82965 **惜红煎**（《医门八法》卷四）

【组成】白术一钱（炒）　黄芩一钱半　生地二钱　地榆二钱　川断二钱　荆穗二钱　扁豆三钱（炒，研）　莲肉三钱　砂仁一钱（研）　文蛤一钱（即五倍子）　金樱子二钱（去核）　乌梅肉二钱

【用法】上合一处，炒黑，水煎服。

【主治】产后恶露不止。

惊

82966 **惊气丸**（《局方》卷一吴直阁增诸家名方）

【组成】紫苏子（炒）一两　橘红　南木香　附子（生，去皮脐）　麻黄（去根节）　花蛇（酒浸，炙，去皮骨）　白僵蚕（微炒）　南星（洗，浸，薄切，姜汁浸一宿）　天麻（去苗）各半两　朱砂（研）一分半（为衣）　干蝎（去尾针，微炒）一分

【用法】上为末，入研脑、麝少许，同研极细，炼蜜为丸，如龙眼大。每服一粒，用金银薄荷汤化下，温酒亦得。

【主治】惊忧积气，心受风邪，发则牙关紧急，涎潮昏塞，醒则精神若痴。

【临床报道】❶惊气：戊申年军中一人犯法，褫衣将受刃，得释，神失如痴，与一粒服讫而寐，及觉，疾已失。❷失心：江东提辖张载阳妻避寇，失心数年，授此方，不终剂而愈。

82967 **惊风丸**（《成方制剂》4册）

【组成】白芷　苍术　蟾酥　大黄　胆南星　僵蚕　全蝎　天麻　天竺黄　细辛　雄黄　朱砂

【用法】上制成丸剂。口服，初生儿一次5粒；2~3个月小儿一次10粒，4~5个月小儿一次15粒；周岁小儿一次20粒，一日1~2次。

【功用】清热，镇惊，祛风，化痰。

【主治】小儿惊风，四肢抽搐，牙关紧闭，痰盛气促。

82968 **惊毒掩**（《准绳·幼科》卷三）

【组成】葱根七个　木鳖子七个　白芷三个　巴豆十四个　黄丹二两　香油四两

【用法】上先用油入前四味，武火熬，用柳木篦搅，以白芷焦黑为度，用绵滤去滓，再入铫，用文火熬，却入黄丹熬令紫黑色，成膏为度。掩疮上。已成速破。

【功用】去脓，收疮口。

【主治】疮疖初发。

【备考】《诚书》有红花三钱、川乌五钱。

82969 **惊调散**（《普济方》卷三六九）

【组成】脑一分　麝香半钱　荆芥穗一两（微炒，焙，末之）

【用法】上将脑、麝各为末，入药令匀。每服半钱，以好茶半盏调下，和滓服。重者二钱，小儿少许，不拘时候。

【主治】诸般伤寒伤风，体虚热，上膈有涎，烦躁不省人事者。

82970 **惊搐散**（《揣摩有得集》）

【组成】潞参一钱半　白术一钱（土炒）　茯神一钱　蔻米五分（研）　法夏一钱　枣仁一钱（炒）　归身一钱　川芎五分（炒）　冬虫草五分　橘红三分　炙草五分　大枣一枚（烧黑，去核）

【用法】水煎服。

【主治】小儿急惊慢惊，口眼歪斜，手足发搐，天吊痰喘，证属脾胃虚寒，气血双亏者。

82971 **惊风七厘散**（《全国中药成药处方集》福州方）

【组成】川连一两　薄荷四钱　竹黄七钱　川贝二

两　防风四钱　牛黄一钱　天麻五钱　羌活四钱　麝香二分　僵蚕一两　藿香五钱　冰片五分　蝉蜕　雄黄各五钱　胆星　朱砂各八钱　栀子五钱　全蝎二钱

【用法】上为末。炼蜜为丸，枣式，金衣，每粒重一钱，蜡封。

【主治】小儿胎毒，痰热，气粗喘息，夜啼不宁。

【备考】本方方名，据剂型，当作"惊风七厘丸"。

82972 **惊风七厘散**(《成方制剂》12册)

【组成】天麻(姜制)64克　白附子(姜制)64克　胆南星64克　天竺黄32克　钩藤64克　全蝎(制)64克　蝉蜕64克　僵蚕(姜制)64克　牛黄15.9克　麝香4.84克　冰片12.25克

【用法】上制成散剂。口服，未满周岁小儿一次半瓶；一周岁一次1瓶，一日1次。

【功用】定惊清热，祛风除痰。

【主治】小儿惊风，痰涎壅盛，咳嗽气喘，食滞呕吐，腹痛泄泻。

82973 **惊悸养血汤**(《医学正传》卷五引《局方》)

【组成】黄耆　茯神　半夏曲　川芎各五分　远志(去心，甘草水浸)　桂心　柏子仁　酸枣仁(炒)　五味子　人参各二分半　甘草四分

【用法】上细切，作一服。以水一盏，加生姜三片，大枣一枚，煎至七分服。

【主治】肥人因痰火而心惕然跳动惊起。

【加减】如停水，加茯神、槟榔各三分。

【备考】组成中已有茯神，加减中茯神疑为茯苓。

焊

82974 **焊肺丹**

《回春》卷五。为《备急灸法》"矾黄丸"之异名。见该条。

烽

82975 **烽烟充斥汤**(《喉科种福》卷四)

【组成】玉竹四钱　石膏三钱　猪苓二钱　泽泻二钱　枳壳二钱　桔梗一钱半

【用法】上以鸡子白泡服。

【主治】咽痛下利，并见胸满、心烦、肤燥、恶热、不眠诸证。

【方论选录】方以苓、泽止泻，枳、桔开提疏壅，石膏、玉竹解烦，鸡子白润燥。

减

82976 **减疟丹**(《续本事》卷八)

【组成】螺青　硫黄　官桂　白矾　巴豆(去油)各等分

【用法】上药取五月五日为末，用粽子角为丸，如梧桐子大。每服一丸，用新绵裹，安耳内，男左女右，发日用之。

【主治】疟疾。

82977 **减黄丹**(《辨证录》卷七)

【组成】白茯苓五钱　山药五钱　人参三分　白术一钱　芡实五钱　薏仁五钱　菟丝子三钱　车前子一钱　生枣仁一钱

【用法】水煎服。十剂黄疸减，又十剂黄疸更减，又十剂全愈，再服三十剂可无性命之忧。

【功用】补肾中之气，利膀胱之水。

【主治】女劳疸。其症因女色而成，肾气虚损，四肢酸痛，夜梦惊恐，精神困倦，饮食无味，举动乏力，心腹胀满，脚膝痿缓，房室不举，股内湿痒，水道涩痛，时有余沥，小腹满，身尽黄，额上黑。

82978 **减味三石汤**(《效验秘方》方药中方)

【组成】生石膏30克　寒水石30克　滑石30克

【用法】合入自拟加味一贯煎、加味异功散、加味黄精汤方中同煎。

【功用】清热利湿解毒。

【主治】迁延性肝炎、慢性肝炎合并黄疸或小便黄赤，舌苔黄腻，转氨酶持续高限不降，中医辨证属湿热盛者。

82979 **减半麻黄汤**(《医学探骊集》卷三)

【组成】紫苏叶三钱　薄荷三钱　粉葛根三钱　麻黄一钱　人参二钱　酒黄芩三钱　淡豆豉二钱　桂枝一钱　木通三钱　甘草二钱

【用法】水煎，温服。

【主治】年老伤寒，恶寒发热者。

【方论选录】此方麻黄、桂枝各用一钱，恐其发之过也；苏叶、薄荷清扬之品，佐麻、桂散其头部之邪；葛根、豆豉清淡之品，佐麻、桂散其肌表之邪；黄芩清其血热；木通引热下行；甘草和其中宫；人参扶其正气。老弱之人偶感寒邪，若恶寒发热，服以此方，百无一失。

82980 **减味乌梅丸**(《温病条辨》卷三)

【组成】半夏　黄连　干姜　吴萸　茯苓　桂枝　白芍　川椒(炒黑)　乌梅

【主治】厥阴三疟，日久不已，劳则发热，或有痞结，气逆欲呕。

82981 **减味肾气汤**(《中医妇科治疗学》)

【组成】砂拌熟地二钱(作丸八两)　萸肉二钱(四两)　泽泻三钱(三两)　茯苓三钱(三两)　淮药三钱(四两)　肉桂五分(一两)　附片(先煎半小时)三钱(一两)

【用法】水煎温服。(作丸，以七味为细末，炼蜜为丸，如梧桐子大。以酒送下五丸，可加至二十五丸，每日二次。)

【功用】温补肾阳，行水利湿。

【主治】妊娠小便短数，续则不通，小腹胀满而痛，不得卧，面色白，四肢面目浮肿，身体疲乏，头眩怕冷，腰腿酸软，舌质淡，苔薄白，脉沉滑。

82982 **减味鳖甲煎丸**(《医学摘粹》)

【组成】鳖甲二两四钱　柴胡一两二钱　黄芩六钱　人参二钱　半夏二钱　甘草二钱　桂枝六钱　芍药一两　丹皮一两　桃仁四钱　阿胶六钱　大黄六钱　干姜六钱　葶苈二钱

【用法】上为末，用清酒一坛入灶下灰一升，着鳖甲于中煮令消化，绞汁去渣，入诸药煎浓，留药末，调和为丸，如梧桐子大。空腹服七丸，每日三次。

【主治】久疟不愈，结为癥瘕，名曰疟母。

82983 **减甘草白豆蔻散**(《御药院方》卷四)

【组成】白豆蔻仁　厚朴(生姜制)　白术　沉香　陈皮各等分

【用法】上药各㕮咀。每服一两，以水二大盏，加生姜十片，同煎至七分，去滓，稍热服，不拘时候。

【主治】脾胃虚寒，气痞胸膈，不思饮食。

82984 减味竹叶石膏汤（《温病条辨》卷二）

【组成】竹叶五钱　石膏八钱　麦冬六钱　甘草三钱

【用法】上以水八杯，煮取三杯，一时服一杯，约三时令尽。

【主治】阳明温病，脉浮而促者。

82985 减味普济消毒饮（《白喉证治通考》）

【组成】连翘一两　薄荷三钱　马勃四钱　牛蒡子六钱　芥穗三钱　僵蚕（直者）五钱　元参一两　银花一两　板兰根五钱　苦桔梗一两　生甘草五钱

【用法】上为粗末。每服六钱，重者八钱，以鲜苇根汤煎，去滓服。

【主治】湿毒咽痛喉肿。

清

82986 清土散（《辨证录》卷一）

【组成】石膏一两　麦冬一两　生地一两　甘草一钱　金银花五钱　白术三钱

【用法】水煎服。

【主治】冬月伤寒，发热口渴，谵语，时而发厥。

82987 清下汤（《医方简义》卷三）

【组成】大黄（醋炒）三钱　牡丹皮三钱　归身三钱　白芍一钱　苦参一钱　焦栀子三钱　生甘草八分　北细辛二分　通草一钱五分

【用法】上加鲜荷叶一片，水煎服。如无鲜荷叶，以藕一斤煎汤代水。

【主治】大小便血，血淋，舌上出血。

【加减】小便尿血，加琥珀一钱，滑石三钱；血淋症小腹滞痛，湿热内蕴，加琥珀一钱，滑石、瞿麦各三钱，去细辛；舌上无故出血，加川连八分，炒蒲黄七分，乌贼骨一钱，去细辛；痰血交互，去苦参、细辛，加姜半夏一钱，川贝二钱，真化橘红一钱。

【方论选录】方中用大黄以入阳明经驱瘀荡热，丹皮清血中之热，白芍泻肝，归身养血，细辛温经，勿使寒凉伤血，苦参清湿火，栀子泄三焦之火，通草渗湿清热，生甘草解毒以和诸药之性。

82988 清上丸（《古今医鉴》卷九）

【组成】熊胆一钱　雄黄五分　硼砂一钱　薄荷叶五钱　青盐五分　胆矾少许

【用法】上为细末，炼化白砂糖为丸，如鸡头子大。卧时舌压一丸，自化入喉。

【主治】喉中热毒，肿痛、喉闭、乳蛾。

82989 清上丸（《赤水玄珠》卷十六）

【组成】石菖蒲　酸枣仁　胆星　茯苓　黄连　半夏　神曲　橘红各一两　僵蚕　青黛　木香各五钱　柴胡七钱半

【用法】上用竹沥打糊为丸。食后茶下一钱五分。

【功用】安神。

【主治】痰火眩晕。

82990 清上汤（《名家方选》）

【组成】四物汤合三黄汤加山栀子　桔梗　香附　连翘　薄荷　甘草

【用法】水煎服。

【主治】头面诸病属血热者。

82991 清上汤（《医方简义》卷三）

【组成】瓜蒌仁（炒）四钱　海石一钱　栀子炭三钱　杏仁（光）三钱　煅石膏二钱　黄芩（炒）一钱　茜草一钱　生牡蛎四钱

【用法】上加青果二枚，竹叶二十片，水煎服。

【主治】六淫侵上，吐咳咯衄，牙宣舌血。

【加减】如因寒者，加苏子二钱；如因暑者，加青蒿一钱，鲜荷一片；如因风者，加生莱菔子一钱，桔梗一钱；如因湿者，加滑石；如因燥者，加生地、麦冬各三钱；如因火者，加犀角、羚羊之类。

82992 清上饮（《寿世保元》卷五）

【组成】柴胡　黄芩　赤芍　厚朴　枳实　栀子　郁金　黄连　半夏　青皮　大黄　芒消　甘草

【用法】上剉。加生姜三片，水煎，热服。

【主治】心胃刺痛，并两胁肋痛，呕吐胸痞，大便坚，六脉数，或发热口干。

82993 清上饮（《痘疹活幼至宝》卷终）

【组成】薄荷　防风　甘草各四分　葛根　牛蒡　连翘　桔梗　酒炒黄连　酒炒黄芩　酒炒花粉　麦冬各六分

【用法】上加生姜，水煎服。

【主治】痘症热毒，口舌生疮，痘色必红紫涌盛。

82994 清上散（《赤水玄珠》卷二十五）

【组成】川郁金　甘草　北桔梗　天花粉　干葛　薄荷叶各等分

【用法】上为末，入蜜拌匀，白汤送下三五七分或一钱。仍用艾叶煎浓汤，温浸足底，以引其热下行。

【主治】❶《赤水玄珠》：胎热眼睛肿赤，粪色稠黄，肚热啼哭，及胎毒身上红肿，或头顶疮疖，耳出脓汁。❷《准绳·幼科》：上焦风热，头面疮疖。

82995 清上散（《顾松园医镜》卷十四）

【组成】石膏　薄荷　甘菊　忍冬　黑豆　枯黄芩（酒炒）　陈松萝

【用法】用土茯苓二、三、四两煎汤煎药。

【功用】散邪清热降火。

【主治】风热、火热头痛，偏头风痛。

【加减】热极目昏便燥者，可加酒蒸大黄。

82996 清中丸（《魏氏家藏方》卷九）

【组成】宣连不拘多少（剉，以好酒浸过一指许，约一伏时，漉出焙干）

【用法】上为细末，用醋糊为丸，如梧桐子大。每服三五十丸，熟汤送下，不拘时候。

【主治】消渴。

82997 清中丸（《便览》卷二）

【组成】陈皮　黄芩（酒炒）　干葛（炒）　天花粉　白米（炒）　薄荷各一两　贝母　枳实各一两五钱　黄连八钱五分

【用法】上为末，用天门冬、麦门冬、甘草各一两，水二十碗，慢火熬成膏丸。每服百丸，白汤送下。

【主治】上焦有火，胸膈有痰，血分有热，气分有滞，脾胃停痰，头目昏眩，烦扰作渴。

82998 清中汤（《中藏经·附录》卷七）

【组成】陈皮二两　甘草一两（蜜炙焦黄脆可折）　干姜半两（湿纸裹煨）

【用法】上为末。每服二钱，以水一盏，煎至八分，温冷服。汤点、水调皆可。

【主治】暑气中暍。

82999 清中汤（《杨氏家藏方》卷二十）

【组成】菖蒲（家生者，刮去皮须，切作片，米泔浸三伏时，压去苦水，称）一斤　生姜五两（不去皮，细切）　白盐四两（与菖蒲同淹一宿，焙干）　白术二两　甘草二两（炙）

【用法】上为细末。每服一钱，沸汤点服。

【功用】清气快膈。

【主治】腹痛，恶心。

83000 清中汤（《传信适用方》卷四）

【组成】大菖蒲（刮去皮，称）一斤（切片子，入盐四两，和匀，入生姜）　人参一两（去芦）　生姜（不去皮，细切）（以上同淹，夏一宿，冬三宿，取出，晒干黄）　桔梗四两（去芦）　甘草二两（微炙）

【用法】上为末，热汤送服。

【功用】去暑毒疫气。

83001 清中汤（《普济方》卷一八三引《十便良方》）

【组成】菖蒲（家生者，刮去皮须，切片，米汁浸三伏时，漉去苦水，称）八两　生姜五两（不去皮，片子）　白术三两　甘草二两　白盐四两（炒，与菖蒲、生姜同淹一宿，焙干）　麻黄（去根节）二两　细辛（去节叶）一两　五味子（微炒）二两　桂（去粗皮）一两　半夏（汤浸去滑，生姜汁制，焙干）二两（一方用干姜一两）

【用法】上为粗末。每服三钱，以水一盏半，加生姜一片，大枣三枚（去皮），煎至七分，去滓温服，每日三次。

【主治】上气虚壅，精神倦怠，头目不爽。

83002 清中汤（《准绳·类方》卷四引《医学统旨》）

【组成】黄连　山栀（炒）各二钱　陈皮　茯苓各一钱半　半夏一钱（姜汤泡七次）　草豆蔻仁（捣碎）　甘草（炙）各七分

【用法】上以水二钟，加生姜三片，煎至八分，食前服。

【主治】❶《准绳·类方》引《医学统旨》：胃脘火痛。❷《症因脉治》：外感胃脘痛，里有热者。

【临床报道】胃痛：《湖南中医杂志》[1995,11(2):21]治疗郁火胃痛150例，结果：痊愈76例，显效51例，好转17例，无效6例，总有效率为96%。

83003 清中汤（《医学心悟》卷三）

【组成】香附　陈皮各一钱五分　黑山栀　金铃子（即川楝子）　元胡索各八分　甘草（炙）五分　川黄连（姜汁炒）一钱

【用法】水煎服。

【主治】热厥心痛。

83004 清中汤（《医略六书》卷二十八）

【组成】黄连一钱半　青黛三钱　花粉三钱　池菊三钱（去蒂）　会白一钱半　甘草一钱半　元参一钱半　薄荷一钱半（泡）　钩藤五钱（迟入）

【用法】水煎，去渣温服。

【主治】孕妇心膈热痛，脉数者。

【方论选录】胎热气逆，肝火炽盛，故上侵心胞，而疼痛至急，谓之子痛。黄连清心包伏火，青黛清肝胆郁火，花粉清胃火以润燥，元参清肾火以益阴；池菊清郁热兼益金水之源，薄荷散郁火兼舒结伏之热，新会白和中启胃，生甘草泻火暖中，纯钩藤平上逆之邪以舒经脉也。水煎，温服，使热化气平，则心包宁静，而胎得所养，何心痛急暴之不瘳乎？

83005 清中汤（《医略六书》卷三十）

【组成】黄连一钱半　茅术一钱半（炒）　黄柏一钱半　於术一钱半（炒）　黄芩一钱半　泽泻一钱半　神曲三钱　木香一钱半　葛根一钱半

【用法】水煎，去渣温服。

【主治】膏粱积热痢，脉缓数者。

【方论选录】产后素享膏粱，纵恣口腹，故热积肠胃，腹痛而下痢黄白焉。黄连清心脾之火，黄芩清肺肠之火，黄柏清肾膀之火，茅术燥肠胃之湿，泽泻通利膀胱，神曲消化积滞，于术壮胃健脾，木香醒脾开胃，葛根分解阳明之湿热也。水煎，温服，使积热消化，则脾气内强而胃气亦化，积滞无不一空，何腹痛不退，下痢不痊乎？

83006 清中汤（《古今医彻》卷一）

【组成】山栀（炒）　半夏各一钱　黄连七分　茯苓　广皮各一钱　炙甘草三分

【用法】上加竹茹一钱，川椒十粒，生姜一片，水煎服。

【主治】呕酸黄水，烦躁吐蛔，脉数者。

83007 清中饮（《名家方选》）

【组成】莪菜　草三棱各一钱

【用法】上水煎，日服二剂或三剂。四五十日而知，百日痊。妇人加蒲黄七分同煎。

【主治】不问男女癖块，时时妨逼心下，郁冒心闷，为狂态者。

83008 清中饮（《笔花医镜》卷三）

【组成】川连五分　钗石斛　生谷芽各三钱　赤苓　车前各二钱　酒芩　藿香各八分

【用法】上加姜汁炒竹茹一钱五分，水煎服。

【主治】小儿因伏火而吐泻、身热，唇舌赤者。

83009 清中散（《外科正宗》卷四）

【组成】当归　黄连　生地　山栀各一钱　牡丹皮六分　升麻八分　甘草五分

【用法】上以水二钟，煎八分，食远服。

【主治】胃经积热，牙齿或牙龈肿痛，或牵引头脑作痛，或面热耳红者。

83010 清化丸（《丹溪心法》卷二）

【组成】贝母　杏仁　青黛

【用法】上为末，沙糖入姜汁泡蒸饼为丸，如弹子大。噙化。

【主治】❶《丹溪心法》：肺郁痰喘嗽，睡不安宁。❷《重订通俗伤寒论》：梅核气。燥痰黏结喉头，咳逆无痰，喉间如含炙脔，咯之不出，咽之不下者。

83011 清化丸（《丹溪心法附余》卷五）

【组成】灯笼草（炒）

【用法】上为末，蒸饼为丸。或为细末，醋调敷咽喉。

与青金丸同用。

【主治】热嗽及咽痛。

83012 清化丸(《赤水玄珠》卷二十六)

【组成】贝母 知母各一两 巴豆二十粒

【用法】上同炒,去巴豆,只用二母为末,炼蜜为丸,如绿豆大。每服一二十丸,白汤送下。

【主治】火刑肺金,咳嗽喘急。

83013 清化丸(《证治宝鉴》卷六)

【组成】黄芩 沉香 明矾 皂角 青礞石 半夏 茯苓 陈皮 枳实 枳壳 炮南星 薄荷

【用法】上以生姜汁浸神曲末作糊为丸服。

【功用】下气消痰。

【主治】虚劳。

83014 清化汤(《伤寒温疫条辨》卷四)

【组成】白僵蚕(酒炒)三钱 蝉蜕十个 金银花二钱 泽兰叶二钱 广皮八分 黄芩二钱 黄连 炒栀子 连翘(去心) 龙胆草(酒炒) 元参 桔梗各一钱 白附子(泡) 甘草各五分

【用法】水煎,去渣,入蜜酒冷服。

【主治】温病壮热憎寒,体重,舌燥口干,上气喘吸,咽喉不利,头面卒肿,目不能开者。

【加减】大便实,加大黄四钱;咽痛,加牛蒡子(炒,研)一钱;头面不肿,去白附子。

【方论选录】此方名清化者,以清邪中于上焦,而能化之,以散其毒也。芩、连、栀、翘清心肺之火;元参、橘、甘清气分之火;胆草清肝胆之火,而且沉阴下行,以泻下焦之湿热;僵蚕、蝉蜕散肿消毒,定喘出音,能使清阳上升;银花清热解毒;泽兰行气消毒;白附散头面风毒;桔梗清咽利膈,为药之舟楫;蜜润脏腑;酒性大热而散,能引诸凉药至热处,以行内外上下,亦火就燥之意也。其中君明臣良,佐使同心,引导协力,自使诸症悉平矣。

【临床报道】面瘫:《北京中医》[2006,25(8):487]治疗风痰热毒型面瘫78例,连服5天为1个疗程,结果:经治1个疗程后,全部患者开始恢复功能。治疗1个疗程痊愈20例,占26%;2个疗程痊愈50例,占64%;4~6个疗程痊愈8例,占10%。

83015 清化汤(《产科发蒙》卷一)

【组成】半夏 茯苓 陈皮 神曲 山楂子 麦芽 黄连(姜汁炒) 青皮 香附子 山栀子

【用法】上以水一盏半,煎至一盏,温服。

【主治】妊娠饮食停滞,胸腹饱闷,呕吐恶心。

83016 清化饮(《景岳全书》卷五十一)

【组成】芍药 麦冬各二钱 丹皮 茯苓 黄芩 生地各二三钱 石斛一钱

【用法】上以水一钟半,煎至七分,食远温服。

【主治】❶《景岳全书》:妇人产后,因火发热,及血热妄行,阴亏诸火不清等证。❷《医学集成》:噎膈,因酒而得者。

【加减】如觉骨蒸多汗者,加地骨皮一钱半;热甚而渴或头痛者,加石膏一二三钱;下热便涩者,加木通一二钱,或黄柏、栀子皆可随症用之;如兼外邪发热,加柴胡一二钱。

83017 清化饮(《会约》卷六)

【组成】白芍 麦冬各二钱 丹皮 茯苓 黄芩 生地各二三钱 白蒺藜三五钱 石斛一钱 苍耳二三钱(炒)

【主治】湿热上蒸,津汁溶溢而下,离经腐散,致鼻流臭涕。

83018 清化煎(《妇产科学》)

【组成】木馒头三钱半 土茯苓二两八钱 夏枯草二两八钱 生地二两八钱 黄芩二两一钱 知母三两一钱 黄柏一两四钱 当归一两四钱 川断一两四钱 白及一两五钱 白术一两四钱

【用法】加糖制成水膏,每瓶500毫升。分一周服完。

【功用】化脾化湿,清热解毒。

【主治】子宫颈癌,湿毒下注型。患者一般情况尚好,但有白带绵下,量多,伴有腥臭,或见红,口干苦,腹疼。苔薄腻或黄腻,舌质红,脉滑数。

83019 清化膏(《医学六要·治法汇》卷三)

【异名】门冬膏(原书同卷)。

【组成】天门冬一斤 麦门冬一斤半 生地黄一斤 当归(洗)六两 知母四两 白术六两 甘草三两 陈皮三两

【用法】上煎成浓膏,加竹沥、梨汁、白蜜各一碗,生姜汁半盏。每服十数匙,白汤调下。

【功用】清肃肺金,降火养阴。

【主治】阴虚肠胃干燥,口干,咳嗽,血枯噎膈者。

【宜忌】胃弱者忌用。

83020 清化膏(《医略六书》卷十九)

【组成】生地五两 熟地五两 天冬三两(去心) 麦冬三两(去心) 川贝三两(去心) 瓜蒌霜一两半 柿霜三两

【用法】上除柿霜外,水煎净汁炼膏,入柿霜收贮。空心温服三匙。

【功用】滋阴润燥豁痰。

【主治】燥痰。阴虚液燥,痰格喉间,咯不出,咽不下,脉涩数者。

【方论选录】方中生地滋阴壮水,熟地滋肾补阴,天冬清心凉肺以益肾水,麦冬润肺清心以生津液,瓜蒌霜润燥豁痰,柿霜润燥退热。炼膏温服,使阴液内充,则燥痰自化而咽嗌清和,何有咯不出、咽不下之患哉?洵为滋阴润燥豁痰之专方。

83021 清气丸(《玉案》卷三)

【组成】青皮 黄连 黄芩 甘草各五钱 石膏 檀香各一两

【用法】上为末,炼蜜为丸,如弹子大。每服一丸,细嚼,滚汤送下。

【主治】口臭。

83022 清气汤(方出《千金》卷十七。名见《普济方》卷二十六)

【组成】麻黄四两 五味子 甘草各三两 杏仁五十枚 母姜五两 淡竹叶(切)一升

【用法】上㕮咀。以水七升,先煮麻黄去沫,下诸药,煮取二升,去滓,分三次服。

【主治】肺热饮酒当风,风入肺,胆气妄泄,目青气喘。

83023 清气汤(《普济方》卷三二二)

【组成】紫苏子 五味子 大腹子 枳壳 桑白皮(微炒) 菖蒲 地骨皮 白术 柴胡 秦艽 独活(干用)

干葛　甘草(炙)各一两　地黄　泽兰　欓子　防己　川乌　玄胡索各等分

【用法】上为末。每服二钱,空心酒调下。

【主治】妇人血劳、产后蓐劳,及羸瘦之人,阴衰阳盛,气弱而血热,则搏而不通,外蒸肌肉,内蒸骨髓,肌热骨瘦,劳时晕热,烦渴口干,颊赤头疼,饮食无味,心神惊悸,肢体酸疼,或时盗汗,或时咳嗽,或月水断绝,或经极少。

83024 清气汤(《证因方论集要》卷四)

【组成】茯苓　半夏　木香　广皮　厚朴

【主治】内气不清,外气不净,身痒,胸腹饱闷,嗳气。

【方论选录】方用茯苓、半夏以和中,木香、广皮以调气,厚朴以宽胸腹,清内自能达外而痒平矣。

83025 清气饮

《普济方》卷一一九。为《杨氏家藏方》卷三"清气散"之异名。见该条。

83026 清气饮(《东医宝鉴·杂病篇》卷三)

【异名】清暑益元汤。

【组成】白术一钱二分　人参　黄耆　麦冬　白芍药　陈皮　白茯苓各一钱　知母　香薷各七分　黄连(炒)　甘草各五分　黄柏三分

【用法】上剉。加生姜三片,水煎服。

【主治】暑伤元气,致发热汗大泄,无气力,脉细虚而迟者。

83027 清气饮(《疡医大全》卷二十八)

【组成】麻黄(去节)　紫荆皮　荆芥　海风藤　防风　明天麻　羌活　桑白皮　辛夷　牛蒡子　槟榔各二两　北细辛　桔梗　乳香　没药　升麻各一两　白鲜皮　金银花　牡丹皮　黄柏　生地　苦参各四两　大枫肉(去油)　白芷各三两

【用法】上用火酒一大坛,浸三日。每饮一小杯,不可大醉,终日勿绝酒气。服酒前,先用洗浴药方煎汤洗浴。

【主治】紫云风。

83028 清气饮(《辨疫琐言》)

【组成】杏霜二三钱　桔梗一二钱　蝉蜕(去头足)二三钱　银花二三钱　广藿香二三钱　苏叶一钱或一钱五分　神曲二三钱　谷芽三四钱　广皮五七分　半夏一钱　赤茯苓二三钱

【用法】上以水二小碗,煎一碗,温服。如未觉,更进一服。觉气通舒畅,是其验也。重者日三服。

【功用】轻清开肺舒气,芳香醒胃辟邪。

【主治】疫症初起二三日内,发热恶寒,头疼身痛,胸满胁胀,头目蒙混,脉往来凝滞而有力者。

【加减】疫症四五日,郁深则热,如有烦渴面红等热象,去苏叶,易冬桑叶二三钱,丹皮一钱或一钱五分;口燥渴,去广皮、半夏,加瓜蒌根一二钱,或芦根五七钱;烦热口苦咽干,加黄芩一钱,或一钱五分;小便不利,加白通草四五分,或飞滑石二三钱;腹胀大便闭,喜冷恶热,加大黄三五钱或七八钱;如寸口脉微弱,为里阳不充,加玉竹五七钱。

【方论选录】杏霜、桔梗,苦以开肺;蝉蜕轻清上升而从风化,上焦如雾,一经郁遏,则雾气弥漫,用蝉蜕者,取清风生、雾气潜消之义;银花、藿香、苏叶芳香辟秽,散胸中不正之气;谷芽乃稻浸窨而成,神曲乃面蒸窨而成,凡蒸窨之物,能舒郁遏,同气相求也;广皮辛香通畅;半夏滑利通阴;赤苓利水。三焦通畅,何气不清,故曰清气饮。二小碗水煎一碗,略煎便成,取清芬未散耳。

83029 清气散(《本事》卷四)

【组成】前胡(去苗,洗)　柴胡(去苗,洗)　川芎(洗)　枳壳(去瓤,剉,麸炒)　白术　青皮(去白)　羌活(去芦)　独活(黄色如鬼眼者,去芦,洗,焙,称)　甘草(炙)　茯苓(去皮)　人参(去芦)各等分

【用法】上为末。每服二钱,以水一盏,加荆芥一穗,煎七分服。

【功用】调荣卫,顺三焦,消痰涎,退烦热。

【主治】❶《本事》:风壅,痰涎,烦热。❷《便览》:热气壅盛,痰涎,胸膈烦热。

【方论选录】《本事方释义》:前胡气味苦辛微寒,入手足太阴阳明;柴胡气味辛甘平,入足少阳;川芎气味辛温,入肝胆;枳壳气味苦寒,入足太阴;白术气味甘温,入手足太阴;青皮气味辛酸微温,入肝胆;羌活气味苦辛甘平,入足太阳;独活气味苦辛甘平,入足少阴;甘草气味甘平,入足太阴;茯苓气味甘平淡渗,入足阳明;人参气味甘温,入脾胃;少佐以荆芥穗之辛温,盖即用古方败毒散增损者也。因荣卫不调,三焦不顺,风热壅秘,痰涎上逆,故以补中之品扶持正气,以诸风药驱除外邪,则病退而元气不伤矣。

83030 清气散(《杨氏家藏方》卷三)

【异名】清气饮石膏散(《普济方》卷一一九)。

【组成】牛黄一两半　石膏一两半　大黄　甘草(炙)　白僵蚕(炒去丝嘴)各半两　天南星曲一两　朱砂三钱(别研)　脑子三钱(别研)

【用法】上为细末。每服二钱,食后用新汲水调下。

【主治】风壅热盛,涎潮气急,烦躁不宁,身热作渴,恍惚惊悸。

83031 清气散(《魏氏家藏方》卷二)

【组成】诃黎勒(炮,取肉用)一分　缩砂仁　白豆蔻仁(怀干)　白茯苓(去皮)　人参(去芦)　京三棱(洗,湿纸裹煨)　胡椒　良姜(炒)各半两　檀香　丁香各一两(不见火)　木香一分(不见火)　干姜(炮,洗)　橘红各一两半　甘草二两(炙)　青皮(汤泡,去瓤)一分

【用法】上为细末。每服二钱,入盐少许,煎大枣汤调下,或入盐沸汤点服亦得,不拘时候。

【功用】和脾胃,快气利膈,化宿滞,消饮食,清神养气。

【主治】脾胃虚弱,脏腑挟寒,中气不和,停痰积冷,腹内膨胀,清浊不分,肠鸣飧泄,手足厥冷,脐腹多疼,呕吐恶心,胸膈不快,多困少力,肢节怠惰。

83032 清气散(《奇效良方》卷三十二)

【组成】粟壳(去瓤蒂)　五味子　桑白皮　紫苏　青皮　款冬花　枳壳(麸炒)　陈皮各等分　甘草减半

【用法】上用慢火炒焦色,急倾水中煎服。加半夏、生姜煎尤妙。

【主治】喘急。

83033 清风汤(《辨证录》卷十三)

【组成】白芍一两　人参五钱　当归五钱　白术三钱　炒栀子三钱　甘草一钱　川芎二钱　丹皮三钱　沙参三钱　柴胡一钱　天花粉三钱　连翘一钱

【用法】水煎服。一连数剂，疮口自敛。

【功用】清风滋血养肝。

【主治】肝经风热血燥，内股生疮，敛如豆许，翻出肉一块，宛如菌状。

83034 清风散(《宣明论》卷三)

【组成】石碌一钱　朱砂　牙消　雄黄各三字　龙脑一钱　瓜蒂二钱　滑石　赤小豆各半钱　皂角一梃(去皮，炙黄，取末)

【用法】上为极细末。每服半钱，新汲水调下。如口噤不省人事，滴水鼻中。

【主治】头目昏眩，咽膈不利，痰涎壅塞。

【备考】方中滑石用量原缺，皂角作一字，据《普济方》补改。

83035 清风散(《古今医鉴》卷七)

【组成】防风五分　荆芥三分　羌活五分　独活五分　连翘五分　当归五分　赤芍药一钱　生地黄五分　苍术一钱　陈皮一钱　半夏(制)一钱　白茯苓一钱　乌药七分　槟榔五分　木瓜六分　牛膝七分　木香三分　黄连五分　玄参七分　鼠黏子(炒)五分　草薢二钱　金银花六分　升麻一钱　白蒺藜(炒)八分　防己五分

【用法】上剉一剂。加生姜三片，葱白五寸，以水二盏，煎八分服。

【主治】风热气滞，身体麻木，遍身结核，俗谓风疙瘩。

83036 清风散(《幼科直言》卷五)

【组成】川芎　羌活　柴胡　薄荷　红花　归尾　桔梗　枳壳　陈皮　甘草

【用法】引用葱白一寸，水煎服。乳儿可兼服抱龙丸。

【主治】小儿病眼初起，赤红浮肿者。

【功用】祛风散热活血。

【主治】小儿病眼，因感风热而攻上焦，或赤红浮肿。

【加减】目中有翳，加决明子。

83037 清六丸(《丹溪心法》卷二)

【组成】六一散一料　红曲(炒)半两

【用法】上为末，饭为丸，如梧桐子大。每服五七十丸，白汤送下。治泄泻，与清化丸同用。

【功用】去三焦湿热，补脾补血。

【主治】泄泻，产后腹痛或自利、血痢。

【方论选录】❶《医方考》：血痢者，此方主之。滑石能清六腑之热，甘草能调六腑之气，红曲能和六腑之血。❷《赤水玄珠》：此方专清六腑湿热，故名清六。内用红曲者，以其能消食积而化瘀血也。

【备考】本方方名，《医学纲目》引作"青六丸"。改为散剂，名"青六散"(见《金鉴》)。

83038 清六丸(《麻科活人》卷三)

【组成】辰砂一钱　桂府滑石(水飞过)六两　甘草一两　红曲五钱

【用法】上为细末，为丸服。

【主治】赤痢。

83039 清火丸(《全国中药成药处方集》昆明方)

【组成】桔梗　连翘各十六两　甘草　栀子各八两　薄荷六两　黄芩　竹叶各四两

【用法】上研末为丸。每服一丸。水丸每服二钱，幼童减半，开水送服。

【功用】清热解毒。

【宜忌】体弱感寒勿服。

83040 清火片(《成方制剂》2册)

【组成】薄荷脑　大黄　大青叶　石膏

【用法】上制成片剂。口服，一次6片，一日2次。

【功用】清热泻火，通便。

【主治】咽喉肿痛，牙痛，头目眩晕，口鼻生疮，风火目赤，大便不通。

【宜忌】无实热者及孕妇慎用。

83041 清火汤(《古今医鉴》卷四引云林方)

【组成】连翘一钱　栀子一钱(炒)　玄明粉一钱(如无，以消代之)　黄芩一钱(酒炒)　黄连一钱(酒炒)　桔梗一钱二分　玄参一钱二分　薄荷八分　羌活(酒洗)八分　防风六分　贝母一钱　独活(酒洗)八分　前胡八分　柴胡八分　天花粉一钱　茯苓一钱　川芎八分　枳壳一钱　甘草三分　大黄(酒蒸)二钱

【用法】上剉一剂。水煎服。

【主治】五脏六腑及上、中、下三焦火热。

【加减】酒毒，加白粉葛一钱。

【宜忌】《穷乡便方》：壮者可用，虚者不宜。

83042 清火汤(《银海指南》卷三)

【组成】连翘　山栀　归尾　赤芍　石斛

【用法】水煎服。

【主治】天行热毒，头疼目赤，痒痛异常，或泪如血水，舌红口渴，小便短赤。

【方论选录】连翘除其上热；山栀导其下热；归、芍破其血，为血实宜破之也；石斛清其中，为中热宜清之也。合导赤散同用，以治两眦红肿之症，应手取效。

83043 清火汤(《医学集成》卷三)

【组成】山药　芡实　麦冬各一两　元参　生地各五钱　丹参三钱　莲心二钱　天冬一钱　五味五分

【主治】因心包火动遗精。

83044 清心丸(《圣济总录》卷一八五)

【组成】黄柏(去粗皮，剉)一两

【用法】上为末，入龙脑一钱匕，同研匀，炼蜜为丸，如梧桐子大。每服十丸至十五丸，浓煎麦门冬汤送下。

【主治】❶《圣济总录》：热盛梦泄，心忪恍惚，膈壅舌干。❷《济阳纲目》：经络中火邪，口疮咽燥。

83045 清心丸(《简易方》引《叶氏方》，见《医方类聚》卷一九五)

【组成】人参　蝎梢　郁金　生地黄　天麻　天南星(为末，用黄牛胆一个，入天南星末，令满，挂当风处吹干，腊月造，如要用，临时旋取)各等分

【用法】上为末，汤浸蒸饼和为丸，如梧桐子大。每服二十五丸，人参汤送下，一日三次，不拘时候。小儿量大小加减与服。

【主治】心有邪热，精神恍惚，狂言呼叫，眠睡不宁。

83046 清心丸(《魏氏家藏方》卷九)

【组成】密陀僧二两　黄连一两

【用法】上为细末，汤泡蒸饼为丸，如梧桐子大。浓煎茄根空茧汤送下五丸至十丸，或三十丸止，临卧觉恶心住服。

【主治】消渴。

83047 **清心丸**(《直指》卷二十三)

【组成】黄连(净)一两　茯神(去木)　微赤茯苓各半两

【用法】上为末,炼蜜为丸,如梧桐子大。每服一百丸,食前米饮送下。

【主治】血热诸痔。

【备考】本方原名"清心汤",与剂型不符,据《丹溪心法》改。

83048 **清心丸**(《直指小儿》卷一)

【组成】人参　茯神　防风　朱砂　柴胡各二钱　金箔三十片

【用法】上为末,炼蜜为丸,如梧桐子大。每服一丸,竹沥调下。

【主治】惊热烦躁。

【备考】本方方名,《东医宝鉴·杂病篇》引作"小儿清心丸"。

83049 **清心丸**(《元戎》)

【组成】黄柏(生)二两　天门冬一两　黄连半两　龙脑一两　麦门冬(去心)一两

【用法】上为细末,炼蜜为丸,如梧桐子大。每服十丸,临卧麦门冬酒送下,薄荷汤亦得。

【主治】热症,心火旺盛者。

83050 **清心丸**

《普济方》卷二一七。即《圣济总录》卷一八五"黄甘丸"。见该条。

83051 **清心丸**(《普济方》卷三七八)

【组成】牛黄三钱　脑子　雄黄各二钱　麝香一钱　川芎　茯苓　柴胡　桔梗各四两　蒲黄　芍药各二两　犀角(屑)　白术　黄芩　黑豆(炒)　阿胶(炒)各半两　麦门冬(去心)半两　杏仁(去皮尖)半两　人参　神曲(炒)各三钱　肉桂(去皮)一分　羚羊角一两　干姜(炮)一分　山药一两三分　甘草一两半　金箔三百片

【用法】上为末,炼蜜为丸,如鸡头子大,金箔为衣。每服一丸,竹叶汤化下。

【主治】小儿惊痫潮搐,精神昏慢,痰涎流溢,并虚实烦躁,头疼恶心,风眩不语,呕吐倦怠。

83052 **清心丸**(《普济方》卷三八五)

【组成】天竺黄　大黄　黄连　牡蛎　远志　栀子仁(炒)　黄芩　甘草

【用法】上为末,炼蜜为丸,如绿豆大。新汲井水吞下。

【主治】小儿风热不睡。

83053 **清心丸**(《医统》卷四十九)

【组成】人参　生地黄(酒洗)　郁金　天麻各一钱　朱砂二钱　牛胆南星二钱

【用法】上为末,蒸饼为丸,如黍米大,朱砂为衣。每服三十丸,人参汤送下。

【主治】心受邪气,精神恍惚,狂言呼叫,睡卧不安。

83054 **清心丸**(《育婴秘诀》卷二)

【组成】人参　麦门冬(去心)　白茯苓　柴胡　防风　炙甘草各一钱　朱砂(水飞)五分

【用法】上为末,炼蜜为丸,如芡实大,金箔十片为衣。每服一丸,淡竹叶汤送下。

【主治】小儿病后余热不退,面皖白,大小便自调,唇润者。

83055 **清心丸**(《张氏医通》卷十六)

【组成】黄连三钱　黄芩二钱　西牛黄半钱　郁金一钱半

【用法】上以猪心血为丸,如黍米大,朱砂为衣。三岁儿每服三十丸,灯心汤送下。

【主治】心热神昏,惊悸不宁。

83056 **清心丸**(《医学心悟》卷四)

【组成】生地(酒洗)四两　丹参二两　黄柏五钱　牡蛎　山药　枣仁(炒)　茯苓　茯神　麦冬各一两五钱　北五味　车前子　远志各一两

【用法】上用金樱膏为丸。每服三钱,开水送下。

【功用】清心火,泻相火,安神定志,止梦泄。

【主治】遗精。

83057 **清心丸**(《仙拈集》卷二)

【组成】白矾一两(半生半熟)　荆芥穗二两

【用法】上为末,面糊为丸,如粟米大,朱砂为衣。每服二十丸,空心生姜汤送下。

【主治】一切癫痫。

83058 **清心丸**(《医钞类编》卷十一)

【组成】枸杞二两　当归　生地　麦冬　黄连　菖蒲　菊花　远志　甘草各一两半

【用法】炼蜜为丸。灯心汤送下。

【主治】久病眼目,心经蕴热。

83059 **清心丹**(《赤水玄珠》卷二十六)

【组成】黄连(酒炒)三钱　滑石(飞)六钱　甘草　辰砂(飞)各一钱　薄荷六分　犀角屑二钱

【用法】上为末。每服一钱五分,蜜拌薄荷汤送下,夜再服。

【主治】耳出红脓,名曰脓耳;舌上生疮,如杨梅状者。

83060 **清心丹**(《辨证录》卷四)

【组成】黄连三钱　茯神五钱　生枣仁五钱　人参三钱　麦冬一两　玄参一两　丹参三钱

【用法】水煎服。一剂而神定,再剂而狂定,不必用三剂也。

【功用】清心。

【主治】心热发狂,易喜易笑,狂妄谵语,心神散乱,目有所见。

83061 **清心汤**(《幼幼新书》卷七引《医方妙选》)

【组成】人参半两(去芦头)　麻黄(去节)　川大黄　麦门冬(去心)　甘草(炙)　犀角各一分

【用法】上为细末。每服一钱,以水八分,加杏仁一个(去皮尖,拍破),同煎至四分,去滓放温,时时与服。

【主治】婴儿周岁内,时或体热,眠睡不宁,乳哺不调,目睛不明,或愈或作,三十二日一变,六十四日再变,甚者微惊,乃长血气,名曰变蒸。

83062 **清心汤**

《袖珍》卷三。即《儒门事亲》卷十二"黄连清心汤"见该条。

83063 **清心汤**(《外科发挥》卷二)

【异名】外科清心汤(《景岳全书》卷五十七)。

【组成】防风通圣散加黄连五钱

【用法】每剂一两，以水二钟，煎至八分服。

【主治】疮疡肿痛，发热饮冷，睡语不宁，脉沉实。

83064 清心汤（《救急选方》卷上引《医学统旨》）

【异名】清神汤（《赤水玄珠》卷十四）。

【组成】茯神　黄连各二钱　酸枣仁　石菖蒲　远志　柏子仁各一钱　甘草五分

【用法】水煎服。

【主治】❶《救急选方》引《医学统旨》：心热痰迷胞络。❷《赤水玄珠》：痰迷包络，心热癫痴。

【加减】痰壅，加南星、姜汁、竹沥。

【备考】方中柏子仁用量原缺，据《赤水玄珠》补。

83065 清心汤（《回春》卷四）

【组成】黄连　生地黄　当归　石莲肉　远志（甘草水泡，去心）　茯神（去皮木）　酸枣仁（炒）　人参（去芦）各等分　甘草减半

【用法】上剉一剂。水煎服。

【主治】梦遗。

83066 清心汤（《准绳·类方》卷五）

【组成】凉膈散加黄连　麦门冬

【主治】癫证。

83067 清心汤（《玉案》卷三）

【组成】黄连一钱二分　五味子九粒　麦门冬　当归　生地　犀角各一钱

【用法】上加龙眼肉七枚，水煎服。

【主治】心血不足，发热无时，两颊忽赤，口苦作渴。

83068 清心汤（《仙拈集》卷二）

【组成】人参　白术　茯苓　远志　枣仁　川芎　生地　石菖蒲各一钱　当归　麦冬一钱半　甘草五分

【用法】水煎服。

【主治】癫狂。

【备考】方中当归用量原缺。

83069 清心汤（《杂病源流犀烛》卷二）

【组成】黄连　连翘　生地各一钱半　山栀二钱　黄芩一钱　归尾三钱　黄柏　丹皮　甘草各五分　赤芍八分　甘菊七分　灯心三分　川芎六分

【用法】水煎，温服。

【主治】斑疹。疹出痕如朱点，或赤或紫，烦躁不宁者。

83070 清心汤（《产科发蒙》卷三）

【组成】萍蓬根十五钱　大黄八钱　当归　川芎　芍药　干地黄　黄芩　黄连　沉香各六钱　人参　槟榔子　木香　细辛　桂枝　丁子　炙甘草各四钱

【用法】上药除丁子、沉香、肉桂、木香不炒外，余药合为一剂，用好酒一杯，将药润湿入锅内，炒至黄色为度，取起，摊地上候冷，入前四味。每服三四钱，以麻沸汤浸须臾，绞去滓服。再用滓以水一杯半，煮取一杯，温服。

【主治】妇人血晕，诸般杂病；胎前产后诸疾；及金疮，打扑损伤。

83071 清心汤（《医钞类编》卷十四）

【组成】黄连　黄芩　栀子　连翘　薄荷　甘草　芒消　大黄　石菖蒲　麦冬各等分

【用法】上加竹叶三十片，水煎服。

【主治】心受热邪，狂言叫骂，动履失常。

83072 清心汤（《医学集成》卷三）

【组成】黄芩　麦冬　炒栀各二钱　知母　花粉各一钱　犀角三分　甘草五分　生姜　大枣

【主治】妊娠子烦，烦躁闷乱。

83073 清心饮（《医醇賸义》耕心堂本卷一）

【组成】牛黄五分　琥珀一钱五分　黄连五分　丹参三钱　远志五分（甘草水炒）　菖蒲八分　橘红一钱　胆星五分　麦冬一钱五分　淡竹叶二十张

【主治】风火上犯，神明散乱，舌不能言，口流涎沫，甚或神昏鼾睡，面色油红。

【备考】本方方名，原书上科本作“牛黄清心饮”。

83074 清心饮（《医醇賸义》卷四）

【组成】黄连五分　蒲黄一钱五分　犀角五分　元参一钱五分　丹参二钱　连翘一钱五分　蒌皮三钱　茯苓二钱　薄荷一钱　竹叶二十张　灯心三尺

【用法】先用生蒲黄三钱，泡汤频漱，再服此方。

【主治】心阳炽盛，舌卷而肿，塞口作痛，难于语言。

83075 清心饮（《血证论》卷八）

【组成】当归三钱　生地三钱　白芍二钱　莲心三钱　连翘心一钱　茯神二钱　枣仁三钱　草节一钱　麦冬三钱　川贝母一钱　竹叶心一钱　龙骨三钱

【功用】清补。

【主治】心血虚，有痰火，不卧寐。

83076 清心药（《准绳·疡医》卷六）

【组成】牡丹皮　当归　川芎　赤芍药　生地黄　黄芩　黄连　连翘　栀子　桃仁　甘草

【用法】上用灯心草、薄荷为引，水煎，入童便和服。

【主治】打扑伤损，折骨出臼，刀斧斫磕等伤，及肚皮伤破肠出者。

83077 清心散（方出《证类本草》卷九引《简要济众》，名见《圣济总录》卷六十九）

【异名】刺蓟饮（《圣济总录》卷七十）、刺蓟散（《幼幼新书》引《王氏手集》，见《永乐大典》卷一〇三三）。

【组成】刺蓟一握

【用法】上绞取汁，以酒半盏调和顿服。如无清汁，只捣干者为末，冷水调服三钱匕。

【主治】❶《证类本草》引《简要济众》：九窍出血。❷《圣济总录》：舌上出血，大衄。

83078 清心散（《直指》卷二十二）

【组成】远志（制）　赤茯苓　赤芍药　生地黄　麦门冬（去心）　知母　甘草（生）各等分

【用法】上剉。每服三钱，加生姜、大枣，水煎服。

【主治】痈疽有热证。

【加减】小便秘，加灯心、木通。

83079 清心散

《普济方》卷三七四引《仁存方》。为《卫生总微》卷五“牛黄散”之异名。见该条。

83080 清心散（《赤水玄珠》卷一）

【组成】青黛　硼砂　薄荷各二钱　牛黄　冰片各三分

【用法】上为末。先以蜜水洗舌，后以生姜汁擦舌，将药末蜜水调稀，搽舌本上。

【主治】❶《医学六要·治法汇》:舌强不语。❷《景岳全书》:风痰不开。

83081 清心散(《寿世保元》卷六)

【组成】赤茯苓(去皮)一钱 酸枣仁一钱 麦门冬(去心)一钱 远志(甘草水泡,去心)五分 黄连一钱 胡麻仁一钱 枳壳(去瓤)八分 小木通八分 小甘草二分

【用法】上剉。水煎,温服。

【主治】思虑过度,怒气所得,热剧,舌青黑有刺。

83082 清心散

《法律》卷三。为《儒门事亲》卷十二"黄连清心汤"之异名。见该条。

83083 清心散(《医宗己任编》卷三)

【组成】青黛 僵蚕 生地 木通 黄连 辰砂 琥珀(另研) 白芍 赤芍

【主治】痰火痫证。

83084 清心散

《霉疮证治》卷下。为原书同卷"芎黄散"之异名。见该条。

83085 清水膏(《圣惠》卷六十一)

【组成】羊桃根一两(剉) 川大黄一两(生,剉) 黄芩一两 赤小豆一合 黄柏一两(剉) 绿豆粉一两

【用法】上为细散,用芸苔菜捣取自然汁,以蜜少许相和,调药令稀稠得所,看四畔肿赤处大小,剪生绢上匀摊贴之,可厚一钱,干即易。

【功用】抽热毒,散肿气。

【主治】痈疽及一切毒肿,坚硬疼痛,四畔焮肿。

83086 清平丸(《解围元薮》卷三)

【组成】紫背浮萍一斤(七月上旬采河中,晒干为末) 草乌 葳蕤 风藤 麻黄各二两 麝香二钱

【用法】上为末,炼蜜为丸,如弹子大。以草乌煎酒,磨服一丸。重者以乌头煎酒磨下,轻者以黑豆炒香烹酒磨服。

【主治】大风、中风、跌仆打伤、㖞痪等症。

83087 清平丸(《回生集》卷下)

【组成】槟榔一斤 川厚朴(姜汁炒) 广皮各十二两 藿香六两 制香附半斤 炒枳实半斤 酒白芍半斤 半夏曲十二两 紫苏六两 草果仁半斤 制苍术十二两 青皮半斤 柴胡半斤 炒黄芩半斤 莱菔子四两(炒) 煨干葛六两 山楂肉半斤 甘草四两

【用法】上加陈神曲三斤,武彝茶四两,共为细末,用生姜十斤,捣取自然汁,将红枣打泥泡浓汁,拌水泛为丸,每丸重一钱五分,晒干透,用大瓶盛贮,勿泄气。每服二丸,开水化服,重者四五丸。如噤口痢疾,饮水入口即吐者,用一丸噙化,徐徐咽下。小儿减半。

【功用】开通胃气。

【主治】一切天行四时瘟疫,彼此传染,憎寒壮热,精神昏迷,身体倦怠,骨节疼痛,饮食不进,胸腹膨胀。及炎天受暑,痧症霍乱吐泻,春瘟夏疟秋痢,感冒风寒,山岚瘴气。噤口痢疾,饮水入口即吐者。

【宜忌】孕妇忌服。

83088 清平汤(《女科百问》卷上)

【组成】人参 半夏 麦门冬 芍药 白术 甘草 当归 茯苓 柴胡各等分

【用法】上㕮咀。每服二钱,以水一盏半,加烧生姜一块(切破),薄荷少许,同煎至七分,去滓热服,不拘时候。

【主治】妇人血虚口燥,咽干喜饮。

83089 清平散(《医学探骊集》卷六)

【组成】漳丹 枯矾 黄香 官粉各三钱 铜绿一钱

【用法】上为细面。先将其黄靥用温水洗净,拭干,再用香油调搽。

【主治】面疮,破头流黄水者。

83090 清丙汤(《医林纂要》卷十)

【组成】生地黄三钱 木通二钱 甘草梢二钱 泽泻八分 茯苓八分 猪苓五分 白术八分 肉桂五分 黄连三分 金银花五钱

【用法】水煎服。

【主治】小肠痈。当脐稍下偏左内痛,不可手按,其左足常屈而不能伸。

83091 清正散(《医醇賸义》卷三)

【组成】青蒿梗一钱五分 薄荷一钱 广皮一钱 贝母二钱 葛根二钱 山栀一钱五分 连翘一钱五分 豆豉三钱 杏仁三钱 茅根五钱

【主治】冬令受寒,伏藏于肾,春夏举发,寒变为热,先热后寒,名曰温疟。

83092 清玉散(《寿世保元》卷七)

【组成】当归(酒洗) 川芎 生地黄 牡丹皮 陈皮 黄连 升麻 甘草 半夏(姜制) 白茯苓 赤芍 苍术(米泔浸) 香附 黄芩 柴胡(去芦)

【用法】上剉一剂。加生姜,水煎服。

【主治】妇人赤白带下,上热下寒,口出恶气,或咽干,或牙痛,或耳鸣,或遍身流注疼痛,发热憎寒,或口吐酸水,或心腹气痛,或下五色腥臭。

83093 清龙散(《国医宗旨》卷二)

【组成】人参 陈皮 北五味 紫苏各一两

【用法】每服一两,以水二盅,加生姜五片,水煎,食后服。

【主治】咳嗽上气不得卧。

83094 清目散(《石室秘录》卷四)

【组成】白蒺藜三钱 荆芥一钱 甘菊花二钱 白芍二钱 半夏三钱 白术五钱 甘草一钱 草决明一钱

【用法】水煎服。一剂轻,二剂愈。

【主治】风火入于肝胆之中,湿气不散,眼目红肿。

【加减】有热者,加栀子三钱。

83095 清白饮(《辨证录》卷一)

【组成】丹皮三钱 柴胡 前胡各二钱 白芍一两 青蒿三钱 人参 甘草 半夏各一钱 青皮 炒栀子各二钱 茯苓 当归各三钱

【用法】水煎服。

【主治】冬月妇人伤寒,发热至六七日,昼则了了,夜则谵语,如见鬼状,按其腹则大痛欲死。

83096 清白饮(《医方易简》卷四)

【组成】苦瓜汁半碗 生藕汁半碗

【用法】隔水温热服。加姜汁、童便更妙。

【主治】羊毛疔。

83097 清白散(《古今医鉴》卷十一)

【组成】当归　川芎　白芍(炒)　生地(酒洗过,姜汁炒)　黄柏(盐水炒)　贝母　樗根白皮(酒炒)各等分　干姜(炒黑)　甘草各减半

【用法】上剉一剂。加生姜,水煎服。

【主治】❶《古今医鉴》:白带。❷《会约》:白带兼有湿热多火者。

【加减】肥人多湿痰,加白术、半夏;赤带,加酒芩、荆芥;久下,加熟地、牡蛎;气虚,加人参、黄耆;腰腿痛,加鹿角胶。

83098 清白散(《赤水玄珠》卷二十六)

【组成】桑白皮(蜜炒)　地骨皮各三钱　甘草一钱　贝母二钱　寒水石(煅)三钱　天花粉　酒芩　天门冬各一钱五分

【用法】上为末。以蜜水调,食后服。或白通草煎汤送下,尤妙。

【主治】肺热痰火上壅,耳出白脓,名曰缠耳。兼治咳嗽。

83099 清宁丸(《银海指南》卷三)

【组成】大黄十斤(须锦纹者,切作小块如棋子大,用好酒十斤,先将泔水浸透大黄,以侧柏叶铺甑,入大黄蒸过晒干,以酒浸之,再蒸晒收干。另用桑叶、桃叶、槐叶、大麦、黑豆、绿豆各一斤,每味煎汁蒸收,每蒸一次,仍用侧柏叶铺甑,蒸过晒干,再蒸再晒。制后再用半夏、厚朴、陈皮、白术、香附、车前各一斤,每味煎汁蒸收如上法,蒸过晒干)

【用法】上用好酒十斤制透为丸,如梧桐子大。每服一二钱。或为散亦可。

【功用】《北京市中药成方选集》:清理胃肠,泻热润燥。

【主治】❶《银海指南》:一切热病。❷《北京市中药成方选集》:饮食停滞,腹胁膨胀,头晕口干,大便秘结。

【宜忌】《北京市中药成方选集》:孕妇忌服。

83100 清宁丸(《全国中药成药处方集》上海方)

【组成】大黄二十斤　牡丹皮　地骨皮　泽泻　薄荷　赤茯苓　川石斛　黄柏　侧柏　玄参　连翘　木通　当归　知母　车前子　猪苓　陈皮　生地　川草薢　薏苡仁　青盐　韭菜各八两　鲜藕　甘蔗各一斤

【用法】先将大黄用米泔水浸透,切开晒干,用鲜藕、甘蔗打汁拌蒸,再将余药煎汁拌蒸,至黑为度,然后晒干研细粉,用黄酒和水为丸,如绿豆大。每服一钱半至三钱,温开水送服。

【主治】目赤便秘,小溲热赤。

【宜忌】禁忌刺激性食物。

83101 清宁丸(《全国中药成药处方集》南昌方)

【组成】西藏大黄(酒浸)适量

【用法】九蒸九晒,为末,生蜜水为丸,如绿豆大。每服一至三钱,每日一至二次,温开水送下。

【主治】赤白下痢,伤寒热结便秘,及癥瘕积聚,留饮宿食。

【宜忌】孕妇慎用。

83102 清宁丸(《全国中药成药处方集》昆明方)

【组成】大黄十斤　柏叶三斤　荷叶五十个　车前草六斤　藕汁三斤

【用法】水为丸。每服一钱半,幼童减半,开水送下。

【主治】大小便不利,吐血,鼻出血。

【宜忌】体弱失血症忌服。

83103 清宁汤(《玉案》卷六)

【组成】当归　连翘　石膏　黄连各一钱　生地　麦门冬　玄参各七分　甘草二分

【用法】上加浮小麦一钱,水煎服。

【主治】汗出太多,鼻血不止。

83104 清宁汤(《辨证录》卷二)

【组成】熟地　麦冬各二两　北五味三钱　芡实　巴戟天　菟丝子各一两

【用法】水煎服。

【主治】阴虚中风。一时卒中,手足牵搐,口眼㖞斜,然神思则清,言语如故。

83105 清宁散(《直指小儿》卷一)

【组成】桑白皮(炒)　葶苈(炒)　赤茯苓　车前子　栀子仁各等分　甘草(炙)减半

【用法】上为末。每服半钱,加生姜、大枣,水煎服。

【功用】利小便。

【主治】❶《直指小儿》:小儿惊热出于心肺。❷《育婴家秘》:咳嗽心肺有热。

83106 清宁散

《得效》卷十二。为《小儿药证直诀》卷下"白术散"之异名。见该条。

83107 清宁散(《医方类聚》卷二一七引《徐氏胎产方》)

【组成】石膏　鼠黏子(炒)　川芎各等分　菊花　细辛减半

【用法】上为末。食前茶清调下。

【主治】妇人偏头痛,连睛痛者。

83108 清宁散(《麻科活人》卷一)

【组成】大黄(酒蒸)一两　羌活　栀仁(炒黑)　川芎　龙胆草　防风　当归(酒洗)各五钱

【用法】上为末。蜜水调下。

【功用】泻心肝。

【主治】麻证服发散解毒药,心经君火盛而毒内攻,麻不出而发斑者。

83109 清宁膏(《证治汇补》卷二)

【组成】葳蕤　橘红　百合　贝母　甘草　桔梗　龙眼　薏苡仁　麦门冬　石斛　生地　白术

【用法】上以河水煎膏,空心滚汤化下五匙。此方亦可作煎剂服。

【主治】血家,脾、肺、肾三经俱虚,不可寒凉,又不可温燥者。

【加减】如病人胸膈不宽,食少作胀者,减去生地;如咳痰不清,嗽甚见血者,减去白术。

83110 清宁膏(《医略六书》卷十九)

【组成】生地十两　麦冬六两(去心)　白术六两(久制)　桔梗六两　米仁十两(焙)　川贝二两(去心)　橘红一两　薄荷三两　桂圆十两(去壳核)

【用法】米仁、川贝、薄荷为末,圆肉捣烂,余药煎稠去滓,搅和收炼成膏。噙化咽下。

【主治】肺脾亏损,邪郁劳嗽,食少痰多,便溏溺涩,脉数微涩者。

【方论选录】阳邪恋肺,内传于脾,遏久不解,真阴暗

亏。盖脾阴亏则气立孤危而健运失职，肺阴虚，则营卫乘和而分布无权故潮热。咳嗽、食少痰多，便溏溺涩，将成劳瘵焉。生地壮水以滋脾肺之阴，麦冬清心以润肺脾之燥，橘红利气化痰，桔梗清咽利膈，米仁健脾清肺，渗湿热以治痰生之本，桂圆养心醒脾，滋血液以资生化之源，川贝清肺化热痰，兼以凉心解郁，薄荷散郁疏邪热，更能清头利目，白术制熟以培后天之本而无燥烁真阴之患也。炼膏噙化，肺脾完固则输化有权而虚邪自解，无不痰消嗽止，饮食日增，何便溏溺涩之足虑哉？此甘平疏补之剂，为邪恋肺脾，咳泄食少之专方。

83111 清宁膏

《金鉴》卷四十一。为《医宗必读》卷六“新定清宁膏”之异名。见该条。

83112 清宁膏（《医级》卷八）

【组成】天冬八两　麦冬　杏仁　半夏（制）　贝母各四两　桔梗　甘草　诃子　北沙参各等分　桑皮　牛蒡子

【用法】上以水熬二次，去渣，再熬至碗余，入葛粉四两，白蜜一斤，搅匀，重汤煮一日成膏，取出频服二三匙。

【主治】肺受火刑，咳嗽喑哑。

【备考】方中桑皮、牛蒡子用量原缺。

83113 清地丸

《种痘新书》卷三。为原书同卷“散花丸”之异名。见该条。

83114 清地散（《痘疹仁端录》卷九）

【组成】升麻　葛根　桔梗　前胡　青皮　山楂　红花　白芷　连翘　木通　莲心　山栀　羌活　防风　苦参　金银花　地肤子

【功用】清脏腑，预防生痰。

【主治】痘疮。

83115 清耳膏（《医方类聚》卷七十八引《吴氏集验方》）

【组成】附子尖（生）　石菖蒲　蝉蜕（生，去土）各等分

【用法】上为末。耳痛，麻油调入；耳痒，生姜汁调成锭子，以红绵裹定，入耳中，药干便换。

【主治】耳内或痒或痛。

83116 清邪散（《辨证录》卷五）

【组成】桂枝五分　茯苓五钱　甘草一钱　陈皮五分　半夏　柴胡各一钱　砂仁一粒

【用法】水煎服。

【主治】春月伤风，身热十余日，热结在里，往来寒热。

83117 清虫散（《全国中药成药处方集》禹县方）

【组成】使君子五钱　榧子　槟榔　雄黄各一钱五分

【用法】上为细面。小儿二岁服三分，白开水送下。

【功用】驱虫积。

83118 清血丸（《幼科指南》卷上）

【组成】槐花（炒）　荆芥穗（炒）　侧柏叶（炒）各五分　黄连　枳壳

【用法】上为末，醋糊为丸。陈米汤送下。

【主治】小儿痢下鲜血。

【备考】方中黄连、枳壳用量原缺。

83119 清血丸（《医部全录》卷四四八引《幼科全书》）

【组成】槐子（炒）　荆芥穗（煨）　侧柏叶（炒）

【用法】上为末，醋糊为丸。陈米汤送下。

【主治】小儿血痢。

83120 清血丸（《证治宝鉴》卷八）

【组成】槐花　荆芥穗　枳壳　侧柏叶

【用法】上为末，醋糊为丸。以车前草兼炒陈皮煎汤送下。

【主治】痢疾下纯鲜血者。

83121 清血汤（《产科发蒙》卷一）

【组成】牡丹皮　当归　川芎　芍药　地黄　山栀子　蒲黄（炒）　阿胶　黄连　百合　麦门冬　甘草

【用法】水煎，温服。

【主治】吐血，鼻衄，咳血。

【加减】若血势猛者，加鼹鼠（烧灰存性）。

83122 清血散

《杏苑》卷六。为《回春》卷五“清血四物汤”之异名。见该条。

83123 清血散（《赵炳南临床经验集》）

【组成】生石膏二两　滑石二两　木香二两　升麻二两　元参二两

【用法】上熬汁，取皮消一斤，合拌阴干。每服一钱至二钱，每日二次，温开水送服。

【功用】清热凉血。

83124 清肌汤（《女科百问》卷下）

【组成】甘草（炙）半两　草果仁五钱　当归（微炒）　白术各一两　白茯苓　芍药　柴胡各一两　川芎半两

【用法】上㕮咀。每服三钱，以水一盏半，加煨姜一块（切碎），薄荷少许，煎七分，去滓热服，不拘时候。

【主治】妊娠头目昏重不悦，颊赤口燥咽干，发热盗汗，饮食减少。

83125 清肌汤（《疮疡经验全书》卷六）

【组成】半夏　菖蒲　苦参　胡麻　防风　首乌　苍术　当归　生地　干姜　威灵仙　红花

【用法】水煎服。

【主治】疥疮，白疱疮。

83126 清肌汤（《慈幼心书》卷六）

【组成】樱桃叶一握（冬则枝干）　苏叶二两

【用法】以水煎汤，置帐中，令气熏半个时辰，倾出汤洗，一时即起。

【主治】小儿痘疮不起。

83127 清肌散（《幼幼新书》卷十九引《医方妙选》）

【组成】当归　川大黄（微炮，剉）　人参（去芦头）各一两　芍药　甘草（炙）　犀角各半两（末）

【用法】上为细末。每服一钱，以水一盏，加生姜三片、竹叶二片，同煎至五分，去滓放温，乳食后服。

【功用】疏解积热。

【主治】小儿初春不问有病无病。

83128 清肌散（《得效》卷十八）

【组成】败毒散一两半加天麻　薄荷各三钱　蝉退二七个（去足翼）

【用法】上分作六服。每服以水一盏半，加生姜三片煎，温服取效。

【主治】风寒暑湿外搏肌肤，发为瘾疹，遍身瘙痒，或赤或白，口苦咽干，或作寒热。

83129 **清肌散**(《普济方》卷一〇八)

【组成】黑狗脊　甘草　荆芥各等分

【用法】上生用为末。冷水调,去滓服半碗,入口即效。

【主治】暴发瘾疹,出而暴没,或作酸痛。

83130 **清肌散**(《普济方》卷四〇四)

【组成】黄柏一两(猪胆炙)　乌贼鱼骨(去硬皮)半两

【用法】上为细末。以腊月猪脂调涂患处。

【主治】痘疮后余毒未除,疮痍湿烂,皮肤未平复者。

83131 **清米汤**(《寿世青编》卷下)

【组成】早米半升　东壁土一两　吴萸三钱

【用法】同炒香熟,去土、萸,取米煎汤饮。

【主治】泄泻。

83132 **清阳汤**(《脾胃论》卷下)

【组成】红花　酒黄柏　桂枝各一分　生甘草　苏木各五分　炙甘草一钱　葛根一钱五分　当归身　升麻　黄耆各二钱

【用法】上㕮咀,都作一服。以酒三大盏,煎至一盏三分,去渣,食前稍热服。服讫,以火熨摩紧结处。

【主治】口㖞颊腮急紧,胃中火盛,汗不止而小便数。

83133 **清阳汤**(《麻科活人》卷二)

【组成】荆芥穗　防风　前胡　连翘　元参各四分　薄荷叶　牛蒡子　枳壳　黄芩　木通　麦冬　淡竹叶各三分　桔梗四分　升麻三分　甘草二分

【用法】加生姜、灯心为引,水煎服。

【主治】患麻之人,误服辛热之药助其邪火,烦渴便闭,致麻不出。

【加减】危笃之极者,上方去升麻、桔梗、甘草。

83134 **清阳散**(《青囊秘传》)

【组成】月石二钱　飞朱砂二分　梅片五厘

【用法】吹口。

【主治】❶《青囊秘传》:喉症红肿者。❷《外科传薪集》:咽喉肿痛、胀痛者。

83135 **清阳膏**(《理瀹》)

【组成】老生姜　葱白(连须)　韭白　大蒜头各四两　槐枝　柳枝　桑枝各二斤(连叶)　桃枝(连叶)半斤　马齿苋(全用)一斤　白凤仙花(茎、子、叶、根全用)半斤　苍耳草　芙蓉叶各半斤　小麻油五斤(先熬上药,加炒黄丹,炒铅粉,收,听用)

元参　苦参　生地　当归　川芎　赤芍　羌活　独活　天麻　防风　荆穗　葛根　连翘　白芷　紫苏　柴胡　黄芩　黑栀子　黄柏　知母　桔梗　丹皮　地骨皮　黄连　花粉　郁金　赤苓　枳实　麦冬　银花　甘草　龙胆草　牛子　杏仁　桃仁　木通　车前子　五倍子　山慈菇(或用山豆根代)　红大戟　芫花　甘遂　生半夏　大贝母　橘红　陈胆星　升麻　白菊花　石菖蒲　赤小豆　皂角　木鳖仁　蓖麻仁　山甲　鳖甲　蝉蜕　僵蚕　全蝎　石决明　细辛　羚羊　大青　蟾皮　香附　白及　白蔹各一两　草乌　官桂　红花　苍术　厚朴　木香各五钱　薄荷四两　大黄　芒消各二两　犀角片三钱　发团一两二钱

【用法】小磨麻油十斤熬上药,炒黄丹六十两收,加生石膏八两、飞滑石四两、广胶二两、乳香、没药、雄黄、青黛各一两,轻粉五钱,冰片或薄荷油二三钱搅,两膏合并,捏如鸡蛋大者数十丸,浸水出火毒。每服一丸,隔水化开,量大小摊贴。

【主治】风热,凡头面、腮颊、咽喉、耳、目、鼻、舌、齿、牙诸火,及三焦实火,口渴、便秘者,又时行感冒、伤寒、瘟疫、热毒、结胸症、中风、热症、鹤膝风等,及一切内痈、外痈、丹毒、肿毒、冻疮、发热、湿热、流注、肠痔,并蓄血症胸腹胀痛者,妇人热结血闭,小儿惊风、痰热,痘后余毒为患者。

【宜忌】孕妇忌用,如不碍胎处亦可贴。

83136 **清阳膏**(《理瀹》)

【组成】薄荷五两　荆穗四两　羌活　防风　连翘　牛蒡子　天花粉　元参　黄芩　黑山栀　大黄　朴消各三两　生地　天冬　麦冬　知母　桑白皮　地骨皮　黄柏　川郁金　甘遂各二两　丹参　苦参　大贝母　黄连　川芎　白芷　天麻　独活　前胡　柴胡　丹皮　赤芍　当归　秦艽　紫苏　香附子　蔓荆子　干葛　升麻　藁本　细辛　桔梗　枳壳　橘红　半夏　胆南星　大青　山豆根　山慈菇　杏仁　桃仁　龙胆草　蒲黄　紫草　苦葶苈　忍冬藤　红芽大戟　芫花　白丑头　生甘草　木通　五倍子　猪苓　泽泻　车前子　瓜蒌仁　皂角　石决明　木鳖仁　蓖麻仁　白芍　生山甲　白僵蚕　蝉蜕　全蝎　犀角片各一两　羚羊角　发团各二两　西红花　白术　官桂　蛇蜕　川乌　白附子各五钱　飞滑石四两　生姜(连皮)　葱白(连须)　韭白　大蒜头各四两　槐枝(连花角)　柳枝　桑枝(皆连叶)　白菊花(连根叶)　白凤仙草(茎、花、子、叶全用一株)各三斤　苍耳草(全)　益母草(全)　马齿苋(全)　诸葛菜(全)　紫花地丁(全)　芭蕉叶(无蕉用冬桑叶)　竹叶　桃枝(连叶)　芙蓉叶各八两　侧柏叶　九节菖蒲各二两(生姜以下皆取鲜者,夏、秋合方全。药中益母、地丁、蓉叶、凤仙等,如干者一斤用四两,半斤用二两)

【用法】用小磨麻油三十五斤(凡干药一斤用油三斤,鲜药一斤用油一斤多),分两次熬枯,去渣,再并熬,俟油成(油宜老),仍分两次下丹,免火旺走丹(每净油一斤,用炒丹七两收);再下铅粉(炒一斤)、雄黄、明矾、白硼砂、漂青黛、真轻粉、乳香、没药各一两,生石膏八两,牛膝四两(酒蒸化),俟丹收后,搅至温温,以一滴试之不爆,方取下,再搅千余遍,令匀,愈多愈妙,勿炒珠。头疼贴两太阳穴。连脑疼者,并贴脑后第二椎下两旁风门穴。鼻塞贴鼻梁,并可卷一张塞鼻。咳嗽及内热者,贴喉下(即天突穴)、心口(即膻中穴),或兼贴背后第三骨节(即肺俞也),凡肺病俱如此贴。烦渴者兼贴胸背。赤眼肿痛,用上清散吹鼻取嚏,膏贴两太阳。如毒攻心,作呕不食,贴胸背可护心。患处多者,麻油调药扫之。

【主治】四时感冒,头疼发热,或兼鼻塞咳嗽者;风温、温症,头疼发热不恶寒而口渴者;热病、温疫、温毒,风热上攻,头面腮颊耳前后肿盛,寒热交作,口干舌燥,或兼咽喉痛者;又风热上攻,赤縻、口疮、喉闭、喉风、喉蛾;热实结胸,热毒发斑,热症衄血、吐血、蓄血、便血、尿血,热淋,热毒下注,热秘,脚风,一切脏腑火症,大人中风热症;小儿惊风痰热,内热;妇人热入血室,血结胸,热结血闭;外症痈毒红肿热痛,毒攻心,作呕不食者。

83137 **清花丹**(《鸡峰》卷二十八)

【组成】空青　定粉　白石脂　朱砂　桃花各一两　盐花四两

【用法】上研如面，入瓷瓶中，以盐盖之，固济。候干，以二斤炭火于瓶子四面逼之，候熟，四面用一秤炭火渐渐煅一食久，任火自消。候冷，开取捣碎，水飞去盐味，晒干，更入麝香一分，同细研，以烂饭为丸，如麻子大。每日五丸，空心以温酒送下。

【主治】霍乱肚胀，冷气心痛，肠风，血气虚冷，及小儿疳痼。

【宜忌】忌羊血。

【备考】原书注："重校定此方桃花一味甚无理，疑桃花者，赤石脂也。"

83138 清里散（《古方汇精》卷二）

【组成】熟石膏五钱　松罗茶一两

【用法】上为末。大人服三五钱，小儿服二钱，生蜜调和，空心热酒送下，每日二次。

【主治】痈疽疔毒，内攻患处，麻木，呕吐，昏愦，牙关紧闭。

83139 清串汤（《青囊秘诀》卷下）

【组成】白芍一两　白术一两　柴胡二钱　蒲公英三钱　天花粉三钱　茯苓五钱　陈皮一钱　附子一钱　紫背天葵五钱

【用法】水煎服。六剂痰块渐消，再服十剂而瘰疬化尽，再服一月痊愈。愈后可服六君子汤数十剂，以为善后之计，永不再发也。

【功用】平肝健脾。

【主治】人有生痰块于项颈，坚如石者，久则变成瘰疬，流脓流血，一块未消，一块又长，未几又溃，或耳下，或缺盆，或肩上，有流行串走之状，故名鼠疮，又名串疮。

【方论选录】此方妙在蒲公英、天葵为消串之神药。然非佐之以白芍、柴胡则肝木不平，非辅之以白术、茯苓则脾土不健，何以能胜攻痰破块之烈哉？惟有攻有补，则调剂咸宜。更得附子之力，以引降药，直捣中坚，所以能愈宿疾沉疴于旦夕耳。

83140 清利丸（《圣济总录》卷十七）

【组成】皂荚（不蛀者，刮去黑皮，涂酥炙焦）四两　槟榔（剉）一两半　青橘皮（汤浸去白，焙）　干姜（炮）　半夏（汤洗七遍，焙干）　羌活（去芦头）各一两　黑牵牛半斤（生熟各一半，捣取细末）四两

【用法】上为细末，酒糊为丸，如梧桐子大。每服二十丸，生姜汤送下。

【主治】营卫凝涩，风热秘结，气壅引饮。

83141 清利汤（《玉案》卷三）

【组成】大黄六钱　芒消四钱　山栀仁　黄柏各二钱

【用法】水煎服，不拘时候。

【主治】黄疸腹胀，小便不利，表和里实者。

83142 清利饮（《玉案》卷五）

【组成】木通　白茯苓　麦门冬　车前子　大腹皮各一钱五分　淡竹叶十五片

【用法】上加灯心三十茎，水煎，食前服。

【主治】子淋。湿热不行，肚腹作痛。

83143 清身散

《霉疮证治》卷下。为原书同卷"芎黄散"之异名。见该条。

83144 清彻膏（《何氏济生论》卷三）

【组成】藁木　蔓荆子　薄荷　细辛　川芎　甘草

【主治】头痛。

83145 清肝丸（《效验秘方·续集》李秀敏方）

【组成】柴胡100克　当归100克　白芍120克　生地120克　丹参200克　丹皮150克　山栀100克　凌霄花100克　益母草200克　香附100克　白芷60克

【用法】上药共研细末，炼蜜为丸，10克1丸，1日3次，每次1丸。一般需服药3~6个月。

【功用】清肝解郁，理气活血。

【主治】面部黄褐斑，证属肝郁气滞，血热瘀结者。症见口苦，咽干，头晕，头痛，易怒，易惊，胁胀，纳差，太息，食后腹胀，失眠，多梦，善忘，月经不调，前后错期，经血块多，舌质红，苔薄白，脉弦滑。

【方论选录】以四物汤为基本方，并加益母草、凌霄花以养血柔肝；柴胡、丹皮、丹参、山栀、香附清肝热、理气血，有逍遥之意；加白芷以引药上行，华颜面气血。

83146 清肝汤（《医学入门》卷八）

【组成】川芎　当归各一钱　白芍一钱半　柴胡八分　山栀（炒）牡丹皮各四分

【用法】水煎服。

【主治】肝经血虚而有怒火。

83147 清肝汤（《马培之医案》）

【组成】当归　瓜蒌　丹皮　夏枯草　连翘　大贝　黑山栀　泽兰　北沙　白芍　金橘叶

【主治】肝郁乳核，气化为火，抽引掣痛，恐酿成乳岩大症。

83148 清肝汤（《效验秘方·续集》王正公方）

【组成】生地15克　白芍9克　赤芍9克　滁菊9克　水牛角15克　羚羊角5克（或用山羊角15克）　茅根15克　丹皮9克　银花9克　连翘9克

【用法】药物用水浸泡后，先煎水牛角或羚羊角半小时，然后纳入其他药，共煎2次，取汁500毫升，分两次服。

【功用】清热解毒凉血。

【主治】慢性迁延性肝炎。症见胁痛脘胀，面色晦涩黧黑，唇色深褐，午后低热，甚则瘀斑、癥块等症，脉象细弦、滑数或沉而有力，舌质偏红、黯紫，苔黄薄腻、津少。

【方论选录】方中生地养肝血、清血热；白芍滋肝液、敛肝阳，赤芍泄肝热、破血痹；滁菊疏风散热，伍山羊角降肝火、息肝风；水牛角性走散，入心肝胃经清热解毒，消瘀血，治发黄，疗面黑；茅根入血分凉血利尿，引热下行，使邪热有所出路；丹皮属血分药，辛苦微寒，既散肝中伏火又清肾中相火，消瘀血，除癥坚而无伤正败胃之弊；银翘属气分药，辛凉轻清，透诸经郁火。对邪热郁伏，血热血瘀，阴液耗伤之慢性迁延性肝炎有效。

83149 清肝汤（《效验秘方·续集》郭士魁方）

【组成】葛根12克　钩藤12克　白薇12克　黄芩12克　茺蔚子12克　白蒺藜12克　桑寄生12克　磁石30克　牛膝12克　泽泻12克　川芎12克　野菊花12克

【用法】水煎服，每日1剂。

【功用】清肝平阳。

【主治】高血压病、颈椎病、内耳眩晕症，证属肝阳上亢、阴虚阳亢者。症见目闭眼眩，身移耳聋，如登车舟之上，起则欲倒。

【加减】阳亢明显，加生龙骨15~20克；失眠，加合欢皮15克，柏子仁10克；肾阴虚明显，加女贞子12克、川断12克；腹胀纳差、肝胃不和，加陈皮10克，木香10克。

【方论选录】本方以平肝为主，兼有补肾作用。葛根能舒筋解肌；钩藤、白蒺藜能平肝祛风；白薇、黄芩、茺蔚子、野菊花清肝抑阳；桑寄生、牛膝平肝兼能补肾；磁石重镇潜阳，泽泻利水消眩，川芎活血祛风。全方合用旨在清肝平阳。

83150 清肝饮(《简明医彀》卷八)

【组成】柴胡　桔梗　连翘　当归尾　黄芩　黄连　牛蒡子　三棱各二钱　甘草一钱　红花少许

【用法】水煎服。

【主治】马刀，生胁下。

83151 清肝饮(《症因脉治》卷二)

【组成】当归　川芎　生地　柴胡　黄芩　白芍药　丹皮　山栀　青皮

【主治】肝火攻冲，内伤衄血。

83152 清肝饮(《症因脉治》卷三)

【组成】柴胡　黄芩　山栀　连翘　桔梗　川芎　甘草

【主治】肝火腹胀，目睛黄，两胁痛，小腹胀急，或攻刺作痛，或左边胀甚，小便赤，夜不得寐。

83153 清肝饮(《常见病的中医治疗研究》)

【组成】茵陈　败酱草　金银花各一两　丹皮　栀子　大黄　枳实　郁金　龙胆草各三钱　甘草一钱

【用法】水煎服。

【主治】急性黄疸型肝炎。

83154 清肝散(《圣济总录》卷一八一)

【组成】芍药　防风(去叉)各一分　大黄(剉)　羌活(去芦头)　甘草(剉)各半两

【用法】上为散。每服一钱匕，以水半盏，加灯心、黑豆各少许，煎五七沸，去滓，食后温服。

【主治】小儿目赤肿痛。

83155 清肝散(《玉案》卷五)

【组成】车前子　黄柏各三钱　甘草梢　青皮各一钱　木通　泽泻各二钱

【用法】上加灯心三十茎，水煎，空心服。

【主治】肝经气滞，积热而淋，茎中刺痛如刀割。

83156 清肝散(《眼科全书》卷三)

【组成】当归　赤芍　白芍　羌活　柴胡　前胡　知母　防风　荆芥　薄荷　黄芩　川芎　桔梗　甘草　石膏　滑石　枳壳　黄连

【用法】水煎，食后热服。

【主治】沉翳内障。因肝脏劳热，眼前常见黑花，年久凝结成翳，其色青白，瞳仁若沉在水中，多年清泪黄色。

83157 清肝散(《眼科全书》卷五)

【组成】川芎　赤芍　白芍　黄芩　防风　荆芥　薄荷　知母　柴胡　前胡　甘草　山栀　桔梗　羌活各五分　滑石　石膏　大黄　朴消各八分

【用法】加枳壳、黄连，水煎，食后服。

【主治】瞳仁干缺外障。

【备考】方中枳壳、黄连用量原缺。

83158 清肝散(《幼科直言》卷五)

【组成】柴胡　薄荷　陈皮　甘草　当归　车前子　白茯苓　桔梗

【用法】水煎服。

【主治】小儿耳聋。

83159 清肝散(《医学集成》卷二)

【组成】白芍　炒栀　丹皮　黄连　木通　滑石　甘草　车前

【主治】肝热溺血。

83160 清肝散(《医学集成》卷三)

【组成】白芷二两　炒栀八钱　黄连　枳壳各三钱　甘草二钱

【用法】为散服。

【主治】肝火腹痛，乍痛乍止。

83161 清肝煎(《医方简义》卷四)

【组成】生牡蛎五钱　琥珀八分　焦栀子三钱　丹皮二钱　黄芩(炒)一钱　桑叶一钱五分　鲜生地八钱　煨天麻八分　羚羊角(先煎)一钱五分

【用法】上加竹叶二十片，灯心一团，水煎服。

【主治】肝火内炽，晕眩欲厥。

83162 清肝膏(《理瀹》)

【组成】鳖甲一个(用小磨麻油三斤，浸熬听用)　柴胡四两　黄连　龙胆草各三两　元参　生地　川芎　当归　白芍　郁金　丹皮　地骨皮　羌活　防风　胆南星各二两　薄荷　黄芩　麦冬　知母　贝母　黄柏　荆芥穗　天麻　秦艽　蒲黄　枳壳　连翘　半夏　花粉　黑山栀　香附　赤芍　前胡　橘红　青皮　瓜蒌仁　桃仁　胡黄连　延胡　灵脂(炒)　莪术(煨)　三棱(煨)　甘遂　大戟　红花　茜草(即五爪龙)　牛膝　续断　车前子　木通　皂角　细辛　蓖麻仁　木鳖仁　大黄　芒消　羚羊角　犀角　山甲　全蝎　牡蛎　忍冬藤　甘草　石决明各一两　吴萸　官桂　蝉蜕各五钱　生姜　葱白　大蒜头各二两　韭白四两　槐枝　柳枝　桑枝　冬青枝　枸杞根各八两　凤仙(全株)　益母草　白菊花　干桑叶　蓉叶各四两　侧柏叶二两　菖蒲　木瓜各一两　花椒　白芥子　乌梅各五钱

【用法】以上两料共用油二十四斤分熬，丹收。再入煅青礞石四两、明雄黄、漂青黛各二两，芦荟、青木香各一两，牛胶四两(酒蒸化)，俟丹收后，搅至温温，以一滴试之不爆，方取下。再搅千余遍，令匀，愈多愈妙，勿炒珠。量部位大小摊贴。头眼病贴两太阳，耳病夹耳门贴。内症上贴胸口，并两胁、背心(肝俞)、脐上、脐下，余贴患处。加锭子，醋磨敷。

【主治】肝经血虚有怒火，或头晕头痛，眼花目赤，耳鸣耳聋，耳前后痛，面青口酸，寒热往来，多惊不睡，善怒，吐血，胸中痞塞，胁肋乳旁痛，大腹作痛，少腹作痛，阴肿阴疼，小儿发搐，肝疳。外症颈上生核。

83163 清肠汤(《寿世保元》卷四)

【组成】当归　生地黄(焙)　栀子(炒)　黄连　芍

药　黄柏　瞿麦　赤茯苓　木通　扁蓄　知母各一钱　甘草减半　麦门冬一钱(去心)

【用法】上剉一剂。加灯心、乌梅,水煎,空心服。

【主治】心移热于小肠,小便出血。

【加减】尿血,茎中痛,加滑石、枳壳,去芍药、茯苓。

83164 **清肠饮**(《辨证录》卷十三)

【组成】金银花三两　当归二两　地榆一两　麦冬一两　元参一两　生甘草三钱　薏仁五钱　黄芩二钱

【用法】水煎服。

【功用】壮水泻火,活血解毒。

【主治】大肠痈。腹中痛甚,手不可按,右足屈而不伸者。

83165 **清肠散**(《嵩崖尊生》卷十三)

【组成】生地　当归　白芍各一钱二分　防风　升麻　荆芥各一钱　酒芩　生连　香附　川芎　甘草各五分

【主治】大肠热,脱肛,红或肿。

83166 **清补汤**(《痘疹仁端录》卷九)

【组成】生芍　川芎　当归　人参　麦冬　花粉　生耆　牛蒡　连翘　桔梗　甘草　红花　生地　山楂

【用法】加酒芍、炙甘草,水煎服。

【主治】痘疹有虚火,口舌生疮,色淡白者。

83167 **清灵膏**(《嵩崖尊生》卷六)

【组成】公猪油一斤

【用法】炼去滓,入蜜一斤,再炼令成膏。不时挑服一茶匙。

【主治】失音。

83168 **清灵膏**(《玉钥》)

【组成】薄荷三钱　贝母一钱　甘草六分　百草霜六分　冰片三分　玉丹二钱　玄丹八分

【用法】上为细末,蜜调,噙化,随津唾咽下。

【主治】喉癣。

83169 **清郁丸**(《活人方》卷二)

【组成】楂肉六两　神曲二两　川黄连二两　青黛二两(飞,澄净)　黑山栀二两　桃仁一两　红花一两　延胡索一两　抚芎一两

【用法】韭汁为丸,空心白汤吞服二钱。

【主治】胸胁痞胀,结涩为痛,或小腹窘痛,渐至饮食难进,形枯色萎,传为关格血郁之症。

83170 **清郁汤**

《类证治裁》卷六。为《古今医鉴》卷十"清郁散"之异名。见该条。

83171 **清郁散**(《古今医鉴》卷十)

【异名】清郁汤(《类证治裁》卷六)。

【组成】陈皮一钱　半夏一钱(香油炒)　白茯苓一钱　苍术一钱(米泔浸,炒)　川芎六分　干姜五分(炒黑)　香附(童便炒)一钱　神曲(炒)一钱　黄连(姜汁炒)一钱　栀子(姜汁炒)一钱　甘草三分

【用法】上剉一剂。加生姜三片,水煎服。此方为丸服亦妙。

【主治】胃中有伏火,膈上有稠痰,胃口作痛,及恶心,呕吐清水,或作酸水,酸心烦闷。

【加减】呕吐甚,加藿香四分,砂仁四分。

83172 **清齿汤**(《仙拈集》卷二)

【组成】薄荷　花粉　连翘　桔梗　玄参　木通　干葛各一钱　甘草五分

【用法】水煎服。

【主治】齿缝出血。

83173 **清肾汤**(《寿世保元》卷八)

【组成】防风　天花粉　贝母　黄柏(盐水炒)　白茯苓　玄参　白芷　蔓荆子　天麻　半夏(泡)各五分　生甘草二分半

【用法】上加生姜三片,水煎服。

【主治】小儿肾火挟痰上炎,耳热出汁作痒。

83174 **清肾汤**(《杂病源流犀烛》卷十八)

【组成】焦黄柏　生地　天门冬　茯苓　煅牡蛎　炒山药

【主治】肾中有火,精得热而妄行,频频精泄,心嘈不寐。

83175 **清肾汤**(《衷中参西》上册)

【组成】知母四钱　黄柏四钱　生龙骨四钱(捣细)　生牡蛎(炒,捣)三钱　海螵蛸(捣细)三钱　茜草二钱　生杭芍四钱　生山药四钱　泽泻一钱半

【主治】小便频数疼涩,遗精白浊,脉洪滑有力,确系实热者。

【临床报道】遗精:一叟,年七十余,遗精白浊,小便频数,微觉疼涩。诊其六脉平和,两尺重按有力,知其年虽高,而肾经确有实热。投以此汤,五剂全愈。

83176 **清肾汤**(《眼科金镜》卷三)

【组成】当归　川芎　枸杞子各二钱　茯苓三钱　木贼　菊花　密蒙花各一钱半　石决明　知母　黄柏各二钱半　防风一钱

【用法】上剉。水三钟,煎一钟,温服。

【主治】阴虚火动,生蟹睛者。

83177 **清明丸**(《鲁府禁方》卷一)

【组成】白矾　细茶各一两

【用法】上为细末,炼蜜为丸,如梧桐子大。每服三十丸,茶清送下。久服其涎随小便出。

【主治】风痫。

83178 **清明丹**(《魏氏家藏方》卷九)

【组成】好猪肝一具(先用好醋浸半日,尽去瘀血皮膜,用竹刀切作片,研令极细)　木贼草(炒)　川羌活(鞭节者)　苍术(米泔水浸一宿,再炒)　当归(去芦,酒浸)　远志(去心)　甘菊花各一两半　荆芥穗　枸杞子(去蒂,酒浸)　川乌头(炮,去皮脐)　防风(去芦)　车前子(炒)　旋覆花(去枝)　地肤子(炒)　白芷　黄芩　玄参　人参(去芦)　海螵蛸(炙,去壳)　雄小黑豆(炒,去壳)各一两　白茯苓一两二钱(去皮)　川芎　甘草(炙)各二两　麦门冬二两半(去心)　苦胡麻仁　蝉蜕(去土)　草决明子(炒)　荠菜子(春收者)各半两

【用法】上为细末,用前猪肝为丸,如弹子大。如肝少,入蜜。每服一丸,食后荆芥茶汤送下。

【功用】明目,补肝清胆,还元固本。

【主治】上热下冷翳障黑花,睹物茫茫。

83179 **清明散**(《济阳纲目》卷一〇一)

【组成】皂矾不拘多少(瓦器盛,于三伏内晒之至白色,

须晒十余日方好） 黄连末十分之一

【用法】每用少许，水和，隔纸洗眼。立时见效。

【主治】暴发烂弦风眼。

83180 **清和汤**（《会约》卷十五）

【组成】陈皮　半夏　茯苓　甘草　苍术　白芍　厚朴（姜炒）　黄柏（炒）各一钱

【用法】水煎，热服。

【主治】湿热霍乱，或吐泻，或不吐泻，一切腹痛暴甚。

83181 **清和饮**（《准绳·幼科》卷六）

【组成】地骨皮（鲜者）　麦冬（去心）各二钱　生地黄　知母　贝母　橘红　茯苓　甘草　荆芥穗各七分　牛蒡子（炒，研）一钱半　桔梗五分　全瓜蒌一钱

【功用】清和发表。

【主治】时气痘疹，里证多者。

【加减】虚者加人参、黄耆。

83182 **清和饮**（《痘疹仁端录》卷十一）

【组成】草果　生地　贝母　麦冬　陈皮　茯苓　大力　甘草　红花　当归

【功用】行浆爽疹。

【主治】痘疹。

【加减】咳加瓜蒌；热倍生地，加知母。

83183 **清和散**（《眼科全书》卷四）

【组成】连翘　防风　荆芥　薄荷　苦参　玄参　升麻　秦艽　瓜蒌根

【用法】上加灯心，水煎，食后服。

【主治】胞肉生疮外障。

83184 **清和膏**（《医学集成》卷三）

【组成】石灰　巴豆各五钱（研）　大曲酒一茶杯　碱水二两　黄丹五钱　冰片　麝香各四分　贝母二分

【用法】以大曲酒下锅炒石灰、巴豆，取起，加后药。用少许点上，皮纸贴，剪小孔盖护，令出气。五六日自愈。

【主治】睾丸作痒。

83185 **清和膏**（《外科医镜》）

【组成】木芙蓉五两（重阳日采叶，或根皮或花俱妙）　紫荆皮三两　独活二两　南星一两半　赤芍一两半　白芷一两

【用法】上用麻油二斤熬枯，滤去渣，将油再熬沸，徐徐投入炒飞黄丹一斤，或铅粉亦可，以桑枝搅匀，至滴水取丸不黏指为度，倾入水中去火性，摊用。

【功用】活血定痛，散瘀消肿，拔脓去腐，生肌长肉。

【主治】痈疽发背及阴阳不和等毒。

83186 **清金丸**（《丹溪心法》卷二）

【异名】与点丸（原书同卷）、泻金丸（《景岳全书》卷五十七）、青金丸（《济阳纲目》卷二十八）。

【组成】片子黄芩（炒）

【用法】上为末，面糊为丸，或蒸饼为丸，如梧桐子大。每服五十丸。

【功用】泻肺火，降膈上热痰。

【主治】咳嗽。

83187 **清金丸**（《丹溪心法》卷二）

【组成】贝母　知母各半两（为末）　巴豆（去油膜）半钱

【用法】上为末，生姜泥为丸，辰砂为衣（一云青黛为衣）。每服五丸，食后白汤送下。

【主治】食积火郁痰嗽。

【备考】本方方名，《医学纲目》引作"青金丸"。

83188 **清金丸**（《本草纲目》卷二十六引《医学集成》）

【异名】青金丸（《回春》卷二）。

【组成】萝卜子（淘净，蒸熟，晒干）

【用法】研，和姜汁浸，蒸饼为丸，如绿豆大。每服三十丸，以口津咽下，每日三次。

【主治】齁喘痰促，遇厚味即发者。

83189 **清金丸**（《证治宝鉴》卷十）

【组成】麦冬　防风　皂角刺　大黄　土木鳖　杏仁（上六味入酒炒少许，等分同研，饭上蒸一浼）　人参　黄耆　黄芩　黄连（四味同蒸）

【用法】上为末，粥糊为丸。每服九十丸一更时白汤送下。

【主治】鼻齆，息肉（一名鼻痔）。

【宜忌】忌生姜、蒜、椒等辛辣之品。

83190 **清金丸**（《顾松园医镜》卷十一）

【组成】桑皮　骨皮　甘草　麦冬　鲜百合一二两　款冬花　贝母　米仁　枇杷叶

【功用】清金润燥，降气消痰。

【主治】阴虚咳嗽，或多痰，或干咳，或痰红，或纯红。

【加减】有血，加茅根、藕汁、童便。

【备考】方中除鲜百合外，余药用量原缺。

83191 **清金丸**（《惠直堂方》卷二）

【组成】枇杷叶（去毛，蜜炙）　桑皮　冬花　木通　紫菀　杏仁各等分　大黄减半

【用法】上为末，以梨汁、竹沥、白蜜熬膏为丸。食后、夜卧俱可噙化。

【主治】痰喘咳嗽。

83192 **清金丸**（《活人方》卷一）

【组成】黄芩四两　黄连二两　黄柏八钱　山栀一两六钱

【用法】水泛为丸。午后临睡热茶吞服一二钱。

【主治】脏腑实火内炽，以致肺金枯燥，气逆喘嗽，甚至热极反兼风化，则头疼目胀，鼻息不利，或为渊，或为衄，耳脓胀闷，舌破喉干，斑疹发痒，三消燥渴，二便不通者。

83193 **清金丸**

《鸡鸣录》。为《医学纲目》卷二十七"清金丹"之异名。见该条。

83194 **清金丹**

《证治要诀类方》卷四。为《三因》卷十二"青金丹"之异名。见该条。

83195 **清金丹**（《医学纲目》卷二十七）

【异名】清金丸（《鸡鸣录》）。

【组成】莱菔子（淘净，蒸令熟，晒干，为末）一两　猪牙皂角（火烧过，以碗覆地上，作灰末）三钱

【用法】上为末，拌匀，用生姜汁浸蒸饼为丸，如萝卜子大。每服三十粒，慢咽下。一方劫喘，用姜汁炼蜜为丸，如梧桐子大，每服七八十丸，噙化咽下。

【主治】哮嗽，遇厚味即发者。

83196 清金汤(《袖珍》卷一引《圣惠》)

【异名】青金汤(《普济方》卷一六一)。

【组成】粟壳(蜜炒)半两　甘草(炙)五钱　陈皮(去白)　茯苓(去皮)　杏仁(去皮尖,炒)　阿胶(炒)　五味子　桑白皮(炒)　薏苡仁　紫苏　贝母(去心)　半夏曲　百合　款冬花各一两　人参五钱

【用法】上㕮咀。每服八钱,以水一盏半,加生姜三片,大枣二枚,乌梅一个,煎至八分,去滓,食后温服。

【主治】远年近日咳嗽,上气喘急,喉中涎声,胸满气逆,坐卧不安,饮食不下。

83197 清金汤

《妇人良方》卷六。为原书同卷"补肺汤"之异名。见该条。

83198 清金汤

《赤水玄珠》卷二十八。为《痘疹全书》卷上"清金泻火汤"之异名。见该条。

83199 清金汤(《种痘新书》卷十二)

【组成】知母　黄芩　石膏　桔梗　甘草　天冬　麦冬　木通　马兜铃　栀子　花粉　牛子各等分

【用法】水煎服。

【主治】痘疮,口臭咳嗽。

83200 清金汤(《会约》卷九)

【组成】天冬　麦冬各一钱半　杏仁十一粒(去皮尖)　桑白皮(蜜炙)　甘草　山栀各一钱　桔梗二钱

【用法】水煎温服。

【主治】肺热喘急,右寸脉洪者。

【加减】如痰滞,加半夏一钱半,瓜蒌仁(去油)一钱。或加葶苈一钱,白芥子八分。

83201 清金汤(《证因方论集要》卷一)

【组成】甘草　桔梗　玉竹　川贝　黑豆衣　桑叶　地骨皮　甜梨　白粳米

【功用】苦降甘润。

【主治】风温不宜辛散者。

【方论选录】此足阳明手太阴药也,养胃即以清肺。甘草、粳米缓中;玉竹、贝母甘润以治温热;桑叶、地骨辛凉以平木火;盖风必生燥,温必伤津,甜梨甘寒以清燥生津;黑豆衣祛风;桔梗载诸药上行也。

83202 清金饮(方出《明医杂著》卷二,名见《东医宝鉴·杂病篇》卷五)

【异名】杏仁五味子汤(《东医宝鉴·杂病篇》卷五)。

【组成】杏仁(去皮尖)　白茯苓各一钱　橘红七分　五味子　桔梗　甘草(炙)各五分

【主治】咳嗽。

83203 清金饮(《幼科发挥》卷四)

【组成】前胡　杏仁　桔梗　桑皮　半夏　甘草　旋覆花　薄荷　陈皮

【用法】水煎服。

【主治】伤风嗽吐。

83204 清金饮(《玉案》卷三)

【组成】百部　黄芩　桑皮各一钱　桔梗　枳壳　麦门冬　石膏各二钱

【用法】水煎,温服。

【主治】口中辛辣。

83205 清金饮(《玉案》卷六)

【组成】天花粉　桔梗　桑皮　知母各七分　玄参　连翘　干葛各八分

【用法】上加灯心三十茎,水煎服。

【主治】痧症咳嗽,口干心烦。

83206 清金饮(《杂病源流犀烛》卷一)

【组成】苡仁　橘叶　黄芩　花粉　贝母　桑皮　桔梗　牛蒡　白蒺藜

【主治】肺痈。

83207 清金散(《陈素庵妇科补解》卷五)

【组成】防风　黄芩　生地　丹皮　当归　蒲黄(炒)　地榆(黑)　白芍(生)　川芎　槐花　杜仲(炒)　甘草　泽兰　阿胶(炒)

【功用】清大肠风热,养血。

【主治】产后血虚,风热客于大肠,大便便血。

【方论选录】是方养血清热为主。四物加阿胶、丹皮、杜仲、蒲黄以养血、补血、凉血;黄芩、槐花、防风、地榆、甘草、兰叶直入阳明,以清热祛风。血虚则补之,风热则清之,便血自止矣。

83208 清金散

《普济方》卷七十四。为《圣济总录》卷一〇四"青金散"之异名。见该条。

83209 清金散(《普济方》卷七十四)

【组成】芰荷根

【用法】绞取汁,点目眦中。

【主治】暴赤眼,涩痛难开。

83210 清金散

《普济方》卷三九八。为《圣济总录》卷一七三"青金散"之异名。见该条。

83211 清金散

《丹溪心法附余》卷十二引《竭效方》。为《济生》卷五引王一郎方"青金散"之异名。见该条。

83212 清金散(《医统》卷九十)

【组成】铜青　白矾各一钱

【用法】上为末,敷患处。

【主治】❶《医统》:鼻下烂疮。❷《本草纲目》:口鼻疳疮。

83213 清金散(《片玉痘疹》卷十二)

【组成】茯苓　陈皮　甘草　知母　桑白皮　桔梗　杏仁　前胡　黄芩　栀子仁　地骨皮　枳壳　胆星　款冬花　马兜铃　青木香

【用法】水煎服。

【主治】痘疹收靥之后,余毒归肺,咳吐脓血者。

83214 清金散(《寿世保元》卷八)

【组成】陈皮　半夏(姜制)　贝母　天花粉　麦门冬(去心)　桔梗　栀子(炒)　黄芩各等分　甘草(生)

【用法】上剉。水煎,食远服。

【主治】痘余毒在脾肺咳嗽。

83215 清金散(《痘疹仁端录》卷九)

【组成】焦紫麦冬　桔梗各二钱

【用法】水煎服。

【主治】痘疹气热血燥，皮毛枯槁，咳嗽者。

83216 **清金散**(《外科大成》卷二)

【组成】黄连三钱 枳壳一钱 陈皮一钱 乳香一钱 没药五分

【用法】用水二钟，煎至一钟，空心服。

【主治】痔漏肿痛。

83217 **清金散**(《重订通俗伤寒论》引顾氏方)

【组成】生桑皮 百合 冬花 川贝各三钱 生苡仁五钱 地骨皮四钱 麦冬二钱 生甘草八分 生藕汁一杯(冲) 童便一杯(冲) 枇杷叶(去毛)一两

【用法】鲜茅根一两煎汤代水，煎服。

【主治】痨症。

83218 **清金散**(《何氏虚劳心传》)

【组成】麦冬三四钱 天冬二钱 白花百合一两(有血倍用) 桑皮(蜜炙)二钱(咳甚倍用) 骨皮二钱(内热甚加一钱) 薄荷一钱 花粉二钱 茯苓二钱 贝母二钱(痰多痰红倍用) 枇杷叶(蜜炙)三大片(咳甚加) 米仁五钱(食少有血倍用)

【用法】上加人乳、牛乳各一杯，煎成，加炼蜜或饴糖数匙，薄荷、贝母(研细)亦和匀其内，频频温服。

【功用】润燥、清金、降气、消痰。

【主治】阴虚咳嗽，或多痰，或干咳，或痰血红，或纯血。

【加减】酒客病，加甘蔗汁半杯；有血，加生地三、四、五钱，茅根四两，藕汁、童便各一杯。若热甚痰多，大便燥结者，加梨汁半杯，炖滚服。

83219 **清金散**(《金鉴》卷五十二)

【组成】生栀子 黄芩 枇杷叶(蜜炙) 生地黄 花粉 连翘(去心) 麦冬(去心) 薄荷 元参 生甘草 桔梗

【用法】引用灯心，水煎服。

【功用】清金化毒。

【主治】鼻疳。疳热攻肺，鼻塞赤痒痛，浸淫溃烂，下连唇际成疮，咳嗽气促，毛发焦枯，热盛者。

83220 **清金散**(《治疹全书》卷下)

【组成】青黛 明矾 雄黄 文蛤 山栀 硼砂 皂角 血余 冰片

【用法】上为末。以盐汤洗口净后，敷之。

【主治】疹后口干，变成牙疳。

83221 **清金散**(《医学集成》卷三)

【组成】沙参 赤苓 石膏 知母 麦冬 元参 黄芩 炒栀 骨皮 杏仁 瓜蒌 大力 桔梗 竹心

【主治】麻后咳嗽。

83222 **清金散**(《中药成方配本》苏州方)

【组成】生石膏九两 青黛一两

【用法】各取净末，和匀，约成散九两七钱。每用一两至二两，绢包，水煎服。

【功用】清肺降火。

【主治】肺胃热盛，咳呛失血，咽痛，口疮。

83223 **清金散**(《全国中药成药处方集》吉林方)

【组成】陈皮三钱四分 清夏二钱四分 川贝 花粉 桔梗 苏叶 黄芩 寸冬 甘草各三钱四分

【用法】上为极细末，贮于磨口瓶中。每服二钱，小儿一钱，大人白开水送下，小儿白糖水送下。

【功用】理肺清痰，止咳解表。

【主治】肺热喘嗽，吐痰吐血，外感伤风等症。

【宜忌】孕妇忌服。

83224 **清金散**(《全国中药成药处方集》抚顺方)

【组成】芦根二两 川贝母一两 山栀子二两 板蓝根 朱砂 琥珀 犀角各四钱 冰片一钱

【用法】上为细末。周岁小儿每服一分，白开水送下。

【功用】清肺，解热，止嗽。

【主治】小儿感冒咳嗽，肺炎咳嗽，麻疹咳嗽，伤风流涕，百日咳，扁桃腺炎。

83225 **清金膏**(《寿世保元》卷三)

【组成】天门冬(去心)八两 麦门冬(去心)四两 贝母四两 杏仁(去皮)四两 半夏(姜制)四两

【用法】上切片，水熬，去渣，取汁五碗，加白粉葛末四两、蜜一斤，共前汁入坛内，重汤煮一日，成膏取出。每日频频服之，不拘时候。

【主治】久嗽痰喘，百药不效，并年久不愈者，或能饮酒人久嗽。

83226 **清金膏**(《应验简便良方》卷上)

【组成】天冬 麦冬 茯苓 川贝母各一斤

【用法】水熬成膏。每日服数匙。

【功用】润肺清火。

【主治】劳病吐血。

83227 **清肤散**(《医方类聚》卷一九二引《吴氏集验方》)

【组成】汗螺壳十个(即田中白螺壳) 炉甘石二两 黄丹一钱

【用法】上为细末，于新瓦上略煅过，以好纸一幅铺在地上，将药去火性，再罗过，用轻粉五百省合和用。先煎葱椒盐熟汤，冷了洗疮，十分净，掺药。

【功用】生肌。

【主治】恶疮脓出，痒不止。

83228 **清肺丸**(《幼幼新书》卷十六引《吉氏家传》)

【组成】好连翘一两 脑子少许(研)

【用法】上为末，炼蜜为丸，如弹子大。食后临卧含化。

【主治】小儿上焦壅热及心肺虚热，嗽不止。

【宜忌】忌猪肉、湿面。

83229 **清肺丸**(《御药院方》卷五)

【组成】木香 青黛(研) 蛤粉(研) 前胡 人参(去芦头) 黄连各半两 桔梗(微炒) 枳壳(麸炒，去瓤) 薄荷叶 半夏(汤洗七次) 天南星(生)各一两 大黄(生) 牵牛(微炒)各二两

【用法】上为细末，滴水为丸，如梧桐子大。每服五十丸，食后生姜汤送下。

【主治】心肺伏热，咳嗽烦闷，时有痰涎，喉中介介，咽嗌不利，气不宣畅。

83230 **清肺丸**(《普济方》卷三八七)

【组成】人参三钱 桑白皮三钱 马兜铃三钱 杏仁二钱 糯米七十粒 阿胶(面炒)三钱 苦梗一钱 甜葶苈三钱 甘草二钱 苦葶苈一钱

【用法】上为末。先用百部根、蜂蜜煮糯米粥，捣烂为丸，如指头大。每服一丸，干柿汤送下。

【主治】婴孩咳喘。

83231 清肺宁(《全国中药成药处方集》济南方)

【组成】贝母　杏仁　茯苓各一斤　桔梗　甘草　五味子　橘红各半斤

【用法】上以水为丸,滑石一斤为衣。每服一钱,开水送下。

【主治】咳嗽多痰。

83232 清肺汤(《三因》卷八)

【组成】薏苡仁　防己　杏仁　冬瓜子仁各三分　鸡子白皮一分

【用法】上剉为散。每服四钱,先以苇叶(切)半握,水二盏,煎盏半,入药同煎至七分,去滓,食前服。

【主治】肺实热,肺壅,汗出若露,上气喘逆咳嗽,咽中塞如呕状,短气客热,或唾脓血。

83233 清肺汤(《三因》卷十三)

【异名】紫菀汤(《普济方》卷一八四)。

【组成】紫菀茸　杏仁(去皮尖)　诃子(煨,去核)各二两　汉防己一两

【用法】上剉为散。每服四钱,以水一盏半,加鸡子白皮一片,煎至七分,去滓,食后服。

【主治】❶《三因》:上气,脉浮,咳逆,喉中如水鸡声,喘息不通,呼吸欲绝。❷《永类钤方》:因食伤脾,停滞痰饮,发为寒热。

83234 清肺汤(《普济方》卷三二八引《简易方》)

【组成】当归　防风　大川芎(剉)　生地黄(洗,切)　赤芍药(剉)　黄耆(去根)　荆芥穗各一分　甘草(炙)半两

【用法】上为末。每服二钱,以水一盏,煎至七分,食后通服,每日三次。

【主治】妇人肺热生风,面瘡。

83235 清肺汤(《永类钤方》卷十)

【组成】大黄　当归　木通(去节)　赤芍　桑白皮(炙)　茵陈　地骨皮　干葛　麻黄(去根)　粉草(炙)　杏仁(去皮尖,炒)　知母(炒)各等分

【用法】上㕮咀。每服三钱,水煎,食后服。

【主治】肺气壅盛,白云赤肿,胬肉侵睛,多泪。

83236 清肺汤

《得效》卷十二。为《直指小儿》卷三"清肺饮"之异名。见该条。

83237 清肺汤(《医学纲目》卷二十六)

【组成】黄耆四钱　苍术　防风　归身　茯苓各一钱　五味子三十粒　陈皮一钱二分　青皮五分　泽泻二钱　黄柏六分

【用法】上剉如麻豆。每服五钱,水煎,去渣,临卧稍热服。

【功用】除湿热。

【主治】火嗽。

83238 清肺汤(《万氏家抄方》卷六)

【组成】人参　前胡　瓜蒌仁　桔梗　薄荷　贝母　甘草　桑皮　大力子　茯苓　旋覆花　枳壳

【用法】上加生姜三片,水煎服。

【主治】痘疮实热,声音不出,喘急咳嗽。

83239 清肺汤(《伤寒广要》卷十一引《方氏家藏方》)

【组成】陈紫苏六两　陈皮六两　甘草三两　香附子六两　桑白皮三两　杏仁三两　桔梗三两　半夏四两

【用法】上为粗末。每服五钱,以水一盏半,加生姜五片,大枣一个,煎至七分,去滓,通口服。

【主治】感冒咳嗽。

83240 清肺汤(《幼科发挥》卷四)

【组成】白术　茯苓　陈皮　薄荷　南星　桑皮　细辛　甘草　桔梗

【功用】清肺。

【主治】咳嗽。

83241 清肺汤(《回春》卷二)

【组成】黄芩(去朽心)一钱半　桔梗(去芦)　茯苓(去皮)　陈皮(去白)　贝母(去心)　桑白皮各一钱　当归　天门冬(去心)　山栀　杏仁(去皮尖)　麦门冬(去心)各七分　五味子七粒　甘草三分

【用法】上剉,加生姜、大枣,水煎,食后服。

【主治】一切咳嗽,上焦痰盛。

【加减】痰咯不出,加瓜蒌、枳实、竹沥,去五味子;咳嗽喘急,加苏子、竹沥,去桔梗;痰火咳嗽,面赤身热,咯出红痰,加芍药、生地黄、紫菀、阿胶、竹沥,去五味子、杏仁、贝母、桔梗;久嗽虚汗多者,加白术、芍药、生地黄,去桔梗、贝母、杏仁;久嗽喉痹,声不清者,加薄荷、生地黄、紫菀、竹沥,去贝母、杏仁、五味;嗽而痰多者,加白术、金沸草,去桔梗、黄芩、杏仁;咳嗽身热,加柴胡;咳嗽,午后至晚发热者,加知母、黄柏、生地、芍药、竹沥,去黄芩、杏仁;咳嗽痰结,胁痛者,加白芥子、瓜蒌、枳实、砂仁、木香、小茴、竹沥、姜汁少许,去贝母、杏仁、山栀,亦加柴胡引经。

83242 清肺汤(《回春》卷二)

【组成】片黄芩一钱　山栀子　枳实　桑白皮　陈皮　白茯苓(去皮)　杏仁(去皮尖)　苏子　麦门冬(去心)　贝母(去心)各八分　沉香(磨水)　辰砂(研末,二味临服调入)各五分

【用法】上剉一剂。加生姜一片,水煎,入竹沥同服。

【主治】火喘,乍进乍退,得食则减,止食则喘者。

83243 清肺汤(《回春》卷四)

【组成】茯苓(去皮)　陈皮　当归　生地黄　芍药　天门冬(去心)　麦门冬(去心)　黄芩　山栀　紫菀　阿胶(蛤粉炒)　桑白皮各等分　甘草减半　乌梅一个

【用法】上剉一剂。加大枣二枚,水煎,温服。

【主治】肺有积热,先吐痰而后见血者。

【加减】喘急,加苏子,去天门冬。

【备考】《采艾编翼》加雪梨皮,去麦门冬。

83244 清肺汤(《痘疹活幼至宝》卷终)

【组成】酒炒花粉　麦冬(去心)　天冬(酒蒸)　甘草　桔梗　当归(酒洗)各五分　生白芍(酒浸)　黄芩(酒炒)　丹皮(酒洗)　知母(蜜炒)各四分

【用法】上加生姜一片,水煎服,一二服即止。加入发灰一钱,调服尤妙。

【主治】痘毒上冲,鼻中衄血。

83245 清肺汤(《景岳全书》卷六十三)

【组成】桔梗(去芦)　片芩　贝母各七分　防风(去芦)　炙甘草各四分　知母七分

【用法】上以水一钟，煎至五分，加苏子（捣碎）五分，再煎温服。

【主治】斑疹咳嗽甚者。

83246 清肺汤（《张氏医通》卷十六）

【异名】杏仁清肺汤（《麻科活人》卷三）。

【组成】桔梗汤加麦门冬、款冬花、杏仁、贝母、牛蒡子

【主治】痘疹肺热，喘嗽吐痰。

83247 清肺汤（《眼科阐微》卷三）

【组成】桑白皮（蜜水泡）三两　地骨皮（去，骨，生甘草水泡）三两　麦冬五两　栀仁二两（炒）　川黄连（用红花二钱酒煎，汤泡，炒）八钱　车前子（微炒）八钱　熟大黄二两

【用法】上为末，菊花煎汤为丸，如绿豆大。每服三钱，早饭后或临卧滚白水送下。红退为度。

【主治】热在心肺，眼多红丝者。

83248 清肺汤（《金鉴》卷四十一）

【组成】麦冬　天冬　知母　贝母　甘草　橘红　黄芩　桑皮

【主治】肺燥热咳嗽。

【加减】痰燥而难出，加栝楼子；痰多加半夏；喘加杏仁；胸膈气不快，加枳壳、桔梗；久则宜敛，加五味子。

83249 清肺汤（《麻科活人》卷三）

【组成】枯黄芩　贝母　桔梗各七分　防风　炙甘草各四分

【用法】水煎服。

【主治】麻后咳甚。

83250 清肺汤（《杂病源流犀烛》卷一）

【组成】五味子　五倍子　黄芩　甘草各等分

【主治】久咳失音。

83251 清肺汤（《治疹全书》卷下）

【组成】麻黄一钱五分　麦冬二钱　桔梗二钱　知母　荆芥　花粉各一钱　诃子八分　杏仁十四粒　石菖蒲八分

【用法】上水煎，加生姜汁、竹沥各数匙服。

【主治】疹后余毒留滞于肺，咽干声哑者。

83252 清肺汤（《麻症集成》卷四）

【组成】荆芥　大力子　川贝　橘红　桑皮　防风　知母　杏仁　瓜蒌　麦冬

【主治】肺火痰湿，及肺胃虚火，发热多汗，气喘咳嗽者。

83253 清肺饮（《证治汇补》卷八引东垣方）

【组成】茯苓　黄芩　桑皮　麦冬　车前　山栀　木通各等分

【用法】水煎服。

【主治】肺热口渴，小便不通。

83254 清肺饮（《直指》卷八）

【异名】清肺散（《保命歌括》卷十七）。

【组成】前胡　荆芥　桑白皮（炒）　甘草（炙）　枳壳（制）各三分　知母　贝母（去心，炒）　脑荷　赤茯苓　北梗　紫苏　阿胶（炒）　杏仁（去皮）　天门冬（去心）各半两

【用法】上剉散，每服三钱，加生姜三片、乌梅一枚，食后水煎服。

【主治】肺气上热咳嗽。

83255 清肺饮（《直指小儿》卷三）

【异名】清肺汤（《得效》卷十二）、地黄清肺饮（《婴童百问》卷八）、清膈散（《普济方》卷三八一）。

【组成】桑白皮（炒）半两　紫苏　北前胡　黄芩　当归　天门冬（去心）　连翘　防风　赤茯苓　北梗　生干地黄　甘草（炙）各一分

【用法】上剉散。每服二钱，井水煎，食后服，次用化䘌丸。

【主治】❶《直指小儿》：小儿肺热疳䘌，蚀为穿孔，汁臭，或生息肉。❷《得效》：肺疳咳嗽，气逆多啼，揉鼻咬甲，寒热。

83256 清肺饮（《活幼心书》卷下）

【组成】人参（去芦）半两　柴胡（净洗）二两　杏仁（汤泡，去皮尖）　桔梗（剉，炒）　赤芍药　荆芥　枳壳（去瓤，剉片，麦麸炒微黄）　桑白皮（剉，炒）　北五味子　麻黄（去节存根，剉碎，汤泡滤过，焙干）　半夏（汤煮透，滤，仍剉，焙干）各一两　旋覆花五钱　甘草一两半

【用法】上㕮咀。每服二钱，以水一盏，加生姜二片，葱一根，煎至七分，温服，不拘时候。或入薄荷同煎。

【主治】肺受风邪客热，嗽声不断，气促喘闷，痰壅鼻塞，流涕失音；及时行疹毒痘疮，涎多咳嗽，咽痛烦渴。

83257 清肺饮（《伤寒全生集》卷三）

【组成】茯苓　白术　猪苓　泽泻　琥珀　木通　甘草　薄荷　瞿麦　扁蓄　滑石

【用法】上加灯心，水煎服。

【主治】伤寒上焦有热，肺气伤而不清，渴而小便不利。

83258 清肺饮（《痧疹机要》卷下）

【组成】茯苓一钱　猪苓三钱　灯心一钱　木通七分　瞿麦五分　扁蓄三分

【用法】上为末，分作二剂。水煎服。

【主治】肺经有热，绝寒水生化之源，渴而小便不利。

83259 清肺饮（《育婴秘诀》卷三）

【组成】前胡（去芦）　柴胡　荆芥　桑白皮（蜜炙）　炙甘草　枳壳各三分　知母　贝母　薄荷叶　茯苓　桔梗　紫苏　阿胶（炒）　杏仁（去皮，另研）　天冬各五分

【用法】上剉散，用乌梅同煎，去滓服。

【主治】❶《育婴秘诀》：肺气上逆咳嗽。❷《幼幼集成》：气逆而咳，面白有痰。

【宜忌】《幼幼集成》：忌油腻。

83260 清肺饮

《赤水玄珠》卷十五。为《卫生宝鉴》卷十七“黄芩清肺汤”之异名。见该条。

83261 清肺饮（《鲁府禁方》卷一）

【组成】当归　白芍　生地　麦门冬　生知母　贝母　紫菀　前胡　黄连　五味子　地骨皮　人参　甘草各等分

【用法】上水煎，入童便一钟，同服。

【主治】男子阴虚火动，发热咳嗽，吐血盗汗，痰喘心慌。

83262 清肺饮

《准绳·疡医》卷二。为《兰室秘藏》卷下“清肺饮子”之异名。见该条。

83263 清肺饮（《痘疹活幼至宝》卷终）

【组成】石膏　生地各二钱　麦门冬（去心）　元参各一钱　桔梗　黄芩　当归尾　知母各八分　柴胡　陈皮各

六分　甘草五分　僵蚕五条

【用法】上加竹叶三片，水煎服。

【主治】痧证四五日，回时尚有余毒留于肺胃，咳嗽气粗，外热不退者。

83264 清肺饮

《寿世保元》卷六。为《回春》卷五"清肺散"之异名。见该条。

83265 清肺饮

《治痘全书》卷十三。为《小儿药证直诀》卷下"阿胶散"之异名。见该条。

83266 清肺饮(《治痘全书》卷十四)

【异名】万氏清肺饮(《麻科活人全书》卷三)。

【组成】麦冬　桔梗各二钱　知母　荆芥　天花粉各一钱　石菖蒲　诃子肉各八分

【用法】水煎服。

【主治】痘疮，发热声变，咽干声哑，及气实痘形饱满，或咳嗽有痰，或发狂热，或气促闷乱。

83267 清肺饮(《济阳纲目》卷二十八)

【组成】紫苏叶　陈皮　白茯苓　前胡　杏仁　香附　山栀仁(炒)各一钱　桔梗　桑白皮各一钱半　枳实七分　黄连三分　甘草二分

【用法】上剉。加生姜、葱白，水煎，食后热服。

【主治】时气咳嗽。

83268 清肺饮(《济阳纲目》卷六十)

【组成】五味子十粒　麦冬　人参　当归身　生地黄各五分(酒洗)　黄耆一钱

【用法】上㕮咀，作一服。水煎，食后温服。先以三棱针于气冲上点刺出血，更服此药尤妙。

【主治】衄血久不愈。

83269 清肺饮(《简明医彀》卷六)

【组成】麻黄一钱二分　麦门冬一钱五分　知母　天花粉　荆芥各八分　诃子(取肉)　菖蒲各六分

【用法】上水煎，加竹沥小半钟，生姜汁三匙服。

【主治】痘疹，咽干声哑。

【备考】《种痘新书》方中有玄参、无菖蒲。

83270 清肺饮(《玉案》卷三)

【组成】粉草　细辛各一钱　川乌五分　荆芥　木贼草　僵蚕　旋覆花　黄芩各八分

【用法】水煎，温服。

【主治】冲风泪出。

83271 清肺饮(《玉案》卷六)

【组成】银柴胡　玄参　陈皮　桔梗各一钱　白茯苓　地骨皮　麦门冬　薏苡仁　人参　甘草　瓜蒌仁各八分

【用法】上加灯心三十茎，煎八分，食远服。

【主治】肺痈。咳吐脓痰，胸膈胀痛，上气喘急，发热。

83272 清肺饮(《症因脉治》卷一)

【组成】山栀　黄芩　薄荷　甘草　桔梗　连翘

【用法】上加竹叶七片，水煎服。

【主治】外感腋痛。

【加减】口渴，加石膏；大便秘，加大黄。

83273 清肺饮(《症因脉治》卷二)

【组成】桔梗　甘草　杏仁　天花粉　黄芩　山栀　薄荷　连翘

【用法】水煎服。

【主治】肺经咳嗽，气急喘咳，痛引缺盆右胁下，洒淅恶寒，或右臂筋吊痛，痰咯难出，或吐白涎，口燥声嘶，寸口脉洪数者。

83274 清肺饮(《症因脉治》卷三)

【组成】骨皮　桔梗　甘草　黄芩　桑白皮

【主治】湿热身肿。身热目黄，小便赤涩，胸腹胀闷，四肢黄肿，口渴心烦。

83275 清肺饮(《症因脉治》卷三)

【异名】甘露饮子。

【组成】石膏　桔梗　山栀　知母　连翘　川黄连　甘草　麦冬　杏仁　枇杷叶

【主治】湿火上消。湿热伤肺，烦渴引饮，咳嗽面肿。

83276 清肺饮(《症因脉治》卷四)

【组成】桔梗　黄芩　山栀　连翘　天花粉　玄参　薄荷　甘草

【主治】热结小便不利，喘咳面肿，气逆胸满，舌赤便秘。

83277 清肺饮(《幼科金针》卷上)

【组成】前胡　桑皮　枯芩　款冬花　杏仁　橘红　百部　川贝　桔梗　苏子　枳壳　甘草

【用法】上加灯心一撮，水煎服。

【主治】风热咳嗽，声音壅滞。

83278 清肺饮(《医林绳墨大全》卷二)

【组成】人参　当归　白芍　熟地　茯苓　麦冬　五味子　陈皮　知母　黄柏　甘草

【用法】水煎服。

【主治】发热，咳嗽痰喘。

83279 清肺饮(《医方集解》)

【组成】杏仁(去皮尖)　贝母　茯苓各一钱　桔梗　甘草　五味子　橘红各五分

【用法】上加生姜，水煎，食远服。

【主治】痰湿气逆而咳嗽。

【加减】若春时伤风咳嗽，鼻流清涕，宜清解，加薄荷、防风、紫苏、炒芩；夏多火热，宜清降，加桑皮、麦冬、黄芩、知母、石膏；秋多湿热，宜清热利湿，加苍术、桑皮、防风、栀、芩；冬多风寒，宜解表行痰，加麻黄、桂枝、干姜、生姜、半夏、防风；火嗽加青黛，栝楼、海石；食积痰加香附、山楂、枳实；湿痰除贝母，加半夏、南星；燥痰加栝楼、知母、天冬；午前嗽属胃火，宜清胃，加石膏、黄连；午后嗽属阴虚，宜滋阴降火，加芎、归、芍、地、知、柏、二冬，竹沥、姜汁传送；黄昏嗽为火浮于肺，不可用凉药，宜五倍、五味，诃子敛而降之。劳嗽见血，多是肺受热邪，宜加归、芍、阿胶、天冬、知母、款冬、紫菀之类；久嗽肺虚，加参、耆；如肺热，去人参，用沙参可也。

【方论选录】此手太阴之药，治肺之通剂也。杏仁解肌散寒，降气润燥；贝母清火散结，润肺化痰；五味敛肺而宁嗽；茯苓除湿而理脾；橘红行气；甘草和中；桔梗清肺利膈，载药上浮，而又能开壅发表也。

83280 清肺饮(《证治汇补》卷八)

【组成】茯苓　黄芩　桑皮　麦冬　山栀　泽泻　木通　车前

【主治】肺脾气燥淋病。

83281 **清肺饮**(《嵩崖尊生》卷六)

【组成】辛夷六分　黄芩　山栀　麦冬　百合　石膏　知母各一钱　甘草五分　枇杷叶三片　升麻三分

【用法】内服。

【主治】鼻内肉赘臭痛。

83282 **清肺饮**(《痘疹定论》卷四)

【组成】桑白皮五分(炙)　地骨皮五分　麦门冬一钱(去心)　柴胡六分　元参八分　桔梗七分　陈皮三分　黄芩七分(酒炒)　石膏一钱(煅)　天花粉八分　生地黄一钱　木通七分　生甘草三分

【用法】灯心、淡竹叶为引煎,再磨羚角汁和服。

【主治】疹后咳嗽气粗。

【加减】如肺热极,去陈皮,加丹皮五分,连翘(去心)六分,牛蒡子(炒研)六分。

83283 **清肺饮**(《幼科直言》卷一)

【组成】桑皮　贝母　桔梗　苏子　柴胡　薄荷　陈皮　甘草

【主治】痘症脾经热盛,鼻孔掀而气凑干黑。

【加减】毒盛而气凑者,加黄连、石膏。

83284 **清肺饮**(《幼科直言》卷五)

【组成】天麻　胆星　贝母　桔梗　陈皮　花粉　桑皮　枳壳　黄芩

【用法】水煎服。

【主治】小儿龟胸、龟背,外证渐减而有痰热者。

83285 **清肺饮**(《幼科直言》卷五)

【组成】连翘　陈皮　甘草　黄芩　苡仁　当归　生地(或加黄连)

【用法】水煎服。

【主治】小儿肺经有热,流入大肠而便血者。

83286 **清肺饮**(《宋氏女科秘书》)

【组成】当归　川芎　黄芩　贝母(去心)　知母(蜜水炒)　阿胶(炒成珠)　生地　蒲黄(炒)　陈皮各一钱　白芍药(酒炒)　天门冬(去心)　前胡各一钱　藕节(小片)　炙甘草三分

【用法】食前徐徐温服。先服此方,后服逍遥散。

【功用】清热止血。

【主治】妇人虚劳热发,咳嗽吐血。

83287 **清肺饮**(《麻科活人》卷三)

【组成】麦冬　牛蒡子　防风　茯苓　桑白皮　地骨皮　知母　桔梗　甘草

【用法】水煎服。

【主治】麻后传肺胃二经,咳喘急。

83288 **清肺饮**(《盘珠集》卷下)

【组成】栀子　黄芩　知母　麦冬(去心)　桑皮　乌梅

【主治】子嗽,嗽血不止。

83289 **清肺饮**(《痘疹会通》卷五)

【组成】天花粉　西河柳　麻黄　桔梗　杏仁　瓜蒌霜　百部　桑皮　黄芩

【用法】水煎服。

【主治】痘疹、麻子已退,余火未清,音哑,发疮。

83290 **清肺饮**(《证因方论集要》卷二引黄锦芳方)

【组成】黄芩　生地　阿胶　甘草梢

【主治】肺热移于小肠,溺血,饮食如故。

【方论选录】黄芩以清肺热;阿胶以润肺燥;生地以泻心火;甘草稍以通小肠,直入血分,不杂气药。

83291 **清肺饮**(《类证治裁》卷二)

【组成】知母　贝母　杏仁　桔梗　薄荷　赤茯苓　天冬　甘草各七分　前胡　桑皮　枳壳各一钱

【主治】肺热咳嗽,痰稠面红,身热喘满。

83292 **清肺饮**(《卫生鸿宝》卷四)

【组成】桑叶　沙参　羚角　连翘　桔梗　甘草　橘红　川贝

【用法】水煎服。

【主治】痧点已透,喉烂渐减,神爽热淡而咳嗽未平者。

83293 **清肺饮**(《麻症集成》卷三)

【组成】黄连　川贝　兜铃　橘红　阿胶　麦冬　桑皮　杏仁　甘草　五味　玉竹

【用法】食前服。

【主治】肺虚热嗽。

83294 **清肺饮**(《医门补要》卷中)

【组成】生地　生石膏　麦冬　知母　栀子　黄芩　苍耳子　丹皮　川芎

【用法】上以猪胆汁为引。

【主治】鼻渊。

83295 **清肺饮**(《内外验方秘传》)

【组成】生地三钱　天麦冬各二钱　贝母三钱　百合三钱　条参二钱　玉竹三钱　白芍二钱　阿胶三钱

【用法】以梨肉三片为引,水煎服。

【主治】胸前骨凸,将成鸡胸。

83296 **清肺饮**(《马培之医案》)

【组成】杏仁二钱　苏梗一钱　瓜蒌皮三钱　川贝母一钱　橘红一钱　桑叶一钱　枳壳八分　枇杷叶三钱(去毛)　牛蒡子　桔梗各一钱

【主治】鸡胸,内有痰热兼受外风者。

【备考】方中牛蒡子用量原缺。

83297 **清肺饮**(《证治宝鉴》卷十)

【组成】羚羊　葶苈　麦冬　桑叶　黄芩　甘草　牵牛　桔梗　芍药

【主治】肺热,白睛赤脉交加涩痛,视物如烟花。

83298 **清肺饮**(《外科十三方考》)

【组成】瓜蒌仁(去油)　桔梗　黄连　生地　二冬　陈皮各七分　黄芩　栀子　连翘　赤芍　前胡　半夏　川芎　茯苓　猪苓　木通　花粉　白芷各五分

【用法】灯心为引。于七月七日收甜瓜蒂阴干,临用时以一分研末,再用白矾少许,棉裹塞鼻。

【主治】鼻息肉。

83299 **清肺饮**(《张皆春眼科证治》)

【组成】桑皮 9 克　酒黄芩 12 克　天花粉 9 克　桔梗 6 克　石膏 12 克　赤芍 9 克　薄荷 6 克

【主治】肺经风热,暴发火眼。热重于风,痒轻痛重,赤重于肿,眵泪胶黏,且兼口渴、便秘,脉数有力。

【方论选录】方中桑皮泻肺利水;酒黄芩清肺而燥湿,二者皆能伤阴,肺中火邪炽盛亦能损伤肺阴,故用天花粉清中有润,免伤阴液。石膏解肺经之邪热,更兼桔梗宣通肺气,以使热邪易除。赤芍活血凉血以退目中之赤,薄荷辛凉疏表,风邪可祛。

【加减】兼有大便秘结者,可加酒大黄6克通泻大肠。

83300 清肺散(《圣济总录》卷四十八)

【组成】蒲颓叶 (一方用人参等分)

【用法】上为细末。每服二钱匕,温水调下,发时服。

【主治】肺喘气短。

【临床报道】喘:有人患喘三十年者,服之皆愈。

【备考】疾甚者,服药后胸上生小瘾疹,痒者,其疾则愈。

83301 清肺散(《幼幼新书》卷十六引《吉氏家传》)

【组成】半夏(姜汁浸一宿) 麻黄各半两 马兜铃 贝母 川升麻 杏仁(去皮尖) 地骨皮 青皮 细辛 麦门冬(去心) 桑白皮各一分 百合 款冬花 柴胡(去芦头) 桔梗 茯苓各三分

【用法】上为末。每服二钱,以水一盏,加生姜三片,乌梅一个,煎七分,温服。

【主治】远年、近日肺气喘息咳嗽并劳病。

83302 清肺散(《玉机微义》卷二十八)

【组成】五苓散 加琥珀半钱 灯心一分 木通七分 通草一分 车前子(炒)一分 瞿麦半钱 扁蓄七分

【用法】上为细末。每服五钱,水煎,食前服。作汤亦可。

【主治】渴而小便闭,或黄或涩。

83303 清肺散(《普济方》卷五十二)

【组成】蔓荆子 桑白皮各一两 甘草半两 荆芥穗一两半

【用法】上为细末。食腊茶调下一大钱,每日二次。

【主治】肺经客热,鼻面风疮,面渣鼻。

83304 清肺散

《保命歌括》卷十七。为《直指》卷八"清肺饮"之异名。见该条。

83305 清肺散(《古今医鉴》卷九)

【组成】桑白皮 黄芩 菊花 枳壳 防风 荆芥 柴胡 升麻 赤芍 归尾 元参 苦参 蒺藜 木贼 旋覆花 甜葶苈 甘草

【用法】上剉。水煎,食后服。

【主治】肺气上攻眼目,白睛肿胀,日夜疼痛。

83306 清肺散(《便览》卷四)

【组成】麻黄一钱半 知母一钱 荆芥一钱 麦冬一钱 菖蒲八分 诃子八分(去核) 天花粉一钱 桔梗一钱

【用法】上以生姜汁、竹沥同水煎服。

【功用】《全国中药成药处方集》沈阳方:清肺化痰,散风解表。

【主治】❶《便览》:疹后肺热,咳嗽声哑。❷《全国中药成药处方集》:感冒风寒,憎寒壮热,咽干声哑,咳嗽痰多,气滞喘促,胸中闷热,咯痰不出,口干舌燥。

【宜忌】忌鱼类。

83307 清肺散(《回春》卷五)

【异名】清肺饮(《寿世保元》卷六)。

【组成】连翘 川芎 白芷 黄连 苦参 荆芥 桑白皮 黄芩 山栀 贝母 甘草各等分

【用法】上剉一剂。水煎,临卧服。

【主治】肺火,面生粉刺。

83308 清肺散

《准绳·类方》卷六。即《兰室秘藏》卷下"清肺饮子"。见该条。

83309 清肺散

《痘科类编释意》卷三。为《卫生宝鉴》卷八"清肺饮子"之异名。见该条。

83310 清肺散(《证治汇补》卷四)

【组成】桑白皮 枯黄芩各一钱(酒炒) 生甘草三分 辛夷花一钱 苦桔梗一钱 凤凰壳一个(煅,临吃调)

【用法】上以水二钟,加灯心十二茎,煎服。

【主治】鼻中作痒,清晨打嚏,至午方住,明日亦然。

【方论选录】《医略六书》:热郁肺窍,肺气不得宣通而失降下之令,与热相搏,故鼻痒多嚏焉。黄芩清肺热以降下,辛夷散肺热以肃金,桔梗清肺之体,桑皮清肺之用,生甘草缓中和胃气,凤凰壳清肺肃气化也。为散,灯心汤下,以降心火,俾心火下潜,则肺金清肃而降下有权,呼吸如其常度,安有鼻痒多嚏之患乎?此清金达热之剂,为鼻痒多嚏之专方。

83311 清肺散

《杂病源流犀烛》卷二十二。为原书同卷"连翘散"之异名。见该条。

83312 清肺散(《古方汇精》卷二)

【组成】桑白皮 元参 薄荷 黄芩 白蒺藜(去刺) 紫苏各一钱 白蔻仁五分(研) 甘草三分 广橘红七分(盐水拌炒)

【用法】水煎,食后服。

【主治】肺金气盛克肝,黑珠连生白星,香花涩痛。

83313 清肺散(《全国中药成药处方集》吉林方)

【组成】川军二两 牛黄二分七厘 石膏三钱四分 黄芩一两 滑石 明雄各一钱七分 礞石三钱四分 朱砂一钱四分 明粉一钱七分

【用法】上为极细末,遮光磨口瓶存贮。每服七分,开水送下。

【功用】清热止嗽。

【主治】肺热咳嗽吐痰,哮喘,咯血,吐血。

83314 清肺膏(《幼幼新书》卷三十三引张涣方)

【组成】瓜蒂半两 附子一枚(炮,去皮脐) 赤小豆 细辛 甘草各一分

【用法】上为细末,入龙脑一钱研匀,炼蜜为丸,绵裹纳鼻中。

【主治】❶《幼幼新书》引张涣方:齆鼻。❷《卫生总微》:齆鼻不闻香臭,出气不快。或生息肉。

83315 清肺膏(《理瀹》)

【组成】党参 陈皮 贝母 半夏 桔梗 茯苓 桑白皮 知母 枳壳 杏仁 款冬 麦冬 地骨皮 黄芩 生地各一两 黄连(炒) 木通 五味 苏子 诃子肉 菖蒲 甘草 生姜各五钱 枇杷叶 百合各四两

【用法】油熬丹收,入阿胶八钱,搅,贴胸。

【主治】肺病并失音者。

83316 清肺膏(《理瀹》)

【组成】生黄芩三两 南薄荷 桑白皮 地骨皮 知

母　贝母　天冬　麦冬　连翘　苏子　花粉　葶苈　芫花各二两　桔梗　橘红　郁金　香附　荆穗　枳壳　牛子　山豆根　瓜蒌　旋覆花　苦杏仁　川芎　白芷　马兜铃　前胡　蒲黄　防风　苏梗　青皮　胆南星　防己　射干　白前　白槟榔　白丑头　款冬花　五倍子　玄参　生地　生甘草　忍冬藤　归尾　白芍　赤芍　丹皮　木通　车前子　枳实　黄连　黄柏　黑山栀　白及　白蔹　大黄　芒消　木鳖仁　蓖麻仁　山甲各一两　滑石四两　生姜(连皮)　葱白各二两　冬桑叶　白菊花(连根)　槐枝　柳枝　桑枝各八两　枇杷叶四两　竹叶　柏叶　橘叶各二两　凤仙(全株)　百合　莱菔子各一两　花椒　乌梅各五钱(两共用油二十斤,分熬丹收。再入)　生石膏四两　青黛　海石　蛤粉　硼砂　明矾　真轻粉各一两　牛胶四两(酒蒸化,如清阳膏下法。)

【用法】摊贴胸口或背心部位。

【主治】风热、暑热、燥热及酒焯过度,伤及肺脏而致咳喘。

83317 清鱼锭(《慈禧光绪医方选议》)

【组成】白薇　南星　射干　细辛　防风　泽泻　川连各一两　白芷　全蝎　蟾酥　血竭　生军　银花　木通　炒栀各二两　牙皂一两五钱　雄黄四两　山甲二两五钱(炙)　冰片五分　麝香三分　草梢五钱　白梅花三两　江米四两(另用打糊)

【用法】上为细面,用木瓜酒合锭。外用。

【主治】痔疮便血。

83318 清鱼煎(《仙拈集》卷四)

【方药】川山甲(炒)　鳖甲(炙)各一钱　全蝎(炒)七个　生大黄三分

【用法】水煎服。

【主治】鱼口便毒,初起未破。

83319 清庚丸(《医林纂要》卷十)

【组成】大黄五钱　归尾五钱　羌活五钱　桃仁(研)一两　秦艽三钱　皂角仁五钱　红花三钱　生地黄五钱　熟地黄五钱　银花八钱　大麻仁(去壳)一两

【用法】炼蜜为丸,金银花汤送下。

【主治】肠痈。下少腹痛甚,手不可按,其右足常屈而不伸者。

【加减】已溃而胃气虚者,加人参、白术。

83320 清疟饮(《活人心统》卷一)

【组成】苍白术(散用苍术,调用白术)　柴胡　黄芩　半夏　茯苓　陈皮　泽泻　甘草　肉桂(寒增热减)　川芎　川归　人参(倍之)　干姜

【用法】上以水二钟,加生姜三片,煎至一钟,食前服。滓再煎服。

【主治】疟疾。夏秋冒暑,湿痰寒热。

83321 清疟饮(《幼科发挥》卷四)

【组成】柴胡　枳壳　青皮　半夏　白术　黄芩　厚朴　猪苓　白茯苓　泽泻　陈皮　甘草　贝母　知母　前胡

【主治】疟疾。

【备考】《幼科铁镜》本方用法:水煎,发前一时服。

83322 清疠散(《仙拈集》卷四)

【组成】雄黄　硫黄　花椒　川山甲各五钱　滑石一两

【用法】上为末,用油核桃肉一两,同猪胆汁一个捣匀。用青纱包药擦之,每日三次。

【主治】麻风。肌肉坏烂,眉毛脱落。

83323 清净煎(《疑难急症简方》卷一)

【组成】鲜覆盆子叶一两(如无,干者减半)　铜青一钱　胆矾一钱　川连五分　乌梅一个　杏仁三钱　荆芥三钱

【用法】水煎洗。

【主治】目病,风热赤肿,痒甚难开,眼癣沿烂。

83324 清净膏

《普济方》卷二七七。即《圣济总录》卷一三四"清凉膏"。见该条。

83325 清净膏(《异授眼科》)

【组成】南星　薄荷　荆芥　白芍各等分

【用法】上为末,用鸡子清调敷眼眶上。

【主治】心经热搏,上攻于脑,目与太阳穴如针刺肿痛。

83326 清油散(《普济方》卷三〇六引《经效良方》)

【组成】生麻油

【用法】以油滴豉为膏,如弹子大,常常拭揩所咬疮口。分开豉弹,见疮口有狗毛茸茸,此毒出即安,无茸毛为度。日间常行食用加杏仁食之。

【主治】癫狗咬人。

83327 清油膏(《普济方》卷五十五)

【组成】清油一斤　大蜈蚣三对(入油内浸经年者妙)

【用法】上加脑麝,每用少许点耳中。

【主治】蚰蜒百虫入耳,痛不可忍。

83328 清泻丸(《中国药典》2010 版)

【组成】大黄 826 克　黄芩 165 克　枳实 83 克　甘草 17 克　朱砂 14 克

【用法】上制成丸剂。口服,一次 5.4 克。

【功用】清热,通便,消滞。

【主治】实热积滞所致的大便秘结。

【宜忌】孕妇禁用。

83329 清空汤

《症因脉治》卷一。为《兰室秘藏》卷中"清空膏"之异名。见该条。

83330 清空散

《银海精微》卷下。即《兰室秘藏》卷中"清空膏"改为散剂。见该条。

83331 清空膏(《兰室秘藏》卷中)

【异名】青空膏(《医学入门》卷七)、清空汤(《症因脉治》卷一)、清空散(《银海精微》卷下)。

【组成】川芎五钱　柴胡七钱　黄连(炒)　防风(去芦)　羌活各一两　炙甘草一两五钱　细梃子黄芩三两(去皮,剉,一半酒制,一半炒)

【用法】上为细末,每服二钱匕,于盏内入茶少许,汤调如膏。临卧抹在口内,少用白汤送下。

【主治】偏正头痛,年深不愈,及风湿热上壅损目,脑痛不止者。

【加减】如苦头痛,每服加细辛二分;如太阴脉缓有痰,名曰痰厥头痛,减羌活、防风、川芎、甘草,加半夏一两五

钱;如偏正头痛,服之不愈,减羌活、防风、川芎一半,加柴胡一倍。

【方论选录】❶《医方考》:风者,天之阳气也。人身六阳之气,皆聚于头。复感于风,是重阳而实矣,故令热痛。辛甘发散为阳,故用羌活、防风、川芎、柴胡、甘草。用黄芩、黄连者,苦寒之品也,以羌活之属君之,则能去热于高巅之上矣。❷《医方集解》:此足太阳、少阳药也。头为六阳之会,其象为天,清空之位也。风寒湿热干之,则浊阴上壅而作实矣。羌、防入太阳,柴胡入少阳,皆辛轻上升,祛风胜湿之药;川芎入厥阴,为通阴阳血气之使;甘草入太阴,散寒而缓痛;辛甘发散为阳也;芩、连苦寒,以羌、防之属升之,则能去湿热于高巅之上矣。❸《成方便读》:此方用羌、防、柴、芎之入肝搜风者,上行而解散其邪,即以酒炒芩、连之苦寒,先升后降,以逐其火。甘草缓急调中,协和各药。用茶者,取其禀至清之气,能除上焦之浊垢下行耳。

83332 **清空膏**(《明医指掌》卷六)

【组成】细梃子黄芩三两(一半酒蒸,一半炒) 防风(去芦)一两 羌活一两(去芦) 甘草(炙)一两五钱

【用法】上为末,每服二钱,汤调膏送下。

【主治】偏正头痛,及风湿热上壅作痛。

83333 **清空膏**(《医学探骊集》卷四)

【组成】卤水二钱 冰片一分 白面一两

【用法】用鸡子清和上三味,不稀不稠,敷患处。如其肿处阔大,用药分两加倍。

【主治】头顶肿痛,在头顶之上,或在督脉部位,或在太阳经部位、或在少阳经部位,肿痛一块,其痛与拔发相似,几不可忍。

83334 **清肃汤**(《辨证录》卷一)

【组成】石膏五钱 知母一钱 麦冬一两 甘草 人参 柴胡 栀子各一钱 独活 半夏各五分

【用法】水煎服。

【主治】冬月伤寒,邪入阳明,留于太阳,发热,头痛,汗出,口渴。

83335 **清肃汤**(《不居集》下集卷十一)

【组成】青皮 枳壳 陈皮 贝母 桑皮 丹皮 滑石 桃仁 山栀 白芍 甘草

【主治】老痰积瘀在上焦。

83336 **清降丸**(《成方制剂》19册)

【组成】白茅根 板蓝根 薄荷 蚕砂 赤芍 川贝母 大黄 地黄 甘草 金银花 连翘 麦冬 牡丹皮 青黛 玄参 皂角子

【用法】上制成丸剂。口服,三岁至五岁每次服一丸(袋),一日2次;三岁以内小儿酌减。

【功用】清热解毒,利咽止痛。

【主治】肺胃蕴热所致咽候肿痛,发热烦躁,大便秘结。小儿急性咽炎、急性扁桃体炎见以上证候者。

【备考】本方改为片剂,名“清降片”(见原书)。

83337 **清降片**

《成方制剂》19册。即原书同册“清降丸”改为片剂。见该条。

83338 **清降汤**(《衷中参西录》上册)

【组成】生山药一两 清半夏三钱 净萸肉五钱 生赭石六钱(轧细) 牛蒡子二钱(炒、捣) 生杭芍四钱 甘草一钱半

【主治】因吐衄不止,致阴分亏损,不能潜阳而作热,不能纳气而作喘,甚或冲气因虚上干,为呃逆、为眩晕;心血因虚甚不能内荣,为怔忡、为惊悸不寐;或咳逆、或自汗,诸虚蜂起之候。

83339 **清经散**(《辨证录》卷十一)

【组成】丹皮三钱 地骨皮五钱 白芍三钱 青蒿二钱 黄柏五分 熟地三钱 茯苓二钱

【用法】分二剂,水煎服。

【主治】先期经来,经水甚多。

【方论选录】方中虽是清火之品,然仍是滋水之味,火泻而水不与之俱泻,则两不损而两有益也。

83340 **清经散**(《全国中药成药处方集》)

【组成】泽兰叶 人参各三钱 荆芥穗一两 川芎半两 炙甘草三钱

【用法】上为极细末。每服一钱,热汤或温酒一小盏,调匀灌下。

【功用】补虚理血。

【主治】产后血晕,不省人事,四肢厥冷。手足痉挛,血虚神昏。

83341 **清毒汤**(《玉案》卷六)

【组成】黄连 黄芩 防风 荆芥各一钱 桔梗 石膏 玄参 木通 山栀仁各八分

【用法】上加淡竹叶二十片,水煎服。

【主治】夏月大热,痧症初起。

83342 **清毒饮**(《仙拈集》卷一引《锦囊》)

【组成】贯众三钱 葛根二钱 甘草一钱半 白僵蚕一钱

【用法】上加黑豆十粒,水煎服。

【主治】大头瘟。

83343 **清毒散**(《普济方》卷四〇六)

【组成】寒水石(煅) 黄柏末各一两 黄丹(炒)半两 朴消半两

【用法】上为细末。每服少许,凉水调,鸡翎醮药扫上,干则再换。

【主治】小儿腮耳颔赤肿红晕。

83344 **清毒散**(《外科百效全书》卷一)

【组成】防风 荆芥 川芎 白芷 苦参 羌活 独活 黄芩 黄柏 柴胡 甘草 赤苓

【主治】纯阳毒症。

83345 **清毒散**(《金鉴》卷五十六)

【组成】生地 赤芍 连翘(去心) 金银花 牛蒡子(炒、研) 木通 黄连 当归 丹皮 甘草(生)

【用法】水煎服。

【主治】痘疹靥速,火毒壅盛,口渴发热,烦急不宁。

83346 **清毒散**(《异授眼科》)

【组成】大黄 荆芥 牛蒡子 甘草

【用法】水煎服。

【主治】风湿眼痛。

83347 **清毒膏**(《医学探骊集》卷四)

【组成】当归尾四钱 乳香四钱(微火炙之,去其黏

性） 法半夏四钱 毛苍术六钱 神曲四钱 山栀子六钱 轻粉四分 赤小豆八钱

【用法】上为极细面，用醋调匀，不稀不稠，敷患处。一二日即消。但此药分量为双痄腮而立，若单者，可减半用之。

【主治】痄腮及皮肤肿痛。

83348 清荣汤(《霉疠新书》)

【组成】当归 川芎 芍药 地黄 何首乌 蒺藜子 黄柏各一钱 土茯苓五钱

【用法】上以水七合，煮取三合，温服。

【主治】杨梅痈疮。

83349 清荣饮(《效验秘方·续集》王祉然方)

【组成】槐花25克 生地榆15克 白茅根20克 白芍15克 玄参15克 金银花20克 生地20克 大枣20枚 鸡内金15克 炒三仙各10克

【用法】每日1剂，水煎，早晚分服。

【功用】清热凉血，滋阴补虚。

【主治】过敏性紫癜。症见皮肤青紫斑点或斑块，常伴鼻衄、齿衄或月经过多，或有发热，口渴，心烦，舌红苔黄，脉数。

83350 清带汤(《辨证录》卷十一)

【组成】炒栀子三钱 黄柏三钱 甘草一钱 白芍一两 车前子二钱 王不留行二钱 麦冬一两 玄参二两

【用法】水煎服。四剂愈。

【主治】妇人火热之极，带下色黑，甚则下如墨汁，其气最腥，腹痛，小便时必如刀触，阴门红肿，久则黄瘦，饮食兼人，口必大渴，饮水少觉宽快。

83351 清带汤(《衷中参西》)

【组成】生山药一两 生龙骨六钱(捣细) 生牡蛎六钱(捣细) 海螵蛸四钱(去净甲，捣) 茜草三钱

【主治】妇女赤白带下。

【加减】单赤带，加白芍、苦参各二钱；单白带，加鹿角霜、白术各三钱。

【方论选录】此方用龙骨、牡蛎以固脱；用茜草、海螵蛸以化滞；更用生山药以滋真阴固元气。愚拟此方，则又别有会心也。尝考《神农本草经》龙骨善开癥瘕，牡蛎善消鼠瘘，是二药为收涩之品，而兼具开通之力也；乌鲗骨即海螵蛸，茹藘即茜草，是二药为开通之品，而实具收涩之力也。四药汇集成方，其能开通者，兼能收涩；能收涩者，兼能开通，相助为理，相得益彰。

【临床报道】❶白带：一妇人，年二十余，患白带甚剧，医治年余不愈。后愚诊视，脉甚微弱。自言下焦凉甚，遂用此方，加干姜六钱，鹿角霜三钱，连服十剂全愈。❷赤白带：一媪年六旬，患赤白带下，而赤带多于白带，亦医治年余不愈。诊其脉甚洪滑，自言心热头昏，时觉眩晕，已半载未起床矣。遂用此方，加白芍六钱，数剂白带不见，而赤带如故，心热，头眩晕亦如故，又加苦参、龙胆草、白头翁各数钱。连服七八剂，赤带亦愈，而诸疾亦遂全愈。

83352 清咽丸(《外科百效》卷二)

【组成】薄荷 桔梗 柿霜 甘草各四两 硼砂 儿茶各三钱 冰片二分

【用法】上为末，炼蜜为丸，如弹子大。噙化，不拘时候。

【主治】喉痛。

83353 清咽丸(《玉案》卷三)

【组成】薄荷叶五两 犀角一两五钱 川芎八钱 防风一两 桔梗二两 真柿霜一两五钱

【用法】上为细末，炼蜜为丸，如龙眼大。噙化。

【主治】肺火作嗽，咽喉痛甚。

83354 清咽丸

《中国药典》2010版。即《成方制剂》17册“清咽片”改为丸剂。见该条。

83355 清咽片(《成方制剂》17册)

【组成】冰片 薄荷脑 甘草 甘草霜 寒水石 诃子 桔梗 硼砂 青黛

【用法】上制成片剂。口服，一次4~6片，一日2次。

【功用】清凉解热，生津止渴。

【主治】咽喉肿痛，声嘶音哑，口干舌燥，咽下不利。

【宜忌】忌食辛辣物。

【备考】本方改为丸剂，名“清咽丸”(见《中国药典》2010版)。

83356 清咽汤(《杂病源流犀烛》卷二)

【组成】升麻 元参 射干 连翘 山栀 黄芩 石膏 归尾 麦冬 生地 薄荷 大黄 金银花 甘草节

【主治】疹后热毒在胃，攻冲喉哑疼痛，日夜饮水不止。

83357 清咽汤(《临证医案医方》)

【组成】蒲公英24克 牛蒡子12克 大青叶15克 山豆根15克 马勃6克 郁金9克 炒枳壳9克 桔梗9克 元参24克 石斛15克 麦冬15克 化橘红9克 甘草3克

【用法】每日一付，水煎后去滓，再将药汁浓缩为100毫升，加入蜂蜜20克，分两次温服。

【功用】清热、理气、生津。

【主治】慢性咽炎。咽痛，咽干，咽紧堵闷，咽部有异物感。

83358 清咽屑(《准绳·类方》卷二)

【异名】清咽散(《全国中药成药处方集》沈阳方)。

【组成】半夏(制)一两 橘红 川大黄(酒制)各五钱 茯苓 紫苏叶 风化消 真僵蚕(炒) 桔梗各二钱半 连翘 诃子肉 杏仁 甘草各一钱二分

【用法】上为末，姜汁、韭汁和捏成饼，晒干，捣碎如小米粒大。每用少许，置舌上干咽之，食后、临卧为佳。

【主治】梅核气，喉中如有物，咯之不出，咽之不下。

83359 清咽散(《喉科家训》卷二)

【组成】甘草 桔梗 荆芥 防风 牛蒡 枳壳 薄荷 前胡

【用法】水煎服。

【主治】一切咽喉肿痛，或红或白，形寒恶热，头疼身痛，汗少不得宣达，风痰壅塞，汤饮难咽。

【加减】郁热痰多，加川贝、蒌仁；食滞不快，加神曲、谷芽；呃逆，加橘络、竹茹；便泻，加葛根、荷叶；血热，加丹皮、栀子；热甚，加黄芩、黄连；火毒，加银花、连翘；便秘，加青宁、明粉；溺赤，加赤苓、木通；胸下痞闷，加川朴；咳嗽，加杏仁、杷叶；秽浊，加佩兰、去甘草；痉厥动风，加羚羊、钩藤。

83360 清咽散

《全国中药成药处方集》沈阳方。为《准绳·类方》卷二

"清咽屑"之异名。见该条。

83361 清咽散(《中医验方汇编》)

【组成】薄荷三钱　川贝母四钱　荆芥穗二钱　僵蚕四钱(炒)　犀角五分　射干二钱　大黄五钱　穿山甲二钱(炒)　皂角刺二钱　生地二钱　黄芩三钱　元参二钱　知母二钱

【用法】水煎服。并吹红狮散。

【主治】咽喉红白,单双乳蛾。

83362 清咯汤(《回春》卷四)

【组成】陈皮　半夏(姜制)　茯苓(去皮)　知母　贝母(去心)　生地各一钱　桔梗　栀子(炒黑)各七分　杏仁(去皮)　阿胶各五分　桑皮二钱半　甘草五分　柳桂二分

【用法】上剉一剂。加生姜三片,水煎,温服。

【主治】咯血。

83363 清咳汤(《回春》卷四)

【组成】当归　白芍　桃仁(去皮)　贝母各一钱　白术(去芦)　牡丹皮　黄芩　栀子(炒黑)各八分　青皮(去瓤)　桔梗各五分　甘草三分

【用法】上剉一剂。水煎,温服。

【主治】咳血。

【加减】潮热,加柴胡、赤茯苓。

83364 清咳汤(《仙拈集》卷二)

【组成】款冬花　百合　百部(蒸,焙)各等分

【用法】上为末,炼蜜为丸,如龙眼大。每卧时嚼一丸,生姜汤送下。

【主治】痰内有血。

【备考】本方方名,据剂型当作"清咳丸"。

83365 清胃丸(《金匮翼》卷七)

【组成】柴胡一两　黄芩七钱半　甘草(炙)　人参各五钱　半夏三钱　青黛二钱半

【用法】上为细末,用生姜汁浸,蒸饼为丸,如梧桐子大。每服五十丸,生姜汤送下。

【主治】呕吐,头痛,脉弦。

83366 清胃丸(《集验良方》卷三)

【组成】橘红一两　半夏七钱(姜制)　胆星(炒)五钱　粉草八钱　大黄七钱(酒蒸熟)　枯芩八钱(酒洗)　栀子仁六钱　元明粉五钱　枳实八钱(炒)　香附七钱(炒去毛)　白术(土炒)五钱　瓜蒌仁五钱　桔梗一两　花粉五钱　青皮三钱

【用法】上为末,炼蜜为丸,如梧桐子大。每服七八十丸。

【主治】胃火。

83367 清胃丸(《全国中药成药处方集》沈阳方)

【组成】野军二两四钱　黄芩八钱　二丑四钱　胆星二钱　滑石八钱　槟榔三钱　白芷二钱　川芎二钱　木通三钱　芒消三钱

【用法】上为细末,炼蜜为丸,每丸三钱重。每服一丸,茶水送下。

【功用】清胃肠实热,通二便秘结。

【主治】头痛目晕,牙痛龈肿,牙宣齿衄,鼻中衄血,暴发火眼,便秘溺赤,腹满喉痛,口唇焦裂。

83368 清胃丸(《全国中药成药处方集》吉林方)

【组成】连翘　栀子　野军　朴消　川芎　黄芩　薄荷　知母　生石膏　升麻　生地　防风　陈皮　甘草各一两　黄连　黄柏各五钱

【用法】上为细末,水泛为小丸,如梧桐子大,贮于瓷罐中。每服二钱,空腹白水送下。

【功用】清胃泻热。

【主治】胃热火盛,牙痛唇焦,口糜舌腐,齿龈溃烂,口流热涎,烦渴喜冷,气息秽臭,头痛目赤,便涩硬结。

【宜忌】忌食辛辣,孕妇勿服。

83369 清胃汤

《疮疡经验全书》卷一。为《脾胃论》卷下"清胃散"之异名。见该条。

83370 清胃汤(《回春》卷五)

【组成】山栀(炒)　连翘(去心)　牡丹皮　条芩各一钱　石膏二匙　生地黄(酒洗)　黄连(炒)各八分　升麻　白芍(煅)　桔梗各七分　藿香五分　甘草二分

【用法】上剉一剂,水煎,食远服。

【主治】阳明大肠与胃二经之火,致牙床肿痛,牙齿动摇,黑烂脱落。

83371 清胃汤(《济阳纲目》卷十五)

【组成】黄连(用吴茱萸同炒,去吴茱萸不用)　陈皮各三钱　茯苓　苍术　黄芩各一钱　甘草五分

【用法】上剉。水煎,食前服。

【主治】胃热吐酸。

83372 清胃汤(《玉案》卷三)

【组成】石膏(煅熟)三钱　白芷　升麻各一钱　干葛　黄柏各二钱　甘草五分

【用法】水煎,食后服。

【主治】胃中积热或平昔喜酒致齿痛者。

83373 清胃汤(《症因脉治》卷二)

【组成】升麻　黄连　生地　山栀　甘草　干葛　石膏　犀角

【用法】水煎服。

【主治】脾胃积热之衄血,右关脉数。

【备考】原书治上证,加酒大黄。

83374 清胃汤(《慈幼新书》卷二)

【组成】当归　生地　丹皮　升麻　甘草　连翘　黄连

【主治】齿龈肿痛。

83375 清胃汤(《审视瑶函》卷四)

【组成】山栀仁(炒黑)　枳壳　苏子各六分　石膏(煅)　川黄连(炒)　陈皮　连翘　归尾　荆芥穗　黄芩　防风各八分　甘草(生)三分

【用法】上剉一剂。以白水二钟,煎至一钟,去滓热服。

【主治】睥生痰核,眼胞红硬。

83376 清胃汤(《痘疹仁端录》卷十一)

【组成】当归身(酒洗)　连翘　赤芍　花粉　生地(酒洗)　丹皮　升麻　石膏　黄连

【用法】水煎服。

【主治】胃经有热,牙齿疼痛。

83377 清胃汤(《辨证录》卷一)

【组成】玄参　生地各五钱　知母二钱　半夏一钱

甘草五分

【用法】水煎服。

【主治】冬月伤寒。太阳之邪轻,而阳明之邪重,项背强几几,汗出恶风。

83378 清胃汤(《幼科铁镜》卷六)

【组成】山栀　生地　牡丹皮　黄连　当归

【用法】水煎服。

【主治】大便后见血。

83379 清胃汤(《伤寒大白》卷一)

【组成】升麻　生地　丹皮　山栀　甘草　黄连

【功用】清胃。

【主治】阳明有热,咽喉作痛,咽物即痛。

83380 清胃汤(《伤寒大白》卷二)

【组成】川连　升麻　生地　山栀　甘草

【主治】胃热谵语。

83381 清胃汤

《金鉴》卷六十五。为《嵩崖尊生》卷六"清胃饮"之异名。见该条。

83382 清胃汤(《疡医大全》卷十七)

【组成】生地二钱　升麻　连翘　牡丹皮　黄连

【用法】水煎服。

【主治】咽痛。

83383 清胃汤(《古今医彻》卷三)

【组成】生地一钱半　石膏二钱　升麻五分　丹皮　防风　枳壳各一钱

【用法】水煎服。

【主治】龈肿溃烂。

【加减】下龈甚者,加芍药、黄芩。

83384 清胃饮(《医统》卷六十四)

【组成】当归　生地黄　黄芩　石膏各一钱　升麻五分　白芍药　青皮　黄连各八分　甘草　牡丹皮各四分　栀子仁　苍术各一钱　细辛　藿香　荆芥穗各六分

【用法】上以水二钟,煎至八分,食后缓缓含呷之。

【主治】一切风热湿痰牙痛,床肿,血出,动摇。

83385 清胃饮(《简明医彀》卷五)

【组成】黄连　黄芩　栀子　石膏　生地　滑石　连翘各一钱　知母　升麻　葛根　大黄(酒炒)　石斛各八分　甘草五分

【用法】加芦根,水煎服。

【主治】口臭。

【加减】口甜,加枳壳、骨皮,去知母、葛根、石斛。

83386 清胃饮

《嵩崖尊生》卷六。即《外科正宗》卷四"清胃散"改为饮剂。见该条。

83387 清胃饮

《医钞类编》卷十二。为《嵩崖尊生》卷六"清胃散"之异名。见该条。

83388 清胃散(《幼幼新书》卷二十八引张涣方)

【组成】川楝子　黄柏(微焙,炙)　当归(洗,焙干)　地榆(炙)　黄连(去须,炒)各半两

【用法】上为细末。每服一钱,以水八分,煎至四分,乳前温服。

【主治】小儿挟热泄痢。

83389 清胃散(《幼幼新书》卷二十七引《孔氏家传》)

【组成】生姜(薄切)

【用法】以生面拌,晒极干,略焙为末,以紫苏汤调下。

【主治】小儿胃热吐。

83390 清胃散(《脾胃论》卷下)

【异名】清胃汤(《疮疡经验全书》卷一)。消胃汤(《不知医必要》卷二)。

【组成】真生地黄　当归身各三分　牡丹皮半钱　黄连(拣净)六分(如黄连不好,更加二分,如夏月倍之。)　升麻一钱

【用法】上为细末,都作一服。以水一盏半,煎至七分,去滓,放冷服之。

【功用】《古今名方》:清胃凉血。

【主治】胃经积热,上攻口齿,上下牙痛不可忍,牵引头脑,满面发热,其齿喜冷恶热,或牙龈溃烂,或牙宣出血,或唇口腮颊肿痛,口气臭热,舌咽干燥,舌红苔黄,脉滑大而数者。

❶《脾胃论》:因服补胃热药,阳明经中热盛,而致上下牙痛不可忍,牵引头脑,满面发热大痛。喜寒恶热。❷《疮疡经验全书》:牙宣、牙缝出血。❸《痘疹金镜录》:痘后牙疳肿痛。❹《口齿类要》:胃火血燥唇裂,或为茧唇,或牙龈溃烂,或恶寒发热。❺《正体类要》:胃经湿热,唇口肿痛。❻《准绳·幼科》:胃经有热,饮冷作渴,口舌生疮,或唇口肿痛,焮连头面,或重舌、马牙、吐舌、流涎。❼《张氏医通》:胃中蕴热,中脘作痛,痛后火气发泄,必作寒热乃止。❽《血证论》:脏毒。❾《竹林女科证治》:子淋。❿《古今名方》:胃有积热,牙痛、口臭,牙龈红肿、溃烂出血,口干舌燥,舌红苔黄,脉滑大而数。

【方论选录】❶《医方考》:升麻能清胃,黄连能泻心,丹皮、生地能凉血,用当归者,所以益阴,使阳不得独亢尔。❷《医方集解》:此足阳明胃药也。黄连泻心火,亦泻脾火。脾为心子,而与胃相表里者也。当归和血,生地、丹皮凉血,以养阴而退阳也。(石膏泻阳明之大热),升麻升阳明之清阳。清升热降,则肿消而痛止矣。

【临床报道】急性牙周炎:《中医杂志》[1985,(7):65]牙龈红肿疼痛、出血,牙周袋有脓性分泌物、伴发热、口渴喜饮、口臭、大便秘结,小便短赤,舌质红、苔黄厚,脉洪数。治以清胃凉血,清胃散加味:黄连、竹叶各6克,生地、连翘各12克,丹皮、升麻、当归、大黄各10克,生石膏30克(先下),天花粉15克。每日一剂。共治56例。多数患者服3~5剂后痊愈。观察结果:痊愈32例,占57.1%;显效19例,占33.9%;有效4例,占7.2%;无效1例,占1.8%。

83391 清胃散(《活人心统》卷下)

【组成】益元散一两　砂仁五钱

【用法】上为末。用冷水或沸汤调下一二钱。

【主治】心下痞闷,呕吐,诸药不效者。

83392 清胃散(《疠疡机要》卷下)

【组成】升麻　白芷　防风　白芍药　干葛　甘草　当归　川芎　羌活　麻黄　紫浮萍　木贼草各等分

【用法】每用五七钱,水煎服。

【主治】热毒在表。

83393 清胃散(《外科正宗》卷四)

【异名】清胃饮(《嵩崖尊生》)。

【组成】黄芩　黄连　生地　丹皮　升麻　石膏各一钱

【用法】以水二茶钟,煎至八分,食后服。

【主治】❶《嵩崖尊生》:牙缝出血。❷《金鉴》:胃经实热之牙衄、口臭;小儿胎风,初起皮色红,状如汤泼火烧。

【现代研究】清胃热作用:《中成药》[2008,30(6):812]研究表明本方对小鼠胃热证模型组的生化和组织学变化等均有所改善,对实验动物具有清胃热的作用。

【备考】《外科证治全书》有生甘草一钱。《金鉴》本方用法:上以水二钟,煎至八分,食后服;治小儿胎风,乳母服,婴儿亦饮少许。

83394 清胃散(《疡科选粹》卷三)

【组成】当归身　生地黄　牡丹皮　黄连各一钱五分　升麻三钱　石膏二钱　细辛三分　黄芩一钱

【用法】水煎服。

【主治】胃脘痛,胃火盛者。

83395 清胃散(《诚书》卷六)

【组成】防风　黄芩　天花粉　厚朴(姜制)　石膏(制)　枳壳　黄连　陈皮　甘草

【用法】水煎服。

【主治】小儿舒舌、弄舌。

83396 清胃散(《证治汇补》卷四)

【组成】黄连　生地各二分　升麻　丹皮各五分　当归　芍药各三分

【主治】阳明经齿痛。

83397 清胃散(《证治汇补》卷四)

【组成】生地　丹皮　山栀　知母　玄参　黄芩　石膏　升麻　干葛　甘草

【主治】阳明经齿痛。

83398 清胃散(《辨证录》卷五)

【组成】石膏　半夏各二钱　茯苓三钱　桂枝三分　麦冬三钱　陈皮　葛根各一钱

【用法】水煎服。

【主治】春温。春月伤风,发寒发热,口苦,两胁胀满,或吞酸吐酸。

83399 清胃散(《嵩崖尊生》卷六)

【异名】清胃饮(《医钞类编》卷十二)。

【组成】丹皮一钱　青皮六分　甘草五分　石膏一钱　生地黄　防风　荆芥各一钱

【主治】胃热牙痛面热。

【加减】上四正牙痛,加黄连八分,麦冬一钱二分;下四正牙痛,加黄柏八分,知母一钱;左上板牙痛,加羌活一钱,胆草八分;左下板牙痛,加柴胡一钱,栀子一钱;右上板牙痛,加大黄一钱,枳壳一钱;右下板牙痛,加黄芩一钱、桔梗一钱;上两边牙痛,加川芎、白芷;下两边牙痛,加白芍、白术;头痛,加藁本;恶心,加厚朴;牙龈烂,用生姜、黄连捣烂贴上。

83400 清胃散(《种痘新书》卷三)

【组成】石膏一两　寒水石一两

【用法】俱用火煅。先以黄芩、黄柏、黄连、南星、贝母、藿香、甘草诸药煎熬至药水一盏,然后投二石(火煅)置药水中,取起晒干,又入药水,如是者数次,乃取二石为末,加硼砂。

【主治】痘症口疮,舌烂唇裂。

83401 清胃散(《金鉴》卷五十一)

【组成】生地　丹皮　黄连　当归　升麻　石膏(煅)

【用法】引用灯心,水煎服。将水泡用针刺破,外敷一字散,内服清胃散。

【主治】❶《金鉴》:小儿胎热,蓄于胃中,牙根肿如水泡,名曰重龈。❷《麻科活人》:小儿麻时口臭。

83402 清胃散(《金鉴》卷六十三)

【组成】姜黄　白芷　细辛　川芎各等分

【用法】上为细末。先以盐汤漱口,再以此散擦牙痛处。内服清阳散火汤。

【主治】骨槽风初起。乃手少阳三焦,足阳明胃二经风火,起于耳前,连及腮颊筋骨隐痛,肿硬难消,热不盛者。

83403 清胃散(《金鉴》卷七十八)

【组成】车前子　石膏　大黄　柴胡　桔梗　黑参　黄芩　防风各一钱

【用法】上为粗末。以水二盏,煎至一盏,去滓,食后温服。

【主治】小儿生赘。乃脾胃积热上壅,赘生眼胞之内,初起如麻子,久则渐长如豆,隐摩瞳仁,赤涩泪出。

83404 清胃散(《幼幼集成》卷三)

【组成】雅黄连　白当归　绿升麻　怀生地　粉丹皮　白芷梢各等分　北细辛减半

【用法】水煎,热服。

【主治】走马牙疳。

83405 清胃散(《治疹全书》卷下)

【组成】黄连　石膏　升麻　生地　丹皮　连翘　元参　甘草　粳米

【主治】牙痛,牙宣,口臭,口疮。

【加减】出血加侧柏叶。

83406 清胃散(《麻症集成》卷四)

【组成】酒炒黄连　生地　当归　丹皮　石膏　黑栀

【主治】热邪蕴隆于胃,牙根溃烂出血,唇口肿痛。

83407 清胃散(《医学集成》卷二)

【组成】生地　当归　丹皮　青皮　防风　细辛　升麻

【主治】阳明胃热齿痛。

【加减】上门牙痛属心火,加黄连、麦冬;下门牙痛属肾火,加黄柏,知母;虎上牙两边痛属胃火,加石膏、花粉;虎下牙两边痛属脾火,加黄芩、白芍;盘上牙左边痛属胆火,加柴胡、胆草;盘下牙左边痛属肝火,加炒栀、胡莲;盘上牙右边痛属大肠火,加枳实、大黄;盘下牙右边痛属肺火,加黄芩、骨皮。

83408 清胃散(《喉症指南》卷四)

【组成】石膏四钱(煅)　生地三钱　黄连　连翘　丹皮各二钱　升麻八分

【用法】水煎服。

【主治】阳明实火,牙痛,口疮。

83409 清胃散(《青囊秘传》)

【组成】僵蚕　白芷　细辛　川芎各等分

【用法】上为细末,吹患处。

【主治】风牙作痛。

83410 **清胃散**(《慈禧光绪医方选议》)

【组成】人中白三钱　青黛一钱半　白芷一钱半　杭芍一钱半　生石膏二钱　冰片一钱　牛黄五分　麝香一分

【用法】上为极细末,上患处。

【功效】清热解毒。

【主治】口糜。

【方论选录】方中人中白有清热解毒、祛瘀止血之功效,外用可治口舌生疮,咽喉肿痛;牛黄外用亦可清热解毒,治疗口腔疼痛、红肿,此二药加冰片、麝香、青黛,共臻解毒、清火、消肿之目的。白芍和血,白芷祛风,生石膏外用亦治疮痈红肿流脓,内服可清胃火,故方名清胃,亦正本求源之意。

83411 **清胃膏**(《理瀹》)

【组成】生地四两　大麦冬　天花粉各三两　黄连　知母　当归　瓜蒌仁　生白芍　石斛　天冬　干葛　生甘草各二两　元参　丹参　苦参　羌活　枳实　槟榔　防风　秦艽　枯黄芩　川郁金　大贝母　香白芷　半夏　化橘红　苦桔梗　连翘　川芎　柴胡　前胡　胆南星　淮山药　忍冬藤　蒲黄　杏仁　麻仁　苏子　炙甘草　青皮　地骨皮　桑白皮　黄柏　黑山栀　赤芍　丹皮　红花　五味子　五倍子　胡黄连　升麻　白术　甘遂　大戟　细辛　车前子　泽泻　木通　皂角　蓖麻仁　木鳖仁　羚羊角　镑犀角　山甲　大黄　芒消各一两　滑石四两　生姜(连皮)　竹茹各三两　石菖蒲一两　葱白　韭白　薤白　藿香各二两　茅根　桑叶　芦根　枇杷叶(去毛)　芭蕉叶　竹叶各四两　槐枝　柳枝　桑枝　白菊花各八两　凤仙草(全株)　乌梅三个

【用法】共用油二十斤,分熬丹收。再入生石膏八两、寒水石四两、青黛一两,牡蛎粉、元明粉各二两、牛胶四两,酒蒸化,俟丹收后,搅至温,以一滴试之,不爆方下,再搅千余遍,令匀,愈多愈妙。勿炒珠,炒珠无力,且不黏也。贴上、中、下三脘。

【主治】胃中血不足,燥火用事,或心烦口渴,或呕吐黄水,或噎食不下,或食下吐出,或消谷善饥,或大呕吐血,或大便难,或食亦及肺燥者、肾热者、挟肝火者。

83412 **清骨汤**(《辨证录》卷十一)

【组成】地骨皮一两　丹皮五钱　沙参五钱　麦冬五钱　玄参五钱　北五味子五分　金钗石斛二钱　白术三钱

【用法】水煎服。连服一月而骨中之热自解,再服二月自可受孕矣。

【主治】妇人不孕,口干舌燥,骨蒸夜热,遍体火焦,咳嗽吐沫。

83413 **清骨散**(《得效》卷九)

【组成】北柴胡　生地黄各二两　熟地黄　人参(去芦)　防风(去芦)　秦艽　赤茯苓各一两　胡黄连半两　薄荷叶七钱半

【用法】上剉散。每服三钱,以水一盏半煎,温服。先服荆蓬煎丸一服,微泄脏腑后服此。

【主治】妇人、童男童女初觉劳瘵。

83414 **清骨散**(《准绳·类方》卷一)

【组成】银柴胡一钱五分　胡黄连　秦艽　鳖甲(醋炙)　地骨皮　青蒿　知母各一钱　甘草五分

【用法】上以水二钟,煎至八分,食远服。

【主治】骨蒸劳热。

【加减】血虚甚,加当归、芍药、生地;嗽多,加阿胶、麦门冬、五味子。

【方论选录】❶《医方集解》:此足少阳、厥阴药也。地骨皮、黄连、知母之苦寒,能除阴分之热而平之于内;柴胡、青蒿、秦艽之辛寒,能除肝胆之热而散之于表;鳖,阴类,而甲属骨,能引诸药入骨而补阴;甘草甘平,能和诸药而退虚热也。❷《成方便读》:以银柴、青蒿、秦艽之苦寒直入阴分者,宣热邪而出之于表;胡黄连、鳖甲、地骨、知母苦寒、甘寒之性,从阴分以清伏热于里;用炙甘草者,缓其中而和其内外,使邪去正安之意耳。

83415 **清骨散**(《寿世保元》卷四)

【组成】人参一钱　白茯苓五钱　柴胡二钱　秦艽五钱　生地黄二钱　熟地黄二钱　黄柏一钱　防风一钱　薄荷七分　胡黄连五分

【用法】上剉一剂。水煎,温服。

【主治】男妇五心烦热,骨蒸劳热。

83416 **清骨散**

《胎产心法》卷下。为《杨氏家藏方》卷十"前胡散"之异名。见该条。

83417 **清骨散**(《医学心悟》卷三)

【组成】柴胡　白芍各一钱　秦艽七分　甘草五分　丹皮　地骨皮　青蒿　鳖甲各一钱二分　知母　黄芩　胡黄连各四分

【用法】水煎服。加童便尤妙。

【主治】咳嗽吐红,渐成骨蒸劳热之症。胃强气盛,大便结,脉有力。

83418 **清骨散**(《何氏济生论》卷五)

【组成】银柴胡　地骨皮　牡丹皮

【用法】为散服。

【主治】骨蒸。

83419 **清骨散**(《镐京直指》)

【组成】生首乌四钱　鳖甲胶二钱(冲)　银胡一钱半　秦艽一钱半　地骨皮三钱　青蒿梗八分　炙知母一钱半　炙甘草五分　扁石斛三钱

【用法】水煎服。

【主治】骨蒸。

83420 **清香丸**(《幼幼新书》卷二十引张涣方)

【组成】胡黄连　青黛　朱砂　鹤虱各等分

【用法】上为末,豮猪胆汁为丸,如绿豆大。每服三丸,米饮送下。

【主治】小儿疳渴,引饮不休,肌体羸劣。

83421 **清香散**(《杨氏家藏方》卷二)

【组成】附子(炮,去皮脐)　白附子(焙)　川乌头(炮,去皮脐尖)　当归(洗,焙)各一两　天竺黄　天麻(去苗)　山药　肉桂(去粗皮)　朱砂(别研)各半两　脑子一钱(别研)　麝香半钱(别研)

【用法】上为细末。每服一钱,薄荷茶调下,不拘时候。

【主治】三阳伏留风邪,头痛不可忍。

83422 **清香散**(《普济方》卷四十六)

【组成】川芎　藁本各一两　防风　羌活各二钱　细辛三钱　香白芷一两　甘草半两

【用法】上为细末。食后茶清调服。

【主治】偏正头风并牙痛。

83423 **清香散**(《古今医鉴》卷十三)

【组成】乳香　没药　轻粉(炒)　孩儿茶　象牙(焙黄)　象皮(炒灰)　红褐(烧灰)　海巴(焙干)　珍珠(焙黄)各等分

【用法】上为细末。搽患处。

【功用】止痛生肌。

【主治】小儿癖疾,生牙疳,溃烂臭秽。

【备考】本方原名清香丸,与剂型不符,据《回春》改。

83424 **清香散**(《仙拈集》卷二)

【组成】小茴香　荔枝核　青皮各等分

【用法】上为末。每服二钱,酒调下。

【主治】外肾肿大如斗。

83425 **清顺汤**(《玉案》卷三)

【方药】黄芩　麦门冬　黄连　连翘　山栀仁　生地各二钱　大黄四钱

【用法】上加生姜三片,水煎服,不拘时候。

【主治】舌强壅肿。

83426 **清泉汤**(《普济方》卷二一五)

【组成】棕榈皮不拘多少(一半生炒为末,一半烧灰为末)

【用法】每服生熟各半钱,空心温酒调下。

【主治】血淋不止。

83427 **清泉汤**(《会约》卷四)

【组成】生石膏三钱(研)　知母一钱半　陈皮(去白)　厚朴(姜炒)　枳壳各一钱半　大腹皮二钱(洗净)　黄芩一钱半

【用法】水煎服。

【主治】伤寒阳证实热,脉洪腹满。

【加减】如便结,加大黄二钱以攻之。

83428 **清食丸**(《中国医学大辞典》)

【组成】山楂肉(炒焦)　萝卜子(炒)　香附子(制)　神曲(炒)　青皮(炒)　麦芽(炒焦)　陈皮各三两　阿魏一两

【用法】上为末,水泛为丸,如梧桐子大。每服四钱,熟汤送下。

【主治】食积停滞,不能运化。

83429 **清胆汤**(《伤寒大白》卷三)

【组成】柴胡　黄芩　竹茹　厚朴　广皮　甘草

【主治】伤寒盗汗。胆经火旺,合目则汗。

【加减】若左寸脉大,是胆涎沃心,《家秘》加陈胆星,川黄连;兼小便不利,合导赤各半汤;左关数大,合龙胆泻肝汤,加归、芍、山栀、牡丹皮。

83430 **清胆汤**(《杂病源流犀烛》卷二十三)

【组成】青蒿叶　青菊叶　薄荷梗　连翘　苦丁茶　鲜荷叶汁

【主治】因大声喊叫,右耳失聪。以外触惊气,内应肝胆,胆脉络耳,震动其火风之威,至郁而阻窍成聋者。

【宜忌】忌食腥浊。

83431 **清胜丸**(《玉案》卷五)

【组成】当归　生地　丹皮　白茯苓各三两　山茱萸(去核)　北五味　牡蛎　莲蕊　黄柏　益智仁　知母各二两

【用法】上为末,炼蜜为丸。每服三钱,空心白滚汤送下。

【主治】小便不禁。

83432 **清胎方**(《千金珍秘方选》)

【组成】川断　杜仲各等分

【用法】上为末,用雄猪胆一个,填药塞满,用酒煨熟,打为丸,如绿豆大。每服三钱,一日二次,一月服一料。

【功用】保胎。

83433 **清脉汤**(《三因》卷八)

【组成】柴胡　泽泻　橘皮　芒消　枳实(麸炒,去瓤)　黄芩　升麻　旋覆花　生地黄各等分

【用法】上剉为散。每服四钱,以水一盏半,煎至七分,去滓,下芒消再煎,热服,不拘时候。

【主治】小肠实热。身热,手足心热,汗不出,心中烦满,结塞不通,口疮,身重。

83434 **清音丸**(《准绳·类方》卷二引《医学统旨》)

【组成】桔梗　诃子各一两　甘草五钱　硼砂　青黛各三钱　冰片三分

【用法】上为细末,炼蜜为丸,如龙眼大。每服一丸,噙化。

【功用】《医学六要》:化痰止咳,清金降火。

【主治】❶《准绳·类方》引《医学统旨》:咳嗽。❷《全国中药成药处方集》西安方:咽喉肿痛,咳嗽失音。

83435 **清音丸**(《北京市中药成方选集》)

【组成】诃子肉十两　川贝母二十两　甘草二十两　百药煎二十两　乌梅肉十两　花粉十两　葛根二十两　茯苓十两

【用法】上为细粉,炼蜜为丸,每丸重五分。每服二丸,每日三次,温开水送下,或噙化。

【功用】清热利咽,生津止渴。

【主治】肺热火盛,咽喉不利,舌干口燥,失音声哑。

【宜忌】忌食辛辣食物。

83436 **清音丸**(《全国中药成药处方集》天津方)

【组成】元参(去芦)　桔梗　山豆根　胖大海　薄荷叶　生硼砂　金果榄　射干　黄连各一两　诃子肉二两　银花一两五钱　麦冬一两五钱　黄芩　生栀子　净金灯　川贝　甘草各五钱

【用法】上为细粉,炼蜜为丸,每丸一钱重。蜡皮或蜡纸筒封固。每次一丸,含在口中,缓缓咽下,每天含二三丸。

【功用】清凉解热,生津止渴。

【主治】咽喉肿痛,音哑声嘶,口干舌燥,咽下不利。

【宜忌】忌辛辣食物。

83437 **清音丸**(《全国中药成药处方集》兰州方)

【组成】桔梗一两　寒水石一两　苏薄荷一两　诃子一两　粉甘草一两　青黛二钱　硼砂二钱　冰片三分　乌梅一两

【用法】上为细末,炼蜜为丸,每丸一钱重。随时将药噙在口中溶化,缓缓下咽。每天可服三五丸。

【功用】清凉解热,生津止渴。

【主治】由肺热、胃热而致口干舌燥，喉咙不清，声哑失音。

【宜忌】服药期间，不要吸烟饮酒。忌刺激性食物。

83438 清音丸（《全国中药成药处方集》沈阳方）

【组成】鲜地黄五钱　乌梅肉十五枚　天门冬六钱　黄芩四钱　诃子肉三钱　麦门冬六钱　鲜荷叶　京知母各五钱　柿霜五钱　粉甘草六钱　红梨汁一两　羊乳二两　甘蔗汁一两

【用法】上为极细末，羊乳、梨汁熬成膏，少加炼蜜为丸，每丸五分重。每服一丸，放口内噙化。

【功用】清咽。

【主治】咽喉、口腔疾患。肺热火盛，咽头发炎，口燥咽干，支气管炎，声音嘶嗄，咳嗽音哑。

【宜忌】忌五辛、油腻、酸、盐、刺激食物。

83439 清音丹（《普济方》卷一五九引《经验良方》）

【组成】人参二钱半　桔梗　知母　玄胡索各半两　甘草四钱

【用法】上为末，炼蜜为丸，如小龙眼核大。绵裹一丸，卧时置口中，使之自化。

【主治】久年咳嗽声哑。

83440 清音片（《常用中成药》）

【组成】橄榄干九十六两　寒水石　桔梗　大青叶各六十四两　甘草三十二两　飞月石五两　薄荷脑一两二钱　冰片一钱

【用法】上为片剂。每日三次，每次二片，含化或吞服。

【功用】清热，利咽，开音。

【主治】咽喉肿痛，音哑声嘶，咽下不利。

83441 清音汤

《嵩崖尊生》卷六。为《外科正宗》卷二"清音噙化丸"之异名。见该条。

83442 清音散（《古今医鉴》卷九）

【组成】诃子三钱（半生半泡熟）　木通二钱（半生半泡熟）　桔梗（生用）　甘草三钱（半生半炙）

【用法】上剉。水煎，用生地黄捣烂，入药服之。

【主治】声音不清。

【备考】方中桔梗用量原缺。

83443 清浊饮（《仙拈集》卷二）

【组成】木通七钱　滑石三钱　粉草四钱　黄荆子二钱

【用法】水煎，空心服。

【主治】赤白浊。

83444 清浊饮（《效验秘方》许先梅 王桂芳方）

【组成】黄柏8克　青皮8克　萆薢10克　泽泻10克　赤芍10克　丹皮10克　王不留行10克　车前子15克　蒲公英15克　苦参6克　木香5克　生甘草5克

【用法】水煎2次，早晚分服。

【主治】慢性前列腺炎（淋浊）。

【加减】大便秘结者加熟军；尿混浊者加茯苓、石菖蒲；尿次频数者加乌药、桑螵蛸；瘀滞甚者加穿山甲、三七；性欲减退者加淫羊藿、巴戟天；年老体弱者加黄芪、白术。

83445 清涎汤（《魏氏家藏方》卷二）

【组成】半夏一斤（以白矾四两，逐旋泡浸，冬半月、夏五日、春秋七八日，候日数足，取出以生姜自然汁煮透，以无白星为度）　缩砂四两　甘草二两（炙）　白豆蔻一两　丁香半两（不见火）（不用丁香亦得）

【用法】上为细末。每服二钱，沸汤调下。

【主治】痰涎。

83446 清涎散（《外科传薪集》）

【组成】月石一两　元明粉三钱　大梅片三分

【主治】牙痛。

【备考】《青囊秘传》本方用法：研细，吹口。

83447 清首汤（《洞天奥旨》卷九）

【组成】玄参三钱　生甘草一钱　茯苓二钱　白芷一钱　山豆根五分　紫草一钱　黄柏一钱　蔓荆子一钱　白蒺藜一钱　半夏五分

【用法】水煎服。服四剂后，以蜗蜂丹外治。

【主治】小儿秃疮，胎毒疮。

83448 清室汤（《辨证录》卷五）

【组成】柴胡　黄芩　半夏各一钱　丹皮三钱　枳壳五分　白芍五钱

【用法】水煎服。

【主治】妇人春月伤风，热入血室，下血谵语，头汗出者。

83449 清宫丹（《全国中药成药处方集》沈阳方一）

【组成】乌犀角五钱　元参四钱　杏仁三钱　寸冬四钱　粉葛根三钱　生石膏三钱　蒌仁四钱　桔梗四钱　生地四钱　枳壳三钱　芥穗三钱　牛蒡子三钱　木通三钱　连翘四钱　山栀四钱　明雄四钱　黄芩五钱　朱砂四钱　粉草四钱

【用法】上为极细末，炼蜜为丸，每丸一钱四分重。每服一丸，生姜汤送下，或用白开水亦可。服后宜令微汗。

【功用】解表散风，清热化毒。

【主治】流行感冒，头痛鼻塞，发热恶寒，遍身疼痛，烦渴干呕，咳嗽气促，神昏胸闷，大便秘闭，小便赤，两胁引痛。

【宜忌】忌食五辛发物及油腻之食物，孕妇忌服。

83450 清宫丹（《全国中药成药处方集》沈阳方二）

【组成】片朱砂三钱　广角三钱　元参三钱　莲子心五分　竹叶二钱　连翘二钱　麦冬三钱　柴胡四钱　枳壳四钱　郁金三钱　薄荷三钱　清夏三钱　桔梗三钱　黄连四钱　焦栀三钱　川羌四钱　甘草三钱　梅片二钱　川贝母四钱　杏仁四钱　黄芩三钱　粉葛根五钱

【用法】上为极细末，炼蜜为丸，每丸二钱重。每服一丸，生姜汤或白开水送下。

【功用】清热解表。

【主治】流行感冒，风热头痛。

【宜忌】孕妇忌服。

83451 清宫丹（《全国中药成药处方集》抚顺方）

【组成】枳壳四钱　寸冬一两　黄芩五钱　法夏四钱　花粉四钱　柴胡四钱　生石膏一两　桔梗五钱　薄荷三钱　朱砂四钱　山栀四钱　郁金四钱　云苓四钱　胆草四钱　羌活三钱　独活三钱　白参四钱　甘草四钱　犀角五钱　雄黄四钱

【用法】上为细末，炼蜜为丸，每丸一钱四分重，蜡皮封。大人每服一大丸，五岁至十岁每服一小丸，二岁以下小儿每服小丸三分之一。用桑叶、薄荷、菊花煎汤送下；白水、茶水亦可。

【功用】清凉解热，透表化毒。

【主治】温热病发疹，感冒发热烦渴，头疼身痛，干呕烦躁，寒热往来；麻疹初期，发热畏寒，瘾疹潜伏，应出不出，烦热咳嗽；大头瘟、丹毒、头面红肿，发热畏冷，心烦欲吐，便秘神昏。

【宜忌】孕妇忌服。忌腥辣厚味。

83452 **清宫丹**（《全国中药成药处方集》吉林方）

【组成】柴胡三钱　蒲黄五钱　枳壳　生石膏各三钱　寸冬五钱　黄芩　郁金　酒杭芍　薄荷　清夏　桔梗各三钱　云黄连二钱　山栀三钱　朱砂二钱　胆草　川羌活　独活各三钱　犀角三钱　粉草　胆星各二钱

【用法】上将朱砂另研，余为细面，一处调匀，炼蜜为丸，大丸一钱四分重，小丸七分重，大赤金为衣，绵纸包裹，蜡皮封。大人每服一大丸，五岁至十岁小儿每服一小丸，二岁以上小儿每服二分之一小丸，周岁以内小儿每服三分之一小丸，用桑叶、菊花、薄荷、鲜姜煎汤为引。

【功用】退热解毒，透汗解表。

【主治】温病，麻疹，大头瘟毒，瘟毒发斑，感冒。

【宜忌】孕妇忌服，忌腥辣厚味。

83453 **清宫汤**（《温病条辨》卷一）

【组成】元参心三钱　莲子心五分　竹叶卷心二钱　连翘心二钱　犀角尖二钱（磨冲）　连心麦冬三钱

【用法】水煎服。

【主治】太阴温病，神昏谵语者。

【加减】热痰盛，加竹沥、梨汁各五匙；咯痰不清，加瓜蒌皮一钱五分；热毒盛，加金汁人中黄；渐欲神昏，加银花三钱、荷叶二钱、石菖蒲一钱。

83454 **清神丹**（《万氏家抄方》卷五）

【组成】山药　归身　远志（甘草汤浸，去骨）　白茯苓　辰砂各六钱　麦门冬（去心）五钱　川黄连（姜汁炒）　贝母（去心）　人参　白术（炒）各四钱　酸枣仁（炒）五钱　甘草（炙）二钱

【用法】上为细末，竹沥为丸，如豌豆大，辰砂为衣。米汤化下。

【主治】小儿夜啼。

83455 **清神丹**（《古今医鉴》卷七）

【组成】石菖蒲（去毛）二两　辰砂六钱（研细，水飞过，以一半为衣）

【用法】上为末，猪心血打面糊为丸，如梧桐子大。每服七八十丸，空心白汤送下。

【主治】痫症。

83456 **清神汤**（《婴童百问》卷二）

【组成】犀角　远志（姜制，去心）　白鲜皮　人参　石菖蒲　甘草（炙）各一钱

【用法】上为末。每服一钱，去心麦门冬煎汤调下。

【主治】❶《婴童百问》：小儿惊痫。❷《景岳全书》：心虚血热惊痫。

83457 **清神汤**（《万氏家抄方》卷六）

【组成】人参　麦门冬（去心）　黄耆（炙）　当归　白术（炒）　陈皮　枣仁（生用）　甘草（炙）　黄连（炒）

【用法】大枣为引，煎服。

【主治】痘疹靥不脱，昏睡。

83458 **清神汤**（《万氏妇人科》卷二）

【组成】人参　白术　茯苓　炙耆　炙草　麦冬　归身各等分

【用法】生姜、大枣为引，水煎，食远服。兼服寿星丸。

【主治】❶《万氏妇人科》：子痫，气虚挟痰挟火。❷《胎产心法》：孕妇忽然眩晕卒倒，口噤不能言，状如中风，须臾即醒，醒而复发。

【备考】《胎产心法》有白芍。

83459 **清神汤**

《赤水玄珠》卷十四。为《救急选方》卷上引《医学统旨》“清心汤”之异名。见该条。

83460 **清神汤**（《医略六书》卷二十二）

【组成】黄连一钱半　茯神一钱半　枣仁三钱　柏仁二钱　远志一钱半　甘草五分　菖蒲三钱　竹沥三匙（冲）　姜汁一匙（冲）

【用法】水煎，去滓，冲二汁服。

【主治】虚热痰迷，病痫脉数。

【加减】肺虚加人参；肺热加沙参；痰多加南星、半夏。

【方论选录】心肺虚热，痰迷膈上，故神明昏昧，病痫时发焉。黄连清心泻热，枣仁养心宁神，菖蒲发痰通窍，茯神定心安神，柏子仁养心神，远志肉交心肾，甘草缓虚热，姜汁散痰涎，竹沥化痰润液以安神清膈也。肺虚加人参以扶元，肺热加沙参以清肺，痰多加半夏，南星以豁之。端不外清热存阴、扶元益虚之治，何虚热痰迷、病痫卒仆不除乎？

83461 **清神汤**（《证治宝鉴》卷十）

【组成】全蝎　荆芥　防风　木通　甘草　菊花　川芎　羌活　菖蒲　木香　僵蚕

【主治】风邪入耳，气壅耳鸣、耳痒，眼中流火，内热甚而脉洪大者。

83462 **清神香**（《医事启源》）

【组成】辰砂一钱　沉香三钱　百草霜三钱

【用法】上为末，和匀，分为七贴。剪纸幅一寸，长八寸，铺药末，捻为七条子，树之香炉中，点火条头，卷纸作筒如笋状以覆之，令烟不散，其尖上穿一小孔。患者含冷水就孔嗅之，全七日而止。

【主治】疮毒头痛及咽喉破烂，瘰疬、眼疾，服药无效者。

83463 **清神散**（《圣惠》卷八十七）

【组成】恶实（微炒）　木通（剉）　晚蚕沙各一分

【用法】上为细散。每服半钱，以温水调下。每日三次。

【主治】小儿眼疳及疱疮入眼。

83464 **清神散**（《局方》卷一）

【组成】檀香（剉）　人参（去芦）　羌活（去苗）　防风（去苗）各十两　薄荷（去土）　荆芥穗　甘草（爁）各二十两　石膏（研）四十两　细辛（去苗，洗，焙）五两

【用法】上为末。每服二钱，食后沸汤点服；或入茶末点服亦得。

【功用】消风壅，化痰涎。

【主治】头昏目眩，心忪面热，脑痛耳鸣，鼻塞声重，口眼瞤动，精神昏愦，肢体疼倦，颈项紧急，心膈烦闷，咽嗌不利。

83465 **清神散**（《圣济总录》卷十五）

【组成】芎䓖二两　莎草根(炒去毛)三两　石膏(研)一两　龙脑(研)一分

【用法】上为散。每服二钱匕，食后用荆芥、腊茶清调下。

【主治】脑风头痛，连眼目紧急，肢体拘急疼痛。

83466 清神散(《圣济总录》卷一七〇)

【组成】牛黄(研)　天竺黄(研)　铅白霜(研)　郁金　麦门冬(去心，焙)　甘草(炙)各一分　人参半两

【用法】上为细散。每服半钱匕，乳食后人参汤放冷调下。

【主治】小儿惊热啼叫，睡卧不安。

83467 清神散(《鸡峰》卷十八)

【组成】川芎　川乌头　苍术　滑石　瓜蒌根　白芷各半两　绿豆一合

【用法】上为细末。每服二钱，擦于头上，候少时篦之。

【主治】头疾。

83468 清神散(《鸡峰》卷十八)

【组成】川芎　芥穗　香附子各一两　防风　泽泻　甘草　石膏　蒺藜各一两

【用法】上为细末。每服一钱，茶清调下，不拘时候。

【主治】头目不清，精神昏愦。

83469 清神散(《杨氏家藏方》卷三)

【组成】龙脑薄荷叶　荆芥穗各二两　甘草一两(炙)　川芎　牛蒡子(炒)各一两

【用法】上为细末。每服二钱，食后沸汤调下。

【主治】风壅热盛，咽膈不利。

【备考】本方原名"清神汤"，与剂型不符，据《普济方》改。

83470 清神散(《御药院方》卷一)

【组成】王瓜(细碎，炒令黑色)一两　川芎一两　香附子二两(炒)　防风　薄荷叶　白芷　荆芥穗　羌活　细辛(去叶)　甘草(炙)各一两

【用法】上为细末。每服一大钱，食后茶清点服；或温水亦得。

【主治】头风旋晕，面目瞤动，神志不清，鼻塞声重。

83471 清神散(《直指小儿》卷二)

【组成】犀角　远志肉(姜制，焙)　白鲜皮　石菖蒲　半夏(制)各一分　茯神半两　大黄(焙)　人参　甘草(炒)各一钱半

【用法】上为末。每服三字，去心麦门冬煎汤调下。

【主治】小儿惊痫。

【备考】本方原名"清神汤"，与剂型不符，据《奇效良方》改。

83472 清神散(《朱氏集验方》卷九)

【组成】干菊花　白僵蚕(炒去丝嘴)各一两　荆芥穗　羌活　木通　川芎　防风各半两　木香二钱　甘草　石菖蒲各三钱

【用法】上为末。每服三钱，食后、临卧服，茶清调下。

【主治】❶《朱氏集验方》：气壅于上，头目不清，耳常重听。❷《医略六书》：耳聋作痛，脉浮数者。

【方论选录】《医略六书》：风热内攻，听户闭塞，聪明之气不行，故暴聋作痛焉。羌活疏散，行气于听户；僵蚕轻扬，行气于经络；防风散风调气；荆芥散风和血；羚羊角清肝火，兼肃肺气；甘菊花解郁热，并益金水；川芎行血中之气以聪耳；菖蒲通耳中之窍以听声；木通降心火利小火；甘草缓中州和胃气也。为散煎服，使风热得解，则清阳上奉而诸窍皆聪，安有暴聋作痛之患乎？此散风清热之剂，为暴聋作痛之专方。

【备考】《医灯续焰》无木香，有香附；《医略六书》无木香，有羚角。

83473 清神散(《活幼口议》卷二十)

【组成】四圣汤加白附子　全蝎　腻粉

【主治】小儿体热，夜啼烦躁。

83474 清神散(《普济方》卷四十六)

【组成】麝香　脑子　雄黄　青黛　全蝎　乳香　没药各等分

【用法】上为细末。每用少许，口含温水，搐入鼻中。

【主治】首风。

83475 清神散(《普济方》卷三六一)

【组成】麻黄(去节)二钱　川芎半两　羌活二钱　防风二钱　荆芥二钱　苦梗二钱　甘草二钱　茯苓半两　人参三钱

【用法】上为散。每服二钱，加薄荷同煎服。

【主治】小儿变蒸潮热；伤寒兼伤风，咳嗽气急，夜啼烦躁，头目昏沉；及伤风身热，咳嗽不进饮食，鼻塞气促，睡卧不安。

83476 清神散

《普济方》卷三六八。为原书同卷"加减惺惺散"之异名。见该条。

83477 清神散(《医统》卷八十八)

【组成】人参　白术　茯苓　甘草　防风　桔梗　细辛　天花粉各等分

【用法】上咀散。入薄荷少许煎服，不拘时候。

【主治】肺热鼻塞生疮，不闻香臭。

83478 清神散(《便览》卷一)

【组成】羌活　枳壳　归身　白术　薄荷　甘草　龙胆草　桔梗　黄芩　半夏　防风　连翘　川芎　玄参　栀子仁

【用法】上以水一盏半，加生姜三片，煎服。

【主治】热气壅盛，痰涎，胸膈烦热。

83479 清神散(《外科正宗》卷二)

【组成】甘草节五钱　真绿豆粉一两　大朱砂三钱　梅花片五分　牛黄三分

【用法】上为细末。每服一钱，淡竹叶、灯心汤调服。

【主治】脱疽、疔疮，发背，毒积甚者，腠理发越不尽，烦躁闷乱，睡则谵言，呕吐不食。

83480 清络饮(《温病条辨》卷一)

【组成】鲜荷叶边二钱　鲜银花二钱　西瓜翠衣二钱　鲜扁豆花一枝　丝瓜皮二钱　鲜竹叶心二钱

【用法】上以水二杯，煮取一杯，每日二次。

【主治】手太阴暑温，发汗后，暑证悉减，但头微胀，目不了了，余邪不解者。

83481 清真汤(《普济方》卷二一六引《十便良方》)

【组成】车前子五合　冬瓜汁二合

【用法】上药相和，分为二服。食前服之。

【主治】小便不通，腹胀气急闷。

83482 清壶丸（《简易方》引《叶氏录验录》，见《医方类聚》卷一一七）

【组成】半夏一斤　天南星　神曲各半斤

【用法】上为末，生姜自然汁和饼，焙干，每曲四两，入白术三两，枳实一两，为末，生姜糊为丸，如梧桐子大。每服五十丸，生姜汤送下。

【主治】痰饮。

83483 清热丸（《成方制剂》19 册）

【组成】冰片　儿茶　胡黄连　黄连　牛胆膏　牛黄　香墨

【用法】上制成丸剂。口服，一次 3 克，一日 2 次；儿童酌情服用。

【功用】清热解毒，散瘀凉血，消肿。

【主治】急热惊风，中暑头昏，吐血，衄血，咽喉肿痛，口舌生疮，牙齿疼痛，大便不通，小便不通，小便赤黄。

【宜忌】孕妇忌服。

83484 清热片（《吉林省中成药暂行标准》）

【组成】黄芩 150 克　滑石 100 克　黄柏 100 克　大黄 100 克　北寒水石 100 克　栀子 100 克　知母 100 克　甘草 100 克　石膏 100 克　雄黄 30 克　冰片 20 克

【用法】粉碎：将雄黄研细粉，过 140 目筛，黄芩、滑石、黄柏、大黄、寒水石、栀子、石膏共研细粉，过 120 目筛，与雄黄细粉配研，研细，混合均匀。冰片分研细粉，过 100 目筛，备用。煎煮：将知母、甘草酌予碎断，煎煮三次，分次过滤，合并滤液，浓缩成膏。制粒压片：将上述药粉（冰片细粉除外）、浓缩膏混合均匀，干燥、粉碎，过 100 目筛，加适量的黄糊精，混合均匀，制颗粒，干燥，整粒，加入冰片细粉。应出颗粒 830 克，公差 ±3%。加硬脂酸镁混合均匀，压片，包衣，打光。基片重 0.3 克，糖衣片重 0.45 克。温开水送服。每次 4~6 片，每日 2~3 次。

【功用】泻火，清热，解毒。

【主治】实热毒水引起的身热烦渴，头晕目赤，齿龈肿痛，咽喉肿痛，大便燥结。

83485 清热汤（《万氏家抄方》卷二）

【组成】车前子　灯心　侧柏叶　栀子　黄芩　滑石　乌梅　竹叶　大黄（酒蒸熟）　蒲黄　猪苓　甘草　赤茯苓

【用法】加生姜，水煎服。

【主治】赤浊，便血，血淋。

83486 清热汤（《杏苑》卷五）

【组成】防风五钱　羌活六钱　黄芩三钱　甘草七分

【用法】上㕮咀。用水煎熟，食后温服。

【功用】疏风清热。

【主治】风热眉棱骨痛。

83487 清热汤（《嵩崖尊生》卷十五）

【组成】升麻三分　川芎三分　白芍三分　半夏三分　干葛二分　生甘草二分　酒黄连二分　石膏五分　白术五分　白芷一分半

【用法】上水煎，作数次服。

【主治】走马牙疳。

83488 清热汤（《会约》卷四）

【组成】扁豆（炒，研）三钱　麦冬一钱半　石膏（生用）三钱　生地二钱　车前子一钱半　知母一钱　黄柏一钱　威参八钱　牛膝二钱

【用法】水煎，空心服。

【主治】伤寒二便热结。

【加减】或加酒蒸大黄。

83489 清热汤（《医钞类编》卷二十二）

【组成】生地　木通　麦冬三钱　甘草一钱

【用法】上加灯心，水煎服。

【主治】汤火伤，热毒攻心。

【备考】方中生地、木通用量原缺。

83490 清热饮（《古今医鉴》卷十一）

【组成】紫苏　陈皮　桔梗　枳壳　前胡　半夏　干葛　赤苓　赤芍　丹皮　生地　栀子　黄芩　甘草

【用法】上剉一剂。加生姜，水煎服。

【主治】妇人经闭发热，咳嗽吐血，右胁痛。

【加减】血虚，加芎、归。

83491 清热饮（《玉案》卷五）

【组成】当归　人参　生地　白芍各一钱二分　地骨皮　丹皮　香附各一钱　红花　沙参　续断各八分

【用法】上加大枣五枚，临卧水煎服。

【主治】产后身热不止。

83492 清热饮（《玉案》卷六）

【组成】黄连　生地各一钱　甘草　木通　连翘　石莲子各五分

【用法】上加淡竹叶七片，水煎，时时灌入口中。

【主治】❶《玉案》：重舌。❷《金鉴》：心脾积热，舌下近舌根处肿突似舌形。

83493 清热饮（《幼科直言》卷五）

【组成】黄芩　生地　当归　川芎　桑皮　连翘　麦门冬　丹皮　陈皮　甘草

【用法】水煎服。

【主治】目疾，已发表过，单有热症者。

【加减】有翳，加决明子；热腾盛者，加黄连，兼服犀角丸。

83494 清热饮（《医学集成》卷三）

【组成】骨皮　丹皮　当归　鳖甲　焦术各三钱　人参　黄耆　柴胡　青蒿　知母各二钱　大枣二个

【主治】骨蒸热。

83495 清热散（《辨证录》卷一）

【组成】茯苓五钱　麦冬一两　丹皮二钱　柴胡一钱　甘草五分

【用法】水煎服。

【主治】冬月伤寒，心虚而神不守舍，身热五六日不解，谵语口渴，小便自利、欲卧。

【方论选录】用麦冬以补心，用茯苓以分消火热，用柴胡、丹皮，甘草以和解其邪气。心气足而邪不能侵，邪尽从小肠以泄出，而心中宁静，津液自生，故渴除而肾气上交于心，而精自长，亦不思卧矣。

83496 清热散

《仙拈集》卷三。为《证类本草》卷十九引《传信方》"乱发鸡子膏"之异名。见该条。

83497 清热煎(《嵩崖尊生》卷十五)

【组成】陈皮　半夏各八分　枳实六分　苍术　厚朴各六分　青皮　槟榔各七分　黄芩　柴胡各八分

【主治】疟疾热多者。

83498 清眩丸(《北京市中药成方选集》)

【组成】川芎二百两　薄荷九十二两　白芷二百两　荆芥穗九十二两　石膏(生)一百两

【用法】上为细末,炼蜜为丸,每丸重二钱。每服二丸,温开水送下。

【功用】解热散风。

【主治】风热上攻,头晕目眩,偏正头痛,鼻塞不通。

【备考】本方改为片剂名清眩片(见《北京市中成药规范》)。

83499 清眩丸(《全国中药成药处方集》天津方)

【组成】川芎　白芷各一斤四两　薄荷九两五钱　芥穗九两六钱　生石膏　大黄各十两　天麻八两　菊花十两　元参(去芦)十两

【用法】上为细末,炼蜜为丸,每丸三钱重,蜡皮或蜡纸筒封固。每次服一丸,白开水送下。

【功用】清火散风,解热止痛。

【主治】风热上攻,头晕头眩,偏正头痛,鼻塞不通,二便不利。

【宜忌】贫血性头眩头痛症及孕妇忌服。

83500 清眩丸(《全国中药成药处方集》青岛方)

【组成】川芎　细辛　白芷　芥穗　薄荷　甘草各四两　石膏十两　藁本十两　天麻二十两　元参十两　菊花　金沸草　荆芥子各六两

【主治】时疫感冒。

83501 清眩片

《北京市中成药规范》。即《北京市中药成方选集》"清眩丸"改为片剂。见该条。

83502 清健丸(《赤水玄珠》卷六)

【组成】枳实　白术各二两　陈皮　半夏　南星　山楂各一两　白芥子　黄芩　苍术各一两半　川连　川归　砂仁各五钱

【用法】上为末,用神曲五两为粉,取竹沥二碗,生姜汁半盏,煮糊为丸,如梧桐子大。每服八九十丸,白汤送下。

【主治】痰饮。

83503 清健方(《不居集》下集卷一)

【组成】桔梗三钱　杏仁三钱　苏子三钱　郁金三钱　前胡二钱　薄荷一钱　栀子一钱　海石一钱　半夏一钱　瓜蒌霜三钱

【主治】风劳咳嗽,失血痰黄,气结者。

83504 清臭饮(《仙拈集》卷二)

【组成】赤芍　黄芩　藁本　生地　黄连　石菖蒲　远志各等分　甘草三分

【用法】水煎服。

【主治】鼻中臭气。

83505 清衄汤(《回春》卷四)

【组成】当归　芍药　生地　香附(炒)黄芩各一钱　栀子(炒)一钱　黄连七分　赤芍　桔梗各五分　生甘草　柏叶七枚　藕节五个

【用法】上㕮作一剂。水煎,入童便共服。

【主治】衄血。

【现代研究】抑制血小板聚集作用:《江苏中医药》[2003,24(1):54]本方能抑制ADP诱导的家兔体外血小板聚集,对花生四烯酸(AA)诱导的血小板聚集也有抑制作用,但用药剂量较大,量效间有很好的相关性。提示清衄汤具有抑制血小板聚集的作用,通过影响血小板聚集率亦是发挥其止血作用的机制之一。

【备考】方中甘草用量原缺。

83506 清胰丸(《新急腹症学》)

【组成】柴胡　黄芩　半夏各一两　全瓜蒌二两　薤白　枳实　川楝子　白芍各一两　生军五钱或一两

【用法】上为细末,炼蜜为丸,每丸重三钱。早、晚各一丸。

【主治】急性胰腺炎。

83507 清胰片(《中西医结合治疗常见外科急腹症》)

【组成】柴胡　黄芩　胡连　木香　元胡　杭芍各9.4克　生大黄15.6克

【用法】制成片剂。每次四片,一日三次。

【主治】急性水肿型胰腺炎。

83508 清胰汤(《外伤科学》)

【组成】柴胡三钱　黄芩三钱　胡黄连三钱　厚朴三钱　枳壳三钱　木香三钱　大黄三钱(后下)　芒消三钱(冲服)

【用法】水煎服。

【功用】疏肝理气,清热通便。

【主治】气滞性胰腺炎。

83509 清脏汤(《回春》卷四)

【组成】当归(酒洗)八分　川芎五分　生地二钱　白芍(炒)　黄连(炒)各六分　黄芩(炒)　栀子(炒黑)　黄柏(炒)各七分　地榆八分　槐角(炒)五分　柏叶(炒)　阿胶(炒)各六分

【用法】上㕮一剂。水煎,空心服。

【主治】大便下血并肠风下血。

【加减】腹胀,加陈皮六分;气虚,加人参、白术、木香各三分;肠风,加荆芥五分;气下陷,加升麻五分;心血不足,加茯苓六分;虚寒,加炒黑干姜五分。

83510 清疳丸(《幼科金针》卷下)

【组成】胡黄连二钱　川连二钱　龙胆草一钱五分　干蟾头一钱　川芎一钱　陈皮一钱五分　青皮一钱五分(醋炙)　芦荟一钱五分　使君子肉一钱五分

【用法】上为末,神曲为丸。每服七十丸,糯米饮送下。

【主治】小儿麻疹,邪热不清,久嗽不止,肌肉瘦削,便成痧痨。

83511 清疳丸(《幼科指掌》卷四)

【组成】芦荟　青黛　胡连　川黄连　天冬　麦冬　陈皮　地骨皮　夜明砂　瓜蒌仁　甘草　朱砂　猪胆汁

【用法】炼蜜为丸,如芥子大,朱砂为衣。每服三五十丸,米汤送下。

【主治】小儿肺疳(一名气疳)。鼻下生疮,咳嗽气逆,壮热恶寒,皮肤粟起,鼻痒流涕,咽喉不利,气胀毛焦,泄痢频并。

83512 **清疳散**(《医门补要》卷中)

【组成】青黛三钱　扫盆二钱　川柏末五钱　柏油八钱　麻油一两

【用法】将油炖温,和匀,入三味药末,搅匀搽之。

【主治】下疳。

83513 **清疳散**(《全国中药成药处方集》沈阳方)

【组成】枳壳二钱　青皮　广皮　楂炭各三钱　槟榔　白术　半夏各一钱半　白芍　厚朴　茯苓　大黄　朱砂各一钱　象牙三分　牛黄一分　胆星八分　珍珠三分　麝香二分　冰片三分

【用法】先将枳壳等十一味研为极细末,再将朱砂等七味研为极细面,兑匀。满一岁小儿每服一分,二岁至三岁者每服二分。

【功用】清肝解热,化积理脾。

【主治】停食宿乳,体倦腹胀,午后发烧,面色萎黄,肌肉消瘦,目赤口臭,大便稠黏,尿色赤黄,积久变疳。

【宜忌】忌腥辣及硬性食物。

83514 **清疹汤**(《衷中参西》上册)

【组成】生石膏(捣细)一两　知母六钱　羚羊角二钱　金线重楼(切片)一钱半　薄荷叶二钱　青连翘二钱　蝉退(去足土)一钱半　僵蚕二钱

【用法】上水煎,取清汤一钟半,分二次温服。以服后得微汗为佳。若一次得微汗者,余药仍可再服。若服一次即得大汗者,余药当停服。此药分量,系治七八岁以上者,若七八岁以下者,可随其年之大小,斟酌少用。

【主治】小儿出疹,表里俱热,或烦躁引饮,或喉疼声哑,或喘逆咳嗽。

83515 **清疹散**(《全国中药成药处方集》沈阳方)

【组成】生石膏　乌犀角　京知母各五钱　全蝉退　白僵蚕　青连翘各四钱　金重楼三钱　薄荷叶四钱　芦根一两　金银花一两

【用法】上为极细末。小儿一岁以上每服一分,三岁以上每服二分,五岁以上每服三分,余类推。白开水送下。

【功用】清热解表,解毒透疹。

【主治】疹毒不透,喉肿音哑,胸高气喘,呼吸急促,腹痛便溏,神昏谵语,四肢热厥,搐搦瘈疭。

【宜忌】忌鱼腥、辣物。

83516 **清烟膏**(《古今医鉴》卷十六)

【组成】鸡子清　京墨

【用法】以鸡子清磨京墨,涂患处,上用三层湿纸盖,则不起泡,冷如冰,效。

【主治】汤火伤。

83517 **清凉丸**(《眼科全书》卷二)

【组成】人参　白茯各五钱　防风　黄芩　茺蔚子　大黄　玄参各一两

【用法】上为末,炼蜜为丸,如梧桐子大。每服二十丸,空心精茶送下。

【主治】小儿斑疮入眼。

83518 **清凉丸**(《金鉴》卷六十五)

【组成】当归尾　石菖蒲　赤芍药各二钱　川黄连(生)　地肤子　杏仁(生)各一钱　羌活五分　胆矾二分

【用法】上为粗末,以大红绸包之,如樱桃大。甜滚水浸泡,乘热蘸洗,勿见尘土。

【主治】眼胞菌毒初起。脾经素有湿热,思郁气结而生者。

83519 **清凉丹**(《幼幼新书》卷十一引张涣方)

【组成】郁金　黄芩　犀角末各一分　白芍药半分(上为细末,次用)　脑　麝(各研)一钱　天竺黄一分(细研)　好朱砂半两(细研,水飞)

【用法】上拌匀,炼蜜为丸,如鸡头子大。每服一粒至二粒,煎人参汤化下。

【主治】壮热连滞,欲作痫。

83520 **清凉丹**(《杨氏家藏方》卷二)

【组成】天南星四两(腊月黄牛胆制者)　牛黄三两(别研)　蝎梢(去毒,炒)　石膏各一两半　白花蛇(酒浸,取肉)　犀角屑　防风(去芦头)　甘草　真珠末　朱砂(别研)　大黄各一两　脑子半两(别研)

【用法】上为细末,研匀,炼蜜为丸,每一两作十丸。每服一丸,食后、临卧薄荷汤化下。

【主治】风热壅实,上攻头面,口眼㖞斜,语言不利,肌肉瞤动,面若虫行;及伤寒热盛,狂言昏冒,刚痉,一切风热。

83521 **清凉丹**(《准绳·类方》卷七)

【组成】阳丹一钱　硼砂一分　生矾一厘　麝香三厘　片脑一分

【用法】上研匀,点眼。

【主治】目生翳膜。

83522 **清凉水**(《惠直堂方》卷二)

【组成】田螺五升

【用法】以水一斗,浸过夜。渴则饮水,每日换水浸饮。

【主治】消渴。

83523 **清凉汁**

《外科大成》卷四。为《疮疡经验全书》卷四"清凉膏"之异名。见该条。

83524 **清凉汤**(《幼幼新书》卷十五引张涣方)

【组成】当归　大黄　生地黄各一两　芍药　甘草(炙)各半两

【用法】上为细末。每服一钱,以水八分,加竹叶、薄荷各少许,煎至五分,去滓温服。

【主治】小儿伤寒邪热余毒。

83525 **清凉汤**(《会约》卷十)

【组成】白芍一钱三分　甘草　栀子　茯苓　泽泻　黄芩　枳壳　木通　黄连各一钱

【用法】水煎温服。

【主治】湿热泻痢,或发热喜冷,或腹痛手不可按,或所泻者臭恶而热,或小便痛而赤,属暴病脉实者。

【加减】如大便带血,加熟大黄一钱、当归一钱;如内热甚者,加黄柏、胆草。

83526 **清凉汤**(《会约》卷十九)

【组成】黄芩二钱　黄连一钱　滑石二钱　薄荷叶八分　大黄(酒浸,煨熟)一钱半

【用法】生姜为引,水煎热服。如大便秘结,用猪胆汁,少加皂角末,从谷道灌入。

【主治】小儿面赤舌燥,鼻干饮冷,大小便秘,一切热证。

【加减】如口渴,加花粉、干葛。

83527 清凉饮

《直指》卷二十三。为《圣惠》卷八十八"加减四味饮子"之异名。见该条。

83528 清凉饮(《普济方》卷三六八)

【组成】地骨皮　人参　茯苓各三钱　黄芩　干葛　石膏各半两　知母三钱　甘草三钱

【用法】上㕮咀。每服一钱,白竹丝、枣子同煎,温服。

【主治】婴孩伤寒。

83529 清凉饮(《简明医彀》卷二)

【组成】黄连　黄芩　栀子　连翘　薄荷　甘草

【用法】上加灯心,水煎服。

【主治】恶寒而脉洪数,兼目痛口渴,心烦便秘属热者。

【加减】夏月外穿棉衣,脉洪数,小便短赤,大便秘结,加大黄、芒消。

83530 清凉饮(《嵩崖尊生》卷十一)

【组成】羌活　柴胡　黄耆　甘草(冬用梢)　酒芩　酒知　炙草各一钱　生地　防风(梢)　防己各五分　桃仁五个　杏仁五个　当归六分　红花少许　升麻(梢)　黄柏　胆草　石膏各一钱五分

【用法】以水二酒一煎服。

【主治】消渴。能食而瘦,口干,自汗,便结,溺数。

83531 清凉饮(《幼科释谜》卷六)

【组成】柴胡　知母　生地　赤苓　防风梢　甘草梢　当归　黄柏　龙胆草

【用法】水煎服。

【主治】热盛小便赤涩,或膀胱热结。

83532 清凉饮(《羊毛瘟论》卷下)

【组成】石膏一两　泽兰叶二钱　蝉蜕壳十二枚　白僵蚕三钱　黄耆一钱　黄芩二钱　山栀子二钱　丹皮二钱　大生地黄五钱　当归一钱　甘草一钱　银花三钱　秋石三分　黄酒五钱　黄蜜五钱

【用法】上水煎,去滓,下秋石、酒、蜜,和匀温服。

【主治】羊毛温邪。壮热烦躁,头重口渴,唇肿舌燥,腮肿失血。

83533 清凉饮(《医学集成》卷三)

【组成】银花二两　当归五钱　公英　花粉　连翘各三钱　荆芥　防风　甘草各二钱

【主治】阳证疮势红肿,焮痛异常,六脉洪数。

【加减】便闭,加大黄。

83534 清凉饮(《医学探骊集》卷三)

【组成】大熟地四钱　黄芩四钱　栀子三钱　滑石三钱　广陈皮二钱　黄柏三钱　木通三钱　茯苓三钱　甘草一钱

【用法】水煎温服。

【主治】伤寒二三日,汗出,外感已除,内稍积热者。

【方论选录】以栀子清上焦之热,黄柏清下焦之热,黄芩清血中之热,滑石清六腑之热,木通引诸热从小便出,熟地滋阴,陈皮、茯苓、甘草能升清降浊,通达胃气。热郁去则脉象安,内外和而饮食进,人虽稍弱,可保万全矣。

83535 清凉油

《中医皮肤病学简编》。为《外科正宗》卷四"清凉膏"之异名。见该条。

83536 清凉蛋(《仙拈集》卷三)

【组成】鸡蛋初生头一个

【用法】人粪坑内浸七日,水洗净,煮熟,令儿食之,痧痘俱不出矣。

【功用】预解痘毒。

83537 清凉散(《圣惠》卷六十四)

【组成】黄连(去须)　槟榔　枳壳(去瓤)　黄芩　贝母　赤小豆(炒熟)各等分

【用法】上为末。先以白矾、葱白煎汤洗疮,拭干后,用生油调涂,每日三次。

【主治】风毒攻身体生疮,赤焮肿痛。

83538 清凉散(《圣济总录》卷二十二)

【组成】麻黄(去根节,煎掠去沫,焙)　大黄(剉)　芍药各一两

【用法】上为细散。每服一钱匕,沙糖冷水调下,食后服。

【主治】时气头目昏疼,久积热毒,鼻口出血。

83539 清凉散(《圣济总录》卷二十七)

【组成】葛根(剉)二两　大黄(剉,炒)　黄芩(去黑心)　朴消　麻黄(去根节)　甘草(炙,剉)各一两　桂(去粗皮)三分

【用法】上为散。每服二钱匕,新汲水调下。

【功用】发汗。

【主治】阳毒伤寒,口干烦躁,大渴。

83540 清凉散(《圣济总录》卷一〇九)

【组成】真珠　琥珀　丹砂各一两　龙脑半两

【用法】上药各研细末,再和研匀,以不津器盛。点如常法。

【主治】眼生胬肉,钩割后点用。

83541 清凉散(《圣济总录》卷一二七)

【组成】龙胆(拣净)

【用法】上为散。每服一钱匕,酒或米饮调下,食后、夜卧服。天阴日住服。

【主治】项下生瘰疬,不问新久,有热者。

83542 清凉散(《得效》卷十六)

【组成】蔓荆子　荆芥　苦竹叶　甘草各半两　山栀子一分(去皮)

【用法】上剉散。每服三钱,以水一盏半,加薄荷七叶煎,温服。

【主治】冰瑕深翳。五脏俱受风热,黑水内横深瑕盘,青色沉沉深入,痛楚无时。

83543 清凉散(《秘传眼科龙木论》卷三)

【组成】马牙消　白矾　曾青各一两半　龙脑　青黛各一分

【用法】上为细末,研令匀细。每至临卧时用散干点半字在眼内。

【主治】冰瑕翳深外障。

83544 清凉散

《普济方》卷二九五。为《圣惠》卷八十八"加减四味饮子"之异名。见该条。

83545 清凉散(《银海精微》卷下)

【组成】升麻　赤芍药　川芎　柴胡各三两　元参

黄芩　荆芥　甘草　白术　栀子　赤茯苓　干葛　草决明

【用法】上为末。每服六钱，水煎服。

【主治】眼胞睑壅肿如桃者。

83546 清凉散(《回春》卷五)

【组成】山栀　连翘　黄芩　防风　枳壳　黄连　当归　生地　甘草各等分　桔梗　薄荷减半　白芷减半(或不用亦可)

【用法】上剉一剂。如灯心一团，细茶一撮，水煎，磨山豆根调服。

【主治】一切实火咽喉肿痛。

【加减】咽喉干燥，加人参、麦门冬，天花粉，去白芷；咽喉发热，加柴胡；咽喉肿痛，加牛蒡子、玄参，去白芷；痰火盛，加射干、瓜蒌、竹沥，去白芷；咽喉生疮，加牛蒡子、玄参，去白芷；极热大便实，加大黄，去桔梗；虚火泛上，咽喉生疮，喉不清者，加黄柏、知母，去白芷。

83547 清凉散

《痧科选粹》卷八。即《圣惠》卷六十八"清凉膏"加石膏。见该条。

83548 清凉散(《眼科全书》卷五)

【组成】蔓荆子　薄荷　防风　荆芥　栀子　苦竹叶　甘草　青葙子　细辛　桔梗　前胡

【用法】水煎，食后服。

【主治】冰瑕翳深外障。

83549 清凉散(《诚书》卷八)

【组成】黄连(姜炒)　薄荷　陈皮　甘草　天花粉　连翘　丹皮　荆芥穗　黄芩

【用法】上加生姜皮、灯心，水煎服。

【主治】小儿痰热，烦闷口渴。

83550 清凉散(《奇方类编》卷下)

【组成】大麦(拣净)

【用法】砂锅内炒，至黑漆为度，取出，以纸铺地上，出火气，为细末。烂者干搽；未破者以香油、桐油调搽。

【主治】汤泡、火烧伤。

83551 清凉散(《幼科直言》卷五)

【组成】黄芩　赤芍　丹皮　金银花　当归　生地　黄柏　牛蒡子　荆芥

【用法】或加黄连，水煎服。

【主治】小儿血热蒸脾，发为红根脓窠疮。

83552 清凉散(《金鉴》卷六十六)

【组成】硼砂三钱　人中白二钱(煅)　黄连末一钱　南薄荷六分　冰片五分　青黛四分

【用法】上为极细末。吹入喉癣腐处。

【主治】喉癣腐裂疼痛。

83553 清凉散(《会约》卷十四)

【组成】黄芩　栀子　黄连　陈皮　牛膝　泽泻各一钱五分

【用法】水煎，温服。

【主治】一切气逆暴痛，口渴便燥，喜凉恶热，不可按者。

【加减】如口渴，加生石膏；如大便燥结，加生大黄三钱；如烦躁，加淡竹叶、麦冬；如热在肠胃不得下者，加芒消以通之。

83554 清凉散(《治痧要略》)

【组成】薄荷　连翘　山栀　青蒿　木通　泽泻　银花　香附　蚕沙各一钱

【用法】水煎，稍冷服。

【主治】热痧痛，常上升者。

83555 清凉散(《外科传薪集》)

【组成】熟石膏一两　黄柏二钱

【用法】上为末，外用。

【主治】外科火症。

83556 清凉散

《外科传薪集》。为《金鉴》卷七十二"九一丹"之异名。见该条。

83557 清凉散(《外科方外奇方》卷三)

【组成】宋半夏末一钱　龙脑薄荷尖末一钱　桔梗末一钱　生大黄末一钱　漂芒消一钱　漂月石一钱　珠母粉二钱　青黛一钱　冰片三分　雄精　炒天虫末　射干末各一钱　山豆根末一钱　元参末一钱　粉草末一钱　枯矾一钱　青果核十个(煅存性)　威灵仙末一钱　九制胆星一钱

【用法】上为末。吹喉。

【主治】咽喉十八症。

83558 清凉散(《外科方外奇方》卷三)

【组成】轻粉　杭粉　蛤粉各一钱　青黛五分　煨石膏三钱　六一散三钱

【用法】上为细末。天疱疮用丝瓜汁调搽，或叶亦可；发火丹用火丹草捣汁调搽；余湿火疮等俱用麻油调搽。

【主治】天疱疮，火丹，湿疮。

83559 清凉散(《内外验方秘传》)

【组成】生石膏八两　胡黄连二两　青黛一两

【用法】上为极细末。

【功用】清火定痛。

【主治】一切红肿破烂作痛，并腿足红烂焮痛，时流脓水。

83560 清凉散(《医学探骊集》卷六)

【组成】漳丹三钱　轻粉三分　炉甘石八钱　梅花片二分　枯矾八钱　麝香一分

【用法】上为极细末。香油调搽。先用洗痔疮方洗之，再搽此药。

【主治】内外痔疮。

83561 清凉散(《青囊秘传》)

【组成】飞月石五钱　梅片一钱　青黛(飞)三钱　轻粉一钱　明雄黄三钱　石膏二两　川黄柏五钱

【用法】外敷。

【主治】丹毒抓痒。

83562 清凉散

《青囊秘传》。为原书"凉血散"之异名，见该条。

83563 清凉散(《全国中药成药处方集》兰州方)

【组成】炉甘石一两　梅片五钱

【用法】上为细末。凉开水洗患处，用玻璃针点眼角。

【功用】清热消炎，解热明目。

【主治】风火眼痛，眼皮红肿，眼目昏花。

【宜忌】忌刺激性食物。

83564 清凉散

《中医皮肤病学简编》。为《本草纲目》卷三十六引《鸿飞集》"清凉膏"之异名。见该条。

83565 清凉煎(《秘传眼科龙木论》卷六)

【组成】龙脑　腻粉　马牙消　秦皮各一两　防风　黄连各三分

【用法】上为极细末。以水二碗浸药二日后，煎取二大盏，滤去滓，更煎三五沸，用瓷盒子盛之，别入龙脑，搅匀，密封，勿令尘入。用之点眼。

【主治】眼赤膜下垂外障。

83566 清凉膏(《本草纲目》卷三十六引《鸿飞集》)

【异名】清露散(《本草纲目》卷三十六)、芙蓉外敷法(《医方集解》)、芙蓉膏(《仙拈集》卷四)、青露散、玉露散(《青囊秘传》)、清凉散(《中医皮肤病学简编》)。

【组成】芙蓉叶(末)

【用法】水和，贴太阳穴。

【主治】❶《本草纲目》引《鸿飞集》：赤眼肿痛。❷《本草纲目》：一切痈疽发背，乳痈恶疮。

【备考】《本草纲目》治痈疽本方用法：生研或干研末，以蜜调涂于肿处四围，中间留头，干则频换。

83567 清凉膏(《圣惠》卷六十二)

【组成】糯米二升　龙脑一分

【用法】糯米水淘令净，入龙脑相和，研成膏，摊于疏布上贴患处，干易之。

【功用】消肿毒。

【主治】发背焮热疼痛。

83568 清凉膏(《圣惠》卷六十八)

【组成】栀子仁一分　黄连一分(去须)　生地黄二两　葱白十枚(擘)　白芷一分　黄蜡半两　清麻油四两

【用法】上剉细，于油铛中煎，以地黄焦黑为度，绵滤去滓，澄清，却于铛中入蜡，慢火熬，候蜡消，倾于瓷盒内。每使时，用鸡翎搵少许涂疮上。取愈为度。

【功用】止疼痛，解火毒，润肌生肉。

【主治】汤泼火烧。

【备考】本方加石膏，名"清凉散"(见《疡科选粹》)。

83569 清凉膏(《圣济总录》卷一三〇)

【组成】大黄

【用法】上为末，浆水调，摊贴患处；醋摩亦得。

【功用】消肿毒。

【主治】初患痈肿疮疖，热焮疼痛。

83570 清凉膏(《圣济总录》卷一三四)

【组成】生山芋不拘多少

【用法】去皮烂研成膏，涂在疮上，疼痛立止。

【主治】汤火所伤。

【备考】本方方名，《普济方》引作"清净膏"。

83571 清凉膏(《中藏经》卷七)

【组成】川当归二两　香白芷　木鳖子肉　白及　芍药　黄柏　白蔹各一两(炒)　乳香(另研)　腻粉各少许，白胶少许　黄丹五两

【用法】上用清麻油十两，煎前六味，候紫色，去之；入槐、柳枝各七寸，再煎少顷，又去之；入黄丹五两，熬成，入乳香等。重绵滤入罐子内贮之。贴使如常。先用白散子取之，次用此药贴之。

【主治】❶《中藏经》：发背。❷《古方汇精》：一切疮疡溃后。

83572 清凉膏(《魏氏家藏方》卷九)

【组成】木鳖子(去壳)　黄柏　败荷叶　黄芩　芙蓉叶　黄连　草乌头　朴消(别研)　蒺藜　玄参各等分

【用法】上为细末，用生姜汁调成膏，敷肿上。如热甚，即以水并蜜调敷，外以纱片掩其上，干即再换，多敷尤佳。如有丝瓜，取自然汁调敷亦妙。

【主治】发背痈疽，初肿发未成脓者，或脓已破者。

【加减】痛甚，加乳香、没药。

83573 清凉膏(《魏氏家藏方》卷十)

【组成】南粉四两(细研)　腊月猪脂一斤

【用法】将腊月猪脂于银瓦器内炼，去滓，趁热入新瓷器内，次入南粉，待其温，用竹篦搅，庶不上清下澄。汤火所伤，用篦子取药，涂上痛所。

【主治】汤火伤。

83574 清凉膏(《医方类聚》卷一九四引《吴氏集验方》)

【组成】腊月猪板脂十两　苦参八两

【用法】将腊月猪板脂熬溶，却以苦参八两为粗块，熬一二十沸，收瓷瓶，不犯铁。用鸡翎拂之。

【主治】汤火所伤。

83575 清凉膏(《活幼心书》卷下)

【组成】大黄　净黄连　黄柏　赤葛　细辛(和叶)　薄荷叶　风化朴消各一两

【用法】前六味或晒或焙，为末，入朴消，乳钵内同杵匀。每用一钱至二钱，冷水加生姜汁调涂太阳穴；或新汲井水调涂亦妙。热疖，以凉米汤水调搽患处。

【主治】暴赤火眼肿痛，及血疖作疼发热。

83576 清凉膏(《疮疡经验全书》卷四)

【异名】清凉汁(《外科大成》卷四)。

【组成】黄连　黄芩　山栀　薄荷　甘草　桔梗　枳壳

【用法】煎数沸，去滓，加冰片、麝香各三分，鹅毛扫上，另以紫金锭水磨涂之。

【主治】火赤疮。

【备考】《外科大成》有黄柏。

83577 清凉膏(《准绳·类方》卷七)

【组成】大黄　朴消　黄连　黄柏　赤芍药　当归　细辛　薄荷　芙蓉叶各等分

【用法】上为末，用生地黄汁、鸡子清、蜜同调匀，贴太阳穴及眼胞上。

【主治】暴赤火眼，肿痛难开，及障眼，并打扑伤损眼。

83578 清凉膏(《准绳·类方》卷七)

【组成】生南星　薄荷叶各半两　荆芥　百药煎各三钱

【用法】上为末，井水调成膏，贴眼角上。

【主治】❶《准绳·类方》：目赤肿痛。❷《景岳全书》：眼目赤肿不能开，痛闷热泪如雨。

83579 清凉膏(《外科正宗》卷四)

【异名】玉糊膏(《疡科纲要》卷下)、清凉油(《中医皮肤病学简编》)。

【组成】白石灰一升　麻油减半

【用法】将白石灰用水二碗和匀，候一时许，用灰上面清水倾入碗内，加麻油和匀，以竹箸搅百转，自成稠膏，外搽。

【功用】❶《北京市中药成方选集》：清热消肿，解毒止

痛。❷《中医方剂临床手册》:清热润肤。

【主治】杖疮、汤火伤,皮肤潮红或起潦泡出水,疼痛难忍。

❶《外科正宗》:杖疮,汤泼火烧。❷《外科大成》:汤泼火烧,火药伤,痛不可忍。❸《医述》:婴儿生下无皮。❹《中医方剂临床手册》:烫伤初期,皮肤潮红,或有燎泡出水者。

83580 清凉膏(《外科大成》卷四)

【组成】鸡子清一钟　香油半钟

【用法】箸打千百下,扫之。

【主治】汤泼火烧,痛不可忍者。

83581 清凉膏(《洞天奥旨》卷十四)

【组成】大黄　芙蓉叶

【用法】上为细末,米醋调敷之。

【主治】初患痈肿疮疖,热焮大痛。

83582 清凉膏(《疡医大全》卷八)

【组成】白面　葱根　猪胆汁一枚　黄蜜二两

【用法】先用白面调成,围圈患外,葱根捣泥,平铺疮上;用猪胆汁一枚,黄蜜二两,倾瓷器内和匀,茶匙挑胆汁于内,外敷。

【主治】痈疽发背肿毒。

83583 清凉膏(《疡科捷径》卷上)

【组成】官桂二斤三两　生军二斤三两　当归二斤三两　赤芍二斤三两　元参二斤三两　木鳖二斤三两　没药十两(去油)　阿魏二两五钱　血余十三两　白芷二斤三两　乳香一斤(去油)　轻粉十三两(后入)　生地二斤三两　槐枝一百一十两　柳枝一百一十两　麻油一百斤

【用法】上药入麻油内,武火煎至滓枯,滤去,将净油再熬至滴水成珠,每斤油加纬丹四两收膏,瓷钵收贮取用。

【主治】疮疡已溃破。

83584 清凉膏(《卫生鸿宝》卷二)

【组成】石灰一块　香油半钟　雄黄末少许

【用法】将石灰凉水化开,加水打浑,少时取清水一钟,兑香油半钟,打数百成膏,加雄黄末少许,再打匀。鹅翎扫患处。

【主治】丹毒,缠腰火丹。

83585 清凉膏(《理瀹》)

【组成】大黄　元参　当归　赤芍　白芷　苦参　黄耆　杏仁　木鳖仁　僵蚕　山甲　蜂房　蛇蜕　忍冬藤　黄芩　荆芥　黄柏　桃仁　防风　栀子　羌活　独活　黄连　连翘　南星　生地　甘草　发团各一两

【用法】上加槐、柳枝各一斤,油熬丹收,入麝香搅匀,贴疮上。

【主治】内外热症,疮疡初起。

83586 清凉膏(《理瀹》)

【组成】大黄　元参　苦参　生地　当归　白芷　黄芩　黄柏　甘草各一两五钱　白芍一两　红花八钱

【用法】油熬,黄丹、铅粉合收。

【主治】内外热症,外症初起。

83587 清凉膏(《外科传薪集》)

【异名】应用膏(《青囊秘传》)。

【组成】桐油一斤　菜油一斤　铅粉一两　头发四两

【用法】先发油烧,烧至化后,铅粉和入,再用丹收。

【主治】一切热毒疮疖。

83588 清凉膏(《外科传薪集》)

【组成】长发灰一斤(菜油四斤,煎枯去滓)　活牛蒡　甘菊　金银藤　马鞭草　苍耳草　仙人对坐草各一斤(菜油十斤,煎枯沥出,再加)　白芷　甘草　五灵脂　当归各八两(煎枯去滓,再将前熬发油并入)

【用法】每一斤油,入桃丹七两,熬膏摊贴。熬嫩膏再添丹四两,煮和。

【主治】一切热毒疮疖。

83589 清凉膏(《内外验方秘传》)

【组成】薄荷一钱　栀子二钱　大黄二钱　丹皮二钱　黄柏二钱　知母二钱　胡黄连一钱　青黛一钱　胆草一钱　苦参二钱　射干二钱　朴消一钱　商陆二钱　漏芦二钱　生石膏四钱

【用法】上晒干为末,入膏药和匀,摊贴。

【主治】红肿外症,不拘已溃未溃。

83590 清凉膏(《丸丹膏散集成》)

【组成】大黄六钱　防风六钱　玄参六钱　黄芩六钱　羌活六钱　生地六钱　白芷六钱　当归六钱　木鳖子三钱　乌药六钱　荆芥六钱　麻黄(去节)六钱　丹皮三钱　官桂四钱　黄柏六钱　赤芍六钱　棉子油十一斤　东丹(炒)三斤八两　独活六钱　申姜(去毛)六钱

【用法】上除东丹后下外,将余药入油内煎熬至枯,滤去渣滓,再入东丹充分搅匀成膏。摊于纸上,贴患处。东丹可依天气冷热适当调整分量。

【主治】痈疽疮疖。

83591 清凉膏(《中药成方配本》苏州方)

【组成】大黄五两　番木鳖五两　当归五两　赤芍五两　羌活五两　独活五两　蓖麻子五两　商陆五两　头发一斤　麻油五十斤　东丹十八斤

【用法】上药用麻油浸一宿,文火煎至药枯,去滓滤清,再煎至滴水成珠,加入东丹(炒热),渐渐下锅,搅匀为度,约成膏五十五斤。贴患处。

【功用】消肿生肌。

【主治】外疡肿溃。

83592 清凉膏(《赵炳南临床经验集》)

【组成】当归一两　紫草二钱　大黄面一钱五分　香油一斤　黄蜡四两(或六两)

【用法】以香油浸泡当归、紫草三日后,用微火熬至焦黄,离火,将油滤净去滓,再入黄蜡,加火熔匀,待冷后加大黄面(每斤油膏加大黄一钱五分),搅匀成膏。外敷患处。

【功用】清热解毒,凉血止痛。

【主治】汤烧伤,冻伤,多型红斑(血风疮)、牛皮癣(白疕)等炎症性干燥脱屑皮损。

【宜忌】阴疮、阴疽慎用。

83593 清凉膏(《中医皮肤病学简编》)

【组成】石膏 156 克　青黛 6 克　冰片 3 克

【用法】共研为细末,以凡士林或麻油调匀,贴创口。

【主治】下肢溃疡。

83594 清海丸(《辨证录》卷十一)

【组成】熟地一斤　桑叶一斤　白术一斤　玄参一斤　山茱萸八两　北五味三两　麦冬十两　沙参十两　地骨皮

十两　丹皮十两　白芍一斤　龙骨(醋淬)二两　山药十两　石斛八两

【用法】上药各为细末，炼蜜为丸。每日早、晚白滚水各送下五钱，服半年全愈。

【主治】❶《辨证录》：子宫血海因热不固，每行人道，经水即来一如血崩。❷《傅青主男女科》：妇人血海阴虚火动，而致血崩。

83595 清流饮(《景岳全书》卷五十一)

【组成】生地　芍药　茯苓　泽泻各二钱　当归二钱　甘草一钱　黄芩　黄连各一钱半　枳壳一钱

【用法】上以水一钟半煎服。

【主治】阴虚夹热泄痢，或发热、或喜冷，或下纯红鲜血，或小水痛赤等。

【加减】如热甚者，加黄柏；小水热痛者，加栀子。

83596 清润汤(《玉案》卷六)

【组成】防风　秦艽各一钱五分　生地　当归　川连　阿胶各二钱

【用法】水煎，食煎服。

【主治】一切痔漏。

83597 清润汤(《效验秘方·续集》蒋士英方)

【组成】山栀10克　密蒙花10克　连翘10克　桑叶10克　甘菊10克　蝉衣6克　薄荷6克　淡竹叶10克　木通6克

【用法】每日1剂，分早晚2次煎服。

【功用】清宣润滋上焦。

【主治】秋季上呼吸道感染，或急性支气管炎以干咳为主症，证属燥热病邪侵扰上焦头目者。症见咽喉疼痛，牙龈红肿，双目干涩，口唇干燥，鼻孔内燥，口微渴，舌边尖红，脉数而浮。

【加减】咽痛加牛蒡子、凤凰衣；目赤加夏枯草，耳鸣加苦丁茶；便秘加莱菔子，咳痰不爽加苦桔梗。

【方论选录】方中以桑叶、蝉衣、薄荷宣肺解表，清轻透邪；山栀、淡竹叶、木通清泄心火，导热下行；密蒙花、甘菊甘润滋燥，清热透邪。诸药合用，肺气清，心热除，燥邪无根，咳嗽自止。

83598 清梅饮(《仙拈集》卷四引《怀德堂秘录》)

【组成】当归　银花　五加皮　鲜皮　皂刺各二两

【用法】上作八剂。每剂加土茯苓四两，水煎服。立效。

【主治】杨梅疮。

83599 清营汤(《温病条辨》卷一)

【组成】犀角三钱　生地五钱　元参三钱　竹叶心一钱　麦冬三钱　丹参二钱　黄连一钱五分　银花三钱　连翘二钱(连心用)

【用法】上以水八杯，煮取三杯，每日三服。

【功用】《方剂学》：清营解毒，透热养阴。

【主治】❶《温病条辨》：暑温，邪入手厥阴，脉虚，夜寐不安，烦渴舌赤，时有谵语，目常开不闭，或喜闭不开及阳明温病，邪在血分，舌黄燥，肉色绛，不渴者。❷《方剂学》：邪热初入营分，身热夜甚，口渴或不渴，时有谵语，心烦不眠，或斑疹隐隐，舌绛而干，脉象细数。

【方论选录】❶《成方便读》：方中犀角、黄连，皆入心而清火，犀角有轻灵之性，能解夫疫毒，黄连具苦降之质，可燥乎湿邪，二味为治温之正药；热犯心包，营阴受灼，故以生地、元参滋肾水，麦冬养肺金，而以丹参领之入心，皆得遂其增液救焚之助；连翘、银花、竹叶三味，皆能内彻于心，外通于表，辛凉轻解，自可神安热退，邪不自留耳。❷《方剂学》：犀角咸寒清解营分之热毒，为主药；热甚伤阴，故以玄参、生地、麦冬甘寒清热养阴，共为辅药；温邪初入营分，根据"入营犹可透热转气"的理论，佐以苦寒之黄连、竹叶心、连翘、银花清心解毒，并透热于外，使热邪转出气分而解，体现了本方气营两清之法。丹参清热凉血，并能活血散瘀，以防血与热结，亦为佐药。

【临床报道】暑温：《吴鞠通医案》温邪入心包络，神昏痉厥，极重之症。连翘三钱，生石膏六钱，麦冬(连心)五钱，银花五钱，细生地五钱，知母二钱，丹皮三钱，生甘草一钱五分，竹叶二钱。今晚二帖，明早一帖，再服紫雪丹四钱。

【现代研究】❶解热作用：《中国实验方剂学杂志》[2004，10(5)：53]本方对致热家兔有明显拮抗作用，可抑制发热反应。❷抗炎作用：《中药药理与临床》[1995，(2)：9]本方对小鼠和大鼠行毛细血管通透性及足爪非特异性炎症实验，发现清营汤能降低伊文斯蓝液的渗出量，降低大鼠足爪肿胀百分率。❸抗氧化作用：《中药药理与临床》[2003，19(6)：3]清营汤及其拆方组营热阴伤证模型家兔的脑脊液肌磷酸激酶(CK)活性、过氧化脂质(MDA)含量明显下降，血浆超氧化物歧化酶(SOD)活性明增加。提示本方具有提高机体抗过氧化能力，抵御自由基对组织的损伤。❹改善血液流变性：《中药药理与临床》[2003，19(6)：3]清营汤及其拆方能增加模型家兔血小板数量，抑制血小板聚集率；清营汤能延长凝血酶原时间(PT)，增加纤维蛋白原(Fg)的含量，可抑制纤溶酶原激活物(t-PA)的减少；清营汤及其拆方均可抑制纤溶酶原激活抑制物(PAI)的增加，能明显抑制模型家兔全血黏度和血浆黏度的升高，能抑制血栓的形成。❺对心肌损害的改善作用：《中华中医药学刊》[2007，25(9)：1838]清营汤中、高剂量组具有较明显的改善热盛阴虚证心力衰竭大鼠心肌组织病理变化，以及降低大鼠心肌组织中肿瘤坏死因子信使核糖核酸(TNF-α mRNA)、白细胞介素-1β信使核糖核酸(IL-1βmRNA)含量的作用，表明清营汤对热盛阴虚型心力衰竭有较明显的治疗作用。❻对糖尿病早期肾脏病变的干预作用：《中药药理与临床》[2007，23(2)：2]清营汤组中血清、肾组织中MDA明显下降，清营汤组基底膜的增厚与系膜的增生不明显。表明清营汤对糖尿病大鼠早期肾脏病变有干预作用，可延缓糖尿病的发生与发展。❼对糖尿病周围神经病变大鼠神经的修复作用：《中国中医基础医学杂志》[2009，15(11)：836]本方对大鼠糖尿病模型的坐骨神经传导速度、胰岛素样生长因子-1(IGF-1)表达提高，神经病理形态有恢复。清营汤具有保护受损神经结构和功能的完整性，增加组织IGF-1的表达，对大鼠糖尿病神经病变具有修复作用。

83600 清黄散(《准绳·幼科》卷三)

【组成】防风　滑石(飞)五钱　甘草(炙)一钱　栀子(酒炒)三钱　藿香　酒黄连各二钱

【用法】上为末。白汤调二钱，食后服。

【主治】聤耳。内有风热，外为水湿所干，酿久而成，耳出黄脓。

83601 **清唾汤**(《回春》卷四)

【组成】知母(去毛) 贝母(去心) 桔梗 黄柏 熟地 玄参 远志(去心) 天门冬(去心) 麦门冬(去心)各等分 干姜(炮,炒黑)减半

【用法】上剉一剂。水煎,温服。

【主治】唾血者,出于肾,鲜血随唾而出。

83602 **清痒汤**(《仙拈集》卷三引《全生方》)

【组成】黄耆 防风 荆芥 苦参 蝉蜕 蒺藜(炒) 僵蚕 当归 生地 赤芍 川芎 何首乌各五分

【用法】上水煎,晚徐服。

【主治】小儿浑身风疹,密如蚕子,痒不可当。

83603 **清惊散**(《重庆堂随笔》卷上)

【组成】陈胆星九分 朱砂一分

【用法】上研细。以竹沥半小杯、生姜汁一小匙和匀,再用麦冬一钱,橘红八分,薄荷尖一分,煎汤调服。

【主治】小儿痉厥,瘈疭。

83604 **清散汤**(《集成良方三百种》)

【组成】白术一钱 茯苓一钱 甘草五分 当归二钱 栀子一钱(炒) 黄柏一钱 防风三分 生地二钱 麦冬二钱 蔓荆子一钱

【用法】水煎服。

【主治】肝经虚火发于外,致阴上黄肿,酿为胡漏丹者。

83605 **清暑丸**

《普济方》卷一一七。为《三因》卷二"大黄龙丸"之异名。见该条。

83606 **清暑汤**(《育婴秘诀》卷三)

【组成】人参 白术 白茯苓 炙甘草 生地黄 麦门冬 黄连 黄芩各等分

【用法】上㕮咀。水煎,食后服。以此方调其乳母。

【主治】小儿一岁内中暑。

83607 **清暑汤**(《治痧要略》)

【组成】香薷 青蒿 薄荷 泽泻 木通各七分 连翘 银花各八分

【用法】水煎,冷服。

【主治】痧因于暑者。

83608 **清暑汤**(《伤寒大白》卷二)

【组成】川连 香薷 厚朴 甘草

【用法】开水泡服。

【功用】散暑邪,宣腠理。

83609 **清暑汤**(《外科全生集》卷四)

【组成】连翘 花粉 赤芍 银花 甘草 滑石 车前 泽泻各等分

【用法】水煎服。外贴洞天膏。

【主治】一切暑热,头面生石疖。

83610 **清暑汤**(《银海指南》卷三)

【组成】藿香 青蒿 滑石

【用法】水煎服。

【主治】夏月贪凉饮冷,遏抑阳气,以致头痛恶寒,相火上炎,两目红肿,眵泪如脓,甚者色带黄滞,睛珠翳障,及深秋伏暑内发,赤涩羞明。

【加减】或合四君,或合六味,或合生脉、异功、逍遥辈,均可随证酌用。

【方论选录】暑必伤气,藿香辛温通气;暑必兼热,青蒿苦寒清热;暑必挟湿,滑石甘淡除湿。

83611 **清暑饮**(《温热经解》)

【组成】青蒿露三钱(冲) 六一散三钱(包) 荷叶边一圈 西瓜翠衣三钱 绿豆皮一钱半 银花露五钱(冲) 丝瓜皮三钱 淡竹叶一钱半 白扁豆衣一钱半

【用法】水煎服。

【主治】夏令外感风热,身无热而脉数者。

83612 **清暑散**(《杨氏家藏方》卷三)

【组成】硫黄二两 蛤粉四两

【用法】上为末。每服一钱,新汲水调下,不拘时候。

【主治】伏暑伤热,躁渴冒闷,呕哕恶心,或发霍乱。

83613 **清暑散**(《医醇賸义》卷三)

【组成】薄荷叶二钱 青蒿梗一钱五分 石斛三钱 贝母二钱 葛根二钱 连翘一钱五分 豆豉三钱 杏仁三钱 淡竹叶二十张

【功用】辛凉解散。

【主治】痎疟发热。

83614 **清脾汤**(《三因》卷六)

【异名】小清脾汤(《得效》卷二)。

【组成】厚朴四两(姜制,炒) 乌梅(打去仁) 半夏(汤去滑) 青皮 良姜各二两 草果(去皮)一两 甘草(炙)半两

【用法】上为散。每服四钱,以水二盏,加生姜三片,大枣一枚,煎七分,去滓。疟未发前,并三服。

【功用】温脾化痰。

【主治】❶《三因》:胃疟,发作有时,先觉伸欠,乃作寒栗,鼓振颐颔,中外皆寒,腰背俱痛,寒战既已,内外皆热,头痛如破,渴欲饮冷,或痰聚胸中,烦满欲呕,或先热后寒,先寒后热,寒多热少,寒少热多,或寒热相伴,或但热不寒,但寒不热。或隔日一发,一日一发,或三五日一发者。及胸膈痞闷,心腹胀满,噫醋吞酸等。❷《袖珍》:因食伤脾,停滞痰饮,发为寒热。

【宜忌】忌生冷、油腻、时果。

83615 **清脾汤**(《三因》卷八)

【组成】茯苓 橘皮 草果(去皮) 白术各二两 人参 桂心 白芷 甘草(炙) 川芎各一两 半夏三两(洗七次)

【用法】上为散。每服四大钱,用水二盏,加生姜七片,紫苏三叶,煎至七分,去滓服。

【主治】❶《三因》:脾湿热病,苦足寒胫热,腹胀满,烦扰不得卧,舌本强,体重,面黄,右胁满痛偏胀,口唇干裂,寒热如疟。❷《袖珍》:脾实伏热,口苦咽干,或有头痛,寒热如疟。

【加减】欲通利,加大黄。

83616 **清脾汤**(《三因》卷十六)

【组成】黄耆 香白芷 升麻 人参 甘草(炙) 半夏(汤去滑)各等分

【用法】上为散。每服四钱,以水一盏半,加生姜五片、大枣二个、小麦三十粒,煎七分,去滓服,不拘时候。

【主治】❶《三因》:意思过度,蕴热于脾,口干唇燥,渖裂无色。❷《普济方》引《如宜方》:烦渴饮水,小便赤。

83617 **清脾汤**(《魏氏家藏方》卷五)

【组成】草果仁(炒) 厚朴(去粗皮,姜制,炙) 川姜(炮,洗) 甘草(炙)各一两 陈皮(去瓤) 木香(煨)各半两 麦蘖 神曲(炒)各二两 舶上茴香三分(炒)

【用法】上为细末。食后入盐沸汤点服。

【主治】疟痢。

83618 **清脾汤**(《济生》卷一)

【异名】清脾饮子《保婴撮要》卷七)、清脾饮(《济阴纲目》卷九、九味清脾汤(《泻疫新论》卷下)。

【组成】青皮(去白) 厚朴(姜制,炒) 白术 草果仁 柴胡(去芦) 茯苓(去皮) 半夏(汤泡七次) 黄芩 甘草(炙)各等分

【用法】上㕮咀,每服四钱,以水一盏半,加生姜五片,煎至七分,去滓温服,不拘时候。

【主治】❶《济生》:瘅疟,脉来弦数,但热不寒,或热多寒少,膈满能食,口苦舌干,心烦渴水,小便黄赤,大便不利。❷《济阴纲目》:妊娠疟疾。

【方论选录】❶《医方考》:方曰清脾者,非清凉之谓,乃攻去其邪而脾部为之一清也。故青皮、厚朴清去脾部之痰,半夏、茯苓清去脾中之湿,柴胡、黄芩清去脾中之热,白术、甘草清去脾脏之虚,而草果仁又所以清膏粱之痰也。❷《医方集解》:脾虚恶寒,胃虚恶热。寒热间作,脾亦有之,不独少阳也。虽十二经皆能为疟,而脾胃受伤者实多。故仲景小柴胡汤人参、甘草、半夏、姜、枣,皆脾胃药,其治少阳,独柴胡一味而已。严氏宗之,故以小柴胡加减而立清脾饮,是明从脾胃论治矣。

83619 **清脾汤**(《得效》卷十四)

【组成】青皮 厚朴(去粗皮,姜汁炒) 白术 草果仁 柴胡(去芦) 茯苓 半夏(汤洗) 黄芩 甘草 人参各等分 常山一半

【用法】上为散。每服四钱,加生姜五片,地骨皮少许,水煎,温服,不拘时候。或加麦门冬(去心)二十粒。未效,服胜金丸。

【主治】妊娠作疟,热多者。

83620 **清脾汤**(《袖珍小儿》卷六)

【组成】白术 茯苓 厚朴(制) 青皮(炒) 陈皮 半夏(泡) 大腹皮(洗) 槟榔 三棱(煨) 莪术(煨) 木通 甘草

【用法】小儿疟疾作浮肿,兼有寒热不退,饮食不进。

83621 **清脾汤**(《万氏家抄方》卷二)

【组成】白芍 淡竹叶 麦门冬 石膏 甘草 黄连

【用法】水煎服。

【主治】脾热消渴。

83622 **清脾饮**(《永类钤方》卷二十引《全婴方》)

【组成】人参 白附 南星(炮) 制半夏 全蝎 僵蚕 白术 川芎 羌活 甘草各等分

【用法】上为饮子。三岁一钱,以水半盏,加生姜三片、冬瓜仁三七粒煎服,不拘时候。

【主治】小儿慢惊尚有阳证,或因吐泻,多困不醒,欲生风者。

83623 **清脾饮**(《痘疹金镜录》卷上)

【组成】青皮 苍术 厚朴 陈皮 甘草 茯苓 半夏 柴胡 黄芩 草果 枳壳 川芎 香附

【用法】上加紫苏、生姜、大枣,水煎服。

【功用】消导宿滞,和顺阴阳。

【主治】小儿疟疾。

83624 **清脾饮**

《济阴纲目》卷九。为《济生》卷一"清脾汤"之异名。见该条。

83625 **清脾饮**(《幼科金针》卷上)

【组成】苍术 厚朴 陈皮 法半夏 甘草 茯苓 柴胡 黄芩 桑叶 青皮 枳壳

【用法】上加生姜、大枣,水煎服。

【主治】小儿食厥。

【加减】食重者,加草果;如疟疾,内有疟母者,加香附。

83626 **清脾饮**(《胎产秘书》卷上)

【组成】白术 茯苓 知母各一钱 青皮四分 厚朴八分 黄芩二钱 甘草五分

【用法】上以生姜为引,水煎服。

【主治】妊娠疟症,热多寒少。

83627 **清脾饮**(《种痘新书》卷十二)

【组成】麻黄一钱五分 麦冬一钱 知母 花粉 荆芥 桔梗各一钱 诃子 菖蒲各八分 玄参五分

【用法】上加竹沥、生姜汁为引,水煎服。

【主治】咽干声哑。

83628 **清脾散**(《医统》卷五十一)

【组成】白术(炒) 苍术 茯苓 半夏 黄连各一钱 滑石 柴胡 升麻 甘草 羌活各五分

【用法】上以水二盏,加灯心,水煎八分,空心服。

【主治】手足心出汗。

83629 **清脾散**(《赤水玄珠》卷二十五)

【组成】白术 白滑石(飞)各五钱 甘草一钱 黄连(酒炒)二钱 扁豆(炒) 茯苓各三钱 葛根一钱半 石斛三钱

【用法】上为末。每服一钱,灯心汤调下。

【主治】滞颐。

83630 **清脾散**(《审视瑶函》卷四)

【组成】薄荷叶 升麻 甘草(减半) 山栀仁(炒) 赤芍药 枳壳 黄芩 广陈皮 藿香叶 石膏 防风各等分

【用法】上为细末。每服二钱五分,水煎服。

【主治】脾家燥热瘀滞,眼上生毒,名为土疳眼,俗称偷针。

83631 **清痘引**(《仙拈集》卷三)

【组成】白芝麻五六升(旋食旋炒)

【用法】置于常出入处,令孕妇随便嚼食。

【功用】生儿不受胎毒,无痘可出,既出亦稀。

83632 **清痢汤**(《仙拈集》卷一)

【组成】车前(炒,研)二钱 槟榔 厚朴 山楂 陈皮 泽泻 枳实 滑石 甘草各一钱 神曲三钱 木香六分(待药煎成磨入)

【用法】上加灯心一撮,水煎服。

【主治】痢疾,不拘红白、久近。

83633 **清痢饮**(《慈航集》卷下)

【组成】当归八钱 赤芍五钱 枳壳二钱 槟榔二钱

莱菔子三钱(炒,研) 车前子三钱 陈皮一钱 生军三钱

【用法】煨广木香一钱五分为引,水煎服。

【主治】初痢不恶寒、发烧,里急后重,腹中疼痛,欲痢不痢,不痢想痢,小便短涩。

【加减】如脉弦有力,痢下红多,加酒炒川连五六分;如脉弱,痢无红色,四肢作冷,加烧酒炒川木瓜二钱,炮姜八分。

【宜忌】宜多吃汤水,少吃煿炙。

83634 清痧散(《幼科直言》卷一)

【组成】连翘 牛蒡子 黄芩 防风 荆芥 桔梗 归尾 陈皮 甘草

【用法】水煎服。

【主治】痘疮初起,由于肺经之热,夹发痧疹。

【加减】痧色红紫者,石膏亦可加入。

83635 清湿汤(《保命歌括》卷四)

【组成】炒柏 苍术(米泔浸炒) 羌活 防己 白术 陈皮 薏苡 白芍(酒炒) 川芎 泽泻 茯苓 栀仁(炒) 神曲(炒) 红花(炒) 甘草各等分

【用法】上以水二钟,加生姜三片,大枣一枚,煎服。

【主治】夏秋湿热,腰背胯痛,身重怠惰。

83636 清湿汤

《医钞类编》卷五。为《嵩崖尊生》卷十三"清湿散"之异名。见该条。

83637 清湿汤(《观聚方要补》卷一引《医经会解》)

【组成】羌活 独活 防风 泽泻 薏苡仁 防己 赤芍 黄柏 黄芩 甘草

【用法】水煎服。

【主治】表里湿热,腰背胯痛,身重倦怠,身如板夹,脚似沙坠。

【加减】小便赤涩或秘,加栀子仁、茵陈、商陆、海金砂、滑石、木通。

83638 清湿散(《嵩崖尊生》卷十三)

【异名】清湿汤(《医钞类编》卷五)。

【组成】黄柏(盐炒)一钱 泽泻七分 苍术一钱 杜仲 白芍 牛膝 威灵仙 木瓜 陈皮各七分 甘草二分 乳香 没药各二分

【主治】湿热腰胯痛,小便黄赤。

83639 清道汤(《慈幼新书》卷二)

【组成】花粉 元参 柴胡 芍药 甘草 麻黄 桔梗 山豆根

【主治】太阴少阳之火为风寒壅遏,关隘不通,留连发肿,痰涎稠黏,疼痛难堪。

83640 清魂汤(《兰室秘藏》卷下)

【异名】柴胡胜湿汤(原书同卷)、青红汤(《普济方》卷三〇一)。

【组成】柴胡 生甘草 酒黄柏各二钱 升麻 泽泻各一钱五分 当归梢 羌活 麻黄根 汉防己 草龙胆 茯苓各一钱 红花少许 五味子二十个

【用法】上剉如麻豆大,分作二服。以水二盏,煎至一盏,去滓,食前稍热服。

【主治】两外肾冷,两髀阴汗,前阴痿,阴囊湿痒臊气。

【宜忌】忌酒、湿面、房事。

83641 清魂汤(《喉科心法》卷下)

【组成】真人参一钱(另炖冲) 黑荆芥一钱五分 泽兰叶三钱 炙甘草八分 抚川芎三钱

【用法】用河水两茶碗,煎至八分一碗,冲入参汤同服;或加乌梅肉六分亦可。

【主治】产后恶露未尽,血虚肝旺,内风暴举,发为眩晕,不省人事者。

83642 清魂散(《产育宝庆集》)

【异名】清魄散(《三因》卷十七)、芎䓖汤(《普济方》卷三四八引《仁存方》)。

【组成】泽兰叶 人参各一分 荆芥穗一两 川芎半两 甘草八钱

【用法】上为末。每服一钱,温酒、热汤各半盏调匀,急灌之。

【主治】❶《产育宝庆集》:产后血气暴脱,未得安静,血随气上攻,迷乱心神,眼前生花,极甚者,令人闷绝,不知人事,口噤神昏气冷。❷《医方集解》:产后恶露已尽,忽然昏晕不知人。

【方论选录】❶《医方集解》:此足厥阴药也。气血虚弱,故以芎䓖、泽兰养其血,人参、甘草补其气;外感风邪,故以荆芥疏其风。风邪去,气血生,则神清矣。肝藏魂,故曰清魂。❷《成方便读》:荆芥芳香辛苦,独走肝经血分,搜散风邪,故以为君。病既因虚而来,故仍以人参甘草之补正。虽虚而得之产后,不免血气或有留滞,故以泽兰之祛瘀行水,川芎之活血理气。调以温酒者,助其解散之功耳。

【备考】《产育宝庆集》中组成无甘草,据《普济方》"芎䓖汤"补。

83643 清魂散(《女科万金方》)

【组成】川芎 当归各五钱 白芍 泽兰叶 甘草 人参 荆芥穗各四钱

【用法】上为末。汤、酒下俱可,不拘时候。

【主治】产后血晕。

【备考】❶ 方中白芍、泽兰叶、甘草、人参用量原缺。❷《万氏女科》:入童便同服。

83644 清魂散(《丹溪治法心要》卷七)

【组成】苏木半两 人参一两 童便

【用法】上以水、酒共煎一服。

【主治】产后血晕。

83645 清魂散

《育婴秘诀》卷二。为原书同卷"秘传三圣散"之异名。见该条。

83646 清魂散(《古今医鉴》卷十二)

【组成】泽兰叶 荆芥各一钱 川芎八分 人参五分 甘草三分 陈皮七分 香附(醋炒)七分 白芷五分 益母草一钱 当归八分 生地八分 丹皮五分 红花三分 蒲黄(炒黑)七分

【用法】上剉一剂。以水一钟半,煎至七分,去滓,人童便半钟,温服。

【主治】产后血晕。由败血流入肺经,头旋目眩,昏闷不省者。

83647 清魂散(《一盘珠》卷七)

【组成】泽兰 荆芥穗(炒黑) 川芎各二钱 石菖蒲

生蒲黄　黑姜(灰)　生甘草各三分

【用法】童便为引。

【主治】血晕,不省人事。

83648　清魂散(《大生要旨》卷四)

【组成】当归二钱　川芎五分　人参一钱(冲)　甘草三分(炙)　荆芥八分(炒黑)

【用法】上为末。酒调温服,煎汤亦可。

【主治】产后气血虚弱,又感风邪,昏晕不省。

83649　清魂散(《医学心悟》卷三)

【组成】荆芥三钱　当归五钱

【用法】水煎服。

【主治】肠风。脏腑有热,风邪乘之,则下鲜血。

83650　清魂散(《女科切要》卷六)

【组成】泽兰一两　人参一两　荆芥四两　炙甘草八分

【用法】上为末。每服二钱,热汤、温酒各半盏调服。

【主治】产后血迷血晕,昏迷不省。

83651　清魂膏(《女科指掌》卷四)

【组成】藕汁　生地汁　童便　酒

【用法】冲和温服。

【主治】产后血晕。

83652　清蒸丹(《嵩崖尊生》卷十一)

【组成】紫河车一个(洗去紫血,入瓶内,酒一杯,花椒一钱,封口煮,去椒)　秋石一两五钱　人中白(年久夜壶内,入枣三十个,酒八分满,盐泥封,以炭火煅之,待酒耗三分,再封住口,用慢炭火煅一夜,去枣取白)一两半　五味一两　人参二两半　人乳粉二两半　阿胶珠　地骨皮　鳖甲(醋炙)　各一两五钱　银柴胡一两半

【用法】以百部、青蒿、童便、酒共熬膏和丸。每服四钱。

【主治】痨嗽骨蒸。

83653　清感丸(《成方制剂》14册)

【组成】白及　大青叶　东风橘　防风　葛根　狗肝菜　青蒿　山芝麻

【用法】上制成丸剂。口服,一次6克,一日3次,重症者加倍,儿童酌减。

【功用】祛风清热,解暑,止咳化痰,利咽喉。

【主治】感冒引起的发热,头痛,咽痛咳嗽,痰多等呼吸道感染。

83654　清腰汤(《产科心法》卷下)

【组成】黑料豆五钱　狗脊一钱　寄生一钱　川断一钱　杜仲二钱　肉桂五分　丹参二钱

【用法】加青盐二分,水煎服。

【主治】产后腰痛。

83655　清解丸(《种痘新书》卷三)

【组成】连翘(去心)　牛蒡(炒)　川连(酒炒)　枳壳各七钱　防风　荆芥　木通(用淮)　前胡各二钱　桔梗　紫草　蝉退　川芎　升麻各四钱　人中黄四钱　麦冬(去心)八钱　玄参　黄芩(炒)各四钱

【用法】上为细末,米糊为丸,如龙眼核大,青黛为衣。量儿大小与症之轻重服之。

【主治】痘疮。毒气壅盛而痘出不快,及出而稠密,大热烦躁者,平常伤寒热证。

83656　清解片(《外伤科学》)

【组成】大黄　黄芩　黄柏　苍术各等分

【用法】上为细末,和匀制片。每片含量0.3克。每服5~10片,每日2~3次。温开水送下;6~12岁减半,6岁以下服成人量三分之一。

【功用】清热解毒,化湿通便。

【主治】疮疡湿热内盛,里实便秘。

83657　清解汤(《赤水玄珠》卷二十五)

【组成】柴胡五分　前胡四分　酒芩五分　甘草(炙)三分　葛根三分　杏仁四分　枳壳三分　白芍药七分

【用法】水煎服。

【主治】小儿变蒸。热多寒少,面赤息粗,有似伤风,表里无汗,或发瘾疹咳嗽。

83658　清解汤(《辨证录》卷六)

【组成】玄参一两　生地五钱　甘菊花三钱　天花粉三钱　茯苓三钱　麦冬三钱　丹参二钱　沙参三钱

【用法】水煎服。

【主治】胃气燥,口渴善饮,时发烦躁,喜静而不喜动,见水果则快,遇热汤则憎。

83659　清解汤(《奇方类编》卷下)

【组成】葛根二钱　柴胡　前胡各一钱　赤芍　枳壳各五分　麦冬(去心)九分　知母七分　茱萸　泽泻各八分　薄荷三分　甘草二分

【用法】上用生姜三片,灯心七根为引,水煎服。

【主治】感冒汗后,身热内烦,并治大小便闭,身热口渴。

【加减】如汗多,加桂枝;内热甚,加黄芩七分、花粉九分。

83660　清解汤(《医部全录》卷四九〇引《沈氏心传》)

【组成】黄芩一钱　生甘草四分　升麻　柴胡各三分　紫草　川芎　麦门冬　荆芥　防风　黄柏　黄连　知母各七分　牛蒡子(炒)　蝉退　元参　山栀　桔梗各六分

【用法】上以水二钟,用竹叶数片,煎至一钟,陆续服。

【主治】痘疹。

【加减】色赤稠密,不食,加地丁、金银花、地骨皮、灯心;渴,加葛根;小便白,去栀子、灯心、竹叶;痒,加防风、荆芥、羌活、蝉退、连翘;咳嗽咽痛,加山豆根,倍加麦门冬、牛蒡子;呕,加石膏;腹胀,加紫苏;泻,去麦冬、知母、紫草,切不可加诃子、豆蔻;出汗,去升麻、川芎、柴胡、荆芥、防风、连翘、羌活,切不可加黄耆。

83661　清解汤(《衷中参西》上册)

【组成】薄荷叶四钱　蝉退(去足土)三钱　生石膏六钱(捣细)　甘草一钱五分

【用法】水煎服。

【主治】温病初得,头疼,周身关节酸疼,肌肤壮热,背微恶寒,无汗,脉浮滑者。

83662　清解饮(《痘疹仁端录》卷十三)

【组成】升麻　葛根　前胡　防风　羌活　白芷　桔梗　连翘　牛蒡子　木通　青皮　山楂　红花　地肤子

【功用】清血,和血,收毒。

【主治】痘见点三四日,行浆前后,痰壅咽哑水呛。

83663　清解散

《直指小儿》卷三。为《卫生总微》卷七"欢喜散"之异名。见该条。

83664 清解散(《痘疹传心录》卷十五)

【组成】甘草　桔梗　连翘　牛蒡子　橘红　山楂　前胡　天花粉　枳壳　生姜

【功用】清解痘毒。

83665 清解散(《准绳·伤寒》卷二)

【组成】苍术(炒)　荆芥各二两　甘草一两　麻黄一两半

【用法】上㕮咀。每服一两,以水二钟,加生姜三片,葱白一茎,同煎七分,去滓,温热服。以被盖覆,汗出为度。

【主治】一切感冒。

83666 清解散(《审视瑶函》卷四)

【组成】谷精草一两　石决明(煅)八钱　白菊花(去蒂,酒洗)七钱　绿豆壳六钱

【用法】上为细末。每服二钱,用大陈柿饼一个(去蒂核),米泔水一钟半,煎半干,空心食柿饼,并服原汁汤。

【主治】痘后不能远视。

83667 清痹汤(《效验秘方》娄多峰方)

【组成】忍冬藤 60 克　青风藤 60 克　络石藤 18 克　败酱草 30 克　土茯苓 21 克　老鹳草 30 克　丹参 30 克　香附 15 克

【用法】每日 1 剂,水煎,饭后分服。

【功用】清热解毒,疏风除湿,活血通络。

【主治】风湿热痹证。

【加减】风热盛者见发热、咽喉肿痛、瘾疹、疼痛涉及多个部位,加连翘、葛根、秦艽;气分热盛者见口渴、汗出、发热、脉洪大、舌苔黄燥,加生石膏、知母、黄芩;湿热盛者见胸脘满闷、身重以下肢为甚、舌苔黄腻,加防己、白花蛇舌草;热入营血者见心烦、皮疹、舌质红,加生地、丹皮、元参;阴虚内热加生地、白芍、知母。

【方论选录】方中用忍冬藤、络石藤、青风藤,一则其性俱凉,功在清热解毒,二则均为藤类药物,凡藤蔓之属,皆能通经入络,治一切历节风痛;土茯苓、败酱草、老鹳草加强清热解毒之功,且能除湿利水消肿,尤其是土茯苓能健脾胃、去脾湿、绝水湿之源,脾胃健则营卫和,水湿去则筋骨利;丹参、香附能活血通络行气。诸药相合,共达清热解毒,疏风除湿,活血通络之目的。

83668 清痰丸(《丹溪心法》卷二)

【组成】乌梅　枯矾　黄芩　苍术　陈皮　滑石(炒)　青皮　枳实各半两　南星　半夏　神曲(炒)　山楂　干生姜　香附各一两

【用法】上为末,汤浸蒸饼为丸服。

【主治】中焦热痰积。

83669 清痰丸(《医学入门》卷七)

【异名】治痰丸(《杏苑》卷四)。

【组成】苍术二两　香附一两半　瓜蒌仁　半夏各一两　黄连　黄芩各五钱

【用法】上为末,面糊为丸,如梧桐子大。每服五十丸,食远茶清送下。

【主治】吞酸嘈杂。

83670 清痰汤(《点点经》卷一)

【组成】苍术一钱　羌活一钱　干葛三钱　二花　半夏　昆布　海藻　黄芩　秦艽　蚕砂　蝉蜕　乳香各一钱五分

【用法】葱白、生姜为引,煎服。取汗。

【主治】酒伤气注,或上或下,骨节肿痛,红白不一,畏寒发战,潮烧。

【宜忌】禁风,忌油酒腻。

83671 清痰汤(《赤水玄珠》卷十四)

【组成】山栀　黄芩　半夏(炮)　橘红　茯苓　瓜蒌仁　枳壳　贝母　香附(童便浸)各一钱　甘草五分

【用法】水煎,入竹沥、姜汁各三四匙,食远服。

【主治】痰火攻作,项强口噤,角张反痉。

83672 清痰饮(《审视瑶函》卷五)

【组成】陈皮(去白)　半夏(姜制)　天花粉　栀子仁(炒黑)　石膏(煅)　黄芩　白茯苓　胆南星　枳壳(炒)各一钱　青黛六分

【用法】上剉。以白水二钟,煎至一钟,去滓热服。

【主治】因患头风,痰厥头疼,以致瞳神散大。

83673 清源丹(《医学探骊集》卷五)

【组成】大乌豆五十粒(生用)　人言四钱　雄黄一钱(研)　朱砂一钱(研)

【用法】将人言为细面,用砂器微火上炙紫色;将大乌豆水泡去皮,烂捣如泥,再将雄黄面同人言入乌豆泥内和匀,为一百丸,以朱砂为衣。每疟先天发过,次日用凉水送一丸。服一次即愈。

【主治】疟疾。

【宜忌】服药后前半日,不可用热饮食。

83674 清源汤(《三因》卷八)

【组成】茯苓　黄芩　菖蒲各五两　玄参　细辛各四两　大黄(水浸一宿)　甘草(炙)各二两　磁石八两(煅,醋淬)

【用法】上剉为散,每服四钱,以水一盏,煎至七分,去滓热服。

【主治】肾实热,小腹胀满,四肢正黑,耳聋骨热,小便赤黄,腰脊离解及伏水等。

83675 清源散(《辨证录》卷十三)

【组成】黄连三钱　茯苓五钱　白芍五钱　葛根二钱　白芷三分　槐花三钱　地榆三钱　人参三钱　穿山甲(土炒为末)一钱　白术五钱　车前子二钱　三七根末二钱

【用法】上水煎,调三七根末服。三剂血较前更多;三剂后减去黄连,再用三剂,血止而痔愈矣。

【主治】血痔。饮酒过多,热走于直肠而不得遽泄,乃结成小痔不化,久则皮破血出,大便时先射血几许,而始溺粪。

【宜忌】愈后务必断酒,终身不可服也。女色止忌三个月。

83676 清魄散

《三因》卷十七。为《产育宝庆集》卷上"清魂散"之异名。见该条。

83677 清膈丸(《圣济总录》卷一七五)

【组成】半夏(汤浸七遍,去滑,焙)　白矾(熬枯)　铅白霜　滑石　天竺黄各等分

【用法】上为细末,面糊为丸,如绿豆大。每服五丸,薄荷汤下。

【主治】小儿肺感风寒,呀呷咳嗽。

83678 **清膈丸**(《简易方》引《叶氏录验方》见《医方类聚》卷一一七)

【组成】人参　赤茯苓　木通　黄耆(蜜炙)　生干地黄　桑白皮(蜜炙)　青皮(去白)　防风(去芦)　甘草(炙)各一两　枳壳(麸炒,去瓤)　麦门冬(去心)半两

【用法】上为末,炼蜜为丸,如弹子大。每服一丸,以水七分盏,煎至六分,食后温服,每日三次。

【主治】肺气上壅,气促迫塞,面赤痰实,咽膈不利,头昏目眩,肩背拘急,及面生赤皶瘙痒。

【备考】一方只作散子,用蜜煎服。方中枳壳用量原缺。

83679 **清膈丸**(《魏氏家藏方》卷九)

【组成】当归(去芦)　防风(去芦)　羌活各一两　大黄　干葛　川芎各半两　荆芥　薄荷叶各一分　甘草三分(炙)　白芍药一两半

【用法】上为细末,用糕糊为丸,如鸡头子大。每服一二丸,食后临卧细嚼咽下。能饮酒人,醉后临睡化一丸,甚妙。

【功用】驱风凉血。

【主治】膈上壅热,舌焦口疮。

83680 **清膈丸**(《医学正传》卷四)

【异名】清膈苍莎丸(《医学入门》卷七)。

【组成】黄芩　黄连各五钱(炒)　香附一两五钱　苍术二两

【用法】上为细末,新取红熟瓜蒌去皮,捣烂和丸,如绿豆大。每服三五十丸,白汤送下。

【主治】❶《医学正传》:湿热气滞。❷《医学入门》:湿热痰火气滞。

83681 **清膈丸**(《丹溪心法附余》卷九)

【组成】黄芩半斤(酒浸,炒黄)　南星四两(生用)　半夏(汤泡七次)

【用法】上为末,生姜汁打糊丸,如梧桐子大。每服三五十丸,白水送下。

【主治】痰证。

【备考】方中半夏用量原缺。

83682 **清膈丸**(《中国药典》2010版)

【组成】金银花60克　连翘60克　玄参60克　射干60克　山豆根60克　黄连30克　熟地黄30克　龙胆60克　石膏30克　玄明粉60克　桔梗60克　麦冬60克　薄荷30克　地黄45克　硼砂30克　甘草15克　牛黄2.4克　冰片6克　水牛角浓缩粉6克

【用法】上制成丸剂,每丸重9克。口服,一次1丸,一日2次。

【功用】清热利咽,消肿止痛。

【主治】内蕴毒热引起的口渴咽干、咽喉肿痛、水浆难下、声哑失音、面赤腮肿、大便燥结。

【宜忌】孕妇及儿童慎用;忌食辛辣、油腻、厚味食物。

83683 **清膈汤**(《御药院方》卷一)

【组成】甘草(剉,炒赤色)　瓜蒌根　桔梗(炒黄色)紫苏叶各二两　鸡苏叶(去土)三两　荆芥穗四两　鼠黏子六两(拣净,炒,杵)

【用法】上为细末。每服一大钱,食后或临睡白汤点服。

【功用】祛风热,化痰,利咽膈,清头目,消疱疹。

【主治】中风。

83684 **清膈汤**(《医方类聚》卷八十九引《吴氏集验方》)

【组成】木香二钱　紫檀一钱半　白术半两　白豆蔻一钱半　陈紫苏二钱(去梗)　苍术四钱　石菖蒲一钱半　吴茱萸一钱半　陈皮一钱(去白)　萆薢二钱

【用法】上㕮咀,分作四服。以水二盏,加新橘叶七片,煎至七分,空心服,一日三次。

【主治】脚气肿痛,饮食不进,时作呕吐,大便不利。

83685 **清膈汤**(《普济方》卷一四七)

【组成】苦桔梗　荆芥穗　薄荷叶　紫苏叶　甘草节　瓜蒌根　牛蒡子　干葛各等分

【用法】上为粗末。每服三钱,以水一盏,煎至七分,去滓温服,每日三五次,不拘时候。

【主治】四时不正之气及伤寒未分证候,疮疹欲出未出;脾寒疟疾,寒热往来,状如骨蒸,久而耳黯唇青,面色黧黑,口苦舌干,四肢倦怠,饮食无味。

83686 **清膈汤**(《玉案》卷三)

【组成】黄连　黄柏　枳壳　石膏　玄参　大黄各三钱　甘草一钱

【用法】水煎服,不拘时候。

【主治】口疮作痛,上焦实热者。

83687 **清膈饮**(《医略六书》卷十八)

【组成】胆星三钱　木通一钱半　黄芩一钱半　白芥子三钱(炒)　海石三钱　陈皮一钱半

【用法】水煎,去渣温服。

【主治】中风解后,痰热不化,内扰心膈,胸满心烦,喘急不安,脉数滑者。

【方论选录】方中胆星清痰化热,黄芩清热降逆,白芥子散痰豁涎,海浮石坠痰逐顽,木通通利下行,陈皮利气和胃也。水煎,温服,使痰热分化,则肺胃清和,而胸满无不除,烦喘无不止矣。

83688 **清膈饮**

《会约》卷十。为《景岳全书》卷五十一"清膈煎"之异名。见该条。

83689 **清膈饮**(《产科发蒙》卷一)

【组成】枇杷叶　竹茹各一钱　生半夏　茯苓各一钱半

【用法】上加生姜七片,水煎,温服。

【主治】妊娠呕吐,全不纳药食者。

83690 **清膈散**(《传信适用方》卷一)

【组成】麻黄一两(去节)　阿胶一两(炒)　罂粟壳一两(蜜炙)　乌梅肉一两　杏仁半两(去皮尖)

【用法】上为细末。每服二钱,以水一盏,煎至七分,去滓,临卧温服。

【功用】发散肺寒。

【主治】痰嗽。

83691 **清膈散**(《普济方》卷三十六引《卫生家宝》)

【组成】蝉退五十个(去尽土用)　滑石一两

【用法】上为末,以水半盏,调药一盏,去水,用蜜一匙调下,不拘时候。

【主治】翻胃吐食,属热者。

83692 **清膈散**(《魏氏家藏方》卷五)

【组成】麦门冬(去心)　沙参　人参(去芦)　金钗石斛各一两(去根)　草龙胆　柴胡(去根)　陈皮(去白)　黄

连（去须） 木通各半两

【用法】上为末。每服二钱，以水一盏，煎至七分，去滓，食前温服，每日二次。

【主治】脾家疸热，令人口甘。

83693 清膈散（《得效》卷五）

【组成】南星一两 铅白霜少许 桑白皮一两半 白附子五钱

【用法】上剉为散。加生姜三片，水煎，食后，临卧服。

【主治】喘嗽，吐唾不利，膈热，口中苦气。

83694 清膈散

《普济方》卷三八一。为《直指小儿》卷三五"清肺饮"之异名。见该条。

83695 清膈散（《回春》卷五）

【组成】柴胡二钱 黄芩一钱半 黄连 枳实 栀子（酒炒） 竹茹 赤芍各一钱 甘草三分

【用法】上剉一剂。加生姜一片，水煎服。

【主治】心胃刺痛，憎寒壮热，口干烦躁，不卧，时痛时止。

【加减】痛甚，加生姜汁三匙。

83696 清膈煎（《景岳全书》卷五十一）

【异名】清膈饮（《会约》卷十）。

【组成】陈皮一钱半 贝母二三钱（微敲破） 胆星一二钱 海石二钱 白芥子五七分 木通二钱

【用法】水一钟半，煎七分，温服。

【主治】痰因火动，气壅喘满，内热烦渴。

【加减】如火盛，痰不降者，加童便一小钟；如渴甚者，加天花粉一钱；如热及下焦，小水不利者，加栀子一钱半；如热在上焦，头面红赤，烦渴喜冷者，加生石膏二三钱；如痰火上壅，而小水不利者，加泽泻一二钱；如痰火闭结，大便不通而兼胀满者，加大黄数钱，或朴消一二钱。

83697 清聪丸（《回春》卷五）

【组成】橘皮（盐水洗，去白）一两半 赤茯苓（去皮） 半夏（姜制）一两 青皮（醋炒） 柴胡梢 酒黄芩 玄参 蔓荆子 桔梗 全蝎（去毒） 菖蒲 黄连（酒炒）各一两五钱 生甘草五钱

【用法】上为细末，酒糊为丸，如绿豆大。每服一百二十丸，临卧茶清送下。

【主治】耳鸣及壅闭，至于聋者。

83698 清震汤（《兰室秘藏》卷下）

【组成】羌活 酒黄柏各一钱 升麻 柴胡 苍术 黄芩各五分 泽泻四分 麻黄根 猪苓 防风各三分 炙甘草 当归身 藁本各二分 红花一分

【用法】上剉如麻豆大，都作一服。以水二盏，煎至一盏，去渣，临卧服。

【主治】小便溺黄，臊臭，淋沥，两丸如冰，阴汗浸多。

【宜忌】忌酒、湿面。

83699 清震汤

《卫生宝鉴》卷九。为《保命集》卷下引《局方》"升麻汤"之异名。见该条。

83700 清震汤（《普济方》卷三〇一）

【组成】柴胡一钱 泽泻一钱 车前子半钱 木通半钱 生地黄三分 当归身三分 草龙胆三分

【用法】上剉如麻豆大，都作一服。以水三盏，煎至一盏，去滓，稍热服。空心腹中宿食消尽服之，使美膳压之。

【主治】阴部时痒，而有臊臭之状。

【方论选录】此药柴胡入肝为引，用泽泻、车前子、木通其渗泄之味，利小便赤，除臊气，是名在下者引而竭之；生地黄、草龙胆之苦寒，泻酒热，更兼前车前子之类，以彻肝中邪气；肝生血，用当归以滋肝中血不足也。

83701 清震汤（《外科正宗》卷一）

【组成】益智仁 陈皮 半夏 茯苓 人参 甘草 香附各一钱 柿蒂二十四个 泽泻三分 熟附一钱

【用法】上加生姜三片，大枣二枚，灯心二十根，水煎八分，不拘时服。

【主治】溃疡。脾胃虚弱，或误伤生冷，或气恼劳役，或入房梦遗，致火邪乘入中脘而呃逆者。

【加减】身热、口干、便燥、火呃者，加黄连五分。

83702 清震汤（《症因脉治》卷一）

【组成】升麻 苍术 干葛 甘草 鲜荷叶

【主治】阳明经头痛。

【加减】有风加防风、荆芥；有寒，加川芎、细辛；有暑，加黄连、石膏；有湿，加白芷；有燥，加知母、石膏；火旺，加山栀、黄连。

83703 清震汤（《审视瑶函》卷三）

【组成】升麻 赤芍药 甘草 荆芥穗 葛根 苏薄荷 黄芩 青荷叶 苍术（米泔水浸一宿，炒）各等分

【用法】上剉。以水二钟，煎至八分，去滓热服。

【主治】大小雷头风，头痛极不可忍，身热目痛，大便不通，小便赤涩，痛不可禁，兼治发热恶寒口渴者。

83704 清震汤（《嵩崖尊生》卷六）

【组成】黄芩八分 防风六分 羌活四分 甘草二分 川芎六分 蔓荆子六分 当归 荆芥各八分 半夏 柴胡 天麻各七分 细辛 独活 白芷 藁本各三分 石膏一钱

【主治】正头痛。

83705 清震汤（《疡科捷径》卷上）

【组成】人参 半夏 云苓 附子 陈皮 泽泻 香附 柿蒂 生姜 益智仁 生甘草 小红枣

【主治】疮疡呕逆者。

83706 清镇丸（《保命集》卷下）

【组成】小柴胡汤内加人参一倍 青黛半两

【用法】上为细末，面糊为丸，如桐子大。每服五十丸，生姜汤送下。

【主治】❶《保命集》：热嗽。❷《脉因症治》：上焦气热所冲，食已暴吐，头痛有汗，脉弦。

83707 清镇汤（《杂病源流犀烛》卷六）

【组成】茯神 枣仁 远志 菖蒲 石莲 当归 生地 贝母 麦冬 柏子仁

【功用】养心血，调心气，清热豁痰。

【主治】劳心怔忡。用心太劳，甚至一经思虑便动。

83708 清霜膏（《医方类聚》卷一七六引《吴氏集验方》）

【组成】百草霜 麻油

【用法】上以百草霜为末，麻油调抹。

【主治】蚰蜒疮。

83709 清霞条(《眼科锦囊》卷四)

【组成】银朱一钱　沉香　好茶各五分　金箔三叶　麝香五厘　百草霜适宜

【用法】上分为七炷。每日一炷，含冷水，熏三度。经七日而止。

【主治】眼病，或痛或不痛，生翳失明，头痛耳鸣，总属上冲者。

83710 清膻汤(《三因》卷八)

【异名】青膻汤(《普济方》卷二十九)。

【组成】榆白皮　冬葵子各五两　石韦四两(去毛)　黄芩　通草　瞿麦各三两

【用法】上为粗末。先以水二盏，入车前叶数片，煎至一盏半，入药末数钱，再煎七分，去滓热服。

【主治】右肾实热，身热，脊胁相引痛，足冷，小便黄赤，如栀子汁，每欲小便，即茎头痛。

83711 清燥丸(《活人心统》卷下)

【组成】黑丑　滑石　大黄　黄连　黄芩　枳壳各一两

【用法】上为末，水为丸，如梧桐子大。每服八十丸，白汤送下。

【主治】热结肠中，闭塞不通。

83712 清燥汤(《脾胃论》卷下)

【异名】茯苓燥湿汤(《东垣试效方》卷九)。

【组成】黄连(去须)　酒黄柏　柴胡各一分　麦门冬　当归身　生地黄　炙甘草　猪苓　建曲各二分　人参　白茯苓　升麻各三分　橘皮　白术　泽泻各五分　苍术一钱　黄耆一钱五分　五味子九枚

【用法】上㕮咀，如麻豆大。每服半两，以水二盏半，煎至一盏，去滓，稍热，空心服。

【主治】❶《脾胃论》：痿厥之病，腰以下痿软，瘫痪不能动，行走不正，两足欹侧。❷《保婴撮要》：小儿自汗，或因热伤元气，大小便秘涩。

【方论选录】《医略六书》：清湿而曰清燥者，以湿热不化，营阴暗伤，故风燥成痿也。黄耆补气，白术健脾，苍术、茯苓渗湿燥湿，黄连、黄柏清热燥湿，陈皮利气和胃，甘草缓中和脾，建曲化津气，生地滋营阴，当归养血，麦冬生津，五味子保肺收耗散，升麻举陷升清阳，柴胡升少阳清气，猪苓、泽泻泻湿以降阴浊也。使湿流燥润，则脾健气强而营血灌注，何患风燥不除，湿热成痿之不愈哉？

83713 清燥汤(《陈素庵妇科补解》卷三)

【组成】黄芩　黄连　黄柏　人参　麦冬　川芎　当归　芍药　地黄　苍术　白术　甘草　茯苓

【功用】清肺燥，滋肾水。

【主治】妊娠皮肤干涩。由荣血衰少，不能濡润肌肉，充达腠理，外则皮肤皱揭，内则口燥咽干，或二便闭或足痿无力。

83714 清燥汤(《保婴撮要》卷十四)

【组成】生地黄　山栀　麻子仁(研)各五分　川芎　羌活　黄柏　黄芩　郁李仁　芍药　当归尾　甘草各四分　泽泻二分

【用法】水煎服。

【主治】大肠风热血燥，秘结不通，痔疮。

83715 清燥汤(《玉案》卷二)

【组成】茯苓(去皮)　苍术(米泔浸，炒)　泽泻　猪苓　人参各一钱　神曲(炒)　当归　黄耆(蜜炙)　橘红各八分　升麻　黄柏(酒炒)　柴胡　白术(土炒)　甘草　生地　麦门冬(去心)各七分　北五味九粒

【用法】上加大枣二枚，水煎八分服。

【主治】六七月之间，肺受湿热之邪，肾亏腰下痿软，瘫痪不能举动，行步不正。

83716 清燥汤(《伤寒大白》卷二)

【异名】石膏清燥汤。

【组成】桑叶　石膏　人参　麦门冬　枇杷叶　杏仁　阿胶　黄芩　知母

【主治】燥热喘逆。

83717 清燥汤

《伤寒大白》卷四。为《法律》卷四“清燥救肺汤”之异名。见该条。

83718 清燥汤(《沈氏经验方》)

【组成】瓜蒌仁(炒，研)　白芍(酒炒)　归身各一钱五分　甘草四分　生地　麦冬(去心)　麻仁(炒)各二钱　枳壳(麸炒)　条芩各一钱

【用法】上加松子仁二钱，调白蜜十匙服。

【主治】脏燥。妇人怀孕六七十日，大便燥结，腹满，努力难解，无故悲泣。

83719 清燥汤(《会约》卷八)

【组成】天冬　麦冬各二钱　白芍一钱　贝母(炒，研)一钱半　款冬花一钱三分　甘草一钱　百合二钱　当归一钱半　生地二钱　栀仁一钱　丹皮一钱　桔梗一钱半

【用法】水煎服。

【主治】肺被火烁，咳痰不爽，喉痒便燥，脉不虚者。

【加减】干燥喘嗽者，加熟地三钱。

83720 清燥汤(《温病条辨》卷二)

【组成】麦冬五钱　知母二钱　人中黄一钱五分　细生地五钱　元参三钱

【用法】上以水八杯，煮取三杯，分三次服。

【主治】温病下后无汗，脉下浮而数者。

【加减】咳嗽胶痰，加沙参三钱，桑叶一钱五分，梨汁半酒杯，牡蛎三钱，牛蒡子三钱。

83721 清燥饮(《疠疡机要》卷下)

【组成】黄耆　苍术各一钱　人参　白术　神曲(炒)　陈皮各五分　甘草(炙)　黄柏(炒)　麦门冬　当归　葛根　泽泻　青皮各二分　五味子九粒

【用法】水煎服。

【主治】气血虚弱，湿热乘之，遍身酸软；或湿热行令，肺金受邪，肾无所养，小便赤少，大便不调；或腰腿酸软，体重麻木；或头晕食少，自汗口干，胸满气促，懒于言语。

83722 清巅丸(《北京市中药成方选集》)

【组成】川芎三钱　柴胡三钱　白芍三钱　菊花四钱　白芷三钱　生石决明三钱　当归三钱　天麻三钱　黄芩二钱　法半夏二钱　白茅根三钱　磁石(煅)三钱　甘草二钱

【制法】上为细粉，炼蜜为丸，每丸重二钱。每服二丸，一日二次，温开水送下。

【功用】清热散风。

【主治】风热郁结，头目眩晕。

83723 清露饮(《玉钥》卷上)

【组成】天冬一钱(去心) 麦冬一钱(去心) 生地一钱 熟地二钱 钗斛八分 桔梗八分 枳壳八分(麸炒) 甘草六分

【用法】上加枇杷叶一片(蜜炙,刷去毛),以水二钟,煎八分,食后服。

【主治】咽干塞疼,脉虚大者。

83724 清露饮(《喉证指南》卷四)

【组成】天冬(去心) 麦冬(去心) 生地 熟地(九制) 黄芩 枇杷叶(蜜炙) 鲜石斛 陈枳壳(麸炒) 茵陈蒿 甘草各等分

【用法】水煎,食后服。

【主治】慢喉风,脉虚大,面赤,咽干不渴。

83725 清露散

《本草纲目》卷三十六,为原书引《鸿飞集》"清凉膏"之异名。见该条。

83726 清扬饮子(《麻科活人》卷三)

【组成】西河柳五钱 麦冬 元参各二钱 牛蒡子(炒) 葛根各一钱五分 知母(蜜炒) 蝉蜕肚(洗去土) 薄荷叶 荆芥穗 甘草各一钱 淡竹叶三十片

【用法】水煎服。

【主治】麻疹。

83727 清光洗方(《眼科锦囊》卷四)

【组成】当归 地黄各大 小茴香中 甘草少 樟脑小

【用法】上用绢包,以水煎,乘温洗蒸,每日三次。

【主治】梅毒眼,赤脉纵横及翳膜。

83728 清竹茹汤(《医抄类编》卷十七)

【组成】竹茹 橘皮 法半夏 白苓 生姜

【用法】水煎服。

【主治】妊娠恶阻,呕吐不食。

83729 清肺饮子(《袖珍方》卷四引《汤氏方》)

【组成】桑白皮 地骨皮 黄芩 生干地黄各等分

【用法】上㕮咀。水煎,食后服。

【功用】凉膈。

【主治】匿鼻。

83730 清肺饮子(《兰室秘藏》卷下)

【异名】清肺饮《准绳·疡医》卷四。

【组成】灯心一分 通草二分 泽泻 瞿麦 琥珀各五分 扁蓄 木通各七分 车前子(炒)一钱 茯苓(去皮)二钱 猪苓(去皮)三钱

【用法】上为粗末。每服五钱,以水一盏半,煎至一盏,食远稍热服。

【主治】邪热在上焦气分,渴而小便闭涩不利。

【备考】本方方名,《准绳·类方》引作"清肺散"。

83731 清肺饮子(《卫生宝鉴》卷八)

【异名】清肺散(《痘科类编释意》卷三)。

【组成】白芍药五分 人参 升麻 柴胡各四分 天门冬 麦门冬(去心)各三分 陈皮二分半 甘草(生) 黄芩 黄柏 甘草(炙)各二分

【用法】上㕮咀,作一服。以水二盏,煎至一盏,去滓,食后温服。

【主治】肩膊痛无主持,不能举动,多汗出,肌肉瘦,不能正卧,卧则痛甚。

【加减】汗多,加黄耆五分。

83732 清肺饮子

《卫生宝鉴》卷十。为《兰室秘藏》卷中"麦门冬饮子"之异名。见该条。

83733 清肺饮子(《古今医鉴》卷九)

【组成】山茶花二两 黄芩二两 胡麻仁二两 山栀子二两 连翘一两 薄荷三两 荆芥一两 芍药一两 防风一两 葛花二两 苦参二两 甘草二两

【用法】上为末。以茶清调服三钱。

【主治】肺风鼻红。

83734 清肺饮子(《回春》卷六)

【组成】当归(酒洗) 川芎 黄芩 贝母(去心) 知母(蜜水炒) 阿胶珠 蒲黄(炒) 陈皮各八分 白芍(酒炒) 生地黄 天门冬(去心) 麦门冬(去心) 前胡各一钱 薄荷六分 枳壳(麸炒)五分 藕节十片 甘草(炙)三分

【用法】上剉一剂。以水一钟半,煎至一钟,食后徐徐温服。先服此清热止血,后服逍遥散加减调理。

【主治】妇女虚劳发热,咳嗽吐血。

83735 清热凉茶(《成方制剂》14册)

【组成】白茅根 布渣叶 淡竹叶 凤尾草 甘草 岗梅 广金钱草 苦瓜干 连翘 木蝴蝶 榕树须 水翁花 相思藤 鸭脚木 猪笼草

【用法】上制成茶剂。煎服,一次1袋,一日1~2次。

【功用】清热解暑,祛湿消滞。

【主治】感冒发热,口舌臭苦,大便秘结。

【宜忌】孕妇禁服。

83736 清胰1号(《古今名方》引遵义医学院经验方)

【组成】龙胆草 木香 玄胡各15克 白芍24克 大黄24克(后下)

【功用】清湿热,止痛通便。

【主治】肝郁气滞型急性胰腺炎。

【加减】使用清胰1号、2号、3号方时,酌情加减:实热重,加金银花、连翘或生石膏;湿热重,加茵陈、栀子、龙胆草;呕吐重,加半夏、竹茹、代赭石;体虚中寒,去大黄、芒硝,加附子、干姜。

83737 清胰2号(《古今名方》引遵义医学院经验方)

【组成】栀子 丹皮 木香 厚朴 玄胡各15克 赤芍 大黄(后下)各24克 芒消10克(冲服)

【功用】清热泻火,止痛通便。

【主治】脾胃湿热型和部分胃肠实热型急性胰腺炎。

83738 清胰3号(《古今名方》引遵义医学院经验方)

【组成】栀子 木香 槟榔 玄胡 芒消(冲服)各15克 白芍 使君子各24克 苦楝根皮15~30克

【功用】清热止痛,杀虫驱蛔。

【主治】合并胆道蛔虫的急性胰腺炎。

83739 清凉包子(《圣济总录》卷一一〇)

【组成】黄连一分(细为末,宣州者)

【用法】用新水一碗,取倒流水些小,将黄连末匀掺在碗内,用熟艾条一块如鸡子大,安在古老钱七文上,四面更用青铜钱四十文,作四垛子,覆黄连碗在上,点火烧艾,候烟尽，便扫下黄连末，用夹绢袋子盛了，取儿孩时奶汁浸，时时点在眼中。觉口中苦透为度。

【功用】退翳。

【主治】眼热赤生疮。

83740 清凉饮子

《局方》卷十。为《圣惠》卷八十八"加减四味饮子"之异名。见该条。

83741 清凉饮子

《兰室秘藏》卷上。为原书同卷"生津甘露汤"之异名。见该条。

83742 清凉饮子(《普济方》卷三八四引《仁存方》)

【组成】大黄(炮) 连翘(生) 芍药(生) 当归(微炒) 防风(去芦) 甘草(炙) 山栀(取去仁)各等分

【用法】上㕮咀。每服一大钱，以水半盏，煎至三分，去滓服，不拘时候。

【主治】小儿由将养乖节，或犯寒暑，乳哺失时，乍伤饥饱，致令血气不调，脾胃不和，或致发热，欲变惊痫。小儿血气脆弱，以至羸困。及小儿变蒸、客忤、惊痫壮热，痰涎壅盛，躁闷烦渴，颈项结热，头面生疮疖。

83743 清凉饮子(《婴童百问》卷四)

【异名】四顺清凉饮(《外科正宗》卷四)。

【组成】大黄 连翘 芍药 羌活 当归 防风 甘草 山栀仁各等分

【用法】上剉散。每服二钱，以水半盏，煎至三分，去滓服，不拘时候。

【主治】❶《婴童百问》：项颈结热，头面疮疖，肚中热痛。❷《外科正宗》：汤泼火烧，热极逼毒入里，或外被凉水所激，火毒内攻，致生烦躁，内热口干，大便秘实者。

83744 清凉饮子(《症因脉治》卷三)

【组成】黄芩 黄连 薄荷 玄参 当归 芍药 甘草 山栀 牡丹皮

【主治】燥火伤血，身肿。

83745 清凉饮子(《冯氏锦囊·杂症》卷四)

【组成】人参 川芎 防风 当归尾 赤芍药 大黄(面裹，煨) 甘草

【用法】上加灯心七茎，麦门冬(去心)七粒，水煎服，不拘时候。

【主治】小儿血气壅盛，脏腑生热，烦赤多涕，五心烦热，咽喉闭痛，乳哺不时，寒温无度，潮热往来，睡卧不安，手足振掉，欲生风候。

83746 清凉饮子(《老中医经验方汇编》)

【组成】荷叶 茅根各2.5千克 桑叶 香薷 藿香 淡竹叶 夏枯草各1.25千克 青蒿 薄荷各500克

【用法】将各药切细混匀，按1：1比例制成合剂，加红糖适量，并加防腐剂备用。每服80毫升，每日2~3次。

【功用】清热除烦，预防中暑。

83747 清凉散饼(《医学纲目》卷十九)

【组成】山慈菇(生用) 良姜各等分

【用法】上捣为饼，去汁罨之。

【功用】大散瘰疬，去寒热。

【主治】《准绳·疡医》：瘰疬恶疮。

83748 清凉散煎(《医方类聚》卷六十五引《龙树菩萨眼论》)

【组成】宣连一斤(粗捣，用水二斗，铜银器煮一宿) 马牙消半两(烧过)

【用法】二味相和，水煎，临熟时，即下蕤仁、龙脑，作丸如弹子大。有患者，即用一丸，以猪胆熟水调，频点。

【主治】眼昏暗，生暴翳。

83749 清凉膏药(《成方制剂》15册)

【组成】白蔹 白芷 赤芍 大黄 当归 地黄 蜂房 甘草 黄柏 马钱子 玄参

【用法】上制成膏药。外用，加温软化，贴于患处。

【功用】清凉解毒。

【主治】疮毒、肿痛。

83750 清淋颗粒

《中国药典》2010版。即《局方》卷六"八正散"改为颗粒剂。见该条。

83751 清暑饮子(《观聚方要补》卷一)

【组成】葛根 枇杷叶各一钱五分 茯苓一钱 缩砂 藿香各六分 扁豆八分 黄连四分 甘草 乌梅各六分

【用法】水煎服。

【主治】中暑。

83752 清脾饮子(《魏氏家藏方》卷五)

【组成】紫苏叶一两(去土) 草果(炮) 厚朴(去粗皮，姜制，炙) 人参(去芦) 桑白皮各三分 香附子(去毛，炒) 大腹皮(酒洗，炒)各一分 甘草(炙) 诃子皮(炒)各半两

【用法】上㕮咀。每服三大钱，以水一盏半，加生姜四片，大枣一枚，煎至七分，取清汁，食前服。

【主治】脾气久虚，中脘气膈，三焦不和，饮食不进，津液内燥，遂致脾气不清，头目重痛，手足心热，羸瘦面黄，胃气既亏，中脘生痰，不美饮食。

83753 清脾饮子

《保婴撮要》卷七。为《济生》卷一"清脾汤"之异名。见该条。

83754 清解颗粒(《新药转正》6册)

【组成】柴胡 金钱草 金银花 连翘 牡丹皮 蒲公英 石膏 夏枯草

【用法】上制成颗粒剂。开水冲服，一次2包，一日2~3次，儿童酌减。

【功用】清热解毒，凉血散结。

【主治】毒热炽盛，具有高热，口渴尿赤，便结，苔黄舌质红，脉弦数等实热证候有抗药性或过敏反应的患者。

83755 清膈饮子(《幼幼新书》卷十四引张涣方)

【组成】香薷 淡竹叶(去枝梗，剪叶，焙干)各一两 白茯苓 人参(去芦头) 半夏(汤洗七次，焙干) 檀香 甘草(炙)各半两 白粳米一合

【用法】上为粗末。每服一钱，以水一大盏，煎至七分，去滓放温，时时令儿服之。

【主治】小儿伏暑呕吐。

83756 清下破血汤(《中国接骨图说》)

【组成】柴胡 川芎 大黄 赤芍药 当归 黄芩 五灵脂 桃仁 枳实 栀子 赤牛膝 木通 泽兰 红花 苏木

【用法】上生地黄煎，加老酒、童便和服。

【主治】下膈被伤者。

83757 清上止消丹(《辨证录》卷六)

【组成】麦冬二两　天冬一两　人参三钱　生地五钱　茯苓五钱　金银花一两

【用法】水煎服。十剂渴尽减,二十剂痊愈。

【主治】消渴之病,气喘痰嗽,面红虚浮,口舌腐烂,咽喉肿痛,得水则解,每日饮水约得一斗,是谓肺消。

83758 清上化痰丸(《本草纲目》卷十四引《简便方》)

【组成】薄荷末

【用法】炼蜜为丸,如芡实大。每噙一丸,白沙糖和之亦可。

【功用】清上化痰,利咽膈。

【主治】风热证。

83759 清上至圣丹(《石室秘录》卷二)

【组成】川芎一钱　细辛一钱　白芷一钱　柴胡一钱　芍药三钱　半夏一钱　甘草一钱

【用法】水煎服。

【主治】风入太阳经,头疼。

【方论选录】风虽犯太阳,治法不可全治太阳,当上清其邪,故用白芷、川芎、细辛三味以散之;又用赤芍、甘草、柴胡以清肝胆之火,胆经与肝经入于头络,故用此数味散邪去火,又加半夏去痰,甘草和中,相济而有成也。

83760 清上防风汤(《回春》卷五)

【组成】防风一钱　荆芥五分　连翘八分　山栀五分　黄连五分　黄芩(酒炒)七分　薄荷五分　川芎七分　白芷八分　桔梗八分　枳壳五分　甘草三分

【用法】上剉一剂。水煎,食后服。入竹沥一小钟尤效。

【功用】清上焦火。

【主治】风热之毒,头面生疮疖。

83761 清上防风散(《御药院方》卷九)

【组成】防风　细辛(去苗叶)　薄荷叶各一两　川芎七钱　独活(去芦头)　荆芥穗　天麻　甘草(炙)　白檀　白芷各半两　片脑子一钱(别研)

【用法】上为细末,入脑子再研匀细。每服二钱,淡茶清调匀,稍热嗽冷吐,不拘时候。如觉头昏目痛,牙齿肿闷,用热茶清调三钱,食后服亦得。

【主治】上焦不利,风热攻冲,气血郁滞,牙齿闷痛,龈肉虚肿,鼻塞声重,头昏目眩。

【备考】本方方名,《丹溪心法附余》引作"上清防风散"。

83762 清上抑火汤(《何氏济生论》卷三)

【组成】蔓荆子五分　荆芥穗五分　薄荷五分　熟石膏一钱　白芷六分　生地一钱　半夏五分　当归七分　甘草三分　藁本八分　旋覆花五分　明天麻八分　川芎五钱　防风六分　细辛三分

【用法】上加生姜三片,水煎服。

【主治】偏正头痛,脑漏鼻渊。

83763 清上补下丸(《寿世保元》卷三)

【组成】怀生地黄(砂锅内酒拌,蒸黑)四两　南枣(酒蒸,去核)二两　怀山药一两五钱　白茯苓(去皮)一两五钱　牡丹皮一两五钱　泽泻一两五钱　辽五味子一两五钱　天门冬(去心)一两五钱　枳实(麸炒)一两五钱　贝母一两五钱　麦门冬(去心)一两五钱　桔梗(去芦)一两五钱　黄连(姜炒)一两五钱　杏仁(去皮)一两五钱　半夏(姜汁炒)一两五钱　瓜蒌仁(去油)一两五钱　枯芩(酒炒)一两五钱　甘草五钱

【用法】上为细末,炼蜜为丸,如梧桐子大。每服三钱,空心淡姜汤送下。

【主治】哮喘痼疾,逢寒即发,发则上气喘急咳嗽,痰涎上壅,年久不已。

83764 清上明目丸(《回春》卷五)

【组成】归尾　川芎各六钱　生地黄　黄连　黄芩　大黄　黄柏(酒炒)　连翘　桔梗　薄荷　防风　荆芥　羌活　独活　白芷　菊花　草决明　木贼　甘草各五钱

【用法】上为细末,炼蜜为丸,如绿豆大。每服三五十丸,白汤送下,早、晚服。

【主治】一切肿痛,风热眼疾。

83765 清上泻火汤(《兰室秘藏》卷中)

【组成】荆芥　川芎各二分　蔓荆子　当归身　苍术各三分　酒黄连　生地黄　藁本　生甘草各五分　升麻　防风各七分　酒黄柏　炙甘草　黄耆各一钱　酒黄芩　酒知母各一钱五分　羌活三钱　柴胡五钱　红花少许　细辛少许

【用法】上剉如麻豆大,分作二服。每服以水两盏,煎至一盏,去滓,食后稍热服。

【主治】热厥头痛。虽冬天大寒,犹喜寒风,其头痛则愈,微来暖处,或见烟火,其痛复作,五七年不愈。

83766 清上养中汤(《寿世保元》卷六)

【组成】小甘草　桔梗各二钱　玄参　当归　黄芩各一钱　陈皮(去白)　白术(去芦)　白茯苓(去皮)　麦门冬(去心)　连翘各八分　人参　防风　金银花各八分

【用法】上剉一剂。水煎,食远频服。

【主治】咽喉肿痛,属素虚弱者,或服凉药过多而作泻者。

【加减】有痰,加贝母。

83767 清上消郁汤(《准绳·疡医》卷五)

【组成】昆布(洗)　元明粉　陈皮　半夏(姜制)　黄连　海藻　莪术　川芎　香附　青黛　白芥子

【用法】上加薄荷,水煎服。

【主治】痰火气血郁结,上部作核成瘤,脉弦而滑。

83768 清上梅苏丸(《寿世保元》卷二)

【组成】乌梅(不拘多少,清水洗净,取肉)半斤　白沙糖半斤

【用法】上为细末,入南薄荷头末半斤,共捣成膏,丸如弹子大。每用一丸,口中噙化。行路备之,解渴最妙。

【功用】清上焦热,润肺生津止渴。

83769 清上瘀血汤(《准绳·疡医》卷六)

【异名】消上瘀血汤(《杂病源流犀烛》卷三十)。

【组成】羌活　独活　连翘　桔梗　枳壳　赤芍药　当归　栀子　黄芩　甘草　川芎　桃仁　红花　苏木　大黄

【用法】上加生地黄,水煎,和老酒、童便服。

【主治】上膈被伤者。

83770 清上噙化丸(《回春》卷二)

【组成】瓜蒌霜　天门冬(去心)　橘红　枯芩(去朽·酒炒)　海石(煅)　柿霜各一两　桔梗(去芦)　连翘

玄参　青黛各五钱　风化消三钱

【用法】上为细末，炼蜜为丸，如龙眼大。食远噙化。

【功用】清火化痰，止嗽定喘。

【主治】咳喘。

83771 清上蠲痛汤(《寿世保元》卷六)

【组成】当归（酒洗）一钱　小川芎一钱　白芷一钱　细辛三分　羌活一钱　独活一钱　防风一钱　菊花五分　蔓荆子五分　苍术（米泔浸）一钱　麦冬一钱　生甘草三分　片芩（酒炒）一钱五分

【用法】上剉一剂。加生姜，水煎服。

【主治】一切头痛，不问左右、偏正、新久。

【临床报道】头痛：《湖南中医杂志》[2006，22(4)：44]用本方治疗头痛158例，对照组40例采用口服镇脑宁胶囊，每次4粒，每日3次。结果：治疗组158例，治愈76例，显效45例，有效31例，无效6例，总有效率96.21%；对照组治愈6例，显效10例，有效4例，无效20例，总有效率50.00%，两组比较有显著性差异（$P<0.05$）。

83772 清中安蛔汤(《观聚方要补》卷三《伤寒辨注》)

【组成】黄连（姜汁炒）三钱　黄柏（酒炒）一钱半　枳实（麸炒）二钱　乌梅三个　川椒（炒）三十粒

【用法】上加生姜，水煎服。

【主治】胃实热，呕吐长虫。

【加减】胃中虚热而呕者，去枳实，加人参一钱五分。

83773 清中驱疟饮

《类证治裁》卷四。为《医林指月》“清中祛疟饮”之异名。见该条。

83774 清中祛疟饮(《医林指月》)

【异名】清中驱疟饮（《类证治裁》卷四）。

【组成】黄芩　山楂各一钱　柴胡　半夏　陈皮　青皮　枳实　厚朴　苍术　草果各八分　生姜一片

【主治】疟疾初发。

83775 清中消痞汤(《效验秘方》李寿山方)

【组成】太子参15克　麦门冬15克　制半夏7.5克　柴胡6克　生白芍10克　炒栀子7.5克　丹皮7.5克　青皮10克　丹参15克　甘草6克

【用法】每日1剂，水煎，分两次口服。

【功用】养阴益胃，清中消痞。

【主治】浅表性胃炎、反流性胃炎、萎缩性胃炎等病。症见胃脘痞塞，灼热似痛，似饥不欲食，口干不欲饮，五心烦热，纳呆食少，大便燥秘，舌红少津或光剥龟裂，脉细或数等。

【方论选录】方中太子参、甘草补中益气，以助脾胃之气阴；麦门冬甘寒清热，养阴益胃；制半夏和中降逆以消痞；青皮理气疏肝，导滞以散痞；柴胡疏肝解郁以畅胃；生白芍和中缓急以抑肝和胃；栀子清泄三焦郁火；丹皮凉血清泄阴火；丹参凉血祛瘀，调养胃络；甘草又能调和诸药。诸药合用以太子参、麦门冬之补，柴胡之升，青皮、半夏之降，栀子、丹皮之清，白芍、甘草之和，丹参之消，合诸补、消、清、和、升、降于一炉，共奏养阴益胃，清中消痞之效。

83776 清中救痢饮(《慈航集》卷下)

【组成】人参二钱　生大黄三钱　黄连一钱五分　枳实二钱　甘草一钱五分　灶心土五钱　广木香一钱五分

【用法】水煎，冷服，一服胃火尽下，二服痢减胃开，三服痢好大半，四服痊愈。

【主治】热噤口痢。痢毒火留中，因初治误用辛热之药，舌苔焦黑，四围红赤，周身干热，面红目赤，痢下不止，食不能下。

【加减】脉弦硬有力，加知母三钱，天花粉三钱；气逆胸胀，加槟榔一钱五分；痰塞咽喉，加麦芽、桑白皮、天冬、花粉各二钱。

83777 清中解郁汤(《明医杂著》卷六)

【组成】白术　茯苓　陈皮　山栀（炒）　山楂　神曲（炒）　麦芽（炒）　川芎　桔梗　甘草（炒）各五分

【用法】每用二钱，水煎服。

【主治】小儿脾气虚弱，饮食停滞，郁热生痰，或身发赤晕。

83778 清中蠲痛汤(《医学六要·治法汇》卷五)

【组成】炒黑山栀　炒黑姜　川芎　黄连（姜汁炒）　橘红　制香附　苍术　神曲

【用法】水煎服。

【主治】胃脘痛久，脉数有火者。

83779 清化四逆散(《效验秘方·续集》张琪方)

【组成】柴胡10克　白芍12克　枳实10克　甘草3克　白术10克　茯苓10克　茵陈15克　黄连6克　黄芩10克　藿香10克　砂仁10克　陈皮10克　厚朴10克

【用法】每日1剂，水煎2次，早晚分服，30天为一疗程。

【功用】疏肝健脾，清化湿热，行气消胀。

【主治】肝炎后肝硬化早期，证属肝郁气滞，湿热中阻者。症见胁痛，腹胀，纳呆，口苦，乏力，便溏，尿黄，舌红，苔白或黄腻脉滑。

83780 清化益肾汤(《效验秘方》李寿山方)

【组成】生黄耆30~50克　白术10~15克　当归10~15克　丹参15~30克　冬葵子30~50克　土茯苓30~50克　益母草30~50克　益智仁15~20克　浙贝母10~15克　白茅根30~50克

【用法】文火久煎，分温两服。有水肿者，少盐饮食。

【功用】益气化瘀，清利湿热。

【主治】慢性肾小球肾炎。症见水肿时重时轻，时起时伏，或始终水肿不明显，腰痛倦怠，或无明显症状，舌质偏淡，或有紫气瘀点，面色不华，脉沉细或弦。尿常规检查有蛋白、管型、红白细胞等，或有血压高、贫血、胆固醇与类脂质高等。中医辨证属于脾肾亏虚，气阴两虚或阴阳俱虚而兼夹湿邪血瘀之水肿、肾劳证者。

【方论选录】方中黄耆、白术补气健脾助运以扶正，气虚甚者宜量大；黄耆配当归、丹参增强益气养血化瘀之功，使瘀消而不伤正；冬葵子、土茯苓、浙贝母、白茅根清热解毒利湿，为祛邪之主药，量宜大，有黄耆、当归之助，使湿去而不伤阴，可放心大胆用之；益母草活血化瘀利尿，且有降血压之效，对血瘀湿盛水肿甚者可用至60~100克无妨；益智仁温肾摄精以固肾气治本。诸药共奏益气化瘀，清利湿热之效。

83781 清气天麻汤(《何氏济生论》卷一)

【组成】香附子　苍术　天麻　陈皮　茯苓　僵蚕　半夏　川芎　天南星　防风　甘草　黄连　枳实　白芷　山栀

【主治】因气怒头眩，胸满气胀，手足麻木。

83782 **清气化毒饮**（《金鉴》卷五十九）

【组成】前胡 桔梗 栝楼仁 连翘（去心） 桑皮（炙） 杏仁（去皮尖，炒） 黄芩 黄连 元参 生甘草 麦冬（去心）

【用法】芦根为引，水煎服。

【主治】麻疹已出，毒气内攻，肺金受克，胸满喘急者。

83783 **清气化痰丸**（《景岳全书》卷五十五引丹溪方）

【组成】南星（制）三两 半夏（制） 黄连 黄芩各五两 瓜蒌仁 杏仁（去皮尖） 茯苓各四两 枳实（炒） 陈皮各六两 甘草二两

【用法】上为细末，生姜汁煮糊为丸，如梧桐子大。每服五十丸，生姜汤送下。

【主治】❶《景岳全书》引丹溪方：上焦痰火壅盛，咳嗽，烦热口渴，胸中痞满。❷《医方类聚》引《修月鲁般经后录》：痰实，胸膈不利，头目不清。

【备考】方中甘草用量原缺，据《赤水玄珠》补。

83784 **清气化痰丸**（《丹溪心法附余》卷九）

【组成】半夏（汤洗七次）二两 陈皮（去白） 茯苓（去皮）各一两半 薄荷叶 荆芥穗各五钱 黄芩（酒浸，炒） 连翘 栀子仁（炒） 桔梗（去芦） 甘草（炙）各一两

【用法】上为末，生姜汁煎水，打糊为丸，如梧桐子大。每服五十丸，食后、临卧各一服。

【功用】清头目，凉膈，化痰利气。

【加减】如胃肠燥实，加酒炒大黄、芒消各一两。

【备考】《仁斋直指附遗》有苍术、香附子各一两。

83785 **清气化痰丸**（《摄生众妙方》卷六）

【组成】半夏（大者佳） 南星 白矾 皂角 生姜各八两（上用水浸二日，同煮至南星无白点为度，拣去皂角，只用南星、半夏、姜三味，各切片晒干为末，入后药） 橘红 神曲（炒） 麦芽（炒） 黄连（酒炒） 香附（童便浸） 白术各四两 紫苏子（炒） 杏仁（去皮尖） 山楂 枳实（去瓤，麸炒） 黄芩（枯片者，酒炒） 厚朴（姜制）各三两 青皮（去瓤） 干葛各一两五钱 茯神 川芎各一两 藿香五钱

【用法】上为细末，同前末和合，以生姜汁打面糊为丸，如梧桐子大。每服五七十丸，临卧或食远茶清送下。

【主治】饮食积滞，痰火郁结，气不升降者。

83786 **清气化痰丸**（《古今医鉴》卷四引刘少保方）

【组成】南星 半夏 白矾 牙皂（不剉） 生姜各二两（上将南星、半夏、牙皂、生姜用水浸一宿，将星、半、姜剉作粗片，入白矾同煮，至南星无白点，去皂不用，余者晒干，入后药） 青皮（麸炒）五钱 陈皮（去白）一两 枳实（麸炒）一两 白术一两 干葛五钱 白茯苓一两 苏子（炒）一两 莱菔子（炒）一两 瓜蒌仁一两 黄芩八钱 黄连五钱 海粉七钱 香附一两 神曲（炒）二两 麦芽（炒）二两 山楂肉一两

【用法】共为细末，以竹沥、生姜汁调，蒸饼为丸，如梧桐子大。每服五七十丸，食后生姜汤送下。

【主治】一切痰饮咳嗽，头旋目眩，胸膈痞闷气滞、食积酒积，呕吐恶心。

【加减】气滞，加白豆蔻一两。

83787 **清气化痰丸**（《医方考》卷二）

【组成】陈皮（去白） 杏仁（去皮尖） 枳实（麸炒） 黄芩（酒炒） 瓜蒌仁（去油） 茯苓各一两 胆南星 半夏（制）各一两半

【用法】生姜汁为丸服。

【功用】《全国中药成药处方集》：清肺止咳，降逆化痰。

【主治】❶《医方考》：诸痰火症。❷《中国药典》：痰热阻肺所致的咳嗽痰多、痰黄稠黏、胸腹满闷。

【方论选录】❶《医方考》：气之不清，痰之故也，能治其痰则气清矣。是丸也，星、夏所以燥痰湿，杏、陈所以利痰滞，枳实所以攻痰积，黄芩所以消痰热，茯苓之用渗痰湿也。若瓜蒌者，则下气利痰云尔。❷《医方集解》：此手足太阴之药，治痰火之通剂也。气能发火，火能役痰，半夏、南星以燥湿气，黄芩、栝楼以平热气，陈皮以顺里气，杏仁以降逆气，枳实以破积气，茯苓以行水气。水湿火热，皆生痰之本也，火退则还为正气而安其位矣。故化痰必以清气为先也。

【临床报道】痰热型哮喘：《中国中医急症》[2001，(3)：141]治疗100例，对照组100例采用必可酮气雾剂400~600微克/天，口服氨茶碱0.1克，每日3次。结果：治疗组100例临床控制83例，显效5例，有效10例，无效2例，总有效率98%；对照组100例临床控制64例，显效23例，有效5例，无效8例，总有效率92%。经统计学处理，两组临床控制率有显著性差异（$P<0.01$）。

【现代研究】抑制气道黏液高分泌状态：《中华中医药学刊》[2009，27（8）：1698]本丸改为汤剂，能明显降低慢性支气管炎大鼠肿瘤坏死因子（TNF-α）或白介素-8（IL-8）的含量，其抑制慢性支气管炎气道黏液高分泌状态的机制与TNF-α或IL-8被抑制有关。

83788 **清气化痰丸**

《赤水玄珠》卷六。为《扶寿精方》"法制清气化痰丸"之异名。见该条。

83789 **清气化痰丸**（《回春》卷二）

【组成】橘红（盐水洗，去白）二两 香附米（盐水浸，炒）三两 青黛四钱 半夏（温水洗七次，姜汁浸炒）二两 片芩（酒炒）一两 贝母（去心）二两 天门冬（水泡，去心）二两 瓜蒌（去壳；微炒，另研）二两 桔梗（去芦）二两 杏仁（水泡，去皮尖，微炒）二两 枳实（去瓤，麸炒）二两 山楂肉（蒸，去核）二两 黄连（去毛，姜汁炒）二两 白茯苓（去皮）二两 白术（不油者）二两 苏子（微炒）二两 连翘（去梗）一两 海石一两（另研） 皂角（火炮，去皮弦子）一两（熬膏）

【用法】上为细末，用神曲、竹沥打糊为丸，如梧桐子大。每服五十丸，食后白汤送下；清茶亦可。

【功用】化痰顺气，开郁清火，宁嗽止喘。

83790 **清气化痰丸**（《医学启蒙》卷三）

【组成】橘红一斤（去白） 枳壳八两（麸炒） 黄芩八两（酒浸） 半夏曲八两（炒） 赤茯苓八两 生甘草五两 山栀仁八两（炒） 桔梗五两 滑石八两 天花粉八两 连翘五两 薄荷叶四两 荆芥穗五两 当归尾八两（酒洗）

【用法】上为末，水滴为丸，如绿豆大。食远白汤，茶清化服。

【功用】降火顺气清痰，常服利膈宽中。

【主治】痰火。

83791 **清气化痰丸**(《北京市中药成方选集》)

【组成】南星(炙)三十二两　法半夏三十二两　神曲(炒)十六两　麦芽(炒)十六两　山楂(炒)十六两　橘皮十六两　枳实(炒)十六两　白术(炒)十六两　茯苓十六两　苏子(炒)十六两　莱菔子(炒)十六两　瓜蒌子(炒)十六两　香附(炙)十六两　白豆蔻十六两　青皮(炒)八两　葛根八两　黄连八两　黄芩(酒炒)十二两八钱　海浮石(煅)十二两二钱

【用法】上为细末,用冷开水泛为小丸,每十六两用青黛七钱、滑石二两八钱为衣,闯亮,袋装六钱。每袋分三次,每日二次,温开水送下。

【功用】清肺止咳,降逆化痰。

【主治】咳嗽气促,痰盛胸闷,气滞食积,呕吐恶心。

83792 **清气化痰方**(《本草纲目》卷三十九引《笔峰杂兴》)

【组成】百药煎　细茶各一两　荆芥穗五钱　海螵蛸一钱

【用法】炼蜜为丸,如芡实大。每服噙化一丸。

【功用】清气化痰。

83793 **清气化痰汤**(《玉案》卷四)

【组成】人参　沉香　青皮各八分　甘草二分　知母　桑白皮　地骨皮各一钱五分　五味子二十一粒　苏子　半夏(姜矾制)　麦门冬各一钱

【用法】水煎,食远服。

【主治】酒色过度,咳嗽不止,两肋疼痛者。

83794 **清气化痰汤**(《幼科直言》卷四)

【组成】枳壳　大黄　栀子　花粉　黄芩　薄荷　牛蒡子　天麻　杏仁(炒,去皮尖)

【用法】竹叶为引,水煎服。

【主治】惊搐,体壮气实,气凑痰喘,大便闭塞。

83795 **清气化痰饮**(《痧胀玉衡》卷下)

【异名】土二(《痧症全书》卷下)、四十二号旅象方(《杂病源流犀烛》卷二十一)。

【组成】贝母二钱　姜黄一钱　细辛　橘红各八分　青皮　紫朴各七分　荆芥六分　乌药五分

【用法】水煎,冲砂仁末五分,微冷服。

【主治】痧证,痰气壅塞。

83796 **清气化痰饮**(《重订通俗伤寒论》何秀山方)

【组成】光杏仁　川贝各二钱　广橘红　生枳壳　小青皮各一钱　莱菔子二钱　天竺黄三钱　白蔻末五分(冲)

【用法】水煎,微冷服。先刮痧放血,后服药。

【功用】理气消痰。

【主治】痧证痰壅者。

83797 **清气达痰丸**(《活人方》卷二)

【组成】广陈皮三两　茯苓三两　杏仁三两　苏子四两　甘草一两　嫩桑皮四两　制半夏四两　前胡四两　枳实三两　南星三两　白芥子三两　瓜蒌仁三两

【用法】水泛为丸。午后、临睡茶清、白汤送服二三钱。

【主治】寒邪客于肺俞,郁热闭于上焦,肺气失之清润,致精液凝滞,而为痰为嗽,甚之痰气壅逆而喘急,或咽嗌不利,而烦咳或浊气痞结而不舒,或寒痰久伏而哮嗽,无论远年久日,一切有余痰火。

83798 **清气抑肝汤**(《玉案》卷四)

【组成】青皮　桑白皮　枳壳各三钱　檀香　山栀仁　乌药各一钱　半夏曲　橘红　白蔻仁各一钱五分　砂仁一钱二分

【用法】上加生姜三片,水煎服。

【主治】气不消散,凝滞膈上。

83799 **清气利咽汤**(《喉科枕秘》卷二)

【组成】生荷叶　生柏叶　生地黄

【用法】水煎,入童便半酒杯,温服。

【主治】蕴热上壅,咽喉肿痛者。

83800 **清气利膈丸**(《扶寿精方》)

【组成】人参　白术　白茯苓　半夏(汤泡,姜制)　陈皮(去白)　青皮(去瓤,面炒)　当归(酒浸)各一两　川芎　枳壳(去皮瓤,面炒)　柴胡　黄芩(去朽)各七钱　甘草(炙)一钱

【用法】上为细末,蒸饼汤浸为丸,如梧桐子大。每服五七十丸,生姜汤、沸汤送下,不拘时候。

【主治】中年以后,气血渐衰,而气滞中脘,脘胁不畅。

83801 **清气固真汤**(《何氏济生论》卷七)

【组成】白茯苓　生地　白芍　陈皮　川断　当归　香附　白术　扁豆　椿根皮(醋炒)　甘草　川芎

【用法】水煎服。

【主治】带下。

83802 **清香芎汤**(《圣济总录》卷十六)

【组成】芎䓖五两　细辛(去苗叶)二两半　人参一两半　半夏曲一分(用生姜和半夏末作曲用)　甘草(炙)三分

【用法】上㕮咀,如麻豆大。每服三钱匕,水一盏,加生姜三片,薄荷五叶,同煎至七分,温服,不拘时候。

【主治】头痛。

83803 **清气养荣汤**(《玉案》卷五)

【组成】当归　生地　香附　地榆各一钱五分　白茯苓　泽泻　丹皮　黄连　山茱萸肉各八分

【用法】上加灯心三十茎,水煎,空心服。

【主治】妇女气血不调,赤白带下,四肢倦怠,五心烦热。

83804 **清气宣风散**(《东医宝鉴》杂病篇卷二引《医林方》)

【组成】当归　白术　白芍药各一钱　川芎　羌活　半夏　生地　白僵蚕各八分　蝉壳　赤茯苓各六分　防风　甘菊　枳壳　陈皮　荆芥　升麻　黄连　栀子各五分　甘草三分

【用法】上剉作一贴。加生姜三片,大枣二枚,水煎服。

【主治】中风热症。

83805 **清气健脾汤**(《杏苑》卷四)

【组成】木香四分　人参一钱　白茯苓　白术各一钱　橘皮八分　半夏八分　白豆蔻三分　香附子六分　甘草(炙)五分　砂仁七枚　生姜五片

【用法】上㕮咀。以水二钟,煎一钟,食远温服。

【主治】翻胃倦怠者。

【宜忌】吐酸口燥者,不宜多服。

83806 **清气涤痰丸**(《遵生八笺》卷十八)

【组成】半夏曲(用齐半夏,选极大者,水浸二三日,以透心去灰为度,用生姜自然汁一茶匙,同煅白矾四两煎化,将半夏为粗末,拌匀晒干,随症用)一斤　牛胆南星十两　橘红　楂肉　瓜蒌仁(去油)　枳实　萝卜子(炒)　茯苓　白

术 黄连各八两 香附(用青盐二两,水浸,炒) 枯黄芩(微炒) 甘草 真紫苏子各六两 好沉香二两 白芥子三两

【用法】上为细末,竹沥为丸,如梧桐子大。每服一钱五分,食远或临睡服。

【功用】健脾胃,化痰涎,宽胸膈,进饮食。

【加减】老痰,加天门冬肉四两,青礞石二两(消煅)。

83807 清风定痛散(《普济方》卷六十五)

【组成】荆芥穗一两 朴消二两 胆矾一钱 罗青二钱半 防风 细辛 白芷 全蝎 升麻 草乌各五钱

【用法】上为细末。每用擦牙。

【主治】牙痛。

83808 清风养血汤(《医略六书》卷二十一)

【组成】荆芥一钱半 防风一钱半 连翘一钱半 甘菊三钱(去蒂) 黄芩一钱半 川芎一钱 蔓荆子二钱 当归二钱 山栀一钱半 甘草五分

【用法】水煎,去滓温服。

【主治】眼目赤肿疼痛,脉浮数者。

【方论选录】荆芥理血疏风,防风散风退肿,蔓荆散风热专清头目,甘菊清郁热兼益金水,黄芩清热于内,连翘散热结于经,川芎入血海以行头,当归养血脉以荣目,山栀清三焦之火,甘草缓眼目之痛。水煎温服,使风热并解,则经脉清和而眼目之赤肿疼痛无不退矣。此疏风清热之剂,为眼目肿痛之专方。

83809 清风凉血饮(《医抄类编》卷十二)

【组成】地黄 石膏 白芍 拣冬 丹皮 栀仁 荆芥 知母 当归 赤苓

【用法】水煎服。

【主治】牙宣。实火上攻,根肉色赤,齿缝内出血。

83810 清六益元汤(《赤水玄珠》卷二十六)

【组成】白术(炒) 滑石 炙甘草 黄连(酒炒) 麦芽(炒)

【用法】水煎服。

【主治】热泻,小水短少,口干。

83811 清火九味汤(《医抄类编》卷二十一)

【组成】白芍 川芎 当归 生地 黄连 花粉 知母(炒) 大黄(炒) 黄柏

【用法】水煎服。

【主治】悬痈。初起肿痛,二便秘结,口渴。

83812 清火止咳汤(《杂病源流犀烛》卷一)

【组成】枳壳 杏仁 黄芩 石膏 山栀 瓜蒌霜 桔梗 桑皮 知母 贝母 前胡 甘草 生姜

【主治】火嗽。

83813 清火止痛汤(《杂病源流犀烛》卷二十二)

【组成】川连 元参 甘菊 连翘 黄芩 木通 当归 丹皮 白芍药 木贼草 羚羊角 生地 谷精草

【主治】心火上炎,目赤,寸脉数。

83814 清火宁肺汤(《会约》卷九)

【组成】当归二钱 白芍二钱 青蒿一钱 生地二钱 麦冬二钱 栀子(炒)一钱 黄芩一钱 甘草一钱

【用法】水煎服。

【主治】水亏于下,火烁肺金,喉痒咳嗽,尺脉滑数。

【加减】如火盛烦躁,加真龟胶三钱,化服;如肾虚精涸,加熟地三五钱;血虚有热者,当归用一钱。

83815 清火宁痛汤(《简明医彀》卷五)

【组成】栀子(姜炒)三钱 黄连(吴萸汁炒) 枳实 厚朴 槟榔各二钱 五灵脂 蓬术 玄胡索 大黄各一钱 木香(别研)五分 甘草三分

【用法】水煎服。

【功用】通利大便。

【主治】怒气郁闷成火,致心胃痛不可忍,妇人多患之,口渴思饮,大便不通,忽大痛暂止,胸膈间如有坯筑塞升上,手按愈痛。

【加减】大便未通,去木香、甘草,倍大黄,以大便通为度;实人或再加黄芩、赤芍药、金铃子、没药、草果、荔枝核(烧焦)、滑石之类,煎成入芒消一钱。

83816 清火永真膏(《古今医鉴》卷七)

【组成】生地黄四斤(捣汁) 天门冬六两 款冬花茸六两

【用法】以款冬、天冬水熬,取渣捣烂再熬,然后入地黄汁,煎炼成稠,入白蜜一斤再煎,再用五味子一两,另熬汁半钟入膏内,再煎至稠黏为度。每日用一二次。

【主治】阴虚咳嗽,火动咯血。

83817 清火安胃汤(《辨证录》卷六)

【组成】麦冬一两 石斛三钱 丹参三钱 生地三钱 炒枣仁五钱 竹叶一百片

【用法】水煎服。一剂语言出,再剂红肿消,三剂而胃中之饥渴亦愈矣。

【主治】心包火动,口舌红肿,不能言语,胃中又觉饥渴之甚。

83818 清火利毒汤(《点点经》卷三)

【组成】大黄二钱 穿甲三片 灵脂 木瓜 苦参 归尾各一钱半 肉桂五分 二花一钱

【用法】生酒为引,水煎服。

【主治】恶疥毒。

83819 清火补阴汤(《古今医鉴》卷九)

【组成】当归一钱 川芎一钱 白芍一钱二分 熟地黄一钱二分 黄柏一钱(童便炒) 知母一钱(生用) 天花粉一钱 甘草一钱

【用法】上剉一剂。加玄参三钱水煎,入竹沥,温服。

【功用】降火补虚。

【主治】虚火上升,喉痛,并喉生疮,喉闭热毒。

83820 清火驱毒丸(《北京市中药成方选集》)

【组成】大黄四两 芒消四两 连翘二两 银花二两 木通二两 地丁一两 防风一两 荆芥穗一两 白芷一两 公英三两 黄芩三两 黄连六钱 全蝎三钱 干蟾(烧)一两

【用法】上为细粉,用冷开水泛为小丸,每十六两用姜黄水上滑石细粉四两为衣,闯亮。每服二钱,温开水送下。

【功用】清火祛湿,消肿败毒。

【主治】风湿毒热,疮疡红肿,坚硬发痒,二便不利,关节肿痛。

【宜忌】孕妇勿服。

83821 清火固表汤(《会约》卷十二)

【组成】黄芩 生地 白芍各一钱半或二钱 麦冬

石斛　女贞子各一钱半　知母　青蒿　甘草各一钱　淡竹叶十片

【用法】水煎服。

【主治】内热有火，口渴便秘，烦躁不宁，表虚自汗，日夜不止。

【加减】如火退而汗不收者，加净麻黄根（蜜炒）二钱，或加牡蛎粉二钱；如心虚不寐多汗者，加枣仁、当归各一钱半；如口渴甚者，加生石膏三钱；如小便赤涩，加山栀一钱半。

83822 清火育心汤（《玉案》卷三）

【组成】黄连　远志　茯神　人参各一钱五分　麦门冬　枣仁　地骨皮各八分

【用法】水煎，温服。

【主治】口苦。

83823 清火栀麦片（《成方制剂》13册）

【组成】穿心莲　麦冬　栀子

【用法】上制成片剂。口服，一次2片，一日2次。

【功用】清热解毒，凉血消肿。

【主治】咽喉肿痛，发热，牙痛，目赤。

【备考】本方改为胶囊剂，名"清火栀麦胶囊"（见原书）。《中国药典》2010版组成有用量，分别是：穿心莲800克、麦冬100克、栀子100克。

83824 清火贵金丸（《北京市中药成方选集》）

【组成】大黄八十两　白芷八十两　玄参（去芦）八十两　桔梗八十两　金银花八十两　菊花八十两

【用法】上为细末，炼蜜为丸，每丸重二钱五分。每服一丸，每日二次，温开水送下。

【功用】清热散风，止痛。

【主治】肺胃实热，头痛目眩，咽喉肿痛，大便秘结。

83825 清火养肺汤（《辨证录》卷五）

【组成】荆芥二钱　麦冬五钱　玄参一两　天花粉三钱　甘草一钱　苏叶一钱　茯神三钱　黄芩二钱

【用法】水煎服。一剂潮热止，三剂痊愈。

【主治】春温。日晡发潮热，不恶寒，独语如见鬼状。

83826 清火神秘汤（《玉案》卷三）

【组成】丹皮　地骨皮　柴胡　沙参各一钱二分　人参一钱　玄参　天花粉　生地　当归各二钱　白芍　甘草　知母各八分

【用法】上加灯心三十茎，水煎，食前服。

【主治】四肢发烧，火郁不散，心烦内热，口苦咽干。

83827 清火健脾丸（《医学六要·治法汇》卷一）

【组成】白术三两　枳实一两　半夏　陈皮各一两五钱　炒栀子一两　炒黄连五钱

【用法】水泛为丸。

【主治】脾胃弱，有火症，食少，嘈杂恶心。

83828 清火凉血汤（《鲁府禁方》卷一）

【组成】当归尾（酒洗）　赤芍药（酒洗）　生地黄（酒洗）　百合　贝母（去心）　栀子仁（炒黑）　麦门冬各一钱　川芎　熟地黄　桃仁（去皮尖）　阿胶（蛤粉炒）各五分　牡丹皮　蒲黄（炒黑）各七分

【用法】上加生姜一片，水煎服。

【主治】吐血。

83829 清火凉膈丸（《北京市中药成方选集》）

【组成】栀子（炒）六十四两　连翘三十二两　甘草十六两　黄芩九十六两　薄荷三十二两　大黄六十四两　黄连十六两　黄柏六十四两

【用法】上为细末，用冷开水泛为小丸。每服二钱，温开水送下，一日二次。

【功用】清利咽膈，解热除烦。

【主治】积热烦躁，口舌生疮，咽喉肿痛，大便干燥。

83830 清火消毒丹（《辨证录》卷十）

【组成】生地一两　丹皮三钱　甘草一钱　玄参三钱　牛膝二钱　赤芍三钱　荆芥二钱　天花粉一钱

【用法】水煎服。连服二剂而丹消矣。再服二剂痊愈。

【主治】小儿胃火郁热，赤白游风，往来不定。

83831 清火消毒汤（《杂病源流犀烛》卷二）

【组成】黄芩　黄连　山栀　郁金　龙胆草　雄黄　地骨皮　灯心

【用法】水煎服。

【主治】疹既收没，毒邪犹郁于肌肉间，昼夜发热，渐至发焦肤槁，羸瘦如柴，变成骨蒸劳瘵者，或遍身壮热，瘈疭烦躁。

83832 清火消毒饮（《麻症集成》卷三）

【组成】黄芩　麦冬　黑栀　知母　净花　川连　川贝　花粉　川柏　甘草

【用法】水煎服。

【主治】疹毒之后，牙齿黑烂，时时出血，酿为走马疳疮。

83833 清火消痰汤（《石室秘录》卷四）

【组成】麦冬三钱　天花粉一钱　甘草一钱　陈皮一钱　白芥子一钱　茯苓二钱　神曲三分　白芍三钱　当归三钱

【用法】水煎服。

【主治】气虚痰热者。

83834 清火涤痰汤（《医醇賸义》卷二）

【组成】丹参二钱　麦冬二钱　茯神二钱　柏仁二钱　贝母二钱　橘红一钱　胆星五分　僵蚕一钱五分（炒）　菊花二钱　杏仁三钱

【用法】水煎，加淡竹沥半杯，生姜汁一滴，冲服。

【主治】痰火，甚则阳狂烦躁，语言错乱。

83835 清火滋阴汤（《回春》卷四）

【组成】天门冬（去心）　麦门冬（去心）　生地黄　牡丹皮　赤芍　栀子仁　黄连（去毛）　山药　泽泻　山茱萸（酒蒸，去核）　赤茯苓（去皮）　甘草

【用法】上剉。水煎，入童便同服。

【主治】❶《回春》：吐血，咳血，嗽血，唾血，呕血。❷《寿世保元》：阴虚，先吐血而后见痰者。

83836 清火豁痰丸（《古今医鉴》卷四）

【组成】大黄（酒蒸）三两　礞石（煅）五钱　沉香二钱　黄芩（酒炒）二两　黄连（酒炒）二两　栀子（炒）二两　连翘一两　天南星（制）二两　半夏（制）二两　白术（炒）二两　枳实（炒）二两　贝母（去心）一两五钱　天花粉一两　陈皮一两　白茯苓一两　神曲（炒）一两　青黛五钱　玄明粉七钱　甘草五钱　白芥子（炒）二两

【用法】上为末，生姜汁、竹沥为丸，如梧桐子大。每服

四十丸，生姜汤送下。

【主治】上焦郁火，痰涎壅盛，胸膈不利，咽喉噎塞，吐不出，咽不下，如鲠状。

83837 **清心化痰汤**（《镐京直指》）

【组成】连翘三钱　石菖蒲一钱　杜胆星八分　薄荷一钱五分　川贝二钱　僵蚕三钱　钩藤四钱（后下）　广郁金二钱　玳瑁一钱　牛黄清心丸一颗（去壳，磨冲，如小儿用抱龙丸）

【主治】风痰乘膜，上蒸心包，痰迷心窍，气逆神昏，或蒙蔽不语，目斜抽搐。

83838 **清心化痰膏**（《理瀹》）

【组成】胆南星三两　连翘　郁金　黄连　麦冬　生大黄　枳实　化橘红　苦葶苈　黄芩　朴消各二两　大生地　元参　丹参　苦参　川芎　当归　生白芍　生蒲黄　杏仁　丹皮　苦桔梗　前胡　知母　贝母　瓜蒌　半夏　槟榔　枳壳　大戟　青皮　天麻　黑山栀　甘遂　黄柏　独活　防风　细辛　旋覆花　芫花（醋炒）　木通　泽泻　车前子　生甘草　木鳖仁　蓖麻仁　皂角　山甲　干地龙　瓦楞子　羚羊角　犀角（镑）　僵蚕　全蝎各一两　滑石四两　生姜　竹茹　南薄荷　九节菖蒲各二两　柳枝　竹叶　桑枝　槐枝各八两　凤仙草（全株）　紫苏子　莱菔子各一两　白芥子五钱（上共用油十六斤分熬丹收，再下）　生石膏八两　青礞石（消煅）　金陀僧各四两　青黛　雄黄　明矾各二两　硼砂　朱砂　轻粉各一两　牛黄清心丸一粒　滚痰丸三钱　抱龙丸五钱

【用法】熬成膏药，摊贴胸口。

【主治】郁痰、惊痰、热痰、燥痰、老痰，痰迷心窍，痰结胸，痰痫怪症百出者。

83839 **清心牛黄丸**（《医学纲目》卷十七）

【组成】胆星一两　牛黄二钱　黄连一两　归身　甘草　辰砂各半两

【用法】上为末，浸汤蒸饼为丸，如绿豆大。每服五十丸，临卧时唾津咽下。

【主治】❶《医学纲目》：癫痫狂，口角流涎不止，口目㖞斜，手足痿软。❷《张氏医通》：暴中神昏不语，痰塞心包，口角流涎，烦热气急，一切痰热闭遏证。

83840 **清心平肝汤**（《效验秘方》裘笑梅方）

【组成】黄连3克　麦冬9克　白芍9克　白薇9克　丹参9克　龙骨15克　枣仁9克

【用法】每日1剂，煎2次，早晚温服。一个月为一疗程。

【功用】清心，平肝。

【主治】妇女更年期综合征。症见烘热汗出，心烦易怒、口干、失眠、心悸心慌等。

【临床报道】更年期综合征：《中国医药导报》[2007，4(24)：91]治疗48例，结果：治愈39例，好转7例，总有效率93.75%。结论：清心平肝汤治疗更年期综合征疗效肯定。

83841 **清心生脉饮**（《效验秘方》陆芷青方）

【组成】川黄连3克　潞党参15~30克　麦冬12~15克　丹参30克　北沙参15~30克　元参9~12克　五味子3~5克　郁金12克　降香5~9克　瓜蒌皮9克　薤白5~9克　苦参10克

【用法】日1剂，水煎服。

【功用】益气养阴，豁痰化瘀，清心定悸。

【主治】病毒性心肌炎、胸痹之气阴两虚兼痰浊瘀滞者。症见胸闷心悸心烦，舌尖红、舌下瘀紫、苔黄，脉细数。

【加减】咽痛红选加金果榄、射干、板蓝根、金银花、木蝴蝶；低热不退加白薇、地骨皮；苔黄腻去北沙参、元参，加竹茹、陈皮；舌红绛少津加生地、玉竹；舌淡胖加生黄耆；脉结代加茵陈、山楂。

【方论选录】方中用川黄连、苦参苦寒泻心火、清热毒而定悸；党参、麦冬、五味子益气养阴生津；北沙参、元参养阴清肺，解毒利咽，与生脉饮同用，养阴之力增强，又制黄连之燥；丹参与降香、郁金同用，行气活血散瘀，又清心经血分之热；瓜蒌皮、薤白通阳散结，豁痰下气。全方合用有益气养阴、清心定悸、通阳豁痰、化瘀行滞之功效。本方滋而不腻，寒而不峻，清热不伤阳，益阴不恋邪，通心阳振心气而无刚燥之弊，且化瘀不伤血，涤痰不损阴，融益气养阴、清心解毒、化瘀涤痰为一炉。

83842 **清心导痰丸**（《医学纲目》卷十七）

【组成】白附一两　南星（姜制）二两　半夏（姜制）二两　黄连（炒）七钱半　天花粉一两　白僵蚕（炒，去丝嘴）半两　川乌（盐制）二钱　郁金七钱半　天麻　羌活各半两

【用法】上为末，生姜汁糊为丸，如梧桐子大。每服五十丸，用通天愈风汤吞下。

【主治】中风。口角流涎不止，口目㖞斜，手足痿软者。

83843 **清心抑气汤**

《寿世保元》卷五。为《古今医鉴》卷七“清心温胆汤”之异名。见该条。

83844 **清心抑胆汤**

《回春》卷四。为《古今医鉴》卷七“清心温胆汤”之异名。见该条。

83845 **清心利嗌汤**

《简明医彀》卷五。为《奇效良方》卷六十一“清心利膈汤”之异名。见该条。

83846 **清心利膈汤**（《奇效良方》卷六十一）

【异名】清心利嗌汤（《简明医彀》卷五）。

【组成】防风　荆芥　薄荷　桔梗　黄芩　黄连各一钱半　山栀　连翘各一钱　玄参　大黄　朴消　牛蒡子　甘草各七分

【用法】用水二钟，煎至一钟，食远服。

【主治】咽喉肿痛，痰涎壅盛。

83847 **清心补血汤**（《杂病源流犀烛》卷六）

【组成】人参　当归　茯神　白芍　枣仁　麦冬　川芎　生地　陈皮　山栀　炙草　五味子

【用法】水煎服。

【主治】劳心思虑，损伤精神，头眩目昏，心虚气短，惊悸烦热。

83848 **清心明目丸**（《疡医大全》卷十一引《济生》）

【组成】生地（酒洗）　远志（甘草汤泡，焙）　石菖蒲　川连　当归身（酒洗）　甘菊　麦冬　甘草各一两五钱　甘枸杞二两

【用法】炼蜜为丸，如梧桐子大。每服七八十丸，临卧灯心汤下。

【功用】补心养血，清神长智，润肺利窍，聪耳明目。

83849 清心和气汤(《跌打损伤方》)

【组成】麦冬　百合一钱五分　橘红　紫菀　丹皮　苏木各一钱　槐花二钱(炒)　山药　厚朴　香附各一钱　青皮三分　甘草三分

【用法】上加灯心,水煎服。

【主治】重伤吐血。

83850 清心和疟饮(《慈航集》卷下)

【组成】茯神五钱　麦冬三钱(去心)　人参一钱　草蔻仁一钱(研)　制半夏二钱　青皮一钱五分　柴胡五分　炙甘草五分

【用法】水煎服。一服疟轻,二服寒热除,三服疟愈。

【主治】手少阴心经之疟与手厥阴心包经之疟。初病心烦内热,欲得清水,饮之反寒多,外不甚热。

【加减】舌红赤,苔黄不燥,加生姜汁炒黄连二分;内热,加青蒿三钱;舌下起刺,加鲜首乌五钱、当归五钱;胸口不宽,加槟榔二钱五分、炒枳壳一钱五分;恶心,加灶心土三钱;寒甚,加煨姜三钱、大枣三枚。

83851 清心泻火丸(《疮疡经验全书》卷三)

【组成】苍耳草叶二两　当归　天麻各一两(酒浸)　苦参六两　薄荷叶　荆芥各二两　防风　黄连　蝉蜕各一两

【用法】上为末,酒糊为丸。每服七十丸,白汤送下。

【主治】癣疮。

83852 清心泻火汤(《眼科临症笔记》)

【组成】生地五钱　寸冬三钱　枳壳三钱　栀子三钱　连翘三钱　石膏六钱　桔梗三钱　赤芍三钱　菊花三钱　银花三钱　胆草三钱　黄连二钱　甘草一钱

【用法】上加灯心为引,水煎服。

【主治】两目大眦俱红,眼胞微胀,热泪常流,稍觉疼痒。

83853 清心泻火汤(《张皆春眼科证治》)

【组成】川黄连 6 克　生地 12 克　木通 3 克　银花 18 克　蒲公英 15 克　天花粉　连翘　赤芍各 9 克

【功用】清热泻火,解毒散结。

【主治】大眦泪症毒盛期。目眦红肿,或肿连鼻梁,疼痛拒按,按之坚硬者。

【方论选录】方中黄连、生地、木通清心泻火,银花、蒲公英清热解毒;天花粉、连翘解毒散结,消散壅肿;赤芍散瘀通经,凉血消肿。

83854 清心泻肝汤(《效验秘方》孙飞翔方)

【组成】细川连 1.5 克　龙胆草 6 克　肥知母　盐水炒黄柏各 10 克　肉桂 3 克(后下)　朱茯苓 15 克　酸枣仁 15 克　生地黄 15 克　天门冬 15 克

【用法】上药煎 15~20 分钟后取汁,约 200 毫升,早、晚 2 次分服。

【主治】阳痿(心肝火旺型)。

83855 清心降火汤(《玉案》卷三)

【组成】黄连　天花粉　麦门冬(去心)　滑石各二钱　五味子　木通　茯苓各一钱　甘草五分

【用法】上加灯心三十茎,食前服。

【主治】消渴,小便不利者。

83856 清心养血汤(《古今医鉴》卷七)

【组成】人参一钱　白术一钱　茯神一钱　远志一钱(水泡,去滑)　枣仁一钱(炒)　当归一钱五分　川芎一钱　生地黄一钱　甘草五分

【用法】上剉一剂。加龙眼五个,以水二盏,煎至八分,空心服。

【主治】癫狂。

【备考】本方方名,《东医宝鉴·内景》引作"养血清心汤"。

83857 清心莲子饮(《局方》卷五)

【组成】黄芩　麦门冬(去心)　地骨皮　车前子　甘草(炙)各半两　石莲肉(去心)　白茯苓　黄耆(蜜炙)　人参各七两半

【用法】上剉散。每服三钱,加麦门冬十粒,水一盏半,煎取八分,去滓,水中沉冷,空心,食前服。

【功用】❶《局方》:清心养神,秘精补虚,滋润肠胃,调顺血气。❷《方剂学》:益气阴,清心火,止淋浊。

【主治】心火偏旺,气阴两虚,湿热下注,遗精淋浊,血崩带下,遇劳则发;或肾阴不足,口舌干燥,烦躁发热。

❶《局方》:心中蓄积,时常烦躁,因而思虑劳力,忧愁抑郁,是致小便白浊,或有沙膜,夜梦走泄,遗沥涩痛,便赤如血;或因酒色过度,上盛下虚,心火炎上,肺金受克,口舌干燥,渐成消渴,睡卧不安,四肢倦怠,男子五淋,妇人带下赤白;及病后气不收敛,阳浮于外,五心烦热。❷《校注妇人良方》:热在气分,口干,小便白浊,夜间安静,昼则发热,口舌生疮,口苦咽干,烦躁作渴,小便赤涩,下淋不止,或茎中作痛。❸《保婴撮要》:心肾虚热,便痈,发热口干,小便白浊,夜则安,昼则发。❹《外科正宗》心经蕴热,小便赤涩,玉茎肿痛,或茎窍作痛;及上盛下虚,心火炎上,口苦咽干,烦躁作渴。❺《玉案》:上盛下虚,心肾不交,血虚内热,淋涩作痛。

【加减】发热加柴胡、薄荷煎。

【方论选录】❶《局方》:药性温平,不冷不热。❷《回春》:此药温平,清火养神秘精。❸《医方集解》:此手足少阴、足少阳太阴药也。参、耆、甘草,所以补阳虚而泻火,助气化而达州都,地骨退肝肾之虚热,柴胡散肝胆之火邪,黄芩、麦冬,清热于心肺上焦,茯苓、车前,利湿于膀胱下部,中以石莲清心火而交心肾,则诸证悉退也。

【临床报道】病毒性心肌炎:《上海中医药杂志》[1990,(1):28]治疗 30 例,结果:症状消失 10 例,减轻 18 例,无变化 2 例,治疗后 24 小时动态心电图也有不同程度的改善,血流动力学各项参数均获明显改善,免疫学指标玫瑰花环和活性花环均获明显提高。

【备考】本方方名,《医方集解》引作"莲子清心饮"。《成方制剂》有柴胡。

83858 清心莲子饮(《陈素庵妇科补解》卷五)

【组成】荜澄茄　陈皮　甘草　川芎　赤芍　归须　香附　知母　人参　麦冬　砂仁　栝楼根　乌梅　干姜　莲子十枚

【主治】产后口干痞闷。产妇血气未充,或食面太早,毒结肠胃,或内积尤烦,外伤燥热,过食辛甘、炙煿发气之物,以致胸膈痞闷,见于上则口干咽苦。

83859 清心莲子饮(《直指》卷十)

【组成】石莲肉　白茯苓各一两　益智仁　远志(水

浸,取肉,姜制,炒） 麦门冬（去心） 人参各半两 石菖蒲 车前子 白术 泽泻 甘草（微炙）各一分

【用法】上剉散。每服三钱,加灯心一握,水煎服。

【主治】心中客热烦躁,赤浊肥脂。

【加减】有热,加薄荷。

83860 清心莲子饮（《明医杂著》卷六）

【组成】黄芩（炒） 麦门冬 地骨皮 车前子（炒） 柴胡 人参各一钱

【用法】水煎服。

【主治】热在气分,烦躁作渴,小便赤浊淋沥,或阴虚火旺,口苦咽干,烦渴,微热者。

【备考】本方名清心莲子饮,但方中无莲子,疑脱。

83861 清心凉膈丸（《医部全录》卷四三二引《幼幼近编》）

【组成】南星 半夏 白附各一两 郁金 川乌各三钱

【用法】上为末,黄牛胆汁拌匀,仍入胆内,扎口高悬,透风阴干,陈久更妙。临用,每两入青黛、焰消、硼砂、明矾、雄黄、辰砂各一钱,片脑一分,面糊为丸,如黍米大。姜汤送下。

【主治】小儿惊搐弄舌,痰喘。

83862 清心涤肺汤（《瘟疫条辨摘要》）

【组成】生地三钱 浙贝二钱 黄柏二钱 麦冬三钱（去心） 花粉二钱 知母二钱 天冬二钱 黄芩二钱 僵蚕二钱（炒） 甘草五分

【用法】水煎服。

【主治】白喉。

【加减】体气素虚者,加条参,或加生玉竹。

83863 清心涤痰汤（《金鉴》卷五十一）

【组成】竹茹 橘红 半夏（姜制） 茯苓 枳实（麸炒） 甘草（生） 麦冬（去心） 枣仁（炒） 人参 菖蒲 南星 川黄连

【用法】引用生姜,水煎服。

【主治】急惊后脾虚多痰,神虚气弱,慢惊夹热或夹痰,身热心烦,口溢涎。

83864 清心流气饮（《疮疡经验全书》卷一）

【组成】茯苓 防风 甘草 紫苏 羌活 独活 川芎 青皮 薄荷 黄芩 柴胡 荆芥 赤芍 麦冬 连翘 蔓荆子 石膏

【用法】水煎服。

【主治】上下眼丹。

83865 清心流气饮（《疮疡经验全书》卷一）

【组成】茯苓 防风 甘草 柴胡 羌活 川芎 独活 紫苏 连翘 赤芍 人参 白芷 前胡 山栀

【主治】发鬓毒。此毒多在手阳明经,气虚,风热上壅,风毒成疮。

83866 清心流气饮（《疮疡经验全书》卷三）

【组成】白术 茯苓 猪苓 泽泻 麦冬 青皮 防风 柴胡 羌活 赤芍 香附 生地 川芎 紫苏 甘草

【用法】加生姜三片,大枣一枚,水煎服。

【主治】心经伏热,结聚成毒,发为小肠流注。

【加减】小便不利,加车前子、滑石、木通,时服蜡矾丸。

83867 清心润肺汤（《胎产秘书》卷上）

【组成】黄芩 栀子 麦冬各二钱 知母 花粉 人参各一钱 甘草五分 犀角三分

【用法】姜枣为引,水煎服。

【主治】妊娠大热壅极,心烦口渴。

83868 清心益元饮（《玉案》卷五）

【组成】石莲肉 川萆薢 赤茯苓 石菖蒲各一钱 远志 麦门冬 黄柏 地骨皮 人参 滑石各八分 甘草二分

【用法】加灯心三十茎,淡竹叶十片,水煎,空心服。

【主治】一切白浊。

83869 清心理脾汤（《会约》卷四）

【组成】黄连一钱 黄芩一钱半 黄柏 甘草 干葛各一钱 栀子八分 连翘一钱 生地一钱半 大黄（酒炒）二钱 或加升麻八分

【用法】水煎服。

【主治】伤寒实火上炎,口舌糜烂,便燥尿赤,脉洪有力。

83870 清心救命丹（《辨证录》卷三）

【组成】玄参 麦冬各一两 甘草一钱 菖蒲三分 茯神 人参 三七根末各三钱 五味子三粒

【用法】水煎,调三七末服。一剂即止血。

【主治】心火上炎,而肾中之水,不来相济,舌上出血不止,舌红烂裂纹。

83871 清心温胆汤（《古今医鉴》卷七）

【异名】清心抑胆汤（《回春》卷四）、清心抑气汤（《寿世保元》卷五）。

【组成】陈皮一钱 半夏（制）一钱 茯苓一钱 枳实一钱 竹茹一钱 白术（炒）一钱 石菖蒲一钱 黄连（姜汁炒）一钱 白芍（炒）一钱 当归（酒洗）一钱 香附（炒）一钱 麦门冬（去心）八分 川芎六分 人参六分 远志六分 甘草四分

【用法】上剉一剂。加生姜,水煎服。

【功用】平肝解郁,清火化痰,益心生血。

【主治】五痫。

83872 清心滋肾汤（《医学正印》）

【组成】当归（酒洗）一钱 白芍（酒炒）八分 橘红一钱 白术一钱 茯苓八分 远志肉（甘草汤制）六分 酸枣仁（炒,研末）一钱 麦冬（去心）一钱二分 元参一钱 枸杞子（研碎）一钱三分 杜仲（盐酒炒）一钱二分

【用法】水二钟,煎八分,空心、临卧间服。

【主治】形貌消瘦,神思困倦,口碎,小便黄赤。

83873 清心解毒饮（《疮疡经验全书》卷六）

【组成】当归 生地 赤芍 川芎 升麻 干葛 连翘 山栀 蝉蜕 黄芩 防风 桔梗 羌活 木通 青皮 枳壳 玄参 天花粉

【用法】水煎服。当头以磁锋刺破,挤出毒血,其红丝中亦宜刺之。

【主治】心肠积毒,气血相凝,灌于经络之间,发于肌肤之上,红丝贯穿,或如一红线,痛痒并作,名为红丝疮,若行至心间即危。

【宜忌】戒酒数日。

83874 清心解毒散（《活人心统》卷三）

【组成】荆芥穗 山栀子 黄连 黄芩各八分 升麻 玄参 羌活 牛蒡子 天花粉各六分 半夏 干葛 生甘

草各五分　薄荷七分　防风一分　连翘四分

【用法】煎八分，食远服。

【主治】口热，咽喉肿痛。

【加减】喉风喉痹，加射干六分，竹青二钱，枳壳一钱，姜一片，灯心五十根。

83875 清心滚痰丸（《回春》卷四）

【组成】大黄（酒蒸）四两　黄芩四两　青礞石（消煅）五钱　沉香二钱半　犀角五钱　皂角五钱　麝香五分　朱砂五钱

【用法】上为细末，水为丸，如梧桐子大，朱砂为衣。每服七十丸，温水送下。

【主治】癫痫惊狂，一切怪症。

83876 清心豁痰汤（《玉案》卷二）

【组成】石菖蒲（去毛）　麦门冬（去心）　茯苓（去皮）　枳实（炒）各一钱二分　远志（去心）　天花粉　贝母（去心）　酸枣仁（去油）　玄参　黄连（姜汁炒）　橘红各一钱　甘草梢四分

【用法】上用水二钟，加生姜五片，竹茹八分，煎一钟，温服。

【主治】痫症。

83877 清水莲子饮（《便览》卷三）

【组成】石莲肉　赤茯苓　人参　黄耆　甘草　麦冬　地骨皮　黄芩　车前子　地肤子（倍加）

【用法】水煎，空心服。

【主治】上盛下虚，心火炎上，口苦咽燥，微热，小便赤涩，或欲成淋。

83878 清地退火汤（《赤水玄珠》卷二十八）

【异名】清里退火汤（《医部全录》卷四九三）。

【组成】地骨皮　地肤子各一钱　牛蒡子　紫草　葛根各八分　连翘六分　当归五分　木通三分　蝉蜕二分

【用法】上加生姜一片，水煎服。如热不退再服一剂。或为末，灯心汤服。

【主治】痘带热而出，名为火裹苗。

83879 清地退火汤（《痘疹会通》卷三）

【组成】归尾　红花　桔梗　连翘　荆芥　川芎　川连　地骨皮　木通　羌活　柴胡

【用法】水煎服。

【主治】痘疹见点而热不退，三日内俱可服。

83880 清地散花饮（《慈幼新书》卷六）

【组成】防风　山楂　当归　地丁各一钱　大力子　山慈菇各八分　荆芥七分　前胡　青皮各五分　蝉蜕三分　红花　茯神　水通草　生姜皮各二分　大枣一枚

【功用】清脚地，肃脏腑，理气活血，引毒达于四肢。

【主治】痘见标三日。

【加减】夹疹，加莲心九个、菊花五分、兰花根一钱；夹丹，加黄芩、生地、薄荷、山栀、小竹叶或黄紫草；腰腹痛，倍楂、青，加杜仲、胡桃肉；小腹痛，加厚朴、笋兜、青木香、延胡索；额上灰滞色，加菊花、梅花、兰花或用根；准头先标，加木香、笋兜，外以清肌汤浴之；色娇亮者，湿胜也，倍防风，少加大腹皮。

83881 清地散花饮（《痧痘集解》）

【组成】防风　山楂　当归　红花　通草　茯神　山茨菇　紫花地丁　抚芎　青皮

【用法】加生姜，水煎温服。

【主治】痘发热见点之时。

83882 清耳五仙散（《重订通俗伤寒论》）

【组成】猪胆汁炒川柏一钱　酒炒杜红花三分　制月石七分　冰片一厘　薄荷霜二厘

【用法】上为极细末，瓷瓶收藏，以吹耳。更以盐鸭蛋灰拌捣天荷叶，涂布耳轮两腮，以消肿退炎。

【主治】黄耳伤寒。

83883 清血内消丸（《成方制剂》4册）

【组成】薄荷　赤芍　大黄　甘草　关木通　黄柏　黄芩　金银花　桔梗　瞿麦　连翘　没药　蒲公英　拳参　乳香　雄黄　玄参　玄明粉　栀子

【用法】上制成丸剂。口服，一次6克，一日3克。

【功用】清热祛湿，消肿败毒。

【主治】脏腑积热，风湿毒热引起的疮疡初起，红肿坚硬，痈疡不休，憎寒发热，二便不利。

【宜忌】孕妇忌服。

83884 清血四物汤（《回春》卷五）

【异名】清血散（《杏苑》卷六）。

【组成】当归（酒洗）　川芎　白芍（酒炒）　生地（酒洗）　黄芩（酒炒）　红花（酒洗）　茯苓（去皮）　陈皮各等分　甘草（生）减半

【用法】上剉一剂。加生姜一片，水煎，调五灵脂末同服。如气弱，加酒浸黄耆。

【主治】鼻赤。热血入肺，成酒渣鼻。

83885 清血四物汤（《鲁府禁方》卷三）

【组成】当归（酒洗）　川芎　赤芍　生地黄各一钱　鬼箭　三棱（醋浸，炒）　玄胡索各七分　红花五分　姜黄　苏木各八分　白术（去芦）　牡丹皮各一钱

【用法】上剉。水煎，入酒同服。

【主治】血壅过期不行。

83886 清血退心汤（《疡医大全》卷三十三）

【组成】麻黄　山栀　官桂　姜黄　蒲黄　木通　连翘　甘草各等分

【用法】水煎服。

【主治】痘不收靥。

83887 清血解毒丸（《成方制剂》2册）

【组成】大黄　地黄　防风　甘草　关木通　黄芩　荆芥　苦地丁　连翘　蒲公英

【用法】上制成丸剂。口服，一次6克，一日1~2次。

【功用】清热解毒，散风消肿。

【主治】疮疖溃烂初起，灼热发热及咽喉肿痛，目赤，口疮，牙痛。

【宜忌】孕妇遵医嘱服用。

83888 清肌十全饮（《奇效良方》卷二十二）

【异名】清肌十全散（《医统》卷四十六）。

【组成】柴胡三钱二分　防风　茯苓　人参各一钱六分　生地黄　地骨皮　桔梗各一钱二分　当归　秦艽　甘草各六分

【用法】分作二帖。每帖用水二盏，煎至七分，去滓服，不拘时候。

【功用】凉心肺,解劳热,使荣卫调和。

【主治】❶《奇效良方》:痨瘵。❷《医统》:男妇骨蒸,肌肉消瘦。

83889 清肌十全散

《医统》卷四十六。为《奇效良方》卷二十二"清肌十全饮"之异名。见该条。

83890 清肌化毒汤(《治疹全书》卷下)

【组成】柴胡 葛根 荆芥 防风 丹皮 山楂 连翘 花粉 白芍 苡仁 黄芩 银花

【用法】水煎服。

【主治】疹出不能敛,血死肌表,色变青黑,久则身热发肿,其青黑之色从外溃烂,脓水淋漓,痛痒不常,甚则目闭,妄言痰喘。

83891 清肌透毒汤(《痘疹金镜录》卷下)

【组成】荆芥穗三分 干菊八分 前胡一钱 桔梗四分 甘草二分 山焦二钱 蝉蜕三分

【用法】加生姜一片,水煎服。

【主治】痘疮已发未发,为风热所感,腠理阻塞。

83892 清肌渗湿汤(《疮疡经验全书》卷一)

【组成】苍术 白术 升麻 甘草 泽泻 山栀 黄连 车前子 厚朴 茯苓 当归 川芎 青皮 木通 苦参 小柴胡

【用法】水煎服。

【主治】面上及遍身生疮似猫眼,有光彩,无脓血,冬则近胫,名曰寒疮。

【宜忌】忌鲤、鲇、虾、蟹。

83893 清肌渗湿汤(《疮疡经验全书》卷三)

【组成】归须(酒洗) 白芷 甘草 升麻 苍术 白术(土炒) 川芎 白芍(酒炒) 山栀子(酒炒) 连翘 黄连(酒炒) 黄柏(盐酒拌炒) 知母(盐酒拌炒) 木通 青皮 木瓜 泽泻 茯苓 苦参(酒炒) 枳壳 柴胡 石菖蒲各等分

【用法】上为末,水和为丸。每服二钱,百沸汤送下。

【主治】血疳疮。

83894 清肌渗湿汤(《金鉴》卷七十四)

【组成】苍术(米泔水浸炒) 厚朴(姜汁炒) 陈皮 甘草(生) 柴胡 木通 泽泻 白芷 升麻 白术(土炒) 栀子(生) 黄连各一钱

【用法】水二钟,加生姜三片,灯心二十根,煎至八分,温服。外敷真君妙贴散。

【主治】猫眼疮,一名寒疮,由脾经久蕴湿热,复被外寒,凝结而成。初起形如猫眼,光彩闪烁,无脓无血,痛痒不常,久则近胫。

【宜忌】多食鸡、鱼、蒜、韭。忌食鲇鱼、蟹、虾。

83895 清肌解毒汤(《疮疡经验全书》卷三)

【组成】升麻 干葛 防风 甘草 荆芥 连翘 薄荷 白芷 山栀 白术 苍术 黄连 花粉 苦参 桔梗 羌活 胡麻 青皮 胆草 当归 川芎 生地 赤芍 灵仙 白蒺藜

【用法】煮酒,加白花蛇、蝉蜕、黄芩、肉桂、天麻、马鞭草。

【主治】紫疥疮。

【加减】虚,加人参。

83896 清肌燥湿汤(《疮疡经验全书》卷三)

【组成】苍术 白术 升麻 甘草 泽泻 木通 生地 白芍 苦参 黄柏 知母 黄芩 茯苓 枳壳 连翘 小柴胡

【用法】上以水二钟,加生姜三片,枣肉二枚,水煎服。

【主治】天疱疮。

83897 清阳补气汤

《医学纲目》卷十二。为《兰室秘藏》卷下"除湿补气汤"之异名。见该条。

83898 清阳降火汤(《红炉点雪》卷二)

【组成】山栀仁八分(童便炒) 知母一钱(乳蒸) 黄柏八分(盐水蒸) 青皮(去瓤)八分 橘红五分 丹参九分 麦门冬(去心)四分 沙参一钱(童便炒) 茜根九分 姜一片 茅根一撮

【用法】水煎,空心服。

【主治】男妇咳血,子午二潮,脉沉数。

83899 清阳柳华散(《外科传薪集》)

【组成】黄柏一两 青黛一两 月石一两 人中白(煅)一两

【用法】上为末。吹患处。

【主治】咽喉红肿。

83900 清阳除眩汤(《寿世保元》卷五)

【组成】人参六分 白术(去芦)一钱 白茯苓一钱 陈皮一钱 半夏(汤泡)一钱 明天麻八分 槟榔八分 旋覆花八分 甘草四分

【用法】上剉一剂。加生姜三片,水煎服。

【主治】气虚,痰火炎上,眩晕。

83901 清阳散火汤(《片玉心书》卷五)

【组成】黄芩 荆芥穗 川芎 防风 薄荷叶 连翘 山栀仁 当归 石膏 羌活

【用法】水煎,温服。

【主治】小儿风热,其目羞明喜暗。

83902 清阳散火汤(《外科正宗》卷四)

【组成】升麻 白芷 黄芩 牛蒡子 连翘 石膏 防风 当归 荆芥 白蒺藜各一钱 甘草五分

【用法】水二钟,煎八分,食后服。

【主治】骨槽风。牙根尽处结肿,连及耳项作痛。

83903 清阳散火汤(《外科大成》卷二)

【组成】牛蒡子 防风 荆芥 薄荷 黄芩 龙胆草 黄连 贝母

【用法】水煎,食远温服。

【主治】骨槽风。

83904 清阳散火汤(《医学传灯》卷上)

【组成】山栀 黄芩 白芍 白芷 紫苏 川芎 枳壳 桔梗 甘草 白茯

【主治】过食生冷,郁遏阳气于脾土,腹中作痛,肌表热,四肢热,摸之烙手。

83905 清芳透邪汤(《重订通俗伤寒论》)

【组成】鲜石菖蒲一钱半 泽兰叶二钱 薄荷叶八分 青蒿脑一钱半 鲜茅根四十支 活水芦根一两 紫金片五分

【功用】清凉透热，芳烈宣窍。

【主治】湿热郁蒸过极，迷蒙清窍，热势稍重者。

83906 清里退火汤

《医部全录》卷四九三。为《赤水玄珠》卷二十八"清地退火汤"之异名。见该条。

83907 清里解托汤（《不居集》上集卷十）

【组成】桔梗　麦冬　干葛　柴胡　瓜蒌仁　泽泻　车前子各一钱　黄芩一钱五分　生甘草三分

【主治】外感之邪，蒸蒸烦热，躁闷喘渴，有似阳虚内热者。

【加减】阴水不足而邪不解者，加生地一钱；外邪甚者，加防风、秦艽各一钱；热甚者，加连翘六分；虚热有痰，加玉竹、贝母各七分。

83908 清利四物汤（《治疹全书》卷下）

【组成】生地　当归　白芍　丹皮　丹参　连翘　黄芩　木通　防风　知母　银花

【用法】加灯心，水煎服。

【主治】疹出三日后不没，余毒内实者。

83909 清身饮颗粒（《成方制剂》7册）

【组成】地骨皮　地黄　甘草　枸骨叶　龙骨　糯稻根　太子参　玄参

【用法】上制成颗粒。开水冲服，一次18克，一日2~3次；小儿酌减。

【功用】养阴清热，益气敛汗。

【主治】功能性低热及体虚盗汗等症。

83910 清肝止淋汤（《傅青主女科》卷上）

【组成】白芍一两（醋炒）　当归一两（酒洗）　生地五钱（酒炒）　阿胶三钱（白面炒）　粉丹皮三钱　黄柏二钱　牛膝二钱　香附一钱（酒炒）　红枣十个　小黑豆一两

【用法】水煎服。

【主治】赤带。带下色红，似血非血，淋沥不断。

【方论选录】此方但主补肝之血，全不利脾之湿者，以赤带久为病，火重而湿轻。夫火之所以旺者，由于血之衰，补血即足以制火，且水与血合而成赤带之病，竟不能辨其是湿非湿，则湿亦尽化而为血矣。所以治血则湿亦除，又何必利湿之多事哉？此方之妙，妙在纯于治血，少加清火之味，故奏功独奇。倘一利其湿，反引火下行，转难遽效矣。方中芍以平肝，则肝气得舒，肝气舒自不克土，脾不受克，脾土自旺，是平肝正所以扶脾，又何必加人参、白术之品以致累事哉？

83911 清肝化痰丸（《医门补要》卷中）

【组成】生地　丹皮　海藻　贝母　柴胡　昆布　海带　夏枯草　僵蚕　当归　连翘　栀子

【主治】瘰疬。

83912 清肝化痰汤

《内外验方秘传》。即《医门补要》卷中"清肝化痰丸"改为汤剂。见该条。

83913 清肝化痰煎（《喉科家训》卷二）

【组成】大生地　粉丹皮　京川贝　牛蒡子　玉桔梗　剖麦冬　潼木通　苏薄荷　生甘草　灯心

【用法】水煎服。先用甘桔、荆、薄、防风、冬、地、贝母、木通服之，后用此方。

【主治】石蛾，但肿不痛。乃胎生本原不足，肝火、老痰结成恶血，凡遇辛苦或受风热即发。

【加减】初起形寒恶热，加荆芥、防风。

【宜忌】忌用刀针。

83914 清肝去翳丸（《痘疹仁端录》卷九）

【组成】兔屎四两　蝉蜕　白蒺藜　车前子　羚羊角　生地　元参　谷精草　草决明　当归　丹皮各一两　木贼　白豆仁　犀角各五钱

【用法】炼蜜为丸。菊花汤送下。

【主治】痘后目翳。

83915 清肝宁嗽汤（《医学传灯》卷上）

【组成】柴胡　黄芩　花粉　甘草　陈皮　白茯　当归　白芍　麦冬　丹皮　桔梗　贝母

【主治】咳嗽，肝火太甚，乘于肺金，脉弦数。

83916 清肝达郁汤（《重订通俗伤寒论》）

【组成】焦山栀三钱　生白芍一钱半　归须一钱　川柴胡四分　粉丹皮二钱　清炙草六分　广橘白一钱　苏薄荷四分（冲）　滁菊花一钱半　鲜青橘叶五片（剪碎）

【功用】清疏肝郁。

【主治】肝郁不伸，胸满胁痛，腹满而痛，甚则欲泄不得泄，即泄亦不畅。

【加减】暴怒气盛者，加制香附三钱，醋炒青皮八分，暂为平气以伐肝；肠鸣飧泄者，加乌梅炭三分，白僵蚕一钱半，升达肠气以泄肝；疝气肿痛者，加小茴香二分，炒橘核三钱，炒香荔枝核一钱半，疏肝泄气以止痛；因于湿热食滞，腹中痛甚者，加《局方》越鞠丸三钱，疏畅六郁以定疼。

【方论选录】本方以逍遥散法疏肝达郁为君；然气郁者多从热化，丹溪所谓气有余便是火也，故又以栀、丹、滁菊清泄肝火为臣；佐以青橘叶清芬疏气，以助柴薄之达郁。此为清肝泄火，疏郁宣气之良方。

【临床报道】痤疮：《新中医》[1998,30(3):45]用本方治疗妇女面部痤疮30例，结果：用药1个疗程治愈者19例，有效者9例，无效者2例。继用1个疗程后，治愈者25例，有效者4例，无效者1例。2个疗程总治愈率为83.3%，总有效率为96.8%。

83917 清肝导滞汤（《外科正宗》卷三）

【组成】扁蓄四钱　瞿麦三钱　滑石二钱　甘草一钱

【用法】上以水二钟，加灯心二十根，煎八分，空心服。

【主治】肝经湿热，玉茎肿痛，小水涩滞作痛。

【加减】便秘，加大黄二钱。

83918 清肝芦荟丸（《外科正宗》卷二）

【组成】川芎　当归　白芍各二两　生地（酒浸，捣膏）二两　青皮　芦荟　昆布　海粉　甘草节　牙皂　黄连各五钱

【用法】上为末，神曲糊为丸，如梧桐子大。每服八十丸，食前后白滚水送下。

【主治】恼怒伤肝，致肝气郁结为瘤，坚硬色紫，垒垒青筋，结若蚯蚓，遇喜则安，遇怒则痛。

83919 清肝抑火汤（《玉案》卷六）

【组成】石菖蒲　川连各三钱　龙胆草　山栀仁　柴胡　当归各一钱五分　龙眼肉五枚

【用法】水煎，空心服。

【主治】耳疮。

83920 清肝利湿汤(《刘奉五妇科经验》)

【组成】瞿麦四钱　扁蓄四钱　木通一钱　车前子三钱　黄芩三钱　牛膝三钱　丹皮三钱　川楝子三钱　柴胡一钱半　荆芥穗一钱半

【功用】清肝利湿,活血止带。

【主治】肝经湿热,侵入血分,赤白带下,月经中期出血,以及由盆腔炎所引起的子宫出血或月经淋漓不止。

83921 清肝拨云散(《何氏济生论》卷六)

【组成】石决明　草决明　生地黄一钱　白芍　荆芥密蒙花　木贼草　干菊花　川黄连　防风　羌活　白芷生甘草　当归身　川芎

【用法】食后服。

【主治】眼目昏花,白睛红赤障翳,视物不明。

83922 清肝明目饮(《顾松园医镜》卷十四)

【组成】龙胆草(酒炒)　槐角　黄芩(猪胆汁炒)　连翘仁(炒)　黑山栀　木通　生地　玄参　赤芍　生甘草甘菊　薄荷

【主治】目暴赤肿,多泪痛痒,羞明紧涩。

【加减】火甚,加黄连或胡黄连或黄柏;热甚便秘,加酒蒸大黄;赤肿痛甚者,宜用三棱针刺破眼眶肿处,捋出热血少许,外用人乳浸黄连,入冰片少许点之。

83923 清肝明目散(《奇方类编》卷上)

【组成】归身一钱　枳壳　菊花　丹皮　白芍　防风薄荷叶各八分　川芎　生地　白蒺藜各一钱　柴胡六分荆芥穗六分　灯心三十根

【用法】水煎,食远服。

【功用】清肝明目。

83924 清肝泻火汤(《眼科临症笔记》)

【组成】当归四钱　生地三钱　胡黄连三钱　栀子三钱　龙胆草三钱　黄芩三钱　车前子三钱(外包)　木贼二钱　石决明六钱　羚羊角三分　犀角五分　甘草一钱　冬虫夏草五分

【用法】水煎服。

【功用】清肝泻火。

【主治】剑脊障症。

83925 清肝降压汤(《效验秘方·续集》周次清方)

【组成】柴胡 6 克　菊花 10 克　钩藤 15 克　黄芩 10 克　丹皮 10 克　栀子 10 克　香附 10 克　青木香 6 克佛手 10 克

【用法】每日 1 剂,水煎服。

【功用】清肝泻火降压。

【主治】早期高血压病,症见头痛头胀,眩晕,心烦口苦,胸胁胀满,多梦易惊,小便黄赤,大便秘结,舌红苔薄黄,脉弦数。

【加减】多梦易惊加炒枣仁、夜交藤;手足发胀者加泽泻;便秘者加大黄;面红耳赤者,加龙胆草、黄连。

【方论选录】方中柴胡、香附疏肝解郁,丹皮、栀子、黄芩清肝泻火,菊花、钩藤平肝清热,青木香有降压之功,佛手理气和胃,共奏清肝降压之功。

83926 清肝保脑丸

《中医方剂临床手册》。为《金鉴》卷六十五"奇授藿香丸"之异名。见该条。

83927 清肝顺气汤(《鲁府禁方》卷二)

【组成】柴胡　黄芩　赤芍药　厚朴　大黄　芒消枳实　栀子(炒)　黄连　半夏　青皮　甘草

【用法】加生姜,水煎服。

【主治】心胃刺痛及两胁作疼,上呕,大便硬,六脉急数。

83928 清肝顺气饮(《症因脉治》卷三)

【组成】柴胡　黄芩　山栀　苏梗　青皮　木通　枳壳　甘草

【主治】肝热痿软,两胁刺痛。

83929 清肝活血汤(《中西医结合皮肤病学》)

【组成】柴胡 9 克　薄荷 9 克　黄芩 15 克　栀子 9 克　夏枯草 15 克　当归 9 克　马鞭草 9 克　小茴香 9 克红花 9 克　橘核 9 克　赤芍 9 克　泽泻 9 克　甘草 6 克

【功用】清肝利湿,活血通络。

【主治】肝热血瘀,阴囊、外阴部慢性皮炎,或渗出糜烂性皮炎,反复发作,口苦,脉弦,舌黄苦。

83930 清肝活瘀汤(《马培之医案》)

【组成】当归　赤芍　新绛　桃仁　青皮　广郁金参三七　枳壳　苏梗　泽兰　瓦楞子

【主治】闪挫胁痛,瘀凝于络,肋骨肿胀。

83931 清肝退翳散(《幼科直言》卷一)

【组成】生地一钱　丹皮六分　桑皮八分　谷精草八分　黄芩六分　陈皮四分　甘草五分　车前子六分　青葙子六分

【用法】水煎服。

【主治】小儿目翳。痘疹结痂后,开眼之时,眼白作红,内有翳膜,乃热气重蒸肝肺而成。

【加减】或加白芍、当归。

83932 清肝除风汤(《张皆春眼科证治》)

【组成】柴胡 6 克　大青叶 12 克　酒黄芩 9 克　川黄连 3 克　赤芍 9 克　茺蔚子 6 克　荆芥 3 克　秦皮 4.5 克

【功用】清肝泻火,活血除风。

【主治】肝经邪火内炽,外受风邪侵入,风热相搏,上攻于目,致生聚星障。青睛表面出现细颗,或白或微黄,因聚而生。

【加减】病久耗伤阴液,可加生地、元参各 9 克。

【方论选录】方中柴胡、大青叶、酒黄芩清肝泻火,柴胡且有疏肝之力,酒黄芩且有清肺之功;川黄连清心明目,此处用之有母实泻子之意;赤芍、茺蔚子活血通络,能散血中之风;荆芥疏风解热,还有退赤之功;秦皮清肝明目而退翳。

83933 清肝透顶汤(《医醇賸义》卷二)

【组成】羚羊角一钱五分　夏枯草二钱　石决明八钱丹皮一钱五分　元参一钱　桔梗一钱　蝉衣一钱五分　桑叶二钱　薄荷一钱　陈橄榄二枚

【主治】脑漏。阳邪外烁,肝火内燔,鼻窍半通,时流黄水。

83934 清肝凉胆汤(《杂病源流犀烛》卷十)

【组成】白芍一钱半　川芎　当归各一钱　柴胡八分山栀　丹皮　龙胆草各四分

【主治】肝血虚,胆汁少,有怒火。

83935 清肝消翳丸(《痘科金镜赋集解》卷六)

【组成】兔粪二两　当归一两　白芍七钱　川连　木贼草　甘菊花　密蒙花　生地　谷精草各五钱　甘草一钱

【用法】上为细末，炼蜜为丸，如龙眼大。每次一丸，食后服。

【主治】痘后瞳仁生翳，眼胞红肿。

83936 清肝流气饮（《疮疡经验全书》卷一）

【组成】枳壳　桔梗　黄芩　前胡　羌活　青皮　小柴胡　薄荷　生地　乌药　甘草　防风　川芎　白芷　石膏　赤芍

【用法】水煎服。

【主治】耳风毒。

83937 清肝流气饮（《疮疡经验全书》卷二）

【组成】枳壳　桔梗　黄耆　前胡　羌活　甘草　石膏　防风　川芎　芍药　荆芥　白芷　生地　薄荷

【主治】痄腮。

83938 清肝流气饮（《疮疡经验全书》卷二）

【组成】桔梗　甘草　防风　前胡　羌活　独活　赤芍　连翘　薄荷　荆芥　石膏　枳壳　黄连　白茯　归须　青皮　黄芩

【用法】煎服。

【主治】火腰带毒。

83939 清肝益荣汤（《校注妇人良方》卷二十四）

【异名】清肝益营汤（《诚书》卷十五）。

【组成】柴胡　山栀（炒）各五分　当归　川芎　芍药（炒）各一钱　熟地黄（自制）　白术（炒）　木瓜（不犯铁器）　茯苓各五分　甘草三分　龙胆草（酒拌炒黑）五分　薏苡仁五分

【用法】水煎服。

【主治】❶《校注妇人良方》：肝胆经风热，血燥筋挛结核，或作瘰子。❷《景岳全书》：肝胆小肠经风热血燥，筋挛结核，或耳项胸乳胁肋作痛，并一切肝火之症。

83940 清肝益营汤

《诚书》卷十五。为《校注妇人良方》卷二十四"清肝益荣汤"之异名。见该条。

83941 清肝益胃丸（《保婴撮要》卷二）

【组成】犀角屑　甘草　全蛇蜕（炙黄）　钩藤钩子　麻黄（去节）各一钱　黄耆（蜜炙）　羌活　防风　白芍药　天花粉各半两

【用法】上为末，捣枣肉为丸，如梧桐子大。每次五十丸，食后薄荷汤送下。

【主治】风邪侵于大肠，摇头便血。

83942 清肝渗湿汤（《外科正宗》卷三）

【组成】川芎　当归　白芍　生地　柴胡　龙胆草　山栀　天花粉　黄芩各一钱　泽泻　木通　甘草各五分

【用法】水二钟，加灯心二十根，煎八分，食前服。

【主治】囊痈。肝经湿热结肿，小水不利，发热焮痛。

83943 清肝渗湿汤（《外科正宗》卷三）

【组成】苍术　白术　茯苓　山栀　厚朴　泽泻　陈皮　木通　天花粉　昆布各一钱　甘草五分　木香三分　川芎　当归各六分

【用法】水二钟，煎八分，空心服。

【主治】阴囊玉茎湿肿如猪肚，小水不利，坠重作痛。

【加减】作热红色，加黄连、龙胆草各七分。

83944 清肝渗湿汤（《外科正宗》卷四）

【组成】川芎　当归　白芍　生地　山栀　黄连　连翘　龙胆草各一钱　银柴胡　泽泻　木通各六分　滑石二钱　芦荟五分　甘草三分　防风八分

【用法】水二钟，加淡竹叶、灯心各二十件，煎八分，食前服。

【主治】肝经郁滞，邪火流行，致阴肿痛，或风热作痒。

83945 清肝解郁汤（《外科枢要》卷四）

【组成】人参一钱　柴胡八分　白术一钱五分　牡丹皮八钱　茯苓一钱　陈皮八分　甘草五分　当归一钱五分　贝母一钱　川芎八分　山栀（炒）　芍药（炒）　熟地黄各一钱

【用法】水煎服。

【主治】肝经血虚风热，或肝经郁火伤血，乳内结核，或为肿溃不愈。

83946 清肝解郁汤（《外科正宗》卷二）

【组成】当归　白芍　茯苓　白术　贝母　熟地　山栀各一钱　半夏　人参　柴胡　丹皮　陈皮　香附　川芎各六分　甘草四分

【用法】水二钟，加生姜三片，煎八分，食远服。

【主治】暴怒伤肝，忧思郁结，致肝火妄动，发为鬓疽，头眩，痛彻太阳，胸膈痞连两胁，呕酸水。

83947 清肝解郁汤（《外科正宗》卷三）

【组成】陈皮　白芍　川芎　当归　生地　半夏　香附各八分　青皮　远志　茯神　贝母　苏叶　桔梗各六分　甘草　山栀　木通各四分

【用法】水二钟，加生姜三片，煎八分，食远服。

【主治】一切忧郁气滞，乳结肿硬，不痛不痒，久渐作痛，或胸膈不利，肢体倦怠，面色萎黄，饮食减少。

83948 清肝解郁汤（《胎产心法》卷下）

【组成】熟地　茯苓　白芍（炒）　贝母（去心）　栀子（炒）　当归各一钱　柴胡　丹皮　川芎　陈皮各六分　甘草五分

【用法】水煎服。

【主治】惯吹乳。

【加减】虚，加人参、白术。

83949 清肝解郁汤（《疡科捷径》卷中）

【组成】生地黄　当归　青皮　桔梗　甘草　苏梗　芎䓖　陈皮　茯神　山栀　牛蒡子　芍药　远志　贝母　木通

【主治】乳疬。

83950 清肝解毒汤（《喉证指南》卷四）

【组成】石膏四钱（煅）　人中白　川黄连　红柴胡　知母（生）　净连翘（去心）　牛蒡子（炒）　真犀角（镑）　玄参　荆芥　北防风　淡竹叶各一钱　灯心五十寸

【用法】水煎，食远服。

【主治】走马牙疳。

【加减】呕，加芦苇根。

83951 清肝疏胆汤（《证因方论集要》卷四）

【组成】冬桑叶　丹皮　柴胡　赤芍（炒）　料豆衣　玉竹　甘草（生用）　当归

【主治】肿腮误服过辛散。

【方论选录】汪石来曰：耳之前后虽属少阳，而厥阴部位亦会于此。《经》曰：颈项者，肝之俞。故用柴胡、丹皮以疏少阳，当归、赤芍以缓厥阴，冬桑叶、料豆皮能清风热，玉竹、甘草可生津液。

83952 清肠解毒汤（《重订通俗伤寒论》）

【组成】焦山栀三钱　银花炭　青子芩　连翘　赤芍各二钱　川连　川柏　川生军　焦枳壳　煨防风各一钱

【主治】膏粱积热，酒酪聚湿，而为脏毒下血，血色如烟尘，沉晦瘀浊，便溏不畅，胃气不健，肢体倦怠。

83953 清表散毒汤（《痘疹传心录》卷十九）

【组成】地骨皮一钱　麦冬一钱五分（去心）　花粉一钱（酒炒）　牛蒡子八分（炒，研）　连翘七分（去心）　当归八分　猪苓七分　泽泻七分　黄芩七分（酒炒）　甘草三分（生）

【用法】水煎，温服。

【功用】清散痘疮表毒。

83954 清表解毒汤（《种痘新书》卷八）

【组成】生地　麦冬　花粉（炒）各八分　黄耆一钱　当归八分　牛蒡子　连翘　猪苓　泽泻　木通各五分　甘草三分

【用法】水煎服。

【主治】痘疹发热熏蒸，当靥不靥者。

83955 清郁二陈汤（《回春》卷三）

【组成】陈皮　半夏（姜汁炒）　茯苓各一钱　苍术（制）八分　川芎八分　香附一钱　神曲（炒）五钱　枳实（麸炒）八分　黄连（炒）　栀子（炒）各一钱　白芍（炒）七分　甘草三分

【用法】上剉一剂。加生姜三片，水煎服。

【主治】酸水刺心，吞酸嘈杂。

83956 清肾抑阳丸（《审视瑶函》卷五）

【组成】寒水石（另研）　黄柏（盐水制）　生地黄　知母（盐水制）　枸杞子　黄连（酒炒）　白茯苓各二两　独活八钱　草决明（炒）　当归（酒洗，炒）　白芍药（酒洗，炒）各一两

【用法】上为细末，炼蜜为丸，如梧桐子大。每服三钱，空心滚白汤送下。

【主治】瞳神缩小。其病神水紧小，小而又小，积渐之至，竟如芥子许。

83957 清肾愈风汤（《疡医大全》卷二十八）

【组成】荆芥　防风　羌活　独活　白鲜皮　白芷　蝉蜕　川芎　当归　威灵仙　生地　何首乌　枳壳　苦参　甘草各一两　茅苍术　黄柏　穿山甲　乌药　石菖蒲各二两　金银花四两

【用法】上作十剂，好酒煎服。

【主治】麻风。

83958 清金一贯饮（《痘疹专门》卷下）

【组成】黄芩大三钱至五钱，中二钱至三钱，小八分至一钱半　牛蒡子大二三钱，中一二钱，小一钱　桔梗大二钱，中一钱，小七分　前胡大二三钱，中二钱，小一钱　荆芥穗大一钱半，中一钱，小五分　木通大二钱，中一钱，小五分　青皮大二钱，中一钱，小七分　赤芍大二钱，中一钱，小五分　甘草大六分，中四分，小二分

【用法】水煎服。

【主治】麻疹。

【加减】有郁症，即加大黄大五钱至一两，中三钱至六钱，小一钱至二钱；见点血热，即加生地大八钱至二两，中五钱至一两，小三钱至五钱；大热火盛，即加石膏大八钱至二两，中六钱至一两，小三钱至五钱；三日出齐，加元参大三钱，中二钱，小一钱；粗大，加大黄、蝉蜕五个至十五个；稠密不匀，加大黄、山楂三钱至一两；浑红，加生地、丹皮三钱；艳红，加生地、大黄、丹皮、石膏、元参；干红，加大黄、紫草三钱，生地、桃仁、丹皮三钱；色紫，加大黄、紫草、生地、丹皮、石膏；色艳，加大黄、生地、石膏、紫草；色暗，加大黄、紫草、生地、桃仁；色白，加大黄、紫草、桃仁、归尾一二钱；大泻，加石膏、大黄；舌刺，加石膏、大黄、生地、黄连三钱；大热，加石膏、生地、大黄；肢冷，加大黄、丹皮、石膏；谵语，加大黄、黄连、石膏、犀角三五分；干呕，加大黄、黄连、甘草、滑石；哈舌，加大黄、黄连、石膏、生地；痰迷，加黄连、犀角、川贝母；发喘，加大黄、桑白钱许、石膏、枳实；喉痛，加山豆根、黄连、石膏；口秽，加石膏、大黄；咬牙，加生地、大黄、石膏；喉肿与头肿，加大黄、金银花二三钱、石膏、山豆根；鼻衄，加大黄、山栀三钱、生地、犀角；小便短赤，加黄连、猪苓三钱、滑石；泄泻，加泽泻一二钱、条芩一二钱；大肠逼迫，加大黄、槟榔钱许、滑石；大便不通，加大黄、枳实、滑石；腹痛，加大黄、赤芍、青皮；痢，加大黄、条芩、滑石。

83959 清金二母汤（《外科正宗》卷二）

【组成】知母　贝母　桔梗　茯苓　当归　白术　陈皮各一钱　桑皮　紫苏　杏仁　柴胡　瓜蒌仁　黄芩　五味子　甘草　麦门冬各五分

【用法】上用水二钟，煎八分，入童便一杯，食后服。

【主治】肺痿。多嗽少痰，午后发热，口干，烦躁不宁。

83960 清金止痢汤（《慈航集》卷下）

【组成】当归八钱　生大黄三钱　甘草一钱五分　莱菔子五钱（炒，研）　赤芍五钱（炒，研）　枳实二钱（炒）　车前子五钱

【用法】麝香一厘为引，水煎服。小儿十岁外者半剂，十岁内者再减半服。

【主治】秋三月人患痢。

【加减】恶心，加广藿香三钱；腹痛，加广木香一钱五分；如痢红多，加酒炒川连三五分；如遍数多，加酒制大黄三五钱；如腹胀下坠，加槟榔二钱；如有外感，恶寒发烧，加紫苏一钱五分，淡豆豉三钱。

83961 清金化毒汤（《痘疹传心录》卷十五）

【组成】茯苓　甘草　陈皮　山栀仁　芍药　知母　连翘　薏苡仁　牛蒡子　灯心

【用法】水煎服。

【功用】清解痘疹火毒。

83962 清金化毒汤（《痘疹仁端录》卷十六）

【组成】知母　黄芩　石膏　桔梗　甘草　天冬　麦冬　兜铃　木通　山栀　花粉

【主治】疹后咳嗽。

83963 清金化痰丸（《活人方》卷一）

【组成】紫菀五钱　茯苓五钱　杏仁四两　陈皮四两

苏子四两　黄芩三两　花粉三两　桑皮三两　黄连二两　蒌仁二两　半夏二两　桔梗二两　甘草一两

【用法】水叠为丸。每服二钱，午后、临睡白滚汤送下。

【功用】润燥清咽，化痰缓嗽，和血止血。

【主治】金为火烁，水枯津燥，咽嗌不润而干咳；胃火熏蒸，气结痰凝，上焦不利而嗽喘；兼治老年肺胃痰火有余。

83964 清金化痰汤（《杂病广要》引《统旨》）

【组成】黄芩　山栀各一钱半　桔梗二钱　麦门冬（去心）　桑皮　贝母　知母　瓜蒌仁（炒）　橘红　茯苓各一钱　甘草四分

【用法】水二钟，煎八分，食后服。

【主治】咳嗽。因火者，咽喉干痛，面赤，鼻出热气，其痰嗽而难出，色黄且浓，或带血丝，或出腥臭。

【加减】如痰带血丝，加天门冬、阿胶各一钱。

【临床报道】咳喘：《江西中医药》[2002，33（4）：27]治疗小儿痰热咳喘60例，对照组采用先锋霉素Ⅳ和病毒灵治疗，结果：治疗组痊愈25例，显效20例，好转10例，无效5例，总有效率91.7%；对照组痊愈12例，显效6例，好转15例，无效27例，总有效率45%。经统计学处理，两组差异有非常显著性意义（$P<0.01$）。

83965 清金化癣汤（《喉科家训》卷二）

【组成】润元参　剖麦冬　白苏子　东白薇　生甘草　炙紫菀　牛蒡子　白芥子　蒸百部

【用法】水煎服。

【主治】虚火上炎，肺金太旺，咽喉燥痒，红丝点粒缠绕，饮食阻碍，微痛，久则喉哑失音。

83966 清金引血汤（《中医妇科治疗学》）

【组成】藕节三钱　茅根五钱　侧柏三钱　降香　桑叶　麦冬各二钱　旱莲草三钱　黑芥穗一钱半　泽兰五钱

【用法】水煎服。

【功用】清燥润肺，引血下行。

【主治】经期提前或停闭，经前鼻衄，头晕耳鸣，口干欲饮，苔黄脉数。

83967 清金甘桔汤（《理虚元鉴》卷下）

【组成】桔梗　川贝　麦冬肉　花粉　生地　元参　白芍　丹皮　粉甘草　灯心

【用法】河水煎服。

【主治】虚劳干咳。

83968 清金甘桔汤（《理虚元鉴》卷下）

【组成】桔梗　生地　白芍　丹皮　麦冬　元参　川贝　茯苓　阿胶　甘草

【主治】虚劳咳嗽，痰中带血丝血珠。

83969 清金宁肺丸（《外科正宗》卷二）

【异名】清金保肺丸（《疡科捷径》卷中）。

【组成】陈皮　茯苓　桔梗　贝母　人参　黄芩各五钱　麦门冬　地骨皮　银柴胡　川芎　白芍　胡黄连各六钱　五味子　天门冬　生地（酒浸，捣膏）　熟地（捣膏）　归身　白术各一两　甘草三钱

【用法】上为细末，炼蜜为丸，如梧桐子大。每服七十丸，食远白滚汤送下。

【主治】肺痈。咳嗽日久，脓痰不尽，身热虚羸，渐成劳瘵。

83970 清金宁肺丸（《北京市中药成方选集》）

【组成】法半夏一百二十八两　白及一百二十八两　蒌仁一百二十八两　麻黄一百二十八两　川贝母一百二十八两　芭蕉根一百二十八两　橘红八十两　白芥子（炒）四十八两　曼陀罗叶四十八两　五味子（炙）八十两　百部八十两　苦桔梗八十两　杏仁（去皮，炒）八十两　甘草八十两　冬花三十二两　桂枝三十二两　厚朴（炙）三十二两　地骨皮三十二两　陈皮三十二两　茯苓八两　沉香十六两　贝母三十二两

【用法】上为细末，过罗，用冷开水泛为小丸，晒干。每十六两用滑石细粉四两为衣，闯亮。每袋装一百八十粒。分四次服，每日二次，温开水送下。

【功用】清金宁嗽，化痰止喘。

【主治】肺气不清，咳嗽痰盛，喘促胸满，睡卧不宁。

83971 清金宁肺汤（《活人心统》卷下）

【组成】知母　贝母　麦冬　薏仁　桔梗　生地　薄荷　芍药　当归　苏子　桑白皮　条芩　白术　甘草

【用法】水二钟，加生姜一片，煎七分，食远服，渣再煎。

【主治】男妇骨蒸劳热，咳嗽吐痰或血。

【加减】有汗，加小麦；烦渴，加石膏、淡竹叶；久咳，加款冬花、杏仁（炒）。

83972 清金宁嗽汤（《金鉴》卷五十九）

【组成】橘红　前胡　生甘草　杏仁（去皮尖，炒）　桑皮（蜜炙）　川连　栝楼仁　桔梗　浙贝母（去心）

【用法】引用生姜、红枣，水煎服。

【主治】麻疹已出，肺为火灼，咳嗽。

83973 清金宁嗽膏

《集验良方》卷三。为《医宗必读》卷六"新定清宁膏"之异名。见该条。

83974 清金百部汤（《理虚元鉴》卷下）

【组成】桔梗　元参　川贝　百部　生地　麦冬　丹皮　白芍　生甘草　地骨皮　灯心

【主治】虚劳久嗽。

【加减】喘急，加白前、海粉、竹茹；如痰吐稠黏，脾肺火盛，加清金散、竹茹、花粉。

83975 清金壮水丸（《张氏医通》卷十六）

【组成】八味丸去桂、附　加麦门冬三两（去心）　五味子一两

【主治】肾脏水亏火旺，蒸热咳嗽。

83976 清金导赤饮（《赤水玄珠》卷二十八）

【组成】当归　白芍　陈皮　贝母　软石膏　白茯苓　甘草　黄芩（酒炒）　黄连（酒炒）　杏仁　桑白皮（蜜炒）　枳壳（炒）　木通　滑石　麦冬　车前子　人参　玄参各等分

【用法】水煎服。

【主治】痘疮热乘肺金，当痂不痂，作喘，烦躁，谵语，小水不利，垂危。

83977 清金导赤散（《寿世保元》卷六）

【组成】黄连六分　黄芩一钱五分　栀子二钱　木通二钱　泽泻二钱　生地黄四钱　麦门冬三钱　甘草八分

【用法】上剉一剂。加生姜三片，水煎，食后频频服之。

【主治】心肺蕴热，口疮咽痛，膈闷，小便淋浊不利。

83978 清金攻毒饮(《痘疹金镜录》卷下)

【组成】桔梗　甘草　牛蒡　大黄　元参　前胡　山楂　山豆根　枳壳　荆芥穗　蝉蜕　僵蚕　灯心各等分

【用法】水煎服。

【主治】痘毒壅于肺,声音不清,喉间痛楚,烦渴壮热,痘不起者。

83979 清金利肺汤(《简明医彀》卷四)

【组成】陈皮　茯苓　贝母　枯芩　天冬　麦冬　桔梗　枳壳　杏仁　桑皮各一钱　甘草三分

【用法】加生姜、大枣,水煎服。

【主治】诸嗽痰盛,气急胸满。

【加减】气急,加苏子、萝卜子、葶苈、瓜蒌、竹沥、枇杷叶;火盛,加栀子、黄连;虚嗽,加当归、知母;血痰,加生地、芍药、阿胶、紫菀;久嗽,加五味子、冬花、百部、百合、兜铃;痰嗽,加旋覆、半夏。

83980 清金泻火汤(《痘疹全书》卷上)

【异名】清金汤(《赤水玄珠》卷二十八)。

【组成】知母　枯芩　石膏　马兜铃　天花粉　木通　山栀　桔梗　天门冬　甘草　麦门冬

【用法】水煎,和竹沥服。

【主治】痘疹出,口中腥臭,勃勃冲人。

83981 清金定喘汤(《女科万金方》)

【组成】赤芍　桔梗　茯苓　半夏　前胡　甘草　旋覆花

【用法】水二钟,加生姜五片,水煎,不拘时候服。

【主治】咳嗽,痰中有血,气喘身热。

83982 清金降火丹(《东医宝鉴·杂病》卷三引《俗方》)

【组成】天门冬　麦门冬　莲实各一两　五味子五钱　砂糖五两　龙脑三分

【用法】上为末,炼蜜为丸,每两作二十丸。含化咽下。

【主治】心肺虚热。

83983 清金降火汤(《古今医鉴》卷四)

【组成】陈皮一钱五分　半夏(泡)一钱　茯苓一钱　桔梗一钱　枳壳(麸炒)一钱　贝母(去心)一钱　前胡一钱　杏仁(去皮尖)一钱半　黄芩(炒)一钱　石膏一钱　瓜蒌仁一钱　甘草(炙)三分

【用法】上剉一剂。加生姜三片,水煎,食远、临卧服。

【功用】泻肺胃之火,消痰止嗽。

【主治】咳嗽。

83984 清金降火汤(《赤水玄珠》卷二十八)

【组成】当归　白芍　生地　陈皮　贝母　瓜蒌仁　甘草　白苓　枯芩(酒炒)　山栀(炒)　玄参　天冬　麦冬　杏仁　桑白皮　石膏　紫苏梗　酒连各等分

【用法】加生姜一片,水煎服。

【主治】麻后热乘肺金,声哑不出,或咳或喘。

83985 清金降火汤(《麻症集成》卷三)

【组成】枯芩　川贝　瓜蒌　麦冬　大力子　黑栀　知母　杏仁　元参　麻黄　石膏　竹叶

【用法】食后服。

【主治】麻症肺热,火邪刑金,喘嗽气促。

83986 清金降火汤(《绿槐堂疹症方论》)

【组成】软柴胡一钱　生黄芩三钱　花粉二钱　瓜蒌仁(去油)三钱　生桑皮一钱　生山栀一钱　杏仁十粒　陈皮六分　苏子二钱

【用法】水煎服。

【主治】疹症出到指尖,天庭见红点者。

83987 清金保肺丸

《疡科捷径》卷中。为《外科正宗》卷二"清金宁肺丸"之异名。见该条。

83988 清金保肺汤(《万氏家抄方》卷六)

【组成】麦门冬(去心)　桔梗　天门冬(去心)　黄芩　荆芥　知母　杏仁　天花粉　玄参　牛蒡子　五味子

【用法】加生姜三片,水煎服。

【主治】痦后余毒未尽,壮热未除,咳嗽气急。

83989 清金保肺汤(《医醇賸义》卷二)

【组成】天冬一钱五分　麦冬一钱五分　南沙参三钱　北沙参三钱　石斛二钱　玉竹三钱　贝母二钱　茜根二钱　杏仁三钱　蒌皮三钱　茯苓二钱　蛤粉三钱　梨三片　藕五片

【主治】肺受燥热,发热咳嗽,甚则喘而失血。

83990 清金胜金丹(《活人方》卷三)

【组成】制首乌七钱　川石斛五钱　葳蕤五钱　人参四钱　橘红二钱　川贝母二钱　知母一钱五分　柴胡二钱五分　当归三钱　地骨皮一钱五分

【用法】上为末,神曲糊丸,如芥子大,朱砂为衣。每服约二两,用无水白酒酿一斤,浸三昼夜,每日五更空心或临卧空心热饮,以醉为度,如药味尚厚,再加酒浸之。

【主治】疟疾。

83991 清金养血汤(《李氏医鉴》卷八)

【组成】川芎六分　当归　白芍　香附(童便浸)　麦冬　白术各一钱　丹皮　地骨皮　生地各八分　五味子九粒　甘草(炒)二分

【用法】不拘时服。

【主治】妇人经候不调,骨蒸劳热,咳嗽。

83992 清金养荣丸(《理虚元鉴》卷下)

【组成】生地　麦冬肉　花粉　川贝　元参　白芍　茯苓　地骨皮　丹皮　甘草

【用法】将生地用薄荷汤煮烂,捣胶,加炼蜜为丸服。

【主治】虚劳。

83993 清金养营汤(《外科大成》卷二)

【组成】当归二钱　白芍八分　熟地二钱　黄连二钱　连翘一钱　黄芩一钱五分　熟大黄一钱半　枳壳二钱　麻仁二钱　茯苓一钱　天花粉一钱　甘草五分

【用法】用水二钟,煎至一钟,食前服。

【主治】痔漏肿痛,大便燥急,里急后重者。

【宜忌】忌辛热等物。

83994 清金退热饮(《女科万金方》)

【组成】柴胡　人参　黄耆　熟地　茯苓　川芎　桔梗　知母　五味　甘草　贝母　门冬

【用法】水煎,食后服。

【主治】受胎身热有汗,咳嗽腹痛,有痰。

83995 清金退热饮(《女科指南》)

【组成】当归　芍药　人参　茯苓　黄芩　川芎　知母　贝母　桔梗　陈皮　软柴胡　五味子　桑皮　甘草

地骨皮

【用法】加生姜，水煎服。

【主治】妇女虚火上炎，咳嗽发热，虚弱，月事不行，痨怯，男子亦治，更治子嗽。

【加减】加姜炒黄连尤妙。

83996 **清金凉肝散**（《银海精微》卷下）

【组成】黄连　黄芩　栀子　连翘　葶苈　桑白皮　麦门冬　天花粉　赤芍药　干葛　荆芥　杏仁　青皮　甘草

【用法】水煎，加蜜一盏，煎一沸，食后温服。

【主治】白睛黄赤。

83997 **清金消毒汤**（《石室秘录》卷一）

【异名】清金消毒饮（《医门八法》卷三）。

【组成】元参　麦冬各九钱　生甘草三钱　金银花一两　当归七钱

【用法】水煎服。

【主治】❶《石室秘录》：肺痈。❷《医门八法》：鼻渊。肺金有热，鼻流涕而多稠浊。

【方论选录】数品中麦冬为清肺火之品，余入脾、入肝、入心之药。入肝则平木，而不必肺金用力以制之，则肺金得养；入脾则脾土能生肺金，而肺金又得养；入心经则心火不凌肺金，而肺经又得养矣。

83998 **清金消毒饮**

《医门八法》卷三。为《石室秘录》卷一“清金消毒汤”之异名。见该条。

83999 **清金润燥丸**（《陈素庵妇科补解》卷三）

【组成】天冬　麦冬　阿胶　龟胶　生地　熟地　白芍　茯苓　元参　桔梗　黄芩　白术　贝母　杏仁　松子　柏子仁　胡桃肉　牛乳　人乳　蔗汁　梨汁　白蜜

【用法】先将二乳、二汁同蜜熬膏，滴水成珠后，将杏仁、贝母、桃肉、柏子仁、松子研烂如泥，再入前十二味末，同捣丸，每服七十丸，空心酒送下。

【主治】妊娠皮肤干涩。

84000 **清金润燥汤**（《疡科捷径》卷中）

【组成】元参　连翘　生地黄　甘草　僵蚕　天花粉　牛蒡子　贝母　射干　灯心

【主治】喉癣。

84001 **清金益气汤**（《衷中参西》上册）

【组成】生黄耆三钱　生地黄五钱　知母三钱　粉甘草三钱　玄参三钱　沙参三钱　川贝母（去心）二钱　牛蒡子（炒捣）三钱。

【主治】尪羸少气，劳热咳嗽，肺痿失音，频吐痰涎，一切肺金虚损之病。

84002 **清金理嗽丸**（《北京市中药成方选集》）

【组成】橘皮八两　枳壳（炒）四两　桔梗四两　黄芩八两　桑皮四两　杏仁（去皮，炒）四两　知母二两　百部二两　麦冬二两　甘草二两　胆星八两

【用法】上为细末，过罗，炼蜜为丸，重一钱，朱砂为衣。每服一丸，一日二次，温开水送下，周岁内酌减。

【功用】清金止嗽，化痰定喘。

【主治】小儿肺热咳嗽，痰多稠黏，气促作喘，肺气不清。

84003 **清金散火汤**（《痘疹仁端录》卷九）

【组成】麻黄（蜜炙）　苏叶　枳壳　甘草　牛蒡

【用法】水煎服。

【主治】痘疹，初热发喘。

【加减】腹胀，加厚朴、腹皮；二便闭，加葶苈、山栀。

【备考】《麻科活人》有桔梗，无枳壳。

84004 **清金解毒汤**（《痘疹仁端录》卷七）

【组成】知母　黄芩　石膏　桔梗　甘草　天冬　兜铃　木通　山栀

【用法】水煎服。

【主治】口鼻生疳。

84005 **清金解毒汤**（《种痘新书》卷八）

【组成】黄芩　黄连　牛子　前胡　丹皮　麦冬　知母　百合　炒栀　甘草　人参

【用法】水煎服。

【主治】痘疮收结时，身热唇紫，两颊通红，毒乘于肺，必将发肺痈。

84006 **清金解毒汤**（《衷中参西》上册）

【组成】生明乳香三钱　生明没药三钱　粉甘草三钱　生黄耆三钱　玄参三钱　沙参三钱　牛蒡子三钱（炒捣）　贝母三钱　知母三钱　三七二钱（捣细，药汁送服）

【主治】肺脏烂损，将成肺痈，或咳嗽吐脓血，又兼治肺结核。

【加减】将成肺痈者，去黄耆，加金银花三钱。

【临床报道】肺结核：一人，年四十八，咳吐痰涎甚腥臭，夜间出汗，日形羸弱，医者言不可治，求愚诊视。脉数至六至，按之无力，投以此汤，加生龙骨六钱，又将方中知母加倍，两剂汗止，又服十剂痊愈。

84007 **清金解渴汤**（《救偏琐言》卷十）

【组成】石膏　生地　黄连　桔梗　荆芥　甘草　牛蒡　连翘　葛根　天花粉　灯心　竹叶

【主治】痘，金被火烁，咽干口渴。

84008 **清肺止血汤**（《一盘珠》卷三）

【组成】丹皮　生地黄（瓦炙干）　桑皮（炒黑）　桔梗三钱　赤芍　归尾　荆芥（炒黑）　牛子各一钱　丝茅根五钱

【用法】京墨、童便调服。

【主治】鼻衄。

84009 **清肺止咳丸**（《成方制剂》2册）

【组成】陈皮　茯苓　瓜蒌霜　桔梗　苦杏仁　莱菔子　前胡　桑白皮　天花粉　浙贝母　枳壳　紫苏子

【用法】上制成丸剂。口服，一次6克，一日2次。

【功用】清热止咳。

【主治】肺热咳嗽，痰多。

84010 **清肺止咳散**（《成方制剂》20册）

【组成】清半夏200克　黄芩150克　苦杏仁200克　川贝母100克　大青叶100克　茶叶100克　葶苈子150克　青黛10克　白果仁200克　冰片1克　松花粉200克

【用法】上制成散剂。口服，周岁小儿一次0.5克，一日2次。

【功用】清肺止咳。

【主治】感冒咳嗽，小儿百日咳，支气管炎等。

84011 **清肺化毒汤**（《会约》卷四）

【组成】甘草一钱半　桔梗　苦参　大黄各二钱　黄连一钱半　黄柏一钱　连翘（去心）　知母各一钱半　麦冬一

钱二分　牛蒡子一钱　荆芥八分　白芷一钱　山豆根一钱

【用法】水煎服。

【主治】阳毒喉肿，或疮痈脓血，便结脉实。

【加减】如大便实，加芒消一二钱，或加升麻八分。

84012 **清肺化热汤**（《陈素庵妇科补解》卷三）

【组成】荆芥　玄参　桔梗　甘草　射干　连翘　犀角　生地　白芍　薄荷　大力子

【功用】清君相火，滋肺金而生肾水，利咽凉膈，清热解毒。

【主治】妊娠喉痹喉风。

【加减】血虚，加阿胶、知母、川贝母；热甚伏火，大便闭，加大黄、元明粉、天花粉。

【方论选录】补按：是方急治标，缓治本。标者，心肾二火，本者，胎也。荆、薄去头面咽嗌风热；花、射、大力清热解毒；甘、桔治咽喉，开郁利膈；犀、连、地、芍凉血滋阴。君相二火平则咽喉肃清，饮食可下，而水谷之精气能化血而养胎矣。

84013 **清肺化痰丸**（《活人心统》卷一）

【组成】白枯矾五分　枳实一两（炒）　黄芩一两　苏叶五分　半夏一两（炮）　甘草三分　茯苓一两　陈皮五分（泡）　瓜蒌五分　贝母一两　北梗一两　玄明粉五分

【用法】上为末，姜汁为丸，如梧桐子大。每服七十丸，白汤送下。

【主治】痰火胸痞咳嗽。

84014 **清肺化痰丸**（《成方制剂》12 册）

【组成】胆南星（砂炒）30 克　苦杏仁 60 克　法半夏（砂炒）60 克　枳壳（炒）60 克　黄芩（酒炙）60 克　川贝母 30 克　麻黄（炙）30 克　桔梗 60 克　白苏子 30 克　瓜蒌子 60 克　陈皮 60 克　莱菔子（炒）30 克　款冬花（炙）30 克　茯苓 60 克　甘草 30 克

【用法】上制成丸剂。口服，水蜜丸一次 6 克，大蜜丸一次 1 丸；一日 2 次。

【功用】降气化痰，止咳平喘。

【主治】肺热咳嗽，痰多作喘，痰涎壅盛，肺气不畅。

84015 **清肺化痰汤**（《风劳臌膈》）

【组成】山栀　淡芩　知母　贝母　麦冬　桑皮　桔梗　茯苓　橘红　瓜蒌仁　甘草

【主治】火热乘肺，咽喉干痛，鼻出热气，咳喘上壅，甚则风嘶咯血，其痰咳而难出，色黄且浓。

【加减】或加黄连。

84016 **清肺化痰汤**（《效验秘方》郭中元方）

【组成】板蓝根 20 克　黄芩 10 克　浙贝母 10 克　橘红 10 克　天竺黄 15 克　元参 12 克　炒杏仁 10 克　白前 10 克　鱼腥草 15 克　芦根 20 克　炙紫菀 12 克　甘草 10 克

【用法】加水煎服。轻者，日服 1 剂，早晚 2 次分服；重者，日服 2 剂，分 4~6 次服完。

【功用】清热化痰，降逆止咳。

【主治】温邪犯肺所致的咳喘（风温、春温、冬温）。

【方论选录】方中以芦根、板蓝根、天竺黄三药为君：芦根性味甘寒，清肺胃之热，生津止渴，并能透邪外出；板蓝根性味苦寒，功能清热解毒；天竺黄性味甘寒，为清热化痰要药，对于痰热壅盛的喘咳尤为擅长；辅以黄芩、元参、鱼腥草清肺泻火；紫菀、杏仁、白前降逆止咳；浙贝母清热化痰，橘红理气化痰，甘草泻火和中。全方用药以清热化痰为主，佐以降气止咳之品，邪热得清，肺金清肃，气机通畅，咳喘自宁，故适用于温邪犯肺之咳喘。

84017 **清肺平肝汤**（《眼科临症笔记》）

【组成】大生地八钱　花粉四钱　黄芩三钱　连翘三钱　银花四钱　寸冬四钱　地骨皮四钱　知母肉四钱　车前子三钱（外包）　大黄三钱　甘草一钱

【用法】水煎服。

【主治】混睛障症。两眼酸疼，气轮被赤丝横绕，风轮赤白兼杂，微露瞳神，视物昏蒙，重则瞳神皆无，只有光感。

84018 **清肺平肝汤**（《张皆春眼科证治》）

【组成】柴胡 6 克　酒黄芩 9 克　银花 12 克　木贼 6 克　赤芍 9 克　青黛 0.3 克

【功用】剉金平木，除风退翳。

【主治】肝、肺二经风热上攻于目，侵犯风轮，致生花翳侵睛。

【加减】如抱轮红赤，可加酒茺蔚子 6 克，以祛血中之风；如花翳挡瞳，可加元参 9 克，滋补肾水，以防火邪伤阴，花翳愈后视物不清。

【方论选录】柴胡、酒黄芩、青黛清肝中之热邪，柴胡且有疏风之功，银花、酒黄芩清肺中之热，银花且有宣散风热之能，木贼疏风退翳而明目，赤芍活血凉血以退赤。

84019 **清肺宁嗽丸**（《成方制剂》5 册）

【组成】黄芩 288 克　桔梗 72 克　天花粉 144 克　枳壳（麸炒）72 克　桑白皮（蜜炙）72 克　浙贝母 72 克　知母 36 克　百部 36 克　麦冬 36 克　苦杏仁 36 克　前胡 36 克　甘草 9 克　橘红 36 克

【用法】上制成丸剂。口服，一次 1 丸，一日 2 次，小儿酌减。

【功用】清肺、止咳、化痰。

【主治】肺热咳嗽，痰多黏稠。

84020 **清肺安胎饮**（《妇科胎前产后良方注评》）

【组成】知母一钱　贝母（去心）一钱　茯苓八分　黄芩一钱　枳壳（炒）八分　苏子（炒）八分　麦冬六分　元参六分　甘草三分　灯心三十寸

【用法】水煎服。

【主治】妊娠咳嗽。

84021 **清肺抑火丸**（《北京市中药成方选集》）

【组成】黄芩二百二十四两　栀子（生）一百二十八两　知母九十六两　贝母一百四十四两　黄柏六十四两　桔梗一百二十八两　苦参九十六两　前胡六十四两　天花粉一百二十八两　大黄一百九十二两

【用法】上为细末，过罗，用冷开水泛为小丸，滑石为衣，闯亮。每服二钱，温开水送下。

【功用】清热通便，止咳化痰。

【主治】❶《北京市中药成方选集》：肺热咳嗽，咽喉疼痛，口干舌燥，大便秘结。❷《全国中药成药处方集》：肺胃实热，鼻衄吐血。

【宜忌】《中国药典》：孕妇慎用。

84022 **清肺补阴汤**（《证因方论集要》卷一）

【组成】天冬　麦冬　桑白皮　贝母　枇杷叶　地骨皮　五味子　白芍(炒)　鳖甲　苏子　车前子

【主治】肺阴虚内热。

【方论选录】肺为娇脏,少阳火旺,必克辛金。天、麦二冬清心保肺,桑皮、地骨能泻肺热,贝母润燥,五味收阴,枇杷叶、苏子治火上逆,可降肺气,白芍和脾,鳖甲制肝,车前子甘能益脾,脾气散精,上输于肺,则肺气清肃矣。

84023　清肺固金丸(《北京市中药成方选集》)

【组成】前胡八十两　贝母八十两　枳壳(炒)八十两　苏叶八十两　桑皮八十两　羌活八十两　橘皮八十两　杏仁(去皮炒)八十两　苦梗一百九十二两　甘草三十六两　黄芩七十二两　葛根七十二两

【用法】上为细末,过罗,炼蜜为丸,重二钱五分。每服一丸,一日二次,温开水送下。

【功用】清解肺热,止嗽化痰。

【主治】肺经有热,外感风寒,咳嗽痰盛,气促作喘,胸膈不畅。

84024　清肺和肝饮(《马培之医案》)

【组成】杏仁二钱　橘络八分　云茯苓二钱　枳壳八分　佛手一钱半　瓜蒌皮二钱　丹参一钱半　蒺藜一钱半　当归一钱半　秦艽一钱半　川楝子(切)一钱半

【主治】风冷着于肝俞,五六椎两旁作痛,牵引胁肋,咳嗽气粗。

84025　清肺和疟汤(《慈航集》卷下)

【组成】茯神五钱　麦冬五钱　大贝母二钱　生甘草五分　青皮一钱五分　柴胡六分　枳壳一钱五分(炒)　草蔻仁二钱(研)

【用法】以煨姜二片、大枣三枚为引,水煎服。

【主治】手太阴肺经之疟,初病心里寒,寒甚则热,善惊,如有所见,心喜清,内热熏蒸,耗其心血,神不安而生烦躁。

【加减】内热,加青蒿三钱;口渴,加花粉二钱;恶心,加藿香梗三钱;脉弦大有力,舌干,加石膏五钱。

84026　清肺定咳汤(《效验秘方·续集》朱良春方)

【组成】金荞麦 20 克　鱼腥草(后下)15 克　蛇舌草 20 克　天浆壳 12 克　化橘红 6 克　苍耳子 12 克　枇杷叶(去毛包)10 克　生甘草 5 克

【用法】每日 1 剂,水煎 2 次,早晚分服。

【功用】清肺泄热,化痰定咳。

【主治】支气管炎证属肺热燥咳,痰少而黏者。

【方论选录】方中金荞麦、鱼腥草乃前人用治肺痈之要药,方中用其清化痰热。蛇舌草除清化痰热之功外,还能提高机体抗病能力,促使痊愈。配以天浆壳、枇杷叶清肺泄热,化痰止咳;苍耳子本为通利鼻窍,散风祛湿之品,方中则以作为预防感冒之用(具有抗过敏之作用),久咳不愈者参用之,颇有助益;橘红调中化痰,甘草润肺止咳,协和诸药。本方治疗肺蕴郁热,久咳不愈,痰黄质稠之证,确有疗效。

84027　清肺降火汤(《麻疹专论》)

【组成】石膏　麦冬　贝母　栝楼仁　地骨皮　生地各 3 克　黄芩(炒)　杏仁　桑白皮　栀子(炒)各 2.4 克　葶苈子(炒)　苏子(炒)各 1.5 克　灯心草 10 根

【功效】清热降火,宣肺平喘。

【主治】小儿麻疹喘促。

84028　清肺活络汤(《张皆春眼科证治》)

【组成】酒黄芩 9 克　地骨皮　知母各 6 克　麦门冬　赤芍　牡丹皮　天花粉各 9 克

【功用】清热润肺,活瘀通络。

【主治】热伏血瘀,目睛涩痛,结眵成颗,丝脉粗大色紫,蟠旋如虬者。

【方论选录】方中酒黄芩、天花粉、地骨皮以清肺解热,知母、麦门冬以清肺养阴,赤芍、牡丹皮活血凉血,通血脉以退目赤。

84029　清肺养肝汤(《张皆春眼科证治》)

【组成】银花　酒黄芩　赤芍　当归各 9 克　酒生地 12 克　车前子 9 克　茺蔚子 3 克

【功用】清肺,养肝,起陷。

【主治】花翳低陷。肺盛肝虚,肺火克肝,白睛红赤,羞明流泪,结眵青睛,边缘有低陷者。

【方论选录】方中银花,酒黄芩清肺解热,当归、酒生地补血养肝,赤芍活血凉血以退目中之赤,车前子清肺养肝以明目,酒茺蔚子祛瘀生新以起陷。

84030　清肺桔梗汤(《疡科捷径》卷中)

【组成】桔梗八分　黄耆八分　五味子五分　枳壳(麸炒)八分　瓜蒌仁(研)八分　桑白皮(炒)八分　当归八分　防己八分　川贝母(炒)八分　百合八分　薏苡仁(炒)八分　地骨皮五分　葶苈子五分　知母(生)五分　甘草节八分　杏仁(炒,研)五分

【主治】肺痈。

84031　清肺消毒汤(《景岳全书》卷六十三)

【组成】防风　枳壳各五分　连翘　前胡　黄芩　桔梗各一钱　荆芥　炙甘草

【用法】上用水一钟,煎至五六分,分作十余次,徐服之。

【主治】痧疮收完,不思饮食,鼻干无涕。

【备考】方中荆芥、炙甘草用量原缺。

84032　清肺益气汤(《活人心统》卷下)

【组成】人参　黄耆　黄芩(酒炒)　百合　北梗(炒)　贝母　苡仁　升麻　甘草

【用法】水一钟,煎五分,食远服,渣再煎。

【主治】肺痿叶焦,人形憔悴。

【加减】口干,加玄参、麦冬。

84033　清肺益气汤(《石室秘录》卷二)

【组成】元参三钱　麦冬五钱　天门冬一钱　甘草一钱　桔梗一钱　紫菀一钱　款冬花一钱　贝母一钱　苏子一钱

【用法】水煎服。

【主治】肺燥,久咳不已。

84034　清肺消炎丸(《中国药典》2010 版)

【组成】麻黄　石膏　地龙　牛蒡子　葶苈子　人工牛黄　炒苦杏仁　羚羊角

【用法】上制成丸剂,每 60 丸重 8 克。口服。周岁以内小儿一次 10 丸,一岁至三岁一次 20 丸,三岁至六岁一次 30 丸,六岁至十二岁一次 40 丸,十二岁以上及成人一次 60 丸,一日 3 次。

【功用】清肺化痰,止咳平喘。

【主治】痰热阻肺，咳嗽气喘，胸胁胀痛，吐痰黄稠；上呼吸道感染、急性支气管炎、慢性支气管炎急性发作及肺部感染见上述证候者。

【宜忌】风寒表证引起的咳嗽、心功能不全者慎用。

84035 清肺调血汤（《效验秘方·续集》孟铭三方）

【组成】生侧柏叶12克　白茅根20克　桃仁10克　虎杖15克　麻黄10克　杏仁10克　黄芩12克　银花20克　鱼腥草30克　胆南星10克　蝉蜕12克　芦根20克

【用法】每日1剂，水煎服。

【功用】清热宣肺，凉血化瘀。

【主治】急、慢性支气管炎，属肺热喘咳证者。

【方论选录】方中用麻黄、杏仁、黄芩、鱼腥草等药以清热宣肺外，更配以生侧柏叶、白茅根凉血清热，该二药均属轻清之品，善入肺经，具有凉血而不留瘀的优点，为凉血药中的首选之味；参以桃仁、虎杖活血化瘀，使血活瘀散以助气畅而邪易祛。全方相合具有清热宣肺、凉血化瘀之功效。

84036 清肺通水汤（《辨证录》卷七）

【组成】白术一两　萝卜子一钱　茯苓三钱　半夏一钱　麦冬三钱　桑白皮三钱　茵陈一钱　泽泻二钱　车前子三钱　黄芩二钱　苏子二钱

【用法】水煎服。一剂小便微利，二剂小便大利，四剂而黄瘅之证全消。

【主治】膀胱湿热，结而成瘅，小便点滴不能出，小腹膜胀，两足浮肿，一身发黄。

84037 清肺散火汤（《囊秘喉书》卷下）

【组成】杏仁　紫苏各一钱　前胡　旋覆花　桑皮　贝母　麻黄　桔梗各七分　甘草五分　葱一茎　姜一片

【用法】水煎服。

【主治】肺中有伏火，因风寒闭郁，或过服寒凉，火不得泄。

84038 清肺葶苈丸（《医略六书》卷二十）

【组成】葶苈二两(甜)　杏仁二两(去尖)　木通一两半　川贝二两(去心)　防已二两

【用法】上为末，枣肉为丸。每服三钱，桑皮煎汤送下。

【主治】肺热内壅，肺气逆满，不能通调水道，喘急浮肿，右侧不眠，浮数者。

【方论选录】葶苈泻气分湿热，防已泻血分湿热，气血肃清则肺气无不清矣；杏仁降气疏风痰，川贝清心化热痰，痰化气清则肺气无不降矣；木通利小肠以降心火，火降湿消则肺行降下之令而无刑克之虞，何患肺胀不消，浮肿不退乎？丸以枣肉之缓中益脾，下以桑皮之泻火清肺也。此清肺以泻湿热之剂，为肺胀喘急、不眠之专方。

84039 清肺滋阴散（《古今医鉴》卷七引杜次泉方）

【组成】川芎(酒洗)一钱　白芍(炒)一钱半　生地黄二钱　白术(炒)一钱　陈皮一钱　白茯苓八分　黄柏(蜜炒)一钱　知母一钱　贝母(去心)一钱　紫菀八分　五味子六分　款冬花八分　麦门冬一钱　地骨皮一钱　黄连(炒)五分　远志(甘草汤泡)八分　酸枣仁(炒)六分　甘草四分

【用法】上剉一剂。加生姜一片，竹沥三匙，水煎服。

【主治】酒色太过，斫丧真阴，阴火上升，肺金受侮，以致唾痰稠浊，咳嗽咽疮。

【加减】心下怔忡，夜卧不寐，加人参八分；心烦躁乱，加枳实六分，竹茹六分；如痰涎壅盛，加瓜蒌仁六分，天花粉一钱；如咽喉有疮，用通嗌散吹之。

84040 清肺解毒汤（《杂病源流犀烛》卷二引《石氏治疹经验良方》）

【组成】黄芩　陈皮各一钱　麦冬二钱　贝母一钱半　赤苓七分　蜜桑皮　甘草各五分　酒炒黄连七分　蒲公英三钱

【用法】煎好后，再用大黄三钱切片，开水泡一时，澄汁一小杯冲服。

【主治】疹收之后，余毒入肺，胸胀喘急，咳嗽闷乱，狂言谵语，手足动摇。

84041 清炎宁痛汤（《简明医彀》卷五）

【组成】黄连　黄芩(酒炒)　连翘　玄参　蔓荆子　当归　白芍　山栀　防风　川芎　柴胡各等分

【用法】水煎服。

【主治】耳痛。

84042 清炎解毒汤（《简明医彀》卷二）

【组成】牛蒡子三钱　甘草一钱半　犀角　防风　荆芥各一钱

【用法】水煎服。

【主治】长幼内热痰盛，腮肿项核，口舌破烂生疮。

84043 清泄通淋汤（《效验秘方·续集》朱良春方）

【组成】生地榆15克　生槐角15克　白槿花10克　白花蛇舌草30克　瞿麦15克　白茅根15克　土茯苓15克　甘草梢5克

【用法】每日1剂，水煎，二次分服。

【功用】清泄湿热，通淋利尿，凉血消毒。

【主治】肾盂肾炎属湿热证者。症见小便短数，灼热刺痛，舌红苔黄，脉濡数。

【加减】血尿甚者，加苎麻根60克；刺痛剧者加象牙屑2克，琥珀末2克，研极细末，分二次吞；寒战、高热者加柴胡15克，黄芩15克。

【方论选录】方中生地榆、生槐角、白槿花、白花蛇舌草四味为主药，能清泄血分之热毒，并善于通淋；瞿麦既能清热利水，又可消瘀通滞；白茅根凉血止血，清热利水；土茯苓祛湿热，治五淋，解瘀毒；甘草梢缓急止痛，协调诸药，并可引经。此四味佐使之品，与主药配合，有增强清热解毒、利水通淋之功，宜其效捷也。

84044 清空化痰汤（《摄生众妙方》卷六）

【组成】防风　川芎　人参　柴胡　羌活各一钱　天麻　白术　橘红　半夏　茯苓　桔梗　枳实各一钱半

【用法】水二钟，加生姜三片，煎至八分，空心温服。

【主治】头目虚暗浮晕。

84045 清经止血汤（《中医妇科治疗学》）

【组成】生地六钱　丹皮二钱　黄芩三钱　黄柏四钱　茅根五钱　地榆　炒蒲黄各三钱　益母草四钱　棕炭二钱

【用法】水煎温服。

【功用】清热凉血止血。

【主治】血热气实，经血暴下，精神不爽，烦热口渴。

【加减】气短心累，加泡参五钱、麦冬三钱。

84046 清经止血汤（《妇产科学》）

【组成】鲜生地一两　当归炭三钱　生白芍三钱　丹皮三钱　槐花四钱　旱莲草五钱　仙鹤草五钱　炒蒲黄四钱　熟军炭一钱半

【主治】崩漏体实阳盛者。

84047 清经四物汤(《古今医鉴》卷十一)

【组成】当归一钱五分　川芎五分　白芍八分　生地黄一钱　阿胶(炒)五分　艾叶三分　条芩一钱　宣黄连(姜炒)八分　黄柏五分　知母五分　香附一钱　甘草三分

【用法】上剉一剂,水煎,空心服。

【主治】血虚有热,经水不及期而来。

84048 清经导滞汤(《效验秘方·续集》宋光济方)

【组成】柴胡6克　当归9克　炒白芍9克　延胡9克　川楝子9克　红藤12克　鸡苏散12克(包)　忍冬藤12克

【用法】每日1剂,水煎2次,早晚分服。

【功用】理气活血,清热通络。

【主治】慢性盆腔炎及伴发的月经不调、带下、痛经、不孕、癥瘕等症。

【方论选录】方中柴胡疏肝解郁,当归养血活血,芍药和营敛阴,合为养血柔肝活血。川楝子合延胡能行气活血、调经止痛;红藤、忍冬藤、鸡苏散清解郁热,具有通络的作用。全方共奏理气活血,清热通络之功。

【加减】气滞较甚者加橘叶、青皮、枳壳、乌药、八月札等;乳房肿块加路路通、小金片;热甚加丹皮、栀子;月经量多加槐米、侧柏炭、十灰丸;夹瘀加茜根、失笑散、桃仁、赤芍、益母草;带下色黄加墓头回、椿根皮、车前草;腹部有肿块加三棱、莪术。

84049 清毒二仙丹(《衷中参西》上册)

【组成】大菊子(捣碎)一两　鸭蛋子四十粒(去皮,仁破者勿用,服时宜囫囵吞下)

【用法】将大菊子煎汤一钟,送服鸭蛋子仁。

【主治】花柳毒淋,无论初起日久,凡有热者,服之皆效。

84050 清毒百应丸(《寿世保元》卷九)

【组成】锦纹大黄一片(切碎)　苍术　黄柏　当归　槐花　金银花　皂角各四两

【用法】上细切,水十二碗,煎至十碗,去渣,浸大黄令透,取起晒干,又浸又晒,以干尽为度,为末,面糊为丸,如绿豆大。每服六十四丸,白汤送下,以大便下滞物为效。

【主治】诸疮。

84051 清毒拔翳汤(《痘疹活幼至宝》)

【组成】酒炒黄连　酒炒当归　酒炒花粉　牛蒡　草决明　桔梗　甘草　白蒺藜(炒,研,去刺)各五分　真甘菊　密蒙花　谷精草　川木贼　粉葛根各四分　川芎　羌活　柴胡　防风　薄荷　生地　酒炒山栀各三分

【用法】加生姜一片同煎,食后良久服。

【主治】痘毒留津于气血精华之分,落为眼患,赤肿而痛,不能开,或有翳膜遮蔽不能视者。

【加减】大便秘者,加酒炒大黄,通即去之。

【宜忌】忌用寒凉之药点眼。

84052 清毒拔翳汤(《一草亭》)

【组成】防风五分　荆芥穗四分　苏薄荷四分　前胡七分　蔓荆子四分　京芍药六分　桔梗五分　北柴胡七分(炒)　片黄芩五分(炒)　连翘四分　肥知母五分(炒)　牛蒡子五分(炒研)　白菊三分　密蒙花四分　白蒺藜七分(去刺)　木贼三分　牡丹皮四分

【用法】水煎,热服。

【主治】小儿痘毒,眼生翳。

【加减】红甚,加红花三分,桑白皮四分(蜜水炒);如翳膜遮睛,加石决明八分(煅,研);如多泪,加北细辛三分;如内热甚,加黄连三分(炒)。

84053 清毒保目汤(《痘疹传心录》卷十九)

【组成】柴胡一钱　连翘七分(去心)　栀仁三分(炒)　黄芩五分(炒)　荆穗七分　防风七分　赤芍七分　牛蒡子七分(炒,研)　蝉蜕十二只(去头足,有闰十三只)　当归八分　甘草三分(生)　川芎七分　升麻五分　薄荷五分　桔梗八分

【用法】加灯心五寸,水煎服。

【主治】痘疮痂落后,忽然头顶作痛,余毒上攻两目者。

84054 清毒活血汤(《痘疹活幼至宝》卷终)

【组成】紫草茸　当归(俱汤洗)　前胡　牛蒡(炒)　木通各六分　生地黄　生白芍(俱酒洗)　连翘　桔梗各五分　黄连　黄芩(俱酒炒)各七分　甘草四分　人参三分　生黄耆　山楂肉各八分

【用法】加生姜一片,水煎服。

【主治】❶《痘疹活幼至宝》:痘不成脓,其色红紫干枯,或焦黑,毒炽血凝,又痘稠密红紫而陷顶者。❷《金鉴》:痘不如期灌浆,板硬干黄或灰滞紫暗干枯,此毒火伤其气血而浆不行。

【加减】烦渴者,去黄耆,加人参、酒炒花粉;形成壮实者,减去人参、黄耆。

84055 清毒凉血饮(《金鉴》卷五十九)

【组成】知母　石膏　生地　黄连　当归　赤芍　大黄　山栀子　丹皮　荆芥　连翘(去心)

【用法】水煎服。外敷人中白散。

【主治】痘后牙疳。初起口臭龈肿,牙缝出血,尚觉疼痛,甚则色黑腐烂,牙齿脱落,穿腮破颊,蚀透鼻唇。

84056 清毒解表汤(《种痘新书》卷十)

【组成】升麻　防风　荆芥　麻黄　连翘　牛蒡子　桔梗　石膏　知母　黄芩　黄连　虫退　麦冬　甘草

【用法】加无价散,水煎服。

【主治】麻疹眼白赤色,声哑唇肿,心烦口渴,腰腹疼痛,口鼻出血,人事不清,大小便秘,狂乱不宁,舌苔黄黑,口气腥臭。

84057 清荣养血丸(《摄生众妙方》卷十)

【组成】当归身(酒浸,洗去土,晒干)一两　川芎(茶浸洗)七钱五分　白芍药(酒浸,微炒)一两　熟地黄(酒洗)一两　陈皮(去白用红)一两　白术(去梗)一两　生条黄芩二两　知母(去毛)一两　陈艾叶五钱　黄柏(生,炒)二两　泽兰叶一两　香附子(肥大沉实者)四两(分四份,醋、酒、童便、米泔水制俱妙)

【用法】上为末,醋糊为丸,如梧桐子大。每服五十丸,空心米汤或淡醋汤下。

【主治】月水不调,紫黑成块,频并,不及期,烦热腰困,手足酸痿。

84058 清荣槐花饮(《回春》卷四)

【组成】当归一钱(酒洗) 白芍一钱 生地黄一钱 川芎(盐酒制)六分 槐花一钱 槐角八分 黄连(酒炒)八分 枳壳(麸炒)七分 黄芩(酒炒)七分 苍术八分 防风六分 升麻四分 荆芥穗八分 生甘草四分

【用法】上剉,水煎,空心热服,滓再煎服。

【主治】便血,不拘新久。

84059 清带四物汤(《鲁府禁方》卷三)

【组成】当归(酒洗) 川芎 熟地黄 枳壳(麸炒) 香附(炒)各一钱 白附子 防风各五分 橘红一钱 良姜五分 荆芥七分 甘草三分

【用法】上剉。加大枣三枚,酒二钟,煎七分,入白面一撮,入净肉汁,再煎二三沸,空心服。

【主治】血淋、赤白带下。

【加减】白带多,加均姜(炮)、吴茱萸(炒)。

84060 清咽太平丸(《万氏家抄方》卷二)

【组成】薄荷叶一两 川芎二两 桔梗三两 甘草二两 防风二两 柿霜二两 犀角二两(用人乳浸,焙干为末)

【用法】上为细末,炼蜜为丸,如樱桃大。含化,不拘时候。

【主治】❶《万氏家抄方》:咽喉肿痛,流热涎。❷《医方集解》:膈上有火,早间咯血,两颊常赤,咽喉不清。

【方论选录】《医方集解》:此手太阴药也。薄荷辛香升浮,消风散热;防风血药之使,泻肺搜肝;川芎血中气药,升清散瘀;柿霜生津润肺;犀角凉心清肝;甘草缓炎上之火势,桔梗载诸药而上浮,又甘桔相合,为清咽利膈之上剂也。

84061 清咽太平饮(《麻症集成》卷四)

【组成】元参 桔梗 力子 苏荷 犀角 柿霜 连翘 甘草

【用法】水煎服。

【主治】麻症,膈上有火,早间咯血,两颊赤色,咽喉不清。

84062 清咽双和饮(《喉科紫珍集》卷上)

【组成】桔梗 银花各一钱五分 当归一钱 赤芍一钱二分 生地 元参 赤苓各二钱 荆芥 丹皮各八分 真川贝 甘草各五分 干葛 前胡各七分

【用法】加灯心一分,地浆水煎服。

【主治】一切喉症初起。

84063 清咽宁肺汤(《准绳·类方》卷二引《医学统旨》)

【组成】桔梗二钱 山栀(炒) 黄芩 桑皮 甘草 前胡 知母 贝母各一钱

【用法】水二钟,煎八分,食后服。

【主治】咳嗽。

84064 清咽宁肺汤(《眼科阐微》卷三)

【组成】桔梗二钱 山栀(炒) 黄芩 桑白皮 甘草 前胡 知母 贝母各一钱 陈皮 半夏各八分

【用法】水煎,食后服。

【主治】咽喉不清,火气上炎。

84065 清咽抑火汤(《寿世保元》卷六)

【组成】连翘一钱五分 片芩一钱 栀子一钱 薄荷七分 防风一钱 桔梗二钱 朴消一钱 黄连一钱 黄柏五分 知母一钱 玄参一钱 牛蒡子一钱 大黄一钱 甘草五分

【用法】上剉一剂,水煎,频频热服。

【主治】咽喉肿痛,痰涎壅盛,初起或壮盛人,上焦有实热者。

【加减】曾生过杨梅疮者,加防风、山豆根二两

84066 清咽利膈丸(《北京市中药成方选集》)

【组成】连翘三十二两 黄芩三十二两 生栀子三十二两 薄荷三十二两 防风三十二两 玄参(去芦)三十二两 天花粉三十二两 射干三十二两 荆芥穗三十二两 牛蒡子(炒)三十二两 桔梗六十四两 熟军八两 甘草四十八两

【用法】上为细末,过罗,用冷开水泛为小丸。每服二钱,一日二次,温开水送下。

【功用】清热利咽,消肿止痛。

【主治】心胃热盛,胸膈不利,咽喉肿痛,口苦舌干,大便秘结,小便赤黄。

【宜忌】《中国药典》:忌食辛辣、油腻、厚味食物。

84067 清咽利膈汤

《外科理例·附方》。为原书"清咽利膈散"之异名。见该条。

84068 清咽利膈汤(《准绳·幼科》卷三)

【组成】元参 升麻 桔梗(炒) 甘草(炒) 茯苓 黄连(炒) 黄芩(炒) 牛蒡子(炒,杵) 防风 芍药(炒)各等分

【用法】每服一二钱,水煎服。

【主治】心脾蕴热,咽喉腮舌肿痛。

84069 清咽利膈汤(《幼科金针》卷下)

【组成】前胡 防风 荆芥 连翘 大力子 山豆根 元参 山栀 桔梗 甘草

【用法】加灯心二十根,水煎服。

【主治】小儿乳蛾。

84070 清咽利膈汤(《外科选要·补遗方》)

【组成】连翘 黄芩 甘草 桔梗 荆芥 防风 党参各一钱 大黄 朴消各二钱

【用法】水二钟,煎八分,食远服。

【主治】积热,咽喉肿痛,痰涎壅盛;及乳蛾,喉痹,喉痈,重舌,或胸膈不利,烦躁饮冷,大便秘结。

84071 清咽利膈汤(《白喉全生集》)

【组成】芒消 银花 牛蒡子各三钱 大黄六钱(酒炒) 黄连八分 枳实 连翘 栀子 薄荷各一钱五分 姜蚕(姜汁炒)二钱 厚朴一钱 生石膏三钱 人中黄二钱

【用法】水煎服。

【主治】白喉。热势渐重,白见于关内,外色必干焦或黄而凸,厚而多,牙关紧闭,满喉红肿,疼痛异常,痰涎壅甚,饮食难咽,语言不爽,舌苔深黄,甚或焦黑芒刺,口渴口臭,便闭便涩,目赤心烦,身轻恶热。

84072 清咽利膈散(《外科理例·附方》)

【异名】清咽利膈汤。

【组成】金银花 防风 荆芥 薄荷 桔梗 黄芩 黄连各一钱半 山栀 连翘各一钱 玄参 大黄(煨) 朴消 牛蒡子 甘草各七分

【用法】水煎服。

【主治】❶《外科理例》:积热咽喉肿痛,痰涎壅盛,或胸膈不利,烦躁饮冷,大便秘结。❷《灵验良方汇编》:积热咽喉肿痛,痰涎壅盛;及乳蛾喉痛,重舌木舌。

84073 清咽养荣汤(《疫喉浅论》卷下)

【组成】西洋参　大生地　抱木茯神　大麦冬　大白芍　嘉定花粉　天门冬　拣元参　肥知母　炙甘草

【用法】水四钟,煎六分,兑蔗浆一钟,温服。

【主治】疫喉痧透,舌绛无津,脉数少寐,筋惕肉瞤。

【加减】余毒仍盛者,加乌犀角。

84074 清咽消毒散(《外科发挥》卷六)

【组成】荆黄败毒散加黄芩　黄连　朴消　大黄

【主治】咽喉生疮肿痛,痰涎壅盛,或口舌生疮,大便秘结。

84075 清咽消肿饮(《尤氏喉科秘书》)

【组成】甘草　元参　前胡　薄荷　大力子　山栀　黄连　煅石膏　连翘　防风　荆芥　桔梗

【用法】水煎服。

【功用】清咽消肿。

【主治】风势上涌,头目不清,咽喉肿痛,口舌生疮。

84076 清咽益元丸(《赤水玄珠》卷三)

【组成】益元散一两　牛黄五分　百药煎三钱

【用法】上以甘草、桔梗煎浓汁为丸,如芡实大,阴干。每次含化一丸。

【主治】梅核气。

84077 清咽滋肺汤(《张氏医通》卷十五)

【组成】黑参　鼠黏子　荆芥　葳蕤　贝母(去心)　栝楼根　马兜铃　桔梗　麦门冬各等分　甘草减半

【用法】水煎,温服。

【主治】麻后余热,咳嗽声瘖。

84078 清咽润喉丸(《中国药典》2010 版)

【组成】射干 30 克　山豆根 30 克　桔梗 30 克　炒僵蚕 15 克　栀子(姜炙)15 克　牡丹皮 30 克　青果 30 克　金果榄 15 克　麦冬 45 克　玄参 45 克　知母 30 克　地黄 45 克　白芍 60 克　浙贝母 30 克　甘草 60 克　冰片 6 克　水牛角浓缩粉 3 克

【用法】上制成丸剂,水蜜丸每 100 粒重 10 克;大蜜丸每丸重 3 克。温开水送服或含化。水蜜丸一次 4.5 克,大蜜丸一次 2 丸,一日 2 次。

【功用】清热利咽,消肿止痛。

【主治】风热外袭、肺胃热盛所致的胸膈不利、口渴心烦、咳嗽痰多、咽部痰多、咽部红肿、咽痛、失音声哑。

【宜忌】孕妇及儿童慎用;忌食辛辣、油腻、厚味食物。

84079 清咽滋肺汤(《麻疹专论》)

【组成】荆芥　牛蒡子　前胡各 2.4 克　贝母(去心)　玄参　麦冬　马兜铃　栝楼仁　桑叶　枇杷叶　沙参　地骨皮各 3 克　薄荷 0.9 克

【功用】清热利咽,润肺止咳。

【主治】小儿麻疹后余热未退,咳嗽声瘖。

84080 清咽解毒汤(《外科大成》卷三)

【组成】山豆根　麦冬各一钱　牛蒡子　玄参　桔梗各七分　防风五分　甘草

【用法】水煎服。

【主治】婴儿出痘,咽喉痛者。

【备考】方中甘草用量原缺。

84081 清咽解毒汤(《效验秘方》吕同杰方)

【组成】生地 30 克　元参 24 克　麦冬 30 克　黄芩 15 克　板蓝根 45 克　白芍 15 克　丹皮 15 克　蝉衣 15 克　薄荷 6 克　甘草 6 克　山豆根 15 克　桔梗 9 克　牛蒡子 15 克　浙贝 15 克

【用法】水煎分 2 次服,每日 1 剂,病重者可日服 2 剂。急性扁桃体炎、咽炎等一般 1~3 剂即愈。小儿或年老体弱者酌减剂量。

【功用】养阴清热,泻火解毒,消肿止痛。

【主治】急性咽炎、扁桃体炎。

【加减】素体阴虚,起病急骤者,多属虚火上炎,可加肉桂 2~3 克引火归元;脾胃素虚,不耐寒凉者,可稍佐肉桂或干姜。

【方论选录】方中重用生地、麦冬、元参等养阴泻火;黄芩、丹皮、板蓝根清热凉血解毒;蝉衣、薄荷轻扬上行,疏风散郁;桔梗、牛蒡子、浙贝、山豆根等宣肺利咽、消肿止痛,直达病所;白芍、甘草酸甘化阴,缓急止痛。

84082 清咽解毒散(《成方制剂》20 册)

【组成】天花粉 200 克　炉甘石(制)30 克　玄明粉 300 克　青黛 400 克　人中白(煅)300 克　石膏 400 克　冰片 3 克　硼砂(煅)200 克　象牙屑 300 克　青果炭 300 克

【用法】上制成散剂。吸入患处,一次约 0.3 克,一日 3 次,小儿酌减。

【功用】清热解毒,消炎利咽。

【主治】喉痹乳蛾,口舌生疮,牙龈肿痛。

84083 清胃化毒汤(《种痘新书》卷十一)

【组成】石膏三钱　甘草　牛子　连翘　生地　炒芩　槟榔各一钱　使君子肉六分　紫草六分　金银花

【用法】水煎,时含与服。

【主治】麻后牙疳,初牙痒血出或口臭者。

【备考】方中金银花用量原缺。

84084 清胃化毒汤(《麻疹阐注》卷二)

【组成】石膏　连翘　元参　银花　丹皮　芥穗　防风　花粉　广皮　山楂　甘草　地骨皮

【主治】麻疹后热极口疳。

84085 清胃化滞汤(《慈航集》卷下)

【组成】广藿香三钱　炒枳壳二钱(炒)　当归五钱　赤芍二钱　青蒿三钱　花粉二钱　赤苓二钱　草蔻仁二钱(研)

【功用】清胃化滞。

【主治】瘟疫。无头痛身痛,不恶寒,单发热,自汗口渴,此无表邪之症,滞积尽在阳明,其脉濡不数。

【加减】如大便溏泄,加鲜首乌五钱,车前子三钱;如大便秘结,加制军三钱,炙甘草三分,通即去之,调理养阴和中为主。

84086 清胃化痰汤(《眼科临症笔记》)

【组成】桃仁泥五钱　当归四钱　苏子三钱　半夏四钱　胆星三钱　陈皮三钱　黄芩三钱　大黄四钱　石膏六钱　芥穗二钱　连翘三钱　防风三钱　生地四钱　枳壳二

钱　甘草一钱

【用法】水煎服。

【功用】化痰清胃。

【主治】眼胞痰核。脾胃蕴热与痰湿互结,阻塞脉络,痰火上攻,凝结眼睑之内而生核,上下无定,大小不等。初期如米易治,久如杏仁则难疗,妨碍视力,只痒不疼。

84087 **清胃升麻汤**(《回春》卷七)

【组成】升麻　川芎　白芍　半夏(汤泡)各七分　干葛　防风　黄连(酒炒二次)　生甘草各五分　软石膏(煨)一钱　白术七分　白芷三分

【用法】上剉一剂,水煎,食后热服。能漱即含漱而吐之。漱药不用白术、半夏。

【主治】小儿阳明有热,牙肿,流涎腮肿,走马牙疳。

84088 **清胃平逆汤**

《证因方论集要》卷四。为《杂症会心录》卷下"清胃平逆散"之异名。见该条。

84089 **清胃平逆散**(《杂症会心录》卷下)

【异名】清胃平逆汤(《证因方论集要》卷四)。

【组成】生地三钱　丹皮一钱五分　茯苓一钱五分　知母一钱　花粉一钱　杏仁二钱(去皮尖)　扁豆二钱(炒)　黑豆五钱　芦根五钱

【用法】水煎服。

【主治】吐屎初病火者。

【方论选录】《证因方论集要》:汪石来曰:茯苓、扁豆甘能益胃;生地、花粉能清阳明之热;丹皮、知母苦寒,能降无形之火;杏仁能利胸膈气逆;芦根能治胃火呕逆;黑豆色黑,属水似肾,除热解毒。大队甘寒,为胃所喜,而腑道清静矣。

84090 **清胃石膏汤**(《痘疹会通》卷五)

【组成】金钗石斛一钱五分　桔梗一钱五分　甘草五分　元参一钱　煅石膏一钱五分　黄连四分　炒黄柏三分　牛蒡子一钱　连翘(去心)六分　荆芥三分　生地三钱　花粉八分

【用法】加西河柳二钱,清水煎服。

【主治】小儿麻后,牙疳黑烂。

84091 **清胃生髓丹**(《辨证录》卷六)

【组成】玄参一两　麦冬五钱　甘菊花五钱　熟地二两　北五味二钱　沙参五钱

【用法】水煎服。

【主治】胃火上冲于心,心中烦闷,怔忡惊悸,久则成痿,两足无力,不能动履。

【方论选录】痿症无不成于阳明之火,然用大寒之药,如石膏、知母之类,虽泻胃火甚速,然而多用必至伤胃,胃伤而脾亦伤,脾伤而肾安得不伤乎?故不若用玄参、甘菊之类,既清其胃火,而又不损其胃土,则胃气自生,能生津液,下必注于肾,而上且灌于心,况麦冬、五味以益心,熟地、沙参以滋肾,上下相资,水火既济,痿病岂不愈乎?

84092 **清胃败毒汤**(《痘疹活幼至宝》卷终)

【异名】清胃败毒散(《种痘新书》卷十一)、清胃散毒汤(《疡医大全》卷三十三)。

【组成】僵蚕　丹皮　甘草　连翘心　生地黄　桑白皮　白茯苓　金银花　黄柏(蜜水炒)

【主治】痧后口疳、牙疳。

【加减】体虚,加白术。

84093 **清胃败毒散**

《种痘新书》卷十一。为《痘疹活幼至宝》卷终"清胃败毒汤"之异名。见该条。

84094 **清胃败毒散**(《杂病源流犀烛》卷二十三)

【组成】赤芍　归尾　甘草　黄芩　连翘　花粉　荆芥　酒大黄　金银花

【主治】阳明蕴热,耳后腮边忽然肿痛。

84095 **清胃和中丸**(《北京市中药成方选集》)

【组成】大黄八两　黑丑(炒)八两　黄连八两　香附(炙)四两　槟榔四两　枳壳(炒)四两　橘皮四两　莪术(炙)四两　黄柏四两　当归四两　黄芩四两　木香二两　生石膏十六两　青皮(炒)四两

【用法】上为细末,过罗,用冷开水泛为小丸。每服二钱,温开水送下。

【功用】和胃消食,顺气宽中。

【主治】胃脘不和,停滞腹胀,腹膈痞闷,大便秘结。

【宜忌】孕妇忌服。

84096 **清胃泻火汤**(《痘科辨要》卷十)

【组成】连翘　桔梗　黄连　栀子　黄芩　玄参　升麻　生地　薄荷　甘草　葛根

【用法】水煎服。

【主治】痘后余毒不净,发为口疳。

【加减】若大便秘结者,加酒炒大黄。

84097 **清胃降火汤**(《眼科阐微》卷三)

【组成】防风　薄荷　赤芍　黄连　山栀各八分　石膏(煅)一钱五分　黄柏　黄芩各八分　甘草三分

【用法】水煎,食后热服。

【主治】眼皮红肿。

84098 **清胃保中汤**(《寿世保元》卷三)

【组成】藿香一钱　白术(土炒)一钱　陈皮八分　半夏(姜炒)八分　砂仁五分　黄连(土炒)一钱　白茯苓三钱　黄芩(土炒)一钱　栀子(姜炒)二钱　甘草四分

【用法】上剉。加生姜三片,枇杷叶(去毛)一钱,长流水和黄泥搅,澄清二钟,入药煮至一钟,稍冷服。

【主治】胃虚有热呕吐。

【加减】气逆吐甚,加伏龙肝一块;因气,加香附(炒)一钱,枳实(麸炒)八分,白术一钱;心烦不寐,加竹茹二钱;酒伤脾胃,加干姜八分,天花粉三钱,白豆蔻八分。

84099 **清胃保安丸**(《北京市中药成方选集》)

【组成】橘皮三两　麦芽(炒)三两　神曲(炒)三两　南山楂三两　青皮(炒)一两五钱　沉香一钱五分　甘草(炙)三钱　槟榔一两五钱　木香一两五钱

【用法】上为细末,过罗,炼蜜为丸,重一钱。每服一丸,一日二次,温开水送下。周岁以内小儿酌减。

【功用】消化食滞,和胃止呕。

【主治】小儿停乳伤食,胃热恶心呕吐,腹膨胀满。

84100 **清胃保安丸**(《成方制剂》5册)

【组成】白术(麸炒)90克　六神曲(麸炒)90克　陈皮90克　茯苓90克　砂仁90克　青皮(醋炙)90克　厚朴(姜炙)90克　麦芽(炒)90克　甘草90克　槟榔90克　枳壳(去瓤麸炒)90克　枳实90克　白酒曲180克

山楂(炒)360克

【用法】上制成丸剂。口服,一次1丸,一日2次。

【功用】消食化滞,和胃止呕。

【主治】小儿停食停乳,肚腹胀满,呕吐,心烦,口渴,不思饮食。

84101 清胃养脾汤(《回春》卷七)

【组成】黄芩　软石膏　陈皮　白术(去芦)　甘草各等分

【用法】水煎服。

【主治】脾虚胃热,小儿爱吃泥土。

84102 清胃除痢汤(《慈航集》卷下)

【组成】生军八钱　枳实二钱　甘草一钱五分　厚朴一钱五分(姜汁炒)　生白芍八钱　当归八钱　车前子三钱　川连五钱(酒炒)

【用法】引用广木香一钱五分。

【功用】通其阳明。

【主治】热痢实证。脉弦有力,腹痛,痢赤或红白相间,小便短涩,身热手温,后坠里急,肛门肿热,舌苔黄赤。

84103 清胃射干汤(《金鉴》卷六十七)

【组成】射干　升麻　犀角　麦冬(去心)　元参　大黄　黄芩各一钱　芒消　栀子　竹叶各五钱

【用法】水煎服。

【主治】胃痈。因饮食之毒、七情之火,热聚胃口成痈,中脘穴隐痛微肿,寒热如疟,身皮甲错,无咳嗽,咯吐脓血,脉沉数。

84104 清胃凉营汤(《效验秘方·续集》王云铭方)

【组成】生石膏15克　知母9克　白薇9克　升麻9克　生地9克　赤芍9克　丹参12克　益母草12克　蝉衣6克　蛇蜕3克

【用法】每日1剂,水煎,早晚分服。

【功用】清胃解热,凉营消斑。

【主治】面部黄褐斑。多见以两颧部始发,形似蝶状,或蔓延至面颊、前额、鼻部及口唇周围。

【方论选录】方中生石膏、知母、白薇、升麻清胃热,生地、赤芍、丹参、益母草凉营血,蝉衣、蛇蜕均具善脱之性,而为佐药。诸药合奏清胃解热,凉营消斑之功。

84105 清胃消疳汤(《洞天奥旨》卷十二)

【组成】石膏一钱　人参三分　芦荟一钱　黄柏五分　茯苓一钱　炙甘草三钱　生地一钱　天花粉一钱

【用法】水煎服。

【主治】走马牙疳。

84106 清胃消糜散(《慈禧光绪医方选议》)

【组成】元明粉一钱　青黛二分　麝香五厘　冰片三分　生蒲黄三分　明乳香三钱　紫花地丁二钱

【用法】上为极细末,过绢罗,敷于患处。取涎即消。

【主治】口糜。

【方论选录】青黛咸寒,可清热解毒,外用可治疮痈流脓,在本方中与蒲黄配伍,可治疗热盛之出血、衄血;麝香辛温,外用治疗疮疽,可有活血散结防腐之功效;冰片微寒,外用可散热止痛,口齿病常用之;元明粉局部外用,有清热泻火之功。

84107 清胃理脾汤(《金鉴》卷四十)

【组成】平胃散加黄连　黄芩　大黄

【主治】醇酒厚味,湿热为病,痞胀哕呕,不食,吞酸,恶心,噫气,更兼大便黏臭,小便赤涩,饮食爱冷,口舌生疮。

84108 清胃黄连丸(《北京市中药成方选集》)

【处方】黄连八十两　生地八十两　桔梗八十两　玄参(去芦)八十两　黄柏二百两　丹皮八十两　生石膏八十两　知母八十两　栀子(炒)二百两　甘草四十两　连翘八十两　天花粉八十两　赤芍八十两　黄芩二百两

【用法】上为细末,过罗,用冷开水泛为小丸,滑石为衣,闯亮。每服二钱,一日二次,温开水送下。

【功用】清胃解热,消肿止痛。

【主治】口燥舌干,咽喉肿痛,齿龈腐烂,鼻衄生疮。

【宜忌】❶《北京市中药成方选集》忌辛辣食物。❷《中国药典》:孕妇慎用。

84109 清胃散火汤(《医学传灯》卷上)

【组成】山楂　厚朴　山栀　黄芩　陈皮　枇杷叶　麦冬　当归　白芍　防风　柴胡　干葛

【主治】劳倦而感风寒。

84110 清胃散毒汤

《疡医大全》卷三十三。为《痘疹活幼至宝》卷终“清胃败毒汤”之异名。见该条。

84111 清胃解毒汤(《痘疹传心录》卷十五)

【组成】当归　黄连　生地黄　天花粉　连翘　升麻　牡丹皮　赤芍药

【主治】痘后口龈生疮肿痛。

【加减】火盛,加石膏。

84112 清胃豁痰汤(方出《丹溪心法》卷三,名见《杏苑生春》卷四)

【组成】南星　半夏　软石膏　香附

【用法】上为丸,或煎汤服。

【功用】《杏苑生春》:豁痰疏郁。

【主治】❶《丹溪心法》:嗳气,胃中有火有痰。❷《杏苑生春》:胃中痰饮郁成酸症。

【方论选录】《杏苑生春》:南星、半夏、石膏以豁痰,香附以疏郁。

84113 清骨滋肾汤(《傅青主女科》卷上)

【组成】地骨皮一两(酒洗)　丹皮五钱　沙参五钱　麦冬五钱(去心)　元参五钱(酒洗)　五味子五分(炒,研)　白术三钱(土炒)　石斛二钱

【用法】水煎服。三十剂,骨蒸解,再服六十剂,自可受孕。

【主治】骨蒸夜热不孕,遍体火焦,口干舌燥,咳嗽吐沫。

84114 清胆竹茹汤(《症因脉治》卷三)

【组成】柴胡　黄芩　半夏　陈皮　甘草　竹茹

【主治】胆火乘脾,不得卧。

84115 清胆利湿汤(《新急腹症学》)

【组成】木香　郁金各三钱　柴胡三至五钱　黄芩　木通　栀子　车前子各三钱　茵陈五钱　大黄　半夏各三钱

【主治】湿热型胆系感染。

84116 清胆泻火汤(《新急腹症学》)

【组成】木香　郁金各三钱　柴胡　黄芩各五钱　茵陈一两　栀子三钱　胆草三钱　大黄三钱　芒硝　半夏各

三钱

【主治】脓毒型胆系感染。

84117 **清胆黄连丸**(《圣济总录》卷三十六)

【异名】黄连丸(《普济方》卷一九八)。

【组成】黄连(去须)一两　甘草(炙,剉)半两　龙胆(去苗)　铅霜(研)　定粉(研)　人中白各三分　马牙消(研)一两

【用法】上为细末,用猪胆汁和丸,如梧桐子大。每服二十丸,用枇杷叶拭去毛,煎汤送下,一日三次。

【主治】足少阳疟。

84118 **清胎万全饮**(《大生要旨》卷二)

【组成】当归一钱五分　白术(炒)　续断(酒洗)各一钱五分　子芩(酒炒)　白芍(酒炒)　熟地　桑寄生　真阿胶(蛤粉炒成珠)各一钱　茯苓八分　杜仲二钱(盐水炒)　甘草五分

【用法】水煎服。

【主治】怀孕七月,觉胎气不安,或损伤漏血,或腹大重坠。

【加减】虚者,加人参一钱。

84119 **清音噙化丸**(《外科正宗》卷二)

【异名】清音汤(《嵩崖尊生》卷六)。

【组成】诃子　真阿胶　天门冬(盐水拌炒)　知母各五钱　麦门冬(去心)　白茯苓　黄柏(蜜炙)　当归　生地　熟地各一两　人参三钱　乌梅肉十五个　人乳　牛乳　梨汁各一碗(共熬稠膏)

【用法】上为细末,和膏,炼蜜为丸,如鸡头子大。每用一丸,仰卧噙化,日用三丸。如改作小丸,每服一钱,诃子煎汤或萝卜汤送下,亦取效。

【主治】肺气受伤,声音嘶哑,或久嗽咳伤声哑。

84120 **清浊锁精丹**(《鲁府禁方》卷二)

【组成】白矾二两(飞过)　滑石二两

【用法】上为末,早米糊为丸,如梧桐子大。每服五十丸,空心米饮送下。

【功用】化痰。

【主治】白浊。

84121 **清涎快膈丸**(《成方制剂》2册)

【组成】苍术　沉香　陈皮　川芎　茯苓　桔梗　六神曲　木香　清半夏　香附　栀子　枳实

【用法】上制成丸剂。口服,一次1.5~3克,一日3次。

【功用】宽中解郁,理气化痰。

【主治】噎膈反胃,胸胁胀闷,痰涎多,咽喉不利。

84122 **清宣导滞汤**(《效验秘方》王静安方)

【组成】石膏30~60克　青蒿15~30克　白薇30克　桑叶10克　赤芍3~6克　柴胡6~10克　荆芥9克　黄连3~6克　山楂10~15克　神曲10~15克　槟榔6~9克　花粉9~15克　大青叶15~30克

【用法】将上药用凉水浸泡5~10分钟后煎煮,文火将药煮沸后10分钟取汁,视病儿大小给药,日服3~4次。患儿饮药后,放至床、盖被、待儿微汗出,用热毛巾或干毛巾擦汗。

【功用】清热解毒,透邪导滞。

【主治】小儿高热。

【方论选录】方中石膏气味辛甘,大寒无毒,有透表解肌之力,为清阳明实热之圣药,石膏得青蒿、白薇、桑叶之助,对高热迫血妄行者,用之甚佳;大青叶具有清热解毒、凉血泻热之功;柴胡、荆芥发散郁热,透营转气,引邪外出,给邪以出路,堪称王道用药;花粉养阴清热,顾其津液耗损。配伍山楂、神曲、槟榔消食导滞,保中土,且制约它药克伐之弊,使邪去正安。全方共奏清热解毒,透邪导滞之功,使体微汗出,大便通,鸱张之热毒去矣。

【加减】高热引动肝风,选加羚羊角、犀角、钩藤;热入营血,选加丹皮、玄参、生地、麦冬;鼻衄,选加荷叶、白茅根、焦栀子;因湿热所致,选加黄芩、滑石;小儿年龄不足周岁者去石膏,视其病情缓急使用紫雪丹每晚八九点分两次服。

84123 **清宣瘀热汤**(《通俗伤寒论》引曹仁伯方)

【组成】活水芦笋　鲜枇杷叶各一两　旋覆花三钱(包)　新绛一钱半　青葱管二寸(切)　广郁金汁四匙(冲)

【功用】清宣瘀热。

【主治】痹证失治,风寒湿邪络瘀内伤,而从热化。

84124 **清宫寿桃丸**(《成方制剂》18册)

【组成】蚕砂　当归　地黄　分心木　狗肾　枸杞子　鹿肾　驴肾　麦冬　人参　酸枣仁　天冬　益智

【用法】上制成丸剂。口服,一次50粒,一日2次。

【功用】补肾生精,益元强壮。

【主治】肾虚衰老所致头晕疲倦,记忆力衰退,腰膝酸软,耳鸣耳聋,眼花流泪,夜尿多,尿有余沥等症。

【宜忌】阴虚火旺者不宜服用。

84125 **清宫解毒饮**(《效验秘方》班秀文方)

【组成】土茯苓30克　鸡血藤20克　忍冬藤20克　薏苡仁20克　丹参15克　车前草10克　益母草10克　甘草6克

【用法】每日1剂,水煎分服。

【功用】清热利湿,解毒化瘀。

【主治】子宫颈炎。

【加减】带下量多,色黄而质稠秽如脓者,加马鞭草15克,鱼腥草10克,黄柏10克;发热口渴者,加野菊花15克,连翘10克;阴道肿胀辣痛者,加紫花地丁15克、败酱草20克;带下夹血丝者,加海螵蛸10克、茜草10克、大蓟10克;阴道瘙痒者,加白鲜皮12克,苍耳子10克、苦参10克;带下量多而无臭秽。痒者,加蛇床子、槟榔各10克;带下色白,质稀如水者,减去忍冬藤、车前草,加补骨脂10克、桑螵蛸10克、白术10克、扁豆花6克;每于性交则阴道胀疼出血者,加赤芍12克、地骨皮10克、丹皮10克、田三七6克;腰脊酸痛,小腹坠胀而痛者,加桑寄生15克、川杜仲10克、川续断10克、骨碎补10克。

【方论选录】本方重用甘淡平之土茯苓为主药,以利湿除秽,解毒杀虫;忍冬藤、车前草、薏苡仁之甘寒既能辅助土茯苓利湿解毒,又有清热之功,而且甘能入营养脾,虽清利而不伤正;鸡血藤之辛温,能补血行血,是以补血为主之品;益母草之辛苦微寒,能活血祛瘀,利尿解毒。全方以甘、辛、苦为主,寒、温并用;甘则能补,辛则能开,苦则能燥,寒则能清,温则能行。故本方有热则能清,有湿则能利,有毒则能散能解,有瘀则能化能消。

84126 **清神化毒汤**(《痘疹全书》卷下)

【组成】升麻　生地　麦冬　木通　防风　甘草

【用法】水煎服。

【主治】痘疮已成浆，心肝火甚而见咬牙者。

84127 **清神化痰丸**(《何氏济生论》卷一)

【组成】陈皮(去白)一两五钱　白僵蚕(炒去丝)二两　麦冬(去心)二两　天竺黄(煅)二两　香附子一两半夏二两五钱　琥珀一两　枳壳(麸炒)二两三钱　黄芩(酒炒)二两　犀角(佩人身一昼夜)七钱　防风一两五钱　黄连一两五钱　远志(甘草水浸)七钱　牛胆星二两(有胎勿用)

【用法】上为细末，加竹沥二大碗，生姜汁一小杯，打薄面糊和丸。食远服。

【主治】痰饮。

84128 **清神甘露丸**(《卫生宝鉴》卷五)

【组成】生地黄汁　牛乳汁(生用)　白莲藕汁各等分(上三味放砂石器内，以文武火熬成膏子，用和后药)　人参　白术　黄连　胡黄连　五味子　黄耆各等分

【用法】上为末，用前膏子为丸，如梧桐子大。每服三十丸至五十丸，煎人参汤送下，不拘时候。

【主治】男子、妇人虚劳病患，未至大骨枯槁、大肉陷下者。

84129 **清神返魂汤**(《灵验良方汇编》卷下)

【组成】川芎二钱　当归四钱　桃仁十粒　姜炭四分荆芥四分　人参一钱　肉桂三分

【主治】产后血晕。

【加减】汗多，加黄耆；两手脉伏，加麦冬、五味；灌药得苏而块痛未除，减参、耆，仍服生化汤；块痛除，加参、耆，减桃仁、肉桂。

84130 **清神返魂汤**(《灵验良方汇编》卷下)

【组成】当归四钱　川芎二钱　人参一钱　桃仁十粒炙甘草　荆芥　焦姜各四分　肉桂三分(两服即去)

【用法】上加大枣二枚，速煎，灌之。如气欲绝，灌药不下，急将鹅毛插喉，渐渐灌之，不拘帖数可活。

【主治】产妇血崩，昏乱将绝，或晕厥，牙关紧。

【加减】两手脉伏，或右手脉绝，加麦冬、五味子。

84131 **清神补气汤**

《兰室秘藏》卷上。为原书同卷“辛润缓肌汤”之异名。见该条。

84132 **清神补气汤**

《兰室秘藏》卷下。为原书同卷“除湿补气汤”之异名。见该条。

84133 **清神养荣汤**(《杏苑》卷八)

【组成】川芎　当归各一钱五分　白芍药　熟地黄人参　茯神各一钱　橘红　柴胡　羌活　甘草(炙)　香附子各五分

【用法】上㕮咀。水煎熟，食前温服。

【主治】神思昏愦，每日上午不得清爽，怕见明处，恶闻人语，至午后方可，常常腹疼，头亦昏重，睡卧惊惕，但加之劳动，或值月经来时，其症尤剧，此为不得遂意之所致也，主乎血虚。

【加减】如心下不宽，加缩砂仁七枚，白豆蔻三分；如有痰，加南星、半夏(俱姜制)各五分；如气升，加沉香磨浓汁加入。

84134 **清神养营汤**(《东医宝鉴·外形篇》卷一引《医方集略》)

【组成】麦门冬　当归各一钱二分　川芎一钱　白芷七分　薄荷　甘菊　羌活　栀子各五分　甘草四分　升麻二分

【用法】上剉作一帖。加生姜三片，茶一撮，水煎服。

【功用】清头目，聪耳窍，助精神。

【主治】头目不清利。由风湿热、痰涎郁于精明之府所致。

84135 **清神益气汤**(《脾胃论》卷下)

【异名】益气汤(《普济方》卷二十五)。

【组成】茯苓　升麻各二分　泽泻　苍术　防风各三分　生姜五分　青皮一分　橘皮　生甘草　白芍药　白术各二分　人参五分　黄柏一分　麦门冬二分　五味子三分

【用法】上剉如麻豆大，都作一服。以水二盏，煎至一盏，去滓，空心稍热服。

【主治】素有脾胃虚损病，目疾时作，身面目睛俱黄，小便或黄或白，大便不调，饮食减少，气短上气，怠惰嗜卧，四肢不收。

【方论选录】茯苓、升麻、泽泻、苍术、防风，此药能走经，除湿热而不守，故不泻本脏。补肺与脾胃本气之虚弱，青皮、橘皮、生甘草、白芍药、白术、人参，此药皆能守本而不走经，不走经者不滋经络中邪，守者能补脏之元气。黄柏、麦门冬、人参、五味子，此药去时令浮热湿蒸。火炽之极，金伏之际，而寒水绝体，于此时也，故急救之以生脉散除其湿热，以恶其太甚。肺欲收，心苦缓，皆酸以收之；心火盛则甘以泻之，故人参之甘，佐以五味子之酸，孙思邈云：夏月常服五味子以补五脏气是也。麦门冬之微苦寒，能滋水之源于金之位，而清肃肺气；又能除火刑金之嗽，而敛其痰邪；复微加黄柏之苦寒，以为守位滋水之流，以镇坠其浮气，而除两足之痿弱也。

【临床报道】脾胃病：戊申六月初，枢判白文举年六十二，素有脾胃虚损病，目疾时作，身面目睛俱黄，小便或黄或白，大便不调，饮食减少，气短上气，怠惰嗜卧，四肢不收；至六月中目疾复作，医以泻肝散下数行而前疾增剧。此当于脾胃肺之本脏，泻外经中之湿热，制清神益气汤主之而愈。

84136 **清神益气汤**(《杏苑》卷四)

【组成】茯苓　升麻　泽泻　苍术各一钱　防风一钱五分

【用法】上㕮咀。加生姜三片，水煎熟，食远服。

【主治】暑雨之际，脾胃虚损，目疾时作，身面目睛俱黄，小便黄赤，大便不调，饮食减少，气短上骤，怠惰嗜卧，四肢不收。

84137 **清神益火汤**(《何氏济生论》卷五)

【组成】麦冬一钱　枣仁八分　山药八分　当归　黄连　骨皮　柴胡　白芍各八分　柏仁七枚　陈皮　茯神元参　白术各五分　五味七粒　龙眼肉七枚　远志六分甘草三分

【用法】水煎，食远服。

【主治】脾虚火盛，梦遗滑精。

84138 **清神散火汤**(《片玉痘疹》卷十二)

【组成】木通　玄参　麦冬　黄连　甘草　栀子仁

【用法】水煎，去滓，研辰砂末调服。
【主治】痘发未透而收靥，致毒火内侵而发热惊搐。
【加减】大便秘，加酒大黄；自利，加人参。
【备考】《幼幼集成》卷六同名方去甘草、栀子，加当归、人参、茯神。

84139 清神散火汤（《痘疹仁端录》卷九）
【组成】木通　麦冬　玄参　甘草　黄连　山楂　灯心
【用法】水煎，调辰砂服。
【主治】痘后毒邪未尽，忽然作搐。
【加减】大便闭，加大黄；便利，加人参。

84140 清神解语汤（《古今医鉴》卷二）
【组成】当归　川芎　白芍药　生地黄　远志（去心）　陈皮　麦门冬（去心）　石菖蒲　乌药　枳实（麸炒）　天南星（制）　白茯苓　黄连（姜汁炒）　防风　羌活　半夏（制）　甘草各等分
【用法】上㕮咀。加生姜三片，竹茹二钱，水煎，入童便、姜汁、竹沥同服。
【主治】中风痰迷心窍，不能言。
【加减】头痛，加蔓荆子、细辛、白芷。

84141 清盐空心饮（《眼科临症笔记》）
【组成】大青盐一两
【用法】用开水溶化，露宿一夜，空腹服下。
【主治】大眦赤症（眦角性结膜炎）。两目大眦俱红，眼胞微胀，热泪常流，稍觉疼痒。

84142 清热三黄丸
《全国中药成药处方集》武汉方。为《圣惠》卷十七"三黄丸"之异名。见该条。

84143 清热木瓜汤（《何氏济生论》卷三）
【组成】陈皮　独活　秦艽　川芎　苡仁　柴胡　防风　半夏　黄芩　灵仙　羌活　香附　枳壳　木瓜
【用法】上加生姜三片，水煎服。
【主治】脚气举发，浑身疼，足膝重，发热恶心，状类伤寒。

84144 清热止血汤（《效验秘方》王云铭方）
【组成】生地30克　黄芩9克　丹皮9克　地骨皮15克　地榆30克　棕榈炭30克　阿胶15克（烊化另入）　甘草9克
【用法】每日1剂，水煎分服。连服5~10剂为1个疗程，待下次月经来潮时，原方如法再服1个疗程。
【功用】清热止血。
【主治】崩漏之血热型。症见阴道骤然下血甚多，血色鲜红，烦热口渴，睡眠欠佳，面色潮红，腰酸，心慌气短，倦怠乏力，舌红苔黄，脉象数大。
【方论选录】方中生地、地骨皮清热养阴，使热去而不伤津；黄芩、地榆、丹皮清热凉血；阿胶补血止血；棕榈炭收敛止血。诸药配合，共奏清热养阴，凉血止血之功。

84145 清热止血法（《谦斋医学讲稿》）
【组成】生地　赤芍　丹皮　黑山栀　黄芩　黄连　银花炭　侧柏叶　山茶花　藕节　茅花　茜草　仙鹤草
【功用】清热，凉血，止血。
【主治】心、肺、肝、胃有热所引起的一般吐血，衄血。
【备考】本方方名，《古今名方》引作"清热凉血汤"。

84146 清热止泻汤（《明医指掌》卷十）
【组成】白茯苓　滑石各一钱　白术六钱　泽泻七分　川黄连（姜炒）四分
【用法】上加生姜，水煎服。
【主治】热泻。

84147 清热止泻汤（《麻症集成》卷四）
【组成】川连　滑石　茯苓　泽泻　车前　楂肉
【主治】脾虚热泻。

84148 清热止痒汤（《林如高骨伤验方歌诀方解》）
【组成】泽泻　木通　茯苓　金银花　连翘　牛蒡子　白芍各9克　知母　防风　苍术各6克　荆芥　蝉蜕　甘草各3克
【功用】清热利湿，消肿止痒。
【主治】接触性皮炎。

84149 清热止痛汤（《幼科直言》卷六）
【组成】当归六分　薄荷六分　陈皮六分　甘草六分　白茯苓八分　白术八分（炒）　白芍八分（炒）　柴胡六分　花粉八分　黄芩一钱（炒）　赤芍七分　牛蒡子五分　连翘七分　山楂肉一钱
【用法】水煎服。
【主治】小儿白虎历节风。
【加减】如大便不通，加玄明粉、知母。

84150 清热止痛汤（《会约》卷四）
【组成】黄连一钱　黄芩二钱　栀仁一钱　扁豆二三钱（炒）　白芍一钱半　甘草一钱　大黄（酒炒）一钱半　陈皮一钱　牛膝一钱
【用法】水煎热服。
【主治】阳邪肚痛，烦渴喜冷，便结拒按，昏迷肢冷，脉若沉实，按腹痛甚。
【加减】如绕脐硬痛，便结烦渴者，有燥屎也，加芒消三钱，化服下之。因食积者亦同。

84151 清热内消散（《医门补要》卷中）
【组成】生地　银花　槐花　泽泻　胡黄连　地榆　苦参　川柏　丹皮
【主治】痔疮初起。

84152 清热化毒汤（《眼科临症笔记》）
【组成】大生地六钱　连翘三钱　栀子三钱　寸冬三钱　大贝三钱　石膏一两　银花八钱　知母四钱　胆草三钱　石决明八钱　公英八钱　甘草一钱
【用法】水煎服。
【主治】黄膜上冲症（前房积脓）。风轮下边生黄膜一块，大如麦粒，形如月牙儿，酸涩疼痛，怕日流泪。

84153 清热化滞汤（《寿世保元》卷八）
【组成】黄连（吴茱萸煎汤，拌炒）　白芍药　陈皮　白茯苓（去皮）　枳壳（去瓤，炒）　黄芩　甘草
【用法】上剉一剂，加生姜一片，水煎，空心温服。
【主治】痢疾。
【加减】初起积热正炽，加大黄、芒消；血痢，加酒炒黄芩、当归、地榆；白痢，加厚朴、枳壳；赤白并下，加川芎、归尾、桃仁、红花、滑石、陈皮、干姜（炒黑）；白痢久虚，加白术、黄耆、白茯苓，去芩、连、枳壳；赤痢久虚，下后未愈，去芩、连，加当归、白芍、白术、川芎、阿胶珠；里急后重，加木香、槟

榔;腹痛,加白芍、川芎、玄胡索、枳壳;小便赤少,加木通、猪苓、泽泻;下如豆汁,加白术、苍术、防风;食积,加山楂、枳实、麦芽、神曲;久痢气血两虚者,加人参、黄耆、当归、川芎、升麻、肉蔻;下后二便流利,惟后重不去者,气陷于下也,以升麻提之。

84154 清热化湿汤(《效验秘方·续集》蔡小荪方)

【组成】云茯苓12克　赤芍10克　丹皮12克　川桂枝3克　败酱草30克　红藤20克　鸭跖草20克　金铃子10克　延胡索10克　柴胡5克　怀牛膝10克

【用法】每日1剂,水煎2次,早晚分服。

【功用】清热利湿,化瘀消痈。

【主治】急慢性盆腔炎,以少腹坠胀疼痛、腰酸、赤白带下为主症。

【方论选录】方中桂枝温通辛散活血;赤芍、丹皮、延胡索凉血活血,行瘀止痛;重用红藤、败酱草、鸭跖草清热解毒,破血消痈;柴胡、金铃子疏肝理气,杀虫抑菌;怀牛膝引血下行。

84155 清热化湿饮(《慈禧光绪医方选议》)

【组成】甘菊一钱五分　霜桑叶三钱　广皮一钱五分　云茯苓四钱　泽泻一钱五分　酒连炭八分(研)　甘草一钱　焦枳壳一钱五分

【用法】引用灯心一子。

【功用】清热化湿。

【主治】上焦湿热。

【方论选录】本方选用甘寒淡渗之药,既有清热除湿之力,又无伤阴劫津之弊,于阴虚夹湿之证,颇为恰当。且桑菊为主药,黄连用酒炒炭成性,说明为治上焦湿热而设,故而药味多轻清如羽。

84156 清热化痰丸(《扶寿精方》)

【组成】半夏(汤泡七次)五钱　陈皮(去白)四钱　白茯苓　当归(酒洗)　川芎各三钱　黄芩(酒炒)　生甘草　栀子各一钱半(去朽)　黄连(去毛,炒)一钱

【用法】上为细末,面糊为丸,如梧桐子大。每服五十丸,食远白汤送下。

【主治】痰饮为患,恶心,头眩,心悸,中脘不快;或因食生冷,饮酒过多,脾胃不和。

84157 清热化痰丸

《证治汇补》卷四。即《口齿类要》"清气化痰汤"改为丸剂。见该条。

84158 清热化痰汤(《口齿类要》)

【异名】化痰汤(《症因脉治》卷一)。

【组成】贝母　天花粉　枳实(炒)　桔梗各一钱　黄芩　黄连各一钱二分　玄参　升麻各七分　甘草五分

【用法】水煎服。

【主治】痰热咽痛,口舌肿痛,齿痛,口渴脉滑。

❶《口齿类要》:上焦有热,痰盛作渴,口舌肿痛。❷《症因脉治》:内伤齿痛,右关洪滑。❸《证治汇补》:痰火咽痛。

【方论选录】《医略六书》:痰火内炽,灼烁咽嗌,故咽物疼痛,谓之咽痛。黄连清火燥湿,治痰之源;枳壳破滞化气,治痰之由;黄芩清热凉膈;元参清热存阴;桔梗利肺气;川贝清痰热;花粉清热消痰;甘草缓中泻火也。俾痰火消化,则咽嗌自清,而无妨碍饮食之虑,何咽痛之不去耶。此清咽利膈之剂,为痰火咽痛之专方。

【备考】本方改为丸剂,名"清热化痰丸"(见《证治汇补》卷四)。

84159 清热化痰汤(《扶寿精方》)

【组成】半夏(汤泡七次,姜汁拌)一钱二分　枳实(面炒)　香附(童便浸)　贝母各一钱半　白茯苓　山楂肉各一钱　橘红　黄连(炒)各八分　桔梗　苍术(米泔浸)各七分　甘草二分

【用法】上㕮一服。加生姜三片,以水二钟,煎至一钟,食远温服。亦可常用。

【功用】化热痰,清郁气。

【加减】如痰壅上,加苏子降气汤料,视病情增减消息服之。

84160 清热化痰汤(《摄生众妙方》卷六)

【组成】橘红　半夏各一钱　茯苓　枳壳　前胡　桔梗　白术　黄连　黄芩各一钱五分　南星一钱　枳实二钱　甘草五分

【用法】上用水二钟,加生姜三片,煎至八分,食远服。

【主治】上焦有热有痰,咳嗽。

【加减】痰盛,加瓜蒌仁一钱。

84161 清热化痰汤(《金鉴》卷二十八)

【组成】人参　白术　茯苓　甘草(炙)　橘红　半夏　麦冬　石菖蒲　枳实　木香　竹茹　黄芩　黄连　南星

【用法】水煎,加竹沥、生姜汁服。

【主治】中风痰热,神气不清,舌强难言;及痰火内发,神短忽忽,言语失常,头眩脚软。

【方论选录】方中用参、苓、术、草以补气,木香、枳实以利气,橘、半、南星以化痰,黄芩、黄连以泻热,菖蒲通心,麦、竹清心,姜汁、竹沥通神明去胃浊,则内生诸病自渐愈矣。

84162 清热化痰汤(《金鉴》卷五十一)

【组成】橘红　麦冬(去心)　半夏(姜制)　赤苓　黄芩　竹茹　甘草(生)　川连　枳壳(麸炒)　桔梗　胆星

【用法】引用生姜、灯心,水煎服。

【主治】小儿急惊风,痰兼热者。

84163 清热平肝汤(《眼科临症笔记》)

【组成】葛花五钱　黄芩三钱　栀子四钱　麦芽三钱(炒)　车前子三钱(外包)　神曲三钱(炒)　鳖甲三钱　当归三钱　白芍三钱　茵陈八钱　西滑石三钱　甘草一钱

【用法】水煎服。

【主治】目睛通黄症(黄疸性肝炎眼部症状)。两眼不疼不红,目珠变黄色,视力稍减。

84164 清热平肝汤(方出《中医原著选读》引关幼波方,名见《古今名方》)

【组成】茵陈五钱　醋柴胡三钱　酒胆草三钱　小蓟五钱　赤芍四钱　丹皮四钱　石见穿五钱　白矾一钱　郁金三钱　泽兰一钱半

【功用】清热平肝,凉血解毒。

【主治】肝胆湿热型:多见于迁延性慢性肝炎、脂肪肝或合并胆道感染,谷丙转氨酶长期不降或胆固醇增高者。症见口干口苦,两胁持续作痛,小便黄赤,大便干燥,身体日见增胖,胃腹作胀,有时烦躁,脉弦滑,舌苔白腻或黄厚,舌质红。

【加减】厌油者，加藿香三钱，佩兰三钱；胆固醇高者，加山楂五钱，草决明五钱；大便干者，加酒军三钱；小便黄者，加六一散（包）四钱。

84165 **清热平喘汤**（《儿科证治简要》）

【组成】生石膏三钱　杏仁二钱　麻黄八分　炙甘草一钱　松罗茶一钱半　大枣三枚

【用法】水煎服。

【功用】清热宣肺、化痰平喘。

【主治】热型哮喘。内有伏热、外感风邪，风热相搏，熏灼肺金，炼液成痰，痰阻气道，肺失宣降，面赤唇红，口干舌燥，渴喜冷饮，呼吸困难，气急鼻煽，呼吸迫促，声如蝉鸣，胸高腹陷，甚则喘不得卧，小便短赤或大便秘结。脉象数而有力，舌质红，苔白腻或黄燥，指纹暴紫。

84166 **清热去湿茶**（《成方制剂》11册）

【组成】倒扣草　岗梅　火炭母　金沙藤　山猪菜　野菊花　鱼腥草

【用法】上制成茶剂。水煎服，一次1袋，一日1~2次；重症2袋，小儿酌减。

【功用】清热解毒，利水去湿，活血消肿，生津止渴。

【主治】感冒发热，咽喉肿痛，口干舌燥，皮肤疮疖，湿热腹泻，小便赤痛。

84167 **清热甘露饮**（《金鉴》卷五十二）

【组成】生地黄　麦冬（去心）　石斛　知母（生）　枇杷叶（蜜炙）　石膏（煅）　甘草（生）　茵陈蒿　黄芩

【用法】引用灯心，水煎服。

【主治】疳渴。肥甘积热煎耗脾胃，以致津液亏损，不时大渴引饮，心神烦热。

84168 **清热四物汤**（《鲁府禁方》卷三）

【组成】当归（酒洗）一钱　川芎八分　生地黄　熟地黄　赤芍各一钱　天花粉　地骨皮　柴胡　前胡　黄芩　桔梗　百合　麦门冬（去心）各八分

【用法】上剉，水煎服，不拘时候。

【主治】血虚津液干燥，肌体烦热，手足心热。

84169 **清热四物汤**（《叶氏女科》卷一）

【组成】熟地黄　当归（酒洗）各三钱　白芍二钱　川芎一钱　黄柏（酒炒）　牡丹皮各七分　黄连（姜汁炒）　升麻（炒）各五分

【用法】水煎服。

【主治】瘦人血虚生热，多下赤带。

84170 **清热四物汤**（《会约》卷十四）

【组成】当归　生地　白芍各半钱　熟地二钱　黄芩　知母各一钱　川芎　黄柏各七分

【用法】水煎，热服。不应，加黄连一钱，适病即止。

【主治】血热，经水忽然量多，脉洪大而实。

84171 **清热代茶饮**（《慈禧光绪医方选议》）

【组成】鲜青果二十个（去核）　鲜芦根四支（切碎）

【用法】水煎代茶。

【功用】清热利咽。

【主治】咽喉肿痛。

【方论选录】鲜青果功能清肺利咽，去火化痰，用治肺胃热盛所致的咽喉肿痛，痰涎壅塞等症。芦根能清肺热而祛痰排脓，又清胃热而生津止呕，二药合用，清解肺胃之热功专力大。

84172 **清热白虎饮**（《续名家方选》）

【组成】石膏一钱半　升麻　知母各一钱　大黄　山栀　薄荷　茯苓　连翘各八分　朴消六分　甘草五分

【用法】上水煎，食远服，频频含咽。

【主治】风热攻注，牙根肿痛。

84173 **清热宁肺汤**（《会约》卷四）

【组成】桔梗一钱半　麦冬　黄芩　甘草　半夏　陈皮（去白）各一钱　麻黄（留节）四分　连翘（去心）八分　瓜蒌仁（去油）八分　桑白皮（蜜炙）一钱　枳壳一钱

【用法】水煎服。

【主治】寒郁变热，肺燥喉痒，咳嗽不宁。

【加减】夏月可加马兜铃三分。

84174 **清热地黄汤**（《幼科直言》卷六）

【组成】熟地二钱　山萸肉一钱　山药一钱　丹皮八分　白茯苓八分　泽泻八分　柴胡六分　薄荷六分

【用法】水煎，空心服。

【主治】小儿白虎历节风。

84175 **清热地黄汤**（《医略六书》卷二十六）

【组成】生地五钱　黄连一钱半（炒黑）　白芍一钱半（醋炒）　荆芥一钱半（炒黑）　知母一钱半（炒黑）　黄柏一钱半（炒黑）　当归三钱（醋炒）　丹皮一钱半（炒黑）　地榆三钱（炒炭）

【用法】水煎，去滓，温服。

【主治】血崩烦热，脉洪涩者。

【方论选录】血亏伏热，迫血妄行，故烦热不止，血崩特甚焉。生地滋阴壮水，黄连降火清心，黄柏清相火之炽，知母润血气之燥，荆芥散火之伏以理血，白芍敛血之走以存阴，丹皮灰凉血止血，醋当归养血吸血，地榆炭涩血以定血也。水煎温服，使伏火化而血气充，则烦热自退而血无妄行之患，何血崩之不止哉！

84176 **清热地黄饮**（《中医妇科治疗学》）

【组成】生地四钱　地骨皮　丹皮　花粉　连翘各三钱　芦根四钱　淡竹叶三钱

【用法】水煎，微温服。

【功用】清热凉血，佐以生津。

【主治】产后发热，头晕而痛，面红唇燥，手足心热，心烦口渴，喜当风凉，便燥溺短，甚则谵妄，舌红苔黄，脉数。

【加减】心烦甚者，去淡竹叶，加莲子心、通草各二钱；恶露骤然停滞，加桃仁、通草各二钱。

84177 **清热光明液**（《眼科阐微》卷二）

【组成】秋白大梨一枚　黄连末三钱　冰片三分　硼砂（煅）六分

【用法】将梨去皮，截上少许作盖，将核去净，入黄连末，仍用梨盖之，四围竹钉钉住，入碗内，重汤煮烂，滓汁，铜勺内熬，不必太老，冷定，加冰片、硼砂，搅匀，骨簪点之。眼甚肿烂，热气炙人，不敢用点洗者，用此立效。

【主治】痰盛，眼肿烂。

84178 **清热行血汤**（《金鉴》卷四十九）

【组成】桃仁一钱　红花一钱　丹皮　五灵脂　生地各二钱　甘草五分　穿山甲　赤芍各一钱

【用法】水煎服。

【主治】妇人热入血室，经来即断，或下血，头汗出。

84179 **清热安荣汤**（《会约》卷十四）

【组成】当归七八分（血热宜少用为引） 川芎八分 麦冬一钱二分 赤芍一钱二分 生地二钱 青蒿八分 丹皮七分 甘草六分 地骨皮一钱

【用法】水煎，热服。若三四剂后不应，服黄连、黄柏、黄芩（俱炒）等分为末，蜜丸，名三补丸，适病而止，不得过服。

【主治】血热，经水先期而行，脉证俱实。

【加减】若性躁多郁者，加香附（童便炒）一钱，陈皮（去白）八分；若血虚，加熟地五七钱，丹参二钱

84180 **清热安胎饮**（《医略六书》卷二十八）

【组成】黄连一钱半 白芍一钱半 条芩一钱半 当归三钱 山药三钱（炒） 藿梗一钱半 茯苓一钱半 炙草五分

【用法】水煎，去渣，温服。

【主治】孕妇胎热伤阴，肝脾受病，不能统摄营气，而血不归经，偏渗于肠，红痢不止，胎孕不安，脉弦数者。

【方论选录】方中黄连清心脾之火以燥湿，条芩清肠之火以安胎，当归养血荣经脉，白芍敛阴和阴血，山药补脾阴以摄血，藿梗和胃气以调中，茯苓渗湿和脾，炙草缓中益胃也。水煎温服，使脾胃调和，则胎热自化，而阴血完复，何患红痢不瘳，胎孕不安乎。

84181 **清热安胎饮**（《刘奉五妇科经验》）

【组成】山药五钱 石莲三钱 黄芩三钱 川连一钱（或马尾连三钱） 椿根白皮三钱 侧柏炭三钱 阿胶块五钱（烊化）

【功用】健脾补肾，清热安胎，止血定痛。

【主治】妊娠初期，胎漏下血，腰酸腹痛，属于胎热者。

【方论选录】山药味甘性平，健脾补肾，补而不热；石莲性味微苦寒，能健脾补肾，滋养阴液；黄芩、黄连清热安胎，椿根白皮味苦涩寒，收涩止血；侧柏叶苦涩微寒，凉血止血，炒炭后又能收敛止血；阿胶甘平，甘而微寒，有清热凉血、益阴安胎之功，又由于阿胶性黏腻，能凝固血络，善于止血，对妊娠患者既可安胎又可定痛。总之本方健脾补肾，补而不热，清热而不伤正，收涩止血而安胎。

84182 **清热安宫丸**（《成方制剂》19册）

【组成】冰片 大黄 胆膏粉 黄柏 黄连 黄芩 木香 石决明 雄黄 郁金 栀子 朱砂

【用法】上制成丸剂，大蜜丸每丸重3.5克，水蜜丸每15丸重2.0克。口服，水蜜丸一次2克，大蜜丸一次1丸，一日2次。

【功用】清热解毒，镇静。

【主治】内热烦躁不安，头目眩晕，失眠，神昏谵语，癫狂痫症，大便秘结。

【宜忌】孕妇忌服。

84183 **清热安蛔汤**（《证因方论集要》卷三引汪蕴谷方）

【组成】麦冬 丹皮 贝母 黑豆 甘草 银花 黄连 地骨皮 黄泥

【主治】邪热在胃，蛔为热迫，不能自容，上逆而出。

【方论选录】胃热有余而吐蛔，麦冬、贝母以清胃；丹皮、地骨以清热；甘、豆、银花、黄土以解阳明热邪，黄连大苦制蛔，且泻心火，如此则胃和而蛔自安矣。

84184 **清热导滞汤**（《痘疹活幼至宝》卷终）

【组成】黄连 黄芩 白芍 枳壳（炒） 山楂肉 山栀 川朴（去皮，姜汁炒）各一钱 青皮 槟榔各六分 当归 甘草 连翘 大力子各五分

【用法】水煎服。

【主治】❶《痘疹活幼至宝》：小儿痘疹，毒气流注成痢。❷《金鉴》：夹疹痢，热毒移于大肠，腹痛欲解，或赤，或白，或赤白相兼者。

84185 **清热导滞汤**（《麻科活人》卷三）

【组成】黄连（酒炒） 槟榔 黄芩（酒炒） 生白芍 厚朴（姜汁炒） 枳壳（曲炒） 陈皮各七分 青皮 甘草各三分 连翘 牛蒡子（炒、研）各八分 楂肉 当归 淡竹叶各一钱 灯心五十寸（引）

【用法】水煎，加犀角末三分，温服。

【主治】麻已出透，身热未全退，毒气流注而成痢。

【加减】原书治上证，去白芍、楂肉、甘草、厚朴，加生地黄、地骨皮、木通主之；红多者，加红花二分，地榆皮、桃仁（酒炒）各八分；闭涩甚者，与里急后重之极者，加酒炒大黄八分。

84186 **清热导滞汤**（《会约》卷十五）

【组成】当归二钱（下纯血而热者用一钱） 白芍（生用）一钱半 川芎 黄连 槟榔 陈皮（去白）各一钱 广香三分（用煎）

【用法】水煎，热服。不应，加大黄（酒炒）一钱半。内有补药，放心用之，中病即止。愈后用四君子汤加陈皮和之。

【主治】产后痢疾，里急后重，腹痛，舌黄，脉滑实者。

84187 **清热导滞汤**（《笔花医镜》卷三）

【组成】胡黄连五分 地骨皮 楂炭各二钱 青蒿 山栀 大腹皮各一钱五分 炒麦芽三钱 槟榔 厚朴 丹皮 生甘草各一钱 红枣五枚

【主治】疳症。因饮食不节，积滞化火，渐或生疮生虫，致成骨蒸内热，消灼其阴，其症腹大青筋，发直毛焦，肌肤枯燥，唇舌绛红。

84188 **清热导滞汤**（方出《中医原著选读》引关幼波方，名见《古今名方》）

【组成】川军三钱 白头翁四钱 秦皮三钱 茵陈五钱 赤芍五钱 丹皮三钱 六一散（包）四钱 马齿苋五钱 川连一钱 藿香三钱

【功用】清热导滞，利湿解毒。

【主治】湿热下注型肝炎。常见于迁延性慢性肝炎，谷丙转氨酶长期不降者。症见食纳正常，食后腹胀，有时伴腹痛，小便黄赤，大便日行三至四次，但不通畅，脉沉弦滑，舌苔白腻或黄，舌质红。

【加减】大便有黏液者，加焦榔三钱，山楂五钱；小便量少者，加车前子（包）三钱，泽泻三钱。

84189 **清热导痰汤**（《古今医鉴》卷四）

【组成】黄连（炒）一钱半 枳实（炒）一钱半 瓜蒌仁一钱 南星（制）一钱半 半夏（制）一钱半 陈皮一钱 白茯苓一钱 桔梗一钱 黄芩（炒）一钱 白术（炒）一钱 人参八分 甘草六分

【用法】上剉一剂。加生姜、大枣，水煎，入竹沥、姜汁

各三匙同服。

【主治】❶《古今医鉴》:憎寒壮热,头目昏沉迷闷,上气喘急,口出涎沫,证类伤寒。此因内伤七情,以致痰迷心窍,神不守舍。❷《寿世保元》:中风,痰涎壅盛,不能言语,不省人事,牙关紧急,有火有痰有气,或面赤身热,手足温暖,脉紧盛。痰厥气厥,不省人事者。

84190 **清热如圣散**(《回春》卷五)

【异名】如圣散(《喉科枕秘》卷二)。

【组成】枳壳五分　天花粉五分　黄连八分　连翘一钱　荆芥　薄荷五分　牛蒡子八分　山栀六分　柴胡四分　甘草三分

【用法】上剉一剂,加灯草十根,水煎,食后稍冷服。

【主治】舌下肿如核大,取破出黄痰,已愈又复发。

【宜忌】忌鱼腥厚味。

【备考】方中荆芥用量原缺。

84191 **清热如圣散**(《喉科秘诀》卷下)

【组成】花粉六分　山栀六分　薄荷五分　荆芥五分　黄连八分　甘草五分　连翘一钱　牛蒡八分　桔梗一钱　柴胡五分　黄芩八分　灯心十节

【用法】水一碗半,煎七分服。

【主治】口舌烂,或舌下肿大有核,破出黄脓,既愈而复发者。

【宜忌】服后忌鱼腥味。

84192 **清热利湿汤**(《刘奉五妇科经验》)

【组成】瞿麦四钱　扁蓄四钱　木通一钱　车前子三钱　滑石四钱　延胡索三钱　连翘五钱　蒲公英五钱

【功用】清热利湿,行气活血,化瘀止痛。

【主治】慢性盆腔炎属于湿热下注,气血郁结者。症见腰痛,腹痛拒按,伴有低热,带下黄稠,有时尿频。

84193 **清热补气汤**(《口齿类要》)

【组成】人参　白术　茯苓　当归(酒拌)　芍药(炒)各一钱　升麻　五味子　麦门冬　玄参　甘草(炙)各五分

【用法】水煎服。如不应,加炮姜;更不应,加附子。

【主治】中气虚热,口舌如无皮状,或发热作渴。

84194 **清热补血汤**(《口齿类要》)

【组成】熟地黄(酒拌)一钱　黄柏　知母　五味子　麦门冬各五分　当归(酒拌)　川芎　芍药各一钱　玄参七分　柴胡　牡丹皮各五分

【用法】水煎服。如不应,用补中益气汤加五味治之。

【主治】口舌生疮,体倦少食,日晡益甚,或目涩热痛。

84195 **清热灵颗粒**(《成方制剂》15册)

【组成】大青叶　甘草　黄芩　连翘

【用法】上制成颗粒。开水冲服,周岁以内小儿一次5克,一岁至六岁一次10克,一日3次,七岁以上一次15克,一日3~4次。

【功用】清热解毒。

【主治】感冒发热,咽喉肿痛等症。

【临床报道】小儿上呼吸道感染:《海峡药学》[2005,17(5):130]用清热灵颗粒治疗小儿上呼吸道感染150例,对照组采用利巴韦林颗粒治疗150例,结果:治疗组痊愈115例,显效28例,有效5例,无效2例,总有效率98.7%;对照组痊愈42例,显效81例,有效12例,无效15例,总有效率90%。两组药物的疗效差异有显著意义。

【备考】《中国药典》2010版组成有用量,分别是:黄芩250克,连翘250克,大青叶250克,甘草50克。

84196 **清热拔毒饮**(《续名家方选》)

【组成】黄芩　黄连　藿香　升麻　木通　连翘各一钱　沉香一钱二分　樱皮二钱

【用法】水煎服。

【主治】痈疔,热毒剧,脓血不出者。

84197 **清热明目茶**(《成方制剂》5册)

【组成】决明子(炒)270克　菊花10克　甜叶菊20克

【用法】上制成茶剂。连袋用开水泡服,一次1袋。

【功用】清热祛风,平肝明目。

【主治】高血压、头眩、头痛、目赤目糊等症。

84198 **清热固表汤**(《温病刍言》)

【组成】生石膏30克　地骨皮12克　浮小麦30克　糯稻根30克　知母10克

【主治】内热而表不和,以致自汗盗汗。

【方论选录】生石膏、知母以清内热;地骨皮、浮小麦、糯稻根皆为养阴止汗之剂。且汗为心之液,汗多则心气亦虚,小麦为心之谷,专能补养心气,惟浮小麦中空体轻而走皮表,故兼有固表止汗之功。

84199 **清热固经汤**(《简明中医妇科学》)

【组成】炙龟板八钱(研粗末,先煎)　牡蛎粉五钱(包煎)　清阿胶五钱(陈酒炖冲)　大生地五钱　地骨皮五钱　焦山栀三钱　生黄芩三钱　地榆片五钱　陈棕炭三钱　生藕节五钱　生甘草八分

【用法】水煎,分二次,食远温服。

【主治】虚热证兼肾阴虚,崩漏量多,色殷红,每日到黄昏更多,有时颧赤,身体瘦弱,皮肤干枯,头眩耳鸣或耳聋,咽喉干燥或干痛,口舌碎痛,牙齿动摇或牙龈痛,或午后潮热,或骨热酸痛,掌心灼热,心悸心烦,夜寐不安,腰膝酸软,足跟痛,夜有梦交,或兼白淫,大便干燥,小溲黄涩,舌质红有裂纹,舌苔花剥,脉象虚数,尺脉虚大。

【临床报道】节育环所致出血:《湖南中医杂志》[1996,12(5)增刊:46]用本方治疗上环后月经量多,经期延长,周期出血等副作用,共治疗116例,结果:1~2个周期治愈49例,好转6例;3~4个周期治愈30例,好转4例;5~6个周期治愈12例,好转6例;无效9例。治愈率为78.44%,有效率为92.25%。

84200 **清热固精汤**(《医学探骊集》卷六)

【组成】人参四钱　芥穗炭三钱　地榆炭四钱　黄芩四钱　柏叶炭三钱　万年灰三钱　熟地六钱　黄柏三钱　白芍三钱

【用法】水煎温服。凡失血太重者,可将古石灰六钱研面,煎药冲服更效。

【主治】血崩。此症于未病之先,其天癸来时必紫黑成块,乃下焦郁热所致也。积热日久,血遂妄行,忽然大来不止者。

【方论选录】此方以人参为君,大补元气;黄芩、黄柏为臣,清其内热;白芍、熟地为佐,养其真阴;芥穗、古灰、柏叶、榆炭为使,急为收敛,其崩可止矣。

84201 **清热和中汤**(《金鉴》卷五十二)

【组成】白术(土炒) 陈皮 厚朴(姜炒) 赤苓 黄连 神曲(炒) 谷芽(炒) 使君子 生甘草 泽泻

【用法】引用灯心,水煎服。

【主治】疳泻。积热伤脾,以致水谷不分,频频作泻。

84202 清热和胃丸(《金鉴》卷五十一)

【组成】川连(生)五钱 栀子(生)五钱 竹茹四钱 麦冬(去心)五钱 连翘(去心)四钱 山楂一两 神曲(炒)一两 麦芽(炒)一两 陈皮四钱 枳壳(麸炒)五钱 大黄五钱 甘草(生)三钱

【用法】上为细末,炼蜜为丸,每丸重一钱。用滚开水化下。

【主治】小儿食痫。初面黄腹满,吐利酸臭,后变时时发搐。

84203 清热金花丸(《保命歌括》卷十一)

【组成】黄连解毒汤四两 加酒大黄 香附各一两 青黛五钱(为衣)

【用法】上为末,生姜汁煮,神曲为丸,如绿豆大。每服五十丸,白汤送下。

【主治】热郁病。

84204 清热泻火汤(《会约》卷六)

【组成】生地一钱半 赤芍一钱二分 白芷一钱 川芎八分 荆芥七分 大黄(酒炒)一钱半 薄荷七分 羌活七分 防风 连翘各八分 甘草八分 黄芩一钱 山栀(炒黑)一钱 独活八分

【用法】水煎,食后服。

【主治】日暴痛,赤肿羞明。

【加减】如夜痛甚,加细辛三分,夏枯草一钱。

84205 清热泻脾散(《金鉴》卷五十一)

【组成】山栀(炒) 石膏(煅) 黄连(姜炒) 生地 黄芩 赤苓

【用法】引用灯心,水煎服。

【主治】❶《金鉴》:鹅口,白屑生满口舌。❷《中医皮肤病学简编》:口炎。

84206 清热泻湿汤(《玉案》卷二)

【组成】茯苓 黄连 车前子各一钱二分 木通 猪苓 滑石 苍术各一钱 石韦 山药 黄柏各八分

【用法】上加灯心三十茎,水煎八分。空心服。

【主治】湿攻注四肢,周身发肿,面色萎黄,小便不利。

84207 清热治痢丸(《成方制剂》4册)

【组成】马齿苋 三颗针

【用法】上制成丸剂。口服,一次6克,一日3次。

【功用】清热止痢。

【主治】湿热痢(菌痢),热泻。

【宜忌】久痢虚寒,脾虚泄泻、脾寒泻者忌用。

84208 清热定痛汤(《杂症会心录》卷下)

【组成】生地三钱 元参一钱五分 麦冬二钱 知母一钱 黄连五钱 石膏二钱 黄柏五分 黄耆一钱(蜜炙) 甘草五分

【用法】上加黑枣三枚,炒陈米五钱,以水二杯,煎半杯,空心服。

【主治】历节白虎痛风症,脉数有力者。

84209 清热降火丸(《北京市中药成方选集》引刘河间方)

【组成】龙胆草一两 菊花一两 芦荟五钱 小生地五钱 黄连五钱 知母五钱 生石决明五钱 柴胡五钱 生栀子四钱 黄芩四钱 泽泻四钱 大黄二两 儿茶二两 木通八钱

【用法】上为细粉,用冷开水泛为小丸。每服二钱,温开水送下。

【功用】镇肝清热。

【主治】肝热上升,耳鸣耳聋,头眩目赤,大便秘结,小便赤黄。

【宜忌】孕妇忌服。

84210 清热胃关煎(《医醇賸义》卷四)

【组成】生地六钱 龟版八钱 花粉三钱 石斛三钱 薄荷一钱 葛根二钱 连翘一钱五分 桔梗一钱 甘蔗三两

【用法】水煎服。

【主治】齿痛,肾亏而夹有胃火者。

84211 清热保金汤(《会约》卷九)

【组成】生地二钱 熟地三钱 麦冬一钱半 白芍一钱半 百合二钱 元参二钱 桔梗一钱 茯苓一钱五分 甘草一钱 沙参二钱

【用法】水煎服。

【主治】阴虚火炎,咳嗽吐衄,烦渴多热,脉与症俱有火。

【加减】如盗汗,加地骨皮一二钱;血来,加阿胶二钱,童便一杯;血虚热盛,加青蒿二钱;多汗不宁,加枣仁一钱半;干咳便燥,加天冬二钱;如火载血上行者,去甘草,加炒栀子一钱半。

【宜忌】此方不宜多服,适可而止。

84212 清热顺气汤(《痘疹定论》卷四)

【组成】钩藤七分 橘红五分 柴胡五分 黄芩三分(酒炒) 黄连一分(酒炒) 熟大黄二分 栀仁二分(酒炒) 薄荷三分 山楂肉七分 枳壳三分(麸炒) 木通三分(去皮) 甘草一分(生,去皮)

【用法】上加灯心五十寸,金、银各一件为引,以水一钟,煎至三分,作五六次徐徐温服。用此方之后,出大便二次,内有黑粪一半,黄粪一半,自此痊愈。

【主治】出生五日小孩,内热腹痛啼哭,眼目微红,眼眦黏闭。

84213 清热退翳汤(《金鉴》卷五十二)

【组成】栀子(微炒) 胡黄连 木贼草 赤芍 生地 羚羊角 龙胆草 银柴胡 蝉蜕 甘草(生) 菊花 蒺藜

【用法】引用灯心,水煎服。

【主治】眼疳。疳热上攻于眼,痒涩赤烂,眼胞肿疼,白睛生翳,流泪羞明,目不能睁。

84214 清热胜湿汤(《寿世保元》卷五)

【组成】苍术(米泔制) 黄柏(盐水炒) 羌活 白芍(酒炒) 陈皮(去白) 牛膝(去芦,酒洗) 木瓜 杜仲(姜汁炒) 威灵仙 泽泻各五分 甘草三分

【用法】上剉。加生姜三片,水煎服。

【主治】腰胯湿热作痛者。

【加减】痛甚者,加乳香、没药为末各五分;水湿停下,入黑丑、槟榔各五分;血痛,加归尾、桃仁(去皮尖)各一钱,红花(酒洗)五分;冷风作痛,加熟附子一钱,虎胫骨(末)五

分，减黄柏、泽泻各三分；倦怠，脚如沙坠，加苍术、防己、薏苡仁、白术各五分；游走而痛，加紫荆皮；湿热，加炒栀子；气不顺，加乌药；酸软，加牛膝、当归、地黄；肾虚，加破故纸（炒）五分。

84215 清热胜湿汤（《症因脉治》卷四）

【组成】黄柏　黄连　泽泻　苍术　厚朴　白茯苓　陈皮　甘草

【主治】暑湿腹痛，肠中作响，痛泻交作，脉弦数者。

84216 清热活血汤（《会约》卷二十）

【组成】生地　丹皮各二钱　黄柏　黄连　黄芩（酒炒）各一钱半　侧柏叶　赤芍　牛蒡子（炒，研）各一钱　连翘（去心）　甘草各一钱二分　薄荷叶八分

【用法】水煎，热服。多服速服，黑色退，乃吉。

【主治】麻色焦黑凶症。

【加减】如口渴，加花粉一钱，生石膏二钱，淡竹叶十片，童便半杯；如大便秘燥，加大黄（酒炒）三钱；如小便赤短，加滑石末二钱，药调服，中病即止。

84217 清热活血汤（《中西医结合皮肤病学》）

【组成】生地 30 克　银花 15 克　土茯苓 30 克　荆芥 9 克　防风 9 克　红花 9 克　赤芍 9 克　三棱 9 克　莪术 9 克　刺蒺藜 30 克

【功用】清热解毒，活血化瘀，祛风止痒。

【主治】痒疹血热血瘀证。四肢伸侧有疣状结节或孤立丘疹，或为盘状皮损，奇痒，可有化脓结痂角化，迁延难愈，口干，心烦，失眠，脉沉滑有力，舌苔黄，舌质红。及结节性痒疹、各种痒疹、钱币状湿疹、银屑病、皮肤淀粉样变等。

【宜忌】孕妇忌用。

【加减】大便秘结者，加川军 9 克。

【方论选录】生地养阴清热，土茯苓清利湿热，银花清热解毒，荆、防祛风胜湿；生地、红花、赤芍、三棱、莪术活血化瘀，刺蒺藜祛血中之风。可治一切血热血瘀证，不限于痒疹。

84218 清热养血汤（《会约》卷十五）

【组成】当归一钱半　熟地三钱　生地二钱　白芍（酒炒）　阿胶（炒）　青蒿　麦冬各一钱　丹皮一钱半

【用法】水煎，温服。

【主治】产后血虚发热，午后更甚，羸瘦无神。

【加减】如五心热，加元参一钱；如咳嗽，加川贝母一钱半，款冬花一钱；如吐血，加紫菀一钱半，丝茅根（捣汁）半杯，童便半杯，合服；如骨蒸，加地骨皮一钱半；如热甚，加龟胶二三钱。

84219 清热养血汤（《笔花医镜》卷三）

【组成】细生地三钱　丹参一钱五分　黑山栀　青蒿　丹皮各一钱　赤芍八分　生甘草五分

【主治】小儿急惊风，痰火闭症醒后。

84220 清热养血汤（《证因方论集要》卷四）

【组成】生地　元参　白蒺藜　当归　川芎　黄耆（炙）　白芍（炒）　黄芩　甘草（炙）　陈皮

【功用】补血虚，清血热。

【主治】夜常身痒，搔之热蒸皮内，肉磊如豆粒。

【方论选录】汪石来曰：归、芍、耆、草能补血虚，元参、蒺藜、生地、黄芩能清血热，川芎润燥，陈皮理气。

84221 清热养阴丹（《北京市中药成方选集》）

【组成】大生地一两　麦冬五钱　玄参（去芦）八钱　薄荷三钱　贝母五钱　白芍四钱　丹皮四钱　黄连三钱　栀子（炒）四钱　生石膏四钱　山豆根五钱　甘草三钱

【用法】上为细粉，炼蜜为丸，重二钱。每服二丸，每日二次，温开水送下。

【功用】清热养阴，消肿止痛。

【主治】肺胃积热，咽喉肿痛，音失声哑，口渴舌干。

84222 清热养荣汤（《理虚元鉴》卷下）

【组成】柴胡　丹皮　地骨皮　生地　当归　白芍　元参　茯苓　麦冬肉　生甘草

【用法】上加灯心三十寸，河水煎服。

【主治】虚劳，内热骨蒸。

84223 清热宣络饮（《喉科家训》卷二）

【组成】荆芥　薄荷　连翘　元参　牛蒡　马勃　青黛　银花

【用法】水煎服。

【主治】风毒上壅阳络，身热咳嗽，口渴胸痞，头目胀大，面发疱疮者。

84224 清热祛风汤（《常见病辨证治疗》）

【组成】知母 12 克　生石膏 60 克　葛根 15 克　白芷 9 克　细辛 5 克　菊花 12 克　川芎 12 克　枳实 12 克　全虫 9 克　地龙 15 克　甘草 6 克

【功用】清胃泄泻，祛风通络。

【主治】三叉神经痛。阳明胃热，风邪侵络，面颊上下颌部阵发性剧痛，口渴口臭，干呕食差，或大便秘结，眼结膜充血，舌苔黄缺津，质红，脉象数。

【加减】如大便秘结者，加大黄 15 克，以荡涤热结，导热下行。

【方论选录】本证系阳明经实热复感风邪，经络痹阻，气血不畅所致。方中知母并重用生石膏以清胃之实热；葛根既清阳经热，又可透表祛风；枳实理气降逆，可导热下行；白芷、细辛、菊花、川芎祛风止痛；全虫、地龙通经活络；甘草益气调中，可防止过用生石膏损伤胃气。故本方依据中医学术“通则不痛”的原理，共奏清胃泄热、祛风通络的作用。

84225 清热除疳丸（《痘疹全书》卷下）

【组成】黄连二钱　当归二钱　龙胆草一钱五分　川芎一钱　青皮　陈皮各一钱五分　使君子一钱二分　芦荟一钱五分　干蟾头一钱（烧）

【用法】上为末，神曲糊为丸。米汤送下。

【主治】疹子既收，浑身发热，昼夜不退，发枯肤悴，渐成疳瘵。

84226 清热除疳丸（《麻疹集成》卷三）

【组成】川连二钱　芦荟一钱半　使君子二钱　谷芽二钱　胡连二钱　当归二钱　木香四分　龙胆草一钱半　芜荑一钱　陈皮八分

【用法】加干蝉头一钱（烧存性），共为末，猪肝汁为丸，如绿豆大；或神曲糊为丸。每服五十丸。

【主治】麻后余邪，身热不退，发枯，虚羸疳瘵。

84227 清热除湿汤（《张皆春眼科证治》）

【组成】茯苓 6 克　薏苡仁 9 克　甘草 1.5 克　酒黄芩 12 克　蔓荆子 6 克　茅根 15 克　荆芥 3 克

【功用】清热除湿，疏风散邪。

【主治】睑弦赤烂。湿热偏盛,痛痒相兼,糜烂色红,或有黄痂堆积者。

【方论选录】方中黄芩清中、上二焦之邪热,且能燥湿;茯苓、薏苡仁、甘草健脾除湿;茅根清胃,利水湿,导热下行;蔓荆子、荆芥疏风解热,祛湿。诸药合用,共有清热除湿、疏散风邪之功。

84228 清热除痹汤(《刘奉五妇科经验》)

【组成】金银藤一两 威灵仙三钱 青风藤五钱 海风藤五钱 络石藤五钱 防己三钱 桑枝一两 追地风三钱

【功用】清热散湿,疏风活血。

【主治】产后身疼,关节红肿灼痛。

【方论选录】本方主要由清热祛湿与疏风活络两大类药物组成。方中金银藤、防己、桑枝清热除湿祛风;威灵仙、青风藤、海风藤、络石藤、追地风散风活络除湿。使之清热除湿,散风活络而不伤正,乃本方特点。清热除湿药中,金银藤辛凉散热,又能清经络血脉中之热邪。散风活络除湿药中,威灵仙为祛风之要药,其性好走,能通十二经,辛能散邪,故主诸风;咸能泄水,故注诸湿。此二药清热除湿散风力著,为本方之主药。用青风藤、海风藤、络石藤加强散风活络作用。防己苦辛寒走经络骨节间,能消骨节间之水肿。

84229 清热透肌汤(《张氏医通》卷十五)

【组成】黑参 石膏 鼠黏子 荆芥 防风 前胡 葛根 杏仁各等分 生甘草减半

【用法】水煎,热服。

【主治】❶《张氏医通》:小儿麻疹未透,热甚而咳。❷《麻证集成》:发热时寒,邪郁于肌肉,留连不散。

84230 清热凉血丸(《成方制剂》9册)

【组成】地黄 黄芩

【用法】上制成丸剂。口服,一次6克,一日1~2次。

【功用】滋阴,清热,凉血。

【主治】孕妇上焦火盛,头晕目眩,口舌生疮,耳鸣牙痛,孕妇血热子烦。

【宜忌】痰湿气郁之子烦者忌服。

【备考】本方改为膏剂,名"清热凉血膏"(见原书)。

84231 清热凉血汤

《古今名方》。即《谦斋医学讲稿》"清热止血法"。见该条。

84232 清热凉血饮(《校注妇人良方》卷二十四)

【组成】当归 川芎 大黄(炒) 芍药(炒) 生地黄各一钱

【用法】水煎服。

【主治】妇人风热血燥、丹毒等症,大便秘结。

84233 清热凉血饮(《玉案》卷五)

【组成】麦门冬 丹皮 赤茯苓各一钱二分 连翘 秦艽 生地 当归 川芎各一钱五分 黄芩 赤芍各一钱

【用法】上加灯心三十茎,水煎服,不拘时候。

【主治】热入血室。

84234 清热凉血饮(《医级》卷九)

【组成】归身 川芎 生地 白芍 大黄(炒) 银花 丹皮 栀子各等分

【用法】水煎,入白蜜二三匙服。

【主治】阴虚血燥,风热丹毒,大便闭结者。

84235 清热凉血膏

《成方制剂》9册。即原书同册"清热凉血丸"改为膏剂。见该条。

84236 清热消风散(《外科正宗》卷一)

【组成】防风 川芎 当归 黄芩 白芍 天花粉 金银花 甘草各五分 连翘 红花 柴胡 苍术 陈皮 黄耆 角刺各一钱

【用法】上以水二茶钟,煎八分。食远服。

【主治】痈疽诸毒,疮肿已成未成之间,外不恶寒,内无便秘,红赤高肿,有头焮痛。

【加减】妇人,加香附(童便炒)。

84237 清热消肿汤(《眼科阐微》卷三)

【组成】黄连 当归 生地 赤芍 栀子 川芎 黄芩 大黄 甘菊 木贼 白蒺藜 木通 甘草各等分

【用法】水煎,温服。

【主治】时行赤眼症初得者。

84238 清热消毒饮

《痘疹仁端录》卷十。为《外科枢要》卷四"清热消毒散"之异名。见该条。

84239 清热消毒饮(《眼科临证笔记》)

【组成】金银花一两 当归四钱 陈皮一钱半 防风三钱 白芷二钱 大贝三钱 花粉三钱 乳香二钱 没药二钱 山甲一钱半 赤芍三钱 皂针五分 甘草一钱

【用法】白酒酌量为引,水煎服。

【主治】黄膜上冲症(前房积脓)。风轮下边,生黄膜一块,大如麦粒,形如月牙儿,酸涩疼痛,怕日流泪。

【临床报道】黄膜上冲症:《眼科临证笔记》邢某某,男,30岁。于1961年秋忙时就诊,症见左目赤胀已盲,风轮下边有一块大如麦粒之黄膜,目疼如锥刺,坐卧不安,不眠待旦,六脉洪大。认为三阳火盛。先刺风池、太阳、三里、合谷;内服清热化毒汤,以泻三焦之实火;外以三白散抹之。三日后热退疼稍减,黄膜依然上冲;又改服清热消毒饮,月余疼止,而黄膜渐渐消失。

84240 清热消毒散(《外科枢要》卷四)

【异名】清热消毒饮(《痘疹仁端录》卷十),黄连消毒饮(《杂病源流犀烛》卷二十六)。

【组成】黄连(炒) 山栀(炒) 连翘 当归各一钱 川芎 芍药 生地黄各一钱半 金银花二钱 甘草一钱

【用法】水煎服。

【主治】❶《外科枢要》:一切痈疽阳症,肿痛发热作渴。❷《保婴撮要》:小儿实热口舌生疮,及一切疮疡肿痛,形病俱实者。

84241 清热消疳散(《疮疡经验全书》卷一)

【组成】干葛 升麻 生草 贝母 黄连 黄芩 茯苓 桔梗 川芎 薄荷 防风 荆芥 羌活 青皮 牡丹皮 当归 白芍 生地 鼠黏子

【用法】上以水二钟,加灯心三十茎,煎服。

【主治】牙槽风。

【加减】虚,加人参、白术;年久,加草龙胆;热,加柴胡、前胡。

84242 清热调中汤(《女科万金方》)

【组成】黄芩 柴胡 茯苓 厚朴 甘草 藿香 草

果　人参　半夏　苍术　枳壳　香附

【用法】上以水二钟，加生姜三片，乌梅一枚，煎服。

【主治】发热，肚内痛，嗳气，不觉饥饱，大便不实。

84243　清热调中饮（《慈禧光绪医方选议》）

【组成】霜桑叶三钱　甘菊三钱　酒黄芩二钱　橘红一钱（老树）　焦枳壳一钱五分　神曲三钱（炒）　炙香附一钱五分　甘草一钱

【用法】水煎，温服。

【功用】清热调中，开胃消食。

84244　清热调血汤（《古今医鉴》卷十一）

【组成】当归　川芎　白芍药　生地黄　黄连　香附　桃仁　红花　玄胡索　牡丹皮　蓬莪术

【用法】上作一剂。水煎，温服。

【主治】妇人经水将来，腹中阵阵作痛，乍作乍止，气血俱实。

【加减】有热，加柴胡、黄芩。

84245　清热通经汤（《寿世保元》卷七）

【组成】当归（酒洗）一钱　川芎一钱　白芍（酒炒）一钱　生地黄一钱半　大黄七分　官桂四分　厚朴（姜炒）八分　枳壳（麸炒）一钱　苏木一钱　枳实（麸炒）一钱　黄芩一钱　红花五分　乌梅一个　桃仁（去皮尖）十个

【用法】上剉。加生姜三片，水煎，空心热服。不数剂而奏效。

【主治】妇女经闭，不论虚实寒热新久者。

84246　清热通淋汤（《中医妇科治疗学》）

【组成】黄连二钱　黄柏三钱　胆草二钱　焦栀三钱　甘草梢二钱　车前草三钱

【用法】水煎服。

【功用】清热泻肝。

【主治】妊娠肝经郁热，小便黄赤，艰涩不利，解时疼痛，频数而短，头昏耳鸣，咽燥口苦，烦躁者。

84247　清热通瘀汤（《中医妇科治疗学》）

【组成】生地四钱　赤芍　归尾　丹皮　桃仁各二钱　郁李仁三钱

【用法】水煎服。

【功用】行血祛瘀，佐以清热。

【主治】产后恶露甚少，或点滴俱无，腹痛拒按，兼见面赤唇红，口干舌燥，便秘，脉弦数。

84248　清热理脾汤（《幼科直言》卷六）

【组成】白芍八分（炒）　白术八分（炒）　木通八分　僵蚕一钱（炒）　陈皮六分　甘草六分　白扁豆一钱　白茯苓八分　当归八分　黄芩一钱（炒）　柴胡六分　薄荷六分

【用法】水煎服。

【主治】历节风，作泄，或下黄水。

84249　清热黄芩汤（《麻疹备要方论》）

【组成】黄芩　赤芍　木通　防风　葛根　桔梗　楂肉　元参　连翘　蝉蜕　僵蚕　花粉　石膏　地骨皮

【用法】引用灯心，水煎服。

【主治】麻疹。风寒外闭，欲出不出，热重无汗，内外有不可解之势，而见隐影紫色，热甚气喘者。

84250　清热渗湿汤（《赤水玄珠》卷二）

【组成】黄连　茯苓　泽泻各一钱　黄柏（盐水炒）二钱　苍术　白术各一钱半　甘草五分

【用法】水煎服。

【主治】湿热证，面黄浮肿，肢节疼痛，痿困，烦渴，泄泻，溺赤。

❶《赤水玄珠》：湿证。❷《景岳全书》：湿热浮肿，肢节疼痛，小水不利。❸《张氏医通》：夏月湿热痿困，烦渴，泄泻，溺赤。❹《医略六书》：湿热伤脾，不能化气，而口渴溺闭，面黄浮肿。

【加减】如单用渗湿，去连、柏，加陈皮、干姜。

【方论选录】《医略六书》：方中黄连清心火，燥脾湿；黄柏清肾火，燥膀胱；苍术燥湿强脾；白术健脾燥湿；甘草缓中和胃；茯苓渗湿和脾；泽泻泻三焦湿热以通利膀胱也。使热降湿消，则津液四布，而口渴自止，溺亦清长，何患黄肿之不退哉，此消热渗湿之剂，为脾亏湿热之专方。

84251　清热散结汤（《效验秘方·续集》卢尚岭方）

【组成】蒲公英30克　紫地丁20克　金银花30克　板蓝根15克　山甲片15克　玄参20克　浙贝母30克　生牡蛎30克　王不留行12克　夏枯草20克

【用法】每日1剂，水煎2次，分2次温服。

【功用】清热解毒，化痰散结。

【主治】急性腮腺炎、急性扁桃体炎、淋巴结肿大、急性乳腺炎等。

【方论选录】方中玄参、浙贝母、牡蛎，名消瘰丸（《医学心悟》），以玄参苦咸微寒，滋阴降火解毒，既能利咽，又善散结；浙贝母辛平，能化痰散结消肿；牡蛎咸寒，长于软坚散结。重用蒲公英、紫地丁、金银花、板蓝根以清热解毒；山甲片、王不留行二者性善走窜，可透达经络直达病所以调气活血，消肿散结；夏枯草乃清热散结之品，如丹溪言："大能散结气而有补益厥阴血脉之功，能退寒热"。诸药合用，共奏清热解毒、化痰散结之效。

84252　清热滋阴汤（《古今医鉴》卷七）

【组成】当归（酒洗）三分　川芎（酒洗）七分　生地（酒洗）二钱　黄柏（酒炒）三分　知母（酒炒）五分　陈皮（酒洗）三分　白术（炒）五分　麦门冬一钱五分　牡丹皮一钱　赤芍药七分　玄参一钱　山栀（炒黑）一钱半　甘草五分

【用法】上剉一剂。水煎，温服。

【主治】吐血、衄血、便血、溺血。

【加减】身热，加地骨皮一钱，柴胡五分，子芩一钱；吐、衄血，加炒干姜七分，柏叶、茜根、大小蓟各一钱；大便血，加炒槐花、地榆、百草霜各一钱；溺血，加炒黑山栀子、车前子、小蓟、黄连各八分。上四种血病俱用阿胶珠五分，姜汁、韭汁、童便同服。

84253　清热解肌汤（《丹溪心法附余》卷一）

【组成】葛根一两　黄芩　芍药　甘草（炙）各半两

【用法】上㕮咀。每服五钱，以水一盏，加大枣一枚，煎七分，温服，每日三次。

【主治】伤寒、瘟病、天行，头痛壮热。

84254　清热解肌汤（《外科十三方考》卷下）

【组成】黄芩八钱　大连八钱　枳壳　栀子　连翘　荆芥　防风　花粉　陈皮　厚朴　猪苓　泽泻　木通　黄柏各五分　甘草二钱

【用法】上加灯心为引，水煎，连服三剂。

【主治】天疱疮。肉皮赤肿，发热痛甚，破皮后则排泄清水，痛如针刺。

84255 清热解郁汤(《回春》卷五)

【异名】清热解郁散(《证治宝鉴》卷十一)。

【组成】栀子(炒黑)二钱 枳壳(麸炒) 西芎 黄连(炒) 香附(炒)各一钱 陈皮 干姜(炒黑)各五分 苍术(米泔浸)七分 甘草三分

【用法】上剉一剂。加生姜三片，水煎，热服。服后戒饮半日，滓再煎服。

【主治】心痛稍久，胃中有郁热。

84256 清热解郁汤(《临证医案医方》)

【组成】龙胆草6克 丹皮9克 生地9克 白茅根15克 赤芍 白芍各9克 银柴胡9克 金银花9克 连翘9克 山栀9克 竹叶6克 枳壳6克 郁金9克

【功用】清热凉血，舒肝解郁。

【主治】慢性肝炎郁热型。肝区痛，有热感，五心烦热，舌尖红，脉弦微数。

【方论选录】方中用生地、丹皮、茅根、赤芍凉血清热；山栀、竹叶引热下行；金银花、连翘清热，散热结；郁金、枳壳疏肝理气解郁，郁解则热除；银柴胡可清虚热，有调节少阳的作用，可使血分之热邪转到气分而解。诸药配伍，共奏清热凉血，疏肝解郁之功。

84257 清热解郁散

《证治宝鉴》卷十一。为《回春》卷五"清热解郁汤"之异名。见该条。

84258 清热解毒丸

《保婴撮要》卷九。为《医学正传》卷八"解毒丸"之异名。见该条。

84259 清热解毒片

《新药转正》42册。即《成方制剂》7册"清热解毒口服液"改为片剂。见该条。

84260 清热解毒汤(《古今医鉴》卷七)

【组成】升麻二两 干葛五钱 赤芍药五钱 生地黄一两 牡丹皮五钱 黄连五钱 黄柏八钱 黄芩五钱 桔梗五钱 栀子五钱 甘草五钱 连翘五钱

【用法】上剉。每剂一两，以水二钟，煎一钟，温服。

【主治】吐血，衄血。

84261 清热解毒汤(《玉案》卷二)

【组成】黄芩 知母 升麻 葛根各一钱 石膏 人参 白芍各一钱半 羌活二钱 黄连(酒制)三分 生地(酒制)五分 生甘草七分 姜三片

【主治】❶《玉案》：热病发于夏，脉细小无力。❷《张氏医通》：时疫大热。

【加减】胸痞闷，加枳实、半夏各一钱，姜汁四五匙，去生地；脾胃不实，加白术。

84262 清热解毒汤(《救偏琐言》卷十)

【组成】荆芥穗 红花 蝉蜕 木通各三分 牛蒡子一钱 丹皮 青皮各七分 生地二钱 山楂二钱 滑石三钱 前胡七分 地丁四分 黄连六分

【用法】加灯心一分，水煎服。

【主治】痘放点干红色滞，壮热烦躁者。

84263 清热解毒汤(《张氏医通》卷十五)

【组成】黄连(酒炒) 山栀(炒黑) 连翘 当归各半钱 芍药 生地黄各一钱 金银花二钱 甘草六分

【用法】水煎，热服。

【主治】疮疡焮肿赤痛，形病俱实。

84264 清热解毒汤(《金鉴》卷五十一)

【组成】生地 黄连 金银花 薄荷叶 连翘(去心) 赤芍 木通 甘草(生)

【用法】引用灯心，水煎服。

【主治】胎赤。胎中受热毒，生后遍体若丹涂。

84265 清热解毒汤(《医学探骊集》卷四)

【组成】金银花二钱 天花粉三钱 元参三钱 黄芩五钱 山甲二钱 生地黄三钱 皂角刺二钱 射干三钱 苍术四钱 茶叶一钱

【用法】水煎温服。

【主治】耳下肿痛。系染山岚瘴气之毒，古称痄腮，亦谓之瘟毒，脉象洪数。

【加减】若脉象洪盛者，加大黄四钱。

【方论选录】此方用双花、花粉解毒散肿，用元参、生地、黄芩清热养阴，用山甲、皂刺、射干、茶叶散耳下之郁，用苍术同诸药上升，能逐山岚瘴气，热减毒消，肿自去矣。

84266 清热解毒汤(《刘奉五妇科经验》)

【组成】连翘五钱 银花五钱 蒲公英五钱 紫花地丁五钱 黄芩三钱 瞿麦四钱 扁蓄四钱 车前子三钱 丹皮三钱 赤芍二钱 地骨皮三钱 冬瓜子一两

【功用】清热解毒，利湿活血，消肿止痛。

【主治】急性盆腔炎属于湿毒热型者。

【方论选录】方中连翘苦微寒，清热解毒，消痈散结；银花辛苦寒，清热解毒，消痈肿；紫花地丁苦辛寒，清热解毒，消痈肿，善于治疔毒；黄芩苦寒清热燥湿；地骨皮甘寒，清热凉血，退热以去气分之热；瞿麦、扁蓄、车前子清热利湿；冬瓜子渗湿排脓，消肿止痛；佐以赤芍、丹皮清热凉血，活血化瘀。全方重在清热毒兼能利湿，活血化瘀而又止痛。

84267 清热解毒汤(《中医皮肤病学简编》)

【组成】银花藤18克 板蓝根15克 一点红15克 旱莲草12克 地头胆12克 白茅根25克 野甘草13克

【用法】水煎服。

【主治】漆性皮炎。

84268 清热解毒汤(《中医外伤科学》)

【组成】升麻 石膏 连翘 牛蒡子 黄连 知母 竹叶

【用法】水煎服。

【功用】辛凉宣散，清热解毒。

【主治】毒邪外袭，热蕴肌肤的接触性皮炎等。

84269 清热镇惊汤(《痘疹活幼至宝》卷终)

【组成】连翘(去心蒂，研碎) 柴胡 地骨皮 龙胆草 钩藤 黄连 山栀仁(炒黑) 片芩(酒炒) 麦冬(去心) 木通 赤苓(去皮) 车前子 陈枳实(炒)各四分 甘草 薄荷各二分 滑石末八分 灯心一团 淡竹叶三片

【用法】上以水一茶钟半，煎至七分，温服。小儿分作数次服。

【主治】小儿急惊风。

84270 清热镇惊汤(《金鉴》卷五十一)

【组成】柴胡　薄荷　麦冬(去心)　栀子　川黄连　龙胆草　茯神　钩藤钩　甘草(生)　木通

【用法】引加灯心、竹叶，水煎，调朱砂末服。

【主治】急惊风，暴发壮热，烦急，面红唇赤，痰壅气促，牙关噤急，二便闭涩，脉洪数者。

84271 清热豁痰丸(《杏苑》卷四)

【组成】黄芩二两　香附五两　半夏一两　贝母二两(一方加瓜蒌仁)

【用法】上为细末，汤浸蒸饼为丸，青黛为衣。每服五十丸，白汤送下。

【功用】利气，逐痰积。

【主治】一切气壅以成痰积。

84272 清眩止痛汤(《赵炳南临床经验集》)

【组成】茺蔚子三至五钱　制香附三至五钱　钩藤三至五钱　川芎一至三钱　桂枝二至四钱　菊花三至五钱　生甘草三钱

【功用】调气和营，消风止痛。

【主治】由于外科、皮科某些严重疾患而引起的头痛、眩晕等。

【方论选录】方中茺蔚子活血止痛；香附理气止痛；菊花、钩藤平肝熄风止痛；桂枝、川芎和营，调和气血而止痛。

84273 清眩化痰汤(《赤水玄珠》卷十六)

【组成】川芎　酒芩各一钱半　天麻一钱　半夏(汤泡)二钱　白茯苓　橘红各一钱二分　桔梗　枳壳各一钱　甘草四分

【主治】痰火上攻作眩，及气不降，胸满者。

【加减】痰结眩晕甚者，加南星、旋覆花各一钱。

84274 清眩平肝汤(《刘奉五妇科经验》)

【组成】当归三钱　川芎一钱半　白芍四钱　生地四钱　桑叶三钱　菊花三钱　黄芩三钱　女贞子三钱　旱莲草三钱　红花三钱　牛膝三钱

【功用】滋肾养肝，清热平肝，活血调经。

【主治】妇女更年期综合征、经前期紧张症等，属于肝肾阴虚，肝阳亢盛，见有头晕、头痛(或血压升高)，烦躁者。

【加减】热重者，去当归、川芎，加马尾连三钱；肝阳亢盛者，加龙齿一两。

【方论选录】方中当归、川芎、白芍、生地、红花、牛膝养血活血，引血下行以调经；女贞子、旱莲草滋补肝肾以培本；黄芩清肝热；桑叶、菊花清热平肝以治标。本方标本兼顾，使之补肾而不呆滞，清肝热而不伤正。在重用牛膝引血下行的同时，配合黄芩、桑叶、菊花清上引下，重点突出。

84275 清眩治瘫丸(《中国药典》2010 版)

【组成】天麻 24 克　酒蕲蛇 24 克　僵蚕 24 克　全蝎 12 克　地龙 24 克　铁丝威灵仙 28 克　制白附子 24 克　决明子 36 克　牛膝 36 克　没药(醋炙)24 克　血竭 24 克　丹参 36 克　川芎 36 克　赤芍 24 克　玄参 24 克　桑寄生 36 克　葛根 28 克　醋香附 36 克　骨碎补 28 克　槐米 28 克　郁金 24 克　沉香 12 克　枳壳(炒)72 克　安息香 10 克　人参(去芦)12 克　炒白术 36 克　麦冬 24 克　茯苓 36 克　黄连 24 克　黄芩 24 克　地黄 24 克　泽泻 36 克　法半夏 20 克　黄耆 72 克　山楂 36 克　水牛角浓缩粉 12 克　人工牛黄 10 克　珍珠 10 克　冰片 3 克

【用法】上制成丸剂，每丸重 9 克。用温开水或黄酒送服。一次 1 丸，一日 2 次。

【功用】平肝息风，化痰通络。

【主治】肝阳上亢、肝风内动所致的头目眩晕、项强头胀、胸中闷热、惊恐虚烦、痰涎壅盛、言语不清、肢体麻木、口眼歪斜、半身不遂。

【宜忌】孕妇禁用。

84276 清眩降压片(《成方制剂》13 册)

【组成】莱菔子

【用法】上制成片剂。口服，一次 2~4 片，一日 3 次。

【功用】降压。

【主治】高血压症。

84277 清眩养荣汤(《何氏济生论》卷三)

【组成】生地　花粉　白芍　柴胡　防风　麦冬　茯苓　天麻　川芎　枳壳　枣仁　香附　川连　甘草　当归

【主治】男妇血虚，内热头眩，神不清。

84278 清晕化痰汤(《回春》卷四)

【组成】陈皮(去白)　半夏(姜汁炒)　茯苓(去皮)各一钱半　甘草三分　川芎八分　白芷　羌活各七分　枳实(麸炒)一钱　南星(姜汁炒)　防风　细辛各六分　黄芩(酒炒)八分

【用法】上剉一剂。加生姜三片，水煎，温服。以此作丸亦可。

【主治】肥人气虚痰湿，头目眩晕。

【加减】气虚，加人参七分，白术一钱；有热，加黄连六分；血虚，加川芎、当归各一钱。

84279 清晕化痰汤(《医学集成》卷三)

【组成】陈皮　半夏　茯苓　川芎　白芷　羌活　防风　枳实　南星　黄芩　天麻　细辛　生姜

【主治】眩晕。

【加减】火盛，加黄连、炒栀；痰盛，加姜汁、竹沥；血虚，去羌、防、星、芷，加归、地；气虚，去羌、防、白芷，加参、术。

84280 清晕四物汤(《鲁府禁方》卷三)

【组成】当归　川芎　白芍(酒炒)　熟地黄　蔓荆子各一钱　细辛五分　金沸草六分　半夏(汤泡透，切片，姜汁炒)一钱　荆芥　防风　羌活　独活各六分　甘草三分

【用法】上剉散。加生姜三片，水煎服。

【主治】血虚，时时昏晕，不得清爽。

84281 清胰汤Ⅰ号(《新急腹症学》)

【组成】柴胡五钱　黄芩　胡连各三钱　白芍五钱　木香　元胡各三钱　大黄五钱(后下)　芒消三钱(冲服)

【功用】《古今名方》：理气开郁，清热解毒，通里攻下。

【主治】急性胰腺炎。肝郁气滞，脾胃实热或脾胃湿热，以及便结腑实。

【加减】脾胃实热，可加清热解毒药；脾胃湿热，可加清热利湿药。

【方论选录】本方是治疗急性胰腺炎的基本方。方中柴胡、白芍、木香有调气舒肝、缓急止痛之功；元胡理气活血；黄芩、胡连清肝胃之热；大黄、芒消通里攻下，以泻中焦之热。

84282 清胰汤Ⅱ号(《新急腹症学》)

【组成】柴胡五钱　黄芩　胡连　木香各三钱　槟榔

使君子　苦楝皮根各一两　细辛一钱　芒消三钱(冲服)

【功用】《古今名方》:疏肝清热,杀虫驱蛔。

【主治】胆道蛔虫引起的急性胰腺炎。

【方论选录】本方之功用除有舒肝调气,清热解毒之外,加用槟榔、使君子、苦楝皮根、细辛以驱蛔安蛔,加芒消以加强其通便排蛔作用。

84283 清胰陷胸汤(《急腹症方药新解》)

【组成】柴胡10~15克　黄芩　胡黄连各15克　木香　元胡各10克　大黄15~30克(后下)　芒消10~15克(冲服)　甘遂末1克(冲服)

【用法】水煎服,每日两剂,分四次服。

【功用】疏肝理气,通里攻下。

【主治】急性出血性胰腺炎。

【方论选录】柴胡、木香调气舒肝,缓急止痛;黄芩、胡连清肝胃之热;大黄、芒消、甘遂下热逐水。

84284 清脏内托散(《疮疡经验全书》卷三)

【组成】人参　黄耆　当归　川芎　陈皮　甘草　黄连　生地　赤芍　白术　黄芩　独活　枳壳　白芷　防风　牡丹皮　槐花　升麻　乌药

【用法】上以水二钟,加广胶五钱煎服。倘寒热脾胃余症以意增减,全在随症活法。

【主治】脏毒。

84285 清脏润燥丸(《保命歌括》卷十)

【组成】黄连　当归　大黄　郁李仁　枳壳　连翘　川芎　薄荷叶　芍药　麻仁(去壳)　条芩各等分

【用法】上为末,炼蜜为丸,如梧桐子大。每服六七丸,食前茶汤送下。

【功用】解毒,养血,润肠。

【主治】热毒脏燥,老人血少,阳脏便难。

84286 清脏解毒汤(《寿世保元》卷三)

【组成】黄连　黄芩　黄柏　栀子　大黄　连翘　滑石　木通　车前子　海金沙　枳实　莪术

【用法】上剉。水煎,空心服。

【主治】素有积热,下痢白脓,腹痛膨胀,昼夜无度,渐至大便闭结,小便不通,此三焦有实热也,或下痢纯红,或赤白相杂。

84287 清脏解毒汤(《家庭治病新书》引《医疗药方规矩》)

【组成】黄连八分　黄芩　木通　海金沙　枳壳　莪术各一钱　柏子仁　焦栀子　车前子各二钱　大黄一钱

【用法】水煎服。

【主治】热极下痢者。

84288 清脑平酒丹(《石室秘录》卷一)

【组成】黄酒一升　柴胡五钱　白芍九钱　辛夷三钱　郁李仁五钱　麦门冬五钱　桔梗三钱　甘草一钱

【用法】上以水三碗煎汤,入前酒饮之,一醉而愈。量好者,再饮之以酒,必以醉为度。

【主治】脑痛。

84289 清脑降压片(《成方制剂》2册)

【组成】磁石　丹参　当归　地黄　地龙　钩藤　槐米　黄芩　决明子　牛膝　水蛭　夏枯草　珍珠母

【用法】上制成片剂。口服,一次4~6片,一日3次。

【功用】平肝潜阳,清脑降压。

【主治】肝阳上亢,血压偏高,头昏头晕,失眠健忘。

【宜忌】孕妇忌服。

【备考】本方改为胶囊剂,名"清脑降压胶囊",改为颗粒剂,名"清脑降压颗粒"(见《中国药典》,2010版)。

84290 清脑复神液(《成方制剂》9册)

【组成】白芷　百合　柏子仁　半夏　冰片　薄荷　柴胡　陈皮　赤芍　川芎　大黄　丹参　当归　地黄　防风　茯苓　干姜　甘草　藁本　葛根　钩藤　红花　黄柏　黄耆　黄芩　荆芥穗　桔梗　菊花　决明子　莲子肉　莲子心　鹿茸　麦冬　蔓荆子　木通　牛膝　羌活　人参　山楂　石菖蒲　石膏　桃仁　五味子　远志　枣仁　知母　枳壳　竹茹

【用法】上制成口服液剂。口服,轻症一次10毫升,重症一次20毫升,一日2次。

【功用】清心安神,化痰醒脑,活血通络。

【主治】神经衰弱,失眠,顽固性头痛,脑震荡后遗症所致头痛、眩晕、健忘、失眠等症。

【宜忌】孕妇及酒精过敏者慎用。

84291 清脑黄连膏(《衷中参西》上册)

【组成】黄连二钱

【用法】上为细末,香油调如薄糊,常常以鼻闻之,日约二三十次。勿论左右眼患证,应须两鼻孔皆闻。

【主治】眼疾由热者。

84292 清离固精丸(《玉案》卷四)

【组成】黄连(酒炒)　萆薢　人参各一两　鹿角霜三两　知母(青盐水炒)　秋石　牡蛎(煅过)　茯神(去心)　远志(去心)　石莲肉(炒)　白术各一两五钱(土炒)

【用法】上为末,以荷叶煎汤为丸。每服三钱,空心盐汤送下。

【主治】梦遗日久,精神倦怠,面色萎黄,饮食减少,腰酸背胀,久不育子。

84293 清离滋坎汤(《寿世保元》卷四)

【组成】怀生地黄一钱　熟地黄一钱　麦门冬(去心)一钱　当归(酒洗)一钱　白芍(酒炒)一钱　怀山药一钱　牡丹皮六分　炙甘草三分　天门冬(去心)一钱　白茯苓(去皮)一钱　山茱萸(酒蒸,去核)一钱　白术(去芦,土炒)一钱　泽泻(炒)五分　黄柏(蜜炒)五分　知母五分

【用法】上剉。加生姜、大枣,水煎,温服。痰盛加竹沥,姜汁;热盛加童便,人乳同服。

【主治】因房欲过度,而成阴虚火动劳瘵之症。发热咳嗽,吐痰喘急,盗汗,五心烦热,吐血衄血,咽喉声哑,夜梦泄精,耳鸣眼花,六脉沉数而涩;及阴虚火动之眩晕,赤白浊下。

【加减】盗汗,加黄耆(蜜水炒)、酸枣仁(炒);嗽甚,加五味子;痰盛,加贝母,瓜蒌仁;热盛,加骨皮;心下怔忡、恍惚不寐,加远志(去心),酸枣仁(炒);遗精,加龙骨、牡蛎(煅);胸中不爽,加陈皮;泄泻,加莲肉、陈皮,去知母、黄柏;吐血、衄血加犀角、玄参;气虚,加人参;阳虚,加熟附子;咽疮喉痛,加桔梗、玄参;眩晕,加川芎、天麻、山栀、竹沥少许;赤白浊下,加萆薢、牛膝、山栀、扁蓄、赤芍。

84294 清痞解毒汤(《金鉴》卷六十五)

【组成】人中黄　川黄连(生)　柴胡各五分　知母

(生) 连翘(去心) 牛蒡子(炒,研) 犀角(镑) 黑参 荆芥 防风各一钱 石膏(煅)一钱五分

【用法】上加淡竹叶一钱、灯心五十寸,以水二钟,煎至八分,食远服。

【主治】疹痘余毒所中之走马牙疳。

【加减】呕,加芦苇根五钱。

84295 清凉内消膏(《摄生众妙方》卷八)

【组成】芝麻油二斤 大黄 金银藤 黄芩 苦参 荆芥 玄参 白芷 僵蚕 黄柏 桃仁 杏仁 防风 栀子 羌活 独活 蜂房 头发 青藤 连翘 蛇蜕 木鳖子 穿山甲 芍药 南星 黄耆 当归 黄连各一两五钱

【用法】上将前药共剉碎,入油内以文武火熬之,待至白芷紫色住火,滤去渣,用黄丹三斤(先用水淘过炒热)并麝香一两(罗过),待煎药油熬滚渐渐加之,滴水中,看软硬适中不黏手为度。大小疖一二日方起,用油纸量疮大小均贴之,不许揭动,待疮消散则除之。

【主治】痈疽,发背,疔疮,大小疖。

【备考】若疮势已过四五日则难退。

84296 清凉化痞膏

《何氏济生论》卷五。为《寿世保元》卷八"神仙化癖膏"之异名。见该条。

84297 清凉甘露饮(《外科正宗》卷四)

【组成】犀角 银柴胡 茵陈 石斛 枳壳 麦门冬 甘草 生地 黄芩 知母 枇杷叶各一钱

【用法】上以水二钟,加淡竹叶、灯心各二十件,煎八分,食后服。

【主治】茧唇。膏粱所酿,暴怒所结,遂成斯疾,高突坚硬,或损破流血,或虚热生痰,或渴症久作。

84298 清凉四物汤(《方症会要》卷三)

【组成】香附(童便浸) 当归 白芍 生地 黄连 片芩 黄柏 栀子

【主治】吐血,呕血。

84299 清凉至宝饮(《沙胀玉衡》卷下)

【异名】金六(《痧症全书》卷下)、六号剥象方(《杂病源流犀烛》卷二十一)、清凉至宝散(《痧证汇要》卷四)。

【组成】薄荷 地骨皮 丹皮 黑山栀 玄参 花粉各等分 细辛倍加

【用法】上以水二钟,煎至七分,稍冷服。

【主治】痧热。

84300 清凉至宝散

《痧胀汇要》卷四,为《痧胀玉衡》卷下"清凉至宝饮"之异名。见该条。

84301 清凉华盖饮(《衷中参西》上册)

【组成】甘草六钱 生明没药四钱(不去油) 丹参四钱 知母四钱

【主治】肺中腐烂,浸成肺痈,时吐脓血,胸中隐隐作疼,或旁连胁下亦疼者。

【加减】病剧者,加三七二钱(捣细送服);脉虚弱者,酌加人参、天冬各数钱。

【方论选录】甘草为疮家解毒之主药,且其味至甘,得土气最厚,故能生金益肺,凡肺中虚损糜烂,皆能愈之。其特性微温,且有壅滞之意,而调以知母之寒滑,则甘草虽多用无碍,且可借甘草之甘温,以化知母之苦寒,使之滋阴退热,而不伤胃也。丹参性凉清热,色赤活血,其质轻松,其味微辛,故能上达于肺,以宣通脏腑之毒血郁热而消融之。乳香、没药同为疮家之要药,而消肿止疼之力,没药尤胜,故用之以参赞丹参,而痈疮可以内消。三七化瘀解毒之力最优,且化瘀血而不伤新血,其解毒之力,更能佐生肌药以速于生肌,故于病之剧者加之。至脉虚者,其气分不能运化药力,方虽对证无功。又宜助以人参。而犹恐有肺热还伤肺之虑,是以又用天冬,以解其热也。

84302 清凉攻毒饮(《痘疹金镜录》卷下)

【异名】泻黄散(《金鉴》卷五十七)。

【组成】石膏(研)三钱至一两 黄连一钱至三钱 大黄三钱至六钱 木通 红花 荆芥各四分 牛蒡一钱五分 犀角三分(磨汁冲) 丹皮一钱 青皮七分 地丁一钱 生地五钱至一两

【用法】上加灯草三分,水煎服。

【主治】痘疮大热如火,紫艳深红,烦渴颠狂者。

84303 清凉拔毒散(《疮疡经验全书》卷二)

【异名】清凉消毒饮(《医钞类编》卷二十一)。

【组成】白及 雄黄 麝香 乳香 山茨菇 天花粉 黄柏 乌药

【用法】上为末,鸡子清调敷,蜜水润之。

【主治】面发毒。

84304 清凉拔毒膏(《疡医大全》卷三十四)

【组成】麻油二斤 杭粉一斤

【用法】将麻油入锅内熬至滴水成珠,再入杭粉,入广锅内炭火炒红黄色为度,筛下,用桃柳棍搅成膏,倾水中拔去火毒,任摊用。

【主治】杨梅疮。

【禁忌】灵药不可用。

84305 清凉拈痛汤

《疡科捷径》卷下。即《金鉴》卷七十五"清凉拈痛膏"。见该条。

84306 清凉拈痛膏(《金鉴》卷七十五)

【组成】如意金黄散一两加樟脑末三钱

【用法】将如意金黄散与樟脑末和匀,又用生白石灰块三四斤许,以水泡开,水高石灰二三指,露一宿,将石灰面上浮起油水结如云片者,轻轻带水起入碗内,有水一钟,对香油一钟,竹筷搅百转,自成稠膏,调前药稀稠得所。不用汤洗,遍敷伤处,纸盖布扎,夏月一日,冬月二日,方用葱汤淋洗干净,仍再敷之,以肿消痛止为度。

【主治】杖疮。

【备考】本方方名,《疡科捷径》引作"清凉拈痛汤"。

84307 清凉退赤丹(《眼科锦囊》卷四)

【组成】桃仁 杏仁各一钱 白矾五分 食盐三分 铅丹四分

【用法】上为细末,以鸡子白调和,涂眼胞上;或乳汁调匀,亦佳。

【主治】热眼,刺痛焮肿尤剧者。

84308 清凉消毒饮

《医钞类编》卷二十。为《疮疡经验全书》卷二"清凉拔毒散"之异名。见该条。

84309 清凉消毒散(《金鉴》卷六十三)

【组成】白及　乳香　雄黄　天花粉　麝香　乌药　山慈菇　黄柏各等分

【用法】上为细末,鸡子清和蜜水调敷。

【主治】❶《金鉴》:面发毒。❷《青囊全集》:疔疮,口红赤热甚。

84310 清凉消毒膏(《银海精微》卷下)

【组成】薄荷叶　芒消　大黄　细辛　雄黄　黄柏各等分

【用法】上为末。水调涂之。

【主治】诸热眼。

84311 清凉润燥汤(《赤水玄珠》卷十二)

【组成】当归　生地各一钱半　黄连　黄芩　芍药　川芎各一钱　天麻　防风　羌活　荆芥各八分　细辛六分　甘草五分

【用法】水煎服。

【主治】❶《赤水玄珠》:风热血燥,麻木。❷《寿世保元》:皮肤瘙痒,头面手足麻。

【加减】麻甚者,加川乌(炮过)三分,以行经络。

84312 清凉救苦散(《伤寒全生集》卷四)

【组成】芙蓉叶　霜桑叶　白蔹　白及　大黄　黄连　黄柏　紫车前　白芷　雄黄　芒消　赤小豆各等分

【用法】上为细末,用蜜水调敷于肿痛处,频扫之。

【主治】❶《伤寒全生集》:大头伤寒,三阳俱受邪,并于头面耳目鼻者。❷《回春》:头目耳鼻肿痛。

84313 清凉救苦散(《医统》卷二十五)

【组成】芙蓉叶　霜桑叶　白蔹　白及　大黄　金线重楼　黄连　黄芩　黄柏　白芷　雄黄　芒消　山慈菇　赤小豆　南星各等分

【用法】上为末。蜜水调敷肿处,以翎频扫之。

【主治】大头瘟肿甚者。

84314 清凉救苦散(《通俗伤寒论》)

【组成】芙蓉叶　霜桑叶　白芷　白及　白蔹　生军　川连　川柏　腰黄　乳香　没药　杜赤豆　草河车　制月石各二钱

【用法】上为末。蜜水调,肿处频扫之;或涂敷肿处。

【功用】退火消肿。

【主治】大头伤寒(一名大头瘟)。

84315 清凉救苦散(《顾松园医镜》卷六)

【组成】黄连　黄柏　大黄　芒消　雄黄　青黛各等分(为末)　芭蕉根(捣汁)

【用法】上药同蜜调敷肿处。

【主治】疫疠,三阳受邪,合并头面前后、耳、鼻,头大如瓮者。

84316 清凉救苦散(《内外科百病验方大全》)

【组成】甘石

【用法】放在银罐内,烧极红收汁,约九次,以甘石酥为度,晒干,研细,治口碎,加冰片五分点眼;治下疳,加珍珠少许,生肌长肉;有热毒;配三百头升药,人乳调敷。

【主治】一切天行时疫,头、面、耳、目、鼻、腮、颈、项红黄或有脓。

84317 清凉渗湿膏(《重订通俗伤寒论》引何秀山方)

【组成】矿石灰

【用法】将矿石灰化于缸内,次日水之面上结一层如薄冰者取起,以桐油对调腻厚,每日搽上二三次,数日痊愈。

【主治】敦痈。由湿热下注,初起色赤肿痛,如汤泼火烧者。

【宜忌】忌食猪肉。

84318 清凉散火汤(《医学探骊集》卷六)

【组成】酒黄连二钱　酒黄芩四钱　赤芍三钱　薄荷三钱　连翘三钱　生地黄四钱　甘菊花二钱　滑石四钱　木通三钱　茶叶一钱

【用法】水煎,温服。先以洗眼方熏而洗之。

【主治】暴发火眼,赤肿而痛者。

【加减】脉洪数者,加大黄四钱。

【方论选录】此方用黄连为君,清其上焦之热;佐以黄芩,入血清热;生地养阴清热;赤芍敛阴清热;菊花、连翘、薄荷、茶叶,引药上升;滑石、木通,引火下降,火郁散而目明矣。

84319 清凉散血膏(《理瀹》)

【组成】紫荆皮　大黄　黄连　黄柏　姜黄　当归　赤芍　白芷　羌活　防风　细辛　南星　薄荷　五倍　蓉叶　赤豆　花粉　菖蒲各五钱

【用法】上为末,以生地二两浸水,绞汁调药。敷眼胞四周。

【主治】目赤肿不能开,睛痛,热泪如雨,撞打眼肿及外症一切热毒。

84320 清凉散毒汤(《疡科捷径》卷上)

【组成】薄荷　连翘　淡芩　豆豉　赤芍　牛蒡　甘中黄　土贝母　野蔷薇露

【主治】口糜。

84321 清凉解毒汤(《医钞类编》卷二十二)

【组成】生黄耆　金银花　当归　甘草　生地五钱　白芷二钱　连翘一钱五分　蝉蜕(去足)一钱

【用法】水煎服。

【主治】烫火伤,毒火攻里。

【备考】方中生黄耆、金银花、当归、甘草用量原缺。

84322 清凉解毒汤(《喉科家训》卷四)

【组成】羚羊角　川尖贝　大连翘　鲜金钗　焦山栀　苏薄荷　冬桑叶　淡竹叶　荆芥穗　青防风　二宝花　生甘草

【用法】水煎服。

【功用】清火透解。

【主治】疫邪不由外达,内郁化火,汗泄灼热不退,口干欲饮,咽喉肿腐日甚,脉数,舌黄。乃一阴一阳之火,乘威上亢,销灼肺金,势必见音哑鼻塞之恶象。

84323 清凉解毒饮(《慈航集》卷下)

【组成】元参八钱　麦冬五钱(去心)　桔梗三钱　生甘草一钱五分　牛蒡子三钱(研)　青黛一钱五分　白僵蚕三钱(炒)　马勃五分

【用法】引加鲜苡仁根三钱(土名菩提子)。外用千金吹喉散。

【主治】烂喉瘟症。初病恶寒,喉痛破烂,食饮皆呛,其症最危,来如风雨。

84324 **清凉解毒饮**(《类证治裁》卷八)

【组成】连翘　大力子　芩　地　丹　栀　银　草　紫花地丁　元参　花粉　赤芍

【主治】疔毒。

【加减】热重加黄连、犀角汁;溺涩加木通。

84325 **清凉解毒散**(《疠疡机要》卷下)

【组成】大黄　黄柏　山栀　寒水石(煅)各等分

【用法】上各为末。调搽。

【功用】止痛消毒。

【主治】天疱疮或作焮痛。

84326 **清理肠道汤**(《效验秘方》印会河方)

【组成】小条芩12克　赤白芍各15克　粉丹皮12克　桃仁12克　生苡仁30克　冬瓜子30克(杵)　马齿苋30克　败酱草30克

【用法】每日1剂,水煎分服。

【功用】清肠燥湿,除积导滞,解毒消炎。

【主治】湿热停滞大肠而引起的大便次频,中带黏垢,便后有不尽感,或见肛门下坠、疼痛等症,在现代医学多认为系结肠炎或结肠溃疡。

84327 **清营退肿膏**(《中医伤科学讲义》)

【组成】大黄二两　芙蓉叶二两　黄芩一两　黄柏一两　花粉一两　滑石一两　东丹一两

【用法】上为细末,凡士林调煮成膏。外敷。

【功用】清热祛瘀消肿。

【主治】骨折、软组织损伤初期,或疮疡焮热作痛。

84328 **清营解毒汤**(《疡科心得集·方汇》)

【组成】鲜生地　银花　丹皮　赤芍　山栀　地丁　甘草节　连翘

【主治】血热肿痛,疡疽之未成脓者。

84329 **清营解毒汤**(《医学摘粹》)

【组成】羚羊角三钱　生地五钱　冬桑叶三钱　薄荷二钱　丹皮三钱　白芍三钱　桔梗二钱　连翘三钱　金银花三钱　元参三钱　竹叶一钱　防风三钱

【用法】水煎大半杯,温服。

【主治】斑疹。如或温病出疹,忽然周身涌出,红紫成片,鼻扇气促,壮热思凉,狂言乱语。

【加减】服此壮热不减,仍神急狂叫,再加犀角末一钱冲入,再用金汁三四两,代茶饮。如壮热退,神清,疹渐回,去犀角、羚羊、薄荷,加麦冬,服数剂可愈。

84330 **清爽化痰汤**(《玉案》卷三)

【组成】玄参　桔梗　甘草各一钱　生地二钱　诃子肉八分　麦门冬　橘红　百部各一钱五分

【用法】上加灯心三十茎,水煎服,不拘时候。

【主治】喉音不清。

84331 **清喉咽合剂**(《中国药典》一部)

【组成】地黄180克　麦冬160克　玄参260克　连翘315克　黄芩315克

【用法】以上五味,粉碎成粗粉,以渗漉法,用57%乙醇作溶剂,浸渍24小时后,以每分钟约1毫升的速度缓缓渗漉,收集漉液约6000毫升减压回收乙醇,并浓缩至约1400毫升,取出,加水800毫升,煮沸30分钟,放置48小时,滤过,滤渣用少量水洗涤一次,洗液并入滤液中,减压浓缩至约1000毫升,加苯甲酸钠3克,搅匀,放置24小时,滤过,加水使成1000毫升,搅匀,即得。口服,第一次20毫升,以后每次10~15毫升,一日4次,小儿酌减。

【功用】养阴,清咽,解毒。

【主治】局限性的咽白喉,轻度中毒型白喉,急性扁桃体炎,咽峡炎。

【现代研究】体外抑菌作用:《天津药学》[1994,6(2):11]通过清喉咽合剂和清喉利咽冲剂分别对金黄色葡萄球菌、大肠杆菌、甲型溶血性链球菌、乙型溶血链球菌、肺炎双球菌、变形杆菌的体外抑菌活性试验,发现清喉咽合剂和清喉利咽冲剂对上述6种致病菌在体外有不同程度的抑制和杀灭作用,并且清喉咽合剂的体外抑菌活性优于清喉利咽冲剂。

84332 **清喉消毒散**(《咽喉经验秘传》)

【组成】金银花　甘草　玄参　薄荷　黄连　牛蒡子　山栀　连翘　防风　荆芥

【用法】上加灯心三十根,取水二碗,煎至八九分,食后服。

【主治】喉症,咽喉臃肿疼痛者。

84333 **清暑十全汤**(《玉案》卷二)

【组成】香薷　木瓜　苏叶　厚朴各一钱二分　人参　甘草　白茯苓　白术　白扁豆半夏　白芍各一钱

【用法】上以水二钟,煎至七分,不拘时服。

【主治】伤暑。头目昏重,潮热烦闷,多渴呕吐,身体倦怠,并一切伏暑,暑疟。

84334 **清暑化湿汤**(《王渭川临床经验选》)

【组成】青蒿穗　京半夏　淡豆豉各30克　佩兰　茵陈　鲜生地各12克　陈皮　川连　蔻仁各3克　苍术　广木香　鲜藿香各6克　甘露消毒丹9克　鲜荷叶1张

【功用】燥湿祛邪,芳香化浊。

【主治】❶《王渭川临床经验选》:暑湿腹泻,误服苦寒,以致吐泻不止,懊烦闷乱,精疲肢厥,脉沉细而迟,舌绛尖红,苔白腻如积粉。❷《千家妙方》:急性胃肠炎。

84335 **清暑六和汤**(《古今医鉴》卷三)

【组成】砂仁五分　半夏(汤泡)五分　杏仁(泡)五分　人参(去芦)五分　赤茯苓五分　藿香一钱　扁豆(姜炒)一钱　木瓜一钱　香薷二钱　厚朴(姜炒)二钱　黄连(麸炒)一钱

【用法】上剉一剂。加生姜三片,大枣二枚,水煎服。

【主治】心脾不调,气不升降,霍乱转筋,呕吐泄泻,寒热交作,痰喘咳嗽,胸膈痞满,头目昏痛,肢体浮肿,嗜卧倦怠,小便赤涩,并阴阳不分,冒暑伏热烦闷,或成痢下;中酒烦渴,畏食。

84336 **清暑四物汤**(《鲁府禁方》卷三)

【组成】生地黄　赤芍　赤茯苓(去皮)　白扁豆　当归(去头,酒洗)　川芎　香薷　柴胡　黄芩(去朽)　桔梗(去芦)　甘草各等分

【用法】上剉。水煎服。

【主治】盛暑身热,头疼目昏。

84337 **清暑生津汤**(《效验秘方》孟仲法方)

【组成】生石膏20克　知母4.5克　竹叶4.5克　甘草4.5克　西洋参3克　鲜石斛6克(干品减半)　鲜芦根

20克　鲜生地12克(干品减半)　黄芩3克　粳米15克

【用法】每日1剂,水煎,热重时1日服2剂。可连续服用数周。

【功用】益气清热,养阴生津。

【主治】小儿暑热证(夏季热),以夏季长期发热不退,口渴多饮、多尿、汗闭为主症。一次发生后,常可连续发生数年。

【加减】若热重不退者可加银花9克,连翘6克;口渴多饮、多尿者,加蚕茧3枚,天花粉4.5克;舌红口干、烦躁不安者,加西瓜翠衣6克,莲肉6克,玄参4.5克;纳呆,大便不实者,加生山楂9克,白术6克,白扁豆9克,去知母、石斛及生地;高热已退而低热缠绵者,加银柴胡6克,地骨皮9克,去石膏、知母;乏力倦怠,精神不振者,加孩儿参10克,黄耆10克。

【方论选录】本方从白虎加人参汤化裁而来。在原方清热、益气、生津的基础上,以西洋参替代人参,使其在益气的同时加强清热养阴之功;石膏、知母、竹叶、黄芩清肺胃之热;生地、石斛、芦根可凉血滋阴,在清热之中更增生津益液之功;粳米、甘草和胃以保护胃气。本方对暑伤肺胃的患者最为有效。

84338 清暑固阴汤(《温氏经验良方》)

【组成】白扁豆三钱(炒)　茯苓二钱　滑石一钱半　香薷五分　川厚朴五分　葛根四分　木瓜一钱　姜炭二分

【用法】上略煎数开,冷服。热服反增腹泻。二岁小儿照本方服之;未及二岁者,两服分作三服;过二岁者,三服作二服,无论体之强弱,照此服;大人两服作一服。此方绝不寒中,故体弱者亦可。

【主治】小儿伤暑初起,下泻上渴,身热,额与胸腹更甚,有时热退,旋又发热,心中烦躁,坐卧不安,小便短赤,粪色时黄时黑时红不定,试之烙手,口喜冷饮,关纹红,舌苔白。

【加减】呕吐者,加藿香一钱,竹茹四分;不呕吐者,加甘草三分。

【方论选录】方中用扁豆者取其清暑和脾;茯苓渗湿补脾;木瓜利湿驱暑,又酸能泻肝以防侮脾;黑姜、厚朴温以养脾,苦以养心,且湿热内蕴,黑姜足为诸药响导,则香薷、葛根、滑石自无扞格不入之患;兼六一散能止泄泻而利小便,解肌热生津液。分之为清暑之方,合之为养脾养心之助。

84339 清暑和中散(《古今医鉴》卷三引介石伯方)

【组成】黄连(酒炒)一两　香薷(净穗)二两　厚朴一两　白扁豆(炒)四钱　猪苓一两五钱　泽泻一两五钱　白术七钱　赤茯苓(去皮)七钱　木通(去皮)一两　滑石一两五钱　枳壳(炒)一两　车前子(炒)一两　陈皮(去白)七钱　砂仁(炒)一两　木香三钱　草果仁一两五钱　甘草(炙)三钱　小茴香(炒)五钱

【用法】上为细末。每服一二匙,随病用引。伏暑,冷水调下;腹痛,酒调下;呕吐泄泻,霍乱转筋,百沸汤调,热服出汗;呕吐甚而不止者,百沸汤和生姜汁调下;伤寒作疟者,葱白汤调下取汗。

【主治】中暑诸证。

84340 清暑和胎饮(《万氏女科》卷二)

【组成】人参　白术　炙草　黄耆(炙)　黄芩　黄连　知母　麦冬各一钱　五味十三粒

【用法】水煎服。

【主治】妊娠中暑。凡盛暑时,中其暑热之毒者,其症发热而渴,自汗,精神昏愦,四肢倦怠少气。

84341 清暑定中汤(《效验秘方·续集》祝伯权方)

【组成】佩兰10克　生地10克　麦冬10克　藿香10克　竹茹10克　半夏曲10克　陈皮10克　扁豆10克　川厚朴6克　焦曲12克　茯苓10克　滑石块10克

【用法】日1剂,清水浸泡30分钟,文火煮沸5分钟即可,二煎共取汁400毫升,二次分服。

【功用】养阴清热,利湿化浊。

【主治】夏季感受暑湿之邪,症见头晕,身倦,恶心或吐或不吐,自汗或无汗,其恶寒与伤寒略同,不过发热较重,心烦较甚,脉虚等是其别也。

【方论选录】方中生地、麦冬养阴生津;佩兰、藿香消暑化湿去浊,醒脾和中止呕;竹茹清胃热止呕;半夏曲、神曲健脾胃消食止呕;陈皮、厚朴行气除湿散满;扁豆清暑渗湿和脾;茯苓健脾祛湿;滑石清暑除热,渗湿利尿。

84342 清暑定逆汤(《辨证录》卷六)

【组成】白术　山药　薏苡仁各五钱　肉桂三分　香薷一钱　陈皮三分　人参三钱　茯苓三钱

【用法】水煎服。

【主治】夏日伤暑而湿气不解,自汗,两足逆冷至膝下,腹胀满,不省人事。

84343 清暑破疟饮(《慈航集》卷下)

【组成】广藿香三钱　紫苏一钱五分　青皮一钱五分　制半夏三钱　淡豆豉三钱　生甘草八分　槟榔一钱五分　枳壳一钱五分

【用法】煨老姜二钱为引,水煎服。

【主治】疟疾。

【加减】如无汗热重,此内伏热而外受寒暑,加香薷一钱;如有汗热重,加青蒿三钱;如口渴加葛根三钱,花粉二钱;如霍乱吐泻,加赤芍五钱,车前子三钱,白扁豆三钱;如周身酸痛,加秦艽一钱五分,独活一钱五分;如脉迟凉重,加煨老姜五钱,大枣三枚。一服头痛身痛发烧全退矣。大便结者,去紫苏、豆豉,加当归八钱,制军三钱,一服滞积全下,即愈。

84344 清暑透毒汤(《救偏琐言》卷十)

【组成】陈皮　厚朴各四分　葛根三分　泽泻　香薷各五分　黄连七分　滑石三钱　青皮七分　蝉蜕三分　甘草四分　扁豆一钱

【用法】上加灯心一分,煎服。

【主治】痘值酷暑,因暑气闭塞。神情烦闷,不时哈舌,大渴思冷,濈然汗出,或身凉如晕,痘疮淹滞。

84345 清暑益元汤

《东医宝鉴·杂病篇》卷三。为原书同卷"清气饮"之异名。见该条。

84346 清暑益元散(《症因脉治》卷四)

【组成】香薷　鲜藿香

【用法】水煎汤,调六一散服。

【主治】热气霍乱。时值湿热,心腹绞痛,上吐下泄,烦闷扰乱,昏不知人,脉或见沉数或见促止,或见躁疾。

84347 清暑益气丸

《饲鹤亭集方》。即《脾胃论》卷中"清暑益气汤"改为丸剂，见该条。

84348 清暑益气汤（《脾胃论》卷中）

【组成】黄耆（汗少减五分） 苍术（泔浸，去皮） 升麻各一钱 人参（去芦） 泽泻 炒曲 橘皮 白术各五分 麦门冬（去心） 当归身 炙甘草各三分 青皮（去白）二分半 黄柏（酒洗，去皮）二分或三分 葛根二分 五味子九枚

【用法】上㕮咀，都作一服。以水二大盏，煎至一盏，去滓，食远温服。剂之多少，临病斟酌。

【功用】《方剂学》：清热益气，化湿生津。

【主治】平素气阴俱虚，感受暑湿，身热头痛，口渴自汗，四肢困倦，不思饮食，胸闷身重，便溏尿赤，舌淡苔腻，脉虚弱。

❶《脾胃论》：时当长夏，湿热大胜，蒸蒸而炽，人感之，多四肢困倦，精神短少，懒于动作，胸满气促，肢节沉疼，或气高而喘，身热而烦，心下膨痞，小便黄而数，大便溏而频，或痢出黄如糜，或如泔色，或渴或不渴，不思饮食，自汗体重或汗少者，血先病而气不病也，其脉中得洪缓。若血气相搏，必加之以迟。❷《内科摘要》：暑热泻痢、疟疾。❸《准绳·幼科》：暑邪干卫，身热自汗。❹《诚书》：痢疾已愈，中气虚弱者，暑令尚在。❺《幼科铁镜》：伤暑烦热。❻《金鉴》：暑厥昏眩，不知人，气虚挟痰上冲心虚者。

【加减】若中满者，去甘草；咳甚者，去人参；如口干、咽干者，加干葛；如烦乱犹不能止，少加黄连以去之；如气浮心乱，则以朱砂安神丸镇固之，得烦减，勿再服；如心下痞，亦少加黄连；长夏湿上客邪火旺，可以权加苍术、白术、泽泻，上下分消其湿热之气也；湿气大胜，主食不消化，故食减，不知谷味，加炒曲以消之。复加五味子、麦门冬、人参泻火，益肺气，助秋损也；浊气在阳，乱于胸中，则䐜满闭塞，大便不通，夏月宜少加酒洗黄柏大苦寒之味，冬月宜加吴茱萸大辛苦热之药以从权，乃随时用药，以泄浊气之下降也；清气在阴者，乃人之脾胃气衰，不能升发阳气，故用升麻、柴胡辛甘之味，以引元气之升，不令飧泄也。暑月阳盛，则于正药中加青皮、陈皮、益智、黄柏，散寒气、泄阴火之上逆；或以消痞丸合滋肾丸；滋肾丸、黄柏、知母，微加肉桂，三味是也；或更以黄连别作丸。二药七八十丸，空心约宿食消尽服之。待少时，以美食压之，不令胃中停留也。如食已心下痞，别服橘皮枳术丸；如脉弦、四肢满闭，便难而心下痞，加甘草、黄连、柴胡；如大便秘燥，心下痞，加黄连、桃仁，少加大黄、当归身；如心下夯闷者，加白芍药、黄连；如心下痞腹胀，加五味子、白芍药、缩砂仁；如天寒，少加干姜或中桂；如心下痞，中寒者，加附子、黄连；如心下痞、呕逆者，加黄连、生姜、橘皮；如冬月，不加黄连，少入丁香、藿香叶；如口干嗌干，加五味子、干葛；如胸中满闷郁郁然，加橘红、青皮、木香少许；如食少不饥，加炒曲；如食不下，乃胸中、胃上有寒，或气涩滞，加青皮、陈皮、木香，此三味为定法；如冬天，加益智仁、草豆蔻仁；如夏月少用，更加黄连；如秋月气涩滞、食不下，更加槟榔、草豆蔻仁、缩砂仁，或少加白豆蔻仁；如三春之月，食不下，亦用青皮少、陈皮多，更加风药以退其寒复其上；如初春犹寒，更少加辛热以补春气之不足，以为风药之佐，益智、草豆蔻皆可也；如胸中窒塞、或气闭闷乱者，肺气涩滞而不行，宜破滞气，青皮、陈皮，少加木香、槟榔；如冬月，加吴茱萸、人参；丹田有热者，必尻臀冷、前阴间冷汗，两丸冷，是邪气乘其本而正气走于经脉中也。遇寒则必作阴阴而痛，以此辨丹田中伏火也，加黄柏、生地黄，勿误作寒证治之；如多唾、或唾白沫者，胃口上停寒也，加益智仁；如腹中气上逆者，是冲脉逆也，加黄柏三分，黄连一分半以泄之；如腹中或周身间有刺痛，皆血涩不足，加当归身；如哕，加五味子多、益智少；如脉涩，觉气涩滞者，加当归身、天门冬、木香、青皮、陈皮，有寒者，加桂枝、黄芪；如秋、冬天气寒凉而腹痛者，加半夏或益智或草豆蔻之类；如胁下急或痛甚，俱加柴胡、甘草；如头痛有痰、沉重懒倦者，乃太阴痰厥头痛，加半夏五分、生姜二分或三分；气犹短促者，为膈上及表间有寒所遏，当引阳气上伸，加羌活、独活、藁本最少，升麻多，柴胡次之，黄耆加倍；如脚膝痿软，行步乏力或疼痛，乃肾肝中伏湿热，少加黄柏，空心服之；不愈，更增黄柏，加汉防己五分，则脚膝中气力如故也。

【方论选录】❶《脾胃论》：《内经》曰：阳气者，卫外而为固也。炅则气泄。今暑邪干卫，故身热自汗，以黄耆甘温补之为君。人参、橘皮、当归、甘草，甘微温，补中益气为臣。苍术、白术、泽泻，渗利而除湿；升麻、葛根，甘苦平，善解肌热，又以风胜湿也；湿胜则食不消而作痞满，故炒曲甘辛、青皮辛温，消食快气；肾恶燥，急食辛以润之，故以黄柏苦辛寒，借甘味泻热补水；虚者滋其化源，以人参、五味子、麦门冬，酸甘微寒，救天暑之伤于庚金为佐。❷《医方集解》：此手足太阴足阳明药也。热伤气，参、耆益气而固表；湿伤脾，二术燥湿而强脾；火盛则金病而水衰，故用麦冬、五味以保肺而生津，用黄柏以泻热而滋火；青皮平肝而破滞；当归养血而和阴；神曲化食而消积；升、葛解肌热而升清；泽泻泻湿热而降浊；陈皮理气；甘草和中。合之以益气强脾，除湿清热也。

【备考】本方改为丸剂，名"清暑益气丸"（见《饲鹤亭集方》）。

84349 清暑益气汤（《集验良方》卷三）

【组成】人参五分 当归一钱 白芍（酒炒）一钱 熟地一钱 白茯苓一钱 麦冬一钱 五味子十粒 陈皮七分 黄柏（酒炒）七分 知母（酒炒）七分 生甘草三分

【用法】上加乌梅一个，炒米一撮，大枣二枚，水煎服。

【主治】夏月暑病，四肢困倦，精神短少，脉虚之症。

84350 清暑益气汤（方出《温热经纬》卷四，名见《中医方剂学讲义》）

【组成】西洋参 石斛 麦冬 黄连 竹叶 荷杆 知母 甘草 粳米 西瓜翠衣

【功用】清暑热，益元气。

【主治】❶《温热经纬》：湿热证，湿热伤气，四肢困倦，精神减少，身热气高，心烦溺黄，口渴自汗，脉虚者。❷《方剂学讲义》：暑热伤气，汗多烦渴，脉大而虚。

【方论选录】《中医方剂学讲义》：方中黄连、竹叶、荷梗、西瓜翠气清热解暑，西洋参、麦冬、石斛、知母、粳米、甘草益气生津，合而用之，具有清暑热、益元气之功，方名清暑益气汤，即本于此。

【临床报道】小儿暑热证：《安徽中医临床杂志》

[2003,15(5):369]用本方治疗小儿暑热证72例,结果:显效(治疗7天,热退,症状消失)43例,有效(治疗1~2周,体温下降,症状减轻)21例,无效(治疗2周,症状无改善)8例,总有效率为88.9%。

84351 清暑悉安汤(《会约》卷十二)

【组成】苍术 白术各一钱半 扁豆三钱(炒捣) 宣木瓜二钱 泽泻 木通 车前子各一钱 陈皮八分 茯苓一钱半 生白芍一钱半 甘草一钱 滑石三钱 香薷五分

【用法】水煎服。

【主治】冒暑身热,便泄,口渴,汗出,腹痛,尿赤。

84352 清暑痢疾丸(《揣摩有得集》)

【组成】姜连一两 归身一两五钱 白芍二两半(炒) 黄芩二两半(炒) 槟榔二两半 枳壳二两半 半夏二两 地榆二两(炒) 焦楂五两 川朴二两(炒) 木香一两 熟军二两 二丑二两(炒) 扁豆五两(炒) 滑石二两 青皮二两 干姜三钱 生草二两

【用法】上为细末,以荷叶煎水成丸,如梧桐子大。大人每服三钱,小儿一二钱,皆用红白糖冲开水送下。

【主治】一切暑痢,不论红白,或肚痛泻泄,或食积、水积、茶积,受热头痛,小便黄而短少,口焦而不欲饮,内有积滞湿热。

84353 清暑疏风散(《疮疡经验全书》卷二)

【组成】羌活 防风 荆芥 升麻 甘草 干葛 苍术 厚朴 川芎 当归 白芍 独活 白芷 桔梗 紫苏 柴胡 薄荷 薄桂 枳壳 蔓荆子 木香 藁本

【用法】上以水二钟,加生姜七片,葱白三根,浓煎热服。随饮好酒,以助药力,以衣覆患上出汗为要,次用围药,并服千金托里散。

【主治】风毒颈痈。

84354 清暑解毒饮(《朱仁康临床经验集》)

【组成】青蒿9克 厚朴3克 黄连3克 丹皮6克 赤芍6克 银花6克 连翘6克 绿豆衣9克 生甘草3克

【功用】清暑邪,解热毒。

【主治】小儿头面疖毒,热疖。

【方论选录】方中青蒿、厚朴、黄连清暑热,丹皮、赤芍凉血清热,银花、连翘、绿豆衣、甘草清热解毒。

84355 清暑熄风汤(《喉科家训》卷二)

【组成】元参 麦冬 石膏 丹皮 薄荷 桑叶 川贝 鲜地 银花 六一散

【用法】水煎服。

【主治】热病风暑,发热汗出,口渴心烦,不恶寒反恶热,咽喉红痛或白腐肿甚,脉来洪大,舌黄或燥,乃三焦相火升腾上窍,阳明热甚之症。

【加减】如发疹,加荷叶、牛蒡;发斑,加栀子、绿豆衣;谵语昏狂,加紫雪丹;热极生风,加羚羊、钩藤;呕逆,加竹茹、橘络;角弓反张,牙关紧闭,去石膏、六一,加犀角、羚羊、钩藤、连翘、竹叶。

84356 清脾甘露饮(《外科正宗》卷四)

【异名】清脾除湿饮(《金鉴》卷七十四)。

【组成】白术 赤茯苓 山栀 茵陈 麦门冬 生地 黄芩 枳壳 苍术 泽泻 连翘 甘草 玄明粉各等分

【用法】上以水二钟,加竹叶、灯心各二十件,煎八分,食前服。

【主治】脾经湿热郁遏,乃生天疱,下体多而疼痛者。

84357 清脾甘露饮(《疡科捷径》卷中)

【组成】生地黄 牡丹皮 茯苓 滑石 甘草 白术 山栀 茵陈 苡仁 黄柏 萆薢 淡竹叶

【主治】坐板疮。暑湿热毒,凝于肉里,在臀腿外生疮,形如黍豆,痛痒连绵。

84358 清脾抑火汤(《玉案》卷三)

【组成】黄连 青皮 黄芩 黄柏各二钱

【用法】上加灯心三十茎,食远服。

【主治】口甜。

84359 清脾降火汤(《喉科紫珍集》卷上)

【组成】丹皮 黄芩 白芍 防风 白术 猪苓各一钱 青皮 薄荷 泽泻各七分 当归一钱二分 生地二钱 黄连五分 桔梗 赤茯苓 麦冬(去心) 元参各一钱五分

【用法】上加须葱白二寸,灯心十寸,水煎服。

【主治】❶《喉科紫珍集》:脾虚火灼,外感风热,咽喉刺痛。❷《喉科枕秘》:脾经积热,上腭生疮,似粟如珠,或黄或白,口中腥臭,手足怕冷,身体畏寒。

84360 清脾养胃汤(《寿世保元》卷八)

【组成】软石膏 黄芩 陈皮 白术(去芦) 甘草 胡黄连 使君子 茯苓(去皮)各等分

【用法】上剉。水煎,温服;或为末,放于饮食内,令儿服之。

【主治】小儿脾虚胃热,爱吃泥土,面色青黄,或是虫动。

【临床报道】小儿嗜土症:《陕西中医》[1996,17(10):462]用本方治疗小儿嗜土症38例,结果:症状消失33例,好转5例。

84361 清脾除湿饮

《金鉴》卷七十四。为《外科正宗》卷四"清脾甘露饮"之异名。见该条。

84362 清脾凉血汤(《金鉴》卷六十五)

【组成】荆芥 防风 赤芍 黑参 陈皮 蝉蜕 苍术(炒) 白鲜皮各一钱 连翘(去心) 生大黄(酒洗)各一钱五分 厚朴(姜炒) 甘草(生)各五分

【用法】上加竹叶三十片,水煎,食远服。

【主治】脾胃血热,致患椒疮、粟疮,生眼胞之内,椒疮则赤坚而难消,粟疮则黄软而易散。

84363 清湿化痰汤(《回春》卷五)

【组成】南星(姜制) 半夏(姜制) 陈皮 茯苓(去皮) 苍术(米泔浸) 羌活 片芩(酒炒) 白芷 白芥子各一钱 甘草三分 木香五分(另研)

【用法】上剉一剂。加竹沥、生姜汁同服。

【主治】湿痰流注经络,关节不利,而致周身四肢骨节走注疼痛,牵引胸背,亦作寒热,喘咳烦闷,或作肿块,痛难转侧,或四肢麻痹不仁,或背心一点如冰冷,脉滑。

【加减】骨体痛甚及有肿块作痛者,名曰痰块,加乳香、没药、海石、朴消;头项痛,加川芎、威灵仙;手臂痛,加薄桂,引南星等药至痛处;脚痛,加牛膝、黄柏、防已、龙胆草、木瓜。

84364 **清湿泻肝汤**(《疮疡经验全书》卷五)

【组成】升麻　羌活　柴胡　知母　黄柏　生甘草　泽泻　青皮　川芎　生地　苍术　龙胆草　木通

【用法】水煎服。

【主治】阴蚀疮。

【加减】热,加黄芩;小便不利,加车前子;虚,加人参。

84365 **清温解营汤**(《李聪甫医案》)

【组成】生石膏12克　鲜竹茹10克　瓜蒌仁10克　瓜蒌根10克　连翘心10克　润玄参10克　鲜芦根10克　生知母10克　苦杏仁7克　淡黄芩10克　川贝母7克　牛蒡子7克　香青蒿7克　广郁金7克　炒山栀10克　益元散(鲜荷叶包刺孔)10克

【功用】导化湿浊,散解郁热,顾护津液。

【主治】湿温。壮热无汗,胸高气喘,鼻翼扇动,面颊红赤,大渴引饮,谵妄不识人,病势急剧,舌上有白点满布如珍珠状,脉浮洪数疾。

84366 **清蒸还致丹**(《何氏济生论》卷二)

【组成】紫河车二具　真秋石三两　人中白(煅)三两　五味子二两　人参五两　人乳粉五两　阿胶四两(蛤炒)　地骨皮三两　鳖甲(醋炙)三两　银柴胡三两

【用法】上加百部、青蒿、童便,共熬成膏为丸。白汤送下三钱。

【功用】清骨蒸。

【主治】劳嗽。

84367 **清暗化痰汤**(《摄生众妙方》卷六)

【组成】橘红　半夏　茯苓　桔梗各一钱五分　天麻　薄荷　防风各一钱　甘草五分　川芎　黄连　黄芩　枳实各二钱五分

【用法】上用水二钟,加生姜二片,煎至八分,温服。

【主治】头暗晕有痰,上焦有热。

【加减】如痰盛,加瓜蒌仁一钱。

84368 **清解宣肺汤**(《效验秘方·续集》郑建民方)

【组成】金银花9克　连翘9克　菊花6克　黄芩6克　川贝母6克　木蝴蝶6克　僵蚕6克　炙麻黄3克　杏仁6克　甘草3克

【用法】每日1剂,水煎2次,分3~4次服。

【功用】清热解毒,宣肺化痰。

【主治】小儿急性支气管炎。

【加减】若发热重者,加柴胡、葛根解肌退热;鼻流清涕,加荆芥、苏叶疏风散寒;痰多色白加橘红、半夏;色黄加天竺黄;咽痒加徐长卿、蝉衣;纳呆加焦三仙;大便秘结加大黄。

【方论选录】方中金银花、连翘、菊花轻宣肺热,透邪解表;黄芩清热解毒泻肺;川贝母清肺热,化痰止咳;木蝴蝶清咽宣肺止咳,僵蚕熄风化痰,有抗惊厥,解痉挛的功效,炙麻黄、杏仁、甘草为三拗汤,宣肺止咳平喘。诸药合用清热解毒,宣肺化痰。

84369 **清解蕴热汤**(《证因方论集要》卷三引叶天士方)

【组成】羚羊角　犀角　连翘心　元参心　鲜生地　金银花　天花粉　石菖蒲

【主治】伏气热蕴三焦,发热烦渴,遍体赤斑,夜躁不寐。

【方论选录】烦渴属胃,夜躁属心,风温内扰,营分不静,用犀角、生地以凉血,连翘、羚羊以清心,花粉、银花以养胃,元参心泻浮游之火,石菖蒲通膻中之阳。

84370 **清痰四物汤**(《叶氏女科》卷二)

【组成】熟地黄三钱　白芍(酒炒)　黄芩(酒炒)各二钱半　当归二钱　半夏(制,炒黄)　陈皮　白术(蜜炙)各一钱　姜三片

【用法】水煎,温服。

【主治】子痫。

84371 **清痰宁痛丸**(《简明医彀》卷五)

【组成】橘红　茯苓　半夏　贝母　天麻　白术　胆星　白附子　瓜蒌仁　酒芩各等分

【用法】上为末,水为丸,如绿豆大。每服二钱,白汤送下。以竹沥、姜汁为丸尤妙。兼服拈痛汤效。

【主治】酒客多饮,致痰涎饮积身体痛者。

84372 **清痰利水汤**(《眼科临症笔记》)

【组成】黑元参八钱　清半夏四钱　吴茱萸二钱　广陈皮二钱　胆星三钱　泽泻三钱　防己三钱　石苇三钱　黄连二钱　柴胡三钱　川芎三钱　升麻三钱　藁本三钱　甘草一钱

【用法】代赭石七钱为引,水煎服。

【主治】绿风障症(青光眼)。两眼瞳孔稍大,略带青黄色,只觉头晕目胀,自视青色茫茫,或兼呕吐、泛恶。

84373 **清痰定喘丸**(《良方汇集》卷一)

【组成】橘红　半夏(姜制)　茯苓　瓜蒌仁(去油)各一钱　桑皮(蜜炒)　枳壳　海石(火煅)各五分　杏仁七个(去皮尖)

【用法】上以水二钟,加生姜三片,煎至八分,食远温服。

【主治】吼喘。

【备考】本方方名,据剂型,当作"清痰定喘汤"。

84374 **清痰降火汤**(《便览》卷一)

【组成】半夏(姜制)一钱半　橘红　茯苓各一钱二分　甘草五分　黄芩(酒炒)二钱　山栀　枳壳(炒)　桔梗　柴胡　菖蒲　木通

【用法】上加生姜三片,水煎服。

【主治】痰火上升耳鸣。

84375 **清痰降火汤**(《慈幼心传》卷下)

【组成】贝母　陈皮　甘草　茯苓　桔梗　知母　黄芩　杏仁　花粉　麦冬

【用法】水煎服。

【主治】咳嗽痰喘。

84376 **清痰降火汤**(《杏苑》卷四)

【组成】橘皮　半夏　山楂子　茯苓各一钱　黄连(和土炒)　甘草各四分　枇杷叶八分　桔梗三分　神曲七分　南星七分　竹茹五分　生姜五片

【用法】上㕮咀,煎滤清,加生姜自然汁一蛤壳,食前服。

【主治】吐酸涌出如醋,或食一日半日,腐作酸水吐出,或呕黄臭水,心胸不安。

84377 **清痰顺气汤**(《回春》卷二)

【组成】南星(姜制)　瓜蒌仁　贝母　陈皮　苍术(米泔浸,炒)　官桂　防风　荆芥　黄芩(酒炒)　黄连(酒炒)　半夏(姜制)　甘草各等分

【用法】上剉。加生姜三片,水煎,临服入木香、沉香末

各五分同服。

【主治】口眼㖞斜。

84378 **清痰养荣汤**

《会约》卷五。为《温疫论》卷上“蒌贝养荣汤”之异名。见该条。

84379 **清痰祛眩汤**(《寿世保元》卷五)

【组成】天南星(姜泡) 半夏(姜汁制) 天麻 苍术(米泔浸) 川芎 陈皮 茯苓(去皮) 桔梗 枳壳(去瓤) 乌药 酒芩 羌活各八分 甘草三分

【用法】上剉一剂。加生姜,水煎,临服入竹沥、姜汁同服。

【主治】肥白人日常头旋目花,卒时晕倒者,名曰痰晕。

84380 **清痰凉膈散**(《点点经》卷一)

【组成】葛花二钱 半夏一钱 天麻 川芎 连翘 菊花 山栀 生地 腹皮 木通 元参各一钱五分 甘草三分

【用法】葱白、石膏(生熟各半)为引。

【主治】酒病头痛,无分左右,脉来浮长有力者。

84381 **清源止痢汤**(《辨证录》卷七)

【组成】黄芩三钱 茯苓五钱 紫参三钱 诃黎勒三钱 甘草一钱 天花粉三钱 地榆三钱

【用法】水煎服。一剂减半,三剂痢止。

【功用】清肺经之热。

【主治】人有受暑湿之毒,膀胱热结而气不化,水谷倾囊而出,一昼夜七八十行,脓血稠黏,大渴引水,百杯不止。

【方论选录】此方清肺金化源之方也。用黄芩、地榆以凉肺,即所以凉大肠之热也。紫参疗肠胃之热,能消积聚,而通大小之便。诃黎勒能固肠脱,合而用之于茯苓,甘草诸药之内,则通中有寒,而寒中又有调和之妙,所以奏功特神也。

84382 **清膈化痰丸**(《丹溪心法》卷二)

【组成】黄连一两 黄芩一两 黄柏半两 山栀半两 香附一两半 苍术二两

【用法】上为末,蒸饼为丸,如绿豆大。白汤送下。

【功用】《医统》:清热去湿利痰。

【主治】❶《丹溪心法》:痰证。❷《医统》:上焦痰火壅盛,咳嗽烦热,口渴,胸中否闷。

【备考】《医统》本方用法:上为细末,滴水为丸,如梧桐子大。每服五十丸,白汤送下。

84383 **清膈导痰汤**(《医统》卷四十三引《宣明论》)

【组成】黄芩 贝母各一钱 桔梗 甘草 陈皮各五分 天花粉 瓜蒌仁 白术 白茯苓各八分 石膏 朴消各一钱半

【用法】上以水二盏,加竹叶二十片,洗净,揉烂,煎八分,食远服。

【主治】胃火厚味,膈上热痰,咯吐不出,咳唾稠黏。

84384 **清膈苍莎丸**

《医学入门》卷七。为《医学正传》卷四“清膈丸”之异名。见该条。

84385 **清膈降气丸**(《圣济总录》卷一八一)

【组成】牛蒡子 栀子仁 甘草(炙微赤,剉) 川消 郁金各半两 枳壳一分(麸炒微黄,去瓤) 龙脑半两(研)

【用法】上为末,面糊为丸,如麻子大。每服二至三丸,薄荷水化下,不拘时候。

【主治】小儿胃气上溢,气不升降,涎液不收。

84386 **清膈活血汤**(《喉科秘诀》卷上)

【组成】黄连一钱 麦冬二钱 连翘一钱 栀子五分 石膏一钱 桔梗八分 黄芩一钱 甘草三分 归尾五分 升麻三分

【用法】上以水二碗,煎七分,温服。

【主治】积热喉症。初起多有夜半睡觉咽津凝气,牙关强而不开,鼻气觉有些烧,痰涎壅黏,壮热多,憎寒少。

84387 **清膈宽中汤**(《摄生众妙方》卷五)

【组成】橘红 半夏 茯苓 苍术 厚朴 藿香 青皮 香附子各一钱五分 甘草五分 枳实二钱

【用法】上㕮咀。用水二钟,煎至八分,食远温服。

【主治】胃不宽,饮食少思。

84388 **清瘟败毒饮**(《疫疹一得》卷下)

【组成】生石膏大剂六两至八两,中剂二两至四两,小剂八钱至一两二钱 小生地大剂六钱至一两,中剂三钱至五钱,小剂二钱至四钱 乌犀角大剂六钱至八钱,中剂三钱至四钱,小剂二钱至四钱 真川连大剂四钱至六钱,中剂二钱至四钱,小剂一钱至一钱半 生栀子 桔梗 黄芩 知母 赤芍 玄参 连翘 竹叶 甘草 丹皮

【用法】疫证初起,恶寒发热,头痛如劈,烦躁谵妄,身热肢冷,舌刺唇焦,上呕下泄,六脉沉细而数,即用大剂;沉而数者,用中剂;浮大而数者,用小剂。如斑一出,即用大青叶,量加升麻四五分,引毒外透。

【功用】解外化内,升清降浊。

【主治】一切火热,表里俱盛,狂躁烦心;口干咽痛,大热干呕,错语不眠,吐血衄血,热盛发斑。现代多用于乙型脑炎,钩端螺旋体病,败血症等。

【加减】头痛倾侧,加石膏、玄参、甘菊花;骨节烦痛,腰如被杖,加石膏、玄参、黄柏;遍体炎炎,加石膏、生地、川连、黄芩、丹皮;静躁不常,加石膏、川连、犀角、丹皮、黄芩;火扰不寐,加石膏、犀角、琥珀、川连;周身如冰,加石膏、川连、犀角、黄柏、丹皮;四肢逆冷,加石膏;筋抽脉惕,加石膏、丹皮、胆草;大渴不已,加石膏、花粉;胃热不食,加石膏、枳壳;胸膈遏郁,加川连、枳壳、桔梗、瓜蒌霜;昏闷无声,加石膏、川连、犀角、黄芩、羚羊角、桑皮;筋肉瞤动,加生地、石膏、黄柏、玄参;冷气上升,加石膏、生地、丹皮、川连、犀角、胆草;口秽喷人,加石膏、川连、犀角;满口如霜,加石膏、川连、连翘、犀角、黄柏、生地;咽喉肿痛,加石膏、桔梗、玄参、牛子、射干,山豆根;嘴唇焮肿,加石膏、川连、连翘、天花粉;脸上燎泡,加石膏、生地、银花、板蓝根、紫花地丁、马勃、归尾、丹皮、玄参;大头天行,加石膏、归尾、板蓝根、马勃、紫花地丁、银花、玄参、僵蚕、生大黄;痄腮,加石膏、归尾、银花、玄参、紫花地丁、丹皮、马勃、连翘、板蓝根;颈颌肿痛,加石膏、桔梗、牛蒡子、夏枯草、紫花地丁、玄参、连翘、银花、山豆根;耳后痛硬,加石膏、连翘、生地、天花粉、紫花地丁、丹皮、银花、板蓝根、玄参;耳聋口苦,加生地、玄参、柴胡、黄柏;嗒舌弄舌,加石膏、川连、犀角、黄柏、玄参;红丝绕目,加菊花、红花、蝉衣、谷精草、归尾;头汗如涌,加石膏、玄参;咬牙,加石膏、生地、丹皮、龙胆草、栀子;鼻血泉涌,加石膏、生地、黄

连、羚羊角、桑皮(生用)、玄参、棕炭、黄芩;舌上珍珠,加石膏、川连、犀角、连翘、净银花、玄参、花粉;舌如铁甲,加石膏、犀角、川连、知母、天花粉、连翘、玄参、黄柏;舌丁,加石膏、川连、犀角、连翘、银花;舌长,以片脑为末涂舌上,应手而缩,甚者必须五钱而愈;舌衄,加石膏、丹皮、生地、川连、犀角、栀子、败棕炭;齿衄,加石膏、黄柏、生地、丹皮、栀子、犀角、川连、玄参、黄芩;谵语,加石膏、川连、犀角、丹皮、栀子、黄柏、龙胆草;呃逆,加石膏、柿蒂、银杏、竹茹、羚羊角、枇杷叶,不止,用四磨饮一钱,调服本方即止;呕吐,加石膏、川连、滑石、甘草、伏龙肝;似痢非痢,加石膏、川连、滑石、猪苓、泽泻、木通;热注大肠,加同上;大便不通,加川军,另用蜜煎导法;大便下血,加生地、槐花、棕炭、侧柏叶;小便短缩如油,加滑石、泽泻、猪苓、木通、通草、萹蓄;小便溺血,加生地、桃仁、滑石、茅根、川牛膝、琥珀、棕炭;发狂,加石膏、犀角、川连、栀子、丹皮、川黄柏;痰中带血,加石膏、黄芩、棕炭、生桑皮、羚羊角、生地、瓜蒌霜;遗尿,加石膏、川连、犀角、滑石;喘嗽,加桑皮、黄芩、石膏、羚羊角;发黄,加石膏、滑石、栀子、茵陈、猪苓、泽泻、木通;循衣摸床,加石膏、川连、犀角、丹皮、栀子、胆草;狐惑,加石膏、犀角、苦参、乌梅、槐子;战汗,战后汗出,脉静身凉不用药,有余热即服本方小剂,一药而安;瘟毒发疮,加石膏、生地、川连、紫花地丁、金银花,上加升麻,下加川牛膝,胸加枳壳、蒲公英,背加威灵仙,出头者加皂刺。

【方论选录】❶《疫疹一得》:此十二经泄火之药也。斑疹虽出于胃,亦诸经之火有以助之。重用石膏直入胃经,使其敷布于十二经,退其淫热;佐以黄连、犀角、黄芩泄心肺火于上焦,丹皮、栀子、赤芍泄肝经之火,连翘、玄参解散浮游之火,生地、知母抑阳扶阴,泄其亢甚之火,而救欲绝之水,桔梗、竹叶载药上行,使以甘草和胃也。此皆大寒解毒之剂,故重用石膏,先平甚者,而诸经之火自无不安矣。❷《历代名医良方注释》:本方为大寒解毒之剂。方中综合白虎、犀角地黄、黄连解毒三方加减,合为一方。白虎汤清阳明经大热,犀角地黄汤清营凉血,黄连解毒汤泻火解毒,加竹叶清心除烦,桔梗、连翘载药上行。共奏清热解毒,凉血救阴之功。

【临床报道】❶ 乙型脑炎:《湖南中医学院学报》[1988,(3):55]治疗78例乙型脑炎,其中轻型17例,中型28例,重型22例,暴发型11例。方法:卫、气分证明显者,本方去犀角,牡丹皮,加金银花、大青叶等,并重用连翘,竹叶;营、血分证为主者,去连翘、竹叶,加麦冬、羚羊角、钩藤、全蝎等,平均用药6.8剂,并配用安宫牛黄丸或至宝丹等。结果:痊愈69例,好转5例,死亡4例,总有效率为94.9%。❷ 钩端螺旋体病:《广西中医药》[1987,(3):6]用本方加减治疗68例钩端螺旋体病。其中流感伤寒型62例,黄疸出血型3例,脑膜脑炎型2例,肺出血型1例。方用:水牛角、生石膏、生地黄、土茯苓、薏仁各30克、黄连6克、知母、黄芩、栀子、牡丹皮、赤芍各10克,每日一剂,水煎,分2次服,病危重者每日2~3剂。湿热并重,加白蔻仁;湿重于热,加茵陈、金钱草;热入营血,加大黄、藕节、血余炭;热入心包,肝风内动,加安宫牛黄丸、紫雪丹;高热烦躁,加青蒿、花粉;恶心呕吐,加藿香、白蔻。危重者,辅以西药抢救治疗。结果:68例中以服基本方为主,治愈者65例,另外3例经中西医结合治疗亦获痊愈。

【现代研究】❶ 解热与抗凝作用:《中国中西医结合杂志》[1993,13(2):94]该方具有以下作用:a. 对发热具有明显的抑制作用,与对照组相比,平均发热曲线降低,最大发热高度均数较小,体温反应指数也较小,$P<0.001$。b. 能改善家兔注射内毒素后白细胞呈先降低后升高现象,并能拮抗血小板降低。c. 能拮抗高黏综合征(血瘀),具有解聚、降黏、稀释血液(凉血化瘀)作用。d. 该方抑制家兔气血两燔证发热效应同时,使血浆中升高的cAMP降低,下降的cGMP升高,具有调整cAMP、cGMP比值的作用。e. 病理形态学表明,该方具有保护内脏器官、减轻脏器组织病理损害的作用。❷ 抑菌作用:《中国误诊学杂志》[2005,5(6):1042]研究表明清瘟败毒饮500mg/ml、250mg/ml、125mg/ml浓度对株菌均有不同程度的抑菌作用,而15.62mg/ml浓度对产酶菌及非产酶菌均无抑菌作用,其直接抗菌作用是不强的。

【备考】❶《增订伤暑全书》本方用法:先煮石膏数十沸,后下诸药,犀角磨汁和服。❷ 方中生栀子、桔梗、黄芩、知母、赤芍、玄参、连翘、竹叶、甘草、丹皮用量原缺。

84389 清瘟解毒丸(《慈禧光绪医方选议》)

【组成】黄芩二两　元参三两　桔梗二两　陈皮二两　黄连一两五钱　升麻五钱　马勃一两五钱　牛蒡子一两五钱　柴胡一两　连翘二两　板蓝根一两五钱　僵蚕二两　人中黄一两五钱　炒山栀二两　豆豉二两　犀角一两　薄荷一两

【用法】上研细面,炼蜜为丸,每丸重三钱。

【功用】疏风散邪,清热解毒。

【主治】瘟毒。

84390 清瘟解毒丸(《北京市中药成方选集》)

【组成】羌活七十五两　黄芩一百两　连翘七十五两　花粉一百两　桔梗七十五两　玄参(去芦)一百两　白芷五十两　葛根一百两　川芎五十两　大青叶一百两　柴胡五十两　牛蒡子(炒)一百两　赤芍五十两　淡竹叶一百两　防风五十两　甘草二十五两

【用法】上为细粉,炼蜜为丸,每丸重三钱。每服一丸,每日三次,温开水送下。

【功用】清热祛瘟,散风解表。

【主治】❶《北京市中药成方选集》:感冒风邪,身热头痛,发烧畏寒,四肢酸痛。❷《中国药典》:外感时疫,憎寒壮热,头痛无汗,口渴咽干,痄腮、大头瘟。

84391 清瘟解毒丸(《济南市中药成方选辑》)

【组成】连翘三两　银花四两　桃仁一两　花粉二两　菊花二两　牛蒡子(炒)二两　桔梗一两五钱　桑叶二两　浙贝母二两　玄参三两　竹叶二两　甘草二两　赤芍一两　薄荷一两五钱

【用法】上为细末,炼蜜为丸,每丸重二钱。成人每服二丸,小儿酌减,温开水化服。

【功用】《中药制剂手册》:清温解表,散风清热。

【主治】❶《济南市中药成方选辑》:瘟疫初起,头晕胀痛,身热恶寒,咳嗽喉痛。❷《中药制剂手册》:由于温热毒盛,流行传染引起的头痛身热,四肢酸痛,小便赤黄;流行性腮腺炎。

【宜忌】孕妇忌服。戒食辛辣油腻食物。

84392 **清瘟解毒汤**(《治疫全书》卷五)

【组成】川芎一钱　黄芩一钱　赤芍一钱　连翘一钱(去心)　花粉一钱　桔梗一钱　白芷一钱　羌活一钱　葛根一钱　玄参一钱　淡竹叶一钱　柴胡一钱五分　生甘草三分

【用法】加生姜三片为引,以水二钟,煎一钟,不拘时候服。瘟疫流行时,无病之人预服一二剂,百病不生。

【主治】初起瘟疫,四时伤寒,头痛,憎寒发热,呕吐恶心,咳嗽痰疾,气喘,面红目赤,咽喉肿痛。

【加减】胸满口渴,舌苔焦黄,狂言便秘,加枳实、酒大黄、川朴,微利之。

84393 **清聪化痰丸**(《回春》卷五)

【组成】橘红(盐水洗,去白)　赤茯苓(去皮)　蔓荆子各一两　枯芩(酒炒)八钱　黄连(酒炒)　白芍(酒浸,煨)　生地黄(酒洗)　柴胡　半夏(姜汁炒)各七分　人参六钱　青皮(醋炒)五钱　生甘草四钱

【用法】上为细末,葱汤浸蒸饼为丸,如绿豆大。每服百丸,晚用生姜汤、茶清任意送下。

【主治】饮食厚味,夹怒气以动肝胃之火,而致耳聋耳鸣,壅闭不闻声音。

84394 **清霄忘昼饮**(《救偏琐言·备用良方》)

【组成】黄连　丹皮　生地　木通　甘草　荆芥穗　黑山栀

【用法】灯心、竹叶为引,水煎服。

【主治】痘热扰心,心神不宁,夜不成寐。

84395 **清膻竹叶汤**(《医方类聚》卷一七四引《外科精要》)

【组成】生地黄(洗,焙)六两　黄芩(去心)　芍药　人参(去芦)　知母　粉草(炙)　白茯苓(去皮)各二两　川升麻　黄耆(蜜炙)　瓜蒌根　麦门冬(去心)　各三两

【用法】上为细末。每服二钱,浓煎竹叶汤一盏,纳大枣一个(去核),再煎至八分,无时温服。

【主治】痈疽热盛焮肿,作渴疼痛。

84396 **清燥生津饮**(《秋疟指南》卷一)

【组成】东洋参二钱　羚羊一钱　生甘草五分　条芩三钱　花粉二钱　麦冬二钱　莲子心二钱　川连一钱　香茶二分　生栀一钱半　元参一钱半

【用法】上以水一碗半,煎至八分服。

【功用】保津液,清燥热。

【主治】暑疟。寒热往来,口干脉数,误发其汗,伤津津竭,燥热愈炽,以致神昏语乱,但热不寒,溲溺短赤。

84397 **清燥养荣汤**(《瘟疫论》卷一)

【异名】清燥养营汤(《中医皮肤病学简编》)。

【组成】知母　天花粉　当归身　白芍　陈皮　地黄汁　甘草

【用法】上加灯心,水煎服。

【功用】《中医皮肤病学简编》:清热,凉血,解毒。

【主治】❶《瘟疫论》:疫病解后阴枯血燥者。❷《中医皮肤病学简编》:藜日光皮炎。

84398 **清燥养荣汤**(《医学集成》卷二)

【组成】生地　当归　白芍　知母　花粉　陈皮　甘草　朱砂(冲)　灯心

【主治】瘟疫下后,神昏谵语。

84399 **清燥养营汤**

《中医皮肤病学简编》。为《瘟疫论》卷上"清燥养荣汤"之异名。见该条。

84400 **清燥润肠汤**(《医醇賸义》卷二)

【组成】生地三钱　熟地三钱　当归二钱　麻仁三钱　蒌仁四钱　郁李仁二钱　石斛三钱　枳壳一钱(蜜水炒)　青皮一钱五分(蜜水炒)　金橘饼一枚

【主治】大肠受燥热,脏阴枯槁,肠胃不通,大便秘结。

84401 **清燥救肺汤**(《法律》卷四)

【异名】清燥汤(《伤寒大白》卷四)。

【组成】桑叶(去枝梗)三钱　石膏(煅)二钱五分　甘草一钱　人参七分　胡麻仁(炒、研)一钱　真阿胶八分　麦门冬(去心)一钱二分　杏仁(泡去皮尖,炒黄)七分　枇杷叶一片(刷去毛,蜜涂炙黄)

【用法】上以水一碗,煎六分,频频二三次滚热服。

【主治】诸气膹郁,诸痿喘呕。

【加减】痰多,加贝母、瓜蒌;血枯,加生地黄;热甚,加犀角、羚羊角或牛黄。

【方论选录】❶《医门法律》:桑叶经霜者,得金气而柔润不凋,取之为君;石膏禀清肃之气,极清肺热;甘草和胃生金;人参生胃之津,养肺之气。命名清燥救肺汤,大约以胃气为主,胃土为肺金之母也。❷《金鉴》:《经》云,损其肺者益其气。肺主诸气故也。然火与元气不两立,故用人参、甘草甘温而补气,气壮火自消,是用少火生气之法也。火燥膹郁于肺,非佐甘寒多液之品不足以滋肺燥,而肺气反为壮火所食益助其燥矣。故佐以石膏、麦冬、桑叶、阿胶、胡麻仁辈使清肃令行,而壮火亦从气化也。《经》曰:肺苦气上逆,急食苦以降之。故又佐以杏仁、枇杷叶之苦以降气,气降火亦降,而制节有权,气行则不郁,诸痿喘呕自除矣。要知诸气膹郁则肺气必大虚,若泥于肺热伤肺之说而不用人参,郁必不开而火愈炽,皮聚毛落,喘咳不休而死矣。此名救肺,凉而能补之谓也。若谓实火可泻,而久服芩、连,苦从火化,亡可立待耳。❸《成方便读》:此必六淫火邪,外伤于肺,而肺之津液素亏,为火刑逼,是以见诸气膹郁,诸痿喘呕之象。然外来之火,非徒用清降可愈,《经》有火郁发之之说,故以桑叶之轻宣肌表者,以解外来之邪,且此物得金气而柔润不凋,取之为君;石膏甘寒色白,直清肺部之火,禀西方清肃之气,以治其主病;肺与大肠为表里,火逼津枯,肺燥则大肠亦燥,故以杏仁、麻仁降肺而润肠;阿胶、麦冬,以保肺之津液;人参、甘草以补肺之母气;枇杷叶苦平降气,除热消痰,使金令得以下行,则膹郁喘呕之证皆可痊矣。

【临床报道】❶ 小儿支气管肺炎:《云南中医中药杂志》[2006,27(3):26]治疗34例,结果:治愈31例,有效3例,治愈率91.2%。❷ 放射性肺炎:《辽宁中医杂志》[2006,33(11):1448]治疗32例,对照组20例口服甘草片、咳必清,结果:治疗组32例,治愈3例,好转28例,未愈1例。总有效率96.7%。对照组20例,治愈1例,好转17例,未愈3例。总有效率85%,两组疗效差异有统计学意义,$P<0.05$。

【现代研究】❶ 减轻肺组织免疫损伤:《世界中医药》[2007,2(4):238]与模型组比较,清燥救肺汤治疗组肺组织匀浆液中肿瘤坏死因子(TNF-α)含量降低,第6、9天差异

显著($P<0.05$);趋化因子(MCP-1)含量亦较模型组降低,第6、9天有显著差异($P<0.05$);炎症介质NO含量较模型组降低,第6、9天差异显著(分别为$P<0.05$,$P<0.01$)。结论:清燥救肺汤对流感病毒FM1感染小鼠有保护作用,能减轻肺组织免疫损伤,其保护肺组织的机制可能与减少肺组织中免疫细胞的浸润,减少肺毒性炎症因子TNF-α、趋化因子(MCP-1)及炎症介质NO的水平有关。❷降低放射性肺损伤:《中国实验方剂学杂志》[2009,15(11):95]本方对局部中晚期胸部肿瘤放射治疗的肺有保护作用,能够显著降低结缔组织生长因子和血小板源性生长因子在体内的水平,降低放射治疗后弥散功能的恶化。

84402 清燥救肺汤(《杂病源流犀烛》卷十七)

【组成】桔梗　黄芩　麦冬　花粉　桑皮　生地

【主治】肺燥伤气。

84403 清燥解肌汤(《小儿诸热辨》)

【组成】防风　荆芥　柴胡　秦艽　葛根　玉竹(倍之)　甘草

【用法】上加葱白,水煎服。

【主治】秋燥干热无汗,或呕、或渴、或咳,有时寒如疟状,单服表药无效,热至半月一月不退者。

84404 清燥解郁汤(《医醇賸义》卷二)

【组成】人参一钱　丹参三钱　茯神二钱　半夏一钱　柏仁二钱　当归二钱　郁金二钱　广皮一钱

【用法】沉香四分,人乳磨,冲服。

【主治】心受燥凉,心烦而膈上喘满。

84405 清巅抑火汤(《玉案》卷四)

【组成】藁本　当归　生地　川芎各二钱　防风　蔓荆子　黄连　石膏　白芍　白芷各一钱

【用法】上加葱白五枚,生姜三片,水煎服。

【主治】血虚头痛及偏正头风。

84406 清上止晕沐方(《慈禧光绪医方选议》)

【组成】明天麻二钱　薄荷二钱　甘菊二钱　桑叶一钱　炒蔓荆三钱　川芎二钱　藁本二钱

【用法】水煎,沐之。

【功用】清热散风止晕。

【主治】肝阴不足而兼有风热之眩晕头痛。

84407 清火栀麦胶囊

《成方制剂》16册。即原书13册"清火栀麦片"改为胶囊剂,见该条。

84408 清肝利胆颗粒(《新药转正》38册)

【组成】茵陈　金银花　栀子　厚朴　防己

【用法】上制成颗粒。口服,一次2~3袋,一日2次;10日为一疗程。

【功用】清利肝胆湿热。

【主治】肝郁气滞、肝胆湿热未清证。症见纳呆,胁痛,疲倦乏力,尿黄,苔腻,脉弦。

【宜忌】《中国药典》:忌烟酒及辛辣油腻食物。

【备考】本方改为胶囊剂,名"清肝利胆胶囊"(见《中国药典》2010版)。

84409 清肝降压胶囊(《新药转正》33册)

【组成】夏枯草　制何首乌　槐花(炒)　桑寄生　丹参　葛根　泽泻(盐炒)　小蓟　远志(去心)　川牛膝

【用法】上制成胶囊剂。口服,一次3粒,一日3次,或遵医嘱。

【功用】清热平肝,补益肝肾。

【主治】高血压病,肝火亢盛、肝肾阴虚证。症见眩晕,头痛,面红目赤,急躁易怒,口干口苦,腰膝酸软,心悸不寐,耳鸣健忘,便秘,溲黄。

【宜忌】孕妇慎用。

84410 清肝偏头痛方(《效验秘方·续集》陆芷青方)

【组成】珍珠母30克(先煎)　龙胆草2~3克　滁菊花9~12克　防风3~5克　当归6~9克　白芍9克　生地12~18克　川芎5克　全蝎2~4只　䗪虫5~9克　地龙9克　牛膝9克

【用法】每日1剂,水煎,分2次温服。

【功用】清肝潜阳,活血通络。

【主治】血管神经性头痛。

【加减】苔薄口甜者,加佩兰5~9克;食欲不振者,加焦六曲或谷麦芽各12克;舌胖嫩,神疲乏力,加太子参18克;两目干涩者,加枸杞子12克;恶心者,加法半夏9克,陈皮5克,胆星9克;舌边有瘀斑、瘀点者,易白芍为赤芍。

【方论选录】本方用龙胆草降肝胆火热,珍珠母平肝潜阳,菊花疏风清热,平降肝阳,白芍、生地滋阴柔肝,平肝清热,滋补肝体,防风散风止痛,当归、川芎、地龙养血活血,通络止痛,牛膝补肝肾筋骨,活血通脉,配以䗪虫则具有活血祛瘀之功能。全方共奏清肝潜阳,活血通络之效。

【宜忌】忌食辛辣之品。

84411 清泥丸敛神汤(《寿世保元》卷六)

【组成】人参　防风　麦门冬(去心)　当归头　枯芩(酒炒)　川芎　黄连(酒炒)各一钱　蔓荆子八分　升麻三分　生甘草二分　明天麻　制半夏各七分

【用法】上剉。水煎,食远服。

【主治】鼻渊头眩。

【加减】脑漏者,加苍耳子二钱,黄耆一钱。

84412 清胎万全饮子(《宋氏女科秘书》)

【组成】白术　川续断(酒炒)　荆芥穗(炒焦)　茯苓　炙甘草

【用法】日服二次。

【主治】妊娠七月,觉胎气不安,或损伤漏血,或腹大重坠。

84413 清宫长春胶囊(《成方制剂》17册)

【组成】白芍　柏子仁　当归　地骨皮　地黄　杜仲　茯苓　覆盆子　枸杞子　花椒　麦冬　木香　牛膝　人参　肉苁蓉　山药　山茱萸　石菖蒲　熟地黄　天冬　菟丝子　五味子　远志　泽泻

【用法】上制成胶囊。口服,一次2~4粒,一日2~3次。

【功用】补肾益精,强筋壮骨,延缓衰老。

【主治】神衰体弱,精力不足,健忘易倦,头晕耳鸣,腰痛膝酸,性欲减退,畏寒肢冷。

【宜忌】感冒时暂停服用。

【临床报道】❶肾阳虚证:《实用医学杂志》[2007,23(6):913]治疗肾阳虚证324例,对照组用金匮肾气丸治疗108例,结果:治疗组与对照组在治疗肾阳虚证方面均能改善患者的临床症状,均能降低证候积分。证候疗效愈显率组间比较差异有统计学意义,治疗组好于对照组;总有效率组间比较差异无统计学意义。主症"性欲减退"疗效愈显率及总有效率组间差异有统计学意义,治疗组好于对照组。且观察过程中试验组和对照组均无不良反应发生。❷腰椎退行性关节病:《中国中医药科技》[2000,7(3):184]治疗90例,对照组用参桂鹿茸丸治疗30例,结果:治疗组临床控制12例,显效25例,有效43例,无效10例,总有效率88.9%;对照组临床控制2例,显效8例,有效14例,无效6例,总有效率80.0%。

84414 清热止咳颗粒(《新药转正》41册)

【组成】黄芩(炒) 浙贝母 重楼 鸭跖草 知母 石膏 陈皮 枳壳(麸炒) 苍耳子(炒) 苦杏仁 桔梗 广藿香 紫苏叶 炙甘草

【用法】上制成颗粒。口服,一次1袋,一日3次。

【功用】清热化痰,宣肺止咳。

【主治】痰热阻肺所致的咳嗽,痰黏稠或黄,发热,咽痛,口渴,胸闷,便干,尿黄;急性支气管炎(单纯型)急性发作见上述证候者。

84415 清热止痒面药(《慈禧光绪医方选议》)

【组成】荆穗一钱 薄荷一钱 僵蚕三钱 海桐皮二钱 黄连八分 冰片五厘

【用法】上为细面。茶卤调敷患处。

【功用】清热散风,除湿止痒。

【主治】顽固性痒疹。

84416 清热化湿洗药(《慈禧光绪医方选议》)

【组成】槐条二两 艾叶一两 白矾一两 马齿苋一两 银花一两 甘草一两

【用法】水煎,熏洗。

【功用】清肠止血,化湿,消肿止痛。

【主治】痔疮。

84417 清热去湿颗粒(《成方制剂》9册)

【组成】苍术 陈皮 党参 岗梅根 黄芪 野菊花 茵陈

【用法】上制成颗粒。口服,一次10克,一日2~3次。

【功用】清热祛湿,益气生津。

【主治】暑湿病邪引起的四肢疲倦,食欲不振,身热口干等。

84418 清热利胆颗粒(《成方制剂》4册)

【组成】凤尾草 荷包草 连钱草 紫花地丁

【用法】上制成颗粒。口服,一次15克,一日3次。

【功用】清热利湿,消炎利胆。

【主治】胆囊炎,胆结石伴胆囊炎。

84419 清肝利胆胶囊

《中国药典》2010版。即《新药转正》38册"消肝利胆颗粒"改为胶囊剂。见该条。

84420 清热明目洗药(《慈禧光绪医方选议》)

【组成】甘菊花一钱五分 薄荷八分 赤芍二钱 胆草一钱五分 白蒺藜二钱 僵蚕一钱五分

【用法】以水熬透,随时熏洗。

【功用】清热明目。

【主治】眼病。

84421 清解明目洗药(《慈禧光绪医方选议》)

【组成】薄荷一钱五分 蔓荆子二钱(生研) 防风二钱 酒连二钱(研) 胆草二钱(酒炒) 青皮三钱(炒) 川芎二钱 桑叶四钱

【用法】水煎透,熏洗患处。

【功用】清热明目。

【主治】眼病。

【方论选录】方中薄荷、桑叶清热祛风,蔓荆、防风辛温发散,川芎调肝和血,青皮健脾理气,胆草清肝胆湿热,黄连苦寒,可泻火解毒,酒炒可使药力上行,增强清头目之力。

84422 清热银花糖浆(《中国药典》2010版)

【组成】山银花100克 菊花100克 白茅根100克 通草20克 大枣50克 甘草20克 绿茶叶8克

【用法】上制成液剂,❶每支装10毫升;❷每支装20毫升;❸每瓶装60毫升;❹每瓶装100毫升;❺每瓶装120毫升。口服。一次20毫升,一日3次。

【功用】清热解毒,通利小便。

【主治】外感暑湿所致的头痛如裹、目赤口渴、小便不利。

84423 清热感冒颗粒(《成方制剂》9册)

【组成】爵床 马鞭草 枇杷叶 土荆芥 野甘草 一枝黄花 紫苏叶

【用法】上制成颗粒。开水冲服,一次15克,一日2~3次。

【功用】清热解表,宣肺止咳。

【主治】伤风感冒引起的头痛、发热、咳嗽。

84424 清热解毒胶囊

《新药转正》41册。即《成方制剂》7册"清热解毒口服液"改为胶囊剂。见该条。

84425 清热解毒颗粒

《新药转正》43册。即《成方制剂》7册"清热解毒口服液"改为颗粒剂,见该条。

84426 清热解毒颗粒(《药品标准·中药成方制剂》13册)

【组成】大青叶 地黄 黄连 金银花 连翘 石膏 水牛角 玄参 知母

【用法】上制成颗粒剂。开水冲服,一次18克,一日3次,小儿酌减或遵医嘱。

【功用】清热解毒,养阴生津,泻火。

【主治】风热型感冒、流行性腮腺炎及轻、中型乙型脑炎。

【宜忌】对风寒感冒、脏腑虚寒及虚热证忌用。

84427 清热解毒糖浆

《新药转正》39册。即《成方制剂》7册"清热解毒口服液"改为糖浆剂。见该条。

84428 清热镇咳糖浆(《中国药典》2010版)

【组成】葶苈子26克 矮地茶26克 鱼腥草44克 荆芥35克 知母26克 前胡35克 板栗壳44克 浮海石44克

【用法】上制成液剂,口服。一次15~20毫升,一日3次。

【功用】清热、镇咳、祛痰。

【主治】痰热蕴肺所致的咳嗽痰黄;感冒、咽炎见上述证候者。

【宜忌】不宜久服。

84429 **清热醒脑灵丸**(《成方制剂》8册)

【组成】冰片　薄荷脑　胆膏粉　蛤壳　黄连　黄芩　石膏　水牛角　辛夷　雄黄　郁金　赭石　栀子

【用法】上制成丸剂。口服,一次1丸,一日2~3次。

【功用】清热解毒,开窍醒脑,息风安神。

【主治】脑炎、高血压及各种高热。

【宜忌】孕妇慎服,虚寒病证勿服。

【备考】本方改为片剂,名“清热醒脑灵片”(见原书)。

84430 **清热醒脑灵片**

《成方制剂》8册。即原书同册“清热醒脑灵丸”改为片剂。见该条。

84431 **清胰利胆颗粒**(《成方制剂》4册)

【组成】柴胡　赤芍　大黄　姜黄　金银花　牡丹皮　牡蛎　延胡索

【用法】上制成颗粒剂。开水冲服,一次13克,一日2~3次。

【功用】行气解郁,活血止痛,舒肝利胆,解毒通便。

【主治】急性胰腺炎,急性胃炎等症。

84432 **清脑降压胶囊**

《中国药典》2010版。即《成方制剂》2册“清脑降压片”改为胶囊剂。见该条。

84433 **清脑降压颗粒**

《中国药典》2010版。即《成方制剂》2册“清脑降压片”改为颗粒剂。见该条。

84434 **清凉防暑颗粒**(《成方制剂》9册)

【组成】白茅根　淡竹叶　甘草　滑石　芦根　牛筋草

【用法】上制成颗粒剂。开水冲服,一次10克,一次1~2次。

【功用】清热祛暑,利尿生津。

【主治】暑热,身热,口干,溲赤和预防中暑。

84435 **清喉利咽颗粒**(《中国药典》2010版)

【组成】黄芩　西青果　桔梗　竹茹　胖大海　橘红　枳壳　桑叶　醋香附　紫苏子　紫苏梗　沉香　薄荷脑

【用法】上制成颗粒剂,❶每袋装10克;❷每袋装5克(含乳糖)。开水冲服。一次1袋,一日2~3次。

【功用】清热利咽,宽胸润喉。

【主治】外感风热所致的咽喉发干、声音嘶哑;急慢性咽炎、扁桃体炎见上述证候者,常用有保护声带作用。

84436 **清暑解毒颗粒**(《成方制剂》8册)

【组成】薄荷　淡竹叶　甘草　滑石粉　金银花　芦根　夏枯草

【用法】上制成颗粒剂。开水冲服或含服,一次25克,一日4~5次。

【功用】清暑解毒,生津止渴,防治痱热疖。

【主治】夏季暑热,高温作业。

84437 **清感穿心莲片**(《成方制剂》19册)

【组成】穿心莲　买麻藤

【用法】上制成片剂。口服,大片一次1~2片,小片一次2~4片,一日2~3次。

【功用】清热利咽,止咳化痰。

【主治】风热感冒,咽喉肿痛,支气管炎,扁桃体炎。

84438 **清上止痛熏目方**(《慈禧光绪医方选议》)

【组成】甘菊花二钱　桑叶二钱　薄荷一钱　赤芍三钱　茺蔚子二钱　僵蚕二钱(炒)

【用法】水煎,熏洗。

【功用】祛风清热,养肝明目。

【主治】风邪、血滞之目疾。目中白睛红丝,视物迷蒙,左眼尤甚,眼胞时觉发胀。

【方论选录】方中薄荷、桑叶、菊花祛风清热,养肝明目;僵蚕祛风散结;茺蔚子凉肝明目;赤芍入肝泻肝火。以上六味芳香气轻清,故用以熏目。

84439 **清化会厌退腐汤**(《疫喉浅论》卷上)

【组成】香银花五钱　连翘三钱　人中黄一钱五分　元参三钱　赤芍二钱　生地四钱　丹皮三钱　麦冬二钱　桃仁三钱　红花二钱　薄荷一钱　大贝母三钱　板蓝根三钱　芦根二两(去节)

【用法】上以长流水煎,日二服,夜一服。

【功用】清化会厌之腐。

【主治】疫喉白腐,会厌腐溃。

【加减】谵语神昏,加犀角;壮热烦渴,可与竹茹石膏汤相间服之;胸次饱满,加枳壳、山楂、神曲、麦芽以消之;小便不通,加泽泻、车前子、灯心、莲子心以导之;大便秘结,加清宁丸、元明粉以行之,重则加大黄。

84440 **清气化痰健脾丸**(《便览》卷二)

【组成】白术(去黑心及梗,泔浸,炒)四两　枳实(去瓤,麸炒)二两　大半夏(姜片皂角水煮透)四两　南星(同上制)四两　白茯苓(去皮)四两　贝母(去心)二两　黄芩(炒)四两　黄连(姜汁浸炒)二两　栝楼仁(炒去油)四两　桔梗(去芦)三两　甘草(炙)二两　枯白矾二两　香附米(童便浸炒)二两　海石四两　紫苏子(炒)二两　杏仁(去皮尖双仁,炒)二两　神曲(炒)三两　麦芽(面炒)　山楂肉二两

【用法】上为末,用薄荷叶煎汁一碗,姜汁一碗,打神曲糊为丸,如梧桐子大。每空心临卧白汤、姜汤茶任下。

【主治】痰盛气滞,咳嗽喘满,脾胃虚弱少食,坐卧不宁。

84441 **清风去火化毒汤**(《幼幼集成》卷五)

【组成】北防风　绿升麻　杭白芍　柳桂枝　荆芥穗　粉干葛　牛蒡子　淡竹叶

【用法】水煎服。

【主治】小儿痘初出,表未解,风热作痒。

84442 **清风镇逆养阴丸**(《慈禧光绪医方选议》)

【组成】生地黄二两　归身一两五钱(酒洗)　抚芎一两　生白芍一两五钱　醋柴胡八钱　黄芩一两(酒炒)　石菖蒲五钱　制半夏一两五钱　煅磁石二两(另研极细,水飞)　云神二两　建曲一两五钱(炒)　甘杞子一两　黑栀八钱

【用法】上研极细面,炼蜜为丸,朱砂为衣,如绿豆大。每服三钱,临卧淡盐汤送下。

【功用】养阴平肝潜阳。

【主治】头晕目眩,眼目昏糊,耳鸣耳聋,及神志不安,失眠心悸。

84443 **清心内固金粉散**(《外科精要》卷中)

【异名】金花散。

【组成】辰砂(别研)　白茯苓　人参　甘草各三钱　绿

豆四两　雄黄一钱　朴消(另研)　白蔻仁各五钱　脑子　麝香(另研)各一钱

【用法】上为末。每服一钱半,蜜汤调下。

【功用】《景岳全书》:解毒清心,流行气血,散滞清火。

【主治】❶《外科精要》:痈疽焮肿热痛,饮食如常者。❷《准绳·外科》:恶疮热盛焮痛,作渴烦躁。

【备考】《疮疡经验全书》有皂角一分。

84444 清心安神豁痰饮(《顾松园医镜》卷十三)

【组成】犀角　麦冬　钩藤　远志　丹参　贝母　竹沥

【功用】清心,安神,豁痰。

【主治】癫病、痫病属心虚气虚有热者。

【加减】痰多,加牛黄,调服分许;郁,加郁金;惊,加真珠一分许,琥珀、辰砂各一钱许,金银器、羚羊角之属;火盛,加黄连。

84445 清心明目上清丸

《成方制剂》7册。为《全国中药成药处方集》北京、济南、承德方"明目上清丸"之异名。见该条。

84446 清心明目羊肝丸(《北京市中药成方选集》)

【组成】熟军三十二两　菊花三十二两　琥珀三十二两　生石决明三十二两　泽泻三十二两　白蒺藜(炒)三十二两　夜明砂三十二两　胆草三十二两　车前子(炒)三十二两　蝉退三十二两　芒消三十二两　川芎四两　桑叶四两　薄荷四两　防风四两　当归四两　黄芩四两　木贼四两　茯苓四两　蒙花四两　黄柏四两　知母四两　熟地四两　枸杞子四两　甘草四两　黄连十两　人参(去芦)十两　鲜羊肝三百二十四两(煮熟连汤制)

【用法】上为粗末,将煮熟羊肝串入,晒干或烘干,为细粉,用芒消化水,泛为小丸,每十六两用滑石细粉四两为衣,闯亮。每服二钱,一日二次,温开水送下。

【功用】清热散风,明目止痛。

【主治】肝虚火盛,两目昏暗,羞明怕光,迎风流泪,夜盲内障。

【宜忌】忌服辛辣食物。

84447 清心滋肾地黄丸(《冯氏锦囊·杂症》卷十一)

【组成】熟地黄八两(清水煮,捣烂入药)　牡丹皮三两(焙)　山茱萸(去核)四两(酒拌蒸,晒干,炒)　怀山药四两(炒黄)　茯苓三两(人乳拌,晒干,焙)　泽泻二两(淡盐水拌,晒干,炒)　远志肉二两(甘草浓汁煮透,晒干,焙)　五味子一两(每个用铜刀切作二片,蜜酒拌蒸,晒干,焙)　麦门冬(去心)三两(焙)

【用法】上为末,用熟地捣烂入药,加蜜为丸。每服四钱,早空心以莲子(去心衣)煎汤送下。

【功用】清心滋肾。

【主治】痨瘵。

84448 清目养阴洗眼方(《慈禧光绪医方选议》)

【组成】甘菊三钱　霜桑叶三钱　薄荷一钱　羚羊尖一钱五分　生地三钱　夏枯草三钱

【用法】共用水煎,先熏后洗。

【功用】清目养阴。

【主治】眼疾。

84449 清肌燥湿解毒汤(《疮疡经验全书》卷三)

【组成】苍术　白术　防风　芥穗　胡麻子　白蒺藜　苦参减半　当归　白芍　羌活　薄荷　白芷　川芎　石菖蒲　甘草各等分

【用法】上为末,水和为丸。每服二钱,白沸汤送下。

【主治】紫疥疮。五脏六腑积毒,其气蒸于皮毛,而发紫疥,或疼或痒,遍生不拘何处,顶中黑陷,久则呕逆,神思恍惚。

84450 清肝抑火明目方(《慈禧光绪医方选议》)

【组成】茺蔚子二钱　秦皮二钱　赤芍一钱五分　青皮二钱　元明粉一钱　木贼一钱　蕤仁二钱

【用法】水煎,熏洗。

【功用】清热解毒,祛风明目。

【主治】眼疾。

84451 清肝补肾羚羊丸(《疡医大全》卷十一)

【组成】羚羊角(一枚,镑研,纸包,缚有乳妇人乳上一宿,次日研)一两　青盐二两(煅)　犀角尖五钱(制同羚羊角法)　百草霜(飞细)三钱

【用法】健猪肝一具,煮熟捣万下和丸。每服二钱,空心白汤送下。

【主治】目内障。少年、老年眼目视物不明者。

84452 清肝明目消障汤(《眼科阐微》卷三)

【组成】川羌活(九节者,中曲者不用)　真川芎　防风　赤芍(酒炒)　黄连　青葙子　白茯苓　九制大黄　柴胡各四分　生地一钱　全当归　草决明　车前子　苍术　蔓荆子各六分　甘草三分　密蒙花(蜜水拌晒,酒炒)　灯芯三十寸

【用法】上以水二钟,煎八分,食后热服。

【主治】风热目病,红肿云翳,缠绵三五月不退。

84453 清肝明目熏洗方(《慈禧光绪医方选议》)

【组成】木贼草二钱　赤芍二钱　红花二钱　甘菊一钱　冬桑叶一钱　僵蚕二钱(炒)　珠兰茶一钱

【用法】水煎,熏洗。

【功用】祛风清热,活血化瘀,明目。

【主治】眼疾。

84454 清肝定痛洗目方(《慈禧光绪医方选议》)

【组成】炒僵蚕二钱　薄荷六分　赤芍二钱　红花一钱　木贼草一钱　蕤仁一钱五分　秦皮二钱

【用法】水煎,洗之。

【功用】清热泻火,凉血解毒。

【主治】目疾。

【方论选录】方中僵蚕祛风散结;薄荷祛风清热;赤芍清热活血;红花活血止痛;木贼清热明目;泻肝火;蕤仁养肝明目;秦皮清热解毒,清肝明目。

84455 清肝解毒退翳汤(《眼科阐微》卷四)

【组成】防风五分　白芍(酒炒)六分　柴胡六分　蝉退(净)八分　谷精草八分　甘草三分　牛蒡子(炒,碾)六分　金银花六分　车前子八分　桔梗(炒)五分　广陈皮五分　山药八分　密蒙花(蜜炒)六分　青葙子六分　黄连(酒炒)三分

【用法】上加绿豆皮一钱,以水二钟,煎至八分,食后热服。

【主治】痘后余毒不散,目生翳障。

【宜忌】忌白萝卜、韭、蒜、胡椒、虾米、鲜虾、牛、羊、猪

首、鹅、驴、公鸡、一切海味、煎炒炙煿之物。

84456 清肝聪耳代茶饮(《慈禧光绪医方选议》)

【组成】菊花二钱　石菖蒲一钱五分　远志八分　生杭芍三钱

【用法】水煎,代茶饮。

【功用】清肝聪耳。

【主治】耳病。

【方论选录】方中菊花、杭芍清肝;石菖蒲、远志芳香开窍,安神定志。

84457 清补理肺健脾丸(《慈禧光绪医方选议》)

【组成】人参一钱五分　生於术三钱　云苓五钱　生地四钱　当归四钱　炒杭芍三钱　橘红二钱　麦冬四钱　桔梗三钱　半夏曲三钱　川贝五钱　甘草一钱五分

【用法】上为极细末,炼蜜为丸,如绿豆大,朱砂为衣。每服三钱,白开水送服。

【功用】益气养血,健脾化痰。

【主治】脾胃气虚而兼痰湿之证候。

【方论选录】本方为肺脾同治,清补兼施方剂,系由八珍、六君、二陈与甘桔汤合方化裁而得。

84458 清金止嗽化痰丸(《北京市中药成方选集》)

【组成】黄芩三百二十两　花粉一百六十两　桔梗八十两　贝母八十两　桑皮八十两　枳壳(炒)八十两　知母四十两　百部草四十两　麦冬四十两　杏仁(去皮,炒)四十两　橘皮四十两　熟军四十两　前胡四十两　甘草十两

【用法】上为细粉,用冷开水泛为小丸。每服二钱,一日二次,温开水送下。

【功用】清肺止嗽,祛火化痰。

【主治】肺胃热盛,咳嗽咽哑,痰涎稠黏,口干舌燥。

【现代研究】镇咳、祛痰、平喘作用:《中药药理与临床》[2008,24(6):64]清金止嗽化痰丸1.5克/千克能明显延长小鼠咳嗽潜伏期,降低咳嗽次数,促进气管酚红排泌量。该剂量还促进大鼠痰液分泌量,延长豚鼠引喘潜伏期,抑制大鼠足跖肿胀度。3.0克/千克提高小鼠吞噬指数,增加总排便量及实热便秘小鼠干粪点数。6.0克/千克缩短小鼠首次排便时间。研究表明清金止嗽化痰丸具有明显镇咳、祛痰、平喘、抗炎和通便作用。

84459 清金止嗽西瓜膏(《北京市中药成方选集》)

【组成】大西瓜十个　杏仁(去皮)二两　苏叶二两　桔梗二两　麦冬二两　麻黄二两　米壳二两　桑皮二两　瓜蒌皮二两　茯苓二两　枳壳(炒)二两　生姜二两　杷叶一两　五味子(炙)一两　薄荷一两　清半夏一两　川贝母一两　冬花一两　甘草一两　化橘红一两　生地一两　萝卜八两

【用法】上药酌予切碎,水煎三次,分次过滤,去滓,滤液合并,用文火煎熬,浓缩至膏状,每十六两膏汁兑炼蜜三十二两,冰糖十六两成膏,每瓶装重二两。每服五钱,一日二次,白开水冲服。

【功用】润肺止嗽,化痰定喘。

【主治】肺经停饮,外受风寒,咳嗽喘满,痰涎过盛,口干舌燥。

84460 清金养气补脾丸(《活人心统》卷下)

【组成】川归身一两　麦冬一两　知母(炒)　白术一两　苡仁一两　茯神二两　人参五钱　山药　芍药(炒)各一两　橘红五钱　酒黄芩七钱

【用法】上为末,粥为丸,如梧桐子大。每服七十丸,莲子汤送下。

【主治】夏月人倦,黄瘦无力者。

【备考】方中知母用量原缺。

84461 清肺抑火化痰丸(《慈禧光绪医方选议》)

【组成】陈皮一两　半夏一两(炙)　前胡一两　熟军六钱　栀子六钱(姜炒)　麦冬六钱　桔梗六钱　枳壳六钱　花粉六钱　海石七钱　杏仁四钱　百部四钱　川连三钱(姜炒)　甘草三钱　蒌仁四钱　黄芩一两二钱五分

【用法】上为细末,炼蜜为丸,如绿豆粒大。每服二钱。

【功用】清肺胃实热。

【主治】咳嗽痰黄,咽喉疼痛,口干舌燥,大便秘结,及口舌生疮,牙齿疼痛者。

84462 清肺消毒化痰汤(《景岳全书》卷六十三)

【组成】牛蒡子　防风　荆芥穗　贝母各五分　连翘　黄芩　前胡　茯苓各七分　桔梗　枳壳各一钱　甘草二分

【用法】上以水一钟,煎至五分,分作十余次徐服之。

【主治】疹后喘嗽,声音不清,不思饮食,眼目不清,唇口干燥。

84463 清胃止痛漱齿方(《慈禧光绪医方选议》)

【组成】薄荷一钱五分　生石膏三钱　旱莲草二钱　骨皮二钱　葛根二钱　生甘草三分

【用法】上药浓煎,去滓,日漱三五次。

【功用】清胃止痛。

【主治】牙病。

【方论选录】生石膏甘寒清胃火;薄荷清热祛风;甘草解毒;旱莲草凉血止血;葛根发表解肌,并有升阳之作用,可鼓舞胃气上行。此方既可发散,又能生津,尚有引经之功。

84464 清胃消肿漱口方(《慈禧光绪医方选议》)

【组成】生蒲黄一钱(包)　赤芍二钱　红花一钱　连翘一钱　生石膏四钱　生盐二钱

【用法】水煎,漱口。

【功用】活血清热解毒。

84465 清咽奠阴承气汤(《疫喉浅论》卷下)

【组成】元参　麦冬　大生地　甘草(生用)　知母　马勃　大黄　犀角　风化消　北沙参

【用法】上以水三钟,煎至八分,兑童便一钟,温服。如神识模糊者,急另服万氏牛黄清心丸一粒,竹叶、灯心汤送下。

【主治】疫喉。因内火大炽,津液已伤,致咽喉腐烂,灼热痧赤,谵语神烦,舌干绛或干黑,脉数,便闭,瘈疭抽搐。

84466 清热止嗽代茶饮(《慈禧光绪医方选议》)

【组成】甘菊二钱　霜桑叶二钱　广皮一钱　枇杷叶二钱(炙,包煎)　生地一钱五分　焦枳壳一钱五分　酒芩一钱　鲜芦根二支(切碎)

【用法】水煎,温服。

【功用】清肺热,止嗽。

【方论选录】本方于清热之中,酌加枇杷叶、广皮等味,配合酒芩、芦根清解肺热,而清解之中,兼有止嗽作用。

84467 清热化湿代茶饮(《慈禧光绪医方选议》)

【组成】甘菊三钱　桑皮叶各一钱　酒芩一钱五分

云茯苓三钱　羚羊五分　炒建曲二钱　泽泻一钱五分　炒枳壳一钱五分

【用法】水煎，温服。

【功用】清热化湿。

84468 清热化湿代茶饮（《慈禧光绪医方选议》）

【组成】鲜芦根二枝（切碎）　竹茹一钱五分　焦楂三钱　炒谷芽三钱　橘红八分　霜桑叶二钱

【用法】水煎，代茶。

【功用】清利头目，调和脾胃。

84469 清热化湿代茶饮（《慈禧光绪医方选议》）

【组成】甘菊三钱　霜桑叶三钱　酒芩一钱五分　云茯苓四钱　羚羊四分　炒建曲三钱　广皮一钱五分　鲜芦根二枝（切碎）

【用法】水煎，温服。

【功用】清热化湿。

84470 清热利湿化瘀法（《效验秘方》吴光明、魏秋英方）

【组成】扁蓄15克　瞿麦15克　车前子15克　冬葵子15克　丹参15克　滑石10克　山栀10克　泽泻10克　王不留行10克　泽兰10克　牛膝10克　桃仁10克　木通5克　甘草5克

【用法】上药煎20~30分钟取汁，约300毫升，分2次口服，每日1剂。

【主治】前列腺肥大。

【加减】血象检查白细胞升高者加银花15克；小便镜检有白细胞、脓细胞者加蒲公英30克，败酱草20克；体温在38.5℃以上者加生石膏30克；伴咳嗽气喘者加桑白皮15克，黄芩10克，杏仁10克；小腹胀痛明显者加乌药10克，川楝子10克；小便混浊如米泔者加萆薢15克；大便秘结者加酒制大黄10克。

84471 清热和血化毒膏（《慈禧光绪医方选议》）

【组成】乳香五分　苍耳子五分　甘草五分　冰片少许

【用法】加入黄连膏二钱，共捣烂合膏。外敷。

【功用】清热和血，祛风化湿，解毒。

【主治】皮肤疮疡。

84472 清热养阴代茶饮（《慈禧光绪医方选议》）

【组成】甘菊三钱　霜桑叶三钱　羚羊五分　带心麦冬三钱　云苓四钱　广皮一钱五分　枳壳一钱五分（炒）　鲜芦根二枝（切碎）

【用法】水煎，温服。

【功用】清热养阴。

84473 清热养肝和络膏（《慈禧光绪医方选议》）

【组成】川郁金三钱（研）　霜桑叶四钱　生于术三钱　细生地三钱　生杭芍四钱　酒当归三钱　羚羊二钱五分　明天麻二钱　川秦艽二钱　炒僵蚕三钱　橘红二钱　川贝母三钱（研）　炒枳壳二钱　炒建曲三钱　生甘草一钱

【用法】以水煎透，去滓，再熬浓汁，炼蜜为膏。每服三钱，白开水送服。

【功用】清热养肝和络。

【主治】肝热头晕微疼，目不清爽。

84474 清热养肝活络膏（《慈禧光绪医方选议》）

【组成】细生地五钱　杭芍四钱　酒当归四钱　羚羊二钱五分　明天麻二钱　僵蚕三钱（炒）　川秦艽二钱　橘红二钱　川贝母三钱（研）　枳壳二钱（炒）　炒建曲三钱　生草一钱

【用法】以水煎透，去滓，再熬浓汁，炼蜜为膏。每服三钱，白开水冲服。

【功用】清热养肝活络。

【主治】肝热头晕微疼，目不清爽。

84475 清热除湿祛风膏（《慈禧光绪医方选议》）

【组成】黄连二钱　黄柏三钱　小生地三钱　浮萍草三钱　白芷三钱　防风三钱　当归尾三钱　白鲜皮二钱　白及二钱　僵蚕二钱（炒）　梅花片三分（另研，后兑）

【用法】上共为粗滓，水熬，滤去滓，再熬浓汁。搽之。

【功用】清热除湿祛风。

【主治】脾经湿热之唇风、茧唇、唇肿。

84476 清热理气代茶饮（《慈禧光绪医方选议》）

【组成】甘菊三钱　霜桑叶三钱　羚羊五分　带心麦冬三钱　云苓四钱　炒枳壳一钱五分　泽泻一钱五分　炒谷芽三钱

【用法】水煎，温服。

【功用】清热理气，清心利湿。

84477 清热理气代茶饮（《慈禧光绪医方选议》）

【组成】甘菊三钱　霜桑叶三钱　橘红一钱五分　鲜芦根二枝（切碎）　建曲二钱（炒）　炒枳壳一钱五分　羚羊五分　炒谷芽三钱

【用法】水煎，温服。

【功用】清上焦之热，理脾胃之气。

【主治】目疾及脾胃不和者。

84478 清热理脾除湿膏（《慈禧光绪医方选议》）

【组成】茯苓五钱　陈皮四钱　白术四钱　薏米五钱（炒）　山药三钱（炒）　石斛五钱　麦冬四钱　焦三仙各二钱　扁豆五钱（炒）　茵陈四钱　菊花三钱　甘草二钱（生）

【用法】水煎透，去滓，加蜜炼成膏。每服二钱，白水冲服。

【功用】淡渗健脾，清热除湿。

【主治】脾胃病。

84479 清热黄连犀角汤

《麻疹阐注》卷二。为《外台》卷二引《深师方》“黄连犀角汤”之异名。见该条。

84480 清热解毒口服液（《成方制剂》7册）

【组成】板蓝根　黄芩　金银花　连翘　龙胆　麦冬　生地黄　生石膏　甜地丁　玄参　知母　栀子

【用法】上制成口服液剂。口服，一次10~20毫升，一日3次；或遵医嘱。

【功用】清热解毒。

【主治】热毒壅盛所致发热面赤，烦躁口渴，咽喉肿痛等症；流感，上呼吸道感染见上述证候者。

【备考】本方改为糖浆剂，名“清热解毒糖浆”；改为胶囊剂，名“清热解毒胶囊”；改为片剂，名“清热解毒片”；改为颗粒剂，名“清热解毒颗粒”（分别见《新药转正》39、41、42、43册）。

84481 清热解毒消肿汤（方出《赵炳南临床经验集》，名见《千家妙方》）

【组成】连翘五钱　公英五钱　金银花五钱　野菊花

三钱　黄芩三钱　瓜蒌一两　生地五钱　甘草二钱

【功用】清肺经热，解毒消肿。

【主治】鼻前庭疖肿。

【临床报道】鼻前庭疖肿：关某某，男，34岁。患者于八天前右则鼻孔生疮，日渐增大，局部红肿，恶寒发热，恶心，大便秘结，口渴心烦，脉细数，舌质稍红，苔薄黄。体温38.7℃，局部脓头欲破溃。此系肺热不宣，火毒凝结。治以清肺经之热，解毒消肿。投以本方，外用化毒散软膏，三剂后红肿已消，身热已退，再进三剂治愈。

84482　清嗌黄连解毒汤(《医学探骊集》卷四)

【组成】黄连二钱　山栀子四钱　胖大海三个　黄芩四钱　山豆根三钱　木通片三钱　射干三钱　黄柏三钱　甘草二钱

【用法】水煎，温服。先取少商二穴，以锋针刺二三分，出血。内服本方。

【功用】散热消肿。

【主治】咽喉初起红肿作痛，脉微数者。

【方论选录】以黄连为君，清上焦之热；佐黄芩清血中之热，栀子清中焦之热，黄柏、木通清下焦之热；大海、射干、豆根清咽散肿；甘草调和诸药。服之庶可热散肿消矣。

84483　清痰养志宽气丸(《活人心统》卷下)

【组成】胆星　川连各五钱　茯苓　贝母(炒)　半夏(炮)　枳实(炒)　远志(去心)各一两　橘红七钱

【用法】上为末，生姜汁为丸，如梧桐子大。每服五十丸，白汤送下。

【主治】男子郁气，痰涎壅滞，情志不快。

84484　清溪秘传北庭丹(《金鉴》卷六十六)

【异名】北庭丹。

【组成】番硇砂　人中白各五分　瓦上青苔　瓦松　溏鸡矢各一钱

【用法】将药装在罐内，将口封严，外用盐泥封固，以炭火煅红，待三炷香为度，候冷开罐，将药取出，入麝香、冰片各一分，共为细末，用瓷针刺破舌菌，用丹少许点上，再以蒲黄盖之。

【主治】舌疳。心脾毒火，致生舌疳，初如豆，次如菌，头大蒂小，疼痛红烂舌皮，朝轻暮重。

84485　清溪秘传矾精散(《金鉴》卷六十六)

【异名】矾精散。

【组成】白矾(不拘多少，研末，用方砖一块，以火烧红，洒水于砖上，将矾末布于砖上，以磁盘覆盖，四面灰拥一日夜，矾飞盘上，扫下用)二钱　白霜梅(去核)二个　真明雄黄　穿山甲(炙)各一钱

【用法】上为细末。以细笔管吹入喉内。

【主治】喉癣。因过食炙煿、药酒、五辛等物，热积于胃，胃火熏肺，致咽嗌干燥，初觉时痒，次生苔藓，色暗木红，未溃，燥裂疼痛，时吐臭涎，妨碍饮食。

84486　清金润燥天门冬丸(《法律》卷五)

【组成】天门冬(去心，焙)一两半　百合　前胡　贝母(煨)　半夏(汤洗去滑)　桔梗　桑白皮　防己　紫菀　赤茯苓　生地黄　杏仁(汤浸，去皮尖双仁，麸炒黄，研如膏)各七钱半

【用法】上为细末，炼蜜为丸，如梧桐子大。每服二十丸，一日三次，生姜汤送下，不拘时候。

【主治】肺脏壅热咳嗽，痰唾稠黏。

84487　清金加减百合固金汤(《理虚元鉴》卷下)

【组成】百合　桔梗　川贝　桑皮　杏仁　花粉　麦冬　茯苓　陈皮　生甘草

【主治】虚劳久嗽。

84488　清热宁嗽化痰定喘丸(《寿世保元》卷三)

【组成】橘红五钱　青黛三钱　贝母七钱　胆星一两　天花粉七钱　桑白皮七钱　杏仁(去皮尖)七钱　桔梗七钱　黄芩五钱　前胡七钱　甘草三钱

【用法】上为细末，炼蜜为丸，如龙眼大。每服一丸，淡生姜汤化下。

【主治】上气喘逆，咽喉不利，痰滞咳嗽，口舌干渴。

84489　清嗽止渴抑火化饮膏(《慈禧光绪医方选议》)

【组成】苏梗子三钱　前胡三钱　橘红二钱　天花粉三钱　霜桑叶三钱　甘菊三钱　麦冬三钱　赤茯苓三钱　炒谷芽三钱　神曲三钱(炒)　竹茹二钱　生甘草一钱

【用法】以水煎透，去滓，再熬浓汁，兑炼蜜为膏。每服二匙，白开水送服。

【功用】清嗽止渴，抑火化饮。

【主治】咳嗽。

【方论选录】苏梗子、前胡宣肺止嗽，花粉、麦冬止渴生津养阴，桑叶、菊花祛风清热，二陈汤化饮去湿，去其半夏以防辛燥，加竹茹可以祛痰止呕，谷芽、神曲健脾除湿。用药宣补并重，正邪兼顾，庶可久服。

84490　清络饮加杏仁薏仁滑石汤(《温病条辨》卷一)

【组成】清络饮　杏仁二钱　滑石末二钱　薏仁三钱

【主治】暑瘵。寒热咯血，舌苔白，不渴。

【方论选录】寒热，热伤于表也；舌白不渴，湿伤于里也；皆在气分，而又吐血，是表里气血俱病。此证纯清则碍虚，纯补则碍邪。故以清络饮清血络中之热，加杏仁利气，薏仁、滑石利在里之湿，冀邪退气宁而血可止也。

84491　清络饮加甘桔甜杏仁麦冬汤(《温病条辨》卷一)

【组成】清络饮　甘草一钱　桔梗二钱　甜杏仁二钱　麦冬三钱

【主治】手太阴暑温，但咳无痰，咳声清高者。

【方论选录】咳而无痰，偏于火而兼湿，用清络饮清肺络中无形之热，加甘、桔开提，甜杏仁利肺而不伤气，麦冬、知母保肺阴而制火也。

84492　清宫汤去莲心麦冬加银花赤小豆皮方(《温病条辨》卷一)

【组成】犀角一钱　连翘心三钱　元参心二钱　竹叶心二钱　银花二钱　赤小豆皮三钱

【用法】煎汤送服至宝丹或紫雪丹。

【主治】湿温邪入心包，神昏肢逆。

【方论选录】湿温着于经络，多身痛身热之候。以清宫汤清包中之热邪，加银花、赤豆以清湿中之热，而又能直入手厥阴也。至宝丹去秽浊复神明，若无，以紫雪代之。

添

84493　添精丹(《医学集成》卷三)

【组成】熟地　山药　芡实　麦冬各五钱　五味五分

【主治】肾虚梦遗。

84494 **添精补肾膏**(《中国药典》2010版)

【组成】党参45克 制远志45克 淫羊藿45克 炙黄耆45克 茯苓45克 狗脊45克 酒肉苁蓉45克 熟地黄60克 当归45克 巴戟天(酒制)45克 盐杜仲45克 枸杞子45克 锁阳(酒蒸)45克 川牛膝45克 龟甲胶45克 鹿角胶30克

【用法】上制成膏剂,冲服或炖服。一次9克,或遵医嘱。

【功用】温肾助阳,补益精血。

【主治】肾阳亏虚、精血不足所致的腰膝酸软、精神萎靡、畏寒怕冷、阳痿遗精。

【宜忌】伤风感冒忌服。

84495 **添精补髓丹**(《丹溪心法》卷三)

【组成】赤石脂二钱 茯苓一两 山药三两 苁蓉四两 巴戟一两(去心) 杜仲三两 牛膝一两(酒浸) 五味一两 泽泻一两 菟丝三两 熟地 山茱肉各一两 晚蚕蛾二两(如无,以鹿茸代) 山甲七钱(酒炙) 地龙一两(去土) 柏子仁一两 枸杞 故纸各二两 川椒一两(去目) 厚朴一两 人参二两 白术二两 仙灵脾一两半(羊脂炒)

【用法】上为末,炼蜜为丸。

【功用】补虚损。

【加减】腰痛,加小茴香。

84496 **添精嗣续丸**(《辨证录》卷十)

【组成】人参 鹿角胶 龟板胶 山药 枸杞子各六两 山茱萸肉 麦冬 菟丝子 肉苁蓉各五两 熟地黄 鱼鳔(炒) 巴戟天各八两 北五味一两 柏子仁三两 肉桂一两

【用法】上为末,将胶酒化入,为丸。每日服八钱。服二月,多精而可孕。

【功用】补精添髓,种嗣。

【主治】男子天分薄,肾精亏少,泄精之时,只有一二点之精。

鸿

84497 **鸿茅药酒**(《成方制剂》14册)

【组成】白豆蔻 白术 白芷 半夏 豹骨 荜茇 槟榔 苍术 草果 沉香 陈皮 川芎 当归 地黄 独活 莪术 茯苓 茯神 附子 甘草 甘松 高良姜 广藿香 海桐皮 红豆蔻 红花 红曲 厚朴 黄耆 九节菖蒲 桔梗 苦杏仁 款冬花 莲子 麦冬 木瓜 牛膝 茜草 羌活 秦艽 青皮 人参 肉苁蓉 肉桂 三棱 桑白皮 砂仁 山柰 山药 山茱萸 麝香 熟地黄 桃仁 天冬 天南星 菟丝子 乌药 五倍子 五味子 香附 小茴香 淫羊藿 远志 泽泻 栀子 枳实 制何首乌

【用法】上制成酒剂。口服,一次15毫升,一日2次。

【功用】祛风除湿,补气通络,舒经活血,健脾温肾。

【主治】风寒湿痹,筋骨疼痛,脾胃虚寒,肾亏腰酸以及妇女气虚血亏等症。

【宜忌】阴虚阳亢患者及孕妇慎用。

淋

84498 **淋豆酒**(《医统》卷七十九)

【组成】大豆六合 鸡矢白(干者)一合

【用法】上将大豆炒令焦黑,次入鸡矢白同炒,乘热淬入三升酒中,密盖良久,滤去滓。每服五合,如人行五里更一服,汗出佳。未愈,更制一服,取汗为度。

【主治】因金疮中风反张者。

【宜忌】服药后宜食热姜粥助之。

84499 **淋沥汤**(《外台》卷二十七引《集验方》)

【组成】滑石八两 石韦三两(去毛) 榆皮一升 葵子一升 通草四两 (一方加黄芩三两)

【用法】上切。以水一斗,煮取三升,分三服。

【主治】小便难。

84500 **淋顶汤**(《圣惠》卷十五)

【组成】石膏十两(捣碎) 栀子仁三两 竹叶一握 甘菊花三两 豉心三合 葱白十四茎(切)

【用法】上以水六大碗,煮取三碗,去滓,纳有嘴瓶中,稍热,淋注顶上。

【主治】时气头痛不可忍者。

84501 **淋洗方**(《医统》卷六十引《局方》)

【组成】雄黄(研) 甘草各一两 白矾(研)一两

【用法】上为细末。每用一两,煮熟汤五升,通手洗肿处,良久再暖洗之。候汗出愈。

【主治】阴疝肿痛不能忍及阴肿大。

84502 **淋洗汤**(《医统》卷七十九)

【组成】大生葱一根(切,同生姜一片捣烂) 荆芥穗(剉) 土当归各三钱

【用法】上煎汤,热洗患处,然后上黑龙散。

【主治】外伤重者。

84503 **淋症丸**(《全国中药成药处方集》沈阳方)

【组成】海金沙三钱 大黄一两 石韦 猪苓 肉桂 木通 黄芩 赤茯苓 泽泻 滑石各三钱

【用法】上为极细末,用鸡子黄调匀,装入鸡蛋壳内,用纸封固,以火煨熟。每服二钱,竹叶煎汤送下。

【功用】解毒除淋,利尿止痛。

【主治】尿道刺痛,小便淋漓,浑如米泔,甚则如膏脂,经久不愈,或愈而复发。

【宜忌】忌食辛辣酒类。

84504 **淋渫药**(《魏氏家藏方》卷八)

【组成】川椒半两 蛇床子三两 紫梢花四钱半 吴茱萸一两 甘松一分 藁本半两 细辛一两

【用法】上为粗末。煎汤熏洗。

【功用】固暖去风。

【主治】脚气。

84505 **淋渫药**(《御药院方》卷八)

【组成】威灵仙(去土) 荆芥穗(去土) 商枳壳(炒,去瓤) 乳香各一两 凤眼草二两 细辛二钱半(去苗)

【用法】上为粗末。每用药三两,以水一大升半,同煎至一升,滤去滓,稍热淋洗患处。如已冷,再温热更洗一遍。如洗罢,用绵或熟白绢揩干上药。如疮已破,不须上药,只淋洗。

【主治】肠风痔疾，经久不愈，痔已成漏，疮口脓汁涓涓不绝，及疮口有虫，痒痛不止者。

84506 **淋渫药**（《御药院方》卷八）

【组成】蛇床子（去皮，拣净）四两

【用法】上为粗末。每用药一两，以水二碗，煎至一碗半，去滓，临睡乘热熏下部，候通手淋浴。

【主治】阴中痛及囊缩，津液不行。

84507 **淋渫子散**（《普济方》卷一〇五引《博济》）

【组成】吴茱萸　食茱萸　山茱萸　杜狗脊　木鳖子各等分

【用法】上为粗末。每用二匙头，于杉木桶内以沸汤浸药，以脚架上面蒸之，渐次淋洗，以物搁起脚指头，勿令浸着，令出风气。淋濯后干拭，却以衣被盖之，勿令风吹，如虫行痒是效。

【主治】风毒气攻注脚膝疼痛。

84508 **淋拓枳壳汤**（《圣惠》卷六十二）

【组成】枳壳二两　苦参二两　荠草二两　甘草二两　水荭二两　细辛二两　藁本二两　白芷二两　黄耆二两　白矾一两

【用法】上剉细，拌令匀，分作三贴。每贴以水五升，加葱白五茎，煎至三升，滤去滓，于避风处用软帛乘热醮药水淋拓患处，以水冷为度。

【功用】抽风毒。

【主治】发背及恶毒疮肿。

84509 **淋浇黄连汤**（《圣惠》卷六十一）

【异名】黄连汤（《普济方》卷二八九）。

【组成】黄连一两　地骨皮一两　羌活一两　防风一两（去芦头）　木通一两　甘草一两　白芷一两　川大黄一两　狼牙一两　川升麻一两　荠草一两　藁本一两　黄耆一两（剉）　赤芍药一两　细辛一两　桑根白皮一两　黄芩一两　白矾一两　葱白一两　麻黄一两

【用法】上剉细，分为七贴。每贴用水三升，煎取二升，去滓，温暖淋洗疮上。后以热巾拭干，以生肌膏贴之。

【主治】发背痈疽，穿穴时久，坏烂，恶气不可近，出骨露筋，余毒未解，攻刺疼痛不可忍。

84510 **淋洗大黄汤**（《圣惠》卷九十）

【异名】大黄汤（《圣济总录》卷一八二）。

【组成】川大黄　黄连（去须）　黄芩　泽兰　白矾（研）　石南各一两　戎盐一分（研）　蛇床子三分

【用法】上剉细和匀。每用二两，以水三大盏，煮至二盏，去滓，适寒温淋洗患处，每日三次。

【主治】小儿恶疮。

84511 **淋洗当归汤**（《圣惠》卷六十一）

【异名】当归汤（《普济方》卷二八九）。

【组成】当归一两　甘草一两　赤芍药一两　葛根一两　细辛一两　黄柏一两　麻黄一两（去根节）　苦参一两　白芷一两　肉桂一两　汉椒一两　防风一两（去芦头）

【用法】上用水洗，剉细，焙干，分为四度。每度以水五升，煎取三升，温暖洗疮，汤冷即住，以热巾拭，宜用别膏贴之。

【主治】痈疽发背，破后脓水不住，伤外风毒，焮肿疼痛。

【备考】方中细辛用量原缺，据《普济方》补。

84512 **淋洗如圣散**（《杏苑》卷八）

【组成】顽荆子　苦参　玄参　紫参　厚朴　荆芥　沙参　陈皮　麻黄各一两　蔓荆子　防风　白芷　威灵仙各二两　桃枝　柳枝各一把

【用法】上为末。以水五升，药末五钱，煎数沸，临卧热洗之。

【主治】大风疾。

84513 **淋洗苦参汤**（《圣惠》卷六十一）

【异名】苦参汤（《普济方》卷二八九）。

【组成】苦参一两　防风二两　露蜂窝二两　甘草二两

【用法】上剉细。以水二斗，煎至六分，去滓热洗，汤冷即住。

【主治】痈疮烂坏。

84514 **淋洗秦皮汤**（《圣济总录》卷一一三）

【组成】秦皮（去粗皮）　柴胡（去苗）　黄柏（去粗皮）　黄连（去须）　蛇衔各二两　苦竹叶二握　细辛（去苗叶）一两

【用法】上为末，拌匀。每用二两，以水六盏，煎取三盏，去滓热淋，冷即再暖。

【主治】目生胗矇。

【备考】本方方名，《普济方》引作“秦皮汤”。

84515 **淋浴九仙散**（《御药院方》卷八）

【组成】附子（炮裂，去皮脐）　蛇床子（去土）　石菖蒲　紫梢花　远志（去心）　雄蚕蛾各一两　浮萍草二两　丁香半两　韶脑半两（另研）

【用法】上为粗末。每用水二碗，药末一两，葱白一茎（细切），煎至一碗半，乘热淋洗，拭干，仍避风冷。十年痿者十次见效。

【功用】助阳退阴。

【主治】阴痿，阳事不举。

84516 **淋渫乌头散**（《御药院方》卷八）

【组成】泽乌头（生用，不去皮）　木鳖子（去壳）　白芥子　鳖甲（去裙襕）各一两　杏仁（生用，不去皮）一百个

【用法】上为粗末，作一次用。以水三大碗，煎数沸，去滓，乘热淋渫患处，冷即再温热，依前淋渫三五遍，其药无力不用。

【主治】一切顽痹不仁，及筋骨疼痛挛急。

84517 **淋渫地榆散**

《卫生宝鉴》卷十七。为《御药院方》卷八“淋渫药地榆散”之异名。见该条。

84518 **淋渫芎䓖汤**（《普济方》卷三一二）

【组成】芎䓖　甘草（炙）　蜀椒（去目及闭口者）　当归（切，焙）　吴茱萸（浸，炒）各一两　桑根白皮（炙，剉）　泽兰各二两　松脂二两　黑豆一升（研碎，入松脂内炒）

【用法】上为粗末。每用药三两，以水一斗煎沸，淋渫痛处。

【主治】伤折疼痛。

84519 **淋渫羊桃汤**（《圣济总录》卷八十一）

【组成】羊桃　蒴藋各三升　桑叶一斤

【用法】上剉碎。以水九升，煮取四升，去滓，用淋渫脚，不拘时候。以肿消为度。

【主治】脚气痛肿，行履不得。

84520 **淋渫沙节汤**(《脚气治法总要》卷下)

【异名】沙节汤(《鸡峰》卷四)。

【组成】沙木节　木通　羌活　川椒各半两　川乌头一分　葱白一握　橘叶五钱(如无,以橘皮代之)

【用法】上为散。以水三升,煎至减半,通手淋洗,再煎暖后,下次再洗,可作二日淋渫之用。

【主治】风毒脚气下注,两脚疼肿。

84521 **淋渫鸡冠散**

《卫生宝鉴》卷十七。为《御药院方》卷八"淋渫药鸡冠散"之异名。见该条。

84522 **淋渫贯众汤**(《圣济总录》卷一二八)

【组成】贯众　地骨皮(剉)　谷精草　枇杷叶(拭去毛,炙)　荆芥(去梗)　蜀椒(去目并合口者)各一两

【用法】上为粗末。以水三升,煮取二升,和滓淋渫,蘸布帛拓之。

【主治】附骨痈,生股上伏肉间。

84523 **淋渫桂附散**

《御药院方》卷八。为《圣惠》卷六十七"淋熨桂附散"之异名。见该条。

84524 **淋渫顽荆汤**

《普济方》卷三一二。为《圣惠》卷六十七"淋熨顽荆散"之异名。见该条。

84525 **淋渫顽荆散**

《御药院方》卷八。为《圣惠》卷六十七"淋熨顽荆散"之异名。见该条。

84526 **淋渫莽草汤**(《圣惠》卷六十四)

【组成】莽草　榆白皮　甘草(生用)　玄参　苦参　郁金　羌活　独活　五加皮　防风(去芦头)　枳壳　细辛各五两

【用法】上剉细,分为十贴。每贴用浆水一斗五升,煎取一斗,别入白矾末二两,投药汤内,热淋渫,每日一次。

【主治】脚上生疮。

84527 **淋渫蒴藋汤**(《御药院方》卷八)

【组成】茄秸　蒴藋　蒺藜子　苍耳　海桐皮　柳木蠹末　柴胡　茯苓皮　水荭各半两

【用法】上剉碎。每用药四两,以水五碗,煎取三碗,去滓,淋渫。

【主治】风毒脚气,腿膝痛痹,肿,行履不得,皮骨如小虫行。

【宜忌】慎避风冷。

84528 **淋熨芎䓖汤**(《圣惠》卷六十七)

【组成】芎䓖一两　泽兰二两　甘草二两　川椒一两(去目)　当归一两　吴茱萸一两　桑根白皮二两(剉)　松脂三两　黑豆一升(碎捣,入松脂内,微炒令香)

【用法】上为散。每度用药三两,以水一斗,煎十余沸,淋熨痛处。

【主治】伤折疼痛。

84529 **淋熨当归汤**(《圣惠》卷六十七)

【组成】当归二两　顽荆二两　藁本二两　蔓荆子二两　白芷二两　芎䓖一两　丁香皮一两

【用法】上为散。每度用药三两,入盐半匙,葱白一握,浆水一斗,煎十余沸渐添,淋熨痛处,每日二次。

【功用】通和血脉,止痛。

【主治】伤折车辗,落马蹉跌,筋脉俱伤,疼痛不可忍者。

84530 **淋熨虎骨汤**(《圣惠》卷六十七)

【组成】虎胫骨二两　松木节十两　樟木节十两　川椒一两(去目)　桑根白皮二两(剉)　五加皮二两　白矾二两

【用法】上为散。每度用药三两,以水一斗,煎十余沸,渐渐淋熨痛处。立效。

【主治】伤折后,脚膝腰胯被冷风攻击,疼痛不得行走。

84531 **淋熨桂附散**(《圣惠》卷六十七)

【异名】淋渫桂附散(《御药院方》卷八)、桂附散(《普济方》卷三一一)。

【组成】桂心一两　附子一两(去皮脐,生用)　白矾二两　细辛一两　白芷一两　五加皮二两　桑叶二两

【用法】上为散。每度用药三两,入葱连根十茎,以水一斗,煎十余沸,渐添,淋熨。

【主治】伤折筋骨疼痛。

84532 **淋熨顽荆散**(《圣惠》卷六十七)

【异名】淋渫顽荆散(《御药院方》卷八)、淋渫顽荆汤(《普济方》卷三一二)。

【组成】顽荆三两　蔓荆子二两　白芷二两　细辛二两　防风二两(去芦头)　桂心二两　芎䓖二两　丁香皮二两　羌活二两

【用法】上为散。每度用药三两,加盐半匙,葱白连根七茎,用浆水一斗,煎十余沸,去滓,通手淋熨痛处,冷即再换。

【主治】高处失坠及一切伤折,筋伤骨碎,瘀血结痛。

【宜忌】避风,盖暖。

84533 **淋蘸防风汤**(《圣惠》卷六十八)

【组成】防风(去芦头)　附子(去皮脐,生用)　枳壳(去瓤)　柳蚛末　杉木　桂心　羌活　蜂房　川椒　木鳖仁　白芷　白矾各半两　细辛三分

【用法】上剉细。每用一两,以水二大碗,加生姜一两,煎至一碗,去滓,温蘸手指,冷即重暖用之。

【主治】手指为风冷所伤之挛急。

84534 **淋浴海桐皮汤**(《圣惠》卷六十四)

【组成】海桐皮　地骨皮　黄耆　甘草(生用)　黄连(去须)　枳实　木香　乳香　狼牙　白芷　牛膝(去苗)　白矾各一两

【用法】上剉,捣令匀,分为六贴。每取一贴,以水四升,煎至三升,滤去滓,热熏疮上,通身淋洗了,以热衣拭干。

【主治】风毒气流注,两脚生疮,肿烂疼痛,行走不得。

【宜忌】避风。

84535 **淋渫吴茱萸汤**(《御药院方》卷八)

【组成】吴茱萸　川乌头(生用,不去皮)　蛇床子　桂各一两　荆芥穗　附子(生,不去皮)各半两

【用法】上为粗末。每用药半两,以水半碗,煎三二沸,去滓,用帛子蘸药淋扫患处,临卧频频用之,后用枫香散。

【主治】风毒疮久不愈。

【备考】本方方名,《普济方》引作"吴茱萸汤"。

84536 **淋渫药丁香散**(《御药院方》卷八)

【组成】紫梢花　丁香　肉桂　蛇床子　吴茱萸　细辛(去苗)各半两　红豆　川芎　莨菪子　黑狗脊　藿香叶　甘松　山茱萸　蜀椒(微炒)各一两　香附子　芫花

巴戟　木香　甜葶苈(炒)　香白芷　槐子(炒)　芸薹子　天雄(炮裂,不去皮)各三分

【用法】上为粗末。每用酸浆水三升,药末一两,盐少许,煎五七沸,渐渐乘热小浴下部,临卧用之。

【主治】肾气虚弱,阴囊多汗或冷,肿痛不消,或牵引少腹时发疼痛。

84537 淋渫药地榆散(《御药院方》卷八)

【异名】淋渫地榆散(《卫生宝鉴》卷十七)。

【组成】地榆　蒴藋　荆芥穗　苦参　蛇床子各等分

【用法】上为粗末。每用药一匙,以水一碗,煎二三沸,去滓,通手于避风处热洗患处。

【主治】肛门痛痒或肿。

【备考】本方方名,《普济方》引作"地榆散"。

84538 淋渫药鸡冠散(《御药院方》卷八)

【异名】淋渫鸡冠散(《卫生宝鉴》卷十七)。

【组成】鸡冠花　凤眼草各一两

【用法】上为粗末。每用药半两,以水一碗半,煎三五沸,乘热淋渫患处。

【主治】五痔。肛边肿痛,或生鼠乳,或穿穴,或生疮,久而不愈,变成漏疮者。

84539 淋渫威灵仙散

《卫生宝鉴》卷十七。为《御药院方》卷八"威灵仙散"之异名。见该条。

渐

84540 渐生汤(《辨证录》卷一)

【组成】人参三钱　白术五钱　茯苓一两　山药一两　芡实一两　黄耆五钱　白芍五钱　甘草一钱　砂仁三粒

【用法】水煎服。

【功用】扶胃气以回阳,助胃气以生阴。

【主治】冬月伤寒,误汗误下,身重,目不见人,自利不止者。

【方论选录】此方妙在缓调胃气,胃气生而五脏六腑俱有生气。此症虽坏而犹有生气,是阴阳在欲绝未绝之候,故用参、苓、耆、术之品,得以回春也。

淖

84541 淖手药(《御药院方》卷十)

【组成】栝楼(连子皮)一个(剉细)　土瓜(连子皮,剉细)五个　杏仁(去皮尖)二十个

【用法】上剉细,用绵包于器盒内,酒浸。临睡每洗手讫,涂淖手。

【功用】润肤。

混

84542 混元丹

《解围元薮》卷三。为原书同卷"花龙丸"之异名。见该条。

84543 混元丹(《古今医鉴》卷十四)

【组成】黄耆一钱(蜜炙)　人参(去芦)一钱　缩砂(去皮)二钱　白茯神(去心皮)二钱半　益智(去壳)六钱　莪术(火煨)三钱　山药(姜汁炒)二钱半　远志(甘草水泡,去心)一钱半　桔梗一钱　香附一两(蜜水煮过)　甘松八钱半　牛黄一分　麝香三厘　金箔十片　滑石六两(用牡丹皮五两煎,去水、丹,煮水干为度。滑石用青色者佳,如无,用白者)　辰砂一两(用甘草一两,水煮半日,去甘草不用)　粉草一两(半生半煨)　木香一钱　白茯苓(去皮)二钱半

【用法】上为细末,炼蜜为丸,如小雀卵大,金箔为衣。每服一丸,米汤研化服;惊风,薄荷汤研化服。

【功用】养元气,和脾胃,清火退热,化痰理嗽,定喘安神,镇惊却风,止泻消积,化痞止汗,消胀,利小便。

【主治】小儿百病。

84544 混元丹

《东医宝鉴·杂病篇》卷四。为《医学正传》卷三引《青囊方》"紫河车丹"之异名。见该条。

84545 混元丹(《北京市中药成方选集》)

【组成】紫河车二十两　竺黄十两　甘草一百两　白梅花三十两　滑石六百两　丹皮二百两　甘松四十两　花粉一百两　莪术(炙)三十两　砂仁三十两　益智仁六十两　人参(去芦)十两　木香十两　黄耆十两　山药二十两　香附(炙)一百两　桔梗十两　茯苓五十两　远志(炙,去心)二十五两

【用法】上为细粉,炼蜜为丸,每丸重一钱,朱砂为衣。每服一丸,一日三次,温开水送下。

【功用】理气健脾,利湿止泻。

【主治】小儿先天不足,脾胃虚弱,慢惊抽搐、久泄不止。

84546 混元丹(《全国中药成药处方集》天津方)

【组成】紫河车二钱　白梅花　香附(醋制)　桔梗各一两　滑石二两　人参(去芦)　生黄耆各二钱　生山药三钱五分　茯苓(去皮)三钱　神曲(麸炒)三钱　远志肉(甘草水制)三钱五分

【用法】上为细粉,兑入朱砂面一两,麝香一分,共研细和匀,炼蜜为丸,每丸一钱重,蜡皮或蜡纸封固。一至二岁每次服一丸,周岁以内酌减,白开水化服。

【功用】滋补健胃强脾。

【主治】小儿身体衰弱,心悸气短,食欲不振,消化无力,腹胀泄泻。

84547 混元球(《疡医大全》卷二十三)

【组成】白马屎七粒　真川椒二十七粒　蕲艾　河蚬各七钱　槐皮一斤(切片,研末)

【用法】用蚯蚓屎作球,包众药在内,晒干。每日一球,安于马桶内烧,取烟熏。

【主治】痔漏。

84548 混元膏(《金鉴》卷八十八)

【组成】羚羊血五钱　没药五钱　漏芦三钱　红花三钱　大黄二钱　麝香三钱　升麻三钱　白及五钱　生栀子二钱　甘草二钱　明雄黄五钱　白敛三钱

【用法】上为细末,用高醋熬成膏。敷于患处。

【功用】消青紫肿痛。

【主治】打仆损伤,骨碎筋翻,瘀血凝聚疼痛者。

84549 混元胎丹(《洪氏集验方》卷一)

【组成】首儿衣(二八月者不用,收时连带中元血。用长流水净洗,控干,入瓷瓶中,下无灰酒三大盏,脑子、麝香随力下之,多至一钱或半字,以纸封瓶口,下用文武火煅,候

酒将尽取出，再入酒三盏，依前煅，却用竹篦或金银篦不住搅，以搅烂糜似粥样，待冷，取入砂盆内，细研为粉，别入外料） 人参二两 茯苓二两 乳香半两 朱砂半两（水飞过，晾干，取净） 山药四两（上为细末，入所煮药内，如干，更用原煅酒，旋旋添）

【用法】上拌匀一处，搅搜为丸，如梧桐子大，慢火焙干。每日空心五十粒，加至一百粒，用温酒、盐汤送下。良久，用甜淡饮食饱压，逐日荤味中减少五味。服至五七日，微觉小腹连腰沉重，不须疑虑，乃是药力攻，元气相补助如此。

【功用】补漏壮气，固神益髓，通神明，延寿命。

【主治】久无嗣息者。

84550 混元一气丹（《饲鹤亭集方》）

【组成】荆芥穗 香白芷 北细辛 西香薷 公丁香各一钱五分 紫降香 郁金 广藿香各三钱 鬼箭羽 苏合香各一钱

【用法】上为细末，用寒食面一两，煮糊为丸。每服五分，鲜青蒿或鲜佩兰汤送下；阴阳水亦可。

【主治】时行疫疠，霍乱吐泻，绞肠腹痛等症。

84551 混沌如金散（《痘疹活动至宝》卷末）

【组成】鸡蛋一个

【用法】先以筛细黄土，分二处，将蛋打破，以蛋白、蛋黄各和黄土，不得错乱，即将黄做如蛋黄，将白摊饼包黄，仍如蛋形，入灶火内烧，候烟出尽为度，不可烧焦，将土蛋研成细末。痘痈初起，另以蛋白或醋和敷即消，成者即溃，溃者干掺，即收口，倘痘烂成坑，干掺。

【主治】痘痈初起，或溃烂成坑者。

淮

84552 淮南丸（《普济方》卷二三七）

【组成】车前子 车下李根皮 石长生 徐长卿各等分

【用法】上为粗末，作方囊贮半合。系衣带及头，若注一家，以合此共带之；又临入注舍，取此药自烧作屑，以水服之。

【主治】女子、小儿诸般注证，心闷乱，头痛呕吐。

84553 淮安狗皮膏（《疡科选粹》卷八）

【组成】川芎 白芷 生地 熟地 当归 白术 陈皮 香附 枳壳 乌药 半夏 青皮 细辛 知母 杏仁 桑白皮 黄连 黄芩 黄柏 栀子 苍术 大黄 柴胡 薄荷 赤芍药 木通 桃仁 玄参 猪苓 泽泻 桔梗 前胡 升麻 麻黄 牛膝 杜仲 山药 远志 续断 良姜 何首乌 甘草 连翘 藁本 茵陈 地榆 防风 荆芥 羌活 独活 金银花 白蒺藜 苦参 僵蚕 天麻 南星 川乌 威灵仙 白鲜皮 五加皮 青风藤 益母草 两头尖 五倍子 大枫子 巴豆 穿山甲 芫花各五钱 蜈蚣二十条 苍耳头七个 桃 柳 槐 桑 楝 楮枝各三十根

【用法】上药各为粗片，用真麻油十二斤浸药在内，夏浸三日，冬浸半月，煎至黑枯色为度，麻布滤去滓，将油再秤，如十二斤，加飞过黄丹五斤，如八斤加四斤，依数秤起，将油再下锅熬，黄丹徐徐投下，用槐柳棍不住手搅，火先文后武，熬至滴水成珠为度，春夏硬些，秋冬软些，外加乳香、没药、龙骨、轻粉各三两，研极细末，贮瓷器内，临用时加入。

【主治】诸般肿痛，跌打损伤，痈疽发背。

84554 淮南五柔丸（《千金》卷十五）

【异名】五柔丸（《活人书》卷十八）、五劳丸（《圣济总录》卷一八六）。

【组成】大黄一升（蒸三斗米下） 前胡二两 半夏 苁蓉 芍药 茯苓 当归 葶苈 细辛各一两

【用法】上为末，炼蜜和合为丸，如梧桐子大。食后服十五丸，稍增之，每日二次。

【功用】❶《千金》：和荣卫，利脏腑，补三焦。❷《千金》注文引《崔氏方》：令人喜饭，消谷益气。

【主治】秘涩及虚损不足，饮食不生肌肤，三焦不调。

84555 淮南子茯苓散（《医心方》卷二十六引《大清经》）

【组成】茯苓四两 术四两 稻米八斤

【用法】上为末。每服方寸匕。宜久服。

【功用】轻身，益气力，发白更黑，齿落更生，目瞑复明，延年益寿，老而更少。

84556 淮南王枕中丸（《外台》卷十七引《古今录验》）

【组成】芎䓖二两 附子二两（炮） 桂心二两 甘草二两（炙） 黄芩二两 芍药二两 干姜二两 蜀椒二两（汗） 杏仁四两（去皮尖，熬） 白术五两 当归二两 大黄一两

【用法】上为末，炼蜜为丸，如梧桐子大。每服五丸，以酒送服，每日三次，夜服三丸。

【主治】五劳六极七伤，胃气不和，发于五脏，虚劳小便或难或数，令人多思，脾气不和，宿食热所为，流入百脉，食饮不进，沉滞着中膈，并来着一边，或食不消。

【宜忌】忌海藻、菘菜、生葱、猪肉、冷水、桃李、雀肉等。

84557 淮南王枕中丸（《医心方》卷十三引《录验方》）

【组成】石斛 巴戟天 桑螵蛸 杜仲各等分

【用法】上为末，炼蜜为丸，如梧桐子大。酒服十丸，每日二次。

【功用】强阴气，补诸虚。

【主治】阴气衰，腰背痛，两胫痟疼，小便多沥，失精，精自出，囊下湿痒。

84558 淮南八公石斛散

《千金翼》卷十五。为《千金》卷七“淮南八公石斛万病散”之异名。见该条。

84559 淮南八公石斛万病散（《外台》卷十七引《古今录验》）

【异名】石斛万病散（《普济方》卷二二七）。

【组成】牛膝二分 远志二分（去心） 续断二分 蛇床子三分 菟丝子三两（酒渍） 苁蓉二分 茯苓二分 杜仲二分 桂心二分 干姜一分 蜀椒一分（汗） 细辛二分 附子二分（炮） 天雄二分（炮） 防风二分 干地黄二分 白术二分 萆薢二分 石斛二分 云母粉二分 菊花二分 菖蒲二分

【用法】上随病倍其分量，为散。食前以酒服方寸匕，每日三次，以知为度。

【功用】令人康健多子。

【主治】五劳七伤，大风缓急，湿痹不仁，甚则偏枯，筋缩拘挛，胸胁支满，引身僵直，或颈项腰背疼痛，四肢酸软，阴痿临事不起，痒湿，卧便盗汗，心腹满急，小便茎中疼痛，或时便血，咽干口燥，饮食不消，往来寒热，羸瘦短气，肌肉损减，或无子；若生男女，才欲成人便死，皆极劳伤血气，心

神不足所致。

【宜忌】忌猪羊肉、冷水、桃李、雀肉、生葱、生菜、酢。

84560 **淮南八公石斛万病散**(《千金》卷七)

【异名】淮南八公石斛散(《千金翼》卷十五)、石斛万病散(《普济方》卷一八五)。

【组成】防风 茯苓 菊花 细辛 蜀椒 干姜 云母 苁蓉 人参 干地黄 附子 石斛 杜仲 远志 菟丝子 天雄 萆薢 桂心 牛膝 蛇床子 白术 薯蓣 巴戟 菖蒲 续断 山茱萸各一两 五味子半两

【用法】上为末。酒服方寸匕,每日二次。

【主治】风湿痹疼,腰脚不遂。

84561 **淮南王辟谷登仙秘要方**(《圣惠》卷九十四)

【组成】仙菁玄实子五升(即蔓荆子,以水煮令苦汁尽,捣罗为末) 木脂珠二升(即干枣肉,以水煮令熟,去皮核用)

【用法】上相和为丸,如鸡子黄大,晒干。每服三丸,烂嚼咽之,每日三次。

【功用】辟谷疗饥,祛风明目,变白,治瘦病,益心力,久服令人轻健,日诵万言,日行千里。

渊

84562 **渊然真人夺命丹**

《丹溪心法附余》卷十六引《仙传济阴方》。为《急救仙方》卷二"飞龙夺命丹"之异名。

淫

84563 **淫羊补浆汤**(《疡医大全》卷三十三)

【组成】淫羊藿 人参 白术(土炒) 穿山甲(炮)各二钱 防风 生地 甘草 川当归 黄豆(炒)各三钱 官桂 广木香 川芎 白芷 陈皮各一钱 白茯苓 黄耆各五分 糯米五钱

【用法】竹笋煎汁当水煎,不拘时服。

【主治】痘不灌浆者。

淳

84564 **淳于丸**(《惠直堂方》卷一)

【组成】大黄八两 白芍四两 车前子四两 萝卜子八两

【用法】俱生用,为末,水打为丸。每服三钱,滚水送下;虚弱及老人,人参一分煎汤送下。

【主治】痢疾。

淬

84565 **淬铁饮**

《医级》卷八。为原书同卷"铁烙饮"之异名。见该条。

淡

84566 **淡豉散**(《卫生总微》卷十八)

【组成】淡豉(炒黑焦干) 绛矾各一两 腻粉二钱

【用法】上二味为末,入腻粉研匀。先以桑柴灰淋汁热洗疮净,用甘草末掺疮上,后以生油调药涂之,湿者干掺。

【主治】小儿头疮。

84567 **淡黄丸**(《鸡峰》卷十)

【组成】石灰(炒赤) 硫黄各等分

【用法】上为细末,水煮面糊为丸,如梧桐子大。每服三十丸,空心米饮送下。

【主治】虚冷下血不止。

84568 **淡渗汤**(《会约》卷十)

【组成】苍术一钱五分 厚朴(姜水炒)一钱 生白芍一钱三分 甘草一钱二分 扁豆三钱 赤茯苓 建泽泻 淮木通 猪苓 宣木瓜各一钱 陈皮八分 川萆薢四钱 车前子八分 广木香三分(煨熟)

【用法】每味拣道地上料,称足分量,多用水煎服。一刻即愈。

【主治】新病水泄,小便短少而黄,或口渴腹痛,不拘男妇大小。

【加减】如受寒邪,身痛发热,加桂枝一钱;头痛,加白芷、川芎各一钱,北细辛二三分;虚寒腹痛喜按者,加砂仁、真藿香各八分;夹食者,加神曲、麦芽各(炒)八分;舌黄、口渴喜冷者,加黄芩一二钱,生石膏三钱,或加黑山栀八分。

84569 **淡竹叶汤**(《鬼遗》卷三)

【组成】淡竹叶(切)四升(去尖) 栝楼四两 通草 前胡 升麻 茯苓 黄芩 知母 甘草(炙) 石膏末各二两 生地黄十两 芍药一两 大黄三两 黄耆三两 当归一两半 人参一两

【用法】先以水一斗六升煮竹叶,去叶,取九升,纳诸药后,煮取三升二合,分四服,日三夜一。快利便止,不必尽汤,汤尽不利,便合取利。

【主治】发痈疽,兼结实大小便不通,寒热,已服五痢汤吐出,不得下,大渴烦闷者。

84570 **淡竹叶汤**(《鬼遗》卷三)

【组成】淡竹叶四升 麦门冬(去心) 黄耆 芍药 干地黄 生姜各三两 前胡 黄芩 升麻 远志(去心) 栝楼各二两 大枣十四枚 当归一两

【用法】先以水一斗八升,煮竹叶及麦冬一斗,去滓,纳诸药,再煮取三升,分三次温服。

【主治】发背乳痈,已服生地黄汤取利后。

84571 **淡竹叶汤**(《外台》卷三十八)

【组成】淡竹叶(切)一升 茯苓 白术 甘草(炙) 枳实(炙) 栀子 人参各一两 大黄二两 黄芩三两

【用法】上切。以水七升,煮取三升,分服。以愈止。

【主治】乳石发动。热肿初起,始欲作痈者。

84572 **淡竹叶汤**(《圣济总录》卷一六三)

【组成】淡竹叶 麦门冬(去心,焙) 小麦 白茯苓(去黑皮)各一两 甘草(炙,剉) 人参各半两

【用法】上为粗末。每服二钱匕,以水一盏,加生姜三片,煎至七分,去滓温服,空心、日午、临卧各一次。

【主治】产后血不快利,心烦喘闷。

84573 **淡竹叶汤**(《得效》卷八)

【组成】淡竹叶 甘草 灯心 枣子 乌豆 车前子

【用法】上不拘多少,以水浓煎汤,代熟水服。

【主治】❶《得效》:诸淋。❷《普济方》:砂、血淋。

84574 **淡竹叶汤**(《医学心悟》卷五)

【组成】淡竹叶七片 黄芩 知母 麦冬各一钱 茯苓二钱

【用法】水煎服。

【主治】子烦。孕妇火盛内热而烦者。

84575 **淡竹叶饮**(《外台》卷十引《删繁方》)

【组成】淡竹叶(切)三升　橘皮三两　干苏叶三两　白术四两　甘草一两(炙)　葱白(切)一升　桂心一两　石膏六两(碎)　杏仁六十枚(去皮尖,熬)

【用法】上以水一斗二升,先煮竹叶,取一斗,去滓,澄清,取九升,下诸药,煮取三升,绞去滓,分三服;若须利下,纳芒消三两。

【主治】大肠热甚,胁满,掌中热。

【宜忌】忌海藻、菘菜、桃李、雀肉、生葱。

84576 **淡竹叶粥**(《圣惠》卷九十七)

【组成】淡竹叶一握　粳米一合　茵陈半两

【用法】上以水二大盏,煎二味,取汁一盏,去滓,投米作粥食之。

【主治】小儿心脏风热,精神恍惚。

84577 **淡竹沥粥**(《圣惠》卷九十六)

【组成】淡竹沥一合　石膏一两(捣碎)　黄芩一分(捣研)　粟米二合　蜜半合

【用法】上先以水二大盏半,煎石膏、黄芩至一盏半,去滓,下米煮粥,欲熟,入竹沥及蜜,搅匀候熟,任意食之。

【主治】热毒风,心膈烦闷,或小便赤涩。

84578 **淡竹茹汤**(《千金》卷三)

【组成】生淡竹茹一升　麦门冬五合　甘草一两　小麦五合　生姜三两　大枣十四枚

【用法】上㕮咀。以水一斗,煮竹茹、小麦,取八升,去滓,乃纳诸药,煮取一升,去滓,分二服,羸人分作三服。若有人参入一两,若无人参,纳茯苓一两半亦佳。

【主治】产后虚烦,头痛,短气欲绝,心中闷乱不解。

【加减】气逆者,加半夏二两。

84579 **淡竹茹汤**(方出《经效产宝》卷下,名见《千金》注文卷三)

【异名】麦门冬汤(《普济方》卷三五一)。

【组成】淡竹茹　干葛各八分　甘草六分　麦门冬三合　小麦二合　石膏十二分

【用法】上用水二升,煎取八合,食后分为二服。

【主治】产后虚烦,头痛,气短欲死,心乱不解。

84580 **淡竹茹汤**(《三因》卷九)

【异名】竹茹汤(《普济方》卷一一九)。

【组成】麦门冬(去心)　小麦各二两半　甘草(炙)一两　人参　白茯苓各一两半　半夏(汤洗七次)二两

【用法】上剉散。每服四大钱,以水二盏,加生姜七片,大枣三枚,淡竹茹一块(如指大),煎七分,去滓,食前服。

【主治】❶《三因》:心虚烦闷,头疼短气,内热不解,心中闷乱,及产后心虚惊悸,烦闷欲绝。❷《济阴纲目》:妊妇心虚惊悸,脏躁,悲伤不止。

84581 **淡豆豉丸**(《普济方》卷三七九)

【组成】淡豆豉十粒　巴豆一粒(略去油)

【用法】上研匀如泥,丸如粟米大。每服十丸,生姜汤送下,不拘时候。取下如鱼冻汁,病根除矣,急与补脾。实者取而后补,虚者补而后取。

【主治】小儿一二岁,面色萎黄,不进饮食,腹胀如鼓,或生青筋,日渐羸瘦。

84582 **淡豉乌梅丸**

《鸡峰》卷十四。为《圣惠》卷五十二“乌梅丸”之异名。见该条。

84583 **淡渗二苓汤**(《医方类聚》卷五十六引《修月鲁般经》)

【异名】五苓散。

【组成】泽泻一两　滑石二两　赤茯苓　白术　猪苓(一方有桂二钱半)

【用法】每服二钱,加生姜三片,大枣三枚,灯心五茎,水煎,热服。

【主治】中湿,病似伤寒,头汗自出,肢体疼重,难于转侧,小便不利者;小儿吐哯,欲作痫状,或表热里寒而自利,或误用巴豆热药下之而协热利不止,或表里俱热,自利或呕,或伤寒痞闷,脉尚浮而恶寒,表未解者;或一切留饮不散,水停心下,或太阳少阴俱病,或一切呕泻霍乱无问寒热,及小儿吐泻急慢惊风。

【加减】嗽喘,烦心不得眠卧者,加阿胶半两。

84584 **淡婆婆根汤**(《重订通俗伤寒论》)

【组成】淡婆婆根三钱　明天麻　蔓荆子各一钱半　滁菊花　白芷各一钱　川芎　当归　木贼草各七分　小黑豆一百粒

【主治】偏头风痛初起。

深

84585 **深海龙丸**(《成方制剂》16册)

【组成】大枣　当归　茯苓　附片　干姜　甘草　枸杞子　海龙　海马　黄耆　鹿茸　麦冬　牡丹皮　牛膝　人参　肉苁蓉　砂仁　山药　蛇床子　熟地黄　水蛭　桃仁　天冬　五味子　羊鞭　淫羊藿

【用法】上制成丸剂。口服,一次0.5~1克,饭后用温开水送服,一日2~3次。

【功用】温补肾阳,补髓填精。亦能增强心功能、降低血脂,可作为心脏病的辅助用药。

【主治】肾阳不足所致的腰膝酸软,畏寒肢冷,神疲乏力,头晕耳鸣,心悸失眠,小便频数及性功能减退等症。

【备考】本方改为胶囊剂,名“深海龙胶囊”(见原书)。

84586 **深海龙胶囊**

《成方制剂》16册。即原书同册“深海龙丸”改为胶囊剂。见该条。

渗

84587 **渗红丸**(《医方类聚》卷八十五引《吴氏集验方》)

【组成】肥生地黄(取自然汁)　白茯苓末

【用法】上入银器内,重汤顿成膏子,入白茯苓末,不以多少,溲和成剂为丸,如梧桐子大。每服七八十丸,空心用米饮送下。

【主治】便血。

84588 **渗肠丸**(《杨氏家藏方》卷七)

【组成】附子(炮,去皮脐)　阿胶(蛤粉炒)　白术　诃子(煨,去核)　白龙骨　赤石脂　干姜(炮)各等分

【用法】上为细末,煮面糊为丸,如梧桐子大。每服五七十丸,空心、食前温米饮送下。

【主治】泄泻不止,久痢不愈,不问赤白脓血。

84589 **渗脐散**（《金鉴》卷五十）

【组成】枯矾　龙骨（煅）各二钱　麝香少许

【用法】上研细末。干撒脐中。

【主治】小儿脐湿。

84590 **渗雪膏**（《外科大成》卷四）

【组成】朴消二升

【用法】于腊月中将上药入新瓦罐内，冲热水令满，搅匀，挂檐下，候消渗出罐外，陆续收之。用人乳调敷。

【主治】一切风热攻注头面、四肢肿痛。

84591 **渗湿汤**（《扁鹊心书·神方》）

【组成】厚朴二两　丁香　甘草　附子各一两　砂仁　干姜　肉果（面裹，煨透）　高良姜各八钱

【用法】上剉碎。每用五钱，加生姜三片，大枣三枚，水一盏，煎七分，去滓，空心服。

【功用】暖脾胃，辟风寒，祛瘴疫，除风湿。

【主治】脾胃虚寒，四肢困倦，骨节酸疼，头晕鼻塞，恶风，多虚汗，痰饮不清，胸满气促，心腹胀闷，两胁刺痛，霍乱吐泻。

84592 **渗湿汤**（《普济方》卷二四八引《海上方》）

【组成】苍术（制）　干姜　白术　白茯苓　陈皮　甘草各一两

【用法】上㕮咀。加生姜、大枣，水煎，空心服。

【主治】阴肿痛。

84593 **渗湿汤**

《杨氏家藏方》卷四。为《景岳全书》卷五十八引《局方》"参附渗湿汤"之异名。见该条。

84594 **渗湿汤**（《普济方》卷一一八引《十便良方》）

【组成】苍术　陈皮（去白）　官桂　缩砂仁　厚朴　附子　干姜各四两　甘草二两

【用法】上为饮子。加生姜五片，大枣一个，煎十铢服，不拘时候。

【主治】风虚湿冷，头项拘急，肢体疼倦，或半身不遂，手足麻痹；或内积阴寒，腹胁胀满，饮食不进，便利无度；或风湿相搏，自汗短气，筋脉抽掣。

84595 **渗湿汤**（《局方》卷二吴直阁增诸家名方）

【异名】七味渗湿汤（《景岳全书》卷五十四）。

【组成】苍术　白术　甘草（炙）各一两　茯苓（去皮）　干姜（爁）各二两　橘红　丁香各一分

【用法】上㕮咀。每服四钱，以水一盏半，加生姜三片，大枣一枚，煎七分，食前温服。

【主治】因坐卧湿处，或因雨露所袭，或因汗出衣衾冷湿，久久得之，寒湿所伤，身重腰冷，如坐水中，小便或涩或利，大便溏泄；或腰下重疼，两脚疼痛，腰膝或肿或不肿，小便利，反不渴者。

【备考】《玉案》无干姜，有姜黄。

84596 **渗湿汤**（《女科百问》卷上）

【组成】白术一两半　苍术半两（炒）　厚朴　肉桂　丁香　干姜各一两　陈皮　细辛　白茯苓各一两　肉豆蔻半两　砂仁二两　附子八钱（同姜炒令赤，去姜，炮，切片）

【用法】上为粗末。每服四钱，以水一盏半，加生姜五片，大枣二枚，煎一盏，食前热服。

【主治】妇人湿胜濡泄，经水反断者。

84597 **渗湿汤**（《济生》卷三）

【组成】白术二两　人参半两　干姜（炮）　白芍药　附子（炮，去皮脐）　白茯苓（去皮）　桂枝（不见火）　甘草（炙）各半两

【用法】上㕮咀。每服四钱，以水一盏半，加生姜五片，大枣一枚，煎至八分，去滓温服，不拘时候。

【主治】坐卧湿地，或为雨露所袭，身重脚弱，关节重疼，发热恶寒，或多汗恶风，或腿膝浮肿，或小便不利，大便溏泄。

【备考】本方方名，《东医宝鉴·杂病篇》引作"胜湿汤"。

84598 **渗湿汤**（《回春》卷二）

【组成】苍术（米泔制）　白术（去芦）　茯苓各一钱半　陈皮一钱　泽泻一钱　猪苓一钱　香附　抚芎　砂仁　厚朴（去皮）各七分　甘草三分

【用法】上剉剂。加生姜一片，灯草一团，水煎服。

【主治】❶《回春》：一切湿症。❷《寿世保元》：中湿而肿胀泄泻者。

【加减】脾虚发肿满，气急喘嗽，去白术、甘草，加腹皮、枳壳、木香、苏子、桑皮、萝卜子；面白浮肿，去抚芎、泽泻、厚朴、香附，加山药、炒芍药、倍苍术；泻不止，加肉豆蔻、诃子、乌梅、干姜；呕哕，去厚朴、香附、抚芎，加炒山药、乌梅、炒米，甚不止，加煨干姜；湿症身体重痛，手足麻木酸软肿痛，或枯细痿弱，筋脉拘挛，去香附、抚芎、厚朴、猪苓、泽泻，加当归、生地、芍药、木香、乳香、薄桂、牛膝、酒芩、羌活、防风。

84599 **渗湿汤**

《痘疹传心录》卷十八。为《卫生宝鉴》卷十四"茯苓渗湿汤"之异名。见该条。

84600 **渗湿汤**（《金鉴》卷三十九）

【组成】胃苓汤加香附　抚芎　砂仁　黄连

【主治】湿热生痰昏冒。

84601 **渗湿汤**（《脉症正宗》卷一）

【组成】黄耆一钱　白术一钱　茵陈八分　苍术八分　官桂八分　木通八分　半夏八分　车前八分

【用法】水煎服。

【主治】内湿。

84602 **渗湿汤**（《杂病源流犀烛》卷十一）

【组成】茯苓　猪苓　白术　泽泻　苍术　陈皮　黄连　山栀　秦艽　防己　葛根

【主治】腰重。

84603 **渗湿汤**（《马培之医案》）

【组成】苍术一钱半　当归二钱　川牛膝一钱半　苡仁四钱　萆薢二钱　甘草八分　黄柏一钱半　泽泻一钱半　五加皮一钱半　苦参一钱半　大胡麻三钱

【主治】麻风，下部发斑，或踝跗肿胀，指掌起疱，漏蹄。

84604 **渗湿汤**（《镐京直指》）

【组成】银胡一钱五分　薄荷一钱　制厚朴一钱　杏仁泥二钱　淡豆豉二钱　赤苓三钱　秦艽一钱五分　广郁金二钱　白蔻仁八分（冲）　丝通草一钱五分

【主治】湿邪在表，中脘不舒，溲便黄赤，午后蒸热，舌白而滑，或灰滑微黄，邪留膜原，脉浮而滞，或弦滞而数。

84605 **渗湿中和汤**（《保命歌括》卷四）

【组成】苍术（泔浸，炒）　白术　陈皮　赤茯苓　厚朴

（姜汁炒） 干姜（炮）各等分 甘草减半

【用法】上以水二盏，加生姜一片，灯心一撮，煎服。

【主治】寒湿身重，腹满，小便不利，如坐水中。

84606 渗湿生肌散

《仙拈集》卷四。为《便览》卷四“生肌散”之异名。见该条。

84607 渗湿消痰饮（《济阴纲目》卷三）

【组成】白术 苍术（炒） 半夏（姜汤泡七次） 橘红 白茯苓 白芷 香附各一钱 甘草（炙）五分

【用法】上剉。水煎服。

【主治】湿热痰积，渗入膀胱，白带不止。

【加减】有热，加黄芩；血虚，加芎、归；气虚，加参、耆；久不愈，加升麻、柴胡。

84608 渗湿救苦散

《金鉴》卷七十六。为《痘疹心法》卷二十二“灭瘢救苦散”之异名。见该条。

84609 渗湿清脾散（《简明医彀》卷五）

【组成】石膏一钱 苍术 白芷 白芍 黄芩 黄连 栀子 羌活 防风 枳壳各八分 荆芥 甘草各五分 滑石（水飞）三钱

【用法】水煎，调入滑石末，食远服。

【主治】脾胃湿热，上下眼眶常赤烂者。

涵

84610 涵木养荣汤（《医醇賸义》卷二）

【异名】涵木养营汤（《谦斋医学讲稿》）。

【组成】生地三钱 熟地三钱 当归二钱 白芍一钱 枣仁一钱五分（炒研） 木瓜一钱 秦艽一钱 人参一钱 麦冬一钱五分 五味子五分 红枣十枚 桑枝一尺

【主治】肝受燥热，血分枯槁，筋缩爪干。

84611 涵木养营汤

《谦斋医学讲稿》。为《医醇賸义》卷二“涵木养荣汤”之异名。见该条。

羚

84612 羚羊饮（《金鉴》卷七十八）

【组成】羚羊角（镑）一钱五分 知母 黄芩 黑参 桔梗 柴胡 栀子（炒）各一钱 茺蔚子二钱

【用法】上为粗末。以水二盏，煎至一盏，去滓，食后温服。

【主治】肝肺之热，冲于眼内，致生赤膜下垂。初患之时，气轮上边起赤膜一片，垂至风轮，下覆瞳仁，泪流痛痒。

84613 羚羊散（《圣惠》卷二十四）

【异名】羚羊角散（《普济方》卷一〇七）。

【组成】羚羊角屑一两 防风三分（去芦头） 枳壳半两（麸炒微黄，去瓤） 白蒺藜半两（微炒，去刺） 川大黄一两（剉碎，微炒） 玄参一两 乌蛇皮一两（酒浸，微炒） 甘草半两（炙微赤，剉） 秦艽三分（去苗）

【用法】上为散。每服三钱，以水一中盏，煎至五分，去滓，入牛蒡根汁半合，更煎一两沸，温服，不拘时候。

【主治】风热，皮肤生瘔瘰，痒痛。

84614 羚羊散（《准绳·幼科》卷五）

【组成】白玉羚羊霜（锐尖处）一两 木通 紫草 生地黄 芍药 僵蚕 全蝎 桔梗 橘红 甘草 荆芥 防风

【主治】小儿痘至五六朝，阳明受枭毒之熬铄，筋络不得荣血以滋养，忽然手脚牵缩一团。

84615 羚羊散

《寿世保元》卷七。为《济生》卷九“羚羊角散”之异名。见该条。

84616 羚羊散

《张氏医通》卷十五。为《原机启微》卷下“羚羊角散”之异名。见该条。

84617 羚羊散

《杂病源流犀烛》卷二。为原书同卷“羚角散”之异名。见该条。

84618 羚羊散（《医学集成》卷二）

【组成】羚羊角 生地 元参 麦冬 黄芩 知母 银花 僵蚕 大力 羌活 防风 甘草 竹叶

【主治】葡萄瘟。身发青紫斑点，状若葡萄。

84619 羚角散（《杂病源流犀烛》卷二）

【异名】羚羊散。

【组成】羚羊角 甘草 防风 麦冬 元参 知母 黄芩 牛蒡子

【主治】疹子为风寒所冲，毒邪内陷，一日即没者。

84620 羚虎丸

《痘疹仁端录》卷六。为《准绳·幼科》卷六“羚羊角丸”之异名。见该条。

84621 羚竺散（《成方制剂》4册）

【组成】冰片 甘草 琥珀 黄连 僵蚕 桔梗 苦杏仁 莱菔子 羚羊角粉 平贝母 前胡 全蝎 桑白皮 水牛角浓缩粉 天竺黄

【用法】上制成散剂。口服，一次1.5克，一日3次，儿童酌减。

【功用】清热解毒，通宣理肺，化痰镇惊。

【主治】热毒壅肺引起的肺炎，支气管炎。

84622 羚犀汤（《圣济总录》卷十七）

【组成】羚羊角（镑） 石膏（碎） 甘草（炙，剉） 旋覆花 紫菀（去苗）各一两 前胡（去芦头）三分 细辛（去苗叶）半两 犀角（镑）一分

【用法】上为粗末。每服三钱匕，以水一盏，加生姜一枣大（拍碎），煎至七分，去滓，食后温服。

【主治】暗风。头旋眼黑，昏眩倦怠，痰涎壅盛，骨节疼痛。

84623 羚犀汤（《杨氏家藏方》卷三）

【组成】羚羊角屑 犀角屑 生干地黄 白术 防风（去芦头） 人参（去芦头） 甘草（炙） 山栀子仁 荆芥穗 升麻各等分

【用法】上㕮咀。每服三钱，以水一大盏，加生姜、竹叶各五片，同煎至六分，去滓，空心、食前温服。

【主治】风热上攻，目赤头疼，口舌生疮，小便赤涩。

【备考】本方方名，《普济方》引作“羚犀散”。

84624 羚犀散

《普济方》卷一〇三。即《杨氏家藏方》卷三“羚犀汤”。

见该条。

84625 羚羊片散(《医门补要》卷中)

【组成】羚羊角　夜明砂　草决明　木贼草　桑白皮　木通　丹皮　赤芍　归尾

【主治】目生翳。

84626 羚羊角丸(《圣惠》卷五)

【组成】羚羊角屑一两　枳壳一两(麸炒微黄,去瓤)　川大黄一两(剉,微炒)　木通一两(剉)　大麻仁一两　赤茯苓半两　槟榔一两　桑根白皮一两(剉)　前胡半两(去芦头)

【用法】上为细末,炼蜜为丸,如梧桐子大。每服二十丸,食前温水送下。

【主治】❶《圣惠》:脾气实,心腹壅滞,四肢痛闷,两胁胀满,大小便不利。❷《圣济总录》:脾瘅口甘,内热中满。

84627 羚羊角丸(《圣惠》卷五)

【组成】羚羊角屑三分　汉防己三分　白芍药二分　槟榔半两　人参半两(去芦头)　白茯苓三分　薏苡仁一两　独活三分　芎䓖半两　桂心半两　附子一两(炮裂,去皮脐)　防风三分(去芦头)　柏子仁半两　酸枣仁三分(微炒)　当归半两(剉,微炒)　熟干地黄一两　麦门冬三分(去心,焙)　杏仁三分(汤浸,去皮尖双仁,麸炒微黄)

【用法】上为末,炼蜜为丸,如梧桐子大。每服三十丸,空心及晚食前温酒送下。

【主治】脾脏中风,口面偏斜,语涩虚烦,手臂腰脚不遂。

【宜忌】忌猪鸡肉、黏滑物。

84628 羚羊角丸(《圣惠》卷十四)

【组成】羚羊角屑三分　川升麻一两　栀子仁一两　玄参三分　麦门冬一两半(去心,焙)　龙齿一两半　金银箔各五十片(与马牙消同研令细)　茯神一两半　知母一两　防风一两(去芦头)　子芩一两　赤芍药一两　大麻仁一两半(别研如膏)　马牙消二两(细研)

【用法】上为末,入金银箔、马牙消、麻仁,同研令匀,炼蜜为丸,如梧桐子大。每服三十丸,以竹叶汤送下,不拘时候。

【主治】伤寒后心肺壅热,背膊烦闷,心虚惊悸,眼涩口干。

84629 羚羊角丸(《圣惠》卷十四)

【组成】羚羊角屑　犀角屑　石龙芮　桂心　木香各一两　韭子(微炒)　龙骨　朱砂(细研,水飞过)　鹿茸(酒浸,微炙去毛)　泽泻各一两半

【用法】上为末,炼蜜为丸,如梧桐子大。每服三十丸,食前温酒送下。

【主治】伤寒后,夜梦精泄不禁,身体枯燥,瘦瘠骨立者。

84630 羚羊角丸(《圣惠》卷十五)

【组成】羚羊角屑　黄芩　栀子仁　黄连(去须)　川升麻　枳壳(麸炒微黄,去瓤)各一两

【用法】上为末,炼蜜为丸,如梧桐子大。每服三十丸,竹叶汤送下,不拘时候。

【主治】时气七日,心神烦热,胸膈不利,目赤,不得睡卧。

84631 羚羊角丸(《圣惠》卷二十三)

【组成】羚羊角屑三分　人参半两(去芦头)　诃梨勒皮半两　槟榔半两　川大黄一两(剉碎,微炒)　枳壳三分(麸炒微黄,去瓤)　独活半两　黄耆半两(剉)　乌蛇一两半(酒浸,去皮骨,炙令微黄)　地骨皮三分　大麻仁一两半　郁李仁一两半(汤浸,去皮尖,微炒)　赤茯苓三分

【用法】上为末,炼蜜为丸,如梧桐子大。每服三十丸,食前温水送下。以利为度。

【功用】调气,利大肠。

【主治】风热壅滞大肠之便秘。

84632 羚羊角丸(《圣惠》卷二十九)

【组成】羚羊角屑一两　独活一两　川大黄二两(剉碎,微炒)　威灵仙三分　枳壳三分(麸炒微黄,去瓤)　槟榔一两　大麻仁一两　郁李仁二两(去皮尖,微炒)

【用法】上为末,炼蜜为丸,如梧桐子大。每服三十丸,食前温水送下。

【主治】虚劳心酸,气壅滞,大便难,四肢拘急。

84633 羚羊角丸(《圣惠》卷三十)

【组成】羚羊角屑一两　酸枣仁一两(微炒)　防风一两(去芦头)　晚蚕砂一两(微炒)　附子一两(炮裂,去皮脐)　藁本一两　黄耆一两(剉)　威灵仙一两　羌活一两　白芍药一两　熟干地黄二两　白茯苓一两

【用法】上为末,炼蜜为丸,如梧桐子大。每服三十丸,温酒送下,每日三四次。

【主治】虚劳筋脉拘挛,牵引颈面,眼口瞤动,胸中气逆,不多思饮食。

84634 羚羊角丸(《圣惠》卷三十)

【组成】羚羊角屑三分　鹿茸一两半(去毛,涂醋,炙微黄)　山茱萸三分　防风三分(去芦头)　肉苁蓉一两(酒浸一宿,刮去皱皮,炙干)　牛膝一两半(去苗)　薯蓣三分　密蒙花三分　菟丝子一两(酒浸三日,晒干,别捣为末)　当归三分　白茯苓一两　黄耆三分(剉)　车前子三分　人参三分(去芦头)　五味子半两　桂心三分　细辛半两　地肤子半两　甘菊花半两　决明子半两　青葙子半两　熟干地黄一两　附子一两(炮裂,去皮脐)　磁石二两(烧,醋淬七遍,捣碎,细研,水飞过)　甘草半两(炙微赤,剉)

【用法】上为末,炼蜜为丸,如梧桐子大。每服三十丸,温酒送下,枣汤亦得,一日三次。

【主治】虚劳乏弱,四肢无力,头昏目暗,身体疼痛,不欲吃食。

【宜忌】忌炙煿、热面、荤辛。

84635 羚羊角丸(《圣惠》卷三十二)

【组成】羚羊角屑三分　蔓荆子三分　防风一两(去芦头)　栀子仁三分　赤芍药一两　葳蕤一两　甘菊花三分　麻仁一两　麦门冬一两半(去心,焙)　川朴消一两

【用法】上为末,炼蜜为丸,如梧桐子大。每服二十丸,食后温水送下。

【主治】一切风热攻眼赤痛,心神烦躁,大小便难。

84636 羚羊角丸(《圣惠》卷三十二)

【组成】羚羊角屑一两半　枸杞子一两半　菟丝子一两半(酒浸三宿,晒干,为末)　赤茯苓　细辛　地肤子　桂心　独活　秦艽(去苗)　蓝实　芎䓖　葳蕤各一两　车前子一两　甘草半两(炙微赤,剉)　防风一两(去芦头)

【用法】上为末，炼蜜为丸，如梧桐子大。每服三十丸，空心以粥饮送下，晚食前再服。

【主治】肝风气，上热下冷，眼睑瞳仁痒急，揉之不止。

84637 羚羊角丸(《圣惠》卷三十三)

【组成】羚羊角屑一两　石决明二分(捣，细研，水飞过)　决明子三分　独活半两　防风半两(去芦头)　蔓荆子半两　甘菊花半两　吴蓝子半两　车前子三分　甘草半两(炙微赤，剉)　犀角屑三分　栀子仁半两

【用法】上为末，炼蜜为丸，如梧桐子大。每服二十丸，食后温浆水送下。

【主治】绿风内障。肝肺风热壅滞，见红白黑花，头额偏疼，渐渐昏暗不见物者。

84638 羚羊角丸(《圣惠》卷三十七)

【组成】羚羊角屑一两　连翘　汉防己　麦门冬(去心，焙)　薯蓣　槟榔　茯神各二分　白鲜皮　人参(去芦头)　羌活　细辛　白芷　当归　黄耆(剉)　防风(去芦头)　旋覆花　枳壳(麸炒微黄，去瓤)各半两

【用法】上为末，炼蜜为丸，如梧桐子大。每服三十丸，食后温水送下。

【主治】鼻痈。窒塞不通气息。

84639 羚羊角丸(《圣惠》卷五十)

【组成】羚羊角屑一两　人参一两(去芦头)　诃黎勒皮二两　桂心一两　干姜半两(炮裂，剉)　甘草半两(炙微赤，剉)　赤茯苓二两

【用法】上为末，炼蜜为丸，如梧桐子大。每服三十丸，以橘皮汤送下，不拘时候。

【主治】五膈气，胸心妨闷，食少胃虚，四肢无力。

84640 羚羊角丸(《圣惠》卷六十九)

【组成】羚羊角屑一两　汉防己半两　薏苡仁一两　牛膝一两(去苗)　芎䓖一两　川大黄一两(剉碎，微炒)　独活半两　大麻仁一两　木香半两　郁李仁一两(汤浸，去皮，微炒)　枳实一两(麸炒微黄)

【用法】上为末，炼蜜为丸，如梧桐子大。每服二十丸，食前温酒送下。

【主治】妇人脚气上冲，喘息稍促，两脚不仁，连小腹顽痹，头面浮肿，时复心闷，便利常涩。

84641 羚羊角丸(《圣惠》卷七十八)

【组成】羚羊角屑一两　生干地黄三分　羌活一两　防风一两(去芦头)　附子一两(炮裂，去皮脐)　桂心三分　黄耆半两(剉)　麻黄一两(去根节)　当归半两(剉，微炒)　酸枣仁半两(微炒)　牛膝半两(去苗)　芎䓖半两　萆薢三分(剉)

【用法】上为末，炼蜜为丸，如梧桐子大。每服三十丸，温酒送下，不拘时候。

【主治】产后中风，四肢筋脉挛急疼痛，心神烦闷，背项强直。

84642 羚羊角丸(《圣惠》卷八十三)

【组成】羚羊角屑半两　防风半两(去芦头)　羌活半两　牛黄一分(细研)　朱砂半两(细研，水飞过)　天麻半两　白附子半两(炮裂)　蝎梢一分(微炒)　麝香一分(细研)

【用法】上为末，入研了药令匀，炼蜜为丸，如绿豆大。每服二丸，以薄荷酒研下，不拘时候。

【主治】小儿中风，失音不语，肢节拘急，腰背强直。

84643 羚羊角丸(《圣惠》卷八十九)

【组成】羚羊角屑　虎胫骨(涂醋，炙令黄)　生干地黄　酸枣仁(微炒)　白茯苓各半两　桂心　防风(去芦头)　当归(剉，微炒)　黄耆各一分

【用法】上为末，炼蜜为丸，如绿豆大。每服五丸，食前用温酒研下。

【功用】益肝肾。

【主治】❶《圣惠》：小儿骨气虚，筋脉弱，五六岁不能行者。❷《幼科指掌》：小儿天钓，身热啼叫，目睛上视，四肢反张，囟门突壅，手纹青红针形，两颊腮红，唇口焦燥，仰面号哭，鼻塞肚痛，口渴身热，小便燥涩，牙关抽掣者。

84644 羚羊角丸(《幼幼新书》卷二十五引《灵苑方》)

【组成】羚羊角(剉屑，日晒干脆，为末)　甘草(生)　白何首乌　瓦松(以纱绢内洗去土)各一两　生干地黄(洗)　郁金(炮过，地上去火气)各二两

【用法】上剉细，晒干，为细末，炼蜜为丸，如梧桐子大。每服十五丸，食后、临卧用浓煎淡竹叶、黑豆汤冷送下。小儿丸如绿豆大，每服七至十丸。

【主治】肝肺壅热，眼生胬肉、赤脉，涩痛，及赤眼障翳，睛疼痒羞明；小儿风疳烁眼。

84645 羚羊角丸(《圣济总录》卷五)

【异名】茯神丸。

【组成】羚羊角屑　桂(去粗皮)　白槟榔(煨剉)　五加皮(剉)　人参　丹参　柏子仁　枳壳(去瓤，麸炒)　附子(炮裂，去皮脐)　杏仁(去皮尖双仁，炒黄)各一两半　茯神(去木)　防风(去叉)　熟干地黄(焙)　麦门冬(去心，焙)各二两　南木香　牛膝(酒浸，切焙)各一两　薏苡仁二两半

【用法】上为极细末，炼蜜为丸，如梧桐子大。每服三十丸，空心温酒送下，每日二次。

【主治】中风手足痹痹，行履艰难；脾中风，手足不遂，腰痛脚弱。

84646 羚羊角丸(《圣济总录》卷五)

【组成】羚羊角屑　防风(去叉)　麻黄(去根节)　人参　柏子仁　诃黎勒皮各一两半　白槟榔(煨，剉)　熟干地黄(焙)　大麻仁(研)各二两　羌活(去芦头)　茯神(去木)　桂(去粗皮)　芎䓖　枳壳(麸炒，去瓤)　杏仁(去皮尖双仁，炒)各一两

【用法】上为末，炼蜜为丸，如梧桐子大。每服三十丸，空腹温酒送下。

【主治】脾脏中风，言语謇涩，神思昏沉，口干食少，肢体虚汗，大便秘塞。

84647 羚羊角丸(《圣济总录》卷五)

【组成】羚羊角(镑)二两　白鲜皮一两半　升麻一两　蔓荆实一两　升麻二两(白者)　秦艽(去苗土)二两　恶实(炒)一两　枳壳(去瓤，麸炒)一两

【用法】上为细末，炼蜜为丸，如梧桐子大。每服十五丸，食后煎桑根白皮汤送下，每日三次。

【主治】肺中风，气急，背项强硬，语声嘶败。

84648 羚羊角丸(《圣济总录》卷七)

【组成】羚羊角(镑)一两　犀角(镑)三分　羌活(去芦头)　防风(去叉)各一两半　薏苡仁(炒)　秦艽(洗)各二两

【用法】上为细末,炼蜜为丸,如梧桐子大。每服二十丸,渐加至三十丸,煎竹叶汤送下。

【主治】中风。手颤亸曳,语涩。

84649 **羚羊角丸**(《圣济总录》卷十五)

【组成】羚羊角(镑)　犀角(镑)　远志(去心,焙)　人参　山芋　茯神(去木)各一两半　生干地黄(焙干,冷捣)三两　防风(去叉)一两三分　金箔(研)　银箔(研)各一百片　麦门冬(去心,焙)　铁粉(研)　天门冬(去心,焙)各三两　水银一分(入金、银箔、龙齿、铁粉五件同研,水银星子尽为度)　龙齿(研)二两

【用法】上为末,入别研者,相拌令匀,炼蜜为丸,如绿豆大。每服二十丸,桃柳枝汤送下,或人参茯苓汤亦得,日二次,夜一次。

【主治】风癫痫。

84650 **羚羊角丸**(《圣济总录》卷十九)

【组成】羚羊角(镑)一两　木香　青橘皮(汤浸去白,焙)　半夏(汤洗,同生姜捣曲,焙干)　羌活(去芦头)　独活(去芦头)　芎䓖　藿香叶　干蝎(去土炒)　白花蛇(酒炙,去皮骨)　白附子(炮)　天麻(酒浸,切焙)各半两　槟榔(剉)　丹砂(研)各一两　麝香(研)　牛黄(研)　龙脑(研)各一两

【用法】上除研药外,为细末,再和匀,用皂荚、薄荷、鹅梨汁各一碗,同熬成膏为丸,如绿豆大。每服七丸,温酒或薄荷汤送下,不拘时候。

【主治】行痹。头面四肢沉重,筋脉挛急,手足不遂,痰涎胶黏,语涩昏浊,口眼偏㖞。

84651 **羚羊角丸**(《圣济总录》卷八十二)

【组成】羚羊角(镑)　茯神(去木)　木香　防风(去叉)　升麻各二两　赤茯苓(去黑皮)　大麻仁(别捣如膏)各三两　独活(去芦头)二两半　大腹七枚(连皮子剉)　旋覆花一两一分

【用法】上除大麻仁外,为末,炼蜜为丸,如梧桐子大。每日空腹,酒送下四十丸,每日一服。

【主治】脚气。心腹妨闷,两肋虚胀,不思食,渐觉心满,气隔不通。

【加减】腹内先冷,加附子(炮裂,去皮脐)二两;大肠秘涩,加大黄(剉,炒)二两半;兼气,加槟榔仁(剉)二两半;心胸间热,加麦门冬(去心)三两;筋急掣痛,加牛膝(切,焙)二两半;皮肤风痒,心下妨闷,加枳壳(去瓤,炒黄)一两半;脏气羸弱,加黄耆(剉,炒)三两。

84652 **羚羊角丸**(《圣济总录》卷九十七)

【组成】羚羊角(镑)　人参　羌活(去芦头)　苦参(剉)　防风(去叉)　玄参　丹参　大黄(剉)　大麻仁(别研为膏)　栀子仁　升麻　龙齿(研)　麦门冬(去心,焙)各一两　茯神(去木)　枳壳(去瓤,麸炒)　黄连(去须)　犀角(镑)　菊花　天门冬(去心,焙)　郁李仁(去皮双仁,研)　生干地黄各三分

【用法】上为末,与麻仁、龙齿、郁李仁膏同研,炼蜜为丸,如梧桐子大。每服二十丸,加至三十丸,空腹温酒送下。

【主治】热毒风,大便秘涩,及心风健忘,肝风眼暗。

84653 **羚羊角丸**(《圣济总录》卷一〇四)

【组成】羚羊角(镑)　防风(去叉)　芍药　茯神(去木)　蕤仁(去皮)　麦门冬(去心,焙)　大黄(剉,炒)　地骨皮　决明子　甘草(炙)各一两

【用法】上为末,炼蜜为丸,如梧桐子大。每服三十丸,食后温水送下,临卧再服。

【主治】风毒冲目,虚热赤痛。

84654 **羚羊角丸**(《圣济总录》卷一一〇)

【组成】羚羊角(镑)　柏皮(去粗皮,炙)　防风(去叉)各一两半　玄参　芎䓖　荆芥穗　黄连(去须)　槐子　甘菊花　防己　石决明　蕤仁(去皮)　蔓荆子　车前子　秦艽(去苗土)各一两　大黄(剉,炒)　升麻　麦门冬(去心)　前胡(去芦头)　人参　白槟榔(煨)各一两半　栀子仁　生干地黄(焙)　阳起石(研)　真珠末(研)　龙脑(捣研)　蔷薇根(剉)各一两　枸杞子一两半

【用法】上为末,炼蜜为丸,如梧桐子大。每服三十丸,晚食后熟水送下。

【主治】风毒上攻目轮,眼烂肉疮翳生,眼睛肉臭。

84655 **羚羊角丸**(《圣济总录》卷一二五)

【组成】羚羊角屑一两　昆布一两(洗去咸)　桂心一两　木通一两(剉)　川大黄一两(剉碎,微炒)

【用法】上为末,炼蜜为丸,如梧桐子大。每服二十丸,以粥饮送下,不拘时候。

【主治】瘿气。胸膈壅塞,咽喉渐粗。

84656 **羚羊角丸**(《圣济总录》卷一五〇)

【组成】羚羊角(镑)三分　茯神(去木)　肉苁蓉(酒浸,切焙)　防风(去叉)　赤芍药　人参　柴胡(去苗)　旋覆花　桃仁(汤浸,去皮尖双仁,炒)　独活(去芦头)　郁李仁(汤去皮,炒)　熟干地黄(焙)各一两　生干地黄(焙)一两半

【用法】上为末,炼蜜为丸,如梧桐子大。每服三十丸,煎黄耆汤送下。

【主治】妇人血风劳气,头痛,胸背气注拘急,筋脉骨节痛,心烦悸,腰腿无力,肌肉瘦悴。

84657 **羚羊角丸**(《幼幼新书》卷十八引《刘氏家传》)

【组成】羚羊角(屑)　黄芩　大黄　芥菜子各二钱半　当归　元参　甘草(炙)　木贼　蝉壳(去足)　珍珠末　决明子(炒)各半两　荆芥穗　川白芷　苍术(用米泔汁浸一宿,焙干)各二两　羌活一两

【用法】上为末,炼蜜为丸,如弹子大。每服一丸,食后用荆芥汤嚼下;小儿斑疮眼,用蝉壳汤化下,食后服。

【主治】小儿眼昏涩,赤脉侵睛。泪多,或作翳障。

84658 **羚羊角丸**(《得效》卷六)

【组成】羚羊角一两半　宣黄连二两　白茯苓一两　黄柏一两半(去黑皮)

【用法】上为末,炼蜜为丸,如梧桐子大。每服五六十丸,腊茶送下。

【主治】蛊注痢。下血黑如鸡肝色,时发渴者。

【宜忌】若血鲜滑泄不固,欲作厥状,此药不可服。当灸脐下气海、关元二穴,更服玉华白丹。

84659 **羚羊角丸**

《普济方》卷七十四。为《圣济总录》卷一〇四"蔓荆实丸"之异名。见该条。

84660 羚羊角丸(《普济方》卷三七八)

【组成】钩藤 防葵 人参 羚羊角屑 茯苓 远志(去心) 汉防己各八分 麦门冬(去心) 龙齿(研)各十一分 铁精六分 杏仁十分(去皮尖,别炒,研入)

【用法】上为末,炼蜜为丸,如大豆大。白饮送下三十丸,渐加至五六十丸。常服大佳。

【主治】小儿风热惊痫,每发吐沫。

【宜忌】忌猪肉及醋。

84661 羚羊角丸

《准绳·类方》卷六。为方出《医心方》卷十一引《传信方》,名见《圣济总录》卷七十五"黄连丸"之异名。见该条。

84662 羚羊角丸(《准绳·幼科》卷六)

【异名】羚虎丸(《痘疹仁端录》卷六)。

【组成】羚羊角(取末) 酸枣仁(去皮)各半两 肉桂(不见火)五分 虎胫骨(醋炙黄)五钱 防风 当归 黄耆各一钱

【用法】上为末,炼蜜为丸,如皂子大。每服一丸,食前温水化下,每日三次。

【功用】益肝肾,明目。

【主治】小儿痘疮入眼,肾虚者。

84663 羚羊角汤(《普济方》卷三五三引《肘后方》)

【组成】羚羊角 鳖甲(炙)各六分 知母 甘草(炙)各二两 香豉五合 牡蛎一两

【用法】上以水五升,煮取一升八合,去滓,分五次服。连用有殊效。

【主治】产后时行,兼邪气似疟者。

84664 羚羊角汤(《外台》卷八引《古今录验》)

【组成】羚羊角屑 通草 橘皮各二两 厚朴(炙) 干姜 吴茱萸各三两 乌头十五枚(炮)

【用法】上切。以水九升,煮取三升,分三服,每日三次。

【主治】噎气不通,不得下食。

【宜忌】忌猪肉、冷水。

【方论选录】《千金方衍义》:通草以下诸味,皆辛温利窍之品,独羚羊一味伐肝散邪,故取治噎塞,以其性专通达,善去胃中痰湿逆满之气也。

84665 羚羊角汤(《幼幼新书》卷八引《石壁经》)

【组成】子芩 羚羊角屑各等分

【用法】上为粗末。每服二钱,以水一盏,煎至五分,去滓,分作二服。如未解,再煎。

【主治】小儿惊风,渐热有积。

84666 羚羊角汤(《博济》卷五)

【异名】羚羊角饮(《圣济总录》卷一三六)。

【组成】羚羊角 犀角 羌活 槟榔 人参各一两 当归少许

【用法】上剉细,略焙,分作四贴。每贴用水一升,煎至四合,分作两服,空心、临卧分服;其每贴两服,滓更用水半升,煎至七分,又作一服吃之,温服立愈。

【主治】丈夫、妇人风毒攻冲头面,生疮虚肿。

84667 羚羊角汤(《圣济总录》卷七)

【组成】羚羊角(镑) 芎䓖 细辛(去苗叶) 木香 防风(去叉) 麻黄(去节) 独活(去芦头) 羌活(去芦头) 当归(酒浸,切,焙) 附子(炮裂,去皮脐) 桂(去粗皮) 天麻各一两

【用法】上剉,如麻豆。每服三钱匕,以水一盏,煎至七分,去滓温服,不拘时候。

【主治】中风失音,手足不遂。

84668 羚羊角汤(《圣济总录》卷七)

【组成】羚羊角(镑) 麻黄(去根节) 防风(去叉) 升麻 桂(去粗皮) 芎䓖 薏苡仁各一两 羌活(去芦头) 杏仁(去皮尖双仁,炒)各二两

【用法】上为粗末。每服三钱匕,以水一盏,加木通、竹叶,煎至七分,去滓温服,不拘时候。

【主治】中风。舌强不语,手足拘急,发歇有时。

84669 羚羊角汤(《圣济总录》卷七)

【组成】羚羊角(镑) 防己 杏仁(去皮尖双仁,炒,研)各一两半 侧子(炮裂,去皮脐)半两 五加皮二两 磁石(生杵碎)八两 干姜(炮) 芍药 麻黄(去根节)各一两半 薏苡仁二两 防风(去叉) 芎䓖 秦艽(去苗土) 甘草(炙)各半两

【用法】上㕮咀,如麻豆。每服三钱匕,以水一盏,煎至七分,去滓温服,日三次,夜一次。

【主治】风亸曳,及瘫缓不遂。

84670 羚羊角汤(《圣济总录》卷九)

【组成】羚羊角(镑)一两 独活(去芦头)二两 乌头(炮裂,去皮脐)三分 防风(去叉)一分

【用法】上剉,如麻豆。每服五钱匕,以水二盏,煎取一盏,去滓,分二次温服,空腹、夜卧各一服。

【主治】偏风。手足不遂,四肢㿔痹。

84671 羚羊角汤

《圣济总录》卷九。为原书卷八"续命汤"之异名。见该条。

84672 羚羊角汤(《圣济总录》卷十二)

【组成】羚羊角屑 威灵仙(去苗土) 黄连(去须) 白槟榔 郁李仁(去皮尖,炒) 甘草(炙) 大黄(剉,炒) 枳壳(去瓤,麸炒)各一两 桑根白皮(剉,炒) 车前子 决明子(炒) 防风(去叉) 萆薢各一两半 桂(去粗皮) 旋覆花(炒)各半两

【用法】上㕮咀,如麻豆。每服五钱匕,以水一盏半,煎取八分,去滓温服,每日二次,食后服。

【功用】疏气。

【主治】风热,上膈烦满。

84673 羚羊角汤(《圣济总录》卷十三)

【组成】羚羊角(镑) 赤茯苓(去黑皮) 细辛(去苗叶) 半夏(汤洗七遍,生姜汁煮,焙) 藁本(去苗土)各三分 蔓荆实(去皮) 芎䓖 旋覆花 防风(去叉) 甘草(炙,剉) 枳壳(去瓤,麸炒)各一两 人参 羌活(去芦头) 前胡(去芦头)各一两半 甘菊花半两

【用法】上为粗末。每服三钱匕,加生姜两片,以水一盏半,煎至七分,去滓,早、晚食后稍热服,急则不拘时候。

【主治】热毒风。胸膈烦满,语涩痰盛,筋脉挛急,头目昏痛,肢节烦疼。

84674 羚羊角汤(《圣济总录》卷十三)

【组成】羚羊角(镑) 荠苨 独活(去芦头) 防风(去叉) 柴胡(去苗) 芎䓖 枳壳(去瓤,麸炒) 人参 甘草(炙,剉) 白术各一两

【用法】上为粗末,每服二钱匕,以水一盏,加薄荷五叶,煎至七分,去滓温服,不拘时候。

【主治】中风寒热,头痛昏倦。

84675 羚羊角汤(《圣济总录》卷十七)

【组成】羚羊角(镑)二两 菊花三两 防风(去叉) 羌活(去芦头) 前胡(去芦头) 藁本(去苗土) 玄参 黄芩(去黑心) 杏仁(去皮尖双仁,炒令黄) 菖蒲 甘草(炙,剉)各一两

【用法】上为粗末。每服五钱匕,以水一盏半,煎至八分,去滓,食后温服。

【主治】热毒风上攻,头旋目晕,耳内虚鸣,或身体瘾疹麻痹。

84676 羚羊角汤(《圣济总录》卷二十八)

【组成】羚羊角屑 犀角屑 防风(去叉) 茯神(去木) 黄芩(去黑心) 玄参 升麻各半两 龙齿(研)一两 甘草(炙)一两 竹茹 地骨皮(洗,焙) 人参各三分

【用法】上为粗末。每服五钱匕,以水一盏半,煎至八分,去滓温服。

【主治】伤寒发汗后,热毒未尽,因有所惊,狂言欲走。

【备考】本方方名,《普济方》卷一三七引作"羚羊角散"。

84677 羚羊角汤(《圣济总录》卷二十八)

【组成】羚羊角(镑) 百合 芎䓖 木通(剉) 葛根(剉) 升麻 黄芩(去黑心)各半两 石膏(碎)一两 龙齿 防风(去叉)各三分

【用法】上为粗末。每服五钱匕,以水一盏半,煎至一盏,去滓温服,每日二次,不拘时候。

【主治】伤寒刚痉,浑身壮热,头疼口噤,筋脉拘急,心神躁闷。

84678 羚羊角汤(《圣济总录》卷二十九)

【组成】羚羊角(镑) 大腹(并皮子用,剉) 柴胡(去苗) 朴消各半两 葳蕤三分 石膏(碎) 桑根白皮(剉)各一两

【用法】上为粗末。每服五钱匕,以水一盏半,煎至八分,去滓温服,不拘时候。

【主治】伤寒不发汗十日以上,成狐惑病,腹胀面赤,恶闻食臭。

84679 羚羊角汤(《圣济总录》卷二十九)

【组成】羚羊角(镑) 犀角(镑) 麦门冬(去心,焙) 栀子仁 紫菀(去苗土)各三分 牛黄(研) 玄参各一分 人参 黄耆 甘草(炙)各半两 赤茯苓(去黑皮)一两

【用法】上为粗末。每服五钱匕,以水一盏半,煎至八分,去滓,食后温服,每日二次。

【主治】伤寒肺热,衄血不止。

84680 羚羊角汤(《圣济总录》卷三十)

【组成】羚羊角(镑) 射干(去毛) 麦门冬(去心,焙) 芦根各一两 升麻 芍药各三分 木通(剉)一两半

【用法】上为粗末。每服五钱匕,以水一盏半,煎至八分,去滓,食后温服。

【主治】伤寒热病后,余热上冲,口舌生疮。

84681 羚羊角汤(《圣济总录》卷三十)

【组成】羚羊角(镑) 升麻 木通(剉) 射干 甘草(炙,剉)各一两 芍药半两 生芦根(剉)三两

【用法】上为粗末。每服五钱匕,以水一盏半,煎至八分,去滓,食后温服。

【主治】伤寒,咽喉痛塞不通,小便赤涩。

84682 羚羊角汤(《圣济总录》卷三十一)

【组成】羚羊角(镑) 柴胡(去苗) 鳖甲(去裙襕,醋炙) 人参各三分 知母 淡竹茹 黄耆 赤茯苓(去黑皮) 甘草(炙)各半两 麦门冬(去心,焙)一两

【用法】上细剉,如麻豆。每服五钱匕,以水一盏半,煎至八分,去滓,食后温服,每日二次。

【主治】伤寒后,烦热憎寒,口苦不思饮食,日渐羸瘦。

84683 羚羊角汤(《圣济总录》卷三十二)

【组成】羚羊角(屑) 决明子 芎䓖 羌活(去芦头) 石膏(碎)各一两 柴胡(去苗) 黄芩(去黑心) 人参各半两

【用法】上为粗末。每服三钱匕,以水一盏,加竹叶三七片,煎至六分,去滓温服,早、晚食后各一次。

【主治】伤寒后,热毒风壅攻冲,眼目昏暗疼痛。

84684 羚羊角汤

《圣济总录》卷三十三。为《圣惠》卷十四"羚羊角散"之异名。见该条。

84685 羚羊角汤

《圣济总录》卷四十三。为《圣惠》卷四"茯神散"之异名。见该条。

84686 羚羊角汤(《圣济总录》卷四十三)

【组成】羚羊角(镑) 地骨皮 秦艽(洗去苗土) 麦门冬(去心,焙) 枳壳(去瓤,麸炒) 大黄(剉) 柴胡(去苗) 白茯苓(去皮) 芍药 桑根白皮(剉) 黄耆(薄切) 人参 鳖甲(醋炙,去裙襕)各一两

【用法】上为粗末。每服三钱匕,以水一盏,煎至七分,去滓温服,不拘时候。

【主治】心热汗出,及骨蒸烦躁盗汗,食不生肌。

84687 羚羊角汤(《圣济总录》卷五十一)

【组成】羚羊角(镑) 赤茯苓(去黑皮) 升麻 槟榔(剉) 泽泻(剉) 甘草(炙,剉) 芍药 木通(剉) 黄芩(去黑心) 杏仁(汤浸,去皮尖双仁,炒)各一两

【用法】上为粗末。每服三钱匕,以水一盏,加淡竹叶十四片,同煎至七分,去滓温服,不拘时候。

【主治】肾脏实热,多怒好忘,肢体烦满,腰腹急重。

84688 羚羊角汤(《圣济总录》卷五十二)

【异名】羊角汤(《普济方》卷三十一)。

【组成】羚羊角(镑) 鹿茸(去毛,酒浸,炙)各三两 五加皮(剉) 茯神(去木)各二两 酸枣仁(炒) 枳实(去瓤,麸炒) 熟干地黄(焙)各一两半

【用法】上为粗末。每服三钱匕,先以水三盏,煮羊肾一只,取汁至一盏半,去肾下药,再煎至一盏,去滓,空心温服。

【主治】肾脏风虚,脏气不足,腰疼耳鸣,肢体不遂,烦倦无力。

84689 羚羊角汤

《圣济总录》卷六十七。为《圣惠》卷三"羚羊角散"之

异名。见该条。

84690 羚羊角汤(《圣济总录》卷六十八)

《圣济总录》卷六十八。为《圣惠》卷三十七“羚羊角散”之异名。见该条。

84691 羚羊角汤(《圣济总录》卷八十四)

【组成】羚羊角(镑) 犀角(镑)各一两半 升麻 旋覆花 木香各一两 大腹五颗(连皮子剉) 枳壳(去瓤,麸炒) 麦门冬(去心,焙) 前胡(去芦头)各一两一分

【用法】上为粗末。每服五钱匕,以水一盏半,煎至一盏,去滓,空腹服之。以快利为度。

【主治】江东脚气盛发,上冲脾胃,胸膈妨闷,噫气不畅,烦热口干,眼暗不识人。

84692 羚羊角汤(《圣济总录》卷八十五)

【组成】羚羊角(镑) 羌活(去芦头) 牛膝(酒浸,切,焙)各一两 升麻 酸枣仁 芍药各一两半 防风(去叉)二两 栀子仁五枚 虎胫骨(酒炙)二两

【用法】上为粗末。每服五钱匕,以水一盏半,煎至一盏,去滓,食前温服。

【主治】风湿着于腰脚,骨节冷痛,摇转不能。

84693 羚羊角汤(《圣济总录》卷八十七)

【异名】羚羊角饮(原书卷八十八)。

【组成】羚羊角屑 犀角屑 人参 防风(去叉) 甘草(炙,剉) 柴胡(去苗) 桔梗(炒) 白茯苓(去黑皮) 半夏(汤浸七遍,焙)各一分 黄耆(剉) 知母(焙)各一分半 升麻半分

【用法】上为粗末。每服五钱匕,以水一盏半,煎至一盏,去滓,食后分二次温服。

【主治】风劳困劣,不思饮食,及大病后羸瘦不食。或虚劳潮热不食,及伤寒后不下食。

84694 羚羊角汤(《圣济总录》卷八十八)

【组成】羚羊角(镑) 人参 白茯苓(去黑皮) 地骨皮 柴胡(去苗) 鳖甲(去裙襕,醋炙) 黄耆(剉) 知母(焙) 葛根(剉) 生干地黄(切,焙) 陈橘皮(汤浸去白,焙) 麦门冬(去心,微炒) 羌活(去芦头,剉) 酸枣仁(微炒) 甘草(炙,剉)各等分

【用法】上为粗末。每服三钱匕,以水一盏,加生姜半分(拍破),煎至六分,去滓,食后热服。

【主治】虚劳。时发潮热,五心烦躁,口干,咽喉不利。

84695 羚羊角汤

《圣济总录》卷九十二。为《圣惠》卷二十六“羚羊角散”之异名。见该条。

84696 羚羊角汤(《圣济总录》卷一〇二)

【组成】羚羊角屑三两 防风(去叉) 芍药 蕤仁(去皮) 麦门冬(去心,焙) 地骨皮 决明子(微炒) 甘草(炙)各二两 茯神(去木)三两

【用法】上为粗末。每服三钱匕,以水一盏,煎至五分,去滓,食后临卧温服。

【主治】胎赤眼久不愈,昏暗漠漠,瞳仁胀痛。

84697 羚羊角汤(《圣济总录》卷一〇三)

【异名】玄参汤(原书卷一〇四)。

【组成】羚羊角(镑) 蔓荆实(去白皮) 菊花各三分 防风(去叉) 芍药各一两半 黄芩(去黑心)一两 玄参半两

【用法】上为粗末。每服三钱匕,以水一盏,煎至七分,去滓,入马牙消半钱匕,食后温服,临卧再服。

【主治】肝心风热,目赤痛;及风热气冲,目赤痒痛。

84698 羚羊角汤(《圣济总录》卷一〇三)

【组成】羚羊角(镑屑)半两 木通(剉细) 玄参 防风(去叉)各一两 山栀子仁三分 枳壳(去瓤,麸炒)半两 芍药一两 马牙消(研为末,汤澄下) 甜竹叶(洗)

【用法】上为粗末。每服五钱匕,以水一盏半,加竹叶十片,煎取一盏,去滓,入马牙消末一钱匕,食后温服,临卧再服。

【主治】肝肾虚热,气壅攻冲,眼磣涩赤脉。

84699 羚羊角汤(《圣济总录》卷一〇四)

【组成】羚羊角(镑) 防风(去叉) 芍药 茯神(去木) 甘草(炙,剉) 羌活(去芦头) 细辛(去苗叶)各一两

【用法】上为粗末。每服五钱匕,以水一盏半,煎至七分,去滓,食后温服,临卧再服。

【主治】风毒冲目,连睑赤烂热痛。

84700 羚羊角汤(《圣济总录》卷一〇四)

【组成】羚羊角(镑) 决明子(炒) 犀角(镑) 石膏 地骨皮各一两 玄参 细辛(去苗叶) 黄芩(去黑心)各半两 防风(去叉) 芎䓖 柴胡(去苗) 升麻各三分

【用法】上为粗末。每服五钱匕,以水一盏半,加竹叶十片,煎至七分,去滓,入芒消末半钱匕,食后、临卧温服,每日二次。

【主治】❶《圣济总录》:风毒目赤肿痛,昏暗年深者。❷《普济方》:肝肺风热,壅目涩痛。

84701 羚羊角汤(《圣济总录》卷一〇五)

【组成】羚羊角(镑) 五味子 葳蕤 茯神(去木) 远志(去心) 蔓荆实(去白皮) 黄连(去须) 甘草(炙)各一两 细辛(去苗叶)半两

【用法】上为粗末。每服三钱匕,以水一盏,煎取七分,去滓,食后、临卧温服。

【主治】❶《圣济总录》:风热攻目,飞血赤脉。❷《普济方》:眼目疼肿,赤脉攻黑睛。

84702 羚羊角汤(《圣济总录》卷一〇五)

【组成】羚羊角屑 芦根(剉) 旋覆花 桑根白皮(剉) 木通(剉)各一两半 黄连(去须)一两 淡竹叶五十片

【用法】上为粗末。每服五钱匕,以水二盏,煎至一盏,去滓,下芒消一钱匕,再煎沸,空心、食后各一次。

【主治】眼赤脉,自下冲上攻黑睛。

84703 羚羊角汤(《圣济总录》卷一〇六)

《圣济总录》卷一〇六。为《圣惠》卷三十三“羚羊角散”之异名。见该条。

84704 羚羊角汤(《圣济总录》卷一〇六)

【组成】羚羊角(镑) 黄芩(去黑心) 芎䓖 石膏(碎) 大黄(剉,炒) 芒消(研)各一两 芍药一两半 柴胡(去苗)三两

【用法】上为粗末。每服三钱匕,以水一盏,加淡竹叶十片,煎至七分,去滓,食后、临卧温服。

【主治】目睛痛,上连头并颊骨俱痛不可忍,生障泪出。

84705 羚羊角汤(《圣济总录》卷一〇七)

【异名】羚羊角饮子(《秘传眼科龙木论》卷四)。

【组成】羚羊角(镑) 防风(去叉) 赤茯苓(去黑皮) 人参 五味子各一两 知母(焙) 茺蔚子 黄耆(剉)各一两半

【用法】上为粗末。每服三钱匕,以水一盏,煎至六分,去滓,食后、临卧温服。

【主治】❶《圣济总录》:风牵眼偏斜。❷《秘传眼科龙木论》:风牵㖞偏外障。此眼初患之时,皆因肾脏虚劳,房事不节,脾胃壅毒,夜卧多涎;肝气不足,致使不觉中风,口眼㖞斜,睑中赤痒,时时颞中牵动。

84706 羚羊角汤(《圣济总录》卷一〇八)

【组成】羚羊角(镑) 子芩 山栀子仁 麦门冬(去心,焙) 桔梗(剉,炒) 知母 贝母(去心,炒) 甘草 白槟榔(剉)各一两 前胡(去芦头)半两

【用法】上为粗末。每服五钱匕,以水一盏半,煎至八分,去滓温服。

【主治】热毒眼,及丹石发动,躁渴,睛痛赤热泪。

84707 羚羊角汤(《圣济总录》卷一〇八)

【组成】羚羊角(镑) 茯神(去木) 防风(去叉) 羌活(去芦头) 芎䓖 地骨皮 菊花各一两 甘草(炙,剉)三分 麦门冬(去心,焙)一两半 枳壳(去瓤,麸炒) 犀角(镑)各三分

【用法】上为粗末。每服三钱匕,以水一盏,煎至七分,去滓,早、晚食后温服。

【主治】服丹石过多,热毒上乘,两目赤痛,或生胬肉,或即肿烂。

84708 羚羊角汤(《圣济总录》卷一〇八)

【组成】羚羊角屑 防风(去叉) 地骨皮 麦门冬(去心,焙) 茯神(去木)各一两 黄芩(去黑心) 枳壳(去瓤,麸炒) 蕤仁(汤浸,去皮) 芒消各半两 甘草(炙)三分 升麻三分 石膏二两

【用法】上为粗末。每服三钱匕,以水一盏,煎取七分,去滓,食后温服。

【主治】风毒所攻,头目俱痛,及眉骨额角疼。

【备考】本方方名,《普济方》引作"羚羊角散"。

84709 羚羊角汤(《圣济总录》卷一〇九)

【组成】羚羊角(镑) 决明子 人参 升麻 玄参 车前子各一两 羌活(去芦头)防风(去叉)各一两半 细辛(去苗叶)半两

【用法】上剉细,如麻豆。每服五钱匕,以水一盏半,煎至八分,去滓温服,不拘时候。

【主治】眼见黑花,或头旋目暗,欲变青盲,眼瞳微开。

84710 羚羊角汤(《圣济总录》卷一〇九)

【组成】羚羊角(镑) 黄芩(去黑心) 柴胡(去苗) 升麻各三分 甘草(生剉)一两

【用法】上为粗末。每服五钱匕,以水一盏半,煎至一盏,去滓,食后服,每日二次。

【主治】心肺风热,冲目生胬肉。

【备考】本方方名,《普济方》引作"羚羊角散"。

84711 羚羊角汤

《圣济总录》卷一一一。为《圣惠》卷三十三"羚羊角散"之异名。见该条。

84712 羚羊角汤(《圣济总录》卷一一二)

【组成】羚羊角(镑)二两 羌活(去芦头) 黄芩(去黑心) 防风(去叉) 玄参各一两半 车前子 人参 升麻 决明子各一两 细辛(去苗叶)半两

【用法】上为粗末。每服三钱匕,以水一盏,煎至七分,去滓,食后、临卧服,每日二次。

【主治】头旋眼暗,欲成青盲。

84713 羚羊角汤(《圣济总录》卷一一二)

【异名】羚羊角饮子(《秘传眼科龙木论》卷二)、羚羊角饮(《医统》卷六十一)、羚羊角散(《医学六要》卷八)。

【组成】羚羊角(镑)二两 人参 白茯苓(去黑皮) 玄参 细辛(去苗叶) 黄芩(去黑心) 车前子 防风(去叉) 桔梗(剉,炒) 知母(焙)各一两

【用法】上为粗末。每服三钱匕,以水一盏,煎至六分,去滓,食后、临卧温服。

【主治】❶《圣济总录》:眼疼痛浮花,恐变成绿风内障。❷《秘传眼科龙木论》:绿风内障。此眼因肝肺受劳所致,初患之时,头旋额角偏痛,连眼睑骨及鼻颊骨痛,眼内痛涩见花。或因呕吐恶心,或因吐逆后,便令一眼先患,然后相牵俱损,目前生花,或红或黑。

84714 羚羊角汤(《圣济总录》卷一一二)

【异名】羚羊角饮子(《秘传眼科龙木论》卷一)、沉翳羚羊饮(《金鉴》卷七十七)。

【组成】羚羊角(镑) 防风(去叉) 茺蔚子各二两 车前子 黄芩(去黑心) 玄参各一两 大黄(剉,炒)半两

【用法】上为粗末。每服三钱匕,以水一盏,煎至六分,去滓,食前、临卧温服。针拨后服。

【主治】❶《圣济总录》:内障沉翳,隐隐伏藏黑睛,向日即见。❷《秘传眼科龙木论》:沉翳内障。此眼初患之时,肝脏劳热,脑中热气流下,从一眼先患,或见黑花,后即相牵俱损。

84715 羚羊角汤(《圣济总录》卷一一六)

【组成】羚羊角(镑) 桂(去粗皮) 白茯苓(去黑皮) 细辛(去苗叶) 杏仁(去皮尖双仁,炒,研) 麻黄(去根节) 防风(去叉) 防己 麦门冬(去心,焙)各一两

【用法】上为粗末。每服三钱匕,以水一盏,煎至七分,去滓温服。

【主治】肺风。面色干白,鼻燥塞痛。

84716 羚羊角汤(《圣济总录》卷一二二)

【组成】羚羊角(镑)一两 射干 络石(碎) 大黄(剉) 升麻各三分 木通(剉) 芍药各一两半 生地黄(切,焙)二两

【用法】上为粗末。每服五钱匕,以水一盏半,煎至八分,去滓,下芒消末一钱匕,搅匀温服。得利即愈。

【主治】脾热,喉中肿痛,热塞不通。

84717 羚羊角汤(《圣济总录》卷一二四)

【组成】羚羊角屑 赤茯苓(去黑皮) 半夏(汤洗七遍,去滑,炒) 木通(剉) 射干各半两 仓粟米(炒)二合 桔梗(炒)一分 芦根(剉)一两

【用法】上为粗末。每服五钱匕,以水一盏半,加生姜一枣大(拍碎),煎至八分,去滓,食后温服,每日三次。

【主治】咽喉如有物妨闷,食即噎塞不下。

84718 羚羊角汤

《圣济总录》文瑞楼本卷一四七。为《圣惠》卷八十八“羚羊角散”之异名。见该条。

84719 羚羊角汤（《圣济总录》卷一五〇）

【组成】羚羊角屑　鳖甲（去裙襴，醋炙）　当归（切，焙）　芍药　桂（去粗皮）　牡丹皮　陈橘皮（去白，焙）　芎䓖　防风（去叉）　白茯苓（去黑皮）　草豆蔻（去皮）　独活（去芦头）　甘草（炙）　人参　白术　白芷　天麻　麻黄（去根节）　蒲黄　柴胡（去苗）　益智　厚朴（去粗皮，生姜汁炙）　干荷叶　延胡索各一两

【用法】上为粗末。每服三钱匕，以水一盏，加生姜三片，同煎至七分，去滓，空心、食前温服。

【主治】妇人血风劳气，每至晚即壮热恶寒，肢节酸痛，腹胀，饮食无味，日渐羸瘦。

84720 羚羊角汤（《圣济总录》卷一五〇）

【组成】羚羊角（镑）一分　芍药　枳壳（去瓤，麸炒）　生干地黄（焙）　当归（切，焙）　桂（去粗皮）　麻黄（去根节，煎掠去沫，焙）　黄耆（剉）　五加皮（剉）　牛膝（酒浸，切，焙）　独活（去芦头）　羌活（去芦头）　附子（炮裂，去皮脐）　防风（去叉）各一两　酸枣仁　白僵蚕（炒）　白附子各半两

【用法】上剉，如麻豆。每服三钱匕，以水一盏，加生姜三片，薄荷五叶，煎至七分，去滓温服。

【主治】妇人中风，筋脉挛急，肢体疼痛，行履艰难，神识昏冒，语言不利。

84721 羚羊角汤（《圣济总录》卷一五〇）

【组成】羚羊角（镑）一两　麻黄（去根节，煮掠去沫，焙）三两　黄芩（去黑心）一两　赤芍药一两半　羌活（去芦头）一两　白鲜皮一两　防己一两　葛根（剉）一两　杏仁（去皮尖双仁，炒）一两半　石膏（碎）三两　马牙消（研）二两半　甘草（剉，炙）一两

【用法】上为粗末。每服五钱匕，以水一盏半，煎取一盏，去滓温服，每日二次。

【主治】妇人中风不语，风热壅滞，心闷恍惚，四肢不举。

84722 羚羊角汤（《圣济总录》卷一五〇）

【组成】羚羊角屑　麻黄（去根节）　羌活（去芦头）　桂（去粗皮）　防风（去叉）　升麻　细辛（去苗叶）各一两　干蝎（炒，去土）　天麻（酒炙）各半两

【用法】上为粗末。每服三钱匕，以水一盏，加生姜三片，大枣一枚（擘），煎至七分，去滓温服，不拘时候。

【主治】妇人中风，身如角弓，筋脉抽掣疼痛。

84723 羚羊角汤

《圣济总录》卷一五〇。为《圣惠》卷六十九“羚羊角散”之异名。见该条。

84724 羚羊角汤（《圣济总录》卷一五一）

【组成】羚羊角（镑）　地骨皮　赤茯苓（去黑皮）　黄耆（剉）　防风（去叉）　羌活（去芦头）　桂（去粗皮）　牛膝（去苗）　芎䓖　麦门冬（去心，焙）　甘草（炙）一两　酸枣仁（炒）　红花子　当归（切，焙）　芍药各一两半　熟干地黄（焙）三两

【用法】上为粗末。每服三钱匕，以水一盏，加生姜五片、薄荷七叶，同煎至六分，去滓温服。

【主治】室女虚劳内燥，因而月水不利，少力，颊赤口干，五心烦热。

84725 羚羊角汤（《圣济总录》卷一六二）

【异名】羚羊角散（《普济方》卷三五一）。

【组成】羚羊角（镑）　石膏（火煅）　当归（切，焙）　芍药　生干地黄　白茯苓（去黑皮）　麦门冬（去心，焙）　前胡（去芦头）　甘草（炙）各一两

【用法】上为粗末。每服三钱匕，以水一盏，煎至七分，去滓温服，不拘时候。

【主治】产后伤风寒，头目热痛。

84726 羚羊角汤（《圣济总录》卷一六五）

【组成】羚羊角屑　延胡索　枳壳（去瓤，麸炒）　芍药　刘寄奴　槟榔（剉）　桑根白皮（剉）各等分

【用法】上为粗末。每服三钱匕，以水一盏，煎至七分，去滓温服，不拘时候。

【主治】产后肿满，心烦气闷，肠胃不利。

84727 羚羊角汤

《圣济总录》卷一六八。为《圣惠》卷八十三“羚羊角散”之异名。见该条。

84728 羚羊角汤

《圣济总录》卷一七七。为《局方》卷十“生犀散”之异名。见该条。

84729 羚羊角汤

《圣济总录》卷一七八。为《圣惠》卷九十三“羚羊角散”之异名。见该条。

84730 羚羊角汤（《圣济总录》卷一八〇）

【组成】羚羊角（镑屑）一分　升麻三分　射干　陈橘皮（汤浸，去白，焙）各一分　白药半两

【用法】上为粗末。每服一钱匕，以水七分，煎至四分，去滓，分三次温服。早晨、日午、夜卧各一服。

【主治】小儿喉痹痛，咽塞不利。

84731 羚羊角汤（《本事》卷一）

【组成】羚羊角（镑）　肉桂（不见火）　附子（炮，去皮脐）　独活（黄色如鬼眼者，去芦，洗，焙）各一两三钱半　白芍药　防风（去叉股，炙）　芎䓖各一两

【用法】上为粗末。每服三大钱，以水一盏半，加生姜三片，同煎至八分，取清汁服，每日二三次，秋服之。

【主治】筋痹，肢节束痛。

【方论选录】《本事方释义》：羚羊角气味辛咸微寒，入足厥阴；肉桂气味辛热，入足少阴、厥阴；附子气味咸辛大热，入心肾；独活气味苦辛甘平，入肝肾；白芍气味酸微寒，入肝；防风气味苦辛甘，入手足太阳；川芎气味辛温，入肝胆。此通络养筋之方也。秋月诸气收敛，惟以一味酸收，诸味辛温行走，则正气收肃，而客病却矣。

【备考】本方改为散剂，名“羚羊角散”（《张氏医通》卷十四）。

84732 羚羊角汤

《宣明论》卷二。为《圣济总录》卷六十七“赤茯苓汤”之异名。见该条。

84733 羚羊角汤（《直指小儿》卷一）

【组成】羚羊角半分　蝉壳半分　茯神（去心）　麦门冬　柴胡　地骨皮各一分　黄芩　甘草（炒）各半分

【用法】上㕮咀散。每服一钱,加生姜、大枣,水煎服。

【主治】小儿诸惊壮热。

【备考】方中羚羊角、黄芩用量原缺,前者据《普济方》补,后者据《婴童百问》补。

84734 羚羊角汤(《永类钤方》卷十一)

【组成】大黄二两 黄芩 山栀仁(炒) 石决明(煅) 草决明(炒) 木贼(去节) 桔梗 密蒙花 蝉蜕(洗去沙土,去嘴足) 蒺藜(炒,去刺) 赤芍药 青葙子(炒) 龙胆草 粉草(炙) 羚羊角(炒)各一两(制焙)

【用法】上为末。每服二钱,食后服。心热,灯心汤送下;后生昏花,米饮送下,常服麦门冬汤;雀目,猪羊肝蘸吃;肺热,桑白皮汤送下;酒泪,夏枯草汤送下;小便不通,车前子汤送下。

【主治】眼赤肿沙涩,羞明流泪,翳膜侵睛及雀目等证。

84735 羚羊角汤

《秘传眼科龙木论》卷二。为《圣济总录》卷一一二"羚羊角饮"之异名。见该条。

84736 羚羊角汤(《普济方》卷三五〇)

【异名】羚羊角饮子(《准绳·女科》卷五)。

【组成】羚羊角二分 防风十二分 羌活 苦梗 败酱各八分 桂心 柴胡 大黄(浸过)各六分

【用法】上以水二升,煎取八分,空心二服,服毕即吐,良久更服。

【主治】产后腹中坚硬,两胁膈胀,手足冷,心中热,欲饮水干呕,欲成关节劳、痉、中风之疾。

【备考】《准绳·女科》本方用法:上㕮咀。每服五钱,以水一大盏半,同煎至一盏,去滓温服,不拘时候。更服地黄酒:用地黄(切)一升,炒令黑,瓷瓶中下热酒三升,密封口,煮令减半,任意服之。

84737 羚羊角汤

《东医宝鉴·杂病篇》卷十。为《济生》卷九"羚羊角散"之异名。见该条。

84738 羚羊角汤(《玉案》卷五)

【组成】羚羊角三钱 杏仁 五加皮 独活各一钱 防风 当归 川芎 羌活各八分

【用法】上加生姜五片,煎服,不拘时候。

【主治】妊娠子痫。头项强直,筋脉挛急,语言謇涩,痰涎壅盛,昏不识人,时醒时作者。

【加减】如痰涎多,加贝母,陈皮。

84739 羚羊角汤(方出《临证指南医案》卷八,名见《杂病源流犀烛》卷二十二)

【组成】羚羊角 连翘心 夏枯草 丹皮 青菊叶 川桂枝 全当归

【主治】高年血络空虚,目暗已久,热气乘其空隙,由阴而上,攻触脉络,液尽而痛,当夜而甚者。

84740 羚羊角汤(《金匮翼》卷五)

【组成】羚羊角二两 菊花三两 防风 藁本 元参 黄芩 杏仁(去皮尖) 石菖蒲 炙甘草各一两

【用法】每服五钱,水煎,食后温服。

【主治】热毒风上冲,头目旋晕,耳内虚鸣。

84741 羚羊角汤(《杂病源流犀烛》卷二十三)

【组成】羚羊角 薄荷梗 连翘 丹皮 牛蒡子 桑叶

【功用】辛凉清解上焦。

【主治】少阳相火上郁,头重,耳盯胀。

84742 羚羊角汤(《医醇賸义》卷四)

【组成】羚羊角二钱 龟版八钱 生地六钱 白芍一钱 丹皮一钱五分 柴胡一钱 薄荷一钱 菊花二钱 夏枯草一钱五分 蝉衣一钱 红枣十枚 生石决八钱(打碎)

【功用】壮水柔肝,以息风火。

【主治】因于火,肝阳上升,头痛如劈,筋脉掣起,痛连目珠。

84743 羚羊角汤(《张皆春眼科证治》)

【组成】羚羊角 0.6 克 防风 6 克 知母 元参 茯苓 酒黄芩 车前子 夏枯草各 9 克 五味子 3 克

【功用】清肝祛风,除湿降浊。

【主治】绿风内障。肝经风热挟湿邪上攻,头痛目痛剧烈,白睛混赤,瞳神散大色绿,按之石硬,视力锐减,或兼恶心呕吐者。

【加减】若兼恶心呕吐,可加竹茹 9 克、清半夏 6 克,降逆止呕。

【方论选录】方中羚羊角、酒黄芩、夏枯草清肝泻火,羚羊角且有熄风之力,酒黄芩且有燥湿之能;茯苓、车前子降浊除湿,导湿热下行;防风驱散风邪;知母、元参、五味子滋肾阴以降虚火,五味子酸敛且有缩瞳之能。

【临床报道】绿风内障:范某,男,34 岁,工人。1972 年 11 月 28 日初诊:左目胀痛,连及患侧头痛 2 天。6 天前开始感觉左眼发胀,视物尚可,没经治疗。前天晚上因他事不从其心,饮酒后蒙头便睡,深夜便觉头痛,左目胀痛,视灯光如火团,室内之物不能看清,今日更重,头痛如裂,视物昏蒙。检查:视力,右眼 1.5,左眼 1 米指数,胞睑浮肿,白睛混赤,抱轮尤重,青睛混浊,如蒙一层蒸气,瞳神散大,色昏暗淡绿,按之目珠坚硬。此为绿风内障,因肝经风热挟湿邪上攻而成,治以羚羊角汤(未点缩瞳剂),服药 2 剂。11 月 30 日复诊:头痛眼痛大减,白睛红赤减退,青睛周围已现青润,瞳神稍敛,视力 0.3,又服上方 2 剂。12 月 3 日三诊:气、风二轮已复如常,瞳神稍大,色暗,按之目珠较硬,仍视物不清。以平肝潜阳汤服至 12 月 18 日,一切恢复正常,视力,双眼 1.5。嘱其常服明目地黄丸,禁忌饮酒。观察 1 年,未见复发。

84744 羚羊角饮(《外台》卷十引《延年秘录》)

【组成】羚羊角屑二两 贝母 生姜 茯苓各三两 橘皮 人参 芍药各二两

【用法】上切。以水五升,煮取一升八合,去滓,分三次温服,每服如人行八九里久更服。

【主治】肺热,胸背痛,时时干咳,不能食。

【宜忌】禁生冷、蒜、面醋。

84745 羚羊角饮(《圣济总录》卷十八)

【组成】羚羊角(镑) 甘草(炙,剉)各三分 独活(去芦头) 山栀子仁各一两半 防风(去叉)一两 枳壳(去瓤,麸炒) 黄耆(炙,剉) 蒺藜子(炒) 丹参(去苗土,微炙) 玄参 木通(剉)各一两一分

【用法】上为粗末。每服五钱匕,以水一盏,煎取七分,去滓温服,每日早食后及夜卧各一服。

【主治】大风癞,身上生疮,并面部浮肿,眉鬓堕落,四

肢瘴痹。

84746 羚羊角饮(《圣济总录》卷六十九)

【组成】羚羊角(镑)一两半　桂(去粗皮)二两　大黄(剉,炒)一两

【用法】上为粗末。每服三钱匕,以水一盏半,煎至一盏,去滓冷服,不拘时候。

【主治】卒呕血。

84747 羚羊角饮(《圣济总录》卷八十三)

【异名】犀角饮子(《鸡峰》卷四)。

【组成】羚羊角(镑)　羌活(去芦头)　桂(去粗皮)　牛膝(酒浸,切,焙)　白茯苓(去黑皮)　杏仁(去皮尖双仁,研)　郁李仁(汤浸,去皮)　半夏(汤洗七遍去滑)　附子(炮裂,去皮脐)　麻黄(去根节)　大腹皮　大黄(煨)各半两　葶苈子(纸上炒)　木香　陈橘皮(汤浸去白,焙)　白术　防风(去叉)　枳壳(去瓤,麸炒)　甘草(炙,剉)各一分　槟榔　白附子(炮)各半两

【用法】上剉,如麻豆大,分为八服,若高年或脏腑虚冷即分作十六服。每服用水二碗,加生姜十片,煎至二盏,临熟更磨犀角水二合,投入再煎沸,去滓,分作二服,不拘时候温服。滓再服,重用水一碗,煎至一盏,作一服。更看疾状,每料临时添药。

【主治】干湿脚气。

【加减】脚刺痛,加肉桂、附子、牛膝、羌活各一分;大便涩,加大黄、滑石末各二钱;筋脉拘急,加紫苏、牛膝各一分;脚转筋,加木瓜、牛膝各半两;攻作浮热,加麻黄、石膏各半两,微得汗立愈;气攻心,加槟榔半两,木香一分。

【宜忌】《鸡峰》:忌湿面、炙煿、动风等毒物。

84748 羚羊角饮

《圣济总录》卷八十八。为原书卷八十七"羚羊角汤"之异名。见该条。

84749 羚羊角饮(《圣济总录》卷九十二)

【组成】羚羊角(镑屑)　赤茯苓(去黑皮)各一两　木通(剉)半两　桑根白皮(剉)　生干地黄(切,焙)各一两　薏苡仁半两

【用法】上为粗末。每服五钱匕,以水一盏,煎至八分,去滓温服,不拘时候。

【主治】肾气不足,客热内乘,小便难。

84750 羚羊角饮(《圣济总录》卷九十八)

【异名】羚羊角散(《医钞类编》卷十四)。

【组成】羚羊角屑　栀子仁　冬葵子(炒)各一两　青葙子　红蓝花(炒)　麦门冬(去心,焙)　大青　大黄(剉,炒)各半两

【用法】上为粗末。每服三钱匕,以水一盏,煎至七分,去滓温服,不拘时候。

【主治】血淋。小便出血,热结涩痛。

84751 羚羊角饮(《圣济总录》卷一〇三)

【组成】羚羊角屑一两　细辛(去苗叶)一分　甘菊花　葳蕤　芎䓖　人参各三分　赤芍药　黄芩(去黑心)　栀子仁　防风(去叉)　甘草(生)各半两

【用法】上为粗末。每服三钱匕,以水一盏,煎至六分,去滓,食后温服。

【主治】肝脏风毒上冲,眼赤肿痛难开,头额偏疼。

84752 羚羊角饮(《圣济总录》卷一〇八)

【组成】羚羊角(镑)　菊花　羌活(去芦头)各三分　漏芦(去芦头)　胡黄连　玄参　升麻各半两

【用法】上为粗末。每服五钱匕,以水一盏,煎至八分,去滓,食后温服,每日二次。

【主治】眼不见物。

84753 羚羊角饮(《圣济总录》卷一一二)

【异名】羚羊角汤(《秘传眼科龙木论》卷二)。

【组成】羚羊角(镑)　地骨皮(洗)　人参　羌活(去芦头)　车前子　玄参各一两

【用法】上为粗末。每服三钱匕,以水一盏,煎至七分,去滓,食后临卧温服。

【主治】青风内障。❶《圣济总录》:眼渐昏及睹浮花,恐变成青风内障。❷《秘传眼科龙木论》:青风内障。眼初患之时,微有痛涩,头旋脑痛,或眼先有花无花,瞳仁不开不大,渐渐昏暗;或因劳倦,渐加昏重。❸《张氏医通》:肝热生风内障。❹《医钞类编》:青风内障,但酸痛不热不肿者。

84754 羚羊角饮(《圣济总录》卷一一二)

【异名】羚羊角饮子(《秘传眼科龙木论》卷一)、圆翳羚羊饮(《金鉴》卷七十七)。

【组成】羚羊角(镑)三两　防风(去叉)二两　车前子　细辛(去苗叶)　人参　知母(焙)　黄芩(去黑心)各一两

【用法】上为粗末。每服三钱匕,以水一盏,煎至六分,去滓,食后临卧温服。针拨后服用。

【主治】❶《圣济总录》:内障圆翳,状如冰水团圆,一点不散。❷《秘传眼科龙木论》:圆翳内障,初患之时,眼前多见蝇飞花发,垂蟢,薄烟轻雾,渐渐加重,不痛不痒,渐渐失明,眼与不患眼相似,且不辨人物,惟睹三光,患者不觉,先从一眼先患,向后相牵俱损。此是脑脂流下,肝风上冲,玉翳青白,瞳仁端正,阳看则小,阴看则大。

84755 羚羊角饮

《圣济总录》卷一三六。为《博济》卷五"羚羊角汤"之异名。见该条。

84756 羚羊角饮(《圣济总录》卷一五七)

【组成】羚羊角屑半两　芍药一两　枳实(去瓤,麸炒)三分　人参一两　麦门冬(去心,焙)半两

【用法】上为粗末。每服三钱匕,以水一盏,煎至七分,去滓温服,不拘时候。

【主治】半产后心烦闷倦。

84757 羚羊角饮(《圣济总录》卷一六二)

【异名】羚羊角散(《普济方》卷三五三)。

【组成】羚羊角屑　前胡(去芦头)　人参　桂(去粗皮)　芍药　大腹皮(剉)　芦根(洗,剉)　甘草(炙)　当归(切,炒)各一两

【用法】上为粗末。每服三钱匕,以水一盏,加生姜三片,大枣二枚(擘破),同煎至七分,去滓温服,不拘时候。

【主治】产后伤寒壮热,胸膈烦闷渴躁。

84758 羚羊角饮(《圣济总录》卷一六三)

【组成】羚羊角(镑)　红蓝花　牛膝(酒浸,切,焙)各二两　桂(去粗皮)　芍药各一两　生干地黄(焙)四两

【用法】上为粗末。每服三钱匕,以水一盏,煎至七分,

去滓温服,不拘时候。

【主治】产后腰痛,举动不得。

84759 羚羊角饮

《医统》卷六十一。为《圣济总录》卷一一二"羚羊角汤"之异名。见该条。

84760 羚羊角饮

《眼科全书》卷三。为原书同卷"羚羊角散"之异名。见该条。

84761 羚羊角散(《千金》卷二)

【异名】单行羚羊角散(《千金翼》卷六)。

【组成】羚羊角一枚

【用法】上烧作灰,为末。以东流水服方寸匕;若未愈,须臾再服,取闷愈乃止。

【主治】❶《千金》:产后心闷,血气上冲心。❷《外台》:产后血晕。

84762 羚羊角散(方出《千金》卷十七,名见《普济方》卷二十六)

【组成】羚羊角　玄参　射干　鸡苏　芍药　升麻　柏皮各三两　淡竹茹(鸡子大)一枚　生地黄(切)一升　栀子仁四两

【用法】上㕮咀。以水九升,煮取三升,分三服;须利者,下芒消三两,更煮三沸。

【主治】肺热喘息,鼻衄血。

【方论选录】《千金方衍义》:肺热喘衄,良由龙雷煽虐,反侮肺金之象;故用羚羊角入肝散血,射干入肺散气,栀子、柏皮分解于内,升麻、鸡苏开提于上,芍药、地黄顺血下注,元参、竹茹抑火,芒消以急夺之。自然龙火潜踪,金不受侮,焉有喘衄之患乎。

84763 羚羊角散(《圣惠》卷三)

【组成】羚羊角屑三分　防风半两(去芦头)　前胡半两(去芦头)　犀角屑半两　麻黄三分(去根节)　人参半两(去芦头)　旋覆花半两　赤芍药半两　芎䓖三分　桂心三分　羌活三分　当归三分(剉,微炒)　汉防己半两　赤茯苓半两　枳壳三分(麸炒微黄,去瓤)　黄芩半两　蔓荆子半两　甘菊花半两　甘草半两(炙微赤,剉)　酸枣仁三分(微炒)

【用法】上为散。每服三钱,以水一中盏,加生姜半分,煎至六分,去滓,入竹沥一合,更煎一二沸,温服,不拘时候。

【主治】肝中风。筋脉拘急,言语謇涩,头项强直,四肢不利,心膈烦壅,头目旋眩。

84764 羚羊角散　(方出《圣惠》卷三,名见《普济方》卷八十九)

【组成】羚羊角屑一两　独活一两　附子一两(炮裂,去皮脐)

【用法】上为末。每服三钱,以水一中盏,加生姜半分,同煎至六分,去滓,入竹沥一合,更煎一二沸,温服。

【主治】肝中风。筋脉拘急,舌强语涩。

84765 羚羊角散(《圣惠》卷三)

【组成】羚羊角屑一两　川升麻三分　栀子仁半两　防风三分(去芦头)　酸枣仁三分(微炒)　羌活一分　桑根白皮三分(剉)　甘草半两(炙微赤,剉)

【用法】上为末。每服三钱,以水一中盏,加生姜半分,同煎至六分,去滓温服,不拘时候。

【主治】肝风筋脉拘挛,四肢烦疼。

【宜忌】忌热面、猪肉、大蒜等。

84766 羚羊角散(《圣惠》卷三)

【组成】羚羊角屑半两　石南三分　羌活半两　防风半两(去芦头)　丹参半两　黄耆半两(剉)　茯神三分　沙参半两(去芦头)　白术半两　芎䓖半两　麻黄三分(去根节)　天雄三分(炮裂,去皮脐)　赤芍药半两　当归半两(剉,微炒)　漏芦半两　茵芋三分　酸枣仁三分(微炒)　虎胫骨一两(涂酥,炙令黄)　桂心三分　人参半两(去芦头)　白蒺藜三分(微炒,去刺)　五加皮半两　赤箭三分　细辛半两　地骨皮半两　蔓荆子半两

【用法】上为细末。每服一钱,温酒调下,不拘时候。

【主治】肝风,筋脉拘挛,目暗,四肢无力,疼痛。

【宜忌】忌鸡、猪、鱼、蒜等。

84767 羚羊角散(《圣惠》卷三)

【组成】羚羊角屑一两　防风一两(去芦头)　赤茯苓一两　白蔹一两　独活一两　附子一两(炮裂,去皮脐)　桂心一两　麻黄一两(去根节)　酸枣仁三分(微炒)

【用法】上为细末。每服一钱,温酒调下,不拘时候。

【主治】肝脏风,筋脉拘急,抽掣疼痛,不得睡卧。

84768 羚羊角散(《圣惠》卷三)

【组成】羚羊角屑一两　柴胡一两(去苗)　石膏二两　赤芍药一两　车前子一两　川大黄一两(剉碎,微炒)　黄芩一两　甘草一两(炙微赤,剉)

【用法】上为末。每服三钱,以水一中盏,煎至六分,去滓,食后温服。

【主治】肝脏壅热,头目不利,胸膈烦躁,体痛。

84769 羚羊角散(《圣惠》卷三)

【异名】茯神汤(《圣济总录》卷四十一)、羚羊角汤(《圣济总录》卷六十七)。

【组成】羚羊角屑三分　五味子三分　葳蕤三分　茯神三分　远志三分(去心)　龙骨一两　沙参三分(去芦头)　酸枣仁三分(微炒)

【用法】上为散。每服三钱,以水一中盏,煎至六分,去滓温服,不拘时候。

【主治】❶《圣惠》:肝气逆,心烦,面青,多怒。❷《圣济总录》:煎厥。少气善怒,精神不守;及阳气厥逆,善怒,狂妄不常。

84770 羚羊角散(《圣惠》卷三)

【组成】羚羊角屑半两　槟榔半两　木香半两　海桐皮半两　酸枣仁半两　防风半两(去芦头)　当归半两(剉)　独活半两　薏苡仁半两　犀角屑半两　漏芦半两　赤芍药半两　枳壳半两(麸炒微黄,去瓤)　甘草半两(炙微赤,剉)

【用法】上为散。每服三钱,以水一中盏,加生姜半分,同煎至六分,去滓,食前温服。

【主治】肝脏风毒,流注脚膝,筋脉拘急疼痛。

【宜忌】忌炙煿、鸡、猪等。

84771 羚羊角散(《圣惠》卷三)

【异名】麦门冬汤(《圣济总录》卷四十二)。

【组成】羚羊角屑三分　麦门冬三分(去心)　川大黄半两(剉碎,微炒)　木通三分(剉)　甘草半两(炙微赤,剉)　天门冬半两(去心)　防风半两(去芦头)　前胡半两(去芦

头） 半夏半两（汤浸七遍，去滑）。

【用法】上为散。每服三钱，以水一中盏，加生姜半分，煎至六分，去滓，食后温服。

【主治】❶《圣惠》：胆热，心胸烦壅，多睡，头目昏重。❷《圣济总录》：荣卫气涩，精神不爽，胆热多睡，头目昏塞。

【宜忌】忌羊血。

84772 羚羊角散（《圣惠》卷四）

【组成】羚羊角屑一两 麻黄一两（去根节） 独活三分 赤茯苓三分 黄耆三分（剉） 黄芩三分 秦艽三分（去苗） 远志三分（去心） 桂心三分 芎䓖三分 麦门冬一两（去心） 葛根三分（剉） 石膏一两 赤箭三分 白鲜皮三分 人参三分（去芦头） 沙参三分（去芦头） 甘草半两（炙微赤，剉） 杏仁三分（汤浸，去皮尖双仁，麸炒微黄）

【用法】上为散。每服四钱，以水一中盏，加生姜半分，煎至六分，去滓温服，不拘时候。

【主治】心脏中风。言语謇涩，恍惚惊悸，神志错乱，面赤心烦，四肢不利。

84773 羚羊角散（《圣惠》卷四）

【组成】羚羊角屑一两 葛根半两（剉）黄芩半两 赤芍药半两 石膏二两 麦门冬三分（去心） 甘草半两（炙微赤，剉） 柴胡一两（去苗） 赤茯苓一两 栀子仁半两

【用法】上为粗散。每服三钱，以水一中盏，加竹叶七片、豉三十粒，煎至六分，去滓温服，不拘时候。

【主治】心胸烦热，渴逆头痛。

84774 羚羊角散（《圣惠》卷五）

【组成】羚羊角屑一两 茯神一两 羌活一两 薏苡仁一两 人参一两（去芦头） 麦门冬一两（去心） 旋覆花一两 前胡一两（去芦头） 甘草半两（炙微赤，剉）

【用法】上为散。每服四钱，以水一中盏，煎至六分，去滓温服，不拘时候。

【主治】脾脏中风。四肢不举，心胸痰滞，言语謇涩，头痛烦热，咽喉不利。

84775 羚羊角散（《圣惠》卷六）

【组成】羚羊角屑 赤茯苓 防风（去芦头） 麦门冬（去心，焙） 犀角屑 白蒺藜（微炒，去刺） 苦参（剉） 秦艽（去苗） 子芩 川升麻 地骨皮 牛蒡子（微炒） 桑根白皮（剉） 枳壳（麸炒微黄，去瓤） 黄耆（剉） 柴胡（去苗） 川大黄（剉碎，微炒） 玄参 栀子仁 甘草（炙微赤，剉）各半两

【用法】上为细散。每服二钱，以温浆汤水调下，不拘时候。

【主治】肺脏风毒攻皮肤，生疮肿疼痛，心神烦热。

【宜忌】忌鸡、猪、毒滑物。

84776 羚羊角散（《圣惠》卷六）

【组成】羚羊角屑三分 青竹茹一两 黄芩三分 栀子仁三分 紫苏茎叶三分 杏仁三分（汤浸，去皮尖双仁，麸炒微黄） 玄参三分 木通三分 赤茯苓三分 川朴消二两 甘草半两（炙微赤，剉） 川大黄一两（剉碎，微炒）

【用法】上为散。每服三钱，以水一中盏，煎至六分，去滓，入生地黄汁一合，更煎一两沸，温服，不拘时候。

【主治】大肠实热，心神烦躁，口内生疮。

84777 羚羊角散（《圣惠》卷十）

【组成】羚羊角屑一分 犀角屑一分 防风一分（去芦头） 茯神一分 柴胡一分（去苗） 麦门冬一分（去心） 人参一分（去芦头） 葛根一分（剉） 甘草一分（炙微赤，剉） 枳壳一分（麸炒微黄，去瓤） 石膏半两 龙齿半两

【用法】上为散。每服三钱，以水一中盏，煎至五分，去滓温服，不拘时候。

【主治】伤寒阳痉，身热无汗，恶寒，头项强直，四肢疼痛，烦躁心悸，睡卧不得。

84778 羚羊角散（《圣惠》卷十）

【组成】羚羊角屑一分 犀角屑一分 麦门冬半两（去心） 百合半两 柴胡半两（去苗） 地骨皮半两 木通半两

【用法】上为散。每服四钱，以水一中盏，煎至六分，去滓温服，不拘时候。

【主治】伤寒已得汗，热不除，发渴，朝暮烦热。

84779 羚羊角散（《圣惠》卷十）

【组成】羚羊角屑三分 犀角屑二分 牛黄一分（细研） 人参半两（去芦头） 白茯苓一两 麦门冬三分（去心） 黄耆三分（剉） 栀子仁三分 甘草一两（炙微赤，剉） 紫菀三分（去苗土） 丹参半两 玄参三分

【用法】上为散。每服五钱，以水一大盏，煎至六分，去滓，入牛黄末一字，搅令匀，放温频服，不拘时候，以愈为度。

【主治】伤寒衄血不止。

84780 羚羊角散（《圣惠》卷十）

【组成】羚羊角屑一两 栀子仁半两 决明子一两 芎䓖一两 羌活一两 石膏一两 柴胡一两（去苗） 黄芩一两 人参一两（去芦头） 川大黄一两（剉碎，微炒）

【用法】上为散。每服五钱，以水一大盏，加竹叶三七片，煎至五分，去滓温服，不拘时候。

【主治】伤寒热毒攻眼，赤涩昏暗疼痛。

84781 羚羊角散（《圣惠》卷十）

【组成】羚羊角屑 木通（剉） 射干 川升麻 地骨皮各一两 芦根三两（剉）

【用法】上为粗散。每服五钱，以水一大盏，煎至五分，去滓温服，不拘时候。

【主治】伤寒咽喉疼痛，心神烦闷。

84782 羚羊角散（《圣惠》卷十一）

【组成】羚羊角屑半两 黄芩半两 赤芍药半两 茯神半两 葛根半两（剉） 鼠尾草半两 栀子仁半两 川大黄半两（剉碎，微炒） 麦门冬一两（去心，焙）

【用法】上为粗散。每服四钱，以水一中盏，入豉一百粒，煎至六分，去滓温服，不拘时候。

【主治】伤寒心热发狂。

84783 羚羊角散（《圣惠》卷十一）

【组成】羚羊角屑 赤茯苓 麦门冬（去心） 葳蕤 柴胡（去苗） 栀子仁各一两 桑根白皮三分（剉） 石膏二两 甘草半两（炙微赤，剉）

【用法】上为散。每服五钱，以水一大盏，煎至五分，去滓温服，不拘时候。

【主治】伤寒潮热头痛，四肢拘急烦疼。

84784 羚羊角散（《圣惠》卷十三）

【组成】羚羊角屑半两 木通一两（剉） 桑根白皮一两（剉） 大腹皮半两（剉） 柴胡半两（去苗） 石膏一两

川朴消半两

【用法】上为散。每服五钱，以水一大盏，煎至五分，去滓温服，不拘时候。

【主治】伤寒不经发汗十日以上，变成狐惑，腹胀面赤，恶闻食气。

84785 羚羊角散(《圣惠》卷十四)

【异名】羚羊角汤(《圣济总录》卷三十三)。

【组成】羚羊角屑一两　旋覆花三分　赤茯苓一两　黄芩三分　半夏三分(汤洗七遍，去滑)　槟榔三分　陈橘皮三分(汤浸，去白瓤，焙)　吴茱萸半两(汤浸七遍，焙干，微炒)

【用法】上为散。每服四钱，以水一大盏，加生姜半分，煎至五分，去滓温服，不拘时候。

【主治】伤寒后，脚气上冲，心膈烦闷。

84786 羚羊角散(《圣惠》卷十五)

【组成】羚羊角屑三分　川升麻三分　秦艽三分(去苗)　木通三分(剉)　白鲜皮三分　槟榔一两　黄芩三分　麦门冬一两(去心，焙)　川大黄一两(剉碎，微炒)　甘草半两(炙微赤，剉)

【用法】上为粗散。每服五钱，以水一大盏，煎至五分，去滓温服，不拘时候。

【主治】时气六日，烦躁头痛，小便赤涩，壅热不退。

84787 羚羊角散(《圣惠》卷十五)

【组成】羚羊角屑　旋覆花　枳壳(麸炒微黄，去瓤)　前胡(去芦头)　川升麻　玄参　赤芍药　黄芩　地骨皮各半两　茯神三分　麦门冬一两(去心，焙)　甘草半两(炙微赤，剉)

【用法】上为粗散。每服三钱，以水一中盏，煎至六分，去滓温服，不拘时候。

【主治】时气七日，心神恍惚，烦躁壮热，不得眠卧。

84788 羚羊角散(《圣惠》卷十五)

【组成】羚羊角屑　栀子仁　麦门冬(去心)　川升麻　川大黄(剉碎，微炒)　玄参　黄耆(剉)　甘草(炙微赤，剉)　赤芍药各一两

【用法】上为散。每服五钱，以水一大盏，煎至五分，去滓温服，不拘时候。

【主治】时气壅毒不退，发斑，遍身烦热，大小便不利。

84789 羚羊角散(《圣惠》卷十六)

【组成】羚羊角屑　赤茯苓　防风(去芦头)　麦门冬(去心)　甘草(炙微赤，剉)　地骨皮　枳壳(麸炒微黄，去瓤)　蕤仁各半两

【用法】上为散。每服五钱，以水一大盏，煎至五分，去滓，加蜜一茶匙，更煎一两沸，食后温服。

【主治】时气肝脏虚热，眼昏赤痛。

84790 羚羊角散(《圣惠》卷十八)

【组成】羚羊角屑一两　麦门冬二两(去心)　大腹皮一两(剉)　川大黄一两(剉碎，微炒)　川升麻一两　柴胡一两(去苗)　甘草半两(炙微赤，剉)

【用法】上为散。每服三钱，以水一中盏，煎至六分，去滓，入玄明粉一钱，搅令匀，温服，不拘时候。

【主治】时气热毒在脏，大肠不通。

84791 羚羊角散(《圣惠》卷十七)

【组成】羚羊角屑半两　犀角屑半两　茯神半两　龙齿一两　铁粉一两　黄芩半两　甘草半两(炙微赤，剉)　防风半两(去芦头)　地骨皮三分　人参一两(去芦头)

【用法】上为粗散。每服五钱，以水一大盏，煎至五分，去滓温服，不拘时候。

【主治】热病发汗后，热毒未尽，因有所惊，发热癫狂。

84792 羚羊角散(《圣惠》卷十八)

【组成】羚羊角屑一两　麦门冬一两半(去心)　栀子仁一两　土瓜根一两　川大黄一两半(剉碎，微炒)　甘草半两(炙微赤，剉)

【用法】上为散。每服四钱，以水一中盏，煎至六分，去滓温服，不拘时候。

【主治】热病肠胃壅热，大便不通。

84793 羚羊角散(《圣惠》卷十九)

【组成】羚羊角屑一两　防风一两(去芦头)　葛根一两(剉)　甘菊花一两　木通一两(剉)　人参一两(去芦头)　细辛一两　当归一两(剉，微炒)　桂心一两　甘草一两(炙微赤，剉)　附子一两(炮裂，去皮脐)　赤茯苓一两　汉防已一两　枳壳一两(麸炒微黄，去瓤)

【用法】上为散。每服四钱，以水一中盏，煎至五分，去滓，入竹沥一合，更煎一两沸，放温，拗开口灌之，不拘时候。

【主治】中风。心闷，口噤不开。

84794 羚羊角散(《圣惠》卷十九)

【组成】羚羊角屑一两　前胡一两(去芦头)　桂心一两　芎䓖一两　麻黄一两(去根节)　秦艽一两(去苗)　防风一两(去芦头)　附子一两(炮裂，去皮脐)　赤箭一两(微炒)　天南星一两(炮裂)　蝉壳半两　独活一两　茯神一两　槟榔一两　枳壳一两(麸炒微黄，去瓤)　桑螵蛸半两(微炒)　干蝎半两(微炒)　牛黄一钱(研入)　朱砂半两(研细)　麝香一钱(研细)　铅霜一分(研入)

【用法】上为细末，入研了药，重研令匀。每服一钱，以温酒调下，不拘时候。

【主治】风癔。咽中作声，舌强语涩，心膈不利。

84795 羚羊角散(《圣惠》卷十九)

【组成】羚羊角屑半两　麻黄一两半(去根节)　附子一两(炮裂，去皮脐)　当归一两(剉，微炒)　桂心一两　独活一两半　防风一两(去芦头)　阿胶一两(捣碎，炒令黄燥)　天麻一两半

【用法】上为粗散。每服四钱，以水、酒各一中盏，煎至一盏五分，去滓，分二次温服，不拘时候。

【主治】风痉。口噤，身体强直，不知人事。

84796 羚羊角散(《圣惠》卷十九)

【组成】羚羊角屑一两　川升麻半两　桂心一两　枳壳一两(麸炒微黄，去瓤)　茯神一两　独活一两半　麻黄一两(去根节)　葛根一两(剉)　附子一两(炮裂，去皮脐)　当归一两(剉，微炒)　酸枣仁一两　五加皮一两

【用法】上为粗散。每服四钱，以水一中盏，加生姜半分，煎至五分，去滓温服，不拘时候。

【主治】风痱。筋脉缓弱，言语謇涩。

84797 羚羊角散(《圣惠》卷二十)

【组成】羚羊角屑一两　石膏一两　人参半两(去芦头)　赤芍药半两　芎䓖三分　汉防已三分　桂心三分

附子三分(炮裂,去皮脐) 防风三分(去芦头) 杏仁一两(汤浸,去皮尖双仁,麸炒微黄) 麻黄一两(去根节)

【用法】上为粗散。每服三钱,以水一中盏,煎至六分,去滓温服,不拘时候。

【主治】贼风。身体缓弱,手足不遂,言语謇涩,精神恍惚。

84798 羚羊角散(《圣惠》卷二十)

【组成】羚羊角屑一两 麻黄一两半(去根节) 防风一两(去芦头) 茯神一两 羌活一两 芎䓖一两 石膏二两 甘草一两(炙微赤,剉)

【用法】上为粗散。每服四钱,以水一中盏,加生姜半分,煎至五分,去滓,入竹沥一合,更煎二三沸,温服,不拘时候。

【主治】风邪入脏,心神烦乱恍惚,头目眩痛。

84799 羚羊角散(《圣惠》卷二十)

【组成】羚羊角屑三分 防风半两(去芦头) 麦门冬一两(去心,焙) 川升麻三分 赤茯苓一分 前胡一两(去芦头) 半夏半两(汤浸七遍,去滑) 枇杷叶三分(拭去毛,炙微黄) 荆芥半两 细辛半两 枳壳半两(麸炒微黄,去瓤) 甘草半两(炙微赤,剉)

【用法】上为粗散。每服三钱,以水一中盏,加生姜半分、淡竹叶二七片,煎至六分,去滓温服,不拘时候。

【主治】风痰气壅,心胸不利,头目烦疼,少思饮食。

84800 羚羊角散(《圣惠》卷二十)

【组成】羚羊角屑三分 黄耆三分 熟干地黄一两 酸枣仁一两(微炒) 茯神一两 铁粉一两 防风半两(去芦头) 黄连三分(去须) 麦门冬一两(去心,焙) 黄芩半两 远志半两(去心) 甘草半两(炙微赤,剉)

【用法】上为粗散。每服三钱,以水一中盏,煎至六分,去滓温服,不拘时候。

【主治】风恍惚。妄语多言,夜不得寐。

84801 羚羊角散(《圣惠》卷二十一)

【组成】羚羊角屑三分 独活一两 酸枣仁三分(微炒) 薏苡仁一两 防风三分(去芦头) 赤茯苓一两 荆芥三分 芎䓖三分 黄耆三分(剉) 五加皮三分 熟干地黄三分

【用法】上为细散。每服五钱,以荆沥半合、酒一小盏,和暖调服,不拘时候。

【主治】偏风。肌体虚弱,手足不遂,筋脉拘急,心胸烦闷。

84802 羚羊角散(《圣惠》卷二十一)

【组成】羚羊角屑一两 赤茯苓三分 芎䓖三分 当归三分 酸枣仁三分(微炒) 肉桂一两半(去粗皮) 细辛半两 防风三分(去芦头) 羌活一两 茵芋一两 丹参一两

【用法】上为粗散。每服三钱,以水一中盏,加生姜半分,煎至六分,去滓,稍热服,不拘时候。

【主治】中风。身如角弓反张,筋脉拘急疼痛。

84803 羚羊角散(《圣惠》卷二十一)

【组成】羚羊角屑一两 羌活三分 赤茯苓三分 薏苡仁三分 防风三分(去芦头) 赤芍药三分 当归三分 芎䓖三分 桂心三分 槟榔半两

【用法】上为粗散。每服四钱,以水一中盏,煎至六分,去滓温服,不拘时候。

【主治】风。身体疼痛,筋脉拘急,不可俯仰。

84804 羚羊角散(《圣惠》卷二十一)

【组成】羚羊角屑三分 羌活半两 防风半两(去芦头) 黄芩一两 白鲜皮一两 芎䓖半两 川大黄一两(剉碎,微炒) 枳壳一两(麸炒微黄,去瓤) 葳蕤半两 牛蒡子一两 甘草一两(炙微赤,剉)

【用法】上为粗散。每服三钱,以水一中盏,煎至六分,去滓温服,不拘时候。

【主治】热毒风上攻,头面赤肿,心膈烦热,肢节疼痛。

【宜忌】忌炙煿、热面。

84805 羚羊角散(《圣惠》卷二十二)

【组成】羚羊角屑一两 防风半两(去芦头) 枳壳三分(麸炒微黄,去瓤) 半夏半两(汤洗七遍,去滑) 茯神一两 白芷半两 甘草半两(炙微赤,剉) 附子三分(炮裂,去皮脐) 芎䓖三分

【用法】上为粗散。每服三钱,以水一中盏,加生姜半分,煎至六分,去滓温服,不拘时候。

【主治】风痰眩晕。

❶《圣惠》:风头眩,上膈多痰。❷《本事》:一切头旋,本因体虚,风邪乘于阳经,上注于头面,遂入于脑;亦因痰水在于胸膈之上,犯大寒,使阳气不行,痰水结聚,上冲于头目,令头转旋。❸《医钞类编》:风火痰涎,一切头眩。

【方论选录】《本事方释义》:羚羊角气味辛咸微寒,入足厥阴;茯神气味甘平,入心;芎䓖气味辛温,入肝胆;防风气味辛甘平,入足太阳;半夏气味辛温,入胃;白芷气味辛温,入手足阳明;甘草气味甘平,入足太阴;枳壳气味苦寒,入脾;附子气味辛咸大热,入手足少阴;佐以生姜之达表。此因风邪乘于阳位,窃据清虚之府,使阳气不能流行,阴寒之气结聚而不化,故辛散之药少佐以辛热温通之品,则结聚者开,而阳气得行,风无不去矣。

84806 羚羊角散(《圣惠》卷二十三)

【组成】羚羊角屑一两 枳壳一两(麸炒微黄,去瓤) 独活一两 防风一两(去芦头) 黄芩一两 细辛一两 赤芍药一两 甘草一两(炙微赤,剉) 人参一两(去芦头) 麻黄一两(去根节) 石膏三两

【用法】上为粗散。每服三钱,以水一中盏,煎至六分,去滓温服,不拘时候。

【主治】风热头痛,肢节烦疼,项背拘急。

84807 羚羊角散(《圣惠》卷二十三)

【组成】羚羊角屑一两 桂心一两 附子一两(炮裂,去皮脐) 羌活一两 防风三分(去芦头) 酸枣仁一两(微炒) 桑根白皮二两(剉) 天蓼木一两(剉)

【用法】上为粗散。每服三钱,以水一中盏,加生姜半分,煎至五分,去滓温服,不拘时候。

【主治】风毒攻四肢,筋脉拘挛。

84808 羚羊角散(《圣惠》卷二十四)

【组成】羚羊角屑一两 白鲜皮一两 黄芩三分 防风一两(去芦头) 人参三分(去芦头) 杏仁三分(汤浸,去皮尖双仁,麸炒微黄) 麻黄一两(去根节) 羌活一两 白蒺藜一两(微炒,去刺) 甘草一两(炙微赤,剉) 生干地黄

三分　枳壳半两(麸炒微黄,去瓤)

【用法】上为粗散。每服四钱,以水一中盏,煎至五分,去滓,入酒一合,更煎一两沸,温服,不拘时候。

【主治】❶《圣惠》:风瘾疹,遍身痒痛,心胸满闷。❷《疡科选粹》:风寒暑湿外搏肌肤,发为瘾疹,憎寒壮热,遍身瘙痒。

84809 羚羊角散(《圣惠》卷二十六)

【异名】羚羊角汤(《圣济总录》卷九十二)。

【组成】羚羊角屑一两　五加皮一两　防风三分(去芦头)　酸枣仁一两(微炒)　赤茯苓三分　当归三分　桂心三分　桃仁三分(汤浸,去皮尖双仁,麸炒微黄)　枳实半两(麸炒微黄)　芎䓖三分　槟榔三分　甘草半两(炙微赤,剉)

【用法】上为散。每服四钱,以水一中盏,加生姜半分,煎至六分,去滓温服,不拘时候。

【主治】筋极。四肢拘急,头项强直,爪甲多青,胁肋胀痛。

84810 羚羊角散(《圣惠》卷二十七)

【组成】羚羊角屑三分　当归三分　白茯苓一两　酸枣仁一两(微炒)　黄耆三分(剉)　半夏(汤浸七遍,去滑)　防风(去芦头)　甘草(炙微赤,剉)　桂心　黄芩　远志(去心)　萆薢(剉)　人参(去芦头)各半两　麦门冬一两(去心)

【用法】上为粗散。每服四钱,以水一中盏,加生姜半分、大枣三枚,煎至六分,去滓温服,不拘时候。

【主治】虚劳烦热,肢节拘急疼痛,不得睡卧。

【备考】方中半夏、防风用量原缺,据《普济方》补。

84811 羚羊角散(《圣惠》卷三十)

【组成】羚羊角屑三分　薏苡仁二两　桂心三分　牛膝三分(去苗)　防风三分(去芦头)　附子一两(炮裂,去皮脐)　甘草半两(炙微赤,剉)　黄耆一两　生干地黄一两

【用法】上为粗散。每服三钱,以水一中盏,加生姜半分,煎至六分,去滓,食前温服。

【主治】虚劳风引,筋脉拘挛,不可屈伸。

【宜忌】忌生冷、毒滑、鱼肉。

84812 羚羊角散(《圣惠》卷三十)

【组成】羚羊角屑半两　黄耆一两(剉)　柴胡一两半(去苗)　防风一两(去芦头)　人参三两(去芦头)　附子一两(炮裂,去皮脐)　泽泻三分　山茱萸一两　覆盆子一两　决明子一两　车前子一两　青葙子一两　甘草半两(炙微赤,剉)

【用法】上为粗散。每服四钱,以水一中盏,煎至六分,去滓温服,不拘时候。

【主治】虚劳。肝肾风虚,头昏目暗,四肢少力。

84813 羚羊角散(《圣惠》卷三十二)

【组成】羚羊角屑三分　茯神三分　车前子三分　甘菊花三分　决明子三分　防风三分(去芦头)　羌活三分　赤芍药三分　蔓荆子三分　黄芩三分　川升麻三分　栀子仁三分　麦门冬三分(去心)　柴胡三分(去苗)　枳壳一两(麸炒微黄,去瓤)　甘草三分(炙微赤,剉)

【用法】上为散。每服四钱,以水一中盏,煎至六分,去滓,食后温服。

【主治】肝肾久积风热,两眼赤痛,上焦壅滞,头重心烦,四肢不利。

【宜忌】忌炙煿、热面、油腻。

84814 羚羊角散(《圣惠》卷三十二)

【组成】羚羊角屑一两　葳蕤二分　防风半两(去芦头)　甘菊花三分　牛黄一分(研细)　细辛一分　芎䓖三分　玄参一分　赤芍药半两　黄芩半两　栀子仁半两　甘草半两(炙微赤,剉)

【用法】上为散,入牛黄研令匀。每服三钱,以水一中盏,煎至六分,去滓,食后温服。

【主治】肝脏风毒上冲,眼赤肿痛,开张不得,头额疼痛。

【宜忌】忌炙煿、热面。

84815 羚羊角散(方出《圣惠》卷三十二,名见《普济方》卷七十四)

【组成】羚羊角屑　葳蕤　甘菊花　泽泻　川大黄(剉碎,微炒)　木通(剉)各一两

【用法】上为散。每服三钱至四钱,以水一中盏,煎至六分,去滓,食后温服。

【功用】去肝肺热毒。

【主治】眼赤肿痛,并白翳。

84816 羚羊角散(《圣惠》卷三十二)

【组成】羚羊角屑半两　防风(去芦头)　赤芍药　木通(剉)　玄参　马牙消各一两　枳壳半两(麸炒微黄,去瓤)　甘草半两(炙微赤,剉)　栀子仁半两

【用法】上为粗散。每服三钱,以水一中盏,加淡竹叶二七片,煎至六分,去滓,食后温服。

【主治】热毒上攻眼目,烦闷,头热,心燥,小便不利。

84817 羚羊角散(《圣惠》卷三十二)

【组成】羚羊角屑一两　地骨皮三分　黄芩三分　麦门冬一两半(去心,焙)　秦艽半两(去苗)　柴胡半两(去苗)　栀子仁半两　车前子三分　葳蕤半两　川升麻半两　甘草半两(炙微赤,剉)

【用法】上为粗散。每服四钱,以水一中盏,煎至六分,去滓温服,不拘时候。

【主治】丹石毒上攻眼目,涩痛瞳赤,心神烦躁,唇口干燥。

84818 羚羊角散(《圣惠》卷三十二)

【组成】羚羊角屑三分　茯神一两　防风一两(去芦头)　麦门冬一两半(去心,焙)　地骨皮一两　枳实二分(麸炒微黄)　蕤仁三分　甘草半两(炙微赤,剉)

【用法】上为粗散。每服三钱,以水一中盏,煎至六分,去滓,入地黄汁半合,更煎一沸,食后温服。

【主治】肝膈虚热,生针眼肿赤。

84819 羚羊角散(《圣惠》卷三十二)

【组成】羚羊角屑　赤芍药　蕤仁(汤浸,去赤皮)　赤茯苓　甘草(炙微赤,剉)　地骨皮　麦门冬(去心,焙干)各一两

【用法】上为散。每服三钱,以水一中盏,煎至六分,去滓,食后温服。

【主治】眼目涩痛,渐渐昏暗。

84820 羚羊角散(《圣惠》卷三十二)

【组成】羚羊角屑三分　柴胡一两(去苗)　赤芍药三分　黄芩三分　石膏二两　芎䓖三分　川芒消三分　枳壳

一两(麸炒微黄,去瓤)　川大黄三分(剉碎,微炒)

【用法】上为粗散。每服三钱,以水一中盏,加竹叶二七片,煎至六分,去滓,食后温服。

【主治】肝壅风热,眼眉骨连头疼痛,心神烦躁,大小便难。

84821 羚羊角散(《圣惠》卷三十二)

【组成】羚羊角屑　茯神　防风(去芦头)　地骨皮各一两　石膏二两　黄芩三分　麦门冬一两半(去心,焙)　甘草三分(炙微赤,剉)　枳壳三分(麸炒微黄,去瓤)　蕤仁三两(汤浸,去赤皮)　犀角屑三分　川芒消三分

【用法】上为粗散。每服四钱,以水一中盏,煎至六分,去滓,入地黄汁半合,更煎一两沸,食后温服。

【主治】肝膈壅热,眼睛赤涩疼痛,心神烦热。

84822 羚羊角散(《圣惠》卷三十二)

【组成】羚羊角屑　黄连(去须)　木通(剉)　赤芍药　防风(去芦头)　黄芩　甘草(炙微赤,剉)各三分　葳蕤二两　栀子仁半两　麦门冬一两半(去心,焙)　石膏二两

【用法】上为粗散。每服三钱,以水一中盏,加竹叶二七片,煎至六分,去滓,食后温服。

【主治】眼睑垂肿,口干,心躁,头痛。

【宜忌】忌炙煿、油腻、热酒面、毒鱼肉。

84823 羚羊角散(《圣惠》卷三十二)

【组成】羚羊角屑　防风(去芦头)　羌活　人参(去芦头)　赤茯苓　川升麻　川大黄(剉碎,微炒)　玄参　黄芩　车前子各一两　细辛半两　栀子仁半两

【用法】上为散。每服四钱,以水一中盏,煎至六分,去滓,食后温服。

【主治】眼风热毒气上攻,两睑肿硬如桃李,目开不得。

84824 羚羊角散(《圣惠》卷三十三)

【组成】羚羊角屑一两　防风一两(去芦头)　芎䓖一两　赤芍药一两　黄芩一两　甘菊花一两　细辛一两　枳壳一两(麸炒微黄,去瓤)　黄连一两(去须)　石膏二两　甘草半两(炙微赤,剉)

【用法】上为粗散。每服三钱,以水一中盏,煎至六分,去滓,食后温服。

【主治】乌风内障,昏暗不见物。

84825 羚羊角散(《圣惠》卷三十三)

【组成】羚羊角屑　人参(去芦头)　羌活　玄参　地骨皮　车前子　防风(去芦头)各三分　决明子一两

【用法】上为细散。每服二钱,食后煎竹叶汤调下。

【主治】眼浮花散,渐渐昏矇,或青风内障。

84826 羚羊角散(《圣惠》卷三十三)

【组成】羚羊角屑一两　犀角屑一两　胡黄连　石决明(捣细,研,水飞过)　朱砂(研细,水飞过)　车前子　甘草(炙微赤,剉)各半两

【用法】上为细散,入朱砂研令匀。每服二钱,食后及临卧时以温水调下。

【功用】补肝安心,消翳明目。

【主治】眼内障,针开后。

84827 羚羊角散(《圣惠》卷三十三)

【组成】羚羊角屑半两　泽泻半两　甘菊花一两　葳蕤半两　菟丝子半两(酒浸三日,晒干,别捣为末)

【用法】上为粗散。每服三钱,以水一中盏,煎至六分,去滓温服,不拘时候。

【主治】眼卒生白翳膜。

84828 羚羊角散(《圣惠》卷三十三)

【组成】羚羊角屑一两　芎䓖半两　车前子半两　黄连半两(去须)　葳蕤一两　茺蔚子半两　石决明一两(捣碎,研细,水飞过)　甘草半两(炙微赤,剉)　枳壳一两(麸炒微黄,去瓤)

【用法】上为细散。以竹叶汤调下一钱,不拘时候。

【主治】眼卒生浮翳膜,昏暗。

【宜忌】忌炙煿、热面、猪肉。

84829 羚羊角散(《圣惠》卷三十三)

【异名】羚羊角汤(《圣济总录》卷一一一)。

【组成】羚羊角屑一两　川大黄一两(剉碎,微炒)　桑根白皮一两(剉)　黄连一两(去须)　决明子一两　黄芩一两　甘菊一两　甘草半两(炙微赤,剉)

【用法】上为粗散。每服三钱,以水一中盏,煎至六分,去滓,食后温服。

【主治】眼生白翳,点点如花。

84830 羚羊角散(《圣惠》卷三十三)

【组成】羚羊角屑　黄连(去须)　木通(剉)　桑根白皮(剉)各一两　芦根二两　旋覆花三分　川芒消二两

【用法】上为粗散。每服三钱,以水一中盏,加竹叶二七片,煎至六分,去滓,食后温服。

【主治】眼赤脉,上下冲贯黑睛,脏腑壅闷。

84831 羚羊角散(《圣惠》卷三十三)

【组成】羚羊角屑一两　赤茯苓三分　木通三分(剉)　甜葶苈半两(隔纸炒令紫色)　郁李仁一两(汤浸,去皮,焙过,微炒)　防风二两(去芦头)　桑根白皮二两(剉)　甘草半两(炙微赤,剉)　赤芍药三分　黄芩三分　枳壳三分(麸炒微黄,去瓤)　汉防己一两　川大黄一两(剉碎,微炒)　杏仁三两(汤浸,去皮尖双仁,麸炒微黄)

【用法】上为粗散。每服三钱,以水一中盏,煎至六分,去滓,食后温服,夜临卧再服。

【功用】清肺利肝。

【主治】眼白睛胀,日夜疼痛,心胸多闷。

【宜忌】忌炙煿、热面、油腻。

84832 羚羊角散(《圣惠》卷三十三)

【异名】羚羊角汤(《圣济总录》卷一〇六)。

【组成】羚羊角屑　桑根白皮(剉)　木通(剉)　赤茯苓　旋覆花　葳蕤　川升麻　川芒消各一两半　甘草半两(炙微赤,剉)

【用法】上为粗散。每服二钱,以水一中盏,煎至六分,去滓,食后温服,临卧再服。

【主治】眼热毒所攻,目珠子突出。

84833 羚羊角散(《圣惠》卷三十三)

【组成】羚羊角屑一两半　黄连一两(去须)　赤芍药一两　芦根一两半(剉)　木通一两半(剉)　旋覆花一两半　桑根白皮一两半　川大黄一两(剉碎,微炒)　甘草半两(炙微赤,剉)

【用法】上为粗散。每服三钱,以水一中盏,加竹叶七片,煎至六分,去滓,食后温服,临卧再服。

【主治】眼生蟹目，黑睛疼痛。

84834 羚羊角散(《圣惠》卷三十三)

【组成】羚羊角屑一两半　犀角屑一两　龙脑一分(研细)　牛黄一分(研细)　朱砂半两(研细)　赤芍药　甘菊花　细辛　防风(去芦头)　酸枣仁(微炒)　沙参(去芦头)　蔓荆子　玄参　人参(去芦头)　蕤仁(去赤皮)各三两　天竺黄半两(研细)　密蒙花一两　甘草半两(炙微赤，剉)

【用法】上为细散，入研了药更研令匀。每服二钱，食后以竹沥汤调下。

【主治】眼风邪所致，瞳仁不正，顾视常偏。

84835 羚羊角散(《圣惠》卷三十三)

【异名】防风汤(《圣济总录》卷一〇九)。

【组成】羚羊角屑三分　羌活半两　黄芩半两　人参半两(去芦头)　决明子半两　车前子三分　防风三分(去芦头)　玄参半两　细辛三分　甘菊花半两　甘草半两(炙微赤，剉)

【用法】上为散。每服三钱，以水一中盏，煎至六分，去滓，食后温服。

【主治】眼见黑花，或眼暗后变为青盲。

84836 羚羊角散(《圣惠》卷三十六)

【组成】羚羊角屑一两　白术三分　防风三分(去芦头)　黄耆三分(剉)　玄参三分　泽泻三分　赤茯苓三分　赤芍药三分　甘草一分(炙微赤，剉)

【用法】上为散。每服四钱，以水一中盏，加生地黄一两、竹叶二七片，同煎至六分，去滓，食后温服。

【主治】肾气实，上焦风热壅滞，耳暴聋头重。

84837 羚羊角散(《圣惠》卷三十六)

【组成】羚羊角屑一两　沙参三分　防风三分(去芦头)　木通三分(剉)　旋覆花半两　泽泻三分　前胡三分(去芦头)　菖蒲半两　牵牛子一两半(微炒)

【用法】上为粗散。每服三钱，以水一中盏，加生姜半分，煎至五分，去滓，食后温服。

【功用】利肾气，退热。

【主治】耳聋，不闻言语。

84838 羚羊角散(《圣惠》卷三十七)

【异名】羚羊角汤(《圣济总录》卷六十八)。

【组成】羚羊角屑三两　伏龙肝五两　熟艾一两　地榆二两(剉)　牛膝三两(去苗)　牡丹二两　白芍药四两　生干地黄二两　柏叶二两　大蓟根三两　鸡苏叶一两　蛴螬五枚(切破，慢火炙黄)

【用法】上为散。每服三钱，以水一中盏，加生姜半分，煎至六分，去滓温服。

【主治】吐血不止。

84839 羚羊角散(《圣惠》卷三十八)

【组成】羚羊角屑一两　槟榔一两　木通一两(剉)　枳壳一两(麸炒微黄，去瓤)　红雪一两　甘草半两(炙微赤，剉)　川升麻三分

【用法】上为粗散。每服四钱，以水一中盏，加生姜半分，煎至六分，去滓温服，每日三四次。

【主治】乳石发动，三焦气壅，心神烦闷，大小肠壅滞不通。

84840 羚羊角散(《圣惠》卷四十四)

【组成】羚羊角屑一两　羌活一两　牛膝一两(去苗)　海桐皮三分(剉)　酸枣仁一两(微炒)　赤芍药三分　赤茯苓一两　防风三分(去芦头)　虎胫骨二两(涂酥，炙微黄)　生干地黄一两

【用法】上为粗散。每服三钱，以水一中盏，煎至六分，去滓，食前温服。

【主治】腰脚疼痛，筋脉挛急，不得屈伸，心神烦闷，少得睡卧。

84841 羚羊角散(《圣惠》卷四十五)

【组成】羚羊角屑三分　石斛一两(去根，剉)　白术半两　防风半两(去芦头)　赤茯苓一两　白前半两　独活一两　芎䓖半两　桑根白皮一两(剉)　黄芩半两　附子半两(炮裂，去皮脐)　桂心半两　汉防己半两

【用法】上为粗散。每服四钱，以水一中盏，加生姜半分，煎至六分，去滓温服，不拘时候。

【主治】脚气缓弱，烦疼闷乱，不遂行履。

84842 羚羊角散(《圣惠》卷四十五)

【组成】羚羊角屑一两　川升麻一两　独活一两半　防风一两(去芦头)　赤茯苓一两　川朴消一两　旋覆花半两　子芩一两　石膏二两　槟榔二两

【用法】上为散。每服四钱，以水一中盏，煎至六分，去滓温服，不拘时候。

【主治】风毒脚气上攻，心膈壅闷，语言謇涩，头目烦疼，腹胁气滞，大小便难。

84843 羚羊角散(《圣惠》卷四十五)

【组成】羚羊角屑一两　红雪二两　旋覆花半两　川升麻一两　紫苏茎叶一两　槟榔一两　枳壳一两(麸炒微黄，去瓤)　麦门冬一两(去心)　前胡一两(去芦头)　独活一两　甘草半两(炙微赤，剉)

【用法】上为散。每服四钱，以水一中盏，加生姜半分、薄荷二十叶，煎至六分，去滓温服，不拘时候。

【主治】脚气冲心，烦闷，眼前暗黑不识人。

84844 羚羊角散(《圣惠》卷四十五)

【组成】羚羊角屑三分　桑根白皮半两(剉)　独活半两　枳壳三分(麸炒微黄，去瓤)　川大黄一两(剉碎，微炒)　酸枣仁三分(微炒)　半夏半两(汤洗七遍，去滑)　前胡一两(去芦头)　木香半两　郁李仁一两(汤浸去皮，微炒)　槟榔一两　甘草半两(炙微赤，剉)

【用法】上为散。每服四钱，以水一中盏，加生姜半分，煎至六分，去滓温服，不拘时候。

【主治】脚气，风毒肿满，心膈痰壅，烦躁不能下食。

84845 羚羊角散(《圣惠》卷五十)

【组成】羚羊角屑一两　柴胡一两半(去苗)　赤芍药一两　诃黎勒皮一两　桑根白皮一两(剉)　半夏三分(汤洗七遍，去滑)　大腹皮一两(剉)　枳实三分(麸炒微黄)　川大黄一两(剉碎，微炒)

【用法】上为粗散。每服三钱，以水一中盏，加生姜半分，煎至六分，去滓，稍热服，不拘时候。

【主治】膈气不顺，上攻咽喉噎塞，或加烦热，四肢疼痛。

84846 羚羊角散(《圣惠》卷五十)

【组成】羚羊角屑一两　前胡一两(去芦头)　甘草

半两(炙微赤,剉) 人参二两(去芦头) 陈橘皮二两(汤浸) 赤茯苓一两 马蔺子二两(微炒)

【用法】上为粗散。每服三钱,以水一中盏,加生姜半分,煎至六分,去滓,稍热服,不拘时候。

【主治】食噎。饮食不下,妨闷极甚。

84847 羚羊角散(《圣惠》卷五十三)

【组成】羚羊角屑三分 知母三分 黄耆三分(剉) 栝楼根三分 麦门冬三分(去心) 茯神三分 地骨皮三分 人参三分(去芦头) 防风三分(去芦头) 甘草半两(炙微赤,剉) 石膏一两半 酸枣仁三分(微炒) 黄芩半两

【用法】上为散。每服五钱,以水一大盏,加生姜半分、淡竹叶二七片、小麦半合,煎至五分,去滓,每于食后温服。

【主治】消渴饮水,过多不止,心神恍惚,卧不安稳。

84848 羚羊角散(《圣惠》卷五十五)

【组成】羚羊角屑一两 黄芩一两 栀子仁一两 麦门冬一两(去心) 川升麻一两 甘草半两(炙微赤,剉)

【用法】上为散。每服四钱,以水一中盏,煎至五分,去滓,入地黄汁半合,温服,不拘时候。

【主治】血黄。头痛心闷,眼运欲倒,胸膈热壅,鼻衄不止,咽喉干燥,舌上生疮。

84849 羚羊角散(《圣惠》卷五十五)

【组成】羚羊角屑一两 麦门冬一两(去心) 沙参一两(去芦头) 秦艽半两(去苗) 茵陈半两 甘草半两(炙微赤,剉)

【用法】上为散。每服四钱,以水一中盏,煎至六分,去滓温服,不拘时候。

【主治】蛇黄。腰背反张,口苦舌缩,嚼衣裳,伏地似隐,不多言语,难盖衣服,少开眼目,或似叫唤,心神不定。

84850 羚羊角散(《圣惠》卷六十八)

【组成】羚羊角屑三分 羌活三分 桂心半两 附子一两(炮裂,去皮脐) 防风三分(去芦头) 当归三分(剉,微炒) 麻黄一两(去根节,剉) 薏苡仁一两 细辛半两 芎䓖三分 天麻三分 五加皮半两

【用法】上为细散。每服二钱,以温酒调下,不拘时候。

【主治】手五指挛急疼痛,连臂膊拘急。

84851 羚羊角散(《圣惠》卷六十九)

【组成】羚羊角屑一两 细辛二分 枳壳一两(麸炒微黄,去瓤) 白术一两 当归一两(剉,微炒) 桂心一两 木通一两(剉) 汉防己一两 附子一两(炮裂,去皮脐) 赤茯苓一两 甘菊花一两 防风一两(去芦头) 葛根一两(剉) 秦艽二两(去苗) 枫树寄生三分

【用法】上为粗散。每服四钱,以水一中盏,加生姜半分,煎至五分,去滓,入竹沥一合,更煎一两沸,拗开口温灌之,不拘时候。

【主治】妇人中风,心胸痰壅,口噤不能语,肝气厥,不识人。

84852 羚羊角散(《圣惠》卷六十九)

【异名】羚羊角汤(《圣济总录》卷一五〇)。

【组成】羚羊角屑一两 茯神三分 麦门冬三分(去心) 生干地黄一两 黄耆半两 人参三分(去芦头) 甘草半两(炙微赤,剉) 防风三分(去芦头) 桑根白皮半两(剉)

【用法】上为散。每服四钱,以水一中盏,加生姜半分、淡竹叶二七片,煎至六分,去滓温服,不拘时候。

【主治】❶《圣惠》:妇人血风,气壅多发,心神惊悸。❷《圣济总录》:妇人风邪惊悸,心神恍惚。

84853 羚羊角散(《圣惠》卷六十九)

【组成】羚羊角屑半两 人参三分(去芦头) 茯神二分 半夏半两(汤洗七遍,去滑) 防风半两(去芦头) 犀角屑半两 赤箭一两 枳壳半两(麸炒微黄,去瓤) 蔓荆子半两 石膏二两 芎䓖三分 杜若三分 细辛半两 前胡一两(去芦头) 甘草半两(炙微赤,剉)

【用法】上为粗散。每服三钱,以水一中盏,加生姜半分,煎至六分,去滓温服,不拘时候。

【主治】妇人风眩头疼,四肢烦热疼痛,痰逆不思饮食。

84854 羚羊角散(《圣惠》卷六十九)

【组成】羚羊角屑三分 独活半两 远志半两(去心) 茯神一两 菖蒲半两 防风半两(去芦头) 人参三分(去芦头) 生干地黄三分 石膏一两 麦门冬一两(去心) 龙齿一两 白鲜皮一两

【用法】上为散。每服三钱,以水一中盏,煎至六分,去滓温服,不拘时候。

【主治】妇人风邪,癫狂乱语,不识人。

84855 羚羊角散(《圣惠》卷六十九)

【组成】羚羊角一两(烧灰) 鲤鱼鳞一两(烧灰) 蒲黄一两 荷叶一两 桂心半两 木香半两 红蓝花半两 乱发一两(烧灰) 麝香二钱(研细)

【用法】上为细散,入诸灰药,更同研令细。每服一钱,以生姜童子小便调下,不拘时候。

【主治】妇人血风气攻心烦闷,头目昏重。

84856 羚羊角散(《圣惠》卷六十九)

【组成】羚羊角屑一两(烧灰) 乱发半两(烧灰) 朱砂半两(研细) 麝香一钱(研细)

【用法】上为细末。每服一钱,以苦竹沥调下,不拘时候。

【主治】妇人血风上攻,心神烦闷。

84857 羚羊角散(《圣惠》卷六十九)

【组成】羚羊角屑三分 赤茯苓三分 防风半两(去芦头) 藿香半两 半夏半两(汤洗七遍,去滑) 赤箭半两 诃黎勒皮三分 旋覆花半分 前胡三分(去芦头) 芎䓖半两 甘草半两(炙微赤,剉) 枇杷叶半两(拭去毛,炙微黄) 枳壳半两(麸炒微黄,去瓤)

【用法】上为粗散。每服三钱,以水一中盏,加生姜半分,煎至六分,去滓温服,不拘时候。

【主治】妇人风痰气壅,心膈满闷,头目昏重,不下饮食。

【备考】方中藿香用量原缺,据《普济方》补。

84858 羚羊角散(《圣惠》卷六十九)

【组成】羚羊角屑一两 酸枣仁一两 五加皮三分 生干地黄一两 赤芍药三分 防风三分(去芦头) 当归三分(剉,微炒) 骨碎补三分 海桐皮三分 槟榔一两 芎䓖三分 甘草半两(炙微赤,剉)

【用法】上为散。每服三钱,以水一中盏,加生姜半分,煎至六分,去滓,稍热服,不拘时候。

【主治】妇人血风,身体疼痛,手足无力,心神壅闷。

84859 羚羊角散(《圣惠》卷七十)

【组成】羚羊角屑三分　细辛半两　前胡一两(去芦头)　桂心半两　防风半两(去芦头)　天麻三分　牡丹半两　槟榔一两　当归半两(剉碎,微炒)　桑寄生半两　赤茯苓三分　枳壳半两(麸炒微黄,去瓤)　赤芍药半两　川大黄一两(剉,炒微黄)　羌活半两

【用法】上为粗散。每服三钱,以水一中盏,加生姜半分,薄荷三七叶,煎至六分,去滓温服,不拘时候。

【主治】妇人血风劳气盛,上攻心膈烦满,不下饮食,四肢疼痛,眼涩头昏。

84860 羚羊角散(《圣惠》卷七十)

【组成】羚羊角三分　红花子半两　赤芍药半两　当归半两(剉碎,微炒)　枳壳半两(麸炒微黄,去瓤)　赤茯苓一两　犀角屑半两　生干地黄一两　人参三分(去芦头)　麦门冬三分(去心)　槟榔半两　甘草半两(炙微赤,剉)

【用法】上为散。每服三钱,以水一中盏,加生姜半分,煎至六分,去滓温服,不拘时候。

【主治】妇人客热,心神烦躁,体热,四肢疼痛,不思饮食。

84861 羚羊角散(《圣惠》卷七十四)

【组成】羚羊角屑一两　独活二两　薏苡仁三分　防风三两(去芦头)　酸枣仁一两　五加皮三分　当归三分(剉,微炒)　芎䓖三分　蔓荆子半两　萆薢三两　海桐皮三分甘草半两(炙微赤,剉)

【用法】上为散。每服四钱,以水一中盏,加生姜半分,煎至六分,去滓温服,不拘时候。

【主治】妊娠中风,头项强直,筋脉挛急,手足不遂,言语謇涩。

84862 羚羊角散(《圣惠》卷七十四)

【组成】羚羊角屑　黄芩　麦门冬(去心)人参(去芦头)　赤芍药　木通(剉)各三分　柴胡一两(去苗)　黄耆半两(剉)　甘草半两(炙微赤,剉)

【用法】上为散。每服四钱,以水一中盏,煎至六分,去滓温服,不拘时候。

【主治】妊娠烦躁,体热口干,肢节疼痛,少思饮食。

84863 羚羊角散(《圣惠》卷七十八)

【组成】羚羊角屑　生干地黄　汉防己　当归(剉,微炒)　赤芍药　桂心各一两　石膏二两　麻黄二两(去根节)　甘草半两(炙微赤,剉)

【用法】上为散。每服四钱,以水一中盏,加竹叶二七片、生姜半分,煎至六分,去滓温服,不拘时候。

【主治】产后中风发热,面赤气喘,头痛。

84864 羚羊角散(《圣惠》卷七十八)

【组成】羚羊角屑　防风(去芦头)　芎䓖　天麻　当归(剉,微炒)　秦艽(去苗)　麻黄(去根节)　赤芍药　生干地黄各一两　桂心半两　黑豆三合(炒熟)

【用法】上为粗散。每服四钱,以水一中盏,加生姜半合,煎至五分,去滓,入竹沥半合,拗开口灌之,不拘时候。

【主治】产后中风,眼张口噤,筋骨强直,腰背反偃,心中惊悸。

84865 羚羊角散(《圣惠》卷七十八)

【组成】羚羊角屑三分　独活一两　当归三分(剉,微炒)　防风一两(去芦头)　人参半两(去芦头)　赤芍药半两　细辛半两　桂心半两　麻黄一两(去根节)

【用法】上为粗散。每服四钱,以水一中盏,加生姜半分,煎至六分,去滓温服,不拘时候。

【主治】产后中风,身体反张如角弓。

84866 羚羊角散(《圣惠》卷七十八)

【组成】羚羊角屑　白茯苓　人参(去芦头)　犀角屑　当归(剉,微炒)　桂心　枳壳(麸炒微黄,去瓤)　甘草(炙微赤,剉)各半两　独活　芎䓖　防风(去芦头)　酸枣仁(微炒)　远志(去心)　麦门冬(去心,焙)各三分

【用法】上为粗散。每服四钱,以水一中盏,加生姜半分,煎至六分,去滓温服,不拘时候。

【主治】产后中风,心神烦热恍惚,言语謇涩,四肢拘急。

84867 羚羊角散(《圣惠》卷七十八)

【组成】羚羊角屑三分　防风一两(去芦头)　茯神三分　黄耆二分(剉)　生干地黄一两　人参三分(去芦头)　麦门冬一两半(去心,焙)　芎䓖一两　赤芍药半两　石膏一两　独活半两　秦艽半两(去苗)　甘草一分(炙微赤,剉)

【用法】上为粗散。每服四钱,以水一中盏,加生姜半分,煎至六分,去滓温服,不拘时候。

【主治】产后风虚头痛,身体壮热,言语时错,心神烦闷。

84868 羚羊角散(《圣惠》卷八十一)

【组成】羚羊角屑二分　防风半两(去芦头)　附子三分(炮裂,去皮脐)　人参三分(去芦头)　白术三分　石斛三分(去根,剉)　熟干地黄一两　白茯苓三分　陈橘皮三分(汤浸,去白瓤,焙)　芎䓖三分　桂心三分　黄耆一两(剉)　五味子三分　甘草一分(炙微赤,剉)

【用法】上为粗散。每服四钱,以水一中盏,加生姜半分、大枣三枚,煎至六分,去滓温服,每日三次。

【主治】产后虚羸乏弱,头目昏闷,不思饮食。

84869 羚羊角散(《圣惠》卷八十二)

【组成】羚羊角屑一分　黄芩一分　犀角屑一分　甘草一分(炙微赤,剉)　茯神一分　麦门冬半两(去心,焙)

【用法】上为粗散。每服一钱,以水一小盏,煎至五分,去滓,分减服之。

【主治】小儿夜啼,及多惊热。

84870 羚羊角散(《圣惠》卷八十三)

【组成】羚羊角屑　防风(去芦头)　麻黄(去根节)　黄芩　桂心　细辛　甘草(炙微赤,剉)各半两　羌活三分

【用法】上为粗散。每服一钱,以水一小盏,煎至五分,去滓,入竹沥半合,更煎一两沸,频频温服。汗出效。

【主治】小儿中风,筋脉拘急,项强,腰背硬,手足搐搦,发歇不定。

84871 羚羊角散(《圣惠》卷八十三)

【异名】羚羊角汤(《圣济总录》卷一六八)。

【组成】羚羊角屑　麦门冬(去心)　甘草(炙微赤,剉)各三分　茯神　白鲜皮　川升麻　人参(去芦头)　黄耆(剉)各半两

【用法】上为散。每服一钱,以水一小盏,煎至五分,去滓,入竹沥半合,更煎一两沸,分为二服,以意分减温服。

【主治】小儿风热,心膈烦闷,身体壮热,嗜睡多渴。

84872 羚羊角散(《圣惠》卷八十八)

【异名】羚羊角汤(《圣济总录》文瑞楼本卷一四七)。

【组成】羚羊角屑一两　蘘荷一两　栀子仁七枚　牡丹一分　赤芍药一分　犀角屑半两　黄连一分(去须)

【用法】上为粗散。每服一钱,以水一小盏,煎至五分,去滓温服,每日三四次。

【主治】小儿中蛊毒,腹内坚如石,面目青黄,小便淋沥,变易无常。

84873 羚羊角散(《圣惠》卷八十九)

【组成】羚羊角屑半两　甘草半两(炙微赤,剉)　葳蕤　防风(去芦头)　甘菊花　牛黄(研细入)　玄参　赤芍药　黄芩　栀子仁各一分

【用法】上为粗散。每服一钱,以水一小盏,煎至六分,去滓,入牛黄一字,温服。

【主治】小儿肝脏风毒上冲,眼赤痛,开张不得,头额疼痛。

84874 羚羊角散(《圣惠》卷八十九)

【组成】羚羊角屑　犀角屑　赤芍药各三分　黄连(去须)　马牙消　朱砂(研细)各一分　川升麻　牛黄(研细)　天竺黄(研细)　芎䓖　当归(剉,微炒)　甘草(炙微赤,剉)各半两

【用法】上为细散,入研了药令匀。每服一钱,煎竹叶汤放温调下。

【主治】小儿肝脏风热,上注眼目,赤肿疼痛。

84875 羚羊角散(《圣惠》卷八十九)

【组成】羚羊角屑　川大黄(剉,微炒)　桑根白皮(剉)　真珠末　甘菊花各一分　甘草半分(炙微赤,剉)

【用法】上为细散。每服半钱,以温水调下,每日三四次。

【主治】小儿目生白翳。

84876 羚羊角散(《圣惠》卷八十九)

【组成】羚羊角屑　羌活　五加皮　白鲜皮　桂心各一分　麻黄半两(去根节)　甘草半分(炙微赤,剉)

【用法】上为粗散。每服一钱,以水一小盏,煎至五分,去滓温服,不拘时候。

【主治】风邪滞气所客,荣卫不通,令小儿手不展。

84877 羚羊角散(《圣惠》卷九十二)

【组成】羚羊角屑　黄耆(剉)　川升麻　黄芩　地榆(剉)　甘草(炙微赤,剉)各一分　生干地黄半两

【用法】上为粗散。每服一钱,以水一小盏,入苦竹茹半分,煎至六分,去滓温服,不拘时候。

【主治】小儿大便出血,体热黄瘦,不欲饮食。

84878 羚羊角散(《圣惠》卷九十三)

【异名】羚羊角汤(《圣济总录》卷一七八)。

【组成】羚羊角屑半两　地榆半两(微炙,剉)　吴蓝半两　黄连半两(去须,微炒)　黄芩半两　甘草半两(炙微赤,剉)　当归半两(剉,微炒)　阿胶半两(捣碎,炒令黄焦)　茜根半两(剉)　赤石脂一两

【用法】上为粗散。每服一钱,以水一小盏,煎至五分,去滓,加减服之,不拘时候。

【主治】❶《圣惠》:小儿血痢,体热心烦,腹痛口干,不欲饮食,四肢羸瘦。❷《圣济总录》:小儿热毒痢,下脓血。

84879 羚羊角散(《医方类聚》卷六十六引《圣惠》)

【组成】羚羊角屑　防风(去芦头)　川升麻　茯神　蕤仁(汤浸,去赤皮)　麦门冬(去心,焙)　地骨皮　决明子各一两　甘草半两(炙微赤,剉)

【用法】上为粗散。每服三钱,以水一中盏,煎至六分,去滓,食后温服。

【主治】眼生丁翳,风热上攻,泪出赤涩。

84880 羚羊角散(《普济方》卷十四引《博济》)

【组成】羚羊角屑　芎䓖各半两　羌活(去芦头)　独活(去芦头)各一钱　人参　防风(去叉)　白蒺藜(炒)各半两

【用法】上为细散。每服一钱,温酒调下,不拘时候。

【主治】肝元风虚,上攻头目,昏闷肿疼,背项紧急,悒悒不乐。

84881 羚羊角散(《局方》卷七)

【组成】羚羊角(镑)　黄芩　升麻　甘草(炙)　车前子各十两　栀子仁　草龙胆各五两　决明子二十两

【用法】上为末。每服一钱,食后温热水调下,每日三次。小儿可服半钱。

【主治】大人、小儿一切风热毒,上攻眼目,暴发赤肿,或生疮疼痛,隐涩羞明。

84882 羚羊角散(《圣济总录》卷五)

【组成】羚羊角(镑)　人参　防风(去叉)　赤箭　麻黄(去根节)　藁本(去苗土)　羌活(去芦头)　细辛(去苗叶)　甘菊　赤芍药　枳壳(去瓤,麸炒)　当归(切,焙)　甘草(炙)各一两　麝香(研)半分　牛黄(研)一分

【用法】上除二味研药外,为散,入研药和匀。每服二钱匕,荆芥薄荷汤调下,不拘时候。

【主治】肺中风,项背强直,心胸烦闷,冒闷汗出,语声嘶塞,少气促急。

84883 羚羊角散(《圣济总录》卷六)

【组成】羚羊角(镑)　石斛(去根)　芎䓖　知母(焙)　山茱萸　薏苡仁　白芷　曲棘针(生用)　甘草(炙)　芍药　紫菀(去土)　天雄(炮裂,去皮脐)　防风(去叉)　牛膝(酒浸,切,焙)　枳壳(去瓤,麸炒)　蔓荆实(去皮)　石楠叶(酒醋微炒)　杏仁(汤浸,去皮尖双仁,炒)　麻黄(去根节,煎掠去沫,焙)　龙骨(去土)　黄芩(去黑心)　防己　白术　萆薢　干蔓菁花(炒)　赤茯苓(去黑皮)　葛根　羌活(去芦头)　苍耳心(炒)　车前子　桑白皮(剉)　菊花(未开者)　酸枣仁(炒)　当归(切,焙)　藁本(去苗土)　秦艽(去苗土)　细辛(去苗叶)　丹参　乌蛇(酒浸,去皮骨,炙)各三分　陈橘皮(汤浸去白,焙)半两

【用法】上为散。每服一钱半至二钱匕,空心、午时、夜卧温酒调下。要丸,即炼蜜为丸,如梧桐子大。每服十丸,豆淋酒送下。

【主治】打击破疮,或洗头、挑齿、灸疮、狗咬等中风。

84884 羚羊角散(《圣济总录》卷十八)

【组成】羚羊角(镑)　犀角(镑)　吴茱萸(汤洗,焙干,炒)各一分　羌活(去芦头)　独活(去芦头)各半两　麻黄(去根节,煎掠去沫,焙)　乌蛇(酒浸,去皮骨,炙)　蔓荆实(去白皮)　当归(切,焙)　黄耆(剉)　防风(去叉)　附子(炮裂,去皮脐)　杏仁(汤浸,去皮尖双仁,炒)　蒺藜子

(炒,去角)各半两

【用法】上为散。每服一钱匕,空心、食前温酒调下。

【主治】大风癞疾。

84885 羚羊角散(《圣济总录》卷三十)

【组成】羚羊角屑 黄柏(去粗皮,涂蜜炙) 大黄(剉,炒) 甘草(炙)各半两 玄参三分

【用法】上为散。每服一钱匕,食后煎竹叶熟水调下。

【主治】伤寒,心脾风热,舌肿口疮,喉咽肿痛,口吐涎沫。

84886 羚羊角散(《圣济总录》卷三十二)

【组成】羚羊角屑一两 麻黄(去根节) 石膏各半两 防风(去叉) 麦门冬(去心,焙) 黄芩(去黑心) 干葛(剉) 升麻各三两

【用法】上为粗散。每服五钱匕,以水一盏半,煎至一盏,去滓,食后温服,每日三次。

【主治】伤寒失音,不知人,口眼不正,舌强。

84887 羚羊角散(《圣济总录》卷三十三)

【组成】羚羊角(镑)三分 龙胆半两 黄耆(剉)三分 升麻半两 玄参 柴胡(去苗)各三分

【用法】上为散。每服二钱匕,空心、食前煎槐子汤调下,每日三次。

【主治】伤寒后,心中烦躁,唇口生疮,虫食下部。

84888 羚羊角散(《圣济总录》卷四十一)

【组成】羚羊角(镑屑)半两 空青(研)一钱 羌活(去芦头)半两 人参一分 防风(去叉) 白蒺藜(炒)各半两 决明子一分

【用法】上为细末。每服一钱匕,温酒调下,白汤点亦得,不拘时候。

【功用】通利七窍。

【主治】肝脏虚风上攻。

84889 羚羊角散(《圣济总录》卷八十三)

【组成】羚羊角(镑) 白鲜皮 黄耆(剉) 白槟榔(煨,剉) 山栀子仁各三分 羌活(去芦头) 甘草(炙,剉) 恶实(炒) 茯神(去木) 桂(去粗皮) 海桐皮(剉) 附子(炮裂,去皮脐) 郁李仁(炒,去皮) 大黄(剉,醋炒) 麻黄(去根节,汤煮,掠去沫,焙) 酸枣仁(炒) 独活(去芦头) 芎䓖 防风(去叉)各一两 葛根(取粉) 枳壳(麸炒,去瓤) 地骨皮 车前子(炒)各三分

【用法】上为散,拌匀。空心、晚食前温酒调下二钱至三钱匕。

【主治】脚气上攻,胸膈痰盛,头目眩痛。

84890 羚羊角散(《圣济总录》卷一〇二)

【组成】羚羊角(镑) 羌活(去芦头) 玄参 车前子 黄芩(去黑心) 栝楼 山栀子(去皮)各半两 胡黄连 菊花各三分 细辛(去苗叶)一分

【用法】上为散。每服二钱匕,食后竹叶熟水调下。

【主治】肝脏实热,眼目昏暗,时多热泪。

84891 羚羊角散(《圣济总录》卷一〇七)

【组成】羚羊角(镑) 青木香 槟榔(煨,剉) 茯神(去木) 山芋(生用) 前胡(去芦头) 牛膝(去苗,切,焙) 桂(去粗皮) 芎䓖 犀角(镑) 大黄(剉,炒) 枳壳(去瓤,麸炒)各一两

【用法】上为细散。每服三钱匕,空心、食前温酒调服,每日三次。

【主治】久患眼疾,睑紧难开,视物不真。

84892 羚羊角散(《圣济总录》卷一一三)

【组成】羚羊角(镑)二两 犀角(镑)一两 防风(去叉) 牛膝(去苗) 羌活(去芦头) 桑根白皮(剉) 五味子 生干地黄(焙) 白蒺藜(炒,去角) 芍药各三分

【用法】上为散。每服二钱匕,以水一盏,煎至六分,不去滓,食后临卧温服。

【主治】风热攻肝,上熏于目,结成胗瞖。

84893 羚羊角散(《圣济总录》卷一三八)

【组成】羚羊角(烧灰)三两

【用法】上为散。以鸡子白调如糊,涂敷患处,每日二三次。

【主治】赤黑丹毒。

84894 羚羊角散(《圣济总录》卷一五〇)

【组成】羚羊角屑 麻黄(去根节) 桂(去粗皮) 赤芍药 附子(炮裂,去皮脐) 白僵蚕(炒)各一两 干蝎(去土,炒) 丹砂(研)各半两

【用法】上为散。每服二钱匕,以生姜薄荷汁化开,温酒调下,每日二次。

【主治】妇人中风偏枯,手足无力,皮肤冷痹。

84895 羚羊角散(《圣济总录》卷一五三)

【组成】羚羊角屑 桂(去粗皮) 甘遂 苦葶苈(纸上炒) 木香 郁李仁(炒,去皮尖)各半两 青橘皮(去白,炒) 槟榔(剉) 当归(切,炒) 牡丹皮 赤芍药各一两

【用法】上为细散。每服二钱匕,浓煎桑根白皮汤,放温调下,不拘时候。

【主治】妇人经水先断,后病水,名曰血分,身体浮肿,烦闷。

84896 羚羊角散(《圣济总录》卷一六〇)

【组成】羚羊角(烧灰) 枳实(去瓤,炒黄色)各一两 芍药一两半

【用法】上为散。煎酒温调一钱匕,空心、日晚各一次;童子小便及汤调下亦得。

【主治】产后血运,心中烦闷,兼腹痛。

84897 羚羊角散(《圣济总录》卷一六三)

【组成】羚羊角(烧灰) 延胡索 黄耆(剉) 枳壳(烧灰) 芍药 白茯苓(去黑皮) 刘寄奴各半两

【用法】上为散。每服二钱匕,煎人参汤调下,空心、日午、临卧服。

【主治】产后血气冲心,烦闷腹痛。

84898 羚羊角散(《医方大成》卷十引《幼幼方》)

【组成】熟地黄(酒浸) 白茯苓 羚羊角 酸枣仁(炒) 虎胫骨(酒炙) 肉桂 防风 甘草各等分

【用法】上为末。温酒或盐汤化下。

【主治】小儿面红唇白,肠热项软。

84899 羚羊角散(《传信适用方》卷三)

【异名】大全内消散(《直指》卷二十二)。

【组成】穿山甲四两(蛤粉炒脆) 甘草(炙) 当归各二两

【用法】上为细末。每服二钱,炮甘草根浸酒调下。

【功用】❶《传信适用方》：内消发背。❷《直指》：内消痈疽恶毒。

【备考】本方名"羚羊角散"，但方中无羚羊角，疑脱。

84900 羚羊角散(《保命集》卷下)

【组成】羚羊角 升麻 细辛各等分 甘草半之

【用法】上为细末。一半为散；一半炼蜜为丸，如梧桐子大。每服五七十丸，以米泔水煎羚羊角散送下，食后临卧服。

【主治】❶《保命集》：冰翳久不去者。❷《审视瑶函》：鱼鳞障，色虽白而不光亮，状常斜歪者。

84901 羚羊角散(《济生》卷五)

【异名】柴胡羚羊角散(《杏苑》卷五)。

【组成】羚羊角(镑) 柴胡(去芦) 黄芩 川当归 决明子 羌活(去芦) 赤芍药 甘草(炙)各等分

【用法】上㕮咀。每服四钱，以水一盏半，加生姜五片，煎至八分，去滓温服，不拘时候。

【主治】肝劳实热，两目赤涩，烦闷热壅，胸里炎炎。

84902 羚羊角散(《济生》卷七)

【异名】羚羊角汤(《东医宝鉴·杂病篇》卷十)、羚羊散(《寿世保元》卷七)。

【组成】羚羊角(镑) 川独活(去芦) 酸枣仁(炒，去壳) 五加皮(去木)各半钱 薏苡仁(炒) 防风(去芦) 当归(去芦，酒浸) 川芎 茯神 杏仁(去皮尖)各四分 木香(不见火) 甘草(炙)各二分半

【用法】上㕮咀。每服四钱，以水一盏，加生姜五片，煎至七分，去滓温服，不拘时候。

【主治】❶《济生》：妊娠中风，头项强直，筋脉挛急，言语謇涩，痰涎不消，或发搐搦，不省人事，名曰子痫。❷《医方集解》：妊娠中风，涎潮忽仆，目吊口噤，角弓反张，名子痫。

【方论选录】❶《医方集解》：此足厥阴药也。羚羊之辛凉以平肝火，防风、独活之辛温以散肝邪，茯神、酸枣以宁神，当归、川芎以活血，杏仁、木香以利气，薏仁、甘草以调脾也。❷《医林纂要》：子痫作于猝然，旧有风湿，溢于冲任，因孕而动，肝血养胎。血热风生，时或动其经血，而风涎猝作，非中风也。羚羊角苦咸寒，补心宁神，宣布血脉，搜刷经络，无坚不软，无瘀不行，兼平君相之火，降已亢之阳，除妄作之热，故可以治痫而安胎也。独活、防风以去风湿，当归、川芎以滋血补肝，茯神、酸枣仁以收散宁心，杏仁降逆气，破坚结，润心肺，薏苡仁甘淡清肺和脾，缓肝舒筋，能除血脉经络中风湿，木香行肝气之滞，甘草缓肝急，加姜煎，姜亦能补肝行瘀。总之，当归、川芎以补肝血而行之，茯神、枣仁以安心神而敛之，防风、独活以达其风，杏仁、木香以顺其气，君以羚羊角以穷极隐之风湿无不搜而逐之，且清宫除道以安心主也，加用薏苡、甘草以和其脾，则以培木之本也。

【临床报道】子痫：《赤水玄珠》一妊妇因怒，急仆地，良久而苏，吐痰发搐，口噤项强，用本方渐愈。

84903 羚羊角散(《简易方》引周显伯助教方，见《医方类聚》卷六十七)

【组成】北黄芩 川芎(洗) 当归 地骨皮 山茵陈(去梗) 独活 人参 土白芷 旋覆花(去梗) 荆芥 桔梗 车前子(隔纸炒) 青葙子 甘草 石膏(煅) 香附子(炒去毛，河水浸) 草决明(微炒) 干葛 木贼 何首乌 泽兰叶 蝉蜕(去土) 夏枯草(泡砂糖，水浸一夕，洗去糖) 淡竹叶 地扁竹(去根) 龙脑薄荷各一两 羚羊角(镑屑)二钱 羌活 防风各一两

【用法】上为细末。每服一大钱，百沸汤点服，日三次，夜一次。

【主治】大人、小儿一切眼疾深重，头疼作热，虚肿生翳障，眼睛突出，攀睛胬肉；肾脏风、烂弦风、妇人血风、气毒、时行赤眼，睑肿睛疼，沙涩疼痛，不问久远深浅，累医不效者。

84904 羚羊角散(《朱氏集验方》卷十二)

【组成】羚羊角 黄耆 生熟地黄 川芎 当归 芍药各等分

【用法】上㕮咀。每服三钱，以水一盏半，煎至八分，空心服。

【主治】一切脓疱、热疮及发背。

84905 羚羊角散(《医方类聚》卷七十引《经验秘方》)

【组成】羚羊角(剉为细末)二钱半 羌活 密蒙花 木贼(去根节) 香白芷 细辛(去苗叶) 川芎 甘菊花(拣净) 荆芥穗 藁本(去苗土，洗净) 甘草(炙，去皮) 苍术各一两(米泔水浸，切，炒) 黄芩三钱(去黑心)

【用法】上为细末。每服二钱，食后温熟茶清调服。

【主治】久患双目不睹光明，远年近日内外气障，风毒昏暗。

84906 羚羊角散(《得效》卷十六)

【组成】家菊 防风 川芎 羌活 车前子 川乌(炮，去皮脐)各半两 半夏(泡) 羚羊角 薄荷叶各一分 细辛一两

【用法】上剉散。加生姜，水煎服。或为末，食后荆芥茶清调下，后服还睛散。

【主治】❶《得效》：绿风内障。初患则头旋，两额角相牵瞳仁，连鼻隔皆痛，或时红白花起，或先左而后右，或先右而后左，或两眼同发，或吐逆。乃肝肺之病，肝受热则先左，肺受热则先右，肝肺同病则齐发。❷《张氏医通》：内外翳障，但酸疼涩痛，不热不肿者。

84907 羚羊角散(《原机启微》卷下)

【异名】羚羊散(《张氏医通》卷十五)。

【组成】羚羊角(镑) 黄芩 黄耆 草决明 车前子 升麻 防风 大黄 芒消各等分

【用法】上以水一盏，煎取半盏，去滓，稍热服。

【主治】小儿斑疹后余毒不解，上攻眼目，生翳羞明，眵泪俱多，红赤肿闭。

【方论选录】本方以羚羊角主明目为君；升麻补足太阴以实内，逐其毒也；黄耆补手太阴以实外，御其邪也，为臣；防风升清阳；车前子泻浊阴，为佐；草决明疗赤痛泪出，黄芩、大黄、芒消用以攻其固热，为使。然大黄、芒消乃大苦寒之药，智者当量其虚实以为加减。

84908 羚羊角散

《普济方》卷七十七。为《圣济总录》卷一一〇"犀角芎䓖散"之异名。见该条。

84909 羚羊角散

《普济方》卷八十四。即《圣济总录》卷一〇八"羚羊角汤"。见该条。

84910 羚羊角散

《普济方》卷八十四。即《圣济总录》卷一〇九"羚羊角汤"。见该条。

84911 羚羊角散(《普济方》卷一〇二)

【组成】羚羊角(镑,微炒)一两

【用法】上为散。每服一钱,盐温酒调下,每日三次。

【主治】诸脏虚邪,夜卧恍惚,精神不安;及因风心烦恍惚,腹中痛,或时闷绝而复苏。

84912 羚羊角散

《普济方》卷一〇七。为《圣惠》卷二十四"羚羊散"之异名。见该条。

84913 羚羊角散

《普济方》卷一三七。即《圣济总录》卷二十八"羚羊角汤"。见该条。

84914 羚羊角散

《普济方》卷三一六。即《圣惠》卷六十九"羚羊屑角散"。见该条。

84915 羚羊角散

《普济方》卷三五一。为《圣济总录》卷一六二"羚羊角汤"之异名。见该条。

84916 羚羊角散

《普济方》卷三五三。为《圣济总录》卷一六二"羚羊角饮"之异名。见该条。

84917 羚羊角散(《普济方》卷三七八)

【组成】木通(剉) 防风(去芦头) 川升麻 羚羊角屑 桂心各半两 甘草(炙)一分

【用法】上为粗散。每服一钱,以水一小盏,煎至五分,去滓,入竹沥少许,更煎一两沸,加减服之,不拘时候。

【主治】小儿痫愈,不能语。

84918 羚羊角散(《医统》卷十一)

【组成】羚羊角 薄荷 附子 独活 白芍药 防风 川芎各等分

【用法】上以水一盏半,加生姜三片,煎至七分服。

【主治】筋痹,肢节束痛。

【方论选录】《法律》:按此方治筋痹之义,美则美矣,未尽善也。以七味各用等分,漫无君、臣、佐、使之法耳。盖筋痹必以舒筋为主,宜倍用羚羊角为君;筋痹必因血不荣养,宜以白芍、川芎,更加当归为臣;然恐羚羊性寒,但能舒筋,不能开痹,必少用附子之辛热为反佐;更少用薄荷、独活、防风,入风寒湿队中,而为之使可也。用方者必须识此。

84919 羚羊角散

《医学六要》卷八。为《圣济总录》卷一一二"羚羊角汤"之异名。见该条。

84920 羚羊角散(《外科正宗》卷四)

【组成】羚羊角 防风 麦冬 玄参 知母 黄芩 牛子各八分 甘草二分

【用法】上以水二钟,加淡竹叶十片,煎至六分,食远服。

【功用】清热凉血。

【主治】小儿葡萄疫初起,因感受四时不正之气,郁于皮肤不散,结成大小青紫斑点,色若葡萄,发在遍体头面。

84921 羚羊角散(《济阳纲目》卷四十五)

【组成】羚羊角(镑) 独活 酸枣仁(炒) 五加皮 防风 薏苡仁(炒) 当归(酒浸) 川芎 茯神(去木) 杏仁(去皮尖)各五分 木香 甘草各二分 钩藤钩 山栀各五分

【用法】上剉。加生姜,水煎服。

【主治】风湿血燥,手足瘈疭。

84922 羚羊角散(《眼科全书》卷三)

【异名】羚羊角饮(原书同卷)、羚羊角饮子(《审视瑶函》卷五)。

【组成】羚羊角 防风 人参 知母 白茯苓 玄参 桔梗各五钱 细辛 车前子 黄芩各二钱 枸杞子 熟地

【用法】上研为末。每服五钱,水煎服。

【主治】❶《眼科全书》:枣花翳内障。头旋脑热,痛痒不休,眼前常见黄黑二花,眼中有翳,参差如枣花。先起之时,瞳仁之间、金井内水中,先有一点,碎碎粧成,经二三年间凝结,方成内障,如枣花形状,四周如锯齿。或金针拨后,一时虽见,濛濛若烟雾,视物不真者。❷《审视瑶函》:枣花障症。此症多因性急及患痰,竭视劳瞻,耽酒嗜辣,伤水湿热所致,初起甚薄而白,起于风轮周匝,从白膜四周环布而来,久则目急干涩,昏花不爽,甚则有瞳神细小内障等症;或因人触激,火入血分,则泪流赤痛。

【备考】方中枸杞子,熟地用量原缺。《审视瑶函》本方用量:各等分。

84923 羚羊角散(《眼科全书》卷三)

【组成】羚羊角 防风 川芎 羌活 菊花 半夏

【用法】上为末。每服二钱,荆芥汤调下。

【主治】绿风内障。因肝气热极,虚劳所致,亦且肾水不滋,肝气日损,初时但觉头额鼻頞诸处疼极,夜见有花,红黑不定,先患一眼,此后相牵俱患,日久变为昏暗。

84924 羚羊角散(《审视瑶函》卷五)

【组成】半夏(制七次) 当归身 川芎 白芷 防风 明天麻 枳壳 甘草各二钱半 茯神 羚羊角(剉细末)各一两

【用法】上为粗末。每服四钱,加生姜三片,水煎,去滓服。

【主治】视物颠倒。

84925 羚羊角散(《张氏医通》卷十四)

《张氏医通》卷十四。即《本事》卷一"羚羊角汤"改为散剂。见该条。

84926 羚羊角散(《良朋汇集》卷五)

【组成】当归五钱 薄荷二钱 甘菊 防风 细辛 车前 川芎 羌活 半夏 羚羊各三钱 川乌一二个(去皮尖,醋煮)

【用法】上为粗末。水煎服。

【主治】逆顺生翳,并黑风黑翳,青绿内障,花翳白陷。

84927 羚羊角散(《医学心悟》卷五)

【组成】羚羊角(镑) 独活 当归各一钱 川芎 茯神 防风 甘草(炙)各七分 钩藤三钱 人参八分 桑寄生二钱

【用法】上加生姜五分,大枣二枚,水煎服。

【主治】❶《医学心语》:妊娠中血虚受风,以致口噤,腰背反张,名曰子痫。❷《产科心法》:孕妇血虚,风邪入肝,忽然昏冒不知,须臾则醒,过时复发,久则变痉,痉即口噤抽搦,背腰反张,如儿童发惊之状。

84928 **羚羊角散**(《医略六书》卷十八)

【组成】怀生地五两　羚羊角一两半　西羌活一两半　青防风一两半　真茅术一两(炒)　白池菊三两(去蒂)　白云神二两(去木)　肥玉竹三两　真会白一两

【用法】上为散。每服三五钱,水煎,去滓,冲生姜汁一匙,竹沥一杯,温服。

【主治】肝脏中风,烦热心疼,肢痿体痛,脉数浮弦紧涩者。

【方论选录】肝风乘胃,相火亢逆,故心疼烦热,肢痿不举,体痛不能转侧焉。生地、玉竹滋阴扶元以治其本,羌活、防风疏风散邪以治其标,羚羊、池菊清厥阴之火,苍术、茯神燥太阴之湿,会白调中和胃,姜、沥通经彻络也。此中风遏热,湿热互结肝胃之候,能使经气通利,则营卫调和,而风邪外解,湿热内消,肝胃自无相乘之患,何虑肢痿体痛不除,心疼烦热不瘳乎?

84929 **羚羊角散**(《医略六书》卷二十)

【组成】羚角二两　独活八钱　当归二两　白芍(酒炒)一两半　生地四两　肉桂四钱　川芎一钱　防风八钱

【用法】上为散。每服三钱,以竹沥、生姜汁各半调下。

【主治】筋痹,肢节束痛,脉弦数者。

【方论选录】血不荣筋,筋失所养,风热乘间袭入厥阴,故成筋痹,而疼痛如束焉。羚角清厥阴之热,生地滋厥阴之阴,当归养血荣筋,白芍敛阴舒筋,川芎行血中之滞气以却痹,肉桂搜厥阴之淫气以平肝,防风开腠理,独活祛伏风,竹沥、姜汁以活络行经也。俾风热两解,则经气清和而筋痹自舒,束痛自止。此散风热以舒筋络之剂,为筋痹肢节束痛之专方。

84930 **羚羊角散**(《医略六书》卷二十八)

【组成】生地五两　羌活一两半　羚羊角八钱　防风一两半　池菊三两(去蒂)　白术一两半(炒)　川贝二两(去心)　茯神二两(去木)　钩藤五两

【用法】上为散。每服五钱,水煎,去滓温服。

【主治】孕妇中风,脉浮数者。

【方论选录】妊娠中风,遏热侵犯厥阴,木火内煽,而神明失指,故昏仆不知人,胎亦因之难安焉。生地滋阴壮水以护胎息,羌活升阳开泄以散风邪,羚羊角清厥阴之火,白池菊清伏匿之热,防风行气于元腑,白术健脾以生血,川贝清心化热痰,钩藤抑肝舒筋络,茯神渗湿以安神明也。为散煎服,使风邪外解,则遏热顿清,而肝胃无相乘之患,神明有主宰之权,何虑昏仆不知,胎孕不安乎?

84931 **羚羊角散**(《疡科心得集·方汇》卷上)

【组成】羚羊角　夏枯草　丹皮　钩藤钩　连翘　桑叶　山栀　玄参　象贝母

【主治】风热挟肝阳上逆,耳痈项肿,痰毒托腮。

84932 **羚羊角散**(《外科集腋》卷二)

【组成】马齿苋　白蒺藜　浮萍各二钱　玄参二钱　知母　连翘　杭菊　蝉衣各一钱五分　川黄柏　赤芍　荆芥各一钱　甘草五分

【用法】水煎服。

【主治】肺胃吸受毒疠,斑红作肿,目赤泪多,四肢筋脉作痛,体虚者。

【备考】本方名"羚羊角散",但方中无羚羊角,疑脱。

84933 **羚羊角散**

《医钞类编》卷十四。为《圣济总录》卷九十八"羚羊角饮"之异名。见该条。

84934 **羚羊角散**(《医门补要》卷中)

【组成】知母　生石膏　栀子　羚羊角　元参　麦冬　苍耳子　黄芩

【主治】鼻痔。

84935 **羚羊角散**(《医方简义》卷二)

【组成】羚羊角(镑)二钱　杏仁(光)三钱　米仁三钱　川芎一钱　当归三钱　茯神三钱　枣仁(炒)一钱　夏枯草三钱　甘菊二钱　石膏三钱　川贝母一钱　竹叶二十片

【主治】肝火上升,衄血牙宣。

84936 **羚羊角散**(《医方简义》卷五)

【组成】羚羊角(镑)一钱五分　独活一钱五分　归身三钱　川芎一钱　茯神三钱　羌活一钱　苡仁三钱　防风一钱　炙甘草　东洋参各七分　钩藤二钱　桑寄生二钱

【用法】上加生姜三片,水煎服。

【主治】妊妇血虚受风,口噤,角弓反张,不省人事,痰涎上潮,名曰子痫。

【加减】如因嗔怒而致者,加白芍、桑叶、条芩(炒)各一钱;挟虚风者,加煨天麻、枣仁各一钱。

84937 **羚羊角煎**(《圣济总录》卷八)

【组成】羚羊角(镑)　荆芥穗　羌活(去芦头)　熟干地黄(焙)各一两　防风(去叉,剉)二两　黑豆二盏(小者,和防风炒熟,勿令焦)　酒五升(乘防风、黑豆热,淋之)

【用法】上先以四味㕮咀如麻豆,每服五钱匕,用前豆淋酒一盏半,同煎至八分,去滓,重煎如膏。空心温酒调服,日三次,夜一次,不拘时候。

【主治】中风手足不遂。

84938 **羚羊角煎**(《圣济总录》卷十三)

【组成】羚羊角(镑)　菊花各半两　玄参　牛膝(去苗,切,焙)　防风(去叉)　紫参各一分

【用法】上为末,以栝楼汁一升,酒半升,并前药煎成稀煎,瓷合盛。每服一匙头,酒调下,日夜四五服。

【主治】热毒风攻头面,唇口肿痛,咽喉肿塞,或目涩痛。

84939 **羚羊三黄汤**(《中医皮肤病学简编》)

【组成】羚羊角 1~1.5 克　生地 12 克　生黄柏 9 克　黄连 6 克　黑栀子 12 克　白芍 9 克　金银花 18 克　丹皮 9 克　陈皮 6 克　白茅根 15 克　甘草 2 克　阿胶 12 克

【用法】水煎服。

【主治】紫斑,火热型者。

【加减】羚羊角可改用犀角 5 克,或加汉三七 3 克。

84940 **羚羊角饮子**(《圣惠》卷七十九)

【组成】羚羊角屑一分　竹叶三七片　小麦半合　麦门冬半两(去心)　大枣五枚　生姜一分　赤茯苓半两

【用法】上剉细和匀,分为二服。每服以水一中盏,煎至六分,去滓温服,不拘时候。

【主治】产后心胸烦渴不解。

84941 **羚羊角饮子**(《博济》卷三)

【组成】羚羊角(一对,镑取细末)　车前子　决明子　防风　川升麻　绵黄耆　川大黄　黄芩　芒消各二两

【用法】上为末。每服二钱，以水二盏，煎至一盏半。凡欲服药时，先将药末以水浸一宿，次日以此水并药同煎熟，倾入瓷瓶内，用油单纸封系，悬在井中一宿，至次日取出，微暖动，临卧时徐徐呷下。不得睡枕头，至明见效。如势不可缓，急要服者，空心、日午各一服。

【主治】斑疮后，翳膜忽生；风毒眼目暴赤等。

84942 羚羊角饮子

《秘传眼科龙木论》卷一。为《圣济总录》卷一一二"羚羊角饮"之异名。见该条。

84943 羚羊角饮子

《秘传眼科龙木论》卷一。为《圣济总录》卷一一二"羚羊角汤"之异名。见该条。

84944 羚羊角饮子(《秘传眼科龙木论》卷二)

【异名】黑风羚羊饮(《金鉴》卷七十七)。

【组成】羚羊角　羌活　黑参　细辛　桔梗　黄芩　柴胡各一两　车前子　茺蔚子各一两半　防风一两

【用法】上为粗末。以水二盏，煎至一盏，食后去滓温服。

【主治】黑风内障。眼初患之时，头旋额角偏痛，连眼睑骨及鼻颊骨时时亦痛，兼眼内痛涩，有黑花来往，先从一眼患，以后相牵俱损。多因肾脏虚劳，房室不节所致。

【备考】本方用法，原作丸剂，与方名不符，据《金鉴》改。

84945 羚羊角饮子(《秘传眼科龙木论》卷三)

【组成】羚羊角　五味子　细辛　大黄　知母　芒消各一两　防风二两

【用法】上为末。以水一盏，散一钱，煎至五分，去滓，食后温服。

【主治】❶《秘传眼科龙木论》：小儿实热急疳，黑翳如珠外障。眼初患之时，忽然疼痛难忍，泪出不开，有翳如黑珠子在黑眼上。❷《审视瑶函》：木疳。生于风轮，其色蓝绿青碧，小而痛涩者。

84946 羚羊角饮子

《秘传眼科龙木论》卷四。为《圣济总录》卷一〇七"羚羊角汤"之异名。见该条。

84947 羚羊角饮子(《秘传眼科龙木论》卷四)

【组成】羚羊角二两　人参　茯苓　大黄　天门冬　黑参　黄芩　车前子各一两

【用法】上为末。以水一盏，散一钱，煎至五分，去滓，食后温服。

【主治】眼目疼痛外障。初患之时，忽然发动，疼痛如锥刺，睑皮亦如火炙。

84948 羚羊角饮子(《秘传眼科龙木论》卷六)

【组成】羚羊角一两五钱　黄耆二两　茺蔚子二两　黄芩　天门冬　黑参　知母　桔梗各一两

【用法】上为末。以水一盏，散一钱，煎至五分，去滓，食后温服。

【主治】眼赤膜下垂外障。初患之时，忽然赤涩，泪下痛痒，摩隐瞳仁，黑睛渐生翳障，赤膜下垂，直覆眼睛。

84949 羚羊角饮子

《准绳·女科》卷五。为《普济方》卷三五〇"羚羊角汤"之异名。见该条。

84950 羚羊角饮子(《审视瑶函》卷三)

【组成】羚羊角(剉末)　犀角(剉末)　防风　桔梗　茺蔚子　玄参　知母　大黄(炮)　草决明　甘草减半　黄芩(炒)　车前各等分

【用法】上剉。以白水二钟，煎至八分，去滓，食后温服。

【主治】逆顺障症。多因瘀滞在内，症见色赤而障，及丝脉赤虬，纵横上下，两边往来，风轮际处，由白睛而来，粗细不等，赤脉周围圈圆，侵入黑睛上，障起昏涩；或伤于膏水，则有翳嫩白大，而变为花翳白陷；若燥涩甚者，则下起一片，变为黄膜上冲之病，甚则头疼目珠胀急。

84951 羚羊角饮子

《审视瑶函》卷五。为《眼科全书》卷三"羚羊角散"之异名。见该条。

84952 羚羊角饮子(《医略六书》卷三十)

【组成】羚羊角一钱半　青防风一钱半　甜桔梗八分　西羌活一钱半　肉桂一钱半(去皮)　软柴胡八分　制大黄三钱

【用法】上水煎，去滓，入地黄酒一杯，温服。

【主治】产后刚痉，脉紧数大者。

【方论选录】产后风中于经，热蓄于腑，而筋燥挛急，故口噤头摇，角弓反张，身热无汗，谓之刚痉。羚羊清风热之内炽，防风疏风邪之外淫，羌活疏百节之风，柴胡疏腠理之风，桔梗清咽膈以发声，桂心温营血以发汗，制大黄下阳明之结热以除痉也。水煎入地黄酒一杯，使风邪外解，则结热自化而营阴暗复，筋脉柔和，何口噤、头摇、角弓反张之不退哉！

84953 羚羊角豉汤(《外台》卷二十三引《古今录验》)

【组成】豉一升半　犀角屑一两　羚羊角屑一两　芍药三两　升麻四两　杏仁一两(去皮尖)　栀子七枚　甘草(炙)一两

【用法】上切。以水七升，煮取一升半，去滓，分三次服。

【主治】喉痈肿结，毒气冲心胸。

【宜忌】忌海藻、菘菜。

84954 羚羊羌活汤(《圣济总录》卷一〇二)

【组成】羚羊角屑　羌活(去芦头)　黄芩(去黑心)　人参　附子(炮裂，去皮脐)　泽泻　山茱萸　秦艽(去苗土)　决明子(微炒)　车前子　青葙子各一两半　甘草(微炙)一两　黄耆(剉)二两　柴胡(去苗)二两半

【用法】上为粗末。每服五钱匕，以水一盏半，煎至八分，去滓温服，不拘时候，每日二次。

【主治】肝肾虚，眼见黑花，或似蝇翅。

84955 羚羊补肝散(《张氏医通》卷十五)

【组成】羚羊角(镑)　人参各三两　茯苓　防风各二两　细辛　黑参　车前　黄芩　羌活各一两

【用法】上为散。食后米汤调服二钱。

【主治】肝风内障。

84956 羚羊明目丸(《全国中药成药处方集》沈阳方)

【组成】羚羊角一两　白菊花二两　川芎一两　车前一两　防风六钱　羌活五钱　薄荷五钱　赤芍一两　大黄五钱　朴消五钱　血竭二钱　没药三钱　丹皮三钱　红花五钱

【用法】上为极细面，炼蜜为丸，每丸七分重。每服一

丸,食前白开水送下。

【功用】清热明目,活血止痛。

【主治】外障眼病,胬肉布睛,目赤肿痛,暴发火眼,云翳障目。

【宜忌】忌辛辣等食物。

84957 羚羊泻白散(《麻疹阐注》卷二)

【组成】生桑皮 地骨皮 甘草 羚羊角

【主治】麻疹已出而喘,鼻干口燥者;麻疹后喘急属实,气壮胸满,身热便闭而无汗者。

84958 羚羊泻白散(《痦科要略》卷上)

【组成】羚羊角 苦杏仁 广橘红 炒桑皮 生甘草 桔梗 地骨皮 象贝母 炒竹茹

【主治】麻疹肺胃之火积久,吐痰如丝或如块者。

84959 羚羊钩藤汤

《谦斋医学讲稿》。即《重订通俗伤寒论》"羚角钩藤汤"。见该条。

84960 羚羊清肺丸(《北京市中药成方选集》)

【组成】羚羊(另兑)一钱二分 浙贝八钱 花粉一两 银花一两 小生地一两 黄芩五钱 桔梗一两 玄参(去芦)一两 丹皮五钱 薄荷五钱 石斛二两 天冬五钱 陈皮六钱 大青叶五钱 板兰根五钱 杏仁(去皮,炒)五钱 桑皮五钱 前胡五钱 金果榄五钱 甘草三钱 熟军五钱 枇杷叶(去毛)一两 栀子(炒)一两 麦冬五钱

【用法】上为细粉,炼蜜为丸,每丸重二钱,蜡皮封固。每服二丸,温开水送下。

【功用】清肺热,止咳嗽,利咽膈。

【主治】肺热咳嗽,咽喉肿痛,鼻衄咳血,舌干口燥。

【备考】本方改为颗粒剂,名"羚羊清肺颗粒"(见《中国药典》)。

84961 羚羊清肺汤(《外科正宗》卷四)

【异名】羚羊清肺散(《外科大成》卷三)。

【组成】羚羊角(镑) 黄连 银柴胡 玄参 石膏 川芎 当归身 白芍 生地 蒲黄 地骨皮 山栀各一钱 芦荟 甘草各五分 藕节三个 白茅根四两(捣汁,用水一碗,和绞去滓)

【用法】上用茅根汁一大碗,煎至七分,入童便一杯,食后服。

【主治】鼻中无故出血不止,及寻常吐血、咳血者。

84962 羚羊清肺散

《外科大成》卷三。为《外科正宗》卷四"羚羊清肺汤"之异名。见该条。

84963 羚羊散血饮(《张皆春眼科证治》)

【组成】羚羊角 0.3 克 酒黄芩 12 克 青黛 0.3 克 赤芍 牡丹皮 茜草各 9 克 小蓟 12 克

【功用】清肝解郁,凉血活血。

【主治】云雾移睛,证属气郁化火,迫血妄行,发病急骤,见影色红,头痛目胀,口苦耳鸣,胸胁胀痛,舌红脉数者。

【方论选录】方中羚羊角、酒黄芩、青黛除肝中郁火;赤芍、牡丹皮凉血活血;茜草、小蓟凉血止血,活瘀通络。诸药合用,防治并重,活止结合,瘀血得去,热平血静,幻影无踪。

【临床报道】云雾移睛:程某,男,21 岁,社员。1974 年 7 月 11 日初诊:半月前左眼忽然发病,自觉眼前一片红光,视物不清。曾在当地医院诊断为视网膜静脉周围炎,玻璃体积血症,经治疗有所好转。现觉眼前有红色彩云飘动,时隐时现,头痛耳鸣,两胁胀痛,口苦。检查,视力,右眼 1.5,左眼 0.6。左眼玻璃体内有少量积血,呈片状或条状飘浮其间,眼底比较模糊,尚能窥见,网膜颞侧周边部静脉支有白鞘附着,其上下各有一块不规则乳头大的出血斑,黄斑中心凹反射良好。舌质红,脉弦数。此为云雾移睛,治以羚羊散血饮。服药 12 剂。7 月 24 日复诊:玻璃体积血全部吸收,眼底网膜颞侧周边部出血斑缩小,视力左眼 1.0,又服上药 25 剂。8 月 21 日三诊:自觉眼前有米粒大二块黑影飘动,视力双眼均为 1.5,网膜出血已全部吸收,该处见有螺旋状血管新生,嘱其常服明目地黄丸。观察 2 年没再复发。

84964 羚羊黑膏汤(《喉科家训》卷四)

【组成】羚羊角 豆豉 鲜地 桑叶 白蒺藜 牛蒡子 桔梗 前胡 杏仁 土贝母 人中黄

【主治】喉痧,痧点逗留不化,舌色纯绛鲜泽,尖上起刺。

【加减】是方减去前、桔、杏、豉、人中黄,加滁菊、霍斛、甘草、薄荷为稳;热甚生风,加钩藤。

84965 羚羊犀角散(《圣惠》卷六十九)

【组成】羚羊角屑一两 赤箭一两 酸枣仁一两 薏苡仁一两 白附子三分(炮裂) 羌活半两 芎䓖三分 犀角屑半两 当归三分(剉,微炒) 白鲜皮半两 地骨皮半两 人参三分(去芦头) 柏子仁三分 鹿角胶一两(捣碎,炒令黄燥) 蔓荆子半两 牛黄二分(细研) 麝香一分(细研)

【用法】上为细散,入研了药令匀。每服一钱,以薄荷汤调下,不拘时候。

【主治】妇人中风,身如角弓反张,筋脉拘急,言语謇涩,心神烦闷。

【备考】本方方名,《普济方》引作"羚羊角散"。

84966 羚羊解毒汤(《张氏医通》卷十五)

【组成】紫草 黑参各一钱 柴胡八分 荆芥六分 蝉蜕四分 川芎五分 红花三分 山楂一钱 连翘八分 木通七分 羚羊角尖(镑细)一钱

【用法】水煎,去滓,入羚羊角末,搅匀服之。

【主治】小儿痘初起,根窠不分,颧颊一片如朱涂。

84967 羚羊解毒汤(《痘疹会通》卷五)

【组成】羚羊角 生地 丹皮 川连 地骨皮 黄芩 花粉 甘草 桑皮 石膏 牛蒡子

【用法】水煎服。

【主治】麻疹焦紫,气喘,昏不知人。

84968 羚羊镇痉汤(《温病刍言》)

【组成】羚羊角粉 1 克(冲) 生石决明 生石膏各 30 克 龙胆草 僵蚕各 10 克 全蝎 3 克 钩藤 12 克

【主治】高热不退,热极风动,而致颈项强直,四肢痉挛抽搐。

【加减】若出现神志昏迷,可加安宫牛黄丸一粒。

【方论选录】方中羚羊、石决明、胆草凉肝熄风;僵蚕、全蝎、钩藤熄风定痉;生石膏体重气轻而镇静神经,且专清气分之热,热退则风自熄。

84969 羚角化斑汤(《外科证治全书》卷四)

【组成】羚羊角八分　石膏三钱　知母　人参　甘草　元参　防风　苍术　牛蒡子各一钱

【用法】上加淡竹叶十片，煎至六分，食远服。

【主治】葡萄疫。小儿外感四时不正之气，郁于肌肤不发，发成大小青紫斑点，色若葡萄，头面遍身随处可发，身热口渴者。

84970 羚角钩藤汤(《重订通俗伤寒论》)

【组成】羚角片一钱半(先煎)　霜桑叶二钱　京川贝四钱(去心)　鲜生地五钱　双钩藤三钱(后入)　滁菊花三钱　茯神木三钱　生白芍三钱　生甘草八分　淡竹茹五钱(鲜刮，与羚羊角先煎代水)

【用法】水煎服。

【功用】凉肝熄风。

【主治】❶《重订通俗伤寒论》：肝风上翔，头晕胀痛，耳鸣心悸，手足躁扰，甚则瘈疭，狂乱痉厥；及孕妇子痫、产后惊风。❷《浙江中医杂志》[1982，9：413]：癔病属阴虚火旺、肝阳浮越者。

【方论选录】❶《重订通俗伤寒论》何秀山按：以羚、藤、桑、菊熄风定惊为君；臣以川贝善治风痉，茯神木专平肝风；但火旺生风，风助火势，最易劫伤血液，尤必佐以芍药、甘草、鲜生地酸甘化阴，滋血液以缓肝急；使以竹茹，不过以竹之脉络通人之脉络耳。❷《谦斋医学讲稿》：本方原为邪热传入厥阴，神昏抽搦而设，因热极伤阴，风动痰生，心神不安，筋脉拘急。故用羚羊、钩藤、桑叶、菊花凉肝熄风为主，佐以生地、白芍、甘草甘酸化阴，滋液缓急，川贝、竹茹、茯神化痰通络，清心安神。由于肝病中肝热风阳上逆，与此病机一致，故亦常用于肝阳重证，并可酌加石决明等潜镇。❸《浙江中医杂志》[1982，(9)：413]方中以羚羊、钩藤为主，桑叶、菊花为辅，平肝潜阳，清热熄风；生地、甘草、白芍养液增液，柔肝舒筋；邪热亢盛，每易灼津为痰，扰乱心神，故用象贝、竹茹清热化痰，茯神宁心安神。

【临床报道】❶癔病：《浙江中医杂志》[1982，(9)：413]梁某，男，24岁。1980年8月15日入院。患者双夏期间劳累过度，加上情志不畅，导致旧病复发。症见彻夜不眠，惊惕不安，抽搐频频，不能自主，口角流涎，沉默不语，偶有大小便失禁，进食被动，病已一周。舌质红，苔薄黄，脉弦滑。体温37.8℃，扁桃体左Ⅲ右Ⅱ，白细胞13 200。诊断为癔病性精神病。证属肝阳浮越，内风扰动。治宜熄风止痉，清热化痰，羚羊钩藤汤加减：羚羊角2克，钩藤、茯苓、僵蚕、天竺黄各12克，生地30克，石决明20克，生白芍15克，象贝、竹茹、地龙各10克，冬桑叶6克，蜈蚣2条。并结合针刺。前后用药20余剂，痊愈出院。❷老年单纯收缩期高血压：《福建中医药》[2005，36(6)：1]治疗42例，对照组41例口服珍菊降压片，结果：治疗组显效16例，有效18例，无效8例，总有效率80.95%；对照组显效10例，有效13例，无效18例，总有效率56.10%，治疗组疗效明显优于对照组($P<0.05$)。

【现代研究】促进意识及运动功能恢复作用：《陕西中医学院学报》[1992，15(1)：39]羚角钩藤汤能提高大鼠的热耐受时间，延迟暑风痉厥发生，对痉厥强度无影响，但能缩短痉厥后大鼠的昏迷时间，促进其意识及运动功能的恢复。

【备考】本方方名，《谦斋医学讲稿》引作"羚羊钩藤汤"。

84971 羚角荷翘汤(《重订通俗伤寒论》)

【组成】羚角片一钱　苏薄荷八分　青连翘　夏枯花　苦丁茶　焦栀皮各一钱半　鲜荷叶边三钱　鲜青菊叶七片

【功用】轻清宣上。

【主治】头风症，标寒本热，风毒久踞，而从火化者。

84972 羚角清营汤(《重订通俗伤寒论》)

【组成】羚羊片一钱　鲜生地六钱　焦山栀　银花　青连翘　血见愁各三钱　生蒲黄一钱半　童便一杯(冲)

【功用】清营分之邪热。

【主治】春、夏、秋感温热暑邪，热扰营血，迫血妄行而失血，伴身热心烦不卧，病轻者。

84973 羚黄宝儿丸(《成衣制剂》14册)

【组成】冰片　丁香　甘草　黄连　羚羊角　人参　人工牛黄　麝香　猪胆膏

【用法】上制成丸剂。口服，一岁至二岁小儿一次10丸，二岁至五岁一次20丸，周岁以内小儿在医生指导下服用，一日2~3次，饭前半小时用温水送服；婴儿将药丸研碎，用开水调服。

【功用】清热息风，除痰定惊，开窍醒神。

【主治】小儿发热，惊哭夜啼，痰热咳嗽，泄泻，脾胃虚弱及消化不良等症。

84974 羚翘解毒丸(《北京市中药成方选集》)

【组成】金银花十二两　牛蒡子(炒)八两　荆芥穗六两　连翘十二两　薄荷八两　甘草五两　桔梗八两　竹叶六两　淡豆豉五两　羚羊粉二钱五分

【用法】上为细末，和匀，炼蜜为丸，每丸重三钱，蜡皮封固。每服一至二丸，每日二次，温开水或鲜芦根煎水送下。

【功用】清热散风解表。

【主治】热盛感冒初起，憎寒壮热，四肢酸懒，头眩咳嗽，咽喉疼痛。

84975 羚翘解毒丸(《全国中药成药处方集》天津方)

【组成】银花　花粉　葛根　大青叶各二两　黄柏六钱　生石膏四两　生栀子一两　赤芍八钱　马勃　浙贝母　桑叶　枳壳(麸炒)　黄芩　炒僵蚕　知母各六钱　薄荷叶一两六钱　连翘(去心)二两　元参(去芦)一两六钱(共为细粉)　羚羊角粉一钱　冰片二钱

【用法】上为细末，炼蜜为丸，每丸三钱重，蜡皮或蜡纸筒封固。每次服一丸，白开水送下。

【功用】散风清热，解表退烧。

【主治】热盛感冒初起，憎寒壮热，四肢酸懒，头眩咳嗽，咽喉疼痛，瘟毒发颐，两腮赤肿。

84976 羚翘解毒丸(《全国中药成药处方集》大同方)

【组成】羚羊角二分　连翘　银花　栀子各三钱　川黄连二钱　桔梗三钱　赤芍二钱　生地三钱　玄参　生草　茯苓　丹皮各二钱　薄荷　牛蒡子各一钱半　黄芩二钱　麦冬一钱半　防风二钱　荆芥一钱半

【用法】上为细面，炼蜜为丸，每丸重二钱，白蜡为衣。每服二钱，白开水送下。

【功用】清热，化毒，解表。

【主治】时行感冒。

84977 羚翘解毒丸(《全国中药成药处方集》青岛方)

【组成】青叶　连翘　银花各三两　竹叶二两　紫草三两　豆豉一两　甘草二两　芥穗二两　寸冬五两　葛根一两五钱　芦根一两　牛蒡子三两　莲心一两　薄荷一两　元参四两　丹皮三两　小生地五两　花粉　泽泻　郁金　公英　姜皮　大黄各三两　生石膏六两　羚羊　苦梗各一两

【用法】上为细面，炼蜜为丸，每丸重二钱，金箔为衣，蜡为皮。

【主治】时行感冒。

84978 羚翘解毒丸（《全国中药成药处方集》沈阳方）

【组成】薄荷　连翘　芥穗　银花　豆豉　苦梗各一两二钱　牛蒡子八钱　生甘草　竹叶各四钱　血羚羊八分　暹罗角（即犀角）八分

【用法】上为极细面，炼蜜为丸，每丸重二钱，蜡皮封固。每服一丸，白开水送下。

【功用】清瘟解毒退热，清透疹毒，镇惊解热。

【主治】❶咽喉肿痛，四时感冒，麻疹。❷流行性感冒，伤风咳嗽，头晕发热。

【宜忌】忌食腥辣酸类。

【备考】本方去暹罗角、薄荷，加薄荷脑，改为口服液剂，名"羚羊感冒口服液"（见《新药转正》）。

84979 羚翘解毒丸（《全国中药成药处方集》呼和浩特方）

【组成】桔梗六钱　黄芩一两　元参一两　银花六钱　连翘六钱　青叶一两　生地六钱　薄荷三钱　甘草三钱　生石膏六钱　花粉五钱　桑叶四钱　赤芍五钱　黄连三钱　生栀五钱　羚羊三钱

【用法】上为细面，炼蜜为丸，每丸重二钱半，金衣蜡皮封固。

【主治】时行感冒。

84980 羚翘解毒膏（《全国中药成药处方集》天津方）

【组成】银花　连翘（去心）　葛根　大青叶　花粉各二两　元参（去芦）　薄荷叶各一两六钱　生栀子一两　赤芍八钱　马勃　浙贝母　桑叶　枳壳（麸炒）　黄芩　炒僵蚕　知母　黄柏各六钱　生石膏四两

【用法】上药熬汁，去滓过滤，将汁炼至滴毛头纸上背面不阴为标准，收清膏，每清膏八两兑蜜一斤收膏，每膏一斤八两兑羚羊粉一分，冰片八分，搅匀装瓶。每次服一两，白开水冲服。

【功用】散风清热，解表退烧。

【主治】热盛感冒初起，憎寒壮热，四肢酸懒，头眩咳嗽，咽喉疼痛，瘟毒发颐，两腮赤肿。

84981 羚熊清狂汤（《重订通俗伤寒论》）

【组成】羚羊片一钱半　老竺黄三钱　寒水石四钱　小川连八分　九制胆星五分　金汁一两　鲜石菖蒲汁两小匙（同冲）　熊胆一分（药汤调下）

【功用】消痰热以熄风火。

【主治】伤寒发狂，痰热风火较盛者。

84982 羚贝止咳糖浆（《成方制剂》18册）

【组成】半夏　陈皮　茯苓　金银花　羚羊角　麻黄　平贝母　前胡　山楂　罂粟壳　远志　知母　紫菀

【用法】上制成糖浆剂。口服，一岁以内一次2~4毫升，一岁至三岁一次5~10毫升，四岁至六岁一次10~15毫升，七岁至十二岁一次15~20毫升，十五岁以上一次20~30毫升，一日3次，饭前30分钟服用。

【功用】宣肺化痰，止咳平喘。

【主治】小儿肺热咳嗽及痰湿咳嗽。

84983 羚羊角升麻汤（《圣济总录》卷二十八）

【组成】羚羊角（镑）　升麻　白鲜皮　龙齿各半两　木通（剉）　百合　防风（去叉）各一分　石膏一两

【用法】上为粗末。每服五钱匕，以水一盏半，豉一百粒，葱白五寸，煎至一盏，去滓温服，不拘时候。

【主治】伤寒刚痉，仰目壮热，筋脉不舒，牙关紧闭，不欲见食。

84984 羚羊清肺颗粒

《中国药典》2010版。即《北京市中药成方选集》"羚羊清肺丸"改为颗粒剂。见该条。

84985 羚羊感冒口服液

《新药转正》38册，即《全国中药成药处方集》沈阳方"羚翘解毒丸"去暹罗角（即犀角）、薄荷，加薄荷脑，改为口服液剂。见该条。

断

84986 断下丸（《百一》卷六引孙盈仲方）

【组成】神曲（微炒）　吴茱萸（绿色者拣净，泡洗七遍）各一两

【用法】上为细末，以酸米醋为丸，如梧桐子大。每服五十丸至一百丸，空心、食前米饮汤送下。

【主治】暴泻。

【备考】本方方名，《普济方》引作"神曲丸"。

84987 断下丸（《普济方》卷二〇八引《家藏经验方》）

【组成】枯白矾二两　华阴细辛一两半（去枝叶、土）　诃子皮二两　干姜三两（炒，剉）　龙骨（去舌紧者）三两　赤石脂三两（桃花色者，火煅）　黑附子（炮裂，去皮尖，尝不辣方入药）一两　石榴皮（用好醋浸软，炒令干）二两　牡蛎（用盐泥固济，火煅通赤为度）二两

【用法】上为细末，面糊为丸，如梧桐子大。每服一百丸，食前浓煎陈米饮送下。

【主治】泄泻无度。

84988 断下丸（《普济方》卷三二一）

【组成】白龙骨　干姜　白茯苓　牡蛎　伏龙肝　黄耆（生）　厚朴　乌梅肉　黄牛角腮（烧灰）　海螵蛸　赤石脂（炒，淬醋，研）各一两

【用法】上为末，炼蜜为丸，如梧桐子大。每服四十丸，霜梅汤送下。

【主治】妇人血气虚弱，漏下五色，淋沥不断。

84989 断下丸（《退思集类方歌注》）

【组成】香连丸加诃子　龙骨　乌梅

【主治】久痢滑脱。

84990 断下丸（《妇科不谢方》）

【组成】头二蚕沙（炒）三两　黄荆子（炒）二两　海螵蛸（研，去甲）一两　樗根白皮一两

【用法】上为末，面糊为丸。午后服。

【功用】燥中宫之湿。

【主治】湿热白崩。

84991 断下丸(《医方简义》卷五)

【组成】杞子　覆盆子　车前子(炒)　煅龙骨　煅牡蛎　党参　茯苓　淮山药　杜仲(酒炒)　柴胡　赤石脂　生地黄各一两　棉花子仁二两

【用法】上为细末,炼蜜为丸,如梧桐子大。每服二三钱,白术泡汤送下。

【主治】赤白带下。

84992 断下汤(《鸡峰》卷十三)

【组成】赤石脂五钱　龙骨六两　当归二两

【用法】上为粗末。每服三钱,水一盏,煎至七分,去滓温服。

【主治】滑泄久不愈。

84993 断下汤(《三因》卷十二)

【组成】罂粟壳(炙,去瓣)十四个　草果一个(不去皮,炒)　白术一钱　甘草(炙)半钱　茯苓一钱

【用法】上为散,作一剂。水一大碗,加生姜七片,大枣七个,煎至一大盏,分二服,空腹服。

【主治】下痢赤白,无问久近长幼。

【加减】下纯赤,加黑豆二十七粒;白则加炮干姜一钱。

84994 断下汤(《杨氏家藏方》卷十六)

【组成】人参(去芦头)　乌贼鱼骨(烧灰)　当归(洗,焙)各二两　熟干地黄(洗,焙)一两　艾叶(醋炒)一两　川芎七钱半　阿胶(蛤粉炒成珠子)七钱半　干姜半两(炮)

【用法】上㕮咀。每服五钱,水一盏半,煎至七分,去滓,食前温服。

【主治】冲任气虚,崩中漏下,经脉不调,每遇月候将行,脐腹腰脚先痛,渐减饮食,四肢乏力及带下。

84995 断下汤(《易简方》)

【组成】草果(连皮)一个　白术　茯苓各一钱　甘草半钱

【用法】上㕮咀,用大罂粟壳十四枚,去筋膜并萼蒂,剪碎用醋淹,炒燥为粗末,同前作一剂。水二大盏,加生姜七片,大枣、乌梅各七个,煎至一大盏,分二服服之。

【主治】下痢赤白,无问久近长幼,及休息痢疾。

【加减】赤痢者,加乌豆二十七粒;白者,加干姜半钱。

84996 断下汤(《直指》卷十四)

【组成】茯苓　白术各一钱　甘草半钱　草果(连皮)一枚　大罂粟壳十四枚(去筋萼,剪碎,醋浸,炒燥)　木香半钱

【用法】上为粗末。分作两服,每服加生姜五片,大枣三个,大乌梅三个,食前煎服。

【主治】赤白痢。

84997 断下散(《杨氏家藏方》卷七)

【组成】熟干地黄(洗,焙)　当归(洗,焙)　川芎　赤芍药　黄连(去须)　槐花(炒)　罂粟壳(微炒)各等分

【用法】上为粗末。每服三钱,水一盏半,加粟米一撮,同煎至一盏,去滓,空心、食前温服。

【主治】❶《杨氏家藏方》:久新血痢,日夜无度。❷《普济方》:脐腹疼痛。

84998 断下散(《普济方》卷二一二)

【组成】干姜　地黄　当归　赤芍药　川芎　黄连　槐花　罂粟壳各等分

【用法】上为粗末。每服三钱,水一盏半,加粟米一撮,同煎至一盏,去滓温服。

【主治】久新血痢,日夜无度。

84999 断血汤(《辨证录》卷八)

【组成】黄耆一两　当归五钱　三七根末三钱　茯苓三钱　丹皮三钱

【用法】水煎服。

【功用】补气止血。

【主治】气虚血壅,小便流赤浊,似血非血,似溺非溺,溺管疼痛。

【方论选录】此方用黄耆以补气,用当归以补血。气既旺,无难推送夫败浊矣。况所化精血,久已外出,所流者乃旧血,而非败血也。今用补气、补血之药,以生新血,新血一生,旧血自止,况有三七根之善于止血乎。方中丹皮清血中之火,茯苓以分其水中之血,自然清浊不至混杂,壅阻得以疏通也。

85000 断血药(《医学入门》卷八)

【组成】金毛狗脊一两　明矾三钱　血竭少许

【用法】上为末。掺上。

【功用】止血。

【主治】金疮出血不止,及诸疮疼痛,脓血不干,久不生肌。

85001 断后汤(《秘传大麻疯方》)

【组成】诃子　厚朴　香附　陈皮　苍术　甘草　半夏　猪苓　泽泻　藿香　苍耳子

【用法】水煎半碗服。吐出涎,六七日方好。

【主治】白粉疯。唇肿,牙缝出血,遍体如刀刺,觉口臭。

85002 断汗汤(《魏氏家藏方》卷四)

【组成】黄耆一两(蜜炙)　防风(去芦)　龙骨(煅)　麻黄(用根节)　白术(炒)　牡蛎粉各半两

【用法】上为粗末。每服三钱,水一盏半,加生姜三片,大枣一个,煎至七分,去滓,空心服。

【主治】盗汗。

85003 断红丸(《济生》卷八)

【异名】剪红丸(《丹溪心法附余》卷十一)。

【组成】侧柏叶(微炒黄)　川续断(酒浸)　鹿茸(燎去毛,酒煮)　附子(炮,去皮脐)　黄耆(去芦)　阿胶(剉,蛤粉炒成珠子)　当归(去芦,酒浸)各一两　白矾(枯)半两

【用法】上为细末,醋煮米糊为丸,如梧桐子大。每服七十丸,空心、食前米饮送下。

【功用】《血证论》:补肾。

【主治】肠虚,脏腑久虚而肠风痔疾,下血不止,或所下太多,面色萎黄,日渐羸瘦。

85004 断红丸

《普济方》卷三十七。即《圣惠》卷六十"鹿茸丸"见该条。

85005 断红丸(方出《丹溪治法心要》卷五,名见《东医宝鉴·外形篇》卷四)

【组成】大黄(煨过)三钱　桃仁三钱(去皮尖)　当归半两　槟榔半两　皂角仁五钱　黄柏　荆芥穗　枳壳各五钱　猬皮一两(炙)　黄连一两　秦艽一两　槐角子一两

【用法】上为末,面糊为丸,如梧桐子大。每服五十丸,

食前白汤送下。

【主治】肠风下血，独在胃与大肠出。

【加减】如鲜血下甚者，加棕榈灰、莲房灰各五钱。

85006 断红丸(《张氏医通》卷十四)

【组成】侧柏叶(炒香) 川续断(酒炒)各三钱 鹿茸一具(酥炙)

【用法】上为细末，醋煮阿胶为丸。每服四五十丸，乌梅汤、人参汤、米饮汤任下。

【主治】下血久不止，虚寒色淡晦。

【方论选录】《医略六书》：肠脏虚寒，不能吸血归经，故渗入大肠便血不止焉。鹿茸灰补肾脏真阳以吸血，续断灰续损伤经脉以雄络，侧柏叶灰涩血止血以除便血也。务使命门温暖，则虚寒自散，而肠脏融和血有所归，安有下血之患乎？煮以苦酒之敛，阿胶之益，下以参汤之补，乌梅之敛，因病制宜，无不头头是道。

85007 断红饮(《辨证录》卷三)

【组成】白芍 当归各一两 荆芥(炒黑)三钱 三七根末三钱

【用法】水煎服。

【功用】止血。

【主治】大怒吐血，色紫，气逆，两肋胀满作痛。

85008 断红饮(《观聚方要补》卷五)

【组成】当归 阿胶各八分 川芎五分 蒲黄一钱 柏叶一钱五分 炒姜灰七分

【用法】水煎，百草霜末点服。

【主治】吐下血。

85009 断龟丸

《中医外科学讲义》。为《中药成方配本》"断版龟丸"之异名。见该条。

85010 断砂散(《回春》卷三)

【组成】甘草 干姜 川乌(炮) 枯矾(炒盐)各等分

【用法】上为末。每服二钱，白水送下。

【主治】青筋。

85011 断鬼丹(《济阳纲目》卷二十三)

【组成】砒二钱 雄黄 绿豆各五钱

【用法】上为细末，面糊为丸，如筷头大，朱砂为衣。每服一丸，用桃、柳枝各七寸，煎汤露一宿，临发日空心面向东服。

【主治】疟。

【宜忌】忌食热物，并鱼腥油腻十日。

85012 断根丸(《疮疡经验全书》卷三)

【组成】龟版(童便浸七日，酥润炙黄，研末) 槐花(净) 桦皮(煅)各等分(一方加木香)

【用法】上为末，炼蜜为丸。酒送下。

【主治】杨梅疮。

85013 断根散(《仙拈集》卷一)

【组成】海螵蛸(火煅)

【用法】上为末。每服大人五钱，小儿二钱，黑砂糖拌匀调下。

【主治】哮喘。

85014 断欲丸

《寿世保元》卷七。为《本事》卷十"地黄丸"之异名。见该条。

85015 断续膏(《澹寮方》引《保生方》，见《医方类聚》卷二六四)

【组成】断续(即蝉蜕，净洗)

【用法】上为细末。以薄荷汁调敷，一二次便能开；若小儿疮疹，黑靥不出，温熟水调下一钱即出，乳母服亦可。

【主治】疹子攻眼，肿痛不可开。

85016 断遗丹(《医学集成》卷三)

【组成】人参一两 山药 芡实 麦冬各五钱 五味一钱

【主治】心虚梦遗。

85017 断痢丸(《串雅内编》卷一)

【组成】木鳖仁六个(研泥，分作两份) 面烧饼一个(切作两半)

【用法】只用半饼，作一窍，纳药在内，乘热覆在病人脐上，一时再换半个热饼。其痢即止，遂思饮食。

【主治】痢疾。

85018 断痢丸(《观聚方要补》卷二引叶氏方)

【组成】五苓散 粟米饮

【用法】上为细末，糊为丸，如弹子两个大。缓急之间捶研，以白水一大盏，煎开温服，不拘时候，未止再服。

【主治】久痢。

85019 断痢汤(《千金》卷十五)

【组成】半夏一升 生姜五两 茯苓 甘草 龙骨各二两 附子一两 人参 黄连各三两 大枣十二枚

【用法】上㕮咀。以水八升，煮取三升，分三服。

【主治】冷痢，胸心下伏水。

85020 断痢散

《宣明论》卷十。为《卫生总微》卷十"分水车前散"之异名。见该条。

85021 断痢散(《施圆端效方》引大名王国祥方，见《医方类聚》卷一四一)

【组成】肉豆蔻 丁香 干姜各二两半(炮) 甘草(炙) 陈皮 诃子(去核)各一两 御米壳(去蒂，蜜浴炒)三两

【用法】上㕮咀。每服二钱半，水一盏，加乳香一粒，粟米百粒，同煎至七分，去滓，食前温服；霍乱吐泻，水冷服。

【主治】泻痢，腹痛久不愈。

85022 断痫丸(《圣济总录》卷一七二)

【异名】断痫丹(《婴童宝鉴》引汤氏方，见《袖珍》卷四)。

【组成】蛇蜕(微炙)三寸 蝉蜕(去土，炒)四枚 黄耆(剉) 细辛(去苗叶) 钩藤钩子 甘草(炙，剉)各半两 牛黄(研)半钱

【用法】上为末，再同和匀，煮面糊为丸，如小豆大。百晬内小儿服三二丸，二三岁儿十丸至十五丸，人参汤送下，不拘时候。

【主治】小儿胎风久为惊痫，时发时愈。

85023 断痫丸(《直指小儿》卷二)

【组成】皂角(盈尺者三锭，去皮捶碎，水三升，浸取汁，滤过，煨器内熬成膏) 白矾(煅枯，研细)一两半 南星(湿纸炮熟)一两 蝎蛸(炒) 直僵蚕(炒) 雄黄(别研)朱砂 白附子各半两 麝香一钱(别研) 乌蛇(酒浸，取肉焙干，炒)一分 赤蜈蚣一条(去头足，酒浸，炙)

【用法】上为末，用水煮半夏糊和前项皂角膏为丸，如梧桐子大。每服一丸，生姜汤送下。

【主治】诸痫痰盛。

85024 **断痫丸**（《永类钤方》卷六）

【组成】紫石英（醋淬煅七次）二两　白矾（飞过）二两

【用法】上为末，酒糊为丸。每服二十丸，白汤送下。

【主治】风痫。

85025 **断痫丸**（《活人心统》卷下）

【组成】全蝎　蝉蜕　牛胆星　防风　天麻　白附子各二钱　羌活　薄荷　细辛　人参各一钱　皂角一钱五分

【用法】上为末，粥为丸，如梧桐子大。每服三十丸，葱白汤送下。

【主治】诸痫，痰火发作频数。

85026 **断痫丸**（《幼科发挥》卷二）

【组成】枳实　黄连　半夏　白茯苓各等分　石膏折半　朱砂（飞）又折半

【用法】上为末，神曲糊为丸，如芡实大，朱砂为衣。每服一丸，用豮猪心一个，切开，入药在内，线扎定，放瓦罐中煮熟，取出猪心和药食之，以汤送下。

【主治】小儿惊病成痫，一月之间发二三次。

85027 **断痫丸**（《育婴秘诀》卷二）

【组成】黄连　礞石　石菖蒲　朱砂　珍珠　铁花粉　胆星各五分　甘遂三分　沉香二分　茯苓二钱

【用法】上为末，别用人参一钱，白术三钱，煮糊为丸，如芡实大。每用一丸，取豮猪心一个劈开，入药在内，将线扎住，长流水煮熟，取出丸子研细，灯心汤调下，以猪心及汁，与儿食之，三日服一丸。又宜常服参砂膏，以通心气。

【主治】痫证。

85028 **断痫丹**

《婴童宝鉴》引汤氏方，见《袖珍》卷四。为《圣济总录》卷一七二“断痫丸”之异名。见该条。

85029 **断痫丹**（《普济方》卷一〇〇）

【组成】黄耆三钱（蜜炙）　防风二钱　钩藤三钱　细辛（去土）三钱　甘草二钱　蝉蜕二钱　露蜂房二钱　石菖蒲三钱　桂心（去粗皮）二钱　远志（去心）二钱　人参二钱　杏仁二钱半（去皮尖）　半夏（泡）三钱　天南星（泡）三钱

【用法】上为细末，炼蜜为丸，如梧桐子大，用朱砂、麝香少许为衣。每服二十丸，煎枣汤送下，一日二服，临卧一服。

【主治】因惊成痫，愈而复作，连绵不除。

85030 **断痫丹**（《北京市中药成方选集》）

【组成】法半夏二两　僵蚕（炒）一两五钱　南星（炙）一两　乌蛇肉（炙）一两　白附子（炙）五钱　全蝎二钱　雄黄一钱五分　蜈蚣三分

【用法】将皂角四两，用水熬汁，剩一两，再用汁熬白矾一两，以干为度，共为细粉过罗。每细粉八两三钱八分，兑麝香三钱，珍珠粉一钱，朱砂二钱，研细和均匀，炼蜜为丸，重一钱。每服二丸，温开水送下。

【功用】镇惊安神，祛风化痰。

【主治】痰迷心窍，羊痫风症，四肢抽搐，昏晕倒地，口吐涎沫，神志不清。

85031 **断渴汤**（《鸡峰》卷十九）

【组成】乌梅肉二两　麦门冬　人参　甘草　茯苓　干葛各一两

【用法】上为末。每服三钱，以水一盏半，煎至六分，去滓温服。

【主治】消渴不止。

85032 **断源散**（《古今医鉴》卷十一引胡云阁方）

【组成】棉花子（铜器炒烟尽，为末）

【用法】每服二钱，空心黄酒调下。

【主治】血崩，如泉流不止。

85033 **断膈丸**（《医心方》卷九引《效验方》）

【组成】蜀附子一分　藜芦一分　甘草一分　赤小豆一分　瓜蒂一分

【用法】上药治下筛，炼蜜为丸，如小豆大。每服五丸，当呕青黄汁，不知稍增。

【主治】膈间有澹水。

85034 **断膈汤**（方出《肘后方》卷四，名见《千金》卷十八）

【组成】常山二两　甘草一两　松萝一两　瓜蒂三七枚

【用法】酒、水各一升半，煮取一升半。初服七合，取吐，吐不尽，余更分二服，后可服半夏汤。

【主治】胸中多痰，头痛不欲食，及饮酒则瘀阻痰。

【方论选录】《千金方衍义》：断膈者，断除膈上痰癖也。瓜蒂吐膈中寒实；加以恒山涌膈上稠痰；松萝乃松上女萝，气清味苦，能吐肝胆风痰，与赤小豆之涌吐心包热痰似同而异。吐后服半夏汤以实中土，缘恒山、瓜蒂皆伤伐胃气也。

【备考】本方方名，《外台》引作“治膈汤”。

85035 **断膈散**（《医心方》卷九引《效验方》）

【组成】七月七日瓜蒂二枚　赤小豆二两　人参二两

【用法】上药治下筛。每服方寸匕，以温汤和下。当呕病愈。

【主治】痰病。

85036 **断弓弦散**

《苏沈良方》卷八。为《证类本草》卷二十二引《经效方》“失笑散”之异名。见该条。

85037 **断版龟丸**（《中药成方配本》）

【异名】断龟丸（《中医外科学讲义》）。

【组成】克蛇乌龟一只（约一斤）

【用法】将克蛇乌龟用铅丝缚住，泥封，用炭五斤，煅三小时，得灰四两，研末，用白蜜三两二钱炼熟，糯米粉一两二钱，和入做丸，如梧桐子大，约做成七两四钱。每服一钱，小儿减半，开水送下，一日三次。

【主治】附骨流痰，瘰疬结核。

85038 **断遗神丹**（《辨证录》卷八）

【组成】人参一两　山药五钱　芡实五钱　麦冬五钱　北五味一钱

【用法】水煎服。

【主治】心虚，用心过度，心动不宁，以致梦遗，口渴舌干，面红颧赤，眼闭即遗，一夜有遗数次者，疲倦困顿。

85039 **断下渗湿汤**（《温病条辨》卷三）

【组成】樗根皮（炒黑）一两　生茅术一钱　生黄柏一钱　地榆（炒黑）一钱五分　楂肉（炒黑）三钱　银花（炒黑）一钱五分　赤苓三钱　猪苓一钱五分

【主治】久痢带瘀血，肛中气坠，腹中不痛。

【方论选录】重用樗根皮之苦燥湿，寒胜热，涩以断下，专入血分而涩血为君；地榆得先春之气，木火之精，去瘀生新；苏木、黄柏、赤苓、猪苓开膀胱，使气分之湿热，由前阴而去，不致遗留于血分也；楂肉亦为化瘀而设；银花为败毒而然。

85040 断红肠澼丸（《全国中药成药处方集》天津方）

【组成】生地炭　当归　黄芩各六斤　地榆炭　生栀子各五斤四两　生白芍四斤八两　升麻三两　炒槐花三斤十五两　侧柏炭四斤　乌梅四两　生阿胶　芥穗各四斤　黄连一斤八两

【用法】上为细末，炼蜜为丸，三钱重，蜡皮或蜡纸筒封固。每服一丸，白开水送下。

【功用】清热、除湿、止血。

【主治】痔疮漏疮，肛门肿痛，大便出血。

85041 断乳画眉散

《经验各种秘方辑要》。为《袖珍小儿》卷七“画眉膏”之异名。见该条。

85042 断乳画眉膏

《寿世保元》卷七。为《袖珍小儿》卷七“画眉膏”之异名。见该条。

85043 断疟如圣散

《医学纲目》卷六。即《宣明论》卷十三“断魔如圣丹”。见该条。

85044 断疟如神丹

《穷乡便方》。为《宣明论》卷十三“断魔如圣丹”之异名。见该条。

85045 断疟恒山酒

《医心方》卷十四。即《外台》卷五引《小品方》“常山汤”。见该条。

85046 断泉神秘丸（《玉案》卷五）

【组成】牡蛎　山栀　黄连各一两　陈棕（煅灰存性）　槐花各四钱　侧柏叶　人参　黄耆各八钱　苍耳草（煅灰）三钱

【用法】上为末，捣小蓟汁、藕汁，以二汁为丸。每服一钱五分，空心盐汤送下。

【主治】远年近日血崩，或妇人天癸当住，行之不止。

85047 断魔如圣丹（《宣明论》卷十三）

【异名】断疟如神丹（《穷乡便方》）。

【组成】信砒一钱　蜘蛛（大者）三个　雄黑豆四十九粒

【用法】上为末，滴水为丸，如豌豆大。如来日发，于次早以纸裹一丸，入耳内。一粒可医三人。

【主治】疟疾。

【备考】本方方名，《医学纲目》卷六引作“断疟如圣散”。

剪

85048 剪血丸（《普济方》卷三十七）

【组成】木香一两

【用法】用湿纸裹，炮香为末，同酒糊为丸服。

【主治】肠风下血。

【宜忌】切忌盐藏、白酒、鸡肉、鲊酱。

85049 剪红丸（《扁鹊心书·神方》）

【组成】吴茱萸（去梗）二两　荆芥穗二两　川乌一两

【用法】上炒黄色，共为末，醋糊为丸，如梧桐子大。每服五十丸，空心白汤送下。

【主治】远年近月，肠澼下血。

85050 剪红丸（《永类钤方》卷三引曾异庵方）

【组成】使君子一两　雷丸一两半　槟榔半两　黑牵牛八钱　木香半两　净青皮一两半　天花粉半两　草乌二两半（炮）　香附子　三棱（炮）各一两

【用法】上为末，皂角熬膏为丸，如绿豆大。每服三十丸，空心用冷茶送下。

【主治】五积六聚。

85051 剪红丸（《永类钤方》卷四）

【异名】秦川剪红丸（《奇效良方》卷十六）。

【组成】雄黄半两　木香半两　槟榔　三棱　莪术（煨）　陈皮　贯众（去毛）各一两　大黄（春）二两（秋、冬、夏）一两　干漆一两（炒烟起）

【用法】上为末，糊为丸。每服五十丸。吐出瘀血及虫而愈。

【主治】❶《永类钤方》：膈气变翻胃。❷《杂病源流犀烛》：胃痛有因诸虫者。

85052 剪红丸（《永类钤方》卷二十）

【异名】神应丸（《普济方》卷三九二引《保婴方》）。

【组成】干漆一钱（炒令烟尽）　紫芫花一钱（醋拌炒）　巴豆七个（去皮膜心，不去油）　斑蝥七个（去头足翅，炒研时塞口鼻）　南木香　雷丸　三棱（生）　莪术（生）　百部（微炒）各半两　贝母　槟榔　大黄（生）各二两　使君子仁四十九个（半生半炒）　牵牛（半斤，取头末）三两半

【用法】上药前四味为末，醋糊为丸，如梧桐子大，用红纱包，红线缚定，用时剪下来。南木香以下诸药另为细末；用肥皂角十梃（捶碎）、山茵陈一两，苦楝根皮二两，水四五碗，于砂锅中以慢火煎至一小碗，将前末搜为丸，如梧桐子大，小儿粟米大，晒干。每服前丸一丸，后丸二钱半，各随后证改汤使引下，五更初服。小儿齁船喘急，咳嗽，桑白皮汤送下；取寸白虫，煎石榴根汤送下；脚气，肿不可行，木瓜汤或蜜水送下；取蛔虫，砂糖水送下；小儿一切诸证，蜜水或砂糖水送下；酒痢、酒积，百药煎汤送下；妇人血脉不行，淡醋汤、红花汤送下；妇人血蛊病，葱白汤送下；肠风下血，煎山栀子汤送下；大小便不通，淡醋汤送下；食积气块诸证，用温蜜水，温茶汤送下。

【功用】磨癖积，杀诸虫，进饮食。

【主治】小儿齁船喘急咳嗽，寸白虫、蛔虫，脚气肿不可行，酒痢，酒积，妇人血脉不行，血蛊病，肠风下血，大小便不通，食积气块。

【宜忌】孕妇莫服，忌荤腥、生硬、油腻物。

85053 剪红丸（《普济方》卷一六九引《医学切问方》）

【组成】槟榔六钱　白牵牛十二两（取头末）　芜荑六两　雷丸五两　巴豆一两（取霜）　土朱砂

【用法】上为细末，滴水为丸，朱砂为衣，如梧桐子大。每服一丸，蜜水送下。取下病疾为验，白粥补之。

【功用】追虫取积。

【主治】远年近日诸般虫，稍食不消；妇人赤白带下；痢疾。

85054 剪红丸

《丹溪心法附余》卷十一。为《济生》卷八"断红丸"之异名。见该条。

85055 剪红丸

《医统》卷七十八。为原书同卷"妙应丸"之异名。见该条。

85056 剪红丸(《幼科发挥》卷三)

【组成】当归身　黄连(炒)　槐角子(炒)　侧柏叶(炒)　荆芥穗　枳壳(炒)各等分

【用法】上为末,酒煮面糊为丸,如麻子仁大。陈米汤送下。

【主治】痢血。

85057 剪红丸(《赤水玄珠》卷十三)

【组成】雷丸　槟榔　三棱　莪术(各醋煮)　木香　芜荑　黑丑　狗脊　大黄　使君子　鹤虱　牙皂　锡灰　茵陈　黄丹各等分

【用法】上为末,以茵陈煎汤为丸,如梧桐子大,外以黄丹为衣。大人每服三钱,小儿每服一钱,空心以酒送下。

【主治】久积有虫。

85058 剪红丸(《赤水玄珠》卷二十六)

【组成】侧柏叶　槐花　枳壳(各炒)　荆芥穗各等分

【用法】醋糊为丸,糯米汤送服。

【主治】痢鲜血。

85059 剪红丸(《活人方》卷二)

【组成】生地八两　白芍四两　茜草四两　扁柏二两五钱　牛膝二两五钱　熟大黄一两

【用法】炼蜜为丸。每服三钱,白汤送下,不拘时候。

【主治】脏腑不和,龙火陡发,冲于肺则衄衄痰红;乘于心,烦躁咯血;附于肝则气逆吐血;伤阳络则牙宣、鼻衄、呕血、咳嗽;伤阴络则便红、溺血,上下血症,初发其势汹涌者。

85060 剪红饮(《仙拈集》卷三)

【组成】侧柏叶　白芍药各等分

【用法】每服五钱,水煎半,冲酒服。

【主治】月水不断。

85061 剪金丹(《万氏家抄方》卷五)

【组成】白术(炒)　人参各二钱　黄芩一两二钱　大黄二两(酒蒸)　沉香五钱

【用法】上为细末,井花水为丸,如楝子大。每服一丸,冷痢,干姜汤送下;热痢,淡姜汤送下;热毒死血,川归汤送下。

【主治】痢疾。

85062 剪金汤

《鸡峰》卷十。为《普济方》卷一八九引《指南方》"剪金散"之异名。见该条。

85063 剪金散(《普济方》卷一八九引《指南方》)

【异名】煎金汤(《全生指迷方》卷二)、剪金汤(《鸡峰》卷十)。

【组成】剪金花连茎叶不拘多少(阴干用)

【用法】浓煎汁服。

【主治】鼻衄。

85064 剪草散(《瑞竹堂方》卷五)

【组成】槿树皮八两(杭州者)　剪草四两　白及四两　巴豆十四个(连壳研)

【用法】上为细末。新汲水调为糊,厚厚敷于癣上,干即去之,再敷。

【主治】顽癣,久不能愈。

【宜忌】不须抓破。

85065 剪草散(《医学入门》卷八)

【组成】寒水石　芜荑各二钱　剪草　枯矾　吴萸　黄柏各一钱　苍术　厚朴　雄黄各五分　蛇床三钱　轻粉一钱

【用法】上为末。香油调敷。

【主治】沙疥。

85066 剪根丸(《仙拈集》卷二引万密斋方)

【组成】元胡　胡椒　五灵脂　白豆蔻各五钱　硫黄(水浸,早晚换水取出,用磁器熔数沸,于土地上候冷,再用水泡过洗净)一两　木香(切片,晒干)二钱半

【用法】上为细末,拌匀收贮。体壮者服一分,弱者八厘,老人、幼童五厘,取温烧酒半小钟调下。

【主治】胃气痛、冷痛。

85067 剪霞膏(《普济方》卷七十二引《海上方》)

【组成】黄连(去芦,研为末)　炉甘石(火煅,用童便淬数十次,以酥为度,研如粉)各一两　雄黄(研如粉)　白丁香(研如粉)　海螵蛸(研)　当归(研为末)　麝香(研)　乳香(研)各一钱　轻粉一合　黄丹二钱(瓷器内炒黄色)

【用法】上先用蜜四两,熬三四沸,下炉甘石,再熬,不住手搅令匀;候冷,下黄丹再熬,下黄连、白丁香、雄黄,再搅匀;下当归、海螵蛸,再煎三五沸,下轻粉、麝香、乳香,再搅令匀,以笋皮收之。每用如皂角子大一块,汤化开热洗;方用皮消一两,安童便内,却将烧红炉甘石,放在皮消、童便内浸;一方炉甘石,加铜绿一两,土粉一两三钱,枯白矾、乳香各三钱,硼砂二钱,同为末,炼蜜为膏。每用皂角子大,水化频洗。

【主治】肾水枯乏,肝气不足,上攻眼目,昏涩眵泪羞明,及风毒眼睑赤生粟,隐涩疼痛,心经受热暴赤痛,妇人血风注眼,久患烂沿,翳膜遮睛,拳毛倒睫。

85068 剪刀股丸(《圣济总录》卷一六九)

【组成】大戟(浆水一盏略煎)　石燕子(捣研)　粉霜(研)各二钱　棘刚子(连肉)四十二枚　蝎梢二十一枚(全者炒)　芦荟一钱(研)　乳香(研)　青黛(研)各二钱　龙脑(研)　牛黄(研)各半钱

【用法】上为细末,用汤浸雪糕为丸,如梧桐子大。每服一丸,用剪刀股研破,浓煎薄荷水化下;如口噤,即斡开灌之。

【主治】小儿急惊,涎盛,搐搦。

85069 剪刀股丸(《小儿药证直诀》卷下)

【组成】朱砂　天竺黄(各研)　白僵蚕(去头足,炒)　蝎(去毒,炒)　干蟾(去四足并肠,洗,炙焦黄,为末)　蝉壳(去剑)　五灵脂(去黄者,为末)各一分　牛黄　龙脑(并研)各一字　麝香(研)五分　蛇黄五钱(烧赤,醋淬三五次,放水研飞)

【用法】上为末,共二两四钱,东流水煮,白面糊为丸,如梧桐子大。每服一丸,剪刀环头研,食后薄荷汤化下。

【主治】小儿惊风,久经宣利而生惊。

【加减】慢惊,即去龙脑。

85070 剪刀股丸（《普济方》卷一一五）

【组成】白茯苓二两　山芋半两　天麻半两　防风二两　全蝎半两　羌活一两半　川芎一两　甘草二(一)两　麦门冬半两　铁艳粉二钱半　白附子半两　僵蚕二钱半　朱砂　麝香少许

【用法】上为细末。水调服之，或煎饮亦可。

【主治】一切风。

盖

85071 盖体汤（《洞天奥旨》卷十五）

【组成】木耳二两　丹皮一两　苏木五钱　小蓟五钱

【用法】水煎服。

【主治】杖疮。

85072 盖子澄眼药方（《鸡峰》卷二十一）

【组成】多年燕子窝（捣罗为细末）　皂角三十梃　熟地黄　当归各一两　仙灵脾一两半　硼砂二两　生地黄二两半　细辛一两半　白盐半斤　木鳖子十八个　川楝子一两　青盐二两　威灵仙　香白芷　藿香叶　酸榴皮各一两　川百药煎一两半　黑牵牛　川芎各一两　核桃仁十八个　酒醋（糠醋）三升

【用法】先将燕子窝用井花水调，如胡桃大，白纱帕子包于眼上熨之，如有泥，用井花水洗。上药拌匀，先将青盐、硼砂与醋浸三昼夜，每日翻一次，将上面药转在下面，用石拍压实醋，候日满取出诸药不用，只将皂角用桑柴熟火焙干，皂角再逐梃于所浸下醋内蘸淹，于火上焙干，又蘸醋再焙至醋尽为度。其角焙及六分干焦熟便碾为细末。每日三次或二次，擦牙一个月，只可用一两以下，先擦时少用，逐旋加药。如有津液咽之为妙，擦毕漱津数口愈；每两药末，用麝香一百文足，多愈妙。

【功用】明目健身。

【主治】头风。

寇

85073 寇相入朝汤（《普济方》卷二六七引《卫生家宝方》）

【组成】沉香　木香　甘草　人参　茴香　肉蔻　草豆蔻　荜澄茄各等分

【用法】上为细末。每服一钱，入盐少许，沸汤点下。

【主治】冲冒雾气。

【备考】春天不可少服，空心进饵。

寅

85074 寅药（《咽喉秘集》）

【组成】青黛一两　人中白五钱　黑山栀五钱　梅冰片一钱　厚朴（切片，用黑枣去核三两，包厚朴，火上煅存性）五钱

【用法】上为末。吹口。

【主治】口疳。

【加减】如遇伤寒后口疳，另加坑砖一角（火煅，研末）五钱。

寄

85075 寄生丸（《圣济总录》卷一六一）

【组成】桑寄生（剉，炒）　附子（炮裂，去皮脐）　芍药各一两　地榆（剉，炒）　白龙骨各一两半　鸡苏三分

【用法】上为末，炼蜜为丸，如梧桐子大。每服三十丸，温酒或米饮送下，不拘时候。

【主治】产后血露不断。

85076 寄生汤（《外台》卷十七引《古今录验》）

【组成】桑寄生四两　附子三两（炮）　独活四两　狗脊五两（黑者）　桂心（四两）杜仲五两　芎䓖一两　甘草二两（炙）　芍药三两　石斛三两　牛膝三两　白术三两　人参二两

【用法】上切。以水一斗，煮取三升，分三服。

【主治】❶《外台》引《古今录验》：腰痛。❷《圣济总录》：五种腰痛不能转侧。

【宜忌】忌海藻、菘菜、生葱、猪肉、冷水、桃、李、雀肉等。

85077 寄生汤（《圣济总录》卷一五三）

【组成】桑寄生　鸡苏　淡竹茹各一两　芍药　地榆各一两半　白龙骨二两（一方用附子三分，无淡竹叶）

【用法】上㕮咀，如麻豆大。每服三钱匕，水一盏，煎至七分，去滓，食前温服。

【主治】妇人经血暴伤，及带下经久不止。

85078 寄生汤（《圣济总录》卷一六六）

【组成】桑寄生三两握（细剉）

【用法】上为粗末。每服三钱匕，水一盏，煎七分，去滓温服，不拘时候。

【主治】产后乳汁不下。

85079 寄生汤（《产宝诸方》）

【组成】桑寄生（去苗）　肉桂（取心）　当归　白茯苓　白芍药　人参　熟地黄　麦门冬（去心）　甘草各半两　黄耆一两　鳖甲一两（醋炙）　牛膝三分

【用法】上㕮咀。先用豮猪石子一枚（劈破去筋膜，水二大盏，加生姜四片，大枣一个，煎至一盏，却去石子等，取汁，入药三钱，煎至六分，绞汁，食前服，一日二三次。

【主治】产后百损，腹胁痛，不下食。

85080 寄生汤（《妇人良方》卷十二）

【组成】桑寄生（洗，剉）　秦艽　阿胶各半两　糯米半两（作粉）

【用法】上以新汲水三升，先下寄生、秦艽二味，煮至二升，去滓；次入阿胶、糯米再煮，约有一升止。分作三服，空心、食前、日午服之。娠妇胎气至五月以后常不安者，服之必效；顷见娠妇好饮酒，食咸酸五辛，胎必动，不可不知之。

【主治】胎气常不安。

85081 寄生汤（《痘疹仁端录》卷七）

【组成】牛膝　杜仲　人参　秦艽　茯苓　白术　甘草　白芍　独活　熟地　防风　当归　川芎　桑寄生

【用法】水煎服。

【主治】痘疹。

85082 寄生饮（《圣济总录》卷一五七）

【组成】桑寄生一两　桑根白皮（剉，炒）三分　木香半两　紫苏茎叶一两　大腹二分半

【用法】上剉细，如麻豆大，拌匀。每服三钱匕，水一盏，煎至七分，去滓温服。

【主治】妊娠遍身虚肿。

85083 **寄生散**(《外台》卷十七引《必效方》)

【组成】桑寄生 鹿茸(炙) 杜仲各一分

【用法】上为散。每服方寸匕,酒下,一日三次。

【主治】肾虚腰痛。

85084 **寄生散**(方出《圣惠》卷五十六,名见《圣济总录》卷一四七)

【组成】桃树上寄生三两

【用法】上为末。每服一钱,茶点下,不拘时候。

【主治】中蛊毒,令人腹内坚痛,面目青黄,形露骨立,病变无常。

85085 **寄生散**

《圣济总录》卷十四。为《医心方》卷十三引《小品方》"别离散"之异名。见该条。

85086 **寄生散**(《圣济总录》卷八十五)

【组成】桑寄生(切,焙) 牡丹皮 鹿茸(酒浸,炙,去毛) 桂(去粗皮)各半两

【用法】上为细散。每服二钱匕,空心、日午、夜卧用温酒调下。

【主治】腰痛。

85087 **寄生散**(《幼幼新书》卷三十六引张涣方)

【组成】桑寄生 独活 川大黄各一两 朴消 甘草(炙) 犀角各半两

【用法】上为细末。每服一钱,水一盏,煎至五分,去滓温服。

【主治】毒肿。

85088 **寄生散**(《鸡峰》卷十五)

【组成】桑寄生 续断 芎䓖各一两 龙骨三分 当归 伏龙肝 阿胶各一两 干姜 甘草各一分

【用法】上为细末。每服三钱,水一盏,加生姜三片、大枣一个,煎至六分,去滓,空心、食前温服。

【主治】妊娠胎功不安,腹内疼痛,下血不止。

85089 **寄生散**

《医统》卷八十五。为《医方类聚》卷二二四引《济生》"桑寄生散"之异名。见该条。

85090 **寄生散**(《胎产秘书》卷上)

【组成】寄生 川断 阿胶 黑人参 白术 川芎各等分

【用法】加生姜五片,水煎服。

【主治】妊娠胎漏,经血妄行。

【备考】《梅氏验方新编》有香附。

85091 **寄奴汤**(《辨证录》卷二)

【组成】白术一两 茯苓三钱 肉桂一钱 柴胡一钱 刘寄奴二钱

【用法】水煎服。

【主治】小便艰涩,道涩如淋,而下身生疼,时而升上有如疝气,此为风寒湿邪入于小肠而成痹。

85092 **寄杖散**(《古今医鉴》卷十六)

【组成】白蜡一两

【用法】细细切烂,滚酒淬入碗内服之。

【主治】打着不痛。

85093 **寄生防风汤**(《济阴纲目》卷十一)

【组成】独活 川芎 芍药(炒黄) 桂心 续断 生姜 桑寄生各六分 当归 防风各八分

【用法】上剉,水煎服。

【主治】❶《济阴纲目》:产后风邪头眩,腰痛不可转侧,四肢沉重,行步艰难。❷《妇科指要》:袭风腰痛,脉浮弦涩。

【方论选录】《医略六书》:产后风伤营气,不能营运筋脉,而腰失所养,故腰痛不止焉。独活开泄经气,防风疏散风邪,当归养血脉以荣经,白芍敛营阴以和血,桂心温营暖血,寄生补肾强腰,续断续筋脉,川芎行血气,生姜温胃气,以行痹也。水煎,温服,使风邪外解,则营气完复,而经脉荣运有常,何腰痛之不止哉!

85094 **寄生养荣汤**(《陈素庵妇科补解》卷五)

【组成】净钩藤一钱 丹皮二钱 当归二钱 川芎一钱 生地三钱 川断二钱 人参一钱 云苓一钱 生甘草五分 白芍(酒炒)一钱 桑寄生三钱

【功用】扶阴还阳,疏风清火。

【主治】产后瘈疭发痉,角弓反张。

【加减】有痰,加竹沥、姜汁;多汗,加黑豆。

【方论选录】是方用寄生、钩、续祛风活络舒筋为君,丹、芍、地、草扶阴退火为臣,芎、归、苓、参大补气血为主,则筋得所养而瘈疭自除矣。

85095 **寄生葱豉汤**

《医方类聚》卷二二四引《胎产救急方》。为方出《经效产宝》卷上,名见《圣惠》卷七十五"桑寄生散"之异名。见该条。

宿

85096 **宿鸠丸**(《圣济总录》卷一〇九)

【组成】宿鸠一只(去毛、羽、嘴、足、肠、胃,炙黄) 羊肝一具(清油炼定血,去筋膜,劈作片子,焙) 蔓荆子半斤(淘净,生绢袋盛,饭上炊三遍,焙) 蜀椒(去目及闭口者,炒出汗) 楮实 仙灵脾 木贼 羌活(去芦头) 蝉壳(去土)各一两 甘菊花(去萼) 荆芥穗 苍术(米泔浸,去皮) 蒺藜子(炒去角)各二两

【用法】上为末,炼蜜为丸,如梧桐子大。每服三十丸,温酒或盐汤送下,不拘时候。

【主治】肝肾气虚,眼生翳晕及见黑花。

85097 **宿露汤**

《续易简》卷四。为《三因》卷十二"露宿汤"之异名。见该条。

85098 **宿州红饼子**(《朱氏集验方》卷一引陈氏家传方)

【组成】何首乌 天南星 川芎 川乌各半两 苍术 僵蚕各二两 草乌一两 藿香 白芷各一钱 雄黄半钱

【用法】上除僵蚕、雄黄外,以水净洗,晒干为末,粳米粉糊捻饼子,如小钱大,土朱为衣,用刀切十字,待干。一饼分作四次,空心服。偏正头风,生葱茶嚼下;打扑伤损,松节酒下;鼓槌风膝肿,浸川牛膝酒下;如牙疼,半饼嚼在疼处,先以葱汤下一服。

【主治】风疾兼诸损。

密

85099 **密香散**(《杨氏家藏方》卷十二)

【组成】黄连 密陀僧 槟榔 木香各等分

【用法】上为细末。每用少许掺疮口,如脓干,以津唾

调敷之。

【主治】臁上生疮，浸溃不止，疮口不敛，肌肉不生。

85100 **密蒙丸**（《异授眼科》）

【组成】密蒙花 菊花 羌活 石决明（盐水浸，炒） 青精石 白蒺藜（炒去角）各等分

【用法】上为末，炼蜜为丸，如梧桐子大。每服三十丸，食后服，一日三次。

【主治】眼目怕日羞明。

85101 **密蒙散**

《冯氏锦囊·杂证》卷十四。为《圣惠》卷八十四"密蒙花散"之异名。见该条。

85102 **密陀僧丸**（《圣惠》卷四十六）

【组成】密陀僧二两（用绵裹以萝卜煮之一炊时） 银箔五十片 黄丹一两（炒令黄紫） 绿豆粉半两 腻粉半两 胡粉半两（炒令黄） 金箔五十片 葛粉半两

【用法】上为末，煮枣肉为丸，如梧桐子大。每临睡时，绵裹一丸，含化咽津。

【主治】积年肺气喘嗽。

85103 **密陀僧丸**（《圣惠》卷二十二）

【组成】密陀僧二两（细研） 朱砂三两（细研，水飞过） 腊月鸦一双（烧灰，细研） 猪牙皂荚六两（三两去黑皮，涂酥，炙令微黄，去子；三两去皮子，生用）

【用法】皂荚捣罗为末，以米醋二升，熬成膏，入朱砂等三味为丸，如绿豆大。每服十丸，以酒送下，不拘时候。

【主治】风痫。发时眼前暗黑，迷闷吐沫，不识人。

85104 **密陀僧丸**（《圣惠》卷六十九）

【组成】密陀僧一两 藜芦半两（为末）

【用法】上药以生续随子捣绞取汁为丸，如梧桐子大，以腻粉滚过。每服一丸，以温酒研下。

【主治】妇人中风，痰涎壅滞，吐涎。

85105 **密陀僧丸**（《圣惠》卷七十二）

【组成】密陀僧一两（烧令赤） 白矾灰一两 槐子仁半两（微炒） 皂荚灰一分 鸡冠花半两 百草霜半两

【用法】上为细散，以面糊为丸，如梧桐子大。每服十丸，食前以柏叶汤送下。

【主治】妇人痔疾，面色萎黄。

【备考】方中槐子仁，《普济方》作"栀子仁"。

85106 **密陀僧丸**（《圣济总录》卷七十七）

【组成】密陀僧 白矾 阳起石 伏火砒 伏龙肝 赤石脂各半两

【用法】上为细末，入瓶中盐泥固济，以文火养三日后，煅令通赤，候冷重研极细末，水浸蒸饼为丸，如梧桐子大。每服三丸，空心、日午、夜卧煨生姜汤送下。

【主治】久痢。

85107 **密陀僧丸**（《圣济总录》卷九十九）

【异名】化蛊丸（《圣济总录》卷一四七）、化虫丸（《三因》卷十二）、如智丸（《普济方》卷二五二）。

【组成】密陀僧（煅）一两 硫磺（研） 木香各半两 附子一枚（生，去皮脐，剉为末）

【用法】上药先以酽醋一升煎附子末为膏，次入三味药为丸，如绿豆大。每服二十丸，空心、晚食前冷茶送下。不过数服，虫化为水。

【主治】寸白虫。

85108 **密陀僧丸**（《圣济总录》卷一一八）

【组成】密陀僧（研细） 石胆（研细） 白蜜各一两 生地黄一斤（捣绞取汁）

【用法】上药合和令匀，以竹筒盛于饭上蒸，候泣干即住，以饭为丸，如梧桐子大。每含化一丸，有涎即吐出。

【主治】口舌生疮。

85109 **密陀僧散**（《圣惠》卷六十）

【组成】密陀僧半两（细研） 橡实半两 肉豆蔻半两（去壳） 地龙一两（微炒） 槟榔一两 榼藤子仁一两（煨取肉用）

【用法】上为细散。每服一钱，食前以粥饮调下。

【主治】五痔，下血疼痛不可忍。

85110 **密陀僧散**（《圣惠》卷六十四）

【组成】密陀僧 雄黄 雌黄 定粉各半两 腻粉三钱

【用法】上为细末，先用柳枝一握，加生甘草一两捶碎，以浆水二升，煎六七沸，去滓，稍热，淋洗疮后，以药敷之。

【主治】热毒恶疮臭烂，久不生肌。

85111 **密陀僧散**（《圣惠》卷六十八）

【组成】密陀僧十二两 黄丹一斤（炒令紫色） 生肌草一斤 白蔹半斤 突厥白十两 石灰一斤（炒）

【用法】上为末。以敷疮上，帛封。勿令水湿。

【主治】金疮久不愈。

85112 **密陀僧散**（《圣惠》卷八十九）

【异名】蜜陀僧散（《普济方》卷三六四）。

【组成】密陀僧 白矾灰 夜明砂（微炒）各一分

【用法】上为细末。用少许干贴，一日三次。

【主治】小儿聤耳。

85113 **密陀僧散**（《圣惠》卷九十）

【组成】密陀僧一两 黄连三分（去须） 槟榔三分

【用法】上为细散。用掺疮上，一日三次。

【主治】小儿疽肿穴后及恶疮肿，脓水虽收，肌肉不生。

85114 **密陀僧散**（《圣惠》卷九十）

【异名】蜜陀僧散（《普济方》四〇五）。

【组成】密陀僧二两 胡粉二两 熊胆一两 芦荟一两 白及一两 白蔹一两

【用法】上为细散。敷疮口内。

【主治】小儿瘰疬穿溃，浓水不止。

85115 **密陀僧散**（《圣惠》卷九十三）

【组成】密陀僧 黄丹 定粉 白矾各一两（研）

【用法】上药以新瓷瓶盛，用纸筋泥固济，以文火烧令通赤，候冷取出，入龙骨末一两，同研令细。每服半钱，以粥饮调下，一日三四次。

【主治】小儿洞泄，下痢不止，渐至羸困。

85116 **密陀僧散**（《圣惠》卷九十三）

【组成】密陀僧一分（细研） 定粉一分（微炒） 黄丹一分（微炒） 龙骨一分

【用法】上为细散。每服半钱，以粥饮调下，一日三四次。

【主治】小儿痢久不愈，日夜度数无恒。

85117 **密陀僧散**（《圣济总录》卷一〇〇）

【组成】密陀僧半斤（煅，醋淬淘，研，控干取六两） 京

三棱(煨,捣末)二两　诃黎勒(不去核,生用捣末)二两

【用法】上合研令匀。每服二钱匕,用煮面浓汤调下,当晚不食,临卧一服,余时勿服,并服三夜,次夜当下恶物;不下,第三夜加生牵牛子末一钱匕同调下。

【功用】取劳积。

【主治】临尸哭泣,尸气入腹,沉滞脏腑,有时发动。

85118 密陀僧散(《圣济总录》卷一一八)

【组成】密陀僧(研)　黄柏(剉)　甘草(炙,剉)各一两　蒲黄　黄药各半两

【用法】上为散。每用一钱匕,敷于疮上。

【主治】口舌生疮。

85119 密陀僧散(《圣济总录》卷一二八)

【组成】密陀僧　自然铜各半两　杏仁(去皮尖、双仁)二十七枚

【用法】用苦竹筒一枚,入药在内,纸封筒口,慢火煨,候筒黄色取出,研细末。看疮肿大小用药,以新汲水调匀,用鸡翎扫药涂。甚者不过二七日效。

【主治】附骨痈。

85120 密陀僧散(《圣济总录》卷一三二)

【组成】密陀僧　谷精草各一分　雄黄半两

【用法】上为散。每用少许,干掺疮上。

【主治】恶疮。

85121 密陀僧散(《鸡峰》卷二十四)

【组成】白蚬壳(在土日久,色白)　密陀僧各一两(以火煅赤,出火毒)　无名异(如圆桑椹者是)半钱　麝香半钱

【用法】上为细末。如有积年疳疮,以温盐浆水净洗,掺药,以膏药盖,候疮生肌及七分,即住药;不然,即疮瘢高大。

【主治】疳疮。

85122 密陀僧散(《鸡峰》卷二十五)

【组成】密陀僧一两　腻粉　乳香各一两　麝香一字

【用法】上为细末。先以甘草汤浴疮,揩干,然后用少许贴之。

【主治】新久疮疥。

85123 密陀僧散(《杨氏家藏方》卷十二)

【组成】黄连(去须)　密陀僧(火煅,另研)　香白芷　白蔹各半两　腻粉半钱

【用法】上为细末。先以盐汤洗疮,次用生油调药,以翎毛敷之。

【主治】热毒攻注,遍身生疮,臭秽不可近。

85124 密陀僧散(《杨氏家藏方》卷二十)

【组成】开通钱十文(米醋一碗,用炭火将铁线子串钱炼赤,淬醋尽度,去铁线不用)　密陀僧半两　麝香一字(别研)　轻粉一字

【用法】上为末。每用先令浴了,剃去腋毛,以生姜一块,切作两片,蘸药,左手托右,右手托左。

【主治】腋气。

85125 密陀僧散(《御药院方》卷九)

【组成】密陀僧　雄黄各半两　石胆二钱　麝香一字

【用法】上为细末。每用少许,干贴患处,不拘时候。吐津误咽不妨。

【主治】齿龈宣露,肿闷生疮,或有脓血。

85126 密陀僧散(《直指》卷十一引《夷坚志》)

【异名】密陀僧一物散(《医方考》卷五)。

【组成】密陀僧(研极细)

【用法】每服一大钱匕,无热者,用热酒调下;有热者,沸汤泡麝香调下。

【主治】《医方类聚》:大惊入心,痰血窒塞,喑不能言,亦治喑风。

【方论选录】《医方考》:盖此物镇重而燥,重故可以镇心,燥故可以劫其惊痰。

【临床报道】失音:《医方考》有人伐薪山间,为狼所逐,喑不能言,一医授以此方,茶调服,瞬愈。又一军人采藤于谷,为恶蛇所逢,趋归,证状亦同,以此方与之亦愈。

85127 密陀僧散(《准绳·幼科》)

【组成】密陀僧一两　轻粉五十贴　麝香一字

【用法】上为细末。于乳钵内杵匀。每用半钱,擦患处。

【主治】走马疳,齿焦黑烂。

85128 密陀僧散(《外科正宗》卷四)

【组成】硫黄　雄黄　蛇床子各二钱　石黄　密陀僧各一钱　轻粉五分

【用法】上为末。醋调搽上。

【主治】汗斑。

85129 密陀僧散(《疡医大全》卷二十七)

【组成】密陀僧一两　石膏　枯白矾各二钱　轻粉一钱

【用法】上研细末。桐油调搽,湿则干掺。

【主治】脚丫痒烂。

85130 密陀僧散(《普济方》卷三二九)

【组成】阿胶(碎,炒)一两　破故纸(炒)七钱　干姜(炮)七钱　密陀僧一两　棕皮(烧灰)二两　诃子皮一两二钱

【用法】上为末。每服三钱至五钱,热酒调下;浓煎艾汤调下亦得。

【主治】妇人血海崩下,过多不止,黄瘦血亏成痨。

85131 密陀僧膏(《中医皮肤病学简编》)

【组成】密陀僧 31 克　硫黄 15 克　斑蝥 3~5 个　轻粉 9 克　水银 9 克　江米面适量　冰片 9 克　木香 3 克　雄黄 3 克　枯矾 9 克　米醋 1000 克

【用法】按常法熬膏。外用。

【主治】皮肤癌。

85132 密蒙花丸(《圣济总录》卷一一一)

【组成】密蒙花　黄柏根(洗,剉)各一两

【用法】上为末,炼蜜为丸,如梧桐子大。每服十丸至十五丸,食后、临卧熟水送下,或煎汤送下。

【主治】眼障翳。

85133 密蒙花散(《圣惠》卷八十四)

【异名】羊肝散(《普济方》卷四〇四)、密蒙散(《冯氏锦囊·杂证》卷十四)。

【组成】密蒙花三两　青葙子一两　决明子一两　车前子一两

【用法】上为末。每服密蒙花一钱半,诸药各半钱,相和令匀,用羊肝一大片,切破,掺诸药在肝内,以湿纸裹,煨令熟,空心量力食之。

【主治】小儿痘疮入眼,并无辜气入眼。

85134 密蒙花散(《局方》卷七)

【异名】蒙花散(《治痘全书》卷十四)。

【组成】密蒙花(净) 石决明(用盐同东流水煮一伏时滤出,研粉) 木贼 杜蒺藜(炒去尖) 羌活(去芦) 菊花(去土)各等分

【用法】上为细末。每服一钱,腊茶清调下。

【主治】风气攻注,两眼昏暗,眵泪羞明,睑生风粟,隐涩难开,或痒或痛,渐生翳膜,视物不明,及患偏头疼,牵引两眼,渐觉细小,昏涩隐痛,并暴赤肿痛。

85135 密蒙花散(《圣济总录》卷一〇六)

【组成】密蒙花一两 楮实 蒺藜子(炒去角) 甘菊花 防风(去叉) 蛇蜕各半两 甘草(炙,剉)一分

【用法】上为散。每服一钱匕,临卧、食后温水调下,一日三次。

【主治】肝热目涩,磣痛昏暗,视物不明。

85136 密蒙花散(《幼幼新书》卷十八引《疹痘论》)

【组成】密蒙花三两(别为末) 井泉石 青葙子 决明子 车前子各一两

【用法】上为细末。上药与蕤仁散各半钱,羊肝一片,批开掺药,湿纸裹,煨熟,空心量力食之。

【主治】小儿豌豆疮入目,痛楚。

85137 密蒙花散(《得效》卷十六)

【组成】羚羊角一两(水煮,剉,炒干) 人参一两 密蒙花二两 覆盆子 蛴螬(醋浸)各一两 茺蔚子 决明子各半两 地肤子 甘草 枸杞子各一两 菊花 槐花各半两

【用法】上为末。每服二钱,食后用饭饮调下。

【主治】十六般内障,多年昏暗,及近日不明,泪出眩烂。

【备考】方中决明子,《普济方》作"菥蓂子"。

85138 密蒙花散(《普济方》卷七十五)

【组成】密蒙花二两 当归 川芎各二两 砂仁八钱 桔梗 防风各四两 薄荷五两 黄芩二十两 甘草十两

【用法】上㕮咀。水煎服。

【功用】除瘀热。

【主治】风眼。

85139 密蒙花散(《奇效良方》卷五十七)

【组成】密蒙花 甘菊花 杜蒺藜 石决明 木贼(去节) 白芍药 甘草各等分

【用法】上为细末。每服一钱,茶清调下,服半月后加至二钱。

【主治】冷泪昏暗。

85140 密蒙花散(《银海精微》卷上)

【组成】密蒙花 羌活 菊花 蔓荆子 青葙子 木贼 蒺藜 石决明 枸杞子各等分

【用法】上为末。每服三钱 食后清茶送下。

【主治】肝胆虚损,眼羞明怕日,瞳仁不清。

【加减】脾胃虚者,加白术五分。

85141 密蒙花散(《银海精微》卷上)

【组成】密蒙花 羌活 菊花 石决明 木贼 黄柏 白蒺藜 黄芩 蔓荆子 青葙子 枸杞子

【用法】每服三钱,茶送下,水煎亦可。

【主治】拳毛倒睫。

85142 密蒙花散(《银海精微》卷下)

【组成】蒙花 威灵仙 草决明 羌活 黑附子 大黄 石膏 川椒(炒) 木贼 甘草 蝉蜕 独活 楮实子 川芎 荆芥 车前子 防风 菊花 黄连 苍术

【用法】加灯心,煎服。

【主治】久患内外障翳,羞明怕日,迎风流泪,肿痛难开,胬肉攀睛,风热气障。

85143 密蒙花散(《片玉痘疹》卷十二)

【异名】风卷帘(《痘麻绀珠》卷五)。

【组成】密蒙花(酒洗)五钱 谷精草五钱 蝉蜕(去足翅)五钱 月砂一两

【用法】上为末。用豮猪肝一两,竹刀披破,每用药一钱擦在内,水煮肝熟,饮汁食肝。

【主治】❶《片玉痘疹》:小儿痘疹,斑疮入眼,惟在黑轮上,或掩瞳仁者。❷《痘麻绀珠》:痘后翳膜不退,羞明怕热。

85144 密蒙花散(《片玉痘疹》卷十二)

【组成】人参 荆芥穗 当归 赤芍 川芎 密蒙花 藁本 黄芩(炒) 蝉蜕 升麻 白蒺藜 栀子仁 石决明

【用法】水煎服。

【主治】小儿痘疹收靥后,余毒归肝,两目红肿。

85145 密传达生饮(《增订胎产心法》卷三)

【组成】大腹皮三钱(黑豆水洗净) 人参 紫苏(连茎叶) 陈皮 炙草 砂仁各五分 白术(土炒) 白芍(酒炒) 当归(酒洗)各一钱 枳壳七分(麸炒) 青葱五根

【用法】水煎,食前服。至十余剂甚得力。

【功用】孕至八九个月,服之易产。

85146 密传麻黄汤(《医钞类编》卷六引《通治方》)

【组成】麻黄(不去根节,无汗去之) 细辛 升麻 桑白皮 桔梗 甘草各等分

【主治】外感六淫喘嗽。

【加减】热,加瓜蒌根;湿,加苍术、羌活、防风、生姜、大枣,煎服。

85147 密补固真丹(《宣明论》卷七)

【组成】天南星半两 半夏(制) 神曲 麦芽 茴香(炒) 荆三棱(炮)各一两 白附子 干生姜 川乌头(生)各一两 巴豆七个 牵牛三两 代赭石二两 官粉一分

【用法】上为末,水为丸,如小豆大。每服十丸,加至五十丸,温水送下。

【功用】补养脾胃,宣通气血。

【主治】脾肾真元虚损,泄泻痢疾,痰嗽,哕痞,水谷酸臭,饮食无味,脐腹冷痛,肢体麻痹,下虚痰厥,上实壅滞,肾虚耳鸣,脾虚困惫,耳焦齿槁,面黧身悴,唇黄口燥,发堕爪退,风虚偏枯,中满膈气。

【加减】除泄泻外,并加大黄一两。

85148 密陀僧油剂(《中医皮肤病学简编》)

【组成】密陀僧 1000 克(碾成细粉末,除净杂物)

【用法】用桐油 500 毫升调成稀糊状,用毛笔蘸于下水部,历一二小时形成薄膜。

【功用】保护皮肤,预防稻田皮炎。

85149 密陀僧复方(《中医皮肤病学简编》)

【组成】雄黄 31 克 硫黄 31 克 密陀僧 31 克 黄丹 31 克 生南星 31 克

【用法】上为细末。用生姜蘸药粉搽。

【主治】白癜风。

85150 密陀僧一物散

《医方考》卷五。为《直指》卷十一引《夷坚志》"密陀僧散"之异名。见该条。

85151 密蒙除昏退翳丸(《扶寿精方》)

【组成】当归　川芎　木贼　天麻　甘菊花　白蒺藜　黄连　藁本　羌活　独活　青葙子　楮实子　荆芥　苍术　夜明砂　甘草各三钱

【用法】上为细末,炼蜜为丸,每丸重一钱。每服二丸,早饭后或临睡细嚼米饮送下。刻日见效。

【主治】目疾翳膜。

盗

85152 盗汗汤(《脉症正宗》卷一)

【组成】熟地二钱　当归一钱　元参八分　车前八分　枣仁一钱　五味五分　白芍八分　牡蛎一钱

【用法】水煎服。

【主治】盗汗。

85153 盗汗汤(《仙拈集》卷二)

【组成】当归　熟地　人参　白术　黄耆　茯苓　陈皮各一钱　白芍　黄柏　知母　甘草各五分　枣二枚　浮小麦一撮

【用法】水煎服。

【主治】气血两虚盗汗。

85154 盗汗正气汤(《便览》卷三)

【组成】黄柏　知母(炒)各一钱五分　甘草(炙)五分

【用法】水煎服。

【主治】盗汗。

梁

85155 梁氏前列汤(《效验秘方》梁剑波方)

【组成】益智仁 30 克　淮山药 30 克　黄耆 30 克　白术 30 克　党参 30 克　桑螵蛸 15 克　山萸肉 15 克　杜仲 15 克　续断 15 克　熟枣仁 15 克　五味子 15 克　煅龙骨 20 克　煅牡蛎 20 克

【用法】上药淡盐水拌过,蒸透晒干,研细末,炼蜜为丸,如绿豆大。每次服 10 克,开水送下,日服 2 次,8 岁以下小儿,药量减半。

【功用】温肾补精,约制膀胱。

【主治】老年性前列腺肥大症,证属肾气虚寒,症见夜多小便,脬气不固者。

【方论选录】方中党参、白术、黄耆、山药健脾益气,运化水湿;益智仁、桑螵蛸、五味子、煅龙牡益肾固精缩尿;杜仲、续断、萸肉、熟枣仁补肝肾,益精气。诸药合用,共奏益肾固精,缩尿之功。

85156 梁会大津丹(《北京市中药成方选集》)

【组成】黄连六两　黄柏六两　黄芩六两　甘草六两　雄黄一两五钱　栀子(炒)六两　大黄九两

【用法】上为细末,炼蜜为丸,重三钱,朱砂为衣。每服一丸,温开水送下。

【功用】清热解毒,消肿止痛。

【主治】肺胃热盛,痈毒肿痛,口舌生疮,鼻干出血,大便燥结,小便赤涩。

【宜忌】孕妇忌服。

婆

85157 婆罗粥(《圣惠》卷九十七)

【组成】牛膝一两(去苗,剉碎,酒浸一宿)　白面四两

【用法】将牛膝于面中拌,作婆罗粥,熟煮十沸,滤出,则以熟水淘过。空腹顿食之。

【主治】肾脏风冷,腰脚疼痛。

85158 婆婆奶(《仙拈集》卷二)

【组成】家园生地黄(北人呼为婆婆奶)

【用法】洗净,捣汁半钟,入童便半钟,和匀。重汤煮一沸,温服。

【主治】吐血不止。

85159 婆娑石丸(方出《圣惠》卷三十九,名见《普济方》卷二五一)

【组成】婆娑石　猪血各半两　雄黄　麝香　乳香各一分。

【用法】上为末。用软饭并猪血为丸,于端午日午时合,如急要,即取辰日辰时合,如梧桐子大。每服二丸,以温水研下,又含一丸,即吐出病根愈;如不吐,即以内消也。

【功用】解药毒,不论年月深浅。

85160 婆娑石散

《普济方》卷七十七。即《秘传眼科龙木论》卷五"摩挲石散"见该条。

85161 婆蒿根酒(《直指》卷十八)

【组成】全蝎七个(新瓦上微炒末)　麝一字

【用法】老酒三盏,空心调作一服。如觉已透则止,未透次日再作一剂。然病未尽除,自后专以婆蒿根洗净,切碎,酒煎服,一日二次。

【主治】风淫湿滞,手足不举,筋节挛疼。

皲

85162 皲裂膏(《中西医结合皮肤病学》)

【组成】荆芥 9 克　防风 9 克　桃仁 9 克　红花 9 克　当归 9 克

【用法】上药置半斤猪油中煎枯,去滓。

【功用】养血润肤,祛风止痒。

【主治】手足皲裂肥厚者。

弹

85163 弹鬼丸(《千金翼》卷十引刘次卿方)

【组成】雄黄　丹砂各二两　石膏四两　乌头　鼠妇各一两

【用法】上为散,白蜡五两,铜器中火上消之,下药搅令凝为丸,如楝实大,以赤縠裹一丸,男左女右,肘后带之。

【主治】《圣惠》:时气瘴疫。

屠

85164 屠苏

《御药院方》卷二。为《外台》卷四引《肘后方》"屠苏酒"之异名。见该条。

85165 屠苏饮

《东医宝鉴·杂病篇》卷七。为《外台》卷四引《肘后方》“屠苏酒”之异名。见该条。

85166 屠苏酒(《小品方》引华佗方,见《本草纲目》卷二十五)

【组成】赤木桂心七钱五分　防风一两　菝葜五钱　蜀椒　桔梗　大黄各五钱七分　乌头二钱五分　赤小豆十四枚

【用法】以三角绛囊盛之,除夜悬井底,元旦取出置酒中,煎数沸,举家东向,从少至长次第饮之。药滓还投井中,岁饮此水,一世无病。

【功用】辟疫疠一切不正之气。

85167 屠苏酒(《外台》卷四引《肘后方》)

【异名】岁旦屠苏酒(《千金》卷九)、屠苏(《御药院方》卷二)、屠苏饮(《东医宝鉴·杂病篇》卷七)。

【组成】大黄　桂心各五十铢　白术十铢　桔梗十铢　菝葜　蜀椒各十铢(汗)　防风　乌头各六铢

【用法】上切,绛囊盛,以十二月晦日中悬沉井中,令至泥,正月朔旦平晓出药,至酒中煎数沸,于东向户中饮之,先从小起,多少自在,一人饮,一家无疫。

【功用】辟疫气,令人不染温病及伤寒。

【备考】《御药院方》有虎杖,无菝葜、防风。

85168 屠苏酒(《医统》卷七十六)

【组成】麻黄　川椒(去合口者)　细辛　防风　苍术(制)　干姜　桔梗　肉桂(去粗皮)各等分

【用法】上为粗末,绢囊贮,浸酒中,密封瓶口,三日后可服。每日空心服二三杯。

【功用】辟山岚瘴气、瘟疫等气。

随

85169 随补羊肉羹(《会约》卷二)

【组成】羊肉不拘多少(或半斤或四两)

【用法】照常加盐加酱烹调,如命门火衰,或脚膝冷,或身体冷,或腹冷腹痛,大便溏泄,不思饮食,或食不化,每两羊肉用熟附子一钱同煮,或食或楝去不食。若以附子研末同煮更妙,虚弱之症,须多用数会。如气虚者,四肢无力,神气短少,用蜜制黄耆煎水煮羊肉。如血虚者,唇白肤枯,或失血之后,或妇人生产之后,或月水之后,而色淡血少,用当归煎水煮羊肉。如脾土亏弱,不能多食,或泄泻,或瘦削,此等证候,小儿最多,大人亦不少,用淮山药炒黄,或稍加熟附子,共研细末敷羊肉服。

【主治】一切体弱神昏,不爱饮食,倦怠无力。

隆

85170 隆吉散(《古今名方》引《言庚孚家传秘方》)

【组成】硼砂12克　麝香3克　乳香　雄黄　熊胆　血竭　没药　儿茶各6克　牛黄　山豆根　鸭嘴壳　山慈菇各10克　冰片15克　黄柏12克(猪胆汁炒)　花蜘蛛10个

【用法】将乳香、没药、儿茶去净油,黄柏、山慈菇去粗皮,鸭嘴壳、山豆根切片,皆用文火焙枯研末。用蜡线将花蜘蛛缠住,放铜瓢内,再以明矾60克研末,堆放蜘蛛上,用瓷碗盖住,置火上慢慢煅之,溶化成块稍枯,移至地上待冷取用。如无花蜘蛛,采用子壁钱亦可,以上各药,分别精制细末,再则称准每味分量,重新混合,加工研匀过筛,装瓶收贮密闭。愈陈愈好,百年不多,吹于咽喉患处。配合口服方,疗效更佳。

【功用】凉血解毒,消肿止痛,利咽喉。

【主治】白喉,咽喉肿痛。

隐

85171 隐居羊肉汤(《普济方》卷三五三引《肘后方》)

【组成】羊肉三斤　芎䓖　甘草(炙)各一两　芍药　当归各二两　生姜五两

【用法】以水一斗五升,煮肉取九升,去肉纳诸药,煮取三升,分三次温服。一方云大补虚损,有黄耆三两,人参二两。

【主治】虚汗乏气,不欲食,卒气血结,颠倒闷乱。

85172 隐居泽兰汤

《济阴纲目》卷十一。为《外台》卷三十四引《陶隐居效方》“泽兰汤”之异名。见该条。

蛋

85173 蛋黄油

《赵炳南临床经验集》。为原书同卷“冰片鸡蛋油”之异名。见该条。

85174 蛋黄油搽剂(《中医皮肤病学简编》)

【组成】羊油1公斤　鸡蛋20个　丁香100克　黑种草籽　红芥子　黑芝麻各100克

【用法】羊油置锅内滚开,鸡蛋取黄,倒入油锅内,炸至褐色,用勺把蛋黄捣成小块,约十分钟左右,切勿炸黑焦,捞出蛋黄,用此蛋黄油。再将丁香捣碎,开水浸24小时,呈稀糊状,倒入蛋黄油锅内片刻,将烘干,炒出,研磨(粗粉),将黑种草子,红芥子,黑芝麻倒入锅内,文火加热,使红芥子变颜色为度,约25分钟放凉,过滤,去渣即成膏状。外搽。

【主治】白癜风。

堕

85175 堕翳丸(《圣济总录》卷一一二)

【组成】石决明(刮洗)　人参(焙)各一两　细辛(去苗叶)半两　防风(去叉)　生干地黄(焙)各二两　五味子一两半　兔肝一具(炙干)

【用法】上为末,炼蜜为丸,如梧桐子大。每服二十丸,渐加至三十丸,空心茶汤送下。

【主治】内障浮翳及枣花翳针后。

颈

85176 颈椎方(《效验秘方·续集》马瑞寅方)

【组成】紫贝齿30克(先煎)　磁石30克(先煎)　粉葛根15克　炒白芍15克　丝瓜络15克　炙甘草9克

【用法】每日1剂,水煎,2次分服。

【功用】缓急舒筋,平肝通络。

【主治】颈椎病脊髓型。症见四肢放射性疼痛、麻木、活动牵强、两侧锥体束征为主。

【方论选录】方中芍药、甘草甘能缓急,配合葛根解肌松筋，可以缓和肌肉紧张；重用丝瓜络以引经通络；紫贝齿、磁石平肝重镇，和上药同用能起到加强药效的功能。

85177 颈痛颗粒（《新药转正》43册）

【组成】三七　川芎　延胡索　羌活　白芍　威灵仙　葛根

【用法】上制成颗粒剂。开水冲服，一次1袋，一日3次，饭后服用。

【功用】活血化瘀，行气止痛。

【主治】神经根型颈椎病，证属血瘀气滞、脉络闭阻者。症见颈、肩或上肢疼痛，发僵或窜麻、窜痛等。

【宜忌】孕妇忌服。消化道溃疡者慎用。忌与茶同饮。

85178 颈复康颗粒（《中国药典》2010版）

【组成】羌活　川芎　葛根　秦艽　威灵仙　苍术　丹参　白芍　地龙（酒炙）　红花　乳香（制）　黄耆　党参　地黄　石决明　煅花蕊石　关黄柏　炒王不留行　焯桃仁　没药（制）　土鳖虫（酒炙）

【用法】上制成颗粒剂，每袋装5克。开水冲服。一次1~2袋，一日2次。饭后服用。

【功用】活血通络，散风止痛。

【主治】风湿瘀阻所致的颈椎病，症见头晕、颈项僵硬、肩背酸痛、手臂麻木。

【宜忌】孕妇忌服。消化道溃疡、肾性高血压患者慎服或遵医嘱。如有感冒、发烧、鼻咽痛等患者，应暂停服用。

85179 颈痛灵药酒（《成方制剂》18册）

【组成】白芍　丹参　当归　地枫皮　甘草　葛根　狗脊　枸杞子　骨碎补　桂枝　何首乌　黑芝麻　槲寄生　黄耆　鹿茸　没药　木瓜　牛膝　千年健　人参　乳香　山药　蛇蜕　麝香　熟地黄　天麻　威灵仙

【用法】上制成酒剂。口服，一次10~15毫升，一日2次。

【功用】滋补肝肾，活络止痛。

【主治】颈椎病引起的疼痛。

【宜忌】孕妇忌服，高血压病人慎服。

绫

85180 绫锦养脾丸（《御药院方》卷四）

【组成】木香　丁香　沉香　红豆　大椒　官桂（去粗皮）　附子（炮裂，去皮脐）各一钱一字　肉豆蔻　白豆蔻（去皮）　荜澄茄　川姜（炮裂）　荜茇　甘草（剉，炙黄）　人参（去芦头）　白茯苓（去皮）　白术　陈皮（去白）　神曲（打碎，微炒）　麦蘖（炒黄）　缩砂仁　诃子肉各二钱半　良姜（剉，炒）　厚朴（去粗皮，生姜制）　破故纸（微炒）各六钱一字

【用法】上为细末，炼蜜为丸，每两作六丸。此药虽有三五味辛热药，炼蜜合和，成约四两半药，并炼净熟蜜约四两半，计九两分作五十四丸，每一丸重一钱六分有余。每服一丸，空心、食前沸汤磨化下。

【功用】大补脾胃，极进饮食，调顺三焦，保养荣卫。

【主治】《普济方》：脾肾俱虚，冷气攻刺心胸腹胁，小肚疼痛，呕逆痰水，口苦，噫气唔酸，及膀胱冷气奔冲，腰背脐腹绞痛，手足微冷，小便频数。又治卒暴心疼，霍乱吐逆。妇人血气癥瘕，心腹刺痛。

续

85181 续气汤（《辨证录》卷二）

【组成】白术五钱　人参　白芥子　白芍各三钱　甘草一钱　枳壳三分　砂仁一粒

【用法】水煎服。

【主治】风懿。气虚不能接续，猝倒于地，奄忽不知。

85182 续气汤（《辨证录》卷十四）

【组成】人参一两　白术一两　巴戟天五钱　肉桂一钱　生枣仁三钱　远志二钱　茯苓五钱　干姜三分　附子三分　半夏一钱

【用法】水煎服。一剂安，二剂更安，三剂痊愈。

【功用】补火生土，补土止惊。

【主治】小儿吐泻之后，角弓反张，时而惊悸牵搐。

85183 续杜丸

《产孕集》卷二。为《济生》卷七"杜仲丸"之异名。见该条。

85184 续补汤（《辨证录》卷十一）

【组成】人参二钱　当归五钱　白芍三钱　柴胡五分　麦冬五钱　北五味十粒　白术一两　巴戟天五钱　炒枣仁五钱　红花五分　牛膝一钱　沙参三钱

【用法】水煎服。十剂必通。

【主治】气郁、血枯经闭。

85185 续命丸

《外台》卷二引《深师方》。为原书同卷引《深师方》"驶豉丸"之异名。见该条。

85186 续命丸（《圣济总录》卷二十七）

【组成】大黄（剉，醋炒）　黄芩（去黑心）　麻黄（去根节）　黄连（去须）各半两　豉半合（炒）　甘遂半分（炮）　栀子仁　朴消（研）　杏仁（去皮尖双仁，炒，研）各一分　巴豆一分（去皮心膜，研，以纸压去油）

【用法】上为末，与三味研者拌匀，炼蜜为丸，如大麻子大。每服三丸，空心温熟水送下。以利为度，未利加一二丸。

【主治】伤寒食毒，水澼不消及痰实。

85187 续命丸（《圣济总录》卷九十）

【组成】楮实四两　附子（炮裂，去皮脐）　桂（去粗皮）各一两　牛膝（酒浸一宿，切，焙）一两半　蜀椒（去目并合口者，炒出汗）二两

【用法】上为末，炼蜜为丸，如梧桐子大。每服二十丸，食前、空心温酒或盐汤任下。

【主治】虚劳久病，真气欲绝，喘满自汗，四肢厥逆，面色灰白，全不入食。

85188 续命丸

《圣济总录》卷九十四。为《外台》卷七引《古今录验》"乌头续命丸"之异名。见该条。

85189 续命丸（《圣济总录》卷一八六）

【组成】干柏叶一斤　甘菊花（未开者）　白茯苓（去黑皮）各半两　山芋三两　熟干地黄（焙）四两　松脂一斤（用桑柴灰汁二斗煮令白色为度）

【用法】上为细末，炼蜜为丸，如梧桐子大。每服三十丸，空心温酒送下。

【功用】补虚,益气血,实丹田,悦颜色,壮筋骨。

85190 **续命丹**(《幼幼新书》卷六引丁时发方)

【组成】防风　乳香　蔓荆子(炒)　牛膝　麻黄　羚羊角　酸枣仁　草乌头(去皮)　没药　白术　茯苓各一分　天麻(酒煮)　胡麻(炒)　当归　续断各半两　川乌头(去皮)　黄耆各四钱　蒺藜半分

【用法】上为细末,炼蜜为丸,如小弹子大。每服一丸,葱酒细嚼下,一日三五次。三日后用洗药:草乌头、当归、地龙、木鳖、紫贝草、椒目、葱须、荆芥各一两,为末煎汤,露脚趾甲从上淋洗。次用熏法:柴胡、草乌头、赤小豆、吴茱萸、羌活、晚蚕沙各一两、末黑豆三升,热水泡少顷,去黑豆,入前药煮,盆盛。熏𦜕闪处,令出骨中汗,无力者,亦依此。

【主治】大人、小孩𦜕骨,行步艰难,脚无力。

85191 **续命丹**(《卫生宝鉴》卷八)

【组成】川芎　羌活　南星(姜制)　川乌(炮,去皮)　天麻　白鲜皮　当归　防风　海桐皮　地榆　虎骨　熟地黄　朱砂　乌蛇(生)　铅白霜　干蝎　肉桂各一两　牛黄　雄黄各三钱　轻粉二钱或一钱　麻黄(去节)四两(以好酒三升浸二昼夜,不用麻黄用酒)

【用法】上为末,麻黄酒汁入蜜半升同熬成膏,和前药末为丸,如弹子大。每服一丸,豆淋酒下,或葱汁化下,不拘时候。

【主治】男子、妇人卒中诸风,口眼㖞斜,言语謇涩,牙关紧急,半身不遂,手足搐搦,顽麻疼痛,涎潮闷乱。妇人血运血风,咳嗽吐逆,睡卧不宁。

【临床报道】中风:戊辰春,中书左丞相张仲谦患半身不遂麻木,太医刘子益与服之,汗大出,一剂而愈。

85192 **续命丹**(《丹溪心法附余》卷一)

【异名】神授保生丹

【组成】天南星(用米泔水浸七日,每日换水,削去皮脐,薄切,晒干。寒天加两日)六两　川乌头(制法与前同,去皮脐尖)六两　五灵脂(淘去沙石,晒干,用姜汁浸晒十日,每日添姜汁,直候其汁转黑,晒干)六两　地龙(去土,水洗净,晒干)四两　滴乳香(研)　没药　白僵蚕(铁铛炒丝断净,去足嘴)　羌活　天麻各二两　全蝎(去毒,晒干,生用)　白附子(生用)　辰砂(研)　轻粉(研)　雄黄(研)各一两　片脑(研)一钱半　麝香(研)一两二钱五分

【用法】上为细末,用生姜自然汁煮糯米饭搜和为丸,成锭子,晒干,以瓦罐收贮。每服一锭,生姜自然汁和好酒一处磨化,临卧通口热服。以衣被厚盖汗出为度。

【功用】《通俗伤寒论》:通瘀散寒,宣通经络。

【主治】❶《丹溪心法附余》:男子、妇人左瘫右痪,口眼㖞斜,半身不遂,失音不语。遍身疼痛,打仆伤损。外感风邪及诸风喑暗风,角弓反张,目睛上视,搐搦无时,但患风疾皆可服之。❷《通俗伤寒论》:痹证。肩背腰腿及周身疼痛,重着不移者,为寒凝血瘀。

【宜忌】忌诸动风之物三七日。

85193 **续命汤**

《外台》卷十四引《深师方》。为《千金》卷八引《胡洽方》"小续命汤"之异名。见该条。

85194 **续命汤**(《外台》卷十五引《深师方》)

【组成】人参　甘草(炙)　干姜　麻黄(去节)　独活　当归　芎䓖　石膏(碎,绵裹)各二两　附子一枚(炮)　桂心　白术　细辛各三分　防风五分　芍药二分　秦艽一两　杏仁四十枚(去两仁尖皮)　黄芩一两

【用法】上药,以水一斗,煮麻黄十余沸,纳诸药,煮取四升半,去滓,纳大枣十个,煎取三升,分五服,老小者五合,此以下以意消息。无芎䓖,防己代之;无独活,天雄代之;无附子,乌头代之。汤成之后,服汤以椒十枚置汤中,温令暖服之。

【功用】调和六腑,安五脏。

【主治】大风,风邪入心,或心痛彻背,背痛彻心,去来上下,惊恐,小腹胀满微痛,乍寒乍热,心中闷状如微温,进退无常,面赤,或白或黄。

【宜忌】忌海藻、生葱、猪肉、桃、李、生菜、雀肉。

85195 **续命汤**(《千金》卷十四引徐嗣伯方)

【组成】竹沥一升二合　生地黄(汁)一升　龙齿　生姜　防风　麻黄各四两　防己三两　附子三分　石膏七两　桂心二两

【用法】上㕮咀。以水一斗,煮取三升,分三服。

【主治】风眩。发则烦闷无知,口沫出,四体角弓,目反上,口噤不得言。

【加减】有气,加附子一两,紫苏子五合,橘皮半两。

【方论选录】《千金方衍义》:此续命汤治风眩烦闷,但取麻黄、防风、桂心、附子、石膏、生姜六味开拓表里阴阳,调适经腑寒热,乃加竹沥以治经络四肢膜外之痰,地黄以治周身脏腑痹着之血,龙齿以治惊痫诸痉、癫疾狂走,防己以治中风挛急、风热诸癫。

85196 **续命汤**(《外台》卷十四引《古今录验》)

【组成】甘草(炙)　黄芩各二两　防风一两半　生姜五两　人参　芎䓖　芍药　麻黄(去节)　木防己各一两　大附子一枚(炮)

【用法】上切。以水一斗二升,煮取三升,分为三服,一日令汗,可服三剂,不令人虚。

【主治】中风。贼风入腹,角弓反张,口噤不停,目视不见,不能语,举身不仁,或心腹绞痛。

【宜忌】忌海藻、猪肉、菘菜、冷水、鱼等物。

85197 **续命汤**(《外台》卷十四引《古今录验》)

【组成】麻黄三两(去节)　防风二两　石膏(碎,绵裹)　黄芩　干地黄　芎䓖　当归　甘草(炙)各一两　杏仁四十枚(去皮尖双仁)　桂心二两

【用法】上㕮咀。以水一斗,煮取四升,服一升,日再服之。当汗出,气下自覆,当慎护风寒,不可见风。

【主治】大痹,一身不遂,或半身一手一臂,口不能言,习习不知人,不觉痛痒;并疗上气咳逆,面目大肿,但得伏,不得卧。

【宜忌】忌海藻、菘菜、生葱、芜荑。

85198 **续命汤**(《外台》卷十四引《古今录验》)

【异名】大续命汤(《千金》卷八)。

【组成】甘草(炙)　桂心　当归　人参　石膏(碎,绵裹)　干姜各二两　麻黄三两(去节)　芎䓖一两　杏仁四十枚(去皮尖两仁)

【用法】上㕮咀。以水一斗,煮取四升,服一升。当小汗,薄覆脊,凭几坐,汗出则愈,不更服。

【主治】中风痱，身体不能自收，口不能言，冒昧不知人，不知痛处，或拘急不得转侧；兼疗产妇大去血者及老人小儿；并疗伏不得卧，咳逆上气，面目洪肿。

【宜忌】忌海藻、菘菜、生葱。勿当风。

【方论选录】❶《医门法律》：痱即痹之别名也，风入而痹其荣卫，即身体不能自收，口不能言，冒昧不知痛处，或拘急不能转侧也。然营卫有虚有实，虚者自内伤得之，实者自外感得之。此方则治外感之痹其荣卫者，故以得小汗为贵。然已变越婢之制，而加芎、归养血，人参益气矣。其内伤而致荣卫之痹者，于补气血药中，略加散风药为制，更可知矣。❷《金鉴》：赵良曰，痱病者，荣卫气血不养于内外，故身体不用，机关不利，精神不治，然是证有虚有实，虚者自饮食房劳七情感之。如《内经》所谓内夺而厥则为瘖痱之类是也。实者自风寒暑湿感之。虚者不可以实治，治则愈散于气血。今此方明言中风，痱是属荣卫之实邪也，故用续命汤，乃麻黄汤之变者，加干姜以开血受寒邪，石膏以解肌受风邪，当归和血；人参益气，川芎行血散风也。其并治咳逆上气面浮肿者亦为风寒所致也。

【备考】《幼幼新书》卷十三引《养生必用》中有白芍。

85199 **续命汤**（《外台》卷十四引《崔氏方》）

【组成】麻黄（去节）　茯神　生姜各三两　附子（炮）　防己　甘草（炙）各两半　芎䓖　细辛　白鲜皮　杏仁（去皮尖双仁，碎）　人参　羌活　桂心各三两

【用法】上切。以水八升，煮取二升八合，去滓。分三服，服别相去八九里许，覆取汗。可服三剂，间五日一进，慎如药法。若老弱虚羸，非间十日以上，不可频服。

【主治】卒中风欲死，身体缓急，口目不正，舌僵不能语，奄奄惚惚，神情闷乱。

【宜忌】忌猪肉、冷水、海藻、菘菜、生葱、生菜、大酢。

85200 **续命汤**（《千金翼》卷十六）

【组成】麻黄六分（去节）　大枣十个（擘）　桂心　防风　细辛　芎䓖　甘草　芍药　人参　秦艽　独活　黄芩　防己　附子（炮，去皮）　白术各三分　生姜五分

【用法】上切。以水一斗三升，先煮麻黄一沸，去上沫，纳诸药，煮取五升，去滓，纳大枣，煎取三升，分为三服；老小久病，服五合取汗。

【主治】大风，风邪入心，心痛达背，背痛达心，前后痛去来上下或大腹胀满微痛，一寒一热，心中烦闷，进退无常，面或青或黄。皆是房内太过，虚损劳伤。交会后出汗，汗出未除，或因把扇，或出当风而成劳，五俞大伤，风因外入，下有水因变成邪。

【宜忌】忌生葱、海藻、菘菜、生菜、猪肉、冷水、桃、李、雀肉。

85201 **续命汤**（《千金翼》卷十七）

【组成】麻黄（去节）　人参　桂心　附子（炮，去皮）　茯苓各一两　防己　防风　黄芩各一两半　生姜六两（切）　半夏五两（洗）　枳实二两（炙，上气闷者加之）　甘草一两（炙）

【用法】上㕮咀。以水一斗，先煮麻黄取九升，去上沫，停冷去滓，纳药煮取三升，分三服。若不须半夏，去之，加芍药三两。

【主治】久风卧在床。

85202 **续命汤**（《外台》卷十五引《备急》）

【组成】麻黄三两（去节）　石膏（碎，绵裹）　干姜各二两　防风一两　当归　芎䓖　甘草　黄芩　桂心各二分　杏仁二十枚（去两仁尖皮，碎）

【用法】上切。以水九升，煮取三升，分服。小取汗，若口噤不能饮，斡口与汤，不过二三剂。

【主治】毒风。其病喉咽塞气噎，或口不能言，或身体缓纵，不能自胜，不知痛处，拘急腰背强引头，恍恍惚惚，不得卧转侧，绵绝欲死。

【宜忌】忌海藻、菘菜、生葱。

85203 **续命汤**（《经效产宝》卷中）

【组成】白蜜一匙头　生姜一片

【用法】同煎，候蜜色赤，投童子小便一升，去姜，更煎两沸，顿服之。

【主治】产后骤血不止。

85204 **续命汤**

《圣惠》卷八十三。为《千金》卷五"增损续命汤"之异名。见该条。

85205 **续命汤**（《圣济总录》卷七）

【组成】山茵陈一两（拣择净）　麻黄（去节）四两

【用法】上为粗末。每服十钱匕，水三盏，煎至二盏，入好酒一盏半，更煎三五沸，去滓服尽。不得离卧床上，避风三七日，须服六十一日，乃无后患也。寝室须是不透风，仍从十月后，二月以前，可用此法治之，过此时，热难用也。

【主治】瘫痪风。

85206 **续命汤**（《圣济总录》卷八）

【异名】羚羊角汤（《圣济总录》卷九）。

【组成】麻黄（去根节，先煮掠去沫，焙）　独活（去芦头）各一两半　升麻　葛根（剉）各半两　羚羊角屑　桂（去粗皮）各一两　防风（去叉）一两半　甘草（炙，剉）一两

【用法】上㕮咀。每服六钱匕，水二盏，浸一宿，明旦煎取一盏，去滓温服，衣覆避外风。每年春分后，常服二三剂，即不患天行伤寒及诸风邪等疾。

【主治】风痉，口噤不开，身背强直，发如痫状；中风，半身不遂。

85207 **续命汤**（《圣济总录》卷二十）

【组成】羌活（去芦头）三两　茯神（去木）　薏苡仁（炒）各一两

【用法】上为粗末。每服六钱匕，水二盏，煎取一盏，别入竹沥一匙许，更煎数沸，去滓温服，日二次，夜一次。

【主治】八风十二痹。

85208 **续命汤**（《普济方》卷三七一引《全婴方》）

【异名】宽筋汤（原书同卷）、小续命汤（《玉机微义》卷五十）。

【组成】麻黄（去节，泡）半两　防风一分半　芍药　附子（生）　人参　川芎　白术　防己各一两　黄芩一分　桂枝一分　甘草各半两

【用法】上为粗末。每服一钱，水半盏，加生姜三片，大枣十个，煎三分，去滓，食前服。加麝香、蝎尤妙。

【主治】慢惊虚风。小儿吐泻之后，因虚生风，瘈疭神昏，涎盛不利。

【加减】有汗者，去麻黄。

85209 续命汤(《医学纲目》卷十一)

【组成】人参　桂心　当归　独活　黄芩　干姜(炮)　甘草(炙)各七钱半　石膏一两　杏仁四十枚

【用法】上㕮咀。以水九升,煮取三升,分温三服,日二服,取汗。

【主治】卒中,半身不遂,手足拘急,不得屈伸,身体冷,或智或痴,或身强直不语,或生或死,狂言不可名状,角弓反张,或欲得食,或不用食,大小便不利。

【加减】无汗者,加麻黄。

85210 续命汤

《普济方》卷二十一。即《千金》卷十五"西州续命汤"见该条。

85211 续命汤

《普济方》卷九十六。即《圣惠》卷二十一"续命散"。见该条。

85212 续命汤(《准绳·幼科》卷二)

【组成】麻黄　人参　黄芩　川芎　芍药　甘草(炙)　防风　杏仁(炒去皮尖)　官桂(去皮)　防己　附子(炮裂,去皮脐)各等分

【用法】上剉。每服二钱,水一钟,加生姜三片,煎至五分,不拘时候服。

【主治】小儿手足拘挛,不能屈伸。

85213 续命汤(《女科秘要》卷一)

【组成】人参　麻黄　黄芩　白术　防己　川芎　杏仁　甘草　肉桂各一钱五分　附子一钱　防风一钱　姜五片

【用法】食前热服。

【主治】产后中风不语,或胎产前先染风邪未发,致产后失于调理而然,或兼产难感冒转成此症。产后乘风,口眼歪,血虚气弱,脉濡弱弦微。

85214 续命汤(《女科旨要》卷三)

【组成】当归　半夏各五钱　川芎　麻黄各四钱　防风　防己　白芍　杏仁　羌活　陈皮　茯苓　桂枝各三钱　天麻　人参　全蝎　僵蚕各二钱　甘草一钱

【用法】分四帖,加生姜三片,同金银器煎服。如化苏合香丸同服尤效。若不能下药,用鹅毛管插喉中,渐渐灌之自苏,苏后再服四物排风散,每日二服,如药灌不下而唇青者必死。

【主治】产后忽然中风不语,因胎产先染风邪未发,以致产后中风,或兼产难失于调理,感冒转成此证。

85215 续命散(《圣惠》卷二十一)

【组成】独活一两　防风一两(去芦头)　麻黄二两半(去根节)　附子一两(炮裂,去皮脐)　细辛三分　芎䓖三分　桂心一两　杏仁一两(汤浸,去皮尖双仁,麸炒微黄)　当归三分

【用法】上为粗散。每服四钱,以水一中盏,加生姜半分,煎至六分,去滓温服,不拘时候。

【主治】中风口噤,身体拘急,如角弓反张,欲死者。

【备考】本方方名,《普济方》引作"续命汤"。

85216 续命散(《普济方》卷二四八)

【异名】食茱萸丸。

【组成】食茱萸二两　芍药　细辛(去苗叶)　前胡(去芦头)各一两一分　干姜(炮)　乌头(炮裂,去皮脐)各二两半　紫菀(去苗叶)　黄芩(去黑心)　白术　白薇　芎䓖　人参　生干地黄(焙)各一两一分(一方用熟地黄)　蜀椒(去目及闭口,炒出汗)　桂(去粗皮)各二两半(一方无黄芩,有当归)

【用法】上为末,炼蜜为丸,如梧桐子大。食前米饮或温酒送下。

【主治】寒疝积聚,邪气往来,厥逆抢心痛,羸瘦少气,胸胁满,不嗜食。

【宜忌】忌生冷、油腻、滑物。

85217 续股散(《济阳纲目》卷八十六)

【组成】半两钱七个(以桑柴火烧红,好醋淬之,取钱碎末)　珍珠末一分　乳香　没药各少许

【用法】上为细末。好酒调服。

【主治】折伤筋骨。

85218 续骨丸(《苏沈良方》卷九引《灵苑方》)

【异名】神验续骨丸(《遵生八笺》卷十八)。

【组成】腊月猪脂五两　蜡半斤(以上先煎)　铅丹(罗)　自然铜　密陀僧各四两(研细)　白矾十二两　麒麟竭　没药　乳香　朱砂各一两(细研)

【用法】新鼎中先熔脂,次下蜡,出鼎于冷处,下密陀僧、铅丹、自然铜,暖火再煎,滴入水中不散,出鼎于冷处,下诸药,用柳篦搅匀,泻入瓷瓶内,不停手搅至凝,丸如弹子大。且用笥皮之类衬之,极冷收贮。凡伤折用一丸,入少油火上化开,涂伤痛处,以油单护之。其甚者,以木板夹之,更取一丸,分作小丸,热葱酒送下,痛即止。如药力尽,再觉痛,更一服,痛止即已。骨折者两上便安。牙疼甚者贴之即止。

【主治】骨折,跌打损伤,疼痛,牙疼。

【备考】本方方名,《伤科汇纂》引作"接骨金丹"。

85219 续骨丹(《本事》卷四)

【组成】天麻(明净大者,酒浸一夕)　白附子(炮)　牛膝(洗,剉,焙,酒浸一宿,再焙)　木鳖子(去壳,研)各半两　乌头(炮,去皮脐)一分　川羌活(洗去土)半两　地龙(去土)一分　滴乳香(乳钵坐水盆中研细)　真没药(研)各二钱　朱砂(水飞)一钱

【用法】上以生南星末一两,无灰酒煮糊为丸,如鸡头子大,朱砂为衣。每服一丸,食前薄荷汤磨下。

【主治】两脚软弱,虚羸无力及小儿不能行。

【方论选录】《本事方释义》:天麻气味辛平,入足阳明、厥阴;白附子气味辛甘大温,入足阳明;牛膝气味酸咸平,入足厥阴;木鳖子气味甘温微苦,入足太阴;乌头气味苦辛大热,入足太阳少阴;羌活气味辛甘平,入足太阳;地龙气味咸寒,入足阳明、厥阴;乳香气味辛微温,入足少阴;没药气味苦平,入足阳明;朱砂气味苦温,入手少阴;南星,气味苦辛温,入手、足太阴。以酒丸薄荷汤送下,取其引药入络也。此治虚羸无力,两脚软弱及小儿不能行走者,皆用辛通热药,少佐以下行之品,不欲其停留在上,而任行于筋骨也。

85220 续骨丹(《证治要诀类方》卷四)

【组成】乳香　没药　孩儿茶　茧壳(烧灰)各等分

【用法】上为末。每服二钱,接骨,黄酒送下;欲下血,烧酒送下。

【主治】折伤。

85221 续骨丹(《嵩崖尊生》卷十三)

【组成】乳香 没药 天麻 白附 僵蚕各等分

【用法】上为末。每服五分,酒调下。

【主治】腿脚痛。

85222 续骨散(《准绳·疡医》卷五)

【组成】天灯心 紫背草 赤牛膝 山苏木 钓钩藤 马蹄香 马蹄金 紫金皮 天花粉 白马骨 铁马鞭 臭木待根 酒坛子根

【用法】上药酒水各半煎服。

【主治】接骨马痹。

85223 续骨膏(《朱氏集验方》卷十三)

【组成】黄柏 半夏 桂花

【用法】上为末,生姜自然汁调涂肿痛,如药干,频上姜汁为佳。

【主治】打仆、伤损、骨折。

85224 续绝丹(《医林纂要》卷十)

【组成】人参一两 乳香一两 没药一两 海螵蛸一两 樟脑一两 琥珀一钱 孩儿茶一两(研) 三七一两(炙,研) 木耳一两(烧存性) 古塘石灰二两 紫石英二两(火煅醋淬七次,为末) 生甘草五钱(剉细末) 麝香三钱(研) 冰片三钱 自然铜一钱 象皮三钱 土狗二个(炙,研) 土鳖(干者)一钱(炙,研) 花蕊石三钱 血竭二两

【用法】上为细末,和匀,贮小口瓷罐,蜡封待用。用时约撒三钱于膏药上贴伤处。

【主治】跌打,外有破伤者。

85225 续绝汤(《辨证录》卷七)

【组成】人参五钱 熟地 山茱萸 山药 芡实各一两 甘草一钱 北五味二钱

【用法】水煎服。

【功用】救阴提气。

【主治】痢疾。下痢纯血,色如陈腐屋漏之状,不能收闭,面色反觉红润,唇似朱涂。

85226 续绝汤(《医林纂要》卷十)

【组成】当归二两 大黄五钱 生地黄一两 白芍药一两 败龟版一两(醋炙,为末) 牡丹皮三钱 续断二钱 牛膝三钱 栀仁二钱 红花二钱 乳香二钱 没药二钱 羊踯躅一钱(即黄杜鹃花)

【用法】大剂水煎服,外须摸骨辏定,用杉木板将绳紧绑,勿使偏斜歪曲,又加布扎住,无使动摇,然后可以服药,内外合治。

【主治】跌折骨断及骨椎不合者。

85227 续断丸(《圣惠》卷六十)

【组成】续断一两 皂角子仁一两(炒黄) 黄耆一两(剉) 猬皮一两(炙令黄) 熟干地黄二两 干姜半两(炮裂,剉) 附子一两(炮裂,去皮脐) 白矾一两(烧令汁尽) 鮀甲一两(炙令黄) 枳实一两(麸炒微黄) 槐子仁一两(微炒) 当归一两(剉,微炒)

【用法】上为末,炼蜜为丸,如梧桐子大。每服三十丸,食前煎丹参汤送下。

【主治】气痔下血,肛边疼肿。

85228 续断丸(《圣惠》卷七十二)

【组成】续断 当归(剉,微炒) 乌贼鱼骨 黄耆(剉) 牛角腮(烧灰) 五味子 赤石脂 熟干地黄 甘草(炙微赤,剉) 龙骨各一两 地榆半两 艾叶三分(微炒) 芎䓖三分 干姜三分(炮裂,剉) 附子三分(炮裂,去皮脐)

【用法】上为末,炼蜜为丸,如梧桐子大。每服三十丸,食前温酒送下。

【主治】妇人月水不断,口干心烦,四肢羸瘦,吃食少味,渐加乏弱。

85229 续断丸(《圣惠》卷七十三)

【组成】续断三分 丹参三分 当归二分(剉,微炒) 白芷半两 艾叶三分(微炒) 阿胶三分(捣碎,炒令黄燥) 桑寄生三分 马蔺花半两

【用法】上为末,以醋浸蒸饼为丸,如梧桐子大。每服三十丸,食前温酒送下。

【主治】妇人带下五色,久不止,脐腹疠痛。

85230 续断丸(《圣惠》卷七十五)

【异名】五加皮丸(《云岐子保命集》卷下)。

【组成】续断一两 杜仲一两(去粗皮,炙微黄,剉) 芎䓖半两 独活半两 狗脊三分 五加皮三分 萆薢三分(剉) 赤芍药二分 薯蓣三分 诃黎勒皮三分

【用法】上为末,炼蜜为丸,如梧桐子大。每服三十丸,以温酒送下,不拘时候。

【主治】妊娠二三个月,腰痛不可忍。

85231 续断丸(《圣惠》卷八十)

【组成】续断一两 桂心三分 熟干地黄一两半 赤石脂三分 艾叶三分(微炒) 白术三分 卷柏 当归(剉,微炒) 附子(炮裂,去皮脐) 阿胶(捣碎,炒令黄燥) 芎䓖 干姜(炮裂,剉)各半两

【用法】上为末,炼蜜为丸,如梧桐子大。每服三十丸,食前温酒送下。

【主治】产后恶露不绝,虚极少气,腹中疠痛,面无血色。

85232 续断丸(《普济方》卷二四三引《指南方》)

【组成】续断(杵去筋) 石南 茵芋各三两 附子半两 干地黄三两

【用法】上为末,酒糊为丸,如梧桐子大。每服三十丸,食前米饮送下。

【主治】膝胫痿弱,洗后觉无力者。

85233 续断丸(《苏沈良方》卷十三)

【组成】川断 当归 防风 附子 萆薢 天麻 乳香 没药 白芍

【用法】炼蜜为丸,酒送下。

【主治】风湿,四肢浮肿,肌肉麻痹,甚则手足无力,筋脉缓急。

85234 续断丸(《张氏医通》卷十四引《局方》)

【组成】续断(姜酒炒) 牛膝(姜酒炒) 川萆薢(姜汁炒)各三两 防风一两半 川乌头(炮)二枚

【用法】炼白蜜为丸,如弹子大。每服一丸,醇酒细嚼送下。

【主治】风寒湿痹,筋挛骨痛。

85235 续断丸(《圣济总录》卷八十一)

【组成】黄耆(剉) 杜仲(去粗皮,炙,剉) 牛膝(酒浸,切,焙) 茴香子(炒) 羌活(去芦头) 续断 白附子(炮) 木瓜(干者) 白蒺藜(炒) 楝实(去核,炒)各二两

【用法】上为末,酒煮面糊为丸,如梧桐子大。每服二十丸,空心、食前煎牛膝酒送下。

【主治】脚气。肿满不仁,屈伸痹挛,或上攻心腹胀满,不思饮食。

85236 **续断丸**(《圣济总录》卷一四五)

【组成】续断二两 防风(去叉) 黄耆 乳香(研) 没药(研)各半两 自然铜(煅,醋淬七遍)一两 牛膝(酒浸,切,焙)一两半

【用法】上为末,酒煮面糊为丸,如梧桐子大,每服三十丸,温酒送下,不拘时候。

【主治】打仆筋骨疼痛。

85237 **续断丸**(《圣济总录》卷一五二)

【组成】续断 芎䓖 阿胶(炙令燥) 赤石脂 甘草(炙令赤) 当归(微炙) 地榆根 柏叶(炙,焙令黄) 鹿茸(以酒浸酥,炙去毛) 小蓟根 丹参各一两 牛角腮(烧灰) 龟甲(醋炙,令黄) 生干地黄(炒)各二两

【用法】上为末,炼蜜为丸,如梧桐子大。每服三十丸,食前温酒或米饮送下。

【主治】妇人经血日久不止,或五色相兼而下,面黄体瘦,腰重无力。

85238 **续断丸**(《圣济总录》卷一五四)

【组成】续断 附子(炮裂,去皮脐) 蒲黄 干姜(炮) 芍药 芎䓖 山茱萸各一两半 白术 肉苁蓉(酒浸,切,焙) 菟丝子(酒浸,别捣) 黄耆(炙,剉) 山芋 熟干地黄(焙)各二两

【用法】上为末,炼蜜为丸,如梧桐子大。每服二十丸,空心、日晚温酒送下。

【主治】妊娠漏胎,下血不止,腹中疼痛。

85239 **续断丸**(《鸡峰》卷十七)

【组成】杜仲 牛膝 萆薢 白术 羌活 续断 木瓜各一两 狗脊 青盐 熟地黄 芎 薏苡仁各半两 附子二两

【用法】上为细末,将木瓜末入曲煮酒为膏为丸,如梧桐子大。每服四十丸,空心酒送下。

【主治】下经虚冷,真气不足,经脉不行,气血凝滞,腿腰疼痛,转侧不得。

85240 **续断丸**(《景岳全书》卷五十四引《本事》)

【组成】杜仲五两 五加皮 防风 薏苡仁 羌活 续断 牛膝(酒浸)各三两 萆薢四两 生黄耆五两

【用法】上为末,用好酒三升,化青盐三两,用木瓜半斤去皮子,以前盐酒煮成膏和药为丸,如梧桐子大。每服五七十丸,空心、食前酒盐汤送下。

【功用】补五脏内伤,调中益气凉血,强筋骨。

【主治】肝肾风寒,气弱脚不能践地,脚脊疼痛,风毒流注下部,行止艰难,小便余沥。

85241 **续断丸**(《魏氏家藏方》卷七)

【组成】续断三两(水浸洗过,细剉) 黄耆二两(蜜水拌) 枳壳(去瓤,麸炒) 白僵蚕(直者,炒去丝)各一两

【用法】上为细末,汤化雪膏和为丸,如梧桐子大,朱砂、麝香为衣。每服三五十丸,米饮送下。大便前有血,食前服;大便后有血,食后服。

【主治】大便下血不止。

85242 **续断丸**(《御药院方》卷六)

【异名】续断丹(《准绳·类方》卷五)。

【组成】续断二两 萆薢(剉碎)二两 牛膝(酒浸一伏时,焙干)二两 干木瓜二两 杜仲(去粗皮,剉碎,炒令丝尽)二两

【用法】上为细末,炼蜜为丸,如弹子大。每服一丸,细嚼,食前温酒送下。

【功用】活血通关节,行经络,引滞气,散寒湿。

【主治】筋挛骨痛。

85243 **续断丸**(《普济方》卷三十三引《经验良方》)

【组成】川续断 独活 柏子仁各二两 谷精草二两半 莲花蕊半两 鸡子七个(用白) 术二两

【用法】上为末,用鸡子打和药末,次用酒糊为丸。每服五六十丸,空心温酒送下。

【主治】遗精白浊。

85244 **续断丸**(《医学纲目》卷十一)

【组成】续断(酒浸) 川芎 当归(酒浸) 半夏(汤泡,姜制) 橘红 干姜(炮)各一两 桂心 甘草(炙)各半两

【用法】上为细末,炼蜜为丸,如梧桐子大。每服百丸,白滚汤送下。

【主治】肝劳虚寒,胁痛胀满,眼昏不食,挛缩瘈疭。

85245 **续断丸**

《医学纲目》卷二十八。即《本事》卷四“思仙续断丸”。见该条。

85246 **续断丸**(《扶寿精方》)

【组成】续断二两 破故纸 牛膝 杜仲 木瓜 萆薢各一两

【用法】上为细末,炼蜜为丸,如梧桐子大。每服五六十丸,空心无灰酒送下。

【主治】腰痛并脚酸腿软。

85247 **续断丸**

《寿世保元》卷五。为《本事》卷三引杨吉老方“增损续断丸”之异名。见该条。

85248 **续断丹**

《准绳·类方》卷五。为《御药院方》卷六“续断丸”之异名。见该条。

85249 **续断汤**(《外台》卷二十五引《崔氏方》)

【组成】续断 当归 桔梗 阿胶(炙) 桂心(炙)三两 干姜 干地黄 芎䓖各四两 蒲黄一升 甘草二两(炙)

【用法】上切。以水九升,煮八物,取三升五合,去滓,下阿胶,更烊胶取沸,下蒲黄,分三服。

【主治】下焦虚寒泄,或前便转后见血,此为远血,或痢下,或不痢,或因劳而发。

85250 **续断汤**(方出《圣惠》卷七十四,名见《普济方》卷三四四)

【组成】当归 生地黄各一两 续断半两 赤芍药一钱

【用法】上为末。每服二钱,空心葱白煎汤调下。

【主治】妊娠下血及尿血。

85251 续断汤（方出《圣惠》卷七十四，名见《普济方》卷一八五）

【组成】续断　白芍药　黄耆　人参　川芎各一两　五味子半两　陈皮三分　熟地黄一两半　甘草三分

【用法】上为粗末。每服五钱，水一盏，加生姜三片，煎至八分，去滓，腹少空时服。

【主治】风痹后，血气未平复。

【加减】筋脉挛急，加当归一两，桂心五分。

85252 续断汤（《普济方》卷九十七引《指南方》）

【组成】当归三两（生用）　生地黄二两　橘皮　芍药　细辛（去苗）各一两

【用法】上为粗末。每服五钱，水二盏，去滓温服。

【主治】偏枯少血。

【加减】脏寒多利者，加附子一两（炮，去皮脐，入前药内）。

85253 续断汤（《普济方》卷一四四引《护命方》）

【组成】续断　杜仲（去粗皮，炙，剉）　羌活（去芦头）　麻黄（去根节，汤煮掠去沫，焙）　芎䓖各一两　牵牛一分（炒熟）

【用法】上为粗散。每服三钱，以水一盏，煎至二沸，去滓，空心服。

【主治】伤寒热毒气攻肾，腰背疼痛，脊膂强急，头痛，左手尺脉浮，微数。

85254 续断汤（《圣济总录》卷十）

【组成】续断　杜仲（去粗皮，剉，炒）　桂（去粗皮）　防风（去叉）　牛膝（酒浸，切，焙）　细辛（去苗叶）　白茯苓（去黑皮）　人参　当归（切，焙）　白芍药各二两　独活（去芦头）　芎䓖　秦艽（去苗土）　生干地黄（焙）　甘草（炙）各三两

【用法】上为粗散。每服五钱匕，水一盏半，煎至一盏，去滓温服。宜用蒴藋叶火燎厚安床上，及热卧上，冷即易之，冬月取根捣用。

【主治】❶《圣济总录》：肾气虚弱，卧冷湿地，风邪乘之，流入腰脚，冷痹疼痛。❷《本事》：头眩瘈疭，搐掣欲作者，觉气上冲。

85255 续断汤（《圣济总录》卷八十五）

【组成】续断（焙）　桂（去粗皮）　防风（去叉）　大黄（剉，炒）　牡丹皮　芎䓖　牛膝（去苗，酒浸，焙）　细辛（去苗叶）　秦艽（去苗土）　赤茯苓（去黑皮）　海桐皮（去粗皮，剉）　当归（切，焙）　赤芍药各一两　杜仲（去粗皮，剉，炒）　熟干地黄（焙）各二两

【用法】上为粗散。每服三钱匕，水一盏，煎七分，去滓温服，不拘时候。

【主治】腰痛强直，不得俯仰。

85256 续断汤（《圣济总录》卷八十九）

【异名】续断散（《鸡峰》卷十一）。

【组成】续断　黄耆（剉）　人参　牡蛎粉　五味子（微炒）各一两　陈橘皮（汤浸去白，焙）半两　甘草（炙，剉）半两　桂（去粗皮）一分

【用法】上为粗散。每服三钱匕，水一盏，加麦门冬二十粒，生姜三片，同煎至六分，去滓温服，不拘时候。

【主治】虚劳盗汗不止。

85257 续断汤（《圣济总录》卷一四四）

【组成】续断　熟干地黄（焙）　泽兰叶　当归（切，焙）　芎䓖　乌头（炮裂，去皮脐）　桂（去粗皮）各一两

【用法】上为粗散。每服三钱匕，水一盏，煎至七分，去滓温服，不拘时候。

【主治】因伤折、风冷所伤，发为风肿疼痛。

85258 续断汤（《圣济总录》卷一五四）

【组成】续断　当归（切，焙）　芎䓖　桑上寄生（剉）　糯米各一两　阿胶（炒令燥）　艾叶（炒）　竹茹各半两

【用法】上为粗散。每服三钱匕，水一盏，煎至七分，去滓温服，不拘时候。

【主治】妊娠胎动，腹痛腰痛。

85259 续断汤（《圣济总录》卷一六〇）

【组成】续断三两

【用法】上为粗散。每服二钱匕，以水一盏，煎至七分，去滓温服。

【主治】产后血运，心腹硬，乍寒乍热。

85260 续断汤（《妇人良方》卷十五）

【组成】当归　生地黄各一两　续断半两　赤芍药一分

【用法】上为末。每服二钱，空心，葱白煎汤调下。

【主治】妊娠下血及尿血。

85261 续断汤（《济生》卷三）

【组成】川续断（酒浸）　芎䓖　当归（去芦，酒浸）　橘红　半夏（汤洗七次）　干姜（泡）各一两　桂心（不见火）　甘草（炙）各半两

【用法】上㕮咀。每服四钱，水一盏半，姜五片，煎至七分，去滓温服，不拘时候。

【主治】肝劳虚寒，胁痛胀满，关节疼痛，挛缩烦闷，眼昏不食。

85262 续断汤（《卫生宝鉴》卷五）

【组成】生地黄　桑白皮各五两　续断　紫菀　青竹茹　五味子　桔梗各三两　甘草（炙）二两　赤小豆半升

【用法】上为粗末。每服三钱，水一盏半，加小麦五十粒，煎至一盏，去滓，食后温服，一日三次。

【主治】骨蒸劳热，传尸瘦病，潮热烦躁，咳嗽气急，身体疼痛，口干盗汗；兼治咳嗽唾脓血。

【备考】本方方名，《医学纲目》引作"续断散"。

85263 续断汤

《普济方》卷三五二。即《圣惠》卷八十一"续断散"。见该条。

85264 续断饮（《圣济总录》卷一五四）

【组成】续断（剉）二两　艾叶（去梗，焙干）　熟干地黄（焙）　当归（切，焙）各一两　竹茹（新者）　阿胶（炙燥）　鸡苏（去根茎）各半两

【用法】上为粗末。每服三钱匕，用水一盏，煎至七分，去滓，空心温服，早、晚各一次。

【主治】妊娠胎漏，下血不止，脐腹疼痛。

85265 续断饮（《圣济总录》卷一六三）

【组成】续断　芍药　桂（去粗皮）　生干地黄（焙）　黄耆（细剉）　芎䓖　黄芩（去黑心）　当归（切，炒）各一两

【用法】上为粗末，每服三钱匕，水一盏，煎至七分，去滓温服，不拘时候。

【主治】产后腰重痛，不可转侧。

85266 **续断饮**(《直指》卷十七)

【组成】延胡索(微炒) 当归 川芎 牛膝 川续断 赤芍药 辣桂 白芷 五灵脂(炒) 羌活各一分 赤茯苓 牵牛(炒,取末) 半夏(制) 甘草(炙)各一分半

【用法】上为散。每服三钱,加生姜四片,食前煎服。

【主治】血分。水气滞于经络,血脉不行,四肢浮肿。

85267 **续断饮**(《产孕集》卷下)

【组成】续断三钱 当归 阿胶各二钱 杜仲三钱 桃仁 延胡索各一钱五分 肉桂五分

【主治】腰痛,下焦虚寒,血滞不行。

85268 **续断散**(《鬼遗》卷二)

【组成】芎䓖一两半 干地黄二两 蛇衔二两 当归一两半 苁蓉一两半 干姜三分(炮) 续断三两 附子三分(炮) 汉椒三分(出汗去目) 桂心三分 人参一两 甘草一两(炙) 细辛二分 白芷三分(一方有芍药一两半)

【用法】上为散。每服方寸匕,温酒下,日三次,夜一次。

【主治】金疮,中筋骨。

85269 **续断散**(《圣惠》卷八十一)

【组成】续断一两 芎䓖半两 防风半两(去芦头) 人参半两(去芦头) 黄耆半两(剉) 羌活半两 白茯苓三分 熟干地黄一两 五味子半两 当归半两(剉,微炒) 酸枣仁半两(微炒) 甘草一分(炙微赤,剉)

【用法】上为粗散。每服四钱,以水一中盏,加生姜半分,枣三枚,煎至六分,去滓温服,一日三次。

【主治】产后虚羸,不思饮食,多卧少起,精神昏闷。

【备考】本方方名,《普济方》引作"续断汤"。

85270 **续断散**(《养老奉亲》)

【组成】续断一两 牛膝二两 芎一两 木瓜二两

【用法】上为细末。每服一钱,空心温酒调下。

【功用】展筋骨。

【主治】老人风冷。

85271 **续断散**(《圣济总录》卷八十五)

【组成】续断 威灵仙(去土,剉,焙) 桂(去粗皮) 当归(剉,焙)各一两

【用法】上为细散。每服二钱匕,酒调下,不拘时候。

【主治】气滞,腰卒痛。

85272 **续断散**(《圣济总录》卷一三九)

【组成】续断 生干地黄(焙) 地榆 芍药 蛇衔 甘草(炙,剉) 当归(切,焙) 芎䓖 附子(炮裂,去皮脐) 人参 杜蘅 肉苁蓉(酒浸,切,焙)各二两 干姜(炮) 细辛(去苗叶)各一两 桂(去粗皮)一两半 蜀椒(去目及闭口者,炒出汗)半两 牡蛎(煅,研)一两

【用法】上为散。每服三钱匕,以温酒调下,空腹,日午、夜卧各一次。

【主治】金疮伤,中筋骨。

85273 **续断散**(《圣济总录》卷一四四)

【组成】续断(剉) 生干地黄(焙) 当归(切,焙) 芎䓖 附子(炮裂,去皮脐) 桂(去粗皮)各一两 泽兰叶 蜀椒(去目并闭口,炒出汗) 甘草(炙,剉)各半两

【用法】上为散。每服三钱匕,温酒调下,不拘时候。

【主治】从高坠堕,伤损筋骨,发热肿痛。

85274 **续断散**(《圣济总录》卷一五二)

【组成】续断 柏叶 芎䓖 禹余粮(煅,醋淬三五遍) 熟艾(炒) 阿胶(炙令燥) 赤石脂 牡蛎(烧,研) 生干地黄(切,焙) 当归(切,焙) 丹参 鹿茸(去毛酥炙) 鳖甲(醋炙)各一两半 鮀甲(醋炙) 地榆(剉)各二两

【用法】上为散。每服二钱匕,米饮或温酒调下,不拘时候。

【主治】妇人带下白色。

85275 **续断散**

《鸡峰》卷十一。为《圣济总录》卷八十九"续断汤"之异名。见该条。

85276 **续断散**

《普济方》卷二三七引《卫生家宝》。为《圣济总录》卷九十三"紫菀汤"之异名。见该条。

85277 **续断散**(《魏氏家藏方》卷八)

【组成】续断一两 牛膝一两(去芦,酒浸)

【用法】上为细末。每服二钱,食前用温酒调下。

【主治】老人风冷,转筋骨痛。

85278 **续断散**(《直指》卷二十二)

【组成】榼藤子(去瓤,酥炙) 当归 川芎 川续断(洗,晒) 黄耆(微炙) 胡芦巴(炒) 紫金皮 生干地黄(洗,晒) 牡蛎粉各半两 木香 辣桂各三钱 甘草(炙)二钱

【用法】上为末。每服二钱,空心温酒调下。或加发灰佐之。

【功用】止漏活血,养肾气,续筋骨。

【主治】诸漏。

85279 **续断散**

《医学纲目》卷十七。即《卫生宝鉴》卷五"续断汤"。见该条。

85280 **续断散**

《普济方》卷四十三。即《千金》卷二十"续断止血方"。见该条。

85281 **续断散**(《医略六书》卷二十八)

【组成】生地五两 续断三两(炒炭) 白芍一两半(炒) 当归三两

【用法】上为散。每服五钱,荆芥灰汤送下。

【主治】孕妇尿血,脉虚数者。

【方论选录】妊娠血虚,邪伏血不归经,故尿血不止,谓之溺血。生地黄滋阴壮水以凉血;续断灰补经续绝以定血;当归养血脉以归经;白芍敛阴血以止血;为散,荆芥灰汤下,使经血内充,则邪得外解,而血无妄行之患,何溺血不止者,胎孕无不安焉。

85282 **续断膏**(《外台》卷二十九引《肘后方》)

【组成】蜀续断 蛇衔 防风各三两

【用法】上切。以猪脂三斤,于东向露灶煎之,三下三上,膏成去滓。若深大疮者,但敷四边,未可使合。浅小疮者,但通敷便相连,令止血住痛。亦可以酒服如杏子大。

【主治】金疮。

85283 **续断膏**

《普济方》卷三〇二。即《圣济总录》卷一四〇"当归续断膏"。见该条。

85284 续随汤(《圣济总录》卷六十一)

【组成】续随子十四粒(细研)

【用法】用水一盏,煎至六分,去滓,放冷顿服。当吐泻愈。看鼻衄及下血,其血鲜者,堪医,如齿及鼻黑,发直者死。先烙丹田穴,次烙后心囟,如不愈宜服此方。

【主治】血黄。病人三日,鼻中出血,大小便亦下血,心间烦闷,腹中有块痛,如虫咬,吐逆喘粗。

85285 续筋丹(《伤科汇纂》卷七)

【组成】土鳖虫　三七　血竭　龙骨各等分

【用法】上为细末。用津唾调搽。

【功用】接续断筋。

85286 续嗣丹(《妇科玉尺》卷一)

【组成】萸肉　天冬　麦冬各二两　补骨脂四两　菟丝子　杞子　覆盆子　蛇床子　韭子　熟地各一两半　龙骨　牡蛎　黄耆　当归　锁阳　山药各一两　人参　杜仲各七钱半　陈皮　白术各五钱　黄狗外肾(酥炙)二对

【用法】上为末,紫河车一具蒸制,同门冬、地黄烂捣为丸。每服一百丸,早、晚各以盐汤任下。

【功用】《中国医学大辞典》:壮阳。

【主治】丈夫无子。

85287 续腰汤(《辨证录》卷二)

【组成】熟地一斤　白术半斤

【用法】水数大碗煎服,一连数剂。

【主治】跌打闪挫,以至腰折不能起床,状似伛偻者。

【方论选录】夫熟地原能接骨,不只补肾之功。白术善能通腰脐之气,气通则接续更易,但必须多用为神耳。使加入大黄、桃仁、红花之药,则反败事。若恐其腰痛而加杜仲、破故纸、胡桃等品,转不能收功矣。

85288 续命煮散(《千金》卷八)

【组成】麻黄　芎䓖　独活　防己　甘草　杏仁各三两　桂心　附子　茯苓　升麻　细辛　人参　防风各二两　石膏五两　白术四两

【用法】上为粗散。以五方寸匕,纳小绢袋子中,以水四升和姜三两,煮取二升半,分三服。日日勿绝,慎风冷。

【主治】中风言语謇涩,四肢亸曳。

85289 续命煮散(《妇人良方》卷三)

【组成】防风　独活　当归　人参　细辛　葛根　芍药(炒)　川芎　甘草(炒)　熟地黄(自制)　半夏　远志(去心)　荆芥穗各半两　桂心七钱半

【用法】每服五七钱,姜水煎服。

【功用】《景岳全书》:补虚,消风,通经络,行气血,除痹痰疼痛。

【主治】风气昏愦,四肢无力,口眼瞤动,或时搐搦,或津液不足,渴饮热汤,及产后中风自汗。

85290 续骨神丹(《辨证录》卷十三)

【组成】当归二两　大黄五钱　生地一两　败龟版一两(为末)　丹皮三钱　续断三钱　牛膝二钱　乳香末　没药末各二钱　桃仁三十个　羊踯躅一钱　红花二钱　白芍一两

【用法】水煎服。二剂而瘀血散,新血长,骨即长合矣。再服二剂,去大黄,又服四剂则全愈。

【功用】活血去瘀,接骨。

【主治】跌伤骨折。

85291 续断煎丸(《鸡峰》卷四)

【组成】续断　丹皮　山药　泽泻　山茱萸　石斛　五味子　白茯苓　麦门冬　桂各三两　人参　阿胶　防风　白术各二两　熟干地黄十两(一方加附子一两,减地黄五两或麦门冬)

【用法】上为细末,炼蜜为丸,如梧桐子大。每服三十丸,米饮送下,不拘时候。

【主治】湿痹,腰脚病。

85292 续随子丸(《圣惠》卷五十四)

【组成】续随子　海蛤(细研)　甜葶苈(隔纸炒令紫色)　汉防己　甘遂(煨令微黄)　郁李仁(汤浸去皮,微炒)　滑石各半两　腻粉一分

【用法】上为末,炼蜜为丸,如梧桐子大。每服七丸,空心以粥饮送下。当得快利。如未利,晚食前再服。

【主治】十种水气,喘息,腹胁鼓胀,小便不通。

85293 续随子丸(《圣惠》卷七十一)

【组成】续随子一两(微炒)　雄黄一分(细研)　木香一分　燕脂一分　麝香三钱(研入)　干姜一分(炮裂,剉)　朱砂一分(细研)　硇砂(不夹石者)一分(研)

【用法】上为末,以酒煮面糊为丸,如绿豆大。每服三丸,以生姜汤送下。

【主治】妇人食癥,积年不愈。

85294 续随子丸(《圣惠》卷八十五)

【组成】续随子一分(去皮,别研)　青黛一分　芦荟一分　胡黄连末一分　麝香一分

【用法】上为细末,以糯米饭为丸,如梧桐子大。每服一丸,以薄荷汤或温水化破服下,不拘时候。未愈再服。

【主治】小儿急惊风,壮热烦乱,大便结涩。

85295 续随子丸(《圣济总录》卷七十二)

【组成】续随子三十枚(去皮)　腻粉二钱　青黛(炒)一钱匕(研)

【用法】先研续随子令烂,次下二味,合研匀细,以烧糯米软饭为丸,如鸡头子大。每服一丸,先烧大枣一枚,剥去皮核,烂嚼,椎破丸药,并枣同用,冷腊茶清送下。服后便卧,至中夜后,取下积聚恶物为效。

【主治】积聚癥块及涎积。

85296 续随子丸(《圣济总录》卷九十五)

【组成】续随子(去皮)一两　铅丹半两

【用法】先研续随子细,次入铅丹,同研匀,用少蜜和作团,盛瓷罐内密封,于阴处掘地坑埋之,上堆冰雪,惟多是妙。腊月合,至春末取出,研匀,别炼蜜为丸,如梧桐子大。每服十五丸至二十丸,煎木通汤送下,不拘时候。甚者不过再服。要效速,即化破服,病急即旋合亦得。

【主治】小便不通,脐腹胀痛不可忍。诸药不效者。

85297 续随子丸(《医学发明》卷六)

【组成】人参　木香　汉防己　赤茯苓(面蒸)　大槟榔　海金沙各五钱(另研)　续随子一两　葶苈四两(炒)

【用法】上为末,枣肉和为丸,如梧桐子大。每服二十丸至三十丸,食前,煎桑白皮汤送下。

【主治】❶《医学发明》:通身肿满,喘闷不快。❷《医门法律》:肺经有湿,通身虚肿。喘闷不快,或咳或喘。

85298 **续气人参汤**(《圣惠》卷四十七)

【组成】人参一两(去芦头) 陈橘皮一两(汤浸,去白瓤,焙) 白茯苓一两 乌梅肉一两(微炒) 麦门冬一两(去心) 黄耆一两(剉) 芎䓖一两 干姜一两(炮裂,剉) 白术一两 厚朴二两(去粗皮,涂生姜汁,炙令香熟) 吴茱萸五两(汤浸七遍,焙干,微炒) 桂心一两

【用法】上为散。每服五钱,以水一大盏,加生姜半分,煎至五分,去滓温服,不拘时候。

【主治】下焦虚寒,小腹痛不止,短气欲绝。

85299 **续气回阳汤**(《胎产指南》卷七)

【组成】川芎二钱 当归四钱 炙甘草四分 人参三钱 黄耆一钱 白术二钱 陈皮四分 熟地二钱

【主治】产后气短促,无血块痛者。

【加减】如足冷,加熟附五分;汗出,加麻黄根一钱,浮麦二钱;渴,加麦冬一钱,五味子十粒;大便不通,加肉苁蓉一钱,麻仁一撮;伤食,加神曲一钱,麦芽五分;伤肉,加山楂五粒,砂仁五分。

85300 **续气养营汤**(《胎产秘书》卷下)

【组成】川芎二钱 当归四钱 炙甘草 炮姜各五分 人参二钱 黄耆一钱 熟地 枣仁 山药各一钱 陈皮三分

【主治】产后气短发喘。

【加减】足冷,加附子三分;汗多,加麻黄根一钱,浮小麦一撮;渴,加麦冬、五味;便秘,加苁蓉、麻仁。

85301 **续阴救绝汤**(《辨证录》卷八)

【组成】人参二两 白术三两 附子一钱 巴戟天一两

【用法】水煎服。一剂血止,二剂阴生,连服四剂,可以不死。

【功用】补阳。

【主治】房事大泄,精尽阳脱。

【方论选录】此方补阳气之圣药也。用人参回绝续于无何有之乡,用白术以通利其腰脐之气,用附子以追其散失之元阳,用巴戟天补其心肾之阳,纯是补阳之药,则阳回而阴亦回也。倘不用人参,只用附、术、巴戟亦可夺命于须臾,然无参为君主之味,则附子之热无以驾驭,恐有阳旺阴消之弊。倘能以补之药济其后,亦不至有偏胜耳。

85302 **续命风引汤**(《千金》卷十四)

【组成】麻黄 芎䓖 石膏 人参 防风各三两 甘草 桂心 独活各二两 防己 附子 当归各一两 杏仁三十枚 陈姜五两

【用法】上㕮咀。以酒三升,水一斗,合煎取四升,分四服,日三次,夜一次。

【主治】中风癫眩,不知人,狂言,舌肿出。

85303 **续命独活汤**(《圣济总录》卷九)

【组成】独活(去芦头) 防风(去叉) 人参 芍药各二两 防己一两半 桂(去粗皮)一两 羚羊角(镑)三分

【用法】上㕮咀,如麻豆大。每服五钱匕,水一盏半,煎至八分,去滓,入竹沥半合,更煎一二沸,温服。

【主治】偏风。半身不遂,热闷语涩。

85304 **续骨活血汤**(《中医伤科学讲义》)

【组成】当归尾 赤芍 白芍 生地 红花 地鳖虫 骨碎补 煅自然铜 川续断 落得打 乳香 没药

【用法】煎汤内服。

【功用】续骨活血,祛瘀止痛。

【主治】骨断,骨碎。

【加减】疼痛严重者,加三七末冲服;吐血者,加藕节、茜草等药。

85305 **续断止血方**(《千金》卷二十)

【异名】止血汤(《圣济总录》卷四十)。

【组成】续断 当归 桂心各一两 干姜 干地黄各四两 甘草二两 蒲黄 阿胶各一两

【用法】上㕮咀。以水九升,煮取三升半,去滓,下胶取烊,下蒲黄,分三服。

【主治】下焦虚寒损,或先便转后见血,此为远血,或便或不利,好因劳冷而发。

【宜忌】忌海菘菜、生葱、芜荑。

【方论选录】《千金方衍义》:先便后血为远血,《金匮》主以黄土汤,专取术、附、灶土以破瘀结,胶、地、甘草以和营血,黄芩以化术、附之热。《千金》以血既下脱,不须复用破结之剂,乃以姜、桂代术、附,归、续代灶土,蒲黄代黄芩,虽用法稍平,而功用不殊。然须验其血色,晦淡则当用《金匮》法,鲜紫当用《千金》法,方为合辙。

【备考】本方方名,《外台》引作"续断止痢汤",《普济方》引作"续断散"。

85306 **续断止血汤**(《千金翼》卷十八)

【组成】续断 当归 阿胶(炙) 桔梗 桂心各三两 芎䓖 干姜 干地黄各四两 蒲黄一升 甘草一两(炙)

【用法】上㕮咀。水一斗,煮取五升五合,去滓,下胶消尽,入蒲黄,分为三服。

【主治】近血,先便后血。

85307 **续断止痢汤**

《外台》卷六。即《千金》卷二十"续断止血汤"。见该条。

85308 **续断生肌膏**(《鬼遗》卷二)

【组成】续断 干地黄 细辛 当归 芎䓖 黄耆 通草 芍药 白芷 牛膝 附子(炮) 人参 甘草(炙)各二两 腊月猪脂四升

【用法】上㕮咀,诸药纳膏中(膏中是猪脂煎)渍半日,微火煎三下,候白芷色黄,膏即成。敷疮上,每日四五次。

【主治】痈疽金疮。

85309 **续断地榆煎**(《鸡峰》卷十五)

【组成】续断 甘草 地榆 鹿茸 丹参 小蓟根各十三铢 干地黄一两半 龟版三两 川芎 阿胶 石脂 当归各一两半 柏子仁一两 秦牛角腮三两

【用法】上为细末,炼蜜为丸,如梧桐子大。每服十丸,日再,稍加至三十丸,空心温酒送下。

【主治】崩漏。

85310 **续断葱白汤**

《医方类聚》卷二二四引《胎产救急方》。即《外台》卷三十三引《集验方》"葱白汤"。见该条。

85311 **续断紫金丹**(《中医伤科学讲义》)

【组成】酒炒当归4份 熟地8份 酒炒菟丝子3份 骨碎补3份 续断4份 制首乌4份 茯苓4份 白术2份 丹皮2份 血竭2份 淮牛膝5份 红花1份 乳香

1份　没药1份　虎胫骨1份　儿茶2份　鹿角霜4份　煅自然铜2份

【用法】水煎服。

【功用】祛瘀止血，活血续骨。

【主治】骨折及软组织损伤。

85312　续添干姜汤（《活人书》卷十七）

【组成】干姜一分（炮）

【用法】上剉，如麻豆大。水二盏，煎六分，温服。汗出得解，止；手足伸遂，愈。

【主治】阴阳易。

85313　续嗣壮元丹（《寿世保元》卷七）

【组成】鹿茸（酥炙）　沉香　苁蓉（酒洗，去甲用）　天冬（去心）　麦冬（去心）　拣参　熟地（蒸）　巴戟（去心）　枸杞　茯苓　五味　当归（酒洗）　杜仲（酒洗）　牛膝（去芦，酒洗）　菟丝（酒洗令净，晒半干捣成饼后，晒干为末）　小茴（盐炒）　鳖甲（酥炙）　故纸（炒）　首乌（米泔浸）　石菖蒲（去毛）各一两　山药　柏子仁　萸肉（酒蒸，去核）各四两　朱砂五钱

【用法】上为细末，酒打面糊为丸，如梧桐子大。空心、临卧以温盐汤送下。

【主治】虚损，阳事不举，少壮纵情，痼冷，心肾不交，难成子嗣，遗精白浊，五劳七伤，一切虚损。

【宜忌】忌烧酒、胡椒、干姜、煎炒之物。

85314　续嗣降生丹（《妇人良方》卷九）

【组成】当归　桂心　龙齿　乌药（真天台者佳）　益智　杜仲　石菖蒲　吴茱萸各一两半　茯神　川牛膝　秦艽　细辛　苦桔梗　半夏　防风　白芍药各三分　干姜一两（半生半炒）　附子一只（重八钱者，脐心作一窍，如皂子大，入朱砂一钱重，湿面裹煨）　川椒二两（汤浸半日，焙）　牡蛎一大片（要取漳、泉二州者，却用学堂童子小便浸四十九日，五日一换，取出用硫黄末一两，米醋涂遍，却用皮纸裹，又用米醋浸令纸湿，盐泥厚固济，干，用炭五斤煅，每遇合药入二两，余者留后次合药用）

【用法】上为细末，取附子纳朱砂别研为细末，糯米糊为丸，如梧桐子大。每服三十丸至一百丸，空心淡醋、温酒、盐汤皆可送下，一日二服。

【主治】妇人禀受气虚，胎脏虚损，子宫冷惫，血寒固冷，难成子息；男子精气不固，阳事衰弱，白浊梦泄；妇人血虚带下，肌瘦寒热；男女诸虚百损，客热盗汗，气短乏力，面无颜色，饮食少味。

85315　续命汤加紫苏陈皮方（《医方考》卷五）

【异名】加味续命汤（《济阳纲目》卷四十五）。

【组成】竹沥一升二合　生姜汁五合　生地汁一升　龙齿（末）　防风　麻黄各四两　防己　附子（炮）　石膏　桂枝各二两　陈皮（去白）　紫苏各半两

【主治】痫疾。发则仆地，闷乱无知，嚼舌吐沫，背反张，目上视，手足搐搦，或作六畜声者。

【方论选录】是方也，有麻黄、桂枝、防风、紫苏，则可以泄在经之邪；有竹沥、姜汁、陈皮，则可以行痰涎之滞；有生地汁、石膏则可以清心肺之壅；有龙齿则可以安魂；有防己可以通塞；若夫沉痼之痰，非附子不足行其滞，而其大热之性，又足以益火之原而消阴翳，譬之太阳中天，幽谷之翳障无不消灭，此古人用附子之意也。

绯

85316　绯帛膏（《圣济总录》卷一七三）

【组成】绯帛（烧灰，研）一分　倒棘刺四十九枚（烧灰，研）　雄黄（研）　磁石（捣研）　麝香（研）　蚺蛇胆（研）各一分　槐枝一条（长八寸，剉）　猪脂（蜡月者）五两

【用法】上为细末，次炼脂作油，去滓，下槐枝，煎令焦黄，去槐枝下六味药末，煎成膏，以瓷器盛。每用少许，涂下部，一日三次。

【主治】❶《圣济总录》：小儿䘌虫蚀下部。❷《普济方》：疳䘌。小儿宿有疳气，加以肠胃虚弱，寒邪乘之，则变下利，久而不止，肠胃益虚，寒湿相乘，虫因虚动，侵蚀脏腑或口齿生疮，或肛门灼烂。

85317　绯绶丸（《卫生总微》卷十四）

【组成】川楝子（去核）　川芎各二钱　橘皮四两（去瓤）　龙胆（去芦）二两　巴豆十四个（去皮膜，将陈皮、龙胆同巴豆炒焦黑时，去巴豆不用）

【用法】上为末，糊为丸，如麻子大，朱砂为衣。每服十五丸或二十丸，食后米饮送下；腹胀，食后陈皮汤送下。

【主治】小儿疳气，黄瘦肚大，手脚浮肿，饮水不休。

维

85318　维血宁（《成方制剂》2册）

【组成】白芍　地黄　虎杖　鸡血藤　墨旱莲　熟地黄　太子参　仙鹤草

【用法】上制成口服液剂。口服，一次25~30毫升，一日3次；小儿酌减或遵医嘱。

【功用】补血活血，清热凉血。

【主治】血小板、白细胞减少症。并可作一般性贫血的补血健身剂。

【临床报道】放、化疗致白细胞减少症：《四川中医》[2006,24(10):60]120例肿瘤放化疗白细胞减少患者随机分为两组，治疗组采用维血宁30毫升，每日3次；对照组口服利血生20毫克、鲨肝醇100毫克，每日3次。4周为一疗程。结果：治疗组显效33例，有效20例，无效9例，总有效率85.8%；对照组显效24例，有效18例，无效16例，总有效率72.4%。两组比较有统计学差异（$P<0.05$）。

【备考】本方改为颗粒剂，名“维血宁颗粒”（见《中国药典》2010版）。

85319　维血宁颗粒

《中国药典》2010版。即《成方制剂》2册“维血宁”改为颗粒剂。见该条。

85320　维阳感召汤（《证因方论集要》卷一）

【组成】人参　天冬　麦冬　熟地　生地　茯神　犀角（镑）　羚羊角（镑）　琥珀（研）　龙齿（煅）　珍珠（研）　龟版（炙）　龙眼肉

【主治】阴不维阳，达旦不寐。

【方论选录】《经》曰：阳不入于阴，则不能寐。人参、天冬、二地乃三才丹，以补手足太阴；麦冬、茯神入心，所谓热淫于内，以清胜之；犀角、羚羊，兽类之灵，凉心清肝；龙齿、龟版，介类之灵，镇心潜阳；琥珀，松脂入土而成实，珍珠，老

蚌感月而结胎，故能安魂魄，定心神；龙眼肉，甘以悦脾。此方专用纯甘之味，复以物之灵，引人之灵，两相感召也。

85321 维甜美降糖茶（《成衣制剂》9册）

【组成】北沙参　茶叶　茯苓　葛根　金丝　苦楝　麦冬　青果肉　山药　山楂　天花粉　甜叶菊　银线莲　玉竹　泽泻

【用法】上制成茶剂。开水冲泡服，一次3克，一日3次。

【功用】滋阴清火，生津止渴，降糖降脂。

【主治】糖尿病，症见口渴，多饮。

【宜忌】勿煎服。

绵

85322 绵灰散（《圣济总录》卷六十八）

【组成】新绵一两（烧灰）　黄明胶（炙令燥）　黄柏（去粗皮，蜜炙，为末）各一两

【用法】上为细散。每服一钱匕，食后临卧用地黄汁糯米饮相和调下。

【主治】吐血，咯血。

85323 绵灰散（《圣济总录》卷九十八）

【组成】好白绵四两（烧灰存性，研）　麝香（研）半分

【用法】上为散。每服二钱匕，温葱酒调下，连服三服。

【主治】气淋结痛不通。

85324 绵灰散（《普济方》卷一九〇）

【组成】绵灰三钱　麝香少许　青黛三钱　蛤粉三钱

【用法】上为末。小蓟汤调服。如无小蓟，灯心汤调服。

【主治】劳伤肺经，咯血，吐血，诸方不愈。

85325 绵红散（《圣济总录》卷一三五）

【组成】寒水石（火煅如粉）二钱　定粉　龙骨（捣研）　乳香一钱　干胭脂（看多少入粉令红色）

【用法】上为细散。敷入疮口中，用纸贴之。

【功用】生肌肉，定疼痛。

【主治】疮肿。

85326 绵花膏（《鲁府禁方》卷四）

【组成】香油四两　鸡子五个（煮熟，去白留黄，入油炸紫色）　黄柏五钱（去粗皮，入油炸褐色，绵纸滤过，再入锅内下黄蜡四两，倾碗内，坐水盆，入麝香少许）　乳香　没药　孩茶　轻粉　雄黄　蟾酥　片脑　血竭任意同加

【主治】诸疮。

85327 绵究丸（《鸡峰》卷十四）

【组成】硫黄　官桂　巴豆　白矾　淀花各等分

【用法】上为末，五月五日用粽子和，再入臼捣千下为丸，如梧桐子大，阴干。不拘老幼、有孕妇人、不拘月日，疟疾用棉一片，裹药一丸，男左女右，于五更初放在耳内，四日复取。

【主治】疟疾。

85328 绵茧散（《小儿痘疹方论》）

【异名】蚕茧散（《医钞类编》卷十九）。

【组成】出蛾绵茧不拘多少

【用法】用生白矾捶碎，实茧内，以炭火烧矾汁，干，取出为末，干贴痈疮口内，如肿嚳作痛，更服污命饮。

【主治】小儿因痘余毒，肢体节骱上有痈蚀疮，脓水不绝。

85329 绵茧散（《痘疹传心录》卷十五）

【组成】绵茧（烧灰存性）三钱　枯矾一两　密陀僧五钱　白芷（炒黑）

【用法】上为末。湿则干掺，干则蜜调敷。

【主治】❶《痘疹传心录》：痘痈蚀疮。❷《痘科类编释意》：痘疮发热不结疮，遍身出清水。

85330 绵姜汤（《鸡峰》卷十四）

【组成】米斗子一两（蜜炒）　赤石脂（别研）　干姜　诃子皮　吴茱萸　桂　附子各一两

【用法】上为细末。每服二钱，空心、食前粟米饮调下。

【主治】久泻。

85331 绵胶散（《圣济总录》卷六十八）

【组成】新绵（烧灰，研）　黄明胶（炙燥，捣末）各等分

【用法】上为散。每服一钱匕，临卧糯米饮调下。

【主治】肺损吐血。

85332 绵球散（《古今医鉴》卷九引王伯泉方）

【组成】草乌一个（重一钱）　胡椒　荜茇　红豆　细辛　牙皂各一钱（生）

【用法】上为末，用乌梅去核，捻作饼，包药末在内，仍以药末掺之，以绵裹，缚箸头上，先用鹅翎管，削针刺破，将绵球蘸淡醋缴喉中患处，去痰为度；如牙关不开，先用开关散搐鼻，嚏涕即开。

【主治】喉闭。

85333 绵煎散（《幼幼新书》卷十四引《吉氏家传》）

【组成】麻黄（去节）一两　天麻　紫苏　南星（油煎赤）　僵蚕各半两

【用法】上为末。水一盏，药半钱，绵一片，同薄荷煎汤调服。睡时更煎铁刷散。无惊，二日进二服效。

【功用】退热。

【主治】小儿伤寒，惊风壮热，面热，沉困头痛，不进饮食。

85334 绵煎散（《永乐大典》卷一四九四七引《烟霞圣效方》）

【组成】瞿麦　石膏（乱文者）　赤石脂各等分

【用法】上为细末。每服五钱，水一中盏，绵裹同煎服。

【主治】妇人胎前产后吐血，血运，发虚热，小便不通，脐腹痛。

85335 绵裹散（《卫生总微》卷十八）

【组成】桂心一分　青羊屎一分（炒令转色）

【用法】上为末。每用一字，绵裹塞耳中。

【主治】小儿聤耳，内生疮或有脓汁。

85336 绵大戟散（《良朋汇集》卷二）

【组成】绵大戟三钱　广木香一钱

【用法】上为末，作一服。蜜五钱，水调服。

【主治】水蛊，气蛊。

【宜忌】忌盐百日。

绿

85337 绿袍（《囊秘喉书》）

【异名】加味铜绿散

【组成】铜绿一钱　腰黄五分　冰片一分五厘　炒食盐六分　炙山甲一钱

【用法】上为末。吹患处。候腐臭烂肉脱落后，再用地

骨散吹之。

【主治】实火走马牙疳，腐烂臭肉浮起。

85338 绿雪(《赵炳南临床经验集》)

【组成】生寒水石四十八两　滑石四十八两　生石膏四十八两　青木香五两　玄参(去芦)十六两　沉香五两　升麻十六两　丁香一两　甘草八两　菖蒲五两　元明粉一百六十两　火消三十二两

【用法】每六两药粉兑研水牛角(面)一钱，青黛五钱，朱砂八钱。每服五分至一钱，温开水送下。

【功用】清热镇惊，降温开窍。

85339 绿云丸(《圣惠》卷七)

【异名】绿云丹(《普济方》卷二五〇)。

【组成】硇砂一两　硫黄半两　雄黄半两　蚪螂半两(末)　青盐半两　阿魏半两

【用法】上为细末，入酽醋调令稠，涂于铜钞锣里，合于净地上。四畔以泥密封，经五日后，刮取药，细研，以醋煮面为丸，如粟米大。每服五丸，以热生姜酒送下，不拘时候。

【主治】盲肠气疼痛，手足逆冷。

85340 绿云丸(《圣济总录》卷九十一)

【组成】硇砂(研)　硫黄(研)　木香　槟榔(剉)各半两　附子(炮裂，去皮脐)二两　京三棱(煨，剉)一两　铜绿(研)半分

【用法】上为末，酒煮面糊为丸，如小豆大。每服十丸，日午、夜卧炒生姜酒送下；妇人血气，当归酒送下。

【主治】虚劳心下积聚，元气虚惫，脐下冷疼；妇人血气。

85341 绿云丹

《普济方》卷二五〇。为《圣惠》卷七"绿云丸"之异名。见该条。

85342 绿云丹(《证类本草》卷五引《经验方》)

【组成】铜青不拘分两

【用法】上为细末，用醋调面糊为丸，如鸡头子大。每有中者，才觉便用薄荷酒磨下一丸。须臾便吐，其涎如胶，令人以手拔之，候吐罢。

【主治】小儿风涎。

85343 绿云汤(《圣济总录》卷一四一)

【组成】卷柏　樗根白皮　贯众　朴消　地骨皮各一两

【用法】上为粗散。每用十五钱匕，葱二支，水五升，煮至四升，去滓，乘热渫之。

【主治】痔疾。

85344 绿云汤(《普济方》卷一八三)

【组成】新嫩柏叶一斤(不用坟墓上，去土净，米泔浸七日，如在沸汤内淖过亦得)　甘草四两　生姜半斤(与柏叶同捣细，晒或焙令干)

【用法】上为细末。每服一钱，食后沸汤点下。

【功用】利头目，辟风邪。

【主治】上气。

85345 绿云散(《证类本草》卷十三引《经验后方》)

【异名】绿灵散(《本事》卷三引《经验方》)、平肺绿云散(《普济方》卷三十八)、桑叶散(《普济方》卷二七二)。

【组成】桑叶(好者，净洗过，熟蒸一宿后，晒干)

【用法】上为末。每服二钱匕，水调下。

【主治】肺毒疮，如大风疾。

85346 绿云散(《苏沈良方》卷七)

【异名】青黛散(《得效》卷十七)、绿袍散(《回春》卷五)。

【组成】黄柏半两　螺丝黛二钱

【用法】上研如碧玉色。临卧，置舌根一字，咽津无妨。迟明愈。凡口疮不可失睡，一夜失睡，口疮顿增。

【主治】❶《苏沈良方》：口疮。❷《三因》：口疮，臭气，瘀烂，久而不愈。

【备考】本方原名绿云膏，与剂型不符，据《简易》引《必用方》，见《医方类聚》改。

85347 绿云散(《圣济总录》卷六十八)

【组成】柏叶　百合　人参　阿胶(炙令燥)各二两

【用法】上为散。每服二钱匕，用糯米粥饮调下。

【主治】吐血。

85348 绿云散(《圣济总录》卷一三五)

【组成】柏叶　芙蓉叶并重不拘多少(午日午时采)

【用法】阴干为散。每灸疮黑盖子脱了，即用井水调少许如膏药摊楮纸上贴之。

【功用】止痛。

【主治】灸疮。

85349 绿云散(《卫生总微》卷十九)

【组成】螺青　盆消　生蒲黄　生甘草各等分

【用法】上为细末。每服一钱，生姜自然汁调，细细含咽。若已闭塞不通者，用苇筒入药吹入喉中。重舌、木舌，生姜汁调涂患处。肿痛咽颔者，依此用之。

【主治】喉痹，马喉，缠喉，乳鹅，重舌，木舌，一切咽喉之疾。又口疮，舌上生疮。

85350 绿云散(《杨氏家藏方》卷十一)

【组成】铜绿　铅白霜各等分

【用法】上为极细末。每用少许，掺舌上。

【主治】舌上生疮。

85351 绿云散

《外科精要》卷下。为《杨氏家藏方》卷十二"绿云一醉散"之异名。见该条。

85352 绿云散

《普济方》卷二九九。为《卫生宝鉴》卷十一"绿袍散"之异名。见该条。

85353 绿云散

《普济方》卷三二九。为《圣惠》卷七十三"绿寒散"之异名。见该条。

85354 绿云散(《伤寒全生集》卷四)

【组成】青黛一钱　硼砂五分　寒水石一钱　紫车前一钱　消石一钱　山豆根一钱　元明粉一钱　冰片一分

【用法】上为细末。竹管吹喉中入至病处。

【主治】咽喉肿痛。

85355 绿云散(《医统》卷二十五)

【组成】青黛　硼砂　山豆根　消石　冰片　紫河车玄明粉各等分

【用法】上为末。吹入喉。

【主治】疫病，咽喉肿痛。

85356 绿云散(《医统》卷二十七)

【组成】人参　当归　天门冬　陈皮　甘草　昆布紫苏子　萝卜子　丁香各等分

【用法】水五升，煎膏五合，入炼蜜五合，和匀，加青黛四两和成剂，不成剂再加柿霜搜和为丸，如弹子大，金箔、朱砂各半为衣。日服金箔丸，夜服朱砂丸，不时噙化；喉中不清，服姜蜜汤。

【功用】化痰降气。

【主治】膈噎。

【备考】本方方名，据剂型，当作"绿云丸"。

85357 绿云散(《医统》卷六十一)

【组成】坯子四两（以乳汁调涂碗内四周，上以皮纸瞒围，中取一孔，以艾叶搓作筋箸子大条，燃烟熏入碗内，久之其药干黄色为度，又调又熏如此三次毕，取下） 铜绿四钱五分 冰片五分

【用法】上为极细末，瓷罐收密，勿泄气。每服三分，蜜水调搽烂弦上。不过二次全愈。

【主治】烂眩风眼。

85358 绿云散

《验方新编》卷二。为《遵生八笺》卷十八"紫袍散"之异名。见该条。

85359 绿云膏(《医学正传》卷六)

【组成】黄连 大黄 黄芩 玄参 黄柏 木鳖(去壳)各一钱

【用法】上细切，用香油一两同煎焦色，去药，入净松香五两，再煎成膏，滤入水中，扯拔令金色，入铫再熬放温入后药：猪胆汁三枚，铜绿三钱（醋浸一宿，绵滤去渣）。用竹篦带温搅匀，然后如常摊贴。兼治疮口不干，加乳香、没药、轻粉尤妙。

【主治】瘰疬浸淫，流注于腋胁手足。

85360 绿云膏(《集验良方》卷六)

【组成】没药八分 乳香八分 珍珠五分 琥珀五分 片子松香一两三钱 铜绿一钱五分 象牙五分 黄蜡八分 硼砂五分 蓖麻子五十粒

【用法】共和一处，用铁捶打千下，瓷器收贮。用温水泡软贴之。不见火。

【主治】小儿癖疾，一切疮毒。

85361 绿云膏(《卫生鸿宝》卷二)

【异名】千捶膏（原书同卷）、新绿云膏（《医方易简》卷三）、疔疮呼脓膏（《顾氏医经》卷六）。

【组成】蓖麻子四十九粒（用麻油三两，炸枯去蓖麻） 松香八两（用葱八两，生姜二两同炼煮透，去葱、姜，取香，研） 铜绿二两（研细） 猪胆汁（取大者）三枚

【用法】入铜勺内熬匀，捣千余下，再烘烊倾入水，用手扯拔百余遍，愈拔愈绿。青布摊贴。其脓自会倒拔收尽。

【功用】呼脓拔毒，消肿定痛。

【主治】鳝攻头，疔毒初出，脓流不畅。

85362 绿云膏(《医学集成》卷三)

【组成】黄蜡 白蜡 铜青（研细）各五钱 童女发（洗净）一两 猪鸡冠油一斤

【用法】先将猪油熬去渣，入头发，煎枯取起，下二蜡，微火溶化，离火乘温下铜青，搅匀，贮瓷器，埋土中，出火毒。凡遇溃烂诸疮，先用陈艾、花椒煎洗，油纸摊贴。

【功用】提脓，去腐生肌。

【主治】一切疮毒，紫黑红肿，痛痒非常，溃烂日久不愈。

85363 绿云膏(《青囊秘传》)

【组成】蓖麻子（去壳）二两 松香四两 海藻（炙，研）五钱 昆布（炙，研） 南星（研） 半夏（研） 杏仁各五钱 糠青（研）一两 （一方有乳香、没药）

【用法】上捣成膏。

【主治】痰核，鳝拱头。

85364 绿凤散(《疡医大全》卷二十四)

【组成】鸡蛋一个（入瓦罐煮三四滚，取起，用银簪打三四十孔） 芫花（末）一钱

【用法】上二味，同煮一二十滚，去药食蛋。

【主治】鱼口便毒，瘰疬痰核初起。

85365 绿玉丹(《圣惠》卷七)

【组成】青古钱三十文 硇砂（末）二两

【用法】青古钱烧，醋淬七遍，后铺于净地上，遍掺硇砂末令匀，用盆子合二七日，刮取硇砂，研为末。用热醋浸蒸饼为丸，如绿豆大。每服五丸或十丸，以热生姜酒送下，不拘时候。

【主治】肾脏积冷，气攻心腹，疼痛不可止。

85366 绿玉膏(《医林绳墨大全》卷九)

【组成】黄蜡二两（提过） 松香四两（提过） 白蜡五钱 轻粉五钱 杏仁五钱 铜绿五钱 蓖麻子不拘多少

【用法】调匀，共捶千余下，成绿色，色匀为度，瓷瓶盛贮。遇患者，热水捏开贴之，先将苦茶洗净，用布缚紧，每日一洗，去药；上脓，又捏开再贴之即愈。

【主治】内外臁疮。

85367 绿白散(《圣济总录》卷七十六)

【组成】绿矾 白矾 石灰 铅丹（四味同入罐子内烧通赤，放冷，研） 龙骨 赤石脂 缩砂仁各半两

【用法】上为散，更合研匀。每服一钱匕，小儿半钱匕或一字匕，并米饮调下；作丸服亦得。

【主治】大人、小儿赤白痢，滑肠不止。

85368 绿白散(《卫生宝鉴》卷十三)

【组成】苦参不拘多少

【用法】上为细末。用香油调涂。

【主治】汤熨火烧疼痛。

85369 绿白散(《洞天奥旨》卷十二)

【组成】石绿一钱 白芷一钱 黄柏一钱

【用法】上为末。先以甘草水洗疮，拭净敷之，一日即愈。

【主治】鼻痔，肾痔，头疮，耳疮。

85370 绿衣散(《绛囊撮要》)

【组成】绿矾不拘多少

【用法】上药于新瓦上煅红，放地上凉透，研细。将牙刷脚撬开牙关，搽舌上。

【主治】痿舌，舌忽硬肿，即时气绝。

85371 绿豆汁(《圣济总录》卷一八八)

【组成】绿豆二升

【用法】上味净淘，用水一斗，煮烂研细，澄滤取汁。早、晚食前各服一小盏，如觉小便浓即愈。

【主治】消渴，小便如常。

85372 绿豆汁(《圣济总录》卷一九〇)

【组成】绿豆三升（水五升，煮烂绞取汁二升） 大麻子

仁一升(烂研,入水半盏,同研绞取汁)

【用法】先取麻仁汁一半,煎微温,后入绿豆汁一升同搅,更煎微温,欲服时,先吃炙羊肉干脯一片,吐滓,只咽津五七度,顿服药汁。须臾或吐或利,即其蛔虫自消,若未尽更服。

【主治】蛔虫。

85373 绿豆汤(《遵生八笺》卷十一)

【组成】绿豆(淘净)

【用法】下锅加水,大火一滚,取汤停冷,色碧食之。如多滚则色浊不堪食矣。

【功用】解暑。

85374 绿豆饮(《活幼心书》卷下)

【组成】绿豆粉一两　净黄连　干葛　甘草各半两

【用法】除绿豆粉外,余三味或晒或焙,为末,入乳钵同绿豆粉杵匀。每服半钱至一钱,温豉汤调下。宜先投之,次服对症药剂。

【主治】误服热剂,烦躁闷乱,或作吐,或狂渴。

85375 绿豆饮(《景岳全书》卷五十一)

【组成】绿豆不拘多少　盐少许

【用法】绿豆宽汤煮糜烂,入盐或蜜亦可,待冰冷,或厚或稀或汤,任意饮食之。日服三四次不拘。此物性非苦寒,不伤脾气。

【功用】解毒除烦,退热止渴,大利小水。

【主治】热毒劳热,诸火热极,不能退者。

【宜忌】若火盛口甘,不宜厚味,但略煮半熟清汤冷饮之。

85376 绿豆酒(《病机沙篆》)

【组成】绿豆　(一方用黄连少许)

【用法】蒸熟,浸酒服。

【功用】解暑渴。

85377 绿豆酒(《病机沙篆》)

【组成】绿豆　山药各三两　黄柏　牛膝　玄参　沙参　白芍　山栀　天麦冬　花粉　蜂蜜各一两半　当归一两二钱　甘草三钱

【用法】以好酒浸,饮之。

【主治】阴虚痰火诸疾。

85378 绿豆散(《永乐大典》卷一〇三七引《大方》)

【组成】消石　大黄　绿豆各等分

【用法】上为细末。每次用鸡子清调敷。

【主治】小儿赤肿丹毒。

【加减】如恶物所伤,更有点子,加入脑、麝、硇砂少许同贴。

85379 绿豆粥(《本草纲目》卷二十四引《普济方》)

【组成】绿豆

【用法】煮汁,煮作粥。

【功用】❶《本草纲目》解热毒,止烦渴。❷《长寿药粥谱》:消水肿,预防中暑。

【主治】❶《本草纲目》引《普济方》:消渴饮水。❷《长寿药粥谱》:暑热烦渴,疮毒疖肿,老年浮肿,高热口渴。

85380 绿灵散

《本事》卷三引《经验方》。为《证类本草》卷十三引《经验方》"绿云散"之异名。见该条。

85381 绿松膏(《医林纂要》卷十)

【组成】松脂一斤(拣净砂石木屑)　铜绿半斤(研末)　麻油一斤

【用法】文火先熬油沸,旋入松脂熔化,武火熬之,旋入铜绿,文火熬成膏,绵纸摊贴。溃后不足用。

【功用】吸毒,解毒。

【主治】痈疖。

85382 绿枣丹(《青囊秘传》)

【组成】大红枣(去核)　铜绿一块(包在枣内煅红)　冰片少许

【用法】上为细末。掺之。

【主治】下疳,龟头烂去一半者。

85383 绿矾丸(《圣惠》卷六十)

【异名】温肠丸(《普济方》卷三十八)。

【组成】绿矾四两　白盐一两　硫黄一两　附末一两

【用法】绿矾捣碎安瓶子内,以瓦子盖口,用大火烧一食间,候冷取出,细研如粉;更用白盐、硫黄合研,再入瓶内,准前烧一食间,候冷取出,研令极细;入附末,都研令匀,用粟米饭为丸,如梧桐子大。每服二十丸,空心及晚食前暖生地黄汁送下。当日泻血便定。一月全除根本。

【主治】积年肠风下血,面色萎黄,下部肿疼,或如鼠奶,或如鸡冠,常似虫咬,痛痒不息者。

85384 绿矾丸(《圣惠》卷七十三)

【组成】绿矾一两(烧赤)　釜底墨一两　乌贼鱼骨一两(炙黄)

【用法】上为细末,以粟米饭为丸,如梧桐子大。每服十五丸,食前暖酒送下。

【主治】妇人赤白带下,连年不愈。

85385 绿矾丸(《卫生总微》卷十二)

【组成】绿矾

【用法】上为末,以猪胆汁为丸,如绿豆大。每服五七丸,米饮送下,不拘时候。

【主治】疳疾有虫,爱食泥土。

85386 绿矾丸(方出《医学纲目》卷二十一引《得效》,名见《医统》卷十八)

【组成】绿矾六两(以米醋铁勺内炒七次,干为度,放地上出火气)　南星一两(咀炒黄色)　曲一两(炒黄色)　大皂角一斤(铁锅水煮烂,操出浓胶,滤去渣,净汁入锅,加枣肉,再熬成浓胶和前药用)　红枣六两(蒸,去皮,拨入皂角胶内用)

【用法】上前三味为细末,和入皂角及枣胶内捣匀为丸,如梧桐子大。每服五丸,清晨下床用姜汤送下,夜卧上床再服。如身上发红斑,急煎枣汤解之自愈。

【主治】黄胖。

【宜忌】忌油腻煎炒。

85387 绿矾丸(《医学正传》卷六引《集验方》)

【组成】五倍子半斤(炒黑)　绿矾四两(姜汁炒白)　针砂四两(醋炒红色)　神曲半斤(炒微黄色)

【用法】上为细末,生姜汁煮枣肉为丸,如梧桐子大。每服六七十丸,温酒送下;不能饮酒,米汤送下亦可。

【主治】黄肿病。

【宜忌】终身忌食荞麦面。

85388 绿矾丸(《续名家方选》)

【组成】蜀椒十钱　绿矾(烧红)　枣肉　胡桃(去核)各六钱

【用法】上为末,糊为丸,如赤豆大。每服二十丸,以平胃散煎汁送下,一日三次。

【主治】黄胖病。

85389　绿矾散(方出《圣惠》卷六十五,名见《直指》卷二十四)

【组成】芦荟半两　麝香半两　绿矾二两(烧灰)

【用法】上为散。以绢袋子盛,纳所患指于袋中,以线缠定,不令动摇。以愈为度。

【主治】甲疽疮,手指青点黯。

85390　绿矾散

《圣济总录》卷一二九。为《普济方》卷三〇〇引《圣惠》"绿消煎"之异名。见该条。

85391　绿矾散(《得效》卷十九)

【组成】绿矾半两(小便熬热,放矾于内,候化取出晒干)　丹参二钱半　马兜铃根一钱半　麝香一字(研)

【用法】上为末。浆水洗净疮口上敷贴。

【主治】竹草刺疮,发肿作痛,伤时不曾出血尽,被毒气内攻痛不止,夜卧不安。初破时,其疮紫赤黑色者。

85392　绿矾散(《济阳纲目》卷一〇七)

【组成】五倍子(炒焦)　明矾　铜绿各一钱　麝香一分

【用法】上为末,先以香油通口噙漱,觉无油气,吐去,更漱五七次,吐尽,更以沸汤入盐醋温漱,吐讫后,以药擦患处。

【主治】走马牙疳。

85393　绿狮丹(《喉科指掌》卷一)

【组成】人中白二钱(煅)　青黛三钱　元明粉一钱　硼砂一钱　儿茶三钱　龙骨一钱(煅)　雄黄一钱　黄柏三钱　瓜消一钱　蚕茧七个(煅用,咬破者佳)　黄连三分

【用法】上为细末,收贮候用。

【主治】咽喉口舌风火。

85394　绿消煎(《普济方》卷三〇〇引《圣惠》)

【异名】绿矾散(《圣济总录》卷一二九)。

【组成】绿矾五两

【用法】上药形色似朴消而绿色,置于铁板上。聚灰封之囊袋,吹令火炽,其矾即沸流出,色赤如熔金汁者是真也。候沸定汁尽,去火候冷,取出研为细末,似黄色收之。先以盐汤洗疮,帛裹干,用此敷之。或有虫有黄水,当日洗,汁断疮干。若患痛急,即涂少酥令润,每一遍,盐汤洗濯。有脓处常洗使净,其痂干不须近。每洗干敷药如初,但急痛即涂酥,五日即觉上痂,渐剥起赤,依前洗敷药,十日即疮渐渐剥尽痂落。软处或更生白脓疱,即搽破敷药,自然总愈。

【主治】甲疽。或因剔甲伤肌,或因甲长侵肉,遂成疮肿痛。后缘官靴研损,四边肿焮,黄水出,侵淫相染,五指俱烂,渐渐脚趺疱浆四边起,日夜倍增。

【临床报道】甲疽:张侍郎得此病,卧经六十日,困顿不可复言,京中医并经造问,皆随意处方,无效验,惟此法得效如神,故录之。

85395　绿袍散(《医方类聚》卷七十引《施圆端效方》)

【组成】蝎尾二十五个(去毒用)　铜绿　青盐各二钱　轻粉一字

【用法】上为细末。每用一钱,浆水一盏调洗,一日三次。

【主治】风毒,眼连睚赤烂,拳毛倒睫。

85396　绿袍散(《走马疳急方》)

【组成】山屠粉(即黄柏末)　兰宝华(即青黛)　羽涅灰(即枯矾)　玉虚饭(即冰片)

【用法】上前三味各研细末,和成柳叶色,然后加入后一味少许,再研匀用。

【主治】走马疳。遍口生疳,作秽臭烂,延及咽喉,败坏甚速。

85397　绿袍散(《活幼心书》卷下)

【组成】薄荷叶(去老梗)　荆芥穗各五钱　青黛　元明粉　硼砂各二钱半　百草煎　甘草各三钱

【用法】上剉,焙干为末,元明粉、硼砂二味在乳钵内细杵,同前药末再杵匀。用一字至半钱,干点舌上令其自化;或新汲水入蜜调,点舌上亦好。

【主治】❶《活幼心书》:重舌及满口内外疮毒,咽喉不利。❷《麻科活人》:一切口疮腐烂。

85398　绿袍散(《医方类聚》卷七十三引《经验秘方》)

【组成】青黛　朴消　脑子少许

【用法】上为末。擦患处。

【主治】风壅牙痛。

85399　绿袍散(《卫生宝鉴》卷十一)

【异名】绿云散(《普济方》卷二九九)。

【组成】黄柏四两　甘草(炙)二两　青黛一两

【用法】上前二味为末,入青黛研匀。每用半钱,干掺口内。

【主治】老幼口疮,多时不效者。

【宜忌】忌醋、酱、盐一二日。

85400　绿袍散(《幼科类萃》卷二十一)

【组成】绿豆五钱　大黄二钱

【用法】上为极细末,用生姜薄荷汁入蜜调涂。

【主治】小儿丹毒。

85401　绿袍散(《医学入门》卷四)

【组成】黄柏　薄荷　芒消　青黛各等分

【用法】上为末,入冰片少许。掩上牙床即止。

【主治】齿缝出血。

85402　绿袍散(《古今医鉴》卷十三)

【组成】红枣五枚(去核,每一枣入人言一分,火煅存性)　黄柏五分　青黛三分　穿山甲五分(烧存性)

【用法】上为极细末,和匀。搽患处。

【主治】小儿疳癖,牙根臭烂,牙齿脱落,皮肉破坏。

85403　绿胞散

《回春》卷五。为《苏沈良方》卷七"绿云散"之异名。见该条。

85404　绿袍散(《东医宝鉴·外形篇》卷二)

【组成】黄柏(蜜炙)一两　青黛三钱　片脑二分

【用法】上为末。掺患处,吐出涎即愈。

【功用】《北京市中药成方选集》:清胃热,消肿止痛。

【主治】❶《东医宝鉴·外形篇》:口疮。❷《北京市中药成方选集》:口舌生疮,胃热牙疳,口臭糜烂。

85405　绿袍散(《种痘新书》卷九)

【组成】黄芩　黄连各一钱　石膏　寒水石各一钱半　硼砂一钱　甘草五分　青黛六分

【用法】上为末。敷之。

【主治】痘后唇口生疮。

85406 绿袍散(《种痘新书》卷十二)

【组成】黄芩 黄连 黄柏 甘草 青黛 硼砂

【用法】上为细末。以敷口疮。

【主治】口疮。

85407 绿袍散(《玉钥续编》)

【组成】上铜青一钱 白芷一钱 甘草五分

【用法】上为细末。同黄袍散吹之。

【主治】口疳腐烂。

85408 绿袍散(《喉科秘钥》卷上)

【组成】厚黄柏二两 青鱼胆一两 (黄柏火上炙干起,以鱼胆汁涂上,再炙再涂,以胆尽为度,切片研末) 人中白三钱 青黛三钱五分 胆矾三钱 硼砂三钱

【用法】上为细末。掺患处。

【主治】口疳,疔疮。

85409 绿袍散(《喉科秘诀》卷下)

【组成】青黛 川黄柏 煅人中白 寒水石 明白矾各等分

【用法】水煎服。

【主治】喉风。

85410 绿袍散(《医学集成》卷二)

【组成】樟脑五钱 薄荷三钱(研细入宝罐内,碗覆罐上,湿纸封固,微火升起刮下) 黄柏(末)一两 人中白五分 青黛少许

【用法】吹喉。

【主治】虚火上炎,喉痹舌痛诸证。

85411 绿袍散(《麻疹集成》卷四)

【组成】铜绿 蚕蜕纸 人中白

【用法】上为散。外敷。

【主治】麻后口疮,余热未透,毒壅上焦心脾之火。

85412 绿袍散(《治疹全书》卷下)

【组成】薄荷五钱 青黛二钱五分 硼砂二钱五分 儿茶三钱 甘草三钱 黄柏一钱 铜青 冰片各一钱 元明粉 百草煎各二钱半 荆芥五钱

【用法】上为细末。每用一字或二字,点舌上,令其自化,或井花水调点。

【主治】痘疹误服辛热之药,以致热毒蕴结,咽喉肿痛,口舌生疮,赤眼肿痛。

85413 绿袍散(《成方制剂》5册)

【组成】青黛150克 黄柏150克 山豆根80克 薄荷80克 黄连30克 儿茶(炒)50克 人中白(煅)50克 硼砂(炒)50克 冰片50克

【用法】上制成散剂。外用,洗净患处,用少许吹搽。一日2~3次。

【功用】清热消肿,化腐解毒。

【主治】唇舌腐烂,咽喉红肿。

85414 绿银散(《卫生总微》卷十七)

【组成】铜绿 密陀僧各三钱 白及一个(烧存性)九钱

【用法】上为细末。每用半钱,津唾调涂腋下,三五日一次。以效为度。

【主治】腋气。

85415 绿绵散(《青囊立效秘方》卷一)

【组成】扫盆一钱五分 净黄升一钱五分 生石膏三钱 青黛六分 芦荟一钱五分 四六(即冰片)一分

【用法】乳至无声。先搞净耳内脓液,然后吹药。

【主治】耳内流脓淋漓,焮肿作痛。

85416 绿雄散(《万氏家抄方》卷三)

【组成】雄黄七分 绿矾三分 硼砂(煅)五分

【用法】上为极细末。吹入。如热痰甚,用生硼砂。

【主治】喉疮毒盛,或有虫者。

85417 绿寒散(《圣惠》卷七十三)

【异名】如圣无比散(《妇人良方》卷一)、绿云散(《普济方》卷三二九)。

【组成】晚蚕沙一两(微炒) 伏龙肝半两

【用法】上为极细末。每服一钱,以温酒调下,不拘时候。

【主治】妇人崩中下血不止。

85418 绿蜡膏(《内外科百病验方大全》)

【组成】黄蜡六钱 白蜡四钱 铜绿五钱 真小磨麻油二两

【用法】先将麻油熬至滴水成珠,再将各药加入搅匀,热二三滚,用罐收贮浸水中,拔去火毒,用纸摊贴,少刻脓粘满纸,起去再换,日换数次。

【功用】生肌。

【主治】已破一切无名肿毒,日久不愈者。

85419 绿膏药(《丹溪心法附余》卷十六)

【组成】铜青 蓖麻子 松香 木鳖子 杏仁 乳香 巴豆 没药

【用法】上为末,捣令匀,于净石上,用斧捶千余下成膏,收贮。水浸施用。

【主治】诸般恶疮,肿毒软疖。

85420 绿膏药

《验方新编》卷六。为《外科正宗》卷二"紫霞膏"之异名。见该条。

85421 绿膏药(《内外验方秘传》)

【组成】蜈蚣一条 空青三钱 轻粉二钱 朴消四钱 黄柏四钱 生军三钱 胡黄连二钱

【用法】晒干为末,用火麻仁四两同捶溶,作隔纸膏贴。

【主治】足上湿热。

85422 绿燕丹(《种福堂方》卷四)

【组成】柏油 铜绿 生矾 燕窝泥

【用法】取多年柏油,入铜勺内熬滚去滓,再入铜绿、生矾、燕窝泥调匀搽。

【主治】小儿鳝拱头。

85423 绿樱膏(《成方制剂》2册)

【组成】白芷 冰片 赤芍 穿山甲 大黄 胆膏 附子 红花 黄柏 金银花 没药 木鳖子 肉桂 乳香 生草乌 生川乌 生马钱子 乌梢蛇 血竭

【用法】上制成膏剂。将膏药浸于温水中,用手捻开,摊于布上(切忌火烧),贴于患处。

【功用】消肿止痛,祛风散寒。

【主治】各种疮症,外伤肿痛,腰腿疼痛等。

85424 绿糖饮(《医钞类编》卷十五)

【组成】绿豆不拘多少

【用法】煮酽汤，取出加洋糖与饮，冷热随病者之便，以此代茶，渴即与饮，饥则拌食，并食其豆。

【主治】瘟疫。

【方论选录】绿豆性虽清凉而不寒苦，且善于解毒，退热除烦，止渴利小水，独于治瘟疫为尤宜焉。以洋糖，既能解毒，且兼凉散，瘟疫初终俱可服食。

85425 绿霞散(《卫生总微》卷十五)

【组成】柏叶二钱(末) 蝎(末)一钱 大南星(炮过为末)一分 白僵蚕(去丝嘴，末)一钱 郁金(末)一钱 雄黄(末)一钱(水飞)

【用法】上为细末。每服一字或半钱，薄荷蜜水调下，不拘时候。

【主治】小儿外感风热，体如汤火，夜啼不乳。

85426 绿千锤膏(《朱仁康临床经验集》)

【组成】土木鳖子(去壳)五个 嫩松香125克 铜绿(研细)3克 乳香6克 没药6克 蓖麻子(去壳)21克 巴豆仁15克 杏仁3克

【用法】上药入石臼内捣千下成稠膏，用时隔水炖热，竹签挑药，在油纸上摊成膏药。稍烘热贴于疮上，三日一换，直至治愈。

【功用】拔毒提脓。

【主治】鳝拱头。

85427 绿云天散(《喉科种福》卷四)

【组成】硼砂六分 冰片一分 绿矾三分(煅) 玄明粉五分 麝香五厘

【用法】吹喉，内服玄黄散，敷鼎足方。

【主治】脚跟喉风。

【宜忌】忌热物、怒气。

85428 绿豆粉饮(《育婴秘诀》卷一)

【组成】绿豆粉一两 黄连(炙) 干葛 甘草(生)各半两

【用法】上为末。每服五分至一钱，淡豆豉汤温调下。

【功用】解毒。

【主治】误服热药太过，以致烦躁闷乱，或作吐，或狂，或渴。

85429 绿云一醉散(《杨氏家藏方》卷十二)

【异名】绿云散(《外科精要》卷下)。

【组成】金星凤尾草四两(如新采者，即瓦上炒，叶背有细点，如金星相对者) 甘草四两(生剉，焙干)

【用法】上为细末，分作四服。先以好酒二升煎三二沸，倾在一器中，更用冷酒一升相和，调药末二两令温，只作一服。食令尽，便以物枕着痛处睡，良久遂下毒气恶物，次日减药末并酒一半，再进一服。

【主治】❶《杨氏家藏方》：五毒发背，及一切恶疮。❷《赤水玄珠》：五发毒疮于背脑或手足，金石发疽。

85430 绿风还睛丸(《金鉴》卷七十七)

【组成】甘草 白术 人参 茯苓 羌活 防风 菊花 生地黄 蒺藜 肉苁蓉 山药 牛膝 青葙子 密蒙花 菟丝子 木贼 川芎各一两

【用法】上为细末，炼蜜为丸，如梧桐子大。每服三钱，空心清茶送下。

【主治】内障，已成绿风不足证。

85431 绿风羚羊饮(《金鉴》卷七十七)

【组成】黑参二钱 防风二钱 茯苓二钱 知母二钱 黄芩一钱 细辛一钱 桔梗二钱 羚羊角一钱 车前子一钱 大黄一钱

【用法】上为粗末，以水二盏，煎至一盏，食后去渣温服。

【主治】内障，已成绿风有余证。

85432 绿豆甘草汤(《急救便方》)

【组成】绿豆 甘草

【用法】水煎服。

【功用】解一切毒。

【临床报道】蕈中毒幻视：《中国中医急症》[2000，9(1)：17]治疗88例，结果：显效68例，有效18例，无效2例，总有效率为97.7%。

85433 绿矾止痛方(《赤水玄珠》卷四)

【组成】绿矾七八分

【用法】好酒化下。

【主治】心气痛。

85434 绿萼点舌丸(《成方制剂》12册)

【组成】白梅花450克 沉香45 血竭90克 乳香(醋炙)90克 没药(醋炙)90克 葶苈子90克 硼砂90克 石决明54克 雄黄90克 牛黄45克 冰片45克 蟾酥180克 朱砂90克 珍珠27克 麝香27克 熊胆9克 牛胆粉18克

【用法】上制成丸剂。口服，用黄酒送服，一次3粒，一日2次。外用，用醋化开，敷于患处。

【功用】消热解毒，消肿止痛。

【主治】疔疮痈肿初起，咽喉、龈、舌肿痛。

【宜忌】孕妇忌服。

85435 绿萼梅花丸

《饲鹤亭集方》。为《续名医类案》卷十八引沈月枝方“梅花丸”之异名。见该条。

85436 绿豆甘草解毒汤(《效验秘方》张学文方)

【组成】绿豆120克 生甘草15~30克 丹参30克 连翘30克 石斛30克 茅根30克 大黄15或30克(后下)

【用法】水煎。大剂量频服，昼夜各服一剂，必要时可服3~4剂。对于接触性中毒患者，则需清洗皮肤。

【功用】解毒益阴，兼顾心肾。

【主治】多种食物或药物中毒后，见发热，口干舌燥，心烦呕吐，甚则神志恍惚，小便混浊等症。

【方论选录】绿豆味甘性寒，有清热解毒利尿之功；甘草味甘性平，对各种药物、毒物有解毒之力；丹参味苦性微寒，可活血祛瘀，清热除烦，镇静安神；茅根味甘性寒，清热利尿，加速毒物排泄，并可防止出血，兼以护肾；连翘味苦性微寒，清热解毒，强心；大黄推陈致新，清热解毒。诸药合用，共奏解毒益阴之效。

85437 绿豆灯心糯米汤(《杂病源流犀烛》卷二)

【组成】绿豆一酒杯 灯心三十根 炒糯米一撮

【主治】热渴。

85438 绿豆乳香托里散(《备急灸法》)

【组成】绿豆粉一两 乳香半两

【用法】上为末。生草水调下。

【功用】托毒气不入。

十二画

琥

85439 琥升汤（《效验秘方·续集》徐德福方）

【组成】琥珀15克　升麻15克　大青叶15克　生地15克　当归15克　茵陈15克　薏苡仁15克　连翘15克　香附（醋炒）15克　赤芍10克　五灵脂10克　丹皮10克　败酱草25克　甘草梢6克

【用法】水煎，分2次温服。

【功用】活血散瘀，消肿止痛。

【主治】妇科结扎术所致附件炎。

【加减】小腹痛甚者，加乌药；食差，胸脘胀满者，加鸡内金、厚朴、砂仁；白带多者，加革薢；服药过程中经量多、淋漓不断，加地榆炭、三七3克（冲服），去丹皮、赤芍，同服灭滴灵、盆腔消炎片、当归片等。

【方论选录】方中琥珀以安神、散瘀通淋、利水通塞为主药；升麻性善清胃，升提元气，能抑制结核杆菌及真菌，治肠肌弛缓和盆肌痉挛；当归生血补心，扶虚益损，逐瘀生新；茵陈清热利湿，渗湿于下；赤芍、生地、丹皮，凉血解毒，活血消瘀，通络止痛，薏苡仁利水渗湿能清能补，湿热带下宜生用；大青叶、败酱草、连翘则有清热解毒，活血化瘀之功，投入诸药既使血分湿热之毒外泄，又可防热入血络之弊；甘草梢清热解毒，调和诸药；香附理气解郁，调经止痛，治血因气滞之妇科病尤为多用。全方相配分消表里热毒，疏通气血壅滞，从而达到行气活血散瘀，消肿止痛，祛邪扶正，益气健脾，托毒外出之功。

【临床报道】附件炎：《陕西中医》[1993，14（12）：531]治疗结扎术所致附件炎30例，结果：临床治愈19例，显效6例，好转4例，无效1例，总有效率96.7%。

85440 琥珀丸（《圣惠》卷五十）

【组成】琥珀一两（细研）　槟榔一两　木香一两　诃黎勒皮一两　陈橘皮一两（汤浸去白瓤，焙）　五味子半两　桂心一两　桃仁半两（汤浸，去皮尖双仁，麸炒微黄）　川大黄一两（剉碎，微炒）　半夏一两（汤洗七遍，去滑）　昆布半两（洗去咸味）　枳壳一两（麸炒微黄，去瓤）　白术一两

【用法】上为末，炼蜜为丸，如梧桐子大。每服三十丸，煎生姜、枣汤送下，不拘时候。

【主治】五种膈气，喉咽不利，心胸壅塞，食少无力。

85441 琥珀丸（《圣惠》卷六十七）

【组成】琥珀一两　鳖甲一两（涂醋，炙令黄，去裙襕）　牛膝三分（去苗）　白芍药三分　白蒺藜三分（微炒，去刺）　当归一两（剉，微炒）　黄耆一两（剉）　附子三分（炮裂，去皮脐）　桂心三分　菴蕳子三分　鹿茸二分（去毛，涂酥，炙微黄）　川大黄三分（剉碎，微炒）

【用法】上为末，炼蜜为丸，如梧桐子大。每服三十丸，以温酒送下，不拘时候。

【功用】理血，补骨髓。

【主治】伤折腕损。

85442 琥珀丸（《圣惠》卷六十九）

【组成】琥珀一两　安息香三分　朱砂三分（细研，水飞过）　木香三分　麒麟竭一两　败龟一两（涂醋，炙令黄）　没药三分　地龙一两（微炒）　雄黄半两（细研，水飞过）　当归一两（剉，微炒）　槟榔二两　麝香一分（细研）

【用法】上为末，炼蜜为丸，如绿豆大。每日二十丸，空心时以温酒送下，晚食前再服。

【主治】妇人血风，身体骨节疼痛。

85443 琥珀丸（《圣惠》卷七十）

【组成】琥珀一两（细研）　当归一两（剉碎，微炒）　芎藭半两　木香半两　桂心半两　羌活三分　槟榔三分　没药半两　牛膝一两（去苗）　朱砂三分（细研，水飞过）　延胡索三分　桃仁三分（汤浸，去皮尖双仁，麸炒微黄）　熟干地黄半两　硼砂三分（不夹石者，细研）　鳖甲一两（涂醋，炙令黄，去裙襕）　姜黄半两　苏合香半两　柴胡一两（去苗）　赤芍药半两　牡丹半两　川大黄一两（剉碎，微炒）　麝香一分（细研）

【用法】上为末，炼蜜为丸，如梧桐子大。每服三十丸，食前以温酒送下。

【主治】妇人血风劳气，四肢羸瘦，骨节酸痛，口干心烦，经脉不利，或时腹痛，干呕，不思饮食，日渐困乏。

85444 琥珀丸（《圣惠》卷七十一）

【组成】琥珀半两（细研）　当归半两（剉，微炒）　芎藭半两　牛膝一两（去苗）　京三棱一两（微煨，剉）　桂心半两　川大黄一两（剉碎，微炒）　川乌头半两（炮裂，去皮脐）　干漆半两（捣碎，炒令烟出）　鳖甲一两（涂醋，炙令黄，去裙襕）　桃仁三分（汤浸，去皮尖双仁，麸炒微黄）

【用法】上为末，炼蜜为丸，如梧桐子大。每服二十丸，以暖酒送下，不拘时候。

【主治】妇人症瘕兼血气，脐腹疼痛，不欲饮食，四肢羸瘦。

85445 琥珀丸（《圣惠》卷七十一）

【组成】琥珀三分（细研）　生干地黄半两　桂心三分　牛膝三分（去苗）　鳖甲二两（涂醋，炙令黄，去裙襕）　当归半两（剉，微炒）　京三棱一两（微炮，剉）　延胡索半两　干

漆一两(捣碎,炒令烟出) 芫花三分(醋拌,炒令干) 水蛭四十九枚(炒令黄) 虻虫四十九枚(炒令黄,去翅足) 槟榔三分 硇砂一两(研) 川大黄二两(剉碎,微炒) 桃仁三分(汤浸,去皮尖双仁,麸炒微黄)

【用法】上为末,醋煮硇砂为膏,入药末为丸,如梧桐子大。每服十丸,空心以温酒送下。

【主治】妇人积年血癥块不消,状若鬼胎之候。

85446 琥珀丸(《圣惠》卷七十九)

【组成】琥珀一两 赤芍药一两 桂心一两 当归一两(剉,微炒) 川大黄一两半(剉碎,微炒) 干漆一两(捣碎,炒令烟出) 虻虫二分(去翅足,微炒) 水蛭一分(炒令黄) 鳖甲一两(涂醋,炙令黄,去裙襕) 硇砂一两(细研) 桃仁一两(汤浸,去皮尖双仁,麸炒微黄)

【用法】上为末,炼蜜为丸,如梧桐子大。每日二十丸,空心及晚食前以温酒送下。

【主治】产后恶血不散,积聚成块。

85447 琥珀丸(《圣惠》卷七十九)

【组成】琥珀一两(细研) 没药一两 当归一两(剉,微炒) 赤芍药一两 京三棱一两 鳖甲一两(涂醋,炙微黄) 虻虫一两(去翅足,微炒) 水蛭一两(炒令黄)

【用法】上为末,炼蜜为丸,如绿豆大。每日十丸,空心以温酒送下。

【主治】产后积聚成血瘕,致月水不通,小腹疼痛。

85448 琥珀丸(《准绳·女科》卷二引《博济》)

【组成】琥珀 当归 木香 川芎 防风 槟榔各一两 三棱(炮) 干姜(炮) 桂心各一两二钱半 吴白术(洗) 柴胡 人参各半两 青皮 吴茱萸(洗,炮) 全蝎(炒) 附子(炮) 草豆蔻 赤芍药 柏叶 白芷 天麻各七钱半 桃仁(去皮尖,麸炒) 败龟甲(醋炙) 鳖甲(醋炙)各一两半

【用法】上为细末,炼蜜为丸,如梧桐子大。每日二十丸,空心酒下,午前、近晚更进一服。如觉暖,近晚不须服,如腹内块积攻筑,于鳖甲、桃仁、槟榔、三棱各加一倍为妙。

【主治】妇人血风虚劳,上热下冷,或发动即心中烦躁,困乏无力,不美饮食,醋心口疮,月水不调,肌肉黄悴,腹痛肠鸣,或有气块攻冲,或时作寒热,头旋痰逆,手足麻痹。

【宜忌】忌生冷、葱、苋菜、毒鱼等物。

85449 琥珀丸(《医方类聚》卷二一一引《王岳产书》)

【异名】保安丸(《产乳备要》)、万灵丸(《普济方》卷三一六)。

【组成】马鸣退(生了早蚕纸,隔纸炙令黄,刮取壳)半两 寒水石(太山者)半两(煅过,出火毒,研) 人参半两 赤茯苓三分(去皮) 当归半两(洗) 菌桂半两(生用) 牡丹皮三分 牛膝半两(酒浸一夕) 芍药三分 香白芷半两 木香半两 芎䓖半两 山茱萸半两 藁本半两 麻黄半两 黑附子半两(炮,去皮) 细辛半两 泽兰半两 甘草半两(炮) 防风半两 桔梗(去头)半两 丹参半两 蝉壳半两 沉香一分(生用)

【用法】上剉细,焙令干,炼蜜为丸,如弹子大。每服一粒,空心嚼烂,温酒送下。凡妊妇入所投之月,每日进一丸,至产日不觉分娩;产前伤寒中风,体如板者,热煎麻黄汤研下一粒;产后腹内搅痛,进脐下如刀刺者,可服一粒;胎前产后,患赤白痢,并冷痰虚气攻冲,呕逆,饮食减少,宜进一粒;经信不通,忽又频来,赤白带下,饮食无味,黄瘦,遍身生血斑黑点,急宜饵此药;应胎前产后,如中诸般急危之疾,速宜以无灰酒送下一粒。

【主治】产前后三十六种冷气血风,手足疼痛,一切诸疾。

【备考】本方山茱萸、丹参,《产乳备要》作吴茱萸、生干地黄。

85450 琥珀丸(《圣济总录》卷二十七)

【组成】琥珀(研)一分 黄连(去须) 黄柏(去粗皮) 大黄(煨,剉)各半两 巴豆(去皮心膜,出油取霜)二钱

【用法】上为细末,与巴豆霜拌匀,煮薄面糊为丸,如绿豆大。每服十丸,柳枝汤送下,不拘时候。

【主治】阳毒伤寒。六七日间,服热药过度,致使阳气内伏,身体微热,眼目爪甲尽黄,心下硬痛,语涩舌干,昏躁。

85451 琥珀丸(《圣济总录》卷一二五)

【组成】琥珀(研) 大黄(剉,炒)各一两 昆布(洗去咸,焙)半两

【用法】上为细末,炼蜜为丸,如梧桐子大。每服二十丸,空心及晚食后以温酒送下。

【主治】瘿气初结,喉中壅闷,渐渐肿大。

85452 琥珀丸(《圣济总录》卷一五一)

【组成】琥珀(研) 白芷 芎䓖(醋浸一宿,炒) 当归(酒浸一宿,炒)各一两半 阿魏(入蜜研细) 木香 白术(醋浸一宿,炒) 桂(去粗皮) 附子(炮裂,去皮脐) 陈橘皮(汤浸去白,醋浸一宿,炒)各一两 杏仁(去皮尖双仁,炒令黄) 吴茱萸(醋浸一宿,炒)各半两

【用法】上为末,炼蜜为丸,如梧桐子大。每服三十丸,空心温酒送下。

【主治】妇人血风冷气,月候不调。

85453 琥珀丸(《圣济总录》卷一五一)

【组成】琥珀(碎) 生藕节(切,焙) 没药(研) 斑蝥(去翅足,糯米同炒熟,去米)各半两 白丁香 硇砂各一分(研) 牵牛子(生)半两

【用法】上为末,用醋熬狗胆为丸,如梧桐子大。每服五丸,空心没药酒送下,未通加至十丸。

【主治】妇人月水不通。

85454 琥珀丸(《圣济总录》卷一五一)

【组成】琥珀(别研) 木香 禹余粮(煅,醋淬) 白术 芍药 鳖甲(去裙襕,酒浸,炙令香) 桂(去粗皮) 附子(炮裂,去皮脐) 羌活(去芦头) 蓬莪术(炮,剉) 细辛(去苗叶) 牡丹(去心) 肉豆蔻(去壳) 人参 京三棱(炮,剉) 黄耆(剉)各一两 当归(微焙) 槟榔(剉) 枳壳(去瓤,麸炒)各一两半 柴胡(去苗) 芎䓖 桃仁(汤浸,去皮尖双仁,炒黄色)各二两 安息香半两(研)

【用法】上为末,以生地黄自然汁一碗,与药末同拌,次用酒煮面糊为丸,如梧桐子大。每服二十丸,空心温酒送下。

【主治】妇人虚冷,月水凝涩不利,腹内疼痛,四肢烦热,皮肤瘾疹,饮食减少。

85455 琥珀丸(《圣济总录》卷一七〇)

【组成】琥珀 犀角末各一钱 真珠末 天南星(酒

浸,麸炒)各二钱　牛黄　龙脑(研)　麝香(研)各一字　丹砂(研)一分　干蝎七枚(全者,炒)

【用法】上为细末,炼蜜为丸,如鸡头实大。每服一丸,煎菊花汤送下。

【主治】小儿慢惊风。

85456　琥珀丸(《幼幼新书》卷十引《张氏家传》)

【组成】天麻　人参　防风各一两　甘草　干蝎(全者,炒)　僵蚕各半两　牛黄一钱　朱砂　麝香　雄黄各二钱半

【用法】上为细末,炼蜜为丸,如梧桐子大。二三岁每服一丸,薄荷汤化下。

【主治】惊风温壮,咳嗽涎壅,一切惊热。

85457　琥珀丸(《卫生总微》卷五)

【组成】干全蝎二枚　琥珀(另研)　铁粉(炒)各二钱　轻粉　南星(炮)　白附子(炮)各一钱　龙脑半钱(研)

【用法】上为末,酒糊为丸,如黍米大。每服一二丸,薄荷温汤送下,不拘时候。

【主治】新生儿胎惊。此在母腹中时,因有所惊乃感,至生下百日之内,心神不宁,睡卧不醒,壮热躁烦,啼哭无时,面青赤,腰直身冷,搐缩口撮,或粪青黄水。

【备考】如服此药,眼翻牙噤如鱼口者,乃死候也。

85458　琥珀丸(《卫生总微》卷十六)

【组成】琥珀半两(研)　乳香半两(研)　桃胶半两(研)

【用法】上为末,面糊为丸,如绿豆大。每服一二十丸,煎萱草汤送下。

【主治】小儿热淋疼痛。

85459　琥珀丸(《杨氏家藏方》卷十)

【组成】人参(去芦头)一斤(切碎,用井水三升,银锅内熬去水一半,滤过,取人参汁再熬成膏,和众药)　附子一枚(重八钱者,炮,去皮脐)　龙骨(飞过)　远志(汤浸,去心)　沉香　安息香(酒煮,滤去砂石,熬成膏)　琥珀(别研)各一两　巴戟(汤泡,去心)　防风(去芦头)　半夏曲　莲子心　紫石英(研细,飞过)　白茯苓(去皮)　石菖蒲　熟干地黄(洗,焙)　茯神(去木)　柏子仁　乳香(别研)　麦门冬(去心)　牡蛎(火煅取粉)　辰砂(研细,飞过)　酸枣仁(炒)各半两

【用法】上为细末,次入辰砂、乳香、琥珀,安息香膏子、人参膏子为丸,如梧桐子大。每服五十丸,日午及临卧温熟水送下。

【功效】　安神养志,宁睡,固精血,悦颜色,滋益荣卫。

85460　琥珀丸(《普济方》卷二一八引《卫生家宝方》)

【组成】琥珀三分　乳香三分　干熟地黄三两　远志一两一分(去心)　白茯苓一两半　附子一两(炮)　桂一两一分　人参一两一分　麦门冬一两(去心)　当归一两　朱砂一两(研)　麝香一分(研)　酸枣仁一两(汤浸,去皮)　石菖蒲一两一分

【用法】上为末,炼蜜为丸,如梧桐子大。每服三十丸,人参汤送下,日中夜卧服。

【功用】养心肾,滋益气血。

【加减】如孕妇,去朱砂、麝香。

85461　琥珀丸(《魏氏家藏方》卷六)

【组成】人参(去芦)　远志(去心)　麦门冬(去心)　茯神(去木)　白茯苓(去皮)　龙齿(水飞)　车前子　乳香(别研)　地骨皮　山药　石菖蒲(去须,蒸)　朱砂(别研,水飞)各一两　熟干地黄(洗)　黄耆(蜜炙)各一两　琥珀(别研)　柏子仁(别研)　五味子各半两(去枝)

【用法】上为细末,炼蜜为丸,如梧桐子大。每服五十丸,空心、食前、临卧枣汤送下。

【功用】补心肾。

【主治】忧愁思虑,内耗元气,醉饱房劳,下伤元脏,致令精血不固,神气大伤,心忡烦悸,梦寐不安,精神恍惚,足胫酸疼,小便白浊,情思不乐,多生恐怖,头目昏晕,阴痿阳弱,腰膝疼重,一切虚羸。

85462　琥珀丸(《魏氏家藏方》卷十)

【组成】熟干地黄(酒浸)　白术(去芦)各一两半(炒)　续断(去芦,酒浸)　附子(炮,去皮脐)　蓬莪术(炒)各二两　雄黑豆(炒熟,去壳)　刘寄奴(拣净,酒窨)各三两　当归(去芦,酒浸)　白芍药　青橘皮(去瓤)　延胡索(蛤粉炒)　茴香(淘去沙,炒)　牡丹皮(炒)　乌药(炒)　蛇床子(炒)　陈橘皮(去白)　金钗石斛(去芦,酒浸一宿)　白芷(炒)各半两

【用法】上以米醋、无灰酒各三升,同煮干焙燥,入后药:防风(去芦)、琥珀(别研)、桔梗(炒)、蒲黄(隔纸炒)、官桂(去粗皮,不见火)各一两,共为细末,醋面糊为丸,如梧桐子大。每服三十丸,空心、食前米饮送下,或温酒送下。久服自然有孕。

【主治】血海久冷,月经不调。

85463　琥珀丸(《儒门事亲》卷十二)

【组成】神祐丸加琥珀一两

【用法】上为细末,滴水为丸,如小豆大。每服五七十丸,临卧温水送下。

【功用】攻下。

【主治】《普济方》:小便不通。

85464　琥珀丸(《济生》卷六)

【组成】琥珀(别研)　白芍药　川乌(炮,去皮)　川牛膝(去芦,酒浸)　鳖甲(醋炙)　蓬莪术(炮)　当归(去芦,酒浸)　厚朴(姜制炒)各一两　木香(不见火)　泽兰叶　官桂(不见火)各半两　麝香(别研)五分

【用法】上为细末,酒糊为丸,如梧桐子大。每服七十丸,空心温酒、米饮任下。

【功用】《杏苑》:调顺气血。

【主治】妇人血瘕,腹中有块,攻刺小腹,痛重,或腰背相引而痛,久而不治,黄瘦羸乏。

85465　琥珀丸(《朱氏集验方》卷六)

【组成】琥珀(研如粉)不拘多少。

【用法】上为细末,炼蜜为丸,如梧桐子大。每服十丸,煎赤茯苓汤吞下,甚者,加丸数。

【主治】老人小便不通。

85466　琥珀丸(《局方》卷九续添诸局经验秘方)

【组成】琥珀(研)　辰砂(别研)　沉香　阿胶(碎,炒)　肉桂(去粗皮)　石斛(去根)　附子(炮,去皮脐)　五味子(拣净)　川芎各半两　牛膝(去苗,酒浸一宿)　当归(去苗,炒)　肉苁蓉(切,酒浸一宿,焙)　人参　续断　没药(研)各三分　熟干地黄　木香各一分

【用法】上为细末，炼蜜为丸，如弹子大。每服一丸，空心暖酒调下，午、晚食前再服。若人腹胁疼痛，绕脐如刀刺，及呕逆上气筑心，痰毒不思饮食，用姜汁少许和酒服；诸痢及赤白带，血冷崩中下血，漏胎下血，用生姜与艾，剉，炒令赤色，入酒同煎数沸，去滓调服；泄泻不止，陈米饮服；涩尿诸淋，煎通草、灯心汤服；血运不知人，煎当归酒调服；上热下冷，浓煎人参汤服；遍身虚肿水气，煎赤小豆汤服；产内二毒伤寒，及中风角弓反张，身如板硬，煎麻黄汤服，使被盖出汗；月经不通，或间杂五色，频并而下，断续不止，饮食无味，肌肤瘦劣，面赤唇焦，乍寒乍热，四肢烦疼，五心燥热，黑鼾，遍身血斑，赤肿走疰，及血风劳伤无力，用童便入姜汁少许调服，常服以小便为妙，若恐恶心，和以半酒；如怀胎人于难月一日一服，至产下不觉疼痛。或病人服至五服、十服，日倍饮食，是药功效矣。其功不能俱载，略述急用汤使于前。

【功用】生精血，去恶血。

【主治】妇人或老或少产前产后病，及疗三十六种血冷，七疝八瘕，心腹刺痛，卒中瘫痪，半身不遂，八风十二痹等，手足酸疼，乳中毒结瘀血，怀胎惊动伤犯不安，死胎不出，并衣不下。

85467 琥珀丸（《普济方》卷二一九引《瑞竹堂方》）

【组成】琥珀（明者） 沉香 木香 丁香（净） 小茴香（盐炒） 白茯苓（去皮） 陈皮（去白） 八角茴香 熟地黄 甘草（炒）各五钱 木通（去皮） 没药 枳壳（炒）各三钱 当归三两（炒）

【用法】上为细末，炼蜜为丸，如弹子大。每服一丸，空心细嚼，温酒送下，一日二次。

【功用】降心火，益肾水，兴阳道。

【主治】虚损。

85468 琥珀丸（《得效》卷十三）

【组成】天南星二两（大者，掘地坑，深尺余，火煅令红去火，安南星在内，即以醋沃之，瓦盆盖一伏时，取出洗去灰土，焙干为末） 朱砂半两（别研） 琥珀二钱（通明者，别研） 真金箔十片

【用法】上剉，以豮猪心血为丸，如梧桐子大。每服十五丸，临卧以人参或麦门冬汤送下。

【主治】暗风百日内者。

85469 琥珀丸

《普济方》卷一〇一。为《局方》卷一（淳祐新添方）“寿星丸”之异名，见该条。

85470 琥珀丸（《普济方》卷三三三）

【组成】水蛭（石灰炒） 虻虫（去翅足，糯米炒） 琥珀半两 芫花（醋浸，焙干） 桃仁（汤浸，去皮尖） 当归（酒浸，去芦） 桂枝（不见火） 大黄各一两

【用法】上为细末，大黄醋熬成膏为丸，如梧桐子大。每服三十丸，空心苏木酒送下。

【主治】月经闭塞不通，腹中成块。

85471 琥珀丸

《普济方》卷三七三。为《局方》卷十“天麻防风丸”之异名。见该条。

85472 琥珀丸

《奇效良方》卷十六。为《圣济总录》卷六十二“五膈丸”之异名。见该条。

85473 琥珀丸（《慎斋遗书》卷十）

【组成】天竺黄 僵蚕 雄黄 钩藤 天麻 柏子仁 益智各五钱 珍珠 琥珀 胆星（姜汁炒） 牛黄各一钱 麝香五分 全蝎（去头足）二十个 竹节白附子（大者）三钱 冰片三分 蜈蚣一条 犍猪爪四枚

【用法】上为末，炼蜜为丸，金箔十张为衣。每服一丸，随证用汤化下。

【主治】小儿急惊，脉刚急。

85474 琥珀丸（《广笔记》卷二）

【组成】延胡索六钱 怀熟地八钱 当归身 川续断（酒洗，炒） 川芎各六钱 川牛膝 人参 沉香 乳香 没药（去油）各五钱 真阿胶（蛤粉炒）八钱 辰砂（水飞） 大附子 五味子各五钱 金钗石斛六钱 肉苁蓉八钱（酒洗） 琥珀 珍珠（上上者）各五钱

【用法】上为极细末，炼蜜为丸，如桂圆大，以好辰砂飞过为衣，蜡服丸。

【功用】下胎衣。

【主治】妇人生产艰难，血晕。

85475 琥珀丸（《广笔记》卷三）

【组成】琥珀三钱 天竺黄二钱 人参三钱 茯神二钱 粉甘草三钱 朱砂一钱五分 山药一两 胆星二钱 莲肉三钱

【用法】上炼蜜为丸，朱砂为衣。每服一钱，人参、圆眼汤送下。

【主治】慢惊，兼治小儿一切虚证。

【临床报道】小儿善哭：华虚舟五郎，尪甚善哭，周岁中，每哭即气绝，绝而苏，一饭时许矣；至三岁外，其病日深，哭而绝，绝而苏，甚至经时，初或一月一发，后则频发，有日再发者。投以此药，人参、桂圆汤下数丸，遂愈。

85476 琥珀丸（《玉案》卷五）

【组成】大戟 芫花（醋炒） 海金沙（炒） 白丑（微炒，捣末，水牛尿浸，焙干）各二两 琥珀八钱 黄连（酒炒） 滑石各一两 肉桂五钱

【用法】上为末，以木通一斤煎浓汤为丸。每服二钱，空心白滚汤送下。

【主治】一切水肿，小便不通，大便溏泻，气喘。

85477 琥珀丸（《诚书》卷八）

【组成】辰砂 琥珀 僵蚕（去嘴，炒） 牛黄 南星（牛胆制） 全蝎（去毒，炒） 白附子（炮） 乳香 代赭石（醋煅七次） 天麻（煨） 蝉蜕各一钱 白术（土炒） 麝香各五分 龙脑一字

【用法】上为末，蜜丸。薄荷汤下。

【主治】小儿急慢惊风，痰涎潮热，昏冒目瞪，内吊搐搦，反张腹疼，及疮痘，夜啼不安。

【备考】《慈航集》本方用法：上为细末，炼蜜为丸，如梧桐子大。每服一二丸，薄荷、钩藤汤化下。

85478 琥珀丸（《外科大成》卷二）

【组成】白矾一两 象牙一两 血竭三钱 乳香一钱 没药一钱 麝香三分 蜂窠（煅）一钱

【用法】上为末，用黄蜡融化为丸。每服五七十丸，白滚汤送下，一日二次。

【功用】干脓收口。

【主治】痔漏孔穿开。

85479 琥珀丸(《证治汇补》卷三)

【组成】沉香(镑) 木香 乳香(箬上炙) 没药各三钱(箬上炙) 琥珀一钱半(研) 白丑六钱(生用) 黑丑一钱六分(去头末,一半生用,一半用牙皂水浸) 槟榔一两(一半生,一半用牙皂煎汁浸,焙熟)

【用法】上为末,牙皂水打糊为丸。每服二钱七分,砂糖汤送下。一服,稍行其水,即服补剂二三帖,再下琥珀丸一服,又去水后,仍复补剂二三帖,以行尽水为度。

【主治】水肿。

85480 琥珀丸(《郑氏家传女科万金方》卷一)

【组成】琥珀 乳香 没药 辰砂各一钱三分 麝香少许

【用法】上为细末,灯心汤为丸,如芡实大。每服一丸,如腹痛,姜汁、童便、酒冲下。

【功用】养胎,镇心,安神。

【主治】经水或前或后,或血崩及瘀血死胎。

85481 琥珀丸

《郑氏家传女科万金方》卷一。为《医学入门》卷八“琥珀朱砂丸”之异名。见该条。

85482 琥珀丸(《郑氏家传女科万金方》卷四)

【组成】琥珀 乳香 木香 南星 川乌 当归 沉香 丁香 檀香 全蝎 僵蚕 天麻 赤石脂 延胡索 五灵脂各五钱 麝香 辰砂各二钱

【用法】上为末,同糯米糊为丸,如龙眼肉大,辰砂为衣。每服作四五次,姜汤送下。新产血晕,不省人事,先用韭菜一握(切碎),以有嘴瓷瓶盛之,将米醋煮数沸沃之,以瓶口封没,将小嘴向产母鼻孔,令醋气透入即醒,急与琥珀丸即愈。

【主治】产后气虚恶食,胸闷腹胀,脾胃不和,寒热,夜睡多惊,昏眩泄泻;及新产血晕,不省人事。

85483 琥珀丸(《医略六书》卷三十)

【组成】琥珀一两半 人参一两半 独活一两半 黄耆三两(酒炙) 防风一两半 羚羊角一两半 赤芍一两半 川芎八钱 麦冬三两(去心) 炙草一两半

【用法】上为末,竹沥为丸。每服三钱,鲜姜汤煎,去滓温服。

【主治】产后中风烦闷,脉浮软涩者。

【方论选录】产后血滞气亏,中风邪而遏热不解,故烦闷倦怠,四肢不能自收持焉。明琥珀安神散瘀,羚羊角清热熄风,人参扶元补气以御邪,黄耆益卫补中以托邪,独活开经气,防风泄风邪,赤芍泻血滞以调营,川芎活血气以调卫,麦冬清心润风燥,炙草缓中益胃气也。竹沥捣丸,姜汤煎服,使气行血活,则风热两解而经脉清和,胸中大气廓然,安有烦闷不痊,肢倦不瘳乎!

85484 琥珀丸(《妇科玉尺》卷一)

【组成】黄芩(炒黑) 制香附二两 当归 川芎各一两 三棱 琥珀各五钱

【用法】上以黄米饭为丸。空心服。

【主治】年老月行不止。

【备考】方中黄芩用量原缺。

85485 琥珀丸(《痘诀余义》)

【组成】滑石六两 粉甘草一两 辰砂三钱 琥珀五钱

【用法】上为细末,米汤为丸服。

【主治】痘疹初出,风烦不宁。

85486 琥珀丸(《古方汇精》卷二)

【组成】大黄(酒炒) 桃仁(去皮尖) 苏木(捣末) 姜黄各二两 朴消 槟榔 黑丑(半生半熟) 三棱(酒煮) 香附 赤芍各一两 巴豆肉(炒紫色)六钱 红花七钱 肉桂 乌药各五钱 木香三钱

【用法】上为极细末,面糊为丸,如绿豆大,朱砂为衣。每服三钱,大便行三次后,吃冷粥即止。

【主治】跌打损伤,五脏有瘀血在内,不能饮食,不大便者。

85487 琥珀丸(《外科集腋》卷八)

【组成】上琥珀 京三棱(酒炒) 黑牵牛(打) 归尾各一两 没药(去油)五钱 大黄六钱

【用法】上为末,水为丸。每服一钱,酒送下。

【主治】跌打损伤,小便不通,癥瘕气块。

85488 琥珀丸(《接骨入骱》)

【异名】和伤丸。

【组成】当归二两 苏木二两 羌活二两 丹皮(盐水炒)一两 白术(炒)二两 赤芍一两 南星一两 陈皮一两 独活一两 川断一两 乳香(去油)一两 没药(去油)一两 川芎一两 黄芩一两 桂枝一两 青皮一两 白芍一两 木瓜二两 牛膝六两 苡仁六两 琥珀二钱 桑皮二钱 五加皮四两 甘草五钱 川柏三钱 黑豆二合 肉桂二钱 熟地二两

【用法】上为细末,用红糖油为丸,每丸重三钱。分作二次,空心陈酒送下。

【主治】跌打重伤。

【加减】断骨,加自然铜、麻雀粪、密陀僧。

85489 琥珀丹(《幼幼新书》卷十引张涣方)

【组成】琥珀 南星(腊月牛胆酿者) 天麻 朱砂(细研,水飞)各一两 白僵蚕 白附子 香白芷各半两(为细末) 龙脑(研)一钱

【用法】上为细末,炼蜜为丸,如芡实大。每服一丸,人参薄荷汤化下。

【功用】安心神,镇惊邪。

【主治】小儿一切惊风。

85490 琥珀丹(《全国中药成药处方集》吉林方)

【组成】琥珀 龙牙各三钱四分 远志 节蒲各二钱七分 枣仁二钱 当归二钱七分 茯神二钱四分 沉香 香附 寸冬 天冬 柏仁各二钱七分 生地 朱砂各二钱

【用法】上为细末,炼蜜为丸,每丸重二钱七分七厘。每服一丸,白水送下。

【功效】安神定志,生津止渴。

【主治】气血虚弱,惊悸不安,夜卧不宁,怔忡。

85491 琥珀汤(《圣济总录》卷五十三)

【组成】琥珀(研)一两 阿胶(炙燥)半两(别捣) 葱白(切)二七茎 车前草(剉)三两

【用法】上先用水五盏,煎葱并车前草至三盏许,滤去滓,次下胶末候消,次又下琥珀末微煎过,分作三次温服,不拘时候。

【主治】胞转。脐下急满，或因霍乱而得。

85492 琥珀汤(《圣济总录》卷五十三)

【组成】琥珀 大黄(剉，炒) 滑石(碎) 车前子 车前叶各一两

【用法】上为粗末。每服二钱匕，水一盏，葱白半分(拍碎)，煎至七分，去滓温服，不拘时候。

【主治】转胞。小便不利，烦闷。

85493 琥珀汤(《圣济总录》卷一五一)

【组成】琥珀末 木通(剉)各半两 桃仁(去皮尖双仁，炒)二十四枚 虻虫(去翅足，生)二十一枚 水蛭(生)十四枚 芍药二两 大黄一两半 芒消三分

【用法】上为粗末。每服五钱匕，水一盏半，煎八分，去滓，食后温服。服药后若下痢，痢后有黑血黄涎，亦如泔淀，或下多，即更服一剂，令尽根本，十日内不得吃毒食。

【主治】经候日久不通，面上皯生，黑如嘆墨，每思盐等食之，凝血在脏，热入血室，即歌咏言笑悲泣或鬼魅等病。

85494 琥珀汤(《圣济总录》卷一六〇)

【组成】琥珀 姜黄 牛膝(酒浸，切，焙) 虎杖 牡丹皮各半两 当归(切，焙) 生干地黄(焙) 桂(去粗皮) 桃仁(汤浸，去皮尖双仁，麸炒)各三分 大黄(剉，焙)一两 虻虫(去翅足，炒黄)一分 芒消一两

【用法】上为粗末。每服二钱匕，水一盏，煎取七分，去滓温服。

【主治】产后恶露不下，气攻心腹，烦闷刺痛。

85495 琥珀汤

《普济方》卷二一五。为《鸡峰》卷十"琥珀散"之异名。见该条。

85496 琥珀汤(《名家方选》)

【组成】琥珀一钱半 商陆二钱 桂枝八分 反鼻五分 猪苓七分

【用法】水煎，分温服。

【主治】产后水肿，及诸血毒生肿者。

85497 琥珀汤(《产科发蒙》卷四)

【组成】琥珀 人参 白术各一大合 茯苓一中合 桂枝 附子 干姜 砂仁各一小合半 陈皮 破故纸 桑白皮(童便浸，炒)各一中合

【用法】水煎，食远服。

【主治】产后脾肾虚寒，小水不利，遍身肿满，或咳喘者。

85498 琥珀汤(《奇正方》引《漫游杂记》)

【组成】琥珀一钱半 鸡舌二分 反鼻三分 大黄六分 猪苓六分 木通六分 商陆二钱

【用法】水二盏，煮取一盏服。

【主治】产后水肿，或诸毒内攻生肿。

85499 琥珀饮(《直指》卷十六)

【组成】琥珀

【用法】上为细末。每服二钱，加灯心一握，脑荷少许，煎汤调下。

【主治】尿血。

85500 琥珀饮(《普济方》卷一四三)

【组成】琥珀 芒消 甘草各一两 滑石三两

【用法】上为末。每服一匙，沸汤和服。小便少顷便通快。

【主治】太阳病，热结下焦，小便不利，或便血赤黄杂出疼痛。

85501 琥珀药(《御药院方》卷八)

【组成】西琥珀六钱 枯白矾一钱 黄丹七钱 麝香四钱 龙泉粉二两

【用法】上为细末。每用半钱，掺在手心，于患处搽。

【主治】阴囊瘙痒不已，及自汗不收。

85502 琥珀散(《鬼遗》卷二)

【组成】琥珀随多少

【用法】上为末。以童便服之。不过三服便愈。

【主治】金疮，弓弩所中，闷绝无所识。

85503 琥珀散(《千金》卷二十)

【组成】琥珀(研)一升 松子 柏子 荏子各三升 芜菁子 胡麻子 车前子 蛇床子 菟丝子 枸杞子 菴蔄子 麦门冬各一升 橘皮 松脂 牡蛎 肉苁蓉各四两 桂心 石韦 石斛 滑石 茯苓 芎䓖 人参 杜蘅 续断 远志 当归 牛膝 牡丹各三两 通草十四分

【用法】上为末，盛以韦囊。食前服方寸匕，日三夜一，用牛羊乳汁煎令熟，长服。

【功用】令人志性强，轻体益气，消谷能食，耐寒暑，久服老而更少，发白更黑，齿落重生。

【主治】虚劳百病，阴痿，精清力不足，大小便不利如淋状，脑门受寒，气结在关元，强行阴阳，精少余沥，腰脊痛，四肢重，咽干口燥，食无常味，乏气力，远视䀮䀮，惊悸不安，五脏虚劳，上气满闷。

【方论选录】《千金方衍义》：琥珀散专取琥珀以散血结，菴蔄以破水气，芜菁以解热毒，杜蘅以散风气，石韦以利水道。使经脉调畅，则温补诸药得以奏振起之功。

85504 琥珀散(方出《证类本草》卷十二引《海药本草》，名见《本草纲目》卷三十七)

【组成】琥珀一两 鳖甲一两 京三棱一两 延胡索半两 没药半两 大黄六铢

【用法】熬捣为散。每服三钱匕，空心酒调服，日再服。

【功用】止血生肌，镇心明目，破癥瘕气块。

【主治】产后血晕闷绝，儿枕痛等。

【加减】产后减大黄。

85505 琥珀散(《幼幼新书》卷九引《石壁经》)

【组成】上色朱砂 真珠末 芍药 铅白霜各等分

【用法】上为末。每服半钱，薄荷汤调下。

【主治】小儿三十六种慢惊将发。

85506 琥珀散(《圣惠》卷三十三)

【组成】琥珀半两 真珠末一两 珊瑚半两 朱砂半两 硇砂半两(白者) 马牙消半两 乌贼鱼骨半两(先于粗石磨去其涩，用好者一钱)

【用法】上为极细末。每日三五次点之。

【主治】眼积年瘀肉翳障。

85507 琥珀散(《圣惠》卷三十三)

【组成】琥珀半两 真珠一两 珊瑚一分 贝齿一分(烧灰) 马珂一分 朱砂一分 蕤仁一分(汤浸，去赤皮) 决明子一分 龙脑一分 云石半两

【用法】上为极细末。每以铜箸取少许点之。

【主治】眼生翳障，黏睛牢固，经年不愈。

85508 **琥珀散**(《圣惠》卷三十三)

【组成】琥珀(细研) 当归(剉,微炒) 川大黄(剉碎,微炒)各一两 赤芍药 桃仁(汤浸,去皮尖双仁,麸炒微黄) 羚羊角屑 突厥白 生干地黄 藁本各三两

【用法】上为细散。每服二钱,以温水调下。不拘时候。

【主治】眼撞打着,瞳仁不损,白睛有瘀血不散,疼痛不可忍。

85509 **琥珀散**(《圣惠》卷六十七)

【组成】琥珀一两 生玳瑁一两 当归一两(剉,微炒) 蒲黄一两 生干地黄一两 京三棱一两(煨,剉)

【用法】上为细散。每服二钱,以温酒调下,不拘时候。

【功用】接骨,化瘀血。

【主治】一切伤折,恶血不散。

85510 **琥珀散**(《圣惠》卷六十九)

【组成】琥珀三分(细研) 桂心一两 当归三分(剉,微炒) 牛膝三分(去苗) 没药半两 麒麟竭半两 干漆半两(捣碎,炒令烟出) 延胡索半两 防风半两(去芦头) 羌活三分 羚羊角屑半两 川大黄三分(剉碎,微炒)

【用法】上为散。每服一钱,温酒调下,不拘时候。

【主治】妇人血风走注,疼痛,来往发歇。

85511 **琥珀散**(《圣惠》卷七十)

【组成】琥珀三分(细研) 白术三分 当归三分(剉碎,微炒) 柴胡一两(去苗) 延胡索半两 红花子半两 牡丹半两 木香半两 桂心半两 桃仁三分(汤浸,去皮尖双仁,麸炒黄) 鳖甲一两(涂醋,炙令黄,去裙襕) 赤芍药二分

【用法】上为粗散。每服四钱,以水一中盏,入生姜半分,煎至六分,去滓,每于食前稍热服。

【主治】妇人血风劳气,腑腹疼痛,经脉不调,渐加羸瘦。

85512 **琥珀散**(《圣惠》卷七十一)

【组成】琥珀一两 牛膝一两(去苗) 当归一两 凌霄花一两 赤芍药一两 没药一两 地龙半两(微炒) 麝香一分(细研入) 桃仁一两半(汤浸,去皮尖双仁,麸炒微黄) 水蛭一两(炒令黄焦)

【用法】上为细散。每服二钱,食前以温酒调下。

【主治】妇人血风攻注,腰脚疼痛,经络滞涩,四肢烦疼。

85513 **琥珀散**(《圣惠》卷七十一)

【组成】琥珀一两(细研) 没药一两 当归一两(剉,微炒) 赤芍药一两 牡丹一两 延胡索一两 蒲黄一两 蓬莪术一两 桂心一两

【用法】上为细散。每服一钱,以温酒调下。不拘时候。

【主治】❶《圣惠》:妇人血气攻心腹,烦躁闷乱,疼痛不止。❷《普济方》:产后恶露不行,儿枕块痛。

85514 **琥珀散**(《圣惠》卷七十一)

【组成】琥珀一两(细研) 麒麟竭半两 没药半两 木香半两 桂心半两 延胡索一两 当归一两(剉,微炒) 牡丹一两 芸薹子半两 麝香一钱(细研) 吴茱萸半两(汤浸七遍,焙干,微炒) 青橘皮半两(汤浸,去白瓤,焙)

【用法】上为细散,入麝香,研令匀。每服二钱,食前以热酒调下。

【主治】妇人血气上攻,心腹疼痛,经络不利,黄瘦虚羸。

85515 **琥珀散**(《圣惠》卷七十二)

【组成】琥珀三分(细研) 牛膝一两(去苗) 当归一两(剉,微炒) 延胡索三分 桃仁三分(汤浸,去皮尖双仁,麸炒微黄) 芎䓖半两 赤芍药半两 桂心半两 川大黄三分(剉,微炒) 牡丹半两 水蛭一分(炒微黄)

【用法】上为粗散。每服三钱,以水一中盏,入生姜半分,煎至五分,去滓,食前温服。

【主治】妇人月水不通,脐下疞痛,腹胁妨闷。

85516 **琥珀散**(《圣惠》卷七十二)

【组成】琥珀一两 土瓜根一两 当归一两(剉,微炒) 藕根一两 姜黄一两 白术半两 桂心半两 生干地黄三分 赤芍药三分 牛膝三分(去苗) 凌霄花三分 菴蕳子三分 川大黄一两(剉,微炒)

【用法】上为散。每服三钱,以水一中盏,煎至五分,去滓,食前温服。

【主治】妇人月水不利,攻脐腹疼痛,口干不食。

85517 **琥珀散**(《圣惠》卷七十二)

【组成】琥珀三分 芫花一分(醋浸,炒令干) 牛膝三分(去苗) 当归三分(剉,微炒) 赤芍药三分 没药半两

【用法】上为细散。每服一钱,食前以温酒调下。

【主治】妇人月水每来心间刺痛,腹内疞结。

85518 **琥珀散**(《圣惠》卷七十二)

【组成】琥珀一两(细研) 芫花三分(醋拌,炒令干) 黄柏三分(微炙,剉) 当归三分(剉,微炒) 干漆一两(捣碎,炒令烟出) 桂心三分 川大黄一两(剉,微炒)

【用法】上为细散。每服一钱,食前以热酒调下。

【主治】妇人月水不通,积成癥块,四肢羸瘦。

85519 **琥珀散**(《圣惠》卷七十二)

【组成】琥珀 石韦(去毛) 滑石 葵子 瞿麦各一两 当归(剉,微炒) 赤芍药 木香各半两

【用法】上为细散。每服二钱,食前以葱白汤调下。

【主治】妇人劳淋、气淋,小便涩,小腹痛。

85520 **琥珀散**(《圣惠》卷七十八)

【组成】琥珀一两 茯神一两 远志三分(去心) 人参一两(去芦头) 熟干地黄一两 甘草三分(炙微赤,剉) 铁粉二两

【用法】上为细散。每服一钱,煎金银汤调下,不拘时候。

【主治】产后心虚不足,惊悸,言语不定,错乱,眠卧不安。

85521 **琥珀散**(《圣惠》卷七十八)

【组成】琥珀一两(细研) 茯神一两 远志(去心) 菖蒲 黄耆(剉) 羚羊角屑 防风(去芦头) 麦门冬(去心,焙) 芎䓖 独活 人参(去芦头) 桑寄生 赤芍药各半两 甘草一分(炙微赤,剉)

【用法】上为粗散。每服三钱,以水一中盏,煎至六分,去滓温服,不拘时候。

【主治】产后中风恍惚,语涩,心神烦闷,四肢不利。

85522 **琥珀散**(《圣惠》卷七十九)

【组成】琥珀半两(细研) 硫黄半两(细研) 硇砂一两 没药半两 麒麟竭半两 斑蝥一分(炒熟,去翅足) 水蛭半两(炒令黄) 桂心一两 干漆半两(捣碎,炒令烟出) 海马子九枚 当归一两(剉,微炒) 虻虫一分(去

翅足，微炒） 芫花一两（以醋拌过，炒令干） 麟香一分（研入）

【用法】上为细散。每服一钱，以酒半盏，童便半盏，桃仁七枚（去皮尖，研），同煎一二沸，每日空心服。当下恶滞物，以愈为度。

【主治】产后，脏腑夙有风冷，恶血下少，结积成血瘕，致月水不利。

85523 琥珀散（《圣惠》卷七十九）

【组成】琥珀一两 蒲黄一两 刘寄奴一两 赤芍药一两 莲子心半两 鬼箭羽半两

【用法】上为细散。每服二钱，以豆淋酒调下，不拘时候。

【主治】产后恶血不下，心膈烦闷。

85524 琥珀散（《圣惠》卷七十九）

【组成】琥珀一两 虎杖三分 牛膝一两（去苗） 木香半两 鳖甲一两（涂醋，炙令微黄，去裙襕） 赤芍药一两 柴胡一两（去苗） 赤茯苓三分 桂心半两 桃仁三分（汤浸，去皮尖双仁，麸炒微黄） 当归三分（剉，微炒） 枳壳三分（麸炒微黄，去瓤）

【用法】上为散。每服三钱，以水一中盏，入生姜半分，煎至六分，去滓，每于食前温服。

【主治】产后月水不通，胁腹妨闷，四体烦疼，吃食减少，渐觉虚困。

【宜忌】忌生冷、油腻、苋菜。

【备考】《普济方》引本方有川大黄一两（剉碎，微炒）。

85525 琥珀散（《圣惠》卷七十九）

【组成】琥珀一两 桂心半两 牛膝一两（去苗） 赤芍药半两 桃仁半两（汤浸，去皮尖双仁，麸炒微黄） 当归一两（剉，微炒） 生干地黄一两

【用法】上为散。每服三钱，以水一中盏，入生姜半分，煎至六分，去滓温服，不拘时候。

【主治】产后经络不调，四肢烦疼，饮食全少，日渐羸瘦。

85526 琥珀散（《圣惠》卷八十）

【组成】琥珀 没药 当归（剉，微炒） 红蓝花 牛李子 蒲黄 姜黄 赤芍药 芫花（醋拌，炒令干） 桂心各半两 益母草三分 延胡索三分

【用法】上为细散。每服一钱，以热酒调下，不拘时候。

【主治】产后恶血不散，疠刺腹胁疼痛，心膈烦躁，虚气上冲，眼见黑花。

85527 琥珀散（《圣惠》卷八十）

【组成】琥珀一两（细研） 人参三分（去芦头） 远志三分（去心） 茯神三分 生干地黄三分 阿胶三分（捣碎，炒令黄燥） 铁粉一两 朱砂半两（细研） 甘草一分（炙微赤，剉） 麝香一分（细研）

【用法】上为细散。每服一钱，以金银汤调下，不拘时候。

【主治】产后血邪攻心，迷闷，言语错乱。

85528 琥珀散（《圣惠》卷八十）

【组成】琥珀半两 芫花一两（醋拌，炒令干） 虻虫半两（微炒，去翅足） 水蛭半两（微炒） 麒麟竭半两 没药一两 干姜半两（炮裂，剉）

【用法】上为细散。每服二钱，以酒一小盏，醋半盏相和，煎一二沸调下，不拘时候。

【主治】产后恶血不下，疼痛。

85529 琥珀散（《圣惠》卷八十）

【组成】琥珀三分 虎杖一两 赤芍药一两 桂心半两 土瓜根一两 川大黄一两 当归半两（剉，微炒） 红蓝花三分

【用法】上为粗散。每服三钱，以水一中盏，入生姜半分，煎至六分，去滓温服，不拘时候。

【主治】产后恶露不尽，心神烦热，四肢疼痛。

85530 琥珀散（《圣惠》卷八十一）

【组成】琥珀半两 当归三分（剉，微炒） 没药半两 青橘皮半两（汤浸，去白瓤，焙） 赤芍药半两 木香半两 桂心半两 香附子一两

【用法】上为细散。每服一钱，以豆淋酒调下，不拘时候。

【主治】产后恶血不尽，结聚，小腹疼痛。

85531 琥珀散（《博济》卷四）

【组成】当归（微炒） 川芎各一两 赤芍二两 莪术一两（煨）

【用法】上为末。每服二钱，空心温酒调下。

【主治】产前产后血气不和，及一切疾。

【加减】如腰腹痛，加陈皮一两（去白），干姜半两（炮），同和匀；如不吃酒，以水一盏，同煎至七分，温服。

85532 琥珀散（《圣济总录》卷一四三）

【组成】琥珀屑（研） 鹿角霜 赤小豆 槐花 枳壳（去瓤，麸炒） 白芷各一两

【用法】上为散。每服二钱匕，空心、食前以米饮调下。

【主治】肠风及一切血痢，脾毒脏毒，下血不止。

85533 琥珀散（《圣济总录》卷一五一）

【组成】琥珀三分（研） 延胡索 牡丹皮 土瓜根各一两 没药 当归（洗，焙） 牛膝（去苗，酒浸，切，焙）各半两 木香一两半

【用法】上为散。每服二钱匕，食前米饮调下，温酒亦得。

【主治】室女月水不调，心腹疠痛，或血冷凝结成片，断续不定，不思饮食。

85534 琥珀散（《圣济总录》卷一五三）

【组成】琥珀半两（细研） 没药半两（细研） 生地黄汁半升

【用法】上除地黄汁外，为末。每服二钱匕，水、酒各半盏，煎至七分，入地黄汁二合，再煎数沸，去滓温服，不拘时候。

【主治】妇人经络痞涩，腹内有瘀血，疼痛不可忍。

【备考】《准绳·女科》有乳香半两。

85535 琥珀散（《圣济总录》卷一六一）

【组成】琥珀（细研如粉） 鲤鱼皮（烧灰） 赤芍药 姜黄 蒲黄 牡丹（去心） 当归（微炙） 大黄（剉碎，微炒） 桂（去粗皮） 蓬莪术（煨熟） 牛膝（去苗，酒浸，切，焙）各半两

【用法】上为散。每服一钱匕，空心、夜卧温酒调下。

【主治】产后血块攻刺，脐胁疼痛，或冲心烦闷。

85536 琥珀散（《幼幼新书》卷八引《谭氏殊圣方》）

【组成】琥珀末　真珠末各一分　朱砂　铅白霜各半分　红芍药一分半

【用法】上为末。每服一字，煎金银薄荷汤调下，不拘时候。

【主治】❶《幼幼新书》引《谭氏殊圣方》：小儿多睡，不吃乳食，四肢无力。❷《卫生总微》：天钓，惊风发搐。

85537 **琥珀散**(《鸡峰》卷十)

【异名】琥珀汤(《普济方》卷二一五)。

【组成】淋石二分　琥珀半两　当归半两

【用法】上为细末。每服二钱匕，米饮调下。

【主治】❶《鸡峰》：小便涩痛。❷《普济方》：石淋。

85538 **琥珀散**(《本事》卷十)

【异名】三棱当归散(《普济方》卷三三四)。

【组成】荆三棱　蓬莪术　赤芍药　刘寄奴　牡丹皮　官桂　熟干地黄　菊花　真蒲黄　当归(干称)各一两(细剉)(一方不用菊花、蒲黄，用乌药、延胡索)

【用法】上前五味用乌豆一升，生姜半斤(切片)，米醋四升，同煮豆烂为度，焙干，入后五味，同为末。每服二钱，空心、食前温酒调下。若是寻常血气痛，只一服；产后血冲心，二服便下。

【主治】❶《本事》：妇人月经壅滞，每发心腹脐疠痛不可忍；产后恶露不快，血上抢心，迷闷不省，气绝欲死。❷《医碥》：臂痛。

【方论选录】《本事方释义》：荆三棱气味苦平，入足厥阴；蓬莪术气味辛温，入足厥阴；赤芍药气味苦平，入足厥阴，能行血中之滞；刘寄奴气味苦温，入足厥阴，能行血止疼、去癥瘕；牡丹皮气味辛平，入足少阳；官桂气味辛甘温，入足厥阴；熟地黄气味甘苦微寒，入足少阴；甘菊花气味辛凉，入手太阴、足少阳、厥阴；蒲黄气味辛温，入足厥阴；当归气味辛甘微温，入手少阴、足厥阴；佐以乌豆之润而下行，生姜之辛温而通，米醋之酸而入肝，温酒送药引入经络。妇人经水壅滞及产后恶露不快，腹脐疠痛，血上抢心，迷闷欲绝者，此药治之。虽方中养血药少，行血疏滞药多，要不过欲其去故生新，遂大有功于妇人矣。

【备考】本方名为"琥珀散"，但方中无琥珀，疑脱。

85539 **琥珀散**(《陈素庵妇科补解》卷五)

【组成】归须　天虫　百草霜　荆芥　朱砂　陈皮　甘草　人参　黄耆　川芎　琥珀(研极细，临服调入)　牡蛎　伏龙肝

【主治】产后气消血败，营卫不和，散于诸经，不能自还，令口鼻黑气起及鼻衄。

【方论选录】是方用参、耆、陈、甘以补气；归、芎以补血；百草霜、伏龙肝以止血；僵蚕、荆芥以清风热；朱砂、琥珀以宁心，且琥珀通膀胱，能引虚热下行，以止鼻衄之源；牡蛎盐咸性涩，可以补水清热。

【加减】产后七日外，加生地。

85540 **琥珀散**(《产宝诸方》)

【组成】琥珀一两(真者)

【用法】上为末。每服二钱，以芍药饮子调服。

【功用】调顺心经，开水道，解血结，利小肠。

【主治】产后诸疾。

85541 **琥珀散**(《宣明论》卷十五)

【组成】滑石二两　木通　当归　木香　郁金　扁竹各一两　琥珀二两

【用法】上为末。每服三五钱，食后用芦苇叶同煎，一日三次。

【主治】五淋。

【方论选录】《医方集解》：此手足少阴、太阳药也。滑石滑可去着，利窍行水；扁蓄苦能下降，利便通淋；琥珀能降肺气，通于膀胱；木通能泻心火，入于小肠；血淋由于血乱，当归能行血归经；气淋由于气滞，木香能升降诸气；诸淋由心肝火盛，郁金能凉心散肝，下气而破血也。

【备考】《金鉴》有葵子。

85542 **琥珀散**(《永乐大典》卷九七七八引《全婴方》)

【组成】辰砂一钱半　琥珀　牛黄　僵蚕(炒，去丝、嘴)　南星(水浸，夏三日，春秋五日，冬七日，牛胆中制尤佳)　全蝎(去毒)　白附子　代赭石　天麻　乳香　蝉蜕各一钱　麝香半钱　脑子一字

【用法】上为末，三岁半字，薄荷汤调下。

【功用】《赤水玄珠》：安心定志。

【主治】小儿急慢惊风，涎潮昏冒，目瞪搐搦，惊吊腹疼，及疮痘，小儿惊哭，眠卧不安，惊痫时复发作。

【加减】慢惊，加附子。

【备考】本方原名"琥珀丸"，与剂型不符，据《袖珍小儿》改。

85543 **琥珀散**(《传信适用方》卷四)

【组成】琥珀半两(不见火)　南木香半两(纸裹煨熟)　血竭半两(不见火)　延胡索半两　川当归一两　川芎半两(不见火)　肉桂半两(不见火)　赤芍药半两　荆芥穗半两　枳壳一两(温汤浸，去瓤，麦麸炒黄色)　生地黄二两(用生姜一两切，同炒黄干)

【用法】上为细末。每服二钱，用温麝香红酒调下，空心、日午各一服。

【功用】益血温补，调经养气，思进饮食。

【主治】妇人经寒月闭，湛浊无时，血滞四肢，时或结痛，子宫久冷，诸虚不足。

85544 **琥珀散**

《卫生家宝产科备要》卷三。为《张文仲方》引《徐王效方》，见《外台》卷三十三"神验胎动方"之异名。见该条。

85545 **琥珀散**(《女科百问》卷上)

【组成】琥珀　猪苓(去皮)　茯苓　泽泻　滑石各一两　阿胶(炒)三两　车前子一两

【用法】上为粗末。每服五钱，水二盏，煎至一盏，去滓温服。

【主治】小便出血。

85546 **琥珀散**(《妇人良方》卷十八)

【组成】琥珀　朱砂　麝香　香墨(醋炙)　白僵蚕　当归各一分　鲤鱼鳞(炒焦)　桂心　百草霜　白附子　梁上尘(炒令烟出，筛过)各半两

【用法】上为细末。每服二钱，炒生姜、热酒调下。

【主治】产后一切危困之疾。

85547 **琥珀散**(《朱氏集验方》卷六)

【组成】琥珀(研如粉)不拘多少

【用法】上为末。每服二钱，煎灯心汤送下。

【主治】老人小便纯血。

85548 琥珀散(《御药院方》卷八)

【组成】琥珀(研) 海金砂(研) 没药 蒲黄(研)各一两

【用法】上为细末。每服三钱,食前浓煎萱草根汤调下,一日二次。

【主治】五淋涩痛,小便有脓血出。

85549 琥珀散(《医方类聚》卷一八〇引《吴氏集验方》)

【组成】北壁背阴土(别研) 真琥珀 凌霄花(去土) 皂角刺(新者,烧灰存性) 瞿麦(洗净) 海藻叶(洗净)各等分

【用法】上为细末。每服三钱,食后米饮调下,一日二次。

【主治】瘰疬。

85550 琥珀散(《云岐子保命集》卷下)

【组成】赤芍药 香附子 枯荷叶 男子发(皂荚水洗) 当归 棕榈(炒焦存性) 乌纱帽(是漆纱头巾,取阳气上冲故也)各等分

【用法】上除棕榈外,其余并切粗片,新瓦上煅成黑炭存性三分,为细末。每服五钱,空心童便调下,如人行十里再一服,七八服即止。

【主治】崩暴下血。

【加减】产后血去多,加米醋、京墨、麝少许。

85551 琥珀散(《医方类聚》卷二三八引《施圆端效方》)

【组成】当归(焙) 川芎 广茂(煨)各一两 赤芍药二两 陈皮半两 干姜(炮)

【用法】上为细末。每服二钱,酒、水各半盏,同煎至六分,和滓食前服,一日二次。

【主治】产后血气不和,脐腹块硬疼痛。

85552 琥珀散(《普济方》卷二一四)

【组成】真琥珀 薄荷 生姜 生地黄 车前子 藕节各等分

【用法】上为细末,取汁调服。一服愈,甚者再服。

【功用】通利。

【主治】五淋。

85553 琥珀散

《普济方》卷二一六。为《杨氏家藏方》卷四"忘忧散"之异名。见该条。

85554 琥珀散(《袖珍》卷四)

【组成】乌药二两 当归 蓬莪术各一两

【用法】上为细末。每服二钱,温酒调下。服后以食压之。若产后诸疾,用炒姜、酒调下。

【主治】妇人心膈迷闷,腹脏撮痛,气急气闷,月信不通。

【宜忌】大忌生冷、油腻等物。

85555 琥珀散(《玉机微义》卷十五)

【组成】白茯苓 黄芩 茵陈 紫草 瞿麦 茅根 石韦 乌药 琥珀 连翘 车前子各等分

【用法】上为极细末。每服二三钱,用灯心汤调下,不拘时候。

【功效】《金鉴》:利二便,泻毒清热。

【主治】诸般疮疖,表里有热,小便赤涩。

85556 琥珀散(《活人心统》卷下)

【组成】滑石(飞过)一两 甘草梢六分 琥珀一钱

【用法】上为末。每服二钱,空心以汤调服。

【主治】血淋涩痛。

85557 琥珀散

《校注妇人良方》卷七。为《妇人良方》卷七引《灵苑方》"大效琥珀散"之异名。见该条。

85558 琥珀散(《摄生众妙方》卷五)

【组成】黑牵牛二两 槟榔一两

【用法】上为细末。每服三钱,空心用砂糖调汤送下。要见虫积,方饮食为妙。

【功用】追虫打积。

85559 琥珀散(《医统》卷七十一引《经验良方》)

【组成】琥珀 人参

【用法】上将琥珀为末。每服一钱,空心以人参煎汤调服。

【主治】老人、虚人小便不通淋涩。

85560 琥珀散(《慎斋遗书》卷九)

【组成】琥珀三钱 滑石二两 甘草一钱半 海金砂五钱

【用法】上为末。每服二钱,灯心汤送下。

【主治】沥精白浊。

85561 琥珀散(《古今医鉴》卷八)

【组成】琥珀二两 当归一两半 蒲黄二两 生地黄一两半 瞿麦一两 血余四两(烧灰) 栀子一两 大蓟 小蓟各一两半 甘草三钱 酸浆草自然汁五碗

【用法】上用好酸浆草汁和诸药晒干为末。每服三钱,空心米饮调下。

【主治】血淋。

85562 琥珀散(《回春》卷八)

【组成】滑石 白牵牛(头末)各一两 斑蝥三钱(去翅足) 僵蚕一两 枳壳五钱 赤芍 柴胡各五钱 木通 连翘各七钱 琥珀二钱 黄芩一两 甘草三钱

【用法】上剉,作六剂。水煎服。

【主治】瘰疬结核。

85563 琥珀散

《济阴纲目》卷十二。为《准绳·女科》卷五"琥珀地黄散"之异名。见该条。

85564 琥珀散(《玉案》卷五)

【组成】琥珀 乌药 蓬术 刘寄奴 白芍各五钱 肉桂二钱 丹皮 当归 生地 玄胡索各八钱

【用法】上为末。每服三钱,空心砂仁汤调下。

【主治】月水凝滞,腹胁胀满疼痛,并血逆攻心眩晕。

85565 琥珀散(《女科指掌》卷五)

【组成】琥珀 花蕊石 郁金 朱砂

【用法】上为极细末。每服一钱,以童便、酒调下。

【主治】产后目闭,因瘀血壅滞经络,关窍不通者。

85566 琥珀散(《疡医大全》卷十一)

【组成】炉甘石(煅)一两 琥珀(细竹纸包,捶研)二钱 冰片三分

【用法】上为极细末。点眼。

【主治】诸般外障,红赤羞明,风热火眼,血缕斑疮翳膜,眼弦烂生眵流泪。

85567 琥珀散(《杂病源流犀烛》卷七)

【组成】琥珀 人参 茯神 远志 菖蒲 乳香 枣仁 朱砂(为衣)

【用法】先进控涎丹以涌去痰涎,次进本方。

【功用】安神。

【主治】癫疾。

85568 琥珀散(《幼科释谜》卷六)

【组成】辰砂一钱半 琥珀 牛黄 僵蚕 胆星 白附子 全蝎 代赭石 天麻 枳壳 乳香各一钱

【用法】上为末。每次一二分,白汤调下。

【主治】小儿急慢惊,涎潮昏冒,目瞪惊搐,内钓腹痛。

85569 琥珀散(《名家方选》)

【组成】琥珀 鳖甲 大黄各等分

【用法】上为末。每服二钱,温酒送下,一日二次。

【功用】消瘀血。

【主治】经闭血癖,腹痛。

85570 琥珀散(《接骨图说》)

【组成】酒柏二十钱 松脂四十钱 鸡子

【用法】上为末。糊调,涂损处,以柳皮或柏皮复药上,复以绵布卷扎,如此每日一度。

【主治】手足闪挫。

85571 琥珀散

《观聚方要补》卷六。即《圣惠》卷五十八"神效琥珀散"。见该条。

85572 琥珀散

《囊秘喉书》卷上。为原书同卷"余珍散"之异名。见该条。

85573 琥珀散(《重订通俗伤寒论》)

【组成】琥珀末五钱 黑丑(炒香)二两半 葶苈子(隔纸炒)二两 猪苓 泽泻(各炒,取末)各一两半

【用法】上为细末。每服三钱,五更时用酸糯米泔水、长葱三根,煎至一碗,取起去葱,入好酒一杯送下。

【主治】便闭溺涩之实胀水肿。

85574 琥珀散(《全国中药成药处方集》沈阳方)

【组成】人参 白芍 煅磁石 琥珀各二钱 朱砂一钱 远志肉 石菖蒲各八分 牛黄四分

【用法】上为极细末。每服五分,姜汤送下。

【功用】安神镇静,补心清热。

【主治】怔忡癫痫,心烦口渴,言语失次,哭笑无常,神经错乱,惊悸失眠。

85575 琥珀煎(《圣惠》卷三十三)

【组成】琥珀一分 贝齿半分 朱砂半分 龙脑一分 马牙消(炼过者)三分

【用法】上为细末,以水一大盏,别入白蜜一两搅和,入通油瓷瓶中,用重汤煮,以柳木篦搅,煎取一合,以绵滤,于不津瓶子中盛之,或铜器亦得。每取少许点之。

【主治】眼生丁翳,久治不愈。

85576 琥珀煎(《圣济总录》卷一〇四)

【组成】乳香末二钱 蕤仁(研)半两 滑石 铅丹各二两 木鳖子(去壳)十枚 黄连末 秦皮各一两 柳枝 槐枝(并新青者)各十枝(每枝长一寸半) 白蜜 黄芩(去黑心)各四两

【用法】上将槐、柳枝、秦皮、黄芩、滑石等为粗末,以水三碗,同煎至二碗,去滓,其余乳香、蕤仁、铅丹、木鳖子四味与蜜同熬,如琥珀色,却共前项药汁并黄连,同煎至一碗半,用熟绢滤去滓,入瓷器内密封,系垂在井底一夜,出火毒。每用铜箸点,以目涩为度。熬、点不得犯铁器。

【主治】风毒冲目,肿赤痒痛。

85577 琥珀煎

《圣济总录》卷一六〇。为《圣惠》卷七十八"琥珀膏"之异名。见该条。

85578 琥珀煎(《圣济总录》卷一六一)

【组成】琥珀(研) 牛膝(酒浸,切,焙) 当归(切,焙) 防风(去叉) 桃仁(去皮尖双仁,炒,研) 荜茇 芎䓖各六两 桂(去粗皮)四两 干姜(炮)二两 清酒一升 生地黄汁三升 酥六两 蜜三合

【用法】上前九味为散,先将地黄汁煎熟,即下蜜、酒、酥搅候溶,入众药末,以柳篦搅不住手,候似膏,倾出瓷器盛。每服一匙,温酒调下,不拘时候。

【主治】产后虚羸,面色萎黄,恶血不尽,脐腹冷痛。

85579 琥珀膏(《圣惠》卷六十三)

【组成】琥珀一分(细研) 雄黄一分(细研) 朱砂一分(细研) 丁香一分 木香一分 当归一分 白蔹一分 芎䓖一分 木鳖子一两(去壳) 乱发一两(烧灰) 生地黄二两(切) 垂柳枝三合(剉) 槐枝三合(剉) 松脂一两 黄丹五两 清麻油十五两

【用法】上丁香、木香、当归、白蔹、芎䓖为细散,以琥珀、雄黄、朱砂相和,细研,候膏成,乃下余药,并以油浸一宿,净铛内煎炼,以地黄色黑为度,绵滤去滓澄清,却于铛内慢火熬药油,相次入黄丹,以柳木篦不住手搅令色黑,取少许滴于水内,看硬软得所,入琥珀等搅令匀,倾于不津器内盛。每用时,看疮肿大小,以故帛上涂贴,一日二度换之。

【主治】一切恶毒疮肿,坚硬疼痛。

85580 琥珀膏(《圣惠》卷六十六)

【组成】琥珀一两(细研) 丁香三分 木香三分 桂心半两 朱砂半两(细研) 木鳖子半两(去壳) 当归半两 白芷半两 防风半两(去芦头) 木通半两 垂柳枝三两 松脂二两 黄丹七两 油一斤二两

【用法】上琥珀、丁香、木香、桂心、朱砂为细末,其木鳖子以下六味并细剉,以油浸一宿,于净铛内以慢火煎,候白芷焦黄色漉出,次下松脂令消,绵滤过,澄油清,却安铛内慢火煎,下黄丹,以柳木篦不住手搅令色黑,滴于水碗内,看软硬得所,入琥珀等末搅令匀,倾于瓷盆中。每用时,看大小,火畔熔,以纸上匀摊贴之,一日两度换之。

【功用】《全国中药成药处方集》吉林、哈尔滨方:解毒生肌消肿。

【主治】瘰疬及一切风气结核,坚硬疼痛。

85581 琥珀膏(《圣惠》卷七十八)

【异名】琥珀煎(《圣济总录》卷一六〇)。

【组成】琥珀一两(细研) 生地黄汁一中盏 生姜汁半合

【用法】上以慢火熬成膏。每服半大匙,以温酒调下,不拘时候。

【主治】产后血气上攻,呕逆烦闷。

85582 琥珀膏(《丹溪心法》卷三)

【异名】贴痞琥珀膏(《景岳全书》卷六十四)、琥珀膏贴积丸(《保命歌括》卷二十七)。

【组成】大黄 朴消各一两

【用法】上为末,大蒜同捣为膏。贴之。

【主治】❶《丹溪心法》:积聚痞块。❷《杂病源流犀烛》:肚胁肋痛。

85583 琥珀膏(《医学纲目》卷十九引朱丹溪方)

【组成】归须 川芎 黄耆梢 蜂房 细辛 皂角 升麻 甘草梢 蓖麻子 大鳖子 芍药 白蔹 独活 川椒 藁本 防风梢 枸杞子 菖蒲 降真香 官桂 瓜蒌 苏木 白芷 杏仁 黄连 槐枝各一两 琥珀 沉香 木香 丁香 藿香 零陵香 云母石 乳香 雄黄 朱砂 安息香 甘松各二钱半 轻粉 麝香各一钱 发灰五钱 白矾(枯)一两(以上十六味为极细末) 羊肾脂四两 蟾酥二两 香油四斤 黄丹

【用法】上先以前二十六味剉,捶碎,用水五升,文武火熬至二升半,去滓;再用水五升,又熬至二升半,去滓,与前汁一处慢火煎,用槐枝不住手搅成膏,用瓷器盛,顿起;将后琥珀等十六味研为极细末,用纸包起,于前膏内下净羊脂四两,真酥二两,同膏入香油内搅令匀,以文武火熬膏内水尽,用纸捻点油烧不爆为度;渐入黄丹,以二两五钱重为一次,仍用槐枝不住手搅,滴水中不散,软硬得所,如软添黄丹,如硬添油,再上火熬,却入前药细末五两,微煎数沸,用瓷器盛贮。如用,于纸上摊之,量疮口大小。

【主治】五发恶疮,疔肿,瘰疬,远年冷痱、痔漏,一切无名恶疮,蛇伤、蝎啮、犬咬。

85584 琥珀膏(《回春》卷八)

【组成】沉香一钱 嫩松香八两 乳香 没药 银朱 血竭各一钱(为末) 香油四两

【用法】上将沉香入香油内炸浮,待油熟去之,次下松香,文武火不住手搅,如琥珀色住火,下乳香、没药、银朱、血竭,搅入膏内,令匀,退火毒,用油纸摊贴。

【主治】痈疽发背,诸般肿毒,久年顽疮。

85585 琥珀膏(《外科正宗》卷三)

【组成】大黄二两 郁金 南星 白芷各一两

【用法】上为细末,用大蒜头去壳捣烂,入上药再捣稠,入酒一二匙,调匀。遍敷肿上纸盖,随有热痛,又有不痛,俱待药干便效。次日又有起泡,又有不起泡者,如有泡起挑去泡中黄水,膏贴之自效。

【主治】❶《外科正宗》:一切皮色不变,漫肿无头,气血凝滞,结成流毒,毋论身体上下、年月新久,但未成脓者。❷《疡科捷径》:鱼口便毒。

【备考】《疡科捷径》有琥珀。

85586 琥珀膏(《济阴纲目》卷一〇一)

【组成】人参二钱 石菖蒲 天门冬(去心) 远志(去心) 麦门冬(去心) 白茯苓 预知子各一两

【用法】上为细末,炼蜜为丸,如梧桐子大,朱砂为衣。每服十丸,茶清送下,水亦可。

【主治】瞳仁倒侧。

【备考】本方方名,据剂型,当作"琥珀丸"。

85587 琥珀膏(《外科大成》卷四)

【组成】锦纹大黄

【用法】上为末,捣大蒜调敷。即痛一二时,无妨。至次日去药,发斑或起泡,挑破流水,用月白珍珠散掺之即干,或用西圣膏贴之,以消余肿。

【主治】流注及瘀血顽痰,结成肿块。

85588 琥珀膏(《李氏医鉴》卷五)

【组成】大黄二两 朴消一两 麝香一钱

【用法】上为末,以大蒜同捣为膏。摊贴,外以油纸覆缚。

【主治】积聚癥瘕。

85589 琥珀膏(《惠直堂方》卷三)

【组成】黑沙糖(慢火熬成小球,烧存性)

【用法】每一钱加轻粉二分,麝香少许,麻油调敷。甲入肉者,一二日即去。

【主治】嵌甲。

85590 琥珀膏(《金鉴》卷六十三)

【组成】琥珀末五分 定粉一两 血余八钱 轻粉四钱 银朱七钱 花椒十四粒 黄蜡四两 麻油十二两

【用法】上将血余、花椒、麻油炸焦,捞去滓,下黄蜡溶化尽,用夏布滤净,倾入瓷碗内,预将定粉、银朱、轻粉、琥珀四味各研极细,共合一处,徐徐下入油内,用柳枝不时搅之,以冷为度。绵燕脂摊贴,红绵纸摊贴亦可。

【功用】《青囊全集》:活瘀去腐化毒。

【主治】❶《金鉴》:发际疮兼风寒凝结,形如卧瓜,破烂津水,时破时敛,俗名谓之肉龟,经年不愈者。❷《性病》:肾囊痈,出腥水者。

85591 琥珀膏(《仙拈集》卷一)

【组成】蕲艾 独蒜 穿山甲

【用法】上为末,入食盐、米醋,捣成饼。量痞大小贴之。两炷香为度,化为脓血,从大便出。

【主治】痞证。

85592 琥珀膏(《疡医大全》卷十一)

【组成】蕤仁(去油膜)二两 大珍珠 琥珀 象牙末 朱砂(水飞) 白硼砂各二钱 玄明粉二钱五分 麝香 冰片各一分

【用法】上为极细末,炼白蜜调膏点之。

【主治】七十二种眼证。

85593 琥珀膏(《采艾编翼》卷二)

【组成】好松脂

【用法】以水盛釜内,甑安水傍,白茅藉甑底两层,黄沙盖茅上寸许,方布松脂于上,以桑柴火紧炊,汤减旋添,脂尽方出,新笊篱掠投冷水,沉釜者勿用,候凝结复炊,如前三次,色白如玉,研和白茯苓、柏子仁、甘菊共剂。单服亦可,酒吞,百日愈。

【功用】久服养生。

【主治】恶风疾。

85594 琥珀煮散

《圣济总录》卷一五〇。为《苏沈良方》卷十"朱贲琥珀散"之异名。见该条。

85595 琥珀煮散(《普济方》卷三四三)

【组成】琥珀(研)一钱 没药(研) 蒲黄(去苗,切,焙) 赤芍药(炒) 姜黄 红蓝花 土瓜根 牛李子 延

十二画

琥

胡索　牡丹皮各半两

【用法】上为散。每服三钱，以童便、酒各半盏，同煎至七分，温服，心腹胀痛，每服二钱，温酒调下。

【主治】妊娠堕胎后，恶血不出，小腹疠痛。

85596 琥珀黑散

《局方》卷九(吴直阁增诸家名方)。为《卫生家宝产科备要》卷七"琥珀黑神散"之异名。见该条。

85597 琥珀黑散(《女科指掌》卷四)

【组成】琥珀　朱砂　松烟墨(各另研末)　人参　附子(炮)　百草霜各五钱　僵蚕一钱(炒)　乳香一钱一分　当归三钱　黑衣(即灶突上尘)五钱

【用法】上为末。每服二钱，姜酒、童便送下。

【主治】横生、逆生及胎死、胞衣不下。

85598 琥珀煎丸(《圣惠》卷七十二)

【组成】琥珀一两(细研，以醋三升熬如膏)　虻虫半两(去翅足，炒黄)　水蛭半两(炒黄)　肉桂三两(去皴皮)　桃仁一两(去皮尖双仁，别研，生用)　川大黄三两(生用)

【用法】上为末，以琥珀膏为丸，如梧桐子大。每服三十丸，空心以温酒送下。

【主治】妇人月候不通。

85599 琥珀煎丸(《普济方》卷三三四)

【组成】当归　芎䓖　熟地黄　赤芍药各一两　川楝子　玄胡索　蓬术　琥珀(另研)各半两　香附子一两半

【用法】上除琥珀外，用好陈酒一大碗，煮干焙过，研为细末，入琥珀，醋糊为丸，如梧桐子大。每服五十丸，空心醋汤送下。

【主治】妇人经水不行，脐腹绞痛。

85600 琥珀人参丸(《张氏医通》卷十三)

【组成】人参　五灵脂各一两　琥珀　肉桂　附子(生)各五钱　赤茯苓　川芎　沉香　穿山甲(煅)各三钱

【用法】上为末，浓煎苏木汁为丸。每服二钱，早、暮温酒送下。

【主治】血蛊。

85601 琥珀万安丸(《医统》卷七十八)

【组成】槟榔四两　白丑(头末)二两　黑丑(同)　雷丸　大黄　贯众各一两　芜荑八钱　沉香　木香各半两

【用法】上为末。每服四钱，五更时先嚼生姜一片，次用隔宿汤露一夜，次早调药服。取下黄、黑、赤、白虫积病根，直候日晡，吃白粥补之。或用水丸，每服约四钱。

【主治】男妇酒食诸虫，服青木香丸后肿势未退者。

【备考】《疮疡经验全书》有知母一两；"隔宿汤"作"隔宿糖汤"。

85602 琥珀卫生散

《魏氏家藏方》卷十。为《卫生家宝产科备要》卷六"黑散子"之异名。见该条。

85603 琥珀五淋丸

《全国中药成药处方集》南京方。为原书"琥珀通淋丸"之异名。见该条。

85604 琥珀止淋丸(《北京市中药成方选集》)

【组成】大黄四两　海金沙四两　甘草二两　琥珀四钱

【用法】上为细末，用鸡子清十三个，加冷开水泛为小丸，每十六两用滑石细粉四两为衣，闯亮。每服二钱，温开水送下，日服二次。

【功用】清利膀胱，疏通尿道。

【主治】膀胱邪热，小便赤涩，淋沥浑浊，尿道刺痛。

85605 琥珀分清丸

《全国中药成药处方集》沈阳方。为《中国医学大辞典》"琥珀分清泄浊丸"之异名。见该条。

85606 琥珀牛黄丸(《疡医大全》卷三十四)

【组成】琥珀　猪牙皂　木香各一钱　人中白(煅)　轻粉　雄黄　朱砂　乳香(去油)　没药(去油)　白芷各三钱　当归二钱　西牛黄三分　槐花(炒)一两　丁香(春、夏)一钱五分(秋、冬)三钱

【用法】上为极细末，酒糊为丸，如萝卜子大。初服五丸，五日后服七丸，又五日后服九丸，又五日后仍服七丸，又五日后只服五丸，周而复始，俱用土茯苓、甘草煎汤送下。

【主治】杨梅破烂，并一切疽痈久溃，脓水不干者。

85607 琥珀六合汤(《医学纲目》卷三十三引《圣惠》)

【组成】四物汤四两　琥珀　茯苓各五钱

【主治】妊娠伤寒，太阳本病，小便赤如血状。

【备考】《医钞类编》本方用法：每次五钱，水煎服。

85608 琥珀生犀汤(《圣济总录》卷十四)

【组成】琥珀(研)　犀角(镑)各半两　茯神(去木)　人参　生干地黄(焙)　菖蒲(石上者)　防风(去叉)各一两　远志(去心)　甘草(微炙)各半两

【用法】上为粗末。每服三钱匕，水一钟，煎至六分，去滓温服，不拘时候。

【功用】安心智，定魂魄，调心气，稳睡眠。

【主治】风邪为患。

85609 琥珀地黄丸

《妇人良方》卷十九。为《鸡峰》卷十六"地黄煎丸"之异名。见该条。

85610 琥珀地黄散(《准绳·女科》卷五)

【异名】琥珀散(《济阴纲目》卷十二)。

【组成】辰砂　琥珀　没药(并研细)　当归各等分

【用法】上为细末。每服二钱，空心白汤调下，每日三次。

【主治】血虚多惊，及产后败血诸疾。

【备考】本方名琥珀地黄丸，但方中无地黄，疑脱。《医钞类编》有生干地黄。

85611 琥珀朱砂丸(《医学入门》卷八)

【异名】琥珀丸(《郑氏家传女科万金方》卷一)。

【组成】琥珀　木香　当归　没药各四钱　乳香一钱　麝香　朱砂各二分半

【用法】上为末，水为丸，如龙眼核大。每用一丸，温酒磨服。

【主治】❶《医学入门》：室女带下。❷《郑氏家传女科万金方》：妇人月水不准及难产，产后血奔，或因气与风寒暑湿所搏，以致月经不调，或瘀血刺痛。

【备考】《郑氏家传女科万金方》本方用法：上为末，用人乳拌乳香，饭锅上煮化，下前药为丸，如芡实大，朱砂为衣。临服童便，姜汁、酒送下。

85612 琥珀朱砂丸

《济阴纲目》卷三。为《女科百问》卷上"神仙聚宝丹"

之异名。见该条。

85613 琥珀多寐丸（《医统》卷七十）

【组成】真琥珀　真羚羊角（细镑）　人参　白茯神　远志（制）　甘草各等分

【用法】上为细末，猪心血和炼蜜为丸，如芡实子大，金箔为衣。每服一丸，灯心汤嚼下。

【功用】❶《饲鹤亭集方》：清心养营，安神定魄。❷《中药成方配本》：平肝安神。

【主治】❶《医统》引《秘验》：健忘恍惚，神虚不寐。❷《中药成方配本》：肝阳上僭，心神不守，惊悸怔忡。

【备考】《医钞类编》无白茯神，有茯苓。《外科传薪集》有白术。

85614 琥珀安神丸（《活人心统》卷三）

【组成】琥珀　真珠　生地　甘草各一钱　当归　黄连各三钱　朱砂二钱

【用法】上为末，米糊为丸，如粟米大。每服三十丸，食后麦门冬汤送下。

【主治】病后虚烦不睡。

85615 琥珀安神丸（《墨宝斋集验方》）

【异名】安神丸（《奇方类编》卷下）。

【组成】川黄连八两（酒洗）　当归身三两（酒洗）　玄参四两（酒洗）　远志二两（甘草汤泡，去心）　生地黄三两（酒洗）　生甘草一两　琥珀一两　犀角一两（剉末）　酸枣仁一两　白茯神四两　辰砂一两（为衣）

【用法】上为末，莲子、灯心汤为丸，如绿豆大，辰砂为衣。每服五十丸，食远灯心汤送下。

【功用】安神。

【主治】《奇方类编》：神短烦躁不安，夜卧不宁，惊悸怔忡，恍惚健忘。

85616 琥珀安神丸（《成方制剂》13册）

【组成】地黄200克　当归50克　柏子仁（霜）50克　酸枣仁（炒）50克　天冬50克　麦冬50克　五味子50克　大枣（去核）50克　人参25克　茯苓25克　丹参25克　远志25克　玄参25克　甘草（蜜炙）25克　南蛇藤果25克　桔梗25克　琥珀25克　龙骨25克

【用法】上制成丸剂。口服，一次1丸，一日2次。

【功用】育阴养血，补心安神。

【主治】心血不足，怔忡健忘，心悸失眠，虚烦不安。

85617 琥珀安神散（《医略六书》卷三十）

【组成】琥珀三两　荆芥一两半（烧灰）　泽兰三两　当归三两　赤芍一两半（醋炒）　肉桂一两半（去皮）　砂糖三两（炒灰）

【用法】上为散。每服三钱，加益母三钱，点浓汁煎化，温服。

【主治】产后冲心昏晕，脉洪涩者。

【方论选录】初产瘀血冲心，神明失指，故身热昏晕，势甚危迫。琥珀散瘀安神以定志；荆芥散热和血，清理神明；泽兰清热，降瘀血，通经；肉桂温经，暖血脉，通闭；当归养血以荣经脉；赤芍破瘀以泻恶血；砂糖和血去瘀，以暖中州也。为散，益母汤下，去瘀血，生新血，使瘀血顿降，则心气清和而神明得旨，昏晕无不苏，身热无不解，何危迫之有哉？

85618 琥珀导赤汤（《医醇賸义》卷二）

【组成】琥珀一钱　天冬一钱五分　麦冬一钱五分　生地五钱　丹参二钱　丹皮二钱　赤芍一钱　木通一钱　甘草梢五分　淡竹叶十张　灯心三尺

【主治】心经之火，移于小肠，溲溺淋浊，或涩或痛。

85619 琥珀如意散（《药奁启秘》）

【组成】炉甘石二钱五分　龙骨　石膏　没药各一钱半　乳香一钱　赤石脂　生大黄　甘草　扫盆　白蜡各二钱　鳖甲（炙）三钱　白芷一钱半　青黛一钱半　赤小豆四钱　地榆炭　僵蚕各三钱　琥珀三钱

【用法】上为极细末。每用药一两，加犀黄六厘，冰片一分，麝香五厘，麻油调敷或干掺。

【主治】下疳肿痛。

85620 琥珀寿星丸

《卫生宝鉴》卷九。为《局方》卷一淳祐新添方“寿星丸”之异名。见该条。

85621 琥珀还睛丸（《北京市中药成方选集》）

【组成】麦冬四两五钱　天冬四两五钱　党参（去芦）四两五钱　熟地四两五钱　知母四两五钱　黄柏四两五钱　川芎四两五钱　菊花四两五钱　山药四两五钱　枳壳（炒）四两五钱　苁蓉（炙）四两五钱　青葙子四两五钱　当归四两五钱　菟丝子四两五钱　茯苓四两五钱　枸杞子四两五钱　杜仲炭四两五钱　杏仁（去皮，炒）四两五钱　生地九两　沙苑子六两　羚羊一两五钱　黄连一两五钱　犀角九钱　石斛四两　炙甘草二两　琥珀三两

【用法】上方纳羚羊、犀角、琥珀另研兑入，余药共研为细末，过罗，炼蜜为小丸。每服三钱，温开水送下，日服二次。

【功用】滋阴清热，明目退翳。

【主治】阴虚大盛，内外障翳，年老气虚，目昏多眵，瞳仁反背，视物昏花。

【宜忌】《中国药典》：忌食辛辣油腻食物。

85622 琥珀还睛丹（《全国中药成药处方集》大同、呼和浩特方）

【组成】当归　生地　川芎　白芍　菊花　杞子　蒺藜各四两　故纸　川连　黄芩　茯苓　寸冬　琥珀　覆盆子　蒙花　木贼各二两　青葙子　蔓荆子　楮实子　栀子　黄柏　知母　青盐　甘草各一两　胆草一两四钱

【用法】上为细末，炼蜜为小丸。每服三钱。

【功用】滋阴补肾，清心明目。

【主治】目内障。

85623 琥珀利气丸（《全国中药成药处方集》吉林方）

【异名】利气丸。

【组成】琥珀　木瓜各二两　黄柏四两　青皮二两　香附四两　酒芩六两　陈皮二两　二丑四两　果仁一两　川军六两　莪术二两　郁李一两

【用法】上为细末，炼蜜为丸，每丸重二钱一分。每服一丸，白开水送下，重者日服二次。不可多服。

【功用】平肝理气，消食导下。

【主治】硬块隆起，脐腹坚硬，疼痛跳动，痛有定处，脘腹气串，起伏无定，疼痛异常，忽聚忽散。

【宜忌】孕妇忌服。忌食辛辣。

85624 琥珀利气丸（《成方制剂》2册）

【组成】琥珀50克　牵牛子（炒）300克　槟榔50克

香附(醋制)200克　陈皮50克　莪术(醋制)50克　六神曲(麸炒)100克　山楂100克　大黄300克　木香50克　枳壳(麸炒)50克　青皮50克　黄连50克　黄柏150克　麦芽(炒)100克

【用法】上制成丸剂。姜汤或温开水送服,一次1丸,一日2次。

【功用】平肝,利气,消食,通便。

【主治】停食,停水,脘腹胀闷作痛,吞酸嘈杂,大便燥结。

【宜忌】孕妇忌服。

85625　琥珀彻底汤(《古今名方》引史传恩家传方)

【组成】独活9克　三角将军(即三个角的屎官牛)3个(焙干)　人指甲3克(焙黄)　全蝎　僵蚕(炒)各7个　蝉蜕15克　天南星6克

【用法】水煎服。每日一剂,连服三日。服药前将朱砂粉1.5克,琥珀1.5克,赤金箔3张研细末,用开水或黄酒冲服。

【功用】祛风镇痉止痛。

【主治】破伤风。

85626　琥珀郁金丸(《古今医鉴》卷八)

【组成】黑牵牛(头末)二两(炒)　大黄(酒浸)二两　黄连一两　黄芩二两　郁金一两　滑石四两　真琥珀二两(研)　茯苓四两

【用法】上为末,水泛为丸,如梧桐子大。每服五十丸,空心熟水送下。

【主治】水火不既济,膀胱受心火所炽而浮,囊中积热,或癃闭不通,或遗泄不禁,或白浊如泔水,或膏淋如脓,或如栀子汁,或如砂石米粒,或如粉糊相似,疼痛不已。

85627　琥珀抱龙丸(《活幼心书》卷下)

【异名】抱龙丸(《婴童百问》卷三)、万金不换抱龙丹(《良朋汇集》卷四)。

【组成】真琥珀　天竺黄　檀香(细剉)　人参(去芦)　白茯苓(去皮)各一两半　粉草三两(去节)　枳壳(水浸润,去壳,剉片,麦麸炒微黄)　枳实(去瓤,剉片,麦麸炒微黄)各一两　朱砂五两(水飞,先以磁石引去铁屑,次用水乳钵内细杵,取浮者飞过,净器中澄清,去上余水,如此法一般精制作,见朱砂尽干用)　山药(去黑皮)一斤(剉作小块,慢火炒令热透,候冷用)　南星一两(剉碎,用腊月黄牛胆酿,经一夏用)　金箔百片(去护纸,取见成药一两,同在乳钵内极细杵,仍和匀前药末用)

【用法】上前十二味,除朱砂、金箔不入研,内余十味,檀香不过火,外九味或晒或焙,同研为末,和匀朱砂、金箔,每一两重,取新汲井水一两重,入乳钵内略杵匀,随手丸此○样大一粒,阴干,晴霁略晒,日色燥甚则捩折,宜顿放当风处,取其自干。用葱汤化服,不拘时候,或薄荷汤送下;痰壅嗽甚,淡姜汤送下;痘疮见形有惊,温净汤送下;心悸不安,灯心汤送下;暑天迷闷,麦门冬熟水送下;百日内婴孩,每丸分三次投;二岁以上者只一丸或二丸。常用瓦瓶入麝香同贮,毋使散泄气味。

【功用】祛风化痰,镇心解热,和脾胃,益精神。

【主治】❶《活幼心书》:小儿诸惊;四时感冒风寒、温疫邪热,致烦躁不宁,痰嗽气急;疮疹欲出发搐。❷《金鉴》:小儿急惊之后,余热尚在者。

【方论选录】❶《活幼心书》:抱龙之义,抱者,保也;龙者,肝也。肝应东方青龙木,木生火,所谓生我者父母也。肝为母,心为子,母安则子安,况心藏神,肝藏魂,神魂既定,惊从何生?故曰抱龙丸。❷《广嗣纪要》:抱者,养也;龙者,纯阳之象也。《易》曰:震为龙,一阳初生,乃少阳之气。震为乙木,内应守肝。小儿初生,纯阳之体,肝常有余,故立此方。以抱龙名者,所以保养阳气,使不致于暴泄,滋益阴精,令得制乎炎光也。

【备考】《中国药典》2010版少"金箔"。

85628　琥珀抱龙丸(《准绳·幼科》卷二)

【组成】琥珀(二钱半包在精猪肉内煨过,取出,研末)二钱　牛胆南星一两六钱(腊月用牛胆作成者妙)　僵蚕二钱(炒)　雄黄　辰砂　人参　白茯苓各三钱　天竺黄五钱　钩藤(全用钩子)一两五钱　真正牛黄五分　真麝香一钱

【用法】上为极细末。用粉甘草八两(剉碎),以水四大碗,熬膏二盏,入药末为丸,每一丸五分重,金箔为衣,外用黄蜡包之,一料二百丸。周岁小儿服一丸,未及者半丸,连进一二丸。发热咳嗽作搐,痰喘惊悸,生姜薄荷汤送下;时行痘疹,发热呕吐惊跳,白汤送下;伤风发热咳嗽,鼻塞惊哭,葱汤送下;因着惊发热,睡卧不宁,灯心汤送下;夏月发热呕吐,麦门冬汤送下;因母发热过乳,温热不宁,甘草汤送下;脾胃不和,头热,黄瘦,懒食,砂仁汤送下。

【功用】《医述》:祛风化痰,镇心解热。

【主治】小儿急慢惊风,发热咳嗽作搐,痰喘惊悸,时行痘疹,发热呕吐,惊跳;伤风发热咳嗽,鼻塞惊哭;著惊发热,睡卧不宁;夏月发热呕吐;因母发热过乳,温热不宁;脾胃不和,头热黄瘦。

【宜忌】忌食鱼腥、生冷。食乳者,乳母同忌。

85629　琥珀抱龙丸(《准绳·幼科》卷二)

【组成】琥珀一两五钱(研)　牛黄一钱(研)　人参　檀香　白茯苓各一两半　朱砂(研)　珍珠各五钱(研)　枳壳　枳实　牛胆　南星　天竺黄各一两　山药十两　甘草三两(以上各为细末)　金箔四百片　蜂蜜二斤　黄蜡二十五斤

【用法】上药一料五百丸,每丸五分重。初生数月者,每丸作四次服,或三分之一,或半丸;数岁者,每服一丸,葱白煎汤或薄荷汤送下,不拘时服;痰壅咳甚,生姜汤送下;痘疹见形有惊,白汤送下;心悸不安,灯心汤送下。

【功用】驱风化痰,镇心解热,安魂定惊,和脾健胃,添益精神。

【主治】小儿诸惊;四时感冒,瘟疫邪热,烦躁不宁,痰嗽气急;疮疹欲出发搐。

85630　琥珀抱龙丸

《景岳全书》卷六十二。即《小儿药证直诀》卷下"抱龙丸"加琥珀。见该条。

85631　琥珀抱龙丸(《痘科类编释意》卷三)

【组成】琥珀(灯心同研)　雄黄各五钱　天竺黄七钱　辰砂三钱　茯苓一两　胆南星一两三钱　山药七钱　麝香五分　僵蚕(炒,去丝嘴)四钱　全蝎(去毒,炙)三钱　薄荷三钱

【用法】上为末,水泛为丸,如芡实大。每服一丸,用灯心汤或薄荷汤化开,不拘时服。

【主治】小儿痘疮,自长出前后,发惊搐,体壮盛者。

85632 琥珀抱龙丸(《同寿录》卷三)

【组成】胆南星(陈者)四两　钩藤四两　真西牛黄一钱　真天竺黄一两　雄黄(飞过)五钱　朱砂(水飞)五钱　珍珠一钱　麝香一钱　真西琥珀

【用法】上为极细末,炼蜜为丸,每丸重五分,金箔为衣。

【主治】小儿急慢惊风,痰搐。

85633 琥珀抱龙丸(《饲鹤亭集方》)

【组成】琥珀七钱　麝香一钱　腰黄四钱　天虫　川贝　沉香各五钱　茯苓　枳壳　竺黄　胆星　甘草　辰砂各一两

【用法】上炼蜜为丸,辰砂为衣。每服一丸,薄荷汤化下。

【主治】小儿邪热,风痰壅盛,烦躁惊悸,关窍不利,惊风厥闭。

85634 琥珀抱龙丸(《鳞爪集》卷二)

【组成】琥珀七钱　天竺黄一两　胆星一两　甘草一两　麝香一钱　月石一两　沉香一钱　淮山药一两　枳壳一两　腰黄五钱　辰砂一两　茯苓一两

【用法】上为细末,将胆星化烊,加曲糊为丸,重五分,朱砂为衣。每服一丸。

【功用】祛风化痰,清热定神。

【主治】小儿急惊风之症,身热面赤,牙关紧闭,痰涎壅塞,小便短赤,神识不清。

【宜忌】慢惊忌用。

85635 琥珀抱龙丸(《中药成方配本》)

【组成】琥珀五钱　全蝎三钱　僵蚕四钱　胆星二两一钱　天竺黄七钱　飞腰黄七钱　飞朱砂三钱　麝香五分　茯苓一两　川贝五钱

【用法】上各取净末和匀,用胆星化糊为丸,分做一百六十粒,每粒约干重四分,蜡壳封固。每用一丸,开水化服,重症加倍。

【功用】化痰定惊。

【主治】小儿发热惊惕,痰壅痉厥。

85636 琥珀抱龙丸(《北京市中药成方选集》)

【组成】甘草五钱　天竺黄一两二钱　防风一两二钱　天麻一两五钱　茯苓一两五钱　羌活一两五钱　川贝母一两五钱　白附子(炙)一两五钱　蝉蜕一两五钱　胆星一两五钱　桔梗一两五钱　全蝎九钱　僵蚕(炒)九钱　钩藤九钱　人参(去芦)九钱(以上共为细粉,过罗)　牛黄五钱　珍珠(豆腐炙)五钱　琥珀一两　明雄黄六钱　朱砂六钱　麝香九钱

【用法】上为细末,炼蜜为丸,重五分,金衣三十六开,蜡皮封固。每服一丸,温开水送下,一日二次。

【功用】清热化痰,镇惊安神。

【主治】内热痰盛,咳嗽喘促,惊吓失魂,惊风抽搐。

85637 琥珀抱龙丸(《全国中药成药处方集》济南方)

【组成】牛黄　琥珀各二钱五分　雄黄五分　胆星一两　赤苓五钱　全蝎　朱砂各一钱五分　白僵蚕三钱　天竺黄三钱五分　麝香二分

【用法】上为细末,炼蜜为丸,五分重。每服一丸,白水送下。

【主治】急热惊风,痰喘气粗,四肢抽搐,昏迷不醒。

【宜忌】忌辛辣、油腻等食物。

85638 琥珀金丝膏(《杨氏家藏方》卷十一)

【组成】黄连(去须)二两　草龙胆　黄柏(去粗皮)　山栀子各一两(以上三味一处捣碎)　青竹叶三百叶(大者,剪碎)　乳香一分(别研)　硼砂一分(别研)　白砂蜜半斤

【用法】上用水三升,同浸一伏时,于银石器内慢火熬至一升,退火放冷,用夹绢袋作五七次绞取药汁,滓脚不用,于不透风处放一伏时,澄下脚滓,又去之,次日再倾取清药汁,更于银器内再以慢火熬去一半,次入白沙蜜同搅,不得住手,候有蜜香,用杖子挑出药试之,放冷再挑起,有丝为度,用夹绢袋子又滤去滓,以瓷盒盛之,方入研细生脑子一字,用膏子搅令匀。每用少许,以铜箸点之。

【功用】退翳除昏。

【主治】一切眼疾。

85639 琥珀育心丸(《玉案》卷四)

【组成】茯神　郁金　远志各一两　牛黄三钱　龙齿四钱　酸枣仁　黄连各八钱　辰砂五钱　真金箔三十张

【用法】上为末,炼蜜为丸,辰砂、金箔为衣,如芡实大。每日早、晚各一丸,灯心煎汤调下。

【主治】怔忡惊悸,日久不愈,形容渐瘦,四肢乏力。

85640 琥珀泽兰煎(《局方》卷九宝庆新增方)

【组成】紫巴戟(去心,糯米炒)　茴香(炒)　牡丹皮(去心)　刘寄奴草(去枝)　五味子(去梗)　白芷　五加皮(去心)　金钗石斛(去根,剉,酒浸,炒)　泽兰叶(去梗)　川芎　赤芍药　生干地黄(洗,去芦)　川当归(酒浸一宿)　人参(去芦)　白芍药　熟干地黄(洗去土)　艾叶(醋炒,糯米糊调成饼,焙干,为末)　附子(炮,去皮脐)　白术各一两

【用法】上为细末,炼蜜为丸,如弹子大。每服一丸,早、晚用温酒送下。漏胎刺痛,煮糯米饮送下;寒热往来,四肢烦疼,煎青蒿酒送下;妇人、室女经血不通,煎红花酒送下;血晕不省人事,童子小便和暖酒送下;催生,鸡子清和酒送下;血气、血块攻刺心腹,烧秤锤淬酒送下;伤寒及中风口噤,煎麻黄汤送下,用被盖出汗即愈;心惊悸及头疼,薄荷酒送下;咳嗽,煎桑白皮汤送下;血风攻注,浑身瘙痒,头面麻痹,炒黑豆浸酒送下;产前产后常服,不生诸疾。怀胎八月,一日一服,胎滑易产。

【主治】妇人三十八种血气,八风五痹,七癥八瘕,心腹刺痛,中风瘫痪,手足酸疼,乳中结瘀,妊娠胎动,死胎不出,产衣不下,败血凑心,头旋眼花,血注四肢,浑身浮肿,冲任久虚,绝产无嗣,或因有子,经脉不调,赤白带下,恶心呕逆,身体瘦倦。

85641 琥珀定志丸

《回春》卷四。为《古今医鉴》卷八引刘尚书方“琥珀定智丸”之异名。见该条。

85642 琥珀定志丸(《饲鹤亭集方》)

【组成】人参二两　琥珀五钱　麦冬(辰砂三钱拌)一两　冬术一两五钱　茯苓二两　远志八钱　菖蒲五钱　甘草八钱

【用法】上炼蜜为丸。每服三钱,桂圆汤送下。

【功用】补益虚损。

【主治】思虑恐惧，神志不宁，疲倦善忘，寐中多梦，盗汗遗精。

85643 **琥珀定智丸**（《古今医鉴》卷八引刘尚书方）

【异名】琥珀定志丸（《回春》卷四）。

【组成】南星半斤（先将地作坑，用炭十斤在坑内烧红，去灰净，用好酒十余斤倾在坑内，大瓦盆盖覆，周围以炭火拥定，勿令泄气，次日取出，为末） 真琥珀一两（皂角水洗去油） 大朱砂二两（公猪心割开，入内，用线缚住，悬胎煮酒二碗） 干人乳（用姜汁制） 好拣参（去芦）三两 白茯苓（去皮）三两 白茯神（去皮木）三两 石菖蒲二两（猪胆汁炒） 远志（水泡过，去心）二两（猪胆煮过，晒干，再用姜汁制）

【用法】上为末，炼蜜为丸，如梧桐子大。每服五七十丸，每夜卧时盐汤送下。

【功用】补心生血，定魄安魂，扶肝壮胆，管辖神魂。

【主治】惊战虚弱，气乏之病。

【备考】晒干人乳法：用人乳数碗，入瓦盘内，莫搅动，四围晒干刮一处，干则再刮。乳干以姜汁拌晒用。方中干人乳用量原缺。

85644 **琥珀定痛丸**（《丁甘仁家传珍方选》）

【组成】琥珀五钱 黄占五钱 乳香三钱 没药三钱 白矾一钱 大土灰五分

【用法】上为细末，将黄占烊化为丸，如梧桐子大，朱砂为衣。每服二三十丸，开水送下。

【主治】诸疮肿痛不止。

85645 **琥珀参苓散**（《全国中药成药处方集》沈阳方）

【组成】人参五分 茯苓五分 琥珀三分 泽泻四分 柴胡四分 当归尾五分 玄胡索七分 川楝子五分 生甘草五分

【用法】上为极细末。每服一钱，白开水送下。

【功用】止痛，调气，利尿。

【主治】男子茎中刺痛，女子阴中肿痛，小便淋漓不利，胁痛气逆，各种疝痛、淋痛。

【宜忌】忌食辛辣酒类。

85646 **琥珀珍珠散**（《普济方》卷三七四引《保生集》）

【组成】全蝎 僵蚕 朱砂 轻粉各等分

【用法】上为末。每服一字，用奶乳调下。

【主治】婴孩惊风。

【备考】本方方名“琥珀珍珠散”，但方中无琥珀、珍珠，待考。

85647 **琥珀珍珠散**（《医林绳墨大全》卷六）

【组成】琥珀 珍珠 郁金 王不留行 当归 滑石 海金沙 石韦 甘草节各等分 朱砂减半

【用法】上为细末。每服二钱，空心淡竹叶、灯心汤送下。

【主治】小便浑浊淋涩。

85648 **琥珀茯苓丸**（《普济方》卷二一四）

【组成】琥珀（另研细） 滑石（用桂府者，研细） 知母（去皮头） 黄柏（去粗皮） 蛤粉 赤茯苓（去皮） 川木通（去皮） 当归 泽泻（去头）各二两 人参 山栀子仁 赤芍药 白术 猪苓（去皮） 黄连 大黄 黄芩 瞿麦 萹蓄 木香

【用法】上为末，同琥珀、滑石、蛤粉和匀，滴水为丸，如梧桐子大。每服四钱，早晨空心用温白汤送下。

【主治】膀胱经积热，以致小便癃闭淋涩。

85649 **琥珀茯苓丸**（《医方简义》卷六）

【组成】琥珀五钱 浙茯苓二两 猪苓五钱 木瓜五钱 牛膝梢三钱 粉丹皮三钱 泽泻八钱 制香附一两 车前五钱（炒） 肉桂五钱 淡附片一两 蓬术四钱（炒） 三棱三钱 山楂肉八钱 䗪虫十个（炒） 神曲五钱 羌活五钱 独活五钱 麦芽五钱（炒） 广木香五钱

【用法】上为末，炼蜜为丸，如弹子大。每服一丸，开水冲化，或以水一碗煎服亦可，用陈酒化服更妙，一日一次。

【功用】利水导滞，活血消瘀，温经调气。

【主治】❶《医方简义》：产后腹胀暴肿，及七癥八瘕。❷《全国中药成药处方集》（沈阳方）：妇人产后子宫瘀血，腹胀疼痛，恶露不尽或寒闭尿症。

85650 **琥珀茯苓丸**（《全国中药成药处方集》北京方）

【组成】琥珀三两 土茯苓四两 赤茯苓三两 黄柏三两 海金沙三两 泽泻三两 甘草三两 乌药三两 丹皮三两 半夏三两 车前子五两 大黄五两 滑石五两 木通二两

【用法】上为细末，水泛为小丸，滑石为衣，闯亮。每服二钱，温开水送下。

【功用】通闭，利尿，止痛。

【主治】小便淋漓，浑浊如膏，尿道刺痛。

【宜忌】忌辛辣动火食物。孕妇忌服。

85651 **琥珀茯苓丸**（《全国中药成药处方集》沈阳方）

【组成】琥珀 滑石 黄柏 赤茯苓 知母 海蛤粉 木通 当归 扁蓄 猪苓各一两 木香五钱

【用法】上为极细末，水泛为小丸。每服二钱，白水送下。

【功用】清热利尿。

【主治】膀胱积热，小便赤黄，癃闭不通，溺痛淋漓。

【宜忌】忌辛热食物。

85652 **琥珀茯苓膏**（《医统》卷四十九）

【组成】人参一两 陈皮半两 当归二两（酒浸，剉，三味熬稀膏一碗） 白茯苓二两（为末） 琥珀半两（另为末）

【用法】上将人参膏加琥珀、茯苓末调匀，如稠甚，加蜜汁调之得所。每服二三匙，嚼咽下，不拘时候，临卧睡服之亦妙。

【主治】精神失守，渐成心风。

85653 **琥珀胜金丹**

《全国中药成药处方集》吉林、哈尔滨方。为原书“神效胜金丹”之异名。见该条。

85654 **琥珀养心丹**（《准绳·类方》卷五）

【组成】琥珀（另研）二钱 龙齿（煅，另研）一两 远志（黑豆、甘草同煮，去骨） 石菖蒲 茯神 人参 酸枣仁（炒）各五钱 当归 生地黄各七钱 黄连三钱 柏子仁五钱 朱砂（另研）三钱 牛黄（另研）一钱

【用法】上为细末，将牛黄、朱砂、琥珀、龙齿研极细，以猪心血为丸，如黍米大，金箔为衣。每服五十丸，灯心汤送下。

【主治】气血虚弱，心神失养，惊悸怔忡，失眠健忘，气短体倦，自汗口干，头昏心烦，面色少华。

❶《准绳·类方》：心血虚，惊悸，夜卧不宁，或怔忡心跳。❷《十二经穴病候撮要》：心虚甚者，多短气自汗，坐卧不安，寐则易觉，多魇。❸《全国中药成药处方集》沈阳方：气血两亏，失眠健忘，四肢倦怠，精神不爽，头晕心烦，口干液短，面黄肌瘦。

【方论选录】《医略六书》：心虚热炽，心神失养，则心气不宁，故心跳不已，触事易惊焉。生地养心阴以制火，人参补心气以宁心，黄连清心火之妄动，龙齿定魂魄之飞扬，枣仁滋养心神，远志交通心肾，归身养血荣心，茯神安神定志，柏仁养心气，琥珀利心营，菖蒲开心气以通窍，牛黄凉心热以定惊，朱砂镇坠心气、安心神，更以猪心血引之入心，金箔制肝坠热，灯心泄热从小便去也。盖热从下泄，则心火自降而心气和平，安有心跳善惊之患乎？

85655 琥珀养心汤（《疫疹一得》卷下）

【组成】人参一钱 当归二钱 茯神三钱 枣仁一钱半（炒） 远志一钱半（炙） 石菖蒲一钱 琥珀一钱（研，冲服） 炙草八分 麦冬二钱 龙眼三枚

【主治】怔忡。

85656 琥珀真珠丸（《杨氏家藏方》卷十七）

【组成】巴豆七枚（取霜） 附子尖十四枚（半生，半炮） 半夏十枚（半生，半炮） 白花蛇头一枚（酒浸，焙干） 白僵蚕十四枚（一半生，一半用薄荷叶裹炙焦，去薄荷不用） 白附子二枚（半生，半炮） 全蝎十四枚（一半生，一半用薄荷叶裹炙令黄，去薄荷） 天南星三钱（半生，半炮） 羌活（去芦头） 白鲜皮 琥珀（别研） 天麻 真珠末（别研） 朱砂（别研） 龙齿（火煅）各一钱 雄黄半钱（别研） 麝香一字（别研）

【用法】上为细末，以猪心血同薄荷自然汁煮面糊为丸，如萝卜子大。每服十丸，煎人参汤送下，不拘时候。

【主治】小儿急、慢惊风，涎留心经，上逆作吐，目睛直视，手足搐搦，及风痫瘈疭，涎潮昏塞，嚼舌摇头，作声狂叫。

85657 琥珀射星丸（《外科传薪集》）

【组成】辰砂 琥珀 射干 真陈胆星各一钱

【用法】上为细末，用猪心血为丸，金箔为衣，如小梧桐子大。

【主治】❶《外科传薪集》：痰迷心窍。❷《青囊秘传》：癫狂。

【备考】《青囊秘传》本方用量：每服五十丸。

85658 琥珀调经丸（《摄生众妙方》卷十一）

【组成】香附子一斤（半斤童便浸，半斤好醋浸，各浸七日） 好艾（择去枝梗，净者）四两（加入香附子内搅匀，再加好醋五碗，入砂锅内煮干为度，日中晒干，磨为细末） 没药 当归各二两（酒洗） 川芎二两 熟地黄二两（酒蒸，另杵，入糊） 生地黄二两（酒浸，另杵，入糊） 芍药二两（煨） 琥珀一两（另研）

【用法】上为细末，用醋糊为丸，如梧桐子大。每服一百丸，空心艾醋汤送下。

【功用】调经种子。

【主治】妇人无子。

【备考】方中没药用量原缺，据《医学入门》补。

85659 琥珀调经散（《玉案》卷五）

【组成】琥珀五钱 白芍 当归各三两 没药 肉桂 细辛各四钱 甘草 麝香各一钱

【用法】上为末。食远服一钱五分，酒调下。

【主治】产后浮肿。

85660 琥珀通淋丸（《全国中药成药处方集》南京方）

【异名】琥珀五淋丸。

【组成】飞琥珀一钱 飞滑石二钱 木通 西当归 广木香 川郁金 扁蓄各一钱

【用法】上为细末，后加琥珀和匀，用温沸水泛为小丸，每钱约做二百粒。每服二钱至三钱，一日一次或二次，食前开水吞服。

【功用】清热通利。

【主治】小便涩痛混浊。

85661 琥珀救喉散（《全国中药成药处方集》沈阳方）

【组成】血琥珀二钱 牛黄 熊胆各二分 梅片三分 珍珠二分 儿茶一分半

【用法】上为极细末。内服每用一分，白开水送下。外用苇管吹一分。

【功用】化瘀消肿，消炎镇痛。

【主治】乳蛾，喉风，喉痹，咽喉肿痛，瘟毒结喉。

【宜忌】忌食鱼肉、辛辣之物。

85662 琥珀清金散（《全国中药成药处方集》沈阳方）

【组成】血琥珀 川贝母 茯苓 百合 法夏 天冬各一钱 京知母五钱 石膏六钱

【用法】上为极细末。成人每服一钱，小儿每服一分，开水送下。

【功用】止嗽化痰，清肺降逆。

【主治】咳嗽日久，时吐痰涎，胸逆气滞，倦怠，小便不利。

【宜忌】忌辛辣发物。

85663 琥珀黑龙丹

《局方》卷九（吴直阁增诸家名方）。为《三因》卷十八“黑龙丹”之异名。见该条。

85664 琥珀黑神散

《卫生家宝产科备要》卷七。为原书卷六“黑散子”之异名，见该条。

85665 琥珀滋生丸（《惠直堂方》卷四）

【组成】琥珀一两（醋炒，灯草同研） 阿胶一两（炒成珠） 五味子五钱 附子（制）一两（夏五钱） 肉桂（去粗皮）五钱 沉香五钱（不见火） 川芎五钱 桑寄生 当归 肉苁蓉 人参 续断 熟地 没药（炙） 木香（不见火） 延胡索 乳香（炙）各一两 牛黄三钱 朱砂一两（为衣）

【用法】上为细末。先将益母草八两揉碎，加水十碗，熬成一半，去滓，慢火熬成膏，和药末，少加老蜜，捣千余下，分为百份，每丸重一钱四分，朱砂为衣，阴干，再晒极干，黄蜡为壳。每服一丸。脑胁疼痛，绕脐腹痛，及呕逆上气，筑心痰喘，不进饮食，用姜汁少许，和酒化服；诸色痢疾，及赤白带下，血冷血崩，漏胎下血，用生姜、艾叶（炒令黑色）酒煎数沸，调服；泄泻不止，陈米饮调服；尿涩诸淋，通草、灯心汤送下；血晕不知人事，童便调灌半丸，醒后当归汤服一二丸；上热下冷，人参汤服；遍身虚肿水气，赤小豆汤调服；产内二

毒伤寒及中风角弓反张，麻黄汤调服，被盖出汗；月经不通，或间杂五色，频频而下，断续不止，饮食无味，肌瘦面赤，唇焦，乍寒乍热，四肢频痛，五心烦热，黑鼾血斑，赤肿走注，血风劳伤，并用童便入姜汁少许服；临产，服一丸，用酒送下，易产；常服，以童便加酒一半，免恶心；怀胎临月，一日一服，至产下，不觉疼痛，或服至十日，饮食倍增。

【主治】妇人胎前产后百病。脑胁疼痛，绕脐腹痛，呕逆上气，筑心痰喘，不进饮食；诸色痢疾，及赤白带下，血冷血崩，漏胎下血；泄泻不止；尿涩诸淋；血晕不知人事；上热下冷；遍身虚肿水气；产内二毒伤寒及中风角弓反张；月经不通，或间杂五色，频频而下，断续不止，饮食无味，肌瘦面赤，唇焦，乍寒乍热，四肢频痛，五心烦热，黑鼾血斑，赤肿走注，血风劳伤。

85666 琥珀犀角膏(《集验背疽方》)

【组成】真琥珀(研)　生犀角屑各一钱　辰砂(研)　茯神(去木皮)各二钱　真脑子(研)二字　人参(去芦)　酸枣仁(去皮，研)各二钱

【用法】上人参、茯神、犀角为细末，入乳钵内，别研药味和匀，用炼蜜搜为膏子，以瓷瓶收贮。俟其疾作，每服一弹子大，以麦门冬(去心)浓煎汤化服，一日连进五服。

【主治】咽喉口舌生疮，喉痛，木舌。

❶《集验背疽方》：痈疽之疾，初服头药失序，或不曾服内托散，又无药宣得内毒，致令热毒冲心经，咽喉、口舌生疮，甚至生红黑菌。❷《增注古方新解》：阴火上炎之喉痛。❸《杂病源流犀烛》：肺与三焦积热，以致悬痈生于上腭，状若紫葡萄，亦发寒热，至口不得开，舌不得伸缩，惟欲仰卧，鼻出红涕；心肝脾三经火热上攻，以致夹疽生喉两旁；心脾壅热，致患木舌，舌肿粗大，渐渐硬塞满口，气不得吐，如木之不和软者。

【临床报道】咽喉口舌生疮菌：向有一贵人，因疽而生此证，医者以为心脏绝，尽皆设辞退医，愚进此药，一日而安。

【备考】《赤水玄珠》有茯苓，无茯神；《医钞类编》有杏仁，无枣仁。

85667 琥珀碧玉散(《金鉴》卷七十五)

【组成】滑石六两　甘草一两　琥珀五钱　青黛八分

【用法】上为细末。每服三钱，灯心煎汤调下。

【功用】通利。

【主治】疯犬咬伤，毒物血片填塞茎中，致小水涩滞若淋者。

【宜忌】终身忌食狗肉及蚕蛹、赤豆；百日内忌见麻物，忌饮酒；三年内忌食一切毒物及房事，可常食杏仁，以防其毒。

85668 琥珀蜡矾丸(《外科正宗》卷一)

【异名】蜡矾丸(《全国中药成药处方集》吉林方)。

【组成】白矾一两二钱　黄蜡一两　雄黄一钱二分　琥珀一钱(另研极细)　朱砂一钱二分　蜂蜜二钱(临入)

【用法】上四味先研极细，另将蜜蜡铜勺内熔化，离火片时，候蜡四边稍凝时，方入上药搅匀，共成一块，以一人将药火上微烘，众手急丸，如小寒豆大，用朱砂为衣，瓷罐收贮。每服二三十丸，食后白汤送下，病甚者，早晚日进二次。

【功用】❶《外科正宗》：护膜护心，散血解毒。❷《外科大成》：祛毒化脓，生肌补漏。

【主治】痈疽、发背、粉瘤、瘰疬、痰核、痔漏、杨梅结毒。❶《外科正宗》：痈疽、发背已成未成脓之际，恐毒气不能外出，必致内攻者。❷《外科大成》：粉瘤，瘰疬，痰核，及遍身疮如蛇头，杨梅结毒，痔漏，鼻痣。❸《全国中药成药处方集》吉林方：斑痧痘疹。

【方论选录】《成方便读》：方中黄蜡、白矾，皆固涩之品，为护膜之主药，故以为君；雄黄、朱砂、琥珀，不特镇心神、安魂魄，且皆有解毒之功；白蜜甘平而润，护膜解毒，两擅其长。

85669 琥珀蜡矾丸(《玉案》卷六)

【组成】明矾一两五钱　黄蜡一两二钱　琥珀　朱砂　雄黄各二钱　乳香一钱　蜂蜜三钱(临用)

【用法】上为细末，将蜡熔化，再将末药并蜜搅匀，为丸如绿豆大，朱砂为衣。每服三十丸，白滚汤送下，病重，早晚日进二次。

【功用】护心膜，散毒止痛。

【主治】悬痈并一切痈疽、发背已成未成之际，恐毒不能出，必致内攻者。

85670 琥珀镇心丸(《何氏济生论》卷五)

【组成】琥珀五钱　龙齿(煅，研)　川连(酒炒)　朱砂　麦冬一两　天竺黄七钱　犀角　羚羊角(研)六钱　枣仁　远志　茯神五钱　石菖蒲五钱　麝香二钱　牛黄三钱　珍珠二钱　雄黄五钱　金箔四十张(为衣)

【用法】上炼蜜为丸，如龙眼大。每服一丸，临卧时灯心汤送下。

【主治】神志失守，癫狂谵妄。

【备考】方中龙齿、川连、朱砂、犀角、枣仁、远志用量原缺。

85671 琥珀镇惊丸(《全国中药成药处方集》西安方)

【组成】胆星八钱　竺黄五钱　雄黄　辰砂各四钱　麝香一钱　琥珀　全虫各二钱　僵虫三钱　天麻二钱　梅片一钱

【用法】上为细末，炼蜜为丸。小儿服半丸，四、五岁服一丸，大人服二丸。

【主治】小儿惊风，痰涎壅塞，天吊，牙关紧闭，昏迷不醒。

85672 琥珀镇惊丸(《全国中药成药处方集》抚顺方)

【组成】琥珀三钱　胆星五钱　竺黄　茯神　钩藤各五钱　地龙　犀角各二钱　制军三钱　朱砂　麝香各一钱　冰片五分　雄黄三钱　苏珠二分　薄荷一钱

【用法】上为细末，炼蜜为丸，重三分五厘，蜡皮封。小儿一岁以下每服半丸，二岁至四岁每服一丸，薄荷姜汤送下。

【功用】清凉，镇痉，化痰。

【主治】小儿急痫；小儿目触异物、耳闻异声，发为惊悸抽搐；或热度太高，壮热神昏，牙关紧闭，二目天吊，角弓反张，痰鸣气喘，抽搐厥逆。

【宜忌】大便泄泻，元气衰弱者禁用。

85673 琥珀保生锭子(《陈素庵妇科补解》卷五)

【组成】琥珀(研极细)三两　肉桂二两　五灵脂(醋炒)三两　生蒲黄三两　丁香一两　延胡索四两　红花二两　香附(醋炒)四两　大黄(酒蒸五次，须黑色为度，再入

饭甑上蒸三次）四两

【用法】血晕、虚，用佛手散，热，用荆芥一味散煎汤磨服。

【功用】逐瘀血，生新血。

【主治】产后风冷袭于胞门，恶露不下，上逆冲心，发晕，额出冷汗，口噤牙紧，甚至不测。

【方论选录】琥珀色赤，入手少阴、足厥阴血分，能消瘀血，破癥结，定魂魄；肉桂大热，行血消瘀；五灵脂甘温，散血通闭；蒲黄生用，通经消瘀；丁香辛温，开郁祛胀，治胃家呃逆；红花色赤辛温，少则补，多则行；香附辛温，行气开郁，理三焦诸气；大黄破瘀血，推积祛滞，有斩关夺纛之功，酒煮则性上行，凡败血之冲心、冲肺、冲胃及停蓄上中焦者，皆可散之。又以饭甑上蒸，则得谷气，一切猛厉之性皆缓而有功，不伤脾胃。是方以保生命名，诚夺命回生之剂也。而血虚极者，煎佛手散，调化服之。虚火引热血冲上而逆者，煎一味荆芥散，调化服之。

85674 琥珀消石颗粒（《成方制剂》18册）

【组成】赤小豆　当归　海金沙　琥珀　鸡内金　金钱草　牛膝　蒲黄　郁金

【用法】上制成颗粒剂。冲服，一次30克，一日2次或遵医嘱。本品所含沉淀系有效成份，服用时将沉淀物一同服下。

【功用】清热利湿，通淋消石。

【主治】石淋、血淋，也可用于泌尿系统结石属湿热瘀结证者。

【宜忌】素体虚寒者不宜服用。

85675 琥珀膏贴积丸

《保命歌括》卷二十七。为《丹溪心法》"琥珀膏"之异名。见该条。

85676 琥珀化痰镇惊丸（《成方制剂》9册）

【组成】琥珀70克　麝香10克　雄黄40克　僵蚕（麸炒）50克　川贝母50克　沉香50克　茯苓100克　天竺黄100克　胆南星100克　枳壳100克　朱砂100克　甘草100克

【用法】上制成丸剂。口服。一次1丸，三岁以下小儿酌减。

【功用】清热化痰，镇惊安神。

【主治】内热痰盛，惊风抽搐，咳嗽气短，烦躁不安。

85677 琥珀分清泄浊丸（《中国医学大辞典》）

【异名】琥珀分清丸（《全国中药成药处方集》沈阳方）。

【组成】琥珀一两　锦纹大黄十两

【用法】上为细末，用鸡蛋清二十四个杵为丸，如梧桐子大，朱砂为衣。每服三钱，空腹时熟汤送下。服后小便出如金黄色，三日后火毒消而淋浊自止，疳肿亦退。

【主治】肝经湿热毒火下注，淋浊管痛，小溲不利，及下疳火盛，肿痛腐烂。

85678 琥珀珍珠八宝丹（《经验奇方》卷上）

【组成】煅甘石　赤石脂　上血竭　儿茶各二钱　煅龙骨一钱　煅珍珠　琥珀　象皮各五分

【用法】上为极细末，储瓷瓶听用。

【主治】一切湿疮。

琼

85679 琼玉胶

《理虚元鉴》卷下。为《洪氏集验方》卷一引铁瓮先生方"琼玉膏"之异名。见该条。

85680 琼玉膏（《洪氏集验方》卷一引铁瓮先生方）

【异名】神仙琼玉膏（《观聚方要补》卷二引《卫生家宝》）、生地黄膏（《直指》卷十七）、琼玉胶（《理虚元鉴》卷下）。

【组成】新罗人参二十四两（春一千下，为末）　生地黄十六斤（九月采，捣）　雪白茯苓四十九两（木春千下，为末）　白砂蜜十斤

【用法】上人参、茯苓为细末，蜜用生绢滤过，地黄取自然汁，捣时不得用铁器，取汁尽，去滓，用药一处拌，和匀，入银石器或好瓷器内，封用。如器物小，分两处盛，用净纸二三十重封闭，入汤内，以桑木柴火煮六日，如连夜火即三日夜，取出，用蜡纸数重包瓶口，入井内，去火毒，一伏时取出，再入旧汤内煮一日，出水气，取出开封。每晨服二匙，以温酒化服；不饮者，白汤化之。一料分五处，可救五人痈疾；分十处，可救十人劳瘵。

【功用】滋阴润燥，益气养血。

❶《洪氏集验方》：填精补髓，发白变黑，返老还童，行如奔马，日进数食或终日不食亦不饥，通关强记，日诵万言，神识高迈，夜无梦想。❷《医学纲目》：补血补气。❸《医方集解》：润燥。

【主治】阴虚劳瘵，口干咽燥，干咳咯血。

❶《洪氏集验方》：痈疾，劳瘵。❷《东医宝鉴·内景篇》：癃痪。❸《证治宝鉴》：里燥，口燥舌干，小便多而浊；吐利或病后胃中津液不足，大便不秘而消渴者。❹《金鉴》：肺痿，干嗽咳涎沼。❺《成方制剂》：气血不足，肺虚干咳，津枯形瘦，劳损失血。

【方论选录】❶《医方考》：《易》曰：燥万物者，莫熯乎火。相火一熯，则五液皆涸。此干咳之由也。生地黄能滋阴降火；白蜜能润肺生津；损其肺者益其气，故用人参；虚则补其母，故用茯苓。又地黄、白蜜皆润，铢两又多，茯苓甘而属土，用之以佐二物，此水位之下，土气乘之之义，乃立方之道也。❷《古今名医方论》：丹溪以地黄为君，令水盛则火自息；又损其肺者益其气，故用人参以鼓生发之元；虚则补其母，故用茯苓以培万物之本；白蜜为百花之精，味甘归脾，性润悦肺，且缓燥急之火。四者皆温良和厚之品，诚堪宝重。郭机曰：起吾沉瘵，珍赛琼瑶，故有琼玉之名。❸《医方集解》：此手太阴药也。地黄滋阴生水，水能制火；白蜜甘凉性润，润能去燥；金为水母，土为金母，故用参、苓补土生金，盖人参益肺气而泻火，茯苓清肺热而生津也。❹《医方论》：人参、地黄气血并补，金水相生，又加茯苓以宁心而补土，则水升火降而咳嗽自除矣。

【临床报道】血证：《洄溪医案》平望镇张瑞五，素有血证，岁辛丑，余营葬先君，托其买砖灰等物，乡城往返，因劳悴而大病发，握手泣别，谓难再会矣。余是时始合琼玉膏未试也，赠以数两而去，自此不通音问者三四载。一日，镇有延余者，出其前所服方，问：何人所写？则曰：张瑞五。曰：今何在？曰：即在馆桥之右。即往候之，精神强健，与昔迥

异。因述服琼玉膏后，血不复吐，嗽亦渐止，因涉猎方书，试之颇有效，以此助馆谷所不足耳。余遂导以行医之要，瑞书深以为然。后其道大行，遂成一镇名家，年至七十余而卒。

【现代研究】❶ 对人肝癌细胞移植裸鼠乙型肝炎病毒（HBxAg）表达的影响：《细胞与分子免疫学杂志》[2007，23（1）：56]琼玉膏预防及治疗后，裸鼠的体质量增长迅速，癌组织质量偏低，癌组织及肝脏 HBxAg 低表达。❷ 对肺癌化疗导致的骨髓抑制的干预：《中国临床康复》[2005，9（26）：259]琼玉膏能提高肺癌小鼠化疗后外周血红细胞、白细胞、血小板及骨髓有核细胞计数，改善化疗所致的骨髓抑制状况，但尚不能完全拮抗化疗的骨髓抑制。❸ 对肺癌化疗的增效减毒作用：《四川中医》[2002，20（12）：15]琼玉膏对实验性肺癌小鼠化疗有明显的增效减毒作用。❹ 保护胃黏膜作用：《新中医》[2000，32（8）：36]该方能显著降低胃黏膜炎细胞和中性粒细胞数（$P<0.01$），可显著增加胃体黏膜希夫过碘酸染色阳性（PAS+）层厚度，增厚萎缩性胃黏膜胃体腺表面上皮（$P<0.01$）。提示琼玉膏对胃黏膜有良好的保护作用。❺ 纠正神经递质代谢紊乱造成的损害：《中药新药与临床药理》[1999，10（3）：159]该方对衰老动物的整体学习、记忆功能具有良好的调节作用，提高实验动物下丘脑抗氧化能力，延缓体内过氧化所造成的各种病理性损害，缓解大脑单胺类神经递质的下降，纠正神经递质代谢紊乱造成的损害。❻ 促进小肠推进作用：《广州中医学院学报》[1995，12（1）：36]琼玉膏 2.5 克 / 千克及 10 克 / 千克对燥结失水型便秘小鼠的排便功能有促进作用，能使排便粒数增加（$P<0.01$）；该方上述二剂量对燥结失水型便秘小鼠的肠管含水量有增加作用，能使小肠湿重、小肠含水量、大肠湿重、大肠含水量明显增加（$P<0.05$~0.01）；琼玉膏对正常小鼠小肠推进功能无明显影响，但当小鼠小肠推进功能为阿托品的作用而出现缓慢时，琼玉膏则对小肠推进功能有促进作用。

85681 琼玉膏（《医学正传》卷二引臞仙方）

【组成】人参十二两　沉香　琥珀各五钱　白砂蜜五斤（煎沸，去沫）　白茯苓（去皮，净者）二十五两　生地黄（去芦，净者）十斤（洗净，银石器内杵细，取自然汁。大忌铁器）

【用法】上人参、茯苓、沉香、琥珀俱为细末，先将地黄汁与白砂蜜搅匀，用密绢滤去细滓，入药末搅匀，入好瓷瓶或银瓶内，用绵纸十数层，外加箬箬包封，扎瓶口，入砂锅内或铜锅内，以长流水浸没瓶颈，用桑柴文武火煮三昼夜，取出，换蜡纸数重包扎瓶口，浸没井中半日，以出火毒，提起，仍入前锅内煮半日，以出水气，然后收藏。每日清晨及午前后，取一二匙，用温酒一盏调服；不饮酒人，白汤亦可。

【功用】《全国中药成药处方集》杭州方：滋阴润肺，安神降气。

【主治】阴虚内热之虚劳干咳，咯血失音，腹中隐痛，潮热盗汗；消渴；血虚皮肤干燥。

❶《医学正传》：虚劳，干咳嗽。❷《证治汇补》：气散失音，干咳无痰，或见血线。❸《张氏医通》：虚劳，肠中隐痛。❹《医学六要》：血虚皮肤枯燥及消渴。❺《全国中药成药处方集》杭州方：阴亏肺热，潮热盗汗。

【方论选录】❶《医钞类编》：地黄滋阴生水，水能制火；白蜜甘凉性润，润能去燥；人参益肺气而泻火，茯苓清肺热而生津；臞仙加琥珀降肺宁心、沉香升降诸气。❷《成方便读》：方中以地黄滋肾水，白蜜养肺阴，使金水相生而燥咳自止；用人参者，取土旺金生、虚则补母之义；茯苓色白入肺，使金令下行，即有浊痰，亦可随之而下矣；加沉香、琥珀者，一则流动其气，一则通达其血耳。

85682 琼玉膏（《扶寿精方》）

【异名】益寿永真膏（原书）、益寿永贞膏（《医部全录》卷三三一）。

【组成】新鲜地黄八斤（取自然汁）　新罗人参（剉，杵一千下）十二两　甘枸杞半斤　天门冬（去心）　麦门冬（去心）各半斤　白蜜五斤　白茯苓（去皮）一斤半（捶碎，舂细，水飞，去浮筋，澄，晒干，复为末）

【用法】此半料药也。一料分五剂，可救瘫痪者五人，分十剂，可救瘵者十人。

【功用】补百损，除百病，返老还童，发白复黑。

【主治】劳瘵，瘫痪。

85683 琼玉膏（《活人方》卷二）

【组成】熟地八两　麦冬八两　枸杞八两　葳蕤六两　牛膝六两　桂圆肉六两　黑枣六两　人参四两　黄耆四两　白术四两　天冬四两　广陈皮二两

【用法】上熬膏，炼蜜收。每服二三钱，早、晚隔汤炖热，噙化。

【主治】脾肺肾之元气不足，情志郁结，生机不能启发，致精神气血有亏，遂成虚劳咳嗽，嗽久音哑，咯血咳血，渐及神销形萎，自汗气促，睡梦不宁，遗精泄泻，皮寒骨蒸，肢体酸弱，阴火冲逆，畏寒喜热。

【加减】无寐，加枣仁六两，茯神四两；骨蒸甚，加制首乌六两，地骨皮四两；有郁痰，加白蒺藜六两，川贝末四两。

85684 琼花散（《外科大成》卷四）

【异名】琼液散。

【组成】闹羊花（洗净，焙干）

【用法】上为末。每服三五分，壮者七分，黄酒调服，随饮至醉为度；或先饮酒至半酣，次服药，再饮至大醉为度，连服三次全愈，弱者间一日再服。静卧勿语，语则发麻，次日午时，其麻方解。盖卧避风。

【功用】❶《外科大成》：消肿止痛。❷《金鉴》：消瘀滞。

【主治】跌打损伤，夹伤，拶伤，杖伤，并寒湿筋骨疼痛。

85685 琼花膏（《外科大成》卷四）

【组成】闹羊花根皮一两五钱　五加皮　归身各二两　威灵仙一两　防风　荆芥　玄参　天花粉各一两五钱　甘草一两

【用法】上用真麻油三斤，浸煎如法，用铅粉收膏，退火毒七日。任用、摊贴。

【主治】杨梅疮并结毒筋骨疼痛，及一切腰腿疼痛，诸毒恶疮。

85686 琼林散

《仙拈集》卷一。即《赤水玄珠》卷七“琼珠散”。见该条。

85687 琼珠散（《赤水玄珠》卷七）

【组成】桑白皮四两　五味子二两　甘草二两（炙）　陈皮二两　粟壳一斤（去蒂膜，用醋浸三宿，晒干；再入醋浸，晒干）

【用法】上为末。用冷蜜汤调服。

【主治】❶《赤水玄珠》:咳嗽,不问远近。❷《仙拈集》:远近哮喘。

【宜忌】忌煎煿、油腻、酒、咸、酸等物。

【备考】本方方名,《仙拈集》引作"琼林散"。

85688 琼珠膏(《遵生八笺》卷十八)

【异名】止嗽琼珠膏(《济阳纲目》卷二十八)。

【组成】粟壳三两(去盖筋瓤) 桑皮七钱 贝母八钱 五味子五钱 玄参七钱 薄荷五钱 陈皮六钱 桔梗六钱 甘草四钱

【用法】上为极细末,炼蜜为丸,如弹子大。每服一丸,临睡以白滚汤送下。

【功用】止嗽。

【主治】❶《遵生八笺》:痨症。❷《济阳纲目》:久嗽。

85689 琼脂膏(《医学正传》卷二引臞仙方)

【组成】鹿角胶一斤 生地黄二十斤(洗净,细捣,取真汁,去滓) 白砂蜜二斤(煎一二沸,掠去上沫,净而止) 真酥油一斤 生姜二两(捣,取真汁)

【用法】上先以文武火熬地黄汁数沸,以绢滤取净汁,又煎二十沸,下鹿角胶,次下酥油及蜜同煎,良久候稠如饧,以瓷器收贮。每服一二匙,空心温酒调下。

【功用】《简明医彀》:润燥通便。

【主治】❶《医学正传》:血虚,皮肤枯燥及消渴。❷《简明医彀》:秘结。

85690 琼液散

《外科大成》卷四。为原书同卷"琼花散"之异名。见该条。

85691 琼液膏(方出《臞仙活人心方》卷下,名见《医方类聚》卷七十)

【组成】熊胆一钱 牛黄一钱 龙脑半钱(为末) 蕤仁一钱(去皮) 硼砂一钱(为末) 黄连一两 蜂蜜二两

【用法】上熊胆、牛黄、蕤仁、黄连四味,用长流水二大碗,于瓷器内熬至半碗,用重绵滤过,去滓,入蜜,再用文武火熬至紫色,蘸起牵丝为度,不可太过不及,取出,入硼砂、龙脑末和匀,瓷瓶内封固,入土埋七日,出火气。每用铜箸少许点于患目内,瞑目片时,候药性过,日点三次。

【主治】远年近日一切不疗眼疾。

【宜忌】忌动风热物。

85692 琼液膏(《外科大成》卷四)

【组成】闹羊花 红花 蒲黄 白芷 归尾各二两

【用法】上以麻油一斤,浸药七日,炸枯,滤去滓,入黄蜡、白蜡各一两熔化,稍温,入乳香、没药末各六钱,冰片六分,和匀收用。

【功用】止疼活血。

【主治】夹拶所伤。

【备考】《金鉴》本方用法:摊贴。

85693 琼酥散(《金鉴》卷六十二)

【组成】蟾酥一钱 半夏六分 闹羊花六分 胡椒一钱八分 川椒一钱八分 荜茇一钱 川乌一钱八分

【用法】上为细末。每服半分,黄酒调服。如欲大开,加白酒药一丸。服之开针不痛。

【功用】麻醉止痛。

【主治】一切肿毒等疮需开刀者。

85694 琼浆药酒(《北京市中成药规范》第二册)

【组成】人参(去芦)二两 鹿茸(去毛)一两 桂元肉一两 川附片二两 陈皮三两 狗脊(砂烫去毛)四两 枸杞子四两 补骨脂(盐水制)四两 黄精(酒炙)二两 金樱肉(去毛)四两 韭菜子四两 淫羊藿(羊油制)四两 冬虫草二两 怀牛膝(去头)四两 灵芝四两 当归二两 佛手二两 驴肾二两 麻雀头五十个(约一两) 红糖六斤 红曲八两 白蜜十斤

【用法】上置洁净容器内,装入回流罐,另取45度白酒100斤,分别放入白酒50斤、30斤、20斤,加入红曲八两兑色,每次均加热至酒沸半小时后,放去药液,将残渣压榨,榨出液与三次浸出液合并,置罐内,混匀,储存一个月,静止滤过,分装即得。本品为橘红色液体,气清香,味辛微苦。每瓶装药酒重十两,上下不超过1%。含乙醇量应为35%~39%。口服,每次3~5钱,每日2~3次。

【功用】补气血,助肾阳。

【主治】体质虚弱,肾衰寒盛,神情倦怠,腰酸腿软,四肢无力,阳痿不举,遗精早泄,妇女白带。

85695 琼方既济丸(《普济方》卷十七引《卫生家宝》)

【组成】白茯苓 破故纸各一斤

【用法】上为细末,酒糊为丸,如梧桐子大。每服三四十丸,空心食前以温酒米饮送下。

【功用】益心气,补丹田。妇人常服有子。

【主治】为事健忘,神志不安,梦寐惊悸,不思饮食;肾水无所滋养,腰重脚弱,行履少力,精神恍惚,小便频数。

斑

85696 斑乌散(《普济方》卷二九三引《卫生家宝方》)

【组成】斑蝥 何首乌 糯米各等分

【用法】上同炒令黄色,去斑蝥,用二药为末。酒调服。取虫出如鼠能动,其病自愈。

【主治】瘰疬鼠瘘。

85697 斑龙丸(《百一》卷四)

【异名】斑龙脑珠丹(《续易简方论后集》卷四)、仙传斑龙丸(《万氏家抄方》卷四)。

【组成】鹿角胶(以酒浸胶数日,煮糊丸众药) 鹿角霜(碾为细末) 菟丝子(净洗,酒浸两宿,蒸,研) 柏子仁(净者,别研) 熟地黄(好者,酒浸两宿,蒸焙,余酒入在胶内)各十两

【用法】上先焙鹿角霜、菟丝子、地黄,干后研为细末,方入柏子仁在众药内研,却将鹿角胶酒约三四升煮糊为丸,如梧桐子大。每服五十丸至一百丸止,早、晚空心盐汤或酒送下。逐日早晚服,久之大有功效。

【功用】平补阴阳,填精益髓,强壮筋骨,安神定志,驻颜益寿。

❶《百一》:平补。❷《万氏家抄方》:理百病,养五脏,补精髓,壮筋骨,益心志,安魂魄,令人悦泽驻颜,延年益寿。❸《扶寿精方》:壮精神,养气血。❹《医方集解》:补阳。

【主治】虚劳,消渴。

❶《百一》:虚劳。❷《续易简方论后集》:消渴。❸《赤水玄珠》:真阴虚极及老人、虚人。

【方论选录】❶《医方集解》：此手、足少阴药也。鹿角胶霜、菟丝、熟地皆肾经血分药也，大补精髓；柏子仁入心而养心气，又能入肾而润肾燥，使心肾相交。心志旺而神魂安，精髓充而筋骨壮，去病益寿，不亦宜乎？❷《医方论》：鹿角、菟丝阴中之阳也；地黄阴中之阴也，用以补肾，不偏不倚。

85698 斑龙丸

《袖珍方》卷二。为原书同卷引《澹寮》"茸珠丹"之异名。见该条。

85699 斑龙丸（《医学正传》卷三引《青囊集方》）

【异名】仙传斑龙丸（《医统》卷四十八）、斑鹿丸（《何氏济生论》卷二）、青囊斑龙丸（《饲鹤亭集方》）。

【组成】鹿角胶（炒成珠子）　鹿角霜　菟丝子（酒浸，研细）　柏子仁（取仁，洗净）　熟地黄各半斤　白茯苓　补骨脂各四两

【用法】上为细末，酒煮米糊为丸，或以鹿角胶入好酒烊化为丸，如梧桐子大。每服五十丸，空心姜、盐汤送下。老人、虚人常服。

【功用】滋肾填精，益气养血，升固奇经，通补督脉，育子添嗣，延年益寿。

❶《医学正传》引《青囊集方》：延年益寿。❷《医统》：壮精神，除百病，养气血，补百损。❸《东医宝鉴·杂病篇》：补肾脏气血精。❹《证治宝鉴》：升固奇经。❺《古方选注》：男服斑龙丸，通督脉之阴阳，补玉堂关下之穴。❻《丸散膏丹集成》：育子嗣。❼《北京市中药成方选集》：滋阴益肾，补气养血。

【主治】虚劳肾虚，真阴亏损，精气不足，遗精滑精，阳痿腰痛，盗汗耳鸣，体倦心烦。

❶《医学正传》：真阴虚损。❷《证治宝鉴》：肝肾两虚，任督并伤，精滑日久。❸《北京市中药成方选集》：肾虚气亏，阳事痿弱，精神短少，遗精盗汗。❹《中药制剂手册》：腰痛耳鸣，体倦心烦。

【方论选录】《古方选注》：《乾宁记》云：鹿与游龙相戏，必生异角，故得称龙；鹿有文，故称斑。用其角为方，故名斑龙。鹿卧则口朝尾闾，故为奇经督脉之方。凡入房竭精，耗散其真，形神俱去，虽温之以气、补之以味，不能复也。故以有情之品，专走督脉，复以少阴、太阳之药治其合，乃能搬运精髓，填于骨空，大会于督脉之囟会而髓海充盈。鹿角霜通督脉之气也，鹿角胶温督脉之血也，菟丝、骨脂温肾中之气也，熟地、柏仁补肾中之精也，柏仁属木性润，骨脂属火性燥，非但有木火相生之妙，而柏仁通心，骨脂通肾，并有水火既济之功。使以茯苓、性上行而功下降，用以接引诸药，归就少阴、太阳，达于督脉，上朝髓海，而成搬运之功。

【备考】本方方名，《东医宝鉴·杂病篇》引作"斑龙丹"。

85700 斑龙丸（《文堂集验方》卷三）

【组成】天竺黄　辰砂　胆星（姜汁炒）　枳壳　茯神　硼砂各一两　琥珀七钱　山药二两　沉香　雄黄各五钱　麝香三分

【用法】上为极细末，甘草一斤，煮浓汁为丸，如芡实大，金箔为衣，阴干，收贮瓷器内。每服一丸，薄荷或灯心汤送下。

【主治】小儿一切内热潮热，神昏不宁，咳嗽痰涎，及惊风惊搐。

85701 斑龙丹

《东医宝鉴·杂病篇》卷四。即《医学正传》卷三引《青囊集方》"斑龙丸"。见该条。

85702 斑龙宴（《韩氏医通》卷下）

【组成】鹿血

【用法】此鹿不拘初生，但驯养牡鹿，或一二只，每日用人参一两，煎汤饮之，渣和草料饲之。每用预夜减食，次晨空心以布缚鹿于床，首低尾昂，用三棱针刺眼大眦前毛孔（名天池穴），银管三寸许，插向鼻梁，吮其血，和以药酒（任意，或八珍散加沉香、木香煮者），尽量。月可一度，鹿无恙。若有屠刺鹿血，乘热和酒一醉亦妙。

【功用】《本草纲目》：不拘男女老少，服之终身无疾而寿。

【主治】《增补内经拾遗方论》：脱荣，心血少；痨瘵。

【方论选录】《增补内经拾遗方论》：白斑曰斑；鹿与游龙相戏，必生异角，故得称龙；宴，饮也，刺血饮之，故曰宴。斑龙者，鹿也，气禀纯阳，活血补血，非金石草木之比。

85703 斑龙散（《纲目拾遗》卷九）

【组成】鹿胫骨

【用法】上用湿纸包固，灰火煨之，以黄脆可研为度。若焦黑色者为过性，勿用。外掺。

【功用】生肌收口。

【主治】大毒。

85704 斑龙散（《验方新编》卷十一）

【组成】鹿茸一两（酒泡透，炙酥，研末）

【用法】用真乌梅煮成膏，和捣为丸，如梧桐子大。每服五十丸，米汤调下。

【主治】精血耗涸，上热下寒，耳聋口渴，腰痛白浊，不受峻补者。

【备考】本方方名，据剂型，当作"斑龙丸"。

85705 斑白散（《回春》卷八）

【组成】斑蝥（去翅足，炒）一钱　白芷八分

【用法】上为细末。每服六分，空心黄酒送下。

【主治】便毒。

85706 斑玄丸（《医学入门》卷八）

【组成】斑蝥　玄胡索各等分

【用法】上为末，面糊为丸，酒送下。以胎坠为度。

【主治】鬼胎，惑于妖魅，状似癥瘕，及一切气血痛。

85707 斑秃丸（《成方制剂》10册）

【组成】地黄 74 克　熟地黄 74 克　制何首乌 74 克　当归 49 克　丹参 49 克　白芍（炒）49 克　五味子 49 克　羌活 25 克　木瓜 25 克

【用法】上制成大、小蜜丸，大蜜丸每丸重 9 克。口服，小蜜丸一次 5 克，大蜜丸一次 1 丸，一日 3 次。

【功用】滋补肝肾，益精养血，祛风生发。

【主治】斑秃、全秃、普秃。

【方论选录】方中熟地黄补血滋阴，生精益髓，长于补益肝肾，培元固本；何首乌补肾精，为君药。当归、丹参补血活血祛风；地黄、白芍滋阴养肝，诸药合为臣药。五味子、木瓜祛风胜湿，为佐药。羌活散风通络，引药上行巅顶，故为佐使药。诸药合用，共奏补益肝肾，养血生发之功。

【临床报道】斑秃:《中国皮肤性病学杂志》[2007,21(6):382]将60例斑秃患者分为两组,治疗组31例口服斑秃丸5.0克,3次/天,及胱氨酸片50毫克,3次/天;对照组29例口服斑秃丸5.0克,3次/天。两组疗程均为3个月。结果:治疗组有效率为90.32%,明显优于对照组(有效率为58.62%),且无明显不良反应。

【现代研究】抑制血浆内皮素作用:《四川医学》[2009,30(1):8]本方可能对血浆内皮素的产生有抑制作用;斑秃患者口服斑秃丸治疗后血浆内皮素水平较治疗前显著降低($P<0.001$)。

85708 斑延丸(《医略六书》卷二十八)

【组成】斑蝥一两　玄胡索二两

【用法】上为末,蜜捣作挺,绵裹。纳阴中,留头外出,药深尺许。以恶物下为度。

【主治】鬼胎,脉无常候者。

【方论选录】妇人身感妖魅,腹怀异胎,疼痛攻绞,亦为鬼胎。斑蝥大毒之品,力能以毒攻邪;延胡破血之剂,性专活血通经。蜜捣、绵裹,深纳阴中,务使恶物尽去,则经腑廓清而血气无不调,何诸般怪疾之足患哉!

85709 斑鸡丸(《医学入门》卷八)

【组成】斑蝥一两　薄荷四两

【用法】上为末,以鸡子清和丸,如绿豆大。每服一丸,空心及半空心、临卧茶清送下。每日加一丸,加至五丸;每日减一丸,减至一丸;又每日加一丸,加至五丸后,每日仍服五丸。以脐下痛,小便取下恶物为效。如小便秘,吃葱、茶少许,或用乌鸡子一个,顶上开一窍,搅匀,以斑蝥一个入内,以纸封之,蒸熟,去斑蝥,吃蛋,一日一个,煎生料五积散送下。不过四五枚,已破者生肌,未破者消散。

【主治】瘰疬多年不愈。

85710 斑鹿丸

《何氏济生论》卷二。为《医学正传》卷三引《青囊集方》"斑龙丸"之异名。见该条。

85711 斑蝥丸(《圣惠》卷六十六)

【组成】斑蝥一分(赤黑斑点者佳,去头翅足,炒)　猪牙皂一分(去黑皮,炙令黄)　蛇蜕皮半两(微炒)　乌蛇一两半(酒渍,去皮骨,炙令微黄)　天南星半两(炮裂,去皮)　露蜂房半两(烧灰)　川大黄三分(剉碎,微炒)　麝香一分(研)　威灵仙半两

【用法】上为末,入麝香研令匀,炼蜜为丸,如梧桐子大。每服十丸,空心时以粥饮送下。至辰、巳间,病下如虾蟆衣及诸恶物。

【主治】瘰疬结核肿硬,相连如珠颗,头项肩胛烦疼。

85712 斑蝥丸(《圣惠》卷六十六)

【组成】斑蝥二十枚(去头足翅,糯米拌炒,令米色黄)　水蛭一分(炒黄色)　甘草半两(炙微赤,剉)　黑豆黄三分(生用)　麝香半两(细研)　芫菁二十枚(去头足翅,糯米拌炒令米色黄)　川大黄三分(生用)　青蛇二两(醋浸一宿,去皮骨,炒微黄)

【用法】上为末,研入麝香令匀,炼蜜为丸,如绿豆大。每日三丸,空心以粥饮送下;如未有效,加至五丸。当小便出如烂筋。如小便涩,以滑石末二钱,以水五合煎至三合,温服即利。

【主治】风毒瘰疬,生于项间,肿硬,磊磊相连,疼痛;瘰疬久不愈,流注胁腋,冲破皮肉,脓血不绝。

85713 斑蝥丸(《圣惠》卷六十六)

【组成】斑蝥一两(去头翅足,以糯米拌炒,米黄为度)　麝香半两(细研)　朱砂半两(细研)　干姜一分(生)　甘草半两(生,剉)　犀角屑半两　粟米三合(微炒)

【用法】上为末,以蜀葵根白皮杵自然汁,和捣为丸,如梧桐子大。每服五丸,空心、临卧以蜀葵根汤送下。

【主治】气毒瘰疬。

85714 斑蝥丸(《圣惠》卷六十六)

【组成】斑蝥一分(以糯米拌炒,米黄为度,去头足翅)　人参三分(去芦头)　地胆一分(以糯米拌炒,米黄为度,去头足翅)　当归三分　川升麻三分　麦门冬一两(去心,焙)　白术三分　桂心三分　川大黄三分(剉碎,微炒)　钟乳粉三分　甘草一分(炙微赤,剉)　防风半两(去芦头)　续断三分　麝香一分(细研)　白矾一两(烧令汁尽)

【用法】上为末,炼蜜为丸,如梧桐子大。每服十丸,以温酒送下,一日三次。

【主治】转脉瘘。发于颈,肿痛,寒热,出脓水不止。

85715 斑蝥丸(《圣惠》卷六十六)

【组成】斑蝥三十枚(去头足翅,糯米拌,炒令米黄)　蜥蜴三枚(炙令黄)　地胆四十枚(去头足翅,糯米拌,炒令米黄)

【用法】上为末,炼蜜为丸,如黑豆大。每服二十丸,空心及晚食后以温酒送下。

【主治】一切瘘。

85716 斑蝥丸(《圣惠》卷六十六)

【组成】斑蝥一两(以糯米拌,炒米黄为度,去头翅足)　伏翼粪四两(微炒)　皂荚花一两(微炒)

【用法】上为末,炼蜜为丸,如梧桐子大。先用皂荚涂酥炙微黄,捣罗为末,用半钱煎汤,每日空心服一丸,壮者三丸。其瘘根并于小便中出。

【主治】久瘘疮。

85717 斑蝥丸(《圣惠》卷七十二)

【组成】斑蝥一两(糯米拌炒令黄,去翅足)　干漆一分(捣碎,炒令烟出)　麒麟竭一分　硇砂一分　没药一分　凌霄花一分　胎发一两(烧灰)　狗胆一枚(干者)

【用法】上为末,熬醋如饧为丸,如绿豆大。每日五丸,空心时以桃仁汤送下。

【主治】妇人月水不通,脐腹积聚疼痛。

85718 斑蝥丸(《鸡峰》卷十一)

【组成】斑蝥七个　胡椒四十九个　乳香一橡子大

【用法】上为细末,水、蜜煮面糊为丸,如梧桐子大。每服三粒,妇人醋汤送下,男子菖蒲酒送下,不拘时候。

【主治】心痛。

85719 斑蝥丸(《普济方》卷四〇五)

【组成】斑蝥七枚(蛤粉炒,去头足)　淡豉七粒　轻粉一钱

【用法】上为末,津唾为丸,如小豆大。十岁服十五丸,空心时槲皮煎水送下。至夜取如鸭子核。如未全退,十日后更取之。

【主治】小儿久患疬子未破者。

85720 **斑蝥水**(《中医皮肤病学简编》)

【组成】砒霜 0.5 克　枯矾 5 克　斑蝥 3 克　白醋 50 毫升

【用法】上将前三味药入醋泡七天,备用。用时震摇,以棉花沾药液涂患处,三天一次,连续三次。复发时再用。

【主治】体癣。

85721 **斑蝥酊**(《中医皮肤病学简编》)

【组成】斑蝥 15 克　70% 酒精 100 毫升

【用法】上药浸泡一周。用棉签涂病灶。数小时后,即起水疱,用消毒针头刺破,敷料包扎,历三四天结痂而愈。

【主治】神经性皮炎。

85722 **斑蝥酒**(《医林纂要》卷十)

【组成】斑蝥七个(去头翅足。若过一日,则加一个)　番木鳖二个　糯米一合或一撮。

【用法】上合炒至糯米透脆,去斑蝥、木鳖,细研糯米,酒调服;或合斑蝥、木鳖、糯米炒研,加辰砂一钱,酒送下;或木鳖三个(陈壁土炒),斑蝥七个(糯米炒),加大黄、茯苓、麝,研末,酒送下,俱可。受伤多日,斑蝥加至二十一个,又其头上必有红发三茎,急拔去之。毒自小便或大便而出,日浅只成血水,日深结血块,真如犬形,毒尽,腹痛止,二便通,更服黄连甘草汤以解余热。

【主治】瘈犬伤甚重者,腹痛狂呼,见人欲啮,二便秘塞,时作犬声,亦切恶风,恶闻金鼓声,闻则腹中切痛,狂啮。

【宜忌】三月忌闻金鼓声及色欲、诸发毒物,终生忌羊、犬肉。

85723 **斑蝥粉**(《中医皮肤病学简编》)

【组成】斑蝥 3 个　枯矾 3 克　硫黄 3 克　密陀僧 3 克　三仙丹 2 克　冰片 1 克　砒霜 1.5 克　硼砂 2 克　麝香 0.15 克　甘油 50 毫升

【用法】上先将白砒煅至无烟后,与他药共研细末。用棉签外涂,一日二次。

【主治】体癣。

85724 **斑蝥散**(方出《千金》卷二十三,名见《圣惠》卷六十六)

【组成】斑蝥七十枚　猬皮　真朱　雄黄各一分

【用法】上为末。每服半钱匕,酒送下,一日三次。

【主治】❶《千金》:九漏。❷《圣惠》:瘰疬瘘,生于项上,结肿有脓。

85725 **斑蝥散**(《圣惠》卷三十一)

【组成】斑蝥半两(糯米拌炒令赤,去翅足)　射干三分　石胆三分(细研)　桂心一分　牛黄一分(细研)　犀角屑半两　甘草一分(炙微赤,剉)　人参半两(去芦头)　蜴蜥一枚(微黄)　紫石英一两(细研,水飞过)　蜈蚣一枚(微炙)　麝香一钱(细研)

【用法】上为细散。每服一钱,食前以新汲水调下。

【主治】瘦病复连,传尸鬼气,疰忤恶气。

85726 **斑蝥散**(《圣惠》卷六十六)

【组成】斑蝥半两(去头翅足,糯米拌炒黄)　牵牛子一两(生用)　雄雀粪三分　枳壳一两(麸炒微黄,去瓤)

【用法】上为细散。每服一钱,五更初用粥饮调下。或有吐逆,即服枳壳汤投之。日午后当取下恶物。

【主治】气毒瘰疬,结肿疼痛。

85727 **斑蝥散**(《圣惠》卷六十六)

【组成】斑蝥三枚(糯米拌炒令黄色,去头翅足)　滑石一分

【用法】上为细散。分为两服,空腹以糯米粥饮调下,如人行十里再服。如觉小肠涩,即煎黑豆汤服,须臾,小肠内取下烂肉片子,即愈;未愈,隔日再服。

【主治】热毒瘰疬。

85728 **斑蝥散**(《圣惠》卷六十六)

【组成】斑蝥十枚(去头足翅,糯米拌炒令黄色)　牡丹三分　海藻一两(洗去盐味,焙干)

【用法】上为细散。每服半钱,空心及夜卧时以葱白汤调下。病根当于小便中出,如鱼脬。利后只得吃粥。

【主治】鼠瘘着颈生,小者如杏,大者如杯。

85729 **斑蝥散**(《圣惠》卷七十二)

【组成】斑蝥一分(糯米中同炒令黄,去翅足)　川大黄三分(剉,微炒)　水蛭一分(炒令黄)　当归三分　(剉,微炒)　虻虫一分(炒令黄,去翅足)

【用法】上为细散。每服一钱,食前以温酒调下。

【主治】妇人月水不通,时作寒热,食少体瘦。

85730 **斑蝥散**(《圣惠》卷九十)

【组成】斑蝥半分(以糯米同炒微黄,去翅足)　硫黄半两(细研)　蔄茹半分

【用法】上为细散,重入乳钵内,同研如粉。贴于疮上,即愈。或疮干,即以猪脂和涂之。

【主治】小儿月蚀疮,久不愈。

85731 **斑蝥散**(《圣济总录》卷一二六)

【组成】斑蝥(去头翅足,糯米炒黄色)半两　炒豆黄末　炒糯米末各一两　甘草一中指节大(半生半炙)　腻粉一分

【用法】上为散。每服二钱匕,空心时米饮调下。当吐泻下恶物,即煮糯米粥补之,如吐不止,以炒豆黄末煎汤止之;如吐甚不止,磨少许雄黄、麝香止之。将息后再服,取吐泻恶物尽为度。

【主治】项下并腋下热毒、气毒结成瘰疬。

85732 **斑蝥散**(《圣济总录》卷一二七)

【组成】斑蝥(去足翅,糯米炒)七枚　真珠(研)　桂(去粗皮)　水银(与众药研令星尽)各半两　葛上亭长(去足翅,糯米炒)七枚

【用法】上为散。每服半钱匕,空心、午后米饮调下。小便有所出,即愈。

【主治】诸瘘。

85733 **斑蝥散**(《回春》卷八)

【异名】神效散。

【组成】斑蝥(去翅足,酒炒)一钱　穿山甲(土炒)　僵蚕(去头足,酒炒)　丁香　白丁香　苦丁香　红小豆　磨刀泥各一钱

【用法】上为细末。每服一钱,五更无根水调服。至未时打下毒物,其形如鼠,后用田中野菊花焙黄色为末,陈醋调,贴疮上,一日一换,七日全安。

【主治】瘰疬人稍壮者。

85734 **斑蝥散**(《洞天奥旨》卷十六)

【组成】斑蝥(炒,去翅足,同米熟)　雄黄各等分

【用法】上为细末。温酒调送。

【主治】疯犬吠咬伤。

85735 **斑蝥膏**(《圣惠》卷九十)

【组成】斑蝥二枚(去翅足) 松脂三两 巴豆十枚(去皮心,以浆水煮过,与斑蝥研令细) 雄雀粪一两(为末)

【用法】上先取松脂入铫子内熔化,入斑蝥、巴豆熬成膏。捏作饼子,热贴在瘰疬上,候穴,用生肌膏贴之,一日二次,以愈为度。

【主治】小儿瘰疬不穴。

85736 **斑蝥膏**(《医学启源》)

【组成】斑蝥(为末)六两 黄蜡九两 猪脂三两

【用法】上先煮蜡、脂二味,令消化,离火,入斑蝥末,搅令凝结。或摊于布,或摊于纸,贴患所,盖以坚膏,令不动。贴后一夜起疱,以针出水。其毒浅者,宜薄而日换;毒深者,宜厚而久贮。若病已愈,欲令生皮,换贴黄蜡膏。

【功用】拔毒去痛,呼脓除腐。

【主治】毒聚血结为患,如痛风、梅毒、跌扑闪肭,一切瘀血凝滞者。

85737 **斑蝥醋**(《朱仁康临床经验集》)

【组成】❶土槿皮180克 蛇床子125克 百部125克 斑蝥3克(布包) ❷硫黄125克 樟脑18克 白信18克 轻粉18克(研成细末)

【用法】先将❶加入米醋5000毫升内,浸泡一月后去滓,再加入❷。用时振荡,毛笔蘸水涂上。

【功用】灭菌止痒。

【主治】神经性皮炎,头癣,脚癣,体癣。

85738 **斑龙珠丸**

《万氏家抄方》卷四。为原书同卷“金主杖鹿角霜丸”之异名。见该条。

85739 **斑浮鸠散**(《医心方》卷五)

【组成】斑浮鸠一头(治如食法,炙令熟) 决明子半升 细辛二两 防风二两

【用法】上㕮咀,合封十五日,为末。每服方寸匕,酒送下,日三夜二。

【主治】眼青盲无所见。

85740 **斑龙二至丸**(《万氏家抄方》卷四)

【组成】鹿角(锯成段,长流水浸七日,入砂锅内,用桑柴火煮七日夜,取出,外去粗皮,内去血瓤,研为细末)一斤 麋角(制法同前,净末)一斤 生地(酒浸一宿,晒干,为末)四两 黄柏(去皮,切粗片,酒炒老黄色,为末)半斤 熟地(酒浸一宿,晒干,为末)四两 天门冬(酒浸,去心,晒干)四两(为末) 知母(去皮,盐、酒炒老黄色,为末)半斤 麦门冬(酒浸,去心,晒干)四两 当归(酒洗,晒干,为末)二两 白茯苓(去皮,为末,用水淘去筋膜)二两 何首乌(去皮,人乳拌匀,九蒸九晒,为末)二两(勿犯铁器)

【用法】上为细末,炼蜜为丸,如梧桐子大。每服五十丸,空心时黄酒送下,或盐汤亦可。

【功用】❶《摄生众妙方》:补养。❷《医统》:补血,补阳。

【主治】❶《扶寿精方》:诸虚。❷《名医类案》:精血欠充,高龄无子。

【临床报道】高龄无子:《名医类案》少傅颖阳许相公,年五十八岁,如夫人年近三旬,从来十二年不孕。相公欲其有子,命宿诊视。六脉和缓,两尺大而有力(凡妇人两尺大而有力,皆有子)。告曰:此宜子之象也。尝诊相公,脉沉而缓,知精血欠充实耳。宜服大补精血药。市得麋鹿二角,煎胶,制斑龙二至丸一料。服未周年而孕,次年生公子。

【备考】方中鹿角、麋角,《扶寿精方》作“鹿角霜”、“鹿角胶”。

85741 **斑龙二至丸**

《中药成方配本》。为《医统》卷四十八“斑龙二至百补丸”之异名。见该条。

85742 **斑龙八帅丹**(《解围元薮》卷三)

【组成】僵蚕(炒) 花蛇(炙) 香蛇(炙) 蜈蚣(炙) 蜂房(炙) 穿山甲(炙) 全蝎(炙) 蝉壳 鹿角(煅)各等分

【用法】上为末。每服三四分,酒送下;或以此药加在各方丸散中服之。

【主治】蝼蝈虾蟆瘫肿。

85743 **斑龙八师丹**(《疡医大全》卷二十八)

【组成】威灵仙 苍术 透骨草 川乌 草乌各等分

【用法】上为末。每服三钱,酒送下。取汗,宜避风。

【主治】蝼蝈疯。肾湿甚,初起先于肋膝三五连串,大小连枝,渐成大串,延长如土狗之状,寒热不时,或痛痒麻木,顽痹不仁,若不连治,则遍身穿烂而死。

85744 **斑龙八师丹**(《青囊秘传》)

【组成】炙花蛇 露蜂房 甲片 蜈蚣 蝉衣 鹿角(煅)各等分

【用法】上为末。

【功用】祛风。

85745 **斑龙百补丸**(《墨宝斋集验方》卷上)

【组成】鹿角霜十两 鹿角胶四两 人参四两 杜仲三两(姜汁拌炒) 川牛膝四两(酒洗) 白茯苓四两 芡实四两(粉) 黄柏四两 川当归三两(酒洗) 干山药四两(炒) 黄耆四两(酒炒) 知母四两(盐水炒) 怀生地四两(酒洗) 五味子二两 枸杞三两

【用法】炼蜜和胶为丸,如梧桐子大。每服百余丸,空心盐汤送下。

【功用】❶《墨宝斋集验方》:补益。❷《奇方类编》:固本保元,复天真,壮阳气,益五脏,助精神,强筋骨,美颜色,延寿算,通神明。

85746 **斑龙百补丸**

《全国中药成药处方集》青岛方。为《医统》卷四十八“斑龙二至百补丸”之异名。见该条。

85747 **斑龙托里汤**(《医醇賸义》卷三)

【组成】陈鹿胶一钱五分(角霜炒) 制首乌二钱 当归二钱 茯苓二钱 白术一钱 广皮一钱 半夏一钱五分 贝母二钱 砂仁一钱 党参四钱 苏梗一钱五分 大枣二枚 姜三片

【主治】大疟日久,正气虚而邪未解者。

85748 **斑龙固本丹**(《寿世保元》卷二)

【组成】人参(去芦)二两 干山药二两 怀生地黄二两 熟地黄(酒蒸)二两 天门冬(去心)二两 菟丝子(酒煨,捣饼,焙干)四两 山茱萸(酒蒸,去核)二两 巴戟(酒浸,去心)二两 甘枸杞子二两 麦门冬(去心)二两 杜仲(姜炒)二两 五味子二两 肉苁蓉(酒浸)二两 牛膝

(酒洗,去芦)二两 远志(甘草水泡,去心)一两 覆盆子二两五钱 泽泻一两 地骨皮一两五钱 老川椒一两 白茯苓(去皮)二两 石菖蒲二两 车前子一两五钱 大附子(面裹煨,去皮脐,切片,童便浸炒)一两 木香二两 虎胫骨(酥炙)二两 柏子仁二两

【用法】上为细末,用好酒化五仁斑龙胶为丸,如梧桐子大。每服百丸,空心时温酒送下。服至半月,阳事雄壮;服至一月,颜如童子,目视十里,小便清滑;服至三月,白发至黑;久服神气不衰,身轻体健。

【功用】大补虚寒。

【主治】诸虚百损,五劳七伤,形容羸瘦,颜色衰朽,中年阳事不举,精神短少,未至五旬,发须先白,并左瘫右痪,步履艰辛,脚膝酸软,小腹疝气;妇人下元虚冷,久无孕育。

85749 斑龙种子丸(《医学正印》卷上)

【组成】鹿角十斤(截半寸长,浸七日。用淫羊藿一斤,当归四两,黄蜡二两,如法熬,去滓成胶,取鹿角胶一斤;角焙燥,取鹿角霜半斤) 天门冬(去心)四两 麦门冬(去心)四两 黄柏(盐酒炒褐色)三两 知母(去毛,盐酒炒)三两 虎胫骨(酥炙)三两 龟版(去裙,酥炙)三两 枸杞子(甘州者)四两 干山药四两 肉苁蓉(酒洗,去浮甲、白膜,晒干)四两 茯苓(去皮)四两 山茱萸(净肉)四两 破故纸(盐酒炒)四两 生地(酒洗)四两 当归(酒洗)四两 菟丝子(酒煮,捣成饼,焙干)六两 熟地(制如法)六两 白芍(酒炒)三两 牛膝(去芦,盐酒炒)三两 杜仲(盐酒炒去丝)三两 人参(去芦)三两 白术(土炒)三两 五味子一两 酸枣仁(炒)一两 远志 甘草(汤浸,去骨皮)各二两 砂仁一两

【用法】上为末,炼蜜化鹿角胶为丸,如梧桐子大。每服百丸,空心淡盐汤或酒送下。

【功用】理百病,养五脏,补精髓,壮筋骨,益心志,安魂魄,乌须鬓,驻颜色,益寿多男。

【主治】男子中年以后无子者。

85750 斑龙脑珠丸(《杏苑》卷五)

【组成】鹿角霜一斤 鹿角膏四两(用酒溶开) 山药半斤 熟地黄 柏子仁 白茯苓 菟丝子 破故纸 杜仲各四两 肉苁蓉二两 远志一两

【用法】上为末,入鹿角胶和匀为丸;如干燥难丸,入酒再杵令润为丸,如梧桐子大。每服七八十丸,温酒空心送下。

【主治】虚劳精血不足,形羸困乏,白浊遗精,心神不宁,盗汗倦怠。

85751 斑龙脑珠丹

《续易简方论后集》卷四。为《百一》卷四“斑龙丸”之异名。见该条。

85752 斑黄双解散(《松峰说疫》卷二)

【组成】茵陈 猪苓 茯苓 泽泻(盐水洗,焙) 炒栀 生地 甘草 白芍 当归(酒洗)

【主治】伤寒、瘟疫,斑、黄并发。

【临床报道】斑、黄并发:从兄秉钦病发黄,旋即发斑。余往诊视,甚觉骇异。以其素虚,随用托里举斑汤、茵陈五苓散二方中采择加减服之,斑、黄并治,冀可奏效。服一剂,次早战汗后,斑、黄并退,其病豁然。随名其方曰“斑黄双解散”。

85753 斑蝥大黄方(《金鉴》卷三十九)

【组成】斑蝥七枚(以糯米拌炒,米黄去米,为末) 生大黄末一钱

【用法】上以黄酒一盏,煎至半盏,空心温服。取下毒物。弱者减半服之。

【主治】犬咬风毒入腹成痉风者。

85754 斑蝥白芷丸(方出《千金》卷二十三,名见《普济方》卷二九三)

【组成】斑蝥 白芷 绿青 大黄各二分 人参 当归 桂心各三两 麦门冬 白术各一两 升麻 钟乳 甘草 防风 地胆 续断 麝香 礜石各一分

【用法】上为末,炼蜜为丸,如大豆大。每服十丸,酒送下,一日三次。

【主治】因惊卧失枕,致患转脉漏。始发于颈,濯濯脉转,苦惊惕,身振,寒热。

【宜忌】勿食菜,慎房室百日。

85755 斑蝥夺命丹(《慈幼新书》卷十一)

【组成】斑蝥 红娘子各七个(去翅足头)

【用法】上以糯米三合,先炒黄色,入二味同炒透,去米,研为细末。加滑石二钱,以好酒空心送下。二三日服,有血行;五六日服,有鱼冻行;七日不治。如服过痛不止,再服之。仍痛不止,服绿豆粉清之。

【主治】小儿遭疯狗咬。

【宜忌】忌食油、盐。

85756 斑蝥夺命丹(《慈幼新书》卷十一)

【组成】斑蝥七个(去头足) 杏仁四十九粒 大黄五钱 白芷三分 甘草三分

【用法】上为末。先用葱白汤洗净疮口,再用蜜和药敷之。

【主治】疯狗咬伤。

85757 斑蝥通经丸(《济阴纲目》卷二)

【组成】斑蝥二十个(糯米炒) 桃仁四十九个(炒) 大黄(锦纹者)五钱 (一方加虻虫半钱,水蛭一钱)

【用法】上为细末,酒糊为丸,如梧桐子大。每服五丸,甚者十丸,空心酒送下;如血枯经闭者,用四物汤送下。

【主治】经候闭塞及干血气。

【方论选录】《医略六书》:瘀血干结,新血不生,故窍道闭塞,月经不通焉。大黄醋煮,开结滋干以攻血,桃仁生研,破血闭燥以通经,斑蝥以毒攻毒而通经脉之闭塞也。酒丸、酒下,均为行血泽枯之助。血枯干结者,必当以四物汤送下,补血通闭为宜。

85758 斑蝥醋浸剂(《赵炳南临床经验集》)

【组成】全虫十六个 斑蝥十二个 皮消四钱 乌梅肉一两 米醋一斤

【用法】上药入醋内浸泡七昼夜,过滤备用。涂于患处。

【功用】杀虫止痒。

【主治】神经性皮炎(顽癣),皮肤瘙痒症(瘾疹)。

【宜忌】皮肤有损伤者勿用。

85759 斑龙二至百补丸(《医统》卷四十八)

【异名】斑龙二至丸(《中药成方配本》)、斑龙百补丸(《全国中药成药处方集》青岛方)。

【组成】鹿角五十两（新取连脑骨者佳，锯作二寸长段，长流水洗，米泔浸一宿，刷洗净，吹晒干，同后药和入瓷坛煮胶） 黄精八两 枸杞子四两（甘州者） 怀熟地黄四两 菟丝子四两（热水淘净） 金樱子四两（去毛子净） 天门冬（去心）二两 麦门冬（去心）二两 川牛膝二两（酒洗） 龙眼肉一两 楮实子二两（热水洗）

以上十味同角和匀，入净好金华坛内，层层放实，用新汲淡水注坛中平肩，以密棱布四层封口，以新砖压之，置大锅中井字架上，以木甑盖好，重汤煮三日夜，毋得间断火候。旁用小锅烧滚水，不时添注坛内并锅内，勿使干涸。日足，取起，滤去滓，将汁用罗底绢绞出，入净砂锅内，文火熬成膏，约一斤半。再炼蜜二斤（滴水成珠）掺入，调和后项药，杵烂为丸。

鹿角霜十两 人参五两 黄耆（蜜炒）四两 鸡头粉四两 白茯苓（去皮）四两 怀山药四两（炒） 山茱萸肉（连核者一斤，盐水洗过，取肉）四两 怀生地黄四两（酒洗，掐断，绢包，饭上蒸过） 知母四两（盐水炒） 五味子一两（去梗） 夏月加川黄柏四两（炒褐色）

【用法】上为细末，用前膏和匀为丸，如梧桐子大。每服八十丸，空心时淡盐汤送下。随用煮熟莲子肉或晒干枣数枚以压之，俾纳丹田也。

【功用】固本保元，生精养血；培复天真，大补虚损。益五内而除骨蒸，壮元阳而多子嗣。充血脉，强健筋骸；美颜色，增延龄算。聪明耳目，玄润髭须。

【主治】❶《中药成方配本》：老年精血亏损，元阳虚惫，腰膝酸软，畏寒足冷，夜溺频多。❷《全国中药成药处方集》杭州方：肾虚腰痛，阳痿梦泄，精神衰弱，元气亏虚。

85760 斑龙二至百补丸（《饲鹤亭集方》）

【组成】人参 鹿角霜 五味子各一两 黄耆 生地 知母 黄柏 山药 萸肉 茯苓 芡实各四两

【用法】上为末，面糊为丸。每服百丸，空心淡盐汤送下。

【功用】固本保元，强筋添筋，益肾延年，壮元阳而多子嗣，益五内而助精神，美颜色而通神明。

【主治】真阳亏损，元精内竭，阳痿便数，梦遗自汗，腰膝乏力。

85761 斑龙灵龟化痔丸（《惠直堂方》卷三）

【组成】人参一两五钱 鹿角尖（炙脆）八两 龟版四两（炙） 象牙屑二两 白术 茯苓各一两五钱 当归四两 穿山甲（炙）五钱 生地 熟地各四两 槐角（炒）六两 露蜂房（炙）八钱 侧柏叶（蒸，阴干）一两 白莲花（瓣）二两

【用法】上为末，炼蜜一斤，入白蜡二两，黄蜡八两，下药末为丸，如梧桐子大。每服百丸，早、晚各以药酒送下。

【主治】痔漏脓血淋漓。

85762 斑龙黑白二神丹（《遵生八笺》卷十七引《道藏》）

【组成】鹿茸二两（酥炙） 陈皮二两 当归四两（酒洗净） 地黄八两（取汁为膏） 茯神二两 钟乳粉一两（水飞） 人参四两 柏子仁二两 枸杞子二两 麦门冬一两 生地黄 白术二两 沉香五钱

【用法】上为末，炼蜜为丸，如梧桐子大。每服五六十丸，秋石汤送下。

【功用】美颜色，和五脏，壮精神，美须发，补羸瘦。

【主治】虚损怯症，五劳七伤，气血俱虚，颜色憔悴。

【备考】方中生地黄用量原缺。

絜

85763 絜矩三和汤

《医学正传》卷六引《局方》。为《普济方》卷一三八"三和汤"之异名。见该条。

替

85764 替针丸（《外科精义》卷下引《保生信效方》）

【组成】陈坏米末一钱 硇砂五分 雄雀粪（直者）二十一粒

【用法】上为细末，粳米粥为丸，如粳米样。每用一丸，黏在疮头上，以膏贴之。

【功用】《中国医学大辞典》：溃痈脓。

【主治】❶《外科精义》引《保生信效方》：诸疮疖，脓水已成未溃者。❷《准绳·幼科》：痘痈，脓已成不溃。

【备考】《青囊秘传》本方用法：咬头膏药用，头破出脓即去之。

85765 替针丸（《三因》卷十四）

【组成】雄雀粪二十七个（直者） 硇砂一字匕（别研） 陈仓米一字（为末） 没药一字（研）

【用法】上研匀，以米饮为丸，如粟米大。每用一粒，贴在疮头，或疮眼中，即溃脓出。

【主治】痈疽虽溃，而脓不出。

85766 替针丸（《儒门事亲》卷十五）

【组成】川乌二钱 草乌二钱 五灵脂二钱 轻粉一分 粉霜一分 （一方加斑蝥二十个去足翅、巴豆二十个去皮）

【用法】上为末，研匀，次入轻粉、粉霜研匀，又入斑蝥、巴豆，以水调糊为锭子。如作散，名"针头散"。

【主治】一切恶疮。

85767 替针丸（《外科精要》卷下）

【组成】白丁香 硇砂（另研） 真没药（另研） 乳香各等分 糯米四十粒（先用矿灰拳大一块，置瓷碗内，量入井水，待热气将息，以米排入灰中，良久，候米如水晶状，取出用之）

【用法】上为末，各一匙，入糯米和匀，收贮，用时饭为丸，如麦粒大。每用一粒，水湿黏疮头。其脓自出。

【功用】❶《景岳全书》：泄毒生肌敛疮。❷《中国医学大辞典》：溃痈脓。

【主治】痈疽，脓成不溃者。

85768 替针丸（《普济方》卷三九三）

【组成】青皮 陈皮 京三棱 枳壳 厚朴 诃子 白豆蔻各一两 肉豆蔻 槟榔各半两 干姜三分

【用法】上为细末，水煮面糊为丸，如麻子大。每服二十丸，食前用生姜橘皮汤送下。

【主治】小儿因冷伤脾，心腹痛胀，胁肋疼硬，不思乳食，脏腑不调。

85769 替针丸（《寿世保元》卷九）

【组成】人言（为末，入锅内，上盖明矾烧，不响为度）

一钱　硇砂五分　巴豆十粒　乳香三分　没药三分　白雄丁香七分

【用法】上为细末，面糊为丸，如豆大。用时以温水磨化，频点疮头上。

【功用】退肿毒，去死肉，破皮出脓。

【主治】一切恶疮、痈疽发背等有脓无头者。

85770 **替针丸**（《简明医彀》卷八）

【组成】巴豆肉一粒（不去油）　油盐豆豉十四粒（含去皮，令软）　真麝香少许

【用法】上二药同研烂，入麝香捏成小饼，安疮头上。如有孔不大，溃出脓，捻作小麦样，用纸捻送入，痛少时脓大出。肉色黯不得去，用巴豆肉炒黑，捣成膏涂之。

【主治】疮疡脓成不溃者。

85771 **替针丸**（《简明医彀》卷八）

【组成】牛蒡子一粒

【用法】酒吞下。

【主治】疮疡脓成不得穿破者。

85772 **替针丸**（《绛囊撮要》）

【组成】雄麻雀屎　乳香（去油）　没药（去油）各三分

【用法】上为末，飞面为丸，如黍米大，晒干用。利针拨破疮头，粘上膏药盖之。即破。

【功用】追脓去腐止痛。

【主治】疮疡。

85773 **替针散**

《普济方》卷二七二。为《瑞竹堂方》卷五"透脓散"之异名。见该条。

85774 **替针散**（《寿世保元》卷九）

【组成】木鳖子　川乌

【用法】上磨水，以鸡翎醮扫疮上，留口大一处出脓，如药水干，再刷上，不一时即穿。

【功用】退肿毒，去死肉，破皮出脓。

【主治】一切恶疮、痈疽、发背等有脓无头者。

【备考】《良朋汇集》本方用：木鳖子、川乌各五钱。

85775 **替针膏**（《普济方》卷二七八引《应验方》）

【组成】信　江子　斑蝥

【用法】上为细末，丸如小麦粒大。每用时针挑破，安药在内，膏药贴上。

【主治】疮肿。

85776 **替针膏**

《仙传外科集验方》。为原书"针锋散"之异名。见该条。

85777 **替饭丸**（《魏氏家藏方》卷五）

【组成】陈仓米三合

【用法】上用丁香、肉豆蔻各半两，同炒令香熟，去丁香、肉豆蔻，将米研为细末，别用炒神曲、麦芽为末，打糊为丸，如梧桐子大。每服五六十丸，米饮送下。

【主治】脾胃病。

85778 **替灸丸**（《袖珍》卷四）

【组成】茯苓　艾叶各八两　香附子　当归各四两　吴茱萸三两（炒）　川芎二两　白芍药二两

【用法】上用酽醋五升，砂锅煮干，为末，醋糊为丸，如梧桐子大。每服五十丸，空心用淡醋汤送下，一日二次。

【功用】温中暖脐，调经脉，令人有子。

【主治】妇人赤白带下，久冷肚腹疼痛，经脉不调，面色萎黄，手脚疼痛，四肢无力，久无子息。

【备考】方中茯苓、香附子用量原缺。

85779 **替灸膏**（《杨氏家藏方》卷九）

【组成】附子一两　吴茱萸　马蔺花　蛇床子各一分　木香一钱　肉桂（去粗皮）二钱

【用法】上为细末。每用一大匙，先以生姜汁入少面作糊，方调药摊纸上，贴脐并脐下，须臾觉脐腹热为度。

【主治】下焦虚冷，真气衰弱，泄利腹痛，气短不食。

85780 **替拿散**（《医学正印》卷下）

【组成】当归五钱（酒洗）　川芎五钱　大腹皮五钱　黑豆（洗净，晒干）　枳壳五钱（麸炒）　柞枝五钱（其枝多刺，其叶如杏，叶可以饲蚕者）　白芷五钱

【用法】上㕮一剂。候产母腹痛时，用水三碗，煎一碗半，炖热，待胞浆水一破，即服一半，少顷，儿或未下，再服一半，自然生下。如胞衣不下，将滓煎服，立下。

【功用】催生。

【主治】难产。

【加减】如人或虚弱，血少力怯，不能传送，用前剂加人参一钱至一两煎服。

85781 **替针丁香丸**（《普济方》卷二八四）

【组成】草乌尖　硇砂　白丁香（坚者）

【用法】上为末，酸醋调。点将破者，令速溃。

【功用】《中国医学大辞典》：溃痈脓。

【主治】痈疽，脓成将破者。

85782 **替针透脓散**

《疮疡经验全书》卷四。为《瑞竹堂方》卷五"透脓散"之异名。见该条。

琴

85783 **琴饮子**（《普济方》卷三八五）

【组成】当归　大黄　川芎　熟地黄　白芍药　柴胡各二两　桂半两

【用法】上为末。每用一钱，以水半盏，煎三分，不拘时候服。

【主治】小儿头热身凉，并五心热。

博

85784 **博金散**（《卫生总微》卷十八）

【组成】白药子半两　黄芩一钱半

【用法】上为末。每用一字，沸汤点洗之。

【主治】眼赤，肿痛不可忍。

85785 **博金散**（《医方类聚》卷一四一引《经验秘方》）

【异名】搏金散（《普济方》卷二一七）。

【组成】人参一两（去芦）　白茯苓二两（去皮）　络石二两　龙骨一两（略煅）

【用法】上为细末。每服三钱，空心米饮汤送服，临卧再服。

【主治】脱肛泄泻，遗精白浊。

❶《医方类聚》引《经验秘方》：脱肛自泄。❷《普济方》引《仁存方》：因于酒色，土邪干水，心肾不济，虚热便浊。❸《医统》：气虚精脱自遗。

85786 **博金散**(《外科精义》卷下)

【组成】白矾(与密陀僧同研为末,相和,于砂锅内火上炮汁尽) 密陀僧各五钱 白垩二钱 黄丹 轻粉各一钱 乳香五分 麝香一字

【用法】上为细末。先用槐枝、葱白、盐、甘草熬汤,淋溻洗一二时,淹干,掺上项药。每用药,先须洗浴,然后掺药。甚者三五次愈。

【主治】下疳蚀,臭烂肿痛。

棒

85787 **棒头丹**(《外科证治全书》卷四)

【组成】大黄一两 没药(去油) 乳香(去油) 樟脑各五钱 儿茶三钱

【用法】上为末,蜜调敷患处。

【功用】止痛。

【主治】杖伤,杖重临危者。

85788 **棒疮膏**(《外科启玄》卷十二)

【组成】文蛤三斤

【用法】用柳木层甑子内蒸软,晒干,如此三蒸三晒,干为细末。用熟桐油调摊油纸上贴之。

【功用】生肌止痛。

【主治】杖疮。

85789 **棒疮膏**(《疡科选粹》卷八)

【组成】香油三斤 大黄一斤半 头发一斤四两 血竭一两五钱 孩儿茶一两 冰片五钱 乳香 没药 轻粉各二两 阿魏五钱 真珠 定粉一斤

【用法】上将血竭等九味研为细末,又将芝麻油熬熟,将大黄切作片,煎枯去滓后,入头发熬枯去滓,候滴水成珠,再加定粉,又熬一刻,将前九味药徐徐下之,搅匀为度。

【主治】棒疮。

【备考】方中真珠用量原缺。

85790 **棒疮膏**(《古方汇精》卷二)

【组成】麻油四两 鸡子黄三个 血余五钱 白蜡五钱 冰片三分

【用法】用麻油煎滚,入鸡子黄熬枯捞去,再入洗净血余,又熬枯捞去,下白蜡、冰片,和匀,冷透。薄敷患处。

【主治】棒疮。

85791 **棒疮疔甲膏**(《回春》卷八)

【异名】棒疮疔痂膏(《济阳纲目》卷八十八)。

【组成】乳香 没药 孩儿茶 雄黄各三钱 轻粉一钱 官粉一两 黄蜡一两

【用法】先将猪脂入锅炼出油冷定,却将诸药研成细末,入油搅匀,随将黄蜡化开投入一处,又搅匀,用油单纸摊成膏药。贴患处,量大小贴之。内宜用木耳散。先用防风、荆芥、苦参各等分,煎水洗,好得便快。

【功用】止疼痛,收血水,消肿,去疔甲。

【主治】杖疮。

85792 **棒疮疔痂膏**

《济阳纲目》卷八十八。为《回春》卷八“棒疮疔甲膏”之异名。见该条。

楮

85793 **楮叶丸**(《圣济总录》卷五十八)

【组成】干楮叶(炒) 桑根白皮(剉,炒) 人参 白茯苓(去黑皮) 定粉各一两

【用法】上为细末,取楮汁和丸,如梧桐子大。每服二十丸,煎人参汤送下,不拘时候。

【主治】消渴减食,饮水不休。

85794 **楮叶汤**(《圣惠》卷九十三)

【组成】楮树叶二十片(微炙) 木瓜半两(切) 人参一分(去芦头)

【用法】上以浆水一中盏,煎至六分,去滓,量儿大小分减,细细温服,不拘时候。

【主治】小儿痢渴不止,或时呕逆,不下食。

85795 **楮叶汤**(《卫生总微》卷十一)

【组成】楮叶(炙令黄香)

【用法】上用浆水半升浸之,候水绿色去叶;以木瓜一个(切碎),纳汁中,煮五七沸,去木瓜,放温细细服,不拘时候。

【主治】小儿下利发渴,得水饮便呕逆不止。

85796 **楮叶散**(《圣济总录》卷五十八)

【组成】蜗牛(焙干)半两 蛤粉 龙胆(去土) 桑根白皮(剉,炒)各一分

【用法】上为散。每服一钱匕,煎楮叶汤调下,不拘时候。

【主治】消渴久不愈。

85797 **楮叶散**(《本事》卷五)

【异名】羌活散(《普济方》卷七十一引《龙木论》)。

【组成】羌活(去芦) 川芎(洗) 旋覆花(去梗,净) 防风(去叉股)各半两 甘草(炙) 苍术(泔浸一夕,去皮,晒干,不见火) 楮叶(自采不生楮子者) 桑叶(并八月采,阴干)各一两 甘菊花 楮实 蝉退(去头足) 木贼各一分

【用法】上为末。每服二钱,茶清调下,早晚食后、临卧各一服。

【主治】暴赤眼。

【方论选录】《本事方释义》:方中羌活气味辛甘平,入足太阳;川芎气味辛温,入肝胆;旋覆花气味咸温,入手太阴阳明;防风气味辛甘微温,入足太阳;甘草气味甘平,入足太阴,通行十二经络,能缓诸药之性;苍术气味辛温,入足太阴;楮叶气味甘凉,入足厥阴;桑叶气味辛甘凉,入手太阴、足厥阴;甘菊花气味辛凉,入手太阴;楮实气味甘温,入足少阴、厥阴;蝉退气味咸甘寒,入足少阳、厥阴;木贼草气味甘苦微温,入足少阳、厥阴。此亦因肝胆上逆,头目疼痛,将欲降之,必先升之,故虽有咸苦之品而辛散之药居多,且以清茶送药也。

【宜忌】忌湿面及酒。诸药合时不得焙及犯铁器。

【备考】本方方名,《医方类聚》引《简易方》引作“楮英散”。

85798 **楮叶散**(《续易简方》卷四)

【组成】干楮叶三两

【用法】上为末。每取二钱,乌梅汤调服,一日二次。另取羊肉裹末纳谷道,痢出即止。

【主治】瘴痢,不问老少,日夜百余度者。

85799 **楮皮汤**(《圣惠》卷八十八)

【组成】楮树白皮(剉)一合　赤小豆一合　赤茯苓一两(剉)

【用法】上药和匀。每取一分，以水一小盏，煎至五分，去滓，分为二服，一日三四次。

【主治】小儿水气，肿满不消。

85800 **楮皮汤**(《圣济总录》卷七十九)

【组成】楮白皮(炙，剉)　桑根白皮(剉)　防已(剉)各一两半　泽漆茎叶(炙，剉)半两　射干　白术　赤茯苓(去黑皮)各一两　大豆(炒)半两

【用法】上为粗末。每服五钱匕，用水二盏，酒一盏，煎至一盏，去滓温服，日三夜一。

【主治】石水。四肢细瘦，腹独肿大，状如怀娠，心中妨满，食即气急。

85801 **楮皮粥**(《圣济总录》卷一八八)

【组成】楮白皮(微炙，剉，切)三升

【用法】上以水三升，煎取一升半，去滓澄清，入白粳米一合，淘净煮粥。空心温食。

【主治】脚气。

85802 **楮枝汤**(《圣惠》卷五十四)

【组成】细楮枝十两(剉)　黑豆一斗　细桑枝十两(剉)

【用法】上以水五斗，煎取一斗，去滓，别煎取三升，每服暖一小盏服之，一日三四次。

【主治】水蛊，遍身肿。

85803 **楮枝煎**(《圣济总录》卷八十)

【组成】楮枝(剉)半升

【用法】上以水五升，煎取二升半，去滓取汁，入黑豆末半升，煎成煎。每用一匙，空腹服之。

【主治】蛊病水肿。

85804 **楮英散**

《医方类聚》卷六十七引《简易方》。即《本事》卷五"楮叶散"。见该条。

85805 **楮实丸**(《圣惠》卷九十八)

【组成】楮实一升(水淘去浮者，微炒，捣如泥)　牛膝半斤(去苗)　干姜三两(炮裂，剉)　桂心五两　附子二两(炮裂，去皮脐)　石斛二两(去根，剉)　巴戟二两　麋角屑二两(酥拌，微炒)

【用法】上为末，炼蜜为丸，如梧桐子大。每服三十丸，渐加至四十丸，空心时以温酒送下。

【功用】❶《圣惠》：补暖下元，益阳道。❷《圣济总录》：平补下元。

【主治】下元虚冷惫极，不能久立。

85806 **楮实丸**(《圣惠》卷九十八)

【异名】神仙楮实丸(《宣明论》卷十二)。

【组成】楮实一升(水淘去浮者，微炒，捣如泥)　桂心四两　牛膝半斤(去苗)　干姜三两(炮裂，剉)

【用法】上为末，煮枣肉为丸，如梧桐子大。每服三十丸，渐加至五十丸，空心时以温酒送下。

【功用】明目益力，轻身补暖。

【主治】积冷，气冲胸背，及心痛有蛔虫，痔瘘痃癖，气块积聚，心腹胀满，两胁气急，食不消化，急行气奔心肋，并疝气下坠，饮食不下，吐水呕逆，上气咳嗽，眼花少力，心虚健忘，冷风等，坐则思睡，起则头旋，男子冷气，腰疼膝痛，冷痹风顽，阴汗盗汗，夜多小便，泄痢，阳道衰弱，妇人月水不通，小腹冷痛，赤白带下，一切冷气，无问大小。

85807 **楮实丸**(《养老奉亲》)

【组成】楮实半斤(轻杵去白及膜，拣净，微炒)　鹿茸四两(茄子茸为上，其次亦得，净瓦上炙令黄色，如无则鹿角屑代之亦妙)　大附子四两(炮，去皮脐，出火毒)　怀牛膝四两(去芦头，酒浸二宿，焙)　紫巴戟四两(洗，去心)　金钗石斛四两(去根，拣净，细切)　川干姜二两(炮制，急于新水内净过)　肉桂二两(去粗皮)

【用法】上为细末，枣肉为丸，如梧桐子大。每服三十丸，温酒送下。

【功用】驻颜轻身，补肾壮骨，暖胃进食。

【主治】积冷虚乏，一切气疾。

【宜忌】忌牛肉、豉汁。

85808 **楮实丸**(《圣济总录》卷二十)

【组成】楮实(微炒)三两　桂(去粗皮)二分　枳壳(去瓤，麸炒)三分　牛膝(去苗，酒浸，切，焙)　槟榔(煨，剉)　干姜(炮)各一两半

【用法】上为末，炼蜜为丸，如梧桐子大。每服三十丸，空心晚食前，温酒送下。

【主治】❶《圣济总录》：风冷痹，下焦虚寒，腰脚不随；风冷湿痹。❷《普济方》：风痹，三焦虚寒；腰痛强直，不得俯仰。

85809 **楮实丸**(《圣济总录》卷一六三)

【组成】楮实二升(炒)　牛膝(酒浸，切，焙)　当归(切，焙)　干姜(炮)各一两

【用法】上为末，炼蜜为丸，如梧桐子大。每服二十丸，食前空心以酒送下。

【主治】产后风劳冷气，女人冷血气，产后腰痛。

85810 **楮实丸**(《圣济总录》卷一八五)

【组成】楮实半斤(淘，炒)　山芋四两　桑螵蛸(剉，炒)　枸杞子各二两

【用法】上为末，炼蜜为丸，如梧桐子大。每服三十丸，空心、日午盐汤送下。

【功用】补精血。

85811 **楮实散**(《直指》卷二十)

【组成】楮实子(研细)

【用法】上以蜜汤调下，食后服。

【主治】肝热生翳；及气翳细点，小儿翳眼。

85812 **楮实散**(《御药院方》卷十)

【组成】楮桃儿　土瓜根　商陆各等分

【用法】上为细末。每用少许，早晨洗擦患处，后用桃仁膏。

【功用】去皴皱，悦皮肤。

85813 **楮实散**(《准绳·类方》卷七)

【组成】楮实子(去白膜，炒)　夏枯草　甘草各半两　香附子(炒)　夏桑叶各一两

【用法】上为细末。熟水调服，不拘时候。

【主治】冷泪。

85814 **楮实煎**(《鸡峰》卷十二)

【组成】海桐十两　牛膝九两　楮实七两　枳壳六两　木香五两　芍药四两　桂心八两

【用法】上为细末，炼蜜为丸，如梧桐子大。每服四十

丸,酒送下。

【主治】久患脚膝湿痹,行步不得。

85815 **楮白皮散**(《普济方》卷一九二)

【组成】楮白皮二两(剉) 桑白皮三两(剉) 陈橘皮一两(焙,去白瓤) 紫苏叶三两 猪苓三两(去皮) 木通二两(剉)

【用法】上为散。每服五钱,用水一大盏,入生姜半分,煎至六分,去滓,不拘时候温服。

【功用】《中国医学大辞典》:逐水,利小便。

【主治】风水毒气,遍身肿满。

85816 **楮实子丸**(《保命集》卷下)

【组成】楮实子一斗(以水二斗,熬成膏) 白丁香一两半 茯苓三两(去皮)

【用法】上为细末,用楮实膏为丸,如梧桐子大。不计丸数,从少至多,服至小便清利及腹胀减为度。

【功用】洁净腑。

【主治】水气鼓胀。

【宜忌】忌甘苦酸。

85817 **楮实子丸**(《普济方》卷三二一)

【组成】川牛膝二两(酒浸,焙干) 川草薢一两 楮实子三两(焙) 山药 白姜(炮) 川芎各一两 (一方加附子、鹿角霜各一两)

【用法】上为末,用大北枣蒸去皮取肉,研为膏同丸,如梧桐子大。每服四十丸,空心米饮送下。蜜丸亦可。

【功用】平脏益气血。

【主治】妇人忧思伤脾,不能化水,所以湛浊,或下赤白,淋沥不干。

棱

85818 **棱术汤**(《痧胀玉衡》卷下)

【异名】石六(《痧症全书》卷下)、十四号丰象方(《杂病源流犀烛》卷二十一)。

【组成】山棱 卜子 蓬术 青皮 乌药 槟榔 枳实各一钱

【用法】水二钟,煎七分,稍冷服。

【主治】痧因于食积者。

85819 **棱术饮**(《玉案》卷四)

【组成】槟榔 三棱 蓬术 草果各一钱 山楂 白芍 麦芽 陈皮 砂仁 广木香各一钱五分 甘草五分

【用法】水煎,热服。

【主治】饮食凝积,结聚肠胃,并有寒邪,满腹痛不可忍者。

85820 **棱术散**(《遵生八笺》卷四)

【组成】京三棱三两(湿纸裹煨熟透,另捣) 莪术二两(同上制) 乌药三两(去皮) 甘草三两(炙) 陈皮二两(用厚朴亦可)

【用法】上为末。每服一钱,盐汤调下,不拘时候。

【主治】夏日因食冷物,气积膈滞,或心腹疼痛。

85821 **棱莪散**(《跌损妙方》)

【组成】三棱 莪术 赤芍 黄柏各一两 大茴 玄胡 槟榔 紫苏 陈皮各八钱 青皮 羌活 腹皮各五钱 荆芥 桔梗 半夏 黄连各二钱 芒消 大黄 防风 柴胡各一钱 千里马(即草鞋)二只 姜三片 葱一根

【用法】上以童便、水各半煎,空心热服。随证加减。若手足伤断,徐徐推正,灯心火纸卷令厚实,杉木皮紧扎自愈。

【功用】《跌损妙方校释》:攻逐瘀积,驱散外邪,消肿止痛。

【主治】《跌损妙方校释》:全身性跌打损伤早期,气血未虚而瘀积内蓄,内外闭塞,二便不通,肿痛烦热等实证。

【方论选录】《跌损妙方校释》:此方用大黄、芒消、三棱、莪术攻下逐瘀,破坚散积为君;黄连、黄柏、赤芍、玄胡、草鞋清热凉血,疏肝活血为臣;大茴、槟榔、陈皮、青皮、大腹皮行气散郁为佐;紫苏、羌活、桔梗、半夏、防风、柴胡、姜、葱通行太阳、少阳、阳明经络,祛风散邪,升清降浊为使。如此配伍,有攻逐瘀积,驱散外邪,消肿止痛,内外兼治,上中下三焦同治之功。

85822 **棱莪散**(《镐京直指》)

【组成】蓬莪术三钱 荆三棱三钱 延胡索三钱 山楂肉三钱 制香附三钱 茜草根四钱 瓦楞子六钱(煅) 制川朴一钱 红木香一钱五分 地鳖虫三钱

【功用】祛瘀行气。

【主治】肝气日久,脾土受戕,气竭伤血,血瘀阻气,胀而转肿,腹中常痛,脉弦细涩,大便滞塞,及癥瘕胀病。

85823 **棱莪消积汤**(《妇产科学》)

【组成】三棱 莪术 丹参 赤芍 延胡索 丹皮各三钱 桃仁四至五钱 苡仁四至五钱 红藤 败酱草各一两

【用法】根据病情进展情况,每日可给一至二剂,每剂二汁,每4~8小时一次。

【功用】破瘀理气,清化湿热。

【主治】盆腔炎癥瘕期。

【加减】检查包块大而腹痛甚者,加乳香、没药各一钱半;腹胀明显者,加木香一钱,川楝子四钱,香附四钱;脘闷,胃口不好者,加川朴、陈皮、建曲各三钱;便秘者,加枳壳、大黄各三钱,乌贼骨四钱;气虚者,加党参、白术、茯苓各三钱;血虚者,加当归三钱,川芎二钱,生地四钱。

【方论选录】方用三棱、莪术、桃仁破瘀散结;丹参、赤芍、延胡索活血散瘀,理气止痛;丹皮、苡仁、红藤、败酱草清利湿热。

植

85824 **植芝汤**(方出《医学纲目》卷三十五引丹溪,名见《济阴纲目》卷六)

【组成】当归一两(酒洗) 川芎七钱半 白芍 白术 半夏(汤泡) 香附 陈皮各一两 茯苓二两 甘草一两

【用法】上作十帖。每帖用姜三片,水煎,吞茂芝丸。

【主治】妇人肥盛,身中有脂膜闭塞子宫,以致经事不行,不能孕育者。

椒

85825 **椒丸**(方出《肘后方》卷一,名见《元和纪用经》)

【组成】乌头六分 椒六分 干姜四分

【用法】上为末,炼蜜为丸,如大豆大。每服四丸,酒饮送下。不知,稍加之。

【主治】❶《肘后方》:卒心痛。久患常痛,不能饮食,头中疼重。❷《元和纪用经》:冷邪郁痹,头中疼空,厚衣不暖,心腹痛,不能食。

85826 **椒丹**(《普济方》卷二六五引《十便良方》)

【组成】辰砂一两(细研如尘) 椒(拣大粒红色者,去枝梗并合口者不用)一两半

【用法】上以生绢袋盛,用无灰淳浓酒浸椒袋,令酒在上二三分以来,一宿取出,控少时,入朱砂钵内搅匀,余者滴浸椒酒少许,令朱砂尽为度,晒干。每服五十丸,加至百丸。

【功用】暖水脏,降气明目,补骨髓,保长寿命。

【宜忌】此药不得用火焙,不可犯生水。

85827 **椒汤**(《外台》卷二十二引《删繁方》)

【组成】蜀椒一两 矾石半两 桂心一两

【用法】上以水三升,煮取一升,去滓含之,漱齿勿咽汁。

【主治】虫齿痛。

85828 **椒汤**(《圣济总录》卷八十四)

【组成】蜀椒六升(未经蒸者,用生绸作袋子两个,每个长八九寸,纳椒入袋中,实筑之,仍缝袋口)

【用法】将椒袋纳釜中,以酸浆水四斗五升,入盐二升,煮五七沸。用净瓦瓮子一口,可容五斗者,将所煮椒汁,乘热入瓮中,候其汤冷暖通脚,即以脚入瓮中,踏椒袋上蘸,仍以汤频频从骭面淋之。若瓮中椒袋觉冷,即换釜中热者,其汤或冷,亦换釜中热汤,其使了汤并椒袋,却纳釜中,以微火温之,常令热,亦须于密室中,勿令风吹。若两脚觉痹牵风如虫行,头项肢体,皆有汗出,腹中鸣,此是气下,即止。若汗后觉心气闷,可取冷饭吃三五口,以鹿脯下之。若觉微利,此是病状通泄也。若未愈,即隔日或三日,取旧汤袋等,依前法踏蘸,还以得汗及腹鸣为度。其蘸脚汤,只可离脚面三四寸,不可过踝。

【主治】❶《圣济总录》:脚气。❷《普济方》:脚气挛肿,腰胯不随。

【宜忌】宜食酥蜜姜汤并鹿肉。

85829 **椒囊**(《奇效良方》卷三十九)

【组成】川椒二三斤 (一方加破开槟榔 熟艾各三分之一)

【用法】上药塞于疏布囊中,置火踏上,跣足踏椒囊。

【功用】辟去寒湿气。

【主治】❶《奇效良方》:脚气。❷《医统》:一切瘴疾,时气,风寒邪气。

【方论选录】大抵足膝之病居下属阴,又加寒湿,阴益甚矣,血气微冷凝结,非至热不可除。今用川椒,椒性热,复加以火蒸之,自然寒湿去矣。

【临床报道】脚气:《奇效良方》:仆丁酉岁在临安,约娄女亲戚吴宽夫泛湖,是时剧暑,见其用火踏,上置一布囊烘足,叩其所以,答云:某旧有脚气之疾。近用椒囊月余,亦渐见效。庚子岁在淳安,宽夫经过,因问其疾,云:愈之已久,乃椒囊之功,不特某用之效,传之数亲,知皆无恙矣。

【备考】《医统》本方用法:以绛纱囊贮椒两许,悬佩身旁近里衣处。

85830 **椒子散**(《疡科选粹》卷五)

【组成】川椒子

【用法】上为末。掺少许棉花片上,放患处坐。

【功用】止痛。

【主治】痛痔。

85831 **椒仁丸**(《普济方》卷二四三引《指南方》)

【组成】椒仁 商陆 橘皮 桑白皮各等分

【用法】上为细末,面糊为丸,如梧桐子大。每服三十丸,米饮送下,以通为度。

【功用】《鸡峰》:通利小便。

【主治】脚气,血分,水肿。

❶《普济方》引《指南方》:脚气。膝胫痿弱,胸中痞闷,小便不通。❷《普济方》引《卫生家宝方》:血分。妇人经水断绝,继则四肢浮肿,小便不通。❸《鸡峰》:足膝虚肿。

85832 **椒仁丸**(《全生指迷方》卷三)

【异名】治血分椒仁丸(《外科发挥》卷五)。

【组成】五灵脂 吴茱萸(炒) 延胡索(炒)各半两 芫花(醋浸一宿,炒)一分 续随子(去皮,研) 郁李仁(去皮,研) 牵牛(炒熟)各半两 石膏(火煅过)一分(研) 椒仁 甘遂(炒) 附子(炮,去皮脐) 木香各半两 胆矾一钱(研) 砒一钱(研)

【用法】上为细末,白面糊丸,如豌豆大。每服一粒,橘皮汤送下,早晨、日午、临卧服。

【主治】水肿。

❶《全生指迷方》:身体及髀股胻皆肿,环脐而痛,不可动,动之为水,亦名伏梁。❷《鸡峰》:石水,腹中如鼓,按之坚硬,腹中时痛,始起于目下微肿,时喘,小便不利,四肢瘦削,其脉自沉,大便利则逆。❸《女科百问》:因经水断绝后致四肢面目浮肿,小便不通,名曰血分,水化为血,血不通则为水矣。

【加减】如妇人血分,去木香,加斑蝥、芫青各三十枚(去头足翅),炒当归半两。

【临床报道】妇人血分:《女科撮要》:一妇人月经不调,晡热内热,饮食少思,肌体消瘦,小便频数,服济阴丸,月经不行,四肢浮肿,小便不通。余曰:此血分也。朝用椒仁丸,夕用归脾汤渐愈,乃以人参丸代椒仁丸,两月余将愈,专用归脾汤五十余剂而痊。

【备考】《普济方》有巴豆。《女科撮要》云:"此方药虽峻利,所用不多,若畏而不服,有养病害身之患,常治虚弱之人亦未见其有误也。"

85833 **椒巴丸**(《魏氏家藏方》卷九)

【组成】胡椒二百粒 巴豆十粒(去皮膜心,用竹纸十余重出油尽,频频换纸,油尽为度)

【用法】上为细末,醋煮面糊为丸,如绿豆大。每服一丸,食后淡姜汤送下。实者二服,虚者一服,以小便频数为效。一两月不妨。

【主治】十种水气。

【宜忌】忌食盐物腌藏之品,大忌湿面。

85834 **椒艾丸**(《千金》卷十五)

【组成】蜀椒三百粒 熟艾一升 干姜三两 赤石脂二两 乌梅一百枚

【用法】上椒、姜、艾为末,梅著一斗米下蒸,令饭熟,去核,纳姜、椒末,炼蜜为丸,如梧桐子大。每服十丸,日三服;不愈,加至二十丸。

【主治】三十年下痢,所食之物皆不消化,或青或黄,四肢沉重,起即眩倒,骨肉消尽,两足逆冷,腹中热,苦筋转,起止须扶,阴冷无子。

【加减】如不愈,加黄连一升。

【方论选录】《千金方衍义》:蜀椒、干姜温中,石脂、乌梅敛脱,熟艾恢复元阳,温暖子脏,故可治阴冷无子。服之若不愈,必有积热伏匿于中,则加黄连以分解之。

85835 椒艾丸(《御药院方》卷七)

【组成】乌梅(去核)二两半(醋浸,布裹蒸) 川椒(炒,去目)一两 揉成无滓艾一两半 干姜(炮) 赤石脂 黑附子(炮裂,去皮脐)各一两

【用法】上除乌梅外,同为细末,将蒸乌梅肉研匀,更入熟枣肉、蜜少许为丸,如梧桐子大。每服二十丸,食前米饮汤送下。

【主治】❶《御药院方》:久虚寒,泄痢不止。❷《一盘珠》:久痢完谷不化,肌肉消瘦。

85836 椒艾汤(《杨氏家藏方》卷十二)

【组成】石菖蒲一两(剉) 川椒二钱半 艾叶二钱半(剉) 葱白七握

【用法】上用水三升,煎数沸,淋渫。

【功用】祛风湿。

【主治】遍身生疮疥,或下部湿痒,脚气。

85837 椒艾囊(《医统》卷五十九)

【组成】艾叶(揉)半斤 川椒一斤(净) 草乌(为粗末)二两

【用法】上和装成套,如包袱,裹足底及足胫,不得用履,即用火烘踏于上,下有微火,椒、艾得微火,自然热气入足,而寒湿气、诸风毒气皆疏散矣,痛甚者立止痛。止后仍要三二日一为之,或每夜包之,达旦去之,用此方法无不效者。

【主治】脚气、风气、毒气。

85838 椒术丸(《保命集》卷中)

【异名】补本丸(《医学纲目》卷二十三)。

【组成】苍术二两 小椒一两(去目,炒)

【用法】上为极细末,醋糊为丸,如梧桐子大。每服二十丸,或三十丸,食前温水送下。如小儿病,丸如黍米大。

【主治】飧泄。

【加减】恶痢久不愈者,加桂。

85839 椒术丸(《脉因证治》卷二)

【组成】川椒 苍术 肉果

【主治】湿泄。

85840 椒术丸(《仙拈集》卷一)

【组成】川椒 苍术各一两 肉桂五钱

【用法】上为末,醋糊为丸,如梧桐子大。每服五十丸。

【主治】久泻,飧泄不化。

85841 椒术酒(《仙拈集》卷一)

【组成】苍术十两 川椒四两 老酒五斤

【用法】共贮瓶内,口用箬扎封固,安米在上,以重汤煮至箬上米熟为度。初饮尽醉,盖暖出一身臭汗,即愈。

【主治】半身不遂。

85842 椒石散(《鸡鸣录》)

【组成】川椒 生石膏各一钱 荜茇二钱 青盐八分

【用法】共研细。点疼处。

【主治】风火牙疼。

85843 椒龙丸(《魏氏家藏方》卷八)

【组成】川椒(去目及闭口者,炒出汗) 地龙(去土) 草乌头(大者,生,去皮尖) 全蝎(去毒) 防风(去芦) 防己 赤小豆各等分

【用法】上为末,新汲水为丸,如梧桐子大。每服十丸至二十丸,冷酒一盏送下,睡前服;再睡至天明,吃荆芥、腊茶一盏。如初患半年,只一服效,如患一二年者,二服取效,患三年者,五七服可取其效。

【主治】干、湿脚气。

85844 椒目丸

《千金》卷十八。为《金匮》卷中"防己椒目葶苈大黄丸"之异名。见该条。

85845 椒目丸(《圣惠》卷五十四)

【组成】椒目一两半(微炒去汗) 汉防己一两半 消石二两 杏仁二两(汤浸,去皮尖双仁,麸炒微黄,别研入)

【用法】上为末,炼蜜为丸,如梧桐子大。每服十五丸,食前用煎桑枝汤送下。

【主治】风水。面肿,小便涩。

85846 椒目丸(《圣济总录》卷八十)

【组成】椒目(微炒出汗) 牡蛎(煅) 葶苈(纸上炒) 甘遂(炒)各等分

【用法】上为末,炼蜜为丸,如小豆大。每服十丸,米饮送下。取利,利后服白米粥养之。

【主治】水蛊,遍身红肿。

85847 椒目丸(《圣济总录》卷一一四)

【组成】椒目四十九粒 巴豆二粒(和皮用)

【用法】上为细末,饭为丸,如枣核大。绵裹,夜后塞在聋耳内。

【主治】耳聋。

85848 椒目丸(方出《续本事》卷四,名见《得效》卷十六)

【组成】椒目一两(炒) 苍术二两(炒)

【用法】上为末,醋糊为丸,如梧桐子大。每服二十丸,醋茶送下。不过十日取效。

【主治】久年眼生黑花,不可忍者。

85849 椒目丸(《疡医大全》卷二十四)

【组成】真川椒目不拘多少(略焙)

【用法】上为极细末,糊为丸,如梧桐子大。每服二钱,空心酒送下。

【主治】疝气。初服时有微汗,久服诸疝皆消。

85850 椒目丸(《杂病源流犀烛》卷五)

【组成】椒目 甘遂 附子 千金子 郁李仁 黑牵牛 五灵脂 吴萸 当归 延胡索各五钱 芫花一钱 蚖青十枚(去头翅足,同米炒) 斑蝥十枚(制同蚖青) 胆矾一钱 石膏二钱

【用法】上为细末,糊为丸,如芡实大。每服一丸,橘皮汤送下。

【主治】血分肿胀。妇人经水为患,致四肢肿,小便不通。

85851 椒目饮(《普济方》卷三八六)

【组成】白术 秦艽 椒目 甘草 香薷 通草各等分

【用法】上为末。每用一钱，以水一盏，煎取三分，去滓，食前服。

【主治】小儿痢后虚肿，并头面浮肿，或身热。

【宜忌】忌吃鳖鱼、鲤鱼，因二物皆能肿。

85852 **椒目散**(《杨氏家藏方》卷二十)

【组成】椒目　麻黄根各等分

【用法】上为细末。每服一钱，食后无灰热酒调服。

【主治】盗汗，日久不止。

85853 **椒目散**(《赤水玄珠》卷二十六)

【组成】川椒目(沉水者，略炒)

【用法】上为末。每服一钱，姜汤调下。

【主治】水泛于肺，肺得水而浮，故喘不得卧。

85854 **椒目煎**(《鸡峰》卷十九)

【组成】椒目　黄牵牛　桂各半钱　昆布　海藻　甜葶苈各三分　牛黄　人参各一分

【用法】上为细末，炼蜜为丸，如梧桐子大。每服十丸，加至二十丸，米饮送下，不拘时候，一日二次。以小便利为度。

【主治】大腹水肿，气息不通，睡卧不得，上喘气急。

85855 **椒目膏**(《杨氏家藏方》卷二十)

【组成】椒目一分　石菖蒲一分　巴豆(连皮研)一枚

【用法】上为细末，以蜡搜为锭子。塞耳内，一日一易。

【主治】耳内如风雨声或如钟声，及暴聋者。

85856 **椒瓜丸**(《直指》卷四)

【组成】大生木瓜(就蒂切盖，以真川椒去目，研末，纳实其中，用竹针插其盖，炊熟)

【用法】上为丸，如梧桐子大。每服四十丸，温酒送下。扶虚，用核桃肉煎汤送下。

【主治】脚气里证。

85857 **椒地丸**

《中国医学大辞典》。即《审视瑶函》卷六“椒苄丸”。见该条。

85858 **椒朴丸**(《博济》卷二)

【组成】梓州厚朴十两(去皮，姜制，炙令香，细剉)　汉椒(拣净)十两　盐花十两　黑附子二两(炮，去皮脐，剉碎)

【用法】上以水十碗，于银石器内，以慢火熬，候水尽为度，焙干，同研为末，炼蜜并糯米粉同为糊，和丸如梧桐子大。每服二十丸至三十丸，空心温酒送下。如大便滑泄，生姜米饮送下。

【主治】脾胃虚乏，伏积冷气，饮食不消，多因羸瘦，面黄口淡，不思饮食。

85859 **椒朴丸**(《苏沈良方》卷四)

【组成】汉椒(去目)　厚朴(去粗皮，剉)　茴香　青盐(淘去沙土，取浮)各二两

【用法】上药以水二升，煮令干，焙燥，捣为末，面糊为丸，如梧桐子大。每服三四十丸，空心米饮及盐汤送下，病深者，一日三次。

【主治】脾胃虚冷岁久，不思饮食，或发虚肿，或日渐羸瘦，四肢衰倦，吐利无节。

【临床报道】水肿：予中表许君，病脾逾年，通身黄肿不能起，全不嗜食，其甥为本道转运使，日遣良医治之都不效，有傅主簿传此方，服十许日渐安，自尔常服，肌肤充硕，嗜饮美食，面色红润，年六十余，日行数十里，强力如少年。

【备考】此方慎勿增他药，药之中病，自有奇功，否则却致不验。

85860 **椒朴丸**(《魏氏家藏方》卷五)

【组成】益智仁(去壳，炒)　台椒(炒出汗)　川厚朴(去粗皮，姜制炒)　陈皮(去白)　白姜(炮洗)　茴香(淘去沙，炒)　青盐各等分

【用法】上药于银石器内，以水浸平药，用慢火煮干，焙燥为细末，酒糊为丸，如梧桐子大。每服三十丸，加至四十丸，空心、食前用盐汤、温酒送下。

【功用】壮脾暖胃。

【主治】《金匮翼》：五更溏泄由寒积所致。

85861 **椒朴丸**(《魏氏家藏方》卷五)

【组成】舶上茴香(炒)　陈皮(去白)　青盐各四两　生姜(连皮)　厚朴各一斤(去粗皮)　大枣一百二十枚　川椒(去目合口者，净，炒出汗)半斤　黑附子二两(炮，去皮脐)

【用法】上用水一斗二升，同入银石器内煮，大沸后用慢火煮令水尽，取出焙干，为细末，酒糊丸，如梧桐子大。每服四五十丸，空心米饮送下。

【主治】脾胃虚冷，不思饮食，四肢倦怠，泄泻无时。

85862 **椒朴丸**(《医方类聚》卷二一〇引《施圆端效方》)

【组成】川椒(去目，炒出汗)二两　苍术(去皮，酒浸，晒干)四两　干姜四两(切)　厚朴二两(细切，与姜同和炒)

【用法】上为细末，酒糊为丸，如梧桐子大。每服三十丸，食前温酒送下。

【主治】妇人血海虚冷，脐腹疞痛，崩漏，赤白带下；男子肾虚，下元久弱。

85863 **椒朴丸**(《医方类聚》卷九十引《经验秘方》)

【组成】川椒　厚朴　青盐　小茴香　木香各二两

【用法】上㕮咀，于砂锅内用水浸药过一指高，文武火煮干，日晒干，为末，酒糊丸，如梧桐子大。每服三四十丸，空心盐汤送下。

【主治】偏坠，木肾囊肿。

85864 **椒朴丸**(《医略六书》卷二十五)

【组成】川椒三两(炒，去闭口)　厚朴一两半(制)　干姜一两半(炒)　小茴三两(盐水炒)　茯苓三两　益智三两(盐水炒)

【用法】上为末，酒糊丸。每服三钱，米饮送下。

【功用】温中散冷。

【主治】伤冷腹痛，泄泻，脉紧者。

【方论选录】胃伤生冷，寒结于中，不能敷化精微四达，故泄泻腹痛不止焉。川椒补火温中以散冷，厚朴散满除湿以宽中，干姜暖胃止痛，茯苓渗湿止泻，小茴温经络化气，益智摄寒涎厚肠。酒丸以行药力，米饮以和胃气也。使生冷消化，则脾胃调和而敷化有权，腹痛泄泻有不止者乎？

85865 **椒苄丸**

《审视瑶函》卷六。为《医方考》卷五“真人明目丸”之异名。见该条。

85866 **椒曲丸**

《普济方》卷二十三引《医方集成》。为《本事》卷二“曲术丸”之异名。见该条。

85867 **椒肉丸**(《万氏家抄方》卷一)

【组成】健猪肚一个(去油净,入大蒜盛满,缝住,用水十四碗,先将水烧滚,下肚,煮水干为度,杵烂听用) 苍术(净末) 厚朴(净末) 陈皮(净末)各五两 川椒(净末)二两

【用法】后四药俱入前肚内,为末,若无丝方可丸,如梧桐子大。每服二钱,空心白汤送下。

【主治】痢疾日久,脾泄水泻,便红下血。

85868 椒红丸(《圣惠》卷四十四)

【组成】川椒(微炒去汗,取红)五两 磁石三两(烧,醋淬七遍,捣碎细研,水飞过) 白蒺藜一两(微炒,去刺) 巴戟二两 附子三两(炮裂,去皮脐) 硫黄二两(微炒,细研) 厚朴三两(去粗皮,涂生姜汁,炙令香熟) 茴香子二两(微炒) 盐花二两

【用法】上为末。以羊肾三对,去尽筋膜,细研,用好酒二升相和,于银锅内熬成膏,和前药末为丸,如梧桐子大。每服三十丸,空心以温酒送下,晚食前再服。

【主治】风湿积冷腰痛,行立无力,小便滑数。

85869 椒红丸(《圣惠》卷七十)

【组成】椒红一两(微炒) 沉香一两 附子一两(炮裂,去皮脐) 蓬莪术一两 诃黎勒皮一两 当归一两(剉碎,微炒) 高良姜半两(剉) 肉豆蔻半两(去壳) 丁香半两 白术一两 麝香一分(研入)

【用法】上为细末,以酒煮面糊为丸,如梧桐子大。每服二十丸,食前以温酒送下。

【功用】《局方》:补虚损,暖下脏,逐痼冷,进饮食。

【主治】❶《圣惠》:妇人血风,气攻脾胃,脏腑虚冷,全不思食,脐腹多痛,体瘦无力。❷《局方》:妇人血气不调,脏腑怯弱,风冷邪气,乘虚客搏,脐腹冷痛,胁肋时胀,面色萎黄,肌体羸瘦,怠惰嗜卧,不思饮食。

85870 椒红丸(《圣惠》卷九十八)

【组成】川椒红二两(微炒) 附子二两(炮裂,去皮脐) 石斛一两(去根,剉) 桂心二两 肉苁蓉二两(酒浸一宿,刮去粗皮,炙干) 菟丝子二两(酒浸三日,晒干,别捣为末) 吴茱萸一两(汤浸七遍,焙干,微炒) 巴戟一两 木香一两 硫黄一两(细研,水飞过) 磁石二两(烧,醋淬七遍,细研,水飞过) 鹿茸二两(去毛,涂酥,炙微黄)

【用法】上为末,炼蜜为丸,如梧桐子大。每服三十丸,空心以盐汤送下。

【功用】壮腰脚,明耳目,暖下元。

【主治】虚冷。

85871 椒红丸(《圣惠》卷九十八)

【组成】川椒红十两(微炒) 附子四两(炮裂,去皮脐) 白蒺藜二两(微炒,去刺) 硫黄二两(细研,水飞过) 硇砂二两(细研) 巴戟二两 盐花二两

【用法】上为末,用豮猪肾五对,煮熟,去脂膜,烂研如糊,入诸药末为丸,如梧桐子大。每服三十丸,空心以盐汤送下,或酒下亦得。

【功用】健脾胃,止痰逆,消酒食,暖下元,补诸虚惫。

【主治】风毒。

85872 椒红丸(《圣惠》卷九十八)

【组成】川椒红二两(微炒) 附子二两(炮裂,去皮脐) 干姜一两(炮裂,剉)

【用法】上为末,用猪肾三对,去脂膜薄切,摊于纸上,去血,然后铺一重肾,著一重药末,以尽为度,却以三五重湿纸裹,于塘火内烧,待香熟取出纸,烂研,若稍硬,更点少许炼蜜为丸,如梧桐子大。每服二十丸,渐加至三十丸,空心以温酒送下。

【功用】补暖下元。

【主治】《圣济总录》:下焦虚寒,脐腹疞痛,小便滑数。

85873 椒红丸(《圣济总录》卷九十二)

【组成】蜀椒(取红) 补骨脂(炒) 楝实(去皮核,炒)各等分

【用法】上为末,炼蜜为丸,如梧桐子大。每服十丸至二十丸,空心温酒送下。

【主治】虚劳,元脏久冷,小便利数,精神恍惚,四肢无力,骨节酸痛。

85874 椒红丸(《圣济总录》卷一〇二)

【组成】椒红 附子(炮裂,去皮脐) 巴戟天(去心) 补骨脂(炒) 木香 肉苁蓉(去粗皮,酒浸,切,焙)各一两 青盐(别研)一分 茴香子(洗,焙)半两

【用法】上为末,又用羊腰子一对,去筋膜,湿纸裹煨,半生半熟切,细研,与青盐并药末和匀,炼蜜为丸,如梧桐子大。每服二十丸,空心、日午温酒送下。

【功用】明目调气进食。

【主治】元脏久虚。

85875 椒红丸(《圣济总录》卷一〇二)

【组成】椒红四两 巴戟天(去心) 楝实(炒) 茴香子(炒) 附子(炮裂,去皮脐,各一两

【用法】上为末,别用干山芋三两为末,酒煮糊为丸,如梧桐子大。每服二十丸,食前盐汤送下。

【功用】❶《圣济总录》:补暖水脏,明目。❷《三因》:驻颜,缩小便。

【主治】肝肾俱虚。

85876 椒红丸(《圣济总录》卷一八六)

【组成】蜀椒(去目及闭口者,炒出汗,取红)三两 牛膝(去苗,酒浸三宿,洗,晒干)四两 生地黄五两(取汁为膏) 附子二两(炮裂,去皮脐) 石斛一两(去根,剉) 桂心二两 肉苁蓉二两(酒浸,去粗皮,炙) 巴戟一两 菟丝子二两(酒浸,焙干,为末) 木香一两 吴茱萸一两(汤浸,焙干,炒) 鹿茸二两(去毛,涂酥,炙微黄) 硫黄一两(细研,水飞过) 磁石二两(烧,醋淬七遍,细研,水飞)

【用法】上为末,炼蜜为丸,如梧桐子大。每服三十丸,空心以盐汤送下。

【功用】壮筋骨,益血脉,悦颜色。

85877 椒红丸(《圣济总录》卷一八六)

【组成】蜀椒(去子及合口者)八两(以火烧一坑子,泼酒在上,次倾椒在上,急用一新瓦盆紧合定,四缝以新土密闭,一复时取出,杵,取红不用白) 附子(炮裂,去皮脐)二两 木香 肉豆蔻(去壳)各半两 陈橘皮(汤浸,去白,焙)二两 生姜四两(切作片子,炙黄) 巴戟天(去心) 肉苁蓉(酒浸,切,焙) 牛膝(酒浸,切,焙) 五味子(炒) 桂(去粗皮) 补骨脂(微炒黄) 茴香子(微炒) 蒺藜子(炒去角)各一两 槟榔(剉)半两

【用法】上为末,用羊肾四对,去筋膜细剉,入青盐二

两，于砂盆内同研，和前药为丸，如梧桐子大。若稠时，更入少面糊为丸。每服三十丸，空心、食前以温酒送下，盐汤下亦得。

【功用】补暖，逐风冷，聪明耳目。

【主治】本脏虚损。

85878 **椒红丸**（《圣济总录》卷一八七）

【组成】蜀椒（去目及闭口者，晒干，捣罗取红）一斤（再捣为末） 生地黄七斤（肥嫩者）

【用法】上先将地黄捣，绞自然汁，铜器中煎至一升许，住火，候稀稠得所，即和前椒末为丸，如梧桐子大。每服三十丸，空心暖酒送下。

【功用】服百日觉身轻少睡，心力足；服及三年，心智爽悟，记忆不倦，目明倍常，面色红悦，须发光黑。

【主治】元脏伤惫，耳聋目暗。

85879 **椒红丸**（《全生指迷方》卷四）

【组成】椒（去目，炒出汗）半两 款冬花 紫菀（去苗及枯燥者） 干姜各一两 矾石（火煅一伏时） 附子（炮，去皮脐） 细辛（去苗） 皂荚（去子，酥炙）各半两

【用法】上为细末，炼蜜为丸，如梧桐子大。每服三十丸，食前米饮送下。

【主治】❶《全生指迷方》：肾咳。咳则腰背相引疼痛，恶寒，唾冷沫，小便数，脉紧。❷《鸡峰》：寒嗽。

85880 **椒红丸**（《中藏经》）

【组成】川椒（拣净）二两（去目，炒出汗） 干山药一两 川附子一两（炮，去皮脐）

【用法】上为细末，以好酒煮淡木瓜为丸，如梧桐子大。每服十五至二十丸，空心食前盐汤、温酒任下。泄泻，米饮送下；如喉中痰涎如水鸡声，晓夕不止者，一二服见效。

【功用】补中益气，进食。

【主治】泄泻。嗽不止，喉中痰涎如水鸡声，晓夕不止者。

85881 **椒红丸**（《卫生总微》卷十）

【组成】椒二两（去目）

【用法】上用醋二升，煮至醋尽，焙干为末，糊为丸，如绿豆大，瓷盆收之。每服十丸至十五丸，米饮送下。

【主治】❶《卫生总微》：小儿水泻无度。❷《普济方》：五十以上患泻。

【备考】本方改为散剂，名"椒红散"（见《普济方》）。

85882 **椒红丸**（《传信适用方》卷二）

【组成】地黄二斤（洗净，焙干） 川椒一斤（去合口并目，焙干） 苍术三斤（米泔浸三日，焙干）

【用法】上为细末，面糊为丸，如梧桐子大。每服三十丸，食前温酒或盐汤送下，一日二次。服药旬日，黑花并除。

【主治】眼生黑花。

85883 **椒红丸**（《永类钤方》卷十一）

【组成】花椒（去目） 制苍术 白术（煨） 白茯苓 黑牵牛（炒） 川乌 枸杞子（酒浸） 巴戟（炮，去心） 防风 羌活各等分

【用法】上为细末，蜜为丸，如梧桐子大。人参煎汤送下。

【主治】肝肾俱虚，眼昏渐成内障，而兼气者。

85884 **椒红丸**（《普济方》卷二二四引《医学切问》）

【组成】川椒三两 巴戟（去心） 茴香 川楝子肉 山药各一两

【用法】上为末，酒为丸，如梧桐子大。每服五十丸，空心时温酒送下。

【功用】安五脏，壮筋骨，明目去昏，进饮食。

【加减】老人，加附子一两（炮过）。

85885 **椒红散**

《普济方》卷三九五。即《卫生总微》卷十"椒红丸"改为散剂。见该条。

85886 **椒豆饮**（方出《百一》卷十七，名见《普济方》卷二五一）

【组成】汉椒四十九粒 黑豆十四粒 乌梅二个（打破） 甘草节三寸（碎）

【用法】上用水一碗，煎七分，温服。

【功用】解砒毒。

85887 **椒豆散**（《医学入门》卷七）

【组成】胡椒 绿豆各四十九粒

【用法】上为末。水煎服。如渴甚，新汲水调服。

【主治】霍乱吐泻而不能服药者。

85888 **椒芷汤**（《叶氏女科》卷二）

【组成】川椒（去目）一两 白芷一两五钱

【用法】水煎，服头煎；以二煎洗患处。

【主治】妊娠阴痒。妇人受妊后，不节房劳，阳精留蓄因而作痒。

85889 **椒杏丸**（《仙拈集》卷一）

【组成】杏仁 胡椒各三十二粒

【用法】上为末，姜汁为丸。拿手心一时，自然出汗，虚人亦可用。

【功用】发汗。

【主治】伤寒。

85890 **椒沉丸**（《圣济总录》卷一〇二）

【组成】椒（去目并闭口者，炒出汗）四两 沉香一两

【用法】上为末，以无灰酒煮面糊为丸，如梧桐子大。每服三十丸，空心、食前盐汤送下。

【功用】暖水脏。

【主治】目黑暗。

85891 **椒灵丹**（《普济方》卷八十三引《家藏方》）

【组成】青盐二两 川芎 防风 附子（炮）各一两 菊花半两 椒子四两（去蒂并子及有闭口者）

【用法】上先将青盐、椒用好醋一碗，煮尽为度；后将四味药为细末，将椒裹药为丸。每服三十丸，空心盐汤送下。宜与飞灵丹相间服。

【主治】眼见一物为二之证。

85892 **椒附丸**（《圣济总录》卷五十一）

【组成】蜀椒（去目并闭口，炒出汗）一分 附子（炮裂，去皮脐）一两 木香（炮） 细辛（去苗叶）各半两

【用法】上为末，酒煮面糊为丸，如梧桐子大。每服二十丸，空心、日午、临睡温酒送下。

【主治】厥逆头痛，齿痛骨寒。

85893 **椒附丸**（《圣济总录》卷九十四）

【组成】蜀椒（去目及闭口者，炒出汗）一两 桔梗（剉，炒） 芍药 干姜（炮） 厚朴（去粗皮，生姜汁炙） 细辛（去苗叶） 附子（炮裂，去皮脐）各半两 乌头（炮裂，去皮

脐)一分

【用法】上为末,炼蜜为丸,如梧桐子大。每服二十丸,米饮或温酒送下,一日三次。

【主治】七疝。或心腹厥逆,不得气息,痛达背膂;或心下坚痛,手不可近;或脐下坚痛,得寒冷食辄剧;或胁下坚痛大如手;或少腹胀满,引膀胱急痛;或女子月事不时。

85894 **椒附丸**(《圣济总录》卷九十四)

【组成】蜀椒(去目并合口,炒出汗)一两 附子(炮裂,去皮脐) 桂(去粗皮) 巴戟天(去心) 桃仁(去皮尖双仁,炒,研) 芎䓖 当归(切,炒)各半两

【用法】上为末,炼蜜为丸,如梧桐子大。每服二十丸,空心、日午、夜卧温酒送下。

【主治】阴疝疼痛,或上攻脐腹。

85895 **椒附丸**(《圣济总录》卷一八五)

【组成】蜀椒(去目及闭口者)四两(醋浸一宿取出,却用酒一升炒干,为末) 白羯羊肾二对(切,焙干,为末) 附子(炮裂,去皮脐) 青盐 巴戟天(去心) 蒺藜子(炒去角) 肉苁蓉(酒浸,切,焙干) 茴香子(炒)各一两

【用法】上为细末,用生羊肾二对,去脂膜,细切,研如面,搜药末熟,丸如梧桐子大。每服三十丸,温酒送下;盐汤亦得。

【功用】补壮元阳。

85896 **椒附丸**

《魏氏家藏方》卷七。即《百一》卷六"椒附汤"改为丸剂。见该条。

85897 **椒附丸**(《普济方》卷三十六引《余居士选奇方》)

【组成】胡椒 白姜 茴香 川附各等分 巴豆四十九粒

【用法】上以巴豆去壳同炒,去巴豆,为细末。每服半钱,米饮调下。

【主治】翻胃。

【备考】本方方名,据剂型,当作"椒附散"。

85898 **椒附丸**(《医方类聚》卷十引《济生》)

【组成】椒红(炒出汗) 桑螵蛸(酒炙) 龙骨(生用) 山茱萸(取肉) 附子(炮,去皮) 鹿茸(酒蒸,焙)各等分

【用法】上为细末,酒糊为丸,如梧桐子大。每服七十丸,空心盐汤送下。

【主治】肾脏虚寒之尿频,泄泻。

❶《医方类聚》引《济生》:小肠虚冷,小便频多。❷《丹溪心法》:五更泄泻,久而重,其人虚甚。❸《济阳纲目》:肾脏虚寒,大便滑泻。

【方论选录】《医方考》:虚者,肾精不足也;寒者,命门火衰也。肾主二便,肾脏虚寒,则不能禁固,故令大便滑泻。味厚为阴中之阴,故用山茱萸、鹿茸以益肾家之阴;辛热为阳中之阳,故用椒红、附子以壮命门之火;味涩可以固脱,故用螵蛸、龙骨以治滑泻之脱。

85899 **椒附丸**(《局方》卷五续添诸局经验方)

【组成】附子(炮,去皮脐) 川椒(去目,炒出汗) 槟榔各半两 陈皮(去白) 牵牛(微炒) 五味子 石菖蒲 干姜(炮)各一两

【用法】上剉,以好米醋于瓷器内用文武火煮令干,焙为细末,醋煮面糊为丸,如梧桐子大。每服三十丸,盐酒或盐汤空心食前吞下。妇人血海冷,当归酒送下;泄泻,饭饮送下;冷痢,姜汤送下;赤痢,甘草汤送下。

【功用】补虚壮气,温和五脏,暖补下元。

【主治】下经不足,内挟积冷,脐腹弦急,痛引腰背,四肢倦怠,面色黧黑,唇口干燥,目暗耳鸣,心忪短气,夜多异梦,昼少精神,时有盗汗,小便滑数,遗沥白浊,脚膝缓弱,举动乏力,心腹胀满,不进饮食;妇人血海冷,泄泻,冷痢,赤痢;肾气亏乏,腰疼。

85900 **椒附丸**(《得效》卷三)

【组成】绵附一个(十二钱者) 胡椒一百粒

【用法】上为末,姜汁糊为丸,如梧桐子大。每服五十丸,姜汤或盐汤空心吞下。

【主治】脐下极冷,腹痛楚异常,手足亦冷,不任冷水冷食,面黄肌瘦,按之痛稍止者。

85901 **椒附汤**(《圣济总录》卷九十四)

【组成】蜀椒(去目并闭口,炒出汗)二百粒 附子(炮裂,去皮脐)一枚 粳米半盏 干姜(炮)半两 半夏(汤洗七遍去滑,切)十二枚 甘草(炙,剉)一两

【用法】上㕮咀。每服五钱匕,以水一盏半,入生姜半分(切),枣二枚(擘破),煎至一盏,去滓,空心食前温服。

【主治】寒疝。心腹痛不可忍,汗出闷绝。

85902 **椒附汤**(《圣济总录》卷一六二)

【组成】蜀椒(去目并闭口者,炒出汗)半两 附子(炮裂,去皮脐) 防风(去叉) 桂(去粗皮) 白茯苓(去黑皮) 甘草(炙,剉) 麻黄(去节,煎去沫,焙) 杏仁(去皮尖双仁,炒) 石膏(碎)各一两 人参 芍药各一两半 当归(切,焙) 芎䓖各二两 干姜(炮) 黄芩(去黑心)各半两

【用法】上剉。每服三钱匕,水一盏,入生姜三片,枣一枚(擘),煎至七分,去滓温服,不拘时候。

【主治】产后中风,手足偏枯,筋脉弛缓,疼痛无力。

85903 **椒附汤**(《百一》卷六)

【组成】川椒(去目) 干姜(生用) 附子(去皮脐,生用)各等分

【用法】上为粗末。每服三钱,水二盏,煎至八分,温服,不拘时候。

【主治】骤然腹痛注下,或滑肠频并,多有冷沫。

【备考】本方改为丸剂,名"椒附丸"(见《魏氏家藏方》)。

85904 **椒附汤**

《普济方》卷三一六。为《圣济总录》卷一五〇"椒附酒"之异名。见该条。

85905 **椒附酒**(《圣济总录》卷一五〇)

【异名】椒附汤(《普济方》卷三一六)。

【组成】蜀椒(去目并闭口者) 附子(去皮脐) 生干地黄(焙) 当归 牛膝(去苗) 细辛(去苗叶) 薏苡仁 酸枣仁 麻黄(去根节) 杜仲(去粗皮) 萆薢 五加皮 原蚕沙 羌活(去芦头)各一两

【用法】上并生用,㕮咀。用好酒二斗,浸五日后,不拘时温饮一盏,常觉醺醺为妙,或病势急,其药即将酒煎沸,乘热投之,候冷即旋饮之亦得。

【主治】妇人半身不遂,肌肉偏枯,或言语微涩,或口眼微喎,举动艰辛。

85906 **椒附散**(《圣惠》卷四十八)

【组成】川椒半两(去目及闭口者,微炒去汗) 附子一两(炮裂,去皮脐) 槟榔一两 干姜半两(炮裂,剉) 白术一两 青橘皮一两(汤浸,去白瓤,焙)

【用法】上为散。每服三钱,以水一中盏,入生姜半分,枣三枚,煎至六分,去滓稍热服,不拘时候。

【主治】寒疝。心腹痛如刺,不下饮食,自汗出,气欲绝。

85907 **椒附散**(《本事》卷二)

【组成】大附子一枚(六钱以上者,炮,去皮脐,末之)

【用法】上每末二大钱,好川椒二十粒,用白面填满,用水一盏半,加生姜七片,同煎至七分,去椒入盐,通口空心服。

【主治】肾气上攻,项背不能转侧。

【方论选录】《本事方释义》:附子气味咸辛大热,入手足少阴;川椒气味辛热,入足厥阴。病因下焦空虚,肾气不安其位,反上攻项背,不能转移。微佐以盐,使其引归经络。

【临床报道】项背痛:《本事》一亲患项筋痛,连及背胛不可转,服诸风药皆不效,予尝忆千金髓有肾气攻,背项强一证,处此方与之,两服顿瘥。自尔与人皆有验。

85908 **椒矾汤**(《圣济总录》卷八十四)

【组成】蜀椒 白矾(碎)各三两 葱白一握(并须洗净) 大豆五升(拣净) 盐 生姜(切)各二两

【用法】上纳釜中,以浆水三斗,煮至二斗五升,用新瓦瓮子一口,可容五斗者。用板子阔三寸,于瓮子近底横着之。将煎得汁去滓,乘热投入中,候冷暖得所,即入脚踏瓮中板上蘸脚,频频以汤从骭面淋之,其汤只可离脚面三二寸,不可过脚踝。或汤冷,即依前纳釜中,入前药滓,煎三四沸后,去滓,依前法蘸之。其滓只可重煎三四度,若有汗出甚者乃止。得汗后,须衣被盖覆,候定吃姜汤茶一碗。

【主治】脚气。兼治肠风,瘾疹,眼昏,鼻衄,耳聋等疾。

85909 **椒矾饮**(《松峰说疫》卷二)

【组成】川椒四十九粒(开口) 白矾少许

【用法】醋煎服。

【主治】瘟疫齿衄。

85910 **椒矾散**(《鲁府禁方》卷二)

【组成】胡椒 白矾各一钱

【用法】上为末。每服五分,黄酒调下。

【主治】心腹刺痛。

85911 **椒矾散**(《外科方外奇方》卷三)

【组成】白占一钱 柏油烛一对 明矾一钱 川椒一钱 水银一钱

【用法】上研。搽擦患处。

【主治】诸疮。

85912 **椒肾丸**(《圣惠》卷二十九)

【组成】汉椒二两(去目及闭口者,微炒出汗) 白术一两半 肉桂一两半(去皱皮) 白龙骨二两 白矾灰一两半 桑螵蛸一两半(微炒) 鹿茸二两(去毛,涂酥,炙微黄) 鸡头实二两(生者) 补骨脂一两半(微炒) 干姜一两半(炮裂,剉)

【用法】上为末,入盐花二两,研令匀,用豮猪肾十只,切去脂膜,研令烂,以酒二升渐入,熬成膏,次入药末,和捣为丸,如梧桐子大。每服三十丸,食前以暖酒送下。

【主治】虚劳内伤,肾气衰冷,小便余沥,精气滑泄。

85913 **椒肾羹**(《圣惠》卷九十七)

【组成】汉椒三十枚(去目及闭口者,酒浸一宿) 白面三两 羊肾一对(去脂膜,细切)

【用法】上取椒入面内,拌令匀,热水中下,并羊肾煮熟,入五味调和,作羹。空腹食之。

【主治】下焦久冷,虚损。

85914 **椒柏酒**(《本草纲目》卷二十五)

【组成】椒三十七粒 东向侧柏叶七枝

【用法】除夕浸酒一瓶。元旦饮之。

【功用】辟一切疫疠不正之气。

85915 **椒茱丸**(《鸡峰》卷十一)

【组成】椒二两 吴茱萸四两

【用法】上为细末,醋煮面糊为丸,如梧桐子大。每服三四十丸,空心米饮或酒送下。

【主治】心腹疼痛。

85916 **椒茱汤**(《医统》卷八十三)

【组成】花椒 吴茱萸各一两 蛇床子 藜芦 陈茶叶一撮 煨盐二两

【用法】上以水五七升煎,乘热熏洗。

【主治】妇人阴户痒不可忍。

【备考】方中蛇床子、藜芦用量原缺。

85917 **椒茶饼**(《古今医鉴》卷五)

【组成】川椒(去目,隔纸焙)三两 芽茶一两五钱 桑白皮末一两半 飞罗面一两五钱(炒)

【用法】上为细末,炼蜜作饼,每重一钱许。细嚼,米饮下。

【功用】止呕吐。

【主治】翻胃。

85918 **椒面粥**(《养老奉亲》)

【异名】椒面羹(《饮膳正要》卷二)。

【组成】蜀椒一两(熬,捣为末) 白面四两

【用法】上和椒拌匀即煮,空心食之,一日一次。

【功用】《药粥疗法》:暖胃散寒,温中止痛。

【主治】脾胃虚寒,腹痛,泄泻,呕吐。

❶《养老奉亲书》:老人脾胃虚弱冷痛,泄痢无常,不下食。❷《圣济总录》:久患冷气,心腹结痛,呕吐不能下食。❸《医统》:老人噎食,胸胁逆满,食不下。

【备考】《圣济总录》本方用法:将椒末于面内拌匀,于豉汁中煮令熟,空腹食之。

85919 **椒面羹**

《饮膳正要》卷二。为《养老奉亲》"椒面粥"之异名。见该条。

85920 **椒姜丸**(《圣济总录》卷九十四)

【组成】蜀椒(去目及闭口,炒出汗)一两一分 干姜(炮) 厚朴(去粗皮,涂生姜汁炙) 黄芩(去黑心) 细辛(去苗叶) 芍药 桂(去粗皮)各一两 桔梗(炒)半两 乌喙(炮裂,去皮脐)一分 柴胡(去苗) 白茯苓(去黑皮) 牡丹皮各一分

【用法】上为末,炼蜜为丸,如梧桐子大。每服二十丸,温酒或米饮送下,一日三次。

【主治】七疝诸寒在脐旁痛,上冲胸中满,少气。

85921 **椒桂汤**(《普济方》卷十四)

【异名】木瓜散。

【组成】鸡粪一合(微炒) 肉豆蔻一钱(去壳) 胡椒一钱 桂心半两 木瓜三钱

【用法】上为粗散。每服四钱,以水一中盏,加生姜半分,煎至六分,去滓,不拘时候热服。

【主治】肝虚转筋入腹,胸闷绝,体冷。

85922 **椒桂汤**(《温病条辨》卷三)

【组成】川椒(炒黑)六钱 桂枝六钱 良姜三钱 柴胡六钱 小茴香四钱 广皮三钱 吴茱萸(泡淡)四钱 青皮三钱

【用法】上用急流水八碗,煮成三碗,温服一碗,覆被令微汗佳;不汗,服第二碗,接饮生姜汤促之;得汗,次早服第三碗,不必覆被再令汗。

【主治】暴感寒湿成疝,寒热往来,脉弦反数,舌白滑,或无苔不渴,当脐痛,或胁下痛。

【方论选录】此小邪中里证也。既有寒热之表证,又有脐痛之里证,表里俱急,不得不用两解。方以川椒、吴萸、小茴香直入肝脏之里,又芳香化浊流气;以柴胡从少阳领邪出表,病在肝治胆也;又以桂枝协济柴胡者,病在少阴,治在太阳也,所谓病在脏治其腑之义也,况又有寒热之表证乎!佐以青皮、广皮,从中达外,峻伐肝邪也;使以良姜,温下焦之里也,水用急流,驱浊阴使无留滞也。

85923 **椒桂散**(《圣济总录》卷一一八)

【组成】蜀椒(去目及闭口者,炒去汗) 桂(去粗皮)各一两

【用法】上为散。每用五钱,以水一盏,煎五七沸,和滓热漱渫。

【主治】口臭。

85924 **椒盐汤**(《普济方》卷三〇〇)

【组成】芎䓖 蜀椒二分 白芷 防风 盐各一两

【用法】上㕮咀。以水四升,煎取浓汁,涂之。或猪脂煎更良。

【主治】手足皴痛。

85925 **椒盐散**(《直指》卷二十一)

【异名】如神散(《局方》卷七续添诸局经验秘方)。

【组成】川椒 白盐 露蜂房(炒)各等分

【用法】上剉细。每服二钱,以井水、葱白煎,热含冷吐。

【主治】风牙、虫牙疼痛,舌肿。

❶《直指》:齿虫痛。❷《局方》(续添诸局经验方):新久风牙、虫牙,攻疰疼痛,日夜不止,睡卧不安,或牙齿动摇,脸颊浮肿。❸《御药院方》:舌肿强,及龈肿不消。

【备考】《兰台轨范》本方用法:川椒、露蜂房二味炙灰,为末擦。

85926 **椒盐散**(《医统》卷六十四)

【组成】川椒 荜茇 薄荷 荆芥穗 细辛 朝脑 青盐各等分

【用法】上为末。擦痛牙。

【主治】牙痛,用清凉药不效或反甚者。

【备考】《景岳全书》本方用法:或煎汤漱之亦可。

85927 **椒粉散**(《兰室秘藏》卷下)

【组成】肉桂二分 川椒 当归梢 猪苓各三分 蛇床子 黑狗脊各五分 麻黄根一钱 轻粉少许 红花少许 斑蝥二枚

【用法】上为末。干掺上。

【主治】前阴两丸湿痒痛,秋冬甚,夏月减。

【宜忌】避风寒冷湿处坐卧。

【备考】方中麻黄根,《医统》作麻黄。

85928 **椒梅丸**(《张氏医通》卷十五)

【组成】秦椒三钱 乌梅 黄连各一钱

【用法】上为末,饴糖为丸,如黍米大。量儿大小,分二三服。服后须臾得入虫口,次与紫草承气汤下之。

【主治】痘为虫闷,不得发出。

85929 **椒梅丸**(《医级》卷八)

【组成】川椒一钱 黄连二钱 吴萸一钱 乌梅肉三钱(用水作膏)

【用法】上为末,和乌梅膏为丸,如梧桐子大。每服一钱,姜汤送下。

【主治】蛔痛。胸腹扛痛,脉气浮弦,环青唇红。

85930 **椒梅丸**(《千金珍秘方选》)

【组成】川椒四两 乌梅肉二两 茯苓四两 砂仁四两 木香四两 乌药八两 厚朴八两 茴香四两 广皮四两 当归四两

【用法】上为细末,捣和为丸服。

【功用】和营理气,消散痞瘕。

85931 **椒梅汤**(《回春》卷五)

【组成】乌梅 花椒 槟榔 枳实 木香(另研) 香附 砂仁 川楝子(去核) 肉桂 厚朴 干姜 甘草各等分

【用法】上剉一剂。加生姜一片,水煎服。

【主治】虫痛。心腹痛,胃口有虫作痛者,时痛时止,面白唇红。

85932 **椒梅汤**(《一盘珠》卷二)

【组成】花椒一钱 乌梅三枚 葱脑三个 槟榔一钱

【主治】虫症。腹痛口渴,饮水不已,兼呕清水。

85933 **椒梅汤**(《温病条辨》卷三)

【组成】黄连二钱 黄芩二钱 干姜二钱 白芍(生)三钱 川椒(炒黑)三钱 乌梅(去核)三钱 人参二钱 枳实一钱五分 半夏二钱

【用法】水八杯,煮取三杯,分三次服。

【功用】酸苦泄热,辅正驱邪。

【主治】❶《温病条辨》:暑邪深入厥阴,正虚邪炽,舌灰,消渴,心下板实,呕恶吐蛔,寒热,下利血水,甚至声音不出,上下格拒者。❷《镐京直指》:暑入肝,四肢麻痹。

85934 **椒豉丸**(方出《肘后方》卷四,名见《臞仙活人方》)

【组成】巴豆一枚(去心皮,熬之) 椒目十四枚 豉十六粒

【用法】上为末,为丸。每服二丸,当吐利,吐利不尽更服二丸。

【主治】❶《肘后方》:暴宿食留饮不除,腹中为患。❷《臞仙活人方》:浮肿。

85935 **椒豉散**(《普济方》卷三六四)

【组成】豆豉三两(炒黑焦) 生椒三两(去目)

【用法】上为末。以津调,看多少敷之。

【主治】小儿耳疮。

85936 **椒菊丸**(《圣济总录》卷一五七)

【组成】蜀椒(去目及合口,炒,取红)二两　甘菊花　肉苁蓉(酒浸一宿,切,焙)　菖蒲各一两　巴戟天(去心)　远志(去心)　黄耆(剉)　附子(炮裂,去皮脐)各半两

【用法】上为细末,酒煮面糊为丸,如梧桐子大。每服二十丸,空心、食前温酒送下。

【主治】妊娠小便日夜频数。

85937 **椒黄丸**(《圣济总录》卷一〇九)

【组成】蜀椒(去目及闭口者,炒出汗)一两　熟干地黄(洗,切,焙)三两

【用法】上为细末,炼蜜为丸,如梧桐子大。每服二十丸,米饮送下,食后临卧服。

【主治】一切内外翳膜遮障,碜涩疼痛,羞明怕日,胬肉攀睛,及冷热泪。

85938 **椒黄酒**(《魏氏家藏方》卷四)

【组成】台椒(去目并合口者,炒出汗)　熟干地黄(洗)各一掬

【用法】上剉碎,用生绢袋盛,酒浸一宿。只饮酒,药味淡则去旧药换新药。二味晒干,亦可别用。

【功用】补暖下元。

85939 **椒葱散**(方出《圣惠》卷五十七,名见《普济方》卷三〇八)

【组成】胡葱一握(捣如泥)　椒一合

【用法】上以水煮椒汁洗之,后封胡葱泥于咬处。

【主治】蜈蚣咬伤。

85940 **椒硫丸**(《一盘珠》卷八)

【组成】硫黄三钱　胡椒(蒸熟,炒)一钱

【用法】米饭捣为丸服。

【主治】呕泄,四肢厥冷,面白唇青。

85941 **椒硼散**(《仙拈集》卷二)

【组成】川椒(去白,炒出汗)一钱半　铜青　硼砂各一钱

【用法】上研末。搽患处。

【主治】牙痛。

85942 **椒蜡丸**(《魏氏家藏方》卷六)

【组成】川椒(去目枝并合口者,酒浸一宿,焙干,摊铫内,去汗,令润,研,去白)　桃仁(去皮尖,麸炒紫色)　杏仁(去皮尖)　茯苓(白者,去皮)各等分

【用法】上为细末,用黄蜡三两熔过,调前药为丸,如梧桐子大。每服一二十丸,空心、食前盐汤下。

【主治】肾冷诸病。

85943 **椒蟮散**(《证治宝鉴》卷五)

【组成】胡椒四十九粒

【用法】上药入活虾蟆腹中,盐泥固,煅存性。卧时分五次好酒调服。

【功用】劫寒痰。

【主治】哮证遇冷即发,属中外皆寒者。

【宜忌】有热者忌用。

85944 **椒鳖丸**(《疡科选粹》卷七)

【组成】胡椒八两　木耳灰六两　归尾六两　土鳖虫一百二十个　乳香　没药　杏仁　桃仁　发灰　血竭各一两五钱　自然铜(醋煅七次)二钱

【用法】上为末,另用胡椒三两煮浓汁,调面糊为丸,如梧桐子大。每责十板,服二钱,热酒送下。轻责者不必用此方。

【功用】《外科大成》:散血消肿。

【主治】初杖。

85945 **椒柏洗剂**(《中医皮肤病学简编》)

【组成】川椒15克　黄柏15克　蛇床子15克　生苍术12克　石菖蒲12克　荆芥9克　银花9克　连翘9克　白芷6克　明矾6克　刺蒺藜6克　生甘草6克　蝉蜕9克

【用法】水煎,熏洗。

【主治】急性湿疹,初见皮肤潮红赤热,继起粟粒丘疹,易于湿润流水。

【加减】慢性者,加大枫子。

85946 **椒面馎饦**(《养老奉亲书》)

【组成】蜀椒一两(去目及闭口者,焙干,杵为末,筛)　白面五两　葱白三茎(切)

【用法】上以椒末和面搜作之,水煮,下五味调和食之,常三五服。

【主治】老人冷气心痛,呕吐,不下食,烦闷者。

85947 **椒术养脾丸**(《保命歌括》卷十九)

【组成】平胃散一斤　川椒(去目及闭口,微炒出汗,为末)四两

【用法】上用蒜、枣二味捣成膏,和平胃散、椒末杵为丸,如梧桐子大。每服五六十丸,空心酒或米饮、盐汤送下。

【功用】扶脾壮胃,顺气温中。

【主治】脏寒脾泄腹痛。

【宜忌】忌食生冷、醃藏阴物。

85948 **椒术养脾丸**(《明医指掌》卷五)

【组成】麦芽(炒)四两　白茯苓四两　人参(去芦)二两　苍术(米泔浸,晒干,炒燥)二两　白术(土炒)二两　干姜(炮)五钱　砂仁五钱　川椒(去目)三钱　甘草(炙)四钱

【用法】上为末,炼蜜为丸,每两作八丸。每服一丸,细嚼,姜汤送下。

【主治】❶《明医指掌》:脾胃虚冷,心腹胀闷,呕逆泄泻。❷《证治汇补》:脾胃虚而着湿。

85949 **椒术养脾丸**(《医略六书》卷十九)

【组成】人参一两半　白术二两(炒)　炙草五钱　苍术一两(炒)　川椒二两(炒)　木香一两　茯苓三两　砂仁一两(炒)　干姜一两(炒)

【用法】上为末,米糊为丸。每服三钱,米饮煎化,温下。

【功用】益脾养胃,补火温中。

【主治】胃虚寒湿,腹痛泄泻,脉沉者。

【方论选录】脾虚胃弱,寒湿内滞而不能健运,故腹痛不止,泄泻不已焉。川椒补火温中,白术健脾燥湿,人参扶元补胃气,苍术燥湿强脾土,干姜暖胃祛寒,茯苓和脾渗湿,木香调气化,砂仁醒脾胃,炙草缓中益胃也。丸以米粥,下以米饮,总取益脾养胃之功,洵为补火温中之剂。

85950 **椒目瓜蒌汤**(《医醇賸义》卷三)

【组成】椒目五十粒　瓜蒌果五钱(切)　桑皮二钱　葶苈子二钱　橘红一钱　半夏一钱五分　茯苓二钱　苏子一钱五分　蒺藜三钱　姜三片

【主治】悬饮者，水流胁下，肝气拂逆，肺失清肃，咳而引痛也。

85951 **椒朴健脾散**（《杨氏家藏方》卷六）

【异名】椒附健脾散（《百一》卷二）。

【组成】川椒（去目，微炒出汗） 厚朴（去粗皮，姜汁制） 肉豆蔻（面裹煨熟） 诃子（煨，去核） 缩砂仁 丁香 木香 附子（炮，去皮脐） 高良姜 干姜（炮） 甘草（炙）各一两 荜澄茄 赤石脂 半夏（生姜汁制） 陈橘皮（去白） 神曲（炒） 大麦蘖（炒）各七钱半

【用法】上㕮咀。每服四钱，以水一盏半，加生姜五片，大枣三枚，同煎至一盏，去滓，食前稍热服。

【功用】❶《杨氏家藏方》：健脾温胃，消谷嗜食，育气养神，厚固脏腑。❷《普济方》：理脾进食，和胃顺气。

【主治】《百一》：翻胃腹痛。

85952 **椒红光明丸**（《玉案》卷三）

【组成】川椒 夜明砂 海金沙 菊花 石决明 川芎 蝉蜕 白蒺藜 防风 苍术 熟地 当归 车前子 川乌各一两 玄精石三钱 黄连 珍珠各五钱 人参八钱

【用法】上为末，蜜为丸。每服三钱，空心木香汤送下。

【主治】瞳仁黄风内障。

85953 **椒红固肠丸**（《普济方》卷二〇八引《瑞竹堂方》）

【组成】神曲六两（剉作小块，炒香熟） 白术一两（剉，炒干） 川姜（去皮，炮）三两 川椒（去目，炒去汗，取干净）一两半 厚朴（去粗皮，姜炙）一两 肉豆蔻三两（面裹煨）

【用法】上为细末，别用蒜不拘多少，湿纸裹煨香熟，剥净研如泥，热汤化开，滤去滓，少入面打糊和药为丸，如梧桐子大。每服七八十丸，空心米饮汤送下，一日二次。

【主治】脾胃积冷，肠鸣，大便滑泄，腹痛。

85954 **椒附白通汤**（《温病条辨》卷二）

【组成】生附子（炒黑）三钱 川椒（炒黑）二钱 淡干姜二钱 葱白三茎 猪胆汁半烧酒杯（去渣后调入）

【用法】上水五杯，煮成二杯，分二次凉服。

【功用】齐通三焦之阳，急驱浊阴。

【主治】足太阴寒湿，舌白滑，甚则灰，脉迟，不食，不寐，大便窒塞，浊阴凝聚，阳伤腹痛，痛甚则肢逆。

【方论选录】此苦辛热法复方也。苦与辛合，能降能通，非热不足以胜重寒而回阳。附子益太阳之标阳，补命门之真火，助少阳之火热。盖人之命门，与太阳之阳少阳之阳旺，行水自速。三焦通利，湿不得停，焉能聚而为痛，故用附子以为君，火旺则土强。干姜温中逐湿痹，太阴经之本药，川椒燥湿除胀消食，治心腹冷痛，故以二物为臣。葱白由内而达外，中空通阳最速，亦主腹痛，故以之为使。浊阴凝聚不散，有格阳之势，故反佐以猪胆汁，猪水畜，属肾，以阴求阴也；胆乃甲木，从少阳，少阳主开泄，生发之机最速。此用仲景白通汤，与许学士椒附汤，合而裁制者也。

85955 **椒附香朴丸**（《魏氏家藏方》卷五）

【组成】椒红（炒出汗） 附子（炮，去皮脐） 苍术（茅山者，米泔浸一宿） 干姜（炮洗） 厚朴（去粗皮，剉，姜制炒） 良姜各二两（炒） 吴茱萸（汤泡七次，炒） 茴香（炒） 益智各一两

【用法】上为细末，神曲糊为丸，如梧桐子大。每服五十丸，空心米饮送下。

【主治】脾胃病。

85956 **椒附健脾散**

《百一》卷二。为《杨氏家藏方》卷六"椒朴健脾散"之异名。见该条。

85957 **椒姜大麦汤**（《医学摘粹》卷二）

【组成】大麦芽一升（炒） 川椒一两（炒） 干姜三两

【用法】上为末。每服方寸匕，日三服。

【主治】谷劳不能食。怠惰嗜卧，肢体烦重，腹满善饥而不能食，食已则发，因谷气不行。

85958 **椒姜通经丸**

《医略六书》卷二十六。为《本事》卷十"通经丸"之异名。见该条。

85959 **椒梅理中汤**（《会约》卷四）

【组成】人参 白术二钱 干姜一钱 乌梅二个 川椒一钱（微炒）

【用法】水煎服。一二剂后，蛔安，即服补脾药加使君子肉七个，或每早单服使君子肉五六个，但须每月初旬，虫头向上，服之即蛔下。

【主治】伤寒吐蛔。

【备考】方中人参用量原缺。《医家四要》有炮姜、甘草，无干姜。

85960 **椒雄贴脐丸**

《医学从众录》卷五。即《种福堂方》卷二"贴脐截疟丸"。见该条。

棉

85961 **棉子丸**（《杂病源流犀烛》卷十四）

【组成】棉子八两 升麻 炮姜各四钱 白术一两 半夏半钱

【用法】上用砂糖炒烊为丸。每服二钱，空心米汤送下。服至半月许，当有寒积如稀痰一般随大便下，以下尽为度，即勿服。再服健脾温中暖腹之剂。

【主治】寒积。感伤寒冷成积，腹中疼痛，必以手重按，或将物顶住稍可，口吐清水。

85962 **棉子酒**（《诚书》卷十三）

【组成】棉花子一合

【用法】上药炒黄杵碎，酒煮滚，去滓，饮即汗。

【主治】初感寒。

85963 **棉柿丸**（方出《种福堂方》卷二，名见《卫生鸿宝》卷二）

【组成】当归身一两 怀生地一两（竹刀切片，烘脆） 萸肉一两 真阿胶一两（将石膏二两研碎，和炒成珠，去石膏不用，候冷，研为细末） 棉子仁一斤（燎去外面花衣，然后入锅内炒至逐粒暴开，并至焦黑存性） 真柿霜（即柿饼上白霜也，不可经火，俟诸药研末后，方和入）

【用法】上药逐味炒焦如墨色，又各要存性，共研为细末，和入柿霜拌匀。每日空心服药末四钱，白滚汤一饭碗冲和，将箸调末，即半浮半沉，连汤饮下。若下血太甚，临晚再服三钱，俟粪色变黑，血渐止矣。

【主治】肠风下血。

【宜忌】忌食胡椒、烧酒辛热之物。

85964 **棉裹散**（《银海精微》卷上）

【组成】当归 黄连各一钱 铜青七分 枯矾四分

朴消

【用法】上为细末,用细绢包棉缚紧,每一个约龙眼核大。要用时将一个用白汤半盏泡洗,一日二次。

【主治】眼泪烂弦眼目。

【备考】方中朴消用量原缺。

85965 棉花子丸

年氏《集验良方》卷二。为《奇方类编》卷下"棉花仁丸"之异名。见该条。

85966 棉花子散(《女科证治约旨》卷二)

【组成】陈棕榈 棉花子各等分

【用法】上烧灰存性,研细末。每服一钱半,陈酒送下。

【主治】血崩不止。

85967 棉花仁丸(《奇方类编》卷下)

【异名】棉花子丸(年氏《集验良方》卷二)。

【组成】棉花子十数斤(用滚水泡过,盛入蒲包内闷,一炷香取出,晒裂开,去壳取仁,并去外皮,用净仁三斤,去尽油,用火酒三斤,泡一夜收起,蒸一炷香,晒干为末) 故纸一斤(盐水泡一夜,炒干) 川杜仲一斤(去外粗皮,黄酒泡一夜,压干,姜汁炒去丝) 枸杞子一斤(黄酒浸蒸,晒干) 菟丝子一斤(酒煮,去丝为度)

【用法】上为末,蜜为丸,如梧桐子大。每服三钱。

【功用】乌发,暖肾,种子。

【宜忌】年氏《集验良方》:阳虚人宜此药。

85968 棉子乳香汤(《外科大成》卷四)

【组成】棉花子(炒,研;取仁),焙用 金银花 何首乌 白鲜皮 薏苡仁 防风 荆芥 当归 川芎 白芍 茯苓 槟榔 牛膝 木瓜 防己 乳香 没药俱减半 甘草少许 土茯苓量用

【用法】水煎服。三二日见效,十余剂霍然。

【主治】风毒疼痛,不可忍者。

85969 棉花止血丹(《青囊立效秘方》卷二)

【组成】棉花二钱 黄连二钱 牛黄二分 犀角一钱

【主治】血流不止。

【备考】《青囊秘传》本方用法:墨汁为丸。每服五分。

85970 棉花疮点药(《景岳全书》卷五十一)

【组成】杏仁(取霜) 轻粉(真者)各等分

【用法】上为末。敷于疮上,二三日即痂脱而落。

【主治】棉花疮。

棕

85971 棕毛散(《普济方》卷三三一)

【组成】棕毛(烧灰存性) 蒲黄(炒)各等分

【用法】上每服三钱,空心、食前好酒调下。一日二次。

【主治】赤白带下,血崩漏下,胎气久冷,脐腹疼痛。

85972 棕艾散(《圣济总录》卷一四三)

【组成】棕榈灰二两 熟艾(捣罗成者)一两

【用法】上用熟鸡子二个,同研得所,别用炮附子(去皮脐)为末。每服用水一盏,附子末一钱,煎数沸放温,调前药二钱匕,空心、食前服。

【主治】肠风,泻血不止。

85973 棕叶汤(《续名家方选》)

【组成】红花 荆芥 白姜蚕各二钱 棕榈叶五钱

【用法】上以水三合,煮取一合半,温服。

【主治】中风初发,手足麻痹者。

85974 棕灰散(《圣济总录》卷一五四)

【组成】棕榈皮(烧灰) 原蚕砂(炒)各一两 阿胶(炙燥)三分

【用法】上为散。每服二钱匕,温酒调下,不拘时候。

【主治】妊娠胎动,下血不止,脐腹疼痛。

85975 棕灰散

《景岳全书》卷六十一引《百一》。为《普济方》卷二一五"棕榈汤"之异名。见该条。

85976 棕榈丸(《杨氏家藏方》卷十三)

【组成】棕榈二两 乱发二两 雷丸一两 生芝麻一两 苦楝根二两半 刺猬皮四两(全者,剉碎) 麝香二钱(研) 皂角一两半(不蛀者) 黄牛角腮三两 乳香半两(研) 猪蹄甲四十九枚(用猪蹄向后小爪不着地者)

【用法】上除乳香、麝香外,余药入瓷罐内,用泥固济,合罐口,火上煅之留性,取出为细末,再入已研乳香等令匀,煮面糊为丸,如梧桐子大。每服三十丸,空心、食前胡桃酒送下。

【主治】痔漏久不愈者。

85977 棕榈汤(《普济方》卷二一五)

【异名】棕灰散(《景岳全书》卷六十一引《百一》)。

【组成】棕榈灰

【用法】上为细末。每服二钱,米饮送下;治转胞失血,以灰吹入鼻中。

【主治】❶《景岳全书》:大肠下血不止,或妇人崩漏下血;❷《不居集》:内崩吐血。

85978 棕榈汤(《普济方》卷二一五)

【组成】棕榈 葵子各等分

【用法】上为细末。每服二钱,米饮送下。

【主治】小便下血。

85979 棕榈散(《圣惠》卷七十三)

【组成】棕榈三两(烧灰) 紫参一两 麝香一钱(细研) 伏龙肝二两(细研)

【用法】上为细散,入麝香研匀。每服三钱,以热酒调下,不拘时候。

【主治】妇人崩中下血数升,气欲绝。

85980 棕榈散(《幼幼新书》卷三十引张涣方)

【组成】棕榈(烧灰) 荆芥(去枝梗) 侧柏(炙黄)各一两 牛膝 枳壳 黄耆各半两

【用法】上为细末。每服半钱,乳食前米饮调下。

【主治】❶《幼幼新书》:小儿痔疾,由劳伤过度,损伤血气,其里有虫,甚微难见。❷《卫生总微》:蛲虫耗损血气,已成痔者。

85981 棕榈散(《鸡峰》卷十)

【组成】棕榈 荆蓟 桦皮 龙骨各等分

【用法】上为细末。每服二钱,米饮调下。

【主治】鼻衄不止已久。

85982 棕榈散(《陈素庵妇科补解》卷一)

【异名】棕蒲散。

【组成】棕榈皮 蒲黄(俱炒黑存性)各二钱 归身(酒炒) 白芍(炒) 川芎 生地 黄芩 丹皮 秦艽 泽兰

杜仲

【主治】妇人经行，多则六七日，少则四五日，血海自净。若迟至半月或一月，尚淋漓不止，非冲任内虚，气不能摄血，即风冷外感，使血滞经络，故点滴不已，久则成经漏，为虚劳、血淋。若经行合房，以致血漏。

【方论选录】是方以棕灰、炒黑蒲黄二味为君，棕皮性涩，蒲黄炒黑，其性亦涩，黑则从水化，以治淋漓，尤为上品；秦艽、泽兰以祛风；丹皮、黄芩以清热；四物加杜仲以补血，引入厥阴血分。愈后兼进补中益气汤，气旺则能摄血，升荣上达，使不下陷而淋漓之症自除也。

【备考】方中归身、白芍、川芎、生地、黄芩、丹皮、秦艽、泽兰、杜仲用量原缺。

85983 棕蒲散

《陈素庵妇科补解》卷一。为原书同卷"棕榈散"之异名。见该条。

85984 棕榈子散(《宋氏女科秘书》)

【组成】棕榈子(炒过)不拘多少

【用法】上为末。于经行后，每服二三钱，空心白滚汤送下，一日一次，四日止。

【功用】疏胎。

85985 棕榈皮散(《圣济总录》卷一五二)

【组成】棕榈皮(烧灰)　柏叶(焙)各一两

【用法】上为散。每服二钱匕，酒调下，不拘时候。

【主治】妇人经血不止。

椰

85986 椰霜串

《串雅内编》卷三。为《外科正宗》卷四"必胜散"之异名。见该条。

棘

85987 棘针散(《普济方》卷二七四引《肘后方》)

【异名】棘刺散(《圣惠》卷六十四)。

【组成】棘针(倒勾多年者)三十二枚　大豆黄(生用)四十枚　绯绢三条(每条阔一寸)　乱发(如鸡子大)三团

【用法】上分为三份，各以绯一片，裹棘针、豆子，用发一团缠裹绯帛，令周匝牢固，各于炭火烧令烟尽。先研两团，令细，以温酒半钱调下。候觉疮四边软，即愈；过半日未效，更服一团，必愈。愈后无有触犯，如有即生三五个赤黑脓窠；不触犯者，七八日当愈，勿轻之。

【功用】内消。

【主治】疔肿。

【备考】方中大豆黄，《圣惠》作"生黑豆叶"。

85988 棘刺丸(《外台》卷十六引《深师方》)

【组成】棘刺　天门冬(去心)各二两　干姜　菟丝子　乌头(炮)　小草　防葵　薯蓣　石龙芮　枸杞子　巴戟天　萆薢　细辛　葳蕤　石斛　厚朴(炙)　牛膝　桂心各二两

【用法】上为末，以蜜、鸡子白各半为丸，如梧桐子大。食前服五丸，每日三次。

【主治】虚劳诸气不足，数梦或精自泄。

【宜忌】忌食猪肉、冷水、生葱、菘菜、鲤鱼等。

【加减】若患风痿痹，气体不便，热，烦满少气，消渴枯悴，加葳蕤、天门冬、菟丝子；身黄汗，小便赤黄不利，加石龙芮、枸杞子；关节腰背痛，加萆薢、牛膝；寒中气胀时泄，数唾呕吐，加厚朴、干姜、桂心；阴囊下湿，精少，小便余沥，加石斛(以意增之)、菟丝子(酒渍一宿)。

【方论选录】《千金方衍义》：虚劳不足，梦泄失精，多由木郁生风，袭入髓脏之故。故首取棘刺透肝肾之风，兼取乌头、干姜祛风逐湿，细辛、桂心通肾达肝，防葵、石龙芮散结利窍，巴戟天、萆薢、石斛、小草坚骨强筋，菟丝子、牛膝、枸杞、天门冬、葳蕤、山药益气充精，独用厚朴一味开泄滞气而致清纯。王节斋言：风气袭于肾肝，惟蒺藜可以搜逐，而此独不用者，既用棘刺似可无籍蒺藜，且乌头、细辛、防葵、石龙芮、巴戟、小草、天门冬、山药等味未尝不治风气百疾也。

85989 棘刺丸(《外台》卷十六引《古今录验》)

【组成】棘刺二两　麦门冬(去心)　萆薢　厚朴(炙)　菟丝子　柏子仁　苁蓉　桂心　石斛　小草　细辛　杜仲　牛膝　防葵　干地黄各一两　石龙芮二两　巴戟天二两　乌头半两(炮，削去皮)

【用法】上为末，以蜜杂鸡子黄各半为丸，如梧桐子大。每服十丸，以饮送下，每日三次。稍增至三十丸，以知为度。

【主治】男子百病，小便过多，失精。

【宜忌】忌食猪肉、冷水、生葱、生菜。

【方论选录】《千金方衍义》：男子百病，不独指肾虚小便多而言，《本经》棘刺主治与皂刺不甚相远，《别录》治丈夫虚损，阴痿精自出，统领巴戟、苁蓉、菟丝子、牛膝、门冬、地黄、杜仲、小草、萆薢补肾益精，功司开合，足以充其所用，至于乌头、防葵、石龙芮、厚朴等味，非有固结滞气奚以及此。再详葳蕤、柏仁、石斛、细辛、桂心通风利窍之治，则乌头、防葵、石龙芮、厚朴等药可以默悟其微，总在攻补百病之列也。

85990 棘刺丸(《鸡峰》卷九)

【组成】棘刺　葳蕤　石斛　牛膝　厚朴　龙齿　远志各一两　干姜三分　乌头　甘草　防风　细辛各半两　菟丝子二两　薯蓣　石龙芮　枸杞子　巴戟　桂心各三分　萆薢　天门冬各一两半

【用法】上为细末，炼蜜为丸，如梧桐子大。每服三十丸，食前温酒送下。

【主治】虚劳肾气不足，梦泄。

85991 棘刺散(《圣惠》卷三十四)

【组成】棘刺半两(烧灰)　青葙子三两　当归　干姜(炮裂，剉)　菖蒲　香附子　鸡舌香　细辛　川升麻各一两

【用法】上为细散。每用半钱，以绵裹于患处咬之，咽津。以愈为度。

【主治】齿漏疳，脓血出，齿龈宣露，气臭，不能饮食。

85992 棘刺散

《圣惠》卷六十四。为《普济方》卷二七四引《肘后方》"棘针散"之异名。见该条。

85993 棘刺散(《圣济总录》卷一二一)

【组成】棘刺(烧灰)　当归(切，焙)　细辛(去苗叶)　菖蒲　莎草根(炒)　鸡舌香各半两　青木香　青黛(研)　胡桐泪(研)　干姜(炮)各一分　(一方有青葙子，无细辛)

【用法】上为细散。每用半钱匕，以绵裹含化。有涎吐

之;或以绵裹贴齿上。

【主治】牙齿摇动,血出宣露,口臭,不能饮食。

85994 **棘根汁**

《千金》卷二十二。为《圣济总录》卷一八二“棘根汤”之异名。见该条。

85995 **棘根汤**(《圣济总录》卷一八二)

【异名】棘根汁(《千金》卷二十二)。

【组成】棘根(剉碎)半斤

【用法】上以水五升,煎至三升,去滓,温洗丹上。三五度即愈。

【主治】小儿朱田火丹,先发背,后至遍身,一日一夜而成疮。

【备考】《千金》用法为浓煮棘根取汁,洗之。

85996 **棘刚子丸**(《圣济总录》卷一七二)

【组成】棘刚子(为末,如无以水银代之) 麝香(研) 蟾酥(研) 牛黄(研)各一分 白附子末半两 犀角末 半夏末各三分 干猪胆少许

【用法】上并生用,同为细末,面糊为丸,如黍米大。每服十丸,薄荷汤送下,乳汁亦得。

【主治】小儿无辜疳,面黄发直,时时壮热,饮食不成肌肉。

85997 **棘钩子散**(方出《百一》卷十二,名见《朱氏集验方》卷二)

【组成】麝香

【用法】上以酒濡之,作十许丸。以枳椇子作汤吞服。

【主治】消渴,酒疸。

【方论选录】消渴消中,皆脾弱肾败,上不能节汤水,肾液不上溯,乃成此疾。今诊脾脉极热而肾不衰,当由果实与酒过度,热在脾,所以饮食过人而多饮水,饮水既多不得不多溺,非消渴也。麝香能败瓜果,枳椇亦胜酒,故以此二物为药,以去生果酒之毒也。

【临床报道】消渴:眉山杨颖臣,长七尺,健饮啖,倜傥人也。忽得消渴疾,日饮水数斗,食倍常而数溺,消渴药服之逾年,疾日甚,自度必死,治棺。余嘱其子延良医张耽隐之子(不记其名)为诊脉,笑曰:君几误死。取麝香当门子以酒濡之,作十许丸,用枳椇子作汤,吞之遂愈。

酥

85998 **酥料**(《丁甘仁家传珍方选》)

【组成】蟾酥四钱 雄黄四钱 乳香 没药 枯矾 铜绿 寒水石 胆矾 朱砂 麝香各三钱 轻粉五分 蜗牛三十个(捣烂)

【用法】上各为细末,入蜗牛候干,研细听用。内服或外敷。

【主治】疮疡疔毒,顶不高凸,根脚不收,焮肿走黄,精神不爽,时或昏闷;及痈疽火毒,麻木疼痛。

85999 **酥粥**(《圣济总录》卷一九〇)

【组成】真酥一两 滑石三两(捣如麻子粒大) 白茯苓二两(捣如麻子粒大) 葱白三七茎(去须叶,细切) 生姜一两(湿纸裹,灰火煨,细切)

【用法】上先以水四升,煮后四味至二升,以生绢滤去滓,取清;更入浆水一升,添入粟米三合(净淘)煮作粥,候粥将熟,方入酥搅匀取熟。空心任意食之。

【主治】小便淋痛。

86000 **酥膏**(《圣惠》卷七十六)

【组成】真牛酥一斤 秋葵子一升 白蜜半斤 滑石(捣末)一两 瞿麦一两 大豆黄卷二两

【用法】上为粗散,先以清酒一升,细研葵子,纳酥蜜中,微火消,即下诸药;缓火煎,常令如鱼眼,满约煎去半,即成膏,以绵滤,贮于瓷器中。入月便服,初服半匙,渐加至一匙(若太多,恐呕逆,以意节量),食前服用。

【功用】令儿易产。

【主治】难产,或生不以理,百方千计终不平安者。

86001 **酥雄丹**(《同寿录》卷末)

【组成】上朱砂(研细,水飞净)一两二钱 真茅苍术 母丁香 明雄黄(各研净末)各一两二钱 真蟾酥一两二钱(净,以好酒化开,不住手搅黏)

【用法】将各药入酥内擂匀,为丸如粟米大。恶心腹痛及一切痧症,每用一丸噙于舌下,听其自化,微觉舌麻,不过一时即愈,至重者不过二丸,切勿多用;蝎蜂叮螫,发痒疮疖,每用一丸水浸化,敷患处。

【主治】一切痧胀恶症并暑气恶气,四肢酸胀,头晕眼花,心烦意乱;以及蝎螫、蜂叮发痒,疮疖。

【宜忌】忌生冷、辛辣、油腻。

86002 **酥蒜煎**(《圣济总录》卷六十七)

【组成】酥半升 蒜三颗(去皮)

【用法】上先以酥煎蒜,令蒜色黄,去蒜别入生姜汁拌和,同煎使熟。每服半合,空腹温服,每日三次。

【主治】上气。

86003 **酥蜜汤**

《千金翼》卷十二。为原书同卷“耆婆汤”之异名。见该条。

86004 **酥蜜粥**(《本草纲目》卷二十五)

【组成】酥油 蜂蜜 粳米

【功用】❶《本草纲目》:养心肺。❷《药粥疗法》:补五脏,益气血,润燥。

【主治】《药粥疗法》:体弱羸瘦,虚劳低热,肺痿肺燥,咳嗽咯血,皮肤枯槁粗糙,大便干结。

【宜忌】《药粥疗法》:平素肥胖,或痰湿内盛,大便溏薄之人,不宜多服。

【备考】《药粥疗法》本方用法:先用粳米加水煮粥,待沸后加入酥油及蜂蜜,同煮为粥,温热食用。

86005 **酥蜜煎**(《千金翼》卷十九)

【组成】酥一升 白蜜三升 芒消二两

【用法】上合煎,欲渴即啜之,每日六七次。

【功用】❶《千金翼》:益气力。❷《圣惠》:除烦热。

【主治】消渴。

【备考】《圣惠》本方用法:上于银器中以慢火熬成膏,收瓷器中。每服半匙,咽津,不拘时候。

86006 **酥蜜煎**(《千金翼》卷十九)

【组成】酥一升 蜜一升

【用法】上合煎,令调和。每服二升,当令下利药出,明日更服一升,后日更服一升。即愈。

【主治】诸渴。

【宜忌】慎酒及诸咸等。

86007 **酥蜜煎**(《圣惠》卷十八)

【组成】酥三合　蜜三合　大青一合(为末)

【用法】上将大青入酥、蜜中,搅和令匀,慢火煎三两沸,入净器盛。每服一茶匙,含化,不拘时候。

【主治】热病热盛,口舌生疮。

86008 **酥蜜煎**(《养老奉亲》)

【组成】藕汁五合　白蜜五合　生地黄汁一升

【用法】上相和,微火煎之,令如饧。空心含半匙,渐渐下饮,食了亦服。

【主治】老人淋病,小便短涩不利,痛闷之极。

【宜忌】忌热食,炙肉。

86009 **酥蜜煎**(《医统》卷八十七)

【组成】酥油二两　白蜜　姜汁各五合

【用法】上和,微火煮稠。空心服半匙。

【主治】老人气噎,吐逆不能食。

86010 **酥蜜膏**(《鸡峰》卷十一)

【组成】生地黄汁八合　黑饧　白蜜　白糖各三合　生姜汁一合　酥　川升麻　鹿角胶　杏仁各三两

【用法】上于银器中以慢火煎,搅勿住手,候稀稠得所,以不津器盛之。每含一茶匙,咽津,不拘时候。

【主治】肺脏虚热,咳嗽,咽干痛,唾脓血。

86011 **酥蜜膏**

《张氏医通》卷十三。为《外台》卷十引《删繁方》“酥蜜膏酒”之异名。见该条。

86012 **酥浆水粥**

《圣惠》卷九十六。为《医方类聚》卷一三三引《食医心鉴》“苏浆水粥”之异名。见该条。

86013 **酥蜜膏酒**(《外台》卷十引《删繁方》)

【异名】酥蜜膏(《张氏医通》卷十三)。

【组成】酥　崖蜜　饴糖　生姜汁　生百部汁　大枣肉(研为脂)　杏仁(去皮尖)各一升(研)　柑皮五具(末)

【用法】上合和,微火煎,常搅,三上三下约一炊久,俟姜汁及百部汁各减半则停。以温酒一升送服方寸匕,细细咽之,日二夜一。

【功用】止气嗽,通声。

【主治】❶《外台》引《删繁方》:肺虚寒,厉风所伤,声音嘶塞,气息喘惫,咳唾。❷《张氏医通》:寒郁热邪,声音不出。

【方论选录】《千金方衍义》:肺窍为风寒所袭而致喘咳上气,语声嘶塞。故用姜汁、杏仁、柑皮、百部温散肺络之结,胶饴、枣肉、乳酥、崖蜜通行脾肺之津,津回燥润,津自复矣。

【备考】方中酥至杏仁用量原缺,据《千金》补。

86014 **酥雄救命丹**(《痘疹仁端录》卷十四)

【组成】真蟾酥　明雄黄各等分

【用法】上以银簪挑断疔脚,或身上四肢有痛处,用磁锋砭破,将药敷上。恶血随流,毒气尽出,不致攻心。

【主治】疔疮危症,及身上四肢疼痛。

鹁

86015 **鹁鸽羹**(《饮膳正要》卷二)

【组成】白鹁鸽一只(切作大片)

【用法】上用土苏一同煮熟,空腹食之。

【主治】消渴,饮水无度。

散

86016 **散丸汤**(《辨证录》卷九)

【组成】茯苓一两　野杜若根枝一两　沙参一两

【用法】水煎服。一剂痛除;二剂丸渐小;连服二剂,水泄如注,囊小如故矣。服此方后,即用当归补血汤数剂以补气血。

【主治】膀胱热结,气化不利,癃闭,小水不利,睾丸牵痛,连于小肠相掣而疼,睾丸日大,往往有囊大如斗而不能消者。

【方论选录】此方之奇,奇在杜若非家园之杜若也,乃野田间所生蓝菊花是也。此物性寒而又善发汗,且能直入睾丸以散邪,故用以助茯苓、沙参,既利其湿,又泻其热,所以建功特神。

86017 **散云丹**

《囊秘喉书》卷下。为原书同卷“连砂散”之异名。见该条。

86018 **散云汤**(《辨证录》卷十)

【组成】葛根三钱　青蒿五钱　生地一两　玄参一两　升麻一钱　贝母三钱　麦冬五钱

【用法】水煎服。二剂愈。

【功用】补阴制火,凉血化斑,宣郁。

【主治】胃火郁极,风寒外束,身不发热,胸胁之间发出红斑。

86019 **散气丸**(《活幼心书》卷下)

【组成】海藻(汤浸洗七次,焙干)　泽泻(去粗皮)　茴香(炒)　车前子(焙)　萝卜子(用屋瓦慢火焙干)　川楝子(取斑蝥九枚,去翅足,同炒,少时仍去斑蝥,候冷)　大腹皮(净洗,焙干)各一两

【用法】上剉,焙为末,酒煮面糊为丸,如绿豆大。每服三十丸至五十丸,空心南木香煎酒送下,或防风牡丹皮煎酒送下;不能饮者,于木香汤或防风牡丹皮汤内各少入酒送下,亦可再用盐炒茴香煎汤送下。

【主治】诸疝气,小便利或不通,脐下作痛,不堪忍者。

86020 **散丹汤**(《洞天奥旨》卷十一)

【组成】当归三钱　赤芍药三钱　生甘草一钱　大黄一钱　黄芩一钱　丹皮二钱　柴胡八分

【用法】水煎服。二剂愈。

【主治】火丹。

86021 **散风丹**(《直指小儿》卷二)

【组成】黄牛胆二钱　羌活　独活　防风　天麻　人参　荆芥穗　川芎　细辛各一钱

【用法】上为末,炼蜜为丸,如梧桐子大。每服二丸,薄荷、紫苏泡汤调下。

【主治】❶《直指小儿》:小儿风痫。❷《医学入门》:肝痫,面青上窜,手足拳,抽掣反折,亦治则痉。

【备考】方中黄牛胆,《袖珍小儿》作“胆南星”。《医学入门》有柴胡一钱,无薄荷。

86022 **散风汤**(《石室秘录》卷四)

【组成】白芍五钱　甘草一钱(炒)　栀子三钱　当归二钱　白芥子一钱　柴胡一钱　荆芥一钱　泽泻一钱

【用法】水煎服。

【主治】肝火症。

86023 散风药（《喉科秘诀》卷上）

【组成】全蝎六分（洗净，去头足，童便制） 草乌一钱（去芦，制） 薄荷一钱五分

【用法】上为极细末，和入千金皮消散一钱，冰片一分、麝香五厘。先吹此药，针后封针口。

【主治】喉风。

86024 散风散（《痘疹会通》卷四）

【组成】牛蒡子（半生，半炒）各二钱 陈皮三钱 槟榔一钱 甘草一钱

【用法】上为细末。每服五至七分，多不过一钱，食前蜜水调服。

【主治】痘疹黑陷里实之证。

86025 散火汤（《回春》卷五）

【组成】黄连（炒） 芍药（炒） 栀子（炒） 枳壳（去瓤） 陈皮 厚朴（去皮） 香附 抚芎各一钱 木香（另研） 砂仁 茴香各五分 甘草三分

【用法】上剉一剂。加生姜一片，水煎服。

【主治】腹痛属热痛者，乍痛乍止，脉数。

【加减】痛甚不止，加玄胡索、乳香。

86026 散火汤（《辨证录》卷九）

【组成】白芍一两 当归一两 炒栀子三钱 柴胡三分 大黄一钱 地榆二钱

【用法】水煎服。一剂大便通，二剂肝火尽散，不再闭结。

【功用】泻肝火，舒肝郁。

【主治】肝火烁水，大便闭结，胸中饱闷，两胁疼痛，呕酸作吐，不思饮食。

86027 散生散

《医部全录》卷三二八。为《本事》卷十"半夏散"之异名。见该条。

86028 散母汤（《辨证录》卷八）

【组成】人参 何首乌 半夏 鳖甲各三钱 白芍 白术各五钱 柴胡一钱 青皮 神曲各二钱

【用法】水煎服。

【主治】疟母。

86029 散邪汤（《古今医鉴》卷五）

【组成】川芎一钱 白芷一钱 麻黄（去节）一钱 防风一钱 紫苏一钱 羌活一钱 甘草五分 白芍药（酒炒）一钱

【用法】上剉一剂。加生姜三片，葱白三茎，水煎，露一宿，次早温服。

【功用】发汗散邪。

【主治】三阳经疟，头痛无汗，发热恶寒。

【加减】有痰，加陈皮、半夏；宿食不消，吞酸恶食，加麸炒枳实、姜汁炒厚朴、山楂、莱菔子；湿，加苍术；挟气，加青皮、苏梗、香附。

【备考】《回春》有荆芥一钱。

86030 散邪汤（《石室秘录》卷二）

【组成】柴胡一钱 荆芥一钱 半夏一钱 黄芩一钱 甘草一钱

【用法】水煎服。

【主治】外感初起发热。

【方论选录】方中柴胡、荆芥先散皮毛之邪，邪既先散，安得入里；方中又以半夏祛痰，使邪不得挟痰以作祟；又有黄芩使不得挟火以作殃，况又有甘草以调和药味以和中，邪气先散，而正气又不相伤。

86031 散邪饮（《嵩崖尊生》卷十四）

【组成】羌活 柴胡 紫苏 陈皮各六分 苍术 厚朴 半夏 青皮各七分

【用法】水煎服。不愈者服截疟汤截之。

【主治】疟疾初起。

86032 散血丹（《眼科全书》卷六）

【组成】甘石一钱 朱砂五分 硼砂 辰砂各五分 麝香五厘

【用法】上为极细末，听用。

【功用】去翳膜。

86033 散血丹（《医学集成》卷三）

【组成】香附一两 元胡三钱 桃仁 红花各二钱 炒军一钱 泽兰五钱 甜酒

【主治】腹痛，痛处不移，为死血而致。

【备考】方中甜酒用量原缺。

86034 散血散（《仙传外科集验方》）

【组成】人参 当归 白芷 白茯苓 黄耆各五钱 砂仁 陈皮 丁香各二钱 枳壳（炒） 牛膝（酒浸）各三钱 川芎一两 苍术（炒） 茴香（炒） 甘草各一钱

【用法】上㕮咀。每服三钱，加生姜、大枣，煎服，不拘时候。

【主治】刀刃伤，血出过多；或杖疮。

【加减】出血多，加肉桂一钱。

86035 散血膏（《准绳·类方》卷七）

【组成】紫金皮 白芷 大黄 姜黄 南星 大柏皮 赤小豆 寒水石

【用法】上为细末，以生地黄汁调成膏。敷眼四围。

【主治】目赤肿不能开，睛痛，热泪如涌。

86036 散血膏（《准绳·疡医》卷六）

【组成】耳草叶（藤生，藤上有棘，叶如木绵叶） 泽兰叶少许

【用法】上各生采，杵捣极烂。先用羊毛饼贴破损处，次用此膏冷敷，疮口四边用截血膏敷贴，令血不出。一法不用羊毛饼，只用金毛狗脊毛薄薄铺些于患口上，次掺封口药，再以此膏贴，效更速。

【主治】打扑伤损，跌磕、刀斧等伤，及虎伤、獐猪牛咬伤。

86037 散阴膏（《理瀹》）

【异名】阳乌膏。

【组成】老生姜 葱白 韭白 蒜头 白凤仙花（茎、子、叶、根全株） 桑枝 槐枝 柳枝各一斤 桃枝八两 干柏叶 艾叶各四两

上以小磨麻油五斤熬炒，黄丹收膏，入白芥子、川椒末各二两，干姜、炮姜末各一两，搅匀听用。

生白附子四两 生附子 生川乌 生草乌 生大黄各三两 苍术 甘遂 生南星 生半夏 川芎 当归 麻黄各二两 天麻 荆穗 防风 紫苏 细辛 甘草 羌活 独活 蝎尾 陈皮 赤芍 白芷 紫荆皮 石菖蒲 灵

仙　蓖麻仁　木鳖仁　乳香　没药　骨碎补　续断　官桂　广木香　延胡　灵脂　白及　白蔹　僵蚕　皂角　炮甲　桃仁　红花　自然铜(煅)　蛇蜕　露蜂房　干地龙　杜仲　香附　木瓜　五加皮　雄黄　明矾　苏木　远志　乌药　牛膝　蛇床子　秦艽各一两　姜厚朴五钱　蚕砂一两六钱　发团二两四钱

上以小磨麻油十斤熬炒，黄丹六十两收膏，加提净松香八两，赤石脂(煅)二两，陀僧、陈石灰(炒)、鹿角胶(或用广胶代)各四两，苏合油、樟脑各一两，搅匀。

【用法】将上两膏合并，摊贴。治三阴疟，膏上掺灵仙、肉桂、吴萸、丁香、白胡椒末，贴背石第三骨节下；火衰泄泻，掺肉蔻仁末，贴命门穴；疝气，掺川楝、茴香末贴脐下；治风气痛，贴膏后，可用太乙针药末卷纸捻点火熏之，或桑枝扎把烧熏亦可，或炒蚕砂、或炒花椒熨之；治湿痰流注及阴疽等，贴膏后外用白及磨生姜汁围之则不走。

【主治】风寒湿痹，筋骨疼痛，及一切气血痰凝滞，阴酸漫肿疼痛，肾虚腰背痛，受寒腹痛，跌扑闪挫诸痛，疟疾，火衰泄泻，脾虚久痢，疝气，冻疮，阴疽，湿痰流注等。

【宜忌】孕妇酌用。

86038 散阴膏(《理瀹》)

【组成】生附子五两　白附子四两　生南星　生半夏　生川乌　生草乌　生麻黄(去节)　生大黄　羌活　苍术各三两　川芎　当归　姜黄　细辛　防风　甘遂　延胡　灵仙　乌药各二两　独活　灵脂　黑丑头　荆穗　三棱　莪术　藁本　赤芍　白芍　紫苏　香附子　白芷　青皮　陈皮　天麻　秦艽　枳实　厚朴　槟榔　远志肉　益智仁　杜仲　牛膝　川续断　紫荆皮　桂皮　五加皮　宣木瓜　吴茱萸　蛇床子　补骨脂　大茴　巴戟天　胡芦巴　巴豆仁　杏仁　桃仁　苏木　红花　草果　良姜　皂角　骨碎补　自然铜　刘寄奴　马鞭草　红牙大戟　商陆　芫花　防己　甘草　木鳖仁　蓖麻仁　生山甲　蜂房　全蝎　蛇蜕　荜茇　甘松　山奈　黄连　黄柏各一两　发团二两　炒蚕砂二两四钱　干地龙十条　生姜　葱白各二斤　韭白　大蒜头　桑枝　苍耳草(全)各一斤　凤仙草(全株)约二三斤　槐枝　柳枝　桃枝各八两　干姜　艾侧柏叶各四两　炮姜　菖蒲　胡椒　川椒　白芥子各二两

【用法】上用油三十五斤，将两组药分熬，丹收；再入提净松香八两，金陀僧四两，陈壁土、赤石脂(煅)各二两，雄黄、明矾、木香、丁香、降香、制乳香、制没药、官桂、樟脑、真轻粉各一两，牛胶四两(酒蒸化)，俟丹收后，搅至温温，以一滴试之，不爆方下，再搅千余遍令匀，愈多愈妙；再加苏合油一两搅匀。临用掺麝末，外贴。内伤生冷，外感风寒，头疼身热，项背拘急，肚腹胀痛，似中寒而势稍缓者，膏贴背心、脐上，用五积散发表温里，炒熨并缚脐；由房事后受凉食冷而致腹绞痛者，膏贴背心、脐上、对脐及两膝盖，或掺肉桂、丁香、吴萸、附子、胡椒、麝香贴，更用吴萸、葱白、麦麸、食盐炒热熨脐并缚；黄疸色黯身冷自汗者，膏掺附子、干姜、茵陈末贴脐上，再用一料炒熨并缚；水肿尿涩，喘急脉沉，股冷，或大便滑泄者，膏贴脐上并对脐，或用平胃散合五苓散炒熨；腹满濡时减，吐利厥冷，属脾胃虚寒者，膏内掺干姜、制厚朴、官桂末贴脐上；气虚，暴泻，冷汗，脉微，用炮姜、附子、益智仁、丁香末掺膏贴脐，并对脐加艾缚之，更用艾一斤坐身下，或并包膝盖至足心；若脾肾虚寒久泻者，膏亦如上掺贴，或用木香、大茴香、肉蔻仁、吴茱萸、破故纸、五味子炒熨；下痢纯白色日久有冷积者，用巴仁灵脂方，或巴仁黄蜡方，掺膏贴脐并对脐，或用冷积泄痢方：木香、丁香、杏霜、巴霜、百草霜、肉蔻霜、炮姜炭、木鳖仁灰掺贴；日久纯属虚寒者，用灵仙、草果、巴霜、官桂、吴萸、白胡椒、丁香末掺膏贴肺俞，再用姜敷两膝盖；心下硬痛无热症者，膏贴痛处，再用苍术、厚朴、陈皮、干姜、附子、枳壳、皂角炒熨，如手不可近，研末以姜汁和醋敷，重者，膏上掺肉桂、巴霜、蟾酥、轻粉、麝香贴；胁肋脐腹胀痛，膏贴患处，再加掺敷炒熨煎抹之药，如气用青皮、木香、乌药，血用三棱、莪术、干漆，食用厚朴、枳实、槟榔、巴豆，痰用南星、半夏、礞石、瓦楞子，虫用花椒、乌梅、雷丸、黑丑之类，或用治诸积不行八仙丹掺贴；腰脊冷痛，膏贴痛处，再用熨脊摩腰等法助之；风寒湿痹等证，膏皆贴痛处，先用生姜擦，后贴；少腹牵引肾丸作痛者，膏贴脐下，再用川楝子、青皮、乌药、木香、茴香、吴萸、良姜、胡芦巴、川芎同食盐炒熨，重加川乌、附子；寒湿脚气，膏贴三里穴，或并贴脚背脚心，再用川椒、陈艾装布袋踏脚下，或用姜、葱、椒、茴同麦麸和醋炒熨，并摊卧褥上熏取汗；白带清冷稠黏，膏贴脐上并对脐，或兼两腰，再用苍术、半夏、附子、干姜、官桂、灶心土、陈壁土、贯仲、鸡冠花炒熨，并缚脐；子宫冷，膏贴脐下，或用蛇床子煎汤洗后贴；小儿慢脾风，膏贴脐上，对脐。

【主治】伤寒阴症，寒中三阴，三阴病深变为阴毒；杂中寒，男女房劳阴症，阴疽，阴水；寒胀，寒泻，寒痢，三阴疟，寒实结胸；久寒胁肋脐胀腹痛，或成气痞、血块、食积、痰癖、虫蛊之类，他药所不能推荡者；阳衰，脊背腰膝冷痛，风寒湿痹，一切漏肩、鹤膝、走注、历节，左瘫右痪，麻木疼痛，日久不能愈者；寒疝，少腹牵引肾丸而痛，囊冷如冰者，甚则入腹冲心连腰亦痛；寒湿脚气，妇人白带久不止，清冷稠黏，或多悲不乐，腰痛，脐下痛，或脐下冷属寒湿者；子宫冷，小儿慢脾风，及外症阴疽、寒痰核、冻疮、跌打闪挫等，一切下焦寒湿、表里俱寒属三阴证者。

【宜忌】本方为热药，多伤肺涸阴，心是火位，不可轻贴，即寒中心包者，亦当斟酌。阴虚疼痛证勿用。此膏力量甚大，非重症不可轻用大张，并不可轻加重药(姜葱可加)，局中常用单膏，膏黐不过二三分，加药所以助膏之不及，如可不加，不必妄加，太过则反为害。

【加减】阴寒重症，加制硫磺。

86039 散花丸(《种痘新书》卷三)

【异名】清地丸。

【组成】防风　楂肉　当归　紫花地丁各八钱　牛蒡　慈菇各七钱　荆芥　前胡　青皮　赤芍各五钱　蝉蜕　红花　茯神　通草各二钱　人中黄三钱

【用法】上为细末，米糊为丸，如龙眼核大，青黛为衣。

【功用】祛风解毒，凉血活血。能使痘分清界地，以免焦紫之弊。

86040 散花丹(《辨证录》卷四)

【组成】柴胡二钱　炒栀子五钱　白芍二两　当归一两　生地一两　熟地二两　玄参二两　天花粉三钱　陈皮一钱　茯神五钱

【用法】水煎服。一剂而癫轻,二剂而羞恶生,三剂而癫失,必闭门不见人也。

【功用】泻肝火,补肾水,舒郁气。

【主治】妇人肝火炽盛,肝气郁结,而成癫证。一时发癫,全不识羞,见男子而如怡,遇女子而甚怒,往往赤身露体而不顾。

86041 散余汤(《辨证录》卷六)

【组成】生地一两 玄参一两 茯苓三钱 竹叶一百片 麦冬一两 人参三钱 麦芽一钱 天花粉二钱 神曲一钱

【用法】水煎服。二剂阳明之余火熄;再服二剂,烦躁饥渴之病除;更用十剂,痿症全愈。

【功用】清胃生津。

【主治】阳明虚火,销烁骨髓之痿证,症见烦躁口渴,面红耳热,时索饮食,饮后仍渴,食后仍饥,两足乏力,不能起立,吐痰甚多。

86042 散疔丸(《外科方外奇方》卷三)

【组成】蟾酥 明矾各三钱 僵蚕 辰砂各一钱半 牛黄 冰片各一钱 麝香七分

【用法】上为极细末,用炼白黄占滚化,稍冷定,入前药末为丸,如麻子大。每服七分,葱头白酒送下。取微汗为度。

【主治】疔疮。

86043 散疔汤

《洞天奥旨》卷八。为《青囊秘诀》卷上"散疔散"之异名。见该条。

86044 散疔散(《青囊秘诀》卷上)

【异名】散疔汤(《洞天奥旨》卷八)。

【组成】夏枯草一两 紫花地丁一两 连翘三钱

【用法】水煎服。一剂即消。

【主治】疔疮。

86045 散疔膏(《绛囊撮要》)

【组成】乳香 没药 真血竭 人言 儿茶各二钱 飞净青黛 蟾酥 象皮(瓦焙)各一钱 当门子六分 梅花冰片四分

【用法】上为细末,用大枣十余枚(去皮核),和药入乳钵内,石捶打极匀为丸,如芡实大,另研极细飞过朱砂二钱为衣,瓷罐收贮,勿令泄气。每用一丸,加白蜜少许,调和极匀,涂于毒顶,以绵纸盖之,一宿全消;如毒盛未尽,明日再涂一次。

【主治】一切疔毒,红丝疔,蛇头疔,及诸疽毒。

86046 散疔膏(《疡医大全》卷三十四)

【组成】磁石(乳细) 葱头十四根(取汁)

【用法】上入蜜少许,调匀。外敷,留一孔。一敷即散。内服托里药。

【主治】疔疮。

86047 散青膏(《外科启玄》卷十二)

【组成】鲜三七梗叶

【用法】捣烂。敷在青处。

【主治】打伤,腿青肿有瘀血者。

86048 散青膏(《外科启玄》卷十二)

【组成】白萝卜

【用法】捣烂。敷在青处。

【主治】打伤,腿青肿有瘀血者。

86049 散表汤(《治痧要略》)

【组成】防风 荆芥 独活 陈皮各一钱 细辛 香附 砂仁各三分 银花 红花各五分

【用法】水煎,稍冷服。

【主治】痧为寒邪外闭者。

86050 散郁丸(《杏苑》卷四)

【组成】苍术 香附子(童便浸,四制) 川芎各等分

【用法】上为细末,炊饼糊为丸,如梧桐子大。每服五十丸,食前淡生姜汤送下。本方或㕮咀,随六症加减煎服。

【主治】气郁,胸胁疼痛,脉沉涩。

【备考】本方治上证,须再加木香、缩砂仁。

86051 散郁汤(《丹溪心法附余》卷二十四)

【组成】茯苓一钱 苍术八分 陈皮一钱 甘草二分 白芍八分 川芎八分 枳壳七分 香附七分 山栀子八分

【用法】水二钟,加生姜三片,煎至七分,食前热服。

【功用】解郁。

86052 散肿丸(《医方类聚》卷一二九引《施圆端效方》)

【组成】葶苈二两(微炒)

【用法】上为细末,枣肉为丸,如梧桐子大。每服三十丸,桑白皮汤送下,每日二次

【主治】水肿,小便涩。

86053 散肿汤(《玉案》卷六)

【组成】青皮 石膏各二钱 甘草节 瓜蒌子 没药 蒲公英 金银花 当归尾各一钱五分 青橘叶二十片

【用法】水、酒各一钟,煎服。外贴太乙神应膏。

【主治】乳痈初起。

86054 散疟汤(《辨证录》卷五)

【组成】柴胡二钱 何首乌 白术各五钱 青皮二钱

【用法】水煎服。

【主治】春月伤风八九日,病如疟状,发热恶寒,热多寒少,口不呕吐。

86055 散疟汤(《嵩崖尊生》卷九)

【组成】草果 茯苓 炙草各五分 苍术一钱 橘红七分半 厚朴 半夏各一钱 藿香五分 干葛八分 紫苏八分 乌梅一个

【主治】疟。先寒后热,无汗恶寒。

86056 散疠汤(《辨证录》卷十)

【组成】苍术三钱 熟地一两 玄参一两 苍耳子三钱 车前子三钱 金银花二两 薏仁五钱

【用法】水煎服。连服十剂可半愈,再服十剂则痊愈。

【功用】补肾健脾,散风去湿化毒。

【主治】疠风。火毒蕴结,头面、身体先见红斑,后渐渐皮破流水成疮,以致须眉尽落,遍身腐烂,臭秽不堪。

86057 散注散(《辨证录》卷八)

【组成】鳖甲(炒,为末)五钱 狐心末一钱 人参二钱 甘草三分 神曲二钱 白术五钱 山茱萸五钱 白芍五钱

【用法】水煎服。服一月即愈,不再传。

【主治】传染鬼注。其症梦遗鬼交,泄精淋沥,沉沉默默,不知所苦,而无处不恶,经年累月渐就困顿,以至于死,一家传染,多至灭门绝户。

86058 散毒丹(《石室秘录》卷四)

【异名】散毒仙丹(《串雅内编》卷二)。

【组成】生甘草三钱 当归 蒲公英各九钱 黄芩一钱 金银花一两 乳香一钱(为末)

【用法】先将前五药用水五碗,煎至一碗,调服乳香末。

【主治】诸疮疡。

86059 散毒丹(《青囊秘诀》卷下)

【异名】散毒神丹(《辨证录》卷十三)。

【组成】土茯苓一两 黄柏一两 甘草一两 栀子(炒,研)一两 肉桂一钱

【用法】水煎服。四剂则火从小便而出,疼痛少止,然后用生势丹敷之。

【主治】杨梅疮,龟头生疳。

86060 散毒汤

《圣济总录》卷一二二。为《伤寒论》"桔梗汤"之异名。见该条。

86061 散毒汤(《圣济总录》卷一二七)

【组成】连翘 射干 玄参 芍药 木香 升麻 栀子仁 前胡(去芦头) 当归(切,焙) 甘草(剉,微炙) 大黄(剉,微炒) 芒消(研)各等分

【用法】上除芒消外,余为粗末。每服五钱匕,水一盏半,入芒消半钱匕,同煎至八分,去滓温服,早、晚食后各一服。

【主治】瘰疬。

86062 散毒汤(《洞天奥旨》卷五)

【组成】生黄耆一两 当归一两 熟地二两 金银花三两 生甘草二钱 附子一钱

【用法】水煎服,连用数剂。倘口健思食,夜卧能安即生,否则死也。

【主治】肩臑生痈已溃之阴证。

86063 散毒汤(《集成良方三百种》卷下)

【组成】生地五钱 银花一两 夏枯草一两 当归一两 连翘三钱 白芷三钱 地榆三钱 花粉三钱 甘草二钱

【用法】水煎服。三四剂即愈。

【主治】各种疔疮阳毒。

86064 散毒饮(《杏苑》卷八)

【组成】苍术三钱 黄柏(酒洗)一钱五分 细辛 青皮 牛膝 桂枝 条黄芩(酒洗)各一钱 甘草五分

【用法】上㕮咀。水煎,入生姜自然汁一蛤壳,食前热服。病甚,恐十数贴发不动,少加麻黄三四贴;又不动者,恐痈将成,急掘地坑,以火煅红,沃以小便,赤体坐上,以被席围抱下体,使热气熏蒸腠理,血开气畅而愈。

【主治】环跳穴痛不已,防生附骨。

86065 散毒饮(《玉案》卷六)

【组成】乳香 没药 天花粉 黄耆 防风各一钱 当归 白芷 桔梗 穿山甲各一钱二分 皂角刺 连翘 陈皮 金银花 牡丹皮 川芎各八分

【用法】水煎,食后服。

【功用】调气血,和脾胃,使毒不攻心,令未成脓即消,已成者即溃。

【主治】发背三五日间,身上洒淅恶寒,疼痛急胀。

86066 散毒饮(《喉科种福》卷三)

【组成】青黛四钱 知母二钱 苦桔梗二钱 白僵蚕四钱(酒炒) 黄芩二钱 牛子二钱 浙贝母一钱 全蝉蜕三钱(去土) 甘草一钱

【用法】水煎服。日三四剂,以白垢退净为度。

【主治】小儿白喉服药后,白垢不唯不退,且白小者反大,稀者反密,淡者薄者反浓反厚,小便短赤,病将入里。

86067 散毒散(《医方易简》卷十)

【组成】金银花 当归各一两 荆芥一钱 蒲公英一两 连翘一钱 生甘草三钱 天花粉五钱 牛蒡子二钱

【用法】加灯心七根,水煎服。

【主治】诸疮。

86068 散毒膏(《杨氏家藏方》卷十二)

【组成】大黄一两 天南星一枚(重一两者) 当归(洗,焙)半两 防风(去芦头)半两 麝香一钱(别研)

【用法】上为细末,每用三钱,以乌鸡子清调作膏子。于患处敷之。

【主治】气血凝滞,结核不消,欲作瘰疬者。

86069 散毒膏(《简明医彀》卷八)

【组成】木鳖(去壳)二十个 蓖麻(去壳)一百粒 威灵仙 当归 川芎 赤芍 防风 荆芥 羌活 独活 生地黄 白芷 黄芩 黄连 黄柏 姜黄各二钱 蛇蜕一条 金银花 皂角刺 川山甲(切碎)

【用法】上以麻油(冬七两、夏五两、秋六两)浸药一日,煎药焦,滤去滓,油入锅煎滚,下黄蜡二两,次入嫩松香二斤(老松添油),桃、柳枝搅化,滴水成珠,略不黏手,即取起扯黄,每斤用真铜青二两(米醋少许研化),真蟾酥二钱(酒少许研),二味拌扯入膏内。用随大小捏薄,捺布上贴;如小者,油纸摊。初起贴之即消,有脓者咬头出脓,脓尽亦能收口。

【功用】去腐消肿,抽脓拔毒。

【主治】一切痈疽发背,诸般肿毒热疖,蟮拱头毒,周身诸毒。

【备考】方中金银花、皂角刺、川山甲用量原缺。

86070 散思汤(《辨证录》卷八)

【组成】生地一两 白芍 丹皮各五钱 白术一两 地骨三钱 柴胡一钱 当归五钱 陈皮五分 炒栀子二钱 荆芥一钱

【用法】水煎服。

【功用】泄木中之火。

【主治】尼僧、寡妇、失嫁之女,丈夫久出不归之妻妾,相思郁结,欲男子而不可得,内火暗动,烁干阴水,肝血燥,致血枯经断,朝热夜热,盗汗鬼交,日久饮食懈怠,肢体困倦,肌肤甲错,面目暗黑,成干血瘵。

86071 散疬汤(《医统》卷九十)

【组成】连翘 桔梗梢 甘草梢 贝母 天花粉 黄柏 大黄 玄参 青皮 赤芍药各等分

【用法】上㕮咀。每服四钱,水一盏半,加灯心二十根,煎至六分,食后、临晚卧服。

【主治】小儿结核成疬。

86072 散结丸

《普济方》卷二九六引《经验良方》。为《圣济总录》卷

一四二“必效丸”之异名。见该条。

86073 **散结丸**(《简明医彀》卷五)

【组成】橘红(盐水拌) 赤茯苓 大黄(酒煮) 连翘各一两 黄芩(酒炒) 山栀(炒)各八钱 半夏曲 桔梗 瓜蒌仁 牡蛎(煅,童便淬) 玄参 天花粉 僵蚕(洗)各七钱 甘草节四钱

【用法】上为末,水为丸,如萝卜子大。每服二钱,卧床白汤送下,兼用围方。

【主治】结核久不消。

86074 **散结汤**(《痘疹金镜录·图像》)

【组成】青皮 羌活 赤芍 紫草 地丁 山楂 荆芥 升麻 川芎 甘草 牛蒡 丹皮

【用法】加芦笋十株,鲜芫头三个,水煎服。

【主治】血涩气滞,痘色干红而囊不松者。

86075 **散结汤**(《医学集成》卷三)

【组成】香附五钱 川芎 白芷 浙贝 银花 公英 苏梗各三钱 橘叶 丝瓜瓤 葱白 甜酒

【用法】水煎服,滓敷患处。

【主治】乳中结核。

【备考】方中橘叶、丝瓜瓤、葱白、甜酒用量原缺。

86076 **散热散**

《中国医学大辞典》。即《保命集》卷下“散热饮子”。见该条。

86077 **散痉汤**(《辨证录》卷七)

【组成】防己一钱 白术一两 泽泻 豨莶草 炒黑荆芥各二钱 薏仁二钱

【用法】水煎服。

【主治】外感风湿热而成痫瘓。症见身蜷足弯,不能俯仰。

86078 **散消汤**(《辨证录》卷六)

【组成】麦冬一两 玄参二两 柴胡一钱

【用法】水煎服。四剂口渴止,八剂肢肤润,二十剂不再消也。

【功用】润肺舒肝。

【主治】肺胃燥热,肌肉消瘦,四肢如削,皮肤飞屑,口渴饮水。

86079 **散偏汤**(《辨证录》卷二)

【组成】白芍五钱 川芎一两 郁李仁一钱 柴胡一钱 白芥子三钱 香附二钱 甘草一钱 白芷五分

【用法】水煎服。一剂即止痛,不必多服。

【主治】郁气不宣,复因风邪袭于少阳之经,以致半边头痛。

【方论选录】夫川芎止头痛者也,然而川芎不单止头痛,同白芍用之,尤能平肝之气,以生肝之血。肝之血生,而胆汁亦生,无干燥之苦,而后郁李仁、白芷用之,自能上助川芎以散头风矣。况又益之柴胡、香附以开郁,白芥子以消痰,甘草以调和滞气,则肝胆尽舒而风于何藏?故头痛顿除也。惟是一二剂之后,不可多用者,头痛既久,不独肝胆血虚,而五脏六腑之阴阳尽虚也。若单治胆肝以舒郁,未免消烁真阴,风虽出于骨髓之外,未必不因劳、因感而风又入于骨髓之中。故以前方奏功之后,必须改用补气补血之剂,加八珍汤者治之,以为善后之策也。

86080 **散淋汤**(《辨证录》卷八)

【组成】白术二两 杜仲一两 茯苓一两 豨莶二钱 苡仁五钱 黄柏一钱 肉桂一分

【用法】水煎服。

【功用】逐膀胱湿热,益肾中之气。

【主治】肾虚而感湿热,致成淋证。

86081 **散斑饮**(《辨证录》卷十)

【组成】玄参五钱 升麻二钱 白芷一钱 荆芥二钱 甘草一钱 麦冬五钱 生地一两 黄连一钱 天花粉三钱

【用法】水煎服。一剂斑消,二剂全消。

【功用】解表泻火。

【主治】肺火内郁,满身细小之斑密密排列,斑上皮肤时而作痒,时而作痛。

86082 **散痧汤**(《治痧要略》)

【组成】防风 荆芥 陈皮 金银花各八分 蝉蜕五分 红花三分 泽兰六分

【用法】水煎,稍冷服。

【主治】痧因于风者。

【加减】头面肿,加薄荷;腹胀,加厚朴;手足肿,加威灵仙、倍银花;内热,加连翘;小腹痛,加青皮;寒热,加独活;吐不止,加砂仁;热,加童便;痰多,加杏仁、僵蚕;血滞,倍红花;咽肿,加薄荷、山豆根;食积,加山楂、麦芽;心胃痛,加延胡、香附;赤白痢,加槟榔;口渴,加葛根;血瘀面黑,加茜草、桃仁;血热面红,加童便;胸膈胀,加蚕沙、枳壳;触秽,加降香、砂仁、薄荷。

86083 **散痧汤**(《青囊立效秘方》卷一)

【组成】藿香一钱 厚朴一钱 砂仁五分 枳壳一钱 陈皮一钱 苡仁二钱 木香五分 青皮一钱 香附一钱

【用法】以灶心土三钱为引。轻者一剂,重者三剂,小儿减半。

【主治】霍乱痧。

【加减】食积,加建曲二钱,山楂三钱;伤冷,加吴萸三分,乌药六分;气壅,加苏梗一钱,沉香三分;妇人血滞,加桃仁三钱,红花五分。

86084 **散痛丸**

《医学入门》卷七。为《袖珍》卷二引《瑞竹堂方》“应痛丸”之异名。见该条。

86085 **散痛饮**(《玉案》卷五)

【组成】乌药 玄胡索 杜仲(盐水炒) 桃仁(去皮尖)各一钱五分 青皮 柴胡 穿山甲 牛膝 红花各一钱 甘草二分

【用法】加生姜三片,水煎服。

【主治】瘀血所滞,两肾作痛。

86086 **散滞丸**(《普济方》卷一五四引《卫生家宝方》)

【组成】牵牛不拘多少(碾取头末,去滓不用) 大蒜(每一瓣大蒜入巴豆肉一粒在内,用湿纸裹定,煨令蒜熟,去巴豆)

【用法】上将蒜研细,和牵牛为丸,如梧桐子大。每服五丸,空心、食前以醋茶汤送下,量虚实服。一方无巴豆,朱砂为衣,每服二十丸,酒送下。

【主治】腰痛不可忍者。

86087 **散滞丸**

《医略六书》卷二十八。即《济阴纲目》卷九"散滞汤"改为丸剂。见该条。

86088 散滞汤(《济阴纲目》卷九)

【组成】青皮三钱　黄芩　芍药各二钱　归尾一钱半　川芎一钱　木香五分　甘草(炙)少许

【用法】上分二帖,水三盏,先煮苎根两大片至二盏,去苎根,入前药同煎至一盏,热服。

【主治】❶《济阴纲目》:孕妇触冒恶气伤胎,肚痛,手不可近,不思饮食。❷《医略六书》:孕妇不思饮食,脉数者。

【方论选录】《医略六书》:妊娠性躁多怒,触动肝气而热壅脾胃,故大腹膨满,不思饮食焉。当归养血以荣肝木,白芍敛阴以和血室,川芎活血行气,条芩清热安胎,青皮破泄平肝,木香醒脾开胃,甘草泻火缓中以和胃气也。蜜丸以缓肝之急,苎根以散气之滞,使肝气和平,则脾胃无相乘之患,而热壅自化,大腹可无膨胀之虞,何致不思饮食而胎孕难成者乎?

【备考】本方改为丸剂,名"散滞丸"(见《医略六书》)。

86089 散滞汤(《杂病源流犀烛》卷十三)

【组成】防风　荆芥各四分　羌活　独活　归身　生地　苍术　连翘　槟榔　元参　牛蒡子　忍冬藤　升麻　防己各五分　木瓜六分　木香三分　黄连四分　乌药　牛膝各七分　茯苓　白蒺藜各八分　赤芍　陈皮　萆薢各一钱　半夏二钱

【用法】加生姜二片,葱白一根,水煎,温服。取汗。初服加麻黄一钱,二三服加当归一钱,四服加酒大黄一钱半,五服即愈。

【主治】身麻木生疙瘩者。

86090 散湿汤(《杏苑》卷六)

【组成】川乌(炮)一钱　吴茱萸三分　苍术一钱五分　木香三分　山栀仁(炒)　青皮　香附子　茯苓各一钱　茴香(盐炒)　泽泻　黄柏(酒炒)　肉桂　胡芦巴各五分　桃仁六分　缩砂仁七个

【用法】上吹咀。水煎熟,空心服。

【主治】偏坠或疝气疼痛,阴囊冷湿或痒。

86091 散湿饮(《玉案》卷五)

【组成】白术　苍术　防己　防风　茯苓各一钱　官桂　天麻　当归各一钱五分

【用法】水煎,临服加酒一杯。

【主治】脊内酸痛。

86092 散寒汤(《石室秘录》卷三)

【组成】甘草一钱　桔梗三钱　半夏一钱　射干一钱

【用法】水煎服。

【主治】风寒犯肺,鼻塞出嚏,咳嗽不已,吐痰如败絮。

86093 散蛾汤(《辨证录》卷三)

【组成】射干　枳壳　苏叶　当归各一钱　甘草二钱　桔梗三钱　天花粉三钱　山豆根八分　麻黄五分

【用法】水煎服,一剂即愈。

【主治】感冒风寒,阳火壅阻于咽喉,一时咽喉肿痛,其势甚急,变成双蛾。其症痰涎稠浊,口渴呼饮,疼痛难当,甚则勺水不能入喉。

86094 散痹汤(《辨证录》卷二)

【组成】巴戟天五钱　白术五钱　菟丝子三钱　炒枣仁三钱　远志八分　山药五钱　莲子五钱　茯苓三钱　甘草三分　柴胡一钱　半夏一钱

【用法】水煎服。一剂而惊止,二剂而胃气开,三剂而水声息,十剂而心下之痛安然也。

【功用】补心包而兼祛风寒湿之邪。

【主治】风寒湿结于心包络,以致心下畏寒作痛,惕惕善惊,懒于饮食,以手按之,如有水声啯啯。

86095 散瘀汤(《辨证录》卷二)

【组成】水蛭(炒黑色为末)一钱　当归五钱　丹皮　红花各五钱　甘草一钱　生地三钱

【用法】水煎服。

【主治】跌仆之后,两胁胀痛,手不可按。

86096 散瘀汤(《梅氏验方新编》卷七)

【组成】归尾　皂刺　红花　苏木　连翘　贝母　乳香　僵蚕　石决明　炙山甲各一钱　大黄　黑丑各二钱

【用法】以酒为引。

【主治】便毒,坚硬痛甚。

86097 散瘀煎

《仙拈集》大文堂本卷一。即原书同卷三槐堂本"逐瘀煎"。见该条。

86098 散痰汤(《辨证录》卷七)

【组成】白术三钱　茯苓五钱　肉桂五分　陈皮五分　半夏一钱　苡仁五钱　山药五钱　人参一钱

【用法】水煎服。

【功用】补心包之火,以健胃消水。

【主治】胃气虚弱,肠胃之间沥沥有声,饮水更甚,吐痰如涌。

【方论选录】此方即二陈汤之变也。二陈汤只助胃以消痰,未若此方助心包以健胃。用肉桂者,不特助心包之火,且能引茯苓、白术入于膀胱,以分消其水湿之气;苡仁、山药又能燥以泄其下流之水,水泻而痰涎无党,不化痰而化精矣,岂尚有痰饮之不愈哉。

86099 散痰汤(《辨证录》卷九)

【组成】桔梗三钱　紫苏二钱　黄芩一钱　麦冬五钱　半夏二钱　甘草一钱　陈皮一钱　茯苓三钱

【用法】水煎服。一剂鼻塞通,二剂咳嗽止,三剂痰浊化,四剂全愈。

【功用】散肺之邪。

【主治】风邪塞于肺经,鼻塞咳嗽,吐痰黄浊。

86100 散群汤(《辨证录》卷一)

【组成】甘草二钱　黄芩三钱　当归五钱　白芍一两　枳壳一钱

【用法】水煎服。一剂而无脓血之便者,断无脓血之灾;倘已便脓血者,必然自止。

【主治】冬月伤寒,发热而厥,厥后热不除,便脓血者。

【方论选录】妙在用归、芍以活血,加甘草、黄芩以凉血而和血也,所以邪热尽除,非单借枳壳之攻散也。

86101 散聚汤(《三因》卷八)

【组成】半夏(汤洗七次)　槟榔　当归各三分　橘皮　杏仁(麸炒,去皮尖)　桂心各二两　茯苓　甘草(炙)　附子(炮,去皮脐)　川芎　枳壳(麸炒,去瓤)　厚朴(姜汁制)　吴茱萸(汤洗)各一两

【用法】上剉散。每服四钱，水一盏半，煎至七分，去滓，食前服。

【主治】久气积聚，状如癥瘕，随气上下，发作有时，心腹绞痛，攻刺腰胁，上气窒塞，喘咳满闷，小腹䐜胀，大小便不利，或腹痛泄泻，淋沥无度，遗精白浊，状若虚劳。

【加减】大便不利，加大黄。

【方论选录】《医方考》：是方名曰散聚者，所以散六腑之聚气耳。盖中气之道，热则弛张，弛张弗聚也；寒则收引，收引则气斯聚矣。故桂心、附子、吴茱萸辛热之品也，半夏、陈皮辛温之品也，川芎、当归、杏仁辛润之品也，辛则能散聚，热则能壮气，温者能和中，润者能泽六腑；乃茯苓、甘草之甘平，可以使之益胃；而槟榔、枳壳、厚朴、大黄则皆推陈之品也。

【备考】《医方考》有大黄。

86102 散聚汤（《医略六书》卷二十三）

【组成】槟榔一钱（磨冲） 半夏一钱半 桂心一钱 茯苓一钱半 橘红一钱半 当归二钱 杏仁三钱（去皮） 甘草五分

【用法】水煎，去滓温服。

【主治】瘕聚随气上下，脉弦。

【方论选录】痰饮洋溢，随气升降，或上或下，而成瘕聚聂聂移动不止焉。半夏消痰涤饮，橘红利气除痰，茯苓渗水饮以和脾，炙草缓中气以益胃，桂心温经平肝气，槟榔逐饮破滞结，当归和血脉，杏仁降逆气也。水煎温服，使痰化饮消，则肝脾调和而癥瘕自散，何聂聂移动之有？此涤痰逐饮之剂，为瘕聚随气上下之专方。

86103 散瘟汤（《辨证录》卷十）

【组成】荆芥三钱 石膏五钱 玄参一两 天花粉三钱 生甘草一钱 黄芩二钱 陈皮一钱 麦芽二钱 神曲三钱 茯苓五钱

【用法】水煎服。一剂病轻，二剂病又轻，三剂全愈。

【功用】泻肺胃之火。

【主治】瘟疫。症见头痛眩晕，胸膈膨胀，口吐黄痰，鼻流浊水，或身发红斑，或发如焦黑，或呕涎如红血，或腹大如圆箕，或舌烂头大，或胁痛心疼，种种不一，属火毒内郁者。

86104 散瘕汤（《杂病源流犀烛》卷十一）

【组成】桃仁 枳实 山栀 山楂 泽泻 木通 赤苓

【主治】疝瘕。因阳明受湿热，传入太阳，发热恶寒，小腹闷痛，及小肠膀胱气痛，不得小便者。

86105 散精汤（《辨证录》卷八）

【组成】刘寄奴一两 车前子五钱 黄柏五分 白术一两

【用法】水煎服。一剂即愈。

【主治】行房忍精，膀胱之火壅塞，致小便流白浊；如米泔之汁，如屋漏之水，或痛如刀割，或涩似针刺，溺溲短少，大便后急。

【方论选录】此方用白术以利腰脐之气，用车前以利水，用黄柏以泻膀胱之火，用寄奴以分清浊，而此味性速，无留滞之虞，取其迅速行水止血，不至少停片刻也。

86106 散膝汤（《辨证录》卷十）

【组成】黄耆五两 防风三钱 肉桂五钱 茯苓一两

【用法】水煎服。服后拥被而卧，听其出汗，汗出愈多，病去愈速。

【主治】鹤膝风。足胫渐细，足膝渐大，骨中酸痛，身渐瘦弱，属风湿者。

【方论选录】黄耆原畏防风，得防风而功更大。多用黄耆，正恐人之难受，加入防风，能于补中以行其气；得肉桂之辛散，引入阳气，直达于至阴之中；又得茯苓共入膀胱，利水湿之邪，内外兼攻，内既利水，而外又出汗，何风湿之不解哉？

86107 散癃汤（《辨证录》卷九）

【组成】茯苓一两 车前子三钱 肉桂八分 萆薢二钱 甘草一钱 黄柏 知母各一钱

【用法】水煎服。

【主治】膀胱热结癃闭，小水不利，睾丸牵痛，连于小肠相掣而疼。

86108 散襟汤（《辨证录》卷九）

【组成】黄连 丹皮各三钱 当归 麦冬各一两 天花粉二钱

【用法】水煎服。

【主治】心火太盛，大肠津枯，大便闭结，舌下无津，胸前出汗，手足冰冷，烦闷发躁，大眦红赤。

86109 散癥汤（方出《千金》卷十一，名见《普济方》卷一七四）

【组成】鸡屎一升 白米五合

【用法】上合炒，令米焦，捣末。以水二升，顿服取尽。须臾吐出病如研米，若无米当出痰，永憎米，不复食。

【主治】米癥，常欲食米，若不得米则胸中清水出。

86110 散郁神丹（《石室秘录》卷二）

【组成】白芍二钱 柴胡一钱 薄荷一钱 丹皮一钱 当归二钱 半夏一钱 白术一钱 枳壳三分 甘草一钱

【用法】水煎服。

【主治】头疼身热，伤风咳嗽，或心事不爽，而郁气蕴于中怀，或怒气不舒而怨愤留于胁下。

86111 散肿围药

《医统》卷七十九。为《奇效良方》卷五十六“国药”之异名。

86112 散毒仙丹

《串雅内编》卷二。为《石室秘录》卷四“散毒丹”之异名。见该条。

86113 散毒饮子（《准绳·疡医》卷一）

【组成】黄耆二两 甘草（炙） 天罗（生） 山药（炒）各一两 鬼腰带叶半两（生竹篱阴湿石岸，络石而生者好，络木者无用。其藤柔细，两叶相对，形生三角）

【用法】上为粗末。每服三钱，水一盏，煎至七分，入酒三盏，同煎一二沸，去滓温服。

【主治】❶《准绳·疡医》：痈疽初觉，肿结未成。❷《杂病源流犀烛》：骑马坠。

86114 散毒神丹

《辨证录》卷十三。为《青囊秘诀》卷下“散毒丹”之异名。见该条。

86115 散结灵片（《北京市中成药规范》）

【组成】菖蒲62斤 当归46.8斤 木鳖子（去皮）93斤 草乌（甘草、银花水制）93斤 地龙肉93斤 白胶香93斤 五灵脂（醋制）93斤 乳香（醋制）46.8斤 没药（醋

制)46.8斤　香墨7.7斤

【用法】上将前五药用80%乙醇回流2次(第一次4倍,第二次3倍),时间分别为3,2小时;将后五药粉碎为细粉,过100目筛,混合均匀。合并上药液及乙醇回收后药液,过滤沉淀,减压浓缩成稀膏,加入80斤淀粉,制成软材,干燥,加入以上细粉,粉碎为细粉,用稀乙醇制成颗粒,干燥,整粒,加5%硬脂酸镁,混匀压片,颗粒总重431.5斤,出片数1 078 000片。上淡绿色衣(每100斤片芯用滑石粉33~35斤,白砂糖38~40斤,食品用色素柠檬黄2克,靛蓝2克),置室内阴凉干燥处,密闭保存。每次4片,温开水送服,每日二次。

【功用】活血止痛,消结解毒。

【主治】经络不和,气血凝结引起的瘰疬鼠疮,疮节红肿,一切阴疽初起。

【宜忌】孕妇勿服。

86116　散热饮子(《保命集》卷下)

【组成】防风　羌活　黄芩　黄连各一两

【用法】上剉。每服半两,水二盏,煎至一盏,食后温服。

【主治】眼暴赤发肿。

【加减】大便秘涩,加大黄一两;痛甚,加当归、地黄;烦躁不能眠睡,加栀子一两。

【备考】本方方名,《中国医学大辞典》引作"散热散"。

86117　散流注丸

《外科传薪集》。为《疡科心得集·家用膏丹丸散方》"五龙丸"之异名。见该条。

86118　散滞气汤(《脾胃论》卷下)

【组成】当归身二分　陈皮三分　柴胡四分　炙甘草一钱　半夏一钱五分　生姜五片　红花少许

【用法】上剉,如麻豆大,都作一服。水二盏,煎至一盏,去滓,食前稍热服。

【主治】忧气结中脘,腹皮底微痛,心下痞满,不思饮食,虽食不散,常常有痞气。

86119　散瘀软膏(《实用正骨学》)

【组成】血竭　降真香　川芎　赤芍　白芷各二两　归尾三两　红花　细辛各一两

【用法】上为极细末,先用香油十二两将黄丹四两熔化,候冷和入药末调匀,瓷罐收贮。涂搽患处。

【主治】外伤性骨折,表皮未破,瘀血聚积,青肿疼痛。

【方论选录】方内血竭、川芎、归尾、红花、赤芍活血消瘀,降香、白芷、细辛镇痛,故合成散瘀之剂。

86120　散卫清气汤(《效验秘方·续集》汪覆秋方)

【组成】银花15克　连翘10克　薄荷10克　石膏30克　杏仁10克　桔梗5克　甘草3克

【用法】每剂水煎二次,每日二剂,四次服。

【功用】宣肺散卫,泻热清气。

【主治】肺炎早、中期的卫气同病证。症见壮热微恶寒或不恶寒,汗出不畅,头痛,咳嗽,咯痰白黏夹黄,或伴胸痛,苔黄脉数等。

【加减】若表证较重,加荆芥、桑叶;里热炽盛,加知母、黄芩、金荞麦;咳嗽痰多,加桑白皮、瓜蒌皮、大贝母、半夏。

【方论选录】本方系从《伤寒论》麻黄杏仁石膏甘草汤演变而成,意取温病"其在表者,汗而发之,到气才清气",一面辛凉散卫,一面寒凉清气,散卫与清气结合。将麻杏石甘汤中的麻黄易薄荷,改辛温为辛凉,更贴透邪解表之法。方中薄荷配石膏,前者辛凉散卫,后者辛寒清气,拟宗温病传变迅速而立,冀其解表清里并进,又用银、翘合薄荷加强辛凉解表之力;银、翘合石膏专于清气泄热之力,更添散卫清气之效。为弥补开宣肺气、化痰止咳不如麻黄之弊,方中用杏仁配甘桔汤(甘草、桔梗),组方严谨,堪为外解风热,里泄温热的一首好方剂。

86121　散气消闷散(《胎产秘书》卷上)

【组成】人参一钱　白术二钱　川芎三分　木香(磨汁)三分　苏叶　条芩　甘草各三分　姜三片

【用法】水煎服。

【主治】妊娠因多怒气,胸膈满闷,或服顺气耗气药太过,以致满闷益增者。

86122　散风止痒汤(《张皆春眼科证治》)

【组成】麻黄3克　薏苡仁6克　茅根15克　红花3克　川乌头1.5克

【功用】疏散风寒,清热利湿,止痒。

【主治】脾胃湿热积于胞睑,外被寒风所束,目内奇痒,颗粒扁平而大,排列致密者。

【方论选录】方中麻黄疏散风寒力猛,且有利湿之功,本病感受风寒较重,非麻黄不能驱散。薏苡仁、茅根能除脾胃湿热之邪,红花通经络以行血滞,川乌头既能散在表之邪,又能驱络脉之寒凝,且能止痒。麻黄配苡米、茅根,祛湿之中且有清热之意;麻黄配乌头,散风之中且有祛寒之功。

86123　散风苦参丸

《金鉴》卷七十四。为《圣惠》卷六十五"苦参丸"之异名。见该条。

86124　散风定痛汤(《辨证录》卷三)

【组成】白芷三分　石膏二钱　升麻三分　梧桐泪一钱　当归三钱　生地五钱　麦冬五钱　干葛一钱　天花粉二钱　细辛一钱

【用法】水煎服。一剂轻,二剂即愈,不必三剂也。

【主治】风闭于阳明、太阳二经,上下齿牙疼痛难忍,闭口少轻,开口更重。

86125　散风活血膏(《成方制剂》9册)

【组成】当归30克　独活30克　秦艽30克　苍术30克　白芷30克　杜仲30克　羌活30克　生川乌30克　干姜30克　高良姜30克　荆芥30克　防风30克　生草乌30克　川芎30克　地黄30克　玄参30克　穿山甲14克　甘草14克　麻黄12克　没药40克　肉桂30克　乳香20克　樟脑20克　龙骨(煅)12克　血竭10克　海螵蛸(去壳)10克　麝香1克

【用法】上制成膏剂。加温软化,贴于患处。

【功用】散风活血,强筋壮骨。

【主治】受风受寒,四肢麻木,腰腿酸痛,跌打损伤,伤筋动骨,筋骨疼痛。

86126　散风活络丸(《北京市中成药规范》)

【组成】防风30两　地龙肉10两　乌蛇20两　草乌(制)20两　威灵仙20两　海风藤20两　熟军嘴15两　黄芩30两　香附20两　木香20两　草豆蔻30两　熟地黄30两　桂枝15两　黑附子15两　茯苓15两　胆南星

10两　川芎30两　细辛10两　骨碎补20两　牛膝20两　党参30两　当归20两　白术20两　乳香20两　白附子10两　红花15两　桃仁15两　赤芍30两　香菖蒲15两　蜈蚣10两　麻黄15两　牛黄3.4两　冰片1.3钱

【用法】将菖蒲、川芎、赤芍、桃仁打碎，海风藤剁段；取海风藤、黄芩、熟地黄、牛膝、党参、桃仁、川芎、白术、防风、骨碎补煮提两次（第一次2.5小时，第二次1.5小时），合并药液，过滤沉淀，减压浓缩至比重1.30、温度50℃的稠膏；取细辛、草乌、威灵仙、熟军嘴、白附子、乌蛇、乳香、麻黄、香附、草豆蔻、茯苓、胆南星、红花、蜈蚣、木香、当归、黑附子、菖蒲、赤芍、地龙肉、桂枝粉碎为细粉，过一百孔罗，混合均匀，每料原粉兑研牛黄、冰片混匀过重罗；取原粉及稠膏按比例制丸，低温干燥，每斤干药粒用生赭石一两二钱为衣，闯亮，每百粒上衣后干重5钱，每袋内装30粒。每袋分二次服，温黄酒或温开水送下。

【功用】舒筋活络，祛风除湿。

【主治】风寒湿痹或中风后遗症，口眼歪斜，半身不遂，腰腿疼痛，手足麻木，筋脉拘挛，行步困难。

【宜忌】孕妇勿服。

86127　散风清火汤（《眼科阐微》卷三）

【组成】防风　羌活　荆芥各一钱　酒芩二钱

【用法】水煎服。

【主治】肥人眼症属风热者。

86128　散火松毒饮（《救偏琐言·备用良方》）

【组成】荆芥穗　丹皮　木通　连翘　防风　赤芍　露蜂房（蜜炙）　紫草　青皮　牛蒡　山楂

【用法】加灯心半分。

【主治】痘疮。毒为火郁，不能透发，色紫滞而囊不松者。

86129　散火援命汤（《洞天奥旨》卷六）

【组成】金银花五两　豨莶五钱　熟地一两　白术一两　黄柏三钱　车前子三钱

【用法】以水十碗煎金银花，取水四碗；先将其中二碗汁煎前药至一碗，空腹服之；少顷再将前汁二碗又煎药滓，煎至一碗再服，一连二服。初发之疽，服之即毒散而愈。

【主治】命门生疽。

【宜忌】疽已溃败流清水，忌服此方。

86130　散血瓜蒌散（《疡科选粹》卷七）

【组成】黄瓜蒌一个　忍冬藤　乳香各一钱　苏木五钱　没药三钱　甘草二钱

【用法】上以水五碗，煎至二碗，分三次隔汤顿热，加童便一杯服，一日用尽。滓为细末，酒糊为丸，朱砂为衣服。

【主治】初杖。

86131　散血消肿汤（《医学入门》卷七）

【组成】川芎一钱二分　当归尾　半夏各一钱　莪术　人参各七分　砂仁七枚　木香　五灵脂　官桂各五分　甘草四分　紫苏三分　芍药五分

【用法】加生姜、大枣，水煎服。

【主治】血胀。烦躁，漱水不咽，神思迷忘，小便利，大便黑。

86132　散血消胀汤（《张氏医通》卷十三）

【组成】归尾一钱五分　五灵脂　官桂　乌药　甘草（炙）　木香各六分　川芎一钱二分　半夏　蓬术（煨）各八分　紫苏三分　砂仁一钱（炒）　生姜五片

【用法】水煎，食前温服。

【主治】血胀。小便多，大便溏黑光亮。

86133　散血消核汤（《准绳·疡医》卷五）

【组成】紫金皮　大蓟根　山苏木　溪枫根　山乌豆　鸡屎子　赤牛膝　马蹄金　马蹄藤　铁马鞭　白马骨　马蹄香　穿山蜈蚣

【用法】水煎，入酒和服。

【主治】马痹。

86134　散血葛根汤（《外科正宗》卷三）

【异名】散瘀葛根汤（《金鉴》卷七十二）。

【组成】干葛　半夏　川芎　防风　羌活　升麻　桔梗各八分　白芷　甘草　细辛　苏叶　香附　红花各六分

【用法】水二钟，加葱三根，生姜三片，煎至八分，不拘时服。

【主治】跌扑伤损，瘀血凝滞，结成流注，身发寒热者。

86135　散血疏风汤（《外科百效》卷一）

【组成】荆穗　牛蒡　乌药　甘草　防风　金银花　羌活　血竭　红花　白芷　升麻　黄柏　地黄

【用法】水煎，入盐、酒服。

【主治】血风黄疱诸疮，肿热痛痒。

86136　散花去癫汤（《石室秘录》卷三）

【组成】柴胡五钱　白芍七钱　当归五钱　炒栀子三钱　甘草一钱　茯神三钱　菖蒲一钱　麦冬五钱　元参三钱　白芥子三钱

【用法】水煎服。如不肯服，用人灌之，彼必骂詈不休，久之人倦欲卧，卧后醒来，自家羞耻，紧闭房门者三日，少少与之饮食，自愈。一剂后不必更与之药也。

【功用】平肝散郁祛邪。

【主治】妇人花癫，忽然癫痫，见男子则抱住不放，此乃思慕男子不可得，忽然病如暴风疾雨，罔识羞耻，见男子则以为情人，此肝木枯槁，内火燔甚，脉弦出寸口。

86137　散肿止痛膏（《疡医大全》卷三十七）

【组成】嫩松香（炖化滤清）六两　蓖麻仁（捣化）四两　潮脑一两　磦珠（飞过）五钱　铜绿（水飞）二钱

【用法】上先将松香用重汤炖化，再入四味调匀。将陈油纸用甘草汤煮过，阴干，摊贴。杖疮不可见水，贴上扎紧。

【主治】杖疮。

86138　散肿溃坚丸

《外科心法》卷七。即《兰室秘藏》卷下“散肿溃坚汤”改为丸剂。见该条。

86139　散肿溃坚汤（《兰室秘藏》卷下）

【异名】散毒溃坚散（《普济方》卷二九一）。

【组成】黄芩八钱（酒洗，炒一半，生用一半）　草龙胆（酒洗，各炒四遍）　瓜蒌根（剉碎，酒洗）　黄柏（酒制）　酒知母　桔梗　昆布各五钱　柴胡四钱　炙甘草　京三棱（酒洗）　广茂（酒洗，炒）　连翘各三钱　葛根　白芍药　当归梢　黄连各二钱　升麻六分

【用法】上㕮咀。每服六钱，水二盏零八分，先浸多半日，煎至一盏，去滓，食后热服。于卧处伸足在高处，头低垂，每含一口，作十次咽。服毕依常安卧，取药在膈上停蓄

故也。另攒半料作细末，炼蜜为丸，如绿豆大，每服百余丸，用此药汤留一口送下。

【功用】《医方集解》：消坚散肿。

【主治】马刀疮，结硬如石，或在耳下至缺盆中，或肩上，或于胁下，皆手足少阳经中；及瘰疬遍于颏，或至颊车，坚而不溃，在足阳明经中所出，或二经疮已破流脓水。

【加减】加海藻五钱（炒）亦妙。

【方论选录】《医方集解》：此手足少阳足阳明药也。柴胡、连翘清热散结，升麻、葛根解毒升阳，花粉、桔梗清肺排脓，归尾、芍药润肝活血，甘草和中化毒，昆布散痰溃坚，三棱、莪术破血行气，黄芩、柏、连、龙胆、知母大泻三焦之火，而桔梗又能载诸药而上行也。

【备考】《外科经验方》有黄耆，无广茂；《外科理例》有土瓜根，无瓜蒌根。本方改为丸剂，名"散肿溃坚丸"（见《外科发挥》）。

86140 散毒万灵丹（《全国中药成药处方集》杭州方）

【组成】茅苍术八两（米泔水浸） 金钗石斛 麻黄 西当归 川羌活 炙甘草 荆芥 何首乌 防风 明天麻 北细辛 制草乌 全蝎 川芎 制川乌各一两 雄黄 朱砂各六钱

【用法】上为细末，炼蜜为丸，每潮重一钱五分，将朱砂为衣。每服二至三丸，用葱头煎汤或热酒化服。服后避风，盖被取汗，或吃稀粥助令作汗。

【功用】发散。

【主治】痈疽发背，疔毒对口，湿痰流注，附骨阴疽，鹤膝风痛初起各症；及风寒湿痹，半身不遂，气血阻滞，遍身走痛，偏正头痛。

【宜忌】孕妇忌之。

86141 散毒百用膏（《医方类聚》卷一九〇引《修月鲁班经》）

【异名】解毒百用膏（《准绳·疡医》卷二）。

【组成】猪牙皂角（煨去性）一两 南星一两 糯米一合（炒黑） 臭小粉（干者）四两（炒焦，出火毒）

【用法】上为末。如肿毒，用蜜水调敷；如攧扑，用醋调围敷。

【主治】一切肿毒，兼治攧扑。

86142 散毒清凉膏（《圣惠》卷六十一）

【组成】糯米半升（炒令焦黑，于地上出火毒） 生甘草二两（剉）

【用法】上为细散。视患处大小取雪水调，涂肿处，干即易之。

【主治】痈初结，肿焮焮。

86143 散毒雄黄丸（《医学六要·治法汇》卷八）

【组成】雄黄（研，飞） 郁金各一两 巴豆（去皮）十四枚

【用法】上为末，醋糊为丸，如绿豆大。每服七丸，茶清送下。吐出顽痰立苏，未吐再服。如至死者心头上尚热，即以刀尺铁匙斡开口灌之下咽，无有不活。如小儿急惊用二至三丸，量大小加减。一法用醋磨灌服，吐痰尤速。

【主治】缠喉风及急喉闭，卒然倒仆，牙关紧急，不省人事。

86144 散毒溃坚散

《普济方》卷二九一。为《兰室秘藏》卷下"散肿溃坚汤"之异名。见该条。

86145 散结止痛膏（《成方制剂》14册）

【组成】重楼269克 白花蛇舌草67克 夏枯草67克 生川乌168克 生天南星101克 冰片50克

【用法】上制成膏剂。外用，贴于患处。

【功用】软坚散结，消肿止痛。

【主治】乳腺囊性增生，乳痛症，男性乳腺增生症。

【临床报道】疫苗注射后硬结：《中国民间疗法》[2004，12(3)：22]散结止痛膏外敷治疗疫苗注射后硬结30例，对照组用25%硫酸镁溶液治疗30例。结果：治疗组治愈25例，有效5例；对照组治愈8例，有效22例，中药组疗效明显优于对照组（$P<0.05$）。

86146 散结化痰汤（《观聚方要补》卷七引《证治大还》）

【组成】黄连 栀子 香附 贝母 抚芎 半夏 橘红 苏叶 青黛 枳壳 凤尾草 白豆蔻

【用法】加生姜，水煎服。

【主治】梅核气。气留咽嗌，有如梅核，此噎膈之渐也。

【加减】呕吐，加枇杷叶。

86147 散结至神汤（《辨证录》卷五）

【组成】厚朴一钱 白芍五钱 甘草一钱 当归三钱 枳壳五分 柴胡一钱 炒栀子三钱 桂枝三分

【用法】水煎服。

【主治】春月伤风，身热十余日，热结在里，往来寒热。

86148 散结安枕汤

《辨证录》卷十二。为《傅青主女科》卷下"散结定疼汤"之异名。见该条。

86149 散结灵胶囊（《成方制剂》6册）

【组成】乳香（醋炙）46.5克 没药（醋炙）46.5克 五灵脂（醋炙）93克 地龙93克 木鳖93克 当归46.5克 石菖蒲62克 草乌（甘草银花炙）13克 枫香脂93克 香墨7.4克

【用法】上制成胶囊剂。口服，一次3粒，一日3次。

【功用】散结消肿，活血止痛。

【主治】阴疽初起，皮色不变，肿硬作痛，瘰疬鼠疮。

【宜忌】孕妇忌服。

86150 散结定疼汤（《傅青主女科》卷下）

【异名】散结安枕汤（《辨证录》卷十二）。

【组成】当归一两（酒洗） 川芎五钱（酒洗） 丹皮二钱（炒） 益母草三钱 黑芥穗二钱 乳香一钱（去油） 山楂十粒（炒黑） 桃仁七粒（泡，去皮尖，炒，研）

【用法】水煎服。一剂而疼止，不必再剂。

【功用】补血逐瘀。

【主治】妇人产后因瘀血而致少腹疼痛，甚则结成一块，按之愈疼。

86151 散恶护胎丹（《辨证录》卷十二）

【组成】人参三钱 茯苓五钱 白术五钱 半夏一钱 贝母一钱 甘草一钱 白薇一钱 管仲三钱

【用法】水煎服。

【功用】补气生血消痰。

【主治】妇人怀子在身，痰多吐涎，偶遇鬼祟，忽然腹痛，胎向上顶，因中恶而胎不宁者。

86152 散热消毒饮

《中国医学大辞典》。即《审视瑶函》卷三“散热消毒饮子”。见该条。

86153 **散暑止血汤**(《辨证录》卷三)

【组成】大黄　生地　石膏各三钱

【主治】感触暑气，暑邪犯胃，一时气不得转，狂呕血块而不止，头痛如破，汗出如雨，口大渴，发热乱叫。

86154 **散痞四物汤**(《鲁府禁方》卷三)

【组成】当归(酒洗)八分　川芎五分　白芍(酒炒)一钱　枳壳(去瓤，麸炒)　枳实(麸炒)　青皮(去瓤)　香附米(炒)　乌药　槟榔各七分　青木香五分　陈皮一钱

【用法】上剉。加生姜三片，水煎服。

【主治】脾胃虚，胸中不时痞闷不宽。

86155 **散寒止泻汤**(《傅青主男女科·男科》卷下)

【组成】人参　白术各一钱　茯苓二钱　肉桂　干姜各二分　甘草一分　砂仁一粒　神曲五分

【用法】水煎服。

【主治】小儿寒泄。腹痛，喜手按摩，口不渴而舌滑，喜热饮而不喜冷水。

86156 **散寒止痛汤**(《石室秘录》卷六)

【组成】良姜三钱　肉桂一钱　白术三钱　甘草一钱　草乌一钱　苍术三钱　管仲三钱

【用法】水煎服。

【主治】寒气侵心而痛，手足反温。

【方论选录】此方妙在用管仲之祛邪，二术之祛湿邪，又加散寒之品，自然直中病根，去病如扫也。

86157 **散寒活络丸**(《成方制剂》7册)

【异名】追风活络丸。

【组成】乌梢蛇 250 克　土鳖虫 200 克　地龙 150 克　独活 200 克　羌活 157 克　荆芥 250 克　制川乌 100 克　制草乌 100 克　威灵仙 200 克　防风 250 克　香附(醋制) 200 克　桂枝 150 克

【用法】上制成丸剂。口服，一次 1 丸，一日 2 次。

【功用】追风散寒，舒筋活络。

【主治】风寒湿邪引起的肩背疼痛，手足麻木，腰腿疼痛，行步困难等。

【宜忌】孕妇忌服。

86158 **散寒救胎汤**(《叶氏女科》卷二)

【组成】人参一两　白术(蜜炙黄)二两　肉桂　干姜(炒)　炙甘草各一钱

【用法】水二钟，煎至七分服。

【主治】妊娠中寒。妊娠临月忽感少阴风邪恶寒，踡卧，手足厥冷。

86159 **散寒清金汤**(《会约》卷四)

【组成】麻黄(去节)七分　桂枝一钱　甘草八分　白芍一钱　杏仁(去皮)八分　陈皮一钱　茯苓一钱　半夏一钱二分　生姜五分　葱白三茎

【用法】水煎，热服。覆取微汗。

【主治】伤寒发热畏寒，脉浮紧而咳嗽者。

【备考】本方夏月亦可用，以内有白芍敛阴，但麻黄留节只用四五分，若此际用一味清热凉药，则肺邪愈蔽，咳久莫止。

86160 **散滞茴香汤**(《古今医鉴》卷八)

【组成】小茴香一钱　当归一钱　乌药一钱　荆芥穗一钱　黄连一钱　木通一钱　萹竹一钱　砂仁八分　薄荷八分　香附子五分

【用法】上剉一剂。加淡竹叶十片，水煎，空心温服。

【主治】诸淋，并妇人赤白带下。

86161 **散瘀见喜汤**(《千家妙方》)

【组成】制香附 10 克　五灵脂 10 克　延胡索 10 克　春砂仁 6 克　晨童便一盅(兑服)

【用法】水煎服，每日一剂。

【功用】行气活血，化瘀通经。

【主治】气滞血瘀，壅塞胞宫之原发性痛经，并不孕症。

86162 **散瘀至神汤**(《洞天奥旨》卷十三)

【组成】三七三钱　当归五钱　白芍五钱　大黄三钱　丹皮三钱　枳壳三钱　桃仁十四粒　生地五钱　大小蓟五钱　红花一钱

【用法】水、酒各半，煎至八分服。日久疼痛或皮肉不破而疼痛，以药汤吞服水蛭末(将水蛭切碎如米大，烈火炒黑，研碎)三剂。

【主治】跌打损伤至重者。

【宜忌】水蛭必须炒黑，万不可半生，否则反害人。

86163 **散瘀拈痛膏**(《外科正宗》卷四)

【组成】如意金黄散一两　樟冰三钱(碾匀)

【用法】上取白石灰一升，用水二碗和匀，候一时许，用灰上面清水倾入碗内，加麻油对分和匀，以竹箸搅百转，自成稠膏，调上药稀稠得所听用。杖后带血，不用汤洗，将药通便敷之，纸盖布扎，夏月一日，冬月二日，方用葱汤淋洗干净，仍再敷之，痛止肿消，青紫即退。伤重者，另搽玉红膏完口。

【主治】杖后皮肉损破，红紫青斑，焮肿疼痛重坠者。

86164 **散瘀和伤汤**(《金鉴》卷八十八)

【组成】番木鳖(油炸去毛)　红花　生半夏各五钱　骨碎补　甘草各三钱　葱须一两

【用法】上以水五碗煎滚，入醋二两，再煎十数滚，熏洗患处，一日十数次。

【主治】一切碰撞损伤，瘀血积聚。

86165 **散瘀活血丹**(《实用正骨学》)

【组成】归身五钱　赤芍四钱　乳香三钱　没药三钱　元寸五分　川续断五钱　木瓜五钱　瓜儿血竭二钱　田三七二钱　西红花一钱半

【用法】上为极细末，玻璃瓶收贮，毋令泄气。轻病每服二三分，重病可服一二钱，黄酒送下。

【功用】散瘀活血。

【主治】跌打损伤。

【方论选录】此方内归身、赤芍、红花活血行血；乳香、没药消瘀定痛，木瓜、血竭、三七活血止痛，元寸香窜通窍，川续断强筋壮骨，故合成散瘀活血之剂。

86166 **散瘀活血汤**(《青囊全集》卷上)

【组成】当归三钱　泽兰一钱　桃仁七粒　红花一钱　川芎一钱　苏木一钱五分　丹皮一钱

【主治】扑跌伤损。

【加减】上至头顶后，加藁本；下至会阴班顶，加皂刺、甲珠、元寸；胁，加白芥；胸，加枳壳；手骨痛，加羌活、秦艽、

桔梗；足，加川牛膝；遍身筋骨，加续断、桑寄生；喉，加甘草、桔梗；气，加香附、台乌；肩背，加皂刺；心，加菖蒲、良姜；头，加羌活；腰，加杜仲、故纸；肘，加桂枝；咳逆，加姜汁、苍术、厚朴、陈皮；左胁，加柴胡；老积，加三棱、莪术、甲珠；右胁，加片姜黄。

86167 散瘀活血汤（《实用正骨学》）

【组成】苏木五钱　乳香　没药各三钱　三七一钱　血竭二钱　木瓜四钱　红花三钱　生半夏三钱　川续断三钱　狗脊三钱　桂枝二钱

【用法】上将药放盆内，用水煮数沸，每日洗二次，每服分六次，洗三日。熏洗时先将水盆放在患部下面，乘热先熏，熏时用布覆盖患部上边，以减少蒸气外泄，候水温稍低再洗，洗后将汤保留，可继续煎热熏洗。

【功用】散瘀活血，舒筋消肿。

【方论选录】方内苏木、三七、血竭、木瓜，红花活血止痛，乳香、没药、生半夏消瘀定痛，桂枝旺盛血液循环，川续断接骨壮筋，狗脊治筋骨拘挛，合成散瘀活血之剂。

86168 散瘀活血汤（《实用正骨学》）

【组成】透骨草　伸筋草　红花　牛膝　木瓜　乳香　凤仙草　钩藤　没药　毛姜　三七　川羌活

【用法】上药酌量，煎汤熏洗，每日二次，每服分六次，洗三日。

【主治】足部关节瘀血肿胀。

【方论选录】此方内透骨草、伸筋草、凤仙草伸筋活血，乳香、没药、红花、三七、木瓜活血消瘀定痛，牛膝破瘀通经，毛姜止关节及筋骨酸痛，钩藤、羌活除风祛湿，故合成散瘀活血之剂。

86169 散瘀活血汤（《实用正骨学》）

【组成】苏木　三七　红花　牛膝　乳香　没药　钩藤　三棱　伸筋草　透骨草

【用法】上药酌量，煎汤熏洗，每日二次，每服分六次，洗三日。

【主治】膝关节瘀血肿胀。

86170 散瘀葛根汤

《金鉴》卷七十二。为《外科正宗》卷三“散血葛根汤”之异名。见该条。

86171 散翳七宝丸（《圣济总录》卷一一二）

【组成】石决明（捣研）二两　人参　茺蔚子各一两　琥珀（捣研）三分　真珠（捣研）半两　龙脑（研）一分　熊胆半两

【用法】上为末，炼蜜为丸，如梧桐子大。每服十五丸，加至二十丸，食前茶清送下。先用针拨收之后，再用本方。

【主治】内障冰翳，如水冻坚结睛上。

86172 散翳还睛散（《金鉴》卷七十七）

【组成】人参一钱　五味子五分　桔梗一钱　车前子二钱　茯苓一钱　细辛五分　防风二钱

【用法】上为粗末。以水二盏，煎至一盏，去滓，夜食后温服。宜先用金针拨其内翳后，再服本方，后用散翳补肝散收功。

【主治】散翳，翳从瞳仁内透出，散如鳞点之状，乍青乍白，胞内起粟而烂，瞳仁痛楚。

86173 散翳补肝散（《金鉴》卷七十七）

【组成】当归二钱　木贼一钱　防风一钱　熟地黄二钱　白芍药一钱　川芎五分

【用法】上为粗末。以水二盏，煎至一盏，空心去滓温服。先服散翳还睛散，后用本方收功。

【主治】散翳。翳从瞳仁内透出，散如鳞点之状，乍青乍白，胞内起粟而烂，瞳仁痛楚。

86174 散热消毒饮子（《审视瑶函》卷三）

【组成】牛蒡子（研，炒）　羌活　黄连　黄芩　苏薄荷　防风　连翘各等分

【用法】上剉。以白水二钟，煎至八分，去滓，食后服。

【主治】目赤痛，睥胀如杯覆。

【备考】本方方名，《中国医学大辞典》引作“散热消毒饮”。

86175 散风除湿活血汤（《中医眼科临床实践》）

【组成】羌活9克　独活9克　防风9克　当归9克　川芎4.5克　赤芍9克　鸡血藤9克　前胡9克　苍术9克　白术9克　忍冬藤12克　红花6克　枳壳9克　甘草3克

【用法】水煎服。

【功用】散风燥湿，活血通络。

【主治】巩膜炎合并风湿。白睛结节，色较鲜红，羞明流泪，视物不清，伴骨节疼痛，肢节肿胀。

【加减】大便燥结，加番泻叶9克；胃纳欠佳，加吴茱萸、麦芽、焦曲、山楂各9克；心悸短气，加党参、黄耆各9克。

86176 散风燥湿解毒汤（《中医眼科临床实践》）

【组成】银柴胡9克　黄芩9克　羌活9克　防风9克　白芷9克　陈皮9克　白术9克　金银花15克　蒲公英15克　连翘9克　赤芍9克　生地9克　枳壳9克　龙胆草9克　甘草3克

【用法】水煎服。

【功用】散风燥湿，清热解毒。

【主治】眼睑湿疹，痒重痛轻属脾胃湿热者。

86177 散邪败毒至神丹（《石室秘录》卷四）

【组成】金银花一两　元参一两　生甘草五钱　白矾二钱　当归一两　白芍一两　炒栀子三钱　荆芥三钱　连翘二钱　白芥子二钱

【用法】水煎服。一服知，二剂全消，破溃者四剂愈。

【主治】中焦诸疮。或胸前、或乳上，或两胁两背两手生疮。

【加减】阴疮，去栀子，加肉桂一钱。

86178 散血定痛补损丹（《准绳·疡医》卷六）

【异名】补损丹（《伤科汇纂》）。

【组成】当归　川芎　赤芍药　生地　白芍药　牛膝　续断　白芷　杜仲（制）　骨碎补　五加皮　羌活　独活　南星（制）　防风各一两半　官桂　乳香　没药各一两　南木香　丁皮　角茴各五钱

【用法】上为末。酒调服。

【主治】诸般伤损肿痛。

86179 散寒救阴至圣丹（《石室秘录》卷四）

【异名】散寒救阴至宝丹（《中国医学大辞典》）。

【组成】附子三钱　人参　生黄耆各一两　当归七钱　金银花一两　白芥子二钱

【主治】阴证痈疽破溃，色呈黑点，痛亦不甚，疮口不突起，或现无数小疮口，沉沉身重。

【备考】使用本方，宜同时外用膏药，加生肌末药五钱贴之，一日两换。

86180 散寒救阴至宝丹

《中国医学大辞典》。为《石室秘录》卷四"散寒救阴至圣丹"之异名。见该条。

86181 散瘀清火止痛汤（《寿世新编》卷下）

【组成】川楝子(去核)二钱　元胡索二钱　黄连(姜汁炒)八分　山栀仁(炒)一钱五分或二三钱　紫丹参三钱　香附米(四制)二钱　法半夏二钱　桃仁泥一钱　当归尾二钱　川郁金一钱　高良姜三五分　建泽泻二钱

【用法】水煎服。服二三剂必经行痛止而痊。

【主治】瘀挟郁火，心胃疼痛，脘中胀闷，不可按扪或呕吐紫黑血块，倒经逆行，或心中滚热，呕吐不食者。

款

86182 款气丸（《圣济总录》卷六十七）

【组成】防己　甜葶苈(隔纸炒)各半两　黑牵牛(炒香熟)一两

【用法】上为细末，炼蜜为丸，如梧桐子大。每服二十丸，食后、临卧浓煎桑白皮汤送下。

【主治】上气喘促，涕唾稠黏，久不愈者。

86183 款气丸（《圣济总录》卷六十七）

【组成】木香　陈橘皮(汤浸，去白，切，焙)　枳壳(去瓤，麸炒)　郁李仁(麸炒，去皮)各三分　吴茱萸(汤洗七遍，炒)半两　桃仁(去皮尖双仁，麸炒)一两　京三棱(煨，剉)一两半　桂(去粗皮)半两　槟榔(剉)一两半　赤芍药　赤茯苓(去黑皮)各一两　黑牵牛五两(拣净，捣罗为末)二两半

【用法】上为细末，炼蜜为丸，如梧桐子大。每服二十丸，空心温酒送下；生姜汤亦得。

【主治】气逆攻冲，肩膊拘急，或胁肋胀满，大便秘涩，手臂头面浮肿。

86184 款气丸（《圣济总录》卷八十）

【组成】丁香　木香　沉香　白檀香　桂(去粗皮)　肉豆蔻(去壳)　槟榔(剉)　荜澄茄　大戟(炒)　甘遂(炒)各一分　木通(剉)一两　续随子(去皮)海蛤　郁李仁(去皮)　瞿麦　甜葶苈(炒)　桑根白皮(剉，炙)　牵牛子各一分　腻粉一钱　巴豆(慢火炮过，出油令尽)一分

【用法】上为细末，研白粳米饭为丸，如绿豆大。每服三丸至五丸，煎橘皮汤送下。

【主治】通身肿，喘。

86185 款气丸（《圣济总录》卷一七五）

【组成】巴豆十五枚(灯上烧成灰，细研)　丁香二钱　木香一分　麝香半钱

【用法】上为细末，面糊为丸，如粟米大。每服三丸，乳食后煎莱菔子汤送下。

【主治】小儿腹胀硬。

86186 款气丸（《鸡峰》卷二十）

【组成】生姜一斤　阿魏一钱　青皮　甘草各四两　大缩砂一百个　干姜　木香各一分　桂　当归　莪术各一两

【用法】上为细末，炼蜜为丸，如鸡头子大。每服一丸至二丸，食前烂嚼，白汤送下。或水煮面糊为丸，如梧桐子大。每服二十丸，米饮送下。

【主治】中焦虚痞，食少痰多，胸膈满闷，呕逆恶心，胁肋坚胀，便利不调，九种心痛，五般膈气；及妇人妊娠，挟寒脐腹㽲痛。

86187 款气丸（《保命集》卷下）

【异名】咳气丸(《赤水玄珠》卷七)。

【组成】青皮(去白)　陈皮(去白)　槟榔　木香　杏仁(去皮尖)　郁李仁(去皮)　茯苓　泽泻　当归　广茂(炮)　马兜铃　苦葶苈各三两　人参　防己各五钱　牵牛(取头末)一两

【用法】上为细末，生姜汁面糊为丸，如梧桐子大。每服一二十丸，加至五七十丸，食后生姜汤送下。

【主治】久咳痰喘，肺气浮肿。

86188 款气汤（《圣济总录》卷二十四）

【组成】赤茯苓(去黑皮)　前胡(去芦头)各一两　杏仁(汤浸，去皮尖双仁，炒)一两半　甘草(炙，剉)三分　款冬花三分　麻黄(去根节)一两　天门冬(去心，焙)半两

【用法】上为粗末。每服五钱匕，水一盏半，入生姜半分(拍碎)，同煎至八分，去滓，食后温服。

【主治】伤寒邪热攻肺，喘咳心闷唾脓。

【备考】本方方名，《普济方》引作"款冬汤"。

86189 款气汤（《圣济总录》卷一七五）

【组成】牵牛子(炒熟)一两　马兜铃一两　木香半两

【用法】上为粗末。每服一钱匕，水七分，煎至四分，去滓温服，不拘时候。

【主治】❶《圣济总录》：小儿心腹气胀，喘粗不下食。❷《普济方》引《全婴方》：小儿痟气食积。

86190 款气散（《魏氏家藏方》卷二）

【组成】白术(炒)　糯米各二两　半夏曲四两　人参(去芦)　白茯苓(去皮)　甘草(炒)各半两

【用法】上为细末。每服二钱，水一大盏，加生姜三片，枣子一枚，煎至六分服，不拘时候。

【功用】除痰下气，止嗽进食。

【主治】痰饮。

86191 款冬丸（《千金》卷十八）

【异名】款冬花丸(《圣济总录》卷六十六)。

【组成】款冬花　干姜　蜀椒　吴茱萸　桂心　菖蒲各三分　人参　细辛　芫花　紫菀　甘草　桔梗　防风　芫花　茯苓　皂荚各三分

【用法】上为末，炼蜜为丸，如梧桐子大。每服三丸，酒送下，每日三次。

【主治】三十年上气咳嗽，唾脓血，喘息不得卧。

86192 款冬丸（《千金》卷十八）

【异名】款冬花丸(《普济方》卷一六二)。

【组成】款冬花　紫菀　细辛　石斛　防风　芎䓖　人参　当归　藁本　甘草　蜀椒　白术　半夏　天雄　菖蒲　钟乳　桂心　麻黄各三两　独活二两　桃仁二十枚　大枣二十五枚　芫花　附子　乌头各一两

【用法】上为末，炼蜜为丸，如梧桐子大。每服二十丸，酒送下，不知加之；酒渍服亦得。

【主治】三十年上气咳嗽，唾脓血，喘息不得卧。

86193 **款冬丸**(《千金》卷十八)

【组成】蜀椒五合　吴茱萸六合　款冬花　干姜　桂心　紫菀各三分　杏仁　皂荚　礜石(一作矾石)　菖蒲　乌头各一分　细辛二分

【用法】上为末，炼蜜为丸，如梧桐子大。每服五丸，酒送下，日三夜一。二十年嗽，五十日即愈。

【主治】咳嗽喉鸣上气，及三十年上气咳嗽，唾脓血，喘息不得卧。

【备考】本方方名，《普济方》引作"款冬花丸"。

86194 **款冬丸**(《圣济总录》卷六十六)

【异名】款冬花丸(《普济方》卷一六一)。

【组成】款冬花　麻黄(不去根节)　甘草(生)　杏仁(不去皮尖)各一两

【用法】上为末，炼蜜为丸，如樱桃大。每服一丸，含化。

【功用】款肺气，化痰涎。

【主治】寒壅咳嗽，语声不出。

86195 **款冬汤**(《幼幼新书》卷三十引《婴孺方》)

【组成】款冬花　干姜　阿胶(炙)各二两　吴茱萸一升　桂心五寸　艾鸡子大　鲤鱼一条(长一尺二寸)

【用法】上为细末，以酒调和置鱼肚中，铜器中蒸熟，取汁。大人每服一升，小儿每服一合，以意裁之。

【主治】少小咳唾中有血。

86196 **款冬汤**

《普济方》卷一三九。即《圣济总录》卷二十四"款气汤"。见该条。

86197 **款冬汤**(《竹林女科》卷一)

【组成】款冬花　桔梗　粟壳(蜜炙)　苏子(炒)　紫菀　知母各八分　石膏　桑白皮(蜜炙)　杏仁(去皮尖)各一钱

【用法】水煎，温服。先服红花汤七剂，再服本方。

【功用】止嗽下气。

【主治】妇人经从口鼻出，五心烦热，咳嗽气急。

86198 **款冬散**

《医学纲目》卷十七。即《外台》卷九引《删繁方》"款冬花散"。见该条。

86199 **款冬散**

《杏苑》卷五。为《局方》卷四"款冬花散"之异名。见该条。

86200 **款冬煎**(《千金》卷十八)

【组成】款冬花　干姜　紫菀各三两　五味子二两　芫花一两(熬令赤)

【用法】上㕮咀。先以水一斗煮三味，取三升半，去滓，纳芫花、干姜末，加蜜三升，合投汤中令调，于铜器中微火煎令如糖。每服半枣许，每日三次。

【主治】新久咳嗽。

【宜忌】《外台》：忌食蒜、面、腥、腻。

【方论选录】《千金方衍义》：以芫花走而不守之味，制入干姜守而不走味中，使邪气去而正气守内；加款冬、紫菀以缓芫花、干姜之烈，五味以收耗散之津。

【备考】本方方名，《外台》引作"款冬花煎"。

86201 **款花汤**(《万氏家抄方》卷五)

【组成】款花　五味子　麻黄　杏仁(去皮尖)　甘草各等分

【用法】水煎服。

【主治】小儿久嗽。

86202 **款花汤**(《疮疡经验全书》卷二)

【组成】款花一两五钱(去梗)　甘草一两(炙)　桔梗二两　薏苡仁一两

【用法】上作十剂。水煎服。

【主治】肺痈。嗽而胸满振寒，脉数，咽干，大渴，时出浊唾腥臭，日久吐脓如粳米粥状者。

86203 **款花散**

《普济方》卷二十六。即《千金》卷十七"补肺汤"。见该条。

86204 **款花散**

《奇效良方》卷三十。为《局方》卷四"款冬花散"之异名。见该条。

86205 **款花散**

《奇效良方》卷三十。为《圣济总录》卷六十五"款冬花散"之异名。见该条。

86206 **款花膏**(《痘疹金镜录》卷上)

【组成】款花　茯苓　杏仁　桑白皮　五味　贝母　紫菀　乌梅各等分

【用法】将乌梅蒸过，杵烂去仁，余药为末，与乌梅和匀，晒干，再共为末，炼蜜为丸，如芡实大。姜汤磨服。

【主治】痰嗽久不止。

86207 **款肺丸**(《鸡峰》卷十七)

【组成】牵牛六两　木香　槟榔　青皮　半夏曲各一两　五灵脂二两　苏子三分

【用法】上为细末，冷水为丸，如豌豆大。每服二十丸，食后生姜汤送下。

【主治】支饮上乘，上气喘急，痰涎不利，咳嗽不得卧。

86208 **款肺汤**(《圣济总录》卷四十九)

【组成】知母(焙)　百合　百部　白前　芍药　黄耆(剉)　款冬花　马兜铃　贝母(去心)　五味子　前胡(去芦头)　枳实(麸炒)　甘草(炙)　葛根　防己　青橘皮(汤浸，去白，焙)　防葵　大黄(生，剉)　麻黄(去根节)　桃仁(去皮尖双仁，焙黄)　白术(剉，炒)　升麻　紫菀(去苗土)　大枣(去核，焙)各一两

【用法】上为粗末。每服三钱匕，水一大盏，煎至七分，去滓温服，不拘时候。

【主治】肺脏壅热，咳嗽多痰，面赤口干，气急烦满，大肠不利。

86209 **款肺汤**(《圣济总录》卷六十五)

【组成】贝母(去心)　桔梗(炒)　紫菀(去苗土)各一两　甘草(炙，剉)三分

【用法】上为粗末。每服三钱匕，水一盏，煎至七分，去滓，食后温服。

【主治】五心烦热，肢体倦怠，夜卧壮热，咳嗽。

86210 **款肺汤**(《圣济总录》卷六十六)

【组成】人参　半夏(汤洗五遍去滑，炒干)各半两　甘草(炙，剉)一两　陈橘皮(去白，焙)二两

【用法】上为粗末。每服三钱匕，水一盏，加生姜三片，

煎至七分，去滓温服，每日三次。

【主治】咳逆短气。

86211 **款肺散**（《博济》卷三）

【组成】麻黄二两（去根节，炒） 贝母 桑白皮各一两（炒，剉） 柴胡一两半（去芦，炒） 杏仁一两（去皮尖，炒） 糯米一两 款冬花一两（去尘，炒）

【用法】上用新好者，杵为末。每服一大钱，水一盏，煎至七分，温服，不拘时候。

【主治】寒湿相交，咳嗽不止，胸膈闷乱，痰涎并多。

【备考】方中柴胡用量原缺，据《普济方》补。

86212 **款肺散**（《鸡峰》卷十一）

【组成】五味子 紫菀 赤茯苓各一两 槟榔 枳壳各半两 桔梗 大腹皮 白术各三分 贝母 人参各一两 甘草半两

【用法】上为粗末。每服三钱，水一大盏，入生姜少许，同煎至七分，去滓温服，不拘时候。

【主治】肺虚气痞，咳嗽喘满，胸膈不利，痰涎呕逆，不思饮食。

86213 **款肺散**（《鸡峰》卷十一）

【组成】大半夏 杏仁各三十六个

【用法】上入坩锅子内烧烟出，存性，为末。每服半钱至一钱，温米饮调下，不拘时候。

【主治】嗽。

86214 **款肺散**（《卫生总微》卷十四）

【组成】白僵蚕五两（净洗，去丝头足，焙干） 玄胡索（去皮）三两

【用法】上为末。每服一字或半钱，淡韭汁温调服之；婴孩每服半字，乳汁调下，不拘时候。

【主治】小儿风壅痰盛，咳嗽气急，壮热颊赤，昏愦呕吐，面目浮肿，乳食减少。

86215 **款冬花丸**（《外台》卷九引《深师方》）

【组成】款冬花六分 桂心四分 紫菀六分 杏仁四分（去皮尖双仁，熬） 附子二两（炮） 黎芦四分 干姜六分 甘草七分（炙） 细辛六分 防风八分 芫花六分（熬） 蜀椒八分（汗） 野葛四分（去心）

【用法】上为末，炼蜜为丸，如梧桐子大。每服三丸，稍加，每日三次。

【主治】三十年上气咳嗽。

【宜忌】忌食生葱、辛、咸、醋、猪肉、冷水、海藻、菘菜、生菜、狸肉等。

86216 **款冬花丸**（《外台》卷九引《深师方》）

【组成】款冬花十八分 紫菀十二分 杏仁八分（去皮尖双仁，熬） 香豉十分（熬） 人参二分 甘草三分（炙） 蜀椒三分（汗） 天门冬六分（去心） 干姜 桂心 干地黄各三分

【用法】上为末，炼蜜为丸，如弹丸大。含化，稍稍咽汁，日四次夜一次。

【主治】咳逆气喘不息，不得眠，唾血呕血，短气连年。

【宜忌】忌海藻、菘菜、生葱、芜荑、鲤鱼。

86217 **款冬花丸**（《外台》卷十引《删繁方》）

【组成】款冬花七分 桂心 五味子各六分 干姜 芎䓖 甘草（炙）各五分 附子四分（炮） 桔梗四分 苏子五合（熬） 蜀椒一升 百部汁七合 白蜜一升 干枣五十枚（去皮） 姜汁一升

【用法】上为细末，以姜、蜜汁和，微火上煎，取下为丸，如梧桐子大。每服三十丸，加至四十丸，温酒送下，每日二次。

【主治】大肠虚寒，欠呿咳，气短，少腹中痛。

【宜忌】忌海藻、菘菜、猪肉、冷水、生葱。

86218 **款冬花丸**（《医心方》卷九引《效验方》）

【组成】杏仁三分（熬） 干姜三两 甘皮一两 麻黄三两 甘草二两 款冬花二两

【用法】上为末，炼蜜为丸，如梧桐子大。食前每服三丸，每日三次。

【主治】三十年咳逆上气，面肿。

86219 **款冬花丸**（《圣惠》卷四十六）

【组成】款冬花一两 杏仁一两（汤浸，去皮尖双仁，麸炒微黄，研如膏） 紫菀一两半（去苗土） 蛤蚧一对（头尾全者，涂酥，慢火炙令黄） 柏叶三分 白石英一两半（细研，水飞过） 人参三分（去芦头） 甘草三两（炙微赤，剉） 五味子三分 白茯苓一两 天门冬一两半（去心，焙） 鹿角胶二两（捣碎，炒令黄燥） 干姜半两（炮裂，剉） 桂心三分 熟干地黄一两

【用法】上为末，炼蜜为丸，如梧桐子大。每服二三十丸，粥饮送下，不拘时候。

【主治】久咳嗽，气逆，眠睡不安，唾脓血，喘急，连年不愈。

86220 **款冬花丸**（《圣惠》卷八十三）

【组成】款冬花 甘草（炙微赤，剉） 紫菀（洗，去苗土）各一分 麻黄（去根节） 贝母（煨微黄） 麦门冬（去心，焙） 赤茯苓 杏仁（汤浸，去皮尖双仁，麸炒微黄，细研）各半两

【用法】上为末，入杏仁研令匀，炼蜜为丸，如绿豆大。每服五丸，以清粥饮研化服。

【主治】小儿咳嗽不愈，喉鸣喘急。

86221 **款冬花丸**（《圣惠》卷八十三）

【组成】款冬花一分 紫菀一分（洗，去苗土） 伏龙肝一分 桂心半两 麻黄半两（去根节） 紫苏子一分

【用法】上为末，炼蜜为丸，如绿豆大。每服三丸，以温水化下，不拘时候。

【主治】小儿咳逆上气，昼夜不得睡卧。

86222 **款冬花丸**（《圣济总录》卷五十）

【组成】款冬花半两（焙） 马兜铃 杏仁（去皮尖双仁，炒）各一分 苦葶苈（隔纸微炒）半两 桂（去粗皮）一钱

【用法】上为细末，煮枣肉为丸，如梧桐子大。每服二十丸，食后、临卧温水送下。

【主治】肺气不调，上膈痰滞，喘满气促，语声不出。

86223 **款冬花丸**

《圣济总录》卷六十六。为《千金》卷十八“款冬丸”之异名。见该条。

86224 **款冬花丸**（《圣济总录》卷六十六）

【组成】款冬花 石斛（去根） 紫菀（去苗土） 细辛（去苗叶） 防风（去叉） 芎䓖 人参 当归（切，焙） 藁本（去苗土） 甘草（炙，剉） 蜀椒（去目并闭口，炒出汗）

白术(剉) 天雄(炮裂,去皮脐) 菖蒲(切) 麻黄(去根节,汤煮掠出沫)各二两 半夏(汤洗七遍去滑,焙,生姜汁制)二两 桂(去粗皮) 独活(去芦头,剉)各半两 芫花(醋浸,炒干) 钟乳粉(研) 桃仁(汤浸,去皮尖双仁,研)各二两

【用法】上为末,和匀,炼蜜为丸,如梧桐子大。每服二十丸,煎桑根白皮汤送下,日三夜一。

【主治】积年咳嗽,唾脓血,喘急不得卧。

86225 款冬花丸(《圣济总录》卷六十九)

【组成】款冬花 紫菀(去苗土)各三两 杏仁(汤浸,去皮尖双仁,炒) 豉(炒)各二两半 人参 桂(去粗皮)各半两 天门冬(去心,焙) 甘草(炙,剉) 蜀椒(去目并合口,炒出汗) 柏叶(去梗,焙) 生干地黄(焙)各三分

【用法】上为末,炼蜜为丸,如弹子大。每服一丸,冷熟水嚼下,日三夜二。

【主治】呕血唾血,咳逆气喘短气。

86226 款冬花丸(《圣济总录》卷一一六)

【组成】款冬花 槟榔(剉) 百合 麦门冬(去心,焙) 桔梗(炒) 天门冬(去心,焙) 地骨皮 羚羊角(镑) 贝母(去心) 山栀子仁 大黄(剉,炒) 黄芩(去黑心) 防风(去叉) 杏仁(去皮尖双仁,炒) 郁李仁(去皮,炒)各二两 人参 山芋 柴胡(去苗)各一两半 百部 甘草(炙) 苦参各一两 桑根白皮(剉) 旋覆花各四两 牛黄(研) 木香各半两 蛤蚧一对(全者,酥炙)

【用法】上为末,炼蜜为丸,如梧桐子大。每服二十丸至三十丸,食后温浆水送下。

【主治】鼻塞不闻香臭。

86227 款冬花丸

《卫生总微》卷十四。为《外台》卷三十六引《小品》"四物款冬丸"之异名。见该条。

86228 款冬花丸

《普济方》卷一六一。为《圣济总录》卷六十六"款冬丸"之异名。见该条。

86229 款冬花丸

《普济方》卷一六二。为《千金》卷十八"款冬丸"之异名。见该条。

86230 款冬花丸

《普济方》卷一六二。即《千金》卷十八"款冬丸"。见该条。

86231 款冬花丸(《普济方》卷二三一)

【组成】葶苈 马兜铃 南星 半夏 枯矾 款冬花 佛耳草各等分

【用法】上为细末,水糊为丸,如梧桐子大。每服二十丸,食后生姜、胡桃汤送下,日进二服。

【主治】虚劳喘嗽,面目浮肿。

86232 款冬花丸(《扶寿精方》)

【组成】款冬(去梗)二两 桑白皮一两半 人参 京紫菀 杏仁(去皮尖) 知母(去毛) 贝母各一两 五味子 桔梗各五钱 苏叶三钱 槟榔一钱半 广木香一钱

【用法】上为细末,炼蜜为丸,如弹子大。每临睡时嚼一丸,滚水送下。

【主治】年老气虚,痰盛涎涌,喘嗽不已,遇寒尤甚,并劳瘵久嗽,痰气。

86233 款冬花丸(《幼科金针》卷上)

【组成】款冬花 茯苓 杏仁 贝母 五味 桑白皮 乌梅肉 紫菀 百合 百部 阿胶各等分

【用法】上为末,炼蜜为丸,如芡实大。竹沥磨化服。

【主治】小儿天哮。因时行传染,嗽起连连不已,呕吐涎沫,涕泪交流,眼胞浮肿,吐乳鼻衄,呕血睛红。

86234 款冬花汤(《圣济总录》卷四十八)

【组成】款冬花 桑根白皮(剉) 人参 前胡(去芦头) 杏仁(去皮尖双仁,麸炒) 甘草(炙) 桔梗(炒) 半夏(汤浸七遍去滑) 细辛(去苗叶)各半两 陈橘皮(汤浸,去白)三分

【用法】上为粗末。每服四钱匕,以水一盏,加生姜五片,煎取七分,去滓温服。

【主治】肺中寒,咳呕浊唾不止。

86235 款冬花汤

《圣济总录》卷四十九。为《圣惠》卷十四"款冬花散"之异名。见该条。

86236 款冬花汤(《圣济总录》卷四十九)

【组成】款冬花 山栀子仁各三分 甘草(炙)半两 灯心一小束

【用法】上剉细。每服五钱匕,水一盏半,入蜜一匙,同煎至八分,食后去滓温服。

【主治】肺热烦喘。

86237 款冬花汤(《圣济总录》卷六十五)

【组成】款冬花二两 桑根白皮(剉) 贝母(去心) 五味子 甘草(炙,剉)各半两 知母一分 杏仁(去皮尖双仁,炒,研)三分

【用法】上为粗末。每服三钱匕,水一盏,煎至七分,去滓温服。

【主治】暴发咳嗽。

86238 款冬花汤

《圣济总录》卷六十五。为《局方》卷四"款冬花散"之异名。见该条。

86239 款冬花汤(《圣济总录》卷六十六)

【组成】款冬花一两 不蛀皂荚一挺(去黑皮,酥炙) 杏仁(汤浸,去皮尖双仁,麸炒)二两 黄明胶(炙令燥)一片 甘草(炙,剉) 贝母(去心)各一两 知母(焙)半两 麻黄(去根节,汤煮,掠去沫)三两

【用法】上为粗末。每服三钱匕,水一盏,煎至七分,去滓温服,日三夜一。

【主治】咳唾脓血。

86240 款冬花汤(《圣济总录》卷六十七)

【组成】款冬花(去梗)二两 麻黄(去根节)三两 五味子(炒) 半夏(汤洗去滑,生姜汁制,焙干)各二两 紫菀(去苗土) 细辛(去苗叶)各一两 射干二两

【用法】上为粗末。每服三钱匕,加生姜半分,大枣二枚(劈),水一盏,煎至七分,去滓温服,日三夜一。

【主治】上气,咽中不利。

86241 款冬花散(《外台》卷九引《删繁方》)

【组成】款冬花 当归各六分 桂心 芎藭 五味子 附子(炮)各七分 细辛 贝母各四分 干姜 干地黄各八

分　白术　甘草(炙)　杏仁(去皮尖)各五分　紫菀三分

【用法】上为散。每服方寸匕,清酒调服,每日二次。

【主治】肺偏损,胸中虚,肺偏痛,唾血气咳。

【宜忌】忌生葱、生菜、桃、李、雀肉、海藻、菘菜、猪肉、芜荑。

【备考】本方方名,《医学纲目》引作“款冬散”。

86242 **款冬花散**(《圣惠》卷十二)

【组成】款冬花　杏仁(汤浸,去皮尖双仁,麸炒微黄)　紫菀(去苗土)　生干地黄　百部　赤茯苓　甘草(炙微赤,剉)各三分

【用法】上为散。每服四钱,以水一中盏,加生姜半分,煎至六分,去滓温服,不拘时候。

【主治】伤寒咳嗽,喘息不得。

86243 **款冬花散**(《圣惠》卷十四)

【异名】款冬花汤(《圣济总录》卷四十九)。

【组成】款冬花半两　桑枝一两半(剉)　紫菀半两(洗,去苗土)　獭肝三分(微炙)　蛤蚧三分(涂酥,炙微黄)　桔梗半两(去芦头)　贝母半两(煨令微黄)　赤芍药三分　赤茯苓三分　甘草半两(炙微赤,剉)

【用法】上为粗末。每服四钱,以水一中盏,加生姜半分,煎至六分,去滓温服,不拘时候。

【主治】伤寒后肺痿劳嗽,唾如牛涎,日夜数升,坐卧不安,胁下痛。

86244 **款冬花散**(《圣惠》卷十五)

【组成】款冬花一两　天门冬三分(去心)　黄耆一两(剉)　石膏一两半　紫菀一两(去苗土)　杏仁一两(汤浸,去皮尖双仁,麸炒微黄)　甘草三分(炙微赤,剉)

【用法】上为散。每服五钱,以水一大盏,加生姜半分,煎至五分,去滓温服,不拘时候。

【主治】时气发热,咳嗽烦躁,或时时气喘。

86245 **款冬花散**(《圣惠》卷四十二)

【组成】款冬花三分　杏仁一两(汤浸,去皮尖双仁,麸炒微黄)　紫菀三分(洗,去苗土)　木通一两(剉)　桔梗一两(去芦头)　马兜铃三分　赤茯苓三分

【用法】上为散。每服四钱,以水一中盏,入生姜半分,煎至六分,去滓温服,不拘时候。

【主治】上气肺壅,喘息不利,咽喉作水鸡声。

86246 **款冬花散**(《圣惠》卷七十四)

【组成】款冬花　麻黄(去根节)　贝母(煨微黄)　前胡(去芦头)　桑根白皮(剉)　紫菀(去苗土)各半两　旋覆花一两　石膏一两　白前一分　甘草一分(炙微赤,剉)

【用法】上为散。每服四钱,以水一中盏,入生姜半分,煎至六分,去滓温服,不拘时候。

【主治】妊娠心膈痰毒壅滞,肺气不顺,咳嗽,头疼。

【备考】《普济方》有白术,无白前。

86247 **款冬花散**(《圣惠》卷七十八)

【组成】款冬花　贝母(煨微黄)　桔梗(去芦头)　紫菀(洗,去苗土)　旋覆花　五味子　海蛤　天门冬(去心,焙)　赤茯苓各半两　汉防己一分　甘草一分(炙微赤,剉)

【用法】上为粗散。每服三钱,以水一中盏,煎至六分,去滓温服,不拘时候。

【主治】妇人产后咳嗽,涕唾稠黏,胸膈壅闷,喘息不调,四肢无力。

86248 **款冬花散**(《局方》卷四)

【异名】款冬花汤(《圣济总录》卷六十五)、款花散(《奇效良方》卷三十)、款冬散(《杏苑》卷五)。

【组成】款冬花(去梗)　知母　桑叶(洗,焙)各十两　半夏(汤洗七遍,姜汁制)　甘草(爁)各二十两　麻黄(去根节)四十两　阿胶(碎,炒如珠子)　杏仁(去皮尖,麸炒)　贝母(去心,麸炒)各二十两

【用法】上为粗末。每服二钱,水一盏,加生姜三片,同煎至七分,去滓,食后温服。

【主治】寒热相交,肺气不利,咳嗽喘满,胸膈烦闷,痰实涎盛,喉中呀呷,鼻塞清涕,头痛眩冒,肢体倦疼,咽嗌肿痛。

【备考】方中桑叶,《奇效良方》作“桑根白皮”。

86249 **款冬花散**(《圣济总录》卷六十五)

【组成】款冬花(去梗)　阿胶(炒燥)各一两　天南星(剉,炒)三分　恶实(炒)一分　甘草(炙,剉)半两

【用法】上为散。每服三钱匕,水一盏,煎至六分,食后、临卧温服。

【主治】久咳嗽。

86250 **款冬花散**(《圣济总录》卷六十五)

【异名】款花散(《奇效良方》卷三十)。

【组成】款冬花(新者)

【用法】上为细散。每用二钱匕,置于香饼子上烧烟,令病人食后吸烟咽之,每日二次。

【主治】久咳嗽。

【备考】《御药院方》本方用法:于密室中如香焚之,烟起以笔管吸其烟则咽之;或坐卧处如香焚之不吸亦妙。重病数日见效,轻者便效。

86251 **款冬花散**(《圣济总录》卷一二九)

【组成】款冬花半两　黄耆(剉)一两半　升麻一两　赤小豆　附子(炮裂,去皮脐)　苦参各一两一分

【用法】上为散。每服一钱匕,加至二钱匕,空心温酒调服,每日二次。

【主治】瘰疽。手足累累如米起,色白刮之汁出,愈后复发。

86252 **款冬花散**(《杨氏家藏方》卷八)

【组成】人参(去芦头)　白茯苓(去皮)　五味子　马兜铃　款冬花　贝母(炮)　知母　柴胡(去苗)　苦葶苈(微炒)　甘草(炒)　细辛(去土叶)　陈橘皮(去白)各半两　杏仁四两(炒,去皮尖)　肉桂(去粗皮)一两　鳖甲一两(醋炙)

【用法】上㕮咀。每服二钱,水一盏,加生姜五片,乌梅一枚,煎至七分,去滓,食后温服。

【主治】肺经积寒,咳嗽涎多,上气喘急,发热自汗。

86253 **款冬花散**(《御药院方》卷五)

【组成】款冬花　紫菀(去苗土)各一两

【用法】上为粗末。每服四钱,水一大盏,加生姜五片,同煎至六分,去滓,食后温服。

【主治】咳嗽,痰涎不利。

86254 **款冬花散**(《普济方》卷三八七引《傅氏活婴方》)

【组成】苦葶苈　杏仁　甘草各一钱　款冬花(蜜炒)

一钱

【用法】上为末。干柿砂糖煎汤调下。

【主治】小儿咳嗽。

86255 **款冬花散**(《普济方》卷三八七)

【组成】款冬花　知母　贝母　阿胶(炒)　甘草各等分

【用法】上为粗末。三岁儿每服一钱,水半盏,煎至三分,去滓。

【主治】小儿久新咳嗽,气急不食。

86256 **款冬花煎**

《外台》卷九。即《千金》卷十八"款冬煎"。见该条。

86257 **款冬花膏**(《杨氏家藏方》卷八)

【组成】款冬花　紫菀　百部各半两　人参(去芦头)　白术　甘草(炙)各一两　干姜二两(炮)

【用法】上为细末,炼蜜为丸,每一两作十五丸。每服一丸,食后、临卧含化。

【主治】肺气虚寒,咳嗽不止,痰唾并多,或吐血、咯血、劳嗽。

【备考】本方方名,据剂型,当作"款冬花丸"。

86258 **款冬花膏**(《传信适用方》卷一)

【组成】人参　白术　款冬花(去梗)　甘草(炙)　川姜(炮)　钟乳粉各半两

【用法】上为细末,炼蜜为丸,每两作十丸。每服一丸,食前米饮送下。

【功用】温益肺气,止嗽。

【主治】痰嗽。

86259 **款冬花膏**(《万氏家抄方》卷五)

【组成】款冬花　紫苏　杏仁(去皮尖,炒)　桑皮各一两　乌梅肉一两(蒸过,捣烂)

【用法】上前四药为粗末,与乌梅肉和匀,晒干,再为细末,炼蜜调成膏。噙化。

【主治】嗽。

86260 **款气秘效丸**(《圣济总录》卷六十七)

【组成】苦葶苈二两(纸衬炒紫色,别研为细末)　桑根白皮(炙黄,剉)三钱　马兜铃根(去土)一两　麻黄(去根节)一分

【用法】上除葶苈外,余为末,再入葶苈研,拌令匀,煮枣肉为丸,如梧桐子大。每服二十丸,食后、临卧煎阿胶皂子汤送下。

【主治】肺胃气虚,触冒风寒,短气喘促,眠睡不得。

【备考】本方方名,《普济方》引作"秘效丸"。

86261 **款冬冰糖汤**(《医学从众录》卷二)

【组成】款冬花三钱　晶糖五钱

【用法】上放茶壶内,泡汤当茶饮。

【主治】小儿吼嗽,及大人咳嗽。

86262 **款冬花熏方**(《圣济总录》卷六十五)

【组成】款冬花　木鳖子各一两

【用法】上剉细。每用二钱匕,烧香饼慢火焚之,吸烟。良久吐出涎,凡如是,熏五六次,每次以茶清润喉,次服补肺药。

【主治】肺虚咳嗽日久。

86263 **款花贝母散**(《普济方》卷一六三)

【组成】款冬花　人参　半夏(姜制)　知母　贝母　甜葶苈(炒)　御米壳(蜜炒)　乌梅肉各等分

【用法】上为末。每服一钱,水一盏,加生姜五片,煎至七分,食后温服。

【主治】喘嗽虚弱。

86264 **款花补肺汤**(《医学纲目》卷二十六引李东垣方)

【组成】黄耆半两　甘草(炙)一钱　当归七分　佛耳草一钱　款冬花二分　陈皮七分　丹皮三分　黄柏(酒浸)三分　苍术二钱　曲末七分

【用法】上㕮咀。每用三钱,水煎,去滓,食后稍热服。

【主治】年高气弱,肌体瘦困,短气,遇秋、冬咳嗽大作,夜间尤甚,三五百声不绝,春、夏稍缓。

86265 **款花补肺汤**(《赤水玄珠》卷九)

【组成】人参　麦门冬各一钱二分　五味子十五粒　款冬花　紫菀　桑白皮(炒)各一钱　当归一钱五分　芍药　知母　贝母　茯苓　橘红各八分　甘草五分

【用法】水煎服。

【主治】咳血。

86266 **款花清肺散**(《卫生宝鉴》卷十二)

【组成】人参　甘草(炙)　甜葶苈(生)　白矾(枯)　款冬花各一两　御米壳四两(醋炒)(一方加乌梅一两)

【用法】上为末。每服二钱,食后温米饮调下。

【主治】咳嗽喘促,胸膈不利,不得安卧。

【宜忌】忌油腻物,亦忌多言语损气。

【备考】本方方名,《普济方》引作"款冬花清肺散"。

86267 **款冬花清肺散**

《普济方》卷一五七。即《卫生宝鉴》卷十二"款花清肺散"。见该条。

86268 **款花五味子汤**(《冯氏锦囊·杂症》卷十二)

【组成】款冬花　五味子　麻黄　马兜铃　杏仁(去皮尖)各二钱　甘草(炙)一钱

【用法】水煎,食远服。

【主治】小儿久嗽。

86269 **款冬白薇茹蕙丸**(《痎疟论疏》)

【组成】款冬花(去向里裹花蕊壳及向里实并枝叶,用甘草水浸一宿,再取款冬叶相伴蒸一夜,晒干)一两五钱　白薇(糯米泔浸一宿,取出,槐砧上剉细蒸之,从申至巳晒干)一两一钱　百合(用怀生地黄汁拌润透,蒸半炷香,取出晒干)六钱　知母(槐砧上剉碎,干木臼杵捣)六钱　地骨皮(东流水洗去土,捶去心,用甘草汤浸一宿,焙干)一两　桃仁(汤润,去皮,用白术、乌豆同东流水煮至中心黄金色为度,取出捣)八十一枚　玄参(入甑内用蒲草重重相隔,蒸两伏时,晒干;再拌菟丝子末蒸三炷香,去菟丝子,晒干,入木臼内杵捣)六钱　沙参(真者,多出辽地,形似人参,又似防风,修长黄白,体实有心,心黄而肉白也,同紫菀拌蒸一炷香,去紫菀晒干,剉碎)七钱　肉苁蓉(酒浸一宿至明,以棕刷去砂土浮甲,破中心去白膜,如竹丝草样者,入甑蒸之,从午至酉取出,再用乳酥炙透)六钱　鳖甲(取九肋者,洗去皮肉,酽醋煮透,柳木火土炙黄脆)一两　蜀漆(临用去根,同甘草末水润拌蒸,去甘草,晒干剉碎,再拌甘草水蒸之)六钱　人参(饭上蒸,晒三五次)五钱　香豉一合(取如法修事者)　乌梅一合(润去核,藏米中蒸烂)　银州柴胡(去芦头,削去黄薄皮少许)一两　升麻(削去粗皮,黄精汁浸一

宿，晒干，剉，蒸）一两　牡桂（去表里皮，取心）五钱　常山（临用时去苗，同甘草末水润拌蒸，去甘草，剉碎，再用酒润一宿）一两　前胡（削去苍黑皮及芦头，剉细，以甜竹沥浸令润，晒干）一两　海螵蛸（用血卤煮一伏时，取出，择高洁地上掘一土穴，用炭火烧通红，少停置螵蛸于穴中衍，上以瓦覆之，次早取出）一两七钱（拌雀卵十枚，晒干为度）　茹蘆（即蒨根，勿用赤柳草根，但形相似而味酸涩，误服令作内障，修事去薄皮少许，以极大鳊鱼去肠，纳茹蘆于腹内蒸至鱼熟，取出晒干，再换鱼，又如前蒸晒法凡七遍，剉碎）一两七钱

【用法】上为末，炼蜜为丸，如梧桐子大。每服三十丸，空心煎细茶送下，每日三次。

【主治】温疟。

戟

86270 **戟香散**（《圣济总录》卷九十七）

【组成】大戟（炒）　木香　干姜（炮）　陈橘皮（汤浸，去白，焙）各一两　牵牛子五两（取细末）二两　大黄（剉，微炒）　羌活（去芦头）　芎䓖各半两　陈曲（微炒）　诃黎勒皮各一分　桂（去粗皮）三分

【用法】上为散。每服二钱匕，临卧生姜、茶清调下。

【主治】大肠风秘，结涩不通。

韩

86271 **韩氏驱毒散**（《全国中药成药处方集》沈阳方）

【组成】龙骨　甘石各一两　轻粉二钱五分　冰片三钱　儿茶七钱　元连五钱　红粉五钱五分

【用法】上研极细末。酌量用之，敷患处，以万应膏贴之。

【功用】杀菌化毒，止痛消肿，生肌长肉。

【主治】痈疽恶疮，下疳阴蚀，杨梅疮，痔瘘疮，疔毒红伤，烫伤破伤，以及小儿胎毒风火毒，其它皮肤糜烂。

86272 **韩相进灵丹**（《准绳·类方》卷七）

【异名】进灵丹（《中国医学大辞典》）。

【组成】防风　石决明　威灵仙　蕤仁　蛤粉　谷精草　枸杞子　苍术　甘草　菊花各一两。

【用法】上为末，用雄猪肝一具，竹刀劈开去膜，擂极烂，和药为丸，如绿豆大。每服三十丸，盐汤送下。

【功用】去内外障。

【主治】目内外障。

86273 **韩魏王自养丸**（《奇效良方》卷二十一）

【组成】乌头（剉作块，蛤粉炒）　红椒（去目并合口者）　破故纸（炒）　舶上茴香（炒）　山药各四两　川楝子（取肉）三两　菟丝子二两（酒浸蒸，别研入药）　胡芦巴（酒浸）　巴戟（酒浸）各一两半　牛膝（去苗，酒浸）一两　附子（炮，去皮脐）一两

【用法】上为细末，用醋煮面糊为丸，如梧桐子大。每服三十丸，空心用盐酒、盐汤任下。

【功用】益真气，逐风冷，填骨髓。

【主治】肌体羸瘦，精神昏倦，减食痞满，呕吐，心腹常痛，腰重腿疼，泄泻无时。

86274 **韩侍郎神验捻髭方**（《御药院方》卷十）

【组成】百药煎一两　五倍子半两　诃子皮一两　猿把一两　荷叶一两　定粉三钱　绿矾半两

【用法】上为细末，用铁浆一碗，煎至半碗，绵滤过，再入文武火熬成膏。隔宿先用白矾水浴过髭鬓，早晨捻之。

【功用】乌髭发。

朝

86275 **朝元散**（《古今医鉴》卷十一）

【组成】白芷　陈皮　厚朴　枳壳　桔梗　川芎　白芍　当归　茯苓　苍术　半夏　干姜　官桂　香附　吴茱萸　小茴香　甘草

【用法】上剉一剂。加生姜三片，大枣一枚，水煎，空心服。一方加乳香、没药各二钱半，乌药一两，酒煎，入米糖一斤，早晚随量饮酒。

【主治】赤白带下，腹脐冷痛，子宫虚寒。

86276 **朝阳丸**（《新药转正》6册）

【组成】黄耆　鹿茸粉　硫磺　鹿角霜　干姜　核桃仁　石膏　铜绿　大黄　青皮　大枣　绿矾　川楝子　黄芩　甘草　薄荷　冰片　玄参　木香

【用法】上制成丸剂。口服，一次1丸，一日1次，或遵医嘱。

【功用】温肾健脾，疏肝散郁，化湿解毒。

【主治】慢性肝炎属于脾肾不足，肝郁血滞，痰湿内阻者。症见面色晦暗或㿠白，神疲乏力，纳呆腹胀，胁肋隐痛，胁下痞块，小便清或淡黄，大便溏或不爽，腰酸腿软，面颈血痣或见肝掌，舌体胖大，舌色暗淡，舌苔白或腻，脉弦而濡或沉弦、弦细等。

【宜忌】❶忌食生、冷、酒、蒜。❷不宜吃油腻之品。❸有黄疸者不宜服用。❹证属肝肾阴虚及湿热甚者，应遵医嘱服用。

【临床报道】慢性乙型肝炎：《中国中医药信息杂志》［1998，5(4)：41］治疗112例，对照组用垂盆草冲剂治疗110例。结果：治疗组血清ALT恢复正常88例，未恢复24例，复常率78.6%；对照组血清ALT恢复正常67例，未恢复43例，复常率60.9%（$P<0.01$）。

86277 **朝宗汤**（《辨证录》卷一）

【组成】人参三两　麦冬二两　熟地三两　山茱萸一两　山药一两　破故纸一钱　胡桃一个

【用法】水煎服。

【功用】补气填精。

【主治】冬月伤寒，六七日经传少阴，少阴肾宫大虚，肾气不能下藏于气海之中，奔而欲散，息高，气息缓慢而细少。

86278 **朝宗汤**（《产孕集》卷下）

【组成】归身一两　芎䓖　干地黄各五钱　芍药三钱　人参　黄耆　肉桂　炙甘草各二钱

【用法】水煎，分二次服。

【主治】血崩，血暴下如注，急若山崩，唇青肉冷，汗出目瞑。此阳气大虚，不得收摄，直下无制，溃决不止。

86279 **朝真丸**（《圣济总录》卷九十六）

【组成】硫黄一两（研，飞）　晋矾（熬令汁枯，研）一两　青盐一钱（研）

【用法】上研匀，水浸炊饼为丸，如绿豆大，或用丹砂为

衣亦得。每服十五丸至二十丸，空心、食前用温酒送下。

【主治】虚损泄泻，大便失禁。

86280 朝真丹（《证类本草》卷四引孙尚药方）

【异名】备急朝真丹（《普济方》卷二〇八）。

【组成】硫黄二两　牛角（研令极细）　枯白矾半两

【用法】上为细末，水浸蒸饼为丸，如梧桐子大，朱砂为衣。每服十五丸至二十丸，米饮盐汤送下。

【主治】气虚伤冷，暴作水泻，日夜三二十行，腹痛不止。

86281 朝真丹（《局方》卷六）

【组成】硫黄（生，研细）三十两　白矾（煅）七两半　朱砂（研，为衣）三两一钱

【用法】上研匀，水浸蒸饼为丸，如梧桐子大，朱砂为衣。每服三十丸，温米饮送下，不拘时候。

【主治】肠胃虚弱，内受风冷，或饮食生冷，内伤脾胃，泄泻暴下，日夜无度，肠鸣腹痛，手足厥寒。

86282 朝贵秘授神妙紫金丸（《医统》卷九十三）

【组成】紫金皮（卷向外，内如紫铁色者，头末）半斤　光浮草乌（去皮尖）三两（为末）　木鳖子（用肉）三两（细切，米醋浸透，研如泥）

【用法】上用木鳖子膏搜和前二味，醋糊为丸，如梧桐子大。每服三四十丸，加至五十丸，臂痛，临卧服；腿痛夜深，空腹服，煎木瓜酒冷送下。

【主治】诸般寒湿冷痹，筋骨疼痛。

【宜忌】服后忌食热物。

期

86283 期颐饼（《衷中参西》上册）

【组成】生芡实六两　生鸡内金三两　白面半斤　白沙糖不拘多少

【用法】上先将芡实用水淘去浮皮，晒干，轧细，过罗；再将鸡内金轧细，置盆内浸以滚水半日许；再入芡实、白糖、白面，用所浸原水，和作极薄小饼，烙成焦黄色。随意食之。

【主治】老人气虚，不能行痰，致痰气郁结，胸次满闷，胁下作疼，诸气虚痰盛者；兼治疝气。

【方论选录】鸡内金以补助脾胃，大能运化饮食，消磨瘀积，食化积消，痰涎自除；再者，老人痰涎壅盛，多是下焦虚惫，气化不摄，痰涎随冲气上泛，芡实大能敛冲固气，统摄下焦气化，且与麦面同用，一补心、一补肾，使心肾相济，水火调和，而痰气自平矣。

彭

86284 彭祖丸（《外台》卷十七引《古今录验》）

【异名】小丹（《元和纪用经》）。

【组成】柏子仁五合　石斛三两　天雄一两（炮）　巴戟天三两（去心）　续断三两　天门冬三两（去心）　泽泻二两　菟丝子五两　人参二两　干地黄四两　薯蓣二两　远志二两（去心）　蛇床子五合（取仁）　钟乳三两（炼，研成粉）　覆盆子五合　苁蓉六两　山茱萸二两　杜仲三两　菖蒲二两　五味子五两　桂心四两　茯苓二两

【用法】上为细末，炼蜜为丸，如梧桐子大。每服八丸，渐加至十丸，酒送下，勿令醉，一日二次。先服药，斋五日，不食脂、肉、菜、五辛。服二十日断白沥，三十日渐脱，六十日眼瞳子白黑分明，不复泪出，溺血余沥断，八十日白发变黑，腰背不复痛，行步脚轻，一百五十日都愈，意气如年少时，诸病皆除，长服如神。

【功用】❶《外台》引《古今录验》：延年益寿，通脏腑，安神魂，宁心意，固荣卫，开益智慧，令寒暑风湿气不能伤人。❷《元和纪用经》：令目睛光明，冷泪不复出，筋力强健，悦泽肌肤。

【主治】❶《外台》引《古今录验》：劳虚风冷百病。❷《元和纪用经》：男女诸虚不足，老人精枯神耗。

【宜忌】忌鲤鱼、生葱、猪羊肉、冷水、酢物、芜荑、饧。

86285 彭氏风流散（《永类钤方》卷二十二）

【组成】石膏十两（泥固济，火煅）　白矾（飞）二两　枇杷叶少许　松脂　黄丹各一两

【用法】上为末。伤经久者，药水洗后用；若疮干，用油调敷。

【主治】折伤。

【宜忌】新破伤，忌风湿。

86286 彭氏匀气散

《永类钤方》卷二十二。为《理伤续断方》“匀气散”之异名。见该条。

86287 彭氏黑龙散（《永类钤方》卷二十二）

【异名】黑龙散（《正体类要》卷下）。

【组成】川山甲六两　丁皮六两　当归二两　百草霜　枇杷叶

【用法】上为细末。先煎葱汤药水淋洗，整顿平正，看热冷用姜汁或地黄汁调，或纸或帛随大小裹贴，有破留口，别用敛药；如骨断碎，斟酌夹缚，三日一次淋洗换药，不可去夹，以待骨续；如刀箭兽啮成疮，坏烂擦踏肿痛，用姜汁和水调贴，有破留口。

【主治】诸扑伤损，筋骨碎断差错。

86288 彭君麋角粉（《遵生八笺》卷四）

【组成】麋角一两（解为寸段）

【用法】上去心中黑血色恶物，用米泔浸之，夏三日，冬十日一换，泔浸约一月以上，似欲软，即取出，入甑中蒸之，覆以桑白皮，候烂如蒸芋，晒干，粉之，入伏火硫黄一两。每服三钱，以酒调下。

【功用】延年益寿。

86289 彭祖接命丹

《验方新编》卷十一。为年氏《集验良方》卷二“彭祖秘服接命丹”之异名。见该条。

86290 彭祖麋角丸（《张氏医通》卷十四）

【组成】麋角一对（炙黄）　槟榔（上二味另捣，取净末）二两　通草　秦艽　人参　菟丝子（酒浸，别捣）　肉苁蓉（酒浸，去腐）　甘草各二两（预散）

【用法】上以麋角、槟榔二味，共煎一食时倾，药似稠粥即止火，稍待热气歇，即投后六味散，搅令相得，仍待少时，渐稠黏堪作丸，如梧桐子大。每服三十丸，空腹酒送下，日加一丸，至五十丸为度，旦、暮各一服。服经一月，腹内诸疾自相驱逐，有微利勿怪。

【功用】培理身心。

【方论选录】麋角走督脉而补阴中之阳；槟榔行腹内而破阴中之滞，兼通草、秦艽通血脉而运周身之气，菟丝、苁蓉

填补肾脏，人参以助诸味之力也。

【宜忌】百日内忌房室。

86291 **彭真人还寿丹**（《回春》卷五）

【组成】大辰砂（研细，水飞过）一两　补骨脂（酒浸炒）二两　核桃仁（去皮，炒）四两（捶去油）　杜仲（姜酒炒）二两　牛膝（去芦，酒洗）一两　天门冬（去心）一两　麦门冬（去心）一两　生地黄（酒洗）二两　熟地黄二两　当归（酒洗）一两　白茯苓（去皮为末，水飞晒干，人乳浸再晒）　川芎一两　远志（甘草水泡，去心）一两　石菖蒲（去毛，盐水浸）　巴戟（酒浸去梗）一两　白茯神（去皮木，同煎，茯苓一样制）　青盐一面　黄柏（盐水炒）二两　小茴香（盐水炒）一两　知母（酒炒，去毛）二两　川椒四两（微炒去子，去白隔）　乳香（箬炙）一两　拣参一两　黄精（米泔水煮一沸，拣去烂的，竹刀切片晒干，却用旱莲十四两，生姜汁二两，各取自然汁，并酒三味，停兑熬膏，浸黄精半日，炒苍色）四两　何首乌（捶碎，煮于黑豆水上，九蒸九晒，再用人乳浸透晒干）四两　（一方加山茱萸、枸杞子、菟丝子、山药、柏子仁各一两）

【用法】上为末，炼蜜为丸，如梧桐子大。每服七十丸，空心盐汤或酒送下。

【功用】补心生血，滋肾壮阳，黑须发，润肌肤，返老还童，延年益寿，种子。

86292 **彭祖秘服接命丹**（年氏《集验良方》卷二）

【异名】彭祖接命丹（《验方新编》卷十一）、接命丹（《中国医学大辞典》）。

【组成】何首乌十两　白茯神十两　赤茯苓十两　菟丝子十两　牛膝十两　破故纸十两　覆盆子十两　当归十两

【用法】上药不犯铁器，为细末，炼蜜调黄酒为丸，如梧桐子大。每服二钱，空心黄酒送下，早、午、晚进三服，服七日后每服三钱。

【功用】添精补髓保真，固精不泄，善助元阳，滋润皮肤，壮筋骨，理腰膝，令人行走康健，气力倍添，通二十四道血脉，固身体，返老还童。

【主治】下元虚冷，五劳七伤，半身不遂，或下部虚冷，膀胱病症，脚膝酸麻，阳事不举，妇人赤白带下，血崩，沙淋，下生疮疖。

【宜忌】❶年氏《集验良方》：忌食血。❷《验方新编》：忌服芸苔、菜子油、萝卜。

86293 **彭祖延年柏子仁丸**（《千金翼》卷十二）

【组成】柏子仁五合　蛇床子　菟丝子　覆盆子各半升　石斛　巴戟天各二两半　杜仲（炙）　茯苓　天门冬（去心）　远志各三两（去心）　天雄一两（炮，去皮）　续断　桂心各一两半　菖蒲　泽泻　薯蓣　人参　干地黄　山茱萸各二两　五味子五两　钟乳三两（成炼者）　肉苁蓉六两

【用法】上为末，炼蜜为丸，如梧桐子大。先食服二十丸，稍加至三十丸，先斋五日乃服药。

【功用】服后二十日，齿垢稍去，白如银；四十二日，面悦泽；六十日，瞳子黑白分明，尿无遗沥；八十日，四肢偏润，白发更黑，腰背不痛；一百五十日，意气如少年；久服强记不忘。

【宜忌】忌猪、鱼、生冷、酢、滑。

86294 **彭祖固阳固蒂长生延寿丹**（《医学入门》卷一）

【异名】补阳固带长生延寿丹（《中国医学大辞典》）引彭祖方。

【组成】麝香五钱　丁香三钱　青盐四钱　夜明砂五钱　乳香　木香各三钱　小茴四钱　没药　虎骨　蛇骨　龙骨　朱砂各五钱　雄黄三钱　白附子五钱　人参　附子　胡椒各七钱　五灵脂五钱　槐皮　艾叶

【用法】上为末。另用白面作条，圈子脐上，将前药一料，分为三分，内取一分，先填麝香末五分入脐眼内，又将前药一分，入面圈内，按药令紧，中插数孔，外用槐皮一片盖于药上，艾火灸之。无时损易，壮其热气，或自上而下，自下而上，一身热透，患人必倦沉如醉，灸至五六十壮，遍身大汗，上至泥丸宫，下至涌泉穴，苟不汗出，则病未愈，再于三五日后又灸，灸至汗出为度。

【功用】坚固元气，令百病不生，益气延年。

【主治】骨髓风寒暑湿，五劳七伤，及久嗽久喘，吐血寒劳，遗精白浊，阳事不举，下元极弱，精神失常，痰隔；妇人赤白带下，从无生育，子宫极冷。

【宜忌】灸时慎风寒，戒油腻生冷，保养一月。

【加减】若妇人炙脐，去麝，加韶脑一钱。

【方论选录】方中麝香引诸药入五脏六腑，周彻百节；丁香入肺补血，实脾胃；青盐入肾以实其子，使肺母无泄漏，如乳补下益其气脘；夜明砂透肺孔，补气不足，散内伤；小茴治湿沥之症，调达周流，升降其气，不致喘嗽；雄黄削除病根，扶弱助强；白附子循各经络有推前拽后之功；人参、附子、胡椒补元气，行血化痰为津液；五灵脂保肺气，削有余，补不足；槐皮能闭押诸气之性，使无走窜；艾叶取其火热，劫病去毒，起死回生。

【备考】方中槐皮、艾叶用量原缺。

葫

86295 **葫芦丹**（《经验良方汇抄》）

【组成】结顶掣腰干葫芦（姜汁炒）四两　细辛　川甘松各二两　生明矾一两　皂矾（醋制）二两　生大黄　木瓜（姜汁炒）　木通各四两　木香一两　滑石　芫荽各四两　姜皮一两

【用法】上为极细末，水泛为丸，朱砂为衣。每服二钱，幼童减半，伏龙肝汤送下。如服下即呕者，不妨再服，必得速效。

【主治】时疫腹痛，霍乱转筋，吐泻急证；或干霍乱。

【宜忌】若非霍乱，断不可服。

86296 **葫芦汤**（《痘疹仁端录》卷十三）

【组成】葫芦须五分　红花子一合（连壳炒香，石臼拧碎）

【用法】水一钟，加生姜三片，煎去半，空心服，量儿大小，酌其多寡服之；倘婴小令乳母服过即乳亦好。痘疹盛行之时即服此方。

【功用】未出痘者令不出，欲出者可稀。

86297 **葫芦饮**（《圣济总录》卷六十一）

【组成】苦葫芦瓢不拘多少

【用法】上以水研服少许。须臾吐愈。

【主治】气黄。病人初得，先从两脚黄肿，大小便难，心

中战悸，面目虚黄，不能食。

86298 **葫芦酒**（《奇效良方》卷五十九）

【组成】苦葫芦子（碎，以醇酒半升浸之，春三、夏一、秋五、冬七日）

【用法】上少少纳鼻中。

【主治】鼻塞眼昏，疼痛脑闷。

86299 **葫芦酒**（《玉案》卷五）

【组成】苦葫芦一个

【用法】上去蒂如盖，内盛老煮酒，以原蒂盖上，隔水炖滚。乘热饮酒。吐利后即愈。

【主治】单腹胀初起。

86300 **葫芦散**（《鸡峰》卷十九）

【组成】木通　葫芦子各一两半　泽泻三分　防己二分　猪苓　海蛤各一两

【用法】上为细末。每服五钱，水七分，酒七分，入葱白五寸，煎至八分，去滓，食前温服。当下小便数升肿消。

【主治】遍身水肿。

86301 **葫芦散**（《绛囊撮要》）

【组成】切颈葫芦（连子烧存性）

【用法】上为末。每服一个，食前温酒送下，或白汤下。十余日见效。

【主治】腹胀，黄肿。

86302 **葫芦花汤**（《赤水玄珠》卷二十七）

【组成】葫芦花不拘多少（八月采，阴干）

【用法】入除夜蒸笼汤浴儿。

【功用】令小儿痘疮或不出，纵出亦稀少。

86303 **葫芦根散**（《圣惠》卷八十一）

【组成】葫芦根（剉）　白药　漏芦　麦门冬（去心，焙）各半两

【用法】上为细散。每服一钱，以葱汤调下，不拘时候。

【主治】产后上焦壅热，乳脉不通。

86304 **葫芦化毒丹**（《外科大成》卷四）

【组成】大黄　黄柏　远志各等分

【用法】上为末，用猪胆汁和成锭，雄黄为衣，阴干。用时以米醋磨如墨，以鹅翎蘸药，频涂患处。

【主治】一切肿毒热疖。

86305 **葫芦糯米酒饮**

《寿世新编》卷下。为《医学从众录》卷六“葫芦糯米酒散”之异名。见该条。

86306 **葫芦糯米酒散**（《医学从众录》卷六）

【异名】葫芦糯米酒饮（《寿世新编》卷下）。

【组成】陈葫芦一个（要三四年者佳）　糯米一斗

【用法】上作酒待熟，用葫芦瓢于炭火上炙热，入酒浸之，如此五六次，将瓢烧灰存性，为细末。每服三钱，酒送下。

【主治】中满臌胀。

葙

86307 **葙子散**（《鲁府禁方》卷三）

【组成】葙子二枚

【用法】上烧糊为末。黄酒调服。

【主治】血山崩漏。

葳

86308 **葳蕤丸**（《外台》卷十五引《延年秘录》）

【组成】葳蕤六分　人参　白术各五分　甘草四分（炙）

【用法】上为末，蜜和为丸，如梧桐子大。每服十丸，加至十五、二十丸，食前饮汁送下，一日三次。

【主治】虚风热，发即头热闷，不能食。

【宜忌】忌桃、李、海藻、松菜、雀肉等物。

86309 **葳蕤丸**（《外台》卷十五引《千金翼》）

【组成】葳蕤　黄连各八分　防风　人参各六分　茯神五分　豆豉三分（熬）

【用法】上为末，炼蜜为丸，如梧桐子大。每服十五丸，加至二十丸，饮汁送下，一日二次。若冷，用酒下之。

【主治】热风冲头面，妨闷。

【宜忌】忌猪肉，冷水，酢物、蒜、热面。

86310 **葳蕤丸**（《圣济总录》卷一一〇）

【组成】葳蕤　青葙子　黄连（去须）　防风（去叉）　赤芍药各一两半　车前子二两　地肤子　干蓝　独活（去芦头）　芎䓖　黄芩（去黑心）　甘草（炙，剉）各一两

【用法】上为末，炼蜜为丸，如梧桐子大。每服四十丸，食后温热水送下，一日二次。

【主治】顽翳丁翳眼。

86311 **葳蕤丸**（《圣济总录》卷一一一）

【组成】葳蕤　车前子　熟干地黄（焙）各四两　升麻　黄芩（去黑心）　秦艽（去苗土）　枳壳（去瓤，麸炒）　白茯苓（去黑皮）　黄连（去须）　独活（去芦头）　地骨皮　决明子（微炒）　山栀子仁　白槟榔（生，剉）各一两半　赤芍药　芎䓖各二两秦皮一两

【用法】上为末，炼蜜为丸，如梧桐子大。每服三十丸，食后熟水送下，一日二次。

【主治】眼生翳膜，疼痛昏涩，视物不明。

86312 **葳蕤丸**（《普济方》卷八十）

【组成】独活（去芦头）　葳蕤　芎䓖　青葙子　黄连（去须）　黄芩（去黑心）　防风（去叉）　赤芍药各一两半　车前子二两　地骨皮　地肤子　干蓝　甘草（炙，剉）各一两

【用法】上为细末，炼蜜为丸，如梧桐子大。每服四十丸，食后温熟水送下，一日二次。

【主治】顽翳钉眼。

86313 **葳蕤汤**（《千金》卷九注文引《小品方》）

【异名】葳蕤散（《圣惠》卷十）、葳蕤散（《普济方》卷一三一）。

【组成】葳蕤　白薇　麻黄　独活　杏仁　芎䓖　甘草　青木香各二两　石膏三两

【用法】上㕮咀，以水八升，煮取三升，去滓，分三服，取汗。

【主治】❶《千金》引《小品方》：冬温及春月中风、伤寒则发热头眩痛，喉咽干，舌强，胸内疼，心胸痞满，腰背强。❷《千金》：温风之病，脉阴阳俱浮，汗出体重，其息必喘，其形状不仁，嘿嘿但欲眠，下之者则小便难，发其汗者必谵语，加烧针者则耳聋难言，但吐下之则遗矢便利。

【加减】若一寒一热，加朴消一分及大黄三两下之。如

无木香，可用麝香一分。

【方论选录】《千金方衍义》：《千金》体究长沙余蕴，悟得发汗后汗出而喘无大热者，可与麻黄杏仁甘草石膏汤，借此以治温病汗后灼热，兼取麻黄升麻汤中葳蕤合麻杏甘草，仅取方中四味而麻黄升麻汤之格局，俨然葳蕤滋肾益肺，内化厥阴火热，外通少阳风气；佐石膏以降逆满；独活、芎䓖、杏仁佐麻黄以解郁蒸，得石膏之寒化，不独解表，并能散火；甘草一味专和麻黄、杏仁之性也。此方中葳蕤、白薇、青木香、石膏自是一路，为方中之主；麻黄、杏仁、芎䓖、独活自是一路，为方中之宾，作两路看方，得宾主历然之妙，深得风温主治之奥。

86314 葳蕤汤（《千金翼》卷二十二）

【组成】葳蕤　黄芩　干姜　生姜各二两（切）　豉一六合（绵裹）　芍药　升麻　黄连　柴胡各二两　栀子七枚（擘）　石膏八两（碎）　芒消四两

【用法】上㕮咀。以水一斗五升，先煮石膏，减一升，次下诸药，煮取二升八合，去滓，下芒消，搅令散，分温三服。每服相去如人行十里，进之利五六行，当自止。

【主治】石发动，心胸热毒。

【宜忌】忌生冷、热面、猪、鱼、蒜。

86315 葳蕤汤（《活人书》卷十七）

【组成】葳蕤三分　石膏一两（杵碎）　白薇半两　麻黄半两（汤泡，焙干，秤）　川芎半两　葛根半两（生者可用二两尤佳）　大羌活（去芦）半两　甘草（炙）半两　杏仁（去皮尖，捶碎）半两　青木香一分（冬一两始，春用半两，炒）

【用法】上剉如麻豆大。每服五钱，水一盏半，煎至一盏服。一日三四次。

【主治】风温，兼疗冬温及春月中风、伤寒，发热，头项眩痛，喉咽干，舌强，胸内疼，痞满，腰背强。

86316 葳蕤汤（《圣济总录》卷十二）

【组成】葳蕤　青木香　白薇（焙）　麻黄（去根节，煎去沫，焙）　独活（去芦头）　杏仁（汤浸，去皮尖双仁，炒）　芎䓖各二两　甘草（炙）三两　麝香（研）一分　石膏（研）三分

【用法】上为粗末。每服五钱匕，水一盏半，煎至八分，去滓温服，空心、临卧并二服，取汗。

【主治】中风发热，头痛目眩，咽喉干，舌本强，胸背痛闷，心膈痞满，腰脊强急。

【加减】若一寒一热，加朴消一分，烧令白，于湿地，纸衬出火毒，大黄一两，剉，醋炒，量人虚实用之，得下后，即减此二味。

86317 葳蕤汤

《圣济总录》卷二十九。为《圣惠》卷十四“葳蕤散”之异名。见该条。

86318 葳蕤汤（《圣济总录》卷三十一）

【组成】葳蕤　柴胡（去苗）　羚羊角（镑）各一两　石膏（碎）半两

【用法】上为粗末。每服五钱匕，水一盏半，煎至八分，去滓温服，不拘时候。

【主治】伤寒数日，余热不解，时发寒热。

86319 葳蕤汤

《圣济总录》卷八十四。为《圣惠》卷四十五“葳蕤散”之异名。见该条。

86320 葳蕤汤（《圣济总录》卷九十）

【组成】葳蕤　百部各一分　麦门冬（去心，焙）　阿胶（炒令燥）　马兜铃各半两　白茯苓（去黑皮）　人参　甘草（炙，剉）　桑根白皮（剉）各一两

【用法】上为粗末。每服三钱匕，水一盏，加乌梅一个，生姜二片，同煎至六分，去滓温服，不拘时候。

【主治】虚劳咳嗽，咯唾脓血。

86321 葳蕤汤

《圣济总录》卷一〇三。为《圣惠》卷三十二“葳蕤散”之异名。见该条。

86322 葳蕤汤（《圣济总录》卷一〇三）

【组成】葳蕤（去皮）　桔梗（炒）　羚羊角（屑）　木通（剉碎）　黄芩（去黑心）　黄耆（剉碎）各三分　麦门冬（去心，焙）一两

【用法】上为粗末。每服五钱匕，水一盏半，煎七分，去滓，投芒硝一字，空心放温服，食后再服。得利去芒硝。

【主治】眼赤肿疼痛。

86323 葳蕤汤（《圣济总录》卷一〇九）

【组成】葳蕤　升麻　黄连（去须）各一两半　秦皮（去粗皮）三分　地骨皮　山栀子仁　甘草（炙，剉）各一两

【用法】上为粗末。每服五钱匕，水一盏半，煎至一盏，去滓，投芒消末一钱匕，食后、临卧温服。

【主治】眼生息肉淫肤。

86324 葳蕤汤（《圣济总录》卷一一一）

【组成】葳蕤（去皮）　地骨皮（去土）　赤芍药各一两半　犀角屑　黄芩（去黑心）　茯神（去木）　甘草（炙，剉）　升麻各一两

【用法】上为粗末。每服五钱匕，以水一盏半，煎至一盏，去滓，食后温服，临卧再服。

【主治】眼生肤翳。

86325 葳蕤汤（《圣济总录》卷一一一）

【组成】葳蕤　桔梗　黄耆（剉）各一两半　羚羊角（镑）一两

【用法】上为粗末。每服五钱匕，水一盏半，煎至八分，去滓，下芒消末半钱匕，再煎一二沸，食后温服。

【主治】目赤，并黑眼上生丁翳疼痛。

86326 葳蕤汤（《圣济总录》卷一八四）

【组成】葳蕤　黄芩（去黑心）　升麻　干姜（炮）　柴胡（去苗）各一两半　芍药　黄连（去须）各一两　石膏四两　栀子仁七枚

【用法】上为粗末。每服三钱匕，水一盏，加生姜一分（拍碎），并豉少许，同煎至六分，去滓，下芒消半字，令沸，温服，如人行十里许再服，一日二次。快利即止。

【主治】乳石发动，心胸痞胀，热毒。

86327 葳蕤汤（《杂病源流犀烛》卷六）

【组成】葳蕤　茯苓　枣仁　石膏各一钱　人参七分

【用法】热服。

【主治】病后多寐，身犹灼热，余邪未清，正气未复。

86328 葳蕤汤（《医级》卷七引柴北溟方）

【组成】葳蕤　甘草　荆芥　防风　桔梗　枳壳　柴胡　薄荷　黄芩　连翘

【主治】春温时感，头痛，身热酸疼，少气。

86329 葳蕤汤（《证因方论集要》卷二）

【组成】葳蕤一两　茯苓三钱

【主治】湿温伤人，久久不已，发热身痛。

【方论选录】葳蕤甘平，不寒不燥，可代人参，但性缓耳。去风热湿温，退蒸解热，佐以茯苓，发热身痛俱得痊矣。

86330 葳蕤饮（《外台》卷十五引《延年秘录》）

【组成】葳蕤三两　羚羊角屑　人参各二两　葱白（切）一升　豉一升（绵裹）

【用法】上切。以水五升，煮取二升，去滓，纳豉，煎取一升五合，去豉，分三次温服，如人行八九里。取微汗即愈。

【主治】风热，项强急痛，四肢骨肉烦热。

【宜忌】忌蒜、面、脂、鱼。

86331 葳蕤酒（《圣济总录》卷一八四）

【组成】葳蕤　升麻　荠苨　人参各三两　大黄（剉，炒）二两　黄芩（去黑心）　葛根（剉）　紫草（去芦头）　犀角（镑）各四两　栀子仁　芒消各二两　银屑二两半　猪脂（腊月者）三两　露蜂房五两　甘草（炙，剉）二两　大豆（浸一宿，晒干，炒，去皮）一合

【用法】上药除猪脂、银屑外，为细末，以无灰酒二升，蜜封渍浸一宿，次将猪脂用好酒一升炼开，以银屑相和，研入前药酒内，更浸一宿。每服取酒一二盏饮之。

【主治】乳石发动，诸药不效。

86332 葳蕤散（《圣惠》卷四）

【组成】葳蕤一两　薏苡仁一两　白鲜皮三分　麦门冬一两（去心）　茯神三分　犀角屑三分　石膏一两　防风三分（去芦头）　远志三分（去心）　甘草半两（炙微赤，剉）

【用法】上为散。每服四钱，以水一中盏，煎至五分，去滓，入竹沥半合，更煎一两沸，不拘时候温服。

【主治】心脏中风，精神昏昧，烦热多汗，口干面赤，惊悸头痛。

86333 葳蕤散

《圣惠》卷十。为《千金》卷九注文引《小品方》“葳蕤汤”之异名。见该条。

86334 葳蕤散（《圣惠》卷十一）

【组成】葳蕤一两　柴胡一两（去苗）　羚羊角屑三分　石膏一两　桑根白皮一两（剉）　川朴消一两

【用法】上为散。每服五钱，以水一大盏，煎至五分，去滓温服，不拘时候。

【主治】伤寒数日，头痛，潮热不退，或发憎寒。

86335 葳蕤散（《圣惠》卷十二）

【组成】葳蕤一两　柴胡一两（去苗）　羚羊角屑三分　石膏三两　川朴消三分　甘草半两（炙微赤，剉）　桑根白皮一两（剉）　肉桂半两（去皱皮）　厚朴三分（去粗皮，涂生姜汁，炙令香熟）

【用法】上为散。每服四钱，以水一中盏，入生姜半分，煎至六分，去滓温服，不拘时候。

【主治】伤寒十日以上，余热不解，时发憎寒。

86336 葳蕤散（《圣惠》卷十四）

【异名】葳蕤汤（《圣济总录》卷二十九）。

【组成】葳蕤一两　桂心半两　木香三分　雄鼠粪二十七枚　荆芥半两

【用法】上为细末，分为五服。以水一大盏，煎至五分，去滓温服，不拘时候。

【主治】伤寒后气血未平，复合阴阳，成阴阳易病者，即小腹拘急，阴肿，身体热，毒气冲心胸，头重不能举。

86337 葳蕤散（《圣惠》卷三十二）

【异名】葳蕤汤（《圣济总录》卷一〇三）。

【组成】葳蕤　秦皮（剉）　甘菊花　防风（去芦头）　栀子仁　甘草（炙微赤，剉）各一两　黄连一两半（去须）　决明子一两半

【用法】上为散。每服四钱，以水一中盏，煎至六分，去滓，食后温服，夜临卧时再服。

【主治】❶《圣惠》：眼赤涩痒急。❷《圣济总录》：目赤痛，见明不得。

86338 葳蕤散（《圣惠》卷三十三）

【组成】葳蕤一分　羚羊角屑一两　蕤仁半两（汤浸，去赤皮）　蔓荆子三分　甘菊花半两　羌活三分　玄参三分　芎䓖三分　甘草半两（炙微赤，剉）　枳壳三分（麸炒微黄，去瓤）

【用法】上为散。每服四钱，以水一中盏，入竹叶二七片，煎至六分，去滓，食后温服。

【主治】青风内障瞳仁，虽在昏暗，渐不见物，状如青盲。

86339 葳蕤散（《圣惠》卷三十三）

【组成】葳蕤一两半　麦门冬一两半（去心，焙）　桔梗（去芦头）　羚羊角屑　木通（剉）　子芩　黄耆（剉）　栀子仁各一两　甘草半两（炙微赤，剉）

【用法】上为粗散。每服四钱，以水一中盏，煎至六分，去滓，入朴消一钱，食后温服，临卧再服。

【主治】眼黑睛突出，风热壅滞，上攻疼痛。

86340 葳蕤散（《圣惠》卷三十八）

【组成】葳蕤一两　犀角屑三分　川升麻三两　黄芩一两　大青三分　栀子仁半两　川大黄二两（剉碎，微炒）　川朴消一两　甘草半两（生，剉）

【用法】上为散。每服四钱，以水一中盏，煎至六分，去滓，温温频一服。以快利为度。

【主治】乳石发动，头面热，四肢烦疼，大小便壅滞。

86341 葳蕤散（《圣惠》卷四十五）

【异名】葳蕤汤（《圣济总录》卷八十四）。

【组成】葳蕤二两　五加皮一两半　甘草一两（炙微赤，剉）　桑根白皮二两（剉）　荠苨二两　麦门冬一两（去心）　石膏二两

【用法】上为散。每服四钱，以水一中盏，煎至六分，去滓温服，不拘时候。

【主治】❶《圣惠》：风毒脚气上攻，心神烦闷，言语謇涩，头痛气急。❷《圣济总录》：脚气因乳石发动，服升麻汤渐退，语虽不涩，但口干唇焦，头痛气急兼嗽，此是脚气退，乳石气冲上。

86342 葳蕤散（《圣惠》卷八十四）

【组成】葳蕤半两　川大黄半两（剉，微炒）　川升麻半两　甘草半两（炙微赤，剉）　黄芩半两　大青半两

【用法】上为粗散。每服一钱，以水一小盏，煎至五分，去滓温服，不拘时候。

【功用】逐毒气。

【主治】小儿伤寒二三日，已服药得汗后，余热未除。

86343 **葳蕤散**（《医学正传》卷二）

【组成】葳蕤二钱半　石膏一钱半　麻黄　白薇　羌活　杏仁　甘草　青木香　川芎各半钱　干菊花一钱半

【用法】上细切，作一服。水二盏，煎至一盏，去滓，一日三服。

【主治】冬瘟头面肿。

86344 **葳蕤散**

《普济方》卷一三一。为《千金》卷九注文引《小品方》"葳蕤汤"之异名。见该条。

86345 **葳蕤饮子**（《外台》卷三引《许仁则方》）

【组成】葳蕤五两（切）　葱白（切）一升　豉心一升（绵裹）　粳米三合（研碎）　雄鼠屎七枚（末）

【用法】以水七升，先煮前三味，取四升汁，去滓，纳粳米屑，煮米烂讫，纳鼠屎末，搅调顿服。覆被安卧，取汗愈。

【主治】天行愈后劳复，不但起动劳役，或因饮食稍多，或因言语过分，或缘视听不节，状若伤寒，服葱白七味饮，若不觉可，宜合此方服之。

86346 **葳蕤收阴汤**（《辨证录》卷十二）

【组成】葳蕤二两　人参一两　白芍三钱　当归一两　柴胡五分

【用法】水煎服。

【主治】妇人产后阴户内一物垂下，其形如帕，或有角或一歧，属肝痿者。

86347 **葳蕤金银散**（《洞天奥旨》卷五）

【组成】葳蕤二两　芍药二两　当归一两　金银花二两　人参五钱　肉桂一钱　玄参五钱　麦冬五钱　车前子三钱　熟地三两

【用法】水数碗，煎一碗，急服。早治则危可变为生。

【主治】目锐眦下生阴疽。

86348 **葳蕤犀角散**

《圣济总录》卷一〇六。为《圣惠》卷三十三"黄芩散"之异名。见该条。

葛

86349 **葛术汤**（《医学入门》卷七）

【组成】葛根　白术　桂心各一钱　豆豉　杏仁　甘草各五分　枳实三分

【用法】水煎服。

【主治】酒疸及脾经肉疸、癖疸、劳役疸及肾经黑疸。

【加减】热者，去桂、术，加山栀一钱。

86350 **葛术汤**

《东医宝鉴·杂病篇》卷六。即《济生》卷三"葛根汤"加苍术。见该条。

86351 **葛叶散**（《圣济总录》卷一三九）

【组成】葛叶　地菘苗　续断　石灰末　旋覆花　地黄（生用）　益母草　麦门冬（去心）各五两

【用法】上除石灰外，捣绞取汁，和石灰调作饼子；晒干，再捣为散。敷所伤处。

【功用】续筋骨，敛血，止痛。

【主治】金疮。

86352 **葛芋膏**（《圣济总录》卷一四九）

【组成】野葛一升　茵芋　羊踯躅　附子（去皮脐，生用）　丹砂（研）各一两　巴豆（去皮心膜）　乌头（去皮脐，生剉）　蜀椒（去目）各五合　雄黄（研）　大黄各二两

【用法】上除丹砂、雄黄另研外，捣为末，以不着水猪膏三斤煎，去滓，纳丹砂、雄黄末，搅至凝。取枣核大一块，摩痛上，勿近眼。

【主治】射工中人，恶风寒热。

86353 **葛芍汤**（《产科心法》卷上）

【组成】葛根二钱　赤芍药三钱　广皮一钱半　苦参一钱　陈茶叶二钱

【用法】水煎服。

【主治】妊妇痢疾。积物与热结聚肠胃，气闭不通，宿滞不去，发为痢疾，里急后重，下痢红白，稠黏臭秽而属初起者。

【加减】如不愈，再加山楂三钱（炒），神曲一钱（炒），或槟榔五分。

86354 **葛红汤**（《效验秘方·续集》祝谌予方）

【组成】葛根10克　红花10克　川芎10克　丹参30克　当归10克　赤芍15克　菊花10克　羌活10克　党参10克　麦冬10克　五味子10克

【用法】每日一剂，水煎，分2次温服。

【功用】补益心气，活血化瘀，通脉止痛。

【主治】冠心病、心绞痛、心律不齐等病，证属心气不足，心血瘀阻者。

【加减】伴心区疼痛者，加菖蒲、郁金；伴胸闷不舒者，加桔梗、枳壳、杏仁、薤白；伴肢体凉麻者，加鸡血藤、桂枝、钩藤；气虚重证，改用人参或西洋参，或加用黄芪50克；伴心律不齐者，加柏子仁、炙甘草。

【方论选录】方中葛根配丹参，舒筋活血，化瘀解痉；红花、川芎、当归、赤芍，活血养血，化瘀通络；羌活配菊花，平肝通脉止痛，改善血脉循环；党参、麦冬、五味子，益气养心。全方配伍具有补益心气、活血化瘀、通脉止痛的功能。

86355 **葛花丸**（《普济方》卷二五三）

【组成】葛花半两　砂仁半两　木香一两　沉香一分　豆蔻一分　荜澄茄一分　陈皮（去皮）一两　乌梅十四个　半夏二十一枚（汤泡七次，汁浸煮，晒干，切作片，另用姜炒干用）　山果半两　茯苓一分　枳实（去瓤，麸炒）一两　葛粉末半两　甘草（炙）一分

【用法】上为末，炼蜜为丸，如龙眼大。每服一丸，含化。

【功用】醒酒，解毒，消痰。

86356 **葛花丸**

《保命歌括》卷八。为《医学入门》卷七"葛连丸"之异名。见该条。

86357 **葛花汤**（《济阳纲目》卷十一）

【组成】葛根面　小豆花　藿香叶　白豆蔻　益智仁　缩砂仁　香附子　车前子　葛花　葛蕊　白檀　木香　丁香　沉香　橙皮　陈皮　姜屑　官桂　白术　泽泻　茯苓　人参　甘草各等分

【用法】上为细末。汤点服，酒调亦得；或姜汁糊为丸，如梧桐子大，酒下之。服毕，但鼻准微汗，即解。

【功用】上下分消酒湿。

【主治】伤酒。

86358 葛花汤

《不知医必要》卷三。为《内外伤辨》卷下"葛花解醒汤"之异名。见该条。

86359 葛花散(方出《肘后方》卷七,名见《御药院方》卷八)

【异名】双花散(《东医宝鉴·杂病篇》卷四)。

【组成】葛花 小豆花

【用法】上为散。每服二三匕。

【功用】饮酒不醉,醉亦不伤人。

【备考】《御药院方》本方用:葛花、小豆花各一两。

86360 葛花散(《医方类聚》卷一八三引《神巧万全方》)

【组成】葛花 赤小豆花 黄耆 生干地黄各一两(焙) 白蔹 赤芍药 黄芩 当归(微炒)各三分

【用法】上为末。每服二钱,食前煎槐子仁汤调服。

【主治】酒痔,大肠中久积热,每下血疼痛。

86361 葛花散(《圣济总录》卷一四六)

【组成】葛花一两

【用法】上为散。每用一大钱匕,沸汤点服,不拘时候;亦可煎服。

【主治】饮酒中毒。

86362 葛连丸(《医学入门》卷七)

【异名】葛黄丸(《古今医鉴》卷四)、葛花丸(《保命歌括》卷八)。

【组成】葛花 黄连各四两

【用法】上为末,用大黄末熬膏为丸,如梧桐子大。每服百丸,温水送下;或煎服。

【主治】❶《医学入门》:饮酒过多,热蕴胸膈,以致吐、衄。❷《古今医鉴》:时令酷暑,上焦积热,忽然吐血垂死者。

【备考】本方改为散剂,名"葛黄散"(见《类证治裁》)。

86363 葛根丸(《千金翼》卷十九)

【组成】葛根 栝楼各三两 铅丹二两 附子一两(去皮)

【用法】上为末,炼蜜为丸,如梧桐子大。每服十丸,一日三次。

【主治】消渴,日饮一石水者。

【加减】春夏减附子。

【备考】《圣济总录》本方用法:每服二十丸,煎茅根汤送下,一日三次。

86364 葛根丸(《圣济总录》卷七十一)

【组成】葛根(剉) 附子(炮裂,去皮脐) 薏苡根(剉) 芦根(剉)各一分 糯米二合

【用法】上为末,入桃胶汤浸煮为糊,和丸如小豆大。每服十至二十丸,食后、临卧用灯心、枇杷叶煎汤送下。

【主治】脾积痞气,烦渴口干。

86365 葛根汁(方出《圣惠》卷五十三,名见《圣济总录》卷五十八)

【组成】生葛根(切去皮,木臼内捣取自然汁一大盏) 蜜二大匙

【用法】上搅令匀,分三次,不拘时候服。

【主治】消渴烦躁,狂乱,皮肤干燥。

【备考】本方方名,《普济方》引作"葛根汤"。

86366 葛根汁

《卫生总微》卷七。为方出《千金》卷二,名见《活人书》卷十九"葛根一物饮"之异名。见该条。

86367 葛根汤(《伤寒论》)

【异名】葛根麻黄汤(《三因》卷七)、麻黄葛根汤(《杏苑》卷七)、干葛解肌汤(《症因脉治》卷二)、麻黄加葛根汤(《伤寒大白》卷一)。

【组成】葛根四两 麻黄三两(去节) 桂枝二两(去皮) 生姜三两(切) 甘草二两(炙) 芍药二两 大枣十二枚(擘)

【用法】上以水一斗,先煮麻黄、葛根减二升,去白沫,纳诸药,煮取三升,去滓,温服一升。覆衣被,取微似汗,余如桂枝法将息。

【功用】《伤寒附翼》:开表逐邪,调和表里。

【主治】外感风寒表实,项背强,无汗恶风,或自下利,或血衄;痉病,气上冲胸,口噤不语,无汗,小便少,或卒倒僵仆。

❶《伤寒论》:太阳病,项背强几几,无汗恶风者;太阳与阳明合病者,必自下利。❷《金匮》:太阳病,无汗而小便反少,气上冲胸,口噤不得语,欲作刚痉。❸《明医指掌》:妇人妊娠二三月以来,忽然卒倒僵仆。❹《症因脉治》:阳明郁热,无汗而衄血者。

【宜忌】禁生冷、黏滑、肉、面、五辛、酒酪、臭恶等物。

【方论选录】❶《伤寒附翼》:葛根味甘气凉,能起阴气而生津液,滋筋脉而舒其牵引,故以为君;麻黄、生姜能开玄府腠理之闭塞,祛风而出汗,故以为臣;寒热俱轻,故少佐桂、芍,同甘、枣以和里。此于麻、桂二方之间,衡其轻重而为调和表里之剂也。❷《张氏医通》:此即麻黄、桂枝二汤合用,于中但去杏仁、增葛根,为阳明经证之专药,以其能辅麻黄大开肌肉也;去杏仁者,既开肌肉于外,不当复泄肺气于内也。❸《金鉴》:是方也,即桂枝汤加麻黄、葛根。麻黄佐桂枝,发太阳营卫之汗;葛根君桂枝,解阳明肌表之邪。不曰桂枝汤加麻黄、葛根,而以葛根命名者,其意重在阳明,以呕利属阳明多也。二阳表急,非温服覆而取汗,其表未易解也。或呕或利,里已失和,虽啜粥而胃亦不能输精于皮毛,故不须啜粥也。此证比麻黄青龙二证较轻,然项强连背拘强更甚于项强无汗,不失为表,但脉浮不紧,故不从乎麻黄,而于桂枝方加麻黄倍葛根以去实,小变麻、桂之法也。盖葛根为阳明主药,凡太阳有阳明者,则佐入太阳药中;凡少阳有阳明者,则佐入少阳药中,无不可也。

【临床报道】❶太阳伤寒:《经方实验录》光华眼镜公司有袁姓少年,其岁八月,卧病四五日,昏不知人。其兄欲送之归,延予诊视以决之。余往诊,日将暮,病者卧榻在楼上,悄无声息。余就病榻询之,形无寒热,项背痛,不能自转侧。诊其脉,右三部弦紧而浮,左三部不见浮象,按之则紧,心虽知为太阳伤寒,而左脉不类。时其兄赴楼下取火,少顷至。予曰:乃弟沉溺于酒色者乎?其兄曰:否,惟春间在汕头一月,闻颇荒唐,宿某妓家,挥金且甚巨。予曰:此其是矣。今按其左脉不浮,是阴分不足,不能外应太阳也。然其舌苔必抽心,视之果然。予用葛根二钱,桂枝一钱,麻黄八分,白芍二钱,炙草一钱,红枣五枚,生姜三片。予微语其兄曰:服后微汗出则愈。若不汗,则非予所敢知也。临行,予又恐其阴液不足,不能达汗于表,令其药中加粳米一酒杯,遂返寓。明早,其兄来,求复诊。予往应之,六脉俱和。询之,病者曰:五日不曾熟睡,昨服药得微汗,不觉睡去,此醒时,体甚舒展,亦不知病于何时去也。随请开调理方。予

曰:不须也,静养二三日足矣。闻其人七日后,即往汉口经商云。❷ 周围性面瘫:《陕西中医学院学报》[1984,(1):33]采用葛根汤原方及其剂量,治疗周围性面神经麻痹 16 例。除 1 例因病程达 14 年之久而无效外,余皆痊愈,效果颇好。❸ 荨麻疹:《中医杂志》(1984,9:57)用葛根汤(葛根 12 克、麻黄 6~9 克、生姜 6~9 克、桂枝 6 克、甘草 6 克、白芍 6 克、大枣 4~6 枚。并适当随证加减),治疗荨麻疹 51 例,其中急性者 46 例,慢性者 5 例;发病后经西药治疗 1 周以上不愈者 35 例。结果,46 例急性患者,经用药 1~7 天后全部治愈;5 例慢性患者用药 5~10 天后全部治愈;总有效率为 100%。随访半年无复发。❹ 牙痛:《四川医学》(1982,6:337)采用葛根汤加减(葛根 18~24 克、桂枝 10 克、麻黄 6~10 克、白芍 10~15 克、蜂房 10 克。大便干燥加大黄;疼痛甚,加细辛、白芷;胃热甚加川连、石膏;齿龋加乌梅、生地、荜茇、蜀椒;肾虚合玉女煎),治疗 40 例牙痛患者,疗效满意。40 例中,急性牙髓炎 3 例,慢性牙髓炎 6 例,龋齿 17 例,冠周炎 3 例,牙槽脓肿 9 例,长智齿 2 例。按中医分型,肾虚牙痛 9 例,胃热牙痛 20 例,风寒牙痛 11 例。结果:痊愈 36 例,好转 2 例,无效 2 例,均属长智齿。❺ 感冒:《临床荟萃》[2005,20(6):313]实验以 240 例西医诊断为上呼吸道感染,中医诊断为外感风寒型感冒患者为对象,进行多中心、随机、双盲、阳性药平行对照研究,显示葛根汤合剂能安全有效地治疗感冒。❻ 紧张性头痛:《国外医学·中医中药分册》[1995,17(3):28]应用葛根汤提取物 7.5g/d,每日 3 次,显著改善、改善和稍改善总百分率高于 80%。❼ 面瘫:《黑龙江中医药》[2000,(2):46]应用葛根汤每日 1 剂,6 日为 1 疗程,治疗面瘫,12 例面瘫患者全部痊愈。❽ 小儿病毒性肠炎:《湖南中医杂志》[2001,17(6):52]以葛根汤治疗病毒性肠炎患儿 46 例,治愈率达 100%,且随访两个月均未见复发。❾ 局限性硬皮病:《浙江中医杂志》[1997,32(4):176]运用葛根汤治疗硬皮病患者 28 例,15 例基本痊愈,9 例显效,无效 4 例,痊愈率 54%,有效率 86%。

【现代研究】❶ 对脑血管的作用:《中药药理与临床》[1987,4:14]葛根汤对麻醉狗、猫具有显著的扩张脑血管、增加脑血流量、降低脑血管阻力的作用。此外能对抗 ADP 诱导的家兔血小板聚集。❷ 抑制关节肿胀作用:《中国实验方剂学杂志》[2001,7(4):29]葛根汤对佐剂关节炎大鼠的原发性和继发性关节肿胀均有抑制作用,其作用可能与下调足关节组织炎性因子白介素 -1β、肿瘤坏死因子 -α 和前列腺素 E_2 的含量有关。❸ 抗炎、止痛有效部位:《上海中医药杂志》[2004,38(3):45]运用不同方法对葛根汤水煎液进行萃取,并将所得组分两两组合,用于筛选抗炎(二甲苯致小鼠耳肿胀)和止痛(热板法)有效部位。发现未经萃取水煎剂的抗炎作用略优于其他组,乙醚、正丁醇部位和水层混合液的作用略强于单一部位,认为乙醚和正丁醇部位为该方抗炎、镇痛的有效组分。❹ 延缓椎间盘退变作用:《中国骨伤》[2004,17(4):198]在风寒湿型颈椎病模型家兔,葛根汤下调颈椎间盘组织中 Fas 表达,上调 B 细胞淋巴瘤 / 白血病 -2(Bcl-2)表达,发挥延缓椎间盘退变的作用。❺ 减轻流感肺炎作用:《日本医学介绍》[2003,24(5):237]对发热反应最敏感的 DBA/2 小鼠感染流感病毒后,对照组小鼠全部死亡,而葛根汤灌胃给药组小鼠则存活或生存时间延长。感染病毒小鼠的死因均系肺炎,肺组织病理检查发现,葛根汤组小鼠肺炎轻微、肺部炎症面积明显减小,而对照组小鼠肺炎严重。即葛根汤具有减轻流感肺炎的功效。❻ 抗凝血作用:《河南中医》[1992,12(3):290]大鼠静脉注射葛根汤或生理盐水后,颈总动脉和颈外静脉搭桥循环,循环硅橡胶管中置一丝线,血小板黏附后形成血栓。葛根汤(2g/kg)呈现显著的抗血栓形成作用,抑制率 47.7%。体外试验中,葛根汤明显抑制 ADP 诱导的血小板凝集,给药组血小板聚集率及血小板聚集曲线下面积均明显低于对照组,说明葛根汤能显著抑制血小板聚集,具有抗凝血作用。❼ 抗过敏作用:《中成药》[1996,18(9):38]致炎前 1 周开始给予葛根汤 1g/kg,连续 7 天,可抑制绵羊红细胞引起的小鼠迟发型足肿胀。在 2 次免疫前 7 天或第 1 次免疫后立即连续给予葛根汤 2g/kg,可抑制绵羊红细胞引起的小鼠实验性局部过敏反应。

86368 葛根汤(《外台》卷一引《小品方》)

【异名】葛根龙胆汤(《千金》卷九)。

【组成】葛根八两　生姜三两　龙胆　大青各半两　桂心　甘草(炙)　麻黄(去节)各二两　葳蕤一两　芍药　黄芩各二两　石膏(碎)　升麻各一两

【用法】上切,以水一斗,先煮葛根、麻黄取八升,掠去沫后,纳余药,煮取三升,分三服,日二夜一。

【主治】❶《外台》引《小品方》:伤寒三四日不愈,身体热毒。❷《圣济总录》:阳毒伤寒,头痛壮热未解,身体疼痛。

【宜忌】忌海藻、菘菜、生葱。

86369 葛根汤(《外台》卷三十三引《小品》)

【异名】汉防己汤(《普济方》卷三三九)。

【组成】贝母　葛根　丹皮(去心)　木防己　防风　当归　芎䓖　桂肉(切,熬)　茯苓　泽泻　甘草(炙)各二两　独活　石膏(碎)　人参各三两

【用法】上切。以水九升,煮取三升,分二次服。

【主治】❶《外台》引《小品》:子痫,妊娠临月,因发风痉,忽闷愦不识人,吐逆眩倒,小醒复发。❷《杏苑》:酒疸,心下懊痛,足胫满,发赤斑。

【加减】贝母令人易产,若未临月者,以升麻代之。

【宜忌】忌海藻、菘菜、酢。

86370 葛根汤

《外台》卷三引《延年秘录》。为原书同卷"葛根饮"之异名。见该条。

86371 葛根汤(《千金》卷三)

【组成】葛根　生姜各六两　独活四两　当归三两　甘草　桂心　茯苓　石膏　人参　白术　芎䓖　防风各二两

【用法】上㕮咀。以水一斗二升,煮取三升,去滓,分三服,一日三次。

【主治】妇人产后中风,口噤痉痹,气息迫急,眩冒困顿,并产后诸疾。

【方论选录】《千金方衍义》:产后中风,口噤痉痹,用芎、防、葛、独、膏、姜愈风之品,不得苓、桂、术、归、四君子等药无以逞其功用也。

86372 葛根汤

《千金》卷八。为原书同卷"羌活汤"之异名。见该条。

86373 葛根汤(《外台》卷一引《崔氏方》)

【组成】葱白十四茎　豉一升(绵裹)　葛根三两(切)

【用法】上以水五升,煮取二升,分二次服。药后温覆取汗,汗不出更服。

【主治】伤寒服葱豉汤后不得汗者。

86374 葛根汤(方出《外台》卷三十八,名见《普济方》卷二六一)

【组成】葛根　紫草各八两　犀牛角屑十二两　露蜂房十两(炙)　芒消　大黄各二两　荠苨　人参各七两　玄参　甘草(炙)　银屑(细研)各四两　猪脂十二两(腊月者)

【用法】上以无灰酒渍经十日,其猪脂用酒一升煎取脂三两,取银屑和研,纳药中,每日空腹服一匙。

【功用】下石。

【主治】石发,两脚卒冷,两胁腋卒热并口噤。

【宜忌】忌热面、炙肉、海藻、蒜等。

86375 葛根汤(《普济方》卷三一八引《产经》)

【组成】葛根一两　麻黄(去根节,炮)　僵蚕各三分　桂枝　粉草　芍药各半两　大枣三枚

【用法】上㕮咀。每用三钱,水一盏,煎至七分,去滓温服。取汗为度。

【主治】妇人产后五七日,强力下床,或一月内,伤于房室,或怀忧发怒,扰荡冲和,或因着灸伤动脏腑,发为刚痉。得病之初,无汗恶风,眼涩口噤,肌肉瞤搐,以渐腰脊筋急强直,似弓反张。

【宜忌】产后有疾,凡用麻黄更宜斟酌。

86376 葛根汤(《圣惠》卷九)

【组成】葛根一两　葱白五茎　豉一合　柴胡半两(去苗)　生姜一两　黄芩半两

【用法】上细剉。以水三大盏,煎至一盏五分,去滓,不拘时候稍热服,一日三次,如人行五里再服。衣盖取汗。

【主治】伤寒一日,初觉头痛恶寒,壮热,腹内热,脉洪大。

86377 葛根汤(《圣惠》卷三十八)

【组成】葛根三分　石膏二两(捣碎)　麻黄三分(去根节)　栀子仁三七枚　甘草半两(生用)　胡竹叶一握　生姜半分　豉一合　葱白七茎(去须)

【用法】上细剉。以水五大盏,煎至两盏半,分五次温服,不拘时候。

【主治】乳石发动,寒热头痛,复似天行,四肢烦疼,心躁,口干多渴,不能下食。

86378 葛根汤

《医方类聚》卷五十三引《神巧万全方》。为《伤寒论》"葛根黄芩黄连汤"之异名。见该条。

86379 葛根汤(《医方类聚》卷五十四引《伤寒括要》)

【组成】葛根二两　麻黄一两(去根节)　桂心一两　赤芍药一两　半夏一两(汤洗七次)　甘草半两(炙)

【用法】上为粗末,如桂枝汤法煎。

【主治】太阳与阳明合病而不利,但呕者;少阴病,其人吐利,手足不逆,反发热者。

86380 葛根汤(《圣济总录》卷六)

【组成】葛根　防风(去叉)　附子(炮裂,去皮脐)　麻黄(去节根,煎掠去沫,焙干)各一两　独活(去芦头)二两　杏仁(汤浸,去皮尖双仁,炒)四十枚　松实(去壳)一两半

【用法】上剉,如麻豆大。每用十钱匕,以水二盏,酒一盏,入生姜三片,煎取一盏半,去滓,分三服,日二夜一。

【主治】中风,口面㖞斜。

86381 葛根汤(《圣济总录》卷七)

【组成】生葛根(切)　半夏(汤洗七遍)各四两　生姜五两(与半夏同捣,炒干)　独活(去芦头)二两　桂(去粗皮)二两半　防风(去叉)　当归(切,焙)　芍药　甘草(炙)各一两　附子(炮裂,去皮肤)半两

【用法】上剉,如麻豆大。每用五钱匕,以水一盏半,入生姜一枣大(拍碎),煎至八分,去滓温服,日二夜一。

【主治】中贼风,半身不随,口面㖞僻,言语不便。

86382 葛根汤(《圣济总录》卷十六)

【组成】葛根　木通(剉)　芍药　防风(去叉)各二两　甘菊花(择去梗)一两　麻黄(去根节,先煮,掠去沫,焙)一两一分　石膏(研碎)五两　前胡一两半

【用法】上为粗末。每服五钱匕,水一盏半,入生姜二片、大枣一枚(去核),煎至一盏,去滓温服,不拘时候。

【主治】风头眩欲倒,眼旋屋转,脑痛。

86383 葛根汤(《圣济总录》卷二十一)

【组成】葛根(剉)　白术　芍药　干姜(炮)各半两　麻黄(去根节)　桂(去粗皮)各三分　甘草(炙)一分半

【用法】上为粗末。每服五钱匕,以水一盏半,煎至八分,去滓温服。

【主治】伤寒一二日,头疼壮热,遍身疼痛,其脉洪数。

【加减】如脉微,加附子半两。

86384 葛根汤

《圣济总录》卷二十二。为《外台》卷四引《小品方》"葛根橘皮汤"之异名。见该条。

86385 葛根汤

《圣济总录》卷二十二。为《圣惠》卷十七"葛根饮子"之异名。见该条。

86386 葛根汤(《圣济总录》卷二十四)

【组成】葛根(剉,焙)　麻黄(去根节)各二两　桔梗(炒)　杏仁(汤浸,去皮尖双仁,炒黄)　甘草(炙,剉)　葶苈(纸上炒)　石膏(研)各一两

【用法】上为粗末。每服三钱匕,以水一盏,煎至八分,去滓温服,不拘时候。

【主治】伤寒,声不出,咳嗽头疼。

86387 葛根汤(《圣济总录》卷二十五)

【组成】葛根(剉)一两　茯苓(去黑皮)半两　半夏(汤洗七次,炒干)三分　白术半两　黄耆三分(剉)　人参一两　麦门冬(去心,焙)一两　甘草半两(炙,剉)

【用法】上为粗末。每服三钱匕,以水一盏,入生姜半分(拍碎),大枣二枚(擘破),同煎至六分,去滓温服。

【主治】伤寒,干呕不止。

86388 葛根汤(《圣济总录》卷三十一)

【组成】葛根(剉)　生干地黄(焙)　羌活(去芦头)　桂(去粗皮)　芍药　芎䓖　麻黄(去根节,汤煮,掠去沫)　陈橘皮(汤浸,去白,焙)　木香各半两　甘草(炙,剉)一分

【用法】上为粗末。每服五钱匕,以水一盏半,入生姜半分(拍碎),大枣三枚(擘破),同煎至七分,去滓,空心温服,晚食前再服。

【主治】伤寒后,毒气未解,四肢少力,骨节烦疼,心腹胀满。

86389 **葛根汤**(《圣济总录》卷三十一)

【组成】葛根(剉) 柴胡(去苗)各一两 麻黄(去根节,煎掠去沫,焙)三分 芍药 黄芩(去黑心) 甘草(炙,剉) 桂(去粗皮)各半两

【用法】上为粗末。每服五钱匕,以水一盏半,入枣二枚(擘),煎至六分,去滓,不拘时候温服。

【主治】伤寒及天行后,头痛,余热不解。

86390 **葛根汤**(《圣济总录》卷三十一)

【组成】葛根 芍药 白茯苓(去黑皮) 黄芩(去黑心) 乌头(炮裂,去皮脐) 芎䓖各一两 栀子仁半两

【用法】上㕮咀,如麻豆大。每服五钱匕,以水一盏半,入豉三七粒,煎至七分,去滓温服。

【主治】伤寒后,余热不除,及寒热头重,体痛,表证尚未罢者。

86391 **葛根汤**(《圣济总录》卷三十二)

【组成】葛根(剉) 青竹茹各一两 仓粳米一合

【用法】上为粗末。每服三钱匕,以水一盏,入生姜一枣大(拍碎),煎至六分,去滓,食后温服,一日三次。

【主治】伤寒后,咽喉疼痛。

86392 **葛根汤**(《圣济总录》卷四十五)

【组成】葛根(剉)二两半 麻黄(去根节)一两 桂(去粗皮)三分 石膏(碎)三两 芍药一两一分 甘草(炙)一两

【用法】上为粗末。每服三钱匕,以水一盏,煎至七分,去滓,不拘时候温服。

【主治】脾瘅。面黄口甘,烦渴不止。

86393 **葛根汤**(《圣济总录》卷四十七)

【组成】葛根(剉)十两 甘草(炙)三两 半夏二两(生姜汁半盏,浆水半升,同煮软,切,焙干) 黄连(去须)一两

【用法】上为粗末。每服三钱匕,以水一盏,入生姜二片,竹茹少许,同煎至七分,去滓温服,不拘时候。

【主治】胃实热,烦渴,咽干吐逆。

86394 **葛根汤**(《圣济总录》卷九十三)

【组成】葛根(炙黄,剉)三两 石膏(研)五两 甘草(炙令赤)一两 知母(剉,焙干) 黄芩(去黑心) 麦门冬(去心,焙) 人参 白茯苓(去黑皮) 生干地黄(酒洗,去土,炙)各二两 粳米一合

【用法】上为粗末。每服五钱匕,以水一盏半,入竹叶五片,煎至一盏,去滓,分二次温服;亦可以小麦半升,水三升,煮取汁煎药,更佳。

【主治】虚劳五蒸。

86395 **葛根汤**(《圣济总录》卷九十三)

【组成】葛根(剉) 赤茯苓(去黑皮) 麦门冬(去心,焙) 甘草(炙,剉) 黄耆各半两 人参三分

【用法】上为粗末。每服五钱匕,以水一盏半,入芦根五枝,竹三叶,煎至一盏,去滓,分二次温服,空腹、食后各一服。

【主治】骨蒸烦渴,呕不下食,四肢发热。

86396 **葛根汤**(《圣济总录》卷九十三)

【组成】葛根(炙)一两 赤茯苓(去黑皮) 麦门冬(去心,焙)各一两半 甘草(炙,剉)一两

【用法】上为粗末。每用五钱匕,以水一盏半,入竹叶三片,生芦根三枚,煎至一盏,去滓,分二次温服,空腹、食后各一服。

【主治】骨蒸热,烦渴,呕逆不下食。

86397 **葛根汤**(《圣济总录》卷一〇七)

【组成】葛根(剉) 木通(剉) 桑根白皮 地骨白皮各一两半 白鲜皮一两

【用法】上为粗末。每服五钱匕,以水一盏半,煎至一盏,去滓,食后临卧温服。

【主治】眼痒睑急。

86398 **葛根汤**(《圣济总录》卷一〇八)

【组成】葛根(剉) 黄连(去须) 木通(剉) 吴蓝 甘草(炙,剉)各二两 升麻 黄芩(去黑心) 大黄(剉,炒)各一两半 石膏四两

【用法】上为粗末。每服五钱匕,以水一盏半,煎至六分,去滓,入消一钱匕,地黄汁半合,更煎三两沸,放温,食后临卧服。

【主治】金石发动,眼痛欲裂。

86399 **葛根汤**(《圣济总录》卷一〇八)

【组成】葛根三分(剉) 地骨皮一两 荠苨(生者,切,焙)一两 车前子三分 甘草(炙)半两

【用法】上为粗末。每服五钱匕,以水一盏半,入竹叶十片,煎至八分,去滓,食后临卧温服。

【主治】时气病后,客热暴躁,目赤涩痛,冷泪壮热。

86400 **葛根汤**(《圣济总录》卷一一七)

【组成】葛根(剉) 甘草(炙)各半两 人参三分 赤茯苓(去黑皮)一两 天门冬(去心,焙)三分 黄耆(剉)一两 桂(去粗皮)三分 犀角屑 生干地黄 芎䓖各半两 麻黄(去根节)一两 牛黄(研)一分 地骨皮(剉)半两 麦门冬(去心,焙)一两

【用法】上为粗末。每服三钱匕,以水一盏,煎至七分,去滓温服,不拘时候。

【主治】口舌干焦。

86401 **葛根汤**(《圣济总录》卷一三一)

【组成】葛根(剉) 麦门冬(去心,焙)各一两 犀角(镑)半两 葳蕤 荠苨 芍药 甘草(炙,剉) 芦根(剉)各三分 石膏一两半

【用法】上为粗末。每服五钱匕,以水一盏半,煎至八分,下竹沥半合,红雪一分,更煎三两沸,去滓,空心、日晚温服。

【主治】发背痈疽,一切疮肿乳痈,口干脚冷,发作寒热,头痛,呕哕不下食。

86402 **葛根汤**

《圣济总录》卷一三九。为方出《千金》卷二,名见《活人书》卷十九"葛根一物饮"之异名。见该条。

86403 **葛根汤**(《圣济总录》卷一六一)

【组成】葛根(剉) 防风(去叉)各一两 枳实(去瓤,麸炒)一两半 附子(炮裂,去皮脐)一两 独活(去芦头)半两 杏仁(去皮尖双仁,炒)四十枚 麻黄(去根节,煎,掠去沫,焙)一两

【用法】上剉,如麻豆大。每服五钱匕,以水一盏半,入生姜半分(切),煎至七分,去滓温服,不拘时候。

【主治】产后中风,口面㖞僻。

86404 **葛根汤**(《圣济总录》卷一六二)

【组成】葛根（剉） 人参 白术（剉，炒） 桔梗（炒） 白茯苓（去黑皮）各半两

【用法】上为粗末。每服三钱匕，以水一盏半，煎至八分，去滓温服，不拘时候。

【主治】妇人产后，霍乱吐利，烦渴不食。

86405 葛根汤（《圣济总录》卷一七二）

【组成】葛根（剉，微炒） 麻黄（去节） 羌活（去芦头） 甘草（炙，剉） 枳壳（去瓤，麸炒）各半两 杏仁（汤浸，去皮尖双仁，炒）一分 升麻 黄芩（去黑心） 大黄（剉，炒）各一两 柴胡（去苗） 芍药各三分 钩藤一分 蛇蜕（微炙）三寸 蚱蝉二枚（去翅，微炒） 石膏（碎）一两半

【用法】上为粗末。每服一钱匕，以水半盏，煎至三分，入竹沥少许，更煎一两沸，去滓，分三次温服。

【主治】小儿初生，至百晬前后，惊痫连发不醒，及胎中感风，体冷面青，筋急反张。

86406 葛根汤（《幼幼新书》卷十五引张涣方）

【组成】葛根 人参各一两 麦门冬 甘草（炙） 白茯苓 泽泻各半两

【用法】上为细末。每服一钱，以水八分一盏，入生姜二片，薄荷三叶，煎至六分，去滓温服。

【主治】小儿伤寒，体热烦渴。

86407 葛根汤（《本事》卷七）

【组成】葛根半两 桔梗（炒） 防风（去叉股） 白芍药 甘草（炙） 诃子（去核） 川芎（洗） 白术 枳壳各一两（去瓤，麸炒黄）

【用法】上为粗末。每服四钱，以水一盏半，入生姜、大枣，同煎至七分，去滓温服，一日四五次。

【主治】胁肋下痛，不美食者。

【方论选录】《本事方释义》：葛根气味辛甘平，入足阳明；桔梗气味苦辛平，入手太阴；防风气味辛甘微温，入足太阳；枳壳气味苦寒，入足太阴；白芍气味酸微寒，入足厥阴；甘草气味甘平，入足太阴；诃子气味温涩，入手阳明、足太阴；川芎气味辛温，入足少阳厥阴；白术气味甘温微苦，入足太阴。因胁下痛，致脾胃受困，纳食不美，故以升散之药，鼓动脾阳，兼用和中之品，佐姜、枣以和营卫，则肝邪不致乘虚犯胃也。

86408 葛根汤（《景岳全书》卷五十六引刘河间方）

【组成】葛根 桂枝 川芎 细辛 防风各一钱 麻黄 枳壳 芍药 人参 炙甘草各八分

【用法】上㕮咀。以水一钟半，入生姜三片，煎至八分，食远温服。

【主治】寒邪在经，胁下疼痛不可忍。

86409 葛根汤（《陈素庵妇科补解》卷三）

【组成】葛根 防风 归 芎 甘草 独活 茯神 杏仁 白术 人参 陈皮 黄芩 竹沥 防已 麻黄 天虫 升麻 白芍

【功用】祛风导痰，养血安胎。

【主治】妊娠风痉，因体虚受邪，已伤太阳经络，复遇风寒，新旧相搏，其发则口噤背僵，昏闷忽不识人，须臾复醒，良久又作，甚则有口吐涎沫，角弓反张，其症尤重，多致损胎。

86410 葛根汤（《济生》卷三）

【异名】葛根豆豉汤（《赤水玄珠》卷十六）。

【组成】葛根二两 枳实（去瓤，麸炒） 栀子仁 豉各一两 甘草（炙）半两

【用法】上㕮咀。每服四钱，以水一盏半，煎至八分，去滓温服，不拘时候。

【主治】❶《济生》：酒疸。❷《普济方》：酒疸因下后，久久为黑疸，目青面黑，心中如啖蒜状，大便黑，小便赤或面黑，脉微而数。

【备考】本方加苍术，名“葛术汤”（见《东医宝鉴·杂病篇》）。

86411 葛根汤（《医方类聚》卷六十二引《王氏集验方》）

【组成】葛根四两 豉一升

【用法】上用水三升，煮取半升，温服。

【主治】伤寒初起至二日，头痛内热，脉洪。

86412 葛根汤（《仙传外科集验方》卷六）

【组成】升麻一两 葛根二两 甘草二钱 半夏 苏叶 白芷 丁皮 川芎 香附子 陈皮各五钱

【用法】上为散。每服二钱，入姜、葱煎，空心服之。

【功用】发散。

【主治】刀刃伤后发寒热，男女流注初发，潮热，红肿赤痛者。

86413 葛根汤

《普济方》卷一七八。即方出《圣惠》卷五十三，名见《圣济总录》卷五十八“葛根汁”。见该条。

86414 葛根汤

《普济方》卷二八九。为《圣济总录》卷一三一“麦门冬汤”之异名。见该条。

86415 葛根汤

《普济方》卷二九八。即《直指》卷二十三“干葛汤”。见该条。

86416 葛根汤

《普济方》卷三六九。为《圣惠》卷八十四“葛根散”之异名。见该条。

86417 葛根汤（《普济方》卷三九八）

【组成】葛根（剉） 黄芩（去黑心） 芍药 白术 藁本（去苗土） 甘草（炙，剉）各一分 赤茯苓（去黑皮）半两 大黄（炙，剉，炒）一两

【用法】上为末。一岁以下儿，每服一钱，以水七分，煎至五分，去滓，食前分三次温服，一日三次。

【主治】小儿春、夏、秋、冬，晨夕暴冷，折其四肢，热不得泄，发为壮热，冷气入胃，洞泄下痢，或赤白频数，小腹胀痛，脉洪大或数者。

86418 葛根汤（《普济方》卷四〇三）

【组成】干葛 石膏（煅） 赤芍药 甘草（炙）各五钱 黄芩五钱

【用法】上剉。加葱白、薄荷汤煎，乳后服。或只用水煎。

【功用】解肌发表。

【主治】天时炎热，小儿欲发痘疮。

【加减】无汗，加麻黄；自汗，加桂枝。

86419 葛根汤

《伤寒六书》卷四，为原书同卷“干葛解肌汤”之异名。见该条。

86420 **葛根汤**（《保婴撮要》卷四）

【组成】葛根四两　麻黄三钱　桂一两

【用法】每服二钱，水煎。

【主治】太阳病，项强几几，恶风无汗，及恶寒刚痉。

86421 **葛根汤**

《医统》卷九十一。为《伤寒总病论》卷四“葛根石膏汤”之异名。见该条。

86422 **葛根汤**

《片玉痘疹》卷六。为《局方》卷二“升麻葛根汤”之异名。见该条。

86423 **葛根汤**（《痘疹传心录》卷十八）

【组成】葛根　麻黄　赤芍　豆豉　葱白

【用法】水煎服。

【主治】刚柔痉，无汗恶寒。

【加减】或加羌活、防风。

86424 **葛根汤**

《东医宝鉴·杂病篇》卷二。为《圣济总录》卷二十七“葛根散”之异名。见该条。

86425 **葛根汤**（《玉案》卷二）

【组成】葛根四钱　麻黄三钱　桂枝　甘草　羌活各二钱

【用法】上加生姜三片，大枣二枚，水煎服。

【主治】刚痉。

86426 **葛根汤**

《症因脉治》卷一。为原书“干葛汤”之异名。见该条。

86427 **葛根汤**（《症因脉治》卷二）

【组成】干葛　柴胡　防风　荆芥　桔梗　甘草

【主治】伤风咳嗽，头痛，眼眶痛。

86428 **葛根汤**（《痘疹仁端录》卷七）

【组成】石膏　花粉各二钱　人参　防风各一钱　葛根二钱　甘草七分

【用法】水煎服。

【主治】痘疹后大渴。

86429 **葛根汤**（《痘疹仁端录》卷十一）

【组成】葛根　陈皮　知母　黄芩　麻黄　甘草

【用法】水煎服。

【主治】痘毒斑疹，心烦呕逆。

86430 **葛根汤**（《医林绳墨大全》卷一）

【组成】葛根一钱五分　麻黄一钱　桔梗　芍药　甘草各六分

【用法】上用水二钟，入生姜五片，大枣二枚，煎至一钟服。

【主治】太阳无汗恶风，太阳阳明合病。

86431 **葛根汤**（《胎产指南》卷一）

【组成】芦根一钱五分　葛根一钱五分　人参一钱　麦冬一钱　知母一钱　竹茹一丸　栀子一钱（炒）　葱白三寸

【用法】水煎服。

【主治】孕妇热病，呕吐不食，胸中烦躁。

86432 **葛根汤**（《女科指掌》卷三）

【组成】葛根　茯苓　人参　泽泻　甘草　防己　防风　当归　川芎　独活

【用法】水煎。临服加竹沥半杯、生姜汁二匙。

【主治】妇人妊娠，风伤太阳之经，复遇寒湿相搏，发为子痫，口噤背强，昏冒不识人，须臾则醒，醒后复发。

86433 **葛根汤**（《医学心悟》卷二）

【异名】葛根升麻汤（《不知医必要》卷一）。

【组成】葛根二钱　升麻　秦艽　荆芥　赤芍各一钱　苏叶　白芷各八分　甘草五分　生姜二片

【用法】水煎服。

【功用】解肌。

【主治】阳明经病，目痛，鼻干，唇焦，漱水不欲咽，脉长。

【加减】若无汗而口渴者，加知母；自汗而口渴者，加石膏、人参；自汗而口不渴者，乃阳明经中风，去苏叶，加桂枝，若春、夏之交，唯恐夹杂湿暑之邪，不便用桂枝，加白术一钱五分。

86434 **葛根汤**（《医学心悟》卷六）

【组成】葛根一钱　升麻一钱　甘草五分　赤芍一钱五分

【用法】水煎服。

【主治】牙痛。

【加减】风胜，加荆芥、防风、薄荷；火胜，加连翘、丹皮、生地、蒡子。

86435 **葛根汤**（《医略六书》卷二十八）

【组成】葛根一钱半　当归三钱　川芎一钱　川贝二钱（去心）　石膏三钱　防己二钱　茯苓一钱半　独活一钱半　人参一钱半　防风一钱半

【用法】上为末。每服五钱，水煎，去滓服。

【主治】孕妇弥月发痉，脉浮数大。

【方论选录】妊娠弥月中风，遏热经腑，而营气暗伤，筋脉失养，故发痉昏不知人焉。独活疏少阳之风，葛根疏阳明之风，防风疏风于表，石膏清热于里，人参扶元补气以通血脉，当归养血荣经以荣筋脉，川芎活血行气，川贝解郁清心，防己泻血分湿热以清血室，茯苓泻气分湿热以清经气也。为末水煎，使风邪外解，则遏热顿清，而营血完复，筋脉得养，何发痉之有？其弥月之孕，无不及时分娩矣。

86436 **葛根汤**（《疡医大全》卷十六）

【组成】葛根二钱　赤芍药一钱五分　赤苓五分　甘草五分

【用法】水煎服。

【主治】牙齿疼痛。

【加减】风胜，加荆芥、防风、薄荷；火胜，加连翘、生地、丹皮、牛蒡子。

86437 **葛根汤**（《女科秘旨》卷四）

【组成】葛根　石膏各二钱　升麻三分　前胡八分　青黛八分

【主治】孕妇热病，骨节疼痛。

【加减】如有痰，加竹沥、姜汁。

86438 **葛根汤**（《疫痧草》）

【组成】葛根　牛子　荆芥　蝉衣　连翘　郁金　甘草　桔梗

【主治】疫痧，身热神清，痧隐疏稀，舌白脉郁，而喉不甚腐者。

86439 葛根汤(《不知医必要》卷一)

【组成】柴胡一钱五分　葛根二钱　党参(生,去芦)　防风　荆芥各一钱五分　甘草六分　生姜二片

【主治】外感风邪,发热兼渴。

86440 葛根饮(《外台》卷三引《延年秘录》)

【异名】葛根汤。

【组成】葛根一两　葱白一握　豉半升　米一合

【用法】上先切葛根,以水九升,煮取七升;纳葱白,更煮取四升;去葛及葱滓,纳豉及少许米,煮之沸,并滤去米等滓,分四服。当有汗出即愈,明旦又更作服。

【主治】热病劳复,身体痛;天行,壮热烦闷。

【宜忌】忌猪肉、蒜等。

86441 葛根饮(方出《千金》卷五,名见《圣济总录》卷一七四)

【组成】葛根汁　淡竹沥各六合

【用法】上相和。二三岁儿分三服,百日儿斟酌服之。

【主治】小儿伤寒。

【宜忌】不宜生,煮服佳。

86442 葛根饮(《圣济总录》卷二十三)

【组成】葛根(剉)　黄芩(去黑心)　大青　石膏(碎)　人参各一两　甘草(炙)半两

【用法】上为粗末。每服三钱匕,以水一盏,煎至六分,去滓温服。

【主治】伤寒。燥渴,头痛,不得眠睡,四肢烦痛。

86443 葛根饮

《圣济总录》卷一四〇。为方出《千金》卷二,名见《活人书》卷十九"葛根一物饮"之异名。见该条。

86444 葛根饮(《圣济总录》卷一六三)

【组成】葛根(剉)　人参各一两　白茯苓(去黑皮)半两　桂(去粗皮)一两　甘草(炙)半两　槟榔一枚(剉)　芎䓖　赤芍药　麦门冬(去心,焙)各半两

【用法】上为粗末。每服三钱匕,以水一盏,煎至七分,去滓温服,不拘时候。

【主治】产后虚烦热渴。

86445 葛根散(《圣惠》卷九)

【组成】葛根一两(剉)　甘草一两(炙微赤,剉)　桂心一两　大青三分　黄芩半两　石膏一两　赤芍药三分　麻黄二两(去根节)

【用法】上为散。每服四钱,以水一中盏,入生姜半分,大枣三枚,煎至六分,去滓温服,不拘时候。

【主治】伤寒四日,头重身强,腰脊痛。

86446 葛根散(《圣惠》卷九)

【组成】葛根三分(剉)　石膏一两　柴胡一两(去苗)　川升麻三分　知母三分　栀子仁半两　甘草三分(炙微赤,剉)　川大黄一两(剉碎,微炒)

【用法】上为散。每服四钱,以水一中盏,入生姜半分,煎至六分,去滓温服,不拘时候。

【主治】伤寒六日,心躁烦渴,肢节解痛,小腹急满,阴缩。

86447 葛根散(《圣惠》卷十)

【组成】葛根(剉)　枳壳(麸炒微黄,去瓤)　川大黄(剉碎,微炒)　麦门冬(去心)　甘草(炙微赤,剉)　槟榔各半两

【用法】上为粗散。每服四钱,以水一中盏,煎至六分,去滓温服,不拘时候。

【主治】伤寒烦躁,干逆。

86448 葛根散(《圣惠》卷十)

【组成】葛根一两(剉)　黄芩一两　川大黄一两(剉碎,微炒)　柴胡一两(去苗)　甘草半两(炙微赤,剉)　犀角屑一两

【用法】上为散。每服四钱,以水一中盏,煎至六分,去滓,不拘时候温服。以通利为度。

【主治】伤寒。热毒在里,谵言妄语,体热心躁。

86449 葛根散(《圣惠》卷十一)

【组成】葛根一两(剉)　黄芩一两　甘草半两(炙微赤,剉)　石膏一两　柴胡一两(去苗)　知母一两

【用法】上为散。每服五钱,以水一中盏,煎至五分,去滓温服,不拘时候。

【主治】伤寒。潮热,口干头痛,四肢烦疼。

86450 葛根散(《圣惠》卷十一)

【组成】葛根一两(剉)　甘草三分(炙微赤,剉)　半夏三分(汤洗七遍去滑)　白术一两　黄耆三分(剉)　人参一两半(去芦头)　赤茯苓三分　麦门冬一两　陈橘皮半两(汤浸,去白瓤,焙)

【用法】上为散。每服四钱,以水一中盏,入生姜半分,煎至六分,去滓,不拘时候稍热频服。

【主治】伤寒。干呕烦热,不纳饮食。

86451 葛根散

《圣惠》卷十四。为《外台》卷三引《许仁则方》"葱白七味饮"之异名。见该条。

86452 葛根散(《圣惠》卷十五)

【组成】葛根(剉)　赤芍药　麻黄(去根节)　黄芩　石膏各一两　大青半两　甘草半两(炙微赤,剉)

【用法】上为粗散。每服五钱,以水一大盏,入生姜半分,大枣三枚,煎至五分,去滓,不拘时候热服。药后衣覆取汗。

【主治】时气一日,壮热,心神烦躁,头痛,四肢不利。

86453 葛根散(《圣惠》卷十五)

【组成】葛根(剉)　麻黄(去根节)　犀角屑各一两

【用法】上为散。每服五钱,以水一大盏,入生姜半分,大枣三枚,煎至五分,去滓,不拘时候热服。衣覆取汗。

【主治】时气二日,头痛背强,心烦壮热。

86454 葛根散(《圣惠》卷十五)

【组成】葛根一两半(剉)　麻黄一两半(去根节)　赤芍药一两　黄芩一两　石膏二两　桂心一两　甘草一两(炙微赤,剉)　杏仁一两(汤浸,去皮尖双仁,麸炒微黄)

【用法】上为散。每服五钱,以水一大盏,入生姜半分,大枣三枚,煎至五分,去滓热服,不拘时候。衣覆取汗。

【主治】时气三日,头痛壮热。

86455 葛根散(《圣惠》卷十五)

【组成】葛根一两(剉)　甘草一分(炙微赤,剉)　川大黄半两(炙碎,微炒)　麦门冬一两半(去心)　人参一两(去芦头)

【用法】上为散。每服四钱,以水一中盏,煎至六分,去滓温服,不拘时候。

【主治】时气四日，胸膈满闷，或时吐逆。

86456 **葛根散**(《圣惠》卷十五)

【组成】葛根一两　石膏二两　栀子仁一两　柴胡一两(去苗)　赤芍药一两　甘草半两(炙微赤，剉)

【用法】上为散。每服五钱，以水一大盏，入淡竹叶二七片，煎至五分，去滓温服，不拘时候。

【主治】时气，头痛壮热。

86457 **葛根散**

《圣惠》卷十五。为《外台》卷四引《小品方》"葛根橘皮汤"之异名。见该条。

86458 **葛根散**(《圣惠》卷十五)

【异名】葛根石膏汤(《圣济总录》卷二十三)。

【组成】葛根(剉)　麦门冬(去心)　黄芩　川升麻　甘草(炙微赤，剉)各一两　石膏一两半

【用法】上为散。每服四钱，以水一中盏，煎至六分，去滓温服，不拘时候。

【主治】时气经下后未退，头疼口干，烦躁恍惚。

86459 **葛根散**(《圣惠》卷十六)

【组成】葛根(剉)　猪苓(去黑皮)　赤茯苓　桂心　白术　泽泻　栝楼根各一两

【用法】上为细散。每服二钱，温水调下，不拘时候。令极饮水，小便利者，汗出便愈。

【主治】时气烦渴，饮水即呕吐，心胸不利。

86460 **葛根散**(《圣惠》卷十六)

【组成】葛根一两(剉)　赤芍药一两　黄芩二两　豉二合　栀子仁一两

【用法】上为散。每服五钱，以水一大盏，煎至五分，去滓温服，不拘时候。

【主治】时气余热不解，头重。

86461 **葛根散**(《圣惠》卷十七)

【组成】葛根二两(剉)　赤芍药二两　麻黄二两(去根节)　白芷一两　柴胡一两(去苗)　黄芩一两　石膏二两　桂心一两

【用法】上为粗散。每服四钱，以水一大盏，入葱白五寸，生姜半分，煎至五分，去滓热服，不拘时候。衣覆取汗。

【主治】热病一日，头痛项强，身热如火。

86462 **葛根散**(《圣惠》卷十七)

【组成】葛根一两(剉)　川大黄一两(剉碎，微炒)　黄芩一两　麻黄二两(去根节)　桂心一两　赤芍药一两　甘草半两(炙微赤，剉)　柴胡一两(去苗)　栀子仁半两

【用法】上为粗散。每服四钱，以水一中盏，入生姜半分，煎至五分，去滓，不拘时候稍热服。令有汗为度。

【主治】热病三日，未得汗，壮热烦闷，欲得饮水。

86463 **葛根散**(《圣惠》卷十七)

【组成】葛根二两(剉)　龙胆半两(去芦头)　大青半两　桂心半两　甘草半两(炙微赤，剉)　麻黄一两(去根节)　葳蕤一两　赤芍药一两　黄芩一两　石膏二两　川升麻一两

【用法】上为粗散。每服四钱，以水一大盏，煎至五分，去滓温服，不拘时候。

【主治】热病四日，发汗不愈，身体壮热，心膈烦闷，不得睡卧。

86464 **葛根散**(《圣惠》卷十七)

【组成】葛根一两(剉)　石膏二两　赤芍药一两　甘草一分(炙微赤，剉)　甘菊花一两　黄芩一两　防风半两(去芦头)

【用法】上为散。每服四钱，用水一大盏，入生姜半分，煎至六分，去滓温服，不拘时候。

【主治】热病头痛，骨节烦疼。

86465 **葛根散**(《圣惠》卷十七)

【组成】葛根三分(剉)　麻黄二两(去根节)　柴胡一两(去苗)　大青半两　葳蕤半两　赤芍药三分　黄芩半两　甘草半两(炙微赤，剉)　麦门冬一两(去心)

【用法】上为散。每服四钱，以水一中盏，煎至六分，去滓温服，不拘时候。

【主治】热病汗后，余热不解，往来寒热不定。

86466 **葛根散**(《圣惠》卷十八)

【组成】葛根一两(剉)　川升麻一两　犀角屑一两　知母一两　黄芩一两　甘草一两(炙微赤，剉)　郁金一两　川大黄一两(剉碎，微炒)

【用法】上为细散。每服二钱，用鸡子一枚取清，以新汲水半盏，同调药，不拘时候服。

【主治】热病，累经发汗，毒气不尽，攻于头面及身体，发疮如豆，头白根紫，为毒气盛。

86467 **葛根散**(《圣惠》卷十九)

【组成】葛根一两(剉)　麻黄一两(去根节)　赤芍药一两　防风一两(去芦头)　黄芩一两　汉防己一两　桂心一两　白术一两　人参一两(去芦头)　独活一两　芎䓖一两　川升麻一两　牛膝一两(去苗)　石膏二两　陈橘皮一两(汤浸，去白瓤，焙)　五加皮一两　羚羊角屑一两

【用法】上为散。每服四钱，以水一中盏，入生姜半分，煎至五分，去滓，入淡竹沥一合，更煎一二沸，不拘时候温服。

【主治】风痱。言语不转，四肢缓弱，上焦烦壅，心气不利。

86468 **葛根散**(《圣惠》卷二十二)

【组成】葛根一两(剉)　羌活三两　干姜一两(炮裂，剉)　桂心一两半　半夏一两(汤洗七遍去滑)　防风三两(去芦头)　甘草一两(炙微赤，剉)　天麻二两　麻黄二两(去根节)　天雄二两(炮裂，去皮脐)　牛膝二两(去苗)　萆薢二两(剉)

【用法】上为散。每服三钱，以水一中盏，入生姜半分，煎至五分，去滓热服，不拘时候。以常有汗为度。

【主治】柔风。筋骨缓慢，脚弱不能行立。

86469 **葛根散**(《圣惠》卷六十一)

【组成】葛根(剉)　麦门冬(去心)　红雪各一两　犀角屑半两　葳蕤二分　荠苨　赤芍药　甘草(生剉)各三分　石膏三两

【用法】上为粗散。每服四钱，以水一中盏，煎至六分，去滓，入竹沥一合，更煎一沸，不拘时候温服。

【主治】痈肿乳痈，脏腑壅滞，口干，寒热头痛，呕哕不能饮食。

86470 **葛根散**(《圣惠》卷六十一)

【组成】葛根一两(剉)　甘草半两(生剉)　黄耆一两

(剉) 川升麻一两 栝楼根一两 麦门冬一两(去心) 赤芍药一两 黄芩三分 栀子仁一两 生干地黄一两

【用法】上为粗散。每服四钱,以水一中盏,煎至六分,去滓温服,不拘时候。

【主治】痈肿。热盛口干,烦渴,或时干呕。

86471 **葛根散**(《圣惠》卷六十一)

【组成】葛根一两(剉) 麦门冬一两(去心) 犀角屑半两 葳蕤三分 荠苨二分 赤芍药三分 石膏二两 黄芩一两 甘草半两(生剉)

【用法】上为散。每服四钱,以水一中盏,煎至六分,去滓,入竹沥半合,更煎一二沸,不拘时候温服。

【主治】痈肿及发背,痈疽气痈,脏腑壅滞,口干烦渴,头痛,吃食不下。

86472 **葛根散**(《圣惠》卷七十四)

【组成】葛根 黄芩 人参(去芦头) 麦门冬(去心) 葳蕤 黄耆(剉) 甘草(炙微赤,剉)各半两

【用法】上为散。每服四钱,以水一中盏,入竹茹一分,煎至六分,去滓温服,不拘时候。

【主治】妊娠烦躁口干,四肢热,食少。

86473 **葛根散**(《圣惠》卷七十八)

【组成】葛根一两(剉) 麻黄一两(去根节) 桂心三分 甘草三分(炙微赤,剉) 赤芍药三分 柴胡一两(去苗) 细辛三分 石膏二两 厚朴一两(去粗皮,涂生姜汁,炙微香熟)

【用法】上为粗散。每服四钱,以水一中盏,入生姜半分,煎至六分,去滓,稍热服,如人行五七里再服。以微汗为度。

【主治】产后伤寒三日以前,头痛恶风,烦热。

86474 **葛根散**(《圣惠》卷八十四)

【异名】葛根汤(《普济方》卷三六九)。

【组成】葛根半两(剉) 麻黄半两(去根节) 人参半两(去芦头) 甘草一分(炙微赤,剉) 桂心一分

【用法】上为粗散。每服一钱,以水一小盏,入生姜少许,大枣一枚,煎至五分,去滓温服,不拘时候。

【主治】小儿伤寒,四肢烦热,心躁,口干多渴。

86475 **葛根散**(《圣惠》卷八十四)

【组成】葛根一分(剉) 麦门冬三分(去心) 黄芩半两 赤芍药半两 人参半两(去芦头) 犀角屑半两 甘草半两(炙微赤,剉) 石膏一两(细研) 川升麻半两

【用法】上为散。每服一钱,以水一小盏,煎至五分,去滓温服,不拘时候。

【主治】小儿时气头痛,体热烦渴。

86476 **葛根散**(《圣惠》卷八十四)

【组成】葛根半两(剉) 黄芩半两 川大黄一两(剉碎,微炒) 柴胡半两(去苗) 甘草一分(炙微赤,剉)

【用法】上为粗散。每服一钱,以水一小盏,煎至五分,去滓温服,不拘时候。以稍利为度。

【主治】小儿时气烦渴,腹中痞实。

86477 **葛根散**(《圣惠》卷八十四)

【组成】葛根半两(剉) 人参半两(去芦头) 白术半两 半夏一分(汤洗七遍去滑) 陈橘皮半两(汤浸,去白瓤,焙) 桑根白皮半两(剉)

【用法】上为粗散。每服一钱,以水一小盏,入生姜半枣大,煎至五分,去滓,放温,量儿大小渐渐与服。

【主治】小儿呕吐,烦渴。

【备考】入生姜半枣大,《普济方》作入生姜半片,大枣二枚。

86478 **葛根散**(《普济方》卷二〇二引《指南方》)

【组成】干姜 丁香 藿香 甘草 赤茯苓 枇杷叶各等分

【用法】上为细末。每服三钱,以水一盏,煎至七分,温服。

【主治】霍乱,有热烦渴。

86479 **葛根散**(《圣济总录》卷二十三)

【组成】葛根(剉) 黄耆(剉) 甘草(炙,剉)各五两 山栀子仁八两 石膏(碎研)三两

【用法】上为散。每服二钱匕,新汲水入蜜调下。

【功用】退热。

【主治】伤寒烦躁。

86480 **葛根散**(《圣济总录》卷二十七)

【异名】葛根汤(《东医宝鉴·杂病篇》卷二)。

【组成】葛根(剉)三分 山栀子仁 黄芩(去黑心) 大黄(剉,醋炒) 甘草(炙,剉)各半两 朴消一两

【用法】上为散。每服二钱匕,不拘时候温热水调下。

【主治】阳毒伤寒,身热如火,头痛燥渴,咽喉干痛。

86481 **葛根散**(《圣济总录》卷八十七)

【组成】葛根(剉) 黄芩(去黑心)各三分 甘草(炙) 柴胡(去苗) 黄连(去须) 牛黄(研)各半两

【用法】上为散。每服二钱匕,新汲水半盏调下,一日三次。

【主治】热劳。心神不宁,肌瘦烦渴。

86482 **葛根散**

《幼幼新书》卷十八引《疹痘论》。为《伤寒总病论》卷四"葛根石膏汤"之异名。见该条。

86483 **葛根散**(《儒门事亲》卷十二)

【组成】甘草 干葛花 葛根 缩砂仁 贯众各等分

【用法】上为粗末。每服三五钱,水煎,去滓服之。

【功用】解酒毒。

86484 **葛根散**(《普济方》卷三〇六)

【组成】葛根

【用法】先用烧青布熏疮口,毒出,乃用葛根煮出浓汁洗疮口,一日十次;并捣葛根为散,煮葛根汁服方寸匕,一日五次。

【主治】熊伤人疮。

86485 **葛根粥**(《圣惠》卷九十七)

【组成】葛根一两(剉) 粳米一合

【用法】上以水二大盏,煎至一盏,去滓;下米作粥,入生姜、蜜各少许,食之。

【主治】小儿风热,呕吐,头痛,惊啼。

86486 **葛根煎**(《圣惠》卷三十八)

【组成】生葛根汁一合 生地黄汁一升 生麦门冬汁一升 白蜜一升 枣膏五合 生姜汁二合

【用法】上以慢火煎之,候如稀饧,以瓷盒盛。每服一茶匙,不拘时候。以愈为度。

【主治】乳石发动,热毒上攻,口干心躁,烦渴头痛。

86487 **葛粉丸**(《医方类聚》卷一四一引《王氏集验方》)

【组成】黄柏 苦参 葛粉 枳壳 荆芥穗各等分

【用法】上为细末,米糊为丸,如梧桐子大。每服五十丸,空心米饮送下。

【主治】酒痢便血,及一切风热,皮肤瘙痒。

86488 **葛粉丸**(《医学纲目》卷十四)

【组成】砂糖 葛粉

【用法】上为丸,如梧桐子大。每服一二丸,井花水化开送下。

【主治】男女淋病疼痛。

86489 **葛粉汤**(《医方类聚》卷二六六引《食医心鉴》)

【组成】葛粉二两

【用法】上以水三合相和,调粉于铜沙罗中令遍,沸汤中煮熟食之。

【主治】小儿壮热,呕吐不下食。

86490 **葛粉饭**

《圣济总录》卷一八八。为《圣惠》卷九十六"葛粉粥"之异名。见该条。

86491 **葛粉饮**(《圣济总录》卷七十六)

【组成】葛粉 白蜜各一两

【用法】上相和,以新汲水四合调匀。空腹服之。

【主治】血痢,日夜数十行。

86492 **葛粉散**(《圣惠》卷九十一)

【组成】葛粉三两 甘草一两(生,剉) 石灰一两(炒)

【用法】上为末。以绵揾扑于疮上。以愈为度。

【主治】小儿夏月痱疮及热疮。

86493 **葛粉散**(《伤寒总病论》卷四)

【组成】葛粉二升 生干地黄一升 香豉半升

【用法】上为细末。每服方寸匕,食后以牛乳、蜜汤、竹沥、米饮、乌梅汤任意调下,一日三次;有病者,一日五次。

【功用】预防热病急黄、贼风。

86494 **葛粉粥**(《圣惠》卷九十六)

【异名】葛粉饭(《圣济总录》卷一八八)。

【组成】白粱米饭半升 葛粉四两

【用法】上以粱米饭拌葛粉令匀,于豉汁中煮,调和如法。任性食之。

【主治】❶《圣惠》:中风,手足不遂,言语謇涩,呕吐昏愦,不下食。❷《圣济总录》:中风,狂邪惊走,心神恍惚,言语失志者;及消渴口干,胸中伏热,心烦躁闷。

【宜忌】《圣济总录》:勿杂食。

86495 **葛粉粥**(《圣惠》卷九十六)

【异名】葛根粉粥(《长寿药粥谱》)。

【组成】葛粉四两 粟米半斤

【用法】上以水浸粟米经宿,来日漉出,与葛粉同拌令匀,煮粥食之。

【功用】《长寿药粥谱》:清热生津止渴,降血压。

【主治】❶《圣惠》:胸中烦热,或渴,心躁。❷《长寿药粥谱》:高血压、冠心病、心绞痛,老年性糖尿病、慢性脾虚泻利、夏季或发热期间口干烦渴者。

86496 **葛粉羹**

《饮膳正要》卷二。为《圣惠》卷九十六"葛粉索饼"之异名。见该条。

86497 **葛豉粥**(《圣惠》卷十七)

【组成】葛根二两(剉) 葱白五茎(并须白) 豉一合 生姜一两(切)

【用法】上以水三大盏,煎至一盏半,去滓;下粳米二合,煮作粥,乘热顿服。衣盖取汗。

【主治】热病一日,身体壮热,头痛,骨肉酸楚,背脊强,口鼻手足微冷,小便赤黄。

86498 **葛黄丸**

《古今医鉴》卷四。为《医学入门》卷七"葛连丸"之异名。见该条。

86499 **葛黄散**

《类证治裁》卷二。即《医学入门》卷七"葛连丸"改为散剂。见该条。

86500 **葛散子**(《普济方》卷三七五)

【组成】葛(炒) 雄黄 甘草(炙)各六分 当归三两(好者)

【用法】上为末。取一小豆大,乳汁和令咽之,一日三四次。

【主治】婴儿惊痫掣疭,一日一夜百余发者。

86501 **葛犀汤**(《疫痧草》)

【组成】葛根 犀角 牛子 桔梗 连翘 栀子 蝉衣 荆芥 马勃 楂炭 甘中黄

【主治】烂喉痧,灼热神烦,喉腐,脉弦,痧隐成片,不分颗粒,无汗舌垢者。

86502 **葛槿散**(《痘疹传心录》卷十五)

【组成】牙皂五钱 紫葛一两 白槿花一两 龟版灰三钱 明矾二钱 硼砂二钱

【用法】上为末。吹喉。

【主治】急慢喉风,咽喉肿痛。

86503 **葛根引子**

《何氏济生论》卷七。为《圣惠》卷七十四"葛根饮子"之异名。见该条。

86504 **葛根汁饮**

《产孕集》卷上。为方出《千金》卷二,名见《活人书》卷十九"葛根一物饮"之异名。见该条。

86505 **葛根饮子**(《圣惠》卷十七)

【异名】葛根汤(《圣济总录》卷二十二)。

【组成】葛根半两(剉) 赤芍药半两(剉) 豉半合 葱白三茎(切)

【用法】上以水一大盏半,煎至一盏,去滓,不拘时候服。

【主治】热病,头痛目疼,心中烦躁。

86506 **葛根饮子**(《圣惠》卷七十四)

【异名】葛根引子(《何氏济生论》卷七)。

【组成】葛根半两(剉) 石膏二两 栀子仁二七枚 白米半合 麻黄半两(去根节) 豉一合 葱白一茎(并须)

【用法】上细剉。以水二大盏,煎至一盏三分,去滓,分三次温服,不拘时候。以汗出为效。

【主治】妊娠时气烦热,口干头痛。

86507 **葛根饮子**(《鸡峰》卷十九)

【组成】葛根 麦门冬 竹茹 菝葜各半两

【用法】上为粗末。水煎服。或熬粥食之亦佳。

【功用】止渴。

【主治】消渴。

86508 葛根饮子

《卫生总微》卷十五。为方出《千金》卷二，名见《活人书》卷十九"葛根一物饮"之异名。见该条。

86509 葛根粉粥

《长寿药粥谱》。即《圣惠》卷九十六"葛粉粥"。见该条。

86510 葛真君汤(《洞天奥旨》卷十五)

【组成】白芍五两　白芥子五两　香附五两　茯苓五两　陈皮一两　附子三分　桔梗五两　甘草一两

【用法】上为末，水泛为丸。每服五钱，酒送下。一料全愈。

【主治】瘰疬。

86511 葛粉拨刀(《圣惠》卷九十六)

【组成】葛粉四两　荆芥半两　葱白一握(切)　生姜半两(切)　川椒五十枚(去目及闭口者)　香豉一合　盐花半两　羊筒骨髓一两

【用法】上以水五大盏，先煎荆芥等，取汁三盏，和葛粉切作拨刀，入汁中煮熟。顿食之。

【主治】中风。手足不遂，言语謇涩，精神昏愦。

86512 葛粉索饼(《医方类聚》卷二十四引《食医心鉴》)

【组成】葛粉四两　荆芥一握

【用法】上以水四升，煮荆芥六七沸，去滓，澄清，软和葛粉作索饼。于荆芥汁中食之。

【主治】中风。心脾热，言语謇涩，精神昏愦，手足不遂。

86513 葛粉索饼(《圣惠》卷九十六)

【异名】葛粉羹(《饮膳正要》卷二)。

【组成】葛粉四两　荆芥一握　香豉二合

【用法】上以水三大盏，煮豉及荆芥，取两盏半，去滓，和葛粉作索面于汁中，煮令熟。空服食之。

【主治】中风。心脾热，言语謇涩，精神昏愦。手足不遂。

86514 葛蒡合剂(《成方制剂》5册)

【组成】葛根182克　牛蒡子182克　荆芥91克　薄荷91克　金银花182克　连翘182克　蝉蜕91克

【用法】上制成合剂。口服，一次5~10毫升，一日3次。

【功用】辛凉透表。

【主治】风热感冒，头痛发热，咳嗽咽痛及麻疹初期或出疹不透。

86515 葛上亭长丸(《圣济总录》卷一二七)

【组成】葛上亭长　地胆　斑蝥(三味并去头足翅，糯米炒)各十枚　衣中白鱼四十枚　鼠妇六十枚(炙)　雄黄(研)一分　真珠(研)一分　槟榔(剉)二枚

【用法】上为末，炼蜜为丸，如梧桐子大。每服三丸，渐加至五丸，空心温酒送下，日晚再服。

【主治】诸瘘。

86516 葛母解醒汤(《病机沙篆》卷下)

【组成】葛根　知母　人参　茯苓　砂仁　豆蔻　青皮　陈皮　木香　神曲　猪苓　生姜

【用法】水煎服。

【主治】伤酒头痛。

86517 葛花平胃散(《症因脉治》卷一)

【组成】葛花　苍术　厚朴　广皮　甘草

【功用】散湿热。

【主治】酒湿成痈者。

【宜忌】戒酒。

【加减】有热，加山栀、黄连。

86518 葛花半夏汤(《不知医必要》卷三)

【组成】党参(去芦，米炒)三钱　半夏(制)　葛花各二钱　白术(净)　茯苓各一钱五分　陈皮一钱　炙草七分　生姜二片

【用法】上水煎，加牛乳或羊乳半茶杯，冲药服。

【主治】好饮酒人噎膈。

【加减】如痰涎多者，加泡吴萸六分。

86519 葛花黄连丸(《普济方》卷二九七引《德生堂方》)

【组成】黄连一斤(酒蒸，浸去酒，晒干)　枳壳半斤(去瓤，炒)　干葛四两　葛花四两(如无，以葛代之)　槐花四两　木香三两

【用法】上为末，留浸黄连酒作面糊丸，如梧桐子大。每服五十至七十丸，饭水送下，酒亦可，不拘时候，一日三次。

【主治】因嗜欲恣情，酒色无厌，或食煎煿之肉，大肠受热毒之深，以致痔漏便血。或痔如鼠奶，连珠翻花鸡冠之状，其形不一，或在大肠头上，粪门左右，肿痛流脓出血，发不时，面色萎黄，饮食减少，或有粪后便血红黑，又有长丝缕之血，起卧艰难者。

86520 葛花清脾汤(《笔花医镜》卷二)

【组成】葛花一钱　枳椇子三钱　赤苓三钱　泽泻　茵陈　酒苓各二钱　山栀　车前子各一钱五分　甘草五分　橘红　厚朴各一钱

【主治】酒湿生热生痰，头眩头痛。

86521 葛花解毒饮(《审视瑶函》卷五)

【组成】黄连(炒)　黑玄参　当归　龙胆草(炒)　茵陈　细甘草　葛花　熟地黄　茯苓　山栀仁　连翘　车前子各等分

【用法】上剉。白水二钟，煎至八分，去滓，食远服。

【功用】清湿热，解酒毒，滋肾水，降心火，明目。

【主治】睛黄视渺症。好酒，恣食热燥腥腻，湿热重，浊气熏蒸清阳之气，升入轮中，致风轮黄亮，如金之色，视亦昏渺。

86522 葛花解酒汤

《医方大成》卷三。即《内外伤辨》卷下"葛花解醒汤"。见该条。

86523 葛花解醒丸

《丸散膏丹集成》。即《内外伤辨》卷下"葛花解醒汤"改为丸剂。见该条。

86524 葛花解醒丸(《北京市中药成方选集》)

【组成】青皮(炒)三十两　茯苓二十两　木香五两　神曲(炒)二十两　黄连二十两　人参(去芦)十两　橘皮二十两　白术(炒)二十两　泽泻二十两　猪苓二十两　豆蔻仁五十两　葛花一百六十四两

【用法】上为细粉，过罗，用冷开水泛为小丸。每服二至三钱，温开水送下。

【功用】宽膈解酒，和胃止呕。

【主治】饮酒过度，呕吐痰涎，胸膈痞闷，饮食减少。

86525 **葛花解酲汤**(《内外伤辨》卷下)

【异名】葛花解酒汤(《医方大成》卷三)、解酲汤(《脉因证治》卷下)、葛花汤(《不知医必要》卷三)。

【组成】白豆蔻仁　缩砂仁　葛花各五钱　干生姜　神曲(炒黄)　泽泻　白术各二钱　橘皮(去白)　猪苓(去皮)　人参(去芦)　白茯苓各一钱五分　木香五分　莲花青皮(去穰)三分

【用法】上为极细末，和匀。每服三钱匕，白汤调下。但得微汗，酒病去矣。

【功用】分消湿热，温中健脾。

❶《内外伤辨》：上下分消其湿。❷《证治宝鉴》：温中利湿。❸《全国中药成药处方集》：解积酲，固中气，使湿从下行。

【主治】饮酒太过，呕吐痰逆，心神烦乱，胸膈痞塞，手足战摇，饮食减少，小便不利。或酒积，以致口舌生疮，牙疼，泄泻，或成饮癖。

❶《内外伤辨》：酒客病。❷《脾胃论》：饮酒太过，呕吐痰逆，心神烦乱，胸膈痞塞，手足战摇，饮食减少，小便不利。❸《保婴撮要》：乳母酒醉后，乳儿遗热为患。❹《口齿类要》：酒积，口舌生疮，或呕吐泄泻。❺《医部全录》：嗜酒后牙疼。❻《兰台轨范》：酒伤而成饮癖。

【方论选录】❶《医方考》：葛花之寒，能解酒中之毒；茯苓、泽泻之淡，能利中酒之湿；砂仁、豆蔻、木香、青皮、陈皮之辛，能行酒食之滞；生姜所以开胃止呕，神曲所以消磨炙腻；而人参、白术之甘，所以益被伤之胃尔。❷《杏苑》：用葛花解酒毒；以神曲、砂仁、白豆蔻等消宿食；茯苓、猪苓、泽泻等利小便，导湿热；人参、白术补中健脾；生姜、陈皮、青皮、木香等行郁气而除痞闷。❸《医方集解》：此手足阳明药也。过饮无度，湿热之毒积于肠胃，葛花独入阳明，令湿热从肌肉而解，豆蔻、砂仁皆辛散解酒，故以为君，神曲解酒而化食，木香、干姜调气而温中，青皮、陈皮除痰而疏滞，二苓、泽泻能驱湿热从小便出，乃内外分消之剂，饮多则中气伤，故又加参、术以补其气也。❹《冯氏锦囊·杂症》：曲蘖之积，令人腹痛，盖中州受伤，气逆而湿郁也。豆蔻、砂仁推逆气有功，且兼辛散之力，葛花独入阳明，令湿热之毒从肌肉而解，故以三味为君，解上焦之酲也；茯苓、猪苓、泽泻令湿热之毒从小便而出，故以三味为臣，解下焦之酲也；参、术、木香、二皮、干姜，中气赖以调和，湿热捣其巢穴，解中焦之酲也。

【备考】本方改为丸剂，名"葛花解酲丸"(见《丸散膏丹集成》)。

86526 **葛花解酲汤**(《普济方》卷一七二引《德生堂方》)

【组成】葛花　白豆蔻　砂仁　木香　神曲各五钱　干葛　陈皮　白术　青皮　白茯苓　泽泻各二钱　猪苓　人参各一钱五分　甘草三钱

【用法】上为细末。每服二钱，临卧沸汤调服。汗出立效，不损元气。

【功用】散酒积毒。

【主治】宿食酒伤，胸膈满闷，口吐酸水，恶食呕逆；及年远日久，酒疸面眼俱黄，不思饮食。

【加减】如泻者，加豆蔻(煨)二钱。

86527 **葛根一物饮**(方出《千金》卷二，名见《活人书》卷十九)

【异名】葛根汤(《圣济总录》卷一三九)、葛根饮(《圣济总录》卷一四〇)、葛根汁(《卫生总微》卷七)、葛根饮子(《卫生总微》卷十五)、葛根汁饮(《产孕集》卷上)。

【组成】葛根汁二升

【用法】分三服，如人行五里进一服。

【主治】妊娠热病烦闷，小儿伤寒衄血，金疮中风。

❶《千金》：妊娠热病，大热烦闷。❷《圣济总录》：金疮中风，水痉欲死；及一切金刃箭镞疮；及饮酒过度不醒。❸《卫生总微》：小儿伤寒衄血不止；热气，痞满腹胀；热渴久不止。

【备考】《活人书》：如无生葛，用干葛㕮咀，煎浓汁服。

86528 **葛根人参汤**(《圣济总录》卷三十一)

【组成】葛根(剉)一两　人参一两　麦门冬(去心，焙)半两　黄芩(去黑心)半两　黄耆(剉)一两　地骨皮　石膏(碎)各半两

【用法】上为粗末。每服五钱匕，用水一盏半，煎至八分，去滓温服。

【主治】伤寒发汗及吐下后，余热不退，头痛满闷，口干。

86529 **葛根化毒汤**(《医部全录》卷四九〇引《幼幼全书》)

【组成】葛根　官桂　白芍　甘草　青皮　木香　枳壳　连翘　山楂肉各等分

【用法】水煎服。

【主治】痘疹腹痛。

86530 **葛根牛蒡汤**

《外科枢要》卷四。为《外科精义》卷下"葛根牛蒡子汤"之异名。见该条。

86531 **葛根升麻汤**

《玉机微义》卷五十。为《局方》卷二"升麻葛根汤"之异名。见该条。

86532 **葛根升麻汤**

《不知医必要》卷一。为《医学心悟》卷二"葛根汤"之异名。见该条。

86533 **葛根石膏汤**(《伤寒总病论》卷四)

【异名】葛根散(《幼幼新书》卷十八引《疹痘论》)、葛根汤(《医统》卷九十一)。

【组成】葛根　麻黄各一两　石膏二两　黄芩　芍药　桂枝　甘草各半两

【用法】上为粗末。每服四钱，水一盏半，煎八分，温服。取小汗。

【功用】解肌出汗。

【主治】天行热毒未解，欲生豌豆疮，发热疼痛。

【加减】自汗者，去麻黄。

86534 **葛根石膏汤**

《圣济总录》卷二十三。为《圣惠》卷十五"葛根散"之异名。见该条。

86535 **葛根石膏汤**(《症因脉治》卷二)

【组成】葛根　石膏　山栀　黄芩　荆芥　丹皮　生地

【主治】外伤吐血，表邪已散，阳明热盛，吐血不止，身仍发热，目痛不眠。

【加减】热甚者，加川连；大便结，加大黄。

86536 **葛根石膏汤**

《症因脉治》卷三。为原书同卷“干葛石膏汤”之异名。见该条。

86537 葛根石膏汤(《症因脉治》卷四)

【组成】干葛　石膏　知母　粳米

【主治】燥火腹痛,口干脉数者。

86538 葛根龙胆汤

《千金》卷九。为《外台》卷一引《小品方》“葛根汤”之异名。见该条。

86539 葛根四物汤(《叶氏女科》卷二)

【组成】熟地黄　当归　川芎　白芍各一钱　葛根　秦艽　防风各八分　牡丹皮六分　细辛三分

【用法】水煎,入竹沥一杯,和匀,温服。

【主治】子晕。妊娠七八月,由血虚阴火炎上,鼓动其痰而眩晕者。

86540 葛根白术散(《小儿病源》卷一)

【组成】白术一钱　茯苓　干葛　木香　赤芍药　甘草(炙)各一钱半　枳壳(去瓤,麸炒)二钱半

【用法】上为散。每服三钱,水一盏,煎七分,去滓温服。

【主治】小儿一切赤白丹肿毒。

【方论选录】《医林纂要》:方中干葛升散阳明之热于肌表,此为君药;白芍敛阴和胃,以去气分之热;枳壳破热气之坚结,而能敛阴;木香以升降上下之气;白术以健脾去湿;茯苓以渗邪湿。此主和理脾胃,治丹毒之不甚热而以湿郁热者。

86541 葛根白虎汤(《医级》卷七)

【异名】防葛石膏汤。

【组成】葛根　石膏　知母　防风　甘草　粳米

【主治】阳明自汗恶热,外犹恶风寒,而内已烦渴者。

86542 葛根白虎汤(《医醇賸义》卷四)

【组成】葛根二钱　石膏五钱　花粉三钱　石斛三钱　连翘一钱五分　薄荷一钱　防风一钱　桔梗一钱　淡竹叶二十张　白茅根五钱

【主治】齿痛实症,阳明风火上升。

86543 葛根半夏汤

《伤寒图歌活人指掌》卷四。为《伤寒论》“葛根加半夏汤”之异名。见该条。

86544 葛根芍药汤(《伤寒总病论》卷五)

【组成】葛根三分　芍药　甘草　黄芩　桂枝各半两

【用法】上为粗末。每服三钱,水一盏,煎至六分,去滓,分二次温服,相次与之。

【主治】小儿伤寒发热,自汗多啼。

【加减】热盛者,去桂,加升麻半两;无汗者,加麻黄一两;喘者,加杏子半两。

86545 葛根竹茹汤

《医学入门》卷七。为《本事》卷四引孙兆方“竹茹汤”之异名。见该条。

86546 葛根防风汤

《症因脉治》卷一。为原书同卷“干葛防风汤”之异名。见该条。

86547 葛根豆豉汤

《赤水玄珠》卷十六。为《济生》卷三“葛根汤”之异名。见该条。

86548 葛根芩连丸

《中国药典》2010版。即《伤寒论》“葛根黄芩黄连汤”改为丸剂。见该条。

86549 葛根芩连片

《中国药典》2010版。即《伤寒论》“葛根黄芩黄连汤”改为片剂。见该条。

86550 葛根陈皮汤

《永类钤方》卷八。为《外台》卷四引《小品方》“葛根橘皮汤”之异名。见该条。

86551 葛根郁金汤(《圣济总录》卷二十三)

【组成】葛根(剉)　郁金(剉)　石膏(碎)　荆芥穗各一分　甘草(炙)一钱

【用法】上为粗末。每服三钱匕,水一盏,煎至七分,去滓,食后、临卧温服。

【主治】伤寒热气熏蒸脏腑,烦渴,饮水不休。

86552 葛根奔豚汤

《医心方》卷九。即《外台》卷十二引《小品方》“奔豚汤”。见该条。

86553 葛根治痢散(《医医偶录》卷一)

【组成】葛根一钱五分　酒炒苦参八分　陈皮一钱　赤芍　陈松萝茶　炒麦芽　山楂各一钱二分

【用法】上为细末,水煎服。

【主治】痢疾初起,不论赤白者。

【加减】有火者,加川连五分。

86554 葛根首乌汤(《医学摘粹》)

【组成】桂枝三钱　芍药三钱　甘草二钱　葛根三钱　麻黄二钱　首乌三钱　生姜三钱　大枣三枚

【用法】水煎大半杯,温服。

【主治】妇人产后,寒伤营血,而病刚痉,发热无汗者。

86555 葛根姜豉汤(《伤寒总病论》卷三)

【异名】葛根葱豉汤(《保命歌括》卷二)。

【组成】芍药　生姜各一两半　豉　葱白各二合半　葛根二两

【用法】上㕮咀。以水三升,煎取二升,下豉,煎一升半,去滓,温饮一盏。

【主治】天行劳复作热,且至晚则腰背痛,头项强重。

86556 葛根桂枝汤(《麻科活人》卷二)

【组成】葛根　防风　甘草　桂枝　赤芍　升麻

【用法】上加生姜三片、淡豆豉一钱为引。

【功用】辛热发散。

【主治】麻疹初起,值时令大寒者。

86557 葛根柴胡汤(《伤寒微旨论》卷上)

【组成】葛根一两半　柴胡一两　芍药二分　桔梗三分　甘草三分(炙)

【用法】上为末。每服二钱,水一盏,加生姜三片,煎至七分,去滓热服。

【主治】伤寒。两手脉浮数而紧,若关前脉力小,关后脉力大,恶风不自汗,病在清明以后至芒种以前者。

【加减】如寸脉依前力小,加葱白三寸。

【备考】《准绳·伤寒》有厚朴半两。

86558 葛根透毒汤(《眼科临症笔记》)

【组成】葛根四钱　连翘三钱　花粉三钱　银花三钱

薄荷一钱半　大贝母三钱　地骨皮三钱　生地三钱　石决明三钱　蝉蜕一钱　牛蒡子一钱半(炒)　甘草五分

【主治】痘后害目症(痘疹性结角膜炎)。在严重期,发热高烧,头疼赤胀,热泪不止,羞明怕日。

86559 葛根黄芩汤

《伤寒全生集》卷三。为《伤寒论》"葛根黄芩黄连汤"之异名。见该条。

86560 葛根黄芩汤(《赤水玄珠》卷二十八)

【组成】干葛　黄芩各二钱　黄连　芍药　石膏各一钱　五味子十一粒　甘草五分

【用法】水煎服。

【主治】喘而有汗,发热咳嗽。

86561 葛根黄芩汤(《医级》卷七)

【组成】葛根　防风　黄芩　广皮　甘草

【主治】伤寒,阳明受邪经热,如渴不引饮者;或因风洞泄。

86562 葛根黄连汤

《外台》卷二。即《伤寒论》"葛根黄芩黄连汤"。见该条。

86563 葛根猪苓汤(《痎疟论疏》)

【组成】葛根(用雪水或秋露润透,阴干,剉碎)一两　猪苓(削去黑皮,切作薄片,在流水浸一宿,取出剉片,用升麻叶拌蒸一日,去叶晒干;如无叶,升麻亦可用)五钱　泽泻(剉碎,酒浸一宿,取出晒干)五钱　茯苓(捣细,水飞,去膜,澄清,晒干)五钱　滑石(取洁白者,以竹刀刮净,研如粉,每两用牡丹皮二两同煮三炷香,去牡丹,以东流水淘过,晒干)七钱　石膏(煅赤,研细,甘草水飞过,澄,晒,再研)一两　阿胶五钱　地骨皮(东流水洗净,刷去土,捶去心,甘草水浸一宿,焙干)　栀子(去壳取仁,用甘草水浸一宿,取出晒干,捣筛为末)五钱

【用法】上以水四升,先煮八味,取一升半,去滓,纳阿胶烊消,分温二服。

【主治】瘅疟。

【备考】方中地骨皮用量原缺。

86564 葛根麻黄汤

《三因》卷七。为《伤寒论》"葛根汤"之异名。见该条。

86565 葛根清胃汤(《症因脉治》卷四)

【组成】黄连　葛根　升麻　甘草　生地　山栀　丹皮

【主治】外感霍乱,烦渴。

【加减】渴甚,加石膏、人参、知母、花粉。

86566 葛根淡豉汤(《松峰说疫》卷五)

【组成】葛根五钱　淡豉三钱

【用法】加姜汁少许,水煎服。

【主治】四时感冒。

86567 葛根续命汤(《保命集》卷中)

【组成】小续命汤倍桂枝、黄芩,加葛根二两。

【用法】上除附子、杏仁外,余为粗末,后人二味令匀。每服五七钱,水一盏半,加生姜五片,煎至一盏,去滓,食前稍热服。

【主治】中风。有汗身热,不恶风。

86568 葛根葱白汤(《伤寒总病论》卷三)

【组成】葛根一两　芍药　芎䓖　知母各半两　葱白一握(寸切)　生姜一两

【用法】上㕮咀。水二升半,煮取一升,去滓,分二次温服。

【主治】❶《伤寒总病论》:伤寒,服葱白汤后,头痛未解者。❷《医学入门》:阳明头痛,鼻干无汗。

86569 葛根葱白汤(《医级》卷七)

【异名】葛根解肌汤。

【组成】葛根　防风　白芷　葱白　生姜

【主治】伤寒。阳明感邪,额颅痛,微恶寒而无汗。

【加减】兼烦渴,加石膏、黄芩。

86570 葛根葱豉汤

《保命歌括》卷二。为《伤寒总病论》卷三"葛根姜豉汤"之异名。见该条。

86571 葛根疏邪汤(《麻科活人》卷一)

【组成】葛根　防风　荆芥　苏叶　牛蒡子　连翘　地骨皮　前胡　赤茯苓　枳壳　木通

【用法】灯心为引,水煎服。

【主治】麻出一日而又收,腹中作胀,喘急。

【加减】麻疹已出而标不红,已现而发热转甚者,或头痛、身痛、烦躁者,加元参、麦冬,或更加连翘、地骨皮亦可。

【备考】原书用本方治上症,加栝楼仁、石膏、枳实。

86572 葛根解托汤(《不居集》上集卷十)

【组成】干葛　柴胡　前胡各八分　防风六分　陈皮　半夏　泽泻各一钱　生甘草三分　生姜　大枣

【主治】正气内虚,客邪外逼,有似虚劳各症。

【加减】如寒气胜者,加当归七分,肉桂五分;阴气不足者,加熟地一钱;若元气大虚,正不胜邪,兼用补托之法;如头痛者,加川芎、白芷各七分;气逆多嗽者,加杏仁一钱;痞满气滞者,加白芥子五七分。

【方论选录】此症原非内虚,补之而邪益壅,托之而邪易解。盖解托之妙,妙用葛根,葛根味辛性凉,诸凉药皆滞,能遏表寒,惟葛根之凉,凉而能解;诸辛药皆燥,能发内热,惟葛根之辛,辛而能润;其用与柴胡互有短长,柴胡妙于升,能拔陷;前胡妙于降,能平气;干葛妙于横行,能托里;用二陈、姜、枣之辛甘温以和营卫。外有柴、前、防风以托出,内有泽泻以分消,解托之妙,尽于此矣。

【备考】方中生姜、大枣用量原缺。

86573 葛根解肌汤(《肘后方》卷二)

【组成】葛根四两　芍药二两　麻黄　大青　甘草　黄芩　石膏　桂各一两　大枣四枚

【用法】上以水五升,煮取二升半,去滓,分为三服。微取汗。

【主治】伤寒、时气、温病一二日者。

【宜忌】《外台》:忌海藻、菘菜、生葱、炙肉等。

86574 葛根解肌汤(《局方》卷二)

【异名】葛根解毒汤(《伤寒图歌活人指掌》卷四)。

【组成】葛根四两　麻黄(去节)三两　肉桂(去粗皮)一两　甘草(炙)　黄芩　芍药各二两

【用法】上为粗末。每服三钱,水一盏半,入枣一枚(剥破),煎至八分,去滓,稍热服,不拘时候。取汗出为度。

【主治】伤寒,温病,时行寒疫,头痛项强,发热恶寒,肢体拘急,骨节烦疼,腰脊强痛,胸膈烦闷。

86575 **葛根解肌汤**

《古今医鉴》卷三。为《伤寒六书》卷三"柴葛解肌汤"之异名。见该条。

86576 **葛根解肌汤**(《张氏医通》卷十五)

【组成】葛根　前胡　荆芥　鼠黏子　连翘　赤芍　蝉蜕　木通各等分　生甘草减半

【用法】水煎,热服。

【主治】麻疹初起,发热咳嗽,或乍凉乍热。

86577 **葛根解肌汤**(《伤寒大白》卷一)

【组成】葛根　白芷　防风　苍术　葱白

【主治】伤寒,阳明无汗恶风寒。

【加减】胸前饱闷,加枳、朴;呕吐,加半夏;口渴,去苍术,加栝楼根。

86578 **葛根解肌汤**(《幼科直言》卷二)

【组成】干葛　防风　桔梗　前胡　薄荷　山楂肉　陈皮　甘草

【用法】白水煎服。

【主治】发热,值岁气时行,防其出痘,未见点,疑似之间者。

86579 **葛根解肌汤**

《医级》卷七。为原书同卷"葛根葱白汤"之异名。见该条。

86580 **葛根解表汤**(《点点经》卷三)

【组成】干葛　防风　柴胡　半夏　人参　黄芩　前胡　秦艽　茯苓　甘草

【用法】加生姜、大枣为引,水煎服。

【功用】散寒取汗。

【主治】酒伤气血,骨瘦如柴,面发黄黑,贪睡倦怠,胸膈胀塞。

【宜忌】忌荤油一日。

86581 **葛根解毒汤**

《伤寒图歌活人指掌》卷四。为《局方》卷二"葛根解肌汤"之异名。见该条。

86582 **葛根解毒汤**(《痘疹心法》卷二十二)

【异名】解毒葛根汤(《幼幼集成》卷五)。

【组成】葛粉　天花粉　麦门冬　生地黄　升麻各等分　甘草减半

【用法】上细剉。取糯米泔水一盏,煎七分,去滓,入茅根自然汁服之。

【功用】止渴。

【主治】痘疹,发热时便大渴,热在里者。

【备考】《片玉痘疹》有酒芩。

86583 **葛根解毒汤**(《麻科活人》卷二)

【组成】葛根　荆芥　前胡　牛蒡子　防风　连翘　淡竹叶　人参　柴胡　桔梗　赤芍药　羌活　升麻　甘草

【用法】水煎服。

【功用】辛平发散。

【主治】麻疹,值时令时寒时暖。

86584 **葛根解热汤**(《保命歌括》卷二)

【组成】葛根一钱半　桂枝　甘草　芍药各七分半　麻黄一钱　生姜三片　大枣二枚　黄芩六分

【主治】疫疠,发热而渴,不恶寒。

86585 **葛根解酲汤**(《症因脉治》卷一)

【组成】葛根　葛花　砂仁　木香　陈皮　白茯苓　猪苓　泽泻　人参　神曲　白术　白豆蔻　青皮　川黄连

【主治】头痛属酒湿上冲者。

86586 **葛根橘皮汤**(《外台》卷四引《小品方》)

【异名】葛根散(《圣惠》卷十五)、葛根汤(《圣济总录》卷二十二)、葛根陈皮汤(《永类钤方》卷八)。

【组成】葛根二两　橘皮二两　杏仁二两(去尖皮)　麻黄二两(去节)　知母二两　黄芩二两　甘草二两(炙)

【用法】上切。以水七升,煮取三升,分三次温服。呕闷吐当先定,便且消息。

【主治】❶《外台》引《小品方》:冬温未即病,至春被积寒所折,不得发,至夏得热,其春寒解,冬温毒始发出肌中,斑烂隐疹如锦纹,壮热而咳,心闷,呕但吐清汁。❷《圣济总录》:时气二三日不解,头痛,壮热恶寒。

【方论选录】《医方考》:冬月腠理闭密,故用麻黄以发表;肌属阳明,故用葛根以解肌;咳为肺气不利,故用橘皮、杏仁以利气;闷为心膈有热,故用黄芩、知母以清热;辛甘发散为阳,故佐以甘草,且调诸药而和中也。

86587 **葛根蠲暑饮**(《秋疟指南》卷一)

【组成】葛根二钱　杏仁一钱半　麦冬二钱　滑石二钱　条芩三钱　赤芍一钱半　生甘草五分　川连一钱　淡竹叶一钱　青蒿五分　花粉一钱半　白薇一钱半　大黄一钱半

【用法】上加生姜、大枣为引,以水二碗,煎至一碗服。

【主治】疟疾。寒热往来,寒则洒洒淅淅,寒甚乃热,热则汗出,喜见日月烛光之气乃快,此即阳明胃之经气为病也。

86588 **葛根牛蒡子汤**(《外科精义》卷下)

【异名】葛根牛蒡汤(《外科枢要》卷四)、葛根牛蒡子散(《杏苑》卷八)、牛蒡子汤(《外科正宗》卷二)。

【组成】葛根　贯众　甘草　盐豉　牛蒡子各一两

【用法】上为细末。每服三钱,用水调下。

【功用】《保婴撮要》:消毒解热。

【主治】❶《外科精义》:时毒大头病。❷《外科发挥》:时毒肿痛,脉数而有力者。

86589 **葛根牛蒡子汤**(《外科大成》卷二)

【组成】升麻　葛根　牛蒡子　麻黄　连翘　玄参　桔梗　甘草各等分(一方加贯仲、淡豆豉)

【用法】水二钟,加生姜二片,煎至八分,食远热服。

【主治】时毒。邪在表,脉浮数者。

86590 **葛根牛蒡子散**

《杏苑》卷八。为《外科精义》卷下"葛根牛蒡子汤"之异名。见该条。

86591 **葛根加牛子汤**(《不知医必要》卷四)

【组成】升麻一钱　葛根二钱　秦艽　荆芥　苏叶　白芷　赤芍各一钱　牛子一钱五分　甘草一钱

【用法】服此方后,次服犀角地黄汤,或服大青汤、三黄解毒汤,甚则服白虎汤。

【功用】凉散。

【主治】斑疹初起。

86592 **葛根加半夏汤**(《伤寒论》)

【异名】葛根半夏汤(《伤寒图歌活人指掌》卷四)。

【组成】葛根四两　麻黄三两(去节)　甘草二两(炙)　芍药二两　桂枝二两(去皮)　生姜二两(切)　半夏半升(洗)　大枣十二枚(擘)

【用法】上以水一斗,先煮葛根、麻黄减二升,去白沫,纳诸药,煮取三升,去滓,温服一升。覆取微似汗。

【主治】太阳与阳明合病,不下利,但呕者。

【方论选录】❶《古方选注》:葛根汤,升剂也;半夏辛滑,芍药收阴,降药也;太阳、阳明两经皆病,开阖失机,故以升降法治之。麻、葛、姜、桂其性皆升,惟其升极即有降,理寓于其中。又有芍药、甘草奠安中焦,再加半夏以通阴阳,而气遂下,呕亦止,是先升后降之制也。❷《伤寒今释》:葛根汤虽能运输消化管中之水液,然水在胃而不下降者,因胃无吸收水分之能力,必加半夏以止呕降逆,使水液下达于肠,然后葛根汤能成其运输之功也。

86593 葛根麦门冬汤

《保婴撮要》卷十八。为《小儿痘疹方论》"葛根麦门冬散"之异名。见该条。

86594 葛根麦门冬散(《小儿痘疹方论》)

【异名】葛根麦门冬汤(《保婴撮要》卷十八)、干葛麦冬汤(《痘疹会通》卷四)。

【组成】葛根三钱　麦门冬(去心)四钱　人参二钱　石膏半两　川升麻　甘草　茯苓各二钱　赤芍药一钱

【用法】上为粗散。每服三钱,水一大盏,煎至六分,去滓,徐徐温服,不拘时候。

【功用】外除表邪,内清胃火,兼补元气。

【主治】小儿热毒斑疹,头痛壮热,心神烦闷。

【备考】《准绳·幼科》有淡竹叶七片。

86595 葛根桂枝人参汤(《辨证录》卷一)

【组成】葛根三钱　桂枝五分　人参一钱

【用法】水煎服。

【主治】冬月伤寒,太阳阳明合病,头痛几几,下利。

86596 葛根黄芩黄连汤(《伤寒论》)

【异名】葛根汤(《医方类聚》卷五十三引《神巧万全方》)、黄连葛根汤(《普济方》卷三六九)、葛根黄连黄芩汤(《内台方议》卷三)、葛根黄芩汤(《伤寒全生集》卷三)。

【组成】葛根半斤　甘草二两(炙)　黄芩三两　黄连三两

【用法】上四味,以水八升,先煮葛根,减二升,纳诸药,煮取二升,去滓,分二次温服。

【功用】《疡科心得集》:解表清里。

【主治】身热下利,喘而汗出,或疹后身热不除,或项背强急,心悸而下利,以及外疡火毒内逼,协热下利。

❶《伤寒论》:太阳病,桂枝证,医反下之,利遂不止,喘而汗出者。❷《保婴撮要》:疹后身热不除。❸《方极》:项背强急,心悸而不利者。❹《疡科心得集》:外疡火毒内逼,协热便泄。❺《中国医学大辞典》:酒客热喘。

【宜忌】《外台》:忌猪肉、冷水、海藻、菘菜。

【方论选录】❶《内台方议》:用葛根为君,以通阳明之津而散表邪;以黄连为臣,黄芩为佐,以通里气之热,降火清金而下逆气;甘草为使,以缓其中而和调诸药者也。且此方亦能治阳明大热下利者,又能治嗜酒之人热喘者,取用不穷也。❷《伤寒附翼》:君气轻质重之葛根,以解肌而止利;佐苦寒清肃之芩、连,以止汗而除喘;用甘草以和中。先煮葛根后纳诸药,解肌之力优,而清中之气锐,又与补中逐邪之法迥殊矣。❸《医方集解》:此足太阳阳明药也。表证尚在,医反误下,邪入阳明之腑,其汗外越,气上奔则喘,下陷则利,故舍桂枝而用葛根,专治阳明之表,加芩、连以清里热,甘草以调胃气,不治利而利自止,不治喘而喘自止矣。又太阳表里两解之变法也。❹《古方选注》:是方即泻心汤之变,治表寒里热。其义重在芩、连肃清里热;虽以葛根为君,再为先煎,无非取其通阳明之津;佐以甘草缓阳明之气,使之鼓舞胃气而为承宣苦寒之使。清上则喘定,清下则利止,里热解而邪亦不能留恋于表矣。

【临床报道】❶ 痢疾:《江苏中医》[1960,5:33]应用葛根黄芩黄连汤治疗急性细菌性痢疾40例,其中发病1日内者23例(占57.5%)。粪培养痢疾杆菌阳性者26例(其中福氏18例,施氏5例,宋内氏3例);阴性者14例。采用本方水煎剂治疗后,平均退热时间为27.76小时,腹痛消失平均4.57日,里急后重消失平均3.47日,食欲恢复正常平均2.5日,便次恢复正常平均2.83日,粪检转阴平均4日,大便培养转阴平均3日,阴转率69.3%。总有效率达72.5%。❷ 小儿夏季腹泻:《广西中医药》[1984,5:53]使用葛根芩连汤和五苓散合方(葛根6克、川连3克、黄芩6克、甘草2克、茯苓6克、桂枝2克、白术6克、泽泻6克、猪苓6克)治疗小儿夏季腹泻60例。结果痊愈48例,好转11例,无效1例。❸ 小儿麻痹症:《中华儿科杂志》[1958,6:529]按温病小儿中风例,采取清热解毒,熄风通络等法,用加味葛根芩连汤(葛根、黄芩、黄连、甘草、生石膏、银花、白芍、全蝎、蜈蚣)随症加减,治疗小儿麻痹症129例。结果:患肢呈深度完全麻痹,失去自主运动功能的重型患者52例中痊愈17例,好转35例;尚能自主活动,但不能走路,不能站立的中型患者67例,痊愈33例,好转34例;能自主活动,能站立行走,但肢体软弱无力的轻型患者10例全部治愈。一般中型及轻型病例,多在1个月左右痊愈,最快的1例仅1周而愈。❹ 化疗后泄泻:《四川中医》[1991,(3):32]报道共治疗肿瘤化疗后泄泻患者48例,显效34例,有效12例,总有效率95.8%。❺ 肠易激综合征:《实用中西医结合临床》[2003,3(2):9]方法:病例随机分为治疗组和对照组,治疗组口服葛根芩连微丸,每次3克,每日3次;对照组口服硝苯吡啶,每次5毫克,每日3次,治疗3周后,观察2组临床症状和体征。结果:治疗组总有效率92.7%,对照组为72.2%,2组差异显著($P<0.05$)。❻ 小儿上呼吸道感染:《中国医院药学杂志》[2004,24(12):768]方法:将140例上呼吸道感染风热证小儿患者随机分成2组,分别应用葛根芩连微丸和银翘解毒片治疗,观察3天体温、主要症状、体征改善情况及不良反应。结果:葛根芩连微丸组降温起效时间和解热时间均明显快于对照组($P<0.05$),能缓解因风热感冒引起的各项主证和次证;综合疗效愈显率80.3%,中医证候疗效愈显率86.36%,呼吸道病毒转阴率90.9%,尚未发现不良反应。

【现代研究】❶ 抗菌作用:《中药通报》[1987,6:49]体内实验表明,本方对肺炎双球菌、痢疾杆菌有显著的抗菌作用。同时对五联疫苗感染引起的高热家兔有显著的降温作用，其降温效果与阿斯匹林相比无明显差异。❷抗缺氧作用：《辽宁中医杂志》[1987,6:37]实验结果表明，本方水醇法提取液，对氰化钾等引起的急性动物缺氧现象有不同程度的对抗作用，使急性缺氧的动物存活时间延长。❸提高免疫功能：《河南中医》[1984,4:4]运用本方为主治疗秋季幼儿腹泻，其有效病例经检测发现，E玫瑰花结形成率较治疗前有明显提高，平均增加22.4%，表明本方有较好的提高机体细胞免疫功能的作用。❹对小鼠小肠功能、小鼠腹泻、大鼠离体回肠运动机能以及体内外抗菌作用的影响：《中国实验方剂学杂志》[2003,9(5):48]研究表明：葛根芩连丸能够明显抑制正常小鼠小肠推进运动；对抗新斯的明引起的小鼠小肠推进机能亢进；抑制蓖麻油引起的小鼠腹泻；抑制大鼠离体回肠正常运动；对抗Ach引起的大鼠离体回肠痉挛性收缩；降低痢疾杆菌感染小鼠的死亡率；体外对痢疾杆菌等致病菌具有不同程度的抑制作用。❺抗炎、清热、化痰、止咳作用：《中药药理与临床》[2001,17(4):5]实验结果表明：应用葛根芩连丸灌胃1.17克/千克，能明显抑制二甲苯所致小鼠耳部炎症；1.62克/千克能明显抑制蛋清所致大鼠足肿胀，2.34克/千克可降低细菌内毒素对大鼠的致热作用，给药2小时后体温开始下降，维持4小时以上；给药1.17克/千克能明显促进小鼠气管酚红排除量；2.34克/千克能明显抑制氨水致小鼠咳嗽。

【备考】本方方名，《外台》引作"葛根黄连汤"；本方改为丸剂，名"葛根芩连丸"，见《中国药典》2010版；改为片剂，名"葛根芩连片"，见《中国药典》2010版；改为胶囊剂，名"葛根芩连胶囊"（见《新药转正》36册）；改为口服液剂，名"葛根芩连口服液"（见《新药转正》35册）。

86597 葛根黄连黄芩汤

《内台方议》卷三。为《伤寒论》"葛根黄芩黄连汤"之异名。见该条。

86598 葛根葱白石膏汤（《热病学》）

【组成】葛根一钱半　黄芩一钱　黄连三分　石膏三钱　炙草六分　葱白二个

【主治】风温热化，辄喉痛，喉间红肿，喉头见白腐，初起白点在两侧扁桃，继而延及悬雍垂，唇干舌绛，口燥而苦，面赤目赤，多汗骨楚，或壮热，或热有起伏。

86599 葛根升麻加芍药汤（《医学正传》卷八）

【组成】升麻　葛根　甘草（炙）各一钱　芍药二钱

【用法】上细切，作一服。水一盏，煎七分，温服，不拘时候。

【主治】痘疮发时身痛，若红点方见，为寒所折，而肉体有热之轻者。

86600 葛玄真人百补交精丸

《普济方》卷二一七。即《中藏经》卷下"葛玄真人百补构精丸"。见该条。

86601 葛玄真人百补构精丸（《中藏经》卷下）

【组成】熟地黄四两　山药二两　五味子六两　苁蓉三两（酒浸一宿）　牛膝二两（酒浸）　山茱萸一两　泽泻一两　茯苓一两（去皮）　远志一两（去心）　巴戟天一两（去心）　赤石脂一两　石膏一两　柏子仁一两（炒）　杜仲三两（去皮，剉碎，慢火炒令丝断）

【用法】上为末，炼蜜为丸，如梧桐子大。每服二十丸，空心时温酒送下。

【主治】❶《普济方》：诸虚。❷《医统》：梦泄精滑不禁。

【备考】本方方名，《普济方》引作"葛玄真人百补交精丸"。

葆

86602 葆真丸（《准绳·女科》卷四）

【组成】鹿角胶半斤（剉作豆大，就用鹿角霜拌炒成珠，研细）　杜仲（去粗皮，切碎，用生姜汁一两同蜜少许拌炒断丝）三两　干山药　白茯苓（去粗皮，人乳拌，晒干，凡五七次）　熟地黄各二两　菟丝子（酒蒸，捣，焙）　山茱萸肉各一两半　北五味子　川牛膝（去芦，酒蒸）　益智仁（去壳）　远志（泔煮，去骨）　小茴香（青盐三钱同炒）　川楝子（去皮核，取净肉，酥炙）　川巴戟（酒浸，去心）各一两　破故纸　胡芦巴（同故纸入羊肠内煮，焙干）各一两　柏子仁（去壳，另研如泥）半两　川山甲（酥炙）　沉香各三钱　全蝎（去毒）一钱半

【用法】上为极细末，以好嫩肉苁蓉四两（酒洗净，去鳞甲、皮垢，开心，如有黄白膜亦去之，取净二两），好酒煮成膏，同炼蜜和药末，捣千余下，为丸如梧桐子大。每服五十丸，淡秋石汤、温酒任下，以干物压之。渐加至百丸。服七日，四肢光泽，唇脸赤色，手足温和，面目滋润。

【功用】补十二经络，起阴发阳，能令阳气入胸，安魂定魄，开三焦积聚，消五谷进食，强阴益子精，安五脏，除心中伏热，强筋骨，轻身明目，去冷除风。

【主治】九丑之疾。茎弱而不振，振而不丰，丰而不循，循而不实，实而不坚，坚而不久，久而无精，精而无子，及治五劳七伤，无子嗣者。

86603 葆真丸（《张氏医通》卷十五）

【组成】鹿角胶八两（即用鹿角霜拌炒成珠）　杜仲（盐水拌炒）三两　干山药（微焙）　白茯苓（人乳拌蒸，晒）　熟地黄　山茱萸肉各三两　北五味　益智仁（盐水拌炒）　远志（甘草汤泡，去骨）　川楝子（酒煮，去皮核）　川巴戟（酒炒）　补骨脂　胡芦巴（与补骨脂同羊肾煮，汁尽为度，焙干）各一两　沉香五钱（另为末，勿见火）

【用法】上为细末，入沉香和匀，以肉苁蓉四两（洗去皮垢，切开，心有黄膜去之，取净二两），好酒煮烂，捣如糊，同炼蜜杵匀为丸，如梧桐子大。每服五七十丸，空心温酒送下，以美物压之。

【主治】房劳太过，肾气虚衰，精寒不能生子。

【加减】精薄者，加鳔胶六两。

【方论选录】此方不用桂、附壮火助阳，纯用温养精血之味，独以沉香，益智鼓其氤氲，又以楝子抑其阳气，引诸阳药归宿下元，深得广嗣之旨。

86604 葆真丸（《鳞爪集》卷二）

【组成】熟地黄二两　山药二两　杜仲三两　益智仁一两　牛膝一两　鹿角胶八两　茴香一两　巴戟一两　补骨脂一两　杞子一两　龟版胶四两　远志一两　枳实一两　胡芦巴一两　萸肉一两半　柏子霜五钱　五味一两　茯苓二两　川楝子一两　菟丝一两半　石菖蒲五钱

【用法】用淡苁蓉四两打烂为丸。每服三四钱，淡盐汤送下。

【功用】通十二经脉，发阴起阳，定魄安魂，开三焦之积聚，补五脏之虚损，壮筋健骨，益寿延龄。

【主治】人或禀赋素薄，或调理失宜，男子衰弱无子，妇人寒冷无孕。

86605 **葆真丸**（《全国中药成药处方集》沈阳方）

【组成】豨莶草　白蒺藜各一斤六两　天冬　熟地　人参各八两　茯神　枣仁　枸杞　牛膝　杜仲　续断　五加皮　山药　山萸　白术　菟丝饼　沉香　朱砂　南星　沙苑子　半夏　鹿茸　虎胆各四钱　乳香　没药　黄芩　山楂　龙骨　地龙　土鳖　甜瓜子　骨碎补　肉桂　附子　炙甘草各二两

【用法】上研极细末，炼蜜为丸，二钱重。每服一丸，黄酒送下。

【功用】滋补强壮，去风湿，壮筋骨。

【主治】五劳七伤，左瘫右痪，腰酸腿痛，倦怠无力，少腹窜痛，男子遗精，肾虚头晕，心脏衰弱，失眠自汗。

【宜忌】忌食生冷辣物。孕妇忌服。

86606 **葆膈散**（《玉案》卷三）

【组成】连翘　黄芩　山栀　薄荷各一钱二分　大黄三钱　甘草五分　芒消二钱

【用法】加生姜三片，煎服。

【主治】一切郁火。

【加减】如咽喉痛，加桔梗、荆芥；酒毒，加黄连、干葛、淡竹叶；咳而呕，加半夏；衄血，加当归、赤芍、生地；小便淋沥，加滑石、茯苓；风眩，加防风、川芎、石膏；斑疹，加干葛、荆芥、赤芍、防风、天花粉；咳嗽，加桑皮、杏仁、桔梗、款冬花；谵语发狂，加黄连；目生翳障，流泪，加菊花、木贼、生地。

86607 **葆精丸**（《辨证录》卷八）

【组成】人参五两　白术　黄耆各一斤　山药　熟地　芡实各一斤　北五味三两　远志四两　炒枣仁　山萸肉　巴戟天　菟丝子　麦冬各八两　龙骨三两（醋淬）　金樱子四两

【用法】上为末，炼蜜为丸。每次六钱，早晚白滚水吞服。一料痊愈。

【主治】心中水火虚极而动，肾中水火随心君之动而外泄，闻妇女之声，淫精即出。

86608 **葆元异验膏**（《集验良方》卷二）

【组成】全当归一两　大生地八钱　川续断六钱　白芍药五钱（酒炒）　黄耆五钱　肉苁蓉五钱（炒）　条芩一两（酒炒）　甘草三钱　益母草一两

【用法】上用香麻油二斤，浸七日，熬成膏，加白占一两，再熬三四沸，量加飞过东丹收成膏，再入飞过龙骨一两，搅匀，退火十余日，用大红缎摊碗口大，贴丹田穴，半月一换。过八个月，臻于太和。

【主治】妇人久惯小产，受孕三四月，或五月，届期胎坠，此元虚子宫滑脱使然。

86609 **葆真止泄丸**（《杂病源流犀烛》卷十八）

【组成】水煮熟地　人参（秋石拌）　龙骨杞子　五味子　山药　茯神　牛膝炭

【主治】精伤，神离气怯，肾气失纳，阳浮不肯潜伏，致诸气皆升，络血随气上溢，肉瞤心悸，头面热，四末汗，两足跗肿冷，走动吸短欲喘，多梦而遗。

【备考】本方改为汤剂，名“葆真止泄汤”（见《中国医学大辞典》）。

86610 **葆真止泄汤**

《中国医学大辞典》。即《杂病源流犀烛》卷十八“葆真止泄丸”改为汤剂。见该条。

葎

86611 **葎草汁**

《三因》卷九。为《圣济总录》卷九十八“葎草饮”之异名。见该条。

86612 **葎草饮**（《圣济总录》卷九十八）

【异名】葎草汁（《三因》卷九）。

【组成】葎草（取叶，洗切，捣自然汁）一升

【用法】上用醋一合和匀。每服半盏，连服三服，不计时候。

【主治】❶《圣济总录》：膏淋。❷《三因》：产妇大喜，汗出污衣赤色，及膏淋尿血，亦治淋沥尿血。

葡

86613 **葡消散**（《医级》卷八）

【组成】葡萄干　焰消

【用法】将葡萄去核，填满焰消，煅之，焰过，取置地上成炭，研末。擦牙，涎出任吐自愈。

【主治】牙龈肿痛，势欲成痈者。

86614 **葡萄酒**（《圣惠》卷九十五）

【组成】干葡萄末一斤　细曲末五斤　糯米五斗

【用法】上炊糯米令熟，候稍冷，入曲并葡萄末，搅令匀，入瓮盖覆，候熟。即时饮一盏。

【功用】驻颜，暖腰肾。

86615 **葡萄酒**（《圣济总录》卷一三二）

【组成】葡萄一枚

【用法】于灯焰上燎过，研细。热酒调服。

【主治】❶《圣济总录》：吹乳。❷《医统》：痘出不快。

86616 **葡萄煎**（《圣惠》卷九十六）

【组成】葡萄（绞取汁）五合　藕汁五合　生地黄汁五合　蜜五两

【用法】上相和，煎如稀饧。每于食前服二合。

【主治】热淋。小便涩少，碜痛沥血。

葱

86617 **葱油**（《圣济总录》卷一五九）

【组成】葱白三茎　麻油半合

【用法】上先研葱白汁少许，入油相和服之；未下再一服。

【主治】胞衣不出。

86618 **葱粥**（《圣惠》卷九十六）

【组成】葱白十茎（去须，切）　黄牛乳三合　粳米三合

【用法】上先以乳炒葱令熟，即入米水，依寻常煮粥，食之。

【主治】五淋，小便赤涩，脐下急痛。

86619 **葱粥**（《圣济总录》卷二十一）

【组成】葱白十茎（并头切）　豉三合（炒）　生姜半两

（拍碎）

【用法】上用水五盏，煎至二盏半，去滓，入白米，依常法煮粥，入少许盐搅匀，任意食之。衣覆出汗，未汗再服。

【主治】伤寒服葱豉汤后未得汗者。

86620 葱粥(《圣济总录》卷一八八)

【组成】葱白十四茎（细切） 牛酥半两

【用法】上先以酥微炒葱，次入粳米二合，用水依寻常煮粥，令稍稀。空心食之，未愈更作。

【主治】伤寒后，小便赤涩，脐下急痛。

86621 葱粥(《圣济总录》卷一八九)

【组成】葱（切碎）二茎 粳米（淘净）三合

【用法】上以水煮粥熟，放温。空腹食之。

【主治】赤白痢。

86622 葱粥(《圣济总录》卷一九〇)

【组成】葱三茎 糯米三合

【用法】上以葱煮糯米粥食之。

【主治】❶《圣济总录》：妊娠数月未满损动，及产后血运。❷《医学入门》：伤风。

86623 葱粥(《点点经》卷一)

【组成】绿葱根（即黄花根）三两

【用法】洗净泥土，熟米一碗，合煮浓粥，服十余日后，不成哽。

【功用】润降邪火，静心养性，固本调元。

【主治】胸膈不利，饮食作呕，作胀不快。

86624 葱熨

《圣济总录》卷一三五。为《圣惠》卷二十二“葱白熨”之异名。见该条。

86625 葱子粥(方出《证类本草》卷二十八引《食医心镜》，名见《医统》卷八十七)

【组成】葱实大半升（为末）

【用法】每次取一匙头，以水二升，煮取一升半，滤去滓，入米煮粥食之。

【功用】理眼暗，补不足。

86626 葱术散(《传信适用方》卷一)

【组成】苍术（洗净）一斤 葱（连根须洗净）一斤 麻黄（不去节）四两 甘草二两（炙）

【用法】上将葱、术入臼中杵，令葱涎相入盆中，坚捺令热，冬间半月，春夏五七日取出，锅中炒葱叶过焦，逐旋筛出，以术干为度，次入麻黄、甘草为末。每服二钱，水一盏，生姜三片，枣一个，煎七分，去滓热服；如要出汗，连进二三服，以衣盖之。常服解诸劳倦，行路缓急，最为先务。

【主治】时行瘟疫及寻常风吹雨洒，头目昏重，四体热倦，行步少力，骨节疼痛，不论阴阳二证，染患浅深。

86627 葱归汤

《仙拈集》卷四。为《金鉴》卷六十二“葱归溻肿汤”之异名。见该条。

86628 葱号散(方出《外台》卷三十五引刘氏方，名见《袖珍小儿》卷一)

【异名】葱乳汤(《准绳·幼科》卷一)。

【组成】人乳四合 葱白一寸

【用法】上相和煎，分为四服。即小便利。

【主治】❶《外台》：小儿初生不小便。❷《准绳·幼科》：小儿初生不尿，脐腹肿胀，不饮乳者。

【备考】本方方名，《卫生鸿宝》引作“葱白汤”。《袖珍小儿》本方用法：同捣如泥，敷儿口内，即与吮乳。

86629 葱白丸(《医门补要》卷中)

【组成】归尾 枳壳 厚朴 青木香 三棱 苏梗 元胡索 香附 青皮 沉香

【主治】肝气筋梗。郁闷伤肝，每有肚脐左边相离寸许，梗起一条粗筋如箸，隐于皮内，日夜跳跃，上下串痛，或作或止。

【备考】本方名葱白丸，但方中无葱白，疑脱。

86630 葱白丸(《中国医学大辞典》)

【组成】阿胶 香附各二两 川芎 当归 厚朴各三两

【用法】上研为末，将胶烊化，葱白、姜汁为丸，如梧桐子大。每服三钱，熟汤送下。

【主治】妇人受寒气郁，腹痛经闭。

86631 葱白丸

《中国医学大辞典》。即《千金》卷二“葱白汤”改为丸剂。见该条。

86632 葱白丸

《中药成方配本》。即《博济》卷二“葱白散”改为丸剂。见该条。

86633 葱白汁(《圣济总录》卷七十)

【组成】葱白一握

【用法】上捣绞取汁，投酒少许，点三二滴入鼻。

【主治】鼻衄血。

86634 葱白汤(《外台》卷三十三引《集验方》)

【组成】葱白（切）一升 阿胶（炙） 当归 续断 芎䓖各三两 银随多少

【用法】上切。以水一斗，先煮银，取七升，去银，纳余药，煎取二升半，纳胶令烊。分三服，不愈更作。

【主治】妊娠胎动不安，腹痛。

【备考】本方方名，《医方类聚》引《胎产救急方》引作“续断葱白汤”。

86635 葱白汤(《千金》卷二)

【异名】葱白雌鸡汤(《圣惠》卷七十六)。

【组成】葱白（长三四寸）十四茎 半夏一升 生姜八两 甘草 当归 黄耆各三两 麦门冬一升 阿胶四两 人参一两半 黄芩一两 旋覆花一合

【用法】上㕮咀。以水八升，煮减半，纳清酒三升及胶，煎取四升。每服一升，日三夜一。温卧，当汗出。一方以黄雌鸡一只，割咽取血，纳酒中煮鸡，取汁以煎药。

【主治】妊娠七月，忽惊恐摇动，腹痛，卒有所下，手足厥冷，脉若伤寒，烦热腹满短气，常苦颈项及腰背强。

【宜忌】《外台》：忌羊肉饧、海藻、菘菜等。

【加减】汗不出者，加麻黄二两。

【备考】本方改为丸剂，名“葱白丸”(见《中国医学大辞典》)。

86636 葱白汤(《千金》卷十八)

【组成】葱白二七茎 乌头 甘草 真朱 恒山各半两 桃叶一把（一作枇杷叶）

【用法】上㕮咀。以水、酒各四升和，煮取三升，去滓，纳朱，每服一升，吐即止。

【主治】冷热膈痰，发时头痛闷乱，欲吐不得者。

【宜忌】《外台》：忌海藻、菘菜、猪肉、冷水、生葱、生菜、生血等物。

【方论选录】《千金方衍义》：葱白、乌头能吐风痰，然须恒山佐之，甘草和之，又葱白、桃叶引之，珍珠取以安神解毒。此为安荣人安心而用也。

86637 **葱白汤**（《伤寒总病论》卷三）

【异名】连须葱白汤（《活人书》卷十八）。

【组成】连须葱白（寸切）半斤　生姜二两

【用法】上以水二升，煮一升，去滓，温温作二三服。

【主治】❶《伤寒总病论》：伤寒发汗后，或未发汗，头痛如破。❷《妇人良方》：妊妇伤寒，憎寒发热。

86638 **葱白汤**（《圣济总录》卷二十二）

【组成】葱白（烂研）二两　生姜（细切）一两　豉一合（拍碎）　细茶末二钱

【用法】上以水二盏，煎葱并姜，至一盏半，次下豉，煎少时即入茶末，去滓顿服。厚衣盖覆取汗。

【功用】发汗。

【主治】时气。

86639 **葱白汤**

《圣济总录》卷四十。为《外台》卷六引《肘后方》"葱白大枣汤"之异名。见该条。

86640 **葱白汤**（《圣济总录》卷四十九）

【组成】甘草（炙）　大黄（炙）　桑根白皮（剉）各一两

【用法】上为粗末。每服五钱匕，以童子小便一盏半，入葱白五寸（切），同煎至八分，去滓温服。

【主治】肺气壅热，久嗽，涕唾多。

86641 **葱白汤**（《圣济总录》卷八十四）

【组成】葱白（切）七茎　甘草（炙）二两　陈橘皮（去白，焙）一两半　生姜（切）一两

【用法】上剉，如麻豆大。以水五盏，同煎至三盏，去滓，分三次温服。

【主治】金石毒脚气。

86642 **葱白汤**

《圣济总录》卷九十八。为方出《圣惠》卷七十七，名见《活人书》卷十九"葱白一物汤"之异名。见该条。

86643 **葱白汤**（《圣济总录》卷一三三）

【组成】葱白（切）　蜀椒（去目及合口者）　薤白（切）各半升　香豉二合　防风（去叉）二两　芎䓖一两半

【用法】上剉碎，取一长项瓷罂，纳药于罂中，下水二升，以故帛及纸三二重密封罂口，以绳缚之，然后纳罂于釜中，以水煮之，罂中气沸盛，穿破纸帛当中通气，以疮当气上射之，疮中黄水出尽即止，日三二度，再煮罂令热用之。以愈为度。

【主治】诸疮风冷肿痛，皆因疮肿坐于水中，及风冷所致，或致反张，肿入腹则能杀人。

86644 **葱白汤**（《圣济总录》卷一四九）

【异名】葱白散（《景岳全书》卷六十六）。

【组成】葱白一握（切）　豉半升　葛根二两　升麻三分

【用法】上剉，如麻豆大。每服四钱匕，水二盏，煎至一盏，去滓温服，移时又服。

【主治】中水毒、溪毒，如伤寒状。

86645 **葱白汤**

《圣济总录》卷一七九。为《圣惠》卷九十二"葱白饮子"之异名。见该条。

86646 **葱白汤**（《圣济总录》卷一八三）

【组成】葱白三茎（切）　栀子十四枚（擘碎）　豉二合

【用法】上以水三盏，煎至二盏，去滓，分作三服，早晨、午时、至晚服之。

【主治】乳石发动生疮，热气冲胸。

86647 **葱白汤**（《全生指迷方》卷四）

【组成】橘皮（洗，切）三两　葵子一两　葱白三茎（切）

【用法】上以水五升，煮取二升，分三服。

【主治】卒暴小便不通，脐腹膨急，气上冲心，闷绝欲死，由忍尿劳役，或从惊恐，气无所伸，乘并膀胱，气冲脬系不正，脉右手急大。

【备考】《普济方》引《指南方》有石韦。

86648 **葱白汤**

《普济方》卷三二一。为方出《千金》卷十五，名见《圣济总录》卷九十七"葱胶汤"之异名。见该条。

86649 **葱白汤**

《婴童百问》卷六。为《伤寒全生集》卷二"葱白葛根汤"之异名。见该条。

86650 **葱白汤**（《陈素庵妇科补解》卷二）

【组成】川芎　当归　白芍　熟地　人参　白术　甘草　陈皮　香附　五味子　麦冬　川断　黄芩　紫苏　紫菀　葱白　黄耆

【功用】养肺。

【主治】妊娠七月，胎动不安。

86651 **葱白汤**（《医略六书》卷二十八）

【组成】葱白六枚　人参一钱半　黄耆三钱（蜜炙）　白术一钱半（炒）　条芩一钱半（酒炒）　阿胶三钱（糯粉炒）　白芍一钱半（炒）　甘草八分　知母一钱半（酒炒）

【用法】上以米一斗，煮药取二升，纳胶烊尽，煎取一升，温服。中虚血少，用黄雌鸡汁煮药。

【主治】怀妊七月，脉洪滑疾者。

【方论选录】阴阳凝聚，胎热内炽，气虚不能举护其胎，宜扶元清热以养之，人参扶元以举胎息，黄耆补气以固中州，白术健脾生血，条芩清热安胎，阿胶补阴益血以安冲任，白芍敛阴和血以固胎元，葱白通阳，生草泻火，知母清胎热以润燥安胎也。黄雌鸡兼入巽坤，煮汁煎药，自然热化气充，胎孕无不日安而日固矣。

86652 **葱白汤**

《卫生鸿宝》卷三。即方出《外台》卷三十五引刘氏方，名见《袖珍小儿》卷一"葱号散"。见该条。

86653 **葱白汤**（《温氏经验良方》）

【组成】葱白三寸　寸冬　酒芩　阿胶各一钱　党参二钱　甘草三分　当归一钱半　黄耆一钱半

【用法】上药煎三杯，每四点钟服一次，服至胎安为止。

【主治】七月妊娠，忽惊恐动摇，腹痛，或下粉红。

86654 **葱白饮**（《圣济总录》卷八十七）

【组成】葱白（切）　薤白（切）　甘草（炙，剉）各七寸　青蒿心七枚（切）　杏仁（去皮尖双仁）七粒

【用法】上用童子小便量多少浸之。每服一盏，空心

温服。

【主治】急劳。潮热盗汗，肌肉消瘦。

86655 葱白饮(《圣济总录》卷一八三)

【组成】葱白(切)四两　胡叶(切)　荠苨(剉)　枸杞(碎)各一两

【用法】上为粗末。每取二两，以水二碗，煎至一碗，去滓，分温三服，空心、日午、近晚各一服。

【主治】乳石发，热渴。

86656 葱白饮

《普济方》卷三四二。即方出《圣惠》卷七十七，名见《活人书》卷十九"葱白一物汤"。见该条。

86657 葱白酒(《杂病源流犀烛》卷十八)

【组成】葱白三七茎

【用法】上打烂，用酒煮灌之。阳气即回。

【主治】脱阳。因大吐大泄后，四肢厥冷，不省人事；或交接后，小腹肾痛，外肾搐缩，冷汗出。

86658 葱白散(《博济》卷二)

【组成】川芎　当归　枳壳(去白，麸炒)　厚朴(去白，姜汁炙)　官桂(去皮)　干姜(炮)　芍药　木香　青橘皮(去白)　神曲(炒)　麦糵(炒)　人参　蓬莪术(醋浸一宿，焙)　舶上茴香(炒)　荆三棱(炮)　苦楝子　茯苓(去皮)各一两　干地黄一两　大黄半两　诃子半两(去核)(二味酌用)

【用法】上杵为末。每有患者三平钱，常服之，只须用二钱，用大葱白二寸，分中劈破，用清水一盏，同煎至七分，然后入盐半钱，和滓热服。至于方内诃子、大黄，或有用者，或有不用者，盖相度病状，可入即入，不可入即不必入，盖此二味多不全用。若须入大黄，即服时不须更入盐也。

【功用】《中药成方配本》：温通调经。

【主治】❶《博济》：一切冷气不和，及本脏膀胱气攻冲疼痛；妇人产前产后腹痛，胎不安，或血刺者；兼能治血脏宿冷，百节倦疼，肌瘦怯弱，伤劳带癖。❷《医方类聚》引《管见良方》：脾胃虚冷，攻筑心下，连胁肋刺痛，胸膈病闷，背膊连顶，拘急疼痛，不思饮食，或时呕逆，霍乱转筋，腹冷泄泻，膀胱小肠及外肾肿痛，食伤浮肿，心脾冷痛。

【方论选录】《济阴纲目》：重在冷气不和，恐非胎前所宜，若产后血刺痛，或血脏冷者宜之。人身以气血流行为无病，此方以四物补血，人参助气，枳壳、厚朴行上焦之气，茴香、苦楝行下焦之气，木香、青皮行肝气，干姜温行血中之气，其余消之削之，皆所以温而行之也，气一行则痛自止矣。以盐行入血分，使气下行而主内，以葱引气外通而开表，如是则内外和而痛愈矣。

【备考】本方方名，《医方类聚》引《管见良方》引作"蟠葱散"。本方改为丸剂，名"葱白丸"(见《中药成方配本》)。

86659 葱白散(《局方》卷二吴直阁增诸家名方)

【组成】川芎　苍术(米泔浸)　白术各二两　甘草(爁)　石膏(煅)　干葛(焙)各一两　麻黄(去根节)三两

【用法】上为细末。每服二钱，以水一盏，加生姜三片，葱白二寸，煎至七分，稍热服，不拘时候。

【主治】四时伤寒，头痛壮热，项背拘急，骨节烦疼，憎寒恶风，肢体困倦，大便不调，小便赤涩，呕逆烦渴，不思饮食，又伤风感寒，头痛体热，鼻塞声重，咳嗽痰涎，及山岚瘴气，时行疫疠。

86660 葱白散(《直指》卷十八)

【组成】当归　川芎　枳壳(制)　官桂　青皮　川白姜(生)　茴香(炒)　川楝肉　陈皮　紫苏　三棱(煨)　蓬术(醋浸一宿，焙)　白芍药　茯苓　木香各一两　人参　沉香　甘草(炙)各半两

【用法】上为粗末。每服三钱，加葱白二寸，盐少许，煎服。

【主治】肾气刺痛，七气。

【加减】大便秘，加大黄。

86661 葱白散

《普济方》卷三十九。为方出《千金》卷十五，名见《圣济总录》卷九十七"葱胶汤"之异名。见该条。

86662 葱白散

《景岳全书》卷六十六。为《圣济总录》卷一四九"葱白汤"之异名。见该条。

86663 葱白粥(《圣济总录》卷一九〇)

【组成】葱白一大握(去须叶，细切，烂研，生布绞取汁)　白粳米二合(净，淘)

【用法】上以水二升半，煮米作粥，候粥将熟，下葱汁，更煮取熟。空心温食之。良久即便。

【功用】《长寿药粥谱》：发汗散寒，温中止痛。

【主治】❶《圣济总录》：五淋，小便不通。❷《长寿药粥谱》：年老体弱者伤风感冒，发热恶寒，头痛，鼻塞流涕，腹痛泻痢等。

【宜忌】《长寿药粥谱》：可供冬季风寒感冒的老人乘热服食，服后微微汗出即解，汗出病愈后停服。食葱白粥的同时，忌食蜂蜜。

86664 葱白煎(《仙拈集》卷二)

【组成】葱白五六根　盐一撮

【用法】煎汤，熏阴处。

【主治】赤白浊。

86665 葱白膏(《外台》卷二十引《古今录验》)

【组成】葱青白(切)半升　菘菜子半升　葶苈子半升(破)　蒴藋(切)半升　青木香二两(切)　莽草一两(切)　丹参(切)半升　生蛇衔半升　蒺藜子一升(破)

【用法】上以猪肪五升，煎之三沸，令水气竭，去滓，敷痛处。

【主治】虚热及服石热，当风露卧，冷湿伤肌，热阻在里，变成热风水病。心腹肿满，气急不得下头，小便不利，大便难，四肢肿如皮囊盛水，晃晃如老蚕色，阴卵坚肿如升，茎肿生疮，臭如死鼠。

86666 葱白膏

《卫生鸿宝》卷六。即《种福堂方》卷四"松肉葱白膏"。见该条。

86667 葱白熨(《圣惠》卷二十二)

【异名】葱熨(《圣济总录》卷一三五)、独胜散(《普济方》卷一一二)。

【组成】酽醋五升　葱白二升(切)

【用法】上以酽醋煎三五沸，入葱煮一二沸，即滤出，以布帛裹，热熨痛处。

【主治】❶《圣惠》：白虎风，疼痛彻骨髓，不可忍者。

❷《圣济总录》:恶毒风肿。

86668 **葱白熨**(《仙拈集》卷二)

【组成】葱白

【用法】上捣烂,炒热,频熨;随用生大黄研末,姜汁调敷,尽量饮以好酒。

【主治】闪挫打伤不出血,三月、半年不愈者。

86669 **葱白熨**(《仙拈集》卷三)

【组成】葱白(连根)

【用法】上捣烂,敷乳患处,上用平底瓦罐盛灰火熨葱上一时,葱茎熟热,蒸乳上。汗出即愈;或以葱捣烂炒热敷上,冷即换,再炒。

【主治】乳痈,吹乳。

86670 **葱汁油**(《仙拈集》卷二)

【组成】老葱白五根(去皮须,捣汁)

【用法】以匙送入咽,再灌香油一二两。得下咽即苏,少顷虫皆化黄水下,永不再发。

【主治】虫积暴痛,牙关紧闭欲绝者。

86671 **葱朴汤**(《梅氏验方新编》卷七)

【组成】连须葱头七个(捣如泥) 朴消二两

【用法】水煎浓汤,乘热先熏后洗,一日数次。

【主治】一切痔漏,及风热脱肛。

86672 **葱汤丸**(《幼幼新书》卷八引《吉氏家传》)

【组成】南星末 白附子末 滑石末 朱砂末各二钱匕 全蝎十个 轻粉一钱匕 麝香少许 粉霜半钱匕 巴豆十四个(去皮心膜,出油)

【用法】上为末,稀面糊为丸,如梧桐子大。若作真珠丸,加朱砂为衣。每服五七丸,葱白薄荷汤临睡时送下。

【主治】小儿惊积,食积,潮热烦躁,面赤,气喘腹胀。

86673 **葱汤丸**(《卫生总微》卷五)

【组成】天南星(炮裂,为末,炒)一钱 蝎梢一分(微炒) 半夏一分(汤洗七次) 寒水石(煅熟,为末)一分 朱砂半钱(水飞) 僵蚕(炒去丝嘴)一分

【用法】上为细末,面糊为丸,如绿豆大。每服三五丸,烧葱白泡汤送下,不拘时候。

【主治】小儿风痫发搐,痰盛壅热。

86674 **葱汤丸**(《得效》卷十二)

【组成】巴豆三十五粒(用水浸一宿,五更初去水,后去皮壳、心膜,不去油,另研) 轻粉半钱 滑石五钱 鹰粪五钱

【用法】上为末,研饭为丸,如粟米大。周岁以下,每用三丸;以上者四丸;未效,再加数丸。膈上有涎,或吐亦无妨。春季,灯心汤送下;夏季,苏盐汤送下;秋季,苏汤送下;冬季,葱白汤送下;初生儿以一粒放口中,乳汁送下。

【主治】积滞。

【加减】如有虫,用苦楝皮少许、甘草二寸煎汤,五更初,先将化虫药服了,后用此取下。

86675 **葱豆汤**

《普济方》卷三十九。即《得效》卷六"掩脐法"捣碎为末,米汤送下。见该条。

86676 **葱豆酒**(《仙拈集》卷二)

【组成】赤小豆三合(微炒)

【用法】上为末。捣连根葱白二根,热酒调服。

【主治】热淋,血淋。

86677 **葱苏饮**(《绿槐堂麻痦良方》)

【组成】苏叶二钱 陈皮二钱 大力子三钱 前胡二钱 桔梗二钱 红花五分 川芎二钱 葱白三条

【主治】痧症,面青神慢。

86678 **葱苏散**(《医级》卷七)

【组成】苏叶 葱白 生姜 川芎

【主治】胎前产后感邪,表症悉具者。

86679 **葱连膏**(《种福堂方》卷三)

【组成】飞丹二钱 乳香 没药 黄连各五分 血竭一钱 冰片一分 松香五钱 蓖麻子十八粒 葱白(带须)七根

【用法】上为末,将葱头打烂和匀,以菜油调做夹纸膏。贴之。

【主治】湿疮。

86680 **葱利汤**(《医心方》卷三引《经心录》)

【组成】乌头一分(炮) 恒山一分 甘草一分 葱利(或是藜芦)一分 桃花一分

【用法】上以好酒四升,煎取一升,顿服。大吐。

【主治】邪发无常,骂詈与鬼语。

86681 **葱附丸**

《医方类聚》卷八十一引《济生》。为《三因》卷十六"大附丸"之异名。见该条。

86682 **葱附丸**(《赤水玄珠》卷三)

【组成】川附子(去皮,生用)一枚 细辛半两

【用法】上以葱汁打糊为丸,如梧桐子大。每服十四丸,姜苏汤送下。

【主治】肺寒脑冷,鼻流清涕。

86683 **葱青散**(《得效》卷七)

【异名】葱蜜散(《梅氏验方新编》卷七)。

【组成】葱青 蜜

【用法】葱青刮去涎,对停入蜜,调匀。先以木鳖子煎汤熏洗,然后敷药,其冷如冰。

【主治】❶《得效》:诸痔。❷《梅氏验方新编》:鱼口便毒,不论已成未成。

【临证举例】《奇效良方》引唐仲举云:常有一吏人苦痔漏,渠族弟亲合与之,早饭前敷,午后来谢,拜于庭下,云疾已安矣。

86684 **葱矾丸**(《洞天奥旨》卷八)

【组成】雪白矾石(取末)五钱 葱白(煨熟)五钱

【用法】上捣和为丸。每服五钱,用当归五钱,干菊花五钱煎汤送下。

【主治】各疔肿毒。

【宜忌】孕妇不可服。

86685 **葱矾饮**

《寿世良方》。为《医学入门》卷八"葱矾酒"之异名。见该条。

86686 **葱矾酒**(《医学入门》卷八)

【异名】葱矾散(《验方新编》卷十一)、葱矾饮(《寿世良方》)。

【组成】明矾(于端午午时为末,晒干,瓷器盛之)三钱 葱白七茎

【用法】上药捣匀，酒调服。尽量一醉。或吐，以茶压之；或饭与葱捣丸服亦可。外用矾末五钱、麝香一分，取虾膜肠肚和药捣膏，敷疮四周。一日夜即愈。

【主治】一切疔毒、恶疮初起，发热恶寒者。

❶《医学入门》：诸肿发背，一切恶疮初起。❷《绛囊撮要》：一切疔毒、恶疮，初起走黄。❸《揣摩有得集》：一切疔毒，不论出于何处，浑身发烧发冷，大渴饮水，或不发渴。

【宜忌】《绛囊撮要》：大忌风寒。

【备考】本方原名"葱矾丸"，与剂型不符，据《绛囊撮要》改。方中葱白用量原缺，据《绛囊撮要》补。《绛囊撮要》本方用法：同捣烂，分作七块，用热白酒送下，吃完盖暖，再饮葱白汤催之，汗出淋漓，待停一二时，从容去被。

86687 葱矾散

《验方新编》卷十一。为《医学入门》卷八"葱矾酒"之异名。见该条。

86688 葱乳汤

《准绳·幼科》卷一。为方出《外台》卷三十五引刘氏方，名见《袖珍小儿》卷一"葱号散"之异名。见该条。

86689 葱油饮（《卫生鸿宝》卷三）

【组成】葱汁　菜油各半钟

【用法】调服。虫积化为水，解出除根。

【主治】虫积肚痛。

86690 葱油饮（《不知医必要》卷二）

【组成】葱白汁一酒杯　真芝麻油一酒杯

【用法】上先饮葱汁，随即饮麻油。

【主治】脾胃虫痛，渴或饮水，口吐清水者。

86691 葱油膏（《良方合璧》卷下）

【组成】黄芽葱三十六根　麻油一斤半

【用法】先将麻油熬热，入葱一根，煎枯，取出葱渣，再入一根，如法煎完三十六根，滤清，再将油煎至滴水成珠，入炒杭粉十二两，收成膏，听用。摊贴。

【主治】风湿臁疮。

86692 葱饼子（《普济方》卷三五四引《余居士选奇方》）

【组成】盐　葱白（剥去粗皮）十余根

【用法】用盐于产妇脐中，填与脐平，却用葱白作一缚，切作一指厚片，安在盐上，用大艾炷满葱饼子大小，以火灸之，觉热气直入腹中，即时通便。

【主治】妇人未产之前，内积冷气，遂至产时尿胞运动不顺，产后小便不通，腹胀如鼓，闷乱不醒。

86693 葱涎丸（《杨氏家藏方》卷十七）

【组成】蚰蜒（大者）七条　天南星一分（生为细末，掺在蚰蜒身上，用竹篦子刮下，不用蚰蜒）　蜈蚣一条（涂酥，炙黄）　全蝎七枚（去毒，用薄荷叶裹，慢火炙了，去薄荷）　巴豆五枚（取霜）

【用法】上为细末，生葱涎为丸，如黍米大，用朱砂为衣。每服五丸，壁尘汤送下，不拘时候。

【主治】小儿急慢惊风，涎潮搐搦，项背反折。

86694 葱涎丸

《医方类聚》卷八十一引《澹寮》。为《三因》卷十六"大附丸"之异名。见该条。

86695 葱涎丸（《普济方》卷四十六）

【组成】芒消一两　生明硫黄一两

【用法】上为细末，葱涎为丸，如弹子大。每服一丸，食后葱茶调下。

【主治】首风。

86696 葱涎丸（《普济方》卷三五四）

【组成】麻仁　枳壳各等分

【用法】上为末，葱涎调腊茶为丸。每服五七十丸，空心、食前葱茶送下。

【功用】润肠。

【主治】产后水血俱下，肠虚津液不足，大便秘涩，五六日不解，腹中闷胀。

86697 葱涎膏

《幼幼新书》卷五引《惠眼观证》。为原书同卷"豆豉膏"之异名。见该条。

86698 葱涎膏（《幼幼新书》卷三十三引《吉氏家传方》）

【组成】葱叶　猪牙皂角（为末，去皮）各七条

【用法】上烂研，用皂角末成膏。贴在囟门上。

【主治】婴儿初生三五日，鼻塞气急，饮乳之时啼叫不止。

86699 葱涎膏（《得效》卷十一）

【组成】牙皂　草乌

【用法】上用葱涎捣成膏。贴囟上。

【主治】婴儿初生，肺壅鼻塞，乳食不下。

86700 葱涎膏（《普济方》卷三六三）

【组成】猪牙　皂角　天南星　赤小豆各等分

【用法】上为末。每服二大钱，用生葱自然汁调，涂囟上二次。其鼻孔开，即愈。

【主治】小儿囟风伤寒。

86701 葱涎膏

《奇效良方》卷五十八。为方出《圣惠》卷三十六，名见《圣济总录》卷一一五"葱液膏"之异名。见该条。

86702 葱姜饮

《仙拈集》卷一。为《惠直堂方》卷一"葱姜煎"之异名。见该条。

86703 葱姜煎（《惠直堂方》卷一）

【异名】葱姜饮（《仙拈集》卷一）。

【组成】葱十枚（去根叶）　姜三钱

【用法】上煎一大碗，入酒一小钟，取汗。

【主治】感冒。

【宜忌】《仙拈集》：忌大荤五七日。

【备考】《仙拈集》本方用法：好酒二碗，煎一碗半，热服。盖暖。春秋依此方，夏月葱、姜减半，冬月加炒黑豆二合。如旅次煎药不便，用生姜五片、葱白四根、茶叶二钱，泡汤热服。

86704 葱姜熨（《绛囊撮要》）

【组成】葱　姜不拘多少

【用法】上捣烂，炒热，布包。熨胸，频换。

【主治】伤寒结胸。

86705 葱桃汤（《圣济总录》卷一四一）

【组成】葱根　桃叶各一握

【用法】上切捣。以水三升，煎数沸，去滓，入盆内，乘热熏洗，日三二度。

【主治】牡痔。

86706 **葱桃散**(《万氏家抄方》卷一)

【组成】细茶 生姜(捣) 胡桃肉(研) 葱白(捣)各二钱

【用法】上以水一大碗,煎七分,热服。盖被出汗。

【主治】伤风初起,头疼发热,鼻塞畏寒。

86707 **葱胶汤**(方出《千金》卷十五,名见《圣济总录》卷九十七)

【异名】葱白阿胶散(《鸡峰》卷十六)、葱白散(《普济方》卷三十九)、葱白汤(《普济方》卷三二一)。

【组成】好胶三寸 葱白一把

【用法】上用水四升,煮取一升半,顿服之。即下。

【主治】年老体弱之人大便秘结。

❶《千金》:大便难。❷《圣济总录》:年老虚弱,大便秘滞。❸《鸡峰》:妇人里急不已。

【备考】《普济方》本方用:葱白三茎,阿胶一片。用水煎葱白,候熟不用,却入阿胶溶开,温服。

86708 **葱胶汤**(《圣济总录》卷一五七)

【组成】葱白一茎(切) 牛皮胶二片(大者,捶碎)

【用法】上用水一盏半,煎令胶烊尽,去滓顿服。

【主治】妊娠大便不通;产后大小便不通。

86709 **葱涕丸**(《圣惠》卷三十六)

【组成】葱涕半合 木通半两(剉) 细辛半两 桂心半两 菖蒲三分 附子半两(去皮脐,生用) 当归半两 甘草一分(生用) 独活一两 白矾一两(烧灰)

【用法】上为末,以鹅脂并葱涕为丸,如枣核大。绵裹一丸,纳耳中,一日三次。

【主治】耳鸣,或因水入耳。

86710 **葱豉汤**(《肘后方》卷二)

【异名】葱白豉汤(《活人书》卷十九)。

【组成】葱白一虎口 豉一升

【用法】上以水三升,煮取一升,顿服取汗。不汗复更作,加葛根二两、升麻三两,水五升,煎取二升,分再服,必得汗;若不汗,更加麻黄二两,又用葱汤研米二合,水一升,煮之,少时下盐、豉,后纳葱白四物,令火煎取三升,分服取汗。

【主治】伤寒初起,头痛身热,脉浮大。

❶《肘后方》:伤寒初觉头痛,身热,脉洪。❷《医心方》引《新录方》:利兼吐逆及呕者。❸《活人书》:妊娠热病。❹《圣济总录》:服乳石,固食仓米臭肉发动者。❺《济阳纲目》:酒病。

【方论选录】《医方集解》:此足太阳药也。葱通阳而发汗,豉升散而发汗,邪初在表,宜先服此以解散之。

86711 **葱豉汤**(《圣惠》卷九)

【组成】葱白三茎(切) 麻黄一两(去根节,剉) 豉一合 生姜半两(拍碎)

【用法】上以水二大盏,煎至一大盏三分,去滓,分为三服,不拘时候,稍热频服。衣覆出汗。

【主治】伤寒初得一日,壮热头痛。

86712 **葱豉汤**

《圣惠》卷三十八。为《千金》卷二十四“葱白豉汤”之异名。见该条。

86713 **葱豉汤**(《圣惠》卷三十八)

【组成】葱白八茎 香豉二合 蓝叶三分 柴胡一两(去苗) 川升麻半两 犀角屑半两 赤芍药半两 甘草半两(炙微赤)

【用法】上为细末。以水五大盏,煎至二盏半,去滓,分五次温服。未效,再合服之。

【主治】五石忽发动,体热烦疼,心躁闷乱。

86714 **葱豉汤**

《活人书》卷十八。为《外台》卷一引《崔氏方》“麻黄汤”之异名。见该条。

86715 **葱豉汤**(《圣济总录》卷二十一)

【组成】葱白十四茎 豉半合(炒) 干姜(炮)一分 麻黄(去根节) 桂(去粗皮) 芍药各半两

【用法】上㕮咀,如麻豆大。每服五钱匕,以水二盏,煎至一盏,去滓温服。良久,投葱豉热粥,盖覆出汗。

【主治】伤寒初觉一二日,头项腰脊痛,恶寒。

86716 **葱豉汤**(《圣济总录》卷二十一)

【组成】苍术(米泔浸,去皮,剉,麸炒黄) 麻黄(去根节,汤煮,掠去沫,焙)各二两 甘草(炙,剉) 桂(去粗皮)各一两

【用法】上为粗末。每服三钱匕,以水一盏,入葱白三寸,盐、豉二十粒,同煎至七分,去滓热服,不拘时候。

【主治】伤寒一日至三日以前,身热脉大,肢体疼痛,汗不出。

86717 **葱豉汤**(《圣济总录》卷二十二)

【组成】葱白二茎(细切) 豉一合 蜀椒四十九粒(去目并闭口,炒出汗)

【用法】上为粗末。以水三盏,煎至二盏,去滓,顿热服。汗出愈,未愈更煎服。

【主治】❶《圣济总录》:疫疠病始得之,头疼壮热。❷《普济方》:妊娠七月,伤寒壮热,赤斑变为黑斑,溺血。

86718 **葱豉汤**(《圣济总录》卷一九〇)

【组成】豉一合 葱白一握(去须,切) 生姜一两(切)

【用法】上以水一大盏,煮至六分,去滓,分二服。

【主治】妊娠伤寒头痛。

86719 **葱豉汤**

《医方类聚》卷二二四引《胎产救急方》。即《外台》卷三十三引《删繁方》“葱豉安胎汤”。见该条。

86720 **葱豉汤**

《普济方》卷一三一。为《圣惠》卷九“麻黄散”之异名。见该条。

86721 **葱豉茶**(《圣惠》卷九十七)

【组成】葱白三茎(去须) 豉半两 荆芥一分 薄荷三十叶 栀子仁五枚 石膏三两(捣碎) 茶末三钱(紫笋茶上)

【用法】上以水二大盏,煎取一大盏,去滓,下茶末,更煎四五沸,分二度服。

【主治】伤寒头痛壮热。

86722 **葱豉酒**(《本草纲目》卷二十五引《孟氏诜诜洗方》)

【组成】葱根 豆豉

【用法】酒浸,煮饮。

【功用】解烦热,补虚劳,解肌发汗。

【主治】伤寒,头痛寒热,及冷痢肠痛。

86723 **葱豉散**

《普济方》卷三四二引《圣惠》。为《外台》卷三十三引

《删繁方》"葱豉安胎汤"之异名。见该条。

86724 葱豉粥(《圣惠》卷九十七)

【组成】豉一合　葱白一握(去须,切)　粳米二合

【用法】上以水二大盏半,煮葱、豉,取汁一盏半,绞去葱、豉,入米煮作粥。不拘时候食之。

【主治】骨蒸烦热,咳嗽,四肢疼痛,时发寒热。

86725 葱豉粥(《圣惠》卷九十七)

【组成】香豉三合　葱白(切)半升　羊髓一两　盐花半两　薄荷二十茎

【用法】上以水三大盏,先煎葱等四物十余沸,下豉更煎五七沸,去豉,入米二合,煮为粥。空心温服之。

【主治】五劳七伤,体热喘急,四肢烦疼。

86726 葱液膏(方出《圣惠》卷三十六,名见《圣济总录》卷一一五)

【异名】葱涎膏(《奇效良方》卷五十八)。

【组成】葱汁三分　细辛一分　附子一分(炮裂,去皮脐)

【用法】上捣细辛、附子为末,以葱汁调令稀。灌入耳中。即出。

【主治】耵聍塞耳聋,强坚挑不可得出者。

86727 葱蒜膏(《王氏医存·附编》)

【组成】生葱　独蒜各一斤　麻油二斤

【用法】上共熬数沸,去滓,再熬至滴水不散,取净油称之,若得油一斤,入新炒桃丹八两,不住手搅熬成膏。摊贴。

【主治】一切疮。

86728 葱蒲膏(方出《圣惠》卷六十八,名见《圣济总录》卷一四〇)

【组成】葱白一握　蒲公英五两　豉一合

【用法】上捣烂。贴之,用醋面纸封,贴三五度。头出即愈。

【主治】恶刺。

86729 葱蜜汤(《冯氏锦囊秘录》卷三)

【组成】葱白三茎

【用法】水煎,去葱,入炒阿胶及生蜜溶化,食前服。

【主治】婴孩虚秘。

86730 葱蜜掩

《医林纂要》卷十。为方出《本草纲目》卷二十六引《圣济总录》,名见《玉案》卷六"必胜膏"之异名。见该条。

86731 葱蜜散

《梅氏验方新编》卷七。为《得效》卷七"葱青散"之异名。见该条。

86732 葱蜜膏(《寿世保元》卷九)

【组成】生葱　生蜜　猪胆汁一个

【用法】上倾石钵内共捣成饼。贴患处,日换三四次。

【主治】痈疽发背、无名肿毒初起。

【备考】方中生葱、生蜜用量原缺。

86733 葱蜜膏

《绛囊撮要》。为方出《本草纲目》卷二十六引《圣济总录》,名见《玉案》卷六"必胜膏"之异名。见该条。

86734 葱蜜膏(《验方新编》卷十一)

【组成】葱头　灰面　白蜜各等分

【用法】上捣融。烘热敷之。

【主治】无名肿毒初起,肿痛,尚未成脓者。

86735 葱薤汤(《圣济总录》卷二十七)

【组成】葱白　薤白　荆芥穗　竹茹各一握　豉(去皮)半升　生姜一分　蜀椒(去目并闭口,炒出汗)四十九粒

【用法】上㕮咀,如麻豆大。每服五钱匕,酒二盏,煎十数沸,去滓;又别取此药二十钱匕,以沸汤一升沃之,候通手淋背上了,即服前药酒,盖覆出汗;仍煮葱薤粥投之,汗出即愈。

【主治】阴毒伤寒。

86736 葱白饮子(《圣惠》卷九十二)

【异名】葱白汤(《圣济总录》卷一七九)。

【组成】葱白二茎　木通半两　冬葵子半两

【用法】上细剉。以水一大盏,煎至五分,去滓,量儿大小,以意加减服之。

【主治】小儿小便涩少,妨闷不通。

86737 葱白豉汤(《医心方》卷二十引《深师方》)

【组成】葱白半斤　豉三升　甘草二两　生麦门冬四两(去心)(一方有茱萸一升)

【用法】上以水五升,煮取二升,分再服。

【主治】服石散发,口噤心痛。

86738 葱白豉汤(《千金》卷二十四)

【异名】葱豉汤(《圣惠》卷三十八)。

【组成】葱白半斤　豉二升　甘草　人参各三两

【用法】上㕮咀。先以水一斗五升,煮葱白作汤,澄取八升,纳药煮取三升,分三服。才服便使人按摩摇动,口中嚼物,然后仰卧,覆以暖衣,汗出去衣。服汤热歇,即便冷淘饭酱脯等物。若服此不解,复服甘草汤方。

【功用】解毒。

【主治】服钟乳石后,又服术,胸塞短气,头痛目疼,发动之始。

【备考】《外台》有吴茱萸一升,无人参。

86739 葱白豉汤(《千金》卷二十四)

【组成】葱白半斤　豉二升　甘草二两

【用法】上以水六升,煮取二升半,分三服。

【主治】礜石发则令人心急口噤,骨节疼强,或节节生疮,始觉发者。

86740 葱白豉汤(《千金》卷二十四)

【异名】香豉饮(《圣济总录》卷一八四)。

【组成】葱白一升　豉二升　干姜五两　甘草二两

【用法】上㕮咀。以水七升,煮取三升,分三服。服汤不解,宜服理中汤方。

【主治】❶《千金》:服石,因失食发,饮酒过醉发。❷《圣济总录》:乳石发,下痢。

86741 葱白豉汤

《活人书》卷十九。为《肘后方》卷二"葱豉汤"之异名。见该条。

86742 葱豆洗汤(《外台》卷二十引《集验方》)

【异名】蒺藜子汤(《千金》卷二十四)、蒺藜汤(《普济方》卷一九二)。

【组成】赤小豆一升　葱(合青,切)一升　蒺藜子一升(碎)　菘菜子一升(春碎)　蒴藋(切)五升　巴豆一百枚(合心皮,打破)

【用法】上以水一石二斗，煮取四斗，以淋洗身肿处。内宜依方服诸利水药，外宜此汤洗四肢讫。以葱豆膏敷之，别以猪蹄汤洗疮烂处及卵肿。

【主治】虚热及服石热，当风露卧，冷湿伤肌，热阻在里，变成热风水病。心腹肿满，气急不得下头，小便不利，大便难，四肢肿如皮囊盛水，晃晃如老蚕色，阴卵坚肿如升，茎肿生疮，臭如死鼠，此皆虚损，肾中有热，强取风冷，湿痹故也。

86743 葱根煎散

《活幼口议》卷十六。为原书同卷"脱甲散"之异名。见该条。

86744 葱归溻肿汤（《金鉴》卷六十二）

【异名】葱归汤（《仙拈集》卷四）。

【组成】独活三钱　白芷三钱　葱头七个　当归三钱　甘草三钱

【用法】上以水三大碗，煎至汤醇，滤去滓，以绢帛蘸汤热洗，如温再易之，以疮内热痒为度。

【主治】痈疽疮疡，初肿将溃之时。

86745 葱白一物汤（方出《圣惠》卷七十七，名见《活人书》卷十九）

【异名】葱白汤（《圣济总录》卷九十八）。

【组成】葱白不限多少

【用法】上浓煮汁饮之。

【功用】《女科指掌》：安生胎，落死胎。

【主治】妊娠烦闷，热病或胎动下血及热淋。❶《圣惠》：胎上逼心烦闷。❷《活人书》：妊娠热病，胎已死。❸《圣济总录》：热淋，小便涩痛。❹《普济方》：胎动腰痛抢心，或下血。❺《普济方》：妊娠六七月以后，胎动困笃。

【备考】本方方名，《普济方》引作"葱白饮"。

86746 葱白七味饮（《外台》卷三引《许仁则方》）

【异名】葛根散（《圣惠》卷十四）。

【组成】葱白（连须，切）一升　干葛（切）六合　新豉一合（绵裹）　生姜（切）二合　生麦门冬（去心）六合　干地黄六合　劳水八升（此水以杓扬之一千过）

【用法】上用劳水煎之，三分减二，去滓，分三次温服，相去行八九里。如觉欲汗，渐渐覆之。

【主治】❶《外台》引《许仁则方》：天行愈后劳复，状一如伤寒初有。❷《圣惠》：伤寒病愈后，阴阳易，劳复如初。

【宜忌】忌芜荑。

【备考】本方方名，《活人书》引作"七味葱白汤"。

86747 葱白大枣汤（《外台》卷六引《肘后方》）

【异名】葱白汤（《圣济总录》卷四十）。

【组成】葱白二十茎　大枣二十枚

【用法】上以水二升半，煮取一升，去滓，顿服之。

【主治】霍乱后烦躁，卧不安。

86748 葱白甘草汤（《外科正宗》卷四）

【组成】葱白二两　粉草五钱

【用法】上以水三碗，煎至二碗，每日洗净伤处瘀腐脓血，方用玉红膏搽之，黑膏盖之。

【功用】消瘀散肿。

【主治】咬伤后，焮肿疼痛，脓血淋漓，臭秽腐烂。

86749 葱白当归汤（《外台》卷三十三引《古今录验》）

【组成】葱白一虎口　当归三两

【用法】上切。以水、酒共五升，煮取二升，分二次服，亦将小便服，相去一炊顷。

【主治】妊娠腹痛，或是冷痛，或是胎动。

86750 葱白阿胶散

《鸡峰》卷十六。为方出《千金》卷十五，名见《圣济总录》卷九十七"葱胶汤"之异名。见该条。

86751 葱白定痛汤（《医略六书》卷二十八）

【组成】当归三钱　阿胶三钱（酒化）　炙草五分　葱白三枚

【用法】水煎，去滓，温服。

【主治】孕妇腰痛，脉浮者。

【方论选录】妊娠血虚不能滋荣其胎。盖胎系于肾，而腰为肾府，故腰痛不止焉。当归养血以荣经脉，阿胶补阴以益肾府，炙草缓中州和胃，葱白通阳气，安胎也。水煎，温服，俾血荣经润，则腰自得强而胎亦受其荫，何腰痛之不已者，胎孕无不自安矣。

86752 葱白香豉汤（《痎疟论疏》）

【组成】葱白（洗净）一握　香豉（如法修事者）四合　篁竹叶（取东畔枝叶，拣去虫蚀及有虫卵秽迹者，东流水洗净，切）半升　乌梅十枚（汤润，去核，藏米中蒸烂）　常山（临用去苗，同甘草末水润拌蒸，候冷取出，去甘草，剉碎，酒浸一宿，熬捣）一两五钱

【用法】上以水三升，煮取二升，去滓，分三次温服，未发前，令三服尽。

【主治】肾疟。

86753 葱白香豉汤

《温热暑疫全书》卷二。为《伤寒绪论》卷下"连须葱白香豉汤"之异名。见该条。

86754 葱白香豉汤

《张氏医通》卷十三。即方出《千金》卷九，名见《外台》卷三引《救急方》"豉尿汤"。见该条。

86755 葱白益母汤（《胎产心法》卷中）

【组成】益母草五钱　葱头三钱

【用法】上用纹银一锭，重四两，水二碗，煎一碗。服之即生。

【主治】难产。

86756 葱白葛根汤（《伤寒全生集》卷二）

【异名】葱白汤（《婴童百问》卷六）。

【组成】葛根　芍药　知母　川芎

【用法】加葱白、生姜，水煎服。

【主治】❶《伤寒全生集》：伤寒已发汗，头疼甚而热不可解者。❷《婴童百问》：小儿头疼不止，身疼，口渴，发热，小便赤黄，脉浮数，无汗。

【加减】头疼甚，加白芷；热甚，加柴胡；身体痛，加羌活；渴，加石膏、天花粉。

【备考】《婴童百问》本方用：葛根、芍药、知母各半两，川芎一两。上㕮咀。每服二钱，用水一小盏，加生姜二片，葱白三枚，煎至七分，去滓热服。

86757 葱白雌鸡汤

《圣惠》卷七十六。为《千金》卷二"葱白汤"之异名。

见该条。

86758 葱白滴鼻液(《中医耳鼻喉科学》)

【组成】葱白

【用法】葱白取汁过滤,用生理盐水配成40%溶液。滴鼻。

【功用】辛散风邪通窍。

【主治】外邪而致的鼻内肌膜红肿,鼻塞流涕。

86759 葱头粳米粥(《松峰说疫》卷二)

【组成】白粳米一碗　葱头(连须)二十根

【用法】加水煮粥。滚服。

【功用】取汗。

【主治】时瘟无汗者。

【宜忌】曾出汗者不用。

86760 葱尖薄荷汤(《医林纂要》卷十)

【组成】葱尖七茎　薄荷五分　菊花五分

【用法】煎薄荷、菊花熟,泡葱碗内,乘热熏目,须用巾幅罨其前,使药气萃于目,少顷,目间有汗,乃徐徐饮之。

【主治】目伤风赤肿。

86761 葱苏姜楂茶(《卫生鸿宝》卷一引)

【组成】葱白三根　苏叶一钱　生姜二钱　山楂　陈茶各三钱

【用法】上同煎,或加冰糖二钱,如茶服。取汗。

【主治】伤寒无汗,头痛发热。

86762 葱根葛豉汤

《普济方》卷二六〇。为《外台》卷三十七“葱根葛豉粥”之异名。见该条。

86763 葱根葛豉粥(《外台》卷三十七)

【异名】葱根葛豉汤(《普济方》卷二六〇)。

【组成】葱根三大握　干葛六两(切)　豉三合　葱白一大握(劈)　生姜少许(切)　椒十五颗

【用法】上以水五大升,煮葱根减半,去滓,下葛及豉煮,取二大升,去滓,细研少米作稀粥,并着葱白等煮熟。乘热啜服之讫,依前覆被,取汗讫,令妇人以粉遍身揩摩使孔合,半日许,始可出外。如不损,可重为之。

【主治】服石之后,四肢筋强,背脊重,或头痛如刺,眼睛欲脱者。

86764 葱豉白虎汤(《重订通俗伤寒论》卷十一)

【组成】鲜葱白三枚　豆豉三钱　生石膏四钱　知母三钱　细辛三分　生甘草五分　粳米三钱(荷叶包)

【主治】伤寒愈后,伏热未尽,复感新邪,邪郁于内,头痛发热,恶风或恶寒,舌燥口渴,或兼咳嗽烦躁者。

86765 葱豉安胎汤(《外台》卷三十三引《删繁方》)

【异名】葱豉散(《普济方》卷三四二引《圣惠》)。

【组成】香豉一升(熬)　葱白(切)一升　阿胶二两(炙)

【用法】上切。以水三升,煮二物,取一升,去滓,下阿胶更煎,胶烊服,一日一夕可服三四剂。

【主治】妇人怀妊,胎动不安。

【备考】本方方名,《医方类聚》引《胎产救急方》引作“葱豉汤”。

86766 葱豉桔梗汤(《重订通俗伤寒论》卷二)

【组成】鲜葱白三枚至五枚　苦桔梗一钱至一钱半　焦山栀二钱至三钱　淡豆豉三钱至五钱　苏薄荷一钱至一钱半　青连翘一钱半至二钱　生甘草六分至八分　鲜淡竹叶三十片

【功用】辛凉发汗。

【主治】风温、风热初起。

【加减】咽阻喉痛,加紫金锭二粒(磨冲)、大青叶三钱;胸痞,原方去甘草,加生枳壳二钱,白蔻末八分(冲);发疹,加蝉衣十二只,皂角刺五分,大力子三钱;咳甚痰多,加苦杏仁三钱,广橘红一钱半;鼻衄,加生侧柏叶四钱、鲜茅根五十支(去衣);热盛化火,加条芩二钱,绿豆二两煎药;火旺就燥,加生石膏八钱,知母四钱。

【方论选录】《肘后》葱豉汤,本为发汗之通剂,配合刘河间桔梗汤,君以荷、翘、桔、竹之辛凉,佐以栀、草之苦甘,合成轻扬清散之良方。

86767 葱豉荷米煎(《重订通俗伤寒论》卷二)

【组成】鲜葱白一枚(切碎)　淡豆豉二钱　苏薄荷四分(冲)　生粳米三十粒

【功用】和中发汗。

【主治】小儿伤寒初起一二日,头痛身热,发冷无汗。

86768 葱豉益元散(《麻科活人》卷三)

【组成】辰砂一钱　桂府滑石(水飞过)六两　甘草一两　葱　豉

【用法】上为细末。每服二三钱,清水调下。散表邪,则以水煎服。

【主治】虚烦不得眠。

【备考】方中葱、豉用量原缺。

86769 葱豉益元散(《痢疟纂要》卷九)

【组成】葱白三寸　豆豉三十枚

【用法】煎汤调益元散二三钱服。

【主治】暑热兼挟感邪之痢。

86770 葱豉葛根汤(《重订通俗伤寒论》卷十一)

【组成】鲜葱白二枚　淡豆豉三钱　生葛根一钱半

【主治】伤寒愈后,伏热未尽,复感新邪,头痛发热,恶风或恶寒,舌燥口渴,或兼咳嗽。

86771 葱白补骨脂汤(《陈素庵妇科补解》卷五)

【组成】杜仲　远志　当归　川芎　陈皮　甘草　瞿麦　补骨脂　香附　牛膝　葱白　车前子

【功用】温下焦,行水。

【主治】产前内积冷气,产时尿胞运动,产后腹胀如鼓,小便不通,闷乱欲死。

【方论选录】冷气积于膀胱,产后血虚受冷,凝滞不行,以致腹胀闷绝,理或有之,热结寒亦结,《经》所谓脏寒生满病也。方以川芎、当归辛温以补血,远志、骨脂辛热以补暖下焦,陈皮、香附行气,车前、甘草、瞿麦行水,葱白开窍,杜仲、牛膝引药下行,其性最速。方中皆辛温通利之药,庶复冷气除,小便得温而自通矣。

86772 葱头薏苡仁粥(《圣惠》卷九十六)

【组成】葱白一握　豉三合　牛蒡根(切,洗,去粗皮)半升　薄荷一握　薏苡仁二合

【用法】上以水五大盏,煮葱白、牛蒡根、薄荷、豉等,煎取二盏半,去滓,入薏苡仁,煮作粥。空腹食之。

【主治】中风,头痛心烦,苦不下食,手足无力,筋骨疼痛,口面㖞斜,言语不正。

葶

86773 葶牛丸

《医学入门》卷八。为《小儿药证直诀》卷下"葶苈丸"之异名。见该条。

86774 葶归丸（《医学入门》卷八）

【组成】当归 人参 大黄 桂心 瞿麦 赤芍 白茯苓各三两 葶苈一钱

【用法】上为末，炼蜜为丸，如梧桐子大。每服十五丸，空心米饮送下。

【主治】妇人水肿。

86775 葶苈丸（《外台》卷二十引《范汪方》）

【异名】二利丸。

【组成】葶苈一升（熬） 吴茱萸一升

【用法】上为末，炼蜜为丸，如梧桐子大。每服二丸。不知增之，当以小便利及下为度。若下者，但可清旦一服。若不下，但小便利者，日可再三服。常服肿消。

【主治】水肿。

86776 葶苈丸（《外台》卷十九引唐临方）

【异名】葶苈牵牛丸（《圣济总录》卷八十三）。

【组成】葶苈子七分（生用） 牵牛子 泽漆叶 海藻（洗去咸，炙） 昆布（如上炙） 桑根白皮（炙） 甘遂（熬） 椒目 郁李仁各三分（去皮） 桂心一分

【用法】上为末，炼蜜为丸，如梧桐子大。每服十五丸，加至二十丸，用桑白皮（切）五合，赤小豆一合，通草一两（切），水二升，煮取一升送下，一日二次。

【主治】水气及脚并虚肿。

【宜忌】忌生葱。

86777 葶苈丸（《医心方》卷八引唐临方）

【组成】葶苈子五两（缓火熬令紫色） 杏仁二两半（去皮尖，熬令紫色） 大枣三十枚（去皮，捣取肉）

【用法】上捣和为丸，如梧桐子大。平旦空腹服八九丸，晚间服五丸，二日后小便当利，三四日后平旦服五丸，晚间服五丸，以白饮送下。

【主治】脚气。小便涩，少腹满，不下饮食。

【宜忌】忌食咸腻之物。

86778 葶苈丸（《外台》卷十一引《近效方》）

【组成】甜葶苈（隔纸炒） 栝楼仁 杏仁（去皮尖双仁，麸炒黄） 汉防己各一两

【用法】上为末，炼蜜为丸，如梧桐子大。每服三十丸，食前以茯苓煎汤送下，一日三四次。

【主治】消渴，成水病浮肿。

86779 葶苈丸（方出《外台》卷十八引《近效方》，名见《普济方》卷二四四）

【组成】葶苈子四分（好者，熬令紫色） 甘草四分（炙） 杏仁四分 海蛤四分（别研如面） 郁李仁四分 汉防己五分 吴茱萸二分 槟榔六分 大黄七分

【用法】上为散，合研令调和，取蒸饼中枣膏二分，去皮搅和白蜜少许为丸，如梧桐子大。每服十五丸，空腹服，渐渐加至下泄为度。服良久，待丸散后可食。

【主治】脚气冲心，肺气喘急，及水气卧不得。

【宜忌】忌海藻、菘菜。

86780 葶苈丸（《圣惠》卷六）

【组成】甜葶苈三分（隔纸炒令紫色） 杏仁三七枚（汤浸，去皮尖双仁，麸炒微黄） 牵牛子一两（微炒） 汉防己一两 陈橘皮半两（汤浸，去白瓤，焙）

【用法】上为末，炼蜜为丸，如梧桐子大。每服二十丸，桑根白皮煎汤送下，不拘时候。

【主治】肺脏气实，心胸壅闷，咳嗽喘促，大肠气滞。

86781 葶苈丸（《圣惠》卷六）

【组成】甜葶苈一两（隔纸炒令紫色） 杏仁一两（汤浸，去皮尖双仁，麸炒微黄） 马兜铃一两 汉防己一两 郁李仁一两（汤浸，去皮尖，微炒） 鸡子黄五枚（泻纸上焙干为末） 皂荚（无蚛者，小便浸二宿后去黑皮，涂酥炙令焦黄，去子，捣末）一两

【用法】上为末，煮枣肉为丸，如梧桐子大。每服二十丸，以生姜汤送下，不拘时候。

【主治】肺气喘促烦热，面目浮肿，大肠不利。

86782 葶苈丸（方出《圣惠》卷六，名见《普济方》卷二十八）

【组成】甜葶苈二两（以水净过，日晒干，却用浆水浸一炊久，取出又晒干） 汉防己半两 桑根白皮三分（剉） 郁李仁二两（汤浸，去皮尖，微炒）

【用法】上为末，煮枣肉为丸，如梧桐子大。每服二十丸，以粥饮送下，不拘时候。

【主治】肺气咳嗽，头面虚肿，小便秘涩。

【备考】《普济方》本方用法：每服二十丸，不拘时候生姜汤送下。

86783 葶苈丸（《圣惠》卷六）

【异名】甜葶苈丸（《圣济总录》卷五十）。

【组成】甜葶苈一两（隔纸炒令紫色，别研如膏） 贝母一两（煨令微黄，捣末） 杏仁一两（汤浸，去皮尖双仁，麸炒微黄，研如膏） 皂荚二两（捶碎，以酒五合揉取汁，煎成膏）

【用法】上为末，以皂荚膏为丸，如梧桐子大。每服二十丸，以桑根白皮汤送下，不拘时候。

【主治】❶《圣惠》：久患肺气喘急，痰壅闷乱。❷《圣济总录》：肺痈。

86784 葶苈丸（《圣惠》卷三十六）

【异名】葶苈膏（《圣济总录》卷一一四）。

【组成】甜葶苈一两（长流水洗净，微火熬，捣为末） 山杏仁半两（汤浸，去皮） 盐花二钱

【用法】上为末，更入腊月猪脂一钱，和研如泥，硬软得所，丸如枣核大。每次绵裹一丸，纳耳中，二日一换。初安药，三二日耳痛，出恶脓水，四体不安，勿惧之。

【主治】❶《圣惠》：耳中常有声哄哄声者。❷《圣济总录》：耳聋。

【宜忌】一百日内，慎一切毒、鱼、肉、生冷、滑腻等。

【备考】《圣济总录》本方用法：上捣研极烂，入猪膏中，以银器盛，慢火煎成膏，倾入瓷盒中。以绵裹枣核大，塞耳中。

86785 葶苈丸（《圣惠》卷五十一）

【组成】甜葶苈一两（隔纸炒令紫色） 半夏一两（汤洗七遍去滑） 前胡一两（去芦头） 诃黎勒皮一两 紫苏子半两 木香半两 桂心一两 槟榔一两

【用法】上为末，炼蜜为丸，如梧桐子大。每服二十丸，

食前以温酒送下。

【主治】支饮。心膈痞急,咳逆短气,不能下食。

86786 **葶苈丸**(《圣惠》卷五十四)

【组成】甜葶苈一两半(隔纸炒令紫色,更别研如膏) 甘遂一两(煨令微黄) 牵牛子一两(微炒) 川大黄一两(剉碎,微炒) 羌活一两 陈橘皮一两(汤浸,去白瓤,焙)

【用法】上为末,炼蜜为丸,如梧桐子大。每服七丸,空心以温水送下。长取利三两行,以愈为度。

【主治】气水。肿满喘急,大小便难。

86787 **葶苈丸**(《圣惠》卷五十四)

【组成】甜葶苈半两(隔纸炒令紫色,捣如膏) 汉防己一两(末) 杏仁半两(汤浸,去皮尖双仁,生捣如膏)

【用法】上为末,以枣肉为丸,如梧桐子大。每服三十丸,煎橘皮汤送下,一日三四次。

【主治】卒身面四肢浮肿,喘息急。

86788 **葶苈丸**(《普济方》卷一九三引《圣惠》)

【组成】葶苈子三两

【用法】上为末,炼蜜为丸,如梧桐子大。每服五丸,加至七丸。得利为佳。

【主治】水肿气满。

86789 **葶苈丸**(《普济方》卷一九三引《圣惠》)

【组成】葶苈七两 椒目三两 茯苓三两

【用法】上为末,炼蜜为丸,如梧桐子大。每服十丸,一日三次。

【主治】水肿。腹苦满急,妨碍饮食。

【宜忌】忌酢物。

86790 **葶苈丸**(《普济方》卷二十七引《护命方》)

【组成】葶苈子(隔纸炒)半两 铅丹(细研) 砒霜(夜间露七夜,细研,日收) 半夏(汤浸,去滑,焙) 羌活(去苗头) 杏仁(去皮尖双仁,炒) 马兜铃各一两

【用法】上除砒霜、铅丹二味研如飞尘,余药为极细末,以枣肉为丸,如绿豆大,丹砂为衣。每服三十丸,食后以葱茶送下,气实者,加至五七丸。

【主治】久患肺气喘急,喉中作声,上焦壅热,不能起动。

86791 **葶苈丸**(《小儿药证直诀》卷下)

【异名】葶牛丸(《医学入门》卷八)。

【组成】甜葶苈(隔纸炒) 黑牵牛(炒) 汉防己 杏仁(炒,去皮尖)各一钱

【用法】上为末,入杏仁泥,取蒸陈枣肉为丸,如麻子大。每服五丸至七丸,生姜汤送下。

【主治】小儿乳食冲肺,咳嗽面赤痰喘。

86792 **葶苈丸**(《圣济总录》卷二十四)

【组成】葶苈(隔纸微炒)一两 杏仁(汤浸,去皮尖双仁,炒黄,别研)一两 防己一两半 赤茯苓(去黑皮)一两 甘草(炙)半两

【用法】上为末,入杏仁同研匀,以枣肉为丸,如梧桐子大。每服二十丸,食后煎桑白皮汤送下,一日二次。微利即止。

【主治】伤寒肺壅,上气多痰。

86793 **葶苈丸**(《圣济总录》卷二十八)

【组成】甜葶苈(隔纸炒)一分 大黄(剉,炒)半两 人参一两

【用法】上为末,炼蜜为丸,如梧桐子大。每服二十丸,温水送下。以利为度。

【主治】伤寒时气发黄。

86794 **葶苈丸**(《圣济总录》卷四十八)

【组成】甜葶苈子(纸上炒) 大黄(蒸熟,剉)各一分 杏仁二七枚(去皮尖双仁,灯上燎熟)

【用法】上为末,用枣肉为丸,如梧桐子大。每服五丸至七丸,食后、临卧以生姜、乌梅汤送下。

【主治】肺脏热实喘嗽。

86795 **葶苈丸**(《圣济总录》卷五十)

【组成】葶苈子(隔纸炒) 陈橘皮(汤浸,去白,焙) 柴胡(去苗) 枣肉(研)各一两

【用法】上为细末,炼蜜与枣肉为丸,如梧桐子大。每服二十丸,空腹煎杏仁汤送下,一日二次。

【主治】肺气喘息,面目浮肿。

86796 **葶苈丸**(《圣济总录》卷五十)

【组成】葶苈(隔纸炒)一两一分 大黄(剉,炒) 芒消(研细)各一两半 杏仁(去皮尖双仁,炒研)一两一分

【用法】上为末,炼蜜为丸,如弹子大。每服一丸,以水一盏,煎取六分,温服。

【主治】肠胃受热,瘕聚沉伏,大便秘涩。

86797 **葶苈丸**(《圣济总录》卷五十八)

【组成】葶苈子(慢火炒,别捣为膏)一两半 枳壳(去瓤,麸炒) 桂(去粗皮) 羚羊角(镑) 白茯苓(去黑皮) 柴胡(去苗) 鳖甲(去裙襕,醋浸炙) 防风(去叉) 菟丝子(酒浸两宿,焙干,炒,别捣) 牛膝(去苗) 安息香各三分 陈橘皮(汤浸,去白,焙)一两

【用法】上为末,炼蜜为丸,如梧桐子大。每服三十丸,空腹酒送下。

【主治】消渴下冷,小便浓白如泔,呕逆不下食。

86798 **葶苈丸**(《圣济总录》卷六十三)

【组成】甜葶苈(炒) 木香 半夏(汤洗七遍去滑,焙)各一两

【用法】上为末,生姜自然汁煮面糊为丸,如梧桐子大。每服二十丸,生姜汤送下,不拘时候。

【主治】支饮,气喘不得息。

86799 **葶苈丸**(《圣济总录》卷六十五)

【组成】甜葶苈二两(隔纸炒) 防己半两 麻黄(去根)一分 杏仁(去皮尖双仁,麸炒)半两 黑牵牛五两(内将二两生杵,取末半两,余三两于铫子内炒,候匀热便杵为末,秤三分)

【用法】上为极细末,以枣肉为丸,如梧桐子大。每服二十丸,桑根白皮、生姜煎汤送下,不拘时候。

【功效】解肺热,利胸膈,化痰止嗽。

【主治】热嗽。

86800 **葶苈丸**(《圣济总录》卷六十六)

【组成】葶苈子(净洗晒干,浆水浸半日,布内盛,蒸一炊久,取出晒干,捣末) 防己 郁李仁(汤浸,去皮,研)各等分

【用法】上为末,煮枣肉为丸,如赤小豆大。每服十五丸,煎糯米饮送下。

【主治】劳嗽,头面虚肿,大便不通。

86801 **葶苈丸**(《圣济总录》卷七十九)

【组成】葶苈(炒) 杏仁(不去皮)各一分

【用法】上为细末,面糊为丸,如小豆大。每服十五丸,煎杏仁汤送下。

【主治】十种水气。

86802 **葶苈丸**(《圣济总录》卷七十九)

【组成】葶苈(隔纸炒) 泽泻各一两 猪苓(去黑皮) 椒目 桑根白皮 杏仁(去皮尖双仁,麸炒) 牵牛子(炒)各半两

【用法】上为末,炼蜜为丸,如梧桐子大。每服二十丸,葱白汤送下,不知加至三十丸。

【主治】涌水。腹满不坚,疾行则濯濯有声。

86803 **葶苈丸**(《圣济总录》卷七十九)

【组成】葶苈子(炒)一两半 消石二两 杏仁(汤浸,去皮尖双仁,炒,研)二两半

【用法】上为细末,枣肉为丸,如梧桐子大。每服十丸,食前以木通汤送下,一日二次。

【主治】涌水。腹满,小便难。

86804 **葶苈丸**(《圣济总录》卷七十九)

【组成】葶苈(隔纸炒) 桃仁(汤浸,去皮尖双仁,炒)各二两

【用法】上为末,面糊为丸,如小豆大。每服十丸,米饮送下,日三夜一。小便利为度。

【主治】石水。

86805 **葶苈丸**(《圣济总录》卷八十)

【组成】葶苈(炒令紫)半合 防己 椒目 大黄(剉碎,醋拌炒)各一两半 蓖麻子(去皮)半两 郁李仁(汤浸,去皮,炒)一两

【用法】上为末,炼蜜同枣肉为丸,如小豆大。每服十丸,空心以温酒送下,如不动加至十五、二十丸。

【主治】水肿。内虚外实,久有积聚,荣卫不通,甚者变为赤水。此为病从心起,入于皮肤,肿满皮厚,体重上气,卧烦而躁。

86806 **葶苈丸**(《圣济总录》卷八十)

【组成】葶苈(微炒) 防己 陈橘皮(汤浸,去白,焙) 郁李仁 紫苏子 赤茯苓(去黑皮)各半两

【用法】上为末,炼蜜为丸,如梧桐子大。每服二十丸,麝香酒送下,一日三次。以小便利为度。

【主治】水气,通身黄肿。

86807 **葶苈丸**(《圣济总录》卷八十)

【组成】葶苈子(纸上炒令紫色)三两 牵牛子(微炒)一两半 海藻(洗去咸,炒) 昆布(洗去咸,炒) 猪苓(去黑皮) 泽漆各一两

【用法】上为末,炼蜜为丸,如小豆大。每服十五丸,稍加至二十丸,米饮送下,一日二次。以知为度。

【主治】水蛊。身体洪肿,喘满。

86808 **葶苈丸**(《圣济总录》卷八十四)

【组成】葶苈(纸上炒) 防己 甘草(炙)各二两 杏仁(去皮尖双仁,熬别研)各二两半 贝母(去心)一两半

【用法】上为末,以枣肉为丸,如梧桐子大。每服三十丸,煎大枣、桑根白皮汤送下。未利再服。

【主治】乳石发动脚气,兼上气喘急,咳嗽,小便涩,服利水药小便不利,大便反利。

86809 **葶苈丸**(《圣济总录》卷一五三)

【组成】葶苈(隔纸炒)二两 木香 陈橘皮(汤浸,去白,焙) 枳壳(去瓤,麸炒) 楮根白皮(炙,剉) 干姜(炮) 槟榔(煨,剉) 防己 马兜铃(去皮,微炒) 朴消(别研) 蓬莪术(煨,剉)各三分 甘遂(微煨)一两

【用法】上为末,炼蜜为丸,如梧桐子大。每服二十丸,加至三十丸,空心、日午、夜卧时用桑根白皮煎汤送下,取利为度。如水利即减丸数。

【主治】妇人水分,浮肿不退,经脉不利。

【备考】方中楮根白皮,《普济方》作"桑根白皮"。

86810 **葶苈丸**(《圣济总录》卷一八四)

【组成】葶苈子(纸上微炒)半两 芸苔子(拣净) 马兜铃(剉) 紫菀(去苗土) 人参各一两 杏仁(汤浸,去皮尖双仁,炒)二十枚 皂荚(酥炙,去黑皮及子)半两 白前 甘草(炙,剉) 防己各一两

【用法】上为末,炼蜜为丸,如梧桐子大。每服二十丸,空心米饮送下。

【主治】乳石上气,呀嗽不得卧,卧即气绝。

86811 **葶苈丸**(《全生指迷方》卷四)

【异名】血分葶苈丸(《女科撮要》卷上)。

【组成】甜葶苈(炒) 续随子(去皮,研)各半两 干笋一两

【用法】上为细末,熟枣肉为丸,如梧桐子大。每服七丸,煎扁竹汤送下。

【主治】先因小便不利,后身面浮肿,经水不行,此水乘瘀血,名曰水分。

【加减】如大便利者,减葶苈、续随子各一分,加白术半两,食后服。

86812 **葶苈丸**(《本事》卷二)

【组成】苦葶苈一两一分(隔纸炒香) 当归(洗去芦,薄切,焙干) 肉桂(去粗皮,不见火) 白蒺藜(去角,炒) 干姜(炮) 川乌头(炮,去皮尖) 吴茱萸(汤浸,焙七次) 大杏仁(去皮尖,微炒) 鳖甲(淡醋煮,去裙膜,净洗,酸醋炙黄) 茯苓(去皮) 人参(去芦)各半两 槟榔一两

【用法】上为细末,煮枣肉为丸,如梧桐子大。每服二三十丸,姜、枣汤送下,一日三四次,不拘时候。

【功用】定喘急。

【主治】肺积。

【方论选录】《本事方释义》:苦葶苈气味苦辛寒,入手太阴;当归气味辛温,入手少阴、足厥阴;肉桂气味甘辛大热,入足厥阴;白蒺藜气味甘辛温,入足厥阴,能明目;干姜气味辛热,入足太阴;川乌头气味辛热,入足太阳;吴茱萸气味辛热,入足厥阴;鳖甲气味咸平,入足厥阴;杏仁气味苦辛微温,入手太阴;茯苓气味甘平淡渗,入足阳明,能引诸药达于至阴之处;人参气味甘温,入脾胃;槟榔气味苦辛温,入足太阴、太阳,能消积下气。肺有积饮,咳逆欲喘,由乎中土气怯,不能养金制木,得土中有权,饮浊不致泛溢,肺金职司不废,乌有不安者乎!

86813 **葶苈丸**(《本事》卷四)

【组成】甜葶苈半两(炒令香) 郁李仁(汤浸,去皮尖,熬紫色,秤三分,二味别研如膏,令极匀) 白术半两 牵牛

子半两（一半生，一半熟用） 赤茯苓（去皮） 桑白皮（蜜炙，剉） 羌活（洗去土） 汉防己 陈橘皮（去白） 泽泻各三分

【用法】上为细末，炼蜜为丸，如梧桐子大。初服十丸，空心、晚食前以生姜、橘皮汤送下，一日二次。不知加至二三十丸，以知为度。

【主治】腹中有湿热气，目下作肿，如新卧起蚕之状，两足胫微肿。病在肾，肾者少阴也，标在肺，肺者太阴也。故中满气急咳嗽，喘息有音，每就卧则右胁有气上冲，肩腋与缺盆相牵引不快，少思饮食。

【方论选录】《本事方释义》：甜葶苈气味苦辛寒，入手太阴，性能行水下气；郁李仁气味辛平，入手足太阴、阳明；白术气味甘温，入足太阴；牵牛子气味苦寒，入手足阳明、足太阳，善能行水；桑白皮气味苦辛，入手太阴；赤茯苓气味甘平，淡渗，入足阳明、太阳；汉防己气味苦辛平，入足太阳，能行下焦，祛风利湿；羌活气味苦辛甘平，入足太阳，善能行水；陈橘皮气味辛温，入手足太阴；泽泻气味苦咸平，入足太阳。此药因湿热浮肿，本病在肾，标病在肺，致中满气急，咳喘不得卧者，非利湿行水，不能效也。送药以生姜、橘皮之辛通，则在上之邪从汗而去，在下之邪从溲而去也。

86814 葶苈丸（《卫生总微》卷十四）

【组成】葶苈子半两（微炒）

【用法】上杵如泥，入枣肉再杵和丸，如绿豆大。每服五丸，空心、晚后枣汤送下。

【主治】小儿水气腹肿，小便涩滞。

86815 葶苈丸

《百一》卷五。为《圣惠》卷四十六"甜葶苈丸"之异名。见该条。

86816 葶苈丸（《兰室秘藏》卷上）

【异名】人参顺气饮子。

【组成】半夏（洗） 厚朴（炙） 石膏 青皮各五分 当归身七分 白豆蔻仁 缩砂 茵陈（酒制） 干葛各一钱 炙甘草 羌活 黄芩（一半酒洗，一半炒） 苦葶苈（酒洗，炒） 人参 柴胡 独活各三钱

【用法】上为细末，汤浸蒸饼为丸，如米大。每服二钱，临卧用一口汤送下。

【主治】心下痞，胸中不利。

86817 葶苈丸（《御药院方》卷八）

【组成】苦葶苈半两（微炒，研细） 郁李仁（去皮，研） 赤茯苓（去皮心） 桑白皮（剉，炙）各三分 黑牵牛（生，取头末）半两 汉防己 川羌活 陈橘皮（汤浸洗，去白，焙干） 泽泻各二分 白术半两

【用法】上为细末，炼蜜为丸，如梧桐子大。每服五十丸，温水送下，不拘时候。

【主治】脾胃受湿，流于四肢，足胫浮肿，小便涩少。

86818 葶苈丸（《医方类聚》卷一三二引《施圆端效方》）

【组成】苦葶苈（炒） 桑白皮（切，炒） 枳壳（麸炒） 木通各半两 槟榔 木香各三钱

【用法】上为细末，炼蜜为丸，如梧桐子大。每服二三十丸，食后以橘皮汤送下，一日三次。

【主治】诸疸黄肿，大小便涩。

86819 葶苈丸

《医学纲目》卷二十四。为《宣明论》卷八"苦葶苈丸"之异名。见该条。

86820 葶苈丸

《医学纲目》卷二十四。为《三因》卷十四"葶苈大丸"之异名。见该条。

86821 葶苈丸（《普济方》卷一八三）

【组成】葶苈子六两（熬紫色） 干枣十枚

【用法】上葶苈子捣如泥为丸，如梧桐子大。每服十丸，将干枣劈碎，以水一升，煮取五合，去滓，食后送服，一日二次。

【主治】久上气。

86822 葶苈丸（《普济方》卷一九一）

【组成】葶苈（炒） 泽泻各一两 猪苓（去皮） 椒目 桑根白皮 杏仁（去皮尖双仁，麸炒） 大戟（炒） 甘遂（炒） 大黄（炒） 黄芩各一两（去黑心） 芫花（炒焦，酒浸）一两 荛花半两

【用法】上㕮咀，如麻豆大。每服五钱匕，水一盏，煎至七分，早、晚食前温服。以利为度。

【主治】涌水。腹满不坚，疾行则濯濯有声。

86823 葶苈丸

《普济方》卷一九五。为《千金》卷十"大黄丸"之异名。见该条。

86824 葶苈丸

《奇效良方》卷四十。为原书同卷"神助丸"之异名。见该条。

86825 葶苈丸（《医统》卷八十九）

【组成】甜葶苈（炒） 黑豆（炒） 杏仁（去皮尖，炒，另研） 汉防己各一两

【用法】上为末，入杏膏蒸陈枣肉为丸，如麻子大。每服五丸至七丸，乳食后或临卧以淡姜汤送下。

【主治】小儿乳食伤脾，伤风咳嗽，面赤身热，痰盛喘促。

86826 葶苈丸

《济阴纲目》卷七。为方出《妇人良方》卷一引《养生必用》，名见《校注妇人良方》卷一"人参丸"之异名。见该条。

86827 葶苈丸（《麻科活人》卷五十）

【组成】葶苈子（隔纸略炒） 汉防己 牵牛子（略炒） 杏仁（去皮尖油） 莱菔子

【用法】水煎服。

【主治】麻出气喘，将成龟胸。

【加减】大便溏滑者，除牵牛。

【备考】本方方名，据剂型，当作"葶苈汤"。

86828 葶苈丸（《麻症集成》卷三）

【组成】炒葶苈子 杏仁 防己（酒洗） 茯苓 白牵牛 莱菔子

【用法】上为细末，水泛为丸。食后白水送服。

【主治】麻疹没后，水入肺，咳嗽喘急。

86829 葶苈方（《普济方》卷一五七）

【组成】葶苈子一两（纸衬熬令黑） 知母一两 贝母一两

【用法】上为末，以枣肉半两，砂糖一两，入药中为丸，如弹子大。每服一丸，以新绵裹含之，徐徐咽津，甚者不过二三丸。

【主治】咳嗽。

86830 葶苈汤(《圣济总录》卷二十二)

【组成】葶苈子(隔纸炒)三分 槟榔(剉)半两 桑根白皮(炙,剉)三分 杏仁(汤浸,去皮尖双仁,炒) 大黄(剉,醋炒)各半两 朴消三分

【用法】上为粗末。每服五钱匕,水一盏半,煎至八分,去滓,食前温服。

【主治】伤寒结胸,心下痛,如石坚硬,小便不利。

86831 葶苈汤

《圣济总录》卷二十四。为《金匮》卷上"葶苈大枣泻肺汤"之异名。见该条。

86832 葶苈汤

《圣济总录》卷六十六。为原书卷五十"葶苈饮"之异名。见该条。

86833 葶苈汤(《圣济总录》卷七十九)

【组成】葶苈子(炒) 桑根白皮(炙,剉) 百合各一两

【用法】上为粗末。每服三钱匕,水一盏,煎至六分,去滓,送服防己槟榔丸,一日三次。以小便利为度。

【主治】十种水气。

【加减】若鼓气微结,加甘遂一两。

86834 葶苈汤(《圣济总录》卷九十)

【组成】葶苈(隔纸炒) 杏仁(去皮尖双仁,麸炒) 贝母(去心) 百合 麦门冬(去心) 生干地黄(焙)各等分

【用法】上为粗末。每服三钱匕,水一盏,入皂荚子二七枚,同煎至五分,去滓,空心、夜卧稍热服。

【主治】虚劳,咳嗽咯血,日渐瘦劣,声音不出。

86835 葶苈汤(《普济方》卷二八六)

【组成】葶苈(隔纸后炒紫色,别研如膏)一弹子大 桑根白皮(微火细剉)一两 大枣(拣洗,去核)十二枚

【用法】上用水三盏,先煎桑白皮、枣,取一盏半,去滓,入葶苈膏,搅化,煎取八分,温服。良久当吐恶物,或微利三两行。其疾减后,宜服补肺药,七日外病未退,量人加减,更一服。

【主治】肺痈咳嗽,上喘气急,不得卧,涕唾稠黏,胸膈不利。

86836 葶苈饮(《圣济总录》卷五十)

【异名】葶苈汤(原书卷六十六)。

【组成】葶苈子(隔纸炒,研如泥)一两 桑根白皮(剉) 紫菀(去土)各一两半 木通(剉)一两半 郁李仁(炒,研)一两 槟榔(剉)三枚

【用法】上为粗末。每服五钱匕,水一盏半,煎至一盏,去滓,食后温服,一日二次。

【主治】肺气咳嗽,面目浮肿,涕唾稠黏,不可喘息。

86837 葶苈酒

《圣济总录》卷八十。为方出《肘后方》卷四,名见《医心方》卷十"葶苈子回神酒"之异名。见该条。

86838 葶苈散(方出《肘后方》卷四,名见《圣济总录》卷七十九)

【组成】葶苈一两 杏仁二十枚(并熬黄色)

【用法】上为末。分十服。小便去立愈。

【主治】卒大腹水病。

86839 葶苈散(方出《经效产宝》卷上,名见《云岐子保命集》卷下)

【异名】葶苈子散(《准绳·女科》卷四)。

【组成】葶苈子十分 白术二十分 茯苓二两 桑白皮二两 郁李仁八分

【用法】上为粗末。以水六升,煮取二升,分二次服。小便利即愈。

【主治】妊娠遍身洪肿。

86840 葶苈散(《圣惠》卷四十二)

【组成】甜葶苈三分(隔纸炒令紫色) 枳壳三分(麸炒微黄,去瓤) 赤茯苓一两 桑根白皮一两(剉) 汉防己半两 陈橘皮三分(汤浸,去白瓤,焙) 甘草半两(炙微赤,剉)

【用法】上为散。每服四钱,以水一大盏,入生姜半分,大枣三枚,煎至五分,去滓温服,不拘时候。

【主治】上气喘急,胸中满闷,身面浮肿。

86841 葶苈散(《圣惠》卷七十一)

【组成】甜葶苈一两 赤芍药三分 白芷一两 丁香三分 黄耆一两(剉) 羊桃皮一两(剉) 消石三分 半夏一两(汤洗七遍去滑) 白蔹一两 莽草半两 木香一两 木鳖子一两(去壳)

【用法】上为细散。用酸浆水调和令匀,摊于故帛上贴之。

【主治】妇人乳痈疮肿,焮热疼痛。

86842 葶苈散(《圣惠》卷七十九)

【组成】甜葶苈一两(隔纸炒令紫色) 枳壳半两(麸炒微黄,去瓤) 桑根白皮一两半(剉) 当归三分(剉,微炒) 大腹皮一两(剉) 木香半两 紫苏茎一两 陈橘皮一两(汤浸,去白瓤,焙) 郁李仁一两(汤浸,去皮)

【用法】上为散。每服四钱,以水一中盏,入生姜半分,煎至六分,去滓温服,不拘时候。

【主治】产后风虚气壅,通身浮肿,腹胁妨闷,上气促,不欲食。

86843 葶苈散(《圣惠》卷八十三)

【组成】甜葶苈半两(隔纸炒令紫色) 麻黄一分(去根节) 贝母一分(煨微黄) 甘草一分(炙微赤,剉) 杏仁一分(汤浸,去皮尖双仁,麸炒微黄)

【用法】上为粗散。每服一钱,以水一小盏,煎至五分,去滓,分四五次温服。

【主治】小儿咳嗽喘促,胸背满闷,坐卧不安。

86844 葶苈散(《圣济总录》卷二十二)

【组成】葶苈子(隔纸炒)三分 大黄(剉,醋炒)半两 槟榔(剉) 桂(去粗皮) 陈橘皮(汤浸去白,焙) 赤茯苓(去黑皮) 甘草(炙,剉)各一分

【用法】上为散。每服二钱匕,空心时温熟水调服。

【主治】伤寒结胸,心闷汗出。

86845 葶苈散

《圣济总录》卷七十九。为《圣惠》卷五十四"神效葶苈散"之异名。见该条。

86846 葶苈散(《圣济总录》卷一七二)

【组成】葶苈(纸上炒香) 漏芦(去芦头) 鹤虱 虾蟆(炙焦) 丹砂(研) 滑石各一分 蟾酥(如柳叶)二片子

【用法】上为散。每用一字匕,吹入鼻中,嚏即可治。

【主治】小儿脑疳。

86847 葶苈散(《卫生总微》卷十六)

【组成】葶苈(炒)半两　青皮(去瓤,炒黄)半两

【用法】上为细末。每服半分或一分,空心、乳食前用姜汤调下。

【主治】小便不通。

86848 葶苈散(《宣明论》卷九)

【组成】苦葶苈　蛤粉各三钱　桑白皮　山栀子　人参　荆芥穗　薄荷叶　赤茯苓(去皮)　陈皮　桔梗　杏仁　甘草各半两

【用法】上为末。每服三钱,水一大盏,入生姜三片,煎至六分,去滓,食后温服。

【主治】肺气喘满,痰嗽,眠卧不安,不思饮食。

86849 葶苈散(《杨氏家藏方》卷八)

【组成】葶苈半两　半夏(生姜汁浸软切作片子)半两　巴豆四十九粒(去皮,同上二味一处炒,候半夏黄为度)

【用法】上件除去巴豆不用,只用上二味为细末。每服一钱,食后以生姜汁入蜜少许同调下。

【主治】咳嗽,痰涎喘急。

86850 葶苈散(《济生》卷二)

【组成】甜葶苈(炒)　桔梗(去芦)　瓜蒌子　川升麻　薏苡仁　桑白皮　葛根各一两　甘草(炙)半两

【用法】上为散。每服四钱,水一盏半,加生姜五片,煎至八分,去滓,食后温服。

【主治】过食煎煿,或饮酒过度,致肺壅喘不得卧;及肺痈,咽燥不渴,浊唾腥臭。

86851 葶苈散(《直指小儿》卷四)

【组成】甘葶苈(隔纸炒)　紫牵牛(略炒,取仁)　桑白皮(炒)　鸡心槟榔　川大黄(剉,焙)各等分

【用法】上为末。每服半钱,水半盏,加生姜二片,蜜半匙,煎汤调下。或煎大流气饮研青木香丸灌下。

【主治】小儿水气肿满。

86852 葶苈散(《女科万金方》)

【组成】茯苓　白术　甘草　木通　厚朴　葶苈　木香　官桂　猪苓　泽泻　(一方去厚朴,加滑石)

【用法】上水二钟,加生姜三片,大枣一枚,煎服。

【主治】水肿。

86853 葶苈散(《得效》卷十九)

【组成】甜葶苈子二两半(隔纸炒赤色)　百合(炒)　白附子　北五味子(炒)　甘草节　罗参　款冬花　百药煎各一两　大朱砂五钱(另研)　紫菀(去木)一两

【用法】上为末。每服二钱,灯芯汤调下。

【主治】肺痈。咳嗽气急,睡卧不安,心胸胀满。

86854 葶苈散(《普济方》卷一六二引《仁存方》)

【组成】黄葶苈(炒,捣细)一两　桑白皮一两　陈皮(去白)一两

【用法】上为末。每服三钱,水一盏,加大枣二枚,煎至七分,去滓温服。

【主治】气喘满急,腹胀不得卧。

86855 葶苈散

《普济方》卷一六一。为《圣惠》卷四十六"甜葶苈散"之异名。见该条。

86856 葶苈散

《普济方》卷一六二。为方出《圣惠》卷六十一,名见《得效》卷五"单方葶苈散"之异名。见该条。

86857 葶苈散(《普济方》卷三八六)

【组成】葶苈(炒)　防己　甘遂　大戟各等分

【用法】上为末。三岁一钱,食前以桑白皮汤调下。

【主治】小儿水肿气粗。

86858 葶苈散(《普济方》卷三八六)

【组成】葶苈(隔纸炒)　牵牛(炒)　桑白皮(炒)　槟榔各等分

【用法】上为末。生姜蜜汤调下。

【主治】小儿水肿。

86859 葶苈散

《普济方》卷三八七。为《圣惠》卷八十三"甜葶苈散"之异名。见该条。

86860 葶苈散(《袖珍小儿》卷七)

【组成】甜葶苈(隔纸炒)　黑牵牛　槟榔　大黄(煨)各等分

【用法】上为末。每服半钱,用姜汤入蜜少许调下。

【主治】水气肿满。

86861 葶苈散(《一见知医》卷一)

【组成】葶苈子　白术　茯苓　桑白皮　杏仁　泽泻

【功用】补脾泻肺,利大肠。

【主治】妊娠遍身洪肿。

86862 葶苈散(《医学摘粹》卷一)

【组成】葶苈三钱　白芥子三钱　甘遂一钱

【用法】上为末。每服五分。宿痰即从便下。

【主治】中风。痰涎胶塞,迷惑不清者。

86863 葶苈煎(《圣惠》卷三十四)

【组成】苦葶苈末　地龙末各一分　麝香半钱(细研)　腊月猪脂三两

【用法】先煎猪脂令化去滓,次入诸药,煎十余沸,于瓷盒中盛。以柳枝点药,于火上炙令热,烙牙齿缝中十余度,一日三五遍。

【主治】齿䘌。

86864 葶苈煎(《圣济总录》卷一七四)

【组成】葶苈(纸上炒)三分　防己一两半　泽漆叶　郁李仁(去皮尖,炒)各一两一分　赤茯苓(去黑皮)　泽泻　杏仁(汤浸,去皮尖双仁,炒,研如膏)各三两　柴胡(去苗)二两

【用法】上为粗末,以水一斗,煎至二升半,去滓,入杏仁膏及白蜜一斤,慢火煎如稀饧。二岁儿每服半钱匕,温水调下。渐加之,更随儿大小加减。

【主治】小儿肿满,服药不退。

86865 葶苈煎(《鸡峰》卷十九)

【组成】甜葶苈二两　川芒消一两　椒目二两半　水银一两(以枣肉少许研尽)　防己　海蛤各一两

【用法】上为细末,炼蜜为丸,如梧桐子大。每服三十丸,米饮送下,不拘时候。

【主治】石水。腹坚渐大,四肢肿满。

【备考】本方方名,据剂型,当作"葶苈丸"。

86866 葶苈膏

《圣济总录》卷一一四。为《圣惠》卷三十六"葶苈丸"之异名。见该条。

86867 **葶苈膏**(《圣济总录》卷一三三)

【组成】葶苈一两　蜣螂(干者)五枚　马衔虫(干者)五枚　蝉壳(炙)五枚　斑蝥(炒)五枚　麝香(细研)一钱

【用法】上为末,炼蜜和为膏。以故帛上摊贴,一日二次。

【主治】一切疮久冷。

86868 **葶苈膏**(《宣明论》卷八)

【组成】牛黄　麝香　龙脑各一分　昆布　海藻各二十分(洗)　牵牛　桂心各八分　椒目三分　葶苈六分(炒)

【用法】上为末,别捣葶苈熬成膏,为丸,如梧桐子大。每服十丸,一日二次。稍利小便为度。

【主治】水肿腹胀。

86869 **葶枣散**

《医学入门》卷七。为《金匮》卷上"葶苈大枣泻肺汤"之异名。见该条。

86870 **葶贝胶囊**(《新药转正》30 册)

【组成】北葶苈子　麻黄(炙)　川贝母　苦杏仁　瓜蒌皮　石膏　黄芩　鱼腥草　旋覆花　赭石　白果　蛤蚧　桔梗　甘草

【用法】上制成胶囊剂,每粒装 0.35 克。饭后服,每次 4 粒,一日 3 次;7 天为一疗程或遵医嘱。

【功用】清肺化痰,止咳平喘。

【主治】痰热壅肺所致的咳嗽,咯痰,喘息,胸闷,苔黄或黄腻;慢性支气管炎急性发作见上述症状者。

【方论选录】方中葶苈子开泄肺气,泻下逐痰,川贝母清热润肺,化痰止咳,共为君药。生石膏、瓜蒌皮、黄芩、鱼腥草清热解毒,清肺化痰,以助葶苈子、贝母清热化痰之力,为臣药。麻黄、杏仁宣降肺气,止咳平喘,白果、蛤蚧敛肺定喘,旋覆花、代赭石降气消痰,共为佐药。桔梗载药上行,直达病所,甘草调和诸药,共为使药。诸药合用,共奏清肺化痰、止咳平喘之效。

86871 **葶苈大丸**(《三因》卷十四)

【异名】葶苈丸(《医学纲目》卷二十四)、小葶苈丸(《赤水玄珠》卷五)。

【组成】甜葶苈(隔纸炒)　荠菜根各等分

【用法】上为末,炼蜜为丸,如弹子大。每服一丸,陈皮汤嚼下。只三丸,小便清;数丸,腹当依旧。

【主治】肿满腹大,四肢枯瘦,小便涩浊。

86872 **葶苈子丸**(方出《肘后方》卷三,名见《鸡峰》卷十九)

【组成】葶苈子七两　椒目三两　茯苓三两　吴茱萸二两

【用法】上为末,炼蜜为丸,如梧桐子大。每服十丸,一日三次。

【主治】肿入腹,苦满急,害饮食。

86873 **葶苈子丸**(方出《外台》卷十引《崔氏方》,名见《普济方》卷一八三)

【组成】葶苈子二十分(熬)　贝母六分　杏仁十二分(炮)　紫菀六分　茯苓　五味子各六分　人参　桑白皮各八两

【用法】上为末,炼蜜为丸,如梧桐子大。每服十丸,渐渐加至二三十丸,煮枣汁送下。

【功用】消肿,下气,止咳。

【主治】肺热而咳,上气喘急,不得坐卧,身面肿,肿气盛者,不下饮食。

【宜忌】忌酢物。

86874 **葶苈子丸**(《圣济总录》卷八十三)

【组成】葶苈子(隔纸炒)三两　防己　甘草(炙,剉)各一两　杏仁(汤浸,去皮尖双仁,炒,研如脂)　贝母(去心)各二两半

【用法】上三味为末,与葶苈、杏仁拌匀,以枣肉为丸,如梧桐子大。每服三十丸,空心煎大枣、桑白皮、粳米饮送下。如小便未快,加至四十丸。

【主治】脚气成水,兼上气气急咳嗽,大小便苦涩,所服利水药,反利大便,唯小便转涩者。

86875 **葶苈子散**(《医心方》卷十引《效验方》)

【组成】蓝叶三两　大黄一两半　葶苈子二两(熬)

【用法】上为末。每服二方寸匕,食后酒送下。欲丸服,炼蜜为丸,如大豆大。每日二十丸。

【主治】大腹水肿。

86876 **葶苈子散**(方出《外台》卷十引《崔氏方》,名见《普济方》卷一六二)

【组成】葶苈子三升(微炒)

【用法】上为散。以清酒五升渍之,春、夏三日,秋、冬七日。初服如胡桃许大,日三夜一。冬日二夜二,量其气力,取微利为度。如患急困者,不得待日满,亦可以绵细绞即服。

【主治】上气咳嗽,长引气不得卧,或水肿,或遍身气肿,或单面肿,或足肿。

【宜忌】服药唯须慎酒面、生冷、鸡猪、鱼肉。必须好瘥平复,始可停药。

86877 **葶苈子散**(《圣惠》卷八十七)

【组成】葶苈子一分(微炒)　胡桐律一分

【用法】上为细末。以腊月猪脂半两调和,微煎为膏,用柳条箸子,以绵裹,微微揾药,时时烙之。

【主治】小儿疳,蚀口及齿断,宜露齿落,臭秽不可近。

86878 **葶苈子散**

《准绳·女科》卷四。为方出《经效产宝》卷上,名见《云岐子保命集》卷下"葶苈散"之异名。见该条。

86879 **葶苈大枣汤**(《金匮翼》卷七引元戎方)

【组成】葶苈二两(炒紫色,杵成丸)　大枣二十枚

【用法】上以水三升,煮取二升,去滓,纳麻黄、五味子各半两,取清,分二日服。一剂尽愈。

【主治】痰实肺闭,气不得宣,呼吸壅滞,喘急妨闷,胸膈痞痛彻背者。

86880 **葶苈大枣汤**

《金鉴》卷六十七。为《金匮》卷上"葶苈大枣泻肺汤"之异名。见该条。

86881 **葶苈木香丸**(《卫生宝鉴》卷十四)

【组成】人参　汉防己各一两　苦葶苈(炒)四两　木香　槟榔　木通　白茯苓(去皮,面裹煨)各一两

【用法】上为末,枣肉为丸,如梧桐子大。每服三十丸,食前以温开水送下。

【主治】水气通身虚肿。

86882 **葶苈木香汤**

《普济方》卷一九一。为《宣明论》卷八"葶苈木香散"之异名。见该条。

86883 葶苈木香散（《宣明论》卷八）

【异名】葶苈木香汤（《普济方》卷一九一）。

【组成】葶苈　茯苓（去皮）　猪苓（去皮）　白术各一分　木香半钱　泽泻　木通　甘草各半两　辣桂一分　滑石三两

【用法】上为末。食前服三钱，白汤调下。

【功用】下水湿，消肿胀，止泄泻，利小便。

【主治】湿热内外甚，水肿腹胀，小便赤涩，大便滑泄。

【宜忌】若小便不得通利，而反转泄者，此乃湿热痞闷极深，而攻之不开，是能反为注泄，此正气已衰，而多难救也，慎不可攻之。

【备考】《保命歌括》有桔梗，《医林绳墨》有栀子，均无辣桂。

86884 葶苈木香散（《杏苑》卷六）

【组成】葶苈　木香各五分　滑石　泽泻　猪苓　白术　赤茯苓　木通各一钱　官桂　甘遂　生姜三片

【用法】上㕮咀。水煎七分，不拘时候服。

【主治】暑湿伤脾，水肿腹胀，小便赤涩，大便滑利，上气喘急。

【备考】方中官桂、甘遂用量原缺。

86885 葶苈五子汤（《临证医案医方》）

【组成】葶苈子3克　牛蒡子6克　炙苏子4.5克　炒杏仁6克　莱菔子6克　川贝母4.5克　炙橘红6克　大枣5枚（去核）

【用法】上为粗末。水煎约60毫升，分三次温服。此为1岁小儿用量。

【功用】化痰定喘，降气止咳。

【主治】小儿肺炎（病毒性肺炎），痰鸣，喘咳，腹胀。

【方论选录】方中葶苈子降肺气，利肺水，化痰定喘；苏子、莱菔子、杏仁降气祛痰，止咳定喘；牛蒡子散风热，利咽喉，化痰止咳；川贝母、化橘红润肺止咳，理气化痰。共奏化痰、定喘、降气、止咳之功。

86886 葶苈防己丸

《赤水玄珠》卷五。为《圣惠》卷四十六"甜葶苈丸"之异名。见该条。

86887 葶苈苦参散（《医学正传》卷六引《活人书》）

【组成】苦参　黄连　瓜蒂　黄柏　大黄各一两　葶苈子二两

【用法】上为细末。每服一钱匕，清米饮调下。以吐利为度。随时看虚实消息加减。

【主治】久黄。湿热内甚，小便赤涩，大便时秘，饮食少进，诸药不效。

86888 葶苈苦酒汤（《活人书》卷十六）

【组成】苦酒一升半（即米醋）　生艾汁半升（无生艾，煮熟艾汁，或用艾根捣取汁用）　葶苈一合（熬，杵膏）

【用法】上煎取七合，作三服。

【主治】❶《活人书》：伤寒七八日内热不解。❷《准绳·类方》：发狂烦躁，面赤咽痛。

86889 葶苈茯苓丸（方出《外台》卷二十引《救急方》，名方《普济方》卷一九二）

【组成】葶苈子七两（熬）　茯苓三两　吴茱萸二两　椒目三两（沉水者）　甘遂五两（绝上者）

【用法】上为末，蜜和为丸，如梧桐子大。每服五丸，以米饮送下，一日三次。不知，稍加丸，以利为度。

【主治】水气，腹臌胀硬。

【宜忌】禁食如药法，并酢物。

86890 葶苈牵牛丸

《圣济总录》卷八十三。为《外台》卷十九引唐临方"葶苈丸"之异名。见该条。

86891 葶苈猪苓散（《陈素庵妇科补解》卷一）

【组成】葶苈　茯苓　猪苓　白术　苍术　泽泻　瞿麦　车前子　川芎　当归　赤芍　生地

【功用】渗水利湿。

【主治】水分。脾虚不能制水，血与水散于皮肤、肠胃之间，发为浮肿，小水不通，而后经水断绝。

【方论选录】方以二术、二苓壮土制水，泽泻、车前、瞿麦、葶苈以行水消肿。水去则四肢皮肤、经络、肠胃之间，悉皆通利，经血乃循故道而复至矣。

86892 葶苈清肺汤（《袖珍方》卷一）

【组成】地骨皮三钱　桑白皮（炒）　杏仁（炒）　柴胡各五钱　大黄一两　黄芩五钱　苦葶苈一两　秦艽四钱

【用法】上㕮咀。每服一两，水一盏半，煎至八分，去滓，入饧稀一匙，通口服，食后加人参或加五味子、薄荷。

【主治】上喘，热甚痰嗽。

86893 葶苈清肺饮（《症因脉治》卷三）

【组成】葶苈子　桑白皮　地骨皮　甘草　大腹皮　马兜铃

【主治】肺热身肿，水饮射肺，面浮喘逆，不得卧者。

86894 葶苈子回神酒（方出《肘后方》卷四，名见《医心方》卷十）

【异名】葶苈酒（《圣济总录》卷八十）。

【组成】春酒五升　葶苈子二升

【用法】以春酒渍葶苈子隔宿，稍服一合。小便当利。

【功用】《圣济总录》利小便。

【主治】大腹水病。

86895 葶苈降血脂片（《新药转正》31册）

【组成】葶苈子　山楂　茵陈　黄芩　泽泻　大黄　木香

【用法】上制成片剂，每片重0.3克。口服，一次2~3片，一日3次。30日为一疗程。

【功用】宣通导滞，通络散结，消痰渗湿。

【主治】痰湿引起的眩晕、四肢沉重、神疲少气、肢麻、胸闷、舌苔黄腻或白腻等症；临床见于高血脂症。

【方论选录】方中葶苈子利湿化痰、逐水降浊，切中病机，故为君药。茵陈、泽泻助君药利水渗湿，泄浊降脂，用以为臣药。山楂活血化瘀，消积降脂；黄芩苦寒清热燥湿；大黄泻下攻积、活血化瘀；木香辛行苦降、行气健脾，共为佐药。诸药合用，共奏宣通导滞，消痰渗湿之功。

【备考】本方改为颗粒剂，名"葶苈降血脂颗粒"（见《新药转正》37册）改为胶囊剂，名"葶苈降血脂胶囊"（见《新药转正》43册）。

86896 葶苈桑白皮饮

《证治宝鉴》卷十。为《普济方》卷七十六引《圣惠》"桑白皮散”之异名。见该条。

86897 **葶苈桑白皮散**(《麻科活人》卷三)

【组成】葶苈子(隔纸炒香,研) 汉防己 杏仁 贝母 萝卜子(姜汁炒,研) 家苏子(姜汁炒,研) 桑白皮(蜜炒) 枳壳 黄芩 白芥子(姜汁炒,研)

【用法】水煎服。

【主治】麻疹正收及收后,胸高气喘,因肺经热甚而胀起者。

【加减】胸高而喘者,加蜜炒麻黄。

86898 **葶苈大枣泻肺汤**(《金匮》卷上)

【异名】葶苈汤(《圣济总录》卷二十四)、葶枣散(《医学入门》卷七)、泻肺汤(《千金方衍义》卷十七)、葶苈大枣汤(《金鉴》卷六十七)。

【组成】葶苈(熬令黄色,捣丸,如弹子大) 大枣十二枚

【用法】先以水三升,煮枣取二升,去枣,纳葶苈煮取一升,顿服。

【主治】肺痈,喘不得卧;肺痈,胸满胀,一身面目浮肿,鼻塞,清涕出,不闻香臭酸辛,咳逆上气,喘鸣迫塞;支饮胸满者。

【方论选录】❶《千金方衍义》:“肺痈已成,吐如米粥,浊垢壅遏清气之道,所以喘不得卧,鼻塞不闻香臭。故用葶苈破水泻肺,大枣护脾通津,乃泻肺而不伤脾之法,保全母气以为向后复长肺叶之根本。然肺胃素虚者,葶苈亦难轻试,不可不慎。❷《删补名医方论》:肺痈喘不得卧及水饮攻肺喘急者,方中独用葶苈之苦,先泻肺中之水气,佐大枣恐苦甚伤胃也。

【临床报道】❶ 痰喘:《名医类案》孙兆治一人病吐痰顷刻升余,喘咳不定,面色郁黯,精神不快。兆告曰:肺中有痰,胸膈不利,当服仲景葶苈大枣汤,泻中有补,一服讫,已觉胸中快利,咯无痰唾也。❷ 渗出性胸膜炎:《贵阳中医学院学报》[1988,(3):30]用葶苈大枣泻肺汤为主,结合辨证加味治疗渗出性胸膜炎15例。方用葶苈子15~20克,大枣15~20克,痰多水多,体壮者重用。兼风寒表证者,加荆芥、防风、苏叶;兼风热表证者,加桑叶、菊花、银花、连翘;兼少阳证者,加柴胡、黄芩;偏热痰者,加黄芩、桑白皮等;胸痛明显者,加丹参、郁金等;胸水多,呼吸困难者,加甘遂末0.5~1克。结果15例患者全部临床治愈。发热一般在入院后一周内退热,胸腔积液在三周左右基本消失。❸ 术后胸腔积液:《中国中西医结合外科杂志》[2002,8(4):272-273]30例病患随机分为治疗组和对照组,治疗组术后第1天起服用葶苈大枣泻肺汤煎剂,组方:葶苈子20克,大枣10枚。对照组常规胸腔闭式引流,抗感染,支持疗法。结果表明,与对照组相比,治疗组胸腔积液量减少速度快于对照组,撤管时间明显短于对照组,差别有显著性意义。均未出现不良反应。

86899 **葶苈大枣泻肺汤**(《赤水玄珠》卷五)

【组成】甜葶苈 苦葶苈各等分 大枣

【主治】面目浮肿,喘嗽痰涎。

【备考】方中大枣用量原缺。

86900 **葶苈子十五味丸**(《外台》卷九引《许仁则方》)

【组成】葶苈子六合(熬) 细辛 五味子各五两 干姜 当归各四两 桂心 人参 丁香 大黄 商陆根各三两 橘皮四两 桑白皮六两 皂荚肉二两(炙) 大腹槟榔二十枚 麻黄二两(去节)

【用法】上为末,炼蜜为丸,如梧桐子大。初服十丸,稍加至十五丸,煮桑白皮饮下,一日二次。若利则减,秘则加,以大便通滑为度,时时得鸭溏亦佳。

【主治】饮气嗽,经久不已,渐成水病,其状亦不限四时,昼夜咳嗽不断,遇诸动嗽物,便致困剧,甚者乃至双眼突出,气即欲断,汗出,大小便不利,吐痰饮涎沫,无复穷限,气上喘急肩息,每旦眼肿不得平眠。

【宜忌】忌生葱、生菜。

86901 **葶苈降血脂胶囊**

《新药转正》37册。即原书31册“葶苈降血脂片”改为胶囊剂。见该条。

86902 **葶苈降血脂颗粒**

《新药转正》43册。即原书31册“葶苈降血脂片”改为颗粒剂。见该条。

86903 **葶苈薏苡泻肺汤**

《张氏医通》卷十六。为《医宗必读》卷六“肺痈神汤”之异名。见该条。

蔄

86904 **蔄茹散**(《鬼遗》卷五)

【组成】漆头蔄茹 矾石 硫黄 雄黄各二分

【用法】上为末,搅令匀。着锐头纳疮口中。恶肉尽止,勿使过也。

【功用】蚀恶肉。

【主治】痈疽。

86905 **蔄茹散**(《医心方》卷十八引《录验方》)

【组成】蔄茹三两 杏仁二两

【用法】上为末。每服方寸匕,酒送下。

【主治】箭伤,血内漏,腹中瘀满。

86906 **蔄茹散**(《圣惠》卷六十二)

【组成】蔄茹三分 藜芦半两(去芦头) 真珠末半两 硫黄半两(细剉,研) 雄黄半两(细研) 白矾半两(烧令汁尽) 干姜半两(生用) 麝香一分(细研)

【用法】上为细散。疮上如恶肉较深,可以绵裹纳疮中。候恶肉出尽,即贴生肌膏,取愈为度。

【功用】蚀去疮中恶肉。

【主治】缓疽。肿痛,肉坚厚如牛领皮。

86907 **蔄茹散**(《圣惠》卷九十)

【组成】蔄茹一两 桑螵蛸一两 地龙一两 乳香一两 黄丹一两 黄柏一两(细研) 麝香(细研) 糯米粉 腻粉各一两

【用法】上为细散。每次用井水和砂糖调药,敷之。

【主治】小儿恶疮久不愈。

86908 **蔄茹散**(《圣济总录》卷五十四)

【组成】蔄茹三两 甘草(炙)二两 消石(研)一两

【用法】上为散。每服一钱匕,稍增至二钱匕,于初更时及鸡鸣后用温酒调下。以知为度。

【主治】中焦热痹,善忘不乐。

86909 **蔄茹散**(《卫生宝鉴》卷十三)

【组成】水银一钱 好茶二钱 蔄茹三钱 轻粉少许

【用法】上为细末。每用不以多少，油调搽之。

【主治】疥，经年不愈。

86910 **蔄茹膏**(《鬼遗》卷五)

【组成】蔄茹三两(漆头者) 雄黄 雌黄(末)各一两 丹砂一两(研) 乱发半两(洗)

【用法】上为末，先用猪脂二升半煎发，取尽，纳诸药，微火更煎成膏。敷疮上，一日三次。

【主治】痈疽疥癣及恶疮。

86911 **蔄茹膏**(方出《千金》卷十三，名见《圣惠》卷四十一)

【异名】摩膏(《普济方》卷四十六)。

【组成】蜀椒 莽草各二两 桂心 蔄茹 附子 细辛各一两半 半夏 干姜各一两

【用法】上㕮咀。以猪生肪二十两合捣，令肪消尽药成。沐头令净，以药摩囟上，每日一次。如非十二月合，则用生乌麻油和，涂头皮，沐头令净乃揩之，顿生如昔也。

【主治】头中二十种病，头眩，发秃落，面中风。

86912 **蔄茹膏**(《千金》卷二十三)

【组成】蔄茹 狼牙 青葙 地榆 藜芦 当归 羊蹄根 扁蓄各二两 蛇床子 白蔹各六分 漏芦二分

上为末，以苦酒渍一宿，明旦以煎成猪膏四升煎之三上三下，膏成，绞去滓，纳后药：

雄黄 雌黄 硫黄 矾石 胡粉 松脂各二两 水银二两

【用法】上为末，看水银散尽，即倾前件膏中，搅匀，用瓷器贮之，勿令泄气。煎膏法必微火，急则不中用。先研雄黄等令细，候膏小冷，即和搅敷之。

【主治】一切恶疮、疥、癣、疽、漏、㾓。

【宜忌】不可近目及阴。

86913 **蔄茹膏**(方出《外台》卷二十九引《必效方》，名见《圣济总录》卷一二九)

【组成】黄耆二两 蔄茹三两

【用法】上切，以苦酒浸一宿，以猪脂五合，微火上煎，取二合，绞去滓。涂疮上，一日二三次。其赤肉即消散。

【主治】甲疽。疮肿烂，生脚指甲边，赤肉出，时愈时发者。

86914 **蔄茹膏**(方出《圣惠》卷四十，名见《普济方》卷二九九)

【组成】黄连四两(去须) 蔄茹一两 胡粉一两 黄柏一两(剉)

【用法】上为末，以乌麻油调如膏。若小儿，先以汁清洗之；大人即以泔清皂荚洗之，然后涂药。不过三次即愈。

【主治】头疮，经年月不愈。

86915 **蔄茹膏**(《疡科选粹》卷六)

【组成】蔄茹一两 黄连 蛇床子 枯矾 水银各二两 黄蜡一两

【用法】上用腊猪脂七两熬化，入蔄茹等三味，煮至焦紫色，去滓，入黄蜡溶开，出火稍凝，后下水银、枯矾，搅至匀，手指涂摩。

【主治】手足疮疥，久而虫生，及无名恶疮、风癣之类。

蒌

86916 **蒌贝散**(《金鉴》卷六十六)

【组成】栝蒌 贝母(去心，研) 南星 甘草(生) 连翘(去心)各一钱 (一方加青皮、升麻)

【用法】水二钟，煎八分，澄渣，加酒二分，食远服。

【主治】乳劳初肿气实者。

86917 **蒌苏饮**(《辨证录》卷九)

【组成】瓜蒌三钱 甘草一钱 半夏三钱 苏叶三钱 竹沥一合 陈皮一钱

【用法】水煎服。

【主治】痰饮。因多食青梅而得，痰饮随气升降，日间胸膈中如刀之刺，至晚而胸膈痛止，膝胻大痛。

86918 **蒌连丸**(方出《百一》卷十二，名见《医方类聚》卷一二五引《简易方》)

【组成】栝蒌根 黄连

【用法】上为细末，研麦门冬取自然汁，和药为丸，如绿豆大。每服十五至二十丸，熟水吞下。

【主治】消渴。

86919 **蒌连丸**(《简易方》引《卫生方》，见《医方类聚》卷一二五)

【组成】黄连(去须) 瓜蒌(连瓤)各等分

【用法】上为末，以生地黄自然汁为丸，如梧桐子大。每服五十丸，食后用牛乳汁下，一日二服。不可太多。

【主治】消渴，小便频数滑如油。

【宜忌】忌冷水、猪肉。

86920 **蒌连丸**

《普济方》卷一七七。为《圣济总录》卷五十八"黄连丸"之异名。见该条。

86921 **蒌矾散**(《仙拈集》卷一)

【组成】瓜蒌二个 明矾一指大

【用法】上同烧存性，研末。以熟萝卜蘸食。药尽病除。

【主治】喘嗽。

86922 **蒌贝养荣汤**(《瘟疫论》(石楷校本)卷一)

【异名】瓜贝养荣汤(原书同卷张以增校本)、栝贝养营汤(《温热暑疫全书》卷四)、清痰养荣汤(《会约》卷五)。

【组成】知母 花粉 贝母 瓜蒌实 橘红 白芍 当归 紫苏子

【用法】加生姜，水煎服。

【主治】瘟疫解后，痰涎涌甚，胸膈不清者。

86923 **蒌贝陷胸汤**(《慈航集》卷上)

【组成】瓜蒌仁五钱(去油) 枳实三钱 大贝母二钱 知母二钱 生甘草一钱 川连八分

【用法】水煎服。一服胸开痢止。

【主治】表邪未清，误于下早，上结下痢，舌苔黄黑者。

86924 **蒌汁消蜜饮**(《松峰说疫》卷二)

【组成】大栝楼一个(黄的)

【用法】上用新汲水淘浸取汁，入蜜半合，朴消八分，和令匀，待消化尽服之。

【主治】瘟疫发黄，心狂烦热。

蒋

86925 **蒋氏化毒丹**(《金鉴》卷五十一)

【组成】犀角 黄连 桔梗 玄参 薄荷叶 甘草(生) 大黄(生)各一两 青黛五钱

【用法】上为细末，炼白蜜为丸，重六分。每服一丸，灯心汤化服。

【主治】胎赤，因孕妇过食辛热之物，以致毒热凝结，蕴于胞中，致小儿生下头面、肢体赤若丹涂，热盛便秘者。

86926 **蒋氏肥儿丸**（《医宗说约》卷五）

【组成】芸白术（土炒） 陈皮（炒） 香附（盐水炒） 厚朴（姜汁炒） 枳实（麸炒） 槟榔 神曲（炒） 麦芽（炒） 泽泻 菔子（炒） 山楂肉（炒） 白茯苓（蒸） 白芍药（炒）各四两 木香（不见火） 甘草（炙）各二两

【主治】小儿瘦弱，食不生肌，肚腹疼痛，内热虫积。

【加减】内热口渴，脉洪数，小便黄，加连翘、川黄连各三两；骨蒸热、背热、手心热、脚底热，口渴身瘦，溺赤，脉数细，加芦荟一两，胡连、银柴胡各三两，鳖甲（醋炙）四两；疟后寒热不止，胁下有块，加银柴胡、胡黄连、当归、青皮各三两，醋炙鳖甲四两，桂枝七钱；腹中膨胀，或有块痛，手不可按，加山棱、蓬术（醋炒）各三两，食蛆二两、干蟾二只；泄泻少食，或腹痛手按则减，面色皖白无神，六脉无力，倍白术、白芍，加人参、山药、米仁各四两；泻不止，加肉果（面裹煨）二钱；六脉迟，手足冷，口不渴，溺清白，肌肉日削，或悠悠腹痛无减增，或喜就暖处，或食生冷即泻，或脐下作痛，是属虚寒，加炮姜、肉桂各二两，倍白术、白芍；泄，加肉果（面煨）二两；虚甚，加人参、山药各二两；面上白斑，腹中作痛，口出清水，或吐虫，属虫积，加使君子肉、贯众各二两，雷丸、鹤虱各一两。

【备考】本方方名，《卫生鸿宝》引作"肥儿丸"。

落

86927 **落红散**（《审视瑶函》卷三）

【组成】穿山甲（炒） 桔梗（炒） 硇砂（研细另入） 人退（焙）各三钱 谷精草（纸焙） 蝉退（去头足） 蛇退（蝉退二退洗净，入甘草水焙干） 鹅不食草（纸烘干为末）各一钱

【用法】上为细末。吹入鼻中，次日以筒吸目，渐次为之，自然障落。

【主治】血贯瞳神，致成红障。

【备考】造吸筒法：用好筒打成漏斗状，筒上留一窍，用猪脂薄皮扎筒窍上，如临用时，以筒口安病目上，医者吸气一口，次看其翳轻重，渐吸则渐除。

86928 **落肾散**（《外台》卷十七引《崔氏方》）

【异名】肾着散。

【组成】羊肾一双（作脯炙燥） 磁石六分（研） 天门冬五分（去心） 人参二分 防风三分 天雄三分（炮） 龙骨五分 茯苓一分 续断七分 肉苁蓉五分 玄参三分 干地黄四分 桑白皮三分 白胶五分（炙） 干漆五分（熬）

【用法】上为末。每服二方寸匕，空腹以大麦饮送服，一日五六次。

【主治】腰背痛，少腹挛急，尿难，自汗出，耳聋，阴痿，脚冷。

【宜忌】忌鲤鱼、猪肉、冷水、芜荑、酢等物。

86929 **落盏汤**

《丹溪心法附余》卷十五。为《内经拾遗》"盏落汤"之异名。见该条。

86930 **落盏汤**（《本草纲目》卷九引《摘玄方》）

【组成】千年石灰

【用法】每服二钱。砂糖水调下，或淡醋汤亦可。

【主治】干霍乱病。

86931 **落盏汤**

《济阳纲目》卷七十。为《医方类聚》卷八十二引《瑞竹堂方》"盏落汤"之异名。见该条。

86932 **落痔汤**（《张氏医通》卷十四）

【异名】起痔汤。

【组成】黄连 黄柏 黄芩 大黄 防风 荆芥 栀子 槐角 苦参 甘草各一两 朴消五钱

【用法】上作三服，用水煎洗。待痔落之后，搽生肌散。如痔傍肉不赤肿，枯黑即落，不必用此。

【主治】痔疾。用枯痔散后，其痔枯黑坚硬者。

86933 **落痔膏**（《普济方》卷二九六引《卫生家宝》）

【组成】灰苋灰二斗 纯白炭灰一斗

【用法】上各淋取灰汁五升，共一斗，以薄纸数重个簸箕内盛了，淋七度，取酽清灰汁入铛内煎一二合。却用风化石灰，入细绢罗子内罗过三五度，临时旋将汁少许，调风化石少许。篦子挑药点痔头，少时拭去又点，数度，如黑色，其痔自焦落，更看落后里面，以石榴子内平，便用盐汤洗，不得出风，后用封疮木槿散。

【主治】一十三般痔。

86934 **落瘤饼**（《经验广集》卷四）

【组成】白砒 硇砂 黄丹 轻粉 雄黄 乳香 没药 硼砂各一钱 斑蝥二十个 田螺（大者去壳）三个（晒干切片）

【用法】上为末，糯米调和，捏作小棋子样，晒干。用时先灸七柱，以药饼贴之，上用黄柏末水调盖敷药。并候十日外，其瘤自落。再用生肌收口膏药自愈。

【主治】瘿瘤初起，成形未破，根蒂不散。

86935 **落花生粥**（《药粥疗法》引《粥谱》）

【组成】落花生 45 克（不去红衣） 粳米二两 冰糖适量 （也可加入怀山药 30 克，或加百合 15 克）

【用法】上先将花生洗净后捣碎，加入粳米、山药片或百合片，同煮为粥，待粥将成时，放入冰糖稍煮即可。

【功用】健脾开胃，润肺止咳，养血通乳。

【主治】肺燥干咳，少痰或无痰，脾虚反胃，贫血，产后乳汁不足。

86936 **落鸦枪散**（《准绳·疡医》卷三）

【组成】落鸦枪 大金钱 羊蹄菜 水杨柳根

【用法】上砍烂。糟炒敷之。

【主治】鸦叉。五指叉处结毒焮肿者。

86937 **落翳神应方**（《医统》卷六十一）

【组成】鹅不食草一钱 芎䓖一个 踯躅花二分

【用法】上为细末，吹入鼻中，三四次即落。

【主治】一切翳膜。

萱

86938 **萱麦汤**（《医级》卷九）

【组成】萱草根 栝楼壳 麦牙 连翘 银花 草节 钩藤

【主治】乳妬。内吹外吹，结而肿痛，其脉滑实，必作寒热。

86939 **萱草膏**(《圣济总录》卷一〇一)

【组成】萱草花(晒干)七两 白蜜三两

【用法】上为细末,与蜜研令匀,入瓷盒中。每旦洗面后看多少涂面上。

【主治】面粉皶瘖瘟。

86940 **萱草忘忧汤**(《医醇賸义》卷二)

【组成】桂枝五分 白芍一钱半 甘草五分 郁金二钱 合欢花二钱 广皮一钱 半夏一钱 贝母二钱 茯神二钱 柏子仁二钱

【用法】金针菜一两,煎汤代水。

【主治】忧愁太过,忽忽不乐,洒淅寒热,痰气不清。

萹

86941 **萹蓄汤**(《杂病源流犀烛》卷三)

【组成】萹蓄一握

【用法】水一升,煎取五合,去滓,隔夜先不食,明晨空心饮之。虫即下。小儿同法。

【主治】肛门痒痛,甚或生虫,其痒难当。

86942 **萹蓄散**(《医方类聚》卷一四〇引《王氏集验方》)

【组成】地萹蓄

【用法】上为末。水调服。

【主治】赤白痢,并小便不通。

【加减】小便不通,加盐少许。

86943 **萹竹叶羹**(《医方类聚》卷一八四引《食医心鉴》)

【组成】萹竹叶半斤

【用法】上切。于沸汤中煮作羹,着盐、椒、葱白调和,空心食下。

【主治】痔疾下血。

葈

86944 **葈耳散**(《千金》卷八)

【组成】葈耳草(五月五日午时干地刈取,洗,晒干)

【用法】上为末。每服一方寸匕,酒送下,一日三次。作散若吐逆,可蜜和为丸,每服十丸(准前计一方寸匕数)。风轻易治者,日再服。

【主治】诸风。胃胀满,心闷发热;及三虫,肠痔。

【备考】若身体有风处,皆作粟肌出,或如麻豆粒,此为风毒出也,可以铍针刺溃去之,皆黄汁出尽乃止。五月五日多取阴干之,着大瓮中,稍取用之。此草辟恶,若欲看病省疾者,便服之,令人无所畏,若时气不和,举家服之,一周年服之佳,七月七、九月九皆可采用。

86945 **葈耳粥**(《圣济总录》卷一九〇)

【组成】葈耳实一升 白米半斤

【用法】上先捣罗葈实为散,以水调,滤取汁,和米煮作粥如常法。空心食之。

【主治】眼昏暗。

葵

86946 **葵子汤**(《外台》卷二引《深师方》)

【组成】葵子二升 粱米一升

【用法】上合煮作薄粥饮之,多多为佳。取汗立愈。

【主治】伤寒愈后劳复。

86947 **葵子汤**(《外台》卷三十三引《古今录验》)

【组成】葵子二升 滑石四两(碎)

【用法】上以水五升,煮取一升,尽服。须臾当下便愈。

【功用】安胎除热。

【主治】妊娠得病六七日以上,身热入脏,大小便不利。

86948 **葵子汤**(《医心方》卷十八引《录验方》)

【组成】葵子一升 小便四升

【用法】上煮取一升,顿服。下出即愈。

【功用】破肠中血满。

【主治】箭镞入腹。

86949 **葵子汤**(《千金》卷二)

【组成】葵子二升 生姜六两 甘草二两 芍药四两 白术 柴胡各三两 大枣二十枚 厚朴二两

【用法】上㕮咀。以水九升,煮取三升,分三服,一日三次。十日一剂。一方用乌雌鸡一只,煮水以煎药。

【主治】曾伤八月胎者,预服之。

【宜忌】《外台》:忌海藻、菘菜、桃、李、雀肉等。

86950 **葵子汤**(方出《千金》卷二,名见《圣济总录》卷一五九)

【组成】葵子一升 阿胶五两

【用法】上以水五升,煮取二升,顿服之;未出再煮服。

【功用】《圣济总录》:滑胞胎,顺气血。

【主治】胎死腹中,干燥著背。

【备考】《圣济总录》本方用法:上为粗末。每服三钱匕,水一盏,煎至七分,去滓温服,连三二服,未下再服。

86951 **葵子汤**(方出《千金》卷十五,名见《圣济总录》卷九十六)

【组成】葵子一升 消石二两

【用法】上以水五升,煮取二升,分二次服。

【主治】大小便不利。

【备考】《圣济总录》本方用法:上同研匀,以水三盏,煎葵子至一盏半,去滓,下朴消,空腹分二次温服。

86952 **葵子汤**(方出《证类本草》卷二十七引《千金》,名见《普济方》卷三四〇)

【异名】葵子散(《杏苑》卷八)。

【组成】葵子

【用法】上为末。每服方寸匕,酒调下。

【功用】《普济方》:安胎除热。

【主治】难产,胎死腹中;妊娠大小便不利。❶《证类本草》引《千金》:小儿死腹中。❷《普济方》:妊娠得病六七日以上,身热入脏,大小便不利。❸《杏苑》:难产。

86953 **葵子汤**(方出《圣惠》卷五十八,名见《普济方》卷二一四)

【组成】葵子一合 生茅根二两(剉) 青橘皮一两(汤浸,去白瓤,焙)

【用法】上为末,以水二大盏,入葱白五茎,煎取一盏三分,去滓,食前分为三服。

【主治】气壅不通,小便沥结,脐下妨闷、疼痛。

86954 **葵子汤**(《圣济总录》卷二十六)

【组成】冬葵子 滑石各二两 朴消 赤茯苓(去黑皮) 木通(剉)各一两 茅根(剉) 石韦(去毛)各一两半

【用法】上为粗末。每服三钱匕,水一盏,煎至七分,去滓,食前温服。

【主治】伤寒,小便赤涩不通。

86955 **葵子汤**(《圣济总录》卷一五七)

【组成】冬葵子(炒)一合 滑石(碎) 瞿麦(去根,剉)各一两 丹参(剉)一两半

【用法】上为粗末。每服四钱匕,水一盏半,煎至八分,去滓,下牛酥、白蜜各半合,再煎至六分,食前温服,入月预服。

【主治】妊娠数日不产。

86956 **葵子汤**(《圣济总录》卷一六五)

【组成】葵子(炒) 石膏(生,碎) 滑石各一两 贝齿四枚 阿胶(炒令燥)半两

【用法】上为粗末。每服三钱匕,水一盏,煎至七分,去滓温服,一日三次。

【主治】产后小便不通。

86957 **葵子汤**(《圣济总录》卷一七九)

【组成】葵子三分(陈者) 石韦(去毛)三分 滑石(别研)一两半

【用法】上为粗末。五六岁儿每服一钱匕,水一小盏,加大枣二枚,同煎取五分,去滓,分二次温服,早晚食前各一。

【主治】小儿诸淋。

86958 **葵子汤**(《圣济总录》卷一八四)

【组成】冬葵子(拣)五合(如无子,切陈根一两,亦得)

【用法】上为粗末。每服四钱匕,水一盏半,煎至八分,去滓温服,一日三次。

【主治】乳石发热,小便数少如淋。

86959 **葵子汤**(《鸡峰》卷十)

【组成】葵子 车前子 茯苓 白术 木通 赤芍药各等分

【用法】上为细末。每服二钱,酒调下。

【主治】小便凝涩不通。

86960 **葵子汤**(《鸡峰》卷十)

【异名】赤葵汤(《普济方》卷二一四)。

【组成】赤茯苓一两 葵子 石韦 泽泻 白术各半两

【用法】上为粗末。每服五钱,水二盏,煎至一盏,去滓,食后温服。

【主治】热淋。小便微痛渐难,欲出不出,痛不可忍,尺脉微小而疾。

86961 **葵子汤**(《女科百问》卷下)

【组成】厚朴二两 甘草 当归 白术各三两 人参 白芍各一两 柴胡三两 葵子

【用法】上㕮咀。每服四钱,水一盏半,加生姜五片,大枣一枚,煎至八分,空心温服。

【主治】妊娠曾于八个月伤堕胎者。

【备考】方中葵子用量原缺。

86962 **葵子汤**(《济生》卷七)

【异名】葵花汤(《疡医大全》卷二十四)。

【组成】赤茯苓(去皮) 木猪苓(去皮) 葵子 枳实(麸炒) 瞿麦 木通(去节) 黄芩 车前子(炒) 滑石 甘草(炙)各等分

【用法】上㕮咀。每服四钱,水一盏半,加生姜五片,煎至八分,去滓温服,不拘时候。

【主治】❶《济生》:膀胱实热,腹胀,小便不通,口舌干燥,咽肿不利。❷《疡医大全》:膀胱有热,腹胀,阴囊肿胀而痛,小便不通。

86963 **葵子汤**

《普济方》卷二一六。为《圣济总录》卷九十五"葵子饮"之异名。见该条。

86964 **葵子汤**

《产科心法》上集。为方出《圣惠》卷七十四,名见《普济方》卷三三八"葵子散"之异名。见该条。

86965 **葵子饮**(《圣济总录》卷九十五)

【异名】葵子汤(《普济方》卷二一六)。

【组成】木通(剉) 冬葵子 甘遂 瞿麦穗各半两(上细剉,微炒) 滑石(研)二钱

【用法】上为粗末。每服二钱匕,水一盏,入灯心,同煎至七分,和滓温服;未通,再服。

【主治】小便不通。

86966 **葵子饮**(《普济方》卷三三八引《妇人良方》)

【组成】葵子一升 (一方无葵子,用葵根)

【用法】上水五升,煮取二升,分二服。

【主治】妊娠患子淋,亦治小便不通。

86967 **葵子散**(《外台》卷二十七引《范汪方》)

【组成】葵子半斤 滑石二两 石南叶一两 地榆三两 石韦一两(去毛) 通草一两

【用法】上为散。每服方寸匕,饮调下,一日三次。

【功用】利小便。

【主治】淋证。

86968 **葵子散**(《外台》卷三十二引《古今录验》)

【异名】冬葵子散(《圣济总录》卷一〇一)。

【组成】冬葵子 柏子 茯苓各等分

【用法】上为散。每服方寸匕,酒调下,一日三次。

【功用】《圣济总录》:令面光白。

【主治】面皰气甚如麻豆,疮痛,搔之黄汁出,及面黑色黯黵。

86969 **葵子散**(《圣惠》卷二十九)

【组成】木通一两(剉) 冬葵子一合 滑石二两 石韦一两(去毛) 当归一两 生干地黄二两

【用法】上为粗散。每服四钱,以水一中盏,煎至六分,去滓,食前温服。

【主治】虚劳,小肠不利,出血。

86970 **葵子散**(《圣惠》卷三十二)

【组成】葵子 豉(微炒) 犀角屑 地榆(剉) 川升麻 露蜂房(微炒)各一两 甘草三分(炙微赤,剉)

【用法】上为粗散。每服四钱,以水一中盏,煎至六分,去滓,食后温服。

【主治】眼丹石毒,先面赤口干,目黄赤睛疼痛,恐变生翳障。

【宜忌】忌炙煿热面。

86971 **葵子散**(《圣惠》卷三十八)

【异名】赤茯苓散(《圣济总录》卷一八四)。

【组成】葵子半两 木通三分(剉) 赤茯苓三分 牛蒡子一两(微炒) 枳壳一两(麸炒微黄,去瓤) 川大黄一两(剉碎,微炒)

【用法】上为细散。每服二钱,煎紫苏汤调下,如人行十里再服。以利为度。

【主治】乳石发动，大小肠壅滞，脐腹妨闷。

86972 葵子散（《圣惠》卷五十八）

【组成】葵子一两　瞿麦一两　木通一两（剉）　滑石三两　榆白皮一两（剉）

【用法】上为粗散。每服四钱，以水一中盏，入葱白二茎，煎至六分，去滓，食前温服。

【主治】小便卒淋涩，水道热痛。

86973 葵子散（《圣惠》卷五十八）

【组成】葵子一两　赤茯苓一两　白术一两　当归一两（剉，微炒）　木香半两　泽泻一两

【用法】上为散。每服三钱，以水一中盏，煎至六分，去滓，食前温服。

【主治】冷淋，小便数，恒不利。

86974 葵子散（《圣惠》卷六十二）

【组成】葵子一两　川芒消二两　当归一两　黄芩一两　木通一两（剉）　甘草半两（生，剉）　麦门冬一两（去心）　羚羊角屑三分

【用法】上为散。每服四钱，以水一中盏，煎至六分，去滓温服，不拘时候。

【主治】发背。肿硬疼痛，大小便不通，心神烦闷。

86975 葵子散（《圣惠》卷七十二）

【组成】葵子　石韦（去毛）　王不留行　滑石　当归（剉，微炒）　瞿麦　赤芍药　琥珀　甘草（炙微赤，剉）各一两

【用法】上为细散。每服二钱，食前以大麦粥饮调下。

【主治】妇人五淋，小便涩，腹痛气闷。

86976 葵子散（《圣惠》卷七十二）

【组成】葵子　车前子　川大黄（剉，微炒）　冬瓜仁　当归各三分　木通半两（剉）　滑石一两　甘草半两（炙微赤，剉）

【用法】上为散。每服三钱，以水一中盏，煎至六分，去滓，食前温服。

【主治】妇人小便不通及大便难。

86977 葵子散（方出《圣惠》卷七十四，名见《普济方》卷三三八）

【异名】葵子汤（《产科心法》上集）。

【组成】冬葵子　滑石　木通（剉）各一两

【用法】上为散。每服四钱，以水一中盏，入葱白七寸，煎至六分，去滓温服，不拘时候。

【主治】妊娠患子淋，小便涩痛。

【备考】《普济方》有榆白皮。

86978 葵子散（《圣惠》卷七十五）

【组成】葵子二两　赤茯苓二两　汉防己二两

【用法】上为细散。每服一钱，食前以粥饮调下。

【主治】妊娠身体浮肿，小便不利，洒淅恶寒。

86979 葵子散（《圣惠》卷七十七）

【异名】甘草汤（《圣济总录》卷一五九）。

【组成】葵子一合　桂心一两半　甘草半两（炙微赤，剉）　滑石三分　榆白皮一两（剉）

【用法】上为粗散。每服四钱，以水一中盏，煎至六分，去滓温服。

【主治】难产，胎不转动者。

86980 葵子散（《圣惠》卷七十七）

【组成】冬葵子一合　滑石一两　瞿麦半两　丹参半两

【用法】上为粗散。每服二钱，以水一中盏，入酥一茶匙，煎至六分，去滓温服。

【主治】妊娠十一月不产，自由体性。

86981 葵子散（《圣惠》卷七十九）

【组成】葵子一两　滑石三分　黄芩二分　瞿麦三分　灯心一分　白石英粉一两　防葵半两　甘草一分（炙微赤，剉）

【用法】上为散。每服三钱，以水一中盏，煎至六分，去滓温服，一日三四次。

【主治】产后小肠风气隔闭，淋涩不通。

86982 葵子散（《圣惠》卷九十二）

【组成】冬葵子　石楠　榆白皮（剉）　石韦（去毛）　木通（剉）各半两　滑石一两（细研）

【用法】上为细散。每服半钱，以葱白汤调下，一日三四次。

【主治】小儿石淋，水道中涩痛不可忍。

86983 葵子散（《圣济总录》卷七十六）

【组成】冬葵子不以多少

【用法】上为散。每服二钱匕，入腊茶末一钱，以沸汤七分一盏调服，并三两服愈。

【主治】血痢，及妇人产后血痢。

86984 葵子散

《宣明论》卷十五。为《金匮》卷下“葵子茯苓散”之异名。见该条。

86985 葵子散（《直指小儿》卷四）

【组成】葵子　车前子　木通　瞿麦　桑白皮（炒）　赤茯苓　山栀仁　甘草（微炙）各等分

【用法】上剉。每服一钱，井水一小盏，葱白二寸，煎至七分，食前温服。

【主治】小儿诸淋。

86986 葵子散（《医方类聚》卷一三三引《经验良方》）

【组成】冬葵子　滑石各三两

【用法】上为末。每服半钱，熟水调下。

【主治】肾为热所乘，热结则成石淋，水茎中痛，尿不能出，引膀胱里急，痛甚则闷绝，小便中出石。

86987 葵子散（《医统》卷八十三）

【组成】葵子　车前子　乱发（烧灰）各等分

【用法】上为细末。每服二钱，茶汤调下。

【主治】孕妇转脬，小便数日不通。

86988 葵子散（《准绳·女科》卷四）

【组成】甘草二两　葵子一两

【用法】水煎服。

【功用】令妊娠滑胎易生。

86989 葵子散

《杏苑》卷八。为方出《证类本草》卷二十七引《千金》，名见《普济方》卷三四〇“葵子汤”之异名。见该条。

86990 葵子散（《一见知医》卷一）

【组成】葵子　滑石　山栀　葱汁　螺肉

【用法】上为细末。贴脐内。

【主治】孕妇转胞。

86991 葵石汤（方出《圣惠》卷五十八，名见《圣济总录》卷九

十五）

【组成】葵根（剉）一两　滑石一两（捣为末）

【用法】上以水二大盏，煎至一盏三分，去滓，食前分为三服。

【主治】小便不通，腹胀气急闷。

86992 **葵石散**（《卫生总微》卷十六）

【异名】木通散（《普济方》卷三八八）。

【组成】葵根一握（剉）　滑石一两　木通一两　牵牛子半两（炒）

【用法】上为粗散。每服一钱，水一大盏，入灯心、葱白各少许，煎至六分，去滓放温，食前服。

【主治】小便不通闷乱。

86993 **葵发散**（《玉案》卷五）

【组成】头发（煅灰存性）　冬葵子（炒）各等分

【用法】上为末。每服一钱，灯心调下。

【主治】妇人脬转。

86994 **葵花汤**

《赤水玄珠》卷十五。为《洁古家珍》"葵花散"之异名。见该条。

86995 **葵花汤**

《疡医大全》卷二十四，为《济生》卷七"葵子汤"之异名。见该条。

86996 **葵花散**（《洁古家珍》）

【异名】葵花汤（《赤水玄珠》卷十五）。

【组成】葵花根（洗净，剉）

【用法】水煎三五沸，服之。立愈。

【主治】小便淋涩。

86997 **葵花散**

《得效》卷十九。为《杨氏家藏方》卷十二"百花散"之异名。见该条。

86998 **葵花散**（《医级》卷九）

【组成】赤白葵花各十朵

【用法】上烧灰为末。用苍术、黄柏汤调服。

【主治】带下臭秽如脓。

86999 **葵苓散**

《女科指掌》卷三。为《金匮》卷下"葵子茯苓散"之异名。见该条。

87000 **葵茯汤**

《产科心法》上集。为《金匮》卷下"葵子茯苓散"之异名。见该条。

87001 **葵根汤**（《千金》卷三）

【组成】葵根二两　车前子一升　乱发（烧灰）　大黄各一两　冬瓜汁七合　通草三两　桂心　滑石各一两　生姜六两

【用法】上㕮咀。以水七升，煮取二升半，分为三服。

【主治】产后淋涩。

87002 **葵根汤**（《千金翼》卷十九）

【组成】霜下葵根皮一握（长四寸）

【用法】上以水一斗，煮取三升，分三服。

【主治】一年渴，饮一石以上，小便利；及饮酒渴、伤寒渴。

87003 **葵根汤**（《圣济总录》卷九十八）

【组成】葵根一握　胡荽一握　淡竹叶一握　滑石末三钱匕

【用法】上将前三味剉细，分作三服。每服水一盏半，滑石末一钱匕，煎至八分，去滓温服，甚者不过二剂。

【主治】血淋。

87004 **葵根汤**（《圣济总录》卷一六五）

【组成】葵根二两（洗，剉）　乱发灰半两　大黄　桂（去粗皮）　滑石　木通（剉）　当归（剉，炒）各一两

【用法】上为粗末。每服三钱匕，水一盏，煎至七分，食前去滓温服，一日二次。

【主治】产后小便不通。

87005 **葵根汤**

《普济方》卷三八八。即《圣惠》卷九十二"葵根散"。见该条。

87006 **葵根汤**（《杂病源流犀烛》卷十六）

【组成】葵根一两　黄耆　白术各三钱

【主治】痰饮，痰极腥臭，或带脓血者，必致肺胃痈。

87007 **葵根汤**（《会约》卷七）

【组成】葵根一两　银花三钱　甘草节一钱　皂角刺二钱　陈皮二钱

【用法】水煎，空心服。未成者退，已成者溃。

【主治】肠痈。腹痛，脉大而尺独数，肌肤甲错，不滑泽。

87008 **葵根饮**（《圣济总录》卷九十五）

【组成】葵根一大握　胡荽二两　滑石一两（为末）

【用法】上将前二味细剉，以水二升，煎取一升，入滑石末，分三次温服。

【主治】小肠积热，小便不通。亦治血淋。

87009 **葵根散**（《圣惠》卷六十七）

【组成】葵根一两　木通三分（剉）　瞿麦三分　甘草半两（炙微赤，剉）　川大黄三分（剉碎，微炒）　粗葱叶并根一两

【用法】上为粗散。每服四钱，以水一中盏，煎至六分，去滓。每服用温酒调下滑石末一钱，不计时候。

【主治】从高坠损，车碾马坠，筋骨蹉跌，甚者大小肠不通。

87010 **葵根散**（《圣惠》卷七十二）

【组成】葵子一两（剉）　车前子二两　乱发灰半两　川大黄一两（剉，微炒）　桂心一两　滑石二两　冬瓜瓤二两（干者）　木通二两（剉）　甘草半两（炙微赤，剉）

【用法】上为粗散。每服五钱，以水一大盏，入生姜半分，煎至五分，去滓，食前温服。

【主治】妇人五淋涩痛。

87011 **葵根散**（《圣惠》卷七十九）

【组成】冬葵根一两　车前子三分　滑石一两　冬瓜仁三分　木通一两（剉）　川大黄三分（剉碎，微炒）　桂心二分

【用法】上为散。每服三钱，以水一中盏，煎至六分，去滓温服，一日三四次。

【主治】产后小便淋涩，脐下妨闷。

87012 **葵根散**（《圣惠》卷九十二）

【组成】葵根一握（剉）　壁鱼七枚（研）

【用法】上以水一大盏，煎葵根取汁六分，后入壁鱼，同

煎五七沸，去滓，放温。量儿大小，临时分减服之。

【主治】小儿小便三两日不通，欲死者。

【备考】本方方名，《普济方》引作"葵根汤"。

87013 **葵根散**(《圣济总录》卷一一七)

【组成】葵根一握(经年者，烧作灰)

【用法】上为散。外敷。

【主治】口吻疮。

87014 **葵根散**(《圣济总录》卷一七二)

【组成】葵根(切) 赤小豆 土瓜根各一两 麝香(研)一分

【用法】上为散。每用一字，贴疮。

【主治】小儿漏疳口疮。

87015 **葵根散**(《卫生总微》卷十八)

【组成】葵根一两(烧灰) 乌蛇半两(烧灰) 黄柏半两(为末) 鳖甲半两(烧灰)

【用法】上为末。每用半钱，猪脂少许，和涂唇上，时时用。

【主治】小儿紧唇。

87016 **葵根散**(《医级》卷八)

【组成】蜀葵根 冬瓜仁 槐米 败酱草(即苦菜) 忍冬藤 当归尾 赤芍 生地 大黄 米仁

【用法】水煎服。

【主治】肠痈。腹痛钓脚，身皮甲错之候。

87017 **葵菜粥**(《圣济总录》卷一九〇)

【组成】葵菜(择取叶并嫩心)三斤(细切) 粟米三合(净淘) 葱白(去须叶)一握(细切)

【用法】上先以水五升，煮葵菜至三升，绞去葵菜，取汁，下米并葱白，更入浓煎豉汁五合，同煮为粥，空心顿食之；食不尽，分作两度，一日取尽。

【主治】诸淋。小便赤涩，茎中疼痛。

87018 **葵菜羹**(《养老奉亲》)

【组成】葵菜四两(切) 青粱米三合(研) 葱白一握

【用法】上煮作羹，下五味椒姜，空心食之。

【主治】老人淋。小便秘涩，烦热燥痛，四肢寒栗。极治小便不通。

87019 **葵菜羹**(《饮膳正要》卷二)

【组成】葵菜叶不以多少(洗，择净)

【用法】上煮作羹，入五味，空腹食之。

【主治】小便癃闭不通。

87020 **葵酥汤**(方出《千金》卷十五，名见《圣济总录》卷九十七)

【组成】葵子 牛酥各一升(猪脂亦得)

【用法】上以水三升，煮葵子，取一升，纳酥，煮一沸，待冷，分二服。

【主治】大便难。

87021 **葵榆汤**(方出《千金》卷十五，名见《济阴纲目》卷九)

【组成】葵子一升 榆皮(切)一升

【用法】上以水五升，煮取二升，分三服。

【主治】❶《千金》：大小便不通。❷《济阴纲目》：妊娠小便不通，脐下妨闷，心神烦乱。

87022 **葵齑汁**(《圣济总录》卷一八八)

【组成】葵菜一束(洗)

【用法】上药于汤内略煮过，别煮粟米汁，置葵于汁中，如淹齑法，候熟，渴即饮汁。以愈为度。

【主治】消渴心闷。

87023 **葵根饮子**(《圣惠》卷七十二)

【组成】葵根一两 滑石半两 紫葛半两(剉) 瞿麦半两 白茅根三分

【用法】上细剉，和匀。每服半两，以水一大盏，入葱白五寸，煎至五分，去滓，食前温服。

【主治】妇人小便不通。

87024 **葵根敷方**(《圣济总录》卷一三九)

【组成】葵菜根

【用法】捣敷之。

【主治】刀斧伤疮，或至筋断。

87025 **葵子如圣散**(方出《孙真人海上方》，名见《医灯续焰》卷十五)

【异名】黄葵子散(方出《海上方》，名见《妇科玉尺》卷三)。

【组成】黄葵子(炒)七十粒

【用法】烂研。酒调服。

【功用】催生。

【主治】妇人产难。

【宜忌】须见正产候，方可服之。

【备考】《医灯续焰》本方用法：焙干为末。每服二钱，热酒调下，若胎漏血干难产，痛极者，并进三服，良久腹中气宽，胎滑即产；如打扑死胎，红花酒调下。

87026 **葵子茯苓散**(《金匮》卷下)

【异名】茯苓散(《圣济总录》卷一五七)、茯苓汤(《鸡峰》卷十六)、葵子散(《宣明论》卷十五)、葵苓散(《女科指掌》卷三)、葵茯汤(《产科心法》上集)。

【组成】葵子一斤 茯苓三两

【用法】上为散。每服方寸匕，饮调下，一日三次。小便利则愈。

【功用】《金匮要略今释》：通窍利水。

【主治】妊娠有水气，身重，小便不利，洒淅恶寒，起则头眩。

【方论选录】《金匮要略心典》：葵子、茯苓滑窍行水，水气既行，不淫肌肤，身体不重矣；不侵卫阳，不恶寒矣；不犯清道，不头眩矣。

87027 **葵子蜀黍汤**(《产科发蒙》卷二)

【组成】冬葵子 蜀黍 木通 滑石各等分

【用法】每服四钱，以水一盏半，煎至一盏，温服。

【主治】子淋，小便涩痛。

喜

87028 **喜汤**

《外台》卷十六注文引《范汪方》。为原书同卷"桂心汤"之异名。见该条。

87029 **喜字阿胶**(《成方制剂》2册)

【组成】驴皮1000克 当归4克 川芎2克 陈皮2克 白芍3克 红花1克 香附1克 肉桂1克 白芷1克 地黄6克

【用法】烊化兑服或打碎，以煎好的药汁溶化后服，一次3~9克。

【功用】滋阴润燥，补血养血，止血安胎。

【主治】久病虚衰，阴血亏虚，胎动不安，产后血虚，崩漏，咯血，衄血，尿血，便血。

87030 **喜树碱小蜜丸**(《中药制剂汇编》)

【组成】喜树果实干品5斤　喜树果实粉(80目)250克　法半夏粉(80目)250克　蜂蜜适量

【用法】喜树果实粉碎成绒状，加0.1%氢氧化钠水溶液15 000毫升，煎煮2小时，pH为6~7，过滤，滤渣加0.1%氢氧化钠水溶液10 000毫升，煎煮1.5小时，过滤，两次滤液合并浓缩，浓缩至300毫升，加喜树果细粉吸收清液，80℃以下烘干，干后研粉过80目筛，再加半夏粉，混合均匀，加炼蜜制成小丸。每服二钱，一日三次。

【功用】抗癌肿。

【主治】胃癌等。

粟

87031 **粟奴汤**(方出《圣惠》卷五十八，名见《本草纲目》卷二十三)

【组成】小豆叶一分　苦竹髭一分　粟奴一分　甘草一分(炙微赤，剉)　灯心一束　铜钱七枚　葱白五寸

【用法】上以水二大盏，煎至一盏三分，去滓。食前为分三服。

【主治】小肠结涩不通，心烦闷乱，坐卧不安。

87032 **粟米粉**(《圣济总录》卷一三七)

【组成】粟米粉不拘多少

【用法】入铁铛内熬赤，以众人唾调涂患指，厚半寸，一日三次。

【主治】代指。

87033 **粟米粥**(《圣惠》卷九十七)

【组成】粟米三合　羊肉半斤(去脂膜，拣取四两，细切)

【用法】上以水五大盏，下米羊肉同煮，欲熟时，入盐、醋、椒、葱，更煮粥令熟。空心食之。

【主治】产后血气虚弱，不能下食。

87034 **粟米粥**(《养老奉亲》)

【组成】粟米四合(净淘)　白面四两

【用法】以粟米拌面令匀，煮作粥。每日一服，空心食之。

【功用】养肾气，和胃。

【主治】老人脾胃虚弱，呕吐不下食，渐加羸瘦者。

87035 **粟壳丸**(《得效》卷五)

【组成】肉豆蔻(炮)　粟壳(去赤肠蒂萼净，炙)

【用法】上为末，醋糊为丸，如梧桐子大。每服三十丸，空腹米汤送下。

【主治】暴泻。

87036 **粟壳丸**(《普济方》卷二一一)

【组成】罂粟壳

【用法】上为细末，炼蜜为丸，如鸡头子大。每服十至十五丸，赤痢甘草汤送下，白痢干姜汤送下，泄泻米饮送下。小儿服，丸如粟米大，量儿大小加减。

【主治】赤白痢疾。

87037 **粟壳汤**

《嵩崖尊生》卷十三。为《徐评外科正宗》卷八"粟壳散"之异名。见该条。

87038 **粟壳饮**(《证治要诀类方》卷二)

【组成】罂粟壳　枳壳　白芍药　陈皮　当归　甘草　诃子　木香　人参　白僵蚕

【用法】水煎服。

【主治】痢疾。

87039 **粟壳散**(《普济方》卷二一一)

【组成】罂粟壳一两　陈皮半两

【用法】上为细末。每服三钱，水一盏，加乌梅一个，煎至七分，温服。

【主治】热痢，便血无度。

87040 **粟壳散**(《徐评外科正宗》卷八)

【异名】粟壳汤(《嵩崖尊生》卷十三)。

【组成】粟壳(温汤泡，去瓤蒂，切丝，蜜水拌炒)二钱　当归　陈皮　秦艽　黄耆　生地　熟地各一钱　黄柏　黄芩　人参　苍术　厚朴　升麻各六分　荷叶蒂七个　甘草五分　地骨皮一钱二分

【用法】上用水二茶钟，煎八分，食前服；或为细末，每服二钱，空心温酒调服。

【主治】诸痔作痛；及肠风下血，诸药不止者。

87041 **粟附丸**(《圣济总录》卷四十六)

【组成】陈粟米一升　附子一两(共得二枚者)

【用法】上同于锅铫内，入水煮令附子透，取出附子切作片子，焙干，又别取陈粟米半升，水淘令净，控干，文火炒令香熟，同附子碾为末，取原煮附子者粟米粥和丸，如梧桐子大。每服三十至五十丸，空心、食前陈橘皮汤送下。

【主治】脾胃虚弱，四肢倦怠，肌体瘦弱，脏腑受湿，大便频数，全不思食。

87042 **粟房散**(《普济方》卷三九六引《全婴方》)

【组成】生柏枝　罂粟壳(土炒)

【用法】上为末。三岁儿每服半钱，米汤调下。

【主治】小儿久痢不食。

87043 **粟酥粥**(《圣济总录》卷一九〇)

【组成】粟米一升(淘净)　酒一升　酥(无好酥，以熟油一两代之)　葱白一握(细切)

【用法】上用浆水五升，煮米为粥，候粥将熟，下酒、酥、葱，更煮取熟，令病人空腹恣意食之。腹痛无害，但行三五十步即通。

【主治】小便不通。

87044 **粟煎汤**(《幼幼新书》卷二十八引张焕方)

【组成】白术(炮)　当归(洗，焙)　川芎　人参　肉桂　芍药各一两

【用法】上为末，每服一钱，加生姜三片，粟米一匙，水一小盏，煎五分。温服。

【主治】小儿肠胃受风冷，泄注身热。

87045 **粟煎散**(《杨氏家藏方》卷七)

【组成】罂粟壳十枚(蜜炙黄色)　甘草三寸半(劈破，一半炙黄，一半生用)

【用法】上为粗末。每服三钱，用水一盏半，入粟米一撮，同煎至一盏，去滓。食前空心温服。

【主治】久痢不愈，或赤或白，或瘀血作片，后重疼痛，日夜无度。

焚

87046 **焚香透膈散**(《宣明论》卷九)

【组成】雄黄 佛耳草 鹅管石 款冬花各等分

【用法】上为末。每用药一钱,放香炉上焚烧令烟出。开口吸烟在喉中。

【主治】劳嗽,胸膈壅滞痞满。

87047 **焚香透膈筒**(《简明医彀》卷四)

【组成】鹅管石一两 款冬花七钱 艾叶(搓软) 雄黄各五钱

【用法】各研和匀,纸卷成筒,火点,令漏斗于上口,哈烟一口,淡姜汤咽下。

【主治】风寒冷嗽,胸膈胀满。

【加减】加佛耳草更佳。

煮

87048 **煮散**(《外台》卷十一引《古今录验》)

【组成】桑根白皮六分 薏苡仁六分 通草四分 紫苏茎叶四分 五味子六分 覆盆子八分 枸杞子八分 干地黄九分 茯苓十二分 菝葜十二分 黄耆二分

【用法】上为末,分为五贴,每贴用水一升八合,煎取七合,去滓温服。

【主治】消渴病,服花苁蓉丸渴多者。

【宜忌】忌酢物、芜荑。

87049 **煮散**(《外台》卷十八引《崔氏方》)

【组成】地骨皮十二分 麻黄六分(去节) 杏仁八分(去皮尖双仁) 防己二十分 黄芩十分 羚羊角(屑)八两 茯苓十二分 泽泻六分 细辛五分 薏苡仁二十分 石斛二十分 人参六分 白术十分 大黄六分 磁石二十分 丹参十分 犀角(屑)八分 蒺藜子十二分 甘草十分(炙) 桂心六分 生姜十二分 前胡八分

【用法】上为末,以粗葛筛度搅使极调。三两为一剂,以小饮子(大枣五枚,擘,桑根白皮五两,白前二两,橘皮二分,共切碎,以水五升,煮取二升)药汁二升,煮取一升,顿服,每日一剂,以小便利为度。

【主治】脚气不随。

【宜忌】忌海藻、菘菜、生葱、桃李、雀肉、醋等物。

87050 **煮散**(《外台》卷十九引《苏恭方》)

【组成】独活 茯苓 牛膝 汉防己 白术 黄耆 麻黄(去节) 柴胡各六两 当归 防风 橘皮 桂心 人参各四两 附子三两(生用) 磁石十六两(碎如豆) 羚羊角三两(屑) 生姜 杏仁 半夏(洗) 吴茱萸 槟榔(碎) 丹参八两

【用法】上不著分量者,各自随时加减,余切如豆大,分作三十贴。每贴着生姜一两(合皮碎切),杏仁十四枚(去皮尖,碎),以水二升,煮取七合,去滓。顿服,每日一服,或二日一服。

【主治】脚气,经春、夏及秋,脚弱或肿,气时上冲心,身体痹闷者。

【加减】冷多,加吴茱萸半两;热多,加麦门冬半两;大热,以竹沥一升代水;呕逆食不下,加半夏一两;毒闷,加青木香二分;以意消息之。患人大便难,加大黄半两;腹满食不消,加槟榔三二枚。所加药,病愈即止,不常服。

【宜忌】忌猪肉、冷水、羊肉、饧、生葱、桃李、雀肉等。

87051 **煮散**(《千金》卷八)

【组成】防风 独活 防己 秦艽 黄耆 芍药 人参 白术 茯神 芎䓖 远志 升麻 石斛 牛膝 羚羊角 丹参 甘草 厚朴 天门冬 五加皮 桂心 黄芩 地骨皮各一两(一云各四两) 橘皮 生姜 麻黄 干地黄各三两 槟榔 藁本 杜仲 乌犀角各二两 薏苡仁一升 石膏六两(一云三两)

【用法】上为粗散,和搅令匀。每服三两,以水三升,煮取一升,去滓顿服,一日一服。取汗。若心中烦热,以竹沥代水煮之。

【主治】风痱。

【备考】方中黄芩、槟榔、藁本、杜仲、犀角,《千金翼》作薯蓣、甘菊花、附子、麦门冬、山茱萸。

87052 **煮散**(《千金》卷十九)

【组成】丹参 牛膝 葛根 杜仲 干地黄 甘草 猪苓各二两半 茯苓 远志 子芩各一两十八铢 石膏 五加皮各三两 羚羊角 橘皮 生姜各一两 淡竹叶鸡子大

【用法】上为粗散。每服两方寸匕,以水三升,煮取八合,帛滤去滓。一日二次。

【主治】肾劳热,妄怒,腰脊不可俯仰屈伸。

87053 **煮散**(元侍郎希声引《张文仲方》,见《外台》卷十四)

【组成】茯神六两 防风 牛膝 枳实(炙) 防己 秦艽 玄参 芍药 黄耆 白鲜皮 泽泻 独活各四两 桂心三两 五味子一升(碎) 人参四两 薏苡仁一升(碎) 麦门冬一两(去心) 羚羊角二枚(屑) 石膏一斤(碎,绵裹) 甘草三两(炙) 磁石二十四两(绵裹)

【用法】上切,如麻豆大,分作二十四贴。每日一贴,加杏仁十四枚(去皮尖双仁,碎),以水三升,煮取一升,去滓,空腹顿服。每春中夏初时服。

【主治】诸风。

【宜忌】禁生冷,忌醋、生葱、海藻、生菜。

87054 **煮散**(《普济方》卷二十六)

【组成】茯苓 麻黄各六钱 黄耆 大青 桂心各三钱 细辛 杏仁各五钱 石膏二两 丹参半两 五味子 甘草 贝母 橘皮 川芎各一两 枳实二枚

【用法】上为散。帛包裹,以井花水一升五合,煮取七合。温服,一日二次。

【主治】肺与大肠俱实,令人气凭满。

87055 **煮艾方**(《胎产心法》卷上)

【组成】熟艾如拳大

【用法】煮汁。频服。

【主治】妊娠中恶,心腹绞急切痛,如鬼击之状,不可按摩,或吐衄血者。

87056 **煮白丸**(《圣济总录》卷一四一)

【组成】槐根白皮 楝根白皮 樗根白皮各三两(洗,切) 天南星 半夏各半两 威灵仙(去土)一两 寒食面二两半

【用法】上为末,井花水和丸,如梧桐子大。每服二十丸,水煮令浮,用煮药汤送下,一日三次。

【主治】牡痔生鼠乳,下脓血,冷痛后重。

87057 **煮朴丸**(《普济方》卷二十二引《卫生家宝》)

【组成】好厚朴(去皮)四两 附子三两(去皮,生用,切片) 陈皮二两(不去白) 川干姜一两(剉) 青州大枣(取肉)半斤

上药入锅内,用水浸过药二指,煮尽为度,慢火炒干,不得令焦,再入:

舶上茴香一两(炒) 白术一两 白茯苓一两 神曲二两(炒,别为末)

【用法】上一处为末,用神曲糊为丸,如梧桐子大。每服一百丸,食前空心米饮送下。

【功用】补气化痰,温脾进食。

87058 **煮朴丸**(《普济方》卷一六五引《卫生家宝》)

【组成】厚朴十二两(去皮,细切) 天南星六两(大者,捶碎) 大枣六两(拍破) 半夏六两(细者,捶碎)

上用生姜一片,切作薄片,贮银石器内,水高药三寸许,慢火煮一日,旋添水煮熟,再入:

白术六两 人参三两 大香附子六两 青橘皮六两

【用法】上并为细末,用神曲煮糊为丸,如梧桐子大。每服十四粒,空心、食后、临睡用生姜汤送下。

【功用】和中止嗽。

【主治】诸痰疾。

87059 **煮朴丸**(《杨氏家藏方》卷六)

【组成】厚朴(去粗皮) 益智仁(连壳) 青橘皮(去白) 陈橘皮(去白) 青盐各四两 生姜一斤(洗净,连皮薄切) 大枣二百枚(去核)

【用法】上以水二升、酒二升、醋一升,慢火煮令水、酒、醋尽,焙干为细末,别用枣肉为丸,如梧桐子大。每服五十丸,空心、食前温米饮送下。

【功用】健脾胃,疗中寒,止腹痛,进饮食。

87060 **煮朴丸**(《魏氏家藏方》卷五引陆从老方)

【组成】厚朴四两(去皮,剉作寸段,用生姜四两细切,水二碗,同煮水尽,去生姜,将厚朴再切,焙干) 附子二两(炮,去皮脐,剉,再炒微黄色) 川白姜四两(甘草二两,剉半寸长,水二碗,同煮水尽,去甘草) 舶上茴香二两(炒) 半夏曲一两

【用法】上为细末,煮枣肉和丸,如梧桐子大。每服三十丸,温汤米饮送下。

【主治】脾胃虚冷,不思饮食,四肢倦怠,泄泻无时。

87061 **煮朴丸**(《女科百问》卷下)

【组成】北枣半斤 川芎四两 生姜(切片)四两

上用水三碗煎干,将生姜杵烂,入枣肉一处,再杵令细,以麻油涂手,捏作小钱大饼,慢火焙干,再入后药:

苍术(米泔浸) 茴香(炒) 甘草(炙) 官桂(去皮,新者) 神曲 麦芽(炒) 蓬术(煨)各四两 砂仁 良姜(炒)各二两 肉豆蔻(煨)二两 丁香一两 川姜二两

【用法】上为细末,水煮薄糊为丸,如梧桐子大。每服百丸,米饮送下,不拘时候。

【主治】脏寒泄痢。

87062 **煮朴丸**(《魏氏家藏方》卷五)

【组成】吴茱萸(汤泡七次) 茴香(淘去沙,炒) 台椒(炒出汗)各二两 白艾三两(炒) 附子五两(生,去皮脐) 厚朴四两(去粗皮,姜制) 良姜(炒) 神曲(炒) 胡椒 丁香(不见火) 肉豆蔻(面裹煨) 麦芽(炒)各一两半

上用酒、醋、姜汁各二大碗煮,候干取出,焙燥,入后药:

舶上茴香(炒) 附子(炮,去皮脐,剉,炒黄色)各二两 川白姜四两(用甘草二两,剉半寸许,水二碗,同煮水尽,去甘草,将姜切、焙) 厚朴四两(去皮,剉,用生姜四两细切,水二碗同煮,水尽去姜) 半夏曲一两(炒)

【用法】上并为细末,煮枣肉和丸,如梧桐子大。每服三五十丸,温汤、米饮送下。

【主治】脾胃虚冷,不思饮食,四肢倦怠,泄泻无时。

87063 **煮朴丸**(《魏氏家藏方》卷七)

【组成】厚朴二两(去皮,剉,生姜四两切片,水二碗,煮干为度,去姜) 附子一两(炮,去皮脐) 诃子(纸裹蘸湿煨,去核)半两 肉豆蔻一两(面裹煨) 干姜半两(炮,洗)

【用法】上为细末,姜汁煮面糊丸,如梧桐子大。每服三五十丸,食前米饮送下。

【主治】虚寒泄泻,注下不禁。

87064 **煮朴丸**(《朱氏集验方》卷四)

【组成】厚朴一斤(制) 天南星(去皮)四两 肉枣(去核)五十个 生姜一斤半(和皮洗,切作片,入大蒜十枚同煮)

上用水五升,于银器中煮令干,略炒,去姜不用,再入后药:

干姜(炮) 茴香(炒)各四两 青盐一两(煅) 甘草一两半(炙,同前药煮干,去草不用) 附子(炮) 川椒(择闭口者,去目,炒) 白茯苓各二两

【用法】上为细末,神曲糊为丸,如梧桐子大。每服五十丸,加至七十丸,空心米饮送下。

【主治】脾胃不足,停寒留饮,泄泻无时。

87065 **煮朴丸**

《准绳·类方》卷五。为《百一》卷二"厚朴煎丸"之异名。见该条。

87066 **煮豆丸**(《圣济总录》卷三十七)

【组成】白术 贯众(去土) 苍术(去皮) 甘草(炙)各等分

【用法】上为末,炼蜜为丸,如弹子大;每用一丸,将黑豆一盏,于铫子内铺平,于豆中心安药丸在内,添水高豆一指许,慢火煮水干,取豆晒干,以绢袋盛豆。每服二十粒,新水送下。有瘴处空心一服;如涉远遇饥,新水送下五十至一百粒,可充饥馁。

【主治】岚瘴。

87067 **煮豆法**

《普济方》卷九十五引《十便良方》。为《圣济总录》卷七"附子汤"之异名。见该条。

87068 **煮肝丸**(《圣济总录》卷八十七)

【组成】雄猪肝一具(用米醋三升,煮醋尽为度) 白矾(烧研) 柴胡(去苗)各二两 厚朴(去粗皮涂生姜汁炙透) 干姜(炮裂) 黄连(去须) 陈橘皮(去白,焙)各一两 桂(去粗皮) 附子(炮裂,去皮脐)各半两

【用法】上九味,捣罗八味为末。以醋煮猪肝极烂,入白面五匙相和,煎三、五沸,入诸药末一处,和捣为丸,如绿豆大,焙干。每服七丸,空心温酒送下,晚食后再服,如不饮酒,生姜盐汤送下,重者不过三剂。

【主治】冷劳。腹痛下痢,面色萎黄,四肢无力。

87069 **煮肝方**(《疡医大全》卷十一)

【组成】石决明一个(煅,研) 黄蜡二两(溶化)

【用法】上药为丸。用驴肝(或猪羊肝)一叶,竹刀刮开,将丸纳肝内,以线扎紧煮熟,露一宿。清晨炖热食之。

【主治】雀目。

87070 **煮肝散**(《圣惠》卷二十八)

【组成】木香一两 人参一两(去芦头) 桂心半两 胡椒一分 补骨脂半两 白术一两 白芍药一两 高良姜半两(剉) 干姜半两(炮裂,剉) 陈橘皮一两(汤浸,去白瓤,焙) 厚朴半两(去粗皮,涂生姜汁,炙令香熟) 缩砂半两(去皮)

【用法】上为散。每服五钱,用豮猪肝一具切细,拌匀,入于铛子内,以浆水三大盏,入葱白五根,煮令烂熟,任意食之。

【主治】虚劳不思食。

87071 **煮肝散**(《圣惠》卷七十)

【组成】缩砂三分(去皮) 莳(莳)萝三分 荜茇三分 柴胡三分(去苗) 白术半两 白芷半两 胡椒半两 干姜半两(炮裂,剉) 芜荑半两 陈橘皮半两(汤浸,去白瓤,焙) 茵陈半两 细辛半两 人参半两(去芦头) 木香半两 桂心半两 紫菀半两(去苗土) 白芍药半两

【用法】上为细散。每服半两,用猪肝一具,去脂膜,柳叶片切,新汲水洗过,入葱白三根细切,于铛锅内,以新汲水二大盏,入盐醋少许,以瓷碗合,煮令水浓,空心食之,吃粥饮送下。食后良久,饮暖酒一盏为妙,晚食前再服亦佳。

【主治】妇人冷劳气,脾胃虚乏,大肠转泻,水谷不化,四肢羸瘦,口内生疮,不思饮食,渐加无力。

87072 **煮肝散**(《圣惠》卷七十)

【组成】白芍药一两 芎䓖三分 桔梗三分(去芦头) 陈橘皮一两半(汤浸,去白瓤,焙) 厚朴三分(去粗皮,涂生姜汁,炙令香熟) 桂心三分 干姜(炮裂,剉) 当归(剉碎,微炒) 柴胡(去芦头) 荆芥 莳(莳)萝 胡椒 芜荑 藁本 紫菀(去苗土)各半两

【用法】上为细散。每服半两,用豮猪肝一具,以盐醋葱白各少许相合,如寻常煮熟,空腹任意食之,后吃暖酒一盏。

【主治】妇人冷劳。面色萎黄,不多思食,或时下痛,四肢少力,日渐羸瘦。

87073 **煮肝散**

《圣惠》卷九十三。为原书卷八十六"漏芦散"之异名。见该条。

87074 **煮肝散**(《苏沈良方》卷二)

【组成】紫菀 桔梗 苍术 芍药各等分

【用法】上为末。每服四钱,羊肝半具,大竹刀切,勿犯水,勿令血散,入盐、醋、葱、姜、酒同煮熟,空腹食前服,一日三次。

【主治】肝痿脚弱;及伤寒手足干小不随。

87075 **煮肝散**(《圣济总录》卷一〇九)

【组成】羌活(去芦头) 独活(去芦头) 青葙子 款冬花各一两

【用法】上为散。每服三钱匕,用羊子肝一叶(细切),淡竹叶数片,同裹如粽子,别用雄黑豆四十九粒,米泔一盏,银石器内同煮,豆烂泔尽为度。取肝细嚼,温酒送下。又将豆食尽,空心、日午、夜卧各一次。

【主治】眼生黑花,渐成内障;斗睛偏视;风毒攻眼,肿痛涩痒;短视,倒睫,雀目。

【备考】本方方名,《普济方》引作"煮肝煎"。

87076 **煮肝散**(《圣济总录》卷一一〇)

【组成】紫芥菜子(真者,炒令黑色)

【用法】上为细散。用羊肝一具,分作八服,每用散三钱,捻在肝上,外托荷叶,裹煮令熟。放冷服之,以煮肝汤送下,临卧时服。

【主治】雀目,咫尺不见物。

87077 **煮肝散**(《圣济总录》卷一八一)

【组成】黄连(去须) 沙参 玄精石 决明子各等分

【用法】上为散。每服半钱匕,用羊肝一片,竹篦子切作缝子,掺药在内,线系入沙罐子内垂挂,勿令着底,以米泔煮熟。淡食羊肝,每片分作两服或三服,量儿大小与之。

【主治】小儿疳眼,翳膜沙涩。

87078 **煮肝散**(《卫生总微》卷八)

【组成】青葙子 决明子 车前子 密蒙花各等分

【用法】上为细末。每服二钱,用羊子肝,竹刀薄劈开,掺药在内,荷叶裹包,麻线缚定,石器内煮熟。任意食之。

【主治】小儿疮疹入眼,诸药不效。

87079 **煮肝散**(《三因》卷十六)

【组成】四生散

【用法】每服四钱匕,羊子肝入盐酒同煮令熟。空心温服。

【主治】眼赤,有耳痒症。

87080 **煮肝散**(《杨氏家藏方》卷十一)

【组成】夜明沙

【用法】上为末。每服二钱匕,用猪肝二两,劈开,将药掺在肝内,麻线缠定,用水一盏,煮令肝转色白。取出烂嚼,食后用煮肝汤送下。

【主治】内外障翳眼。

87081 **煮肝散**(《儒门事亲》卷十二)

【组成】青蛤粉 夜明砂 谷精草各等分

【用法】上为细末。每服五七钱,放猪肝内煮熟。细嚼,茶清送下。

【主治】❶《儒门事亲》:雀目。❷《卫生宝鉴》:小儿疳眼,翳膜羞明。

【备考】《卫生宝鉴》:上为细末,每服一钱,五七岁以上二钱,用豮猪肝一大片,劈开,掺药在内,摊匀,麻线缠定,以米泔水半碗煮肝熟,取出肝,汤倾碗内,熏眼;分肝作三次嚼吃,肝汤送下,一日三服,不拘时候。大人雀目,空心服,如患多时不效,日服二次。

87082 **煮肝散**(《成方便读》卷四)

【组成】夜明砂(淘净) 蛤粉 谷精草 石决明各一两

【用法】上为散。每服三钱,用猪肝以竹刀劈开,勿犯铁器,摊药在内,麻线缠定,米泔水一碗,煮肝至熟。先取出肝,倾汤碗内,熏眼,肝分三次细嚼,用煮肝汤热服,一日服尽。

【主治】雀目羞明,疳眼翳障等证。

【方论选录】雀目一证,至夜则昏如雾露,视物无光,皆由肝有滞浊,积结阴分,以致精津血液至交入阴分之时,不

能上升于目，故夜视无光。小儿疳眼，亦因积滞起见，流虽异而源则一也。方中夜明砂，专入肝经，破滞化积；谷精草得谷之余气，养肝磨翳；蛤粉、决明，皆介类之品，引之以入阴分；以肝煮之者，使药性归之于肝也。

87083 煮肝煎

《普济方》卷八十一。即《圣济总录》卷一〇九"煮肝散"。见该条。

87084 煮兔方

《普济方》卷二五八。为《圣惠》卷九十六"神效煮兔方"之异名。见该条。

87085 煮肚方(《医学探骊集》卷四)

【组成】猪肚一个　川贝母一钱　白蜂蜜二两　生姜四两　广砂四钱　元酒八两

【用法】先将广砂、川贝研极细，猪肚洗净，将生姜切片，连同元酒、蜂蜜、川贝、广砂一同装入肚内，用绳将口扎好，再将醋内兑水入砂锅煮之，旋添醋水，煮肚烂为度，不着盐酱，将肚一次、或二三次食尽。

【主治】喘嗽日久，痰涎积滞不散，遍体发热恶寒，午后益甚者。

【备考】此方治喘嗽，先服加减定喘汤，后服本方。

87086 煮附丸(《朱氏集验方》卷八)

【组成】附子八钱(重者两只，去皮脐，切作片，酒二升煮尽为度)　茴香(炒)　木香各半两　胡芦巴一两(炒)

【用法】上为细末，酒湖为丸。每服四五十丸，空心温盐汤送下；腹痛，良姜汤送下；泄泻米饮送下。

【主治】虚损。

87087 煮附丸(《医方大成》卷六引《澹寮方》)

【组成】香附子(去毛)一斤　老姜(不去皮)六两　盐二两(上三件安沙瓶内煮三昼夜，焙干)　茯神(去皮)　白茯苓(去皮)各四两　川椒(去目及闭口者，炒出汗)　北茴香(淘净，炒)各二两

【用法】上为末，陈米糊为丸，如梧桐子大。每服五十丸，空心煎紫苏汤送下；小便多者，研碎茴香浓煎汤下。

【主治】气虚膜胀，或胸膈停痰滞气，小便赤，白浊。

87088 煮附丸(《玉机微义》卷四十九引《澹寮方》)

【组成】香附子(擦去皮，不以多少，米醋浸一日，用瓦铫煮令醋尽)

【用法】上为末，醋糊为丸，如梧桐子大，晒干。每服五十丸，淡醋汤送下。

【主治】妇女经候不调，血气刺痛，腹胁膨胀，头晕恶心，崩漏带下。

87089 煮附丹(《魏氏家藏方》卷七)

【组成】附子七钱(重者一只，生用，去皮脐，分作四片)　厚朴(去粗皮，剉)二两　生姜六两(薄切)　益智(洗净)　半夏(汤洗七次)　川椒(去目及合口者，炒出汗)　青盐各一两

【用法】上药用水五升，于银石器内慢火煮干，焙干为末，法酒面糊丸，如梧桐子大。每服三十至五十丸，空心、日午以温酒或米饮送下。

【主治】脾虚脏寒，冷热积滞，气结肠间，虚胀脘痞，后重滑泄。

87090 煮鸡丸(《幼幼新书》卷二十引《庄氏家传》)

【组成】黄脚雌鸡一只(净)　柴胡　黄连各四两

【用法】上药为粗末，夹生绢袋盛，缝鸡腹中，煮极烂，漉出骨和药，焙干捣末，酒面糊为丸，如绿豆大。每服二十丸，以汤送下，不拘时候。量病情加减。

【主治】小儿骨蒸及一切疳症。

87091 煮肾散(《圣济总录》卷一三七)

【组成】附子(炮裂，去皮脐)　椒红各半两

【用法】上为细末。用猪肾一对，竹刀切开，去筋膜，每只入药末一钱匕，盐一捻相合。布线缠缚，以好酒一盏，于瓷器内煮约八分熟，五更初，不得漱口及语话，去线旋旋嚼，细呷煮药汁送下，食少白粥，当晚微利；次日煮熟吃，须连日服，服尽再作。

【主治】风癣。

87092 煮金丸(《鸡峰》卷九)

【组成】雄黄　硇砂各二钱　续随子半两　轻粉一钱　青礞石三钱　芫花末一钱　白面半两

【用法】上为细末，滴水为丸，如豌豆大；小儿服如黄米大。大人每服九丸；小儿每服五丸，齑汁煮浮，取出干用，皂子汤送下。

【功用】取积。

87093 煮肺汤(《外科启玄》卷十二引《千金》)

【组成】猪肺一具(洗净血膜，入药扎定)　青黛(福建靛花，末)二钱　川蜜三钱　红枣九枚

【用法】上药共入肺内扎定，下锅煮熟，患者自己食之，二三次吃尽。

【主治】肺痿。咳吐脓血，或自汗，呕吐，消渴，大小便不利。

87094 煮线方

《徐评外科正宗》卷八。为《金鉴》卷六十九"药线"之异名。见该条。

87095 煮砂丹(《魏氏家藏方》卷六引王提点炳传方)

【组成】辰砂(有墙壁大块者)　远志(汤泡，去心)　山茱萸　补骨脂(炒)　石菖蒲(米泔浸一宿)　石莲肉(去皮)　白茯苓(去皮)　柏子仁(别研)　熟地黄(肥实者，水洗净，酒浸一宿，蒸五次，晒干，或焙干)　穿心巴戟(去心)　酸枣仁(汤煮一二沸，去壳，炒紫色)　北五味(去枝)　人参(去芦)　附子(炮，去皮脐)各一两半　干山药三两　沉香一两(不见火)

【用法】别用豮猪心三个，灯心一两半，将朱砂用灯心裹，放猪心内，外以灯心缠之，麻线系定，于银石器内，水煮一日一夜，取出余物不用，将朱砂研极细，诸药为细末，别用法酒一升，熬沉香、山药末为膏，搜和诸药得所为丸，如梧桐子大。每服五十丸，食前枣汤下。

【功用】专养心肾。

87096 煮砂方(《痘学真传》卷七)

【组成】朱砂四两　黄连　鼠黏子各一两　紫草五钱(先煮三味药二次，每次用水四碗，煎至二碗，去滓，用布裹砂穿吊锅上，离锅底一指，煮前药水，以干为度，取朱砂晒干)　当归六两　川芎五两　升麻四两　甘草三两(如上煮二次，每次用水十碗，煎至五碗，仍如上煮砂，水干为度)

【用法】用糯米一升，炒黄，贮瓷瓶封固。每岁儿用朱砂、糯米各一分，入白蜜一匙，米汤小半瓶，每日调服一匙。

【主治】痘症发热，或见红点者。

【方论选录】朱砂得离火之色，禀坎水之性，能坠下，以解先天之毒；黄连、鼠黏子、紫草以助清火化毒之功；当归、川芎以养血分，升麻以升沉滞，甘草以和苦寒，可谓识痘毒之源，探稀痘之奥！

87097 **煮香汤**（《百一》卷二十）

【组成】木香　丁香　檀香　沉香　人参各二两　甘草一两　槟榔半两　白茯苓（去皮）二两　（一方入藿香半两）

【用法】上细剉，以好水二升，同煮令水尽为度；或于银器内贮重汤，干窨尤妙。先择软烂者切，焙令半干，入体燥者一处焙干，捣罗为末。不入盐，加茶点服。

【功用】《丹溪心法附余》：驻容颜。

87098 **煮鸭方**（《蕙怡堂方》卷二）

【组成】大雄鸭一只　大蠊蛇（长尺余者）三四条

【用法】将鸭饿一二日，次早将蛇寸断与食之，俟鸭腹化，即杀鸭，干拔毛，去肠留肫等用酒加作料煨熟吃之。再饮酒数杯，令微醺获暖，取汗令透，避风数日。

【主治】大麻风，手足拘挛，发眉尽落者。

87099 **煮酒方**（《直指》卷四）

【组成】当归三钱六分　川芎一钱八分　苍术六钱　白术九钱　白芍药一钱五分　枳壳九分　生地黄一钱二分　半夏一钱五分　甘草九分　乌药一钱五分　麻黄三钱　茯苓二钱半　防己　陈皮　木通　薏苡仁各一钱八分　五加皮一钱半　木香六分　桑寄生一钱二分　黄芩一钱八分　羌活　独活各一钱二分　牛膝　木瓜各一钱八分　海风藤三钱　苏叶二钱四分

【用法】上为粗末，用好酒一坛，将药用绢袋盛，悬于坛口下角，用文武火煮一二时辰，取出，放于湿泥地出火毒，住二三日再服。

【主治】肿风及白虎历节疼痛。

87100 **煮酒方**（《医部全录》卷二二八）

【组成】当归　五加皮　海风藤各五钱　川芎　牛膝　黄芩　木通　薏仁　木瓜各二钱　白术　苍术　乌药　茯苓　甘草　寄生各一两　白芍药　生地　陈皮　半夏　羌活　独活　麻黄　金银花　枳壳　防风各三钱　紫苏叶　木香各一钱

【用法】上为粗末，好酒一坛，将药用绢袋盛于坛内，密封口，文武火重汤煮一时，取出去火毒，过三日饮之。

【主治】白虎历节疼痛。

87101 **煮浮丸**（《朱氏集验方》卷五）

【组成】南星（生）　半夏（生）　防风　天麻　面（生）各等分

【用法】上为末，滴水为丸，如梧桐子大。每服四五十丸，先煮汤令沸滚，方下药，煮一二滚，药浮即漉出。用生姜汤吞下，不拘时候。

【主治】痰壅眩晕。

87102 **煮浮丸**（《普济方》卷一五七引胡氏方）

【组成】半夏二两　飞罗面　杏仁各半两

【用法】上为细末，以生姜自然汁和丸，如梧桐子大。每服四五十丸，以水一盏，煮药丸令浮，用药汤入蜜少许，候温旋呷。

【主治】咳嗽不止。

87103 **煮萍饮**（《医方类聚》卷二六四引《澹寮方》）

【组成】青萍　紫萍各一握（洗净）

【用法】上煮羹吃三服。

【主治】伤寒，斑疮甚者。

87104 **煮黄丸**（《圣济总录》卷八十六）

【组成】硫黄二两　牛膝一两　诃黎勒皮一两　附子（生，去皮脐）一分　甘草一两　干姜二两　椒红二两

【用法】上除硫黄外，各剉碎，入在一生绢袋内盛，硫黄别用小袋子盛，安在大药袋中心，用水一斗，煎至一升。分为三服，每日早晨服。除甘草外，余药滓焙干，捣罗为末，硫黄别研如粉，合匀，炼蜜为丸，如梧桐子大。每服二十丸，空心食前陈米饮送下。

【主治】脾劳。腹痛滑泄，肌肉瘦瘁，困乏减食。

87105 **煮黄丸**（《保命集》卷中）

【异名】煮雄丸（《脉因证治》卷上）

【组成】雄黄一两（别研）　巴豆五钱（生用，去皮，研烂入雄黄末）

【用法】上药入白面二两，再研和匀，滴水为丸，如梧桐子大。先将浆水煎沸，下药二十四丸，煮三十沸，捞入冷浆水中，沉冰冷。一时下一丸，一日二十四时，加至微利为度，用浸药水送下。

【主治】酒食失节，致伤脾胃，胸腹胀满，胁肋痃癖刺痛。❶《保命集》：胁下痃癖痛。❷《卫生宝鉴》：一切酒食所伤，心腹满闷不快。❸《赤水玄珠》：饮食过多，心腹胀满，胁肋走气。痃癖刺痛。

87106 **煮梨汤**（《圣惠》卷九十六）

【组成】梨子三枚（切）　砂糖半两

【用法】以水一大盏，煎至六分，去滓，食后分二次温服。

【主治】风热攻心，烦闷恍惚，神思不安。

87107 **煮雄丸**

《脉因证治》卷上。为《保命集》卷中“煮黄丸”之异名。见该条。

87108 **煮小蒜方**（《医统》卷八十七）

【组成】小蒜（去须皮及青叶）

【用法】上汤煮，频服取饱，勿用盐。

【主治】心痛不可忍，年久不愈者。

87109 **煮赤豆方**（《医统》卷八十七）

【组成】赤小豆三升（淘净）　白樟柳根（细切）一升

【用法】上和煮烂，空心常食，渴即饮汁，勿食杂物。

【主治】老人水肿急胀。

87110 **煮附子丸**（《普济方》卷三三一）

【组成】香附子（去毛）一斤　当归二两（酒浸）　艾叶一两　人参一两　木香一两

【用法】上用银石瓷罐一个，可容五升者，入艾叶、香附子于内，将好醋用慢火煮至一伏时，候微干，捣饼，研为细末，煮药米醋糊为丸，如梧桐子大。每服五十至八十丸，空心、食前用淡醋汤送下。

【主治】妇人子宫久冷，赤白带下。

87111 **煮枣神方**（《疡医大全》卷三十四引《家秘》）

【组成】何首乌半斤　天花粉　威灵仙　鳖甲（炙）　金银花　皂角刺　川萆薢　白僵蚕　木通　白芷　麻黄　蝉蜕　当归　苍术　川芎各二两　生大黄　生地黄各四

两　全蛇蜕一两

【用法】上用清水一斗，瓷锅内煎至五六升，去滓，拣大黑枣五斤，入汁再煎，收至药汁干为度，将枣晒干，每服数枚，不时食之。

【功用】消毒收口。

【主治】杨梅疮。

87112 煮拔筒方（《徐评外科正宗》卷二）

【组成】羌活　独活　紫苏　蕲艾　鲜菖蒲　甘草　白芷各五钱　连须葱三两

【用法】预用口径一寸二三分新鲜嫩竹一段，长七寸，一头留节，用刀刮去外青，留内白一半，约厚一分许，靠节钻一小孔，以杉木条塞紧，将上药放入筒内，筒口用葱塞之，将筒横放锅内，以物压，勿得浮起，用清水十大碗浄筒，煮数滚，以内药浓熟为度，候用。再用披针于疮顶上一寸内，品字放开三孔，将药筒连汤用大瓷钵盛贮，至病者榻前，将筒药倒出，急用筒口对疮乘热合上，以手捺紧，其筒自然吸住，约待片时，药筒已温，拔去塞孔木条，其筒自落。

【主治】阴疮发背，坚硬将溃不溃，脓毒不得外出，乃生烦躁，重如负石。

【宜忌】此法阴疮十五日前后，坚硬不溃不脓者宜之，如阳疮易溃易脓者不用。

【备考】倒出筒中物，看如有脓一二杯许，脓血相黏，鲜明红黄之色，乃是活疮，治必终愈；如拔出物色纯是败血，气秽紫黑，稀水而无脓意相黏者，此气血内败，肌肉不活，必是死疮，强治亦无功矣。

87113 煮酒药方（《摄生众妙方》卷三）

【组成】当归　人参　茯苓　草乌　乌药　杏仁　川乌（去皮尖）　缩砂　何首乌　五加皮　枸杞子　川椒　肉苁蓉　木香各五钱　牛膝　枳壳　干姜（酥油炙）　香附子　白芷　厚朴　陈皮　麻黄　白术　川芎　独活　羌活　半夏　官桂　芍药　生地黄　天门冬　麦门冬　防风　五味子　小茴香　细辛　苍术　破故纸　甘草各一两　沉香五钱　胡桃肉　酥油　小红枣　北蜜各八两

【用法】上以生绢袋盛，用无灰好酒一大坛，浸药三日，放锅内煮三个时辰，取出，埋在土内三日出火毒。空心服三盏，每日三次。渣晒干碾末，用本酒打糊为丸，如梧桐子大。每服三十丸，用酒送下。

【主治】男妇久患诸风寒湿，左瘫右痪，一切风气，无问老少。

87114 煮料豆方（《本草纲目拾遗》卷八引羲复方）

【组成】马料豆五升　桑椹半斤　枸杞子四两　肉苁蓉半斤（竹刀切，去皮筋）青盐　龙骨各二两

【用法】上药同煮豆熟，和药同晒干，贮藏听用。

【功用】常服大有补益。

87115 煮桑叶方（《仙拈集》卷四引程氏方）

【组成】桑叶

【用法】将桑叶醋煮一滚，捞起。贴疮。

【功用】生肌收口。

87116 煮猪肚散（《杨氏家藏方》卷六）

【组成】附子（炮，去皮脐）　干姜（炮）　甘草（炙）　陈橘皮（去白）　肉桂（去粗皮）　肉苁蓉（酒浸，炙）　缩砂仁　茴香（炒）　肉豆蔻（面裹煨）　高良姜　荜茇各一两

【用法】上为细末。每次五钱，用豮猪肚一枚，去脂，水洗三五度，入药在内，更以葱白七根，盐二钱，同入肚内，以线系定，用淡浆煮令烂为度。切作片子，食前任意食之。

【功用】暖脾胃，治虚冷，补脏气，进饮食，生精血。

87117 煮猪肠方（《经验广集》卷二）

【组成】槐花（炒）

【用法】上为末，入猪肠内，扎两头，加醋，入砂锅内煮烂吃；或捣丸，如梧桐子大。每服三十丸，温酒送下。

【主治】便血。

87118 煮猪肠方（《经验广集》卷二）

【组成】木耳　青菜　猪肠

【用法】共煮。常食。

【主治】便血。

87119 煮鹿头方（《医统》卷八十七）

【组成】鹿头一个

【用法】上燎去毛，刮洗净，煮烂和五味。空心食咽之。

【主治】老人消渴。

87120 煮黑豆方（《圣惠》卷九十六）

【组成】黑豆半升（煮令熟）　酥五两

【用法】上药相合令匀。不问食前后，吃一两匙。

【主治】中风湿痹，筋挛急痛，胃中积热，口疮烦闷，大肠秘涩。

87121 煮裩药方（《瑞竹堂方》卷二）

【组成】山茱萸　吴茱萸　蛇床子　牡蛎　川椒　葱白（带须者）各等分

【用法】上㕮咀。每用三钱，熬水熏洗。

【主治】疝气。

87122 煮水牛肉方（《医统》卷八十七）

【组成】水牛肉（鲜肥者）

【用法】上煮令极熟，切，以姜醋五味调和，空心任意食之。

【主治】老人水气病，四肢肿满，喘息不宁。

87123 煮羊头蹄方（《圣惠》卷九十七）

【组成】白羊头蹄一具（草火烧令黄色，刮去灰尘）　胡椒半两　荜茇半两　干姜半两　葱白（切）半升　豉半升

【用法】以水煮头蹄半熟，纳药更煮令烂，去骨。空腹适性食之，日食一具，满七具即止。

【主治】五劳七伤虚损。

【宜忌】禁生冷醋滑，五辛陈臭猪鸡等七日。

87124 煮料豆药方（《增补内经拾遗方论》卷四）

【组成】当归四钱　甘草　川芎　广皮　白术　白芍　丹皮各一钱　杜仲二钱（炒）　牛膝四钱　首乌八钱　菊花一钱　杞子八钱　生地四钱　熟地四钱　黄耆二钱　青盐六钱

【用法】上药同黑豆煮透，晒干。去药服豆。

【功用】乌须黑发，固齿明目。

87125 煮肝石决明散（《圣惠》卷八十九）

【组成】石决明（细研）　井泉石　蛤粉　谷精草各半两

【用法】上为细散。每服一钱，取白羊子肝一枚，劈开，入药末，以米泔一中盏，煮熟。空心为食，量儿大小，以意加减。

【主治】小儿雀目，及疳眼。

逼

87126 **逼毒散**（《鸡峰》卷五）

【组成】苍术八两　甘草二两

【用法】上为细末。每服三大钱，加生姜、葱白，水一盏半，煎至一盏，去滓热服，不拘时候。

【主治】瘴气；伤寒。

87127 **逼毒散**（《卫济宝书》卷下）

【组成】当归一两　枳壳一两（去瓤，炒）　甘草一两（炙）　白芷一两　贝母三两（去心）

【用法】上为细末。每服二钱，酒、水各半盏，煎至六分。每日服四五次。

【主治】痈疽。

87128 **逼毒散**（《宣明论》卷十）

【组成】甘草一两　苍术二两

【用法】同为粗末。每服四钱，水一盏，加葱白五寸，豉五十粒，同煎至六分，去滓热服。并二三服，取微汗。

【主治】孕妇伤寒当汗者。

87129 **逼毒散**（《普济方》卷二八三）

【组成】白芷半斤　贝母十二两　香附子末六两　甘草三两

【用法】上为细末。每服二钱，用温酒调下。

【主治】诸般肿毒，痈疽。

87130 **逼毒散**（《准绳·疡医》卷二引刘氏方）

【组成】黄药子　白药子各一两　赤小豆二两　雄黄一钱

【用法】上为末。水调敷。

【主治】发背痈疽，脓尽四面皮黏，恐有脓毒攻起者。

87131 **逼瘟丹**（《鲁府禁方》卷一）

【组成】广陵零香　小陵零香　苍术　茅香　藿香各八两　香附子　山柰子　川芎　藁本各四两　细辛　白芷　甘松　防风　远志各二两　檀香　沉香　降真香　樟脑　乳香　辰砂　焰消　安息香　鬼箭草各一两　大皂角二十四个

【用法】上为细末，水和为丸，任意大小，黄丹为衣。

【主治】瘟疫。

87132 **逼瘟丹**（《青囊秘传》）

【组成】生苍术六两　大黄四两　白芷四两　青蒿四两　红枣（焙干）六两

【用法】研末。

【主治】时邪。

87133 **逼毒七宝散**（《鸡峰》卷二十一）

【组成】黄连　当归　赤芍药　蔓荆子　五倍子各等分　乳香六钱（别研）　轻粉三钱

【用法】上为细末。每服二钱，水二盏，煎数沸，滤清者。热洗眼，不拘时候。

【主治】眼热赤痛。

越

87134 **越曲丸**

《松崖医径》卷下。为《丹溪心法》卷三“越鞠丸”之异名。见该条。

87135 **越涎散**（《普济方》卷三六六）

【组成】牙消　白矾（枯）　北细辛各等分

【用法】上为末。揩擦牙上，出涎。

【主治】小儿牙根宣露。

87136 **越涎散**（《普济方》卷三六六）

【组成】鸭嘴胆矾　乌梅一个（大者，去皮，用巴豆三粒，去壳，入纸裹煨，去巴豆用）

【用法】上为末。用黄秋串根煎吞，醋调少许，点入口内，令含咽，少顷必吐出痰。

【主治】小儿风热喉痹。

87137 **越桃丸**（《医方类聚》卷一〇三引《简要济众方》）

【组成】山栀子一两（去皮，入蜜少许，炒）　草龙胆半两　甘草三分（炙）　赤茯苓一两

【用法】上为末，炼蜜为丸，如梧桐子大。每服二十丸，食后、临卧煎竹叶汤送下。

【主治】上焦热，口苦咽干，胸膈痞闷。

87138 **越桃丸**（《圣济总录》卷二十二）

【组成】越桃　桃花（晒干）各一分　大黄（生剉）半两　郁金二钱　白牵牛（取末）五两　郁李仁（去皮，研）一两　丹砂（研）一钱　巴豆霜（研）五钱

【用法】上为末，滴水为丸，如小豆大。每服一丸，蜜水送下。

【功用】逐利热毒。

【主治】伤寒结胸。

87139 **越桃饮**（《圣济总录》卷一六八）

【组成】越桃（去皮）一两　甘草（剉）二两　藿香叶　石膏（飞过）各半两

【用法】上用蜜二匙，涂在铫子内，先炒甘草赤色，次下越桃、藿香叶，炒微黑为度，捣罗为末，入石膏研匀。每服一钱匕，新汲水调下。

【主治】小儿风热。

87140 **越桃饮**（《幼幼新书》卷十九引庄氏方）

【异名】越桃饮子（《魏氏家藏方》卷十）。

【组成】山栀　甘草　红芍药　大黄各一分　连翘　黄芩各半分

【用法】上为末。每服半钱至一钱，蜜汤调下。

【主治】小儿积热诸疾。

87141 **越桃散**（《中藏经》附录）

【组成】越桃　槐花　青州枣　干姜各等分

【用法】上烧存性，为末。每服二钱，陈米饮调下。

【主治】下血及血痢。

87142 **越桃散**（《杨氏家藏方》卷二）

【组成】川芎　羌活（去芦头）　防风（去芦头）　甘菊花　白蒺藜（炒，去刺）　甘草（炙）各一两　山栀仁三钱

【用法】上为细末。每服二钱，食后茶清调下。

【主治】汗出当风，外受风邪，面生皻疱。

87143 **越桃散**（《医方类聚》卷一七四引《简易》）

【组成】越桃（一名栀子）　黄芩　甘草　当归　羌活　白芷各等分

【用法】上剉散。每用一两　水五碗，煎至四碗，去滓，温洗疮。

【主治】痈疖。

87144 **越桃散**(《医方类聚》卷二十三引《医林》)

【组成】上等川芎　石膏　山栀子　连翘　草龙胆　汉防己　芍药　蔓荆子　何首乌　荆芥穗(去土)　薄荷叶各半两　当归(去芦)　生地黄　甘草各一两　大黄二两半(去皮称)　麻黄(去节)一两半

【用法】上为粗末。每服五钱,水二大盏,加生姜三五片　煎至六分,去滓温服,不拘时候。日进一服,量虚实老幼加减。

【功用】利膈调五脏,搜风除燥热,活血理气滞。

【主治】中风。

【宜忌】忌湿面、干姜。

【备考】原书治上症,与金凤丹兼服。

87145 **越桃散**(《普济方》卷三六一)

【组成】越桃半两(去壳,入草乌少许同炒,去草乌)　白芷一钱

【用法】上为细末。每服半钱或一钱,炒茴香、葱白酒送下。

【主治】小儿盘肠气,疞痛。

87146 **越桃散**(《活人心统》卷下)

【组成】山栀子一斤(去壳,炒。大者名越桃)

【用法】上为末。每服三钱,冷水调下。

【主治】发黄。

87147 **越婢汤**(《金匮》卷中)

【组成】麻黄六两　石膏半斤　生姜三两　大枣十五枚　甘草二两

【用法】上以水六升,先煮麻黄,去上沫,纳诸药,煮取三升,分温三服。

【主治】风水恶风,一身悉肿,脉浮不渴,续自汗出,无大热者。

【加减】恶风者,加附子一枚(炮);风水,加术四两。

【方论选录】❶《医方集解》:此足太阳药也,风水在肌肤之间,用麻黄之辛热以泻肺;石膏之甘寒以清胃;甘草佐之,使风水从毛孔中出;又以姜枣为使,调和营卫,不使其太发散耗津液也。❷《金匮要略方义》:本方为治疗风水而肺胃有郁热之主要方剂。风水为病,乃风邪外袭,肺气不宣,水道失调,风水相击于肌表所致。治当解表祛风,宣肺行水。方中以麻黄为君药,发汗解表,宣肺行水;佐以生姜、大枣则增强发越水气之功,不仅使风邪水气从汗而解,尤可藉宣肺通调水道之力,使水邪从小便而去。因肺胃有热,故加石膏以清其热。使以甘草,调和药性,与大枣相伍,则和脾胃而运化水湿之邪。综合五药,乃为发越水气,清泄里热之剂。

【临床报道】❶ 风水:《江苏中医》[1965,11:2]陆某,年逾四旬,务农,1954年6月,时值仲夏,犹衣棉袄,头面周身悉肿,目不能启;腹膨若瓮,肤色光亮,恶风无汗,发热微渴,纳呆溺少,咳嗽痰多,气逆喘促,不能正偃,倚壁而坐,寸口肿甚,难辨脉浮沉。诊为风水用越婢加味,净麻黄18克,生石膏15克,粉甘草6克,飞滑石12克(分二次送服),鲜生姜4片,大枣12枚(劈),嘱服后厚覆取汗。药后一时许,周身透汗,三更内衣,小便亦多,气机转和,寒热消失,身肿腹胀消有十之八九,后以五苓散加味取愈。❷ 特发性水肿:《新中医》[2005,37(4):76~77]以越婢汤加减,治疗特发性水肿81例,处方:麻黄18克,石膏24克,生姜9克,甘草6克,大枣5枚。加减:恶风怕冷加制附子9克,形体肥胖加白术12克,每日一剂,每天三次,隔4小时温服1次,以两周为一疗程。痊愈48例,显效21例,有效9例,无效3例。

87148 **越婢汤**(《千金》卷七)

【异名】起脾汤(《外台》卷十六)。越婢加术附汤(《张氏医通》卷十六)。

【组成】麻黄六两　石膏半升　白术四两　大附子一枚　生姜三两　甘草二两　大枣十五枚

【用法】上㕮咀。以水七升,先煮麻黄再沸,掠去沫,入诸药,煮取三升,分温三服。覆取汗。

【主治】风湿毒邪侵袭,津液耗伤,筋脉挛痹,脚膝痿弱,行立不便。

❶《千金》:风痹脚弱;肉极,热则身体津液脱,腠理开,汗大泄,厉风气,下焦脚弱。❷《圣惠》风毒脚气痹挛,行履不遂。❸《永乐大典》引《卫生家宝》:风湿疼痹,脚弱不能行立。

【备考】《外台》引本方无白术。《圣惠》将本方捣罗为粗末,每服四钱,以水一中盏,入生姜半分,煎至六分,去滓温服,不拘时候。

87149 **越脾汤**(《一盘珠》卷三)

【组成】升麻(去节)三钱　石膏(煨)八钱　甘草一钱

【用法】加生姜,用水煎服。

【主治】风肿感冒,初起体实者,得汗自消。

87150 **越痛散**

《准绳·女科》卷一。为《女科百问》卷上"趁痛饮子"之异名。见该条。

87151 **越鞠丸**(《丹溪心法》卷三)

【异名】芎术丸(原书同卷)、越曲丸(《松崖医径》卷下)。

【组成】苍术　香附　抚芎　神曲　栀子各等分

【用法】上为末,水泛为丸,如绿豆大。

【功用】解诸郁。

【主治】六郁。

【方论选录】❶《医方集解》:此手足太阴手少阳药也。吴鹤皋曰:越鞠者,发越鞠郁之谓也。香附开气郁;苍术燥湿郁;抚芎调血郁;栀子解火郁;神曲消食郁。陈来章曰:皆理气也,气畅则郁舒矣。❷《删补名医方论》:以气为本,若饮食不节,寒温不适,喜怒无常,忧思无度,使冲和之气升降失常,以致胃郁不思饮食,脾郁不消水谷,气郁胸腹胀满,血郁胸膈刺痛,湿郁痰饮,火郁为热,及呕吐、恶心,吞酸、吐酸、嘈杂、嗳气,百病丛生。故用香附以开气郁,苍术以除湿郁,抚芎以行血郁,山栀以清火郁,神曲以消食郁。五药相须,共收疏解五郁之效。

【临床报道】❶2型糖尿病胃轻瘫:《山东中医杂志》[2007,26(8):529]越鞠丸加味治疗2型糖尿病胃轻瘫80例,对照组予口服莫沙比利治疗80例。结果:治疗组显效40例,有效33例,无效7例,总有效率91.25%;对照组显效23例,有效34例,无效23例,总有效率71.25%。❷ 功能性消化不良:《世界中医药》[2007,2:188]越鞠丸治疗功能性消化不良35例,对照组予西沙必利治疗30例。结果:治疗组治愈24例,好转9例,无效2例,总有效率94.3%;对照组治愈6例,好转15例,无效9例,总有效率70.0%。

【现代研究】对抑郁症模型小鼠5-羟色胺(5-HT)及血浆皮质醇的影响:《江西中医学院学报》[2007,19(2):64]研究结果:升高抑郁症模型小鼠脑组织中的5-HT含量,降低血浆皮质醇含量是越鞠丸作用的部分机理。

【备考】本方改为片剂,名为"越鞠片"(见《成方制剂》7册)。《中国药典》2010版组成用量均为200克。

87152 越鞠丸

《玉机微义》卷十七。即《丹溪心法》卷三"血郁汤"。见该条。

87153 越鞠丸(《口齿类要》)

【组成】苍术(炒) 神曲(炒) 香附子 山楂 山栀(炒) 抚芎 麦芽(炒)各等分

【用法】上为末,水调神曲糊丸,如梧桐子大。每服五七十丸,滚汤送下。

【主治】六郁牙齿痛,口疮,或胸满吐酸,饮食少思。

87154 越鞠丸(《女科切要》卷二)

【组成】香附 山栀 半夏 神曲 川芎 郁金 胆草

【主治】妇女思想无穷,所欲不遂,带脉不约,发为白淫。

87155 越鞠片

《成方制剂》7册。即《丹溪心法》卷三"越鞠丸"改为片剂。见该条。

87156 越鞠汤(《易氏医案》)

【组成】香附(醋炒)一钱 苏梗六分 连翘六分 苍术八分 神曲一钱 甘草三分 桔梗四分 黄芩八分 枳壳五分 山栀六分 抚芎六分

【用法】水煎服。

【主治】气秘。二便皆秘,脉两寸沉伏有力,两关洪缓无力,两尺不见。

【方论选录】方用香附之辛,以快滞气;苏梗通表里之窍;连翘香辛升上,以散六经之郁火;苍术、神曲健脾导气,散中达于四肢;炙甘草以和中;少加桔梗引黄芩、枳壳,荡涤大肠之积;山栀去三焦屈曲之火而利小肠;抚芎畅达肝木,使上窍一通,则下窍随开,里气一顺,则表气自畅,是以周身汗出,二便俱利,正所谓一通百通也。夫气秘者病之本,便闭者病之标,本方唯治其本,故见效速也。

87157 越没里膏(《经验良方》)

【组成】麻油四十钱 白蜡十六钱

【用法】上以文火炼和为软膏。

【主治】神经热,腐败热,精力罢弊沉垂者。

87158 越桃饮子

《魏氏家藏方》卷十。为《幼幼新书》卷十九引庄氏方"越桃饮"之异名。见该条。

87159 越曲保和丸

《杂病源流犀烛》卷十八。为《古今医鉴》卷四"越鞠保和丸"之异名。见该条。

87160 越婢加术汤(《金匮》卷中)

【组成】麻黄六两 石膏半斤 生姜三两 大枣十五枚 甘草二两 白术四两

【用法】上以水六升,先煮麻黄,去上沫,纳诸药,煮取三升,分温三服。

【主治】里水。一身面目黄肿,其脉沉,小便不利。

【方论选录】《金匮要略方义》:本方乃越婢汤加白术而成。白术乃脾家正药,健脾化湿是其专长,与麻黄相伍,能外散内利,祛一身皮里之水。本方治证,乃脾气素虚,湿从内生复感外风,风水相搏,发为水肿之病。方以越婢汤发散其表,白术治其里,使风邪从皮毛而散,水湿从小便而利。二者配合,表里双解,表和里通,诸症得除。

87161 越婢加术汤(《金鉴》卷四十一)

【组成】越婢汤加苍术

【主治】溢饮有热者。

87162 越鞠二陈丸(《寿世保元》卷二)

【组成】苍术(米泔浸) 山栀子(炒黑) 南芎 神曲(炒) 香附(童便炒) 山楂肉 陈皮 半夏(汤泡,姜汁炒) 白茯苓(去皮) 海石 南星 天花粉各二两 枳壳(去瓤,麸炒)一两半 甘草(炙)半两

【功用】宽脾快膈。

【主治】气湿痰热血食六郁。

87163 越鞠二陈丸(《成方制剂》6册)

【组成】香附(醋制)100克 苍术(炒)100克 川芎100克 半夏(制)100克 麦芽(炒)100克 六神曲(炒)100克 茯苓100克 栀子(炒)100克 陈皮100克 甘草50克

【用法】制成丸剂。口服,一次6~9克,一日2次。

【功用】理气解郁,化痰和中。

【主治】胸腹闷胀,嗳气不断,吞酸呕吐,消化不良,咳嗽痰多。

87164 越鞠保和丸(《古今医鉴》卷四)

【异名】越曲保和丸(《杂病源流犀烛》卷十八)。

【组成】苍术(米泔浸三宿,炒)一两 抚芎(酒洗)一两 神曲(炒)一两 香附(童便浸,炒)一两 栀子(炒)五钱 陈皮一两 半夏(炮)一两 白茯苓一两 连翘五钱 莱菔子(炒)五钱 枳实(麸炒)一两 白术三两 黄连(酒炒)一两 山楂(去核)二两 木香五钱 当归(酒洗)一两

【用法】上为末,姜汁泡蒸饼为丸,如梧桐子大。每服五十丸,淡姜汤送下;或酒下亦可。

【功用】扶脾开郁,行气消食,清热化痰。

【主治】《北京市中药成方选集》:忧思过度,损伤脾胃,郁结不舒,呃逆胸满。

87165 越鞠保和丸(《成方制剂》15册)

【组成】栀子(姜制)120克 六神曲(麸炒)120克 香附(醋制)120克 川芎120克 苍术120克 木香60克 槟榔60克

【用法】制成丸剂。口服,一次6克,1日1~2次。

【功用】疏肝解郁,开胃消食。

【主治】气郁停滞,倒饱嘈杂,胸腹胀痛,消化不良。

【宜忌】《中国药典》:孕妇慎用;忌生冷、硬黏难消化食物。

【现代研究】❶调节胃肠功能:《北京中医药大学学报》[2006,29(8):541]越鞠保和丸灌胃给药可显著改善吗啡及阿托品所致小鼠小肠推进障碍,并对胃排空有一定的抑制趋势;可显著对抗新斯的明所致小鼠小肠推进亢进,而对胃排空则无显著影响。十二指肠给药可显著降低正常大鼠及水浸应激大鼠的胃液量、总酸排出量及胃壁结合黏液量。提示本方具有调节胃分泌、调节胃肠运动的作用。❷抗溃

疡及抗炎作用:《北京中医药大学学报》[2005,28(5):62]越鞠保和丸十二指肠给药可明显抑制大鼠水浸束缚应激型溃疡及幽门结扎型溃疡的发生,连续灌胃给药可明显抑制小鼠利血平型溃疡的发生;灌胃给药可显著减轻大鼠致炎后2小时的炎症反应,使足跖肿胀率显著降低;连续灌胃给药可显著抑制肉芽组织的形成,使棉球的干重及湿重明显降低。提示本方具有抗溃疡和抗急、慢性炎症的作用。

87166 越婢加术附汤

《张氏医通》卷十六。为《千金》卷七"越婢汤"之异名。见该条。

87167 越婢加半夏汤(《金匮》卷上)

【组成】麻黄六两　石膏半斤　生姜三两　大枣十五枚　甘草二两　半夏半升

【用法】上以水六升,先煮麻黄,去上沫,纳诸药,煮取三升,分温三服。

【主治】肺胀。咳而上气,其人喘,目如脱状,脉浮大者。

【方论选录】《金匮要略方义》:本方所治之肺胀,系饮热内蕴,复感风邪所致。风邪外束,肺气不宣,饮热内蕴,肺失通调,故上气喘咳,身形如肿,其目如脱。治当宣肺平喘,清热化痰。方中麻黄宣肺平喘,发散风邪;臣以石膏清泄内热;佐以半夏降逆散结,燥化痰湿;更以生姜之辛散,外配麻黄发越水气,内助半夏降逆化饮;大枣补脾制水,与生姜合用,调和营卫;使以甘草调和诸药,且缓麻黄之散,石膏之寒,使攻邪而不伤正。

【备考】本方方名,《普济方》引作"半夏汤"。

87168 越婢加附子汤(《金鉴》卷三十八)

【组成】越婢汤加附子

【主治】风水,阳虚恶寒者。

87169 越鞠逍遥加味丸(《慈禧光绪医方选议》)

【组成】当归四钱　白芍三钱(炒)　抚芎一钱五分　醋柴一钱五分　香附三钱(炙)　苍术三钱(炒)　炒栀三钱　焦曲三钱　橘红二钱　半夏三钱(炙)　云苓四钱　黄连一钱五分　桑皮三钱(炙)　骨皮三钱　川贝四钱　生草一钱五分

【用法】共研极细面,炼蜜为丸,如绿豆大,朱砂为衣。每服三钱,白开水送服。

【功用】舒郁和肝,理肺调脾,快膈宽中,顺气理嗽,清化痰饮,滋养气血,荣和脉络。

【主治】忧思气怒,饮食不调,损伤肝脾者。

趁

87170 趁气丸(《圣济总录》卷四十五)

【组成】胡椒(炒)一百粒　木香三钱　槟榔一枚(剉)　蝎梢(炒)二钱　阿魏(醋化,去砂入药)　陈橘皮(汤浸,去白,焙)各一钱　肉豆蔻(去壳)二枚　莱菔子(炒)一分

【用法】上为末,生姜自然汁煮面糊和丸,如豌豆大。每服二十丸,温酒或陈橘皮汤送下,不拘时候。

【主治】脾虚冷气,腹胀虚鸣,腰腿肿刺痛。

87171 趁风膏(《三因》卷二)

【组成】川山甲(左瘫用左足,右瘫用右足)　红海蛤(如棋子者)　川乌头(大者,生用)各二两

【用法】上为末,每用半两,捣葱白汁,和成厚饼,约径一寸半,贴在患侧脚中心,用旧帛裹紧缚定,于无风密室中坐椅上,椅前放汤一盆,将贴药脚于汤内浸,候汗出即去了药。病未尽除,依此法隔半月二十天再做一次。

【主治】中风,手足偏废不举。

【宜忌】周身汗出,宜避风;忌口远欲以自养。

87172 趁邪丹

《鸡峰》卷七。为原书同卷"玉关丸"之异名。见该条。

87173 趁鬼丹(《宣明论》卷十三)

【组成】信砒一钱　大豆七钱　雄黄　轻粉　荷叶各半钱　甘草一寸

【用法】上为末,滴水为丸,如小豆大。每服一丸,无根水送下。

【主治】疟疾。

【宜忌】忌热物。

87174 趁痛丸(《脚气治法总要》卷下)

【异名】控涎丹(《三因》卷十三)、妙应丸(《保命歌括》卷九)、控痰丹(《便览》卷三)、子龙丸(《外科全生集》卷四)、控涎丸(《中国药典》一部)。

【组成】甘遂　白芥子(微炒)　大戟各等分

【用法】上为细末,滴水和作饼子,炙黄色,为细末,醋煮面糊为丸,如绿豆大。每服十丸,冷酒送下,利则止后服。

【功用】《中国药典》:涤痰逐饮。

【主治】痰饮停于胸胁,或流窜经络,致胸胁、腰背、手足、头项走窜疼痛,坐卧不安,饮食乏味;痰核瘰疬。

❶《脚气治法总要》:脚气,毒攻两脚,痛不可忍者。❷《三因》:人忽患胸、背、手、脚、颈、腰、胯隐痛不可忍,连筋骨牵引钓痛,坐卧不宁,时时走易不定;或令人头痛不可举,神意昏倦多睡,饮食无味,痰唾稠黏,夜间喉中声如锯,多流唾涎,手足重而冷痹,此乃痰涎伏在胸膈上下,或痹阻经络,脉气不通。❸《中国药典》:痰涎水饮停于胸膈,胸胁隐痛,咳喘痛甚,痰不易出,瘰疬痰核。

【宜忌】《中国药典》:孕妇忌服,体弱者慎服。

【方论选录】《医方集解》:痰之本水湿也,得气与火则结为痰,痰随气升降,无处不到,入心则迷,入肺为咳为喘,入肝则胁痛寒热,入经络则痹痛,入筋骨则牵引钓痛,入皮肉则生瘰疬痈肿。方用大戟泄脏腑水湿,甘遂行经络水湿,白芥子散皮里膜外痰气。三物合用,使水湿化,痰饮除,脉气通和,则诸症自愈。

【备考】按:本方用法,《丹溪心法》:上为末,加桃仁泥糊丸,如梧桐子大。每服五七丸,渐加至十丸,临卧姜汤送下。《中国药典》:将三味粉碎,过筛,混匀,另取米粉或黄米粉240克调稀糊泛丸。每服1~2克,一日1~2次,用开水或枣汤、米汤送服。

87175 趁痛丸(《圣济总录》卷十)

【组成】草乌头(不去皮尖)三两　生干地黄(焙)　天南星　半夏(与南星用姜汁浸一宿,切,焙)　白僵蚕(炒)　乌药(剉)各半两

【用法】上为末,酒煮面糊为丸,如梧桐子大,晒干。每服五七丸,空腹、临卧温酒送下。如颠扑肿痛,用姜汁和酒研十数丸涂之;如卒中倒仆,以姜汁、茶清研五七丸灌之。

【主治】❶《圣济总录》:历节风,疼痛不可忍。❷《本

事》:走注历节,诸风软痛;卒中倒地;跌扑伤损。

87176 趁痛丸(《鸡峰》卷四)

【组成】芸薹子 木鳖子仁 白胶香 地龙 五灵脂 赤小豆 当归 骨碎补 海桐皮 威灵仙各半两 草乌头一两半(生,白者) 乌药 甜瓜子各半两

【用法】上为末,酒煮面糊为丸,如绿豆大。每服三五丸,加至七八丸,空心嚼,木瓜热酒送下。

【主治】风毒走疰,腰脚疼痛。

【宜忌】药后忌热物少时。

87177 趁痛丸(《宣明论》卷十三)

【组成】甘遂 大戟 芫花 黑牵牛各等分

【用法】上为末,以荞面同末和作饼子,扦切作棋子,煮熟。每服一钱,以利为度。相虚实加减。

【主治】走注疼痛,妇人经脉注滞,水肿腹胀。

87178 趁痛丸

《魏氏家藏方》卷八。为《洪氏集验方》卷四"附牛丸"之异名。见该条。

87179 趁痛丸(《兰室秘藏》卷下)

【组成】乳香 没药各一钱 白莴苣子一两(炒黄) 乌梅一个 白粟米一抄(炒黄)

【用法】上为细末,炼蜜为丸,如弹子大。每服一丸,细嚼,空心温酒送下。

【主治】打扑闪损,腰痛不可忍。

87180 趁痛丸(《朱氏集验方》卷一)

【组成】五灵脂 赤芍药各半两 川乌一个 没药四钱 麝香一钱

【用法】上为细末,酒糊为丸。空心温酒送下。

【主治】腰臂痛。

87181 趁痛汤(《圣济总录》卷八十一)

【组成】鲮鲤甲一两(用蛤粉一两同炒黄色,去蛤粉) 地龙(去土,炒)二两 恶实二两 小蓟根叶(剉)一两 五灵脂一两 乳香(研)半两 没药(研)半两 甜瓜子(生) 皂荚刺(炒) 竹蚛末各一两

【用法】上为末,烂研蒜肉为丸,如弹子大,每服一丸,食前用热酒磨下。

【主治】三十年脚气,发歇疼痛不仁,步履艰难。

87182 趁痛饮(《女科指掌》卷一)

【组成】虎骨 防风 白芷 续断 藁本 茯苓 白芍 甘草 当归

【用法】加生姜、大枣,水煎服。

【主治】妇女经病疼痛。

87183 趁痛散(《全生指迷方》卷二)

【组成】蓬莪术(炮) 桂心各一两 槟榔 附子(炮,去皮脐) 细辛(去苗)各半两 芫花(炒,别为末)一钱

【用法】上除芫花外,共为细末。每服三大钱,水一盏,煎至七分,去滓,调芫花末一字,食前温服。

【主治】❶《全生指迷方》:气搏作痛,肌肉之间如锥刀所刺,胸膈痞闷。❷《普济方》引《仁存方》:神气不守正位,为七情所忤,气聚痰结,胸腹坚牢痞块,心腹绞痛,时发时止,发则欲死。

87184 趁痛散(《景岳全书》卷六十一引《良方》)

【组成】牛膝(酒炒) 甘草(炒) 薤白各一两 当归 白术(炒) 黄耆(炒) 桂心 独活(加芦)各半两

【用法】上为散。每服半两,水煎,去滓温服。

【主治】产后骨节疼痛,发热头重,四肢不举。

87185 趁痛散(《产育保庆集》)

【异名】二妙趁痛散(《万氏家抄方》卷五)。

【组成】牛膝 当归 桂(去皮) 白术 黄耆 独活 生姜各半两 薤白 甘草(炙)各一分

【用法】上为粗末。每服半两,水五盏,煎至二盏,去滓热服。

【主治】产后气血虚弱,瘀血阻滞,筋脉失养,腰背拘急,头身疼痛,脉虚弦而涩者。

❶《产育保庆集》:产后遍身疼痛者,❷《准绳·女科》:产后气弱血滞,遍身疼痛,及身热头疼,❸《济阴纲目》:产后气弱血滞,筋脉拘挛,腰背强直,遍身疼痛。❹《医略六书》:产后身痛,脉软弦涩者。

【方论选录】《医略六书》:产后气弱血亏,寒邪袭入经络,不能统运营气于一身,故遍身疼痛不休。方中当归养血,营一身之经脉;黄耆补气,运一身之卫阳;白术健脾补气以生血;官桂温通经脉以散寒;独活通经络;牛膝壮筋脉;炙草益胃和中;生姜温胃散邪;薤白温通阳气,以活血脉,酒丸酒下,使脉气流通,寒邪外解,经脉融和,身痛蠲除。

87186 趁痛散(《杨氏家藏方》卷四)

【组成】没药一两(细研) 杜仲一两半(炒断丝) 延胡索一两 当归一两(洗,焙) 肉桂(去粗皮)一两 萆薢一两

【用法】上为细末。每服三钱,空心温酒送下。

【主治】寒湿相搏攻注,腰脚疼痛,行走少力,筋脉拘急。

87187 趁痛散(《永类钤方》卷二十二)

【组成】川独活 五灵脂 乳香(别研) 白芷 北茴香各一两 防风 百草霜 没药各半两 生地黄(净)二两半 赤芍二两 当归二两 杜白芷三两 桔梗三两 草乌二钱(小麦汁煮透,去皮尖,焙)

【用法】上为末。每服一大钱,煨葱头酒或炒松节姜酒调下。

【主治】诸伤损,筋骨折断。

87188 趁痛散(《丹溪心法》卷四)

【组成】乳香 没药 桃仁 红花 当归 地龙(酒炒) 牛膝(酒浸) 羌活 甘草 五灵脂(酒淘) 香附(童便浸。或加酒芩、炒酒柏)

【用法】上为末,醋糊为丸,如梧桐子大。每服二十一丸,温酒送下。

【主治】痛风走注,筋骨疼痛。

87189 趁痛散(《普济方》卷三一一引《德生堂方》)

【组成】草乌(炮,捣碎,别炒) 白芷 川芎各一两半 炒当归二两 炒乌药五两 乳香半两 紫金皮(大块,童便浸三五日)半斤 没药半两 南星半斤

【用法】上为细末。每服一钱或半钱,温酒调服,病在上食后服,病在下食前服。

【主治】男女跌伤,疼痛不可忍者。

87190 趁痛散(《便览》卷四)

【组成】当归 官桂 白术 牛膝各半两 甘草(炙)三钱 黄耆 独活 羌活 生姜 桑寄生(或续断)各半两

【用法】上药每服四钱，水煎去滓，空心热服。

【主治】产后血滞，筋脉拘挛，腰背强直，遍身疼痛。

87191 趁痛散

《女科指掌》卷一。为《女科百问》卷上“趁痛饮子”之异名。见该条。

87192 趁痛饮子(《女科百问》卷上)

【异名】越痛散(《准绳·女科》卷一)、趁痛散(《女科指掌》卷一)。

【组成】虎骨五铢　茯苓　甘草　藁本　防风　白芷各二铢　当归　白芍　续断　吴术　附子各三钱

【用法】上为粗末。每服五钱，水二盏，加生姜五片，大枣二枚，煎至一盏，去滓温服，不拘时候。

【主治】妇女经脉虚寒，身体疼痛。

硫

87193 硫丹丸(《圣济总录》卷一七〇)

【组成】硫黄一分　铅丹(炒过)一两。

【用法】上同研如粉，以小盒子盛，不固济，大火煅令烟尽，候冷，以竹筒盛，纸单子封口，埋在地下，七日取出，更研细，用饭为丸，如黍米大。一月及百日儿，每服两丸，用冷水送下；半年至一岁儿，每服五丸，连夜三四服。

【主治】小儿夜啼。

87194 硫半丸

《良朋汇集》卷二。为《局方》卷六“半硫丸”之异名。见该条。

87195 硫朱丸(《三因》卷十六)

【组成】硫黄　川乌头(炮，去皮)各半两　朱砂(水飞)二两　天南星一两(炮制)

【用法】上为末，姜汁煮糊为丸，如梧桐子大。每服十五丸，生姜、薄荷汤送下。

【主治】肾厥，及痰厥头疼，诸药不效。

【备考】本方方名，《普济方》引作“硫朱丹”。

87196 硫朱丹(《鸡峰》卷十三)

【组成】炼熟硫黄一两　银朱一钱

【用法】上以水浸蒸饼和丸，如梧桐子大。每服三十丸，食前以饮送下。

【主治】腹胀如鼓，腹脉起甚苍黄，以指弹之，壳壳然坚，按之不陷，四肢瘦削，大便利者。

87197 硫朱丹

《普济方》卷四十四。即《三因》卷十六“硫朱丸”。见该条。

87198 硫麦丸(《医林绳墨大全》卷九)

【组成】硫黄一两(炒)　荞麦面一两(炒)　牡蛎七钱

【用法】上为丸。空心以酒送下。

【主治】妇人白带。

87199 硫汞丹(《医学入门》卷七)

【组成】水银八钱　生硫黄末二钱

【用法】上同入无油铫内，慢火化开，以柳枝拌炒，或有烟焰以醋洒之，俟结成砂子，再研为末，用粽尖杵丸，如绿豆大。每服三十丸，生姜橘皮汤送下。

【主治】吐逆反胃。

87200 硫花饮

《仙拈集》卷四。为《外科正宗》卷三“硫黄不二散”之异名。见该条。

87201 硫附丸(《医学入门》卷六)

【组成】生附子尖二个　蝎梢七个　熟硫黄一钱

【用法】上为末，生姜汁为丸，如绿豆大。每服十丸，米饮送下。

【功用】助胃回阳。

【主治】厥冷，兼治慢脾风，肢冷。

87202 硫附丸(《医学入门》卷七)

【组成】附子一枚(重一两)　粉甘草五钱　硫黄(矾制)五钱

【用法】将附子、甘草同入童便内煮一日，以附子中心无白点为度，取出挖空，入硫黄在内，以木盖盖之，用面包裹，入火内煨熟去面，取硫附同捣为丸，如梧桐子大。每服五七分，以温酒送下。

【主治】虚风瘫痪。

87203 硫苓丸(《医学入门》卷七)

【组成】矾制硫黄一两　白茯苓二两　知母　黄柏(各用童便浸)各五钱

【用法】上为末，用黄蜡一两半溶化和丸，如梧桐子大。每服五十丸，盐汤送下。

【主治】上热下寒，梦遗。

87204 硫矾丸(《痧书》卷二十五)

【组成】硫黄　明矾各四两(二味同入罐中，用豆腐浆煮一日夜，去腐渣，再慢火熬至干燥，连罐埋地下三尺，三日后取出，成紫金色，下层有泥渣不用)　茯苓　山药各三两(二味同煮，晒干，露一宿)　当归(酒洗，炒燥)四两　白蒺藜(酒浸一宿，炒燥)四两　乌药(略炒)三两　半夏(水浸一宿，入姜汁二两，明矾五钱，角刺一两同煮，用水煎干)三两　杏仁(去皮尖，焙)一两半　陈皮(去白)二两　小茴香(炒燥)一两

【用法】共为细末，用胶枣肉为丸，如绿豆大。每服一钱半，清晨盐汤送下，临卧白汤送下。

【主治】❶《痧书》：痧症，发则叫喊晕死。❷《痧症汇要》：山岚瘴气。

87205 硫矾散(《仙拈集》卷二)

【组成】硫黄　枯矾各等分

【用法】上为散。用蜜调涂面部。

【主治】面紫风刺瘾疹。

87206 硫矾散(《中医皮肤病学简编》)

【组成】硫黄93克　枯矾93克　煅石膏500克　青黛31克　冰片6克

【用法】共为细末。菜油调涂于患处。

【主治】急性湿疹，初起痞疱，继之破裂，溃烂流水，浸淫成片，瘙痒异常。

87207 硫荔丸

《医学入门》卷七。为《医统》卷六十引《集成》“硫黄丸”之异名。见该条。

87208 硫粉散

《医学入门》卷七。为《得效》卷十“硫黄散”之异名。见该条。

87209 硫黄丸(《肘后方》卷四)

【组成】硫黄　矾石　干姜　茱萸　桂　乌头　附子　椒　人参　细辛　皂荚　当归各等分

【用法】随人多少，为末，炼蜜为丸，如梧桐子大。每服十至二十丸，一日三次。

【主治】人之大冷，夏月温饮食，不解衣者。

【加减】若冷痢者，加赤石脂、龙骨。

87210 **硫黄丸**(《外台》卷十六引《删繁方》)

【组成】硫黄　干姜　吴茱萸　人参　当归　防风各七分　礜石(泥裹，烧半日)　乌头各八分(炮)　桂心　天雄(炮)　甘草(炙)各六分　蜀椒(汗)　皂荚(炙，去皮子)　枳实(炙)各五分　细辛　甘菊花各四分

【用法】上为末，白蜜和丸，如梧桐子大。初服二十丸，加至三十丸，温清酒送服，一日二次。

【主治】肝劳虚寒，眩晕健忘，咳唾痰涎，忧恚内伤，面离色，目青盲。

【宜忌】忌猪肉、冷水、生葱、生菜、海藻、菘菜。

87211 **硫黄丸**(《千金》卷十七)

【组成】硫黄　礜石　干姜　附子　乌头　桂心　细辛　白术　桔梗　茯苓各二两

【用法】上为末，炼蜜为丸，如梧桐子大。每服十丸，以酒送服，一日三次。渐加之，以知为度。

【主治】气极虚寒，癖饮气急，胸中痰满，心腹疼痛，不下饮食。

87212 **硫黄丸**(《千金翼》卷十七)

【组成】硫黄五两

【用法】上为细粉，以牛乳三升，煮令可丸，如梧桐子大，晒令干。每服三十丸，以酒送下，一日三次。不知，渐加至百丸。

【主治】膈痰滞癖，脚中风水。

87213 **硫黄丸**(《圣惠》卷七)

【组成】硫黄一两(研细，水飞过)　槟榔一两　木香一两　附子一两(炮裂，去皮脐)　干姜半两(炮裂，剉)　桂心一两　胡芦巴一两　茴香子二两　吴茱萸一两(汤浸七遍，晒干，炒令熟)

【用法】上为末，醋煮软饭为丸，如梧桐子大。每服二十丸，以热酒送下，不拘时候。

【主治】肾脏积冷，气攻心腹疼痛，面色青黄，四肢逆冷。

87214 **硫黄丸**(方出《圣惠》卷七，名见《普济方》卷三十)

【组成】硫黄一两(细研，水飞过)　朱砂三分(细研，水飞过)　木香三分　硇砂半两　茴香子三分

【用法】上为末，都研令匀，用软粟米饭和丸，如梧桐子大。每服二十丸，以热酒送下，不拘时候。

【主治】肾脏虚冷，气攻心腹疼痛，状如锥刀所刺。

87215 **硫黄丸**(《圣惠》卷七)

【组成】硫黄一两(细研，水飞过)　木香半两　青橘皮三分(汤浸，去白瓤，焙)　槟榔半两　桃仁半两(汤浸，去皮尖双仁，麸炒，微黄)　茴香子三分

【用法】上为末，醋煮面糊为丸，如梧桐子大。每服十丸，以热酒送下，不拘时候。

【主治】肾脏冷气，攻脐腹疼痛，两胁胀闷，饮食不下。

87216 **硫黄丸**(《圣惠》卷七)

【组成】硫黄一两(细研)　硇砂一两(细研)　荜澄茄一两　茴香子一两　补骨脂一两　石斛一两(去根)　木香一两　何首乌一两半　丁香一两　肉豆蔻一两(去壳)　桂心一两　当归一两(剉，微炒)　吴茱萸一两(汤浸七遍，焙干，微炒)　槟榔一两　麝香半两(细研)

【用法】上为细末，入研了药令匀，酒煮面糊为丸，如梧桐子大。每服十五丸，以温酒送下，不拘时候。

【主治】肾脏虚冷，气攻腹胁胀满，发歇疼痛，足胫逆冷，骨节酸痛，食少无力。

87217 **硫黄丸**(《圣惠》卷二十八)

【组成】硫黄一两(细研)　木香一两　厚朴一两半(去粗皮，涂姜汁炙香熟)　陈皮一两(汤浸，去白瓤，焙)　神曲一两(炒微黄)　槟榔一两半　桃仁一两(汤浸，去皮尖双仁，麸炒微黄)

【用法】上为末，炼蜜为丸，如梧桐子大。每服三十丸，食后以桃仁汤或温酒送下。

【主治】虚劳癥瘕，腹胀，食饮不消，面无颜色，四肢羸瘦。

87218 **硫黄丸**(《圣惠》卷二十八)

【组成】硫黄二两　蛤粉五两

【用法】上用瓶子一个，以泥固济，先将蛤粉一半铺底，当心作一坑子，后入硫黄末，以余蛤粉盖头，慢火煨烧，莫令焰起，直待硫黄溶后，取出，放净地上出火毒一夜，一处研细，以粟米饭和丸，如绿豆大。每服七至十丸，以粥饮送下，不拘时候。

【主治】虚劳，脾胃久积冷气，大肠泄痢，呕逆，面色萎黄。

87219 **硫黄丸**(《圣惠》卷二十八)

【组成】硫黄一两(细研，水飞过)　木香(末)一两　川大黄(末)一两　桃仁四十九枚(汤浸，去皮尖双仁，研如膏)

【用法】先将大黄末用酒滤湿，纳新竹筒子内，闭口，入炊饭甑中，蒸令饭熟为度，取出与桃仁膏同研极烂，后入硫黄、木香末研匀，入少许面糊和丸，如梧桐子大。每服二十丸，空腹以粥饮送下。

【主治】冷劳痃癖，气结固不散，心腹冷疼，食少体瘦。

87220 **硫黄丸**(方出《圣惠》卷四十，名见《普济方》卷四十四)

【异名】如神丸。

【组成】硫黄一两　消石一两

【用法】上药同研，入铫子内，熔作汁，候冷取出，更入石膏末一两，同研令细，用软粳米饭为丸，如梧桐子大。每服五丸，以温水送下。频服之愈。

【主治】❶《圣惠》：偏头痛。❷《普济方》：中暑。

87221 **硫黄丸**(《圣惠》卷四十八)

【异名】木香硫黄丸(《圣济总录》卷七十一)。

【组成】硫黄一两(细研)　木香一两　青橘皮一两(汤浸，去白瓤，焙)　桂心一两　肉豆蔻一两　茴香子一两　附子一两(炮裂，去皮脐)　干姜一两(炮裂，剉)　铜青一两(细研)　槟榔一两

【用法】上为细末，酒煮面糊为丸，如梧桐子大，每服二十丸，以生姜、温酒送下。

【主治】《圣惠》：奔豚气，攻筑心腹，膨胀疼痛，面色唇口青黑，四肢不和。

87222 **硫黄丸**(《圣惠》卷四十八)

【组成】硫黄半两（细研） 硼砂半两（不夹石者，细研） 木香半两（为末） 巴豆（去皮）四十九粒（取萝卜二枚，四破开，钻四十九窍，每窍纳巴豆一枚，依旧合之，藏在一尺深土坑中，四十九日后取出巴豆细研如膏，纸裹压去油后研入药中）

【用法】上取萝卜一枚，剜作坑子，纳入硫黄、硼砂，以萝卜盖头，用纸一重裹，以好黄泥固济，晒干，用大木火煅令通赤，候冷去泥取药与萝卜一同研细，入木香末及研了巴豆令匀，以醋煮面糊和丸，如绿豆大。每服五丸，空心以温酒送下，晚食前再服。以利为度。

【主治】积聚气，多年不消，变成劳证，腹内结块疼痛，两肋胀满，常吐清水，食饮不下。

87223 **硫黄丸**（方出《圣惠》卷五十，名见《普济方》卷二〇五）

【组成】硫黄一分（细研） 阿魏二分（面裹煨令面熟为度） 密陀僧一分（细研） 安息香一分 砒霜一钱（细研） 朱砂一分（细研） 乳香一分（别研入） 麝香一钱（细研）

【用法】上为细末，熔乳香、安息香及炼蜜为丸，如绿豆大。每服五丸，以冷茶送下，不拘时候，服后当吐，如人行十里未吐，再服。

【主治】五噎。心胸咽喉迫塞，痰毒壅滞，涕唾稠黏，不能下食。

87224 **硫黄丸**（方出《圣惠》卷五十九，名见《普济方》卷二一一）

【组成】附子一两（炮裂，去皮脐） 莨菪子一两（以水淘去浮者，炒令黑） 干姜半两（炮裂，剉） 硫黄一两（细研）

【用法】上为末，醋煮面糊和丸，如小豆大。每服十丸，食前粥饮送下。

【主治】脾久虚冷，下痢不止。

87225 **硫黄丸**（《圣惠》卷五十九）

【组成】硫黄一两 砒黄一两 何首乌一两（末） 白矾一两

【用法】上相合，研令匀，入瓷瓶中，五月五日，取不食井花，和六一泥固济，封头候干，安瓶子向火中，烧令通赤，候冷，取药细研，以面和丸，如绿豆大。每服一丸，近患者黄连汤送下；久患者橘皮汤送下。

【主治】休息痢。发歇不定，经久不愈。

87226 **硫黄丸**（《圣惠》卷五十九）

【组成】硫黄一两 白矾二两（烧令汁尽）

【用法】上为细末，以粳米饭和丸，如绿豆大。每服十丸，以粥饮送下，不拘时候。

【主治】水泻不止，腹脏久冷，不思饮食。

87227 **硫黄丸**（《圣惠》卷六十）

【组成】硫黄一两（细研） 猪牙皂荚半两（炙令黑色） 川大黄一两（剉碎，微炒） 木香一两 桃仁一两（汤浸，去皮尖双仁，麸炒微黄）

【用法】上为末，炼蜜为丸，如梧桐子大。每服二十丸，食前以温粥饮送下。

【主治】大肠积冷，气痔不愈，大肠结涩疼痛，腹胁胀满。

87228 **硫黄丸**（《圣惠》卷六十）

【组成】硫黄一两（细研，水飞过） 白矾一两（烧灰） 附子一两（炮裂，去皮脐） 皂荚针一两（烧灰） 麝香一分（细研） 猬皮一两（烧灰） 皂荚二两（去黑皮，涂酥炙黄焦，去子）

【用法】上为末，入麝香研令匀，以醋煮面糊和丸，如梧桐子大。每服十五丸，食前以温粥饮送服。

【主治】痔瘘肿痛，脓水不绝。

87229 **硫黄丸**（《圣惠》卷六十六）

【组成】硫黄一分（细研） 麝香一分（细研） 鸡子一枚（煮熟去白） 皂荚仁一分（末） 斑蝥二十七枚（糯米拌抄微黄，去头翅足） 牵牛子一分（微炒，末）

【用法】上同研，以软饭和丸，如小豆大。每服五丸，食前人参汤送下。

【主治】气毒结成瘰疬，肿硬如石，疼痛难当。

87230 **硫黄丸**（《圣惠》卷七十一）

【组成】硫黄半两（细研） 朱砂半两（细研） 青礞石半两（细研） 芫花一分（醋拌炒令干，为末） 麝香一钱（细研） 巴豆半两（去皮心，研，纸裹压去油）

【用法】上都研令匀，酒煮面糊和丸，如绿豆大。每服三丸，空心以生姜酒送下。

【主治】妇人食癥，久不消者。

87231 **硫黄丸**（《圣惠》卷七十二）

【组成】硫黄（细研） 白矾灰 猬皮（炙令黄） 榼藤子（去壳，微炒） 附子（炮裂，去皮脐） 当归（剉，微炒） 木香各一两 猪牙皂荚半两（炙焦） 乌贼骨半两

【用法】上为细末，酒煮面糊和丸，如梧桐子大。每服二十丸，食前生姜汤送下。

【主治】妇人痔疾久不愈，脏腑虚冷，面色萎黄，食少无力。

87232 **硫黄丸**（《圣惠》卷九十八）

【组成】硫黄四两（酒煮令黑色，细研） 雄雀儿五十只（取肉，研） 天雄四两（炮裂，去皮脐） 阿魏二两（面裹煨令面熟为度） 硼砂二两（细研） 桂心二两 远志三两（去心） 菟丝子二分半（酒浸三日，晒干，别捣为末） 晚蚕沙二合半（醋浸一日，晒干）

【用法】上为末，入研了药和匀，炼蜜为丸，如梧桐子大。每服二十丸，空心盐汤或温酒送下。

【功用】暖下元，治风冷，益精髓，悦颜色，久服轻身倍力，耐寒暑，壮筋骨。

【备考】《普济方》有硇砂，无硼砂、天雄。

87233 **硫黄丸**（《伤寒总病论》卷三）

【组成】硫黄二两 水银一两

【用法】上药同研，入铫内，洒少许醋，慢火炒，欲似烟出，再出火洒醋，如此三四遍，地上放冷研之，蒸饼为丸，如梧桐子大。每服二三十丸，食前艾汤吞下，一日三次。

【主治】阴毒。

87234 **硫黄丸**（《圣济总录》卷三十六）

【组成】硫黄（研） 桂（去粗皮） 巴豆（去皮心膜，出油，研） 干姜（炮）各半两 兰淀（研）一分

【用法】上五味，捣二味为末，入别研三味和匀，面糊为丸，如绿豆大。每次一丸，于未发前绵裹塞耳中，男左女右。

【主治】脾疟。

87235 **硫黄丸**（《鸡峰》卷五）

【组成】硫黄 焰消 滑石 白矾各二两 半夏三两 白面四两（临时和入）

【用法】上为细末，姜汁为丸，如梧桐子大。每服二三

十丸,熟水送下,小儿三五丸。

【主治】中暑,吐逆不止。

87236 **硫黄丸**(《杨氏家藏方》卷十八)

【组成】巴豆肉二十粒(去壳,出油尽) 硫黄(别研) 青黛 白芜荑仁各一钱

【用法】上为细末,蒸饼和丸,如黍米大。每服七丸,乳食前温米饮送下。

【主治】小儿疳泻不止。色如米泔者。

87237 **硫黄丸**(《普济方》卷三十六引《卫生家宝》)

【组成】醋衣半两(干者) 陈丁香半两 木香半两 石菖蒲半两 青皮半两(去白) 硫黄半两(研)

【用法】上为末,酒糊为丸,如弹子大。每服一丸,细嚼,米饮送下。后用煨鲫鱼米醋蘸食之,次以油饼压之。

【主治】膈气翻胃,不进饮食。

87238 **硫黄丸**(《妇人良方》卷四)

【组成】消石一两 硫黄二两

【用法】上为极细末,滴水为丸,如指头大,空心腊茶清嚼下。

【主治】头痛不可忍,或头风年深,暴患。

87239 **硫黄丸**

《朱氏集验方》卷九。为《圣济总录》卷五十一"天南星丸"之异名。见该条。

87240 **硫黄丸**(《普济方》卷二〇一引《仁存方》)

【组成】硫黄(研) 半夏(汤浸七次,为末)各等分

【用法】上研令匀,以姜煮饭为丸,如梧桐子大。每服三十丸,用米饮送下,不拘时候。

【主治】内有寒邪,邪正相干,清浊不分,发为霍乱。

87241 **硫黄丸**(《普济方》卷一九七)

【组成】砒霜半两 硫黄半两 雄黄半两 雌黄半两

【用法】上研细,于铫锅内,先布盐末于中,筛下诸药于盐上,以瓷碗盖,六一泥封,勿泄气,以灰火三升养半日,候冷,以甘草汤煮半日,出火细研,用饭和丸,如绿豆大。大人每服三丸,醋汤送下,青带系三丸于臂上,男左女右;小儿每服一丸,系一丸。

【主治】一切疟疾。

87242 **硫黄丸**(《普济方》卷一九八)

【组成】阿魏(研) 安息香(入胡桃瓤研) 莱菔子(炒)各三钱 芜荑仁(炒,研末)三分

【用法】上为细末,炼蜜为丸,如绿豆大。每服二十丸,未发前温水送下,得吐为度。愈后少蒜齑下馎饦食之,仍以白芥子用纱囊盛,系于背上,男左女右。

【主治】脾疟,无问远近。

87243 **硫黄丸**(《普济方》卷三八二)

【组成】巴豆二十枚(去壳,纸裹出尽油) 硫黄(别研) 五灵脂一钱(炒) 丁香半钱

【用法】上为细末,蒸饼为丸,如黍米大。每服七丸,乳食前温米饮送下。

【主治】小儿疳泻不止,色如米泔者。

87244 **硫黄丸**(《医统》卷六十引《集成》)

【异名】硫荔丸(《医学入门》卷七)。

【组成】硫黄(熔化,投水中去毒,研为末) 陈皮 荔枝核(为粗末,炒焦黄)各等分

【用法】上为末,用饭和丸,如梧桐子大。每服四五丸,甚者六丸,以酒送下。

【主治】疝气。上冲心腹,甚者手足厥冷,欲死者。

87245 **硫黄方**

《奇效良方》卷三。为《得效》卷十三"如圣膏"之异名。见该条。

87246 **硫黄汤**

《三因》卷十八。为《外台》卷三十四引《集验方》"硫黄洗方"之异名。见该条。

87247 **硫黄杯**(《本草纲目》卷十一)

【组成】石硫黄(无砂) 明矾少许

【用法】用瓷碗一只,以胡桃擦过,入石硫黄生溶成汁,加入明矾少许,以杖掠去绵,滤过,再入碗溶化,倾入杯内,荡成杯,取出埋土中一夜,木贼打光用之,欲红入朱砂;欲青则入葡萄,研匀同煮成。每用热酒二杯,清早空心温服。

【功用】清上实下,升降阴阳,通九窍,杀三虫,除梦遗,悦容颜,解头风,开胸膈,化痰涎,明耳目,润肌肤,添精髓,蠲疝坠。

【主治】妇人血海枯寒,赤白带下。

87248 **硫黄顶**(《串雅内编》卷三)

【组成】黑牵牛(半生半炒,取头末)

【用法】上以水和为丸,如梧桐子大,硫黄末为衣。每服五十丸,空心用盐汤并酒送下。

【主治】腰疼。

【备考】原书吴庚生按:此方惟须体实而年久湿重者为宜,亦不可骤投至五十丸之多,当量症加减为妥。

87249 **硫黄茶**(《圣惠》卷九十七)

【组成】硫黄三钱(细研) 紫笋茶三钱(末) 诃黎勒皮三钱

【用法】上相合令匀,以水依常法煎茶。稍热服之。

【功用】止泻痢。

【主治】宿滞冷气。

87250 **硫黄饼**(《医学入门》卷八)

【组成】矾制硫黄一两

【用法】上为末,用水调成饼,贴瓷碗底,覆转,用蕲艾一两,川椒三钱,为末,火燃熏干硫黄。临用先以柳、桃、桑、槐、楮五枝煎汤洗拭,然后用麻油调硫黄末搽之;如干疮,用猪油调搽。

【功用】杀虫止痒。

【主治】虫疮及冷疮,喜就火炙汤泡者。

【加减】如退热,治干痒出血,须用黄芩、黄连、大黄,或松香,樟脑;退肿止痛,须用寒水石、白芷;止痒杀虫,用狗脊、蛇床子、枯矾;杀虫,用芜荑、水银、硫黄,甚者加藜芦、斑蝥;干脓,用无名异、松皮炭;头疮,加黄连、方解石;脚上疮,加黄柏;阴囊痒,加吴萸。

87251 **硫黄酒**(《直指》卷二十四)

【异名】明硫黄酒(《医统》卷九)。

【组成】明硫黄二钱

【用法】上入乳钵内研细,入醇酒再研,空心取饮其清者,滓次日添硫黄入酒再研取饮,连日如是。或添大风油更好。

【功用】杀癞风诸虫。

【主治】❶《直指》：恶风，头面肢体隐疹魁瘰；❷《医统》：诸风疼痛，肢体隐疹。

87252 **硫黄兜**（《医级》卷八）

【组成】硫黄（水煮七次，去臭气，白色用） 巴豆霜一两（去油净） 轻粉一两

【用法】上为细末，用棉布二幅，量腹大小，做夹肚兜一个，先以棉衬之，筛药于上令匀，再绷绵盖覆，用针密行之。系腹上。

【功用】行气泄水。

【主治】膨胀。

87253 **硫黄散**（《千金》卷三）

【组成】硫黄 乌贼鱼骨各半两 五味子三铢

【用法】上为末。以粉其上，一日三次。

【主治】❶《千金》：妇人阴脱。❷《景岳全书》：产后阳气虚寒，玉门不闭。

87254 **硫黄散**（《普济方》卷三十二引《千金》）

【组成】硫黄（细研，飞过） 白石英（细研，飞过） 白马茎（涂酥炙） 鹿茸（去毛，涂酥炙） 远志（去心）各二两 菟丝子（酒浸三宿，焙，为末） 天雄（炮，去皮脐）各一两 雄蚕蛾（炒）一两 女莓二两 蛇床子一两 五味子一两半 石南一两半

【用法】上为散。每服二钱，空心及晚食前用温酒调服。

【功用】益肾助阳。

【主治】肾脏虚乏，阳气痿弱，腰脚无力。

87255 **硫黄散**（《千金翼》卷十七）

【组成】硫黄（研） 钟乳（粉） 防风各五两 干姜一两 白术 人参 蜀椒（汗，去目及闭口者） 细辛 附子（炮，去皮） 天雄（炮，去皮） 茯苓 石斛 桂心 山茱萸各三分

【用法】上为散。每服方寸匕，加至二方寸匕，旦以热酒送服，一日三次。

【功用】大补。

【主治】风虚脚弱面热。

87256 **硫黄散**（《圣惠》卷二十四）

【组成】硫黄 水浮石 槐白皮 寒水石 不灰木 蜗牛子 牡蛎 金星礜石 银星礜石 蝉壳 握雪礜石 蜜佗僧 马牙消 麝香 雄黄 雌黄 乱发灰 蜂窝灰各一钱 白矾五钱

【用法】上为末，同水银半两，以津唾杀研如泥，别入腻粉一分，以生麻油四两，都调令匀。遍涂患处。

【主治】乌癞，疮久不愈。

87257 **硫黄散**（方出《圣惠》卷四十四，名见《普济方》卷三〇一）

【组成】硫黄半两 赤石脂半两 麝香一钱 腻粉一钱

【用法】上药都和研如粉。先以甜淡浆水，温洗令净，挹干贴之。

【主治】阴上生疮。

87258 **硫黄散**（《圣惠》卷五十九）

【组成】硫黄半两（细研） 肉豆蔻一两 棕榈皮一两（烧灰） 阿魏一分（面裹煨面熟为度）

【用法】上为细散。每服一钱，食前粥饮调下。

【主治】休息痢不止，腹中疼痛。不思饮食。

【备考】方中阿魏，《普济方》作“阿胶”。

87259 **硫黄散**（《圣惠》卷六十）

【组成】硫黄一两 蛇黄一两（金星者，火烧令赤，碎） 白矾一两（碎） 鳗鲡鱼头一个 鲫鱼（大者）一头（开肚取却肠，入四味药安腹内，以散麻皮缠缚，泥裹之候干，入炭火上烧令烟尽，取出去泥）

【用法】上研如粉。每服二钱，食前以粥饮调服。

【主治】五痔，出血疼痛，久不愈者。

87260 **硫黄散**（《圣惠》卷六十五）

【异名】龙脑膏（《圣济总录》卷一三七）。

【组成】硫黄半两 斑蝥半两（去翅足） 龙脑一两 腻粉一分

【用法】上药细研如粉，以面脂调如泥。痒痛时，抓破后以药揩之。

【主治】湿癣，痒痛不可忍。

87261 **硫黄散**（《圣惠》卷六十五）

【组成】硫黄一分（细研） 雄黄一分（细研） 朱砂一分（细研） 麝香一分（细研） 巴豆一分（去皮心，研） 川椒一分（去目） 吴茱萸一分 附子一分（去皮脐，生用）

【用法】上为细散，都研令匀。先用新布揩癣令水出，便以醋调涂之。不过三两上愈。

【主治】风毒癣，遍身皆生，瘙痒。

87262 **硫黄散**（《圣惠》卷六十五）

【组成】硫黄一分 消石半两 腻粉半两 白矾半两（烧灰）

【用法】上细研如粉，以生麻油调膏涂之。

【主治】风癣久不愈，皮肤痒痛。

87263 **硫黄散**（《医方类聚》卷一三九引《神巧万全方》）

【组成】硫黄（细研） 诃黎勒皮各一两半 肉豆蔻（去壳） 干姜（炮） 陈橘皮（去瓤） 附子（炮）各一两 厚朴三两（去皮，姜汁涂炙） 甘草半两（炙令赤）

【用法】上为末。每服二钱，以粥饮调下。

【主治】白痢。心腹胀满，不能饮食。

87264 **硫黄散**（《圣济总录》卷一一四）

【组成】石硫黄 雌黄各一分

【用法】上为细末。每次一钱匕，以绵裹塞耳中，数日即闻人语声。

【功用】塞耳治聋。

【主治】劳聋经久。

87265 **硫黄散**（《圣济总录》卷一三〇）

【组成】硫黄（研） 马齿矾（研） 蔄茹末 丹砂（研）各半两 麝香（研）一钱 雄黄（研） 雌黄（研） 白矾（研）各半两

【用法】上合研令匀。每用少许敷疮上，一日二三次。以恶肉尽为度。

【功用】蚀疮恶肉。

【主治】痈疽疮。

87266 **硫黄散**（《圣济总录》卷一七二）

【组成】硫黄（研）半两 干漆（炒烟尽）一两 文蛤（烧灰）二两

【用法】上为细散，每用半钱匕，入麝香少许，研令细。用故绵拭去疮上恶血，然后用药敷之。

【主治】小儿急疳，虫蚀唇鼻口齿。

87267 **硫黄散**(《圣济总录》卷一七六)

【组成】硫黄(研) 密陀僧(别研) 腻粉(研) 诃黎勒皮(为末)各一钱

【用法】上相合令匀。每服一钱匕,奶汁调下。

【主治】小儿乳癖。

87268 **硫黄散**(《鸡峰》卷二十四)

【组成】硫黄(研如粉)

【用法】上药频频掺在耳中。

【主治】小儿聤耳。

87269 **硫黄散**(《普济方》卷二三八引《卫生家宝》)

【组成】焰消半两 硫黄一两

【用法】上细研如粉,作三服,每服用酒一大盏煎,觉焰起,倾盆内盖了,酌温时灌服,如人行五里,又进一服,不过三服即苏。

【主治】尸厥,奄然死去,四肢逆冷,不省人事,腹中气走如雷鸣。

【备考】本方原名硫黄丸,与剂型不符,据《世医得效方》改。

87270 **硫黄散**(《卫生宝鉴》卷十三)

【组成】硫黄 川椒 石膏 白矾各等分

【用法】上为细末。以生油调搽。

【主治】疥。

87271 **硫黄散**(《普济方》卷二八○引《百一》)

【组成】硫黄不以多少。

【用法】上用熨斗烊熔成汁,以荆芥穗手拈碎投之,候干冷,研为粉末。用时以手抓破,擦药在上。即愈。

【主治】疥。

87272 **硫黄散**(《得效》卷五)

【组成】生硫黄 白滑石

【用法】上为末。温水调下。

【主治】暴泻,所下如破水。

【备考】《本草纲目》卷九将本方改作丸剂,名"白龙丸"。

87273 **硫黄散**(《得效》卷十)

【异名】硫粉散(《医学入门》卷七)、酒渣鼻擦剂(《朱仁康临床经验集》)。

【组成】生硫黄一钱 轻粉一钱 杏仁二七个(去皮)

【用法】上为末。生饼药调,临卧时涂,早则洗去。

【主治】酒渣鼻及妇人鼻上生黑粉刺。

87274 **硫黄散**(《得效》卷十二)

【组成】硫黄半两 水银一分

【用法】上同研无星黑色。每用一字至一钱匕,水小点,以指缓缓磨湿,添汤调服。

【主治】小儿惊吐,及大人反胃。

87275 **硫黄散**(《普济方》卷二八○引《仁存方》)

【组成】硫黄 荆芥穗 黑狗脊 蛇床子

【用法】上为末,油调成膏。先以火炙疮令痒,抓破,用麻油涂敷于手心,擦热嗅了,再搽疮上。

【主治】疥疮。

87276 **硫黄散**(《永乐大典》卷九八○引袁当时《大方》)

【组成】大附子一个(炮,去皮) 全蝎七个(去毒) 硫黄(枣子大)一块

【用法】上为细末,姜汁糊丸,如绿豆大。一岁儿每服一丸,米饮汤送下。

【主治】小儿慢惊。

87277 **硫黄散**(《普济方》卷二八一)

【组成】坯子半两 硫黄半两 白矾一两半

【用法】上为末。先取羊蹄根自然汁擦动,然后敷之。

【主治】癣及紫白癜风。

87278 **硫黄散**

《普济方》卷三○○。为《圣惠》卷三十六"硫黄膏"之异名。见该条。

87279 **硫黄散**(《普济方》卷三○一)

【组成】麻黄根末半两 硫黄半两(细研) 米粉一分

【用法】上研令匀。每用如粉涂之。

【主治】虚劳,阴湿生疮。

87280 **硫黄散**(《普济方》卷三○六)

【组成】雄黄 硫黄 紫石

【用法】上捣末,以绛囊盛之,外敷伤处。

【主治】熊虎爪牙所伤,毒痛。

87281 **硫黄散**(《普济方》卷三六五)

【组成】生硫黄

【用法】上为末。用新汲水调贴手心脚心。效即洗去。

【主治】小儿口疮,不能吮乳。

87282 **硫黄散**(《经验良方》)

【组成】硫黄华(倍) 砂糖(半)

【用法】研末和匀。日服三钱。

【主治】痔疾。

87283 **硫黄散**

《疡科选粹》卷三。即《得效》卷十"硫黄膏"改为散剂。见该条。

87284 **硫黄膏**(《普济方》卷一○七引《肘后方》)

【组成】硫黄不拘多少。

【用法】上为末,以酱和作泥。先以生布揩破患处,然后敷之;或以醋磨敷;或以硫黄熏之。

【主治】疬疡风。

【备考】治紫白癜风,用生姜汁数点,调润硫黄末,却以生附子或生乌头截作两段,蘸药搽患处;或用生姜同煎成膏,浴罢以药搽之;或用白面脂调涂;或用米醋将硫黄化开,以蒂蘸磨患处。

87285 **硫黄膏**(《圣惠》卷二十四)

【组成】硫黄一两(细研) 雄黄三分(细研) 白矾一两(细研) 硇砂半两(细研) 白附子半两 附子三分(去皮脐) 蛇蜕皮一条

【用法】上为末,入研了药令匀,用油四两,黄蜡二两,先煎油三五沸,下蜡,后入药末,调煎成膏。每取涂摩患处,一日三次。

【主治】紫癜风。

87286 **硫黄膏**(《圣惠》卷三十六)

【异名】硫黄散(《普济方》卷三○○)。

【组成】硫黄一分(细研) 白矾灰一分(细研) 朱砂一分(细研) 水银一分 麝香一分(细研) 黄柏末一分

【用法】上于瓷钵中研,用腊月猪脂和如泥。先拭唇令净,然后用膏涂之。

【主治】紧唇疮,久不愈。

87287 **硫黄膏**(《圣济总录》卷十八)

【组成】硫黄不拘多少。

【用法】上研末,用生姜自然汁同煎成膏。每浴罢,以药揩之令热。

【主治】紫癜风。

87288 **硫黄膏**(《圣济总录》卷五十)

【组成】硫黄(研)一钱

【用法】上为末,以葱白三寸拍碎,童便二合,浸一宿研,绞取涎和成膏。临卧时浆水洗面拭干,涂后便卧,不得见风。

【主治】肺脏风毒,面部生疮。

87289 **硫黄膏**(《圣济总录》卷一三二)

【组成】硫黄 腻粉 吴茱萸(汤洗,焙干,炒)各一分 矾石(熬令汁枯) 牡蛎(煅赤,研)各半两

【用法】上细研,入小油半两,黄蜡一两,同熬成膏,依疮大小,摊于纸上,以火炙熔贴之。

【主治】无名恶疮。

87290 **硫黄膏**(《得效》卷十)

【组成】生硫黄 香白芷 瓜蒌根 腻粉各半钱 芫青七个(去翅足) 全蝎一个 蝉退五个(洗去泥)(一方加雄黄、蛇床子各少许)

【用法】上为末,麻油、黄蜡约度如合面油多少,熬熔,取下离火,入诸药在内。临卧时洗面令净,以少许如面油用之,近眼处勿涂。

【主治】面部生疮,或鼻脸赤风刺、粉刺,百药不效者。

【备考】本方改作散剂,名"硫黄散"(见《疡科选粹》)。方中瓜蒌根,《疡科选粹》作"瓜蒌仁"。

87291 **硫黄膏**(《家庭治病新书》)

【组成】硫黄三钱 樟脑一钱 大枫子油一两

【用法】上研末,调和成膏。外涂之。

【主治】风湿浸淫血脉,致生疮疥,瘙痒不绝。

87292 **硫黄膏**(《中医皮肤病学简编》)

【组成】硫黄 20 克 猪脂(或凡士林)80~100 克

【用法】将硫黄研细,与猪脂或凡士林调匀成膏。搽擦患处。

【功用】《中医外伤科学》:杀虫止痒。

【主治】❶《中医皮肤病学简编》:头癣;❷《中医外伤科学》:疥疮,玫瑰糠疹。

87293 **硫黄膏**

《全国中药成药处方集》。为原书"灭疥膏"之异名。见该条。

87294 **硫黄粥**(《圣惠》卷九十七)

【组成】硫黄一分(细碎) 白粱米二合

【用法】上以水煮作粥,入硫黄末及酒二合,搅令匀,空心食之。

【主治】脾胃气弱久冷,不思饮食。

87295 **硫黄煎**(方出《肘后方》卷三,名见《千金翼》卷十七)

【组成】好硫黄三两(末之) 牛乳五升

【用法】先煮乳水五升,纳硫黄末,煮取三升。每服三合。亦可直以乳煎硫黄,不用水。如无牛乳,羊乳亦得。

【主治】❶《肘后方》:风毒脚弱,痹满上气;❷《千金翼》:脚气。或觉疼痹,或两胫小满,或行起忽弱,或小腹不仁,或时冷时热,脚弱连屈虚冷。

87296 **硫黄煎**(《圣惠》卷三十六)

【组成】硫黄一分(细研) 麝香一分(细研) 雄黄一分(细研) 朱砂一分(细研) 干姜一分(炮裂,研,罗末) 蜜一两

【用法】上都研令匀,其蜜用水一大盏调,以绢滤过,于汤碗内与诸药相合,入重汤内,慢火煎如稀饧,以瓷器盛之。每至临卧时,以匙抄药在口内,微微咽津。

【主治】口疮久不愈,疼痛不可忍。

87297 **硫痒膏**(《赵炳南临床经验集》)

【组成】硫黄粉一两 止痒药膏九两

【用法】上药调匀,外敷患处。

【功用】止痒杀虫,润肤收敛。

【主治】神经性皮炎,慢性湿疹,阴囊湿疹。

【宜忌】急性皮疹,及新鲜肉芽疮面勿用。

87298 **硫黑散**

《梅氏验方新编》卷四。为《外台》卷三十四引《集验良方》"硫黄洗方"之异名。见该条。

87299 **硫槟散**(《医学入门》卷八)

【异名】槟榔散(《杂病源流犀烛》卷二十八)。

【组成】槟榔二个(破开,以黄丹三钱合在内,湿纸包裹煨) 蛇床子 硫黄各四钱 全蝎六个 轻粉 青黛各五分 麝香少许

【用法】上各为末,和匀。每用少许,以清油调抹两掌,擦热抱囊一倾,次擦两腿上。

【主治】阴囊及两腿风湿疮痒。

87300 **硫鲤丸**(《医学入门》卷八)

【组成】大鲤鱼一个(去头皮) 硫黄一两

【用法】将鱼劈开,入硫黄在内,黄泥固济,火煅烟尽,研为末,米糊为丸,如梧桐子大。每服二十丸,温酒送下。

【主治】下疸生虫,所下如柿汁臭秽,心中疞痛闷绝,虚烦。

87301 **硫糕丸**(《洞天奥旨》卷十五)

【组成】硫黄(精,明的)一两

【用法】上为细末,用米糕为丸,如梧桐子大。每服五六十丸,上体疥,食后荆芥汤送下;下体疥,食前服。不必搽药。

【主治】疥疮。多年不愈,多致瘦弱,一家皆相染为患。

87302 **硫麝散**(《伤科补要》卷三)

【组成】硫黄 麝香

【用法】共为末。滚水冲服。

【主治】不能言语,痰涎壅盛。

87303 **硫黄药酒**(《普济方》卷二六五引《本草》)

【组成】老硫黄 花椒各二两 诃子七十二个

【用法】上各以生绢夹袋子盛,麻线系口,用酒一斗,浸泡十日,硫黄永不更换,椒一季一换,诃子七十二日一换,饮酒一升,即再入酒一升,饮半升,再入酒半升。每朝服一盏,临卧再服。

【功用】暖水脏,乌发鬓,明目润肤,益寿延年。

87304 **硫黄洗方**(《外台》卷三十四引《集验方》)

【异名】硫黄汤(《三因》卷十八)、硫黑散(《梅氏验方新编》卷四)。

【组成】石硫黄(研) 蛇床子各四分 菟丝子五分

吴茱萸六分

【用法】上为散，每用方寸匕，煎汤一升。以洗玉门。

【主治】❶《外台》引《集验良方》：产后冷，玉门开不闭；❷《梅氏验方新编》：产后阴户突出。

87305 **硫黄烙方**（《圣惠》卷三十四）

【组成】硫黄一分

【用法】上以旧铁铧头一个，于炭火中烧令赤，将硫黄着其上，更入少许猪脂相合，熬令沸，以柳枝子棉裹头，揾药，乘热烙齿缝。

【主治】齿䘌生疮。

87306 **硫黄涂方**（《圣济总录》卷十八）

【组成】硫黄一两半　雄黄半两　硇砂（研）　附子（生）各一两

【用法】上为细末，以苦酒调涂之，干则易。

【主治】疬疡风。

87307 **硫黄锭子**（《外科大成》卷四）

【组成】硫黄（碎，醋内溶化九次）一两　白矿五分　樟脑一钱　黑铅一钱（化入）　水银一钱

【用法】上共研匀，欲红色，加朱砂一钱；欲黑色，加百草霜一钱，再研匀，火化倾入铜盆内，以刀界成块，收用。每用一块，以香油磨浓汁涂之。

【主治】一切疥癣，及坐板疮等。

87308 **硫椒蛋油**（《中医皮肤病学简编》）

【组成】生硫黄9克　花椒9克　鸡蛋1个

【用法】将鸡蛋一头打开，去蛋清，留蛋黄，将药装入鸡蛋内，混合搅拌，放瓦上慢火焙干，连壳研成细粉，以细罗罗去渣滓，用香油拌和，成褐色糊状软膏。外用。

【主治】银屑病。

87309 **硫附盐矾丸**（《洪氏集验方》卷三）

【组成】附子一两（炮，去皮脐，别研为细末）　绿矾四两（用瓶子盛，盖之，火爁食顷，候冷取出，入盐一合，硫黄一两，同矾研过，依前装瓶内烧食顷，候冷取出再研极细令匀）

【用法】上同合一处和匀，以粟米粥和丸，如梧桐子大。每服三十丸，空心以生地黄汁吞下；温酒、米饮送服亦得。

【主治】肠风下血不止，经年久病，虚弱甚者。

87310 **硫黄不二散**（《外科正宗》卷三）

【异名】硫花饮（《仙拈集》卷四）。

【组成】硫黄一钱　靛花一分

【用法】上为细末。以凉水一大酒杯调服。

【主治】杨梅结毒，发于咽内，腐烂疼痛，汤水难入者。

87311 **硫黄玉粉丸**

《普济方》卷二二〇。为《圣惠》卷九十八“硫黄玉粉方”之异名。见该条。

87312 **硫黄玉粉方**（《圣惠》卷九十八）

【异名】硫黄玉粉丸（《普济方》卷二二〇）。

【组成】大猪肚一个（洗净）　硫黄一斤（碎）　桑白皮（新，剉碎）一斤

【用法】将硫黄纳入肚中缝定，于大锅内，入桑白皮，加水，慢火同煮，水耗更添，煮一复时，取出猪肚，下冷水中淘洗，弃肚不用，将药入干盆内晒干，细研为玉粉。每服半钱，空心茶酒任下；或以糯米粥和丸，如绿豆大。每服五丸，以温酒送下。

【功用】补暖下元。

【主治】一切风冷之气。

87313 **硫黄半夏丸**（《普济方》卷三九四）

【组成】硫黄　半夏半两（汤浸洗七遍）　蝎梢　白附子（炮）各一分

【用法】上为细末，面糊为丸，如绿豆大。生姜米饮送下。

【主治】小儿吐逆不定，虚困生风。

【备考】方中硫黄用量原缺。

87314 **硫黄补火丸**（《理瀹》）

【组成】硫黄六钱　母丁香五钱　麝一钱

【用法】上研末，独头蒜为丸，如豆大，朱砂为衣。每次一丸，纳脐眼中，上贴红缎膏。

【主治】男子精寒痿弱，白浊遗精；女子宫寒虚冷，赤白带下；寒泄。

87315 **硫黄涂敷方**（《圣济总录》卷一三三）

【组成】硫黄（细研）　蔄茹（末）各一两　斑蝥（去翅足，细研）半两

【用法】上为末和匀，先用盐汤洗疮，后涂敷疮上。如干者以猪脂调涂，一日三次。

【主治】月蚀疮，息肉。

87316 **硫黄涂敷方**（《圣济总录》卷一三六）

【组成】石硫黄一钱（研）　蜀椒（去目及闭口者）　吴茱萸　黄柏各一两

【用法】上为散，用生油调如糊。涂敷疥上，一日二三次。

【主治】诸疥。

87317 **硫黄敷痛膏**（《医学实在易》卷五引《种福堂方》）

【组成】硫黄

【用法】用醋磨硫黄，外敷患处；或用葱白捣烂炒热熨之。

【主治】痛风历节，四肢疼痛。

87318 **硫黄大黑神丸**（《圣济总录》卷五）

【组成】硫黄（研）　丹砂（研）　水银各一两　雄黄（研）半两

上四味各研细末，用铫子先下硫黄，消后下丹砂、水银、雄黄，文武火结成沙子，待冷刮取，捣罗为末，先取一瓷瓶，磨瓦一小片作盖，钻一小窍，可度得菜豆，用六一泥固济瓶子，火烤令干，入沙子末在瓶底，按令平实，然后下盖子泥合缝，留孔子候干，用火半秤，四面约四寸许，候烧至一食顷，更加火渐近瓶子，待黑气出尽后，取湿纸搭瓶窍上，如纸才干，便易之，至三十易为止，待冷取出细研，以酒浸润一宿，再焙为末，入后药：

麻黄（去根节，先煎，掠去沫，焙干）二两　天麻一两半　白附子（炮）　乌蛇（酒浸，去皮骨，炙）　白花蛇（酒浸，去皮骨，炙）　白僵蚕（炒）　桂（去粗皮）　天南星（炮）各半两　干漆（炒令烟出）　干蝎（酒炒）　人参　白茯苓（去黑皮）各一分。

【用法】上药前四味先煅研为末，后将后十二味捣罗为末，各顿一处，每取石药末一两，入后药末二两，同研取匀，炼蜜为丸，如鸡头子大。每服一至二丸，以豆淋酒研下。以厚衣覆令汗出。未汗，再服，用热生姜稀粥投之；汗出，慎外风。

【主治】急慢中风。